OTORRINOLARINGOLOGIA
Cirurgia de Cabeça e Pescoço

OTORRINOLARINGOLOGIA GERAL, RINOLOGIA, ALERGIA, OTOLOGIA, MISCELÂNEA

Coleção
OTORRINOLARINGOLOGIA
Cirurgia de Cabeça e Pescoço

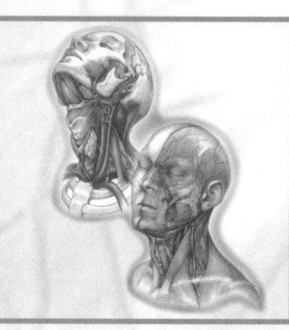

Volume 1 · **OTORRINOLARINGOLOGIA GERAL, RINOLOGIA, ALERGIA, OTOLOGIA, MISCELÂNEA**, 4ª Ed.

Volume 2 · **VIAS AÉREAS, DEGLUTIÇÃO, VOZ**, 4ª Ed.

Volume 3 · **OTORRINOLARINGOLOGIA PEDIÁTRICA**, 4ª Ed.

Volume 4 · **CIRURGIA PLÁSTICA FACIAL ESTÉTICA E RECONSTRUTORA, CIRURGIA DE CABEÇA E PESCOÇO, TRAUMA**, 4ª Ed.

OTORRINOLARINGOLOGIA
Cirurgia de Cabeça e Pescoço

OTORRINOLARINGOLOGIA GERAL, RINOLOGIA, ALERGIA, OTOLOGIA, MISCELÂNEA

QUARTA EDIÇÃO

Byron J. Bailey, MD
Chair Emeritus, Department of Otolaryngology
University of Texas Medical Branch at Galveston
Galveston, Texas

Jonas T. Johnson, MD
Chair, Department of Otolaryngology
Professor, Departments of Otolaryngology and Radiation Oncology
University of Pittsburgh School of Medicine
Professor, Department of Oral and Maxillofacial Surgery
University of Pittsburgh School of Dental Medicine
Pittsburgh, Pennsylvania

Shawn D. Newlands
Wiess Professor and Chairman
Department of Otolaryngology
University of Texas Medical Branch at Galveston
Galveston, Texas

Revisão Técnica
Aldo C. Stamm
Chefe do Centro de Otorrinolaringologia de São Paulo do
Hospital Prof. Edmundo Vasconcelos, SP
Mestrado em Otorrinolaringologia pela Universidade Federal de São Paulo (EPM – UNIFESP)
Doutorado em Medicina pela Universidade Federal de São Paulo (EPM – UNIFESP)

VOLUME 1

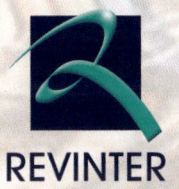
REVINTER

OTORRINOLARINGOLOGIA GERAL , RINOLOGIA, ALERGIA , OTOLOGIA , MISCELÂNEA
Coleção Otorrinolaringologia – Cirurgia de Cabeça e Pescoço
Volume 1
Quarta Edição
Copyright © 2010 by Livraria e Editora Revinter Ltda.

ISBN 978-85-372-0252-4

Todos os direitos reservados.
É expressamente proibida a reprodução
deste livro, no seu todo ou em parte,
por quaisquer meios, sem o consentimento
por escrito da Editora.

Ilustrações:
VICTORIA J. FORBES, ANTHONY PAZOS E CHRISTINE GRALAPP

Tradução:
NELSON GOMES DE OLIVEIRA
Médico, RJ

Revisão Técnica:
ALDO C. STAMM (Coordenador)
Chefe do Centro de Otorrinolaringologia de São Paulo do Hospital Prof. Edmundo Vasconcelos, SP
Mestrado em Otorrinolaringologia pela Universidade Federal de São Paulo (EPM – UNIFESP)
Doutorado em Medicina pela Universidade Federal de São Paulo (EPM – UNIFESP)

JULO BARAÚNA
Médico do Centro de Otorrinolaringologia de São Paulo do Hospital Prof. Edmundo Vasconcelos, SP

FERNANDO OTO BALIEIRO
Médico do Centro de Otorrinolaringologia de São Paulo do Hospital Prof. Edmundo Vasconcelos, SP

RONALDO REIS AMÉRICO
Médico do Centro de Otorrinolaringologia de São Paulo do Hospital Prof. Edmundo Vasconcelos, SP

DIEGO RODRIGO HERMANN
Médico do Centro de Otorrinolaringologia de São Paulo do Hospital Prof. Edmundo Vasconcelos, SP

HUGO CANHETE LOPES
Médico do Centro de Otorrinolaringologia de São Paulo do Hospital Prof. Edmundo Vasconcelos, SP

MARIA LAURA SOLFERINI E SILVA
Médica-Residente do 3º Ano do Centro de Otorrinolaringologia de São Paulo do Hospital Prof. Edmundo Vasconcelos, SP

FABIO PIRES SANTOS
Médico-Residente do 2º Ano do Centro de Otorrinolaringologia de São Paulo do Hospital Prof. Edmundo Vasconcelos, SP

Nota: A medicina é uma ciência em constante evolução. À medida que novas pesquisas e experiências ampliam os nossos conhecimentos, são necessárias mudanças no tratamento clínico e medicamentoso. Os autores e o editor fizeram verificações junto a fontes que se acredita sejam confiáveis, em seus esforços para proporcionar informações acuradas e, em geral, de acordo com os padrões aceitos no momento da publicação. No entanto, em vista da possibilidade de erro humano ou mudanças nas ciências médicas, nem os autores e o editor nem qualquer outra parte envolvida na preparação ou publicação deste livro garantem que as instruções aqui contidas são, em todos os aspectos, precisas ou completas, e rejeitam toda a responsabilidade por qualquer erro ou omissão ou pelos resultados obtidos com o uso das prescrições aqui expressas. Incentivamos os leitores a confirmar as nossas indicações com outras fontes. Por exemplo e em particular, recomendamos que verifiquem as bulas em cada medicamento que planejam administrar para terem a certeza de que as informações contidas nesta obra são precisas e de que não tenham sido feitas mudanças na dose recomendada ou nas contra-indicações à administração. Esta recomendação é de particular importância em conjunto com medicações novas ou usadas com pouca freqüência.

Título original:
Head & Neck Surgery – Otolaryngology, Fourth Edition
Copyright © by LIPPINCOTT WILLIAMS & WILKINS, a WOLTERS KLUWER BUSINESS

Livraria e Editora REVINTER Ltda.
Rua do Matoso, 170 – Tijuca
20270-135 – Rio de Janeiro – RJ
Tel.: (21) 2563-9700 – Fax: (21) 2563-9701
livraria@revinter.com.br – www.revinter.com.br

Dedicatórias

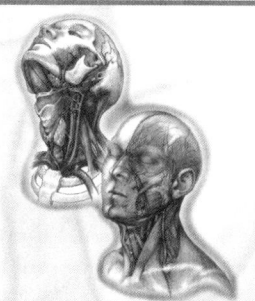

Aos nossos pacientes e à visão de melhorar a saúde para todos os que habitam o nosso mundo, que está ficando cada vez menor. Sou grato pela oportunidade que conduziu os maravilhosos esforços dos nossos autores, à medida que reuniram e organizaram esta coleção abrangente de importante e nova informação médica. Que possamos sempre manter, em primeiro lugar, as necessidades dos nossos pacientes em nossas mentes e em nossos corações quando estudamos, aprendemos e praticamos a ciência e a arte da medicina.
Byron J. Bailey, MD, FACS

À minha família, que aceita o meu trabalho, e aos meus pacientes, que me ensinaram muito.
Jonas T. Johnson, MD, FACS

Aos nossos mais novos otorrinolaringologistas, nossos residentes, cujas perguntas investigadoras e espírito de pesquisa mantêm vivo o meu interesse por aprender cada vez mais sobre a nossa especialidade, e à minha filha, Kelsey, cujas perguntas simples mantêm a minha vida interessante.
Shawn D. Newlands, MD, PhD, MBA, FACS

Ao Byron J. Bailey, MD, o melhor amigo e mentor que um otorrinolaringologista acadêmico poderia ter tido!
Karen H. Calhoun, MD

A todos os otorrinolaringologistas que dedicaram seu tempo a me ajudar a aprender radiologia da cabeça e do pescoço ao longo dos anos. Obrigado por seus esforços e por sua paciência.
Hugh D. Curtin, MD

Ao meu bom amigo e orientador há longo tempo, Dr. Byron J. Bailey; à minha mulher, Nina, e às minhas filhas, Diane e Jennifer, por seu apoio e encorajamento durante toda a vida; e aos meus pacientes, que me inspiram a ser um médico dedicado cada vez melhor.
Ronald W. Deskin, MD, FAAP

Aos meus professores, especialmente John Kirchner, Eiji Yanagisawa, Eugene Myers e Jonas Johnson.
David E. Eibling, MD

Aos meus pacientes, cujos bem-estar e retorno à saúde são a minha missão principal, e aos meus colegas e residentes, que ensinam e fazem avançar esta missão principal.
Berrylin J. Ferguson, MD

Aos meus pais, Dra. Meena-Ruth e Dr. K. C. Gadre, por seus incontáveis sacrifícios; à minha mulher, Dra. Swarupa A. Gadre, por seu firme apoio; e aos meus filhos, Samir-Yitzhak e Sonia, cujos sorrisos tornam a vida valiosa.
Arun K. Gadre, MD

Sou grato para sempre ao Dr. Kris Conrad, cirurgião-plástico facial canadense *par excellence*, sem cuja inspiração e apoio eu não estaria onde estou hoje. E aos Drs. Robert Simons, Richard Davis e Julio Gallo, por compartilharem comigo sua *expertise* durante a minha *fellowship* em cirurgia plástica facial.
Grant S. Gillman, MD, FRCS(C)

À minha mulher, Jean, e aos meus filhos, David e Peter, por seu amor e apoio. Muitos agradecimentos a Eugene Myers, Jonas Johnson e Mary Lee McAndrew, por todo o trabalho que realizamos juntos.
Barry E. Hirsch, MD

Como sempre, agradeço o apoio e o encorajamento de minha família e colegas para a conclusão deste projeto.
Charles M. Myer III, MD

Aos meus pais, Jeanette e Frederick Pou, que me ensinaram compaixão, ternura e trabalho pesado por meio de exemplo, e ao meu irmão, Robert, que, ao morrer, me ensinou coragem, dignidade e como cuidar melhor dos meus pacientes e das suas famílias.
Anna Maria Pou, MD

Ao primeiro doutor que me ensinou a cuidar de pacientes, Paul Jack Rosen, MD. Sou grato pela carreira e orientação pessoal do modelo máximo do nosso amigo, James I. Cohen, MD, PhD. Meu envolvimento e minhas contribuições não teriam sido possíveis sem apoio, força e amor da minha mulher, Monica.
Clark A. Rosen, MD, FACS

A Alex, Ava, Tristan e August, por todos os seus sacrifícios a meu favor.
Matthew W. Ryan, MD

À minha família, Colleen, Hannah e Olivia Toriumi.
Dean M. Toriumi, MD

Agradecimentos

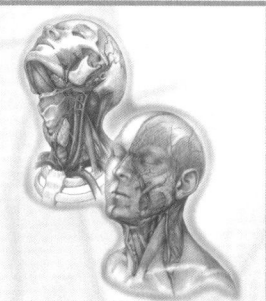

Esta é a quarta edição da obra *Otorrinolaringologia Geral, Rinologia, Alergia, Otologia, Miscelânea*, Volume 1 da *Coleção Otorrinolaringologia – Cirurgia de Cabeça e Pescoço*. O texto foi inteiramente revisado e atualizado. Mesmo com a experiência adquirida após publicar três edições, o planejamento e a realização final deste texto em quatro volumes constituem uma tarefa notável. O trabalho de equipe foi essencial em cada etapa para completar este projeto a tempo e dentro do orçamento. Os esforços dos nossos editores associados e autores colaboradores foram notáveis. Este livro, na verdade, é deles.

Por meio da liderança dos nossos editores (Robert Hurley, da Lippincott Williams & Wilkins, e Molly Connors, da Dovetail Content Solutions), reunimos uma equipe de produção que trabalhou eficientemente e com grande perícia. Somos gratos por termos podido empregar um sistema totalmente eletrônico para a entrega dos originais e a revisão editorial destes capítulos. Isto facilitou o giro do material e maximizou as oportunidades de aperfeiçoamento em colaboração.

Permanecemos gratos à Victoria Forbes, pelo auxílio no desenvolvimento das novas ilustrações para a quarta edição. Agradecemos à Jackie Lynch, nossa coordenadora editorial sênior, pela sua notável eficiência, conduta calma e aconselhamento constante à medida que lutávamos para completar este projeto a tempo.

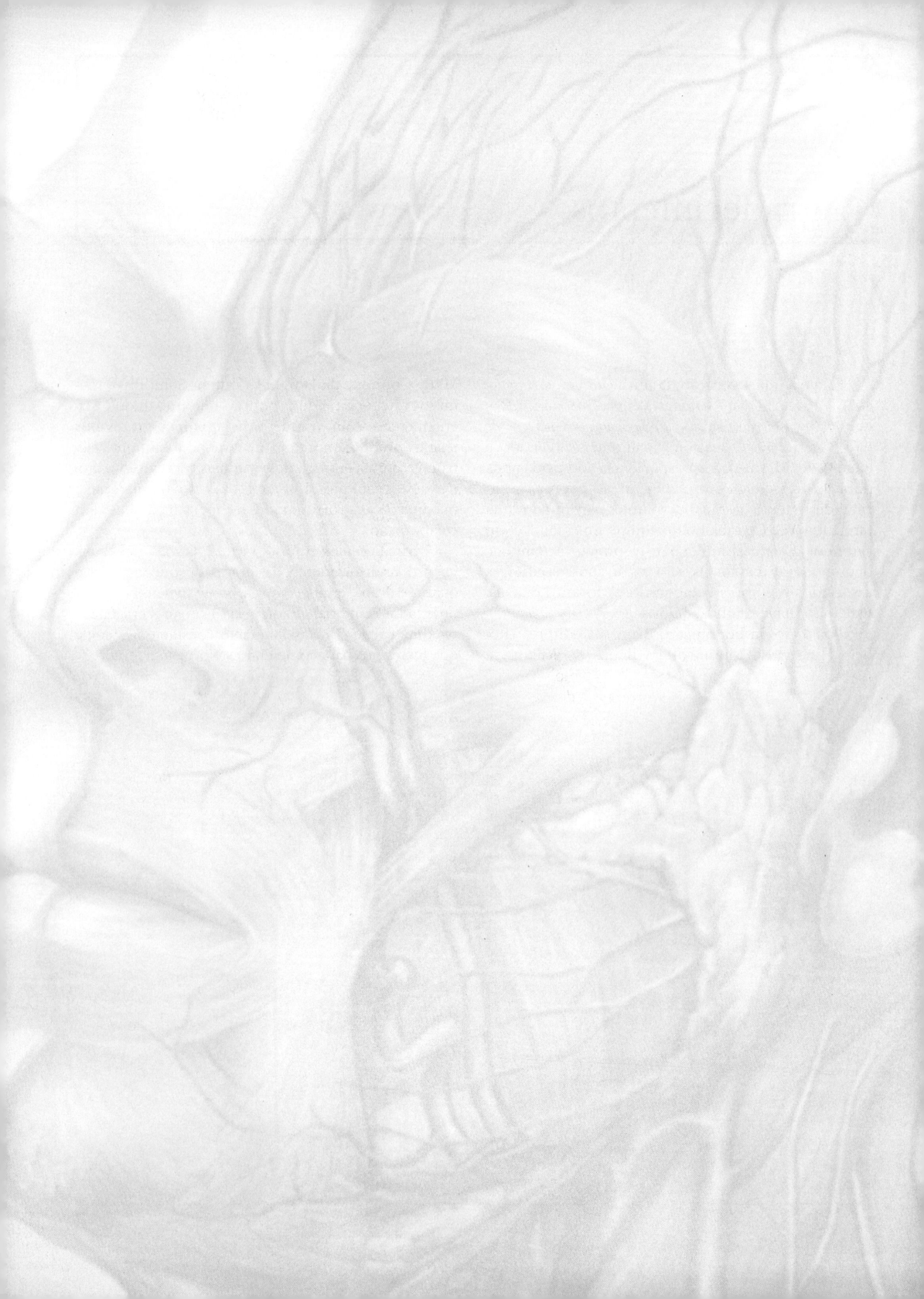

Prefácio

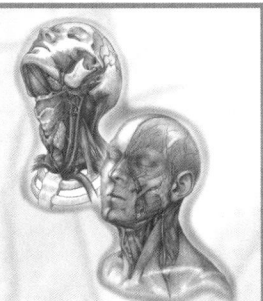

Otorrinolaringologia Geral, Rinologia, Alergia, Otologia, Miscelânea, Volume 1 da *Coleção Otorrinolaringologia – Cirurgia de Cabeça e Pescoço*, na primeira edição publicada em 1993, foi desenvolvido por um grupo experiente de cirurgiões-professores. Seu desafio foi criar um tratado abrangente de Cirurgia de Cabeça e Pescoço – Otorrinolaringologia que fosse capaz de ajudar residentes e otorrinolaringologistas, na clínica, a adquirir domínio cognitivo da especialidade. Em vez de relacionar cada novo achado em otorrinolaringologia, a informação foi organizada em torno de um sistema de aprendizado que tornava fácil aos médicos alcançar competência clínica em um mundo em constante evolução.

Uma vez estabelecido este sistema de aprendizado, nossa esperança era de que os otorrinolaringologistas pudessem encaixar novos achados dentro deste sistema e, deste modo, tornar mais fácil julgar a utilidade científica e clínica da pesquisa mais recente. Os editores das edições que se seguiram usaram este sistema como uma forma de organizar uma revisão da nossa especialidade. Para cada edição, um grupo de trabalho de editores, co-editores, autores e o *publisher* levaram mais de dois anos para moldar o produto final.

O livro em suas mãos, hoje, é o resultado de uma jornada intelectual por uma nova equipe de editores e autores, com o objetivo de produzir conteúdo relevante para a prática atual em Cirurgia de Cabeça e Pescoço – Otorrinolaringologia.

Continuamos a usar certas características a fim de organizar esta informação de maneira clinicamente útil. Há muitas ilustrações novas e referências importantes mais recentes. Para dar ênfase, empregamos extensamente tabelas de sumários e destaques no fim de cada capítulo. Temos grande orgulho da nossa ilustre equipe editorial e dos autores notáveis em cada subespecialidade que trouxeram a vocês a nossa visão de um sistema de aprendizado. Apreciamos trabalhar com a nossa amadurecida equipe de suporte internacional na Lippincott Williams & Wilkins, que ajudou a refinar as nossas idéias iniciais e a expandir a nossa compreensão da filosofia educacional. Acolhemos, com alegria, a decisão de vocês de empregar este sistema de aprendizado na sua jornada para um mais alto nível de compreensão médica.

Byron J. Bailey, MD, FACS
Jonas T. Johnson, MD, FACS

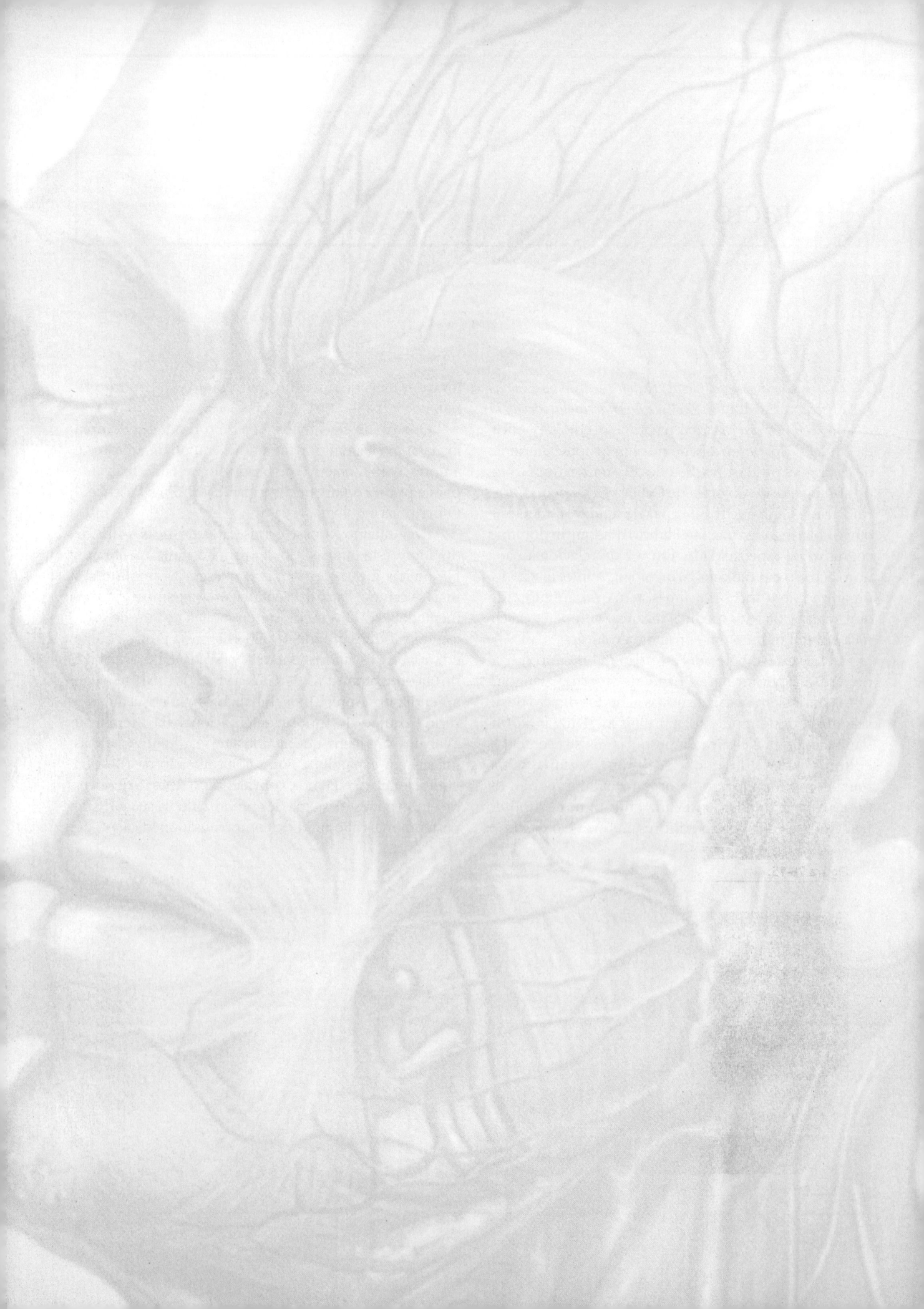

Pranchas em Cores

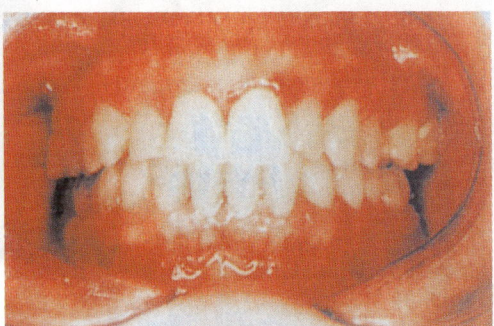
Figura 26-5.

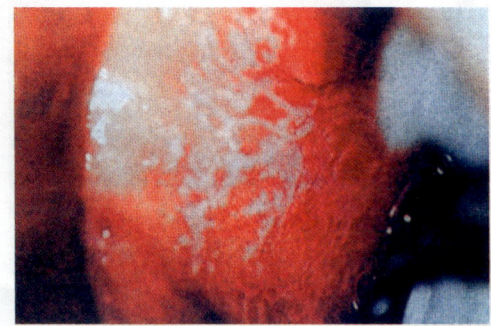
Figura 26-9.

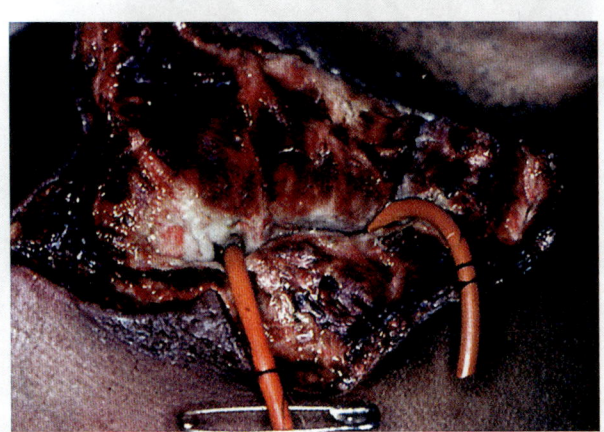
Figura 28-15.

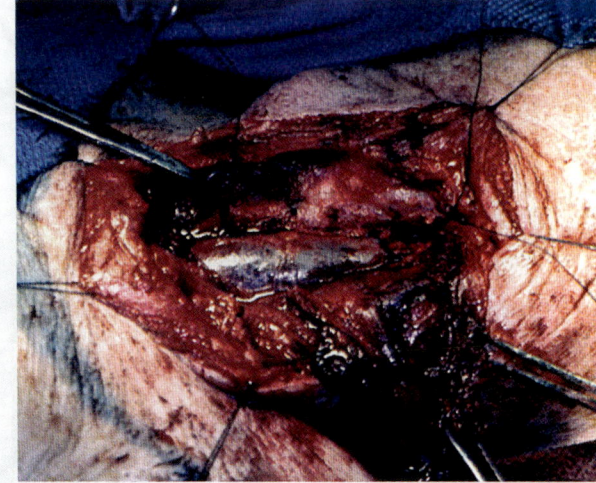
Figura 28-17.

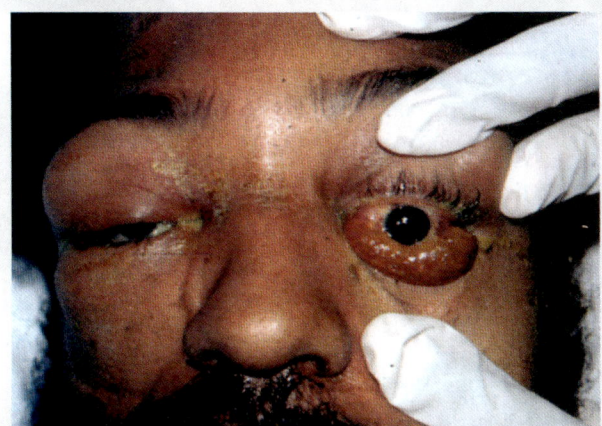
Figura 28-18.

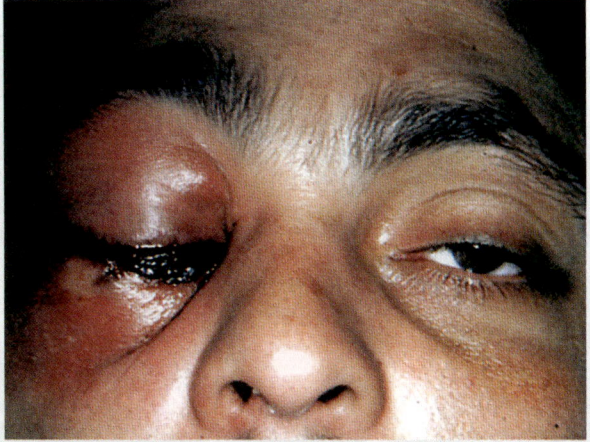
Figura 28-20.

XII | Pranchas em Cores

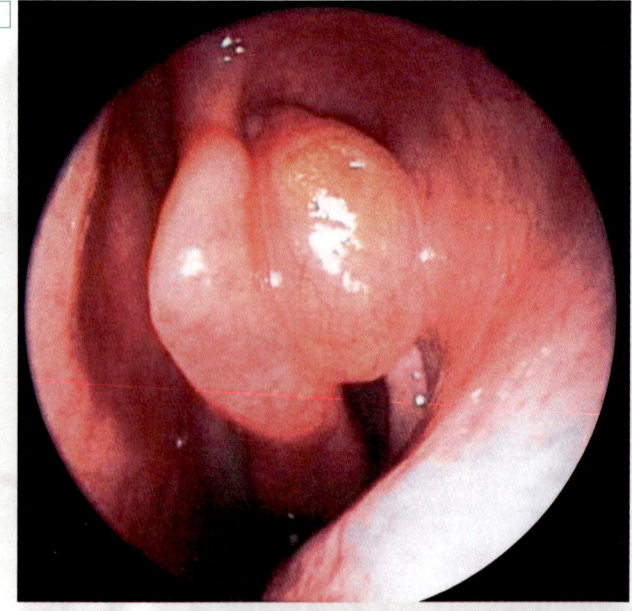

Figura 40-4.

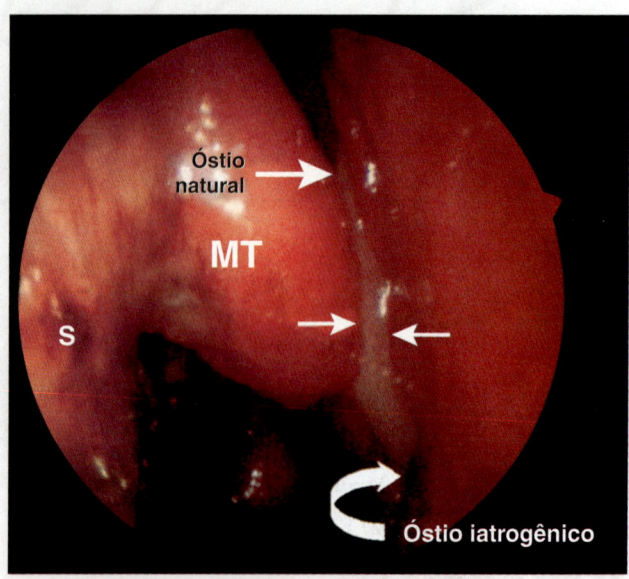

Figura 44-1.

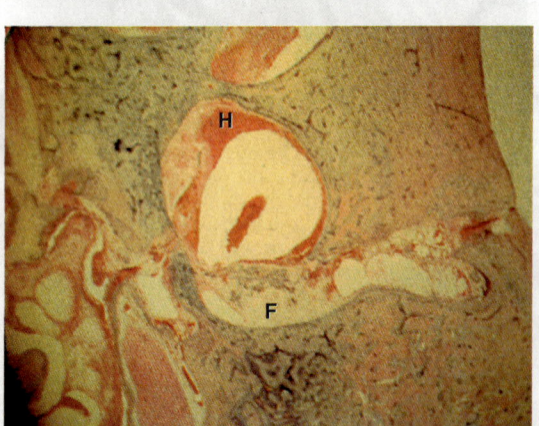

Figura 59-2.

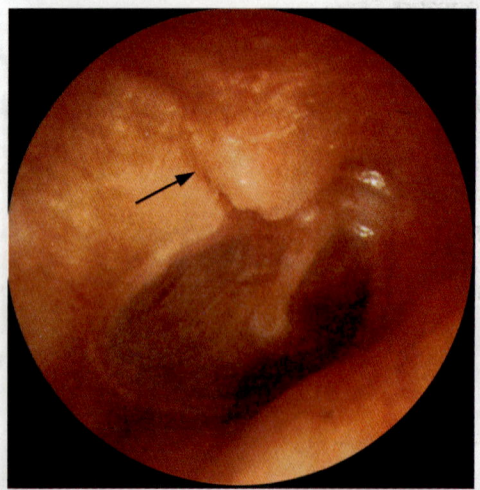

Figura 59-7.

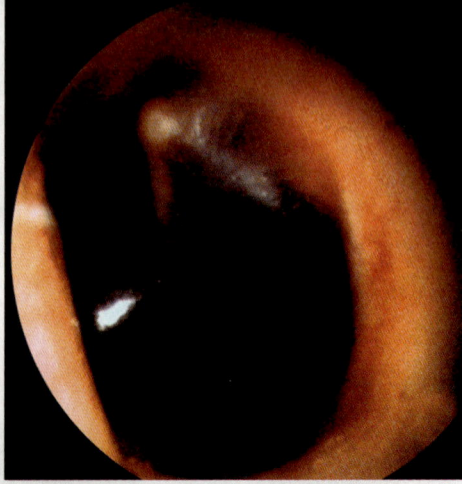

Figura 59-8.

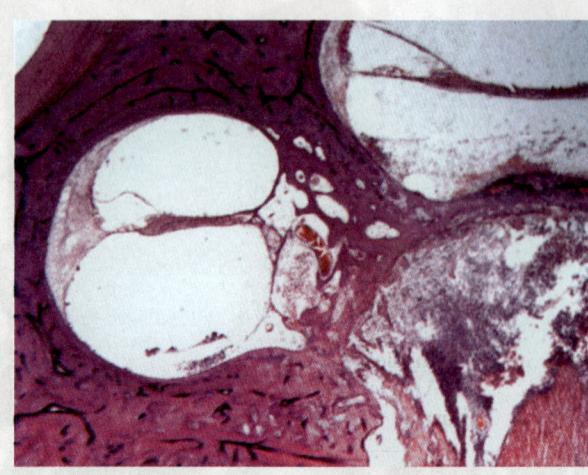

Figura 66-2.

Colaboradores

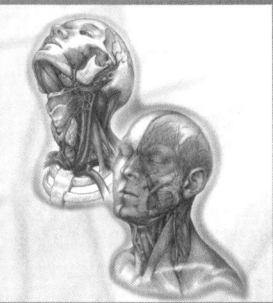

ROBERT TODD ADELSON, MD Department of Otolaryngology-Head and Neck Surgery, University of Texas Southwestern Medical Center, Dallas, Texas

PETER E. ANDERSEN, MD Department of Otolaryngology-Head and Neck Surgery, Oregon Health and Science University, Portland, Oregon

PATRICK J. ANTONELLI, MD Professor and Chair, Department of Otolaryngology, and Assistant Dean for Clinical Informatics, University of Florida School of Medicine, Gainesville; Chief Medical Information Officer, Shands HealthCare, Gainesville, Florida

STEVEN B. ARAGON, MD, DDS Department of Otolaryngology-Head and Neck Surgery, Oral and Maxillofacial Surgery, Sky Ridge Medical Center, Lone Tree, Colorado

H. ALEXANDER ARTS, MD Professor, Department of Otolaryngology and Neurosurgery, University of Michigan School of Medicine, Ann Arbor, Michigan

BENJAMIN F. ASHER, MD Restorative ENT, New York, New York

BYRON J. BAILEY, MD Chairman Emeritus, Department of Otolaryngology, University of Texas Medical Branch, Galveston, Texas

DAVID M. BARRS, MD Otologist and Neurologist, Department of Otolaryngology, Mayo Clinic Arizona, Scottsdale, Arizona

LINDA M. BARTOSHUK, MD, PhD Clinical Professor, Departments of Otolaryngology and Surgery, Yale University School of Medicine, New Haven, Connecticut

CAROL A. BAUER, MD Associate Professor, Department of Surgery, Southern Illinois University School of Medicine, Springfield; Medical Staff, Department of Surgery-Otolaryngology, St. John's Hospital, Springfield, Illinois

TERRY S. BECKER, MD Assistant Professor of Clinical Radiology, Department of Radiology and Otolaryngology, University of Southern California Keck School of Medicine, Los Angeles; Department of Head and Neck Radiology, Los Angeles County/USC Medical Center, Los Angeles, California

MICHAEL S. BENNINGER, MD Chairman, Department of Otolaryngology/Head and Neck Surgery, Henry Ford Hospital, Detroit, Michigan

FRED H. BESS, MD Dan Maddox Hearing Aid Research Laboratory, Vanderbilt Bill Wilkerson Center for Otolaryngology and Communication Sciences, Nashville, Tennessee

DERALD E. BRACKMANN, MD Clinical Professor, Department of Otolaryngology-Head and Neck Surgery and Neurosurgery, Los Angeles County/USC Medical Center, Los Angeles; President, House Ear Clinic, Los Angeles, California

HILARY A. BRODIE, MD, PhD Professor and Chair, Department of Otolaryngology-Head and Neck Surgery, University of California, Davis, School of Medicine, Sacramento, California

STEVEN M. BROMLEY, MD Assistant Professor, Department of Neurology, University of Medicine and Dentistry of New Jersey-Robert Wood Johnson Medical School, Camden; Attending Neurologist, Department of Medicine, Cooper University Hospital, Camden, New Jersey

JOSÉ M. BUSQUETS, MD Assistant Professor, Department of Otolaryngology-Head and Neck Surgery, University of Puerto Rico, San Juan; Director, Puerto Rico Nasal and Sinus Institute, San Juan Health Center, San Juan, Puerto Rico

JOHN A. BUTMAN, MD, PHD Senior Staff Neuroradiologist, Diagnostic Radiology Department, Warren G. Magnuson Clinical Center, National Institutes of Health, Bethesda, Maryland

RICARDO L. CARRAU, MD, FACS Professor, Departments of Otolaryngology and Neurological Surgery, University of Pittsburgh School of Medicine, Pittsburgh; Center for Minimally Invasive Surgery, University of Pittsburgh Medical Center, Eye & Ear Institute, Pittsburgh, Pennsylvania

C. Y. JOSEPH CHANG, MD, FACS Department of Otolaryngology-Head and Neck Surgery, University of Texas-Houston Medical School, Houston; Chief of Service, Department of Otolaryngology-Head and Neck Surgery, Memorial Hermann Hospital, Houston, Texas

RICHARD A. CHOLE, MD, PhD Lindburg Professor and Head, Department of Otolaryngology, Washington University School of Medicine, St. Louis; Chief, Department of Otolaryngology, Barnes-Jewish Hospital, St. Louis, Missouri

NEWTON J. COKER, MD Professor, Bobby R. Alford Department of Otolaryngology-Head and Neck Surgery, Baylor College of Medicine, Houston, Texas

JAMES V. CRAWFORD, MD Associate Professor, Department of Surgery, Uniformed Services University, Bethesda, Maryland; Chief of Neurotology, Department of Surgery, Madigan Army Medical Center, Tacoma, Washington

RICARDO CRISTOBAL, MD Chief Resident, Department of Otolaryngology and Communication Sciences, Medical College of Wisconsin, Milwaukee, Wisconsin

HUGH D. CURTIN, MD Professor, Department of Radiology, Harvard Medical School, Boston; Chief, Department of Radiology, Massachusetts Eye and Ear Infirmary, Boston, Massachusetts

ALBERT R. DeCHICCHIS, PhD Department of Communication Sciences and Disorders, University of Georgia, Athens, Georgia

ROBERT J. DeFATTA, MD, PhD Resident, Department of Otolaryngology-Head and Neck Surgery, University of Texas Southwestern Medical Center, Dallas, Texas

RODNEY DIAZ, MD Assistant Professor, Department of Otolaryngology-Head and Neck Surgery, University of California, Davis, School of Medicine, Sacramento, California

ROBERT A. DOBIE, MD Professor, Department of Otolaryngology, University of California, Davis, School of Medicine, Sacramento, California

WILLIAM C. DONLON, DMD, MS Consultant Surgeon, Cherry Blossom Clinical Consulting, Ltd., Ashland, Oregon

RICHARD L. DOTY, PhD Director, Smell and Taste Center, Department of Otorhinolaryngology-Head and Neck Surgery, University of Pennsylvania School of Medicine, Philadelphia, Pennsylvania

GULSHAN DOULATRAM, MD Assistant Professor, Department of Anesthesiology, University of Texas Medical Branch, Galveston, Texas

COLIN L. W. DRISCOLL, MD Associate Professor, Department of Otorhinolaryngology-Head and Neck Surgery, Mayo Clinic College of Medicine, Rochester, Minnesota

UMAMAHESWAR DUVVURI, MD, PhD Resident, Department of Otolaryngology, University of Pittsburgh School of Medicine, Eye & Ear Institute, Pittsburgh, Pennsylvania

LEE D. EISENBERG, MD, FACS Associate Clinical Professor, Department of Otolaryngology-Head and Neck Surgery, Columbia University College of Physicians and Surgeons, New York, New York; Chief, Department of Otolaryngology-Head and Neck Surgery Englewood Hospital, Englewood, New Jersey

DAVID N. F. FAIRBANKS, MD Clinical Professor, Department of Otolaryngology, George Washington University School of Medicine, Washington, DC

BERRYLIN J. FERGUSON, MD, FACS, FAAOA Associate Professor, Department of Otolaryngology, University of Pittsburgh School of Medicine, Pittsburgh; Director, Division of Sino-Nasal Disorders and Allergy, Department of Otolaryngology, University of Pittsburgh Medical Center, Pittsburgh, Pennsylvania

ALAN G. FINKEL, MD Associate Professor, Department of Neurology, University of North Carolina at Chapel Hill School of Medicine, Chapel Hill, North Carolina

DANIEL M. FLISS, MD Professor of Otolaryngology, Tel Aviv University, Sackler School of Medicine, Tel-Aviv; Chairman, Department of Otolaryngology-Head and Neck Surgery, The Skull Base Unit, Tel Aviv Sourasky Medical Center, Tel-Aviv, Israel

KAREN J. FONG, MD Assistant Professor, Department of Otolaryngology-Head and Neck Surgery, Oregon Health and Science University, Portland, Oregon

MARVIN P. FRIED, MD, FACS Professor and University Chairman, Department of Otolaryngology, Albert Einstein College of Medicine-Montefiore Medical Center, Bronx; Attending and Chairman, Department of Otolaryngology, Albert Einstein College of Medicine-Montefiore Medical Center, Bronx, New York

MICHAEL FRIEDMAN, MD Professor of Otolaryngology, Chairman of Head/Neck Surgery, Department of Otolaryngology/Head and Neck Surgery, Rush University Medical Center, Chicago; Chairman, Department of Otolaryngology, Advocate Illinois Masonic Medical Center, Chicago, Illinois

ARUN K. GADRE, MD Associate Professor, Department of Otolaryngology-Head and Neck Surgery, University of Texas School of Medicine at Houston; Department of Otolaryngology, Memorial Hermann Texas Medical Center. Houston, Texas

KAMALAKAR C. GADRE, MS, DLO (LOND), FICS, FACS Chairman and Professor Emeritus, Department of Otolaryngology-Head and Neck Surgery, Lokmanya Tilak Municipal Medical College, Mumbai; Chief, Department of Otolaryngology, Dr. Gadre's Surgical & Maternity Hospital, Mumbai, India

CARLA M. GIANNONI, MD Associate Professor, Pediatric Otolaryngology, Bobby R. Alford Department of Otolaryngology-Head and Neck Surgery, Baylor College of Medicine, Houston; Department of Pediatric Otolaryngology, Texas Children's Hospital, Houston, Texas

JOHN L. GO, MD Assistant Professor of Clinical Radiology, Departments of Radiology and Otolaryngology, University of Southern California Keck School of Medicine, Los Angeles; Chief, Department of Head and Neck Radiology, Los Angeles County/USC Medical Center, Los Angeles, California

CHRISTINE G. GOURIN, MD, FACS Assistant Professor, Department of Otolaryngology, Medical College of Georgia, Augusta; Active Staff, Department of Otolaryngology-Head and Neck Surgery Medical College of Georgia Medical Center, Augusta, Georgia

J. DOUGLAS GREEN, Jr., MD, MSc, FAGS Active Staff, Department of Otolaryngology-Head and Neck Institute Baptist Medical Center, Jacksonville, Florida

TOBY I. GROPEN, MD Assistant Professor, Department of Neurology State University of New York-Downstate Medical Center, Brooklyn; Chairman, Department of Neurology, Long Island College Hospital, Brooklyn, New York

SAMUEL P. GUBBELS, MD Department of Otolaryngology-Head and Neck Surgery, Oregon Health and Science University, Portland, Oregon

JAMES W. HALL III, PhD Associate Chair and Clinical Professor, Chief of Audiology Division, Department of Communicative Disorders, University of Florida, Gainesville, Florida

MARGARET KUDER HAMILTON, MHPE, CHES Research Associate, Department of Dental Public Health, University of Pittsburgh School of Dental Medicine, Pittsburgh, Pennsylvania

JEFFREY P. HARRIS, MD, PhD Chief of Otolaryngology-Head and Neck Surgery, Professor of Surgery/Otology and Neurological Surgery, University of California, San Diego, School of Medicine, San Diego, California

GEORGE T. HASHISAKI, MD Associate Professor, Department of Otolaryngology-Head and Neck Surgery, University of Virginia Health Systems, Charlottesville, Virginia

DAVID S. HAYNES, MD Associate Professor, Department of Otolaryngology, Vanderbilt University Medical Center, Nashville; Director of Otology and Neurotology, The Otology Group of Vanderbilt, Vanderbilt University Medical Center, Nashville, Tennessee

BARRY E. HIRSCH, MD, FACS Associate Professor, Department of Otolaryngology, University of Pittsburgh School of Medicine, Pittsburgh, Pennsylvania

PHILLIP HOANG, MD Clinical Instructor, Department of Radiology, University of Southern California Keck School of Medicine, Los Angeles; Clinical Instructor, Department of Radiology, Los Angeles County/USC Medical Center, Los Angeles, California

G. RICHARD HOLT, MD Professor, Department of Otolaryngology-Head and Neck Surgery; The University of Texas Health Science Center, San Antonio, Texas

JEAN EDWARDS HOLT, MD Clinical Professor, Department of Ophthalmology, The University of Texas Health Science Center, San Antonio, Texas

PETER H. HWANG, MD Associate Professor, Department of Otolaryngology-Head & Neck Surgery, and Director, Stanford Sinus Center, Stanford University School of Medicine, Stanford, California

ROBERT K. JACKLER, MD Sewall Professor and Chair, Department of Otolaryngology, Stanford University School of Medicine, Stanford, California

ABRAHAM JACOB, MD Otology/Neurotology Fellow, Department of Otolaryngology-Head and Neck Surgery, The Ohio State University Medical Center, Columbus, Ohio

BRUCE W. JAFEK, MD, FACS, FRSM Professor, Department of Otolaryngology-Head and Neck Surgery, University of Colorado School of Medicine, Denver; Active Staff, Department of Otolaryngology-Head and Neck Surgery, University of Colorado Hospital, Denver, Colorado

MICHAEL E. JOHNS, MD Executive Vice President for Health Affairs, Robert W. Woodruff Health Sciences Center, Emory University, Atlanta; Chairman of the Board, Emory Healthcare, Emory University Hospitals, Atlanta, Georgia

MICHAEL M. JOHNS, III, MD Assistant Professor, Department of Otolaryngology, Emory University School of Medicine, Atlanta, Georgia

STEVE JOHNSON, MD University of Colorado Health Sciences Center, Denver, Colorado

ANNE C. JONES, DDS Professor, Department of Pathology, University of Texas Health Science Center, San Antonio; Oral Medicine, Oral Pathology, Department of Pathology, University of Texas Health System, San Antonio, Texas

KIM R. JONES, MD, PhD Department of Otolaryngology-Head and Neck Surgery, University of North Carolina at Chapel Hill School of Medicine, Chapel Hill, North Carolina

AMIN B. KASSAM, MD, FRCS(C) Associate Professor, Department of Neurological Surgery, University of Pittsburgh School of Medicine, Pittsburgh; Director, Minimally Invasive endoNeurosurgical Center, University of Pittsburgh Medical Center, Pittsburgh, Pennsylvania

EDWARD E. KASSEL, MD, DDS, FRCPC Associate Professor, Department of Medical Imaging, University of Toronto; Department of Medical Imaging, Mount Sinai Hospital, Toronto, Ontario, Canada

JAMES P. KELLY, MD Director of Research, Department of Surgery, University of New Mexico School of Medicine, Albuquerque, New Mexico

DAVID W. KENNEDY, MD Vice Dean for Professional Services and Senior Vice President, University of Pennsylvania Health System; Director of Rhinology, Department of Otorhinolaryngology- Head and Neck Surgery, Hospital of the University of Pennsylvania, Philadelphia, Pennsylvania

ROBERT C. KERN, MD Professor, Department of Otolaryngology-Head and Neck Surgery, Northwestern University, Feinberg School of Medicine, Chicago; Chief of Rhinology, Department of Otolaryngology-Head and Neck Surgery, Northwestern Memorial Hospital, Chicago, Illinois

SAMIR S. KHARIWALA, MD Department of Head and Neck Surgery, The Cleveland Clinic Foundation, Cleveland, Ohio

PANEEZ KHOURY, MD Clinical Instructor-Housestaff, Department of Internal Medicine, The Ohio State University, Columbus, Ohio

HUNG JEFFREY KIM, MD Senior Staff Clinician, Neurology Branch, National Institute on Deafness and Other Communication Disorders, National Institutes of Health, Bethesda, Maryland; Associate Professor, Department of Otolaryngology-Head and Neck Surgery, Georgetown University Medical Center, Washington, DC

KAREN ILER KIRK, PhD Professor, Department of Speech, Language, and Hearing Sciences, Purdue University, West Lafayette, Indiana

SHAREN J. KNUDSEN, MD Private practice, Highland, California

HORST R. KONRAD, MD Professor Emeritus, Department of Surgery, Division of Otolaryngology, Southern Illinois University School of Medicine, Springfield; Staff, Department of Surgery and Otolaryngology, St. John's Hospital, Springfield, Illinois

BRUCE R. KORF, MD, PhD Wayne H. and Sara Crews Finley Professor of Medical Genetics, and Chair, Department of Genetics, University of Alabama at Birmingham, Birmingham, Alabama

JOHN H. KROUSE, MD, PhD Professor, Department of Otolaryngology-Head and Neck Surgery, Wayne State University School of Medicine, Detroit; Director, Center of Excellence in Sinonasal Diseases, Department of Otolaryngology-Head and Neck Surgery, Harper-Hutzel Hospital, Detroit Medical Center, Detroit, Michigan

JOHN F. KVETON, MD Clinical Professor, Department of Surgery, Division of Otolaryngology, Yale University School of Medicine, New Haven, Connecticut

STEPHEN Y. LAI, MD, PhD Assistant Professor, Department of Otolaryngology, University of Pittsburgh, The Eye & Ear Institute, Pittsburgh, Pennsylvania

ANIL K. LALWANI, MD Mendik Foundation Professor and Chairman, Department of Otolaryngology, and Professor, Department of Physiology and Neuroscience, New York University School of Medicine, New York; Department of Otolaryngology, New York University Medical Center, New York, New York

PAUL R. LAMBERT, MD, FACS Professor and Chair, Department of Otolaryngology-Head and Neck Surgery, Medical University of South Carolina, Charleston, South Carolina

WILLIAM LAWSON, MD, DDS Professor, Department of Otolaryngology, Mount Sinai Medical Center, New York, New York

JIVIANNE T. LEE, MD Rhinology Fellow, Department of Otorhinolaryngology-Head and Neck Surgery, University of Pennsylvania School of Medicine, Philadelphia; Clinical Instructor, Department of Otorhinolaryngology-Head and Neck Surgery Hospital of the University of Pennsylvania, Philadelphia, Pennsylvania

KELVIN C. LEE, MD†

JESSICA W. LIM, MD Department of Otolaryngology, Long Island College Hospital, Brooklyn, New York

CHRISTOPHER J. LINSTROM, MD Professor, Department of Otolaryngology-Head and Neck Surgery, The New York Medical College, Administration Department, Valhalla, New York; Surgeon Director, Department of Otolaryngology-Head and Neck Surgery, The New York Eye and Ear Infirmary, New York, New York

FRANK E. LUCENTE, MD Professor and Chairman, Department of Otolaryngology, State University of New York-Downstate Medical Center, Brooklyn; Chairman, Department of Otolaryngology, Long Island College Hospital, Brooklyn, New York

CHARLES M. LUETJE III, MD, FACS Otologic Center, Inc., Kansas City, Missouri

NINA MARKOVIC, PhD Associate Professor, Department of Dental Public Health, University of Pittsburgh, Pittsburgh, Pennsylvania

BRADLEY F. MARPLE, MD Associate Professor and Vice Chairman, Department of Otolaryngology, University of Texas Southwestern Medical Center, Dallas, Texas

WILLIAM H. MARTIN, MD Department of Otolaryngology-Head and Neck Surgery, Oregon Health and Science University, Portland, Oregon

GREGORY J. MATZ, MD Professor, Department of Otolaryngology-Head and Neck Surgery, Loyola University Medical Center, Maywood, Illinois

MICHAEL D. MAVES, MD Executive Vice President and Chief Executive Officer, American Medical Association, Chicago, Illinois

TED A. MEYER, MD, PhD Assistant Professor, Department of Otolaryngology, Medical University of South Carolina, Charleston, South Carolina

JOHN H. MILLS, MD Department of Otolaryngology, Medical University of South Carolina, Charleston, South Carolina

RICHARD T. MIYAMOTO, MD Professor and Chair, Department of Otolaryngology, Indiana University School of Medicine, Indianapolis, Indiana

BRIAN A. MOORE, MD Clinical Assistant Professor, Department of Otolaryngology-Head and Neck Surgery, Tulane University School of Medicine, New Orleans, Louisiana; Staff Otolaryngologist, Department of ENT Surgery, Eglin Regional Hospital, Eglin Air Force Base, Florida

LAMONT MURDOCH, MD Professor, Department of Internal Medicine, Loma Linda University School of Medicine, Loma Linda; Chief, Division of Endocrinology, Department of Internal Medicine, Loma Linda University Medical Center, Loma Linda, California

ROBERT M. NACLERIO, MD Professor, Department of Surgery, Pritzker School of Medicine, Chicago; Chief, Section of Otolaryngology-Head and Neck Surgery, The University of Chicago Hospitals, Chicago, Illinois

J. GAIL NEELY, MD Professor and Research Director, Department of Otolaryngology-Head and Neck Surgery, Washington University School of Medicine, St. Louis; Director, Otology/Neurotology/Base of Skull Surgery, Department of Otolaryngology-Head and Neck Surgery, Barnes-Jewish Hospital, Center for Advanced Medicine, St. Louis, Missouri

SHAWN D. NEWLANDS, MD, PhD, MBA, FACS Harry Carothers Wiess Professor and Chair, Department of Otolaryngology, University of Texas Medical Branch, Galveston, Texas

ARNOLD M. NOYEK, MD, FRCSC, FACS Professor, Department of Otolaryngology-Head and Neck Surgery, Department of Medical Imaging, Department of Public Health Sciences, University of Toronto; Director, Peter A Silverman Centre for International Health, Department of Otolaryngology-Head and Neck Surgery, Mount Sinai Hospital, Toronto, Ontario, Canada

Colaboradores | XVII

MATTHEW R. O'MALLEY, MD Department of Otolaryngology-Head and Neck Surgery, Vanderbilt University Medical Center, Nashville, Tennessee

RICHARD R. ORLANDI, MD, FACS Associate Professor, Department of Otolaryngology-Head and Neck Surgery, The University of Utah, Salt Lake City; Attending Physician, Department of Otolaryngology-Head and Neck Surgery, The University of Utah Hospitals and Clinics, Salt Lake City, Utah

WINDOLYN D. PANGANIBAN, MD Clinical Faculty, Department of Otolaryngology-Head and Neck Surgery, St. Luke's College of Medicine, Quezon City; Active Consultant Staff, Department of Otolaryngology-Head and Neck Surgery, St. Luke's Medical Center, Quezon City, Philippines

NICHOLAS J. PATRONAS, MD Chief, Neuroradiology Section, Diagnostic Radiology Department, Warren G. Magnuson Clinical Center, National Institutes of Health, Bethesda, Maryland

GEORGE H. PETTI, Jr., MD Professor, Department of Surgery, Loma Linda University School of Medicine, Loma Linda; Attending Physician, Division of Otolaryngology-Head and Neck Surgery, Jerry L. Pettis Veterans Hospital, Loma Linda, California

BRADLEY P. PICKETT, MD Clinical Assistant Professor, Department of Surgery, University of New Mexico School of Medicine, Albuquerque, New Mexico

HAROLD C. PILLSBURY III, MD Professor, Department of Otolaryngology-Head and Neck Surgery, University of North Carolina at Chapel Hill School of Medicine, Chapel Hill; Chair, Department of Otolaryngology-Head and Neck Surgery, University of North Carolina Hospital, Chapel Hill, North Carolina

DAVID M. POETKER, MD Chief Resident, Department of Otolaryngology and Communication Sciences, Medical College of Wisconsin, Milwaukee, Wisconsin

MICHAEL D. POOLE, MD Georgia Ear Institute and Memorial Health University Physicians, Savannah, Georgia

ROBERT L. REDDICK, MD Professor and Chair, Department of Pathology, University of Texas Health Science Center, San Antonio; Chief, Department of Pathology, University Of Texas Health System, San Antonio, Texas

ANTHONY J. REINO, MD, MSc, FACS Assistant Professor, Department of Otolaryngology, Mount Sinai School of Medicine, New York; Attending Physician, Department of Otolaryngology, Mount Sinai Medical Center, New York; Chief, Department of Otolaryngology, Veterans Affairs Medical Center, Bronx, New York

DALE H. RICE, MD Tiber/Alpert Professor and Chair, Department of Otolaryngology-Head and Neck Surgery, University of Southern California Keck School of Medicine, Los Angeles, California

TODD A. RICKETTS, PhD Director, Dan Maddox Hearing Aid Research Laboratory, Vanderbilt Bill Wilkerson Center for Otolaryngology and Communication Sciences, South, Nashville, Tennessee

PETER S. ROLAND, MD Professor and Chairman, Department of Otolaryngology-Head and Neck Surgery, and Neurological Surgery, University of Texas Southwestern Medical Center, Dallas; Chief of Service, Otolaryngology-Head and Neck Surgery, Zale Lipshy University Hospital, Dallas, Texas

RICHARD M. ROSENFELD, MD, MPH Professor, Department of Otolaryngology, State University of New York Downstate Medical Center, Brooklyn; Director of Pediatric Otolaryngology, Department of Otolaryngology, The Long Island College Hospital, Brooklyn, New York

MATTHEW W. RYAN, MD Assistant Professor, Department of Otolaryngology, Division of Pediatric Otolaryngology, University of Texas Medical Branch, Galveston, Texas

RAVI N. SAMY, MD, FACS Assistant Professor, Department of Otolaryngology, University of Cincinnati Medical Center, Cincinnati; Staff, Department of Otolaryngology, Cincinnati Children's Hospital Medical Center, Cincinnati, Ohio

ALEXANDER J. SCHLEUNING, Jr., MD[†]

TAMMY S. SCHUMACHER-MONFRE, MSN, APNP Advanced Practice Nurse Prescriber, Department of Otolaryngology and Communication Sciences, Medical College of Wisconsin, Milwaukee, Wisconsin

RITA M. SCHUMAN, MD Department of Otolaryngology-Head and Neck Surgery, Loyola University Medical Center, Chicago, Illinois

"BAKER" Y. SHI, MD Department of Otolaryngology-Head and Neck Surgery, Oregon Health and Science University, Portland, Oregon

ALFRED A. SIMENTAL, Jr., MD Associate Professor, Department of Surgery, Loma Linda University School of Medicine, Loma Linda; Chief, Otolaryngology-Head and Neck Surgery, Department of Surgery Loma Linda University Medical Center, Loma Linda, California

RICHARD V. SMITH, MD Associate Professor and Vice Chairman, Department of Otolaryngology, Albert Einstein College of Medicine-Montefiore Medical Center, Bronx; Director of Head and Neck Service, Department of Otolaryngology and Surgery, Montefiore Medical Center, Bronx, New York

TIMOTHY L. SMITH, MD, MPH Chief, Division of Rhinology and Sinus Surgery, Department of Otolaryngology-Head and Neck Surgery and Director, Oregon Sinus Center, Oregon Health and Science University, Portland, Oregon

CARL H. SNYDERMAN, MD Center for Cranial Base Surgery, Department of Otolaryngology, Head and Neck Surgery and Neurosurgery, University of Pittsburgh Medical Center, Pittsburgh, Pennsylvania

JAMES A. STANKIEWICZ, MD Chairman and Professor, Department of Otolaryngology-Head and Neck Surgery, Loyola University Medical School, Maywood; Attending Physician, Department of Otolaryngology-Head and Neck Surgery, Loyola University Medical Center, Maywood, Illinois

MICHAEL G. STEWART, MD, MPH Professor and Chairman, Department of Otorhinolaryngology, Weill Medical College of Cornell University, New York; Otolaryngologist-in-Chief, Department of Otorhinolaryngology, New York Presbyterian Hospital-Weill Cornell Medical Center, New York, New York

BENJAMIN C. STONG, MD Resident Physician, Department of Otolaryngology-Head and Neck Surgery, Emory University, Atlanta, Georgia

CHESTER L. STRUNK, Jr., MD Clinical Associate Professor, University of Texas Medical Branch, Galveston, Texas; Clear Lake Regional Medical Center, Department of Otolaryngology, Webster, Texas

THOMAS A. TAMI, MD Professor, Department of Otolaryngology-Head and Neck Surgery, University of Cincinnati College of Medicine, Cincinnati, Ohio

KONSTANTIN TARASHANSKY, MD Clinical Instructor, Department of Otolaryngology, State University of New York-Downstate Medical Center, Brooklyn, New York

DAVID J. TERRIS, MD, FACS Porubsky Distinguished Professor and Chairman, Department of Otolaryngology, Medical College of Georgia, Augusta; Chief of Service, Department of Otolaryngology-Head and Neck Surgery, Medical College of Georgia Medical Center, Augusta, Georgia

LESTER D. R. THOMPSON, MD Staff Pathologist, Department of Pathology, Southern California Permanente Medical Group, Woodland Hills, California

JOHN M. TRUELSON, MD Associate Professor, Resident Program Director, Department of Otolaryngology-Head and Neck Surgery, University of Texas Southwestern Medical Center, Dallas, Texas

DANIEL L. VAN DYKE, PhD Professor, Department of Laboratory Medicine, and Unit Chair, Department of Cytogenetics Laboratory, Mayo Clinic and Foundation, Rochester, Minnesota

RAMAKRISHNAN VIDYASAGAR, MS (ENT), MD Fellow, Department of Otolaryngology-Head and Neck Surgery, Rush University Medical Center, Chicago; Fellow, Department of Surgery, Section ENT, Advocate Illlinois Masonic Medical Center, Chicago, Illinois

JEFFREY T. VRABEC, MD Associate Professor, Bobby R. Alford Department of Otolaryngology-Head and Neck Surgery, Baylor College of Medicine, Houston, Texas

P. ASHLEY WACKYM, MD, FACS, FAAP John C. Koss Professor and Chairman, Department of Otolaryngology and Communication Sciences, Medical College of Wisconsin, Milwaukee; Surgeon-in-Chief, Department of Otolaryngology-Head and Neck Surgery, Froedtert and Medical College of Wisconsin Hospital, Milwaukee, Wisconsin

REGINA PALOYAN WALKER, MD Clinical Associate Professor, Department of Otolaryngology, Loyola University, Maywood; Department of Surgery, Hinsdale Hospital, Hinsdale, Illinois

CONRAD WALL, III, PhD Associate Professor, Department of Otology and Laryngology, Harvard Medical School, Boston; Director, Jenks Vestibular Laboratory, Department of ENT, Massachusetts Eye and Ear Infirmary, Boston, Massachusetts

WILLIAM E. WALSH, MD, CMI Resident and Certified Medical Illustrator, Department of Otolaryngology-Head and Neck Surgery, Northwestern University Feinberg School of Medicine, Chicago; Resident, Department of Otolaryngology-Head and Neck Surgery, Northwestern Memorial Hospital, Chicago, Illinois

MICHAEL J. WAREING, MD Consulting Otolaryngologist, Department of Otolaryngology-Head and Neck Surgery, St. Bartholomew's Hospital, West Smithfield, London; Consulting Otolaryngologist, The Lomon Clinic, London, England

PETER C. WEBER, MD Department of Head and Neck Surgery, The Cleveland Clinic Foundation, Cleveland, Ohio

DEBRA G. WEINBERGER, MD, FACS Fellow, Pediatric Otolaryngology, Bobby R. Alford Department of Otolaryngology-Head and Neck Surgery, Baylor College of Medicine, Houston, Texas

RICHARD W. WESTREICH, MD Assistant Professor, Department of Otolaryngology, State University of New York Downstate Medical Center, Brooklyn; Associate Director, Facial Plastic Surgery, Department of Otolaryngology, Long Island College Hospital, Brooklyn, New York

MARK A. WILLIAMS, MD, PhD Department of Otolaryngology-Head and Neck Surgery, University of Cincinnati Medical Center, Cincinnati, Ohio

IAN J. WITTERICK, MD, MSc, FRCSC Associate Professor, Department of Otolaryngology-Head and Neck Surgery, University of Toronto; Otolaryngologist, Department of Otolaryngology-Head and Neck Surgery, Mount Sinai Hospital and St. Joseph's Health Centre, Toronto, Ontario, Canada

PETER-JOHN WORMALD, MD Professor and Chair, Department of Otolaryngology-Head and Neck Surgery, Adelaide and Flinders Universities, Adelaide; Department of Otolaryngology-Head and Neck Surgery, The Queen Elizabeth Hospital, South Australia, Australia

MARIA J. WORSHAM, MD Professor, Department of Pathology, Wayne State School of Medicine, Detroit; Director of Research, Department of Otolaryngology-Head and Neck Research, Henry Ford Health System, Detroit, Michigan

BARBARA A. ZEIFER, MD Associate Professor, Department of Radiology, Albert Einstein College of Medicine, New York; Vice Chair, Department of Radiology, Beth Israel Medical Center, New York, New York

LEE A. ZIMMER, MD, PhD Assistant Professor, Department of Otolaryngology, University of Cincinnati and University of Cincinnati Medical Center, Cincinnati, Ohio

Sumário

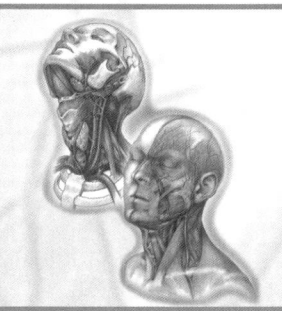

PARTE I
CIÊNCIA BÁSICA/MEDICINA GERAL
Byron J. Bailey ▪ Shawn D. Newlands

1 Anatomia Cirúrgica de Cabeça e Pescoço 3
Michael D. Maves

2 Compreensão dos Dados e Interpretação da Literatura 19
Richard M. Rosenfeld

3 Resultados e Medicina Baseada em Evidência 37
Michael G. Stewart

4 Introdução à Genética Otorrinolaringológica 47
*Maria J. Worsham ▪ Daniel L. Van Dyke
Bruce R. Korf ▪ Michael S. Benninger*

5 Otorrinolaringologia Molecular 59
Jessica W. Lim ▪ Michael Friedman

6 Microbiologia, Infecções e Terapia Antibiótica 63
Michael D. Poole ▪ David N. F. Fairbanks

7 Tecnologia de Imagem em Otorrinolaringologia 73
Marvin P. Fried ▪ Richard V. Smith

8 Diagnóstico por Imagem 93
*Ian J. Witterick ▪ Arnold M. Noyek
Daniel M. Fliss ▪ Edward E. Kassel*

9 Tendências em Patologia Diagnóstica 107
Robert L. Reddick ▪ Anne C. Jones

10 Neurologia 115
*Frank E. Lucente ▪ Konstantin Tarashansky
Toby I. Gropen*

11 Oftalmologia 135
Jean Edwards Holt ▪ G. Richard Holt

12 Anestesiologia 153
Gulshan Doulatram ▪ Shawn D. Newlands

13 Endocrinologia 169
*Alfred A. Simental, Jr. ▪ Lamont Murdoch
George H. Petti, Jr.*

14 Doenças Degenerativas, Idiopáticas e do Tecido Conjuntivo 185
Shawn D. Newlands

15 Dinâmica da Cicatrização de Feridas 215
Christine G. Gourin ▪ David J. Terris

16 Cuidados Perioperatórios 233
David M. Barrs

17 Otorrinolaringologia Geriátrica 257
Byron J. Bailey

18 Cefaléia e Dor Facial 269
Alan G. Finkel

19 Manifestações da Síndrome de Imunodeficiência Adquirida 287
*Mark A. Williams ▪ Thomas A. Tami
Kelvin C. Lee[†]*

20 Parar de Fumar – Guia de Como Fazer e Recursos para os Clínicos 301
Margaret Kuder Hamilton ▪ Nina Markovic

PARTE II

OTORRINOLARINGOLOGIA GERAL
Byron J. Bailey ▪ Shawn D. Newlands

21 Anatomia e Fisiologia das Glândulas Salivares 315
*Benjamin C. Stong ▪ Michael E. Johns
Michael M. Johns III*

22 Aspectos Radiológicos das Glândulas Salivares 325
John L. Go ▪ Phillip Hoang ▪ Terry S. Becker

23 Doenças Não-Neoplásicas das Glândulas Salivares 345
Dale H. Rice

24 Controvérsias em Doenças das Glândulas Salivares 357
Robert J. DeFatta ▪ John M. Truelson

25 Paladar 371
John F. Kveton ▪ Linda M. Bartoshuk

26 Estomatite 385
Steven B. Aragon ▪ Bruce W. Jafek ▪ Steve Johnson

27 Faringite 407
Lester D. R. Thompson

28 Infecções Odontogênicas 421
*William Lawson ▪ Anthony J. Reino
Richard W. Westreich*

29 Disfunção e Cirurgia da Articulação Temporomandibular 439
William C. Donlon

30 Ronco e Apnéia Obstrutiva do Sono 453
Regina Paloyan Walker

31 Infecções dos Espaços Profundos do Pescoço 477
Arun K. Gadre ▪ Kamalakar C. Gadre

PARTE III

RINOLOGIA E ALERGIA
Matthew W. Ryan ▪ Berrylin J. Ferguson

32 Função e Disfunção Olfatórias 499
*Richard L. Doty ▪ Steven M. Bromley
Windolyn D. Panganiban*

33 Anatomia, Função e Avaliação Nasossinusais 519
William E. Walsh ▪ Robert C. Kern

34 Tratamento Cirúrgico de Deformidade Septal, Hipertrofia das Conchas, Colapso da Válvula Nasal e Atresia das Coanas 533
Michael Friedman ▪ Ramakrishnan Vidyasagar

35 Imunologia e Alergia 551
Paneez Khoury ▪ Robert M. Naclerio

36 Rinite Alérgica e Não-Alérgica 569
John H. Krouse

37 Vias de Acesso Externas em Cirurgia Sinusal 583
*Umamaheswar Duvvuri ▪ Ricardo L. Carrau
Stephen Y. Lai*

38 Doenças Granulomatosas e Auto-Imunes do Nariz e Seios 597
*David M. Poetker ▪ Ricardo Cristobal
Timothy L. Smith*

39 Rinossinusite Hipertrófica Crônica e Polipose Nasal 613
Berrylin J. Ferguson ▪ Richard R. Orlandi

40 Rinossinusite Não-Polipóide – Classificação, Diagnóstico e Tratamento 627
José M. Busquets ▪ Peter H. Hwang

41 Rinossinusite Fúngica 641
Robert Todd Adelson ▪ Bradley F. Marple

42 Imageamento Sinusal 655
Barbara A. Zeifer ▪ Hugh D. Curtin

43 Tratamento Endoscópico dos Neoplasmas de Nariz e Seios Paranasais 675
*Lee A. Zimmer ▪ Ricardo L. Carrau
Carl. H. Snyderman ▪ Amin B. Kassam*

44 Cirurgia Sinusal Endoscópica 687
Jivianne T. Lee ▪ David W. Kennedy

45 Complicações da Cirurgia Sinusal 707
James A. Stankiewicz

46 Complicações da Rinossinusite 723
Carla M. Giannoni ▪ Debra G. Weinberger

47 Epistaxe
Peter-John Wormald

PARTE IV
OTOLOGIA
Barry E. Hirsch ▪ Arun K. Gadre

48 Desenvolvimento da Orelha 749
Michael J. Wareing ▪ Anil K. Lalwani ▪ Robert K. Jackler

49 Anatomia e Fisiologia da Audição 763
John H. Mills ▪ Samir S. Khariwala ▪ Peter C. Weber

50 Anatomia e Função Vestibulares 785
Shawn D. Newlands ▪ Conrad Wall III

51 Testes da Função do Equilíbrio 797
Colin L. W. Driscoll ▪ J. Douglas Green, Jr.

52 Avaliação da Função Auditiva Periférica e Central 809
James W. Hall III ▪ Patrick J. Antonelli

53 Monitoramento Neurofisiológico Intra-Operatório 827
Matthew R. O'Malley ▪ Brian A. Moore ▪ David S. Haynes

54 Estudos por Imagem do Osso Temporal 849
John A. Butman ▪ Nicholas J. Patronas Hung Jeffrey Kim

55 Infecções da Orelha Externa 875
Christopher J. Linstrom ▪ Frank E. Lucente

56 Neoplasmas da Orelha e Base Lateral do Crânio 891
Bradley P. Pickett ▪ James P. Kelly

57 Atresia Aural Congênita 917
Paul R. Lambert

58 Complicações Intratemporais e Intracranianas da Otite Média 933
J. Gail Neely ▪ H. Alexander Arts

59 Traumatismos da Orelha Média e do Osso Temporal 951
Rodney Diaz ▪ Hilary A. Brodie

60 Colesteatoma 977
Ted A. Meyer ▪ Chester L. Strunk, Jr. Paul R. Lambert

61 Cirurgia da Mastóide e do Ápice Petroso 991
Richard A. Chole ▪ Hilary A. Brodie ▪ Abraham Jacob

62 Reconstrução da Membrana Timpânica e da Cadeia Ossicular 1013
Charles M. Luetje II

63 Otosclerose 1025
Peter S. Roland ▪ Ravi N. Samy

64 Paralisia Aguda do Nervo Facial 1041
Jeffrey T. Vrabec ▪ Newton J. Coker

65 Manifestações Otológicas de Doenças Sistêmicas 1059
Alexander J. Schleuning, Jr.[†] ▪ Peter E. Andersen Karen J. Fong ▪ Samuel P. Gubbels

66 Infecções do Labirinto 1075
Arun K. Gadre ▪ C. Y. Joseph Chang Kamalakar C. Gadre

67 Perda Auditiva Induzida pelo Ruído 1097
Robert A. Dobie

68 Ototoxicidade 1109
Rita M. Schuman ▪ Gregory J. Matz

69 Tumores do Ângulo Cerebelopontino 1115
Derald E. Brackmann ▪ James V. Crawford J. Douglas Green, Jr.

70 Perda Auditiva Sensorial Súbita 1143
George T. Hashisaki

71 Zumbido 1151
Alexander J. Schleuning, Jr.[†] ▪ "Baker" Y. Shi William H. Martin

72 Doença Auto-Imune da Orelha Interna 1161
Jeffrey P. Harris

73 Envelhecimento e o Sistema Auditivo e Vestibular 1173
Peter S. Roland ▪ Ravi N. Samy

74 Implantes Cocleares e Outras Próteses Auditivas Implantáveis 1183
Richard T. Miyamoto ▪ Karen Iler Kirk

75 Aparelhos de Amplificação Sonora e Outros Tipos de Suporte Auditivo 1199
Todd A. Ricketts ▪ Albert R. DeChicchis ▪ Fred H. Bess

76 Transtornos Vestibulares Periféricos 1217
Carol A. Bauer ▪ Horst R. Konrad

77 Vestibulopatia Central 1227
C. Y. Joseph Chang ▪ Arun K. Gadre

78 Tratamento Clínico dos Transtornos Vestibulares e Reabilitação Vestibular 1243
P. Ashley Wackym ▪ Tammy S. Schumacher-Monfre

79 Tratamento Cirúrgico dos Transtornos Vestibulares 1259
Jeffrey T. Vrabec

PARTE V
MISCELÂNEA
Byron J. Bailey ▪ Shawn D. Newlands

80 Rodadas de Ética Médica 1273
Sharen J. Knudsen ▪ Byron J. Bailey

81 Epônimos em Otorrinolaringologia 1281
Kim R. Jones ▪ Harold C. Pillsbury III

82 Visão da Medicina Alternativa 1291
Benjamin F. Asher

83 O Negócio da Medicina e Planejando o Seu Futuro 1301
Lee D. Eisenberg

84 Profissionalismo 1309
Byron J. Bailey

85 Habilidades de Comunicação Médica – Uma Competência Essencial 1315
Byron J. Bailey

Índice Remissivo 1325

OTORRINOLARINGOLOGIA
Cirurgia de Cabeça e Pescoço

OTORRINOLARINGOLOGIA GERAL,
RINOLOGIA, ALERGIA, OTOLOGIA, MISCELÂNEA

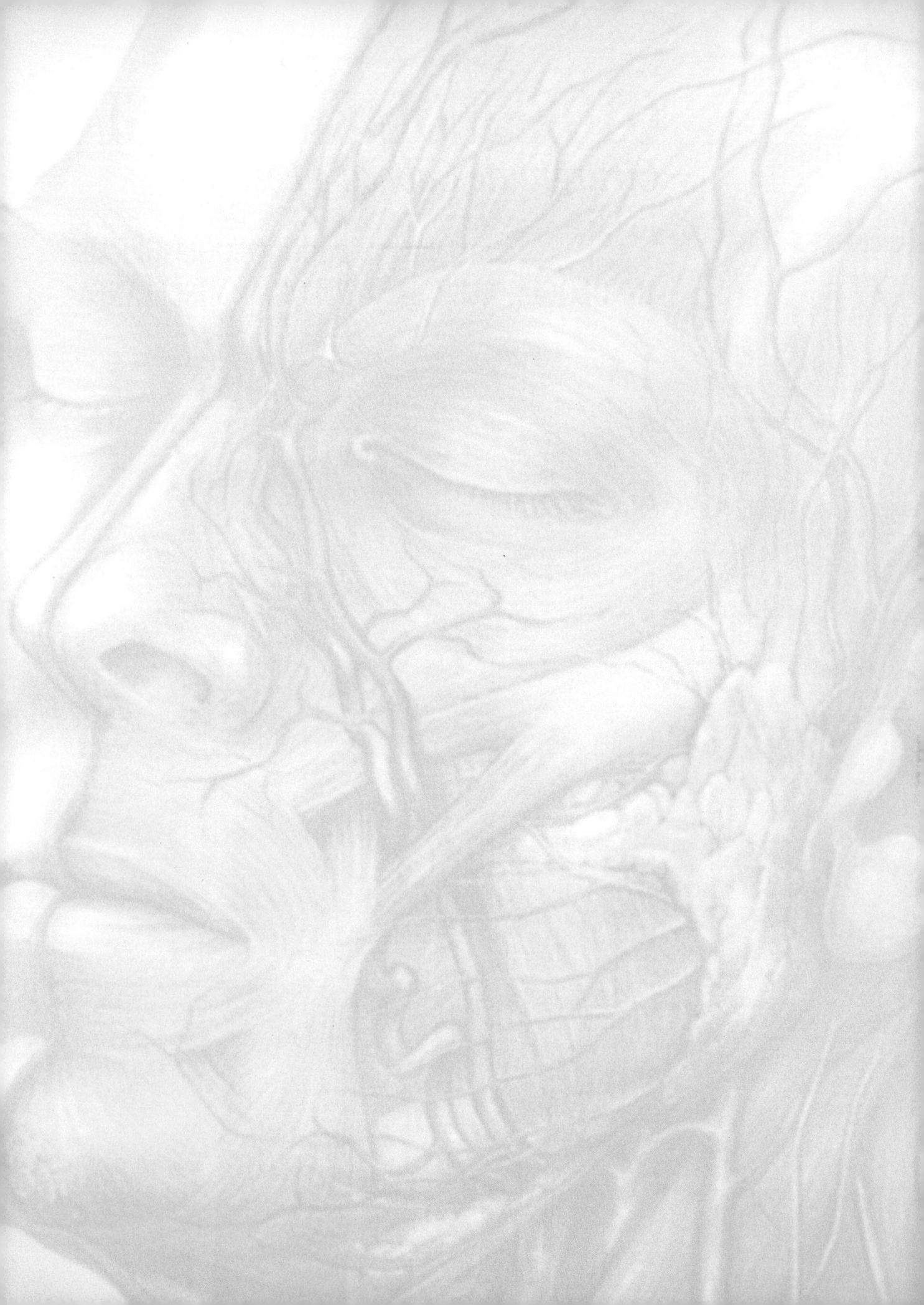

PARTE I
Ciência Básica/ Medicina Geral

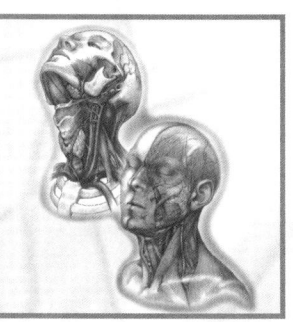

Byron J. Bailey ▪ Shawn D. Newlands

CAPÍTULO 1

Anatomia Cirúrgica de Cabeça e Pescoço

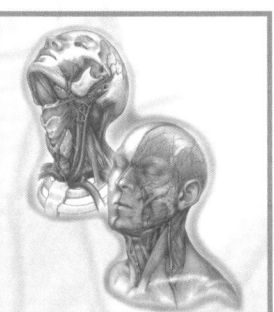

Michael D. Maves

A anatomia é a ciência básica de toda a cirurgia. A cirurgia na região da cabeça e do pescoço não pode ser considerada segura a não ser que o cirurgião compreenda por completo a anatomia desta área e suas variações importantes. Embora as estruturas anatômicas e as relações entre elas não mudem, nosso conhecimento da anatomia precisa ser continuamente atualizado para satisfazer os desafios das novas técnicas e vias de acesso. Este capítulo constitui uma visão geral da anatomia cirúrgica de cabeça e pescoço com um foco nas principais regiões. Ele não é um substituto para o conhecimento anatômico completo, que só pode ser obtido pelo estudo intensivo em um laboratório de dissecção anatômica e em um centro cirúrgico.

O CRÂNIO

Couro Cabeludo

O crânio é coberto pelo couro cabeludo, recoberto pelos cabelos, o qual é dividido em camadas de pele e tecido subcutâneo, gálea aponeurótica, tecido conjuntivo frouxo, e periósteo ou pericrânio cobrindo a abóbada craniana. O suprimento sanguíneo do couro cabeludo provém dos pares de artérias supra-orbitárias e supratrocleares anteriormente, os ramos terminais das artérias temporais superficiais lateralmente, e os vasos occipitais posteriormente. Esta rica vascularização proporciona uma rede sobre a qual pequenos retalhos de couro cabeludo podem ser baseados e rotados, como no tratamento da calvície de padrão masculino. A sensibilidade do couro cabeludo é provida por ramos dos nervos cranianos e espinais.

Calvária

A abóbada craniana, a calvária, consiste no osso frontal ímpar, o par de ossos parietais e o osso occipital ímpar (Fig. 1.1). Na face lateral, a asa maior do osso esfenóide e o osso temporal completam o crânio. Há uma rica camada de osso esponjoso entre as tábuas interna e externa de osso compacto da calvária. Esta é uma fonte para enxertos ósseos de espessura parcial da calvária, os quais freqüentemente são usados em reconstrução de cabeça e pescoço. A calvária é mais espessa na protuberância occipital externa e na região parietal. Ela é mais delgada sobre a região temporal. Isto permite fácil acesso para operações neurológicas na fossa média. A circulação venosa da calvária é proporcionada por veias diplóicas, as quais drenam para as veias do couro cabeludo ou para dentro dos seios venosos durais. Em alguns casos as veias diplóicas são conectadas umas às outras, possibilitando osteomielite originada no seio frontal podendo comprometer o osso frontal, o couro cabeludo e a dura.

FOSSAS CRANIANAS

A cavidade intracraniana é dividida em três fossas. A fossa anterior ou frontal do crânio contém o par de lobos frontais e oferece acesso à cavidade nasal para os nervos olfatórios através da lâmina cribriforme. A crista *galli* constitui a extensão mediana superior do septo nasal. A fossa média do crânio contém o lobo temporal. Nesta importante junção da cavidade craniana, a artéria meníngea média origina-se do forame espinhoso, e o nervo trigêmeo entra através da fissura orbitária superior (V1), do forame redondo (V2) e do forame oval (V3). Os nervos cranianos II, III, IV e VI, que atravessam o seio cavernoso e entram na órbita, também cursam através da fossa média do crânio. A artéria carótida interna, quando no seio cavernoso, apresenta-se em sua região do sifão carotídeo. A fossa posterior do crânio contém o par de hemisférios cerebelares e o tronco cerebral. Nesta localização, o meato acústico interno está associado ao complexo do VII e VIII nervos cranianos. O forame jugular, seio transverso e forame magno são os marcos principais da fossa posterior do crânio.

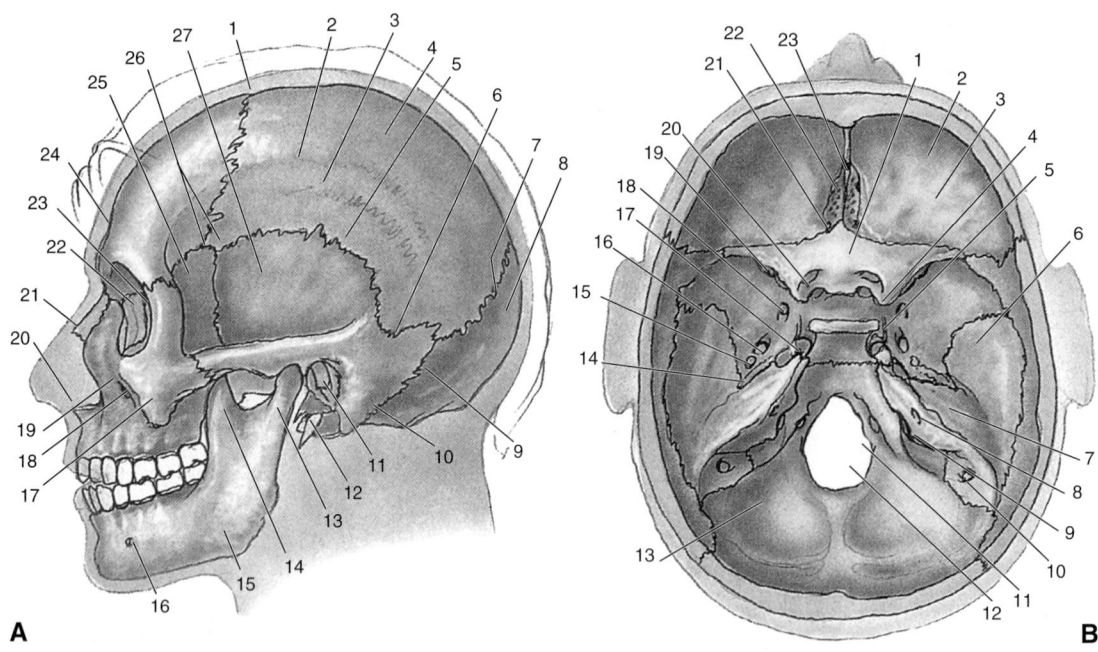

Figura 1.1
Couro cabeludo, crânio e cavidade intracraniana. **A:** *1*, sutura coronal; *2*, linha temporal superior; *3*, linha temporal inferior; *4*, osso parietal; *5*, sutura escamosa; *6*, sutura parietomastóidea; *7*, sutura lambdóide; *8*, osso occipital; *9*, sutura occipitomastóidea; *10*, processo mastóide; *11*, meato acústico externo; *12*, processo estilóide; *13*, côndilo da mandíbula; *14*, processo coronóide da mandíbula; *15*, corpo da mandíbula; *16*, forame mentual; *17*, osso zigomático; *18*, forame infra-orbitário; *19*, processo frontal (maxila); *20*, espinha nasal anterior; *21*, osso nasal; *22*, osso lacrimal; *23*, lâmina orbital do osso etmóide; *24*, glabela; *25*, osso esfenóide; *26*, ptérion; *27*, osso temporal. **B:** *1*, osso esfenóide; *2*, osso frontal; *3*, fossa anterior do crânio; *4*, processo clinóide anterior; *5*, sulco carotídeo; *6*, fossa média do crânio; *7*, porção petrosa do osso temporal; *8*, meato acústico interno; *9*, forame jugular; *10*, forame mastóideo; *11*, canal hipoglosso; *12*, forame magno; *13*, fossa posterior do crânio; *14*, sulco para os nervos petrosos maior e menor; *15*, forame espinhoso; *16*, forame oval; *17*, forame lácero; *18*, forame redondo; *19*, fissura orbitária superior; *20*, canal óptico; *21*, forame etmoidal posterior; *22*, forame etmoidal anterior; *23*, forame cego.

PÁLPEBRA, ÓRBITA E OLHO

Pálpebras

As pálpebras superior e inferior são semelhantes em estrutura, embora a pálpebra superior seja mais móvel e tenha características não encontradas na pálpebra inferior. O espaço entre as pálpebras é conhecido como fissura palpebral, a qual é limitada medial e lateralmente pelos cantos. No canto medial situa-se a carúncula lacrimal, onde há um pequeno lago de lágrimas e as diminutas papilas do sistema ductal lacrimal. A conjuntiva é uma camada de membrana mucosa fina que cobre as faces internas das pálpebras e estende-se por sobre a superfície do globo.

Tarso

A placa tarsal superior fornece rigidez à pálpebra superior e é maior que o tarso inferior (Fig. 1.2). Cada pálpebra consiste (de fora para dentro) em pele, tecido subcutâneo, músculo voluntário do orbicular do olho, septo orbitário, tarso, músculo liso e conjuntiva. A pálpebra superior livremente móvel recebe a inserção do músculo levantador da pálpebra superior. O orbicular do olho é o músculo esfinctérico das pálpebras superior e inferior. Ele fixa-se em um ligamento palpebral medial e espalha-se em um arco lateral e inferiormente para fornecer um músculo esfinctérico ao olho. Recebe inervação dos ramos temporal e zigomático do nervo facial. Este músculo interdigita-se com o músculo frontal e o corrugador do supercílio.

Suprimento Sanguíneo

O suprimento arterial das pálpebras é provido pelo ramo angular da artéria facial, que forma uma rede anastomótica com a artéria supra-orbitária e a supratroclear e compartilha uma pequena contribuição dos vasos temporais superficiais. As veias das pálpebras são maiores e mais numerosas que as artérias e drenam para as veias oftálmica e angular medialmente e a veia temporal superficial lateralmente. Acompanhando a arcada arterial periférica da pálpebra superior, as veias do pequeno plexo venoso drenam para a veia oftálmi-

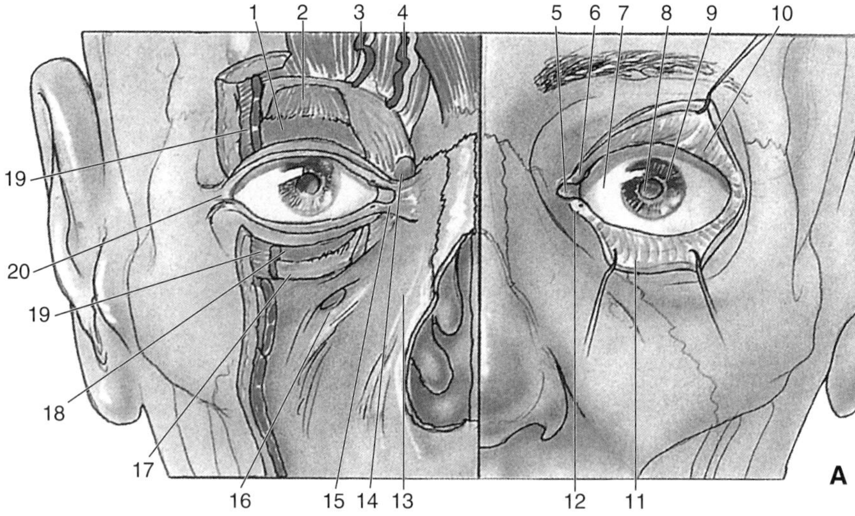

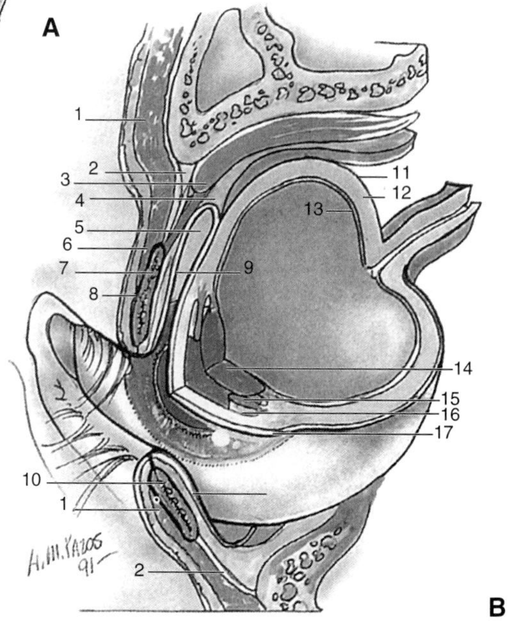

Figura 1.2

Pálpebras e anexos externos. **A:** *1*, tarso superior; *2*, músculo levantador da pálpebra superior; *3*, artéria e nervo supra-orbitários; *4*, artéria e nervo supratrocleares; *5*, carúncula lacrimal; *6*, papila e *punctum* lacrimais superiores; *7*, conjuntiva bulbar sobre a esclera; *8*, pupila; *9*, córnea; *10*, conjuntiva palpebral superior; *11*, conjuntiva palpebral inferior; *12*, papila e *punctum* lacrimais; *13*, maxila; *14*, saco lacrimal; *15*, ligamento palpebral medial; *16*, forame infra-orbitário; *17*, septo orbitário; *18*, tarso inferior; *19*, músculo orbicular do olho (cortado); *20*, ligamento palpebral lateral. **B:** *1*, músculo orbicular do olho; *2*, septo orbitário; *3*, músculo levantador da pálpebra superior; *4*, músculo tarsal superior (músculo de Müller); *5*, fórnix conjuntival superior; *6*, músculo orbicular do olho (porção palpebral); *7*, tarso superior; *8*, glândulas tarsais; *9*, conjuntiva palpebral; *10*, tarso inferior; *11*, esclera; *12*, coróide; *13*, retina; *14*, lente; *15*, íris; *16*, câmara anterior; *17*, córnea.

ca, a qual drena posteriormente para o seio cavernoso. As veias nesta região da face não possuem válvulas e podem propagar êmbolos sépticos posteriormente. Esta é uma situação particularmente perigosa para os pacientes que têm infecções nas áreas das pálpebras ou abscesso periorbitário. Estes pacientes estão em risco de trombose do seio cavernoso.

Sistema Lacrimal

O aparelho lacrimal consiste em uma porção secretora, a glândula lacrimal, seus ductos, o aparelho de drenagem, os canalículos lacrimais e o saco, e o ducto nasolacrimal (Fig. 1.3). A glândula lacrimal é parcialmente dividida em duas porções pelo corno lateral da aponeurose do levantador da pálpebra. A porção orbitária maior da glândula está situada em uma fossa rasa no osso frontal e está em contato anteriormente com o septo orbitário. Os dúctulos excretórios da glândula lacrimal correm através da parte orbitária da glândula, correm através ou junto à parte posterior da porção

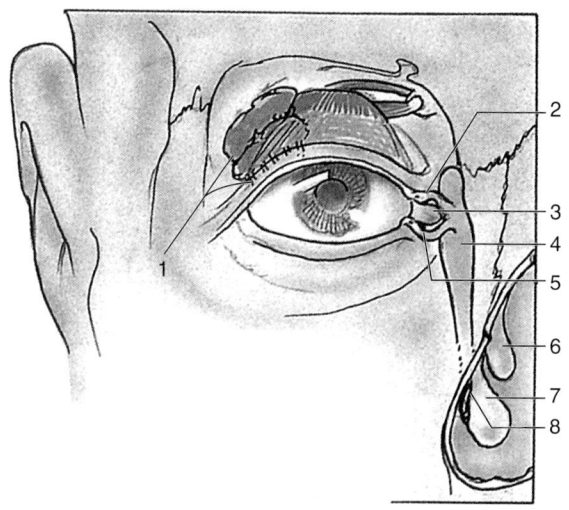

Figura 1.3

Aparelho lacrimal e sistema de drenagem. *1*, glândula e ductos lacrimais; *2*, papila e *punctum* lacrimais superiores; *3*, carúncula lacrimal; *4*, saco lacrimal; *5*, papila e *punctum* lacrimais inferiores; *6*, concha nasal média; *7*, concha nasal inferior; *8*, abertura do ducto nasolacrimal.

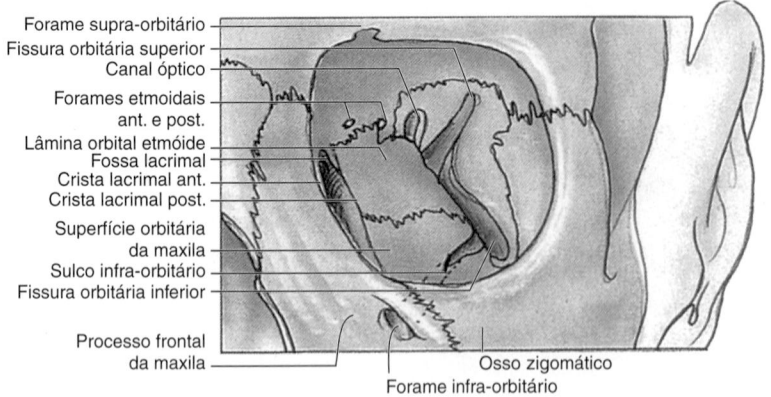

Figura 1.4
Órbita óssea.

palpebral, e recebem a junção de ductos a partir desta porção. A remoção da porção palpebral pode destruir a drenagem da glândula inteira.

O movimento da pálpebra distribui lágrimas sobre a superfície do olho, e qualquer excesso tende a se acumular no lago lacrimal. Esta estrutura drena para os canalículos superior e inferior, que formam um par, e daí para o saco lacrimal. O saco lacrimal é abrigado na fossa lacrimal óssea da parede orbitária medial. Este drena para o ducto nasolacrimal e afinal para o meato inferior do nariz.

Órbita

A órbita óssea consiste na parede medial ocupada predominantemente pelo osso etmóide, osso lacrimal e uma porção do processo nasal da maxila (Fig. 1.4). O assoalho da órbita consiste no teto da maxila. A fissura orbitária inferior está situada na sua extensão lateral. O osso zigomático e a asa maior do esfenóide formam a parede orbitária lateral e juntam-se ao osso frontal superiormente para completar a órbita óssea piramidal. Na sua face medial situam-se os forames etmoidais formando um par, os quais proporcionam um caminho até a órbita para as artérias etmoidais anterior e posterior. O canal óptico posteriormente transmite o nervo óptico e a artéria oftálmica. A fissura orbitária superior transmite os nervos cranianos III, IV, V e VI e proporciona uma abertura para a veia oftálmica.

Olho

O olho é composto pela córnea e esclera em sua face anterior. A câmara anterior salienta-se como uma segunda esfera na estrutura da órbita. O cristalino e a íris formam a porção posterior da câmara anterior. Contido dentro da substância do olho está o vítreo. A retina repousa sobre a coróide. A *fovea centralis* é o ponto focal do olho. Assimétrica com relação à estrutura da órbita localiza-se a inserção do nervo óptico e das artérias ciliares.

Os sete músculos voluntários da órbita são o levantador da pálpebra superior; os músculos retos superior, inferior, medial e lateral; e os músculos oblíquos superior e inferior (Fig. 1.5). Os músculos lisos da órbita são o músculo orbital, os músculos tarsais superior e inferior, e os músculos ciliar e iridial dentro do olho. O oblíquo superior é suprido pelo nervo craniano IV, o reto lateral é suprido pelo nervo craniano VI, e os ou-

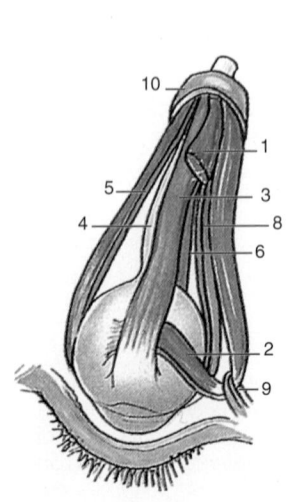
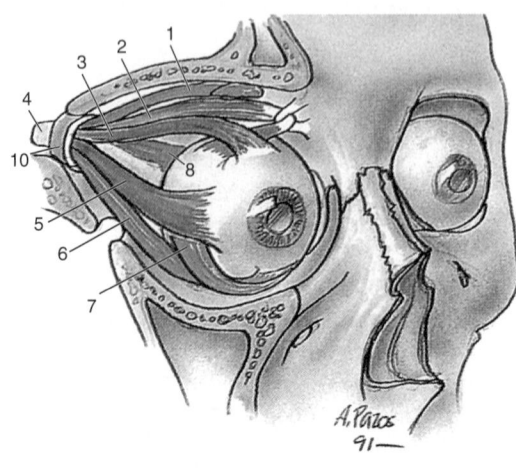

Figura 1.5

Músculos do olho. *1*, músculo levantador da pálpebra superior; *2*, músculo oblíquo superior; *3*, músculo reto superior; *4*, nervo óptico; *5*, músculo reto lateral; *6*, músculo reto inferior; *7*, músculo oblíquo inferior; *8*, músculo reto medial; *9*, tróclea; *10*, tendão anular.

tros músculos voluntários da órbita são supridos pelo nervo craniano III. Os músculos tarsais e orbital (de Müller) são supridos por fibras simpáticas derivadas do plexo carotídeo e do gânglio cervical superior. O dilatador da pupila, o esfíncter da pupila e o músculo ciliar são supridos por fibras parassimpáticas através do nervo oculomotor (III).

O suprimento sanguíneo da órbita é feito principalmente pela artéria oftálmica. A drenagem principal é através da veia oftálmica, a qual drena diretamente para o seio cavernoso. Uma rede anastomótica adicional está presente na superfície anterior da face sob a forma de uma arcada de vasos em torno das pálpebras e através do plexo pterigóideo.

A ORELHA

O desenvolvimento e as características anatômicas e fisiológicas da orelha encontram-se discutidos nos Capítulos 48 e 49.

NARIZ E SEIOS PARANASAIS

Nariz Externo

A parte externa do nariz tem formato piramidal. O esqueleto do nariz externo é parcialmente ósseo e parcialmente cartilaginoso e membranoso. Os ossos nasais são usualmente estreitos e mais espessos superiormente, mais largos e mais delgados inferiormente, articulam-se firmemente acima com a parte nasal do osso frontal e lateralmente com o processo nasal da maxila (Fig. 1.6). Fixadas à face inferior dos ossos nasais estão as cartilagens laterais superiores. Estas são contínuas com o septo cartilaginoso. Na face inferior, o lóbulo do nariz é formado principalmente pelas cartilagens laterais inferiores, as quais consistem em crura medial e lateral. Há diversas cartilagens pequenas dentro das asas nasais. O principal suprimento arterial do nariz é a partir da artéria facial através da artéria angular e das artérias labiais superiores. A drenagem venosa é semelhante, com um componente ganhando acesso à veia oftálmica através de vasos drenantes a partir das veias troclear e angular.

Cavidade Nasal

As cavidades nasais também são conhecidas como fossas nasais. O septo nasal consiste em cartilagem septal nasal, crista nasal da maxila, crista nasal do osso palatino, vômer e lâmina perpendicular do osso etmóide. A parede nasal lateral é formada pelas conchas nasais proeminentes. Os meatos estão situados abaixo das conchas correspondentes (Fig. 1.7). O meato inferior fornece drenagem para o ducto nasolacrimal. O meato médio fornece drenagem para os seios nasais anteriores, nomeados seio frontal, os seios etmoidais anteriores e o seio maxilar. O meato superior fornece drenagem para os seios posteriores, nomeados seios etmoidais posteriores e esfenoidais.

O suprimento arterial desta região origina-se da artéria carótida interna, através das artérias etmoidais anteriores e posteriores e, uma origem da carótida externa, através da artéria esfenopalatina. Contribuições também podem existir a partir dos vasos palatinos maiores e do ramo septal da artéria labial superior. Estes formam uma importante rede anastomótica no septo anterior conhecida como plexo de Kiesselbach, que se responsabiliza pela maioria das epistaxes.

Seios

Os seios paranasais consistem nos pares de seios frontais, etmoidais, maxilares e esfenoidais (Fig. 1.8). O seio frontal desenvolve-se como uma de várias projeções da região do recesso frontal. Dois, três ou mesmo mais seios frontais em um lado foram descritos, enquanto algumas pessoas não o possuem. O grau de pneumatização dos seios frontais varia. A pneumatização pode estender-se para dentro do teto da órbita e lateralmente para dentro do osso frontal até a asa do esfenóide. Os seios frontais drenam para a área anterior do meato médio.

Seios Etmoidais

Os seios etmoidais consistem em um número variável de cavidades separadas que transformam como em um favo o osso etmóide entre a parte superior da parede na-

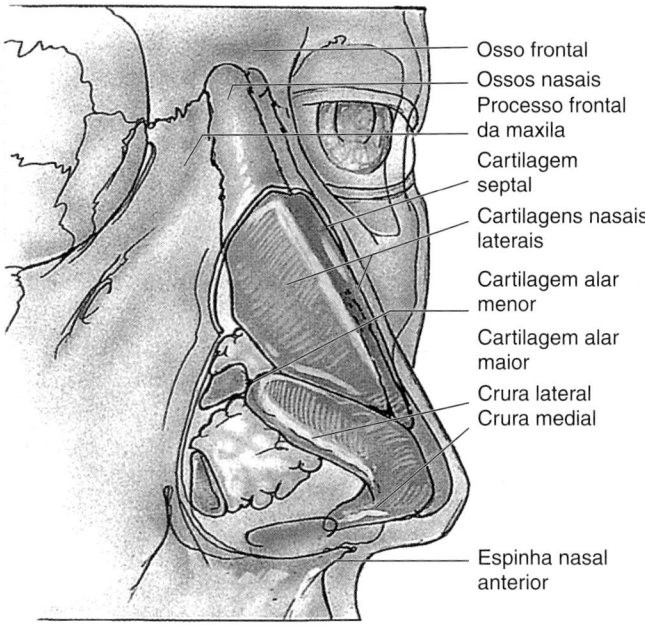

Figura 1.6
Configuração anatômica óssea e cartilaginosa do nariz externo.

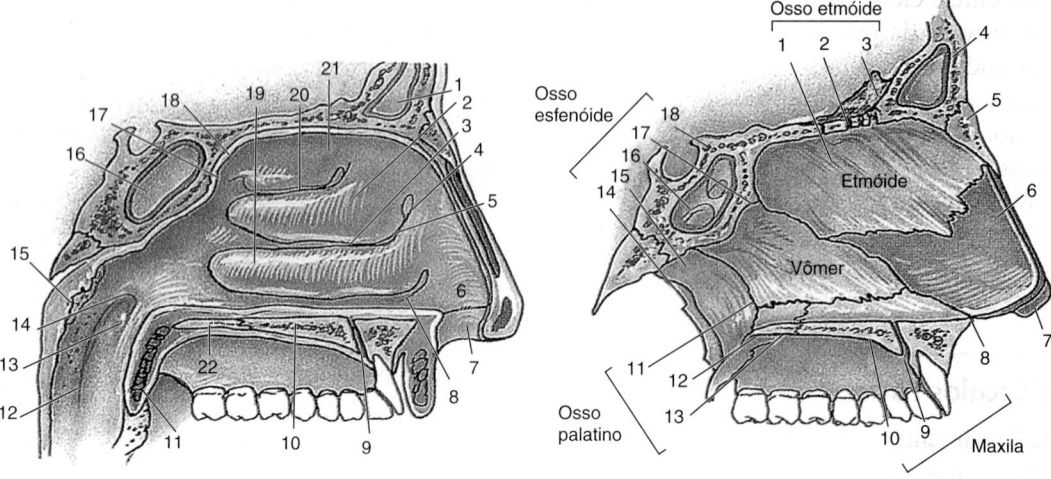

Figura 1.7
A: Parede nasal lateral. *1*, seio frontal; *2*, concha nasal média; *3*, meato nasal médio; *4*, *agger nasi*; *5*, átrio da concha nasal média; *6*, límen; *7*, vestíbulo; *8*, meato nasal inferior; *9*, canal incisivo; *10*, processo palatino da maxila; *11*, palato mole; *12*, recesso faríngeo; *13*, orifício da tuba auditiva; *14*, toro tubário; *15*, adenóide; *16*, seio esfenoidal; *17*, abertura do seio esfenoidal; *18*, recesso esfenoetmoidal; *19*, concha nasal inferior; *20*, meato nasal superior; *21*, concha nasal superior; *22*, osso palatino. **B:** Septo nasal. *1*, lâmina perpendicular; *2*, lâmina cribriforme; *3*, crista *galli*; *4*, osso frontal; *5*, osso nasal; *6*, cartilagem septal; *7*, crura medial; *8*, espinha nasal anterior; *9*, canal incisivo; *10*, processo palatino; *11*, lâmina perpendicular; *12*, espinha pós-nasal; *13*, lâmina horizontal; *14*, lâmina lateral do processo pterigóide; *15*, lâmina medial do processo pterigóide; *16*, seio esfenoidal; *17*, crista; *18*, corpo.

sal lateral e a parede medial da órbita. As células etmoidais anteriores são divididas em células do recesso frontal, que se abrem para o recesso frontal do meato médio; células infundibulares, que se abrem para o infundíbulo etmoidal; e células etmoidais bolhosas ou médias, que se abrem diretamente no meato médio, na bolha etmoidal ou acima dela. Pode haver de uma a sete células etmoidais posteriores. As bolhas e as células etmoidais posteriores podem invadir-se e superpor-se, com as células bolhosas espalhando-se para trás ou as células posteriores espalhando-se para a frente. As células etmoidais posteriores drenam para o meato superior.

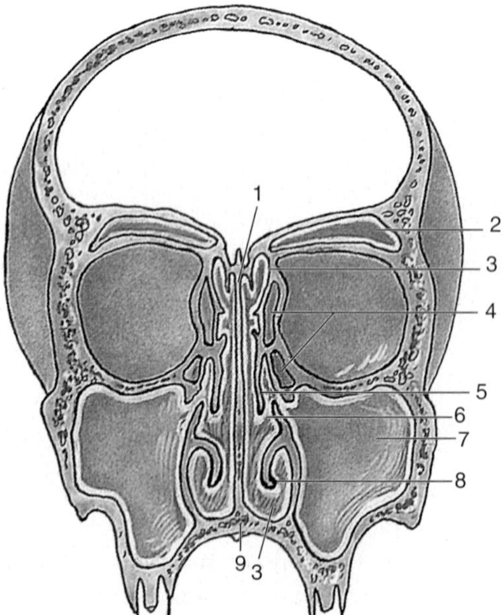

Seio Esfenoidal

O seio esfenoidal usualmente se abre para o recesso esfenoetmoidal acima e atrás da concha nasal superior. O óstio usualmente é na parede posterior do recesso, mas às vezes é na sua parede lateral. O grau de pneumatização do seio esfenoidal varia. Esta variação é um fator importante nas vias de acesso cirúrgicas à hipófise. As relações do seio esfenoidal são importantes em virtude das estruturas anatômicas circundantes. Os nervos ópticos são superiores ao seio, e a artéria carótida interna é lateral ao seio, dentro do seio cavernoso. O nervo maxilar situa-se na porção lateral inferior do seio na área anterior. A hipófise reside dentro da porção súpero-posterior do seio esfenoidal e pode ser acessada através de uma hipofisectomia transesfenoidal.

Seio Maxilar

O seio maxilar comumente é o maior dos seios paranasais e é situado no corpo da maxila. Sua parede anterior é a superfície facial deste osso, e sua parede posterior é a superfície infratemporal. Sua parede medial é a da cavidade nasal. O teto do seio maxilar é também o

Figura 1.8
Seios paranasais. *1*, septo nasal; *2*, seio frontal; *3*, cavidades nasais; *4*, células etmoidais; *5*, concha nasal média; *6*, meato nasal médio; *7*, seio maxilar; *8*, concha nasal inferior; *9*, palato duro.

assoalho da órbita, e ele também pode ser afetado em fraturas "explosivas" da órbita. O seio maxilar drena para o meato médio da cavidade nasal. As raízes dos dentes molares posteriores podem estender-se para dentro do seio. O seio maxilar é limitado posteriormente pela fossa pterigomaxilar, na qual correm os ramos terminais da artéria maxilar interna. Estes vasos podem ser acessados através do seio maxilar para alívio de epistaxe.

A FACE

Ossos e Músculos Faciais

Os ossos da face incluem os ossos frontal e nasais e os faciais propriamente ditos – maxilas, mandíbula, zigomáticos e palatinos. Os músculos faciais e da mímica são divididos em cinco grupos que se ocupam com boca, nariz, órbita, orelha e couro cabeludo (Fig. 1.9). O músculo platisma no pescoço também pertence ao grupo facial. A principal ação destes músculos é sobre a pele na qual eles se inserem. Todos estes músculos são inervados pelo nervo facial.

Glândula Parótida

A glândula parótida, que é anterior e abaixo da parte inferior da orelha, estende-se subcutaneamente para trás sobre a porção anterior do músculo esternocleidomastóideo, para a frente sobre o músculo masseter, e profundamente atrás do ramo da mandíbula para situar-se entre a mandíbula e o meato acústico externo e o processo mastóide (Fig. 1.10). A glândula é aproximadamente dividida em uma porção lateral e uma medial pelo trajeto do nervo facial. Relacionados com a glândula parótida há vários linfonodos periparotídeos e intraparotídeos, que podem edemaciar-se. A glândula parótida drena através do ducto parotídeo. Ela é inervada pelo nervo auriculotemporal a partir do gânglio ótico.

Nervo Facial

As características anatômicas do nervo facial variam na porção extracraniana do nervo. A identificação do nervo depende de marcar a posição do ventre posterior do músculo digástrico, a cartilagem meatal externa, a linha de sutura timpanomastóidea e o processo estilóide.

ESTRUTURAS ORAIS

Maxila

A maxila é o principal componente do maxilar superior (Fig. 1.11). Além de abrigar a arcada dentária e o seio maxilar, ela é relacionada posteriormente com as lâminas pterigóideas medial e lateral. O palato duro une o par de maxilas e forma o teto ósseo da cavidade oral. A sensibilidade dos dentes superiores é fornecida

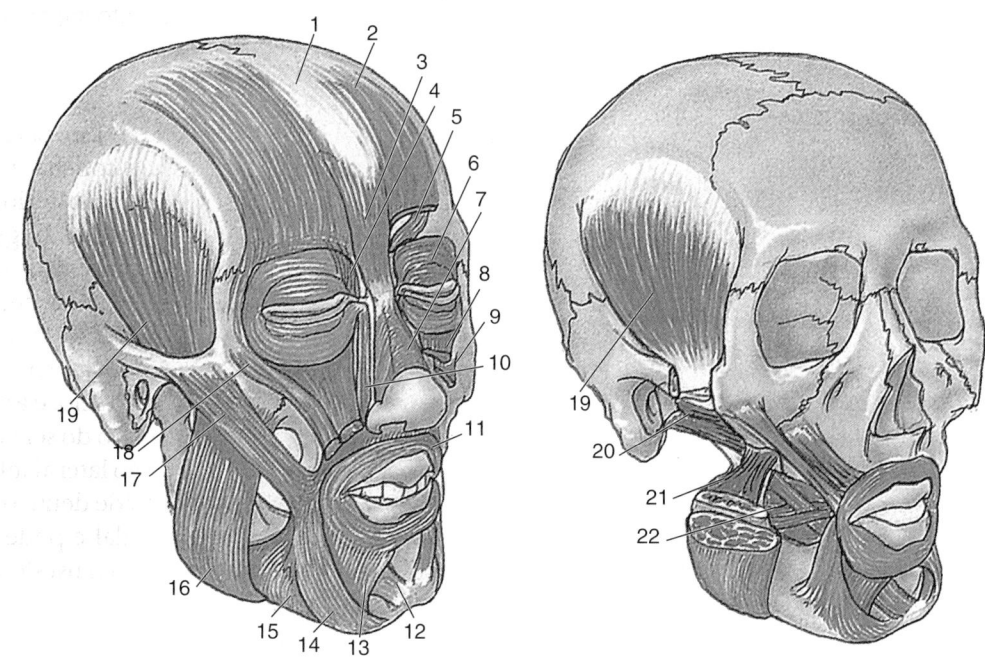

Figura 1.9

Músculos faciais. *1*, gálea aponeurótica; *2*, frontal; *3*, prócero; *4*, abaixador do supercílio; *5*, corrugador do supercílio; *6*, orbicular do olho; *7*, nasal; *8*, levantador do lábio superior; *9*, levantador do ângulo da boca; *10*, levantador do lábio superior e da asa do nariz; *11*, orbicular da boca; *12*, mentual; *13*, abaixador do lábio inferior; *14*, abaixador do ângulo da boca; *15*, platisma; *16*, masseter; *17*, zigomático maior; *18*, zigomático menor; *19*, temporal; *20*, pterigóideo lateral; *21*, pterigóideo medial; *22*, bucinador.

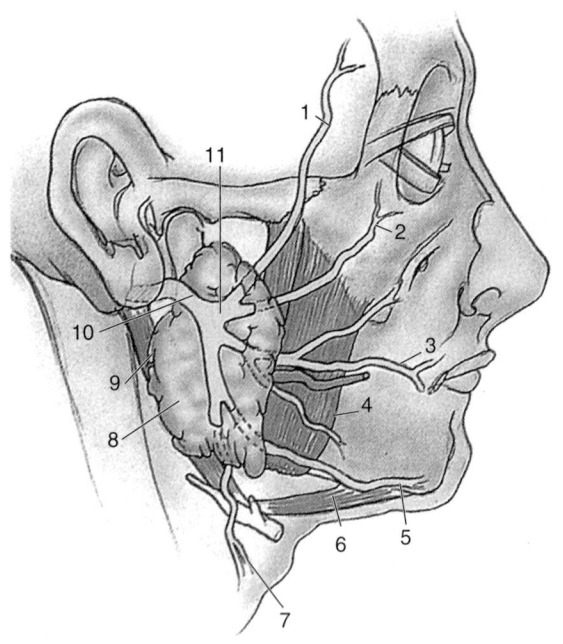

Figura 1.10
Glândula parótida e nervo facial. *1*, ramo temporal; *2*, ramo zigomático; *3*, ramo bucal; *4*, músculo masseter; *5*, ramo mandibular marginal; *6*, músculo digástrico anterior; *7*, ramo cervical; *8*, glândula parótida; *9*, músculo digástrico posterior; *10*, nervo craniano VII ou nervo facial; *11*, pata de ganso.

pelo nervo maxilar através dos nervos alveolares superior posterior e superior anterior. O nervo infra-orbitário, outro ramo de V2, proporciona a sensibilidade da face e dos tecidos moles.

Palato

O palato se encontra entre as cavidades nasal e oral (Fig. 1.12). Ele consiste na maxila, o processo horizontal do osso palatino, e as lâminas pterigóideas. Tecidos moles que cobrem esta área formam os palatos duro e mole do teto da boca. O cerne esquelético do palato mole é a aponeurose palatina. As fibras musculares mais superficiais na superfície faríngea do palato mole são as do músculo palatofaríngeo. Os músculos levantador do véu palatino, tensor do véu palatino e uvular completam as estruturas do palato mole.

Mandíbula

A mandíbula, ou maxilar inferior, consiste no corpo onde estão os dentes e o ramo que se estende para cima a partir do ângulo da mandíbula. O ramo, incluindo o ângulo, é coberto externamente pelo músculo masseter, que é cruzado pelo nervo facial e o ducto parotídeo. Entre o ramo e o músculo pterigóideo medial situam-se os nervos alveolar inferior e lingual. Superpondo-se ao bordo posterior do ramo fica a glândula parótida, sendo que dentro e paralelo a este bordo fica a porção superior da artéria carótida externa. O ramo superficial desta artéria emerge da glândula parótida atrás da articulação temporomandibular, e o seu ramo maxilar interno corre transversalmente profundo ao ramo. Inferior e medialmente, o ângulo e a parte posterior do corpo da mandíbula são relacionados com a glândula submandibular, e medialmente, a parte anterior da mandíbula é adjacente às glândulas sublinguais. A musculatura mais intimamente relacionada com a mandíbula e seus movimentos consiste nos músculos masseter, temporal e os dois pterigóideos (Fig. 1.9). Estes músculos são responsáveis pela mastigação e são inervados pela terceira divisão do nervo trigêmeo.

Osso Hióide e Língua

O osso hióide, ao qual estão fixados músculos infra-hióideos e supra-hióideos, separa eficazmente os compartimentos supra-hióideo e infra-hióideo. Os músculos supra-hióideos são o digástrico, estilo-hióideo, milo-hióideo, genio-hióideo e os músculos da língua (Fig. 1.13). Os músculos extrínsecos da língua são o genioglosso, o hioglosso e o estiloglosso. Os músculos intrínsecos da língua são feixes complicados de fibras entrelaçadas, entre os quais há septos de tecido conjuntivo. O septo mediano situa-se entre músculos, nervos e vasos, separando-os eficazmente. Constitui um plano mediano quase sem vascularização.

Glândula Submandibular

A glândula submandibular ocupa a maior parte do triângulo submandibular e expande-se além desta área sobre as estruturas superficiais dos ventres anteriores e posteriores do músculo digástrico (Fig. 1.14). Seu bordo posterior é junto à parte inferior da glândula parótida no ângulo da mandíbula, onde ela é separada desta glândula pelo ligamento estilomandibular. A glândula submandibular é cruzada superficialmente pela veia facial e às vezes pelo ramo mandibular do nervo facial. Os maiores linfonodos submandibulares situam-se ao longo do bordo superior superficial da glândula, entre esta e a mandíbula. A porção anterior da glândula submandibular reside diretamente contra o músculo milo-hióideo e o nervo milo-hióideo. Medial à mandíbula e acima do nível da glândula submandibular jaz o nervo lingual no seu caminho para a língua. Quando a glândula submandibular é removida, a veia facial é sacrificada, mas o ramo mandibular do nervo facial é preservado para evitar deformação do canto da boca. A artéria facial passa pela superfície superior da glândula, geralmente a sulcando profundamente antes de contornar o bordo inferior da mandíbula, e tem que ser sacrificada na remoção da glândula. As glândulas submandibular e sublingual são inervadas a partir das fibras

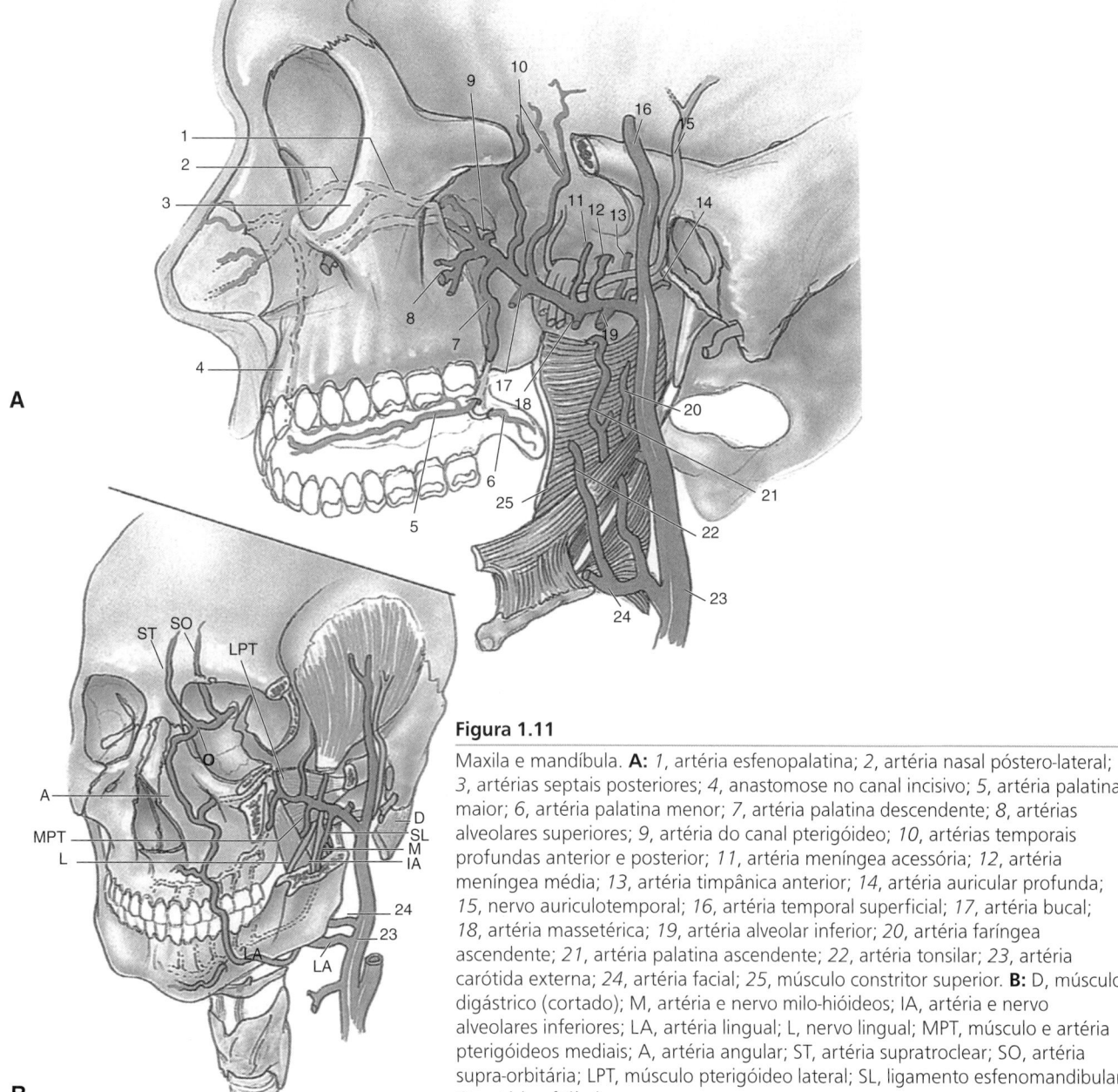

Figura 1.11

Maxila e mandíbula. **A:** *1*, artéria esfenopalatina; *2*, artéria nasal póstero-lateral; *3*, artérias septais posteriores; *4*, anastomose no canal incisivo; *5*, artéria palatina maior; *6*, artéria palatina menor; *7*, artéria palatina descendente; *8*, artérias alveolares superiores; *9*, artéria do canal pterigóideo; *10*, artérias temporais profundas anterior e posterior; *11*, artéria meníngea acessória; *12*, artéria meníngea média; *13*, artéria timpânica anterior; *14*, artéria auricular profunda; *15*, nervo auriculotemporal; *16*, artéria temporal superficial; *17*, artéria bucal; *18*, artéria massetérica; *19*, artéria alveolar inferior; *20*, artéria faríngea ascendente; *21*, artéria palatina ascendente; *22*, artéria tonsilar; *23*, artéria carótida externa; *24*, artéria facial; *25*, músculo constritor superior. **B:** D, músculo digástrico (cortado); M, artéria e nervo milo-hióideos; IA, artéria e nervo alveolares inferiores; LA, artéria lingual; L, nervo lingual; MPT, músculo e artéria pterigóideos mediais; A, artéria angular; ST, artéria supratroclear; SO, artéria supra-orbitária; LPT, músculo pterigóideo lateral; SL, ligamento esfenomandibular; O, artéria oftálmica.

do gânglio submaxilar que acompanham as fibras sensitivas do nervo lingual. Estas fibras originam-se do nervo corda do tímpano e passam para o gânglio submandibular.

FARINGE E LARINGE

A parede da faringe consiste em mucosa e músculo voluntário. A estrutura mucosa da faringe varia, sendo que na rinofaringe é ciliada e assemelha-se à do nariz. No restante da faringe, o epitélio é tecido escamoso estratificado. A parede muscular da faringe juntamente com sua fina cobertura de fáscia bucofaríngea ou visceral é separada da fáscia pré-vertebral por uma área de tecido conjuntivo frouxo que constitui o espaço retrofaríngeo.

Nasofaringe

A parte nasal da faringe, a nasofaringe, é contínua anteriormente através da coana com as cavidades nasais (Fig. 1.15). O assoalho é a superfície superior do palato mole. O fórnice ou teto, cuja mucosa é fixada junto à base do crânio, inclina-se para baixo e para trás para se tornar contínua com a parede posterior. As tubas de Eustáquio são proeminentes na face lateral da faringe nasal. Pode haver tecido adenóide no recesso da nasofaringe.

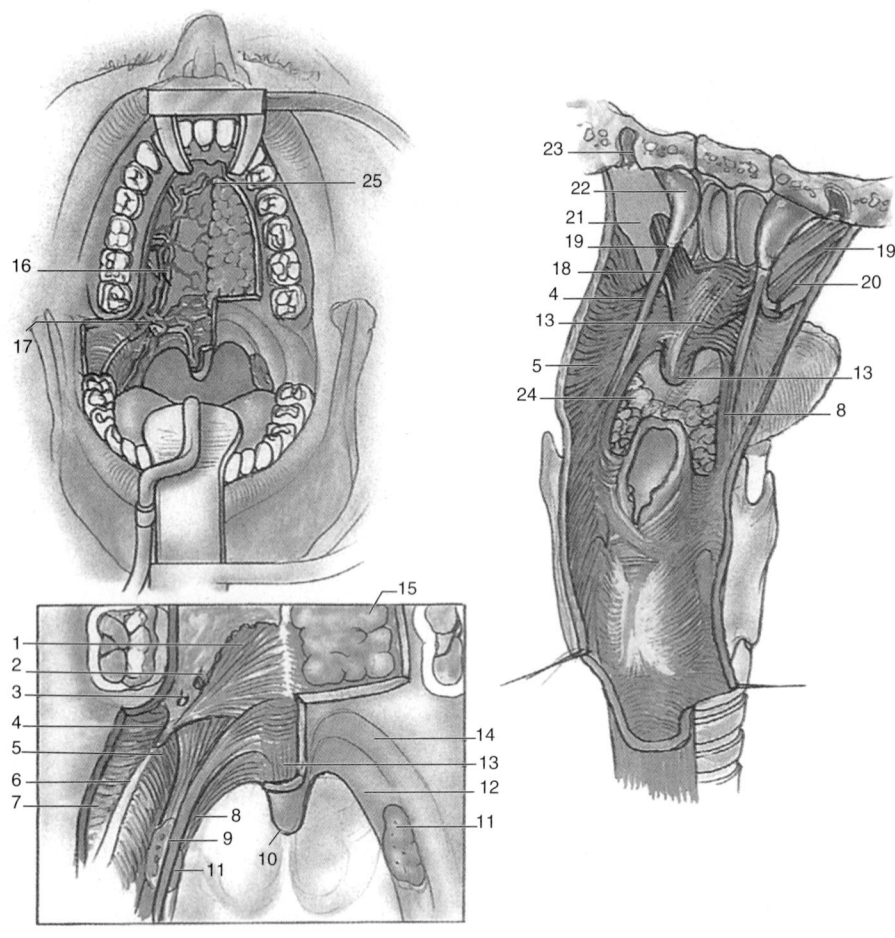

Figura 1.12

Palato. *1*, Músculos do véu palatino; *2*, forame palatino maior; *3*, forame palatino menor; *4*, hámulo pterigóideo; *5*, músculo constritor superior da faringe; *6*, rafe pterigomandibular; *7*, músculo bucinador; *8*, músculo palatofaríngeo; *9*, músculo palatoglosso; *10*, úvula; *11*, tonsila palatina; *12*, arco palatofaríngeo; *13*, músculo uvular; *14*, arco palatoglosso; *15*, glândulas palatinas; *16*, artéria e nervo palatinos maiores; *17*, artéria e nervo palatinos menores; *18*, músculo salpingofaríngeo; *19*, músculo levantador do véu palatino; *20*, músculo tensor do véu palatino; *21*, fáscia faringobasilar; *22*, tuba auditiva cartilaginosa; *23*, canal carotídeo; *24*, papilas circunvaladas; *25*, forame incisivo.

Orofaringe

A orofaringe é contínua anteriormente através das fauces, ou istmo orofaríngeo, com a cavidade oral. Os limites das fauces são o bordo posterior do palato mole acima, os arcos palatinos lateralmente, e o dorso da língua. Abaixo das fauces, a parede anterior da faringe é o dorso posterior ou faríngeo da língua. Nas partes posteriores do dorso da língua situam-se nódulos irregulares de tecido conhecidos como as tonsilas linguais. A parede lateral da abertura das fauces abriga as grandes

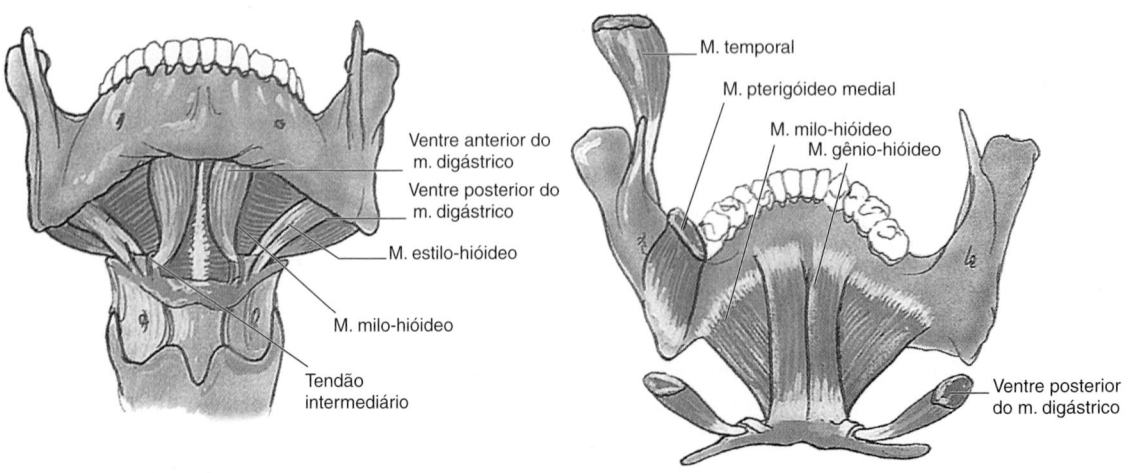

Figura 1.13

Músculos supra-hióideos.

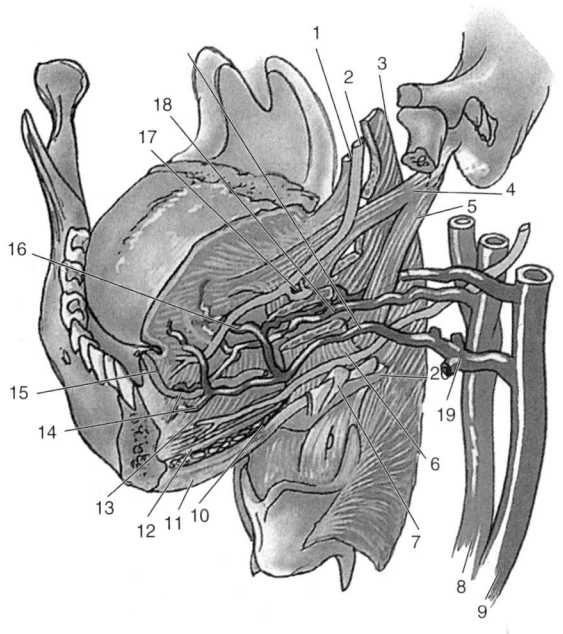

Figura 1.14

Triângulo submandibular. *1*, músculo palatoglosso; *2*, nervo lingual; *3*, músculo constritor superior; *4*, músculo estiloglosso; *5*, músculo estilofaríngeo; *6*, músculo hioglosso (cortado); *7*, músculo estilo-hióideo (cortado); *8*, artéria carótida externa; *9*, veia jugular interna; *10*, nervo hipoglosso; *11*, músculo digástrico, ventre anterior; *12*, músculo genio-hióideo; *13*, músculo genioglosso; *14*, artéria e veia sublinguais; *15*, ducto submandibular; *16*, artéria e veia linguais profundas; *17*, gânglio submandibular; *18*, artéria lingual profunda; *19*, veia facial comum; *20*, osso hióide.

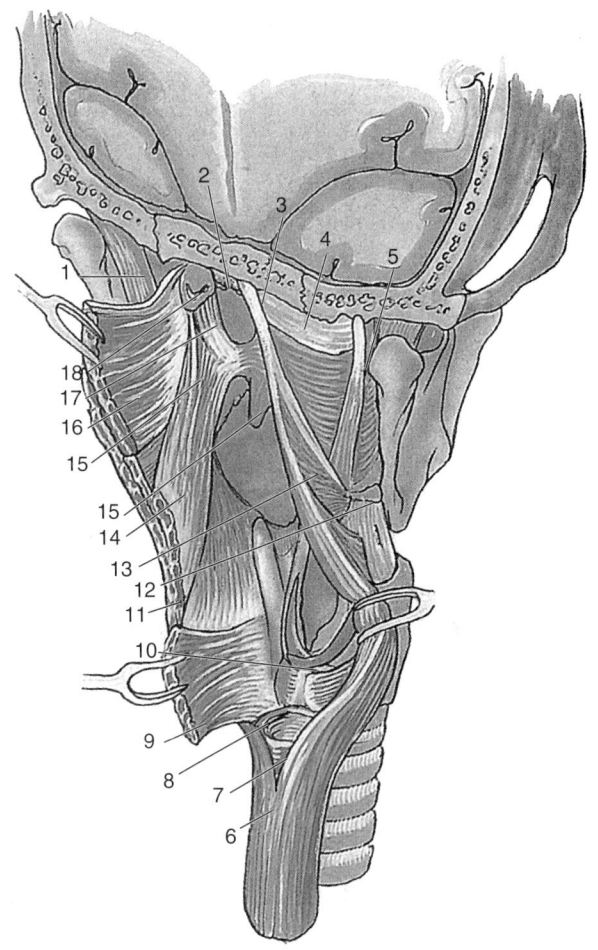

Figura 1.15

Faringe. *1*, músculo digástrico, ventre posterior; *2*, adenóide; *3*, rafe faríngea; *4*, fáscia faringobasilar; *5*, músculo estilofaríngeo; *6*, músculo esofágico longitudinal; *7*, músculo esofágico circular; *8*, músculo cricoaritenóideo posterior; *9*, músculo cricofaríngeo; *10*, músculo interaritenóideo transverso e oblíquo; *11*, músculo constritor inferior; *12*, osso hióide; *13*, músculo constritor médio; *14*, músculo palatofaríngeo; *15*, úvula; *16*, músculo constritor superior; *17*, músculo levantador do véu palatino; *18*, tuba auditiva cartilaginosa. Favor notar que o ventre posterior do músculo digástrico origina-se da incisura mastóidea no lado medial da base do processo mastóide.

tonsilas palatinas. As tonsilas linguais na face anterior, as tonsilas palatinas na face lateral, e as tonsilas faríngeas ou adenóides nas faces posterior e superior formam um anel de tecido linfóide conhecido como anel de Waldeyer.

Hipofaringe

A parte laríngea da faringe, ou hipofaringe, estende-se desde imediatamente acima do nível do osso hióide superiormente até o bordo inferior da cartilagem cricóidea inferiormente, estreitando-se rapidamente para se tornar contínua com o esôfago. A parede anterior é formada lateralmente por mucosa sobre a superfície medial da cartilagem tireóidea e central ou medialmente pela laringe e seus apêndices. Acima fica a epiglote e o ádito da laringe. Abaixo do ádito, a parede anterior da faringe é também a parede posterior da laringe. Lateral à epiglote situam-se as pregas glossoepiglóticas laterais que formam o limite ântero-lateral entre as partes oral e laríngea da faringe. Abaixo destas pregas, a hipofaringe estende-se para a frente em torno dos lados da laringe entre esta área e a cartilagem tireóidea. Estas expansões bilaterais são os recessos ou seios piriformes.

A porção intrínseca da laringe consiste na epiglote, falsas pregas vocais, ventrículos laríngeos, um par de pregas vocais verdadeiras, e cartilagens aritenóideas na face posterior. Contidas dentro das pregas ari-epiglóticas ficam situadas as cartilagens corniculadas e cuneiformes formando pares. O espaço entre as duas pregas vocais é a glote.

Os músculos da faringe são os constritores superior, médio e inferior. Estes músculos parecem como casquinhas de sorvete inseridas uma dentro da outra. Eles gradualmente se fundem para formar o músculo cricofaríngeo na sua extensão inferior e em seguida o esôfago. Cada constritor insere-se com o músculo correspondente do lado oposto e a linha mediana em uma rafe mediana posterior. Estes músculos são inervados pelo nervo craniano X através do plexo faríngeo. Deiscência nos constritores da faringe pode dar origem a divertículos de Zenker. Imediatamente laterais aos músculos faríngeos estão situados os grandes vasos do pescoço e o nervo craniano X.

Laringe

Os principais elementos estruturais da laringe são a cartilagem tireóidea em forma de escudo e a cartilagem cricóidea (Fig. 1.16). Elas se articulam através da articulação cricotireóidea. Os cornos superiores das asas tireóideas articulam-se através de várias pequenas cartilagens com o osso hióide. Sobrejazendo à estrutura deste arcabouço esquelético estão situados os músculos infra-hióideos, que incluem os pares dos músculos esterno-hióideos, esternotireóideos, omo-hióideos e tíreo-hióideos.

A epiglote é formada de cartilagem fibroelástica e possui múltiplas perfurações que permitem livre acesso da drenagem linfática ou tumor ao espaço pré-epiglótico. O espaço pré-epiglótico é um espaço em forma de C limitado superiormente pelo ligamento glossoepiglótico mediano, inferiormente pela cartilagem tireóidea, anteriormente pela membrana tireo-hióidea e póstero-lateralmente pela epiglote e pregas ariepiglóticas. Livre disseminação de tumor pode ocorrer dentro do espaço pré-epiglótico. As cartilagens aritenóideas, um par, fornecem uma fixação para o ligamento vocal e movimento das pregas vocais. Os músculos intrínsecos da laringe são inervados pelo nervo laríngeo recorrente. A exceção é o músculo cricotireóideo, que é inervado pelo nervo laríngeo superior. O nervo laríngeo recorrente entra inferior e lateralmente à articulação cricotireóidea através da área de Killian-Jamieson. O nervo laríngeo recorrente à esquerda origina-se sobre o arco aórtico e ascende no pescoço para inervar a laringe. No lado direito, esta estrutura passa em torno da artéria subclávia.

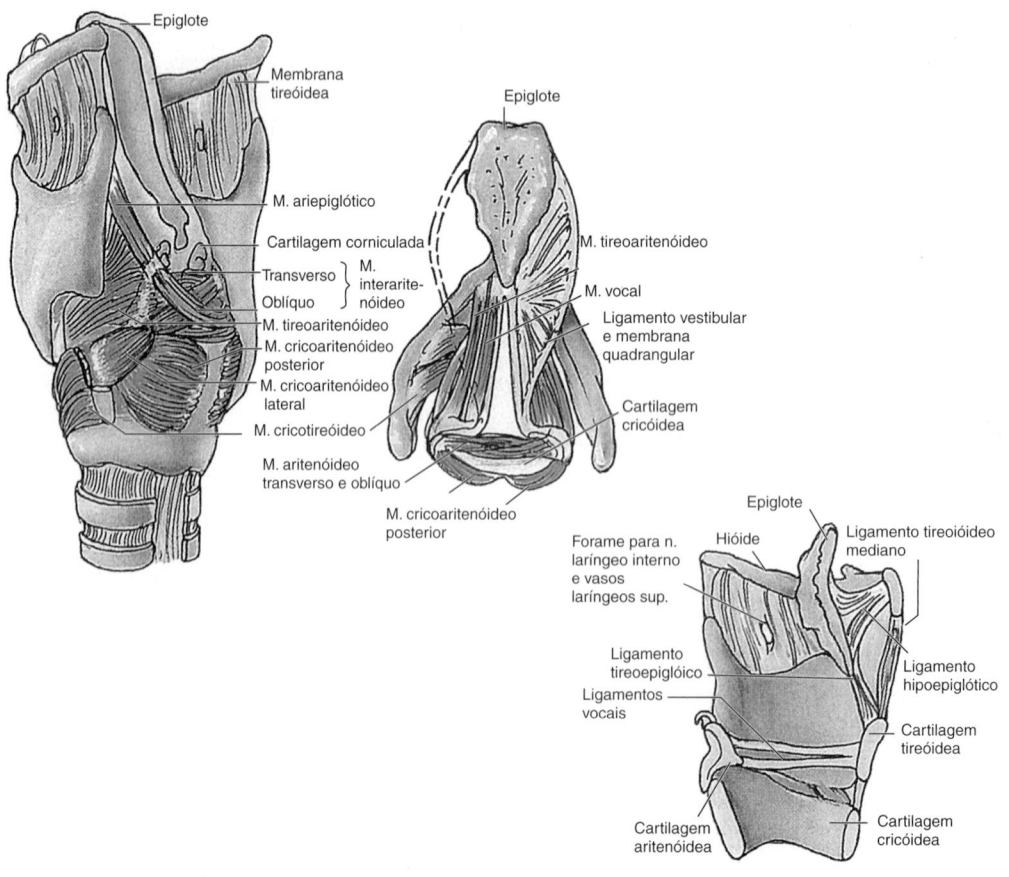

Figura 1.16
Laringe.

O PESCOÇO

Triângulos Cervicais

Os marcos proeminentes do pescoço são o osso hióide, a cartilagem tireóidea, a traquéia e os músculos esternocleidomastóideos (Fig. 1.17). Os músculos esternocleidomastóideos dividem cada lado do pescoço em dois triângulos principais, anterior e posterior. O triângulo anterior do pescoço pode ser ainda mais delimitado pelos músculos em fita para dar nos triângulos carotídeos superior e inferior. Os triângulos posteriores ou triângulos laterais do pescoço são formados pelo bordo posterior do músculo esternocleidomastóideo anteriormente, pela clavícula inferiormente, e pelo bordo anterior do músculo trapézio posteriormente. O músculo omo-hióideo divide este triângulo do pescoço em um triângulo subclávio inferior pequeno e um triângulo occipital posterior maior. Profundos a estes músculos situam-se os escalenos, que formam grande parte da massa muscular das porções posterior e lateral do pescoço. O plexo braquial e a artéria subclávia correm entre os músculos escalenos anterior e médio. A veia subclávia corre anteriormente ao músculo escaleno anterior.

Porção Inferior do Pescoço

Na raiz inferior do pescoço e estreitamente associados ao plexo braquial estão o par de nervos frênicos que correm medialmente para inervar o diafragma (Fig. 1.18). Estes nervos originam-se nos ramos ventrais do 3º, 4º e 5º nervos do plexo cervical. A artéria subclávia dá origem ao tronco tireocervical. As artérias cervical transversa e supra-escapular em geral correm lateralmente sobre a superfície do nervo frênico. Esta relação permite a identificação destas estruturas. O nervo vago reside ainda mais medialmente e é contido dentro da bainha carotídea. Ele compartilha a bainha com as artérias carótidas comum, interna e externa e a veia jugular. Posterior à bainha carotídea situa-se o nervo simpático cervical. Sobre a superfície da bainha carotídea residem os nervos da alça do hipoglosso.

Porção Lateral do Pescoço

A estrutura dominante do triângulo cervical lateral é o nervo acessório espinal. Ele emerge do bordo posterior do músculo esternocleidomastóideo em estreita

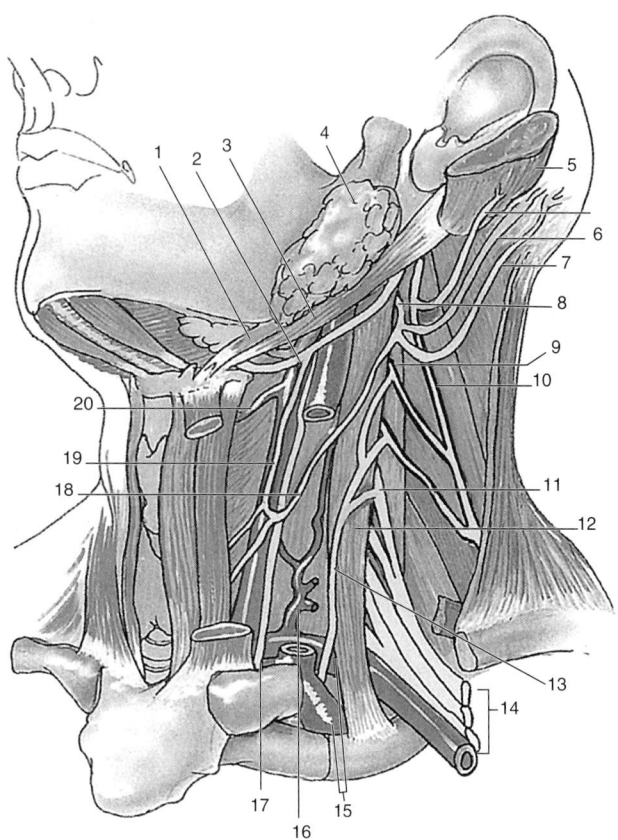

Figura 1.18

Raiz do pescoço. *1*, músculo estilo-hióideo; *2*, nervo hipoglosso (nervo craniano XII); *3*, músculo digástrico; *4*, glândula parótida; *5*, músculo esternocleidomastóideo; *6*, nervo auricular maior; *7*, nervo occipital menor; *8*, ramo ventral (C2); *9*, ramo ventral (C3); *10*, nervo acessório (nervo craniano XI); *11*, ramo ventral (C5); *12*, músculo escaleno anterior; *13*, nervo frênico; *14*, plexo braquial; *15*, artéria e veia subclávias; *16*, tronco tireocervical; *17*, nervo vago; *18*, raiz inferior da alça cervical; *19*, raiz superior da alça cervical; *20*, artéria tireóidea superior.

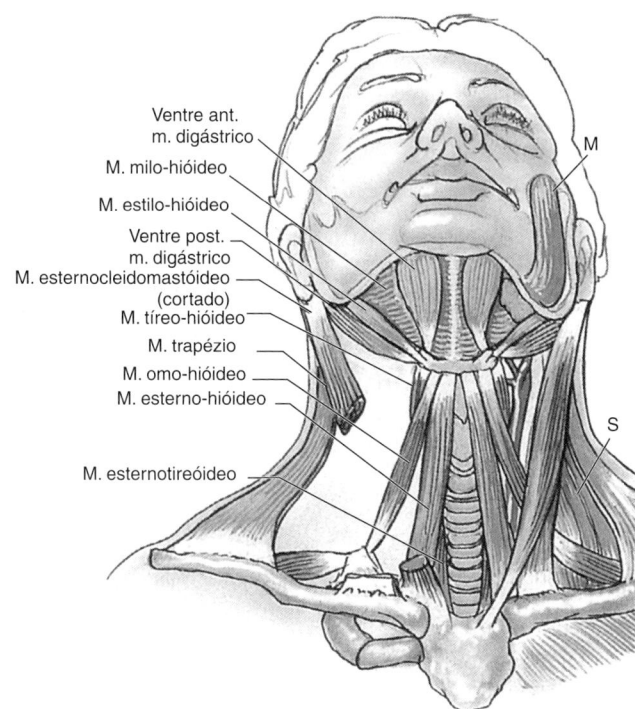

Figura 1.17

Músculos e triângulos do pescoço. S, músculo escaleno; M, masseter.

associação com as ramificações dos nervos do plexo sensitivo cervical. Ele inerva o músculo trapézio sobre a sua face inferior em estreita associação com a artéria cervical transversa ou artéria supra-escapular, a qual supre variavelmente o músculo trapézio.

Suprimento Arterial

As duas artérias carótidas comuns diferem em comprimento porque a carótida direita normalmente se origina da artéria braquiocefálica atrás da articulação esternoclavicular e a esquerda origina-se do arco da aorta (Fig. 1.19). Ambas as artérias terminam pela bifurcação nas artérias carótidas interna e externa. Sobre a face lateral destas artérias correm, formando um par, os nervos hipoglossos. A artéria carótida interna está situada mais posteriormente e não tem ramos. A artéria carótida externa possui ramos e situa-se ligeiramente anterior. Esta informação pode ser crucial para diferenciar os dois vasos para ligadura. A partir da sua origem, a artéria carótida interna ascende diretamente para o canal carotídeo e é cruzada lateralmente, em ordem ascendente, pelo nervo hipoglosso, artéria occipital, ventre posterior do músculo digástrico e associado músculo estilo-hióideo, e a artéria auricular posterior. Ainda mais alta e perto da base do crânio, a artéria carótida externa é ântero-lateral à artéria carótida interna; o músculo estilofaríngeo, o nervo glossofaríngeo associado, o ramo faríngeo do vago e o ligamento estilo-hióideo passam todos lateralmente à carótida interna, entre ela e a artéria carótida externa.

Depois da sua origem no triângulo carotídeo, a artéria carótida externa passa para cima, profunda ao ventre posterior dos músculos digástrico e estilo-hióideo, e cruza os músculos estiloglosso e estilofaríngeo nas suas faces laterais; a seguir, paralela ao ramo da mandíbula, ela passa dentro da porção mais profunda da glândula parótida. A artéria carótida externa possui ramos para as artérias tireóidea superior, lingual, facial, faríngea ascendente, occipital, auricular posterior, maxilar, facial transversa e temporal superficial.

Suprimento Venoso

As veias do pescoço variam consideravelmente nas suas conexões umas com as outras e nos seus tamanhos relativos (Fig. 1.20). Aquelas que conduzem sangue para baixo a partir da cabeça e face incluem as veias jugular externa, jugular anterior, jugular interna e vertebral. Na base do pescoço estão as veias supra-escapular e cervical transversa e a veia subclávia, que se unem com a veia jugular interna para formar a veia braquiocefálica ou inominada. As veias subcutâneas e as veias jugulares externa e anterior são especialmente variáveis em tamanho e trajeto.

Vasos Linfáticos

O sistema linfático do pescoço consiste em numerosos linfonodos intimamente conectados uns com os outros por canais linfáticos e as terminações dos ductos torácico e linfático direito. Os linfonodos cervicais profundos são numerosos e proeminentes, e muitos deles são grandes. Eles formam uma cadeia inclusa no tecido conjuntivo da bainha carotídea. A maioria está na parte da bainha em torno da veia jugular interna. Dois linfonodos que merecem atenção particular são o linfonodo jugulodigástrico superior, na junção da veia jugular interna com o ventre posterior do digástrico, e o linfonodo jugulo-omo-hióideo inferior na junção daquele músculo e a veia jugular interna. A ressecção em bloco do pescoço de uma maneira radical padrão ou modificada depende de vias de drenagem linfática reprodutíveis e constantes para sucesso.

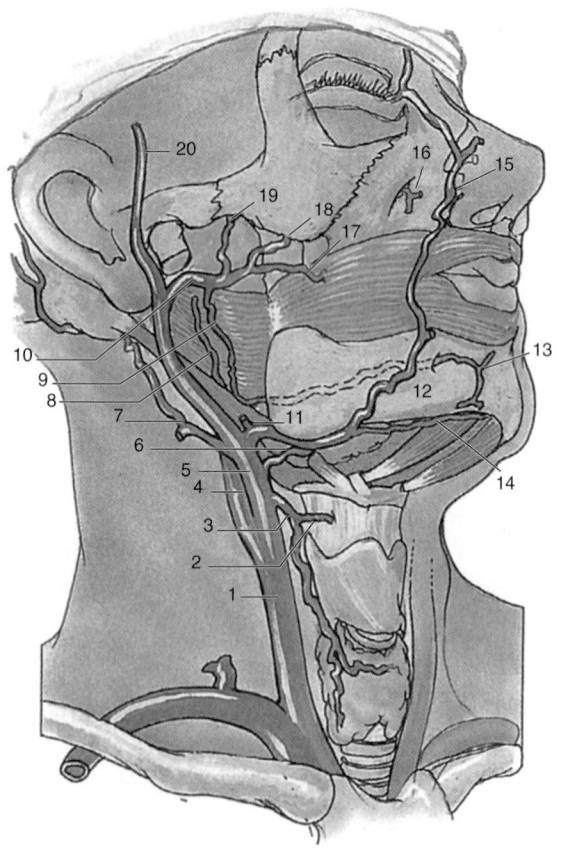

Figura 1.19

Suprimento arterial do pescoço. *1*, artéria carótida comum; *2*, artéria laríngea superior; *3*, artéria tireóidea superior; *4*, artéria carótida interna; *5*, artéria carótida externa; *6*, artéria lingual; *7*, artéria occipital; *8*, artéria faríngea ascendente; *9*, artéria alveolar inferior; *10*, artéria maxilar; *11*, artéria palatina ascendente; *12*, artéria facial; *13*, artéria mentual; *14*, artéria submentual; *15*, artéria angular; *16*, artéria infra-orbitária; *17*, artéria bucal; *18*, artéria esfenopalatina; *19*, artéria meníngea média; *20*, artéria temporal superficial.

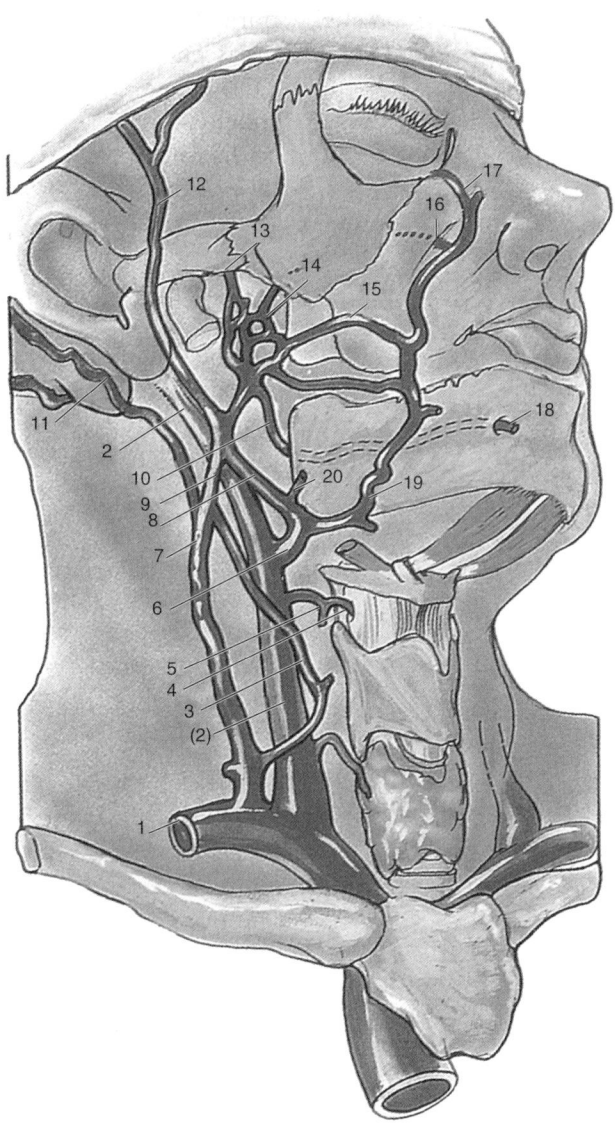

Figura 1.20
Suprimento venoso do pescoço. *1*, veia subclávia; *2*, veia jugular interna; *3*, veia jugular externa anterior; *4*, via laríngea superior; *5*, veia tireóidea superior; *6*, veia facial comum; *7*, veia jugular externa posterior; *8*, veia retromandibular, divisão anterior; *9*, veia retromandibular, divisão posterior; *10*, veia alveolar inferior; *11*, veia auricular posterior; *12*, veia temporal superficial; *13*, veia temporal profunda; *14*, plexo pterigóideo; *15*, veia facial profunda; *16*, veia infra-orbitária; *17*, veia angular; *18*, veia mentual; *19*, veia facial; *20*, veia palatina externa.

Vísceras

As estruturas viscerais do pescoço incluem as glândulas tireóide e paratireóides, uma parte da faringe, a laringe, a traquéia, o esôfago, e às vezes porções do timo (Fig. 1.21). A glândula tireóide situa-se abaixo e lateralmente à cartilagem tireóidea, coberta anteriormente pelos músculos infra-hióideos. Um lobo piramidal da tireóide pode estender-se superiormente a partir do istmo que conecta os dois lobos da glândula tireóide. Na superfície posterior da glândula tireóide situam-se as

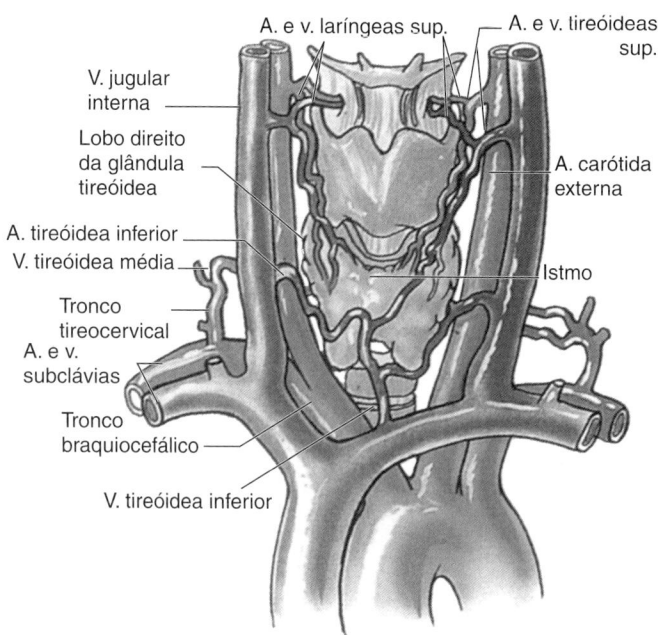

Figura 1.21
Glândulas tireóide e paratireóides.

glândulas paratireóides pareadas. A exploração bem-sucedida das paratireóides e a tireoidectomia dependem de identificação precisa e preservação dos nervos laríngeos recorrentes e da identificação das glândulas paratireóides. Os marcos que são usados com sucesso para localizar estas estruturas incluem a traquéia, artéria carótida comum e artéria tireóidea inferior, que formam um triângulo dentro do qual o cirurgião geralmente encontra o nervo laríngeo recorrente. A drenagem linfática ocorre ao longo dos linfonodos peritraqueais. A drenagem venosa similarmente é dirigida inferiormente ao longo das veias tireóideas inferiores.

As quatro ou mais glândulas paratireóides desenvolvem-se a partir das extremidades dorsais das terceiras e quartas bolsas faríngeas. À medida que a tireóide e o timo e suas glândulas paratireóides associadas se movem caudalmente a partir da região na qual elas se originam, o timo normalmente desce além do nível no qual a tireóide faz a sua parada. As paratireóides das quartas bolsas (glândulas paratireóides superiores) usualmente são situadas mais cranialmente do que a glândula tireóide, e aquelas derivadas das terceiras bolsas (glândulas paratireóides inferiores) comumente são liberadas do timo e tornam-se associadas com a glândula tireóide no seu pólo inferior. Ambos os conjuntos de glândulas paratireóides geralmente estão situados sobre a face posterior dos lobos laterais da glândula tireóide, mas há muitas exceções. Em virtude da maneira como elas se originam e migram para dentro do pescoço, as glândulas freqüentemente são desviadas e podem ficar situadas em outras partes da glândula tireóide ou jazer acima ou abaixo dela.

BIBLIOGRAFIA

Hollinshead, WH. *Anatomy for surgeons: the head and neck*, 2nd ed. Hagerstown, MD: Harper & Row, 1968.

Netter, FH. *Atlas of human anatomy*. Summit, NJ: Ciba-Geigy, 1989.

Pernkopf, E. *Atlas of topographical and applied human anatomy: head and neck*. Philadelphia: WB Saunders, 1963.

Williams, PL, Warwick, R, Dyson, M, eds. *Gray's anatomy*, 37th ed. Edinburgh: Churchill Livingstone, 1989.

CAPÍTULO 2

Compreensão dos Dados e Interpretação da Literatura

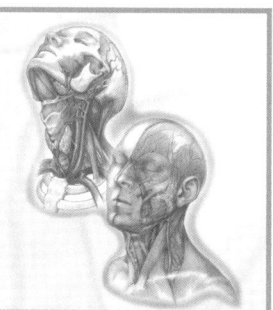

Richard M. Rosenfeld

"É um erro capital elaborar teoria antes de possuir dados", observava Sherlock Holmes. Os médicos raramente são culpados deste crime, porque sofrem uma inundação de dados a partir de observações clínicas, artigos de periódicos, congressos e agências governamentais. Infelizmente, as teorias que disto resultam freqüentemente têm pouco significado com relação aos dados que as produziram. Isto não é inesperado, pois os médicos raramente despendem para dominar os dados os mesmos esforços que devotam para dominar as habilidades clínicas. Como uma medicação parcial, este capítulo oferece uma abordagem centrada em princípios para analisar os dados, com ênfase na interpretação da literatura médica (1,2).

Quase todos os dados relevantes para o tratamento clínico vêm de artigos em periódicos médicos revistos por comissões de colegas. Infelizmente, o processo de revisão editorial pelos colegas da especialidade é em grande parte não submetido a testes, e seus efeitos são incertos. A avaliação de originais, do mesmo modo que os mais sofisticados testes diagnósticos, tem certa sensibilidade e especificidade; artigos valiosos podem não ser avaliados (e não publicados), ou artigos sem valor podem passar indetectados, até ser impressos. Os colegas ("pares") revisores podem ser preconceituosos ou não qualificados, ou podem possuir opiniões amplamente discrepantes a respeito de um estudo. Qual é a última linha? *Caveat lector (cuidado leitor):* Tenha cuidado com o que você lê, mesmo em excelentes revistas médicas.

De maior interesse para os clínicos do que as inadequações da revisão pelos pares, no entanto, é que a literatura médica geralmente serve à ciência mais do que à prática clínica. As publicações revistas pelos colegas facilitam a comunicação do cientista ao cientista, não necessariamente do cientista ao clínico. A maioria dos estudos publicados são testes não definitivos de hipóteses e inovações, dos quais apenas uma porcentagem muito pequena pode merecer aplicação clínica de rotina. Embora a ciência possa ser correta, a idéia não progrediu além dos estudos de laboratório ou preliminares de campo. Estudos definitivos constituindo comunicação verdadeira do cientista ao clínico são raros nos periódicos médicos e devem ser identificados por avaliação crítica.

Os clínicos podem usar a literatura médica para suportar decisões clínicas de duas maneiras complementares: vigilância regular (ou *browsing* — folhear, passar os olhos) e pesquisas orientadas para o problema. Embora este último modo seja mais eficaz para aprendizado, ambos são necessários para competência clínica continuada. Ambos os métodos exigem a apreciação das finalidades da literatura médica e a compreensão das forças e fraquezas de vários projetos (*designs* ou desenhos) de estudo para fornecerem informação válida e clinicamente aplicável.

COMO IDENTIFICAR ARTIGOS QUE VALEM A PENA LER

Os artigos que merecem análise detalhada possuem títulos e sumários instigantes que adotam idéias inovadoras, controversas ou clinicamente importantes O artigo geralmente aparece como pesquisa original na seção principal de uma revista submetida à revisão por pares. As seções de métodos e resultados, que representam o coração e a alma do artigo, devem ser apropriadamente detalhadas e prolongadas. A descrição estatística inclui limites de confiança e medidas de benefício clínico (3). Detalhes suficientes devem ser fornecidos para você poder reproduzir o estudo, com uma probabilidade razoável de obter os mesmos resultados. Uma revisão rápida do trabalho em geral deve revelar muitos dos sinais de excelência que estão na Tabela 2.1.

Artigos que não justificam uma análise em profundidade podem ter títulos e sumários atraentes mas não têm a capacidade de sustentar as soberbas afirmativas e conclusões contidas. O artigo pode aparecer em um

TABELA 2.1
SINAIS DE EXCELÊNCIA E DECADÊNCIA EM ARTIGOS DE REVISTAS

Seção	Sinais de Grandeza	Sinais de Decadência
Resumo	Sumário estruturado dos objetivos, métodos, resultados e significância	Visão geral qualitativa não estruturada do estudo; contém mais desejo que realidade
Introdução	Clara, concisa e lógica; termina com a fundamentação lógica ou a finalidade do estudo	Revisão cheia de divagação e verbosidade a respeito da literatura; ausência de argumento crítico ou hipótese
Métodos	Suficientemente específicos para o leitor conseguir reproduzir o estudo e compreender como foram gerados os resultados quantitativos	Descrição vaga ou incompleta dos pacientes, amostragem, definição de desfechos; ausência de menção de análise estatística
Resultados	Fusão lógica da narrativa e dos números, incluindo intervalos de confiança de 95%, com tabelas e figuras de suporte	Difíceis de ler, com uso excessivo ou insuficiente de testes estatísticos; ênfase nos valores P, não na importância clínica
Discussão	Coloca os resultados principais em contexto; revê literatura concordante e conflitante; discute pontos fortes e fracos	Cheia de fantasia e especulação; revisão da literatura vaga e preconceituosa; não reconhece fraquezas
Referências	Demonstram claramente que o trabalho de outros foi sistematicamente considerado; enfatiza pesquisa original de periódicos revistos por colegas da especialidade	Artigos-chaves estão notavelmente ausentes; excessivamente curtas; enfatizam artigos de revisão, capítulos de livros, e periódicos de baixa qualidade

periódico não revisto pelos colegas de especialidade ou em um suplemento da seção principal financiado pela indústria (o que geralmente significa qualidade mais baixa). Sinais de decadência (Tabela 2.1) são facilmente evidentes ao folhear as seções principais do artigo. As seções de métodos e resultados são vagas e escassas, acobertadas por uma seção de discussão cheia de verbosidade com opiniões não fundamentadas e de criativas interpretações equivocadas. Não desperdice tempo analisando um artigo sem valor, a não ser que a premissa seja tão nova e importante que faça sombra para as fraquezas óbvias.

Pode ser útil comparar um artigo de revista com uma refeição de um *gourmet* (4). Os resumos oferecem um gosto útil do conteúdo do estudo, mas raramente são suficientes para constituir uma refeição por si próprios. Uma seção de introdução bem trabalhada proporciona um estímulo nutritivo antes do corpo principal dos trabalhos e pode, por si mesma, tornar valiosa a leitura. As seções de métodos e resultados constituem a conta principal da comida, valiosa para cuidadosa digestão e análise. Se a refeição tiver sido deliciosa (isto é, cheia de evidência útil e de alta qualidade), você pode querer provar a sobremesa (ou seção de discussão). As seções de discussão ou comentários são cheias de ingredientes criativos, variando de especulação a desculpas, as quais podem tornar-se a parte mais apreciável da refeição (mas dificilmente a mais nutritiva).

CINCO PERGUNTAS BÁSICAS PARA INTERPRETAR OS DADOS

Do mesmo modo que os clínicos experientes consideram alguma coisa anormal até que a examinem e provem o contrário, um conhecedor de evidência médica considera um conjunto de dados ou um artigo de revista carregado de deficiências, distorções e omissões até prova em contrário. As cinco perguntas básicas na Tabela 2.2 são a chave deste processo analítico. Cada pergunta é discutida nas seções seguintes, sendo usados princípios estabelecidos de análise de dados e interpretação da literatura (1).

Pergunta 1: Como Foi Efetuado o Estudo?

Desenho do Estudo

Os dados médicos originam-se de um estudo de pesquisa, definido como uma "procura organizada de conhecimento novo, baseada em curiosidade ou necessidades percebidas" (5). A validade dos dados é determinada em grande parte pelo desenho de estudo (procedimentos e métodos específicos) usado pelos investigadores para produzir seus dados. O desenho do estudo deve enquadrar a pergunta da pesquisa (6). Apesar da variedade estonteante de desenhos de estudo adotados na literatura epidemiológica, o analista que compreende dados necessita apenas abordar algumas considerações básicas (Tabela 2.3). Estas se relacionam com (a) como os dados foram colhidos, (b) que grau de controle o investigador teve sobre as condições do estudo, (c) se foi usado um grupo para controle ou comparação, e (d) que direção de investigação foi obedecida.

Os dados colhidos especificamente para pesquisa (Tabela 2.3) tendem a não ser enviesados — eles refletem o valor verdadeiro do atributo que está sendo medido. Em contraste, os dados coletados durante tratamento clínico de rotina variarão em qualidade. Os estudos *experimentais*, como os ensaios clínicos randomi-

Capítulo 2 ■ COMPREENSÃO DOS DADOS E INTERPRETAÇÃO DA LITERATURA | **21**

TABELA 2.2
CINCO PERGUNTAS BÁSICAS PARA INTERPRETAÇÃO DE DADOS MÉDICOS

Pergunta	Por Que É Importante	Princípios Subjacentes
1. Que tipo de estudo produziu os dados?	O desenho do estudo tem um impacto profundo sobre a interpretação; esmiuçar a coleta de dados, grau de controle pelos investigadores, uso de grupos controles, e direção da investigação	Viés, desenho da pesquisa, efeito tipo placebo, grupos controles, causalidade
2. Quais são os resultados?	Os resultados devem ser sumariados com estatística descritiva apropriada; resultados positivos devem ser qualificados pela possibilidade de estarem errados, e resultados negativos devem ser qualificados pela possibilidade de não ter percebido uma diferença verdadeira	Escala de medição, associação, valor de P, poder, tamanho do efeito, importância clínica
3. Quais são os resultados válidos dentro do estudo?	Análise estatística e coleta de dados adequadas asseguram resultados válidos para os sujeitos estudados; medições devem ser acuradas e reprodutíveis	Validade interna, acurácia, testes estatísticos
4. Os resultados são válidos fora do estudo?	Os resultados podem ser generalizados quando o método de amostragem é correto, os sujeitos são representativos da população-alvo, e o tamanho da amostra é suficientemente grande para precisão adequada	Validade externa, amostragem, intervalos de confiança, precisão
5. Os resultados são fortes e consistentes?	Um estudo único raramente é definitivo; os resultados devem ser vistos em relação à sua plausibilidade e consistência com esforços passados e pela força da metodologia de estudo	Integração da pesquisa, nível de evidência, revisão sistemática

TABELA 2.3
EFEITO DO DESENHO DO ESTUDO SOBRE A INTERPRETAÇÃO DOS DADOS

Aspecto do Desenho do Estudo	Efeito sobre a Interpretação dos Dados
Como os dados foram coletados originalmente?	
Especificamente para pesquisa	A interpretação é facilitada pela qualidade dos dados coletados de acordo com um protocolo previamente estabelecido
Durante tratamento clínico de rotina	A interpretação é limitada pela consistência, acurácia, disponibilidade e confiabilidade dos prontuários-fontes
O estudo é experimental ou observacional?	
Estudo experimental com condições sob controle direto do observador	Baixo potencial de erro sistemático (viés); viés pode ser ainda mais reduzido por randomização e mascaramento (cegamento)
Estudo observacional sem outra intervenção que não registrar, classificar e comparar	Alto potencial de viés na seleção da amostra, indicação para tratamento, medições de exposições e desfechos
Existe um grupo para comparação ou controle?	
Estudo comparativo ou controlado com dois ou mais grupos	Permite afirmações analíticas a respeito da eficácia, efetividade e associação
Nenhum grupo para comparação presente	Permite apenas declarações descritivas em virtude de melhoras a partir da história natural e efeito placebo
Qual é a direção da pesquisa do estudo?	
Sujeitos identificados antes de um desfecho ou doença; eventos futuros registrados	O desenho prospectivo mede a incidência (novos eventos) e a causalidade (se incluído grupo para comparação)
Sujeitos identificados depois de um desfecho ou doença; histórias pregressas são examinadas	O desenho retrospectivo mede a prevalência (eventos existentes) e a causalidade (se incluído um grupo para comparação)
Sujeitos identificados em um único ponto no tempo, independentemente de resultado ou doença	O desenho de corte transversal mede a prevalência (eventos existentes) e a associação (se incluído um grupo para comparação)

zados, tendem a produzir dados de alta qualidade porque são realizados debaixo de condições cuidadosamente controladas. Nos estudos *observacionais*, no entanto, o investigador é simplesmente um circunstante que registra o curso natural dos eventos de saúde durante a assistência clínica. Independentemente da qualidade dos dados, vieses podem ser introduzidos em qualquer fase do processo de pesquisa, o que inclui a revisão da literatura, definição dos estados básicos, execução de intervenções, medição de desfechos, análise dos dados e publicação dos resultados (7).

A presença ou ausência de um *grupo controle* tem influência profunda sobre a interpretação dos dados. Um estudo não controlado — não importa quão elegante ele seja — é puramente descritivo (2). Não obstante, autores de séries de casos freqüentemente se deliciam em conjecturas injustificadas a respeito de eficácia, efetividade, associação e causalidade. Sem um grupo controle ou de comparação, efeitos de tratamento não podem ser distinguidos de outras causas de alteração clínica (Tabela 2.4). Algumas destas causas são encontradas na Figura 2.1, que representa a alteração no estado de saúde depois de um encontro de tratamento, sob a forma de uma interação complexa de três fatores principais:

1. *O que foi feito realmente:* efeito(s) específico(s) da terapia, incluindo medicações, cirurgia, manipulações físicas e abordagens alternativas ou integradoras.
2. *O que teria acontecido de qualquer maneira:* resolução espontânea, incluindo história natural, flutuações aleatórias no estado de doença, e regressão a um estado médio de sintomas.
3. *O que foi imaginado ter sido feito:* resposta tipo placebo, definida como uma alteração no estado de saúde resultando do significado simbólico atribuído pelo paciente (ou representante) ao próprio encontro (8).

Uma resposta tipo placebo tende mais a ocorrer quando o paciente recebe uma explicação significativa e personalizada, reconhece cuidado e preocupação expressados pelo cuidador e obtém controle e domínio sobre a doença (ou acredita que o cuidador é capaz de controlar a doença). A resposta tipo placebo difere da definição tradicional de placebo como uma substância médica inativa. Diversamente das "pílulas placebo" nas experiências randomizadas, uma resposta tipo placebo pode ser provocada pelo contato, palavras, gestos, ambiência local e interações sociais. Uma análise válida e confiável de 12 itens, o PR-12, está disponível para medir aspectos da resposta tipo placebo em encontros no consultório (9).

Avaliação da Causalidade

Quando dados de um grupo de comparação ou controle são disponíveis, estatística pode ser usada para testar hipóteses e medir associações. A causalidade também pode ser avaliada quando o estudo tem um componente abrangendo o tempo, retrospectivo ou prospectivo (Tabela 2.3). Os estudos prospectivos medem a *incidência* (eventos novos), enquanto os estudos retrospectivos medem a *prevalência* (eventos existen-

TABELA 2.4

EXPLICAÇÕES PARA RESULTADOS FAVORÁVEIS NOS ESTUDOS SOBRE TRATAMENTO

Explicação	Definição	Solução
Viés	Variação sistemática das medidas com relação aos seus valores verdadeiros; pode ser intencional ou não	Coleta acurada, dirigida por protocolo
Possibilidade (chance)	Variação aleatória sem relação aparente com outras medições ou variáveis (p. ex., ter sorte)	Grupo-controle ou comparação
História natural	Evolução de uma doença desde o início até a resolução; pode incluir recidiva, remissão e recuperação espontânea	Grupo-controle ou comparação
Regressão à média	Melhora dos sintomas independente da terapia, como quando pacientes enfermos retornam a um nível médio depois de procurar tratamento	Grupo-controle ou comparação
Efeito tipo placebo	Efeito benéfico causado pela expectativa de que o esquema terá um efeito (p. ex., poder de sugestão)	Grupo-controle ou comparação com placebo
Efeito de halo	Efeito benéfico causado pela maneira, atenção e cuidado de um profissional durante um encontro médico	Grupo-controle ou comparação tratado similarmente
Confusão	Distorção de um efeito por outros fatores prognósticos ou variáveis para os quais não foram feitos ajustes	Randomização ou análise multivariada
Viés de alocação (suscetibilidade)	Efeito benéfico causado ao alocar pacientes com doença menos grave ou melhor prognóstico para o grupo de tratamento	Randomização ou análise de co-morbidade
Viés de averiguação (detecção)	Favorecimento ao grupo de tratamento durante análise de resultado (p. ex., arredondamento para cima dos sujeitos tratados, para baixo dos controles)	Avaliação de resultados mascarada (cegada)

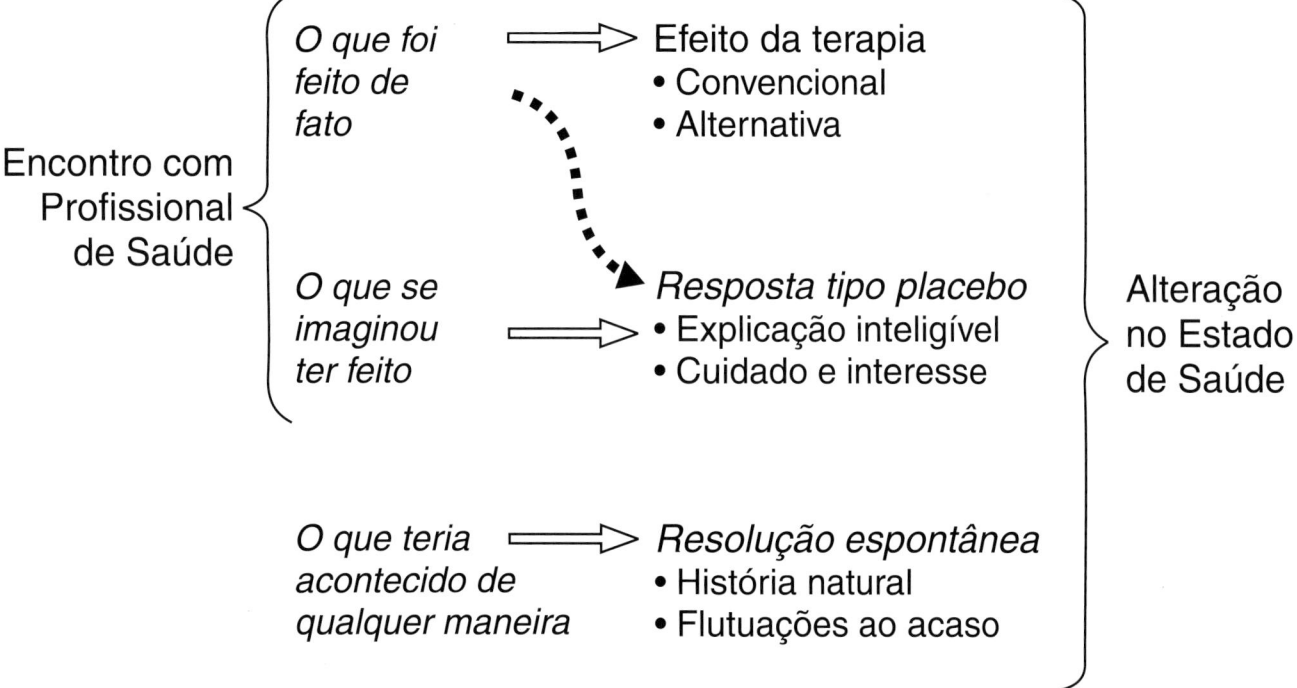

Figura 2.1
Modelo que representa alteração no estado de saúde após um encontro de assistência. *A seta tracejada* mostra que uma resposta de placebo pode ocorrer por causa do significado simbólico da terapia específica administrada ou de aspectos pessoais do encontro.

tes). Diversamente dos estudos que abrangem o tempo, os estudos de corte transversal (inquéritos ou levantamentos, programas de triagem, avaliações de testes diagnósticos) medem associação, não causalidade.

Eficácia e causalidade são mais bem avaliadas por ensaios controlados e randomizados, porque a designação não aleatória para tratamento é propensa a distorções inatas causadas por julgamentos individuais e outras decisões durante a seleção (viés de alocação). Um hábito perigoso, no entanto, é rotular todos os ensaios randomizados como sendo de alta qualidade e todos os estudos observacionais (p. ex., pesquisa de resultados) como abaixo do padrão. A randomização não é capaz de compensar critérios imprecisos de seleção, desfechos mal definidos, acompanhamento inadequado ou baixa adesão ao tratamento. Além disso, os ensaios clínicos randomizados com metodologia inadequada tendem a exagerar os efeitos do tratamento em comparação com ensaios que são adequadamente planejadas e executadas (10).

Os melhores ensaios randomizados asseguram aleatoriedade adequada, ocultam a alocação ao tratamento (cegamento), e analisam os resultados pela intenção de tratar. A análise da intenção de tratar mantém grupos de tratamento semelhantes, exceto pela variação ao acaso, o que pode não ocorrer se apenas

TABELA 2.5
ESCALAS DE MEDIÇÃO PARA DESCREVER E ANALISAR OS DADOS

Escala	Definição	Exemplos
Dicotomizada	Classificação em uma de duas categorias mutuamente excludentes	Amamentação no peito (sim/não), sexo (masculino/feminino)
Nominal	Classificação em categorias qualitativas sem ordem	Raça, religião, país de origem
Ordinal	Classificação em categorias qualitativas mas sem distância natural (numérica) entre os seus valores possíveis	Perda auditiva (nenhuma, branda, moderada), satisfação do paciente (baixa, média, alta), grupo etário
Numérica	Medições com uma escala contínua, ou um grande número de valor ordenados individualizados	Temperatura, idade em anos, nível de audição em decibéis
Numérica (censurada)	Medidas em sujeitos perdidos do acompanhamento ou nos quais um evento especificado ainda não ocorreu ao término do estudo	Taxa de sobrevida, taxa de recorrência ou qualquer resultado de tempo até o evento em um estudo prospectivo

indivíduos que aderiram ao tratamento (análise sob tratamento) forem incluídos (11). Uma experiência cegada é sempre superior a uma experiência não cegada (aberta ou de rótulo aberto) na qual todas as pessoas envolvidas sabem quem recebeu determinadas intervenções (12). Em uma experiência duplamente cega, tanto participantes, investigadores e avaliadores permanecem desconhecedores das designações para intervenção. Uma experiência triplamente cega também mantém uma análise cega dos dados, mas alguns usam isto simplesmente para indicar que os pesquisadores e os avaliadores são distintos.

Pergunta 2: Quais São os Resultados?

Descrição da Tendência Central e da Dispersão

A descrição dos resultados começa por definir a *escala de medição* que é mais adequada às observações. As observações categóricas (qualitativas) caem em uma ou mais categorias e incluem escalas dicotomizadas, nominais e ordinais (Tabela 2.5). As observações numéricas (quantitativas) são medidas em cima de uma escala contínua e são adicionalmente classificadas com auxílio de gráficos para estimar a distribuição dos dados (histograma, gráfico de troncos-folhas [*stem-leaf plot*] ou curva de distribuição de freqüências) (13). Os dados numéricos com uma distribuição simétrica (normal ou gaussiana) estão uniformemente dispostos em torno de uma crista ou um cavado central (curva em forma de sino). Os dados numéricos com uma distribuição assimétrica estão desviados para um lado do centro ou contêm valores situados inusitadamente alto ou baixo. Os dados assimétricos podem às vezes ser normalizados por meio de uma transformação (p. ex., logarítmica).

Ao resumir os dados, o método descritivo varia de acordo com a distribuição subjacente. Os valores numéricos com uma distribuição simétrica normal são mais bem resumidos com a média (Tabela 2.6) e o desvio-padrão (DP) porque 68,3% das observações caem dentro da média ± 1 DP, 95,4% caem dentro da média ± 2 DP e 99,7% caem dentro da média ± 3 DP. Em contraste, os dados numéricos assimétricos são mais bem sumariados com a mediana porque mesmo um único dado residindo fora (*outlier*) pode influenciar fortemente a média. Por exemplo, se cinco pacientes forem acompanhados após cirurgia sinusal durante 10, 12, 15, 16 e 48 meses, a duração média do acompanhamento é de 20 meses, mas a mediana é de apenas 15 meses. Neste caso, um único *outlier*, 48 meses, distorce a média.

TABELA 2.6
ESTATÍSTICA DESCRITIVA

Medida Descritiva	Definição	Quando Usá-la
Tendência central		
Média	Média aritmética	Dados numéricos que são simétricos
Mediana	Observação do meio; metade dos valores são menores e metade maiores	Dados ordinais; dados numéricos com uma distribuição assimétrica
Moda(s)	Valor(es) mais freqüente	Dados nominais; distribuição bimodal
Dispersão		
Faixa de variação	Maior valor menos menor valor	Dados numéricos sem valores situados fora
Desvio-padrão	Afastamento dos dados em torno da média	Dados numéricos que são simétricos
Faixa de referência de 95%	Média ± 1,96 desvio-padrão	Dados numéricos que são simétricos
Percentil	Porcentagem dos valores que são iguais ou abaixo desse número	Dados ordinais; dados numéricos com uma distribuição assimétrica
Faixa interquartis	Diferença entre o 25º e o 75º percentis; contém 50% dos dados	Dados ordinais; dados numéricos com uma distribuição assimétrica
Resultado		
Taxa de sobrevida	Proporção de sujeitos sobreviventes, ou com algum outro resultado, após um intervalo de tempo (1 ano, 5 anos etc.)	Dados numéricos (censurados) em um estudo prospectivo
Razão de chances (*odds ratio*)	Probabilidade de uma doença ou desfecho nos sujeitos dividida pela probabilidade nos controles	Dados dicotomizados em um estudo retrospectivo ou controlado prospectivo
Risco relativo	Incidência de uma doença ou desfecho nos sujeitos com um fator de risco dividida pela incidência nos controles	Dados dicotomizados em um estudo controlado prospectivo
Diferença de risco[a]	Taxa de eventos no grupo de tratamento menos taxa de eventos no grupo controle	Compara taxas de sucesso ou falha em grupos de experiência clínica
Coeficiente de correlação	Grau ao qual duas variáveis têm uma relação linear	Dados numéricos ou ordinais

[a]Também chamada redução absoluta de risco (RAR).

Uma forma especial de dados numéricos é chamada *censurada* (Tabela 2.5). Os dados são censurados quando (a) a direção do estudo é prospectiva; (b) o desfecho é relacionado com o tempo; e (c) alguns sujeitos morrem, são perdidos do seguimento ou ainda não tiveram o resultado quando o estudo terminou. A interpretação de dados censurados é chamada *análise de sobrevida* em virtude do seu uso em estudos de câncer nos quais a sobrevida constitui o desfecho de interesse (14). Por exemplo, um estudo poderia relatar o tempo mediano de sobrevida (por grupos, se aplicável) e a porcentagem de sobreviventes após períodos fixos de tempo (p. ex., 1, 5, 10 anos). A análise de sobrevida permite utilização plena das observações censuradas; incluindo-as na análise até o momento em que ocorre a censura. Se as observações censuradas forem, em vez disso, excluídas da análise (p. ex., excluir todos os pacientes com menos de 1 ano de acompanhamento), as taxas de sobrevida resultantes serão enviesadas e o tamanho da amostra será reduzido.

Dados nominais e dicotomizados (Tabela 2.5) são mais bem descritos usando razões, proporções e taxas. Uma *razão* é o valor obtido dividindo-se uma quantidade por outra, ambas as quais são separadas e distintas. Em um estudo de tratamento de tonsilite, por exemplo, a razão das crianças com resolução clínica após 10 dias para aquelas que permanecem sintomáticas poderia ser 80/20 ou 4:1. Em contraste, uma *proporção* é um tipo de relação na qual o numerador está incluído no denominador. No estudo previamente mencionado, a proporção com resolução clínica seria 80/100 ou 0,80. Alternativamente, isto poderia ser multiplicado por 100 e expressado sob forma de porcentagem (80%). As *taxas* são semelhantes às proporções, exceto que é usado um multiplicador (p. ex., 1.000 ou 100.000), e elas são computadas durante a passagem do tempo. Por exemplo, um estudo poderia relatar uma taxa de 110 visitas ao consultório por 100 crianças por ano em virtude de infecções respiratórias superiores.

Descrição de Associações

A razão de chances (*odds ratio*), o risco relativo e a diferença de taxa (Tabela 2.6) são úteis para comparar dois grupos de dados dicotomizados (15). Um estudo de otite média e creche poderia relatar uma *razão de chances* de 1,6, indicando que uma criança que desenvolveu otite média teve 1,6 vez mais probabilidade de ter freqüentado creche que uma criança com orelhas sadias. Em contraste, um *risco relativo* de 1,6 significa que a incidência de otite média foi 1,6 vez mais alta em crianças que freqüentaram creche *versus* controles que não o fizeram. Uma vez que o risco relativo mede a incidência, ele deve ser usado apenas em estudos prospectivos (de coortes). Quando a freqüência de eventos é baixa, no entanto, o risco relativo e a razão de chances são aproximadamente equivalentes. Uma razão de chances ou risco relativo aproximando-se da unidade (1) sugeriria ausência de associação entre assistência em creche e otite média.

A *diferença de taxa* (também chamada redução do risco ou diferença de risco) pode ser expressa em termos absolutos ou relativos. Suponhamos que falhas de tratamento inicial de otite média aguda (OMA) ocorrem em 20% (A) das crianças tratadas com observação mas em apenas 10% (B) daquelas que recebem antibióticos. A diferença de taxas *absoluta* A-B, entre os grupos é apenas 10%, mas a diferença *relativa* das taxas (A-B)/B é de 100%. Como uma medida da importância clínica, a diferença absoluta entre as taxas é preferida porque é mais fácil de interpretar e leva em consideração o risco básico. As diferenças relativas entre as taxas podem ser enganadoras, especialmente quando as freqüências dos eventos são baixas. Um novo antibiótico pode ser proclamado como causando 75% menos distúrbio gástrico do que um padrão estabelecido (diferença relativa das taxas), mas nós tendemos menos a ficar menos impressionados se a incidência tiver diminuído de 1% para 0,25% (diferença absoluta entre as taxas de apenas 0,75%).

Dois grupos de dados ordinais ou numéricos são comparados com um *coeficiente de correlação* (Tabela 2.6). Um coeficiente (r) de 0 a 0,25 indica pouca ou nenhuma relação, de 0,26 a 0,5 uma relação regular, de 0,51 a 0,75 uma relação moderada ou boa, e acima de 0,75 uma relação boa a excelente. Uma relação linear perfeita forneceria um coeficiente de 1. Quando uma variável se altera diretamente com a outra, o coeficiente é positivo; um coeficiente negativo significa uma associação inversa. Às vezes o coeficiente de correlação é elevado ao quadrado (R^2) para formar o *coeficiente de determinação,* o qual estima a porcentagem de variabilidade em uma medida que é predita pela outra. Por exemplo, se os níveis de audição mostrarem uma excelente correlação com a duração do fluido na orelha média (r = 0,80), então nós poderíamos predizer 64% (R^2) da variabilidade nos níveis de audição conhecendo a duração do fluido.

Um aspecto final da estatística descritiva diz respeito a descrição e interpretação de dados a partir de testes diagnósticos. Os conceitos importantes ao relatar características de testes estão definidos na Tabela 2.7. Observe que a sensibilidade (taxa de verdadeiros positivos) e a especificidade (taxa de verdadeiros negativos) são propriedades fixas do teste. Em contraste, os valores preditivos (positivos e negativos) variam de acordo com a prevalência básica da condição na população na qual o teste é aplicado. Por último, os clínicos devem notar que as razões de verossimilhança (*likelihood*

TABELA 2.7
TERMOS ESTATÍSTICOS ENCONTRADOS COM TESTES DIAGNÓSTICOS

Termo	Definição
Sensibilidade	Capacidade do teste de identificar corretamente os pacientes com uma condição; calculado como VP/(VP + FN)
Especificidade	Capacidade do teste de identificar corretamente os pacientes sem uma condição; calculado como VN/(VN + FP)
Critério padrão (gold standard)	Um método, procedimento ou medição que é amplamente aceito como sendo o melhor disponível; usado como uma comparação para novos métodos
Valor preditivo de um teste positivo	Probabilidade de que um paciente com um teste positivo na realidade tenha uma condição; calculado como VP/(VP + FP)
Valor preditivo de um teste negativo	Probabilidade de que um paciente com um teste negativo na realidade não tenha uma condição; calculado como VN/(VN + FN)
Razão de verossimilhança (likelihood ratio) de um teste positivo	Probabilidade de um resultado positivo do teste em pacientes com a condição versus um resultado positivo do teste em pacientes sem a condição; calculado como sensibilidade/FP
Curva ROC (receiver operating characteristic)	Representação gráfica de quão bem um teste com um desfecho contínuo é capaz de discriminar entre pacientes com e sem uma condição; o eixo dos y plota a taxa VP e o eixo dos x plota a taxa FP (sensibilidade/1 - especificidade)

VP, verdadeiro-positivo; FN, falso-negativo; VN, verdadeiro-negativo; FP, falso-positivo.

ratio) estão sendo usadas com freqüência cada vez maior na literatura médica. Em virtude de limitações de espaço, indicamos aos leitores outras fontes para detalhes adicionais a respeito dos dados dos testes diagnósticos (2).

Análise Estatística

Um estudo médico único com diversos grupos tratados diferentemente quase sempre mostrará alguma diferença nos desfechos dos grupos. Se concluirmos que os grupos são diferentes, podemos erroneamente tomar variações ao acaso como efeitos de tratamento. Se concluirmos que os grupos são equivalentes, podemos ter despercebido uma diferença verdadeira. Em linguagem estatística (Tabela 2.8), começamos com alguma *hipótese* testável a respeito dos grupos em estudo, como "os níveis de palavrório ininteligível no grupo A diferem daqueles no grupo B". Em vez de a mantermos simples, invertemos isto para formar uma *hipótese de nulidade*, como "os níveis de palavrório ininteligível no grupo A são iguais àqueles no grupo B". A seguir rodamos um computador, entrando com os níveis de palavrório ininteligível dos sujeitos em ambos os grupos, escolhemos um teste estatístico apropriado, e aguardamos que o onipotente valor de P surja.

O valor de P nos diz a probabilidade de cometer um *erro tipo I:* rejeitar uma hipótese nula verdadeira. Em outras palavras, se P = 0,10, temos 10% de possibilidade de estarmos errados (falso-positivo) quando declaramos que o grupo A difere do grupo B. Alternativamente, há uma probabilidade de 10% de que a diferença nos níveis de palavrório ininteligível seja explicá-

TABELA 2.8
TERMOS ESTATÍSTICOS ENCONTRADOS AO TESTAR HIPÓTESES

Termo	Definição
Hipótese	Uma suposição, à qual se chegou por observação ou reflexão, que leva a predições que podem ser testadas e refutadas
Hipótese nula	Resultados observados em um estudo, experimento ou teste que não são diferentes do que poderia ter ocorrido simplesmente por acaso
Teste estatístico	Procedimento usado para rejeitar ou aceitar uma hipótese nula; testes estatísticos podem ser paramétricos ou não paramétricos (isentos de distribuição)
Valor P	Probabilidade de ver a diferença (associação) observada ou maior apenas pelo acaso, se a hipótese nula for verdadeira
Erro tipo I (alfa)	Rejeitar uma hipótese nula verdadeira; declarar que uma diferença existe quando de fato não existe; a probabilidade de um erro tipo I é o valor P
Erro tipo II (beta)	Aceitar uma hipótese nula falsa; declarar que uma diferença não existe quando de fato existe
Poder	Probabilidade de que a hipótese nula será rejeitada se na verdade for falsa; matematicamente, o poder do estudo é 1 menos o erro tipo II

vel por erro aleatório — não é possível termos certeza de que a incerteza não é a causa. Incerteza está presente em todos os dados, devido à variabilidade inerente aos sistemas biológicos e da nossa capacidade de os avaliar de uma maneira reprodutível (16). Uma vez que nunca conseguimos completamente evitar incerteza nas medições e observações, nós em vez disso estimamos a probabilidade (valor P) de que os resultados observados sejam compatíveis com inevitáveis variações ou flutuações aleatórias (acaso).

Em medicina, P < 0,05 é geralmente considerado suficientemente baixo para rejeitar com segurança a hipótese nula. Lembremo-nos, entretanto, de que quando P se aproxima de 0,05, um pesquisador que aceita um resultado "significante" como sendo real estará errado 5% das vezes (erro tipo I) (17). Apenas valores P *muito menores que 0,05* fornecem evidência forte contra a hipótese nula. Em contraposição, quando P > 0,05 aceitamos a hipótese nula de níveis equivalentes de palavrório ininteligível. Não obstante, podemos estar cometendo um *erro tipo II* (falso-negativo) porque estudamos muito poucos sujeitos para superar as flutuações aleatórias que inevitavelmente existem. Taxas de erro tipo II até 20% são em geral aceitáveis, o que é igual a um poder estatístico de 80% ou mais (Tabela 2.8).

Como exemplo de inferência estatística, consideremos um estudo prospectivo para ver se sorvete causa espirro. Suponhamos que 80% dos comedores de sorvete (16/20) comecem a espirrar mas apenas 50% dos controles o fizeram (10/20). Se inferirmos que, baseados nos resultados de 40 pacientes específicos, sorvete causa espirro *em geral*, qual é a nossa probabilidade de estar errado (erro tipo I)? Uma vez que P = 0,1 (teste exato de Fisher), há uma probabilidade de 10% de erro tipo I, de modo que relutamos em associar sorvete a espirro baseando-nos neste único estudo.

Intuitivamente, no entanto, uma diferença de taxa (absoluta) de 30% parece significativa, então qual é a nossa probabilidade de estarmos errados ao concluirmos que não é? A probabilidade de um erro tipo II é 48% (o que equivale a dizer um poder de 52%), o que significa que podemos de fato estar errados ao aceitar a hipótese nula. Agora suponhamos que repetimos este estudo com duas vezes mais sujeitos, e 80% dos comedores de sorvete (32/40) começam a espirrar, em comparação com 50% dos controles (20/40). A diferença de taxa ainda é 30%, mas agora P = 0,01. Aumentar o tamanho da amostra permitiu-nos excluir variações devidas ao acaso como responsáveis pelos achados observados.

Os estudos com achados "negativos" devem ser interpretados pela sua potência estatística, não pelos valores P. Há uma grande diferença entre *observar* nada em um estudo e *provar* que nada aconteceu realmente. Na maioria das vezes não são estudados pacientes suficientes para oferecer uma possibilidade razoável de não se deixar de perceberem diferenças de até 50% entre os grupos. Um estudo ideal tem alto poder, tornando-o capaz de detectar diferenças que existem. Se não forem detectadas diferenças, então o pesquisador pode concluir com razoável confiança que nada existe na realidade.

Alto poder do estudo geralmente é obtido aumentando-se o tamanho da amostra. Calcular o tamanho da amostra antes de começar um estudo assegura que o número planejado de observações oferecerá uma possibilidade razoável (poder) de obter uma resposta clara ao terminar (18). Os ingredientes básicos necessários para calcular tamanho de amostra incluem a menor diferença que deve ser detectada entre os grupos, a variabilidade (desvio-padrão) desta diferença (se a escala de medição for numérica), o limite de tolerância para um erro tipo I (usualmente 5% ou 1%), e o limite de tolerância para um erro tipo II (usualmente 20% ou 10%) (19).

Significância Estatística vs. *Importância Clínica*

A pergunta lógica seguinte depois de "Há uma diferença?" (*significância estatística*) é "Qual é o tamanho da diferença?" (*significância clínica*). Por exemplo, uma experiência randomizada de OMA grave achou amoxicilina superior a placebo como tratamento inicial (P = 0,009). Antes de aceitarmos a recomendação dos autores em favor da terapia de rotina com amoxicilina, vamos olhar mais estreitamente a magnitude do efeito clínico. Sucesso do tratamento inicial ocorreu em 96% das crianças tratadas com amoxicilina *versus* 92% dos controles, fornecendo uma diferença de taxas de 4% (96% a 92%) em favor da terapia medicamentosa. Isto é clinicamente importante? Embora estatisticamente significante, a diferença entre as taxas parece pequena; intuitivamente nós suspeitamos que muitas crianças necessitarão tratamento para beneficiar apenas algumas. Os parágrafos seguintes revelam exatamente quantas.

Resultados estatisticamente significantes devem ser acompanhados por uma medida do *tamanho do efeito*, o qual reflete a magnitude da diferença entre os grupos (2,15). Caso contrário, achados com mínima importância clínica podem se tornar estatisticamente significantes quando um grande número de sujeitos forem estudados. No exemplo precedente, a diferença de 4% nas taxas de sucesso foi altamente significante estatisticamente porque mais de 1.000 episódios de otite média foram analisados. Grandes números fornecem alta precisão (repetibilidade), o que por sua vez reduz a probabilidade de um erro tipo I. O resultado final é um valor P hipnoticamente diminuto, o qual pode refletir uma diferença clínica de importância banal. Um valor P de 0,000001 com uma diferença de taxas de 5% é muito menos relevante clinicamente do que um valor P de 0,01 com uma diferença de taxas absoluta de 25%.

Uma medida altamente útil do tamanho do efeito é o *número que necessita ser tratado* (NNT), o qual é simplesmente a recíproca da diferença de taxas absoluta (ou redução absoluta do risco – RAR) (2) O NNT reflete a quantidade de esforço clínico que deve ser despendido para alcançar um sucesso de tratamento adicional, e é facilmente calculado dividindo-se por 100 a diferença de taxas absoluta. Por exemplo, no estudo anteriormente citado, o NNT seria 25 (100% dividido por 4%). Conseqüentemente, nós precisamos tratar 25 crianças em média com amoxicilina para aumentar a taxa de resolução da OMA uma criança a mais do que ocorrera com placebo isoladamente. O que constitui uma magnitude importante de NNT depende da gravidade da doença e efeitos colaterais do tratamento. Um NNT de 25 poderia não ser impressionante quanto à OMA, mas pode constituir notícia de manchete quanto à sobrevida no câncer.

Similarmente ao NNT, podemos também calcular o *número necessário para fazer mal* (NNM). Por exemplo, se um novo antibiótico causar diarréia em 20% dos pacientes o NNM é 5 (100/20). Embora esta droga possa ter outros efeitos benéficos, eles precisariam ser importantes para justificar um novo caso de diarréia para cada 5 pessoas que a usarem. Por exemplo, antibióticos e esteróides orais têm benefícios a curto prazo para otite média com efusão (NNTs de 4 a 7) mas não são recomendados nas diretrizes nacionais americanas por causa dos efeitos adversos. Infelizmente, apenas cerca de 40% dos ensaios randomizados relatam adequadamente eventos adversos clínicos (10).

As medidas relativas do tamanho do efeito (risco relativo, razão de chances, diferença de taxas relativa) fornecem limitada informação nas experiências clínicas porque elas não refletem alterações no risco inicial. Por exemplo, um risco relativo de 50% (0,5) pode significar que o tratamento diminui a possibilidade de um resultado desfavorável de 4% para 2% ou de 60% para 30%. Em contraposição, a diferença de taxas absoluta e o NNT refletem ambos o risco básico e o grau de redução do risco. Na experiência com OMA mencionada anteriormente, a diminuição absoluta nas falhas de tratamento em virtude da terapia com amoxicilina foi apenas 4% usando a diferença de taxas, mas de 50% usando o risco relativo. Não é de surpreender que a maioria dos clínicos classifique a eficácia de uma intervenção como mais baixa quando apresentada em termos absolutos do que usando medidas relativas. Uma vez que as experiências publicadas raramente apresentam um NNT ou diferença de taxas, os leitores terão freqüentemente que calculá-los eles mesmos, baseando-se na diferença absoluta nos resultados dos grupos (20).

Pergunta 3: Os Resultados São Válidos Dentro do Estudo?

Medidas válidas não são enviesadas (são livres de erro sistemático) e refletem o que pretendem medir. Se um audiômetro defeituoso der constantemente leituras que estão desviadas 15 decibéis, as leituras são precisas (repetíveis) porém inacuradas (enviesadas). As pesquisas de satisfação ou qualidade de vida são particularmente propensas a viés se não tiverem sido avaliadas quanto à confiabilidade, validade e responsividade (21). A não ser que os autores utilizem uma medida "validada", os resultados são suspeitos. Vieses afetam não somente as medidas de dados — também podem penetrar em um estudo em qualquer fase do projeto, realização, análise ou publicação (7). Por exemplo, os pacientes muitas vezes têm enfermidades ou co-morbidades não relacionadas à doença em estudo que podem afetar o diagnóstico, o tratamento ou os desfechos. Quando estes fatores são importantes, são necessários ajustes para co-morbidade a fim de evitar confusão.

Um estudo tem *validade interna* quando o projeto é apropriado, as medidas são válidas e os dados são analisados com teste(s) estatístico(s) apropriado(s). Todos os testes estatísticos têm uma finalidade comum (medir erro), a qual não pode ser preenchida a não ser que o teste adequado esteja sendo usado para os dados que estão sendo analisados. A fim de determinar se o teste estatístico correto foi usado, você deve verificar (a) se as observações vieram de amostras independentes ou relacionadas (pareadas), (b) se a finalidade é comparar grupos ou associar um desfecho com uma ou mais variáveis preditoras, e (c) a escala de medição das variáveis. As Tabelas 2.9 e 2.10 podem ser usadas para encontrar o teste estatístico adequado para uma análise válida.

Dois eventos são independentes se a ocorrência de um não for de nenhum modo previsível a partir da ocorrência da outra. Um exemplo comum de *amostras independentes* são dois ou mais grupos paralelos (concomitantes) em uma experiência clínica ou estudo observacional. Em contraposição, *amostras relacionadas* incluem estudos de órgãos pares, pacientes pareados por idade e sexo, e medições repetidas nos mesmo sujeitos (p. ex., antes e depois do tratamento). Às vezes a situação não é clara, como quando orelhas (não pacientes) são a unidade de análise. Há freqüentemente grandes diferenças na função da tuba auditiva esquerda *versus* direita, o que é mais relacionado com uma

TABELA 2.9
TESTES ESTATÍSTICOS PARA AMOSTRAS INDEPENDENTES

Situação	Teste Paramétrico	Teste Não-Paramétrico
Comparando 2 grupos de dados		
Escala numérica	Teste t	U de Mann Whitney,[a] teste mediano
Escala numérica (censurada)	Tabelas de vida de Mantel-Haenszel	Wilcoxon, Logrank, Mantel-Cox
Escala ordinal	—	U de Mann Whitney,[a] teste de medianas, testes de qui-quadrado para tendência
Escala nominal	—	Qui-quadrado, log-razão de verossimilhança
Escala dicotomizada	—	Qui-quadrado, teste exato de Fisher, razão de chances, risco relativo
Comparando 3 ou mais grupos de dados		
Escala numérica	One-way ANOVA	ANOVA de Kruskall-Wallis
Escala ordinal	—	ANOVA de Kruskall-Wallis, teste de qui-quadrado para tendência
Escala dicotomizada ou nominal	—	Qui-quadrado, log-razão de verossimilhança
Associando um resultado com variáveis preditoras		
Resultado numérico, 1 preditor	Correlação de Pearson	Correlação de Spearman
Resultado numérico, 2 ou mais variáveis preditoras	Regressão linear múltipla, two-way ANOVA	—
Resultado numérico (censurado)	Regressão de azares proporcionais (Cox)	—
Resultado dicotomizado	Análise discriminante	Regressão logística múltipla
Resultado nominal ou ordinal	Análise discriminante	Modelo log-linear

ANOVA, análise de variância.
[a] O Teste U de Mann Whitney é equivalente ao teste *rank-sum* de Wilcoxon.

dada orelha do que com uma criança específica. Portanto, analisar orelhas como amostras independentes (o que muitas vezes ocorre para aumentar o tamanho da amostra) pode introduzir viés nos resultados.

Os testes nas Tabelas 2.9 e 2.10 rotulados "paramétricos" pressupõem uma distribuição simétrica subjacente para os dados ou um tamanho relativamente grande da amostra (cerca de 20 ou mais observações por grupo). Um teste estatístico, o teste de Kolmogorov-Smirnov, pode ser usado para medir a "normalidade" dos dados numéricos (P > 0,05 indica que métodos paramétricos são apropriados) (13). Se os dados forem escassos, assimétricos ou ordinais, então deve ser usado um teste *não paramétrico*. Os testes não paramétricos arrumam as observações em ordem de magnitude e a seguir comparam as arrumações, não as próprias medições. Em comparação com testes tradicionais, no entanto, os testes não paramétricos perdem poder e oferecem estimativas menos significativas do tamanho do efeito (22).

Outra característica das Tabelas 2.9 e 2.10 é que testes especiais são necessários para comparar 3 ou mais grupos de dados. Lembremos que cada teste estatístico "significante" possui alguma possibilidade de erro tipo I (falso-positivo) definida pelo valor P. Se estudarmos 3 grupos e analisarmos os dados com 3 comparações de maneira pareada (A *vs*. B, B *vs*. C, A *vs*. C), a taxa de erro tipo I combinada é 14% admitindo-se

TABELA 2.10
TESTES ESTATÍSTICOS PARA AMOSTRAS RELACIONADAS (CASADAS, COMBINADAS, PAREADAS OU REPETIDAS)

Situação	Teste Paramétrico	Teste Não-Paramétrico
Comparando 2 grupos de dados		
Escala dicotomizada	—	Teste de McNemar
Escala ordinal	—	*Sign test*, teste *signed rank* de Wilcoxon
Escala numérica	Teste t pareado	*Sign test*, teste *signed rank* de Wilcoxon
Comparando 3 ou mais grupos de dados		
Escala dicotomizada	—	Teste Q de Cochran, qui-quadrado de Mantel-Haenszel
Escala ordinal	—	ANOVA de Friedman
Escala numérica	ANOVA de medidas repetidas	ANOVA de Friedman

ANOVA, análise de variância.

uma taxa de 5% para cada comparação individual. Estudar 4 grupos fornece 6 comparações pareadas possíveis com uma taxa combinada de erro de 27%. A análise de variância evita este problema ao oferecer um teste global único das diferenças entre os grupos ou tratamentos (23). Técnicas especiais permitem múltiplas comparações entre os grupos.

Damos aqui alguns breves exemplos para ilustrar a seleção de testes estatísticos. Suponhamos que estamos comparando a satisfação dos pacientes com 2 tratamentos diferentes usando uma escala de 5 pontos de desfechos (mau, regular, bom, muito bom, excelente). De acordo com a Tabela 2.9, o teste correto para 2 grupos de dados ordinais independentes é o teste U de Mann Whitney (o *rank-sum* de Wilcoxon é equivalente). Se os investigadores em vez disso usaram um teste t, os resultados poderiam ser inválidos. Agora suponhamos que desejamos comparar níveis de audição (escala numérica) antes e depois de estapedectomia em 50 pacientes. Usando a Tabela 2.10 (estamos lidando com uma amostra combinada), observamos que um teste t pareado ou Wilcoxon *signed rank test* poderiam ser usados. Finalmente, se quisermos associar a sobrevida após ressecção de tumor (um desfecho censurado) com diversas variáveis preditoras (p. ex., idade, tipo de cirurgia, co-morbidade, estádio TNM), usaríamos a regressão de azares proporcionais (Cox) (Tabela 2.9).

A seleção adequada de testes estatísticos nunca é capaz de compensar deficiências no projeto do estudo. Suponhamos que medimos o quociente de inteligência (QI) em 200 crianças antes e depois da inserção de tubos de ventilação e encontramos um aumento médio no QI de 10 pontos por criança. *Podemos* concluir que é improvável que a melhora seja ao acaso (P = 0,01, teste t combinado), mas *não podemos* ter certeza do que a causou. Dito de outro modo, a melhora *depois* de cirurgia (ou qualquer intervenção) não significa necessariamente melhora *por causa* da cirurgia. Mais provavelmente, a mudança no QI não foi um aumento real mas, em vez disso, viés causado por aprendizado desde o primeiro teste. Sem um grupo-controle, não podemos determinar que proporção da mudança (se alguma) foi causada pelos tubos.

Uma pressuposição fundamental subjacente a todos os testes estatísticos é que a hipótese em estudo foi completamente desenvolvida antes que os dados fossem examinados de qualquer modo. Consideremos o atirador texano que atira uma seta na parede do celeiro, a seguir desenha meticulosamente um alvo em torno dela. Quando as hipóteses (ou alvos) são formulados *post hoc* — mesmo após o mais leve vislumbre dos dados — a base para afirmativas de probabilidade (ou precisão de tiro) é invalidada. Todos os testes estatísticos são baseados em suposições sobre a distribuição, variabilidade e relações dos dados subjacentes que invalidam os resultados se violadas. As pressuposições específicas aplicam-se à comparação das médias, correlação e regressão.

Pergunta 4: Os Resultados São Válidos Fora do Estudo?

Tendo determinado primeiro que as conclusões do pesquisador descrevem corretamente o que aconteceu *dentro* do estudo (Pergunta 3), a tarefa seguinte é determinar se elas podem ser aplicadas (generalizadas) para o universo *fora* do estudo (Fig. 2.2). Infelizmente, nem todos os estudos bem realizados, internamente válidos, possuem *validade externa* (generalizabilidade ou aplicabilidade). Esta distinção não é banal porque a pergunta-chave do ponto de vista do clínico é "Eu posso aplicar os resultados deste estudo aos pacientes que vejo na minha prática clínica?" Para que a resposta seja "sim", o método de amostragem deve ser correto, os sujeitos estudados devem ser representativos da população-alvo, e o tamanho da amostra deve ser suficientemente grande para a precisão adequada.

Selecionando Amostras de uma População

Quando interpretamos dados médicos, em última análise buscamos fazer *inferências* acerca de alguma população-alvo baseadas nos resultados em uma amostra de um estudo menor (Tabela 2.11). Raramente é possível estudar todo sujeito com a condição de interesse. Também não é necessário — a estatística nos permite generalizar de poucos para muitos, contanto que os poucos sejam *representativos* dos muitos. Entretanto, amostras representativas raramente surgem por divina providência. Rever cuidadosamente os critérios de inclusão e exclusão (verificar a seção de métodos do artigo) pode assegurar que os sujeitos estudados são representativos daqueles nos quais você quer aplicar os resultados. Um estudo com critérios vagos de seleção de sujeitos pode fornecer resultados fascinantes, mas não temos nenhum meio de saber a quem eles se aplicam.

Consideremos, por exemplo, uma experiência randomizada da inserção de tubos de ventilação precoces *versus* tardios para otite média persistente que concluiu que a inserção precoce de tubo não melhorou os desfechos de desenvolvimento aos 3 anos de idade. A quem estes resultados se aplicam? As 429 crianças randomizadas com fluido persistente foram selecionadas de uma coorte de nascimento de 6.350 lactentes sadios examinados pelo menos mensalmente durante 3 anos; se elas não tivessem estado no estudo, muitas destas crianças nunca teriam recebido tubos, porque a sua efusão na orelha média foi transitória, assintomática

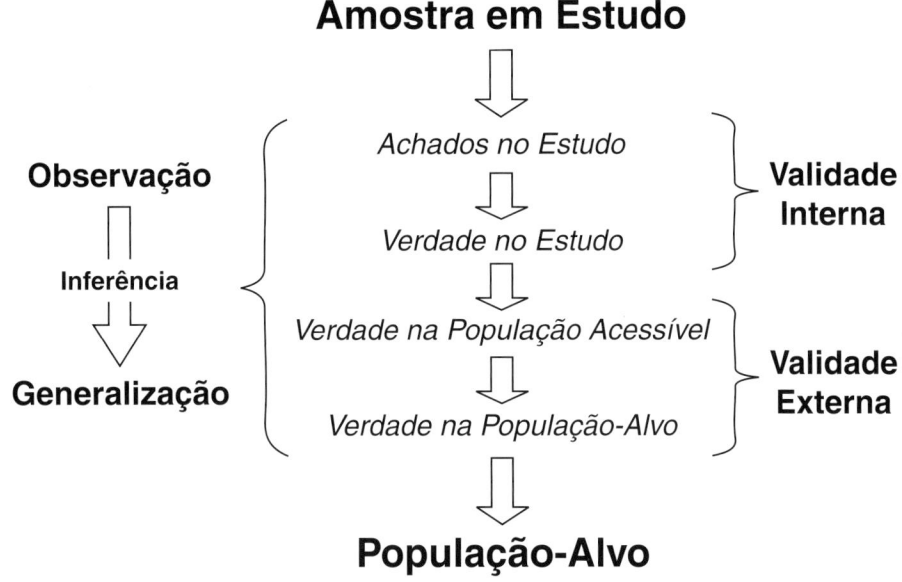

Figura 2.2
Fluxograma que mostra as relações de validade, amostragem e inferência. Nem todos os estudos internamente válidos são externamente válidos, e vice-versa. Ver a Tabela 2.11 para as definições dos termos individuais.

ou unilateral. Em contraste, os participantes no estudo basearam unicamente na prevalência cumulativa de efusão (identificado com triagem regular e intensiva), não se basearam em níveis de audição ou outros sinais e sintomas de otite média. Por essas razões, a capacidade de generalizar estes resultados para além dos lactentes assintomáticos sadios sob os demais aspectos diagnosticados com triagem agressiva é desconhecida.

Tendo determinado que a população-alvo e os critérios de seleção de sujeitos são significativos, o passo seguinte no julgamento da validade externa consiste em avaliar como foi selecionada a amostra de estudo. Os investigadores usualmente têm acesso a apenas um pequeno subconjunto da população-alvo em virtude de restrições geográficas, cronológicas ou demográficas. Quando eles escolhem uma parcela ainda menor desta *população acessível* para estudar (Tabela 2.11 e Fig. 2.2), o método de escolha (método de amostragem) afeta sua capacidade de fazer inferências a respeito da população-alvo original. A não ser que um método apropriado de amostragem seja usado, a amostra de estudo pode diferir sistematicamente da população-alvo pretendida (viés de seleção).

O melhor método de amostragem é selecionar ao acaso membros da população acessível. O viés é minimizado porque todos os sujeitos possuem uma probabilidade conhecida (e igual) de seleção, mas amostragem aleatória raramente é exeqüível na maioria dos es-

TABELA 2.11
TERMOS ESTATÍSTICOS RELACIONADOS COM AMOSTRAGEM E VALIDADE

Termo	Definição
População-alvo	Coleção inteira de itens, sujeitos, pacientes, observações etc. sobre os quais queremos fazer inferências; definida pelos critérios de seleção (critérios de inclusão e exclusão) do estudo
População acessível	Subconjunto da população-alvo que é acessível para o estudo, geralmente em virtude de considerações geográficas ou cronológicas
Amostra de estudo	Subconjunto da população acessível que é escolhida para o estudo
Método de amostragem	Processo de seleção da amostra de estudo a partir da maior população acessível
Viés de seleção	Erro causado por diferenças sistemáticas entre uma amostra de estudo e a população-alvo; exemplos incluem estudos em voluntários e aqueles realizados em clínicas ou contextos de tratamento terciário
Inferência	Desenvolver uma generalização baseando-se em dados de uma amostra de estudo, usualmente com graus calculados de incerteza
Validade interna do estudo	Grau ao qual as conclusões tiradas de um estudo são válidas para a amostra de estudo; resulta do projeto correto do estudo, medições sem viés, e análise estatística correta
Validade externa do estudo (aplicabilidade)	Grau ao qual as conclusões tiradas de um estudo são válidas para uma população-alvo (além dos sujeitos no estudo); resulta de amostragem representativa e critérios apropriados de seleção

tudos de pesquisa clínica. Felizmente, uma amostra consecutiva ou sistemática oferece uma aproximação relativamente boa. Amostras consecutivas são comuns e incluem todos os sujeitos ao longo de um intervalo de tempo especificado ou até que um tamanho de amostra especificado seja atingido. Amostras sistemáticas são obtidas usando-se alguma regra simples, sistemática, como o dia da semana, data de nascimento ou primeira letra do sobrenome. O pior método de amostra ocorre quando os sujeitos são escolhidos com base na conveniência ou julgamentos subjetivos sobre elegibilidade pelos pesquisadores. Amostragem por conveniência (de agarro) deve ser suposta quando nenhum outro método é especificado.

A alocação randômica dos pacientes a grupos de tratamento difere de amostragem randômica de uma população. A randomização melhora a validade interna ao reduzir o viés de alocação (Tabela 2.4), mas não tem impacto sobre a validade externa. A maioria dos ensaios randomizados, no entanto, possui critérios de seleção rígidos e restritivos que tendem a limitar a possibilidade de generalização, em comparação com estudos menos restritivos.

Precisão e Intervalos de Confiança

Outro componente da validade externa é a *precisão*, que reflete o grau de variabilidade nas observações. A variabilidade (precisão) tem que ser considerada quando se interpretam dados, a não ser que os resultados devam ser aplicados apenas ao grupo particular de pacientes, animais, culturas celulares, filamentos de DNA etc. nos quais as observações foram feitas inicialmente. Reconhecendo esta limitação, chamamos cada uma das medidas descritivas da Tabela 2.6 um *ponto estimado*, específica dos dados que a geraram. Em medicina, no entanto, procuramos passar de observações a generalizações, de estimativas pontuais para estimativas sobre outras populações. Quando este processo ocorre com graus calculados de incerteza, o chamamos *inferência*.

Eis aqui um breve exemplo de inferência clínica. Depois de administrar a erva *echinacea* a 5 pacientes com doença de Ménière você observa a uma colega que 4 tiveram excelente alívio. Ela pergunta, "Que confiança você tem nos seus resultados?" "Bastante confiança", responde você. "Havia 5 pacientes, e 4 melhoraram. Isso dá 80%". "Talvez eu não tenha sido clara", ela interrompe. "Que confiança você tem de que 80% dos pacientes com doença de Ménière que você vir nos meses seguintes responderão favoravelmente, ou de que 80% dos pacientes semelhantes na minha clínica evoluirão bem com *echinacea*? Em outras palavras, pode você *inferir* alguma coisa sobre o efeito real da *echinacea* a partir de apenas 5 pacientes?" Hesitando, você responde "Estou bem confiante sobre o número 80%, mas pode ser que eu tenha que ver mais uns pacientes para ter certeza."

A questão real, evidentemente, é que uma amostra de apenas 5 pacientes oferece baixa *precisão* (repetibilidade). Qual é a probabilidade de que os mesmos resultados sejam encontrados se 5 novos pacientes forem estudados? Na realidade, podemos afirmar com 95% de confiança que 4 sucessos em 5 em uma *única* amostra é compatível com uma taxa de sucesso de 28% a 99% em *outras* amostras de 5 pacientes a partir da população acessível com Ménière. Este *intervalo de confiança* (IC) de 95% pode ser calculado manualmente ou com um programa estatístico (19,24) e diz-nos a faixa de *médias de amostras* compatível com os dados observados (25). Assim, um IC de 95% fornece uma faixa de valores dentro da qual o valor verdadeiro da população tem probabilidade de residir baseando-se em um único estudo da amostra.

A precisão pode ser aumentada (a incerteza pode ser diminuída) usando-se uma medida mais reprodutível, aumentando-se o número de observações (tamanho da amostra) ou diminuindo-se a variabilidade entre as observações. O método mais comum é aumentar o tamanho da amostra, porque raramente podemos reduzir a variabilidade inerente aos sujeitos que estudamos. Se 50 pacientes (em vez de 5) receberam *echinacea* e 40 tiveram alívio sintomático, o IC de 95% para sucesso estreita-se para entre 66% e 90%. A estimativa pontual, entretanto, permanece 80% (40/50). Embora fiquemos mais confiantes nos nossos resultados após esta experiência maior, não podemos dizer nada acerca da *eficácia* da *echinacea* sem um grupo não tratado para comparação.

Percebendo que a incerteza não pode nunca ser evitada completamente, usamos estatística para estimar a precisão. Assim, quando dados são descritos usando-se os sumarizadores listados na Tabela 2.6, um IC correspondente de 95% deve acompanhar cada ponto estimado. Quando o estudo relata achados "positivos" ($P < 0,05$), o limite *inferior* do intervalo deve ser escrutinizado; se ele for menor do que você considera ser um tamanho de efeito clinicamente importante, então a precisão é inadequada. Quando o estudo relata achados "negativos" ($P > 0,05$), o limite *superior* do intervalo deve ser verificado; se ele for compatível com um tamanho de efeito clinicamente importante, então a potência estatística é inadequada.

Como exemplo da interpretação do IC, consideremos um relatório de evidência sobre OMA que encontrou uma diferença absoluta entre as taxas de 12,3% (IC 95%, 2,8% a 21,8%) favorecendo amoxicilina sobre placebo. Como o limite do IC é 2,8%, que pode não ser clinicamente importante, a precisão é abaixo de ótima. O IC de 95% para o NNT é facilmente calculado (ver anteriormente) como 4,6 a 35,7, o que novamente mostra que os resultados são compatíveis com uma necessidade de tratar até 36 crianças para beneficiar uma. Os achados sugerem um benefício importante dos antibióticos para algumas crianças com OMA (IC de 95% não contém zero), mas a imprecisão e o NNT modesto falam a favor de terapia seletiva e judiciosa.

Quando um estudo relata "ausência de diferença significante", o IC pode ajudar a determinar se alguma coisa poderia ter sido deixada passar despercebida (baixa potência). Por exemplo, uma metanálise de faringite estreptocócica conclui que curto tratamento com antibiótico (5-7 dias) é equivalente a tratamento completo (10 dias) porque a razão de chances da falha do tratamento é 1 (IC 95%, 0,5 a 1,5). Embora o ponto estimado de 1 sugira equivalência, o IC de 95% é compatível com médias da amostra de 0,5 (metade de muitas falhas com terapia longa) a 1,5 (o dobro de falhas com terapia de curta duração). Assim, temos dados insuficientes para concluir com certeza razoável que a terapia curta é comparável com a terapia completa.

Os exemplos precedentes esclarecem a razão pela qual é inaceitável descrever resultados de estudo como simplesmente estatisticamente "significantes" ou "não significantes" (26). Um valor P mede a força da evidência contrária à hipótese nula, mas não oferece nenhuma informação sobre o tamanho do efeito. Um valor de P aproximando-se de 0,05 freqüentemente tem precisão que é demasiado baixa para excluir um efeito banal, e um valor P "não significante" freqüentemente tem um IC de 95% que contém médias da amostra clinicamente importantes. Os estudos com ICs estreitos têm alta precisão e são mais significativos independentemente dos valores P. Em contraposição, os estudos com ICs largos exigem avaliação crítica cuidadosa.

Pergunta 5: Os Resultados São Fortes e Consistentes?

O primeiro passo ao avaliar a força e consistência é perguntar: "Os resultados fazem sentido?" Achados significantes que são biologicamente implausíveis, ou que são incoerentes com outros estudos conhecidos, podem muitas vezes ser explicados por viés ocultos ou deficiências de projeto que inicialmente não foram suspeitados. Resultados improváveis podem tornar-se estatisticamente importantes através da coleta distorcida de dados, história natural, efeitos de placebo, variáveis confundidoras não identificadas, ou análise estatística inadequada. Um estudo com deficiências de planejamento ou análise estatística inadequada tem baixa validade interna e deve ser reanalisado ou descartado.

No nível seguinte de integração, nós comparamos o desenho de estudo que produziu os dados atuais com o desenho de outros estudos publicados. O *nível de evidência* geralmente aumenta à medida que progredimos de estudos observacionais para experiências controladas (ensaios randomizados) (2). Por exemplo, se diversas experiências de eficácia randomizadas já foram publicadas sobre o tópico de interesse, é improvável que um estudo não controlado venha a fornecer novas percepções. Em contraposição, nas populações nas quais a randomização é contra a ética, um estudo de coorte bem planejado pode constituir a melhor evidência atingível. Quando certo nível de evidência foi acumulado, o nexo causal pode ser inferido. *Causalidade* é um conceito epidemiológico baseado na consistência, força, especificidade e relação temporal da associação entre um fator e uma doença ou desfecho específico (27).

Ao avaliar o nível de evidência, os leitores devem conceber que certos desenhos de estudo são mais apropriados que outros para responder a perguntas clínicas específicas (Tabela 2.12) (28). As questões de *terapia* ou *nocividade*, que procuram determinar o efeito de diferentes tratamentos sobre os desfechos, são mais bem respondidas com experiências controladas randomizadas. As perguntas sobre *testes diagnósticos* são mais bem respondidas usando-se desenhos de corte transversal nos quais pacientes com e sem a condição de interesse submetem-se tanto ao novo teste diagnóstico e a um critério padrão estabelecido (*gold-standard*). As questões de *prognóstico* são atacadas observando-se grupos de pacientes inicialmente com e sem fatores de risco ao longo do tempo em um desenho de coorte prospectivo. Finalmente, se o foco do estudo for *prevalência de sintomas* ou *diagnóstico diferencial*, uma coorte prospectiva com bom acompanhamento é melhor.

Cuidado com a seção de discussão do artigo como fonte de informação sobre consistência e integração. Raramente são feitos esforços para descrever sistematicamente a evidência relacionada com os achados do próprio investigador, mesmo em relatórios de ensaios clínicos controlados randomizados (29). Em vez disso, muitas vezes a norma é o relato episódico de outros trabalhos. Além disso, um trabalho de pesquisa raramente representa a amplitude completa das opiniões dos cientistas cujo trabalho ele afirma descrever. Existe evidência de crítica ocultada; avaliação incompleta, confusa e às vezes preconceituosa das implicações de um estudo; e freqüentemente falta de indicação de direções para trabalho futuro. Conseqüentemente, a tarefa de colocar novos resultados no contexto das experiências precedentes é transferida para o leitor.

TABELA 2.12
NÍVEIS DE EVIDÊNCIA

Nível	Terapia, Prevenção, Etiologia ou Nocividade	Prevalência de Sintomas ou Diagnóstico Diferencial	Prognóstico	Avaliação de Teste Diagnóstico
1	Ensaio clínico controlado randomizado, ou série de casos "tudo ou nada"[a]	Estudo(s) de coorte prospectivo(s), com > 80% de acompanhamento, ou série de casos tudo ou nada[b]	Coorte(s) desde o começo,[b] ou um algoritmo (ou sistema de escore) validado	Estudo de coorte de validação de um teste existente com bons padrões de referência, ou um algoritmo validado (ou sistema de escore)
2	Estudo(s) prospectivo(s) com grupo-controle interno	Estudo retrospectivo, estudo prospectivo com ≤ 80% de acompanhamento, ou estudo ecológico[c]	Estudo de coorte retrospectivo, acompanhamento de pacientes controles não tratados em ensaio clínico randomizado, ou algoritmo não validado ou sistema de escore	Estudo de coorte exploratório que deriva um novo teste, com bons padrões de referência, ou deriva um algoritmo (ou sistema de escore) e o valida em parte da mesma amostra de estudo
3	Estudo(s) retrospectivo(s) com grupo-controle interno	Estudo de coorte não consecutiva ou população muito limitada	Não disponível	Estudo não consecutivo, ou sem padrões consistentes de referência
4	Série de casos sem um grupo-controle interno (revisões, coorte não controlada)	Série de casos	Série de casos, ou coorte prognóstica de má qualidade com < 80% de acompanhamento ou sem correção para confundidores	Estudo retrospectivo, ou uso de um padrão de referência precário ou não independente
5	Opinião de "experts" sem apreciação crítica, ou baseada em fisiologia, pesquisa em bancada ou princípios básicos			

[a]Série de casos "tudo ou nada": pacientes morriam quando o tratamento não era disponível, mas alguns ou nenhum agora morrem sob o seu uso.
[b]Coorte desde o começo: grupo de indivíduos identificados para estudo subseqüente em um ponto inicial, uniforme, no curso da condição de saúde específica, ou antes que a condição se desenvolva.
[c]Estudo ecológico: analisa populações ou grupos de pessoas, em vez de indivíduos.
Adaptado de Phillips B, Ball C, Sackett D et al. Levels of evidence and grades of recommendation. Oxford Centre for Evidence-Based Medicine. http://www.cebm.net/levels_of_evidence.asp (acessado em 12/20/04).

Um estudo único — não importando quão elegante ou sedutor — raramente é definitivo. Ciência é um processo cumulativo que exige um grande volume de evidência consistente e reprodutível antes que conclusões possam ser formadas. A melhor maneira de resumir evidência é com *revisões sistemáticas* que usam critérios explícitos e reprodutíveis para reunir, avaliar e combinar artigos com um mínimo de vieses. Metanálise é uma forma de revisão sistemática que emprega técnicas estatísticas para derivar estimativas quantitativas da magnitude dos efeitos do tratamento e sua precisão associada (30). Metanálises válidas atacam questões focalizadas, avaliam a qualidade e combinabilidade dos artigos, oferecem sumários gráficos e numéricos, e podem ser generalizadas para uma população-alvo significativa.

Em resumo, todos os dados científicos são atormentados por erros, vieses e incertezas. A análise estatística minimiza o erro de amostragem, e o desenho do estudo reduz ao mínimo os vieses. Incerteza é um problema mais difícil mas pode ser parcialmente reduzido com humildade e ICs de 95%. Vislumbres de associação e causalidade emergem à medida que o nível de evidência aumenta e uma massa crítica de estudos de alta qualidade combináveis é realizada. Uma base suficiente de evidência facilita a produção de diretrizes (*guidelines*) para prática clínica que possibilitam assistência ótima aos pacientes fazendo recomendações baseadas em níveis de evidência e em razões de dano: benefício. Os clínicos podem melhor compreender e beneficiarem-se com este fluxo dinâmico de idéias através de uma abordagem esclarecida para a compreensão dos dados e a interpretação da literatura médica.

PONTOS IMPORTANTES

- A literatura médica revista por pares da especialidade geralmente serve à ciência, não à prática médica; avaliação crítica é necessária para localizar evidência clinicamente relevante e válida.
- A avaliação crítica começa com os princípios descritos nas Tabelas 2.1 e 2.2, com ênfase na magnitude, relevância clínica e aplicabilidade dos principais resultados.

- O desenho do estudo tem um impacto profundo sobre a validade; responder às perguntas na Tabela 2.3 antes de tentar interpretar ou aplicar os resultados.
- Melhora após terapia nem sempre equivale à melhora por causa da terapia; a menos que o estudo seja controlado e randomizado, viés, acaso ou história natural (Tabela 2.4) podem responsabilizar-se pela aparente "eficácia" da intervenção.
- Análise estatística envolve descrição de resultados, seleção do teste adequado baseando-se na natureza das variáveis e perguntas que estão sendo feitas, e lidando com a importância clínica (Tabelas 2.5–2.10).
- Um estudo adequadamente realizado e analisado possui validade interna, mas a capacidade de generalizar os resultados para além do estudo (validade externa) depende dos critérios de amostragem e seleção de pacientes.
- Nenhuma quantidade de magia estatística é capaz de compensar projeto defeituoso de estudo, dados mal colhidos e avaliação distorcida dos resultados; valores P e intervalos de confiança lidam com erro de amostragem, não viés.

REFERÊNCIAS

1. Rosenfeld RM. The seven habits of highly effective data users. *Otolaryngol Head Neck Surg* 1998;118:144-158.
2. Guyatt G, Rennie D. Users' *guides to the medical literature: a manual for evidence-based clinical practice*. Chicago: AMA Press, 2002.
3. Cummings P. Reporting statistical information in medical journals. *Arch Pediatr Adolesc Med* 2003;157:321-323.
4. Gehlbach SH. *Interpreting the medical literature*, 4th ed. New York: McGraw-Hill, Inc, 2002.
5. Last JM (ed). *A dictionary of epidemiology*, 4th ed. New York: Oxford University Press, 2001.
6. Neely JG, Hartman JM, Wallace MS, et al. Tutorials in clinical research: part III. Selecting a research approach to best answer a clinical question. *Laryngoscope* 2001;111:821-830.
7. Hartman JM, Forsen JW, Wallace MS, et al. Tutorials in clinical research: part IV. Recognizing and controlling bias. *Laryngoscope* 2002;112:23-31.
8. Brody H. *The placebo response: How you can release the body's inner pharmacy for better health*. New York: Cliff Street Books, 2000.
9. Ovchinsky A, Ovchinsky N, Rosenfeld RM. A new measure of placebo response and patient satisfaction in office encounters. *Otolaryngol Head Neck Surg* 2004;131:280-287.
10. Altman DG, Schulz KF, Moher D, et al. The revised CONSORT statement for reporting randomized trials: explanation and elaboration. *Ann Intern Med* 2001;134:663-694.
11. Hollis S, Campbell E What is meant by intention to treat analysis? Survey of published randomized controlled trials. *BMJ* 1999;319:670-674.
12. Schulz KF, Grimes DA. Blinding in randomised trials: hiding who got what. *Lancet* 2002;359:696-700.
13. Neely JG, Stewart MG, Hartman JM, et al. Tutorials in clinical research: part N. Descriptive statistics. *Laryngoscope* 2002;112:1249-1255.
14. Bewick V, Cheek L, Ball J. Statistics review 12: survival analysis. *Crit Care* 2004;8:389-394.
15. Bewick V, Cheek L, Ball J. Statistics review 11: assessing risk. *Crit Care* 2004;8:287-291.
16. Rosenfeld RM. Uncertainty-based medicine. *Otolaryngol Head Neck Surg* 2003;128:5-7.
17. Whitley E, Ball J. Statistics review 3: hypothesis testing and P values. *Crit Care* 2002;6:222-225.
18. Whitley E, Ball J. Statistics review 4: sample size calculations. *Crit Care* 2002;6:335-341.
19. Borenstein M, Rothstein H, Cohen J. *Power and precision* (user's manual and software). Englewood, NJ: Biostat Inc, 2001.
20. Nuovo J, Melnikow J, Chang D. Reporting number needed to treat and absolute risk reduction in randomized controlled trials. *JAMA* 2002;287:2813-2814.
21. Chen AY, Whigham AS. Validation of health status instruments. *ORL J Otorhinolaryngol Relat Spec* 2004;66:167-172.
22. Whitley E, Ball J. Statistics review 6: nonparametric methods. *Crit Care* 2002;6:509-513.
23. Bewick V, Cheek L, Ball J. Statistics review 9: one-way analysis of variance. *Crit Care* 2004;8:130-136.
24. SPSS Inc. SPSS 13.0 *brief guide*. Upper Saddle River, NJ: Prentice Hall Inc, 2004.
25. Whitley E, Ball J. Statistics review 2: samples and populations. *Crit Care* 2002;6:143-148.
26. Sterne JA, Smith GD. Sifting the evidence–what's wrong with significance tests? *BMJ* 2001;322:226-231.
27. Freedman D. From association to causation: some remarks on the history of statistics. *Statistical Science* 1999;14:243-258.
28. Phillips B, Ball C, Sackett D, et al. Levels of evidence and grades of recommendation. Oxford Centre for Evidence-Based Medicine. http://www.cebm.net/levels_of_evidence.asp (accessed 12/20/04).
29. Clarke M, Alderson P, Chalmers L Discussion sections in reports of controlled trials published in medical journals. *JAMA* 2002;287:2799-2801.
30. Rosenfeld RM. Meta-analysis. *ORL J Otorhinolaryngol Relat Spec* 2004;66:186-195.

CAPÍTULO 3

Resultados e Medicina Baseada em Evidência

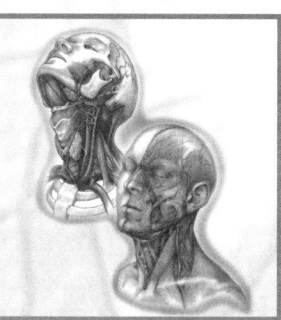

Michael G. Stewart

A pesquisa de resultados pode ser definida como o estudo científico dos resultados das terapias usadas para uma doença, condição ou enfermidade particular (1). Embora toda pesquisa clínica meça algum tipo de resultado, como mortalidade, morbidade ou alguma outra medida objetiva, na "pesquisa de resultados" é avaliada a percepção do paciente a respeito do seu resultado.

Historicamente, o movimento para a pesquisa baseada nos resultados foi iniciado pelo Dr. Paul Ellwood, que sugeriu que no futuro os médicos avaliariam os resultados pela medição daquilo que o paciente experimentara (2). Subseqüentemente, foram desenvolvidas ferramentas para avaliar estes resultados, as quais podem ser aplicadas a muitas doenças. Entretanto, a pesquisa de resultados também inclui outros tipos de estudos além dos estudos de resultados baseados no paciente. Hoje, os pesquisadores de resultados estudam todos os aspectos do sistema de assistência à saúde — desde o estado do paciente ou a população à entrada; organização, prestação, regulamentação e financiamento da assistência à saúde prestada; até o estado do paciente ou a população depois do tratamento.

Para abranger outros aspectos da pesquisa dos serviços de saúde, alguns autores dividiram a pesquisa de resultados em pesquisa de resultados *baseada em prontuários* e pesquisa de resultados *baseada em pacientes*. Exemplos destes diferentes tipos de estudos estão mostrados na Tabela 3.1.

DEFINIÇÃO DE RESULTADO

Resultados clínicos tradicionais, como taxas de sobrevida e complicação, ainda são avaliados em pesquisa de resultados. Entretanto, a ênfase é posta em medidas *expandidas* de resultado, que são avaliadas principalmente segundo a perspectiva do paciente. Estes resultados expandidos incluem qualidade de vida, estado de saú-

TABELA 3.1
TIPOS DE PESQUISAS DE RESULTADOS

Pesquisa de resultados baseada em prontuários
  Metanálise
  Pesquisa de adequação ou pertinência (*appropriateness*)
  Revisões de bancos de dados administrativos
  Estudos baseados na população

Pesquisa de resultados baseada em pacientes
  Desenvolvimento de instrumentos sobre qualidade de vida e estado de saúde
  Desenvolvimento de sistemas de estratificação da gravidade das doenças
  Estudos de resultados longitudinais
    Prospectivos
    Retrospectivos
    Observacionais

Modificado de Rosenfeld RM, Bluestone C, eds. *Evidence-based otitis media.* Hamilton, Ontario: BC Decker, Inc., 1999, com permissão.

de global, e estado de saúde específico com relação à doença. Além disso, deve ser feita a avaliação de outros fatores que possam afetar o resultado, como co-morbidade. A avaliação de resultados é discutida em maiores detalhes, mais adiante, neste capítulo.

Outra diferença importante entre a pesquisa clínica tradicional e a pesquisa de resultados é que os estudos de resultados são freqüentemente realizados nos contextos de "mundo real" usando grupos de pacientes, em contraste com a pesquisa clínica tradicional, na qual grupos geralmente menores de pacientes são estudados dentro de ambientes muito controlados.

TIPOS DE ESTUDOS

Planos (projetos ou desenhos) de estudo prospectivos, retrospectivos ou de corte transversal podem ser usados em pesquisa de resultados. Entretanto, muitos estudos de resultados usam um plano prospectivo *observacional* — no qual os resultados são avaliados após diferentes tratamentos — em vez de um plano prospectivo *experimental* — no qual os tratamentos são cuidadosamente controlados ou randomizados. As diferenças entre estes desenhos de estudo constituem um ponto importante para discussão.

Nos ensaios experimentais ou controlados, particularmente experiências randomizadas, o plano ideal usa dois grupos de pacientes que são idênticos em todos os aspectos — exceto o tratamento recebido. Portanto, qualquer diferença no resultado entre os grupos deve ser o resultado apenas dos diferentes tratamentos, porque sob os demais aspectos os grupos eram idênticos. Evidentemente, obter grupos de pacientes que sejam realmente idênticos raramente é possível e, não obstante constitui a base por trás do projeto e da metodologia rigorosos das experiências controladas. Além disso, para levar em conta as diferenças inerentes entre os grupos de tratamento, o processo de randomização deve teoricamente distribuir essas diferenças (digamos, na demografia ou na gravidade da doença) por igual entre os dois grupos. Pode-se dizer que os estudos experimentais cuidadosamente controlados medem a *eficácia* do tratamento sob circunstâncias ideais. Estes estudos usualmente fornecem resultados muito confiáveis a respeito dos efeitos do tratamento — no grupo que foi estudado.

Entretanto, há dúvidas acerca da possibilidade de generalização dos resultados das experiências rigorosamente controladas para populações maiores de pacientes com uma doença porque o grupo maior de pacientes não será tão cuidadosamente controlado e homogêneo. Além disso, a obediência dos pacientes e outros fatores podem levar a resultados diferentes daqueles em experiências apertadamente controladas. Ademais, experiências clínicas são muito caras para se executar, especialmente quando consideradas do ponto de vista do custo por paciente estudado.

Planos de estudo observacionais são usados comumente em pesquisa de resultados. Todos os pacientes com uma determinada doença são incluídos, estes são estudados no contexto real no qual receberam seu tratamento de saúde. Isto naturalmente introduz muitos outros fatores que podem afetar o resultado após o tratamento, inclusive o potencial de *viés* de seleção para diferentes tratamentos. Entretanto, muitos argumentam que os resultados dos estudos de resultados em grande escala são mais aplicáveis à população geral, em virtude do seu contexto e abrangência. Diz-se que os estudos que avaliam os resultados reais ("mundo real") do tratamento medem a *efetividade* do tratamento — *versus* a eficácia medida a partir das experiências controladas (3). Por outro lado, além do seu contexto de "mundo real", os resultados expandidos medidos (qualidade de vida etc.) poderiam ser mais relevantes e importantes para os pacientes do que outros resultados clínicos ou biológicos.

ETAPAS NA REALIZAÇÃO DA PESQUISA DE RESULTADOS

Existem diversos passos básicos envolvidos na realização de pesquisa de resultados baseada nos pacientes. As etapas fundamentais são as seguintes: (a) identificar e definir a doença de interesse), (b) criar um sistema de estadiamento (índice de gravidade clínica) para a gravidade da doença, (c) identificar condições co-mórbidas, e (d) estabelecer os resultados a serem medidos (4). Os estudos podem efetuar um, alguns ou todos esses passos. Portanto, o desenvolvimento e validação de um instrumento de resultados é um tipo de pesquisa de resultados, e a identificação de co-morbidades é outro tipo. Cada etapa é discutida mais detalhadamente nas seções a seguir.

Definir a Doença de Interesse

Definir a doença de interesse pode ser uma etapa simples se a doença tiver critérios diagnósticos claros e amplamente aceitos. Contudo, muitas doenças são difíceis de definir rigorosamente, como doença de refluxo gastroesofágico ou sinusite crônica, e pode ser necessária pesquisa para desenvolver critérios diagnósticos claros, reprodutíveis.

Criar um Sistema de Estadiamento ou Índice de Gravidade Clínica

Agrupamento ou estratificação conforme a gravidade da doença é importante em todos os tipos de pesquisa clínica. Entretanto, é particularmente importante em pesquisa de resultados. Isto acontece porque um grande número de pacientes podem ser estudados sem critérios estritos de inclusão ou exclusão. Pacientes com doença mais grave podem receber tratamento mais (ou menos) agressivo, de modo que é potencialmente importante ajustar estatisticamente quanto à gravidade da doença, ao avaliar os resultados.

Sistemas de estadiamento já existem para muitas doenças — por exemplo, o sistema de estadiamento TNM para câncer. É importante distinguir os sistemas de estadiamento que são descritivos dos que são prognósticos. Os sistemas descritivos de estadiamento simplesmente agrupam pacientes que apresentam características semelhantes. Os sistemas prognósticos são destinados a predizer um resultado; por exemplo, o sistema de estadiamento TNM é projetado para predizer sobrevida de 5 anos. Em geral, os sistemas de estadiamento usados para a pesquisa de resultados devem ser prognósticos (3). Entretanto, mesmo se já existir um sistema de estadiamento prognóstico, ele pode não conter todas as variáveis importantes que predizem o resultado (5).

Para desenvolver um sistema de estadiamento prognóstico, o pesquisador deve primeiro definir o resultado de interesse a ser predito pelo sistema de estadiamento, o qual é definido como a variável dependente. Em seguida, identificar um grupo de variáveis que possam predizer resultado — essas são as variáveis independentes. As variáveis independentes potenciais podem ser identificadas a partir da literatura precedente, um estudo prospectivo ou opinião de especialistas. A seguir, efetuar um estudo prospectivo, identificando um grupo heterogêneo de sujeitos que tem probabilidade de conter pacientes com doença branda, moderada e grave. Nesse grupo, medir a presença de todas as variáveis preditoras potenciais e os resultados após o tratamento.

Então, usando dados sobre o resultado de interesse e a presença de variáveis preditoras, efetuar uma análise multivariada para identificar que variáveis preditoras realmente afetam o resultado. Análise multivariada é importante nos estudos clínicos porque diversas variáveis diferentes usualmente exercem efeitos umas sobre as outras, de modo que é preferível estudar os efeitos de um grande grupo de variáveis ao mesmo tempo enquanto se controla quanto aos efeitos das outras variáveis potencialmente importantes.

Regressão multivariada (linear ou logística) é uma opção para análise; entretanto, há outras opções como consolidação conjuntiva (3,6). Se for usada regressão, fatores preditivos são identificados, e cada um pode criar uma categoria com diferentes resultados. Entretanto, se múltiplas variáveis preditoras forem identificadas, o processo de desenvolver um sistema único de estadiamento pode ser difícil e, na melhor hipótese, exige múltiplas iterações de experiência e análise. A técnica da consolidação conjuntiva permite que novos fatores clínicos sejam adicionados a um sistema de estadiamento sem necessariamente aumentar o número de grupos ou categorias. Por outro lado, para o desenvolvimento de um sistema de estadiamento, a coleta de dados pode ser efetuada retrospectivamente, em particular se o resultado exigir um intervalo importante de tempo.

Existem vários "modelos" potenciais de sistemas de estadiamento dentre os quais escolher. Em qualquer circunstância, desenvolver um sistema de estadiamento é um processo iterativo no qual os pacientes são agrupados pelas variáveis preditoras, e os resultados, por grupo, são avaliados. Se os grupos não forem suficientemente distintos, então outro arranjo de variáveis preditoras é usado, e os resultados por grupo são novamente comparados. Idealmente, o sistema de estadiamento deve ser organizado de tal modo que os pacientes sejam facilmente agrupados em diferentes estratos, com resultados claramente diferentes, de modo a que todos os pacientes sejam classificáveis.

Identificar Co-Morbidades

O conceito de uma co-morbidade que afetou seriamente o resultado do tratamento foi descrito pela primeira vez pelo Dr. Alvan Feinstein. Uma co-morbidade é definida como uma condição — distinta da condição de interesse — que afeta o resultado que está sendo medido. Por exemplo, ao medir a mortalidade pelo câncer de laringe, se o paciente tiver outra condição séria causando potencial mortalidade (*i. e.*, angina instável), então a condição é definida como uma co-morbidade. Desde as descrições iniciais, pesquisadores em múltiplas especialidades identificaram o impacto de doença co-mórbida sobre diferentes resultados (6). Por essas razões, em qualquer estudo de resultados, é importante identificar todas as co-morbidades potencialmente importantes e medir sua presença e gravidade como parte dos dados do processo de coleta. Evidentemente, isso se aplica somente se a co-morbidade afetar realmente a condição em estudo. Usando o mesmo exemplo da angina instável, se estivéssemos realizando um estudo de satisfação com a audição 1 mês depois de receber diferentes tipos de aparelhos de audição, a presença de angina instável não seria necessariamente uma co-morbidade importante a considerar.

Definir os Resultados a Serem Medidos

Os resultados expandidos baseados nos pacientes, usualmente medidos em pesquisa de resultados, são qualidade de vida, estado de saúde e estado funcional. Há múltiplas definições potenciais para cada um desses itens; entretanto, "qualidade de vida" tem três aspectos-chaves: (a) ela é mais do que a ausência de doença, (b) é subjetiva (avaliada da perspectiva do paciente), e (c) é multidimensional. Além disso, a qualidade de vida global depende de múltiplos aspectos da vida não diretamente relacionados com a doença, de modo que a maioria dos pesquisadores ao estudarem resultados de tratamento está na realidade avaliando a "qualidade de vida relacionada com a saúde". A maioria dos instrumentos de resultados destinados ao uso na assistência aos pacientes visa avaliar qualidade de vida relacionada com a saúde. O termo "estado de saúde" é auto-explicativo, mas também deve ser medido da perspectiva do paciente. Estado funcional refere-se à capacidade de o paciente desempenhar atividades diárias. Na maioria das circunstâncias, os pesquisadores estão apenas interessados no efeito de uma doença particular, de modo que é avaliado o estado funcional específico com relação à doença.

Para medir o estado funcional ou qualidade de vida, o paciente deve responder a várias perguntas que foram validadas para a finalidade de medição. Embora estes dados possam ser colhidos usando-se entrevistas ou outras técnicas interativas, na maioria das circunstâncias os pacientes completam um questionário escrito. Em pesquisa de resultados, as perguntas são chamadas "itens" e os questionários são chamados "instrumentos". Os instrumentos têm que ser validados, e o processo de validação emprega os princípios científicos da psicometria. Uma discussão completa do processo de validação de instrumentos exigiria mais do que um capítulo; entretanto, os conceitos básicos serão revistos aqui.

Um instrumento de estado de saúde ou qualidade de vida deve ser confiável, válido e sensível (7). Dois tipos de confiabilidade são usualmente avaliados — confiabilidade de teste-reteste e confiabilidade de coerência (consistência) interna. Confiabilidade de teste-reteste significa que os resultados serão semelhantes se o estado do paciente não tiver mudado, e confiabilidade de consistência interna significa que as respostas são avaliadas comparando-se as respostas em itens semelhantes ou itens que compreendem uma subescala de itens com conteúdo semelhante.

Validade significa que o instrumento está medindo o que se espera que ele meça. A validade é confirmada por uma combinação de evidência: validade de conteúdo, validade de critérios (se os escores no instrumento se correlacionam com critérios externos mensuráveis objetivos), e validade do constructo (se os escores no instrumento se correlacionam com escores em outros instrumentos que medem conceitos semelhantes).

Sensibilidade (ou responsividade) significa que o instrumento responde a mudanças no *status*. Em outras palavras, se o estado clínico do paciente se alterar, então o seu escore também deve alterar-se. A sensibilidade é avaliada usando-se técnicas estatísticas que medem o grau de mudança com relação a padrões conhecidos, tais como a média de resposta padronizada e o tamanho do efeito.

Outro aspecto da avaliação da sensibilidade ou alteração no *status* usando-se um instrumento foi chamado "diferença significante mínima" no escore (8). Por exemplo, os escores de saúde médios em um instrumento podem variar de 40 a 50 (em uma escala de 0 a 100) e a diferença poderia ter um valor P de menos de 0,05. Surge a questão: essa diferença de 10 pontos constitui uma alteração *clinicamente* significante? Se os estudos indicaram que a diferença clinicamente significante mínima para o instrumento for 15 pontos (em 100) então a mudança no escore não atinge um nível de diferença significante mínima. Portanto, embora o valor P indique que a diferença de 10 pontos provavelmente não é resultado do acaso, provavelmente ela é uma alteração demasiado pequena para ser observada clinicamente por um paciente.

Felizmente, é raro que seja necessário você desenvolver o seu próprio instrumento. Já existem centenas de instrumentos de qualidade de vida e estado de saúde disponíveis na literatura. Alguns exemplos de instrumentos validados de qualidade de vida para avaliar qualidade global de vida incluem a *Quality of Well-Being Scale*, a *London Handicap Scale*, o *Medical Outcomes Study SF-36 (short form 36)* e *SF-12*, o *Sickness Impact Profile* e o *Child Health Questionnaire*. Alguns instrumentos de qualidade de vida específicos para doenças em otorrinolaringologia incluem o *Chronic Sinusitis Survey*, o *Sinonasal Outcome Test-20 items*, o *University of Washington Quality of Life Index*, e o *Voice Handicap Index*.

Admitindo que exista um instrumento validado, a questão principal para um pesquisador torna-se — que instrumento escolher? Esta escolha é usualmente baseada no conteúdo do instrumento e a carga potencial para o respondedor. Para discutir a avaliação do conteúdo, um bom exemplo é a perda auditiva, para a qual existem disponíveis vários instrumentos validados. Entretanto, a revisão mais aprofundada do projeto e do conteúdo desses instrumentos indica que alguns pretendem avaliar a satisfação com um aparelho de audição, ou seja, um é para pacientes idosos apenas, outro é projetado para a perda auditiva de condução no paciente sadio sob os demais aspectos, e assim por diante.

O paciente a ser avaliado lida com a extensão de tempo e o esforço exigidos para preencher um instrumento. Particularmente, quando são usados múltiplos questionários, selecionar instrumentos com carga mais baixa deve melhorar a conformidade (obediência) e o acompanhamento dos pacientes. Além disso, os pesquisadores observaram que os instrumentos mais curtos são geralmente muito sensíveis a mudança, de modo que pouco se perde, do ponto de vista da responsividade, ao usar um instrumento mais curto.

Outra questão importante é quanto a escolher um instrumento de qualidade de vida/estado de saúde geral ("global" ou "genérico") ou um instrumento específico para doença. Ambos têm vantagens e desvantagens (9). Os instrumentos globais têm a vantagem de serem comparáveis através dos estados de doença, e o seu uso permite comparações entre o impacto relativo de certas doenças. Entretanto, muitos instrumentos globais de estado de saúde são relativamente insensíveis ao impacto de estados de doença mais limitados, que não obstante podem causar piora importante da qualidade de vida dos pacientes. Isto poderia não ser verdadeiro a respeito de todos os instrumentos globais, mas este achado foi reproduzido em várias doenças. Portanto, se um instrumento global de qualidade de vida não for suficientemente sensível, então é apropriado o uso de um instrumento específico para a doença.

Os instrumentos específicos para as doenças são muito mais sensíveis ao impacto de uma doença particular, e permitem comparações significativas entre tratamentos ou grupos de pacientes. Entretanto, os instrumentos específicos para doenças não permitem comparações entre vários estados de doença, o que pode ser uma desvantagem se o objetivo for demonstrar o impacto global de uma dada doença. Por essas razões, em muitas circunstâncias, é judicioso usar um instrumento global e um específico para a doença (9).

Finalmente, como discutimos previamente, resultados clínicos tradicionais como sobrevida livre de doença permanecem sendo resultados importantes para avaliação. Em alguns casos nos quais os resultados tradicionais são bem conhecidos e apenas os resultados expandidos, baseados nos pacientes, são de interesse, então talvez só a qualidade de vida/estado de saúde possam ser avaliados. Contudo, se houver uma carga adicionada mínima para o paciente e o pesquisador avaliar resultados clínicos "tradicionais" (como sobrevida livre de doença), na maioria das circunstâncias esses resultados também devem ser avaliados.

RESULTADOS DE PESQUISA DE RESULTADOS EM OTORRINOLARINGOLOGIA

Os estudos de resultados em otorrinolaringologia produziram muitos resultados importantes, e alguns exemplos curtos são listados aqui. Há agora instrumentos de resultados validados para uso em sinusite crônica, obstrução nasal, perda auditiva, doença crônica da orelha, zumbido, tontura, câncer de cabeça e pescoço, voz, refluxo gastroesofágico, doença das tonsilas e adenóides, otite média pediátrica e apnéia de sono pediátrica, entre outras doenças. Além disso, há um sistema de estadiamento prognóstico abrangente para apnéia de sono obstrutiva em adultos. Estudos mostraram que a qualidade global de vida é significativamente piorada em adultos com sinusite crônica e que melhora para quase normal após cirurgia sinusal endoscópica. Similarmente, a qualidade global de vida é significativamente piorada em crianças com doença das tonsilas e adenóides. Aprendemos que as co-morbidades têm impacto importante na sobrevida e no resultado em pacientes com câncer laríngeo e outros cânceres de cabeça e pescoço. Além disso, algoritmos acurados de sobrevida incluindo muitos fatores preditivos foram desenvolvidos para câncer de cabeça e pescoço. Foi mostrado que a qualidade de vida específica da doença melhora significativamente após tratamento cirúrgico das seguintes condições: sinusite crônica, otite média pediátrica, paralisia de cordas vocais, perda auditiva de condução, deformidade septal nasal e apnéia de sono pediátrica, entre outras. Além disso, foi demonstrado que o implante coclear é custo-efetivo com relação a outras intervenções de tratamento de saúde.

OUTROS TIPOS DE PESQUISA DE RESULTADOS

Além dos estudos baseados em pacientes, outros tipos de pesquisa de resultados trouxeram contribuições importantes. Por exemplo, em um estudo de adequação, os prontuários de uma grande população foram revistos para testar a hipótese de que o tratamento (clínico ou cirúrgico) fora baseado em indicações apropriadas. Estes estudos freqüentemente fornecem resultados controversos por duas razões principais. Uma razão é que é difícil alcançar consenso sobre o que é uma indicação apropriada *versus* duvidosa *versus* inapropriada. Um estudo de adequação poderia achar que uma grande porcentagem de procedimentos foi realizada para indicações "duvidosas", quando há evidência contraditória legítima mostrando que aquelas indicações poderiam ter sido classificadas como "apropriadas." Uma segunda razão é que esses estudos dependem pesadamente da documentação no prontuário médico, a qual muitas vezes é insuficiente. Assim, embora a papeleta do paciente possa mostrar que indicações apropriadas não foram satisfeitas, de fato, aquele paciente particular poderia na realidade satisfazer todos os critérios. Apesar da controvérsia, estes estudos são importantes porque geram discussão e podem atuar como um estímulo para pesquisa futura, desenvolvimento de diretrizes colaborativas e assim por diante.

Outro tipo de pesquisa de resultados são os estudos de população. Muitos achados importantes foram identificados a partir dos estudos das freqüências de assistência médica recebidas por diferentes populações. De particular interesse são os estudos que comparam as freqüências de procedimentos com indicações controvertidas. Alguns exemplos iniciais foram estudos das taxas na população de tonsilectomia, histerectomia, cirurgia de disco lombar e endarterectomia carotídea; os pesquisadores acharam que populações que pareciam notavelmente semelhantes em demografia, economia e estado de saúde tinham freqüências acentuadamente diferentes de procedimentos realizados. As únicas diferenças aparentes pareceram ser onde elas viviam e o número de médicos da especialidade por pessoa na sua região. Outros estudos mostraram notáveis diferenças nas taxas de admissão hospitalar para os mesmos diagnósticos de internação em diferentes cidades, mesmo depois de controlar quanto a todo estado de saúde e fator demográfico que pudesse influenciar a taxa de admissão. Embora estes estudos às vezes gerem mais perguntas do que respostas, eles dão percepção importante a respeito do fornecimento de assistência à saúde.

A metanálise é outro tipo de pesquisa de resultados. Na metanálise, os resultados de vários estudos individuais são combinados, e uma nova análise estatística é efetuada usando os dados brutos dos estudos individuais. A metanálise é mais do que simplesmente uma revisão detalhada da literatura, e para executar a análise, cada estudo precisa ter usado métodos muito semelhantes e relatado os dados em formato semelhante. Apesar de alguma complexidade metodológica, a metanálise é uma ferramenta útil para ajudar a obter uma potência de amostra adequada para responder a algumas interrogações que pequenos estudos individuais não podem responder, e também para ajudar a resolver resultados conflitantes de estudos individuais.

MEDICINA BASEADA EM EVIDÊNCIA

Medicina baseada em evidência (MBE) é um tópico importante na medicina contemporânea. Embora de fato haja algum tipo de evidência por trás de muitos aspectos do tratamento médico, as técnicas explícitas da "medicina baseada em evidência" apenas recentemente foram descritas e popularizadas. O Dr. David Sackett foi um desenvolvedor-chave e líder na MBE e é o autor principal de um excelente tratado no campo (10).

Mais escolas médicas estão ensinando aos seus estudantes as técnicas da MBE, e artigos, livros, palestras e cursos sobre MBE são populares em muitos campos. Dois tratados contemporâneos relacionados com doenças cobrem campos cirúrgicos: *Evidence-Based Otitis Media*, por Rosenfeld e Bluestone, e *Evidence-Based Surgery*, por Gordon e Cameron.

A MBE foi definida como o uso consciencioso, explícito e judicioso da melhor evidência atual ao tomar decisões a respeito do tratamento de pacientes individuais (11). Além disso, a prática da MBE foi descrita como integrando a perícia clínica individual com a melhor evidência clínica externa disponível a partir da pesquisa sistemática (11). Diversos pontos — e concepções errôneas — merecem ser enfatizados.

Primeiro, MBE *não* significa apenas o uso de experiências clínicas randomizadas. A definição afirma que ela exige o uso da "melhor disponível" evidência, não "unicamente a melhor" evidência. Se os achados de uma experiência clínica randomizada forem disponíveis, então essa é evidência forte, de alta qualidade e deve ser usada. Se, no entanto, experiências randomizadas não foram realizadas e portanto esse tipo de evidência não é disponível, você ainda pode praticar MBE usando a melhor evidência disponível.

A seguir, MBE *não* elimina a experiência ou a base de conhecimento do próprio médico. O médico deve integrar sua experiência clínica com os desejos do paciente e com a melhor evidência clínica quando estiver decidindo o melhor tratamento para um paciente individual.

A prática da MBE foi comparada com um banquinho de três pernas — o qual seria instável se uma perna estivesse faltando (12). As três "pernas" do banco são a melhor evidência, a experiência clínica e os desejos do paciente. Segundo essas linhas, não seria exeqüível ou razoável um médico confiar apenas nos resultados da evidência de alta qualidade para tomar decisões clínicas — porque há muitas dúvidas e questões que não foram analisadas com estudos experimentais. Entretanto, se um médico confiar unicamente na experiência pessoal, sua prática poderia ficar desatualizada ou inapropriada. Assim sendo, a combinação criteriosa e apropriada de experiência e evidência é um objetivo a ser emulado.

Há cinco etapas na prática da MBE (10), e nós descreveremos cada passo individualmente. As etapas são as seguintes:

1. Fazer uma pergunta clínica respondível.
2. Procurar a melhor evidência externa disponível.
3. Avaliar criticamente a qualidade da evidência.
4. Compreender os achados a partir da melhor evidência e criar um sumário/recomendação.
5. Integrar a melhor evidência com a perícia clínica e fatores exclusivos do paciente (desejos, valores, circunstâncias únicas).

Fazer uma Pergunta Clínica Respondível

Fazer uma pergunta clínica respondível poderia parecer simples, mas de fato pode ser desafiador. Muitas perguntas que os clínicos poderiam fazer são inteiramente gerais — por exemplo, "Cirurgia sinusal endoscópica é eficaz?" — e haverá evidência limitada ou nenhuma que trate diretamente dessa pergunta. Ao desenvolver uma pergunta específica e responsável, há vários aspectos da pergunta que devem ser consideradas. Uma ferramenta útil é lembrar "PICO", que representa *P*aciente, *I*ntervenção, *C*omparação, *O*utcome (Resultado). Boas perguntas clínicas normalmente definirão cada um desses quatro componentes. Um exemplo de uma pergunta boa é a seguinte: "Em uma criança de 5 anos com faringite estreptocócica grupo A aguda (paciente), tratamento com antibióticos e antiinflamatórios (intervenção) reduz os sintomas e a duração da febre (resultados) em comparação com antiinflamatórios isoladamente (comparação)?" Essa é uma pergunta clínica respondível.

Embora seja *possível* praticar MBE quando começando com perguntas muito gerais, os peritos no campo observaram que direcionar a pergunta torna mais fáceis todos os passos subseqüentes — particularmente a busca de evidência.

Procurar a Melhor Evidência Disponível

A busca deve ser um processo rigoroso de toda a evidência contemporânea usando tecnologia disponível — não meramente identificar um capítulo de livro ou outra referência à mão. Há alguns bancos de dados (p. ex., a *Cochrane Library*) que identificam e graduam a literatura pertinente sobre muitos tópicos clínicos. Estes bancos de dados geralmente são compilados por especialistas e atualizados regularmente. Além disso, há periódicos devotados à MBE. Ademais, revisões baseadas em evidência quanto a muitas perguntas clínicas foram completadas e disseminadas. Estas poderiam ser publicadas na literatura revista por pares ou como monografias, ou podem ser postas em *Web sites*, entre outras localizações. Assim, ocasionalmente, é possível identificar a melhor evidência sem na realidade executar a pesquisa você mesmo.

Se, no entanto, você precisar fazer sua própria pesquisa, então usar MEDLINE na Internet é outra opção. Este tópico é explorado mais detalhadamente em outra fonte (13). Resumidamente, MEDLINE é um banco de dados da literatura biomédica publicada de todo o mundo. Ele é mantido pela National Library of Medicine, e está disponível na Internet gratuitamente. Os artigos de revistas são referenciados para dentro do MEDLINE por bibliotecários treinados usando termos indicadores chamados Medical Subject Heading Terms, ou "MedSH terms". Uma vez que o usuário se familiarize com as técnicas de pesquisar usando MEDLINE, listas abrangentes de artigos que cobrem um tópico particular podem ser identificadas. A pesquisa deve ser organizada e planejada para identificar artigos que abordem perguntas respondíveis.

O MEDLINE é muito abrangente, de modo que muitas vezes uma pesquisa fornecerá um número muito grande de artigos — muitos dos quais poderiam não ser pertinentes à pesquisa em pauta. Outro problema potencial com o MEDLINE é que ele inclui apenas artigos publicados depois de aproximadamente 1966. Além disso, nem *todos* os periódicos médicos são indexados no MEDLINE. Assim, há um volume razoável de literatura publicada que não será encontrado usando-se MEDLINE. Entretanto, o MEDLINE é globalmente uma ferramenta extraordinariamente poderosa para pesquisar a literatura biomédica.

Uma vez completada a busca, a lista de artigos identificados deve ser consultada, e os artigos pertinentes à pergunta específica devem ser puxados para revisão adicional.

Avaliar Criticamente a Qualidade da Evidência

Na MBE, há um princípio fundamental em operação: nem toda evidência é igual. Os estudos são avaliados com base na sua metodologia, e os estudos que usam metodologia superior recebem mais "peso" e a evidência a partir desses estudos é considerada mais fortemente. As regras básicas de qualidade de estudo são as seguintes: estudos randomizados são melhores que não randomizados, estudos prospectivos são melhores que retrospectivos, e estudos controlados são melhores que não controlados. Por definição, na MBE apenas estudos clínicos usando pacientes humanos são considerados. Embora a pesquisa laboratorial básica seja uma parte essencial da descoberta em medicina, até que estudos tenham sido realizados em humanos, seus resultados não são incluídos na prática da MBE.

Os estudos individuais são graduados e recebem um *nível* baseado na qualidade da metodologia. A hierarquia padrão de níveis proposta por Sackett está mostrada na Tabela 3.2. Há níveis diferentes dependendo

TABELA 3.2

NÍVEIS DE EVIDÊNCIA PARA ESTUDOS DE TERAPIA/ETIOLOGIA E ESTUDOS DE PROGNÓSTICO

Nível de Evidência	Terapia/Etiologia	Prognóstico
1a	Revisão sistemática (SR) de experiências controladas randomizadas	Revisão sistemática (RS) de estudos de coorte desde o começo
1b	Experiência controlada randomizada isolada	Estudo de coorte individual
1c	Estudo "tudo ou nada"	Série de casos "tudo ou nada"
2a	SR de estudos de coortes	RS de estudos de coortes retrospectivos ou grupos controles não tratados em experiências randomizadas
2b	Estudo de coorte individual	Estudos de coortes retrospectivos ou grupos controles não tratados em experiências randomizadas
2c	Pesquisa de resultados	Pesquisa de resultados
3a	SR de estudos de casos-controles	
3b	Estudo de casos-controles individual	
4	Série de casos	Série de casos
5	Opinião de perito	Opinião de perito

Modificado de Sackett DL, Straus SE, Richardson WS et al. *Evidence-based medicine: how to practice and teach EBM,* 2nd ed. Churchill Livingstone: Edinburgh, 2000:1-261, com permissão.

do tipo de pergunta ou estudo. Por exemplo, em um estudo sobre terapia ativa, a melhor metodologia seria uma experiência controlada randomizada; portanto essa representa evidência nível 1. Entretanto, em um estudo do prognóstico de alguma doença, randomização não é uma opção, e a melhor metodologia possível seria um estudo de coorte prospectivo; portanto essa é a evidência nível 1 para esse tipo de questão.

As graduações dos estudos são baseadas na metodologia, mas se houver outros problemas com o estudo, o revisor tem opções. Se o estudo tiver deficiências importantes, tais como critérios de inclusão inapropriados ou *viés* óbvio, o revisor pode excluir o estudo e não lhe dar um grau. Se os problemas forem pequenos, como falta de análise de potência ou relato incompleto dos dados, então o estudo pode receber um grau "menos", como nível B–. Não é apropriado mover o nível da evidência um grau para baixo, como de B para C, porque um nível diferente de evidência significa que uma metodologia diferente foi usada.

Os estudos devem ser organizados do mais alto nível para o mais baixo. Freqüentemente, criar uma tabela é a melhor maneira de organizar os estudos. Se houver múltiplos estudos do mesmo nível, então os estudos que mostrem observações semelhantes podem ser organizados juntos.

Com o esforço envolvido em criar uma pergunta e pesquisar, encontrar e graduar a literatura, pode ser sensato manter um registro dos resultados de pesquisa, particularmente quanto às perguntas freqüentemente propostas. Estes resultados de pesquisa organizados são chamados tópicos criticamente avaliados, ou "CATs" (10). Ao praticar MBE, o clínico pode consultar os CATs sempre que necessário, e quando nova evidência for descrita, ela pode ser acrescentada a um CAT existente.

Compreender os Resultados e Criar uma Recomendação

Uma vez que os estudos individuais tenham sido graduados, então os resultados e achados globais são revistos quanto à qualidade da evidência e à consistência dos resultados. Enquanto os estudos individuais recebem *níveis*, a evidência global recebe *grau*. Os graus de evidência estão sumariados na Tabela 3.3. Esta compilação final pode ser chamada de grau de recomendação ou grau de evidência global.

Há alguma necessidade de julgamento na atribuição de um grau à evidência global. O grau é baseado na evidência de melhor qualidade e na consistência de evidência e resultados — não apenas o nível de evidência com o maior número de trabalhos. Por exemplo, freqüentemente haverá múltiplas séries de casos (evidência nível 4) descritas, mas se houver um grande número

TABELA 3.3

GRAUS DE EVIDÊNCIA GLOBAL

Grau de Evidência	Níveis de Evidência
Grau A	Estudos nível 1 consistentes
Grau B	Estudos nível 2 ou 3 consistentes
Grau C	Estudos nível 4
Grau D	Estudos nível 5

Modificado de Sackett DL, Straus SE, Richardson WS *et al.* *Evidence-based medicine: how to practice and teach EBM*, 2nd ed. Churchill Livingstone: Edinburgh, 2000:1-261, com permissão.

de experiências controladas randomizadas (RCTs) com resultados consistentes, essa seria considerada evidência grau A — mesmo se houver numericamente mais estudos nível 4 que nível 1. Entretanto, simplesmente porque há 1 ou 2 RCTs (estudos nível 1), isso não significa automaticamente que haja evidência grau A ou que uma recomendação grau A possa ser feita. Se os poucos estudos mostrarem resultados conflitantes ou tiverem problemas metodológicos, e o resto dos estudos for uma série de casos, então a evidência global poderia na realidade ser grau C. Novamente, isto exige alguma interpretação e julgamento pelo revisor.

Integrar a Melhor Evidência com a Experiência Clínica e as Circunstâncias dos Pacientes

Integrar a melhor evidência constitui a última etapa-chave na prática da MBE. Depois que a melhor evidência externa foi identificada, graduada e sumariada e um grau global de recomendação foi criado, a recomendação é então integrada com as circunstâncias exclusivas dos pacientes e a experiência e o julgamento do clínico. O médico que pratica MBE deve manter em mente as "três pernas" da MBE e a importância de cada uma.

É interessante avaliar a qualidade global da evidência publicada em otorrinolaringologia–cirurgia de cabeça e pescoço, e esta questão foi estudada (14). Bentsianov *et al.* reviram quatro revistas de grande circulação e constataram que, embora muitos artigos fossem de pesquisa clínica, a minoria desses (38%) era de estudos planejados (*vs.* revisões de prontuários) e apenas 22% incluíam um grupo de controle interno ou para comparação. Estudos fazendo uma recomendação de cirurgia tenderam significativamente menos a ser baseados em pesquisa analítica, em comparação com estudos fazendo recomendações de tratamento clínico. Adicionalmente, cerca de 80% das recomendações de tratamento feitas naqueles periódicos foram baseadas apenas em achados em séries de casos, o que constituiria evidência nível 3. Aqueles autores concluíram que haveria maior escrutínio sobre o nível de evidência publicada no futuro.

SUMÁRIO

As técnicas da MBE são úteis para identificar o melhor tratamento de uma doença ou condição incomum, bem como para resumir e incorporar os resultados da pesquisa contemporânea no tratamento de rotina de afecções comuns. A MBE possibilita experiência clínica e inovação, mas dá ênfase ao rigor e método científico na identificação do melhor tratamento para cada paciente.

PONTOS IMPORTANTES

- Pesquisa de resultados pode ser dividida em pesquisa baseada nos pacientes e pesquisa baseada nos prontuários.
- A pesquisa de resultados baseada nos pacientes é caracterizada pela avaliação de medidas expandidas de resultado, como qualidade de vida e estado de saúde específico da doença baseado nos pacientes, bem como novas metodologias de pesquisa tais como estudos observacionais.
- As etapas em pesquisa de resultados baseada nos pacientes são as seguintes: identificar e definir a doença de interesse, criar um sistema de estadiamento da gravidade da doença, identificar condições co-mórbidas, e estabelecer os resultados a serem medidos.
- Há múltiplos instrumentos validados disponíveis para avaliar qualidade de vida global e específica com relação à doença.
- Estudos de resultados baseados nos pacientes em otorrinolaringologia demonstraram a eficácia de muitos tratamentos cirúrgicos comuns.
- Alguns exemplos de pesquisa de resultados baseada nos prontuários são pesquisa de adequação e estudos na população.
- MBE pode ser definida como o uso consciencioso, explícito e judicioso da melhor evidência atual ao tomar decisões acerca do tratamento do paciente individual.
- Na prática da MBE, há cinco etapas: fazer uma pergunta clínica respondível, pesquisar a melhor evidência externa disponível, avaliar criticamente a qualidade da evidência, compreender os achados e criar um sumário/recomendação, e integrar a melhor evidência com a perícia clínica e fatores exclusivos do paciente.

REFERÊNCIAS

1. Piccirillo IF, Stewart MG, Gliklich RE, et al. Outcomes research primer. *Otolaryngol Head Neck Surg* 1997;117:380-387.
2. Ellwood PM. Shattuck lecture-outcomes management. A technology of patient experiences. *N Engl J Med* 1988;318:1549-1556.
3. Stewart MG, Neely JG, Hartman JM, et al. Tutorials in clinical research part V: outcomes research. *Laryngoscope* 2002;112:248-254.
4. Piccirillo JF. Outcomes research in Otolaryngology. *Otolaryngol Head Neck Surg* 1994;111:764-769. (**classic article)
5. Piccirillo JF. Importance of comorbidity in head and neck cancer. *Laryngoscope* 2000;110:593-602.
6. Piccirillo JF. Inclusion of comorbidity in a staging system for head and neck cancer. *Oncology* 1995;9(9):831-836.
7. Stewart MG. Patient-based outcomes research. In: Rosenfeld RM, Bluestone C, eds. *Evidence-based otitis media*. Hamilton, Ontario: BC Decker, Inc., 1999:51-60.
8. Juniper EF, Guyatt GH, William A, et al. Determining a minimal important change in a disease-specific quality of life questionnaire. *J Clin Epidemiol* 1994;47:81-87.
9. Patrick DL, Deyo RA. Generic and disease-specific measures in assessing health status and quality of life. *Med Care* 1989;27:S217-S232.
10. Sackett DL, Straus SE, Richardson WS, et al. Evidence-based medicine: how to practice and teach EBM, 2nd ed. Edinburgh: Churchill Livingstone, 2000:1-261.
11. Sackett DL, Rosenberg WMC, Gray JAM, et al. Evidence-based medicine: what it is and what it isn't. *BMJ* 1996;312:71-72.
12. Rosenfeld RM. Evidence, outcomes, and common sense. *Otolaryngol Head Neck Surg* 2001;124:123-124.
13. Stewart MG, Kuppersmith RB, Moore AS. Searching the literature on the internet. *Otolaryngol Clin North Am* 2002;35:1163-1174.
14. Bentsianov BL, Boruk M, Rosenfeld RM. Evidence-based medicine in otolaryngology journals. *Otolaryngol Head Neck Surg* 2002;126:371-376.

CAPÍTULO 4

Introdução à Genética Otorrinolaringológica

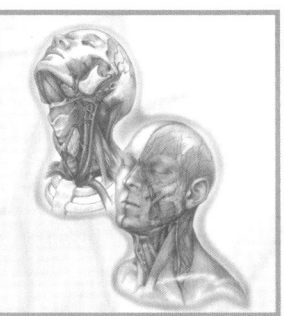

Maria J. Worsham ▪ Daniel L. Van Dyke ▪ Bruce R. Korf ▪ Michael S. Benninger

A década passada foi maravilhosa na identificação dos componentes-chaves da constituição genética dos humanos e determinação do impacto crítico da genética nas doenças humanas. Os genes determinam a forma e a função humana básica. A seqüência completa do genoma humano oferece uma oportunidade única para se compreender o papel dos fatores genéticos na saúde, na doença e para aplicar essa compreensão rapidamente em prevenção, diagnóstico e tratamento. Esta oportunidade será realizada pelas condutas baseadas no genoma, tais como a identificação de genes e a determinação de como eles interagem com fatores ambientais na saúde e na doença, a predição mais precisa da suscetibilidade a doenças e resposta a drogas, detecção precoce de enfermidades e desenvolvimento de abordagens terapêuticas inteiramente novas. A tradução dos resultados do Projeto Genoma Humano em avanços na medicina (1,2), incluindo projetos que se fundamentam na seqüência completa do genoma humano, exige extensa coordenação e investimento público para assegurar que os resultados e descobertas permaneçam livremente disponíveis no domínio público. Um exemplo é o projeto de mapeamento da variação genética, ou HapMap, que acelerará a descoberta de genes relacionados com doenças comuns tais como asma, câncer, diabetes e doença cardíaca. O HapMap deve ser também um recurso poderoso para estudar os fatores genéticos que contribuem para variações na resposta a influências ambientais, na suscetibilidade a infecção, e na efetividade de drogas e vacinas. Outro exemplo é o projeto ENCODE, que visa a criar uma enciclopédia abrangente dos elementos funcionais codificados na seqüência do ácido desoxirribonucléico (DNA) pela catalogação da identidade e localização precisa de todos os genes que codificam proteínas e os que não as codificam dentro do genoma. Além de introduzir abordagens de grande escala na biologia, o Projeto Genoma Humano produziu todos os tipos de novas ferramentas e tecnologias que podem ser usadas pelos cientistas individuais para efetuar pesquisa em menor escala de uma maneira muito mais efetiva. Como resultado, o estudo da biologia e medicina sofreu verdadeiramente uma transição importante, com a disponibilidade pública de seqüências-rascunho avançadas dos genomas do *Homo sapiens* e do *Mus musculus*, dados seqüenciais crescendo rapidamente sobre outros organismos, e fácil acesso a uma multidão de outros bancos de dados sobre ácidos nucléicos, proteínas e suas propriedades.

Está se tornando mais claro que genes anormais são a causa de muitos distúrbios de doenças herdadas, como a perda auditiva sindrômica congênita e câncer de cabeça e pescoço. Doenças que antes exigiam minuciosas avaliações de árvores genealógicas e subseqüente análise cromossômica para serem identificadas podem agora, em alguns casos, ser determinadas por um único teste sanguíneo. À medida que a genética desempenha um papel maior na identificação, prevenção e tratamento de doenças, uma familiaridade e compreensão aprimorada da genética humana normal e anormal tornou-se crítica para a prática da medicina. Este capítulo apresenta uma visão geral da genética humana normal e da base molecular das doenças genéticas. O estado atual da genética do câncer de cabeça e pescoço, malformações genéticas comuns em otorrinolaringologia, e manejo e aconselhamento genéticos são apresentados.

DNA E CROMOSSOMAS

Toda informação genética está codificada na seqüência de quatro bases que compõem as moléculas do DNA. Esta informação é, em última análise, traduzida para a seqüência de aminoácidos que constituem as proteínas específicas. As proteínas servem como componentes estruturais das células e tecidos ou como enzimas que catalisam reações químicas. O programa de desenvolvimento inteiro de um organismo é afetado pela expressão precisamente cronometrada e ordenada dos genes. O genoma humano contém cerca de 3 bilhões de pares de bases de DNA, o que inclui aproximadamente 30.000 genes. Estes genes codificam a seqüência de mais de 100.000 proteínas diferentes. Grande parte da seqüência do genoma codifica moléculas de ácido ribonucléico (RNA) que não são traduzidas em proteína, todavia serve a importantes funções de regulação.

A maior parte do genoma humano está contida dentro do núcleo da célula, embalado em estruturas chamadas *cromossomas*. Cada célula somática contém 46 cromossomas, cujo tamanho e estrutura são os mesmos em todas as pessoas. Os cromossomas não sexuais *(autossomos)* são representados em pares, um herdado de cada pai. Os cromossomas sexuais são dois cromossomas X nas mulheres e um X e um Y nos homens. Cada cromossoma consiste em uma única molécula contínua de DNA e varia de tamanho em cerca de 50.000.000 a 300.000.000 pares de bases.

Além do genoma nuclear, cada mitocôndria contém diversas cópias de uma molécula de DNA circular de aproximadamente 16.000 pares de bases. O DNA mitocondrial codifica algumas das proteínas envolvidas na fosforilação oxidativa (3). Mutações no DNA mitocondrial responsabilizam-se por um conjunto de doenças com um padrão típico de transmissão materna.

PADRÕES DE TRANSMISSÃO GENÉTICA

O reconhecimento de que algumas doenças humanas são transmitidas de geração para geração em conformidade com as leis de Mendel data de quase um século, quando Garrod (4) descreveu um conjunto de "erros inatos do metabolismo". As afecções genéticas podem ocorrer esporadicamente, como é típico das anomalias cromossômicas e mutações que são "geneticamente letais", ou elas podem ser transmitidas de geração a geração. Os padrões clássicos de transmissão genética incluem recessiva autossômica, dominante autossômica e ligada ao X.

Diversos termos são usados para descrever padrões de transmissão genética. A constituição genética de um *locus* particular é chamada *genótipo* da célula ou organismo. As formas particulares de um gene em cada cromossoma são *alelos*. As pessoas que portam dois alelos idênticos em um *locus* genético são ditas *homozigotas*, e aquelas que portam dois alelos diferentes (p. ex., um normal e um mutante) são *heterozigotas*. As características observáveis de uma célula ou organismo que são controladas por um *locus* genético particular são denominadas o seu *fenótipo*.

Herança Recessiva Autossômica

Uma linhagem protótipa de uma família com uma doença autossômica está ilustrada na Figura 4.1A. Os caracteres recessivos autossômicos são expressados apenas se ambas as cópias de um gene forem afetadas por mutação (*i. e., homozigoto*). Ambos os pais geralmente são heterozigotos, cada um possuindo uma cópia normal do gene e uma cópia mutante. Uma vez que cada pai portador tem a possibilidade de uma em duas (50%) de passar o gene mutante a qualquer filho, o risco de um filho receber o gene mutante de ambos os pais e possuir o caráter recessivo é um em quatro (25%). Os irmãos das pessoas afetadas têm um risco de 67% de serem portadores, mas o risco de terem descendentes afetados geralmente depende da freqüência do gene mutante na população. Os heterozigotos usu-

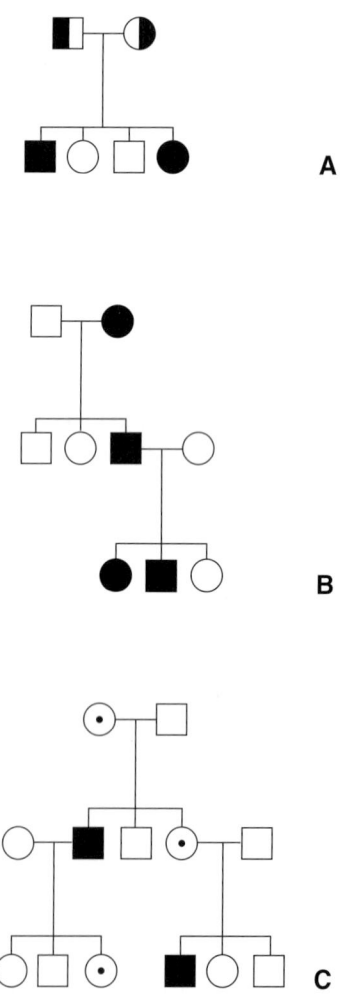

Figura 4.1

As linhagens mostram herança recessiva (**A**), dominante (**B**) e ligada ao X (**C**). Os membros masculinos da família são indicados por *quadrados* e os membros femininos por *círculos*. Os símbolos totalmente preenchidos são pessoas com o caráter. Os símbolos preenchidos pela metade na linhagem recessiva autossômica são portadores. Os membros femininos da família com *ponto* no centro do círculo na linhagem ligada ao X são portadoras.

almente não exibem efeitos fenotípicos de portarem o alelo mutante. Caracteres recessivos autossômicos que são letais antes da idade reprodutiva, como doença de Tay-Sachs, geralmente ocorrem dentro de parentelas sem nenhuma evidência da doença nas gerações precedentes. Esses caracteres também tendem a ocorrer mais comumente em famílias consanguíneas nas quais os pais são aparentados. Muitas doenças recessivas autossômicas são mais freqüentes em populações raciais ou étnicas específicas, representando a expressão de uma mutação que estava presente em um ou alguns dos membros fundadores de um grupo (um *efeito de fundador*) e uma tendência a ocorrerem casamentos dentro do mesmo grupo. A surdez autossômica, que é inteiramente compatível com uma duração de vida normal e reprodução normal, pode estar presente em duas gerações se ambos os pais surdos forem homozigotos para a mesma forma recessiva de surdez. Obviamente, esses casamentos levariam todos os filhos a serem surdos. É mais típico, no entanto, esses casais terem filhos com audição normal porque há muitas causas genéticas de surdez e a maioria desses casais tem formas genéticas diferentes de surdez.

Herança Dominante Autossômica

Diversamente da herança recessiva autossômica, os caracteres dominantes autossômicos são expressados nos heterozigotos, os quais têm uma possibilidade de 50% de passarem o gene mutante para um filho (Fig. 4.1B). Por esta razão, esses caracteres são expressados em membros de cada geração sucessiva. Tanto homens quanto mulheres podem ser afetados, e eles têm uma possibilidade igual de transmitir o gene para a geração seguinte. Ambos os pais de uma criança com uma doença dominante autossômica devem ser examinados quanto a sinais da condição. Se nenhum deles for afetado, o risco de recorrência depende da taxa de penetrância da doença. Em uma doença com alta penetrância, uma criança pode ser afetada esporadicamente em virtude de uma nova mutação, que transmite um baixo risco de recorrência dos pais.

Caracteres dominantes autossômicos clássicos, como a neurofibromatose I (NF1), podem existir em uma família durante muitas gerações. Em alguns casos, a pessoa afetada pelo caráter dominante autossômico parece ser o único membro afetado da família. Uma explicação é a não-penetrância, que é a aparente falta de efeito fenotípico de um gene em um portador conhecido. NF1 é típico de muitos caracteres dominantes autossômicos pelo fato de que sua expressão varia entre os indivíduos. Neurofibromas cutâneos estão presentes em cerca de 60% dos pacientes com mais de 20 anos, 17% terão escoliose, 13% terão glioma óptico e 97% dos portadores do gene NF1 expressam cinco ou mais manchas *cafe-au-lait* pela idade de 20 anos; muitos outros aspectos são associados com esta síndrome. Portanto, a penetrância do gene aproxima-se de 100% se for considerado o espectro inteiro do fenótipo. Não obstante, cerca de 50% dos pacientes com NF parecem não ter história familiar da doença e provavelmente representam novas mutações. Esta taxa aparentemente alta de mutação no gene NF1 pode ser explicada em parte porque o gene é grande e talvez porque segmentos da seqüência do gene são predispostos a mutação, especialmente durante a espermatogênese.

Herança Ligada ao Sexo

Os caracteres expressados por genes no cromossoma X ou Y são ditos *ligados ao sexo*. A maioria das doenças humanas ligadas ao sexo envolve genes no cromossoma X. Uma vez que um pai transmite um cromossoma Y ao seu filho, os caracteres ligados ao X não são passados de homem a homem. Uma mulher portadora de uma doença recessiva ligada ao X tem uma possibilidade de 50% de transmitir a condição a cada filho homem e um risco de 50% de transmitir estado portador a cada filha (Fig. 4.1C).

Doenças recessivas raras ligadas ao X, como a distrofia muscular de Duchenne, ocorrem predominantemente em portadores masculinos, que expressam apenas o gene mutante porque eles possuem somente um cromossoma X. As portadoras mulheres são heterozigotas e comumente não manifestam a doença. Só um cromossoma X é normalmente ativo em cada célula nas mulheres como uma forma de compensação de dosagem. A inativação de um cromossoma X ocorre randomicamente em cada célula, cedo na embriogênese, o que resulta em cerca da metade das células em uma portadora expressar o alelo normal e metade expressar o gene mutante.

A *síndrome de Kallmann* ligada ao X é causada por uma mutação que resulta em uma deficiência de hormônio liberador de gonadotropina hipotalâmica. O gene responsável, KAL, foi localizado no braço curto distal do cromossoma X (banda Xp22.3). O produto protéico do gene parece atuar durante a embriogênese como uma molécula de adesão celular responsável pela migração normal das células neuronais (5). Os homens com síndrome de Kallmann têm hipogonadismo hipogonadotrófico, micropênis, criptorquidia, agenesia renal unilateral e outros defeitos. Eles também têm anosmia completa, ou quase completa, como resultado da agenesia dos lobos olfatórios, de modo que um teste simples para esta afecção é o teste de identificação de odor da Universidade da Pennsylvania balanceado com amônia, que é sentida através do nervo craniano V, não I. Tratamento hormonal efetivo do hipogonadismo e infertilidade existem disponíveis. Há também forma dominante e recessiva autossômica da síndrome de Kallmann, com expressão variável da anosmia, e há expressão variável do fenótipo em mulheres.

Caracteres dominantes ligados ao X podem ser expressados em homens e mulheres. Em alguns casos, os efeitos no sexo masculino são tão graves a ponto de serem incompatíveis com a sobrevida.

Herança Multifatorial

Muitos caracteres parecem agregar-se em famílias mas não exibem a transmissão prevista para um caráter dominante ou recessivo de gene único. Um exemplo é a fenda labial, que é um caráter esporádico relativamente raro. Embora a recorrência em famílias pareça muito menos freqüente do que seria esperado pelas regras da herança mendeliana, o risco de recorrência em uma família com uma criança afetada é maior que o risco na população. Gêmeos monozigotos *(idênticos)* são mais freqüentemente concordantes para o caráter do que gêmeos dizigotos *(fraternos)*, sugerindo que a herança desempenha algum papel na doença. Esses caracteres são descritos como sujeitos à herança multifatorial, significando que muitos fatores, inclusive vários genes distintos e fatores ambientais, contribuem para o caráter. Atributos quantitativos (p. ex., a altura) são considerados controlados por herança multifatorial. Malformações congênitas, como fenda labial e defeitos do tubo neural, são explicadas pelo modelo de limiar de herança multifatorial, no qual uma combinação de fatores genéticos e não genéticos se soma para criar um "risco" de malformação. A malformação ocorre somente se o risco exceder um valor limiar. A teoria da herança multifatorial explica muitas malformações congênitas esporádicas. As famílias nas quais uma doença multifatorial conhecida ocorreu são geralmente aconselhadas usando-se dados empíricos de risco de recorrência.

ANOMALIAS CROMOSSÔMICAS

As doenças discutidas nas seções precedentes representam mutações de genes isolados. Outras doenças existem que envolvem simultaneamente vários genes. Os exemplos mais extremos são doenças nas quais há cópias extras de um cromossoma inteiro. A mais bem conhecida é a *síndrome de Down*, produzida por uma cópia extra do cromossoma 21. Outras anormalidades cromossômicas compatíveis com nascimentos vivos incluem trissomias dos cromossomas 13, 18, X e Y.

A perda de cromossomas é menos tolerada, levando comumente à morte *in utero*. A aparente exceção é o cariótipo 45,X (*síndrome de Turner*), mas mesmo neste caso a vasta maioria dos conceptos 45,X não sobrevive até o termo. A incidência da síndrome de Turner na população é aproximadamente 1/3.000, e muitos destes indivíduos são mosaicos, tendo uma população de células 46,XX ou outra além da população celular 45,X. A maioria das anormalidades do número de cromossomas ocorre esporadicamente como resultado de erros da segregação dos cromossomas durante a meiose.

Outro mecanismo de anomalia cromossômica é o rearranjo, incluindo deleção, duplicação, translocação ou inversão. As deleções e duplicações tendem a ter efeitos fenotípicos disseminados, incluindo retardo mental, retardo do crescimento e múltiplas malformações congênitas não relacionadas. O efeito fenotípico depende do material genético específico ganho ou perdido e da extensão do ganho ou perda. Em geral, um ganho de 1% ou uma perda de 0,5% do genoma é compatível com viabilidade e pode ocorrer em uma configuração equilibrada, na qual nenhum material é perdido ou ganho. As pessoas com translocações ou inversões equilibradas (balanceadas) são em geral fenotipicamente normais mas têm um risco de transmitir uma constituição cromossômica desbalanceada para a prole, levando à transmissão familiar de um distúrbio de múltiplas anomalias congênitas.

Uma *síndrome de microdeleção* resulta da duplicação ou deleção de um pequeno segmento de material cromossômico que contém um pequeno número de genes, os quais são funcionalmente não relacionados mas por acaso estão ligados juntos no cromossoma. O fenótipo tende a ser variável em virtude de diferentes pontos de ruptura, tornando difícil a descrição de uma síndrome clara. Pessoas afetadas aparecem esporadicamente, mas agregados familiares são conhecidos e usualmente resultam de um rearranjo cromossômico balanceado que corre na família.

Duas síndromes de microdeleção devem ser de interesse para o otorrinolaringologista. A *síndrome de Smith-Magenis* é causada por uma microdeleção no cromossoma 17, banda 17pll.2 (6), e é associada com retardo mental brando a moderado; feições dismórficas brandas como pés e mãos largos; neuropatia periférica; perda auditiva associada a otite média recorrente; um padrão perturbado de sono que pode ser muito perturbador para a família; e comportamentos autodestrutivos específicos, mais notavelmente poliembolocoilomania (introduzir objetos estranhos em orifícios do corpo, incluindo as orelhas e o nariz) e onicotilomania (arrancar ou dilacerar as unhas das mãos e pés). Uma forma genética de comprometimento da audição foi mapeada na região crítica da deleção de Smith-Magenis (7).

A síndrome *velocardiofacial* (SVCF; *VCFS*) é uma doença heterogênea que geralmente é causada por uma microdeleção no cromossoma 22, banda 22q11.2 (Fig. 4.2) (8). Outras síndromes de dismorfologia que agora se sabe serem associadas à mesma microdeleção incluem a de DiGeorge e a CHARGE (iris *c*oloboma, *h*eart disease, *a*tresia choanae, *r*etarded growth and development, *g*ennital and *e*ar anomalies – coloboma de íris, cardiopatia, atresia de coanas, crescimento e desenvolvimento retardados, anomalias genitais e das orelhas) e, pelo menos ocasionalmente, as síndromes 3C (craniocerebelocardíaca), de Bernard-Soulier, de Opitz GBBB e de Cayler cardiofacial. O fenótipo é variável, mas o diagnóstico é usualmente feito pela constelação de um defeito conotruncal do coração e outras malformações, como as convulsões hipocalcêmicas e hipoplasia do tipo e glândulas paratireóides da síndrome de DiGeorge. Perda auditiva é um achado associado freqüente. A deleção é às vezes familiar, aparecendo em análise de linhagem como uma doença autossômica dominante ou autossômica recessiva com expressão variável. Normalmente, o probando é a pessoa mais gravemente afetada, e alguns membros da família têm apenas uma característica do fenótipo, como malformação do trato de ejeção ventricular ou do arco aórtico; foi estimado que 15% a 20% desses casos são associados a esta microdeleção do cromossoma 22 (9).

Usando-se métodos clássicos de análise cromossômica, a deleção de Smith-Magenis às vezes não é detectada como também a deleção da SVCF. Por esta razão, é importante envolver um dismorfologista que seja familiarizado com essas condições e que possa pedir o teste citogenético específico que estabelecerá o diagnóstico.

MAPEAMENTO DAS DOENÇAS GENÉTICAS

O profundo impacto da genética molecular sobre a prática clínica resulta da capacidade de identificar genes responsáveis por doenças humanas específicas e fornecer ferramentas para diagnóstico. A tecnologia básica é a da clonagem dos genes. Segmentos do DNA humano, que representam fragmentos aleatórios do genoma ou correspondem a genes expressados específicos, podem ser inseridos (clonados) dentro de DNA bacteriano, viral ou fúngico e cultivados em cultura. Uma única colônia bacteriana ou levedural que tenha incorporado um fragmento de DNA humano de interesse pode ser isolada. "Bibliotecas" genéticas que incorporam fragmentos do genoma humano *(bibliotecas genômicas)* ou que incorporam cópias de DNA do RNA mensageiro (DNA complementar, ou cDNA) podem ser feitas. As bibliotecas de DNA representam somente os genes que são expressados em um tipo celular particular e são úteis para clonar genes funcionais.

A clonagem de um gene responsável por uma doença genética pode ser realizada de duas maneiras. O método mais direto é usar conhecimento da estrutura da proteína produzida pelo gene de interesse para levar ao próprio gene. Este método teve sucesso para muitas doenças nas quais o produto do gene era conhecido, incluindo genes de globina (p. ex., anemia falciforme, talassemias) ou enzimas (p. ex., fenilcetonúria ou síndrome de Hurler): para localizar o gene, uma biblioteca de DNA é "triada" quanto às colônias bacterianas que incorporaram o DNA humano de interesse. Estas colônias podem ser identificadas porque elas produzem o produto do gene ou porque elas contêm uma seqüência de DNA que se sabe corresponder a uma seqüência de código genético que seria capaz de produzir a proteína.

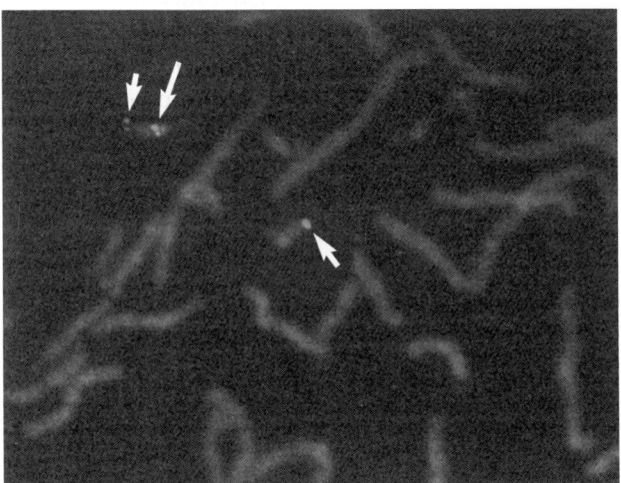

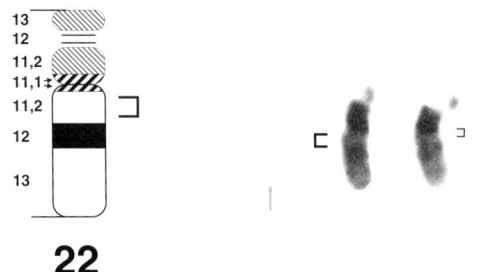

Síndrome velocardiofacial, deleção de 22q11.2

Figura 4.2

Imagem de microdeleções cromossômicas e hibridização *in situ* de fluorescência (*FISH*) da síndrome velocardiofacial. Os pares de cromossomas são G-bandeados, e o padrão das bandas combina-se com o padrão traçado nos ideogramas adjacentes. *Colchetes* marcam a região de interesse, e a deleção cromossômica é à *direita* do par de cromossomas. Na FISH, seqüências de DNA marcado fluorescente (sondas) são usadas para hibridizar-se com o segmento de interesse. Ausência do sinal fluorescente da sonda indica uma deleção. Um dos cromossomas está marcado normalmente, com a sonda específica da síndrome (*seta grande*) e uma sonda controle (*seta pequena*).
O cromossoma da microdeleção expressa somente o sinal da sonda marcadora. FISH tornou-se um método útil quando se suspeita de uma síndrome de microdeleção específica.

O segundo método, *clonagem posicional*, é mais desafiador, mas traz maior potência à abordagem de genética molecular. A clonagem posicional envolve clonar genes cujos produtos protéicos não são conhecidos; estas doenças resistiram ao estudo por abordagens bioquímicas clássicas. Este processo começa com conhecimento da localização do gene causador da doença no mapa genético. Informação sobre a localização do gene pode ser obtida de vários modos. Por exemplo, a localização do gene da distrofia muscular de Duchenne (DMD), um dos primeiros a ser descoberto por este método, era conhecida a partir de raras mulheres afetadas com DMD que portavam um rearranjo visível do cromossoma X com uma quebra na banda Xp21. Mutações que visivelmente rompem uma região cromossômica são incomuns mas podem ser extremamente informativas.

Outro meio de identificar a localização de genes é através de análise de *linkage*, que usa marcadores genéticos cuja localização no genoma é conhecida. O gene da doença é seguido através dos membros de famílias e rastreado com vários marcadores genéticos. Segmentos de DNA que são "ligados" ou localizados perto um do outro tendem a ser transmitidos juntos através de uma família. Se uma doença puder ser ligada a um gene marcador clonado, o próprio gene da doença pode ser clonado usando-se um processo de "fazer o gene andar". O gene marcador é usado para identificar uma seqüência clonada superposta a partir de uma biblioteca genômica de uma maneira seqüencial até que o gene da doença seja alcançado. Diversas estratégias foram elaboradas para distinguir o *locus* provável do gene da doença do material cromossômico circundante. A prova final é mostrar que as pessoas com a doença possuem mutações no gene designado.

Mapeamento de homozigosidade é uma técnica poderosa usada em clonagem posicional de distúrbios autossômicos recessivos em famílias consanguíneas. O mapeamento de homozigosidade pressupõe que a doença e marcadores estreitamente ligados são idênticos por descendência. Muitos genes autossômicos recessivos foram identificados por este método, inclusive perda auditiva autossômica recessiva.

Uma das diversas consequências práticas do Projeto Genoma Humano é o projeto Mammalian Gene Collection (Coleção de Genes de Mamíferos – MGC) dos National Institutes of Health (NIH) destinado a gerar e seqüenciar um recurso de cDNA publicamente acessível contendo uma estrutura de leitura aberta completa (*open reading frame* – *ORF*) para todos os genes humanos e murinos (10). Inicialmente, o projeto usou uma estratégia randômica para selecionar clones de um grande número de bibliotecas de cDNA de diversos tecidos. Os clones candidatos foram escolhidos com base em 5'-ETSs (*expressed tagged seqüences* – seqüências marcadas expressadas) e a seguir completamente seqüenciados com alta precisão e analisados por algoritmos desenvolvidos para esta finalidade. No momento presente, mais de 11.000 genes humanos e 10.000 de camundongos estão representados no MGC por pelo menos um clone com uma ORF completa. A comparação da seqüência dos clones do MGC com seqüências do genoma de referência revela que a maioria dos clones cDNA é de alta qualidade, embora seja provável que alguns cDNAs possam levar variantes de sentido errado (*missense*) como conseqüência de artefato experimental, tal como reação de cadeia de polimerase (PCR), clonagem ou erros de transcriptase reversa.

PADRÕES NÃO TRADICIONAIS DE HERANÇA

Diversos padrões não tradicionais de transmissão genética foram reconhecidos nos últimos anos. Um é a *herança materna* como resultado da transmissão de genes no DNA mitocondrial. O complemento de DNA mitocondrial inteiro de uma criança é herdado da mãe. Mutações nos genes mitocondriais são portanto transmitidos de uma mãe para todos os seus filhos homens e mulheres. Uma vez que as mitocôndrias são excluídas dos espermatozóides, o pai não passa uma mutação mitocondrial para qualquer filho. Doenças recentemente caracterizadas incluem a atrofia óptica de Leber e encefalomiopatia e pelo menos uma forma genética de surdez isolada (11).

Outro padrão de herança não tradicional é o da *mutação dinâmica*, ou *repetições instáveis de trinucleotídeos*, que é responsável por várias ataxias neurodegenerativas e algumas outras afecções (Tabela 4.1) (12). Alguns segmentos de DNA normalmente compreendem 20 ou mais repetições de uma seqüência de três bases, como CAG ou CGG. Em algumas pessoas, o número de cópias é maior, o que pode levar à instabilidade durante a gametogênese e os filhos que levam repe-

TABELA 4.1

DOENÇAS HERDADAS CAUSADAS PELA EXPANSÃO REPETIDA DE TRINUCLEOTÍDEOS (MUTAÇÕES DINÂMICAS)

Doença	Padrão de Herança
Atrofia denteadorrubralpalidoluysiana	Autossômica dominante
Síndrome do X frágil	Ligada ao X
Síndrome FRAXE	Ligada ao X
Ataxia de Friedreich	Autossômica recessiva
Doença de Huntington	Autossômica dominante
Doença de Kennedy	Ligada ao X
Doença de Machado-Joseph	Autossômica dominante
Distrofia miotônica	Autossômica dominante
Ataxia espinocerebelar tipo I	Autossômica dominante

tições muito longas. Em algumas condições, o número de repetições em uma pessoa afetada é cerca do dobro do número normal, e em outras condições, o número de repetições excede 1.000. Embora o padrão de herança destas condições se comporte sob muitos aspectos como um caráter mendeliano simples, predominantemente autossômico dominante, várias características as colocam em separado. A expansão da repetição de DNA é geralmente mais provável na espermatogênese ou na oogênese, levando a diferenças no fenótipo, dependendo de qual dos pais carrega a mutação. Na distrofia miotônica, a forma congênita grave é encontrada apenas nos filhos das mães afetadas porque a expansão ocorre preferencialmente durante a oogênese. Similarmente, na síndrome do X frágil a expansão é limitada à oogênese, de modo que as filhas dos homens não afetados que transmitem a síndrome do X frágil nunca são afetadas, enquanto alguns filhos e filhas das mulheres portadoras são afetados. Uma vez que uma repetição de DNA comece a expandir-se em comprimento, a expansão pode continuar com cada geração sucessiva. Este dinamismo da seqüência repetida trinucleotídica explica um fenômeno conhecido como *antecipação genética*, na qual a idade de início da doença é mais jovem com cada geração sucessiva e é acompanhada por um fenótipo mais grave.

Um terceiro tipo de doença genética é associado com o fenômeno de *imprinting genético*. Para a maioria dos genes, ambas as cópias são geneticamente ativas. Para outros genes, no entanto, apenas a cópia herdada da mãe ou do pai é geneticamente ativa. Cada um destes genes é *impresso* durante a gametogênese paterna ou materna. Os *imprints* maternos e paternos podem ser reconhecidos pelos seus padrões de metilação do DNA, normalmente envolvendo uma seqüência de bases do DNA citosina-guanina (CpG). Uma vez que o *imprint* de metilação seja estabelecido, ele pode ser fielmente mantido durante a mitose por metilação pós-replicação, e apagado somente quando alguém do sexo oposto transmite o gene.

Os exemplos clássicos de síndromes que exibem *imprinting* são as síndromes de Prader-Willi e de Angelman. Tanto a síndrome de Prader-Willi (PWS) quando a síndrome de Angelman (AS) são usualmente associadas a microdeleções da região 15q11 a 15q13. Segmentos específicos dentro desta região são responsáveis por cada síndrome, mas um defeito de *imprinting* é demonstrado pelo fato de que uma deleção de origem paterna causa PWS, enquanto uma deleção identificada alternativamente como de origem materna causa AS. Estudos dos padrões de metilação mostram que alguns genes na região 15q11-q13 são *imprintadas* durante a oogênese e outros durante a espermatogênese. Assim, uma pessoa deve ter um cromossoma 15 herdado do pai e um da mãe para assegurar expressão normal de todos os genes nesta região cromossômica. Uma microdeleção do cromossoma 15 paterno causa PWS, e microdeleção do cromossoma 15 materno causa AS. Alguns casos de PWS e AS não têm uma microdeleção Algumas destas pessoas demonstram *dissomia uniparental*, na qual ambos os cromossomas 15s foram herdados do mesmo pai; isto tem o mesmo efeito que a deleção de um dos *imprints* genéticos. Erros no processo de *imprinting* também podem causar falta da expressão de genes normais. Finalmente, casos familiais raros de AS demonstram padrões normais de metilação; estes provavelmente envolvem uma mutação pontual na região de controle de *imprinting* do gene(s) responsável pelo fenótipo AS, e o padrão de herança é autossômico recessivo.

DIAGNÓSTICO MOLECULAR DAS DOENÇAS GENÉTICAS HUMANAS

Em consonância com a interessante variedade de expressão de genes, uma diversidade de mutações tais como substituições de bases, inserções, deleções e rearranjos cromossômicos pode produzir doenças genéticas humanas. Comumente, uma única doença pode resultar de muitos tipos diferentes de mutações no mesmo gene em diferentes pessoas (Fig. 4.3). Classicamente, admite-se que uma mutação envolve a região de codificação de um gene na qual mutações de um ou alguns nucleotídeos levam à proteína anormal ou à perda da proteína. Mutações nas regiões não codificadas (p. ex., região promotora, locais de encaixe, e sinais de terminação e poliadenilação) do gene também podem resultar em proteínas anormais ou níveis reduzidos de proteínas normais. Rearranjos estruturais (inserções ou deleções) envolvendo diversos nucleotídeos a milhares de nucleotídeos podem conduzir a proteínas aberrantes ou ausentes.

Uma vez que as causas de muitas doenças genéticas foram elucidadas e o mapa genético está mais completo, tornou-se cada vez mais possível usar abordagens de genética molecular para diagnóstico. Isto permite a definição precisa de que uma pessoa herdou um gene mutante, muitas vezes antes do aparecimento do fenótipo da doença, e pode proporcionar base para diagnóstico pré-natal. Duas abordagens são usadas: detecção *direta* e *indireta* (análise de *linkage*) dos genes anormais.

A detecção direta de uma mutação é possível se o gene responsável for clonado e se souber que um número limitado de mutações causa a doença. Em princípio, é possível determinar a seqüência de bases completa do gene da doença em uma pessoa afetada. Isto identificaria inequivocamente quaisquer mutações, mas

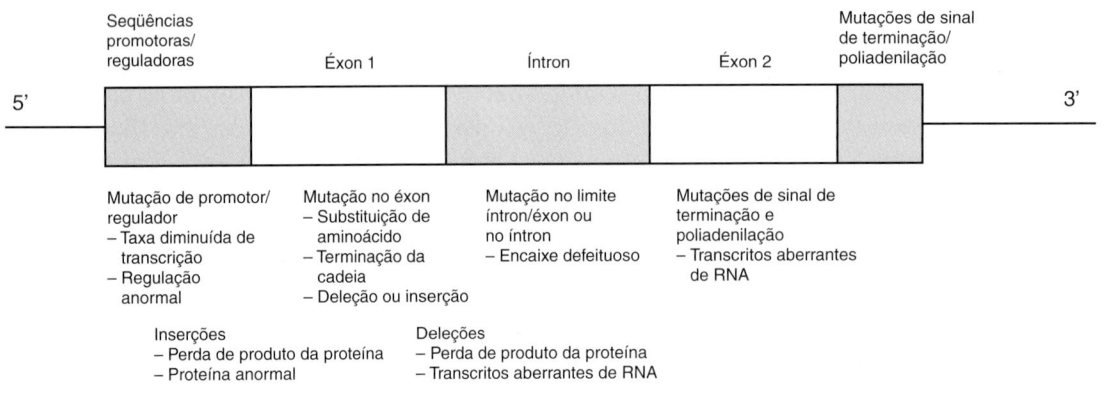

Figura 4.3
O diagrama mostra o protótipo de um gene e as conseqüências de mutações em diferentes locais. Os genes são transcritos de 5' para 3'.

este método é demorado e caro. Em vez disso, diversos métodos permitem detecção rápida e barata das mutações (Tabela 4.2). O método mais poderoso usa reação de cadeia de polimerase (*PCR*; RCP). Seqüências curtas de DNA monofilamentar (aproximadamente 15 a 30 bases chamadas *oligonucleotídeos*) que são homólogas às seqüências nos filamentos opostos do DNA genômico servem como regiões para amplificação de um fragmento de DNA de interesse. O DNA genômico é desmembrado em fios isolados por aquecimento, e os oligonucleotídeos sintéticos são deixados esfriar lentamente e servem como pontos iniciais para uma reação de síntese de DNA. Este processo é repetido seqüencialmente, resultando em uma síntese exponencial de novo DNA que corresponde à região limitada pelos dois oligonucleotídeos. A tecnologia de RCP revolucionou o estudo do genoma humano, incluindo tipagem de marcadores genéticos, triagem de mutações, detecção de mutações pontuais, clonagem de cDNA e DNA genômico, "percorrer" *(walking)* o genoma, seqüência do DNA e mutagênese *in vitro*.

TABELA 4.2
LISTA PARCIAL DOS MÉTODOS USADOS EM ANÁLISE MOLECULAR DIRETA

Sistema de mutação de alelos refratários
Hibridação de oligonucleotídeos aleloespecíficos
Análise de deleção
Eletroforese em gel de gradiente de desnaturação
Hibridação fluorescente *in situ*
Análise heterodupla
Clivagem de erro de combinação (química ou enzimática)
Ensaio de ligação de oligonucleotídeos
Teste de truncagem de proteína
Análise enzimática de restrição
Dot blotting reverso (tecnologia de *chip* de DNA)
Seqüenciação
Análise de polimorfismos de conformação de filamento isolado
Avaliação de tamanho de repetições de trinucleotídeos
Southern blotting

Se o gene da doença não for clonado mas *linkage* tiver sido estabelecido entre o *locus* da doença e os genes marcadores, ou se o gene apresentar defeitos demais que tornem impraticável a análise direta, então estudos de *linkage* podem ser usados para diagnóstico em algumas famílias. Pequenas variações na seqüência de bases, *polimorfismos*, são comuns na população humana. A maioria destas variações não está localizada nas regiões de codificação dos genes e por essa razão elas não são responsáveis por efeitos fenotípicos; entretanto, podem ser detectadas por RCP ou *Southern blotting* e constituem marcadores herdáveis que podem ser rastreados com um caráter de doença dentro de uma família. Os marcadores de DNA não correspondem a defeitos moleculares dentro de um gene, mas simplesmente "etiquetam" um cromossoma que apresenta doença quando ele é herdado. Embora seja uma abordagem muito poderosa, o *linkage* genético é sujeito a erros diagnósticos e não é possível em todas as famílias. Erros de diagnóstico resultam da recombinação genética durante a meiose, o que pode mudar a associação de um alelo marcador particular com um alelo de doença; da não-paternidade; ou de heterogeneidade genética (doenças que parecem fenotipicamente idênticas mas são o resultado de defeitos em genes diferentes, p. ex., doença de Alzheimer). A técnica é aplicável apenas a famílias nas quais há um claro padrão de transmissão mendeliana; nas quais o diagnóstico clínico implica inequivocamente o gene de doença ligado; e nas quais as pessoas que portam o gene da doença são heterozigotas para o marcador, permitindo que os dois cromossomas sejam diferenciados.

TERAPIA GENÉTICA

O conhecimento da estrutura de um gene responsável por uma doença genética pode levar à terapia aperfeiçoada pelo diagnóstico mais precoce e tratamento prospectivo usando tratamentos clássicos ou pela elucidação da patogenia de uma doença, adquirida a partir do estudo de um produto de gene que era previamente desconhecido.

A esperança a longo prazo da terapia genética é substituir uma cópia defeituosa de um gene na célula e reverter os efeitos da mutação. Há várias maneiras de introduzir genes estranhos dentro de células e obter expressão estável das seqüências introduzidas. A terapia genética humana está começando a ser testada em contextos experimentais para doenças tais como fibrose cística, DMD, hipercolesterolemia familiar e cânceres; mais de 100 experiências de terapia genética foram aprovadas pelos NIH até agora, predominantemente para tratamento de câncer. Há muitos obstáculos biológicos fundamentais a superar, incluindo a obtenção de níveis sustentados de expressão comparáveis às células normais e a "pontaria" dos genes inseridos para o tipo celular apropriado. É provável que a pesquisa nesta área avance a um ritmo acelerado nos próximos anos (13,14).

A esta altura, há quatro estratégias gerais em pontaria genética. Um método usado quando há uma perda da função genética normal introduz cópias extras do gene normal no interior das células. Este método é mais efetivo para doenças autossômicas recessivas, como fibrose cística.

A morte de células específicas é uma segunda conduta freqüentemente usada em terapias genéticas de câncer. Aberrações genômicas recorrentes são bons indicadores dos genes que são causalmente associados a desenvolvimento ou progressão de câncer e/ou tornam-se ou revelam alvos genéticos para terapia. Novas estratégias terapêuticas podem ser desenvolvidas as quais fornecem um ataque focalizado sobre as células exclusivas que apresentam a aberração. A identificação de alvos terapêuticos potenciais foi focalizada em oncogenes que são ativados recorrentemente ou hiperexpressados nas células cancerosas. Diversos receptores a fatores de crescimento sinalizam para o interior da célula fosforilando suas proteínas que interagem "corrente abaixo" em resíduos de tirosina. As tirosinas cinases codificadas por *ABL* e *ERBB2* são exemplos de duas das primeiras cinases identificadas nesta classe. Na leucemia mielóide crônica (LMC), o gene *ABL* da tirosina cinase da proteína nuclear (cromossoma 9) revelou ser ativado pela translocação de *BCR* (cromossoma 22), um evento que ocorre em 100% dos pacientes com LMC e a uma freqüência mais baixa em outras leucemias. A importância funcional desta translocação foi confirmada pela efetividade do inibidor da tirosina cinase, mesilato de imatinib (Gleevec), contra LMC em humanos (15). Similarmente à do *ABL*, a importância funcional da ativação do *ERBB2* foi validada pela efetividade terapêutica do Herceptin, um anticorpo contra *ERBB2*, em alguns tumores que mostravam amplificação de *ERBB2* (16). Uma terceira abordagem é a terapia genética direcionada na qual a mutação é corrigida em todas as células ao nível do DNA *(recombinação homóloga)* ou ao nível do RNA *(ribozimas)*. Neste momento, esta conduta não está sendo usada em ensaios clínicos por causa de dificuldades técnicas. A conduta final é a inibição orientada da expressão do gene aos níveis de DNA, RNA ou proteínas (p. ex., genes anti-sentido [*antisense*]). Esta quarta abordagem pode proporcionar terapias usadas em muitos cânceres e doenças infecciosas.

TRATAMENTO DE PACIENTES COM DOENÇAS GENÉTICAS

Diagnóstico correto é importantíssimo ao tratar de pacientes com doenças hereditárias. Alguns dos exemplos aqui descritos ilustram a variedade e a heterogenicidade clínica e genética que caracterizam as condições hereditárias. O médico deve compreender que muitas doenças podem parecer semelhantes clinicamente, todavia sendo distintas geneticamente. Esta heterogeneidade genética exige que o clínico seja familiarizado com as várias formas de uma doença e faça uso dos testes diagnósticos apropriados. Além disso, muitas doenças genéticas têm efeitos pleiotrópicos. Encontrar um problema freqüentemente sugere que outros podem existir. O paciente deve ser examinado e monitorizado cuidadosamente para assegurar que problemas importantes não se deixem passar despercebidos.

O reconhecimento do modo de herança exige conhecimento completo da informação atual pertinente à doença e uma revisão cuidadosa da história da família. Uma árvore genealógica deve ser construída a respeito da família, similar à mostrada na Figura 4.1. O objetivo principal deste processo é reconhecer o padrão de transmissão ou determinar que a afecção é esporádica.

Um desafio difícil em aconselhamento genético surge se uma criança tiver um problema para o qual um diagnóstico específico não pode ser feito. Mais freqüentemente, isto ocorre em uma criança com malformações congênitas que não se enquadram em uma síndrome particular. É sempre judicioso verificar estas crianças quanto a anomalias cromossômicas, e na maioria das instituições, um dismorfologista ou geneticista médico experiente é disponível para assessoria. Se os cromossomas forem normais, pode ser impossível estabelecer uma causa específica. Neste caso, o aconselhamento deve levar em conta a possibilidade de que haja uma base genética para a doença e de que a recorrência seja possível. Uma doença esporádica é compatível com herança recessiva autossômica, herança dominante autossômica com uma mutação nova ou não-penetrância nos pais, ou transmissão recessiva ligada ao X se o paciente em estudo for masculino. Herança multifatorial também é uma possibilidade. Embora o risco de recorrência não possa ser quantificado nesta situação, podem existir riscos empíricos disponíveis de recorrência, e a família necessita compreender que a falta de um diagnóstico específico ou história familiar da doença não exclui que o problema seja genético e que a recorrência seja possível.

Diversas opções são disponíveis para lidar com os riscos de recorrência, e as opções supostamente agradáveis para uma família dependem de fatores tais como sua percepção da gravidade da doença, se ela é tratável ou diagnosticável nos exames pré-natais; e crenças éticas e religiosas. Diagnóstico pré-natal, usualmente por amniocentese ou amostragem de vilo coriônico, é amplamente aceito e é disponível para doenças citogenéticas e para um número cada vez maior de condições com herança mendeliana e tradicionalmente não herdadas. O arsenal do diagnóstico pré-natal inclui a ultra-sonografia nível III, que é capaz de detectar algumas das malformações congênitas associadas a muitas síndromes.

GENÉTICA DE DOENÇAS OTORRINOLARINGOLÓGICAS

Um grande número de doenças otorrinolaringológicas é conhecido por serem familiais ou terem um componente genético. Embora os detalhes destas doenças sejam considerados em outro local neste livro, algumas das mais importantes são aqui assinaladas, a fim de destacar as questões genéticas suscitadas.

Malformações Congênitas

Uma variedade de malformações congênitas afeta orelha, nariz e garganta. Algumas ocorrem como um componente de síndromes de malformação congênita múltipla, que podem ser o resultado de mutações de genes isolados ou anormalidades cromossômicas, enquanto outras podem ocorrer esporadicamente, apresentando herança multifatorial. Um exemplo clássico é a fenda labial, que pode ocorrer isoladamente ou juntamente com fenda palatina. Embora as fendas faciais em geral ocorram esporadicamente, elas podem ser um componente de doenças mendelianas ou ocorrer em associação com anomalias congênitas múltiplas. Isto também é verdadeiro a respeito de anomalias como fístulas pré-auriculares ou malformações da orelha externa.

Síndrome de Kartagener

A síndrome de Kartagener é uma condição de herança autossômica recessiva com dextrocardia, *situs inversus*, espermatozóides imóveis, anosmia, bronquiectasia e tosse crônica, todas secundárias à ausência ou malformação das estruturas do braço de dineína dos cílios.

Surdez Hereditária

Ambas as formas congênita e adquirida de surdez podem ter uma base genética, embora fatores genéticos não sejam responsáveis por todas as formas de perda auditiva congênita. A perda auditiva geneticamente determinada pode ocorrer como um déficit isolado ou como um componente de síndromes incluindo outras características. Outras anomalias que ocorrem em associação com surdez em síndrome (*i. e.*, surdez mais outras características fenotípicas) incluem malformações craniofaciais; displasia esquelética; e anormalidades pigmentares da pele, sistema nervoso, olho ou rim.

Cerca de 60% da perda auditiva congênita é genética, com considerável heterogeneidade genética; centenas de formas dominantes autossômicas, recessivas e ligadas ao X foram descritas, tornando especialmente importante coletar informação acurada e completa da história familiar quando realizado aconselhamento genético. Ela também se responsabiliza pelo fato de que dois pais com surdez autossômica recessiva podem ter filhos com audição normal, porque o gene mutante pode ser diferente em cada um dos pais.

Os estudos de genética molecular revelaram as localizações de alguns genes responsáveis por formas hereditárias de surdez. Uma forma da *síndrome de Waardenburg* (WS), uma doença transmitida dominantemente, foi mapeada no braço longo do cromossoma 2 (17). A WS tipo I, caracterizada por *dystopia canthorum*, é causada por mutações de perda de função no gene PAX3 (18). A WS tipo II é um grupo heterogêneo, cerca de 15% do qual são mutações heterozigotas no MITF (fator de transcrição associado a microftalmia) (19). A WS tipo III (síndrome de Klein-Waardenburg, com anormalidades dos braços) é uma apresentação extrema do tipo I; alguns mas não todos os pacientes homozigotos (20). A WS tipo IV (síndrome de Shah-Waardenburg com doença de Hirschsprung) pode ser causada por mutações nos genes para endotelina-3 ou um dos seus receptores, EDNRB (21). Mutações heterozigotas em qualquer gene causam doença de Hirschsprung isolada (21). Todas estas formas mostram acentuada variabilidade mesmo dentro de famílias, e no presente não é possível predizer a gravidade, mesmo quando uma mutação é detectada (20). Caracterizar os genes ajuda a desvendar importantes vias do desenvolvimento na crista neural e seus derivados.

Outra doença geneticamente heterogênea associada à perda auditiva é a *síndrome de Usher tipo I* (USH1), na qual ocorre perda auditiva neurossensorial parcial com desenvolvimento de retinite pigmentar depois da primeira década (22). USH1 pode ser causada por mutações nos genes MYO7A, PCDH15, USH1C e USH1G (23). Estes genes atuam no desenvolvimento e manutenção de estruturas da orelha interna como as células ciliadas (estereocílios) que transmitem sinais de som e movimento ao cérebro. Alterações nestes genes podem causar uma incapacidade de manter o equilíbrio (disfunção vestibular) e perda auditiva. Os genes também desempenham um papel no desenvolvimento e estabilidade da retina influenciando a estrutura e função das células dos bastões e cones. Mutações que afetem a função normal destes genes podem resultar em deterioração retiniana e perda da visão. As famílias com síndrome de Usher tipo II (USH2) têm surdez congênita e início precoce de retinite pigmentar. USH2 pode ser causada por mutações em qualquer um de 3 genes diferentes, 2 dos quais, MASS1 e USH2A, foram identificados (23). A usherina, a proteína fabricada pelo gene USH2A, é localizada no tecido de sustentação na orelha interna e na retina. A usherina é crítica para o adequado desenvolvimento e manutenção destas estruturas, o que pode explicar o seu papel na perda da audição e da visão. A função precisa da proteína fabricada pelo gene MASS1 ainda não é conhecida.

A *síndrome de Pendred* (defeito da hormonogênese tireóidea JIB) é uma doença autossômica recessiva associada a bócio e risco aumentado de carcinoma da tireóide, que foi mapeada no braço longo do cromossoma 7 (24). Há variabilidade na expressão do defeito genético dentro das famílias, incluindo alguns membros que têm audição quase normal ou surdez unilateral. Outra mutação no mesmo gene responsável pela síndrome de Pendred pode ser responsável por uma forma de surdez não sindrômica herdada de modo autossômico recessivo (chamada DFNB4) (24). A síndrome de Pendred é causada por mutações no gene *SLC26A4* (25). Em todas as populações estudadas, mutações de *SLC26A4* se responsabilizam por aproximadamente 10% de toda surdez genética na infância (26). Esta é uma proporção importante, dado que há dúzias de genes cujas mutações podem causar surdez genética. Este estudo também demonstrou que grupos étnicos possuem o seu próprio espectro característico de mutações, com uma ou algumas mutações mais prevalentes. Estes resultados têm significado importante para o planejamento e implementação de testes genéticos moleculares para surdez infantil.

Surdez e nefrite ocorrem juntas em muitas condições. A *síndrome de Alport*, por exemplo, é caracterizada por nefrite, surdez e catarata e pode ser herdada em um padrão ligado ao X ou autossômico. Mutações em vários genes de proteínas do colágeno são responsáveis pela maioria das formas da síndrome de Alport, incluindo o gene do colágeno alfa-5, que reside no braço curto do cromossoma X, e genes que codificam subunidades do colágeno IV, que foram mapeados no cromossoma 2 (27).

Surdez Não Sindrômica

A surdez recessiva não sindrômica, definida como uma ausência de audição sem outras características clínicas associadas, responsabiliza-se por aproximadamente 80% dos casos de surdez hereditária. Estudos genéticos de associação (*linkage*) implicaram pelo menos 20 genes que, se mutados, resultam em surdez recessiva não sindrômica, embora a maioria destes genes ainda não tenham sido identificados (28). Uma porcentagem substancial, se não a maior parte, da perda auditiva genética não sindrômica é causada por cópias defeituosas do gene de junção de espaço beta 2 (GJB2), que forma a proteína conexina 26 (CX26) (29). As mutações na conexina 26 parecem romper o fluxo de potássio na orelha interna, contribuindo para a perda auditiva. Mutações da conexina 26 ocorrem principalmente em caucasianos, judeus asquenazes e algumas populações asiáticas, com uma taxa de portadores de 2,8%. A identificação do gene, que se localiza no cromossoma 13q11-12, possibilitou o desenvolvimento de testes de triagem (30).

Os avanços na genética da surdez levaram à caracterização de mais genes diversos de surdez (31). No futuro, este progresso aperfeiçoará o aconselhamento genético, esclarecerá os defeitos moleculares subjacentes que causam surdez, e levará ao desenvolvimento de terapias específicas.

PONTOS IMPORTANTES

- O genoma humano consiste em aproximadamente 3 bilhões de pares de bases de DNA nuclear e 16.000 pares de bases de DNA mitocondrial, codificando mais de 30.000 genes.
- Os genes são organizados em íntrons e éxons. Íntrons são desencaixados do RNA mensageiro maturo. Elementos que controlam a expressão dos genes estão localizados adjacentes aos genes que eles controlam.
- Três padrões principais de transmissões genéticas mendelianas são conhecidos: dominante autossômica, recessiva autossômica e ligada ao sexo.
- Algumas doenças ocorrem com freqüência aumentada em famílias mas não exibem transmissão mendeliana clássica; diz-se que estas apresentam herança multifatorial.
- À parte doenças de genes isolados, algumas doenças genéticas ocorrem como resultado de anormalidades do número ou estrutura dos cromossomas.

Continua

- A capacidade de isolar genes "clonados" exerceu enorme impacto sobre a nossa compreensão da base molecular das doenças genéticas humanas.
- Agora existem técnicas moleculares que permitem o diagnóstico de algumas doenças genéticas, seja pela detecção direta de mutações seja por análise de *linkage* genética.
- O aconselhamento genético envolve familiarizar uma família com os fatos médicos em torno de uma doença, o papel da hereditariedade, opções disponíveis para lidar com os riscos genéticos, e ajudar a família a ajustar-se e lidar com a doença.
- Existem vários métodos de diagnóstico pré-natal, incluindo amostragem de vilo coriônico e amniocentese, ambas as quais fornecem células fetais para diagnóstico genético.
- Uma ampla variedade de doenças otorrinolaringológicas ocorre em um padrão familial ou genético, o que constitui uma questão importante a lidar no tratamento das pessoas com estas doenças.
- Avaliação e triagem genéticas terão uma importância maior na avaliação e no tratamento de diversas doenças da cabeça e do pescoço, incluindo a perda auditiva hereditária e o câncer de cabeça e pescoço.

REFERÊNCIAS

1. Collins FC, Green ED, Guttmacher AE, *et al.* A vision for the future of genomics research. *Nature* 2003;422:835-847.
2. Collins FS, Patrinos A, Jorday E, *et al.* New goals for the US Human Genome Project, 1998-2003. *Science* 1998;282:682-689.
3. Wallace DC. Diseases of mitochondrial DNA. *Annu Rev Biochem* 1992;61:1175-1212.
4. Garrod AE. *Inborn errors of metabolism.* London: Frowde, Hodder and Stoughton, 1909.
5. Franco B, Guioli S, Pragliola A, *et al.* A gene deleted in Kallmann's syndrome shares homology with neural cell adhesion and axonal path finding molecules. *Nature* 1991;353:529-536.
6. Greenberg F, Lewis RA, Potocki L, *et al.* Multidisciplinary clinical study of Smith-Magenis syndrome (deletion 17p 11.2). *Am J Med Genet* 1996;62:247-254.
7. Friedman TB, Liang Y, Weber JL, *et al.* A gene for congenital, recessive deafness DFNB3 maps to the pericentromeric region of chromosome 17. *Nat Genet* 1995;9:36-91.
8. Lindsay EA, Goldberg R, Jurecic V, *et al.* Velo-cardi-facial syndrome: frequency and extent of 22q11 deletions *Am J Med Genet* 1995;57:514-522.
9. Webber SA, Hatchwell E, Barber JCK, *et al.* Importance of microdeletions of chromosomal region 22q11 as a cause of selected malformations of the ventricular outflow tract and aortic arch: a three-year prospective study. *J Ped* 1996;129:26-32.
10. Gerhard DS, Wagner L, Feingold EA, *et al.* The status, quality, and expansion of the NIH full-length cDNA project: the Mammalian Gene Collection (MGC). *Genome Res* 2004;14:2121-2127.
11. Prezant RT, Shohat M, Japer L, *et al.* Biochemical characterization of a pedigree with mitochondrially inherited deafness. *Am J Med Genet* 1992;44:465-472.
12. Warren ST. The expanding world of trinucleotide repeats. *Science* 1996;271:1374-1375.
13. Freidman T Human gene therapy—an immature genie, but certainly out of the bottle. *Nat Med* 1996;2:144-147.
14. Williams RS. Human gene therapy—of tortoises and hares. *Nat Med* 1995;1:1137-1138.
15. Druker BL Sawyers CL, Kantarjian H, *et al.* Activity of a specific inhibitor of the BCR-ABL tyrosine kinase in the blast crisis of chronic myeloid leukemia and acute lymphoblastic leukemia with the Philadelphia chromosome. *N Engl J Med* 2001;344:1038-1042.
16. Vogel CL, Cobleigh MA, Tripathy D, *et al.* First-line Herceptin monotherapy in metastatic breast cancer. *Oncology* 2001;61:37-42.
17. Foy C, Newton V, Wellesley D, *et al.* Assignment of the locus for Waardenburg syndrome type I to human chromosome 2q37 and possible homology to the splotch mouse. *Am J Hum Genet* 1990;46:1017.
18. Tassabehji M, Newton VE, Leverton K, *et al.* PAX3 gene structure and mutations: close analogies between Waardenburg syndrome and 'splotch' mouse. *Hum Mol Genet* 1994;3:1069-1074.
19. Tassabehji M, Newton VE, Read AE Waardenburg syndrome type 2 caused by mutations in the human microphthalmia (MITF) gene. *Nat Genet* 1994;8:251-255.
20. Read AP, Newton VE. Waardenburg syndrome. *J Med Genet* 1997;8:656-665.
21. Edery P, Attie T, Amiel J. Mutation of the endothelin-3 gene in the Waardenburg-Hirschsprung disease (Shah-Waardenburg syndrome). *Nat Genet* 1996;12:442-444.
22. Smith RJH, Berlin CI, Hejtmancik IF, *et al.* Clinical diagnosis of Usher syndromes. *Am J Med Genet* 1994;50:32-38.
23. Keats BJ, Savas S. Genetic heterogeneity in Usher syndrome. *Am J Med Genet* 2004;130:13-16.
24. Coyle B, Coffey R, Armour JAL, *et al.* Pendred syndrome (goitre and sensorineuralhearing loss) maps to chromosome 7 in the region containing the nonsyndromic deafness gene DFNB4. *Nat Genet* 1996;12:421-423.
25. Everett LA, Glaser B, Beck JC, *et al.* Pendred syndrome is caused by mutations in a putative sulphate transporter gene (PDS). *Nat Genet* 1997;17:411-422.
26. Coyle B, Reardon W, Herbrick JA, *et al.* Molecular analysis of the PDS gene in Pendred syndrome. *Hum Mol Genet* 1998;7:1105-1112.
27. Gubler MC, Knebelmann Beziau A, Beziau A, *et al.* Autosomal recessive Alport syndrome: immunohistochemical study of type IV collagen chain distribution. *Kidney Int* 1995;47:1142-1147.
28. Van Camp G, Willems PJ, Smith RJ. Nonsyndromic hearing impairment: unparalleled heterogeneity. *Am J Hum Genet* 1997;60:758-764.
29. Carrasquillo MM, Zlotogora J, Barges S, *et al.* Two different connexin 26 mutations in an inbred kindred segregating nonsyndromic recessive deafness: implications for genetic studies in isolated populations. *Hum Mol Genet* 1997;6:2163-2172.
30. Chaib H, Lina-Granade G, Guilford P, *et al.* A gene responsible for a dominant form of neurosensory nonsyndromic deafness maps to the NSRD1 recessive deafness gene interval. *Hum Mol Genet* 1994;3:2219-2222.
31. Steel KP, Brown SD. Update: human genetics: more deafness genes. *Science* 1998;280:1403.

CAPÍTULO 5

Otorrinolaringologia Molecular

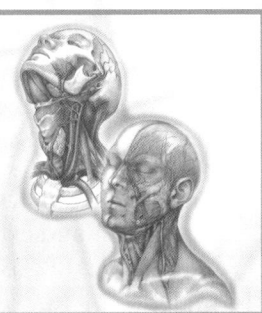

Jessica W. Lim ■ Michael Friedman

A descoberta da estrutura em dupla hélice do ácido desoxirribonucléico (DNA) por Watson e Crick em 1953 foi o passo mais importante para a compreensão da genética, regulação das proteínas e função celular normal. Está bem estabelecido que a doença essencialmente começa no nível dos genes, com as aberrações resultantes que se apresentam aos clínicos. Técnicas desenvolvidas para detecção e manipulação de proteínas, ácido ribonucléico (RNA) e DNA são agora ferramentas comuns na pesquisa dirigida para o diagnóstico e tratamento de uma variedade de condições. Este capítulo fornece uma breve descrição de avanços recentes em biologia molecular pertinentes à otorrinolaringologia. Informação adicional pode ser encontrada nos capítulos sobre genética otorrinolaringológica, perda auditiva genética, biologia dos tumores, terapia genética e tendências em patologia.

ONCOLOGIA

Os microarranjos de tecidos permitem a análise da expressão de milhares de genes e podem capacitar os pesquisadores a identificar alterações genéticas rápida e eficientemente. Tecido de até 1.000 blocos de histologia podem ser dispostos sobre um bloco de parafina recém-criado em localizações designadas. Marcadores moleculares são aplicados a seguir, com a informação sendo avaliada quanto ao significado clínico. Esta aplicação encerra grande promessa para compreensão dos fatores genéticos e seleção de terapias em câncer de cabeça e pescoço e outras doenças (1,2).

Estas novas técnicas também capacitaram a testar a saliva quanto a milhares de tipos de RNA mensageiro (mRNA), possibilitando a comparação entre pacientes com câncer da cavidade oral e indivíduos normais. Em um estudo por Yang *et al.*, câncer oral foi detectado com 95% de precisão quando a saliva foi testada, em oposição a 88% de precisão com sangue dos mesmos indivíduos (3).

O fator de crescimento de ceratinócitos estimula proliferação e diferenciação da célula epitelial, inclusive do trato gastrointestinal. A palifermina (Kepivance, Amgen), um fator de crescimento de ceratinócitos recombinante, foi aprovado pela U.S. Food and Drug Administration em dezembro de 2004 para diminuir a incidência e a duração da grave mucosite oral em pacientes com cânceres hematológicos submetidos à quimioterapia com altas doses, com ou sem radiação, seguida por um transplante de medula óssea. Em uma experiência multicêntrica randomizada duplamente cega, fator de crescimento de ceratinócitos ou placebo foi dado por via intravenosa durante 3 dias antes e 3 dias depois da infusão de células-tronco. No grupo experimental, 63% dos pacientes experimentaram mucosite grau 3 ou 4 *versus* 98% no grupo placebo, e os pacientes no grupo experimental usaram significativamente menos analgésicos opióides e necessitaram menos suporte nutricional parenteral total (4).

O fator de estimulação de colônias de granulócitos-macrófagos (GM-CSF) foi estudado em experiências clínicas para diminuir a mucosite ao aumentar a ativação dos macrófagos e estimula a produção de citocinas secundárias. A administração intravenosa de GM-CSF parece reduzir significativamente a gravidade da mucosite oral, a dor da mucosite, e a interrupção da radioterapia em pacientes com câncer de cabeça e pescoço, embora diversos casos de reações tóxicas tenham sido descritos. Nem o uso subcutâneo nem o tópico do GM-CSF demonstraram constantemente reduzir a gravidade da mucosite (5-7).

O receptor do fator de crescimento epidérmico (EGFR) está anormalmente ativado em muitos tumores epiteliais, com um efeito resultante sobre o crescimento e a progressão tumorais. Terapias "apontadas" contra a função normal deste receptor demonstraram inibir o crescimento das células cancerosas. Agentes que afetam o EGFR são agora ferramentas clinicamente viáveis no tratamento do câncer (8). Há duas classes de agentes anti-EGFR:

1. Anticorpos monoclonais (MAbs), que são dirigidos para o domínio extracelular do receptor e competem pela ligação com os ligantes do receptor.
2. Inibidores da tirosina cinase (TKI), os quais são pequenas moléculas, inibidores competitivos do adenosina trifosfato que afetam a atividade catalítica, autofosforilação e contato com transdutor de sinal.

O uso de inibidores do EGFR em combinação com radiação em alta dose pode produzir uma vantagem de sobrevida no câncer de cabeça e pescoço. Em uma experiência clínica randomizada de fase III, 417 pacientes com carcinoma de células escamosas de cabeça e pescoço localmente avançado foram tratados com radiação e cetuximab concomitantes, ou radiação isolada. Depois de mais de 3 anos de acompanhamento, a sobrevida média foi 58 meses no grupo de radiação/cetuximab *versus* 28 meses no grupo de radiação unicamente, com uma sobrevida global de 3 anos de 57% e 44%, respectivamente (9). Reações cutâneas agudas foram aumentadas no ramo de cetuximab do estudo.

Tratamento combinado com duas classes de agentes anti-EGFR, gefitinib e cetuximab, em um modelo laboratorial mostrou um efeito sinérgico sobre a proliferação celular e mais inibição da sinalização dependente do EGFR e indução de apoptose, bem como uma alteração nos genes em arranjos de DNA complementar (cDNA) (10). MAbs radiomarcados podem ser usados no futuro na detecção de tumores e terapia seletiva (11). Uma descrição dos MAbs e TKIs atualmente disponíveis está incluída na Tabela 5.1.

TIREÓIDE

O estabelecimento de um método molecular para diferenciar neoplasia benigna e maligna da tireóide por citologia está avançando. Por exemplo, Finley *et al.* relataram o perfil genético como um meio confiável de distinguir entre carcinomas (sete carcinomas papilíferos clássicos e sete variantes foliculares) e lesões benignas (14 adenomas foliculares e sete nódulos hiperplásicos) baseando-se em aspirados de agulha e espécimes histológicos. A sensibilidade e a especificidade para diagnóstico de carcinoma foi 93% e 100%, respectivamente (12).

Carcinoma tireóideo anaplásico é associado à sobrevida média de 6 meses depois do diagnóstico. Um estudo pré-clínico do AEE788, um inibidor de ambos o EGFR e tirosina cinases do receptor ao fator de crescimento endotelial vascular, mostrou proliferação inibida e apoptose induzida de linhas de células de câncer tireóideo anaplásico *in vitro*. Além disso, administração de AEE788, isoladamente e em combinação com paclitaxel, a camundongos nus atímicos com xenoenxertos de câncer anaplásico de tireóide inibiu o crescimento de tumores em 44% e 69%, respectivamente, em comparação com um grupo controle (13). Terapia com enfoque molecular pode ter sucesso no futuro para pacientes com este câncer agressivo (14).

PARATIREÓIDES

Hiperparatireoidismo é hereditário em aproximadamente 5% dos casos. Cinco síndromes e seus genes associados foram identificados. O gene CASR (receptor sensitivo ao cálcio) codifica o local do reconhecimento do cálcio na célula da paratireóide. Hiperparatireoidismo hipocalciúrico familiar é causado pela inativação hetero-

TABELA 5.1
ANTICORPOS MONOCLONAIS E INIBIDORES DE PROTEÍNAS

	Mecanismo de Ação	Aplicação
Anticorpos monoclonais		
Cetuximab (Erbitux)	Liga-se ao domínio extracelular do receptor ao fator de crescimento epidérmico (EGFR)	Câncer de cabeça e pescoço; câncer colorretal
Bevacizumab (Avastin)	Alveja o fator de crescimento endotelial vascular	Câncer colorretal
Trastuzumab (Herceptin)	Anticorpo para hiperexpressão de HER2-neu	Câncer de mama
Inibidores da tirosina cinase		
Geftinib (Iressa)	Causa mutação no EGFR ao visar o domínio catalítico	Câncer pulmonar de células não pequenas
Mesilato de imatinib (Gleevec)	Inibe bcr/abl tirosina cinase	Leucemia mielóide crônica; tumores estromais gastrintestinais
Inibidores dos proteossomas		
Bortezomib (Velcade)	Inibidor dos proteossomas	Mieloma múltiplo

zigota do CASR e resulta em um desvio do ponto de ajuste no qual o cálcio suprime o hormônio paratireóideo (PTH) desde o nascimento. Os indivíduos afetados terão hipercalcemia durante toda a vida em níveis semelhantes ao hiperparatireoidismo típico, mas terão cálcio urinário normal, níveis normais de PTH e tamanho normal das glândulas. Paratireoidectomia deve ser evitada. Inativação homozigota do CASR causa hiperparatireoidismo primário grave neonatal. Neoplasia endócrina múltipla (NEM) 1 e 2A são associadas com mutações NEM 1 e Ret, respectivamente. Os pacientes com NEM 1 familiar parecem ter início mais precoce de desenvolvimento tumoral que nos casos esporádicos.

O gene supressor tumoral HPRT-2 é um fator de transcrição encontrado em dois terços dos pacientes com síndrome de tumor de paratireóide-mandíbula, uma doença rara com expressão variada nas famílias. HPRT-2 também foi encontrado em 50% das linhas germinais no câncer paratireóideo esporádico. Hiperparatireoidismo isolado familiar é uma sexta síndrome, que não tem genes identificados neste momento. Novas drogas estão em desenvolvimento, como TKIs para atuar sobre o gene Ret e calcimiméticos para contrabalançar as mutações do CASR atuando sobre um local outro que não o receptor ao cálcio.

ALERGIA

Imunoterapia para alergia tipo I é um tratamento eficaz para reações a alérgenos específicos como ambrósia americana, pólen e gramíneas. Entretanto, os extratos são preparados de fontes naturais e podem precipitar uma reação anafilática mesmo com cuidadosa preparação e escalonamento da terapia. Engenharia genética produziu formas hipoalergênicas de antígenos importantes com epítopos para imunoglobulina E reduzidos, contanto preservando as outras características que promovem uma resposta imune. O risco diminuído de efeitos colaterais anafiláticos tornaria a imunoterapia uma forma mais segura e mais aceitável de tratamento para os que sofrem de alergia (15).

OLFAÇÃO

A inalação nasal é apenas o primeiro passo no complexo processo da olfação. A causa da deficiência olfatória nem sempre é encontrada macroscopicamente dentro do nariz. Os genes de receptores da olfação contam-se a mais de 1.000 em cada espécie de mamífero. Anosmias específicas possuem um componente genético nos humanos e camundongos. A identificação das proteínas dos receptores da olfação e interações destes receptores, juntamente com mapeamento mais detalhado das vias olfatórias, podem levar ao tratamento "mirado" no paciente que é hipósmico/anósmico (16).

> **PONTOS IMPORTANTES**
>
> - Terapia "mirada" usando anticorpos monoclonais e inibidores de enzimas, particularmente contra EGFR, constitui uma ferramenta eficaz com resposta cada vez maior de certos cânceres e a redução dos efeitos colaterais do tratamento.
> - Os microarranjos teciduais tornaram os marcadores genéticos mais rápidos e mais fáceis para identificar em espécimes normais e de câncer.
> - Certas síndromes hiperparatireóideas primárias possuem mutações genéticas específicas que podem levar ao tratamento aperfeiçoado. A maioria dos hiperparatireoidismo primário não apresenta nenhuma deficiência genética isolada identificada.

REFERÊNCIAS

1. Shergill IS, Shergill NK, Arya M, et al. Tissue microarrays: a current medical research tool. Curr Med Res Opin 2004;20:707-712.
2. Warner GC, Reis PP, Makitie AA, et al. Current applications of microarrays in head and neck cancer research. Laryngoscope 2004;114:241-248.
3. Yang L, Maie ARS, Zhou X, et al. Salivary transcriptome diagnostics for oral cancer detection. Clin Can Res 2004;10:8442-8450.
4. Spielberger R, Stiff P, Bensinger W, et al. Palifermin for oral mucositis after intensive therapy for hematologic cancers. N Engl J Med 2004;351:2590-2598.
5. Sprinzl FM, Galvan O, de Vries A, et al. Local application of granulocyte-macrophage colony stimulation factor (GM-CSF) for the treatment of oral mucositis. Eur J Cancer 2001;37:2003-2009.
6. Makkonen TZ, Minn H, Jeknuen A, et al. Granulocyte macrophage-colony stimulation factor (GM-SSF) and sucralfate in prevention of radiation-induced mucositis: a prospective randomized study. Int J Radiat Oncol Biol Phys 2000;46:525-534.
7. Wagner W, Alfrink M, Haus U, et al. Treatment of irradiation-induced mucositis with growth factors in patients with head and neck cancer. Anticancer Res 1999;19:799-803.
8. Baumann M, Krause M. Targeting the epidermal growth factor receptor in radiotherapy; radiobiological mechanisms, preclinical and clinical results. Radiother Oncol 2004;72:257-266.
9. Bonner JA, Giralt J, Harari PM, et al. Cetuximab prolongs survival in patients with locoregionally advanced squamous cell carcinoma of head and neck: A phase III study of high dose radiation therapy with or without cetuximab. Am Soc Clin Oncol Meeting Abstract 2004;23:5507.
10. Matar P, Rojo F, Cassia R, et al. Combined epidermal growth factor receptor targeting with the tyrosine kinase inhibitor gefitinib (ZD1839) and the monoclonal antibody cetuximab (IMCC225): superiority over single-agent receptor targeting. Clin Cancer Res 2004;10:6487-6501.
11. Ross JS, Schenkein DP, Pietrusko R, et al. Targeted therapies for cancer 2004. Am J Clin Pathol 2004;122:598-609.
12. Finley DJ, Arora N, Zhu B, et al. Molecular profiling distinguishes papillary carcinoma from benign thyroid nodules. J Clin Endocrin Metabol 2004;89:3214-3223.

13. Kim S, Schiff BA, Yigitbasi OG, *et al.* Targeted molecular therapy of anaplastic thyroid carcinoma with AEE788. *Mol Cancer Ther* 2005;4:632-640.
14. Caponigro F, Ionna F, Comella G. New cytotoxic and molecular-targeted therapies of head and neck tumors. *Curr Opinin Oncol* 2004;16:225-230.
15. Bhalla PL. Genetic engineering of pollen allergens for hay fever immunotherapy. *Expert Rev Vaccines* 2003;2:75-84.
16. Reed RR. After the holy grail: Establishing a molecular basis for mammalian olfaction. *Cell* 2004;116:329-336.

CAPÍTULO 6

Microbiologia, Infecções e Terapia Antibiótica

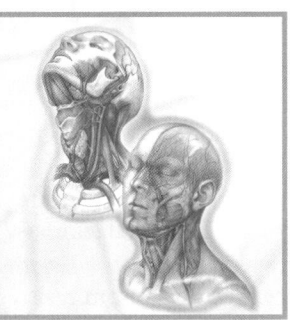

Michael D. Poole ▪ David N. F. Fairbanks

Este capítulo é uma visão geral dos agentes antimicrobianos mais comumente usados contra as bactérias que causam infecções das orelhas, nariz, garganta e pescoço. Uma vez que nova resistência bacteriana e novos antibióticos aparecem regularmente, esta informação deve ser suplementada com aquela no *The Medical Letter on Drugs and Therapeutics, The Medical Letter Handbook of Antimicrobial Therapy* e as últimas edições do *The Sanford Guide to Antimicrobial Therapy, Pocket Guide to Antimicrobial Therapy in Otolaryngology–Head and Neck Surgery, Guidelines for Antimicrobial Therapy for Acute Bacterial Rhinosinusitis*, e diretrizes recentes para otite média aguda (OMA) (1–5). Avisamos os leitores a respeito de interpretarem experiências clínicas comparativas e estudos suportados pela indústria farmacêutica, pelo fato de que eles podem ser substancialmente enganosos acerca de atividade relativa antimicrobiana. Sugerimos diretrizes altamente críticas e revisadas (4,5).

AGENTES ANTIMICROBIANOS

Penicilinas

As penicilinas pertencem à família dos antibióticos β-lactâmicos, assim denominados em virtude do anel molecular β-lactâmico na sua composição química. Em virtude dos usos diferentes, é instrutivo considerá-los por categorias.

As penicilinas G e V permanecem ativas contra *Streptococcus pyogenes* (β-hemolítico grupo A), *Streptococcus pneumoniae* (a maioria das raças), actinomicose, e uma proporção em diminuição dos organismos anaeróbicos orais. Elas são inativadas pela penicilinase produzida por *Staphylococcus aureus* e outras enzimas produzidas por uma variedade de organismos Gram-negativos, como *Haemophilus influenzae, Moraxella catarrhalis* e organismos anaeróbicos orais. Estas enzimas são chamadas coletivamente β-lactamases, e elas tornam inativas muitos dos agentes das penicilinas e cefalosporinas. Através de um mecanismo diferente, relacionado com alterações nas proteínas ligadoras de penicilina, *S. pneumoniae* e alguns tipos de estafilococos estão se tornando crescentemente resistentes às penicilinas, aminopenicilinas e cefalosporinas (4). Uma vez que o ácido gástrico exerce um efeito adverso sobre as penicilinas G e V, é melhor que elas sejam administradas com estômago vazio (1 horas antes de uma refeição).

Ocorrem erupções cutâneas em 5% das pessoas que tomam penicilina. Elas não impedem inteiramente o uso futuro da penicilina porque erupções recidivam apenas em 50% destes pacientes. Quando são novamente tratados com penicilina, estes pacientes comumente necessitam pouco mais do que tratamento anti-histamínico. Anafilaxia é uma reação diferente, e não ocorre necessariamente nos pacientes com erupções cutâneas prévias. Uma vez que põe em risco a vida, anafilaxia é considerada uma contra-indicação durante toda a vida ao uso futuro de penicilina. Todas as penicilinas acarretam o mesmo risco de causar anafilaxia.

As penicilinas antiestafilocócicas resistem à penicilinase. Meticilina, oxacilina, cloxacilina, dicloxacilina e nafcilina são agentes nesta categoria. A dicloxacilina atinge as mais altas concentrações sanguíneas de quaisquer penicilinas antiestafilocócicas administradas oralmente. A nafcilina é preferida para uso intravenoso, especialmente para tratar pacientes com comprometimento renal, porque pode ser excretada através do fígado. Estes agentes são eficazes contra *S. aureus,* mesmo raças resistentes à penicilina, exceto um recém-chegado perturbador chamado *Staphylococcus aureus resistente à meticilina* (*MRSA;* SARM), cuja prevalência atinge 50% das raças estafilocócicas em alguns hospitais. Além disso, a variedade deste organismo adquirida na comunidade pode ser mais invasiva, virulenta e contagiosa. Este organismo é resistente a todas as penicilinas e todas as cefalosporinas. Exceto a meticilina, as penicilinas antiestafilocócicas são ativas contra infecções estreptocócicas e a maioria das pneumocócicas.

As aminopenicilinas, como ampicilina e amoxicilina, estendem o espectro de atividade para organismos Gram-negativos como *Proteus, Escherichia coli* e *H. influenzae*, mas *S. aureus* é resistente às drogas nesta categoria. Enzimas β-lactamases produzidas por 20% a 30% das cepas de *H. influenzae* e a maioria das cepas de *M. catarrhalis* causam resistência a estes agentes. As aminopenicilinas produzem erupções mais comume do que outras penicilinas, especialmente se o paciente tiver mononucleose infecciosa (incidência de erupção em 50%). A amoxicilina atinge níveis mais altos no soro e no líquido da orelha média do que a ampicilina, e é bem absorvida oralmente nas horas das refeições.

Penicilinas aumentadas são aquelas nas quais ela é combinada com um agente que inativa enzimas β-lactamases produtoras de resistência Para o tratamento de infecção por estafilococos, *H. influenzae, M. catarrhalis*, organismos anaeróbicos e outros, a amoxicilina é combinada com clavulanato de potássio (Augmentin, oral), e a ampicilina é combinada com sulbactam (Unasyn, parenteral). Para o tratamento de infecção por *Pseudomonas aeruginosa* e um amplo espectro de outras infecções, ticarcilina é combinada com clavulanato de potássio (Timentin, parenteral).

Doses mais altas de amoxicilina e amoxicilina-clavulanato (80-90 mg/kg por dia para crianças, 3-4 g/dia para adultos) foram recomendadas para otite média e sinusite a fim de melhorar a atividade contra *S. pneumoniae* relativamente resistente e para melhorar a quantidade de droga disponível para inibir *H. influenzae*. Estes agentes permanecem sendo a base da terapia oral de otite média e sinusite (4,5). Aumentos importantes na prevalência de raças de pneumococos com concentrações inibidoras mínimas (CIMs) a amoxicilina excedendo 4 μg/mL, uma tendência que aparece no horizonte, diminuirão a utilidade da amoxicilina e amoxicilina-clavulanato na otite média e sinusite.

As penicilinas antipseudomonas são ativas contra a maioria das bactérias Gram-negativas mas não organismos Gram-positivos, como *S. aureus*. A atividade destes agentes contra *P. aeruginosa* separa-os da maioria dos outros antibióticos. Eles são administrados parenteralmente. Ticarcilina é mais ativa que carbenicilina. Piperacilina é a mais ativa de todas as drogas nesta categoria. No tratamento de infecção séria por pseudomonas, estas drogas freqüentemente são usadas em combinação com um aminoglicosídeo, como gentamicina, para efeito sinérgico.

Cefalosporinas

As cefalosporinas também pertencem à família de drogas β-lactâmicas. Esta relação química provavelmente significa que os pacientes com uma história de anafilaxia com penicilina devem evitar as cefalosporinas; entretanto, cefalosporinas são usadas comumente e com segurança por pacientes com uma história de erupções com penicilina. Estas drogas são classificadas em primeira, segunda e terceira gerações. Em geral, os agentes de primeira geração são mais ativos contra bactérias Gram-positivas, e os agentes de terceira geração são altamente ativos contra bactérias Gram-negativas. Os agentes de segunda geração ocupam uma posição intermediária.

A cefalexina oral de primeira geração (Keflex) é eficaz contra organismos Gram-positivos como estreptococos, pneumococos exceto raças resistentes à penicilina, e estafilococos exceto raças resistentes à meticilina. Ela também é ativa contra algumas bactérias Gram-negativas, mas *S. aureus* é o organismos contra o qual é usada mais comumente. Para uso parenteral, cefazolina (Ancef, Kefzol) produz a mais longa duração de ação dos agentes de primeira geração. Sua atividade antiestafilocócica é amplamente usada em profilaxia contra infecções cirúrgicas nas quais é feita uma incisão na pele, embora aumentos recentes na prevalência dos estafilococos resistentes à meticilina tenha tornado problemático o seu uso.

Embora as cefalosporinas de segunda e terceira gerações previamente gozassem de ampla utilização para otite média e sinusite, informação mais recente sugere que elas são significativamente menos ativas que altas doses de amoxicilina-clavulanato ou quinolonas respiratórias contra os patógenos de interesse (4,5). Nenhuma das cefalosporinas orais possui atividade clínica contra (as relativamente comuns) cepas resistentes à penicilina de pneumococos, embora algumas das cefalosporinas tenham atividade contra algumas das raças intermediariamente resistentes. Amoxicilina e amoxicilina-clavulanato (dadas nas doses mais altas previamente assinaladas), em comparação, em virtude da potência superior, posologia mais alta e melhor absorção, são ativas contra a maioria das raças de pneumococos resistentes à penicilina. A cefpodoxima proxetil (Vantin), acetil cefuroxima (Ceftin) e cefdinir (Omnicef) são as cefalosporinas orais mais úteis clinicamente. Nenhuma tem atividade contra pneumococos resistentes à penicilina; cefuroxima e cefdinir são apenas regulares na sua atividade contra *Haemophilus* (4). Todas as três são mal absorvidas (10% a 25%), o que limita a praticidade de aumentar as doses substancialmente e torna-as propensas a causarem colite associada a antibiótico. Embora um par (cefpodoxima e cefdinir) tenha aprovação da U.S. Food and Drug Administration para uso uma vez por dia, o seu perfil farmacocinético é mais adequado para administração duas vezes ao dia.

As outras cefalosporinas orais podem ser caracterizadas pelas suas vantagens e desvantagens. Cefprozil (Cefzil), cefaclor (Ceclor) e loracarbef (Lorabid) têm bom paladar, são bem absorvidas e bem toleradas, mas são relativamente impotentes. Faltalhes atividade contra pneumococos resistentes à penicilina e são próximos de placebo no seu efeito clínico contra *Haemophilus*. A cefixima (Suprax) e o ceftibuteno (Cedax) poderiam ser considerados cefalosporinas de terceira geração porque são excelentes contra *Haemophilus* mas ruins contra pneumococos e a maioria das bactérias Gram-positivas.

A ceftriaxona (Rocefin) é um agente parenteral eficaz contra *H. influenzae, M. catarrhalis, S. pneumoniae* incluindo a maioria das cepas resistentes à penicilina, *Neisseria meningitidis* e *Neisseria gonorrhoeae*. Uma vez que ela penetra no líquido cefalorraquidiano (LCR) e como tem um largo espectro de atividade contra organismos que causam infecções respiratórias superiores, a ceftriaxona usualmente é a primeira escolha para tratar pacientes com complicações intracranianas e orbitárias de sinusite aguda e otite média. Nessas infecções, se pneumococos altamente resistentes ou estafilococos resistentes à meticilina forem uma preocupação, vancomicina usualmente é acrescentada ao esquema. Sob muitos aspectos, a cefotaxima (Claforan) é um agente equivalente à ceftriaxona. A ceftazidima (Fortaz) é um agente parenteral altamente ativo contra *P. aeruginosa*. Também é ativa contra outras bactérias Gram-negativas, incluindo *H. influenzae* e *N. gonorrhoeae*, e penetra bem no LCR. De uma maneira geral, as cefalosporinas de terceira geração são menos ativas contra bactérias Gram-positivas, como *S. aureus*, do que as suas contrapartes de primeira geração. Bactérias anaeróbicas, como *Bacteroides fragilis*, também são relativamente resistentes.

Outros Antibióticos β-Lactâmicos

O imipenem (combinado com cilastatina no Primaxin) e o meropenem (Merrem) são agentes parenterais que exercem um amplo espectro de atividade antimicrobiana. São ativos contra *S. pyogenes*, a maioria dos organismos *S. pneumoniae*, *S. aureus* (exceto raças resistentes à meticilina), *H. influenzae, B. fragilis* e a maioria dos organismos anaeróbicos, e os coliformes incluindo *P. aeruginosa*. Em virtude dos seus amplos espectros, imipenem ou meropenem podem ser usados como agente único contra infecção por organismos não identificados, mas a penetração no LCR não é garantida. Uma vez que pode aparecer resistência durante a terapia para infecções por pseudomonas, um agente β-lactâmico não deve ser usado como agente único. Pacientes com alergias a penicilina podem ser alérgicos ao imipenem. O aztreonam (Azactam) é um agente parenteral ativo contra organismos Gram-negativos aeróbicos como *P. aeruginosa*. Sua característica de distinção é sua segurança no tratamento de pacientes com alergias às penicilinas.

Macrolídeos e Cetolídeos

As eritromicinas constituem terapia eficaz para infecções respiratórias resultantes de estreptococos suscetíveis (incluindo pneumococos), micoplasma, clamídia, legionela, difteria e *pertussis*. A maioria das infecções por *S. aureus* é suscetível a eritromicinas, mas a resistência pode desenvolver-se durante a terapia. Tratamento de infecção por *H. influenzae* com eritromicinas é eficaz se uma sulfa for adicionada ao esquema (a combinação Pediazole).

Foram desenvolvidas preparações para minimizar o grau de náusea e vômito que acompanha o uso da eritromicina. A preparação etilsuccinato pode ser tomada com as refeições. Outras necessitam revestimento entérico. Macrolídeos de longa duração mais recentes como azitromicina (Zithromax) e claritromicina (Biaxin) são mais toleráveis em termos de efeitos gastrointestinais. Resistência a macrolídeo (inclusive azitromicina e claritromicina) é vista em aproximadamente 30% dos isolados nos Estados Unidos. Quase 100% das raças de *H. influenzae* possuem uma bomba de ejeção que resulta em CIMs para azitromicina e claritromicina que não podem ser alcançadas no compartimento extracelular, provavelmente resultando em um efeito semelhante a placebo contra esse organismo na orelha média e nos seios (4,5). Testes laboratoriais podem causar confusão a este respeito porque os pontos de ruptura para os macrolídeos e cetolídeos são inapropriadamente altos para *H. influenzae*, imprecisamente caracterizando a maioria das cepas como suscetíveis. Doses significativamente maiores de azitromicina podem ajudar no problema com *Haemophilus*.

Os cetolídeos são uma classe relativamente nova de agentes semelhantes aos macrolídeos que são derivados da claritromicina. A telitromicina (Ketek) é disponível nos Estados Unidos. Os cetolídeos parecem ser mais ativos contra pneumococos resistentes a macrolídeos do que os macrolídeos, mas compartilham a mesma fraqueza relativa contra alguns *Haemophilus*. Eles apresentam várias interações com drogas, e podem causar perturbações visuais.

Eritromicina e claritromicina elevam os níveis de teofilina com efeitos colaterais estimuladores se as drogas forem tomadas concomitantemente. A classe inteira dos macrolídeos/cetolídeos pode prolongar o intervalo Q-T cardíaco, resultando em arritmias fatais, particularmente se administrados com outras drogas que possam potencializar o efeito.

Clindamicina

A clindamicina (Cleocin, oral ou parenteral) é altamente ativa contra cocos Gram-positivos, incluindo muitos mas não todos os pneumococos resistentes à penicilina. A clindamicina é especialmente eficaz no tratamento de infecções por *S. aureus*, incluindo infecção por quase todos os tipos, incluindo meticilinorresistentes. Ela geralmente é muito eficaz contra organismos anaeróbicos encontrados no trato aerodigestivo. É uma boa escolha para osteomielite resultando de organismos suscetíveis porque é concentrada no osso e no periósteo. A combinação de clindamicina com gentamicina constitui profilaxia eficaz contra os contaminantes comuns das feridas cirúrgicas, como estreptococos orais, estafilococos, *P. aeruginosa* e organismos anaeróbicos.

Náusea e diarréia às vezes são intoleráveis após administração oral. Colite pseudomembranosa resultando do crescimento excessivo de *Clostridium difficile* entérico é uma complicação séria atribuída à clindamicina, mas também pode complicar a terapia com muitos outros agentes de amplo espectro. O tratamento exige metronidazol ou vancomicina por via oral. Os pacientes que necessitam clindamicina podem ser pré-tratados por vários dias com metronidazol a fim de prevenir colite.

Tetraciclinas

As tetraciclinas são eficazes contra infecções por micoplasma, clamídia e legionela. Muitas infecções estreptocócicas, estafilocócicas e por *H. influenzae* são resistentes às tetraciclinas, o que significa que estas drogas devem ser recomendadas apenas depois que estudos em cultura mostrarem a suscetibilidade dos organismos infectantes. Como as tetraciclinas mancham o esmalte nos dentes em formação, o uso destes agentes é evitado no tratamento de crianças com menos de 10 anos e mulheres que possam estar grávidas. Tetraciclinas predispõem os usuários a queimadura solar. Produtos de leite e antiácidos (cálcio, magnésio) interferem na absorção.

Cloranfenicol

O cloranfenicol (Chloromycetin, oral e intravenoso) exerce atividade de amplo espectro contra cocos Gram-positivos, incluindo a maioria dos *S. aureus* resistentes à penicilina, e a maioria das bactérias Gram-negativas, incluindo *H. influenzae* e os organismos anaeróbicos do trato aerodigestivo. Organismos *Pseudomonas*, no entanto, são resistentes, do mesmo modo que raças penicilinorresistentes de pneumococos. O cloranfenicol penetra com facilidade no LCR. Depressão fatal da medula óssea ocorre em 1 de 24.000 pacientes que tomam cloranfenicol. Isto limita o seu uso ao tratamento de infecção ameaçadora à vida quando outros agentes eficazes não são disponíveis, como na extensão intracraniana de sinusite ou otite média em um paciente com história de reação anafilática a agentes β-lactâmicos, como penicilina.

Fluoroquinolonas

O grupo de antibióticos das fluoroquinolonas tem o mais largo espectro de atividade clínica de todos os antibióticos respiratórios orais. Eles têm a vantagem adicional de não serem estruturalmente relacionados às outras classes de antibióticos, de modo que podem ser usados para tratar pacientes que são alérgicos a penicilinas, sulfas, eritromicina ou cefalosporinas.

A ciprofloxacina (Cipro) e a levofloxacina (Levaquin) são caracterizadas como quinolonas antipseudomonas, embora quase um quarto das raças de *P. aeruginosa* sejam resistentes e as quinolonas não são geralmente recomendadas como terapia como agente único para pacientes criticamente enfermos com infecções por *Pseudomonas*. A ciprofloxacina é mais potente contra *P. aeruginosa*, embora a levofloxacina atinja melhores concentrações teciduais. Ambos os agentes elevam os níveis de teofilina se essas drogas forem tomadas concomitantemente.

A levofloxacina (Levaquin), gatifloxacina (Tequin), moxifloxacina (Avalox) e gemifloxacina (Factive) são classificadas como quinolonas respiratórias e são úteis no tratamento de infecções respiratórias e faríngeas. Elas são eficazes contra *S. pyogenes* β-hemolítico, *S. pneumoniae* inclusive raças resistentes à penicilina, e muitas raças de *S. aureus*. Também são muito ativas contra *H. influenzae* e *M. catarrhalis*, inclusive raças produtoras de β-lactamase, e contra patógenos atípicos como organismos micoplasma, clamídia, legionela e *Bordetella pertussis*. Elas têm a vantagem de serem de longa ação, de modo que a administração uma vez por dia é eficaz. São mais bem absorvidas se tomadas pelo menos 1 hora antes de ingerir leite, antiácidos, ou preparações vitamínicas que contenham minerais como cálcio e magnésio. Cada uma das quatro quinolonas respiratórias tem seu próprio perfil de efeitos colaterais e eventos adversos, mas eles geralmente são bem tolerados. Gemifloxacina comumente induz formação de erupção cutânea, particularmente em mulheres jovens que tomam a medicação durante mais de 7 dias.

Vancomicina

A vancomicina (Vancocin, parenteral) é altamente ativa contra cocos Gram-positivos, inclusive raças de *S. aureus* resistentes à meticilina, raças de pneumococos resistentes à penicilina, enterococos e gonococos. Uma vez que não é relacionada com qualquer outra classe de antibióticos, a vancomicina é útil no tratamento de pacientes com alergias à penicilina. Altas concentrações no soro de pacientes com comprometimento renal podem causar ototoxicidade. Em virtude da posição-chave da vancomicina como terapia eficaz contra raças al-

TABELA 6.1
ATIVIDADE RELATIVA DOS ANTIBIÓTICOS CONTRA PATÓGENOS-ALVOS[a]

	Pneumonia	S. pneumoniae[b]	Haemophilus influenzae	Moraxella catarrhalis	Staphylococcus	Staphylococcus[c]	Pseudomonas aeruginosa	Streptococcus pyogenes	Flora oral diversa
Amoxicilina, baixa dose[d]	++++	++	++	+	–	–	–	++++	+
Amoxicilina, alta dose[e]	++++	+++	+++	+	–	–	–	++++	++
Amoxiclina-clavulanato, baixa dose[d] (Augmentin)	++++	++	+++	++++	+++	–	–	++++	+++
Amoxicilina-clavulanato, alta dose[e] (Augmentin ES, Augmentin XR)	++++	+++	++++	++++	++++	–	–	++++	++++
Azitromicina (Zithromax)	++++	+	–	++++	+++	+	–	++++[f]	+
Cefaclor (Ceclor)	+++	–	+	+	++	–	–	++++	+
Cefdinir (Omnicef)[g]	++++	+	+++	+++	+++	–	–	++++	++
Cefixima (Suprax)	+++	–	++++	++	+	–	–	++++	+
Cefpodoxima proxetil (Vantin)	++++	+	++++	++	+	–	–	++++	+
Ceftibuteno (Cedax)	+++	–	++++	++	+	–	–	+++	+
Cefuroxima acetil (Ceftin)[g]	++++	+	+++	+++	+++	–	–	++++	++
Ciprofloxacina (Cipro)	+++	+++	++++	++++	++	+	+++[h]	++	+
Claritromcina (Biaxin, Biaxin XL)	++++	+	–	++++	+++	+	–	++++	+
Clindamicina (Cleocin)	++++	+++	–	–	++++	++	–	++++[i]	++++
Doxiciclina (Vibramicina)	++++	++	+	++++	+++	+	–	+++	++
Gatifloxacina (Tequin)	++++	++++	++++	++++	+++	+	–	++++	+++
Gemifloxacina (Factive)	++++	++++	++++	++++	++	+	–	++++	++
Levofloxacina (Levaquin)	++++	++++	++++	++++	+++	+	+++[h]	++++	++
Loracarbef (Lorabid)	+++	–	+	++	+++	–	–	++++	+
Moxifloxacina (Avelox)	++++	++++	++++	++++	+++	+	–	++++	+++
Rifampicina[j]	++++	++++	++++	++++	+++	+++	+	++++	++
Telitromicina (Ketek)	++++	++++	–	++++	+++	+	–	++++	++
Trimetoprim-sulfametoxazol (TMP-SMX; Septra, Bactrim)	++++	+	++	+++	+++	++	–	++	+

[a]A atividade relativa é uma estimativa das taxas de erradicação, baseada na capacidade do antibiótico de satisfazer as metas farmacocinéticas e farmacodinâmicas necessárias para erradicação. ++++, > 95%; +++, 75% a 90%; ++, 50% a 75%; +, 20% a 50%; –, < 20%. As taxas de resolução clínica são geralmente melhores que a erradicação microbiológica em virtude das taxas de resolução espontânea. As estimativas são derivadas, em parte, de tabelas em diretrizes para sinusite (4). As taxas de suscetibilidade estimadas previamente listadas podem não se correlacionar com relatos laboratoriais porque os pontos de quebra para definir suscetibilidade em patógenos respiratórios muitas vezes são artificialmente aumentados, especialmente para H. influenzae.
[b]Estreptococos resistentes a drogas incluem raças intermediariamente resistentes e resistentes à penicilina, raças resistentes a macrolídeos, e aquelas resistentes a TMP-SMX.
[c]Raças resistentes à meticilina incluem as raças "adquiridas na comunidade" e as mais resistentes raças "institucionais".
[d]Amoxicilina em baixa dose (+/– clavulanato) = 30 a 45 mg/kg/dia, divididos em 2 vezes ao dia (pediatria) e 500 mg 3 vezes ao dia ou 875 mg 2 vezes ao dia (adultos).
[e]Amoxicilina em alta dose (+/– clavulanato) = 80 a 100 mg/kg/dia, divididos em 2 vezes ao dia (pediatria) e 1,5 a 2 g/2 v ao dia (adultos).
[f]S. pyogenes resistente a macrolídeos são episodicamente comuns; taxas nos E.U. são em média aproximadamente 5%.
[g]Taxas de erradicação de H. influenzae por cefdinir e cefuroxima axetil são provavelmente tão baixas quanto 75%.
[h]Raças de P. aeruginosa resistentes à ciprofloxacina e levofloxacina responsabilizam-se por quase 25% das raças nacionalmente mas atingem 50% em alguns locais.
[i]Clindamicina é o agente mais eficaz contra S. pyogenes e a maioria dos outros estreptococos.
[j]Rifampicina deve apenas raramente ser usada para infecções respiratórias, principalmente em face de alergia ou intolerância a múltiplos outros agentes. Ela não deve ser usada como monoterapia para organismos Gram-positivos.

TABELA 6.2
DROGAS DE ESCOLHA DE ACORDO COM O DIAGNÓSTICO CLÍNICO

Otite média aguda	Streptococcus pneumoniae, Haemophilus influenzae, Moraxella catarrhalis	Amoxicilina em Alta Dose (+/− Clavulanato)
Mastoidite aguda	S. pneumoniae, estafilococos, H. influenzae	Ceftriaxona mais clindamicina ou vancomicina[a,b]
Otite média aguda com tubos de timpanostomia	O mesmo que para otite média aguda, P. aeruginosa, estafilococos	Ofloxacina ou ciprofloxacina tópica (+/− dexametasona)[c]
Rinossinusite aguda	O mesmo que para otite média aguda, estafilococos	Amoxicilina em alta dose (+/− clavulanato), quinolonas respiratórias[d]
Abscesso ou celulite periorbitária	Estreptococos, estafilococos	Ceftriaxona mais clindamicina ou vancomicina[a,b]
Abscesso rinogênico intracraniano	Estreptococos, estafilococos, anaeróbios	Ceftriaxona mais vancomicina[b,e]
Faringotonsilite	Streptococcus pyogenes[f]	Amoxicilina, macrolídeos, cefalosporinas, clindamicina
Adenopatia supurativa ou abscesso profundo no pescoço (lactentes)	Estafilococos, estreptococos	Clindamicina ou vancomicina[a,b] mais metronidazol
Adenopatia supurativa ou abscesso profundo no pescoço (adultos)	Estafilococos, estreptococos, anaeróbios	Clindamicina ou vancomicina[a,b,e]
Sialadenite aguda	Estafilococos, estreptococos	Clindamicina, amoxicilina-clavulanato
Epiglotite aguda	H. influenzae, flora oral	Ceftriaxona mais clindamicina ou vancomicina[a,b]
Doença da arranhadura do gato	Bartonella henselae	Macrolídeos, trimetoprim-sulfametoxazol (TMP-SMX), quinolonas[g]
Laringotraqueíte aguda (crupe)	Vírus, possivelmente alergia	Dexametasona ≥ 0,6 mg/kg
Traqueíte bacteriana	Estafilococos, estreptococos	Clindamicina ou vancomicina[a]
Celulite facial	Haemophilus influenzae, estreptococos, estafilococos	Ceftriaxona mais clindamicina ou vancomicina, amoxicilina-clavulanato
Osteomielite	Estafilococos, estreptococos	Clindamicina ou vancomicina[a,b]
Profilaxia cirúrgica	Estafilococos, flora oral	Clindamicina ou vancomicina,[a] ou cefalosporina mais metronidazol, ou ampicilina-sulbactam[e]

[a]Vancomicina é recomendada em vez de clindamicina para terapia inicial em áreas onde estafilococos resistentes à meticilina adquiridos na comunidade são comuns.
[b]Em virtude das freqüências crescentes de organismos resistentes, cultura (por aspiração com agulha se necessário) deve ser obtida antes de começar antibióticos.
[c]Uso de antimicrobiano oral, além da terapia tópica, é recomendado quando otorréia acompanha sinais ou sintomas de uma infecção respiratória mais difusa. A adição de dexametasona parece melhorar substancialmente o desempenho clínico dos ototópicos nas infecções bacterianas.
[d]Quinolonas respiratórias = gatifloxacina, gemifloxacina, levofloxacina, moxifloxacina.
[e]Terapia parenteral antipseudomonas (p. ex., ceftazidima) deve ser considerada em pacientes imunocomprometidos e hospitalizados.
[f]Outras bactérias, inclusive organismos atípicos, podem ocasionalmente causar faringite, embora terapia específica raramente seja necessária.
[g]Supuração subcutânea pode ser tratada por aspiração com agulha, repetindo a cada 3 a 5 dias conforme necessário.

tamente resistentes de estafilococos, pneumococos e enterococos, esta droga deve ser reservada para essas infecções sérias e não devem ser usadas contra bactérias que possam ser eficazmente controladas com outros agentes antimicrobianos.

Metronidazol

O metronidazol (Flagyl, oral ou parenteral) é altamente ativo contra bactérias anaeróbicas, inclusive *Bacteroides fragilis*. É útil no tratamento de infecções orais. Todas as bactérias aeróbicas são resistentes a este agente, mas terapia de combinação (metronidazol mais qualquer uma das penicilinas, cefalosporinas ou quinolonas) pode ser recomendada para tratar abscessos profundos do pescoço, sinusite crônica, colesteatoma com drenagem, e extensão intracraniana destas infecções. O metronidazol penetra bem a barreira hematoencefálica. Contra enterocolite pseudomembranosa induzida por antibiótico, metronidazol é muito menos caro que vancomicina. Álcool não deve ser consumido pelos pacientes que tomam metronidazol para que não ocorra uma reação do tipo dissulfiram (Antabuse).

Aminoglicosídeos

Os aminoglicosídeos sistêmicos são administrados por vias parenterais ou tópicas. Gentamicina, tobramicina e amicacina são usados contra *P. aeruginosa* e outras infecções adquiridas no hospital, como infecção por *Serratia*. Gentamicina (genérica) é barata e geralmente é usada como o agente de primeira escolha nesta categoria a não ser que se espere resistência e a infecção esteja progredindo rapidamente. Resistência à gentamicina não significa necessariamente resistência à tobramicina e amicacina, que são usadas como alternativas. Para infecção séria por pseudomonas, o tratamento é melhorado se aminoglicosídeos forem combinados com penicilinas antipseudomonas, como tobramicina mais ticarcilina. Estas combinações produzem um efeito sinérgico que reduz a resistência ou retarda seu aparecimento.

A ototoxicidade destes agentes impõe restrições ao uso parenteral, particularmente da estreptomicina, canamicina e neomicina. A incidência de ototoxicidade por aminoglicosídeo como gentamicina, tobramicina e amicacina é comumente relatada como aproximadamente 10%, mas ela é pior nos pacientes com função renal comprometida, a qual permite que se acumulem concentrações séricas tóxicas. Monitoramento cuidadoso indica as posologias necessárias para evitar ototoxicidade (2). Parece haver uma predisposição genética à nefrotoxicidade e ototoxicidade dos aminoglicosídeos, e a testagem clinicamente útil disto parece estar no horizonte.

Rifampicina

A rifampicina é mais comumente usada em infecções micobacterianas, mas ela tem boa atividade contra patógenos bacterianos respiratórios típicos. Estafilococos podem desenvolver resistência rapidamente durante a terapia, de modo que ela usualmente é combinada com outra droga estafilocócica (p. ex., clindamicina). Geralmente não é recomendada para uso de rotina em infecções respiratórias mas pode ser usada com clindamicina para terapia empírica no raro caso de otite média pediátrica séria ou sinusite em uma criança que é alérgica ou intolerante a múltiplos outros antibióticos. Pomada de mupirocina (Bactroban) mais rifampicina oral é útil no tratamento de infecção estafilocócica crônica ou colonização das narinas. A droga é um indutor potente da enzima do citocromo P450 (A4) hepático e aumenta as concentrações de outros substratos. Freqüentemente causa coloração alaranjada da urina, suor e lágrimas. Sabe-se que a rifampicina causa prurido, reações de hipersensibilidade e icterícia.

Sulfas

As sulfas eram largamente ativas contra patógenos respiratórios até anos recentes, quando a suscetibilidade entre os pneumococos e *H. influenzae* diminuiu a ponto de elas serem talvez 50% a 70% bacteriologicamente ativas para OMA ou sinusite aguda. As sulfas comumente causam erupções cutâneas e fotossensibilidade (queimadura solar). Sulfametoxazol mais trimetoprim (Bactrim, Septra) em combinação são mais potentes que qualquer dos agentes isoladamente.

Oxazolidinonas

A linezolida (Zyvox) é o primeiro da classe dos antibióticos oxazolidinonas e foi desenvolvido para atacar o crescente problema dos Gram-positivos resistentes como MRSA e enterococos resistentes à vancomicina. Ela também é ativa contra pneumococos resistentes a drogas. Neste cenário, compete com Synercid, mas linezolida é menos cara e mais bem tolerada.

Estreptograminas

A única estreptogramina disponível nos Estados Unidos é a combinação de quinupristina e dalfopristina (Synercid). Como as oxazolidinonas, Synercid foi desenvolvido para tratar bactérias Gram-positivas resistentes, incluindo MRSA, pneumococos resistentes a medicamentos, e enterococos resistentes. Entretanto, embora seja ativo contra *Enterococcus faecium*, não é ativo contra *E. faecalis*. Agente caro, também pode ocasionalmente causar artralgias relativamente incapacitantes (Tabela 6.1).

ESTRATÉGIAS DE TRATAMENTO

A escolha do médico de um agente antimicrobiano é influenciada pelos seguintes fatores: (a) organismo infectante provável, local de infecção e prevalência na comunidade; (b) probabilidade de resistência ao agente; (c) intolerância ou alergia do paciente ao agente; e (d) custo do agente. Por exemplo, amoxicilina em altas doses é uma escolha segura, barata para tratar OMA e sinusite, mas não é ativa contra os aproximadamente 15% das infecções bacterianas (nem todos os pacientes tratados têm bactérias) que resultam de infecções causadas por organismos resistentes à droga. Entretanto, as raças de *Haemophilus* e *Moraxella* produtoras de β-lactamase raramente causam doenças persistentes ou invasivas. Para os médicos ou paciente que ficariam altamente insatisfeitos com a possibilidade de uma falha do tratamento, uma das alternativas mais caras pode ser uma primeira escolha melhor. As preferências do médico e do paciente e situações especiais podem assumir precedência sobre as recomendações gerais listadas na Tabela 6.2. embora a duração do tratamento da OMA, sinusite e faringite tenha sido 10 dias, por convenção, os dados sugerem que 5 dias de terapia ativa são eficazes para a erradicação bacteriológica de patógeno suscetível, mesmo com agentes como amoxicilina ou amoxicilina-clavulanato. Os dados sugerem que problemas como benefício para "sinusite crônica" de semanas de antibióticos são fracos e provavelmente inconfiáveis.

Otite Média

OMA é causada por *S. pneumoniae, H. influenzae* ou *M. catarrhalis,* também conhecida como *Branhamella catarrhalis*. Amoxicilina em altas doses é o agente recomendado para terapia inicial, enquanto amoxicilina-clavulanato (alta dose) é recomendada para falhas do tratamento ou em pacientes recentemente expostos a antibióticos orais. Receber várias injeções de ceftriaxona é uma alternativa à amoxicilina-clavulanato. Cefalosporinas orais ou macrolídeos são oferecidos como alternativas à amoxicilina se a criança for intolerante à amoxicilina-clavulanato, mas elas são menos ativas, conforme assinalamos previamente. Na criança que é propensa a otite, os clínicos muitas vezes interpretam erradamente novas infecções intercorrentes ou otite média como sendo falhas do tratamento do último antibiótico, fazendo-as deixar os agentes diretrizes e ir para escolhas menos confiáveis.

Sinusite

Sinusite aguda é causada pelas mesmas bactérias que OMA. As escolhas de drogas são as mesmas, no entanto, com as quinolonas sendo disponíveis aos pacientes adultos. As diretrizes antimicrobianas da Sinus and Allergy Health Partnership constituem excelentes recursos para compreender as nuances da terapia da sinusite aguda.

A sinusite crônica é uma coleção variada de processos inflamatórios persistentes não relacionados ou intercorrentes e poderia ser considerada uma má escolha como diagnóstico. Apenas um pequeno subconjunto de pacientes não operados têm infecções sinusais bacterianas persistentes verdadeiras (p. ex., problemas odontogênicos). Entretanto, operações ostiais no seio maxilar parecem predispor a alguma coisa que poderia ser descrita como "sinusite maxilar oportunista pós-operatória". Neste caso, estafilococos resistentes à meticilina, *Pseudomonas* e fungos freqüentemente são isolados repetitivamente. Não está claro que antimicrobianos (sistêmicos ou tópicos) sejam eficazes nesta situação quando o óstio de um seio de localização inferior não possui limpeza ciliar.

Faringite

Faringite é causada por *Streptococcus pyogenes* em 30% das pessoas com dor de garganta durante os meses do inverno conforme averiguado com estudos de cultura da garganta; contudo, organismos *N. gonorrhoeae,* micoplasma, clamídia e *Haemophilus* são outras causas de dor de garganta que podem ser controladas com terapia antimicrobiana. Outros agentes prováveis são os organismos anaeróbicos envolvidos em tonsilite. Difteria é rara. Todos estes organismos produzem culturas negativas para "estrepto" da garganta, o que ilustra a insensatez rotineira de restringir terapia antibiótica até que os resultados da cultura de "estrepto" se comprovem positivos. É necessário julgamento clínico. Os fatores que favorecem infecção bacteriana e a necessidade de tratamento antibiótico incluem (a) uma história de infecção bacteriana no domicílio; (b) dor de garganta prolongada ou grave; (c) eritema severo, exsudato ou linfadenopatia; e (d) ausência de rouquidão, a qual indica laringite viral.

Tonsilite

Tonsiloadenoidite é mais freqüentemente causada por *S. pyogenes,* e amoxicilina oral é a terapia de primeira linha. Resistência em *S. pyogenes* é incomum nos Estados Unidos, de modo que a maioria dos agentes orais são eficazes (p. ex., cefalosporinas e macrolídeos). A "teoria de β-lactamase de co-patógeno" como explicação de por que a penicilina falhava ocasionalmente caiu em desfavor porque a amoxicilina parece ser tão eficaz quanto amoxicilina-clavulanato. Exsudato extenso sobre as tonsilas, especialmente sobre a superfície oposta achatada e necrótica, sugere mononucleose em adolescentes e crianças. A terapia antibiótica pode não controlar o vírus de Epstein-Barr, mas controla os invasores bacterianos secundários.

Laringite

Laringite aguda usualmente é uma infecção viral que se resolve com alguns dias de repouso vocal. Rouquidão prolongada sugere uma infecção bacteriana secundária a ser controlada com eritromicina ou outro macrolídeo mais sulfa ou uma quinolona comumente usada para tratar infecção do trato respiratório.

Epiglotite

Epiglotite é mais freqüentemente causada por *H. influenzae,* e a incidência caiu precipitadamente nos últimos 20 anos desde que a vacinação contra *H. influenzae* tipo B se tornou padrão. Em adultos, abscessos regionais têm que ser considerados nos pacientes que se apresentam com epiglotite. Sulbactam-ampicilina, cefuroxima ou ceftriaxona administrada parenteralmente é uma escolha racional. Manejo da via aérea assume prioridade.

Crupe

Crupe (subglótico) nomalmente é uma infecção viral, mas 10% dos pacientes têm infecções secundárias com *S. aureus* ou *H. influenzae*. Se forem encontradas secreções amarelas, espessas, administrar os mesmos agentes usados para epiglotite.

Feridas e Abscessos

Abscessos profundos e feridas no pescoço sujeitos a infecção mucosa ou infecção intracraniana crônica com origem na orelha ou seio são causados por flora bacteriana mista com organismos anaeróbicos predominando. A clindamicina cobre a maioria dos organismos *S. aureus*, estreptococos e anaeróbicos. Nenhum destes agentes, no entanto, penetra confiavelmente nos tecidos do sistema nervoso central, para os quais é necessária nafcilina (ou vancomicina) mais metronidazol. Se *Haemophilus* ou infecção por pseudomonas for prevista, ceftazidima pode ser administrada.

Mastoidite

Tratamento de mastoidite aguda com abscesso subperióstico exige cobertura das mesmas possibilidades microbianas que OMA. Pneumococos e *H. influenzae* tendem à extensão intracraniana. Ceftriaxona é a escolha inicial, embora estafilococos e pneumococos resistentes estejam tornando a vancomicina mais comumente indicada. Otomastoidite supurativa crônica, incluindo colesteatoma, acrescenta organismos *S. aureus, Proteus, B. fragilis* e outros organismos anaeróbicos à mistura polimicrobiana infecciosa. Secreção purulenta com odor fétido sugere a presença de bactérias anaeróbicas. *Pseudomonas* também é um contaminante freqüente. Extensão intracraniana exige o uso de combinações que penetrem o sistema nervoso central, como ceftazidima mais penicilina aumentada ou ceftazidima mais metronidazol mais nafcilina.

Otite Média Aguda com Tubo de Ventilação

Otorréia aguda em um paciente com tubo de ventilação ou perfuração pode ser causada pelos patógenos usuais da OMA como conseqüência de uma infecção respiratória superior (mais comum em lactentes e durante os meses do inverno) ou por colonizadores da pele e água (*P. aeruginosa*, estafilococos ou levedura). As fluoroquinolonas tópicas suplantaram os agentes contendo aminoglicosídeo como terapia recomendada — não por causa da eficácia aumentada, mas por causa da ausência de ototoxicidade conhecida. A adição de um corticosteróide tópico potente, como dexametasona (no CiproDex ótico), aparentemente produz uma cura mais rápida e confiável do que ciprofloxacina ou ofloxacina unicamente. Uma vez que quantidades copiosas de otorréia podem impedir a penetração para a orelha média, desbridamento mecânico (irrigações ácidas, aspiração, "enxugar até secar" ou uso de curativos-tampões auriculares) é importante nesses casos. Otorréia de levedura pode ser problemática porque as opções de clotrimazol 1% tópico (Lotrimin), antifúngicos sistêmicos, Betadine ou agentes acetificantes podem nem sempre funcionar, exigindo a remoção do tubo.

Otite Média Supurativa Crônica

Otite média supurativa crônica (OMSC) é mais comumente resultado de *P. aeruginosa*, mas estafilococos, outras bactérias Gram-negativas e anaeróbias não são causas infreqüentes. A maioria pode ser tratada com quinolonas tópicas como na otorréia aguda, mesmo se a orelha ou a concha mastóide esteja drenando durante meses ou anos. Pós-antimicrobianos, outros antissépticos são advogados por alguns. Terapia sistêmica raramente está indicada, e uma compreensão melhorada das causas e o papel dos agentes tópicos para OMSC reduziu acentuadamente a incidência do problema em pacientes sem colesteatoma.

Definições laboratoriais de resistência à meticilina nos estafilococos e estreptococos e resistência às quinolonas (ou aminoglicosídeos) nas bactérias Gram-positivas ou Gram-negativas não fazem geralmente parte da terapia tópica porque a concentração antibiótica quase sempre excede significativamente a concentração inibidora mesmo dos organismos "resistentes".

PROFILAXIA CIRÚRGICA

Se as concentrações dos antibióticos, adequadamente selecionados, forem altas nas células dos tecidos no momento da contaminação, como durante a incisão, as infecções da ferida cirúrgica e sepse são notavelmente reduzidas. A profilaxia das infecções da ferida cirúrgica exige a administração da dose inicial 1 hora, aproximadamente, antes do momento da incisão e continuação durante 24 horas ou até que o período de contaminação da ferida, como vazamento no local da ferida cirúrgica, tenha cessado. Para incisões através da pele, infecção estafilocócica tem que ser atacada, e cefazolina é o agente mais comumente usado, mas, como previamente assinalado, a incidência aumentada de estafilococos resistentes à meticilina está tornando problemática as recomendações mais antigas. Incisões através de membranas mucosas, especialmente membranas faríngeas, podem causar contaminação por organismos anaeróbicos. Deiscência da ferida entre os pacientes que estão hospitalizados acarreta o risco de infecção por pseudomonas. Clindamicina (com ou sem gentamicina) ou uma combinação de uma cefalosporina e metronidazol são os dois esquemas profiláticos mais comuns. O anaeróbio facultativo Gram-negativo oral *Eikenella corrodens* é notavelmente resistente à clindamicina (mas suscetível aos β-lactâmicos) e causou várias falhas da profilaxia em cabeça e pescoço em alguns centros quando a clindamicina foi usada isoladamente.

PONTOS IMPORTANTES

- OMA e sinusite aguda comumente são causadas por *S. pneumoniae*, *H. influenzae* ou *M. catarrhalis*.
- Resistência a drogas em *S. pneumoniae* é relativamente comum, afetando adversamente a eficácia de macrolídeos, sulfas, cefalosporinas e doses baixas de amoxicilina (± clavulanato).
- *Haemophilus influenzae* é na realidade a causa mais comum de falhas de tratamento na OMA e sinusite aguda e é pouco inibida por macrolídeos, cetolídeos, amoxicilina em baixa dose (± clavulanato) e muitas cefalosporinas.
- A maioria dos casos de sinusite ou otite média pode ser tratada com amoxicilina em alta dose com ou sem clavulanato. As quinolonas respiratórias (levofloxacina, gatifloxacina e moxifloxacina) são amplamente ativas e apropriadas para pacientes adultos mais enfermos ou falhas de tratamento.
- Extensão orbitária ou intracraniana de OMA ou sinusite pode usualmente ser tratada com ceftriaxona mais clindamicina.
- Sinusite crônica e abscessos profundos do pescoço são infecções polimicrobianas que contêm organismos anaeróbicos; clindamicina e amoxicilina-clavulanato são eficazes.

- Infecções da ferida cirúrgica podem ser causadas por estafilococos, estreptococos, pseudomonas e ocasionalmente organismos anaeróbicos. Gentamicina mais clindamicina é eficaz.
- Resistência à meticilina em infecções estafilocócicas adquiridas na comunidade adquiridas na comunidade está desafiando muitas escolhas tradicionais de antibióticos e tem que ser considerada em situações nas quais estafilococos são comuns.
- Quinolonas otológicas tópicas são recomendadas com relação aos agentes contendo aminoglicosídeos para o tratamento de otorréia, mesmo em face de resistência definida em laboratório a estes agentes.

REFERÊNCIAS

1. Gilbert DN, Muellering RC, Sande MA. *The Sanford guide to antimicrobial therapy.* Hyde Park, VT: Antimicrobial Therapy.
2. Fairbanks DNF. Pocket guide to antimicrobial therapy. In: *Otolaryngology-Head and Neck Surgery*, 10th ed. Alexandria, VA:American Academy of Otolaryngology-Head and Neck Surgery, 2003.
3. *The medical letter handbook of antimicrobial therapy.* New Rochelle, NY: The Medical Letter Inc.
4. American Academy of Pediatrics Subcommittee on Management of Acute Otitis Media. Diagnosis and management of acute otitis media. *Pediatrics.* 2004;113:1451-1465.
5. Anon JB, Jacobs MR, Poole MD, *et al*. Sinus and Allergy Health Partnership. Antimicrobial treatment guidelines for acute bacterial rhinosinusitis. *Otolaryngol Head Neck Surg* 2004;130(1 Suppl):1-45.

CAPÍTULO 7

Tecnologia de Imagem em Otorrinolaringologia

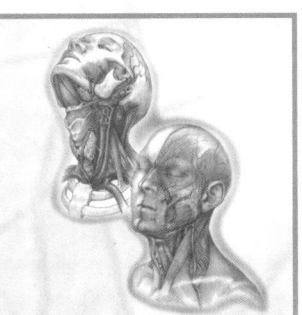

Marvin P. Fried ▪ Richard V. Smith

Cirurgia é um procedimento altamente visual. Embora muitos sentidos sejam postos em ação quando são efetuados, a perspectiva visual é crítica. Isto começa quando o paciente é visto pela primeira vez, a história é obtida e o exame é realizado. É suplementado com aparelhos como um endoscópio e expandido com radiografias e espécimes histológicos. Com os avanços na instrumentação, aparelhos ópticos e tecnologias de computação, existe a oportunidade de desenvolver imagens que são mais detalhadas ou geradas de uma nova perspectiva, tal como mais perto da superfície ou com uma posição anatômica favorável que não pode ser obtida com posicionamento operatório padrão do paciente. Podem ser vistas regiões que exigem instrumentos pequenos para acesso. São possíveis reconstruções tridimensionais que permitem a manipulação do ambiente cirúrgico antes e durante a operação. A visão do campo cirúrgico pode ser suplementada com uma representação radiográfica que localiza o local operatório com relação a estruturas críticas circunvizinhas ou à extensão da condição patológica.

Este capítulo descreve avanços no campo das apresentações visuais, aparelhos ópticos e imageamento integrado que encerram possibilidades estimulantes para os otorrinolaringologistas. A maioria deles fará parte da rotina diária no futuro próximo, e muitos já são disponíveis atualmente. As perspectivas de tecnologias que estão além do horizonte são baseadas no desenvolvimento de aplicações que são difíceis de imaginar. A fusão das imagens e dados a partir de várias fontes é baseada na digitalização de informação que pode a seguir ser armazenada e manipulada para formatos que servem a necessidades específicas. Estes pacotes de dados são integrados em um conjunto total de dados derivado de fontes diversas que podem ser anatômicas, radiológicas, fisiológicas ou patológicas. Obtêm-se imagens com aparelhos endoscópicos que produzem uma representação semelhante a uma fotografia ou com *lasers* que geram uma representação espectrográfica que caracteriza especificamente o tecido em questão.

Imageamento diagnóstico pode ser realizado rapidamente para avaliação não-invasiva de fluxo e função cardíacos. Avaliação rápida de outro movimento fisiológico, como a vibração das pregas vocais, é exeqüível. Imagem de ressonância magnética funcional (RMF) pode ser usada para mapear atividade cerebral durante atividade ordinária. Dislexia pode ser classificada com estudos de mapeamento por RMF. A RMF está sendo refinada também para o planejamento neurocirúrgico da ativação cortical. A tomografia de emissão positrônica (TEP) gera imagens através da marcação de glicose radioativa, 2-[18F]-fluoro-2-desoxi-D-glicose 9 (FDG), que é metabolizada diferencialmente pelas células normais e neoplásicas (Fig. 7.1). Ela foi usada com sucesso para identificar tumores de cabeça e pescoço e tem valor no estadiamento pré-tratamento com localização melhorada do tumor (1). TEP pode ser integrada na representação anatômica para precisão na localização tumoral, combinando-a com tomografia computadorizada (TC). A precisão da apresentação do câncer quando os dois estudos são fundidos é melhorada com relação à TC isolada, tendo o potencial de melhorar a assistência ao paciente. Imagens de TEP são agora também usadas para predizer a resposta patológica após o tratamento de câncer de cabeça e pescoço, quer por radioterapia isoladamente quer em combinação com quimioterapia (2). O imageamento molecular pode levar o teste funcional a um nível maior de refinamento ao permitir a rotulação específica de material subcelular ou mesmo genético para identificar anormalidades dos tecidos. Exibidas com a representação anatômica, imagens altamente específicas podem ser feitas para delinear a presença e a extensão das condições patológicas. As imagens são manipuladas para um formato que possibilite a produção de uma representação fluente, "voando através", que é uma imagem endoscópica virtual não limitada pela presença de uma luz ou obstru-

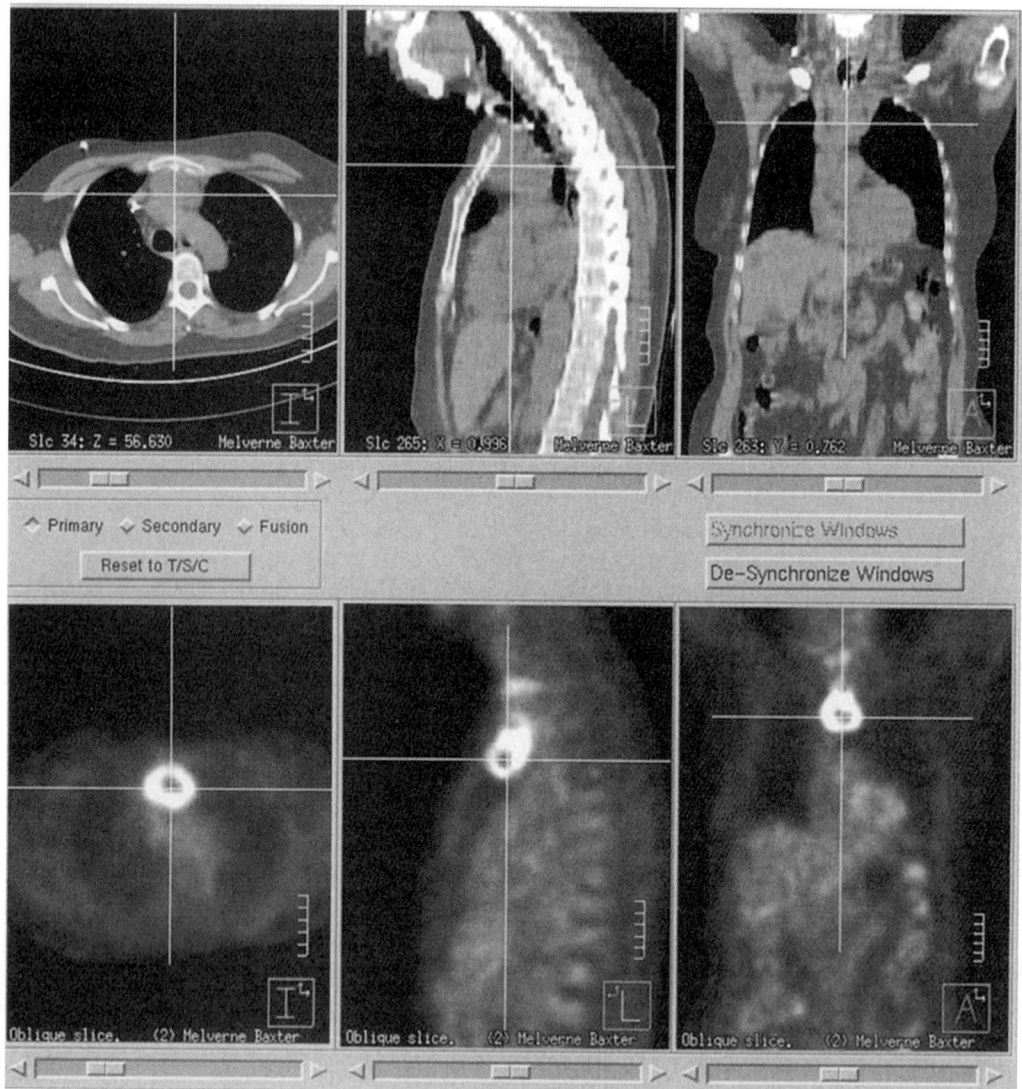

Figura 7.1

Imagem de tomografia de emissão positrônica (*TEP*) e tomografia computadorizada (*TC*) obtidas concomitantemente mostrando um carcinoma tireóideo anaplásico recorrente altamente metabólico no mediastino. As imagens superiores demonstram os achados de TC, e as imagens inferiores demonstram as mesmas áreas imageadas com PET. A lesão está mostrada nos planos axial, coronal e sagital.

ção anatômica. Estas são apenas algumas das possibilidades que serão disponíveis aos otorrinolaringologistas no futuro próximo.

ORIENTAÇÃO POR IMAGEM

Cirurgia minimamente invasiva não é mais do que atingir locais cirúrgicos sem violação excessiva do tecido normal. Os otorrinolaringologistas conseguiram chegar à orelha média, nariz e seios paranasais, e trato aerodigestivo superior rapidamente com procedimentos microscópicos e endoscópicos padrão. Outras regiões anatômicas exigem técnicas sofisticadas para alcançar condições patológicas; nestes procedimentos, o grau de morbidade é relacionado com o acesso, em vez da doença da qual o paciente está sendo tratado. Em alguns procedimentos, embora o acesso possa ser rápido, como em cirurgia sinusal endoscópica (CSE), os riscos para as estruturas circunvizinhas podem ser grandes, particularmente se as estruturas não estiverem em visão direta ou estiverem distorcidas pelo processo da doença. Na maioria destas cirurgias, tomografias são realizadas antes do procedimento de tal modo que a anormalidade possa ser descrita visualmente. A tomografia demonstrou-se valiosa na avaliação de doença de cabeça e pescoço ao aumentar a precisão da avaliação clínica. Lesões da base da língua e da faringe são particularmente sensíveis às imagens. Anormalidades sinusais não podem ser avaliadas sem as tomografias apropriadas. Até 50% dos casos de câncer de cabeça e pescoço podem ser estadiados em ambos os locais primário e nodais.

Navegação cirúrgica por imagem é a técnica pela qual imagens são usadas para fornecer informação a respeito da localização ou progresso do procedimento que está sendo realizado. Esta informação mantém o cirurgião a par das alterações teciduais ou da anatomia e permite controle fino da operação. As imagens podem ser obtidas com diversas modalidades, como ultra-sonografia, TC e RM.

Orientação por Imagem para Biopsia

Um dos procedimentos cirúrgicos mais comuns e úteis é a biopsia. Muitas vezes, a biopsia é efetuada em uma lesão evidente que está situada sobre ou na mucosa. Massas cervicais usualmente são palpáveis, e colocar uma agulha fina para aspiração e exame citológico não constitui um desafio clínico. Entretanto, há circunstâncias nas quais o local da mucosa não é óbvio ou a massa no pescoço não é facilmente palpável. Nestes casos, imageamento é necessário. Ultra-sonografia, TC e RM têm sido usadas para dirigir a localização do aparelho de biopsia ou para maximizar a probabilidade de obter tecido representativo e revelar os limites da lesão.

A ultra-sonografia foi usada durante anos e tem os benefícios de nenhuma exposição aos raios X para o paciente ou o médico e portabilidade do aparelho de imageamento. Bearcroft *et al.* (3) usaram orientação por ultra-som para efetuar 60 biopsias em 52 pacientes com massas cervicais. Em todos os pacientes, o diagnóstico histológico foi compatível com os achados clínicos, radiológicos, cirúrgicos ou de autópsia subseqüentes. Em um estudo, Robbins *et al.* (4) também conseguiram usar TC e ultra-sonografia conjuntamente para biopsia de agulha fina ou grossa em todos os pacientes que tinham lesões inacessíveis e em espaços profundos. Os pesquisadores acharam a técnica rápida, segura e precisa. Outros investigadores tiveram experiência semelhante com biopsia dirigida por imagem, freqüentemente evitando procedimentos abertos quando havia uma dúvida de inflamação *versus* neoplasia. Biopsia dirigida por ultra-som é particularmente valiosa no tratamento de pacientes que se submeteram a cirurgia ou radioterapia ou cujas massas estão situadas profundas às estruturas vasculares, neurais e ósseas na região. A combinação de ultra-som pré-operatório com biopsia de aspiração com agulha fina foi particularmente valiosa no diagnóstico de doença da tireóide, especialmente para nódulos que são difíceis de palpar. Além disso, para candidatos cirúrgicos, a identificação pré-operatória do tumor e dos possíveis achados histológicos possibilita planejamento operatório e aconselhamento ao paciente.

O imageamento pode não ajudar a diferenciar cicatriz de tumor ou edema de radiação de infecção. As características anatômicas podem estar distorcidas pela doença ou intervenção prévia. Lesões da base do crânio são difíceis de alcançar e operações extensas são necessárias para remover a lesão patológica. Planejamento pré-operatório é crítico no tratamento do paciente. O acesso de biopsia a estes locais pode ser por técnicas percutâneas ou transorais e requer apenas anestesia local, ocasionalmente com sedação.

A ultra-sonografia e a TC acarretam a aquisição de imagens em tempo real enquanto um procedimento está sendo realizado. A ultra-sonografia é de valor limitado quando o osso se encontra com a área que está em questão. Ela freqüentemente é a melhor modalidade quando massas tireóideas são aspiradas. Áreas sólidas em massas císticas podem ser avaliadas, e nódulos em glândulas com doença difusa ou que foram tratadas com cirurgia ou radioterapia podem ser amostrados. Imagens de ultra-som podem ser difíceis de interpretar. As imagens de TC são mais familiares aos cirurgiões, mas têm que ser geradas antes de uma operação. Imageamento radiográfico durante um procedimento cirúrgico expõe paciente, cirurgião e pessoal da sala de operações à radiação adicional (Fig. 7.2).

Embora a TC forneça excelente resolução do osso, ela tem menos valor na demonstração de estruturas de tecidos moles que outras técnicas de imagem. A RM produz uma apresentação das estruturas de tecidos moles que é familiar ao cirurgião sem o uso de radiação ionizante. RM também foi usada para intervenção (Fig. 7.3). Em um aparelho de RM convencional, no entanto, o acesso ao paciente é limitado porque a configuração tubular fechada do magneto inibe qualquer tipo significativo de procedimento extenso. O uso inicial da aspiração com agulha fina com RM exigia a colocação de uma agulha percutânea, deslizamento do paciente dentro do cilindro do magneto, obtenção da imagem e tirar o paciente do magneto para reposicionamento da agulha. O paciente era posto de volta dentro da RM para mais imagens até que a localização precisa da agulha fosse conseguida. Escaneadores de configuração aberta podem agora ser usados, nos quais o cirurgião tem acesso direto ao paciente e procedimentos com anestesia local e geral podem ser efetuados (Fig. 7.4). As unidades eliminam a inconveniência de ajustar o paciente ao volume de imageamento durante a biopsia e fornecem imagens em tempo real com as quais é exeqüível o planejamento *online* da trajetória da biopsia. A experiência com a RM intervencionista sugere que esta tecnologia pode melhorar a localização, aumentar o rendimento da biopsia dirigida por imagem, diminuir a freqüência de procedimentos repetidos e permitir a biopsia de áreas difíceis de alcançar (5) (Fig. 7.5).

As principais dificuldades com RM aberta são relacionadas com a necessidade de instrumentação e

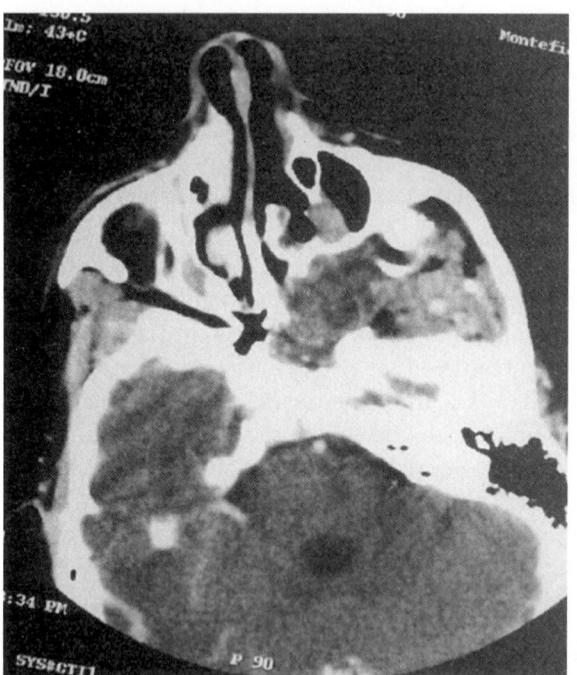 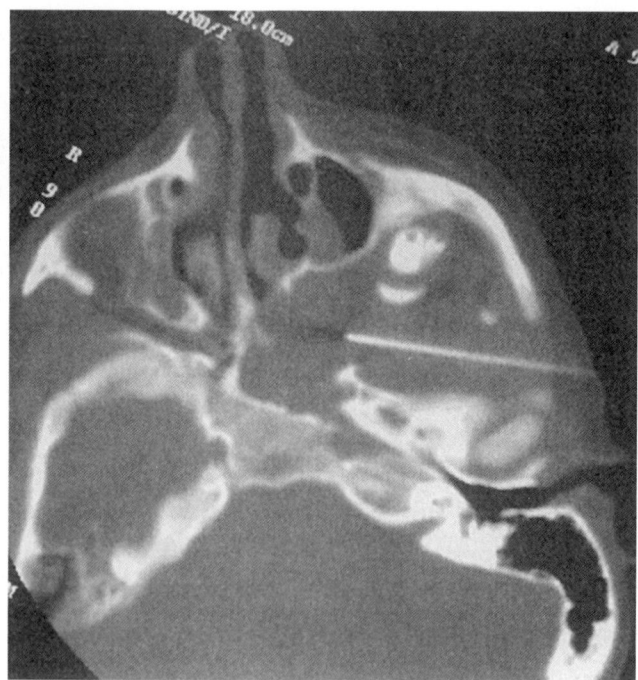

Figura 7.2
A: Imagem de tomografia computadorizada (*TC*) com janela para tecidos moles de um tumor da fossa infratemporal esquerda.
B: Imagem de TC com janela para osso mostra tumor da fossa infratemporal esquerda com agulha de biopsia no lugar.

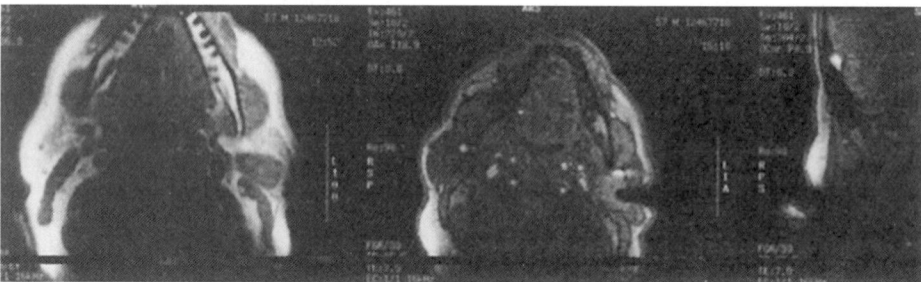

Figura 7.3
Biopsia guiada por imagem de ressonância magnética de tumor no lobo profundo na glândula parótida esquerda.

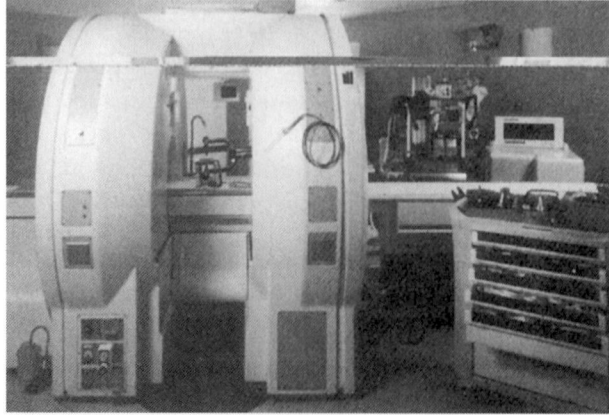

Figura 7.4
Unidade aberta de terapia com ressonância magnética.

equipamento não magnéticos, bem como o alto custo. Anestesia geral pode ser administrada nestes ambientes de RM, mas anestesia local com sedação é tudo que é necessário para a maioria dos procedimentos de biopsia. Os instrumentos cirúrgicos são feitos de aço inoxidável com baixo conteúdo de ferro, cobre ou titânio. Instrumentos cirúrgicos feitos de bronze, cerâmica ou fibra de carbono têm a vantagem adicional de serem o menor artefato de imagem em RM intra-operatórias. O imageamento do aparelho no campo cirúrgico fornece orientação para imagem na maioria das biopsias, independentemente da modalidade de imageamento. Rastreamento computadorizado dos instrumentos é necessário nas operações complexas para visualizar a colocação do instrumento e a trajetória. Este método

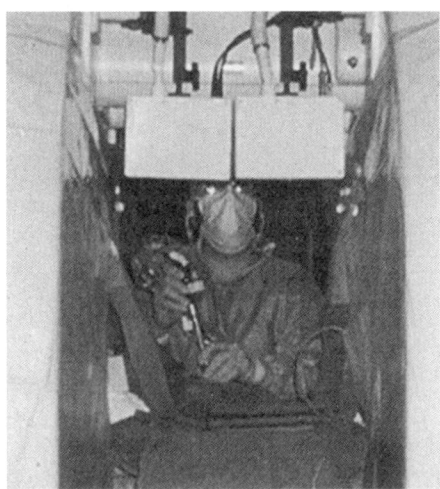

Figura 7.5
Cirurgião dentro do cano do magneto aberto de face para duas unidades de *display* de cristal líquido que podem apresentar ao mesmo tempo as imagens endoscópica e de ressonância magnética.

interativo possibilita ao cirurgião determinar o plano de imageamento durante o procedimento. A posição dos instrumentos é reconhecida por diodos emissores de luz (LEDs) infravermelho montados no instrumento e sensorados por câmeras no cilindro do magneto. Um computador calcula a posição da ponta do instrumento e a exibe em imagens vistas pelo cirurgião na área do magneto. A aquisição da maioria das imagens leva 14 segundos. Tempos de aquisição muito mais curtos podem exibir imagens com razões mais pobres de sinal para ruído, mas elas freqüentemente são adequadas para uma simples localização dos instrumentos no *display*.

Todas as técnicas guiadas por imagem têm curvas de aprendizado. Quanto maior a complexidade do aparelho, mais tempo se demora para aprender os detalhes e freqüentemente o maior número de pessoas envolvidas. RM interativa provavelmente é a modalidade mais intensiva de pessoal. Radiologistas e técnicos peritos são necessários para desempenho e rendimento ótimos. O inconveniente dominante das unidades de RM intervencionista aberta é o custo excepcional; um centro cirúrgico inteiro freqüentemente tem que ser designado para o procedimento (6).

Orientação por Imagem para Cirurgia Sinusal Endoscópica

O uso de imagem, mais freqüentemente TC, é um requisito para CSE. A necessidade vem da natureza de "buraco de fechadura" da cirurgia, da vista bidimensional fornecida por um endoscópio nasal e das características anatômicas complexas circundantes. CSE pode ser tecnicamente desafiadora em virtude da proximidade do sistema nervoso central e estruturas orbitárias e em virtude das variações anatômicas encontradas. Doença extensa, como polipose nasossinusal, e a necessidade bastante freqüente de efetuar cirurgia de revisão em um campo que já foi alterado podem agravar a complexidade cirúrgica e os riscos do procedimento. Integrando mentalmente a informação radiográfica com o campo operatório, conforme visualizado durante a CSE, o cirurgião está continuamente consciente da localização durante o procedimento.

A orientação por imagem durante CSE foi desenvolvida para combinar as representações de TC com o *display* endoscópico para monitorizar a localização dos vários instrumentos no campo operatório. O desenvolvimento destes sistemas tem sido rápido. Inicialmente projetadas para navegação estereotáctica neurocirúrgica, o uso destas técnicas em operações nos seios paranasais veio a seguir. As imagens pré-operatórias são tiradas, usualmente TC, mas RM pode ser usada ou fundida à imagem de TC, e elas são descarregadas para o aparelho de rastreamento exibido no monitor do sistema. Sensores são montados nos instrumentos, permitindo determinação precisa da ponta. Marcadores na pele (fiduciais) ou uma armação cefálica são colocados no paciente durante aquisição de TC, ou pontos anatômicos são usados para alinhar as imagens com o paciente. Se pontos anatômicos forem usados, é empregado um aparelho de escaneamento a *laser* durante o processo de registro. Em qualquer dos métodos, a anatomia e as imagens do paciente são fundidas ou registradas para rastreamento. Depois deste processo de registro, o sensor é usado para identificar qualquer ponto anatômico através de todo o conjunto de dados da TC e marcar esses pontos em vistas coronal, axial e sagital. É apropriado corroborar a precisão do aparelho por meio da identificação de marcos anatômicos conhecidos em um paciente com os pontos de navegação de TC exibidos pelo computador. As discrepâncias têm que ser retificadas antes que o procedimento seja começado ou quando quer que elas sejam encontradas durante uma operação (Fig. 7.6).

Relatórios das aplicações clínicas vieram de vários investigadores usando diferentes aparelhos (7,8). Braços articulados cederam a vez para peças de mão ligadas por cabo e sem cabo. Sistemas de rastreamento óptico usam LEDs sensorados por câmeras ou esferas refletivas que substituem os LEDs. Os sensores usados inicialmente para simplesmente exibir localizações foram modificados para pontas de aspiração que são retas, anguladas ou curvas para funcionar no campo cirúrgico e atingir áreas distantes ou tortuosas. Acessórios podem ser adicionados a instrumentos comuns, como pinças de agarrar e de "morder através", e microdesbridadores. O objetivo é ter um sistema que seja

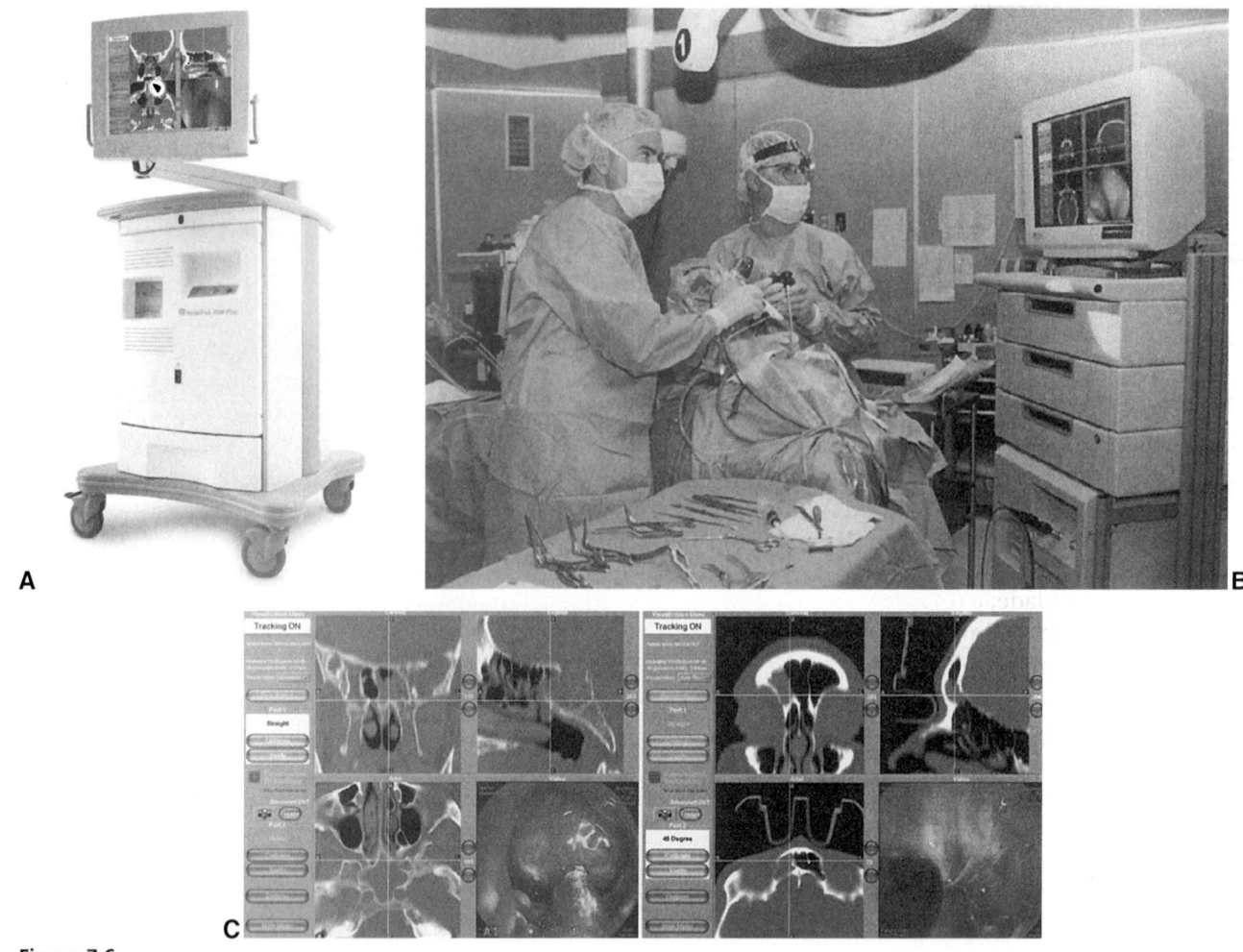

Figura 7.6

A: Aparelho guiado por tomografia computadorizada (*TC*). **B:** Aparelho guiado por TC usado na sala de operações. **C:** Tela do aparelho guiado por imagem de TC com retículas apresenta o seio esfenoidal de um paciente de 47 anos com um adenoma hipofisário invadindo o seio esfenoidal esquerdo (*esquerda*) e o seio frontal direito de um paciente de 20 anos com uma mucocele frontal (*direita*).

tão bem integrado ao ambiente cirúrgico que se torne outro instrumento, em vez de um procedimento em si próprio (Fig. 7.7).

Imagens de TC são obtidas antes da cirurgia e transferidas para o computador instalado na sala de operações. As imagens são exibidas na tela do computador em planos axial, coronal e sagital. A imagem endoscópica também pode ser mostrada na mesma tela, ou ser projetada uma representação em tela cheia. Embora as imagens radiográficas sejam em tempo real na cirurgia, na realidade elas representam o processo da doença no momento em que foram obtidas. Alterações resultantes da manipulação cirúrgica não são mostradas. Se as imagens forem obtidas antes da operação, como semanas antes, e forem armazenadas para uso mais tarde, a doença pode aparecer diferente na operação. Para a maioria das operações, esta limitação não é de grande conseqüência porque os perímetros ósseos dos seios constituem a preocupação principal, e esses são estáveis ao longo do tempo. Se o delineamento preciso da condição patológica for necessário, as imagens podem ser obtidas imediatamente antes da operação. Novos aparelhos estão sendo desenvolvidos para permitirem a atualização de imagens intra-operatórias para o uso nos sistemas de navegação, como braços em C de fluoroscopia.

A impressão dos investigadores que os usaram extensamente é que estes aparelhos aumentam a precisão do procedimento bem como a confiança da localização (7,8). Roth *et al.* (9) sugeriram os seguintes critérios para orientação por imagem: (a) manter acurácia de 2 a 3 mm; (b) efetuar o segundo estudo de TC antes que o procedimento seja eliminado; (c) fazer o computador atualizar quanto a movimento da cabeça sob anestesia local ou geral; (d) aplicar sensores aos aparelhos de aspiração e instrumentos de dissecção para au-

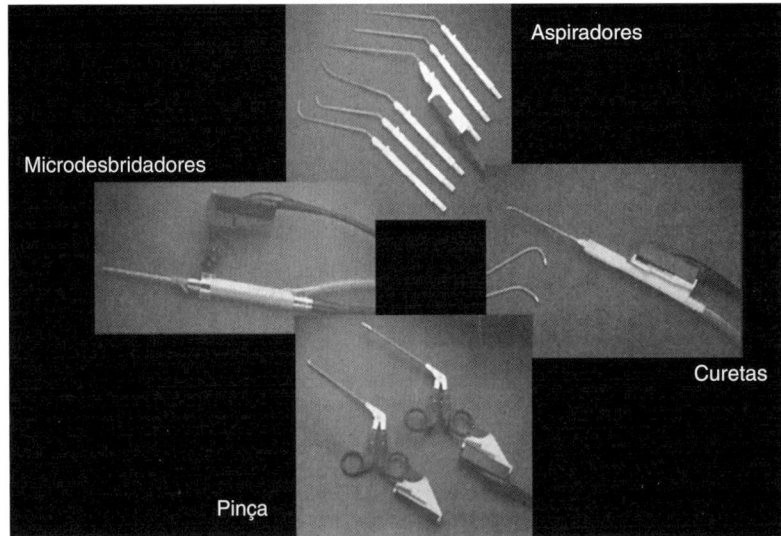

Figura 7.7
Microdesbridador, aspirador, pinças e curetas com acessório de radiofreqüência para rastrear um aparelho guiado por imagem.

mentar a flexibilidade; e (e) assegurar que o aparelho possa ser operado facilmente pelo cirurgião a fim de eliminar o emprego de um técnico. O tempo operatório pode aumentar, mas isto pode representar intervenção cirúrgica mais extensa e não o tempo adicional necessário para montar o sistema de orientação. As indicações para uso destes sistemas estão evoluindo. A American Academy of Otolaryngology–Head and Neck Surgery Foundation, na sua declaração-norma sobre cirurgia assistida por computador, oferece exemplos de indicações para o uso de orientação por imagem:

1. Cirurgia de revisão dos seios.
2. Anatomia sinusal deformada originada no desenvolvimento, pós-operatória ou traumática.
3. Polipose nasossinusal extensa.
4. Condições patológicas comprometendo os seios frontais, etmoidais posteriores e esfenoidais
5. Doença encontrando a base do crânio, órbita, nervo óptico ou artéria carótida.
6. Rinorréia de líquido cerebrospinal (LCE) ou condições nas quais há um defeito da base do crânio.
7. Neoplasmas nasossinusais benignos e malignos.

Se o uso de rotina em todos os procedimentos está justificado não pode ser determinado presentemente. Em situações de treinamento, o uso de orientação por imagem é de grande proveito para cirurgiões assistentes e residentes. O cirurgião pode ter garantia sobre a localização. O residente torna-se familiarizado com as características e alterações anatômicas e pode correlacionar a vista endoscópica com as radiografias. Casiano e Numa mostraram que a cirurgia assistida por computador melhora a precisão cirúrgica e reduz o risco de complicações intracranianas importantes para os residentes. Também mostraram que o tempo operatório foi reduzido (abaixo do básico) enquanto foi mantida precisão de mais de 90% na identificação dos marcos anatômicos críticos (10).

O valor da cirurgia guiada por imagem (CGI) tem sido relatado à medida que se ganha experiência. Reardon (11) e Fried *et al.* (12) mostraram que um número aumentado de seios foi alcançado, particularmente os seios frontais, provavelmente refletindo a confiança aumentada do cirurgião. Casos mais complexos foram atacados; entretanto, confiança nesta tecnologia sem conhecimento da anatomia e da patologia específica do paciente pode ser repleta de risco.

As indicações para o uso da CGI estão agora sendo documentadas por numerosos relatos. Aplicações no diagnóstico de lesões pterigopalatinas podem ser realizadas com pequena morbidade e precisão melhorada. Equipes de neurocirurgiões e otorrinolaringologistas estão encontrando exposição melhorada, a qual simplifica a ressecção de tumores hipofisários usando um procedimento endoscópico de CGI. Isto se associa com uma baixa incidência de complicações e permite acesso simplificado, caso seja necessária cirurgia de revisão (13). Quando CGI é usada como adjunto para cirurgia osteoplástica do seio frontal, as complicações intra-operatórias como lacerações durais, vazamento de LCE e exposição de gordura orbitária são diminuídas. Um sistema robótico foi integrado com sucesso em uma via de acesso endoscópica assistida por navegação ao seio esfenoidal em um modelo experimental (14). Isto poderia então permitir precisão melhorada e também a capacidade de telemanipulação. Embora a CSE seja uma situação ideal para uso de cirurgia guiada por RM intra-operatória, ela não foi estudada extensamente. Unidades de RM intervencionista são raras, e é difícil se obterem instrumentos cirúrgicos compatíveis com RM. Fried *et al.* descreveram sua experiência com o uso de

CSE com orientação intra-operatória por RM em tempo real para tratar pacientes sob anestesia geral (Fig. 7.8). Doze pacientes submeteram-se à cirurgia, 11 para rinossinusite crônica e 1 para um tumor. Quatro das operações foram procedimentos de revisão. Nenhuma complicação foi encontrada. A exibição endoscópica e imagens de RM estavam visíveis no campo cirúrgico. O cirurgião controlava o plano da imagem, e as imagens de RM eram atualizadas em tão pouco quanto 14 segundos. Os dados intra-operatórios refletiram as alterações teciduais durante a cirurgia e forneceram informação para navegação e informação ótima para orientação cirúrgica. Embora a RM limitasse o tamanho da sala de operações e os instrumentos e equipamento de monitoramento necessitassem ser RM-compatíveis, a utilidade da RM intervencionista foi evidente. Como nos procedimentos guiados por TC, os pacientes que necessitam cirurgia de revisão, aqueles que têm variações anatômicas e os que têm doença em regiões como perto do nervo óptico são candidatos a procedimentos com orientação por RM. Pacientes com tumores nasossinusais que podem ser operados endoscopicamente podem ser idealmente servidos, também, porque as representações em tempo real refletem a ressecção da lesão.

A CSE foi um dos primeiros procedimentos a serem realizados sob orientação de RM em um magneto aberto em virtude dos benefícios potenciais da visualização em tempo real. O desenvolvimento de aparelhos baseados em TC para cirurgia sinusal suplantou a RM porque a TC é melhor no ambiente da sala de operações. As imagens de RM, no entanto, podem apresentar relações anatômicas em planos tridimensionais verdadeiros em vez do plano sagital reconstruído. Isto se revelará uma vantagem na complexa região da cabeça e pescoço. Uma vez que a RM não envolve exposição à radiação, ela se presta melhor à orientação intra-operatória prolongada. A sensibilidade da RM à temperatura pode mostrar alterações induzidas pelo calor e o frio e desse modo refletir efeitos teciduais de manipulações com *laser* e crioterapia.

Deficiências e obstáculos existem. Instrumentos especializados são caros e são fabricados individualmente. Alguns instrumentos magneto-compatíveis podem produzir artefatos de imagem. Cada imagem tem que ser obtida e mostrada individualmente. Quando várias seqüências são necessárias, como imagens ponderadas para T1 e ponderadas para T2, é necessário tempo adicional que aumenta a duração da cirurgia. À medida que a tecnologia avance, estas preocupações serão enfrentadas.

Orientação por Imagem e Endoscopia de Estadiamento

A avaliação inicial de um paciente com suspeita de tumor maligno da cabeça e pescoço acarreta endoscopia e biopsia para estadiar o tumor. Mais freqüentemente, estudos radiográficos são feitos antes da endoscopia para ajudar a avaliar a profundidade da invasão tumoral não óbvia ao exame de rotina. Esta avaliação inicial é crítica porque ela serve de base às modalidades de tratamento e é a base da avaliação do resultado. Com uma unidade de RM intervencionista aberta, é possível fazer endoscopia e imageamento concomitantemente. Os benefícios da RM para contraste de tecidos moles, isenção de artefatos de endurecimento do feixe, e imageamento multiplanar são particularmente adequados para endoscopia. Seqüenciação de gradiente permite delineamento vascular e material de contraste de gadolínio contrasta as margens do tumor. Doença nodal pode ser mais precisamente estadiada quando imageamento é combinado com o exame físico. Exame clínico e endoscopia podem ser dificultados por uma massa tumoral volumosa ou simplesmente não vista em virtude de mínima ou nenhuma anormalidade da mucosa. Imageamento simultâneo com endoscopia pode dirigir a biopsia e oferece precisão aumentada.

A limitação mais importante da orientação por imagem com endoscopia de estadiamento é a dificuldade para desenvolver endoscópios e instrumentos que sejam seguros e compatíveis com RM. O número limitado de unidades de RM intervencionista em existência não motiva as companhias de instrumentos a gastar recursos no desenvolvimento de aparelhos de ligas exclusivas que têm pouco potencial de comercialização. Nós e nossos colegas desenvolvemos um laringoscópio, pinça de biopsia, cânulas de aspiração e um broncoscópio-esofagoscópio universal (Fig. 7.9). Testar vários metais é necessário antes que o melhor material seja encontrado para a tarefa. As ferramentas de biopsia devem ser capazes de obter tecido adequado

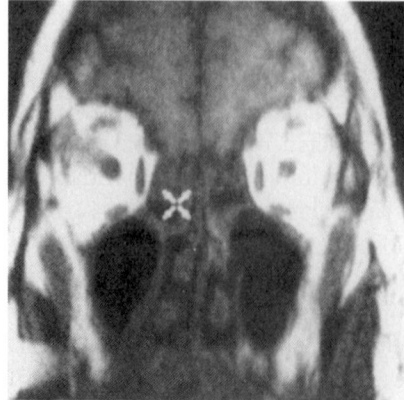

Figura 7.8
Rastreamento com imagem de ressonância magnética de cirurgia sinusal endoscópica. O ícone está presente no seio etmoidal direito.

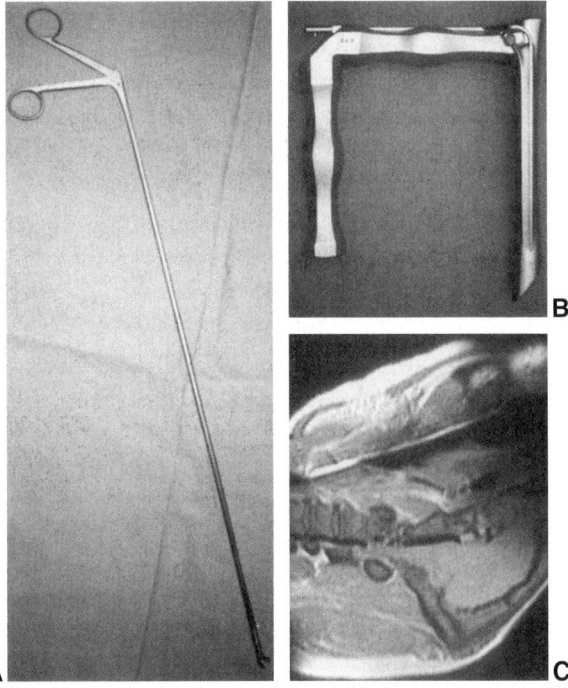

Figura 7.9
A: Laringoscópio não ferroso compatível com imagem de ressonância magnética (*RM*).
B: Pinça de biopsia compatível com RM.
C: Cabeça de porco com laringoscópio e pinça de biopsia colocados. Não há deformação da imagem, e a colocação da pinça de biopsia é evidente.

nas profundidades e margens da lesão para mostrar a extensão do tumor. Novos projetos permitem aquisição de tecido sem destruição tecidual. Aplicações para humanos estão sendo elaboradas com localização aperfeiçoada da patologia pela permissão da orientação interativa com *feedback* de imageamento com tempo quase real.

SIMULAÇÃO ANATÔMICA E CIRÚRGICA

O aprendizado da anatomia e a obtenção de perícia cirúrgica classicamente foram baseados no uso de modelos cadavéricos. Dissecções anatômicas são de valor crítico, mas espécimes são difíceis de obter. Depois que a dissecção foi completada, o espécime é disponível para estudo adicional mas não pode ser alterado para diferentes vias de acesso ou objetivos de ensino. Este é ainda mais o caso quando procedimentos cirúrgicos são ensinados. Uma vez feito, um procedimento é quase impossível de desfazer ou refazer. Tentativa e erro são impossíveis, e treinar mais de uma pessoa de cada vez é improvável. À medida que a tecnologia operatória se torna cada vez mais sofisticada, é obrigatório aprender o uso dos novos aparelhos antes de operações reais em pacientes. Para aumentar e possivelmente substituir o modelo clássico em cadáver, estão sendo produzidos ambientes simulados virtuais. Os princípios foram desenvolvidos e aplicados pela indústria da aviação no uso dos simuladores de vôo para treinamento de pilotos e para prontidão operacional. Os simuladores de vôo são aparelhos relativamente sofisticados, mas as exigências para simulação cirúrgica são ainda mais complexas. O número de opções operacionais possíveis em cada passo é muito maior em cirurgia, e o potencial de efeitos em cascata subseqüentes cresce geometricamente. Existem simuladores que podem ser usados para procedimentos básicos como intubação endotraqueal, colocação de uma agulha intravenosa ou broncoscopia. Quando maior a complexidade do procedimento, mais interatividade é necessária entre o ambiente virtual e o estudante. É necessário *feedback* visual, mas o *feedback* também pode ser táctil e auditivo. O cirurgião sente o tecido pelo tato e é consciente da sala de operações circundante através das indicações sonoras. Imersão, ou a sensação de estar dentro e ser capaz de manipular o ambiente, recria a experiência cirúrgica e exige um alto grau de poder de computação.

O primeiro requisito é a representação visual do campo cirúrgico. Ela deve ser anatomicamente correta e deve ser capaz de responder à manipulação cirúrgica. Ela imita a característica do tecido em resposta à manipulação, como sangramento. O campo também é virado em três dimensões de tal modo que vários acessos podem ser considerados ou os efeitos da operação podem ser vistos de diferentes perspectivas.

O outro sentido que tem que ser trazido à cena é o tato. Estimulação tátil pode reproduzir a textura de um objeto, como liso ou rugoso. O cirurgião necessita o sentido do *feedback* de força ou propriocepção. Isto é a resistência produzida por um objeto sendo manipulado e transferida ao usuário por meios mecânicos de tal modo que a sensação de pegar o objeto é produzida. Isto pode ser realizado com sensores mecânicos hápticos que conferem respostas de *feedback* tátil e de força. A sensação pode ser transmitida através de instrumentos ou luvas. A interação com o simulador é rápida e pode ser alterada conforme as circunstâncias justifiquem por meio de comandos de fala e gestos. Reconhecimento da voz e ação na simulação provocam várias respostas durante todo o procedimento. O simulador é um aparelho de ensino que oferece sugestões durante o período de treinamento para melhor execução da tarefa.

Um dos simuladores mais complexos foi desenvolvido para treinamento em CSE (15). Os riscos da CSE podem ser graves, e o treinamento é crítico para resultado ótimo. Uma dissecção em cadáver pode ser efetuada apenas uma vez por lado, e a melhora nas habilidades exige experiência real com pacientes. O simulador CSE derivou seus dados de um modelo cadavérico no National Institute of Medicine e foi modificado com *software* proprietário. O simulador de CSE foi feito com a colaboração do Madigan Army Medical Center, Lockheed-Martin Tactical Defense Systems, Ohio Supercomputer Center, Ohio State School of Medicine, University of Washington School of Medicine, Human Interface Technology Lab, Immersion Corporation e Uniformed Services University of the Health Sciences (Fig. 7.10). As estruturas intranasais e sinusais são rotuladas conforme necessário para identificação. Os procedimentos são de variados graus de complexidade e respondem à interação com o usuário. Uma vista endoscópica é vista em um monitor e o conjunto de dados de TC é disponível. Muitos instrumentos cirúrgicos são disponíveis e podem ser trocados através do sistema de reconhecimento da voz. O *feedback* háptico emula bisturis, agulhas, pinças, tesouras, microdesbridadores e outros instrumentos. Efeitos teciduais como descoramento com injeção de vasoconstritor ou sangramento que turva o endoscópio oferecem um campo cirúrgico verdadeiro. O progresso dos treinandos pode ser monitorizado com vários critérios, como tempo para completar a tarefa e número de erros cometidos.

Um currículo de treinamento abrangente foi desenvolvido baseado nas tecnologias e metodologias eficazes em treinamento de pilotos de aviação, ferramentas complementares de simulação (o simulador CSE e um simulador validado de cirurgia laparoscópica) e material audiovisual e escrito selecionado para a avaliação objetiva e padronizada dos treinandos. Uma conferência sobre *Metrics for Technical Skills* foi reunida para identificar as mensurações objetivas que poderiam ser atribuídas aos componentes individuais de uma operação sinusal endoscópica e para quantificar o processo de aprendizado (16). Erros na CSE foram então identificados. Um processo completo de validação estabeleceu critérios de desempenho com diferença importante entre médicos assistentes, residentes e estudantes de medicina. O simulador CSE também foi validado em relação a instrumentos estabelecidos de percepção de profundidade, tarefas visuoespaciais e habilidades cirúrgicas. O teste último para qualquer aparelho é se o treinamento no simulador melhorará o desempenho na cirurgia e reduzirá erros. Isto está sendo investigado atualmente (17). Os resultados preliminares em cirurgia geral suportam fortemente esta hipótese (18).

Broncoscopia tem sido ensinada a residentes novatos de anestesia usando um simulador sem nenhum risco para um paciente e foi constatado um modo muito eficaz de ensinar habilidades psicomotoras. Desempenho em intubação também foi melhorado. Similarmente, os novatos foram avaliados em comparação

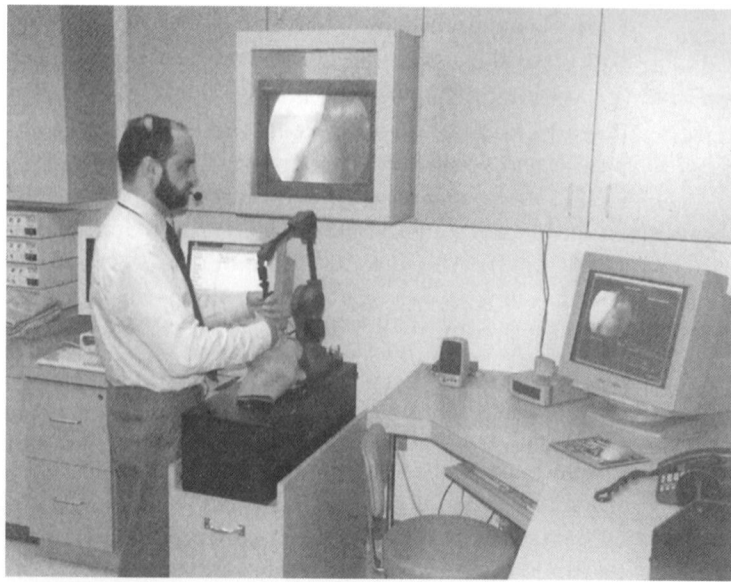

Figura 7.10

O simulador de cirurgia sinusal endoscópica (Lockheed-Martin).

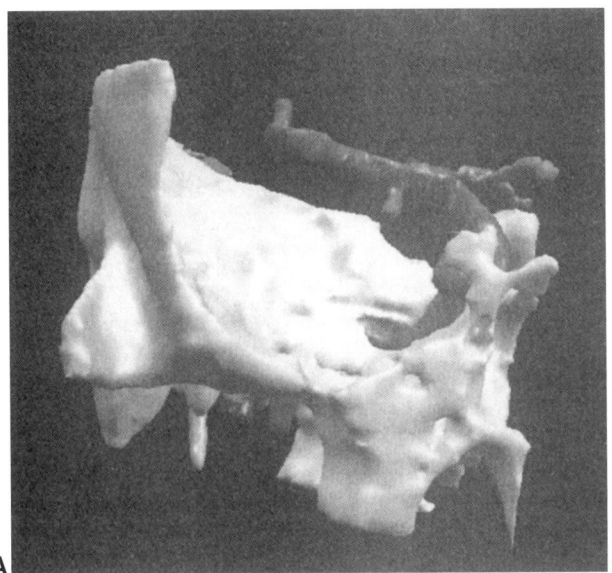 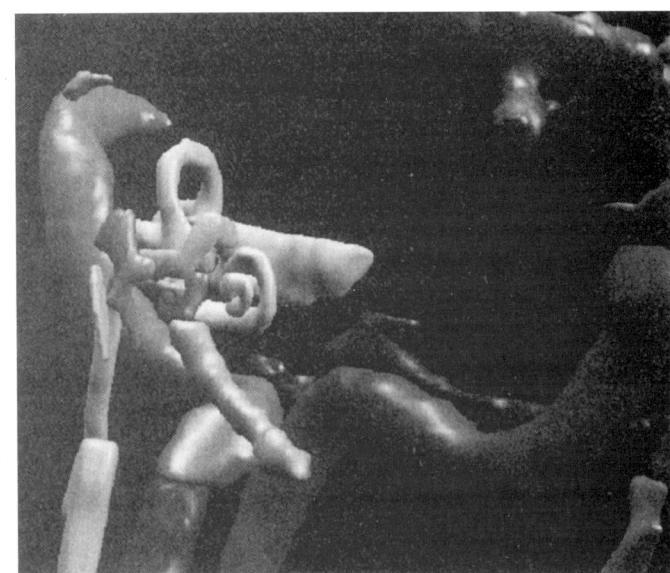

Figura 7.11
A: Osso temporal. **B:** Osso temporal removido e estruturas internas ampliadas.

com pneumologistas experientes no desempenho de broncoscopia flexível em um simulador. A primeira experiência confirmou a diferença entre os dois grupos. Depois do treinamento, a porcentagem de segmentos pulmonares visualizados, o número de colisões com a parede e a economia de desempenho foram comparáveis nos dois grupos. Os pesquisadores observaram que o preceptorado do ensino durante a testagem no simulador foi valioso e não dependeu do aparelho unicamente (19).

Anatomia do osso temporal e orelha média é ensinado por meio de dissecção e é uma tarefa padrão no treinamento dos residentes. Um osso temporal virtual também permite a repetição da dissecção ou um procedimento cirúrgico tão freqüentemente quanto desejado. Três dimensões podem ser apresentadas para suplementar as representações conceituais do treinando. Os simuladores fornecem interfaces visual, de *feedback* de força e auditiva e criam uma emulação mais rica da experiência cirúrgica (20). Estão sendo desenvolvidos simuladores como ferramentas de ensino eficazes para vários procedimentos otorrinolaringológicos (Fig. 7.11).

APLICAÇÕES DE CÂMERA DIGITAL

O uso de computadores e equipamento digital tornou-se comum entre os médicos no ambiente de trabalho. O foco na tecnologia como meio de melhorar a produtividade, documentar encontros com pacientes, e comunicar-se com outros médicos tem crescido. A capacidade de documentar rápida e bem-sucedidamente anormalidades e achados físicos dos pacientes tem implicações importantes para comunicar-se com os médicos encaminhadores e maximizar o uso dos prontuários médicos. Todas estas questões são bem lidadas com uma câmera digital. Este tipo de imageamento, usado para documentar a condição do paciente, resultados cirúrgicos e achados físicos e radiográficos, certamente se tornará parte integrante da prática diária da medicina.

A documentação fotográfica dos procedimentos médicos e achados dos pacientes tornou-se padrão de tratamento na medicina moderna. A câmera de 35 mm serviu bem a esta função durante as décadas passadas. À medida que avanços tecnológicos ocorreram na ciência dos computadores, a câmera digital tornou-se uma alternativa à fotografia de 35 mm para documentar procedimentos e achados dos pacientes. As câmeras digitais possuem corpo e lente de câmera convencional mas registram as imagens em um aparelho de carga acoplado, um *chip* de silício composto de elementos individuais, *pixels*, que reagem à luz de modo bem semelhante aos grãos do filme em uma câmera convencional de 35 mm. O *chip* registra voltagem, que é convertida em bits dentro de um computador na câmera. A resolução de uma câmera digital é relacionada com a densidade de *pixels* no aparelho acoplado de carga. A resolução mínima necessária para reconhecer os detalhes de uma imagem de paciente é 768 × 512 *pixels*; entretanto, esta resolução ainda limita grandemente o detalhe e não é aceitável para a maioria das aplicações. Certamente não é qualidade de publicação. A resolução do filme típico de diapositivo é 4.096 × 2.736 *pixels* por quadro. Este grau de densidade é caro em uma câmera digital e o tamanho de arquivo resultante, quase 34 MB, é grande demais para a maioria das aplicações. Por essa razão, um compromisso deve ser alcançado entre um tamanho prático de arquivo e um nível aceitável de detalhe. Isto é deixado ao usuário individual decidir, porque as imagens necessárias para simples documentação e inclusão em um prontuário eletrônico podem ser muito menores em tamanho e resolução do que uma imagem necessária para publicação.

A geração atual de câmeras digitais possui mais características e densidade do que os aparelhos mais antigos. Como com qualquer equipamento de computador, os avanços tecnológicos continuam a uma velocidade estonteante e câmeras menores, menos caras, com maior densidade de imagem, continuam a ser desenvolvidas. Muitas câmeras digitais de faixa média têm uma densidade de imagem de 2 a 5 *megapixels*. As imagens podem ser armazenadas em cartões de memória, que inicialmente são colocados na câmera, a seguir, removidos e protegidos de serem novamente registrados, ou armazenados, em um *hard drive*, CD-ROM ou aparelho de memória estendida como um *drive* USB ou um disco ZIP. As imagens transferidas para um computador pessoal para rotulação e armazenamento podem ser salvas em uma variedade de formatos. Arquivos JPEG (*joint photographic expert group*) são usados mais comumente, podem ser importados facilmente para programas de processamento de texto, apresentação ou fotomanipulação. As câmeras digitais são semelhantes em tamanho às câmeras convencionais de 35 mm de apontar e disparar e são menores e mais leves que as câmeras reflex de lente única (SLR) de 35 mm.

Comparação direta da fotografia de 35 mm e fotografia digital mostrou resultados conflitantes, embora a maioria dos autores usando as mais recentes câmeras digitais as tenham achado equivalentes em qualidade fotográfica às câmeras 35 mm. Kokoska *et al.* (21) estudaram o uso de uma câmera digital no tratamento de pacientes submetidos a cirurgia facial cosmética. Os pesquisadores compararam imagens obtidas com uma câmera Nikon SLR de 35 mm com as obtidas com três câmeras digitais, variando em resolução de 0,5 a 1,5 *megapixels* por imagem. A câmera SLR Nikon comprovou-se superior em qualidade global, cor e contraste. Ela foi achada equivalente, no sistema de graduação dos investigadores, a algumas das câmeras digitais em foco, distorção, resolução e sombra. Os pesquisadores concluíram que a escolha da câmera, digital ou 35 mm, depende do uso planejado, porque cada aparelho tem distintos benefícios e limitações. Foi surpreendente, no entanto, que as câmeras digitais de modelos iniciais, com sua resolução limitada, tenham-se graduado tão bem como o fizeram. Wilcox e Grimwood (22) compararam imagens digitais e de 35 mm em dermatologia e acharam as imagens de 35 mm melhores para diagnosticar lesões dermatológicas. Entretanto, a diferença não foi estatisticamente significante e a câmera digital usada muito limitada diante dos padrões de hoje. Muitos autores acharam que os benefícios das imagens digitais superaram as limitações. Frank *et al.* (23), que estudaram o uso de imagens digitais para publicação de radiologia, acharam as imagens digitais equivalentes ou melhores que as imagens convencionais de 35 mm para reprodução radiográfica.

As câmeras digitais têm sido usadas em muitos campos médicos. Dermatologistas (22) avaliaram o uso desta técnica para diagnóstico a distância, catálogos de ensino e fotodocumentação. O uso destas câmeras no contexto cirúrgico foi defendido em neurocirurgia para o planejamento de cirurgia de epilepsia em crianças, em urologia, em cirurgia vascular e em cirurgia plástica. Também encontrou um nicho em autópsia por causa da facilidade de registro, imediatismo dos resultados, custoefetividade e capacidade de facilmente catalogar imagens e informação. Exemplos de fotografia digital em uma clínica de cabeça e pescoço estão mostrados nas Figuras 7.12 a 7.16. Estas figuras mostram a qualidade destas imagens para fotografia de consultório, fotografia intra-oral, imageamento radiográfico e fotografia intra-operatória.

As câmeras digitais, particularmente com capacidades de alta resolução, fornecem excelentes imagens para uso em medicina clínica. Os benefícios desta técnica fotográfica estão listados na Tabela 7.1. Essa tecnologia de imagem é crítica para o desenvolvimento da telemedicina e serviços médicos baseados em computador usando a Internet. Buntic *et al.* (24) usaram imageamento digital para transferir fotografias e imagens radiográficas de pacientes de trauma pela Inter-

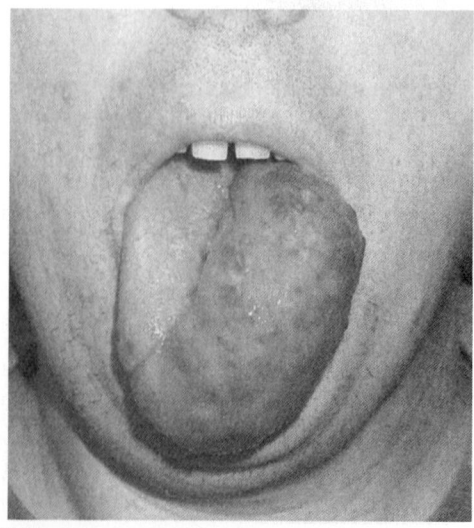

Figura 7.12

Fotografia no consultório mostra um paciente com uma grande malformação arteriovascular da língua.

TABELA 7.1
BENEFÍCIOS DA FOTOGRAFIA E IMAGEAMENTO DIGITAIS
Revisão imediata da imagem (para assegurar excelente qualidade)
Incorporação no prontuário médico (sob a forma de cópias impressas ou arquivos adicionados a um prontuário médico eletrônico)
Incorporação de imagens em cartas aos médicos encaminhadores
Fotografias em tempo real para educação dos pacientes
Anexação de imagens a registros de tumores
Formato centralizado, organizado e acessível para armazenamento e recuperação das imagens
Imagens disponíveis para ensino ao estudante de medicina, residente e colega
Comunicação em telemedicina
Facilidade de importação para apresentação em programas gráficos
Eliminação dos custos do filme e processamento

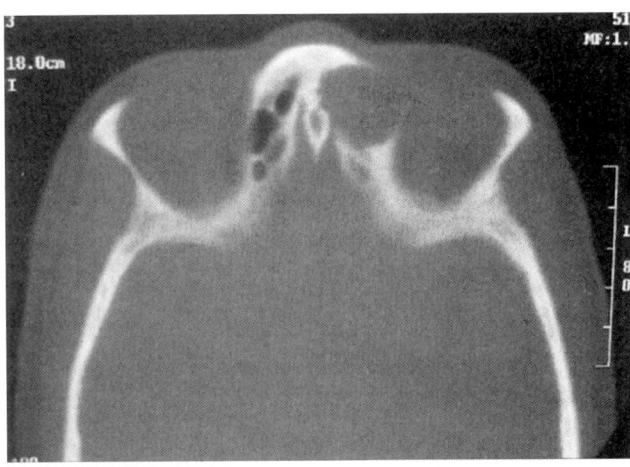

Figura 7.14

Imagem tomográfica computadorizada axial dos seios (*janela para osso*) mostra alterações expansivas de uma mucocele frontoetmoidal esquerda.

net para avaliar pacientes quanto a reimplante de extremidade. Consideraram que isto foi uma ajuda valiosa na análise apropriada e encaminhamento destes pacientes. As imagens fornecem avaliação rápida e acurada do paciente. Em um estudo de telemedicina em cirurgia vascular, Wirthlin *et al.* (25) avaliaram 38 feridas em extremidades em 24 pacientes e compararam a avaliação da ferida por um cirurgião distante com aquele efetuada por um cirurgião no local. Os pesquisadores encontraram boa concordância entre os achados dos dois cirurgiões. Diagnósticos semelhantes foram atribuídos e as recomendações de tratamento foram feitas. Estudos como este são críticos para o desenvolvimento judicioso da medicina à distância e consulta por meio da Internet.

Embora haja benefícios importantes da fotografia digital no seu estado atual, há também algumas limitações. Uma câmera digital convencional, com sua configuração de apontar e disparar — isto é, pequeno corpo da câmera com lente integrante e *flash* integrante descentrado —, tem dificuldade para fotografar a orofaringe e a cavidade oral posterior por causa da iluminação inadequada e da dificuldade de focalização. Embora essas limitações possam ser superadas na sala de operações com iluminação focalizada adicional, isso não é exeqüível no consultório. Este problema pode ser controlado com um *flash* em anel e ajustes

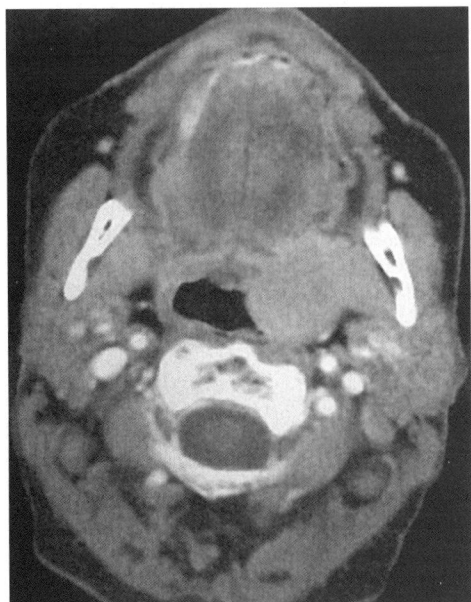

Figura 7.13

Imagem de tomografia computadorizada axial do pescoço (*janela para tecido mole com contraste*) mostra carcinoma de células escamosas T3 da tonsila.

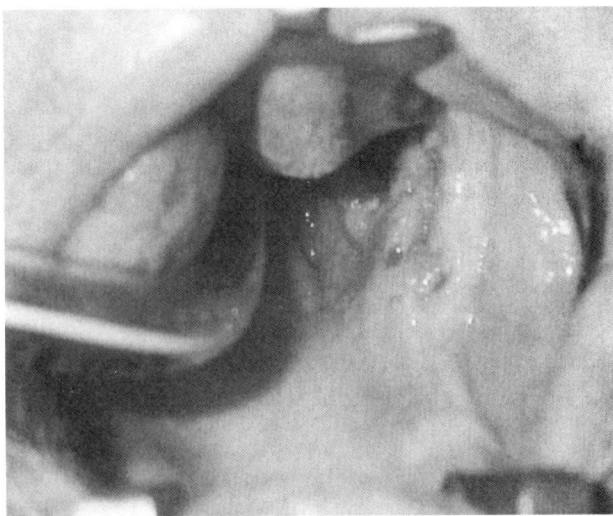

Figura 7.15

Fotografia intra-oral mostra carcinoma de células escamosas T1 do trígono retromolar direito.

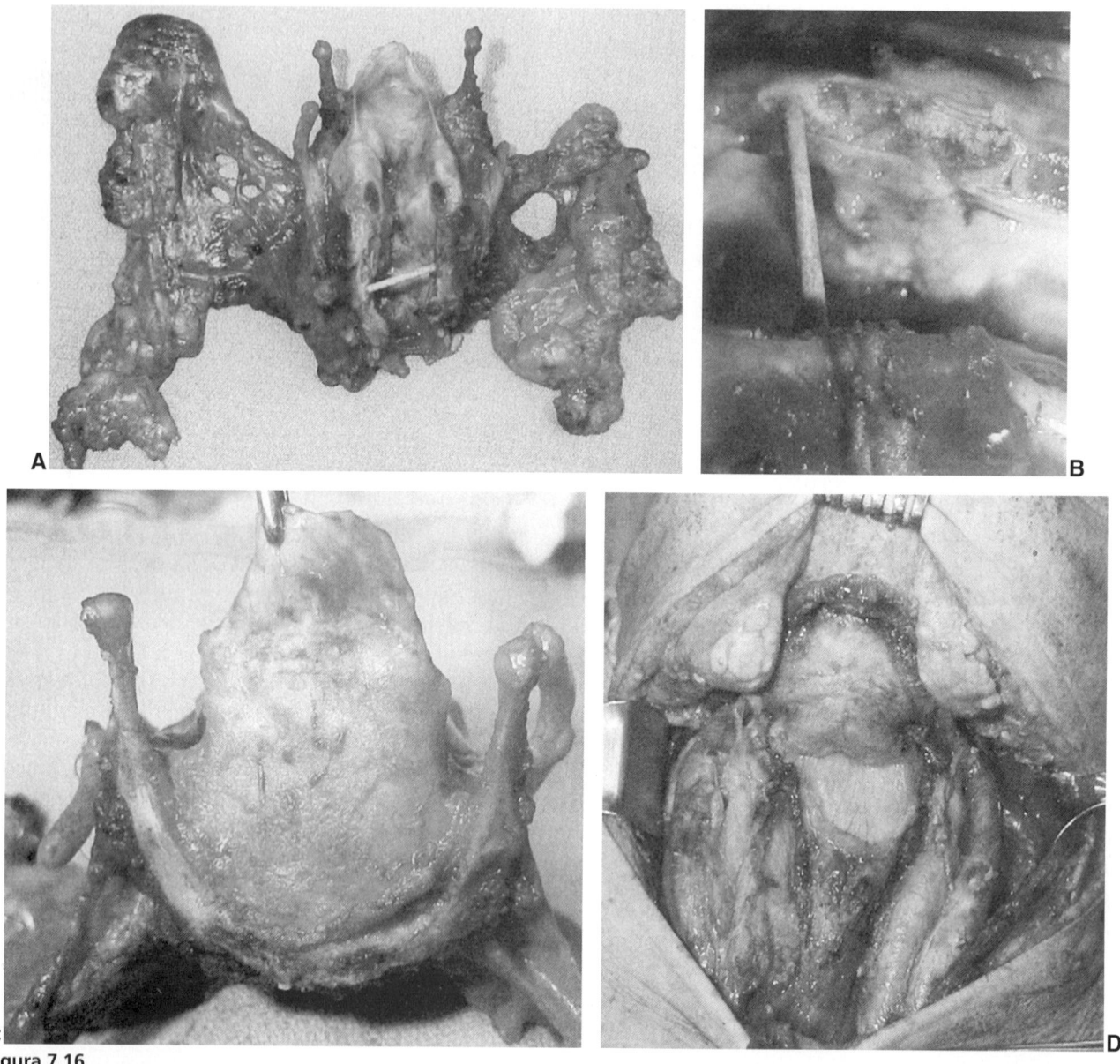

Figura 7.16

A: Fotografia intra-operatória mostra laringectomia total com dissecções de pescoço seletivas bilaterais (níveis II, II e IV) para carcinoma glótico-epiglótico recorrente após falha de laringectomia parcial e radioterapia 7 anos antes. **B:** Primeiro plano mostra cartilagem cricóide esquerda do paciente apresentado em A. Tumor está presente em ambas as superfícies superficial e profunda da lâmina interna da cartilagem cricóide esquerda (*acima do palito*). **C:** Primeiro plano mostra ligamento hioepiglótico do paciente apresentado em A e B. Detalhe da mucosa e vasculatura submucosa é evidente. **D:** Defeito operatório do paciente apresentado em A, B e C mostra contraste de cor entre as estruturas, incluindo a veia jugular, artéria carótida, superfície mucosa, base profunda da língua e superfície submucosa da mucosa das valéculas.

manuais; entretanto, estas opções não são disponíveis para a maioria das câmeras digitais que custam menos de US$900. Os ajustes-padrão de diafragma (*f*-stop) e abertura com os quais a maioria dos fotógrafos está familiarizada em fotografia de 35 mm não se aplicam em fotografia digital. Entretanto, algumas das novas câmeras digitais imitam estes ajustes para permitir mais manipulação da imagem e do "obturador".

Como com qualquer tecnologia nova, há um período de aprendizado para possibilitar a facilidade com o aparelho. Algumas das câmeras podem ser conectadas a oculares de endoscópios ou microscópios por adaptadores tipo montagem em C, como é feito com câmeras de 35 mm. Isto pode ser superado adicionando-se um aparelho de captura digital ao "carrinho" do vídeo endoscópico, permitindo a aquisição de imagens digitais. Também é possível produzir saída fotográfica convencional e escanear a imagem para o computador para catalogação.

O desenvolvimento de aparelhos de captura de vídeo de baixo custo tornou o registro digital de vídeo operatório muito mais simples. Estes aparelhos podem ser conectados à porta USB de um *laptop* e também conectados às costas da unidade de câmera de vídeo com um cabo de S-vídeo. A endoscopia, ou microscopia, é então convertida de um *sinal* análogo para um sinal digital e capturada diretamente no *laptop* como um arquivo de cinema. Subseqüentemente, conforme a conveniência do cirurgião, as imagens são editadas e um vídeo/filme limpo do procedimento pode ser produzido.

Os benefícios desta tecnologia são enormes. Muitos peritos acreditam que os benefícios do imageamento digital superam claramente as limitações e que os avanços tecnológicos minimizarão as limitações. Este método de fotografia deve permitir a integração "sem costura" de imagens dos pacientes, clínicas, radiográficas, patológicas ou outras, para o prontuário médico. Manipulações das imagens com iluminação, filtros ou outras técnicas de processamento permitem avanços diagnósticos, como a capacidade de diferenciar entre lesões de superfície benignas e malignas. O custo decrescente desta tecnologia, com suas imagens melhoradas e capacidades aumentadas, deve permitir a disseminação rápida desta técnica fotográfica.

AVANÇOS NA ENDOSCOPIA

Endoscopia Virtual Diagnóstica

A endoscopia operatória há muito tempo tem sido o fundamento da avaliação das lesões do trato aerodigestivo superior além dos objetivos da avaliação padrão no consultório. Os riscos adicionais dessa conduta incluem complicações anestésicas, transgressão de superfícies mucosa, e problemas das vias aéreas como obstrução ou laringospasmo. Uma extensão do imageamento e reconstrução óssea tridimensional com TC é a reconstrução e a apresentação de outras superfícies em uma estrutura tridimensional. A reconstrução tridimensional de tecidos moles de cânceres complexos de cabeça e pescoço pela combinação de dados de TC e RM foi efetuada. Tumor, nervo, tecido cerebral e outras estruturas importantes podem ser realçadas em cores contrastantes para a avaliação das interfaces entre estes tecidos nessas imagens. Esta técnica permite uma abordagem interativa multiplanar à lesão e oferece informação útil e nova a respeito da interface tumor–tecido. Aplicações como esta possibilitarão considerável aperfeiçoamento no planejamento e no acesso operatórios. Um exemplo de uma imagem dessas está apresentado na Figura 7.17.

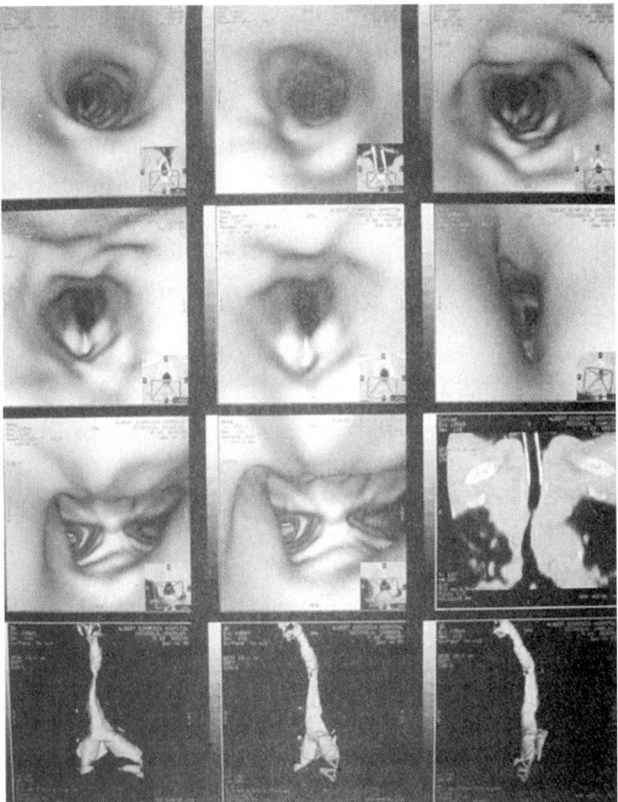

Figura 7.17
Radiografia endoscópica virtual da árvore traqueobrônquica mostra estenose traqueal.

Melhorias adicionais são necessárias para permitir o uso completo desta tecnologia.

Superfícies luminais, como na árvore traqueobrônquica e no esôfago, foram os primeiros candidatos a esta conduta. As vantagens deste tipo de imageamento são a representação acurada das alterações estruturais resultantes de anormalidades luminais tais como estenose traqueal, estreitamento brônquico causado por uma lesão extrínseca ou intrínseca, relações laríngeas e subglóticas e alterações estruturais na orelha interna. Todos estes podem ser vistos sem o paciente se submeter a anestesia e procedimento invasivo. No caso do imageamento virtual da orelha interna, podem ser mostrados detalhes e material estrutural que não podem ser vistos em uma pessoa viva. A capacidade de imagear outras estruturas de tecidos moles profundas à superfície luminal e de avaliar sua estrutura tridimensional de uma maneira multiplanar tem benefícios que ainda estão por ser percebidos. A inclusão desses dados em simuladores cirúrgicos pode permitir aos cirurgiões executar uma operação em um simulador antes de efetuá-la em um paciente. Os benefícios dessa sessão de prática são enormes.

As principais desvantagens da endoscopia virtual são uma falta de características de superfície, notadamente cor, que têm implicações importantes para diagnóstico e tratamento e mau imageamento de lesões planas ou submucosas, se estas lesões chegarem a ser vistas. Limitações adicionais estão presentes quando duas superfícies mucosas estão em aposição durante o imageamento (p. ex., o seio piriforme, base da língua, epiglote, valécula ou palato mole) ou quando tumores volumosos se justapõem a múltiplas superfícies. Mau imageamento também é produzido se houver demasiada acumulação de secreções ou se houver artefatos de movimento.

Broncoscopia Virtual

Uma discussão das aplicações individuais da endoscopia virtual começa com a mais estudada das técnicas, broncoscopia virtual. A broncoscopia virtual foi bem descrita na literatura, com comparações entre a broncoscopia virtual e a endoscópica sendo mais prevalentes. Broncoscopia virtual foi usada mais freqüentemente para avaliar desimpedimento e estenose das vias aéreas e tem vantagens sobre a broncoscopia na avaliação da luz distal à estenose, uma área freqüentemente não visualizada com broncoscopia flexível. Rapp-Bernhardt et al. (26) consideraram a broncoscopia virtual equivalente à broncoscopia fibroscópica, TC axial e reconstrução de TC multiplanar na localização e graduação de estenose traqueobrônquica. Também a consideraram superior a outras técnicas radiográficas para estimar a extensão da estenose. Em um estudo mais antigo, estes mesmos autores compararam broncoscopia virtual com broncoscopia convencional no tratamento de pacientes com infiltração traqueobrônquica de carcinoma do esôfago. Eles acharam resultados semelhantes da endoscopia virtual e da broncoscopia no que se refere à localização, graduação e medição da extensão da estenose. As falhas incluem má visualização por causa de tampões mucosos e aspectos técnicos da obtenção das imagens. O uso de escaneamento com TC de superalta resolução pode gerar representações broncoscópicas virtuais que complementam a broncoscopia fibroscópica. Broncoscopia virtual foi usada para guiar biopsia de aspiração com agulha de linfonodos hilares e mediastinais. Também foi usada no tratamento de crianças para avaliar atresia do esôfago e estenose traqueal com a mesma especificidade e sensibilidade da broncoscopia endoscópica.

Aplicações adicionais da endoscopia virtual apresentam-se dentro da cabeça e pescoço. Fried et al. (27) estudaram esta técnica para avaliar a laringe. Efetuaram laringoscopia virtual em vários pacientes com uma variedade de doenças laríngeas. A novidade do estudo foi a fusão de dados de TC e RM para possibilitar a inclusão das estruturas de tecidos moles bem como a superfície luminal para fornecer uma experiência interativa para ver a profundidade da condição patológica e sua relação às estruturas circundantes. Burke et al. (28) avaliaram vias aéreas subglóticas e traqueais superiores por meio da endoscopia virtual de 30 pacientes adultos e pediátricos com estridor ou obstrução da via aérea. Os investigadores acharam que a endoscopia virtual não foi tão sensível quanto a endoscopia real na avaliação da obstrução dinâmica da via aérea. Consideraram as técnicas equivalentes em casos de obstrução fixa.

Apesar da acessibilidade do nariz e seios paranasais para a avaliação no consultório, endoscopia virtual foi usada em rinologia. Foi observado que esta avaliação permite a visualização de estruturas intranasais, como o ducto e recesso frontais, a partir de ângulos inusuais não possíveis com endoscopia convencional e oferece percepção única das características anatômicas antes da cirurgia. Endoscopia virtual nasal e dos seios paranasais foi efetuada pré-operatoriamente, antes de CSE, e um alto grau de correlação foi observado entre os achados endoscópicos virtuais e os cirúrgicos. A via de acesso transesfenoidal endoscópica à hipófise ganhou em popularidade à medida que as equipes de neurocirurgiões e otorrinolaringologistas acham que a visualização do local operatório é melhorada e a morbidade dos pacientes é diminuída. O planejamento pré-operatório foi melhorado pela endoscopia virtual na avaliação da anatomia nasal, como desvio do septo, septação do seio esfenoidal e localização de estruturas adjacentes à hipófise. Ela também tem valor como ferramenta de treinamento para o novato em cirurgia endoscópica (29). Estudos como este apontam para avanços possíveis com esta tecnologia que podem permitir aos cirurgiões executar cirurgia eletrônica em uma imagem endoscópica virtual.

A endoscopia virtual foi usada para examinar estruturas otológicas. Os procedimentos variaram desde a otoscopia, que é semelhante ao exame realizado no consultório com visualização de estruturas da orelha média, à visualização avançada medial a lateral das estruturas da orelha interna. Seemann et al. (30) avaliaram as estruturas da orelha média por meio de endoscopia virtual das orelhas média e interna em 12 pacientes — pessoas sadias e pacientes que se tinham submetido a um procedimento cirúrgico. Os investigadores observaram que esta técnica pode ajudar no planejamento e avaliação após cirurgia da orelha média. Uma tecnologia de transparência também permite ao cirurgião descascar camadas da imagem, como se as removesse cirurgicamente, ou tornar transparentes algumas estruturas para permitir identificação de estruturas mais profundas. Embora a endoscopia virtual das estruturas da orelha interna possa ter poucas implicações cirúrgicas, ela é muito promissora para ensino e para avaliar as anormalidades estruturais de anomalias congênitas da orelha.

Adjuvantes Cirúrgicos

Endoscopia em Otologia

Endoscópicos tradicionalmente foram usados para examinar o nariz, seios paranasais e laringe dentro do campo da otorrinolaringologia. Desde o começo dos anos 1990, no entanto, vários pesquisadores usaram técnicas endoscópicas em otologia e avaliação da orelha. Poe *et al.* em 1992 (31) publicaram pela primeira vez sua experiência com avaliação endoscópica transtimpânica da cavidade da orelha média. Consideraram a técnica valiosa para a avaliação em consultório da doença da orelha média e para o planejamento cirúrgico. Esta técnica foi advogada para avaliar fístulas perilinfáticas porque ela evita os artefatos presentes durante a exploração cirúrgica da orelha média. Endoscopia transtimpânica também foi usada como adjuvante cirúrgico para avaliar o ático, seio timpânico, recesso facial, hipotímpano e outros aspectos da orelha média com endoscópios angulados. Um endoscópio também pode ser usado durante procedimentos neurootológicos. Wackym *et al.* (32) consideraram que o uso de endoscópios melhorou a visualização durante neurectomia vestibular na fossa posterior, permitiu neurectomia mais completa, minimizou o afastamento cerebelar e diminuiu o risco de vazamento de LCE. Benefícios semelhantes foram encontrados quando endoscópios são usados para tratamento cirúrgico de neuroma acústico. Um grupo de investigadores observou uma diminuição estatisticamente significante na taxa de fístula cerebroespinal pós-operatória, de 18% para 0%, após o uso de rotina de um endoscópio para identificar as células aéreas patentes no osso temporal que não puderam ser identificadas com técnicas microscópicas convencionais. Parece evidente que o emprego de endoscópios no contexto de procedimentos otológicos e neurootológicos possui claras vantagens sobre os métodos convencionais. Este procedimento sem dúvida se tornará prática comum.

Cirurgia Endoscópica do Pescoço

À medida que os ginecologistas e cirurgiões gerais desenvolveram procedimentos e instrumentos abdominais endoscópicos mais avançados e complexos, cirurgiões procuraram outros locais anatômicos para usar estas técnicas minimamente invasivas. Um local atraente para essa cirurgia foi o pescoço, em virtude das questões cosméticas associadas com incisões cervicais e as características teciduais de algumas estruturas cervicais. Estão sendo desenvolvidas técnicas para lidar com cirurgia paratireóide e tireóidea. Tireoidectomia endoscópica tem sido realizada com sucesso por muitos cirurgiões e várias técnicas foram advogadas, algumas tendo múltiplas pequenas incisões no pescoço e algumas não tendo incisões no pescoço. Uma revisão deste tópico concluiu que a tireoidectomia endoscópica é um procedimento em evolução, e, em mãos adequadas, pode ser bem efetuada com alguns benefícios sobre a tireoidectomia aberta (33). Entretanto, o uso desta técnica permanece individualizado e não é amplamente aplicável. Há algumas limitações no que concerne ao tamanho da lesão, tal como um bócio multinodular grande, o diagnóstico patológico e a necessidade de linfadenectomia do compartimento central. Dissecção do gás dióxido de carbono para dentro do tórax, embolia gasosa, oclusão carotídea e visualização limitada com risco para estruturas adjacentes podem ser complicações desta técnica. Por essas razões, técnicas sem gás foram desenvolvidas para o uso no pescoço. Muitas das questões cosméticas, no entanto, são manejadas pela prática de muitos cirurgiões modernos de tireóidea de usar incisões extremamente pequenas para uma técnica aberta.

A área exclusiva na qual a cirurgia cervical endoscópica pode fazer mais sentido é na exploração das glândulas paratireóides. As pequenas estruturas excisadas, visualização precisa do endoscópio e estruturas anatômicas críticas circundantes tornam ideal esta área. Este procedimento geralmente tem sido efetuado unilateralmente para avaliar quanto a hiperparatireoidismo primário quando os resultados de uma cintigrafia com sestamibi foram positivos (34). Um relato por Miccoli *et al.* descreveu sua experiência usando uma paratireoidectomia minimamente invasiva videoassistida em 270 paciente, observando uma conversão para procedimentos abertos em 8%, paralisia de nervo recorrente em um paciente e outros resultados semelhantes aos observados em procedimentos abertos (35). Outros, no entanto, mostraram uma taxa de complicação mais alta nos pacientes que se submeteram a exploração endoscópica das glândulas paratireóides e uma taxa mais alta de conversão para uma técnica aberta. Esses autores advogam seleção cuidadosa dos pacientes e têm otimismo reservado acerca desta técnica. Experiências clínicas são necessárias antes do uso de rotina desta técnica, mesmo para adenoma unilateral.

Usos adicionais da cirurgia endoscópica foram propostos em cabeça e pescoço. Estes incluíram dissecção endoscópica do pescoço, ressecção submandibular endoscópica e tireoidectomia endoscópica com uma dissecção do compartimento central. De um modo geral, estes procedimentos ainda são experimentais e foram aplicados em modelos animais ou cadáver. O uso de cirurgia robótica também começou a ser estudada na cabeça e no pescoço, embora seja cedo demais para comentar esta técnica ou sua eficácia. Outros locais do corpo tiveram mais experiência com cirurgia robótica e uma variedade de achados foi observada. É provável que esta experiência venha a se expandir nos próximos anos e que indicações claras para o seu uso sejam desenvolvidas no futuro.

PONTOS IMPORTANTES

- A radiologia está se tornando estreitamente integrada na experiência operatória.
- Reconstrução tridimensional pré-operatória pode ajudar o cirurgião no planejamento e na execução de procedimentos.
- Cirurgia guiada por imagem para biopsia, CSE e outras aplicações foi constatada útil para aumentar a precisão e a segurança cirúrgicas.
- Simulação cirúrgica pode ser usada para treinar médicos em muitos níveis de experiência. Ela também pode reproduzir condições patológicas antes de um procedimento real para familiarizar o cirurgião com potenciais preocupações intra-operatórias.
- Imageamento digital é praticável e de qualidade suficiente para o uso de rotina no contexto clínico e acadêmico.
- Imageamento digital fornece o substrato visual para comunicação melhorada entre médicos e pacientes e entre médicos e colegas através da interação convencional e telemedicina.
- O uso intra-operatório da endoscopia continua a se expandir para fornecer inspeção acurada e detalhada de áreas diminutas no campo operatório, particularmente quando elas não são bem visualizadas com técnicas convencionais. Prevê-se que esta técnica produza avanços na cirurgia minimamente invasiva.
- Prevê-se que a endoscopia virtual se torne um componente crítico na avaliação de doença. Ela possibilita a análise da interface entre as lesões e o tecido normal e permite visualização distal a lesões obstrutivas.
- Cirurgia cervical endoscópica ainda está em investigação, embora tireoidectomia e paratireoidectomia endoscópicas sejam bem-sucedidas em mãos experientes. Algum benefício pode ser visto na aparência pós-operatória destes pacientes, mas as taxas de complicação são semelhantes aos procedimentos abertos.

REFERÊNCIAS

1. Bruschini P, Giorgetti A, Bruschini L, et al. Positron emission tomography (PET) in the staging of head neck cancer: comparison between PET and CT. *Acta Otorhinolaryngol Ital* 2003;23:446-453.
2. McCollum AD, Burrell SC, Haddad RI, et al. Positron emission tomography with 18F-fluorodeoxyglucose to predict pathologic response after induction chemotherapy and definitive chemora diotherapy in head and neck cancer. *Head Neck* 2004;26:890-896.
3. Bearcroft PWP, Berman LH, Grant J. The use of ultrasound-guided cutting-needle biopsy in the neck. *Clin Radiol* 1995;50:690-695.
4. Robbins KT, van Sonnenberg E, Casaola G, et al. Image-guided needle biopsy of inaccessible head and neck lesions. *Arch Otolaryngol Head Neck Surg* 1990;116:957-961.
5. He Y, Zhang Z, Tian Z, et al. The application of magnetic resonance imaging-guided fine-needle aspiration cytology in the diagnosis of deep lesions in the head and neck. *J Oral Maxillofac Surg* 2004;62:953-958.
6. Fried MP, Hsu L, Jolesz FA. Interactive magnetic resonance imaging-guided biopsy in the head and neck: initial patient experience. *Laryngoscope* 1998;108:488-493.
7. Fried MP, Kleefield J, Gopal H, et al. Image-guided endoscopic surgery: results of accuracy and performance in a multicenter clinical study using an electromagnetic tracking system. *Laryngoscope* 1997;107:594-60l.
8. Gunkel AR, Freysinger W, Thumfart WF. Experience with various 3-dimensional navigation systems in head and neck surgery. *Arch Otolaryngol Head Neck Surg* 2000;126:390-395.
9. Roth M, Lanza DC, Zinreich SL et al. Advantages and disadvantages of three-dimensional computed tomography intraoperative localization for functional endoscopic sinus surgery. *Laryngoscope* 1995;105:1279-1286.
10. Casiano RR, Numa WA Jr. Efficacy of computed tomographic image-guided endoscopic sinus surgery in residency training programs. *Laryngoscope* 2000;110:1277-1282.
11. Reardon EJ. Navigational risks associated with sinus surgery and the clinical effects of implementing a navigational system for sinus surgery. *Laryngoscope* 2002;112:1-19.
12. Fried MP, Moharir VM, Shin J, et al. Comparison of endoscopic sinus surgery with and without image guidance. *Am J Rhinol* 2002;16:193-197.
13. Thomas RF, Monacci WT, Mair EA. Endoscopic image-guided transethmoid pituitary surgery. *Otolaryngol Head Neck Surg* 2002;127:409-416.
14. Steinhart H, Bumm K, Wurm J, et al. Surgical application of a new robotic system for paranasal sinus surgery. *Ann Otol Rhinol Laryngal* 2004;113:303-309.
15. Rudman DT, Stredney D, Sestina D, et al. Functional endoscopic sinus surgery training simulator. *Laryngoscope* 1998;108:1643-1647.
16. Satava RM, Fried MP. A methodology for objective assessment of errors: an example using an endoscopic sinus surgery simulator. *Otolaryngol Clin North Am* 2002;35:1289-1301.
17. Fried MP, Starve R, Weghorst S, et al. Identifying and reducing errors with surgical simulation. *Qual Say Health Care* 2004;13 Suppl 1:i19-26.
18. Seymour NE, Gallagher AG, Roman SA, et al. Virtual reality training improves operating room performance: results of a randomized, double-blinded study. *Ann Surg* 2002;236:458-463; discussion 63-64.
19. Moorthy K, Smith S, Brown T, et al. Evaluation of virtual reality bronchoscopy as a learning and assessment tool. *Respiration* 2003;70:195-199.
20. Wiet GJ, Stredney D, Sessanna D, et al. Virtual temporal bone dissection: an interactive surgical simulator. *Otolaryngol Head Neck Surg* 2002;127:79-83.
21. Kokoska MS, Currens JW, Hollenbeak CS, et al. Digital vs 35-mm photography. To convert or not to convert? *Arch Facial Plast Surg* 1999;1:276-281.

22. Wilcox LA, Grimwood RE. A comparative study of digital images versus 35-millimeter images. *Mil Med* 1995;160:470-472.
23. Frank MS, Dreyer KJ, Mehta A. The megapixel digital camera: value for creating publication-quality illustrations. *Am J Roentgenol* 1999;173:883-887.
24. Buntic RF, Siko PP, Buncke GM, *et al.* Using the Internet for rapid exchange of photographs and X-ray images to evaluate potential extremity replantation candidates. *J Trauma* 1997;43:342-424.
25. Wirthlin DJ, Buradagunta S, Edwards RA, *et al.* Telemedicine in vascular surgery: feasibility of digital imaging for remote management of wounds. *J Vasc Surg* 1998;27:1089-1099; discussion 99-100.
26. Rapp-Bernhardt U, Welte T, Doehring W, *et al.* Diagnostic potential of virtual bronchoscopy: advantages in comparison with axial CT slices, MPR and mIP? *Eur Radiol* 2000;10:981-988.
27. Fried MP, Moharir VM, Shinmoto H, *et al.* Virtual laryngoscopy. *Ann Otol Rhinol Laryngol* 1999;108:221-226.
28. Burke AJ, Vining DJ, McGuirt WF Jr., *et al.* Evaluation of airway obstruction using virtual endoscopy. *Laryngoscope* 2000;110:23-29.
29. Wolfsberger S, Forster MT, Donat M, *et al.* Virtual endoscopy is a useful device for training and preoperative planning of transsphenoidal endoscopic pituitary surgery. *Minim Invasive Neurosurg* 2004;47:214-220.
30. Seemann MD, Seemann O, Bonel H, *et al.* Evaluation of the middle and inner ear structures: comparison of hybrid rendering, virtual endoscopy and axial 2D source images. *Eur Radiol* 1999;9:1851-1858.
31. Poe DS, Rebeiz EE, Pankratov MM, *et al.* Transtympanic endoscopy of the middle ear. *Laryngoscope* 1992;102:993-996.
32. Wackym PA, King WA, Barker FG, *et al.* Endoscope-assisted vestibular neurectomy. Laryngoscope 1998;108:1787-1793.
33. Yeung GH, Wong HW. Videoscopic thyroidectomy: the uncertain path to practicality. Asian / Surg 2003;26:133-138.
34. Ikeda Y, Takami H. Endoscopic parathyroidectomy. Biomed Pharmacother 2000;54 Suppl 1:52s-56s.
35. Miccoli P, Berti P, Materazzi G, *et al.* Minimally invasive video assisted parathyroidectomy (MIVAP). *Eur J Surg Oncol* 2003;29:188-190.

CAPÍTULO 8

Diagnóstico por Imagem

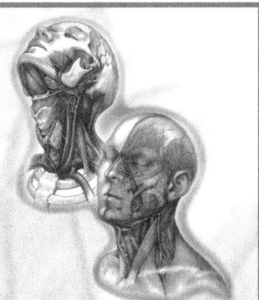

Ian J. Witterick ▪ Arnold M. Noyek ▪ Daniel M. Fliss ▪ Edward E. Kassel

Este capítulo apresenta uma visão geral do imageamento diagnóstico em otorrinolaringologia–cirurgia de cabeça e pescoço. Apresenta os princípios e modalidades atuais usadas na avaliação regional da cabeça e do pescoço. As indicações, aplicações e limitações dos métodos convencionais de triagem e imageamento de alta tecnologia são descritos para uma variedade de doenças otorrinolaringológicas.

PRINCÍPIOS DE RADIOLOGIA

Um estudo diagnóstico por imagem é a consulta mais comum que os otorrinolaringologistas–cirurgiões de cabeça e do pescoço solicitam a um paciente. Uma vez que muitas das estruturas de suporte e profundas da cabeça e pescoço estão além da avaliação topográfica direta, mesmo com endoscópios e telescópios de fibra óptica, informação anatômica e fisiológica precisa ser obtida sobre o osso temporal, base do crânio, seios paranasais, tecidos moles do pescoço, laringe e outras estruturas por meio do imageamento diagnóstico. Isto não significa que todo paciente necessita um estudo por imagem. Alguns pacientes necessitam apenas um examinador sensível e atencioso. Outros pacientes necessitam radiografias simples convencionais para completar a avaliação. Outros, no entanto, necessitam imageamento de alta tecnologia para um diagnóstico preciso e planejamento ótimo do tratamento.

A influência do desenvolvimento profissional e a abordagem de equipe ao imageamento diagnóstico estão crescendo. Neurorradiologistas gravitaram para o campo da radiologia de cabeça e pescoço e a especialização intervencionista estendeu-se bem além desta disciplina. A angiografia representa um modelo no qual o imageamento diagnóstico levou ao imageamento intervencionista e ao treinamento de especialistas dedicados. Um exame radiológico deve ser tratado como uma conferência para derivar informação ótima a fim de formular o melhor diagnóstico prático. Esta é a essência do imageamento diagnóstico eficaz, e que é alcançada através da comunicação efetiva entre otorrinolaringologista e radiologista através da análise mútua do problema clínico e evidência radiológica. A consulta envolve uma requisição bem preparada, um telefonema ou uma cópia da carta de encaminhamento ou relato de consulta.

Os membros da equipe em conferência devem estabelecer o diagnóstico operacional ótimo. Os tratamentos podem variar, mas há apenas um diagnóstico e ele deve ser qualitativo e quantitativamente eficaz (Tabela 8.1). Os aspectos qualitativos do diagnóstico geralmente residem dentro do campo do patologista. Entretanto, a imagem diagnóstica pode fornecer respostas qualitativas a perguntas sobre se existe doença; se há um processo específico de doença, como uma fratura; ou se uma doença de grupo, como destruição óssea ou formação de cisto, pode ser identificada. As imagens diagnósticas também contêm respostas a perguntas quantitativas sobre a extensão da doença em todas as três dimensões; sobre doença que atravessa limites regionais afetando o tratamento; e se a doença é uma manifestação local, condição metastática ou doença sistêmica. O imageamento pode ajudar a informar o clínico sobre a presença e a natureza de um transtorno anatômico ou fisiológico específico.

Os supracitados são os tipos de questões que os clínicos formulam para os radiologistas e para as quais soluções podem ser fornecidas. Entretanto, questões de rotina recebem apenas resposta de rotina. Da informação diagnóstica, 50% podem ser perdidos da tomografia computadorizada (TC) e da imagem de ressonância magnética (RM) se os estudos não forem adaptados para fornecer respostas específicas a perguntas de anatomia e fisiologia patológicas.

TABELA 8.1

PROBLEMAS CLÍNICOS QUE ORIENTAM CONFERÊNCIAS RADIOLÓGICAS

Diagnóstico qualitativo
  Doença específica?
  Grupo de doenças?

Diagnóstico quantitativo
  Extensão (três dimensões)?
  Extensão?
  Local ou sistêmico?
  Anormalidade anatômica específica?
  Anormalidade fisiológica específica?

De Noyek AM, Wortzman G, Kassel EE. Diagnostic imaging in rhinology. In: Goldman JL, ed. *The principles and practice of rhinology.* New York: John Wiley and Sons, 1987.

MODALIDADES RADIOLÓGICAS

Radiologia Convencional

As modalidades representativas da radiologia convencional estão listadas na Tabela 8.2. Rotinas, séries ou exames de radiografia simples regional são usados para examinar o osso temporal (Tabela 8.3) e para examinar os seios paranasais (Tabela 8.4). Uma variedade de sinais radiográficos pode ser reconhecida a partir de alterações nas interfaces e contrastes entre osso, tecido mole e ar, de acordo com as 16 tonalidades de cinza reconhecidas pelo olho humano. Os sinais radiográficos de doença dos seios paranasais estão listados na Tabela 8.5.

Familiaridade com os sinais radiográficos convencionais e um protocolo para exame cuidadoso das radiografias baseado em informação clínica adequada leva à interpretação eficaz. O exame convencional do osso temporal raramente é usado hoje em dia. Exames com TC são facilmente disponíveis e proporcionam informação superior sobre o osso temporal.

Algumas das modalidades convencionais da radiologia são pedidas infreqüentemente porque formas mais novas têm mais a oferecer. Entretanto, tomogra-

TABELA 8.2

RADIOLOGIA CONVENCIONAL

Triagem regional
  Osso temporal
  Seios paranasais (maxilofacial)

Vistas seletivas
  Filtragem seletiva com alta quilovoltagem da laringe, traquéia
  Tomografia panorâmica
  Tomografia de movimento complexo
  Sialografia
  Laringografia
  Esofagografia baritada

TABELA 8.3

PROJEÇÕES DO OSSO TEMPORAL

Projeção	Estruturas Principais a Serem Avaliadas
Frontal	
Transorbitária	Labirinto, CAI, escudo timpânico, ápice petroso
Guillen	Cavidade da orelha média, ossículos, CSCL, canal facial (horizontal)
Chausse III	Cavidade timpânica, janela oval, janela redonda, escudo timpânico, CAE
Towne	Crista petrosa, teto, antro mastóideo, ádito, CAI, ápice petroso
Oblíqua frontal	
Stenver	Continuidade petrosa crista e ápice, labirinto, extremidade mastóidea
Chausse II	Bulbo jugular
Basal	Ossículos, labirinto, CAI, cavidade timpânica, CAE, antro mastóideo e células aéreas, ápice petroso, tuba auditiva, forames basais
Lateral	
Schüller	Células aéreas mastóideas, placa do seio sigmóide, teto
Law	Placa do seio sigmóide, células aéreas mastóideas, antro
Mayer, Owens	Antro mastóideo, ádito, ático, ossículos

CAI, canal auditivo interno; CSCL, canal semicircular lateral; CAE, canal auditivo externo.
De Noyek AM, Kassel EE. Temporal bone imaging: conventional and computed tomography (CT). In: Alberti P, Ruben R, eds. *Otologic medicine and surgery.* New York: Churchill Livingstone, 1988, com permissão.

fia panorâmica de dentes, mandíbula e maxila e um exame baritado da hipofaringe e esôfago freqüentemente são solicitados. O exame baritado modificado é ativamente monitorizado no qual a atenção do radiologista deve ser focalizada na identificação clara do problema clínico a ser resolvido. Vistas seletivas, como uma radiografia lateral da nasofaringe para medir as adenóides ou da laringe e traquéia para detectar um corpo estranho ainda são úteis.

Radiologia de Alta Tecnologia

A radiologia de alta tecnologia (Tabela 8.6) inclui TC, RM, angiografia, ultra-sonografia diagnóstica, cintigrafia radionuclídica e tomografia de emissão positrônica (PET). A radiologia de alta tecnologia suplementa a informação de triagem obtida com exames radiográficos convencionais. A expansão da informação ocorre estruturalmente. Por exemplo, a TC expande escala de cinzento da radiografia convencional para milhares. Expansão também ocorre fisiologicamente, como em cintilografias com radionuclídeos de baixa resolução. RM e angiografia fornecem informação anatômica e fisiológica. A radiologia de alta tecnologia permite interven-

TABELA 8.4
PROJEÇÕES DOS SEIOS PARANASAIS E MAXILOFACIAIS

Projeção	Estruturas Principais para Avaliação
Waters	Seios maxilares, arcos zigomáticos, órbitas, soalhos, paredes maxilares ínfero-laterais, ossos nasais, septo nasal, processo frontal da maxila, linha branca mucoperióstica
Caldwell	Seios etmoidais, seios frontais, lâmina papirácea, linha branca mucoperióstica, paredes ínfero-laterais dos seios maxilares, soalho e rebordos das órbitas, fissura orbitária superior, forame redondo
Lateral	Seio esfenoidal, sela túrcica, recesso zigomático da maxila, paredes dos seios maxilares, frontais e esfenoidal, mandíbula, palato duro, nasofaringe, soalho do nariz
Submentovértice	Seios esfenoidais incluindo recessos laterais, seios etmoidais, corpo do zigoma, arcos zigomáticos, mandíbula incluindo côndilos, paredes laterais das órbitas, nasofaringe, paredes posterior e lateral dos seios maxilares, lâminas pterigóideas, fossa pterigopalatina, forames da base do crânio (oval, espinhoso)
Oblíqua lateral	Canal óptico, células etmoidais posteriores, seio frontal, asa menor do esfenóide, ápice orbitário

TABELA 8.5
SINAIS RADIOLÓGICOS NAS DOENÇAS DOS SEIOS PARANASAIS

Aeração diminuída e opacificação luminal
Espessamento mucoso
Formação de cisto
Massa de tecido mole
Nível líquido
Enfisema
Calcificação
Ossificação
Um ou mais dentes embrionários ou completamente desenvolvidos
Corpo estranho
Alterações nas paredes ósseas
    Descalcificação
    Osteólise
    Deiscência
    Fratura
    Osteoblastose e hiperostose
    Expansão ou desvio das paredes ósseas
    Diminuição no volume da luz devido à hipoplasia sinusal óssea, falta de pneumatização ou invasão hiperostótica de paredes ósseas espessadas
Seqüestro ósseo

Dados de Noyek AM, Wortzman G, Kassell EE. Diagnostic imaging in rhinology. In: Goldman JL, ed. *The principles and practice of rhinology.* New York: John Wiley and Sons, 1987.

ção como biópsia por punção para aspiração com agulha fina (PAAF) guiada por ultra-som ou injeções intra-arteriais para embolização de agentes quimioterápicos.

RADIOLOGIA DE CABEÇA E PESCOÇO POR REGIÃO

Osso Temporal

O osso temporal é a mais complexa estrutura anatômica no corpo, e alterações patológicas podem induzir apenas modestos sinais radiológicos. A proximidade do osso temporal a importantes estruturas ósseas, como a base, abóbada e forames do crânio leva a soma e superposição, os quais causam efeitos de mascaramento de detalhes finos em imagens convencionais. A investigação radiológica do complexo do osso temporal e estruturas relacionadas pode ser inadequada a menos que sejam usadas modalidades de radiologia de alta tecnologia (Tabela 8.6). Antes que as modalidades sofisticadas de radiologia fossem desenvolvidas, projeções-padrão (Tabela 8.3), pneumoencefalografia, cisternografia contrastada; e, começando nos 1950, politomografia de movimento complexo ou pluridirecional foram amplamente usadas para a avaliação de doença do osso temporal.

As modalidades convencionais representam as regiões-chaves do ático, ádito, antro, pneumatização da mastóide e petrosa. Algumas condições patológicas — como otite média supurativa crônica com ou sem colesteatoma; mastoidite coalescente aguda; e tumores grandes do meato acústico interno ou do ângulo cerebelopontino como neuroma do acústico, meningioma e cisto subaracnóideo — podem ser identificados principalmente pela evidência de destruição óssea. A pneumoencefalografia e cisternografia eram usadas principalmente para demonstrar neuroma do acústico usando-se um meio de contraste para acentuar defeitos de enchimento. A tomografia de movimento complexo suplementava estes procedimentos intervencionistas. Estas técnicas permitiam avaliação multiplanar da destruição óssea. Entretanto, neuroma do acústico era identificado por destruição óssea em apenas 60% dos casos. Um tumor tinha que atingir um tamanho grande para produzir suficiente destruição óssea para ser reconhecido radiologicamente. A tomografia de movimento complexo permitia avaliação de malformações congênitas, otosclerose e fraturas do osso temporal.

TC pode ser realizada com algoritmos para alta resolução óssea e uma série de cortes de TC contíguos ou superpostos pode ser processada para gerar excelentes imagens. A resolução espacial da RM aumentou a ponto de a informação oferecida sobre o ângulo cerebelopontino, meato acústico interno, cóclea e vestí-

TABELA 8.6

MODALIDADES DE RADIOLOGIA DE ALTA TECNOLOGIA E APLICAÇÃO CONFORME A REGIÃO DA CABEÇA E DO PESCOÇO

Região	TC com contraste[a]	TC sem contraste	TC com ar[b]	RM[c]	Angiografia[d]	Ultra-sonografia[e]	Cintigrafia com Radionuclídeo
Osso temporal							
Osso		++++					O, G, O/G++++
Cerebelopontino				++			BR+
ângulo	+++		++++[f]	++++	+		
Vascular	+++			++++	++++		
Cérebro	+++	++		++++	+++		BR++
Base do crânio	++	++++		++++	+++		O, G, O/G+++
Seios paranasais							
Intrínseco	+	++++		+++		++	O, G, O/G++++
Extrínseco		++++		++++	++		O+++
Vascular	+++			++++	++++		E++
Extensão tumoral		++++		++++	+	O++	
Órbita							
Osso		++++		+++	+++		
Tecido mole	+++[g]	+++		++++		+++	
Mandíbula com articulação temporomandibular		++++[h]		++++			O, G, O/G++++
Trauma maxilofacial complexo		++++		++	++		O++++
Nasofaringe	++++			++++	++		
Parótida, espaço parafaríngeo	+++			++++	+++	++	S+++, G+++
Glândula submandibular	++			+++		+++	S+++
Soalho da boca, orofaringe, língua	+++	+++[i]		++++		++	+
Laringe, traquéia (mucosa, tecido mole)	++	+++		++++	++	+	E++
Cartilagem laríngea		++++		++++	+	++	O, G+
Hipofaringe e esôfago	++	+++		++++			
Pescoço							
Tecido mole (vista geral)	+++			++++		+++	
Cístico	+++	+++		++++		+++	
Lipoma		++++		++++		+	
Vascular	+++			++++	++++	++++	E++++
Gânglios	+++			+++		++	G+++
Neurogênico	+++	++++		++++	++		
Tireóide		++		+++	++	++++	T++++[j]
Paratireóide	++			+++	++	++++	P+++

+, limitada utilidade; ++, um pouco útil; +++, útil mas não o melhor procedimento; ++++, o mais útil; TC, tomografia computadorizada; RM, imagem de ressonância magnética; O, osso; G, gálio; O/G, combinação de osso e gálio para avaliação de osteomielite; BR, cintigrafia cerebral com pertecnetato; E, cintigrafia eritrocítica para hemangioma cavernoso; S, glândula salivar; T, tireóide; P, cintigrafia de subtração em computador com pertecnetato e cloreto de tálio.

[a]Pode incluir TC dinâmica.
[b]Inclui outros agentes de contraste intratecais, como agentes não iônicos para detectar vazamento de líquido cefalorraquidiano.
[c]Inclui onda contínua ponderada para T1 e T2, densidade de prótons, supressão de gordura e outras seqüências de imageamento; uso de agentes de contraste paramagnéticos, como gadolínio; e imageamento vascular, como angiorressonância (angiografia de ressonância magnética).
[d]Inclui angiografia de subtração digital, intravenosa e intra-arterial, angiografia convencional superseletiva e embolização intra-arterial.
[e]Inclui ultra-sonografia Doppler.
[f]Usada apenas para imagear tumores pequenos.
[g]Se lesão vascular.
[h]Inclui TC multiplanar da mandíbula e maxila.
[i]Se lesão calcificada ou cálculo.
[j]Imageamento da tireóide inclui 123I-pertecnetato e 131I-pertecnetato, o último para tratamento e acompanhamento de câncer unicamente.

bulo excedesse a obtida com TC. Um estudo com contraste é de valor em muitas situações. RM e TC não são exames mutuamente excludentes e freqüentemente são combinados para avaliar por completo lesões da base do crânio. Angiografia é reservada para a detecção de lesões estenóticas arteriais e fístulas arteriovenosas, para a avaliação da vascularização tumoral e para a embolização pré-operatória.

TC e RM tornaram-se os métodos radiológicos de escolha para a maioria das doenças da orelha e do osso temporal. Estes estudos de alta tecnologia também podem ser usados para avaliar a base do crânio vizinha e estruturas relacionadas das fossas média e posterior do crânio. RM e TC são complementares. TC é boa para imagear doenças que afetam osso cortical, espaços aéreos e algumas lesões de tecidos moles do osso temporal. RM é excelente para avaliar tecidos moles, líquido cefalorraquidiano (LCR) e vasos sanguíneos. Entretanto, o osso cortical fino e os espaços que contêm ar da orelha média e da mastóide causam vazios de sinal, o que torna difícil diferenciar o ar de septações ósseas. Por essa razão, TC de alta resolução ainda é o procedimento de escolha para a avaliação óssea. TC é excelente para avaliar as anomalias congênitas, incluindo anomalias cocleares e labirínticas e outras anormalidades da orelha média. TC de alta resolução do osso temporal faz parte da avaliação pré-operatória precedendo implantação coclear. Se alterações sutis no labirinto membranoso ou anormalidades dos nervos no meato acústico interno tiverem que ser visualizadas, RM é preferida (1). O grau de pneumatização otomastóidea; o estado da cadeia ossicular; o trajeto e posição do nervo facial; as posições do canal da carótida interna, seio sigmóide e bulbo jugular; a espessura da placa atrésica; e as dimensões da orelha média são importantes na avaliação da operabilidade. Na maioria dos casos, administração intravenosa de material de contraste não é necessária a não ser que o estudo seja realizado para avaliar o sistema nervoso central ou estruturas vasculares.

No diagnóstico de doença erosiva do osso, como otite média crônica com colesteatoma, TC com ajustes para janela óssea fornece a melhor informação. As localizações, a extensão e a natureza das complicações do colesteatoma são idealmente avaliadas com TC. Mastoidite coalescente aguda, que usualmente ocorre como mastoidite mascarada, pode ser identificada por meio de exames com TC axial e coronal com cortes finos. Complicações intracranianas, como trombose do seio sigmóide, abscessos extradurais e subdurais e abscesso cerebral são mais bem detectados com TC com contraste com ajustes de janela para osso e para tecido mole. Mesmo com RM, trombose de seio dural é um diagnóstico difícil por imagem. Angiorressonância (RM angiografia) e RM venografia podem ajudar na avaliação desta perigosa condição clínica.

TC possibilita a identificação e diferenciação relativas de anormalidades dos tecidos moles associadas a doença crônica da orelha, como tecido de granulação, efusões mucopurulentas, colesteatoma e granuloma de colesterol. TC de alta resolução é um meio excelente e sensível de imagear linhas de fratura no osso temporal. RM é recomendada se for suspeitada a presença de anormalidades intracranianas coexistentes. Hemotímpano, ruptura da cadeia ossicular e lesão do canal do nervo facial são achados radiológicos comuns. O local de um vazamento pós-traumático de LCR pode ser mais bem delineado em imagens de TC com contraste intratecal.

Em seguida à cirurgia da orelha média para otosclerose, TC é o método de escolha para a detecção de razões para vertigem ou perda auditiva recorrente. Ela pode mostrar a posição e a condição da prótese, formação de cicatriz, ou focos de otospongiose, e pode dar indício de uma fístula perilinfática ou necrose da bigorna (2). Após cirurgia da orelha média, TC freqüentemente mostrará opacidades localizadas ou opacificação total do espaço da orelha média, o que é difícil de avaliar. RM pode fornecer informação adicional importante ao ajudar a diferenciar granulações e tecido cicatricial de efusão, colesteatoma e granuloma de colesterol. Depois de mastoidectomia, uma cavidade aerada na TC tem um alto valor preditivo negativo quanto a qualquer problema sério (2).

TC com administração intravenosa de meio de contraste tem sido usada rotineiramente na triagem de massas no ângulo cerebelopontino. Neuroma do acústico é o tumor mais freqüente nesta localização. TC pode representar acuradamente lesões com mais de 1 cm de diâmetro, mas geralmente é inconfiável para tumores menores. Desde a introdução dos agentes de contraste paramagnéticos, a utilidade da RM melhorou grandemente. Quando uma lesão retrococlear é suspeitada em bases clínicas, RM com contraste de gadolínio é a modalidade radiológica de escolha. Ela é superior à TC para avaliar neuroma do acústico porque com meio de contraste é capaz de apresentar tumores menores que 0,8 cm de diâmetro. RM com contraste de gadolínio pode ajudar na avaliação de anormalidades primárias dos tecidos moles na área temporal, como lesões do nervo facial, schwannoma labiríntico e neuronite vestibular. RM possibilita a visualização do nervo facial normal e patológico desde o tronco cerebral até a glândula parótida, dado o seu contraste superior para tecidos moles em comparação com a TC.

Outras modalidades radiológicas para diagnóstico vascular do osso temporal incluem angiografia superseletiva e angiografia de subtração digital para triagem. Angiografia também pode ser usada para dirigir procedimentos intervencionistas. Estas modalidades são úteis para avaliar tumores vasculares primários, como *glomus* jugular e sua extensão além do forame jugular para dentro da base do crânio e osso temporal. Estes estudos também são importantes para reconhecer anomalias que podem levar a catástrofes cirúrgicas. Uma artéria carótida interna aberrante na orelha média ou no bulbo jugular alto podem ser identificados por meio de estudos primários de triagem vascular, por meio de TC de reconstrução ou direta e por meio de angiorressonância.

Cintilografias com radionuclídeos em combinação para osso e com gálio são essenciais para diagnosticar osteomielite do osso temporal (otite externa maligna) e para avaliar o estádio e resposta ao tratamento. Estas imagens fornecem informação fisiológica que vai além dos achados morfológicos em imagens de TC.

Seios Paranasais

Os seios paranasais são cavidades cheias de ar rodeadas por osso. Eles são inacessíveis ao exame clínico direto a não ser que se use intervenção endoscópica. Cooperação entre o clínico e o radiologista é essencial para decisões eficazes de tratamento e avaliação de acompanhamento, especialmente quanto às técnicas endoscópicas, nas quais o complexo ostiomeatal tem que ser completamente estudado com TC.

Radiografia simples convencional era a modalidade radiológica de escolha na avaliação dos seios paranasais. A ênfase clínica e radiográfica era em doença dos seios maxilares e frontais. A superposição de estruturas impedia a avaliação acurada das relações anatômicas dos seios etmoidais e complexos ostiomeatais. Com o reconhecimento da importância do complexo ostiomeatal na doença sinusal e uma mudança na conduta terapêutica, a TC substituiu a radiografia convencional como principal modalidade diagnóstica.

As estruturas-alvos e as incidências para exame radiográfico simples convencional dos seios paranasais estão sumariadas na Tabela 8.4. Uma série completa de radiografias dos seios usualmente inclui as incidências de Waters, Caldwell, lateral e submentovértice; incidências orbitais oblíquas direita e esquerda são obtidas se o ápice orbitário ou o canal óptico se aproximarem da área de interesse. Incidências adicionais podem ser necessárias para estudar os ossos nasais ou arcos zigomáticos. Tomografia panorâmica ou radiografias dentárias focalizadas podem ser usadas para avaliar doença dentária apical que afeta os seios maxilares. Radiografias convencionais podem ser acuradas para mostrar níveis hidroaéreos, mas o grau de doença inflamatória crônica presente é subestimado constante e substancialmente. Diferentemente da radiografia convencional, a TC representa claramente a anatomia óssea fina dos complexos ostiomeatais.

Antes da introdução da TC, a tomografia de movimento complexo fornecia informação anatômica crítica, especialmente quando destruição óssea ou desvio ósseo estava em questão. Os cortes contíguos podem ser feitos tão perto quanto 1 mm de afastamento nas projeções coronais ou laterais para detalhar regiões de interesse depois que um exame de triagem preliminar foi efetuado com cortes contíguos a 3 a 5 mm, como ao avaliar uma fratura explosiva do assoalho orbitário. Esta técnica é usada se a TC não for disponível. Embora ela permite visualização morfológica clara de anormalidades ósseas, a técnica convencional tem uma escala de cinzento limitada.

TC é considerada a melhor modalidade de imagem para a maioria das avaliações dos seios paranasais. Imagem no plano coronal é recomendada, porque exibe otimamente as unidades ostiomeatais, inclusive a relação do cérebro com o teto etmoidal e a relação da órbita com os seios paranasais. As imagens coronais correlacionam-se estreitamente com a via de acesso cirúrgica usada em cirurgia sinusal endoscópica. Imagens axiais são recomendadas em adição às imagens coronais quando um paciente tem doença grave nos seios frontais, esfenoidais ou etmoidais posteriores, especialmente se a cirurgia nestas regiões estiver sendo considerada. Com os modernos tomógrafos helicoidais de TC, as imagens são usualmente adquiridas em um plano axial em questão de segundos. As imagens axiais são reformatadas para imagens coronais sem perda importante de detalhe anatômico. Muitos sistemas de *display* computadorizados digitais também permitem ao usuário reformatar as imagens sagitalmente, o que pode ser útil na compreensão das relações do recesso frontal. A imagem de TC inicial deve ser obtida depois de uma série adequada de terapia clínica a fim de eliminar inflamação mucosa reversível. Variações anatômicas assintomáticas e alterações mucosas no imageamento sinusal por TC são prevalentes na população geral, de modo que é crucial que o médico que está tratando correlacione os sintomas clínicos e os sinais com a TC (3).

Condições inflamatórias, trauma, mucocele e tumor são condições críticas nas quais o uso de TC é obrigatório. Compreender as relações orbitossinusais e craniossinusais é essencial na avaliação do estádio pré-tratamento do carcinoma das cavidades nasais ou seios paranasais, resposta à radioterapia ou recorrência tumoral pós-operatória. Exames axiais são essenciais para observar a violação da parede posterior do seio maxilar. Embora a TC possa ser realizada sem contraste, este ajudará a diferenciar entre secreções obstrutivas e uma massa (RM é mais útil para esta finalidade). Extensão tumoral além dos seios para dentro da órbita, cérebro ou região retromaxilar é mais bem vista com contraste.

As técnicas de contraste são importantes na avaliação de lesões vasculares. Nasoangiofibroma necessita o uso desta técnica para identificar o epicentro e a extensão do angiofibroma a partir da região do forame esfenopalatino, medialmente para a nasofaringe ou lateralmente para a fossa infratemporal e anteriormente para o seio maxilar ou superiormente para a fossa média do crânio. Vazamento de LCR e meningocele são dois distúrbios neurogênicos que podem exigir TC com contraste intratecal. RM cisternografia contrastada com gadolínio intratecal foi descrita (4). RM com seqüências ponderadas para T2 de *fast-spin-echo* com supressão da gordura e reversão da imagem foi relatada como destacando fístulas de LCR (5). Imagens de TC tridimensionais geradas por computador estão sendo cada vez mais usadas para avaliar fraturas faciais complexas e anomalias craniofaciais graves. TC e RM também são usadas intra-operatoriamente durante cirurgia sinusal, cirurgia do osso temporal e cirurgia da base do crânio guiadas por imagem.

RM é extremamente útil na avaliação de complicações regionais e intracranianas de doença sinusal inflamatória, na avaliação de opacificação sinusal benigna *versus* maligna e na avaliação da extensão dos processos neoplásicos. Em comparação com TC, a RM proporciona melhor visualização do tecido mole, mas não exibe otimamente a interface ar-osso cortical. Por essa razão, a TC ainda é um "mapa do caminho" para um cirurgião efetuando um procedimento endoscópico nos seios. Sistemas de estadiamento foram usados para avaliar TCs dos seios (6).

A introdução da RM influenciou o diagnóstico, o tratamento e a avaliação de acompanhamento dos tumores de cavidades nasais, seios paranasais e nasofaringe. RM é melhor que TC na avaliação ou caracterização de lesões de massa de tecido mole. RM representa estruturas vasculares sem o uso de agentes de contraste intravenosos. As lesões inflamatórias têm alta intensidade de sinal em imagens ponderadas para T2, e as massas tumorais tendem a ter intensidade baixa ou intermediária de sinal ponderado para T2. Se a RM mostrar uma massa não inflamatória, biopsia deve ser fortemente considerada.

Outras modalidades diagnósticas usadas para estudar os seios paranasais têm importância menor mas seletiva. Ultra-sonografia dos seios maxilar e frontal tem limitada utilidade mas pode ajudar a identificar líquido quando radiografias convencionais mostram opacificação. Cintilografias com radionuclídeos com metileno difosfonato de tecnécio 99m (Tc^{99m}) demonstram atividade osteoblástica em várias situações, particularmente identificação de manifestações focais de doença sistêmica, como doença de Paget. A detecção destes achados inespecíficos é altamente sensível e a técnica de cintigrafia óssea mostra alterações fisiológicas antes que os estudos morfológicos com radiografias convencionais e TCs o façam. Cintigrafias com citrato de gálio, se usadas em combinação com cintigrafia óssea, permitem diagnóstico de osteomielite e avaliação de acompanhamento da eficácia do tratamento. O tratamento é considerado bem-sucedido quando os resultados de uma cintigrafia com gálio retornam ao normal. Esta modalidade representa especificamente o foco infeccioso, diferentemente da cintigrafia óssea, que mostra imagem da resposta osteoblástica em torno do foco infeccioso.

Tecidos Moles do Pescoço

As massas na cabeça e no pescoço têm sido tradicionalmente classificadas como benignas ou malignas, primárias ou metastáticas e congênitas ou inflamatórias. Esta classificação é ainda estendida para cobrir grupos etários como crianças e adultos e a localização, como mediana ou lateral ou no triângulo anterior e triângulo posterior. Embora o passo preliminar mais importante na avaliação de massas cervicais seja um exame físico cuidadoso do pescoço e todas as superfícies mucosas, isto muitas vezes apenas estabelece um diagnóstico prático ou define um problema clínico proeminente. A incerteza associada ao diagnóstico clínico é determinada pelas limitações para diferenciar lesões sólidas e císticas e para determinar as associações anatômicas. Imageamento radiológico é essencial para responder a estes problemas clínicos.

Radiografias simples convencionais não são usualmente úteis na diferenciação das massas no pescoço, exceto para reconhecer sinais infreqüentes como calcificação. Ultra-sonografia é um método de investigação seguro, relativamente barato e facilmente disponível. A ultra-sonografia é classificada como imagem em tempo real de alta resolução ou como uma técnica baseada em Doppler usada para avaliar características de fluxo dos grandes vasos sanguíneos do pescoço. Nódulos palpáveis no pescoço podem ser avaliados com ultra-sonografia, a qual pode ser usada para avaliação específica de crescimento (tamanho da lesão com relação ao tempo); localização; relação da lesão às estruturas adjacentes, especialmente vasos sanguíneos; caráter da lesão (sólida, cística, complexa); e o número e o tamanho de linfonodos afetados na região. As aplicações da ultra-sonografia incluem a avaliação de anormalidades do ducto tireoglosso; cistos de fenda branquial; higroma cístico; tumores das grandes glândulas salivares; processos inflamatórios que progridem para a formação de abscesso; e tumores de corpo carotídeo, estadiamento de linfonodos e PAAF guiada por imagem.

As técnicas de ultra-som combinadas com PAAF e avaliação citológica têm particular importância na avaliação do tecido mole do pescoço. A superioridade da ultra-sonografia é apenas na sua capacidade de direção não radiográfica, incluindo biopsia por PAAF de linfonodos cervicais ou outras massas. Ultra-sonografia também pode ser útil para a drenagem percutânea de abscessos cervicais. Biopsia por PAAF guiada por TC pode ser usada para diagnosticar lesões dificilmente acessíveis ou profundamente localizadas da cabeça e do pescoço.

TC e RM são amplamente usadas para estadiamento primário de tumor e linfonodos. Entretanto, a precisão na avaliação dos linfonodos depende dos critérios radiológicos usados. Vários critérios quanto ao tamanho dos linfonodos foram usados para diagnosticar linfadenopatia metastática, mas o achado de imageamento mais confiável é a presença de necrose nodal. Áreas de necrose nodal central maiores que 3 mm são rotineiramente identificadas em TC contrastada. A utilidade da RM e TC na detecção de metástase linfonodal de carcinoma de células escamosas da cabeça e do pescoço foi avaliada por Curtin et al. (7). TC desempenhou-se ligeiramente melhor que RM na detecção de metástase linfonodal. Um alto valor preditivo negativo foi obtido apenas quando um critério de baixo tamanho (5 a 10 mm) foi usado e foi portanto associado a valor preditivo positivo relativamente baixo. Por exemplo, com critérios de tamanho de 1 cm ou uma anormalidade interna para indicar um linfonodo positivo, a TC teve um valor preditivo negativo de 84% e um valor preditivo positivo de 50%. RM teve um valor preditivo negativo de 79% e um valor preditivo positivo de 52%. Ultra-sonografia é dificultada por critérios morfológicos semelhantes, e apenas a biopsia por PAAF guiada por ultra-som pode oferecer critérios citológicos que podem ser mais confiáveis (8). TEP com 18-fluorodesoxiglicose (FDG) na detecção de metástase linfonodal cervical demonstrou ter sensibilidade e especificidade mais altas que TC, RM ou biopsia com PAAF guiada por ultra-som (9).

Em comparação com RM, TC é o melhor método para estudar a penetração capsular e a extensão linfonodal extracapsular. Com TC contrastada, a extensão extracapsular é identificada com uma orla linfonodal contrastada, usualmente com infiltração dos planos gordurosos adjacentes. Invasão de artéria carótida é um indicador prognóstico importante, e invasão da adventícia é tão importante quanto graus maiores de invasão arterial. Detecção de invasão microscópica da adventícia está além do âmbito da radiologia atual, mas comprometimento circunferencial da artéria por tumor constitui forte evidência de que a artéria está invadida.

Ambas TC e RM podem ser usadas para avaliar quanto à recorrência tumoral e alterações pós-tratamento no tratamento de pacientes com tumores malignos de cabeça e pescoço. A TC não possui sensibilidade e especificidade adequadas para predizer confiavelmente a presença de doença metastática residual (10). A RM tem vantagens na diferenciação entre tumor e tecido cicatricial, mas edema após radioterapia pode tornar difícil a diferenciação. Alterações induzidas pela radiação levam a diagnósticos falso-positivos para aproximadamente 50% dos pacientes (11). Os critérios para tumor recorrente ou residual incluem uma massa infiltrante com alta intensidade de sinal em imagens ponderadas para T2 e contraste após administração de gadolínio em imagens ponderadas para T1. Os critérios de TC para tumor recorrente ou residual incluem a combinação de uma massa infiltrante circunscrita contrastando-se em imagens de TC. Imageamento de medicina nuclear com tálio 201 ou citrato de gálio 67 foi usado na detecção de recorrência tumoral e pode ajudar a melhorar a sensibilidade da TC, RM ou ambas (12).

TC, RM e TEP são usadas para detectar câncer primário clinicamente oculto de cabeça e pescoço que causa metástase cervical. RM pode mostrar melhor as lesões submucosas nas áreas das tonsilas, assoalho anterior da boca e base da língua. RM deve ser feita primeiro para uma massa no espaço retrofaríngeo ou parafaríngeo. Nestas localizações, tumores de origem neural, vascular ou salivar devem ser suspeitados. Com poucas exceções, TC é melhor que RM para representar cistos de ducto tireoglosso, cistos de fenda branquial e higroma cístico e para diferenciar infecção e processos inflamatórios como celulite, edema e abscesso.

A TEP é uma tecnologia funcional radiológica que tem o potencial de melhorar o estadiamento e a detecção de tumor em comparação com as técnicas mais convencionais de imagem morfológica. FDG é atualmente o agente dominante em radiologia oncológica com TEP. A captação da FDG nas células é diretamente proporcional ao metabolismo de glicose das células. Nas células malignas, o metabolismo da glicose geralmente está aumentado muitas vezes, de modo que a TEP tem alta sensibilidade e valor preditivo negativo. Tumores de baixa atividade metabólica (p. ex., tumores de glândula salivar) podem ser tendentes a resultados falso-negativos (13). Além disso, a captação de FDG não é específica de câncer, de modo que vários tipos de inflamação ativa mostram captação de FDG mas geralmente de uma maneira difusa, em oposição à focal.

Escaneadores de TEP e TC (TEP/TC) de alto desempenho dedicados combinados foram introduzidos recentemente no imageamento com TEP e oferecem muitas vantagens. Estas incluem uma imagem transmitida com ruído relativamente baixo, o que encurta a duração do exame, e a adição de informação anatômica precisa ao imageamento funcional com FDG. Os dados clínicos que avaliam o valor acrescentado da TEP/TC com relação à TEP isolada são limitados, mas os resultados preliminares são animadores (14).

O estadiamento TMN clínico padrão dos novos carcinomas de células escamosas de cabeça e pescoço inclui o exame do tumor primário, linfonodos cervicais e pesquisa metastática. O processo pode incluir biopsias, biopsia por PAAF dos linfonodos cervicais, panendoscopia, e imageamento (TC, RM ou ambas). A adição de imagem com PET demonstrou-se benéfica (15).

Vermeersch *et al.* reviram a literatura disponível sobre o uso da FDG TEP para o diagnóstico e estadiamento de carcinoma de células escamosas primário e recorrente de cabeça e pescoço (16). Em comparação com a imagem morfológica convencional, TEP foi igualmente sensível e específico para a detecção do primário porém mais sensível e específico para a detecção de comprometimento de linfonodos cervicais e recorrência. Eles observaram que após avaliações convencionais negativas, FDG TEP identificou tumores ocultos em 25% a 50% dos pacientes que se apresentaram com adenopatia cervical metastática. Há também evidência de que FDG TEP é um método sensível e específico para determinar a resposta à terapia e para fornecer informação prognóstica importante quanto ao carcinoma de células escamosas de cabeça e pescoço (17,18). Novos marcadores podem possibilitar a quantificação de processos celulares como apoptose ou hipoxia bem como a identificação de tumores que podem responder a certas terapias dirigidas. A possibilidade de adaptar o tratamento às características moleculares existe.

Angiografia de subtração digital e angiografia superseletiva convencional são úteis no diagnóstico de hemangioma, malformação arteriovenosa e paraganglioma. A embolização intra-arterial tem importantes aplicações terapêuticas como tratamento definitivo ou antes da cirurgia.

Apesar de serem hipovasculares, os tumores de bainha nervosa podem tornar-se grandemente contrastados em TC, aparentemente por causa do vazamento extravascular de material de contraste para dentro do leito tumoral. Os tumores de bainha nervosa possuem intensidade intermediária de sinal em imagens ponderadas para T1 e alta intensidade de sinal em imagens ponderadas para T2. Os paragangliomas tornam-se intensamente contrastados depois da administração intravenosa de material de contraste durante estudos com TC e RM. O aspecto característico de sal e pimenta em imagens de RM reflete os vazios de sinal de muitos vasos tumorais. Entretanto, vazios de sinal não ocorrem em todos os paragangliomas, especialmente naqueles com menos de 2 cm de diâmetro.

Laringe

Modalidades de imageamento radiológico são importantes na triagem e para definir a dimensão em profundidade de um tumor maligno da laringe (19). Embora a laringe seja facilmente acessível para visualização direta, inclusive avaliação endoscópica e biopsia, a extensão submucosa não está sujeita à visualização direta. Se possível, estudos por imagem devem ser realizados antes da biopsia para evitar confusão de tumor e trauma local. Defeitos de mobilidade de corda vocal, quer resultado de infiltração direta pelo tumor quer comprometimento do nervo laríngeo recorrente, podem ser avaliadas com imageamento diagnóstico. Há também regiões difíceis de avaliar, como o ventrículo de Morgagni ou a subglote. Imageamento é crítico na avaliação do carcinoma da laringe em todas as três regiões principais (supraglote, glote, subglote) e na avaliação da extensão extralaríngea do crescimento maligno à hipofaringe ou à cartilagem laríngea. Endoscopia virtual da via aérea é possível, mas tem utilidade limitada para diferenciar superfícies mucosas que estão se tocando.

Radiografias simples convencionais (projeções lateral e ântero-posterior e técnicas de alta quilovoltagem seletivas) da laringe fornecem informação preliminar ou definitiva sobre corpos estranhos, trauma e outros tipos de obstrução aguda e crônica da via aérea. Estas radiografias podem mostrar edema do tecido mole, alteração do arcabouço cartilaginoso se suficientemente calcificado e a posição da coluna de ar. A variabilidade da calcificação da cartilagem laríngea pode impor um problema diagnóstico na detecção de corpos estranhos. Por exemplo, a margem superior da cartilagem cricóidea calcifica-se muito antes da porção do sinete. O resultado é calcificação linear em radiografias simples que muitas vezes é erradamente tomada por um corpo estranho.

A xerorradiografia, como fornece contraste de bordo, pode esclarecer detalhe intrínseco do tecido mole como calcificação, delinear massas e estenose, às vezes apresentar anormalidades da cartilagem, como fraturas e erosões, e ajudar a identificar corpos estranhos por tipo e localização. Infelizmente, esta técnica acarreta uma exposição à radiação três a cinco vezes aquela da radiografia convencional. A utilidade da xerorradiografia no imageamento do tecido mole e cartilagem foi superada por TC e RM.

A tomografia coronal convencional permite visualização da anatomia em vista frontal sem uma coluna vertebral superposta. Assim ela permite a análise satisfatória da extensão vertical do tumor laríngeo e da estenose ou subglótica ou traqueal. Esta técnica foi substituída pela TC e RM em virtude da sua limitada escala de cinzento para diferenciação de tecidos moles, mas a imagem da via aérea, especialmente com a projeção sagital adicionada, é excelente. A tomografia tem diversas limitações, como a má definição da comissura anterior. A representação da invasão da cartilagem não é confiável, exceto quando há comprometimento extenso da cartilagem bem calcificada.

A ultra-sonografia tem limitações porque a cartilagem laríngea reflete a maior parte do som, limitando o acesso ultra-sônico. Imageamento de medicina nuclear raramente é útil para laringe. Captação aumentada pode ser causada por artropatia inflamatória e policondrite recidivante. Imageamento com eritrócitos marcados pode fornecer informação suficiente para diagnóstico do raro hemangioma cavernoso laríngeo. Arteriografia raramente é usada exceto para a avaliação de uma suspeita de lesão vascular como paraganglioma.

Avanços tecnológicos na TC e RM melhoraram grandemente a capacidade de obter imagem da laringe (20). TC helicoidal e técnicas de RM rápida permitem aquisição rápida, a qual diminui degradação por artefatos de movimento pela respiração, deglutição e pulsação de artéria carótida. Tanto a TC quanto a RM permitem a avaliação da extensão dos tumores laríngeos, especialmente para estadiamento do tamanho tumoral do carcinoma. Essas determinações podem influenciar a extensão da laringectomia (parcial *versus* total).

Os tomógrafos de TC helicoidal adquirem o conjunto completo de dados através da laringe em menos de 10 segundos, permitindo ao paciente permanecer imóvel. Imagens podem então ser reconstruídas para dar cortes superpostos e imagens coronais, sagitais e mesmo tridimensionais podem ser geradas do mesmo conjunto de dados. O exame da laringe durante vários ciclos inspiratório–expiratórios foi usado para otimizar a visualização de uma região particular ou a margem de um tumor. Com imageamento dirigido pelo operador, a TC fornece imagens precisas da localização, tamanho e extensão do tumor. O volume do tumor pode ser calculado, o que pode ter significado prognóstico. A TC pode exibir invasão de cartilagem e disseminação a tecido mole profundo para dentro do espaço paraglótico, espaço pré-epiglótico e seios piriformes. Este imageamento do estádio T contribui para um diagnóstico mais racional e um planejamento mais eficaz do tratamento cirúrgico e por radiação.

A laringe tem sido difícil de imagear bem com RM por causa do artefato de movimento. Imagem por *fast-spin-echo* fez uma acentuada diferença na capacidade da RM de imagear a laringe, ao reduzir estes artefatos de movimento. O uso de gadolínio é controvertido.

Alguns peritos acreditam que o contraste com gadolínio fornece informação importante a respeito da interface do tumor com músculo. Entretanto, imageamento de *fast-spin-echo* pode gerar informação semelhante, evitando a administração de gadolínio. RM é melhor que TC para separar tecidos moles. RM e TC podem adquirir imagens multiplanares. Imagens sagitais mostram bem epiglote, valécula e base da língua. Vistas coronais são ideais para avaliar as margens das cordas vocais, o espaço paraglótico e a extensão vertical do tumor. Imagens axiais permitem a avaliação da erosão cartilaginosa.

O aspecto da cartilagem em TC e RM varia com o grau de ossificação, que não é uniforme e freqüentemente é assimétrico. Invasão da cartilagem tem implicações no estadiamento e no resultado do carcinoma da laringe. Com TC, os tumores freqüentemente têm a mesma atenuação que a cartilagem não ossificada (densidade de tecido mole), de modo que o comprometimento mínimo da cartilagem pode ser difícil de avaliar. Destruição grosseira da cartilagem com tumor no lado oposto da cartilagem desde a lesão primária constitui o único sinal em TC verdadeiramente confiável de invasão da cartilagem. Este achado é semelhante na RM, mas há evidência que sugere que graus menores de comprometimento tumoral podem ser detectados com RM em virtude da variabilidade no aspecto da cartilagem normal e anormal admitido pelas seqüências de RM (21). O estadiamento nodal pode ser dramaticamente melhorado com a ampliação sensível do exame primário com TC. TC de cortes finos acrescentado à avaliação do tumor primário pode mostrar linfonodos aumentados ou metastáticos no pescoço e características anatômicas e patológicas específicas.

Glândulas Salivares

O diagnóstico das doenças das glândulas salivares é estabelecido pelos achados da história, exame físico e biopsia com PAAF em vez de estudos radiográficos. Entretanto, estudos por imagem muitas vezes são necessários para avaliar doença focal, multifocal, difusa e bilateral. Novos diagnósticos, como cálculos, podem facilmente ser estabelecidos. Estudos por imagem podem ser usados para confirmar uma suspeita clínica, como estado de imunodeficiência humana vírus-positivo a partir de aumento da glândula parótida com cistos linfoepiteliais.

O exame radiográfico convencional que inclui radiografia oclusal e tomografia panorâmica pode revelar cálculos radiopacos nos ductos. A maioria dos cálculos de ducto e glândula submandibular é radiopaca. Cálculos do ducto parotídeo ocorrem infreqüentemente e em geral são radiotransparentes. Sialografia convencional em certa época foi o método padrão de avaliação das características morfológicas de ductos e glândulas salivares. Ela não é feita comumente agora, embora forneça informação importante sobre cálculos não opacos, estenose ductal, sialectasia e sialose.

No diagnóstico por imagem das grandes glândulas salivares, a ultra-sonografia tem razoável precisão para diferenciar lesões intracapsulares e extracapsulares (22). Ela também demonstra lesões sólidas e císticas. Lesões mistas sólido-císticas, como um tumor de Warthin, são consideradas sólidas. Ultra-sonografia é limitada para demonstrar lesões parotídeas de lobo profundo em virtude da atenuação e do reflexo do som pela mandíbula.

Cintilografia com radionuclídeo é útil em algumas avaliações fisiopatológicas de glândulas salivares por que o ^{99m}Tc-pertecnetato é incorporado nas glândulas salivares e excretado na saliva. A captação focal aumentada é característica dos tumores funcionantes, como os tumores de Warthin da glândula parótida e o raro oncocitoma. Captação aumentada difusa de radionuclídeo indica muitas vezes obstrução ductal levando à retenção intra-acinosa na presença de inflamação de longa duração. PET não diferencia confiavelmente tumores benignos de malignos, limitando sua utilidade clínica.

TC e RM são excelentes métodos para imagear e avaliar doença de glândula salivar, especificamente massas focais, multifocais e difusas. As duas modalidades têm potencial diagnóstico equivalente para imageamento de lesões sólidas e císticas. Ambas fornecem informação importante sobre a localização (intraglandular ou extraglandular), tamanho e extensão do tumor às estruturas superficiais e profundas circundantes.

Invasão óssea é vista diferentemente com RM e TC, e a invasão medular da mandíbula é mais bem identificada com RM. A excelente representação do tecido mole com RM permite a identificação da porção intraparotídea do nervo facial e sua relação com as massas infiltrativas, o que pode ajudar no planejamento do tratamento cirúrgico. RM também é superior à TC na avaliação da interface músculo–tumor. Outra vantagem da RM sobre a TC é a ausência de exposição à radiação ou administração de meio de contraste contendo iodo.

Na RM, uma massa parotídea unilateral não contrastada com alto sinal T2 tende mais a ser um tumor de Warthin. Se a massa mostrar intensificação após a administração de contraste e um sinal T2 alto e não invadir planos teciduais circunvizinhos, mais provavelmente é um adenoma pleomórfico. Uma massa com sinal de T2 intermediário baixo, com ou sem invasão dos planos teciduais circunvizinhos, tende mais a ser uma massa maligna (23). Confirmação histopatológica não pode ser substituída pelo imageamento com RM.

Ultra-som, RM e RM com sialografia são acuradas para visualizar alterações estruturais glandulares e também têm sido úteis na avaliação de síndrome de Sjögren. Anormalidades incluindo heterogeneidade parenquimatosa ou degeneração adiposa são comuns, particularmente nas glândulas parótida e submandibular. Cintigrafia de medicina nuclear com ou sem TC de emissão de fótons isolados (SPECT) foi usada em uma tentativa de diferenciar síndrome de Sjögren de outras formas de massas salivares, com resultados variáveis.

A escolha de qual estudo por imagem efetuar ao investigar doença de glândula salivar é influenciada pela apresentação clínica, preferência do usuário, e familiaridade com uma modalidade específica. Se o achado clínico for uma massa, a avaliação por imagem inicial, se alguma, geralmente é RM. TC é uma alternativa aceitável, e ultra-sonografia pode ser usada como estudo complementar.

Tireóide

A posição superficial da glândula tireóide no pescoço possibilita o acesso fácil para exame clínico e PAAF. Uma ampla variedade de modalidades de radiologia de alta tecnologia é disponível para diagnóstico e tratamento de doença da tireóide. Estas podem gerar informação estrutural, como ultra-sonografia, TC e RM, ou mostrar função tecidual, como cintilografia com radionuclídeo (24).

Radiografia convencional não é um estudo principal. Ela é limitada à triagem de desvio ou invasão da via aérea ou esôfago e identificação de calcificação na glândula tireóide. Cintilografia com radionuclídeo freqüentemente é escolhida para obter imagem de lesões malignas da tireóide. Três fármacos radioativos são comumente usados na prática clínica. O ^{99m}Tc-pertecnetato de sódio é captado pela tireóide mas não é organificado. Isótopos de radioiodo (iodo 123 e iodo 131) são captados e organificados pelo parênquima da tireóide. O pertecnetato é o radioisótopo mais comumente usado, pelo menos para a avaliação inicial. Ele é menos caro que o iodo radioisotópico; é facilmente disponível; e aproxima-se da captação do iodo através do metabolismo do ânion pertecnetato, que não é incorporado na hormonogênese. Uma vez que a cintilografia com radioiodo ^{123}I é única para fornecer imagens anatômicas e imagens da atividade funcional da glândula tireóide ou tecido tireóideo ectópico, ele é útil em uma variedade de situações clínicas. Estas incluem a investigação de um nódulo palpável na tireóide ou uma massa na linha mediana do pescoço, base da língua ou mediastino. Radiofármacos podem ser usados no tratamento do câncer e doença de Graves e na triagem de metástase tireóide e tumor recorrente pós-cirúrgico.

A cintilografia com radionuclídeo tem diversas limitações. A resolução do imageamento anatômico é apenas 1 cm, o que restringe o detalhe e a definição.

Cintilografias podem não dar uma imagem adequada do tecido tireóideo se o paciente estiver tomando suplementos orais de tireóide. Um nódulo quente em uma cintilografia de ^{99m}Tc-pertecnetato de sódio pode ou não indicar um tumor funcionante. Nestas situações, uma cintilografia com iodo radioativo (^{123}I) mostra hormonogênese fisiológica e uma massa funcionante ou não funcionante.

Ultra-sonografia de alta resolução é a primeira linha para investigação estrutural no diagnóstico de muitas doenças da tireóide, especialmente, doença nodular. Ela é segura, barata, simples, rápida e reprodutível. Melhora acentuada na qualidade da imagem ocorreu com a introdução da ultra-sonografia de pequenas partes. A ultra-sonografia tem uma precisão acima de 90% na diferenciação de nódulos tireóideos císticos e sólidos. Os nódulos mistos sólido-císticos devem ser tratados como massas sólidas. A ultra-sonografia pode revelar lesões duvidosas ou difíceis de palpar e pode ser usada para dirigir PAAF ou acompanhar o tamanho de um nódulo. Ela também pode mostrar se um nódulo palpável faz parte de um processo focal, multifocal (bócio multinodular) ou difuso. A principal limitação da ultra-sonografia é a incapacidade de diferenciar lesões malignas de benignas com base nas características teciduais. É apropriado deixar isto para o patologista. Além disso, tecido tireóideo retroesternal não pode ser avaliado por causa da interferência do osso com o som.

A TC e a RM têm papéis semelhantes na avaliação das doenças da tireóide e são essencialmente modalidades radiológicas de segunda linha para esta região do pescoço. Ambas as técnicas fornecem informação útil sobre o tamanho, forma e estrutura anatômica dos nódulos tireóideos. Elas podem ajudar a determinar se uma massa é solitária ou parte de uma lesão multinodular. TC e RM podem ser usadas para avaliar extensão mediastinal, subesternal ou retroesternal de massas tireóideas e comprometimento de linfonodos regional ou recorrência local. A TC mostra calcificação melhor que a RM, mas RM é superior ao fornecer detalhe dos tecidos moles, especialmente para a interface músculo–tumor. RM pode ser realizada sem meio de contraste intravenoso e não expõe o paciente à radiação. Se material de contraste iodado for usado durante TC, o iodo interfere durante meses com os testes de função da tireóide e a captação de ^{131}I usada pós-operatoriamente para tratar doença maligna bem diferenciada da tireóide. Imageamento combinado por PET/TC é uma ferramenta valiosa para o diagnóstico e a localização anatômica do câncer recorrente da tireóide (25). Depois de cirurgia da tireóide, imageamento com TEP mostra doença metastática em até 90% dos pacientes com evidência clínica ou sorológica de câncer tireóideo recorrente ou metastático mas cintigrafias com iodo corporais totais negativas (26).

Captação difusa usualmente indica tireoidite, enquanto a captação focal foi relacionada ao câncer da tireóide em 25% a 50% dos casos.

As modalidades atuais de imageamento da tireóide mostram lesões macroscópicas e não são capazes de diferenciar confiavelmente doença benigna de maligna a não ser que haja invasão óbvia de estruturas adjacentes. Imageamento de alta resolução da tireóide usando tomografia de coerência óptica é capaz de imageamento em tempo real aproximando-se da faixa celular (1 a 15 mícrons). Ele tem o potencial de obter imagem da microarquitetura da tireóide a uma resolução maior que as modalidades de imagem atualmente disponíveis (27).

Glândulas Paratireóides

Imageamento das paratireóides é controverso em termos das indicações para imageamento e o agente de imageamento usado. Os benefícios da localização de glândulas paratireóides anormais são numerosos, incluindo reduções no tempo operatório, dissecção cirúrgica, taxa de falha cirúrgica e complicações (28). Apesar disto, o uso de imageamento de localização não invasivo pré-operatoriamente ainda é debatido, especialmente para a exploração pela primeira vez do pescoço. Estudos de localização por imageamento pré-operatório não são efetuados rotineiramente em muitos centros em pacientes que não se submeteram anteriormente à exploração do pescoço.

Há muitas opções para imageamento das glândulas paratireóides, incluindo ultra-sonografia, TC, RM, angiografia e muitos estudos de medicina nuclear. Ultra-sonografia é o menos invasivo, mas os resultados são em grande parte dependentes da experiência (e interesse) do radiologista que executa o exame. Em virtude do seu pequeno tamanho, as glândulas paratireóides normais não são usualmente detectadas com ultra-sonografia. Entretanto, lesões paratireóideas maiores que 0,5 cm de diâmetro geralmente podem ser identificadas em um estudo cuidadoso. Elas comumente aparecem como uma massa demarcada homogênea com uma ecogenicidade menor que a da glândula tireóide. Adenomas normalmente são sólidos com componentes císticos. O ultra-som demonstrou ter uma sensibilidade de aproximadamente 85% e uma especificidade acima de 90% para massas paratireóideas secundárias a hiperparatireoidismo primário (28). A sensibilidade é menor para hiperplasia paratireóidea. Ela é de valor limitado na detecção de glândulas paratireóides ectópicas como as localizadas no mediastino e na região traqueoesofágica (29).

Nenhum agente de medicina nuclear é exclusivamente captado por glândulas paratireóides normais ou adenomatosas. Isto tem exigido um procedimento em dois tempos usando uma técnica de subtração (também conhecida como imageamento isotópico duplo) ou uma técnica de eliminação *(washout)* diferencial para melhores resultados. Os agentes que são captados pelo adenoma paratireóideo e tecido tireóideo (tálio 201 e Tc^{99m}-sestamibi) são subtraídos de agentes que são captados pelo tecido tireóideo apenas (^{99m}TC-pertecnetato e ^{123}I). Cintilografias com isótopos duplos (^{123}I/TC^{99m}-sestamibi) podem fornecer melhor precisão que o método mais simples de *washout* de sestamibi (30).

O Tc^{99m}-sestamibi possui melhores propriedades radiológicas, tornando-o a modalidade de escolha atual. Pode ser administrado com segurança em doses maiores, tem uma meia-vida curta, e tem uma melhor proporção órgão-fundo, secundária à sua captação relativa mais alta por grama de tecido paratireóideo *versus* tireóideo em comparação com outros agentes. O mecanismo de retenção do Tc^{99m}-sestamibi pela glândula paratireóide é considerado relacionado à alta atividade metabólica e ao conteúdo rico em mitocôndrias das células oxífilas do tumor. Esta diferença relacionada ao tempo na velocidade de remoção do Tc$^{99\,m}$-sestamibi das glândulas tireóide e paratireóides habilita à identificação do tecido paratireóideo como áreas de captação aumentada no imageamento retardado (2 a 4 horas). Imagens iniciais e retardadas são subtraídas uma da outra para identificar o tecido paratireóide. Pode-se combinar com SPECT para identificar mais precisamente o tecido paratireóideo.

O Tc^{99m}-sestamibi é capaz de detectar adenomas localizados na sua posição anatômica normal bem como adenomas ectópicos. A sensibilidade do Tc^{99m}-sestamibi em duas fases foi descrita na literatura como sendo de 85% a 100% para detecção de adenomas paratireóideos com uma alta especificidade também (28). Estes números colocam este teste acima da precisão do ultra-som, TC, RM e estudos de subtração com tálio/tecnécio. A sensibilidade e a especificidade descritas para pacientes com hiperplasia são muito mais baixas.

Glândulas paratireóides normais raramente são mostradas em imagens de TC, e apenas glândulas acentuadamente aumentadas podem ser detectadas. No pescoço, uma imagem de TC axial não é mais informativa que ultra-sonografia, mas a TC permite melhor visualização do mediastino anterior em comparação com ultra-sonografia. Contraste intravenoso também deve ser usado porque 25% dos adenomas paratireóideos se contrastarão. TC é limitada por fatores técnicos, como resolução inadequada de lesões com menos de 1 cm de diâmetro, ou por limitação na interpretação, como tomar erradamente um vaso tortuoso, uma massa tireóidea ou um linfonodo por uma glândula paratireóide aumentada.

Glândulas paratireóides normais usualmente não são identificadas com RM, mas RM contrastada com gadolínio pode ser útil para avaliar hiperparatireoidismo refratário a tentativas cirúrgicas prévias. Como a TC, a RM tem a vantagem de identificar glândulas paratireóides ectópicas melhor que a ultra-sonografia. RM também é ligeiramente mais sensível que TC para detectar adenomas paratireóideos. Glândulas paratireóides podem ser confundidas com linfonodos cervicais e gânglios cervicais grandes na imagem de RM. Vasos sanguíneos são menos comumente confundidos com tecido paratireóideo em imagem de RM por causa dos padrões de vazio de fluxo identificáveis presentes com os vasos.

Os adenomas paratireóides usualmente têm intensidade aumentada de sinal em seqüências de RM de longo-TR (tempo de repetição), longo-TE (tempo de eco) (28). Eles também são comumente isointensos em seqüências de curto-TR e curto-TR. As glândulas paratireóides podem contrastar-se com gadolínio com uma arquitetura interna homogênea. RM com avaliação tridimensional do pescoço tem uma sensibilidade global de 78% para detectar adenomas, a qual se aproxima de 90% ao avaliar adenomas paratireóideos localizados no mediastino. A sensibilidade para glândulas hiperplásicas é descrita em 71% (28).

Amostra venosa seletiva também pode ser considerada em pacientes que já não tiveram sucesso com uma ou mais tentativas de exploração cirúrgica. Imageamento com PET foi descrito mas não é praticado amplamente.

PONTOS IMPORTANTES

- Todo exame radiológico é uma conferência, e o seu valor é proporcional à comunicação entre o clínico e o radiologista.
- Radiologia de alta tecnologia (TC, RM, angiografia, ultra-sonografia, cintigrafia radionuclídica, TEP) suplementa, e em muitas áreas substitui, a radiografia convencional.
- Infecção e doença erosiva do osso temporal são avaliadas mais claramente com TC.
- RM é superior à TC para avaliação de neuroma acústico.
- TC é a melhor modalidade para avaliação dos seios paranasais.
- TC é o estudo primário mais freqüentemente usado para o diagnóstico de massas no pescoço.
- PET é um método sensível e específico (quando disponível) para ajudar no estadiamento e vigilância pós-tratamento do carcinoma de células escamosas de cabeça e pescoço.
- A maioria dos cálculos de ducto e glândula submandibular são radiopacos; cálculos do ducto parotídeo ocorrem menos freqüentemente e em geral são radiotransparentes.
- Pertecnetato de tecnécio é captado pelos tumores funcionantes de glândula salivar, como um tumor de Warthin e oncocitoma.

Continua

- Cintigrafia com radioiodo ^{123}I mostra a atividade funcional de massas tireóideas e tecido tireóideo ectópico. Ultra-sonografia de alta resolução é a avaliação de primeira linha para determinar se um nódulo é sólido ou cístico.
- Imageamento com PET pode ser útil para detectar recorrência de câncer da tireóide mesmo quando a cintigrafia com iodo corporal total é negativa.

AGRADECIMENTO

Suportado pela Saul A. Silverman Family Foundation como um projeto do Canada International Scientific Exchange Program (CISEPO) (Canadá-Israel).

REFERÊNCIAS

1. Casselman JW, Offeciers EF, De Foer B, et al. CT' and MR imaging of congenital abnormalities of the inner ear and internal auditory canal. Eur J Radiol 2001;40:94-104.
2. Kosling S, Bootz F. CT and MR imaging after middle ear surgery. Eur J Radiol 2001;40:113-118.
3. Jones NS. CT of the paranasal sinuses: a review of the correlation with clinical, surgical and histopathological findings. Clin Otolaryngol 2002;27:11-17.
4. Jinkins JR, Rudwan M, Krumina G, et al. Intrathecal gadolinium enhanced MR cisternography in the evaluation of clinically suspected cerebrospinal fluid rhinorrhea in humans: Early experience. Radiology 2002;222:555-559.
5. El Gammal T, Sobol W, Wadlington VR, et al. Cerebrospinal fluid fistula: Detection with MR cisternography. AJNR Am J Neuroradiol 1998;19:627-631.
6. Metson R, Gliklich RE, Stankiewicz JA, et al. Comparison of sinus computed tomography staging systems. Otolaryngol Head Neck Surg 1997;117:372-379.
7. Curtin HD, Ishwaran H, Mancuso AA, et al. Comparison of CT and MR imaging in staging of neck metastases. Radiology 1998;207:123-130.
8. van den Brekel MW. Lymph node metastases: CT and MRI. Eur J Radiol 2000;33:230-238.
9. Stokkel MP, ten Broek FW, Hordijk GJ, et al. Preoperative evaluation of patients with primary head and neck cancer using dual-head [18]fluorodeoxyglucose positron emission tomography. Ann Surg 2000;231:229-234.
10. Velazquez RA, McGuff HS, Sycamore D, et al. The role of computed tomographic scans in the management of the N-positive neck in head and neck squamous cell carcinoma after chemoradiotherapy. Arch Otolaryngol Head Neck Surg 2004;130:74-77.
11. Lell M, Baum U, Greess H, et al. Head and neck tumors: imaging recurrent tumor and post-therapeutic changes with CT and MRI. Eur J Radiol 2000;33:239-247.
12. Kosuda S, Kadota Y, Umeda S, et al. Does supplementation of CT' and MRI with gallium-67 SPECT improve the differentiation between benign and malignant tumors of the head and neck? Ann Nucl Med 2003;17:475-480.
13. Fukui MB, Blodgett TM, Meltzer CC. PET/CT imaging in recurrent head and neck cancer. Semin Ultrasound CT MR 2003;24:157-163.
14. Goerres GW, von Schulthess GK, Steinert HC. Why most PET of lung and head-and-neck cancer will be PET/CT. J Nucl Med 2004;45(Suppl 1):66S-71S.
15. Bruschini P, Giorgetti A, Bruschini I,, et al. Positron emission tomography (PET) in the staging of head neck cancer: comparison between PET and CT. Acta Otorhinolaryngol Italica 2003;23:446-453.
16. Vermeersch H, Loose D, Ham H, et al. Nuclear medicine imaging for the assessment of primary and recurrent head and neck carcinoma using routinely available tracers. Eur I Nucl Med Mol Imaging 2003;30:1689-1700.
17. Klabbers BM, Lammertsma AA, Slotman BL The value of positron emission tomography for monitoring response to radiotherapy in head and neck cancer. Mol Imaging Biol 2003;5:257-270.
18. Kostakoglu L, Goldsmith SJ. PET in the assessment of therapy response in patients with carcinoma of the head and neck and of the esophagus. J Nucl Med 2004;45:56-68.
19. Witterick IJ, Noyek AM, Kassel E. Diagnostic imaging of the larynx. In: Ferlito A, ed. Diseases of the larynx. London: Arnold Publishing, Oxford University Press Inc., 2000:151-181.
20. Zinreich SL Imaging in laryngeal cancer: computed tomography, magnetic resonance imaging, positron emission tomography. Otolaryngol Clin North Am 2002;35:971-991.
21. Yousem DM, Tufano RP. Laryngeal imaging. Magn Reson Imaging Clin North Am 2002;10:451-465.
22. Gritzmann N, Rettenbacher T, Hollerweger A, et al. Sonography of the salivary glands. Eur Radiol 2003;13:964-975.
23. Shah GV. MR imaging of salivary glands. Magn Reson Imaging Clin North Am 2002;10:631-662.
24. Gall RM, Witterick IJ, Ginzburg B, et al. Diagnostic imaging of the thyroid. In: McCaffrey TV, Pellitteri PK, eds. Endocrine surgery of the head and neck. New York: Thompson Delmar Learning, 2002:63-79.
25. Zimmer LA, McCook B, Meltzer C, et al. Combined positron emission tomography/computed tomography imaging of recurrent thyroid cancer. Otolaryngol Head Neck Surg 2003;128:178-184.
26. Schoder H, Yeung HW. Positron emission imaging of head and neck cancer, including thyroid carcinoma. Semin Nucl Med 2004;34:180-197.
27. Pantanowitz L, Hsiung PL, Ko TH, et al. High-resolution imaging of the thyroid gland using optical coherence tomography. Head Neck 2004;26:425-434.
28. Gall RM, Witterick IJ, Noyek AM, et al. Preoperative localization tests. In: Randolph GW, ed. Surgery of the thyroid and parathyroid. Philadelphia: WB Saunders, 2003:498-506.
29. Meilstrup JW. Ultrasound examination of the parathyroid glands. Otolaryngol Clin North Am 2004;37:763-778.
30. Mullan BP. Nuclear medicine imaging of the parathyroid. Otolaryngol Clin North Am 2004;37:909-939.

CAPÍTULO 9

Tendências em Patologia Diagnóstica

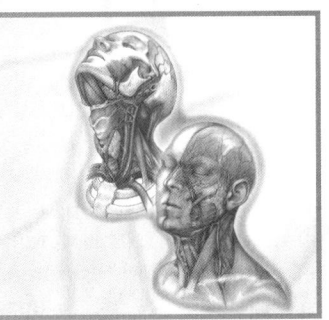

Robert L. Reddick ▪ Anne C. Jones

O advento do projeto genoma humano conduziu a avanços impressionantes nas aplicações diagnósticas às doenças humanas. A base genética da doença recebeu considerável atenção, e avanços foram feitos para o refinamento na elucidação do diagnóstico, prognóstico e modalidades de tratamento. De fato, as estratégias de tratamento foram individualizadas para cada paciente, como resultado das novas percepções da base genética das malignidades humanas. Concomitantemente com este interesse pela genética das malignidades humanas, tecnologias novas e aperfeiçoadas foram introduzidas, as quais permitiram que os pesquisadores iniciassem programas de pesquisa para investigar a genética e a expressão de proteínas dos tumores. Os estudos atuais foram focalizados no uso de microarranjos do ácido desoxirribonucléico/ácido ribonucléico (DNA/RNA) para identificar genes que estão alterados nos tumores, de uma maneira regulada para cima ou para baixo. O emprego desta nova informação levou ao desenvolvimento de novas drogas e de estudos clínicos apontados para a constituição genética específica do tumor. Um dos mais amplamente usados destes novos avanços é a detecção do gene HER2-neu em cânceres de mama. A proteína que é a expressão deste gene pode ser detectada usando-se imunoistoquímica ou hibridização de fluorescência *in situ* (FISH). Amplificação de HER2-neu é correlacionada positivamente com uma encurtada sobrevida livre de doença e sobrevida global nas pacientes com tumor metastático para linfonodos. Pacientes com câncer de mama cujos tumores são HER2-neu positivos são tratadas com Herceptin, um anticorpo monoclonal que é apontado contra a atividade de crescimento do câncer de mama metastático impulsionado pelo HER2-neu. Entretanto, nem todas estas descobertas levaram ao sucesso tratamento de malignidades humanas. O emprego das angiostatinas é um exemplo no qual a teoria e a prática não foram inteiramente concordantes (1). Muito trabalho resta por ser feito nesta área da biologia tumoral.

O uso do diagnóstico molecular e outras metodologias em câncer oral e de cabeça e pescoço correu paralelo ao uso do diagnóstico padrão e tecnologias para diagnosticar e tratar pacientes com câncer de cabeça e pescoço. Os estudos foram focalizados nos aspectos moleculares relacionados com a descoberta do gene, a influência que certos genes têm sobre o desenvolvimento neoplásico e a história natural dos pacientes com carcinoma de células escamosas de cabeça e pescoço (HNSCC) (2–7). Estes estudos focalizaram predominantemente três aspectos dos tumores orais e de cabeça e pescoço — diagnóstico, marcadores relacionados com a invasão e o comportamento metastático e o uso no tratamento clínico. Esta atualização focalizará a literatura recente a respeito dos estudos clínicos e dos resultados em pacientes com tumores orais e de cabeça e pescoço. O objetivo deste capítulo é descrever os estudos em andamento nos quais tecnologia avançada é usada para identificar os marcadores importantes que refletem diagnóstico aperfeiçoado, comportamento biológico e história natural do carcinoma de cabeça e pescoço.

Embora nem todos os novos avanços tecnológicos e diagnósticos possam estar atualmente em uso no contexto diagnóstico, a tendência é incorporar esta nova informação na prática diária no laboratório diagnóstico e assim fornecer nova informação diagnóstica e prognóstica no tratamento de malignidades de cabeça e pescoço.

TECNOLOGIA DE MICROARRANJOS

A procura de marcadores genéticos no câncer oral e de cabeça e pescoço recebeu considerável atenção na literatura. Esta tecnologia possibilita a detecção dos genes que podem ser expressados dentro de um câncer e reflete uma nova maneira de realizar pesquisa de câncer. Um objetivo proposto é identificar genes que possam ajudar no diagnóstico ou levar a novos agentes terapêuticos. Trabalho por Gonzalez et al. (6) usando tecnologia de microarranjos mostrou uma diminuição da calgranulina B, CD24, inibidor linfoepitelial relacionado com o tipo de Kazal, proteína do dedo de zinco, transglutaminase-3, e o fator homólogo da seqüência marcada expressada no carcinoma de células escamosas de cabeça e pescoço. Periostina e o homólogo humano do gene branco da Drosophila (ABCG1) estavam aumentados quando examinados por métodos de microarranjos e exibição diferencial. Os genes que estavam diminuídos foram de vários grupos funcionais que incluíram inibidores de proteínas, fatores de transcrição e moléculas de adesão celular. ABCG1 foi constatado aumentado. Este gene é incluído em uma família de genes que são associados com resistência tumoral à quimioterapia e portanto poderia ser importante como marcador de tumores quimiorresistentes. Ha et al. (7) usando tecnologia de microarranjos avaliaram diferenças genéticas entre tecidos normais, pré-malignos e malignos de pacientes com HNSCC. Diferenças significantes foram encontradas entre os tecidos normais e malignos. Eles encontraram 965 genes que estavam aumentados e 1.106 que estavam diminuídos. As diferenças em número não foram tão grandes para tecidos pré-malignos *versus* malignos, e os autores encontraram apenas 23 genes que estavam alterados. Comparando tecidos normais e pré-malignos, 334 genes estavam aumentados ou diminuídos. O padrão das alterações encontradas na expressão dos genes neste estudo foi semelhante aos relatos prévios usando tecnologia de microarranjos e consistiu em alterações na expressão de citoceratina, moléculas de adesão celular, via da MAP cinase, e alterações de citocinas e fator de crescimento endotelial vascular (VEGF).

ANGIOGÊNESE

A angiogênese foi demonstrada correlacionada com crescimento e viabilidade tumorais. Um marcador importante de angiogênese é o VEGF. A expressão do receptor ao VEGF foi investigada em uma coorte de casos de HNSCC (8). Os resultados mostraram que VEGFR-1 (Flt-1), VEGF-2 (KDR/Flk-1) e VEGF-3 (Flt-4) estavam todos presentes nas células tumorais, macrófagos associados com tumor, fibroblastos e microvasos dentro e ao redor do tumor. A detecção de VEGF-1 e 2 mostrou uma expressão aumentada destes receptores nas células tumorais. Os resultados indicaram que a angiogênese induzida por VEFG era mediada através de um mecanismo autócrino porque as células endoteliais vasculares também produziam VEGF. Estudos *in vitro* mostraram que VEGF também é produzido pelas células tumorais e pode ser bloqueado por anti-VEGF, assim possibilitando o uso de inibidores da angiogênese como modalidade terapêutica. Inibidores antiangiogênese como angiostatina, endostatina ou anticorpos neutralizadores dirigidos contra VEFG foram usados em pacientes com HNSCC com resultados mistos, mas a maioria não mostrou nenhum efeito sobre a história natural da doença. Smith *et al.* (9), usando tecidos obtidos de 56 pacientes com carcinoma de células escamosas oral e orofaríngeo, examinaram a relação de p53, Rb, ciclina D1, E-caderina, VEGF e moléculas de adesão de células epiteliais como marcadores em pacientes com HNSSC com tumor metastático aos linfonodos. Estes marcadores não foram constatados preditores adequados de metástase nodal em pacientes com HNSSC. Entretanto, VEGF por análise multivariada foi julgado um marcador importante e foi constatado associado à alta sobrevida global. Além disso, quando VEGF foi comparado com outras variáveis clínicas tais como estádio T e N, ele foi determinado um preditor significante da sobrevida global. Angiogênese no carcinoma de células escamosas de diversas localizações parece ser induzida por VEGF-A e oncogene relacionado com células escamosas (SCSRO) (10). SCCRO, 3q26-q27, foi constatado amplificado em 56% dos casos de HNSCC, em 25% das lesões pré-malignas e em menor extensão na mucosa normal (3%) (11). A presença desta amplificação foi associada à progressão para carcinoma invasivo e foi um fator prognóstico negativo (Tabela 9.1) (12).

TELÔMEROS

Os telômeros estão presentes nas extremidades dos cromossomas e consistem em hexâmeros TTAGGG repetidos. Os telômero são alongados pelas telomerases, que acrescentam novas repetições à seqüência. A telomerase é uma transcriptase reversa especializada que está envolvida na síntese de telômeros e em alguns eu-

TABELA 9.1
NÚMERO DE CÓPIAS 3q E PROGNÓSTICO

Número de Cópias	Recorrência Locorregional (%)	Sobrevida de 3 Anos Livre de Doença (%)	Morte pela Doença (%)
Número normal	32	69,3	14
Amplificação de baixo nível	72	55,6	44
Amplificação de alto nível	90	10	70

cariotas é ativa apenas nas células germinais. Nos humanos, a atividade de telomerase é fechada à medida que as células se dividem e o telômero torna-se mais curto com a idade. Entretanto, na maioria dos cânceres humanos, a atividade de telomerase pode ser detectada e responsabiliza-se pela duração de vida prolongada das células malignas. Em contraposição, o bloqueio da atividade da telomerase deve reduzir a probabilidade de carcinogênese. A existência de atividade de telomerase no HNSCC foi investigada para determinar se a presença desta atividade poderia ser usada como uma avaliação do risco de câncer nesta localização (13). Noventa e seis amostras de tecidos foram avaliadas, nas quais se incluíram tumores primários, metástases cervicais, tecidos displásicos e tecidos normais. Os autores relataram que a atividade de telomerase estava presente nos carcinomas de células escamosas primários e metastáticos da cabeça e do pescoço. Níveis mais altos de atividade de telomerase também estavam presentes no epitélio displásico, sugerindo que a atividade de telomerase também pode estar presente em lesões pré-neoplásicas.

AVALIAÇÃO DA MARGEM CIRÚRGICA

Um resultado bem-sucedido de uma cirurgia depende da cooperação do cirurgião e do patologista. Recorrência local é um risco bem definido associado à ressecção inadequada do tumor primário. Goldenberg *et al.* (14) desenvolveram um método molecular para avaliar, em tempo real, o estado das margens cirúrgicas. Os métodos moleculares precedentes não foram suficientes para fornecer informação necessária acerca do estado das margens de ressecção. A hipótese foi de que os tumores humanos freqüentemente têm alterações nos padrões de metilação de promotores de genes. Um método rápido para determinar alterações nos produtos de reação de cadeia de polimerase (PCR) metilação-específicos foi desenvolvido para identificar alterações moleculares nos tumores e margens cirúrgicas no momento da cirurgia em pacientes com HNSCC. Os autores avaliaram espécimes quanto à presença de metilação promotora em dois genes: p16 é O^6-metilguanina-DNA-metiltransferase (MGMT). p16 é um gene supressor de tumor, e MGMT é um gene de reparação do DNA. Ambos estavam elevados em 1 de 13 pacientes com HNSCC, enquanto p16 estava elevado em 3 de 13 pacientes, e 2 de 13 pacientes continha hipermetilação do promotor de MGMT. Nas margens cirúrgicas, os autores relataram que 3 de 6 pacientes tinham margens metiladas positivas. Eles assinalaram que investigações adicionais eram necessárias para validar esta metodologia e sua aplicação à avaliação imediata das margens cirurgicamente ressecadas em pacientes com HNSCC. Metilação aberrante do promotor ataxia-telangiectasia (ATM) está presente em um grande número de carcinomas de células escamosas de cabeça e pescoço. Ai *et al.* (15) mostraram em uma série de 100 pacientes com HNSCC que 25% tinham hipermetilação aberrante do promotor ATM resultando em perda de função deste gene supressor tumoral. A expressão aberrante foi associada à diminuição na sobrevida global dos pacientes. Entretanto, estudos mostraram que a hipermetilação pode ocorrer na pele normal.

ARRANJOS DE GENES E PADRÕES DAS PROTEÍNAS

Uma correlação positiva na expressão de genes no HNSCC foi obtida pos Schmalbach *et al.* (2) no seu estudo de carcinomas de células escamosas metastáticos e não-metastáticos da cavidade oral/faringe. Usando análise de microarranjos e imunoistoquímica, aproximadamente 9.600 genes foram perfilados. Diferenças em expressão entre tumores metastáticos e não metastáticos foram encontrados para colágeno tipo XI a-1 (COL11A1); expressão do inibidor tecidual de metaloproteinases-1 (TIMP-1) em tumores metastáticos; e SERPINB2, um inibidor de serina protease que foi encontrado diminuído em tumores metastáticos. A aplicação da tecnologia de microarranjo em câncer de cabeça e pescoço foi revista por Warner *et al.* em 2004 (16). O tema central desta metodologia é identificar genes que podem ter influência sobre a patogenia do câncer oral e de cabeça e pescoço. O procedimento permite a identificação de genes expressados diferencialmente, os quais podem estar aumentados ou diminuídos. O perfil dos arranjos produz informação a respeito do modo de expressão, detecção de mutação e análise do número de cópias do gene. Apesar dos avanços na tecnologia de microarranjo, numerosas dúvidas permanecem a respeito da utilidade desta metodologia para elucidar a iniciação, progressão e história natural do HNSCC. Para superar algumas destas dificuldades, foi iniciado um projeto nacional intitulado Head and Neck Cancer Genome Anatomy Project. A meta deste projeto é estabelecer um banco de dados de genes que são constantemente expressados nos tumores de cabeça e pescoço (17).

Uma tecnologia mais recente, dessorção e ionização a *laser* assistida por matriz (MALDI), foi introduzida e permite a identificação de padrões das proteínas séricas que distinguem pacientes com câncer de controles. Usando um total de 341 amostras de soro, Sidransky *et al.* (18) postularam que os espectros de proteínas derivados do soro seriam diferentes em pacientes com HNSCC daqueles em controles normais. Os autores elaboraram métodos estatísticos para analisar os dados obtidos de 191 pacientes com câncer e 143 sujeitos controles. Uma sensibilidade de 70% e uma especificidade de 90% foram obtidas usando o seu modelo. Estes resultados sugerem que o modelo usado para examinar os dados derivados foi significativamente melhor que a hipótese nula. Outro método disponível para determinar perfis de biomarcadores nas proteínas séricas é o sistema dessorção/ionização a *laser* intensificadas pela superfície (SELDI-TOF Protein Chip) (19). A metodologia envolve a aplicação de uma amostra de soro à superfície de uma rodela ligadora de proteína. A superfície revestida de proteína da rodela é excitada com um *laser*, o que faz as proteínas voarem da superfície da rodela. Os íons passam através de um tubo de vácuo e as proporções massa/carga são calculadas baseando-se no tempo de trânsito através da câmara iônica. Neste sistema, os resultados são analisados usando-se *software* comercial e normalizados usando-se corrente iônica total. Em um estudo de 99 pacientes com HNSCC, 102 pacientes controles sadios e 25 fumantes, foi mostrado que uma distinção pôde ser feita entre os pacientes com câncer e os pacientes controles (19). A técnica neste estudo mostrou uma sensibilidade de 83,3% e uma especificidade de 90% para diferenciar pacientes controles de pacientes com câncer. Os valores preditivos positivo e negativo foram 80% e 92%, respectivamente. Tanto o MALDI quanto o SELDI-TOF demonstraram oferecer maneiras de diferenciar lesões benignas e malignas baseando-se nos padrões de proteínas presentes no soro.

MATRIZES METALOPROTEINASES

Matrizes metaloproteinases (MMPs) são enzimas proteolíticas que possuem uma função central na degradação da matriz extracelular. Foi demonstrado que elas também regulam funções que são centrais no desenvolvimento de malignidade. Estas incluem o crescimento das células cancerosas, diferenciação, apoptose, migração e invasão de células tumorais, angiogênese e imunovigilância (20). As MMPs são proteases cálcio e zinco-dependentes e foram originalmente classificadas como colagenases, gelatinases, estromisinas e matrilisinas. Elas são ativadas através de um mecanismo autoproteolítico ou através da interação com outras MMPs ou por serinas proteases. Há atualmente pelo menos 28 MMPs na família das matrizes metaloproteinases. As MMPs podem ser expressadas pelas células cancerosas (MMP-7) e são sintetizadas por células estromais, inflamatórias e endoteliais (MMP-2, 9). A atividade proteolítica das MMPs é regulada por inibidores chamados inibidores teciduais de metaloproteinases (ou TIMPs). Estes inibidores são secretados e ligam-se seletiva e reversivelmente às MMPs em uma estequiometria de 1:1 (21). TIMP-1, 2 e 4 possuem atividade antiapoptótica, enquanto TIMP-3 pode suprimir ou aumentar a apoptose. TIMP-1 demonstrou inibir o crescimento de tumores induzidos experimentalmente (22) (Tabela 9.2).

Estudos envolvendo pacientes com câncer de cabeça e pescoço mostraram que as MMPs são expressadas e ativadas nas malignidades e são negativas nos tecidos normais. O assunto da MMP e a relação com invasão e metástases de carcinomas de células escamosas da cabeça e pescoço foi investigado por O-charoenrat *et al.* (23). Uma variedade de MMPs e TIMP-1 foram avaliadas quanto à hiperexpressão em tecidos malignos e tecido normal pareado. As MMPs estudadas incluíram MMPs-1, 2, 3, 7, 9, 10 11 e 13. Os resultados mostraram que, em geral, hiperexpressão de MMPs estava presente nos tecidos malignos em comparação com a mucosa normal (Tabela 9.3).

Krecicki *et al.* (24) sugeriram que a hiperexpressão de TIMP-1 tendeu mais a ser associada com tumores laríngeos bem a moderadamente diferenciados. O relato por Ruokolainen *et al.* (25) sobre a MMP-9 mostrou uma relação clara entre sobrevida livre de doença e recidiva em pacientes cujos tumores eram MMP-9 positivos (Tabela 9.4). Os pacientes cujos tumores eram MMP-9 negativos tiveram uma melhor sobrevida global de 5 anos. A sobrevida global aos 5 anos dos pacientes cujos tumores foram MMP-9+ foi 45%, em comparação com 92% nos casos que eram negativos para MMP-9 (Tabela 9.4).

Resultados semelhantes foram obtidos por Katayama *et al.* (26) no seu estudo de 53 pacientes japoneses com carcinomas de células escamosas orais em estádio inicial. Neste estudo, MMP-2, MMP-9, MT1-MMP e TIMP-2 foram avaliadas para determinar seu efeito so-

TABELA 9.2

PRODUTOS GENÉTICOS SELETIVOS EM CARCINOMAS MALIGNOS DE CÉLULAS ESCAMOSAS DE CABEÇA E PESCOÇO

Nome do Gene	Função
Aumentados	
Fator de crescimento endotelial vascular	Angiogênese
Fator de crescimento derivado das plaquetas	Citocina
BAXγ	Apoptose
Receptor ao fator de crescimento epidérmico	Citocina
Ciclina A	Ciclo celular
C-myc	Regulação da transcrição
Diminuídos	
Inibidor de metaloproteinase	Adesão
Caderina-6	Adesão
Caderina-7	Adesão
Citoceratina–15	Estrutura celular

TABELA 9.3
MMPS, TIMP-1 E INVASÃO, E METÁSTASE

Expressão de MMP	Correlação Clínica
1, 9, TIMP-1	Associação positiva com classificação T mais alta
9	Associação positiva com padrão de crescimento infiltrante Associado a metástases nos linfonodos
2, 9	Presente em doença avançada (Estágio III, IV)
1, 2, 9, 11, TIMP-1	Sem associação entre idade, sexo, local do tumor primário, grau

TIMP, inibidor tecidual das metaloproteinases; MMP, matriz metaloproteinase.

bre o prognóstico. Nos casos com metástases, os tumores primários que eram altamente positivos para MMP-2, MMP-9 e TIMP-2 demonstraram ser significativamente maiores que aqueles presentes nos pacientes sem metástases. Curiosamente, não houve diferença na expressão de MMP em pacientes com recorrências locais quando comparados com pacientes sem metástases ou recorrência. Os autores concluíram que MMP-9 e TIMP-2 foram associados a metástases nos linfonodos regionais e distais e um mau prognóstico, e estes marcadores podem ser úteis na identificação de pacientes em risco de desenvolvimento de doença distante.

É importante notar que nem todos os estudos das MMPs e sua influência sobre o prognóstico mostraram uma relação entre HNSCC e comportamento biológico. De fato, esta área permanece aberta para investigação adicional usando grandes coortes de pacientes e longo acompanhamento. Os casos terão que ser avaliados de acordo com parâmetros tumorais (p. ex., diferenciação, tamanho e localização) e metástases (locais e distantes) ao longo de um período de tempo significativo para detectar diferenças. O tipo de tratamento (p. ex., radiação, quimioterapia ou quimioterapia adjuvante) também terá que ser considerado.

BIOPSIA DE LINFONODO SENTINELA NO CÂNCER DE CABEÇA E PESCOÇO

O uso da biopsia de linfonodo sentinela foi originalmente desenvolvido para detectar melanoma maligno nos linfonodos drenantes. Mais recentemente, o uso de biopsia de linfonodo sentinela em câncer de mama, como um método alternativo à dissecção dos linfonodos axilares, tornou-se uma técnica padrão para detectar câncer mamário metastático nos linfonodos axilares (27,28). Esta metodologia encontrou uso amplo, mas não sem controvérsia, como método de detectar linfonodos potencialmente positivos em pacientes com melanoma e câncer de mama. O método exige injeção de um corante azul ou marcador radioativo para identificar o linfonodo de drenagem proximal adjacente a um tumor. Uma vez ressecado, o linfonodo é examinado pelo patologista usando preparações de contato, cortes incluídos em parafina seriados, coloração com hematoxilina e eosina, e imunoistoquímica para detectar câncer metastático (29). O emprego da biopsia de linfonodo sentinela exige coordenação entre o patologista e o cirurgião para tornar a técnica útil como ferramenta diagnóstica. Foi demonstrado que a condição do linfonodo ressecado pode afetar a avaliação histopatológica do linfonodo. Estudos mostram que no melanoma a maioria das micrometástases são encontradas na área do seio subcapsular do linfonodo (86% a 92%) e em menor extensão em outras localizações (30). Em pacientes com melanoma, métodos moleculares foram usados para detectar micrometástases nos linfonodos. Atualmente em uso está um método de reação de cadeia de polimerase de transcriptase reversa (RT-PCR) para detectar RNA mensageiro (mRNA) de tirosinase (31,32). Este procedimento foi considerado de valor limitado e poderia produzir resultados falso-positivos se células névicas estivessem presentes no espécime. Outras limitações incluíram sensibilidade excessiva, especificidade questionável e ausência de correlação morfológica resultando do uso de RT-PCR dos tecidos resseca-

TABELA 9.4
MMP E PROGNÓSTICO

Intensidade da coloração da proteína imunorreativa			
MMP-9 +++ (%)	MMP-9 ++ (%)	MMP-9 + (%)	Negativa
29/74 (39)	11/74 (15)	21/74 (28)	13/74 (18)
Hiperexpressão de MMP-9 e sobrevida (% dos pacientes)			
36	50	57	79
Hiperexpressão de MMP-9 e recidivas clínicas (%)[a]			
Recidiva local	Recidiva Nodal	Recidiva Hematogênica	
33	52	60	

MMP, matriz metaloproteinase.
[a]39 pacientes tiveram recidivas e 37 de 39 eram MMP-9+ (P = 0,003).

dos disponíveis. Usar imunoistoquímica para demonstrar células reativas com S-100, HMB45 e MART 1 representa a abordagem clássica para a detecção de células melanocíticas. Uma limitação resultante do uso destes anticorpos inclui a coloração inespecífica de células outras que não melanoma, levando desse modo a diagnósticos errôneos. O uso de tecidos incluídos em parafina permite ao revisor avaliar as células que se coram e fazer correlações entre a imunoistoquímica e a morfologia celular com hematoxilina e eosina. A recomendação atual é usar uma bateria de colorações listada anteriormente para melanoma e colorações para citoceratina para tumores epiteliais.

O uso da biopsia de linfonodo sentinela na detecção do câncer metastático de cabeça e pescoço foi introduzido como uma ferramenta diagnóstica (33). Ross *et al.* (34) reviram os resultados de uma experiência multicêntrica internacional em pacientes que clinicamente eram pacientes N0. O estudo envolveu 316 pacientes com pescoço clinicamente N0. A experiência global teve uma sensibilidade de 90% e foi altamente dependente da abrangência da clínica do centro. Aqueles com poucos pacientes (≤ 10) tiveram uma sensibilidade de 57% em comparação com os centros com grande população de pacientes (> 10 casos) onde a sensibilidade aproximou-se de 94%. O resultado deste estudo suportou o uso do exame do linfonodo sentinela no estadiamento de pacientes com pescoço clinicamente N0. Os autores sugeriram que experiências multicêntricas adicionais seriam necessárias para estabelecer firmemente este procedimento como um procedimento custo-efetivo e útil para estadiamento em pescoços clinicamente N0. Áreas potencialmente problemáticas que necessitam ser adicionadas a estes estudos incluíram variações para estabelecer o pescoço N0, variações na linfocintigrafia e variações na via de acesso cirúrgico (35).

A finalidade desta revisão é apresentar ao leitor novas percepções da biologia básica do HNSCC e mostrar como a tecnologia moderna está contribuindo para o nosso conhecimento do câncer humano. Nem todas as metodologias experimentais são usadas na avaliação cotidiana do HNSCC. Entretanto, o futuro mostrará que as metodologias diagnósticas refinadas contribuirão grandemente para o diagnóstico e o tratamento dos pacientes com HNSCC.

PONTOS IMPORTANTES

- A biologia molecular oferece uma oportunidade para estudar o papel dos oncogenes no desenvolvimento neoplásico.
- Oncogenes podem desempenhar um papel no processo de múltiplas fases da carcinogênese do carcinoma de células escamosas da boca e outros locais na cabeça e no pescoço.
- Mutações nos genes supressores de tumores são associadas ao desenvolvimento e à progressão da doença maligna nos humanos.
- O Human Genome Project permite a elucidação de genes específicos e modificações de genes que podem influenciar o desenvolvimento humano e promover o crescimento neoplásico.
- Como resultado do Projeto Genoma Humano, novos campos de estudo foram definidos, como a genômica (detecção de genes associados a câncer) e a proteômica (estudos dos genes ao nível das proteínas).
- Microdissecção de captura a *laser* oferece um método de remover seletivamente células ou grupos de células individuais de tumores humanos para análise genética.
- A tecnologia de microarranjo de DNA fornece importante informação acerca da caracterização do tumor e oferece mecanismos para adaptar a terapia.
- Instabilidade dos microssatélites é usada para avaliar polimorfismos do DNA nos tecidos neoplásicos para documentar perda da heterozigosidade.
- A instabilidade dos microssatélites forneceu ou elucidou uma associação entre alterações genéticas, estádio avançado do câncer e prognóstico.

REFERÊNCIAS

1. Kerbel RS. Tumor angiogenesis: past, present and the near future. *Carcinogenesis* 2000;21:505-515.
2. Schmalbach CE, Chepeha DB, Giordano TI, et al. Molecular profiling and the identification of genes associated with metastatic oral cavity/pharynx squamous cell carcinoma. *Arch Otolaryngol Head Neck Surg* 2004;130:295-302.
3. Belbin TL Singh B, Barber I, et al. Molecular classification of head and neck squamous cell carcinomas using cDNA microarrays. *Cancer Res* 2002;62:1184-1190.
4. Ginos MA, Page GP, Michalowicz BS, et al. Identification of a gene expression signature associated with recurrent disease in squamous cell carcinoma of the head and neck. *Cancer Res* 2004;64:55-63.
5. Hardisson D. Molecular pathogenesis of head and neck squamous cell carcinoma. *Eur Arch Otorhinolaryngol* 2003;260:502-508.
6. Gonzalez HE, Gujrati M, Frederick M, et al. Identification of 9 genes differentially expressed in head and neck squamous cell carcinoma. *Arch Otolaryngol Head Neck Surg* 2003;129:754-759.
7. Ha PK, Benoit NE, Yochem R, et al. A transcriptional progression model for head and neck cancer. *Clin Cancer Res* 2003;9:3058-3064.
8. Lalla RV, Boisoneau DS, Spiro JD, et al. Expression of vascular endothelial growth factor receptors on tumor cells in head and neck squamous cell carcinoma. *Arch Otolaryngol Head Neck Surg* 2003;129:882-888.
9. Smith BD, Smith GL, Carter D, et al. Molecular marker expression in oral and oropharyngeal squamous cell carcinoma. *Arch Otolaryngol Head Neck Surg* 2001;127:780-785.
10. Estilo CL, O-charoenrat P, Ngai I, et al. The role of novel oncogenes squamous cell carcinoma-related oncogene and phosphatidylinositol 3-kinase p110α in squamous cell carcinoma of the oral tongue. *Clin Cancer Res* 2003;9:2300-2306.

11. Talbot SG, O-charoenrat P, Sarkaria IS, et al. Squamous cell carcinoma related oncogene regulates angiogenesis through vascular endothelial growth factor-A. Ann Surg Oncol 2004;11:530-534.
12. Singh B, Stoffel A, Gogineni S, et al. Amplification of the 3q26.3 locus is associated with progression to invasive cancer and is a negative prognostic factor in head and neck squamous cell carcinomas. Am J Pathol 2002;161:365-371.
13. Zhang S, Dong M, Teng X, et al. Quantitative assay of telomerase activity in head and neck squamous cell carcinoma and other tissues. Arch Otolaryngol Head Neck Surg 2001;127:581-585.
14. Goldenberg D, Harden S, Masayesva BG, et al. Interoperative molecular margin analysis in head and neck cancer. Arch Otolaryngol Head Neck Surg 2004;130:39-44.
15. Ai L, Vo QN, Zuo C, et al. Ataxia-telangiectasis-mutated (ATM) gene in head and neck squamous cell carcinoma: Promoter hypermethylation with clinical correlation in 100 cases. Cancer Epidemiol Biomarkers Prev 2004;13:150-156.
16. Warner GC, Reis PP, Makitie AA, et al. Current applications of microarrays in head and neck cancer research. Laryngology 2004;114:241-248.
17. Leethanakul C, Knezevic V, Patel V, et al. Gene discovery in oral squamous cell carcinoma through the head and neck cancer genome anatomy project: confirmation by microarray analysis. Oral Oncol 2003;39:248-258.
18. Sidransky D, Irizarry R, Califano JA, et al. Serum protein MALDI profiling to distinguish upper aerodigestive tract cancer patients from control subjects. J Natl Cancer Inst 2003;95:1711-1717.
19. Wadsworth IT, Somers KD, Stack BC Jr, et al. Identification of patients with head and neck cancer using serum profiles. Arch Otolaryngol Head Neck Surg 2004;130:98-104.
20. Egeblad M, Werb Z. New functions for the matrix metalloproteinases in cancer progression. Nat Rev Cancer 2002;2:161-174.
21. Hojilla CV, Mohammed FF, Khokha R. Matrix metalloproteinase and their tissue inhibitors direct cell fate during cancer development. Br J Cancer 2003;89:1817-1821.
22. Ha PK, Benoit NE, Yochem R, et al. A transcriptional progression model for head and neck cancer. Clin Cancer Res 2003;9:3058-3064.
23. O-charoenrat P, Rhys-Evans PH, Eccles SA. Expression of matrix metalloproteinases and their inhibitors correlates with invasion and metastasis in squamous cell carcinoma of the head. Arch Otolaryngol Head Neck Surg 2001;127:813-820.
24. Krecicki T, Fraczek M, Jelen M, et al. Expression of collagenase-1 (MMP-1), collagenase-3 (MMP-13) and tissue inhibitor of matrix metalloproteinase-1 (TIMP-1) in laryngeal squamous cell carcinoma. Eur Arch Otorhinolaryngol 2003;260:494-497.
25. Ruokolainen H, Paakko P, Turpeenniemi-Hujanen T. Expression of matrix metalloproteinase-9 in head and neck squamous cell carcinoma. A potential marker for prognosis. Clin Cancer Res 2004;10:3110-3116.
26. Katayama A, Bandoh N, Kishibe K, et al. Expression of matrix metalloproteinases in early-stage oral squamous cell carcinoma as predictive indicators for tumor metastases and prognosis. Clin Cancer Res 2004;10:634-640.
27. Catzeddu T, Bertelli G, Mastro LD, et al. Sentinel lymph node biopsy in breast cancer patients: The medical oncology perspective. J Surg Oncol 2004;85:129-132.
28. Cafiero F, Gipponi M. Sentinel lymph-node biopsy in solid neoplasms: A decade of clinical applications. J Surg Oncol 2004;85:99-101.
29. Karimipour DJ, Lowe L, Su L, et al. Standard immunostains for melanoma in sentinel lymph node specimens: Which ones are most useful? J Am Acad Derm 2004;50:759-764.
30. Murray CA, Leong WL, McCready DR, et al. Histopathological patterns of melanoma metastases in sentinel lymph nodes. J Clin Pathol 2004;57:64-67.
31. Roberts AA, Cochran AJ. Pathologic analysis of sentinel lymph nodes in melanoma patients: Current and future trends. J Surg Oncol 2004;85:152-161.
32. Davids V, Kidson SH, Hanekom GS. Melanoma patient staging: Histopathological versus molecular evaluation of the sentinel node. Melanoma Res 2003;13:313-324.
33. Werner JA, Dunne AA, Folz BI, et al. Value of sentinel lymphadenectomy in head and neck cancer Ann Surg Oncol 2004;11:267S-270S.
34. Ross GL, Shoaib T, Soutar DS, et al. The first international conference on sentinel node biopsy in mucosal head and neck cancer and adoption of a multicenter trial protocol. Ann Surg Oncol 2002;9:406-410.
35. Kosuda S, Kusano S, Kohno N, et al. Feasibility and cost-effectiveness of sentinel lymph node radiolocation in stage NO head and neck cancer. Arch Otolaryngeal Head Neck Surg 2003;129:1105-1109.

CAPÍTULO 10

Neurologia

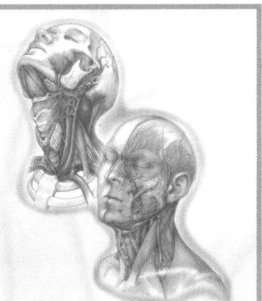

Frank E. Lucente ▪ Konstantin Tarashansky ▪ Toby I. Gropen

Numerosas doenças neurológicas manifestam-se na região da cabeça e do pescoço, e sintomas otorrinolaringológicos podem constituir a apresentação inicial de muitas delas. Reconhecimento precoce e tratamento oportuno das várias e complexas condições neurológicas são grandemente facilitadas pela compreensão clara das características neuroanatômicas e neurofisiológicas da região (1–4) (Figs. 10.1–10.7), particularmente os nervos cranianos (Tabela 10.1). Freqüentemente, uma constelação dos sinais semelhantes na cabeça e no pescoço origina-se de processos patogeneticamente muito distintos, que podem requerer abordagens diagnósticas e terapêuticas diferentes. A revisão sistemática das principais subclasses das doenças neurológicas que aparecem nos territórios da orelha, do nariz, da garganta e do pescoço ajudará na pronta diferenciação e classificação dos achados clínicos e no estabelecimento de um diagnóstico apropriado. Este capítulo examinará as principais manifestações das doenças degenerativas e desmielinizantes sistêmicas que afetam a condução nervosa e a transmissão neuromuscular, comprometimentos vasculares com a ênfase na localização neurotopográfica do déficit, e alguns processos neoplásicos e infecciosos comuns do sistema nervoso que se apresentam na região da cabeça e do pescoço.

DOENÇAS DESMIELINIZANTES — ESCLEROSE MÚLTIPLA

A esclerose múltipla é uma doença desmielinizante inflamatória do sistema nervoso central (SNC) de etiologia desconhecida. Esta doença comumente tem uma evolução em recidivas e remissões e afeta principalmente adultos jovens. Mulheres são afetadas duas vezes mais que homens, e o pico de incidência ocorre entre 20 e 40 anos de idade. A prevalência da doença aumenta com a distância do equador e favorece a distribuição familiar com alta ocorrência em caucasianos. A associação genética da doença com os haplótipos DR15 e DQ6 do antígeno leucocitário humano (HLA) está bem reconhecida (5). A doença é caracterizada por múltiplos focos de desmielinização no SNC dispersos no tempo e no espaço. Dois ataques de déficit neurológico ao longo de um período de 6 meses em 2 localizações diferentes são necessários para estabelecer um diagnóstico (6). Neurite óptica, ocorrendo como um episódio de perda visual intermitente, dor periocular, percepção prejudicada da cor e defeito pupilar aferente é uma apresentação comum da doença, encontrada em 14% a 23% dos pacientes como sintoma inicial (5). Vertigem é o problema de apresentação em 7% a 10% dos pacientes e ocorre em até 30% dos pacientes ao longo da sua vida. A vertigem pode ser muito intensa, acompanhada por náusea e êmese, assemelhando-se à neuronite vestibular. Aproximadamente, 70% dos pacientes com esclerose múltipla apresentam-se com nistagmo. O nistagmo é predominantemente horizontal, embora em 33% dos pacientes ele tenha um componente vertical. Comprometimento cerebelar é freqüente e pode manifestar-se como nistagmo, fala escandida e tremor de intenção (tríade de Charcot), bem como incoordenação dos movimentos voluntários e da marcha (7). Diplopia horizontal na mirada lateral com falta de adução do olho ipsolateral e nistagmo de abdução do olho contralateral é uma manifestação de oftalmoplegia internuclear, ocorrendo secundariamente a uma lesão no fascículo longitudinal medial, que liga os núcleos dos nervos cranianos VI e III e coordena a mirada lateral conjugada (5). A presença de oftalmoplegia internuclear bilateral é um forte indicador diagnóstico de esclerose múltipla. Turvação da visão, em resposta a atividade vigorosa ou aumento da temperatura ambiente, é chamada fenômeno de Uhtoff e é característico da esclerose múltipla. Movimentos sacádicos lentos, acompanhamento ocular interrompido e dismetria ocular são freqüentemente secundários às lesões nas vias vestibulares. Perda auditiva aguda é rara

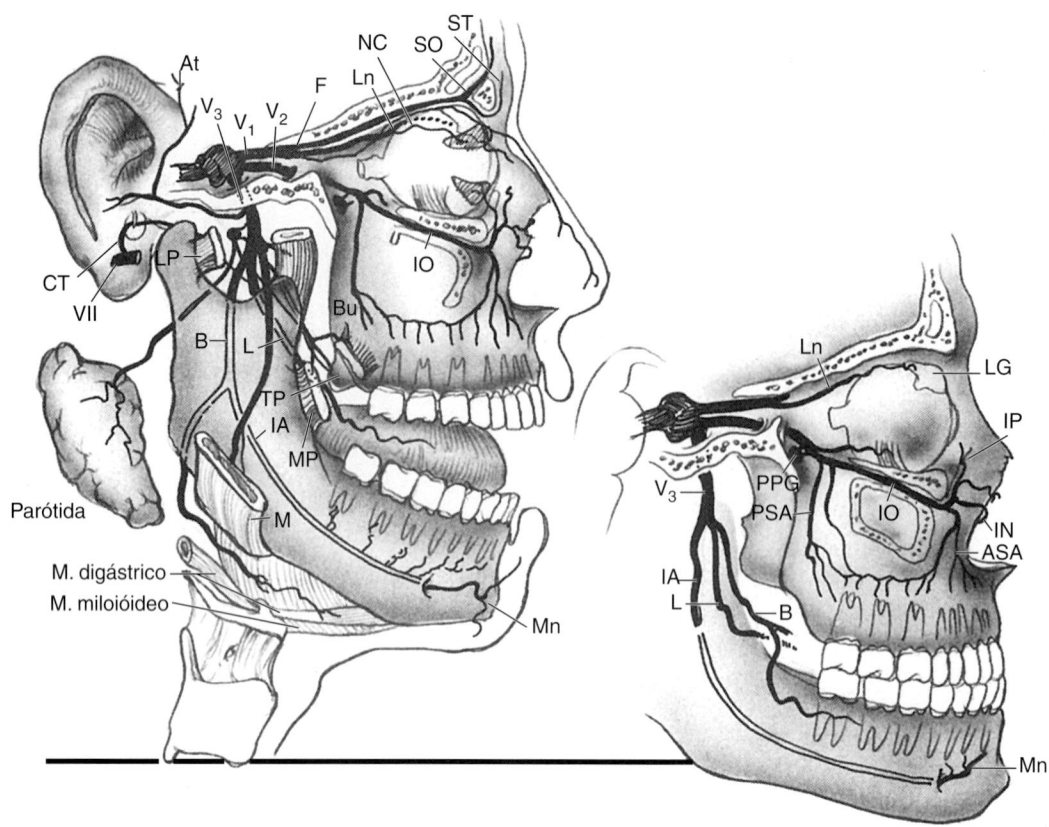

Figura 10.1

A: Nervo trigêmeo. **B:** Ramos maxilar e mandibular do nervo trigêmeo. ASA, nervo alveolar superior anterior; At, nervo auriculotemporal; B, nervo bucal; Bu, músculo bucinador; CT, corda do tímpano; F, nervo frontal; IA, nervo alveolar inferior; IO, nervo infra-orbitário; IP, nervo palpebral inferior; L, nervo lingual; Ln, nervo lacrimal; LG, glândula lacrimal; LP, músculo pterigóideo lateral; M, músculo masseter; Mn, nervo mentual; MP, músculo pterigóideo medial; NC, nervo nasociliar; PPG, gânglio pterigopalatino; PSA, nervo alveolar superior posterior; SO, nervo supra-orbitário; ST, nervo supratroclear; TP, músculo tensor palatino.

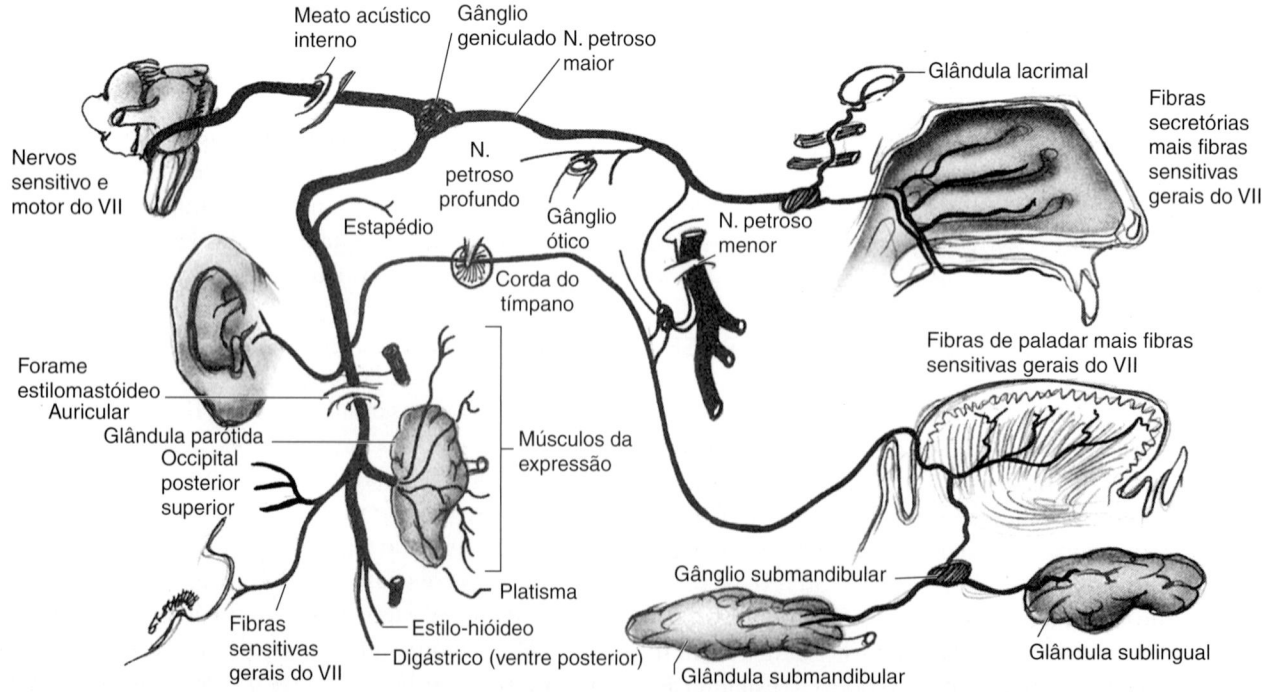

Figura 10.2

Nervo facial. (Modificado de The cranial nerves. In: Anderson JE, ed. *Grant's atlas of anatomy.* Baltimore: Williams & Wilkins, 1983:8-1, com permissão.)

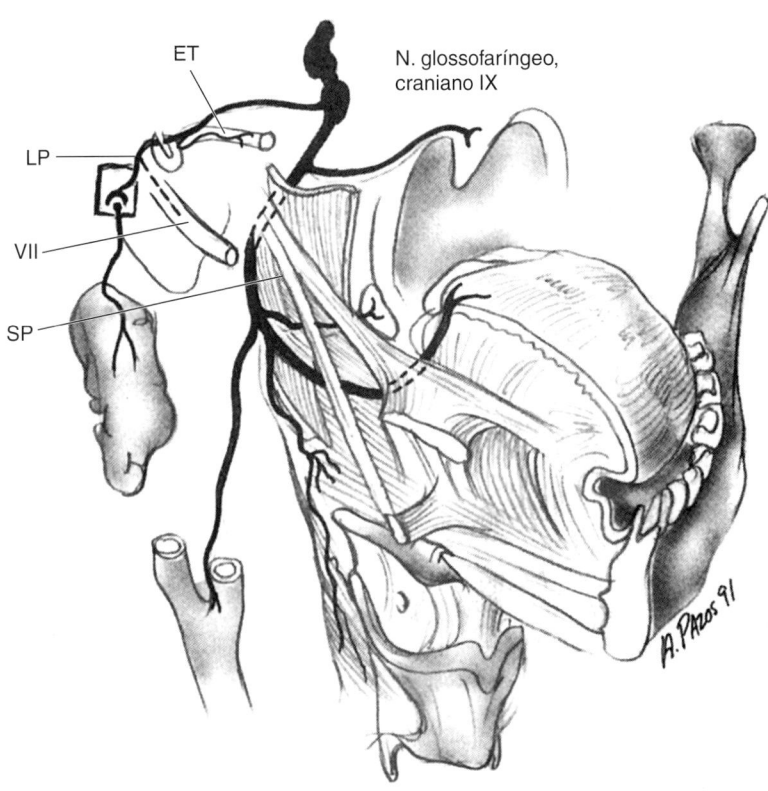

Figura 10.3
Nervo glossofaríngeo. LP, petroso menor; ET, tuba auditiva; VII, nervo facial; SP, músculo estilofaríngeo.

na esclerose múltipla. Comprometimento de nervos cranianos é observado secundariamente a lesões do tronco cerebral. O nervo trigêmeo é comumente afetado por causa do seu trato espinhal longo. A ocorrência da neuralgia trigeminal em um paciente jovem é muito sugestiva da doença. O comprometimento dos nervos cranianos IX, X e XII (em geral tardiamente na doença) causa disfagia, disartria, trismo, mioquimia e espasmo hemifacial.

Diversas modalidades diagnósticas permitem a identificação confiável da esclerose múltipla. Imagens de ressonância magnética (RMs) do cérebro e medula espinhal demonstram áreas de desmielinização da substância branca com sensibilidade de 85% a 90%. A presença de níveis aumentados de imunoglobulinas, ocasional pleocitose linfocítica, e especialmente bandas oligoclonais no líquido cefalorraquidiano (LCR) sem bandas oligoclonais séricas concomitantes é característica da doença. Embora em certa extensão suplantada pela RM, a presença de potenciais evocados do tronco cerebral anormais visuais, somatossensitivos e em menor grau auditivos pode revelar lesões subclínicas.

O tratamento da esclerose múltipla é dirigido para aliviar as exacerbações agudas com esteróides, reduzir a freqüência das recaídas com o uso de beta-interferons e como tratamento de suporte (5). Interferon 1b (Betaseron) foi o primeiro imunomodulador aprovado usado na esclerose múltipla. Outro interferon — beta 1 a (Avonex) — difere do interferon beta 1b por um aminoácido e componente carboidrato. O acetato de glatiramer (Copaxone) é outra terapia de primeira linha. É uma proteína sintética que simula a proteína básica da mielina, um componente da mielina que isola as fibras nervosas. A mitoxantrona (Novantrone) é um agente citotóxico, usado atualmente para esclerose múltipla refratária às terapias de primeira linha (5).

DOENÇAS NEUROMUSCULARES

Miastenia Grave

A miastenia grave é uma doença auto-imune progressiva na qual autoanticorpos aos receptores nicotínicos à acetilcolina prejudicam a transdução de sinal nas junções neuromusculares dos músculos estriados. A doença afeta todos os grupos etários, com a mais alta incidência em mulheres jovens e homens mais velhos. Fraqueza e fatigabilidade dos músculos estriados acentuadas por movimento repetitivo sem nenhum déficit evidente sensitivo ou reflexo são as marcas da doença. Inicialmente, a doença acomete pequenas unidades motoras. Os músculos extra-oculares são afetados em 90% dos pacientes com miastenia grave. Fatigabilidade dos músculos oculares, diplopia e ptose são os sinais iniciais mais comuns da doença. Em 15% dos pacientes, os sinais permanecem limitados ao aparelho ocular, mas a maioria dos pacientes experimenta progressão da doença para os músculos bulbares resultando em

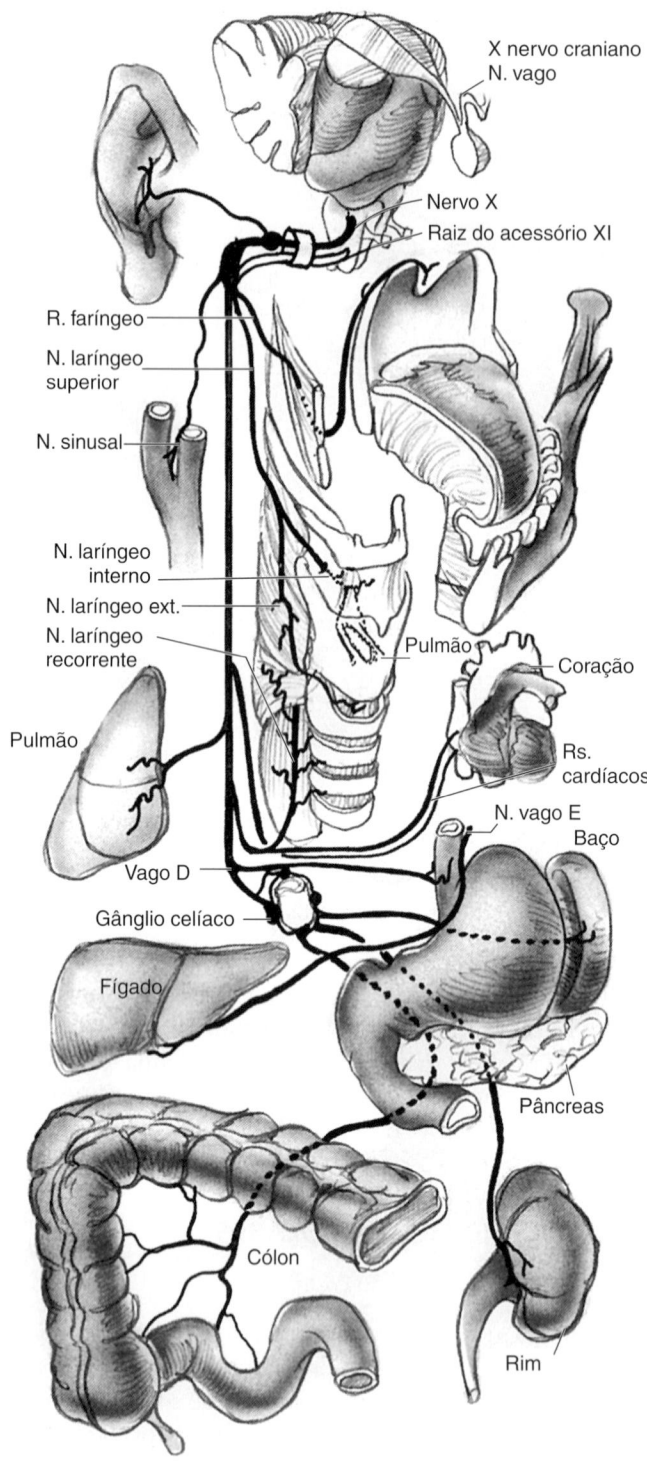

Figura 10.4
Nervo vago.

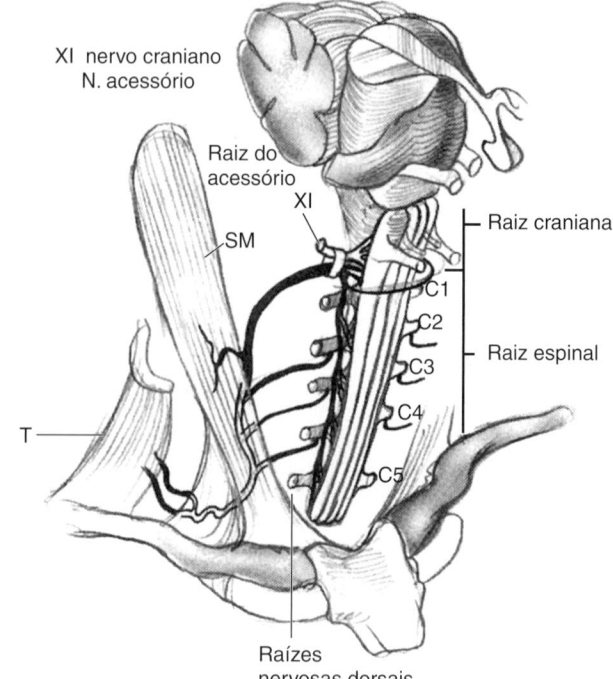

Figura 10.5
Nervo acessório espinal. SM, músculo esternocleidomastóideo; T, músculo trapézio.

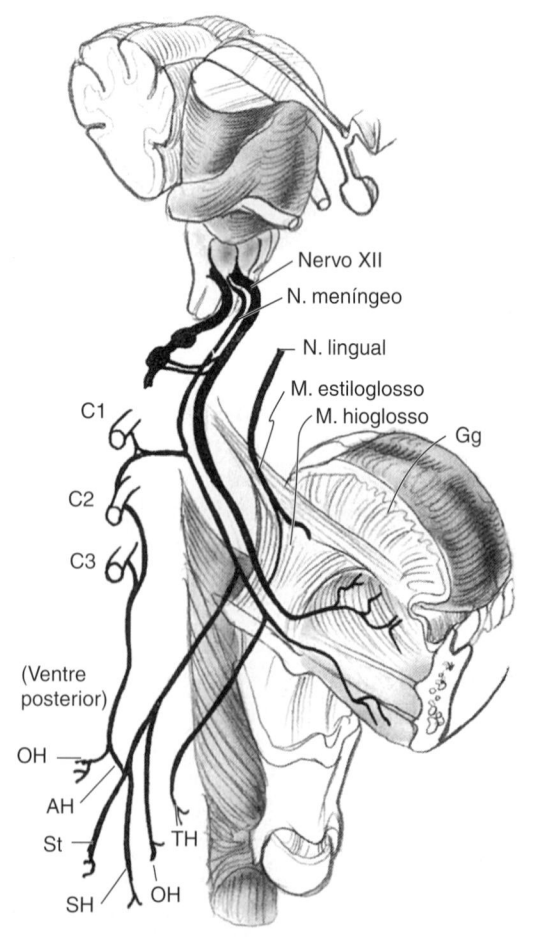

Figura 10.6
Nervo hipoglosso (nervo craniano XII). OH, músculo omo-hióideo; AH, alça do hipoglosso; St, esternotireóideo; SH, esterno-hióideo; TH, tíreo-hióideo; Gg, músculo genioglosso.

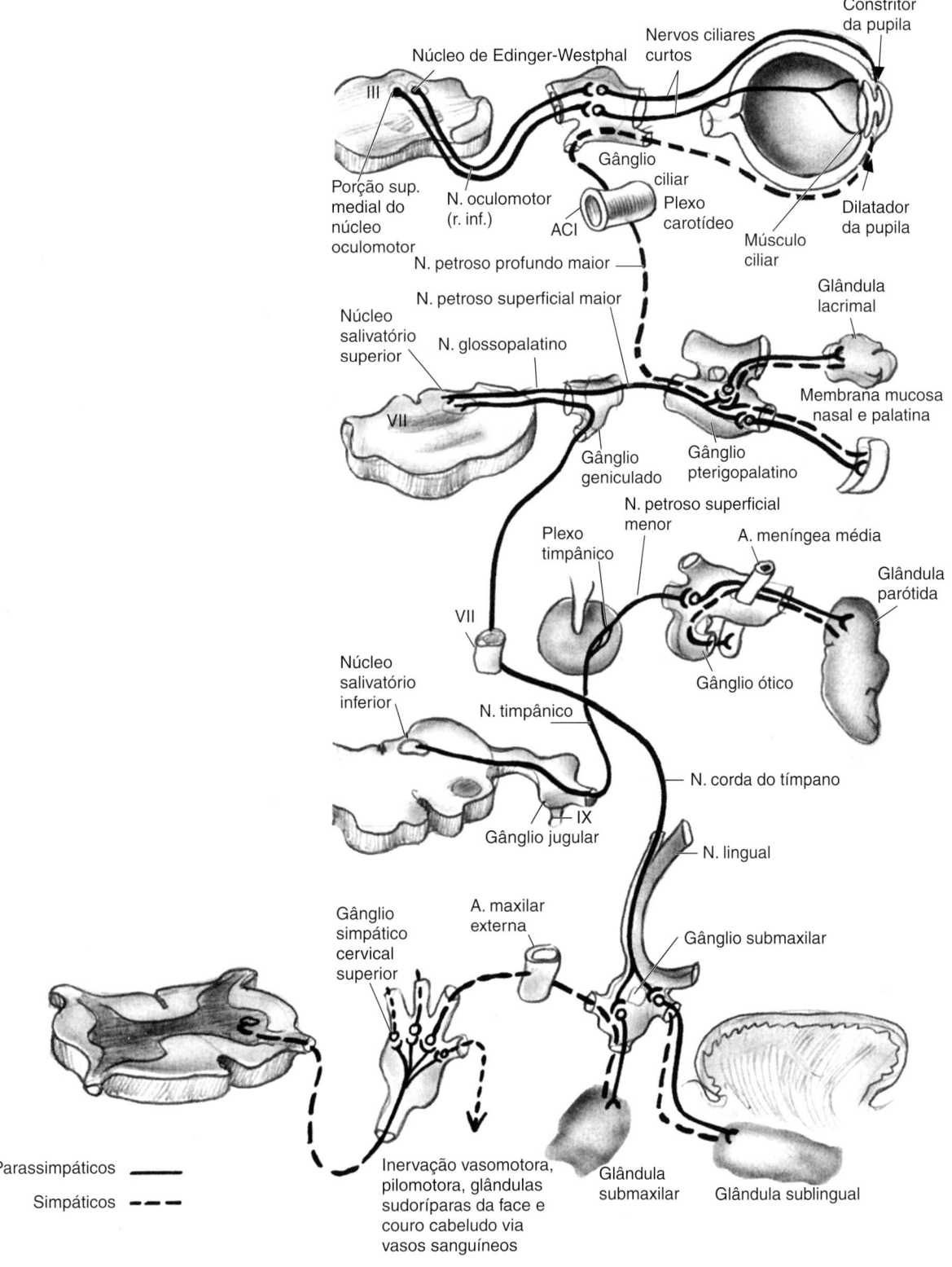

Figura 10.7

Gânglios autonômicos cranianos. O sistema nervoso parassimpático é de origem craniossacra. Corpos celulares pré-ganglionares são associados aos nervos cranianos III (ciliar), VII (pterigopalatino, submandibular), IX (ótico) e X e nervos espinais 2, 3 e 4. Os gânglios parassimpáticos são próximos à estrutura que está sendo inervada. A porção cervical da cadeia simpática forma três gânglios conectados por fibras simpáticas intervenientes. As fibras pré-ganglionares vêm dos cinco segmentos torácicos superiores da medula espinal. O gânglio cervical superior comunica-se com os nervos cranianos IX, X e XII e supre o plexo faríngeo, seio carotídeo e corpo carotídeo. O gânglio cervical médio comunica-se com os nervos cervicais 5 e 6 mas muitas vezes é pequeno ou ausente. O gânglio cervical inferior usualmente é fundido com o primeiro gânglio torácico para formar o gânglio estrelado, que se comunica com os nervos cervicais 6, 7 e 8 e o primeiro nervo torácico para prover influxo simpático ao membro superior.

TABELA 10.1
NERVOS CRANIANOS E SUAS FUNÇÕES E VIAS

Número	Nervo	Tipo	Função	Via
I	Olfatório	Sensitivo especial	Olfação	Tufos de pêlos olfatórios penetram a superfície mucosa, enviam sinais à membrana basal e unem-se a processos vizinhos para formar um plexo submucoso. Estes processos formam uma unidade de fibras nervosas que penetram a lâmina cribriforme e terminam nos glomérulos do bulbo olfatório. As células fazem sinapse aí e enviam axônios ao trato olfatório
II	Óptico	Sensitivo especial	Visão	O nervo óptico consiste principalmente em axônios das células na camada ganglionar da retina que convergem para o disco óptico. Feixes destes axônios penetram as capas coróidea e escleral do nervo e saem através do forame óptico. Nervos de ambos os lados convergem no quiasma óptico. No quiasma, fibras mediais da metade nasal da retina cruzam para os lados contralaterais. Fibras laterais (temporais) permanecem não cruzadas. As fibras proximais ao quiasma formam o trato óptico, que termina no corpo geniculado. Daí impulsos são retransmitidos ao córtex visual e outros núcleos que medeiam respostas reflexas
III	Oculomotor	Motor somático	Motor para todos os músculos extra-oculares exceto oblíquo superior e reto lateral	O nervo oculomotor supre impulsos motores somáticos e fibras proprioceptivas ao levantador da pálpebra superior, os músculos extra-oculares (exceto os músculos oblíquo superior e reto lateral), e todos os músculos intrínsecos (exceto o dilatador da pupila) do olho. Fibras deste nervo emergem do sulco oculomotor na fossa posterior e passam para a fissura orbitária superior e dividem-se no ramo superior, que supre os músculos reto superior e levantador da pálpebra superior, e o ramo inferior, que supre os músculos reto medial e inferior e o músculo oblíquo inferior
		Motor visceral	Suprimento parassimpático aos músculos ciliar e constritor da pupila	Fibras parassimpáticas entram no gânglio ciliar para suprir o músculo ciliar da íris e o esfíncter pupilar. O gânglio ciliar é um gânglio parassimpático constritor situado na órbita 1 cm anterior ao forame óptico
IV	Troclear	Motor somático	Motor para o músculo oblíquo superior	O nervo troclear inerva o músculo oblíquo superior. O núcleo troclear é no mesencéfalo. Fibras penetram a dura no bordo lateral do seio cavernoso. O nervo troclear entra na órbita através da fissura orbitária superior
V	Trigêmeo	Motor branquial	Motor para os músculos da mastigação (V3)	O nervo trigêmeo inerva os músculos da mastigação, milo-hióideo, tensor do tímpano, tensor do véu palatino e ventre anterior do digástrico
		Sensitivo geral	Sensitivo para a superfície de cabeça e pescoço, seios, meninges e membrana timpânica	O gânglio semilunar recebe as divisões oftálmica, maxilar e mandibular do nervo trigêmeo e fibras simpáticas do plexo carotídeo e envia ramos à dura. Os gânglios acessórios do nervo trigêmeo são pequenos gânglios parassimpáticos associados anatomicamente mas não funcionalmente com o nervo trigêmeo: o gânglio ciliar, gânglio pterigopalatino, gânglio ótico e gânglio submandibular
VI	Abducente	Motor somático	Motor para o reto lateral	Fibras emergem no sulco entre a ponte e a extremidade da pirâmide. O nervo entra na órbita através da fissura orbitária superior

TABELA 10.1
NERVOS CRANIANOS E SUAS FUNÇÕES E VIAS (Cont.)

Número	Nervo	Tipo	Função	Via
VII	Facial	Motor branquial	Motor para os músculos da expressão facial	O nervo facial corre através do meato acústico interno. No canal auditivo interno lateral, este nervo entra no canal ósseo de Falópio. Atinge a parede medial da cavidade timpânica na área ântero-superior e corre ao longo da parede medial da cavidade timpânica acima da janela oval. Na área ântero-superior da orelha média, há uma dobra posterior aguda. O gânglio geniculado está localizado nesta área. Posterior à janela oval e inferior ao ducto semicircular horizontal, o nervo vira para baixo para correr vertical e posterior para o ânulo timpânico ósseo. Ele sai do crânio através do forame estilomastóideo e entra na glândula parótida, onde se divide nos ramos temporal, zigomático, bucal, mandibular e ramos cervicais
	Facial	Motor visceral	Suprimento parassimpático às glândulas da cabeça exceto parótida e glândulas tegumentares	Fibras eferentes do núcleo salivatório superior viajam no nervo intermédio, onde se dividem no canal facial em dois grupos para se tornarem o nervo petroso maior para as glândulas lacrimal e nasais e a corda do tímpano para as glândulas submandibular e sublingual
		Sensitivo geral	Sensibilidade geral de uma pequena área em torno da orelha externa e da membrana timpânica	
		Sensitivo especial	Paladar, dois terços anteriores da língua	
VIII	Vestibulo-coclear	Sensitivo especial	Equilíbrio	O nervo vestibular origina-se em células bipolares no gânglio vestibular na parte superior do meato acústico interno lateral. Três ramos periféricos suprem a mácula do utrículo e sáculo e as cristas dos ductos semicirculares. Estas fibras viajam com o nervo coclear através do meato acústico interno e da fossa posterior e entram no bulbo
		Sensitivo especial	Audição	O nervo coclear transmite impulsos do órgão de Corti para o córtex auditivo. Células ciliadas no órgão de Corti recebem impulsos e enviam fibras para o modíolo ósseo, onde as fibras se tornam mielinizadas. Os corpos celulares são no gânglio espiral. Fibras centrais entram no meato acústico interno, onde as fibras vestibulares se juntam às fibras cocleares. Depois de atravessar o canal auditivo interno e o meato, este nervo entra no tronco cerebral no ângulo cerebelopontino
IX	Glossofaríngeo	Motor branquial	Motor para o músculo estilofaríngeo	O nervo glossofaríngeo emerge do tronco cerebral sob a forma de três a quatro raízes entre a oliva e o pedúnculo inferior. Ele sai do crânio através do forame jugular e corre entre a artéria carótida interna e a veia jugular interna acompanhando o bordo posterior do músculo estilofaríngeo
		Motor visceral	Suprimento parassimpático à glândula parótida	O nervo timpânico (de Jacobson) fornece inervação sensitiva à orelha média e inervação parassimpática à glândula parótida através do gânglio ótico. Este nervo entra no plexo timpânico e continua sob a forma do nervo petroso menor

Continua

TABELA 10.1
NERVOS CRANIANOS E SUAS FUNÇÕES E VIAS (Cont.)

Número	Nervo	Tipo	Função	Via
		Sensitivo visceral	Sensibilidade visceral a partir da artéria carótida	
		Sensitivo geral	Sensibilidade geral do terço posterior da língua e superfície interna da membrana timpânica	
		Sensitivo especial	Paladar, terço posterior da língua	O nervo cruza o músculo estilofaríngeo para penetrar profundamente nas terminações faríngeas. Quando o nervo deixa o forame jugular, há dois gânglios — o gânglio superior (jugular) e o gânglio inferior (petroso) — que contêm corpos celulares para as fibras do nervo glossofaríngeo
X	Vago	Motor branquial	Motor para a faringe e laringe	Fibras corticobulbares bilaterais descem através da cápsula interna para fazer sinapse com neurônios motores no núcleo ambíguo no bulbo. Os axônios do neurônio motor inferior então viajam lateralmente para sair do bulbo entre a oliva e a pirâmide sob a forma de 8 a 10 radículas, saindo através do forame jugular, e saem como três ramos principais: nervos faríngeo, laríngeo superior e laríngeo recorrente
		Motor visceral	Suprimento parassimpático à faringe, laringe, vísceras torácicas e abdominais	Fibras do núcleo motor dorsal do nervo vago atravessam o trato e o núcleo trigeminal espinal, emergem da superfície lateral do bulbo, e continuam a viajar com o nervo vago restante
		Sensitivo visceral	Sensibilidade visceral da faringe, laringe e vísceras	Os corpos celulares estão localizados no gânglio vagal inferior. Os processos periféricos recebem influxo de barorreceptores no corpo aórtico bem como sensibilidade de outras estruturas viscerais. Axônios entram no bulbo e descem no trato solitário
		Sensitivo geral	Sensibilidade geral de uma pequena área em torno da orelha externa	O nervo vago é transportado com fibras sensitivas viscerais do nervo laríngeo recorrente. Ele é levado acima das pregas vocais pelo nervo laríngeo interno para inervar as pregas vocais e a subglote. Fibras sensitivas da orelha, canal auditivo e membrana timpânica são levadas no ramo auricular
XI	Acessório	Motor branquial	Motor para os músculos esternocleidomastóideo e trapézio	Fibras pós-sinápticas do núcleo acessório emergem para formar radículas que passam através do forame magno para passar posterior e medialmente ao processo estilóide e inervar os músculos esternocleidomastóideo e trapézio
XII	Hipoglosso	Motor somático	Motor para os músculos intrínsecos e extrínsecos da língua exceto o palatoglosso	Axônios do núcleo hipoglosso passam ventralmente para o lado lateral do lemnisco medial para emergir sob a forma de radículas que convergem para formar o nervo hipoglosso. O nervo sai através do forame hipoglosso

fraqueza dos músculos faciais, laríngeos e faríngeos (8). Dos pacientes, 20% apresentam-se com disfagia, disfonia, rinolalia e outros déficits bulbares como queixa inicial (8). Comprometimento do músculo cricofaríngeo é muito comum. Nistagmo e vertigem são raros.

Diagnosticamente, uma história de fatigabilidade muscular com atividade repetitiva, que piora para o fim do dia e é aliviada por injeção de edrofônio, é sugestiva de miastenia grave (9). Detecção de anticorpos imunoglobulina G (IgG) séricos circulantes contra receptores à acetilcolina é 80% a 90% sensível no diagnóstico da miastenia grave generalizada. Em 12% dos recém-nascidos de mães com miastenia grave, anticorpos maternos migram transplacentariamente e causam miastenia grave neonatal transitória. Os bebês são flácidos, com dificuldade para respirar e sugar, e podem precisar intervenção precoce.

Estudos eletrofisiológicos incluindo estimulação nervosa repetitiva demonstram redução na amplitude do potencial de ação muscular composto e são altamente confiáveis no estabelecimento do diagnóstico. Eletromiografia (EMG) de fibra isolada é o exame mais sensível, com sensibilidade variando de 80% na forma ocular a 100% nas generalizadas da doença. Tomografia computadorizada (TC) ou RM são recomendadas em todos os pacientes com miastenia grave para triar quanto à presença de hiperplasia tímica, que está presente em 10% a 15% dos pacientes com miastenia grave. A maioria dos timomas são lesões benignas, embora cerca de 10% sejam malignos com uma sobrevida média de 5 a 10 anos. Timectomia precoce melhora o curso da miastenia grave em até 75% dos pacientes. Atualmente, a taxa de mortalidade da miastenia grave é essencialmente zero e a maioria dos pacientes leva vida normal; entretanto, terapia imunomoduladora durante toda a vida freqüentemente é necessária (8).

Esclerose Lateral Amiotrófica

A esclerose lateral amiotrófica (ELA ou doença de Lou Gehrig) é uma doença degenerativa idiopática, progressiva dos neurônios motores superiores e inferiores do SNC. Nos Estados Unidos, ELA ocorre com a freqüência de 1 a 2 por cada 100.000 pessoas, afetando predominantemente homens de meia-idade e mais velhos (6,10). A doença é caracterizada por fraqueza muscular progressiva e atrofia com espasticidade. Cerca de 25% dos pacientes apresentam-se com queixas de dificuldade de fala e deglutição como problema inicial. A voz é usualmente monótona com ressonância hipernasal acompanhada por fala trabalhosa, disártrica, secundária ao comprometimento da língua e incompetência velofaríngea (10). Fasciculações e atrofia da língua, bem como paralisia pseudobulbar podem estar presentes. Disfunção da transferência do bolo como resultado da atrofia da língua posterior e diminuição nas pressões orofaríngeas foram demonstradas causando importantes anormalidades da deglutição tão precocemente quanto nos primeiros 6 meses após o comprometimento bulbar (11). Um risco aumentado de aspiração foi observado depois do primeiro ano da doença (12). Os reflexos tendinosos profundos são predominantemente hiperativos. A fraqueza muscular facial comumente é simétrica poupando os músculos extra-oculares. A terapia na ELA é em grande parte limitada ao tratamento de suporte, à prevenção da aspiração, e ao suporte ventilatório. Embora o riluzol (Rilutek), cujo mecanismo de ação é desconhecido, tenha mostrado retardar o tempo até traqueostomia ou morte em pacientes com ELA, a taxa de sobrevida de 5 a 10 anos é cerca de 25%, com aspiração e disfunção dos músculos respiratórios sendo as causas comuns de morte (10).

Siringobulbia

Siringobulbia é uma doença degenerativa progressiva que envolve a cavitação das partes centrais do tronco cerebral. Ela é vista mais freqüentemente quando a cavitação da parte central da medula espinhal cervical (siringomielia) se estende superior para dentro da medula oblonga e afeta o trato descendente do nervo trigêmeo e outros núcleos bulbares. Os sinais incluem analgesia e termoanestesia da face, atrofia e fraqueza da língua, paralisia palatal e paralisia de cordas vocais. Há geralmente comprometimento do ombro e da extremidade superior (9). Malformação de Arnold-Chiari tipo I freqüentemente está associada. Esta malformação por si mesma, mesmo sem formação de siringe, pode causar sintomas auditivos e vestibulares semelhantes aos de Ménière (13).

Poliomielite

A poliomielite é uma doença viral que comumente afeta crianças de uma maneira epidêmica. O início da doença é agudo e caracterizado por febre, paresia, rigidez de nuca, reflexos tendinosos profundos diminuídos e disfagia. Exame do LCR mostra meningite aguda. Embora ela tenha sido quase eliminada nos Estados Unidos através da vacinação, cerca de 25% dos sobreviventes de pólio desenvolvem um novo início de paresia, dor e fadiga muitos anos depois do episódio inicial; este fenômeno é chamado síndrome pós-pólio. A perda do pequeno número de neurônios motores inicialmente sobreviventes é proposta como hipótese do mecanismo desta afecção. A pólio bulbar aguda manifesta-se como paresia faríngea e laríngea poupando o tônus do músculo cricofaríngeo (10).

Paralisia Pseudobulbar

Na paralisia pseudobulbar, lesões bilaterais dos tratos corticobulbares produzem paralisia espástica dos nervos cranianos V, VII e IX a XII que inervam a laringe, faringe, palato, lábios e língua. Os pacientes apresentam-se com disartria e disfagia e demonstram fala trabalhosa hiponasal, lenta, com uma voz rude, forçada. Riso patológico, choro e caretas ou mutismo são sintomas pseudobulbares associados que refletem comprometimento cognitivo subcortical (10). A maioria das terapias é ineficaz; entretanto, moduladores das aminas biogênicas como levodopa, amantadina, amitriptilina e fluoxetina demonstraram melhorar os paroxismos do comportamento afetivo anormal (14).

Síndrome de Guillain-Barré

Na síndrome de Guillain-Barré, uma polineuropatia desmielinizante aguda, o paciente apresenta-se com fraqueza muscular simétrica, comumente originando-se dos grupos musculares proximais das extremidades inferiores e estendendo-se para as extremidades superiores, músculos bulbares e o diafragma, levando a disfagia, disartria e insuficiência respiratória. Em 50% dos pacientes, paralisia facial bilateral é documentada no curso da doença. Na variante de Miller-Fisher da síndrome de Guillain-Barré, fraqueza dos músculos faciais e do pescoço aparece antes da fraqueza dos membros e evolui para a tríade de oftalmoplegia, ataxia e arreflexia (15). A fase progressiva da enfermidade dura de alguns dias a 3 a 4 semanas. O paciente continua a ter reflexos tendinosos profundos diminuídos ou ausentes e déficits sensitivos menos pronunciados. O diagnóstico geralmente é confirmado por uma concentração elevada de proteína no LCR sem uma resposta celular, chamada dissociação albuminocitológica e características eletrodiagnósticas de retardamento ou bloqueio da condução nervosa. Embora 75% dos pacientes se recuperem sem quaisquer seqüelas neurológicas importantes, a fraqueza dos músculos respiratórios, particularmente o diafragma, contribui para uma taxa de mortalidade de 5% a 15% nos pacientes com síndrome de Guillain-Barré (15).

Tétano

O tétano é causado por uma toxina produzida por espécies de clostrídios, usualmente infectando feridas puntiformes ou úlceras de pressão. A doença é caracterizada por trismo, rigidez dos músculos abdominais, disfagia e perspiração. Mínimos estímulos externos podem desencadear espasmos musculares graves e mesmo convulsões. Ocorrência de espasmo laríngeo foi descrita. Ocasionalmente, o tétano é limitado a cabeça e pescoço. Há usualmente uma história de ferimento, mas freqüentemente o traumatismo foi banal ou não comunicado (16). Tétano muitas vezes ocorre em pessoas idosas que não mantiveram suas imunizações.

DOENÇAS DO MOVIMENTO

Distonia

Distonia é uma síndrome de contrações sustentadas incontroláveis de qualquer músculo ou grupo de músculos voluntários, que pode ter caráter contínuo ou intermitente. As distonias são subdivididas em primárias (idiopáticas), não associadas com outras condições neurológicas, e distonias secundárias, que ocorrem como resultado de causas traumáticas, infecciosas, tóxicas, vasculares ou neoplásicas. As distonias primárias são usualmente desencadeadas pela ação e regridem com repouso. Baseando-se na área de comprometimento muscular, as distonias são classificadas como focais, regionais ou generalizadas (17). Distonia pode comprometer face, língua, cabeça e pescoço focalmente, levando a disartria, caretas faciais e torcicolo, ou pode alastrar-se para outras localizações do corpo. Blefarospasmo essencial, fechamento ocular forçado ou involuntário, é o exemplo mais comum de distonia focal. A síndrome de Meige, descrita em 1910 e conhecida como distonia craniana, é uma distonia regional que se apresenta com espasmos focais ou segmentais das pálpebras, faringe, maxilas, assoalho da boca e músculos da língua. Espasmo de torção envolve tônus muscular excessivo nos grandes grupos musculares. Isto pode afetar o corpo inteiro. Os movimentos são lentos, ondulantes, coleantes ou de torção. Distonias extensas como espasmo de torção e hemidistonia freqüentemente sugerem natureza secundária (17). Distonia oromandibular da língua e lábios e esgares faciais podem ser causados por doença extrapiramidal ou intoxicação por droga. Distonia muscular deformante é uma rara doença familiar progressiva que se manifesta como distonia. Discinesia tardia é uma distonia dos lábios, língua e músculos faciais. Este é um efeito colateral tardio das fenotiazinas que pode ocorrer mesmo depois da descontinuação da droga. Torcicolo espasmódico envolve movimentos distônicos da cabeça, pescoço e ombros. Inicialmente, estes movimentos são intermitentes, mas podem evoluir para contração muscular persistente com desvio da cabeça. Esta condição pode ser congênita ou adquirida. Alguns casos podem ser psicogênicos (9).

Disfonia espasmódica é uma distonia idiopática focal da laringe, que foi descrita pela primeira vez por Traube em 1871. Ela é uma disfonia adutora na maioria dos pacientes, resultando em fechamento espasmódico das cordas vocais e produção de uma voz forçada com início e término abruptos. Este fenômeno ocorre secundariamente à co-contração involuntária anormal do complexo muscular vocal. Em cerca de 13% dos casos de disfonia, os pacientes apresentam-se com voz respirada e surtos de sussurro como resultado da abertura espasmódica da glote durante a fala, o que é classificado como uma disfonia adutora. A co-contração induzida pela ação dos músculos cricoaritenóideos posteriores demonstrou-se responsável pela disfonia abdutora (17). Disfonia espasmódica, especialmente o tipo adutor, demonstrou uma boa resposta a injeções locais de toxina botulínica (17). A injeção percutânea de toxina através da membrana cricotireóidea para dentro do complexo muscular tireoaritenóideo–vocal sob orientação EMG demonstrou melhorar a qualidade da fala em 60% a 90% da função normal com duração do efeito de até 3 a 4 meses (17). A distonia pode flutuar em intensidade e é exacerbada por estresse, fadiga, atividade ou mudança de posição. Ela regride durante o sono, com relaxamento e com hipnose (20). Em alguns casos, os sintomas distônicos respondem a manobras sensitivas como pinçar o nariz, pressionar o abdome ou pressionar a orelha (17).

Mioclônus Palatal

Mioclônus palatal envolve breves contrações rítmicas involuntárias da faringe, laringe e palato mole a uma baixa freqüência. Adução e abdução lentas das cordas vocais sincronizadas com contrações palatais podem resultar em um padrão interrompido de fala e disritmia respiratória (17). Este movimento pode ser suprimido por esforço voluntário. Mioclônus palatal é causado por lesões na via olivodenteadorrubromesencefálica (trato tegmentar central), como infarto cerebral (9). Estalidos nas orelhas podem ser uma manifestação da mioclonia comprometendo o tensor do véu palatino e a tuba auditiva.

Tremor

Tremor é um movimento oscilatório involuntário rítmico produzido por contrações alternadas ou síncronas de grupos de músculos opostos impelidas por impulsos incoordenados a partir dos sistemas nervosos central ou periférico. Os tremores são divididos em tipos de repouso e ação; os últimos podem ser posturais ou cinéticos (de intenção). O tremor parkinsoniano é um exemplo de tremor de repouso. Ele freqüentemente afeta os lábios, a língua, o mento e a voz mas quase nunca afeta a cabeça ou o pescoço (19). Tremor de intenção é lento e mais irregular, usualmente indicando uma anormalidade do cerebelo ou suas vias eferentes (núcleo denteado, pedúnculo cerebelar superior e núcleo vermelho contralateral). O tremor essencial é caracterizado por movimentos posturais com uma freqüência variando entre 4 e 12 Hz e grande amplitude, afetando pessoas na idade adulta média a avançada com comprometimento comum dos músculos da cabeça, laringe, faringe, palato mole e músculos em fita. A voz é afetada em 10% a 30% dos pacientes (17). Tremor vocal ou alterações no timbre ou intensidade da voz podem ser o primeiro ou o único sintoma do tremor essencial. Em muitos casos, a injeção de toxina botulínica dentro dos músculos mais ativos, particularmente o esterno-hióideo e esternotireóideo, podem aliviar o tremor vocal (17).

DOENÇA VASCULAR CEREBRAL

Doença vascular cerebral é definida como qualquer anormalidade do cérebro resultante de um processo patológico dos vasos sanguíneos. Acidente vascular cerebral (derrame cerebral) é um déficit neurológico não convulsivo focal abrupto secundário a doença vascular cerebral. Cerca de três quartos de milhão de pessoas nos Estados Unidos sofrem um AVC anualmente, e ele é a terceira causa mais comum de morte nos países industrializados. Os principais mecanismos de derrame são hemorragia e isquemia, e esta última pode ser secundária a trombose ou embolia (20). Isquemia ou infarto causados por trombose ou embolia compreendem cerca de 85% a 90% de todos os eventos vasculares cerebrais, enquanto hemorragia intracraniana representa 10% a 15% (21). Isquemia cerebral pode ser eficazmente revertida pela administração de ativador do plasminogênio tecidual intravenoso dentro de 3 horas do início (22).

Hemorragia

Hemorragia intracraniana pode ocorrer no parênquima cerebral, espaços subaracnóideo, subdural ou epidural. Hemorragia intracerebral tende a ocorrer subitamente, em geral durante atividade, como resultado da ruptura de uma artéria penetrante profunda, atenuada por necrose fibrinóide de hipertensão crônica. O déficit neurológico piora firmemente durante um período de 30 minutos a várias horas com aumento associado na pressão intracraniana (21). As hemorragias hipertensivas espontâneas geralmente afetam gânglios basais, cerebelo e ponte. Quando a localização do hematoma é atípica, a presença de coagulopatia, malformação arteriovenosa, tumor ou vasculite deve ser considerada e angiografia deve ser realizada juntamente com TC sem contraste do cérebro.

Hemorragia Subaracnóidea

Hemorragia subaracnóidea é causada pela ruptura de um aneurisma em 85% dos casos. A maioria dos aneurismas é do tipo congênito localizado em pontos de ramificação do polígono de Willis. Hemorragia subaracnóidea é a forma mais comum de AVC em pacientes entre as idades de 17 e 35 anos. Os pacientes apresentam-se com uma cefaléia explosiva muito grave, de início súbito, rigidez de nuca, dor de nuca e comprometimento da consciência. Xantocromia é demonstrada na análise do LCR. TC feita nas primeiras 24 horas detecta 95% das hemorragias subaracnóideas (20).

Embolia e Trombose

Embolia é geralmente um evento súbito com o déficit neurológico máximo manifestando-se de início. Ele se responsabiliza por cerca de um terço dos AVCs. Em 10% dos pacientes com derrame embólico, placas ateromatosas preexistentes foram identificadas no sistema arterial proximal (artérias carótidas ou vértebro-basilares). Fibrilação atrial é reconhecida como a causa mais comum de cardioembolismo em pacientes mais jovens; embolia pode ocorrer em pacientes com *shunts* da direita à esquerda incluindo forame oval persistente, resultando no chamado embolismo paradoxal. Endocardite infecciosa subseqüente a infecção dentária ou da garganta deve ser considerada em qualquer paciente no qual febre, mal-estar, perda de peso e dor articular precedam o desenvolvimento agudo de um déficit neurológico. Pode haver um início súbito de letargia ou coma coexistente com um sopro cardíaco bem como petéquias e hematúria.

Trombose é a causa mais comum de derrame. Ela tende a ocorrer em pacientes mais velhos, usualmente durante repouso ou no sono. Derrame trombótico responsabiliza-se por cerca de 10% de todas as mortes nos países industrializados e grande parte das mortes ocorre em pessoas abaixo de 65 anos de idade (20). A isquemia muitas vezes começa com um início intermitente ou gradual de déficit neurológico, o qual aumenta ao longo de um período de horas a dias (21). Em 10% a 20% dos pacientes, a trombose pode ser precedida por um déficit neurológico transitório conhecido como ataque isquêmico transitório (AIT).

Perfusão cerebral diminuída resultando de estenose ou oclusão arterial é o mecanismo patogênico de isquemia e infarto cerebrais. Estreitamento da artéria carótida interna pode ser associado a fraqueza muscular transitória contralateral ou déficits sensitivos bem como sopro auscultado no pescoço ipsolateral e cegueira monocular transitória ipsolateral. Se o hemisfério esquerdo ou dominante for comprometido, pode haver perturbação associada da linguagem (afasia). No derrame isquêmico, embólico ou trombótico, a avaliação diagnóstica deve ser dirigida para descobrir a localização da doença oclusiva ou a origem da embolia bem como fatores de risco vascular contributivos, que freqüentemente incluem hipertensão, diabetes, hiperlipidemia, tabagismo e doença cardíaca. O risco de AVC recorrente pode ser reduzido por terapia antiplaquetária e pelo controle dos fatores de risco. Cardioembolismo secundário a fibrilação atrial pode ser eficazmente prevenido com anticoagulação. Endarterectomia carotídea pode estar indicada quando for descoberta uma estenose de 70% ou mais de uma artéria carótida interna sintomática.

Diversas síndromes clínicas foram identificadas apresentando sintomas otorrinolaringológicos.

Infarto da Artéria Espinhal Anterior

Oclusão da artéria espinhal anterior pode resultar em isquemia bulbar, a qual afeta os tratos piramidais do bulbo medial e o núcleo ou fibras que emergem do nervo hipoglosso. Isto produz hemiplegia espástica contralateral, língua flácida ipsolateral, perda contralateral da propriocepção e diminuição da sensibilidade tátil como resultado de lesão do lemnisco medial. Às vezes, o nervo hipoglosso pode ser poupado. Se a lesão comprometer a decussação das pirâmides, observa-se hemiplegia cruzada. O paciente tem paresia espástica bilateral das extremidades inferiores e pode ter paresia atrófica flácida ipsolateral dos músculos esternocleidomastóideo e trapézio e paresia ipsolateral da língua.

Infarto da Artéria Cerebelar Inferior Posterior

A oclusão da artéria cerebral inferior posterior resulta na síndrome bulbar lateral (síndrome de Wallenberg), que é caracterizada por nistagmo, náusea, vertigem resultante da isquemia dos núcleos vestibulares, ataxia cerebelar ipsolateral resultante do comprometimento do pedúnculo cerebelar inferior, e síndrome de Horner ipsolateral. Paresias laríngea, faríngea e palatal ipsolaterais ocorrem como resultado da isquemia do núcleo ambíguo e manifestam-se como disfonia, disartria e disfagia e perda do reflexo do vômito (faríngeo). Parestesia e hipoestesia faciais ipsolaterais têm lugar secundariamente à perda da sensibilidade a dor e temperatura conduzidas pelo trato trigeminal espinal. Hipoalgesia e hipoestesia contralaterais do tronco e membros são observadas se a lesão se estender ao trato espinotalâmico.

Infarto da Artéria Basilar

Isquemia da artéria basilar é associada a uma variedade de sintomas e sinais. Os pacientes podem apresentar-se com vertigem recorrente, diminuição transitória na visão, disfagia, disartria e diplopia. Pode haver hemiparesia espástica contralateral, que pode mudar de lado para lado, ou hemianestesia contralateral. O paciente pode ter episódios de confusão ou perda de consciência. Oclusão completa da artéria basilar pode causar rigidez descerebrada, coma profundo e dificuldades respiratórias e circulatórias. As pupilas geralmente estão mióticas, e são comuns os distúrbios do movimento ocular horizontal, incluindo oftalmoplegia internuclear e paralisia do olhar horizontal conjugado. Podem ser afetados os nervos cranianos bilaterais e tratos longos, resultando em disartria ou anartria, paresia facial bilateral e tetraparesia.

Infarto da Artéria Cerebelar Anterior Inferior

A artéria cerebelar inferior anterior (AICA) supre a região lateral da ponte inferior, o apedúnculo cerebelar médio e o flóculo. Isquemia no território da AICA pode produzir perda da sensibilidade à dor, toque leve e temperatura faciais ipsolaterais, síndrome de Horner ipsolateral por interrupção das fibras simpáticas descendentes, surdez neurossensorial ipsolateral, vertigem e paralisia facial ipsolateral com perda do paladar dos dois terços anteriores da língua e lacrimejamento diminuído no lado da lesão. O paciente geralmente tem ataxia cerebelar ipsolateral e diminuição contralateral na sensibilidade à dor e temperatura em membros e tronco. Esta lesão pode seguir-se à excisão de neuroma do acústico.

Infarto da Artéria Cerebelar Superior

A artéria cerebelar superior (ACS) supre o tegmento lateral de ponte e mesencéfalo, pedúnculo cerebelar superior, superfície superior do cerebelo e núcleo denteado.

Isquemia no território da ACS mais freqüentemente resulta de embolia e causa perda contralateral da sensibilidade a dor e temperatura em face e corpo, ataxia cerebelar ipsolateral com hipotonia, náusea, vômito e fala empastada. Pode haver uma paralisia facial central, síndrome de Horner ipsolateral e surdez parcial. Ocasionalmente, podem ser observados movimentos involuntários coreiformes ou coreoatetóides.

Infarto de Ramo Pontino Medial

A trombose dos ramos pontinos mediais (síndrome pontina inferior medial) compromete os núcleos dos nervos cranianos VI e VII, o fascículo longitudinal medial, o lemnisco medial e o trato piramidal. O paciente tem paralisia facial ipsolateral e paralisia do músculo reto lateral, uma oftalmoplegia internuclear ou uma paralisia do olhar conjugado horizontal. Há uma hemiplegia espástica contralateral e perda contralateral de propriocepção e sensibilidade tátil.

Infarto de Ramo Pontino Lateral

A trombose de ramos pontinos laterais compromete o pedúnculo cerebelar médio, o corpo olivar superior, o núcleo facial, os núcleos vestibular e coclear e uma parte dos núcleos motores e sensitivos do nervo trigêmeo. O paciente freqüentemente tem paresia e hipoestesia ou disestesia faciais ipsolaterais; ataxia cerebelar ipsolateral; e diminuição contralateral da sensibilidade à dor, temperatura, propriocepção e tátil em tronco e membros.

Infarto de Ramo Pontino Superior

Trombose dos ramos pontinos superiores da artéria basilar afeta o trato piramidal, o lemnisco medial, o trato espinotalâmico e o trato ascendente secundário ventral e dorsal do nervo trigêmeo. Isto causa hemiplegia contralateral que inclui face e língua. Há também perda da propriocepção contralateral, dor e sensibilidade à temperatura de face, extremidades e tronco.

Síndromes do Mesencéfalo

A *síndrome mesencefálica dorsal* (síndrome de Parinaud) resulta de lesões no território mesencefálico dos ramos penetrantes da artéria cerebral posterior (ACP) ou de pinealoma ou germinoma da região pineal. Estas lesões afetam o colículo superior e as áreas pré-tectais com compressão do aqueduto cerebral e manifestam-se com paralisia do olhar para cima, pupilas normais a grandes com dissociação para luz e para perto, nistagmo de convergência-retração e retração palpebral. Pode haver hidrocefalia não comunicante se a causa for tumor.

A *síndrome mesencefálica paramediana* (síndrome de Benedikt) afeta as raízes do nervo oculomotor, teto do mesencéfalo com núcleo vermelho e trato dentotalâmico, e lemnisco medial. Ela geralmente é vista secundária a infarto na distribuição de ramos penetrantes da ACP. Manifesta-se clinicamente como paresia oculomotora ipsolateral com midríase pupilar e ataxia cerebelar e tremor contralaterais.

A *síndrome mesencefálica medial* (síndrome de Weber) resulta de isquemia na distribuição dos ramos penetrantes da ACP, afetando o pedúnculo cerebral com lesão do fascículo do NC III e as fibras corticoespinais e corticobulbares. Os pacientes demonstram hemiplegia contralateral bem como paresia oculomotora ipsolateral, incluindo uma pupila dilatada. Fraqueza contralateral da língua e palato com desvio da úvula e desvio da parede faríngea para o lado normal resultam do comprometimento dos NC VII, X e XII. Na síndrome mesencefálica de Foville, há uma interrupção adicional das fibras supranucleares para olhar horizontal no pedúnculo medial, causando uma paralisia do olhar conjugado para o lado oposto (23).

Infarto da Artéria Vertebral

A trombose da artéria vertebral (síndrome de Avellis) afeta o trato espinotalâmico, núcleo ambíguo e comumente o núcleo bulbar (porção craniana) do nervo acessório. O paciente tem paralisia ipsolateral do palato mole e laringe, anestesia ipsolateral da faringe e laringe e perda ipsolateral do paladar. Há uma perda de sensibilidade à dor e temperatura contralaterais em tronco e extremidades. Às vezes resulta em síndrome de Horner ipsolateral. Ocasionalmente lesão vascular ou inflamatória do bulbo ou lesões vagais acima do gânglio nodoso podem produzir sintomas semelhantes (24).

Síndrome de Cestan-Chenais

A síndrome de Cestan-Chenais é a oclusão da artéria vertebral inferior à origem da artéria cerebelar inferior posterior. Esta lesão compromete o núcleo ambíguo, corpo restiforme e vias simpáticas descendentes. A síndrome é caracterizada por paralisia do palato mole, da faringe e da laringe; síndrome de Horner; ataxia cerebelar ipsolateral; hemiplegia contralateral; e propriocepção e sensibilidade tátil diminuídas. Possível comprometimento dos nervos cranianos XI e XII pode causar paralisia ipsolateral dos músculos esternocleidomastóideo e trapézio e da língua. O trato descendente do nervo trigêmeo pode ser comprometido. O resultado é a perda ipsolateral da sensibilidade a temperatura e dor na face.

Síndrome de Babinski-Nageotte

A síndrome de Babinski-Nageotte envolve lesões esparsas na distribuição da artéria vertebral. Isto causa paralisia ipsolateral do palato mole, laringe, faringe e língua; diminuição ipsolateral na sensibilidade do paladar no terço posterior da língua; sensibilidade diminuída à dor e temperatura na face; e síndrome de Horner. Há hemiplegia e perda da propriocepção e tato contralaterais. Pode haver sensibilidade diminuída à dor e temperatura em tronco e membros.

Trombose da Artéria Auditiva Interna

Trombose da artéria auditiva interna causa surdez e perda da função vestibular ipsolaterais.

Paralisia do Vago-Acessório-Hipoglosso de Jackson

A paralisia do vago-acessório-hipoglosso de Jackson (síndrome de Hughlings Jackson) é uma lesão nuclear ou radicular dos nervos cranianos X, XI e XII. O paciente tem paralisia flácida do palato mole, faringe e laringe. Ocorre fraqueza flácida e atrofia dos músculos esternocleidomastóideo, trapézio e língua. A maioria das vezes a lesão é intrabulbar, embora patologia do espaço faríngeo lateral também possa causar esta síndrome (24).

Síndrome do Vago-Acessório

A síndrome de Schmidt (do vago-acessório) é uma lesão do núcleo ambíguo e núcleos bulbares e espinais do nervo craniano XI. Ela resulta em paralisia ipsolateral do palato mole, faringe e laringe e em paralisia flácida e atrofia dos músculos esternocleidomastóideo e trapézio. Paralisia ipsolateral do palato mole, faringe e laringe e paralisia e atrofia da língua são causadas pela síndrome de Tapia (síndrome do vago-hipoglosso), uma lesão tegmentar do terço inferior do bulbo que compromete o núcleo ambíguo e o nervo hipoglosso.

Síndrome de Vernet

A síndrome de Vernet, uma lesão no forame jugular, pode ser resultado de uma lesão vascular, um tumor, aneurisma da artéria carótida interna, trombose do bulbo jugular, tuberculose ou sífilis. Entretanto, a causa mais comum é uma fratura da base do crânio, que produz paralisia ipsolateral dos nervos cranianos IX, X e XI.

Síndrome de Villaret

A síndrome de Villaret é uma lesão do espaço retroparotídeo que causa paralisia ipsolateral dos nervos cranianos IX, X, XI e XII e das fibras simpáticas cervicais, produzindo uma síndrome de Horner.

Síndrome de Collet-Sicard

A síndrome de Collet-Sicard é semelhante à síndrome de Villaret, mas não há síndrome de Horner. Hemiplegia glossolaringoescapulofaríngea é causada por uma lesão completa dos nervos cranianos IX a XII.

Síndrome de Garel-Gignoux

A síndrome de Garel-Gignoux (Gard-Gignoux) compromete os nervos vago e acessório abaixo do forame jugular na região do subgânglio nodoso (16,25). Os pacientes apresentam-se com paralisia das cordas vocais e fraqueza dos músculos trapézio e esternocleidomastóideo mas sensibilidade laríngea e função muscular cricotireóidea intactas (24).

TUMORES DO SISTEMA NERVOSO

Uma variedade de tumores do sistema nervoso manifesta-se com sintomas otorrinolaringológicos. Nos Estados Unidos, a incidência de tumores do cérebro e outros do sistema nervoso é cerca de 17.000 a 18.000 por ano, com uma alta taxa de mortalidade. Tumores do SNC em adultos geralmente são supratentoriais. Em crianças, os tumores cerebrais mais comuns são os sólidos e colocam-se em segundo lugar apenas com relação às leucemias em incidência global (26). O comportamento maligno do tumor cerebral é predito pela sua ressecabilidade mas não pelo potencial metastático, que é raro. Os tumores cerebrais podem ser subdivididos em primários (intra-axiais ou extra-axiais) e tumores metastáticos. Cerca da metade dos tumores cerebrais primários são gliomas, os quais são massas intra-axiais. Este grupo inclui astrocitomas, oligodendrogliomas, ependimomas, meduloblastomas, tumores neuroectodérmicos menos comuns e linfoma cerebral primário. Eles geralmente são de origem neuroectodérmica e invadem diretamente a substância do cérebro, complicando a excisão cirúrgica e tornando-os fundamentalmente malignos (27). Os meningiomas, neuromas acústicos e adenomas hipofisários são os mais freqüentes tumores extra-axiais. Eles se originam das coberturas do cérebro, nervos cranianos e estruturas adjacentes. Os tumores extra-axiais primários não são de origem neuroectodérmica, são histologicamente não relacionados e a maioria é verdadeiramente benigna porque pode ser curada por excisão (27). Os tumores do SNC ocasionalmente podem estender-se à nasofaringe e aos seios causando síndrome de Garcin, na forma de paralisia dos nervos cranianos III a X.

Glioma

O astrocitoma é o tipo mais comum de glioma e pode ocorrer como conseqüência tardia da irradiação na cabeça. A variedade mais agressiva de glioma, o glioblastoma multiforme, responsabiliza-se por mais de 50% de todos os tumores cerebrais primários, tem preponderância nos grupos etários mais velhos, e tem um tempo médio de sobrevida de menos de 1 ano (27). Dos gliomas em crianças, 2% são pinealomas. Os pacientes com estes tumores freqüentemente têm comprometimento dos músculos extra-oculares, ptose, restrição do olhar para cima e hiperacusia bilateral (ver síndrome de Parinaud). Alguns pacientes têm alterações sexuais e macrogenitossomia precoce. Glioma do tronco cerebral ou cerebelo também pode invadir o ângulo cerebelopontino, produzindo sintomas de uma lesão de massa no ângulo cerebelopontino.

Meningioma

Meningioma constitui 15% dos tumores intracranianos, afetando mulheres mais freqüentemente que homens. Estes tumores são de crescimento lento e originam-se muitas vezes do seio sagital, da crista do esfenóide ou do sulco olfatório. Se o tumor se originar da crista do esfenóide, pode haver exoftalmia unilateral e comprometimento do nervo oculomotor com diplopia e perda da visão. Sinais de comprometimento do sulco olfatório são anosmia unilateral ou bilateral e alterações mentais ou da personalidade. Pode haver atrofia óptica tardiamente na evolução.

Síndrome de Foster-Kennedy

A síndrome de Foster-Kennedy é associada com um tumor no sulco olfatório. Atrofia óptica no lado do tumor causada pela compressão direta do nervo óptico e papiledema no lado oposto secundária a pressão intracraniana aumentada em associação com anosmia são as marcas desta síndrome (28).

Schwannoma Vestibular (Neuroma do Acústico)

Os neuromas do acústico originam-se ao longo do nervo vestibular como uma proliferação distinta das células de Schwann e constituem 2% dos tumores intracranianos. Vertigem com ou sem zumbido é geralmente o primeiro sintoma, e episódios recorrentes podem ocorrer. Mais tarde, os pacientes desenvolvem perda auditiva unilateral, hipoestesia corneana ipsilateral e incoordenação de origem cerebelar, com início gradual de paresia facial ipsilateral. Como os tumores são mais freqüentemente na parte vestibular do nervo craniano VIII, paresia do canal com teste calórico constitui um achado inicial. Neuromas acústicos bilaterais são raros e patognomônicos de neurofibromatose tipo 2 dominante autossômica familiar. Esta condição tem quase 100% de penetrância e origina-se de uma deleção gênica no cromossoma 22. RMs geralmente são acuradas para detectar mesmo tumores muito pequenos (27).

Tumores Epidermóides

Tumores epidermóides são a terceira lesão de massa mais comum do ângulo cerebelopontino. Os tumores epidermóides são grandes, de crescimento lento, e clinicamente silenciosos com extensões digitiformes nos estudos por imagem. O paciente pode ter múltiplas paralisias de nervos cranianos com ou sem comprometimento do tronco cerebral. Perda auditiva geralmente aparece tardiamente no curso do tumor.

Tumores Metastáticos

Metástases cerebrais são encontradas em cerca de 10% dos pacientes com câncer. Elas são multifocais em 50% dos pacientes e tendem a ter uma evolução rápida e geralmente os pacientes demonstram evidência da neoplasia distante. Podem evoluir paralisias múltiplas de nervos cranianos superiores e inferiores. Se a metástase cerebral for solitária (a única lesão metastática no corpo), a cirurgia fornece os melhores resultados. Radioterapia é útil para paliação, mas raramente é curativa. Metástases à dura e às meninges são relativamente comuns. A carcinomatose meníngea produz cefaléia, paralisias de nervos cranianos e rigidez do pescoço (27).

Tumores Glômicos Jugulares

Os tumores glômicos jugulares são tumores localmente invasivos e altamente vasculares que se originam do tecido paraganglionar que circunda a veia jugular na orelha média. Os tumores glômicos apresentam-se tarde na vida com zumbido ou prejuízo da audição bem como dor e pulsações fortes na orelha. Um tumor vascular na orelha média é visível. Nas lesões maiores, apresenta-se evidência de disfunção de nervo craniano ou cerebelar. Os tumores podem comprometer os nervos cranianos IX, X e XI no forame jugular. Muitas vezes há evidência de disfunção dos nervos cranianos VII e VIII (26).

Adenoma da Hipófise

O adenoma da hipófise pode ser classificado como funcionante (secretor) ou não-funcionante (não-secretor). Clinicamente, ele pode apresentar-se com perturbações endócrinas, manifestações visuais ou cefaléias generalizadas (6). Prolactinoma é o mais comum tumor hipofisário e ocorre mais freqüentemente em mulheres jovens. Os sintomas incluem galactorréia com ou sem amenorréia. A maioria das pacientes responde ao tratamento clínico com agonistas dos receptores à dopamina como bromocriptina ou cabergolina pela retração importante do tumor. Radiocirurgia estereotática, radioterapia estereotática fracionada ou cirurgia transesfenoidal podem ser usadas se o tratamento clínico falhar (6). O adenoma de hormônio do crescimento (adenoma eosinofílico) causa gigantismo em crianças antes do fechamento das epífises dos ossos longos. Os adultos desenvolvem acromegalia com aumento de mandíbula, mãos e pés. Outros sinais são hiperidrose, hipertricose, diabetes, cardiopatia e parestesias, inclusive síndrome do túnel do carpo. Embora alguns tumores regridam em resposta a análogos da somatostatina, a maioria exige cirurgia.

Tumores secretores de corticotropina são menos freqüentes e manifestam-se como doença de Cushing, que é caracterizada por obesidade do tronco, face lunar, giba de búfalo, marchas de estiramento pigmentadas, hipertensão e hirsutismo. As lesões normalmente se apresentam como microadenomas. Síndrome de Nelson, hiperpigmentação e tamanho selar aumentado podem ocorrer depois de adrenalectomia bilateral para tumores secretores de corticotropina. Nestes pacientes, os tumores são grandes e agressivos. Tumores hipofisários não-funcionais geralmente vêm à atenção médica quando atingem um tamanho suficiente para produzir sintomas visuais e cefaléias, com ou sem deficiências endócrinas incluindo pan-hipopituitarismo. Perda visual é causada pela extensão supra-selar do adenoma, resultando em compressão do quiasma óptico. Isto causa hemianopsia bitemporal e perda progressiva da acuidade visual. Diplopia é uma conseqüência da paralisia muscular extra-ocular causada pela extensão lateral do tumor para dentro do seio cavernoso (9,25). O paciente pode ter pressão intracraniana aumentada secundária a hidrocefalia obstrutiva. Tumores menos comuns da região supra-selar como craniofaringiomas, cistos epidermóides supra-selares e cistos da fenda de Rathke aparecem principalmente na infância sob a forma de anormalidades congênitas, embora cerca de 30% possam manifestar-se em adultos. Raramente, hemorragias dentro de grandes tumores hipofisários podem causar apoplexia hipofisária, produzindo uma síndrome característica de início súbito de cefaléia, oftalmoplegia parcial e cegueira em um ou ambos os olhos. Descompressão cirúrgica de emergência pode estar indicada para preservar a visão (26).

Cordomas

Os cordomas são tumores embrionários relativamente raros que se originam de restos da notocorda e responsabilizam-se por menos de 1% dos tumores primários do SNC. Eles usualmente ocorrem na meia-idade e predominam em homens. Os cordomas são considerados tumores ressecáveis benignos, mas eles têm potencial invasivo e podem metastatizar-se. A presença de grandes células fisalíferas contendo mucina é um aspecto característico dos tumores. Os cordomas podem degenerar para uma entidade histológica mais maligna, como o condrossarcoma. Os cordomas originam-se comumente em duas localizações: o clivo ou região esfenoidal e a região sacrococcígea. Os pacientes com tumores do clivo ou cervicais apresentam-se com cefaléia, anormalidades do nervo oculomotor, ou disfunção dos outros nervos cranianos. Cirurgia definitiva para diagnóstico e remoção máxima do tumor resulta em sobrevida livre de recorrência de 84% aos 5 anos após ressecção quase total, embora a taxa de recrescimento seja alta nestes tumores (26).

DOR FACIAL

Dor facial pode resultar secundariamente a fatores periféricos, fatores locais ou pode ser de origem central. As causas periféricas de dor facial incluem doença dentária, doenças da mucosa bucal, distúrbios da articulação temporomandibular, desarranjo intrínseco da articulação, doenças do complexo sinonasal como infecções, rinite, neoplasmas e sinusite. Dentes e articulações temporomandibulares são as principais fontes de dor facial periférica. Dor facial central é induzida por patologia intracraniana, como neoplasias, compressão vascular e outros fenômenos idiopáticos (29). Doenças idiopáticas como neuralgias cranianas, enxaqueca, dor facial neuralgiforme unilateral de longa duração com congestão conjuntival e lacrimejamento são causas bem reconhecidas da dor facial (29). Neuralgia trigeminal, usualmente induzida pela palpação de uma zona-gatilho, causa dor grave. Neuralgia esfenopalatina (síndrome de Sluder) é uma dor facial localizada associada a anormalidade vasomotora como lacrimação, rinorréia e salivação. A dor afeta olho, nariz, palato, dentes maxilares, orelha e têmpora. Neuralgia glossofaríngea causa dor na garganta unilateral associada a rinorréia ipsolateral, salivação, tosse e ardência da face. Os pacientes experimentam uma dor surda que persiste durante minutos a horas e afeta a orelha, tonsila, laringe, língua ou combinações destas áreas. Os gatilhos incluem deglutir, mastigar ou falar. Tosse pode acompanhar a dor (29). Neuralgia pós-herpética é semelhante à neuralgia trigeminal. Ela ocorre após ataques de herpes-zóster. A síndrome de Trotter envolve dor na divisão mandibular do nervo craniano V, surdez unilateral, hipomotilidade do palato ipsolateral e trismo. A síndrome de Ramsay Hunt é causada por infecção pelo herpes-zóster do gânglio geniculado. Há vesículas em orelha, mucosa oral, tonsilas, mucosa faríngea e terço posterior da língua associadamente a paralisia facial, perda do paladar, salivação diminuída, paralisia palatal e dor. A síndrome de Eagle é causada por alongamento e calcificação do processo estilóide com calcificação do ligamento estilo-hióideo. Os sintomas são dor parafaríngea, disfagia, odinofagia, trismo, cefaléia e dor facial. A síndrome de Vail, neuralgia do nervo vidiano, causa dor unilateral de nariz, olho, face, pescoço e ombro.

Dor facial secundária é observada em neoplasias intracranianas, esclerose múltipla e trauma, e na anestesia dolorosa (analgesia geral) (29).

OUTRAS SÍNDROMES FACIAIS

Síndrome de Horner é causada pela interrupção das vias simpáticas no tronco cerebral, medula espinhal e tronco simpático. Esta síndrome é caracterizada por constrição da pupila, ptose e anidrose. O reflexo lacrimal gustatório (lágrimas de crocodilo) é o lacrimejamento ipsolateral quando alimentos condimentados são postos sobre a língua. Isto é causado pela regeneração defeituosa dos nervos responsáveis pela salivação com aqueles responsáveis pela lacrimação. A síndrome de Frey (síndrome auriculotemporal) causa ruborização, sensação de calor e perspiração excessiva na bochecha e na orelha externa após a ingestão de alimento condimentado. Isto é causado pela regeneração mal dirigida das fibras secretomotoras, muitas vezes após lesão do nervo auriculotemporal (4).

COMPLICAÇÕES DAS INFECÇÕES DA ORELHA E SEIOS

Osteomielite

Osteomielite ocorre através da extensão da infecção dos seios paranasais e mastóideos. Isto geralmente compromete os ossos temporais, frontais e parietais. Paralisia do nervo facial e vertigem podem evoluir a partir da osteomielite do osso temporal. Se irromper no espaço epidural, a infecção causa um abscesso epidural. O paciente tem febre, mal-estar, dor à palpação e dor espontânea. Rigidez de nuca é rara. Sinusite frontal purulenta pode erodir através do teto da órbita e causar desvio ínfero-lateral do globo, bem como causar a destruição osteomielítica do osso frontal, formando um abscesso subperióstico sobre a superfície anterior, chamado tumor edematoso de Pott. À medida que a osteomielite do osso frontal avança, pode apresentar-se seqüestração de osso necrótico através de uma fístula cutânea na pálpebra superior (30).

Empiema Subdural

A extensão da infecção através da dura pode causar empiema subdural. Esta afecção é caracterizada por cefaléia localizada e pode simular infecção mastóidea ou sinusal. O paciente tem febre, mal-estar e consciência diminuída. Convulsões, rigidez de nuca e outros déficits neurológicos seguem-se freqüentemente.

Meningite

Meningite é a mais comum infecção intracraniana. A pia-máter e a aracnóide são infectadas. Cefaléia, letargia e irritabilidade são os sinais iniciais. Outros sinais de meningite são rigidez de nuca, flexão limitada das pernas, estado mental alterado e febre. O diagnóstico é feito por meio da análise do LCR, que mostra pleocitose (mais de 1.000 células/mm^3, principalmente leucócitos polimorfonucleares), concentração elevada de proteína e concentração diminuída de glicose. Terapia antibiótica deve ser iniciada imediatamente, e subseqüentemente dirigida pelos resultados da cultura do LCR.

Abscesso Cerebral

Abscesso cerebral forma-se por meio da extensão direta a partir de um ninho infeccioso sinusal ou na orelha; disseminação hematogênica a partir de tromboflebite séptica; e penetração através de defeitos congênitos, fístulas traumáticas ou tumores. O abscesso cerebral começa como uma cerebrite localizada consistindo em infiltração leucocitária e necrose microscópica e é diagnosticamente desafiador nesta fase. Em 7 a 10 dias, forma-se uma cápsula, e o abscesso aumenta e causa edema nos tecidos adjacentes. Entre 40% e 50% dos abscessos cerebrais são de origem otogênica. Infecção sinusal responsabiliza-se por cerca de 10%. Os sintomas gerais são letargia, cefaléia e febre. Sinais focais dependem da localização dos abscessos. Abscessos do lobo frontal, quase exclusivamente resultado de infecção dos seios paranasais, raramente têm sintomas localizadores. Pressão intracraniana aumentada, estupor e papiledema são sinais de abscessos nesta área. Abscessos cerebrais podem causar hérnia do tronco cerebral e romper-se para dentro do sistema ventricular.

Celulite Orbitária

A extensão da sinusite paranasal para dentro da órbita pode dar início à celulite orbitária, que se manifesta por quemose, exoftalmia, diplopia e imobilidade do globo. A celulite orbitária pode evoluir para abscesso orbitário com oftalmoplegia, proptose e perda de visão. A disseminação da infecção para as estruturas orbitárias constitui a complicação mais comum da sinusite. Ela é particularmente comum com a infecção etmoidal, que pode dirigir-se diretamente para dentro da órbita através de uma única barreira delgada da lâmina papirácea (31). Chandler estadiou a progressão das alterações inflamatórias na órbita causadas pela infecção do seio etmoidal (30,31). Edema inflamatório é a sentinela da infecção orbitária. Clinicamente ela aparece como edema palpebral sem nenhuma limitação do movimento extra-ocular e com acuidade visual normal. O processo gradualmente evolui para celulite orbitária, que se apresenta como febre branda (até 38,3°C) e edema difuso do conteúdo orbitário, proptose e eritema sem formação de abscesso individualizado (31). Inicialmente, os movimentos dos músculos extra-oculares e os achados do exame fundoscópico são, em geral, normais; à medida que a celulite progride, o aumento na quemose, desenvolvimento de oftalmoplegia e congestão vascular no exame fundoscópico tornam-se evidentes. A febre pode aumentar para 38,5°C a 40°C, mas o paciente em geral não está sistemicamente doente. Abscesso subperióstico é identificado como uma coleção purulenta embaixo do perióstio da lâmina papirácea com desvio do globo para baixo e lateralmente. Pode evoluir para um abscesso orbitário, que é caracterizado pela coleção purulenta dentro da órbita e apresenta-se como proptose, quemose, oftalmoplegia e visão diminuída. Se ocorrer trombose do seio cavernoso, o paciente demonstra achados oculares bilaterais, prostração e meningismo (31). Neurite óptica é caracterizada por perda aguda da visão, resposta pupilar diminuída e dor com o movimento ocular pode ser causada pela extensão da sinusite etmoidal posterior ou esfenoidal. Comprometimento fúngico por mucormicose é uma infecção que ameaça a vida e comumente é associada a diabetes melito e imunossupressão. A celulite orbitária é adequadamente tratada com drenagem sinusal e antibióticos intravenosos. Drenagem cirúrgica da órbita é necessária se a celulite orbitária continuar a progredir apesar de níveis adequados de uma antibioticoterapia intravenosa apropriada, se os sinais se estabilizarem sem melhora ou se piorarem, se houver evidência definida de um abscesso no exame com ultra-som ou TC, ou se houver perda da acuidade visual (31).

Síndrome da Fissura Orbitária Superior

A síndrome da fissura orbitária superior é uma complicação comum da sinusite esfenoidal. O nervo abducente fica parético podendo haver comprometimentos dos nervos cranianos III, IV e V. O paciente apresenta diplopia, exoftalmia, oftalmoplegia e sensibilidade diminuída na testa.

Trombose do Seio Cavernoso

A trombose do seio cavernoso resulta da disseminação de flebite através de veias orbitárias sem válvulas a partir dos seios etmoidais e esfenoidais. Inicialmente, um só olho se torna proptótico e quemótico com edema palpebral importante. Comprometimentos dos nervos cranianos III, IV e VI causam oftalmoplegia. Comprometimento orbitário bilateral é uma forte indicação da trombose do seio cavernoso, do mesmo modo que a quemose grave rapidamente progressiva, oftalmoplegia, ingurgitamento retiniano, febre a 40,5°C, letargia e prostração (30–32). A TC demonstra enchimento do lado afetado com convexidade da margem lateral do seio cavernoso em vez da leve concavidade normal. RM contrastada com gadolínio é mais sensível. O tratamento inclui antibióticos intravenosos, drenagem de qualquer abscesso e descompressão orbitária se a acuidade visual diminuir. Heparinização foi advogada para reduzir a progressão da trombose. Esta condição pode freqüentemente progredir para perda da visão, meningite e morte. A mortalidade da trombose séptica do seio cavernoso foi quase 100% na era pré-antibiótica e é cerca de 30% atualmente (32).

Síndrome do Ápice Orbitário

Cerca de 1% de toda a celulite orbitária resulta em síndrome do ápice orbitário. Mucormicose é a causa mais freqüente de síndrome do ápice orbitário. Os pacientes têm oftalmoplegia completa, ptose, sensibilidade corneana diminuída e perda visual com um defeito pupilar aferente. Diversamente da trombose do seio cavernoso, perda visual está presente precocemente. Inicialmente, há pouco edema anexial e congestão orbitária, mas eles rapidamente se desenvolvem à medida que a doença progride. Proptose freqüentemente está presente, mas os pacientes nem sempre se queixam de dor (32).

Complicações raras da infecção dos seios paranasais incluem trombose da veia oftálmica superior e trombose de seio dural. Trombose da veia oftálmica superior é suspeitada em TC quando o aumento deste vaso (mais bem visto em imagens coronais) é assimétrico e com relativa ausência de contraste normal, embora o trombo dentro da luz possa ser hiperdenso. A trombose de seio dural ocorre mais comumente em crianças de 3 a 5 anos de idade. Os seios longitudinal e reto são mais freqüentemente comprometidos. Em adultos, a trombose muitas vezes complica uma doença debilitante, desidratação ou trabalho de parto e parto prolongados. A trombose de seio dural pode ser associada a infecção das orelhas e dos seios paranasais. Sinais de trombose de seio dural são edema da testa, distensão das veias do couro cabeludo, espasticidade dos membros inferiores, convulsões e hemiplegia. Convulsões persistentes e perda súbita de consciência são comuns.

AGRADECIMENTOS

Os autores agradecem aos seguintes médicos que contribuíram para as versões precedentes deste capítulo: Thomas N. Guffin Jr., MD; Roger Kula, MD; e Samir Shah, MD.

PONTOS IMPORTANTES

- Os nervos cranianos controlam os sentidos especiais, movimento e sensibilidade da cabeça e do pescoço.
- Os nervos espinhais contribuem com sensibilidade e algum movimento a cabeça e pescoço.
- Os impulsos autonômicos originam-se em fibras do SNC que residem em gânglios fora do SNC. Os nervos espinais e cranianos levam as fibras entre estes gânglios e os órgãos finais.
- Os nervos cranianos, nervos espinhais e sistema nervoso autônomo são ricamente interconectados na cabeça e no pescoço.
- Numerosos distúrbios e doenças neurológicas manifestam-se como transtornos de orelha, nariz e garganta, causando sintomas tais como disfagia, diplopia e vertigem.
- Distonia da cabeça e do pescoço geralmente é causada por doença extrapiramidal. Ela pode ser causada por intoxicação medicamentosa, mas a causa freqüentemente é desconhecida.
- Os déficits causados por tumores e AVC geralmente refletem a localização das lesões. Embora os sintomas de um tumor freqüentemente sejam função da localização do tumor, a evolução da doença pode depender do tipo de tumor.
- Alguns tumores secretores e tumores em estruturas glandulares podem causar aberração hormonal.
- Infecção da orelha e do seio pode alastrar-se e causar manifestações neurológicas.

REFERÊNCIAS

1. Sooy CD, Boles R. Neuroanatomy for the otolaryngologist head and neck surgeon. In: Paparella MM, Shumrick DA, eds. *Otolaryngology: basic sciences and related principles.* Philadelphia: WB Saunders, 1991:132-134.
2. Agur AMR, Dalley AE The cranial nerves. In: Agur AMR, Dalley AF, eds. *Grant's atlas of anatomy.* Baltimore: Williams & Wilkins, 2004:793-824.
3. Appenzeller O, Oribe E. *The autonomic nervous system: an introduction to clinical and basic concepts.* New York: Elsevier, 1997.
4. Waxman SJ. Basic principles. In: Waxman SL ed. *Correlative neuroanatomy.* New York: McGraw-Hill, 1999:103-122.
5. Pirko I, Noseworthy JH. Demyelinating disorders of the central nervous system. In: Goetz CG, ed. *Textbook of clinical neurology.* Philadelphia: Elsevier, 2003:1059-1076.
6. Goodrich I, McVeety IC, Lee KI. Related neurology and neurosurgery. In: Lee KJ, ed. *Essential otolaryngology: head and neck surgery.* New York: McGraw-Hill, 2003:327-341.
7. Victor M, Ropper AH. Multiple sclerosis and allied demyelinative diseases. In: Victor M, Ropper AH, eds. *Adams and Victor's principles of neurology.* New York: McGraw-Hill, 2001:954-982.
8. Bartt R, Shannon KM. Autoimmune and inflammatory disorders, myasthenia gravis. In: Goetz GC, ed. *Textbook of clinical neurology.* Philadelphia: Elsevier, 2003:1118-1120.
9. Victor M, Ropper AH. Degenerative diseases of the nervous system. In: Victor M, Ropper AH, eds. *Adams and Victor's principles of neurology.* New York: McGraw-Hill, 2001:1106-1174.
10. Woodson GE, Blitzer A. Neurologic evaluation of the larynx and the pharynx. In: Cummings CW, ed. *Otolaryngology: head and neck surgery.* St. Louis: Mosby, 1998:1947-1955.
11. Hillel A, Dray T, Miller R, et al. Presentation of ALS to otolaryngologist/head and neck surgeon: getting to the neurologist. *Neurology* 1999;53:22-25.
12. Higo R Tayama N, Watanabe T, et al. Videomanofluorometric study in amyotrophic lateral sclerosis. *Laryngoscope* 2002;112(5):911-917.
13. Milhorat TH, Chou MW, Trinidad EM, et al. Chiari I malformation redefined: clinical and radiographic findings for 364 symptomatic patients. *Neurosurgery* 1999;44:1005-1017.
14. Cummings JL. Disorders of cognition. In: Goldman L, ed. *Cecil textbook of medicine.* Philadelphia: WB Saunders, 2000:2033-2047.
15. Shields RW, Wilbourn AJ. Demyelinating disorders of the peripheral nervous system. In: Goetz GC, ed. *Textbook of clinical neurology.* Philadelphia: Elsevier, 2003:1084-1090.
16. Lees P, Davis A. Postoperative meningitis. In: Johnson J, Yu VL, eds. *Infectious diseases and antimicrobial therapy of the ears, nose and throat.* Philadelphia: WB Saunders, 1997:583-586.
17. Woodson GE, Blitzer A. Dystonia. In: Cummings CW, ed. *Otolaryngology: head and neck surgery.* St. Louis: Mosby, 1998:1958-1964.
18. Jankovic J. Dystonias. In: Goldman L, ed. *Cecil textbook of medicine.* Philadelphia: WB Saunders, 2000:2083-2085.
19. Jankovic J. Tremors. In: Goldman L, eds. *Cecil textbook of medicine.* Philadelphia: WB Saunders, 2000:2082-2083.
20. Chung CS, Caplan LR. Neurovascular disorders. In: Goetz GC, ed. *Textbook of clinical neurology.* Philadelphia: Elsevier, 2003:992-1011.
21. Easton JD, Hauser SL, Martin JB. Cerebrovascular diseases. In: Fauci AS, ed. *Harrison's principles of internal medicine.* New York: McGraw-Hill, 1998:2325-2347.
22. The National Institute of Neurological Disorders and Stroke rt-PA Stroke Study Group. Tissue plasminogen activator for acute ischemic stroke. *N Engl J Med* 1995;333:1581-1588.
23. Love BB, Biller J. Neurovascular system. In: Goetz GC, ed. *Textbook of clinical neurology.* Philadelphia: Elsevier, 2003:395-421.

24. Ballenger JI. Neurologic disease of the larynx. In: Ballenger JJ, ed. *Diseases of the nose, throat, and ear.* Philadelphia: Lea, 1969:409-411.
25. Victor M, Ropper AH. Cerebrovascular disease. In: Victor M, Ropper AH, eds. *Adams and Victor's principles of neurology.* New York: McGraw-Hill, 2001:821-924.
26. Janus TI, Yung AWK. Primary neurological tumors. In: Goetz GC, ed. *Textbook of clinical neurology.* Philadelphia: Elsevier, 2003: 1017-1040.
27. Vick NA. Specific types of brain tumors and their management. In: Goldman L, ed. *Cecil textbook of medicine.* Philadelphia: WB Saunders, 2000:2169-2171.
28. Balcer LJ. Neuro-ophthalmology, anatomic review and topographic diagnosis. *Ophthalmol Clin North Am* 2001;149(1):1-21.
29. Numa W, Karmody CS. Classification of headache and facial pain. *Otolaryngol Clin North Am* 2003;36(6):1055-1062.
30. Chandler JR, Langenbrunner DJ, Stevens ER. The pathogenesis of orbital complications in acute sinusitis. *Laryngoscope* 1970;80(9):1414-1428.
31. Johnson IT, Ferguson BL Infection. In: Cummings CW, ed. *Otolaryngology: head and neck surgery.* St. Louis: Mosby, 1998:1107-1118.
32. Quiros PA. Most urgent neuro-pathologies. In: Yanoff M, ed. *Ophthalmology.* St. Louis: Mosby, 2004:1391-1396.

CAPÍTULO 11

Oftalmologia

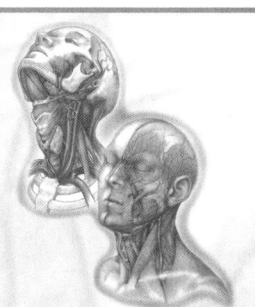

Jean Edwards Holt ■ G. Richard Holt

Anormalidades das estruturas oculares produzem disfunção visual, aparência alterada, dor ou sintomas sistêmicos. Muitas pessoas consideram a visão o mais importante e abrangente dos sentidos. Acuidade visual diminuída pode indicar uma doença ocular capaz de cegar que pode ser controlada com recuperação da visão, uma doença sistêmica que pode pôr em perigo a vida se não for detectada e tratada, um tumor ou outra doença do sistema nervoso central que pode ameaçar a visão e a vida, ou um simples erro de refração, cuja correção simplifica a vida do paciente. Sintomas oculares trazem o paciente rapidamente ao médico porque os olhos são o foco da percepção de um paciente e alterações nestas estruturas usualmente não são ignoradas.

O otorrinolaringologista–cirurgião de cabeça e pescoço freqüentemente se une ao oftalmologista em uma abordagem de equipe para tratar de um paciente com anormalidades congênitas ou adquiridas da órbita, anexos e estruturas periorbitárias. O conhecimento dos conceitos fundamentais da visão, anatomia e fisiologia oculares e doenças locais e sistêmicas é essencial para dirigir os cuidados para um paciente com problemas oftálmicos. Uma consulta com um oftalmologista é obrigatória para a maioria dos transtornos e pode ser extremamente útil à maioria dos pacientes. Este capítulo destaca as doenças mais comuns vistas pelos otorrinolaringologistas–cirurgiões de cabeça e pescoço e explica quais são freqüentemente consideradas problemas complicados e sofisticados. Também são discutidos os melhores estudos por imagem para o diagnóstico de doenças, trauma e tumores oftalmológicos e orbitários.

O EXAME DO OLHO

As três razões para efetuar um exame ocular são como se segue:

1. Sintomas de apresentação claramente relacionados com as estruturas oculares, como dor no olho e halos em torno de luzes.
2. Triagem pré-sintomática para detectar doença ocular controlável, como ambliopia e glaucoma.
3. Avaliação ou diagnóstico de doença sistêmica espelhada no olho, como retinopatia no diabetes e coroidite tuberculosa com febre de origem indeterminada.

Com estes objetivos em mente, é óbvio que a testagem da função visual e o exame dos olhos devem fazer parte de qualquer exame médico completo.

Um exame oftalmológico começa com a obtenção de uma história relacionada com os sintomas. As áreas relevantes são a cronologia, história ocular, história da família, doenças sistêmicas concomitantes, uso atual de medicações e existência de alergias. Os sintomas oculares geralmente são classificados em três grupos — função visual alterada, sensibilidade anormal ou aspecto anormal. As anormalidades no funcionamento visual geralmente reduzem a visão, causam fenômenos visuais superpostos ou produzem diplopia. Sensibilidade anormal no olho ou em torno dele pode assumir muitas formas — dor profunda, que significa inflamação intra-ocular ou orbitária; dor de corpo estranho relacionada com trauma; dor superficial de conjuntivite branda; desconforto vago conhecido como *astenopia*, ou esforço visual, com uso prolongado dos olhos; cefaléia relacionada com doença neurológica ou tensão; ou fotofobia ou dor ocular com a exposição à luz, mais comumente relacionada com anormalidades da córnea (1). *Aspecto alterado* comumente refere-se a anormalidades palpebrais, deformidades orbitárias, perturbações da motilidade ou vermelhidão do globo ocular.

Acuidade Visual

Um exame ocular começa com a determinação da acuidade visual de cada olho, com o outro olho completamente coberto. Embora as medições sejam obtidas de longe e perto, com e sem refração (óculos), a determinação mais importante da condição ocular geral é a acuidade visual mais bem corrigida para longe, usual-

TABELA 11.1
CORRELAÇÃO DO COMPROMETIMENTO VISUAL COM INCAPACIDADE VISUAL

Comprometimento Visual	Incapacidade Visual
20/12 a 20/25	Visão normal
	Adultos jovens sadios têm em média acuidade acima de 20/20
20/30 a 20/70	Visão quase normal
	Não causa problemas sérios mas deve ser avaliada quanto ao potencial de melhora ou possível doença inicial
20/80 a 20/160	Visão moderadamente baixa
	Óculos fortes de leitura ou lentes geralmente proporcionam velocidade adequada de leitura
20/200 a 20/400 ou CD a 3 metros	Visão gravemente baixa (cegueira legal nos Estados Unidos)
	Orientação grosseira e mobilidade geralmente adequadas, mas dificuldade com sinais de trânsito, números de ônibus etc. Leitura exige amplificação de alto poder. Velocidade e resistência para leitura reduzidas
CD a 2,4 metros a CD 1,2 metro	Visão profundamente baixa
	Problemas cada vez maiores com orientação visual e mobilidade. Bengala longa útil para explorar o ambiente. Pessoas altamente motivadas e persistentes conseguem ler visualmente com extrema amplificação. Outras dependem de meios não visuais: braille, livros falados, rádio
< CD 1,2 metro	Quase cegueira
	Visão não confiável exceto em circunstâncias ideais. Tem que depender de recursos não visuais
NPL	Cegueira total. Ausência de percepção de luz. Tem que depender dos outros sentidos inteiramente

CD, conta dedos; NPL, nenhuma percepção de luz.

mente avaliada com uma carta de Snellen. O exame das crianças exige muitas vezes figuras ou cartas de E individuais. Cada linha da carta deve ser lida por uma pessoa com visão normal a 6 metros. A maior letra deve ser vista a 60 m por uma pessoa com visão normal. Se um paciente puder ler essa letra a uma distância de 6 m e não for capaz de ver qualquer das letras menores, a visão é 20/200. Se a linha lida por uma pessoa com visão normal puder ser vista a 6 m, e o paciente estiver a 6 m da carta, a visão é 20/20. Se o paciente for incapaz de ler a maior letra na carta, é registrada a distância à qual ele é capaz de contar dedos acuradamente. Se o paciente não for capaz de contar dedos, a distância à qual movimentos da mão são percebidos é determinada. Se isto não for possível, documenta-se se o paciente é capaz de perceber luz. A Tabela 11.1 compara a acuidade visual com a capacidade ou a incapacidade visual. A visão não é uma fração verdadeira. Em outras palavras, visão 20/40 não significa 50% da visão normal, mas que o paciente pode ver a 6 m aquilo que uma pessoa com visão normal pode ver a 12 m. Se o paciente puder ver a linha 20/20 usando óculos, sua visão funcional provavelmente é tão boa quanto a de alguém que veja a linha sem óculos.

O oftalmologista usa o processo de refração para determinar o erro refrativo ou as lentes necessárias para o olho. A necessidade de refração é determinada com um teste do buraco de alfinete. O paciente vê uma carta através de um buraco de 1 mm, o que reduz a turvação da imagem sobre a retina e aumenta apreciavelmente a acuidade visual se ela estiver diminuída devido a um problema de refração. Este teste ajuda a excluir disfunção retiniana ou do nervo óptico como causa de função diminuída. A medição da acuidade visual mais bem corrigida é um conceito importante. Freqüentemente os pacientes dizem que são "cegos" sem os seus óculos. Eles devem ser informados que a visão pode ser fisiologicamente anormal sem conseqüência patológica.

A visão periférica, ou visão lateral, pode ser avaliada com a testagem de campos visuais. Este teste pode ser efetuado com vários instrumentos, mas comumente é realizado com a técnica de confrontação. O paciente é solicitado a fixar-se no nariz do examinador com um olho e a cobrir o outro olho. Um objeto de teste ou dedo é trazido desde o lado até que o paciente diga que ele está sendo visto. O campo visual é aproximadamente 90° no mesmo lado mas apenas 50° no lado oposto à testagem. Anormalidades da visão periférica muitas vezes são detectadas apenas através de exame, porque os pacientes relatam perda da visão central, mas a perda da visão periférica não é facilmente detectada. Executar este teste para cada olho constitui um bom método de triagem para muitas doenças neurológicas.

Inspeção Externa e Exame Pupilar

A inspeção das estruturas externas do olho inclui as pálpebras, cílios, aparelho lacrimal, córnea, conjuntiva e esclera, câmara anterior e íris, bem como a simetria da face e órbitas. Muita informação pode ser obtida com este exame, que freqüentemente revela o diagnóstico. Atenção particular deve ser dada ao alinhamento anormal das pálpebras (ptose ou retração palpebral), à posição das pálpebras de encontro ao olho

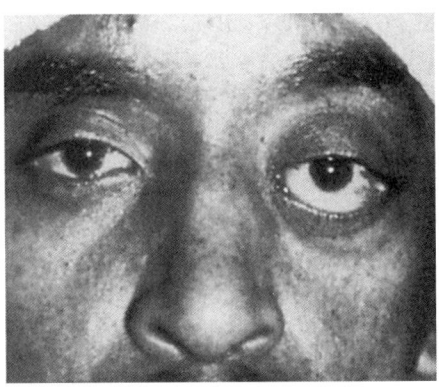 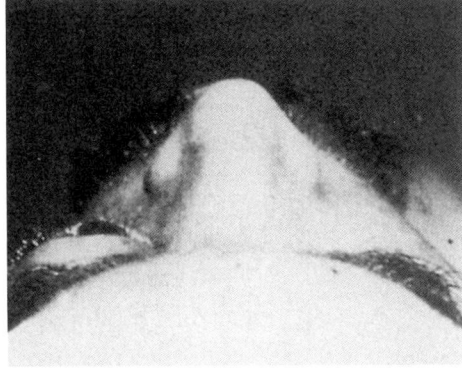

Figura 11.1
Proptose do olho esquerdo, vista de posições anterior (*esquerda*) e superior (*direita*).

(entrópio ou ectrópio) e à direção anormal dos cílios (triquíase). Intumescimento na área cantal média pode indicar drenagem lacrimal anormal. Proptose sempre é um achado importante (Fig. 11.1). O fator causador pode indicar doença orbitária ou sistêmica. Anormalidades específicas na cor e no contorno da conjuntiva, córnea e esclera são discutidas mais tarde com relação ao olho vermelho. De particular importância é a estimativa da profundidade da câmara anterior na detecção de uma forma importante de glaucoma. Este teste pode ser efetuado com iluminação lateral com uma lanterna-caneta. Se a câmara anterior for de profundidade normal, a superfície inteira da íris é iluminada. Se a câmara anterior for rasa, a íris no lado oposto da pupila fica na sombra.

O exame da íris usualmente se centraliza na avaliação da resposta pupilar. Quando se lança luz no olho, uma pupila normal constringe-se e a seguir dilata-se depois que o estímulo é removido. Isto é o *reflexo direto à luz*. A outra pupila também se constringe, e isto é conhecido como *reflexo consensual à luz*. Estes reflexos devem ser rápidos e aproximadamente iguais. Constrição pupilar também faz parte do complexo para visão de perto associada ao processo de acomodação. Se a pupila reagir à acomodação mas não à luz, é a clássica pupila de Argyll Robertson, muitas vezes associada a sífilis. A pupila de Marcus Gunn é um sinal físico importante em uma avaliação de doença neurológica. Ela é provocada com o teste da lanterna oscilante. A luz é lançada em uma pupila por 2 ou 3 segundos e a seguir rapidamente mudada para o segundo olho. Constrição pronta deve aparecer se a pupila for normal. Se estiver presente doença ou lesão do nervo óptico, a pupila dilata-se gradualmente, indicando um reflexo direto à luz diminuído. Este sinal é positivo precocemente na doença, quando a visão ainda é 20/30 ou melhor. Reação pupilar anormal de qualquer forma geralmente indica doença séria. Para o médico, acuidade visual normal e respostas pupilares normais são achados confortadores na avaliação de problemas do olho.

Motilidade

Seis músculos envolvendo cada olho são responsáveis pela motilidade ocular. Vários termos são usados para descrever vários movimentos do olho. O movimento de um olho de uma posição para outra é chamado *dução*. O movimento simultâneo de ambos os olhos a partir da posição primária direta para a frente para uma posição secundária (para cima, para baixo, direita, esquerda) é chamada *versão*. *Vergência* é o termo aplicado à rotação simultânea de ambos os olhos para dentro *(convergência)* ou para fora *(divergência)*. A avaliação da função dos músculos extra-oculares é começada com a inspeção geral para encontrar qualquer desvio grosseiro de um dos olhos (heterotropia). Pede-se ao paciente para olhar para cima, para baixo, para a direita e para a esquerda para revelar se o desvio é o mesmo em todos os campos do olhar (concomitante) ou se ele varia (não concomitante e usualmente neurologicamente importante) (Fig. 11.2). Durante estes movimentos do olhar, também podem ser detectados abalos oculares involuntários, chamados *nistagmo*.

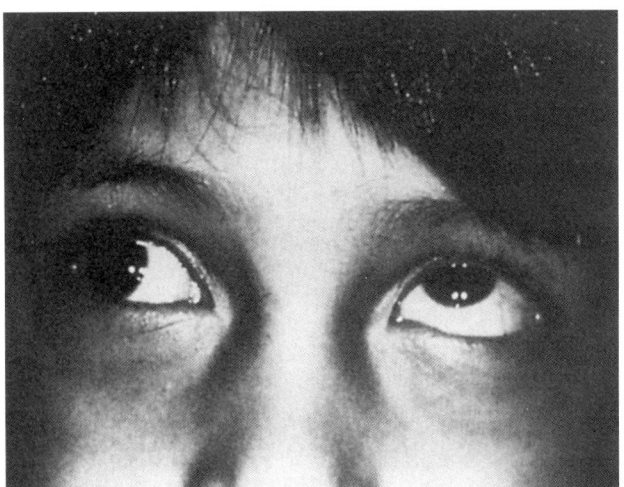

Figura 11.2
Heterotropia é caracterizada por assimetria grosseira do movimento ocular.

A lanterna de bolso usada para avaliar reflexos pupilares também pode ser usada para avaliar o reflexo corneano à luz. A luz deve ser refletida simetricamente em cada pupila. Se for visto desvio, o grau de anormalidade pode ser estimado pela assimetria do reflexo à luz.

O teste de cobertura é usado para avaliar a motilidade. O paciente é instruído para fixar-se em um objeto. Se ambos os olhos parecerem certos (ortotropia), cobrir um deles. Se debaixo da cobertura o olho se desviar, foria, ou desvio latente que se torna evidente apenas quando a visão é interrompida, foi observada. Normalmente o olho retoma a fixação quando tirada a cobertura. Se um olho for obviamente desviado, o olho direto para a frente é coberto. Se o olho desviado mover-se rapidamente para retomar fixação, ele mais provavelmente tem bom potencial visual. O desvio pode ser eso (para dentro), exo (para fora), hiper (para cima) ou hipo (para baixo).

Pressão Intra-Ocular

A medição da pressão intra-ocular (PIO) deve fazer parte de todo exame físico geral. O examinador pode estimar a PIO digitalmente colocando as pontas dos dedos indicadores sobre as pálpebras fechadas do paciente. Todas, a não ser as anormalidades grosseiras, permanecem não detectadas quando esta técnica é usada. A tonometria é a estimativa da PIO com um instrumento. Ela pode ser efetuada com uma técnica de indentação ou uma técnica de aplanação. A primeira é usada no processo de triagem geral e é efetuada com um tonômetro de Schiotz. Com o paciente em uma posição deitada, uma gota de anestésico tópico é instilada em cada olho. O paciente é instruído para olhar direto para sua frente com ambos os olhos abertos. Pode ser necessário auxílio para manter as pálpebras abertas, com pressão apenas sobre os ossos orbitários. O êmbolo é colocado delicadamente sobre o centro da córnea do paciente, e a leitura correspondente na escala é registrada. O teste deve exigir apenas 1 a 2 segundos de contato com a córnea. A PIO normal geralmente é 15 ± 3 mmHg, com um limite superior de 22 a 23 mmHg.

Oftalmoscopia

A parte final de um exame ocular geral é a oftalmoscopia. Ela é usada para avaliar as estruturas internas do olho, principalmente a retina, vasos sanguíneos retinianos e nervo óptico. Um oftalmoscópio direto é usado para este exame e fornece uma imagem ereta aumentada 15 vezes. Ocorre grande limitação do campo de visão e a informação é obtida como se o examinador estivesse olhando através de uma pupila pequena. Uma pupila de 3 mm dá apenas um campo de visão de 4°, mas uma pupila de 7 mm permite um campo de visão de 30°. Por essa razão é recomendada a dilatação de rotina das pupilas com tropicamida 0,5% ou 1% ou fenilefrina 2,5%, com as seguintes exceções: conhecido glaucoma de ângulo estreito, observação neurológica ou neurocirúrgica e alguns tipos de implantes de lentes intra-oculares após cirurgia de catarata. Em raros casos, a dilatação da pupila pode precipitar um ataque de glaucoma agudo de ângulo fechado que era previamente insuspeitado. Isto não deve ser considerado uma contra-indicação. Uma vez que esta forma de glaucoma é rara e pode ser tratada eficazmente, os benefícios da oftalmoscopia melhorada através de pupilas dilatadas superam os riscos.

O examinador segura o oftalmoscópio na mão direita e usa o olho direito para examinar o olho direito do paciente. Com a pupila dilatada, a luz refletida do fundo do olho produz um reflexo vermelho claro quando vista através do oftalmoscópio com uma lente +6 a uma distância de aproximadamente 30 cm. Qualquer alteração no reflexo vermelho indica anormalidade em uma das estruturas ópticas do olho e sempre é importante. Aproximamo-nos então do olho do paciente tão estreitamente quanto possível enquanto o poder da lente no oftalmoscópio é reduzido até que o disco óptico entre em foco. A cabeça do nervo deve ser avaliada quanto à cor, nitidez das margens e aparência da área deprimida central, conhecida como *escavação*. Exame sistemático dos vasos retinianos e do fundo é efetuado a seguir. A região macular merece especial atenção nos pacientes com perda visual.

ANORMALIDADES VISUAIS

Visão Diminuída Fisiologicamente

Erro de Refração

Uma causa comum de má visão é erro de refração ou alteração no erro de refração. Pacientes com miopia (visão de perto) têm um olho que é longo demais para o seu sistema refrativo. Este paciente tipicamente jovem relata não conseguir ver o quadro-negro e ter que se sentar na frente na escola. A simples prescrição de lentes côncavas usualmente restaura a acuidade visual ao normal. As pessoas com hipermetropia (hiperopia ou visão de longe) têm um olho que é curto demais e necessitam lentes convexas simples para trazer ao foco os objetos próximos. Afacia é uma forma especial de hiperopia na qual o poder de refração do olho é demasiado fraco por causa da remoção da lente (cristalino). Astigmatismo é a curvatura não esférica da córnea, e é extremamente comum com qualquer erro de refração.

A cirurgia visual refrativa, também conhecida como ceratotomia refrativa ou radial, está se tornando cada vez mais comum em pacientes com miopia. Os pacientes que buscam redução eletiva da miopia fisiológica usualmente são tratados com um protocolo de terapia que envolve executar incisões radiais na córnea para alterar sua curvatura. Tecnologia mais nova como a fabricação de lâminas mais delicadas, mais finas, colocação mais acurada das lâminas e topografia computadorizada (TC) da superfície da córnea ajudaram a reduzir complicações e produzir resultados mais constantes, incluindo uma tendência diminuída a um desvio hiperópico com o tempo (2). Alguns pacientes necessitam incisões adicionais, chamadas *aumentos*.

Presbiopia

Presbiopia é o termo usado para descrever a necessidade clínica de óculos para leitura ou bifocais quando o paciente entra na quarta e quinta décadas de vida. A lente endurece com a idade e torna-se menos elástica, diminuindo a capacidade de acomodar ou focalizar para visão de perto. Este é um mecanismo fisiológico normal e não deve ser considerado um sinal de doença.

Visão Diminuída Patologicamente

Perda Gradual da Visão

Na avaliação da visão reduzida em termos patológicos, a acuidade visual mais bem corrigida deve ser considerada para eliminar anormalidades fisiológicas. As 3 causas mais comuns de perda gradual de visão são catarata, degeneração macular senil e glaucoma.

Formação de catarata, a perda de transparência da lente, é comum. Ocorre densidade aumentada das fibras do cristalino e alterações no conteúdo de proteína, quase sem exceção, em certo grau em todas as pessoas com o aumento da idade; entretanto, muitas vezes a perda de transparência é tão acentuada que a função visual é seriamente dificultada. O termo *catarata* usualmente é reservado para esta última situação. A formação de catarata geralmente é evolucionária, mas ela ocasionalmente tem uma causa específica, como galactosemia, deficiência de galactocinase, cetoacidose diabética ou trauma. Se uma destas anormalidades metabólicas puder ser corrigida cedo no curso da formação da catarata, a opacidade da lente pode ser revertida; entretanto, freqüentemente nenhuma maneira conhecida é capaz de prevenir ou reverter alterações na lente devidas à catarata. O tratamento é a remoção cirúrgica da catarata. A necessidade de cirurgia geralmente depende das necessidades e desejos visuais do paciente. Em casos raros, a catarata danifica o olho por causa da alta pressão pelo intumescimento rápido e pode ter que ser removida por razões outras que não ópticas.

A operação é efetuada por meio da abertura da cápsula anterior e extração do material da lente. A cápsula posterior é deixada intacta (técnica extracapsular ou facoemulsificação). Depois que uma pessoa está afácica, o poder óptico da lente precisa ser reposto para fornecer capacidade de focalização. O paciente pode receber óculos ou lentes de contato depois que o olho se curou ou pode receber um implante de lente intra-ocular durante o procedimento cirúrgico. É confortador informar aos pacientes que a cirurgia de catarata é uma das operações mais bem-sucedidas que são realizadas.

Uma segunda causa comum de diminuição progressiva gradual na visão em pessoas mais velhas é a degeneração macular senil. A causa desta condição é desconhecida, mas pode ser relacionada com uma diminuição no suprimento sanguíneo à área macular associada à arteriosclerose no dorso do olho, o que começa como uma perturbação pigmentar na mácula e geralmente progride lenta mas firmemente com cada vez mais formação de cicatriz e freqüentemente hemorragia dentro dos tecidos. A doença é bilateral mas normalmente assimétrica. Nenhum tratamento eficaz existe, e o uso normal dos olhos, como para costura ou leitura, não acelera o processo. Os pacientes devem ser assegurados de que a degeneração macular não é uma doença que causa cegueira porque a visão periférica não é perturbada. Os pacientes com esta condição sempre são capazes de se mover sem auxílio, ainda que sua visão útil para leitura possa ficar acentuadamente diminuída. Diferentemente das duas condições visualmente incapacitantes supramencionadas, o glaucoma caracteristicamente produz uma diminuição na capacidade visual periférica, mas boa visão para leitura é mantida até tardiamente na doença.

Perda Súbita da Visão

Perda súbita da visão é um evento dramático e geralmente representa um processo patológico identificável (3). Alguns processos podem ser controlados para permitir a restauração da visão e outros produzem perda permanente da função visual. Hemorragia no vítreo não relacionada a trauma pode ocorrer no diabetes melito avançado, como resultado da doença dos vasos sanguíneos retinianos. A névoa vítrea impede exame completo dos vasos sanguíneos retinianos, e a área acometida muitas vezes permanece não identificada até que o sangue seja reabsorvido. Pode levar meses ou anos para o vítreo clarear em uma pessoa relativamente jovem, produzindo incapacidade acentuada.

Oclusão da artéria central da retina causa perda total e permanente da visão e abolição da reação pupilar direta à luz. Ao exame oftalmoscópico, o fundo mostra-se pálido com aparecimento de uma mancha vermelho-cereja na mácula. A mancha é causada pelo suprimento sanguíneo coróideo continuado à mácula e a perda contrastante da circulação para o resto da retina. As artérias retinianas estão estreitas e podem ter colunas fragmentadas de sangue (sinal dos vagões). A causa comumente é um êmbolo a partir de artérias carótidas doentes, válvulas cardíacas anormais ou trombose a partir de aterosclerose de longa duração. Em casos raros, a oclusão arterial central da retina é um evento vasospástico associado a uma doença inflamatória. Tratamento visando aliviar a obstrução através de vasodilatação, como medicação, massagem ocular e inalação de dióxido de carbono 5% e oxigênio 95%, normalmente não tem sucesso. Ataques de *amaurosis fugax* e oclusão de artéria central ou ramos da artéria da retina foram demonstrados relacionados a estenose da artéria carótida interna de mais de 50% de redução do diâmetro e oclusão (3). Um aumento nas superfícies livres da placa ulcerada acontece, o que poderia levar à embolização arterioarterial. Ultra-sonografia dúplex e ultra-sonografia Doppler de onda contínua podem ser usadas para diagnóstico não-invasivo; entretanto, a angiorressonância (ressonância magnética angiografia) está rapidamente se favorecendo como teste de triagem sensível para estenose de carótida.

Oclusão da veia central da retina é mais comum e menos dramática que oclusão arterial, e tem um prognóstico acentuadamente melhor. Ao exame oftalmoscópico, o fundo tem uma aparência dramática, como se a imagem inteira tivesse sido borrifada com sangue, e os vasos observados aparecem ingurgitados e tortuosos. Grande parte da hemorragia regride com o tempo, a visão retorna e as complicações tardias da anoxia retiniana são tratadas pelo oftalmologista.

Descolamento da retina ocorre em aproximadamente 1 em 1.000 pessoas. É muito mais comum em pessoas com miopia alta (aquelas com olhos grandes), após cirurgia de catarata (1 de 100), e em associação com trauma. O tipo da perda visual varia. O paciente comumente relata uma sombra ou cortina na frente do olho, subindo ou descendo, dependendo da direção da separação. Luzes lampejantes e materiais flutuantes associados podem ser vistos quando a estrutura retiniana é perturbada. Depois que a mácula se torna descolada, a visão central é perdida abruptamente. Na oftalmoscopia, a retina descolada é vista pálida e enrugada e projetando-se para a frente dentro do vítreo, muitas vezes a ponto de não poder ser focalizada com a área afixada. A refixação cirúrgica da retina tem sucesso em 60% a 80% dos casos, mas o retorno da visão depende do tempo e do controle de complicações cirúrgicas tardias.

Comprometimento do nervo óptico, quer na forma de isquemia quer de inflamação, não é tão comum quanto descolamento de retina, mas é igualmente dramático e importante. Um paciente com mais de 55 anos que tenha perda súbita de visão e talvez tenha vagos sintomas artríticos, febre de baixo grau ou dor à palpação do couro cabeludo temporal, deve fazer exame da velocidade de hemossedimentação. Se estiver elevada, o diagnóstico mais provavelmente é arterite temporal, e o outro olho está em risco de perda visual paralela. Terapia glicocorticóide sistêmica deve ser iniciada para prevenir o início da inflamação no outro olho. Em uma pessoa mais jovem, se a perda da visão for associada a edema do disco óptico, o diagnóstico provavelmente é neurite óptica (Fig. 11.3). O prognóstico de retorno da visão é bom, mas a possibilidade de que uma doença desmielinizante, como esclerose múltipla, esteja presente deve ser considerado.

Às vezes o relato de perda visual súbita é infundado. Isto geralmente ocorre quando um paciente mais idoso subitamente "descobre" uma perda da visão que existiu por algum tempo. A oclusão casual do olho que tem visão revela a perda visual, que erroneamente é descrita como sendo aguda. O relato de perda súbita de visão também se associa a histeria ou simulação e desejo de ganho secundário.

Perda Transitória da Visão

Perda transitória da visão pode fazer parte da aura da enxaqueca ou uma conseqüência de papiledema crônico. Escurecimentos visuais são comuns na insuficiência vertebrobasilar depois de pelo menos 80% de estreitamento deste sistema vascular por aterosclerose. Estes apagamentos são ameaçadores porque ataques repetidos freqüentemente não são transitórios e podem ser permanentes. Anormalidades no sistema da carótida podem causar perda temporária, geralmente unilateral, da visão *(amaurosis fugax)*. Sintomas cerebrais e hemiparesia associadas podem ser observados. Uma vez

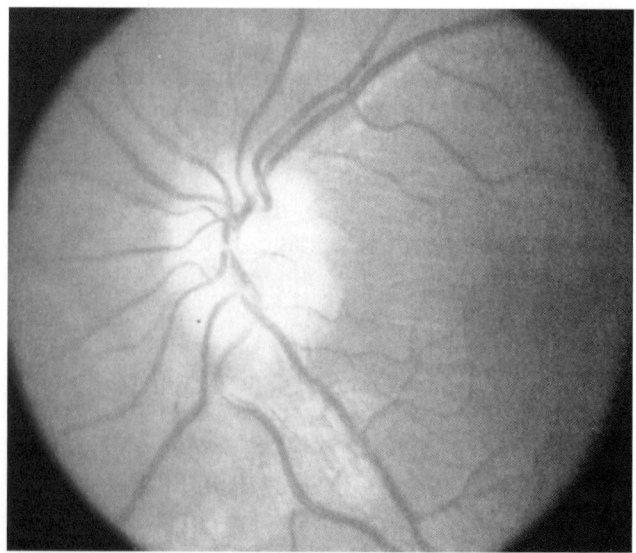

Figura 11.3

Edema do disco óptico indica neurite óptica.

que 15% a 20% destes pacientes mais tarde têm um AVC, eles necessitam de avaliação vascular completa.

Diplopia

Diplopia é outro sintoma de anormalidade visual. Diplopia fisiológica é um fenômeno normal no qual objetos fora da área de fixação são vistos como duplos. Isto é facilmente observado quando se olha para um objeto próximo com atenção dirigida para um objeto distante, que então aparece duplo. Normalmente isto não exerce efeito sobre a consciência. Diplopia patológica é um sinal importante de fraqueza de um ou mais músculos extra-oculares e geralmente é causado por doença neurológica, trauma ou diabetes melito. Diplopia também pode ocorrer com músculos normais se o globo for desviado, como em doença da órbita ou tumores que impedem o alinhamento adequado dos estímulos visuais. Diplopia monocular (aquela que não desaparece quando um olho é coberto) é rara e normalmente devida à divisão dos raios luminosos por uma irregularidade na córnea, certos tipos de cataratas ou fotorreceptores desalinhados na mácula. Mais comumente, diplopia monocular é um distúrbio neurótico ou funcional.

OLHO VERMELHO

O otorrinolaringologista–cirurgião de cabeça e pescoço ocasionalmente encontra um paciente com um olho vermelho, possivelmente em conjunção com outra doença ou após tratamento. A condição que causa o olho vermelho é muitas vezes uma afecção simples, como blefarite ou conjuntivite infecciosa, que se resolve espontaneamente ou é facilmente tratada pelo médico. Em alguns casos, no entanto, a condição que causa o olho vermelho é uma doença mais séria, como inflamação intra-ocular ou glaucoma agudo. Um paciente com uma destas condições que ameaçam a visão necessita da atenção imediata de um oftalmologista. O médico primário deve ser capaz de diferenciar uma pequena irritação de uma doença séria do olho. Olho vermelho pode ser causado por infecção, inflamação ou reação alérgica da pálpebra, estruturas anexiais ou tecidos intra-oculares. Outras causas importantes são glaucoma agudo, trauma e várias doenças sistêmicas.

Anormalidades das pálpebras e blefarite

Muitas doenças comuns afetam as pálpebras. Um terçol (hordéolo) é uma infecção de uma das glândulas na pálpebra, similar a um furúnculo de outras áreas da pele. O paciente tipicamente tem uma pálpebra vermelha com dor moderada à palpação e intumescimento na área comprometida. Vermelhidão associada da conjuntiva pode ser encontrada. Estas lesões em geral são autolimitadas e drenam espontaneamente, ou o paciente pode ser tratado com compressas mornas e antibióticos tópicos. Uma estrutura lipogranulomatosa crônica conhecida como *calázio* pode ser causada por uma anormalidade nas glândulas de Meibom da pálpebra. Se o paciente solicitar tratamento, esta lesão comumente requer incisão cirúrgica e drenagem. Inflamação ou infecção difusa das pálpebras é conhecida como *blefarite*. Ela caracteristicamente tem 2 formas. A primeira é uma infecção estafilocócica crônica das glândulas que circundam os cílios. Secreções oleosas anormais destas glândulas irritam o olho e causam vermelhidão e às vezes pequenos infiltrados esbranquiçados na córnea perto do limbo. A outra forma é blefarite associada com seborréia típica do couro cabeludo, cílios e supercílios. Estas condições tendem a causar edema das pálpebras, uma quantidade moderada de eritema das margens palpebrais, e congestão conjuntival branda a moderada. O paciente descreve olhos irritados com escamas ou crostas dos cílios. O tratamento é a longo prazo e é dirigido para a erradicação da flora contaminada, controle da seborréia do couro cabeludo e limpeza das pálpebras. Anormalidades anatômicas das pálpebras, como entrópio, com irritação devido aos cílios mal orientados, ou ectrópio, que causa má função lacrimal e exposição da córnea, podem ser eliminados como causa de vermelhidão pela simples observação.

Conjuntivite, Episclerite e Esclerite

Conjuntivite é a inflamação da membrana mucosa que cobre o globo e reveste a parte interna das pálpebras. Conjuntivite geralmente é infecciosa ou alérgica. Conjuntivite viral causada pelo grupo adenovírus é o olho rosado comum pelo qual as crianças são mandadas para casa pela escola. Os sintomas são brandos, com apenas vermelhidão difusa da conjuntiva, mínimo corrimento claro e talvez um linfonodo pré-auricular doloroso à palpação ou faringite associada. A condição geralmente é autolimitada, mas é altamente contagiosa nas fases iniciais. Conjuntivite bacteriana é comumente causada por raças de *Staphylococcus*, *Diplococcus* ou *Haemophilus*. O paciente tem sintomas brandos de areia nos olhos e fotofobia. O achado mais característico é que as pálpebras se colam durante a noite por causa de um corrimento mucopurulento. Se estiver presente purulência copiosa aguda, o agente etiológico pode ser *Neisseria gonorrhoeae*, e deve ser realizada investigação sistêmica adicional. Cultura de rotina não é necessária porque usualmente uma resposta pronta ocorre aos antibióticos tópicos de amplo espectro, como uma fluoroquinolona tópica. Se os sintomas persistirem durante mais de 2 semanas, um diagnóstico alternativo deve ser considerado.

Conjuntivite alérgica pode ocorrer em resposta a medicações tópicas, cosméticos, aerossóis ou como parte do complexo da febre do feno. A primeira exposição pode ser dramática com prurido grave e lacrimação profusa associada com edema associado da conjuntiva (quemose), e as pálpebras podem estar fechadas de tão inchadas, similarmente à reação a uma picada de inseto. Esta condição pode ser unilateral ou bilateral. Geralmente é tratada com compressas frias e talvez anti-histamínicos tópicos ou sistêmicos após eliminação do agente ofensor, se possível.

Profundos à conjuntiva situam-se os tecidos episclerais e a esclera. Se a inflamação não for superficial, o paciente relatar dor profunda e o eritema parecer vermelho-escuro ou purpúreo, episclerite ou esclerite devem ser consideradas. Episclerite geralmente é uma área isolada de inflamação sem seqüelas. Em contraste, mais de 50% dos casos de esclerite são associados a doença sistêmica, geralmente de uma natureza reumática. Inflamação recorrente de um pterígio pode produzir uma área individualizada de conjuntivite.

Ceratite

Ceratite é inflamação da córnea. Embora freqüentemente branda, esta condição pode ser perigosa e ameaçar a visão. Descontinuidade e infiltrados na córnea sempre produzem dor, fotofobia e visão diminuída. A conjuntiva está congesta e pode haver irite. Ceratite causada pelo vírus herpes *simplex* é uma condição ocular importante. A infecção tipicamente forma um padrão dendrítico ramificado na córnea. Se reconhecida antes que ocorra cicatrização da córnea, a infecção pode ser controlada com qualquer uma de várias medicações antivirais. O uso de aciclovir oral a longo prazo parece permanecer eficaz para diminuir o número de recorrência de herpes *simplex* ocular além de 12 meses (4). Iridociclite pode ser causada pelo vírus do herpes-zóster, que afeta o corpo ciliar e a pele da ponta do nariz ao longo do nervo nasociliar.

Úlceras de córnea bacterianas, virais ou fúngicas são condições sérias que exigem terapia intensiva e causa morbidade prolongada. As úlceras causadas por organismos *Pseudomonas* às vezes progridem para perfuração em 24 a 48 horas apesar da terapia intensiva. Uma vez que qualquer violação do epitélio corneano pode permitir a entrada de organismos, infecção deve ser considerada, particularmente após trauma e no tratamento de pacientes debilitados com uma tênue película lacrimal. Uma solução antibiótica oftálmica tópica pode ser prescrita se superinfecção bacteriana for suspeitada ou confirmada. Uma fluoroquinolona geralmente é prescrita. Esteróides tópicos não estão indicados em ceratite fúngica e viral.

Irite e Iridociclite

A íris e o corpo ciliar constituem anatomicamente o trato uveal anterior. *Uveíte* é um termo geral que descreve inflamação da íris (irite), corpo ciliar (ciclite) ou mais comumente de ambos (iridociclite). A iridociclite aguda causa dor grave contínua do olho, fotofobia, lacrimejamento e, em muitos casos, visão diminuída. A vermelhidão geralmente é mais evidente em torno do limbo sobre o corpo ciliar (rubor ciliar), diferentemente da vermelhidão difusa da conjuntivite. A pupila está constringida devido à irritação direta do músculo esfíncter da íris, e o líquido da câmara anterior está turvo devido à presença de exsudato inflamatório e células entrando no aquoso. Glaucoma secundário grave pode ocorrer se agregados destes detritos bloquearem o ângulo de filtração. Na maioria dos casos agudos de irite não associados a doença corneana grave ou trauma, a causa é desconhecida mas a condição pode-se associar a tuberculose, sarcoidose, espondilite ancilosante, doenças reumáticas, gonorréia ou síndrome de Reiter.

O objetivo no tratamento da irite é suprimir a inflamação e aliviar a dor devida ao espasmo do corpo ciliar. Isto é obtido com glicocorticóides tópicos e um agente cicloplégico. Analgésicos sistêmicos muitas vezes são necessários. Herpes-zóster pode comprometer a íris e produzir iridociclite acentuada. Isto parece ser mais comum com o comprometimento do nervo nasal externo, um ramo do nervo etmoidal, que é relacionado com a inervação da íris. O sinal de aviso desta afecção é um olho doloroso, comumente vermelho, que está associado a erupção herpética ao longo da metade inferior ipsolateral do nariz. Esta é considerada uma condição oftalmológica urgente e deve ser tratada por um oftalmologista. Herpes-zóster oftálmico é uma freqüente primeira manifestação da síndrome de imunodeficiência adquirida (AIDS) ou infecção pelo vírus de imunodeficiência humana (5,6). Necrose aguda da retina também pode estar presente. Lesões herpéticas da face têm a mais alta associação com AIDS. Uma síndrome de imunodeficiência subjacente deve ser suspeitada e investigada quando lesões herpéticas comprometem o olho.

Causas Diversas

Vários outros processos patológicos importantes devem ser considerados no diagnóstico diferencial do olho vermelho. Se uma história de trauma for conhecida, um corpo estranho ou abrasão deve ser considerada. Pacientes com glaucoma agudo de ângulo fechado têm dor grave, córnea turva, pupila dilatada e lenta, uma diminuição pronunciada na visão e um aumento na PIO. Dacriocistite (inflamação do saco lacrimal) é caracterizada pelo intumescimento e eritema dolorosos na área cantal medial, os quais podem causar sintomas sistêmicos com febre e leucocitose acentuada. O tratamento consiste em calor, antibióticos e drenagem, se necessário. Celulite orbitária é uma condição séria e pode ameaçar a vida em crianças e pessoas com função imune suprimida. Se a motilidade ocular estiver limitada, deve-se dar atenção ao monitoramento da reação pupilar e observar compressão do nervo óptico como um sinal ameaçador de perda visual. Um olho vermelho associado com proptose súbita é um sinal de doença séria orbitária ou do seio cavernoso (Fig. 11.4). As Tabelas 11.2 e 11.3 resumem os sinais e sintomas úteis no diagnóstico diferencial do olho vermelho e as indicações para encaminhamento (Tabelas 11.2 e 11.3).

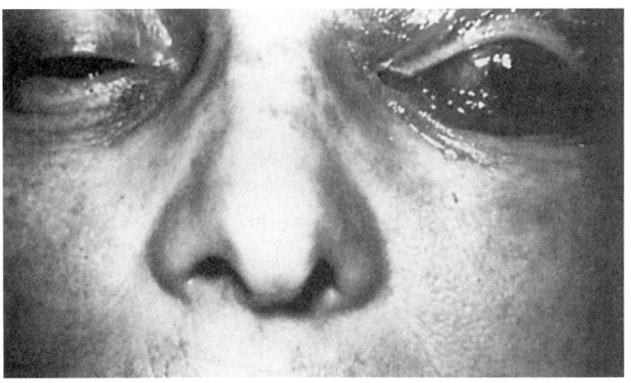

Figura 11.4
Proptose, quemose e vermelhidão do olho esquerdo sugerem doença séria orbitária ou do seio cavernoso.

Diretrizes para Tratamento

Os pacientes adultos com conjuntivite bacteriana são tratados com colírio antibiótico em vez de pomada, exceto ao deitar-se. As crianças são tratadas com pomada. Uma solução a 10% a 15% de sulfacetamida sódica dada 4 vezes ao dia durante 4 dias é recomendada a não ser que o paciente tenha uma alergia a sulfa. Pacientes com alergias a sulfa podem ser tratados com tobramicina ou sulfato de gentamicina ou outra solução tópica que as substitua. Compostos de neomicina devem ser evitados por causa da alta incidência de alergia e dermatite de contato. Colírio cicloplégico, como atropina, homatropina ou cloridrato de ciclopentolato é usado para reduzir o espasmo ciliar para diminuir a dor. Se estes agentes forem prescritos, o paciente deve ser avisado dos efeitos colaterais da diminuição da visão de perto e dilatação pupilar. Colírio anestésico tópico deve ser usado somente para diagnóstico. Uso prolongado pode retardar a cura da córnea e causar reações alérgicas graves. Como estes agentes eliminam a sensibilidade corneana, o reflexo de piscar protetor é retardado, abrindo a porta para desidratação e lesão.

Administração de glicocorticóides tópicos deve ser reservada para o oftalmologista. Se a condição for mais bem tratada com glicocorticóides, o paciente deve ser examinado e tratado por um especialista. Colírio glicocorticóide faz o paciente sentir-se melhor, mas em condições como herpes *simplex*, ceratite ou úlcera fúngica de córnea, os sintomas podem diminuir enquanto a córnea está se desfazendo e ameaçada por perfuração. Várias semanas de uso de glicocorticóides podem causar cataratas e elevação na PIO, o que leva à lesão glaucomatosa típica do nervo óptico e à perda visual.

TRAUMA OCULAR

Quando um paciente sofre trauma ocular, a tarefa mais importante é diferenciar um problema sério, potencialmente ameaçador da visão, e problemas menos sérios. O tratamento dado pelo primeiro médico a examinar um paciente com trauma ocular freqüentemente determina o resultado visual. Alguns minutos podem fazer a diferença entre salvar ou perder a visão. Por estas razões, todos os pacientes com sintomas oculares devem ser tratados de acordo com um plano organizado.

História e Exame

Como em todas as especialidades da medicina, os sintomas e a história de um paciente fornecem indícios sobre o que o exame pode revelar. Uma sensação lacrime-

TABELA 11.2
SINTOMAS DO OLHO VERMELHO

Sintomas	Encaminhamento	Glaucoma Agudo	Iridociclite Aguda	Ceratite	Conjuntivite Bacteriana	Conjuntivite Viral	Conjuntivite Alérgica
Visão turva	E	+++	+ a ++	+++	0	0	0
Dor	E	++ a +++	++	++	0	0	0
Fotofobia	E	+	+++	+++	0	0	0
Halo	E	++	0	0	0	0	0
Exsudação	0	0	0	0 a +++	+++	++	+
Prurido	0	0	0	0	0	0	++
Resfriado, febre	0	0	0	0	0	0, ++	0

E, encaminhado ao oftalmologista; 0, ausente; +, brando; ++, moderado; +++, acentuado.

TABELA 11.3
SINAIS DO OLHO VERMELHO

Sinais	Encaminhamento	Glaucoma Agudo	Iridociclite Aguda	Ceratite	Conjuntivite Bacteriana	Conjuntivite Viral	Conjuntivite Alérgica
Rubor ciliar	E	+	++	+++	0	0	0
Congestão conjuntival		++	++	++	+++	++	+
Névoa corneana	E	+++	0	+ a +++	0	0, +	0
Pupila	E	Meio dilatada não reativa	Pequena, com ou sem irregularidade	Normal ou pequena	Normal	Normal	Normal
Profundidade da câmara anterior	E	Rasa	Normal	Normal	Normal	Normal	Normal
Pressão intra-ocular	E	Alta	Usualmente baixa	Normal	Normal	Normal	Normal
Corrimento		0	0	±	++ ou +++	++	+
Linfonodo pré-auricular		0	0	0	0	+	0

E, encaminhado ao oftalmologista; 0, ausente; ±, presente ou ausente; +, brando; ++, moderado; +++, acentuado.

jante e de arranhado usualmente é banal, mas uma queimadura química ou trauma penetrante pode ser visualmente devastador. O médico deve sempre ser cauteloso. Uma lesão banal ou externamente pequena pode ser acompanhada por uma pequena perfuração do globo ou penetração de um diminuto corpo estranho no olho. A probabilidade de perfuração deve sempre ser mantida em mente durante os exames, independentemente de quão pequena a lesão possa parecer. Depois do mais cuidadoso exame, se existir a mais leve dúvida sobre a presença de perfuração, está recomendado o encaminhamento pronto a um oftalmologista.

Uma história detalhada, como seria apropriado no tratamento de paciente ambulatorial ou ao avaliar um problema crônico, não é indicada ou necessária em uma emergência. Algumas perguntas são importantes, no entanto. Como aconteceu o trauma? Por exemplo, alguma coisa bateu no olho enquanto o paciente estava andando em ambiente externo, ou o paciente estava esmerilhando aço e foi atingido por parte da maquinaria? Quando aconteceu o trauma? A cronologia dos eventos é extremamente importante. Também essencial é a história do olho. Quando um paciente tem uma diminuição na acuidade visual, é importante saber se esse olho tinha má visão no passado ou se esta é uma alteração aguda. Trauma antigo deve ser diferenciado dos efeitos de uma lesão recente.

Depois que uma história for obtida, inspeção cuidadosa das estruturas comprometidas deve ser realizada com documentação da acuidade visual. Isto é importante de um ponto de vista médico-legal, e é útil na averiguação da extensão da lesão e monitoramento do tratamento. Se um paciente não tiver seus óculos para o exame porque eles foram quebrados no trauma, o uso do teste do buraco de alfinete é importante na avaliação da visão para obter a melhor acuidade possível.

Trauma Orbitário

Trauma da órbita pode ser superficial, resultando apenas em equimose da pálpebra (olho preto), ou pode ser extenso, comprometendo as paredes ósseas e estruturas intra-oculares. Radiografias simples das órbitas são de valor limitado depois de trauma orbitário exceto para a localização de corpos estranhos metálicos inclusos. TC, axial e coronal, fornece a melhor informação sobre os componentes ósseos do trauma. Algoritmos de janela para tecido mole podem ser usados para avaliar formação de hematoma, prolapso de gordura orbitária e outros danos. Evidência de enfisema orbitário em TCs geralmente é resultado da continuidade da órbita com seios fraturados. Embora o ar geralmente seja reabsorvido espontaneamente, PIO aumentada e compressão de artéria da retina podem ocorrer (7). Avaliação da função dos músculos extra-oculares pode mostrar aprisionamento de tecido mole em uma fratura do assoalho orbitário. Enfisema subcutâneo nas pálpebras pode indicar uma fratura da parede medial para dentro das células aéreas etmoidais. A acuidade visual deve ser documentada. Uma diminuição pode indicar lesão ocular. Mais de 30% das lesões da órbita óssea são associadas a lesão intra-ocular (8–11). Se a lesão for superficial ou se os achados em radiografia, estudos da motilidade, testes de acuidade visual e inspeção do globo forem normais, o paciente pode ser tranqüilizado. Caso contrário, um encaminhamento pode ser feito para tratamento cirúrgico ou exame ocular adicional.

Laceração Palpebral

Traumatismo da pálpebra pode ser de rotina ou muito difícil. Uma laceração superficial, paralela à margem da pálpebra, é semelhante a uma laceração da pele em outras partes do corpo e pode ser reparada da mesma maneira. Corpos estranhos, no entanto, podem passar despercebidos; por essa razão, a ferida deve ser explorada e bem irrigada antes do fechamento cirúrgico. Se as estruturas mais profundas forem comprometidas, as relações anatômicas do músculo levantador da pálpebra, placas tarsais e septo orbitário devem ser conhecidas, e as reparações apropriadas efetuadas. Lacerações que comprometem a margem palpebral ou são mediais ao *punctum* e comprometem as estruturas canaliculares exigem reconstrução cirúrgica detalhada. A reparação primária é extremamente importante porque a revisão secundária da cicatriz e tentativas de restabelecer a função da pálpebra e o aparelho de drenagem lacrimal são difíceis. Reparação defeituosa pode produzir uma incisura na pálpebra que interfere com sua capacidade de espalhar a película da lágrima. Irritação e lacrimação constante podem ser causadas pela perda do epitélio corneano e talvez causar ulceração da córnea. As lacerações devem portanto ser tratadas por um cirurgião conhecedor das características anatômicas e fisiológicas das pálpebras.

Lesões Superficiais da Córnea e Conjuntiva

A córnea e a conjuntiva, embora importantes, são consideradas estruturas superficiais do olho, e as lesões delas freqüentemente podem ser tratadas por um médico de atendimento primário. Hemorragia subconjuntival normalmente não tem seqüelas, comportando-se como uma equimose em outro lugar no corpo. O paciente deve ser tranqüilizado de que o sangue desaparecerá ao longo de um período de 10 a 20 dias. As hemorragias podem ser causadas por pequeno trauma ou por tosse ou espirro. Também podem ocorrer espontaneamente. Pouco ou nenhum valor é encontrado em efetuar estudos hematológicos ou da coagulação sanguínea nos pacientes com hemorragias subconjuntivais espontâneas a não ser que haja uma história de recorrência freqüente. Nesses casos, deve ser considerada a possibilidade de discrasia sanguínea. Estes pacientes têm um olho vermelho-vivo, visão normal e nenhuma dor. Se hemorragia subconjuntival for uma manifestação de trauma grave, no entanto, o médico sempre deve excluir lesões mais sérias das estruturas oculares mais profundas.

Corpos estranhos corneanos ou conjuntivais devem primeiro ser tratados com irrigação. Se isto não tiver sucesso, eles podem ser escovados com um aplicador de ponta de algodão ou extraídos com um palito ou agulha pequena. Uma gota de solução anestésica tópica usualmente é tudo que se faz necessário para manipular o objeto. Se um corpo estranho não for visto, mas os sintomas ou a história indicarem a presença de um, coloração com fluoresceína pode ser usada para delinear uma abrasão corneana. Uma tira pequena de papel de fluoresceína é umedecida com água estéril, e esta tira é aplicada no fundo-de-saco inferior enquanto o paciente olha para cima ou no fundo-de-saco superior enquanto o paciente olha para baixo. Quando se usa uma lanterna azul-cobalto ou lâmpada de Wood, a fluorescência pode delinear a abrasão. Se o paciente usa lentes de contato gelatinosas, o uso de fluoresceína deve ser evitado, porque o corante pode corar permanentemente as lentes. A dor da abrasão corneana é aguda e latejante. Ela é agravada quando o paciente abre e fecha seus olhos e é associada a intensa fotofobia, diversamente da dor contínua difusa profunda da irite e o desconforto superficial brando e intermitente da conjuntivite.

Se a abrasão for vertical sobre a córnea, a pálpebra deve ser evertida, e muitas vezes um corpo estranho é encontrado embaixo da pálpebra superior. Para eversão palpebral, o paciente olha para baixo enquanto o cabo de um aplicador de ponta de algodão, lápis borracha ou dedo é colocado imediatamente embaixo do rebordo orbitário. Os cílios são pegados com a outra mão e puxados para cima e para a frente, e a pálpebra dobrada sobre o aplicador, lápis ou a base do dedo como um fulcro. A pálpebra evertida é mantida de encontro à margem orbitária e as estruturas subjacentes são examinadas. Conduta confiante ao aproximar-se do paciente torna simples este procedimento.

Uso excessivo de lentes de contato ou exposição excessiva a uma lâmpada solar ultravioleta pode causar grave lesão corneana pontilhada com edema da pálpebra. O tratamento usualmente é observação. Os sintomas aparecem 6 a 12 horas depois da exposição ou depois que as lentes de contato são tiradas. O paciente experimenta acentuada sensibilidade à luz e uma sensação de areia ou grãos nos olhos. A dor superficial pode ser intensa. Espasmo acentuado das pálpebras é observado associado com lacrimejamento. Ambos os olhos geralmente são comprometidos.

Colocação errada de lentes de contato é uma emergência comum. A lente normalmente pode ser encontrada com avaliação adequada nas dobras profundas dos fórnices conjuntivais. O paciente deve ser lembrado que se não for encontrada, a lente não migrou posteriormente para dentro das estruturas cranianas, mas em vez disso caiu para fora.

A terapia para abrasões corneanas, incluindo tratamento após remoção de um corpo estranho, consiste em colírio antibiótico. Isto é recomendado se a lesão foi causada por material contaminado, como uma unha ou um ramo. Se uma grande abrasão estiver presente e o olho estiver muito inflamado, um agente cicloplégico pode ser usado para reduzir o espasmo ciliar e a dor (Fig. 11.5). O olho freqüentemente é ocluído para conforto e abreviar a cura. Glicocorticóides ou combinações glicocorticóides–antibióticos *não devem* ser prescritos e anestésicos tópicos não devem ser dados para uso em casa. A maioria das pequenas abrasões cura-se em 24 horas e, as maiores, em menos de 1 semana.

Trauma Fechado

Uma pancada grave no olho ou órbita pode poupar milagrosamente as estruturas oculares, ou pode ser devastadora. O achado físico mais comum em casos de trauma fechado é hifema (sangue na câmara anterior). Se um olho tiver sofrido um golpe suficiente duro para causar sangramento do corpo ciliar, que se acredita ser a origem do sangue, as estruturas do ângulo da câmara anterior podem ser rompidas e danificada a rede de filtração. O paciente está imediatamente ou meses a anos mais tarde em risco de desenvolvimento de PIO aumentada. Podem ser encontradas lentes cataratosas luxadas ou subluxadas. O vítreo pode ser deslocado e tornar-se hemorrágico. Buracos ou descolamento da retina também podem ocorrer. Ruptura escleral pode ocorrer anterior ou posteriormente e o nervo óptico pode ser contundido ou arrancado. Trauma fechado do olho exige exame oftalmológico completo e pode tornar necessário cuidado e avaliação de acompanhamento durante toda a vida.

Traumatismos Penetrantes

Depois que um olho foi penetrado, tratamento imediato e a longo prazo é administrado por um oftalmologista. Diagnóstico preciso e encaminhamento sem manipulação ou exame adicional são essenciais ao tratar destas lesões. Se corpos estranhos estiverem salientando-se parcialmente do olho, o diagnóstico é evidente.

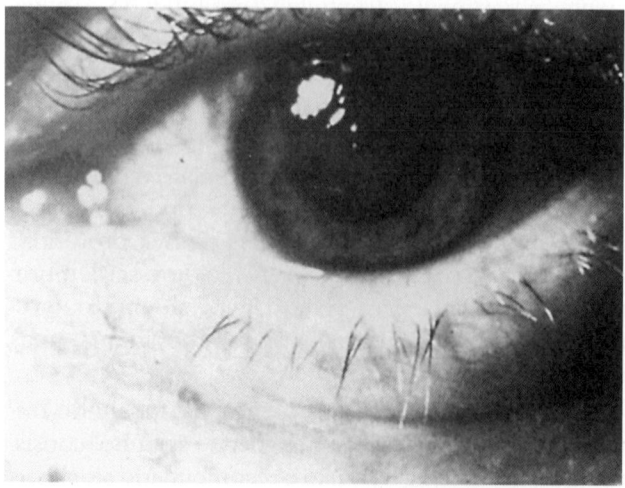

Figura 11.5

Aspecto de um olho traumatizado com uma abrasão corneana delineada com corante de fluoresceína.

O corpo estranho deve ser deixado intacto e removido no ambiente controlado de uma sala de cirurgia. Uma chave para o diagnóstico de trauma penetrante é uma pupila com uma espícula ou em forma de gota. Se a pupila não for redonda e estiver puxada para um lado, o examinador deve suspeitar de um ferimento penetrante e tratar o paciente com extremo cuidado. A combinação de laceração palpebral e hifema também sugere penetração. Para transportar um paciente com globo ocular aberto, uma proteção de alumínio é esparadrapada, ou é feito um cone de filme de raios X ou um copo plástico é posto sobre o olho comprometido para evitar pressão que possa causar expulsão de conteúdo intra-ocular. Profilaxia contra tétano é apropriada, como com qualquer laceração.

Queimaduras

Uma emergência que freqüentemente chega à atenção médica tarde demais é lesão química. Muitas substâncias são instiladas acidentalmente no olho e a maioria destas não tem conseqüência. Queimaduras sérias por álcali ou ácido são emergências. Nos primeiros minutos, a solução deve ser diluída com qualquer líquido disponível. Não é necessário gastar tempo tentando neutralizar a solução — diluição imediata e profusa é extremamente importante. Irrigação copiosa deve ser efetuada durante 5 minutos; as pálpebras devem ser mantidas separadas à força durante a irrigação. O paciente pode ser mantido sobre um bebedouro ou embaixo de uma torneira. Anestésico tópico usualmente é necessário para remover substância química particulada do olho. Se o espasmo palpebral for severo, um bloqueio seletivo de nervo facial pode ser necessário para manter as pálpebras abertas. Depois que o diagnóstico é feito e completado o tratamento inicial, uns 20 minutos adicionais de irrigação contínua com solução salina balanceada ou solução de Ringer, com um equipo intravenoso contínuo, devem ser realizados. Colírio cicloplégico e colírio antibiótico usualmente são administrados e um curativo ocular estéril é delicadamente aplicado. Queimaduras térmicas ou elétricas do olho e pálpebra são tratadas com as mesmas medidas que outras queimaduras da pele. As seqüelas oculares das queimaduras químicas podem causar cegueira total. Lesão das pálpebras por queimaduras químicas ou térmicas freqüentemente causa desfiguração cosmética grave, lacrimejamento permanente, ceratite de exposição e ulceração ou perfuração da córnea.

OFTALMOLOGIA PEDIÁTRICA

Como o estudo das doenças da infância acarreta uma categoria distinta de otorrinolaringologia, os problemas do olho pediátrico devem ser considerados separadamente.

Anormalidades Congênitas

As estruturas oculares freqüentemente são afetadas em anormalidades do desenvolvimento e síndromes de anomalias congênitas. Estas variam desde pequenas deformidades cosméticas à ausência completa de quaisquer componentes visuais. Glaucoma congênito é caracterizado por um olho grande e fotofobia acentuada. Cataratas na infância são muitas vezes de causa conhecida, como manifestação de rubéola congênita ou uma conseqüência de um erro inato do metabolismo. Qualquer anormalidade do reflexo vermelho provocado através do oftalmoscópio durante o exame de um recém-nascido deve constituir causa de pedido de parecer. O reflexo de olho de gato, ou pupila branca, sugere muitas doenças sérias, a mais grave das quais é tumor intra-ocular maligno infantil — retinoblastoma.

Estrabismo

A maior parte da clínica de oftalmologia pediátrica centraliza-se no estudo do estrabismo (incapacidade de os dois olhos olharem o mesmo objeto) e da ambliopia, uma causa evitável importante de perda de visão. Estrabismo é desalinhamento dos dois olhos de tal modo que somente um olho é dirigido para o objeto específico de consideração. A inspeção ocular geral pode revelar desvio grosseiro de um olho. O reflexo corneano à luz permite estimar a quantidade de desvio. O teste da cobertura pode ajudar a detectar quase todos os casos de estrabismo. Uma pequena quantidade de foria está presente na maioria dos pacientes com olhos normais e não deve ser causa de alarme.

Todos os recém-nascidos devem ser examinados quanto ao alinhamento grosseiro dos olhos. Até a idade de 3 a 4 meses, as crianças freqüentemente têm movimentos oculares incoordenados e podem manifestar temporariamente estrabismo real. Um oftalmologista deve ser consultado se desvios ocasionais persistirem além desta idade. Os lactentes com desvios constantes devem ser encaminhados com qualquer idade, tão logo seja possível. A determinação, pelo exame ou história, de que um desvio é intermitente constitui um sinal prognóstico importante. Visão monocular normal pode desenvolver-se apenas com a coordenação precisa dos dois olhos. Se o objeto mental de interesse for visto por um olho, e outro objeto for visto pelo outro olho, o cérebro suprime a imagem acessória para evitar diplopia, desligando desse modo o estímulo do olho que está se desviando. Se os olhos forem certos pelo menos parte do tempo (estrabismo intermitente), ou se o desvio se alternar (primeiro um olho assume a fixação e a seguir o outro), existe uma possibilidade de desenvolvimento completo do potencial visual.

Esotropia

Esodesvio é o tipo mais comum de estrabismo, freqüentemente se manifestando logo depois do nascimento e exigindo cirurgia para corrigir os olhos. Esodesvio também pode aparecer no segundo ou terceiro ano de vida e pode ser associado com uma tentativa de focalizar os olhos devido a erro acentuado de refração, que freqüentemente é corrigido com óculos.

Pseudo-estrabismo

Em crianças com grandes pregas epicânticas, a aparência de esotropia pode ser muito acentuada, uma condição chamada *pseudo-estrabismo*. Quando as pregas se aplanam com a idade, a aparência modifica-se, levando ao perigoso conceito errado de que as crianças superam o estrabismo ao crescerem.

Exotropia

Exodesvio é menos comum que esotropia. Geralmente ocorre intermitentemente com fadiga, devaneio ("sonhar acordado") ou quando a criança está sob luz solar intensa.

Ambliopia

Ambliopia é definida como visão defeituosa unilateral, não corrigível com óculos, em um olho normal sob todos os demais aspectos. Ela ocorre em cerca de 5% da população adulta jovem dos Estados Unidos e é comumente conhecida como *olho preguiçoso*. Metade de todos os pacientes com ambliopia tem ou teve estrabismo associado. Ambliopia de refração ocorre se uma diferença acentuada existir entre os erros de refração dos dois olhos. Tal como a supressão para evitar diplopia no estrabismo, o cérebro desliga a imagem turva em virtude do maior erro de refração a fim de obter uma imagem mais nítida do objeto de interesse. Ambliopia de oclusão ocorre se opacidades dos meios oculares, como ptose, catarata ou lesões maculares impedirem estimulação sensorial adequada. Retinoblastoma muitas vezes se manifesta como esotropia devida ao comprometimento macular. Todos os pacientes com estrabismo necessitam exames oculares completos com dilatação.

Detecção

Ambliopia, se descoberta precocemente, muitas vezes é curável. Tratamento raramente tem sucesso depois dos 9 anos de idade e os melhores resultados são obtidos se o paciente for tratado antes dos 5 anos. A chave desta doença é a prevenção. Investigação pronta é obrigatória se uma criança tiver estrabismo óbvio. Mesmo se os olhos parecerem certos durante um exame pediátrico de rotina, o examinador deve apreciar como a criança observa uma luz, como ela acompanha um objeto em movimento e como a criança reage a ter cada um dos olhos coberto alternadamente. Se existir ambliopia, o paciente provavelmente reclamará, vocalmente ou através de movimento evasivo, da cobertura do olho "bom". Mesmo antes que uma criança possa dar uma resposta verbal ao exame de acuidade visual, ela deve ser capaz de manter fixação central e firme com cada olho. Pela idade de 3 anos, a acuidade visual deve ser medida com cartas de imagem ou fichas de E simples. O examinador deve ter certeza de que apenas um olho de cada vez está participando no teste. As crianças sempre procuram dar uma olhadela se o outro olho não for adequadamente ocluído. Crianças pequenas podem não atingir inteiramente 20/20, mas contanto que ambos os olhos fiquem perto desse padrão e iguais, o médico e os pais não necessitam ficar perturbados. Ambliopia pode estar presente se uma diferença de duas linhas for notada entre os dois olhos em uma carta de acuidade visual ou se a visão for apenas 20/30 a 20/40. Embora ambliopia seja um comprometimento visual relativamente pequeno, muitos adultos com uma história de olho preguiçoso têm visão de apenas 20/200 ou ainda menos.

Tratamento

A terapia da ambliopia é baseada na idéia simples de forçar a criança a usar o olho afetado. Correção com óculos adequados é seguida pela oclusão do olho normalmente usado. A duração do tratamento é monitorizada pelo oftalmologista. Depois do tratamento máximo da ambliopia, é realizada correção cirúrgica de qualquer estrabismo residual a fim de prevenir a recorrência da ambliopia e para melhorar a cosmese e minimizar problemas psicossociais. Detecção e encaminhamento precoces dos pacientes com estrabismo ou ambliopia podem ser uma das contribuições mais importantes do médico que trata pacientes pediátricos.

O OLHO NAS DOENÇAS SISTÊMICAS

Doença Neurológica

As manifestações oculares de doença sistêmica sempre desempenham um papel importante em medicina geral. Diagnósticos neurológicos e neurocirúrgicos freqüentemente são feitos a partir de exames oftalmológicos, e a evolução da doença é monitorizada com um oftalmoscópio porque o olho é verdadeiramente a janela para o cérebro. Encontrar uma pupila dilatada, fixa, ou pupila de Marcus Gunn é importante. Edema do disco óptico ou papiledema verdadeiro é um achado oftalmoscópico importante, indicando pressão intracraniana aumentada. Um paciente com papiledema tem acuidade visual normal, elevação do disco com ausência da escavação, margens borradas do disco, ingurgitamento venoso, hiperemia do disco e comumente hemorragia e exsudato em torno do disco. A presença ou ausência de pulsação venosa não é um sinal confiável. Edema inflamatório do disco óptico (papilite ou neurite óptica), comumente um resultado de doença desmielinizante, pode parecer semelhante oftalmoscopicamente, mas o paciente relata visão acentuadamente diminuída devido à lesão direta do nervo.

Atrofia óptica, freqüentemente descrita como disco de aspirina, mostra-se como uma cabeça pálida do nervo sem capilares normais na superfície. A presença de um nervo atrófico é suficiente para explicar acuidade visual diminuída, mas representa somente um achado físico, e não é suficiente para confirmar um diagnóstico. A causa da atrofia óptica precisa ser estabelecida a partir da história ou do exame adicional oftalmoscópico ou neurológico.

Oftalmopatia Tireóidea

Também conhecida como oftalmopatia de Graves e orbitopatia tireóidea, a oftalmopatia tireóidea pode provocar preocupações funcionais e cosméticas. Embora a causa da proptose possa ser um tumor primário ou metastático, malformação arteriovenosa ou fístula carotideocavernosa, a causa de longe mais comum de proptose unilateral ou bilateral é função anormal da tireóide. Na doença de Graves clássica, a paciente parece que tem os "olhos saltados", devido à exoftalmia e retração palpebral (Fig. 11.6). A motilidade ocular pode estar reduzida em virtude da infiltração dos músculos e tecidos periorbitários com uma substância mucopolissacarídica anormal. Se a córnea for dessecada pela exposição ou se a pressão orbitária aumentar a ponto de ocorrer papiledema ou atrofia óptica, a condição é considerada maligna e freqüentemente exige terapia clínica e

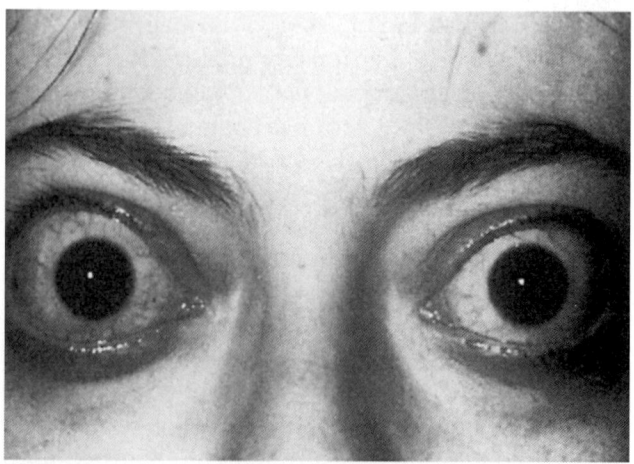

Figura 11.6

Exoftalmia e retração palpebral devidos à doença de Graves.

cirúrgica imediata. Os resultados dos testes tireóideos podem não se correlacionar com a progressão ou gravidade dos achados oculares, mas avaliação e tratamento de acompanhamento combinados com um endocrinologista são imprescindíveis.

Doença Colagenovascular

As camadas externas do olho têm um alto conteúdo de colágeno. As doenças inflamatórias que afetam este tecido, como artrite reumatóide ou lúpus eritematoso sistêmico, muitas vezes causam inflamação ocular externa. Ceratoconjuntivite seca é o componente dos olhos secos da síndrome de Sjögren. A maioria destas doenças também tem um componente vasculítico, e a formação de bainhas vasculares retinianas e oclusões são comuns.

Infecção Sistêmica e Câncer Metastático

Infecção sistêmica como septicemia freqüentemente estabelece um foco metastático no olho, mais comumente sob a forma de coroidite. Tuberculose, sífilis e histoplasmose freqüentemente são diagnosticadas desta maneira. Lesões orbitárias ou coroidais elevadas ocorrem muitas vezes com carcinoma metastático, especialmente metástase do pulmão e mama (Fig. 11.7).

Discrasia Sanguínea

Discrasia sanguínea, como síndromes de hiperviscosidade, leucemia ou anemia falciforme, tem padrões vasculares retinianos que podem ajudar a confirmar um diagnóstico.

Efeitos Colaterais Oculares de Medicação

A consulta ao *Physician's Desk Reference* rapidamente torna evidente que para evitar efeitos colaterais oculares, os médicos devem prescrever poucas ou nenhuma medicação sistêmica. A PIO aumentada e os efeitos cataratogênicos dos glicocorticóides foram mencionados. Etambutol, cloroquina e as fenotiazinas são drogas comumente usadas com efeitos tóxicos diretos sobre vários tecidos oculares. Os pacientes que tomam estas e outras dessas medicações necessitam exames básicos e avaliação oftálmica periódica.

Diabetes

Diabetes é associado a muitas alterações oculares, incluindo alterações transitórias na acomodação devido a flutuações na glicemia, catarata e glaucoma. A retinopatia, no entanto, torna o diabetes a principal causa de cegueira nos Estados Unidos. A retinopatia é relacionada com a duração e o controle do diabetes. Dentro de 15 a 20 anos do início do diabetes, as pessoas com diabetes juvenil e adulto podem ter incapacidade visual. Bom controle metabólico é capaz de retardar o início da retinopatia, mas não é capaz de retardar a progressão. Glicemia, hipertensão e obesidade abdominal são determinantes de retinopatia em uma população geral.

A retinopatia diabética pode ser classificada como não-proliferativa ou proliferativa. A retinopatia *não proliferativa* ou de fundo (básica) consiste em anormalidades venosas, exsudato, microaneurismas, hemorragia de ponto e borrão e edema retiniano associado. Estas são as alterações mais iniciais características do diabetes, e elas começam no pólo posterior do olho, que é facilmente visto com um oftalmoscópio direto. Os pacientes com retinopatia de fundo não são tratados e podem ser observados com exames de rotina anuais ou bianuais. A retinopatia *proliferativa* é o desenvolvimento de novos vasos sanguíneos frágeis (neovascularização) em resposta a um estímulo hipóxico relacionado com a doença. Estes vasos sangram dentro da retina e causam fibrose e retração da retina para formar um descolamento, ou sangram para dentro do vítreo e causam perda súbita da visão e em geral fibrose intravítrea e tração da retina. Este estádio terminal é chamado *retinitis proliferans*.

A única terapia para retinopatia diabética é a vitrectomia e extração das membranas intra-oculares. Depois do início da retinopatia, a taxa de sobrevida de 5 anos dos olhos aproxima-se de zero. A fim de evitar a cegueira, a terapia é dirigida para o início da neovascularização. Fotocoagulação a *laser*, usada para queimar e destruir a retina hipóxica que teoricamente está fornecendo o estímulo para neovascularização, tem os melhores resultados a longo prazo.

Hipertensão e Arteriosclerose

A retinopatia e as alterações vasculares retinianas da arteriosclerose são características. O termo *arteriosclerose*, não aterosclerose, é associado a alterações na retina. A artéria central da retina geralmente se divide em ramos superior e inferior antes de ser visível no disco

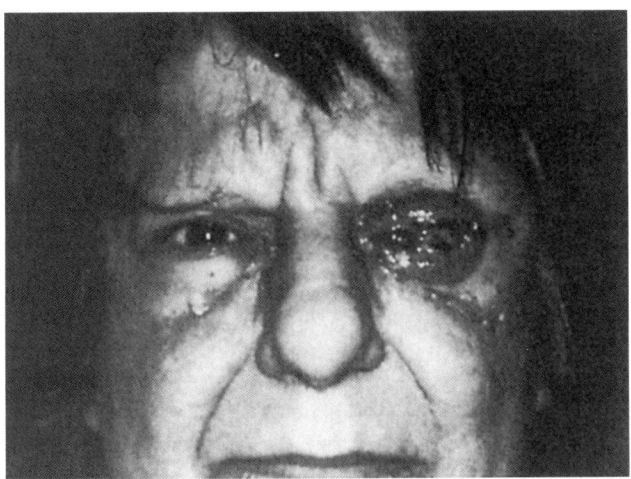

Figura 11.7
Lesão orbitária devida a carcinoma metastático.

TABELA 11.4 EMERGÊNCIAS HIPERTENSÃO E ARTERIOSCLEROSE
Perda súbita de visão
Hemorragia vítrea
Oclusão da artéria central da retina
Descolamento de retina
Comprometimento do nervo óptico
Olho vermelho
Glaucoma agudo
Inflamação intra-ocular
Ceratite
Abrasão ou ulceração corneana
Sangramento na câmara anterior
Lesões penetrantes
Queimaduras orbitárias
Aprisionamento de músculo extra-ocular
Pressão intra-ocular aumentada após trauma ocular
Proptose após cirurgia sinusal
Proptose, quemose, motilidade diminuída ou visão diminuída associada com sinusite

óptico; portanto os vasos examinados são arteríolas. Estreitamento difuso das arteríolas retinianas é o sinal mais inicial de hipertensão, que pode ser causado pelo espasmo de hipertensão maligna da toxemia ou doença renal e é reversível. A hipertensão torna-se permanente se a pressão permanecer elevada, e é freqüentemente seguida por estreitamento arterial segmentar, especialmente se a pressão arterial diastólica for ou tiver sido maior que 120 mmHg. Lesão adicional das paredes vasculares causa vazamento de sangue e plasma, formando hemorragias retinianas superficiais com a forma de chama, hemorragias mais profundas em ponto e borrão, exsudatos duros e céreos, e exsudatos moles algodonosos (infartos retinianos). Como resposta à pressão intracraniana aumentada ou à anoxia do nervo óptico, desenvolve-se papiledema. A mortalidade em 5 anos nos pacientes com papiledema relacionado com hipertensão é acima de 90%.

A lesão arteriosclerótica da retina gira em torno de alterações na transparência da parede vascular e anormalidades dos cruzamentos arteriovenosos. Espessamento da parede da arteríola aumenta a lista do reflexo luminoso vista através de um oftalmoscópio. O espessamento progride até que o reflexo à luz pareça ocupar a largura inteira da coluna de sangue (aspecto de fio de cobre) e a ponto de nenhum sangue absolutamente ser visível, dando a aparência característica de fio de prata. Nos pontos de cruzamento arteriovenoso, os vasos estão em uma bainha adventícia comum. À medida que as paredes arteriolares se espessam, a compressão das vênulas torna-se aparente primeiro sob a forma de afilamento das extremidades, progredindo para uma acumulação com dilatação da vênula distal ao cruzamento, e finalmente para oclusão vascular com interrupção completa do fluxo sanguíneo.

A classificação separada destas doenças acompanhantes pode ser importante, mesmo apesar de, nos estádios avançados, quase sem exceção, as alterações ocorrerem juntas. Alterações hipertensivas específicas podem alertar o médico para a gravidade da hipertensão, a qual pode ser monitorizada com um esfigmomanômetro. Mais importante, as alterações arterioscleróticas marcam a cronicidade da doença e espelham a condição dos vasos dos rins, coração e cérebro. A Tabela 11.4 resume as emergências oftálmicas agudas, inclusive doenças vasculares.

EXAMES DE IMAGEM EM OFTALMOLOGIA

A ressonância magnética (RM) é a modalidade mais sensível para avaliação da maioria das doenças do sistema nervoso central, incluindo acidente vascular cerebral, lesões da substância branca e hemorragia; entretanto, hemorragia subaracnóidea e acidente vascular cerebral agudo são mais bem visualizados com TC. Tomografia computadorizada também é o melhor método de imageamento para avaliação de trauma orbitário. Dentro da órbita, RM claramente é mais eficaz para imageamento dos tecidos moles, nervo óptico e espaço retrobulbar (4,12). Angiorressonância (ressonância magnética com angiografia, ARM) é uma excelente ferramenta de triagem para doença vascular oclusiva extracraniana, embora superestime ligeiramente as lesões estenóticas. Se a artéria carótida se revelar totalmente bloqueada na ARM, o paciente provavelmente não pode submeter-se a tratamento cirúrgico. Se for suspeitado aneurisma intracraniano, no entanto, angiografia convencional é o padrão. Imagem de ressonância magnética pode ser útil no diagnóstico de craniopatia comprometendo a órbita. Por exemplo, na paralisia do terceiro nervo, RM pode ajudar a identificar infartos do tronco cerebral, hemorragia e malformação arteriovenosa; linfoma e trauma comprometendo o espaço subaracnóideo; e lesões do seio cavernoso tais como câncer, aneurisma e síndrome de Tolosa-Hunt (13).

Ultra-sonografias orbitais A e B de alta resolução, imagens de ultra-som em 3-D e imageamento ultra-sônico de fluxo em cores podem dar importante informação anatômica e histopatológica sobre corpos estranhos intra-oculares, massas, tumores, miopatia tireóidea e lesões vasculares (14,15).

OUTRAS DOENÇAS COM ASSOCIAÇÃO OTORRINOLARINGOLÓGICA

A neuropatia óptica isquêmica não arterítica (NOINA) é uma doença caracterizada por perda visual súbita que é indolor e associada a defeitos de campo de feixes de fibras nervosas, defeito pupilar aferente e edema do disco óptico. O início ocorre mais comumente pela manhã. A NOINA recentemente foi comprovada associada em alto grau (71%) à síndrome de apnéia de sono obstrutiva. Está postulado que a lesão seria devida à auto-regulação prejudicada do fluxo sanguíneo no nervo óptico, secundária a apnéias prolongadas repetitivas. Qualquer perturbação visual aguda nos pacientes com sono perturbado justifica consulta oftalmológica urgente (16).

Síndrome de olhos secos é vista freqüentemente no paciente idoso de otorrinolaringologia e é um fator importante na cirurgia da face em envelhecimento ou reconstrução de malignidade facial. A incidência de olhos secos é maior em pacientes mais velhos com uma história de alergia ou diabetes que usam anti-histamínicos ou têm má saúde geral. Sua incidência na população mais velha aproxima-se de 15%. A avaliação básica usando o teste de Schirmer é um bom ponto de partida, mas uma avaliação oftalmológica formal é recomendada (17).

Precauções importantes devem ser tomadas pelos otorrinolaringologistas no uso de *lasers* na região da face, da cabeça e do pescoço a fim de evitar lesões oculares acidentais. A radiação do *laser* pode danificar o olho por um mecanismo fotomecânico, fototérmico ou fotoquímico. Nas aplicações otorrinolaringológicas do *laser*, lesões térmicas são mais comuns, levando à coagulação de proteína. Lesões da retina podem ser mais sérias e são facilmente evidentes oftalmoscópica e angiograficamente. Lesões retinianas pelo *laser* não causam dor crônica.

PONTOS IMPORTANTES

- Se for julgado que uma pessoa com visão normal vê uma linha de certo tamanho a 6 m na carta ocular, um paciente em um teste de comparação que pode ver essa linha a 6 m é considerado como tendo visão 20/20. Se o paciente puder ver apenas a 6 m uma linha que uma pessoa normal vê a 60 m, então o paciente tem visão 20/200.
- Uma pupila de Marcus Gunn é detectada com o teste da lanterna oscilante, no qual a luz é lançada em uma pupila durante 2 a 3 segundos e a seguir rapidamente mudada para o outro olho. Uma constrição pronta deve aparecer no olho normal, mas com lesão ou traumatismo do nervo óptico, a pupila gradualmente se dilata.
- Perda súbita da visão pode ser causada por hemorragia no vítreo, oclusão da artéria central da retina (que é irreversível), oclusão da veia central da retina (que pode ser revertida em alguns casos), descolamento da retina, compressão do nervo óptico ou acidente vascular cerebral.
- Diplopia fisiológica ocorre se um objeto na visão próxima se tornar duplo quando o olhar é focalizado em um objeto distante.
- Diplopia patológica ocorre quando objetos aparecem na fixação direta do olhar. Ela pode ser causada por doença neurológica, tumor, trauma ou uma anormalidade metabólica.

- Conjuntivite viral como causa de olho vermelho é quase invariavelmente associada a faringite e um linfonodo pré-auricular aumentado ipsolateralmente. Ela é altamente contagiosa nos seus estádios iniciais.
- Um paciente com erupções cutâneas de herpes-zóster na ponta do nariz também pode ter iridociclite porque o corpo ciliar e a pele nasal são inervadas pelo mesmo nervo.
- Colírio anestésico no olho só deve ser usado para finalidades diagnósticas. Uso prolongado pode retardar a cura corneana, causar reações alérgicas graves, e, ao eliminar a sensibilidade da córnea, reduzir o reflexo protetor de piscar.
- Uma laceração horizontal da pálpebra superior sugere lesão do músculo levantador. Uma vez que um corpo estranho penetrando as pálpebras também pode ter penetrado o globo, parecer oftalmológico é obrigatório.
- Quando abrasão vertical da córnea é observada, é provável que um corpo estranho esteja aprisionado na pálpebra superior. A pálpebra deve ser completamente evertida e a conjuntiva examinada estreitamente.
- Queimaduras químicas do globo ocular e pálpebras devem ser continuamente irrigadas com Ringer-lactato ou solução salina balanceada durante pelo menos 20 minutos, usualmente sob anestesia local.

REFERÊNCIAS

1. Cutarelli PE, Aronsky MA. The painful eye: external and anterior segment causes. *Clin Geriatr Med* 1999;15:103-112.
2. Verity SM. The combined (genesis) technique of radial keratotomy: a prospective, multicenter study. *Ophthalmology* 1995;102:1908-1917.
3. Müller M, Wessel K Mehdom HM, et al. Carotid artery disease in vascular ocular syndrome. *J Clin Neuroophthalmol* 1993;13:175-180.
4. Uchoa UBC, Rezende RA, Carrasco MA, et al. Long-term acyclovir use to prevent recurrent ocular herpes simplex virus infections. *Arch Ophthalmol* 2003;121:1702-1704.
5. Ganatra JB, Chandler D, Santos C, et al. Viral causes of the acute retinal necrosis syndrome. *Am J Ophthalmol* 2003;129:166-172.
6. Selliti TP, Huang AJW, Schiffman J, et al. Association of herpes zoster ophthalmicus with acquired immunodeficiency syndrome and acute retinal necrosis. *Am J Ophthalmol* 1993;116:297-301.
7. Zimmer-Galler IE, Bartley GB. Orbital emphysema: case reports and review of the literature. *Mayo Clin Proc* 1994;69:115-121.
8. Holt GR, Holt JE. Incidence of eye injuries in facial fractures: an analysis of 727 cases. *Otolaryngol Head Neck Surg* 1983;91:276.
9. Okinaka Y, Hara J, Takahashi M. Orbital blowout fracture with persistent mobility deficit due to fibrosis of the inferior rectus muscle and perimuscular tissue. *Ann Otol Rhinol Larymgol* 1999;108:1174-1176.
10. Miff N, Manson PN, Katz J, et al. Mechanisms of extraocular muscle injury in orbital fractures. *Plast Reconstr Surg* 1999;103:787-799.

11. Waterhouse N, Lyne J, Urdang M, *et al.* An investigation into the mechanism of orbital blowout fractures. *Br J Plast Surg* 1999;52:607-612.
12. van Leiden HA, Dekkerk JM, Moll AC, *et al.* Risk factors for incident retinopathy in a diabetic and nondiabetic population. *Arch Ophthalmol* 2003;121:245-251.
13. Simon JH, Rubenstein D, Brown M, *et al.* Quantitative contrast-enhanced MR imaging to the optic nerve. *Acta Radiol* 1994;35:526-531.
14. Cusumano A, Coleman DJ, Silverman RH, *et al.* 3-D ultrasound imaging: clinical applications. *Ophthalmology* 1998;105:300-306.
15. Wells PNT. Ultrasonic color flow imaging. *Phys Med Biol* 1994;39:2113-2145.
16. Mojon DS, Hedges TR II, Ehrenberg B, *et al.* Association between sleep apnea syndrome and nonarteritic anterior ischemic optic neuropathy. *Arch Ophthalmol* 2002;120:601-605.
17. Moss Se, Klein R, Klein BEK. Incidence of dry eye in an older population. *Arch Ophthalmol* 2004;122:369-374.

CAPÍTULO 12

Anestesiologia

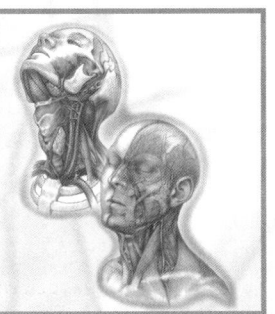

Gulshan Doulatram ▪ Shawn D. Newlands

Anestesiar um paciente para procedimentos cirúrgicos envolvendo a cabeça e o pescoço constitui um dos aspectos mais desafiadores da moderna prática da anestesia, que inclui amnésia, anestesia, relaxamento muscular, manejo da via aérea, hidratação e monitoramento cardíaco e respiratório. Os pacientes marcados para esses procedimentos cirúrgicos freqüentemente têm obstrução parcial das vias aéreas superiores ou descompensação iminente. A urgência da operação e a estabilidade da via aérea guiam a seleção da técnica anestésica, particularmente as manobras necessárias para garantir a via aérea antes da indução da anestesia. O tratamento cirúrgico e anestésico bem-sucedido é entrelaçado; por essa razão a comunicação contínua, atenciosa, entre o cirurgião e o anestesiologista é capital, e a compreensão dos princípios básicos, fisiologia e farmacologia do tratamento anestésico é crucial para o sucesso do otorrinolaringologista.

A anestesia pode ser administrada de numerosas maneiras. A anestesia geral, que é usada para tornar o paciente inconsciente, usa uma combinação de drogas diferentes, a anestesia regional, que é usada para prevenir dor, bloqueia a condução dos estímulos dolorosos em nível neuronal. A última técnica envolve a administração de um anestésico local por meio da infiltração em torno da região cirúrgica, nervos periféricos, nervos principais, como o plexo braquial, ou a medula espinal (bloqueio espinal, epidural ou caudal). Infiltração de nervos importantes ou a medula espinal raramente são usados em cirurgia de cabeça e pescoço.

ANESTESIA LOCAL

Agentes Anestésicos Locais

Os agentes anestésicos locais (Tabela 12.1) são bases fracas que inibem a condução nervosa ao atravessarem as membranas celulares e bloquear intracelularmente os canais de sódio eletricamente excitáveis. Uma vez que a forma catiônica do anestésico local não cruza com facilidade a membrana celular, a acidose tecidual torna ineficazes os agentes anestésicos locais, os quais não funcionam bem se injetados em abscessos ou áreas de celulite. Os anestésicos locais tendem a ser moléculas lineares construídas de uma cadeia hidrocarboneto separando uma extremidade lipofílica de uma hidrofílica. A extremidade lipofílica contém um componente ácido benzóico e a extremidade hidrofílica contém um grupo amino terciário ou quaternário. Os anestésicos são subdivididos com a finalidade de classificação com base no tipo de ligação entre o componente ácido benzóico e a cadeia hidrocarboneto. Os anestésicos amidas (lidocaína, mepivacaína, bupivacaína e ropivacaína) contêm uma ligação aminoamida, enquanto uma ligação aminoéster caracteriza os anestésicos ésteres (cocaína, tetracaína e benzocaína). A potência de um anestésico local é relacionada à sua lipossolubilidade, a duração de ação é associada ao grau de ligação à proteína, e o início da ação é dependente da concentração relativa da forma não ionizada da droga.

Para ambas as classes de anestésicos locais, o tipo de ligação dita o local de metabolismo e a via de excreção. Sistemas enzimáticos microssômicos hepáticos degradam as amidas para metabólitos que possuem graus variados de potência anestésica. Este processo pode ser profundamente inibido pela cimetidina, que bloqueia a atividade microssômica, ou pelo propranolol, que reduz o aporte da droga ao fígado através de uma diminuição no fluxo sanguíneo hepático. A pseudocolinesterase plasmática metaboliza as drogas aminoésteres. Este processo é mais rápido que o metabolismo hepático, exceto em pacientes com uma pseudocolinesterase plasmática geneticamente anormal, quando então o metabolismo é muito mais lento.

Os anestésicos locais aminoamidas, como a lidocaína, são vasodilatadores fracos que exigem a adição de uma solução diluída de epinefrina ou fenilefrina para ajudar na vasoconstrição. Lidocaína é usada como anestésico tópico e local injetável. Solução a 4% é

TABELA 12.1
AGENTES ANESTÉSICOS LOCAIS

Droga	Características Físico-Químicas	Via de Metabolismo[a]	Via de Administração	Dose Máxima (mg/kg)	Efeitos Colaterais ou Complicações
Cocaína	Aminoéster	Colinesterase plasmática	Tópica	1,5	Possível indução de reação alérgica por metabólito do ácido benzóico Vasoconstrição, possível indução de ectopia ventricular se usada com halotano
Benzocaína	Aminoéster	Colinesterase plasmática	Tópica	3	Metemoglobinemia com altas doses
Tetracaína	Aminoéster	Colinesterase plasmática	Tópica	1,5	Convulsões e depressão miocárdica com grandes doses
Lidocaína	Aminoamida	Fígado	Infiltração	5-7	Convulsões após injeção intravascular rápida
Bupivacaína	Aminoamida	Fígado	Infiltração	3-4	Parada cardíaca possível sem convulsões prévias após injeção intravascular rápida
Ropivacaína	Aminoamida	Fígado	Infiltração	2-3	Convulsões após injeção intravascular rápida
Mepivacaína	Aminoamida	Fígado	Infiltração	4-7	Convulsões com superdosagem

[a]Supondo-se infiltração local.

mais eficaz para uso tópico, enquanto solução 0,5% a 1% é eficaz para injeção nos tecidos moles. Para evitar toxicidade da lidocaína, a posologia segura recomendada é 5 mg/kg sem epinefrina ou fenilefrina e 7 mg/kg com um agente vasoconstritor. Diluições de epinefrina 1:100.000 ou 1:200.000 de epinefrina são comumente usadas com lidocaína injetada. A dose mais baixa é preferível para minimizar a probabilidade de efeitos colaterais e tem eficácia equivalente à da dose mais alta. A dose máxima segura de epinefrina em operações em adultos é 200 μg. Níveis tóxicos de epinefrina causam hipertensão, arritmia e taquicardia. Os efeitos arritmogênicos destas catecolaminas podem ser exagerados pelo uso concomitante de anestésicos inalados, particularmente halotano, ou pancurônio. A mepivacaína tem eficácia e perfil de toxicidade semelhantes ao da lidocaína mas se difunde mais facilmente através dos tecidos e tem uma meia-vida mais longa (1). Anestésicos locais devem ser usados apenas depois que o profissional calculou uma dose total segura para o paciente.

Os agentes anestésicos locais aminoamidas restantes são usados menos comumente durante cirurgia otorrinolaringológica. A bupivacaína, em virtude da sua longa duração de ação, pode ser usada para bloqueios nervosos ou infiltrada em fechamentos de feridas para fornecer alívio da dor pós-operatória. A dose total de bupivacaína injetada no tecido mole da cabeça e do pescoço deve ser limitada a 3 mg/kg quando injetada isoladamente e 4 mg/kg quando usada com epinefrina. Doses mais baixas podem causar toxicidade quando administradas através de via intravenosa, intercostal ou epidural. A toxicidade dos anestésicos locais comumente envolve o sistema cardiovascular ou o sistema nervoso central (SNC). Os sinais de toxicidade para o SNC ocorrem cedo com zumbido e formigamento perioral, servindo como marcadores precoces, e convulsões e inconsciência, indicando toxicidade grave. A resposta cardiovascular pode variar de hipotensão a arritmias fatais e colapso cardiovascular. A bupivacaína liga-se firmemente aos canais de sódio cardíacos, resultando em reanimação prolongada. A ropivacaína, um agente mais recente, tem uma eficácia semelhante à da bupivacaína mas é menos tóxica e produz menos bloqueio motor para o mesmo grau de bloqueio sensitivo (2). Estruturalmente, a ropivacaína é um estereoisômero único (S) da bupivacaína e tem a substituição de um grupo propila no lugar de um butila no anel piperidina. Clinicamente, a ropivacaína, quando comparada com a bupivacaína, é ligeiramente menos potente mas tem um perfil mais seguro de cardiotoxicidade (3). A levobupivacaína, outro anestésico local novo que também tem uma isoforma S, foi introduzida com estudos mostrando um melhor perfil de segurança cardiovascular (4).

A cocaína é única entre os anestésicos tópicos porque, além de ser um excelente anestésico tópico, é um vasoconstritor potente. Por esta razão, a cocaína pode ser usada isoladamente no trato aerodigestivo superior para anestesia e controle de hemorragia. A cocaína também é única por causar dependência importante e assim uma das drogas mais sujeitas a abuso. Por essa razão, a cocaína é limitada na prática clínica às membranas mucosas da cabeça e do pescoço. Entretanto, estudos não conseguiram confirmar a assertiva de que a cocaína é insubstituível em otorrinolaringologia. Combinações de lidocaína e epinefrina, fenilefrina ou oximetazolina mostraram-se tão eficazes quanto a cocaína para várias finalidades (5), de modo que muitos otorrinolaringologistas não usam cocaína absolutamente. A cocaína é comumente usada como solução a 4% para aplicação direta nas membranas mucosas. O início da ação é rápido (5 a 10 minutos), e a duração de ação pode ser tão longa quanto 6 horas. A cocaína inibe a captação de epinefrina e norepinefrina pelas terminações nervosas adrenérgicas; portanto ela potencializa os efeitos das catecolaminas. O emprego da cocaína juntamente com epinefrina acarreta riscos de complicações cardiovasculares potencialmente fatais. A dose total de cocaína aplicada à mucosa deve ser limitada a 1,5 mg/kg. Toxicidade grave ou mesmo fatal pela cocaína pode ser causada por efeitos no SNC ou cardiovasculares. A cocaína é metabolizada pela pseudocolinesterase plasmática e os pacientes com esta deficiência são sensíveis aos efeitos da cocaína. Deve-se tomar cuidado ao administrar epinefrina ou cocaína em pacientes com hipertensão, história de arritmia, tireotoxicose ou coronariopatia. A tetracaína é outro excelente agente anestésico tópico, especialmente para procedimentos oftalmológicos. Embora tenha 10 vezes a potência da cocaína, a tetracaína não possui o efeito vasoconstritor. A benzocaína, usada em *spray* tópico, produz anestesia tópica profunda mas pode causar metemoglobinemia se usada em grandes doses. Esta droga é muitas vezes usada como aplicação tópica no trato aerodigestivo superior antes de procedimentos endoscópicos.

Bloqueios Nervosos

Em otorrinolaringologia, técnicas anestésicas locais são usadas em procedimentos como cirurgia facial cosmética, na qual a distorção do tecido é indesejável. É por esta razão que o objetivo é usar menores volumes de anestésico local quando se realiza analgesia. A infiltração de anestésico local em torno do nervo periférico sensitivo que supre o campo cirúrgico muitas vezes é desejada. A inervação sensitiva da cabeça e do pescoço é principalmente do sistema do trigêmeo e do plexo cervical. Bloqueio eficaz dos ramos sensitivos destes sistemas exige compreensão completa das características anatômicas de cabeça e pescoço (6). Esta técnica envolve o uso de uma agulha calibre 25 para infiltrar lidocaína ou bupivacaína em torno dos ramos sensitivos ao saírem do esqueleto facial. É importante que seja evitada a injeção intravascular direta, uma vez que a injeção não intencional de um anestésico local para dentro da artéria vertebral ou carótida pode precipitar uma convulsão. Por essa razão o clínico deve sempre tracionar o êmbolo antes da injeção de anestésico local. O uso cuidadoso desta técnica raramente causa complicações.

Os procedimentos na face efetuados com anestesia local devem começar apenas depois que os ramos do quinto nervo craniano forem bloqueados. Bloqueio dos nervos supra-orbitário e supratroclear com 1 a 3 mL de anestésico local produz anestesia da testa. O nervo supra-orbitário sai da órbita alinhado com a pupila através da incisura supra-orbitária, que muitas vezes pode ser palpada. O nervo supratroclear é aproximadamente 1 cm mais medial. Anestesia do nariz externo exige bloqueamento dos nervos etmoidais anteriores e nervos infratrocleares bilaterais. Este bloqueio é realizado com injeção transcutânea ou submucosa na junção da cartilagem lateral superior e os ossos nasais lateralmente que se estendem superiormente entre o canto medial e o dorso nasal.

O ramo maxilar (V2) do nervo trigêmeo pode ser bloqueado na fossa pterigopalatina com uma via de acesso transoral ou transcutânea, começando na incisura coronóide e atravessando a fossa infratemporal. Este bloqueio anestesia a maxila, o palato, a dentição maxilar e a pele e a mucosa da face média. Procedimentos que necessitam essa anestesia extensa da face média são mais freqüentemente realizados com anestesia geral; portanto, este bloqueio é raramente utilizado. Entretanto o bloqueio dos ramos terminais principais do nervo maxilar é comumente usado.

O bloqueio do nervo infra-orbitário anestesia os incisivos maxilares, caninos e pré-molares, gengiva associada, pálpebra inferior, bochecha anterior e lábio superior. Menos de 3 mL de solução são necessários. O nervo, que está em linha com a pupila e aproximadamente 1 cm abaixo do rebordo infra-orbitário, é alcançado com uma via de acesso externa ou sublabial. O palato pode ser anestesiado pelo bloqueio dos nervos palatino e nasopalatino quando eles emergem do forame palatino maior e do canal incisivo. Pequenos volumes (0,5 a 1 mL) de anestésico são necessários. Durante a anestesia do nervo infra-orbitário, deve-se tomar cuidado, uma vez que a injeção dentro de forames ósseos pode causar lesão nervosa induzida pela pressão ou induzida pela agulha e parestesia permanente.

O ramo mandibular do nervo trigêmeo pode ser anestesiado na base do crânio quando ele sai do forame oval. A agulha é colocada através da incisura coronóide e através da fossa infratemporal. A injeção é feita posterior à lâmina pterigóidea lateral. Bloqueamento deste nervo é usado para procedimentos na mandíbula, gengiva, dentes inferiores, lábio inferior, dois terços anteriores da língua e assoalho da boca. A maioria dos procedimentos que exigem esta extensão de anestesia é efetuada com anestesia geral. Bloqueamento de nervos periféricos é mais comumente aplicado aos ramos do nervo mandibular.

O nervo alveolar inferior pode ser bloqueado através de uma via de acesso transoral quando o nervo entra no forame mandibular no espaço pterigomandibular. Esta técnica é comumente usada em cirurgia oral para trabalhar nos dentes inferiores. A injeção é imediatamente medial ao ramo mandibular aproximadamente 1 cm acima da superfície oclusal dos molares posteriores no nível ântero-posterior da incisura coronóide. Com esta técnica, a agulha fica superior ao músculo pterigóideo medial e imediatamente medial ao sulco mandibular. O uso desta via de acesso comumente bloqueia o nervo lingual porque ele é ligeiramente medial e anterior ao nervo alveolar inferior. Anestesia da mucosa bucal é realizada por meio do bloqueio do nervo bucal quando ele passa sobre o ramo anterior no nível da superfície oclusal dos molares. Outro ramo comumente bloqueado do nervo craniano V3 é o nervo mental. Este bloqueio é realizado com uma injeção no forame mentual entre os dois pré-molares em um nível imediatamente abaixo dos ápices das raízes dentárias. A via de acesso pode ser intra-oral ou extra-oral. Em pacientes edêntulos, a localização do forame pode ser encontrada em linha com a pupila. Esta técnica anestesia o lábio inferior, a gengiva e os dentes desde os pré-molares até a linha mediana.

Anestesia de pescoço, orelhas externa inferior e posterior e couro cabeludo pode ser realizada por meio do bloqueamento do plexo cervical. O plexo cervical origina-se dos nervos espinais C2, C3 e C4. Estes nervos espinais podem ser bloqueados ao emergirem dos forames nas vértebras cervicais com uma via de acesso lateral ao músculo esternocleidomastóideo. Este bloqueamento deve ser realizado com cuidado para evitar injeção intratecal ou intravascular dentro da artéria vertebral. Com injeções de grandes volumes, é provável o comprometimento do nervo frênico. Esta técnica pode ser útil em procedimentos cirúrgicos complexos em estruturas cervicais, mas estes procedimentos geralmente são realizados com anestesia geral. Uma alternativa é bloquear a inervação cutânea a partir do plexo cervical com mais segurança por meio da injeção de até 10 mL de anestésico local no bordo posterior do ponto médio do músculo esternocleidomastóideo (ponto de Erb).

O bloqueio do nervo laríngeo superior pode ser atingido por meio da infiltração de anestésico local onde o nervo entra na membrana tireóidea imediatamente inferior ao corno menor do osso hióide. Esta técnica é usada para facilitar procedimentos endoscópicos efetuados com anestesia local e permitir intubação endoscópica de pacientes nos quais a anestesia tópica é difícil.

ANESTESIA GERAL

A característica unificadora dos agentes anestésicos gerais é a capacidade de tornar um paciente inconsciente e insensível a estímulos cirúrgicos dolorosos; entretanto, eles variam amplamente nas propriedades amnésicas e analgésicas, relaxamento muscular e eficácia no controle de reflexos autonômicos indesejados. Embora os anestésicos locais possuam algumas das mesmas propriedades, alguns agentes por inalação mais recentes proporcionam inconsciência, amnésia, analgesia e controle dos reflexos autonômicos sem a ajuda de drogas adjuvantes. A variedade de agentes anestésicos disponíveis habilita o anestesiologista a adaptar o tratamento de acordo com as demandas de diferentes procedimentos cirúrgicos.

Agentes Anestésicos por Inalação

As características de alguns agentes anestésicos por inalação estão apresentadas na Tabela 12.2. Halotano é o mais bem conhecido dos anestésicos inalantes halogenados. Estes agentes existem sob a forma de líquidos à temperatura e pressão ambientes e são facilmente transformados em gás para absorção e eliminação rápidas pela circulação pulmonar.

O halotano é um anestésico alcano, volátil, não inflamável. É suficientemente potente para ser administrado como agente anestésico isolado em uma alta concentração de oxigênio inspirado. Sua potência, o odor agradável e a ausência de efeitos de broncoirritação tornam-no útil em operações em pacientes, particularmente crianças pequenas, que necessitam indução por inalação (indução direta). O uso do halotano, no entanto, tem inconvenientes. Acordar de anestesia pelo halotano, que é altamente solúvel no sangue e tecido adiposo, pode ser prolongado se uma atenção cuidadosa não for dada ao tempo da emersão. O halotano tem um efeito depressor sobre a contratilidade do músculo cardíaco e o tecido de condução intrínseco cardíaco. Grandes doses de halotano podem produzir bradicardia e hipotensão por depressão miocárdica primária. A droga também sensibiliza o miocárdio aos efeitos das catecolaminas circulantes. Adicionalmente, hipercarbia por ventilação inadequada e altas concentrações de epinefrina pela absorção de epinefrina ou cocaína aplicadas localmente podem causar ectopia ventricular grave durante anestesia com halotano. O halotano atenua os reflexos das vias aéreas e relaxa o tônus muscular liso ao inibir a mobilização do cálcio intracelular. Ele diminui a ventilação alveolar ao reduzir o volume corrente, causando um aumento na $PaCO_2$.

Cerca de 12% de uma dose absorvida de halotano são metabolizados a vários subprodutos halogenados que são excretados na urina. Alguns destes metabólitos redutores produzem inflamação hepática pós-operatória (hepatite de halotano) em pacientes com anoxia hepática por hipotensão profunda ou hipoxemia arterial. Embora esta complicação seja grave, ela é extremamente rara e limitada principalmente a adultos. Para contornar esta

TABELA 12.2
AGENTES ANESTÉSICOS POR INALAÇÃO

Droga	Características Físicas ou Químicas	Metabólitos	Excreção	Efeitos Cardiovasculares	Efeitos Respiratórios	Efeitos Colaterais
Óxido nitroso	Fornecido como líquido em cilindro pressurizado. Alimenta combustão	Quase nenhum	Pulmões	Leve depressão	Leve depressão	Anemia megaloblástica. Aumento na pressão intracavitária em cavidades corporais obstruídas
Halotano	N-Alcano	Br⁻, Fl⁻, Cl⁻	Pulmões Rins	Depressão miocárdica primária	Não broncoirritante. Branda depressão respiratória	Causa extremamente rara de hepatite alérgica. Desencadeamento de hipertermia maligna
Enflurano	Ligação éter	Fl⁻	Pulmões Rins	Depressão miocárdica moderada	Broncoirritação. Moderada depressão respiratória	Diabetes insípido nefrogênico após exposição prolongada a altas concentrações
Isoflurano	Ligação éter	Quase nenhum	Pulmões Rins	Leve depressão miocárdica	Broncoirritação. Moderada depressão respiratória	Ausência de efeitos colaterais importantes
Desflurano	Ligação éter	Quase nenhum	Pulmões Rins	Leve depressão miocárdica. Estimulação simpática	Broncoirritação. Moderada depressão respiratória	Tosse. Laringospasmo
Sevoflurano	Ligação éter	Fl⁻. Hexa-fluoropropanol	Pulmões Rins	Leve depressão miocárdica	Não broncoirritante. Branda depressão respiratória	Degradado para composto A pelo absorvedor de dióxido de carbono. Possível brando comprometimento renal transitório

complicação, muitos anestesiologistas evitam o uso do halotano ao tratarem pacientes em risco de instabilidade circulatória intra-operatória ou adultos que receberam exposição prévia ao halotano.

O halotano é um agente de desencadeamento da hipertermia maligna, uma reação anestésica bem conhecida, comumente detectada em pacientes pediátricos durante a primeira anestesia com halotano. Hipertermia maligna ocorre mais facilmente se succinilcolina tiver sido usada para relaxamento muscular. As características da hipertermia maligna incluem espasmo masseteriano, rigidez muscular sustentada, mioglobinúria e uma temperatura corporal central aumentando rapidamente. Estas são manifestações de um estado hipermetabólico generalizado iniciado por uma inibição desencadeada pelo halotano da recaptação de cálcio para o retículo sarcoplasmático no músculo esquelético. Se não for controlada rápida e apropriadamente, a hipertermia maligna é fatal. Os princípios do tratamento da hipertermia incluem suporte da oxigenação e ventilação, resfriamento corporal total, hidratação vigorosa e administração intravenosa de dantroleno sódico em uma dose inicial de aproximadamente 10 mg/kg de peso corporal. Esses pacientes podem ser anestesiados com segurança para procedimentos subseqüentes se medidas preventivas apropriadas forem instituídas.

Outros agentes inalantes halogenados foram desenvolvidos para lidar com os inconvenientes do halotano. O enflurano e o isoflurano são hidrocarbonetos anestésicos voláteis de cadeia curta que contêm uma ligação éter. Eles são isômeros um do outro e são halogenados com cloro e flúor. São não-inflamáveis e suficientemente potentes para serem administrados como agente anestésico único em uma alta concentração de oxigênio inspirado. Possuem odores penetrantes típicos que causam indução desagradável por inalação se o paciente não recebeu pré-medicação. Estas drogas, que produzem mais depressão respiratória intrínseca que o halotano, tendem a ter um efeito depressor reduzido sobre o miocárdio. Hipotensão com o uso destes agentes é causada principalmente por vasodilatação periférica. Diferentemente do halotano, estas drogas são menos solúveis no sangue e no tecido gorduroso, produzindo uma emersão mais rápida da anestesia geral. Arritmia devido a níveis elevados de catecolaminas circulantes são menos prováveis que com halotano. O enflurano, no entanto, raramente é usado por causa do risco de toxicidade renal e convulsão.

Sevoflurano e desflurano são agentes halogenados não inflamáveis, voláteis, que são análogos completamente fluorados do isoflurano. Em virtude da baixa solubilidade lipídica, ambos os agentes produzem acordar rápido da anestesia geral sem o uso de óxido nitroso e ambos causam pouca depressão miocárdica. O desflurano assemelha-se ao isoflurano no seu perfil cardiovascular, causando uma diminuição na resistência vascular sistêmica com um aumento moderado na freqüência cardíaca. Em virtude de uma alta pressão de vapor, o desflurano exige um vaporizador especial para fornecer concentrações clinicamente úteis do gás. Embora o sevoflurano seja delicado para as vias respiratórias, o desflurano é um agente pungente com pronunciadas propriedades broncoirritativas. Embora preferidos pelas suas propriedades de acordar rápido, o sevoflurano e o desflurano são usados menos freqüentemente que o isoflurano por causa do seu custo.

O óxido nitroso é digno de nota pela sua falta de solubilidade nos tecidos do corpo. Não é um anestésico inalante potente, e uma concentração cerebral suficiente para tornar inconsciente um paciente pode não ser obtida às pressões atmosféricas. Óxido nitroso é mais comumente usado em uma mistura de gases inspirados consistindo em oxigênio e um anestésico volátil halogenado potente. Nesta combinação, o óxido nitroso acelera a indução e o acordar da anestesia geral. Ele também diminui as necessidades dos anestésicos voláteis, portanto atenuando alguns dos efeitos cardiovasculares e respiratórios. Óxido nitroso é capaz de suportar combustão, especialmente se aplicado com uma alta concentração de oxigênio. Esta característica é particularmente importante em procedimentos que utilizam endoscopia com *laser*. Adicionalmente, o óxido nitroso difunde-se rapidamente para cavidades corporais fechadas, cheias de ar, produzindo uma expansão rápida do volume; assim o seu uso deve ser evitado na presença de íleo obstrutivo, bolhas pulmonares ou um pneumotórax não-drenado. A orelha média também representa uma cavidade aérea anatômica despressurizada somente quando a tuba auditiva está aberta. Se altas concentrações de óxido nitroso forem usadas na mistura de gases inspirada, o óxido nitroso difunde-se para a orelha média mais depressa do que o nitrogênio consegue difundir-se para fora, resultando em um aumento na pressão intracavitária que pode ser suficientemente grande para romper a membrana timpânica ou deslocar um enxerto durante uma cirurgia otológica. A fim de evitar esta intercorrência, a prática comum é limitar a concentração de óxido nitroso a 50% e descontinuar a administração 15 minutos antes da colocação do enxerto. O óxido nitroso sofre o mínimo metabolismo pelo fígado; entretanto, a exposição prolongada a altas concentrações inibe a atividade de metionina sintetase e pode causar anemia megaloblástica ou aplástica.

O emprego de agentes inalantes potentes para a manutenção da anestesia oferece diversas vantagens em pacientes de cabeça e pescoço. Primeiro, os agentes podem diminuir a broncoconstrição por meio do relaxamento do músculo liso brônquico. Segundo, os agentes inalantes potentes permitem a administração de altas concentrações de oxigênio inspirado. Terceiro, produzem um nível estável de relaxamento muscular sem o uso de drogas bloqueadoras neuromusculares, possibilitando a avaliação da função do nervo facial. Quarto, os agentes inalantes produzem um grau moderado de hipotensão e, utilizando uma inclinação de 15º da cabeça, podem reduzir a perda sanguínea cirúrgica. Quinto, estes agentes são rapidamente eliminados através dos pulmões, o que permite o pronto retorno dos reflexos protetores das vias aéreas nos pacientes que não foram submetidos a traqueostomia.

Agentes Anestésicos Intravenosos

Os agentes anestésicos intravenosos podem tornar um paciente inconsciente. Entretanto, a administração de drogas adicionais para produzir amnésia, analgesia e relaxamento muscular confiáveis geralmente é necessária associada aos anestésicos intravenosos. A rapidez de início é determinada em grande extensão pelo tempo que leva a droga para atingir uma concentração cerebral crítica a partir do seu ponto de injeção (tempo de circulação braço–cérebro). A duração da atividade é um pouco variável e é governada pela capacidade de metabolismo e excreção do sistema hepatorrenal.

Para a maioria dos procedimentos cirúrgicos, o primeiro passo na produção de anestesia geral é a administração intravenosa de uma droga hipnótica, seguida pela manutenção da anestesia com um agente por inalação ou óxido nitroso suplementado com narcóticos. A indução intravenosa é geralmente mais aceitável para o paciente que a indução por inalação com um agente volátil de odor desagradável. As drogas comumente usadas para esta finalidade compartilham a capacidade de produzir rapidamente um estado de inconsciência que coincide com uma concentração máxima crítica no tecido cerebral. O acordar ocorre quando esta concentração diminui, geralmente através da

TABELA 12.3
AGENTES ANESTÉSICOS INTRAVENOSOS

Droga	Características Físico-Químicas	Via de Metabolismo	Via de Excreção	Efeitos Cardiovasculares	Efeitos Respiratórios	Efeitos Colaterais
Barbitúricos	Anel ácido barbitúrico contém um átomo S ou O	Fígado	Rins	Depressão miocárdica primária e venodilatação	Induz apnéia	Liberação de histamina Possível indução de porfiria aguda
Etomidato	Imidazol	Fígado (rápida)	Rins	Mínimos	Mínimos	Mioclônus Venoirritação Supressão supra-renal
Propofol	Fenol substituído	Fígado	Rins	Vasodilatação	Mínimos	Liberação de histamina Venoirritação
Cetamina	Cicloexanona	Fígado	Rins	Libera catecolaminas endógenas	Mínimos mas estimula produção de secreções orais e predispõe ao laringospasmo	Alucinações Nistagmo

redistribuição da droga do tecido cerebral para o tecido adiposo. Metabolismo e excreção da droga então ocorrem no fígado e em outros órgãos (Tabela 12.3).

Os barbitúricos são compostos lipossolúveis, altamente alcalóticos, cujo anel central da estrutura consiste em uma fusão de uréia e ácido malônico. Os dois subgrupos, tiobarbitúricos, como pentobarbital, e oxibarbitúricos, como metoexital, são diferenciados por enxofre ou oxigênio ligado ao componente uréia. As drogas desta família geralmente produzem inconsciência dentro de 3 minutos da administração intravenosa, e o acordar normalmente ocorre dentro de 10 minutos da dosagem inicial de aplicação. Hipotensão depois da indução com barbitúricos é geralmente causada pela vasodilatação dos vasos de capacitância periféricos, causando diminuição no retorno venoso. Os barbitúricos são depressores respiratórios primários que produzem apnéia nas doses normais para indução da anestesia. Por conseguinte, equipamento para manutenção da via aérea deve estar imediatamente disponível quando se administra um barbitúrico. Como outro depressor respiratório, os barbitúricos devem ser administrados com cautela se houver a possibilidade de dificuldade de manutenção da via aérea na ausência de esforço ventilatório espontâneo. Diversamente dos opióides, os barbitúricos não têm efeito analgésico. Pelo contrário, eles parecem baixar o limiar para dor, causando um efeito antianalgésico.

O etomidato é um agente anestésico intravenoso imidazol estruturalmente relacionado com a droga antifúngica cetoconazol. O etomidato produz mínima perturbação da função cardiovascular, de modo que é preferido aos barbitúricos em operações em pacientes em condição hemodinamicamente instável. O etomidato normalmente tem menos efeito depressor respiratório, em comparação com os barbitúricos, e pode não produzir apnéia a não ser que opióides tenham sido administrados concomitantemente. Administração rápida pode produzir mioclônus impressionante, porém sem importância clínica. O etomidato é formulado em um solvente contendo propileno glicol, que produz dor e flebite durante injeção intravenosa. A venoirritação pode ser diminuída com o uso prévio de um anestésico local e o mioclônus pode ser melhorado com a administração de sedativos ou narcóticos antes da injeção. Crises addisonianas clássicas foram relatadas após infusão prolongada de etomidato para a sedação de pacientes que foram submetidos a intubação em longo prazo.

O propofol é um derivado substituído do fenol com início rápido e duração curta de ação. Acorda-se sem esforço após uma dose de propofol, com pouca sedação residual. O propofol causa depressão respiratória profunda quando usado em doses de indução. Ele também causa uma atenuação mais pronunciada dos reflexos das vias aéreas superiores, o que pode ser útil na manipulação da via aérea sem relaxantes musculares (*i. e.,* a colocação de uma cânula máscara laríngea). Hipotensão pronunciada causada por vasodilatação periférica pode ocorrer após o uso de propofol em operações em pacientes com hipovolemia ou função ventricular esquerda diminuída. O propofol, que é formulado em uma emulsão de feijão-soja, causa venoirritação e flebite após administração intravenosa da droga. A breve duração da atividade do propofol permite aos pacientes retornarem rapidamente aos níveis pré-operatórios de alerta mental. Uma característica exclusiva do propofol é que ele tem propriedades antieméticas e antipruríticas, tornando-o popular para indução e manutenção da anestesia para procedimentos ambulatoriais breves.

A cetamina é um derivado cicloexanona semelhante em estrutura e atividade ao alucinógeno fenciclidina. A cetamina é única no seu modo de ação de produzir um estado de anestesia pelo fato de parecer interromper a percepção da dor em nível cortical. Um paciente que recebeu uma dose de indução de cetamina parece estar consciente mas não responde nem tem memória de estímulos dolorosos. Este efeito é descrito como efeito dissociativo da cetamina. Mesmo em pequenas doses, a droga produz analgesia intensa, induz amnésia anterógrada e retrógrada e suporta a pressão arterial através da liberação de catecolaminas endógenas. Entretanto, não produz depressão respiratória em pessoas sadias que não receberam pré-medicação. Também é um broncodilatador profundo e parece proteger os reflexos das vias aéreas superiores e o tônus muscular. Adicionalmente, a cetamina aumenta a produção de secreções orais e aumenta a probabilidade de laringospasmo. É uma droga útil em pacientes que necessitam intubação fibroscópica que não toleram a conduta acordada. A emersão da anestesia pela cetamina pode parecer suave, porém muitos pacientes têm alucinações durante o período de recuperação. Os efeitos psicotomiméticos podem ser atenuados com administração concomitante de benzodiazepinas.

AGENTES AUXILIARES

Agentes Sedativos Intravenosos

As drogas usadas para produzir sedação e hipnose pertencem quase exclusivamente às categorias de tranqüilizantes maiores ou menores. Estas drogas, que são comumente administradas como pré-medicações para reduzir a ansiedade pré-operatória, são essenciais para o conforto dos pacientes que se submetem a anestesia regional. As benzodiazepinas são uma das mais úteis famílias de drogas em anestesiologia. O modo de ação destas drogas parece ser o aumento dos efeitos do neurotransmissor inibidor ácido γ-aminobutírico por ligar-se ao seu receptor específico. Em baixas doses, as benzodiazepinas produzem ansiólise confiável, sedação e amnésia. Nas doses mais altas necessárias para indução de anestesia geral, estas drogas podem prolongar a fase de emersão com acentuada sonolência residual, mas o antagonista específico das benzodiazepinas, flumazenil, é útil para aliviar a sedação prolongada que ocasionalmente ocorre (7). As benzodiazepinas tendem a preservar a estabilidade hemodinâmica mesmo quando dadas em doses de indução. Os pacientes que têm hipovolemia ou cardiopatia isquêmica às vezes têm hipotensão profunda com benzodiazepinas, especialmente se narcóticos também forem administrados. As benzodiazepinas prejudicam a resposta ventilatória central à hipercarbia e podem produzir depressão respiratória abrupta, mesmo sem administração concomitante de um narcótico. Benzodiazepinas devem ser administradas com cuidado a pacientes com insuficiência respiratória, uma vez que estes parecem ser mais sensíveis à supressão do estímulo ventilatório pelo CO_2. As benzodiazepinas reduzem o fluxo sanguíneo e o metabolismo cerebrais e são eficazes no controle de convulsões de grande mal.

O diazepam, o composto protótipo das benzodiazepinas, tem uma longa história de segurança e eficácia; entretanto, cedeu sua posição de proeminência ao midazolam. O midazolam é cerca de 3 vezes mais potente que o diazepam, e sua duração de atividade é muito mais curta. A terminação mais rápida do efeito do midazolam é causada pelo seu metabolismo quase completo pelos sistemas enzimáticos dos microssomos hepáticos. Adicionalmente, o midazolam é hidrossolúvel e não produz irritação venosa após injeção intravenosa.

Agonistas e Antagonistas dos Narcóticos

Os agonistas narcóticos são uma pedra angular da prática anestésica atual. Além da sua utilidade imediata de prover analgesia perioperatória, os agonistas narcóticos são muitas vezes usados intra-operatoriamente como um componente da técnica anestésica intravenosa. Embora os narcóticos atualmente disponíveis difiram amplamente em estrutura química, eles compartilham a capacidade de se ligarem a locais específicos dos receptores de opiáceos no cérebro e na medula espinal. O protótipo do receptor de opióide, mu, é responsável pela produção de analgesia e os bem conhecidos efeitos colaterais dos narcóticos, de miose, depressão respiratória, constipação e retenção urinária (8). Os outros receptores a opióides incluem capa, delta e sigma. A farmacodinâmica dos opióides depende do tipo de receptor ativado e sua afinidade.

A morfina, um derivado do ópio de ocorrência natural, é usada há séculos como analgésico e agente antidiarréico. A morfina é regularmente insolúvel em lipídios e eficaz quando administrada pela via intramuscular, intravenosa, epidural ou intratecal. É barata e possui uma duração de ação bastante longa. Doses menores de morfina podem ser usadas para pré-medicação, controle da dor pós-operatória, ou como adjuvante em técnicas com óxido nitroso e relaxante narcótico. Doses maiores de morfina são usadas quase exclusivamente em anestesia para procedimentos cardiovasculares. Os efeitos depressores respiratórios da morfina são bem conhecidos. Mesmo uma dose pequena pode produzir apnéia abrupta em pacientes idosos ou debilitados. Liberação de histamina pode causar hipotensão profunda nos pacientes com hipovolemia. A morfina tem vias hepáticas e renais de metabolismo e é excretada na bile e na urina. Entretanto, a acumulação de metabólitos da morfina (morfina 3-glicuronídeo e morfina 6-glicuronídeo) pode ocorrer em pacientes com insuficiência renal, causando narcose e depressão respiratória.

O uso dos potentes narcóticos sintéticos alfentanil, sufentanil e principalmente fentanil é restrito à sala de operações, onde equipamento para suporte ventilatório é prontamente disponível. Estas drogas contêm um anel piperidina e são notáveis pela sua produção de analgesia intensa rápida. Com o início da analgesia, pode ocorrer depressão respiratória abrupta, profunda. Fentanil e sufentanil são muito lipossolúveis e têm um início rápido de ação. Eles podem manter a estabilidade cardiovascular mesmo em grandes doses. Ambas as drogas são metabolizadas pelos sistemas microssômicos hepáticos e excretadas na urina. O alfentanil, no entanto, é bastante insolúvel nos tecidos gordurosos. Seu volume de distribuição é muito menor que o do fentanil ou sufentanil, e uma quantidade maior da droga é imediatamente disponível para degradação hepática. Estas propriedades farmacocinéticas causam uma duração mais curta de atividade do que é visto com fentanil ou sufentanil. Hipotensão profunda e bradicardia podem ocorrer mesmo em pessoas sadias após a administração intravenosa rápida de alfentanil; por essa razão, ele deve ser dado cuidadosamente aos pacientes em condição hemodinamicamente instável. Adicionalmente, quando administrados em grandes doses, os opióides podem causar rigidez da parede torácica, prejudicando a ventilação. Esta condição é mediada através de mecanismos centrais e pode ser tratada com relaxantes musculares. Os opióides também causam diminuição da resposta de estresse durante cirurgia, causando analgesia "antecipada" (preemptiva).

O remifentanil é um novo opióide dentro da série de narcóticos piperidínicos. Ele é metabolizado rapidamente por esterases plasmáticas inespecíficas e assim é o primeiro opióide de ação ultracurta. Acordar rápido com pouca ressaca e nenhuma analgesia residual são as marcas desta droga. Ela geralmente é administrada como infusão, com doses variando de 0,1 a 1 µg/kg/min, e suprime confiavelmente as respostas autonômicas e hemodinâmicas à estimulação cirúrgica. Em virtude de restrições de custo e o fato de que o fechamento rápido da analgesia é indesejável na maioria dos contextos cirúrgicos, o uso do remifentanil inicialmente foi muitas vezes limitado a procedimentos endoscópicos curtos ou procedimentos neurocirúrgicos que exigiam avaliação neurológica pós-operatória imediata. Durante a emersão da anestesia, é importante implementar um plano para analgesia pós-operatória de uma maneira ordenada. Diversas técnicas foram descritas para o uso do remifentanil após cirurgias abdominais, com doses mais baixas de remifentanil sendo administradas como infusão contínua para o tratamento da dor pós-operatória (9). Uma vez que a droga pode causar apnéia secundária a depressão respiratória, conhecimento e familiaridade com estas propriedades farmacológicas da droga são importantes para evitar efeitos colaterais desastrosos em um paciente sem uma via aérea garantida.

Naloxona pode ser usada para antagonizar depressão respiratória residual ou outros efeitos colaterais indesejados que podem ocorrer depois do uso de uma substância opióide. Deve-se ter cuidado se grandes doses de um narcótico tiverem sido dadas como parte de uma técnica com óxido nitroso e relaxante narcótico, particularmente no caso dos compostos piperidínicos alfentanil, fentanil e sufentanil. Nessa situação clínica, os efeitos da naloxona podem dissipar-se antes que o metabolismo do narcótico esteja completo, e pode ocorrer depressão respiratória precipitada.

Butorfanol, nalbufina e buprenorfina são drogas com propriedades mistas agonistas e antagonistas. A vantagem teórica sobre agonistas narcóticos puros é a produção de analgesia sem depressão respiratória, embora estas drogas sejam menos comumente usadas do que agonistas narcóticos puros, especialmente no contexto intra-operatório.

Agentes e Antagonistas Bloqueadores Neuromusculares

Os relaxantes musculares desempenham um papel crítico na moderna prática anestésica (Tabela 12.4). Eles facilitam a intubação endotraqueal e estimulam as propriedades relaxantes musculares intrínsecas de muitos agentes inalantes. Em cirurgia otorrinolaringológica, o tratamento do relaxamento muscular pode ser particularmente difícil. Avaliação periódica da integridade do nervo facial é essencial para o sucesso de muitos tipos de cirurgia envolvendo a orelha ou a glândula parótida. Provocar uma careta facial por meio da estimulação elétrica direta do nervo é o método mais fácil de identificação do nervo facial. A estimulação direta do nervo é facilitada com o uso judicioso de relaxantes musculares e a orientação de um monitor de contração para assegurar a manutenção de um grau facilmente reversível de paralisia muscular. Uma conduta alternativa para uso de relaxamento muscular é o uso de um agente inalante potente para produzir um plano profundo de anestesia geral. Com esta técnica, a função do nervo facial pode ser completamente preservada, e graus moderados de hipotensão podem ser induzidos quando necessário.

As duas categorias principais de drogas relaxantes são os inibidores competitivos e não competitivos da transmissão neuromuscular. O local comum de atividade destas drogas é a membrana pós-sináptica do re-

TABELA 12.4
DROGAS BLOQUEADORAS NEUROMUSCULARES

Droga	Características Físico-Químicas	Via de Metabolismo	Via de Excreção	Efeitos Cardiovasculares	Início Aproximado da Atividade (min)	Duração Aproximada da Atividade (min)
Inibidores competitivos						
Curare	Benzilisoquinolina	Fígado	Rins e árvore biliar	Hipotensão por liberação de histamina	3-5	45-60
Mivacúrio	Benzilisoquinolina	Colinesterase plasmática	Rins	Nenhum	< 3	< 10
Atracúrio	Benzilisoquinolina	Degradação de Hoffmann dependente do pH	Rins	Hipotensão por liberação de histamina em grandes doses, toxicidade para o SNC	3-5	< 30
Cisatracúrio	Benzilisoquinolina	Degradação de Hoffmann dependente do pH	Rins	Nenhum	3-5	45-60
Pancurônio	Núcleo esteróide	Fígado	Rins	Taquicardia	< 3	60-90
Vecurônio	Núcleo esteróide	Fígado	Rins	Nenhum	< 3	45-60
Rocurônio	Núcleo esteróide	Fígado	Rins	Nenhum	< 1	45-60
Inibidores não competitivos						
Succinilcolina	Molécula linear que é uma fusão de ácido succínico e colina	Colinesterase plasmática	Rins	Bradicardia em crianças ou quando dado por meio de bolos repetitivos em adultos	< 1 se nenhum inibidor competitivo for dado para bloquear fasciculações	< 10 mas pode ser prolongada na presença de deficiência de colinesterase

ceptor colinérgico nicotínico. Os agentes bloqueadores competitivos (drogas não despolarizantes) ligam-se frouxamente ao local receptor e competem com a acetilcolina de uma maneira dependente da concentração. Os agentes bloqueadores não competitivos (drogas despolarizantes) ligam-se fortemente ao local receptor e simulam o efeito eletrofisiológico da acetilcolina na placa motora, despolarizando a membrana e tornando-a incapaz de estimulação adicional.

A succinilcolina é a droga bloqueadora neuromuscular despolarizante mais comumente usada. Ela é semelhante em estrutura à acetilcolina e imita seus efeitos na placa motora. Fasciculação muscular anuncia o início da paralisia induzida pela acetilcolina a não ser que medidas específicas sejam tomadas para bloquear este efeito. A droga tem um início rápido de ação e uma curta duração de atividade devido ao seu metabolismo rápido pelas colinesterases plasmáticas, de modo que apenas uma fração da dose dada atinge na realidade a junção neuromuscular. Este perfil farmacocinético torna a droga útil na indução de anestesia e na intubação para procedimentos nos quais paralisia muscular não é desejada (parotidectomia). Succinilcolina pode ser administrada por meio de bolos intermitentes ou infusão contínua; entretanto, paralisia prolongada pode ocorrer se doses excessivas forem administradas por qualquer via. A succinilcolina pode produzir bradicardia profunda mediada pela estimulação dos receptores muscarínicos cardíacos. Entretanto, o pré-tratamento com uma pequena dose de atropina ou glicopirrolato bloqueia este fenômeno. Pacientes com colinesterase anormal ou diminuída terão uma resposta prolongada à ação da succinilcolina. A saída de potássio do líquido intracelular devido à ativação de receptores juncionais extras constitui conseqüência inevitável da ação da succinilcolina. A elevação média da concentração de potássio no soro após uma dose de succinilcolina é 0,5 a 1,0 mEq/L. Em uma pessoa sadia com uma concentração pré-operatória normal de potássio, este nível não tem importância fisiológica; entretanto, hiperpotassemia ameaçadora à vida pode desenvolver-se nos pacientes com traumatismo de esmagamento, paraparesia ou insuficiência renal. Portanto nestas situações, succinilcolina deve ser dada cautelosamente ou não dada, absolutamente. Esta droga também é um agente desencadeador potente de hipertermia maligna, semelhante aos anestésicos voláteis. Em crianças, rabdomiólise, hiperpotassemia e parada cardíaca foram descritas, especialmente naquelas com miopatias previamente não diagnosticadas. Em virtude destes riscos, a succinilcolina deve ser usada cautelosamente na população pediátrica.

Outros efeitos colaterais da droga incluem um aumento na pressão intra-ocular e intracraniana depois da injeção.

A droga não despolarizante tubocurarina (curare) é o protótipo dos agentes bloqueadores musculares competitivos benzilisoquinolinas. Outros membros desta classe de agentes incluem a metocurina, atracúrio, mivacúrio e cisatracúrio, este último comprovando-se o mais útil. O próprio curare é usado principalmente para bloquear a fasciculação produzida pela administração de succinilcolina, mas hipotensão profunda induzida por histamina pode ocorrer depois da injeção intravenosa rápida. Embora semelhante em estrutura ao curare, cada uma das outras drogas nesta classe de agentes representa o produto de pesquisa contínua para aumentar a potência, diminuir a duração e reduzir o número de efeitos colaterais associados ao uso de tubocurarina.

O rapacurônio, pancurônio, vecurônio e rocurônio são relaxantes musculares competititivos não despolarizantes que contêm um núcleo esteróide. O rapacurônio esteve em uso clínico durante um curto período, mas foi retirado do mercado por causa da indução de laringospasmo, que ocasionalmente foi fatal (10). O pancurônio é cerca de 6 vezes mais potente que o curare, com uma duração de atividade de aproximadamente 90 minutos. Ele é degradado no fígado para metabólitos ativos bastante potentes e é excretado principalmente pelos rins. O pancurônio produz um aumento acentuado na freqüência cardíaca após administração intravenosa, em parte por causa da sua forte atividade anticolinérgica nos receptores muscarínicos cardíacos e em parte em virtude da sua capacidade de bloquear a recaptação de norepinefrina para dentro das terminações nervosas pré-sinápticas. Estas propriedades podem causar surpreendente taquiarritmia atrial e ventricular se a droga for dada em combinação com halotano, cocaína ou soluções anestésicas locais contendo epinefrina. Todos os não despolarizantes têm tempos de início variando de 2 a 5 minutos, dependendo da dose de administração e uso de uma dose de carga. A única exceção a esta faixa de tempo é o rocurônio, que é capaz de produzir condições ideais de intubação em 60 segundos e constitui uma alternativa nas induções em seqüência rápida quando succinilcolina está contra-indicada. Todos os não despolarizantes variam em duração de 20 a 45 minutos, com a exceção do mivacúrio, que compartilha alguma similaridade com a succinilcolina no seu metabolismo pelas pseudocolinesterases.

Exemplos de agentes anticolinesterásicos freqüentemente usados para terminar os efeitos dos relaxantes musculares incluem o edrofônio e a neostigmina. Cada agente contém um grupo amônio quaternário que torna a droga pouco solúvel nos lipídios do corpo. O edrofônio liga-se frouxa e reversivelmente à acetilcolinesterase através de uma combinação de ligação eletrostática e por hidrogênio para produzir um início rápido de ação e curta duração de atividade. A neostigmina, no entanto, liga-se mais firmemente à acetilcolinesterase. O resultado é um início de ação mais longo e uma duração mais longa de atividade. Os agentes anticolinesterásicos bloqueiam a atividade da colinesterase plasmática e prolongam a paralisia produzida pela succinilcolina. Administração de um inibidor da acetilcolinesterase aumenta a quantidade de acetilcolina disponível para ligação aos receptores nicotínicos pós-sinápticos da junção neuromuscular e aos receptores muscarínicos nos gânglios parassimpáticos. A estimulação destes receptores muscarínicos produz bradicardia, salivação, broncoconstrição e um aumento na motilidade gastrointestinal. Estes efeitos colaterais indesejados podem ser bloqueados pela administração adequadamente oportuna de uma droga anticolinérgica, como atropina ou glicopirrolato. Selecionam-se pares de drogas, em um esforço para combinar os respectivos tempo de início e duração de atividade, de modo que atropina freqüentemente acompanha o edrofônio, e o glicopirrolato comumente acompanha a neostigmina.

MONITORAMENTO DA ANESTESIA

Aperfeiçoamentos técnicos nos aparelhos de anestesia e o monitoramento não-invasivo da oxigenação e ventilação permitem administração bem-sucedida de anestesia a pacientes que, não há muito tempo, eram considerados demasiado enfermos para cirurgia. Sistemas de alarmes que avisam desconexão do circuito de anestesia ou advertem sobre uma mistura gasosa inspirada hipóxica constituem características-padrão na maioria das máquinas modernas de anestesia. A oxigenação tecidual pode ser avaliada continuamente com a técnica não-invasiva da oximetria de pulso, e a ventilação pode ser monitorizada com capnografia em tempo real. Apesar da tecnologia moderna, emergências ocorrem, para as quais o anestesiologista e o cirurgião devem estar cônscios (Tabela 12.5).

O Aparelho de Anestesia

Quando reduzido aos seus essenciais mais simples, o aparelho de anestesia consiste em sistemas de fornecimento de oxigênio e vapor anestésico, uma bolsa-reservatório ou ventilador usado para assistir a ventilação do paciente, e um circuito que proporciona um conduto através do qual os gases anestésicos ou oxigênio alcançam o paciente. O oxigênio flui para o paciente a partir de uma fonte na parede ou um cilindro de oxigênio fixado na máquina de anestesia. A velocidade de administração é controlada por meio de fluxômetros precisamente calibrados. Óxido nitroso, dióxido de carbono e ar também podem ser dados de uma maneira

TABELA 12.5 — EMERGÊNCIAS

ANESTESIA

Emergências	Sinais	Tratamento
Hipertermia maligna	Consumo aumentado de O_2, acidose metabólica, febre, produção aumentada de O_2, hiperpotassemia	Descontinuar o agente desencadeador, dantrolene, resfriamento, manitol
Toxicidade de anestésico local	Agitação, convulsões, inconsciência, disritmias ventriculares	Tiopental, O_2 100%, antiarrítmicos
Anafilaxia	Hipotensão, broncospasmo, hipoxia, urticária, edema	Descontinuar a droga, O_2 100%, epinefrina, esteróides, anti-histamínicos
Laringospasmo	Espasmo da musculatura laríngea devido a secreções	Ventilação com pressão positiva através de bolsa/máscara, O_2 100%, succinilcolina
Alergia ao látex	Os mesmos que com alergia/anafilaxia	Tratar do mesmo modo que anafilaxia
Broncospasmo	Hipoxia, sibilos, pressões aumentadas nas vias aéreas	Aprofundar a anestesia, agonista β-adrenérgico, epinefrina

semelhante. Agentes anestésicos por inalação podem também ser acrescentados à mistura inspirada deixando-se o gás transportador fluir por cima e evaporar uma provisão de anestésico líquido contido em um vaporizador específico para o agente. O vaporizador controla acuradamente a quantidade de vapor anestésico deixada para saturar o gás transportador e regula diretamente a concentração de anestésico que entra no paciente. O anestesiologista ajusta a profundidade da anestesia aumentando ou diminuindo a quantidade de vapor anestésico introduzida no sistema de fornecimento. À medida que a profundidade da anestesia aumenta, usa-se uma bolsa-reservatório ou ventilador automático para assistir ou controlar a respiração do paciente.

Um circuito de respiração da anestesia faz a conexão final entre a máquina e o paciente. O ramo inspiratório de um circuito de respiração conduz cada respiração carregada de anestésico, enriquecida com oxigênio, da máquina ao paciente. O ramo expiratório do circuito encaminha gás expirado contendo dióxido de carbono através de uma válvula de alívio ajustável para um sistema de exaustão. Válvulas unidirecionais e um absorvedor interno de dióxido de carbono impedem a reinalação pelo paciente de qualquer gás carregado de dióxido de carbono não desprendido para o sistema de exaustão. Um monitor de oxigênio com alarme eletrônico está localizado no ramo inspiratório do circuito de respiração para detectar qualquer desvio da concentração de oxigênio dos limites pré-ajustados. Este monitor é o primeiro mecanismo, em uma série de mecanismos de segurança interconectados, destinado a evitar a administração catastrófica de uma mistura gasosa hipóxica ao paciente. Outros elos nesta cadeia de segurança incluem alarmes que são ativados quando a pressão de oxigênio é baixa, e uma válvula de corte que termina o fluxo de óxido nitroso quando a pressão de oxigênio começa a diminuir.

Monitores de Oxigenação e Ventilação

Medida não-invasiva contínua da saturação da hemoglobina é possível com oximetria de pulso. O conceito é baseado no fato de que a oxiemoglobina e a hemoglobina reduzida absorvem diferentes comprimentos de onda de luz. Um diodo emissor de luz é colocado na extremidade de um dedo, no lóbulo da orelha ou outra área apropriada no corpo, e emite dois comprimentos de onda luminosa diferentes, como 660 nm e 940 nm, através do tecido. A proporção dos espectros de absorbância destes dois comprimentos de onda é calculada e expressada sob a forma de porcentagem de saturação de oxigênio. A unidade de oximetria não mede diretamente a PaO_2, e o oxímetro de pulso exibe continuamente uma saturação de pelo menos 98% através de uma faixa de valores de PaO_2 entre 150 e 550 mmHg. Uma vez que a unidade não indica uma diminuição na saturação arterial até que a PaO_2 diminua para menos de 100 mmHg, um oxímetro de pulso não é útil para detectar uma tendência decrescente na tensão de oxigênio arterial até que a PaO_2 caia abaixo deste nível. Dependendo da forma da curva de dissociação de oxigênio–hemoglobina, uma saturação de oxigênio de 90% geralmente se correlaciona com uma PaO_2 de 65 mmHg.

Embora a oximetria de pulso detecte confiavelmente a dessaturação arterial da maioria dos pacientes, existem limitações no uso desta modalidade de monitoramento. Luz ambiente ou a injeção de corantes biológicos como azul de metileno podem diminuir artificialmente a saturação de hemoglobina apresentada. Carboxiemoglobina em pacientes com envenenamento por monóxido de carbono será lida no mesmo nível que a oxiemoglobina, causando um aumento errôneo nas saturações. Adicionalmente, eletrocautério ou movimento do paciente podem causar interferência mecânica com o processamento do sinal, e a vasoconstrição iniciada por hipovolemia, hipotermia ou hipotensão pode ser tão intensa que o oxímetro não consiga detectar fluxo pulsátil ou determinar um valor de saturação.

A adequação da ventilação pode ser monitorizada continuamente com capnografia, um método de detectar a quantidade de dióxido de carbono no gás expirado. A medida real pode ser obtida com duas ferramentas diferentes — um analisador de infravermelho ou um espectrômetro de massa. Análise de infravermelho é mais facilmente disponível e é baseada no fato de o dióxido de carbono absorver luz infravermelha a comprimentos de onda específicos (2.600 e 4.300 nm). As modernas unidades de espectrometria de massa são compactas, fornecem *feedback* quase instantâneo, e têm a capacidade de analisar a concentração de oxigênio, nitrogênio, dióxido de carbono e agentes inalantes no gás expirado. Estas unidades, no entanto, são mais caras que os aparelhos para infravermelho.

Em anestesia, a capnografia é a mais útil no monitoramento e no ajuste da ventilação do paciente, mas também é útil em duas outras situações clínicas. Primeiro, a ausência de dióxido de carbono no gás expirado de um paciente após tentativa de intubação pode indicar que o tubo endotraqueal está incorretamente posicionado. Segundo, uma diminuição rápida no valor de referência de dióxido de carbono expirado pode ser causado por uma diminuição na quantidade de sangue que está entrando na circulação pulmonar, uma circunstância que pode ocorrer após hipovolemia intra-operatória, tromboembolismo pulmonar ou uma embolia gasosa.

MANEJO DA VIA AÉREA

Avaliação da Via Aérea

Em um paciente marcado para cirurgia, avaliação pré-operatória cuidadosa da via aérea é essencial para a indução segura da anestesia. Dificuldade para controlar a via aérea constitui a mais importante causa isolada de morbidade e mortalidade relacionadas com a anestesia. Manejo bem-sucedido de uma via aérea difícil começa com o reconhecimento. O primeiro passo é a aquisição de uma história completa com especial referência a sintomas que sugiram anormalidades da via aérea, tais como rouquidão, dispnéia, ortopnéia, disfagia ou uma história de doença prévia da cabeça ou pescoço. Adicionalmente, uma história de dificuldades prévias da via aérea com intubação deve ser explorada, e quaisquer registros de anestesia disponíveis de intubações prévias devem ser revistos. A facilidade da laringoscopia direta e intubação devem ser avaliadas nos pacientes quando existir a possibilidade de qualquer manipulação da via aérea. Durante o exame físico pré-operatório, um mento pequeno, retrocedido; dentes grandes, protrusos; pescoço taurino; palato altamente arqueado; ou uma distância de menos de 6 cm entre o bordo inferior da mandíbula e a incisura tireóidea indicam, todos, a possibilidade de intubação difícil (11). A fim de avaliar a mobilidade da articulação temporomandibular e a adequação da cavidade oral, o paciente deve ser solicitado a abrir sua boca tão amplamente quanto possível e estender completamente a língua. Neste momento, a boca deve ser examinada quanto a dentes frouxos, próteses ou uma massa insuspeitada (11). O tamanho da língua com relação ao tamanho real da cavidade oral pode ser graduado visualmente usando-se o sistema de graduação de Mallampati. Este teste idealmente é efetuado com o paciente sentado em uma posição neutra e a boca aberta tão largamente e a língua exteriorizada tanto quanto possível. A classificação é então determinada, dependendo das estruturas visíveis. Quando a ponta da úvula, pilares tonsilares e palato mole forem visíveis, a graduação é classe I e geralmente corresponde a uma visualização completa das cordas ou uma vista grau I. Quando os pilares tonsilares e a base da úvula são visíveis, com a ponta da úvula ocultada pela língua posterior, a graduação é classe II. Dificuldade progressiva na intubação usualmente corresponde a uma vista limitada das estruturas faríngeas, incluindo uma vista apenas do palato mole (classe III) e do palato duro (classe IV). A distância entre o mento e a cartilagem tireóidea (a distância tireomentual) pode ser afetada por cirurgia ou radiação prévia. Um estudo por Ayoub *et al.* (12) mostra que o escore de Mallampati do tamanho relativo da língua/cavidade oral é ainda mais preditivo quando a distância tireomentual é menor que 4 cm. Outra avaliação pré-operatória para predizer a dificuldade com a intubação é avaliar a capacidade de o paciente adotar uma posição de cheirar. Esta capacidade se correlaciona com o alinhamento dos eixos oral, faríngeo e laríngeo. Os valores preditivos globais dos testes isolados não foram constatados altos; entretanto, usando vários testes diferentes, a maioria dos pacientes com vias aéreas potencialmente difíceis pode ser identificada e manejada apropriadamente.

A via aérea de alguns pacientes pode ser muito difícil de manejar durante a indução por causa da condição patológica subjacente, como câncer da cabeça e pescoço, apnéia de sono obstrutiva, trauma facial ou anormalidades congênitas. Outros preditores dos fatores dos pacientes de ventilação difícil por máscara incluem um índice de massa corporal acima de 26, condição desdentada, história de roncar e a presença de pêlo facial. Artrite reumatóide de longa duração pode causar subluxação atlantooccipital e desvio extremo da laringe. Pacientes que têm compressão traqueal intratorácica por adenopatia mediastinal extensa, bócio retroesternal ou neoplasia maciça no mediastino anterior podem comprovar-se fáceis de intubar mas impossíveis de ventilar se a massa obstruir a traquéia depois da perda da respiração espontânea. Ventilação ou intubação de pacientes com algumas anomalias congênitas pode ser impossível se ocorrer apnéia. Estas síndromes incluem as de Beckwith-Wiedemann, Crouzon, Down, Goldenhar, Pierre Robin, Treacher Collins e Turner; rubéola congênita; e mucopolissacaridoses.

O estudo completo de uma via aérea considerada anormal antes da cirurgia pode evitar catástrofe durante a indução da anestesia. Alças de fluxo-volume são úteis para avaliar o grau de obstrução traqueal causado por grandes massas cervicais ou intratorácicas. Laringoscopia ou traqueobroncoscopia fibroscópicas efetuadas com anestesia tópica com o paciente acordado e respirando espontaneamente podem ser valiosas na avaliação de um paciente que tem marcos anatômicos grosseiramente distorcidos.

Controle da Via Aérea

Depois de completar os estudos diagnósticos adicionais, um plano pode ser construído para induzir a anestesia e apanhar a via aérea. Se nenhuma suspeita de uma via aérea difícil existir, intubação de rotina pode ser efetuada. Se a via aérea parecer que será difícil de manejar, ela deve ser obtida com o paciente acordado. O controle da via aérea pode ser realizado por meio de laringoscopia direta e intubação efetuadas com anestesia tópica enquanto o paciente está respirando espontaneamente, com intubação fibroscópica, intubação retrógrada ou traqueostomia com anestesia local. Em muitos casos, o cirurgião avaliou a condição patológica que torna anormal a via aérea. Pacientes marcados para laringectomia podem ter recebido radioterapia na cabeça e no pescoço que causou fibrose epiglótica, edema de laringe ou trismo. Obstrução parcial da via aérea por massas laríngeas ou orofaríngeas já pode existir e torna necessário o planejamento cuidadoso das técnicas de intubação; assim, a comunicação entre o anestesista e o otorrinolaringologista antes que o paciente atinja a sala de operações é crucial.

No caso de falha da laringoscopia ou intubação ou obstrução precipitada da via aérea, ventilação manual com máscara e bolsa-reservatório pode ser eficaz para oxigenar e ventilar o paciente. Uma alternativa é usar um fibrolaringoscópio flexível ou um broncoscópio pediátrico, após anestesia tópica da orofaringe e sedação adequada, para dirigir um tubo endotraqueal de tamanho adulto entre as cordas vocais de um paciente consciente, respirando espontaneamente. Fibrobroncoscópios flexíveis menores permitem a passagem de tubos endotraqueais pediátricos ou neonatais. Intubação com fibroscópio flexível é a mais amplamente usada das técnicas de segunda linha de intubação.

Algumas desvantagens existem, no entanto, no uso da laringoscopia ou broncoscopia de fibra óptica para intubação endotraqueal. A intubação fibroscópica bem-sucedida é diretamente relacionada com habilidade do operador do broncoscópio. Características anatômicas alteradas ou gravemente anormais podem impedir navegação bem-sucedida na via aérea a todos, exceto os mais peritos endoscopistas. A cooperação do paciente também é crítica para intubação fibroscópica. Para que a laringoscopia fibroscópica seja eficaz para apanhar a via aérea, os pacientes precisam ser cuidadosamente selecionados e preparados para o procedimento.

Muitas outras técnicas difíceis da via aérea estão no arsenal de um anestesiologista bem treinado. Essas técnicas incluem intubação cega, uso de uma vareta luminosa e intubação retrógrada. Se a intubação falhar, a ventilação pode ser mantida com uma máscara laríngea e ventilação a jato transtraqueal. Cânulas orais e nasofaríngeas são úteis para tratar pacientes com obstrução no nível da cavidade oral e da orofaringe, respectivamente. Em uma emergência, o otorrinolaringologista pode freqüentemente usar um broncoscópio rígido com ventilação para captar uma via aérea difícil. A maioria dos anestesiologistas é perita em várias, mas não todas, as técnicas de manejo de uma via aérea difícil e devem usar as técnicas que funcionam melhor para eles. O anestesista também deve estar preparado para usar várias técnicas caso uma ou mais falhem. Se ventilação manual não for eficaz e uma segunda laringoscopia não tiver sucesso, deve ser estabelecida uma via aérea artificial. Este procedimento pode tomar a forma de uma cricotireoidotomia ou traqueotomia. Os capítulos 8 e 9 do Volume 2 contêm uma discussão adicional do manejo da via aérea, traqueotomia e cricotireoidotomia.

CONSIDERAÇÕES ANESTÉSICAS PARA PROCEDIMENTOS ENDOSCÓPICOS

Para um paciente consciente, cooperador, anestesia tópica orotraqueal cuidadosa e sedação intravenosa podem ser adequadas para a execução de procedimentos laringoscópicos breves, atraumáticos, como injeção em corda vocal. Para procedimentos mais complicados, a indução de uma anestesia geral pode prosseguir depois de anestesia tópica da língua e da orofaringe, um bloqueio dos nervos laríngeos superiores bilaterais e instilação transtraqueal de solução anestésica local. Um tubo endotraqueal pode ou não ser inserido. Na maioria dos procedimentos, um tubo endotraqueal de pequeno diâmetro com manguito não obstrui a vista da laringe e permite troca gasosa eficiente e proteção da via aérea do sangue; entretanto, algumas técnicas cirúrgicas exigem ausência completa de um tubo endotraqueal. Nestas situações, agentes intravenosos e relaxantes neuromusculares satisfazem as necessidades da anestesia geral, enquanto a oxigenação e ventilação ocorrem através de um laringoscópio de ventilação ou um injetor de Albert Sanders. Ventilação com pressão positiva de alta freqüência é uma conduta alternativa. Anestesia tópica combinada com anestésicos gerais por inalação ou intravenosos também pode ser usada para broncoscopia. Um broncoscópio com ventilação fornece um caminho para troca gasosa, embora oxigenação apnéica com insuflação de oxigenação através de um cateter de pequeno calibre colocado acima da carina às vezes seja necessária. Uma máquina de anestesia capaz de fornecer altas taxas de fluxo de gás fresco é necessária para compensar a perda que ocorre em torno do broncoscópio. Tal como na laringoscopia, oximetria de pulso é essencial para monitorizar a segurança do paciente e uma pequena dose de glicopirrolato facilita a visualização reduzindo as secreções.

Há uma controvérsia sobre o melhor tipo de tubo endotraqueal para minimizar o risco de fogo na via aérea durante laringoscopia ou broncoscopia com *laser* de dióxido de carbono. Todos os tubos, exceto os de metal ou cerâmica, podem pegar fogo na via aérea sob condições apropriadas. Muitos anestesiologistas usam um tubo endotraqueal comum de cloreto de polivinila ou borracha vermelha que é apertadamente enrolado em toda a sua extensão com fita metálica destinada a refletir a energia do *laser* para longe do tubo. Como o *cuff* permanece descoberto, uma explosão ou foco pode ocorrer se o feixe de *laser* penetrar nele. Um problema menos sério é a direção errada do *laser* se o feixe entrar em contato com a fita reflexiva. Mesmo um tubo adequadamente enrolado pode inflamar-se se o endoscopista dirigir um feixe de alta voltagem de luz colimada para um único ponto no tubo durante tempo demasiado. O controle de um fogo de *laser* na via aérea exige a remoção do tubo, extinção do fogo com água e broncoscopia imediata para remover detritos e avaliar o dano residual aos tecidos circundantes.

Outras medidas usadas para reduzir o risco de fogo na via aérea incluem o emprego de uma mistura gasosa de hélio–oxigênio em vez de oxigênio–ar, tamponamento da traquéia em volta do manguito do tubo endotraqueal com compressas úmidas, ou enchimento do manguito do tubo endotraqueal com uma solução salina em vez de ar. Adicionalmente, todo pessoal da sala de operações deve usar óculos de proteção e os olhos do paciente devem ser cobertos para prevenir lesão térmica da córnea ou retina.

PONTOS IMPORTANTES

- Os anestésicos locais comuns pertencem a duas classes estruturais, as aminas e os ésteres, que diferem na via de excreção.
- Os anestésicos locais bloqueiam os canais de sódio intracelularmente e são mais eficazes na forma da base (não ionizados) em virtude da facilidade com a qual eles entram na célula.
- Com conhecimento da anatomia da cabeça e do pescoço, pequenas quantidades de anestesia local podem ser usadas para criar bloqueios regionais dos principais nervos sensitivos da cabeça e do pescoço e possibilitar procedimentos extensos sob anestesia local.
- Avaliação pré-operatória cuidadosa da via aérea, uma compreensão do monitoramento básico da anestesia e equipamento da via aérea, e o uso judicioso de agentes anestésicos conhecidos por produzirem depressão respiratória ajudam na prevenção de perda catastrófica da via aérea.
- Conhecimento dos anestésicos locais e drogas usados em anestesia geral ajudará no reconhecimento de efeitos colaterais e complicações comuns para assegurar tratamento rápido.
- Isoflurano, sevoflurano e desflurano substituíram o halotano como os agentes anestésicos gerais mais comumente usados.
- Óxido nitroso não é suficientemente potente para ser usado para anestesia geral por si próprio.
- As benzodiazepinas produzem confiável ansiólise, sedação e amnésia e são comumente usadas na indução anestésica e durante procedimentos sob anestesia local.
- O conhecimento das diferentes drogas opióides ajudará no tratamento da dor pós-operatória, especialmente em pacientes com câncer avançado.
- Drogas relaxantes musculares são inibidores competitivos (não despolarizantes) ou não competitivos (despolarizantes) da transmissão neuromuscular que operam na membrana pós-sináptica do receptor colinérgico nicotínico.
- Conhecimento das técnicas anestésicas e princípios farmacológicos permite manejo anestésico seguro e eficaz de quase todos os pacientes otorrinolaringológicos.
- O reconhecimento de vias aéreas potencialmente difíceis pré-operatoriamente permite não apenas um plano eficaz mas também possíveis alternativas quando necessário.
- Cooperação estreita entre anestesiologistas e cirurgiões, baseada em uma compreensão mútua das necessidades, é essencial para um resultado bem-sucedido do paciente.

AGRADECIMENTO

Adaptado de Younker D, Newlands SD, Chapter 11, *Head & Neck Surgery–Otolaryngology*, 3rd ed., editado por Byron J. Bailey, Lippincott Williams & Wilkins, Philadelphia (C) 2001.

REFERÊNCIAS

1. Tetzlaft JE. *Clinical pharmacology of local anesthetics*. Boston: Butterworth-Heinemann, 2000.
2. O'Keefe NJ, Healy TE. The role of new anesthetic agents. *Pharmacol Ther* 1999;84:233-248.
3. Feldman HS, Arthur GR, Covino BG. Comparative systemic toxicity of convulsant and supraconvulsant doses of intravenous ropivacaine, bupivacaine, and lidocaine in the conscious dog. *Anesth Analg* 1989;69:794-801.
4. Lehrman J, Nolan J, Eyres R, *et al*. Efficacy, safety, and pharmacokinetics of levobupivcaine with and without

fentanyl after continuous epidural infusion in children: a multicenter trial. *Anesthesiology* 2003;99:1166-1174.
5. Latorre F, Klimek L. Does cocaine still have a role in nasal surgery? *Drug Saf* 1999;20:9-13.
6. Zide BN, Swift R. How to block and tackle the face. *Plast Reconstr Surg* 1998;101:840-851.
7. Geller E, Halpern P, Chernilas J, *et al.* Cardiorespiratory effects of antagonism of diazepam sedation with flumazenil in patients with cardiac disease. *Anesth Analg* 1991;72:207-211.
8. Lonergan T, Goodchild AK, Christie MJ, *et al.* Presynaptic delta opioid receptors differentially modulate rhythm and pattern generation in the ventral respiratory group of the rat. *Neuroscience* 2003;12:959-973.
9. Calderon E, Pernia A, De Antonio P, *et al.* A comparison of two constant-dose continuous infusions of remifentanyl for severe postoperative pain. *Anesth Analg* 2001;92:715-771.
10. Jooste E, Klafter F, Hirshman CA, *et al.* A mechanism for rapacuronium-induced bronchospasm: M2 muscuranic receptor antagonism. Anesthesiology 2003;98:906-911.
11. American Society of Anesthesiologists Task Force on Management of the Difficult Airway: practice guidelines for management of the difficult airway: a report. *Anesthesiology* 2003;98:1269-1277.
12. Ayoub C, Baraka A, el-Khatib M, *et al.* A new cut-off point of thyromental distance for the prediction of difficult airway. *Middle East J Anesth* 2000;15:619-633.

CAPÍTULO 13

Endocrinologia

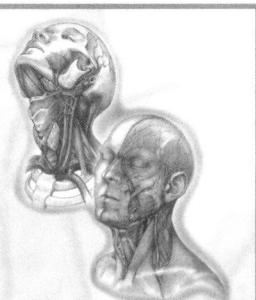

Alfred A. Simental, Jr. ▪ Lamont Murdoch ▪ George H. Petti, Jr.

Uma compreensão de como o sistema endócrino interage com os outros sistemas de órgãos e os regula é crucial no tratamento de muitas doenças humanas. O sistema endócrino é responsável pelo meio interno homeostático global do corpo, e os seus vários órgãos endócrinos produzem produtos químicos que podem atuar nos órgãos iniciais (autócrinos), adjacentes (parácrinos) ou distantes (endócrinos) para modular ou regular a homeostasia. O sistema nervoso central (SNC) abriga a hipófise, que atua como principal mecanismo de controle para os outros órgãos endócrinos. Qualquer deficiência ou excesso em um sistema cria, assim, um efeito em cascata nos sistemas de órgãos das vias subseqüentes. Nos estados de doença, os órgãos podem tornar-se desregulados em associação ou como disfunção de órgão isolado.

Os hormônios exercem seus efeitos ligando-se a receptores nos órgãos-alvos que podem ser classificados como *receptores da superfície celular* (p. ex., receptores ao hormônio do crescimento [GH] e hormônio paratireóideo [PTH]), e *receptores nucleares* (p. ex., receptores ao hormônio tireóideo e receptores aos esteróides). O conhecimento da conformação e da ação destes receptores permite que substâncias substitutas sejam desenvolvidas para simular a ação dos hormônios. Um desses progressos, o hormônio tireóido-estimulador recombinante (THS; Thyrogen), foi usado no tratamento e na vigilância de malignidade tireóidea. A administração do Thyrogen simula condições hipotireóideas, fazendo as células tornarem-se mais ávidas por iodo, e assim teoricamente mais tendentes a captar iodo radioativo. O uso de inibidores da aromatase para bloquear captação de estrogênio foi investigado para o tratamento de paciente com câncer de mama (1,2). Essa pesquisa de tradução é crítica para o campo da endocrinologia, e a compreensão continuada apenas melhorará nossa capacidade de aliviar doenças relacionadas com o sistema endócrino.

HIPÓFISE

Embriologia e Anatomia

A glândula hipófise está situada intracranialmente dentro da sela túrcica no osso esfenóide. A sela é limitada pelo seio esfenoidal anterior e inferiormente, pela lâmina dura inferiormente, o seio cavernoso lateralmente, e o quiasma óptico e o diafragma da sela superiormente. O sistema da carótida interna supre sangue pelas artérias hipofisárias, enquanto o seio cavernoso fornece a drenagem venosa predominante da hipófise.

A glândula compreende dois lobos embriológica e histologicamente distintos. O *lobo posterior* (i. e., neuroipófise) é derivado como uma projeção do assoalho do terceiro ventrículo e consiste em terminações nervosas de neurônios, cujos corpos celulares residem nos núcleos supra-ópticos e paraventriculares do hipotálamo. A neuroipófise secreta dois octapeptídeos, ocitocina e vasopressina ou hormônio antidiurético (ADH), os quais são mediados por reflexos neurais. A ocitocina controla funções como a contração uterina e a descida do leite, enquanto o ADH regula o volume e a osmolalidade sanguíneos. A área entre os lobos anterior e posterior é conhecida como lobo intermediário e tem embriologia semelhante à do lobo anterior. O *lobo intermediário* produz e secreta hormônio melanócito-estimulador e endorfinas (3).

O *lobo anterior* (i. e., adenoipófise) é derivado do ectoderma orofaríngeo da bolsa de Rathke e não possui suprimento nervoso direto. Ele é controlado por mensagens químicas liberadas dentro do suprimento sanguíneo da hipófise anterior a partir das células hipotalâmicas e hipofisárias posteriores (sistema porta-hipofisário) e é regulado pela estimulação a partir de muitas partes do cérebro e por *feedback* a partir de órgãos-alvos tais como a tireóide, córtex supra-renal e gônadas. É composto de tipos celulares distintos que produzem hormônios característicos. Originalmente, estes foram classificados em três grupos de células: aci-

TABELA 13.1	
TIPOS CELULARES E PRODUTOS PRIMÁRIOS DE SECREÇÃO DA HIPÓFISE ANTERIOR	
Tipos Celulares	Produtos Primários de Secreção
Corticótrofo	Hormônio adrenocorticotrópico (ACTH)
Tireótrofo	Hormônio tireóido-estimulador (TSH)
Somatótrofo	Hormônio do crescimento (GH)
Lactótrofo	Prolactina (PRL)
Gonadótrofo	Hormônio luteinizante (LH) e hormônio foliculoestimulante (FSH)

dófilas, basófilas e cromófobas. Atualmente, cinco tipos celulares são conhecidos, os quais estão listados na Tabela 13.1 com os produtos secretórios primários associados a cada um.

Fisiologia

Hormônio Antidiurético

O ADH, também chamado vasopressina arginina, é secretado pela hipófise posterior (neuroipófise) nos humanos. A secreção de ADH é desencadeada por osmorreceptores e barorreceptores do sistema nervoso central supridos pelos nervos cranianos IX e X. Eles respondem a um aumento tão pequeno quanto 2% na osmolalidade plasmática acima de 280 mOsm/kg ou uma diminuição no volume circulante de aproximadamente 10%, o que pode ser precipitado por condições tais como hipotensão, hipovolemia ou vômito.

As duas regiões principais do néfron afetadas pelo ADH são o ramo ascendente medular de Henle e o ducto coletor (Fig. 13.1). O ramo ascendente é o segmento relacionado com a diluição, no qual a maior parte da carga filtrada de cloreto de sódio é reabsorvida, desenvolvendo hipertonicidade medular. ADH aumenta a permeabilidade à água dos ductos coletores, permitindo o equilíbrio osmótico do líquido tubular com o interstício medular, resultando em volume diminuído de urina e osmolaridade aumentada da urina.

Ocitocina

A ocitocina é sintetizada nos neurônios hipotalâmicos e transportada pelos axônios da hipófise posterior para secreção dentro do sangue juntamente com proteínas transportadoras conhecidas como neurofisinas. Tecidos ovarianos e testiculares também secretam ocitocina. O efeito fisiológico da ocitocina resulta no "reflexo da descida do leite", no qual a contração das células mioepiteliais mamárias faz o leite da mama fluir para o sistema de coleta. Além disso, a secreção de ocitocina produz contrações do trabalho de parto por estimular e aumentar a contração do músculo liso uterino durante as últimas fases da gestação. Curiosamente, a infusão de ocitocina no cérebro de ratas resulta em comportamentos maternos.

Hormônio Adrenocorticotrópico

O hormônio adrenocorticotrópico (ACTH), ou corticotropina, é derivado do proormônio proopiomelanocortina, que também contém melanotropinas, lipotropinas e β-endorfina. A secreção pulsátil da hipófise anterior obedece a um ritmo circadiano e é responsiva a

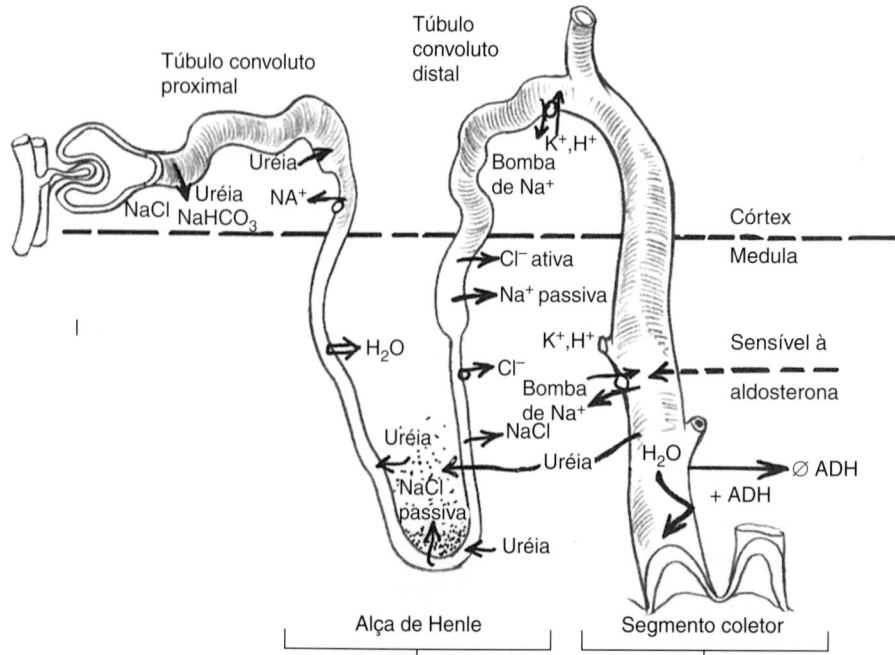

Figura 13.1

Representação esquemática do túbulo renal ilustrando os efeitos do hormônio antidiurético (*ADH*) e aldosterona sobre os ductos coletores influenciando a diluição urinária.

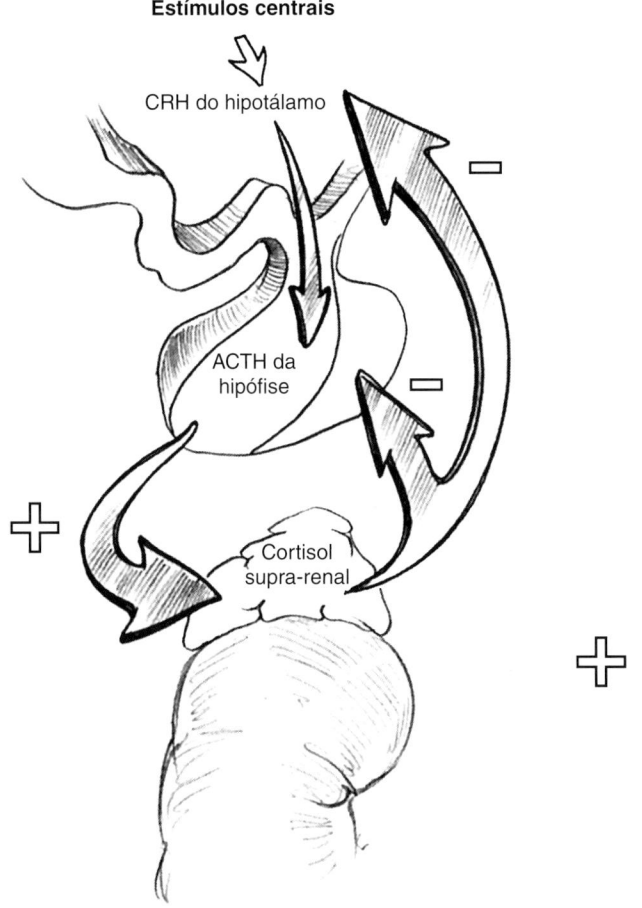

Figura 13.2
Representação diagramática do eixo hipotalâmico–hipofisário–supra-renal que controla a secreção da adrenocorticotropina (*ACTH*). A secreção é estimulada pelo hormônio liberador de corticotropina (*CRH*) liberado em resposta a estímulos centrais e inibido pelo cortisol das glândulas supra-renais.

certos estímulos (p. ex., dor, hemorragia, ansiedade, pirogênios, hipoglicemia). A mais baixa concentração de ACTH no soro ocorre entre 22 h e 3 h e chega ao máximo entre 6 e 8 h. As ações do ACTH incluem estimulação da esteroidogênese pelas células córtico-supra-renais, lipólise nas células adiposas, captação de aminoácidos e glicose no músculo, secreção de insulina pelas células betapancreáticas, e secreção de GH pelas células somatotrópicas da hipófise. A regulação da secreção de ACTH está sob controle hipotalâmico pelo fator liberador de corticotropina e inibição por *feedback* pelo cortisol supra-renal circulante (Fig. 13.2).

Hormônio Tireóido-Estimulador

O TSH, um hormônio glicoprotéico, é produzido pelas células tireotrópicas da hipófise anterior. O TSH aumenta as concentrações de adenosina monofosfato cíclico (cAMP) na glândula tireóide, resultando na fosforilação de proteínas-chaves e levando ao tamanho e à vascularização aumentados da glândula, altura aumentada do epitélio folicular, redução da quantidade de colóide, aumento no transporte de iodeto, estimulação da síntese e liberação de tireoxina (T_4) e triiodotireonina (T_3).

A regulação é um pouco complexa (Fig. 13.3). A secreção é estimulada pelo hormônio liberador de tireotropina hipofisário e inibida pela somatostatina hipofisária e hormônio do crescimento hipofisário anterior. *Feedback* negativo da secreção é por T_3, o principal hormônio inibidor. T_3 intracelular regula a secreção de TSH, mas as concentrações plasmáticas de T_4 correlacionam-se melhor com a liberação de TSH. Quando T_4 sérico se aproxima dos limites inferiores do normal, TSH começa a aumentar exponencialmente. Do T_3 intracelular, 75% são derivados da conversão de T_4 plasmático pela 5'-desiodase, e o resto vem da captação de T_3 plasmático.

Hormônio do Crescimento

O GH é secretado pelas células somatotrópicas da hipófise anterior. A secreção é pulsátil, com o pico máximo após 2 a 3 horas de sono (*i. e.*, estádio III ou IV) e é regulado por peptídeos hipotalâmicos. A liberação de

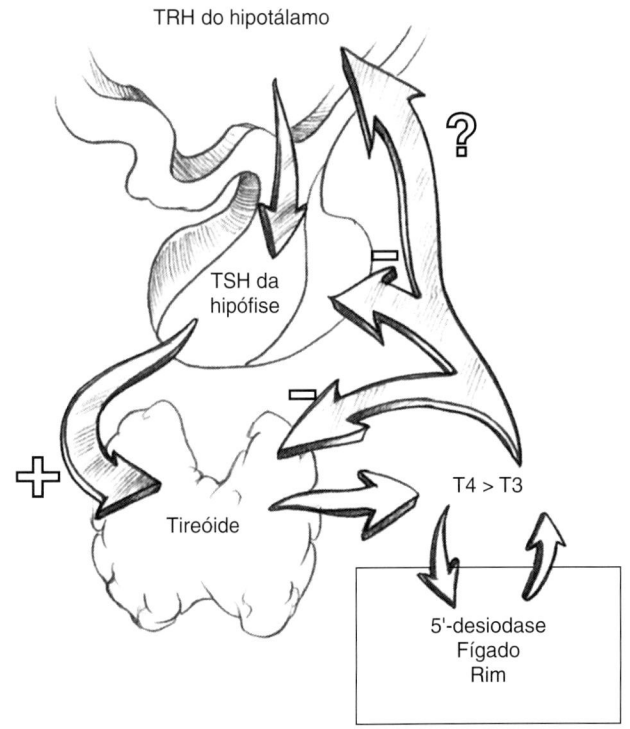

Figura 13.3
Representação diagramática do eixo hipotalâmico–hipofisário–tireóideo que controla a produção de hormônio tireóideo. Hormônio liberador de tireotropina (*TRH*) estimula liberação de hormônio tireóideo-estimulador (*TSH*), que a seguir atua sobre a tireóide para liberar hormônio tireóideo. Ocorre inibição por *feedback* pelo hormônio tireóideo (principalmente T_3), o que também inibe ao nível da hipófise e possivelmente do hipotálamo.

GH é estimulada pelo hormônio liberador de GH (GH-RH), ou somatocrinina, e inibido pela somatostatina. As principais ações envolvem a estimulação do crescimento do osso e cartilagem, metabolismo nitrogenado e das proteínas, metabolismo das gorduras, metabolismo dos carboidratos e crescimento dos tecidos moles. Somatomedinas e GH inibem a liberação ao promoverem liberação de somatostatina. Exercício, estresse, alguns estímulos neurogênicos, e agonistas α-adrenérgicos centrais aumentam a secreção, mas a privação emocional em algumas crianças, bloqueadores α-adrenérgicos e agonistas β-adrenérgicos inibem a secreção.

Prolactina

A prolactina é um peptídeo de cadeia simples similar ao GH. Ela é secretada em um padrão diurno pelas células lactotrópicas da hipófise anterior. Secreção máxima ocorre nas horas avançadas do sono. A prolactina atua diretamente sobre a glândula mamária para iniciar e manter a lactação, mas exige a preparação do tecido da mama por estrogênios e progesterona. Também atua sobre receptores nas células da granulosa do ovário para inibir a esteroidogênese folicular (4).

Hormônios Foliculoestimulante e Luteinizante

As glicoproteínas do hormônio foliculoestimulante (FSH) e hormônio luteinizante (LH) são secretadas pelas células gonadotrópicas na hipófise anterior. Os níveis de secreção variam em mulheres pré-menopáusicas e pós-menopáusicas com um aumento de três a 15 vezes nas mulheres após a menopausa. Nos homens, o FSH atua sobre as células de Sertoli para estimular espermatogênese indiretamente e LH atua sobre as células de Leydig para estimular síntese de testosterona. Nas mulheres, o LH atua sobre múltiplas células ovarianas. O pico pré-ovulatório é importante na ruptura e luteinização do folículo. Ele isoladamente estimula a produção de progesterona e androgênio e é necessário para secreção normal de estrogênio. O FSH atua sobre as células da granulosa para estimular a gametogênese e também estimula a produção de estradiol. A ovulação é induzida por uma combinação de uma concentração elevada de estradiol e um aumento no meio do ciclo no nível de LH.

A regulação da secreção é pela liberação pulsátil de hormônio liberador de gonadotropina (GnRH) a partir do hipotálamo, estimulando liberação de LH e FSH. A secreção é afetada pelos esteróides gonadais por meio de um mecanismo de *feedback* negativo, provavelmente atuando na hipófise e hipotálamo.

Disfunção

O diabetes insípido (DI) hipotalâmico central é causado pela síntese ou liberação inadequadas de ADH. Embora 50% dos casos sejam idiopáticos, muitos casos são devidos a fenômenos auto-imunes. Outras causas incluem fraturas da base do crânio, tumores das regiões intra-selar ou supra-selar, encefalomalacia secundária a acidentes vasculares cerebrais, e as histiocitoses associadas a grandes lesões líticas temporais ou mastóideas. DI pode ocorrer em 3% dos pacientes com traumatismo cranioencefálico que exigem admissão em unidade de terapia intensiva (UTI) e é associado à mortalidade global de 69% nesta população (5). Além disso, o mesmo estudo relatou, em pacientes com traumatismo craniano, que o desenvolvimento de DI nos primeiros 3 dias foi uniformemente associado a morte durante essa admissão. Os pacientes que se submeteram a hipofisectomia também estão em risco, mas esta complicação é incomum em virtude das melhores técnicas cirúrgicas e menos lesão do pedículo hipofisário. Os sintomas incluem poliúria (3 a 15 L/dia), sede, nictúria, hipostenúria (densidade 1,005), baixa osmolalidade da urina (menos de 200 mOsm/kg de H_2O) e hipertonicidade plasmática (osmolalidade plasmática acima de 287 mOsm H_2O). O tratamento é com Pitressin (1-desamino-8-D-arginina vasopressina), que tem efeitos pressóricos desprezíveis e pode ser usada em forma de *spray* nasal.

A síndrome de secreção inapropriada de ADH (SIADH) é um problema comum com numerosas causas, incluindo infecções do sistema nervoso central, doenças pulmonares, trauma, muitas drogas e cânceres broncogênicos ou gastrointestinais, especialmente tumores avenocelulares. A secreção aumentada de ADH resulta em retenção de água livre e hiponatremia.

A secreção excessiva de ACTH é vista inicialmente sob a forma da síndrome de Cushing. A deficiência de ACTH associa-se a sintomas semelhantes àqueles da doença de Addison, exceto a hiperpigmentação. As concentrações de sódio e potássio são geralmente normais porque a secreção de aldosterona é apenas parcialmente regulada pelo ACTH; baixas concentrações de cortisol podem causar retenção de água com hiponatremia subseqüente. Com a idade, pode ocorrer sensibilidade diminuída do ACTH ao *feedback* negativo pelos glicocorticóides, e a síndrome de ACTH ectópico é mais comum por causa da incidência aumentada de malignidades (6).

Hipotireoidismo também pode resultar da disfunção hipofisária e baixa produção de tireotropina (TSH). As concentrações normais de TSH podem variar de 1 a 5 mU/mL, com o nível médio de 1,8 mU/mL. Nos pacientes com hipotireoidismo secundário a disfunção da tireóide, a concentração de TSH começará a aumentar acima de 5 mU/mL apesar de as concentrações de T_3 e T_4 plasmáticas permanecerem dentro da faixa normal no começo do hipotireoidismo. À medida que os níveis de T_3 e T_4 continuarem a diminuir, o nível de TSH começará a aumentar. Em contraste, insuficiência hipotalâmica ou hipofisária resulta em produção insuficiente de TSH, e assim o hipotireoidismo ocorre em virtude da estimulação inadequada da tireóide. Os níveis de TSH também podem ser normais ou ligeiramente elevados em algumas formas de hipotireoidismo secundário por causa da produção de TSH inativo.

Secreção excessiva de GH no início da vida é manifestada por gigantismo e como acromegalia depois que os centros de crescimento se fecharam. As deficiências podem ser isoladas ou ocorrer com outras deficiências hormonais com ou sem um adenoma. Se o início for precoce, o resultado é baixa estatura; se ocorrer com outras deficiências, o diagnóstico pode ser difícil antes da puberdade, porque o ACTH e o TSH têm grandes reservas secretórias. Com a maturidade, a concentração plasmática de somatomedina C é diminuída, os níveis basais de GH diminuem nas mulheres, a secreção pulsátil relacionada com o sono declina e a resposta ao GH-RH ou hipoglicemia induzida por insulina pode ser atenuada (6).

A hiperprolactinemia é a mais comum doença hipotalâmico-hipofisária na endocrinologia clínica. Os altos níveis de prolactina inibem a liberação de GnRH do hipotálamo, resultando em hipogonadismo. A deficiência de prolactina resulta em falta de lactação e pode ser associada a um parto não complicado, necrose pós-parto da hipófise (síndrome de Sheehan por isquemia causada por hemorragia ou choque), encefalopatia anóxica ou diabetes melito de longa duração.

A disfunção hipofisária pode ser relacionada com anormalidades do desenvolvimento associadas a defeitos estruturais na linha mediana comprometendo tipos celulares isolados ou combinados. Por exemplo, a síndrome de Kallmann é caracterizada por hiposmia ou anosmia e uma deficiência isolada de GnRH com as disfunções gonadais associadas (LH e FSH). Malformações esqueléticas como escoliose, cifose, malformações torácicas e osteoporose com fraturas patológicas também podem ser vistas como manifestações tardias da síndrome de Kallmann (7). O gene subjacente à forma da doença ligada ao cromossomo X, KAL-1, consiste em 14 éxons de codificação (8) e resulta em mau desenvolvimento dos lobos olfatórios e do hipotálamo relacionado.

As causas infecciosas incluem encefalite, abscesso, tuberculose ou sífilis comprometendo o hipotálamo ou a hipófise. Uma infecção viral de núcleos neuroipofisários selecionados pode ser um mecanismo possível de DI "idiopático" adquirido. Outras causas incluem granulomas ou infiltrações não infecciosas, como as histiocitoses em crianças e sarcoidose ou deposição excessiva de ferro por hemocromatose em adultos. Em diversas doenças auto-imunes, anticorpos circulantes às células lactotrópicas ou somatotrópicas podem estar presentes. Hipofisite linfocítica é vista em algumas mulheres pós-parto.

Lesão hipofisária pode ocorrer em crianças como resultado de quimioterapia e radioterapia. Trauma acidental e cirúrgico é considerado devido à ruptura ou dano ao pedículo. Em outros casos, embora o aspecto macroscópico seja normal, podem ser produzidos hormônios anormais que não são biologicamente ativos.

Os adenomas hipofisários são classificados pela imunocoloração hormonal dos grânulos secretórios dentro da célula ou células de origem e pelo aspecto radiológico. Com estudos de tomografia computadorizada ou ressonância magnética, o tumor é classificado como "encapsulado" se nenhuma evidência for vista de invasão do assoalho ósseo da sela. Os tumores classe I ou microadenomas são menores que 10 mm de diâmetro; os tumores classe II ou macroadenomas são maiores que 10 mm de diâmetro; e os tumores invasivos são considerados classe III se parte do assoalho selar for comprometida ou classe IV se todo o assoalho for destruído. Esta classificação não limita a extensão superior dos tumores. Os adenomas funcionantes secretam o hormônio relacionado à sua célula de origem. Alguns adenomas não têm grânulos hormonais (i. e., adenoma de células nulas) ou podem ter mitocôndrias aumentadas (i. e., oncocitoma). Os prolactinomas, o tipo mais comum de adenoma hipofisário funcional, podem ser encontrados como parte da síndrome de neoplasia endócrina múltipla tipo I (NEM I) (9). Admite-se que adenomas também se desenvolvam como resultado de doença de Addison não tratada, hiperplasia supra-renal congênita, hipotireoidismo prévio ou hipogonadismo (10). Alterações hipofisárias associadas ao envelhecimento são observadas, como uma capacidade diminuída de adaptar-se à restrição de sal ou carga de sal com a idade. As concentrações basais de vasopressina estão aumentadas, mas a estimulação por volume–pressão está diminuída e a responsividade renal também pode estar reduzida.

GLÂNDULAS PARATIREÓIDES

A anatomia e a embriologia das paratireóides e os estados patológicos são discutidos de modo completo no capítulo sobre as paratireóides. A discussão a seguir salienta o papel do PTH na regulação do metabolismo do cálcio na sua forma mais relevante para a medicina clínica.

Metabolismo do Cálcio

A homeostasia do cálcio depende da liberação do PTH e de pequenas quantidades de vitamina D e calcitonina (Fig. 13.4). A função das glândulas paratireóides é manter a homeostasia do cálcio e fósforo. O cálcio é importante para a formação da substância fundamental intercelular, dentes e ossos. Um papel importante do cálcio é na transmissão neurológica. O cálcio é um cátion relativamente grande que depende predominantemente de canais de cálcio para fluxo de entrada e saída das células. Dependendo do nível de cálcio sérico com relação à concentração intracelular, ele afeta a irritabilidade neuromuscular, contratilidade muscular e ritmicidade cardíaca. Falta de cálcio extracelular resulta em grandes alterações no potencial elétrico ainda que com modesta atividade dos canais de cálcio e resulta em irritabilidade elétrica com tetania e morte se não for corrigida. Em contraposição, altas concentrações de cálcio extracelular resultam em pequenas alterações no potencial elétrico quando os canais de cálcio estão em atividade, assim servindo para diminuir a amplitude do fluxo elétrico, resultando na atenuação da atividade elétrica e respostas lentas. O cálcio extracelular existe no estado não ligado livre bem como no estado ligado. O cálcio é bombeado do compartimento extracelular para o espaço intracelular. Quando o cálcio sérico diminui, as paratireóides liberam PTH, o que aumenta a atividade osteoclástica, causando reabsorção do osso e liberação de cálcio; aumenta a reabsorção de cálcio na célula tubular renal; aumenta a absorção de cálcio do trato gastrointestinal; estimula a 1-hidroxilase renal, o que permite 1-hidroxilação da vitamina D no rim; e aumenta a excreção de fósforo na urina, diminuindo a concentração de fósforo sérica. Proteínas ligadoras como albumina servem para aumentar a meia-vida do cálcio nos compartimentos extracelulares para cerca de 12 horas.

O PTH é um peptídeo de 84 aminoácidos com uma extremidade ativa terminal amino e uma extremidade inativa terminal carbóxi. Sua secreção pelas glândulas paratireóides é aumentada por um baixo cálcio sérico ionizado e uma alta concentração de fosfato. O PTH atua como um "cartão de máquina bancária" para o cálcio, permitindo que o cálcio seja seletivamente retirado do esqueleto ósseo, o qual serve como o mai-

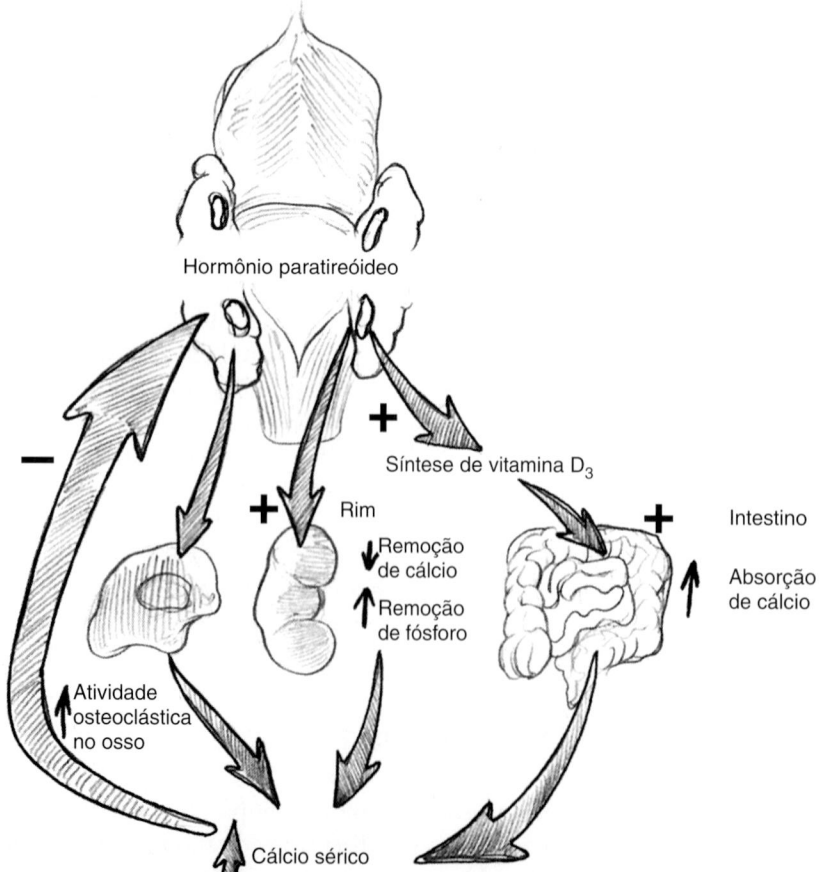

Figura 13.4

A homeostasia do cálcio é influenciada pelo hormônio paratireóideo, que atua diretamente sobre o osso e o rim e indiretamente sobre os intestinos promovendo a formação de vitamina D_3.

or banco de cálcio em humanos. Em épocas de baixo cálcio, a secreção de PTH remove cálcio do osso e estabiliza a concentração extracelular de cálcio. Em pacientes com hipoparatireoidismo, o cálcio não pode mais ser retirado das reservas ósseas e deve então ser ingerido pelo menos a cada 12 horas para manter a homeostasia. Nos estados de excesso de secreção de PTH, as reservas ósseas são esgotadas, resultando em osteoporose. Além disso, o alto cálcio extracelular resulta em letargia, hipertensão, deposição de cálcio e úlceras pépticas.

A calcitonina, um peptídeo de 32 aminoácidos, é produzida pelas células C parafoliculares da tireóide e contribui para a homeostasia do cálcio ao suprimir a atividade osteoclástica no osso e diminuir a quantidade de cálcio disponível ao espaço extracelular. O cálcio circula no compartimento extracelular em três formas: 47% são ionizados e constituem a forma livre e ativa que é prontamente usada; 47% estão ligados à albumina e globulina e flutuam com a concentração de proteína sérica; e 6% estão ligados a ânions como bicarbonato, fosfato e citrato.

A vitamina D é produzida a partir da exposição à luz solar ou é obtida da dieta. O cálcio da dieta é fornecido por laticínios, verduras, nozes, peixe e suplementos de cálcio. Aproximadamente 1 g de cálcio é ingerido a cada dia, e a maior parte disto é absorvida no duodeno e no jejuno proximal. O cálcio é absorvido no bordo em escova do intestino em virtude do efeito da 1,25-diidroxivitamina D de aumentar o conteúdo celular de adenosina trifosfato (ATP) e fosfatase alcalina. No outro extremo da célula, o cálcio é expelido para o líquido extracelular em troca por sódio. A vitamina D inativa é transportada por proteína portadora para o fígado, onde ela é 25-hidroxilada. A seguir é transportada para o rim, onde a 1-hidroxilação tem lugar, e torna-se ativada para executar sua função de manter a homeostasia do cálcio aumentando a absorção de cálcio e aumentando a liberação de cálcio do osso pela atividade osteoclástica.

TIREÓIDE

Uma discussão detalhada a respeito da glândula tireóide e suas doenças associadas pode ser encontrada no Capítulo 44. A discussão a seguir focaliza a endocrinologia da tireóide.

Fisiologia

O hormônio tireóideo afeta a taxa metabólica e desempenha um papel crítico na termogênese através da liberação aumentada de energia e consumo mais alto de oxigênio exigidos pela estimulação de vários processos. Estes processos incluem ações envolvidas no crescimento fetal e neonatal, especialmente do cérebro; transporte de glicose, aminoácidos e eletrólitos para dentro da célula; fosforilação oxidativa; e metabolismo de proteína, carboidrato e lipídios. O hormônio tireóideo aumenta a produção de enzimas lipogênicas e induz a produção e armazenamento de gorduras em tempos de ingestão excessiva de carboidrato (11,12).

A tireóide converte iodo em hormônio tireóideo por organificação, na qual o iodo oxidado de fixa nas posições 3 e 5 da tirosina na molécula da tireoglobulina. Estas se acoplam por oxidação, formando tetraiodotironina (T_4) e triiodotironina (T_3) em uma proporção de 10:1. O complexo hormônio–tireoglobulina é armazenado sob a forma do colóide no centro do agregado de células do folículo tireóideo. Para liberar hormônio tireóideo, as células foliculares tireóideas formam pseudópodos, criando vesículas por endocitose. Estas contêm lisossomos que hidrolisam a tireoglobulina usando hidrogênio fornecido por *glutation* reduzido, libertando hormônio tireóideo para liberação para dentro da circulação por exocitose. A organificação é bloqueada pelas tiouréias: propiltiouracil e metimazol. A liberação é inibida pelo iodo, que afeta a produção de *glutation* redutase (11,12).

O TSH produzido pela hipófise estimula a síntese e a liberação de hormônio tireóideo da glândula tireóide. O hormônio tireóideo então exerce inibição por *feedback* diretamente sobre a célula tireotrópica hipofisária ao competir com o hormônio liberador de tireotropina do hipotálamo (Fig. 13.3). Depois da liberação na circulação, o hormônio tireóideo é ligado a proteínas ligadoras de tireóide, principalmente globulina ligadora de T_4 (TBG; 70% a 80%), albumina e transtiretina, para manter o hormônio disponível para a distribuição às células. Cada molécula de TBG tem apenas um local de ligação de iodotironina; assim, a capacidade de ligação de hormônio tireóideo é diretamente proporcional à concentração de TBG. Uma quantidade diminuta de T_4 e T_3 circula livremente no plasma, uma vez que elas são pobremente solúveis em água. É esta parte que se difunde para dentro da célula e é transportada para o núcleo por proteínas ligadoras. Aqui ela estimula transcrição de DNA, resultando na formação de RNA mensageiro e na produção de várias proteínas. O T_4 liga-se com afinidade 10 vezes mais alta à TBG, e T_3 liga-se preferencialmente a locais intracelulares. Por essa razão, a maior parte da T_4 é encontrada na circulação e a maior parte da T_3 é encontrada dentro das células. A quantidade de hormônio livre pode ser influenciada por drogas que deslocam hormônio ligado (p. ex., aspirina em altas doses, fenitoína, carbamazepina) e doença não tireóidea grave, que reduz a capacidade de ligar hormônio tireóideo. As proteínas ligadoras são elevadas pela hepatite aguda, estrogênio elevado (p. ex., gravidez, pílulas anticoncepcionais, estrogênio pós-menopáusico), ou metadona, e são reduzidas pelos esteróides anabólicos, síndrome nefrótica ou produção diminuída devido a uma doença hereditária (11,12). TBG também pode desempenhar um papel na entrega de hormônio tireóideo a tecidos ricos em proteinases, como locais de inflamação. Nesses casos, a elastase leucocitária humana cliva a TBG, criando alterações conformacionais, assim resultando em afinidade reduzida pela T_4 e estabilidade térmica aumentada (13).

A maior parte da T_4 é secretada pela glândula tireóide. Ela é funcionalmente um proormônio mas pode ter alguma atividade metabólica própria. A conversão de T_4 em T_3, a forma metabolicamente mais ativa, ocorre por monodesiodação no fígado, rim e possivelmente outros órgãos. Este processo se responsabiliza por 80% da T_3 circulante. Durante estresse ou doença não tireóidea, a T_4 converte-se preferencialmente em T_3 inversa inativa, para conservar o metabolismo do corpo, pela remoção de um iodeto do anel interno, em vez do anel externo, como na T_3. O sistema da desiodase é inibido pelo jejum, doença sistêmica, doença hepática ou renal, doença psiquiátrica aguda, hiperêmese gravídica e drogas (p. ex., propiltiouracil, glicocorticóides, propranolol, agentes contendo iodo), levando à acumulação de T_3 inversa e uma diminuição nos níveis de T_3. Aproximadamente um suprimento de T_4 para 3 meses está armazenado na glândula tireóide. A T_4 liberada é ligada na circulação à TBG, desse modo fornecendo T_4 em baixa dose, continuamente disponível aos tecidos. Esta ligação pode prolongar o tempo para deficiências hormonais se manifestarem clinicamente. Inflamação pode causar lesão da glândula com vazamento de tireoglobulina, causando níveis elevados de T_3 e T_4, tireoglobulina e outros produtos iodados no soro (12).

GLÂNDULA SUPRA-RENAL

Anatomia e Fisiologia

A glândula supra-renal consiste do córtex e da medula. A medula supra-renal é constituída de células cromafins que secretam norepinefrina e epinefrina em resposta ao medo, ira ou estresse. Estes hormônios resultam em freqüência cardíaca aumentada, pressão arterial aumentada, vasoconstrição e metabolismo alterado dos carboidratos. O córtex supra-renal é adicionalmente dividido em três zonas que secretam cinco grupos de esteróides: corticosteróides, aldosterona, androgênios, estrogênios e progesterona. Todos são derivados do colesterol. A região mais externa, a zona glomerulosa, secreta o principal mineralocorticóide, aldosterona. A maioria dos glicocorticóides, androgênios e progesterona são secretados pelas células na zona fasciculada, intermediária. A mais interna zona reticular é responsável pelos demais esteróides secretados pelo córtex (14). Esta área se atrofia nos homens mais velhos e aumenta com a gravidez e no verão nas mulheres em idade reprodutiva. Diversamente da medula, a remoção do córtex é incompatível com a vida. Os glicocorticóides são ligados à transcortina, que transporta 70% do cortisol circulante.

Admite-se que o cortisol aumente o sono REM (sono de movimentos oculares rápidos) (15). A proporção de GHRH promotor do sono para CRH (hormônios liberadores de corticotropina) diminuidor do sono contribui para a regulação do ritmo sono-vigília. Considera-se que um desequilíbrio favorecendo CRH resulta em sono superficial, GH diminuído e cortisol elevado. Estas alterações são comumente associadas a aberrações do sono na depressão e no envelhecimento.

A secreção de aldosterona, a concentração sérica de potássio e o ACTH são controlados principalmente pela angiotensina II (Fig. 13.5). Ela atua sobre o ducto coletor do rim, as glândulas salivares e a mucosa do tubo digestivo, causando a excreção de íons hidrogênio e potássio em troca de íons sódio.

Disfunção

Hipercórtico-Supra-Renalismo (Hiperadrenalismo)

O hiperadrenalismo causa síndrome de Cushing, caracterizado por obesidade centrípeta com fácies de lua e giba de búfalo, equimoses fáceis, amenorréia, comportamento maníaco ou psicose, osteopenia, fraqueza muscular e estrias violáceas do abdome, quadris e mamas. Excesso de glicocorticóides leva a volume sanguíneo e pressão arterial aumentados, hipopotassemia, balanço negativo de nitrogênio, e intolerância à glicose porque eles são antagonistas da insulina. As causas incluem administração farmacológica de glicocorticóides ou ACTH e condições patológicas, como um adenoma hipofisário produtor de ACTH, hiperplasia supra-renal, adenomas ou carcinomas supra-renais, ou produção de ACTH ectópico secundária em alguns tumores de pulmão, timo ou pâncreas (14). A apresentação da produção ectópica de ACTH pode ser atípica, incluindo hiperpigmentação devido às propriedades mais fortes semelhantes ao hormônio melanócito-estimulador. A síndrome de Cushing usualmente é vista primeiro na terceira à sexta década de vida e ocorre mais comumente em mulheres. À exploração cirúrgica, 75% a 90% destes casos são devidos a adenomas de células corticotrópicas com secreção autônoma e, portanto, não estão sob controle hipotalâmico. Nos outros 10% a 25%, nenhum tumor hipofisário é encontrado.

Figura 13.5
A secreção de aldosterona é influenciada pela interação da renina, angiotensina e catecolaminas e atua para manter o volume sanguíneo.

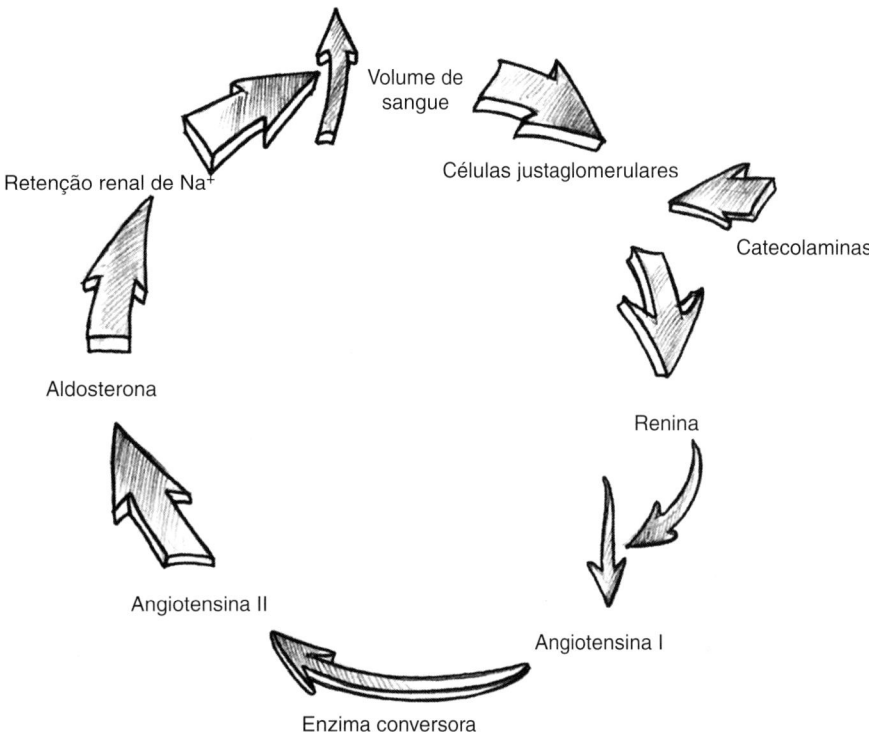

Insuficiência Córtico-Supra-Renal

A insuficiência adrenocortical primária (*i. e.*, doença de Addison) pode ser devida à destruição da glândula por doença auto-imune, tumores, infecção, hemorragia, ou a falha metabólica na produção de hormônio. Causas secundárias são hipopituitarismo ou supressão por esteróides exógenos, ACTH (p. ex., tumores autônomos), ou esteróides endógenos. A doença é caracterizada por fatigabilidade, fraqueza, anorexia, náusea, vômito, perda de peso, hiperpigmentação, hipotensão e ocasionalmente hipoglicemia. Em mulheres, a perda dos androgênios supra-renais causa uma perda do pêlo axilar e púbico. A ausência de glicocorticóide causa depleção de volume com débito cardíaco e função diminuídos, levando ao choque que é às vezes chamado crise addisoniana.

Hiperaldosteronemia

A produção excessiva de aldosterona é devida a um adenoma (*i. e.*, síndrome de Conn) ou hiperplasia nodular da zona glomerulosa e é associada a hipertensão moderada, hipopotassemia, alcalose e níveis de sódio normais ou ligeiramente aumentados. Os sintomas incluem fraqueza muscular, poliúria noturna, e cãibras das mãos. Excesso secundário é visto na cirrose, ascite, síndrome nefrótica, e com uso de diurético se o paciente estiver com depleção de volume. Na hiperprodução primária, os exames mostram níveis elevados de aldosterona com níveis de renina plasmática gravemente suprimidos que não respondem à depleção de volume; na hiperprodução secundária, observam-se níveis de renina que não estão suprimidos e que podem aumentar usando-se vários métodos. Formas congênita ou infantil de hipoaldosteronismo são devidas a um defeito enzimático na produção. No idoso, a condição é considerada causada por um problema renal intrínseco, causando produção inadequada de renina. Muitos pacientes são diabéticos e têm moderada insuficiência renal e concentrações séricas de potássio que são muito mais altas que o esperado.

PÂNCREAS

Fisiologia

As células das ilhotas pancreáticas produzem insulina, glucagon, polipeptídeo pancreático humano e somatostatina. A insulina, derivada da proinsulina, consiste em uma cadeia alfa e uma beta conectadas por um peptídeo C. O nível basal de secreção é aumentado pela resposta bifásica à estimulação. A fase rápida pode liberar insulina preformada armazenada, em resposta à glicose, aminoácidos, glucagon e alguns hormônios gastrointestinais. Com administração contínua de glicose, tanto insulina preformada quanto nova insulina são liberadas na fase retardada. A liberação é estimulada pelo nervo vago e receptores β-adrenérgicos e inibida por bloqueadores β-adrenérgicos, aminas simpaticomiméticas (p. ex., epinefrina, norepinefrina) e somatostatina, que também inibe o glucagon. Estresse desencadeia a liberação de glucagon, glicocorticóides, GH e catecolaminas, os quais são antagonistas da insulina, resultando em glicogenólise, gliconeogênese, cetogênese, lipólise e perda de nitrogênio. Estresse também afeta a cura de feridas, o equilíbrio hídrico e eletrolítico, e a suscetibilidade à infecção.

Disfunção

Os dois tipos de diabetes melito têm causas aparentemente diferentes, mas são ambos associados a complicações semelhantes. O tipo 1 geralmente aparece em pacientes mais jovens que 25 anos que são deficientes em insulina, propensos à cetose e usualmente não obesos. A causa é considerada como sendo uma resposta auto-imune às células beta desencadeada por infecção. As concentrações de insulina destas pacientes geralmente são difíceis de controlar. O tipo 2 tem um início mais gradual. Os pacientes geralmente são obesos, têm mais de 40 anos, são resistentes à cetose, e mais estáveis e mais fáceis de controlar. Admite-se que seja a forma mais herdável de diabetes. Obesidade reduz o número de receptores à insulina nas células responsivas à insulina, alterando a tolerância à glicose. Com jejum e perda de peso, o número de receptores aumenta para níveis normais.

Além de glicemias de jejum aleatórias, a triagem do diabetes é realizada com o teste de tolerância à glicose pós-prandial de 2 horas, usando-se uma quantidade fixa de glicose depois de um período de 3 dias de carga de carboidrato. As determinações da glicose sérica são 10% a 15% mais altas que as determinações no sangue total; portanto, é importante saber que teste é efetuado.

Considera-se que os pacientes diabéticos cirúrgicos sob estresse ou anestesia sofrem desequilíbrios hormonais, os quais causam intolerância à glicose. Eles também estão em maior risco perioperatório devido a sistemas cardiovascular, renal e neurológico prejudicados pela doença. Antes da cirurgia, a avaliação cuidadosa destes sistemas é importante, como o controle da glicose e modificar o esquema do paciente se necessário.

Sintomas de angina, que deve ser procurada, podem estar ausentes. A disfunção autonômica aparece com hipotensão ortostática, diarréia noturna, saciedade precoce, ou dificuldades de ereção e ejaculação no paciente homem. Nictúria, boca seca, visão turva, fraqueza, palpitações, fome e pesadelos são sintomas relacionados com o mau controle glicêmico. Os efeitos associados com a hipoglicemia podem ser mascarados por neuropatias ou bloqueadores β-adrenérgicos (p. ex., propranolol).

Um exame completo do coração e dos pulsos periféricos é necessário, incluindo pesquisa de sopros e hipotensão ortostática. Um eletrocardiograma deve ser feito pré-operatória e pós-operatoriamente para detectar um infarto miocárdico silencioso. Os dados laboratoriais devem incluir glicemia de jejum pré-operatória, eletrólitos, uréia, creatinina, radiografia de tórax e urina limpamente colhida. Controle a longo prazo pode ser avaliado com a determinação da hemoglobina A_{1c}, que é elevada com altas concentrações de glicose em virtude da incorporação da glicose na molécula da hemoglobina. Os níveis permanecem elevados durante 4 a 6 semanas, a duração de vida de um eritrócito. Antes da cirurgia, o paciente em cetoacidose deve ser estabilizado tanto quanto possível ou a cirurgia deve ser adiada para estabelecer o melhor controle da glicemia ou remover bactérias da urina. Reposição de insulina é muito importante para prevenir a produção preferencial de cetonas no paciente diabético. Os diabéticos estão em risco aumentado de infecções pós-operatórias, especialmente doenças bacterianas e fúngicas. Isto pode ser exacerbado pelas alterações de cicatrização comumente observadas nesta população.

TUMORES METABOLICAMENTE ATIVOS

Os tumores que se originam de células dentro das glândulas endócrinas podem secretar hormônios normais em quantidades anormais. Estas células derivam-se da crista neural, neuroectoderma ou tecido ectodérmico dos placóides, secretando substâncias monoaminas (p. ex., serotonina) ou polipeptídicas (p. ex., insulina). Estes tumores são chamados APUDomas (i. e., que exercem captação [uptake] e descarboxilação de precursores de aminas) ou neurocrinopatias. Os tipos tumorais incluem tumores de células das ilhotas, células C do carcinoma medular da tireóide, feocromocitomas de células cromafins supra-renais e tumores carcinóides de células de Kulschitsky ou enterocromafins encontradas em quase todo órgão do corpo.

Os tumores carcinóides são os mais comuns dos APUDomas. Eles ocorrem mais freqüentemente no íleo e no brônquio e têm uma alta incidência de neoplasias sincrônicas e metacrônicas, quer carcinóides quer outros tipos de neoplasias. Os tumores ativos secretam serotonina, embora outras substâncias (p. ex., histamina, dopamina, substância P) tenham sido sugeridas. A síndrome carcinóide inclui ruborização, diarréia, doença valvular cardíaca e ocasionalmente sibilos. A pedra angular do diagnóstico é o exame de urina de 24 horas para 5-HIAA (ácido 5-hidróxi-indolacético), o principal metabólito da serotonina. O tratamento é remoção cirúrgica ou farmacoterapia para controlar a diarréia e o rubor usando antagonistas da serotonina (p. ex., ciproeptadina, metisergida), paracloforenilalanina ou somatostatina natural ou sintética.

Os feocromocitomas são associados a "ataques" e hipertensão, episódica (50%) ou sustentada (50%), a qual é difícil de diferenciar de hipertensão essencial. Os ataques incluem uma variedade de sintomas, como cefaléia e ansiedade aguda ou ataques de pânico com sudorese. Aplica-se a regra dos 10:10% são malignos, 10% ocorrem bilateralmente, e 10% são extra-supra-renais, ocorrendo em qualquer lugar ao longo da cadeia simpática desde a base do crânio até as gônadas. Estes tipos de tumores geralmente são chamados paragangliomas. Os tumores ativos secretam norepinefrina unicamente (*i. e.*, paragangliomas) ou norepinefrina combinada com epinefrina (*i. e.*, tumores supra-renais).

Os tumores são diagnosticados usando-se exame de urina de 24 horas para ácido vanililmandélico, tomografia computadorizada, ^{131}I-metaiodobenzilguanidina ou ultra-som (10). Todos os pacientes devem ser preparados para excisão cirúrgica com 7 a 14 dias de bloqueadores α-adrenérgicos. Fenoxibenzamina é usada oralmente, começando com uma dose de 10 mg, dada 4 vezes em cada dia e aumentada gradualmente até 300 mg diariamente até que apareça hipotensão postural. Um bloqueador β-adrenérgico pode ser acrescentado 48 horas antes da cirurgia se o paciente tiver taquicardia ou arritmia ou se o perfil de catecolaminas mostrar secreção excessiva de epinefrina. Propranolol é dado em doses de 10 mg, 4 vezes ao dia. Ambas as medicações são dadas na manhã da cirurgia, e grandes quantidades de líquidos intravenosos são usadas intra-operatoriamente depois da remoção do tumor para contrabalançar o acentuado aumento na capacidade intravascular, que pode causar uma diminuição aguda na pressão arterial. Isto ocorre porque a estimulação adrenérgica é removida subitamente quando o tumor secretor é removido.

SÍNDROMES DE NEOPLASIA ENDÓCRINA MÚLTIPLA

Diversas síndromes neoplásicas envolvendo múltiplas glândulas endócrinas foram descritas. A nomenclatura atualmente favorecida para as síndromes mais bem estabelecidas e suas neoplasias mais comumente encontradas estão listadas (Tabela 13.2). Estas síndromes são tipicamente herdadas em um padrão dominante autossômico; entretanto, a penetrância é variável.

A *NEM I* é caracterizada por neoplasias paratireóidea, pancreática e hipofisária. A neoplasia paratireóidea mais comum é hiperplasia multiglandular. Tumores das ilhotas produtores de gastrina responsabilizam-se por mais da metade dos tumores pancreáticos na *NEM 1* e tornam-se a maior fonte de morbidade nos indivíduos afetados. O tumor hipofisário mais freqüente é um prolactinoma. Outro tumores endócrinos são incomuns em pacientes com *NEM 1* mas podem ocorrer. A mutação genética responsável pela sín-

TABELA 13.2

SÍNDROMES DE NEOPLASIA ENDÓCRINA MÚLTIPLA (NEM)

Síndrome	Neoplasias
NEM I	Hiperparatireoidismo (90-95%)
	Neoplasia de células das ilhotas pancreáticas (75-80%)
	Adenoma da hipófise (65%)
NEM IIa	Carcinoma medular da tireóide (97-100%)
	Hiperparatireoidismo (50-60%)
	Feocromocitoma (10-35%)
NEM IIb	Carcinoma medular da tireóide (90%)
	Feocromocitoma (40-50%)
	Neuroma das mucosas (100%)
	Hábito marfanóide

drome ocorre no gene supressor tumoral, menin, e foi mapeado no cromossomo 11 (16,17).

Os aspectos que distinguem a *NEM IIa* são carcinoma medular da tireóide (CMT), feocromocitomas e tumores paratireóideos. CMT desenvolve-se nas células C hiperplásicas da tireóide e é quase universal na *NEM IIa*. O tratamento consiste na tireoidectomia total em todos os casos conhecidos e nos portadores afetados identificados através de triagem prospectiva. Feocromocitomas ocorrem em mais da metade dos indivíduos e muitas vezes são bilaterais e multicêntricos. Eles tipicamente se desenvolvem muito mais tarde que CMT; no entanto, quando ambos estão presentes, o feocromocitoma deve ser removido primeiro. Hiperplasia paratireóidea é menos freqüente em comparação com *NEM 1*, ocorrendo em 10% a 35%. A anormalidade genética responsável pela *NEM IIa* é uma mutação do proto-oncogene *RET* no cromossomo 10. Existe uma correlação de 100% entre a presença da mutação *RET* e *NEM II* e CMT hereditária. Assim, os suspeitados portadores e membros da família estão agora sendo triados com base em técnicas de reação em cadeia de polimerase (PCR) para identificar os portadores do proto-oncogene *RET* mutado (16,17).

A *NEM IIb* é caracterizada por CMT, feocromocitomas e neuromas mucosos. Os neuromas mucosos são universais e comprometem predominantemente a cavidade oral e podem comprometer outros locais do trato gastrointestinal e a conjuntiva, córnea e pálpebra. CMT nestes pacientes é mais agressivo que na *NEM IIa*, com doença metastática se desenvolvendo em algumas crianças antes da idade de 1 ano. A incidência de feocromocitomas e sua evolução clínica é semelhante à da *NEM IIa*. Hiperplasia das glândulas paratireóides é rara. A mutação genética também é encontrada no proto-oncogene *RET* no cromossomo 10; entretanto, o ponto específico da mutação é distinto daquele que causa *NEM IIa* (16,17).

EMERGÊNCIAS ENDÓCRINAS

Crise Hipercalcêmica

Hipercalcemia grave, ou crise hipercalcêmica, ocorre predominantemente em pacientes com malignidade avançada previamente diagnosticada. As concentrações séricas de cálcio estão tipicamente elevadas pelo menos a 3,5 mmol/L (14 mg/dL); entretanto, a gravidade dos sintomas também se correlaciona com a rapidez da elevação do cálcio. Níveis de cálcio ionizado são preferidos para diagnóstico e acompanhamento, uma vez que esta é a fração fisiologicamente ativa. Os achados clínicos nos casos de emergência incluem hipovolemia, alterações do estado mental e sintomas gastrointestinais. Arritmias cardíacas e disfunção renal também podem complicar a evolução inicial (18).

Dois mecanismos separados para a hipercalcemia associada a malignidade são atualmente aceitos. Primeiro, muitos tumores sólidos secretam uma proteína relacionada ao PTH (PTHrP) que tem atividade semelhante ao PTH, embora sua produção não seja regulada. Carcinoma de células escamosas de pulmão, cabeça e pescoço, colo do útero, esôfago, vulva e pele, além de câncer de mama, células renais e bexiga são os que mais comumente revelam secretar PTHrP. Segundo, tumores metastáticos e hematogênicos produzem mediadores intercelulares locais que estimulam a atividade dos osteoclastos. Estas citocinas (fator de necrose tumoral β, interleucina-6 etc.), uma vez secretadas pelas células tumorais, atuam sobre a população de osteoclastos local para mediar reabsorção óssea e liberação de cálcio (18).

Independentemente da etiologia subjacente, a hipercalcemia sintomática aguda exige tratamento agressivo. Os esforços iniciais focalizam-se na reidratação. A contração de volume é universal, e resulta da diurese osmótica e da taxa de filtração glomerular aumentada, que acompanham a hipercalcemia descontrolada. Reposição hídrica com soro fisiológico deve ser iniciada a 2 a 4 L por dia. O emprego de diuréticos de alça para estimular calciurese é agora efetuado rotineiramente. Bifosfonatos (p. ex., pamidronato) são inibidores dos osteoclastos e são considerados terapias de primeira linha para crise hipercalcêmica. Expansão do volume e terapia com bifosfonato podem normalizar as concentrações séricas da maioria dos pacientes. Entretanto, a velocidade de resposta com os bifosfonatos é 3 a 6 dias para normalização do cálcio. A calcitonina reduz os níveis de cálcio dentro de horas por inibição direta dos osteoclastos e sua capacidade intensifica a excreção renal de cálcio. Seu principal inconveniente é a eficácia de curta duração. Nitrato de gálio e plicamicina não são mais considerados terapia de primeira linha porque os bifosfonatos têm perfis de toxicidade significativamente melhores. Glicocorticóides e diálise estão indicados em circunstâncias específicas.

Hipocalcemia

Hipocalcemia aguda ou em emergência é incomum. A apresentação típica centraliza-se na irritabilidade neuromuscular que predomina no quadro clínico. Entorpecimento, parestesias, cãibras, tetania e convulsões são vistos muitas vezes. Tetania laríngea e arritmias cardíacas podem resultar em mortalidade se não forem tratadas imediatamente. Quando se suspeita de hipocalcemia complicada ou emergencial, cálcio elementar intravenoso deve ser administrado até ser observada melhora clínica. Preferivelmente, 100 a 300 mg de gluconato de cálcio são dados ao longo de um período de 10 minutos. As concentrações de cálcio ionizado devem ser obtidas e monitorizadas até ocorrer a normalização. Idealmente, a etiologia subjacente será identificada e tratada. A etiologia mais comum na prática da otorrinolaringologia é hipocalcemia por deficiência súbita de PTH, vista logo depois de cirurgia paratireóidea ou tireóidea. Os níveis intravasculares de cálcio ionizado tipicamente alcançam seu valor mais baixo 24 a 48 horas depois da cirurgia. Causas adicionais de hipocalcemia incluem ligação rápida às proteínas plasmáticas, deficiência de vitamina D e resistência ao PTH. Diversos ânions também podem complexar-se com o cálcio ionizado diminuindo a concentração precipitadamente, tais como citrato, bicarbonato e fosfato. Um outro cenário é a síndrome dos ossos famintos, vista mais comumente depois da remoção de adenomas maiores em pacientes idosos.

Uma vez a situação aguda tenha sido contemporizada, é instituída a suplementação de cálcio a longo prazo que pode ser melhorada com vitamina D, dependendo da etiologia subjacente e da resposta inicial à terapia com cálcio oral. Os casos difíceis podem se beneficiar com a avaliação das concentrações séricas de fosfato e magnésio, porque níveis anormais complicarão o diagnóstico e o tratamento da hipocalcemia.

Tempestade Tireóidea

A crise tireotóxica é uma complicação incomum da tireotoxicose. Ela se tornou uma complicação rara no paciente cirúrgico e ocorre mais comumente em pacientes clínicos com doença de Graves conhecida e um evento precipitador que leva a uma aceleração ou descompensação do seu estado hipertireóideo. Clinicamente, os pacientes mostram-se em um estado hipermetabólico grave. Febre, taquicardia e sudorese são quase universais. Arritmias são comuns, e insuficiência cardíaca e choque podem seguir-se. Inquietude motora e alterações do estado mental são comuns. Se ficar não reconhecida ou não tratada, estupor, coma e hipotensão desenvolvem-se, e ocorre a morte, se não houver correção (19).

Eventos precipitadores comuns incluem outras enfermidades agudas, infecções, trauma e cirurgias de emergência. Outros incluem terapia com radioiodo, parto, toxemia gravídica e cetoacidose diabética. Nem todos os casos possuem eventos precipitadores identificáveis; entretanto, eles devem ser procurados, a fim de tratar o paciente adequadamente e evitar morbidade adicional.

O diagnóstico é baseado na história e apresentação clínica. Uma vez o diagnóstico seja previsto, o tratamento deve começar antes da confirmação com testes laboratoriais. Um sistema de escore foi elaborado para graduar os pacientes sobre a gravidade da crise (20).

Há três objetivos da terapia. Primeiro, o tratamento deve focalizar-se em controlar o estado hipertireóideo. Propiltiouracil é usado primeiro para evitar síntese adicional de hormônio tireóideo e para limitar a conversão de T_4 na T_3 fisiologicamente mais ativa. Iodeto é usado para bloquear a liberação de reservas de hormônio preformado da glândula tireóide. Lítio pode ser usado nos casos em que o iodeto é contra-indicado. Glicocorticóides são usados rotineiramente e são associados a sobrevida melhorada. O tratamento definitivo do hipertireoidismo ocorre depois de se atingir um estado eutireóideo, com ablação por ^{131}I ou excisão cirúrgica.

O segundo objetivo da terapia é restabelecer um estado homeostático normal. Muitas das manifestações agudas do hipertireoidismo são mais bem controladas temporariamente com agentes bloqueadores β-adrenérgicos. Propranolol foi usado mais extensamente, mas agentes $β_1$-seletivos têm vantagens teóricas em certos pacientes (p. ex., insuficiência cardíaca, asma). Outras medidas incluem a reexpansão de volume, normalização eletrolítica, monitoramento da glicose e tratamento da hipertermia. Salicilatos devem ser evitados porque aumentam a taxa metabólica basal e deslocam hormônio tireóideo ligado, desse modo aumentando os níveis séricos. Arritmias cardíacas podem exigir farmacoterapia e anticoagulação. O objetivo final da terapia é identificar e tratar o gatilho precipitador. A mortalidade da tempestade tireóidea ainda é importante (15% a 20%), apesar do diagnóstico mais precoce e do tratamento agressivo (19).

Coma Mixedematoso

O coma mixedematoso é o resultado do hipotireoidismo não tratado crônico. Tipicamente ele é visto em mulheres idosas durante os meses de inverno. A maioria dos casos são iniciados por um evento precipitador como infecção (35%), medicações (p. ex., sedativos), exposição ao frio ou uma exacerbação de outra doença crônica. Os sintomas desenvolvem-se insidiosamente e o diagnóstico pode ser retardado. Os principais achados clínicos incluem hipotermia, estado mental alterado e supressão respiratória. Alterações cutâneas típicas incluem edema periorbitário, edema periférico, pele seca e sinais de anemia. Bradicardia é comum. De-

TABELA 13.3 DIAGNÓSTICOS DOENÇAS ENDÓCRINAS

Diagnóstico	Sintomas	Testes
Adenoma hipofisário	Desequilíbrio hormonal, déficits visuais	TC, biopsia, imunocoloração hormonal
Diabetes insípido	Poliúria, sede, hipertonicidade plasmática, baixa osmolalidade urinária	Densidade da urina, osmolalidade, osmolalidade plasmática
SIADH	Delírio devido à hiponatremia	Eletrólitos séricos, baixa atividade de renina, baixa aldosterona
Hipercalcemia	Fadiga, anorexia, dor óssea e articular, cólica renal, hematúria, pancreatite, constipação, doença ulcerosa péptica, delírios, alucinações	Cálcio sérico, cloreto, fósforo, albumina, fosfatase alcalina, radioimunoensaio do PHT, uréia, creatinina sérica
Hipocalcemia	Irritabilidade muscular, tetania	Sinal de Chvostek positivo, cálcio e magnésio séricos
Hipertireoidismo	Taxa metabólica aumentada	T_4 livre, TSH altamente sensível, radioimunoensaio de T_3
Hipotireoidismo	Cabelo quebradiço seco, pele seca fria, cãibras musculares, cefaléias, letargia, edema, funções mentais prejudicadas	T_4 livre, TSH altamente sensível
Diabetes	Poliúria, polidipsia, alterações retinianas	Glicemia 2 horas pós-prandial
Cetoacidose diabética	Confusão ou coma, fome de ar, hálito de acetona	Hiperglicemia, hipercetonemia
Tumores carcinóides	Ruborização, diarréia, sibilos, doença valvular cardíaca	Urina de 24 horas para 5-HIAA
Feocromocitomas	Hipertensão, "ataques"	Urina de 24 horas para VMA, TC, ^{131}MIBG, USG

TC, tomografia computadorizada; PTH, hormônio paratireóideo (paratormônio); TSH, hormônio tireóido-estimulador; T_4, tireoxina; T_3, triiodotireonina; ^{131}MIBG, ^{131}I-metaiodobenzilguanidina; 5-HIAA, ácido 5-hidróxi-indolacético; VMA, ácido vanililmandélico; USG, ultra-sonografia; SIADH, síndrome de secreção inapropriada de hormônio antidiurético.

TABELA 13.4 ℞ TRATAMENTO
DOENÇAS ENDÓCRINAS

Diagnóstico	Tratamento
Adenoma hipofisário	Remoção cirúrgica ou redução do volume
Diabetes insípido	Pitressin, 1-desamino-8-D-arginina vasopressina
Síndrome de secreção inapropriada de hormônio antidiurético	Restrição de água
Hipercalcemia	Cirurgia (hiperparatireoidismo), esteróides (sarcóide), mitramicina, calcitonina (reduzir reabsorção óssea), diurese com soro fisiológico–furosemida
Hipocalcemia	Suplementação de cálcio intravenosa ou oral
Hipertireoidismo	Drogas antitireóideas (p. ex., propiltiouracil, metimazol, lítio, iodo), drogas que bloqueiam a conversão de T_4 em T_3 (p. ex., esteróides, propranolol), drogas bloqueadoras adrenérgicas (p. ex., propranolol, metoprolol), cirurgia, ou iodo radioativo
Hipotireoidismo	Reposição de hormônio tireóideo com 150 mcg/dia (média) de levotireoxina ou 25 mcg duas vezes ao dia de liotireonina (Cytomel)
Cetoacidose diabética	Insulina intravenosa (baixar glicose 75-100 mg/dL/h), líquido intravenoso (soro fisiológico ± K^+)
Tumores carcinóides	Remoção cirúrgica, antagonistas da serotonina, paraclorofenilalanina, somatostatina
Feocromocitomas	Cirurgia depois de preparação com 7-14 dias de bloqueadores α-adrenérgicos: 10 mg de fenoxibenzamina 4 vezes ao dia até 300 mg/dia até hipotensão postural aparecer, 10 mg de propranolol 4 vezes ao dia 48 h pré-operatório para taquicardia, arritmia, excesso de epinefrina

T_4, tireoxina; T_3, triiodotironina.

pressão progressiva do sensório pode resultar em coma. Diagnóstico precoce é essencial para limitar a morbidade e a mortalidade. Uma vez o diagnóstico seja suspeitado, o tratamento deve começar. A confirmação com testes laboratoriais revelará concentrações deprimidas de T_4 e TSH elevado (21).

O tratamento inicial pode exigir assistência respiratória com ventilação mecânica. Além disso, doenças subjacentes necessitam atenção (pneumonia, insuficiência cardíaca, infecção do trato urinário etc.). A reposição de tireóide começa com um bolo de T_4 intravenoso, seguido por doses de manutenção diárias. Glicocorticóides são dados rotineiramente para evitar a complicação potencial de crise supra-renal. Medidas passivas são usadas para reaquecer o paciente, desse modo evitando vasodilatação rápida e possível colapso vascular, que podem agravar as medidas agressivas de aquecimento. Tipicamente, uma hiponatremia semelhante àquela com SIADH está presente e deve ser tratada com restrição de água livre. Expansão de volume deve ser realizada com cristalóides isotônicos ou sangue total. A resposta à terapia ocorre dentro das 24 horas iniciais e é evidente pela melhora da hipotermia, bradicardia e estado mental. Assistência respiratória prolongada não é incomum. As taxas de mortalidade melhoraram para aproximadamente 15% a 20% com o tratamento agressivo (10,21).

Emergências Diabéticas

Muitas das complicações do diabetes são emergências médicas verdadeiras, incluindo cetoacidose diabética, coma hiperglicêmico–hiperosmolar não cetótico, e hipoglicemia. Caracterização e protocolos terapêuticos para estas condições estão além dos objetivos deste capítulo, e dirigimos o leitor para o capítulo sobre problemas perioperatórios.

Diagnósticos, tratamento e emergências dos distúrbios discutidos neste capítulo encontram-se sumariados nas Tabelas 13.3–13.5.

TABELA 13.5 EMERGÊNCIAS
DOENÇAS ENDÓCRINAS

Diagnóstico	Emergência	Complicação
Adenoma hipofisário	Perda aguda da visão	Cegueira
Diabetes insípido	Hipernatremia	Convulsões, coma
Síndrome de secreção inapropriada de hormônio antidiurético	Hiponatremia < 125 mEq/L	Convulsões, coma
Hiperparatireoidismo	Hipercalcemia	
	> 12 mg/dia	Cardíaca (arritmias)
	> 18 mg/dL	Choque, insuficiência renal, morte
Hipoparatireoidismo	Hipocalcemia < 7 mg/dL	Laringospasmo, convulsões
Cetoacidose diabética	Hiperglicemia, acidose	Coma, morte

PONTOS IMPORTANTES

- A secreção de ADH é desencadeada por um aumento de tão pouco quanto 2% na osmolalidade extracelular ou uma diminuição de 10% no volume circulante. O ADH aumenta a permeabilidade à água dos ductos coletores renais, resultando em volume urinário diminuído.
- Prolactinomas são o tipo mais comum de adenoma hipofisário produtor e pode ocorrer como parte da síndrome NEM I e disfunção paratireóidea.
- O PTH é responsável por aumentar as concentrações de cálcio séricas afetando a atividade osteoclástica óssea, a remoção renal, e, indiretamente, a absorção intestinal.
- T_4 é formada 10 vezes mais abundantemente do que T_3 e se liga com afinidade 10 vezes mais alta à TBG. A T_3 liga-se preferencialmente a locais intracelulares e é a forma metabolicamente mais ativa. Grandes quantidades de hormônio tireóideo estão armazenadas na glândula tireóide e ligadas na circulação; por essa razão leva um longo tempo para as deficiências hormonais manifestarem-se clinicamente.
- Os testes de função tireóidea mais úteis para diagnosticar hipertireoidismo e hipotireoidismo são o T_4 livre e o ensaio altamente sensível do TSH.
- Triagem de diabetes é mais bem realizada com o teste de tolerância à glicose 2 horas pós-prandial com uma quantidade fixa de glicose após um período de 3 dias de carga de carboidrato.
- Os pacientes diabéticos estão em mais alto risco na cirurgia em virtude das complicações que resultam dos sistemas cardiovascular, renal e neurológico afetados pela sua doença. Debaixo do estresse da cirurgia ou anestesia, um desequilíbrio hormonal pode causar intolerância à glicose.
- Antes da remoção cirúrgica de feocromocitomas, o paciente deve ser preparado com 7 a 14 dias de α-bloqueadores (p. ex., fenoxibenzamina) e possivelmente propranolol.
- As síndromes de NEM possuem mutações genéticas identificáveis que atualmente exigem a triagem prospectiva dos parentes a fim de tratar profilaticamente os indivíduos afetados.
- Ambos os extremos hipercalcêmico e hipocalcêmico são emergências médicas e exigem atenção imediata.
- Crise tireotóxica e coma mixedematoso são condições que ameaçam a vida e comumente ocorrem depois de eventos precipitadores em pacientes com distúrbios da tireóide previamente conhecidos.

REFERÊNCIAS

1. Miller WR, Dixon JM. Local endocrine effects of aromatase inhibitors within the breast. *J Steroid Biochem Mol Biol* 2001;(Dec. 79)(1-5):93-102.
2. Brueggemeier RW. Aromatase inhibitors: new endocrine treatment of breast cancer. *Semin Reprod Med* 2004;22:31-43.
3. Ooi GT, Tawadros N, Escalona RM. Pituitary cell lines and their endocrine applications. *Mol Cell Endocrinol* 2004;(Dec. 30):228(1-2):1-21.
4. Cooke NE. Prolactin: basic physiology. Anatomy and histology of normal and abnormal pituitary gland. In: DeGroot LJ, Besser M, Burger HG, eds. *Endocrinology*, 3rd ed. Philadelphia: WB Saunders, 1995:368.
5. Boughey JC, Yost MJ, Bynoe RP. Diabetes insipidus in the headinjured patient. *Am Surg* 2004;(June 70)(6):500-503.
6. Mooradian AD, Morley JE, Korenman SG. Endocrinology in aging. *Dis Mon* 1988;34:398.
7. Placzkiewicz E, Baldys-Waligorska A. Kallmar's syndrome: skeletal and psychological aspects of late diagnosis. *Ann Endocrinol* 2003;(Oct. 64)(4):277-280.
8. Massin N, Pecheux C, Eloit C, et al. X chromosome-linked Kallmann syndrome: clinical heterogeneity in three siblings carrying an intragenic deletion of the KAL-1 gene. *J Clin Endocrinol Metab* 2003;(May 88)(5):2003-2008.
9. Hao W, Skarulis MC, Simonds WE et al. Multiple endocrine neoplasia type 1 variant with frequent prolactinoma and rare gastrinoma. *J Clin Endocrinol Metab* 2004;89(8):3776-3784.
10. Feldman JM. Carcinoid and other metabolically active tumors in the elderly. *Clin Geriatr Med* 1987;3:743.
11. Bergman DA. Thyroid physiology and immunology. *Otolaryngol Clin North Am* 1990;23:231.
12. Bethune J. Interpretation of thyroid function tests. *Dis Mon* 1989;35:552.
13. Janssen OE, Golcher HM, Grasberger H, et al. Characterization of T(4)-binding globulin cleaved by human leukocyte elastase. *J Clin Endocrinol Metab* 2002;87(3):1217-1222.
14. James VHT. Adrenal cortex physiology. In: Besser GM, Thorner MO, eds. *Clinical endocrinology*, 2nd ed. London: Mosby-Wolfe, 1994:7.2.
15. Steiger A. Sleep and endocrinology. *J Intern Med* 2003;(July 254)(1):13-22.
16. Greenspan FS, Strewler GJ. *Basic and clinical endocrinology*, 5th ed. Stamford: Appleton & Lange, 1997;192:753.
17. Thakker RV. Editorial: multiple endocrine neoplasia-syndromes of the twentieth century. *J Clin Endocrinol Metabol* 1998;83:2617.
18. Edelson GW, Kleerekoper M. Hypercalcemic crisis. *Med Clin North Am* 1995;79:79.
19. Tietgens ST, Leinung MC. Thyroid storm. *Med Clin North Am* 1995;79:169.
20. Burch HB, Wartofsky L. Life-threatening thyrotoxicosis: thyroid storm. *Endocrinol Metab Clin North Am* 1993;22:263.
21. Jordan RM. Myxedema coma: pathophysiology, therapy and factors affecting prognosis. *Med Clin North Am* 1995;79:185.

CAPÍTULO 14

Doenças Degenerativas, Idiopáticas e do Tecido Conjuntivo

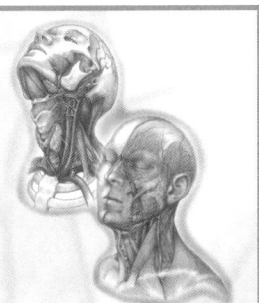

Shawn D. Newlands

O otorrinolaringologista e o cirurgião de cabeça e pescoço podem desempenhar dois papéis importantes no tratamento de pacientes com doenças clínicas sistêmicas vistas pela primeira vez com sintomas da cabeça e no pescoço. O primeiro papel é o de diagnosticar estas doenças baseando-se em achados clínicos na cabeça e no pescoço, através de um alto índice de suspeição para estas doenças. O segundo papel é o de tratar as manifestações destas doenças na cabeça e no pescoço. Este capítulo cobre uma variedade de doenças do tecido conjuntivo, granulomatosas e outras sistêmicas que poderiam, comum ou raramente, ser vistas para diagnóstico ou tratamento pelo otorrinolaringologista. O tema deste capítulo são doenças sistêmicas que podem afetar múltiplos locais na cabeça e no pescoço. As doenças que são limitadas a um local na cabeça e no pescoço são discutidas nos capítulos específicos para o local neste Livro.

DOENÇAS DO TECIDO CONJUNTIVO

As doenças do tecido conjuntivo têm padrões de comprometimento de órgãos que não apenas se superpõem umas às outras mas superpõem-se a outras doenças também, o que freqüentemente torna difícil o diagnóstico específico. Quando reconhecidas pela primeira vez como uma característica histopatológica distinta de uma coleção de doenças, a deposição perivascular de colágeno evocou o nome de *doenças colagenovasculares*. Subseqüentemente, a associação das doenças colagenovasculares com reações imunológicas às proteínas do corpo levou muitos a chamar estas afecções de *doenças auto-imunes*. Os estudos bioquímicos e ultra-estruturais indicam que o desarranjo do colágeno e a evidência de processos auto-imunes podem não constituir a doença primária. Estas entidades são assim mais corretamente denominadas doenças do tecido conjuntivo.

A causa exata das doenças do tecido conjuntivo permanece obscura. A características histopatológica prevalente destas doenças é uma quantidade variável de inflamação do tecido conjuntivo e vasos sanguíneos com abundantes depósitos fibrinóides (Fig. 14.1). A distribuição tecidual da resposta inflamatória e o padrão de comprometimento de órgãos diferenciam uma doença do tecido conjuntivo de outra. Auto-anticorpos específicos são associados com algumas destas entidades (Tabela 14.1), embora muitos destes auto-anticorpos estejam presentes em várias doenças auto-imunes e outras condições. Assim, o diagnóstico é baseado no conjunto de sintomas, sinais e testes laboratoriais e critérios diagnósticos foram elaborados para a maioria destas condições.

Lúpus Eritematoso Sistêmico

O lúpus eritematoso sistêmico (LES) é uma doença comum do tecido conjuntivo. A incidência da doença é aproximadamente 1 em 1.000, com nove mulheres afetadas para cada homem. A evolução do LES é altamente variável, afetando principalmente mulheres em idade reprodutiva. A doença também é 3 vezes mais comum em afro-americanos que em americanos brancos. As manifestações sistêmicas muito variadas incluem erupções cutâneas fotossensíveis, serosite (pleurisia, pericardite), pneumonite, miocardite, nefrite, hipercoagulabilidade e comprometimento do sistema nervoso central (SNC) (mais comumente cefaléias intratáveis). Os critérios para o diagnóstico do LES estão delineados na Tabela 14.2 (1). Mais freqüentemente, as mortes resultam de LES ativo, infecções e doença vascular aterosclerótica, embora a taxa de sobrevida com esta doença seja de cerca de 85% aos 10 anos e 70% aos 20 anos; esta taxa tem melhorado com o tempo (2).

Manifestações na Cabeça e no Pescoço

As manifestações do LES na cabeça e no pescoço são dominadas por lesões da pele e das mucosas. Em 50% dos pacientes, uma erupção malar ou "em asa de bor-

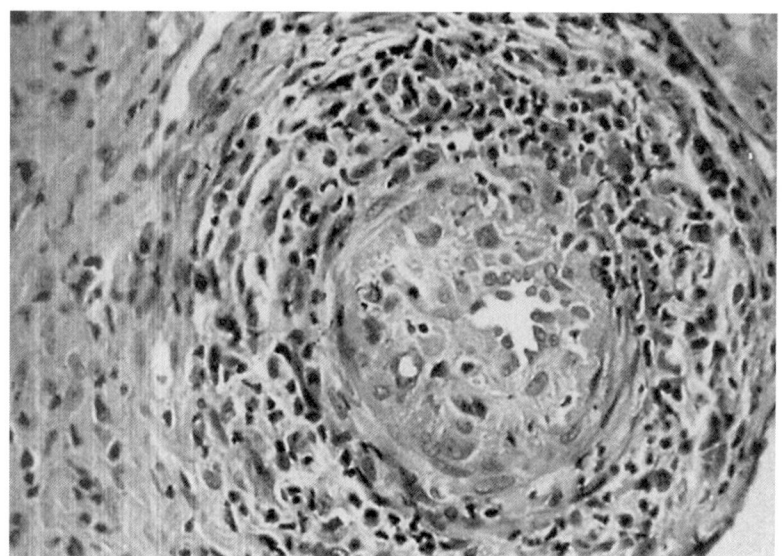

Figura 14.1
Necrose fibrinóide é vista em muitas doenças do tecido conjuntivo. Esta biopsia de paciente com periarterite nodosa mostra uma infiltração de leucócitos eosinófilos e polimorfonucleares com necrose da média e proliferação da íntima.

boleta" constitui o primeiro sinal da doença e é comumente precipitada pela exposição à luz solar (Fig. 14.2). Mais de 50% dos pacientes com LES têm pele fotossensível e a exposição à luz pode desencadear não somente a erupção cutânea mas também as exacerbações da doença sistêmica. Manifestações adicionais do LES são vistas de muitas formas. Ulcerações orais associadas são superficiais, dolorosas e mostram pronunciada hiperemia e edema com uma tendência ao sangramento. Telangiectasia localizada pode produzir um efeito de halo vermelho em torno da mucosa afetada, e candidíase e xerostomia secundárias são comuns. Histologicamente, as lesões mucosas no LES demonstram ortoceratose e paraceratose alternando-se com áreas de atrofia epitelial. *Plugs* ceratóticos, acantose e hiperplasia pseudo-epiteliomatosa são achados comuns. Infiltração linfocitária superficial, perivascular e profunda pode ser vista em toda a mucosa, e as lesões na pele podem mostrar apenas inflamação ou depósitos imunes na junção dermoepidérmica.

Numerosos outros problemas de cabeça e pescoço podem ser associados a LES. Em 3% a 5% dos casos bem estabelecidos, encontram-se ulceração ou perfuração do septo nasal, presumivelmente devidos a vasculite. Alterações inflamatórias da laringe e traquéia foram descritas, incluindo espessamento ou paralisia verdadeira das pregas vocais, artrite cricoariterinóidea e estenose subglótica (3). Até 25% dos pacientes com LES relatam disfagia. Em 10% dos pacientes com LES, ocorre aumento agudo da glândula parótida e pode ser unilateral, doloroso à palpação e confundido com parotidite aguda. Adicionalmente, xerostomia pode tornar-se um problema crônico.

Neuropatia também é uma característica importante do LES e, em 15% dos pacientes, os nervos cranianos são afetados. A neuropatia pode comprometer o suprimento motor aos músculos extra-oculares, as divisões sensitivas do nervo trigêmeo, as divisões motoras do nervo facial, a porção vestibular do nervo vestibulococlear ou o nervo óptico. Perda auditiva súbita também foi descrita na literatura médica concernente ao LES, embora uma ligação definitiva não tenha sido estabelecida. Essa perda auditiva pode ser devida a trombose ou vasculite, embora estudos do osso temporal tenham sido inconcludentes (4,5). Uma linfadenopatia inespecífica associada a LES em alguns casos

TABELA 14.1
RELAÇÕES DOS AUTO-ANTICORPOS NAS DOENÇAS DO TECIDO CONJUNTIVO

Doença	Auto-Anticorpo
Lúpus eritematoso sistêmico	ANA (95%-100%), Anti-ds DNA (50%), Anti-Sm (25%), Anti-ss DNA (80%), Anti-La/SSB (20%), Anti-Ro/SSA (50%)
Artrite reumatóide	ANA (50%), RF (90% na doença grave)
Síndrome de Sjögren primária	ANA (65%), RF (85%), Anti-Ro/SSA (75%), Anti-La/SSB (% daqueles com anti-Ro/SSA)
Esclerose sistêmica	ANA (80%), Anti-Scl-70 (30%), Anti-centrômero (30%)
Polimiosite/dermatomiosite	ANA (80%), Anti-UJo-1 (20%)
Doença mista do tecido conjuntivo	ANA (100%), Anti-U1-RNP (100%), RF (55%)
Granulomatose de Wegener	c-ANCA (90%)

TABELA 14.2 — DIAGNÓSTICO LÚPUS ERITEMATOSO SISTÊMICO

Critérios Diagnósticos[a]	Porcentagem/Incidência
Erupção malar	64
Erupçãol discóide	17
Fotossensibilidade	37
Úlceras orais	15
Artrite não erosiva	90
Doença renal [proteinúria (0,5 g/dL) ou cilindros celulares]	20
Convulsões ou psicose	19
Pleurite ou pericardite	19
Anemia hemolítica, leucopenia, linfopenia ou trombocitopenia	11-40
Anticorpo ao DNA ou antígeno Sm, prep. LE+, ou falsa RPR+	15-60
Anticorpo antinuclear fluorescente positivo[b]	95

[a]O diagnóstico de LES exige a presença de 4 de 11 critérios (sensibilidade 96%, especificidade 96%).
[b]Anticorpos aumentados ao DNA bifilamentar e antígeno Smith (anti-Sm) são altamente específicos.

parece ser relacionada com as lesões na pele ou nas mucosas.

O lúpus eritematoso discóide é um subtipo do LES no qual as lesões cutâneas resultam em importante formação cicatricial mas sem comprometimento visceral. Estas lesões são pápulas bem demarcadas, eritematosas, edematosas que se despigmentam e cicatrizam com a resolução. A face é comprometida em 85% dos casos, o couro cabeludo em 60% e a orelha em 44%.

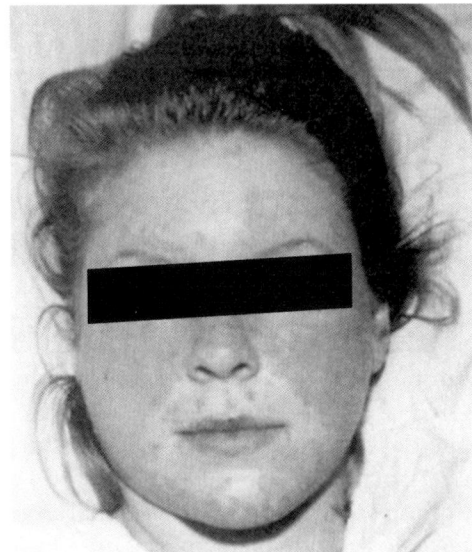

Figura 14.2
Erupção facial na distribuição em borboleta típica do lúpus eritematoso sistêmico.

Leucoplasia associada da língua e da mucosa oral pode ocorrer.

Tratamento

O tratamento desta doença grave e complexa é complicado e especializado e, como tal, exige um reumatologista (2). Uma vez que muitos pacientes com LES são altamente fotossensíveis, evitar exposição ao sol e uso liberal de filtros solares são recomendados. O tratamento geral do LES inclui drogas antiinflamatórias não esteróides, esteróides sistêmicos tópicos e em baixa dose, e antimaláricos (especialmente hidroxicloroquina). Metotrexato em baixa posologia pode ser uma alternativa aos esteróides sistêmicos. O uso de esteróides sistêmicos em alta dose e agentes imunossupressores, como azatioprina e ciclofosfamida, é restrito aos casos com comprometimento visceral que poderiam levar à lesão de órgãos (coração, rim, SNC).

O tratamento sintomático das manifestações do LES na cabeça e no pescoço, como em todas as doenças do tecido conjuntivo, é necessário quando os esteróides sistêmicos se tornam ineficazes. Muitos pacientes se queixam da perda do fluxo salivar e do desenvolvimento de lesões orais e faríngeas e os tratamentos são variados. Substitutos da saliva muitas vezes se comprovam úteis para esta queixa. Soluções tópicas com base esteróide para o tratamento das úlceras da boca são eficazes se administradas adequadamente. Pomadas e cremes destinados ao uso intra-oral não são eficazes, mas colutórios são úteis quando administrados freqüentemente e mantidos em contato com os tecidos doentes por vários minutos Uma preparação dessas é a solução de Klack, que consiste em tetraciclina, cortisona, difenidramina e nistatina. Higiene pós-prandial usando colutórios de solução de peróxido de hidrogênio que é diluída com partes iguais de água morna da torneira também pode ajudar as lesões orais.

Artrite Reumatóide

A artrite reumatóide (AR) é uma inflamação do tecido sinovial com comprometimento simétrico das articulações periféricas como característica clínica dominante. A evolução da doença é variável, geralmente progressiva, e pode afetar tecidos não-articulares. AR ocorre em 1% da população, afetando mulheres 2 a 3 vezes mais freqüentemente que homens. Embora possa ocorrer em qualquer idade e exista uma variedade juvenil distinta, ela é mais comum na quarta à quinta décadas. O início da AR pode ser agudo, porém mais freqüentemente é insidioso, com comprometimento progressivo das articulações. Rigidez matinal durante mais de 30 minutos e rigidez após inatividade prolongada são sintomas comuns. Dor à palpação e inflamação em uma articulação ina-

TABELA 14.3 DIAGNÓSTICO
ARTRITE REUMATÓIDE[a]
1. Rigidez matinal (~ 1 hora) 2. Edema de três ou mais articulações 3. Edema das articulações da mão (interfalângica proximal, metacarpofalângica ou carpo) 4. Edema articular simétrico 5. Nódulos (reumatóides) subcutâneos 6. Fator reumatóide sérico 7. Evidência radiográfica de erosões ou osteopenia periarticular em articulações da mão ou carpo

[a]Critérios 1 a 4 devem ter sido contínuos durante 6 semanas ou mais e devem ser observados por um médico. Um diagnóstico de artrite reumatóide exige que quatro dos sete critérios sejam preenchidos.

tiva são achados físicos específicos da AR e nódulos reumatóides subcutâneos ajudam no diagnóstico. As manifestações não articulares incluem nódulos viscerais, vasculite, derrame pleural ou pericárdico e síndrome de Sjögren. Os critérios diagnósticos para AR estão apresentados na Tabela 14.3 (6).

Manifestações na Cabeça e no Pescoço

Comprometimento articular predomina nas diversas manifestações da AR na cabeça e no pescoço, afetando os ossículos, articulações temporomandibulares, articulações cricoaritenóideas e a coluna cervical. Disfunção da articulação temporomandibular pode ser proeminente, fazendo muitos pacientes com AR terem queixas das articulações temporomandibulares. Dor espontânea ou à palpação na articulação ou nos músculos masseter ou temporal, crepitação, mobilidade limitada ou desvio também são descritos comumente, e evidência radiográfica de erosão articular muitas vezes está presente. Disfunção de articulação temporomandibular em pacientes com AR pode ser grave e causar contraturas dos músculos da mastigação, produzindo uma deformidade de mordida aberta anterior (7).

Artrite reumatóide é a causa mais freqüente de artrite na articulação cricoaritenóidea. Anormalidades histológicas das articulações cricoaritenóideas estão presentes em 86% dos pacientes com AR. Clinicamente, no entanto, apenas 30% dos pacientes com AR são roucos. A artrite cricoaritenóidea pode ocorrer com dispnéia ou esforço, dor no pescoço anterior ou orelha, repleção na garganta, disfagia e aspiração. A rouquidão na AR constitui comumente o resultado de comprometimento de articulação cricoaritenóidea mas pode ser causada por nódulos reumatóides dentro das pregas vocais e paresia ou paralisia de nervo recorrente isquêmico (8). O início súbito de estridor e dispnéia em um paciente com AR é uma emergência que exige esteróides sistêmicos e possivelmente uma traqueostomia. A cavidade oral não é geralmente comprometida com anormalidades relacionadas com a AR a não ser que a síndrome de Sjögren associada esteja presente. Em uma variedade incomum de vasculite reumatóide, no entanto, úlceras orais similares às observadas na poliarterite nodosa foram encontradas.

A orelha média pode ser comprometida nos casos graves de AR se sinovite se desenvolver nas articulações ossiculares, mas esta ocorrência raramente resulta em perda auditiva de condução, exceto durante uma tendência à AR aguda. Rigidez nas articulações bigorna-martelo e bigorna-estribo não prejudica a condução sonora mas resulta em anormalidades de rigidez detectadas na testagem timpanométrica. Doença auto-imune da orelha interna também foi relacionada com a AR, mas nenhum mecanismo definitivo foi provado (9).

Tratamento

Salicilatos, agentes antiinflamatórios não esteróides, sais de ouro, penicilamina, hidroxicloroquina e agentes imunossupressores foram usados para suprimir a inflamação na AR. Objetivos adicionais do tratamento incluem a manutenção da função das articulações e a prevenção de deformidades articulares. As manifestações otorrinolaringológicas podem exigir terapias dirigidas para os sintomas específicos.

Síndrome de Sjögren

A síndrome de Sjögren é uma doença crônica caracterizada pela destruição imunomediada das glândulas exócrinas, que são predominantemente, mas não exclusivamente, as glândulas lacrimais e salivares (10). A síndrome de Sjögren ocorre em 1% da população geral e em 10% a 15% dos pacientes com AR. Uma preponderância feminina de 9:1 é observada e o início ocorre entre as idades de 40 e 60 anos. Síndrome de Sjögren ocorre em formas primária e secundária. A forma primária é um diagnóstico de exclusão. A forma secundária refere-se ao complexo "seco" *(sicca)* que acompanha qualquer das doenças do tecido conjuntivo. A síndrome de Sjögren secundária é vista principalmente com AR mas também é comumente associada a LES, esclerodermia e esclerose biliar primária. Em um terço dos pacientes com síndrome de Sjögren primária, a doença é sistêmica, com comprometimento de locais extraglandulares. A síndrome de Sjögren é associada ao risco aumentado (33 a 44 vezes) de linfoma. O maior risco de degeneração é visto em pacientes com a forma primária, tumefação parotídea constante e linfadenopatia.

As manifestações clínicas comuns da síndrome de Sjögren incluem xeroftalmia com ceratoconjuntivite secundária e xerostomia, com ou sem aumento das glândulas salivares. Estas manifestações são chamadas complexo seco ou síndrome seca. Uma biopsia de pequena glândula salivar geralmente demonstra infiltração densa por linfócitos, embora uma biopsia de parótida possa ser mais sensível e específica. Fator reumatóide e anticorpos antinucleares são altos na maioria dos pacientes com síndrome de Sjögren. Anticorpos dirigidos para síndrome de Sjögren A (Ro/SS-A) e síndrome de Sjögren B (La/SS-B) são observados em 60% e 30% dos pacientes, respectivamente. Estes testes de anticorpos não têm especificidade porque são comumente encontrados em pacientes com LES, AR e polimiosite. Em muitos pacientes com síndrome de Sjögren anti-Ro–positivos, LES desenvolver-se-á mais tarde (11). Entretanto, uma biopsia de glândula salivar constitui o melhor teste isolado para síndrome de Sjögren (especificidade 83%, sensibilidade 81%). Os critérios diagnósticos para síndrome de Sjögren estão descritos na Tabela 14.4 (12).

Freqüentemente há confusão entre as designações de síndrome de Sjögren e doença de Mikulicz. Esta última é o aumento de volume das glândulas salivares acompanhando doenças do tecido não-conjuntivo, como hiperlipoproteinemia, desnutrição, diabetes, cirrose, tuberculose e sarcoidose. Uma infiltração linfocítica inespecífica é vista em uma biopsia das glândulas salivares dos pacientes com doença de Mikulicz. Síndrome de Sjögren não é relacionada com o grupo divergente de doenças sistêmicas associadas à doença de Mikulicz.

TABELA 14.4 DIAGNÓSTICO SÍNDROME DE SJÖGREN[a,b]

1. Sintomas oculares: Olhos secos (> 3 meses), sensação de areia ou corpo estranho nos olhos, ou uso de substitutos da lágrima > 3 vezes por dia
2. Sintomas orais: Boca seca (> 3 meses), glândulas salivares inchadas recorrentes ou persistentes, ou beber líquidos freqüentemente para ajudar na deglutição de alimentos secos
3. Sinais oculares: teste de Schirmer (≤ 5 mm em 5 min) ou escore com rosa bengala > 4
4. Histopatologia: > 50 células mononucleares/4 mm² de tecido glandular
5. Comprometimento de glândulas salivares: Cintigrafia salivar ou sialografia parotídea anormais ou fluxo salivar não estimulado ≤ 1,5 mL em 15 min
6. Laboratório: Presença de anti-Ro/SSA, anti-La/SSB, ou ambos

[a]Critérios de exclusão: linfoma preexistente, infecção hepatite C, síndrome de imunodeficiência adquirida, sarcoidose, doença enxerto-*versus*-hospedeiro, ou irradiação passada na cabeça e no pescoço.
[b]Presença de quatro ou mais critérios classifica síndrome de Sjögren primária contanto que 4 ou 6 seja positivo ou a presença de três de quatro dos critérios objetivos (itens 3 a 6) com uma sensibilidade de 97% e uma especificidade de 90%.

As doenças auto-imunes da glândula parótida têm um padrão histológico unificador de um infiltrado linfocitário inicial, seguido pelo adelgaçamento e fragmentação do tecido conjuntivo nas paredes dos ductos terminais ou intercalados, com destruição dos ácinos. Os ductos maiores geralmente não estão comprometidos a menos que uma infecção superposta esteja presente. Um padrão difuso de coleções globulares de material de contraste é observado, originalmente chamado sialectasia. Inicialmente foi admitido que a dilatação dos ácinos e coleção do material de contraste dentro deles era observada. Agora se sabe, no entanto, que os ácinos enfraquecidos permitem extravasamento do material de contraste, o que forma coleções globulares extramurais. As quatro características radiográficas progressivas do aumento auto-imune da parótida são pontilhadas, com coleções esféricas de 1 mm ou menos; globular, com coleções de 1 a 2 mm; cavitárias, com grandes coleções irregulares de distribuição desigual; e destrutivas, sem nenhuma ramificação reconhecível. Os dois últimos estádios representam infecção superposta.

Manifestações na Cabeça e no Pescoço

Patologia das glândulas exócrinas domina as manifestações da síndrome de Sjögren na cabeça e no pescoço. Cerca de 80% destes pacientes se queixam de xerostomia, o sintoma mais proeminente da doença. Estes pacientes relatam dificuldade para mastigação, disfagia, alterações do paladar, fissuras da língua e lábios e um número aumentado de cáries dentárias. Candidíase oral e queilite angular são complicações freqüentes da boca seca. Adicionalmente, a secreção diminuída de lágrimas leva à ceratoconjuntivite seca e queixas oculares, incluindo secura, ardência, prurido e sensação de corpo estranho. A perda das secreções glandulares nas vias nasais causa encrostamento e epistaxe secundária em 50% dos pacientes e hiposmia em 40% (13). Sinusite crônica pode resultar das secreções espessadas e oclusão dos ductos nasolacrimais pode ocorrer. Outras manifestações da síndrome de Sjögren primária incluem perda auditiva neurossensorial e, em 30% dos pacientes, um aumento de volume parotídeo unilateral intermitente indolor de duração imprevisível que raramente é associado a edema.

Tratamento

Tratamento sintomático é a conduta principal com os pacientes com síndrome de Sjögren porque nenhum tratamento altera o curso da doença. Pacientes e seus médicos de atenção primária devem ser conscientizados dos efeitos deletérios dos descongestionantes, anti-histamínicos, diuréticos, e drogas específicas usadas para o tratamento de problemas cardiovasculares e psiquiátricos que se sabe produzirem boca seca. Além de aumentar a ingestão oral de líquido, o uso de substitutos de saliva e lágrima e pilocarpina pode ser útil, mas antiinflamatórios não esteróides e esteróides não conseguem melhorar o fluxo salivar. Antifúngicos são usados para tratar candidíase oral e supervisão estreita por um dentista e tratamentos dentários conservadores são essenciais (13).

Esclerose Sistêmica (Esclerodermia)

Esclerodermia, também chamada esclerose sistêmica, é caracterizada por alterações escleróticas da pele e muitas vezes é acompanhada por uma doença multissistêmica. Fibrose progressiva dos órgãos comprometidos é a marca patológica da doença. A esclerodermia pode ser limitada ao comprometimento cutâneo relativamente benigno (extremidades distais aos cotovelos e joelhos, e face e pescoço) ou pode existir como uma doença sistêmica agressiva. A incidência é aproximadamente 18 a 20 novos casos por milhão por ano e ela tem uma preponderância de 3:1 de mulheres para homens, com 50 sendo a média de idade de início. A apresentação inicial inclui fenômeno de Raynaud, edema de dedos e mãos e espessamento da pele. Os critérios do Colégio Americano de Reumatologia para esclerodermia incluem um critério principal (alterações cutâneas esclerodermatosas proximais às articulações metacarpofalângicas) e dois de três critérios secundários: esclerodactilia, evidência de isquemia dos dedos (cicatrizes deprimidas digitais), e fibrose pulmonar em ambas as bases na radiografia de tórax (14). Estes critérios demonstraram ter 97% de sensibilidade e 98% de especificidade para o diagnóstico de esclerodermia. Manifestações viscerais e freqüentemente fatais são vistas no trato gastrointestinal, pulmão, coração e rins. Artralgias e fraqueza muscular são queixas musculoesqueléticas comuns e fenômeno de Raynaud é quase universal.

Manifestações na Cabeça e no Pescoço

Oitenta por cento dos pacientes com esclerose sistêmica têm sinais e sintomas comprometendo a cabeça e o pescoço e, em 30% desses pacientes, os sintomas de cabeça e pescoço fazem parte das queixas de apresentação. Na pele, o edema precede atrofia da epiderme e perda dos apêndices. Eventualmente, em 35% destes pacientes, desenvolve-se esticamento facial. Uma capacidade diminuída de abrir a boca é a queixa inicial em 19% dos pacientes, o que é uma manifestação secundária às alterações na pele mas não a disfunção da articulação temporomandibular. Manifestações cutâneas adicionais incluem telangiectasias (19%), calcinose (3%) e esclerodermia linear, que geralmente afetam o couro cabeludo e os membros. A fácies típica associada à esclerodermia consiste em pele esticada, lábios finos e sulcos periorais verticais (Fig. 14.3). Estas alterações na pele representam uma importante preocupação estética para os pacientes (15). Entretanto, estas alterações na pele são secundárias ao processo inflamatório dérmico e subcutâneo subjacente, com disfagia sendo a queixa inicial mais comum. Problemas esofágicos ocorrem em quase todos os pacientes com esta doença: achados radiográficos anormais são observados nos dois terços distais do esôfago em 80% dos pacientes com esclerose sistêmica e 50% desses pacientes são sintomáticos. A disfagia é devida ao comprometimento

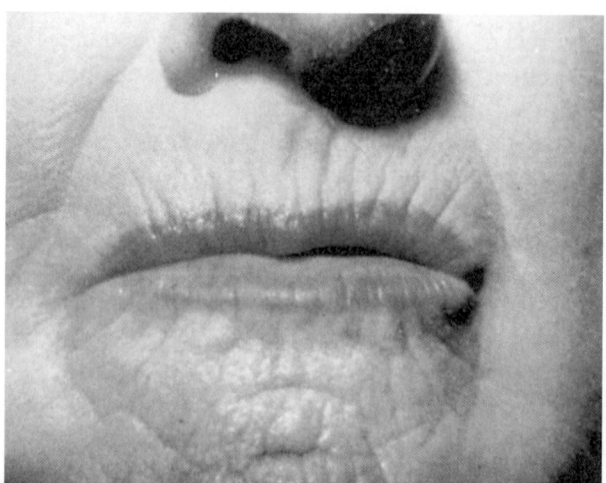
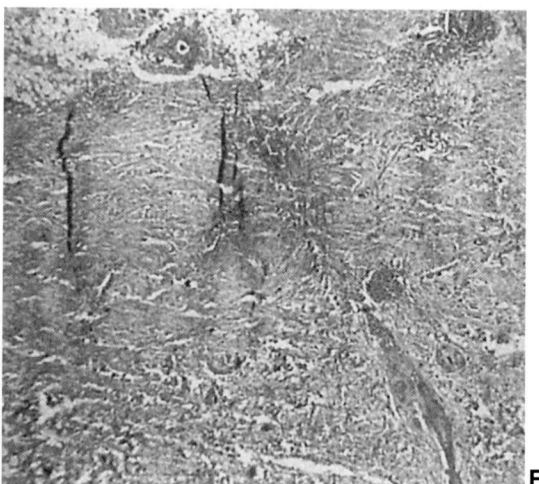

Figura 14.3

A: A fácies típica da esclerodermia: pele esticada, lábios finos, e sulcos verticais periorais. Estes aspectos faciais externos são secundários a focos inflamatórios na derme e tecidos subcutâneos. **B:** Infiltrações de linfócitos, células plasmáticas e histiócitos.

da inervação esofágica, músculo liso ou ambos. Peristalse diminuída ou ausente no esôfago distal com dilatação branda a moderada também é descrita e hérnia hiatal é comum.

A esclerodermia freqüentemente compromete estruturas na cabeça e no pescoço. Gengivite e espessamento da membrana periodontal são comuns. Os tecidos orais demonstram edema seguido por atrofia e enduração dos tecidos mucosos e musculares. Cerca de 25% dos pacientes relatam xerostomia, xeroftalmia ou ambas (o complexo seco). Uma biopsia de pequena glândula salivar não demonstrará o infiltrado linfocítico visto com síndrome de Sjögren mas demonstrará fibrose. Comprometimento da laringe também ocorre, e quase a metade dos pacientes com esclerose sistêmica queixam-se de uma alteração da voz. Casos graves podem comprometer a musculatura faríngea. Fenômeno de Raynaud da língua, uma complicação incomum, pode aparecer sob a forma de descoramento da mucosa associado a disartria. Neuralgia trigeminal e paralisia de nervo facial são manifestações infreqüentes.

Tratamento

Experiências controladas randomizadas na esclerodermia falharam em revelar terapias eficazes modificadoras da doença (16). Assim, o tratamento da esclerose sistêmica é predominantemente sintomático, embora muitos reumatologistas têm usado drogas imunossupressoras em pacientes com doença ativa progressiva. Bloqueadores dos canais de cálcio podem ser úteis no fenômeno de Raynaud mas podem agravar o refluxo gastroesofágico. Inibidores da bomba de prótons são as drogas de escolha para esofagite de refluxo, mas os sintomas de refluxo gastroesofágico são tratados nos pacientes com esclerodermia por meio de modificações do estilo de vida, como em outros grupos de pacientes. Disfagia para sólidos pode ser ajudada usando-se líquidos para desimpedir o esôfago. Inibidores da enzima conversora de angiotensina são usados no tratamento de doença renal.

Doença Muscular Inflamatória (Polimiosite e Dermatomiosite)

As miopatias inflamatórias são um grupo de doenças caracterizadas por fraqueza muscular proximal e inflamação não supurativa do músculo esquelético. A polimiosite e dermatomiosite são subconjuntos deste grupo. A incidência destas doenças é estimada em aproximadamente cinco novos casos anualmente por milhão, com uma preponderância feminina de 2:1, e a idade de início é entre 40 e 50 anos, com uma variedade pediátrica afetando crianças entre as idades de 5 e 15 anos. Os critérios diagnósticos para polimiosite e dermatomiosite estão evoluindo (17). A apresentação mais comum é a de uma fraqueza muscular proximal progressiva ao longo de um período de meses e fadiga.

As miopatias inflamatórias podem ser isoladas ou associadas a outras anormalidades. Polimiosite e dermatomiosite podem ser associadas a outras doenças do tecido conjuntivo, incluindo esclerose sistêmica, LES, síndrome de Sjögren, síndrome de Churg–Strauss e AR. Em aproximadamente 20% dos pacientes, a miopatia é associada a malignidade, particularmente câncer ovariano, mas câncer de pulmão, próstata, mama, áreas nasofaríngeas e cólon também foram assinalados.

Manifestações da Cabeça e do Pescoço

As manifestações da polimiosite na cabeça e no pescoço refletem comprometimento muscular proximal. Metade dos pacientes relatam fraqueza dos músculos do pescoço, que freqüentemente é manifestada pela incapacidade de o paciente levantar sua cabeça de um travesseiro. Dificuldade de fonação e deglutição ocorre por causa de músculos da língua doentes, e regurgitação nasal é comum por causa do comprometimento muscular palatal e faríngeo. Trinta por cento dos pacientes com estas doenças têm disfagia secundária ao comprometimento do esôfago superior, cricofaríngeo, faringe e constritores superiores. A disfunção destes grupos musculares também resulta em aspiração e pneumonia secundária. Fotossensibilidade cutânea é comum na dermatomiosite. A erupção heliotrópica, vista em alguns (menos de 50%) dos pacientes com dermatomiosite, é uma coloração de tonalidade purpúrea na área periorbitária, especialmente nas pálpebras superiores.

Tratamento

O tratamento da doença muscular inflamatória começa com esteróides para tratar pacientes sintomáticos. Metotrexato e azatioprina são usados em pacientes que são intolerantes ou não respondem aos esteróides. Sintomas gastrointestinais relacionados com disfunção esofágica podem exigir omeprazol, cisaprida ou encaminhamento a terapia fonoaudiológica. Não tratada, a mortalidade desta doença é bastante alta. Fisioterapia desempenha a função de reduzir contraturas e perda de função.

Policondrite Recidivante

A policondrite recidivante é caracterizada por inflamação recorrente episódica das estruturas cartilaginosas e outros tecidos com alta concentração de glicosaminoglicanos que eventualmente são substituídos por tecido de granulação e fibrose. As mulheres são mais comumente afetadas que os homens (3:1), e a idade média de início é 47 anos. Uma predileção racial parece existir pelos brancos. O diagnóstico é baseado em condrite em dois de três locais (auricular, nasal ou laringotraqueal) ou um desses três locais com dois dos seguintes sintomas: inflamação ocular, lesão coclear ou vestibular (ou ambas), ou artrite inflamatória soronegativa (18). Biopsia da lesão não é necessária para o diagnóstico. A incidência é cerca de 3,5 casos por milhão.

Manifestações na Cabeça e no Pescoço

Condrite auricular e artrite não erosiva são os mais comuns sintomas de apresentação da policondrite recidivante. A condrite auricular é caracterizada pelo início súbito de eritema e dor, poupando o lóbulo, que não possui cartilagem. Condrite é a apresentação característica em 33% dos pacientes e se desenvolverá em 90% daqueles com a doença. Resolução ocorre em 5 a 10 dias com ou sem tratamento. Perda auditiva de condução pode desenvolver-se secundária ao colapso do meato acústico externo ou condrite da tuba auditiva, causando otite média serosa, e 40% têm disfunção coclear ou vestibular, possivelmente devida à vasculite da artéria auditiva interna. Úlceras aftosas são as manifestações dermatológicas mais comuns desta doença.

Condrite das cartilagens nasais desenvolve-se em 61% dos pacientes e muitas vezes não coincide com comprometimento auricular (18). A condrite de cartilagem nasal também tem início súbito e resolve-se em vários dias com ou sem tratamento. Depois que a inflamação cartilaginosa regride, ocorre perda de cartilagem na orelha e muitas vezes causa uma deformidade clássica em sela do nariz.

Comprometimento laríngeo é visto inicialmente com uma tosse improdutiva, que progride para rouquidão e estridor. Dos pacientes com policondrite recidivante, 53% terão comprometimento do trato respiratório durante o curso da sua doença. Endoscopia diagnóstica é perigosa nestes pacientes em virtude do risco de colapso traqueal (19). Com comprometimento extenso da via aérea, o tratamento é difícil, mesmo com uma traqueotomia. Indicações de traqueotomia incluem edema grave das regiões glótica e subglótica da laringe e colapso laríngeo.

A biopsia revela muitas vezes uma ausência de coloração basofílica da cartilagem, inflamação pericondrial e eventual destruição da cartilagem e substituição por tecido fibroso. A velocidade de hemossedimentação (VHS) está freqüentemente aumentada com doença ativa. A evolução clínica varia de doença branda a ataques fulminantes graves. A mortalidade é geralmente relacionada com comprometimento respiratório (i. e., colapso da laringe) ou doença cardiovascular (p. ex., aneurismas ou insuficiência valvar). A causa da policondrite recidivante é desconhecida.

Tratamento

Em virtude da natureza recidivante da doença, é incerto se alguma terapia muda sua evolução. Na maioria dos casos, corticosteróides são a principal forma de tratamento. Antiinflamatórios não-esteróides são usados para a artrite. Colchicina pode ser usada para condrite auricular. A sulfona anti-hanseniana dapsona também ajudou em alguns casos, e metotrexato e azatioprina também têm um lugar no tratamento dos casos recalcitrantes.

Doença Mista do Tecido Conjuntivo

O termo *doença mista do tecido conjuntivo* foi criado em 1972 para descrever uma entidade distinta com características coexistentes de LES, esclerose sistêmica, polimiosite e dermatomiosite. Esta entidade é caracterizada por altos títulos de anti-RNP U1, um anticorpo antirribonucleoproteína. A prevalência é desconhecida e nenhum critério diagnóstico de consenso foi desenvolvido; a natureza e a existência da doença como entidade isolada ainda são debatidas. Oitenta por cento dos pacientes são mulheres e o início geralmente ocorre entre as idades de 30 e 60 anos, com a morte resultando principalmente de fibrose e hipertensão pulmonares.

Manifestações na Cabeça e no Pescoço

As manifestações na cabeça e no pescoço são uma combinação das características vistas em outras doenças do tecido conjuntivo. As alterações mucocutâneas incluem erupção malar, lúpus discóide, espessamento esclerodermatoso da pele, ulceração da mucosa oral, e perfuração do septo nasal. Complexo seco também foi descrito. Disfunção esofágica está presente na maioria dos casos, resultando em peristalse anormal, azia e disfagia em 60%, 48% e 38% dos pacientes, respectivamente. Como com as demais doenças do tecido conjuntivo, agentes corticosteróides e imunossupressores são os fundamentos do tratamento, embora nenhum estudo controlado prospectivo tenha verificado a eficácia de qualquer terapia.

Vasculites

As vasculites são um grupo de doenças caracterizadas por uma vasculite necrosante não infecciosa e resultante isquemia. Considerável superposição nas manifestações clínicas destas doenças tornam difícil desenvolver categorias com critérios estritos. Uma conduta clássica tem sido classificá-las em grupos pelo tamanho dos vasos comprometidos, pelos locais anatômicos específicos acometidos, e pelas manifestações clínicas. Algumas das categorias mais importantes são discutidas a seguir.

Poliarterite Nodosa

A poliarterite nodosa tem sido considerada o protótipo das vasculites. Esta doença rara tem uma incidência de menos de 1 em 100.000 por ano. Ela afeta homens e mulheres igualmente e é vista em todos os grupos raciais. Os pacientes comumente estão na quinta e sexta décadas de vida à apresentação. A vasculite compromete artérias de pequeno e médio tamanhos e pode ser o resultado de infecção pela hepatite B. Os tecidos acometidos incluem o trato gastrointestinal, sistema hepatobiliar, rins, pâncreas, pele, testículos, nervos periféricos e músculos esqueléticos. Os sintomas à apresentação são principalmente constitucionais (febre, perda de peso e mal-estar) com neuropatia periférica (mononeurite múltipla).

Apesar do comprometimento arterial amplamente disseminado, as manifestações otorrinolaringológicas são poucas, mas a perda auditiva neurossensorial bilateral súbita foi atribuída à doença. Perturbações vestibulares também foram descritas. O mecanismo proposto de dano cocleovestibular é a oclusão tromboembólica das artérias distais da orelha interna. Outras manifestações da cabeça e do pescoço incluem paralisias de nervos cranianos, nos quais o sétimo nervo é o mais comumente comprometido, e lesões da pele e das mucosas.

Síndrome de Churg–Strauss

A síndrome de Churg–Strauss, também chamada angiite granulomatosa alérgica, é uma doença caracterizada pela tríade vasculite de pequenos vasos sistêmicos, asma e hipereosinofilia. A idade média de início é 50 anos, com uma preponderância masculina, e uma taxa de incidência de aproximadamente três por milhão. Três fases desta afecção existem. A fase prodrômica consiste em asma, atopia e rinite alérgica; este último sintoma está presente em 70% dos casos. A segunda fase é marcada por hipereosinofilia e infiltração eosinofílica dos tecidos, levando à neuropatia periférica ou infiltrados pulmonares. Vasculite necrosante sistêmica constitui a fase final, incluindo comprometimento renal, gastrointestinal, cardíaco e do SNC. A progressão de asma a vasculite ocorre ao longo de um período de 3 anos a décadas, e o diagnóstico da síndrome de Churg–Strauss exige quatro de seis critérios (asma; eosinofilia acima de 10%; neuropatia, mononeurite ou polineurite; infiltrados pulmonares não fixos; anormalidade de seio paranasal; e eosinofilia extravascular). Setenta por cento dos pacientes têm comprometimento nasal, com pólipos, resultante obstrução, rinorréia, rinossinusite secundária e formação de crostas. Asma é quase universal e a sorologia de anticorpo citoplasmático antineutrofílico (ANCA) (normalmente perinuclear ou p-ANCA) é detectada em 50% dos casos. As manifestações otorrinolaringológicas da síndrome de Churg-Strauss incluem perda auditiva neurossensorial e perda auditiva de condução devida à infiltração eosinofílica dentro da mastóide e da orelha média com otorréia. A doença da orelha média e da mastóide é revertida pelo tratamento esteróide (20). Corticosteróides em altas doses são o tratamento de escolha, mas alguns pacientes com comprometimento sistêmico grave necessitam ciclofosfamida. Mortes ocorrem mais comumente por comprometimento cardíaco e do SNC. Antes do uso dos esteróides, a taxa de mortalidade era 50% dentro de 3 meses do início da vasculite sistêmica.

Vasculites de Hipersensibilidade

As vasculites de hipersensibilidade são um grupo heterogêneo de vasculites de pequenos vasos que comprometem universalmente a pele, comprometimento arterítico de pequenos vasos (particularmente vênulas pós-capilares) e leucocitoclasia. Doenças neste grupo incluem angiite de hipersensibilidade, púrpura de Henoch–Schönlein e vasculite de crioglobulinemia. Estas síndromes parecem ser mediadas por complexos imunes e podem ser desencadeadas por um antígeno estranho, que freqüentemente não é identificado. A terapia é concentrada na identificação e na eliminação dos antígenos incitantes. Glicocorticóides, drogas imunossupressoras e plasmaférese são comumente usados no tratamento.

Granulomatose de Wegener

A granulomatose de Wegener é uma forma rara (incidência de menos de 1 em 100.000 por ano) de vasculite caracterizada pela tríade de granulomas do trato respiratório superior e inferior, vasculite e glomerulonefrite (tríade de Wegener). Nenhuma predileção de sexo é vista. A maioria dos pacientes é branca e apresenta-se na quinta década de vida. As características clínicas típicas incluem pneumonite bilateral (95% dos pacientes), sinusite crônica (90%), ulceração mucosa da nasofaringe (75%) e evidência de doença renal (80%). Sintomas nasais geralmente ocorrem cedo na doença e incluem formação de crostas, epistaxe e rinorréia. Erosão da cartilagem septal com deformidade de nariz em sela e estenose nasal podem ocorrer depois que a cartilagem é destruída pela vasculite e granulomas. A sinusite associada a granulomatose de Wegener é difícil de tratar. *Staphylococcus aureus* é freqüentemente cultivado destes pacientes.

Os achados mais comuns da cavidade oral na granulomatose de Wegener incluem hiperplasia da gengiva e gengivite. Edema e ulceração da laringe são vistos em 25% dos pacientes. Estenose subglótica importante desenvolve-se em até 23% dos pacientes e é um mau sinal prognóstico. Glândulas salivares também podem ser afetadas.

Problemas otorrinolaringológicos desenvolvem-se em 20% a 25% dos pacientes e incluem perda auditiva condutiva secundária a otite média serosa; otite média supurada, com ou sem tecido de granulação na orelha média; perda auditiva neurossensorial, freqüentemente profunda e bilateral; e alterações na orelha externa similares às vistas com policondrite. Paralisias de nervo facial também foram documentadas.

O diagnóstico é baseado em achados clínicos, patológicos e laboratoriais. A lesão patológica marcante da granulomatose de Wegener é a vasculite granulomatosa necrosante de pequenos e médios vasos com um infiltrado inflamatório (Fig. 14.4). Freqüentemente, biopsias da via aérea superior não são diagnósticas porque o infiltrado inflamatório obscurece a vasculite, de modo que múltiplas biopsias das vias aéreas superiores ou respiratórias inferiores são necessárias antes que o diagnóstico histológico afinal seja feito. A descoberta de anticorpo citoplasmático antineutrófilos corando-se no citoplasma (c-ANCA) revolucionou o diagnóstico da granulomatose de Wegener. A sensibilidade do c-ANCa para granulomatose de Wegener varia de 65% a 96% nos pacientes com doença ativa, generalizada e a especificidade é bastante alta, embora este teste possa ser positivo em pacientes com poliarterite nodosa e doença de Kawasaki. Apesar da alta especificidade, o diagnóstico tecidual deve ser usado para confirmar o diagnóstico (21). A VHS varia com a atividade da doença.

Quando não tratada, a granulomatose de Wegener generalizada é fatal dentro de 2 anos em 93% dos casos. Entretanto, o controle sintomático da doença é obtido na maioria dos pacientes com corticosteróides e ciclofosfamida diária em baixa dose. Azatioprina ou metotrexato podem ser alternativas à ciclofosfamida. Aproximadamente 20% dos pacientes, mesmo com terapia, eventualmente sucumbem à doença ou à terapia. Doença sinusal isolada pode ser tratada com esteróides em baixa posologia, esteróides nasais tópicos, irrigações com soro fisiológico ou antibióticos quando há suspeita de superinfecção. Adicionalmente, comprometimento da via aérea pode ser aliviado com esteróides sistêmicos, embora a estenose subglótica importante possa exigir uma traqueostomia.

Arterite de Células Gigantes/Polimialgia Reumática

A arterite de células gigantes (temporal) é caracterizada por inflamação granulomatosa focal de artérias de médio e pequeno calibres (Fig. 14-5). Histologicamente, observa-se uma pan-arterite com formação de granuloma de células gigantes próxima à lâmina elástica interna, que freqüentemente está rompida. Arterite de células gigantes é a mais comum das vasculites e sua incidência aumenta aproximadamente em 20 casos por 100.000 nas pessoas com idade de 50 anos ou mais. A arterite de células gigantes é na realidade uma arterite geral, da qual a arterite temporal é apenas uma manifestação local. Muitos reumatologistas admitem que esta doença abrange também a polimialgia reumática. A polimialgia reumática é uma síndrome clínica de dor muscular e rigidez matinal nos grupos musculares proximais sem doença inflamatória articular ou muscular. Os pacientes com polimialgia reumática têm alterações histológicas nas suas artérias semelhantes àquelas

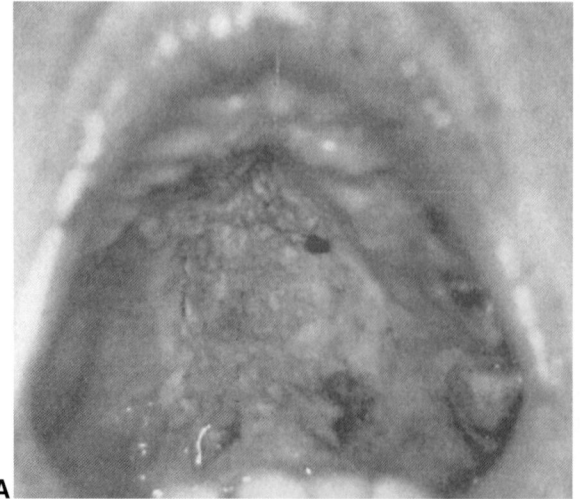
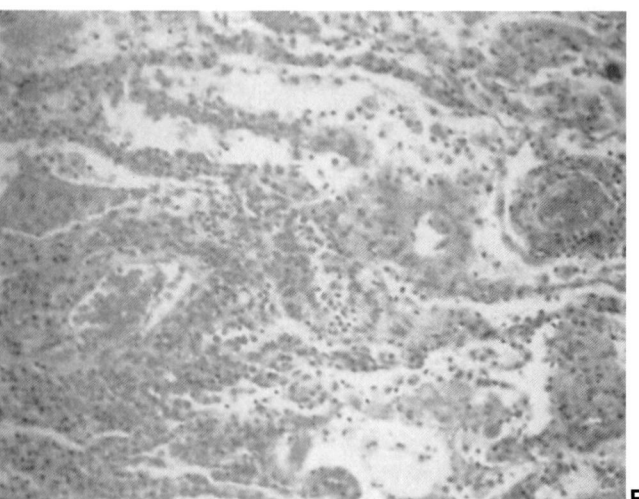

Figura 14.4

A: Granulomatose de Wegener comprometendo o palato. **B:** Esta biopsia pulmonar de um paciente com granulomatose de Wegener demonstra a vasculite típica e a reação tecidual necrosante.

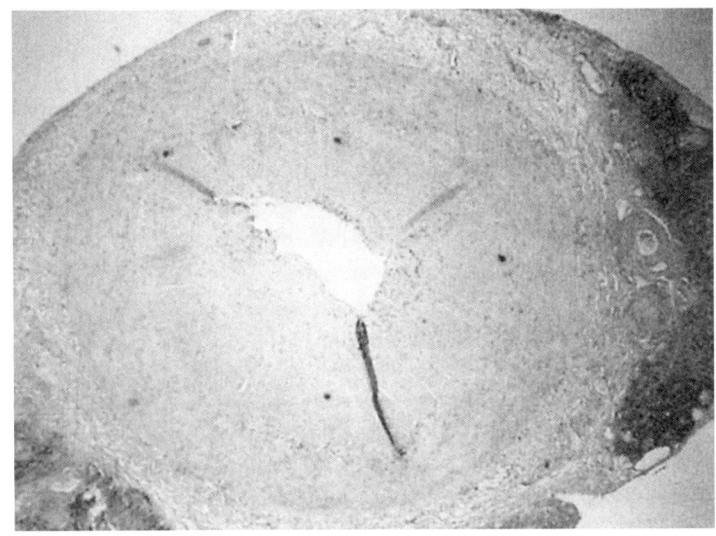

Figura 14.5
Arterite de células gigantes afeta tipicamente artérias com uma lâmina elástica. Esta biopsia de artéria temporal demonstra a infiltração polimorfonuclear e mononuclear característica, necrose da média, ruptura da lâmina elástica e formação de células gigantes.

da arterite temporal. Além disso, polimialgia reumática é vista em 50% dos pacientes com artrite de células gigantes clássica. Sintomas sistêmicos, como febre de baixo grau, perda de peso e mal-estar, podem preceder os sintomas localizados em todas as manifestações da doença. A polimialgia reumática isoladamente é em geral autolimitada e responde bem à terapia com prednisona em baixa posologia.

Os sintomas da arterite de células gigantes clássica refletem o comprometimento do suprimento sanguíneo craniano pela vasculite. Cefaléias são o sintoma inicial em 47% dos pacientes. É o sintoma mais comum, de caráter variável, e ocorre em até 90% dos pacientes. Apesar do nome, a artéria temporal está eritematosa e dolorosa à palpação em apenas 50% dos pacientes com arterite de células gigantes. O couro cabeludo, no entanto, está freqüentemente muito doloroso à palpação. Outras manifestações são presumivelmente devidas ao comprometimento de outras artérias na cabeça e no pescoço. Claudicação de mandíbula ocorre em até 67% destes pacientes e 25% têm claudicação lingual. Vertigem e perda de audição também foram descritas. Comprometimento da artéria faríngea ascendente pode levar à disfagia. Adicionalmente, déficits de nervos cranianos, hemiparesia, insuficiência vertebrobasilar e psicose refletem doença intracraniana. Cegueira ocorre em um terço dos pacientes não tratados e pode ser anunciada por defeitos de campos ou *amaurosis fugax*.

Na arterite de células gigantes, como com diversas das vasculites, a VHS geralmente é maior que 50 mm/h. Embora casos com VHSs normais ou levemente elevadas tenham sido relatados, esses resultados geralmente levam o clínico para longe do diagnóstico. A confirmação do diagnóstico de arterite de células gigantes é realizada com uma biopsia da artéria temporal no lado mais sintomático. Os resultados falso-negativos, no entanto, variam de 5% a 40% por causa das lesões salteadas e freqüentemente pequenos focos da doença na artéria. O Colégio Americano de Reumatologia exige que três de cinco critérios (idade acima de 50 anos ao início, cefaléia nova, anormalidade da artéria temporal, VHS acima de 50 mm e biopsia de artéria temporal mostrando vasculite) estejam presentes para fazer o diagnóstico. Assim, o papel da biopsia da artéria temporal é para confirmar o diagnóstico quando ele está em dúvida, embora uma biopsia negativa não exclua a doença. Uma biopsia positiva é útil se, depois do tratamento, permanecer uma dúvida acerca do diagnóstico. Em virtude da gravidade das conseqüências oftalmológicas, o tratamento não deve ser retardado para a biopsia, uma vez que ela é extremamente útil dentro de 24 horas do início do tratamento (22).

O tratamento da arterite de células gigantes é com corticosteróides. Normalização da VHS ou proteína C-reativa e perda dos sintomas são as orientações terapêuticas. A finalidade do tratamento é a eliminação da dor e prevenção de cegueira ou outras complicações vasculares e pode ser necessária durante 5 anos ou mais.

Doença de Behçet

A doença de Behçet é uma vasculite sistêmica que afeta populações japonesas e mediterrâneas e é comum iniciar na terceira década com úlceras orais e genitais e uveíte ou irite. Estas úlceras de tipo aftoso são caracteristicamente "arrancadas", com ou sem eritema circundante, e cobertas com uma pseudomembrana pálida. Elas são freqüentemente o primeiro sintoma da doença. Primordialmente, estas lesões dolorosas ocorrem isoladamente ou em coleções nos lábios, gengiva, mucosa bucal e língua e menos freqüentemente no palato e na orofaringe. As úlceras genitais são semelhantes mas são mais profundas e maiores. A cura ocorre em alguns dias a semanas e resulta alguma cicatriz. Uveíte é vista em 50% dos pacientes e perda de visão ocorre em 25%.

A causa da doença não é conhecida, mas existe um componente genético, e vasos de todos os tamanhos podem ser comprometidos. Os sintomas podem ocorrer simultaneamente, ou com meses de separação, e o diagnóstico é feito pela exclusão de outras doenças semelhantes. O tratamento local das úlceras orais e genitais é principalmente através do uso de cremes corticosteróides. Febre é tratada com antipiréticos ou antiinflamatórios não-esteróides. Colchicina oral é um tratamento sistêmico de primeira linha para comprometimento mucocutâneo. Dapsona oral é usada se colchicina falhar. Tratamento local para comprometimento ocular inclui midriáticos tópicos. Esteróides sistêmicos, agentes imunossupressores citotóxicos e interferon α-2b são reservados para doença sistêmica, doença mucosa grave e comprometimento ocular.

Síndrome de Cogan

A síndrome de Cogan é uma doença rara de adultos jovens (idade média, 22 anos) caracterizada por disfunção audiovestibular semelhante à de Ménière, ceratite intersticial, e testes para sífilis não-reativos. A ceratite intersticial é um infiltrado corneano de células mononucleares resultando em irritação ocular, eritema e fotofobia. Os sintomas freqüentemente começam depois de uma infecção respiratória superior. As manifestações audiovestibulares são geralmente bilaterais e podem incluir perda auditiva flutuante, vertigem, zumbido e pressão auricular (23). Estes sintomas podem resolver-se espontaneamente e reaparecer meses mais tarde. A perda auditiva é progressiva e grave e freqüentemente associada a respostas vestibulares diminuídas ou ausentes ao teste calórico. Surdez bilateral resulta em 50% dos casos. Os sintomas da orelha podem preceder ou seguir a doença ocular por vários anos. A síndrome de Cogan é acompanhada por uma vasculite sistêmica de grandes ou médios vasos em cerca de 10% dos casos. Os aspectos patológicos sugerem mecanismos auto-imunes específicos dos órgãos finais em vez de lesão por vasculite da orelha interna. Os resultados da audição são melhorados com iniciação precoce de tratamento corticosteróide sistêmico, de modo que o diagnóstico precoce é crítico. Perda visual permanente raramente resulta desta doença a menos que a inflamação ocular comprometa o segmento posterior. A ceratite intersticial é tratada com esteróides tópicos. Esteróides sistêmicos e ocasionalmente agentes imunossupressores são usados para tratar os sintomas otológicos. Implante coclear é bem-sucedido após perda da audição.

Doença de Kawasaki

A doença de Kawasaki, também conhecida como síndrome linfonodal mucocutânea, é uma doença que afeta o grupo etário pediátrico e constitui a causa mais comum de cardiopatia adquirida em crianças no mundo em desenvolvimento. A causa é desconhecida, mas os dados epidemiológicos sugerem uma causa infecciosa. As características clínicas incluem febre, conjuntivite, lábios vermelhos e secos, eritema da mucosa oral, erupção polimorfa no tronco, descamação dos dedos das mãos e pés e linfadenopatia cervical. Embora a adenopatia cervical seja a característica menos comum (vista em 50% a 75% dos pacientes), esta doença tem que ser considerada nas crianças febris com linfadenopatia cervical que não responde a antibióticos sem um diagnóstico alternativo. Em 20% a 25% das crianças não tratadas, desenvolve-se dilatação ou aneurismas de artérias coronárias, e uma pequena porcentagem morre de infarto do miocárdio devido à trombose ou ruptura de aneurismas coronarianos, geralmente dentro de 2 a 12 semanas após o início da doença. Tratamento com imunoglobulina (Ig) intravenosa e aspirina nos primeiros 10 dias de doença reduz a incidência de anormalidades coronarianas à décima parte.

DOENÇAS GRANULOMATOSAS

Um granuloma é uma lesão produzida por um processo imunopatológico defensivo. Inicialmente, um monócito circulante adquire citoplasma e organelas adicionais no processo de remover detritos inflamatórios. Se o mecanismo fagocítico falhar, a célula fica inerte e imóvel (i. e., epitelióide) e a seguir torna-se uma célula gigante de Langerhans multinucleada relativamente sem função com linfócitos e eosinófilos rodeando-a. Proliferação fibroblástica ocorre em torno das células comprometidas, formando um granuloma. Embora algumas doenças granulomatosas tenham causas conhecidas, e muitas vezes infecciosas, a causa de outras permanece pouco compreendida.

Se um paciente for visto pela primeira vez com uma lesão ulcerada que não se cura, tumor em mucosa, ou massa na cabeça ou pescoço, uma biopsia freqüentemente é efetuada para excluir doença neoplásica. O patologista freqüentemente relata apenas a presença de tecido de granulação compatível com inflamação aguda e crônica. O diagnóstico diferencial pode ser longo, e a primeira tarefa do médico é determinar se a lesão é um processo localizado ou uma apresentação regional de uma doença sistêmica. A investigação começa com uma história completa, com especial referência a febre, suores noturnos, perda de peso, perda de apetite, mal-estar, artralgias e outros fatores que sugerem doença sistêmica. Uma história de viagem recente a países em desenvolvimento e a possibilidade de imunocomprometimento também são fatores importantes.

Um exame físico vem a seguir e inclui uma busca de linfadenopatia cervical, axilar ou inguinal, ou hepatosplenomegalia. Se a primeira biopsia for inadequada, uma amostra subseqüente deve ser obtida das margens superficiais ou da profundidade da lesão. Tecido também é enviado para colorações especiais e culturas. Discussão pré-operatória com o patologista ou microbiologista assegura adequada coleta e transporte dos espécimes. O levantamento laboratorial e radiológico adicional depende dos achados da história e exame físico. Entretanto, pedir múltiplos estudos apontando para doenças raras de uma maneira "por exclusão" não é custo-efetivo.

Doenças Neoplásicas

Histiocitose de Células de Langerhans (Histiocitose X)

Histiocitose de células de Langerhans (HCL) é o termo preferido para estas doenças de proliferação de células fagocíticas mononucleares. A característica unificadora das doenças classificadas sob HCL é sua histopatologia. Histologicamente, as lesões da HCL são granulomatosas e contêm histiócitos, eosinófilos e linfócitos. Células gigantes, neutrófilos e células plasmáticas também podem estar presentes. Nas fases iniciais, as lesões são dominadas por histiócitos, inclusive células de Langerhans. À medida que as lesões amadurecem, ocorre necrose, fagocitose e finalmente alterações xantomatosas e fibrose, sendo as células de Langerhans as menos comuns. A identificação de células de Langerhans é necessária para diagnóstico, e microscopia eletrônica pode ser necessária para identificar as inclusões características conhecidas como grânulos de Birbeck, grânulos X ou corpos de Langerhans. Em microscopia óptica, as células de Langerhans patológicas são semelhantes àquelas encontradas na pele, onde estas células estão envolvidas na hipersensibilidade retardada. Sua presença na lesão de HCL com eosinófilos e linfócitos sugere um mecanismo imunológico para a doença, embora a fisiopatologia esteja longe de geralmente aceita. Por microscopia óptica, estas lesões não parecem malignas; entretanto, foi mostrado que as células nas lesões são clonais. Se esta é uma doença reativa ou maligna, ainda é debatido.

A histiocitose de células de Langerhans tem diversas variedades reconhecidas e pode apresentar um *continuum* de gravidade da doença. O termo *histiocitose X* foi criado em 1953 para unificar os diagnósticos de granuloma eosinofílico, doença de Hand-Schüller-Christian e Letterer-Siwe e para enfatizar a causa desconhecida destes transtornos. Outras variedades foram descritas, mas esta discussão é limitada às mais comuns.

A nomenclatura tradicional desta coleção de transtornos é baseada na história da sua primeira descrição na literatura médica. A doença de Hand-Schüller-Christian, descrita em 1921, é a forma disseminada crônica da HCL. Alguns investigadores descrevem este processo como a forma poliostótica do granuloma eosinofílico. Esta entidade ocorre em crianças depois da lactância e em adultos jovens, mas também é descrita em idosos. Uma tríade clássica, ocorrendo em 10% dos casos, consiste em lesões no crânio, exoftalmia e diabetes insípido. A doença de Letterer-Siwe, descrita em 1933, é a forma disseminada aguda da HCL, que afeta lactentes e crianças, com idade de 3 anos ou menos. Predomina o comprometimento extra-esquelético. O granuloma eosinofílico, a forma localizada da HCL, descrita em 1940, ocorre em crianças e adultos jovens. Esta doença é caracterizada por lesões osteolíticas em um osso (i. e., monostótica) ou vários ossos (i. e., poliostótica), com uma predileção pelos ossos frontal e temporal. A distinção entre granuloma eosinofílico e as formas disseminadas é útil, mas a distinção entre doença de Hand-Schüller-Christian e doença de Letterer-Siwe não afeta o tratamento. Estudos modernos sobre HCL usam esquemas de classificação baseados em sistemas de órgãos e locais de doença comprometidos, em vez das tradicionais classificações históricas (24).

A incidência anual de HCL é cerca de quatro por milhão, com a idade média ao diagnóstico de aproximadamente 2 a 3 anos. HCL é mais comum em homens, e casos com comprometimento multissistêmico geralmente são vistos inicialmente nos primeiros 2 anos de vida e são raros em adultos. Metade dos casos aparece como uma lesão óssea isolada em pacientes com mais de 5 anos de idade. Existe evidência de que HCL é associada a uma predileção à malignidade.

Muitos órgãos podem ser envolvidos na HCL. Como o osso é o órgão mais comumente comprometido, com uma predileção pelo crânio, a manifestação mais comum da doença na cabeça e no pescoço são lesões no crânio. As lesões ósseas da HCL são transparências do osso medular, que parecem arrancadas com *punch* na radiografia, sem nenhuma reação esclerótica circundante. Otite média é o mais freqüente achado otológico em pacientes com HCL e é devida ao comprometimento do osso temporal, particularmente na crista petrosa. Sintomas dentários são devidos ao comprometimento mandibular. As lesões mandibulares podem ser dolorosas e causar aumento de volume. A maxila é menos freqüentemente comprometida. Edema gengival é associado a adenopatia cervical. Comprometimento da pele é comum na forma disseminada e como erupção seborréica que muitas vezes afeta o couro cabeludo e áreas pós-auriculares. Diabetes insípido é comum por causa de comprometimento hipotalâmico ou hipofisário, e a tireóide também pode ser afetada. Outros sintomas de órgãos comumente comprometidos incluem fígado, pulmão, SNC, linfonodos e baço.

O tratamento depende da extensão da doença. Para lesões isoladas, acessíveis em crianças mais velhas e adultos jovens (granuloma eosinofílico), é preferida excisão cirúrgica. Radioterapia é reservada para recorrências ou lesões inacessíveis. Granulomas eosinofílicos isolados acarretam um prognóstico excelente. Os pacientes com doença sistêmica são geralmente tratados com quimioterapia sistêmica. Vincristina, etoposida e corticosteróides comprovaram-se agentes quimioterápicos eficazes e com o tratamento a taxa de mortalidade é de aproximadamente 20% (24).

Histiocitoma Fibroso

O histiocitoma fibroso desenvolve-se freqüentemente como uma lesão de massa indolor e é comumente encontrado em pele exposta ao sol e tecidos orbitários na derme e na subcútis mas também pode ser encontrado nos tecidos moles profundos. Na cabeça e no pescoço, foi observado no trato aerodigestivo superior, nas glândulas salivares e nas camadas profundas do couro cabeludo e de face. A faixa etária é de 1 a 70 anos, com uma proporção de homens para mulheres de 2,5:1. Os sintomas mais comuns incluem obstrução nasal, epistaxe, disfagia e dispnéia (25). As lesões do histiocitoma fibroso são nódulos de progressão lenta e aproximadamente um terço dos tumores são múltiplos e metacrônicos.

A histopatologia básica do histiocitoma fibroso consiste em uma população celular bifásica de fibroblastos e histiócitos com células fusiformes com núcleos alongados dispostos em um padrão semelhante a um tapete com formas de rodas de carro. Algumas lesões mostram atipia e atividade mitótica, embora o aspecto histológico não se correlacione completamente com o comportamento clínico. Metástase é rara. O tratamento do histiocitoma fibroso é a excisão local com margens livres (25).

Granuloma Piogênico

O granuloma piogênico é um hemangioma capilar polipóide, às vezes chamado hemangioma capilar lobular, que é visto na pele e superfícies mucosas. Histologicamente, o granuloma piogênico consiste em agregados circunscritos de capilares dispostos em lóbulos (Fig. 14.6). Estas lesões são vistas na gengiva, e mais comumente em dedos, lábios, face, cavidades nasais e língua. Sessenta por cento das lesões nasais originam-se no septo e podem aparecer com epistaxe. Excisão cirúrgica é o tratamento de escolha; ressecção incompleta pode levar à recorrência. Estas lesões são benignas e, embora elas caracteristicamente sangrem intermiten-

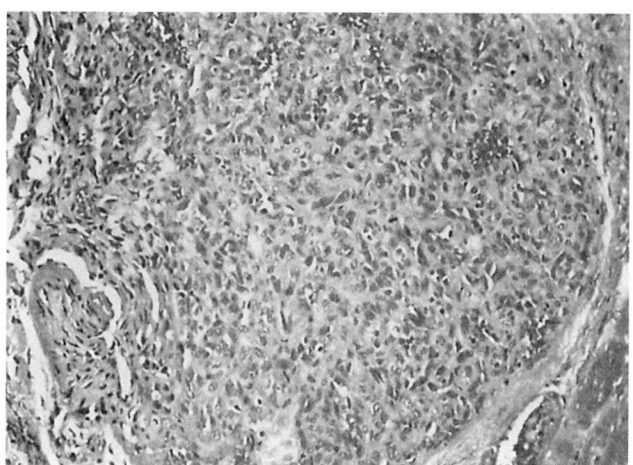

Figura 14.6
Hemangioma capilar lobular. A biopsia de língua revelou mucosa escamosa ulcerada com proliferação lobular de capilares e inflamação (coloração com hematoxilina e eosina; ampliação original, ×10).

temente, são indolores. Em pacientes com menos de 18 anos, granulomas piogênicos ocorrem predominantemente em meninos (82%), mas uma predominância feminina (86%) é encontrada entre os pacientes de 18 a 39 anos de idade. É provável que a distribuição por gêneros seja baseada em fatores hormonais, uma vez que o granuloma piogênico é comum, particularmente na gengiva, em mulheres grávidas e mostra regressão acentuada com o parto. Neste contexto, estes tumores são conhecidos como granuloma *gravidarum*.

Granuloma de Reparação

A causa do granuloma de reparação é desconhecida, mas ele provavelmente é secundário a trauma local, como uma remoção de dente. A forma periférica é uma massa séssil ou pedunculada coberta por mucosa avermelhada ou azulada originando-se da gengiva ou mucosa alveolar, e é encontrada mais comumente na mandíbula anterior. A forma central é endosteal, usualmente anterior ao primeiro molar na mandíbula. Radiograficamente, a lesão aparece como uma cavidade lítica, expansiva, unilocular com margens não escleróticas bem demarcadas e um córtex ósseo, que é adelgaçado mas intacto. O tratamento consiste na curetagem.

Sialometaplasia Necrosante

Sialometaplasia necrosante é uma lesão caracterizada por células epiteliais metaplásicas revestindo pequenos ductos de glândula salivar com a preservação da arquitetura lobular, diferente de células escamosas ou carcinoma mucoepidermóide. Este processo pode ser encontrado onde quer que esteja presente tecido salivar, mas ocorre mais freqüentemente na cavidade oral, e a junção do palato duro com o mole é o local mais freqüentemente comprometido. Esta lesão é vista primeiro como uma úlcera situada profundamente e nitidamente demarcada, mas um intumescimento não ulcerado pode ser a única manifestação. Resolução espontânea ao longo do curso de semanas a meses é a regra. Esta entidade é mais comum em pessoas que fumam, e estas lesões são freqüentemente tomadas erradamente por carcinoma oral.

Sarcoidose

A sarcoidose é uma doença idiopática sistêmica caracterizada por granulomas não caseosos nas áreas afetadas. A doença geralmente ocorre na terceira à quinta décadas, raramente antes da idade de 15 anos, e é mais comum em mulheres. É relativamente mais comum em afro-americanos (incidência anual de 35 por 100.000) que em brancos americanos (11 por 100.000), embora seja vista em todo o mundo. Granulomas sarcóides mais freqüentemente se depositam nos pulmões e linfonodos intratorácicos. Trinta a sessenta por cento dos pacientes com sarcoidose são assintomáticos e a descoberta incidental por radiografia é uma apresentação comum. Um terço dos pacientes tem sintomas constitucionais incluindo perda de peso, suores noturnos, fadiga, mialgia e febre. Pacientes sintomáticos também podem queixar-se de tosse seca, dispnéia, erupções cutâneas ou sintomas do sistema nervoso incluindo alterações da visão. Adenopatia generalizada ocorre em 25% a 50% dos casos e esplenomegalia em 10%. Comprometimento neural ocorre em 4% a 6% destes casos e 15% a 25% comprometem a órbita. Sarcóide pode depositar-se nos nódulos subcutâneos de Darrier Rousey e mostrar comprometimento isolado ou de múltiplos sistemas. O diagnóstico depende da correlação dos sintomas com indicadores radiográficos, patológicos ou bioquímicos.

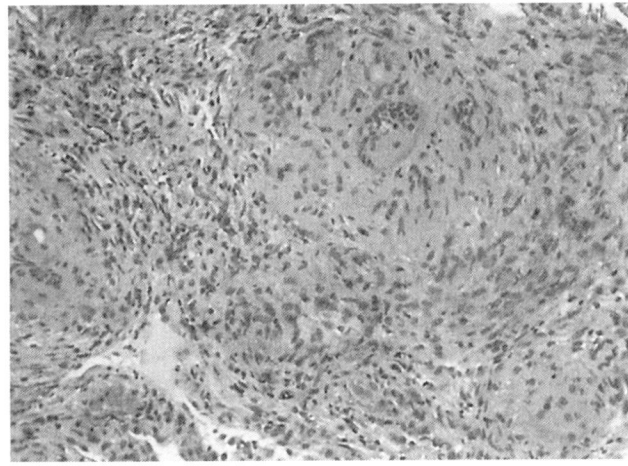

Figura 14.7
Sarcoidose. A biopsia pulmonar mostra granulomas não caseosos com células gigantes (coloração com hematoxilina e eosina; ampliação original, ×10).

A marca patológica, o granuloma epitelióide não caseoso, é compacto e demonstra células gigantes multinucleadas, linfócitos e células fagocíticas mononucleares enroladas por fibroblastos e mastócitos (Fig. 14.7). Tipicamente nenhuma necrose (caseosa) é encontrada. A predileção dos granulomas por linfonodos e tecido conjuntivo pode levar aos achados radiográficos típicos de adenopatia hilar, espessamento dos septos entre os lóbulos e atenuação generalizada por comprometimento pulmonar intersticial difuso.

O diagnóstico da sarcoidose envolve a exclusão de outra doenças granulomatosas, particularmente tuberculose, e de achar os granulomas típicos em biopsia aberta ou de agulha fina. A avaliação laboratorial inclui radiografia de tórax e testes cutâneos para anergia e tuberculose. Quando o diagnóstico é estabelecido, é importante avaliar o paciente quanto à extensão e à gravidade da doença, incluindo o possível comprometimento do SNC, cardíaco ou oftalmológico (26). Enzima conversora de angiotensina foi usada previamente para monitorar a evolução da doença, mas muitos médicos que tratam destes pacientes questionam o valor do teste. Mais recentemente, interleucina (IL)-12 e lavados brônquicos de proteína inflamatória de macrófago 1α e β mostraram-se promissores como marcadores da gravidade da doença.

Embora a causa da sarcoidose não seja conhecida, evidência recente sugere um risco relativo familial aumentado cinco vezes e possível ligação ao cromossomo 6 e genes específicos do antígeno leucocitário humano (HLA). Sarcoidose é considerada um resultado de fatores do hospedeiro e ambientais interagindo para criar uma resposta hiperexuberante mediada pelas células T, mas nem a suscetibilidade do hospedeiro nem os gatilhos ambientais foram definidos (26).

Manifestações da cabeça e do pescoço ocorrem em 10% a 15% dos pacientes, e as várias manifestações podem ser a doença de apresentação (27). Adenopatia cervical está presente em quase a metade dos pacientes com sarcoidose. Os nódulos subcutâneos amarelos típicos ou pólipos de sarcoidose podem depositar-se em qualquer lugar no trato respiratório superior. Na laringe, geralmente, depositam-se na laringe supraglótica. Disfonia, dispnéia e disfagia são os sintomas usuais. Patognomônico do sarcóide laríngeo é uma epiglote difusamente aumentada, rosa-claro, em forma de turbante. As lesões na órbita incluem massas orbitárias, aumento lacrimal e uveíte. Aumento da parótida ocorre em aproximadamente 6% dos pacientes, com ou sem comprometimento do nervo facial. Parotidite, uveíte, paralisia facial e febre são conhecidos como doença de Heerfordt ou febre uveoparotídea. Os sintomas do trato nasossinusal incluem obstrução nasal, edema, epistaxe, formação de crostas e massa nasal (28). Adicionalmente, epífora por obstrução lacrimal e anosmia foram descritas. Lúpus pérnio descreve uma erupção purpúrea comprometendo principalmente o nariz e as bochechas, e é um mau sinal prognóstico. Comprometimento otológico é raro, mas a sarcoidose pode comprometer estruturas da orelha. Disfunção da orelha média é usualmente devida a comprometimento da tuba auditiva. Perda auditiva neurossensorial foi descrita, provavelmente devida à inflamação meníngea, e comprometimento tonsilar, faríngeo e de nervos cranianos são outras manifestações relatadas na cabeça e no pescoço.

A história natural da doença é variável. Alguns pacientes têm regressão espontânea; a gravidade da doença pode regredir e exacerbar-se, todavia, alguns sucumbem à doença, particularmente as manifestações pulmonares, no SNC e cardíacas. Fatores prognósticos negativos incluem idade acima de 40 anos, uveíte crônica, comprometimento da mucosa nasal, hipercalcemia, nefrocalcinose, declínio da função pulmonar e comprometimento cardíaco e do SNC. Outros fatores prognósticos negativos incluem doença crônica (mais de 2 anos de doença sistêmica) e achados na radiografia de tórax além da adenopatia hilar (26). Nos Estados Unidos, o prognóstico para aqueles de descendência africana é pior que para os brancos. O tratamento é o uso de corticosteróides orais, que melhoram a função pulmonar e o aspecto radiográfico, todavia não foi documentado que este tratamento modifique a progressão da doença a longo prazo. Assim, o tratamento corticosteróide é usado com cautela para evitar efeitos colaterais a longo prazo. Em geral, doença pulmonar branda pode ser tratada com corticosteróides e agentes antiinflamatórios não esteróides, enquanto sintomas mais graves são tratados com corticosteróides orais.

Gota

A artrite da gota é geralmente episódica, autolimitada, monoarticular e o resultado de uma hiperuricemia, que é anormalidade metabólica comum. O diagnóstico é pelo exame microscópico no líquido articular ou um tofo que revela cristais de urato monossódico que são birrefringentes negativos. A prevalência é 8,4 casos por 100.000. Comprometimento da cabeça e do pescoço, embora raro, consiste em dois processos principais: artrite gotosa e depósitos tofáceos. O local mais comum de artrite gotosa na cabeça e no pescoço é a articulação cricoaritenóidea, produzindo dor, disfagia, rouquidão, aspiração, estridor e possível comprometimento das vias aéreas, dependendo da posição de fixação. Tofos na cabeça e no pescoço classicamente afetam a borda da hélice na orelha externa. Esta lesão geralmente é indolor. Os tratamentos para esta doença são variados. Gota branda é usualmente tratada com o antiinflamatório não esteróide indometacina. Esteróides, regionais ou sistêmicos, também podem ser eficazes. Colchicina deve ser usada com cautela em virtude de efeitos colaterais sérios. Profilaxia com alopurinol reduz a probabilidade de ataques agudos.

Doenças Infecciosas

Infecções Bacterianas

Doença da Arranhadura do Gato e Angiomatose Bacilar

Considera-se que tanto a doença da arranhadura do gato quanto a angiomatose bacilar são causadas pela bactéria *Bartonella henselae* (que pertence à família dos patógenos riquetsiais), embora as duas entidades acarretem lesões histopatológicas e quadros clínicos diferentes (29). Bacteriemia por *B. henselae* está presente em cerca de 50% dos gatos, o que pode servir como reservatório para este agente. Este agente é um bacilo intracelular, Gram-negativo, pleomórfico, não acidorresistente, que pode ser visto com a coloração pela prata de Warthin–Starry.

A febre da arranhadura do gato geralmente é uma doença regional autolimitada. Cinqüenta por cento destes pacientes, geralmente crianças, são vistos primeiro com massas na cabeça e no pescoço. Adenopatia regional dolorosa e febre branda são comuns, com 55% a 94% dos pacientes exibindo uma lesão cutânea no local da inoculação por arranhadura ou mordida de gato. Na maioria dos casos, uma lesão visível está presente no local de inoculação 3 a 14 dias depois da exposição. Aproximadamente 22.000 casos por ano são vistos nos Estados Unidos. O diagnóstico é baseado em uma história de exposição a gato, a presença de um local primário de inoculação, adenopatia regional e características histológicas de arranhadura do gato (linfadenite granulomatosa supurativa e necrosante com microabscessos estrelados) em uma biopsia excisional. Bacilos intracelulares pleomórficos, corando-se com prata de Warthin–Starry, podem ser vistos histologicamente. Sorologia muitas vezes não é útil. Os linfonodos axilares, cervicais e submandibulares são mais comumente comprometidos. Exclusão de outros agentes causais pode ser necessária. Adenopatia regional ocorre após 1 a 3 semanas, acompanhada por sintomas variados de febre de baixo grau, dor abdominal, cefaléia e mal-estar. O tratamento é suportivo, com incisão e drenagem reservados para formações de abscessos que ocorrem em 5% a 10% dos pacientes. Azitromicina pode acelerar a recuperação, mas desaparecimento da linfadenopatia em 1 a 2 meses, independentemente da terapia, é a regra. Uma apresentação menos comum é o comprometimento oculoglandular (síndrome de Parinaud) por inoculação conjuntival. Incomumente, a doença é complicada por comprometimento de fígado, baço, medula óssea ou respiratório inferior. Complicação do SNC, incluindo neurorretinite, também pode ocorrer mas geralmente é autolimitada.

A angiomatose bacilar ocorre predominantemente em adultos jovens sob a forma de pápulas cutâneas e nódulos ou massas subcutâneas, mas as lesões poderiam potencialmente afetar qualquer sistema. Elas podem ser confundidas macroscopicamente com sarcoma de Kaposi. Angiomatose bacilar pode comprometer as membranas mucosas do nariz, cavidade oral, faringe, laringe, brônquios ou conjuntiva. O agente causal é considerado como sendo *B. henselae* e, em menor grau, *Bartonella quintana*. Os fatores de risco incluem exposição a gato, vírus de imunodeficiência humana (HIV) ou outros estados imunocomprometidos. A doença causada por *B. henselae* é associada à exposição a gatos e pulgas de gato, enquanto os casos de *B. quintana* são associados à exposição a piolhos, pobreza e moradores de rua. A histopatologia é um pouco diferente daquela da doença da arranhadura do gato e consiste em proliferação vascular (capilar lobular) com bacilos Gram-negativos pleomórficos visíveis com a coloração de Warthin–Starry. As lesões respondem bem à eritromicina, azitromicina, claritromicina ou doxiciclina; rifampicina é acrescentada para situações que ameacem a vida. Não tratada, esta doença é progressiva e pode comprovar-se fatal (29).

Brucelose

A brucelose (febre ondulante, febre mediterrânea, febre de Malta) é causada por um cocobacilo Gram-negativo aeróbico. Boi, porco, cabra, alce e bisão podem abrigar o patógeno e os humanos podem adquirir a infecção dos laticínios produzidos de um destes animais. Nos Estados Unidos, a maioria dos casos relatados são devidos à ingestão de produtos de leite de cabra não-pasteurizado do México ou exposição ocupacional a animais infectados. Depois da exposição, as bactérias *Brucella* sp. entram nos linfáticos e replicam-se intracelularmente nos linfonodos regionais antes de se disseminarem hematogenicamente. As bactérias proliferam no sistema reticuloendotelial e causam granulomas não-caseosos nos tecidos comprometidos, incluindo tecidos na cabeça e no pescoço. Fraqueza, sudorese, calafrios, mal-estar, cefaléia, dor nas costas e artralgia são afecções comuns e febre com pico à tarde também é comum. O diagnóstico é baseado em uma história sugerindo exposição e títulos séricos. Doxiciclina e rifampicina são o tratamento de escolha.

Rinoscleroma

O rinoscleroma é causado por *Klebsiella rhinoscleromatis*, uma bactéria Gram-negativa. Esta doença é incomum nos Estados Unidos mas é vista no Oriente Médio, América Latina e Europa oriental. A doença geralmente compromete o nariz e seios paranasais, mas também são vistos sintomas laríngeos, da orelha, órbita e respiratórios inferiores. A evolução natural da doença é a progressão através de três fases: catarral, caracterizada por rinorréia purulenta; granulomatosa (florida), caracterizada por granuloma e hiperplasia da mucosa nasal; e fibrótica, que leva à estenose nasal, laríngea e traqueobrônquica. O diagnóstico é baseado na observação do encrostamento característico "em cor de favo de mel" no nariz dos pacientes com rinorréia prolongada e uma história de viagem a países endêmicos. Histologicamente, a submucosa demonstra inflamação mista, inclusive células de Mikulicz características (macrófagos multinucleados com citoplasma claro a espumoso) durante o estádio florido, quando o diagnóstico geralmente é feito. O organismo é visto nestas células com coloração de Gram-ou Warthin–Starry. Tetraciclina a longo prazo é o tratamento padrão e, ocasionalmente, intervenção cirúrgica é justificada para obstrução laríngea durante a fase florida ou fibrótica.

Tuberculose

Os membros do gênero *Mycobacterium* são um grupo de bactérias aeróbicas, não-esporuladas, imóveis que são de crescimento lento e têm um alto conteúdo lipídico na parede celular. *Mycobacterium tuberculosis*, que é o organismo micobacteriano mais importante em doença humana, causa tuberculose. A tuberculose é a segunda causa principal causa de morte infecciosa no mundo, levando a 7% das mortes; até um terço da população mundial é infectada. Nos Estados Unidos, a incidência caiu durante anos; em 2001, aproximadamente 16.000 casos foram descritos. Oitenta por cento destes casos foram pulmonares. Nos Estados Unidos, esta é principalmente uma doença dos homens, os pobres, do centro deteriorado das cidades; dos não brancos, HIV-positivos e imunossuprimidos. *M. tuberculosis* é geralmente transmitido pela inalação de gotículas transportadas pelo ar, que podem permanecer aerossolizadas durante horas. Menos comumente, contato direto com uma ferida aberta pode causar infecção. A tuberculose é relativamente rara na cabeça e no pescoço. Depois que o microrganismo ganha entrada, 90% dos pacientes que têm um PPD (derivado protéico purificado) positivo são assintomáticos, embora a doença possa desenvolver-se a qualquer tempo durante sua vida se deixada não tratada. Sete por cento das pessoas nos Estados Unidos são PPD-positivas, sugerindo exposição à bactéria. Em muitos destes casos, a bactéria permanece adormecida em pequenos números, a não ser que a pessoa seja tratada com antimicrobianos. Esta população representa o reservatório natural da doença. A patogenia é altamente variável, e a latência desde a exposição até os sintomas clínicos pode ser longa. As infecções iniciais, em grande parte não combatidas, ocorrem no pulmão após a inalação até que a imunidade mediada por células seja estabelecida pelas 6 a 8 semanas. A esta altura, o teste cutâneo com PPD torna-se positivo e as bactérias podem ter-se espalhado regionalmente aos linfonodos e sistemicamente. Formação de granuloma resulta da resposta mediada por células nos locais infectados e a lesão pulmonar original muitas vezes se cura, embora um pequeno número de bacilos permaneça. Freqüentemente, em virtude de uma redução das defesas do hospedeiro, reativação mais tarde ocorre em aproximadamente 10% dos pacientes. A infecciosidade é máxima em pacientes com testes de escarro positivo, doença cavitária ou tuberculose da laringe. Os profissionais de saúde devem ser conscientes do risco ocupacional da exposição; identificação precoce dos indivíduos infectados é necessária para o isolamento e outras precauções a serem implementadas.

O diagnóstico começa com um PPD positivo, com uma pápula de 15 mm ou mais sendo julgada positiva em hospedeiros normais, 10 mm ou mais em grupos de alta prevalência (internados, sem lar etc.), e 5 mm ou mais em HIV-positivos ou outros grupos com defeitos da imunidade celular. A não ser que um paciente tenha sido tratado, um PPD positivo significa a presença de alguns bacilos viáveis e o potencial de reativação. Citologia de aspiração com agulha fina é útil para avaliar linfadenite tuberculosa, mas esta técnica tem limitações, particularmente quando bacilos acidorresistentes não podem ser encontrados em esfregaços. Amplificação de ácidos nucléicos pode identificar DNA ou RNA micobacterianos de espécimes, particularmente escarro, mas também de aspirados de tecidos, com melhores valores preditivos positivos e negativos do que com microscopia direta (30). Estes testes levam aproximadamente 6 horas. A cultura das micobactérias leva muito mais tempo, mas as técnicas de detecção por cultura também foram melhoradas.

Muitas manifestações da tuberculose são encontradas, e alguns pacientes têm sintomas constitucionais. Linfadenopatia cervical é a forma mais comum de comprometimento da cabeça e do pescoço. Os gânglios são múltiplos, fundidos, bilaterais, firmes, e geralmente não dolorosos à palpação, e freqüentemente comprometem os linfonodos do triângulo posterior e supraclaviculares. Se um paciente com linfadenite cervical tiver um teste do PPD negativo com um controle positivo, tuberculose é improvável porque 98% dos pacientes com linfadenite cervical secundária a tuberculose têm uma prova cutânea positiva. Aspiração com agulha fina é útil para chegar a um diagnóstico. Uma radiografia de tórax deve sempre ser feita, e uma tomografia computadorizada (TC) e ultra-sonografia do pescoço devem ser consideradas. Os achados de TC incluem uma massa nodal de baixa densidade loculada com bordas contrastadas e planos fasciais normais. As paredes da massa linfonodal também são mais espessas que as encontradas em doença maligna. Com ultra-som, à medida que a caseação e a supuração continuam, a imagem muda para uma massa heterogênea de baixa ecogenicidade. Com progressão adicional, a formação de abscesso dissemina-se para os tecidos subcutâneos adjacentes. Biopsia excisional também deve ser considerada e revelará os granulomas característicos (Fig. 14.8). Uma biopsia é obrigatória se o paciente tiver recebido terapia antituberculosa recentemente. Como nos casos de micobactérias não tuberculosas, incisão e drenagem devem ser evitadas (31).

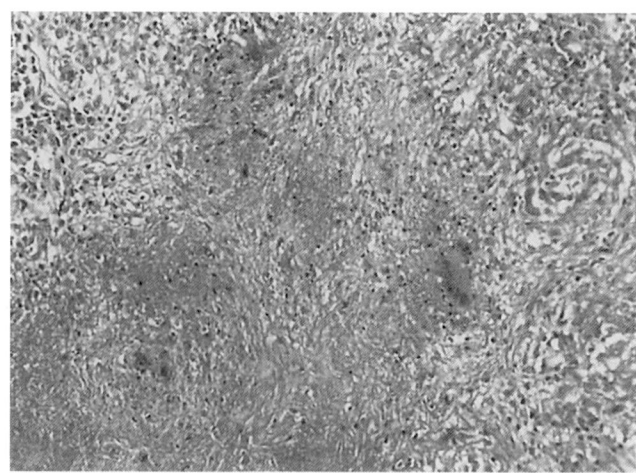

Figura 14.8

Tuberculose. O linfonodo revela necrose rodeada por células gigantes de Langerhans, histiócitos epitelióides e linfócitos (coloração com hematoxilina e eosina; ampliação original, ×10).

O sintoma laríngeo mais comum é rouquidão, mas disfagia com odinofagia e estridor não são incomuns. Um alto índice de suspeição deve ser mantido quanto à tuberculose laríngea em pacientes infectados com HIV. Antes da era antibiótica, comprometimento laríngeo era comum, mas agora é raro e visto em menos de 1% de todos os casos de tuberculose. Nestes pacientes, as lesões podem ser vistas em toda a laringe e podem variar em aspecto.

O comprometimento otológico começa com granulomas aparecendo como pontos hiperêmicos espessados sobre a membrana timpânica, os quais coalescem para formar múltiplas perfurações. Estas perfurações sem dor drenam um fino corrimento aquoso. O tecido de granulação então aumenta e o corrimento torna-se espesso e caseoso por causa da superinfecção bacteriana piogênica. Mastoidite pode seguir-se, com extensão intracraniana. Exames de imagem da mastóide tipicamente mostram uma ausência de destruição óssea e esclerose porque o processo é relativamente agudo. Geralmente, o exame revela granulação na orelha média com erosão dos ossículos. Fístula pós-auricular pode ocorrer, e adenopatia pré-auricular é comum (31).

Outros locais na cabeça e no pescoço podem ser comprometidos. Infecção nasal é manifestada por obstrução e rinorréia. Granulomas mucosos são vistos, e perfuração septal pode ocorrer. Tuberculose pode causar ulceração oral. O tecido tonsilar nasofaríngeo e orofaríngeo pode ser infectado, e as glândulas salivares podem ser comprometidas (31).

O tratamento da tuberculose é dirigido pela cultura e sensibilidade. Os pacientes com tuberculose pulmonar ou laríngea suspeitada ou confirmada devem ser postos em isolamento respiratório até não serem mais infecciosos. Todos os pacientes com tuberculose confirmada ou suspeitada devem receber isoniazida, rifampicina e pirazinamida e possivelmente etambutol ou estreptomicina, dependendo dos padrões de resistência locais. Uma vez confirmada tuberculose, o tratamento é diário durante 6 meses. A reavaliação aos 3 meses determina se o paciente necessita tratamento adicional ou uma mudança no esquema. Todos os casos de tuberculose devem ser relatados ao departamento de saúde pública local, e os pacientes com tuberculose devem ser testados quanto ao HIV (32). Excisões linfonodais em bloco são necessárias para gânglios flutuantes ou drenando cronicamente. Uma mastoidectomia deve ser reservada para mastoidite concomitante.

Micobactérias Não-Tuberculosas

As micobactérias não-tuberculosas são em geral menos virulentas que *Mycobacterium tuberculosis;* entretanto, elas também são menos responsivas às drogas antituberculosas-padrão. Em virtude de uma predileção por colonizarem o trato respiratório superior, culturas positivas repetidas são mais significativas que cultura única. A via de transmissão é do solo à boca, trato respiratório ou olho. Os períodos de incubação são longos, 5 anos em média. Estado imunológico alterado existe freqüentemente. A prevalência e a virulência da doença micobacteriana não tuberculosa aumentaram na era da epidemia de HIV, especialmente o complexo *Mycobacterium avium-intracellulare*, que é reconhecido como uma infecção oportunista comum na síndrome de imunodeficiência adquirida. *Mycobacterium avium* e *Mycobacterium kansasii* formam o complexo mais comum de patógenos micobacterianos atípicos, afetando principalmente o sistema pulmonar. Em pacientes com AIDS com baixas contagens de linfócitos CD4, a doença freqüentemente se torna sistêmica. Lesões ulcerativas orais podem ser vistas na doença disseminada.

Mycobacterium scrofulaceum é uma bactéria ubíqua no solo e na água. Como patógeno, estas bactérias mais freqüentemente causam linfadenite em crianças com menos de 6 anos. A linfadenopatia é mais comumente cervical, predominantemente nos linfonodos pré-auriculares, submandibulares ou cervicais anteriores. O aumento é lento, e eventualmente a pele se torna comprometida e desenvolve-se uma fístula com drenagem. Escrófula em crianças também pode ser causada comumente pelo complexo *M. avium* e menos comumente por *M. kansasii* ou outros organismos micobacterianos atípicos mais raros. Micobactérias não-tuberculosas causam mais comumente linfadenopatia cervical que a própria tuberculose. Micobactérias não-tuberculosas (*Mycobacterium fortuitum* e *M. avium*) podem ser causas raras de mastoidite, incluindo otorréia indolor crônica e tecido de granulação exuberante na orelha média.

O diagnóstico é por cultura e testes de sensibilidade de um espécime de biopsia; detecção típica de crescimento em culturas leva 2 semanas, mas a identificação da espécie pode levar até 4 semanas. Cinqüenta por cento destes pacientes terão um teste cutâneo do PPD positivo. Teste de suscetibilidade é fortemente desejável, mas técnicas-padrão não foram desenvolvidas. Técnicas incluindo a reação de cadeia de polimerase estão sendo desenvolvidas para a identificação mais rápida das espécies micobacterianas e raças resistentes a drogas, e podem encurtar o tempo de identificação para dias. Coloração acidorresistente pode fornecer um diagnóstico presuntivo antes que os resultados de cultura fiquem disponíveis. Ademais, uma cultura positiva é vista em apenas cerca de 50% dos pacientes com esta doença, de modo que um alto índice de suspeição é necessário para diagnosticar uma criança com um diagnóstico patológico de inflamação granulomatosa. PPD é negativo ou fracamente positivo (p. ex., pápula de 10 mm).

Os pacientes pediátricos com escrófula são tratados por biopsia excisional quando os linfonodos comprometidos podem com segurança ser ressecados. Ressecção completa é normalmente curativa e preferível porque a evolução cronológica da doença é encurtada. Para lesões com flutuação, lesões com necrose grave de pele e lesões junto ao nervo facial ou outras estruturas críticas, a cirurgia excisional pode ter um risco inaceitável de complicação; tratamento conservador com drogas antimicrobianas e tratamento da ferida podem ser preferidos. Mesmo sem tratamento, a doença resolve-se, embora a evolução vá ser longa, e possa resultar formação cicatricial indesejável (33). Incisão e drenagem são contra-indicadas. Mastoidite não tuberculosa deve ser tratada com mastoidectomia, porque as infecções micobacterianas não tuberculosas são menos sensíveis às medicações antituberculosas.

Hanseníase

A hanseníase (lepra) ainda é um problema mundial, mas apenas 200 casos por anos, principalmente em imigrantes, são relatados nos Estados Unidos. A hanseníase é contraída pela exposição ao *Mycobacterium le-*

TABELA 14.5
MANIFESTAÇÕES COMUNS DA HANSENÍASE

Máculas hipopigmentadas ou eritematosas
Comprometimento tuberculóide da pele e nervos com atrofia muscular e anestesia
Áreas anestésicas
Espessamento nervoso na vizinhança das áreas
Nódulos mucosos na boca e nariz que se ulceram (especialmente concha inferior anterior)
Ceratite
Ulcerações laríngeas
Linfadenopatia
Hiposmia
Atrofia da espinha maxilar anterior e processo alveolar maxilar
Colapso do nariz
Deformidade em boca de peixe
Paralisia do nervo facial
Perda de supercílios e cílios

prae através de grandes úlceras abertas da pele lepromatosa, corrimento nasal ou leite da mama. A transmissão cutânea parece exigir contato prolongado. A Tabela 14.5 apresenta uma lista das manifestações comuns da lepra (34). As bactérias são termolábeis, crescendo otimamente a 27 a 30°C, e dividem-se lentamente; assim, a doença evolui lentamente e compromete principalmente os tecidos periféricos mais frios como os dedos das mãos, nariz, testículos, pés e lóbulos das orelhas. A doença envolve perda da sensibilidade periférica, levando à mutilação traumática. A lesão inicial é uma lesão cutânea, cuja biopsia é necessária para se fazer diagnóstico. A diferenciação da doença nas formas tuberculóide e lepromatosa parece depender da incapacidade das células T do hospedeiro de responderem ao *M. leprae* na última. A deformidade de nariz em sela característica é vista com comprometimento das cartilagens nasais. Congestão nasal e epistaxe são comuns. Dapsona tem sido a base do tratamento, embora clofazimina e rifampicina agora sejam usadas por causa do aumento da resistência à dapsona.

Actinomicose e Nocardiose

A actinomicose é uma infecção granulomatosa causada por espécies *Actinomyces* Gram-positivo anaeróbio ou microaerófilo. *A. israelli* é a causa mais comum de doença humana. Infecção pode seguir-se a manipulação dentária, trauma ou infecção gengival em pacientes com má higiene oral. O crescimento bacteriano é facilitado pela presença de tecido necrótico e um corpo estranho. Actinomicose pode ocorrer virtualmente em qualquer lugar na cabeça e no pescoço, embora uma massa palpável seja o achado mais comum na cabeça e no pescoço. Aproximadamente 50% de todas as infecções por actinomicose são cervicofaciais. Sessenta e um por cento dos pacientes com infecção cervicofacial têm tratos fistulosos visíveis e 40% têm linfadenopatia. Doença concomitante dentária, sinusal e perimandibular é comum, com dor e febre proeminentes. Esta doença é muitas vezes erradamente diagnosticada como tuberculose, infecção piogênica aguda ou tumor. Uma coloração purpúrea característica da pele sobrejacente pode ser vista em alguns pacientes. A evolução da actinomicose é indolente mas progressiva; os sintomas freqüentemente estão presentes durante meses antes do diagnóstico. A infecção não respeita planos fasciais. Formação de granuloma e supuração franca da laringe também foram descritas, e outros locais no corpo onde esta infecção é vista incluem os pulmões (20%) e o trato gastrointestinal (20%).

"Grânulos de enxofre" são comumente vistos no exame histológico, embora este achado não esteja presente em todos os casos (Fig. 14.9). Estes grânulos são concreções do organismo, partículas amarelas duras de 0,1 a 5 mm de diâmetro. O diagnóstico é confirmado pela cultura durante 1 a 2 semanas em caldo tioglicolato com uma atmosfera de CO_2. No esfregaço, os actinomicetos são organismos filamentosos, ramificados e podem fragmentar-se e parecer difteróides.

O gênero *Nocardia* também é um membro da família Actinomycetaceae e compartilha características morfológicas com *Actinomyces*. *Nocardia* sp. são os patógenos oportunistas que mais comumente causam doença pulmonar em um hospedeiro imunocomprometido. Entretanto, *Nocardia* cutâneo pode ser visto após trauma à pele. Esta doença pode aparecer como uma pústula localizada, celulite, abscesso ou micetoma. Micetomas, mais adequadamente chamados actinomicetomas, são lesões localizadas, crônicas, indo-

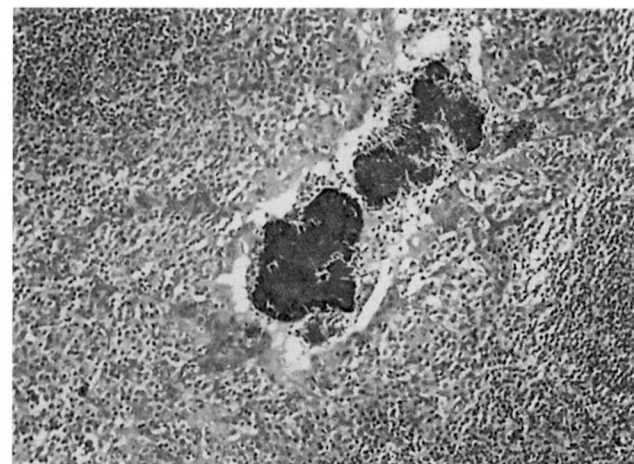

Figura 14.9

Actinomicose. A tonsila exibe colônias de organismos *Actinomyces* nas criptas (coloração pela hematoxilina e eosina; ampliação original ×10).

lentes que crescem até muito grandes se não tratadas. Os grânulos que formam um actinomicetoma nocardial são brancos, em contraste com os "grânulos de enxofre" amarelos da actinomicose.

O tratamento da actinomicose é pelo desbridamento cirúrgico mais penicilina G aquosa administrada intravenosamente durante 2 a 6 semanas seguida por 3 a 6 meses de penicilina oral. Os pacientes alérgicos à penicilina respondem bem à tetraciclina. Excisão ampla não é necessária, *Nocardia* é tratado por sulfas.

Sífilis

A sífilis é uma doença infecciosa venérea complicada, causada pelo espiroqueta *Treponema pallidum*. A doença passa por vários estádios: um estádio primário, caracterizado por um cancro no local de inoculação; um estádio secundário, com múltiplas manifestações sistêmicas a partir de bactérias disseminadas hematogenicamente; um estádio latente de extensão variável sem sintomas; e, finalmente, um estádio terciário ou gomoso, que freqüentemente resulta em grave lesão de órgãos, particularmente do SNC ou sistema cardiovascular. A doença também é vista em uma forma congênita devastadora, que é o resultado da transferência transplacentária. As múltiplas manifestações na cabeça e no pescoço dependem do estádio da doença (35).

A sífilis associa-se a doença otológica. Perda auditiva neurossensorial por sífilis congênita ou adquirida terciária acompanhada por zumbido flutuante e vertigem é chamada otossífilis. O mecanismo patológico exato não é conhecido. A perda auditiva começa nas altas freqüências mas pode progredir para perda auditiva grave a todas as freqüências, com função vestibular ausente. A triagem quanto a sífilis dos pacientes com perda auditiva neurossensorial é controversa. Embora o rendimento seja baixo, a recompensa potencial é alta porque a sífilis é uma causa tratável de perda auditiva neurossensorial. Na orelha média é descrita destruição dos ossículos. O sinal de Hennebert é um teste de fístula positivo em pacientes com sífilis, presumivelmente a partir da fibrose entre a platina do estribo e o labirinto membranoso.

Estruturas mucosas de cabeça e pescoço também podem ser comprometidas. Formação de cancro na cavidade oral resulta da inoculação primária. Lesões de sífilis secundária e goma (lesões inflamatórias vistas na sífilis terciária) podem ser localizadas na cavidade oral, faringe ou laringe. Comprometimento nasal também pode ser visto na sífilis secundária ou terciária. Sífilis congênita pode causar otossífilis e cicatrizes radiadas (rágades) da língua, palato e lábios. "Dentes de Hutchinson", que são fendidos, não têm esmalte e são subdesenvolvidos, ocorrem na sífilis congênita tardia, e corrimento nasal é um sinal precoce de sífilis congênita.

O diagnóstico é estabelecido pela visualização do espiroqueta no exame em campo escuro do tecido das lesões da sífilis primária, secundária ou terciária. O exame histológico, embora não-patognomônico para sífilis, revela um infiltrado inflamatório crônico denso com abundância de células plasmáticas (Fig. 14.10). Os testes sorológicos de triagem não-treponêmicos, inclusive o teste dos Venereal Diseases Research Laboratories, são sensíveis mas não-específicos. Se o resultado de um teste de triagem for positivo, o teste é repetido. Se o teste de triagem repetido for positivo, faz-se um teste de absorção de anticorpo treponêmico fluorescente (FTA-ABS). O teste de absorção de anticorpo treponêmico fluorescente é altamente específico, e os resultados são positivos quer o paciente tenha ou não sido tratado.

Penicilina é o tratamento de escolha e é curativo em uma única dose para doença primária. Otossífilis e

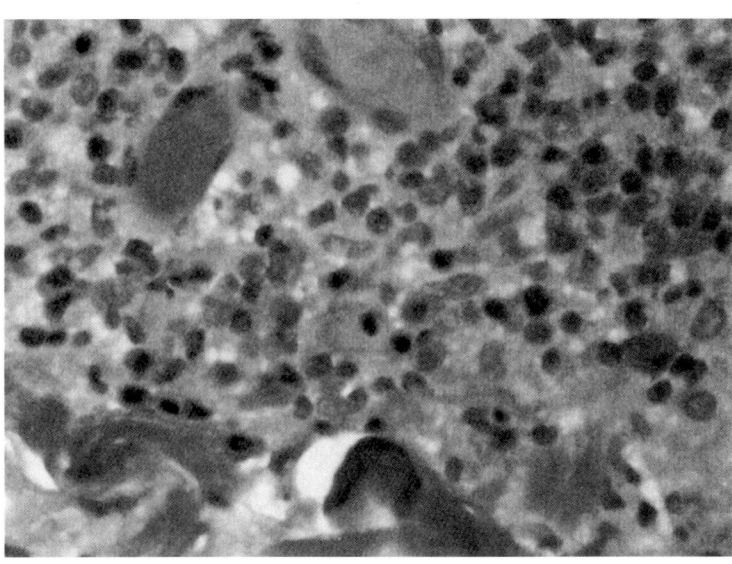

Figura 14.10
Sífilis. A pele do pescoço mostra infiltrado inflamatório típico, crônico, denso com abundantes células plasmáticas (coloração pela hematoxilina e eosina; ampliação original, ×40).

neurossífilis exigem penicilina intravenosa a longo prazo. Esteróides são usados para melhorar a audição e reduzir os sintomas vestibulares. Esta doença está em declínio nos Estados Unidos mas ainda é vista com bastante freqüência, especialmente nas partes do sul do país, a ponto de justificar a vigilância.

Tularemia

A tularemia é uma doença rara causada pelo bastão Gram-negativo pleomórfico *Francisella tularensis*. *F. tularensis* é um agente zoonótico complicado. Os reservatórios naturais incluem centenas de animais. Especialmente importantes na doença humana são carrapatos, coelhos e veados. A infecção é devida à inoculação direta pela contaminação de uma ferida ou uma mordida de artrópode. Depois de um período de incubação de 3 a 7 dias, o paciente exibe enfermidade grave com febre, calafrios, mal-estar, cefaléia e mialgia. Eles também podem exibir fotofobia, acuidade visual diminuída e linfadenopatia regional. Uma forma distinta da doença é a tularemia orofaríngea devida à inoculação oral. Estes pacientes têm uma faringite exsudativa e adenopatia cervical. O diagnóstico é confirmado por um teste de aglutinação sérico para detectar anticorpos ao organismo e os pacientes são tratados com estreptomicina ou gentamicina.

Infecções Fúngicas

Histoplasmose

Histoplasma capsulatum é o organismo causador da histoplasmose. Esta entidade ocorre mais comumente nos vales dos rios Ohio e Mississippi e é disseminada por transmissão transportada pelo ar. As manifestações podem ser consideradas infecção pulmonar primária ou crônica e infecção disseminada subclínica. A maioria das infecções é subclínica e tem curso clínico benigno, e, nas áreas endêmicas, a maioria dos adultos teve esta doença. Entretanto, os pacientes nos extremos de idade ou que são imunocomprometidos (p. ex., infecção HIV) contraem a forma disseminada progressiva, que consiste em lesões granulomatosas por todo o corpo. Regiões mucosas na cabeça e no pescoço, incluindo lábios, gengiva, língua, faringe e laringe, são vistas em 25% dos casos disseminados (36). Estas lesões mostram úlceras firmes, dolorosas, que aumentam lentamente com bordos levantados ou uma aparência verrucosa e às vezes simulam carcinoma ou tuberculose. Dor de garganta, mastigação dolorosa, rouquidão, irritação gengival, disfagia e perda de peso podem ser o resultado. O diagnóstico é facilitado pela sorologia ou histologia. Uma cultura de um espécime obtido por *swab* do centro da úlcera confirma o diagnóstico. Itraconazol é o tratamento de escolha (37).

Blastomicose

O organismo causador da blastomicose é o fungo dimórfico *Blastomyces dermatitidis*, que é contraído pela inalação dos conídios do organismo. A reprodução do fungo ocorre nos pulmões. A disseminação é hematogênica. Inoculação direta é um mecanismo raro de infecção. A área endêmica de blastomicose inclui basicamente todos os Estados Unidos, da costa do Golfo à fronteira com o Canadá e estende-se às partes sulinas do Manitoba, Saskatchewan e Alberta. As manifestações variam desde o paciente ser assintomático até ter pneumonite aguda com infecção disseminada comprometendo a pele, ossos e sistema geniturinário. As lesões na pele exibem crescimento proliferativo verrucoso com formação de cicatriz. Uma tríade clássica consiste em doença cutânea, comprometimento pulmonar e sintomas constitucionais. A face e as extremidades são locais comuns de lesões da pele. Comprometimento orofaríngeo e laríngeo é muito menos comum que na histoplasmose, embora possam ser encontrados relatos de casos de blastomicose comprometendo múltiplos locais na cabeça e no pescoço (38). O diagnóstico da blastomicose pulmonar é confirmado por cultura de escarro e exame microscópico de raspados de pele ou biopsia de outros locais afetados. Itraconazol é o tratamento de escolha para a maioria dos casos de blastomicose. Anfotericina B é reservada para pacientes imunossuprimidos ou comprometimento do SNC (39).

Coccidioidomicose

Coccidioides immitis, um fungo endêmico nas regiões semi-áridas do sudoeste americano e partes da América Central e do Sul, causa a coccidioidomicose. Como no caso da histoplasmose, a maioria dos residentes nas áreas endêmicas torna-se infectada quando criança. A doença é contraída pela inalação dos artroconídios. A reprodução faz-se nos pulmões, depois do que pode ocorrer a disseminação hematogênica. Embora a disseminação hematogênica seja comum, manifestações de doença sistêmica são vistas em apenas aproximadamente 0,5% dos pacientes. Manifestações de cabeça e pescoço são raras mas mais comumente envolvem a pele, onde as lesões são vistas inicialmente como nódulos ou erosões e podem formar tratos fistulosos com drenagem. Comprometimento também tem sido visto nas membranas mucosas, tireóide, olhos, órbita, traquéia, ossos temporais, esqueleto facial e laringe (40). O local mais temido de infecção são as meninges. O diagnóstico é estabelecido por histologia, sorologia e teste cutâneo. Os pacientes são tratados com fluconazol ou itraconazol; anfotericina B é reservada para doença grave e para falhas dos azóis.

Paracoccidioidomicose, também chamada blastomicose sul-americana, é uma doença originalmente encontrada na América do Sul mas que agora é descrita em todas as áreas do mundo. Esta doença é rara em adultos sadios mas é uma ameaça para os doentes imunocomprometidos. O agente infeccioso é o fungo dimórfico *Paracoccidioides brasiliensis*. As manifestações na cabeça e no pescoço incluem o comprometimento comum da mucosa oral. As lesões orais são geralmente granulomatosas em aparência, mas podem ser ulceradas (41), e a laringe também pode ser comprometida na doença (42). O diagnóstico é freqüentemente baseado na visualização do organismo em uma biopsia do tecido comprometido. Histologicamente, as lesões são granulomas supurativos com linfócitos, células epitelióides e células gigantes. Agentes antifúngicos azóis e anfotericina B são tratamentos eficazes.

Rinosporidiose

Rhinosporidium seeberi, especialmente proeminente no sul da Índia e no Sri Lanka, é responsável pelas lesões "em morango" da rinosporidiose. As excrescências verrucosas caracteristicamente indolentes, indolores, que são eritematosas, friáveis e polipóides ocorrem nas membranas mucosas nasal, palatal e conjuntival. O tratamento é por excisão.

Criptococose

Imunossupressão é um fator predisponente ao fungo patogênico *Cryptococcus neoformans*. Os locais principais de infecção por esta doença são o pulmão e o SNC, embora o olho, a próstata e a pele sejam freqüentemente afetados também. Manifestações na cabeça e no pescoço são raras mas incluem gengivite, sinusite, sialadenite, tireoidite, nasofaringite, laringite, perda auditiva e linfadenite. O diagnóstico é confirmado por sorologia ou exame microscópico direto. Os pacientes são tratados com anfotericina B ou agentes antifúngicos azóis.

Infecções Parasitárias

Leishmaniose

Os mosquitos-pólvora são responsáveis pela transmissão de diversas espécies de *Leishmania*, parasitas protozoários intracelulares obrigatórios que causam a leishmaniose. Depois da mordida, os organismos multiplicam-se nos macrófagos e células endoteliais antes da disseminação. Duas formas predominantes da doença são conhecidas: leishmaniose visceral e leishmaniose cutânea e mucocutânea. Os padrões de enfermidade dependem do tropismo tecidual do organismo. As lesões são o resultado da resposta imune mediada por células, ao organismo, nos tecidos atingidos. A forma cutânea ocorre mais comumente nas extremidades, embora a cabeça e o pescoço possam ser afetados. Pápulas que progridem para ulceração e encrostamento são características. A leishmaniose mucocutânea, também chamada *espundia*, exibe uma lesão inicial nas extremidades, com disseminação hematogênica para a cavidade oral e orofaringe. Meses ou anos mais tarde, inflamação progressiva e destruição dos tecidos moles da boca e do nariz pode ocorrer. Esta forma da doença é vista principalmente na América do Sul. O diagnóstico de ambas as formas é estabelecido pela visualização microscópica do organismo intracelular em uma biopsia. Os pacientes tradicionalmente foram tratados com compostos de antimônio pentavalente, estibogliconato de sódio e antimoniato de meglumina, e anfotericina B lisossômica; outros agentes parecem eficazes também (43).

Miíase

A miíase, uma condição causada pela infestação do corpo por larvas e transmitida pela mosca varejeira, pode ser não-furunculosa ou furunculosa. A nasofaringe na primeira forma e a pele na última forma são os locais usuais de comprometimento. O diagnóstico é feito pelo exame microscópico. O tratamento consiste na remoção cirúrgica.

Toxoplasmose

Toxoplasma gondii é um parasita protozoário amplamente distribuído. Infecção com *Toxoplasma gondii* ocorre através da ingestão de fezes de gato contendo oocistos ou carne de carneiro ou porco infectada malcozida. A exposição ao organismo é muito ampla, e a infecção é comum, embora a maioria dos pacientes seja assintomática. Uma doença clinicamente manifesta pode ser primária, secundária devido à reativação com imunossupressão, congênita ou ocular. A toxoplasmose primária pode levar à adenopatia indolor, particularmente cervical. Faringite, erupção cutânea, febre, fadiga e hepatosplenomegalia também são vistas. Em pacientes imunocomprometidos, a doença pode manifestar-se quase em qualquer órgão inclusive o SNC. A toxoplasmose congênita ocorre com infecção primária durante a gravidez. A probabilidade de transmissão é mais baixa e a gravidade da doença na criança é maior, quanto mais cedo na gravidez a mãe contraia o parasita. Embora geralmente normais ao nascimento, a maioria das crianças com toxoplasmose congênita terá coriorretinite, perda auditiva e/ou retardos do desenvolvimento se não for tratada. O diagnóstico é confirmado por IgM e um aumento ao quádruplo na IgG na fase aguda. Pirimetamina mais trissulfapirimidinas é o esquema de tratamento de escolha.

LESÕES ÓSSEAS DO CRÂNIO

Algumas das lesões ósseas idiopáticas mais comuns da cabeça e do pescoço são discutidas nesta seção. Embora sua aparência radiográfica possa ser semelhante (Figs. 14.11A e 14.12), estas lesões ósseas podem ser diferenciadas por uma história e um exame físico completos e avaliação radiográfica.

Displasia Fibrosa

A displasia fibrosa (Tabela 14.6), uma doença esquelética genética mas não-familial na qual o osso medular é substituído por tecido fibroósseo, manifesta-se em três formas clínicas: displasia fibrosa monostótica, displasia fibrosa poliostótica e síndrome de McCune–Albright. A displasia fibrosa monostótica, o termo aplicado quando a doença é limitada a um osso, responsabiliza-se por 75% a 80% de todos os casos. Displasia fibrosa poliostótica, que se responsabiliza por 20% a 25% dos pacientes, aplica-se quando dois ou mais ossos são comprometidos. Se a displasia fibrosa poliostótica for associada a pigmentação anormal da pele, puberdade precoce e outras doenças não-esqueléticas é chamada síndrome de McCune–Albright, que se responsabiliza por 20% a 25% de todos os pacientes com displasia fibrosa poliostótica.

A displasia fibrosa ocorre quase exclusivamente antes da idade de 30 anos. Displasia fibrosa poliostótica e síndrome de McCune–Albright tendem a ocorrer na primeira década e a displasia fibrosa monostótica geralmente se manifesta na segunda ou terceira década. A doença normalmente é quiescente depois da puberdade. A displasia fibrosa poliostótica tem uma predominância feminina de 3:1. Displasia fibrosa monostótica ocorre com igual freqüência em ambos os sexos. A causa da doença foi localizada em mutações de sentido errado pós-zigóticas no gene *GNAS1*, que é encontrado no cromossomo 20q13.2.

A maioria dos pacientes (90%) com displasia fibrosa é assintomática. Os ossos mais comumente afetados são as costelas e o fêmur para displasia fibrosa monostótica e o fêmur e tíbia para displasia fibrosa poliostótica. Cerca de 25% dos pacientes com displasia fibrosa têm comprometimento da cabeça e do pescoço. Os ossos etmóide, esfenóide, frontal, maxilar e temporal são os mais comumente afetados. Os sintomas da cabeça e do pescoço incluem sinusite, proptose, diplopia, compressão dos nervos cranianos nos forames, dor facial, assimetria facial, cefaléia e perda auditiva.

O achado radiográfico típico é uma lesão óssea expandida com uma margem pouco definida coberta por um córtex fino como casca de ovo. A displasia fibrosa também pode parecer radiograficamente uma lesão pagetóide ou lesão esclerótica. Quando os seios paranasais são comprometidos, os estudos radiográficos mostram uma margem sinusal calcificada, espessa, aumentada, e uma aparência de vidro despolido da massa dentro do seio (44).

Histologicamente, a lesão da displasia fibrosa revela espaço medular normal substituído por células mesenquimais fusiformes irregulares (Fig. 14.11B). As células mesenquimais formam padrões enovelados e as trabéculas ósseas são mal desenvolvidas. Um aspecto diferenciador da displasia fibrosa é a ausência de "borda osteoblástica", na qual os osteoblastos formam uma borda para o tecido fibroósseo.

O diagnóstico diferencial da displasia fibrosa muitas vezes depende da localização e da característica radiográfica da lesão. Embora a lesão da displasia fibrosa possa parecer pagetóide radiograficamente, ela pode facilmente ser diferenciada clinicamente. Quando localizada ao longo da crista do esfenóide, pode parecer radiograficamente como um meningioma. Displasia fibrosa também pode ser difícil de diferenciar de osteomielite, e as duas condições podem coexistir. Osteossarcoma deve sempre ser considerado, uma vez que 1 em 200 casos sofre degeneração maligna. Biopsia deve ser realizada se o diagnóstico ficar em dúvida ou se degeneração maligna for suspeitada. Tratamento cirúrgico para descompressão de nervos cranianos (tipicamente os nervos óptico, cocleovestibular ou facial) ajuda a restaurar a função mas não deve ser efetuada profilaticamente por causa do risco de lesão iatrogênica. Curetagem cirúrgica pode ajudar na diplopia e aliviar obstrução sinusal, embora com este procedimento as taxas de recorrência atinjam 20% a 30%. Nos últimos anos, o refinamento na instrumentação cirúrgica e técnicas de cirurgia craniofacial tornaram possíveis procedimentos não incapacitantes mais agressivos. Adicionalmente, bifosfatos podem reduzir a dor óssea e o risco de fraturas (45).

Fibroma Ossificante

Fibroma ossificante é semelhante a displasia fibrosa, mas seu início, em média, é 10 anos mais tarde. Sua aparência radiográfica é homogeneamente densa nas localizações na cabeça e no pescoço, similarmente ao aspecto da displasia fibrosa. O fibroma ossificante geralmente é mais individualizado. Histologicamente, ele se assemelha à displasia fibrosa, mas a borda osteoblástica está presente. O tratamento consiste na excisão e a recorrência é rara.

Doença de Paget

A demografia e as manifestações clínicas da doença de Paget (osteíte deformante) diferem daquelas da displasia fibrosa (Tabela 14.6). Doença de Paget raramente

Figura 14.11
A, B: Displasia fibrosa. Observar como os elementos fibrosos são confluentes com as trabéculas.

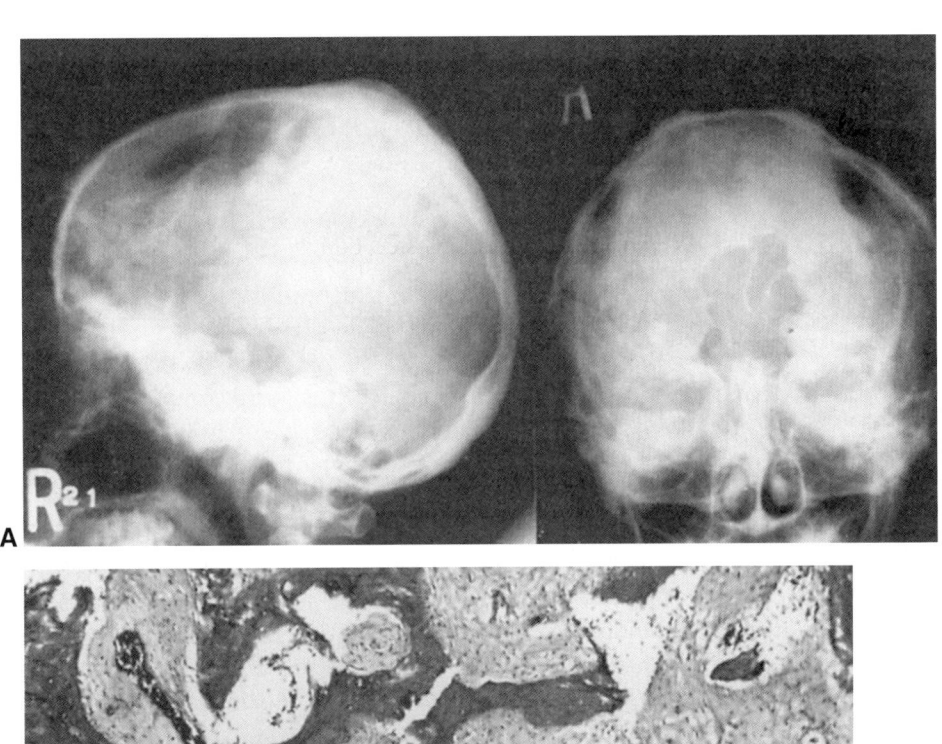
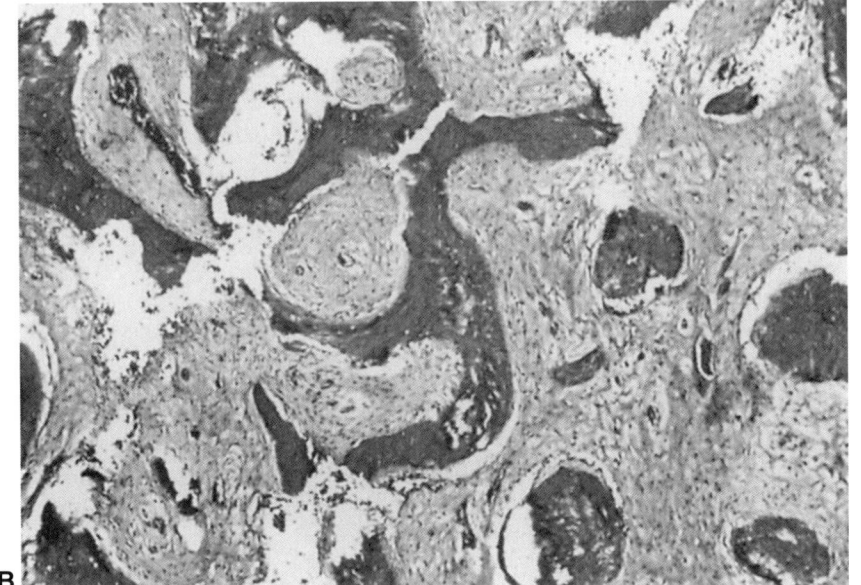

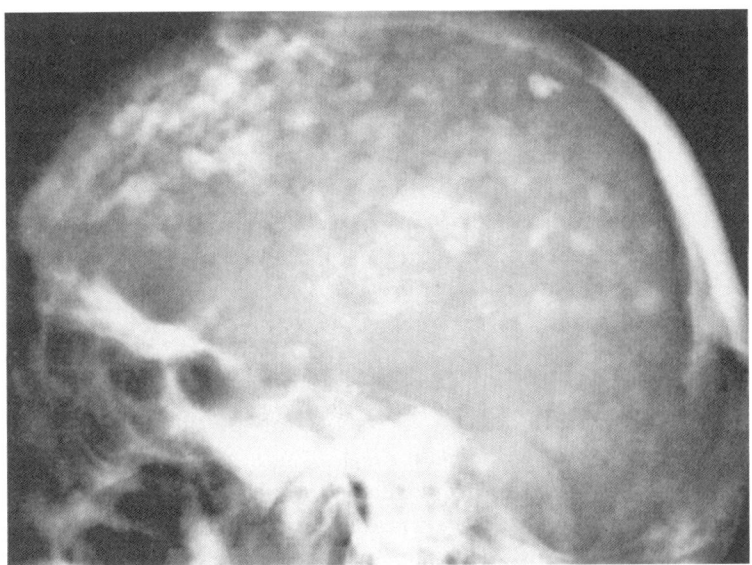

Figura 14.12
Doença de Paget. Observar o padrão de osso espessado circundando osso osteotransparente.

TABELA 14.6
DISPLASIA FIBROSA COMPARADA COM DOENÇA DE PAGET

Característica	Displasia Fibrosa	Doença de Paget
Idade	< 30 anos	> 40 anos
Apresentação	Monostótica	Poliostótica
Mais comumente	Costelas, fêmur	Sacrolombar, ossos afetados
Mais comumente	Maxila	Crânio afetado, região da cabeça e de pescoço
Tratamento	Curetagem	Calcitonina

ocorre antes da idade de 40 anos e mais freqüentemente ocorre entre as idades de 55 e 70. A maioria dos pacientes (85%) tem doença poliostótica e a região lombossacra é a área mais freqüentemente comprometida. Os pacientes com doença de Paget são freqüentemente assintomáticos porém são mais comumente sintomáticos que aqueles com displasia fibrosa. Os sintomas clássicos são crânio aumentando, cifose dorsal e arqueamento das pernas. O sintoma mais comum é dor óssea. Outros sintomas que ocorrem como complicações da doença incluem compressão de raízes espinais, hidrocefalia com pressão normal e fraturas repetidas com consolidação prejudicada.

Os achados radiográficos clássicos da doença de Paget seguem o processo histológico subjacente. Inicialmente, uma fase lítica é associada a atividade osteoclástica aumentada com substituição por estroma vascular, seguida por uma fase mista, com atividade osteoblástica aumentada além da atividade osteoclástica, resultando em um padrão em mosaico do osso. A atividade metabólica da doença produz o aspecto típico de "algodão" na radiografia. Durante a fase final, a atividade osteoblástica é proeminente e o quadro radiográfico torna-se de esclerose. Os níveis de cálcio e hormônio paratireóideo podem estar elevados secundariamente ao *turnover* ósseo aumentado mas estão geralmente normais. Os pacientes com doença de Paget muitas vezes têm concentrações elevadas de fosfatase alcalina secundárias à atividade osteoblástica aumentada e concentrações urinárias aumentadas de hidroxiprolina secundárias à atividade osteoclástica aumentada.

Na cabeça e no pescoço, a doença de Paget ocorre mais comumente no crânio que na face, conforme se vê na displasia fibrosa. O crânio é o terceiro osso mais freqüentemente comprometido. No crânio, as lesões são tipicamente líticas (*i. e., osteoporosis circumscripta*) e apenas lentamente progridem para a fase mista. Doença de Paget da mandíbula raramente ocorre antes da idade de 40 anos e geralmente é bilateral. Em contraste, a displasia fibrosa é com freqüência unilateral e é rara depois da idade de 30 anos.

Perda auditiva é uma queixa comum pelos pacientes com doença de Paget. Esta perda auditiva inclui um componente neurossensorial para altas freqüências e um componente de condução para baixas freqüências. A patogenia da perda auditiva não foi resolvida (45).

O diagnóstico diferencial da doença de Paget inclui displasia fibrosa, osteomielite (que podem coexistir com doença de Paget), osteíte fibrosa por hiperparatireoidismo primário e osteossarcoma. Como a displasia fibrosa, a doença de Paget pode sofrer transformação maligna. Aproximadamente 5% dos casos degeneram para um osteossarcoma, com a taxa de sobrevida de 5 anos mais baixa que a de outros osteossarcomas. Mais raramente, a doença de Paget degenera para tumor de células gigantes, que tipicamente compromete o crânio e é menos agressivo que outros tumores de células gigantes, que raramente comprometem o crânio e são vistos quase exclusivamente nos ossos longos.

Normalmente o quadro clínico e radiográfico é clássico, mas uma biopsia pode ajudar se o diagnóstico estiver em dúvida. O paciente com doença de Paget também está em risco de desenvolvimento de seqüelas sérias, incluindo hipercalcemia, policitemia, compressão neurológica, transformação maligna e insuficiência cardíaca congestiva. Estes pacientes necessitam acompanhamento freqüente. Tratamento clínico torna-se necessário com hipercalcemia iminente, fraturas repetidas e falha na consolidação, compressão de nervos e dor óssea intratável.

Calcitonina é a droga de escolha. Ela diminui o *turnover* ósseo e as concentrações de fosfatase alcalina, hidroxiprolina urinária e o risco de insuficiência cardíaca. Etidronato dissódico, que interfere com a reabsorção e a formação de osso, é especialmente útil para tratar dor óssea intratável. Mitramicina é reservada para os casos resistentes, uma vez que se associa a efeitos colaterais severos.

AMILOIDOSE

A amiloidose é considerada uma doença rara, mas os estudos de autópsia sugerem uma incidência mais alta de doença subclínica do que se pensava anteriormente. Em 1854, o termo *amiloidose* foi criado por Virchow, que estava descrevendo uma substância parecida com amilo no fígado de um paciente que morrera de falência de múltiplos órgãos. A amiloidose é caracterizada pela deposição de proteínas fibrilas extracelulares em vários tecidos. Ela se manifesta sob várias formas diferentes: sistêmica primária, sistêmica secundária, localizada, associada a mieloma, associada a diálise, senil e hereditária — amiloidose familial. Entretanto, amiloidose é extremamente rara no grupo etário pediátrico.

Das duas formas de amiloidose, a forma sistêmica primária afeta predominantemente os tecidos mesenquimais (p. ex., coração, língua e trato gastrointestinal). Amiloidose sistêmica secundária é associada a doenças destrutivas inflamatórias crônicas como tuberculose, artrite reumatóide e osteomielite. Esta forma de amilóide afeta principalmente os rins, supra-renais, fígado ou baço. Embora amiloidose se desenvolva em apenas 12% dos pacientes, a amiloidose associada a mieloma é a segunda forma mais comum. Esta forma é depositada principalmente nos tecidos mesenquimais. Amilóide localizado pode ser primário ou secundário, mas é limitado a um local no corpo e ocorre em várias doenças neurodegenerativas como doença de Alzheimer, doença de Parkinson e coréia de Huntington.

Embora o mecanismo de deposição seja diferente, todas as fibrilas na amiloidose são de conformação β-pregueada. Com microscopia óptica, todas as formas de amilóide são idênticas. A análise química revela que amilóide primário e amilóide associado a mieloma são compostos de cadeias leves de imunoglobulinas (AL). Amilóide secundário é composto de proteína amilóide A (AA). Amilóide localizado e familial pode ser composto de vários tipos diferentes de proteína. A proteína associada a diálise é β_2-macroglobulina.

Síndrome nefrótica é a manifestação mais comum da amiloidose sistêmica, isolada ou com comprometimento de outros órgãos, particularmente miocardiopatia, hepatomegalia, neuropatia periférica e macroglossia. Equimose devida à infiltração da parede capilar, sangramento devido à deficiência de fator X, síndrome do túnel do carpo, artropatia, linfadenopatia e dismotilidade gastrointestinal são todas vistas na doença sistêmica. O diagnóstico de amilóide é estabelecido pela biopsia, que é caracterizada por proteínas extracelulares que são verdes e birrefringentes sob luz polarizada depois de coloração com vermelho Congo (Fig. 14.13). A reversibilidade da birrefringência com permanganato de potássio significa amilóide secundário. Violeta cristal também é usado para corar amilóide. A biopsia para amiloidose sistêmica é freqüentemente acompanhada por aspiração com agulha da gordura abdominal, embora a biopsia da língua, pequenas glândulas salivares e mucosa bucal tenham todas sido defendidas (46). O diagnóstico da forma associada a mieloma é feito com base em achados de células plasmáticas em biopsias de medula óssea e cadeias leves de imunoglobulinas monoclonais na eletroforese do plasma e urina.

Amilóide generalizado tem pior prognóstico que amilóide localizado. Como resultado, estes pacientes devem ser avaliados quanto a doença generalizada, por uma biopsia retal ou uma aspiração com agulha fina da gordura da parede abdominal anterior. Oitenta a noventa por cento dos pacientes com amilóide generalizado mostram resultados positivos com estes testes.

Amilóide pode depositar-se em diversos locais na cabeça e no pescoço. A língua é a área mais comumente comprometida. Daqueles com amiloidose AL, 50% têm comprometimento lingual, porém macroglossia está presente em apenas 5% dos pacientes, embora ela seja considerada patognomônica. A órbita é outro local comum de deposição de amilóide localizado na cabeça e no pescoço. Tipicamente, ele é visto como uma massa indolor na órbita superior. A prega vocal verdadeira é o local mais comum de deposição no trato respiratório, embora a supraglote, subglote, traquéia e árvore brônquica também possam ser comprometidas. Na laringe, os depósitos típicos cinzentos, vermelhos ou amarelos comumente são localizados. Os nódulos tendem a ser difusos subgloticamente. A redução cirúrgica das lesões amilóides é o tratamento de escolha, e múltiplos procedimentos ao longo de vários anos podem ser necessários (47). Amiloidose laríngea é relativamente frágil e sangra prontamente se traumatizada. Os anestesistas devem ser cautelosos ao intubar pacientes com comprometimento amilóide laríngeo (48). Manifestações otológicas da doença são extremamente raras e comprometem o meato acústico externo e a concha. Outros locais descritos de deposição na cabeça e no pescoço incluem a glândula parótida, as mucosas oral e faríngea, pequenas glândulas salivares, os seios paranasais, os linfonodos cervicais, a nasofaringe e a pele. O tratamento da amiloidose vem em duas partes: tratamento direto da doença subjacente, se possível, e tratamento suportivo dos órgãos comprometidos.

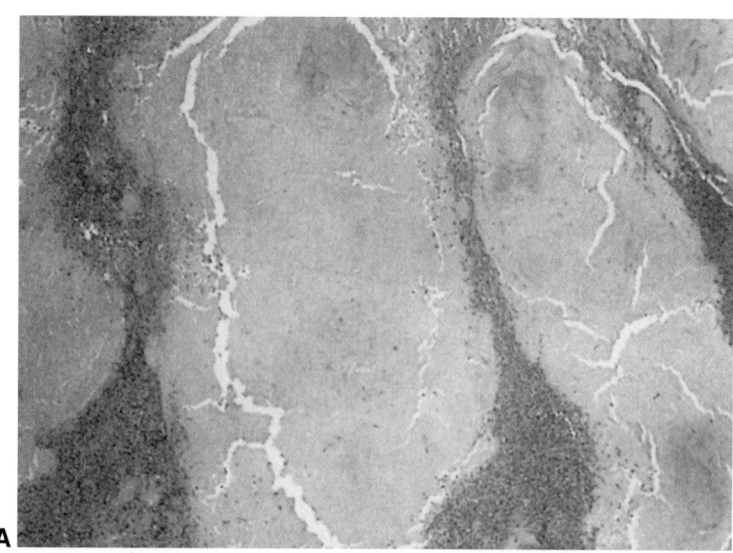
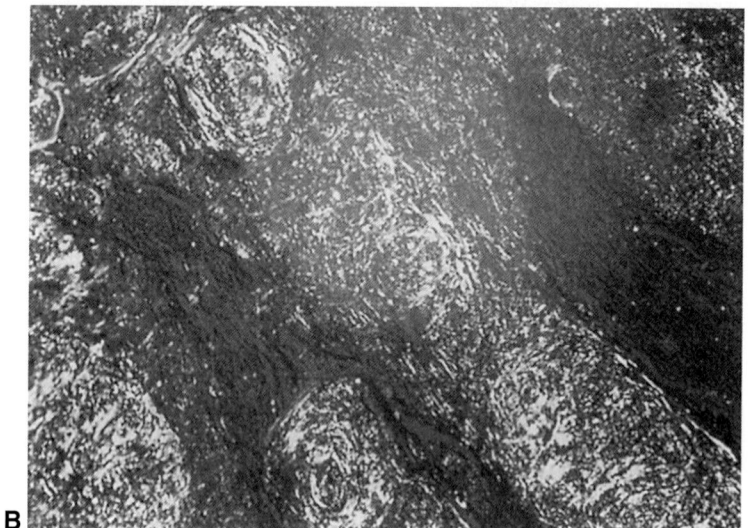

Figura 14.13
A: Amiloidose (pequeno aumento). **B:** Sob luz polarizada, a birrefringência verde é evidente.

PONTOS IMPORTANTES

- Doenças do tecido conjuntivo resultam de reações imunológicas ou auto-imunes.
- A característica histopatológica dominante destas doenças é a inflamação dos vasos sanguíneos e tecidos conjuntivos com depósitos fibrinóides associados.
- A distribuição tecidual da resposta inflamatória, o padrão de comprometimento de órgãos e a presença de auto-anticorpos específicos são os fatores que diferenciam uma doença do tecido conjuntivo de outra.
- Lesões na pele e mucosas são as manifestações mais comuns de lúpus eritematoso sistêmico.
- AR freqüentemente é associada a doença das articulações temporomandibulares e cricoaritenóideas.
- Biopsia de glândula salivar e testes laboratoriais, como anticorpos SS-A e SS-B, ajudam a confirmar o diagnóstico de síndrome de Sjögren.
- Esclerose sistêmica e miopatias inflamatórias freqüentemente comprometem o esôfago e devem ser consideradas no diagnóstico diferencial de disfagia e dismotilidade esofágica.
- Início inexplicado súbito de eritema e dor sobre as cartilagens do nariz e orelha sugere um diagnóstico de policondrite.
- É possível que exista uma superposição importante na apresentação clínica das doenças do tecido conjuntivo e, se um paciente exibir características clínicas distintas de várias destas doenças, deve ser considerado o diagnóstico de doença mista do tecido conjuntivo.
- Sinusite crônica que não responde à terapia clínica e cirúrgica usuais ou que é associada a doença pulmonar ou glomerular deve ser considerada granulomatose de Wegener até prova em contrário.
- Histiocitose de células de Langerhans é o termo preferido para a coleção de transtornos de proliferação de células fagocíticas mononucleares anteriormente conhecida como histiocitose X.
- Histiocitoma fibroso é caracterizado histologicamente por uma população celular bifásica de fibroblastos e histiócitos com células fusiformes com núcleos alongados dispostos em um padrão semelhante a um tapete ("estoriforme").
- Granuloma de reparação é considerado secundário a trauma local; uma massa séssil ou pedunculada coberta por mucosa originando-se da gengiva ou mucosa alveolar, mais freqüentemente na mandíbula anterior, é característica.

- Sarcoidose, caracterizada por granulomas não-caseosos, compromete mais freqüentemente os pulmões e linfonodos intratorácicos; os linfonodos cervicais são freqüentemente comprometidos quando sarcóide aparece na cabeça e no pescoço.
- Doença da arranhadura de gato pode ser diagnosticada pela demonstração de bacilos Gram-negativos intracelulares não acidorresistentes, *B. henselae*, usando-se coloração pela prata de Warthin–Starry de um aspirado de agulha fina ou peça de biopsia excisional. *B. henselae* é o mesmo agente que causa angiomatose bacilar.
- Linfadenite cervical, freqüentemente comprometendo os triângulos posteriores, é a manifestação mais comum de tuberculose na cabeça e pescoço. Noventa e oito por cento dos pacientes com linfadenopatia cervical secundária a *M. tuberculosis* têm PPD positivo.
- Ulceração da córnea é a mais comum manifestação de micobactérias não-tuberculosas na cabeça e no pescoço. A segunda manifestação mais comum é a linfadenopatia cervical, que é unilateral, adere à pele sobrejacente, e origina-se nos linfonodos pré-auriculares, submandibulares e cervicais anteriores.
- Embora radiograficamente semelhantes, as lesões ósseas do crânio podem ser diferenciadas pelo seu local mais comum de comprometimento e a demografia dos pacientes por elas afetados.

REFERÊNCIAS

1. Hochberg MC. Updating the American College of Rheumatology revised criteria for the classification of systemic lupus erythematosus [Letter]. *Arthritis Rheum* 1997;40:1725.
2. American College of Rheumatology ad hoc Committee on Systemic Lupus Erythematosus Guidelines. Guidelines for referral and management of systemic lupus erythematosus in adults. *Arthritis Rheum* 1999;42:1785-1796.
3. Martin L, Edworthy SM, Ryan JP, et al. Upper airway disease in systemic lupus erythematosus: a report of four cases and review of the literature. *J Rheumatol* 1992;19:1186-1190.
4. Naarendorp M, Spiera H. Sudden sensorineural hearing loss in patients with systemic lupus erythematosus or lupus-like symptoms and antiphospholipid antibodies. *J Rheumatol* 1998;25:589-592.
5. Sone M, Schachern PA, Paparella MM, et al. Study of systemic lupus erythematosus in temporal bones. *Ann Otol Rhinol Laryngol* 1999;108:338-344.
6. Arnett FC, Edworthy SM, Block DA, et al. The American Rheumatism Association 1987 revised criteria for the classification of rheumatoid arthritis. Arthritis Rheum 1988;31:315-324.
7. Koh ET, Yap AU, Koh CKH, et al. Temporomandibular joint disorders in rheumatoid arthritis. *J Rheumatol* 1999;26:1918-1922.
8. Ylitalo R, Heimbürger M, Lindestad P-A. Vocal fold deposits in autoimmune disease: an unusual cause of hoarseness. Clin Otolaryngol 2003;28:446-450.
9. Raut W, Cullen J, Cathers G. Hearing loss in rheumatoid arthritis. *Otolaryngol* 2001;30:289-294.
10. Van der Reijden WA, Vissink A, Veerman ECI, et al. Treatment of oral dryness related complaints (xerostomia) in Sjögren's syndrome. *Ann Rheum Dis* 1997;58:465-473.
11. Provost TT, Watson R, Simmons-O'Brien E. Anti-Ro(SS-A) antibody positive Sjögren's s/lupus erythematosus overlap syndrome. *Lupus* 1997;6:105-111.
12. Vitali C, Bombardieri S, Jonsson R, et al. Classification criteria for Sjögren's syndrome: a revised version of the European criteria proposed by the American-European consensus group. *Ann Rheum Dis* 2002;61:554-558.
13. Manoussakis MN, Moutsopoulos H. Sjögrern's syndrome. *Otolaryngol Clin North Am* 1999;32:843-860.
14. Subcommittee for Scleroderma Criteria of the American Rheumatism Association Diagnostic and Therapeutic Criteria Committee. Preliminary criteria for the classification of systemic sclerosis (scleroderma). *Arthritis Rheum* 1980;23:581-590.
15. Paquette DL, Falanga V. Cutaneous concerns of scleroderma patients. *J Dermatol* 2003;30:438-443.
16. Wigley FM, Mastumoto AK. Scleroderma. In: Weisman MH, Weinblatt ME, Louie IS, eds. *Treatment of the rheumatologic diseases: companion to the textbook of rheumatology.* Philadelphia: WB Saunders, 2001:365-381.
17. Medsgar TA, Oddis CV. Classification and diagnostic criteria for polymyositis and dermatomyositis. *J Rheumatol* 1995;22:581-585.
18. Kent PD, Michet CJ, Luthra HS. Relapsing polychondritis. *Curr Opin Rheumatol* 2004;16:56-61.
19. Spraggs PD, Tostevin PM, Howard DL Management of laryngotracheobronchial sequelae and complications of relapsing polychondritis. *Laryngoscope* 1997;107:936-941.
20. Ishiyama A, Canalis RE – Otological manifestations of Churg-Strauss syndrome. *Laryngoscope* 2001;111:1619-1624.
21. Sneller MC. Wegener's granulomatosis. *JAMA* 1995;273:1288-1291.
22. Hazelman BL. Polymyalgia rheumatica and giant cell arteritis. In: Hochberg MC, ed. *Practical rheumatology.* Philadelphia: Mosby, 2004:491-502.
23. St. Clair EW, McCallum RM. Cogan's syndrome. *Curr Opin Rheumatol* 1999;11:47-52.
24. Gadner H, Grois N, Arico M, et al. A randomized trial of treatment for multisystem Langerhans' cell histiocytosis. *J Pediatr* 2001;138:728-734.
25. Bielamowicz S, Daur MS, Chang B, et al. Noncutaneous benign fibrous histiocytoma of the head and neck. *Otolaryngol Head Neck Surg* 1995;113:140-146.
26. Thomas KW, Hunninghake GW. Sarcoidosis. *JAMA* 2003;289:3300-3303.
27. Schwartzbauer HR, Tami TA. Ear, nose and throat manifestations of sarcoidosis. *Otolaryngol Clin North Am* 2003;36:673-684.
28. Zeitlin IF, Tami TA, Baughman R, et al. Nasal and sinus manifestations of sarcoidosis. *Am J Rhinol* 2000;14:157-161.
29. Batsakis JG, Ro JY, Frauenhoffer EE. Bacillary angiomatosis. *Ann Otol Rhinol Laryngol* 1995;104:668-672.
30. Baek CH, Kim SI, Ko YH, et al. Polymerase chain reaction detection of Mycobacterium tuberculosis from fine-needle aspirate for the diagnosis of cervical tuberculous lymphadenitis. *Laryngoscope* 2000;110:30-34.

31. Munch K, Mandpe AH. Mycobacterial infections of the head and neck. *Otolaryngol Clin North Am* 2003;36:569-576.
32. Horsburgh CR, Feldman S, Ridzon R. Practice guidelines for the treatment of tuberculosis. *Clin Infect Dis* 2000;31:633-639.
33. Mandell DL, Wald ER, Michaels MG, et al. Management of nontuberculous mycobacterial cervical lymphadenitis. *Arch Otolaryngol Head Neck Surg* 2003;129:341-344.
34. Brazin SA. Leprosy (Hansen's disease). *Otolaryngol Clin North Am* 1982;15:597-611.
35. Pletcher SD, Cheung SW. Syphilis and otolaryngology. *Otolaryngol Clin North Am* 2003;36:595-605.
36. Wolf J, Blumberg HM, Leonard MK. Laryngeal histoplasmosis. *Am J Med Sci* 2004;327:160-162.
37. Wheat LJ, Kauffman CA. Histoplasmosis. *Infect Dis Clin North Am* 2003;17:1-19.
38. Bergman KR, Sorensen P, Sinha C. Disseminated blastomycosis presenting as a neck mass. *Otolaryngol Head Neck Surg* 2000;122:270-271.
39. Bradsher RW, Chapman SW, Pappas PG. Blastomycosis. *Infect Dis Clin North Am* 2003;17:21-40.
40. Arnold MG, Arnold JC, Bloom DC, et al. Head and neck manifestations of disseminated coccidioidomycosis. *Laryngoscope* 2004;114:747-752.
41. Bicalho RN, de Espírito Santo MF, et al. Oral paracoccidioidomycosis: a retrospective study of 62 Brazilian patients. *Oral Dis* 2001;7:56-60.
42. Sant'Anna GD, Mauri M, Arrarte JL, et al. Laryngeal manifestations of paracoccidioidomycosis (South American blastomycosis). *Arch Otolaryngol Head Neck Surg* 1999;125:1375-1378.
43. Berman J. Current treatment approaches to leishmaniasis. *Curr Opin Infect Dis* 2003;16:397-401.
44. Mladina R, Manojlovic S, Markov-Glavas D, et al. Isolated unilateral fibrous dysplasia of the sphenoid sinus. *Ann Otol Rhinol Laryngol* 1999;108:1181-1184.
45. Huller TE, Lustig LR. Paget's disease and fibrous dysplasia. *Otolaryngol Clin North Am* 2003;36:707-732.
46. Stoopler ET, Sollecito TP, Chen SYC. Amyloid deposition in the oral cavity: a retrospective study and review of the literature. *Oral Surg Oral Med Oral Pathol Oral Radiol Endod* 2003;95:674-680.
47. Pribitkin E, Friedman O, O'Hara B, et al. Amyloidosis of the upper respiratory tract. *Laryngoscope* 2003; 133:2095-2101.
48. Noguchi T, Minami K, Iwagaki T, et al. Anesthetic management of a patient with laryngeal amyloidosis. *J Clin Anesth* 1999;11:339-341.

CAPÍTULO 15

Dinâmica da Cicatrização de Feridas

Christine G. Gourin ▪ David J. Terris

Um interesse pelos conceitos da cicatrização das feridas data de pelo menos 1700 a.C., quando diversos relatos de casos documentados no Papiro Smith descreveram o tratamento das feridas. Existe evidência de que os antigos médicos do Egito, Índia e Europa propuseram métodos delicados de tratar as feridas. Eles defendiam a remoção de corpos estranhos, fazer sutura e cobertura das feridas com materiais limpos. As mais antigas "suturas" foram provavelmente as mandíbulas de formigas-guerreiras, usadas pelos sumérios para fechar feridas.

Esta conduta passiva para com a cura das feridas evoluiu ao longo de muitos séculos para uma atitude mais agressiva, na qual os cirurgiões procuravam aplicar óleo quente, água fervente e mesmo cautério incandescente nas feridas para estimular o processo de cura. Durante o mesmo período, não se reconheceram os perigos associados à infecção. A presença de infecção era até mesmo considerada vantajosa, conforme descrito por Sir Clifford Allbutt: "Não há nada tão valioso em uma ferida quanto uma boa descarga de pus louvável." Outras substâncias usadas em tentativas de modular a cura das feridas incluíram graxa animal, mel, linho, carne e argila.

Isto foi até o século XVII, quando Ambroise Paré, cirurgião do exército francês, determinou que as feridas tratadas delicadamente se curavam mais facilmente, que nasceu a moderna compreensão da natureza da cura das feridas. A importância deste manuseio cuidadoso dos tecidos, incluindo técnica delicada cirúrgica e pós-cirúrgica, foi advogada pelos ensinamentos de John Hunter, William Stewart Halsted e Alexis Carrel.

Como freqüentemente é o caso, conflitos militares também ajudaram no processo de aprendizado: a apreciação inicial do poder de contração das feridas foi descrito e implementado durante a Guerra Civil. A prática de deixar abertas as feridas de amputação começou porque o fechamento das amputações de extremidades freqüentemente levava a resultados desastrosos, incluindo sepse e morte. A cura destas amputações abertas exigia até vários meses, mas mesmo feridas muito grandes se contrairiam suficientemente para resultar em um coto fechado. O tratamento das feridas abertas com solução de Dakin popularizou-se durante a I Guerra Mundial. Limitações de tempo, materiais e mão-de-obra no campo de batalha impediam a capacidade de efetuar desbridamento cirúrgico em muitos casos, e o desbridamento químico tornou-se uma alternativa aceita. Durante a II Guerra Mundial, a prática do fechamento retardado das feridas contaminadas foi desenvolvida para ajudar a evitar infecção e para acelerar o processo de cura das feridas.

As últimas duas décadas testemunharam uma explosão no conhecimento do processo de cura entre os biólogos moleculares, com avanços particulares sendo feitos na cura de feridas fetais e nas citocinas (fatores de crescimento). Igualmente importante, no entanto, é a evolução de compreensão e apreciação amplas da importância dos mecanismos de cura entre os cirurgiões.

PROCESSO NORMAL DE CURA DAS FERIDAS

Os três tipos básicos de reparação das feridas após lesão incluem a cura primária (Fig. 15.1A), na qual os bordos da ferida são aproximados por meio de suturas, grampos, esparadrapo ou outros dispositivos; cura primária retardada (Fig. 15.1B), na qual uma ferida (geralmente contaminada ou francamente infectada) é deixada permanecer aberta por vários dias até que a contagem bacteriana seja reduzida, momento no qual a ferida é fechada (por aproximação dos bordos ou colocação de um enxerto); e cura "espontânea" ou secundária da ferida (Fig. 15.1C), na qual a ferida é deixada curar-se por uma combinação de contração e epitelização.

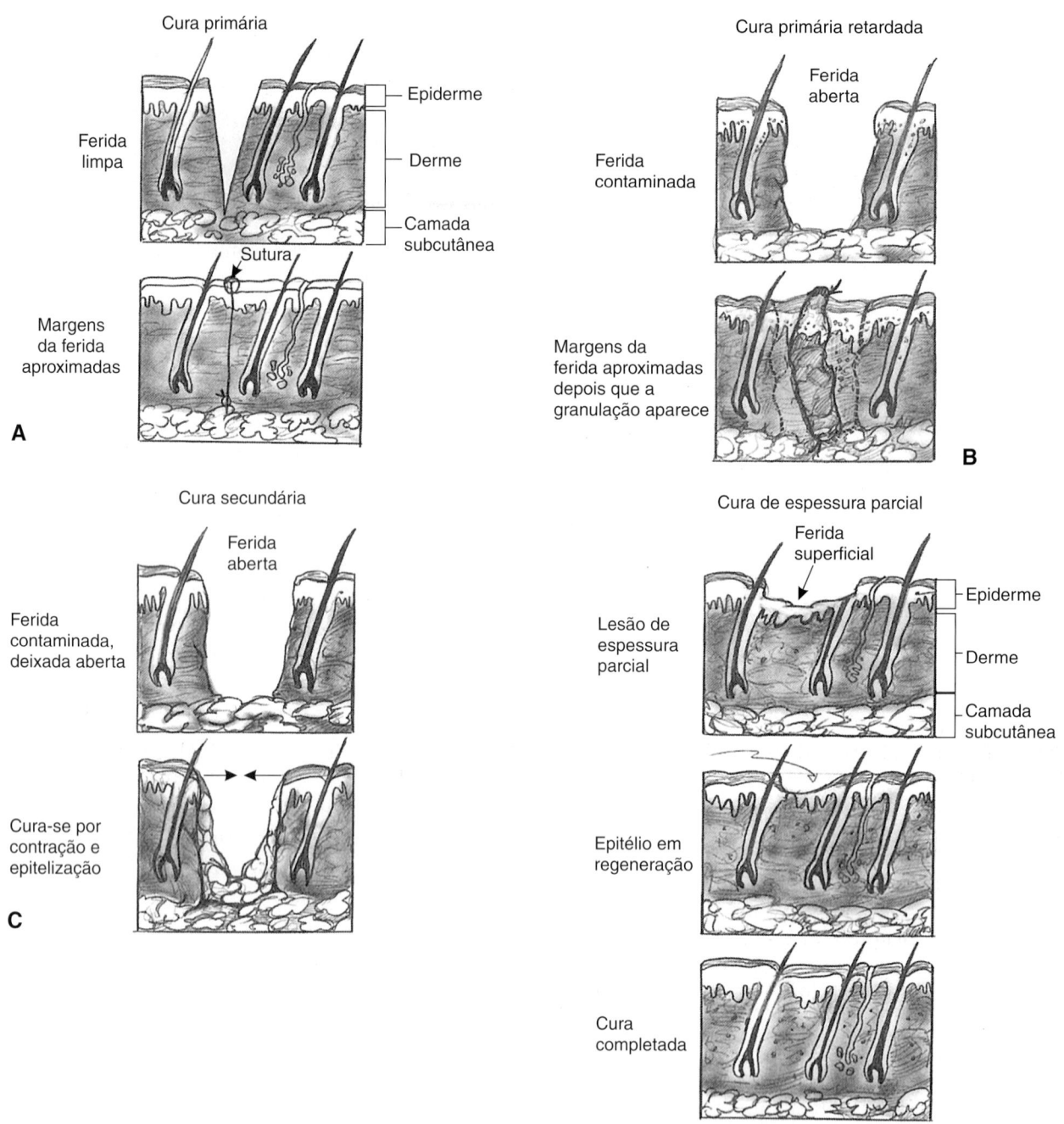

Figura 15.1

Representação gráfica da cura primária da ferida (**A**) na qual os bordos da ferida são unidos usando-se suturas, grampos ou esparadrapo. Cura primária da ferida (**B**) ocorre quando uma ferida é deixada permanecer aberta (usualmente por causa de contaminação ou infecção), e é subseqüentemente fechada quando a contagem bacteriana diminui. Cura secundária ou "espontânea" da ferida (**C**) ocorre quando uma ferida é deixada permanecer aberta e cura-se secundariamente por uma combinação de contração e epitelização. (Modificado e reimpresso com permissão de Cohen IK, Diegelmann RF, Crossland MC. Wound care and healing. In: Schwartz SI, Shires GT, Spencer FC, eds. *Principles of surgery*. New York: McGraw-Hill, 1994.)

Para a simplicidade de apresentação e compreensão, os mecanismos necessários para a cura normal da ferida são discutidos em quatro fases distintas (Fig. 15.2). Entretanto, deve-se compreender que a cura da ferida é uma interação dinâmica de numerosas cascatas moleculares e celulares que ocorrem simultaneamente em sintonia em vez de uma seqüência de eventos consecutivos (Fig. 15.3). Depois de uma descrição destas fases, atenção particular é focalizada em duas áreas que merecem ênfase adicional: o metabolismo do colágeno e a atividade das citocinas. As observações finais tratam da cura da ferida de tecidos específicos e fatores que incentivam ou retardam a cura da ferida.

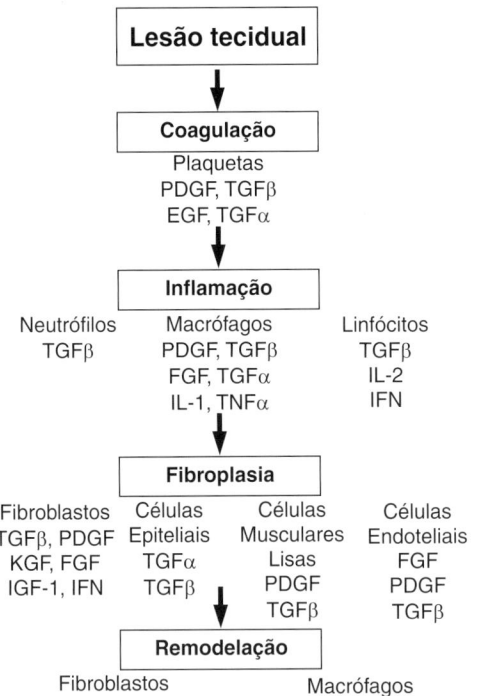

Figura 15.2
Sumário das fases individualizadas envolvidas na reparação tecidual, incluindo muitas das células e citocinas envolvidas no processo. (Modificado e reimpresso com permissão de Cohen IK, Diegelmann RF, Crossland MC. Wound care and healing. In: Schwartz SI, Shires GT, Spencer FC, eds. *Principles of surgery*. New York: McGraw-Hill, 1994.)

Fase de Coagulação

Ferimento causa hemorragia com exposição de plaquetas ao tecido conjuntivo subendotelial trombogênico. Isto ativa as plaquetas, resultando em uma liberação quase imediata de numerosas substâncias vasoativas que causam vasoconstrição (serotonina por meio de receptores S_2 e catecolaminas). A vasoconstrição transitória (5 a 10 minutos) ajuda a controlar o sangramento e é seguida pela formação de um tampão hemostático primário à medida que as plaquetas se agregam. As substâncias vasoativas remanescentes (serotonina por meio de receptores S_1, bradicinina e histamina) causam vasodilatação dos pequenos vasos (predominantemente vênulas), levando à passagem de proteínas plasmáticas, eritrócitos e leucócitos para dentro da ferida.

As plaquetas são elementos críticos desta resposta inicial, não apenas por causa da sua função hemostática mas também em virtude da liberação concomitante de numerosas citocinas que são necessárias para iniciar a cascata de eventos que se segue. A cascata da coagulação depende intensamente da ativação das plaquetas, que causa a liberação de produtos armazenados, iniciando ambas a via intrínseca da coagulação (pela ativação por contato do fator XII (ou fator Hageman) e a via extrínseca da coagulação (pela ativação do fator VII pelo Fator Tecidual) (1). A fibrina que é produzida não somente contribui para a hemostasia mas também forma uma matriz através da qual fibroblastos, leucócitos e ceratinócitos migram subseqüentemente.

Fase Inflamatória

Uma reação inflamatória intensa começa simultaneamente com a fase de coagulação. Esta inflamação é marcada por uma infiltração de leucócitos, que migram através das paredes vasculares por um processo conhecido como *diapedese*. Citocinas derivadas das plaquetas recrutam leucócitos e monócitos, com leucócitos polimorfonucleares predominando durante as primeiras 24 a 48 horas. Estes leucócitos móveis varrem e engolfam detritos celulares, corpos estranhos, e quaisquer outros subprodutos do evento do ferimento. A população de leucócitos na ferida então muda, de modo que predominam os monócitos. Os monócitos maturam para macrófagos, que contribuem para o desbridamento celular continuado. Os leucócitos por sua vez produzem ativamente fatores de crescimento que são críticos para o recrutamento de fibroblastos e células endoteliais nas fases mais tardias da cura da ferida.

Em uma ferida cirúrgica tipicamente limpa, esta reação inflamatória regride dentro de um período de vários dias; ela pode, no entanto, continuar durante semanas em uma ferida pós-traumática contaminada.

Fase de Fibroplasia

A restauração tecidual ocorre durante o período de fibroplasia (proliferação e acumulação de fibroblastos e seus produtos), também conhecida como fase proliferativa. Através de uma variedade de mecanismos, incluindo atividade de citocinas, os fibroblastos são atraídos para a ferida e são ao mesmo tempo alvos e produtores de citocinas. Estes fibroblastos são responsáveis pela síntese de colágeno do qual a ferida deriva sua resistência, e por essa razão estas células são críticas para a cura normal da ferida. Os fibroblastos migram para a ferida depois de aproximadamente 48 a 72 horas e são derivados de células mesenquimais locais, indiferenciadas, presentes nos tecidos extravasculares. Ao mesmo tempo, ocorre o brotamento endotelial (angiogênese), resultando em capilares recém-formados, os quais fornecem nutrientes e oxigênio ao leito da ferida. Estas capilares abundantes fornecem à ferida uma aparência característica vermelho-carne, conhecida como *tecido de granulação*. Este nome foi dado inicialmente pelos médicos que ficaram impressionados com a natureza finamente granulosa da superfície em cura.

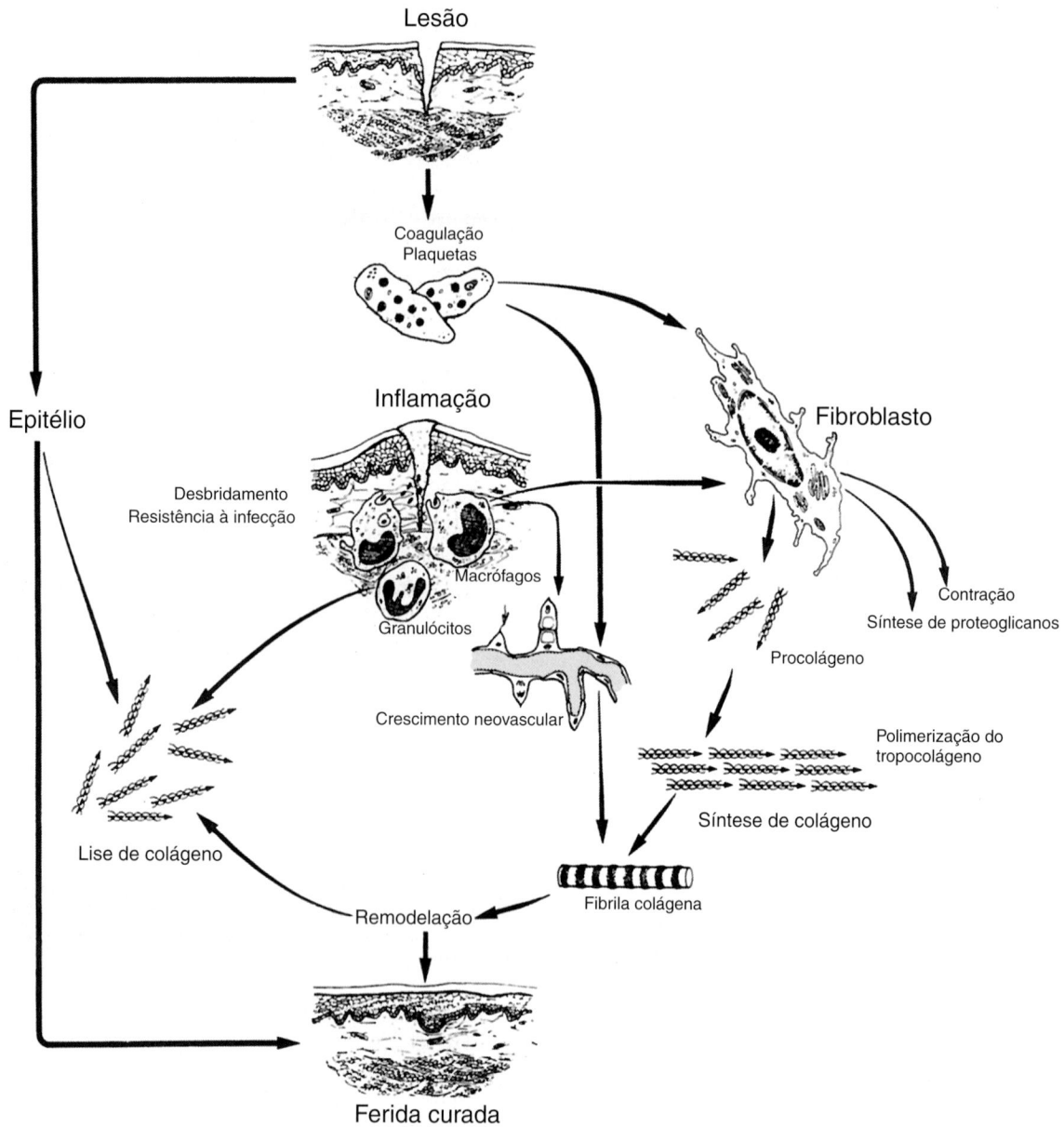

Figura 15.3
Visão geral das interações dinâmicas e complexas que ocorrem em sintonia durante a cura da ferida. (Modificado e reimpresso com permissão de Feinberg SE, Larson PE. Healing of traumatic injuries. In: Fonseca RJ, Walker RV, eds. *Oral and maxillofacial trauma*. Philadelphia: WB Saunders, 1991.)

Os fibroblastos estão muito ativos a esta altura, produzindo novo colágeno, mucopolissacarídeos e elastina. A cicatriz madura compreende principalmente fibras colágenas inclusas em uma matriz extracelular, cujos componentes estão listados na Tabela 15.1.

Fase de Remodelamento

Na fase de remodelamento ou maturação, a resposta inflamatória resolve-se, a angiogênese diminui e a fibroplasia intensa começa a regredir. O processo de lise do colágeno, que é perpétuo, atinge o equilíbrio com o nível de síntese de colágeno. Este equilíbrio dinâmico entre síntese e lise de colágeno é responsável pelo remodelamento e pela maturação da ferida.

O ganho líquido em resistência à tração sofre uma fase de crescimento exponencial, que entra em platô em um período prolongado de resistência gradualmente crescente da ferida. Isto é refletido em estudos clássicos que usaram um modelo no rato, representados na Figura 15.4. Entretanto, o tecido cicatricial nunca retoma a resistência à ruptura da pele normal, alcançando uma resistência máxima de aproximadamente 80% da pele não ferida.

As feridas que são deixadas abertas para curar-se por segunda intenção dependem intensamente da epi-

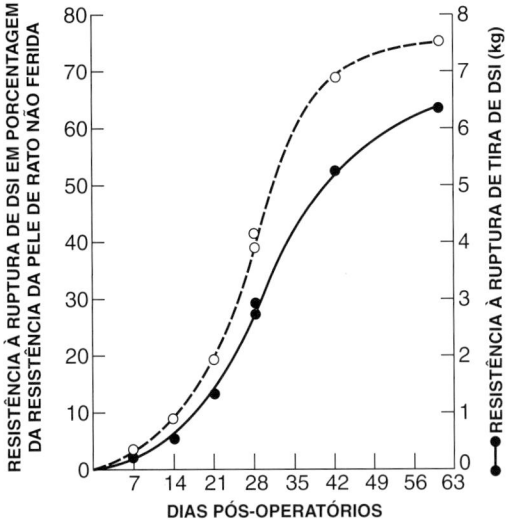

Figura 15.4
O aumento na resistência à ruptura de uma ferida experimental em cura está mostrado em quilogramas e como porcentagem da resistência da pele comparável não ferida. Observar que a resistência máxima alcançada é aproximadamente 80% da pele não ferida. (Reimpresso com permissão de Levenson SM et al. The healing of rat skin wounds. *Ann Surg* 1965;161:293.)

telização e contração da ferida. A epitelização começa dentro de 24 horas após a ferida, pela migração de ceratinócitos basais, seja dos bordos da ferida, seja de dentro da ferida se eles ainda estiverem intactos. Esta migração, bem como a proliferação concomitante de ceratinócitos, é estimulada por várias citocinas. Outro estímulo proposto para a migração e proliferação dos ceratinócitos é o efeito de "margem livre", pelo qual estas atividades são precipitadas devido à ausência de células adjacentes na margem da ferida.

O segundo elemento importante da cura secundária, que muitas vezes é explorado pelos cirurgiões mas pode ser deletério, é a contração da ferida (Fig. 15.5). Este processo ocorre pelo estiramento da pele circundante para fechar o defeito, em vez de pela produção de nova pele. O mecanismo desta contração permanece mal compreendido. Alguma evidência apóia o papel de um fibroblasto especializado chamado *miofibroblasto*, que contém abundante actomiosina e comporta-se como músculo liso. O tecido de granulação das feridas em contração contém tanta actinomiosina quanto o útero, por exemplo, e estes miofibroblastos são capazes de causar contração e tecido de granulação *in vitro*. A contração da ferida é inibida quando agentes antimúsculo liso são aplicados topicamente. Estudos adicionais, no entanto, sugerem que o colágeno e a substância fundamental podem contribuir para o processo de contração da ferida. Pode ser que a combinação de uma célula especializada (o miofibroblasto) e um material suscetível de contração (a substância fundamental) sejam necessários para que ocorra a contração.

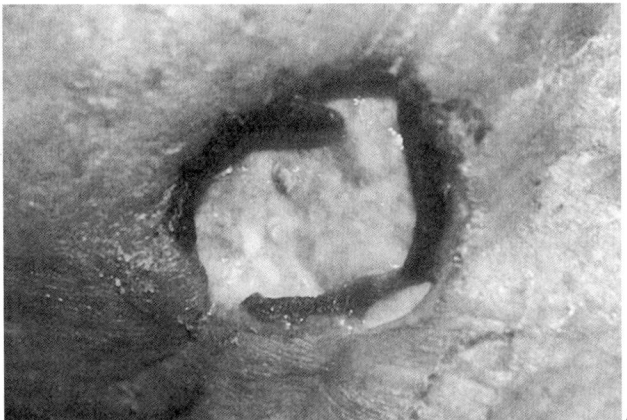
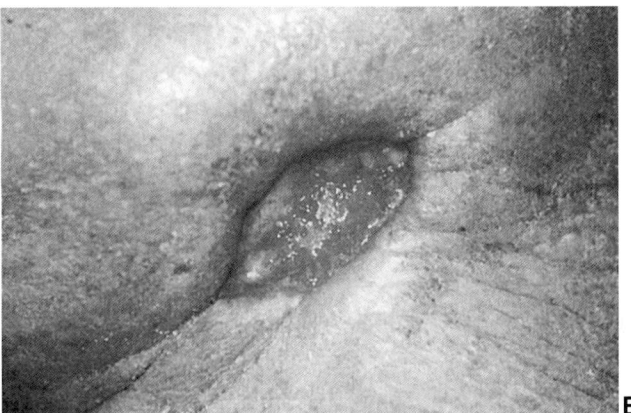
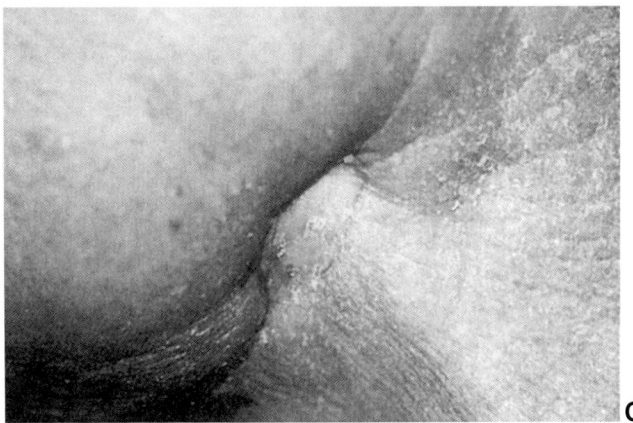

Figura 15.5
Uma grande área de necrose do tecido cutâneo do pescoço esquerdo (**A**) em um paciente que se submeteu a cirurgia de salvamento de um câncer avançado de tonsila depois de falha da quimioirradiação. Depois do desbridamento, um leito de granulação se forma com contração simultânea da ferida (**B**). A ferida resultante (depois do fechamento com um enxerto de pele) é substancialmente menor que o defeito original. (Reimpresso com permissão de Yao M, Terris DJ. Surgical management of radiation-injured tissues of the head and neck. *Front Radiat Ther Oncol* 1999;32:49-62.)

Quando o processo de contração ocorre em áreas vitais com pouca ou nenhuma pele redundante, o efeito final pode ser deletério. Exemplos incluem a contração de um defeito na pálpebra inferior que produz

TABELA 15.1
PRINCIPAIS COMPONENTES DA MATRIZ EXTRACELULAR

Componente	Estrutura	Função
Colágeno	Glicoproteína em tripla hélice	Resistência, suporte e estrutura para todos os tecidos e órgãos
Elastina	Proteína hidrofóbica esticável	Expansão e contração dos tecidos
Fibronectina	Grande glicoproteína adesiva de cadeia dupla	Adesão celular, locomoção e diferenciação
Laminina	Grande glicoproteína adesiva de forma de cruz	Adesão celular e do tecido conjuntivo, diferenciação celular
Proteoglicanos	Glicosaminoglicanos ligados covalentemente a um eixo de proteína	Regulação da estrutura e permeabilidade do tecido conjuntivo
Ácido hialurônico	Glicosaminoglicano não sulfatado	Ambiente líquido para movimento e diferenciação celulares

um ectrópio, ou um defeito da superfície palmar da mão para causar uma contratura em flexão. O melhor método para prevenção de contração é a colocação de um retalho de pele. Enxertos de espessura total são quase tão eficazes quanto retalhos de pele, mas os enxertos de pele de espessura parcial fornecem apenas ligeira inibição da contratura.

As feridas abertas curam-se mais rapidamente quando são mantidas úmidas, e elas portanto não devem ser deixadas abertas ao ar. Uma crosta (composta de proteínas secas ou desnaturadas e células mortas) pode formar-se e deve ser deixada intacta, porque a cura da ferida continuará eficientemente embaixo dela. Quando se forma uma escara (representando tecido necrótico de queimaduras ou perda de enxerto, por exemplo), ela pode inibir a cura e deve ser desbridada delicadamente.

METABOLISMO DO COLÁGENO E CURA DA FERIDA

A matriz extracelular consiste em proteínas estruturais fibrosas (colágeno e elastina) e uma matriz intersticial composta de glicoproteínas adesivas (fibronectina e laminina), inclusas na substância fundamental (um gel amorfo contendo proteoglicanos e glicosaminoglicanos) (ver Tabela 15.1). Embora a substância fundamental contribua para a formação do tecido cicatricial, a resistência da ferida é derivada principalmente das fibras colágenas, que constituem o principal componente da matriz extracelular. Colágeno tipo I compõe 80% a 90% do colágeno na derme intacta, com colágeno tipo III compondo os restantes 10% a 20%. O tecido de granulação que se forma depois da lesão tecidual contém 30% de colágeno tipo III, com sua síntese resultando da secreção de fibronectina depois da lesão (2). Pelo menos 13 formas distintas de colágeno foram descritas, as quais são codificadas por 25 genes diferentes (3); os cinco tipos principais estão arrolados na Tabela 15.2. Uma representação simplista do processo muito complexo da síntese de colágeno está representado na Figura 15.6.

Síntese do Colágeno

O colágeno é a mais comum proteína no mundo animal e constitui o principal componente do tecido conjuntivo humano, constituindo até aproximadamente 30% da proteína corporal total e mais de 50% da proteína no tecido da cicatriz (2). Ele é uma proteína extracelular que é fabricada intracelularmente pelos fibroblastos. Durante a cura das feridas, a transcrição do RNA mensageiro (mRNA) do procolágeno está regulada para cima. O mRNA é extensamente modificado e a seguir traduzido nos ribossomos do retículo endoplasmático rugoso; a proteína procolágena a seguir passa através do aparelho de Golgi para o espaço extracelu-

TABELA 15.2
CINCO TIPOS PRINCIPAIS DE COLÁGENO

Tipo	Subunidades	Distribuição	Função
I	$\alpha_1(I), \alpha_2(I)$	Quase ubíqua, pele (80%), osso (90%), tendões	Tecidos conjuntivos de suporte
II	$\alpha_1(II)$	Cartilagem, estroma da córnea, humor vítreo	Absorção de choque, mobilidade articular
III	$\alpha_1(III)$	Quase ubíqua	Formação de pequenos elementos fibrosos
IV	$\alpha_1(IV), \alpha_2(IV), \alpha_3(IV), \alpha_4(IV), \alpha_5(IV)$	Membranas basais	Arcabouço em malha para filtração
V	$\alpha_1(V), \alpha_2(V)$	Ubíqua	Citoesqueleto em torno das células e pequenos elementos fibrosos

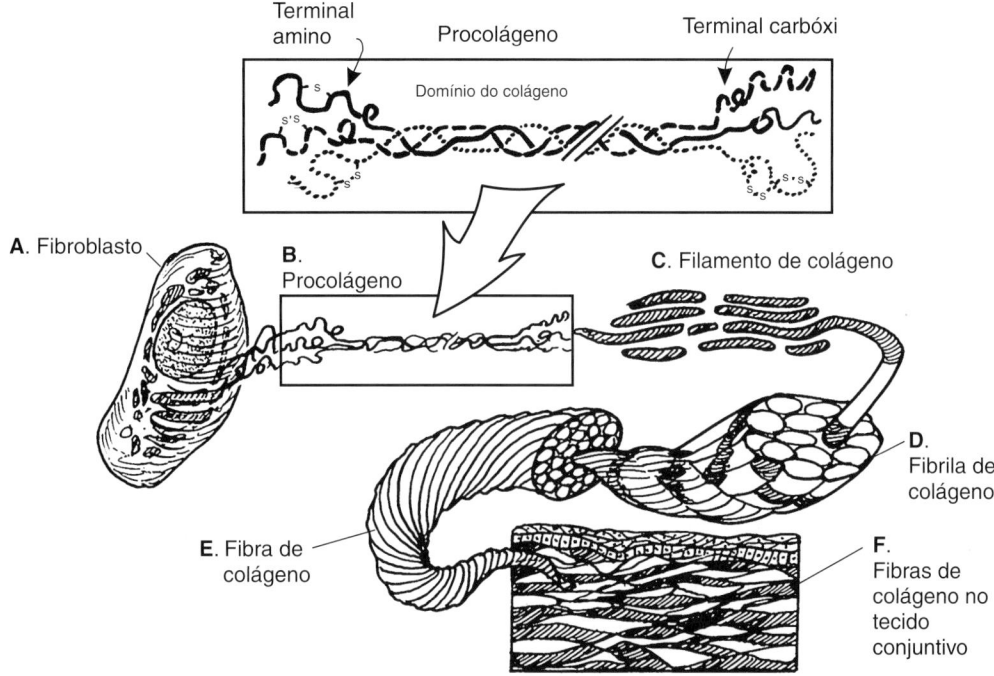

Figura 15.6

Representação simplista dos complexos eventos envolvidos na produção de colágeno. **A:** Fibroblastos, ativamente envolvidos na síntese de proteína. **B:** Produção de tropocolágeno de tripla hélice. **C:** Filamento de colágeno, demonstrando ligação intermolecular. **D:** Agregação dos filamentos colágenos em fibrilas colágenas. **E:** Fibra colágena. **F:** Fibras colágenas maturas arranjadas no tecido conjuntivo. *Detalhe:* Estrutura molecular da molécula de procolágeno tipo 1, demonstrando peptídeos de extensão em ambas as extremidades amino e carboxiterminal. A molécula básica é composta de três cadeias α em um complexo helicoidal. (Reimpresso com permissão de Das SK. Wound healing, operative incisions, and skin grafts. Em: Hardy JD, ed. *Hardy's textbook of surgery.* Philadelphia: Lippincott, 1988; e Cohen IK, Diegelmann RF, Crossland MC. Wound care and healing. In: Schwartz SI, Shires GT, Spencer FC, eds. *Principles of surgery.* New York: McGraw-Hill, 1994.)

lar. No espaço extracelular, o procolágeno sofre clivagem enzimática das suas extremidades não helicoidais, e a seguir espontaneamente se arma em fibras (3). O colágeno sofre oito passos pós-traducionais antes da sua secreção no espaço extracelular como procolágeno. O passo mais importante é a hidroxilação de prolina e lisina para formar hidroxiprolina e hidroxilisina, que são críticas para a formação das ligações cruzadas entre e dentro das cadeias do colágeno. O colágeno é único porque contém os aminoácidos hidroxiprolina e hidroxilisina; a hidroxilação ocorre depois que a prolina e a lisina são incorporadas na cadeia do colágeno. Isto exige enzimas específicas (prolil e lisil hidroxilase), bem como vários co-fatores e substratos, incluindo ácido ascórbico, ferro e α-cetoglutarato. Sem a hidroxilação da prolina e lisina, a molécula de colágeno é instável e oferece pouca resistência à degradação enzimática. Isto resulta em comprometimento da produção de colágeno e resistência insuficiente da ferida, como ocorre em pacientes com deficiência de vitamina C ou escorbuto. O fato de que frutas frescas são capazes de prevenir esta doença ao fornecerem uma fonte de vitamina C foi apreciada pela Marinha Britânica na virada do século XX; assim, os marinheiros britânicos ganharam o nome de *limeys* porque lhes era exigido que viajassem com limões e outras frutas cítricas quando ao mar por longos períodos. Corticosteróides também podem resultar na subidroxilação da prolina e lisina. Outros passos pós-traducionais na síntese de colágeno incluem a glicosilação pela adição de galactose e glicose aos resíduos hidroxilisina, que é catalisada pela galactosiltransferase e glicosiltransferase, respectivamente (3).

Além dos seus dois aminoácidos exclusivos, o colágeno é notável pelo arranjo de três cadeias α-peptídicas em uma tripla hélice para a direita com glicina em cada terceira posição ao longo da cadeia peptídica. A configuração helicoidal tríplice do colágeno é obtida pelo adequado alinhamento e formação de pontes dissulfeto entre as extremidades carboxiterminais das três cadeias α-peptídicas, com ligação de hidrogênio intramolecular entre as cadeias para manter a estrutura helicoidal. Colágeno tríplice é solúvel em água e precisa receber ligações cruzadas para torná-lo insolúvel; esta ligação cruzada fornece resistência à tração. A natureza e o grau de ligação transversal confere ao colágeno suas características específicas do tecido. Numerosos tipos de ligações transversais são possíveis e ocorrem em duas categorias amplas: intramolecular e intermolecular. O primeiro passo na ligação cruzada é a conversão de resíduos lisina e hidroxilisina ligados ao peptídeo para aldeídos, por meio da enzima lisil oxidase. Esta desaminação oxidativa fornece os semialdeídos correspondentes, alisina e hidroxialisina. Este passo pode ser inibido pela administração de β-aminoproprionitrila (BAPN), D-penicilamina e isoniazida. Estas substâncias foram usadas com limitado sucesso experimentalmente em um esforço para evitar formação excessiva de colágeno. Ligações dissulfeto intermoleculares são ligações transversais importantes porque elas podem proporcionar um método rápido e eficiente de ligar cruzadamente as fibras em tecidos em proliferação, como feridas em cura (3).

A resposta inflamatória à lesão e a proliferação de fibrose que se segue são moduladas por diversas variáveis, incluindo atividade de citocinas. Diversas citocinas, fator de crescimento transformador (TGF)-β, interleucina-1 e fator de necrose tumoral-α contribuem para um aumento na produção em estado constante de colágeno (3). O papel das citocinas na cura das feridas será considerado em maior detalhe mais tarde.

Lise de Colágeno

A produção de colágeno, como ocorre com muitas outras funções fisiológicas, existe como um processo homeostático e dinâmico. Em todo o corpo, o colágeno está constantemente sendo produzido e degradado. Quando deposição aumentada de colágeno é necessária, como na cura da ferida, a balança inclina-se em favor da produção. Isto é representado pela fase de fibroplasia. Na fase de remodelação, a balança inclina-se em favor da lise de colágeno e a cicatriz amolece e amadurece. O colágeno é notavelmente resistente à degradação e permanece insolúvel face a uma ampla gama de proteases. Uma classe específica de enzimas tornou-se evidente, cujo papel principal é degradar o colágeno. A atividade destas colagenases está regulada para cima durante os períodos de remodelação da ferida, do mesmo modo que a degradação intracelular do colágeno recém-sintetizado. Portanto existem pelo menos dois mecanismos pelos quais a homeostasia do colágeno pode ser modulada. Este equilíbrio complexo de produção e degradação do colágeno é responsável pelas alterações iniciais dramáticas e tardias sutis nas feridas e cicatrizes. Este processo infelizmente permanece incompletamente compreendido.

CITOCINAS (FATORES DE CRESCIMENTO) NA CURA DA FERIDA

As citocinas são proteínas de sinalização polipeptídicas que são liberadas dos tecidos locais ou componentes do sangue e servem de instrumentos para modular funções celulares, incluindo proliferação celular, diferenciação, regeneração tecidual e cura das feridas. Infelizmente, a compreensão das interações complexas envolvidas com as várias citocinas é tornada ainda mais difícil por causa da nomenclatura confusa. Especificamente, algumas citocinas recebem seu nome a partir da sua célula de origem [p. ex., fator de crescimento derivado das plaquetas (PDGF)], enquanto outras são denominadas conforme a sua célula-alvo [p. ex., fator de crescimento epidérmico (EGF)]. Isto ocorreu em alguns casos porque os fatores receberam seus nomes antes que as principais atividades fossem conhecidas. Além disso, algumas citocinas recebem seus nomes a partir da sua primeira ação descrita (p. ex., TGF-β). Finalmente, as ações das citocinas podem ser demais complexas e numerosas para serem descritas por um único nome.

O mecanismo de ação das citocinas pode ser através de atividade endócrina (secretadas por uma população de células e tendo efeitos distantes), autócrina (secretadas por células que são elas mesmas moduladas pelo fator) ou parácrina (secretadas por células e afetando populações de células vizinhas). Cada citocina liga-se a receptores específicos da superfície celular, que por sua vez modulam as atividades de segundos mensageiros [como adenosina monofosfato cíclico (cAMP) intracelular].

As citocinas podem ser divididas em duas categorias principais: fatores de crescimento angiogênico e proteínas morfogenéticas ósseas. As quatro famílias principais de fatores de crescimento angiogênico incluem TGF, EGF, PDGF e fator de crescimento fibroblástico (FGF). Um sumário das citocinas que participam na resposta da cicatrização da ferida está apresentado na Tabela 15.3. Embora a única aplicação aprovada pela Food and Drug Administration (FDA) de citocinas seja o uso de PDGF para úlceras diabéticas (becaplermina, 0,01%), a riqueza de evidência experimental concernente ao valor dos fatores de crescimento na cura das feridas foi trazida para o campo da aplicabilidade clínica amplamente difundida, e uma parte deste progresso será indicado mais tarde.

Fatores de Crescimento Transformadores

A família de citocinas dos TGF é composta de dois compostos parentais, TGF-α e TGF-β. Estes dois compostos são na realidade muito distintos; TGF-α é mais estreitamente relacionado ao EGF que ao TGF-β. Todos os fatores associados nesta família são importantes no processo de cura da ferida, embora TGF-β (que ocorre em três isoformas distintas) provavelmente tenha o papel mais importante e seja o mais fibrogênico. Os TGFs derivam seu nome do fato de que eles foram originalmente con-

TABELA 15.3
CITOCINAS ENVOLVIDAS NA CURA DAS FERIDAS

Citocina	Abreviação	Fonte	Função
Hormônio do crescimento humano	GH	Hipófise	Proliferação dos fibroblastos; aumenta conteúdo de colágeno e resistência à tração; anabolismo; estimula IGF-1
Fator de crescimento epidérmico	EGF	Plaquetas, líquidos do corpo (incluindo saliva, urina, leite e plasma)	Proliferação e migração de células epiteliais e fibroblastos; ativa fibroblastos; angiogênico
Fator de crescimento derivado das plaquetas	PDGF	Plaquetas, macrófagos, fibroblastos, células endoteliais, células musculares lisas	Mitogênico para fibroblastos e células musculares lisas; quimioatraente para neutrófilos e macrófagos; angiogênico
Fatores de crescimento derivados dos fibroblastos	FGF	Macrófagos, cérebro, hipófise	Proliferação e migração de células endoteliais vasculares; mitogênico e quimiotático para ceratinócitos e fibroblastos
Fatores de crescimento transformadores	TGF	Plaquetas, fibroblastos, neutrófilos, macrófagos, linfócitos	Proliferação de células epiteliais e fibroblastos
Fator de crescimento nervoso	NGF	Célula de Schwann, células musculares	Motoneurônios, células de Schwann, células musculares
Fator neurotrófico derivado do cérebro	BDND	Sistema nervoso central, músculo esquelético, coração, pulmão	Suporta motoneurônios cranianos e espinais após axotomia
Fator neurotrófico ciliar	CNTF	Células de Schwann	Promove sobrevida e diferenciação de células neurais e gliais dentro do sistema nervoso
Fator de crescimento semelhante à insulina 1	IGF-1	Fibroblastos, fígado, plasma	Proliferação dos fibroblastos, síntese de proteoglicanos e colágeno
Fator de necrose tumoral	TNF	Macrófagos, mastócitos, linfócitos, outros tecidos e células	Proliferação dos fibroblastos
Interleucinas	IL	Macrófagos, linfócitos, outros tecidos e células	Proliferação dos fibroblastos, quimiotaxia dos neutrófilos
Interferons	IFN	Fibroblastos, linfócitos	Inibição da proliferação dos fibroblastos e síntese de colágeno
Fatores de crescimento dos ceratinócitos	KGF	Fibroblastos	Proliferação de células epiteliais

siderados capazes de "transformar" células normais em células aparentemente neoplásicas. Agora se sabe que eles são mitogênicos e quimiotáticos para células epidérmicas e endoteliais. TGF-β estimula a produção de fibronectina, glicosaminoglicanos, colágeno e metaloproteases matriciais proteolíticas (MMPs) pelos fibroblastos e estimula migração dos fibroblastos regulando para cima receptores à integrina na membrana celular que captam fibrina e fibronectina. Os TGFs são secretados por uma variedade de células e tecidos, incluindo plaquetas, macrófagos, ceratinócitos, linfócitos T e neutrófilos. Eles exercem seus efeitos ligando-se aos receptores, causando ativação da cascata da tirosinacinase. Alguma evidência experimental sugere que TGF-β pode acelerar a cura da ferida quando aplicado topicamente, acelerando fibrose e angiogênese (4). Os efeitos benéficos conferidos pelo TGF-β são realizados mesmo com a adição de radiação (5). Modelos animais demonstraram que a ausência de TGF-β se associa com graves comprometimentos no estádio final da cura da ferida (6). Níveis excessivos de TGF-β, no entanto, podem induzir fibrose patológica através da formação excessiva de matriz extracelular e foram implicados em doenças fibróticas como esclerodermia (6). Esta limitação precisa ser levada em conta quando experiências clínicas forem contempladas.

Fator de Crescimento Epidérmico

O EGF, um polipeptídeo de 53 aminoácidos, é produzido principalmente pelas plaquetas e está presente em altas concentrações durante as fases iniciais da cura da ferida. O EGF tem um alto grau de homologia com o TGF-α e contribui para a formação de colágeno, desenvolvimento do tecido de granulação e epitelização por efeitos intracelulares exercidos através da enzima tirosinacinase (7). EGF afeta especificamente a cicatrização das feridas pela estimulação da divisão dos ceratinócitos e dos fibroblastos da derme, bem como pela potencialização da produção e dos efeitos de outras citocinas. O resultado é uma velocidade mais rápida de epitelização e cicatriz reduzida através da prevenção de contração excessiva da ferida (4).

O valor potencial do EGF para aumentar a cura das feridas foi sugerido por uma experiência clínica prospectiva, randomizada, duplamente cega, do seu efeito sobre a cura de locais doadores de enxertos de pele (8). Em modelos animais, a aplicação do EGF resulta em cura mais rápida através da promoção da reepitelização e migração aumentada dos ceratinócitos (9). Embora nem todos os estudos tenham achado esta citocina eficaz, os resultados globais tendem a justificar um âmbito maior de investigação desta importante citocina.

Fator de Crescimento Derivado das Plaquetas

O PDGF é uma glicoproteína composta de duas cadeias (α e β) resultando em três diferentes formas diméricas do PDGF (PDGF-AB, PDGF-AA e PDGF-BB). PDGF é liberado pelas plaquetas após lesão e resulta na ativação e no recrutamento de células inflamatórias e fibroblastos, bem como estimula diretamente a síntese de colágeno e proteoglicano. Como no caso de muitas das outras citocinas, a interação com o receptor a PDGF resulta na ativação do sistema da enzima tirosinacinase. Embora O PDGF derive seu nome da identificação original da fonte, ele também é encontrado nos monócitos, macrófagos, células musculares lisas e células endoteliais. PDGF tem numerosas ações, incluindo a promoção da angiogênese, mitogenicidade para células mesenquimais (fibroblastos e células musculares lisas), estimulação da formação de colágeno e matriz, e a quimioatração dos neutrófilos e macrófagos. É por essas razões considerado um participante importante na resposta inicial à lesão. PDGF acelera a velocidade de cura de ferimentos cortantes mas pode exigir a presença de outras citocinas para desempenhar-se mais eficazmente. PDGF está presente apenas em níveis muito baixos na pele normal e em úlceras crônicas que não se curam. A eficácia do PDGF para promover cura da ferida foi demonstrada em experiências clínicas nas quais ele foi aplicado topicamente em úlceras cutâneas que não se curavam (10) e parece operar sinergicamente quando combinado com desbridamento cirúrgico agressivo (11). PDGF recombinante tópico (becaplermina, 0,01%) foi aprovado pela FDA para uso em úlceras diabéticas crônicas em 1997. Uso fora da bula do PDGF no tratamento de feridas irradiadas crônicas que não se curam foi descrito e parece promover a formação de tecido de granulação (12).

Fatores de Crescimento Fibroblásticos

Os fatores de crescimento fibroblásticos (FGFs) são uma família de pelo menos 19 citocinas diferentes. Os dois FGFs originais descritos foram o FGF ácido (também chamado FGF-1) e o fator de crescimento fibroblástico básico (ou FGF-2) e são considerados fatores de crescimento importantes no processo de cura das feridas. Os FGFs são produzidos por uma variedade de células, incluindo células endoteliais, células musculares lisas e ceratinócitos. Alguma superposição ocorre na ligação dos receptores dentro desta família de citocinas (e através de outras famílias de citocinas também), com graus variáveis de reatividade. Depois da ligação aos receptores celulares dos FGFs, a cascata da tirosinacinase é ativada, resultando na proliferação e migração de células endoteliais vasculares e estimulação da neovascularização através da promoção da angiogênese (7). Outras atividades reconhecidas dos FGFs incluem mitogenicidade e quimiotaxia para ceratinócitos e fibroblastos e estimulação da produção de colágeno e epitelização. Em uma experiência clínica em humanos foi mostrado que o FGF básico, ou FGF-2, melhorou a cura da ferida quando aplicado topicamente em úlceras de pressão crônicas (13). Níveis elevados de FGF-2 revelaram correlacionar-se com proliferação aumentada das células endoteliais (4). A aplicação do FGF-2 no momento do fechamento da ferida cirúrgica parece aumentar significativamente a resistência à ruptura da ferida bem como melhorar a qualidade da cicatriz (14,15).

Hormônio do Crescimento

O hormônio do crescimento humano (GH), um polipeptídeo de 191 aminoácidos, é uma citocina sistêmica que participa no processo de cicatrização da ferida. Embora um receptor para GH tenha sido identificado, existe importante semelhança entre os receptores para diversas citocinas, e é provável que uma superposição substancial seja encontrada na atividade. O receptor para GH foi encontrado em fibroblastos e pele humana normal, sugerindo que estes são alvos da sua ação. Embora o mecanismo da contribuição do GH para a cura da ferida não esteja inteiramente claro, ele tem a capacidade de aumentar o conteúdo de colágeno da ferida e a sua resistência à tração. Além disso, sabe-se que o GH tem uma influência mitogênica sobre os fibroblastos.

A exploração da atividade do GH na cura das feridas foi demonstrada com relação à cura da ferida de queimadura e à cura do local doador após colheita de pele de espessura parcial (16). Embora este tratamento encerre promessa para o uso do GH, seu uso amplo em casos clínicos de rotina deve aguardar confirmação dos efeitos benéficos e avaliação do custo-eficácia.

Uma vez que as meias-vidas das citocinas são geralmente de horas ou menos, é desejável a aplicação de liberação sustentada. A maioria dos esforços para produzir um efeito prolongado até agora não encontrou sucesso. Uma exceção notável foi no campo dos fatores neurotróficos, no qual o fator neurotrófico derivado do cérebro (BDNF) e o fator neurotrófico ciliar foram aplicados com sucesso em uma bomba osmótica e ligados cruzadamente a túbulos colágenos para aumentar a regeneração nervosa em modelos experimentais (17,18). Embora muitos pesquisadores se tenham focalizado na aplicação local das citocinas, a administração sistêmica de diversas citocinas, incluindo GH, EGF, FGFs, PDGF, TGF-β e fatores neurotróficos certamente parece ter a capacidade de estimular a cura das feridas (7).

Além das citocinas restantes listadas na Tabela 15.3, as proteínas morfogenéticas ósseas emergiram como moduladores altamente específicos da cura óssea e são discutidas em uma seção subseqüente.

FATORES QUE PODEM IMPEDIR A CURA DA FERIDA

Algumas das numerosas condições que podem impedir o processo normal da cura da ferida estão listadas na Tabela 15.4. As mais comumente encontradas pelos otorrinolaringologistas/cirurgiões de cabeça e pescoço são discutidas mais tarde.

TABELA 15.4
FATORES QUE IMPEDEM A CURA DAS FERIDAS

Estados Patológicos	Fatores Locais
Hereditários	Isquemia
Distúrbios da coagulação	Infecção
Ehlers-Danlos/Marfan	Trauma tecidual
Deficiência de prolidase	Corpo estranho retido
Síndrome de Werner	Dessecação
Distúrbios vasculares	Medicações
Insuficiência cardíaca congestiva	Glicocorticóides
Aterosclerose	Anticoagulantes
Hipertensão	Agentes antineoplásicos
Vasculite	Colchicina
Estase venosa	Penicilamina
Linfedema	Vitamina E
Metabólicos	Salicilatos (alta dose)
Insuficiência renal crônica	Não-esteróides (alta dose)
Diabetes melito	Sulfato de zinco (alta dose)
Desnutrição	Vitamina A (alta dose)
Síndrome de Cushing	
Hipertireoidismo	
Estados de deficiência imunológica	
Outros	
Doença pulmonar crônica	
Insuficiência hepática	
Malignidade	

Radiação

A radiação induz efeitos agudos, intermediários e crônicos nos tecidos (19). Os efeitos agudos (cuja gravidade é relacionada com a fração de radiação) incluem uma redução importante na proliferação dos fibroblastos, miofibroblastos e células endoteliais (o que pode resultar em contração prejudicada da ferida). Os efeitos intermediários são geralmente manifestados entre 3 e 6 meses depois da irradiação e resultam em proliferação diminuída endotelial e do tecido conjuntivo. Os efeitos tardios (que são relacionados com a dose total de radiação) incluem hialinização do colágeno, ruptura das fibrilas elásticas, deposição de exsudato fibrinoso e indução de fibroblastos atípicos. Similarmente, os vasos sanguíneos tornam-se hialinizados e escleróticos; isto pode levar à doença vascular cerebral nos pacientes que recebem radiação para câncer de cabeça e pescoço. O resultado da radiação é uma isquemia básica do tecido exposto; quando esses tecidos são feridos, a hipoxia adicional causada pela interrupção dos vasos sanguíneos resulta em um maior retardo na cura da ferida (20). O tempo ótimo para operar pacientes cujos tecidos foram irradiados é depois que os efeitos agudos regrediram (≥ 3 semanas), mas antes que os efeitos intermediários tenham emergido (≤ 3 meses) (19).

O mecanismo pelo qual a radioterapia prejudica a cura da ferida não está bem compreendido. Inibição da proliferação dos fibroblastos foi acusada e foi observado que os fibroblastos irradiados sofrem alterações celulares permanentes e deletérias, resultando em crescimento diminuído e produção alterada de FGF e TGF-β (21). Evidência preliminar sugere que o dano aos fibroblastos locais pode não ser tão crítico quanto a supressão do sistema hematopoético induzida pela radiação. Embora o "efeito rede" seja uma ferida que é mais lenta para curar-se, uma diminuição na contração da ferida pode ser um efeito que pode ser explorado.

Vários autores já examinaram o impacto de terapias combinadas de quimioirradiação, os chamados protocolos de preservação de órgãos, sobre a cura das feridas. Embora a cirurgia para cura nestes pacientes seja considerada segura e desejável, um consenso crescente indica que o risco de complicações da ferida (particularmente fístulas e necrose de retalhos) nesta população de pacientes é aumentada, especialmente quando há penetração na faringe. A incidência de complicações da ferida pós-operatória após terapia de preservação de órgãos se correlaciona diretamente com a quantidade de radiação administrada, com um aumento importante nas complicações da ferida que ocorrem com doses acima de 70 Gy (22). A taxa de fístulas nesta população foi descrita como tão alta quanto 50%, com um tempo médio para resolução de até

7,7 meses em um estudo (23). Reconstrução imediata com retalhos de tecido livre vascularizado no momento da cirurgia de cura reduz a taxa de fístulas e a incidência de necrose ao fornecer cobertura para a ferida com tecido sadio não-irradiado (24).

Osteorradionecrose é uma manifestação de má cura da ferida após a irradiação. Esta temida complicação da irradiação na cavidade oral é difícil de tratar e pode exigir cirurgia, séries prolongadas de antibióticos intravenosos e, em alguns casos, oxigênio hiperbárico (19).

Esteróides

Numerosos estudos confirmam que a administração tópica, local ou sistêmica de esteróides pode prejudicar a cura ou a resistência das feridas ou ambas. Esta supressão da cura das feridas ocorre por três mecanismos: redução na migração e fagocitose dos leucócitos e monócitos, que diminui a resposta inflamatória; inibição da mitose dos ceratinócitos e fibroblastos, que retarda a reepitelização; e vasoconstrição, resultando em aporte reduzido de oxigênio e nutrientes à ferida em cura. Uma dose de esteróide equivalente a pelo menos 10 mg de prednisona por dia é necessária para induzir estas alterações. Estes efeitos podem ser mitigados pela administração sistêmica ou tópica de vitamina A.

Nutrição

Embora a nutrição adequada seja importante para a cura da ferida, o corpo aparentemente deu à reparação das feridas uma prioridade alta, a ponto de o comprometimento dos processos normais ser observado apenas com deficiências nutricionais graves. Por exemplo, embora baixas concentrações de albumina sérica sejam associadas ao risco aumentado de infecção da ferida e deiscência, a depleção de proteína geralmente retarda a cura da ferida apenas quando a perda de peso excede 20% do peso corporal original.

A maioria dos elementos nutricionais essenciais para a reparação das feridas foi identificada em virtude das consequências da sua deficiência. Diversas deficiências de vitaminas específicas, por exemplo, podem levar à cicatrização prejudicada. Deficiência de vitamina C (também chamada escorbuto) impede a hidroxilação de prolina e lisina, para a qual ela é um co-fator necessário. A produção de colágeno é por essa razão significativamente reduzida, enquanto a lise de colágeno continua. Não apenas as feridas novas cicatrizam mal, mas as cicatrizes antigas também se tornam frágeis e podem romper-se.

Deficiência de vitamina A (provavelmente a deficiência vitamínica mais comum no mundo ocidental) causa síntese de colágeno e epitelização prejudicadas, resultando em resistência diminuída à tração e suscetibilidade a infecção. A suplementação não apenas evita estes efeitos, mas também pode mitigar os efeitos deletérios associados a irradiação, terapia esteróide e diabetes melito.

Deficiência de zinco pode levar à cura retardada da ferida ao impedir a proliferação celular, o que afeta particularmente a fibroplasia. Embora reposição de zinco (220 mg, 3 vezes ao dia) seja corretiva, deve-se tomar cuidado para não fornecer zinco no estado não deficiente, uma vez que concentrações excessivas podem dificultar a migração dos macrófagos e a fagocitose e portanto prejudicar a cura das feridas.

Em resumo, desnutrição grave pode levar à cura comprometida das feridas. Nessa circunstância, a suplementação nutricional apropriada restaurará os mecanismos normais de reparação de feridas. Entretanto, a maioria dos pacientes não derivará benefício do aumento do seu estado básico de nutrição.

Idade

A proliferação celular e as atividades metabólicas declinam com a idade, de modo que a síntese de colágeno é reduzida, a responsividade imune é diminuída e a reepitelização e angiogênese são retardadas em comparação com aquelas em pacientes mais jovens. Como resultado, a incidência de deiscência da ferida após cirurgia aumenta três vezes em pacientes com mais de 60 anos. Esta associação tem particular importância porque muitos pacientes que se submetem a ressecções de câncer de cabeça e pescoço estão nessa categoria etária. Este risco aumentado de complicações da ferida é exacerbado quando os tecidos foram previamente irradiados. Os octogenários em particular têm uma gravidade aumentada de enfermidade sistêmica pré-operatória (co-morbidade) e complicações pós-operatórias em comparação com pacientes mais jovens (25). A discrepância nas complicações pós-operatórias entre pacientes idosos e mais jovens persiste mesmo quando a co-morbidade é controlada, sugerindo que a idade avançada isoladamente é associada a morbidade pós-operatória aumentada.

MANIPULAÇÃO DA CURA DAS FERIDAS

Em um esforço para manipular a cura das feridas, diversas tecnologias foram estudadas, incluindo tratamento com ultra-som, radiação ultravioleta-A, estimulação elétrica e terapia com *laser*. Embora a maioria destas tenha mostrado algum grau de promessa em modelos animais, elas permanecem técnicas investigacionais. Diversas disciplinas nas quais um progresso importante foi feito em traduzir ciência básica para aplicabilidade clínica são descritas resumidamente mais tarde.

Terapia com Citocinas

Embora o tratamento com citocinas possa melhorar a velocidade e a resistência da cura normal da ferida, um uso mais provável é para reverter os efeitos deletérios de condições como diabetes melito. Essas condições que se sabe dificultaram a cura da ferida podem ser melhoradas, com base em evidência experimental de que o GH melhora a cura da ferida em animais desnutridos tratados com corticosteróides (26). Esta reversão dos efeitos deletérios dos esteróides sobre a cura da ferida foi obtida com o uso de várias outras citocinas, incluindo TGF-β, PDGF e o fator de crescimento semelhante à insulina–1. A aplicação tópica diária de PDGF (becaplermina) demonstrou aumentar a cura de úlceras neuropáticas diabéticas e está aprovada pela FDA para esta finalidade. O sucesso do PDGF tópico estimulou interesse no uso de tecnologia genética para melhorar a eficiência da aplicação do PDGF. Em contraste com a aplicação tópica do PDGF, que precisa ser administrado diariamente e resulta em melhora apenas modesta na cura da ferida, uma única aplicação de PDGF humano por meio de vetor adenoviral causa indução da expressão do gene do PDGF que dura semanas e associa-se a melhoras dramáticas na cura das feridas (27). Experiências clínicas estão em progresso para testar a aplicação do transgene adenoviral do PDGF em úlceras neuropáticas crônicas. Em última análise, uma combinação de técnicas de manipulação pode ser a tática preferida, conforme sugerido pela evidência de que os benefícios das doses farmacológicas de citocinas podem ser amplificados quando combinados com tratamento como oxigênio hiperbárico.

Adesivos Teciduais

Colas de fibrina estiveram em uso em otorrinolaringologia por vários anos, mas adesivos sintéticos não-histotóxicos apenas recentemente se tornaram amplamente disponíveis. Cola de fibrina e géis de plaquetas autólogas atuam como selantes e promovem cura da ferida ao causarem aderência do retalho de pele, obliteração do espaço morto, e podem evitar a necessidade de um dreno. As colas de fibrina são biologicamente inertes, enquanto os géis de plaquetas liberam PDGF e TGF-β; entretanto, não permanece esclarecido se esta propriedade dos géis de plaquetas na realidade acelera a cura (28). O composto 2-octil cianoacrilato permitiu o fechamento mais rápido da pele com resultados cosméticos comparáveis quando comparado com o fechamento por sutura (29). À medida que maior experiência for ganha com esta substância, as indicações para o seu uso sem dúvida serão expandidas.

Cura da Ferida Fetal

Parece natural procurar compreender e em última análise explorar a cura sem cicatriz que ocorre com as feridas fetais. Tecido cicatricial formado em uma ferida adulta é caracterizado pela deposição anormal de pequenos feixes paralelos de colágeno tipos I e III e fibronectina na neoderme, enquanto a ferida fetal se cura pela deposição de grandes feixes de matriz extracelular em uma formação trançada como uma cesta (30). O fibroblasto fetal foi confirmado como a principal célula responsável por essa cura impecável. Níveis elevados de FGF nas feridas fetais por causa da morfogênese incessante podem explicar parcialmente as diferenças morfogenéticas observadas entre feridas fetais sem cicatriz e as cicatrizes das feridas adultas. Diversos estudos mostraram que o ambiente de citocinas desempenha um papel na cura sem cicatriz da ferida fetal, particularmente a presença de TFG-β e PDGF, que estão presentes em altas concentrações nas feridas cicatrizadas mas ausentes nas feridas sem cicatriz fetal (31,32). A adição de TGF-β ao meio interno da ferida fetal resulta na formação de cicatriz (32). A proporção entre as diferentes isoformas de TGF-β (TGF-β_1, TGF-β_2 e TGF-β_3) difere entre a ferida fetal e a adulta, com níveis de TGF-β_1 e TGF-β_2 baixos ou ausentes na ferida sem cicatriz do feto e presentes em altas quantidades na cicatriz da ferida adulta, enquanto TGF-β_3 está presente em altas quantidades nas feridas fetais sem cicatriz mas presente em baixos níveis na cicatriz da ferida adulta (30). A ferida fetal é caracterizada por uma escassez de células inflamatórias produtoras de citocinas, incluindo neutrófilos, linfócitos, monócitos e plaquetas, o que resulta em uma resposta inflamatória mais fraca ao ferimento e produção e efeito de TGF-β e PDGF diminuídos. As diferenças entre a cura da ferida fetal e adulta podem ser uma resposta evolucionária à cura no adulto que tradicionalmente tem tido uma ferida contaminada (30). Ainda outros especularam que novos fatores ainda não caracterizados são secretados pelas células fetais e resultam em cura sem cicatriz. É possível que estes fatores possam algum dia ser identificados e fabricados geneticamente, e o seu uso possa levar ao objetivo final da cura de ferida sem cicatriz. Experiências clínicas humanas visando a alterar as proporções das citocinas, em particular os níveis das isoformas de TGF-β, nas feridas adultas em cura, já estão em andamento (30).

Finalmente, uma tradição consagrada pelo tempo no tratamento das feridas abertas é a aplicação tópica de solução de Dakin (hipoclorito de sódio 0,25%). O desbridamento químico da ferida e a atividade antimicrobiana obtida por esta solução foram reconhecidas já em 1915, quando ela foi introduzida por Dakin. Seu uso foi popularizado pelo ganhador do Prêmio Nobel Alexis Carrel durante a I Guerra Mundial. Apesar da preocupação com potencial toxicidade para os tecidos normais, curativos úmidos até secar com solução de Dakin permanecem uma alternativa popular aos curativos embebidos em soro fisiológico, particularmente para feridas contaminadas ou necróticas.

CIRCUNSTÂNCIAS ESPECIAIS NA CURA DAS FERIDAS

Regeneração Nervosa

A cura dos nervos compreende uma área particular de interesse para os cirurgiões de cabeça e pescoço porque grande parte da cirurgia de cabeça e pescoço, inclusive cirurgia oncológica de cabeça e pescoço, cirurgia neurootológica e cirurgia de base do crânio colocam os nervos cranianos em risco de lesão e a cura adequada dos nervos tem implicações funcionais e cosméticas. Como em outras áreas da cura das feridas, a regeneração neural presenciou uma explosão na compreensão dos mecanismos de reparação, bem como o nascimento do potencial de manipulação deste processo de reparação.

A cura do nervo ocorre como uma interação complexa, dinâmica, de vários processos e é modulada por diversos fatores. Grande parte da apreciação atual das complexidades das lesões e cura dos nervos é um produto do trabalho de Sir Sydney Sunderland, em cuja homenagem a classificação das lesões nervosas recebeu o seu nome. Seu volume clássico, *Nerves and Nerve Injuries* (publicado em 1978) (33), preparou o caminho para 2 décadas de intensa investigação sobre o microambiente do nervo em regeneração.

Sunderland (33) descreveu três tipos fundamentais de lesão nervosa: uma interrupção transitória da condução nervosa sem perda da continuidade axonal (também chamada neuropraxia ou bloqueio da condução); transeção dos axônios (ou condições que levam à perda da integridade axonal), mas com preservação do endonêurio durante degeneração walleriana (conhecida como axonotmese); e interrupção completa da fibra nervosa, com perda da arquitetura normal (neurotmese). O terceiro nível de lesão pode ser ainda subdividido para incluir interrupção do perinêurio (lesão classe IV) ou transeção do epinêurio (lesão classe V); todas as lesões que incluem neurotmese podem resultar em regeneração aberrante de axônios para dentro dos tubos endoneuriais "errados".

A resposta do nervo lesado nas primeiras 12 a 48 horas inclui degeneração walleriana (degeneração do axônio distal até a placa motora e do axônio proximal até o primeiro nódulo de Ranvier), edema axonal e retração da mielina. De 48 a 72 horas, os axônios quebram-se em fragmentos torcidos e, pela segunda semana após a lesão, todos os vestígios do axônio estão comumente perdidos. As fibras nervosas distais podem ser estimuladas durante aproximadamente 72 horas depois da lesão, uma janela de tempo essencial a considerar quando contemplando a exploração de lesões nervosas traumáticas. Macrófagos são mobilizados para fagocitar detritos ao longo do nervo e as células de Schwann contribuem para esta atividade. O principal papel das células de Schwann, no entanto, é dirigir a regeneração formando cordões celulares densos (chamados faixas de Bungner) ao longo do local do axônio em degeneração. Estas faixas (bandas) proporcionam condutos para os axônios uma vez que se siga a regeneração.

A duração do processo regenerativo varia e pode necessitar 6 a 18 meses, dependendo do comprimento do nervo e do local da lesão. Apesar da velocidade de regeneração comumente citada de 1 mm por dia, este valor varia consideravelmente e só pode ser usado como estimativa grosseira. Ocasionalmente, sinais muito precoces de recuperação podem estar presentes, e são considerados devidos aos chamados "axônios pioneiros", que muito rapidamente navegam pelo trajeto até o tecido-alvo, na frente da maioria das fibras nervosas.

Uma revisão das questões relevantes na reparação nervosa (34) chegou a várias generalizações na conduta da reparação nervosa. Apesar da evidência precedente em contrário, os nervos lesados devem ser reparados tão cedo quanto possível. Não há vantagem em aguardar até que o ambiente metabólico tenha sido maximizado. A técnica padrão-ouro atual de reparação permanece sendo a aproximação com sutura epineurial dos nervos transecionados usando-se sutura de monofilamento fina (9-0 ou 10-0), com interposição de enxerto usando um nervo autólogo se uma reparação sem tensão não puder ser obtida. O que se compreende "sem tensão" continua a ser debatido; entretanto, se o segmento nervoso ressecado for maior que 2 cm, a maioria dos investigadores advogaria enxerto.

As inovações promissoras mais imediatas em regeneração neural incluem o uso de técnicas de tubulização combinadas com substâncias tróficas como neurocitocinas, incluindo fator de crescimento nervoso, BDNF, fator neurotrófico ciliar e neurotrofinas -3, -4/5 e -6. As interações complexas entre estas proteínas e suas células-alvos ainda estão sendo elucidadas (Fig. 15.7). Embora a melhora na recuperação usando substâncias neurotróficas tenha sido obtida apenas em modelos animais, em alguns casos as diferenças são impressionantes. Em um modelo com nervo ciático de roedor, Utley *et al.* (17) relataram melhoras estatisticamente significantes na recuperação nervosa funcional com o uso de tubulização com colágeno ou aplicação de BDNF ao leito nervoso. A melhor recuperação foi obtida nos animais que receberam o BDNF ligando-o transversalmente ao próprio túbulo (Fig. 15.8). A aplicação de fatores de crescimento neurais desencadeia brotamento axonal e a reinervação mal dirigida pode levar à sincinesia indesejável, que parece ser minimizada com o uso de técnicas de tubulização juntamente com a aplicação de fator de crescimento. Esta estimu-

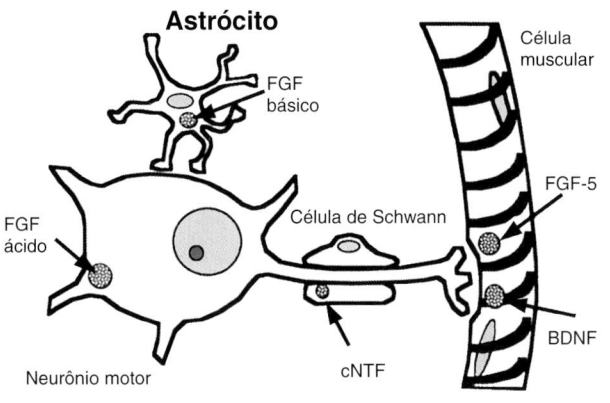

Figura 15.7

As interações complexas entre fatores neurotróficos e suas células-alvos continuam a ser elucidadas; uma sumário da compreensão atual está indicado. FGF, fator de crescimento fibroblástico; CNTF, fator neurotrófico ciliar; BDNF, fator neurotrófico derivado do cérebro. (Reimpresso com permissão de Nishi R. Two neurotrophic factors are better than one. *Science* 1994;265:1052-1053.)

lação foi confirmada em estudos subseqüentes (18) e o seu efeito é evidente mesmo quando a reparação nervosa é retardada (35). Grande esperança existe de que o futuro trará opções farmacológicas ainda mais precisas para a estimulação da regeneração nervosa. Quanto ao presente, reaproximação com cuidadosa sutura microcirúrgica permanece sendo a melhor maneira de facilitar o processo normal de cura nervosa.

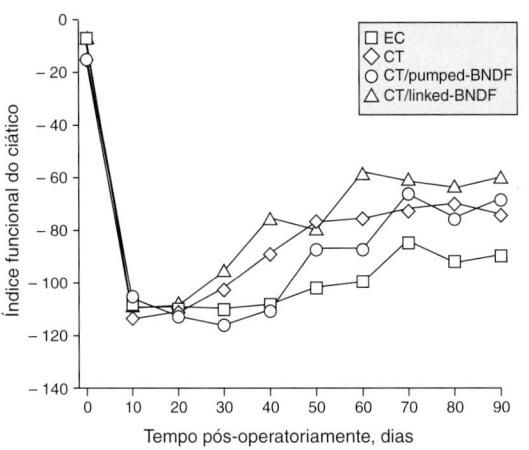

Figura 15.8

Comparação da recuperação funcional após transeção e reparação do nervo ciático em um modelo no rato. Nervos reparados por tubulização em colágeno (*CT*) com fator neurotrófico derivado do cérebro (*BDNF*) ligado transversalmente à matriz colágena (CT/linked BDNF) demonstrou a regeneração mais rápida e completa de todos os grupos. EC, coaptação epineurial; CT/pumped-BDNF, CT com BDNF aplicado por uma bomba osmótica na reparação. (Modificado e reimpresso com permissão de Utley DS et al. Brain-derived neurotrophic factor and collagen tubulization enhance functional recovery after peripheral nerve transection and repair. *Arch Otolaryngol Head Neck Surg* 1996;122:407-413.)

Consolidação Óssea

O osso compartilha com o fígado a distinção de serem os únicos órgãos capazes de regeneração espontânea com restauração da estrutura perdida (36). Em virtude desta propriedade, o osso tem a capacidade de curar-se através de regeneração, em vez de formação de cicatriz, quando certas condições estão presentes. Estas condições incluem redução anatômica acurada, ausência de mobilidade e suprimento vascular adequado. O potencial para este tipo de consolidação é fornecido pela fixação rígida com placas e parafusos, mas deve ser ponderado com relação à incidência aumentada de infecção (37). Uma inovação importante no campo do plaqueamento ósseo foi o refinamento das placas absorvíveis, que estão encontrando uso difundido na reparação de fratura facial (38).

Na maioria das circunstâncias, os ossos fraturados sofrem cura secundária. Este processo é semelhante à cura de ferida descrita no início deste capítulo, mas inclui os estádios intermediários de formação de calo mole (cartilaginoso) e calo duro (ósseo). Estes calos servem para estabilizar a fratura, permitindo a entrada de osteoclastos e osteoblastos, que operam em conjunto para calcificar o calo (36). Estas atividades são moduladas por proteínas morfogenéticas ósseas (BMPs), citocinas que têm a capacidade de induzir diferenciação das células mesenquimais para osteoblastos, e proliferação de células envolvidas na consolidação óssea. As BMPs são membros da família TGF-β e são capazes de induzir transformação de células mesenquimais para osteoblastos em modelos animais (39). BMPs recombinantes tiveram sucesso em promover o fechamento de grandes espaços de fratura em carneiro e experiências clínicas com BMPs recombinantes estão em andamento.

Cura da Ferida Mucosa

A maioria das comparações da cura das feridas criadas por vários instrumentos (bisturi, eletrocautério, *laser*) foi feita em pele em modelos porcinos. A popularidade dos procedimentos na cavidade oral e orofaríngeos assistidos por *laser* conduziu autores a investigarem a cura das feridas mucosas (40). Nenhuma desvantagem na cura da ferida aparece quando se compara *laser* com técnicas mais convencionais, possibilitando ao clínico fazer uma escolha de instrumentos baseando-se no custo, disponibilidade, facilidade de uso e hemostasia, em vez das propriedades de cura.

Quando a cura precária da mucosa após uma grande cirurgia de cabeça e pescoço resulta em deiscência da ferida, pode resultar em fístula mucocutânea. Embora as causas de fístulas sejam debatidas (incluindo erro técnico, infecção localizada, irradiação prévia e má nutrição), é amplamente aceito que a presença continuada de infecção e secreção salivar podem combinar-se para retardar o fechamento. O emprego de antibióticos sistêmicos é usualmente advogado. Existe evidência de episódios de melhora na cura quando anti-sialagogos (como glicopirrolato) são usados para diminuir o fluxo salivar, mas uma alternativa mecânica como um tubo de *bypass* salivar ou tamponamento com gaze pode proporcionar o mesmo benefício.

Cura dos Enxertos de Pele

As três fases seqüenciais da sobrevida do enxerto de pele incluem a embebição, um derivado do latim significando "beber", na qual o enxerto absorve seus nutrientes do leito receptor subjacente; inosculação, do latim "beijar", na qual os vasos sanguíneos presentes no enxerto de pele crescem para se encontrar com os vasos sanguíneos preexistentes no leito receptor e juntos formarem uma série de novos vasos sanguíneos ramificados; e neovascularização, na qual novos vasos sanguíneos se formam, fazendo ponte do enxerto aos tecidos subjacentes. Estas fases podem ser adversamente afetadas por numerosas condições, incluindo a presença de doenças sistêmicas ou fatores locais como a mobilidade do enxerto, infecção ou coleção de líquido sob o enxerto.

Um avanço importante no campo da enxertia de pele veio através da engenharia dos tecidos, na forma dos substitutos da pele epidérmica e dérmica. Os enxertos epidérmicos atualmente usam células epidérmicas autólogas ou alogênicas cultivadas. Os enxertos autólogos necessitam 2 a 3 semanas para dar crescimento a um número suficiente de células, de modo que enxertos alogênicos são usados mais comumente.

Os enxertos dérmicos encontraram mais aplicações no campo da otorrinolaringologia. A pele do aloenxerto de cadáver é tratada quimicamente para remover componentes celulares epidérmicos antigênicos, deixando uma matriz dérmica acelular e complexo de membrana basal intacta que é adequada para ressuperficialização intra-oral (41), reparação de perfuração septal e aumento de tecido mole.

Quelóides e Cicatrizes Hipertróficas

Um quelóide é definido como a produção de um crescimento excessivo de tecido cicatricial fibroso denso que se estende além dos limites da lesão cutânea original. As cicatrizes hipertróficas, em contraste, podem ser associadas à deposição de tecido cicatricial excessivo, mas este tecido cicatricial permanece dentro dos limites da lesão cutânea original. Diversamente das cicatrizes hipertróficas, que podem sofrer algum grau de contração da ferida, os quelóides não se achatam ou regridem e podem ocorrer espontaneamente. Formação de quelóide é 15 vezes mais provável em indivíduos de pele escura, com uma incidência de 5% a 15% na população negra (42). A presença de tensão mecânica sobre as margens da ferida foi associada ao desenvolvimento de cicatrizes hipertróficas e quelóides e pode resultar em alterações fenotípicas no nível dos fibroblastos. Trabalho promissor em nível molecular já demonstrou níveis elevados de TGF-β_1 e TGF-β_2 nos fibroblastos de quelóides, em comparação com fibroblastos de tecidos normais. Tecido cicatricial hipertrófico expressa cinco vezes tanto mRNA de TGF-β_1 quanto o tecido da pele normal (32). Investigação molecular continuada tende a trazer uma maior compreensão da causa dos quelóides e cicatrizes hipertróficas e pode levar a potenciais mecanismos para tratamento.

Diversas técnicas foram propostas para tratar quelóides e o seu número reflete os resultados desapontadores de qualquer conduta adotada. Estas incluem esteróides intralesionais, crioterapia, radioterapia, laserterapia, roupas de compressão elástica, e lâmina de gel de silicone. Quelóides em desenvolvimento ou cicatrizes hipertróficas podem ser tratadas pela injeção intralesional de acetonido de triancinolona (10 mg/mL) a intervalos mensais; quelóides preexistentes comumente exigem uma dose mais alta de triancinolona (40 mg/mL) e podem-se comprovar mais refratários. Estudos retrospectivos sugeriram um papel para radioterapia ou triancinolona após a cirurgia, mas dados convincentes apoiando estas modalidades apenas recentemente foram relatados. Sclafani *et al.* (43) completaram uma investigação prospectiva randomizada comparando injeções de esteróides e radioterapia para o tratamento dos quelóides. Embora nenhum grupo controle ou cegamento tenha sido usado, seu estudo permitiu a mais confiante comparação entre radiação e triancinolona e a radioterapia comprovou-se superior. Esta conclusão deve ser temperada com relação aos custos e riscos da radioterapia, incluindo lesão dos tecidos normais e indução de neoplasia. A irradiação é mais bem-sucedida quando iniciada imediatamente depois da excisão do quelóide.

Técnicas inovadoras para o tratamento dos quelóides estão sendo exploradas, incluindo o uso de enxertos de ceratinócitos cultivados, embora estes permaneçam experimentais. Interferon-α, β e γ regulam para baixo a produção de colágeno tipos I, II e III. Foi relatado que a injeção intralesional de interferon-γ resultou em redução moderada do tamanho do quelóide em 50% dos pacientes. A combinação de excisão do quelóide e a injeção intralesional de interferon-α2b demonstrou resultar em redução acentuada na taxa de recorrência de quelóide (19%), em comparação com uma taxa de recorrência de mais de 50% nos quelóides tratados com excisão unicamente ou em conjunção com esteróides intralesionais pós-excisão (44). Essas terapias de combinação parecem proporcionar as melhores possibilidades para prevenção de recorrências de quelóides.

FUTURO DA CURA DAS FERIDAS

Este capítulo reflete muitas das estimulantes transformações que ocorreram no campo da cura das feridas desde a última edição. Sem dúvida o século XXI trará uma compreensão crescente dos mecanismos moleculares da cura das feridas, que proverão um potencial ainda inimaginável para modulação da cura normal e anormal das feridas.

A pesquisa a respeito do papel das citocinas na cura das feridas avançou suficientemente para tornar realidade a manipulação farmacológica das feridas. A fase seguinte nesta disciplina será a produção econômica de amplas quantidades destas citocinas, de modo que o uso cotidiano possa ser praticável. Um método alternativo de aplicação pode envolver o uso de terapia genética.

Finalmente, à medida que a digestão e a disseminação dos dados científicos se torna mais eficiente e eficaz nesta era da informação, o cirurgião será mais bem informado e continuará a progredir além dos dias do "pus louvável" como um objetivo da cura das feridas.

PONTOS IMPORTANTES

- Os três tipos básicos de reparação das feridas após ferimento são cura primária, cura primária retardada e cura secundária ou espontânea da ferida.
- A cura da ferida ocorre como resultado de interações dinâmicas e complexas. Quatro fases que se sobrepõem podem ser identificadas, incluindo a fase de coagulação, fase inflamatória, fase de fibroplasia e fase de remodelamento.
- Mesmo em circunstâncias ideais, cicatrizes cutâneas não terão mais que 80% da resistência da pele normal.
- Depois de uma ferida, a maturação da cicatriz se desenvolve à medida que um equilíbrio é alcançado entre a produção de colágeno e a lise de colágeno.
- Muitos dos processos de cura das feridas são modulados por citocinas (fatores de crescimento); os mais importantes são os TGFs, EGF, PDGF, FGFs e GH.
- Numerosas condições podem deter o processo normal de cura da ferida, incluindo irradiação, administração de esteróide, má nutrição, idade avançada e hipoxia tecidual (por diabetes melito ou uso do fumo, entre outros).
- A cura da ferida fetal ocorre de uma maneira sem cicatriz; esta propriedade única pode ser capaz de ser explorada no futuro.
- A regeneração nervosa nos humanos ocorre a uma velocidade de aproximadamente 1 mm/dia, mas este número pode variar consideravelmente.

- Consolidação óssea pode ocorrer como regeneração espontânea do tecido, em vez do processo usual de formação de cicatriz (calo). Isto exige redução anatômica, imobilidade absoluta e vascularidade adequada.
- A sobrevida dos enxertos de pele de espessura parcial depende de um processo com três partes, de embebição (difusão de nutrientes a partir do leito subjacente), inosculação (anastomose dos vasos sanguíneos do enxerto com vasos sanguíneos do leito receptor), e neovascularização (formação de novos vasos sanguíneos).

REFERÊNCIAS

1. Cotran RS, Kumar V, Collins T, et al., eds. *Robbin's pathologic basis of disease.* Philadelphia: WB Saunders, 1999.
2. Monaco JL, Lawrence WT. Acute wound healing. *Clin Plast Surg* 2003;30:1-12.
3. Adams SL. Regulation of collagen gene expression. In: Zern MA, Reid LM, eds. *Extracellular matrix.* New York: Marcel Dekker, 1993.
4. Grazul-Bilska AT, Johnson ML, Bilski JJ, et al. Wound healing: the role of growth factors. *Drugs Today* 2003;39:787-800.
5. Nall AV, Brownlee RE, Colvin CP, et al. Transforming growth factor beta 1 improves wound healing and random flap survival in normal and irradiated rats. *Arch Otolaryngol Head Neck Surg* 1996;122:171-177.
6. Leask A, Abraham DJ. TGF-ß signalling and the fibrotic response. *FASEB J* 2004;18:816-827.
7. Herndon DN, Nguyen TL Gilpin DA. Growth factors: local and systemic. *Arch Surg* 1993;128:1227-1233.
8. Brown GL, Nanney LB, Griffen J, et al. Enhancement of wound healing by topical treatment with epidermal growth factor. *N Engl J Med* 1989;321:76-79.
9. Ulubayram K, Nur Cakar A, Korkusuz P, et al. EGF containing gelatin-based wound dressings. *Biomaterials* 2001;22:1345-135G.
10. Rees RS, Robson MC, Smiell JM, et al. Becaplermin gel in the treatment of pressure ulcers: a phase II randomized, double-blind, placebo-controlled study. *Wound Repair Regen* 1999;7:141-147.
11. Falanga V. The chronic wound: impaired healing and solutions in the context of wound bed preparation. *Blood Cells Mol Dis* 2004;32:88-94.
12. Hom DB. Promoting healing with rhPDGF in a previously irradiated problem wound. *Laryngoscope* 2003;113:1566-1571.
13. Robson MC, Hill DP, Smith PD, et al. Sequential cytokine therapy for pressure ulcers: clinical and mechanistic response. *Ann Surg* 2000;231:600-611.
14. Ono L The effects of basic fibroblast growth factor (bFGF) on the breaking strength of acute incisional wounds. *J Dermatol Sci* 2002;29:104-113.
15. Spyrou GE, Naylor IL. The effect of basic fibroblast growth factor on scarring. *Br J Plastic Surg* 2002;55:275-282.
16. Ramirez RJ, Wolf SE, Barrow RE, et al. Growth hormone treatment in pediatric bums: a safe therapeutic approach. *Ann Surg* 1998;228:439-448.
17. Utley DS, Lewin SL, Cheng ET, et al. Brain-derived neurotrophic factor and collagen tubulization enhance functional recovery after peripheral nerve transection and repair. *Arch Otolaryngol Head Neck Surg* 1996;122:407-413.

18. Ho PR, Coan GM, Cheng ET, et al. Repair with collagen tubules linked with brain-derived neurotrophic factor and ciliary neurotrophic factor in a rat sciatic nerve injury model. *Arch Otolaryngol Head Neck Surg* 1998;124:761-766.
19. Yao M, Terris DJ. Surgical management of radiation-injured tissues of the head and neck. *Front Radiat Ther Oncol* 1999;37:49-62.
20. Tandara AA, Mustoe TA. Oxygen in wound healing-more than a nutrient. *World J Surg* 2004;28:194-300.
21. Gorti GK, Ronson S, Koch RJ. Wound healing. *Facial Plast Surg Clin North Am* 2002;10:119-127.
22. Davidson BJ, Newkirk KA, Harter KW, et al. Complications from planned, posttreatment neck dissections. *Arch Otolaryngol Head Neck Surg* 1999;125:401-405.
23. Sassler AM, Esclamado RM, Wolf GT. Surgery after organ preservation therapy: analysis of wound complications. *Arch Otolaryngol Head Neck Surg* 1995;121:162-165.
24. Teknos TN, Myers LL, Bradford CR, et al. Free tissue reconstruction of the hypopharynx after organ preservation therapy: analysis of wound complications. *Laryngoscope* 2001;111:1192-1196.
25. Blackwell KE, Azizzadeh B, Ayala C, et al. Octogenarian free flap reconstruction: complications and cost of therapy. *Otolaryngol Head Neck Surg* 2002;126:301-306.
26. Atkinson JB, Kosi M, Srikanth MS, et al. Growth hormone reverses impaired wound healing in protein-malnourished rats treated with corticosteroids. *J Pediatr Surg* 1992;27:1026-1028.
27. Goldman R. Growth factors and chronic wound healing. Adv Skin Wound Care 2004;17:24-35.
28. Brissett AE, Hom DB. The effects of tissue sealants, platelet gels, and growth factors on wound healing. *Curr Opin Otolaryngol Head Neck Surg* 2003;11:245-250.
29. Toriumi DM, O'Grady K, Desai D, et al. Use of octyl-2-cyanoacrylate for skin closure in facial plastic surgery. *Plast Reconstr Surg* 1998;102:2209-2219.
30. Ferguson MW, O'Kane S. Scar-free healing: from embryonic mechanisms to adult therapeutic intervention. *Phil Trans R Soc Lond* 2004;359:839-850.
31. Sullivan KM, Lorenz HP, Meuli M, et al. A model of scarless human fetal wound repair is deficient in transforming growth factor beta. *J Pediatr Surg* 1995;30:198-202.
32. Liu W, Wang DR, Cao YI. TGF-ß: A fibrotic factor in wound scarring and a potential target for anti-scarring gene therapy. *Curr Gene Ther* 2004;4:123-126.
33. Sunderland S. *Nerves and nerve injuries.* New York: Churchill Livingstone, 1978.
34. Terris DJ, Fee WE Jr. Current issues in nerve repair. *Arch Otolaryngol Head Neck Surg* 1993;119:725-731.
35. Moir MS, Wang MZ, To M, et al. Delayed repair of transected nerves: effect of brain-derived neurotrophic factor. *Arch Otolaryngol Head Neck Surg* 2000;126:501-505.
36. Feinberg SE, Larsen PE. Healing of traumatic injuries. In: Fonseca RJ, Walker RV, eds. *Oral and maxillofacial trauma.* Philadelphia:WB Saunders, 1991:13-57.
37. Terris DJ, Lalakea ML, Tuffo KM, et al. Mandible fracture repair: specific indications for newer techniques. *Otolaryngol Head Neck Surg* 1994;111:751-757.
38. Pensler JM. Role of resorbable plates and screws in craniofacial surgery. *J Craniofac Surg* 1997;8:129-134.
39. Guntinas-Lichius O, Wittekindt C. The role of growth factors for disease and therapy in diseases of the head and neck. *DNA Cell Biol* 2003;22:593-606.
40. Liboon J, Funkhouser W, Terris DJ. A comparison of mucosal incisions made by scalpel, CO_2 laser, electrocautery, and constant-voltage electrocautery. *Otolaryngol Head Neck Surg* 1997;116:379-385.
41. Rhee PH, Friedman CD, Ridge JA, et al. The use of processed allograft dermal matrix for intraoral resurfacing: an alternative to split-thickness skin grafts. *Arch Otolaryngol Head Neck Surg* 1998;124:1201-1204.
42. Brissett AE, Sherris DA. Scar contractures, hypertrophic scars, and keloids. *Facial Plast Surg* 2001;17:263-271.
43. Sclafani AP, Gordon L, Chadha M, et al. Prevention of earlobe keloid recurrence with postoperative corticosteroid injections versus radiation therapy: a randomized, prospective study and review of the literature. *Dermatol Surg* 1996;22:569-574.
44. Berman B, Flores E Recurrence rates of excised keloids treated with postoperative triamcinolone acetonide injections or interferon alpha-2B injections. *J Am Acad Dermatol* 1997;37:755-757.

CAPÍTULO 16

Cuidados Perioperatórios

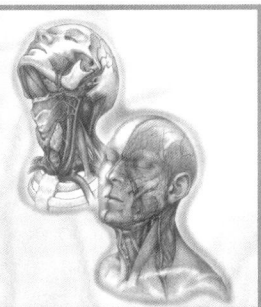

David M. Barrs

Este capítulo apresenta aspectos selecionados do tratamento clínico no período perioperatório, que é definido como o tempo imediatamente antes, durante e depois do procedimento operatório.

AVALIAÇÃO PRÉ-OPERATÓRIA

A história e o exame físico permanecem sendo as pedras angulares da avaliação pré-operatória, com particular atenção a condições específicas como diabetes, doenças hemorrágicas e insuficiência dos sistemas cardíaco, pulmonar e renal. Em uma era de contenção de custos, testes laboratoriais, exame radiográfico e consulta a especialista são efetuadas em bases ambulatoriais e adaptadas para encontrar informação que possa modificar ou retardar a cirurgia (1-4). A incidência de resultados laboratoriais anormais é extremamente baixa no paciente assintomático e, em geral, exames de laboratório de rotina não são pedidos em pacientes com menos de 50 anos. Pacientes pediátricos sadios submetendo-se a pequenos procedimentos como colocação de tubo de ventilação não devem necessitar avaliação de laboratório ou radiográfica. Teste de gravidez deve ser feito em qualquer mulher em idade reprodutiva porque pode ser de melhor interesse para a mãe e feto considerar um adiamento da cirurgia eletiva. Pacientes com condições médicas específicas necessitam exames mais extensos adaptados aos seus problemas. As recomendações atuais do American College of Surgeons e da American Society of Anesthesiology quanto aos exames pré-operatórios são mencionadas nas seções apropriadas (4,5).

DESNUTRIÇÃO PRÉ-OPERATÓRIA

Desnutrição protéico–calórica é associada a imunossupressão, má cicatrização de ferida, taxa metabólica basal diminuída, internações mais longas e mais caras, e uma taxa mais alta de mortalidade. A maioria dos pacientes de otorrinolaringologia são bem nutridos, mas este não é o caso de muitos pacientes com câncer de cabeça e pescoço que têm dificuldade para manter ingestão oral adequada para evitar perda de peso. No paciente cirúrgico, desnutrição branda a moderada é definida como uma perda de peso não intencional de 6% a 12% do peso corporal usual nos 3 a 6 meses precedentes ou 80% a 85% do peso corporal ideal. Desnutrição grave é sugerida com perda de peso acima de 12%, albumina sérica menor que 3,0 g/dL, pré-albumina sérica menor que 5 mg/dL, transferrina sérica menor que 200 mg/dL e função imune diminuída manifestada como uma contagem total de linfócitos de menos de 900 mm^3 (6,7).

Os pacientes com desnutrição branda a moderada podem submeter-se à maioria das cirurgias de otorrinolaringologia, com atenção dada à nutrição no período pós-operatório; entretanto, a desnutrição grave deve ser tratada com 7 a 10 dias de reposição nutricional antes de cirurgia eletiva. A necessidade calórica diária para a maioria dos adultos hospitalizados é 25 a 35 kcal/kg de peso corporal. Proteína é geralmente necessária a 0,8 g/kg por dia, mas o paciente criticamente enfermo pode necessitar um aumento para 1,2 a 2,0 g/kg por dia. As necessidades calóricas diárias podem ser estimadas por fórmulas como a escala de Harris–Benedict, disponível nos tratados padrões de nutrição. Uma vez que se presume que a má ingestão oral causou a desnutrição, a maior parte da terapia de reposição deve ser na forma de terapia nutricional intravenosa (IV) ou alimentações por tubo nasoenteral. Alimentações por tubo nasogástrico ou nasojejunal são preferidas porque são mais seguras e mais naturais que a nutrição parenteral total (NPT). As alimentações por tubo podem ser uma dieta normal liquidificada ou uma fórmula comercial nutricionalmente completa com um suprimento de energia de 1 kcal/mL ou mais. Para tubos gástricos, alimentações por bolo por gravidade são usualmente dadas a uma razão inicial de 50 a 100 mL a cada 4 horas, aumentando para 240 a 360 mL a cada 4 horas. O fator limitador no volume das alimentações por tubo é diarréia, e uma consulta com a nutricionista pode ser particularmente útil na determinação do tipo de solução e velocidade de aplicação. Uma vez que regurgitação e aspiração é um risco das alimentações por tubo, o volume gástrico residual deve ser verificado a cada 4 horas e antes de cada alimentação por tubo. Os tubos jejunais exigem infusão por bomba contínua a uma velocidade mais baixa. Em pacientes com necessidades nutricionais a longo prazo, um tubo de gastrostomia, como com gastrostomia endoscópica percutânea, muitas vezes se faz necessário. Nos pacientes gravemente desnutridos, deve-se usar cautela em virtude da "síndrome de realimentação" causada por hiperinsulinemia reativa secundária à ingestão súbita de glicose. Particular atenção é dada a sobrecarga hídrica, insuficiência cardíaca congestiva, disritmias cardíacas, intolerância à glicose e anormalidades eletrolíticas como hipofosfatemia, hipopotassemia e hipomagnesemia.

Em pacientes que são incapazes de receber nutrição pelo trato gastrointestinal, a reposição deve ser com NPT administrada através de um cateter venoso central. Um cateter central inserido perifericamente (CCIP) é o mais conveniente. Uma solução comum de NPT tem pelo menos 1 kcal/mL e contém 500 mL de cada, de glicose 50% e 500 mL de aminoácidos 10%, adicionadas vitaminas, eletrólitos e oligoelementos. Emulsão de gordura, 250 mL de uma solução a 20%, pode ser dada diariamente para fornecer ácidos graxos essenciais. Os três componentes com aditivos também podem ser misturados em uma bolsa de 3 L, chamada "solução 3 em 1", e dada ao longo de um período de 24 horas e é muitas vezes usada para simplificar a administração. Em geral, a infusão é começada com 1.000 mL nas primeiras 24 horas e aumentada conforme tolerada para 2.000 mL/dia. Dois litros de solução fornecem pelo menos 2.000 a 2.500 calorias/dia e nutrientes essenciais. É importante na nutrição enteral e na NPT fornecer água suficiente para prevenir azotemia e hipernatremia.

A segurança da NPT exige monitoramento freqüente. Sinais vitais e glicose devem ser monitorizados a cada 6 horas inicialmente. Quando o paciente está sob um esquema estável, podem ser checados glicose, peso, ingestão calórica e protéica, eletrólitos séricos e uréia duas vezes por semana. Estudos da função hepática, magnésio sérico, proteína total, albumina, transferrina, triglicerídios, hemograma completo (HC), tempo de protrombina e concentrações de ferro são medidos semanalmente. Cuidado meticuloso do cateter central é necessário para evitar infecção do local do cateter.

Alimentações por tubo são restringidas no dia da cirurgia. NPT é diminuída gradualmente antes da cirurgia e não deve ser dada intra-operatoriamente por causa do risco de hiperglicemia. No período pós-operatório, alimentação tão precoce quanto possível, pela boca ou alimentação por tubo, é incentivada, e NPT pós-operatória deve ser usada apenas se alimentações enterais não puderem ser realizadas dentro de 5 a 7 dias depois da cirurgia. Para alimentações por tubo, água pode ser fornecida dentro de horas da terminação da cirurgia, enquanto a fórmula em concentração completa a uma velocidade de 30 mL/h pode ser iniciada no primeiro dia pós-operatório na maioria dos pacientes.

ANORMALIDADES HEMATOLÓGICAS

Hemocomponentes e Transfusão

As indicações específicas de transfusão pré-operatória são discutidas nas seções a seguir (8–10). A correção rápida das deficiências hematológicas comumente depende de transfusões de sangue. Sangue total raramente é usado; ele é separado nos seus componentes por questão de segurança e eficiência (Tabela 16.1). A cobertura mais ampla para a cirurgia urgente em pacientes com anormalidades da coagulação é o plasma fresco congelado (PFC), que contém todos os fatores da coagulação, embora não haja plaquetas presentes e a concentração de fibrinogênio seja baixa. Transfusão de fibrinogênio não é mais usada por causa do alto risco de transmissão viral; usa-se crioprecipitado para tratar baixos níveis de fibrinogênio.

As complicações sérias das transfusões incluem reações hemolíticas imunomediadas, reações anafiláticas, e transmissão de doença viral ou bacteriana. Muito mais comuns são reações de hipersensibilidade branda e febris não hemolíticas. O pré-tratamento com um anti-histamínico (difenidramina, 50 mg) e acetaminofeno geralmente reduz ao mínimo essas reações e permite o término da transfusão. Preocupação específica é o paciente que recebeu transfusão maciça. Transfusões maciças podem levar à trombocitopenia importante e depleção de fatores da coagulação. Estudos da coagulação como tempo de tromboplastina parcial ativada (TTPa) e tempo de

TABELA 16.1

HEMOCOMPONENTES

Fração	Indicação
Concentrado de eritrócitos (papa de hemácias)	Hemorragia aguda, anemia sintomática
Plasma fresco congelado	Reposição de múltiplos déficits da coagulação, déficits específicos da coagulação se concentrados de fatores forem indisponíveis
Plaquetas	Distúrbios quantitativos e qualitativos das plaquetas
Crioprecipitado	Baixo fibrinogênio, fator VIII, fator de von Willebrand, fator XIII
Concentrados de fatores	Déficits específicos de fatores, especialmente VIII, IX, V

protrombina (TP) ou a razão normalizada internacional (RNI), que é o TP corrigido para um padrão internacional, devem ser monitorizados quanto a qualquer sinal de coagulopatia. Hipotermia pode ser minimizada aquecendo-se o sangue e fazendo reposição com cristalóide. Toxicidade do citrato pode causar uma diminuição no cálcio ionizado. Reposição com gliconato de cálcio (10 mL 10% IV) é reservada para hipocalcemia sintomática e não é dada profilaticamente.

Alternativas à transfusão devem ser consideradas pré-operatoriamente. Para cirurgia eletiva, o paciente pode ser um doador autólogo com um máximo de 1 unidade doada a cada 72 horas, até 72 horas antes da cirurgia, contanto que o paciente mantenha um hematócrito maior que 33%. A doação autóloga, no entanto, não é custo-efetiva a não ser que seja prevista perda sanguínea importante. Outros métodos incluem a hemodiluição isovolêmica (remoção de sangue total pré-operatoriamente, reposição com cristalóide e reinfusão após perda sanguínea aguda), autotransfusão intra-operatória (retorno de sangue processado do campo operatório), ou uso de eritropoetina por várias semanas pré-operatoriamente para estimular a produção de eritrócitos.

Anormalidades dos Eritrócitos

Uma dosagem pré-operatória da hemoglobina deve ser feita em todas as mulheres mas não é necessária em homens assintomáticos com menos de 50 anos que não tenham uma história de sangramento ou anemia. Anemia é importante por causa da capacidade diminuída de transporte de oxigênio disponível durante a anestesia (8–10). O antigo nível mínimo aceitável de hemoglobina de 10 g/dL para cirurgia ou transfusão foi baixado para 6 a 7 g/dL, que é adequado para a distribuição de oxigênio aos tecidos se o volume circulante for normal. Pacientes sadios ou pacientes cronicamente anêmicos podem submeter-se à cirurgia com segurança se níveis mínimos de perda sanguínea são esperados. Duas situações podem exigir transfusão: sangramento ativo e doença de artéria coronária. No paciente com doença de artéria coronária, a hemoglobina deve ser aumentada para 10 g/dL ou hematócrito de 30% (10) antes da cirurgia.

Duas hemoglobinopatias constituem preocupação. A primeira é anemia falciforme. Traço falciforme não se associa a risco cirúrgico aumentado. Em pacientes com condição homozigota, o nível de hemoglobina S deve ser reduzido a fim de evitar crise de afoiçamento ou síndrome torácica aguda durante a anestesia ou durante o período pós-operatório. O método mais simples é transfundir para um nível de hemoglobina de 10 g/dL antes da cirurgia. Hipoxia, hipernatremia, hipotermia, acidose e depleção de volume devem ser evitados. A segunda hemoglobinopatia é a deficiência de glicose-6-fosfato desidrogenase, que causa lesão oxidante da hemoglobina dentro dos eritrócitos e é vista quase exclusivamente em homens. Triagem pré-operatória para esta deficiência deve ser realizada se houver uma história familiar da deficiência ou hemólise inexplicada. A condição não é um risco para cirurgia, mas certas medicações devem ser evitadas no período pós-operatório a fim de minimizar o risco de hemólise.

Anormalidades das Plaquetas

Trombocitopenia é definida como uma contagem de plaquetas de menos de 140.000/μL (8). Para cirurgia otorrinolaringológica com mínima perda sanguínea prevista, uma contagem de plaquetas de 20.000/μL pode ser suficiente, mas a contagem de plaquetas deve ser 50.000/μL para cirurgia maior. Cada unidade de plaquetas para transfusão aumentará a contagem de plaquetas 5.000 a 10.000/μL, e a meia-vida das plaquetas é geralmente de 2 a 3 dias, a não ser que ocorra destruição aumentada. Idealmente, a contagem de plaquetas deve ser mantida acima de 20.000/μL durante 3 a 4 dias pós-operatoriamente. Trombocitopenia desenvolvendo-se no período pós-operatório é inusual a não ser que transfusão maciça tenha sido necessária, mas sepse, coagulação intravascular disseminada (CID) e trombocitopenia induzida por droga devem ser consideradas.

Distúrbios qualitativos das plaquetas com anormalidades na função das plaquetas podem existir mesmo com uma contagem normal de plaquetas. Disfunção das plaquetas pode estar presente se um paciente tiver uma história de uremia ou diálise, doença hepática, doença de von Willebrand, sangramento anormal de cirurgia prévia ou história recente de ingestão de aspirina, drogas antiinflamatórias não esteróides (AINEs) ou outro medicamento, como penicilina, que possa afetar a função das plaquetas. A aspirina é o mais potente dos inibidores da ciclooxigenase (COX-2) e inibe irreversivelmente as plaquetas por 5 a 7 dias. Outras AINEs, como ibuprofeno, são inibidores competitivos e a disfunção das plaquetas pode ser revertida com acetato de desmopressina. Os inibidores da COX-2 não causam disfunção das plaquetas. Um inibidor da COX-2, rofecoxib, foi retirado de uso por causa de um risco aumentado de acidente vascular cerebral e infarto do miocárdio. Testes para disfunção qualitativa das plaquetas devem ser considerados. No passado, um tempo de sangramento era realizado, mas este teste agora é considerado de triagem global, freqüentemente inadequado para identificar muitas causas de disfunção das plaquetas e não é útil como preditor de sangramento durante a cirurgia. A avaliação atual inclui testes para agregometria das plaquetas (mais acurada para anormalidades congênitas das plaquetas), glicoproteínas da membrana e deve incluir triagem para deficiência de fator de von Willebrand (vWF), necessário para adesividade das plaquetas. Acetato de desmopressina (DDAVP) pode reverter a ação de alguns inibidores das plaquetas como AINEs ou uréia elevada, pode aumentar o fator de von Willebrand (vWF) e pode reverter parcialmente a disfunção das plaquetas. Transfusões de plaquetas ou administração de acetato de desmopressina devem ser realizadas se for necessária cirurgia de emergência.

Distúrbios da Hemostasia

O rendimento de estudos pré-operatórios de rotina da coagulação, como TP, TTPa e contagens de plaquetas, é muito baixo a não ser que a história do paciente indique um problema hemorrágico. Esta história deve ser pesquisada cuidadosamente quanto a anormalidades de sangramento congênitas ou adquiridas (11,12) (Tabela 16.2).

O manejo perioperatório dos pacientes que recebem terapia anticoagulante exige comentário específico. Heparina aumenta os efeitos da antitrombina, inibindo o fator IXa, Xa e trombina, o que, por sua vez, prolonga a formação de coágulo (13). As heparinas de baixo peso molecular, como enoxaparina, estão sendo cada vez mais usadas para prevenção de trombose venosa profunda (TVP) e inativam o fator Xa mais que a trombina. O warfarin, o mais comum anticoagulante, é dado oralmente e é um antagonista da vitamina K que diminui a produção de fatores da coagulação dependentes da vitamina K. Inibidores diretos da trombina, como bivalirudina, são irreversíveis e usados como anticoagulantes em pacientes com angina instável submetendo-se a angioplastia. A necessidade de anticoagulação deve ser discutida com o médico de atenção primária do paciente e o método de descontinuação pré-operatória do anticoagulante deve ser baseado no risco estimado de TVP, embolia pulmonar (EP) ou acidente vascular cerebral (AVC) (12). Os pacientes em uma categoria de baixo risco podem simplesmente ter descontinuação da varfarina 2 a 3 dias antes da cirurgia e reiniciá-la depois da cirurgia. Os pacientes de baixo risco incluem aqueles com prótese de valva aórtica ou uma causa resolvida de uma TVP prévia. Os pacientes de alto risco, como aqueles com uma história de êmbolos de origem cardíaca, fibrilação atrial ou doença ou prótese de valva mitral, devem receber suspensão do warfarin vários dias antes da cirurgia e substituí-la por heparina. Heparina intravenosa deve ser usada para aumentar o TTPa para 1,5 a 2 vezes os níveis normais. Doze horas antes da cirurgia, a heparina deve ser descontinuada e o TTP retornará ao normal pelo momento da cirurgia. O efeito do warfarin pode ser contrabalançado com a administração de vitamina K, conforme indicado na Tabela 16.2.

Se a cirurgia for iminente em um paciente depois de anticoagulação com um produto de varfarina, 2 a 4 U de PFC podem ser dadas para corrigir as deficiências de fatores da coagulação imediatamente enquanto a vitamina K começa a fazer efeito. Testes repetidos de TP ou RNI devem ser realizados para avaliar os resultados da terapia. Se surgir uma situação de emergência no paciente heparinizado, com heparina não-fracionada ou heparina de baixo peso molecular, sulfato de protamina pode ser dado para antagonizar a heparina imediatamente. Cautela, no entanto, deve ser usada na administração da pro-

TABELA 16.2

DISTÚRBIOS DA HEMOSTASIA

Distúrbio	Ação Corretiva
Deficiência hereditária	
Hemofilia A (VIII)	1. Concentrado de fator VIII ou VIII recombinante, PCF, CP
	2. Defeito pequeno: acetato de desmopressina
vWD (VIII, vWF)	1. Acetato de desmopressina (exceto vWD tipo 2B)
	2. Fator VIII de pureza intermediária com alto vWF
	3. CP
Hemofilia B (IX)	1 Fator IX ou concentrado de IX recombinante (preferido)
	2. PCF (observação: CP não contém IX)
Deficiência adquirida	
Doença hepática	1. Reversão rápida: vitamina K, 10 mg, SC ou IV, a cada 12 h × 3 dias
Deficiência de vitamina K	1. PCF 2-4 U
Monitorar a dose com TP ou RNI	
Administração de varfarina	
Heparina	1. Protamina, 1 mg, neutraliza 100 U de heparina (evitar hipercorreção — monitorar TTPa)
CID	1. PCF, CP, plaquetas

PCF, plasma congelado fresco; CP, crioprecipitado; TTPa, tempo de tromboplastina parcial ativada; TP, tempo de protrombina; RNI, Razão Normalizada Internacional; CID, coagulação intravascular disseminada; vWD, doença de von Willebrand.

tamina porque ela pode induzir um estado hipercoagulável. Por um lado, é crucial observar que PFC não corrigirá o defeito da coagulação causado pela heparina. Por outro lado, a reversão dos inibidores diretos da trombina deve ser realizada pela infusão de PFC.

O tempo para reiniciar anticoagulantes pós-operatoriamente depende dos fatores de risco de trombose e embolização do paciente e do tipo de cirurgia e a hemostasia obtida na cirurgia. Em cirurgia neurootológica e possivelmente cirurgia das vias aéreas nas quais sangramento representará um problema que ameaça a vida, a anticoagulação deve ser retardada pelo menos 36 a 48 horas. Anticoagulação rápida então é realizada com heparina intravenosa, enquanto anticoagulação mais lenta é realizada simultaneamente reiniciando-se varfarina oral.

Sangramento Intra-Operatório e Pós-Operatório

Quando a causa do sangramento intra-operatório ou pós-operatório não é um vaso não apreendido, uma pesquisa deve ser feita quanto a um distúrbio da coagulação (8–10). Os testes de triagem incluem hemograma completo (HC; hemoglobina, hematócrito, contagem de plaquetas e morfologia), TP (RNI), TTPa, testes qualitativos das plaquetas conforme assinalado anteriormente e fibrinogênio. Testagem e tratamento adicionais dependem dos achados destes testes preliminares, do seguinte modo:

1. TP e TTPa normais: A anormalidade mais comum é a atividade prejudicada das plaquetas, ou trombocitopenia ou disfunção das plaquetas. Tratamento é com transfusão de plaquetas ou DDAVP, conforme previamente discutido. Outras causas incluem deficiência de fator XIII ou de fibrinogênio.
2. TP normal, TTPa anormal: Efeito induzido por droga (heparina), doença de von Willebrand ou deficiência de fator da coagulação, como hemofilia, deve ser suspeitado e tratado como descrito anteriormente.
3. TP anormal e TTPa normal: Presentes com disfunção hepática ou anticoagulação com varfarina, tratados com administração de vitamina K e PFC.
4. Ambos TP e TTPa anormais: O primeiro passo é repetir a testagem de TTPa e TP para excluir erro de laboratório. Se isto não estiver presente, então estão presentes reduções graves em múltiplos fatores da coagulação e desnutrição grave com depleção de fatores da coagulação dependentes da vitamina K, CID, hemodiluição grave ou síndrome nefrótica.

Coagulopatia de hemodiluição e de síndrome nefrótica é causada pela concentração diminuída de fatores da coagulação, enquanto CID é o resultado do consumo dos fatores da coagulação. CID moderada inicia microtrombos intravasculares, que se alojam em órgãos críticos e podem produzir síndrome de angústia respiratória do adulto ou insuficiência renal e hepática. CID grave ocorre quando os microtrombos intravasculares desencadeiam uma resposta fibrinolítica devastadora e resultante dissolução de coágulos previamente formados, levando ao sangramento. O sangramento na CID é o resultado de um ciclo de formação de coágulo e fibrinólise, levando ao consumo dos fatores da coagulação. Além dos testes da coagulação de rotina, uma pesquisa é feita quanto à presença de produtos de degradação da fibrina e D-dímero, o último produzido quando a plasmina atua sobre fibrina ligada transversalmente. Uma alta concentração de D-dímero (especialmente > 2.000 µg/L) constitui evidência presuntiva de CID (14). O tratamento da CID no passado incluiu o uso de heparina para deter a coagulação e permitir o retorno dos fatores da coagulação para níveis mais normais. As recomendações atuais para tratamento são remover o estímulo para coagulação (p. ex., tecido morto, abscesso), corrigir hipotermia e corrigir a perda sanguínea com papa de hemácias e fatores da coagulação com PFC e plaquetas.

DOENÇAS TROMBOEMBÓLICAS

TVP e EP são problemas pós-operatórios importantes (12,13). Fatores de risco importantes são imobilização, história de doença tromboembólica, varizes, anticoncepcionais orais e compostos estrogênicos, idade acima de 40 anos, malignidade e estados hipercoaguláveis como eritrocitose, trombocitose e deficiências herdadas das substâncias antitrombina III, proteína C, e proteína S, o que resulta em lise diminuída de coágulos.

Medidas Preventivas

Medidas preventivas mecânicas normalmente são usadas primeiro nos pacientes de otorrinolaringologia. Qualquer método destinado a aumentar o retorno do sangue das extremidades inferiores é útil. As medidas tradicionais incluem mobilização precoce, elevação das pernas, meias elásticas e fisioterapia. Uma inovação mais recente é a bota de compressão pneumática externa, que é aplicada na panturrilha e na coxa. A bota é inflada intermitentemente, a pressão é mantida e a seguir desinflada para massagear sangue para cima a partir da extremidade inferior. Alternativamente, aparelhos de compressão da panturrilha ou bombeamento do pé podem ser usados e mais bem tolerados. Estas botas têm sido altamente eficazes para prevenir doença tromboembólica. Elas devem ser consideradas para qualquer paciente que possa não ser mobilizado precocemente ou que esteja se submetendo a um procedimento neurootológico, neurocirúrgico ou na via aérea no qual heparina possa não estar indicada. Precaução é aplicada em pacientes com doença vascular arterial periférica grave porque o suprimento vascular à extremidade inferior pode ser comprometido.

Os métodos farmacológicos de prevenção de complicações tromboembólicas, como heparina ou varfarina, são muito eficazes, mas exigem que o paciente comece o tratamento antes da cirurgia, o que aumenta o risco de sangramento durante a cirurgia. O uso tradicional da heparina, 5.000 unidades, 2 a 3 vezes diariamente, no período perioperatório foi substituído por um protocolo com (a) uma dose ajustada de heparina IV ou SC para aumentar o TTPa em 2 a 3 segundos; ou (b) heparina de baixo peso molecular, como enoxaparina, 40 mg diariamente SC (a dose plena anticoagulante é 1 mg/kg a cada 12 h); ou (c) uma dose muito baixa de warfarin, como 1 mg/dia.

Diagnóstico

O risco de embolização a partir de trombose das veias da panturrilha é geralmente pequeno, mas a propagação da trombose para as veias mais proximais femorais e ilíacas aumenta acentuadamente a possibilidade de embolia pulmonar. Diagnóstico preciso de TVP pós-operatória é difícil mas importante para evitar terapia anticoagulante desnecessária. Um sinal de Homan positivo, febre inexplicada, edema com cacifo e desconforto localizado ou coloração sobre as veias da perna podem indicar TVP. Estes sinais, no entanto, são muito insensíveis e podem dar pouca indicação de uma TVP séria. A dosagem de D-dímero, normalmente útil em diagnóstico de TVP, é sempre positiva no paciente pós-operatório ou de trauma (14). Quando TVP é suspeitada, ultra-sonografia dúplex ou venografia contrastada ascendente, com material de contraste injetado em uma veia do pé, são testes mais definitivos. Se estes testes forem positivos, então a anticoagulação é instituída com heparina não-fracionada ou de baixo peso molecular, seguida por warfarin. Uma pesquisa deve ser empreendida em busca de fatores subjacentes, como estado hipercoagulável.

Embolia Pulmonar

Apesar das medidas preventivas, TVP e EP subseqüente podem desenvolver-se (12,13). O diagnóstico é difícil, mas EP deve ser suspeitada em pacientes com início súbito de taquipnéia, dispnéia, dor torácica, hemoptise, hipoxia, delírio ou disritmias. Em pacientes em risco de EP nos quais nenhuma contra-indicação exista, a anticoagulação deve ser iniciada enquanto a testagem é realizada. Se existir importante suspeita clínica, a EP pode ser confirmada com uma cintigrafia de ventilação-perfusão, tomografia computadorizada (TC) helicoidal com contraste, angiorressonância ou angiografia pulmonar.

Tratamento

Se não houver contra-indicação, anticoagulação é necessária em todos os pacientes com TVP proximal e EP (13). Em procedimentos neurootológicos, na base do crânio ou na via aérea, o risco de sangramento deve ser considerado. Em outros casos, heparina deve ser dada imediatamente e continuada durante um mínimo de 5 dias até que a RNI seja terapêutica. O TTPa deve ser mantido em uma faixa de 1,5 a 2 vezes o controle. Terapia anticoagulante com varfarina oral é iniciada e sobreposta para manter o controle. Se a EP for maciça, estreptoquinase, uroquinase ou ativador do plasminogênio tecidual recombinante deve ser considerado como terapia trombolítica. Interrupção da veia cava inferior é usada quando anticoagulação é contra-indicada ou êmbolos recorrentes são encontrados em pacientes adequadamente anticoagulados.

ANORMALIDADES ENDÓCRINAS

Diabetes Melito

Hiperglicemia é atualmente definida como um nível de glicemia acima de 200 mg/dL. Múltiplos estudos, clínicos e cirúrgicos, mostraram aumentos substanciais nas complicações e mortalidade de pacientes hospitalizados hiperglicêmicos (15–18). Aproximadamente a metade dos pacientes de unidade de terapia intensiva (UTI) e um terço de todos os pacientes hospitalizados serão hiperglicêmicos durante sua hospitalização. Controle diabético rígido é um desafio mesmo para os pacientes submetidos a pequenos procedimentos de otorrinolaringologia e é crítico em grandes procedimentos com recuperações hospitalares prolongadas.

Pré-operatoriamente, em pacientes diabéticos conhecidos, eletrólitos e função renal são verificados. Controle da glicose é monitorizado freqüentemente com glicemias pré e pós-prandiais. Uma medição da HbA_{1c} ajuda na avaliação dos níveis médios de glicemia ao longo dos 2 meses precedentes. Cirurgia e anestesia aumentam a produção de hormônios de estresse e pioram a hiperglicemia. O objetivo do cuidado perioperatório no diabético conhecido é o controle razoável dos níveis de glicose na faixa de 120 a 200 mg/dL. Pacientes marcados para pequena cirurgia sob anestesia local não necessitam ajustes especiais. Todos os outros pacientes podem necessitar cobertura perioperatória com insulina (Tabela 16.3). Ajustes no tratamento usual do paciente são guiados pelo monitoramento da glicose no sangue (não urina) a cada 1 a 2 horas ao começar a cirurgia. É importante que os diabéticos recebam 3 g/kg

> **TABELA 16.3**
>
> **COBERTURA COM INSULINA DURANTE A CIRURGIA**
>
> **Para pacientes controlados com dieta**
> Monitorar a glicose, insulina regular ou lispro SC/IV para glicose > 200 mg/dL
>
> **Para pacientes tomando agentes hipoglicemiantes orais**
> 1. Parar sulfoniluréias de ação curta no dia da cirurgia
> 2. Parar metformina e sulfoniluréias de ação longa no dia anterior à cirurgia. Reiniciar metformina 48 h depois da cirurgia se creatinina normal
> 3. Corrigir hiperglicemia (> 200 mg/dL) com insulina regular ou lispro SC/IV
>
> **Para pacientes insulinodependentes**
> 1. Mudar pacientes usando insulina de ação longa (ultralenta, glargina) para insulina de ação intermediária (NPH, lenta) 48 h pré-operatoriamente
> 2. Pequena cirurgia: Insulina regular ou lispro, pequenas doses, SC/IV até ingestão oral
> 3. Grande cirurgia: Infusão de insulina IV: Dose inicial de metade da dose diária total dividida por 24 em unidades por hora. Exemplo: 0,5-1,0 U/h em glicose 5%. Alternativa: um terço à metade da dose total diária SC pré-operatoriamente
> 4. Todos os pacientes com bomba de insulina mantêm o nível usual de infusão
> 5. Monitorar a glicose para manter glicemia entre 100 e 200 mg/dL

de peso corporal a cada dia de carboidratos para prevenir catabolismo de proteína e lipólise. Glicose 5% em água a 100 mL/h fornece 5 g de glicose por hora.

O tratamento a longo prazo dos pacientes mal controlados é complexo e mais bem manejado pelo endocrinologista e a equipe de multiespecialidades diabéticas. O otorrinolaringologista deve conhecer, no entanto, o tratamento básico dos aumentos pós-operatórios na glicose. A exacerbação pós-operatória mais grave é a cetoacidose diabética (CAD) e é uma emergência médica verdadeira com acentuada desidratação secundária à diurese osmótica, hiperventilação em reação à acidose metabólica e níveis diminuídos de consciência. O paciente deve ser tratado na UTI. Testes laboratoriais imediatos devem incluir glicose (picada de dedo ou sangue); potássio; cetonas séricas; outros eletrólitos como magnésio, cálcio e fosfato; e gases sanguíneos para documentar o nível de acidose. Todos são repetidos a cada 1 a 2 horas até que o paciente esteja estável, a glicose seja menor que 250 mg/dL, e as cetonas tenham-se resolvido. Monitoramento cardíaco é efetuada para excluir arritmia. Soro fisiológico é dado empiricamente ao longo de 20 a 30 minutos para reposição de volume enquanto se aguardam os resultados dos exames. O tratamento da CAD é dar rapidamente insulina IV, 10 unidades ou 0,1 unidade/kg seguida pela mesma dose a cada hora ou por bomba de infusão. É crucial, no entanto, que os níveis de potássio sejam determinados e a reposição de potássio iniciada a 10 a 40 mEq/h concomitantemente ou antes da insulina para evitar hipopotassemia profunda, que pode resultar da facilitação pela insulina do movimento intracelular de potássio. O objetivo é reduzir o nível de glicose a menos de 200 g/dL.

Na situação menos emergencial, insulina regular é dada em uma dose de 4 a 10 U por via subcutânea a cada 4 a 6 horas. Alternativamente, uma infusão de insulina regular constante pode ser administrada com uma dose de carga de 0,1 a 0,2 U/kg, seguida por uma velocidade de infusão de 0,1 U/kg por hora em uma solução de cloreto de sódio 0,9%. Glicemias são medidas a cada 1 a 2 horas. O paciente pode a seguir ser monitorizado durante a cirurgia da mesma maneira que o diabético bem controlado. Síndrome não cetótica hiperosmolar, caracterizada por hiperglicemia e desidratação, requer doses mais baixas de insulina (0,05 a 0,15 U/kg por hora). A dose de insulina ou agente hipoglicemiante oral para alta depende do controle da glicose ao término da hospitalização do paciente.

Distúrbios da Tireóide e das Paratireóides

Os pacientes com hipotireoidismo brando a moderado podem se submeter a cirurgia de emergência com pouco aumento na morbidade. Para cirurgia eletiva, é preferida reposição gradual do hormônio porque a repleção rápida pode levar à insuficiência supra-renal aguda e angina em pacientes com insuficiência coronariana. Levotireoxina sintética, com uma dose diária usual de 0,1 a 0,2 mg, é a medicação de reposição preferida e pode ser dada oral ou intravenosa na mesma dose. O paciente com hipotireoidismo grave pode ter baixa temperatura, hipotensão, hiponatremia, hipoventilação e hipoglicemia. Hipotireoidismo grave pode ter uma apresentação inicial no pós-operatório, especialmente no idoso. Quer esteja presente no paciente pré-operatório necessitando cirurgia urgente quer desenvolvendo-se no período pós-operatório, hipotireoidismo grave pode ser tratado com tiroxina IV, 200 a 500 μg. Hidrocortisona, 100 mg IV a cada 12 horas, também deve ser dada porque a responsividade hipofisária de adrenocorticotropina ao estresse pode estar diminuída. Hidrocortisona é continuada até que o cortisol sérico possa ser avaliado e verificada a responsividade hipofisária. Embora o volume líquido deva ser restaurado, a eliminação de água livre está diminuída. Cuidado deve ser tomado com soluções intravenosas hipotônicas para evitar hiponatremia e intoxicação pela água.

Na tireotoxicose, a preocupação principal é o desenvolvimento de crise tireotóxica (*i. e.*, tempestade tireóidea) (16,18). Cirurgia eletiva em pacientes hipertireóideos deve ser adiada, se possível, até que o paciente esteja em um estado eutireóideo. Se cirurgia urgente tiver que ser realizada no paciente tireotóxico, iodeto, propranolol e drogas antitireóideas, como propiltiouracil ou metimazol devem ser usadas para reduzir o risco de crise tireotóxica. O propiltiouracil bloqueia a produção de hormônio tireóideo, inibe a conversão de tireoxina em triiodotironina e comumente é dado em uma dose oral de 100 a 150 mg, 3 vezes ao dia. O metimazol é dado ou em doses divididas de 10 mg a cada 8 a 12 horas, como uma dose única diária de 20 a 40 mg. No tratamento de rotina da tireotoxicose, metimazol é preferido ao propiltiouracil porque ocorrem menos reações adversas, a obediência é mais alta com uma dose única e o custo é menor. Propiltiouracil é preferido na gravidez e no tratamento da tempestade tireóidea. Os iodetos induzem uma inibição transitória da produção e liberação de hormônio tireóideo da glândula e diminuem a vascularidade da glândula, que dura 10 a 14 dias. Os iodetos podem ser dados sob forma de solução saturada de iodeto de potássio a uma dose de 5 gotas oralmente a cada 6 horas. Palpitações, taquicardia e tremor podem ser controlados com propranolol em uma dose inicial de 20 a 40 mg tomada oralmente 4 vezes ao dia ou 1 a 2 mg dados intravenosamente a cada 4 a 6 horas. Hidrocortisona deve ser dada para contrapor-se à insuficiência supra-renal relativa. Tireoxina de reposição deve ser dada pós-operatoriamente, e um hormônio tireoestimulante (TSH) e T_4 verificados 6 a 12 semanas depois da cirurgia.

Crise tireotóxica, ou tempestade tireóidea, manifesta-se por exagero grave dos sintomas clássicos da tireotoxicose e pode desenvolver-se intra-operatoriamente ou no período pós-operatório imediato (18). O paciente pode ter febre acentuada, sudorese, taquicardia, vômito, dor abdominal e delírio. Grandes doses das mesmas medicações são aplicadas (Tabela 16.4). No tratamento da crise tireotóxica a ordem da terapia clínica é importante. Embora o iodeto bloqueie a liberação do hormônio tireóideo, ele também é o precursor para oxidação para iodo. Por esta razão, propiltiouracil é dado primeiro para evitar esta oxidação usada na produção do hormônio e a seguir, pelo menos 30 minutos mais tarde, iodeto é dado para bloquear a liberação de hormônio. A terapia de suporte inclui controle da temperatura com acetaminofeno ou um cobertor de resfriamento. Sedação e oxigenoterapia podem ser necessárias e o paciente deve receber soluções adequadas intravenosas contendo glicose em virtude da alta taxa metabólica.

TABELA 16.4
CONTROLE CLÍNICO DA CRISE TIREOTÓXICA

1. Propiltiouracil, 100 mg, VO/tubo, a cada 6 h
2. Iodeto de sódio, 500 mg, IV, duas vezes ao dia
3. Propranolol, 40 mg via oral, ou 1-2 mg, IV, a cada 6 h, para manter pulso < 100
4. Dexametasona, 0,5 mg, a cada 6 h, ou hidrocortisona, 100 mg, IV, a cada 8 h
5. Reposição do déficit de volume
6. Tratamento de infecções

Hipocalcemia, definida como uma concentração sérica de menos de 9 mg/dL se a albumina for normal, pode desenvolver-se em qualquer pessoa submetida a cirurgia de paratireóides ou bilateral da tireóide (19). Depois de qualquer das cirurgias, níveis séricos de cálcio e fosfato devem ser determinados a cada 6 a 8 horas durante os primeiros vários dias, seguindo-se por dosagens diárias daí em diante. Se a concentração de cálcio diminuir para menos de 7,0 mg/dL, devem ser procurados sinais ou sintomas de tetania latente. Um sinal de Chvostek ou Trousseau positivo, hiperreflexia, parestesias ou formigamento nas extremidades, ou parestesias peridurais são indicações para começar reposição de cálcio. Reposição oral pode ser realizada com carbonato de cálcio, 250 a 500 mg, oralmente, 4 vezes ao dia, e vitamina D_3, 0,25 a 2,00 µg, via oral, diariamente.

Estridor laríngeo, tetania franca ou convulsões são emergências médicas e exigem reposição IV de cálcio. Gluconato de cálcio (10%) é menos irritante que cloreto de cálcio e é dado sob a forma de duas ampolas (20 mL) diluídas em 50 a 100 mL de solução de glicose infundidos ao longo de um período de 10 minutos. Cada ampola contém 1 g de gluconato de cálcio e 93 mg de cálcio elementar. Esta infusão de emergência de gluconato de cálcio pode ser repetida a cada 15 a 20 minutos e é seguida por uma infusão lenta de manutenção de gluconato de cálcio elementar, 1 a 2 mg/kg por hora. Deficiências em magnésio, sódio e albumina devem ser corrigidas. Reposição excessivamente rápida de cálcio pode potencializar toxicidade digitálica em pacientes cardíacos. Hiperventilação em um paciente ansioso causará uma alcalose respiratória com resultante piora da hipocalcemia. Pacientes com hipocalcemia prolongada podem necessitar reposição oral com carbonato de cálcio ou citrato de cálcio com 1,5 a 3 g a cada dia de cálcio elementar e vitamina D. Perioperatoriamente, as concentrações de cálcio sérico devem ser mantidas perto de 8 mg/dL para diminuir a possibilidade de cálculos renais.

Glicocorticóides Supra-Renais

Insuficiência supra-renal em pacientes de otorrinolaringologia é geralmente devida ao uso antecedente de esteróides a longo prazo com supressão do eixo hipotalâmico-hipofisário-supra-renal. A dose de manutenção diária oral normal de hidrocortisona é 20 mg pela manhã e 10 mg à tarde. Prednisona é 4, metilprednisolona é 5 e dexametasona é 25 vezes mais potente que hidrocortisona. Os pacientes que estiveram tomando mais de 20 mg de prednisona por dia durante 3 semanas no ano precedente são pressupostos portadores de produção endógena suprimida de cortisol e devem ser tratados com esteróides suplementares para cirurgia. Os pacientes que estão atualmente tomando esteróides, aqueles com insuficiências supra-renais conhecidas e mesmo pacientes com síndrome de Cushing devem ser cobertos com esteróides suplementares no período perioperatório (18,20). Grandes quantidades de cortisol, na faixa de 300 mg por dia, são liberadas da glândula supra-renal durante estresses como cirurgia. A dose de esteróides administrada é planejada para ficar nesta mesma faixa (Tabela 16.5). Deixar de fornecer glicocorticóides de reposição pode resultar na perda de tônus vascular, com hipotensão que é refratária a líquidos ou agentes pressores. Os efeitos dos corticosteróides sobre a cura da ferida podem ser parcialmente aliviados com vitamina A, 25.000 unidades diariamente, via oral ou por tubo.

Insuficiência supra-renal primária é rara e pode reaparecer perioperatoriamente como crise supra-renal aguda. Os sintomas não são específicos e podem incluir hipotensão, fraqueza, tontura, febre, náusea, vômito e dor abdominal. Frente a hipotensão inexplicada, insuficiência supra-renal deve ser considerada e tratada empiricamente se a hipotensão for refratária. Sangue deve ser colhido para medição dos níveis séricos de cortisol, hormônio adrenocorticotrópico (ACTH), eletrólitos, glicose, uréia e creatinina. Depois que o sangue for colhido, um bolo imediato de dexametasona, 4 a 8 mg, ou 100 a 200 mg de hidrocortisona é dado intravenosamente, seguido por líquidos contendo glicose e soro fisiológico para corrigir deficiências de volume. Hidrocortisona de manutenção é iniciada, 100 mg IV a cada 6 horas, até que a condição se estabilize. Os níveis de cortisol e ACTH devem ser suficientes para diferenciar entre causas hipofisárias ou supra-renais, mas se não, um teste rápido de estimulação com 250 μg de ACTH é efetuado para checar a resposta máxima de cortisol (deve exceder 20 μg/dL). Reposição de mineralocorticóide não deve ser necessária enquanto o paciente estiver recebendo líquidos IV.

Hipófise

O otorrinolaringologista freqüentemente é envolvido na remoção de adenomas hipofisários e outra cirurgia da base do crânio. Se uma avaliação hormonal completa não tiver sido efetuada, o cirurgião deve estar consciente de possível insuficiência supra-renal e tireóidea. Mais comuns, no entanto, são o diabetes insípido e a síndrome de secreção inapropriada de hormônio antidiurético (SIADH) perioperatórios (21).

O diabetes insípido é causado por um nível diminuído de ADH, o que prejudica a reabsorção de água livre, levando à sede aumentada e grandes volumes de urina diluída em face de hipernatremia e hiperosmolaridade inapropriadas do soro. De fato, o paciente tem um déficit de água livre. Outras condições podem simular diabetes insípido. O estresse da cirurgia normalmente aumenta a secreção de ADH e a retenção de água livre, resultando mais tarde em uma diurese de água que pode ser erradamente tomada por diabetes insípido. Reposição líquida intravenosa excessiva também pode resultar em um grande volume urinário secundário ao aporte. Manitol dado durante cirurgia neurológica e da base do crânio pode produzir uma diurese osmótica. Um diagnóstico de diabetes insípido deve ser restringido a pacientes com débitos urinários acima de 200 mL/h com associada hipernatremia, osmolaridade sérica aumentada, e baixa densidade, osmolaridade e sódio urinários. A osmolaridade da urina é usualmente menos de 200 mOsm, e a densidade da urina, menos de 1,005. O paciente deve ser monitorizado com freqüentes tomadas de dados de balanço hídrico, pesos corporais, densidade urinária e osmolaridade sódica sérica. Nos casos brandos, simples ingestão oral de água para satisfazer a sede pode fornecer água livre adequada. Nos casos mais graves ou no paciente que não toma água por via oral, dá-se glicose 5% em água IV com sódio apenas suficiente para cobrir as necessidades obrigatórias de sódio. O volume deve ser igual à perda urinária mais perdas insensíveis. Para altos volumes urinários (*i. e.*, > 4 L diariamente), a reposição farmacológica deve ser considerada, como se segue.

TABELA 16.5

REPOSIÇÃO COM HIDROCORTISONA IV PARA SUPRESSÃO SUPRA-RENAL

Pequeno procedimento cirúrgico
- Dose de corticosteróide diária usual
- Adicionais 100 mg antes da cirurgia

Grandes procedimentos cirúrgicos
- 100 mg na noite antes da cirurgia
- 100 mg antes da cirurgia e a cada 8 h durante a cirurgia
- 100 mg, a cada 8 h, pós-operatoriamente por 24 h
- 50 mg, a cada 8 h, do segundo dia pós-operatório
- Diminuir gradativamente ao longo de 3-5 dias
- Manter 200-400 mg diariamente se houver estresse continuado ou complicações

O tratamento pode ser iniciado com acetato de desmopressina, um análogo de ação longa da vasopressina dado por via intranasal a uma dose de 10 a 40 µg diariamente, ou SC ou IV, 2 a 4 µg diariamente. Deve ser usado com cautela em pacientes com doença de artéria coronária. Uma alternativa é a pitressina aquosa, que tem os inconvenientes da curta duração de ação e um efeito vasoconstritor, que pode precipitar angina. A dose é 5 unidades por via intramuscular a cada 3 a 6 horas. Correção rápida deve ser evitada, especialmente nos casos neurocirúrgicos, para diminuir a possibilidade de superidratação cerebral e edema e lesão neurológica permanente por desmielinização. Apenas a metade do déficit calculado de água livre deve ser suprido nas primeiras 24 horas. Geralmente, a condição resolver-se-á ao longo de um período de 3 a 5 dias com tratamento conservador de reposição de água e uso judicioso de compostos de ADH.

A SIADH é caracterizada por hiponatremia com uma osmolalidade urinária que é inapropriadamente concentrada em comparação com a osmolalidade sérica (21). Uma vez que a cirurgia e o trauma causam liberação de ADH, administração excessiva de soluções IV hipotônicas deve ser evitada. O tratamento geralmente é realizado pela restrição de líquido a 1.000 mL/dia e uso de solução salina a 3% se o sódio sérico for menor que 110 mmol/L ou houver convulsões. Demeclociclina, que inibe os efeitos renais do ADH, é usada para tratamento prolongado.

DOENÇAS CARDIOVASCULARES

Os fatores de risco importantes para morbidade cardiovascular pós-operatória incluem (a) idade acima de 70 anos; (b) angina, estável ou instável; (c) história de infarto do miocárdio, especialmente nos últimos 6 meses; (d) insuficiência cardíaca congestiva não tratada ou descompensada; (e) cardiopatia valvar, especialmente estenose aórtica; (f) doença vascular periférica; (g) diabetes insulinodependente; (h) creatinina acima de 2,0; (i) história de doença vascular cerebral (ataque isquêmico transitório ou AVC); e (j) má capacidade funcional, menos de 4 METS no Duke Activity Status Index, que é o equivalente a subir um lance de escada (11,22). Em pacientes assintomáticos, um eletrocardiograma (ECG) de rotina é recomendado para os pacientes acima de 50 anos e comparado com quaisquer ECGs prévios disponíveis. Testagem cardíaca não-invasiva para pacientes com fatores de risco inclui teste de esforço de exercício, imageamento com tálio dipiridamol e ecocardiografia de esforço com dobutamina. Testagem invasiva, como angiografia coronariana, é reservada para pacientes em alto risco ou com testes não-invasivos positivos. Se o paciente estiver tomando medicações cardíacas (p. ex., digital), as concentrações séricas devem ser medidas para assegurar níveis ótimos antes da cirurgia. Eletrólitos como potássio, magnésio e cálcio devem ser medidos para tentar diminuir a probabilidade de disritmias perioperatórias. Considerações adicionais pré-operatórias incluem consulta cardiológica para ajustar marca-passo para o modo não inibido e para desligar desfibrilador interno.

Uma mudança importante no manejo cardíaco pré-operatório é o uso que está emergindo da medicação β-bloqueadora em cirurgia não cardíaca. A maioria dos procedimentos de otorrinolaringologia não envolve perda sanguínea importante ou cirurgia vascular, mas os pacientes com os fatores de risco importantes mencionados anteriormente ou pacientes idosos que fizeram cirurgia de emergência são os candidatos principais a terapia com β-bloqueadores. Outros possíveis candidatos incluem pacientes que têm 65 anos ou mais, têm hipertensão sistólica acima de 180 ou hipertensão diastólica acima de 110, são fumantes atuais, têm colesterol acima de 240 mg/dL, são diabéticos não-insulinodependentes, têm um ECG anormal, ou têm perturbações do ritmo cardíaco. A terapia é relativamente contra-indicada para pacientes com asma ou broncospasmo, ou que têm uma freqüência cardíaca básica menor que 55, pressão arterial sistólica menor que 100 ou têm um bloqueio cardíaco de segundo grau tipo II ou de terceiro grau. O emprego de β-bloqueadores nestes pacientes diminuiu acentuadamente a incidência de eventos cardíacos pós-operatórios.

O objetivo dos β-bloqueadores é reduzir a freqüência cardíaca e diminuir o consumo de oxigênio miocárdico e o estresse. A freqüência-alvo cardíaca é de 60 a 80 batimentos/minuto ou uma redução de 20% da básica, enquanto se mantém a pressão arterial sistólica acima de 100 e evitam os efeitos colaterais como broncospasmo, bloqueio cardíaco ou insuficiência cardíaca. Em cirurgia eletiva, o paciente deve começar o tratamento dias a semanas antes da cirurgia. Entretanto, mesmo a terapia perioperatória pode ser benéfica. Apesar dos benefícios demonstrados, tratar um paciente com anormalidades cardíacas com β-bloqueadores pode ser atemorizador para o otorrinolaringologista. Consulta com o médico de atenção primária, com o clínico pré-operatório ou o uso de um protocolo hospitalar padronizado podem ser de ajuda. As opções de medicação oral pré-operatória podem incluir metoprolol, 25 a 50 mg, 2 vezes ao dia; bisoprolol, 5 a 10 mg, diariamente; ou atenolol, 50 a 100 mg diariamente. Metoprolol e atenolol podem ser dados IV a pacientes que não são capazes de tomar medicações orais.

Hipertensão

As medicações anti-hipertensivas devem ser continuadas até a manhã da cirurgia e retomadas imediatamente pós-operatoriamente. Agentes β-bloqueadores devem ser continuados até a cirurgia e retomados imediatamente pós-operatoriamente porque a cessação súbita pode produzir uma síndrome de abstinência com taquicardia sinusal, hipertensão, isquemia miocárdica ou taquidisritmias. Os sintomas podem simular uma variedade de anormalidades cardíacas, mas respondem rapidamente à retomada dos β-bloqueadores IV, como labetalol ou metoprolol, ou enalapril, um inibidor da enzima conversora de angiotensina (ECA). Síndrome de abstinência de clonidina pode ser caracterizada por uma crise hipertensiva que pode necessitar nitroprussiato ou fentolamina IV para controle (23,24). Antagonistas β-adrenérgicos, como propranolol, atenolol e metoprolol não devem ser usados em abstinência de clonidina porque a atividade α-adrenérgica resultante pode precipitar uma crise hipertensiva. Inibidores da monoaminoxidase e guanetidina devem ser descontinuados 2 semanas antes da cirurgia em virtude da possibilidade de interação grave de drogas ou interferência com reflexos circulatórios.

Virtualmente todos os agentes anestésico são vasodilatadores e inotrópicos negativos, o que pode criar a necessidade de infusão de líquido excedendo as perdas líquidas durante a cirurgia. Agentes farmacológicos podem ser necessários para controlar a pressão arterial durante a cirurgia (23). Na recuperação da anestesia, o tônus simpático nos vasos é restaurado e a pressão arterial pode aumentar significativamente. Hipertensão pós-operatória é definida como pressão arterial sistólica quando estiver acima de 200 mmHg, houver aumento na pressão arterial sistólica maior que 50 mmHg ou a pressão arterial diastólica ficar maior que 100 mmHg. Hipertensão pós-operatória prolongada ou extrema pode levar à insuficiência miocárdica ou risco aumentado de sangramento intracraniano em procedimentos neurootológicos ou na base do crânio. Em situações urgentes, o agente farmacológico de escolha tem sido nitroprussiato, mas nicardipina, um bloqueador dos canais do cálcio facilmente titulável, constitui uma alternativa atraente porque não apresenta o risco do cianeto (Tabela 16.6).

Na hipertensão pós-operatória, é extremamente importante procurar uma causa em vez de simplesmente tratar a hipertensão com agentes farmacológicos. A causa mais comum de hipertensão pós-operatória é dor, mas o diagnóstico diferencial deve incluir hipervolemia, insuficiência ventilatória ou respiratória, analgesia inadequada ou desconforto, efeitos residuais da anestesia ou agentes pressores intra-operatórios, hipotermia induzida pela anestesia e tremor, estômago ou bexiga distendidos, ou manifestações de hipertensão preexistente. As causas tratáveis de hipertensão pós-operatória devem ser corrigidas antes que agentes farmacológicos sejam dados, porque hipotensão grave pode resultar, se medicações anti-hipertensivas e tratamento da causa subjacente da hipertensão forem administrados simultaneamente.

Hipotensão Pós-Operatória

Tal como na hipertensão, fatores precipitadores de hipotensão devem ser encontrados e tratados. Hipovolemia secundária a reposição líquida inadequada ou hemorragia constitui a causa mais provável de hipotensão pós-operatória (23). Outros incluem agentes e medicações anestésicos pré-operatórios e intra-operatórios, dor, sepse, disfunção cardíaca (p. ex., disritmias, infarto, insuficiência), problemas pulmonares (p. ex., ventilação inadequada, êmbolos, pneumotórax), e anormalidades eletrolíticas. Se um cateter venoso central não for dispo-

TABELA 16.6
CONTROLE FARMACOLÓGICO PERIOPERATÓRIO DA HIPERTENSÃO

Agente	Ação	Posologia	Comentário
Nitroprussiato	Dilatador arterial e venoso	Inicial 0,5 µg/kg/min com velocidade titulada para controlar a pressão, formulado na forma de 50 mg em 250 mL de glicose 5% em água	Agentes de escolha para hipertensão grave. Hipertensão; início e reversão rápidas de ação
Labetalol	Combinação de alfa e beta-bloqueador	20-80 mg a cada 10 min até máximo de 300 mg ou 1-2 mg/min infusão IV	Evitar em estados inotrópicos negativos (p. ex., insuficiência cardíaca, bloqueio cardíaco)
Nitroglicerina	Agente antianginoso (vasodilatador coronariano)	Inicial 5 µg/min bomba de infusão IV aumentada 5 µg/min a cada 3-5 min até máximo de 100 µg/min	Usada quando nitroprussiato contra-indicado: insuficiência coronariana grave, doença avançada renal ou hepática
Esmolol	Antagonista β-adrenérgico cardiosseletivo	500 µg/kg/min durante primeiros 1-4 min, a seguir 50-200 µg/kg/min	—
Nicardipina	Agente bloqueador dos canais de cálcio	Inicial 5 mg/h aumentando 1,0-2,5 mg/h a cada 15 min até 15 mg/h	Diminui significativamente a resistência vascular periférica

nível para monitorar volume intravascular, uma provocação hídrica consistindo em 250 a 500 mL de soro fisiológico pode ser dada ao longo de um período de 10 a 15 minutos. O exame clínico da pressão venosa jugular pode guiar a reposição e a infusão pode ser repetida uma ou duas vezes. Se nenhuma melhora for evidente, está indicada uma avaliação cardíaca e pulmonar completa. O paciente deve fazer radiografia de tórax, ECG, amostra para gasometria arterial, hemoculturas se febril e inserção de cateteres monitores (p. ex., linhas venosa central, arterial e na artéria pulmonar). Medicação vasopressora está indicada se hipotensão importante estiver presente (*i. e.*, pressão sistólica < 100 mmHg) e o paciente manifestar sintomas de perfusão diminuída, como obnubilação, insuficiência cardíaca ou débito urinário diminuído (Tabela 16.7).

Disritmias

Doença cardíaca aguda, hipoxia, hipotensão, anormalidades acidobásicas, hipopotassemia e estimulação do coração pelo cateter venoso central ou na artéria pulmonar constituem causas comuns de disritmias (25). Hipopotassemia pode ser piorada por hiperventilação intra-operatória e resultante alcalose respiratória e pela reposição hídrica intra-operatória e desvios líquidos. As causas subjacentes de disritmias cardíacas devem ser avaliadas e corrigidas rapidamente.

Quando uma disritmia está presente, o clínico deve determinar se o paciente está hemodinamicamente estável (25,26). Algumas disritmias, como ritmo nodal e bradicardia, são comuns durante anestesia geral e geralmente não exigem tratamento. Outras podem ser hemodinamicamente importantes e mal toleradas por um coração já afetado pela ação inotrópica negativa do agente anestésico. O exemplo mais óbvio é assistolia, que exige reanimação cardiopulmonar. Uma modificação recente deste protocolo permite que a vasopressina seja usada como alternativa à epinefrina para efeito vasopressora. Cardioversão é o tratamento imediato inicial de escolha para taquidisritmias em pacientes hemodinamicamente instáveis. O objetivo é controlar a freqüência ventricular, o que, por sua vez, permite débito cardíaco melhorado. Como o paciente está instável, a cardioversão inicial deve ser com 100 joules, mesmo em disritmias tais como *flutter* atrial, que normalmente se cardiovertem com baixa energia. O nível de energia pode ser avançado para 360 joules se a disritmia não for controlada. No paciente hemodinamicamente estável, um ECG completo de 12 derivações deve ser efetuado para diagnosticar a disritmia acuradamente. O tratamento da bradicardia continua a ser atropina, 0,5 mg IV, repetida a cada 2 minutos conforme necessário, seguindo-se marca-passo externo ou interno se a bradicardia for prolongada. Medicações são usadas nas taquidisritmias supraventriculares para retardar a condução através do nó AV. Bloqueadores dos canais de cálcio, como diltiazem, 10 a 20 mg IV em bolo, seguido pela infusão constante de 5 a 15 mg/h, são usados nas taquiarritmias supraventriculares para retardar a condução através do nó AV. Cautela deve ser exercida nos pacientes que também estão tomando β-bloqueadores, uma vez que se pode desenvolver bloqueio cardíaco de terceiro grau. Por esta razão e também em pacientes com taquiarritmias supraventriculares com condução aberrante (síndrome de Wolf–Parkinson–White), adenosina pode ser dada como alternativa (6 mg IV em *bolus*, repetidos com dois *bolus* de 12 mg a intervalos de 2 minutos). Digoxina intravenosa pode ser usada para controlar a freqüência ventricular na fibrilação ou *flutter* atriais.

Na suspeita de taquidisritmia ventricular (complexos QRS largos), o tratamento inicial é cardioversão seguida por lidocaína, com uma dose de carga em bolo de 1 a 1,5 mg/kg de peso corporal dada intravenosamente, com um bolo repetido de 0,5 mg/kg 10 minutos mais tarde, seguindo-se uma infusão contínua de 1 a 4 mg/min. Os agentes farmacológicos disponíveis para taquidisritmia continuaram a evoluir (26). Amiodarona é uma droga antidisrítmica que prolonga a repolarização cardíaca e retarda a condução nodal cardíaca. Ela é largamente usada para taquidisritmias ventriculares, pode controlar disritmias atriais, mas tem importantes efeitos colaterais. A dose de carga é

TABELA 16.7
CONTROLE FARMACOLÓGICO DA HIPOTENSÃO PERIOPERATÓRIA

Agente	Ação	Posologia	Comentário
Dobutamina	β-Adrenérgico	2-20 (máximo 40) µg/kg/min	Débito cardíaco aumentado com mínimo efeito sobre a freqüência cardíaca e resistência periférica total
Dopamina	Principalmente agonista β e menos α-adrenérgico	2-20 (máximo 50) µg/kg/min: débito cardíaco aumentado sem vasoconstrição	Doses mais altas que as usuais necessárias para vasoconstrição e débito cardíaco aumentado
Norepinefrina	Agonista α_1 e β_1	Inicial 8-12 µg/kg/min titulado para resposta	Usar apenas quando vasoconstritores são necessários para manter a pressão arterial

150 mg ao longo dos primeiros 10 minutos seguida por 1 mg/min durante as 6 horas seguintes. Uma infusão de manutenção pode ser continuada durante até 3 semanas, mas o paciente também pode ser convertido para um esquema oral de 400 a 1.600 mg/dia. Magnésio, 100 mg/kg IV ao longo de um período de 1 a 3 horas, pode ser eficaz no tratamento de disritmias ventriculares, embora o mecanismo seja desconhecido. Qualquer uma destas bradidisritmias ou taquidisritmias sérias torna obrigatória a telemetria na unidade de terapia cardíaca.

DOENÇAS PULMONARES

Tratamento Geral

Problemas pulmonares são a complicação mais comum após cirurgia (27,28). Anestesia e cirurgia têm efeitos profundos sobre a função pulmonar. Todos os volumes pulmonares, especialmente capacidade vital e capacidade residual funcional, estão diminuídos, reduzindo a complacência pulmonar e aumentando o trabalho respiraratório. O resultado é hipoventilação com atelectasia, anormalidades de ventilação–perfusão e hipoxemia. Líquido pulmonar extravascular também pode estar aumentado pela pressão hidrostática aumentada secundária a sobrecarga líquida e baixa pressão oncótica plasmática. Se o endotélio capilar pulmonar também estiver danificado pela exposição a produtos tóxicos a partir de lesão, infecção ou o procedimento cirúrgico, a permeabilidade capilar aumentada pode aumentar a água extravascular pulmonar. Em procedimentos otorrinolaringológicos, mecanismos prejudicados de proteção laríngea, edema das vias aéreas e corpos estranhos como coágulo sanguíneo podem promover aspiração.

O tratamento é iniciado no período pré-operatório com medidas preventivas e identificação dos pacientes que podem estar em risco mais alto de problemas pulmonares (29). Sintomas históricos, como dispnéia de esforço, tosse, produção de expectoração e tabagismo indicam a necessidade de avaliação adicional. O exame físico deve incluir ausculta durante inspiração máxima e expiração forçada. Observação do paciente subindo escadas permanece um adjunto valioso à estimativa clínica da reserva pulmonar e cardíaca. A radiografia de tórax pré-operatória pode demonstrar patologia, mas é mais importante quando usada para comparação pós-operatória. Uma radiografia de tórax pré-operatória em pacientes assintomáticos é recomendada em caso de doença pulmonar ou cardíaca conhecida, idade acima de 40 anos, alto risco de complicações pulmonares pós-operatórias, e um teste de tuberculina positivo ou alto risco de tuberculose não suspeitada. Testes de função pulmonar podem dar ao clínico uma idéia do grau de ventilação alveolar e da capacidade de remover secreções no período pós-operatório. Isto é especialmente importante em grandes ressecções na cabeça e no pescoço nas quais a aspiração pode ser comum. O melhor preditor global de dificuldades pulmonares pós-operatórias pode ser o teste da ventilação voluntária máxima (VVM), que é o maior volume que pode ser respirado por esforço voluntário por minuto, extrapolado da respiração rápida para dentro de um espirômetro durante um intervalo de 15 segundos (28). Este teste mede a função pulmonar, complacência da parede torácica, força dos músculos respiratórios e motivação e capacidade de cooperar do paciente. Um valor de VVM de menos de 50% do valor previsto foi correlacionado com complicações pulmonares pós-operatórias.

A gasometria arterial pré-operatória fornece principalmente uma comparação para medições pós-operatórias, não é preditiva de insuficiência pulmonar pós-operatória e não está rotineiramente indicada. Qualquer paciente com tensão de oxigênio arterial menor que 60 a 70 mmHg tem um desequilíbrio importante de ventilação–perfusão. Uma tensão de dióxido de carbono arterial acima de 45 mmHg indica hipoventilação alveolar importante e é associada à incidência aumentada de complicações pós-operatórias. Causas reversíveis, como broncospasmo ou bronquite, devem ser corrigidas pré-operatoriamente.

Medidas preventivas são começadas tão logo uma decisão de operar seja tomada e são continuadas durante toda a evolução pós-operatória. Fatores predisponentes a complicações pulmonares, como fumo ou obesidade, e condições pulmonares subjacentes, como bronquite crônica, doença pulmonar obstrutiva crônica e doença reativa das vias aéreas, são corrigidas na medida do possível antes da cirurgia. Idealmente, exercícios pulmonares que serão realizados pós-operatoriamente devem ser praticados antes da cirurgia. Estes incluem respiração profunda e uso de espirometria de incentivo. O principal impulso do cuidado pós-operatório são os exercícios de respiração profunda para melhorar a aeração e a ventilação alveolares. A não ser que secreções sejam um problema importante, tossir pode não precisar ser encorajado e pode ser nocivo em procedimentos na base do crânio com uma possibilidade aumentada de uma fístula liquórica. Assistência mecânica como respiração com pressão positiva intermitente (IPPB) pode ser usada no paciente fraco, mas geralmente não é necessária. Broncodilatadores são usados em doença pulmonar obstrutiva crônica.

A escolha da anestesia é importante. Embora a anestesia local possa parecer preferível, anestesia endotraqueal dá o melhor controle da via aérea. Insuflação sustentada a 20 mL/kg ou a uma pressão na via aérea de 30 cm H_2O deve ser efetuada para prevenir colapso alveolar. Soluções cristalóides intravenosas devem ser dadas conservadoramente (rotineiramente ≤ 3% do peso corporal), e produtos de reposição de sangue, albumina ou plasma devem ser dados com grandes perdas líquidas para ajudar a manter a pressão colóide intravascular normal e evitar edema pulmonar. Diurese está indicada para sobrecarga hídrica importante.

Medidas preventivas devem ser continuadas no período pós-operatório. O tubo endotraqueal deve ser mantido no lugar tanto tempo quanto necessário para maximizar a ventilação alveolar. Imediatamente depois da remoção do tubo endotraqueal, exercícios de respiração profunda, remoção de secreções respiratórias e troca freqüente de decúbito são começados. Se o paciente não for capaz de efetuar exercícios de inalação máximos ou espirometria de incentivo, pressão positiva contínua nas vias aéreas ou IPPB podem ser de ajuda para prevenir atelectasia.

Tratamento da Insuficiência Pulmonar Pós-Operatória

Dispnéia, taquipnéia, taquicardia e cianose no período pós-operatório são sinais de insuficiência pulmonar aguda (27,28). Atelectasia, broncospasmo, edema pulmonar e aspiração são as causas mais comuns. Exacerbações de problemas pulmonares preexistentes, limitações mecânicas da respiração, broncospasmo agudo, embolização pulmonar, insuficiência cardíaca congestiva e hipovolemia também devem ser consideradas. Nos procedimentos na cabeça e no pescoço, limitações mecânicas à respiração podem ser causadas por distensão gástrica, pneumotórax, aspiração ou lesão do nervo frênico com paralisia hemidiafragmática. Se for suspeitada insuficiência pulmonar, oxigênio suplementar deve ser dado imediatamente para aumentar a saturação de oxigênio acima de 90% na oximetria de pulso enquanto uma história pertinente, exame físico, gasometria e radiografia de tórax são obtidas. O paciente deve ficar em uma posição sentada confortável. Colocação de sonda nasogástrica é considerada para esvaziar o estômago de qualquer ácido gástrico adicional. Broncospasmo pode estar presente e responder a broncodilatadores.

O tratamento da atelectasia visa a reexpandir o segmento colapsado. Exercícios de respiração profunda, espirometria de incentivo, pressão positiva contínua nas vias aéreas e IPPB podem ser usados. Medicação adequada para dor deve ser aplicada para promover mobilidade e respiração profunda. Hidratação aumentada, nebulização, broncodilatadores nebulizados e agentes mucolíticos devem ser dados através da via aérea para liquefazer secreções espessas que podem estar bloqueando o brônquio comprometido. Tossir não é útil para prevenção de problemas pulmonares pós-operatórios. Paradoxalmente, tossir não remove muco das vias aéreas colapsadas porque não há nenhum ar distal ao tampão de muco. O tratamento imediato consiste na remoção mecânica de qualquer substância estranha da via aérea superior. Aspiração traqueal pode ter sucesso em remover secreções retidas, mas deve ser efetuada com cautela porque pode produzir tônus vagal aumentado e hipoxemia. Cinco mililitros de soro fisiológico podem ser injetados através do cateter nasotraqueal para ajudar a liquefazer as secreções e facilitar a aspiração através do cateter. Aspiração deve ser aplicada durante não mais que 10 segundos antes que o fluxo de oxigênio seja retomado, a fim de evitar disritmia cardíaca. Durante a aspiração traqueal, monitoramento ECG deve ser realizado, com atropina disponível para bradicardia. Broncoscopia flexível permite visualização direta da árvore brônquica, remoção de detritos e cultura das secreções. São usadas as mesmas precauções que para a aspiração traqueal. Se a ventilação adequada (freqüência respiratória <30/min e saturação de oxigênio >92%) não puder ser restaurada por estes métodos, intubação endotraqueal e ventilação mecânica estão indicadas.

Edema pulmonar é causado por um aumento na água pulmonar (27,28). Um cateter de artéria pulmonar dirigido pelo fluxo pode ajudar a distinguir edema pulmonar de alta e baixa pressão. Edema pulmonar cardiogênico é geralmente associado à pressão em cunha da artéria pulmonar acima de 25 mmHg. No edema pulmonar cardiogênico, o edema intersticial progride para edema alveolar. O tratamento é dirigido para diminuir o líquido extracelular, e a pressão hidrostática no leito capilar pulmonar, e aumentar a pressão oncótica plasmática. Furosemida é o diurético de escolha porque promove venodilatação e diurese. O tratamento em pacientes mais jovens ou previamente sadios pode simplesmente envolver restrição de líquido e uso de diuréticos conforme necessário. Para pacientes com doença cardiopulmonar ou renal, dobutamina, dopamina ou ambas podem ser necessárias para baixo débito cardíaco e para aumentar a perfusão renal. Nitroprussiato pode ser necessário para pacientes com alta resistência vascular sistêmica, para reduzir a pós-carga cardíaca. Nitroglicerina intravenosa pode ajudar os pacientes que têm insuficiência coronariana. Se hipoxemia ou hipercapnia persistir depois destas medidas, pode ser necessário suporte ventilatório.

A síndrome de angústia respiratória do adulto é manifestada como edema pulmonar na presença de pressão em cunha normal na artéria pulmonar. A lesão pulmonar é indireta e comumente causada por infecção, inflamação ou destruição tecidual em outro local no corpo. Ela se manifesta sob a forma de hipoxemia grave e complacência pulmonar diminuída, e mostra infiltrados pulmonares bilaterais difusos na radiografia de tórax. O tratamento é dirigido para tratar a causa subjacente, com atenção específica ao tratamento antibiótico agressivo da infecção presumida. Hipoxemia e hipercapnia graves podem exigir ventilação mecânica com pressão positiva expiratória final. O conteúdo inspirado de oxigênio deve ser mantido baixo para minimizar toxicidade do oxigênio enquanto mantém a saturação de oxigênio da hemoglobina acima de 90%. O volume intravascular é mantido baixo; dobutamina ou dopamina podem ser necessários para suporte inotrópico.

DOENÇAS GASTROINTESTINAIS

Úlceras de Estresse

Em pacientes que não têm uma história de doença ulcerosa péptica, a causa mais comum de sangramento gastrointestinal superior pós-operatório é úlcera de estresse da mucosa gástrica (23,30). Estas úlceras desenvolvem-se como resultado de trauma, cirurgia, medicações como corticosteróides ou AINEs, ou o estresse associado a enfermidade grave. As úlceras são freqüentemente indolores e a apresentação clínica pode ser limitada a um aspirado sanguíneo de um tubo nasogástrico de demora, melena ou uma diminuição inexplicada no hematócrito.

O principal impulso de tratamento deve ser prevenção e medidas profiláticas devem ser consideradas em todos os casos grandes de cabeça e pescoço. A prevenção da úlcera de estresse visa a reduzir a acidez gástrica (acima de um pH de 4 a 5), o que pode ser realizado com antagonistas dos receptores H_2 à histamina, agentes citoprotetores e inibidores da bomba de prótons. A dose IV do antagonista H_2 cimetidina é 50 mg por hora ou 300 mg a cada 6 horas e a dose de ranitidina é 6.25 mg por hora ou 50 mg a cada 8 horas para as injeções contínua ou em bolo, respectivamente. Uma infusão IV contínua pode ser mais eficaz que injeções em bolos. Agentes citoprotetores, como suspensão de sucralfato, mantêm a integridade da barreira mucosa do estômago sem baixar o pH. A dose é 1 g em 10 a 20 mL de água estéril infundidos no estômago a cada 6 a 8 horas por tubo nasogástrico. Os inibidores da bomba de prótons, que demonstraram reduzir significativamente o sangramento gástrico, são uma alternativa aos antagonistas H_2 e também podem ser dados IV. A alteração no pH gástrico causada pelos antagonistas dos receptores H_2 e inibidores da bomba de prótons, no entanto, podem predispor à colonização bacteriana gástrica e pneumonia nosocomial. Se *Helicobacter pylori* estiver presente, devem ser dados antibióticos.

Se houver desenvolvimento de úlceras de estresse, os métodos de tratamento são semelhantes aos usados em profilaxia. Reanimação básica é iniciada e sangue é enviado para hemograma completo e estudos da coagulação. Emergências (p. ex., hipovolemia) devem ser tratadas imediatamente com reposição de líquido ou sangue. No paciente sangrando, um inibidor da bomba de prótons IV, como pantoprazol, 40 a 80 mg a cada 12 h, é dado. Um tubo nasogástrico de grosso calibre é colocado para descomprimir o estômago, fornecer acesso para lavagem com soro fisiológico e para examinar o aspirado gástrico. Esofagogastroduodenoscopia (EGD) dá visualização direta da mucosa gástrica para diagnóstico e permite uma tentativa de controle endoscópico da hemorragia por métodos como termocoagulação ou fotocoagulação a *laser*. Se nenhum local de sangramento for visto endoscopicamente, introdução direta de bário para dentro do intestino delgado ou arteriografia é efetuada para determinar o local sangrante. Embolização arterial ou injeção seletiva de vasopressina dentro da artéria gástrica esquerda foi usada. Intervenção cirúrgica pode ser necessária em pacientes com sangramento ou ulceração persistentes apesar da terapia conservadora, embora a mortalidade da ressecção gástrica para hemorragia pós-operatória seja bastante alta.

Íleo Adinâmico

Íleo é muito mais comum após procedimentos abdominais do que após procedimentos na cabeça e no pescoço. O otorrinolaringologista, no entanto, deve certificar-se de que existe motilidade intestinal antes de começar alimentação pós-operatória, especialmente alimentação hiperosmolar por tubo. Íleo adinâmico deve ser suspeitado em qualquer paciente com sintomas obstrutivos de constipação, vômito prolongado, dor e distensão abdominais ou uma ausência de sons intestinais (30). Radiografias abdominais ereta e deitada mostram um padrão gasoso difuso e alças distendidas de intestino. A causa mais comum é a administração perioperatória de agentes farmacológicos, incluindo agentes anestésicos, opióides, sedativos, agonistas adrenérgicos, anticolinérgicos, bloqueadores dos canais de cálcio e anti-histamínicos. O diagnóstico diferencial deve incluir hipopotassemia, obstrução distal (p. ex., fecaloma, neoplasia), sepse e um evento abdominal agudo, como exacerbação de diverticulose. Endoscopia ou clister de contraste pode ser necessário para excluir obstrução intestinal. O tratamento é dirigido para a causa subjacente. O paciente geralmente responde a medidas suportivas como evitar ingestão oral, descontinuação de narcóticos, administração de líquidos IV, correção de anormalidades eletrolíticas e aspiração nasogástrica. Bloqueio simpático ou estimulação parassimpática com betanecol, neostigmina ou metoclopramida raramente é usada e é contra-indicada se estiver presente uma obstrução mecânica. Com estas medidas, o íleo normalmente se resolve dentro de um período de alguns dias.

Diarréia

A diarréia exsudativa mais importante é a diarréia e colite associadas a antibiótico (30). A gravidade da diarréia relacionada com antibiótico varia de diarréia branda a colite pseudomembranosa com manifestações sistêmicas graves. Antibióticos freqüentemente usados em otorrinolaringologia podem precipitar a síndrome. Clindamicina e ampicilina são as causas mais comuns, mas cefalosporinas, eritromicina, penicilina e trimetoprim-sulfametoxazol também foram incriminadas. Com diarréia persistente, um exame de fezes é capital. Leucócitos fecais sugerem uma infecção bacteriana ou uma colite pseudomembranosa associada a antibiótico. As fezes devem ser avaliadas quanto a patógenos entéricos, *Clostridium difficile* e parasitas intestinais (se o paciente esteve em uma área endêmica). Mais de 90% dos pacientes com colite pseudomembranosa associada a antibiótico dão teste positivo para toxinas de *C. difficile.*

O tratamento é suportivo e específico. Equilíbrio hídrico e eletrolítico deve ser monitorizado estreitamente e pode necessitar medição dos níveis de eletrólitos em amostras de fezes. As perdas de potássio e bicarbonato podem ser grandes e podem exigir reposição IV com até duas ampolas de bicarbonato de sódio em cada litro de glicose 5% em água. Se a cessação do antibiótico causador não aliviar a diarréia, então tratamento com antibióticos apropriados é guiada pela cultura de fezes. Metronidazol (500 mg oralmente 3 vezes ao dia) é dado durante 10 a 14 dias para pacientes que toleram ingestão oral. Recorrências são comuns e são tratadas com uma segunda série de metronidazol. Vancomicina (125 a 500 mg VO, 4 vezes ao dia) é reservada para bactérias resistentes ou para pacientes que não toleram metronidazol. Metronidazol intravenoso é menos eficaz, mas pode ser usado nos pacientes que não conseguem tomar medicações entéricas. Vancomicina intravenosa não é eficaz, mas irrigação intracolônica foi experimentada. Medicações antiperistálticas devem ser evitadas porque a motilidade intestinal diminuída promove o supercrescimento bacteriano. Outras causas de diarréia como osmótica, secretória e motilidade intestinal alterada devem ser consideradas se a resolução não for pronta.

DOENÇA RENAL

Duas considerações são importantes no tratamento da doença renal perioperatória. A primeira é o tratamento dos pacientes com doença renal conhecida e a segunda é a prevenção ou o reconhecimento da insuficiência renal aguda no período pós-operatório (18,23,31).

Insuficiência Renal Crônica

A diálise (terapia de substituição renal) deve ser continuada antes e depois da cirurgia para reduzir ao mínimo as complicações urêmicas tais como desequilíbrios acidobásicos, hídricos e eletrolíticos. Na situação eletiva, o paciente é dialisado no dia anterior e no dia seguinte à cirurgia, geralmente contra um banho com baixo potássio. O cirurgião deve levar em conta a necessidade de heparina como anticoagulante durante a diálise, mas este efeito é mínimo em 6 a 8 horas.

Outros problemas específicos da insuficiência renal crônica devem ser atacados. Hematócritos básicos na faixa de 20% a 25% devem ser adequados para cirurgia a não ser que grandes perdas sanguíneas sejam esperadas. Disfunção das plaquetas em doença renal é corrigida apenas parcialmente pela diálise. Em pacientes com sangramento ativo secundário a disfunção das plaquetas, administração de acetato de desmopressina a uma dose de 0,3 mg/kg deve ser considerada. Hipertensão deve ser controlada com diuréticos e diálise, se necessário, para restauração de volumes intravasculares normais. Anormalidades dos eletrólitos são discutidas em outros capítulos.

Um esforço deve ser feito para evitar medicações com toxicidade renal conhecida, inclusive agentes anestésicos. Enquanto metoxiflurano e galamina devem ser evitados, halotano pode ser usado como agente por inalação. Os bloqueadores neuromusculares e anticolinesterásicos, especialmente succinilcolina, podem potencializar hiperpotassemia e acidose.

Intra-operatoriamente, o objetivo deve ser prevenir lesão renal adicional (31). Um esforço deve ser feito para otimizar a perfusão renal corrigindo os déficits de volume e mantendo débito cardíaco adequado. Em pacientes que não são anúricos, o débito urinário deve ser mantido em um nível de pelo menos 0,5 mL/kg por hora. O fluxo sanguíneo renal pode ser aumentado com dopamina em baixa dose (1 a 5 mg/kg/min). A diurese pode ser estimulada com manitol ou um diurético de alça como furosemida em um esforço para manter os débitos pré-operatórios. Tratamento urgente da hiperpotassemia pode ser realizado com infusão inicial de cloreto de cálcio, 5 a 10 mL de solução 10%, seguida por bicarbonato, 44 mEq em 2 minutos, insulina, 10 unidades ao longo de um período de 30 minutos, concomitantemente com glicose, 250 mL de solução a 20%.

Depois da cirurgia, líquidos, eletrólitos, equilíbrio acidobásico e hematócrito devem ser vigiados estreitamente. Em anormalidades graves, hemodiálise urgente pode ser necessária apesar da necessidade de heparina. Em pacientes com insuficiência renal crônica, insuficiência cardíaca congestiva pós-operatória pode desenvolver-se secundária a cardiopatia isquêmica ou hipotensão secundária a depleção de volume, débito cardíaco diminuído ou função anormal dos receptores. Suporte nutricional com uma dieta rica em carboidratos e aminoácidos essenciais é importante. Ingestão calórica adequada (35 a 50 kcal/kg diariamente) é fornecida para evitar catabolismo de proteína endógeno. A proteína é restringida a 0,6 a 0,7 g/kg diariamente de proteína de alto valor biológico. Antibióticos profiláticos e tratamento cuidadoso da ferida estão indicados em virtude da função imune diminuída.

Insuficiência Renal Aguda

Insuficiência renal aguda é uma diminuição aguda na função renal e na taxa de filtração glomerular (18,23, 31,32). Débito urinário diminuído (*i. e.*, < 0,5 mL/kg a cada hora ou < 400 mL/dia em adultos, e < 1,0 mL/kg em crianças pesando < 10 kg) deve provocar uma investigação para eliminar causas renais. Dificuldade de micção, com resultante retenção urinária, pode ser causada pela medicação perioperatória. Colocação de um cateter vesical pode ser necessária para aliviar retenção urinária e monitorar débito urinário adequado. Se uma obstrução pós-renal for suspeitada, é realizada ultra-sonografia. Baixo débito urinário continuado através do cateter vesical exige atenção imediata para prevenir lesão renal e insuficiência renal aguda. Avaliação clínica deve ser usada para diferenciar entre hipovolemia e função cardíaca diminuída. Hipovolemia pré-renal ou hipotensão é a causa mais comum de baixo volume de urina em pacientes de cirurgia de cabeça e pescoço. A urina é baixa em volume, sódio e cloreto e alta em osmolaridade. O sódio urinário é menos de 20 mEq/L na hipovolemia pré-renal e acima de 40 mEq/L na insuficiência renal intrínseca. A fração excretada de sódio urinária (FE_{Na}), uma medida semelhante, é menos de 1% na insuficiência pré-renal e acima de 3% em causas renais, enquanto valores entre 1% e 3% sugerem uma combinação de insuficiência renal pré-renal e intrínseca. Na hipovolemia, o tratamento deve ser dirigido para aumentar a perfusão renal pela infusão rápida de líquidos IV para aumentar a pressão venosa central para pelo menos 10 mmHg. O bolo líquido IV deve ser 500 a 1.000 mL de soro fisiológico. Sangue pode ser usado para este bolo, se perda sanguínea importante tiver ocorrido durante a cirurgia. Há controvérsia a respeito do uso de diuréticos e agentes osmóticos como manitol, porque eles não demonstraram diminuir a mortalidade por insuficiência renal.

Administração destes agentes dificulta o uso do volume urinário e eletrólitos, descrito anteriormente, como uma medida da função renal durante pelo menos 24 horas. Contudo, diuréticos podem converter uma insuficiência renal oligúrica em não-oligúrica, a qual pode ter uma taxa de sobrevida 50% mais alta. Se diuréticos forem usados, 40 mg de furosemida são administrados intravenosamente com observação quanto a débito urinário aumentado ao longo do período seguinte de 60 minutos. Dopamina em baixa dose (2 a 5 µg/kg/min) pode ser preferida para aumentar a perfusão renal e a taxa de filtração glomerular.

A mais comum causa renal intrínseca pós-operatória de insuficiência renal aguda é necrose tubular aguda secundária a isquemia e nefrotoxicidade. Ela é caracterizada por oligúria, uma creatinina sérica aumentando, e o exame do sedimento urinário demonstra cilindros granulosos clássicos. O exame de urina demonstra uma urina hiposmolar com alto conteúdo de sódio e FE_{Na} e uma baixa proporção de creatinina urinária para plasmática. Depois de um diagnóstico tentativo de necrose tubular aguda ou outra causa renal de insuficiência renal aguda ser feito, os valores básicos laboratoriais e clínicos, como peso corporal, pressão arterial, perfil químico e hematológico, química urinária e exame do sedimento, e consideração de estudos de imageamento renal ou ultra-sonografia devem ser realizados. Parecer da nefrologia deve ser obtido precocemente. Tratamento conservador pode ter sucesso com uma dieta com alto teor de carboidrato e baixa proteína, tratamento hídrico e eletrolítico, e reavaliação cuidadosa de todas as medicações. Se hiperpotassemia, sobrecarga de volume, acidose ou uremia se desenvolverem, diálise pode ser necessária.

PROBLEMAS NEUROPSIQUIÁTRICOS

Convulsões Pós-Operatórias

Os objetivos da terapia para convulsões pós-operatórias são controlar a convulsão e determinar a causa subjacente (27,33). Convulsões típicas de pacientes com distúrbios convulsivos conhecidos podem exigir apenas medidas suportivas e continuação de medicações anticonvulsivas. Convulsões atípicas em um paciente conhecido com convulsões ou convulsões novas em um paciente previamente assintomático exigem investigação imediata quanto a uma causa subjacente tratável.

Desequilíbrios metabólicos como hiperglicemia ou hipoglicemia, hipoxia, perturbações acidobásicas, hipernatremia ou hiponatremia ou outras anormalidades dos eletrólitos podem causar convulsões. Traumatismo craniano, acidente vascular cerebral, hemorragia subaracnóidea, infecções do sistema nervoso central, abstinência de droga e álcool, disritmias cardíacas, hipotensão e certas drogas e toxinas podem precipitar uma convulsão. Superdosagem de cocaína e anestésicos locais como lidocaína são uma preocupação particular para o otorrinolaringologista. A história do paciente deve destacar qualquer doença neurológica prévia, possíveis reações a drogas e anormalidades dos líquidos e eletrólitos. Exames físicos completos geral e neurológico devem ser efetuados, com atenção especial para quaisquer seqüelas convulsivas como trauma, aspiração ou rabdomiólise. As características da convulsão também devem ser observadas. Se a convulsão for autolimitada, a avaliação laboratorial deve incluir uma determinação rápida da glicose, HC, bioquímica sanguínea incluindo cálcio e magnésio, saturação de oxigênio e ECG. Se uma causa imediata para a convulsão não for encontrada, então um eletrencefalograma, punção lombar e um estudo de imagem do crânio com contraste são efetuados.

Status epilepticus é a condição de convulsões contínuas ou repetidas, geralmente durando mais de 30 minutos, e é uma emergência médica verdadeira (27,33). A condição produz acidose, hipotensão, hipoglicemia relativa, rabdomiólise e disfunção autonômica e cardiovascular e pode produzir lesão cerebral por hipermetabolismo local e hipoxia prolongada. Uma busca abreviada de causas subjacentes é importante, mas os objetivos principais são parar a convulsão, manter a via aérea e a ventilação, evitar hipoxia e evitar complicações, como a lesão do local operatório. Um gota-a-gota IV é iniciado e sangue deve ser tirado para os exames supramencionados. Concentrações séricas de drogas anticonvulsivas e hemogasometria arterial também devem ser examinadas. Anormalidades metabólicas e da ventilação devem ser corrigidas. Tratamento imediato pode ser começado com a injeção empírica IV de tiamina, 100 mg, mas injeção de glicose, 50 mL de glicose 50%, deve ser dada apenas se a glicemia de picada digital for baixa. Controle farmacológico é obtido com benzodiazepinas, fenitoína e barbitúricos (Tabela 16.8). Uma vez que altas doses podem ser necessárias, o clínico deve estar pronto para suportar a ventilação. Intubação pode ser necessária para proteger a via aérea. A duração anticonvulsiva da ação do diazepam é relativamente curta: cerca de 20 minutos. Lorazepam também pode ser usado e a duração de ação é um pouco mais longa. Fenitoína deve ser usada além das benzodiazepinas ou pode ser usada como única terapia. Nenhuma depressão importante do sistema nervoso central ocorre com a fenitoína, mas administração rápida pode causar toxicidade cardiovascular. A duração mais longa da ação da fenitoína suplementa o controle inicial obtido pelas benzodiazepinas. Fosfenitoína é preferida à fenitoína para injeção parenteral em virtude da menor irritação venosa. A dose é expressa em equivalentes fenitoína (PEs) e a dose de carga parenteral é 20 mg PE/kg a 150 mg PE/min. Fenobarbital também pode ser usado se fenitoína não for tolerada ou for contra-indicada. As concentrações sanguíneas devem ser verificadas para monitorizar as concentrações de tratamento de fenitoína e fenobarbital. No paciente refratário a medicações IV, coma por fenobarbital ou anestesia geral com bloqueio neuromuscular pode ser usado para controlar o *status epilepticus*.

TABELA 16.8

TRATAMENTO FARMACOLÓGICO DO *STATUS EPILEPTICUS*

Agente	Posologia
Diazepam	
Adultos	Bolo IV de 5-10 mg a 1-2 mg/min até máximo de 20-30 mg ou infusão contínua de 4-8 mg/h até dose diária total de 1-4 mg/kg
Crianças	1 mg/ano de idade até dose total de 5-10 mg
Lorazepam	2-4 mg IV lentamente a cada 5-10 min até dose total de 8 mg
Fenitoína	
Adultos	Dose de carga de 15-20 mg/kg a 30-50 mg/min
Crianças	Dose de carga de 10-20 mg/kg a 0,5-1,5 mg/kg/min
Fenobarbital	Dose de carga de 10-20 mg/kg IV (bolo inicial 200-300 mg), repetida em 20 min
Suportivos	
Glicose	
Adultos	50 mL de uma solução 50%
Crianças	1-2 mL/kg de uma solução 25%
Tiamina	100 mg IV
Gliconato de cálcio	1-2 amp para cirurgia recente de tireóide ou paratireóides

CONSIDERAÇÕES GERAIS

Febre Pós-Operatória

A temperatura corporal é ajustada pelo centro termorregulador no hipotálamo anterior. Por outro lado, com hipertermia, como por intermação ou hipertermia maligna de anestesia, o mecanismo de regulação térmica falha, e a produção de calor excede a perda de calor. Por outro lado, em um paciente com febre, as citocinas das células mononucleares, importantes na resposta de fase inicial à infecção e inflamação, também atuam diretamente sobre o hipotálamo para aumentar o "ponto de ajuste térmico". Quando o ponto de ajuste da regulação térmica é elevado na febre, esta temperatura corporal aumentada é mantida por meio da limitação da perda de calor do corpo por vasoconstrição e aumento da produção de calor por mecanismos como tremor. Isto explica por que os pacientes com novas temperaturas extremamente elevadas ajustada pelo corpo sentem frio mesmo no ambiente de uma temperatura brandamente elevada. Se a temperatura corporal atual for menos que o ponto de ajuste elevado, o paciente sente frio, vasoconstringe-se e treme, em um esforço para elevar a temperatura corporal para o novo ponto de ajuste da temperatura.

Embora comuns, inflamação e infecção não são as únicas causas de elevação pós-operatória da temperatura. Numerosos fatores não-infecciosos podem causar elevação de temperatura, especialmente nas primeiras 48 horas depois da cirurgia (Tabela 16.9). Causas infecciosas de febre comumente ocorrem 2 a 4 dias depois da cirurgia, um pouco mais tarde que as causas não infecciosas (Tabela 16.9).

A avaliação da febre pós-operatória deve incluir uma história e exame físico completos em vez de um formulário de protocolo pedindo às cegas culturas dos locais infecciosos mais comuns (27,34). O primeiro passo deve ser uma temperatura retal repetida para avaliar a temperatura central corporal. É difícil dar uma definição absoluta de febre, mas qualquer elevação de 1 a 2°C que ocorra ao longo de um curto período ou uma elevação absoluta acima de 38,5°C deve ser investigada. No exame físico, atenção especial deve ser dada à ferida, tórax e sinais de flebite nas extremidades. Os seguintes procedimentos devem ser realizados se nenhum local óbvio for encontrado: contagem de leucócitos e exame de urina; coloração com Gram do escarro, urina e exsudato da ferida; culturas do sangue, escarro, urina e sangue; radiografia de tórax; e remoção e cultura de cateteres intravenosos. Depois de procedimentos neurootológicos, consideração deve ser dada ao exame e à cultura do líquido espinal. Em geral, a história, exame físico e alguns exames selecionados devem ser suficientes para avaliar o paciente febril. O clínico não deve esquecer que febre inexplicada no período pós-operatório é comum e não significa que a infecção seja iminente.

O tratamento é baseado na causa subjacente e uma compreensão da fisiologia da regulação de temperatura. Lesões corrigíveis, como infecções de ferida ou pneumonia, devem ser tratadas com drenagem ou antibióticos apropriados. Se nenhuma causa óbvia for discernida ou enquanto aguardando confirmação laboratorial, o tratamento é dirigido para o abaixamento da temperatura corporal e o conforto do paciente. Elevações brandas da temperatura geralmente são bem toleradas e não exigem tratamento específico. Elevações acima de 39°C aumentam as demandas metabólicas do corpo e podem ser acompanhadas por taquipnéia, taquicardia e mal-estar. Nesta situação, o ponto de ajuste da temperatura corporal deve ser reduzido por antipiréticos (p. ex., aspirina, acetaminofeno, ibuprofeno). Outros tratamentos, como remover cobertas do leito, banhos com esponja e água fria ou gelada, redução da temperatura ambiente ou aumentar o fluxo de ar sobre o paciente acrescentam um estresse de frio ao paciente e não são necessários a não ser que a temperatura central corporal exceda 41°C. Se o ponto de ajuste corporal não for reduzido pelos antipiréticos antes que estas medidas adjuntivas sejam usadas, vasoconstrição e tremor contraproducentes tentarão manter o ponto ajustado elevado. Meperidina, atualmente não dada para dor pós-operatória, é a medicação preferida para tremor. Outras anormalidades, como desequilíbrios eletrolíticos, devem ser corrigidos, e um suprimento adequado de glicose para satisfazer às demandas metabólicas mais altas da febre deve ser administrado. Em elevações da temperatura corporal que ameaçam a vida (> 40°C), atenção especial deve ser dada à reserva cardiorrespiratória. Resfriamento rápido da temperatura corporal pode ser obtido nesta situação colocando-se o paciente em um banho gelado ou em *bypass* cardiopulmonar parcial com um trocador de calor se necessário.

Hipertermia Maligna

Hipertermia maligna ocorre em pacientes anestesiados e é, não tratada, altamente letal. Como existe uma predisposição genética, todos os pacientes pré-operatórios devem ser perguntados se algum parente na fa-

---

TABELA 16.9

CAUSAS PÓS-OPERATÓRIAS DE FEBRE

Causas não-infecciosas
- Hematoma e trauma tecidual
- Atelectasia
- Flebite não-séptica e trombose venosa profunda
- Alergias a drogas ou anestésicos
- Reações transfusionais
- Presença de drenos ou cateteres

Causas não infecciosas menos comuns
- Ativação de doença inflamatória (lúpus, artrite reumatóide)
- Excesso endócrino (tempestade tireóidea)
- Anormalidades hipotalâmicas

Locais infecciosos
- Ferida
- Trato urinário
- Respiratório
- Local de cateter intravenoso
- Prótese infectada ou corpo estranho
- Meningite (especialmente em cirurgia na base do crânio)

mília teve a condição. Na hipertermia maligna, ocorre a liberação anormal de cálcio do retículo sarcoplasmático no músculo esquelético, causando uma contração sustentada com consumo aumentado de oxigênio e produção de calor. Os pacientes com a condição são sensíveis a agentes por inalação (p. ex., halotano) e ao relaxante muscular cloreto de succinilcolina. Os sinais geralmente ocorrem logo depois do início da anestesia (Tabela 16.10). O tratamento específico é dantrolene sódico, que inibe a liberação de cálcio no retículo endoplasmático do músculo esquelético (27,35). Hiperpotassemia acentuada pelo potássio liberado das células musculares, acidose e disritmias malignas podem exigir tratamento urgente.

Dor Pós-Operatória

A dor pós-operatória freqüentemente é inadequadamente controlada como resultado de uma variedade de fatores, incluindo medo de efeitos colaterais (p. ex., depressão respiratória, náusea), medo de dependência ou deixar de tomar a medicação conforme prescrita. O otorrinolaringologista deve dar consideração ao controle da dor nos períodos pré-operatório e pós-operatório. Uma explicação completa do procedimento ao paciente e uma discussão do plano para controle da dor podem aliviar a ansiedade que contribui para a dor. Interesse contínuo e tranqüilização pós-operatoriamente também são importantes no tratamento psicológico de alívio da dor.

O tratamento farmacológico da dor pós-operatória gira em torno da administração de opióides sistêmicos (35–37) (Tabela 16.11). Analgesia controlada pelo paciente é um método cada vez mais popular de aplicar alívio da dor pós-operatória sem o retardo associado à formulação de injeções IV ou IM. A morfina permanece a droga de escolha para analgesia na dor intensa. Meperidina e codeína são usadas freqüentemente em otorrinolaringologia. A meperidina, no entanto, não é mais recomendada em virtude da acumulação de um metabólito, normeperidina, que pode causar excitação do sistema nervoso central e convulsões, mesmo em pacientes com função renal normal. A buprenorfina é um agonista e antagonista misto dos narcóticos que tem uma duração de ação mais longa que a morfina. Para serem eficazes, os opióides sistêmicos devem ser dados em posologia adequada no período pós-operatório imediato. Consideração deve ser dada à administração IV, que é mais confiável do que a administração IM ou oral. O principal efeito colateral no período pós-anestésico é depressão respiratória, e ela pode ser particularmente pronunciada nos pacientes idosos. A depressão respiratória pode ser tratada com 0,4 mg de naloxona dada intravenosamente. Em um agonista–antagonista misto como a buprenorfina, a naloxona pode ter menos efeito, e 2 mg/kg de doxapram, um estimulante respiratório, dado intravenosamente é preferível. Opióides podem causar vasodilatação e hipotensão secundária, que normalmente podem ser tratadas com elevação dos pés.

TABELA 16.10
TRATAMENTO DA HIPERTERMIA MALIGNA

Sinais
- Aumento agudo na temperatura corporal central
- Arritmias cardíacas
- Sangramento excessivo
- Elevação na concentração de dióxido de carbono corrente final

Tratamento
- Parar succinilcolina e agente por inalação imediatamente
- Oxigênio 100%
- Dantrolene sódico, 2,5 mg/kg IV a cada 5-10 min conforme necessário até dose máxima de 10 mg/kg
- Bicarbonato de sódio, 1-2 mEq/kg IV (monitorizar gasometria)

Terapia suportiva
- Remover campos
- Baixar temperatura central com soro fisiológico gelado (IV, retal ou intragastricamente)
- Aplicação de gelo nas partes expostas do corpo
- Vigiar hiperpotassemia, acidose, mioglobinúria, arritmias e hipotermia pós-tratamento

TABELA 16.11
TRATAMENTO FARMACOLÓGICO DA DOR PÓS-OPERATÓRIA

Drogas	Dose Inicial
Opióides	
Morfina (agonista)	IV: 5-10 mg, duração 3-4 h
	Infusão IV contínua: 3 mg/h (dose de carga, 5-10 mg)
	ACP: Demanda, 0,5-3,0 mg; trancada, 5-12 min
	Crianças: 0,1-0,2 mg/kg IV a cada 2-4 h, máx. 15 mg/dose
Hidromorfona (agonista)	IV, IM, VO: 1-2 mg, a cada 4-6 h
	ACP: Demanda, 0,1-0,2 mg; trancada, 5-15 min
Buprenorfina (agonista parcial)	IV/IM: 0,3 mg, repetir em 30-60 min, a seguir a cada 4-6 h
Nalbufina (agonista–antagonista)	IV/IM/SC: 10 mg, a cada 3-6 h
Drogas antiinflamatórias não esteróides	
Ibuprofeno	200-400 mg, VO, a cada 6 h
Indometacina	50-100 mg, VO, a cada 6-8 h
Cetorolaco	15-30 mg, IV ou IM, a cada 6 h (máximo 5 dias)
Outras	
Acetaminofeno	500-1.000 mg, VO, a cada 6 h (dado em esquema regular como analgésico básico, além de opióides e DAINEs)

Uma parte essencial do controle da dor pós-operatória é o uso de medicações não narcóticas em um esquema de aplicação regular para fornecer um nível básico de alívio da dor. As diretrizes atuais do American College of Surgeons recomendam que o acetaminofeno seja dado como um componente do alívio multimodal da dor (38). Acetaminofeno está presente em muitas medicações orais usadas quando o paciente é capaz de ingestão oral (p. ex., acetaminofeno com oxicodona, codeína ou propoxifeno). A dose total de acetaminofeno não deve exceder 4 g por dia, para diminuir a possibilidade de toxicidade hepática. AINEs também podem desempenhar um papel adjuntivo importante no alívio da dor pós-operatória. A combinação de AINEs e opióide potencializa a analgesia. AINEs são antiinflamatórios, antipiréticos e diminuem a adesividade das plaquetas. O efeito colateral de sangramento gastrointestinal é baixo, mas é uma preocupação. Na maioria das operações de otorrinolaringologia, o uso de rotina de AINEs deve ser considerado tão logo o risco de sangramento no local operatório seja mínimo.

A injeção de um anestésico local de ação longa, como bupivacaína, dentro da incisão pode ajudar a reduzir a dor pós-operatória imediata. Isto pode ajudar a melhorar a mobilização precoce, especialmente importante no contexto cirúrgico ambulatorial comum a muitos procedimentos de otorrinolaringologia. Outros procedimentos adjuntivos, como estimulação nervosa elétrica transcutânea, crioanalgesia e administração de opióide epidural-intratecal, são modalidades de tratamento usadas em outras especialidades porém menos freqüentemente em cirurgia de cabeça e pescoço. Em pacientes com difícil ou refratário tratamento da dor, é benéfico o parecer de um serviço de dor.

Cirurgia no Paciente Dependente Químico ou Alcoólico

O alcoólico tem diversas anormalidades que devem ser lidadas. Depois de apenas algumas horas sem álcool, o paciente pode começar a mostrar sinais de abstinência branda, incluindo irritabilidade, tremor e náusea. Além da tranqüilização, clordiazepóxido, 25 a 100 mg via oral a cada 6 horas, pode ajudar a evitar o início de *delirium tremens* mais grave, que geralmente começa 48 a 72 horas depois da cessação do álcool e dura 3 a 5 dias. *Delirium tremens* é uma complicação adversa no paciente de otorrinolaringologia, especialmente pacientes que sofreram grande ressecção de cabeça e pescoço, traqueostomia e reconstrução com retalho. *Delirium tremens* desenvolve-se em 5% a 10% dos pacientes com abstinência de álcool, caracterizado por irritabilidade aumentada, agitação, alucinações, febre, taquicardia e desorientação, e pode ter mortalidade de até 15%. Atividade convulsiva pode estar presente mas geralmente é de curta duração e não exige medicações antiepilépticas. O tratamento médico inclui aumentar o clordiazepóxido para 100 mg, IV ou VO, a cada 2 a 6 horas, até 500 mg nas primeiras 24 horas, e diminuindo gradativamente daí em diante, dependendo dos sintomas. Em pacientes mais velhos, lorazepam de ação mais curta, 1 a 2 mg IV ou VO, a cada 6 a 8 h pode ser usado, e oxazepam, que é excretado pelos rins, pode ser usado em pacientes com insuficiência hepática, a uma dose de 15 a 30 mg, VO, a cada 6 a 8 horas.

O alcoólico também tem problemas médicos pertinentes ao paciente cirúrgico. A hemostasia no paciente alcoólico pode estar significativamente alterada. O paciente pode ter problemas de sangramento proeminentes secundários a plaquetas insuficientes ou anormais encontradas no alcoolismo, além de fatores da coagulação diminuídos se houver hepatopatia alcoólica. Todos os pacientes alcoólicos devem receber tiamina, 100 mg, e ácido fólico, 1 mg, IV, seguidos por tiamina oral, 100 mg por dia com uma multivitamina contendo ácido fólico e vitamina B_{12}. Problemas metabólicos também são importantes nos pacientes alcoólico, que são especialmente suscetíveis à hipoglicemia em virtude de reservas esgotadas de glicogênio. Por esta razão, todos os pacientes alcoólicos pré-operatórios devem receber líquidos IV com glicose e ter um período de jejum mínimo antes da cirurgia. Fosfato, magnésio e potássio freqüentemente estão baixos e devem ser medidos e repostos conforme necessário.

PONTOS IMPORTANTES

- Avaliação pré-operatória de rotina é improdutiva em pacientes sadios, tem mínimo valor preditivo para complicações pós-operatórias e deve avaliar condições médicas conhecidas.

- Correção de doenças da hemostasia exige a reposição de fatores específicos da coagulação, PFC ou plaquetas, em vez de sangue total.

- Prevenção é a melhor forma de terapia para TVP, e ela envolve métodos mecânicos mais freqüentemente do que heparinoterapia com baixas doses.

- No diabético, carboidratos adequados são fornecidos durante e após a cirurgia para prevenir catabolismo de proteína e lipólise. A glicose sérica é controlada pelo monitoramento da glicose sanguínea e administração de insulina regular suplementar conforme necessário. Uma régua de cálculo para posologia de insulina não é usada rotineiramente.

- Tempestade tireóidea é tratada com medicações para bloquear a produção ou liberação de tireoxina (p. ex., propiltiouracil, iodetos), controlar sintomas cardíacos (p. ex., propranolol para taquicardia, diuréticos e digital para insuficiência cardíaca) e reposição de outras deficiências (p. ex., hidrocortisona).

- Uma pesquisa da causa subjacente da hipotensão ou hipertensão pós-operatória deve ser realizada, em vez de instituir tratamento apenas com agentes farmacológicos.

Continua

- β-Bloqueio é considerado para uso perioperatório em todos os pacientes com doença cardiovascular e preferivelmente começado várias semanas antes da cirurgia eletiva.
- Úlcera de estresse é a causa mais comum de sangramento gastrointestinal pós-operatório. Redução na acidez gástrica por bloqueadores da histamina ou inibidores da bomba de prótons constitui a medida profilática mais eficaz.
- A consideração mais importante na insuficiência renal crônica é maximizar a perfusão renal e minimizar lesão adicional aos rins.
- Os objetivos principais ao tratar convulsões pós-operatórias são parar a convulsão, evitar hipoxia e evitar lesão do local operatório. Benzodiazepinas, fenitoína e fenobarbital são agentes farmacológicos de escolha.
- Causas não-infecciosas de febre pós-operatória são comuns, especialmente no período pós-operatório imediato.

REFERÊNCIAS

1. American Society of Anesthesiologists Task Force on Preanesthesia evaluation. Practice advisory for preanesthesia evaluation. Anesthesiology 2002;96:485-496.
2. Halaszynski TM, Juda R, Silverman, DG. Optimizing postoperative outcomes with efficient preoperative assessment and management. *Crit Care Med* 2004;32(4)suppl:S76-S86.
3. Michota FA, Frost SD. Perioperative management of the hospitalized patient. *Med Clin North Am* 2002;86:731-748.
4. Pasternak LR. Preoperative laboratory testing: general issues and considerations. *Anesthesiol Clin North Am* 2004;22:13-25.
5. Parsa CJ, Luckey AE, Christou NV, et al. Risk stratification, preoperative testing, and operative planning. In: Scuba WW, editor chairman. ACS surgery online. New York: American College of Surgeons/WebMD Publishing, 2004. Online: www.acssurgery.com.
6. Margenthaler JA, Herrmann VM. Nutrition. In: Dougherty GM, Lowney JK, Mason JE, et al., eds. *Washington manual of surgery*. Philadelphia: Lippincott Williams & Wilkins, 2002:9-26.
7. Smedley F, Bowling T, Stokes E, et al. Randomized clinical trial of the effects of preoperative and postoperative oral nutritional supplements on clinical course and cost of care. *Br J Surg* 2004;91:983-990.
8. Wizorek JJ, Rubin BG, Blinder MA. Hemostasis and transfusion therapy. In: Dougherty GM, Lowney JK, Mason JE, et al., eds. *Washington manual of surgery*. Philadelphia: Lippincott Williams & Wilkins, 2002:63-82.
9. Armes-Loughran B, Kalra R, Carson JL. Evaluation and management of anemia and bleeding disorders in surgical patients. *Med Clin North Am* 2003;87:229-242.
10. Owings)T, Gosselin RC. Bleeding and transfusion. In: Souba WW, editor chairman. ACS surgery online. New York: American College of Surgeons/WebMD Publishing, 2004. Online: www.acssurgery.com.
11. Handlin RI. Disorders of coagulation and hemostasis. In: Kasper DL, Braunwald E, Fauci AS, et al., eds. *Harrison's principles of internal medicine online*. New York: McGraw-Hill, 2004. Online: harrisons.accessmedicine.com.
12. Michota FA, Frost SD. Perioperative management of the hospitalized patient. *Med Clin North Am* 2002;86:731-748.
13. Owings IT. Venous thromboembolism. In: Souba WW editor chairman. ACS *surgery online*. New York: American College of Surgeons/WebMD Publishing, 2004. Online:www.acssurgery.com.
14. Fischbach FT. Blood studies, hematology, and coagulation. In: Fischbach Fr, ed. *Manual of laboratory and diagnostic tests*. Philadelphia: Lippincott Williams & Wilkins, 2004:39-162.
15. Bartlett RH, Rich PB. Endocrine problems. In: Scuba WW, editor chairman. ACS *surgery online*. New York: American College of Surgeons/WebMD Publishing, 2004. Online: www.acssurgery.com.
16. Connerly LE, Coursin DB. Assessment and therapy of selected endocrine disorders. *Anesth Clin North Am* 2004;22(1):93-123.
17. Glister BC, Vigersky RA. Perioperative management of type I diabetes mellitus. Endocrinol Metab Clin 2003;32(2):411-436.
17a. Kang Y, Lazarus ME. Perioperative medicine. In: Green GB, Harris IS, Lin GA, et al., eds. *Washington manual of medical therapeutics*. Philadelphia: Lippincott Williams & Wilkins, 2004:12-22.
18. Jossart GH, Clark GD. Thyroid and parathyroid procedures. In: Souba WW editor chairman. ACS surgery online. New York: American College of Surgeons/WebMD Publishing, 2004. Online: www.acssurgery.com.
19. Loriaux DL. The adrenal. In: Dale DC, ed. ACP Medicine (Sci Am Med) New York: American College of Physicians/WebMD Publishing, 2004. Online: www.acpmedicine.com.
20. Aron DC, Findling JW, Tyrrell JB. Hypothalamus and pituitary gland. In: Greenspan FS, Gardner DG, eds. *Basic and clinical endocrinology*, 7th ed. New York: McGraw-Hill, 2004:106-175.
21. American College of Cardiology/American Heart Association Task Force on Practice Guidelines. ACC/AHA guideline update for perioperative cardiovascular evaluation in noncardiac surgery: executive summary. *Anesth Analg* 2002;94:1052-1064.
22. Chung TP, Cobb JP. Critical care. In: Dougherty GM, Lowney JK, Mason JE, et al., eds. *Washington manual of surgery*. Philadelphia: Lippincott Williams & Wilkins, 2002:184-205.
23. Schwartz GL, Sheps SG. Hypertension. In: Dale DC, ed. ACP medicine (Sci Am Med). New York: American College of Physicians/WebMD Publishing 2004. Online: www.acpmedicine.com.
24. Backman SB, Bondy RM, Deschamps A, et al. Perioperative considerations for anesthesia. In: Souba WW, ed. ACS surgery online. New York: American College of Surgeons/WebMD Publishing, 2004. Online: www.acssurgery.com.
25. Ursic C, Harken AH. Acute cardiac arrhythmia. In: Souba WW, ed. ACS *surgery online*. New York: American College of Surgeons/WebMD Publishing, 2004. Online: www.acssurgery.com.
26. Hunt S, Freeman BD. Perioperative medical care. In: Dougherty GM, Lowney JK, Mason JE, et al., eds. *Washington manual of surgery*. Philadelphia: Lippincott Williams & Wilkins, 2002:99-133.

27. Bartlett RH, Rich PB. Pulmonary insufficiency. In: Scuba WW ed. ACS surgery online. New York: American College of Surgeons/WebMD Publishing, 2004. Online: www.acssurgery.com.
28. Arozullah AM, Conde MV. Preoperative evaluation for postoperative pulmonary complications. *Med Clin North Am* 2003;87:153-173.
29. Prakash C. Gastrointestinal diseases. In: Green GB, Harris IS, Lin GA, *et al.*, eds. *Washington manual of medical therapeutics.* Philadelphia: Lippincott Williams & Wilkins, 2004:349-377.
30. Stafford RE, Cairns BA. Renal failure. In: Souba WW, ed. ACS surgery online. New York: American College of Surgeons/WebMD Publishing, 2004. Online: www.acssurgery.com.
31. Shaver ML Shah SV. Acute renal failure. In: Dale DC, ed. ACP medicine (Sci Am Med). New York: American College of Physicians/ WebMD Publishing, 2004. Online: www.acpmedicine.com.
32. DeGiorgio CM, Treimen DM. Status epilepticus. In: Noseworthy JH, ed. *Neurological therapeutics: principles and practice.* London: Martin Dunitz, 2003:316-329.
33. Dellinger EP. Nosocomial infection. In: Souba WW, ed. ACS surgery online. New York: American College of Surgeons/WebMD Publishing, 2004. Online: www.acssurgery.com.
34. Gali B, Plevik DJ. Management of sedation and pain in the intensive care unit. In: Noseworthy JH, ed. *Neurological therapeutics: principles and practice.* London: Martin Dunitz, 2003:1167-1171.
35. Green DW, Hotchiss RS. Anesthesia. In: Dougherty GM, Lowney JK, Mason JE, *et al.*, eds. *Washington manual of surgery.* Philadelphia: Lippincott Williams & Wilkins, 2002:83-98.
36. Galer B, Gammaitoni A, Alvarez NA. Pain. In: Souba WW, ed. *ACS surgery online.* New York: American College of Surgeons/WebMD Publishing, 2004. Online: www.acssurgery.com.
37. Kehlet H. Postoperative pain. In: Souba WW, ed. ACS surgery online. New York: American College of Surgeons/WebMD Publishing, 2004. Online: www.acssurgery.com.

CAPÍTULO 17

Otorrinolaringologia Geriátrica

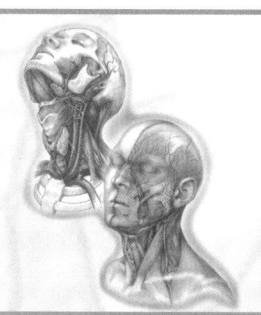

Byron J. Bailey

Os otorrinolaringologistas–cirurgiões de cabeça e pescoço desempenham um papel importante dentro do amplo campo da geriatria. Nosso comprometimento com o tratamento dos idosos exige que nos tornemos proficientes nas seguintes diferentes áreas:

1. Prevenção da morte prematura, pela detecção precoce do câncer de cabeça e pescoço, tratamento aperfeiçoado do trauma no idoso e programas dirigidos para a cessação do uso do fumo e consumo do álcool.
2. Prevenção de incapacidade, particularmente através de programas de conservação da audição e tratamento aperfeiçoado da perda auditiva.
3. Controle e tratamento de sintomas às vezes incapacitantes tais como congestão nasal, sinusite crônica, zumbido e vertigem.
4. Tratamento de doenças comuns e normalmente benignas como infecções respiratórias superiores, sinusite aguda, otite média e faringite.
5. Manejo de condições que limitam a mobilidade e promovem o isolamento dos idosos, tais como perda auditiva, desequilíbrio e alterações da voz.
6. Melhora da qualidade de vida com, por exemplo, técnicas de cirurgia plástica e reconstrutora faciais.
7. Tratamento de condições que podem ser fatais, como câncer de cabeça e pescoço.
8. Proporcionar participação informada nas deliberações da sociedade a respeito dos aspectos sociais e econômicos do crescimento desproporcional do segmento mais velho da nossa população.

Este capítulo apresenta uma vista geral de muitos problemas que surgem na otorrinolaringologia geriátrica. Além dos breves comentários sobre cada uma destas áreas, informação mais detalhada é disponibilizada em outros capítulos em todo este livro a respeito das áreas específicas de interesse.

BIOLOGIA DO ENVELHECIMENTO

A crença de que o envelhecimento biológico é uma propriedade universal de todos os seres vivos só pode ser aceita com certas restrições (1). O que nós chamamos "envelhecimento" é a soma de muitos fenômenos que ocorrem depois da maturação sexual em qualquer animal: doença, insulto ambiental, traumatismos, nutrição e programação genética. "Alterações normais da idade", como o grisalhamento e perda de pêlos, afrouxamento e enrugamento da pele, redução da resistência e força físicas, menopausa, presbiopia e perda da memória de curto prazo não são "doenças" porque elas não aumentam diretamente nossa vulnerabilidade à morte. Em contraste, os decréscimos do nosso sistema imune são alterações normais relacionadas com a idade que impõem importantes ameaças à saúde tais como infecção e câncer.

A etiologia do envelhecimento não está completamente compreendida. Em um sistema de cultura de células, a capacidade das células humanas e dos outros animais de se replicarem e funcionarem tem um limite finito (2). Foi observado que as células obtidas do tecido de embriões humanos sofrem cerca de 50 (mais ou menos 10) duplicações antes que a cultura seja perdida. Raças incomuns de "células imortais" podem originar-se espontaneamente ou ser criadas (p. ex., por exposição a radiação, substâncias químicas ou vírus). Embora estas linhagens celulares pareçam desviar-se das leis dos limites finitos à replicação, elas não são verdadeiramente células "normais" imortais. Elas se diferenciam das células normais no seu número de cromossomos, morfologia ou padrão de bandeamento. A maioria destas populações de células imortais produz tumores quando elas são inoculadas em animais de experimentação da mesma espécie.

Os estudos de cultura celular demonstraram que existe o seguinte:

1. Uma relação inversa entre a idade do doador e o número de duplicações que ocorrerão em cultura celular.
2. Uma relação direta entre a duração máxima de vida de uma espécie animal e o número de dupli-

cações da população das suas células cultivadas (regulação espécie-específica da longevidade ao nível celular).

3. Uma "memória" dentro das células cultivadas sobrevive mesmo se estas células forem congeladas a temperaturas abaixo de zero. (Quando as células congeladas são descongeladas muito mais tarde, elas completam o número usual de duplicações da população e a seguir são perdidas.)

Outra teoria do envelhecimento, a teoria da mutação somática, afirma que um número suficiente de mutações ocorrerá na replicação das células somáticas para produzir o envelhecimento dos indivíduos. À medida que estas mutações se acumulem, uma diminuição progressiva na função avançará através do envelhecimento, até a morte. A teoria dos erros do envelhecimento postula que a replicação das células é associada a erros aleatórios nas seqüências repetidas importantes do DNA que são fundamentais para a função celular. A acumulação destes erros do DNA ao correr do tempo é proposta como a base das alterações do envelhecimento e afinal a morte do organismo.

A teoria do programa de envelhecimento propõe a hipótese de que uma seqüência propositada de eventos está escrita no genoma. À medida que esta mensagem genética é expressada, o organismo move-se através dos estádios do crescimento, desenvolvimento, envelhecimento e morte. Esta teoria está atualmente sendo agressivamente investigada.

Apesar da pesquisa intensa, o processo do envelhecimento continua a ser um enigma que nos desafia com sua complexidade. Estudos focalizaram a extremidade do cromossomo, o telômero, porque telômeros funcionais são essenciais para proliferação celular contínua. A pesquisa sobre telômeros tem grandes implicações em termos de compreender o envelhecimento e a biologia básica do câncer (3–5). Fatores hormonais claramente desempenham um papel em acelerar ou retardar o processo do envelhecimento, como o fazem o dano oxidativo, a qualidade das dietas individuais e o impacto do estresse e doença (6).

EPIDEMIOLOGIA E DEMOGRAFIA

Os Estados Unidos (como muitos outros países) estão experimentando crescimento sem paralelo no número de pessoas mais velhas (7). Cerca de 29 milhões de pessoas neste país com mais de 65 anos constituem aproximadamente 12% da população. Pelo ano 2020, este número aumentará para uma estimativa de 54 milhões de pessoas, as quais constituirão aproximadamente 18% da população total. O segmento que cresce mais rapidamente da nossa população é o grupo de 85 anos ou mais. Hoje, os Estados Unidos colocam-se em segundo lugar no número de pessoas com mais de 80 anos (a China é o primeiro), e pelo ano 2020, foi projetado que o grupo etário com mais de 60 anos crescerá quase 70%.

À medida que pessoas vivam mais, elas acumulam vários problemas crônicos de saúde (Fig. 17.1). Mesmo os idosos que não estão em instituições de abrigo experimentam problemas sérios simplesmente realizando as tarefas da vida diária (Fig. 17.2). Em virtude dos seus níveis elevados de enfermidade, as pessoas idosas usam o sistema de assistência à saúde e gastam dólares em saúde fora de proporção aos seus números (Fig. 17.3), e os economistas projetam que estes valores aumentarão muito acima dos níveis atuais durante os próximos 30 anos (Fig. 17.4).

Os dados sobre a epidemiologia das doenças otorrinolaringológicas nos idosos são imprecisos; entretanto, a Tabela 17.1 oferece uma vista geral, que relata os levantamentos do National Hospital Discharge Survey, e a Tabela 17.2 resume a experiência recente com grupos de diagnósticos relacionados.

Em suma, os 12% da nossa população que têm mais de 65 anos atualmente se responsabilizam por 33% do uso do tempo médico, 25% do uso de medicação, e 40% das admissões em hospitais. À medida que a população idosa aumenta, crescerá o seu impacto sobre a sociedade.

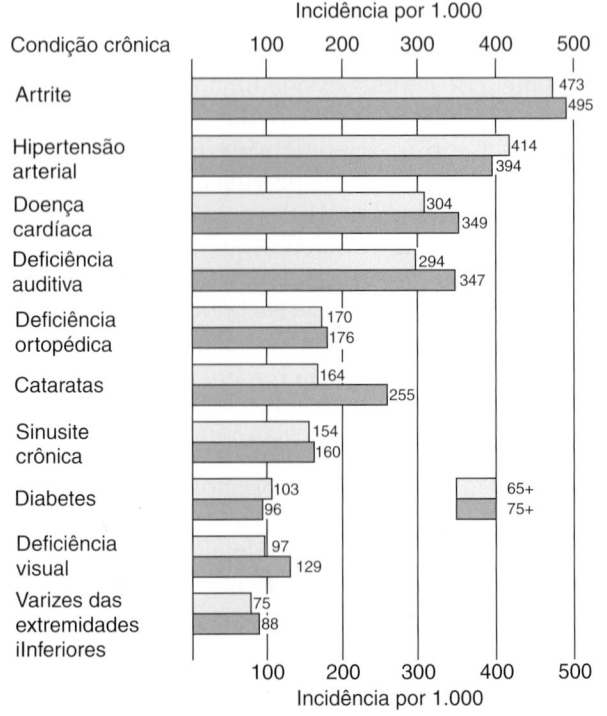

Figura 17.1

Principais condições crônicas em pessoas com mais de 65 e 75 anos. (De National Center for Health Statistics, 1984, com permissão.)

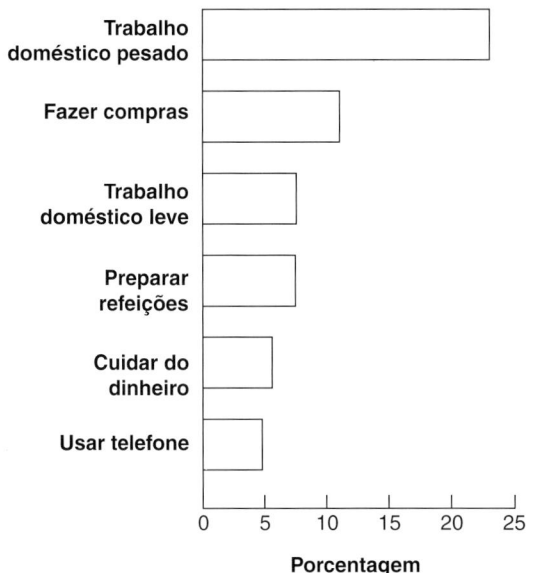

Figura 17.2
População não internada em instituições de abrigo de 65 anos ou mais que têm dificuldade com atividades práticas da vida diária. (De National Health Interview Survey. Supplement on Aging, Division of Health Interview Statistics. National Center for Health Statistics, 1984, com permissão.)

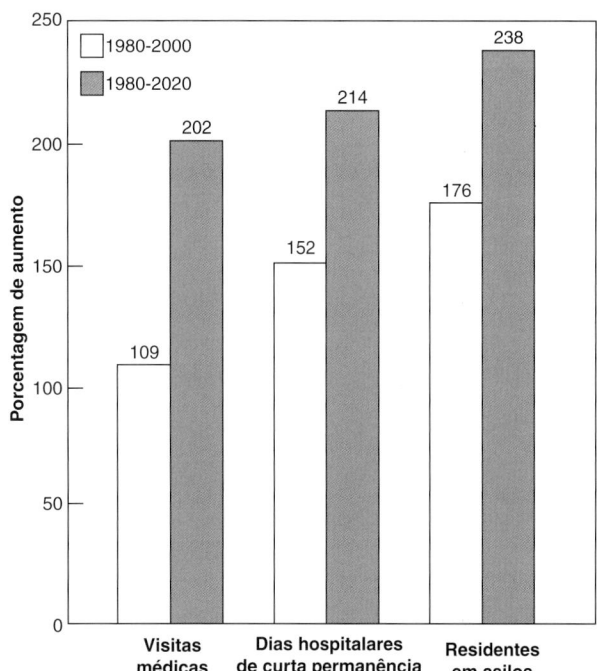

Figura 17.4
Aumento percentual projetado no uso dos serviços de saúde em pessoas de 65 anos e acima, 1980-2000 e 1980-2020. (De Korper SP: Epidemiologic and demographic characteristics of the aging population. In: Goldstein JC, Kashima HK, Koopmann CF Jr, eds. *Geriatric otorhinolaryngology*. Philadelphia: BC Decker, 1989:19, com permissão.)

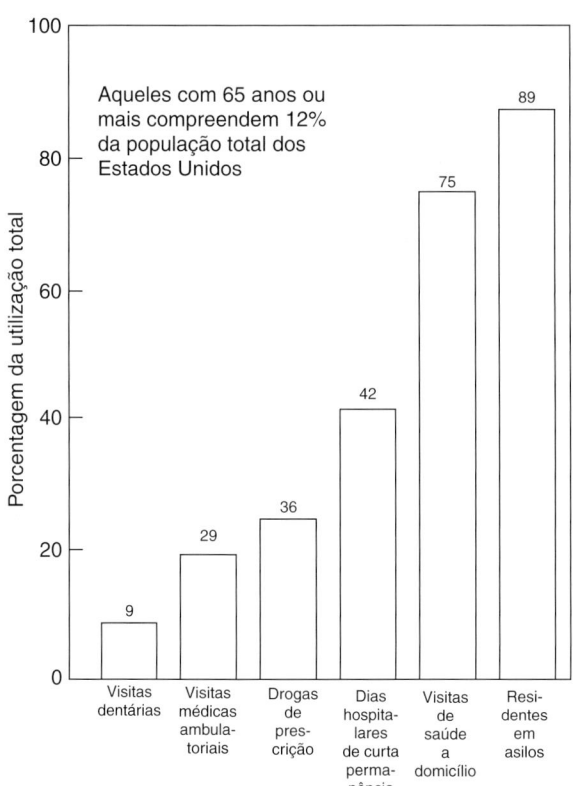

Figura 17.3
Utilização dos serviços de saúde por pessoas de 65 anos ou mais nos últimos anos. (De Korper SP. Epidemiologic and demographic characteristics of the aging population. In: Goldstein JC, Kashima HK, Koopmann CF Jr, eds. *Geriatric otorhinolaryngology*. Philadelphia: BC Decker, 1989:19-28.)

TABELA 17.1

LEVANTAMENTO NACIONAL DAS ALTAS HOSPITALARES (DMC, 3, > 65 ANOS)

Classe	GDR
Seis procedimentos principais (90%)	
53	Procedimentos sinusais e mastóideos
55	Procedimentos de ORL diversos
50	Sialoadenectomia
49	Grandes procedimentos de cabeça e pescoço
63	Outros procedimentos cirúrgicos de ORL
56	Rinoplastia
Sete diagnósticos principais (75%)	
68	Otite média e IRS e/ou CC
65	Falta de equilíbrio
64	Malignidade ORL
73	Outros diagnósticos de ORL
69	Otite média e IRS sem CC
66	Epistaxe
72	Trauma e deformidade nasais

MDC, Medicare Code System; GDR, grupo de diagnósticos relacionados; ORL, otorrinolaringologia; IRS, infecção respiratória superior; CC, complicação ou co-morbidade.
De Korper SP. Epidemiologic and demographic characteristics of the aging population. In: Goldstein JC, Kashima HK, Koopmann CF Jr, eds. *Geriatric Otorhinolaryngology*. Philadelphia: BC Decker, 1989:19-28, com permissão.

TABELA 17.2
COMPARAÇÃO DAS FONTES DE DADOS SOBRE CIINCO PRINCIPAIS GDRs, DURAÇÃO MÉDIA DA PERMANÊNCIA (MDC 3, > 65 ANOS)

	GDR	Medicare	NHDS
Diagnósticos			
Malignidade ORL	64	8,4	11,8
Falta de equilíbrio	65	4,3	4,4
Epistaxe	66	4,4	4,1
Otite média e IRS e/ou CC	68	5,9	5,8
Otite média e IRS sem CC	69	4,4	4,1
Procedimentos			
Grandes procedimentos na cabeça e pescoço	49	16,9	24,7
Sialoadenectomia	50	3,7	7,2
Procedimentos sinusais e mastóideos	53	3,5	4,7
Procedimentos diversos de ORL	55	2,6	2,8
Outros procedimentos cirúrgicos de ORL	63	7,7	6,7

GDRs, grupos de diagnósticos relacionados; MDC, Medicare Code System; ORL, otorrinolaringologia; IRS, infecção respiratória superior; CC, complicação ou co-morbidade; NHDS, National Hospital Discharge Survey. De: Korper SP. Epidemiologic and demographic characteristics of the aging population. In: Goldstein JC, Kashima HK, Koopmann CF Jr, eds. *Geriatric otorhinolaryngology*. Philadelphia: BC Decker, 1989:19-28, com permissão.

Planejar para as necessidades futuras de cuidados à saúde no nosso país é um processo essencial; os planejadores devem considerar o impacto de uma população em envelhecimento. Nos Estados Unidos, temos importante crescimento no número de cidadãos idosos e o aumento associado, desproporcionalmente, nas suas necessidades de assistência à saúde. Alguns relatórios sugerem que os Estados Unidos deixaram de se preparar adequadamente para o número de médicos e enfermeiros que serão necessários para satisfazer a demanda de serviços médicos e que estaremos dentro de uma crise de mão-de-obra pelo ano 2030 sem expansão suficiente dos programas de treinamento de médicos e enfermagem (8–10).

AUDIÇÃO, PRESBIACUSIA, AUXÍLIOS À AUDIÇÃO E APARELHOS ASSISTIVOS

Uma vista sumária dos problemas de audição é apresentada aqui porque estes tópicos são cobertos de modo mais completo em outras seções deste livro. Os levantamentos mostraram que 9,2 milhões de pessoas não institucionalizadas nos Estados Unidos com mais de 65 anos relatam ter problemas de audição e que 50% dos 1,5 milhões de idosos em instituições de abrigo têm audição prejudicada. A capacidade de compreender a fala no meio do ruído de fundo normal é um problema particularmente sério para muitos idosos. A incapacidade persistente de compreender o que está sendo dito leva freqüentemente à frustração, desencorajamento, passividade, afastamento social, processos mentais alentecidos e depressão.

Schuknecht (11) descreveu três tipos definidos de presbiacusia baseando-se na atrofia de estruturas cocleares específicas e propôs a hipótese de um quarto tipo que está menos bem caracterizado. Estes tipos podem ocorrer individualmente ou em várias combinações; suas características estão resumidas na Tabela 17.3. Atualmente está emergindo nova tecnologia de aparelhos de audição que promete aumentar a capacidade de compreender a fala dentro do ruído de fundo costumeiro. As primeiras formas destes recursos usam tecnologia de amplificação digital e filtros "inteligentes" para melhorar a compreensão da fala e a qualidade do som percebido

TABELA 17.3
TIPOS DE PRESBIACUSIA

Tipo	Localização na Cóclea	Perfil Audiométrico — Tons Puros	Perfil Audiométrico — Discriminação
Sensorial	Extremidade basal	Declínio abrupto tons altos	Relacionada com a faixa de freqüências
Neural	Todas as voltas	Todas as freqüências	Perda grave
Estrial	Região apical	Todas as freqüências	Perda mínima
Condutivo coclear	Todas as voltas basal > apical	Declínio gradual tons altos	Relacionada com a agudeza do declínio

do *output* do aparelho. O conceito de "amplificação de compreensão" está sendo explorado em termos de utilidade prática em aparelhos de audição.

Três excelentes revisões oferecem informações atualizadas sobre as mais importantes novas percepções para dentro da genética, mecanismos moleculares, e alterações histopatológicas pertinentes à perda auditiva relacionada com a idade (12-14).

O número cada vez maior e o custo decrescente dos aparelhos assistivos de audição são fatores para melhorar a qualidade de vida dos pacientes com presbiacusia branda. Aparelhos simples de amplificação para receptores telefônicos e pequenos aparelhos baratos portáteis de microfone/amplificador/fones domiciliares são disponíveis para uso cotidiano. Acessórios de televisão para legendas e seus transmissores infravermelho são disponíveis para uso doméstico. Presbiacusia não é mais considerada um fator importante que faça os pacientes mais velhos afastarem-se do mundo em torno deles.

ZUMBIDO

A incidência de zumbido aumenta com a idade. Ele está presente em cerca de 20% das pessoas acima de 50 anos (Tabela 17.4). Zumbido grave foi definido como aquele que "me atormenta o dia todo" e tem uma incidência de cerca de 4% em pessoas acima de 50 anos. Muitos estudos relataram uma associação entre zumbido e diagnósticos psicológicos tais como neurose, conversão neurótica, personalidade *borderline*, faixa depressiva e ansiedade. Dobie *et al.* (15) relataram encontrar depressão em 24 de 40 pacientes com zumbido grave, indicando que o zumbido pode ser um fator que faz as pessoas mais velhas ficarem deprimidas.

Confirmar a causalidade nestes pacientes é difícil porque episódios depressivos parecem preceder o zumbido tão freqüentemente quanto o contrário. Resultados preliminares indicam que a nortriptilina, um antidepressivo tricíclico, parece reduzir eficazmente a gravidade do zumbido nestes pacientes. Zumbido grave e dor crônica são semelhantes nos seus efeitos sobre as pessoas durante um tempo prolongado. Medicação, aconselhamento, apoio psicológico e treinamento em várias estratégias de enfrentamento constituem componentes importantes na terapia desta condição. Aparelhos para mascaramento do zumbido fornecem alívio em alguns pacientes, mas o seu valor geral em grandes populações de pacientes permanece controverso.

FALTA DE EQUILÍBRIO E ATAXIA DO IDOSO

Presbiastasia é o termo para o equilíbrio defeituoso que resulta do envelhecimento. Esta condição é o resultado funcional de alterações degenerativas tais como vacuolização do epitélio sensitivo das ampolas dos canais semicirculares mais fragmentação dos otocônios, juntamente com alterações morfológicas nos nervos vestibulares, gânglio de Scarpa e cerebelo. As pessoas afetadas exibem um declínio progressivo na sua capacidade de efetuar testes de acompanhamento ocular. Alguns estudos mostram uma diminuição no número de células de Purkinje no cerebelo. A capacidade de manter postura normal pode diminuir gravemente.

Com o avançar da idade, o declínio na aferência sensitiva juntamente com capacidade diminuída de integração e função muscular enfraquecida produzem problemas de equilíbrio nos nossos pacientes. Processos comuns de doença e várias medicações levam a ainda mais degradação funcional. A prevenção de quedas, tratamento e estratégias de reabilitação caem dentro da responsabilidade do otorrinolaringologista em muitos casos.

Konrad *et al.* (16) assinalaram em uma excelente revisão que, à medida que ficamos mais velhos, perdemos função de equilíbrio através da perda de elementos sensitivos, a capacidade de integrar informações e enviar comandos motores, porque perdemos função musculoesquelética. Os pacientes mais velhos também estão sujeitos aos distúrbios comuns do equilíbrio dos pacientes mais jovens e exigem o mesmo tratamento, além de colocar mais ênfase na prevenção e reabilitação (17-20). Alguns transtornos vestibulares comuns relacionados com a idade estão mostrados na Tabela 17.5. Os efeitos do envelhecimento sobre os sistemas

TABELA 17.4

PACIENTES SOFRENDO ZUMBIDO "FREQÜENTEMENTE" OU "SEMPRE"

Idade (anos)	Prevalência Total	Porcentagem	Casos Graves	Porcentagem
20-29	24/320	7,5	1	0,3
30-39	23/395	5,8	2	0,5
40-49	35/395	8,9	4	1,0
50-59	76/408	18,6	17	4,2
60-69	88/433	20,3	16	3,7
70-79	91/427	21,3	18	4,2
Totais	337/2.378	14,2	58	2,4

TABELA 17.5
DISTÚRBIOS VESTIBULARES COMUNS RELACIONADOS COM A IDADE E TRATAMENTOS

Transtorno	Tratamento
Labirintite e/ou neuronite vestibular	Agudo
	Antibióticos ou cirurgia se bacteriana
	Antieméticos, supressores vestibulares
	Crônico
	Reabilitação vestibular
Trauma vestibular	Reabilitação vestibular
Insuficiência vertebrobasilar	Medicações antiplaquetas e anticoagulação
Infarto cerebelar	Medicações antiplaquetas
	Cirurgia conforme necessário para descompressão
	Reabilitação vestibular
VPPB	Manobra de reposicionamento das partículas
	Reabilitação vestibular adicional conforme necessário
Doença de Ménière	Dieta pobre em sal e diurético
	Cirurgia
	Antibiótico aminoglicosídeo transtimpânico, descompressão do saco; seguindo-se reabilitação vestibular
Doença auto-imune da orelha interna	Esteróides em altas doses, drogas citotóxicas
Fístula perilinfática	Repouso no leito, cirurgia
Tumor do ângulo PC	Cirurgia seguida por reabilitação vestibular
Ototoxicidade	Reabilitação vestibular, estratégias de substituição
Presbiastasia	Reabilitação vestibular (exercícios de movimento da cabeça e olhos, treinamento de marcha e equilíbrio)
Ansiedade	Medicações ansiolíticas ou aconselhamento
	Terapia de exposição

VPPB, vertigem posicional paroxística benigna; CP, cerebelopontino.
De Konrad HR, Girardi M, Helfert R. Balance and aging. *Laryngoscope* 1999;109:1454-1460, com permissão.

auditivo e vestibular são discutidos em detalhe no Capítulo 73.

Os idosos são propensos a quedas com as resultantes lesões, como fratura do quadril e traumatismo craniano. Os pacientes mais velhos devem ser aconselhados a manter suas casas livres de quaisquer objetos que possam fazê-los cair, como tapetes pequenos, fios ou itens semelhantes. Iluminação adequada é essencial para andar à noite.

Foi observado que os exercícios de *tai chi* produzem uma melhora no equilíbrio do idoso, conforme documentado pela posturografia (21). Nenhum estudo prospectivo mostrou um benefício de agentes farmacológicos em termos de melhorar a função vestibular no idoso.

DISTÚRBIOS DA VOZ NO IDOSO

A qualidade vocal deteriora com o envelhecimento. Diversas causas anatômicas e funcionais são conhecidas, como ossificação das cartilagens laríngeas, limitação da excursão das cartilagens aritenóideas, fechamento glótico incompleto, número diminuído de fibras de colágeno e elastina e atrofia dos músculos laríngeos. A freqüência vocal fundamental aumenta na maioria dos pacientes, mas pode diminuir se edema ou degeneração polipóide das pregas vocais estiver presente (especialmente em fumantes). A qualidade vocal pode deteriorar e pode ser quantificável por escores de *jitter* e *shimmer* ou pela detecção de um tremor vocal senil. Algumas destas alterações estão resumidas na Tabela 17.6. Outras alterações na qualidade vocal podem resultar de esforços sem sucesso para compensar os efeitos do envelhecimento (Tabela 17.7).

OLFAÇÃO E GUSTAÇÃO NO IDOSO

Os sentidos do olfato e paladar desempenham papéis importantes na qualidade de vida e no estado geral de saúde dos pacientes mais velhos. Eles dão ao alimento e às bebidas seus sabores e grau de palatabilidade especiais, e servem para avisar a presença de agentes voláteis perigosos como gás natural, fumos e fumaça. O envelhecimento associa-se a alterações morfológicas específicas, como a perda da distribuição na zona das células receptoras, de sustentação e basais. A dilatação das glândulas de Bowman e a invaginação do epitélio respiratório para dentro da lâmina própria pode ocorrer. A área do neuroepitélio olfatório pode ser reduzida pela substituição por epitélio respiratório. Estes processos aumentam

TABELA 17.6
EFEITOS DO ENVELHECIMENTO SOBRE A VOZ

Alterações atróficas
Principalmente em homens
  Tonalidade aumentada
  Voz fina de cana rachada
  Edema e alteração polipóide
Mulheres
  Voz de tonalidade mais baixa
  Formadores faríngeos também mais baixos
  Relação com o fumo
  Estabilidade da voz
  Oscilação e tremor (desvio padrão da freqüência fundamental e *jitter*)
  Condicionamento físico *versus* idade

com a idade e podem ser documentados usando-se instrumentos como o University of Pennsylvania Smell Identification Test. Qualquer processo infeccioso ou inflamatório pode interferir com o acesso das moléculas odoríferas ao epitélio olfatório ou moléculas gustativas às células receptoras nos botões de paladar. Doenças degenerativas, drogas que diminuem o giro celular, radioterapia, infecções virais, doenças endócrinas, neoplasmas e trauma podem responsabilizar-se pelas diminuições no paladar e no olfato observados nos idosos. Foram demonstradas alterações relacionadas com a idade na capacidade olfativa e gustativa. Infelizmente, a base para essas alterações não é clara. Os efeitos do envelhecimento podem ser um componente importante, mas a interpretação do decréscimo funcional observado é obscurecida pela possibilidade de outros fatores estarem operando nestes pacientes, como os efeitos cumulativos de repetidas infecções virais, medicações e má higiene oral e o início de várias outras doenças relacionadas com a idade.

SINUSITE E SINTOMAS NASAIS GERIÁTRICOS

Edelstein (22) observou que os pacientes mais velhos tendem muito mais a consultar médicos por motivo de drenagem nasal, gota pós-nasal, rinite gustatória e capacidade diminuída de olfação. A resistência nasal foi observada aumentada conforme medida por rinomanometria, mas alterações físicas na via aérea superior puderam ser encontradas apenas na nasofaringe. A perda do sentido olfatório provavelmente é secundária ao envelhecimento em 25% da população idosa (23).

Infecções respiratórias superiores tendem a ser subdiagnosticadas e inapropriadamente tratadas em todos os grupos etários. Autodiagnóstico e tratamento são comuns e geralmente envolvem vários tipos de medicações ineficazes, sem receita. Estas infecções se responsabilizam por uma grande proporção do uso do sistema de saúde. Sintomas comuns de sinusite estão apresentados na Tabela 17.8. Os fatores predisponentes incluem fraturas nasais prévias, rinite alérgica, infecção respiratória superior viral, desidratação, corpos estranhos, abscessos dentários, polipose nasal, uso de *sprays* nasais, aspirina, e intubação nasal. A avaliação radiográfica e o tratamento são semelhantes em todos os grupos etários. As complicações relacionadas à cronicidade podem ser mais comuns no idoso. A capacidade diminuída do sistema imune é considerada um fator na freqüência e na gravidade aumentadas da sinusite no grupo etário geriátrico.

Um estudo recente por Kern *et al.* (24) lida com o processo da morte celular, apoptose dos neurônios sensitivos olfatórios como um fator produzindo hiposmia e anosmia no idoso. Suas observações sugerem que será possível modular as vias apoptóticas usando produtos farmacêuticos (ainda não desenvolvidos, mas que estão sendo ativamente pesquisados) que evitem a perda da olfação relacionada com o envelhecimento.

PRESBIFAGIA

Distúrbios da deglutição e aspiração são problemas sérios em um segmento limitado da população idosa. Entre os idosos deambulativos, disfagia é um diagnóstico incomum, mas cerca de 12% dos pacientes hospitalizados têm transtornos da deglutição, com uma incidência de cerca de 33% nos serviços de neurologia–neuroci-

TABELA 17.7
USO COMPENSADOR MAL SUCEDIDO DA VOZ

Homem
  Tenta baixar a tonalidade
  Tom glótico arenoso, respirado
  Fadiga fácil
  Cordas vocais aparentemente arqueadas
Mulher
  Tenta elevar a tonalidade
  Espremida, forçada
  Voz cheia de esforço
  Variável adução das bandas ventriculares

TABELA 17.8
SINTOMAS COMUNS DE SINUSITE

Rinite purulenta	Vertigem e falta de firmeza
Epistaxe	Distúrbios do sono como ronco,
Congestão nasal	apnéia e sonolência diurna
Cefaléia	Tosse
Dor à palpação facial	Chiados
Dor facial	Hemoptise
Febre	Refluxo gastroesofágico
Dor de dente	Crostas nasais
Dor ocular	Halitose
Espirros	Respiração pela boca

rugia. Quase 50% dos residentes em alguns asilos necessitam auxílio físico na alimentação, a incidência e a gravidade da disfagia não foram determinadas com precisão.

Aspiração é o derramamento da deglutição para dentro da árvore traqueobrônquica e pode produzir tosse, febre intermitente, traqueobronquite, pneumonia, atelectasia ou empiema. Distúrbios neurológicos são fatores predisponentes comuns; estes incluem acidente vascular cerebral, epilepsia, drogas, tumores e infecção. Muitas formas de doenças neurológicas podem contribuir para disfagia e aspiração (25).

Foi demonstrado que a discriminação dos sentidos declina na cavidade oral com o envelhecimento, e recentemente Aviv *et al.* (26) relataram que uma diminuição progressiva na sensibilidade faríngea ocorre com a idade avançada também. Eles propõem que a perda sensitiva na hipofaringe e laringe é um fator importante em algumas pessoas idosas que têm problemas com aspiração.

Alguns pacientes idosos têm disfagia secundária a disfunção do músculo cricofaríngeo, às vezes chamada *acalasia cricofaríngea*. Estes pacientes têm uma incapacidade inexplicada do esfíncter esofágico superior de se relaxar completamente de uma maneira coordenada. Relatos recentes sugerem que a maioria destes pacientes pode ser ajudada por um procedimento cirúrgico (miotomia cricofaríngea) (27).

Detalhes da avaliação e tratamento destes pacientes são apresentados em outros capítulos relevantes. Muitas opções terapêuticas são disponíveis para aumentar a função laríngea e a deglutição e para prevenir as conseqüências potencialmente fatais da aspiração crônica.

NERVOS PERIFÉRICOS

Alterações nos nervos periféricos podem ser fatores importantes na disfagia, aspiração e deterioração da qualidade vocal no idoso. Estes sistemas dependem da coordenação precisa de sistemas neurais sensitivos e motores complexos. Sabemos que várias alterações fisiológicas e morfológicas se responsabilizam pela disfunção relacionada com a idade dos sistemas neurais na cabeça e no pescoço. Estas alterações incluem a tendência geral a perder fibras nervosas mielinizadas com o aumento da idade, alterações patológicas nas células de Schwann, um aumento na área de seção transversa dos nervos (causado por um aumento no espaço extracelular endoneurial) e alterações vasculares (tais como proliferação endotelial e fibrose da média). As alterações observadas nos nervos laríngeos superior e recorrente estão sumariadas na Tabela 17.9. Conjuntamente, estas alterações nos nervos periféricos parecem correr paralelas à deterioração observada da deglutição, respiração e vocalização no idoso (28).

IMUNOLOGIA GERIÁTRICA

Com o aumento da idade, o sistema imune de uma pessoa torna-se menos eficaz na sua função principal de proteger contra infecções e doença neoplásica. Micróbios invasores e células neoplásicas desencadeiam respostas reativas destinadas a conter e destruir as substâncias estranhas. Os linfócitos T e B possuem recepto-

TABELA 17.9

SUMÁRIO DAS ALTERAÇÕES RELACIONADAS COM A IDADE NO NERVO LARÍNGEO RECORRENTE E NERVO LARÍNGEO SUPERIOR EM MODELOS ANIMAIS

	Nervo Laríngeo Recorrente		Nervo Laríngeo Superior (R. Int.)	
	Velho	Muito velho	Velho	Muito velho
Número de fibras mielinizadas	Sem alteração	Sem alteração	Sem alteração	Sem alteração
Número de fibras não-mielinizadas	Sem alteração	Sem alteração	Sem alteração	Sem alteração
Tamanho médio das fibras mielinizadas	Sem alteração	Sem alteração	Sem alteração	Sem alteração
Tamanho médio das fibras não-mielinizadas	Sem alteração	Sem alteração	Sem alteração	Sem alteração
Fibras com mielina fina	≠	≠	Sem alteração	Sem alteração
Fibras com patologia	≠	≠	≠	≠
Fração do volume mitocondrial no axônio	Sem alteração	Sem alteração	Sem alteração	Sem alteração
Densidade numérica de microtúbulos no axônio	Sem alteração	Sem alteração	Sem alteração	Sem alteração
Densidade numérica de neurofilamentos no axônio	Sem alteração	Sem alteração	∅	∅
Fração volumétrica do espaço extracelular endoneurial	Sem alteração	≠	Sem alteração	≠
Fração volumétrica adaxonal do citoplasma da célula de Schwann			≠	≠

De Malmgrem IT. Aging-related changes in peripheral nerves in the head and neck. In: Goldstein JC, Kashima HK, Koopmann CF Jr, eds. *Geriatric Otorhinolaryngology*, Philadelphia: BC Decker, 1989:138, com permissão.

res específicos na superfície que são estimulados a proliferar pelo contato com os imunogênios, assim aumentando o número de células disponíveis para responder defensivamente. Clones das células respondedoras diferenciam-se em células efetoras, com células B sendo transformadas em células plasmáticas secretoras de anticorpos, e os linfócitos T, em efetores secretores de linfocinas ou citotóxicos. Algumas das linfocinas produzidas pelas células T promovem crescimento e maturação das células B, outras recrutam e ativam as próprias células T. A seqüência de ativação dos linfócitos T está sumariada na Tabela 17.10.

Os linfócitos não são tão eficazes em pessoas idosas pelas seguintes razões:

1. A função de atividade auxiliar e citotóxica das células T declina.
2. A resposta geral aos antígenos e imunogênios diminui (possivelmente em virtude de alterações estruturais nas "células de memória/linfócitos T no sistema" de longa duração).
3. O timo involui.
4. As células T e B mais velhas parecem produzir uma resposta mais fraca intrinsecamente.
5. A qualidade da resposta global é diminuída [menos imunoglobulina G (IgG) e menos anticorpos são produzidos] (29).

NEOPLASIAS BENIGNAS E NÃO-ESCAMOSAS

A distribuição e o comportamento biológico das neoplasias benignas e malignas não-escamosas da cabeça e do pescoço são diferentes nos pacientes idosos. Comportamento clínico agressivo é comum e atrasos em buscar atenção médica ocorrem mais freqüentemente.

TABELA 17.10
EVENTOS INICIAIS NA ATIVAÇÃO DOS LINFÓCITOS T

0-5 min
    Concentração aumentada de Ca^{2+}
    Produção e hidrólise aumentadas de inositol fosfolipídios
    Função aumentada da proteína cinase C
15 min
    Transcrição do gene c-fos
30 min
    Transcrição do gene c-myc
4 h
    Expressão de IL-2, receptor a IL-2, IL-3, e assim por diante
18 h
    Síntese de DNA
24 h
    Primeira mitose

IL, interleucina.
De Miller RA. Age-related immune deficiency. In: Goldstein JC, Kashima HK, Koopmann CF Jr, eds. *Geriatric otorhinolaryngology*. Philadelphia: BC Decker, 1989:106-111, com permissão.

Além disso, surgem questões psicossociais e éticas que são exclusivas dos pacientes mais velhos. Os mais comuns tumores não-escamosos são os que comprometem as glândulas tireóide e salivares. Tumores fibroósseos e hemangiomas raramente são encontrados em pacientes idosos. Câncer tireóideo anaplásico ou indiferenciado é muito mais comum em pacientes acima de 65 anos e carcinoma medular e linfomas da tireóide são vistos mais freqüentemente. Carcinoma tireóideo bem diferenciado comporta-se muito mais agressivamente e a taxa de recorrência do carcinoma papilífero é mais alta nos pacientes geriátricos. Bócio subesternal é principalmente uma doença da meia-idade e do idoso.

Malignidades das glândulas salivares são vistas mais freqüentemente em pacientes acima de 50 anos de idade. Carcinoma mucoepidermóide de alto grau é mais comum no idoso, enquanto câncer mucoepidermóide de baixo grau é visto mais freqüentemente em pacientes jovens. Idade avançada geralmente é um fator de mau prognóstico para pacientes com malignidade parotídea.

Linfoma não-Hodgkin do trato aerodigestivo superior é uma doença da meia-idade e do idoso. Considerações especiais ao lidar com malignidade em pacientes mais velhos incluem o seguinte:

1. Ansiedade a respeito dos custos médicos.
2. Falta de conhecimento ou preocupação com sintomas.
3. Isolamento social.
4. Falta de médico pessoal.
5. Atitudes fatalistas sobre a doença e o resultado do tratamento.

CARCINOMA DE CÉLULAS ESCAMOSAS

Aproximadamente 70.000 novos casos de câncer da cabeça e do pescoço são diagnosticados a cada ano, com a idade média dos pacientes de 59 anos. Cerca de 80% destes tumores são carcinomas de células escamosas e a taxa de sobrevida global de 5 anos é aproximadamente 67% nos pacientes com doença localizada e 30% nos pacientes com metástase regional. A principal teoria da carcinogênese envolve a provável combinação de uma predisposição genética, um carcinogênio incitante e um sistema defeituoso de imunovigilância. Os humanos estão expostos a famílias de carcinogênios e a carcinogênios conhecidos específicos. Informação detalhada pertinente ao diagnóstico e tratamento de neoplasias específicas da cabeça e do pescoço é encontrada em outros capítulos que se dedicam a cada local anatômico.

CIRURGIA PLÁSTICA FACIAL NO IDOSO

A crescente tendência dos pacientes mais velhos a se sentirem vigorosos e sadios tem tido um paralelo na demanda de procedimentos cirúrgicos para melhorar sua aparência. Números crescentes de pacientes mais velhos querem parecer tão bem quanto se sentem. O número de procedimentos cirúrgicos cosméticos duplicou na última década, com os pacientes acima de 50 anos se responsabilizando por grande parte deste crescimento.

Rinoplastia é efetuada muito mais freqüentemente em pacientes idosos do que era em anos anteriores. Muitos destes pacientes consultaram cirurgiões quando os efeitos do envelhecimento agravaram deformidades funcionais ou cosméticas preexistentes. Com o envelhecimento, a ponta do nariz muitas vezes se torna ptótica, e uma giba basal se torna mais observável. Os objetivos cirúrgicos devem ser mais conservadores neste grupo etário, com menos excisão de tecido e com raspagem da pirâmide nasal em vez de excisão com cinzel ou serra. Alterações estéticas radicais geralmente são evitadas porque a maioria destes pacientes deseja ser restaurado em vez de refeito. A cura leva mais tempo e a redisposição da pele ocorre lentamente, especialmente na região glabelar. Rotação da ponta freqüentemente aumenta a respiração nasal. (Para mais informação sobre rinoplastia, ver Capítulos 11 a 16 do Volume IV.)

Blefaroplastia é efetuada freqüentemente, muitas vezes para corrigir a aparência cansada e desatenta dos olhos. A pele redundante e a gordura orbitária herniada são excisadas, sem alterar o contorno ou a expressão naturais dos olhos. (Para mais informação sobre blefaroplastia, ver Capítulo 17 do Volume IV.)

A ritidectomia é o principal procedimento de cirurgia plástica facial concentrado na população em envelhecimento. Os pacientes que se submetem a esta cirurgia devem estar em saúde suficientemente boa para assegurar cura adequada. (Para mais informação sobre ritidectomia, ver Capítulos 18 a 20 do Volume IV.)

ALTERAÇÕES DA PELE NO ENVELHECIMENTO

As causas possíveis para o envelhecimento da pele incluem fatores genéticos e ambientais. Alguma forma de regulação genética do número de replicações das células cutâneas pode ocorrer. Com o envelhecimento, o nível de atividade mitótica diminui, levando à evidência de atrofia. As ligações cruzadas das proteínas fibrosas e ácidos nucléicos constituem um fenômeno importante no envelhecimento. Ligações cruzadas dos filamentos de DNA nuclear podem resultar em anormalidades genéticas e desempenham um papel na indução de malignidade. Radicais livres podem aumentar a formação de epóxidos, os quais são potentes agentes de ligação transversal. Radiação ionizante e radiação ultravioleta solar desencadeiam reações em cadeia dos radicais livres. Os pacientes de todas as idades devem ser incentivados a usar filtros solares.

Alterações cutâneas importantes relacionadas com a idade incluem as seguintes:

1. Diminuição do conteúdo de umidade e coesão celular na camada do *stratum corneum*.
2. Apagamento das cristas epidérmicas.
3. Heterogeneidade dos núcleos dos ceratinócitos.
4. População diminuída dos melanócitos e células de Langerhans (uma parte importante do sistema imune local).
5. Adelgaçamento da derme.
6. Tecido elástico diminuído.
7. Perda de fibras de oxitalano (causa frouxidão da pele).
8. Deposição aleatória de colágeno.
9. Menos vasos sanguíneos, fibroblastos, macrófagos, mastócitos, corpúsculos de Pacini, corpúsculos de Meissner e glândulas sudoríparas.
10. Menores glândulas sebáceas.

Estas alterações retardam a cura das feridas e reduzem a resposta inflamatória. Lesões cutâneas benignas comuns no idoso são ceratose seborréica, plicomas cutâneos, hemangioma em cereja, *chondrodermatitis nodularis chronica helicis*, queilite angular, xantelasma, ceratoacantoma e rugas.

Malignidade da pele é descrita em detalhe nos Capítulos 33 e 34 do Volume IV, lesões dermatológicas específicas são cobertas em detalhe no Capítulo 24 do Volume IV.

MANEJO DA VIA AÉREA

O manejo da via aérea geriátrica pode ser complicado por doença geral associada, patologia pulmonar específica ou medicações. Um problema importante ao manejar problemas respiratórios no idoso é a necessidade de intubação prolongada. Isto é comumente definido como intubação durante mais de 2 semanas, o que se associa com uma taxa muito mais alta de complicações resultantes da presença do tubo endotraqueal.

O risco de estenose traqueal é estimado em cerca de 5% a 10% após 10 dias de intubação e cerca de 14% em pacientes intubados durante mais de 10 dias. Os tubos endotraqueais podem lesar a via aérea por biotoxicidade do material, pressão do manguito ou pressão da parede do tubo. A prevenção de lesão induzida pelo tubo é uma consideração crítica. A patologia laringotraqueal inclui edema difuso, erosão da mucosa sobre o processo vocal aritenóideo, lesão "em ferradura" glótica posterior, tecido de granulação, paralisia de cordas vocais e abscesso de cartilagem cricóide. Ulceração nasal ou sinusite pode resultar da intubação prolongada.

FRATURAS FACIAIS

A capacidade de auto-regeneração e cura no osso declina com o avanço da idade. Endocrinopatia associada pode ocorrer com metabolismo perturbado do cálcio, estado nutricional subótimo e um suprimento sanguíneo reduzido. Grande parte do suprimento sanguíneo para os ossos faciais depende de vasos no plexo subperióstico e tecidos moles adjacentes; portanto a elevação do periósteo deve ser mantida em um mínimo durante o tratamento de fraturas faciais geriátricas.

Com o avançar da idade, as cristas alveolares superiores e inferiores sofrem reabsorção. Isto ocorre mesmo se os dentes ainda estiverem presentes, mas na ausência de dentes, a reabsorção é freqüentemente acentuada, com perda de mais de 50% da altura mandibular total. A reabsorção enfraquece acentuadamente a resistência da mandíbula e a predispõe a fratura com o impacto de muito menos força. Um problema importante no tratamento de trauma, a reabsorção torna mais difícil obter consolidação óssea sólida em boa posição (por causa da área de contato acentuadamente reduzida entre os fragmentos ósseos).

Como orientação geral, o tratamento das fraturas faciais nos idosos focaliza-se em técnicas que são minimamente invasivas, exigem menos dissecção e introduzem menos aparelhagem na ferida. A consolidação leva cerca de 50% mais tempo que em adultos jovens. O manejo nutricional (de sustentação e de suplementação) é crítico nos pacientes mais velhos.

Conforme enfatizou Fee (30), a idade isoladamente não deve ser usada como determinante para cirurgia. Julgamento médico judicioso e avaliação do paciente individual devem guiar nossas decisões de tratamento.

PONTOS IMPORTANTES

- O processo de "envelhecimento" é a soma de muitos fenômenos: doença, insulto ambiental, traumatismos, nutrição e programação genética.
- A etiologia do processo de envelhecimento não está completamente compreendida. As teorias que explicam o envelhecimento incluem limites finitos do número de replicações celulares, a teoria das mutações somáticas, a teoria dos erro, e a teoria da programação.
- Os Estados Unidos estão atravessando um crescimento sem paralelo no número de pessoas idosas.
- Nos Estados Unidos, 9,2 milhões de pessoas mais velhas não estão internadas em instituições, e 1,5 milhões de idosos com deficiência auditiva residem em asilos.
- Ataxia do idoso (presbiastasia) causa muitas quedas danosas anualmente entre os idosos, resulta em numerosas fraturas femorais e contribui para importante morbidade, mortalidade e altos custos de assistência à saúde.
- Distúrbios da deglutição e aspiração (presbifagia) são problemas sérios nos idosos e podem causar tosse, febre, pneumonia, atelectasia, empiema ou morte.
- O sistema imune se torna menos eficiente no idoso em termos de proteger contra infecções e doença neoplásica.
- Neoplasias malignas são especialmente problemáticas no idoso por causa do comportamento clínico mais agressivo e retardos para procurar atenção médica.
- Cirurgia plástica facial para contrabalançar as alterações cutâneas do envelhecimento (blefaroplastia e ritidectomia) tornou-se muito mais popular durante a década passada.
- O manejo da via aérea geriátrica pode ser complicado por doença geral associada, patologia pulmonar específica ou medicações. Intubação prolongada (mais de 2 semanas) é uma questão importante no manejo de problemas respiratórios no idoso.

REFERÊNCIAS

1. Bailey BJ. Perspectives on health care for the elderly. In: Goldstein JC, Kashima HK, Koopmann CF Jr, eds. *Geriatric otorhinolaryngology.* Philadelphia: BC Decker, 1989:189-192.
2. Hayflick L, Moorhead PS. The serial cultivation of human diploid cell strains. *Exp Cell Res* 1961;24:585.
3. Ahmed S, Hodgkins J. MRT-2 checkpoint protein is required for germline immortality and telomere replication in C. elegans. *Nature* 2000;403(6766):159-164.
4. Lundblad V. Telomeres: a tale of ends. *Nature* 2000;403(6766):149-151.
5. Rizki A, Lundblad V. Defects in mismatch repair promote telomerase-independent proliferation. *Nature* 2001;411(6838):713-716.
6. Guarente L, Kenyon C. Genetic pathways that regulate ageing in model organisms. *Nature* 2000;408(6809):255-262.
7. Korper SP. Epidemiologic and demographic characteristics of the aging population. In: Goldstein JC, Kashima HK, Koopmann CF Jr, eds. *Geriatric otorhinolaryngology.* Philadelphia: BC Decker, 1989:19-28.
8. Fleming KC, Evans JM, Chutka DS. Caregiver and clinician shortages in an aging nation. *Mayo Clin Proc* 2003;78(8):1026-1040.
9. Panel on the Future of the Health Care Labor Force in a Graying Society. *Who will care for each of us? America's coming health care labor crisis.* Chicago: University of Illinois at Chicago College of Nursing, Nursing Institute, 2001:7.
10. Cooper RA, Getzen TE, McKee HL et al. Economic and demographic trends signal an impending physician shortage. *Health Aff (Millwood)* 2002;21:140-154.
11. Schuknecht HE. Pathology of presbycusis. In: Goldstein JC, Kashima HK, Koopmann CF Jr, eds. *Geriatric otorhinolaryngology.* Philadelphia: BC Decker, 1989:40-44.
12. Nadol JB Jr, Merchant SN. Histopathology and molecular genetics of hearing loss in the human. *Int J Pediatr Otorhinolaryngol* 2001;61:1-15.

13. Seidman MD, Ahmad N, Bai U. Molecular mechanisms of age-related hearing loss. *Ageing Res Rev* 2002;1:331-334.
14. Gratton MA, Vazquez AE. Age-related hearing loss: current research. *Curr Opin Otolaryngol Head Neck Surg* 2003;11(5):367-371.
15. Dobie RA, Katon WJ, Sullivan M, *et al.* Tinnitus, depression, and aging. In: Goldstein JC, Kashima HK, Koopmann CF Jr, eds. *Geriatric otorhinolaryngology*. Philadelphia: BC Decker, 1989:45-48.
16. Konrad HR, Girardi M, Helfert R. Balance and aging. *Laryngoscope* 1999;109:1454-1460.
17. Dominguez RO, Bronstein AM. Practical issues in the management of the dizzy and balance disorder patient. *Otolaryngol Clin North Am* 2000;33(3):637-657.
18. Eaton DA, Roland PS. Dizziness in the older adult, part 1: evaluation and general treatment strategies. *Geriatrics* 2003;58(4):28-36.
19. Eaton DA, Roland PS. Dizziness in the older adult, part 2: treatments for causes of the four most common symptoms. *Geriatrics* 2003;58(4):46-52.
20. Paloski WH, Black FO, Metter EJ. Postflight balance control recovery in an elderly astronaut: a case report. *Otol Neurotol* 2004;25(1):53-56.
21. Wong AM, Lin YC, Chou SW, *et al.* Coordination exercise and postural stability in elderly people: effect of Tai Chi Chuan. *Arch Phys Med Rehabil* 2001;82:608-612.
22. Edelstein DR. Aging of the normal nose in adults. *Laryngoscope* 1996;106[Suppl]:1-25.
23. Murphy C, Schubert CR Cruickshanks KJ, *et al.* Prevalence of olfactory impairment in older adults. *JAMA* 2002;288:2307-2312.
24. Kern RC, Conley DB, Haines GK, *et al.* Pathology of the olfactory mucosa: implications for the treatment of olfactory dysfunction. *Laryngoscope* 2004;114:279-285.
25. Blitzer A. Swallowing disorders and aspiration in the elderly. In: Goldstein JC, Kashima HK, Koopmann CF Jr, eds. *Geriatric otorhinolaryngology*. Philadelphia: BC Decker, 1989:124-133.
26. Aviv JE, Martin JH, Jones ME, *et al.* Age-related changes in pharyngeal and supraglottic sensation. *Ann Otol Rhinol Laryngol* 1994;103:749-752.
27. St. Guily J, Zhang KX, Perie S, *et al.* Improvement of dysphagia following cricopharyngeal myotomy in a group of elderly patients. *Ann Otol Rhinol Laryngol* 1995;104:603-609.
28. Malmgren LT. Aging-related changes in peripheral nerves in the head and neck. In: Goldstein IC, Kashima HK, Koopmann CF Jr, eds. *Geriatric otorhinolaryngology*. Philadelphia: BC Decker, 1989:138-143.
29. Miller RA. Age-related immune deficiency. In: Goldstein JC, Kashima HK, Koopmann CF Jr, eds. *Geriatric otorhinolaryngology*. Philadelphia: BC Decker, 1989:106-111.
30. Fee WE Jr. Surgery in the aging population. *Arch Otolaryngol Head Neck Surg* 1999;125:1406-1407.

CAPÍTULO 18

Cefaléia e Dor Facial

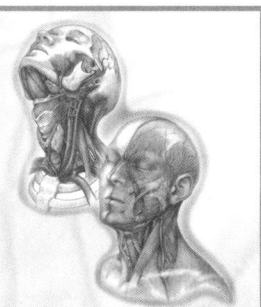

Alan G. Finkel

Dor em cabeça, face, garganta e pescoço superior é uma causa importante de busca de tratamento que conduz a um encaminhamento primário ou secundário ao otorrinolaringologista. Os dramáticos avanços na epidemiologia, diagnóstico, testes diagnósticos e tratamento da cefaléia tornaram mais satisfatório o encontro de casos. A medicina baseada em evidência apresentou desafios a crenças de há muito sustentadas. A mais importante destas é o reconhecimento de que a enxaqueca é subjacente à maioria das cefaléias comuns na prática clínica, inclusive cefaléia sinusal. Os aperfeiçoamentos no diagnóstico e no tratamento começaram a afetar a aplicação de tratamento e a satisfação dos pacientes. A International Classification of Headache Disorders, 2nd edition (1), divide as dores na cabeça e na face em distúrbios primários ou secundários. As cefaléias primárias incluem enxaqueca, tipo tensional, cefalalgias autonômicas trigeminais, e outras cefaléias primárias, incluindo cefaléias comuns ou incomuns porém benignas, como latejantes, tosse, de esforço, hípnica, trovoada, hemicrânia contínua ou cefaléia nova persistindo o dia todo. Cada uma destas categorias primárias amplas contém distúrbios que compartilham característica de dor e sintomas associados similares. Cefaléia secundária resulta de patologia da cabeça e suas estruturas circundantes ou de doença sistêmica e efeitos sobre a nocicepção craniana. A tarefa do especialista na clínica é diferenciar as cefaléias que exigem atenção urgente das cefaléias primárias mais benignas. Usando a melhor evidência disponível, o United States Headache Consortium publicou diretrizes para diagnóstico e tratamento das cefaléias (2). Estas diretrizes oferecem um mapa rodoviário para diagnosticar e tratar cefaléias primárias comuns e detalham os passos para evitar desperceber complicações mais sérias.

EPIDEMIOLOGIA

Oitenta a noventa por cento dos americanos têm cefaléia na sua vida. A prevalência durante toda a vida da cefaléia tensional é 78%. Em comparação com isto, é menor que 1% a probabilidade de patologia intracraniana séria incluindo tumores, e 15% a prevalência durante toda a vida de cefaléia nasal ou sinusal aguda. Um paciente que procura tratamento para cefaléia recorrente ou episódica tem uma probabilidade extremamente alta (94%) de ter enxaqueca (3). Dois terços deste tratamento são dados no contexto primário (4). Não obstante, em virtude de sintomas autonômicos cranianos ou periodicidade estacional associada a algumas das cefaléias primárias, o especialista em alergia ou doenças da orelha, nariz e garganta pode ser o primeiro contato que um paciente faz ao procurar boa assistência e encaminhamento correto. Além disso, patologia séria de crânio, seios ou arcada dentária superior pode ser vista primeiro como dor na face e na cabeça, tornando o otorrinolaringologista o árbitro mais importante do diagnóstico e tomada de decisão.

ANATOMIA E PATOLOGIA DA DOR NA CABEÇA E NA FACE

O parênquima do cérebro é insensível a estímulos nocivos diretos. O nervo trigêmeo é o maior de todos os nervos cranianos. Ele é um nervo misto situado na face ventrolateral da ponte. A raiz sensitiva transmite impulsos a partir da face e do couro cabeludo, partes da orelha externa e o meato acústico, as cavidades nasais e orais, os dentes, a articulação temporomandibular (ATM), a nasofaringe e a maior parte das meninges das fossas anterior e média. Ele passa para fora e para a frente sobre o osso temporal petroso próximo ao ápice, estendendo-se para o gânglio trigeminal. Estas células pseudo-unipolares passam perifericamente para se tornarem as três divisões principais: *oftálmica, maxilar* e *mandibular*. A divisão *oftálmica* recebe projeções do plexo simpático da carótida interna e comunica-se com os nervos oculomotor, troclear e abducente ao correr ao longo da parede lateral do seio cavernoso. A terminação principal sai do crânio através da fissura orbitária superior. Outros ramos incluem os nervos tentorial, lacrimal, frontal e maxilar. A divisão *maxilar* também carrega fibras simpáticas e parassimpáticas. Seu ramo meníngeo (fossa média do crânio) viaja na parte inferior da parede lateral do seio cavernoso para deixar o crânio através do forame redondo, entrando na fossa pterigopalatina onde ele se comunica com o gânglio pterigopalatino e entra na órbita através da fissura orbitária inferior. O nervo infra-orbitário então emerge na face, onde ramos menores (ramos palpebral inferior, nasais externo e interno, labial superior) suprem a pálpebra inferior, as asas do nariz, e o lábio superior. Ramos adicionais vão para o zigoma, dentes superiores e gengivas sob a forma dos nervos alveolar superior e dentário superior. O nervo *mandibular* sai através do forame oval para suprir as meninges. Ele reentra no crânio através do forame espinhoso e viaja ao longo da artéria meníngea média para suprir as meninges das fossas média e anterior do crânio, a calvária, e membranas mucosas das células aéreas mastóideas. O nervo bucal inerva as membranas mucosas e o músculo bucinador. Outros ramos sensitivos do nervo mandibular incluem os nervos auriculotemporal e lingual, os quais inervam a ATM e a língua bem como as superfícies dentárias e mucosas do maxilar inferior.

Nas dores primárias de cabeça e face, a ativação anormal de neurônios periféricos ou estruturas centrais resulta em descrição, fenomenologia e associações características da dor (5). Estas podem então referir-se a áreas da cabeça, do pescoço ou da face distantes da área de ativação, tornando o diagnóstico mais desafiador (Tabela 18.1). As conexões centrais dos neurônios sensitivos de segunda ordem do sistema trigeminal projetam-se para o tálamo e daí para o córtex sensitivo principal do lobo parietal. Projeções inibidoras descendentes a partir de núcleos aminérgicos cinzentos periaquedutais e paracentrais modificam a experiência da dor e tornam-se cada vez mais importantes na nossa compreensão das cefaléias primárias.

TABELA 18.1

ESTRUTURAS INTRACRANIANAS SENSÍVEIS À DOR

Grandes artérias na base do crânio
    Carótida interna
    Artéria oftálmica
    Sistema vertebrobasilar e principais ramos
    Polígono de Willis
    Segmentos proximais das artérias cerebrais anterior, média e posterior
Grandes seios venosos e principais tributárias venosas adjacentes
Artéria meníngea média
Nervos cranianos V, VII, IX e X
Assoalho da fossa hipofisária
Três nervos cervicais superiores (referência da dor ao occipício)

Cefaléias secundárias raramente são vistas inicialmente com características típicas da dor. Muitas cefaléias secundárias simulam cefaléia enxaqueca, tipo tensional, em salvas ou de curta duração. Portanto é necessário que o clínico avalie cuidadosamente a história do paciente quanto a indícios para o diagnóstico de cefaléia mais urgente e séria. Alguns exemplos de apresentações "clássicas" bem conhecidos incluem dor monocular com disfunção pupilar na neurite óptica, doença sinusal ou claudicação da mandíbula na arterite temporal.

Dor da primeira divisão refere-se tipicamente ao couro cabeludo ou à face anterior à sutura coronal, embora ela possa ser sentida fundo dentro da cabeça ou no occipício. Lesões na fossa média podem referir-se ao ápice da cabeça ou na ponte medionasal, do mesmo modo que a dor originada dos seios etmoidais profundos ou esfenoidais ou a sela túrcica. Com lesões comprometendo estruturas da fossa posterior, a dor é referida à metade dorsal da cabeça e do pescoço superior. Dor vindo de doença intracraniana difusa, incluindo meningite, pode simular cefaléia primária do tipo tensional, ou dor de cabeça difusa mais grave com meningismo.

Padrões Extracranianos de Referência

Patologia orbitária usualmente é vista primeiro com dor monocular e muitas vezes tem perturbações visuais associadas. Dor ocular unilateral deve ser considerada uma emergência oftalmológica. Patologia sinusal historicamente foi associada a padrões típicos de referência. Dor no seio frontal pode aparecer com dor frontal ou dor irradiando-se atrás dos olhos ou para o vértex. Dor maxilar é tipicamente infra-orbitária em localização e dor etmoidal aparece entre e atrás dos olhos ou para o vértex, do mesmo modo que a esfenoidal. Na nossa experiência, dor mastóidea pode ser primeiro vista como dor occipital unilateral ou com cefaléia em salvas. Outros imitadores da cefaléia em salvas incluem doença e dissecção carotídeas. A ATM e os músculos da mastigação podem ser uma fonte de dor que se irradia para a cabeça e a orelha. A ATM e suas articulações são inervadas pelo nervo auriculotemporal quando ele passa atrás do côndilo e a seguir para cima na frente da orelha. A dor pode ser relatada como cefaléia temporal difusa ou como dor na orelha ipsolateral. Dor no dente é precariamente localizada e pode ser confundida com distúrbios ocorrendo fora da boca. Pode aparecer como dor facial difusa ou dor de ouvido. A morte pulpar resulta na localização da dor no dente ofensor. Doença cervical incluindo espondilose pode ser vista com dor de orelha unilateral, compartilhando características de enxaqueca. Estruturas vasculares do pescoço anterior podem causar dor que se irradia para a face inferior. Uma complicação clinicamente reconhecida da dissecção carotídea é cefaléia tipo salva e síndrome de Horner completa ou incompleta.

DIAGNÓSTICO E EXAMES DA CEFALÉIA

Uma história e exame físico detalhados são as chaves para a avaliação eficiente dos pacientes com cefaléia (Tabela 18.2). Atenção particular deve ser dedicada às características da dor, incluindo velocidade de início, velocidade de desaparecimento, intensidade, qualidade, localização, duração e resposta a medicações.

A localização da dor pode ser útil, embora os padrões de referência não sejam diagnósticos das cefaléias secundárias em geral. Estabelecer o perfil temporal, incluindo a duração, é essencial para bom diagnóstico. Fatores exacerbadores e aliviadores e sintomas não dolorosos associados devem ser notados. Na clínica de atendimento primário, 94% dos pacientes com cefaléia recorrente têm enxaqueca ou cefaléia enxaquecosa (6). Enxaqueca é mais freqüentemente diagnosticada erroneamente como cefaléia sinusal ou cefaléia tipo tensional (7). No departamento de emergência, 95% dos pacientes com uma cefaléia têm enxaqueca (8). Características reconhecidas da história clínica e exame físico podem alertar o médico para doenças orgânicas subjacentes de uma natureza mais séria (Tabela 18.3).

Imagem de ressonância magnética (RM) é o padrão-ouro de estudo radiográfico para diagnóstico de

TABELA 18.2 DIAGNÓSTICO
HISTÓRIA EM PACIENTES COM CEFALÉIA

História da doença atual
  Idade de início, progressão até o presente
  Freqüência, horário e duração dos ataques
  Qualidade da dor, incluindo gravidade
  Sintomas associados incluindo sintomas de aviso ou aura
  Fatores precipitadores e/ou aliviadores inclusive medicações

História médica
  Cirurgia ou trauma prévios de cabeça ou pescoço
  Alergias, diabetes, hipertensão, doença psiquiátrica, infecções recorrentes
  Medicações atuais incluindo analgésicos livremente vendidos, pílulas anticoncepcionais, medicações herbáceas, agentes tópicos

História familiar e social
  Enxaqueca, cefaléia tensional ou sinusal, enfermidade psiquiátrica, abuso de substância, suicídio
  Doença vascular cerebral ou cardiovascular, especialmente em jovem
  Estado conjugal e ocupação
  Fatores de estresse
  Uso de fumo, álcool e droga

Revisão dos sistemas
Alterações no peso, apetite, sono, humor ou sensibilidade somática incluindo dor e limitações à atividade ou amplitude de movimento
Trauma incluindo eventos vitais traumáticos
Sintomas sugestivos de distúrbio endócrino

TABELA 18.3 DIAGNÓSTICO
CARACTERÍSTICAS CLÍNICAS SUGESTIVAS DE CAUSA SÉRIA DA CEFALÉIA

Cefaléia em crescendo em qualquer grupo etário
Cefaléias desencadeadas exclusivamente por tosse ou esforço
Cefaléia de manhã cedo
Vômito sem náusea premonitória importante
Vômito em projétil ou soluço persistente
Febre, rigidez de pescoço, letargia, confusão associadas
Convulsões, síncope, diplopia, escurecimentos visuais associados
Início súbito "da pior cefaléia da minha vida"
Malignidade conhecida ou infecção crônica incluindo vírus de imunodeficiência humana
Distúrbio endócrino de qualquer tipo
Sintomas ou sinais neurológicos focais
Papiledema, perda de campo visual
Dor, espessamento de artéria temporal

cefaléia. Apenas 0,18% com enxaqueca e um exame neurológico normal terão patologia importante. Tomografia computadorizada (TC) ainda é o teste de escolha para cefaléia aguda, em trovoada ou de início recente no departamento de emergência para excluir hemorragia. TC perde múltiplas malformações vasculares incluindo aneurismas; neoplasias meníngeas, hipofisários e intracranianos; malformações de Chiari; tumores e malformações da fossa posterior; doença dos seios paranasais; encefalite; meningite; e cerebrite. Pressão baixa ou alta do líquido cerebrospinal (LCR) com cefaléia e complicações também podem ser despercebidos com TCs de rotina. Eletroencefalograma (EEG) tem sensibilidade mínima para diagnóstico de cefaléia. Punção lombar está indicada para cefaléia aguda com uma TC negativa e para cefaléia crônica na qual infecção ou medição de pressão é essencial.

CEFALÉIAS PRIMÁRIAS

Enxaqueca

Enxaqueca é uma doença incapacitante com uma prevalência em 1 ano de 18% em mulheres e 6% em homens nos Estados Unidos, com estatísticas semelhantes em todo o mundo (9). Cinqüenta e dois por cento dos enxaquecosos permanecem não diagnosticados. Foi estimado que a incapacidade associada a enxaqueca custa aos Estados Unidos entre $5 e $17 bilhões anualmente. Cinqüenta por cento dos enxaquecosos faltam ao trabalho 2 dias por mês e têm eficiência reduzida no trabalho durante 6 dias por mês. Dois terços dos enxaquecosos reconhecem que esta doença afetou adversamente sua vida familiar (10).

Enxaqueca era considerada uma doença vascular até meados dos 1980, quando Moskowitz propôs a Teoria Trigeminovascular da enxaqueca (5). Usando modelos animais, ele demonstrou que a estimulação elétrica do núcleo caudal do trigêmeo na ponte causava extravasamento de proteína plasmática dos vasos sanguíneos durais. Ele concluiu que a geração da enxaqueca dependia de aumentos mediados pela serotonina na excitação neuronal, não de reatividade vascular primária. Em humanos, a ativação trigeminal resulta na expressão de substâncias inflamatórias e pronoceptivas reconhecidas, incluindo peptídeo relacionado com o gene da calcitonina, neurocinina A e substância P. Estudos genéticos sugerem a transmissão dominante autossômica com mais de 70% dos pacientes tendo um parente em primeiro grau com enxaqueca. A enxaqueca hemiplégica familiar localiza-se para defeitos no cromossoma 19p13, o qual codifica canais de cálcio tipo P/Q ativados por voltagem, e para o gene *ATP1A2* no cromossoma 1, resultando em disfunção da bomba de Na-K. Estudos de polimorfismos genéticos implicaram alterações no gene para receptores à serotonina na enxaqueca sem aura e nos receptores à dopamina na enxaqueca com aura.

Enxaqueca com e sem Aura

Aura da enxaqueca ocorre constantemente em 15% a 25% dos enxaquecosos. A aura é um déficit neurológico localizável e completamente reversível que precede a dor de cabeça, resultando da disfunção neuronal progressiva espalhando-se pelo córtex cerebral. Uma semelhante "depressão cortical alastrante" ocorre nos animais experimentais após irritação química ou elétrica da superfície do cérebro. Estudos incluindo tomografia computadorizada de emissão de fótons isolados (SPECT), tomografia de emissão positrônica (PET), RM funcional, espectroscopia de ressonância magnética (MRS) e magnetoencefalografia sustentaram esta hipótese. Vias serotonérgicas, noradrenérgicas e dopaminérgicas; regulação hormonal, especialmente estrogênica; e estruturas hipotalâmicas e do tronco cerebral profundo estão envolvidas na expressão final da enxaqueca. Assim a enxaqueca pode ser descrita como sensibilização neuronal e inflamação neurogênica em um meio interno de múltiplas influências neurobiológicas. O objetivo do tratamento da enxaqueca é atenuar a irritabilidade neuronal e a inflamação neurogênica enquanto são visados mecanismos centrais para abortar ou prevenir as cefaléias e a incapacidade associada.

A enxaqueca ocorre com características de dor e aspectos associados reconhecíveis. A International Classification of Headache Disorders oferece um gabarito para o diagnóstico da enxaqueca (Tabela 18.4). Um pródromo ou aviso precoce ocorre até 24 horas antes da cefaléia constantemente em pelo menos 40%

TABELA 18.4 — DIAGNÓSTICO
CRITÉRIOS DA ICHD PARA ENXAQUECA

1.1 *Enxaqueca sem aura*
   A. Ataques de cefaléia durante 4-72 h (não tratados ou tratados com sucesso)
   B. Cefaléia tem pelo menos duas das seguintes características:
      1. Localização unilateral
      2. Qualidade pulsátil
      3. Intensidade moderada ou grave
      4. Agravamento por, ou causando impedimento de, atividade física de rotina (p. ex., andar ou subir escadas)
   C. Durante a cefaléia, pelo menos um dos seguintes:
      1. Náusea ou vômito
      2. Fotofobia e fonofobia
   D. Não atribuída a outra doença
1.2 *Enxaqueca com aura típica*
   A. Pelo menos dois ataques
   B. Aura consistindo em pelo menos um dos seguintes, mas sem fraqueza motora:
      1. Sintomas visuais completamente reversíveis incluindo características positivas (p. ex., luzes, pontos, linhas lampejantes) e/ou características negativas (*i. e.*, perda de visão)
      2. Sintomas sensitivos completamente reversíveis incluindo características positivas (*i. e.*, alfinetadas e agulhadas) e/ou características negativas (*i. e.*, entorpecimento)
      3. Perturbação de fala disfásica completamente reversível
   C. Pelo menos dois dos seguintes:
      1. Sintomas visuais e/ou sintomas sensitivos unilaterais homônimos
      2. Pelo menos um sintoma de aura desenvolve-se gradualmente ao longo de ≥ 5 min, e/ou sintomas de aura diferentes ocorrem em sucessão ao longo de ≥ 5 min
   D. Cefaléia preenchendo critérios B-D para 1.1 *Enxaqueca sem aura* começa durante a aura ou segue-se dentro de 60 min
   E. Não atribuída a outra doença

ICHD, International Classification of Headache Disorders.

dos enxaquecosos. Os aspectos prodrômicos incluem fome, sede, euforia, mania, depressão, sonolência, lentidão psicomotora ou irritabilidade. A aura ocorre imediatamente antes ou durante a fase inicial da cefaléia e pode incluir escotomas visuais (pontos escuros), fotopsias (pontos brilhantes), espectros de fortificação (linhas brilhantes denteadas), entorpecimento, formigamento, fraqueza, confusão ou afasia. Os gatilhos incluem estímulos ambientais como luz/som/odores intensos, certos alimentos (nitratos, sulfitos, glutamato monossódico, álcool), sono ou nutrição irregulares, exercício, estresse e flutuações hormonais.

Enxaqueca deve ser diferenciada das causas secundárias de cefaléia. Outros distúrbios de cefaléia primária, cefaléia tipo tensional, cefaléia em salvas muitas vezes são confundidas com enxaqueca. Cefaléia tipo tensional tipicamente não causa náusea e não aparece com fotofobia e fonofobia. Considerável debate existe sobre se a cefaléia tipo tensional é um distúrbio independente ou se representa parte de um *continuum* da enxaqueca. Cefaléia do tipo tensional pode coexistir com enxaqueca e a presença de uma cefaléia tensional não exclui a possibilidade de enxaqueca. A resposta ao tratamento não é uma ferramenta confiável para diagnóstico. Vinte e três por cento dos ataques de cefaléia em pacientes com enxaqueca conhecida podem ser do tipo tensional. Ambos os tipos de cefaléias nesses pacientes respondem à terapia com triptano (11). Os pacientes com cefaléia tipo tensional na ausência de uma história de enxaqueca não respondem a um triptano.

Não existe teste diagnóstico específico para enxaqueca. Ferramentas de triagem e avaliações de incapacidade na enxaqueca são largamente disponíveis para ajudar no diagnóstico e na tomada de decisão de tratamento rápidos. Uma das ferramentas mais simples faz três perguntas:

1. Você fica nauseado ou doente do estômago quando tem uma dor de cabeça?
2. Uma dor de cabeça limitou suas atividades durante um dia ou mais nos últimos 3 meses?
3. A luz incomoda você quando você tem uma dor de cabeça?

Duas de três respostas positivas têm um valor preditivo positivo de 93%; três de três predizem enxaqueca em 98% (12). Os pacientes vistos pelos otorrinolaringologistas podem não ser tão simples assim e a questão da cefaléia sinusal freqüentemente é suscitada.

Enxaqueca e Cefaléia Sinusal

Entre os pacientes diagnosticáveis com enxaqueca, apenas 19% identificam seu diagnóstico corretamente. Vinte e oito por cento dos pacientes relatam seios da face como sua causa de cefaléia, e 34% chamaram-na tensional. Em um estudo de enxaquecosos, 42% receberam um diagnóstico incorreto de cefaléia sinusal (4), e 32% relataram ter sido informados de que eram do tipo tensional.

A confusão potencial com cefaléia sinusal origina-se de crenças há muito mantidas a respeito da localização da dor. Dor nasal, paranasal ou periorbitária funde-se com latejamento temporal. Durante os ataques de enxaqueca, sintomas autonômicos ocorrem em 46% (13), e dois terços dos pacientes podem descrever congestão nasal ou drenagem (14). Oitenta por cento dos pacientes que se queixam de cefaléia sinusal recorrente têm enxaqueca, e a resposta a terapias específicas para enxaqueca, incluindo os triptanos, é excelente. Cefaléia é um critério menor dos critérios da American Association of Otolaryngologist–Head and Neck Surgeons (AAO-HNS) para sinusite (Tabela 18.5), tornando mais importante para o otorrinolaringologista reconhecer o enxaquecoso episódico, recorrente e tratável antes de designar tratamento definitivo ou contínuo (15).

Tratamento da Enxaqueca: Agudo e Preventivo

O tratamento da enxaqueca começa com diagnóstico claro e conhecimento da sua fisiopatologia. Tratamento agudo da enxaqueca deve ser estratificado para o nível de incapacidade no paciente. As terapias inespecíficas incluem drogas antiinflamatórias não-esteróides (DAINEs), simpaticomiméticos incluindo cafeína e analgésicos. Uso freqüente de muitos destes foi associado a cefaléia de abstinência da substância e rebote de analgésico, agora chamada cefaléia de excesso de uso de medicação. Para cefaléia moderada a gravemente incapacitante, medicação específica deve ser usada. As

TABELA 18.5 DIAGNÓSTICO CRITÉRIOS DA AAO-HNS PARA SINUSITE

Fatores principais
  Purulência na cavidade nasal ao exame
  Dor/pressão/congestão faciais
  Obstrução/bloqueio/corrimento nasais
  Febre (na aguda somente)
  Hiposmia/anosmia

Fatores menores
  Cefaléia
  Febre (crônica)
  Halitose
  Fadiga
  Dor dentária
  Tosse
  Dor/pressão/repleção na orelha

AAO-HNS, American Academy of Otolaryngology–Head and Neck Surgery.

mais específicas destas são os triptanos. Eles se ligam aos receptores à serotonina ($5HT_{1D/B}$) nas terminações nervosas do trigêmeo para deter a inflamação neurogênica além de se ligarem aos vasos sanguíneos durais para reduzir intumescimento doloroso. Não existe um "efeito de classe" dos triptanos, e se um não for eficaz, outro pode ser experimentado. Os efeitos colaterais incluem sintomas torácicos, náusea e astenia. Eles são contra-indicados em pacientes com hipertensão não controlada ou uma história de doença arterial cerebral ou coronariana, mas em geral são extremamente seguros e eficazes. Um volume crescente de evidência apóia o tratamento precoce durante a fase branda da cefaléia enxaqueca. Alodinia cutânea, um abaixamento dos limiares dolorosos e percepção sensitiva aumentada de cabeça, pescoço e extremidades durante o ataque de enxaqueca completamente manifesto, pode ser um marcador da resposta a medicações específicas para enxaqueca. Os triptanos (Tabela 18.6) são mais caros que a terapia inespecífica, mas as análises econômicas apontam para economia de custo e incapacidade diminuída quando triptanos são usados em pacientes com cefaléia moderada a grave (16).

Deve-se oferecer aos pacientes tratamento preventivo se as cefaléias ocorrerem mais que 2 a 3 dias por semana. A medicação preventiva normalmente fornece benefício após 2 a 3 meses de administração. O tratamento preventivo aprovado pela Food and Drug Administration para enxaqueca inclui topiramato, ácido valpróico, propranolol, timolol e metisergida (2). Alguma evidência suporta o uso de outros agentes incluindo anticonvulsivos (diminuem a irritabilidade neuronal), β-bloqueadores (modulam a noradrenalina), antidepressivos tricíclicos (modulam serotonina e norepinefrina), bloqueadores dos canais de cálcio, e manipulação hormonal para enxaqueca menstrual e menopáusica (17). Magnésio quelado oral e riboflavina oral em alta dose (400 mg/dia) foram descritos como eficazes em estudos duplamente cegos. Ao usar preventivos, os objetivos devem ser como se segue (Tabela 18.7):

- Começar com baixa dose, aumentando-a lentamente usando preparações de ação longa ou administração uma vez ao dia para aumentar a obediência.
- Usar uma experiência adequada de 2 a 3 meses a uma posologia apropriada.
- Evitar medicações que interfiram, excessivamente usadas e contra-indicadas.
- Avaliar a terapia com acompanhamento regular, inclusive calendários de cefaléia.
- Continuar por 6 a 24 meses.
- Tentar diminuir gradativamente e suspender quando as cefaléias estiverem bem controladas.
- Ser cônscio das interações de drogas.
- Dar especial interesse às mulheres durante os anos reprodutivos.

TABELA 18.6 — TRATAMENTO — TERAPIA DA ENXAQUECA AGUDA

Inespecíficos
- Butorfanol IN
- Ibuprofeno
- Naproxeno sódico
- Proclorperazina IV
- Aspirina
- APAP, aspirina, cafeína
- APAP
- Isometeptina
- Opióides

Comentário: Este grupo demonstra benefício clínico na enxaqueca, mas deve ser considerado naqueles com ataques menores. Os triptanos e diidroergotamina permanecem o padrão para aqueles com ataques moderados a graves e níveis mais altos de incapacidade associada a enxaqueca.

Específicos

Nome da droga	Dose	Formulação
Triptanos		
Almotriptano	12,5 mg	Comprimidos
Eletriptano	20/40 mg	Comprimidos
Frovatriptano	2,5 mg	Comprimidos
Naratriptano	2,5 mg	Comprimidos
Rizatriptano	5/10 mg	Comprimidos/pastilhas
Sumatriptano	50/100 mg	Comprimidos
	5/20 mg	*Spray* nasal
	6 mg	Injeção
Zolmitriptano	2,5/5 mg	Comprimidos e pastilhas
	5 mg	*Spray* nasal
Diidroergotamina	1 mg	IV/IM
	4 mg	IN

Comentário: Há um efeito de classe dos triptanos quanto a efeitos colaterais, a maioria dos quais é pequena e não perigosa. Aperto no tórax, pressão na garganta ou cabeça, "formigamento", náusea e ruborização geralmente melhoram com a educação do paciente e o uso repetido. Os máximos diários variam, embora não mais que duas doses em 24 horas seja a regra.

Cefaléia Diária Crônica e Enxaqueca

A vasta maioria dos pacientes com cefaléia diária tem uma história de enxaqueca episódica. O conceito de "enxaqueca transformada", no qual o uso de analgésico, trauma físico ou emocional, ou progressão natural leva à cefaléia diária intratável, está agora bem estabelecido na literatura de cefaléia. Enxaqueca pode ser uma doença progressiva primária. Fatores de risco de progressão incluem cefaléia freqüente (mais de quatro por mês), obesidade, uso freqüente de analgésico e eventos vitais traumáticos (18). A dor na cabeça está presente diariamente e é tipicamente bilateral, frontal

TABELA 18.7 — TRATAMENTO
TERAPIAS PREVENTIVAS DE ENXAQUECA

Droga	Eficácia	Efeitos Colaterais	Contra-Indicação Relativa	Indicações Relativas
Anticonvulsivos				
Divalproex	4+	Ganho de peso, perda de cabelo, tremor, náusea	Doença hepática, distúrbios hemorrágicos	Mania, epilepsia, controle de impulsos
Topiramato	4+	Disfunção cognitiva, náusea, perda de peso	Doença renal, cálculos renais	Epilepsia, mania, dor neuropática
Gabapentina	2+	Sonolência		Epilepsia, dor neuropática
Antidepressivos				
Tricíclicos	4+	Ganho de peso, boca seca, visão turva	Mania, retenção urinária, bloqueio cardíaco	Outros distúrbios de dor, distúrbios de ansiedade, insônia
Inibidores seletivos da recaptação de serotonina	2+	Alterações do humor, disfunção sexual	Mania	Depressão, transtorno obsessivo-compulsivo
β-Bloqueadores (propranolol, timolol, atenolol, pindolol)	4+	Letargia, alterações do sono ou humor	Asma, angina, doença vascular periférica	Hipotensão ortostática
Bloqueadores dos canais de cálcio				
Verapamil	2+	Constipação, letargia, edema	Hipotensão	Enxaqueca com aura, hipertensão, angina, asma
DAINEs				
Naproxeno	2+	Distúrbio de sangramento	Doença ulcerosa, gastrite	Artrite, outros distúrbios de dor
Outros				
Riboflavina	2+	Dor abdominal		Preferência por produtos naturais
Magnésio	2+	Diarréia		
Matricária	2+			

ou occipital; não latejante; e de intensidade moderada. Ela pode ser associada a náusea no seu máximo e responde pouco à medicação. A história revela uma necessidade crescente de medicação e poucos períodos de alívio completo. Muitas vezes a cefaléia diária crônica é descritivamente distinta da cefaléia para a qual a medicação originalmente foi tomada. Os conceitos atuais de cefaléia reconhecem que as cefaléias tipo tensional e enxaqueca provavelmente são fisiologicamente relacionadas, e uma hipótese central está ganhando apoio. Isto se segue a observações de que alterações crônicas ocorrem na modulação central da dor naqueles com cefaléias freqüentes (19). Uso excessivo ou abuso de medicações aliviadoras da dor para cefaléia, alcoolismo e depressão são fortemente associados ao desenvolvimento de cefaléia diária crônica. Sintomas de abstinência durante as fases iniciais do tratamento podem ser proeminentes. Eles ocorrem mais comumente nos primeiros 4 dias, mas duram até 3 semanas em alguns casos. Os sintomas de abstinência consistem em nervosismo, agitação, cefaléias aumentadas, náusea, vômito, insônia, diarréia e tremor. Hospitalização pode ser necessária para tratar o paciente durante a fase de abstinência e fornecer o necessário controle das medicações que não é possível em uma base ambulatorial. O tratamento deve incluir

- Explicação da síndrome ao paciente.
- Cessação completa da medicação ofensora.
- Retirada cuidadosa dos barbitúricos, especialmente butalbital. Opióides e outros analgésicos acarretam menor risco de convulsões, mas os sintomas de abstinência podem limitar o tratamento ambulatorial.
- Começar medicação preventiva de enxaqueca.
- Encaminhamento a um especialista conhecedor do tratamento em internação.

As terapias médicas para a cefaléia primária, particularmente quando ela é enxaqueca, muitas vezes são ineficazes durante o tratamento da cefaléia diária crônica induzida por droga e podem necessitar ser suspensas temporariamente. Um período de piora da cefaléia deve ser esperado. Entretanto, a descontinuação do uso diário de analgésicos resulta em última análise em um aumento na eficácia das medicações profiláticas se elas forem continuadas.

Cefaléia Tensional

Cefaléia tipo de tensão episódica é a mais comum síndrome de dor de cabeça. Ela é caracterizada por um início gradual de dor contínua, bilateral, não latejante, nas regiões frontal e temporais, muitas vezes se espalhando para comprometer a musculatura occipital, cervical posterior e trapézio. A dor piora à medida que o dia passa. Sintomas associados como náusea e vômito são raros e os pacientes geralmente podem continuar as atividades da vida diária durante a cefaléia. As cefaléias não são estacionais e não acordam os pacientes do seu sono. Adultos raramente procuram cuidados médicos para cefaléias tensionais ocasionais (17).

Cefaléia tipo tensional crônica é responsável por 15% das cefaléias diárias. Os pacientes que procuram cuidados médicos por cefaléias crônicas, persistentes ou recorrentes mais freqüentemente são vistos pela primeira vez com enxaqueca transformada. O problema mais comumente encontrado neste grupo é cefaléia de rebote de analgésico e depressão. Terapia combinada, incluindo AINEs limitados e antidepressivos, é o tratamento mais eficaz.

As causas da cefaléia tensional são pouco compreendidas apesar do seu bem descrito perfil sintomático. Nenhuma evidência firme existe quanto ao papel da contração ou espasmo muscular nestes pacientes. Evidência experimental recente implica a dopamina, endocanabinóides e as endorfinas/encefalinas na cefaléia tensional. Relaxantes musculares, massagem e *biofeedback* podem ser muito eficazes em alguns pacientes com as características clínicas típicas, enquanto outros pacientes necessitam medicações antiinflamatórias, antidepressivos ou ambos. A terapia precisa ser individualizada e mantida simples.

Cefaléia Autonômica Trigeminal Incluindo Cefaléia em Salvas

Incomuns e não familiares exceto pela cefaléia em salvas (CS), as cefalalgias autonômicas trigeminais (CATs) tipicamente são vistas inicialmente com dor de cabeça de mais curta duração, focal e "de lado fixo" associada a características autonômicas ipsolaterais. Isto sugere ativação importante mas anormal dos nervos autonômicos cranianos e parassimpáticos-trigeminais. Estes podem imitar patologias estruturais orbitárias ou nos seios. Por esta razão, a demora no diagnóstico correto da CS pode variar de 7 a 16 anos. O reconhecimento precoce poupa o paciente de anos de dor não tratada e muitas vezes extremamente intensa. Estes grupos de cefaléias aparecem em formas episódicas e crônicas. Todas as formas das CATs foram associadas a neuralgia do trigêmeo em relatos de casos e séries de casos (20).

Cefaléia em Salvas

A CS é um distúrbio incomum. Com início abrupto de ataques estritamente unilaterais, cegantes e de curta duração, provocam dúvidas sobre conseqüências potencialmente devastadoras incluindo hemorragia subaracnóidea. Entre as cefaléias primárias, a dor da CS é considerada a dor mais grave, e as características autonômicas acompanhantes podem confundir o diagnóstico com patologia em áreas orbitárias ou periorbitárias ou nos seios. Acordar o paciente do seu sono em um momento em que o sonho presumivelmente está ocorrendo leva a avaliações do sono e a ocorrência sazonal ou anual da CS implica em alergia botânica. Causas secundárias de CS podem incluir doenças cranianas, cervicais ou vasculares. A artéria carótida, seio cavernoso e várias estruturas cerebrais, inclusive a matéria cinzenta periaquedutal, parecem participar na geração e modulação da dor associada a esta doença (21).

A CS ocorre em 0,2% a 0,6% da população, com uma proporção homens-mulheres de 4:1 a 12:1. Estudos recentes sugeriram que, embora a proporção entre os sexos da CS possa estar mudando, a prevalência global permaneceu estável durante as últimas 2 a 3 décadas. Estudos genéticos sugerem transmissão dominante autossômica com uma baixa freqüência do alelo de suscetibilidade.

A CS foi reconhecida como uma entidade clínica distinta já nos anos 1700. Durante os períodos de atividade, mais comumente na primavera e outono, salvas de cefaléias individuais durando entre 30 e 180 minutos ocorrem diariamente, com episódios durando semanas ou meses. A maioria dos pacientes tem ataques episódicos, recorrentes, de dor unilateral, temporal ou periorbitária associada a aspectos autonômicos incluindo ptose, miose, lacrimejamento, rinorréia e congestão ipsolaterais. Em uma forma crônica desta afecção, ataques incessantes e diários de CCs típicas persistem sem interrupção.

Cefaléia em salbas episódica é definida por espaços de tempo entre os períodos dolorosos. Cefaléia em salvas crônica é incessante. Episódios ocorrem uma ou duas vezes por ano em 75% dos pacientes, com um episódio típico durando aproximadamente 2 meses. Os ataques tipicamente duram entre 72 e 159 minutos, com freqüência de ataque entre dois por semana e cinco por dia (Tabela 18.8), e 73% dos pacientes têm um início previsível de ataques à noite. Dos pacientes episódicos, 43% descrevem um início sazonal e os sofredores crônicos também descrevem exacerbações sazonais.

Em comparação com controles e enxaquecosos, os pacientes com CS têm menores perímetros ínio-násio e diâmetros intertemporais, sugerindo talvez um estreitamento da fossa média e do seio cavernoso. Estes achados de encurtamento da face média superior podem

TABELA 18.8 — DIAGNÓSTICO
CRITÉRIOS DA ICHD PARA CEFALÉIA EM SALVAS

3.1 Cefaléia em salvas
  A. Pelo menos cinco ataques preenchendo os critérios B-D
  B. Dor grave ou muito grave unilateral orbitária, supra-orbitária e/ou temporal durando 15-180 min se não tratada
  C. Cefaléia acompanhada por pelo menos um dos seguintes:
    1. Congestão conjuntival e/ou lacrimação ipsolaterais
    2. Congestão nasal e/ou rinorréia ipsolaterais
    3. Edema palpebral ipsolateral
    4. Sudorese na testa e facial ipsolaterais
    5. Miose e/ou ptose ipsolaterais
    6. Um sentimento de inquietude ou agitação
  D. Ataques têm uma freqüência de um em dias alternados a oito por dia
  E. Não atribuída a uma outra doença
3.1.1 Cefaléia dem salvas episódica
    A. Ataques preenchendo os critérios A-E para 3.1 *Cefaléia de cacho*
    B. Pelo menos dois períodos de cacho durando 7-365 dias e separados por períodos de remissão sem dor de ≥ 1 mês
3.1.2 Cefaléia em salvas crônica
    A. Ataques preenchendo os critérios A-E para 3.1 *Cefaléia de cacho*
    B. Ataques recidivam durante > 1 ano sem períodos de remissão ou com períodos de remissão durando < 1 mês

ICHD, International Classification of Headache Disorders.

produzir fácies leonina. Até 84% dos pacientes são fumantes recentes ou passados. O consumo de álcool não difere daquele nos controles, embora 90% que bebem álcool regularmente relatem sensibilidade ao álcool durante os períodos ativos. Os padrões de sono, inclusive ronco, não mostram associação, embora esta área esteja ainda sendo ativamente estudada.

A CS é estritamente unilateral em 100% dos ataques que ocorrem durante um episódio sintomático. Características autonômicas incluindo rubor facial, lacrimejamento, congestão nasal, ptose ou miose ipsolaterais ocorrem em 70% a 90% dos pacientes. Traumatismo craniano prévio parece ser associado a CS, embora a duração desde o momento do trauma seja extremamente variável. Diferenciar CS de enxaqueca não é difícil clinicamente. CS é de duração mais curta e preponderante em homens. Fotofobia, náusea ou outros aspectos classicamente associados a enxaqueca podem ocorrer. A característica clínica definidora é a tendência dos pacientes a descrever agitação comportamental associada ao ataque. Durante os ataques, até 93% dos pacientes experimentam agitação (22) durante a qual eles balanceiam, dão passos e esfregam ou batem sua cabeça.

O tratamento da CS episódica é dividido em tratamentos *agudos* usados ao início do ataque e medicações preventivas a prazo mais longo (Tabela 18.9). Tratamentos *transicionais*, incluindo doses decrescentes de prednisona, unem o tempo entre a iniciação e a aplicação efetiva das drogas profiláticas principais. Uma vez um tratamento eficaz tenha sido encontrado, a terapia deve ser continuada durante 6 a 8 semanas e a seguir gradualmente descontinuada. Se as cefaléias retornarem durante as doses decrescentes, a droga é reinstituída na dose plena. Tratamentos cirúrgicos incluíram rizotomia com radiofreqüência ou glicerol, bisturi gama, secção de raiz trigeminal, estimuladores de nervo occipital e procedimentos nas vias autonômicas, todos os quais têm eficácia variável. Estimulação cerebral profunda no hipotálamo posterior teve sucesso em um pequeno número de pacientes cuja CS era refratária.

Hemicrania Paroxística

Como a CS, a hemicrânia paroxística consiste em ataques diários de dor unilateral grave orbitária, supra-orbitária ou temporal. Os ataques são mais curtos, durando 2 a 30 minutos, e ocorrem 5 ou mais vezes por dia. São acompanhados por lacrimejamento e vermelhidão oculares, edema palpebral, ptose, congestão nasal ou rinorréia ipsolaterais ou uma combinação destes. Uma diferença importante da CS é a predominância feminina e a resposta diagnóstica a doses terapêuticas de indometacina, até 150 mg/dia. A forma crônica, que dura mais de 1 ano sem remissão, foi a primeira a ser reconhecida, embora casos episódicos ocorram.

Hemicrânia paroxística é rara e aparece na meia-idade (média, 33 anos; variação, 3-81 anos). Em pacientes que se apresentam com esta cefaléia inusitada de curta duração, está indicada RM. Na presença de um estudo normal, deve ser feita uma tentativa diagnóstica com indometacina.

Ataques de Cefaléia Neuralgiforme Unilateral de Curta Duração com Congestão Conjuntival e Lacrimejamento (*SUNCT*)

Esta síndrome rara é um diagnóstico de exclusão. SUNCT é vista inicialmente a uma idade média de 50

TABELA 18.9 — TRATAMENTO
MEDICAÇÕES PARA TRATAMENTO DE CEFALÉIA EM SALVAS

	Droga	Dose	Efeitos Colaterais	Eficácia
Aguda	O_2	100% 7-10 L/min por 15 min		Alta
	Sumatriptano	6 mg subcutâneo	Opressão torácica, pressão na garganta ou cabeça, "formigamento", náusea e rubor	Alta
	Sumatriptano	20 mg spray nasal	Ver sumatriptano	Moderada
	Zolmitriptano	10 mg oral	Ver sumatriptano	Moderada
	Diidroergotamina	1,0 mg IV/IM/SC	Náusea, dor torácica	Alta
	Diidroergotamina	4,0 mg spray nasal		Limitada
	Lidocaína	4% spray nasal	Congestão nasal	Limitada
Transicional	Prednisona	60 mg por 3 dias, depois decréscimos de 10 mg a cada 3 dias – oral	Insônia, agitação, edema	Alta
	Diidroergotamina	0,5-1,0 mg a cada 8-12 h	Ver diidroergotamina	Moderada
	Bloqueio nervoso occipital	SC/IM	Sangramento local	Moderada
Manutenção	Verapamil	240-720 mg	Constipação, letargia, edema	Alta
	Metisergida	2-12 mg	Fibrose retroperitoneal	Alta
	Carbonato de lítio	150-300 mg 3 vezes ao dia	Doença renal, náusea, astenia	Moderada
	Valproato	1.000 mg	Ganho de peso, perda de cabelo, tremor, náusea	Moderada
	Topiramato	50-200 mg	Disfunção cognitiva, náusea, perda de peso	Moderada
	Gabapentina	900-2.400 mg	Sonolência	Baixa
	Melatonina	10 mg ao deitar-se		Baixa

anos (variação, 23-77 anos). Ataques de dor estritamente unilateral orbitária, supra-orbitária ou temporal durando 5 a 240 segundos ocorrem com uma freqüência de 3 a 200 por dia. São acompanhados por proeminente lacrimejamento e vermelhidão do olho ipsolateral. A análise inclui RM com angiorressonância (ARM). Nenhuma terapia adequada foi encontrada para o tratamento da SUNCT. As tentativas incluíram carbamazepina, valproato, lamotrigina, azatioprina, prednisona, nifedipina e sumatriptano oral. Ela pode ser piorada por verapamil e omeprazol. Os similares incluem lesões vasculares e compressivas afetando o nervo trigêmeo e a fossa posterior ou lesões ou malformações craniocervicais.

Outras Cefaléias Primárias

Esta coleção de cefaléias estranhas inclui muitas dores de cabeça paroxísticas que ocorrem espontaneamente e muitas vezes em circunstâncias estranhas.

Cefaléia lancinante primária ou dores de furador de gelo são facadas transitórias e localizadas de dor isoladas ou em série, predominantemente na distribuição da primeira divisão trigeminal, durante até alguns segundos na ausência de outra afecção. São mais comuns em pacientes com enxaqueca ou CS.

Cefaléia de tosse é súbita e pode ser instantânea ou durar até 30 minutos. É provocada por tosse, fazer força ou manobra de Valsalva e exige RM porque pode estar presente com malformações tipo I de Arnold–Chiari, doença carotídea ou vertebrobasilar, ou aneurismas.

Cefaléia primária de esforço é uma cefaléia pulsátil que dura minutos a 2 dias e é previsivelmente precipitada por exercício. Esforço intenso, como o feito pelos halterofilistas também é reconhecido como uma causa. A análise é a mesma que para cefaléia de tosse. Indometacina pode ser usada em ambas.

Cefaléia associada à atividade sexual ocorre durante o pré-orgasmo e geralmente é uma dor surda comprometendo cabeça, pescoço e maxilares, enquanto a cefaléia orgástica é explosiva, ocorre em orgasmos, e com sua primeira ocorrência obriga à TC para excluir hemorragia subaracnóidea. Prevenção da cefaléia pode ser tentada usando-se indometacina, triptanos ou drogas antienxaqueca padrão.

Cefaléia hípnica é uma cefaléia rara que ocorre apenas durante o sono, dura 15 minutos ou mais e ocorre pela primeira vez depois dos 50 anos. Diferentemente da CS, não há aspectos autonômicos presentes. Cafeína e lítio são tratamentos eficazes.

Cefaléia em trovoada (ribombo) assemelha-se à hemorragia subaracnóidea, com início súbito de dor máxima. TC é obrigatória para excluir hemorragia.

Hemicrânia contínua é uma cefaléia unilateral crônica e contínua de intensidade moderada que dura mais de 3 meses com congestão conjuntival, congestão nasal ou rinorréia, ou ptose/miose associada a dor grave episódica. É distinguida pela sua resposta exclusiva à indometacina.

Cefaléia persistente recente diária é uma entidade difícil e controversa na qual cefaléia bilateral contínua com uma característica de pressão ou aperto característica e nenhuma outra característica clássica de enxaqueca começa um dia e não termina. A importância de excluir cefaléias secundárias, incluindo alta ou baixa pressão do LCR, pós-traumática, infecção ou enxaqueca crônica de início recente é capital. Tratamento adequado é difícil e normalmente exige encaminhamento ao especialista.

CEFALÉIAS SECUNDÁRIAS

A International Classification of Headache Disorders (1) reconhece miríade de cefaléias secundárias. A maioria destas não tem características distintas de dor em termos de localização, duração ou qualidade e, ainda com relação a algumas, as associações tornam o diagnóstico e a avaliação relativamente simples. Reconhece-se que uma cefaléia primária preexistente pode piorar em freqüência ou gravidade com relação a uma cefaléia secundária, tornando mais difíceis o diagnóstico e o tratamento. Nos casos que envolvem complicações legais, isto pode apresentar desafios adicionais para o clínico assistente. Um grupo selecionado destas é apresentado adiante para revisão, uma vez que elas podem ser vistas pelos otorrinolaringologistas.

Cefaléia Atribuída a Trauma de Cabeça e Pescoço

Cefaléia após trauma da cabeça torna-se um problema mais freqüente quando ocorre em associação com as outras manifestações da síndrome pós-traumática: depressão, preocupação somática e perturbação do sono. A cefaléia pode ter fenomenologia semelhante à de qualquer uma das cefaléias primárias. A maioria dos pacientes descreve dor que se assemelha à cefaléia tensional. A chave para tratar este grupo de distúrbios, especialmente na forma crônica, é avaliar o paciente como se ele estivesse descrevendo uma cefaléia primária e então tratar o que você vê e escuta. A presença de dor "no local da lesão" pode ser particularmente difícil, e o médico assistente deve ser vigilante para sinais e sintomas de vazamento de LCR, hipertensão intracraniana ou hidrocefalia.

O tratamento consiste em tranqüilização e medicações usadas em distúrbios de cefaléia primária. Infelizmente, cefaléia adquirida pode não responder com a mesma previsibilidade que a cefaléia primária com os mesmos fenômenos. Fatores de risco reconhecidos incluem sexo feminino, idade aumentada e posição da cabeça no momento do impacto ou do movimento de aceleração e desaceleração.

Uma correlação negativa fascinante existe entre a gravidade do traumatismo craniano e as complicações da cefaléia. Cefaléia pós-traumática crônica funde-se com a síndrome pós-traumática, que inclui perturbações do equilíbrio, capacidade diminuída de concentração e trabalho, depressão, perturbações do sono e irritabilidade. O papel da demanda judicial e complicações legais continuadas permanece controverso. O clínico assistente deve estabelecer uma relação positiva com o paciente e avaliar cedo na evolução a probabilidade de recuperação. Análise adicional e parecer psicológico ou de reabilitação devem ser recomendados quando apropriado.

Em adolescentes e adultos jovens, síncope pode acompanhar as outras alterações. Episódios de consciência alterada devem ser diferenciados de epilepsia pós-traumática.

Cefaléia e Hematomas

Cefaléia com hematoma epidural aparece rapidamente e resolve-se dentro de 3 meses da evacuação. Cefaléia associada a hematoma subdural desenvolve-se dentro de 24 a 72 horas e pode tornar-se crônica, mesmo depois da evacuação. Em pacientes com hematomas agudos e subagudos, cefaléia ocorre em 11% a 53%. Depois de um hematoma subdural crônico, cefaléia pode ocorrer em até 80%. Em um paciente idoso com cefaléia de início recente, para a qual a história de trauma não pode ser obtida, o único outro indício pode ser comprometimento cognitivo progressivo ou sinais neurológicos sutis. O tratamento é sintomático. Deve-se ter cautela com o uso de medicações sedativas ou medicações que atuam no SNC em pacientes idosos ou mais debilitados com seqüelas cognitivas.

Cefaléia Pós-Operatória

Dor pós-operatória na cabeça e na face apresenta grandes desafios para o cirurgião ou o consultor. Cefaléia primária pré-mórbida, complicações psicológicas e cirúrgicas ou acompanhamentos da doença ou procedimento principal complicam o diagnóstico, os exames e o tratamento. Grandes séries de dados de resultados de procedimentos sinusais de rotina não são facilmente disponíveis, mas complicações sérias de grandes cirurgias, inclusive procedimentos combinados com neurocirurgia, são consideradas.

Cefaléia Pós-Craniotomia

Em aproximadamente 80% dos pacientes submetidos a craniotomia por causas outras que não trauma, desenvolve-se dor na cabeça, com resolução na maioria. Em um quarto daqueles pacientes cirúrgicos, pode desenvolver-se dor mais crônica. Procedimentos na fossa posterior, especialmente craniotomias suboccipitais e cirurgias retromastóideas efetuadas para neuromas acústicos, podem resultar em cefaléia crônica. Cefaléia não é uma queixa ou sintoma de apresentação do neuroma do acústico. Os pacientes relatam cefaléia como complicação crônica em 10% dos pacientes que fizeram cirurgia de neuroma do acústico (23). Queixas adicionais incluem perda auditiva, paresia facial, dificuldade de equilíbrio, dor orbitária e alterações na visão. Em pacientes com tumores pequenos, predominam cefaléias e problemas de equilíbrio. A etiologia da cefaléia pós-craniotomia parece ser relacionada a inflamação meníngea crônica, compressão de nervo, formação de neuroma e aderências. Cranioplastia osteoplástica pode reduzir a incidência de complicações em longo prazo ao evitar adesão de músculo e fáscia à dura subjacente.

Cefaléia Atribuída a Distúrbio Vascular Craniano ou Cervical

Cefaléia não é um indicador confiável de doença vascular cerebral isquêmica ou seus resultados. Aproximadamente um quarto dos pacientes com infarto cerebral tiveram dor de cabeça como sintoma agudo proeminente, com maior freqüência de ocorrência em eventos na fossa posterior. Ela é uma conseqüência rara de infarto lacunar ou ataques isquêmicos transitórios. Cefaléia é mais comum com hemorragias intraparenquimatosas. Nesses casos, êmese e sinais focais de disfunção neurológica são quase sempre mais proeminentes.

Hemorragia Subaracnóidea Aguda e Cefaléia em Trovoada (ou Thundercap Headache)

O início súbito de cefaléia grave, "a primeira ou a pior", deve alertar o clínico imediatamente para a possibilidade de hemorragia subaracnóidea aguda (HSA) e seu resultado devastador, no qual 50% podem morrer e adicionais 50% dos sobreviventes sofrem incapacidade a longo prazo. Os pacientes podem primeiro ser vistos com cefaléia focal e unilateral acompanhada por rigidez de nuca, náusea, redução nos níveis de consciência, febre e raramente disritmia cardíaca. HSA grau 1 pode aparecer com apenas branda a moderada cefaléia. A localização da dor na face é incomum, embora dores retroorbitária e supra-orbitária freqüentemente sejam relatadas. Se TC não-contrastada ou RM com inversão atenuada para líquido (FLAIR) não demonstrarem uma causa para hemorragia, então uma punção lombar está indicada. O LCR permanece xantocrômico durante 2 semanas e é encontrado em 70% dos pacientes com HSA 3 semanas depois que a hemorragia ocorreu. Uma paralisia de terceiro nervo associada a cefaléia de trovoada de início recente pode ser o único sinal de ruptura iminente de aneurisma.

Outras malformações vasculares, incluindo *malformações arteriovenosas* (MAVs), são menos específicas e podem aparecer com características de cefaléias primárias, inclusive as autonômicas trigeminais. Enxaqueca com aura foram descritas em mais da metade das mulheres com MAVs. Uma apresentação mais usual é uma convulsão ou sintomas semelhantes a acidente vascular cerebral.

Nas *dissecções arteriais,* cefaléia é um sintoma proeminente e pode ter características de enxaqueca, cefaléia em salvas ou trovoada. Em um paciente com sinais retinianos, síndrome de Horner dolorosa aguda, ou zumbido, dissecção carotídea deve ser suspeitada e devem ser feitas urgentemente ultra-sonografia dúplex carotídea, ARM e angiografia. O tratamento não cirúrgico inclui heparina aguda seguida por 3 a 6 meses de varfarina com estudos repetidos, baseando-se na apresentação original e na recuperação.

Oclusões venosas e trombose de seios venosos aparecem com cefaléia como sua característica mais proeminente e devem ser suspeitadas em pacientes com condições protrombóticas incluindo gravidez e pós-parto, malignidade e doenças hematológicas primárias ou adquiridas.

Uma última cefaléia única ocorre com *apoplexia hipofisária,* na qual os pacientes podem inicialmente ter grave cefaléia aguda retroorbitária, frontal ou difusa acompanhada por náusea e vômito, febre, nível diminuído de consciência, hipopituitarismo, hipotensão e oftalmoplegia ou acuidade visual prejudicada. RM é mais sensível para detectar patologia na área da sela túrcica e a cefaléia e outros sinais usualmente se resolvem dentro de 1 mês. O tratamento da cefaléia deve ser sintomático.

Arterite de Células Gigantes (Temporal)

Noventa e cinco por cento dos pacientes com arterite temporal (arterite de células gigantes) têm mais de 60 anos. Eles se apresentam com queixas de cefaléia diária moderada a grave, sensibilidade no couro cabeludo, fadiga generalizada e sensações de não estarem bem, de maneiras inespecíficas. Dor unilateral da cabeça é a regra, mas a dor pode ser bilateral ou na região occipital exclusivamente, refletindo a distribuição altamente regional da doença. Breves episódios de dor de cabeça aguda, lancinante são às vezes superpostos a uma base de dor contínua, surda, na cabeça. Dor na artéria carótida e claudicação de mandíbula foram descritas. Artérias aumentadas, espessadas ou dolorosas à palpação no couro cabeludo são encontradas em cerca da metade dos casos. Esta condição compartilha a mesma patologia que a polimialgia reumática e muitos pacientes têm sintomas superpostos de dor em extremidade. A velocidade de hemossedimentação está elevada em todos menos raríssimos casos. Embora biopsias de artérias do couro cabeludo na região da dor possam confirmar o diagnóstico, ocorrem lesões salteadas, levando a resultados falso-negativos. Os pacientes respondem com uma redução dramática da dor na cabeça dentro de dias de começarem prednisona diária em alta dose (60 mg). Ausência de uma resposta clínica definida à prednisona dentro de várias semanas torna o diagnóstico muito menos seguro sem uma biopsia positiva. A prednisona deve ser diminuída gradativamente depois da resposta inicial e a velocidade de sedimentação retornar ao normal. A doença pode durar 1 a 2 anos, durante os quais esteróides de manutenção são continuados. Perda visual é a principal complicação e pode ocorrer em 30% dos casos não tratados. Outras angiítes intracerebrais primárias ou secundárias aparecem com menos características clássicas e diagnósticas e são freqüentemente acompanhadas por sinais atribuíveis a acidente vascular cerebral ou encefalopatia mais difusa, embora cefaléia ocorra em 50% a 80%. Em pacientes com uma história de doenças imunes ou infecciosas incluindo vírus de imunodeficiência humana (HIV), RM e ARM podem ser diagnósticas, e o líquido espinal pode mostrar um aumento nos leucócitos e proteína.

Cefaléia Atribuída a Distúrbios Intracranianos Não-Vasculares

Hipertensão Intracraniana (Pseudotumor Cerebral)

Esta síndrome é definida como uma dor não pulsátil diária, difusa ou constante agravada pela tosse ou fazer força em um paciente alerta com papiledema, um exame neurológico normal sob os demais aspectos (com a exceção de um ponto cego aumentado, defeito sutil de campo visual ou paralisia de sexto nervo craniano), uma TC normal não mostrando massa intracraniana ou hidrocefalia, pressão do LCR maior que 200 mm H_2O no não-obeso (> 250 mmH_2O no obeso), e bioquímica e culturas normais do LCR. A RM pode mostrar malformação de Chiari. Hipertensão intracraniana compartilha muitos dos sintomas que acompanham um tumor cerebral, incluindo cefaléia intermitente com intensidade variável ou aumentando. As associações podem incluir infecção predisponente da mastóide ou orelha média; irregularidade menstrual ou outra anormalidade endócrina; ganho recente de peso; ou exposição a esteróides, vitamina A, tetraciclina ou ácido nalidíxico. Zumbido ou escurecimentos ou diminuições visuais transitórios podem ser o primeiro sintoma clínico. Em um estudo de 85 pacientes com enxaqueca transformada ou cefaléia diária crônica, 12 pacientes revelaram ter pressão intracraniana aumentada, escurecimentos visuais transitórios ou defeitos de campos visuais. Suas cefaléias agudas responderam a ergots, diidroergotamina ou sumatriptano e medicações preventivas incluindo acetazolamida ou furosemida foram eficazes. Eu recomendo punção espinal em todos os pacientes com cefaléia crônica. O tratamento inclui redução de peso, dieta com pouco sal e medicações dirigidas para reduzir a produção de LCR (acetazolamida e furosemida, usadas separadamente ou juntas). Nos casos crônicos com perda de campo visual não respondendo a dieta e medicações, procedimentos de desvio do LCR (incluindo *shunt* lomboperitoneal ou ventricular ou fenestração da bainha do nervo óptico) podem ser necessários. Apnéia de sono deve ser considerada, e história detalhada do sono e do sono de um dia para o outro são fortemente recomendadas.

Cefaléia Atribuída a Baixa Pressão do Líquido Cerebrospinal

Cefaléia de baixa pressão (CBP) é uma cefaléia secundária sintomática que pode aparecer horas e dias depois de um procedimento cirúrgico, trauma ou punção lombar. Em casos mais raros, pode ocorrer espontaneamente com uma evolução clínica longa. Os achados clínicos podem incluir alterações no estado mental, disfunção de nervos cranianos e sinais sistêmicos incluindo as queixas tipicamente associadas a enxaqueca. Os achados diagnósticos na RM consistem em contraste meníngeo difuso com ou sem malformação de Chiari (24).

Punção lombar pode revelar pressão baixa, ausente ou negativa, com líquido normal sendo mais a regra do que o contrário. Melhora com *blood patch* epidural pode ser prevista mesmo se a causa for desconhecida, embora tratamentos repetidos possam ser necessários e ocorra recuperação incompleta. CBP espontânea pode ocorrer em distúrbios do tecido conjuntivo e avaliação adicional deve ser considerada naqueles com sinais clínicos de articulações hiperextensíveis, síndrome de Marfan ou distúrbios dos grandes vasos incluindo dissecção carotídea ou abdominal. Tratamento sintomático com analgésicos inespecíficos também está indicado. Cefaléia de punção espinal pode ocorrer em mais de 20%, com a incidência mais alta em pacientes mulheres magras. Nenhum posicionamento específico do paciente depois da punção lombar (p. ex., supina, prona ou decúbito lateral) demonstrou reduzir a ocorrência de CBP. O tratamento da cefaléia é sintomático usando analgésicos orais ou intravenosos com cafeína ou padrão. *Blood patch* efetuado por um anestesiologista treinado pode ser curativo. Na CBP crônica, grave, estudos radionuclídicos do fluxo do LCR e RM ou mielografia padrão devem ser repetidos. CBP representa o resultado das alterações hidrodinâmicas e forças mecânicas influenciando a nocicepção craniocervical e assim é uma cefaléia secundária verdadeira, não importando suas características. A cefaléia que piora em pé e melhora deitada permanece uma consideração importante na avaliação de um paciente com cefaléia de início recente ou, em casos mais raros, crônica.

Infecção do Sistema Nervoso

Infecção produzindo cefaléia geralmente não é um problema diagnóstico com doença sistêmica associada, pescoço rígido e febre. Entretanto, cefaléia inespecífica sem os outros achados pode fazer parte do quadro em abscesso epidural; meningite fúngica, tuberculosa ou luética; síndrome de imunodeficiência adquirida (AIDS) no sistema nervoso central; e sarcoidose meníngea. Punção lombar diagnóstica com cultura e estudos de antígenos devem ser efetuados depois que estudos com TC ou RM da cabeça tenham excluído uma massa intracraniana. Os estudos recomendados incluem VDRL do LCR, antígeno criptocócico, e níveis de enzima conversora de angiotensina além de culturas bacterianas, virais e para tuberculose. Pacientes com AIDS podem ter cefaléia crônica na ausência de meningite ou abscesso cerebral. A cefaléia é inespecífica e mais freqüentemente é uma cefaléia do tipo tensional. Qualquer paciente com imunocomprometimento e cefaléia de início novo ou subaguda progressiva deve ser avaliado quanto a infecção. O paciente com cefaléia primária preexistente e mudança no padrão, com sinais sistêmicos de infecção, deve ser avaliado como se não existisse história pregressa. Achados inespecíficos no LCR, incluindo pleocitose linfocítica de baixo grau ou aumentos na proteína, podem ocorrer sem estabelecer um diagnóstico firme. Uma síndrome rara porém benigna de cefaléia enxaquecosa e pleocitose do LCR foi reconhecida.

Cefaléia ou Dor Facial Atribuída a Transtorno de Crânio, Pescoço, Olhos, Orelhas, Nariz, Seios, Dentes, Boca ou Outras Estruturas Faciais ou Cranianas

Esta grande categoria de dores na cabeça, no pescoço e na face permanece controversa e muitos especialistas em diferentes áreas discordam sobre a história destas afecções. Deve ser lembrado que a maioria dos pacientes com estas queixas terá cefaléia primária, especialmente enxaqueca. Uma história detalhada ajuda a excluir patologia séria destas estruturas vitais. Queixas monoculares devem ser urgentemente avaliadas. Glaucoma agudo ocorre com dor orbitária ou retroorbitária, pressão intra-ocular aumentada e congestão conjuntival, turvação da córnea ou perturbação visual e resolve-se com tratamento. Defeitos de refração raramente causam cefaléia adulta. Doença inflamatória ocular como irite, ciclite, infecção, trauma ou infiltração granulomatosa pode ser distinguida por local anatômico, evolução temporal ou tipo de inflamação. A resolução se segue ao tratamento adequado da causa subjacente.

Cefaléias atribuídas a doenças da orelha são sempre acompanhadas por otalgia. Lesões da orelha externa, da membrana timpânica e da orelha média dão origem a otalgia primária e cefaléia. Otalgia referida pode resultar dos pares cranianos quinto, sétimo, nono e décimo, todos os quais se projetam a orelha externa, meato acústico externo, membrana timpânica e orelha média. Avaliação deve incluir exame físico e RM.

Cefaléia Sinusal

Cefaléia sinusal é acompanhada por dor na face, nas orelhas ou nos dentes acompanhada por evidência clínica, endoscópica e radiológica ou laboratorial de rinossinusite aguda ou aguda-sobre-crônica que se desenvolve simultaneamente e resolve-se dentro de 7 dias após o que a infecção regride ou é tratada com sucesso. Os sintomas clínicos incluem purulência na cavidade nasal, obstrução nasal, hiposmia, anosmia e febre. Sinusite crônica não é validada como causa de cefaléia ou dor facial a não ser que recidive para um estádio agudo (25). Desvio do septo nasal, hipertrofia das conchas, atrofia de membranas sinusais ou pontos de contato da mucosa não foram validados como causas de cefaléia. Doença nos seios pode aparecer com dor frontal ou dor irradiando-se atrás dos olhos ou para o vértice (frontal), sobre a área antral ou temporal (maxilar), entre e atrás dos olhos ou para a área temporal (etmoidais), ou entre ou atrás dos olhos ou o vértice (esfenoidal). Na ausência de rinossinusite, o sofredor de cefaléia recorrente, ainda que mesmo ocasional, deve ser considerado para diagnóstico de enxaqueca, encaminhamento e tratamento.

Distúrbios Temporomandibulares

Os distúrbios temporomandibulares (DTMs) podem ocorrer como cefaléia temporal difusa, otalgia e dor facial. Dor verdadeira da ATM é caracterizada por dor à palpação sobre o côndilo e por dor ao movimento da mandíbula. Desarranjos internos são caracterizados pelo desvio anterior e medial do disco articular quando os dentes são interdigitados em oclusão. Cerca de 25 mm de espaço entre os dentes anteriores é o limite da abertura rotacional porque abertura ainda maior exige translação do côndilo. Doença articular degenerativa (DAD) é caracterizada por crepitação e dor ao movimento mandibular. Geralmente é autolimitada e pode ser controlada com AINEs. A maioria dos pacientes tem dor muscular e articular combinadas com dor à palpação dos músculos mastigatórios e piora com movimento articular. Um estalido ao movimento pode estar presente. A abertura da boca é limitada. O tratamento é semelhante àquele para cefaléia de tensão. AINEs e fisioterapia formam a base do tratamento. Outros métodos para tratamento da dor muscular como *biofeedback*, injeção em pontos-gatilhos e fisioterapia são úteis. Talas dentárias podem ser úteis, estando indicado encaminhamento odontológico.

Neuralgias Cranianas e Dor Facial

Neuralgia Trigeminal

A neuralgia do trigêmeo (NT) é uma síndrome de ataques breves repetitivos de dor grave, afiada, em pancada ou lancinante ocorrendo na distribuição de uma ou mais divisões do quinto nervo craniano. Embora ataques individuais de dor sejam muito breves, durante segundos no máximo, eles podem ocorrer muitas vezes em sucessão rápida e muitas vezes por dia, resultando em importante comprometimento funcional. Remissões espontâneas durante muitos meses ou mesmo anos não são incomuns. A síndrome típica ocorre em pacientes com mais de 50 anos e percorre um curso progressivo ou flutuante durante muitos anos. A dor é localizada mais freqüentemente na segunda ou terceira divisões do nervo, com gatilhos comumente encontrados no canto da boca ou face lateral do nariz. Os gatilhos são pequenas áreas na face que precipitam um ataque quando tocadas. Gatilhos também podem originar-se em estruturas mais profundas como os seios, mucosa oral, ligamentos periodontais, fáscia e músculos. A síndrome não é associada a parestesias faciais, paresia, perda do reflexo corneano, alteração no paladar ou olfato, ou outro comprometimento de nervo craniano. A presença desses achados deve sugerir um outro diagnóstico, como tumor cerebral ou meníngeo, patologia nasofaríngea, meningite basal crônica, síndrome de Raeder, ou aneurisma da carótida interna. O levantamento diagnóstico dos pacientes com NT deve incluir RM da cabeça com e sem contraste. Uma punção lombar deve ser efetuada nos pacientes em quem a RM não demonstra claramente uma causa. LCR deve ser enviado para títulos de doença de Lyme, antígeno criptocócico, VDRL e citologia, além das células de rotina, proteína, glicose, BK e culturas bacterianas. Eletroforese do LCR e relação imunoglobulina G (IgG) para albumina com uma amostra de sangue pareada deve ser avaliada para esclerose múltipla (EM). O tratamento clínico inclui carbamazepina, gabapentina, baclofeno, fenitoína, valproato de sódio ou clorfenesina (Tabela 18.9). A terapia adjuvante consiste em antidepressivos tricíclicos e AINEs. Opiáceos são eficazes apenas em alguns pacientes. Tratamento cirúrgico é considerado quando medicações não são capazes de controlar a dor. A rizotomia percutânea agora está substituindo os procedimentos abertos mais complicados.

Neuralgia Glossofaríngea e Outras Menos Comuns

O nervo glossofaríngeo também é sujeito ao desenvolvimento de dor tipo neurítico semelhante no seu perfil temporal, características de dor e intensidade àquelas da NT. Ataques paroxísticos de dor transitória unilateral grave na orelha, na base da língua, na fossa tonsilar ou embaixo do ângulo da mandíbula podem ser precipitados pela deglutição, mastigação, fala, riso ou bocejo. Estes são estereotipados no paciente individual e outras causas devem ser excluídas. O levantamento e o tratamento são os mesmos que para neuralgia trigeminal. *Neuralgia do nervo intermédio* é sentida na parede posterior do meato auditivo. *Neuralgia laríngea superior* é uma afecção muito rara vista pela primeira vez com dor na face lateral da garganta, região submandibular e embaixo da orelha, precipitada pela deglutição, forçar a voz ou virar a cabeça. Um ponto-gatilho é sobrejacente à membrana hipotireóidea. A *neuralgia nasociliar* é uma dor paroxística ou constante na região da incisura supra-orbitária com dor à palpação sobre o nervo; a dor é abolida pela injeção local de anestésico. A *neuralgia occipital* é encontrada na distribuição dos nervos occipital maior, menor ou terceiro e responde à injeção local. *Neuralgia meníngea* é encontrada na distribuição dos nervos occipital maior, menor ou terceiro e responde à injeção local. *Síndrome cervicolingual* é um sintoma de provável compressão do segundo nervo cervical e suas conexões aos nervos lingual e hipoglosso. O início súbito de dor é sentido na região do occipício e pode ser precipitado por virar repentinamente a cabeça. Em todas estas neuralgias raras, está indicada história atenta, exame e testagem radiológica ou laboratorial.

Neurite óptica aparece com dor surda unilateral ou bilateral piorando com movimento ocular. Ela se associa com comprometimento visual devido a escotoma central ou paracentral. A dor pode preceder comprometimento visual por um mês ou menos e a visão normalmente melhora dentro de 4 semanas. É um sintoma cardeal de apresentação em aproximadamente 20% dos pacientes com EM. Outra dor de cabeça e facial pode ser atribuída à EM. Esta pode ser unilateral ou bilateral com ou sem disestesia e pode ser semelhante à neuralgia trigeminal. A ocorrência de qualquer dos sintomas deve ser pesquisada por RM, que pode demonstrar lesões desmielinizantes na ponte, mesencéfalo ou conexões talâmicas. Dor facial ou cefaléia associada a EM pode exacerbar-se e regredir a doença.

Neuralgia Herpética e Pós-Herpética

Erupção cutânea herpética é um distúrbio comum causado pelo vírus varicela-zóster. O vírus infecta o nervo trigêmeo na infância sob a forma de catapora. O vírus permanece adormecido nos gânglios dos nervos sensitivos durante décadas e pode ser reativado por trauma ou estresse ou durante períodos de função imune comprometida. A dor afeta a primeira divisão em 80% dos pacientes. O vírus reativado é transportado distalmente no axônio e produz pequenas pústulas crostosas na pele. A infecção aguda produz uma combinação de ardência, prurido e dor lancinante. Infecções secundárias da pele pioram a dor. Sintomas associados podem incluir paralisias oculares, zumbido ou perda auditiva e paresia facial. O risco desta doença é alto em pacientes com linfomas ou imunocomprometimento. Medicações antivirais como aciclovir, AINEs ou opióides devem ser administradas para dor durante a fase aguda. Uma série de prednisona oral em diminuição gradativa deve ser considerada. Dor durante 2 meses ou mais é chamada *neuralgia* pós-herpética. Analgésicos opióides e AINEs freqüentemente são de pouco uso nesta fase. Anticonvulsivos são os mais úteis para tratamento da dor e podem ser combinados com antidepressivos tricíclicos ou baclofeno para controlar as dores lancinantes e fulgurantes. O prognóstico de uma boa resposta à medicação ou recuperação espontânea piora com o avançar da idade. Emplastros de lidocaína tópica podem ser úteis. Nos casos refratários, intervenções cirúrgicas podem ser de limitada utilidade.

Dor Facial Atípica

Dor facial atípica é descrita como uma dor ardente ou um dolorimento crônico sem achados focais de qualquer etiologia discernível. É um diagnóstico de exclusão. A dor facial está presente diariamente e dura a maior parte ou todo o dia. É profunda, pouco localizada, usualmente unilateral e não é associada a perda sensitiva ou outros sinais físicos. Pode espalhar-se da área de início para incluir grandes porções da face. Pode ser iniciada por lesão ou procedimento cirúrgico na face, dentes ou gengivas. Dor facial atípica afeta mulheres mais que homens. A idade ao início é entre 30 e 50 anos. Achados psiquiátricos importantes incluem depressão, somatização e transtornos de ajustamento em 60% a 70%. Avaliação psiquiátrica é recomendada. Dor facial atípica pode ser tratada com antidepressivos ou anticonvulsivos e estabilizadores do humor. Estes pacientes estão em risco de problemas iatrogênicos devido a múltiplas avaliações invasivas e medicação excessiva. A dor associada com lesão nervosa e perda sensitiva é chamada *anestesia dolorosa*. Esta pode ser insuportável, complexa e refratária.

PONTOS IMPORTANTES

- Enxaqueca está subjacente à maioria das cefaléias comuns na prática clínica, inclusive cefaléia sinusal.
- Em virtude dos sintomas autonômicos cranianos ou da periodicidade sazonal associados a algumas das cefaléias primárias, o especialista em alergia ou doenças de orelha, nariz e garganta pode ser o primeiro contato que um paciente estabelece.
- RM é o padrão-ouro de estudo radiográfico para diagnóstico de cefaléia. TC é o exame de escolha para cefaléia aguda, trovoada ou de início novo no departamento de emergência a fim de excluir hemorragia.
- Pacientes com cefaléias diárias tipicamente têm uma história de enxaqueca episódica.
- CS e as cefalalgias autonômicas trigeminais tipicamente são vistas primeiro com dor de cabeça de mais curta duração, focal e "de lado fixo" associada a características autonômicas ipsolaterais. Estas podem simular patologia em estruturas orbitárias ou nos seios.
- Cefaléias secundárias não têm características típicas da dor em termos de localização, duração ou qualidade, todavia com relação a algumas, as associações tornam o diagnóstico e a avaliação relativamente simples. Cefaléia primária preexistente pode piorar em freqüência ou gravidade com relação a uma cefaléia secundária.
- Procedimentos na fossa posterior, especialmente craniotomias suboccipitais e cirurgias retromastóideas executadas para neuroma acústico, podem resultar em cefaléia crônica.
- Cefaléia não é um indicador confiável de doença vascular cerebral isquêmica ou seus resultados. O início súbito de cefaléia generalizada grave, seja "a primeira ou a pior", deve alertar o clínico imediatamente para a possibilidade de hematoma subaracnóideo.
- Arterite temporal ocorre em pacientes com mais de 60 anos com queixas de cefaléia diária moderada a grave, sensibilidade do couro cabeludo, fadiga generalizada e sentimentos de não estar bem de maneiras inespecíficas. A velocidade de hemossedimentação rotineiramente está elevada.
- Cefaléia sinusal é acompanhada por dor na face, orelhas ou dentes acompanhada por evidência clínica, endoscópica e radiológica ou laboratorial de rinossinusite aguda ou aguda-sobre-crônica que se desenvolve simultaneamente e resolve-se dentro de 7 dias depois que a infecção regride ou é tratada com sucesso.

REFERÊNCIAS

1. The International Classification of Headache Disorders, 2nd ed. *Cephalalgia* 2004;24.
2. Ramadan NM, Silberstein SD, Freitag FG, et al. Evidence-based guidelines for migraine headache in prevention of migraine. *Neurology* (serial online). Available at: http:www.neurology.org. Accessed December 3, 2004.
3. Lipton RB, Dodick D, Sadovsky R, et al. Migraine validation study. *Neurology* 2003;61:375-382.
4. Lipton RB, Scher AI, Jolodner K, et al. Migraine in the United States: epidemiology and patterns of health care use. *Neurology* 2002;58:885-894.
5. Bolay H, Reuter U, Dunn AK, et al. Intrinsic brain activity triggers trigeminal meningeal afferents in a migraine model. *Nat Med* 2002;8:136-142.
6. Dowson A, Dahlof C, Tepper S, et al. Prevalence and diagnosis of migraine in a primary care setting. *Cephalalgia* 2002;22:590-591.

7. Lipton RB, Diamond S, Reed M, *et al*. Migraine diagnosis and treatment. *Headache* 2001;41:638-645.
8. Blumenthal HJ, Weisz MA, Kelly KM, *et al*. Treatment of primary headache in the emergency department. *Headache* 2003;43:1026-1031.
9. Lipton RB. Silberstein SD. The role of headache-related disability in migraine management: implications for headache treatment guidelines. *Neurology* 2001;56:S35-S42.
10. Lipton RB, Stewart WE Diamond S, *et al*. Prevalence and burden of migraine in the United States: data from the American Migraine Study II. Headache 2001;41:646-657.
11. Lipton RB, Stewart WE Cady R, *et al*. Sumatriptan for the range of headaches in migraine sufferers. *Headache* 2001;40:783-791.
12. Lipton RB, Dodick, Davosky R, *et al*. A self-administered screener for migraine in primary care. *Neurology* 2003;61:375-382.
13. Barbanti P, Fabbirini G, Pesare M, *et al*. Unilateral cranial autonomic symptoms in migraine. *Cephalalgia* 2002;22:256-259.
14. Cady RK, Schreiber CP. Sinus headache: a clinical conundrum. *Otolaryngol Clin North Am* 2004;37:267-288.
15. Benninger MS, Ferguson BJ, Hadley JA, *et al*. Adult chronic rhinosinusitis: definitions, diagnosis, epidemiology, and pathophysiology. *Otolaryngol Head Neck Surg* 2003;129:S1-32.
16. Ferrari MD, Rub KI, Lipton R, *et al*. Oral triptans in acute migraine treatment: a meta-analysis of 53 trials. *Lancet* 2001;358:1668-1675.
17. Silberstein SD, Lipton RB, Goadsby PL *Headache in clinical practice*, 2nd ed. London: Martin Dunitz, 2002.
18. Scher AI, Lipton RB, Steward W. Risk factors for chronic daily headache. *Curr Pain Headache Rep* 2002;6:486-491.
19. Welch KM, Nagesh V, Aurora SK, *et al*. Periaqueductal gray matter dysfunction in migraine: cause or burden of illness? *Headache* 2001;41:629-637.
20. Goadsby PJ, Lipton RB. A review of paroxysmal hemicranias, SUNCT syndrome and other short-lasting headaches with autonomic features, including new cases. *Brain* 1997;120:193-209.
21. Finkel AG. Epidemiology of cluster headache. *Curr Pain Headache Rep* 2003;7:144-149.
22. Bahra A, May A, Goadsby P. Cluster headache: a prospective clinical study with diagnostic implications. *Neurology* 2002;58:354-361.
23. Ryzenman IM, Pensak ML, Tex JM. Patient perception of comorbid conditions after acoustic neuroma management. *Laryngoscope* 2004;114:814-820.
24. Mokri B. Spontaneous cerebrospinal fluid leaks: from intracranial hypotension to cerebrospinal fluid hypovolemia: evolution of a concept. *Mayo Clin Proc* 1999;74:1113-1123.
25. Blumenthal HJ. Headache and sinus disease. *Headache* 2001;41:883-888.

CAPÍTULO 19

Manifestações da Síndrome de Imunodeficiência Adquirida

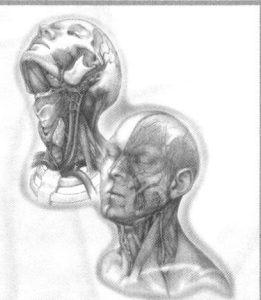

Mark A. Williams ▪ Thomas A. Tami ▪ Kelvin C. Lee[†]

FUNDAMENTOS HISTÓRICOS E EPIDEMIOLOGIA

A síndrome de imunodeficiência adquirida (AIDS) foi descrita pela primeira vez na literatura médica em junho de 1981. Os autores descreveram cinco homens jovens homossexuais em Los Angeles com pneumonia por *Pneumocystis carinii* (agora *P. jiroveci*) (PCP). Um relato subseqüente apresentou 26 homens homossexuais de Nova York e San Francisco com sarcoma de Kaposi (SK). Quatro destes pacientes também tinham PCP. Relatos de casos de uma síndrome semelhante de depleção de linfócitos T auxiliares (*i. e.*, linfócitos CD4-positivos) começaram a aparecer em usuários de drogas intravenosas (IV). Conseqüentemente, a AIDS tornou-se conhecida como uma doença principalmente de homens homossexuais e usuários de drogas IV. Não levou muito tempo para que hemofílicos, que anteriormente tinham recebido transfusões de sangue, fossem diagnosticados com AIDS e subseqüentemente acrescentados a esta população "de risco". Bastante cedo na sua história conhecida, surgiram especulações sobre a transmissão do vírus da AIDS ser mediado através do contato sexual ou através do contato com sangue infectado. Em 1984, Jay Levy isolou o vírus da AIDS e o denominou retrovírus associado com a AIDS (ARV). Em 1986, o Comitê Internacional sobre Taxonomia de Vírus adotou a designação de vírus de imunodeficiência humana (HIV) para este vírus.

Embora a AIDS não fosse reconhecida como uma entidade clínica até 1981, os pesquisadores confirmaram a presença do HIV em tecido e amostras de soro de um menino de 15 anos de St. Louis que, em 1968, fora hospitalizado e subseqüentemente morrera de SK disseminado agressivo (1). Assim, especula-se que algumas pessoas nos Estados Unidos foram infectadas com HIV já nos 1960 ou antes. Agora, mais de 20 anos depois de ter sido descoberto pela primeira vez, o co-

nhecimento do HIV e da AIDS é amplamente difundido dentro da população americana. Os cientistas fizeram progresso imenso na compreensão do HIV, seu ciclo de vida e sua transmissão. Conseqüentemente, o diagnóstico e o tratamento da infecção pelo HIV avançaram. Existe conhecimento amplo mesmo entre a população geral de que a AIDS não é exclusivamente uma doença de homossexuais, abusadores de drogas IV e hemofílicos. A demografia daqueles infectados com HIV está mudando dramaticamente. Os Centros de Controle e Prevenção de Doenças (CDC) relata que em 2003, estima-se que 43.171 novos diagnósticos de AIDS foram feitos nos Estados Unidos. Isto compreendeu 31.614 adolescentes e adultos masculinos e 11.498 femininos; 59 casos de AIDS foram estimados em crianças com menos de 13 anos. Avalia-se que, apenas nos Estados Unidos, quase 1 milhão de pessoas foram diagnosticadas com AIDS.

As características demográficas dos primeiros casos relatados aos CDC entre 1981 e 1987 diferem significativamente das características dos casos relatados agora, duas décadas mais tarde. A prevalência da epidemia aumentou significativamente nas populações não brancas, mulheres e heterossexuais. A proporção de novos casos em brancos não hispânicos diminuiu de 60% em 1981 para 28% em 2001. Em contraposição, os novos casos em afro-americanos aumentaram de 25% em 1981 para 50% em 2001. A proporção de casos hispânicos aumentou de 14% para 20% durante esse período de tempo. Estas são estatísticas alarmantes, considerando-se que os afro-americanos e hispânicos compõem apenas 12,3% e 12,5% da população dos Estados Unidos, respectivamente. Grande preocupação é a observação de que as mulheres afro-americanas agora representam a população de mais rápido crescimento com novos diagnósticos de AIDS. Elas são diagnosticadas a uma taxa 23 vezes maior que mulheres brancas. Os homens afro-americanos têm uma taxa 9 vezes maior de diagnóstico que os homens brancos. Em 2000, HIV/AIDS estavam entre as

[†]Falecido.

três principais causas de morte de homens afro-americanos das idades 25 a 54 e mulheres afro-americanas das idades 35 a 44.

Embora raça e etnia não sejam elas próprias fatores de risco independentes, está proposto que diversos outros fatores contribuem para a prevalência de HIV/AIDS nestas populações. Entre estes estão a pobreza, negação, abuso de droga e a prevalência de outras doenças sexualmente transmissíveis (DSTs). Quase um em quatro afro-americanos vive na pobreza. Os estudos mostraram uma relação direta entre incidência mais alta de AIDS e renda mais baixa (2). A respeito da negação, os estudos mostram que um número importante de homens afro-americanos que fazem sexo com homens identificam-se como heterossexuais, aumentando desse modo o risco de exporem suas parceiras mulheres que não suspeitam disso (3,4). Embora o uso de droga injetável seja o segundo mecanismo mais comum de infecção HIV em afro-americanos, os usuários de substância casuais e crônicos tendem mais a praticar comportamentos de alto risco quando estão sob a influência de drogas ou álcool. Finalmente, por muitas das razões indicadas, os afro-americanos têm as mais altas taxas de DST na nação.

Claramente a AIDS é uma epidemia de evolução e disseminação rápida. Compreender a epidemiologia e a transmissão do HIV, em combinação com a educação generalizada na comunidade acerca da prevenção da infecção, permanece sendo o sustentáculo da limitação da epidemia. Embora muito tenha sido aprendido sobre o ciclo de vida e a infectividade do HIV e apesar da disponibilidade de esquemas eficazes de tratamento em certos países, os pesquisadores ainda são desafiados pela desanimadora tarefa de encontrar uma cura para esta complicada entidade patológica.

VIROLOGIA DO VÍRUS DA IMUNODEFICIÊNCIA HUMANA

O vírus HIV tem como seu material genético uma molécula de RNA com 9 quilobases de comprimento. Como tal, é classificado como um retrovírus. Ele contém o RNA de nove genes diferentes que codificam mais de nove proteínas. Estas proteínas são classificadas como (a) proteínas estruturais principais (i. e., Gag, Pol e Env), (b) proteínas reguladoras (i. e., Tat e Rev), e (c) proteínas acessórias (i. e., Vpu, Vpr, Vif e Nef) (5). Uma discussão das funções de cada uma destas proteínas está além dos objetivos desta revisão. Entretanto, em certos casos, uma elaboração dos seus papéis na replicação/transmissão do HIV e no desenvolvimento de drogas anti-retrovirais é apropriada.

A partícula do vírus possui uma bicamada lipídica externa com proteínas estruturais distintas, chamada Env, salientando-se da sua superfície. A proteína Env medeia a ligação às células-alvos que expressam receptor ao vírion, CD4, encontrado em altas concentrações nos linfócitos T auxiliares (6). Env compreende dois componentes diferentes, gp41 e gp120. O componente gp120 permite ao vírus ligar-se com suas células hospedeiras apropriadas, enquanto a parte de transporte transmembrânico, gp41, facilita a fusão das membranas viral e celular, desse modo possibilitando a entrega dos componentes virais para dentro do citoplasma da célula recém-infectada (7). Outros domínios dentro do gp120 (i. e., a alça V3) demonstraram interagir com co-receptores ao HIV, receptores quimiocinas chamados CXCR4 e CCR5 (8,9). Estes domínios são os principais alvos para os anticorpos que previnem a infectividade pelo HIV (10).

Uma vez dentro da célula, o vírion é desencapado, e o complexo de transcrição reversa viral é liberado da membrana plasmática (11). O RNA viral é então reversamente transcrito para o cDNA bifilamentar pelo produto do gene Pol, a transcriptase reversa. O cDNA recém-transcrito combina-se com integrase (outro produto de clivagem da poliproteína Pol), matriz (um produto de clivagem da poliproteína Gag), a transcriptase reversa, e várias outras proteínas para formar um complexo pré-integração (PIC). Este complexo migra na direção do núcleo ao longo da rede microtubular da célula. Integrase, matriz e Vpr são todos considerados como servindo de instrumentos para facilitar a penetração nuclear do cDNA viral (12–14). Está proposto que os múltiplos sinais de "pontaria" nuclear dentro do PIC funcionam cooperativamente ou podem mesmo desempenhar papéis independentes únicos, dependendo do tipo de célula-alvo.

No interior do núcleo, a integrase medeia a integração do DNA viral bifilamentar para dentro do cromossoma do hospedeiro. Integração eficaz e reparação do local da integração exigem o auxílio de diversas proteínas do hospedeiro. Depois da integração bem-sucedida, a infecção pode assumir formas transcricionalmente latente e ativa. Embora o DNA viral não seja replicado durante a latência transcricional, o DNA viral é preservado dos potentes efeitos das terapias anti-virais havendo uma resposta imune vigorosa. Este é um mecanismo pelo qual o vírus escapa à erradicação do corpo.

Quando o DNA viral está transcricionalmente ativo, mais de uma dúzia de transcritos virais que codificam as proteínas estruturais, enzimáticas e acessórias necessárias para a montagem de vírions completamente infecciosos são transcritas. Um desses transcritos codifica uma proteína acessória chamada Nef. Nef prejudica as respostas imunológicas ao HIV por vários mecanismos. Ela reduz a expressão de determinantes do complexo principal de histocompatibilidade (MHC) I na superfície da célula infectada, permitindo que as células infectadas escapem do reconhecimento e da matança pelas células T citotóxicas. Além disso, ela induz apoptose nas células T citotóxicas enquanto inibe apoptose na célula hospedeira infectada. Ao prolongar a vida das células infectadas e incapacitar as células T citotóxicas, a Nef otimiza a replicação viral. Na ausência da Nef, macacos e humanos infectados com HIV progridem mais lentamente para o desenvolvimento da AIDS (15,16). As partículas de HIV-1 produzidas na presença de Nef podem ser até 10 vezes mais infecciosas que os vírions produzidos na sua ausência, o que realça sua importância na infecciosidade do HIV. Embora as ações da Nef ocorram em um nível pós-transcricional, ela claramente permanece sendo um alvo atraente para terapia.

Similarmente à Nef, outras proteínas modificam pós-transcricionalmente o ambiente celular para promover sobrevida e replicação das células infectadas. Diversas destas proteínas participam na montagem de novas partículas virais na membrana plasmática, um processo necessário para a atividade infecciosa continuada do vírus. Depois de ser completamente montado na membrana plasmática, o vírion brota da membrana plasmática, produzindo vírions com membranas ricas em colesterol. Esta composição lipídica provavelmente promove a liberação, estabilidade e fusão dos vírions com a célula-alvo subseqüente. A Figura 19.1 demonstra o ciclo celular do vírus HIV.

ALVOS TERAPÊUTICOS NO VÍRUS DA IMUNODEFICIÊNCIA HUMANA

Há mais de duas décadas o HIV foi identificado pela primeira vez. O conhecimento do ciclo de vida do HIV, da sua replicação e da sua transmissão contribuiu significativamente para o desenvolvimento de medicações

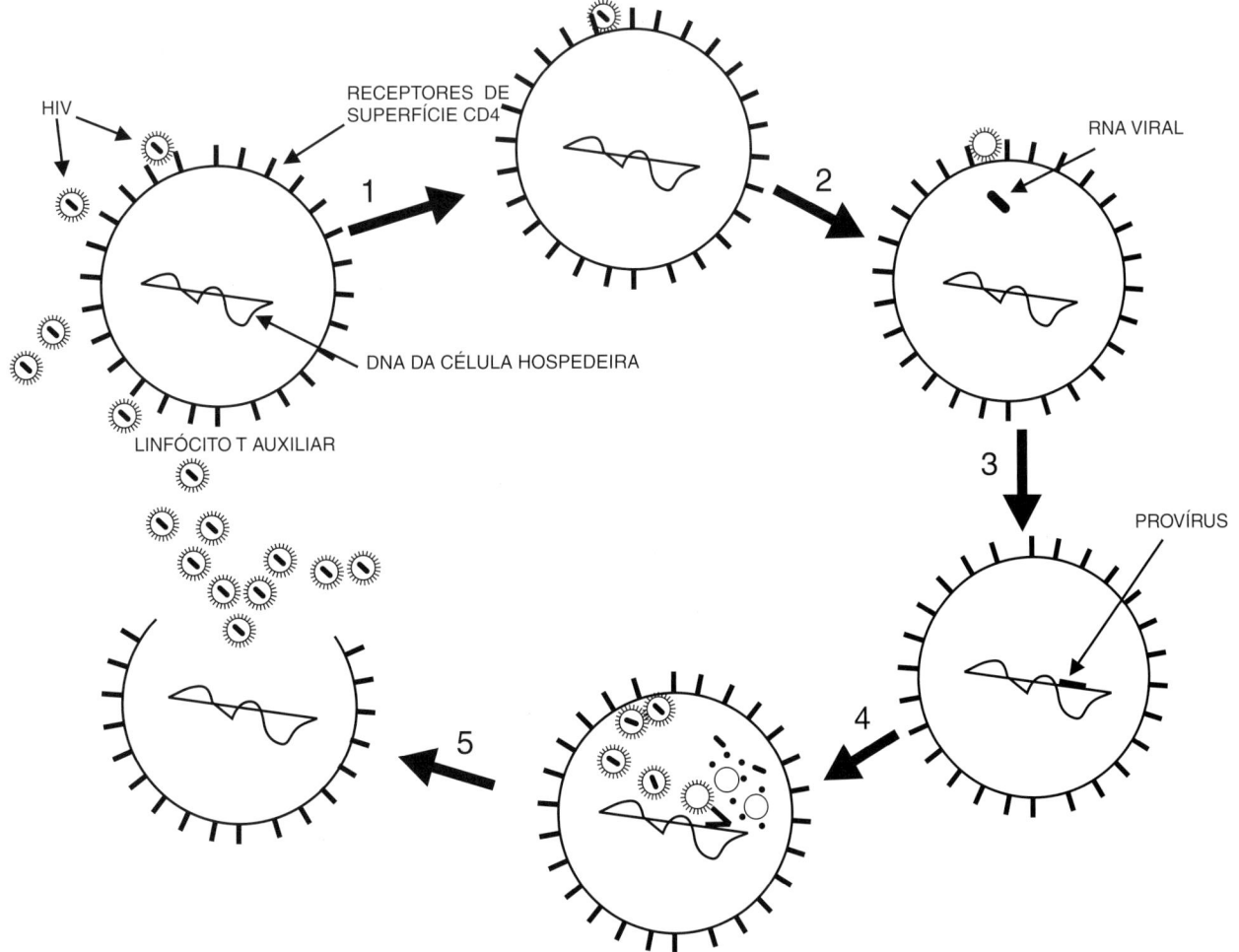

Figura 19.1

Ciclo vital do vírus da imunodeficiência humana (HIV). Passo 1: Partículas HIV livres ligam-se a receptores CD4 na superfície do linfócito T auxiliar. Passo 2: O centro de RNA viral é injetado para dentro da célula hospedeira. Passo 3: Depois da conversão do RNA viral em DNA usando enzima viral transcriptase reversa, o DNA migra para o núcleo da célula hospedeira para ser incorporado no genoma do hospedeiro (provírus). Passo 4: Depois de um período latente variável, o provírus começa a dirigir a síntese de novas partículas HIV. Passo 5: Partículas HIV livres são liberadas depois da lise celular.

anti-retrovirais. Estes avanços transformaram uma doença quase uniformemente fatal em uma condição crônica, quando a terapia é apropriadamente administrada. As quatro classes principais de drogas anti-retrovirais atualmente em uso são inibidores da transcriptase reversa (NRTIs) nucleosídeos, inibidores da transcriptase reversa não-nucleosídeos (NNRTIs), inibidores de protease (PIs) e inibidores da fusão. Os inibidores da transcriptase reversa (*i. e.*, NNRTIs e NRTIs) funcionam bloqueando a transcrição reversa do RNA viral para o DNA, assim impedindo a integração bem-sucedida e a expressão dos produtos dos genes virais. A principal diferença entre os dois tipos de inibidores é que os análogos nucleosídicos funcionam imitando os nucleosídeos que ocorrem naturalmente — adenosina, guanina, timidina e citidina. A transcriptase reversa é incapaz de distinguir o nucleosídeo natural do análogo e por essa razão usa a droga para síntese do DNA. A incorporação da droga impede a adição de mais nucleotídeos, e o DNA em extensão completa não é produzido. Os NNRTIs funcionam ligando-se à transcriptase reversa e inibindo suas ações.

Os inibidores de proteases impedem a clivagem bem-sucedida de múltiplas proteínas virais para darem suas formas funcionais, ligando-se ao local ativo na enzima protease viral. Finalmente, os inibidores da fusão, a mais nova classe de drogas anti-HIV, impedem o HIV de entrar nas células-alvos. Estas drogas ligam-se ao invólucro de proteína gp41 do HIV, que, conforme discutido anteriormente, está envolvido na entrada viral para dentro da célula-alvo.

Embora as mais antigas drogas anti-retrovirais sejam eficazes, elas freqüentemente são associadas a administrações posológicas complexas, reações adversas importantes, múltiplas restrições de alimentos e medicamentos, e crescente resistência à droga. Novos agentes anti-retrovirais, combinações e esquemas de administração estão sendo desenvolvidos para lidar com estes fatores que contribuem para falhas de tratamento. Exemplos destas novas drogas incluem: o NRTI entricitabina; o NNRTI capravirina; os PIs tipranavir e atazanavir; e o inibidor da fusão enfurtivida. Paredes *et al.* (17) oferecem uma excelente revisão de diversas abordagens novas ao tratamento do HIV.

CLASSIFICAÇÃO E EVOLUÇÃO CLÍNICA DO VÍRUS DA IMUNODEFICIÊNCIA HUMANA/SÍNDROME DE IMUNODEFICIÊNCIA ADQUIRIDA

A imunodeficiência que resulta da infecção HIV é devida à perda dos linfócitos T auxiliares. Uma vez que estas células desempenham um papel importante no sistema imune mediado por células, os pacientes HIV-infectados são suscetíveis a infecções oportunistas de origem viral, bacteriana, protozoótica e micobacteriana e são propensos a ter malignidades não-usuais. À medida que a população de linfócitos T auxiliares diminui gradualmente, a morbidade e a mortalidade da doença aumentam. Em virtude desta associação notável, a contagem absoluta de linfócitos T auxiliares (contagem de CD4), um teste amplamente disponível, é comumente usado como marcador quantitativo do estádio da doença HIV. A contagem normal de CD4 é geralmente bem acima de 1.000; entretanto, os pacientes HIV-infectados exibem uma contagem firmemente decrescente. Contagens abaixo de 200 associam-se ao nível de imunossupressão que possibilita as manifestações clínicas classicamente usadas para definir AIDS. Os clínicos freqüentemente usam a contagem de CD4 para determinar a necessidade de vários esquemas terapêuticos e profiláticos.

Os CDC estabeleceram critérios específicos para definir e estadiar a AIDS. Em 1982, a AIDS era definida pela presença de uma ou várias infecções oportunistas (p. ex., pneumonia por *P. carinii*, toxoplasmose, *Cryptococcus*) ou malignidades [p. ex., SK, linfoma não-Hodgkin (LNH)] em pacientes sem nenhuma outra causa definida para imunossupressão. Em 1987, esta definição foi alargada para incluir outras condições não-infecciosas, não-cancerosas, HIV-associadas tais como complexo AIDS demência e síndrome de emagrecimento de AIDS. O uso destes critérios clínicos mais abrangentes para definir AIDS ainda excluía muitos pacientes com função imune gravemente diminuída. Em 1993, os CDC modificaram ainda mais sua definição de AIDS para incluir todos os pacientes HIV-infectados com contagem de CD4 menor que 200.

Embora em apenas 50% dos pacientes soropositivos a AIDS apareça alguma manifestação clínica dentro dos 10 anos após a infecção HIV inicial, a sobrevida média após o diagnóstico da AIDS é muito mais curta. Em 1987, a sobrevida média era 24 meses. Isto aumentou para 53 meses em 1993. Em 1996, a terapia de combinação que incluiu o uso de inibidores de proteases foi amplamente adotada. Um declínio acentuado no número de mortes relacionadas com a AIDS ocorreu nos anos que se seguiram. Em 1996, 38.780 mortes relacionadas com AIDS foram observadas. Isto diminuiu para 14.499 em 2000. Este declínio foi em grande parte atribuído ao uso de esquemas medicamentosos com múltiplas drogas, embora seja também devido em parte ao máximo das taxas de incidência nos meados dos anos 1980. Em 2003, 18.017 pessoas morreram de AIDS.

A maioria dos pacientes HIV-infectados constrói uma substancial resposta de anticorpos. Entretanto, esta resposta não confere proteção duradoura contra os efeitos do vírus. Os anticorpos são produzidos principalmente contra os componentes de glicoproteína do envoltório externo, regiões que são altamente variáveis e sujeitas a um alto índice de mutação genética. Isto tem sido um obstáculo importante ao desenvolvimento de vacinas eficazes contra HIV. A outra razão principal pela qual as vacinas para HIV podem ser ineficazes na prevenção de infecções é que as vacinas visam principalmente a neutralizar partículas de vírus livres. A evidência sugere que a infecção pelo HIV pode ocorrer pela transmissão do HIV de célula a célula, assim se desviando dos efeitos dos anticorpos neutralizadores. Apesar destes obstáculos, os pesquisadores continuam a trabalhar no sentido de desenvolver vacinas para prevenir a transmissão do HIV ou para aumentar a resposta imune em pacientes já infectados.

Manifestações Clínicas

A infecção inicial ou primária pelo HIV é muitas vezes acompanhada por sinais e sintomas de uma infecção viral aguda. Sintomas são comumente observados dentro de dias a semanas após a exposição inicial e a infecção. Freqüentemente, indivíduos recém-infectados relatam uma história de enfermidade viral para a qual muitos procuraram atenção médica. Os sinais e sintomas de apresentação mais comuns incluem febre, fadiga, erupção cutânea e cefaléia. Outros sinais ou sintomas comuns incluem linfadenopatia; faringite; mialgia; artralgia, dor retroorbitária; perda de peso; depressão; desarranjo gastrointestinal caracterizado por náusea, vômito ou diarréia, suores noturnos e úlceras orais. Em um pequeno número de casos, candidíase oral e ulceração do trato genital ou ânus ocorre como sintoma de apresentação.

Durante toda a progressão natural da doença HIV, cada nova fase produz certos tipos de manifestações. Durante os estádios iniciais da infecção, quando a contagem de CD4 está decrescendo gradualmente, os pacientes experimentam mais freqüentemente infecções virais, bacterianas e candidais. À medida que a contagem de CD4 atinge menos de 200 e a AIDS desenvolve-se completamente, a ocorrência de neoplasias HIV-associadas começa a predominar. Uma vez que quase 50% de todos os pacientes com problemas HIV-relacionados têm condições patológicas na cabeça e no pescoço, os otorrinolaringologistas devem estar prontos para reconhecer e tratar estes pacientes.

Dermatológicas

A prevalência de anormalidades cutâneas nas pessoas infectadas com HIV aproxima-se de 100%. Embora algumas das condições sejam virtualmente patognomônicas de doença HIV (*i. e.*, SK), outras representam condições que afetam similarmente indivíduos não-infectados. Entretanto, os pacientes HIV-infectados freqüentemente têm várias condições cutâneas simultâneas ou seqüenciais que são associadas a um curso clínico progressivamente mais intransigente. Esse curso deve provocar o clínico para suspeitar de infecção HIV subjacente. Além disso, algumas anormalidades cutâneas são marcadores específicos do estádio da doença HIV, e outras anormalidades cutâneas preexistentes podem piorar à medida que a doença HIV progride.

Staphylococcus aureus é a mais comum infecção bacteriana cutânea em pessoas com doença HIV. A infecção pode ocorrer antes de quaisquer outros sinais ou sintomas de infecção HIV. Ela pode manifestar-se sob a forma de impetigo bolhoso, ectima, foliculite, placas semelhantes a hidradenite, abscessos, celulite e piomiosite. O tratamento da infecção estafilocócica cutânea é determinada pela profundidade da infecção. Lesões muito superficiais, como impetigo bolhoso, muitas vezes respondem a uma série curta de um antibiótico antiestafilocócico, como dicloxacilina (500 mg dados oralmente 4 vezes ao dia). Lesões mais profundas podem exigir séries de tratamento durante vários meses. Combinações de antibióticos, especialmente uma penicilina resistente a penicilinase ou cefalosporina de primeira geração mais rifampicina, freqüentemente são necessárias para remover a infecção. Antibióticos tópicos (soluções de clindamicina 1% ou eritromicina 2%), aplicados duas vezes ao dia, também podem ser usados em áreas cronicamente infectadas. O tratamento de abscessos loculados envolve incisão e drenagem.

Angiomatose bacilar, ou infecção por *Bartonella*, é uma doença oportunista causada pelas duas bactérias, *B. henselae* (também encontrada na doença da arranhadura do gato) e *B. quintana* (18). O aspecto das lesões cutâneas assemelha-se a um granuloma piogênico (*i. e.*, pápulas ou nódulos protuberantes, carnudos, friáveis). Elas freqüentemente são erroneamente diagnosticadas como tumores vasculares ou SK. As lesões são caracterizadas por proliferação vascular e infiltração de neutrófilos. O diagnóstico é feito pela identificação das bactérias causadoras usando-se coloração pela prata ou microscopia eletrônica. Embora seja considerada principalmente uma infecção cutânea, foram identificadas lesões conjuntivais e na mucosa respiratória. Lesões viscerais também foram identificadas e podem ser tão comuns quanto a lesão cutânea. Infecção por *Bartonella* é tratada com sucesso com eritromicina ou doxiciclina. As lesões cutâneas geralmente se resolvem em 3 a 4 semanas, mas a terapia deve continuar durante pelo menos 8 semanas. Os pacientes com doença visceral documentada devem receber pelo menos 4 meses de terapia.

À medida que a contagem de CD4 dos pacientes HIV-infectados diminui, a incidência de infecções fúngicas e virais da pele aumenta. A resposta clínica à terapia médica também diminui, muitas vezes necessitando tratamento prolongado com medicações mais potentes. *Molluscum contagiosum* é extremamente comum em pacientes com doença HIV sintomática. Estas pápulas umbilicadas aperoladas comumente medem 2 a 5 mm e muitas vezes têm uma predileção pelas pálpebras. Elas ocasionalmente podem crescer até ficarem muito grandes, formando corpos de *molluscum* gigantes e freqüentemente exigindo excisão ou criocirurgia. Histoplasmose cutânea e lesões por *Cryptococcus* também foram descritas em pacientes com AIDS mas são extremamente incomuns. *Cryptococcus* cutâneo em pacientes com AIDS quase sempre indica infecção sistêmica e deve desencadear uma busca de criptococose pulmonar ou no sistema nervoso central (SNC).

Durante as fases mais tardias de doença HIV, em até 83% dos pacientes desenvolve-se dermatite seborréica extensa, muitas vezes comprometendo a face e o couro cabeludo. Embora este processo possa aparecer em uma variedade de maneiras, predominam as formas inflamatória e hiperceratótica. Outras dermatoses hiperproliferativas também foram associadas à AIDS; entretanto, as alterações cutâneas fisiopatológicas que promovem estas condições não estão claras.

Infecções por herpes-zóster com a distribuição dermatomal típica da síndrome de Ramsay Hunt foram relatadas em até 16% dos pacientes com AIDS. Os sintomas tendem a ser mais graves nestes pacientes e a resposta à terapia médica menos previsível. Paralisias permanentes de nervos cranianos ocasionalmente são inevitáveis e doença disseminada (catapora primária) também foi descrita. As lesões podem ocasionalmente persistir durante até 10 meses. Embora o tratamento para herpes-zóster inclua aciclovir e analgésicos, o uso de esteróides sistêmicos, especialmente com comprometimento do nervo facial, permanece controverso nestes pacientes imunossuprimidos.

Sarcoma idiopático múltiplo da pele, mais bem conhecido como sarcoma de Kaposi, é a neoplasia mais comum associada à AIDS. Originalmente uma doença rara nos Estados Unidos, tornou-se um dos achados mais comuns em pacientes com AIDS. Nem todos os pacientes com AIDS são igualmente afetados pelo SK. Embora 43% dos pacientes com AIDS homossexuais e bissexuais tenham SK, apenas 4% dos viciados em drogas intravenosas e essencialmente nenhum hemofílico com AIDS tem evidência desta neoplasia. Diferentemente da forma tradicional, o SK associado à AIDS pode ser muito agressivo, freqüentemente aparecendo na face, no pescoço, no tronco superior e nas extremidades inferiores, bem como nas mucosas oral e faríngea. SK também pode aparecer como massas cervicais secundárias à infiltração nos linfonodos. A lesão típica do sarcoma de Kaposi é purpúrea e ligeiramente elevada ou nodular. Estas lesões geralmente produzem mínimos sintomas a não ser que se ulcerem ou sejam infectados secundariamente ou causem problemas funcionais como obstrução da via aérea. A Figura 19.2 demonstra o aspecto histológico típico do SK.

As notáveis diferenças nas taxas de incidência entre diferentes populações infectadas pelo HIV sempre introduziram a intrigante possibilidade de que um segundo agente infeccioso possa ser responsável pelo SK. Chang, Moore *et al.* (19) identificaram dois pequenos fragmentos de DNA que estavam reprodutivelmente presentes em espécimes de SK de AIDS mas

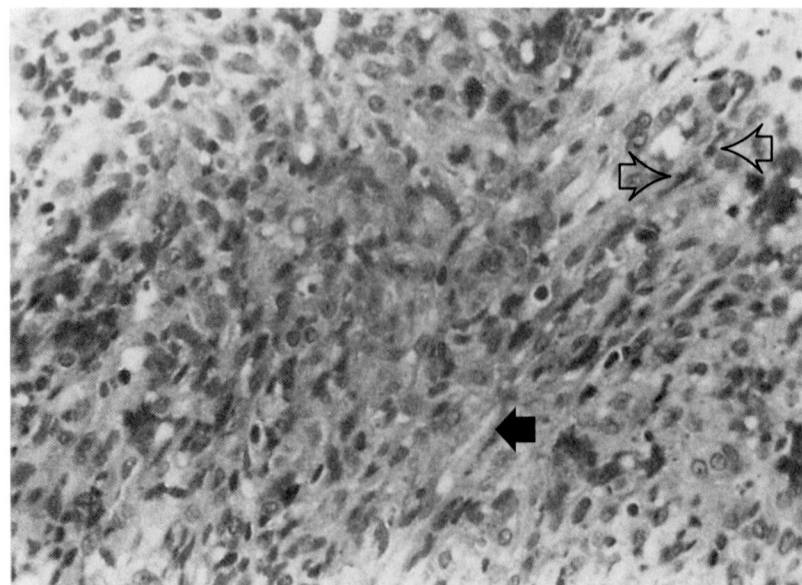

Figura 19.2

Esta fotomicrografia demonstra os achados histopatológicos do sarcoma de Kaposi da língua. Observar a proliferação de células fusiformes submucosas (*setas abertas*) rodeando canais vasculares em forma de fendas (*setas sólidas*) com eritrócitos extravasados.

não na maioria dos tecidos não-SK. Estes dois fragmentos revelaram homologia com dois γ-herpesvírus (linfotrópicos) conhecidos e foram derivados de um novo genoma de herpesvírus (19). Herpesvírus humano-8 (HHV-8) foi subseqüentemente identificado como fortemente associado ao SK relacionado com AIDS e não relacionado com AIDS. Curiosamente, uma associação entre HHV-8 e doença de Castleman multicêntrica (MCD) é vista em pacientes infectados e não-infectados pelo HIV. MCD é uma doença linfoproliferativa complexa caracterizada por febre, adenopatia, esplenomegalia e interleucina-6 humana sérica elevada.

O tratamento do SK associado à AIDS é principalmente paliativo. Embora uma variedade de modalidades, incluindo radioterapia em baixa dosagem, quimioterapia e imunoterapia tenham sido usadas com algum sucesso, o tratamento de escolha permanece controverso. Embora a radioterapia com baixa dose seja particularmente eficaz para lesões dermatológicas, o SK na mucosa é mais resistente a esta terapia. Mucosite dolorosa associada à radioterapia ocorre com doses muito mais baixas de radiação em pacientes com AIDS, freqüentemente limitando o tratamento adicional. Os *lasers* de argônio e dióxido de carbono podem ser úteis para o controle local de algumas lesões e a terapia fotodinâmica ofereceu uma alternativa promissora para os pacientes com AIDS com SK oral. Uma técnica recentemente introduzida e freqüentemente muito eficaz para controlar lesões isoladas de SK é o uso da vimblastina intralesional (20). Esta técnica paliativa foi usada com sucesso para lesões em todo o trato aerodigestivo superior, incluindo a laringe. Na maioria dos pacientes com SK, a sobrevida é determinada pelas outras complicações infecciosas da AIDS e não pelo SK. Nas Tabelas 19.1 a 19.3 apresentamos um sumário do diagnóstico, do tratamento e das complicações das condições dermatológicas.

Otológicas

Condições dermatológicas primárias como SK e dermatite seborréica também podem ocorrer no meato acústico externo dos pacientes com AIDS. Estas condições muitas vezes se tornam sintomáticas quando está presente infecção secundária ou obstrução do meato. O tratamento é o mesmo que para condições dermatológicas semelhantes ocorrendo em outras localizações.

Infecção cutânea por *P. carinii* pode aparecer sob a forma de um cisto subcutâneo; também foi descrita causando obstrução do meato acústico externo. Com biopsia cirúrgica, o organismo é evidente dentro das células da lesão e a terapia clínica usualmente resulta em uma resolução clínica rápida.

Otite média serosa e aguda são as condições otológicas mais comuns vistas em pacientes infectados pelo HIV. Isto é particularmente verdadeiro em pacientes pediátricos, nos quais a disfunção da tuba auditiva, típica deste grupo etário, combinada com imunidade celular deprimida, aumenta a suscetibilidade à infecção. Em adultos, disfunção da tuba auditiva resultando de hipertrofia linfóide nasofaríngea, um achado comum em adultos HIV-infectados, também contribui para doença da orelha média. Embora os patógenos usuais da orelha média sejam semelhantes em pacientes HIV-infectados e não HIV-infectados, infecções por organismos incomuns podem ocorrer. Otite média aguda ou crônica por *Staphylococcus* e *Pseudomonas* é mais comum nestes pacientes, e *P. carinii* e *Candida* foram cultivados de aspirados da orelha média de pacientes com AIDS com otite média. Timpanocentese freqüentemente é útil para identificar patógenos da orelha média, especialmente nos estádios mais tardios da AIDS quando infecções oportunistas apareceram em outras localizações. Culturas micobacterianas e fúngicas e culturas bacterianas de rotina devem ser obtidas para que o tratamento clínico possa ser dirigido para o organismo patológico correto. Uma avaliação cuidadosa da nasofaringe deve também ser efetuada para identificar processos neoplásicos como SK ou LNH em adultos com disfunção da tuba auditiva.

Perda auditiva neurossensorial branda a moderada é muitas vezes relatada em pacientes HIV-infectados. Embora a etiologia desta perda não esteja clara,

TABELA 19.1 DIAGNÓSTICO
CONDIÇÕES DERMATOLÓGICAS

Molluscum contagiosum	Pápulas umbilicadas peroladas; usualmente 2-5 mm, ocasionalmente gigantes; predileção pelas pálpebras
Angiomatose bacilar	Nódulos subcutâneos ou pápulas friáveis; comprometimento de múltiplos órgãos; culturas negativas; aspecto histopatológico clássico
Cryptococcus cutâneo	Lesões pustulosas ou granulomatosas; identificação por histopatologia ou cultura
Herpes-zóster	Distribuição dermatomal típica; culturas podem ser úteis
Dermatite seborréica	Placas ou áreas escamosas brancas com ou sem eritema e inflamação
Sarcoma de Kaposi	Lesões cutâneas papulares violáceas ou ulceradas, freqüentemente múltiplas; podem ser associadas a adenopatia e lesões mucosas

TABELA 19.2 — TRATAMENTO
CONDIÇÕES DERMATOLÓGICAS

Molluscum contagiosum	Excisão cirúrgica, curetagem ou crioterapia
Angiomatose bacilar	Eritromicina, 500 mg 4 vezes ao dia, ou rifampicina, 600 mg por dia
Cryptococcus cutâneo	Pesquisar infecção sistêmica e tratar sistemicamente com anfotericina B e/ou flucitosina
Herpes-zóster	Aciclovir oral, 800 mg 5 vezes/dia; analgésicos
Dermatite seborréica	Creme de hidrocortisona; creme de cetoconazol
Sarcoma de Kaposi	Radioterapia em baixa posologia, quimioterapia sistêmica (vincristina ou vimblastina), ou intralesional (vimblastina)

uma infecção viral do SNC ou do nervo auditivo periférico é suspeitada. Embora as latências aumentadas encontradas na testagem auditiva do tronco cerebral sugiram desmielinização central compatível com essa infecção, outras causas possíveis como antibióticos ototóxicos, outras infecções do SNC e neoplasias devem sempre ser consideradas.

Um relatório recente assinalou que quanto mais imunocomprometido o estado de um paciente, mais avançada foi o estádio da doença otológica à apresentação. Quando intervenção cirúrgica é necessária, os riscos devem ser ponderados com relação ao potencial de melhora, de modo bem parecido com o caso de um diabético grave, porque a incidência de complicações é mais alta. A maioria dos pacientes nesta série tolerou satisfatoriamente a mastoidectomia (21).

Nariz e Seios Paranasais

Como na maioria das áreas anatômicas da cabeça e do pescoço, o nariz e a nasofaringe também podem ser sede de lesões herpéticas, SK e LNH. Úlceras herpéticas gigantes podem estender-se desde o vestíbulo nasal por sobre a pele facial adjacente e são freqüentemente resistentes a agentes antivirais orais. SK e LNH geralmente resultam em obstrução nasal e ocasionalmente comprometem os seios paranasais e a nasofaringe.

Queixas de obstrução nasal e rinorréia pós-nasal espessa são muito comuns em pacientes infectados pelo HIV, e sinusite recorrente e crônica muitas vezes desenvolve-se apesar da terapia clínica. Infecção viral ou bacteriana persistente de baixo grau do complexo ostiomeatal ou edema secundário à resposta alérgica ativa da mucosa nasal podem contribuir para esta predileção pela infecção dos seios paranasais.

Sinusite crônica é um problema comum à medida que a função imune diminui. Embora muitos organismos incomuns tenham sido descritos, os patógenos bacterianos usuais que causam sinusite crônica relacionada com HIV incluem *Staphylococcus* sp., *Streptococcus pneumoniae*, *Haemophilus influenzae* e bactérias anaeróbicas. *Pseudomonas aeruginosa* também foi incriminado em até 20% do paciente com sinusite crônica relacionada com HIV (22). Como este organismo deve ser incluído ao planejar terapia antibiótica empírica, a combinação de ciprofloxacina e clindamicina pode fornecer cobertura apropriada até que culturas possam ser obtidas.

Em pacientes com sintomas sinusais persistentes e uma contagem de CD4 de menos de 200, patógenos incomuns devem ser considerados e obtida uma cultura. Estes pacientes freqüentemente respondem à drenagem cirúrgica, embora a maioria continue a ter alguns sintomas nasais pós-operatórios. Para indivíduos com dor desproporcional aos achados de exame e de radiografia, apesar de tomarem antibióticos empíricos, o clínico deve considerar a possibilidade de sinusite fúngica invasiva. Diagnóstico definitivo desta infecção devastadora exige exame do tecido.

A prevalência aumentada da sinusite nos pacientes HIV-infectados não parece ser relacionada com hiper-

TABELA 19.3 — COMPLICAÇÕES
CONDIÇÕES DERMATOLÓGICAS

Molluscum contagiosum	Recorrência freqüente após tratamento; pode causar problemas funcionais se comprometendo extensamente sendo tratado em áreas nas pálpebras
Angiomatose bacilar	Se não reconhecida e tratada, pode ter comprometimento multissistêmico e possivelmente morte
Cryptococcus cutâneo	Meningite criptocócica associa-se a uma taxa de mortalidade de 30% mesmo quando tratada
Herpes-zóster	Muitas vezes produz paralisia permanente de nervos cranianos; doença sistêmica (principalmente varicela) associada a alta morbidade
Dermatite seborréica	Pode ser infectada secundariamente, em geral por *Staphylococcus*
Sarcoma de Kaposi	Infecção secundária produz sintomas graves; ocasionalmente causa obstrução da via aérea ou outros problemas funcionais

sensibilidade imediata relacionada com imunoglobulina E (IgE), mas em vez disso secundária a uma imunidade celular diminuída. Quando existe suspeita clínica de sinusite mas o exame endoscópico não é digno de nota, tomografia computadorizada constitui um adjunto valioso para estabelecer o diagnóstico.

Cavidade Oral e Faringe

A mais comum manifestação oral e orofaríngea da AIDS é a candidíase mucosa, ou sapinho. Embora esta infecção tipicamente seja vista inicialmente sob forma de lesões pseudomembranosas ou semelhantes a placas brancas, dolorosas ao contato, com uma superfície mucosa cruenta eritematosa subjacente, pode ser vista a menos típica forma atrófica ou hipertrófica crônica. O diagnóstico é facilmente confirmado com um esfregaço ao hidróxido de potássio (KOH) de raspados de uma lesão, revelando formas típicas de leveduras com brotamento ou hifas. Quando a candidíase é acompanhada por odinofagia grave, deve ser considerada a candidíase hipofaríngea ou esofágica. Se a terapia médica inicial não produzir melhora sintomática, um gole de bário ou esofagoscopia pode ajudar a estabelecer este diagnóstico. Antifúngicos sistêmicos como cetoconazol, fluconazol e anfotericina B freqüentemente são necessários nestes casos.

Úlceras herpéticas da mucosa oral são comuns nos pacientes HIV-infectados. Estas comumente começam como um pequeno grupo de vesículas extremamente dolorosas sobre a mucosa palatal, labial, bucal ou gengival e coalescem para formar grandes lesões ulcerativas medindo até vários centímetros. Estas úlceras de cura lenta geralmente respondem ao aciclovir; esteróides tópicos muitas vezes são úteis para controlar os sintomas locais. Úlceras aftosas gigantes, não de origem viral, também são vistas comumente. Embora normalmente difíceis de tratar, estas lesões podem responder à terapia esteróide tópica e, ocasionalmente, intralesional ou sistêmica.

A linfadenopatia cervical generalizada encontrada nos pacientes HIV-infectados também pode comprometer o tecido linfóide do anel de Waldeyer. Embora a hipertrofia adenotonsilar resultante seja geralmente assintomática, um caso foi relatado de obstrução da via aérea devido à hipertrofia tonsilar. O exame histopatológico revela hiperplasia folicular grave semelhante à vista na linfadenopatia cervical dos pacientes HIV-infectados (23).

A mucosa oral e orofaríngea é um local comum para SK. Diversamente das lesões dermatológicas, SK oral freqüentemente se ulcera ou torna-se infectado secundariamente, resultando em odinofagia ou disfagia severa. Em um estudo, 44% dos pacientes com SK dermatológico também tinham lesões submucosas do seu trato aerodigestivo superior. Em alguns casos raros, lesões de SK resultaram em obstrução da via aérea, exigindo intervenção de emergência. O tratamento do SK mucoso é semelhante àquele da variedade dermatológica e foi descrito anteriormente.

Lesões ulcerativas da língua e orofaringe, especialmente as tonsilas, também podem ser causadas por LNH. Este é a segunda neoplasia mais comum associado à AIDS. O LNH é muito mais agressivo e de alto grau nestes pacientes do que nas suas contrapartes não-HIV-infectadas. Locais extranodais são comprometidos em 89% dos pacientes, e 42% têm extensão ao SNC. O diagnóstico pode ser feito com biopsia da lesão. Tratamento com quimioterapia e, em alguns casos, radioterapia teve algum sucesso para controlar estes tumores, embora recorrências sejam comuns. Outras malignidades, como carcinoma de células escamosas e linfoma de Hodgkin, também foram raramente descritos nos pacientes com AIDS, mas a associação destes processos com a infecção HIV não está clara.

Leucoplasia pilosa é uma lesão branca, verticalmente corrugada que aparece ao longo do bordo lateral anterior da língua e ocorre quase exclusivamente em pacientes infectados com HIV. Esta condição provavelmente é causada pelo vírus de Epstein-Barr e constitui um indicador prognóstico confiável da AIDS. A probabilidade de desenvolver AIDS é 50% aos 16 meses e até 80% após 30 meses em pacientes com leucoplasia pilosa.

Doença periodontal agressiva é um achado inicial comum no paciente HIV-infectado. A gengivite ulcerativa necrosante associada pode ser muito dolorosa e resultar em acentuado recuo gengival. Antibióticos orais podem ser necessários para controlar a infecção aguda. Embora a higiene oral diligente, com freqüente uso de bochecho antibacteriano, possa minimizar a progressão e evitar complicações periodontais em alguns pacientes, este processo muitas vezes continua apesar destas medidas agressivas.

Um sumário do diagnóstico, tratamento e complicações das condições orais e faríngeas encontra-se apresentado nas Tabelas 19.4 a 19.6.

Laringe

Quando o paciente HIV-infectado é visto pela primeira vez com rouquidão, diversas etiologias além das causas típicas de rouquidão devem ser consideradas. Infecções fúngicas, virais e micobacterianas da laringe podem causar desconforto na garganta ou rouquidão se as pregas vocais forem comprometidas. Quando sintomas laríngeos persistirem, biopsia e cultura devem ser consideradas de modo a poder ser instituída terapia apropriada. SK e LNH também podem ocorrer na laringe e, quando associadas a sintomas obstrutivos, podem exigir intervenção cirúrgica (24).

TABELA 19.4 — DIAGNÓSTICO
CONDIÇÕES ORAIS E FARÍNGEAS

Candidíase oral	Placas pseudomembranosas com superfície mucosa inflamada vermelha subjacente; ou forma achatada, atrófica; esfregações com KOH diagnósticos
Estomatite herpética	Lesões ulceradas tipo "arrancadas" ocorrendo em qualquer superfície mucosa, porém muitas vezes em mucosa fixa; culturas virais diagnósticas
Úlceras aftosas	Geralmente isoladas, mas podem ser múltiplas; normalmente na superfície mucosa móvel; podem se tornar extremamente grandes "úlceras aftosas gigantes"
Leucoplasia pilosa	Espessamento esbranquiçado da mucosa no bordo lateral da língua; freqüentemente tem aparência corrugada; geralmente assintomática a não ser que superinfectada; vírus de Epstein-Barr presente no epitélio
Sarcoma de Kaposi	Lesões violáceas; pode ser plano ou nodular; predileção pelo palato duro; pode tornar-se ulcerado e secundariamente infectado; biopsia diagnóstica
Linfoma não-Hodgkin	Pode assumir qualquer aspecto: nodular, ulcerado; área do anel de Waldeyer freqüentemente comprometida; biopsia diagnóstica
Doença gengival e periodontal	Gengivite e doença periodontal ulcerativa e necrosante; responde pouco à terapia agressiva; perda de tecido gengival e periodontal

Pescoço

Doenças das glândulas salivares freqüentemente são encontradas em pacientes HIV-infectados. Xerostomia é uma queixa comum em pacientes com AIDS, e achados histopatológicos similares àqueles da síndrome de Sjögren foram descritos no tecido das glândulas salivares. Aumento parotídeo generalizado foi descrito em 30% das crianças HIV-infectadas e é causado por uma infiltração linfocítica do parênquima glandular. Em adultos, massas na parótida podem resultar das neoplasias parotídeas usuais, SK, LNH ou cistos linfoepiteliais. O diagnóstico pode ser rapidamente estabelecido com biopsia por aspiração com agulha fina. Os cistos linfoepiteliais em pacientes HIV-infectados, que foram bem descritos, geralmente comprometem a cauda da parótida e muitas vezes são bilaterais. Ao imageamento radiográfico, geralmente são multiloculados e contidos dentro da fáscia parotídea. Excisão cirúrgica apenas resulta muitas vezes em recorrência. A aspiração do conteúdo cístico pode proporcionar melhora sintomática temporária, mas a recorrência é quase universal. Esclerose com tetraciclina foi efetuada com algum sucesso, mas é necessário estudo adicional antes que esta terapia possa ser recomendada. A incidência de cistos de segunda fenda branquial também aumenta nos pacientes de AIDS. A fisiopatologia desta associação não está clara.

Em virtude da alta incidência de linfadenopatia palpável nos pacientes HIV-infectados, a avaliação de massas cervicais pode ser difícil. Experiência prévia com biopsia excisional de linfonodos cervicais revelou hiperplasia folicular na maioria dos casos. Apesar da incidência mais alta de LNH e SK nos pacientes de AIDS, linfadenopatia estável requer observação somente. A Tabela 19.7 mostra situações recomendadas nas quais biopsia aberta pode estar indicada para linfadenopatia cervical. Biopsia por aspiração com agulha fina pode muitas vezes fornecer informação valiosa sem a necessidade de biopsia aberta formal. Além de malignidades, o diagnóstico diferencial deve incluir infecções tuberculosas, micobactérias atípicas, histoplasmose, toxoplasmose e a doença da arranhadura do gato.

TABELA 19.5 — TRATAMENTO
CONDIÇÕES ORAIS E FARÍNGEAS

Candidíase oral	Antifúngicos tópicos: nistatina 3 v/dia ou clotrimazol; antifúngicos sistêmicos: cetoconazol, 200 mg 4 v/dia, ou fluconazol
Estomatite herpética	Aciclovir oral, 200 mg 5 vezes/dia; analgésicos tópicos
Úlceras aftosas	Analgésicos tópicos; esteróides tópicos em Oralbase; ocasionalmente esteróides intralesionais ou sistêmicos
Leucoplasia pilosa	Geralmente nenhum tratamento é necessário; tratar superinfecção por cândida quando presente; aciclovir pode ser benéfico
Sarcoma de Kaposi	Quimioterapia intralesional ou sistêmica; excisão paliativa cirúrgica ou a *laser*, radioterapia
Linfoma não-Hodgkin	Quimioterapia ou radioterapia
Doença gengival e periodontal	Higiene local agressiva, desbridamento do tecido gravemente comprometido, seguido por bochechos com povidona-iodo (Betadine) e clorexidina (Peridex); metronidazol oral (Flagyl) muitas vezes é um adjunto eficaz

TABELA 19.6 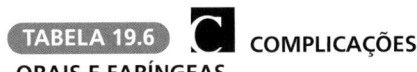 COMPLICAÇÕES ORAIS E FARÍNGEAS

Candidíase oral	Pode produzir sintomas locais graves; esofagite por *Candida* deve ser considerada se o paciente tiver disfagia ou odinofagia severas
Estomatite herpética	Recorrência freqüente; pode desenvolver resistência a drogas
Úlceras aftosas	Podem produzir sintomas debilitantes graves resultando em desequilíbrio nutricional
Leucoplasia pilosa	Geralmente assintomática
Sarcoma de Kaposi	Pode produzir sintomas locais quando ulcerado ou infectado; ocasionalmente causa obstrução da via aérea ou disfagia grave
Linfoma não-Hodgkin	Muitas vezes causa sintomas locais de obstrução ou dor; freqüente disseminação incluindo meningite linfomatosa
Doença gengival e periodontal	Muitas vezes não responde ao tratamento; pode produzir exposição e seqüestro ósseo alveolar; freqüente afrouxamento ou perda de dentes

Riscos Ocupacionais e Prevenção

O risco da transmissão ocupacional aos profissionais de saúde (PSs) permanece uma questão importante concernente ao tratamento dos pacientes HIV-infectados. Embora estes riscos tenham sido aceito de maneira geral como sendo relativamente pequenos, as conseqüências potencialmente fatais da infecção HIV são causa de grave preocupação. O maior risco de uma infecção HIV após uma exposição ocupacional é devido à exposição percutânea. Este risco fica em aproximadamente 0,3%, em comparação com um risco de 0,09% após exposição mucosa a líquidos orgânicos infectados. Casos de transmissão HIV após exposição sem contato com a pele foram documentados. Embora o risco médio de transmissão por esta via não tenha sido precisamente quantificado, estima-se que é menor que o risco de exposições a membranas mucosas (25). Similarmente, o risco de transmissão HIV após exposição a líquidos outros que não sangue infectado não foi quantificado mas provavelmente é consideravelmente mais baixo que para exposições sanguíneas.

Até junho de 2000, os CDC tinham recebido notificações voluntárias de 56 PSs nos Estados Unidos que tiveram soroconversão temporariamente associada a uma exposição ocupacional ao HIV. Adicionais 138 episódios ocorreram nos quais transmissões ocupacionais ao HIV são suspeitadas. Fatores que aumentam o risco de transmissão ocupacional foram identificados em um estudo retrospectivo de casos e controles. Dos PSs que tiveram exposição percutânea ao HIV, os riscos de infecção HIV foram considerados aumentados com a exposição a uma quantidade maior de sangue da pessoa-fonte. Isto é indicado por (a) um aparelho visivelmente contaminado com sangue do paciente; (b) um procedimento que envolveu a colocação de uma agulha diretamente em uma veia ou artéria, ou (c) uma lesão profunda e/ou ferimento com uma agulha oca. O risco também foi aumentado com exposição ao sangue de uma pessoa-fonte com doença terminal. Suspeita-se que isto reflita o título mais alto de HIV no sangue na evolução avançada da AIDS, entre outros fatores.

Embora baixo, o risco do HIV para os PSs é real. O risco cumulativo de infecção é uma função das taxas de soroprevalência em populações específicas de pacientes. A expansão contínua da epidemia de AIDS em todas as regiões dos Estados Unidos impõe um risco potencial a essencialmente todos os PSs. Os CDC portanto recomendam o uso de precauções universais ao tratar qualquer paciente, independentemente da condição conhecida ou desconhecida de HIV. Deve-se presumir que todo sangue de paciente é ou tem possibilidade de ser infectado pelo HIV ou outros patógenos transmitidos pelo sangue. Esta recomendação é pouco mais do que praticar medidas apropriadas de controle de infecção que de outro modo já devem fazer parte da prática otorrinolaringológica cotidiana. Essas práticas reduzem o risco não apenas da infecção HIV mas também da transmissão de outros patógenos transmitidos pelo sangue. Além disso, esta diretriz evita a necessidade da triagem do paciente quanto ao HIV, porque as precauções são aplicadas a todos os pacientes. As medidas específicas aplicáveis ao otorrinolaringologista estão na Tabela 19.8.

TABELA 19.7
INDICAÇÕES PARA BIOPSIA DE LINFONODO CERVICAL

- Sintomas constitucionais acentuados
- Linfadenopatia localizada
- Linfonodo isolado desproporcionalmente grande em paciente com linfadenopatia generalizada persistente
- Citopenia ou velocidade de hemossedimentação elevada ou ambas em paciente com avaliação negativa sob os demais aspectos
- Tranqüilização para o paciente (ou o médico) de um diagnóstico tecidual duvidoso

TABELA 19.8
PRECAUÇÕES UNIVERSAIS PARA O OTORRINOLARINGOLOGISTA

- Usar luvas durante exame no consultório (oral, nasal, laríngeo); luvas duplas durante procedimentos cirúrgicos é recomendado. Lavagem completa das mãos entre os pacientes também é importante
- Abster-se do tratamento do paciente se estiverem presentes lesões da pele ou dermatite exsudativa ou úmidas
- Proteger os olhos durante qualquer procedimento no qual possam ocorrer respingos (exame laríngeo e oral, endoscopia ou procedimentos cirúrgicos)
- Usar avental quando contaminação da roupa for prevista
- Evitar ferimento de picada de agulha pelo descarte adequado de agulhas e seringas; nunca recolocar tampa ou dobrar agulhas. Exercer manuseio cuidadoso de bisturis e outros itens afiados durante procedimentos cirúrgicos
- Descartar adequadamente materiais potencialmente contaminados (consultório e centro cirúrgico)
- Limpar e desinfetar de modo completo e cuidadoso todos os instrumentos (p. ex., espelhos laríngeos, espéculos nasais, fibroscópios)

Apesar do uso das precauções universais, é inevitável que exposições ocupacionais ocorrem. Os CDC por essa razão emitiram diretrizes orientando sobre o tratamento da exposição ocupacional ao HIV (Tabela 19.9).

Além de programas educacionais para informar os profissionais de saúde sobre os riscos e precauções, um sistema deve ser fácil e imediatamente disponível para prontamente iniciar a avaliação, aconselhamento e acompanhamento depois de exposições potenciais ao HIV. As diretrizes também dão ênfase a que a confidencialidade dos profissionais de saúde e do indivíduo-fonte seja mantida o tempo todo.

Quando uma exposição substancial ocorre a partir de uma fonte HIV-positiva, a recomendação atual dos CDC para profilaxia pós-exposição (PPE) inclui um esquema de 4 semanas com duas drogas [i. e., zidovudina (ZDV) e lamivudina (3TC); 3TC e estavudina (d4T); ou didanosina (ddI) e d4T] para a maioria das exposições ao HIV. Um esquema ampliado que inclui a adição de uma terceira droga é recomendado para exposições ao HIV que impõem um risco aumentado de transmissão. Quando o vírus do paciente é sabida ou suspeitadamente resistente a uma ou mais das drogas consideradas para o esquema de PPE, drogas às quais o vírus do paciente-fonte improvavelmente é resistente são recomendadas. Informação atualizada a respeito da quimioprofilaxia é disponível na Internet na *home page* dos CDC (http://www.cdc.gov).

Nosso conhecimento médico e compreensão da AIDS continuam a se expandir. Como resultado, a avaliação, o tratamento e o tratamento em longo prazo dos pacientes infectados com HIV continuarão a se transformar continuamente. A natureza generalizada desta epidemia exige que os otorrinolaringologistas se mantenham à frente desta área rapidamente evolutiva da medicina, para que a doença HIV possa ser prontamente identificada; tratamento pronto possa ser iniciado; profissionais de saúde possam ser protegidos da exposição acidental; e a privacidade e os direitos civis de todas as pessoas infectadas possam ser adequadamente protegidos.

TABELA 19.9
RECOMENDAÇÕES PARA PROFILAXIA PÓS-EXPOSIÇÃO

Exposição maciça	
Transfusões	Recomendada
Exposição laboratorial parenteral a concentrados de HIV	
Parenteral definida	
Inoculação intramuscular profunda	Aprovada
Injeção de sangue ou líquidos do corpo	
Possível parenteral	
Exposições subcutâneas ou percutâneas superficiais	Disponível
Derramamentos sobre membranas mucosas	
Contaminação de feridas abertas	
Parenteral duvidosa	
Líquidos não sanguíneos	Desaconselhada
Urina	
Saliva	
Lágrimas	
Não parenteral	
Contaminação da pele intacta	Não aplicada

PONTOS IMPORTANTES

- Embora leve aproximadamente 10 anos para AIDS desenvolver-se em 50% dos pacientes depois da infecção inicial com HIV, a sobrevida média é atualmente apenas 53 meses depois que o diagnóstico de AIDS é estabelecido.
- HIV é um retrovírus que depende da enzima transcriptase reversa viral para converter RNA viral em DNA. Este DNA é incorporado ao DNA da célula hospedeira, assim criando uma infecção "permanente" da célula hospedeira.
- Imunodeficiência devida ao HIV é relacionada principalmente com a perda de linfócitos T auxiliares. Isto produz um defeito no sistema imune mediado pelas células.
- As mais comuns malignidades associadas a AIDS são SK e LNH. Embora carcinoma de células escamosas pareça ocorrer comumente nestes pacientes, nenhuma correlação definitiva foi demonstrada.
- Otite média serosa ou aguda é muito comum naqueles com infecção HIV. Isto pode ser relacionado com hipertrofia linfóide nasofaríngea, que também é comum.
- Sinusite é vista muito freqüentemente na doença HIV. Esta condição muitas vezes se torna crônica, caso no qual a resposta à drenagem cirúrgica geralmente é favorável.
- Leucoplasia pilosa é uma condição que ocorre ao longo da margem lateral da língua e provavelmente é causada pelo vírus de Epstein-Barr. Ocorrendo quase exclusivamente em pacientes HIV-infectados, constitui um preditor confiável do desenvolvimento da AIDS. Em 80% dos pacientes com este achado, a AIDS desenvolve-se dentro de 30 meses.
- Candidíase oral é comum durante o curso da doença HIV. Ela pode aparecer sob a forma esfoliativa típica, mas muitas vezes é vista como sob uma forma atrófica eritematosa plana. Biopsia então é necessária para estabelecer o diagnóstico antes da terapia médica.
- O risco de desenvolver infecção HIV após uma picada de agulha de uma fonte infectada é aproximadamente 1 em 300. Profilaxia pós-exposição é atualmente recomendada pelos CDC após exposições de alto risco.

REFERÊNCIAS

1. Garry RE Witte MH, Gottlieb AA, et al. Documentation of an AIDS virus infection in the United States in 1968. *JAMA* 1988;260(14):2085-2087.
2. Diaz T, Chu S, Buehler J, et al. Socioeconomic differences among people with AIDS: results from a multistate surveillance project. *Am J Prev Med* 1994;10(4):217-222.
3. CDC. HIV/AIDS among racial/ethnic minority men who have sex with men: United States, 1989-1998. MMWR 2000;49:4-11.
4. CDC. HIV/STD risks in young men who have sex with men who do not disclose their sexual orientation: six US cities, 1994-2000. *MMWR* 2003;52;81-100.
5. Gallo R, Wong-Staal F, Montagnier L, et al. HIV/HTLV gene nomenclature. *Nature* 1988;333:504.
6. Landau NR, Warton M, Littman DR. The envelope glycoprotein of the human immunodeficiency virus binds to the immunoglobulinlike domain of CD4. *Nature* 1988;334:159-162.
7. Camerini D, Seed B. A CD4 domain important for HIV-mediated syncytium formation lies outside the virus binding site. *Cell* 1990;60:747-754.
8. Feng Y, Broder CC, Kennedy PE, et al. HIV-1 entry cofactor: functional cDNA cloning of a seven-transmembrane, G protein-coupled receptor. *Science* 1996;272:872-877.
9. Deng H, Liu R, Ellmeier W, et al. Identification of a major co-receptor for primary isolates of HIV-1. *Nature* 1996;381:661-666.
10. Goudsmit J, Debouck C, Meloen RH, et al. Human immunodeficiency virus type 1 neutralization epitope with conserved architecture elicits early type-specific antibodies in experimentally infected chimpanzees. *Proc Natl Acad Sci U S A* 1988;85:4478-4482.
11. Karageorgos L, Li P, Burrell C. Characterization of HIV replication complexes early after cell-to-cell infection. *AIDS Res Hum Retroviruses* 1993;9(9):817-823.
12. Gallay P, Hope T, Chin D, et al. HIV-1 infection of nondividing cells through the recognition of integrase by the importin/karyopherin pathway. *Proc Natl Acad Sci U S A* 1997;94(18):9825-9830.
13. Bukrinsky MI, Haggerty S, Dempsey MP, et al. A nuclear localization signal within HIV-1 matrix protein that governs infection of non-dividing cells. *Nature* 1993;365(6447):666-669.
14. Heinzinger NK, Bukinsky MI, Haggerty SA, et al. The Vpr protein of human immunodeficiency virus type 1 influences nuclear localization of viral nucleic acids in nondividing host cells. *Proc Natl Acad Sci U S A* 1994;91(15):7311-7315.
15. Kestler HW 3rd, Ringler DJ, Mori K, et al. Importance of the nef gene for maintenance of high virus loads and for development of AIDS. *Cell* 1991;65(4):651-662.
16. Deacon NJ, Tsykin A, Solomon A, et al. Genomic structure of an attenuated quasi species of HIV-1 from a blood transfusion donor and recipients. *Science* 1995;270(5238):988-991.
17. Paredes R, Bonaventura C. New antiretroviral drugs and approaches to HIV treatment. *AIDS* 2003; 17(Suppl14):S85-S96.
18. Koehler JE, Quinn FD, Berger TG, et al. Isolation of Rochalimaea species from cutaneous and osseous lesions of bacillary angiomatosis. *N Engl J Med* 1992;327:1625-1631.
19. Chang Y, Cesarman E, Pessin MS, et al. Identification of herpes virus-like DNA sequences in AIDS-associated Kaposi's sarcoma. *Science* 1994;266:1865-1869.
20. Tami TA, Sharma P. Intralesional vinblastine therapy for Kaposi's sarcoma of the epiglottis. *Otolaryngol Head Neck Surg* 1995;113:283-285.
21. Kohan D, Giacchi RJ. Otologic surgery in patients with HIV- I and AIDS. *Otolaryngol Head Neck Surg* 1999;121:355.
22. Tami TA. The management of sinusitis in patients infected with the human immunodeficiency virus (HIV). *Ear Nose Throat J* 1995;74:360-363.
23. Kraus DH, Rehm SJ, Orlowski JP, et al. Upper airway obstruction due to tonsillar lymphadenopathy in human immunodeficiency virus infection. *Arch Otolaryngol Head Neck Surg* 1990;116:738.
24. Tami TA, Ferlito A, Rinaldo A, et al. Laryngeal pathology in the acquired immunodeficiency syndrome: diagnostic and therapeutic dilemmas. *Am Otol Rhinol Laryngol* 1999;108:214-220.
25. Fahey BJ, Koziol DE, Banks SM, et al. Frequency of nonparenteral occupational exposures to blood and body fluids before and after universal precautions training. *Am J Med* 1991;90:145-153.

CAPÍTULO 20

Parar de Fumar – Guia de Como Fazer e Recursos para os Clínicos

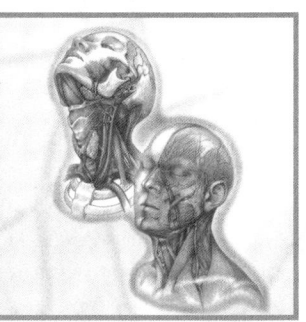

Margaret Kuder Hamilton ▪ Nina Markovic

FUNDAMENTOS

O uso do fumo é a maior causa evitável de morte nos Estados Unidos, responsável por mais de 400.000 mortes por ano por enfermidade atribuível ao fumar (1) e cerca de 4 milhões de mortes em todo o mundo (2). No ano de 2000, estima-se que 8,6 milhões de adultos nos Estados Unidos sofriam de condições atribuíveis ao fumo, responsabilizando-se por aproximadamente 10% de todos os fumantes atuais e ex-fumantes adultos (3). O uso do tabaco resulta em 5,6 milhões de anos de perda de vida potencial, $75 bilhões em custos médicos diretos, e $82 bilhões em perda de produtividade a cada ano nos Estados Unidos (3). Aproximadamente a metade de todos os fumantes de cigarros em última análise morrerão de doença relacionada com o tabaco (2).

Desde o relatório do Surgeon General (o diretor nacional de saúde) sobre o fumo em 1964, que marcou época, fumar cigarros declinou significativamente, de 42% da população dos Estados Unidos (4) para 23% em 2002 (5). Ligeiramente mais da metade da população adulta dos Estados Unidos nunca fumou, enquanto 25% são ex-fumantes (6). Daqueles que continuam a fumar, 52% tentaram abandonar no ano passado (5). Embora fumar cigarros seja muito mais comum que outras formas de tabaco, 2,6% da população dos Estados Unidos relatam usar tabaco sem fumaça, e 2,5% relatam fumar charutos (7).

Os padrões de uso de tabaco não são uniformes na população dos Estados Unidos. A variabilidade entre os grupos de diferente *status* socioeconômico é evidente, tanto que os indivíduos de mais baixa renda ou níveis educacionais fumam cigarros e usam tabaco sem fumaça com taxas mais altas do que os indivíduos considerados de renda média/alta ou com níveis educacionais mais altos. Por exemplo, 34% dos indivíduos que não completaram o curso secundário fumam cigarros, em comparação com 11% dos indivíduos com 16 ou mais anos de educação. Uso de tabaco sem fumaça também varia com o *status* socioeconômico, com 4,1% dos indivíduos que não completaram o curso secundário usando tabaco sem fumaça *versus* 1,2% dos indivíduos que completaram 16 ou mais anos de educação (7). A variação no uso do tabaco com o estado socioeconômico parece ser relacionada com a cessação, de tal modo que os indivíduos com *status* socioeconômico mais alto abandonaram em taxas maiores, levando a diminuições no uso do fumo nesse grupo particular (2,8).

Fumar cigarros e usar tabaco sem fumaça também variam com a idade. Os adultos nos grupos etários mais jovens (idades 18–44 anos) usam produtos de tabaco a taxas mais altas que os adultos mais velhos (idade 65+ anos) (7). Uma vez que o uso e o vício do tabaco tipicamente começam antes dos 18 anos de idade, é particularmente importante evitar a iniciação (7). A idade média de experimentar pela primeira vez fumar um cigarro é 12 anos, e 82% dos fumantes adultos começaram a fumar antes da idade de 18 anos (7). Desde o fim dos anos 1990, quando fumar cigarros entre os adolescentes atingiu o seu máximo em 35%, o uso de cigarros entre estudantes de curso secundário nos Estados Unidos declinou (9). Em 2003, aproximadamente 22% dos adolescentes relataram ter fumado cigarros nos últimos 30 dias. Não surpreendentemente, a proporção de estudantes de curso secundário nos Estados Unidos que usam tabaco aumenta com o nível de escolaridade, com 26% dos alunos de 12º grau relatando fumar cigarros dentro dos últimos 30 dias em comparação com 17% dos estudantes de 9º grau (9). O declínio no uso de cigarro entre adolescentes é considerado relacionado com os preços aumentados dos cigarros, esforços de prevenção baseados na escola e campanhas nos meios de comunicação (9).

Os profissionais de saúde podem desempenhar um papel importante na redução da carga do uso de tabaco. Pelo menos 70% dos usuários de fumo consultam um médico a cada ano e 70% dos fumantes relatam que gostariam de abandonar. Os fumantes relatam que o conselho médico para abandonar o fumo é um motivador importante para tentar a cessação. Esta combinação de fatores apresenta uma oportunidade única para intervenção. Entretanto, a pesquisa sugere que muitos clínicos não estão aproveitando esta oportunidade. Mais de um terço dos fumantes relata jamais ter sido perguntado sobre uso de tabaco ou aconselhado a deixar por um médico, e menos de um terço dos pacientes que usam tabaco que viram um médico receberam oferta de auxílio para cessação (10). Cessação do fumo antes da meia-idade pode evitar mais de 90% de doença atribuível ao tabaco (2). Seguindo uma breve intervenção clínica, você pode ajudar seus pacientes a conseguirem a cessação e um estilo de vida livre de fumo.

BREVE INTERVENÇÃO CLÍNICA: NORMA PRÁTICA CLÍNICA

Os levantamentos mostram que 70% dos fumantes atuais estão interessados em deixar o vício (11) e 52% dos adultos americanos que fumam na realidade tentaram abandonar nos últimos 12 meses (5). Entretanto, com 23% da população adulta continuando a fumar cigarros, está claro que a maioria destas tentativas de deixar de fumar não alcançou sucesso (5). Healthy People 2010, o plano de 10 anos do governo federal para avaliar e estabelecer uma estratégia para as necessidades de saúde pública, estipulou o objetivo de aumentar as atividades de cessação do fumo pelos profissionais de saúde com seus pacientes usuários do fumo (7). Aconselhar os pacientes usuários de tabaco a deixá-lo pode aumentar o número de pacientes tentando a cessação, aumentar a freqüência das tentativas de cessação, e melhorar a taxa de sucesso dos pacientes tentando deixar (12). A intervenção, pesquisada e recomendada pelo Serviço de Saúde Pública, é comumente chamada "5 As". Ela se destina a ser uma intervenção breve, aproximadamente de 2 a 3 minutos, a ser usada com os pacientes que fumam. Os *As* incluem *ask, advise, assess, assist, arrange* (perguntar, aconselhar, avaliar, ajudar, arranjar) (Tabela 20.1) (10).

Perguntar

O primeiro *A* é perguntar. A finalidade deste passo é simplesmente identificar e documentar os pacientes que usam fumo. Isto pode ser feito no formulário de história médica, sinais vitais, com um marcador de colar ou simplesmente documentando a condição no prontuário do paciente (10). Recomenda-se fortemente implementar um sistema de fornecimento de lembrete, como um selinho no prontuário, nos sinais vitais, no fluxograma do prontuário médico ou *checklist*, para identificar os pacientes usuários de fumo e provocar uma discussão de deixar o fumo com os pacientes que fumam ou mascam tabaco (12).

TABELA 20.1
VISÃO SUMÁRIA DA INTERVENÇÃO CLÍNICA BREVE

Perguntar	Você usa fumo?
	Que tipos de fumo e quanto fumo você usa?
Aconselhar	Instar com os pacientes que usam fumo a deixá-lo
	Benefícios da cessação e os riscos do uso continuado do fumo
Avaliar	Você está pronto para fazer uma tentativa de deixar agora?
	Você está interessado em mais informação sobre cessação do tabaco?
Ajudar	Fornecer aos pacientes materiais suplementares e informação sobre os recursos disponíveis
	Recomendar aos pacientes:
	Estipular uma data para o abandono
	Informar a família e os amigos sobre os planos para cessação
	Evitar todas as formas de tabaco
	Planejar estratégias de como enfrentar situações difíceis
	Usar farmacoterapia
Arranjar	Encorajar o seu paciente
	Expressar disposição para ajudar
	Congratular pelo sucesso
	Se o paciente falhar, perguntar quanto a um novo compromisso para abandonar

Aconselhar

O segundo passo na breve intervenção clínica é aconselhar. Aconselhar os pacientes sobre os riscos do uso continuado do fumo e os benefícios de o deixar. Personalizar a mensagem ligando o fumo com a saúde atual do paciente, discutindo custos sociais ou econômicos ou os efeitos sobre outras pessoas na casa. Clara e respeitosamente aconselhar todos os pacientes que usam fumo a abandoná-lo, a cada visita do paciente (10).

Avaliar

O terceiro passo para intervenção é avaliar o interesse do paciente em tentar e a disposição para tentar a cessação no futuro próximo. Simplesmente perguntar aos pacientes que fumam se eles estão interessados em fazer uma tentativa de abandonar a esta altura, ou se gostariam de mais informação sobre cessação do fumo. Para os pacientes não interessados na cessação, realizar uma intervenção breve destinada a promover motivação para deixar (10). Um desejo forte de deixar de fumar foi correlacionado com sucesso na cessação do fumo ajudada pelo médico (13). Pacientes não interessados na cessação podem não ter a informação sobre os efeitos nocivos do tabaco ou os recursos disponíveis para ajudar a deixar. Eles também podem não ter recursos financeiros ou estar desanimados porque tentativas prévias para abandonar o fumo não tiveram sucesso. Durante a intervenção motivacional, é fundamental respeitar os desejos do seu paciente, promover a auto-eficácia e comunicar que você é um recurso para ajudar na cessação do fumo e que você gostaria de ajudar quando ele estiver pronto para deixar (10). Os lemas básicos da entrevista motivacional incluem fornecer conselho, reduzir barreiras à alteração, pela solução de problemas e oferecimento de escolhas, focalizar aspectos negativos do comportamento atual, ter empatia, fornecer *feedback*, esclarecer objetivos e mostrar interesse. Um dos fatores mais importantes na cessação é a crença do paciente na sua capacidade de deixar com sucesso (13). A intervenção motivacional é baseada em 5 Rs: *relevância, riscos, recompensas, barreiras* e *repetição* (10).

TABELA 20.2

RECURSOS PARA OS PACIENTES

Tipo de Recurso	Informação de Contato
Telefone Quitline	1-800-44U-QUIT ou 1-800-QUITNOW para quitlines estaduais
Recursos Online	Quitnet online quitting resource www.quitnet.com National Cancer Institute: Tobacco and Cancer www.nci.nih.gov/cancertopics/tobacco American Lung Association www.lungusa.org Smokefree.gov online quit guide www.smokefree.gov/guide/
Outros Recursos	American Cancer Society 1-800-ACS-2345 National Cancer Institute 1-800-4-CANCER

- Relevância: Encorajar seu paciente a considerar a relevância pessoal da cessação. Levar em conta o estado de doença do paciente, família ou situação social, preocupações de saúde, idade e/ou sexo (10).

- Riscos: Discutir riscos em curto prazo, longo prazo e ambientais do uso continuado do fumo com os seus pacientes. Os riscos a curto prazo podem incluir falta de ar, impotência ou piora da asma. Os riscos a longo prazo poderiam incluir o desenvolvimento de doença cardiovascular, câncer, ou doença pulmonar obstrutiva crônica. Os riscos ambientais referem-se aos efeitos da fumaça no ambiente sobre o cônjuge, sócios e crianças, incluindo risco aumentado de câncer, doença cardíaca, asma, doença da orelha média e infecções respiratórias em crianças (10).

- Recompensas: Encorajar o seu paciente a identificar os benefícios da cessação. Estes podem incluir melhora da saúde e das finanças ou estabelecer um bom exemplo para os filhos (10). Entre os fumantes, razões auto-relatadas para abandonar incluem saúde, finanças, estética, ser um melhor exemplo e estar no controle do próprio comportamento (13).

- Barreiras: Encorajar o paciente a identificar barreiras à cessação, e discutir estratégias para atacar barreiras potenciais. As barreiras potenciais incluem sintomas de abstinência, medo de fracassar, ganho de peso, falta de apoio ou depressão (10).

- Repetição: Esta informação deve ser revista regularmente com os pacientes ainda não prontos para deixar. Também é importante que os pacientes que ainda não abandonaram com sucesso compreendam que a maioria das pessoas que tentam abandonar o fazem várias vezes antes de deixar permanentemente (10).

Ajudar

O quarto passo na breve intervenção clínica consiste em ajudar os pacientes que estão prontos para abandonar, através do oferecimento de conselho e apoio práticos. As estratégias recomendam que os pacientes incluam o seguinte (10):

- Estabelecer uma data para deixar.
- Informar a família e amigos da intenção de deixar, e pedir seu apoio.
- Temporariamente evitar álcool e outros fumantes.
- Evitar todas as formas de tabaco; não substituir um produto de fumo por outro; o objetivo é a cessação completa.
- Planejar estratégias de enfrentamento para situações difíceis, como estar no meio de outros fumantes, lidar com situações estressantes ou enfrentar desejo forte.
- Fornecer materiais suplementares aos seus pacientes detalhando informação básica sobre cessação do fumo e recursos para ajudar (Tabela 20.2).
- Encorajar os pacientes que estão tentando a cessação a usar farmacoterapia (Tabela 20.3).

Arranjar

Marcar contatos de acompanhamento com os pacientes que estão tentando a cessação. Estes podem ser na forma de uma visita de lembrança do paciente ou um telefonema e devem idealmente ter lugar dentro da primeira semana de cessação e novamente dentro do primeiro mês. Durante o acompanhamento, encorajar o seu paciente, expressar disposição de ajudar e cumprimentar pelo sucesso. Se o paciente sofreu uma recaída, encorajar o paciente a vê-la como uma experiência de aprendizado e perguntar por um novo compromisso com deixar (10). (Para um exemplo de intervenção para cessação do fumo, ver Caso 20.1.)

CASO 20.1

Um homem de 46 anos vem para sua primeira consulta. Ele indica na sua história médica que é fumante. A seguinte é a sua conversa:

Médico: Vejo na história que você usa tabaco. Você fuma ou usa tabaco sem fumaça?

Paciente: Eu fumo.

Médico: Há quanto tempo você fuma?

Paciente: Oh, desde que eu tinha 15 anos. Acho que há cerca de 30 anos.

Médico: Quanto é que você fuma tipicamente por dia?

Paciente: Agora, provavelmente um maço por dia.

Médico: Você realmente precisa parar. Fumar pode causar câncer da boca além de doença cardíaca e pulmonar e outros cânceres.

Paciente: Sim, às vezes eu penso nisso. Eu não quero fumar para sempre, já tentei antes e sempre volto.

Médico: Muitas pessoas contam que têm dificuldade para parar, e a maioria tem sucesso só depois de um certo número de tentativas de abandono. Há uma porção de razões para deixar. Pense em quanto dinheiro você gasta e nos efeitos da fumaça de segunda mão sobre a sua família.

Paciente: Eu sei que você está certo. Tem alguma coisa para me ajudar?

Médico: Algumas medicações podem ajudar, bem como algumas outras abordagens que você experimente. Você está interessado em saber mais?

Paciente: Sim, estou, se você acha que me ajudará a conseguir isto.

Incentivar farmacoterapia enquanto fornece suporte social e auxílio na solução de problemas e treinamento de capacidades constitui a estratégia de intervenção mais eficaz para pacientes tabagistas. Programas mais intensivos de cessação do fumo podem ser necessários para alguns pacientes (14).

O médico então discute opções de farmacoterapia (Tabela 20.3), fornece ao paciente uma lista de recursos (Tabela 20.2), e aconselha o paciente a estabelecer uma data para deixar, informar sua família e amigos, evitar todas as formas de tabaco e planejar estratégias para enfrentar situações difíceis. O médico também arranja contatos de acompanhamento para avaliar o progresso do paciente e oferecer encorajamento.

FARMACOTERAPIA NA CESSAÇÃO DO FUMO

Terapia de Reposição de Nicotina

A terapia de reposição de nicotina (TRN) tornou-se uma abordagem padrão para muitos programas de cessação de fumo, uma vez que a dependência da nicotina é um fator importante no vício do fumo (15). Uso de TRN nos esforços de cessação reduz o desejo intenso de nicotina, alivia sintomas de abstinência de nicotina e aumenta as taxas de sucesso a longo prazo (16). Uso de TRN melhora as taxas de abstinência 1,5 a 2,7 vezes em comparação com placebo (17–20). Uso mais freqüente e uso a prazo mais longo da TRN melhoram os resultados da cessação bem-sucedida. As taxas de sucesso também são melhoradas se a TRN for combinada com aconselhamento breve de um profissional de saúde (21).

Diversos sistemas de aplicação de TRN estão à disposição e ajudam os fumantes nos esforços de cessação reduzindo ou eliminando os sintomas de abstinência (22). Seis formulações de TRN aprovadas são oferecidas atualmente, as quais incluem goma de mascar, comprimidos sublinguais, pastilhas, adesivos transdérmicos, inalantes e *spray* nasal. A goma de TRN foi o primeiro produto disponível para suportar os indivíduos nos esforços de cessação. Problemas com a goma incluíram administração insuficiente e pouca absorção (20) quando mastigada durante o consumo de café ou bebidas ácidas (23).

Inalantes, pastilhas e comprimidos sublinguais também obtêm absorção de nicotina pela mucosa bucal. Os *sprays* nasais fornecem a aplicação mais rápida de nicotina, enquanto os emplastros transdérmicos fornecem um nível mais constante de nicotina absorvida. Estas diferenças em velocidade e eficiência da aplicação da nicotina permitem aos indivíduos escolher um sistema de TRN que seja apropriado para suas necessidades e preferências. De modo geral, TRN é bem tolerada pelos indivíduos. O emprego do adesivo de TRN pode resultar em irritação localizada da pele e perturbações do sono relacionadas com a supressão da nicotina, enquanto irritação nasal é relatada com o uso da TRN por *spray* nasal (15). Esses sintomas, no entanto, geralmente não exigem a descontinuação do tratamento.

Bupropiona e Outros Antidepressivos

Depressão, fumo e associações com cessação de fumo foram investigadas (24,25) e prosseguiu-se para avaliação do uso de antidepressivos em suporte das tentativas de cessação (26–29). Relatos de desejos irresistíveis de fumar pelos indivíduos que estavam sendo tratados de depressão com bupropiona levaram a experiências clínicas randomizadas que demonstraram a eficácia e a tolerabilidade da bupropiona de liberação prolongada (bupropiona SR; Zyban) (28,30).

TABELA 20.3
RECURSOS DE FARMACOTERAPIA PARA DEIXAR DE FUMAR

Farmacoterapia	Precauções/Contra-Indicações	Efeitos Colaterais	Posologia	Duração	Disponibilidade	Custo/Dia
Primeira linha (aprovados para uso para cessação do fumo pela FDA)						
Bupropiona SR	História de convulsão; História de distúrbio alimentar	Insônia; Boca seca	150 mg a cada manhã por 3 dias, a seguir 150 mg 2 v/dia (começar tratamento 1-2 sem. antes da cessação)	7–12 sem. Manutenção ≤6 meses	Zyban (receita somente)	$3,33
Goma de nicotina		Boca seca; Dispepsia	1-24 cigs/dia, goma de 2 mg (≤ 24 pedaços/dia); 25+ cigs/dia, goma de 4 mg (≤ pedaços/dia)	≤ 12 sem.	Nicorette (venda livre apenas); Marcas genéricas (venda livre apenas)	$6,25 por 10 pedaços de 2 mg, $6,87 por 10 pedaços de 4 mg
Pastilha de nicotina		Irritação local na boca; Dispepsia	1-24 cigs/dia, pastilhas de 2 mg (≤ 20 pedaços/dia); 25+ cigs/dia, pastilhas de 4 mg (↑20 pedaços/dia)	≤ 12 sem.	Dedicação (venda livre)	$5,80 por 10, pastilhas de 2 mg ou 4 mg
Inalante de nicotina		Irritação da boca e garganta	6-10 cartuchos/dia	≤ 6 meses	Inalador Nicotrol (receita somente)	$10,94 por 10 cartuchos
Nicotina *spray* nasal		Irritação nasal	8-40 doses/dia	3-6 meses	Nicotrol NS (receita somente)	$5,40 por 12 doses
Adesivo de nicotina		Reação local da pele; Insônia	21 mg/24 h; 14 mg/24 h; 7 mg/24 h; 15 mg/16 h	4 sem. depois 2 sem. depois 2 sem. 8 sem.	Nicoderm CQ (venda livre apenas); Adesivos genéricos (receita e venda livre); Nicotrol (receita apenas)	Adesivos de marca, $4,00-4,50
Farmacoterapias de segunda linhas (não aprovadas para uso para cessação do fumo pela FDA)						
Clonidina	Hipertensão de rebote	Boca seca; Sonolência; Tontura; Sedação	0,15-0,75 mg/dia	3–10 sem.	Clonidina oral, genérica Catapres (receita apenas); Transdermal Catapres (receita apenas)	Clonidina, $0,24 por 0,2 mg; Catapres (transdermal) $3,50
Nortriptilina	Risco de arritmias	Sedação; Boca seca	75-100 mg/dia	12 sem.	Nortriptilina HCl, genérica (receita apenas)	$0,74 por 75 mg

Adaptado de Fiore MC, Bailey WC, Cohen SJ et al. *Treating tobacco use and dependence: Quick reference guide for clinicians*. Rockville, MD: U.S. Department of Health and Human Services, Public Health Service, October 2000.

Bupropiona SR usada por indivíduos motivados para parar de fumar aproximadamente duplica a taxa de sucesso em deixar de fumar (31) e tem demonstrado taxas de abandono sustentado de 30% entre aqueles que a usam com intervenções comportamentais (15,32). Quando é usada em combinação com TRN, as taxas de cessação são também significativamente melhoradas em comparação com aquelas com TRN isolada (30). Essas experiências resultaram na aprovação para uso em cessação do tabagismo pelas agências reguladoras dos Estados Unidos (33) e da União Européia (32).

A bupropiona tem ações dopaminérgicas e adrenérgicas e também parece ser um antagonista no receptor acetilcolinérgico nicotínico (34). Experiências clínicas de parar de fumar usando antidepressivos tricíclicos (doxepina e imipramina), inibidores da monoaminoxidase (moclobemida, selegilina, lazabemida), e inibidores seletivos da recaptação de serotonina (fluoxetina, paroxetina, sertralina, citalopram) não demonstraram eficácia importante (35).

A terapia com bupropiona SR é iniciada aproximadamente 1 semana antes de uma tentativa de cessação (36) e deve ser combinada com suporte motivacional. Bupropiona SR é útil para aqueles que não são capazes de tolerar TRN, ou para quem TRN não teve sucesso (36). O tratamento geralmente é bem tolerado, com efeitos colaterais relatados de boca seca, cefaléias, insônia e ansiedade (37). Bupropiona SR não é recomendada para indivíduos com uma história de convulsões ou distúrbios da alimentação ou ambos (32,38).

Clonidina e Mecamilamina

Outras terapias não licenciadas para cessação de fumar incluem clonidina e mecamilamina. Ambas as formulações são atualmente licenciadas e comercializadas como agentes anti-hipertensivos. Experiências clínicas demonstraram alguma eficácia em atividades de parar de fumar, isoladamente ou em conjunto com TRN (39–41). Contudo, efeitos adversos importantes, incluindo sonolência e fadiga, limitam o uso.

Estádios da Mudança

Quando você aconselha os pacientes a deixarem de fumar, você pode notar que diferentes pacientes estão em graus variados de prontidão para atacar o uso do fumo. De acordo com o modelo transteórico, as pessoas passam por ciclos através de vários estádios de disposição quando contemplam ou fazem uma mudança de comportamento, seja alteração do tumor seja qualquer outra mudança de comportamento, como melhorar a nutrição ou obedecer a um esquema de medicação. Este constructo comumente é chamado estádios da mudança (42). Compreender os estádios de mudança pode ajudar você a se comunicar mais eficazmente com os pacientes. Os estádios incluem os seguintes:

- Pré-contemplação. Um indivíduo em pré-contemplação não está considerando fazer uma mudança de comportamento. Isto pode ser devido a uma falta de informação sobre um tópico particular de saúde, ou o indivíduo simplesmente não está interessado ou disposto nesse momento a fazer uma mudança particular de comportamento de saúde (42). Este paciente focalizara menos atenção nas conseqüências negativas do uso do fumo (13). Aproximadamente 40% dos fumantes de cigarros atuais são pré-contempladores (43).

- Contemplação. No estádio de contemplação, um indivíduo está começando a considerar uma alteração do comportamento de saúde. Esta pessoa pode procurar informação sobre o comportamento de saúde (42). Este paciente principalmente mostrará ambivalência em virtude de um desejo competitivo de deixar combinado com a relutância em fazer a mudança de comportamento (13). Aproximadamente 40% dos fumantes atuais estão em contemplação (43).

- Preparação. Durante a preparação, um indivíduo prepara-se para fazer uma mudança de comportamento. Este paciente tem a intenção de fazer uma mudança de comportamento de saúde no futuro próximo, tipicamente dentro de 1 mês. Isto pode incluir procurar informação, seja na imprensa popular seja falando com profissionais de saúde, decidir deixar de fumar e planejar como deixar. Isto pode ser tão extenso quanto desenvolver um plano de deixar com a ajuda de um médico ou tão curto quanto simplesmente decidir em qualquer dia, sem nenhum plano particular de ação desenvolvido. Este é o grupo ideal como alvo para uma intervenção (42). Aproximadamente 20% dos fumantes atuais estão em preparação (43).

- Ação. No estádio de ação, um indivíduo faz a mudança do comportamento de saúde. No contexto do abandono do fumo, a pessoa atinge a data planejada de abandono e abandona o fumo. A ação é conceituada como durando até 6 meses. Se uma pessoa continuar a abster-se de fumar durante 6 meses, o paciente então é considerado em manutenção (42).

- Manutenção. Durante a manutenção, o comportamento de saúde é continuado durante um tempo. Idealmente, um indivíduo que deixou de fumar ou usar fumo de mascar manterá a cessação durante 6 meses durante a ação e então é considerado como estando no estádio de manutenção. Este estádio então dura tanto tempo quanto o novo comportamento de saúde (neste caso, estar livre do fumo) durar (42).

- Recaída. Se, infelizmente, o comportamento de saúde não resistir ao tempo, um indivíduo é considerado em recaída (43). Recaída é muito comum nas tentativas de abandonar o fumo. Entre os fumantes que recebem uma intervenção no fumo, aproximadamente 80% retornam ao fumo dentro de 1 ano da cessação. Até 95% dos usuários de tabaco que tentam cessação sem ajuda recairão (44). Auto-eficácia, ou a crença do paciente de que ele tem a capacidade de abandonar com sucesso, é importante para resistir à recaída (13). Da recaída, um indivíduo pode prosseguir para pré-contemplação, contemplação, preparação ou ação, e continuar a ciclar através dos estádios de mudança até que uma mudança permanente de comportamento seja feita (43).

SATISFAÇÃO DO PACIENTE

Embora os clínicos possam preocupar-se que uma discussão sobre o uso do fumo possa desviar a atenção dos pacientes que fumam ou mascam tabaco, a pesquisa sugere que a satisfação dos pacientes é mais alta quando essa discussão ocorre (45,46). O temor de trazer essa alienação ou de antagonizar os pacientes que usam tabaco foi citado pelos médicos como uma barreira à implementação de um programa de cessação do tabagismo baseado no consultório (45). Entretanto, as preocupações com a saúde são citadas pelos pacientes que usam o fumo como uma razão primordial para a cessação do fumo, reforçando o cabimento da intervenção médica (47).

Foi observado que a satisfação dos pacientes aumentava quando os médicos gastavam tempo para discutir a cessação do fumo. Aos participantes em um estudo de pesquisa perguntou-se "Qual foi sua satisfação com a ajuda que você recebeu do seu médico sobre deixar de fumar?" O levantamento também incluiu uma pergunta sobre o interesse de o paciente abandonar o fumo, no momento da mais recente visita ao médico. Entre os fumantes que estavam interessados em deixar, observou-se que estes tenderam mais a dizer-se "satisfeitos" ou "muito satisfeitos" com o seu médico quando lhes foi oferecido conselho e auxílio sobre cessação do fumo do que aqueles que não estavam interessados em deixar. Entretanto, entre aqueles não interessados em deixar no momento da sua última visita médica, foi observado que a satisfação dos pacientes ainda era mais alta entre os pacientes que tinham sido perguntados sobre o seu comportamento de fumo, em comparação com os pacientes que não foram perguntados. Encorajar o uso da farmacoterapia para cessação foi associado a um índice ainda mais alto de satisfação. Não surpreendentemente, avaliar o interesse por deixar de fumar também foi associado a maior satisfação dos pacientes (45).

Um estudo semelhante por Barzilai *et al.* (46) encontrou resultados compatíveis. Os pacientes foram indagados sobre a satisfação dos pacientes a respeito do aconselhamento médico a respeito de vários comportamentos de saúde, inclusive uso de fumo. Foi observado que a satisfação dos pacientes foi mais alta durante visitas que incluíram discussões da cessação do fumo. A duração média do aconselhamento sobre hábitos de saúde é menos de 11 minutos e a pesquisa demonstra que o aconselhamento sobre cessação do tabagismo de 33 minutos ou menos aumenta significativamente a cessação. É digno de nota que também aumenta a satisfação dos pacientes (46).

EFICÁCIA DA INTERVENÇÃO CLÍNICA

Uma metanálise observou que os médicos e enfermeiras são altamente eficazes em promover a cessação do tabagismo quando seguem as indicações contidas nas U.S. Public Health Service Guidelines (5 As). A adição da TRN aumentou a eficácia da enfermeira ainda mais. Foi observado que as intervenções de cessação de fumo apresentadas pelo médico levaram ao aumento de 87% na cessação. Intervenções sobre cessação de fumo apresentadas pela enfermeira levaram ao aumento de 76% na cessação de 293% na cessação com adição de TRN. Isto se compara com um aumento de 28% na cessação entre os indivíduos que usaram apenas materiais de auto-ajuda (Fig. 20.1) (4). A intervenção clínica breve não somente é eficaz, mas também é custo-efetiva (48).

Conformidade do Médico com as Diretrizes Práticas Clínicas

A Força-Tarefa dos Serviços Preventivos dos Estados Unidos classifica o aconselhamento sobre cessação do tabagismo como alta prioridade; entretanto, o índice de aplicação permanece baixo (49). Embora a pesquisa demonstre a eficácia da intervenção clínica breve quan-

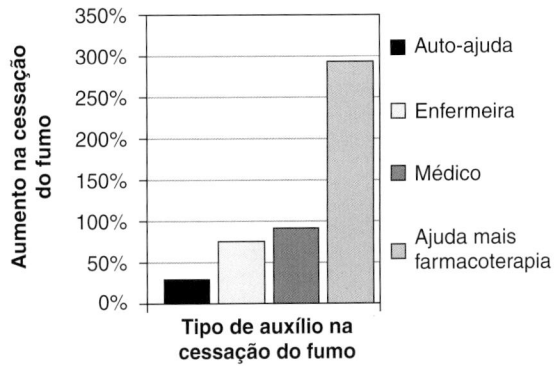

Figura 20.1

Aumento na probabilidade de cessação conforme o tipo de intervenção do profissional de saúde.

do aplicada por um médico (4), um levantamento de 246 médicos observou que existe espaço para melhora. Foi observado que 67% dos médicos perguntam rotineiramente aos seus pacientes sobre o uso de fumo e 74% aconselham rotineiramente os pacientes que usam fumo a deixá-lo. Entretanto, apenas um terço dos médicos forneceu auxílio para a cessação, como discutir o tópico por vários minutos ou fornecer materiais ou encaminhamento. Apenas 8% dos médicos relataram arranjar algum contato de acompanhamento com os pacientes, através de uma visita de acompanhamento ou um telefonema (Fig. 20.2). O levantamento também revelou os estágios de mudança dos médicos com relação à implementação de um programa de cessação do tabagismo baseado na clínica. Aproximadamente 50% dos médicos estavam em pré-contemplação ou contemplação a respeito de ajudar os pacientes usuários de fumo na cessação e 86% estavam em pré-contemplação ou contemplação para arranjar contatos de acompanhamento (48).

As barreiras relatadas a ajudar os pacientes na cessação do tabagismo incluíram falta de conhecimento, falta de habilidades de aconselhamento, falta de confiança, tempo limitado, reembolso (pagamento), falta de suporte e recursos limitados para os médicos e os usuários do fumo (48). A maioria destas barreiras poderia ser lidada e minimizada com treinamento aperfeiçoado dos médicos (50). Pesquisa por An et al. (50) observou que o treinamento no tratamento do uso do tabaco foi associado a melhor adesão aos 5 As. Esta pesquisa também avaliou o papel das atitudes dos médicos a respeito do tratamento do uso do fumo e a relação à implementação dos 5 As. Foi observado que a maioria dos médicos perguntados tinha atitudes positivas com relação às intervenções para cessação do fumo em geral e achava que a discussão e o tratamento eram eficazes para os pacientes dispostos a deixar. Coerentemente com os resultados da pesquisa por Goldstein (48), foi observado que embora a maioria dos médicos perguntasse sobre uso de fumo e aconselhasse os pacientes a abandoná-lo, poucos médicos aplicam a intervenção completa promovida pelo Public Health Service (50).

O U.S. Public Health Service Clinical Practice Guideline recomenda cobertura dos tratamentos para cessação do fumo julgados eficazes pelas companhias de seguro-saúde (10). A pesquisa observou que a cobertura por seguro das intervenções para cessação do fumo, especificamente cobertura da farmacoterapia, aumentava significativamente a probabilidade de os médicos discutirem datas de cessação com os pacientes e encorajar ou prescrever medicações. Entretanto, este aumento parece ser relacionado com comportamentos iniciados pelos pacientes. Os pacientes que eram cônscios da cobertura por seguro dos auxílios para cessação do fumo tiveram mais que o dobro da probabilidade de pedir aos seus médicos auxílio para abandonar. Outras barreiras relatadas, especificamente de tempo e da ausência de um sistema de suporte para os passos *ajudar* e *arranjar* na prática, parecem ser mais difíceis de superar do que a cobertura por seguro para os pacientes (11). (Ver Recursos para Programa de Cessação para informação sobre código de cobrança.)

Atividades de Cessação após um Diagnóstico de Câncer

Embora os pacientes fumantes idealmente abandonassem antes de desenvolver câncer de cabeça e pescoço, as características dos pacientes recém-diagnosticados tornam-nas particularmente tendentes a obterem a cessação. A pesquisa sugere que crises médicas aumentam a probabilidade de cessação de fumar. Adicionalmente, o uso continuado do tabaco após um diagnóstico de câncer de cabeça e pescoço foi associado ao tempo reduzido de sobrevida e um risco maior de desenvolvimento de um segundo tumor primário. Continuar a fumar também se associa a sintomas que podem interferir com a qualidade de vida dos pacientes, bem como eficácia diminuída da radioterapia. Entre 66% e 73% dos indivíduos diagnosticados com câncer de cabeça e pescoço deixam de usar o fumo. Esta combinação de fatores prepara os pacientes recém-diagnosticados para uma intervenção de cessação do tabaco (47). A pesquisa demonstra diversas características que são relacionadas com a probabilidade de cessação de fumo de um paciente recém-diagnosticado. Estas incluem o nível de dependência da nicotina; tempo desde o diagnóstico, com risco de recaída aumentando depois de completado o tratamento; morar com outros fumantes; auto-eficácia; baixa percepção dos riscos à saúde do uso continuado do fumo; percepção distorcida dos prós e contras da cessação; e mais baixa disposição a abandonar. O clínico pode ajudar os pacientes usuá-

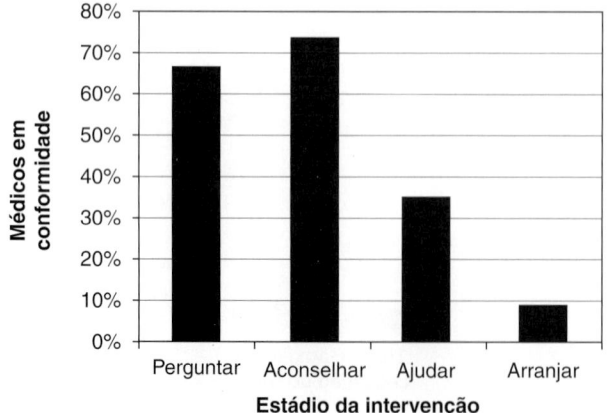

Figura 20.2

Conformidade do médico na intervenção breve.

rios de tabaco a superarem estas barreiras e desse modo aumentar a probabilidade de cessação do tabaco. Abordar estes componentes específicos ajudando os pacientes a aumentarem sua confiança na sua capacidade de deixar de usar o fumo; discutir os riscos do uso continuado do fumo e os benefícios da cessação; ajudar os pacientes a desenvolverem estratégias para manejar os sintomas físicos e emocionais associados a abandono, encorajando farmacoterapia, turmas de abandono do fumo ou grupos de apoio, e técnicas de controle do estresse (47). Esta combinação de condutas pode ajudar os pacientes a deixarem o tabaco, evitar recidiva, e evitar o excesso de morbidade e mortalidade pelo uso continuado do tabaco.

RECURSOS DE PROGRAMAS DE CESSAÇÃO

Quitlines Telefônicas

O U.S. Public Health Service Clinical Practice Guideline, "Treating Tobacco Use and Dependence", recomenda o uso de *quitlines* telefônicas para fornecer serviços de aconselhamento sobre cessação de tabagismo (10). *Quitlines* de suporte telefônico para os pacientes também são fortemente recomendadas pela Task Force on Community Preventive Services baseando-se na evidência de que elas aumentam a cessação e são eficazes em contextos de comunidade e clínicos (12). A pesquisa demonstra que as *quitlines* telefônicas aumentam significativamente o número de pessoas que abandonaram, decorridos 1 mês, 3 meses, 6 meses e 12 meses depois da data de abandono. Embora os índices de abstinência tenham decrescido com o tempo, os indivíduos que usavam a *quitline* ainda estavam abstinentes em índices significativamente mais altos do que os indivíduos que não usaram *quitline*. A pesquisa também sugere que os usuários de fumo tendem mais a usar uma *quitline* telefônica que um auxílio para cessação cara a cara, como uma turma ou um grupo de apoio. Estes fatores sustentam a efetividade das *quitlines* telefônicas para uso entre os pacientes que estão interessados na cessação do fumo. Nos Estados Unidos, muitos estados individuais estabeleceram *quitlines* telefônicas (49). Informação sobre uma *quitline* de um estado individual pode ser encontrada em http://www.smokefree. gov/usmap.html ou ligando para 1-800-QUITNOW. Uma *quitline* nacional é manejada pelo National Cancer Institute of the National Institutes of Health. Esta *quitline* pode ser acessada de segunda a sexta-feira, das 9 h às 16: 30 h, local, ligando para 1-800-44U-Quit.

Recursos Online

Diversos recursos *online* são disponíveis, para pacientes e para profissionais de saúde.

Para Pacientes

- Este *Web site*, que é afiliado com a Boston University School of Public Health, oferece suporte *online*, planos para deixar de fumar e acesso a conselheiros sobre cessação para indivíduos interessados em cessação de fumo: www.quitnet.com
- O Nacional Cancer Institute fornece uma variedade de informação no seu *Web site* para pacientes e prestadores sobre prevenção e cessação do uso do tabaco: http://www.nci.nih.gov/cancertopics/tobacco
- A American Lung Association tem informação sobre uso e cessação do fumo no seu *Web site*: www.lungusa.org
- O Tobacco Control Research Branch do National Cancer Institute desenvolveu um Online Quit Guide: http://www.smokefree.gov/guide/

Para Profissionais

- A Clinical Practice Guideline, "Treating Tobacco Use and Dependence", pode ser acessada *online*: www.surgeongeneral.gov/tobacco
- O National Center for Chronic Disease Prevention and Health Promotion dos Centers for Disease Control and Prevention disponibilizou uma variedade de informação no seu *Web site*, incluindo dados e relatórios de pesquisa, informação sobre cessação e cartazes. Estes recursos foram desenvolvidos pelo governo federal e muitos visam a subpopulações específicas em um formato culturalmente apropriado: www.cdc.gov/tobacco
- O National Cancer Institute proporciona uma variedade de informação no seu *Web site* para pacientes e prestadores sobre prevenção e cessação do uso do fumo: www.nci.nih.gov/cancertopics/tobacco
- A Clinica Practice Guideline inclui informação sobre cobrança e códigos ICD-9: http://www.surgeongeneral.gov/tobacco/reimburse.pdf e http://www.surgeongeneral.gov/tobacco/codes.pdf
- O Tobacco Control Research Branch do National Cancer Institute desenvolveu este *Web site*, que inclui *links* para *Web sites* e relatórios para profissionais de saúde: http://www.smokefree.gov/hp.html
- O *Web site* da World Health Organization fornece *links* a relatórios, atividades e contato e parceiros cooperantes: http://www.who.int/topics/tobacco/en/

Outros Recursos sobre Cessação do Fumo

Panfletos educacionais e brochuras planejadas para pacientes são disponíveis gratuitamente através de várias organizações. Estes podem ser fornecidos aos pacientes interessados em cessação do fumo. Materiais podem ser pedidos de:

- The National Cancer Institute: http://cissecure.nci.nih.gov/ncipubs/ou 1-800-4-CANCER.
- The American Cancer Society: 1-800-ACS-2345.
- Centers for Disease Control and Prevention, National Center for Chronic Disease Prevention and Health Promotion, Office on Smoking and Health Tobacco Information and Prevention Source: http://www.cdc.gov/tobacco/pubs.htm

AGRADECIMENTOS

A preparação deste capítulo foi apoiada em parte por uma doação do National Institute of Dental and Craniofacial Research (P60) DE13059.

Expressamos especial apreciação ao Dr. Jonas Johnson e Dr. Eugene Myers por nos concederem a oportunidade de compartilhar esta informação.

PONTOS IMPORTANTES

- O uso do fumo é a maior causa isolada evitável de morte nos Estados Unidos.
- O uso do fumo é mais comum entre pessoas com menor renda e menos educação.
- Setenta por cento dos fumantes vê um médico a cada ano e 70% dos fumantes expressam um desejo de abandonar o fumo.
- Os médicos devem intervir usando os 5 As: Ask, Advise, Assess, Assist e Arrange.
- Os médicos podem motivar os pacientes a deixar de fumar usando os 5 Rs: Relevância, Riscos, Recompensas, Barreiras e Repetição.
- Intervenção farmacológica específica freqüentemente ajuda (TRN, bupropiona, clonidina e mecamilamina).
- Médicos e enfermeiras demonstraram ser altamente eficazes na intervenção para cessação do fumo.

REFERÊNCIAS

1. McGinnis IM, Foege WH. Actual causes of death in the United States. *JAMA* 1993;270:2207-2212.
2. Vainio H, Weiderpass E, Kleihues P. Smoking cessation in cancer prevention. *Toxicology* 2001;166:47-52.
3. Hyland A, Vena C, Bauer J, et al. Cigarette smoking attributable morbidity: United States, 2000. *Morb Mortal Wkly Rep* 2003;52:842-844.
4. Mojica WA, Suttorp MJ, Sherman SE, et al. Smoking cessation interventions by type of provider: a meta-analysis. *Am J Prevent Med* 2004;26:391-401.
5. National Center for Chronic Disease Prevention and Health Promotion; Behavioral Risk Factor Surveillance System. Prevalence Data Tobacco Use, Nationwide 2002. [on-line]. http://apps.nccd.cdc.gov/brfss/
6. National Center for Chronic Disease Prevention and Health Promotion; Behavioral Risk Factor Surveillance System. Prevalence Data Tobacco Use, Nationwide 2003. [on-line]. http://apps.nccd.cdc.gov/brfss/
7. U.S. Department of Health and Human Services. Healthy people 2010: *understanding and improving health*, 2nd ed. Washington, DC: U.S. Government Printing Office, 2000.
8. Barbeau EM, Krieger N, Soobader MJ. Working class matters: socioeconomic disadvantage, race/ethnicity, gender, and smoking in NHIS 2000. *Am J Public Health* 2004;94:269-278.
9. Office on Smoking and Health: National Center for Chronic Disease Prevention and Health Promotion. Cigarette use among high school students: United States, 1991-2003. *Morb Mortal Wkly Rep* 2004;53:499-502.
10. Fiore MC, Bailey WC, Cohen SJ, et al. Treating tobacco use and dependence. In: *Clinical practice guideline*. Rockville, MD: U.S. Department of Health and Human Services, Public Health Service, June 2000.
11. Solberg LI, Davidson G, Alesci NL, et al. Physician smoking-cessation actions: are they dependent on insurance coverage or on patients? *Am J Prevent Med* 2002;23:160-165.
12. Task Force on Community Preventive Services. Recommendations regarding interventions to reduce tobacco use and exposure to environmental tobacco smoke. *Am J Prevent Med* 2001;20:10-15.
13. Nezami E, Sussman S, Pentz MA. Motivation in tobacco use cessation research. *Substance Use Misuse* 2003;38:25-50.
14. Mecklenburg RE, Somerman M. Cessation of tobacco use. In: Ciancia SG, ed. *Dental therapeutics*. Chicago: ADA Publishing, 1998:505-516.
15. Prochazka AV. New developments in smoking cessation. *Chest* 2000;117:169S-175S.
16. Rigotti NA. Treatment of tobacco use and dependence. *N Engl J Med* 2000;346:506-512.
17. Abelin T, Ehrsam R, Buhler-Reichert A, et al. Effectiveness of a transdermal nicotine system in smoking cessation studies. *Methods Find Exp Clin Pharmacol* 1989;11:201-214.
18. Fiore MC, Smith SS, Jorenby DE, et al. The effectiveness of the nicotine patch for smoking cessation: a meta-analysis. *JAMA* 1994;271:1940-1947.
19. National Institute for Clinical Excellence (NICE). Guidance on the use of nicotine replacement therapy (NRT) and bupropion for smoking cessation. National Institute for Clinical Excellence Technology Appraisal Guidance No. 39, 2002. [on-line]. http://www.nice.org.uk
20. Silagy C, Lancaster T, Stead L, et al. Nicotine replacement therapy for smoking cessation (Cochrane Review). Available in The Cochrane Library [database on disk and CD ROM]. Updated quarterly. The Cochrane Collaboration; Issue 1. Oxford; Updated Software, 2002.
21. Hurt RD, Dale LC, Fredickson PA, et al. Nicotine patch therapy for smoking cessation combined with physician advice and nurse follow-up: one-year outcome and percentage of nicotine replacement. *JAMA* 1994;271:595-600.
22. Coleman T. Smoking cessation: integrating recent advances into clinical practice. *Thorax* 2001;56:579-582.
23. Bohadana A, Nilsson F, Rasmussen T, et al. Nicotine inhaler and nicotine patch as a combination therapy for smoking cessation: a randomized, double-blind, placebo-controlled trial. *Arch Intern Med* 2000;160:3128-3134.

24. Anda RF, Williamson DF, Escobedo LG, *et al.* Depression and the dynamics of smoking. *JAMA* 1990;264:1541-1546.
25. Breslau N, Kilbey MM, Andreski P. Nicotine dependence and major depression: new evidence from a prospective investigation. *Arch Gen Psychiatry* 1993;50:31-35.
26. Benowitz NL, Wilson PM. Non-nicotine pharmacotherapy for smoking cessation: mechanisms and prospects. *CNS Drugs* 2000;13:265-285.
27. Gambassi G, Bernabei R. Antidepressants and smoking cessation. *Arch Intern Med* 1999;159:1257-1258.
28. Hurt RD, Sachs DPL, Glover ED, *et al.* A comparison of sustained-release bupropion and placebo for smoking cessation. *N Engl J Med* 1997;337:1195-1202.
29. Covey LS, Sullivan MA, Johnston JA, *et al.* Advances in nonnicotine pharmacotherapy for smoking cessation. *Drugs* 2000;59:17-31.
30. Jorenby DE, Leischow SJ, Nides MA, *et al.* A controlled trial of sustained-release bupropion, a nicotine patch or both for smoking cessation. *N Engl J Med* 1999;340:685-691.
31. Henningfield JE, Fant RV, Gopalan L. Non-nicotine medications for smoking cessation. *J Respir Dis* 1998;19:S33-S42.
32. Coleman T, West R. Newly available treatments for nicotine addiction: smokers wanting help to stop smoking now have effective treatment options. *Br Med J* 2001;322:1076-1077.
33. Okuyemi KS, Ahluwalia JS, Harris KJ. Pharmacotherapy of smoking cessation. *Arch Fam Med* 2000;9:270-281.
34. Fryer JE, Kukas RJ. Noncompetitive functional inhibition at diverse human nicotinic acetylcholine receptor subtypes by bupropion, phencyclidine, and ibogaine. *J Pharmacol Exp Ther* 1999;288:88-92.
35. Hughes JR, Stead LF, Lancaster T. Antidepressants for smoking cessation. (Cochrane Review): available in The Cochrane Library [database on disk and CD ROM]. Updated quarterly. *The Cochrane Collaboration*, Issue 1. Oxford: Updated Software, 2004.
36. Hughes JR, Goldstein MG, Hurt RD, *et al.* Recent advances in the pharmacotherapy of smoking. *JAMA* 1999;281:72-76.
37. Holm KJ, Spencer CM. Bupropion: a review of its use in the management of smoking cessation. Drugs 2000;59:1007-1024.
38. Rennard SI, Daughton DM. Smoking cessation. *Chest* 2000;117:360S-364S.
39. Rose JE, Behm FM, Westman EC. Nicotine-mecamylamine treatment for smoking cessation: the role of re-cessation therapy. *Exp Clin Psychopharmacol* 1998;6:331-343.
40. Glassman AH, Stetner F, Walsh BT, *et al.* Heavy smokers, smoking cessation, and clonidine: results of a double-blind, randomized trial. *JAMA* 1988;259:2863-2866.
41. Hilleman DE, Mohiuddin SM, Delcore MG, *et al.* Randomized, controlled trial of transdermal clonidine for smoking cessation. *Ann Pharmacother* 1993;27:1025-1028.
42. Prochaska JO, Redding CA, Evers KE. The transtheoretical model and stages of change. In: Glanz K, Lewis FM, Rimer BK, eds. *Health behavior and health education.* San Francisco, CA: Jossey-Bass, 1997:60-84.
43. Stafne EE, Bakdash B. Tobacco cessation intervention: how to communicate with tobacco using patients. *J Contemp Dent Pract* 2000;1:37-47.
44. Brandon TH, Herzog TA, Webb MS. It ain't over til it's over: the case for offering relapse-prevention interventions to former smokers. *Am J Med Sci* 2003;326:197-200.
45. Solberg L, Boyle RG, Davidson G, *et al.* Patient satisfaction and discussion of smoking cessation during clinical visits. *Mayo Clin Proc* 2001;76:138-143.
46. Barzilai DA, Goodwin MA, Zyzanski SJ, *et al.* Does health habit counseling affect patient satisfaction? *Prevent Med* 2001;33:595-599.
47. Schnoll RA, Malstrom M, James C, *et al.* Correlates of tobacco use among smokers and recent quitters diagnosed with cancer. *Patient Educ Counsel* 2002;46:137-145.
48. Goldstein MG, DePue JD, Monroe AD, *et al.* A population-based survey of physician smoking cessation counseling practices. *Prevent Med* 1998;27:720-729.
49. Zhu S, Anderson CM, Tedeschi GJ, *et al.* Evidence of real-world effectiveness of a telephone quitline for smokers. *N Engl J Med* 2002;347:1087-1093.
50. An LC, Bernhardt TS, Bluhm J, *et al.* Treatment of tobacco use as a chronic medical condition: primary care physicians' self-reported practice patterns. *Prevent Med* 2004;38:574-585.

PARTE II
OTORRINOLARINGOLOGIA GERAL

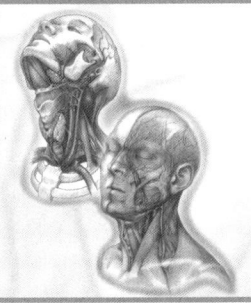

Byron J. Bailey ▪ Shawn D. Newlands

CAPÍTULO 21

Anatomia e Fisiologia das Glândulas Salivares

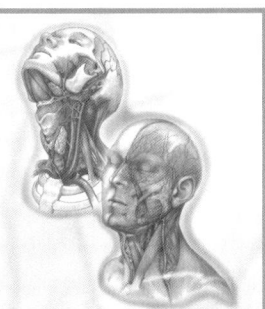

Benjamin C. Stong ▪ Michael E. Johns ▪ Michael M. Johns III

As grandes glândulas salivares nos humanos consistem nas glândulas pareadas parótidas, submandibulares e sublinguais. Adicionalmente, centenas de pequenas glândulas salivares revestem a cavidade oral inteira. Seu papel principal é a produção de saliva, que ajuda na digestão, protege a mucosa de dessecação, protege contra cárie dentária e auxilia na manutenção da homeostasia. O cirurgião de cabeça e pescoço deve ser familiarizado com as relações anatômicas das glândulas e sua inervação e a fisiologia da secreção. Além disso, uma compreensão da embriologia das glândulas é importante na histogênese dos tumores.

ANATOMIA DO DESENVOLVIMENTO

As grandes glândulas salivares desenvolvem-se na sexta à oitava semanas de vida embrionária como projeções do ectoderma oral para dentro do mesênquima circundante (Fig. 21.1). Os primórdios originam-se nos locais dos eventuais orifícios dos ductos e, à medida que elas crescem, desenvolvem elaborados sistemas tubuloacinosos. O tecido primitivo da parótida cresce posteriormente à medida que o nervo facial avança anteriormente e eventualmente circunda o nervo com tecido glandular. À medida que a cápsula mesenquimal rodeia a glândula, aprisiona linfonodos e envia projeções para dentro da própria glândula. As pequenas glândulas salivares originam-se do ectoderma oral e endoderma nasofaríngeo e formam sistemas tubuloacinosos simples.

ANATOMIA

Glândula Parótida

A glândula parótida é a maior das grandes glândulas salivares e situa-se na região pré-auricular, profunda à pele e aos tecidos subcutâneos (Fig. 21.2). Suas células acinosas são principalmente do tipo secretor seroso. O nervo facial divide a glândula, por definição, em uma grande glândula supraneural e um componente infraneural menor. O compartimento parotídeo é o espaço triangular que contém a parótida e seus vasos, nervos e linfáticos associados. O compartimento parotídeo é limitado superiormente pelo zigoma; posteriormente pelo meato acústico externo; e inferiormente pelo processo estilóide, os músculos estilo-hióideos e os vasos da artéria carótida interna e da veia jugular. A margem anterior da glândula forma uma diagonal dos limites superior a posterior da glândula superficial ao músculo masseter. Além disso, uma pequena cauda de tecido parotídeo estende-se posteriormente para o processo mastóide e é sobrejacente ao músculo esternocleidomastóideo.

O ducto de Stensen origina-se do bordo anterior da glândula, 1,5 cm abaixo do zigoma. O ducto, que percorre aproximadamente 4 a 6 cm, corre anteriormente transversal ao músculo masseter, volta-se medialmente e perfura o músculo bucinador, e afinal se abre intra-oralmente imediatamente em frente ao segundo molar superior. O ramo bucal do nervo facial viaja com o ducto.

A fáscia parotídea é uma continuação da fáscia cervical profunda e é dividida em camadas superficial e profunda. A fáscia superficial densa estende-se a partir da musculatura circundante, desde o masseter anteriormente e o esternocleidomastóideo posteriormente, e estende-se superiormente até o zigoma. A fáscia envia septos para dentro do tecido glandular, o que impede a separação de um plano cirúrgico entre a glândula e sua fáscia. Em virtude da presença desta cápsula inelástica, um processo supurativo ou um outro expansivo na glândula parótida exige drenagem cirúrgica.

A camada profunda da fáscia parotídea estende-se a partir da fáscia da porção posterior do músculo digástrico e forma a membrana estilomandibular (Fig. 21.3). A membrana separa a glândula parótida da glândula submandibular e estende-se desde a mandíbula anteriormente, desde o ligamento estilomandibular infe-

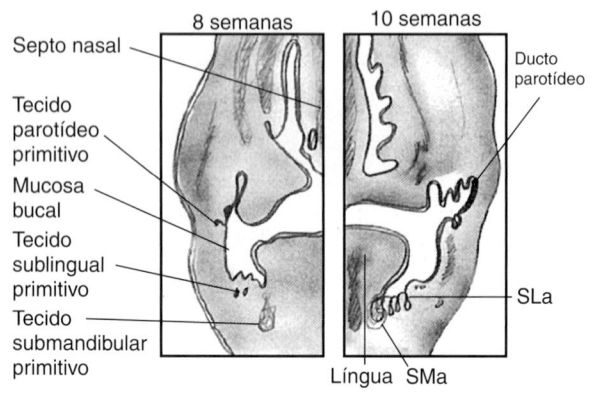

Figura 21.1
Desenvolvimento das grandes glândulas salivares em embriões de 8 e 10 semanas (corte axial). SMa, tecido submandibular primitivo; SLa, tecido sublingual primitivo. (De Meyerhoff WL, Rice DH. Salivary gland anatomy and physiology. In: Paparella MM, Shumrick DA, Meyerhoff WL, eds. *Otolaryngology-head and neck surgery*, 3rd ed. Philadelphia: WB Saunders, 1992, com permissão.)

rior e desde o processo estilóide posteriormente. Ocasionalmente, tecido parotídeo pode herniar-se através de uma fraqueza na membrana estilomandibular e situar-se na parede faríngea lateral. Por esta razão, tumores profundos na glândula parótida podem apresentar-se como massas parafaríngeas.

Nervo Facial

O nervo facial sai da base do crânio pelo forame estilomastóideo, que é situado lateral ao processo estilóide e medial à extremidade da mastóide. O nervo facial dá três ramos motores ao sair do forame estilomastóideo: para o músculo estilo-hióideo, para o músculo auricular posterior e para o ventre posterior do músculo digástrico. O nervo pode ser identificado pela sua relação às estruturas circunvizinhas. O "ponteiro tragal" é uma projeção conchal que aponta medialmente para o forame estilomastóideo. O nervo situa-se aproximadamente 6 a 8 mm ântero-inferior à linha de sutura timpanomastóidea.

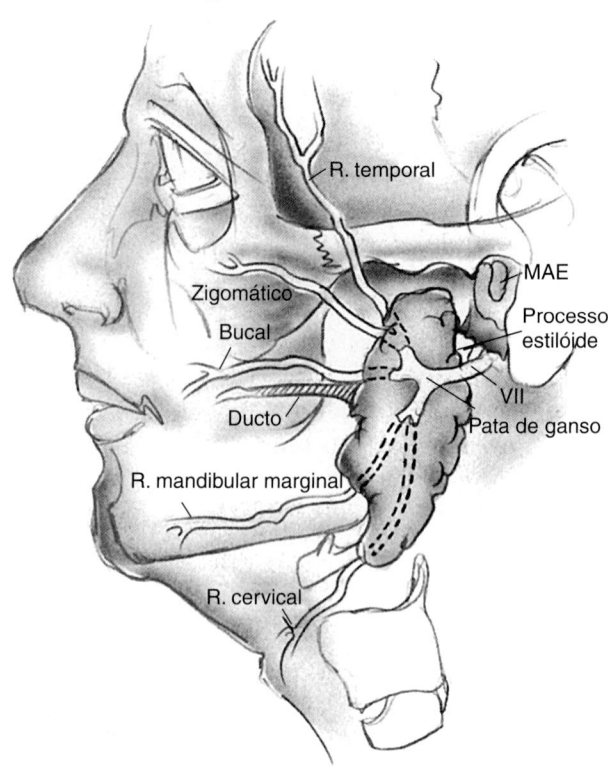

Figura 21.2
A glândula parótida e o nervo facial. Notar que o nervo sai do forame estilomastóideo lateral ao processo estilóide. Notar também a relação dos ramos do nervo às estruturas circundantes.

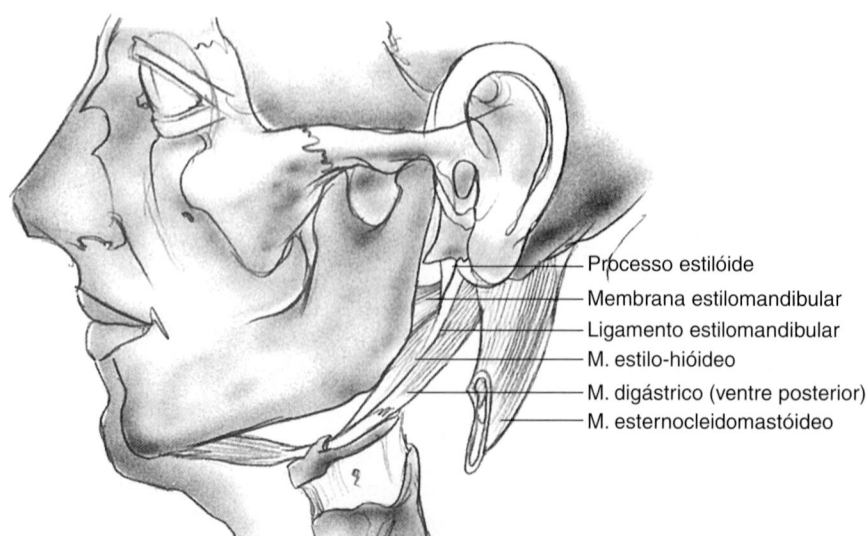

Figura 21.3
Membrana estilomandibular (camada profunda da fáscia parotídea). Herniações de tecido parotídeo através desta membrana podem resultar em massa parafaríngea.

Depois que sai no forame estilomastóideo, o nervo facial então se volta lateralmente para entrar na glândula parótida posteriormente. Ele se ramifica na pata de ganso em uma divisão temporofacial superior e cervicofacial inferior. A pata geralmente é a 1,3 cm do forame estilomastóideo. As duas subdivisões a seguir ramificam-se para formar os cinco ramos principais: temporal, zigomático, bucal, mandibular marginal e cervical. Há muitas vezes pequenas comunicações internervosas entre os ramos bucal, zigomático e temporal, e variações anatômicas normais nos padrões de ramificação (Fig. 21.4).

Quando a anatomia normal é distorcida, como quando está presente um tumor, o nervo facial pode ser identificado a partir de várias relações constantes. O ramo bucal do nervo facial segue o trajeto do ducto parotídeo e situa-se superior ou inferior ao ducto. O ramo temporal cruza o arco zigomático paralelo com os vasos temporais superficiais. O ramo mandibular marginal corre ao longo do bordo inferior da glândula superficial à veia facial posterior (veia retromandibular). Cada ramo pode ser identificado distalmente e a seguir acompanhado proximalmente através da glândula até o tronco principal do nervo. Ocasionalmente, se o tronco nervoso principal não puder ser identificado pelos marcos anatômicos usuais, uma mastoidectomia pode ser efetuada para identificar o nervo quando ele sai do forame estilomastóideo.

Nervo Auricular Magno

O nervo auricular magno (C 2,3) supre sensibilidade à superfície posterior da orelha e do lóbulo da orelha. Ele é o maior ramo do plexo cervical e freqüentemente é dividido durante uma parotidectomia. Ele passa em torno do bordo posterior do músculo esternocleidomastóideo e a seguir viaja superiormente na direção da orelha. Este nervo pode ser obtido e usado, se necessário, para enxerto no nervo facial.

Nervo Auriculotemporal

O nervo auriculotemporal é um ramo da divisão mandibular (terceira) do nervo trigêmeo. Ele sai pelo forame oval, volta-se superiormente, anterior ao meato acústico externo, e corre paralelo aos vasos temporais superficiais para inervar o couro cabeludo. O nervo carrega fibras parassimpáticas pós-ganglionares, as quais estimulam secreção do gânglio ótico para a glândula parótida.

Uma complicação comum após parotidectomia é a síndrome de Frey (sudorese gustatória). Isto resulta da reinervação aberrante das glândulas sudoríparas simpáticas colinérgicas na pele por fibras pós-ganglionares a partir do nervo auriculotemporal que foram expostas subseqüentemente à parotidectomia. Síndrome de Frey deve ser suspeitada com base em uma história de sudorese facial durante a alimentação e pode ser confirmada com o teste do amido e iodo de Minor (1). Este teste define a área afetada e pode ajudar a planejar o tratamento. Opções clínicas e cirúrgicas de tratamento preventivo e terapêutico foram usadas, incluindo cremes e adesivos anticolinérgicos tópicos, enxertos embaixo da pele e seção do nervo timpânico. Blitzer *et al.* relataram que o controle a longo prazo dos pacientes gravemente sintomáticos foi historicamente insa-

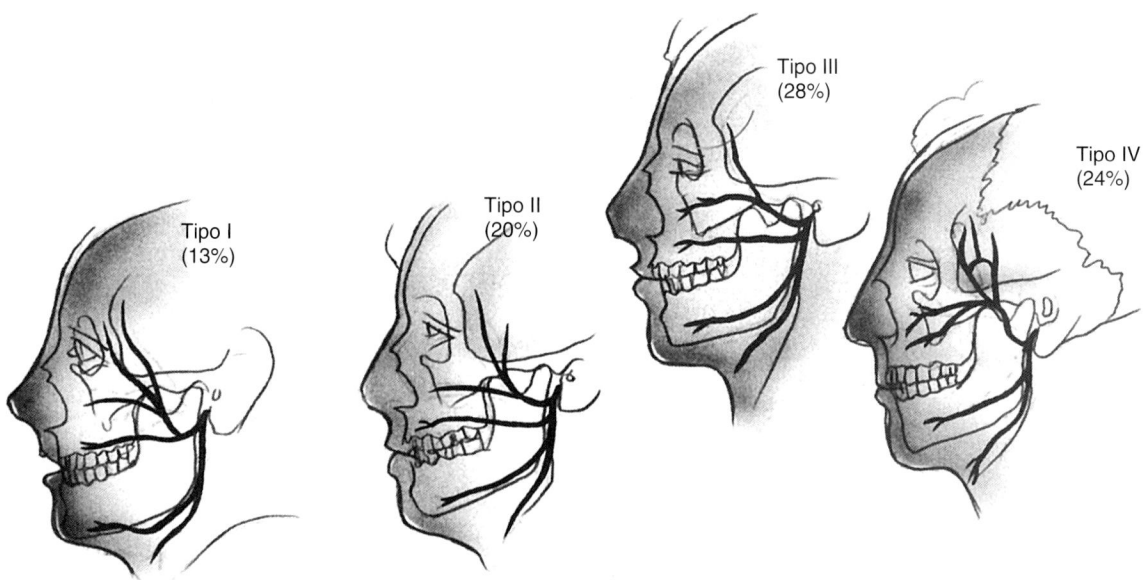

Figura 21.4

Variação normal nos padrões de ramificação do nervo facial. (De Pogrel M, Schmidt B, Ammar A. The relationship of the buccal branch of the facial nerve to the parotid duct. *J Oral Maxillofac Surg* 1996;54:71, com permissão.)

tisfatório com a maioria dos tratamentos. Entretanto, em estudos recentes, a injeção intradérmica local de toxina botulínica ofereceu bons resultados, resultando no controle a longo prazo sustentado com os mínimos efeitos adversos (1,2). A toxina botulínica bloqueia a liberação de acetilcolina dos neurônios pré-sinápticos. Está postulado que ela produz resultados a longo prazo após injeção intradérmica devido à pouca reinervação das glândulas sudoríparas colinérgicas da pele.

Suprimento Arterial

A artéria carótida externa proporciona o principal suprimento sanguíneo à glândula parótida. A artéria corre em direção cefálica, paralela à mandíbula e bifurca-se nos seus dois ramos terminais (artérias maxilar e temporal superficial) no nível do côndilo mandibular. A artéria facial transversa, um ramo da artéria temporal superficial, supre a glândula parótida, o ducto de Stensen e o músculo masseter. Ela é acompanhada pela veia facial transversa e viaja anteriormente entre o arco zigomático e o ducto parotídeo.

Drenagem Venosa

A veia temporal superficial junta-se à veia maxilar para formar a veia facial posterior (retromandibular). A veia facial posterior é a principal drenagem venosa da parótida e está situada profunda ao nervo facial. A veia corre lateral à artéria carótida e emerge no pólo inferior da glândula. Em seguida junta-se à veia auricular posterior para formar a veia jugular externa. Por outro lado, a veia facial posterior junta-se à veia facial anterior para formar a veia facial comum, a que afinal se esvazia no sistema da jugular interna.

Drenagem Linfática

A glândula parótida é a única glândula salivar com duas camadas de linfonodos. A camada superficial, que consiste em aproximadamente 3 a 20 linfonodos, situa-se entre a glândula e sua cápsula. Estes linfonodos drenam a glândula parótida, meato acústico externo, orelha, couro cabeludo, pálpebras e glândulas lacrimais. A segunda camada de linfonodos situa-se profundamente no tecido parotídeo e drena a glândula parótida, meato acústico externo, orelha média, nasofaringe e palato mole. Mais linfonodos estão presentes no lobo superficial da parótida, em comparação com o lobo profundo. Os dois sistemas esvaziam-se nos sistemas linfáticos superficial e profundo.

Glândula Submandibular

A segunda maior glândula salivar é a glândula submandibular (submaxilar). Ela compreende células mucosas e serosas. A glândula situa-se no triângulo submandibular, que é formado pelos ventres anterior e posterior do músculo digástrico e a margem inferior da mandíbula (Fig. 21.5). A glândula situa-se medial e inferior ao ramo mandibular e enrola-se em torno do músculo milo-hióideo em forma de C para produzir um lobo superficial e um profundo (Fig. 21.6).

O lobo superficial da glândula submandibular está situado no espaço sublingual lateral. O lobo profundo da glândula (na realidade o primeiro encontrado em uma excisão de rotina da glândula submandibular) está situado inferior ao músculo milo-hióideo e constitui a maior parte da glândula. A camada superficial da fáscia cervical profunda desdobra-se para envolver a glândula. O ducto de Wharton sai da superfície medial da glândula e viaja entre os músculos milo-hióideo e hioglosso para sobre o músculo genioglosso. Ele então se abre intra-oralmente lateral ao frênulo lingual no assoalho da boca. O ducto tem aproximadamente 5 cm de comprimento. Quando o ducto sai da glândula, o nervo hipoglosso situa-se inferiormente e o nervo lingual superiormente.

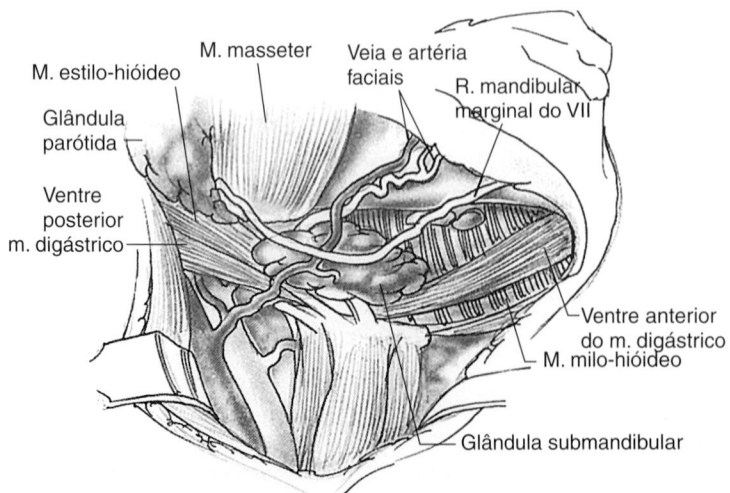

Figura 21.5

O triângulo submandibular. Observar a relação do nervo mandibular marginal com a mandíbula e os vasos faciais.

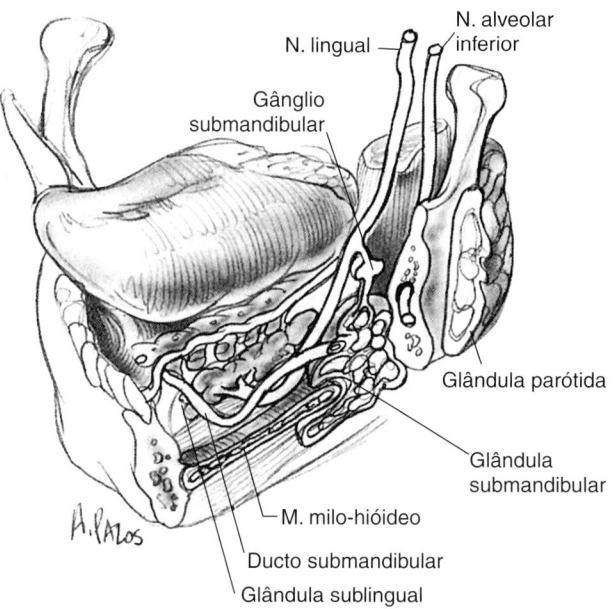

Figura 21.6
Os lobos superficial e profundo da glândula submandibular são separados pelo músculo milo-hióideo. A glândula sublingual possui múltiplos ductos que se abrem ao longo da plica do assoalho da boca.

A glândula submandibular é inervada pelo sistema nervoso simpático (SNS) e sistema nervoso parassimpático (SNP), que estimulam a glândula a produzir saliva mucóide e aquosa, respectivamente. O suprimento do SNP é a partir do nervo corda do tímpano, que é um ramo do nervo facial. A corda carrega fibras parassimpáticas pré-ganglionares para o gânglio submandibular por meio do nervo lingual. No gânglio submandibular, as fibras fazem sinapse com fibras parassimpáticas pós-ganglionares que estimulam a glândula a produzir saliva. As fibras simpáticas originam-se no gânglio cervical superior e viajam com a artéria lingual para a glândula.

A artéria facial fornece o principal suprimento sanguíneo à glândula. A artéria, que é um ramo principal da artéria carótida externa, sulca a porção profunda da glândula submandibular ao correr para superior e anteriormente. Na face superior da glândula, passa lateralmente e curva-se em torno de uma incisura na mandíbula para suprir a face. A veia facial anterior drena a glândula. O ramo mandibular marginal do nervo facial situa-se superficial à veia facial anterior. Uma manobra para preservar o nervo durante dissecção é a ligadura e a elevação da veia superiormente separando-a da glândula, desse modo protegendo-a na fáscia elevada.

Linfonodos estão presentes entre a glândula e a fáscia capsular mas não profundamente no tecido glandular. Os linfonodos drenam para as cadeias cervical profunda e jugular.

Glândula Sublingual

A glândula sublingual é a menor das grandes glândulas salivares e está situada imediatamente abaixo do assoalho da mucosa da boca (Fig. 21.6). Ela contém principalmente células acinosas secretoras de muco. A glândula é limitada pela mandíbula e pelo músculo genioglosso lateralmente e músculo milo-hióideo inferiormente. O ducto submandibular e o nervo lingual viajam entre a glândula sublingual e o músculo genioglosso. Em contraste com as glândulas parótida e submandibular, nenhuma cápsula fascial verdadeira envolve a glândula sublingual.

Aproximadamente 10 pequenos ductos (ductos de Rivinus) saem da face superior da glândula e abrem-se intra-oralmente ao longo da prega ou plica sublingual do assoalho da boca. Ocasionalmente, vários dos ductos podem juntar-se para formar um ducto sublingual maior (de Bartholin), que então se esvazia para dentro do ducto de Wharton.

Como as outras grandes glândulas salivares, a glândula sublingual é inervada pelo SNS e pelo SNP. O nervo lingual carrega fibras parassimpáticas pós-ganglionares para a glândula a partir do gânglio submandibular. A artéria facial leva as fibras simpáticas a partir do gânglio cervical. O ramo sublingual da artéria lingual e o ramo submentual da artéria facial fornecem o suprimento sanguíneo à glândula sublingual. A drenagem venosa é pelas veias correspondentes. A principal drenagem linfática é para os linfonodos submandibulares.

Pequenas Glândulas Salivares

As pequenas glândulas salivares são glândulas mucosas, serosas ou mistas que revestem a cavidade oral inteira e são em número de cerca de 600 a 1.000. Cada glândula possui seu próprio ducto simples que se esvazia diretamente para dentro da cavidade oral. As glândulas são concentradas nas regiões bucal, labial, palatal e lingual. Elas também podem ser encontradas no pólo superior das tonsilas (glândulas de Weber), pilares tonsilares e base da língua. Os tumores das pequenas glândulas salivares originam-se mais freqüentemente em glândulas localizadas no palato, lábio superior e bochecha.

O suprimento sanguíneo, drenagem venosa e drenagem linfática das glândulas correspondem àqueles da região da cavidade oral na qual as glândulas estão localizadas. A maioria das glândulas recebe inervação parassimpática do nervo lingual; entretanto, as glândulas localizadas no palato recebem seu suprimento a partir do gânglio esfenopalatino por meio dos nervos palatinos.

FISIOLOGIA

A principal função da glândula salivar é a produção de saliva. Há cinco funções principais da saliva: (a) lubrificar o bolo alimentar e irrigar as superfícies da cavidade oral com uma barreira de biopelícula, (b) fornecer capacidade tampão, (c) manter a integridade dos dentes, (d) efetuar funções antibacterianas, e (e) ajudar o paladar e a digestão (3). O sistema tampão na saliva consiste em bicarbonato, fosfato, uréia e proteínas anfóteras que neutralizam ácido. Estas substâncias atuam em concerto para tamponar as substâncias químicas ingeridas e manter um pH na cavidade oral em repouso de 6 a 7. A integridade dos dentes é mantida por desmineralização e remineralização contínuas. A desmineralização ocorre principalmente pela difusão de ácido através das placas até a estrutura do dente, e a remineralização ocorre por meio da supersaturação de cálcio e fosfato, o que promove a deposição de hidroxiapatita na substância do dente. Fluoreto aumenta o processo de remineralização formando uma matriz resistente à cárie dentária.

A atividade antimicrobiana conferida pela saliva é uma interação complexa de componentes imunológicos, incluindo IgA secretória, IgG e IgM, e componentes não imunológicos, incluindo proteínas, mucinas, peptídeos e enzimas (3). A IgA secretória proporciona a maior função imunológica da saliva, atuando para neutralizar vírus, desativar antígenos bacterianos e agregar bactérias. A lactoferrina liga o ferro férrico, uma fonte alimentar para os micróbios, eficazmente submetendo as bactérias à inanição e fornecendo imunidade nutricional. Lisozimas ajudam a romper paredes celulares levando à lise celular bacteriana. Peroxidase catalisa subprodutos metabólicos bacterianos com tiocianato e oxida peróxido de hidrogênio, protegendo a mucosa. As mucinas desempenham um papel multifuncional na saliva. Quando complexadas com IgA, elas têm uma maior afinidade de ligação bacteriana do que qualquer das duas isoladamente. As mucinas estão estreitamente envolvidas na regulação da colonização bacteriana e fúngica e na adesão dos organismos às superfícies teciduais orais. As mucinas estão estreitamente envolvidas na regulação da colonização bacteriana e fúngica, e na adesão de organismos às superfícies teciduais orais. Além disso, as mucinas são a melhor substância lubrificante na saliva, formando uma biopelícula que protege a mucosa e a dentição de irritantes químicos, carcinogênios e dessecação. Proteínas salivares como glicoproteínas, estaterinas, aglutininas e proteínas ricas em histidina e prolina operam para agregar as bactérias reduzindo sua capacidade de aderir a superfícies. O conteúdo de proteína aumenta proporcionalmente à taxa de fluxo salivar. Paradoxalmente, a função imunológica da saliva suporta seletivamente uma flora oral saudável que ajuda a manter uma cavidade oral sadia.

Alterações no estado de volemia do corpo são refletidas na secreção das glândulas salivares. Hipovolemia causa desidratação glandular e por essa razão sede. Além disso, mercúrio, chumbo, sulfa, iodo, morfina, antibióticos e alguns vírus são excretados ativamente na saliva; entretanto, sua excreção não desempenha um papel importante na homeostasia. Envenenamento por mercúrio pode manifestar-se como estomatite e envenenamento por chumbo pela deposição gengival de chumbo. Os vírus da raiva e poliomielite são excretados na saliva e podem ser transmitidos desta maneira. Anticorpos IgA secretórios para o vírus da imunodeficiência humana também foram isolados da saliva. Foi sugerido que o principal modo de transmissão do vírus da imunodeficiência humana (HIV) foi por leucócitos infecciosos em superfícies mucosas. Hipotonicidade da saliva com resultante lise celular foi postulada como a principal razão para a baixa probabilidade da transmissão oral do HIV (3,4).

Produção da Saliva

Unidade Secretória

A produção da saliva é um processo ativo que começa proximalmente no ácino e é modificado distalmente pelos ductos. Os dois principais gatilhos para produção salivar são a mastigação e estímulos gustatórios. Alimentos ácidos são o melhor estímulo e paladar doce o menor. A olfação é surpreendentemente um mau estímulo secretório (3). A unidade secretória refere-se ao ácido, aos túbulos secretórios e ao ducto coletor (Fig. 21.7). As células acinosas e os ductos proximais são rodeados de células mioepiteliais que se contraem para expelir secreções preformadas das células glandulares. Os ácidos secretam saliva, que viaja pelos ductos intercalares para ductos intralobulares e interlobulares, que em última análise se esvaziam para dentro de ductos coletores maiores. Os ductos intralobulares e interlobulares constituem os túbulos secretórios, que estão envolvidos no transporte de sal e água. Conforme descrito previamente, as glândulas parótidas e submandibulares possuem sistemas tubuloacinosos elaborados, enquanto as glândulas sublinguais possuem sistemas simples nos quais os ductos interlobulares se esvaziam em 10 a 12 ductos coletores separados.

Uma vez que a glândula parótida possui somente células acinosas serosas, ela secreta uma saliva aquosa fina, desprovida de mucinas. A glândula sublingual possui apenas células acinosas mucosas e assim produz uma saliva mais viscosa, rica em mucina. A glândula submandibular contém células acinosas de ambos os tipos e produz uma saliva mista (serosa e mucosa). As pequenas glândulas salivares contêm ácinos que são serosos, mucosos ou mistos.

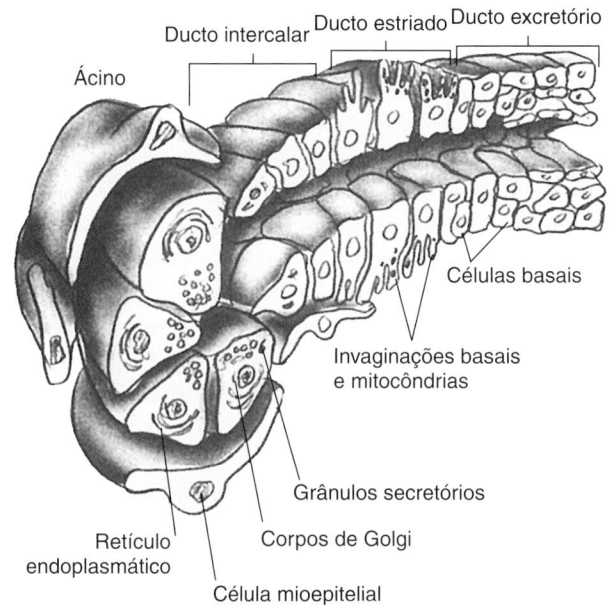

Figura 21.7
Unidade secretória da glândula salivar. A secreção inicial é formada proximalmente pelas células acinosas e modificada distalmente para um líquido hipotônico. (De Regizi J, Batsakis JG. Histogenesis of salivary gland neoplasms. *Otolaryngol Clin North Am* 1977;10:298, com permissão.)

Processo Secretório

A produção de saliva é um processo ativo que envolve síntese celular e transporte ativo. A secreção de saliva envolve dois processos inter-relacionados: secreção primária e secreção ductal. A secreção primária é produzida pelas células acinosas e tem uma composição eletrolítica e osmolalidade semelhantes às do plasma. À medida que a secreção se move distalmente através do túbulo, são feitas modificações da secreção primária, produzindo um líquido hipotônico.

O exame histológico das células acinosas revela similaridade acentuada com outras células secretoras de proteínas. Os grânulos secretórios (zimogênio) contêm a maioria dos componentes orgânicos da secreção primária. As células acinosas serosas produzem grânulos secretórios com amilase, enquanto os grânulos das células mucosas contêm mucina.

Estudos eletroquímicos das células acinosas revelam que o transporte ativo de íons sódio, potássio e cloreto também está envolvido na produção da secreção primária. As células acinosas em repouso mostram um potencial de membrana de −20 a −35 mV. Sob estimulação pelo sistema nervoso autônomo, as células se hiperpolarizam (tornam-se mais negativas) como resultado do efluxo de K^+ e o influxo de Cl^-. Esta hiperpolarização, que ocorre contrariamente a outras células excitáveis que se despolarizam com estimulação, é conhecida como potencial secretório.

À medida que a saliva se move distalmente, os ductos alteram sua composição pela secreção de eletrólitos, água e solutos orgânicos e pela reabsorção de água e eletrólitos. O efeito líquido do transporte ductal é uma diminuição nas concentrações de sódio e um aumento nas de potássio. A saliva é sempre hipotônica ao plasma como resultado do processo de excreção e reabsorção. O grau de hipotonicidade depende da taxa de fluxo. Taxas rápidas de fluxo diminuem o tempo de transporte resultando em hipotonicidade mais baixa. Taxas mais lentas de fluxo proporcionam maior tempo de trânsito aumentando a hipotonicidade. Saliva hipotônica melhora o paladar ao diminuir o efeito de mascaramento das concentrações normais de sódio plasmático (3). Além disso, saliva hipotônica hidrata e expande as glicoproteínas da mucina reforçando a camada de biopelícula da cavidade oral.

Inervação Autonômica

Sistema Nervoso Parassimpático

A estimulação da secreção da glândula salivar pelo SNP produz uma saliva aquosa abundante. Os neurônios parassimpáticos pré-ganglionares originam-se nos núcleos salivares do tronco cerebral, fazem sinapse nos gânglios autonômicos e entram nas glândulas salivares pelos seus nervos sensitivos (Fig. 21.8). A glândula parótida recebe sua inervação do SNP do nervo glossofaríngeo (nervo craniano IX). As fibras parassimpáticas pré-ganglionares são levadas ao gânglio ótico pelos nervos timpânico (de Jacobson) e petroso superficial menor. As fibras pós-ganglionares são então dirigidas para a glândula parótida pelo nervo auriculotemporal (ramo do nervo craniano V3). As glândulas submandibular e sublingual recebem fibras do SNP do nervo corda do tímpano (ramo do nervo craniano VII), que viaja com o nervo lingual. As fibras fazem sinapse no gânglio submandibular. As fibras parassimpáticas pós-ganglionares liberam acetilcolina em estreita proximidade às glândulas e a estimulação ocorre por meio da difusão passiva do neurotransmissor, isto é, não existe sinapse verdadeira entre os nervos pós-ganglionares e as glândulas.

Acetilcolina é o neurotransmissor principal do SNP. Os receptores à acetilcolina podem ser nicotínicos ou muscarínicos, embora apenas os últimos pareçam estar envolvidos na estimulação das glândulas salivares. Os anticolinesterásicos, que bloqueiam a degradação da acetilcolina, prolongam a ação da acetilcolina nos locais receptores e sustentam a estimulação glandular. Alternativamente, a atropina, que compete com a acetilcolina pelos locais receptores pós-ganglionares, retarda a estimulação glandular e tem sido usada como potente anti-sialagogo. Em virtude dos efeitos colaterais anticolinérgicos perturbadores da atropina, a escopolamina e metscopolamina foram similarmente usadas como anti-sialagogos.

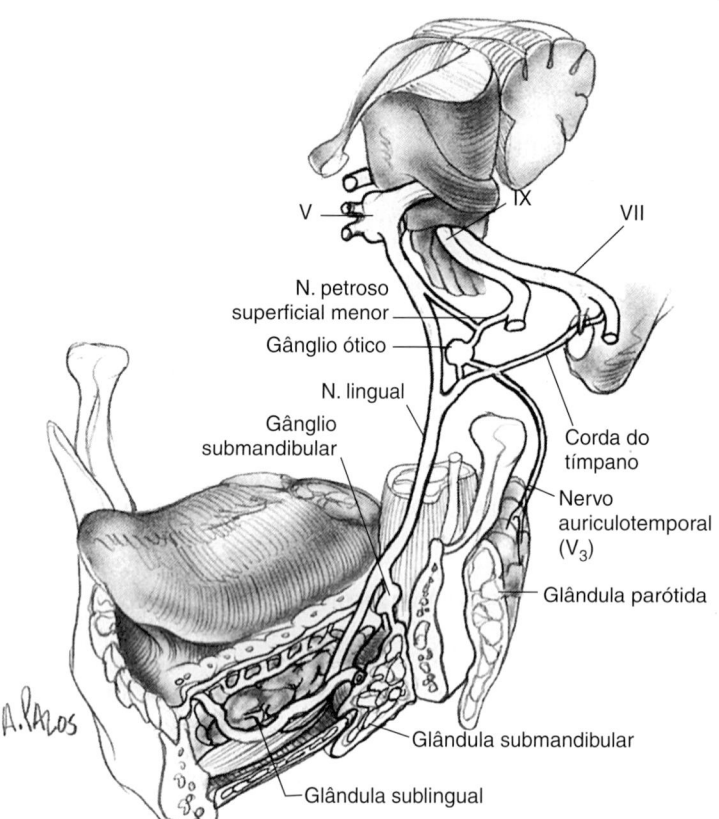

Figura 21.8
Inervação parassimpática das grandes glândulas salivares.

Sistema Nervoso Simpático

As fibras nervosas simpáticas originam-se no gânglio cervical superior e viajam com as artérias que suprem as glândulas salivares. Os nervos do SNS viajam com a artéria carótida externa para suprir a glândula parótida por meio da artéria meníngea média (5), com a artéria lingual para suprir a glândula submandibular e com a artéria facial para a glândula sublingual. Norepinefrina é o principal neurotransmissor do SNS, e todas as sinapses são adrenérgicas. A estimulação da glândula pelo SNS produz uma saliva viscosa escassa, rica em proteínas e solutos orgânicos e inorgânicos. A estimulação das glândulas salivares pelo SNP produz secreções aquosas. Garrett mostrou que a estimulação das glândulas salivares pelo SNP produz líquido acinoso, enquanto a estimulação do SNS causa a liberação de componentes orgânicos pré-formados. Em contraste com crenças históricas, Emmelin provou que a estimulação do SNS na realidade aumenta a secreção estimulada pelo SNP. Microscopia eletrônica demonstra que as células mioepiteliais são duplamente inervadas pelo SNP e pelo SNS, e a estimulação por ambos resulta em contração.

Um resultado clínico da interrupção simpática para a parótida é conhecido como "síndrome da primeira mordida" (5). Esta é uma complicação que resulta da cirurgia do espaço parafaríngeo e postulada para ser relacionada com a interrupção da cadeia simpática ascendente, e pode ocorrer em conjunção com a síndrome de Horner. O aspecto clínico característico é dor na região parotídea com a primeira mordida de cada refeição, durando alguns segundos e melhorando com mordidas sucessivas. Ela é pior com a primeira refeição do dia. A teoria é que a interrupção da cadeia simpática resulta em supersensibilidade das células mioepiteliais a estimulações cruzadas pelos neurotransmissores parassimpáticos, resultando em contração supramáxima que se dessensibiliza com as mordidas subseqüentes. Tratamento com medicação antiinflamatória não-esteróide, carbamazepina e neurectomia timpânica foi descrito, mas o tratamento fundamental é expectante.

Taxas de Fluxo Salivar

Quando as glândulas salivares não estão sendo estimuladas pelo sistema nervoso autônomo, elas produzem saliva a uma taxa de aproximadamente 0,001 a 0,2 mL por minuto por glândula. As taxas de fluxo podem subir para 0,18 a 1,7 mL por minuto por glândula quando estimuladas. Em circunstâncias normais, a taxa de fluxo salivar não-estimulado total mínimo é definido como 0,1 mL por minuto e a taxa de fluxo estimulado mínima é 0,2 mL por minuto (3). A taxa estimulada máxima é 7 mL por minuto. O volume de 24 horas de secreção salivar foi estimado em 500 a 1.500 mL, ou um fluxo médio de 1 mL por minuto. Há padrões circadianos de fluxo salivar; o nadir ocorre durante o sono com um fluxo de quase zero, e anualmente um fluxo baixo ocorre durante o verão (3).

O fluxo salivar nas glândulas não-estimuladas é produzido principalmente pelas glândulas submandibulares (65%), com as glândulas parótidas e sublinguais fornecendo 20% e 7% a 8% do fluxo, respectivamente (3). Uma vez estimuladas, as contribuições relativas das glândulas parótidas e submandibulares são invertidas, com a glândula parótida suprindo mais de 50% do fluxo. As pequenas glândulas salivares, independentemente de estimulação, produzem menos de 10% do fluxo total (3).

Hipersecreção de saliva pode ser secundária a taxas excessivas de fluxo salivar (como o dobro do normal) ou causada por taxas de fluxo que ultrapassam a capacidade de deglutição do paciente. O volume residual normal após deglutição é 0,8 mL (3). Neurectomias timpânicas bilaterais (desnervação parassimpática bilateral) foi usada em pacientes com ptialismo (babação) com bons resultados iniciais. Outros, no entanto, advogam mudar o trajeto dos ductos parotídeos bilaterais com ou sem excisão das glândulas submandibulares bilaterais para tratamento em longo prazo da babação. Foi descrito que a toxina botulínica intraglandular teve bons resultados em pacientes com hipersialorréia (6).

As taxas de fluxo salivar são independentes da idade. Embora as células acinosas sofram um processo degenerativo, a taxa de produção de saliva permanece constante. Xerostomia no idoso provavelmente resulta de doença sistêmica ou efeitos colaterais de medicações. As glândulas submandibulares, que fornecem o maior volume salivar em repouso, comprovaram-se mais sensíveis a alterações metabólicas e fisiológicas que a glândula parótida. Hipofunção das glândulas salivares é definida como uma taxa de fluxo não-estimulado menor que 0,1 mL por minuto ou uma redução de 50% abaixo das taxas basais se elas tiverem sido determinadas (3). Taxas de fluxo basais devem ser registradas depois dos 15 anos de idade.

TESTES RADIOLÓGICOS

Embora radiografia simples e sialografia possam desempenhar um papel no imageamento das glândulas salivares, a tomografia computadorizada (TC) tornou-se o teste por imagem auxiliar padrão. TC contrastada demonstra abscessos, cistos e neoplasmas, e TC não-contrastada pode mostrar claramente sialólitos (7). Exame de ressonância magnética (RM) prediz acuradamente a extensão da infiltração nos tecidos moles e invasão perineural dos neoplasmas. RM sialografia pode ser realizada durante parotidite aguda e pode desempenhar um papel cada vez maior no seu estudo detalhado. Imageamento encontra-se discutido mais detalhadamente no Capítulo 22.

PONTOS IMPORTANTES

- O ducto parotídeo (de Stensen) abre-se intra-oralmente à papila em oposição ao segundo molar superior.
- As células acinosas parotídeas são células serosas e as células acinosas sublinguais são células mucosas. As células acinosas submandibulares são de ambos os tipos serosas e mucosas.
- O nervo auriculotemporal, um ramo da divisão mandibular (terceira) do nervo craniano V, leva fibras parassimpáticas pós-ganglionares desde o gânglio ótico para a glândula parótida. Uma lesão do nervo auriculotemporal durante uma parotidectomia pode resultar em sudorese gustatória (síndrome de Frey).
- O ducto da glândula submandibular (de Wharton) se abre intra-oralmente lateral ao frênulo lingual no soalho da boca.
- A glândula sublingual tem aproximadamente 10 ductos pequenos que saem através da face superior da glândula para se abrirem intra-oralmente ao longo da prega sublingual.
- As pequenas glândulas salivares são compostas de tipos celulares mucoso, seroso ou misto, e elas têm um sistema de ducto simples.
- A saliva é formada pelas células acinosas da glândula salivar e modificada pelas células ductais para um líquido hipotônico.
- A glândula parótida recebe suas fibras do sistema nervoso parassimpático do nervo craniano IX. As fibras viajam com o nervo petroso superficial menor, fazem sinapse no gânglio ótico, e viajam para a glândula por meio do nervo auriculotemporal.
- As fibras do sistema nervoso parassimpático para as glândulas submandibular e sublingual viajam com o ramo corda do tímpano do nervo craniano VII, que se junta ao nervo lingual antes de fazer sinapse no gânglio submandibular imediatamente adjacente às glândulas.
- As fibras nervosas simpáticas se originam no gânglio cervical superior e viajam com o suprimento arterial da glândula: artéria carótida externa para a glândula parótida, artéria lingual para a glândula submandibular, e artéria facial para a glândula sublingual.

REFERÊNCIAS

1. Arad-Cohen A, Blitzer A. Botulinum toxin treatment for symptomatic Frey's syndrome. *Otolaryngol Head Neck Surg* 2000;122:237-240.
2. Kyrmizakis DE, Pangalos A, Papadakis CE, et al. The use of botulinum toxin type A in the treatment of Frey and crocodile tears syndromes. *J Oral Maxillofac Surg.* 2004;62:840-844.
3. Humphrey SP, Williamson RT. A review of saliva: normal composition, flow, and function. *J Prosthet Dent* 2001;85:162-169.
4. Baron S. Oral transmission of HIV, a rarity: emerging hypotheses. *J Dent Res* 2001;80:1602-1604.
5. Chiu AG, Cohen JI, Burningham AR, et al. First bite syndrome: a complication of surgery involving the parapharyngeal space. *Head Neck* 2002;24:996-999.
6. Guntinas-Lichius O. Management of Frey's syndrome and hypersialorrhea with botulinum toxin. *Facial Plast Surg Clin North Am* 2003;11:503-513.
7. Yousem DM, Kraut MA, Chalian AA. Major salivary gland imaging. *Radiology* 2000;216:19-29.

CAPÍTULO 22

Aspectos Radiológicos das Glândulas Salivares

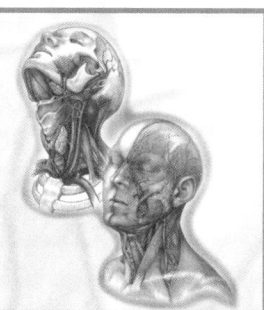

John L. Go ▪ Phillip Hoang ▪ Terry S. Becker

Os processos de doença que comprometem as grandes glândulas salivares são geralmente de etiologia inflamatória/infecciosa, uma vez que as condições malignas nestas regiões constituem apenas 3% de todas as malignidades no corpo humano. Com base na história e no exame físico, o imageamento pode não ser necessário em algumas circunstâncias. Entretanto, lesões palpáveis dentro da região podem representar lesões adjacentes fora das glândulas salivares, como linfadenopatia, ou podem ser indicadoras de uma doença sistêmica. A finalidade dos exames radiológicos é determinar a origem e a extensão da doença. Este capítulo revê as modalidades usadas para adquirir imagens das grandes glândulas salivares.

TÉCNICAS DE IMAGEAMENTO DIAGNÓSTICO

As modalidades de imagem disponíveis ao otorrinolaringologista para a avaliação das glândulas salivares incluem radiografia simples, sialografia, tomografia computadorizada (TC), ressonância magnética (RM), ultra-sonografia diagnóstica e cintigrafia nuclear. Cada uma pode desempenhar um papel na avaliação de um paciente com dor, aumento de volume ou outros sintomas possivelmente relacionados com doenças das glândulas salivares. Os procedimentos de imageamento ajudam a diferenciar lesões originadas nas glândulas salivares daquelas do espaço parafaríngeo, espaço mastigatório, tecidos subcutâneos e moles profundos, mandíbula, e os espaços submandibular e submental. Depois da localização da lesão nas glândulas salivares, o imageamento ajuda a determinar a extensão da doença, tal como o comprometimento secundário da base do crânio, da mandíbula, e possível a disseminação perineural de malignidade (1).

Radiografia Simples

Antes do desenvolvimento das técnicas mais sofisticadas de imageamento, a radiografia simples era usada para determinar as anormalidades das glândulas salivares. Ela ainda tem algum valor e pode contribuir com a informação que vai além do exame físico, como na avaliação de sialolitíase. Embora as radiografias simples sejam menos sensíveis que a TC, elas são menos caras e mais facilmente disponíveis. Radiografia simples também pode demonstrar lesões calcificadas e ósseas que podem simular doença de glândula salivar, bem como alterações ósseas, como remodelação óssea secundária ou erosão/destruição de osso.

A glândula deve ser radiografada em múltiplas incidências. É importante tentar isolar a calcificação e os cálculos sobrejacentes da mandíbula. Se radiografias simples tiverem que ser feitas da região parotídea, as radiografias simples devem consistir em uma vista com a boca aberta, mento estendido, póstero-anteriores com e sem as bochechas estufadas para a detecção de cálculos no ducto de Stensen. Ao ver a região submandibular, uma vista lateral com a boca aberta e o mento estendido é tirada com o dedo do paciente abaixando a língua, bem como vistas oclusal e oblíqua (2). Exame com radiografia simples é útil para a avaliação de cálculos (Fig. 22.1) ou a detecção de calcificação em hemangiomas, linfonodos ou adenoma pleomórfico. Calcificação em outros tumores das glândulas salivares é rara.

Sialografia

Arcelin introduziu a sialografia em 1913, demonstrando um cálculo submandibular depois da injeção de bismuto. Sialografia foi em certa época o fundamento para diagnosticar processos inflamatórios e neoplásicos das glândulas salivares. Desde o advento da TC e da RM, a sialografia tem desempenhado um papel diminuído. Em virtude de melhor sensibilidade e resolução, a TC e a RM substituíram a sialografia na avaliação de massas tumorais das glândulas salivares ou adjacentes. Embora a sialografia possa dar alguma indicação de se uma massa é intrínseca ou extrínseca à glândula, sua precisão é inferior à da TC ou à da RM. A sialografia digital e a sialo-

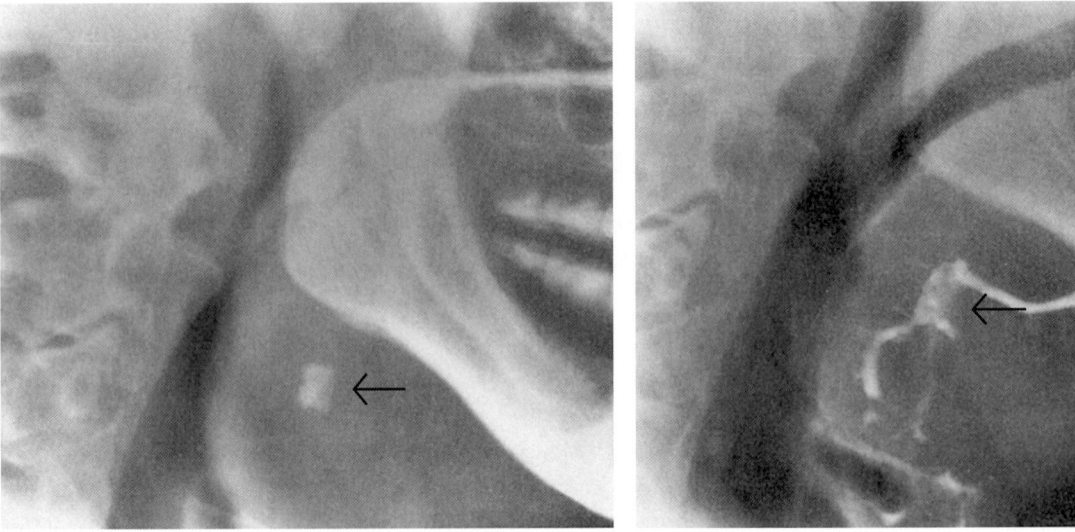

Figura 22.1
Cálculo da glândula submandibular em uma mulher de 64 anos com intumescimento submandibular intermitente. **A:** Na radiografia simples, vista lateral, um cálculo de 1 cm é evidente abaixo do ângulo da mandíbula (*seta*). **B:** O sialograma mostra ductos intraglandulares circundando o cálculo (*seta*).

grafia de subtração digital, no entanto, ainda são as técnicas preferidas na detecção de sialolitíase no interior dos ductos de Stensen e de Wharton (3).

As indicações incluem a suspeita de sialadenite crônica, recorrente e inespecífica; síndrome de Sjögren, síndrome de Mikulicz e outras formas de doença auto-imune; sialolitíase de glândula submandibular ou parótida; e fístula, estenose ou cisto pós-traumático ou pós-operatório. Sialografia é contra-indicada se estiver presente infecção aguda da glândula salivar porque pode aumentar o processo inflamatório. Se a infecção subclínica for agravada depois da sialografia, pode ser necessária antibioticoterapia. Embora complicações da sialografia, inclusive reação alérgica, sejam raras, o exame é moderadamente doloroso, com desconforto e intumescimento associados da glândula, geralmente regredindo dentro de 24 a 48 horas. A sialografia é realizada injetando-se uma solução de contraste contendo iodo, lipossolúvel ou hidrossolúvel, para dentro do ducto de Stensen ou o de Wharton. Diatrizoato meglumina e iodipimida meglumina hidrossolúveis (Sinografin) são preferidos em virtude da facilidade de injeção (*i. e.*, baixa viscosidade) e ausência de reação de corpo estranho. Sialografia raramente é usada para as glândulas sublinguais porque os ductos são numerosos e pequenos, abrindo-se diretamente para o assoalho da boca. Sialografia sublingual é possível apenas se for vista uma variação anatômica, com enchimento do ducto de Bartholin a partir da injeção de um ducto de Wharton durante sialografia submandibular.

Uma vez que 75% a 80% dos cálculos de glândula salivar são radiopacos, radiografias simples estão indicadas antes da sialografia (4). Depois da radiografia simples preliminar, o ducto de Stensen ou o ducto de Wharton é progressivamente dilatado delicadamente. Anestesia local é desnecessária. Uma cânula sialográfica comercialmente disponível ou uma variedade é conectada a uma seringa carregada com contraste e é inserida para dentro do ducto. Com o cateter adequadamente posicionado, o material de contraste é injetado lentamente. Fluoroscopia pode ser útil para observar esta fase de enchimento. Embora a visualização ductal e filmes localizados devam sempre ser obtidos, o enchimento acinoso é desnecessário. Foram usados filmes durante a fase de esvaziamento da glândula, mas nós não usamos esta técnica rotineiramente.

Certas características sialográficas são úteis para diferenciar doença intrínseca de extrínseca, mas freqüentemente não são confiáveis. Uma massa extrínseca tende a desviar a glândula e o parênquima da glândula parótida ou submandibular rodeia a maior parte de uma massa intrínseca. Outras características da origem intrínseca são destruição irregular da glândula, sialectasia pontilhada, aumento grosseiro da glândula e esvaziamento retardado. Acúmulo irregular de contraste e obstrução ductal são consideradas características de malignidade, mas são inespecíficas, ocorrendo também em lesões benignas e doença inflamatória.

Tomografia Computadorizada

A TC revolucionou o imageamento diagnóstico desde a sua introdução clínica no começo dos 1970. Isto é especialmente verdadeiro a respeito do imageamento de cabeça e pescoço. Quase universalmente disponível, a TC fornece detalhe anatômico preciso e é usada rotineiramente para identificar e localizar tumores das glândulas salivares ou adjacentes. TC também é útil para avaliar cálculos das glândulas salivares e doença obstrutiva ou inflamatória. Entretanto, ela é inferior à sialografia para estudar o sistema ductal.

A TC usa um tubo de raios X rotando de uma maneira circular em torno da área de interesse. As radiografias produzidas são transformadas em imagem por uma série de detectores que rotam em oposição à fonte de raios X (*i. e.*, escâner de terceira geração) ou por um círculo de até 1.200 detectores fixos em uma fileira única (*i. e.*, escâner de quarta geração). Agora, detectores em multifileiras permitem a aquisição de múltiplos cortes por rotação do pórtico. Estes escâneres de TC de multicortes agora permitem aquisição de fatias de espessura abaixo de milímetro em períodos extremamente curtos. Estes conjuntos de dados podem então ser reconstruídos para a espessura desejada de fatia para exibição (3 a 5 mm). A anatomia em corte transversal obtida é reconstruída e exibida sob a forma de um grupo de elementos de imagem (*i. e.*, *pixels*). Usando computadores poderosos, as unidades Hounsfield de cada *pixel* podem ser computadas e uma imagem produzida atribuindo brilho relativo a cada *pixel*. Uma unidade Hounsfield é uma unidade de atenuação de raios X (*i. e.*, densidade de elétrons) usada para TCs, com cada *pixel* recebendo um valor em uma escala na qual o ar é –1.000, água é 0 e osso compacto é +1.000. A densidade em TC da glândula parótida é variável mas tende a ser intermediária em densidade entre gordura e músculo (valor Hounsfield, –20 a +20). Intensificação branda (aproximadamente 35 unidades Hounsfield) da glândula parótida ocorre após infusão de contraste intravenoso. As glândulas submandibulares têm menos gordura que as glândulas parótidas e por essa razão são mais próximas da densidade do músculo em TC (aproximadamente 40 unidades Hounsfield).

A TC da glândula parótida é obtida usando-se fatias de cortes finos (*i. e.*, 3 a 5 mm) nas imagens axiais ou ocasionalmente coronais, geralmente após injeção intravenosa de solução de contraste. Em escâneres de TC *multislice*, são obtidas fatias de espessura submilimétrica (0,6 a 0,725 mm) e reconstruídas a fatias de 3 a 5 mm de espessura nos planos axial, coronal e sagital. As imagens são tiradas do meato acústico externo ao osso hióide. Injeção simultânea de material de contraste (*i. e.*, TC sialografia) para dentro do sistema ductal foi freqüentemente usada no passado, mas raramente é necessária agora, em virtude da resolução mais alta dos tomógrafos de TC atuais. Uma vez que pequenas calcificações das glândulas parótidas ou submandibulares podem ser obscurecidas, pode ser feita uma tomografia preliminar sem contraste (1,5). As imagens são filmadas com janelas convencionais para tecido mole. Janelas adicionais para osso são úteis para avaliar calcificação, cálculos ou alteração óssea adjacente.

Ressonância Magnética

A RM usa ondas de radiofreqüência e um ímã forte, mais comumente supercondutor, embora também sejam disponíveis ímãs resistivos e permanentes. A RM parece ser complementar e pode freqüentemente ser superior à TC na representação da caracterização dos tecidos e da extensão da doença (6). Os fundamentos físicos da RM estão além dos objetivos deste capítulo e aconselhamos o leitor a consultar textos que lidam com este assunto. Em resumo, no entanto, a RM depende do conteúdo de água (*i. e.*, densidade de prótons) do tecido. Quando o paciente é colocado no forte campo magnético do pórtico de RM, os núcleos dos átomos de hidrogênio atuam como pequenos ímãs em forma de barra, a maioria dos átomos alinhando-se paralelos ao campo magnético. Uma onda pulsada de radiofreqüência é aplicada ao campo de magnetização, energia é absorvida pelos núcleos de hidrogênio magnetizados e uma corrente elétrica é gerada. Quando o explorador de radiofreqüência é removido, um sinal é detectado quando os prótons retornam ao estado de mais baixa energia da sua orientação original. Os parâmetros do realinhamento nuclear são medidos pelo tempo de relaxamento T_1 (*i. e.*, longitudinal), representando o tempo requerido pelos núcleos para se realinharem dentro do campo magnético externo e pelo tempo de relaxamento T_2 (*i. e.*, transversal), que expressa a defasagem dos núcleos em um plano transverso ao campo magnético. Os efeitos T_1 e T_2 são demonstrados mudando-se o tempo entre os pulsos de radiofreqüência (*i. e.*, TR) e variando o tempo que o sinal é medido depois do pulso, o tempo de retardo de eco (*i. e.*, TE).

Muitos aperfeiçoamentos na RM ocorreram desde a sua introdução clínica em 1980. A maioria destes é relacionada com seqüências de aquisição mais eficazes (7). Também foram feitos avanços nas bobinas "de superfície" ou "locais", que são colocadas diretamente sobre áreas próximas à superfície da pele, incluindo a glândula parótida. A relação sinal-ruído é melhorada, e a resolução da área é melhor. A intensidade de sinal de RM da glândula parótida é hiperintensa (brilhante), e é intermediária entre a intensidade da gordura e a do músculo em imagens ponderadas para T_1 e mais próxima da intensidade de sinal da gordura em imagens ponderadas para T_2, permanecendo hiperintensa com relação ao músculo. As glândulas submandibulares e sublinguais possuem menos gordura e são mais próximas do músculo em imagens de RM ponderadas para T_1 e T_2.

RM pode ser melhor que TC para diferenciar massas parotídeas daquelas de espaço extraparotídeo, como paraganglioma, schwannoma ou massas das pequenas glândulas salivares. RM também parece ter maior sensibilidade e mais alta resolução do que TC. Em imagens ponderadas para T_1, virtualmente todas as massas parotídeas são isointensas ao músculo em intensidade de sinal e podem ser separadas da intensidade de sinal hiperintensa normal do resto da glândula parótida. Acopladas com imagens pós-contraste ponderadas para T_1 com saturação da gordura para o delineamento dos limites tumorais bem como a representação de disseminação perineural, estas duas seqüências podem ser usadas para determinar o limite e a extensão da lesão (1,8). Imagens ponderadas para T_2 em geral não são específicas para separar tipos tumorais, uma vez que a maioria dos tumores são hiperintensos em intensidade de sinal. Entretanto, as lesões que demonstram intensidade de sinal iso a hipointenso com relação ao músculo podem ser indicadoras de malignidade (9). A RM é relativamente isenta de artefatos e não usa radiação ionizante. Múltiplos planos são facilmente obtidos sem mudar a posição do paciente. RM é menos útil para demonstrar calcificação, que é mais bem imageada com TC. RM é contra-indicada em pacientes com claustrofobia, marca-passo, clipes de aneurisma ferromagnéticos intracranianos, implante coclear e implante no tronco cerebral para perda auditiva, corpo estranho ocular e aparelhagem ferromagnética cirúrgica (6).

Gadolínio (gadopentato dimeglumina) é um elemento paramagnético freqüentemente usado em RM, atuando como agente de contraste em imagens ponderadas para T_1. Seu papel para avaliar lesões de glândulas salivares está incompletamente definido. Embora não recomendado para imageamento de rotina da parótida, ele pode ter valor em casos selecionados. Uma vez que a parótida é hiperintensa em sinal em imagens ponderadas para T_1 pré-contraste, massas que se contrastam podem ser obscurecidas dentro da glândula parótida. O emprego de seqüências saturadas para gordura depois da administração de contraste é útil para delinear os limites da massa. Na maioria dos casos, no entanto, administração de contraste não acrescenta muita informação útil adicional e usualmente não é dada. O uso de contraste, no entanto, pode ajudar na representação de disseminação perineural, como pode ser vista no carcinoma adenóide cístico. Neoplasmas benignos e malignos mostram graus variados de contraste. Infiltração tumoral extraglandular pode ser mais bem definida com gadolínio.

Ultra-Sonografia

Ultra-sonografia (US) de alta resolução das glândulas salivares parótida ou submandibular é um método não-invasivo e rápido para a avaliação de uma lesão dentro da glândula parótida ou submandibular. Usa-se um transdutor de alta resolução de 7,5 a 10,0 MHz. US pode ser usada para avaliar não-invasivamente o tamanho da glândula, avaliar a vascularidade e as estruturas vasculares adjacentes, e para distinguir lesões sólidas de císticas e guiar biopsia de agulha (2,10). Aspiração com agulha fina guiada pela US é um recurso simples e barato para avaliar lesões demasiado pequenas para identificar clinicamente (11). As limitações incluem incapacidade de visualizar a glândula parótida inteira, relações com o nervo facial e achados falso-negativos com tumores pequenos (10). Um aneurisma, que raramente simula um neoplasma da glândula parótida ou do espaço parafaríngeo, pode ser identificado com US. Imageamento com Doppler de fluxo em cores demonstra que os tumores malignos das glândulas salivares são mais vasculares que os neoplasmas benignos (12). Embora isto pareça ser um auxílio no diagnóstico, ainda está por ser demonstrada maior especificidade.

Imagens de Medicina Nuclear das Glândulas Salivares

Escaneamento radionuclídico (*i. e.*, cintigrafia) é usado ocasionalmente para avaliar as glândulas salivares. Pertecnetato de sódio (tecnécio 99 m) é o radiofármaco mais comumente usado. O isótopo é concentrado e excretado pelas glândulas salivares, o que permite a demonstração da captação nas glândulas salivares. Uma vez que a maioria dos tumores das glândulas salivares não acumula o radionuclídeo, um tumor geralmente aparece como um defeito de enchimento na imagem radionuclídica. As células tumorais na glândula salivar no tumor de Warthin e no oncocitoma captam facilmente o pertecnetato, resultando em um "ponto quente". Entretanto, como a resolução da cintigrafia é inferior à da TC ou RM, imageamento radionuclídico não é usado rotineiramente.

Citrato de gálio 67 freqüentemente é útil para estudar doença inflamatória ou neoplásica das glândulas salivares e áreas adjacentes. Uma vez que o citrato de gálio 67 é captado pelas células em divisão, acumulação excessiva de gálio é observada nos processos inflamatórios ou neoplásicos, incluindo sarcoidose, melanoma e linfoma. O imageamento com gálio é limitado, no entanto, por causa da captação normal pelas pequenas glândulas salivares e glândulas secretórias na mucosa oral e faríngea. Recentemente, o tálio 201 foi sugerido como substituição para o gálio (13).

O imageamento do antígeno carcinoembrionário tem um alto valor preditivo (100%) na malignidade das glândulas salivares. Escaneamento usando pertecnetato e os eritrócitos do paciente ocasionalmente é útil no diagnóstico de hemangioma. Agentes para escaneamento ósseo, como tecnécio [99mTc]-metileno difosfonato, podem ser usados para estudar comprometimento subclínico da mandíbula ou esqueleto facial ou podem detectar patologia óssea primária. Cintigrafia óssea é especialmente útil para a detecção precoce de metástase disseminada. Imageamento com tomografia de emissão positrônica (PET) usando 2-[^{18}F]fluoro-2-desóxi-D-glicose (FDG) comprovou-se eficaz para distinguir neoplasmas benignos de malignos com especificidade freqüentemente menor que 85% (14).

Angiografia

Em virtude do alto grau de resolução da TC e da RM, a angiografia desempenha um papel menos importante no diagnóstico de lesões dentro das glândulas salivares. Angiografia carotídea é importante para diagnosticar e determinar a extensão de massas no espaço parafaríngeo, especialmente paraganglioma e schwannoma parafaríngeos. Angiografia é útil no tratamento endovascular de lesões vasculares como malformação arteriovenosa, fístula arteriovenosa, no contexto pós-traumático com sangramento incontrolável, bem como na embolização pré-operatória dos neoplasmas altamente vasculares, como paraganglioma. Angiografia de subtração digital com injeção intravenosa ou intra-arterial é usada freqüentemente, para reduzir a dose de radiação.

ANATOMIA NORMAL

Imagens de TC axial intensificadas com contraste são obtidas rotineiramente e são mais bem visualizadas com janelas de tecido mole, usando-se uma largura/nível aproximado de 350/50 unidades Hounsfield (Fig. 22.2). Com TC de *multislice*, reformatações multiplanares são costumeiramente obtidas nos planos coronal e sagital. As seqüências de RM obtidas rotineiramente incluem T_1 multieco axial (TR/TE = 2.000/40/80) e coronal (TR/TE = 100/40) (Fig. 22.3). Imageamento coronal ponderado para T_2 ou uma seqüência ponderada para T_2 com supressão da gordura tal como imageamento de inversão de curto T_1 (STIR) podem ser obtidos. Imageamento ponderado para T_1 sagital ocasionalmente é útil. Se for desejada RM contrastada com gadolínio, são obtidas seqüências adicionais pós-contraste ponderadas para T_1 axial, coronal e ocasionalmente sagital com supressão da gordura.

Glândula Parótida

A maior das grandes glândulas salivares, a parótida, é arbitrariamente dividida em lobos profundo e superficial pelo nervo facial. O lobo superficial é identificado lateral à margem medial do ramo da mandíbula e faz contato com a área posterior do músculo masseter, estendendo-se anterior e lateralmente ao músculo masseter. Posteriormente, o lobo superficial faz contato com o músculo esternocleidomastóideo no nível do ventre anterior do músculo digástrico, que é identificado ântero-medialmente. A cauda da parótida estende-se inferiormente desde o lobo superficial por uma distância variável. O lobo profundo estende-se atrás do ramo da mandíbula, limitado medialmente pelo espaço parafaríngeo, artéria carótida interna e veia jugular interna, e estende-se para o espaço parafaríngeo pelo túnel estilomandibular entre o ramo da mandíbula e o processo estilóide.

O tronco principal do nervo facial sai do crânio no forame estilomastóideo, viajando através de um corpo adiposo e entra na área posterior da glândula parótida entre o ventre posterior do músculo digástrico e o esternocleidomastóideo. O corpo adiposo pode ser identificado em TC ou RM. A porção intrínseca do nervo facial situa-se imediatamente posterior e lateral à veia retromandibular e à artéria carótida externa e, no interior da glândula parótida, divide-se nos seus cinco ramos principais sobrejacentes ao ramo da mandíbula. O nervo facial corre entre as porções profunda e superficial da glândula parótida. O nervo facial não é identificado em TC, mas foi visualizado em RM de cortes finos (15).

Espaço Parafaríngeo

O espaço parafaríngeo (ou faringomaxilar) é um volume em forma de pirâmide invertida. A base da pirâmide é na base do crânio, e o ápice é no nível do osso hióide. A fáscia e o tendão do tensor do véu palatino dividem este espaço em compartimentos pré-estilóideo e pós-estilóideo. Esta divisão corresponde a uma linha desde a área medial da lâmina pterigóidea medial até o processo estilóide. O componente pré-estilóideo é situado póstero-medial ao espaço mastigatório e lateral à faringe. O lobo profundo da glândula parótida é visto salientando-se para dentro deste espaço. O compartimento dorsal, ou pós-estilóideo, do espaço parafaríngeo corresponde à bainha carotídea e suas estruturas circundantes. O limite posterior do espaço parafaríngeo pós-estilóideo é a fáscia pré-vertebral. As massas no compartimento pós-estilóideo incluem paragangliomas, tumores de bainha nervosa e linfadenopatia.

O espaço mastigatório contendo o músculo masseter, músculo temporal, músculos pterigóideos medial e lateral, ramo da mandíbula e nervo mandibular é separado do espaço mastigatório pré-estilóideo por uma camada fascial que se estende à base do crânio. Tumores de glândulas salivares não ocorrem primariamente no espaço mastigatório. Os tumores benignos permanecem dentro do compartimento de origem definido por estes planos fasciais, a menos que tenha

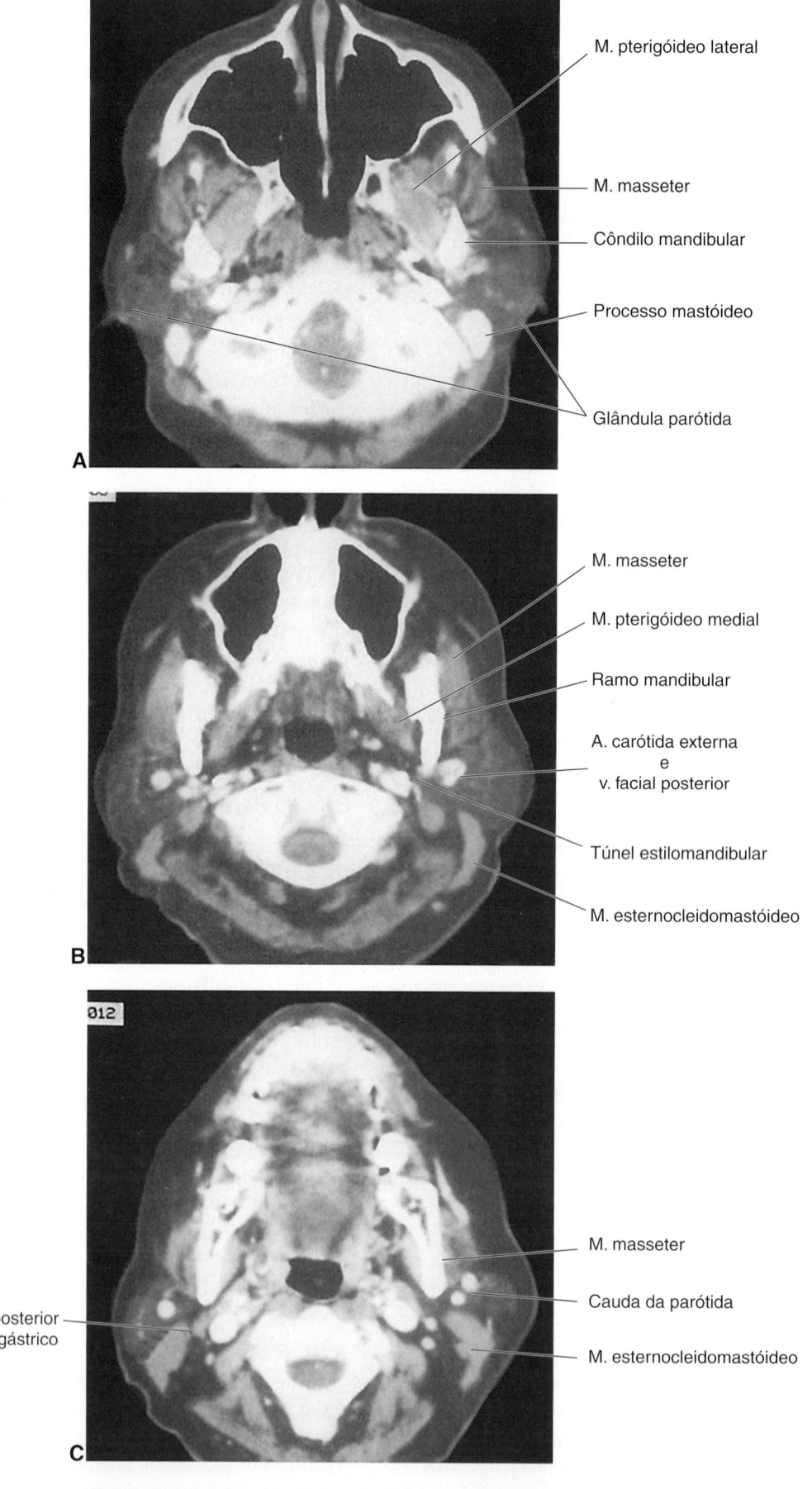

Figura 22.2

Tomografia computadorizada das glândulas parótidas e submandibulares normais no plano axial. **A:** Linha do côndilo mandibular. A glândula parótida é brandamente heterogênea mas predominantemente revela uma densidade de gordura. **B:** Linha do ramo mandibular. O ramo divide a glândula parótida em lobos profundo e superficial. **C:** Nível da cauda da parótida.

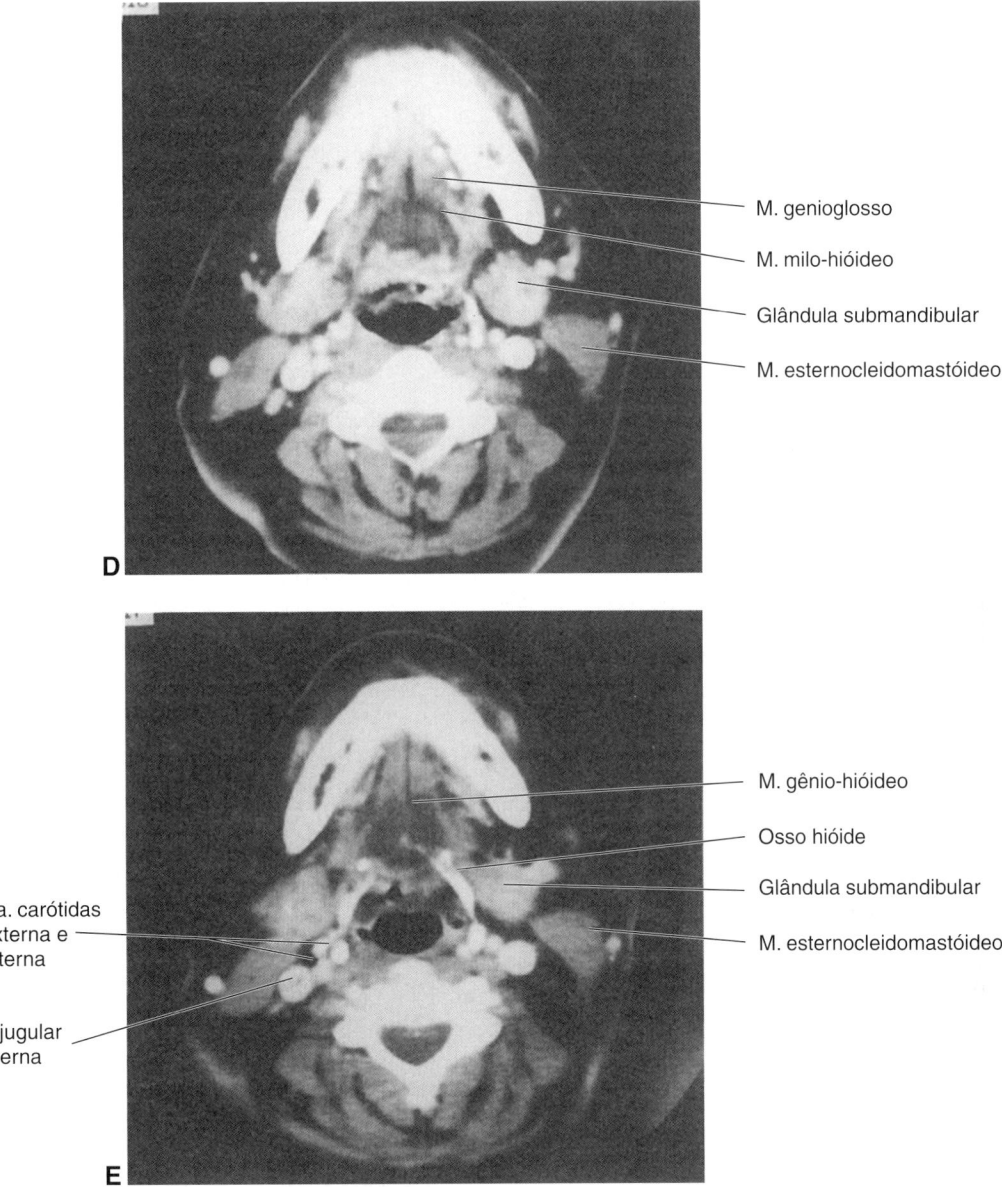

Figura 22.2
(*Continuação*) **D:** Nível da glândula submandibular superior. **E:** Nível da glândula submandibular inferior e hióide.

ocorrido cirurgia. Infecção ou lesões malignas podem violar estes planos fasciais.

Glândulas Submandibulares

As glândulas submandibulares são identificadas no espaço (*i. e.*, triângulo) submandibular contra a depressão submandibular na superfície interna do corpo da mandíbula e cavalgam a margem livre posterior e inferior do músculo milo-hióideo. A maior parte da glândula situa-se ínfero-lateral ao músculo milo-hióideo e representa o lobo superficial da glândula dentro do espaço submandibular. Uma parte da glândula estende-se superiormente sobre a margem livre posterior do músculo milo-hióideo, representa o lobo profundo da glândula e reside dentro do espaço sublingual. O sistema ductal da glândula submandibular drena pelo ducto de Wharton, que corre entre os músculos milo-hióideo e hioglosso, abrindo-se na boca adjacente a uma pequena papila lateral ao frênulo.

Glândulas Sublinguais

As glândulas sublinguais residem dentro do espaço sublingual do assoalho da boca, que é encontrado entre o músculo milo-hióideo súpero-lateralmente e o geniohióideo medialmente. Em virtude do seu pequeno tamanho, as glândulas sublinguais são mal vistas na TC, embora sejam visíveis com administração de contraste. Em RM ponderada para T_1, a intensidade de sinal é

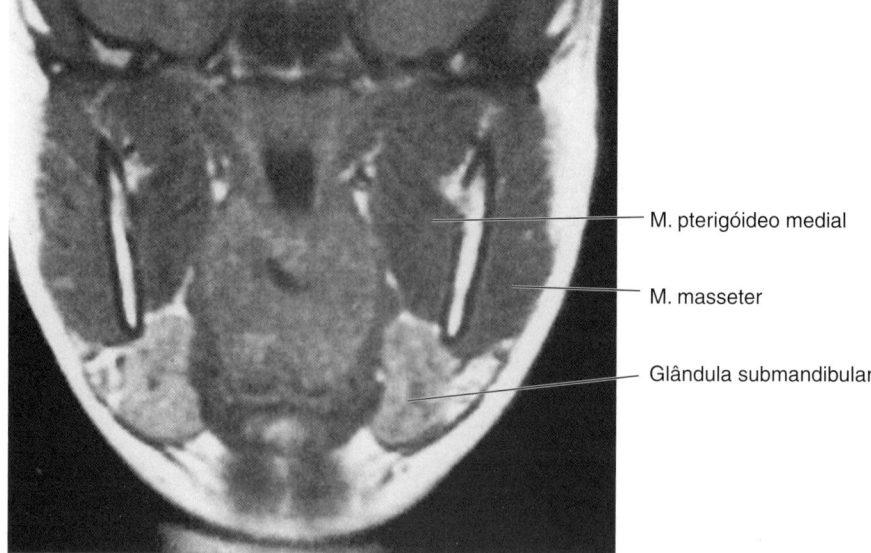

Figura 22.3
Imagem de ressonância magnética ponderada para T_1 das glândulas parótidas e submandibulares normais. Está mostrado o plano axial das glândulas submandibulares.

M. pterigóideo medial
M. masseter
Glândula submandibular

menor que a da gordura, porém mais alta que a do músculo (16). Estas glândulas diminuem em tamanho com a idade, mas, diversamente da glândula parótida, o conteúdo de gordura não parece mudar à medida que o paciente envelhece (16). As glândulas sublinguais podem ser visualizadas com sialografia somente se os seus pequenos ductos coalescerem anteriormente para formar um ducto maior de Bartholin, que drena para o assoalho da boca perto da papila submandibular ou para o ducto de Wharton.

DOENÇAS INFLAMATÓRIAS DAS GLÂNDULAS SALIVARES

Síndrome de Sjögren

A síndrome de Sjögren é um processo inflamatório auto-imune que compromete as glândulas salivares (mais comumente as parótidas) e as glândulas lacrimais. A tríade característica consiste em olhos secos (i. e., *keratoconjunctivitis sicca*), boca seca (i. e., xerostomia) e doença auto-imune associada, mais comumente artrite reumatóide. A síndrome de Sjögren é 10 vezes mais freqüente em mulheres que em homens, mais freqüentemente afetando pessoas de meia-idade ou mais velhas. Embora muitas modalidades de imageamento tenham sido usadas, a sialografia parotídea permanece o procedimento de imagem mais efetivo para diagnosticar síndrome de Sjögren e determinar a extensão da doença. O comprometimento tende a ser bilateral. A glândula parótida está branda a acentuadamente aumentada. Na fase inicial, múltiplas coleções pontilhadas de contraste são observadas em toda a glândula (Fig. 22.4). À medida que a doença progride, as coleções pontilhadas de contraste tornam-se maiores e mais globulares. Afinal, a parótida pode tornar-se completamente substituída por coleções circulares de contraste, resultando em uma massa cavitária com destruição completa da glândula salivar. Áreas de sialectasia tubular ou estenoses também podem ocorrer. Filmes retardados demonstram retenção variável do material de contraste, o qual permanece por longos períodos, particularmente se forem usados agentes de contraste com base de óleo.

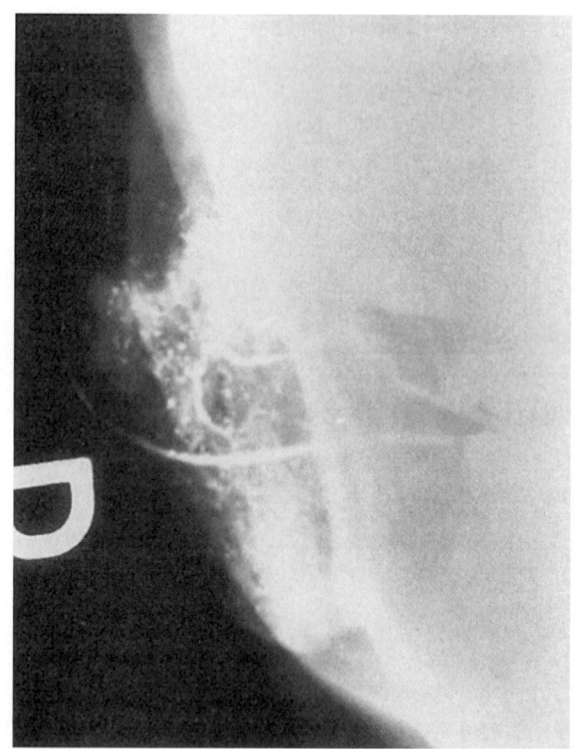

Figura 22.4
Síndrome de Sjögren em uma mulher de 38 anos com um intumescimento parotídeo não doloroso à palpação.
O sialograma mostra múltiplas pequenas coleções de contraste dentro da glândula parótida, e a natureza pontilhada sugere doença incipiente.

O aspecto em TC da síndrome de Sjögren é aumento bilateral parotídeo e menos freqüentemente submandibular com múltiplas áreas de baixa atenuação (Fig. 22.5). Complicações, incluindo formação de cisto com infiltração linfóide (*i. e.*, pseudolinfoma), são facilmente visualizadas. Múltiplos cistos de até 4 mm e massas císticas multisseptadas tão grandes quanto 3 cm de diâmetro foram demonstradas na síndrome de Sjögren com US. À medida que a doença progride, a gordura aumentada nas glândulas torna-se aparente em TC e RM (17). O imageamento das glândulas salivares é crucial na síndrome de Sjögren, uma vez que aqueles com a síndrome têm uma incidência 44× aumentada de linfoma não-Hodgkin em comparação com a população normal (1). Uma massa ou múltiplas massas podem estar presentes, e tipicamente a maior massa encontrada deve ser submetida à aspiração com agulha fina.

Condições Inflamatórias Crônicas

Procedimentos de imageamento podem ser úteis em casos de sialadenite crônica, recorrente ou intermitente nos quais o agente infeccioso é desconhecido. Isto é particularmente verdadeiro na avaliação de sialolitíase. Embora usualmente inespecífica, sialografia ou TC pode demonstrar condições inflamatórias comprometendo as glândulas salivares tais como tuberculose, sífilis, actinomicose ou febre da arranhadura do gato.

Na sialadenite extensa ou recorrente, anormalidades do sistema ductal são mais bem demonstradas por sialografia (Fig. 22.6). Estas anormalidades incluem sialectasia dos ductos principais ou intraglandulares, estenose e defeitos de enchimento nos ductos, relacionados com detritos, fibrose ou infiltrado inflamatório. Sialografia não é capaz de diferenciar sialectasia tubular de sialadenite recorrente, as coleções de contraste pontilhadas a globulares, ou a parotidite recorrente em indivíduos com síndrome de Sjögren em fase avançada. Nestes casos, o diagnóstico deve ser baseado na história clínica, testes sorológicos ou biopsia do lábio.

Sialografia é contra-indicada na sialadenite aguda porque a doença inflamatória pode ser ampliada. Entretanto, TC ou RM demonstra a glândula salivar com flutuação, aumentada, contrastando-se variavelmente, e inflamação extraparotídea comprometendo o músculo masseter, tecidos moles subcutâneos, e os espaços mastigatório ou parafaríngeo. Edema comprometendo a glândula salivar ou tecidos moles extraglandulares aumenta o sinal ponderado para T_2.

Formação de abscesso (Fig. 22.7) ocorre mais comumente dentro da glândula parótida ou menos freqüentemente nos espaços mastigatório ou parafaríngeo. A cavidade do abscesso é visualizada em TC como uma região central hipointensa rodeada por uma orla que se contrasta variavelmente. O aspecto em RM

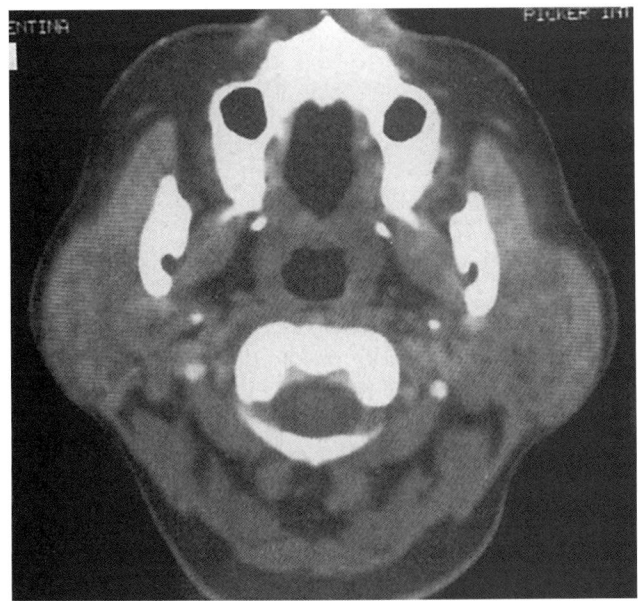

Figura 22.5
Síndrome de Sjögren em uma mulher de 49 anos. Tomografia computadorizada mostra que as glândulas parótidas estão difusamente aumentadas bilateralmente e acentuadamente heterogêneas em densidade, com uma sugestão de múltiplas pequenas transparências.

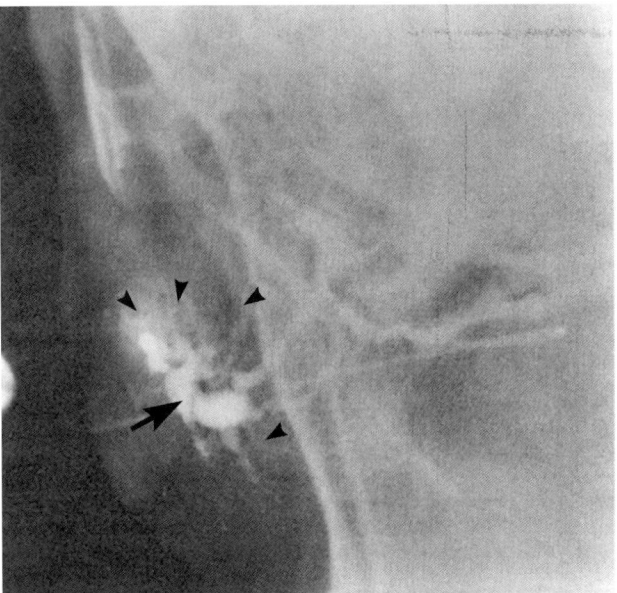

Figura 22.6
Sialadenite crônica com sialectasia em uma mulher de 84 anos. O sialograma revela dilatação dos ramos principais do ducto de Stensen (*seta*). Vários ramos ductais normais menores também são visualizados (*pontas de setas*).

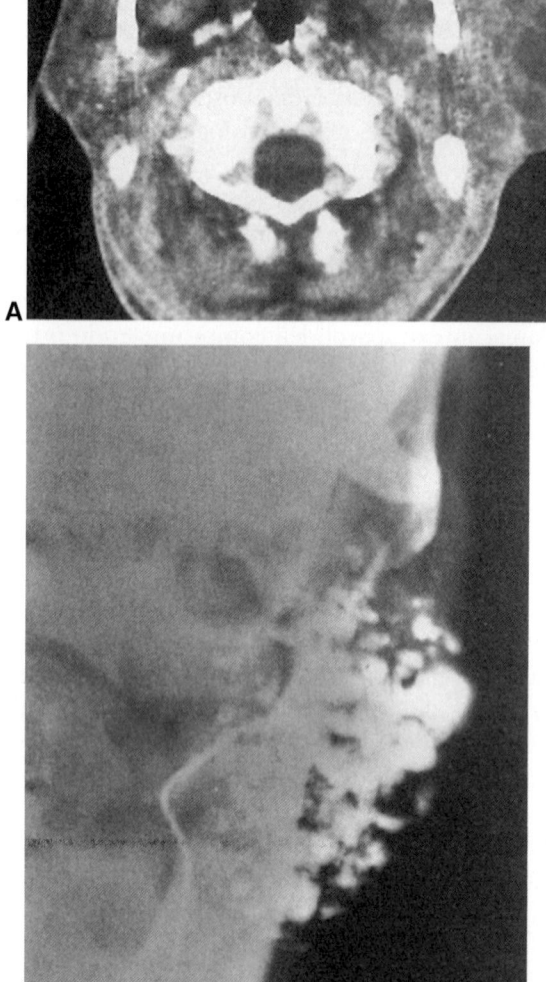
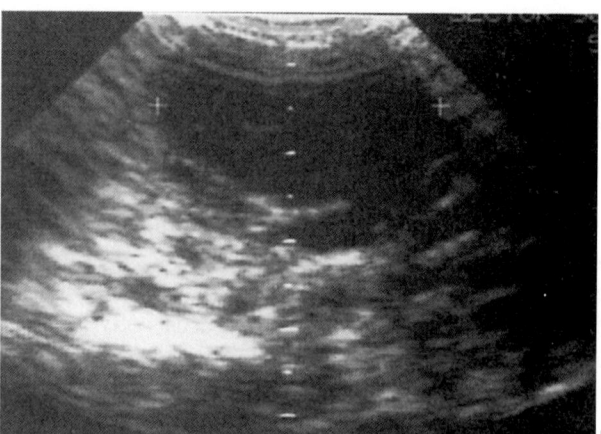

Figura 22.7

Abscesso da glândula parótida com sialoadenite em um homem de 52 anos com intumescimento intermitente. **A:** Tomografia computadorizada mostra múltiplas massas de baixa densidade no lobo superficial aumentado de volume. **B:** Sialograma revela múltiplas grandes coleções globulares de contraste, compatíveis com sialoadenite. **C:** Ultra-sonografia mostra massas anecóicas transparentes, confirmando líquido dentro da glândula. Aspiração foi efetuada sob orientação com ultra-som.

é o de uma coleção central com densidade de água (i. e., baixa ou média intensidade de sinal em imagens ponderadas para T_1, com intensidade aumentada de sinal em imagens ponderadas para T_2) em um leito de edema. US é valiosa e custo-efetiva no diagnóstico de abscesso. Uma coleção líquida focal é manifestada por uma massa hipoecóica ou anecóica com transmissão aumentada através dela. US também é usada para localizar o abscesso para drenagem por aspiração.

Sialolitíase

A busca e a avaliação quanto a sialolitíase é grandemente ajudada por vários procedimentos de imageamento diagnóstico. Radiografia simples é útil no diagnóstico de sialolitíase, embora não seja tão sensível quanto a TC. Até 20% dos cálculos na glândula submandibular e 20% a 40% dos cálculos na glândula parótida não são visíveis em exames com radiografia simples.

Sialografia revela cálculos intraductais como defeitos de enchimento ductais, e é superior às radiografias simples para detectar cálculos radiotransparentes. A sialografia demonstra melhor sialodoquite e sialectasia associadas. Uma técnica desenvolvida para visualizar o sistema ductal não-invasivamente é a RM sialografia. As seqüências usadas são pesadamente ponderadas para T_2 para demonstrar a alta intensidade de sinal das secreções no interior do sistema ductal. Diferentes tipos de seqüências foram usados incluindo *fast spin echo* (FSE), *single-shot FSE, half-fourier acquisition single shot FSE* (*HASTE*) e turbo gradiente *spin echo* (TGSE). Embora estas seqüências forneçam imagens comparáveis do ducto principal e ramos primários e secundários, nenhuma destas seqüências dá imagem dos ramos terminais. Combinada com radiografia simples para aumentar a detecção de cálculos, esta técnica pode comprovar-se um substituto não-invasivo para a sialografia convencional (18).

Lesões dos Espaços Parafaríngeo e Mastigatório

A TC freqüentemente diferencia lesões parafaríngeas de lesões intraparotídeas. A demonstração de um plano gorduroso separando a glândula parótida normal da massa indica localização parafaríngea. A ausência do plano de gordura significa um tumor parotídeo no lobo profundo. Esta distinção pode ser difícil se o tumor for pediculado, possuindo apenas uma pequena fixação à glândula.

TC e RM são úteis para diferenciar lesões pré-estilóideas e pós-estilóideas. A gordura no espaço parafaríngeo ajuda o radiologista a distinguir massas originadas no compartimento pré-estilóideo do espaço parafaríngeo de massas no compartimento pós-estilóideo. Uma lesão pós-estilóidea desvia a gordura parafaríngea ântero-lateralmente, enquanto uma lesão pré-estilóidea empurra a gordura medialmente. Quase todos os tumores do espaço parafaríngeo pré-estilóideo são tumores de glândulas salivares e podem estender-se anteriormente ao processo estilóide, passando através do túnel estilomandibular. As mais comuns lesões primárias pós-estilóideas são tumor de bainha nervosa, paraganglioma ou linfadenopatia (p. ex., doença metastática). Lesões menos comuns incluem meningioma, hemangioma, condrossarcoma, rabdomiossarcoma ou metástase perineural.

As lesões no espaço mastigatório situadas laterais à fáscia pterigóidea medial são provavelmente massas originadas do espaço mastigatório, como meningioma, tumor de bainha de nervo, sarcoma, carcinoma de células escamosas, tumor osteocartilaginoso ou hipertrofia massetérica. Nenhuma lesão de glândula salivar é encontrada no espaço mastigatório. Quatro achados indicam origem no espaço mastigatório: localização anterior e lateral à gordura parafaríngea, limitação do tumor pelos limites do espaço mastigatório (*i. e.*, osso esfenóide, face posterior da mandíbula e arco zigomático), obliteração dos planos de gordura no interior do espaço mastigatório e uma tendência a alastrar-se através do forame oval.

RM foi usada no diagnóstico de lesões no espaço parafaríngeo, como tumores glômicos (*i. e.*, paragangliomas), tumores de bainha nervosa e tumores de pequenas glândulas salivares. Desvio da artéria carótida interna ajuda a diferenciar estas lesões (19). Tumores primários de glândula salivar (mais comumente adenoma pleomórfico do lobo profundo) e neoplasmas de pequenas glândulas salivares desviam a artéria carótida interna. O desvio ocorre porque as lesões parotídeas do lobo profundo se estendem a partir do túnel estilomandibular para o espaço parafaríngeo e os tumores de pequenas glândulas salivares originam-se de restos de glândulas salivares no compartimento pré-estilóideo do espaço parafaríngeo. Uma vez que os schwannomas se originam do nervo vago, que é posterior à artéria carótida interna, estas massas tendem a desviar a artéria carótida interna anteriormente. Os paragangliomas originam-se do compartimento posterior do espaço parafaríngeo, com desvio anterior da artéria carótida interna. As características do sinal de RM destas lesões são semelhantes — uma lesão bem circunscrita com sinal intermediário ponderado para T_1 e sinal aumentando com ponderação para T_2. Áreas focais de necrose, hemorragia ou calcificações podem alterar este aspecto. Os paragangliomas podem ser bastante vasculares e demonstrar sinais característicos de vazio de fluxo, resultando em um aspecto de sal e pimenta nas imagens ponderadas para T_1 e T_2.

Cistos das Glândulas Salivares

Os cistos de glândulas salivares podem ser classificados como congênitos ou adquiridos. As formas congênitas incluem cisto de fenda branquial, dermóide e epidermóide. Os cistos de primeira fenda branquial, tipo 2, que contêm um revestimento de epitélio escamoso ou ciliado, podem ocorrer na glândula parótida. Os cistos dermóides ou epidermóides são de origem congênita. Embora estes possam existir ao nascimento, eles são de crescimento lento e geralmente não identificados até a idade adulta. Os cistos adquiridos podem ser pós-traumáticos (p. ex., sialocele), linfoepiteliais ou cistos de retenção (mucocele, rânula).

A aparência da maioria dos cistos em exames de imagem é semelhante. Sialografia demonstra desvio do sistema ductal em torno da massa inespecífica. Raramente, ocorre comunicação de contraste dentro do cisto. A TC demonstra uma massa de baixa densidade bem circunscrita (valor Hounsfield 0 a 20) compatível com o conteúdo de água do líquido do cisto. Se estiver presente uma infecção, a densidade central pode ser mais alta e uma parede de espessura variável pode ser evidente em imagens pós-infusão de contraste. O aspecto em RM é compatível com o conteúdo de água do cisto, com um sinal de mais baixa intensidade em seqüências ponderadas para T_1, intensidade crescente em imagens ponderadas intermediariamente, e um sinal muito brilhante em seqüências ponderadas para

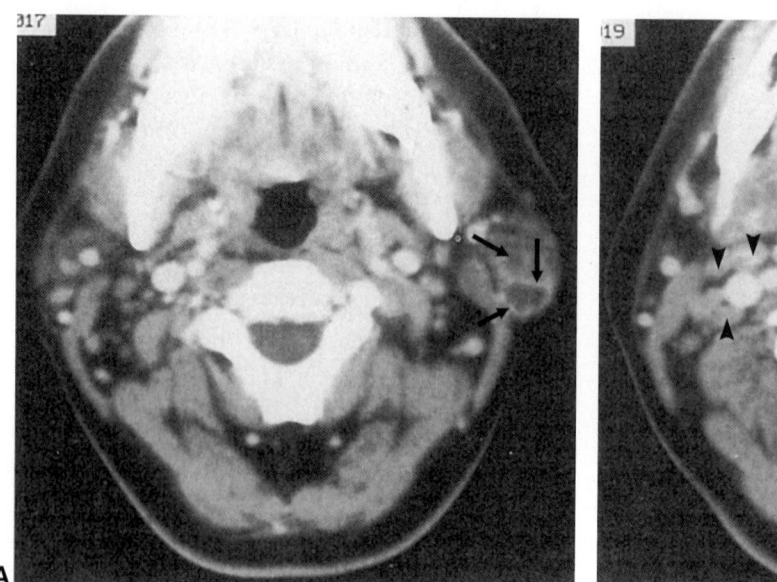
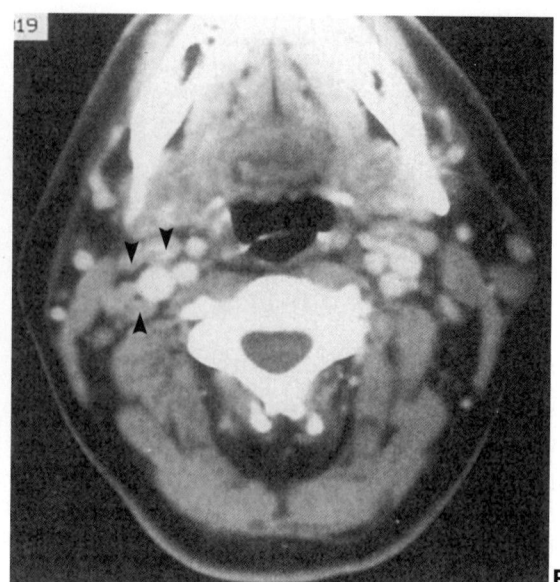

Figura 22.8
Tomografia computadorizada revela cistos linfoepiteliais em um homem de 40 anos com síndrome de imunodeficiência adquirida. **A:** Múltiplas lesões de baixa densidade (*setas*) são evidentes na cauda da glândula parótida esquerda. **B:** Vários linfonodos pequenos da cadeia jugular superior (*pontas de setas*) estão associados.

T_2. As características do sinal podem ser alteradas se infecção ou hemorragia prévia tiverem ocorrido.

Cistos linfoepiteliais benignos com intumescimento indolor das glândulas parótidas foram descritos em pacientes positivos para o vírus de imunodeficiência humana (20,21) (Fig. 22.8). Os pacientes podem ou não ter os sinais clínicos da síndrome de imunodeficiência adquirida. TC ou RM demonstram múltiplas massas endoparotídeas bem circunscritas, bilaterais. Uma orla contrastando-se pode ser evidente em TC. O aspecto em RM assemelha-se a cistos com densidade de água de outras causas, com um sinal de baixa intensidade em imagens ponderadas para T_1 e um sinal aumentado em imagens ponderadas para T_2. Os pacientes geralmente têm linfadenopatia cervical associada.

A sialocele (Fig. 22.9) é um cisto pós-traumático da glândula parótida ou submandibular, resultante de laceração ou estenose com ruptura do ducto de Stensen ou de Wharton. O líquido mucinoso ou seroso extravasado resultante acumula-se dentro da glândula ou estende-se em torno do ducto. A sialocele é também chamada pseudocisto porque não existe revestimento epitelial verdadeiro. Sialocele pode resultar de trauma fechado, dentaduras defeituosas, ulcerações da mucosa bucal, suturas cirúrgicas ou remoção de cálculo.

Formação de fístula constitui freqüentemente o resultado de uma lesão lacerada. A fístula pode comunicar-se com a cavidade oral, a orofaringe ou a hipofaringe ou estender-se através da pele com uma abertura externa. Fístulas são mais bem demonstradas com sialografia. Contraste drenando para dentro da faringe ou por sobre a pele pode ser evidente. Se a abertura da fístula for adequadamente visualizada, contraste injetado pode demonstrar o trato fistuloso e o enchimento da glândula salivar.

Rânula (cisto de retenção, mucocele) resulta da obstrução de um ducto de glândula sublingual ou salivar pequena no assoalho da boca. Ela pode ser limitada ao assoalho da boca acima do músculo milo-hióideo ou pode estender-se abaixo do músculo milo-hióideo (rânula profunda ou mergulhante) (Fig. 22.10).

NEOPLASMAS DAS GLÂNDULAS SALIVARES

Embora os neoplasmas das glândulas salivares constituam menos de 3% de todas as malignidades, o diagnóstico é facilmente suspeitado clinicamente. O paciente geralmente é visto pela primeira vez com uma massa indolor aumentando progressivamente na região da glândula parótida ou submandibular. Dor ou paralisia facial pode sugerir malignidade. Embora a sialografia possa indicar o tamanho e a posição do neoplasma, TC e RM são os procedimentos de escolha para diagnosticar e determinar a extensão da doença (22).

Os tumores benignos da glândula parótida geralmente têm margens bem definidas e podem ser encapsulados. O aspecto destas lesões é semelhante em TC e RM. Contraste varia, mas geralmente não é proeminente. As lesões malignas de baixo grau, como carcinoma mucoepidermóide, podem ser difíceis de diferenciar de lesões benignas. Lesões malignas não podem ser diferenciadas de lesões benignas baseando-se na densidade em TC, contraste em TC, sinal na RM ou contraste na

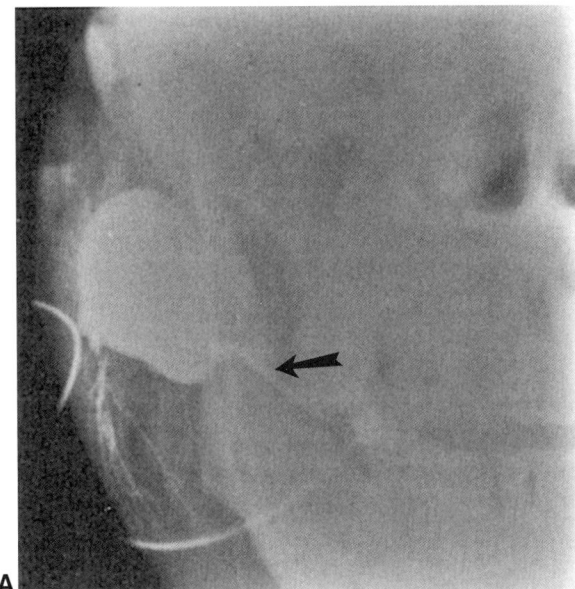
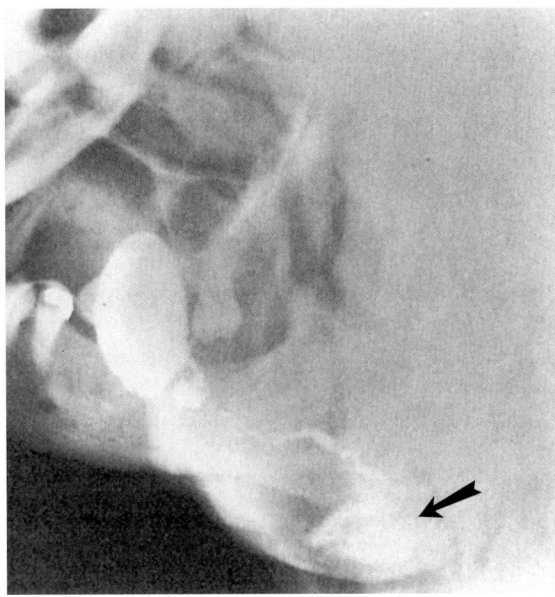

Figura 22.9

Sialograma de uma sialocele traumática em um homem de 54 anos depois de uma luta corporal. Uma laceração facial foi suturada. A ferida mais tarde começou a salientar-se e 10 mL de saliva foram aspirados. **A:** Vista tangencial. Uma grande coleção de contraste enche-se a partir do ducto de Stensen principal (*seta*). **B:** Vista oblíqua. A coleção de contraste irrompe do ducto de Stensen principal próximo da ampola. A glândula parótida normal (*seta*) é vista posteriormente.

RM pós-gadolínio. Entretanto, infiltração dos tecidos moles, músculo masseter ou espaço parafaríngeo ou extensão do tumor ao longo do trajeto dos nervos parafaríngeos ou facial (freqüentemente no caso do carcinoma cístico adenóide) sugerem malignidade.

A RM pode ser superior à TC para demonstrar as margens e a arquitetura interna bem definidas dos neoplasmas benignos das pequenas glândulas salivares (23). US e TC foram úteis para guiar a aspiração com agulha fina das lesões salivares, particularmente pequenas lesões e lesões no espaço parafaríngeo. O desenvolvimento recente das unidades abertas de RM intervencionista possibilita a aspiração por agulha dirigida pela RM de muitas lesões de acesso difícil, inclusive lesões salivares no espaço parafaríngeo (24).

Neoplasmas Benignos

Adenoma Pleomórfico

O adenoma pleomórfico (tumor misto benigno) responsabiliza-se por aproximadamente 60% a 70% de todos os tumores benignos das glândulas salivares. Adenoma pleomórfico ocorre mais comumente na glândula parótida e menos freqüentemente na glândula submandibular e pequenas glândulas salivares. Adenoma pleomórfico sublingual é raro.

O aspecto sialográfico do adenoma pleomórfico é idêntico ao de outros neoplasmas intraparotídeos benignos. Desvio liso dos ductos da glândula salivar e parênquima carregado de contraste são observados. Nenhum corte abrupto, irregularidade focal ou extravasamento de material de contraste é observado.

Figura 22.10

Rânula: Estudo com tomografia computadorizada pós-contraste, no nível do assoalho da boca, demonstrando uma lesão cística hipoatenuadora no espaço sublingual esquerdo estendendo-se para o espaço submandibular sem se contrastar, compatível com uma rânula mergulhante.

O aspecto em TC do adenoma pleomórfico é o de uma massa bem circunscrita com densidade homogênea ou heterogênea (25). A densidade é mais alta que a do líquido seroso normal e parênquima parotídeo contendo gordura. Uma vez que líquido, gordura, hemorragia ou calcificação distrófica podem existir no adenoma pleomórfico, é comum uma aparência heterogênea. Intensificação com contraste varia mas tende a ser branda. TC sialografia demonstra desvio do parênquima carregado de contraste pelo defeito de enchimento causado pelo tumor. Em virtude da resolução melhorada dos atuais tomógrafos, TC sialografia raramente é usada. A RM demonstra uma massa bem circunscrita predominantemente heterogênea de intensidade de sinal intermediária a baixa em imagens ponderadas para T_1 e intensidade hiperintensa de sinal em seqüências ponderadas para T_2 (Fig. 22.11). Hemorragia é revelada sob forma de áreas de sinal de alta intensidade em imagens ponderadas para T_1 e T_2. Calcificação geralmente não é evidente em RM.

Tumor de Warthin e Oncocitoma

Tumor de Warthin (*adenolymphoma* ou *cystadenoma lymphomatosum* papilífero) responsabiliza-se por menos de 10% dos tumores da parótida. Estes tumores são invariavelmente benignos e ocorrem somente na glândula parótida. Eles contêm componentes oncocíticos, císticos e linfáticos e podem representar tecido epitelial de glândula salivar heterotópico aprisionado dentro de linfonodos intraparotídeos. Quando múltiplas massas são encontradas no interior da glândula parótida, tumor de Warthin é o diagnóstico mais provável.

O aspecto sialográfico do tumor de Warthin é idêntico aos adenomas pleomórficos e outros tumores benignos da glândula parótida. O aspecto em TC do tumor de Warthin (Fig. 22.12) é o de uma massa bem circunscrita homogênea na glândula parótida, freqüentemente exibindo áreas hipodensas ou císticas. Calcificação não ocorre. O aspecto em RM é o de uma massa bem circunscrita homogênea com intensidade de sinal intermediária a baixa em imagens ponderadas para T_1 e sinal aumentado em imagens ponderadas para T_2. Tumor de Warthin é bilateral em aproximadamente 10% dos pacientes, e a diferenciação com relação a linfadenopatia ou cistos bilaterais pode ser difícil.

O oncocitoma (Fig. 22.13), um tumor benigno relacionado com o tumor de Warthin mas composto inteiramente de oncócitos, é uma lesão rara, constituindo menos de 1% de todos os tumores das glândulas salivares. Ambos, o oncocitoma e o tumor de Warthin, são únicos pelo fato de acumularem pertecnetato de tecnécio-99 m.

Hemangioma e Linfangioma

Os hemangiomas e os linfangiomas são tumores não epiteliais benignos das glândulas salivares, quase sempre comprometendo a parótida. Hemangiomas e linfangiomas são compostos de uma rede de espaços capilares ou linfáticos, respectivamente, revestidos por epitélio. Canais vasculares dilatados podem ser identificados. Os hemangiomas são vistos como lesões de aspecto benigno bem circunscritas que desviam o sistema ductal parotídeo na sialografia. Exame com radiografia simples ou TC pode demonstrar a calcificação de múltiplos flebólitos dentro do tumor. O aspecto em TC do hemangioma é o de uma massa bem definida de densidade heterogênea. Como o tumor pode comprometer a musculatura circundante ou o espaço parafaríngeo, ele pode simular uma lesão maligna. Hemangiomas e linfangiomas aparecem predominantemente hipointensos em imagens ponderadas para T_1, mas há acentuada intensidade de sinal hiperintenso em imagens de RM ponderadas para T_2. Depois da administração de contraste, estas lesões podem demonstrar contraste mínimo a brando. Para diferenciar hemangioma de linfangioma, pode ser útil um estudo de medicina nuclear com eritrócitos autólogos marcados com ^{99m}Tc, uma vez que o hemangioma pode demonstrar captação persistente do radiomarcador nas imagens de acumulação sanguínea retardadas.

Lipoma e Lipossarcoma

Os lipomas são lesões raras da glândula parótida e podem ser intraparotídeos ou paraparotídeos. O aspecto característico em TC é o de baixa atenuação semelhante à gordura (valor Hounsfield −50 a −150). Lipoma no espaço submandibular ou região paraparotídea pode fundir-se com a gordura normal.

O aspecto em RM do lipoma é relacionado com gordura dentro do tumor. Uma massa bem circunscrita com um sinal de alta intensidade em imagens ponderadas para T_1 demonstra um sinal intermediário em seqüências ponderadas para T_2. Não é possível diferenciar um lipoma de um lipossarcoma baseando-se nas características do sinal. Um sinal heterogêneo pode ser apresentado por um lipoma com fibrose ou um lipossarcoma com hemorragia e necrose (Fig. 22.14).

Neoplasmas Malignos

Carcinoma Mucoepidermóide

Carcinoma mucoepidermóide é a mais comum malignidade de glândula salivar, responsabilizando-se por aproximadamente 10% dos neoplasmas de glândulas salivares. A agressividade do tumor correlaciona-se com a evolução clínica. Carcinoma mucoepidermóide

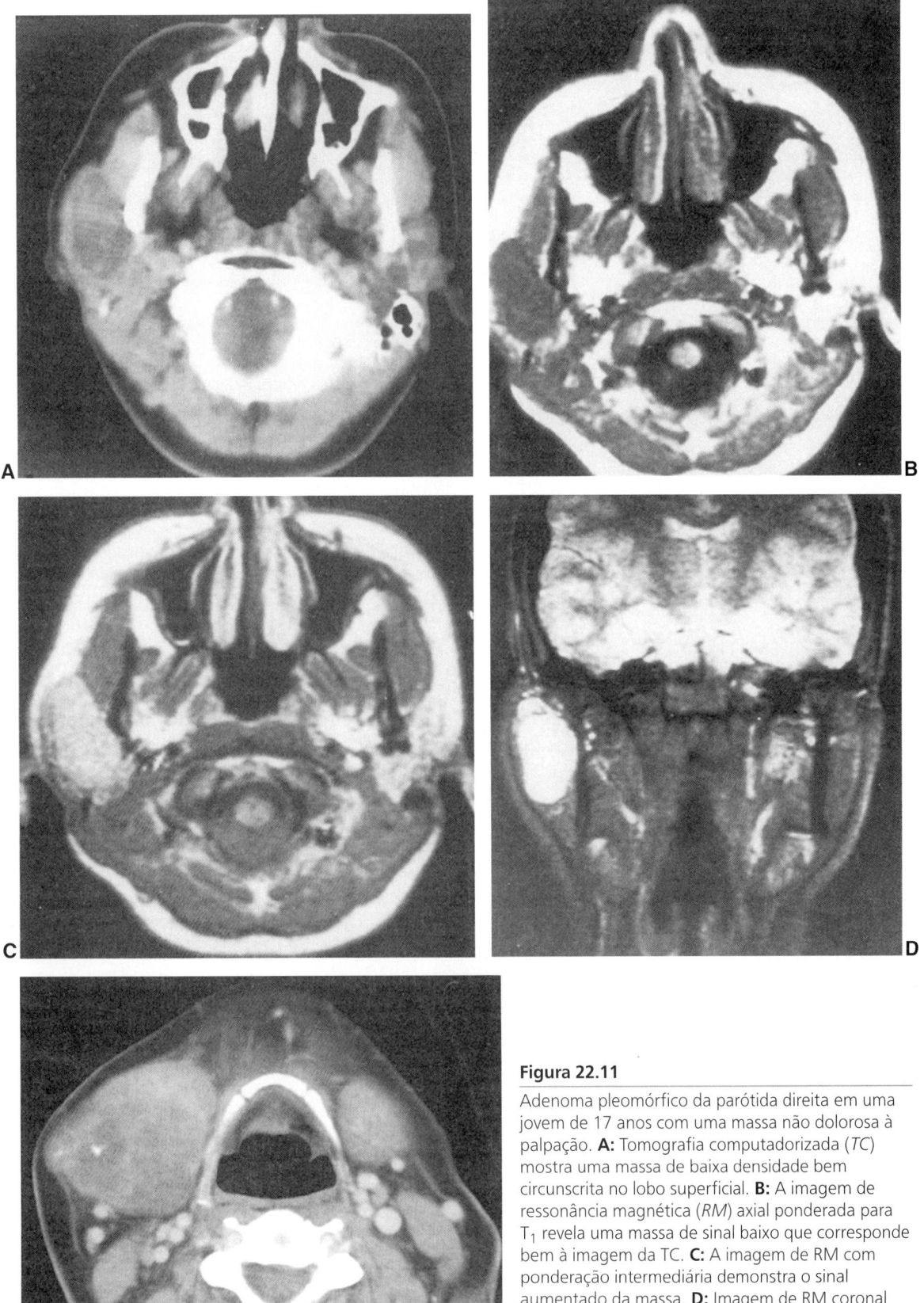

Figura 22.11

Adenoma pleomórfico da parótida direita em uma jovem de 17 anos com uma massa não dolorosa à palpação. **A:** Tomografia computadorizada (*TC*) mostra uma massa de baixa densidade bem circunscrita no lobo superficial. **B:** A imagem de ressonância magnética (*RM*) axial ponderada para T_1 revela uma massa de sinal baixo que corresponde bem à imagem da TC. **C:** A imagem de RM com ponderação intermediária demonstra o sinal aumentado da massa. **D:** Imagem de RM coronal ponderada para T_2 mostra a massa bem circunscrita com um sinal brilhante. Um sinal de alta intensidade reflete o alto conteúdo de prótons da massa mas não é específico. **E:** Estudo de TC de um paciente diferente, demonstrando uma lesão complexa lobular grande bem marginada com componentes císticos e sólidos na glândula submandibular direita. Calcificações estão presentes.

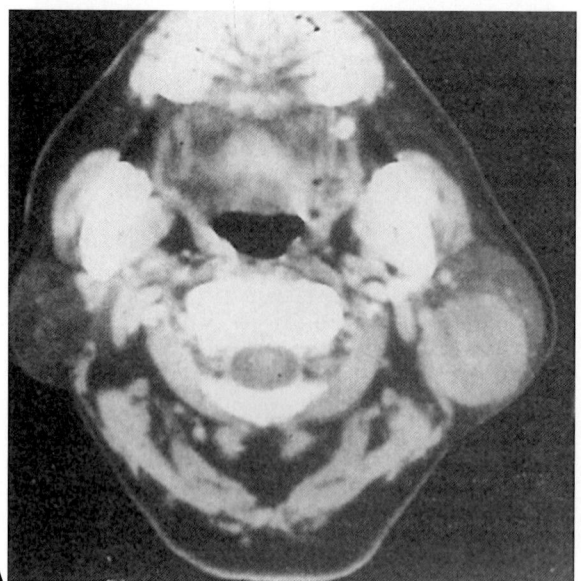
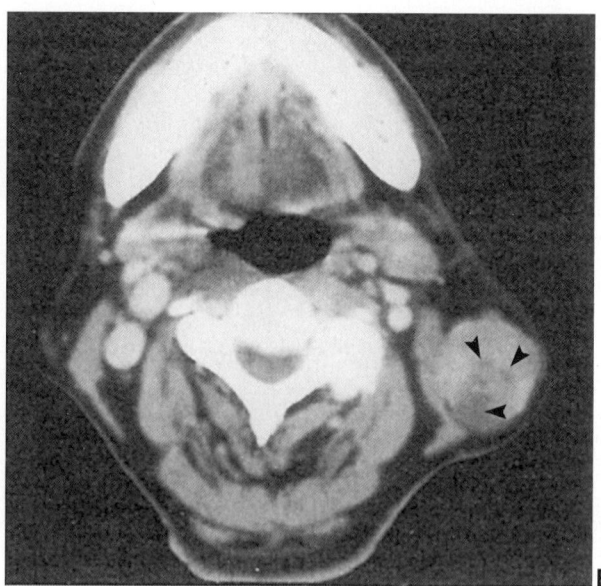

Figura 22.12

Tomografia computadorizada de tumor de Warthin. **A:** Uma massa bem definida, grande, compromete o lobo superficial da glândula parótida esquerda. A massa contrasta-se difusamente. **B:** No nível da cauda da parótida, áreas de mais baixa densidade (*pontas de setas*) são compatíveis com componentes císticos observados na área posterior da massa.

de baixo grau tem características em TC e RM que se assemelham àquelas das lesões benignas, mostrando-se bem circunscritos e regularmente marginados sem infiltração para dentro dos tecidos moles adjacentes. Uma densidade homogênea a heterogênea é demonstrada em TC. Na RM, estas lesões demonstram baixa a intermediária intensidade de sinal em imagens ponderadas para T_1 e intensidade hiperintensa de sinal em imagens ponderadas para T_2. Uma vez que as intensidades de sinal do carcinoma mucoepidermóide de baixo grau e do adenoma pleomórfico são semelhantes, é extremamente difícil distinguir entre os dois.

Carcinoma mucoepidermóide de alto grau tem uma aparência mais irregular na TC, com marginação irregular e infiltração para dentro dos tecidos moles. Densidade heterogênea na TC pode ocorrer mas não é um sinal confiável de agressividade. O aspecto em RM do carcinoma mucoepidermóide de alto grau re-

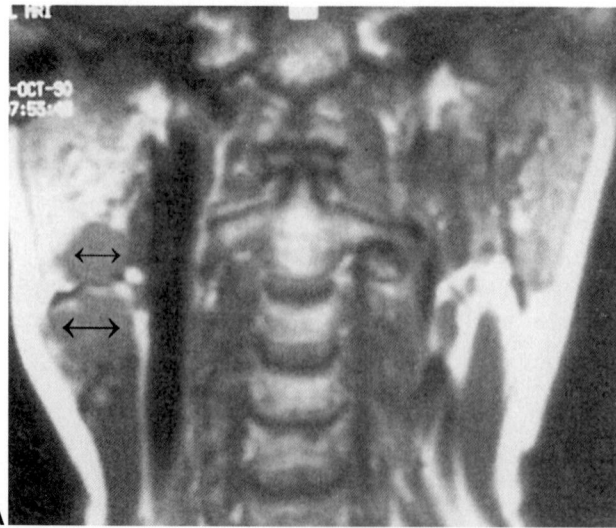
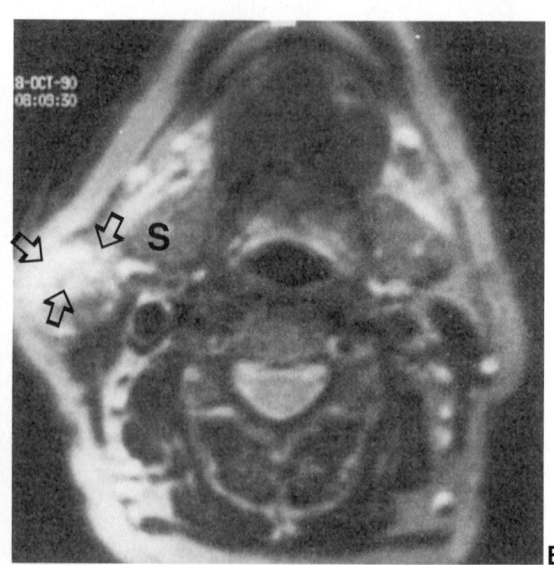

Figura 22.13

Imagem de ressonância magnética de um oncocitoma na cauda da parótida direita. **A:** Imagem coronal ponderada para T_1 mostra um sinal de baixa intensidade relativamente bilobado (*setas*) descrevendo uma massa que se fixa à parte inferior da glândula parótida direita. Uma massa extrínseca pode simular este aspecto. **B:** Imagem axial ponderada para T_2 mostra um sinal moderadamente aumentado da massa. Observar a glândula submandibular (*S*). (Cortesia do Dr. Irving L. White, Long Beach, CA.)

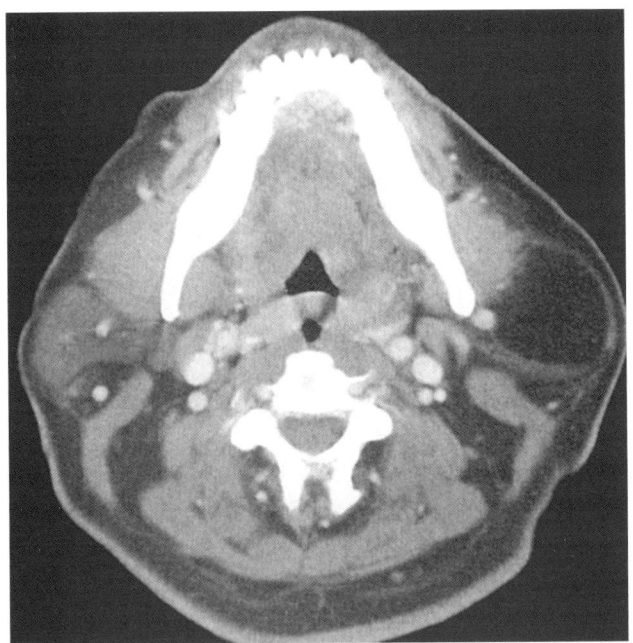

Figura 22.14
Lipoma. Imagem de tomografia computadorizada através da parótida esquerda demonstra uma massa com atenuação de gordura dentro da cauda da glândula parótida. Observar que a densidade é próxima daquela da gordura subcutânea.

flete a maior celularidade e o mais baixo conteúdo de água da lesão. O sinal é baixo a intermediário em seqüências ponderadas para T_1 e T_2 (Fig. 22.15).

Carcinoma Cístico Adenóide

Carcinoma cístico adenóide (Fig. 22.16) responsabiliza-se por 30% dos tumores de pequenas glândulas salivares, aproximadamente 15% dos tumores de glândulas submandibulares e 2% a 6% dos neoplasmas da glândula parótida. O carcinoma cístico adenóide tem uma evolução prolongada com recorrências freqüentes. Extensão perineural, embora vista no carcinoma de células escamosas e outras malignidades, é mais comum no carcinoma cístico adenóide, possibilitando aos tumores disseminarem-se através do espaço parafaríngeo ou intracranialmente. Os sinais em TC de extensão perineural incluem obliteração do plano de gordura normal embaixo do forame estilomastóideo e contraste tumoral ao longo do trajeto do nervo facial, com resultante paralisia facial e remodelação óssea ou erosão do canal facial.

O carcinoma adenóide cístico não-infiltrativo dentro das glândulas parótida ou submandibular é radiograficamente indistinguível de outros neoplasmas. Os tumores nas pequenas glândulas salivares demonstram intensificação de contraste vascular difuso com infiltração variável para dentro dos tecidos moles adjacentes.

Carcinoma cístico adenóide recorrente é revelado por contraste na TC e sinal aumentado em imagens ponderadas para T_2, o que pode ocorrer ao longo do trajeto do ramo facial ou auriculotemporal da terceira divisão do nervo trigêmeo. Extensão intracraniana pode ser mais bem demonstrada em RM que em TC.

Carcinoma de Células Escamosas

Carcinoma de células escamosas da glândula salivar ocorre mais comumente na glândula parótida e constitui geralmente o resultado de metástase. Carcinoma de células escamosas primário pode ser muito agressivo, mas as TCs e as imagens de RM são inespecíficas. Os tumores de baixo grau assemelham-se a malignidades benignas ou outras de baixo grau. Perda de marginação, irregularidade e infiltração nos tecidos moles, características, podem ser identificadas nos tumores agressivos.

Variações Malignas do Adenoma Pleomórfico

Ambas, a TC e a RM, podem demonstrar a natureza progressiva do carcinoma ex-adenoma pleomórfico e tumor misto maligno se eles forem infiltrativos. Entretanto, eles são comumente indistinguíveis de outros neoplasmas da glândula parótida. Se existir calcificação distrófica, a TC pode oferecer uma vantagem sobre a RM, embora a definição do tumor possa ser melhor na RM. O raro adenoma pleomórfico metastatizante benigno deve ser diferenciado do adenoma pleomórfico recorrente, que pode levar muitos anos para se desenvolver, ou do adenoma pleomórfico multicêntrico, que se responsabiliza por aproximadamente 0,5% dos tumores.

Metástase

A maioria das metástases na glândula parótida ou submandibular é a partir da disseminação contínua de carcinoma de células escamosas de faringe ou pescoço. Metástases hematogênicas foram descritas no carcinoma de mama, pescoço, pulmão e rim e no melanoma metastático. Apesar da vascularidade da glândula parótida, metástase hematogênica é rara. Metástases linfáticas às glândulas parótidas também são possíveis.

Linfoma

Linfoma de glândula salivar é quase sempre resultado de linfoma sistêmico, produzindo linfadenopatia intraparotídea, paraparotídea e no espaço submandibular que desvia a glândula submandibular. Linfadenopatia intrínseca da glândula submandibular é rara.

O aspecto em TC característico do linfoma é de múltiplas massas homogêneas bem circunscritas dentro da glândula parótida e na região paraparotídea

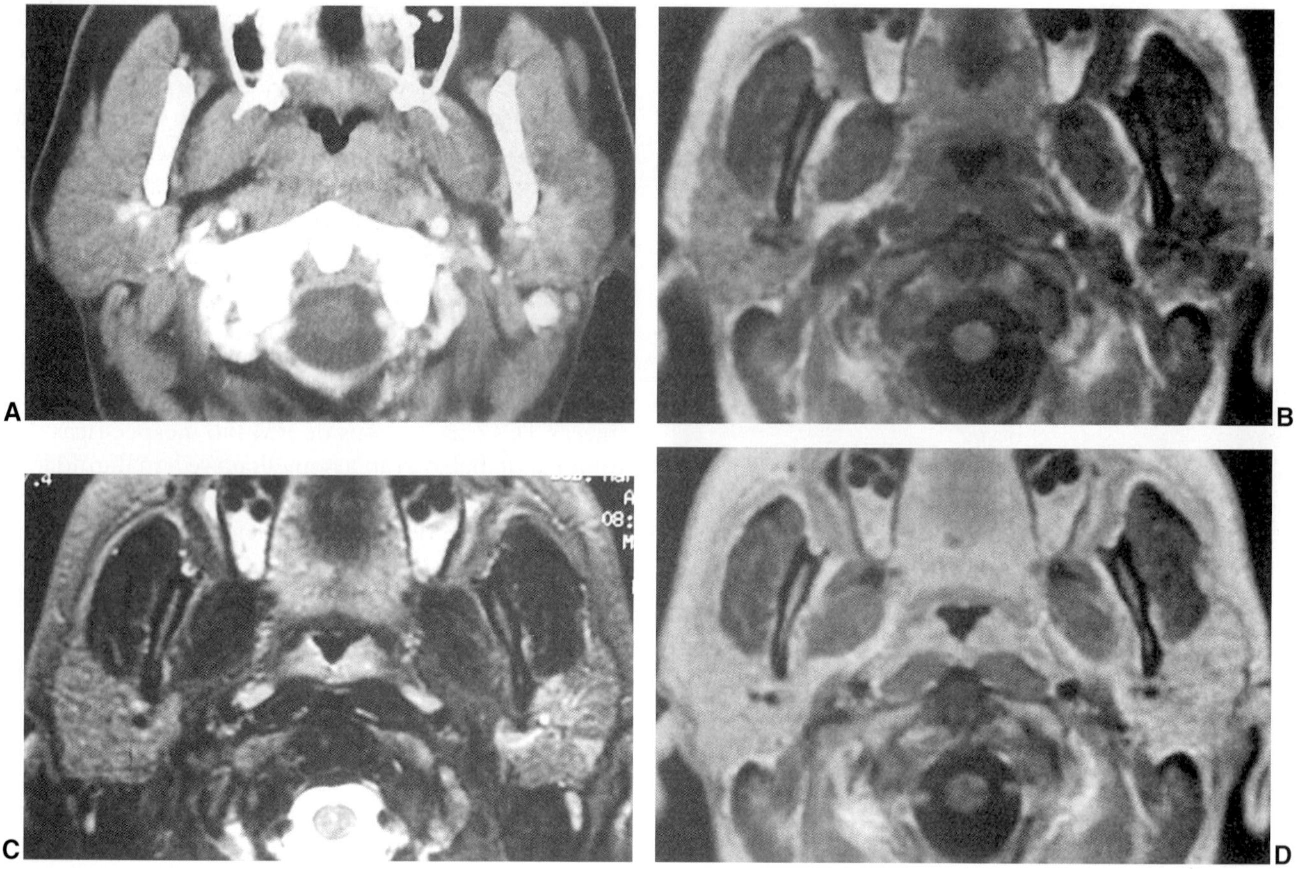

Figura 22.15

Carcinoma mucoepidermóide. **A:** Imagem axial de tomografia computadorizada pós-contraste demonstra uma massa intensificando-se heterogeneamente no lobo superficial da glândula parótida esquerda posterior ao ramo da mandíbula. Observar as margens irregulares e mal definidas da massa. **B:** Imagem axial ponderada para T_1 demonstra a massa, que é isointensa à intensidade de sinal do músculo. Observar que a massa é bem vista em virtude do sinal circundante hiperintenso do resto da glândula parótida. **C:** Imagem axial ponderada para T_2 demonstra que a massa é de intensidade intermediária de sinal. **D:** Imagem axial ponderada para T_1 pós-contraste sem supressão da gordura. Observar que a massa não é vista, uma vez que a intensificação (contraste) da massa é isointensa ao resto da glândula parótida.

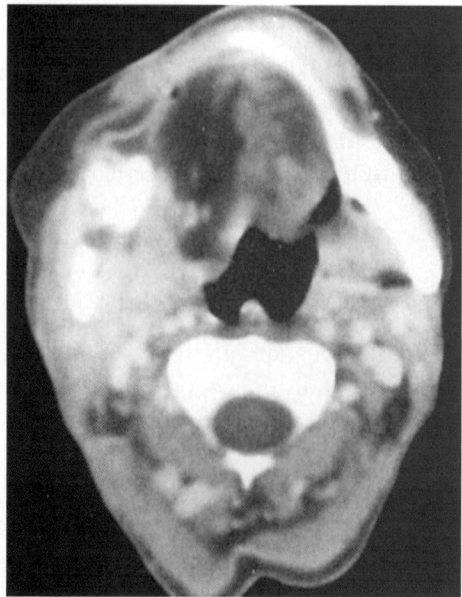

Figura 22.16

Tomografia computadorizada de um carcinoma cístico adenóide recorrente em uma mulher de 49 anos que previamente se submetera à ressecção da glândula submandibular direita. Uma massa contrastada irregularmente infiltrativa é vista no assoalho da boca e no espaço parafaríngeo. Infiltração gordurosa anterior indica invasão do nervo hipoglosso.

que podem intensificar-se ligeiramente com contraste. Linfadenopatia também deve ser procurada nos espaços submandibular, submentual e jugular interno. O aspecto em RM é o de um sinal homogêneo de intensidade intermediária em seqüências ponderadas para T_1. Um sinal variável mas aumentado é identificado em imagens ponderadas para T_2. Os aspectos em TC e RM são alterados se houver necrose presente.

Linfadenopatia hiperplásica inflamatória assemelha-se à linfadenopatia linfomatosa na TC. A infiltração difusa dos tecidos moles subcutâneos ou da região periparotídea pode dar um indício da natureza inflamatória. As imagens ponderadas para T_2 podem demonstrar um sinal mais brilhante da linfadenopatia inflamatória que do linfoma, mas geralmente é impossível diferenciar linfadenopatia inflamatória de neoplásica em RM (Tabela 22.1).

TABELA 22.1
PROCEDIMENTOS DE IMAGEM

Estudo por Imagem	Indicações	Comentários
Radiografia simples	Doença calculosa	Valor limitado; pode diferenciar doença de glândula salivar de anormalidade óssea
Sialografia	Síndrome de Sjögren, condições inflamatórias crônicas	Melhor meio de obter imagem do sistema ductal; de valor limitado a não ser para avaliar o sistema ductal
Tomografia computadorizada (TC)	Condições inflamatórias crônicas e complicações, massas intrínsecas e extrínsecas, doença calculosa	Excelente detalhe anatômico para tumores intrínsecos e extrínsecos das glândulas salivares; melhor meio de identificar cálculos ou calcificação
Imagem de ressonância magnética (RM)	Condições inflamatórias crônicas e complicações, massas intrínsecas e extrínsecas	Excelente detalhe anatômico na avaliação de tumores; pode ser melhor que TC para extensões ao espaço parafaríngeo e intracranianas
Ultra-sonografia (US)	Abscesso, cisto, neoplasma salivar intrínseco	Melhor meio de determinar o que é sólido ou cístico, mas detalhe nasofaríngeo limitado em comparação com TC ou RM
Imageamento radionuclídico (cintigrafia)	Tumor de Warthin	^{99m}Tc-pertecnetato de sódio é captado apenas por neoplasmas benignos; citrato de gálio 67 e agentes de cintigrafia óssea ocasionalmente úteis para malignidades

PONTOS IMPORTANTES

- TC e RM são as técnicas de imageamento mais freqüentemente usadas para avaliar doença das glândulas salivares.
- Radiografia simples é de valor limitado mas pode demonstrar cálculos das glândulas salivares. Entretanto, TC é mais sensível.
- Sialografia é recomendada para avaliação primária do sistema ductal. Sialografia não é mais usada para avaliação de massas tumorais.
- Ultra-sonografia, imageamento radionuclídico e angiografia têm papéis menos importantes, porém ocasionalmente úteis, na avaliação de doença das glândulas salivares.
- Síndrome de Sjögren é mais bem representada por sialografia. Coleções de contraste pontilhadas a globulares progredindo para destruição completa da glândula parótida podem ser identificadas.
- Condições inflamatórias crônicas das glândulas salivares que podem levar à sialectasia, estenose ou fístula são mais bem avaliadas por sialografia. Fibrose, edema e formação de abscesso são mais bem avaliadas com TC ou RM.
- TC ou RM é útil para diferenciar massas parotídeas primárias de tumores do espaço parafaríngeo e para definir lesões intrínsecas das glândulas salivares.
- O aspecto em TC do adenoma pleomórfico é o de uma massa bem circunscrita com densidade variável. O tumor demonstra um sinal heterogêneo, intermediário ou baixo em imagens ponderadas para T_1, com um sinal aumentado na imagem ponderada para T_2. Outros neoplasmas benignos, incluindo tumor de Warthin e oncocitoma, podem ter uma aparência semelhante.
- Carcinoma mucoepidermóide é a malignidade mais comum das glândulas salivares. Se agressivo, marginação irregular e infiltração nos tecidos moles são identificadas radiograficamente. Entretanto, carcinoma mucoepidermóide, carcinoma cístico adenóide, carcinoma de células escamosas e variações malignas de adenoma pleomórfico comumente são inespecíficos e freqüentemente se assemelham a neoplasmas benignos.

REFERÊNCIAS

1. Yousem DM, Kraut MA, Chalian AA. Major salivary gland imaging. *Radiology* 2000;216:19-29.
2. Som PM, Branwein MS. *Salivary glands: anatomy and pathology in head and neck: imaging*. St. Louis: Mosby, 2003:2005-2133.

3. Jager L, Menauer F, Holzknecht N, et at. MR sialography of the submandibular duct: an alternative to conventional sialography and US? *Radiology* 2000;216:665-671.
4. Rabinov K, Weber A. *Radiology of the salivary glands.* Boston: GK Hall, 1985.
5. Stone DN, Mancuso AA, Rice D, et al. Parotid CT sialography. *Radiology* 1981;138:393-397.
6. Shah G. MR imaging of salivary glands. *Neuroimag Clin North Am* 2004;14:777-808.
7. Chaudhuri R, Bingham JB, Grossman JE, et al. Magnetic resonance imaging of the parotid gland using the stir sequence. *Clin Otolaryngol* 1992;17:211-217.
8. Parker GD, Harnsberger HR. Clinical-radiologic issues in perineural tumor spread of malignant diseases of the extracranial head and neck. *Radiographics* 1991;11:383-399.
9. Freling NJ, Molenaar WM, Vermey A, et al. Malignant parotid tumors: clinical use of MR imaging and histologic correlation. *Radiology* 1992;185:691-696.
10. Howlett DC. High resolution ultrasound assessment of the parotid gland. *Br J Radio,* 2003;76:904:271-277.
11. Lowe LH, Stokes LS, Johnson JE, et al. Swelling at the angle of the mandible: imaging of the pediatric parotid gland and periparotid region. *Radiographics* 2001;21:1211-1227.
12. Martinoli C, Derchi LE, Solbiati L, et al. Color Doppler sonography of salivary glands. *AJR Am I Roentgenol* 1994;163:933-941.
13. Arbab AS, Kolzumi K, Hiraike S, et al. Will thalium-201 replace gallium-67 in salivary gland scintigraphy? *J Nucl Med* 1996;37:1819-1823.
14. Som PM, Okamura T, Kawabe J, et al. Fluorine-18 fluorodeoxyglucose positron emission tomography imaging of parotid mass lesions. *Acta Otolaryngol Suppl* 1998;538:209-213.
15. Teresi LM, Lufkin RB, Wortham DG, et al. Parotid masses: MR imaging. Radiology 1987;163:405-409.
16. Sumi M, Izumi M, Yonetsu K, et al. Sublingual gland: MR features of normal and diseased states. *AJR Am J Roentgenol* 1999;172:717-722.
17. Izumi M, Eguchi K, Nakamura H, et al. Premature fat deposition in the salivary glands associated with Sjogren syndrome: MR and CT evidence. *AJNR Am J Neuroradiol* 1997;18:951-958.
18. Sakamoto M, Sasano T, Higano S, et al. Evaluation of pulse sequences used for magnetic resonance sialography. *Dentomaxillofac Radiol* 2001;30:276-284.
19. Som PM, Sacher M, Stollman AL, et al. Common tumors of the parapharyngeal space: refmed imaging diagnosis. *Radiology* 1988;169:81-85.
20. Holliday RA, Cohen WA, Schinella RA, et al. Benign lymphoepithelial parotid cysts and hyperplastic cervical adenopathy in AIDS-risk patients: a new CT appearance. *Radiology* 1988;168:439-441.
21. Kirshenbaum KJ, Nadimpalli SR, Friedman M, et al. Benign lymphoepithelial parotid tumors in AIDS patients: CT and MR findings in nine cases. *AJR Am J Roentgenol* 1991;12:271-274.
22. Som PM, Biller HE High-grade malignancies of the parotid gland: identification with MR imaging. *Radiology* 1989;173:823.
23. Kaneda T, Minami M, Ozawa K, et al. Imaging tumors of the salivary glands. *Oral Surg Oral Med Oral Pathol* 1994;77:385-390.
24. Davis SP, Anand VK, Dhillon G. Magnetic resonance navigation for head and neck lesions. *Laryngoscope* 1999;109:862-867.
25. Som PM, Shugar JMA, Sacher M, et al. Benign and malignant parotid pleomorphic adenomas: CT and MR studies. *J Comput Assist Tomogr* 1988;12:65-69.

CAPÍTULO 23

Doenças Não-Neoplásicas das Glândulas Salivares

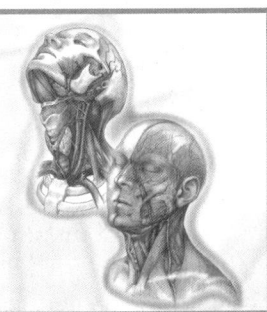

Dale H. Rice

As doenças não-neoplásicas das glândulas salivares abrangem uma ampla variedade de doenças diferentes. Estas incluem doenças inflamatórias agudas e crônicas, doenças granulomatosas, síndrome de Sjögren, sialolitíase e outras entidades. Uma classificação mais geral dividiria estas afecções em lesões inflamatórias e não-inflamatórias. Em qualquer dos casos, elas representam um grupo heterogêneo de doenças que podem afetar as grandes ou pequenas glândulas salivares mas são muito mais comuns nas grandes glândulas. Em geral, a história e o exame físico permitem fácil diferenciação das lesões para sua classificação apropriada. Estudos adicionais podem ser necessários para fazer um diagnóstico específico final ou ajudar no tratamento, mas testagem extensa raramente é necessária. O assunto deve ser abordado sistematicamente.

LESÕES INFLAMATÓRIAS AGUDAS

Caxumba

A doença viral mais comum que compromete as glândulas salivares é a caxumba, que também é a causa mais comum de aumento parotídeo. Este fenômeno mudará com o uso cada vez maior da vacina de caxumba, e pode em grande parte desaparecer nos países industrializados com a passagem do tempo. A incidência máxima da caxumba ocorre em crianças dos 4 aos 6 anos. O início é geralmente caracterizado por dor e aumento de volume em uma ou ambas as glândulas parótidas depois de um período de incubação de 2 a 3 semanas. Febre, mal-estar, mialgia e cefaléia podem preceder o início do intumescimento parotídeo. O diagnóstico é feito pela demonstração de anticorpos aos antígenos S e V da caxumba e ao antígeno de hemaglutinação. Os estudos mostraram que 95% dos adultos possuem anticorpos neutralizadores. Entretanto, muitos casos são subclínicos. O diagnóstico da caxumba também pode ser feito pelo isolamento do vírus da urina; isto pode ser efetuado até 6 dias antes e 13 dias depois do aparecimento dos sintomas nas glândulas salivares. Complicações importantes são incomuns, mas incluem surdez súbita, pancreatite, meningite e orquite. Anticorpos às células das ilhotas foram descritos e um estudo epidemiológico recente mostrou uma associação importante entre a caxumba e o início rápido subseqüente de diabetes na infância. Sialadenite obstrutiva crônica pode se desenvolver muitos anos depois do episódio agudo de caxumba. Além disso, as glândulas submandibulares e sublinguais podem ser comprometidas, porém menos comumente.

Outras Doenças Virais

Citomegalovírus também pode comprometer as glândulas salivares (na doença de inclusão das glândulas salivares). Ele afeta recém-nascidos e pode levar ao retardo mental e físico e hepatosplenomegalia, icterícia e púrpura trombocitopênica. Outros agentes virais que podem afetar as glândulas salivares incluem coxsackievírus A, echovírus, gripe A e o vírus da coriomeningite linfocítica. O tratamento de todas as infecções virais é sintomático.

Sialadenite Supurativa Aguda

A sialadenite supurativa aguda foi descrita pela primeira vez em 1828. A sialadenite bacteriana aguda ganhou maior atenção em 1881, quando o Presidente Garfield morreu de parotidite aguda subseqüente a cirurgia abdominal. A maioria dos casos compromete a glândula parótida, mas alguns também ocorrem na glândula submandibular. A suscetibilidade parotídea aumentada é devida à atividade bacteriostática diminuída da saliva parotídea, quando comparada com a saliva submandibular. O conteúdo de glicoproteína de alto peso molecular e ácido siálico na saliva mucinosa possui uma maior capacidade de agregação bacteriana que a saliva serosa. Além disso, a saliva mucóide tem uma concentração mais alta de lisozimas e IgA. Sialadenite supurativa aguda responsabiliza-se por 0,03% das admissões hospitalares nos Estados Unidos, com 30% a 40% destas ocorrendo no paciente pós-operatório. A doença tipicamente começa no terceiro ao sétimo dia pós-operatório, com a incidência mais alta após procedimentos gastrointestinais. Ela ocorre em aproximadamente 1 em 1.000 a 2.000 procedimentos operatórios. Pacientes na sexta e sétima décadas de vida são mais freqüentemente afetados, com uma distribuição igual pelos sexos. Por várias razões, a prevalência de xerostomia aumenta com a idade e pode afetar 30% daqueles com mais de 65 anos. Parte disto ocorre porque 80% das medicações mais comumente prescritas causam algum grau de xerostomia (1) e mais de 400 medicações causam algum grau de disfunção salivar.

Estase salivar é considerada o evento precipitante, provavelmente por obstrução ou produção diminuída. A secreção salivar pode parar quando a água corporal é reduzida em 8%. Condições predisponentes no contexto dos pacientes externos incluem cálculos ou estenose dos ductos. Muitas classes de medicações comumente usadas causam uma desidratação relativa (Tabela 23.1). No paciente pós-operatório, as condições predisponentes mais freqüentemente implicadas são desidratação e má higiene oral. Estas freqüentemente se combinam com a resistência reduzida no paciente exposto à flora hospitalar. Ademais, se o paciente não estiver se alimentando, o efeito estimulador da mastigação sobre as glândulas salivares é perdido, do mesmo modo que a ação detergente do próprio alimento.

A apresentação clássica da sialadenite supurativa aguda é o início súbito de aumento difuso da glândula comprometida, com endurecimento e dor à palpação. Saliva purulenta pode ser vista no orifício do ducto, particularmente com massagem da glândula. A saliva deve ser cultivada para bactérias aeróbicas e anaeróbicas, e obtido um espécime para bacterioscopia com Gram. Os organismos normalmente envolvidos incluem *Staphylococcus aureus* coagulase-positivo, com outros organismos aeróbicos ocasionalmente implicados, particularmente *Streptococcus pneumoniae*, *Escherichia coli* e *Haemophilus influenzae*. Os organismos anaeróbicos mais comuns são *Bacteroides melaninogenicus* e *Streptococcus micros*. Vinte por cento são bilaterais. O exame histológico mostra destruição glandular com formação de abscesso. Há erosão dos ductos com penetração do exsudato no parênquima.

O tratamento inicial deve incluir hidratação adequada, higiene oral melhorada, massagem repetida da glândula e antibióticos intravenosos. Administração empírica de um antibiótico antiestafilocócico resistente à penicilinase deve ser começada enquanto são aguardados os resultados da cultura. As taxas citadas de mortalidade aproximam-se de 20%.

Grande parte desta mortalidade provavelmente é secundária à doença subjacente que o paciente tinha antes do início da parotidite, porque a mortalidade foi zero em um relatório da doença em pacientes que não estão criticamente enfermos. Minha experiência pessoal confirma isto. Melhora impressionante é esperada dentro das primeiras 24 a 48 horas. Se isto não ocorrer, incisão e drenagem devem ser consideradas. Avaliação com ultra-som ou tomografia computadorizada (TC) mostrará se ocorreu formação de abscesso. Sialografia é contra-indicada. A incisão e a drenagem são mais bem efetuadas elevando-se um retalho-padrão de parotidectomia e a seguir usando uma hemostática para fazer múltiplas aberturas para dentro da glândula, abrindo-a na direção geral do nervo facial. Um dreno é colocado a seguir sobre a glândula e a ferida é fechada. Em alguns casos, é possível realizar aspiração por agulha de abscessos parotídeos dirigida por TC ou ultra-sonografia, o que pode ajudar a evitar um procedimento operatório aberto. É bom manter em mente que a flutuação da glândula parótida não ocorre até muito avançada a evolução da doença, por causa dos múltiplos revestimentos de fáscia dentro da glândula. Assim, é impossível determinar a presença da formação inicial de abscesso com base em exame físico unicamente.

DOENÇAS INFLAMATÓRIAS CRÔNICAS

Um evento-chave etiológico na sialadenite crônica é considerado como sendo uma taxa diminuída de secreção com subseqüente estase salivar. Como a sialadenite aguda, a sialadenite crônica é mais comum na glândula parótida que em outras localizações. Alguns pacientes com sialadenite recorrente crônica parecem representar progressão a partir da parotidite recorrente da infância. A maioria representa dano permanente à glândula a partir de infecção supurativa aguda. Com o passar do tempo, a doença conduz a sialectasia, ectasia

TABELA 23.1
CAUSAS SISTÊMICAS E EXÓGENAS DE DISFUNÇÃO SALIVAR

Doença de Alzheimer	Desidratação
Fibrose cística	Radioterapia
Diabetes	Várias medicações
HIV/AIDS	Quimioterapia
LES	
Doença de Parkinson	
AR	
Sarcoidose	
Esclerodermia	
Síndrome de Sjögren	

HIV/AIDS, vírus de imunodeficiência humana/síndrome de imunodeficiência adquirida; LES, lúpus eritematoso sistêmico; AR, artrite reumatóide.

ductal e destruição acinosa progressiva combinada com um infiltrado linfocítico. Histologicamente, é impossível diferenciar os subtipos de inflamação salivar crônica, porque as glândulas salivares têm uma resposta tecidual semelhante em todos estes casos.

O aspecto sialográfico ocorre como um resultado do processo inflamatório crônico. Durante episódios agudos, os valores de sódio e cloreto aproximam-se daqueles no soro. A glicose também é elevada e o fosfato é diminuído. Também ocorrem aumentos na IgA, IgG, IgM, albumina e transferrina, que emanam do plasma, e mieloperoxidase, lactoferrina e lisozima, produzidas pelo infiltrado inflamatório ou pelos ácinos. Neste contexto, a IgG domina as imunoglobulinas, refletindo o padrão sérico em vez de o padrão salivar típico no qual a IgA domina. Na sialadenite crônica, entre episódios agudos, os valores aumentados de sódio e proteína permanecem, enquanto eles são normais nos aumentos não-inflamatórios.

Nos pacientes com sialadenite crônica, geralmente há uma história de aumento parotídeo recorrente brandamente doloroso que muitas vezes é agravado pela alimentação. O exame físico confirma este aumento e a massagem da glândula pode produzir saliva escassa no orifício do ducto. Xerostomia permanente desenvolve-se em 80% destes pacientes. No estudo inicial, o clínico deve procurar fatores predisponentes tratáveis como um cálculo ou uma estenose. Se nenhuma etiologia tratável for encontrada, o tratamento inicial deve ser conservador e inclui o uso de sialagogos, massagem e antibióticos durante as exacerbações agudas. Medidas conservadoras normalmente são suficientes, mas se elas falharem, as opções de tratamento mais agressivas são dilatação ductal periódica, ligadura do ducto, irradiação glandular total, neurectomia timpânica e excisão da glândula. Só a última opção funciona uniformemente.

Pode ser possível realizar a atrofia da glândula parótida pela oclusão do sistema ductal com uma solução de proteína. Parotidite recorrente também pode comprometer crianças desde a lactância à idade de 12 anos, mas é uma doença algo diferente. Diferentemente da forma adulta, esta doença afeta meninos mais que meninas. A doença freqüentemente começa com início súbito de aumento parotídeo unilateral ou bilateral sem nenhuma causa subjacente óbvia. Clinicamente, a criança não está doente, mas a bioquímica salivar está alterada como na forma adulta.

Dor branda pode estar presente, mas xerostomia não. A doença pode desaparecer na puberdade ou continuar para a idade adulta.

Parotidite recorrente crônica pode eventualmente levar ao desenvolvimento da lesão linfoepitelial benigna. Esta lesão pertence ao espectro de doenças carac-

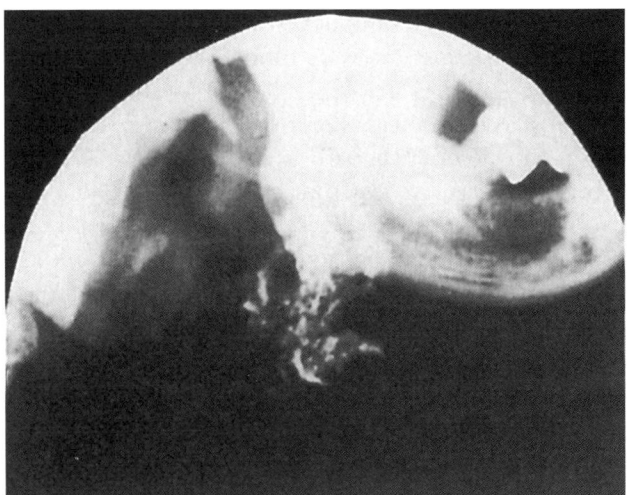

Figura 23.1
Sialograma de paciente com lesão linfoepitelial benigna.

terizadas por um infiltrado linforreticular combinado com atrofia acinosa e metaplasia ductal. A metaplasia ductal termina no desenvolvimento da chamada ilha epimioepitelial. A lesão linfoepitelial benigna geralmente afeta uma única glândula; há uma pequena predominância feminina (Fig. 23.1). A lesão é observada pela primeira vez como um aumento assintomático, a não ser que haja infecção associada. Na ausência de complicações, nenhum tratamento ativo geralmente é necessário. Se ocorrerem infecções intermitentes, cada uma deve ser tratada como sialadenite aguda. Se a lesão se tornar cosmeticamente inaceitável, a excisão pode ser necessária (2).

A lesão linfoepitelial benigna deve ser acompanhada cuidadosamente. Houve relatos importantes da evolução desta doença para entidades mais agressivas, incluindo doença linfoproliferativa, carcinoma e pseudolinfoma. As doenças linfoproliferativas geralmente são linfomas histiocíticos ou linfocíticos comprometendo locais extra-salivares. O desenvolvimento de um linfoma franco pode ser anunciado pelo início de hipogamaglobulinemia ou leucopenia. Os carcinomas geralmente foram salivares e mais comumente indiferenciados.

A possibilidade de que eles possam desenvolver-se deve ser apreciada. Muitos dos casos descritos envolveram pacientes de origem índia americana ou esquimó, embora isto possa meramente representar artefato de notificação.

DOENÇAS GRANULOMATOSAS

Tuberculose Primária das Glândulas Salivares

Tuberculose salivar primária é incomum. A glândula parótida é mais freqüentemente comprometida que as outras e a doença comumente é unilateral. Admite-se que a maioria dos casos de tuberculose primária das glândulas salivares origina-se de um foco de infecção nas tonsilas ou dentes. Ela ocorre em uma de duas formas — uma lesão inflamatória aguda ou uma lesão tumorosa crônica. A lesão inflamatória apresenta um problema diagnóstico difícil porque ela pode simular as doenças inflamatórias agudas mais comuns; muitas vezes, o diagnóstico não é feito até que faça uma lâmina de bacterioscopia da saliva para acidorresistentes e teste cutâneo com derivado protéico purificado. Um teste com derivado protéico purificado pode não ser confiável, porque as infecções causadas por micobactérias atípicas estão aumentando com relação a *Mycobacterium tuberculosis* e freqüentemente produzem um teste cutâneo negativo (3). Depois que o diagnóstico é feito corretamente, o tratamento é o mesmo que para qualquer infecção de tuberculose aguda (4). Com o uso crescente atual da citologia de aspiração com agulha fina, a lesão tumoral pode muitas vezes ser diagnosticada antes da excisão, a qual então pode não ser necessária. Entretanto, se a doença for causada por uma micobactéria resistente às drogas usuais, a excisão será curativa. Tuberculose secundária também pode ocorrer, mas tende a comprometer as glândulas submandibulares ou sublinguais mais freqüentemente que a parótida, e associa-se a tuberculose pulmonar.

Doença de Arranhão de Animal

Doença de arranhão de animal não compromete as glândulas salivares diretamente, mas freqüentemente compromete linfonodos periparotídeos e pode comprometer a parótida por disseminação por contigüidade. O agente causador desta doença é *Bartonella henselae*. É um bacilo Gram-negativo sensível à gentamicina. A doença é autolimitada e o tratamento é sintomático mas provavelmente agora deve incluir gentamicina, embora isso não tenha demonstrado encurtar a doença. Actinomicose também pode ocorrer nas glândulas salivares. O tratamento envolve incisão e drenagem combinadas com terapia com penicilina em longo prazo, como no caso de actinomicose em outro local na cabeça e no pescoço. A introdução das bactérias é usualmente a partir das tonsilas ou dentes.

Sarcoidose

Sarcoidose é uma doença granulomatosa de etiologia desconhecida e é um diagnóstico de exclusão. Clinicamente, comprometimento manifesto de glândula salivar pode ser demonstrado em até 33% dos casos.

A febre uveoparotídea (síndrome de Heerfordt) é uma forma particular de sarcoidose caracterizada por uveíte, aumento parotídeo e paralisia facial. Ela ocorre mais freqüentemente na terceira à quarta décadas de vida. Os sintomas iniciais incluem um pródromo com febre, mal-estar, fraqueza, náusea e suores noturnos, durante vários dias a várias semanas. Febre uveoparotídea pode ocorrer com ou sem as outras manifestações sistêmicas da sarcoidose. Também pode ocorrer comprometimento das glândulas submandibulares, sublinguais e lacrimais. O aumento dura meses a anos sem supuração e com eventual resolução. Comprometimento das pequenas glândulas salivares pode ocorrer, e a biopsia labial ou do palato pode estabelecer o diagnóstico. O tratamento é sintomático, com corticosteróides sendo mais úteis na fase aguda, particularmente para paralisia facial. Entretanto, mesmo sem tratamento, a paralisia facial geralmente é transitória. A uveíte deve ser acompanhada estreitamente porque pode levar ao glaucoma.

SÍNDROME DE SJÖGREN

A síndrome de Sjögren é caracterizada por uma destruição, mediada pelos linfócitos, das glândulas exócrinas levando à xerostomia e *keratoconjunctivitis sicca* (Figs. 23.2 e 23.3). Ela é a segunda doença auto-imune mais comum após a artrite reumatóide (5). Noventa por cento dos casos ocorrem em mulheres adultas, mas a doença pode ocasionalmente ocorrer em crianças.

A idade média ao início é 50 anos. As manifestações clínicas foram descritas pela primeira vez por Hadden em 1888. Quatro anos mais tarde, Mikulicz publicou um relato de um único caso de um paciente com aumento das glândulas lacrimais, parótidas e submandibulares bilaterais. Em 1925, Gougerot descreveu isto como uma entidade clínica. Em 1933, no entanto, Sjögren, oftalmologista sueco, publicou uma monografia clássica sobre a doença e enfatizou sua natureza sistêmica. A síndro-

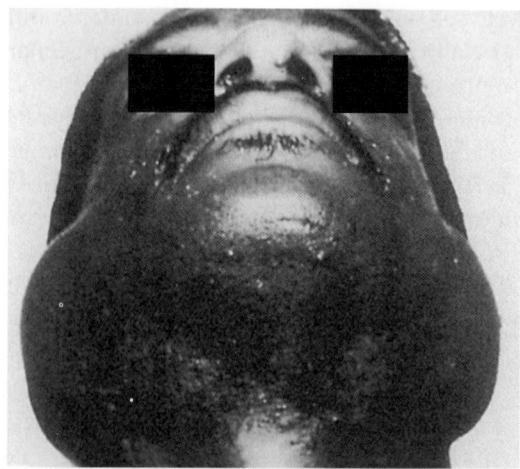

Figura 23.2

Síndrome de Sjögren em um paciente com complexo relacionado com a síndrome de imunodeficiência adquirida.

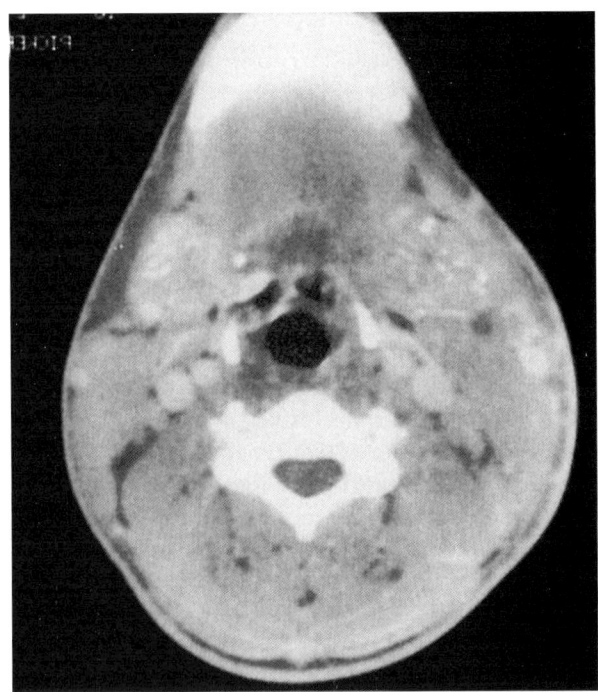

Figura 23.3
Tomografia computadorizada de um paciente com síndrome de Sjögren, mostrando calcificação pontilhada.

me de Sjögren é agora classificada em duas formas. Sjögren primária compromete as glândulas exócrinas somente, enquanto a síndrome de Sjögren secundária é associada a doença auto-imune definível, mais comumente artrite reumatóide (6). Sjögren primária pode comprometer até 3% da população. A doença geralmente tem um curso indolente e uma variedade de sintomas inespecíficos pode preceder a capacidade de fazer o diagnóstico por 5 a 10 anos. Os sintomas da síndrome de Sjögren incluem desconforto oral com ardência e uma sensação de "areia" no olho. A xerostomia aumenta o risco de cárie. Em 80% dos casos primários e 30% a 40% dos secundários, ocorre intumescimento de glândulas salivares unilateral ou bilateral, geralmente da glândula parótida. O aumento pode ser intermitente ou permanente. Artrite é a queixa mais comum na síndrome de Sjögren secundária. Há diferenças genéticas entre os pacientes com síndrome de Sjögren primária e secundária. Entre os numerosos outros sintomas potenciais estão pneumonite intersticial, secura da pele, fenômeno de Raynaud, acloridria, hepatosplenomegalia, secura genital, hipostenúria, miosite e pancreatite. Disfunção neuropsiquiátrica é comum. Os pacientes com síndrome de Sjögren primária têm uma incidência maior de parotidite recorrente, fenômeno de Raynaud, púrpura, linfadenopatia, miosite e comprometimento renal que aqueles com síndrome de Sjögren secundária. Em pacientes com síndrome de Sjögren primária, 75% mostram evidência de comprometimento respiratório, comumente doença intersticial difusa ou doença das pequenas vias aéreas (7).

Uma variedade de achados laboratoriais sugere que um dos defeitos subjacentes na síndrome de Sjögren é a hiperatividade das células B ou anormalidades da imunorregulação. Isto é manifestado por uma hipergamaglobulinemia policlonal, numerosos anticorpos auto-imunes e complexos imunes IgG circulantes (8,9). Entre 70% e 90% dos pacientes demonstram fator reumatóide, enquanto 55% a 70% demonstram anticorpos antinucleares. Números menores podem demonstrar anticorpo a ducto salivar, anticorpo a célula parietal, anticorpo a tireoglobulina e anticorpo microssômico tireóideo.

Dois auto-anticorpos relativamente específicos são aqueles a Ro (SSA) e La (SSB). Um ou outro destes é detectado em 40% a 60% dos pacientes com síndrome de Sjögren primária. Técnicas muito sensíveis como ensaio de imunossorvente ligado a enzima (ELISA) os detectarão em até 95% mas também os encontrarão em 10% a 15% dos indivíduos controles sadios. O diagnóstico freqüentemente exige uma biopsia de glândulas da mucosa labial ou da parótida. Procuram-se agregados de 50 ou mais linfócitos e células plasmáticas.

Em 1986, uma conferência reuniu-se em Copenhagen sobre a síndrome de Sjögren, na qual foram estabelecidos critérios diagnósticos para as formas primária e secundária. Um estudo multicêntrico prospectivo mais recente levou a um questionário de triagem e novo conjunto de critérios diagnósticos com boa discriminação entre pacientes e indivíduos controles (10,11). Embora classificada como uma doença auto-imune, até agora não há dados convincentes demonstrando que auto-antígenos participam na lesão tecidual. Provavelmente há uma predisposição genética envolvendo antígenos do complexo de histocompatibilidade HLA-DR3, DRw52 e DR2 (12). O tratamento é em grande parte dirigido para melhorar os sintomas. Proteção ocular deve ser agressiva e nos estádios mais avançados provavelmente deve envolver um oftalmologista, se já não houver um envolvido. Para a xerostomia, estimuladores mastigatórios e farmacológicos podem ser úteis enquanto houver tecido salivar funcional restante. Os primeiros incluem gomas, hortelãs e pastilhas sem açúcar. Para doença mais avançada, umidificadores exógenos são úteis, havendo vários produtos de venda livre no mercado. Estes incluem o Biotene (colutório, pasta de dentes, goma de mascar), Salivant (*spray* em aerossol), Freedent (goma de mascar de baixa aderência, sem açúcar) e Oralbalance (lubrificante oral). Os agentes farmacológicos são limitados à pilocarpina e cevimelina. Além disso, uso tópico diário de fluoreto e bochechos antimicrobianos podem ajudar a evitar cárie (13).

SIALOLITÍASE

Oitenta por cento dos cálculos salivares ocorrem na glândula submandibular, enquanto menos de 20% ocorrem na parótida e aproximadamente 1% na sublingual. Cálculos de pequenas glândulas salivares são incomuns, com uma predileção pelo lábio superior e pela mucosa bucal (14). Em 75% dos cálculos envolvendo as grandes glândulas, encontra-se só um cálculo isolado. Comprometimento de múltiplas glândulas ocorre em aproximadamente 3% e há uma leve preponderância masculina, a maioria ocorrendo na meia-idade. Cálculos ocorrem comumente em pacientes com sialadenite crônica, mas por outro lado apenas infreqüentemente são associados a outras doenças. Gota é a única doença sistêmica que se sabe causar cálculos de glândulas salivares. Os cálculos na gota são compostos de ácido úrico, enquanto a maioria dos demais cálculos é na maior parte de fosfato de cálcio com pequenas quantidades de magnésio, amônio e carbonato. Uma mistura de carboidratos e aminoácidos forma a matriz orgânica destes cálculos. Apesar da sua constituição química semelhante, 90% dos cálculos submandibulares são radiopacos, enquanto 90% dos cálculos parotídeos são radiotransparentes em radiografias faciais-padrão. Essencialmente todos são detectáveis com TC. Ultra-sonografia é subutilizada nos Estados Unidos. Na Europa, ela é amplamente disponível, relativamente barata, e precisa em mãos treinadas. Imagem de ressonância magnética não detectará cálculos. Entretanto, com o tempo, aperfeiçoamentos na ressonância magnética sialografia podem vir a possibilitar a detecção de cálculos.

Um provável pré-requisito para a formação de cálculo é a presença de um ninho de material que permita a precipitação de sais, quase certamente acoplada a estase salivar. O ducto submandibular é considerado mais suscetível à formação de cálculo porque a sua saliva é mais alcalina e tem uma concentração mais alta de cálcio e fosfato e um conteúdo mais alto de muco. Ademais, o ducto é mais longo e tem um fluxo antigravitacional. Os cálculos submandibulares em geral surgem dentro do ducto, enquanto aqueles na parótida localizam-se no hilo ou dentro do parênquima.

A maioria dos pacientes apresenta-se com uma história de intumescimento e dor recorrentes nas glândulas comprometidas, muitas vezes associados com alimentação. Infecções podem ou não ocorrer com episódios repetidos de obstrução e aumento de volume. Ocasionalmente, cálculos são descobertos incidentalmente e ocasionalmente eles aparecem sob a forma de sialadenite supurativa aguda. O cálculo pode ser palpável no ducto comprometido e a glândula pode estar difusamente aumentada e brandamente dolorosa à palpação. Massagem da glândula demonstra fluxo diminuído de uma saliva turva ou mucopurulenta. Radiografias simples freqüentemente revelam cálculos submandibulares, mas isso acontece menos na parótida. Sialografia é essencialmente 100% eficaz para fazer o diagnóstico. Ultra-sonografia e TC também são excelentes para detectar cálculos (Figs. 23.4 e 23.5).

As complicações da sialolitíase incluem sialadenite supurativa aguda, ectasia ductal e estenose. O tratamento depende da localização do cálculo. Aqueles no ou perto do orifício do ducto podem ser removidos transoralmente, enquanto aqueles dentro do hilo da glândula exigem freqüentemente excisão completa da glândula. Tratamentos mais novos como litotripsia e remoção transductal estão no horizonte. Uma revisão recente examinou mais estreitamente estas opções (15). Há presentemente três tipos diferentes de endoscópios: rígido, semi-rígido e flexível. O semi-rígido parece ser preferido por aqueles com experiência. Os en-

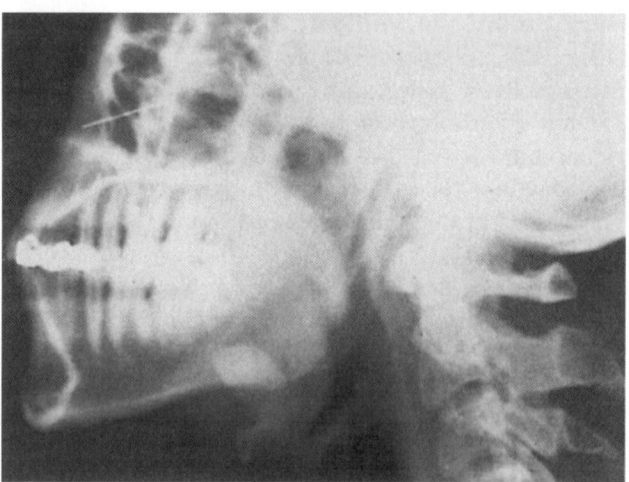

Figura 23.4
Radiografia simples mostrando grande cálculo submandibular.

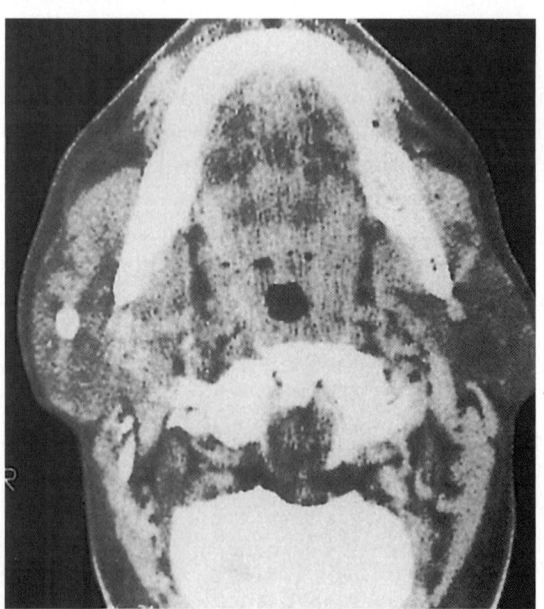

Figura 23.5
Tomografia computadorizada mostrando cálculo parotídeo.

TABELA 23.2
LESÕES CÍSTICAS
Cistos de retenção de muco
Cistos linfoepiteliais
Cistadenomas, cistadenocarcinomas
Tumor de Warthin
Adenomas pleomórficos císticos
Carcinomas mucoepidermóides de baixo grau
Doença policística

doscópios mais estreitos (0,4 a 0,8 mm) são usados para avaliação diagnóstica, enquanto os endoscópios mais largos (até 2,7 mm) são reservados para intervenção. Os endoscópios maiores possuem canais laterais para instrumentos (pinça, cesta de arame), litotripsia, aspiração e irrigação. Com remoção simples do cálculo, a taxa de recorrência é de aproximadamente 18%, porque a causa subjacente, que provavelmente é desconhecida, não terá sido corrigida (16).

Ocasionalmente, um flebólito calcificado pode ser erroneamente considerado, radiograficamente, por um cálculo salivar assintomático. Entretanto, várias coisas ajudam a diferenciá-los. Os flebólitos geralmente são circulares, laminados e múltiplos. Além disso, na sialografia, eles estão situados fora do sistema ductal (17) (Tabela 23.2).

LESÕES CÍSTICAS

A maioria dos cistos verdadeiros de tecido salivar ocorre na glândula parótida, onde eles se responsabilizam por 2% a 5% de todas as lesões da parótida. Cistos podem ser adquiridos ou congênitos. Um tipo de cisto congênito é o cisto dermóide, que consiste em epitélio escamoso ceratinizado com apêndices cutâneos associados e é tratado pela remoção completa com preservação do nervo facial. Um cisto ductal congênito que geralmente é manifestado na lactância exige sialografia para diagnóstico e nenhuma terapia, a menos que ocorram infecções repetidas (18). Os cistos de primeira fenda branquial responsabilizam-se por menos de 1% de todas as anomalias de fendas branquiais (Figs. 23.6 e 23.7). Eles são classificados como cistos tipo 1 e 2. O tipo 1 é uma lesão ectodérmica somente do primeiro arco. O tipo 2 é uma lesão ectodérmica e mesodérmica envolvendo o primeiro e o segundo arcos (19). Os cistos tipo 1 são uma anomalia de duplicação do meato acústico externo membranoso, enquanto os cistos tipo 2 são uma anomalia de duplicação do meato acústico externo membranoso e cartilaginoso. Independentemente do tipo e localização do cisto, o trato do cisto é intimamente associado ao nervo facial. Além disso, infecções precedentes freqüentes podem obscurecer a verdadeira natureza da lesão, com muitos pacientes recebendo repetida incisão e drenagem antes que o diagnóstico correto seja feito. A excisão durante um período de quiescência com preservação do nervo facial é curativa.

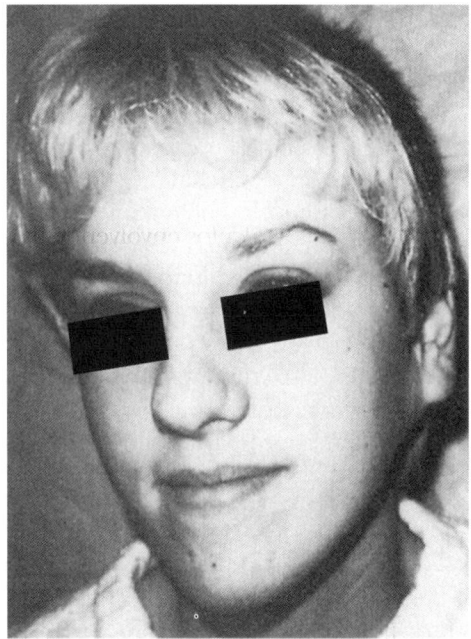

Figura 23.6
Paciente com cisto de primeira fenda branquial.

Os cistos adquiridos podem ser associados a neoplasmas, lesão linfoepitelial benigna, trauma, parotidite, cálculos, obstrução ductal, extravasamento de muco e infecção pelo vírus de imunodeficiência humana (HIV) (20). Os neoplasmas mais freqüentemente associados a cistos são o adenoma pleomórfico, carcinoma cístico adenóide, carcinoma mucoepidermóide e tumor de Warthin. Cistos não-neoplásicos que são assintomáticos não necessitam ser tratados, enquanto aqueles que repetidamente se tornam infectados devem ser excisados.

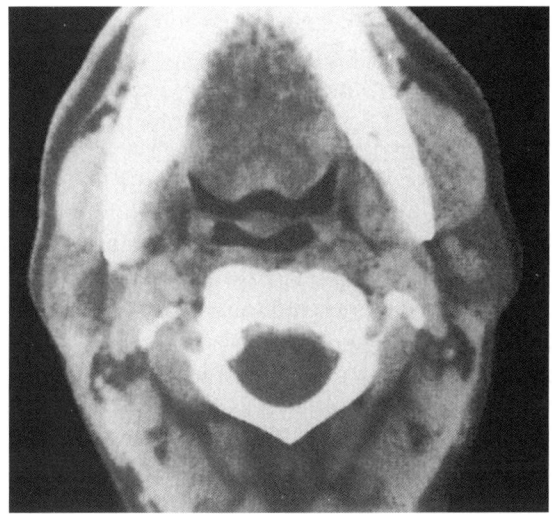

Figura 23.7
Tomografia computadorizada de um paciente com cisto de primeira fenda branquial.

Mucoceles (fenômeno de extravasamento mucoso) e cistos de retenção mucosos quase invariavelmente comprometem as pequenas glândulas salivares, mais comumente nos lábios, mucosa bucal e porção ventral da língua. Os cistos mucosos são cistos verdadeiros com revestimento epitelial e resultam da obstrução do ducto. As mucoceles, no entanto, não possuem um revestimento epitelial e não são cistos verdadeiros, mas representam extravasamento de muco para dentro dos tecidos moles circunvizinhos. Se necessário, o tratamento de ambos é por excisão ou marsupialização. A rânula é um cisto de retenção da glândula sublingual e a chamada rânula mergulhante estende-se desde o assoalho da boca para dentro do pescoço. O tratamento é excisão.

LESÃO DE RADIAÇÃO

Radiação em baixa dose a uma glândula salivar causa um intumescimento agudo espontâneo e doloroso e à palpação. As células serosas nos ácinos são extremamente sensíveis e exibem acentuada degranulação e destruição. Isto leva ao acúmulo de grânulos de zimogênio aparecerem nos ácinos. Além disso, uma reação inflamatória aguda causa um exsudato purulento dentro dos ductos e dos parênquima.

Por outro lado, as células mucosas e ácinos e as células epiteliais dos ductos intercalares e intralobulares exibem pouca alteração histológica. A reação inflamatória aguda regride sem tratamento desde que a irradiação seja suspensa. Irradiação continuada leva a destruição completa dos ácinos serosos e atrofia subseqüente da glândula. Neoplasmas tireóideos induzidos pela radiação estão bem documentados e há evidência semelhante de que tumores salivares e paratireóides também são induzidos. Adenomas pleomórficos e neoplasmas malignos são aumentados em incidência (21,22). Um estudo recente comprometeu a radiologia dentária nos Estados Unidos (23).

TRAUMA

Feridas penetrantes das glândulas parótidas podem comprometer o ducto ou o nervo facial. Qualquer lesão penetrante posterior ao bordo anterior do músculo masseter deve ser suspeitada de causar uma lesão ductal. A inspeção da ferida diretamente muitas vezes permite avaliação adequada do ducto. Se o ducto não puder ser identificado, um explorador pode ser passado transoralmente e localizado na ferida. Isto deve confirmar a condição do ducto. Se o ducto tiver sido transeccionado, o tratamento ótimo é anastomose término-terminal sobre um cateter de poliuretano com suturas 9-0. O cateter é a seguir suturado no lugar à mucosa bucal, para ser removido em 2 semanas. Se a extremidade proximal do ducto não puder ser facilmente identificada, a compressão da glândula freqüentemente produz saliva suficiente da extremidade cortada para permitir sua identificação. Alternativamente, se o ducto primário for suficientemente longo, ele pode ser suturado diretamente dentro da cavidade oral através de uma ferida puntiforme. Se isto não for possível, o ducto pode ser ligado ou um novo ducto pode ser criado com mucosa bucal. Em todas estas situações, exceto a ligadura, pode ser necessária a dilatação repetida com sondas lacrimais para alcançar um resultado final satisfatório.

Laceração do parênquima pode geralmente ser tratada conservadoramente. Fechar o parênquima e a cápsula com alguns pontos separados geralmente é suficiente. Se houver desenvolvimento de uma fístula cutânea salivar, a cura geralmente pode ser assegurada pela aspiração repetida e um curativo compressivo. A resolução pode levar 1 a 2 semanas para permitir que o sistema ductal traumatizado se reabra. A persistência de uma fístula sugere fortemente obstrução ductal em vez de lesão parenquimatosa isoladamente (24). Neste contexto, sialografia deve ser realizada. Se for encontrada obstrução do ducto, deve ser feita a reparação, se possível. Se o tratamento conservador falhar, a excisão da glândula é curativa, do mesmo modo que a administração de radiação suficiente para destruir a glândula. A última provavelmente é desaconselhável exceto em circunstâncias extraordinárias.

Lesão do nervo facial também pode ocorrer por feridas penetrantes. Uma avaliação completa da função do nervo facial deve ser realizada em qualquer paciente sofrendo de uma lesão penetrante da face. Se o paciente não puder realizar a testagem com a sua vontade, um estimulador nervoso pode ser usado. Se a ferida for anterior a uma linha vertical desde o canto lateral até o forame mental, reparação provavelmente é desnecessária (mesmo com disfunção evidente), porque a recuperação é provável.

As lesões posteriores a esta linha devem ser reparadas imediatamente. Enquanto a reparação retardada tem algumas possíveis vantagens teóricas. Estas vantagens são ultrapassadas pela importância de conseguir encontrar ambas as extremidades do nervo e a capacidade de o fazer através da própria ferida aberta. Adicionalmente, alguns acreditam que a reparação retardada não tem realmente vantagens. A reparação deve ser meticulosa e com ampliação.

Trauma fechado também pode lesar a glândula com resultante concussão, edema ou hemorragia. Estes geralmente se resolvem sem tratamento, embora possa ocorrer obstrução temporária do ducto. Um hematoma grande deve ser drenado antes de se tornar organizado, porque a fibrose e a cicatrização subseqüentes podem levar a obstrução ductal e deformidade cosmética.

As glândulas submandibular e sublingual são tratadas de uma maneira semelhante à da glândula parótida, mas neste caso lesões ductais são muito menos comuns por causa da proteção proporcionada pela mandíbula.

SIALADENOSE

Sialadenose é um termo inespecífico usado para descrever um aumento não-neoplásico não-inflamatório de uma glândula salivar, geralmente a parótida. Na maioria dos casos, o mecanismo é desconhecido, mas há muitas associações. O aumento da glândula salivar geralmente é assintomático. Aumento bilateral das glândulas salivares é comum na obesidade, secundariamente à hipertrofia adiposa. Entretanto, um estudo endocrinológico e metabólico completo deve ser realizado antes que este diagnóstico possa ser feito. Isto é importante porque a obesidade freqüentemente é associada a outras afecções como diabetes melito, hipertensão, hiperlipidemia e menopausa.

Desnutrição também se associa comumente com sialadenose. Isto pode ocorrer sob a forma de pelagra, cirrose, diabetes melito, beribéri, anorexia nervosa e bulimia. Sialadenose foi descrita no kwashiorkor e hipovitaminose A. Nestas condições, o aumento é secundário a hipertrofia acinosa.

Aumento de volume da parótida é intimamente associado a cirrose alcoólica. Ele é tão raro na cirrose não-alcoólica que pode ser usado como uma característica no diagnóstico diferencial, ocorrendo em 30% a 80% dos casos de cirrose alcoólica. Evidência sugere que este aumento é baseado na deficiência de proteína e as alterações histológicas são semelhantes àquelas na desnutrição geral.

Qualquer doença que interfira com a absorção de nutrientes pode levar também à hipertrofia da glândula parótida. Doenças citadas incluem doença celíaca, disenteria bacilar, carcinoma do esôfago, doença de Chagas e ancilostomose. Sialadenose também pode ocorrer na uremia, hipotireoidismo, mixedema, atrofia testicular ou ovariana, gravidez, lactação e pancreatite recidivante crônica.

O prognóstico é geralmente bom se a doença subjacente puder ser corrigida. Neste contexto, as glândulas parótidas geralmente retornam ao normal.

OUTRAS DOENÇAS

Pneumoparotidite pode ocorrer com qualquer episódio de pressão intrabucal aumentada. Ela foi descrita em inaladores de vidro e após intubação e endoscopia. Foi relatada como um evento idiopático, e eu vi um paciente que era capaz de inflar a glândula parótida à vontade. *Cheilitis glandularis* é uma doença incomum manifestada pelo aumento das glândulas salivares labiais, que secretam um muco transparente, viscoso, pegajoso (25). A hipertrofia glandular pode ocorrer a tal grau que ocorre eversão do lábio inferior. Na doença de Kussmaul (*sialodochitis* fibrinosa), um tampão mucoso obstrui um ducto coletor. Isto comumente ocorre em um paciente desidratado e é manifestado por tumefação recorrente com dor associada. O aparecimento de um tampão mucoso no orifício do ducto é diagnóstico. O tratamento consiste em massagem delicada e sialagogos para expelir o tampão, além de reidratação quando apropriado. Várias drogas podem causar aumento das glândulas salivares como efeito colateral. Estas incluem o isoproterenol, etambutol, fembutazona, fenotiazina, compostos de iodo e metais pesados.

Sialometaplasia necrosante é uma doença de origem criptogênica, embora alguns casos pareçam ocorrer como reação à lesão.

Ela geralmente se manifesta como uma ulceração da mucosa encontrada mais comumente no palato duro, mas pode ocorrer em qualquer tecido salivar. Há uma preponderância masculina. A sialometaplasia necrosante pode ser erradamente tomada, histologicamente, por carcinoma de células escamosas ou mucoepidermóide, e esta é a importância desta doença. Ocorre ulceração da mucosa com hiperplasia pseudo-epiteliomatosa, necrose lobular isquêmica e dissolução das paredes acinosas com uma liberação de muco. Isto causa uma resposta inflamatória subseqüente de tecido de granulação combinada com metaplasia escamosa dos ácinos e ductos. A lesão sempre se cura por si própria e não exige tratamento. Se houver dúvida sobre o diagnóstico, uma biopsia deve ser realizada (26).

Uma doença que pode ser uma variante foi descrita recentemente. Foi chamada sialadenite necrosante subaguda. A lesão apresenta-se como um aumento eritematoso, doloroso, não-ulcerado do palato duro posterior. Histologicamente, a maioria das células acinosas é perdida e há atrofia ou necrose das células ductais. A lesão cura-se espontaneamente em 2 a 4 semanas (27).

Tecido de glândula salivar aberrante pode ocorrer em uma variedade de localizações. É particularmente comum dentro de linfonodos na área parotídea. Também foi descrito ocorrendo na mandíbula, pescoço inferior, hipofaringe, orelha média, articulação esternoclavicular, ducto tireoglosso e hipófise. Na mandíbula, o tecido pode ser na superfície ou em uma localização central. Na superfície, a lesão parece ser meramente tecido submandibular ectópico e sempre benigna. Lesões centrais são incomuns, e ainda menos comuns na maxila. Quando estes tecidos se tornam neoplásicos, o tipo do tumor pode ser um carcinoma mucoepidermóide, carcinoma cístico adenóide ou adenocarcinoma, nessa ordem (28).

Finalmente, aumento da glândula parótida pode ocorrer em pacientes com infecção HIV. Ele geralmente ocorre como um aumento difuso simétrico de ambas as glândulas parótidas. Esta apresentação clínica em uma pessoa jovem deve provocar a suspeita de infecção HIV. A Tabela 23.3 resume o diagnóstico e o tratamento das doenças das glândulas salivares.

COMPLICAÇÕES

As complicações das doenças não neoplásicas das glândulas salivares podem ser o resultado de outra condição. Por exemplo, doenças virais afetando as glândulas salivares raramente levam a uma complicação relacionada com as glândulas salivares, mas podem causar lesão séria, temporária ou permanente, de outros sistemas de órgãos. Em contraste, sialadenite supurativa aguda pode levar mais diretamente à doença séria. Dependendo das bactérias envolvidas e da gravidade da doença, o paciente é suscetível a septicemia ou disseminação da infecção localmente para dentro dos espaços profundos do pescoço.

As doenças crônicas das glândulas salivares podem não levar a nenhuma seqüela ou podem afetar gravemente o tecido salivar, levando à xerostomia. A lesão linfoepitelial benigna é associada ao desenvolvimento de linfoma, pseudolinfoma e carcinoma anaplásico. Sarcoidose pode ser associada a paralisia facial e doença sistêmica grave. Síndrome de Sjögren pode manifestar-se só com xerostomia, mas também ser associada a outras doenças colagenovasculares mais graves, como artrite reumatóide e lúpus eritematoso sistêmico.

Sialolitíase, que pode causar sialadenite supurativa aguda, pode levar ao desenvolvimento de infecções mais graves do pescoço e à septicemia. O mesmo pode ocorrer com cistos de primeira fenda branquial. Finalmente, lesões penetrantes podem levar ao desenvolvimento de fístulas cutaneossalivares ou à paralisia facial parcial ou total (Tabela 23.4).

TABELA 23.4 — COMPLICAÇÕES POSSÍVEIS DOENÇAS DAS GLÂNDULAS SALIVARES

Diagnóstico	Complicações
Virais	Lesão sistêmica grave
Sialadenite supurativa aguda	Septicemia, morte
Sialadenite crônica	Xerostomia
Lesão linfoepitelial benigna	Linfoma, pseudolinfoma, carcinoma
Sarcoidose	Paralisia facial; doença sistêmica grave
Síndrome de Sjögren	Xerostomia
Sialolitíase	Septicemia
Cisto de primeira fenda branquial	Septicemia
Traumatismo penetrante	Fístula cutaneossalivar; paralisia facial

TABELA 23.3 — DIAGNÓSTICO E TRATAMENTO DOENÇAS DAS GLÂNDULAS SALIVARES

Doença	Características	Tratamento
Virais	Início agudo; sintomas associados	Sintomático
Sialadenite supurativa aguda	Início agudo; paciente pós-operatório ou debilitado; saliva purulenta do ducto; glândula difusamente aumentada e dolorosa	Hidratação; massagem; antibiótico antiestafilocócico
Sialadenite crônica	Aumento recorrente medianamente doloroso; produção diminuída de saliva	Sialagogos; massagem; antibióticos para exacerbações agudas
Tuberculose	Lesão inflamatória aguda ou intumescimento crônico	Drogas antituberculosas se o organismo for suscetível — caso contrário, excisão
Actinomicose	Intumescimento indolor, freqüentemente com drenagem	Antibióticos em longo prazo
Sarcoidose	Geralmente aumento assintomático	Sintomático
Síndrome de Sjögren	Intumescimento indolor de múltiplas glândulas salivares; pode ser associada a outra doença auto-imune	Sintomático
Sialolitíase	Intumescimento doloroso, comumente associado a alimentação	Remoção do cálculo
Cisto de primeira fenda branquial	Intumescimento supurativo agudo repetido	Excisão, geralmente com parotidectomia
Traumatismo penetrante	Defeito óbvio com história apropriada	Cuidadosa avaliação e reparação
Sialadenose	Intumescimento assintomático	Estudo para encontrar a causa subjacente

PONTOS IMPORTANTES

- Lesões inflamatórias agudas podem normalmente ser diagnosticadas com base na história e no exame físico apenas.
- Doenças inflamatórias crônicas geralmente não podem ser diagnosticadas confiavelmente sem investigação adicional como radiografias e biopsia.
- Para um diagnóstico exato, as doenças granulomatosas, como doenças inflamatórias crônicas, geralmente necessitam investigação além da história e exame físico.
- Dependendo da localização do cálculo, a sialolitíase pode ser tratada por excisão transoral ou ressecção da glândula inteira.
- Cistos exigem um estudo completo para avaliar a causa e possibilitar o planejamento do tratamento adequado.
- Traumatismo penetrante deve ser cuidadosamente avaliado para verificar lesão do sistema ductal ou estruturas importantes adjacentes ou relacionadas.
- Sialadenose deve ser investigada completamente para determinar a causa subjacente.
- Lesões ulceradas da mucosa palatal devem ser investigadas cuidadosamente a fim de evitar confundir sialometaplasia necrosante com carcinoma.

REFERÊNCIAS

1. Ship JA, Pillemer SR, Baum BJ. Xerostomia and the geriatric patient. *J Am Geriatr Soc* 2002;50:535-543.
2. Carlson GW. The salivary glands: embryology, anatomy and surgical applications. *Surg Clin North Am* 2000;80:261-273.
3. Ganesan S, Thirwall A, Brewis C, et al. Dual infection with atypical mycobacteria and mycobacterium tuberculosis causing cervical lymphadenopathy in a child. *J Laryngol Otol* 2000;114:649-651.
4. Kanlikama M, Mubuc S, Bayazit Y, Sirikci A. Management strategy of mycobacterial cervical lymphadenitis. *J Laryngol Otol* 2000;114:274-278.
5. Shearn MA. Sjogren's syndrome. *Med Clin North Am* 1977;61:271-282.
6. Moutsopoulos HM (moderator). Sjogren's syndrome, sicca syndrome: current issues. *Ann Intern Med* 1980;92:212-226.
7. Constantopoulos SH, Papadimition CS, Moutsopoulos HM. Respiratory manifestations in primary Sjogren's syndrome. *Chest* 1985;88:226-229.
8. Alspaugh MA, Talas N, Ton EM. Differentiation in characterization of autoantibodies and their antigens in Sjogren's syndrome. *Arthritis Rheum* 1976;19:216-222.
9. Daweli T, Moutospoulos HM, Katz Sj, et al. Demonstration of circulating immune complexes in Sjogren's syndrome. *J Immunol* 1979;123:1382-1387.
10. Vitali C, Bombardieri S, Moutsopoulos HM, et al. Assessment of the European classification criteria for Sjogren's syndrome in a series of clinically defined cases: results of a prospective multicenter study. *Ann Rheum Dis* 1996;55:116-121.
11. Sood S, Anthony R, Pease CT. Sjogren's syndrome. *Clin Otolaryngol* 2000;25:350-357.
12. Manthrpe R, Oxholm P, Prause JU, et al. The Copenhagen criteria for Sjogren's syndrome. *Scand J Rheumatol* 1986;61[Suppl]:19-21.
13. Blom M, Lundeberg T. Long-term follow-up of patients treated with acupuncture for xerostomia and the influence of additional treatment. *Oral Dis* 2000;6:15-24.
14. Jensen JL, Howell FV, Rick GM, et al. Minor salivary gland calculi: a clinical pathologic study of 47 cases. *Oral Surg* 1979;47:44-50.
15. Katz P, Fritsch MH. Salivary stones: innovative techniques in diagnosis and treatment. *Curr Opin Otolaryngol Head Neck Surg* 2003;11:173-178.
16. Levy RW, Devine K. Salivary gland calculi. *JAMA* 1962;181:1115.
17. O'Riordan B. Phleboliths in salivary calculi. *Br J Oral Surg* 1974;12:119-131.
18. Work PW. Cysts and congenital lesions of the parotid gland. *Otolaryngol Clin North Am* 1977;10:339-343.
19. Aronsohn RS, Batsakis JG, Rice DH, et al. Anomalies of the first branchial cleft. *Arch Otolaryngol* 1976;102:737-740.
20. Work WP, Hecht DW. Non-neoplastic lesions of the parotid gland. *Ann Owl Rhinol Laryngol* 1968;77:462-467.
21. Rice DH, Batsakis JG, McClatchey KD. Postirradiation malignant salivary gland tumors. *Arch Otolaryngol* 1976;102:699-701.
22. Maxon HR, Saeger EL, Thomas SR, et al. Radiation associated carcinoma of the salivary gland: a controlled study. *Ann Owl Rhinol Laryngol* 1981;90:107-108.
23. Preston-Martin S, White SC: Brain and salivary gland tumors related to prior dental radiography. *J Am Dent Assoc* 1990;120:151-158.
24. Hemenway WG. Parotid duct fistula: a review. *South Med J* 1971;64:912-918.
25. Oliver IV, Pickett AB. Cheilitis glandularis. *Oral Surg* 1980;49:526-529.
26. Abrams AM, Melrose RI, Howell FW. Necrotizing sialometaplasia: a disease simulating malignancy. *Cancer* 1973;32:130-135.
27. Van der Wel JE, Kraaijenhage HA, Van der Waai I. Subacute necrotizing sialadenitis: a new entity? *Br J Oral Maxillofac Surg* 1995;33:302-303.
28. Dhawan IK, Bhargova S, Mayak NC, et al. Central salivary gland tumors of the jaws. *Cancer* 1970;26:211-217.

CAPÍTULO 24

Controvérsias em Doenças das Glândulas Salivares

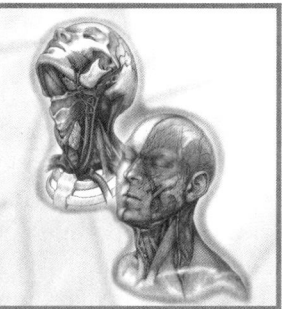

Robert J. DeFatta ■ John M. Truelson

As controvérsias em torno do diagnóstico e do tratamento das massas nas glândulas salivares freqüentemente envolvem os limites da tecnologia. A controvérsia principal reside não em como tratar uma doença, mas em como o diagnóstico pode ser estabelecido sem restar dúvida. Alternativamente, surgem novos tratamentos ou modalidades diagnósticas que podem suplantar os métodos mais antigos, mais estabelecidos. Pode haver pouca dificuldade em aceitar as novas idéias devido a uma nítida superioridade. Freqüentemente, no entanto, há muitos prós e contras para cada lado da questão.

SUDORESE GUSTATÓRIA

Descrito pela primeira vez por Duphoenix em 1757 e publicado por Frey em 1923, este fenômeno é designado por muitos nomes, incluindo síndrome auriculo-temporal, sudorese gustatória (SG) ou síndrome de Frey. Embora a fisiopatologia desta síndrome não tenha sido completamente elucidada, a teoria mais aceita descreve o recrescimento das fibras nervosas parassimpáticas, que originalmente inervavam a glândula parótida, após uma lesão neuronal. As fibras em regeneração causam inervação das fibras simpáticas interrompidas de glândulas sudoríparas e vasos sanguíneos na pele facial.

A síndrome de Frey pode ocorrer em crianças e adultos, embora por mecanismos diferentes. A rara ocorrência em crianças foi ligada a tocotraumatismo e anormalidades congênitas. No primeiro grupo, parto a fórceps foi demonstrado como causa direta (1), enquanto no último pode ser atribuído a anormalidades do sistema nervoso central ou infecções intra-uterinas subclínicas. Além disso, pode simular alergias alimentares. Em adultos, rubor facial e SG são mais comumente associados a cirurgia da parótida, mas isto também pode ser uma manifestação de disfunção autonômica no diabetes (2). SG é tão prevalente em cirurgia da parótida que provavelmente deve ser considerada uma seqüela em vez de uma complicação. Um estudo recente mostrou que depois de 1 ano 43% dos pacientes eram sintomáticos e 96% tinham um teste com iodo e amilo positivo em uma área média de 18 cm². Felizmente, apenas 5% a 10% tinham sintomas graves (3). Embora o termo SG geralmente seja aplicado à cirurgia da parótida, é importante assinalar que raros relatos de casos foram documentados seguindo-se à excisão da glândula submandibular (4).

Diagnóstico

O teste de iodo e amilo de Minor tem sido a avaliação tradicional para confirmar SG. Wada e Takagaki descreveram um método semelhante usado principalmente para outras partes do corpo que não a face. Ambos os métodos envolvem a estimulação do suor depois de aplicação de pó de amilo na face, mas nenhum é quantitativo. Métodos mais recentes possibilitam algum grau de quantificação pela medição do suor. Eisele (5) descreveu a aplicação de tecido de papel à face, o qual é umidificado apenas na área afetada depois que um sialagogo é administrado. Similarmente, um estêncil de papel mata-borrão sobre a região parotídea foi criado por Isogai e Kamiishi. O papel é pesado antes e depois da estimulação do suor para uma medição quantitativa. Outro método usa papel de escritório com iodo sublimado que muda de cor quando umedecido, quantificando o suor por meio da digitalização do estêncil. Termografia infravermelha fornece medidas indiretas do suor e rubor vascular pela medição da resposta bifásica da temperatura da pele depois de um estímulo gustatório. Inicialmente, a temperatura da pele aumenta pelo rubor vascular e mais tarde diminui devido à sudorese. Este método parece ser menos complicado, porque é uma medição quantitativa da temperatura e não exige lidar com gabaritos. Pode ser mesmo um método melhor de medição, porque é o único que demonstra a resposta fisiológica da vasodilatação. Todos estes testes são úteis na medição da sudorese, de modo que a controvérsia aparece não quanto a qual teste usar, mas, em vez disso, quando os usar. Embora estes testes sejam usados para quantificar a eficácia dos novos tratamentos em pesquisa, um paciente com SG não tem interesse no número de gramas de suor, na medição da temperatura ou na composição do suor. Clinicamente, pode ser prudente documentar que a SG está presente, antes de começar tratamentos que podem ter efeitos colaterais potenciais, como seja, cirurgia adicional ou toxina botulínica (descrita mais tarde); entretanto, se o paciente tiver apenas sintomas mínimos, não há necessidade de testar fora de uma situação de estudo.

Prevenção

Evitar SG seria muito preferível a tratar o problema, e vários métodos cirúrgicos foram descritos. Uma ressecção limitada foi advogada como método para diminuir a incidência (6). A razão para este método é que, como a ressecção da glândula parótida causa SG, ressecção de menos tecido parotídeo pode diminuir a SG. Dois autores também descrevem a remoção de um tumor do lobo profundo e subseqüentemente recolocar o lobo superficial afastado. Embora tendo o benefício adicional de cosmese melhorada, tem aplicação limitada, porque poucos tumores se prestam facilmente a essa técnica.

Vários retalhos foram usados imediatamente após a parotidectomia, em uma tentativa de prevenir SG. Em 1974, Kornblut *et al.* (7) fizeram a primeira tentativa de prevenir SG usando um retalho de esternocleidomastóideo (ECM) baseado superiormente para cobrir o leito parotídeo depois de uma parotidectomia. Observaram uma melhora na deformidade cosmética subseqüente à cirurgia mas não conseguiram diminuir a incidência de SG. Não foi senão em 1991 que a prevenção da SG com um retalho muscular foi revisitada. Uma diminuição estatística na SG nos pacientes através do uso do retalho de ECM e do sistema musculoaponeurótico superficial (SMAS) após parotidectomia foi demonstrada por Casler e Conley. Os retalhos de ECM e SMAS foram um procedimento constantemente confiável não apenas para diminuir a SG mas também para melhorar o resultado cosmético após uma parotidectomia, durante a última década (8,9).

O retalho temporoparietal (10) é outro retalho local que pode ser usado para prevenir SG. Como no caso dos retalhos de ECM e SMAS, este é transposto imediatamente depois da parotidectomia, assim tendo as vantagens de ser tecido autólogo no campo operatório e cosmeticamente aceitável. Note-se, a artéria temporal superficial tem que ser preservada para usar esta opção.

Dulguerov *et al.* avaliaram a colocação de vários implantes no leito parotídeo em 46 pacientes comparados com 24 pacientes sem implantes. Por avaliação clínica, 11 de 24 pacientes (53%) sem nenhum implante tiveram SG em comparação com 1 de 46 (2%) com implantes. Os testes objetivos foram positivos para SG em 76% (16/21) sem implantes e 20% (8/39) com implantes. Por outro lado, os implantes podem melhorar a cosmese, embora alguns tenham tido uma incidência aumentada de fístula salivar.

Outras barreiras de interposição foram usadas em uma tentativa de prevenir SG. Embora o enxerto de gordura tenha demonstrado diminuir a SG, ele não demonstrou ter qualquer vantagem sobre os retalhos cirúrgicos. Além disso, este procedimento exige operar em um local separado para colheita da gordura. O emprego do Alloderm, uma matriz dérmica humana acelular, demonstrou-se igualmente eficaz na prevenção da SG. Entretanto, além de não ter a camada muscular extra para prevenir a deformidade em concavidade, formação de seroma (11) e infecção da ferida local (12) foram problemas com esta técnica.

Todos estes métodos cirúrgicos diminuíram a taxa de SG, mas alguns métodos são mais aplicáveis que outros. Por exemplo, limitar a ressecção potencialmente possibilita margens inadequadas, conforme discutido em uma seção mais tarde deste capítulo. Para neoplasmas, especialmente malignos, vigilância pós-operatória do tumor é essencial. O exame físico pode ser menos preciso quando retalhos ou implantes são colocados, mas a imagem de ressonância magnética (RM) e/ou a tomografia computadorizada (TC) combinada com aspiração com agulha fina (AAF) pode superar a necessidade de palpação. Por essas razões, o cirurgião deve ponderar a necessidade de reconstrução e prevenção de SG com o efeito potencial sobre a vigilância do tumor durante o exame físico através do uso de um retalho.

Tratamento

Embora uma ocorrência comum, o tratamento da SG pode ser difícil. Vários tratamentos foram usados pelos pacientes sintomáticos, como antiperspirantes e escopolamina. Infelizmente, estes têm apenas efeitos temporários e exigem aplicação repetida. Recentemente a toxina botulínica demonstrou-se eficaz através da sua ligação às terminações nervosas colinérgicas pré-sinápticas, impedindo a liberação de acetilcolina e paralisando eficazmente o músculo inervado. Portanto, o mecanismo proposto de ação é o bloqueio da liberação de acetilcolina nas terminações nervosas que erradamente reinervaram glândulas sudoríparas. O primeiro exemplo do Botox sendo usado desta maneira foi por Drobik e Laskawi (13) em um paciente com resolução subseqüente da SG com 1 ano depois de uma única injeção. Subseqüentemente, Laskawi *et al.* demonstraram cessação completa da SG em 19 pacientes (22 lados tratados) dentro de 2 dias, sem efeitos colaterais. SG reapareceu em 12 pacientes, mas a duração média da eficácia foi 17,3 meses. Controle da síndrome de Frey em 53% dos pacientes (17/30) com uma injeção inicial de Botox foi confirmado por Laccourreye *et al.* e os pacientes recorrentes foram tratados com sucesso pela reinjeção. O único efeito adverso foi paresia parcial temporária do lábio superior com duração de 3 meses em 2 pacientes. Botox é o primeiro tratamento não operatório que resultou sucesso em longo prazo e, portanto, tornou-se o tratamento de escolha para SG ao longo da última década. Embora a toxina botulínica tipo A seja o tratamento mais freqüentemente usado, a toxina botulínica tipo B recentemente foi demonstrada eficaz em pacientes que não responderam a injeções de toxina botulínica tipo A (14). Mesmo se a reinjeção for necessária, o efeito de longa duração do Botox torna preferível o tratamento.

CISTOS PAROTÍDEOS

As lesões parotídeas císticas podem ser cistos verdadeiros, cistos linfoepiteliais, mucoceles, ceratomas ou cistos branquiais. Embora estas lesões sejam indistinguíveis de neoplasmas ao exame físico, a TC rotineiramente mostra uma massa cheia de líquido diagnóstica de uma estrutura cística. AAF, combinada com TC, diagnosticará as lesões císticas com precisão suficiente para que a excisão cirúrgica infreqüentemente seja necessária, especialmente se a massa diminuir de tamanho depois da aspiração. Embora raro, um neoplasma oculto pode existir associado a um cisto parotídeo.

Infecção pelo vírus de imunodeficiência humana (HIV) deve ser excluída, especialmente no caso de cistos linfoepiteliais benignos (CLBs), por causa da alta taxa de ocorrência em pacientes com HIV. Alterações histológicas na glândula parótida foram encontradas em 51% de 100 pacientes que morreram do vírus da AIDS (15). Dos 51 casos, 29 foram de sialadenite crônica e os restantes 22 casos foram por condições infecciosas. Neste último grupo, micobacteriose foi a mais comum (10 casos), seguindo-se citomegalovírus (CMV) (9 casos), criptococose (3 casos) e histoplasmose (2 casos). Curiosamente, apenas 6 casos de CLBs foram observados.

Uma vez que os cistos não foram descritos como degenerando para câncer, as massas assintomáticas simplesmente puderam ser observadas. Uma revisão excelente dos vários tratamentos foi feita por Echavez *et al.* Aspiração simples tem mínima morbidade mas maus resultados, enquanto radioterapia (RT) pode ser eficaz mas é uma opção ruim para doença benigna por causa da morbidade associada. Ressecção cirúrgica é efetiva, embora os cistos possam recidivar no tecido residual. Nós descrevemos o tratamento de pacientes com esclerose por tetraciclina por meio da injeção direta no cisto sem quaisquer complicações a não ser dor e tumefação de curta duração e isto foi usado com sucesso na nossa instituição com um paciente. Suskind *et al.* (16) trataram com sucesso uma criança de 11 anos com CLB da glândula parótida com escleroterapia por doxiciclina sem qualquer morbidade para o paciente. Em um paciente sintomático com alta probabilidade de CLBs, por AIDS ou síndrome de Sjögren, estas são opções muito úteis com mínima morbidade.

Botox foi injetado subcutaneamente por Vargas *et al.* (17) depois da aspiração diagnóstica de sialoceles pós-parotidectomia em quatro pacientes. As sialoceles tinham estado presentes por 1,5 a 6 meses, apesar de outros tratamentos, e um paciente tinha uma fístula salivar cutânea crônica. Resolução total ocorreu com um tratamento em todos os quatro pacientes, com acompanhamento de 7 a 13 meses, e não houve nenhum caso de fraqueza do nervo facial.

Tetraciclina, doxiciclina e Botox parecem ser eficazes no tratamento destes cistos. Embora tetraciclina e doxiciclina possam ser associadas a irritação local, e portanto mais dor local imediata, ela é bem tolerada pelos pacientes. O único inconveniente da toxina botulínica é o potencial de disfunção do nervo facial, embora repetidamente demonstrada rara e reversível.

XEROSTOMIA

Xerostomia é familiar a todos os otorrinolaringologistas, especialmente após irradiação no trato aerodigestivo superior (TADS), que é uma das formas mais graves e difíceis de tratar. Em vez de diminuir o número de células, a radiação pode inicialmente danificar a proteína G receptora na membrana celular e mais tarde danificar um segundo mensageiro corrente abaixo da proteína G. Os pacientes podem muitas vezes deglutir bem depois da cirurgia do TADS, mas ter grande dificuldade depois da sua RT pós-operatória. Embora outros fatores, como o efeito da radiação nos músculos faríngeos, possam estar envolvidos, a xerostomia sem dúvida desempenha um papel. Há uma ampla variação no grau de xerostomia e na incapacidade associada depois da RT. Os pacientes podem ter pouco problema, podem tomar uma dieta sólida limitada ou líquidos orais somente, ou podem mesmo ser dependentes de gastrostomia. Além disso, a fala pode ser afetada pelo débito salivar em certo grau. Uma vez que milhares de pacientes têm xerostomia por irradiação do TADS ou outras doenças, como doença enxerto-*versus*-hospedeiro ou síndrome de Sjögren, o tratamento dos sintomas é uma questão importante.

Uma vez que a pilocarpina é um agonista dos receptores muscarínicos, ela tem sido usada para prevenir e/ou melhorar a xerostomia. Embora a pilocarpina após RT possa aumentar o fluxo salivar, ela não proporciona nenhum valor reparador. Tratamento durante a radiação mostrou ter algum efeito protetor. Embora o mecanismo não esteja inteiramente claro, este efeito "radioprotetor" é devido à estimulação das células não-danificadas. O efeito protetor esteve presentes em ratos até uma dose única de radiação de 30 Gy, mas a "proteção" desapareceu em níveis mais altos. O débito salivar continuado é devido à hiperestimulação das células não-danificadas, e altas taxas de fluxo pré-irradiação, isoladamente, não se correlacionam com as taxas de fluxo parotídeo depois da radiação, mostrando que a pilocarpina portanto não é um agente radioprotetor verdadeiro que diminua a lesão pela radiação às células. O benefício reside na sua capacidade de estimular as células não-danificadas, em vez de proteger as células do dano pela radiação. Por outro lado, há evidência histológica de números aumentados de células secretórias nas glândulas irradiadas dos animais tratados com pilocarpina. Curiosamente, as glândulas produtoras de muco, como aquelas no palato duro, parecem ter menos lesão após doses equivalentes de radiação e respondem melhor à pilocarpina que as glândulas parótidas produtoras serosas.

Amifostina foi usada como quimioprotetor contra toxicidade da cisplatina para diminuir a mucosite e a xerostomia. É uma prodroga que é desfosforilada para o metabólito tiol livre, que se liga e destoxifica metabólitos reativos da cisplatina e atua como um varredor de radicais livres. Os tecidos normais têm concentração mais alta e ação mais eficaz da droga devido a um meio intersticial local mais favorável, possibilitando poupança do tecido normal sem diminuir a citotoxicidade tumoral. A amifostina também demonstrou diminuir eficazmente a incidência e a gravidade da xerostomia devida à RT, quando administrada durante os tratamentos pela radiação. Ela foi associada a efeitos colaterais como hipotensão importante, devido à sua administração intravenosa (IV), tornando-a menos atraente para o uso com uma série de várias semanas de RT. Uma experiência de fase II com irradiação mostrou ausência de diferença entre administração IV e subcutânea (SC) de amifostina, mas ambas tiveram estatisticamente menos xerostomia que o grupo sem amifostina. Além disso, a administração SC também melhorou os efeitos colaterais de náusea, vômito e hipotensão da administração IV, embora o único inconveniente tenha sido a toxicidade cutânea generalizada (13% SC *vs*. 3% IV). Embora intervenções terapêuticas estejam sendo estudadas para combater este problema, administração SC é limitada a pacientes inscritos em protocolos de pesquisa. Como radioprotetor verdadeiro, espera-se que ela seja uma melhor escolha durante RT do que a pilocarpina, que não proporciona proteção real do dano celular induzido pela radiação. Os efeitos destas drogas devem ser levados em conta e o seu uso ponderado de acordo. Uma vez que não há contra-indicação a tomar as drogas concomitantemente, o uso durante a irradiação pode ser um caminho adicional de prevenção da xerostomia.

Um dos avanços mais promissores para reduzir xerostomia é a radioterapia de intensidade modulada (RTIM), que permite o tratamento dos volumes-alvos com altas doses de radiação enquanto são poupados os órgãos em risco. A RTIM demonstrou prevenir eficazmente a superdosagem ou subdosagem nas linhas de combinação de campos na cabeça e no pescoço e poupar as glândulas parótidas, permitindo melhor prevenção da xerostomia em comparação com as técnicas convencionais. Adicionalmente, esta técnica é aplicável a virtualmente todos os cânceres de cabeça e pescoço, inclusive aqueles com um primário desconhecido (18).

SIALOLITÍASE

Até agora, os tratamentos da sialolitíase foram dilatação ductal intra-oral ou excisão cirúrgica. A litotripsia por ondas de choque extracorpóreas foi uma alternativa convidativa. A litotripsia piezoelétrica, que permite uma área focal muito pequena, indolor, sem gerar quaisquer pulsos de som não focalizados, tornou a litotripsia por ondas de choque extracorpóreas uma realidade. Em 1989, o primeiro paciente, sofrendo de parotidite purulenta do seu cálculo de 12 mm, foi tratado com sucesso. Desde então, a litotripsia tem continuado a ganhar aceitação como alternativa à cirurgia para o tratamento da sialolitíase das glândulas parótidas e submandibulares.

Recentemente, a litotripsia endoscópica foi demonstrada como alternativa eficaz. Além de depender de ondas de choque para efetuar a fragmentação, vários *lasers* foram usados e igualmente bem-sucedidos (19). Um dos benefícios adicionais desta técnica é a capacidade de introduzir uma cesta para retirada dos fragmentos, excluindo o desenvolvimento subseqüente de obstrução. Como seria de esperar com o uso de endoscópios, lesão iatrogênica é sempre uma possibilidade. Entretanto, com a invenção do sialoscópio semirígido com diâmetro externo de 1,1 mm (20), que pode ser usado com um *laser* e uma cesta, é de esperar que isto também se torne apenas um risco pequeno. Como em muitos dos campos em cirurgia de cabeça e pescoço, os avanços tecnológicos estão possibilitando técnicas cada vez mais minimamente invasivas que não poderiam ter sido imaginadas algumas décadas atrás.

CIRURGIA DA PARÓTIDA

Avaliação Pré-Operatória

A avaliação pré-operatória do nervo facial em pacientes com tumores parotídeos tradicionalmente tem sido efetuada pela observação do movimento ou tônus faciais, tipicamente aplicando a escala de House-Brackman para uniformidade. A eletroneuronografia (ENoG) evoca uma resposta objetiva reprodutível que não é mensurável pela inspeção unicamente. Embora os neurootologistas tenham há muito usado ENoG para a avaliação do nervo facial, seu uso em cirurgia da parótida é incomum. Bendet et al. observaram que uma diminuição importante na resposta à ENoG pré-operatória indicava comprometimento nervoso que não era evidente ao exame clínico. A resposta abaixada também se correlacionava com a disfunção facial pós-operatória. Quando a ENoG pré-operatória estava reduzida mais de 80%, todos os pacientes demonstraram ter comprometimento do nervo facial; entretanto, a ENoG não se correlacionou com a função do nervo facial com relação a tumores benignos. Além de este método ser uma avaliação mais objetiva da função do nervo facial que o exame físico, ele pode dar ao cirurgião percepção pré-operatória e ser útil no aconselhamento pré-operatório. O único inconveniente é a falta de equipamento pelos cirurgiões de cabeça e pescoço, e se esse detalhe é necessário. Embora conhecer a ENoG não vá alterar o curso da função do nervo facial, pode ser útil na avaliação do prognóstico.

Aspiração com Agulha Fina em Massas das Grandes Glândulas Salivares

O uso da AAF é controverso no estudo dos neoplasmas de glândula salivar. Alguma resistência origina-se da crença de que a maioria das massas parotídeas exigirá ressecção em última análise, e, portanto, uma AAF pré-operatória tem pouca influência sobre o tratamento clínico. Outros acreditam que a AAF complementa o exame físico e a avaliação radiológica, que não são capazes de distinguir confiavelmente lesões benignas de neoplasmas malignos. Recentemente, quatro grandes estudos retrospectivos compararam o diagnóstico com AAF pré-operatório com o diagnóstico histopatológico. Em 2001, 228 casos foram avaliados por Zbaren et al. (21), e eles acharam que a precisão, sensibilidade e especificidade foram 86%, 64% e 95%, respectivamente. Além disso, os autores tiveram um valor preditivo positivo de 83% e valor preditivo negativo de 87%. Digno de nota, ocorreu um total de 8 (3,5%) AAFs falso-positivas e 22 (9,7%) falso-negativas, as maiores porcentagens vindas de carcinomas mucoepidermóides (7 de 12) e linfomas (7 de 7). Isto é importante porque estas duas malignidades são constantemente dois dos neoplasmas mais difíceis de diagnosticar corretamente por AAF. De 150 AAFs comparadas histopatologicamente, Cohen et al. (22) tiveram precisão, sensibilidade e especificidade para massas malignas de 80%, 73% e 87%, respectivamente; entretanto, apenas 37% dos pacientes que se submeteram à ressecção de glândula salivar na sua instituição durante o período de estudo fizeram uma AAF pré-operatória antes da cirurgia. Neste estudo, ocorreram 20 (13,3%) falso-negativos e 10 (6,6%) falso-positivos. Dos falso-negativos, dez pacientes tinham linfoma de baixo grau na patologia final. O maior dos estudos, por Postema et al. (23), teve 380 casos e uma correspondente precisão, sensibilidade e especificidade de 96%, 88% e 99%, respectivamente. Neste estudo, apenas quatro falso-positivos e três falso-negativos ocorreram. Além disso, o diagnóstico exato tipoespecífico foi alcançado em 88% das malignidades e 95% das massas benignas. Neste estudo, logo acima de 21% das AAFs diagnosticadas como "cisto" comprovaram-se malignidades no laudo final da patologia. Este ponto é reiterado em um estudo de 464 AAFs parotídeas, das quais aproximadamente 20% das lesões tinham um componente cístico (24). Neste estudo, os autores concluíram que o achado incidental de líquido à aspiração de uma massa parotídea não mudou o estudo ou o tratamento dos pacientes e as características macroscópicas do líquido transmitiram pouca ou nenhuma informação confiável para o processo de tomada de decisão clínica. O estudo final de 88 pacientes mostrou que AAF reconheceu malignidade em 72% dos tumores (25). Entretanto, embora não tenha falso-positivos, ocorreram 22 (25%) falso-negativos, e graduação exata do tumor e tipagem correta ocorreram em 46% e 43% das vezes, respectivamente.

Na literatura recente, a AAF foi a chave para diagnosticar duas massas parotídeas raras. No primeiro caso, a AAF mostrou células inflamatórias, histiócitos espumosos e grupos de células fusiformes que não tinham atipia citológica; foi diagnosticado como um pseudotumor inflamatório; e mais tarde confirmado pela histopatologia (26). O segundo caso foi uma massa parotídea que tinha estado crescendo lentamente durante um período de 3 anos. AAF mostrou numerosas coleções de células sinciciais com metaplasia apócrina e estruturas ductais em um fundo linfoplasmocítico. O diagnóstico histopatológico final foi adenose policística esclerosante (27).

Embora o uso da AAF para massas nas glândulas salivares vá permanecer controvertido, os prós e contras permanecem válidos. Primeiro, a AAF é um procedimento muito seguro com as únicas contra-indicações sendo diátese hemorrágica, uma infecção da pele sobrejacente e um paciente que não coopera. Além disso, complicações são extraordinariamente raras, mas incluem contaminação do caminho da agulha por células malignas, disseminação de células tumorais desalojadas, através dos linfáticos e vasos sanguíneos, hemorragia local, infecção e síncope. As vantagens de realizar AAF incluem um procedimento rápido, ambulatorial, que ganha informação para diferenciar doenças inflamatórias de neoplásicas; cultura de massas infecciosas suspeitas; diferenciação de doença benigna de maligna; diagnóstico de carcinoma metastático (especialmente no caso de massa na glândula submandibular); ajuda para distinguir condições cirurgicamente tratáveis de condições não-cirúrgicas, como linfoma; e finalmente, determinação pré-operatória da conduta com o nervo facial. É muito benéfico para o paciente, a família do paciente e o cirurgião saberem do risco relativo de sacrifício do nervo facial devido à invasão direta por uma malignidade, permitindo melhor preparação para a cirurgia e o resultado possível.

AAF pode ser de grande valor para o médico se algumas armadilhas-chaves forem lembradas. Primeiro, duas fontes importantes de erro de diagnóstico são pouco rendimento de células e aspiração de material não representativo. À luz disto, na nossa instituição, qualquer resultado negativo ou não-diagnóstico de AAF usualmente é repetido antes de prosseguir para cirurgia. Segundo, se for obtido líquido cístico, o diagnóstico diferencial deve conter carcinoma mucoepidermóide, carcinoma cístico adenóide e tumor de Warthin, devido à natureza heterogênea destes tumores. Adenomas monomórficos e pleomórficos podem ser erradamente diagnosticados como carcinoma cístico adenóide devido aos componentes celulares e estromais semelhantes. Neste caso, os contextos clínico e radiográfico devem ser levados em conta. Linfomas, especialmente lesões de baixo grau, têm uma alta taxa de falso-negativo devido à população mista de células inflamatórias benignas e linfócitos malignos, bem como uma ausência de atipia celular. Em uma tentativa de identificar características clínicas e radiológicas que ajudassem no diagnóstico pré-operatório dos linfomas parotídeos, Loggins *et al.* (28) efetuaram uma revisão retrospectiva de 22 parotidectomias superficiais que tiveram um diagnóstico histológico final de linfoma. Os três indícios pré-operatórios que os autores descobriram incluem uma história de doença auto-imune ou diagnóstico prévio de linfoma; evidência clínica ou radiológica de lesões parotídeas bilaterais, múltiplas ou pouco circunscritas; e linfadenopatia cervical.

Dissecção do Nervo

Dissecção do nervo facial é universalmente efetuada com a parotidectomia, mas as técnicas podem variar amplamente. O nervo facial é encontrado por três métodos-padrão, cada um tendo o seu próprio uso. O primeiro é encontrar o tronco principal saindo do forame estilomastóideo. A vantagem deste método é que ele proporciona acesso direto à pata de ganso, que é inferior e profunda à extremidade do ponteiro tragal. Quando o nervo sai do crânio, o processo estilóide é anterior ao nervo, mas o nervo logo cruza o estilóide. A cor branca do estilóide e do nervo pode ocasionalmente ser confundida se a área não for dissecada de modo suficientemente amplo. O segundo método exige encontrar um ramo periférico e dissecá-lo proximalmente. O ramo mandibular marginal é normalmente identificado onde ele cruza a veia facial, mas qualquer ramo pode ser usado. Este método é freqüentemente usado quando uma massa sobrejacente impede a dissecção do tronco principal, embora alguns cirurgiões prefiram este método para a localização de rotina do nervo. A vantagem deste método reside em diminuir o risco para o tronco principal porque o ramo periférico é usado como um "mapa do caminho" para a pata de ganso. O último método é encontrar o nervo por meio de mastoidectomia. Este método é útil quando o tronco do nervo tem que ser sacrificado perifericamente quando um tumor se emaranhar tanto no nervo que as duas condutas anteriores não podem ser usadas.

Independentemente da via de acesso, cuidado deve sempre ser tomado para não traumatizar desnecessariamente o nervo facial. Usar eletrocautério durante a dissecção da parótida tem a desvantagem da transmissão da corrente elétrica através do tecido, potencialmente causando lesão nervosa. O uso de um cautério bipolar sempre que for necessário diminui dramaticamente este risco. Uma vantagem de usar eletrocautério é o *feedback* imediato que é ganho na forma de movimento facial, o que pode evitar dano mais grave ao alertar o cirurgião para a proximidade do nervo. (Evidentemente, sempre se poderia argumentar que o cirurgião deve saber a localização exata do nervo.) O bisturi de Shaw gera calor sem espalhar uma corrente elétrica que possa lesar o nervo. Teoricamente, ele pode ter menos probabilidade de lesão do nervo facial, porque uma corrente elétrica não é propagada, com dano potencial ao nervo. Entretanto, um estudo por Ramadan *et al.* mostrou que 54% dos pacientes dissecados com o bisturi de Shaw tiveram paresia facial pós-operatória, em comparação com 14% daqueles com a técnica de bisturi frio ($P = 0{,}002$), indicando que o calor pode causar dano neuronal antes do *feedback* pelo movimento do nervo facial. É possível que o monitoramento intra-operatório possa contornar a diferença; entretanto, pode ser que a lesão seja mais provável com o bisturi de Shaw devido ao calor gerado.

Recentemente, novas técnicas em cirurgia da parótida deram origem ao bisturi harmônico (29) e uma ponta de contato de *laser* de neodímio: ítrio-alumínio-granada (Nd:YAG) para dissecção (30). Houve 19 parotidectomias superficiais efetuadas usando-se o bisturi harmônico. Quando comparado com indivíduos controles, o tempo de cirurgia e a perda sanguínea foram reduzidos estatisticamente; entretanto, não houve diferença estatística na saída de drenagem ou na função do nervo facial pós-operatórias. Observe que este procedimento foi realizado apenas em parotidectomias superficiais. Em contraste, 51 pacientes submeteram-se à parotidectomia usando o *laser* de Nd:YAG, das quais 22% foram totais. Embora os autores afirmem que este é um procedimento seguro e eficaz, não foram apresentados dados concernentes ao tempo ou à perda sanguínea operatórios. Eles declararam que a paresia facial pós-operatória transitória foi equivalente a outros resultados publicados. Portanto, este procedimento não parece ter qualquer vantagem técnica sobre a técnica com bisturi frio e é indubitavelmente mais caro.

Monitoramento Intra-Operatório do Nervo Facial

O monitoramento do nervo facial é um assunto controvertido para a cirurgia da parótida. Esta técnica também é usada em cirurgia neurootológica, na qual a face não pode ser monitorizada diretamente e o nervo está freqüentemente obscurecido por tumor e osso. Witt não encontrou diferença estatística na função do nervo facial em 33 pacientes monitorizados, em comparação com 20 pacientes não-monitorizados, e nenhuma paralisia permanente ocorreu, concluindo que o monitoramento é opcional. Em outro estudo, Dulguerov *et al.* tiveram achados semelhantes com pacientes monitorizados mas não tiveram grupo não-monitorizado para comparação. Em cirurgia da parótida, alarmes falsos freqüentes tornam o aparelho menos útil. Quando um alarme continua a soar sem razão, ele se torna um risco potencial porque não pode ser acreditado. Como acontece com qualquer técnica, deve ser usada constantemente para que seja útil. Em um caso de paralisia pós-operatória do nervo facial, pode haver uma pergunta médico-legal se o monitor foi usado e se um cirurgião de cabeça e pescoço "ordinariamente prudente" teria usado um. Entretanto, usar um monitor de nervo facial só por esta preocupação é imprudente. Não há nenhum estudo indicando que o monitor tem uma utilidade significativa em proteger o nervo facial, de modo que o cirurgião tem que decidir o que funciona melhor nas suas mãos.

Tumores Mistos Benignos

Extensão da Ressecção

Ao ressecar tumores benignos da parótida, margens adequadas são essenciais, mas o que constitui margens adequadas está em questão. Classicamente, nos foi ensinado que uma parotidectomia superficial completa é a operação mínima para um tumor da parótida, e que a nodulectomia *(lumpectomy)* é inadequada. Esta filosofia surgiu antes do advento de TC, RM, AAF e imunoistoquímica. Embora estas modalidades sejam imperfeitas, elas são capazes rotineiramente de diferenciar entre tumores benignos e malignos com um alto grau de precisão, o que pode ser muito útil ao planejar a cirurgia. Uma ressecção limitada é o terreno intermediário entre uma lobectomia superficial completa e uma nodulectomia, e pode ser apropriada em muitos casos de tumores benignos. Por exemplo, tem pouco sentido remover tecido parotídeo normal perto do zigoma para um tumor de Warthin inferior ao lóbulo, simplesmente para obedecer cegamente a um mandado do livro. Por outro lado, quando a patologia é desconhecida, ou a anatomia do nervo facial é difícil, uma lobectomia superficial completa pode ser necessária. Os argumentos que favorecem uma ressecção limitada incluem uma incisão potencialmente menor, menos deformação facial pós-operatória, tempo operatório mais curto e menor incidência de síndrome de Frey porque menos parótida é removida (6). Se uma lesão benigna espalha os ramos do nervo facial mas é facilmente excisada com a cápsula fazendo contato com o tecido parotídeo profundo ou mesmo o músculo masseter, uma parotidectomia completa geralmente não é necessária e a ressecção do masseter não é apropriada, contanto que sejam obtidas margens adequadas. Uma vez que a ressecção do lobo profundo não é necessária nesse cenário, e não há estrutura lobular verdadeira, é difícil exigir lobectomia superficial completa quando o nervo e as margens estão limpos sob todos os demais aspectos. Ressecção de tumores do lobo profundo com preservação do lobo superficial foi até mesmo descrita.

Para tumores malignos, comumente uma parotidectomia total é efetuada em virtude da possibilidade de extensão direta, ou mesmo metástases linfonodais intraparotídeas. Entretanto, isto poderia ser desnecessário se RT foi planejada e a modalidade de imagem indicar que o tumor é limitado ao lobo superficial. Em contraposição, um tumor pode ser encontrado fazendo contato com o nervo facial, tornando o próprio nervo uma margem. Neste caso, dificilmente tem sentido preservar o nervo e o tecido parotídeo além do nervo para satisfazer requisitos artificiais de margens.

Tumores que se Metastatizam

Adenomas pleomórficos foram descritos metastatizando-se aos linfonodos cervicais e locais distantes, o chamado tumor misto benigno metastatizante. Estes tumores são histologicamente indistinguíveis de lesões não-metastatizantes, mas podem ser letais apesar da ressecção cirúrgica e da radiação. Tumores mistos benignos metastatizantes são muito raros e têm que ser diferenciados de metástases implantadas e segundas lesões primárias. As descrições iniciais foram controversas e muitas vezes constatadas serem na realidade outros tipos de células tumorais. O primeiro relato confirmado de um adenoma pleomórfico histologicamente benigno metastatizando-se aos linfonodos cervicais e ao osso foi feito por Foote e Frazell. Foi sugerido que metástases nos linfonodos cervicais deveriam ser excluídas como metástases verdadeiras porque elas podem ser a extensão local ou um segundo tumor. Um caso foi apresentado no qual o primário e a metástase cervical eram histologicamente idênticos (31). Os autores, Chen e Tu, argumentam que uma metástase verdadeira tinha ocorrido porque não havia continuidade entre o primário e os linfonodos, nenhum tecido salivar ectópico e havia tumor benigno no seio subcapsular do linfonodo. Recentemente, Marioni et al. (32) descreveram um adenoma pleomórfico sem qualquer degeneração maligna que se metastatizou para a maxila ipsolateral, causando obliteração completa do seio maxilar e destruição da concha inferior. Um relato por Chae et al. (33) documentou um tumor que se apresentou como linfonodos retromandibulares aumentados que foram suspeitados de câncer metastático, para os quais o paciente foi submetido a parotidectomia superficial e dissecção radical modificada do pescoço. O diagnóstico histológico foi um tumor de Warthin multicêntrico síncrono originando-se na glândula parótida, bem como linfonodos intraparotídeos e paraparotídeos. Excisão cirúrgica das lesões metastáticas é o tratamento de escolha e radiação pode ser necessária, embora sua utilidade não seja clara.

Tratamento das Recorrências

Embora as taxas de recorrência após excisão inicial de adenomas pleomórficos sejam baixas, o tratamento das recorrências é mais difícil e menos tendente a ter sucesso. A variedade histológica do primário não se correlaciona com a agressividade subseqüente da lesão, independentemente do aspecto agressivo aparente. Carew et al. relataram uma série de 34 adenomas pleomórficos recorrentes. Os procedimentos iniciais efetuados foram excisão local (15), parotidectomia superficial ou subtotal (13), parotidectomia total (2) e indeterminados (4). Quatro casos foram efetuados originalmente na instituição do estudo, 10 recorrências foram profundas ao nervo facial, 15 laterais ao nervo facial e não foram especificadas. Recorrência multifocal ocorreu em 17 (53%) pacientes. Mais de um procedimento prévio foi realizado em 15 de 31 pacientes. Radiação foi dada para margens próximas ou positivas e para múltiplas operações prévias. Em dois pacientes, o tronco do nervo facial foi excisado por estar rodeado por tumor. Ambos os pacientes tinham função anormal do nervo facial pré-operatoriamente. Ramos isolados foram sacrificados em dois outros pacientes. Houve uma incidência de 67% (16/24) de disfunção do nervo facial após a ressecção em pacientes com função pré-operatória normal e sem sacrifício do nervo, mas só 2 dos 16 teve fraqueza persistente. O único fator que estatisticamente se correlacionou com o controle tumoral foi a extensão da cirurgia original. Naqueles inicialmente tratados com excisão local, 100% tiveram controle local após tratamento de salvamento, enquanto naqueles inicialmente tratados com parotidectomia convencional e dissecção do nervo facial a taxa de salvamento caiu para 63%. O controle foi melhor após 7 anos naqueles que receberam irradiação pós-operatória (100%) em comparação com nenhuma irradiação (71%), mas isto não foi estatisticamente significante ($p < 0,28$). Similarmente, não houve uma taxa de controle significantemente melhorada quando o tumor foi lateral ao nervo em comparação com aqueles profundos ao nervo facial (89% vs. 67%, $p < 0,11$). Pode-se levantar a questão de se estes tumores são inerentemente mais agressivos, e possivelmente uma forma frustra do chamado tumor misto benigno metastatizante, ou se estes representam implantes tumorais ou mesmo doença residual devida à ressecção inadequada.

Contaminação tumoral na operação original poderia ter aumentado as taxas de recorrência, embora Buchman et al. (34) não tenham encontrado uma taxa de recorrência aumentada nesses casos. Por outro lado, parece provável que recorrências multifocais encontradas fora do tecido parotídeo sejam metástases implantadas. Alguns tumores simplesmente são mais agressivos e parecem mais capazes de se implantar que outros, apesar do aspecto histológico semelhante. Esta crença é reforçada por experiências que mostraram o transplante bem-sucedido do tecido de adenoma pleomórfico humano em camundongos nus. Em lesões multifocais e multiplamente recorrentes, pode ser apropriado executar uma dissecção seletiva de pescoço para abranger os implantes que podem estar presentes na fáscia de revestimento mas ainda estão por se tornar clinicamente evidentes. Recentemente, Stennert et al. (35) efetuaram um estudo prospectivo em 31 pacientes de adenoma pleomórfico recorrente. A maioria das recorrências foi multinodular (média de 58) e foram amplamente distribuídas nos tecidos circundantes, e muitos nódulos foram encontrados não-encapsulados no tecido circundante sadio. Os autores concluíram que a cirurgia de revisão apropriada inclui parotidectomia total, revisão da gordura periparotídea e preservação do nervo facial. Sempre haverá controvérsia a respeito da irradiação em casos de tumores benignos;

nesta série relativamente grande não houve aumento estatisticamente significante na taxa de controle. Similarmente, dois casos que não foram controlados, apesar da cirurgia e irradiação, foram descritos por Klijanienko *et al.* Entretanto, quando um tumor recidiva múltiplas vezes, a irradiação sempre tem o potencial de cura ou de retardar o crescimento tumoral. Como este se comprovou ser o caso com angiofibromas nasofaríngeos juvenis e tumores de glomo, também pode ser verdade com adenomas pleomórficos. Em virtude da raridade dos adenomas pleomórficos multiplamente recorrentes e metastatizantes, esta questão pode não ser adequadamente resolvida.

O último problema trazido à luz é quando é apropriado sacrificar o nervo facial em face de um tumor benigno. O estudo por Carew *et al.* destaca o fato de a reoperação isolada poder resultar em paralisia permanente do nervo facial, apesar da preservação do nervo facial. O sacrifício estava especialmente justificado nos dois casos com fraqueza pré-operatória do nervo facial. Baseando sua decisão de sacrificar o nervo em achados clínicos em vez da histologia, Friedman *et al.* assinalam: "Preservação do nervo facial é desaconselhável quando um tumor de parótida tem que ser transecionado para poupar o nervo. Esta regra se aplica mesmo quando o tumor é benigno."

Malignidades Cutâneas

Um dos tópicos mais controvertidos concernentes à parótida é como tratar os pacientes com uma malignidade cutânea da face e do couro cabeludo ipsolaterais, porque os seus linfáticos drenam primariamente para os linfonodos parotídeos superficiais e profundos antes de drenarem para os linfonodos cervicais superiores profundos. Em 1997, O'Brien *et al.* realizaram um estudo prospectivo não-randomizado de 143 pacientes com melanoma metastático aos linfonodos parotídeos ou cervicais para determinar o papel da RT adjuvante sobre o controle regional e a sobrevida. Os autores mostraram que a recorrência regional foi reduzida de 18,7% (não-irradiados) para 6,5% (irradiados), mesmo com o grupo irradiado tendo comprometimento linfonodal mais extenso. RT adjuvante mostrou uma tendência para controle regional melhorado (p = 0,055) sem uma melhora global na sobrevida. Isto foi reiterado em um estudo por Taylor *et al.* em carcinoma de células escamosas (CACE) (n = 57) e carcinoma basocelular (CBC) (n = 3) cutâneos metastáticos à parótida. Apenas 62,5% e 46% foram controlados com cirurgia ou RT unicamente, respectivamente, enquanto a sobrevida foi 89% com tratamento combinado, levando os autores a sugerir que as indicações para RT pós-operatória incluem uma lesão primária grande ou recorrente, margens tumorais próximas ou positivas, invasão perineural e CACE pouco diferenciadas ou fusiformes. Eles também acharam que a RT poderia melhorar o controle regional em pacientes com metástases linfonodais em múltiplos níveis cervicais ou disseminação extracapsular de doença metastática. A necessidade de tratamento agressivo do CACE cutâneo metastático à glândula parótida foi reiterado em dois estudos subseqüentes (36,37). Para comparar o comportamento clínico de cânceres parotídeos primários e metastáticos pela análise dos padrões de falha de tratamento e resultados clínicos, Bron *et al.* (38) efetuaram uma revisão retrospectiva de 232 parotidectomias. O estudo incluiu 54 malignidades primárias da parótida e 178 metástases cutâneas à parótida (101 CACE, 69 melanoma e 8 outros cânceres metastáticos). Os autores observaram que o CACE metastático teve a mais alta taxa de falha local, enquanto pacientes com melanoma tiveram a mais alta incidência de disseminação distante. Além disso, fazer uma parotidectomia quase total ou sacrificar o nervo facial não trouxe qualquer diferença significativa no controle do tumor em qualquer grupo. RT adjuvante foi o único fator que melhorou significantemente o controle local em pacientes tratados de CACE metastático à glândula parótida. Para melhorar o controle local dos cânceres primários da parótida, Toonkel *et al.* advogam usar RT adjuvante nos pacientes de alto risco, baseando-se em grau, estádio e margem de excisão.

Em virtude da falta de evidência estatística de a parotidectomia e a dissecção linfonodal eletivas aumentarem a sobrevida global nos pacientes, a dissecção de linfonodo sentinela (LNS) foi proposta como a alternativa menos mórbida. Em 1999, Ollila *et al.* (39) usaram sucessivamente mapeamento linfático e linfadenectomia sentinela em 39 pacientes com melanomas cutâneos do couro cabeludo, da orelha ou da face. Um LNS foi identificado em 37 pacientes, 4 dos quais tinham metástases. Dos 33 pacientes que tiveram biopsias negativas de LNS, só 1 sofreu uma recorrência intraparotídea durante um período de acompanhamento médio de 33,2 meses. A única morbidade foi uma paresia temporária do nervo facial. No mesmo ano, Wells *et al.* publicaram um estudo com resultados equivalentes aos de Ollila. Os autores apresentaram causas possíveis de falha do mapeamento do LNS, incluindo mapeamento linfático intra-operatório com corante azul sem mapeamento linfocintigráfico pré-operatório, albumina sérica humana (não-colóide de enxofre) como o radiocolóide, excisão ampla prévia e enxerto de pele antes do mapeamento linfático, e incapacidade de recuperar todos os LNSs.

Um dos problemas ao efetuar uma dissecção de LNS é a variação importante nos caminhos de drenagem linfática, o que pode resultar na localização dos LNSs em locais não previstos clinicamente (*i. e.*, locais discordantes). Em uma tentativa de determinar se os LNSs em campos linfonodais discordantes são clinicamente relevantes, de Wilt *et al.* (40) analisaram os linfocintigramas de 362 pacientes com melanomas cutâneos de cabeça e pescoço e observaram que um ou mais LNSs estavam localizados em um local discordante em 114 pacientes (31,5%). Depois de uma biopsia negativa do LNS, 11 pacientes (3%) desenvolveram metástases linfonodais regionais durante o acompanhamento. Estes resultados levaram os autores a concluir que metástases de melanoma cutâneo podem ocorrer em qualquer NLS demonstrado pela linfocintigrafia e que LNSs nos campos linfonodais discordante e predito devem ser removidos e examinados.

Embora a linfocintigrafia se tenha mostrado promissora, ainda é cedo demais para determinar o seu papel nas metástases malignas cutâneas na cabeça e no pescoço. Duas das principais questões a serem respondidas são se o tempo adicional pré-operatório e intra-operatório, bem como o custo extra, na realidade acrescentam qualquer benefício importante para os pacientes, ou se este é um novo teste para os acadêmicos.

EXAMES DE IMAGEM

A escolha da modalidade de imagem em diagnóstico da parótida depende da patologia presuntiva. Radiografias simples, perfil do pescoço ou radiografias dentárias demonstram cálculos submandibulares mas não são úteis para qualquer outro problema de glândula salivar.

Sialografia tem sido usada para diagnosticar cálculos, massas intraparenquimatosas, parotidite, ectasia e pseudo-ectasia, bem como para ajudar a distinguir doença "auto-imune" (p. ex., síndrome *sicca* [seca]) de infecção. Entretanto, isto tende a ser um exercício acadêmico, porque a terapia geralmente é baseada na sintomatologia. Radiossialografia não oferece vantagem sobre a TC e produz freqüentes resultados falso-negativos. TC sialografia dá pouca informação adicional que não seja vista em uma TC contrastada e acarreta a morbidade adicional de sialadenite ocasional. O melhor uso da sialografia TC ou padrão é para demonstração pré-operatória de lacerações do ducto de Stensen.

Ressonância magnética (RM) sialografia demonstrou-se útil porque não exige contraste. O fluxo salivar é estimulado com ácido ascórbico, permitindo à RM demonstrar o líquido aumentado, e este método pode ser útil na parotidite recorrente. Sialografia usando gadolínio intraductal com RM pode mostrar algumas massas melhor que outros métodos sialográficos. Ela também foi usada para demonstrar o ducto de Stensen como um marcador para delinear os lobos profundo e superficial, mas é apenas 69% efetiva a este respeito. Dois outros marcos para distinguir o lobo profundo do superficial foram usados por Ariyoshi e Shimahara. O primeiro usou uma linha conectando a superfície lateral do ventre posterior do digástrico com o córtex lateral do ramo ascendente da mandíbula, a chamada linha do nervo facial. Este método foi confirmado correto em sete de oito casos. O uso da veia retromandibular como a linha divisória teve sucesso em cinco de oito casos. Recentemente, El-Hakim *et al.* (41) estudaram a sensibilidade e a especificidade usando a artéria carótida externa, veia retromandibular, ventre posterior do músculo digástrico e o ponteiro tragal para localizar o nervo facial com relação a uma massa parotídea usando TCs e RMs, 24 e 6, respectivamente. A sensibilidade e a especificidade da veia retromandibular foram 0,85 e 0,57, respectivamente, e 0,94 e 0,3, respectivamente, da artéria carótida externa. Os autores acharam que era demasiado pouco prático relacionar as outras duas estruturas às lesões, concluindo que, embora a veia retromandibular seja a estrutura representante mais precisa a usar em RM e TC para predizer a localização de uma lesão parotídea com relação ao nervo facial, o imageamento teve apenas benefícios limitados. Embora isto possa ter algum interesse acadêmico e possa ajudar no aconselhamento pré-operatório, o cirurgião deve sempre estar pronto a ressecar o lobo profundo. É muito mais importante saber a proximidade do tumor das estruturas do espaço parafaríngeo, da mandíbula e do crânio do que se está no lobo profundo.

Uma cintigrafia de tecnécio "quente" é útil para diagnosticar tumores de Warthin e oncocitomas em um paciente com mau risco cirúrgico. Embora margens irregulares e lesões "frias" sejam típicas de neoplasmas malignos, elas também podem representar inflamação. Com a exceção de uma lesão quente clinicamente benigna em um paciente de mau risco cirúrgico, a radiossialografia é de pouca ajuda para guiar a terapia. A ultra-sonografia pode obter imagem de abscessos e cálculos parotídeos, mas, diferentemente da sialografia, foi substituída pela TC. A parótida inteira, o espaço parafaríngeo, a mandíbula, a base do crânio e a mastóide são bem visualizados com TC. Ela é especialmente útil na diferenciação de massas intrínsecas de extrínsecas nas glândulas salivares. Embora a sialografia possa mostrar melhor os ductos, uma TC contrastada apresenta a arquitetura ductal adequadamente e dá tanta informação adicional que nenhum outro procedimento deve ser necessário para a maioria dos problemas que envolvem a glândula salivar.

Alternativamente, RM é superior para distinguir massas dos tecidos moles e é muito útil na vigilância pós-operatória, especialmente quando as características em RM pré-operatória do tumor são conhecidas. Outras razões pelas quais a RM está rapidamente se tornando a modalidade de imageamento de escolha para o diagnóstico de tumores parotídeos incluem ausência de radiação, ausência de material de contraste contendo iodo, imageamento multiplanar, capacidade aumentada de diferenciar músculo de tumor e excelente diferenciação de contraste. A RM é também uma modalidade superior para detectar tumores malignos com margens tumorais mal definidas. Entretanto, margens nítidas não excluem doença maligna, porque pequenos tumores malignos podem assemelhar-se a tumores benignos em RM. Em um artigo recente, Koyunco et al. (42) compararam os resultados de TC e RM de 40 pacientes com tumores parotídeos no que se refere à localização tumoral, características das margens, e infiltração tumoral no tecido circunvizinho. A sensibilidade da TC e da RM foi a mesma, excluindo as características da margem tumoral para as quais a RM foi superior. Além disso, a especificidade da RM foi mais alta que a da TC. Entretanto, o conhecimento ganho com a RM não alterou a sua estratégia cirúrgica. Em pacientes cooperantes, a RM é útil, mas artefatos de movimento devido à deglutição, respiração e movimento mandibular podem ser importantes. Adicionalmente, a RM dá pouca informação útil a respeito do comprometimento ósseo da mandíbula, da mastóide e da base do crânio. Uma vez que as forças e fraquezas das duas modalidades são um pouco complementares, casos complexos podem exigir RM e TC para encontrar o quadro clínico. Contudo, não é custo-efetivo pedir TC e RM de toda a massa parotídea porque elas fornecem virtualmente o mesmo potencial diagnóstico nos tumores da parótida e o custo de uma RM é quase três vezes o de uma TC. Por essas razões, depois que todos os prós e contras foram levados em conta, uma pergunta importante a nos fazermos é se uma segunda modalidade de imageamento mudará a estratégia cirúrgica depois que um exame físico completo e AAF foram realizados.

Embora a tomografia de emissão positrônica com 2-[flúor-18]fluoro-2-desóxi-D-glicose (FDG-PET) se tenha comprovado benéfica no estadiamento e na vigilância de cânceres de cabeça e pescoço, há poucos dados relativos ao seu uso em massas das glândulas salivares. No maior estudo até esta data, a PET diferenciou corretamente massas malignas de massas benignas em 18 casos (69%), mas teve 8 (31%) de falso-positivos para malignidade, levando os autores a concluir que a PET não é uma modalidade de imageamento útil para massas nas glândulas salivares. Mais recentemente, em um estudo de 7 pacientes, Bui et al. observaram que a FDG-PET teve uma sensibilidade, especificidade e precisão de 100% para diferenciar malignidades de massas benignas. FDG-PET também revelou ter a mesma sensibilidade, especificidade e precisão na localização de metástases nos linfonodos cervicais e distantes. Em um estudo de caso, Shih et al. (43) demonstraram que a FDG-PET monitorou eficazmente a resposta terapêutica de linfoma não-Hodgkin de glândula salivar em seguida à imunoterapia com rituximab. Finalmente, foi demonstrado que a FDG-PET diagnosticou com precisão uma metástase cervical após a ressecção de um carcinoma de pequenas células da glândula parótida (44). Embora ainda seja cedo demais para determinar a utilidade das imagens de PET para tumores das glândulas salivares, os estudos iniciais indicaram que elas poderiam desempenhar um papel importante no estadiamento e no período de vigilância pós-operatória.

PONTOS IMPORTANTES

- O diagnóstico e a extensão da ressecção das glândulas salivares devem ser baseados na patologia tecidual permanente de um espécime cirúrgico.
- Embora haja um papel para aspiração com agulha fina, corte de congelação e radiografia em casos selecionados, o sacrifício de estruturas importantes deve ser baseado em cortes permanentes finais ou no comportamento tumoral.
- Radioterapia pós-operatória melhora o controle local dos tumores malignos das glândulas salivares quando toda doença macroscópica e estruturas comprometidas são ressecadas.
- Embora os tumores benignos sejam mais bem tratados com cirurgia conservadora, um tumor recorrente agressivo pode necessitar radioterapia adjuvante ou sacrifício do nervo facial.
- Tomografia computadorizada é o melhor estudo isolado para massas nas glândulas salivares.
- Dissecção cervical profilática está indicada em pacientes com tumores biologicamente agressivos ou avançados de todos os tipos celulares.
- O estádio N0 cervical também deve ser tratado no carcinoma mucoepidermóide de alto grau em estádio inicial, carcinoma de células escamosas, adenocarcinomas de alto grau e tumores mistos malignos em estádio inicial.
- Carcinoma cístico adenóide, carcinoma mucoepidermóide de grau intermediário e carcinomas de células acinosas podem ter graus variados de agressividade biológica inata, dependendo da descrição histológica e das diferenças ainda não caracterizadas em grau.
- Nos pacientes com lesões císticas da parótida, infecção pelo vírus de imunodeficiência humana e neoplasma devem ser excluídos. Esclerose com tetraciclina oferece o melhor e menos mórbido tratamento para cistos linfoepiteliais sintomáticos.
- Litotripsia eletromagnética extracorpórea para cálculos salivares é um tratamento novo que é eficaz e sem complicações importantes.

REFERÊNCIAS

1. Ott H, Brost H, Poblete-Gutierrez P, et al. Auriculotemporal syndrome in childhood. *Acta Dermato-Venereol* 2004;84:160-161.
2. Blair DI, Sagel J, Taylor I. Diabetic gustatory sweating. *South Med j* 2002;95:360-362.

3. Linder TE, Huber A, Schmid S. Frey's syndrome after parotidectomy: a retrospective and prospective analysis. *Laryngoscope* 1997;107:1496-1501.
4. Persaud NA, Myer CM 3rd, Rutter MJ. Gustatory sweating syndrome of the submandibular gland. *Ear Nose Throat J* 2000;79:111-112.
5. Eisele DW. Simple method for the assessment of Frey's syndrome. *Laryngoscope* 1992;102:583-584.
6. Myssiorek D. Removal of the inferior half of the superficial lobe is sufficient to treat pleomorphic adenoma in the tail of the parotid gland. *Arch Otolaryngol Head Neck Surg* 1999;125:1164-1165.
7. Kornblut AD, Westphal P, Miehlke A. The effectiveness of a sternomastoid muscle flap in preventing post-parotidectomy occurrence of the Frey syndrome. *Acta Otolaryngol* 1974;77:368-373.
8. Angspatt A, Yangyuen T, Jindarak S, et al. The role of SMAS flap in preventing Frey's syndrome following standard superficial parotidectomy. *J Med Assoc Thai* 2004;87:624-627.
9. Filho WQ, Dedivitis RA, Rapoport A, Guimaraes AV. Stemocleidomastoid muscle flap preventing Frey syndrome following parotidectomy. *World J Surg* 2004;28:361-364.
10. Cesteleyn L, Helman J, King S, Van de Vyvere G. Temporoparietal fascia flaps and superficial musculoaponeurotic system plication in parotid surgery reduces Frey's syndrome. *J Oral Maxillofac Surg* 2002;60:1284-1297.
11. Sinha UK, Saadat D, Doherty CM, Rice DH. Use of AlloDerm implant to prevent Frey syndrome after parotidectomy. *Arch Fac Plast Surg* 2003;5:109-112.
12. Govindaraj S, Cohen M, Genden EM, et al. The use of acellular dermis in the prevention of Frey's syndrome. *Laryngoscope* 2001;111:1993-1998.
13. Drobik C, Laskawi R. Frey's syndrome: treatment with botulinum toxin. *Acta Otolaryngol* 1995;115:459-461.
14. Guntinas-Lichius O. Injection of botulinum toxin type B for the treatment of otolaryngology patients with secondary treatment failure of botulinum toxin type A. *Laryngoscope* 2003;113:743-745.
15. Vargas PA, Mauad T, Bohm GM, et al. Parotid gland involvement in advanced AIDS. Oral Dis 2003;9:55-61.
16. Suskind DL, Tavill MA, Handler SD. Doxycycline sderotherapy of benign lymphoepithelial cysts of the parotid: a minimally invasive treatment. *Int J Pediatr Otorhinolaryngol* 2000;52:157-161.
17. Vargas H, Galati L, Parnes S. A pilot study evaluating the treatment of postparotidectomy sialoceles with botulinum toxin type A. *Arch Otolaryngol* 2000;126:421-424.
18. Parliament MB, Scrimger RA, Anderson SG, et al. Preservation of oral health-related quality of life and salivary flow rates after inverse-planned intensity-modulated radiotherapy (IMRT) for head-and-neck cancer. *Int J Radiat Oncol Biol Phys* 2004;58:663-673.
19. Chu DW, Chow TL, Lim BH, Kwok SP. Endoscopic management of submandibular sialolithiasis. *Surg Endosc* 2003;17:876-879.
20. Zenk J, Koch M, Bozzato A, Iro H. Sialoscopy–initial experiences with a new endoscope. *Br J Oral Maxillofac Surg* 2004;42:293-298.
21. Zbaren P, Schar C, Hotz MA, Loosli H. Value of fme-needle aspiration cytology of parotid gland masses. *Laryngoscope* 2001;111:1989-1992.
22. Cohen EG, Patel SG, Lin 0, et al. Fine-needle aspiration biopsy of salivary gland lesions in a selected patient population. *Arch Otolaryngol Head Neck Surg* 2004;130:773-778.
23. Postema RJ, van Velthuysen ML, van den Brekel MW, et al. Accuracy of fine-needle aspiration cytology of salivary gland lesions in the Netherlands Cancer Institute. *Head Neck* 2004;26:418-424.
24. Wong DS, Wong LY. "Cystic" parotid swelling on FNA: significance on clinical management. *Otolaryngol Head Neck Surg* 2004;130:593-596.
25. Zbaren P, Nuyens M, Loosli H, Stauffer E. Diagnostic accuracy of fine-needle aspiration cytology and frozen section in primary parotid carcinoma. *Cancer* 2004;100:1876-1883.
26. Rahimi S, Mafera B, Vigili MG. Inflammatory pseudotumor of the parotid gland: report of a case with fine needle aspiration cytology. *Acta Cytol* 2004;48:574-576.
27. Imamura Y, Morishita T, Kawakami M, et al. Sclerosing polycystic adenosis of the left parotid gland: report of a case with fme needle aspiration cytology. *Acta Cytol* 2004;48:569-573.
28. Loggins JP, Urquhart A. Preoperative distinction of parotid lymphomas. *J Am Coll Surg* 2004;199:58-61.
29. Blankenship DR, Gourin CG, Porubsky EA, et al. Harmonic scalpel versus cold knife dissection in superficial parotidectomy. *Otolaryngol Head Neck Surg* 2004;131:397-400.
30. Astor FC, Hanft KL. Parotid surgery using Nd:YAG laser contact tips: clinical assessment of perioperative facial nerve function. *J Clin Laser Med Surg* 2003;21:297-299.
31. Chen IH, Tu HY. Pleomorphic adenoma of the parotid gland metastasizing to the cervical lymph node. *Otolaryngol Head Neck Surg* 2000;122:455-457.
32. Marioni G, Marino F, Stramare R, et al. Benign metastasizing pleomorphic adenoma of the parotid gland: a clinicopathologic puzzle. *Head Neck* 2003;25:1071-1076.
33. Chae SW, Sohn JH, Shin HS, et al. Unilateral, multicentric Warthin's tumor mimicking a tumor metastatic to a lymph node. A case report. *Acta Cytol* 2004;48:229-233.
34. Buchman C, Stringer SP, Mendenhall WM, et al. Pleomorphic adenoma: effect of tumor spill and inadequate resection on tumor recurrence. *Laryngoscope* 1994;104:1231-1234.
35. Stennert E, Wittekindt C, Klussmann JP, et al. Recurrent pleomorphic adenoma of the parotid gland: a prospective histopathological and immunohistochemical study. *Laryngoscope* 2004;114:158-163.
36. Dona E, Veness MJ, Cakir B, Morgan GJ. Metastatic cutaneous squamous cell carcinoma to the parotid: the role of surgery and adjuvant radiotherapy to achieve best outcome. *J Surg* 2003;73:692-696.
37. Lai SY, Weinstein GS, Chalian AA, et al. Parotidectomy in the treatment of aggressive cutaneous malignancies. *Arch Otolaryngol Head Neck Surg* 2002;128:521-526.
38. Bron LP, Traynor SJ, McNeil EB, O'Brien CJ. Primary and metastatic cancer of the parotid: comparison of clinical behavior in 232 cases. *Laryngoscope* 2003;113:1070-1075.
39. Ollila DW, Foshag Lj, Essner R, et al. Parotid region lymphatic mapping and sentinel lymphadenectomy for cutaneous melanoma. *Ann Surg Oncol* 1999;6:150-154.

40. de Wilt JH, Thompson JF, Uren RF, *et al.* Correlation between pre-operative lymphoscintigraphy and metastatic nodal disease sites in 362 patients with cutaneous melanomas of the head and neck. *Ann Surg* 2004;239:544-552.
41. El-Hakim H, Mountain R, Carter L, *et al.* Anatomic landmarks for locating parotid lesions in relation to the facial nerve: cross-sectional radiologic study. *J Otolaryngol* 2003;32:314-318.
42. Koyuncu M, Sesen T, Akan H, *et al.* Comparison of computed tomography and magnetic resonance imaging in the diagnosis of parotid tumors. *Otolaryngol Head Neck Surg* 2003;129:726-732.
43. Shih WJ, Ghesani N, Hongming Z, *et al.* F-18 FDG positron emission tomography demonstrates resolution of non-Hodgkin's lymphoma of the parotid gland in a patient with Sjögren's syndrome: before and after anti-CD20 antibody rituximab therapy. *Clin Nucl Med* 2002;27:142-143.
44. Chander S, Ergun EL, Westphal S, *et al.* Small cell carcinoma of the parotid gland: evaluation with FDG PET imaging. *Clin Nucl Med* 2004;29:502-503.

CAPÍTULO 25

Paladar

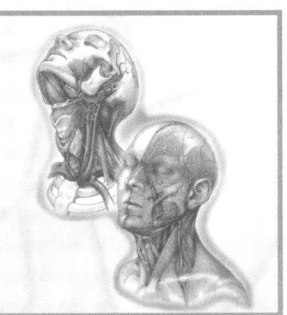

John F. Kveton ▪ Linda M. Bartoshuk

Há dois tipos de distúrbios do paladar: perdas (hipogeusia refere-se a uma perda parcial que pode ser diferenciada com relação à qualidade ou localização, e ageusia refere-se a uma perda total) e sensações de paladar crônicas que ocorrem na ausência de estimulação óbvia (disgeusia). Algumas disgeusias originam-se dentro do sistema nervoso e são afins dos fantasmas em outros sistemas sensitivos (p. ex., membro fantasma, zumbido); chamamos estas de paladares fantasmas. Outras refletem a presença de alguma substância anormal na boca que é percebida por um sistema do paladar completamente normal.

Nas seções a seguir, distinguimos entre paladar e olfato (uma distinção freqüentemente não feita corretamente pelo paciente) e descrevemos a anatomia e a fisiologia do sistema do paladar, incluindo maneiras de distinguir entre paladares fantasmas verdadeiros e a percepção de estímulos anormais na boca. Finalmente, relacionamos os transtornos do paladar com os pontos vulneráveis no sistema do paladar e consideramos os efeitos da variação genética, do envelhecimento, das medicações e da doença sobre o paladar.

DISTINÇÕES ENTRE PALADAR E OLFATO

Qualidades

Paladar e olfação são freqüentemente confundidos na mente dos pacientes. Paladar (gosto) refere-se a sensações originadas dos botões do paladar inclusos nos tecidos da língua, do palato e da garganta. As sensações de paladar são geralmente consideradas como sendo salgado, doce, azedo e amargo. Metálico e umami (a sensação característica evocada pelo glutamato monossódico) foram oferecidos como sensações adicionais de paladar mas não têm aceitação universal. As qualidades olfatórias são muito mais numerosas que as do paladar mas, exatamente quanto mais, permanece aberto à discussão. Comumente se afirma que os humanos são capazes de reconhecer mais de 10.000 odores. Infelizmente, não há evidência empírica sobre este ponto. Engen (1) assinalou que essas afirmativas parecem estar-se referindo à capacidade de discriminar entre odorantes apresentados simultaneamente, em vez de a capacidade de reconhecer e identificar odorantes apresentados um de cada vez. A capacidade de reconhecer e identificar um odorante particular obviamente depende da experiência com o odorante. Entretanto, mesmo uma experiência considerável não garante identificação bem-sucedida. Fatores cognitivos desempenham papéis importantes na identificação de odores. Por exemplo, pacientes podem ser incapazes de dar o nome de um odorante inicialmente quando testado, mas se informados do nome correto, serão capazes de citar o nome corretamente em uma apresentação mais tarde.

Misturas: Analítico ou Sintético?

O modo pelo qual as misturas são percebidas é um atributo muito importante de qualquer modalidade sensorial. Em uma mistura sintética, as qualidades dos componentes não podem ser reconhecidas na mistura. Por exemplo, quando luzes vermelha e verde são misturadas (como em um disco de cores), o resultado é amarelo, que é uma qualidade nova. Por outro lado, em uma mistura analítica, as qualidades dos componentes são identificáveis. Por exemplo, quando você toca uma nota alta e uma nota baixa no piano, ambas podem ser reconhecidas, e não há nota nova.

A maioria dos investigadores considera que as misturas de paladar são analíticas. A natureza analítica do paladar permite-nos identificar substâncias com conseqüências nutricionais importantes quando elas estão presentes em misturas complexas. Por exemplo, podemos reconhecer cloreto de sódio, sacarose e venenos amargos misturados nos alimentos quando as suas sensações têm que ser diferenciadas daquelas produzidas por muitas outras substâncias. Por outro lado, a olfação pode mostrar ambos os tipos de mistura. Há muitos exemplos de mistura analítica na experiência ordinária (p. ex., pode-se sentir o cheiro das flores em uma mesa de jantar e o do peru assado sem confusão, mas há também casos nos quais uma mistura não cheira como os seus componentes. Por exemplo, podemos reconhecer *pizza* como um cheiro unitário, mas também podemos reconhecer pelo menos alguns dos cheiros componentes nela. A capacidade de processar misturas de odores holisticamente nos permite reconhecer um alimento pelo seu odor característico. Esse odor pode então ser associado aos efeitos dos nutrientes no alimento. Por exemplo, amido e gordura, ambas fontes importantes de calorias, não têm paladares ou odores para os humanos (embora produzam sensações de tato características na boca). Aprendemos a associar os efeitos das calorias com as características sensoriais (especialmente o cheiro) dos alimentos que as contêm.

Sabor (*Flavor*)

Sabor (*flavor*) é a combinação de gosto e cheiro. Quando as substâncias são cheiradas, os odorantes passam através das narinas e sobem na cavidade nasal (olfação ortonasal). Quando o alimento é mastigado e engolido, os gustantes fazem contato com os botões do paladar na língua, na garganta e no palato enquanto os odorantes são bombeados para trás do palato para dentro da cavidade nasal (olfação retronasal). Por qualquer das vias, os odorantes eventualmente atingem a fenda olfatória no topo da cavidade nasal. Se a fenda estiver bloqueada (p. ex., com pólipos) ou os neurônios olfatórios estiverem lesados (p. ex., por traumatismo de crânio ou invasão viral), então o componente olfatório do sabor estará ausente. Como gosto e sabor são sinônimos na fala comum, os pacientes que não são capazes de cheirar podem dizer que não são capazes de sentir gosto também. Algumas perguntas simples podem esclarecer a distinção gosto-cheiro para o paciente. Pergunte ao paciente se ele consegue sentir o gosto de cristais de sal, cristais de açúcar, o gosto azedo do vinagre ou do suco de limão, ou o gosto amargo do chocolate escuro ou do café. O paciente típico diz, de fato, sim, eu sou capaz de sentir o gosto desses, mas não sou capaz de sentir o gosto de qualquer outra coisa. Não há outra coisa, no que se refere ao paladar. Esse paciente está experimentando uma perda olfatória, não uma perda do paladar verdadeira.

ANATOMIA DO SISTEMA DO PALADAR

Língua

Botões do Paladar

O botão de paladar é um conglomerado globular de células dispostas de modo um pouco parecido com os gomos de uma laranja. As pontas de algumas das células afilam-se para extensões finas da membrana celular, microvilos, que se projetam acima do botão do paladar para uma área chamada poro de paladar. O poro de paladar é vedado por uma substância densa que impede que os gustantes façam contato com quaisquer outras partes das células.

As células do botão de paladar não são todas semelhantes. Tem havido considerável debate sobre se há vários tipos de células ou se há um tipo celular com vários estádios de desenvolvimento, mas a opinião atual favorece três tipos distintos de células (ver referência 2 para uma revisão). A função exata de cada um destes ainda está incerta. As células receptoras do paladar possuem uma duração de vida limitada medida em dias. Elas são continuamente substituídas a partir das células basais. Este giro sugere um ponto no sistema que é vulnerável.

Locais Receptores e Estímulos do Paladar

A membrana sobre os microvilos que se projeta para dentro do poro de paladar contém os locais nos quais os estímulos interagem primeiro com o sistema do paladar. Substâncias doces e amargas (geralmente compostos orgânicos) interagem com receptores protéicos na membrana. Sais e ácidos (estímulos iônicos) fazem uso de uma variedade de mecanismos incluindo canais iônicos na membrana.

Os açúcares de utilidade principal para a fisiologia dos mamíferos são o dissacarídeo sacarose e os dois monossacarídeos (glicose e frutose) que constituem a sacarose. Não é surpreendente que nossos receptores para paladar doce sejam sintonizados para este pequeno grupo de açúcares. Os compostos amargos geralmente são venenosos. Uma vez que há muitos venenos quimicamente não relacionados no ambiente, não é surpreendente que nós tenhamos muitos receptores a amargo diferentes; a multiplicidade dos receptores a amargo foi descoberta pela primeira vez por estudos de adaptação cruzada e foi confirmada recentemente por estudos de genética molecular (p. ex., ver referência 3 para uma revisão). Duas famílias de receptores de paladar medeiam os gostos doces (T1Rs) e amargos (T2Rs). Curiosamente, embora os receptores doces e amargos sejam expressados em diferentes células receptoras, eles parecem compartilhar um mecanismo de transdução (4).

Sódio é crítico para função nervosa e muscular normal. Para os humanos, todos os sais têm gosto salgado em algum grau; entretanto, o sódio produz o mais puro gosto salgado. Outros sais (p. ex., cloreto de potássio) freqüentemente têm gosto amargo bem como salgado. Curiosamente, algumas espécies possuem mais de um mecanismo de paladar para sais, mas os humanos podem depender principalmente de apenas um deles.

Codificação da Qualidade do Paladar

Os primeiros estudos neurofisiológicos não conseguiram encontrar neurônios de paladar específicos para os quatro gostos básicos e esta descoberta levou à teoria de que a qualidade do gosto era codificada pelo padrão de atividade gerado por um estímulo através de uma população de neurônios do paladar. Entretanto, trabalho mais tarde com mais espécies e maiores números de neurônios sugeriram que havia, de fato, tipos de fibras específicos para cada um dos quatro gostos básicos e que estes tipos atuam como linhas rotuladas para os quatro gostos básicos (5).

Papilas Gustatórias

A língua obtém sua aparência acidentada a partir de quatro tipos de papilas. As mais numerosas destas, as papilas filiformes, não têm papel no paladar. Entretanto, em espécies como o gato, as papilas filiformes têm a forma dos raspadores em uma grosa e ajudam no lamber-se. As papilas fungiformes são visíveis como pequenas estruturas vermelhas e são mais densamente distribuídas na ponta e nos bordos dos dois terços anteriores da língua. A densidade diminui para o centro da língua, deixando esta área virtualmente desprovida de papilas fungiformes em muitos indivíduos. As papilas fungiformes são fáceis de ver se a língua humana for corada com corante alimentar azul. As papilas fungiformes não se coram bem e podem ser vistas como círculos róseos contra o fundo azul. Grande aumento revela manchas azuis (de 0 a cerca de 15) nas papilas fungiformes; as manchas azuis são poros de paladar, os condutos para os botões gustatórios. Incidentalmente, nas experiências iniciais, a língua era corada com azul de metileno. Entretanto, houve sugestões de que azul de metileno mais luz podem fazer o DNA mutar. Embora não haja nenhuma razão para concluir que o azul de metileno seja perigoso quando usado com videomicroscopia, observamos que corantes alimentares podem também ser usados para a mesma finalidade.

As papilas foliadas são localizadas entre pregas adjacentes nos bordos da base da língua. Elas são fáceis de visualizar com a boca bem aberta e a língua puxada para um lado. As papilas foliadas são de um vermelho mais carregado que o tecido circundante porque a mucosa é mais fina. Anteriormente às papilas foliadas, há cristas e sulcos que podem ser vistos como uma série de linhas paralelas nas bordas da língua; estas são as rugas laterais. Elas contêm algumas papilas fungiformes.

As papilas circunvaladas são estruturas circulares elevadas na parte de trás da língua. A maior papila circunvalada está geralmente no meio, com três ou quatro papilas menores em cada lado formando um V invertido.

Mapa Lingual

Um dos mitos no campo do paladar que tem sido muito resistente à correção é o do mapa da língua. Muitos textos mostram uma figura da língua mostrando que o doce é percebido na ponta da língua, azedo ao longo das bordas, amargo atrás e salgado de modo aproximadamente igual em todas as localizações. O mapa teve suas origens na tese de Hänig feita no laboratório de Wilhelm Wundt em Leipzig em 1901. Hänig mediu limiares para os quatro gostos básicos em vários locais. Ele encontrou diferenças. Os limiares para doce foram mais baixos na frente da língua, enquanto para amargo foram mais baixos atrás na língua, e assim por diante. Entretanto, as diferenças foram muito pequenas. Quando o seu trabalho foi resumido em inglês, os limiares foram convertidos em sensibilidade pegando as recíprocas. O limiar mais baixo para doce na ponta assim se tornou um escore de mais alta sensibilidade. O tamanho das diferenças foi completamente perdido, levando os leitores subseqüentes a inferir que a doçura não apenas era maior na ponta da língua mas também estava ausente em outros locais. De fato, como qualquer observador com aplicadores de algodão e alguns estímulos de paladar pode averiguar, as quatro qualidades de paladar podem ser percebidas em todos os lugares onde há botões de gosto.

Nervos Periféricos

O paladar é mediado por três nervos cranianos (NCs): VII, IX e X. Os dois nervos mais importantes são o glossofaríngeo (NC IX) e o facial (NC VII). Os componentes do nervo facial incluem a corda do tímpano e o nervo petroso superficial maior, os quais se originam da porção aferente menor do nervo facial conhecida como nervo intermediário.

O NC IX fornece complexa inervação motora e sensitiva à faringe e à base da língua. As sensações de paladar das papilas circunvaladas na junção do terço posterior com os dois terços anteriores da língua e as papilas foliadas na margem posterior da língua são mediadas pelos ramos linguais do NC IX. Estes nervos também provêem os neurônios aferentes gerais para a membrana mucosa da base da língua. Estes ramos correm ao longo da margem do músculo estiloglosso, correndo profundamente no leito tonsilar. Nesta região, os ramos tonsilares são incorporados para dentro do nervo profundamente ao músculo hioglosso. O nervo então continua em direção cefálica sobre a face lateral do músculo estilofaríngeo e continua ao longo do seu bordo posterior. O estilofaríngeo é o único músculo que deriva inervação motora do NC IX. O nervo continua medial à artéria carótida externa e ântero-medial à artéria carótida interna onde os corpos celulares aferentes estão contidos no gânglio petroso inferior. Este gânglio é imediatamente superior ao gânglio simpático cervical superior e comunica-se com ele e com o gânglio superior do nervo vago. O NC IX então corre ao longo de um sulco na face inferior do osso petroso e entra no forame jugular. O menor gânglio petroso superior, também contendo corpos de células unipolares, é comumente encontrado dentro do canal jugular. O NC IX situa-se anteriormente no forame jugular, fazendo limite com o orifício do seio petroso inferior. O nervo então sai do forame mais anteriormente, correndo 10 a 20 mm através do ângulo cerebelopontino para entrar na área retroolivar do bulbo. As fibras prosseguem para a porção superior do fascículo solitário, terminando no núcleo solitário (o núcleo gustatório).

A corda do tímpano recebe informação de paladar das papilas fungiformes nos dois terços anteriores da língua e pode também receber informação das papilas foliadas também. A corda do tímpano corre lado a lado com o nervo lingual, que fornece sensibilidade à mesma região da língua. Estes nervos saem da superfície inferior da língua, viram-se para baixo mediais ao ducto da glândula submandibular e a seguir ascendem cruzando o ducto lateralmente à superfície dos músculos hioglosso e estiloglosso. A corda do tímpano também supre fibras parassimpáticas pré-ganglionares ao gânglio submandibular que está localizado sobre o músculo hioglosso perto do bordo posterior do músculo milo-hióideo. Este gânglio supre inervação parassimpática às glândulas submandibular e sublingual. Os nervos então cruzam a inserção mandibular do músculo constritor superior e entram na fossa infratemporal entre o músculo pterigóideo medial e a mandíbula. No alto na fossa infratemporal, o nervo corda do tímpano deixa o nervo lingual e cruza a superfície medial da espinha do esfenóide. Prossegue para dentro da porção petrosa do osso temporal através da fissura petrotimpânica (canal de Huguier). A corda do tímpano sai na área súpero-lateral da orelha média. O nervo está então suspenso no espaço da orelha média, correndo medial ao colo do martelo e lateral ao processo longo da bigorna antes de entrar em um canalículo ósseo no tímpano posterior imediatamente medial ao anel fibroso. A corda do tímpano atravessa este canal, que corre medialmente até se unir ao canal do nervo facial (de Falópio) na mastóide. Esta junção geralmente ocorre cerca de 5 mm proximal ao forame estilomastóideo. A corda do tímpano então viaja com o nervo facial por toda a mastóide e segmento horizontal do nervo facial para o gânglio geniculado. As fibras aferentes e eferentes viscerais que deixam o gânglio geniculado com o nervo facial são conhecidas como nervo intermediário (nervo de Wrisberg). Este nervo sai do segmento labiríntico do nervo facial separado da divisão motora do nervo facial. Uma vez no meato acústico interno, o nervo intermediário separa-se em um nervo fino de um a vários feixes de fibras e sai para o ângulo cerebelopontino entre o nervo facial e o nervo vestibulococlear. Seu trajeto na fossa posterior é, muitas vezes, mais próximo do oitavo nervo que do sétimo até ele entrar na ponte entre as fibras da raiz motora do NC VII e a raiz vestibular do NC VIII. Estas fibras entram no fascículo solitário, terminando na porção superior do núcleo solitário.

O nervo petroso superficial maior contribui para o paladar através da sua inervação do palato. Os botões gustatórios palatais estão localizados na margem entre os palatos duro e mole. As fibras palatais correm indistinguivelmente com nervo palatino menor (V2), entram no forame palatino menor e ascendem pelo canal palatino maior para a fossa pterigopalatina. No gânglio pterigopalatino, estas fibras fazem sinapse e juntam-se com o nervo petroso profundo para atravessar o canal pterigóideo como o nervo do canal pterigóideo. Ao saírem do canal pterigóideo, as fibras se tornam o nervo petroso superficial maior, que cruza o forame lácero lateral à artéria carótida interna. O nervo prossegue profundo ao gânglio semilunar, atravessando a porção petrosa do osso temporal extraduralmente até sair na fossa média do crânio no hiato facial para juntar-se à margem anterior do gânglio geniculado. A partir do gânglio geniculado, as fibras correm com o nervo intermediário de uma maneira semelhante àquelas da corda do tímpano.

O nervo laríngeo superior, um ramo do nervo vago (NC X), inerva botões de paladar na superfície laríngea da epiglote. Seu papel na percepção cotidiana do paladar é desconhecido.

Conexões Centrais

As fibras do paladar dos NCs VII, IX e X compõem parte do fascículo solitário e terminam em neurônios gustatórios de segunda ordem na metade rostral do núcleo solitário no bulbo. As projeções gustatórias do bulbo terminam na mais medial divisão de pequenas células do núcleo ventropóstero-medial talâmico, adjacentes aos neurônios que respondem à estimulação da língua e da cavidade oral. Recentes estudos anatômicos e eletrofisiológicos em primatas e estudos clínicos em humanos suportam um sistema gustatório ipsolateral que ascende ao tálamo pelo trato tegmentar central. Pesquisa com pacientes que sofreram lesão da ínsula sugere que esta é a localização do córtex gustatório nos humanos (6). (Fig. 25.1).

Interações dentro do Sistema Nervoso

Interações entre os Nervos do Paladar

Uma das observações clínicas mais notáveis que podem ser feitas sobre o paladar é quão rara a perda de paladar parece ser. Mesmo quando se sabe que o sistema gustató-

Figura 25.1

Estruturas do sistema nervoso central e periférico para o paladar. NI, nervo intermediário; E, epligote; NLS, n. laringeo sup.; GG, gânglio geniculado; CT, corda do tímpano; GPI, gânglio petroso inferior.

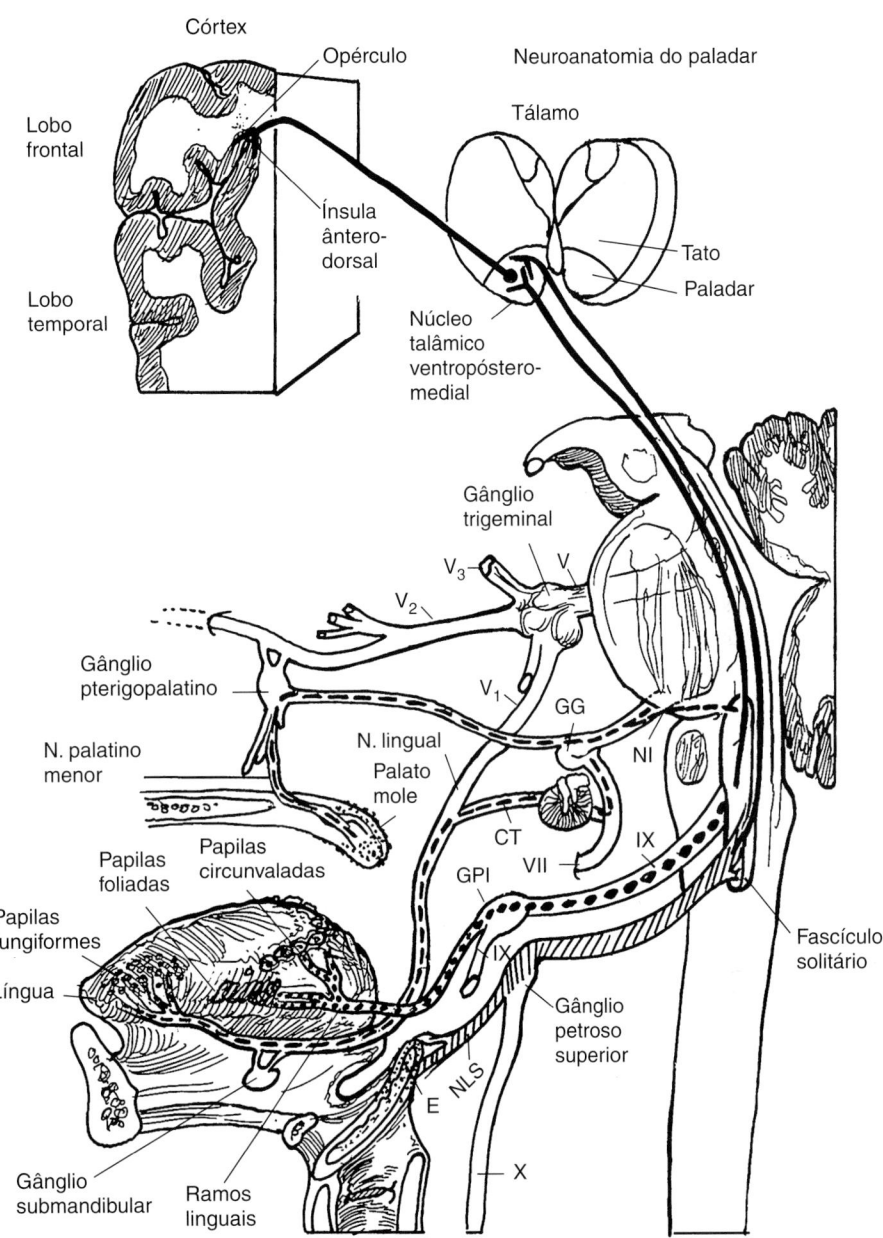

rio foi danificado, há poucas queixas de perda de paladar. A natureza proveu alguns mecanismos de compensação que tornam a gustação muito robusta, e estes dependem do fato de que há inibição entre as projeções centrais dos nervos do paladar (7,8). O dano a um nervo libera a inibição sobre as projeções centrais dos outros, aumentando desse modo suas magnitudes de resposta. Este mecanismo serve para compensar a lesão.

O fenômeno da liberação de inibição ajuda a explicar por que razão os pacientes não observam alterações na experiência do paladar do dia-a-dia, mesmo quando se sabe que eles tiveram dano importante ao sistema do paladar. Entretanto, por que os pacientes não observam a alteração na localização das sensações de gosto na sua boca? A resposta é que o paladar é pouco localizado mesmo em uma boca normal. Por exemplo, as papilas de paladar da língua essencialmente formam um oval na língua com as papilas fungiformes na frente e bordos anteriores, as papilas foliadas nos bordos posteriores e as papilas circunvaladas, completando o oval, transversais à parte de trás da língua. As sensações de gosto não são localizadas perceptualmente a este oval; em vez disso, as sensações de gosto parecem vir da boca inteira. A localização das sensações de paladar de há muito tem sido considerada mediada pelo sentido do tato.

A lesão ao paladar também libera inibição no nervo trigêmeo (9). Assim as sensações de ardência oral e tato oral são intensificadas pela lesão do paladar. Gorduras nos alimentos evocam sensações de tato (oleosa, viscosa, cremosa). A intensificação destas sensações após lesão do paladar pode alterar a palatabilidade dos alimentos e assim alterar a dieta. Por exemplo, otite média pode danificar o paladar porque o nervo do paladar corda do tímpano passa através da orelha média no seu caminho para o cérebro. Isto pode explicar por que razão os superprovadores homens mais velhos com uma história de otite média pesavam consideravelmente mais do que os controles não provadores (10).

VARIAÇÃO GENÉTICA NO PALADAR

A variação genética do paladar foi notada desde 1930. Três grupos fenotípicos foram identificados com base na sua capacidade de perceber o amargor no 6-n-propiltiouracil (PROP). Os não-degustadores não percebem amargor do PROP, enquanto os degustadores médios percebem PROP saturado como sendo moderadamente amargo, e os superdegustadores percebem-no extremamente amargo. Mulheres são mais tendentes a ser superdegustadoras que homens e superdegustadores são mais comuns em certas raças (p. ex., asiáticos vs. brancos).

Anatomicamente, os superdegustadores têm maiores números de papilas fungiformes que os não-degustadores e assim os superdegustadores percebem sensações de paladar mais intensas. Entretanto, as papilas fungiformes são inervadas por dois NCs: VII e V. As fibras de paladar (NC VII) fazem sinapse com células receptoras de paladar; fibras de dor (NC V) não fazem contato com as células receptoras de paladar mas formam uma cesta de terminações nervosas em torno dos botões gustatórios. As papilas fungiformes também recebem inervação tátil. Uma vez que os superdegustadores de PROP têm maior número de papilas fungiformes, não é surpreendente que eles percebam ardência oral mais intensa de irritantes como pimenta-longa *(chili)*, pimenta-do-reino e etanol e tenham mais baixos limiares de dois pontos (*i. e.*, maior sensibilidade tátil) e percebam sensações táteis mais intensas de gorduras nos alimentos (ver referência 11 para uma revisão).

Embora o amargor do PROP e a densidade de papilas fungiformes sejam correlacionados, a correlação é longe de perfeita. A descoberta da localização do gene que controla a expressão do receptor a PROP (12) permitiu uma avaliação da importância relativa do amargor do PROP e a densidade de papilas fungiformes. O gene PROP essencialmente controla se um indivíduo é ou não capaz de sentir o gosto do PROP (*i. e.*, se uma pessoa é ou não um não-degustador ou um degustador). Entretanto, a densidade de papilas fungiformes determina a intensidade das experiências de paladar e assim determina se um indivíduo é ou não um superdegustador. O mecanismo responsável pela variação na densidade de papilas fungiformes ainda não está compreendido.

A variação na sensibilidade oral devida à variação genética ou à patologia afetará a dieta, consumo de bebidas alcoólicas e fumo. Todos estes demonstraram variar entre os não-degustadores, degustadores médios e superdegustadores e todos são fatores de risco para uma variedade de doenças. Por exemplo, a ingestão de vegetais é mais baixa em superdegustadores. Dado que a ingestão reduzida de vegetais aumenta o risco de câncer do cólon, não é surpreendente que amargor com PROP se correlacione com a densidade de pólipos do cólon (13). Por outro lado, os superdegustadores não gostam de alimentos ricos em gorduras tanto quanto os não-degustadores e assim consomem menos gordura e têm perfis cardiovasculares mais saudáveis (14). As propriedades sensoriais do álcool (gosto amargo, ardência oral) tornam o álcool menos palatável para os superdegustadores e eles bebem menos (15). Similarmente, as sensações produzidas pelo fumo podem ser menos palatáveis para os superdegustadores; isto pode explicar a observação de que os fumantes tendem a ser não-degustadores (16).

De especial interesse para a saúde das mulheres, há evidência de que o paladar é dependente dos hormônios durante toda a vida de uma mulher; em particular a capacidade de sentir amargo declina depois da menopausa. Este declínio acrescentado a alguma outra lesão do paladar parece liberar inibição sobre a dor oral, levando a uma dor fantasma oral: síndrome da boca queimando (17).

AVALIAÇÃO DO SENTIDO DO PALADAR

Perda ou Intensificação do Paladar

Uma avaliação quanto à alteração do paladar (assinalamos que perdas são muito mais comuns que intensificações) deve avaliar os atributos do paladar que podem alterar-se com a lesão. A lesão pode afetar a qualidade ou a intensidade do paladar e também pode afetar partes localizadas do sistema do paladar (p. ex., um nervo pode ser danificado enquanto os outros permanecem intactos).

Uma vez que as qualidades do paladar podem ser afetadas diferencialmente, a avaliação deve usar estímulos de cada uma das quatro qualidades: salgado, doce, azedo e amargo. Estímulos típicos usados são NaCl, sacarose, ácido cítrico e cloridrato de quinina ou sulfato de quinina. Estes compostos são disponíveis em uma variedade de purezas. As substâncias de grau reagente são quimicamente puras, mas não podem ser consideradas biologicamente seguras e assim, se degustadas, não devem ser ingeridas. Sal *kosher* comercial (que não tem aditivos) e açúcar comercial são suficientemente puros para testes de paladar. National Formulary (NF), United States Phamacopoeia (USP), ou grau alimentar de ácido cítrico e quinina são certificados biologicamente seguros e assim são seguros para testes de paladar.

A fim de avaliar intensidades de paladar em pacientes, podemos usar os pacientes como seus próprios controles e procurar discrepâncias entre os lados direito e esquerdo da boca. Entretanto, as alterações podem não cair num padrão tão conveniente. Assim, uma avaliação clínica deve comparar as intensidades de paladar experimentadas pelos pacientes com aquelas de indivíduos normais. Infelizmente, este é o problema mais difícil de resolver em medição sensorial.

Limiares

A medição dos limiares parece, à primeira vista, oferecer uma maneira simples de avaliar o paladar. O clínico necessita apenas determinar a mais baixa concentração de um gustante que pode ser discriminada de água. O limiar de um paciente poderia então ser comparado com uma distribuição dos limiares de sujeitos controles normais. Infelizmente, usar limiares para avaliar o paladar pode levar a alguns erros sérios. A Figura 25.2 mostra as funções psicofísicas para o gosto do NaCl obtidas em quatro estudos. O painel 1 mostra uma redução do salgado produzido pela exposição da língua ao lauril sulfato de sódio, o detergente na pasta de dentes (18). Observar que o salgado foi reduzido proporcionalmente em cada concentração. O painel 2 mostra os efeitos da adaptação ao NaCl na saliva (19). A adaptação ao sódio na saliva elevou o limiar, mas a função se tornou muito inclinada logo acima do limiar de modo que ela alcançou a função normal. Concentrações moderadas e altas de NaCl ficaram não afetadas pela adaptação. O painel 3 mostra a capacidade de um paciente sentir gosto de sal antes e 2 meses depois de radioterapia no pescoço (19). Depois de 2 meses, o limiar era normal, mas a função não subiu normalmente quando a concentração foi elevada. O paciente era capaz de detectar NaCl mas apesar disso vivia em um mundo de gosto de papelão. O painel 4 mostra as funções médias de grupos de indivíduos idosos e jovens (20). Nos sujeitos idosos, as funções foram elevadas nas concentrações fracas e os limiares foram elevados. Isto sugere que um gosto brando crônico (disgeusia) poderia ter estado presente. A adição dessa disgeusia elevou a parte inferior da função psicofísica e tornou mais difícil a discriminação entre a água e as concentrações diluídas, assim elevando o limiar.

Como mostra a Figura 25.2, alterações no limiar muitas vezes deixam de predizer alterações nos paladares supralimiares; isto é, a percepção limiar e supralimiar são dissociadas. Como os pacientes tendem a interessar-se mais pela sua experiência de todos os dias (i. e., supralimiar) do que com os seus limiares, uma avaliação clínica deve avaliar a experiência supralimiar.

Infelizmente, qualquer tentativa de comparar experiências de paladar supralimiares entre pacientes e indivíduos controles tende a cair em um problema fi-

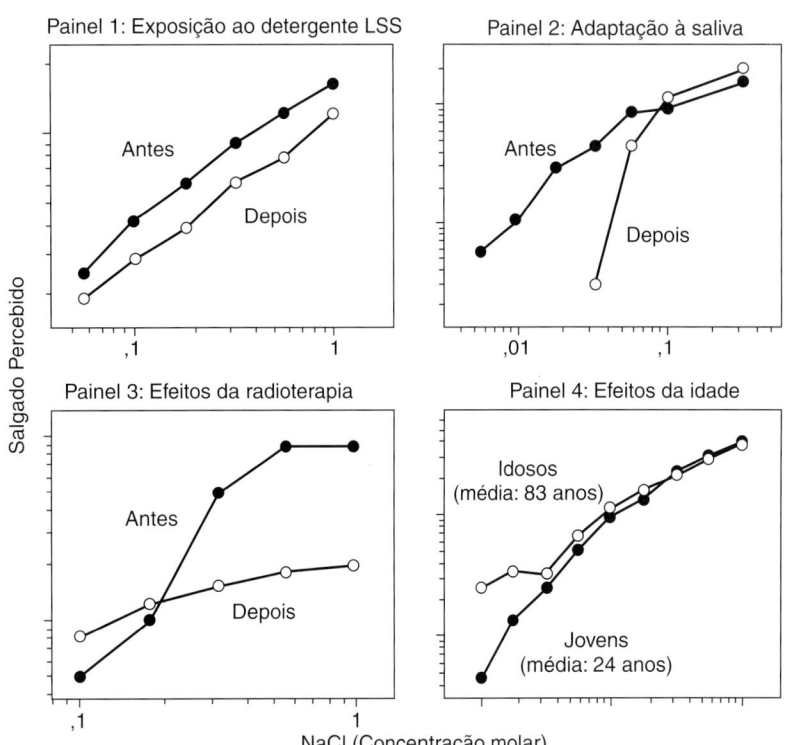

Figura 25-2

Plotagens em *log-log* da condição salgada (em unidades arbitrárias) *versus* a concentração.
Painel 1: Redução no "salgado" produzida pela exposição da língua ao lauril sulfato de sódio, o detergente na pasta de dentes. O "salgado" foi reduzido proporcionalmente a cada concentração.
Painel 2: Efeitos da adaptação ao NaCl na saliva. Esta adaptação elevou o limiar, mas a função tornou-se muito inclinada logo acima do limiar de modo que ela se equiparou à função normal. Concentrações moderadas e altas de NaCl não foram afetadas pela adaptação. **Painel 3:** Capacidade de um paciente degustar sal antes e 2 meses depois de radioterapia no pescoço. Após 2 meses, o limiar foi normal, mas a função não subiu normalmente quando a concentração foi elevada. O paciente era capaz de detectar NaCl, não obstante vivia em um mundo de gosto de papelão.
Painel 4: Funções médias de grupos de indivíduos idosos e jovens.

losófico clássico: não podemos compartilhar as experiências dos outros. Entretanto, o fato de não podermos fazer comparações absolutas entre as pessoas não nos impede de fazer comparações relativas, isto é, podemos selecionar um padrão e pedir ao paciente e ao indivíduo controle para comparar um estímulo de interesse com esse padrão. Se formos suficientemente sensatos em selecionar um padrão que seja percebido da mesma maneira pelos pacientes e os indivíduos controles, podemos detectar diferenças na percepção do estímulo de interesse. Talvez o maior problema isolado nesta área seja concernente ao uso de escalas rotuladas. Por exemplo, poderíamos pedir aos sujeitos para avaliar a intensidade do gosto de adoçantes em uma escala análoga visual. Essas escalas consistem em uma linha rotulada com o mínimo e o máximo de um dado atributo. Assim, nossa escala de doçura poderia ser rotulada "nenhuma doçura" em uma extremidade e "a mais forte doçura que você jamais provou" na outra extremidade. O problema com essas escalas é que a força da doçura tende a variar entre os indivíduos. Por exemplo, o doce mais intenso experimentado pelos superdegustadores é muito mais intenso que o experimentado pelos não-degustadores. Quando há diferenças sistemáticas deste tipo no significado dos rótulos nas escalas, comparações usando essas escalas são inválidas (ver referência 21 para discussão adicional).

Uma vez que o paladar pode ser perdido em um *locus* mas permanecer intacto em outros, a função do paladar deve ser determinada em vários *loci*. Eletrogustômetros foram usados para fazer isto. Esta técnica é baseada no fato de que um estímulo elétrico fraco produz um gosto azedo quando aplicado aos receptores do paladar. Entretanto, o mecanismo pelo qual o gosto azedo é produzido é incerto. Apesar da sua conveniência, este método é inapropriado para a avaliação das outras qualidades do paladar que não sejam o azedo. Além disso, grande cuidado deve ser tomado para assegurar que o estimulador de metal seja adequadamente desinfetado entre os pacientes. Testes mais abrangentes do paladar espacial são feitos simplesmente colocando estímulos de paladar em vários *loci* (22).

Paladares Fantasmas ou Disgeusia

O primeiro passo na avaliação de qualquer gosto crônico é pedir ao paciente para descrever a qualidade do gosto. Uma sensação de gosto crônica será descrita por um nome da qualidade do paladar, isto é, o paciente dirá que o gosto é amargo, doce e assim por diante. Os pacientes muitas vezes acham as sensações olfatórias crônicas particularmente difíceis de descrever qualitativamente e podem simplesmente usar uma descrição hedônica, como "desagradável". Assim, se o paciente não consegue descrever a sensação, pode na realidade ser uma sensação olfatória.

Disgeusia Resultante de um Estímulo Genuíno

Se o paciente estiver sentindo um estímulo real, então a tarefa clínica é determinar qual é o estímulo, como ele está ganhando entrada na boca e se a causa subjacente reflete um problema médico. Se o estímulo for um gustante, então deve ser possível enxaguá-lo para fora da boca com água. Mesmo se o gosto reaparecer rapidamente, o fato de ter sido possível lavá-lo é importante. Se uma avaliação do sistema do paladar do paciente com um teste espacial destinado a testar cada nervo craniano (22) não mostrar nenhuma perda, isto constitui evidência adicional de um sistema gustatório normal percebendo um gustante genuíno. Finalmente, anestesia tópica da boca deve abolir um gosto crônico devido à presença de um gustante genuíno.

Diversas fontes possíveis de um gustante genuíno são saliva (muitas medicações se encaminham para a saliva), fluido gengival, refluxo, gota pós-nasal e microrganismos que estão presentes na boca. Quando o gosto está ganhando entrada na boca pela saliva, às vezes pode ter sido esgotado temporariamente mascando goma (mastigar aumenta o índice de fluxo salivar).

A qualidade associada ao gustante pode ser um indício de como esse gustante ganhou entrada para a boca. Por exemplo, sensações de disgeusia salgadas ou metálicas sugerem a possibilidade de que o sangue seja a origem do gosto. O sangue tem gosto salgado porque sua concentração de NaCl (aproximadamente 0,15 M) é muito mais alta que a da saliva (aproximadamente 0,015 M NaCl). Uma disgeusia amarga sugere a presença de pequenas quantidades de medicação na saliva ou fluido gengival.

Paladares Fantasmas

Paladares fantasmas são associados à lesão do sistema do paladar. Assim, um paciente que se queixa de um gosto crônico deve ser avaliado para ver se quaisquer áreas localizadas da boca mostram perda de paladar. Em alguns casos, um gosto é percebido originando-se de uma área que é na realidade desprovida de paladar. Obviamente, esse gosto fantasma não pode ser devido à presença de um gustante genuíno.

Anestésicos tópicos podem ser usados para verificar que esse gosto fantasma se origina dentro do sistema nervoso. Pede-se ao paciente para avaliar a intensidade do fantasma e a seguir a boca é anestesiada balançando um anestésico tópico nela por 60 segundos (p. ex., Dyclone 0,5%). Recomendamos que o paciente não gargareje com o anestésico porque a anestesia do reflexo faríngeo é desconfortável e desnecessária. Depois do descarte do anestésico, pedimos aos pacientes para aguardarem 60 segundos adicionais e então enxaguar completamente. Então testamos com um gustante para assegurar que a anestesia está completa e pedimos ao paciente para avaliar o gosto fantasma a intervalos de tempo (intervalos de 1 a 2 minutos são adequados para revelar alterações). Se o fantasma do paciente não for abolido ou na realidade aumentar, então a disgeusia obviamente se origina de uma localização central aos receptores gustatórios. De fato, nós tipicamente vemos intensificação dos fantasmas de estimulação nervosa quando a boca é anestesiada topicamente. Interpretamos isto como um fenômeno de liberação de inibição.

Conseguimos criar paladares fantasmas anestesiando o nervo corda do tímpano (8). Estes fantasmas foram localizados em uma área normal que não estava anestesiada. Pode haver um análogo disto nos pacientes. Lesão localizada do sistema gustatório poderia produzir fantasmas que parecem originar-se de áreas normais.

Em alguns casos, os pacientes não se queixam de um gosto crônico, mas em vez disso se queixam de que o gosto de certos alimentos foi alterado. Se a queixa genuinamente envolver o paladar, considerar a possibilidade de que possam estar envolvidas perdas diferenciais entre as qualidades. Por exemplo, alguns alimentos e bebidas que são adoçados têm gosto desagradavelmente amargo quando o gosto doce é removido. Assim, não é surpreendente que um paciente com uma perda específica da capacidade de sentir gosto doce descreva este como amargo.

PERDA OU ALTERAÇÃO DO PALADAR PRODUZIDA EM LOCAIS VULNERÁVEIS NO SISTEMA GUSTATÓRIO

Na seção a seguir, relacionamos locais vulneráveis no sistema do paladar com algumas das patologias conhecidas do paladar. Quando o sistema do paladar é danificado, o resultado pode ser uma alteração do paladar (comumente uma perda) ou um paladar fantasma.

Língua

Admite-se que as substâncias que alteram o gosto o fazem porque têm efeitos sobre a membrana do paladar. Estas substâncias incluem alimentos, bebidas, pasta de dentes, colutórios e medicações. Uma variedade de alterações de gosto deste tipo foi observada. Por exemplo, o detergente na pasta de dentes altera o paladar (Fig. 25.2) (18). Compostos na alcachofra fazem a água ter gosto doce em alguns indivíduos; *Gymnema sylvestre* (encontrada em uma planta indiana) pode inibir doce. Um dos mais dramáticos destes efeitos é o gosto doce induzido por substâncias ácidas após exposição da língua a bagos da planta *Synsepalum dulcificum* (chamada "fruta milagrosa"). Efeitos de adaptação também alteram o paladar. Por exemplo, adaptação ao paladar doce pode fazer a água ter gosto amargo.

Gosto Venoso

Gosto venoso é um fenômeno que ocorre como resultado da estimulação de locais receptores que ficam no fundo da célula de paladar (*i. e.*, abaixo dos microvilos). Um gosto doce é percebido cerca de 13,5 segundos depois que a sacarina é injetada em uma veia. Similarmente, ácido desidrocólico produzirá um gosto amargo. Isto pode ser a origem das sensações de paladar descritas durante quimioterapia.

Nervos Periféricos

Corda do Tímpano

O nervo corda do tímpano é o mais comumente envolvido em distúrbios do paladar e é identificado pela perda de paladar nos dois terços anteriores da língua. A corda do tímpano deixa a língua com o nervo lingual (NC V), e os dois viajam através do espaço pterigomandibular. O nervo alveolar inferior, que transmite dor dos dentes inferiores, passa através do mesmo espaço; assim, anestesia dentária dirigida para dentro deste espaço pode lesar a corda do tímpano. Além disso, a corda do tímpano pode ser danificada por extrações do terceiro molar.

Otite média aguda ou crônica é a patologia mais comum da orelha média. Embora esta fonte de dano ao paladar fosse bem conhecida no século XIX, só recentemente ela foi reconhecida como uma fonte moderna de lesão do sistema gustatório. O comprometimento viral do nervo facial que pode ocorrer em distúrbios como paralisia de Bell ou síndrome de Ramsay Hunt também pode ser associado a disfunção do paladar e paralisia facial unilateral.

Cirurgia da orelha média ou mastóide, especialmente com exposição do recesso facial, pode produzir perda de paladar temporária ou permanente. Bull (23) avaliou 126 casos nos quais o nervo corda do tímpano foi cortado durante estapedectomia. O corte do nervo tornou a língua anterior ipsolateral completamente desprovida de paladar.

Quando a corda do tímpano é secionada perifericamente aos corpos celulares no gânglio geniculado, é de se esperar degeneração walleriana movendo-se do local da lesão para a periferia. Entretanto, os efeitos sobre os botões gustatórios variam segundo a espécie. Em humanos, o nervo lingual parece sustentar as papilas fungiformes de modo que a língua dos indivíduos nos quais a corda do tímpano foi secionada não parecem anormais (Janjua e Schwartz, observações não publicadas).

Processos infecciosos na cavidade oral raramente produzem perda de paladar, mas comprometimento neoplásico do assoalho da boca, espaço submandibular, ou uma lesão da fossa infratemporal podem produzir esses sintomas. Um sintoma mais notável da doença nestas regiões seria entorpecimento da língua porque o nervo lingual também seria comprometido. Entorpecimento da língua unilateral isolado na ausência de perda do paladar indica uma lesão do nervo trigêmeo. Na ausência de patologia da cavidade oral e entorpecimento lingual, comprometimento da corda do tímpano no osso temporal ou do nervo intermediário no ângulo cerebelopontino deve ser considerado.

Nervo Intermediário

O nervo intermediário é central para os corpos celulares no gânglio geniculado. Assim, se este nervo for cortado, seria de esperar que a degeneração walleriana se move do corte para o sistema nervoso central, não transganglionarmente para a periferia. Processos neoplásicos como neuroma acústico, meningioma ou neuroma do nervo facial são as causas mais comuns de disfunção do nervo intermediário. Ausência de degeneração transganglionar é suportada examinando-se os pacientes após cirurgia de tumor acústico unilateral na qual não houve diferenças no número de papilas fungiformes ou no número de poros de paladar por papilas fungiformes entre os lados operado e não operado.

Nervo Glossofaríngeo

Trauma aos ramos lingual ou faríngeo do NC IX pode ocorrer após tonsilectomia, uvulopalatofaringoplastia ou qualquer inserção de um abridor de boca profundo no qual a base da língua seja comprimida e a parede faríngea lateral seja manipulada ou estirada. Massas cervicais no espaço jugular alto (tumores do corpo carotídeo, carcinoma de células escamosas, abscesso profundo do pescoço) podem alterar a função do NC IX. Seguindo NC IX mais em direção cefálica, as lesões que comprometem diretamente a base do crânio no forame jugular (p. ex., glomo jugular, schwannoma, carcinoma de células escamosas) comprometerão a função do paladar e serão associadas com outras neuropatias de nervos cranianos. Síndrome de Vernet ocorre quando lesões do forame jugular paralisam todos os nervos que atravessam o forame jugular (NC IX, NC X e NC XI). Juntamente com perturbação do paladar, há perda da sensibilidade na distribuição do NC IX e X, parede faríngea e corda vocal ipsolaterais paralisadas, e queda do ombro ipsolateral. Quando um tumor se estende abaixo da base do crânio ou mais profundamente no forame magno, NC XII pode também ser comprometido, causando paralisia lingual ipsolateral e ocasionais fasciculações. Isto é chamado de síndrome de Collet. A síndrome de Villaret envolve uma lesão estendendo-se para fora do forame jugular, que causa comprometimento do tronco simpático e paralisia do NC IX ao NC XII. Esses pacientes exibem ptose, miose e ocasionalmente enoftalmia. Os schwannomas especialmente podem começar intracranianamente no ângulo cerebelopontino para produzir sintomas e disfunção nervosa semelhantes.

Sistema Nervoso Central

Hemorragia pontina unilateral e lesão unilateral do córtex insular rostral dá origem à perda de paladar unilateral no mesmo lado que a lesão. Estas observações desempenharam um papel importante na conclusão assinalada previamente de que o paladar se projeta ipsolateralmente. Perda de paladar por traumatismo cranioencefálico é muitas vezes dito raro (0,4% a 0,5%). Entretanto, a incidência pode ser muito mais alta que isto porque traumatismo cranioencefálico pode produzir perdas de paladar espacialmente distintas que passam despercebidas pelas razões discutidas previamente. Estas perdas de paladar provavelmente são o resultado de uma variedade de tipos de lesão, mas pouco se sabe no momento.

Perda Cumulativa de Paladar

É importante observar que a lesão de uma parte localizada do sistema do paladar pode ocasionalmente levar à perda de paladar que é muito mais grave do que a lesão parece justificar. Isto seria esperado como resultado do fato de que considerável quantidade de lesão pode ocorrer sem quaisquer alterações na experiência de paladar cotidiana do paciente (ver "Interações Dentro do Sistema Nervoso"). Por exemplo, em ocasiões raras, tonsilectomia produz uma perda virtualmente total de paladar apesar de apenas o NC IX ser especialmente vulnerável durante a cirurgia. Nesses casos, o paciente poderia ter tido lesão grave do NC VII (p. ex., como resultado de otite média crônica) antes da cirurgia mas não a ter notado por causa do fenômeno de liberação de inibição discutido previamente. Lesão do NC IX durante a cirurgia então deixaria o paciente sem reserva e a perda de paladar experimentada seria muito mais extensa do que a que pareceria explicada pela cirurgia isoladamente.

FANTASMAS POR LESÃO DE ESTRUTURAS PERIFÉRICAS

Os mecanismos pelos quais a lesão de uma estrutura produz fantasmas não estão completamente compreendidos. Apresentamos aqui uma visão geral sobre paladares fantasmas que foram desenvolvidos como resultado de experiências com anestesia e observações de pacientes. Observamos que os fantasmas associados a lesão de nervos sensitivos proporcionam um paradoxo. Por que a lesão nervosa que bloqueia a condução aumenta, em vez de diminuir, a sensibilidade? Se substituirmos o paladar pela dor, encontramos acordo completo. Não conseguimos explicar este paradoxo, mas documentaremos suas conseqüências para os pacientes.

Nervos Periféricos

Corda do Tímpano

Como dissemos previamente, apesar do fato de os pacientes de Bull (23) perderem o paladar na área inervada pela corda do tímpano cortada, sua queixa mais comum foi um gosto metálico, menos freqüentemente descrito como amargo ou salgado. Mais de a metade destes fantasmas não foram localizados na área inervada pela corda do tímpano secionada, mas em vez disso foram sentidos em toda a boca ou só na ponta da língua. Os fantasmas restantes foram localizados no lado da boca no qual a corda do tímpano foi cortada. Bull (23) observou que em 100 pacientes nos quais o nervo tinha sido estirado, em vez de cortado, os sintomas foram menos notáveis, mas fantasmas metálicos ainda ocorreram. Gostos fantasmas amargos e metálicos foram descritos quando o nervo corda do tímpano foi estirado como resultado do deslocamento de próteses de substituição ossicular. Lavar o meato acústico foi descrito como produzindo um gosto fantasma metálico e sensações de tato em alguns pacientes.

Nervo Intermediário

O nervo intermediário muitas vezes tem que ser sacrificado para permitir a remoção de um neuroma acústico. Fantasmas (geralmente salgados) foram descritos por 13 de 26 pacientes que foram entrevistados após cirurgia de neuroma acústico. Nos pacientes disponíveis para testes, os fantasmas não puderam ser lavados e tirados com água e intensificaram-se após anestesia da boca.

Uma das características mais interessantes dos fantasmas de paladar associados a cirurgia de neuromas acústicos é sua duração. Os pacientes relataram que os fantasmas duraram cerca de 6 meses e então enfraqueceram. Isto está em contraste com a persistência dos fantasmas notada por alguns pacientes cujos nervos corda do tímpano foram cortados.

Nervo Glossofaríngeo

Perda de função das papilas circunvaladas (NC IX) é rara mas pode ocorrer após tonsilectomia ou cirurgia da hipofaringe. Alguns pacientes relataram um gosto fantasma amargo que aumenta com anestesia tópica. Este achado suporta a idéia de que o NC VII normalmente inibe o NC IX.

CAPSAICINA: UMA NOVA MANEIRA DE TRATAR DOR ORAL

A capsaicina estimula dor oral, como sabem os apreciadores de pimenta-longa (*chili*). Entretanto, a capsaicina também tem a propriedade única de dessensibilizar os receptores de dor e tem sido usada como analgésico para uma variedade de fontes de dor dérmica, ainda que com sucesso misto, presumivelmente porque a pele oferece uma barreira à capsaicina. A dessensibilização com capsaicina atua como um analgésico clínico útil para dor oral (24).

OUTROS EFEITOS SOBRE O SENTIDO DO PALADAR

Idade

A crença de que o paladar enfraquece com a idade é comum mas não suportada por uma revisão cuidadosa da literatura psicofísica. Uma das razões por que esta crença sobrevive é que alguns dos estudos de escala supraliminar foram realizados com metodologias que merecem crítica. Na nossa visão, o sumário mais conservador deste trabalho é como se segue. O paladar é muito menos afetado pela idade que a olfação. Usando os estímulos-padrão, sacarose é o mais robusto e ácido cítrico e quinina são os mais tendentes a evidenciar perda, mas essa perda não é grande.

Câncer e Terapias para Câncer

A crença mais antiga de que alguns pacientes de câncer tinham limiares de paladar anormalmente baixos para amargo foi invocada para explicar a aversão à carne, com base em que a carne contém compostos amargos que causariam aversões no paciente supersensível. Este resultado foi amplamente citado, mas é incorreto. Trabalho mais recente focalizado nos efeitos da quimioterapia e radioterapia sobre o paladar mostrou que alguns pacientes perderam o paladar (muitas vezes, temporariamente) e outros pacientes experimentaram fantasmas de paladar como resultado destas terapias.

Medicações

Muitas medicações foram associadas, em relatos de casos, com perda de paladar ou com paladares fantasmas (25); entretanto, mais trabalho nesta área seria valioso, porque estes efeitos podem ter implicações importantes para a fisiologia do paladar e para o tratamento dos pacientes.

Quando medicações são associadas a paladares fantasmas, o clínico deve primeiro avaliar a possibilidade de que a própria medicação seja a origem do gosto. Medicações tomadas oralmente entram no sangue e daí podem entrar no fluido gengival e na saliva. Além disso, elas podem ser degustadas do sangue diretamente (o fenômeno do gosto venoso). As medicações usadas em quimioterapia fornecem excelentes exemplos. Quando drogas são sentidas desta maneira, as sensibilidades do paladar do paciente podem desempenhar um papel na detecção da droga. Por exemplo, seria de esperar que aqueles mais sensíveis geneticamente ao gosto amargo sentiriam mais amargor nas medicações.

Alterações do Paladar com as Doenças

Algumas doenças são consideradas como afetando o sentido do paladar. As causas mais nítidas de efeitos sobre o paladar ocorrem com doença renal, diabetes e depressão (ver referência 26 para revisões).

Nefropatia foi associada a perda de paladar e gostos fantasmas (metálico, amargo). Ocorre melhora com a diálise, o que sugere um papel das toxinas urêmicas que se acumulam com a disfunção renal. Os fantasmas metálico/amargo podem refletir a presença destas toxinas na boca e/ou no sangue.

Diabetes causa neuropatias que afetam os nervos do paladar e outros nervos. Entretanto, o trabalho com indivíduos com uma história familial de diabetes sugere um déficit específico para glicose, além da neuropatia geral do paladar. Este trabalho pode fornecer um marcador genético para uma predisposição ao diabetes. Entretanto, também é de considerável importância para nossa compreensão dos receptores doces. Um déficit específico para glicose sugere que o mecanismo receptor para glicose deve ser diferente daqueles para outros açúcares.

Há alguma evidência de função do paladar reduzida em alguns pacientes deprimidos. Além disso, há alguma evidência de uma associação entre depressão e paladar para PROP.

A literatura sobre distúrbios do paladar e doença é complicada pelo uso de procedimentos psicofísicos que vieram a ser vistos com alguma preocupação. A literatura mais antiga usou medidas de limiares quase exclusivamente, o que limita o valor desses estudos na era moderna.

EFEITOS ADICIONAIS DA LESÃO DO PALADAR

A inibição no sistema do paladar pode servir a uma função mais geral do que previamente suspeitado. O estímulo *(input)* de gosto pode inibir atividades incompatíveis com comer (ânsia, náusea, tosse, soluços etc.). Os *insights* clínicos de Berger et al. (27) desempenharam um papel importante no desenvolvimento destas idéias. Eles observaram que náusea, tosse e soluços estão entre os problemas clínicos que afligem os pacientes de câncer no fim da vida. Como os pacientes de câncer tipicamente sofrem terapias que danificam o paladar, isto levanta a possibilidade de que estes problemas clínicos foram exacerbados pela lesão do paladar. Dado que o paladar também desempenha um papel na preparação do trato gastrointestinal para a chegada de alimento (isto é, as respostas da fase cefálica), a lesão do paladar pode ter também conseqüências gastrointestinais (28).

ENFRENTANDO DISTÚRBIOS DO PALADAR

Síndrome da boca queimando é o único distúrbio no qual o tratamento clínico foi eficaz. Grushka (29) usou clonazepam para reduzir a dor oral em 70% dos pacientes com síndrome da boca queimando. Fantasmas de paladar associados ao distúrbio foram também controlados. Sendo um agonista do ácido gama-aminobutírico (GABA), o clonazepam aumenta a concentração deste neurotransmissor inibitório, dessa maneira simulando a inibição do paladar.

Infelizmente, na maioria dos casos, mesmo se a causa do distúrbio do paladar for conhecida, há poucas terapias eficazes. Assim, o objetivo principal do clínico pode freqüentemente ser ajudar os pacientes a enfrentarem estes distúrbios (30). Os pacientes com distúrbios do paladar os enfrentam por meio de adaptações cognitivas exatamente do mesmo modo que aqueles experimentando outros distúrbios crônicos. Eles encontram significado no distúrbio, encontram benefícios nele, e fazem comparações com outros que são menos afortunados. As tentativas dos pacientes para encontrar a causa dos distúrbios desempenham um papel no enfrentamento. Culpar-se pela afecção associa-se ao melhor ajustamento.

Alguns tipos de apoio para os pacientes claramente não são úteis. O distúrbio não deve ser menosprezado nem deve ser atribuído a causas psicológicas. Suporte psicológico, no entanto, pode ser de valor para ajudar o paciente a lidar com o estresse produzido pelos sintomas.

AGRADECIMENTOS

Apoiado em parte pelas bolsas dos National Institutes of Health DC00283 e DC03003. Agradecemos a Ralph Norgren e Thomas Pritchard suas contribuições para a Figura 25.1 e para a discussão da anatomia do paladar no sistema nervoso central.

PONTOS IMPORTANTES

- Existem quatro qualidades genuínas de gosto: salgado, doce, azedo e amargo. Sabor (*flavor*), que muitas vezes é erradamente chamado gosto, é a combinação de gosto e cheiro.

- O prazer ou desprazer associado ao gosto parece ser intrínseco do cérebro e está presente ao nascimento.

- Há diferenças genéticas nas capacidades dos segmentos da população de degustar e perceber ardência oral (p. ex., pimenta-longa) e tato oral (p. ex., gorduras).

- Há dois tipos de distúrbios do paladar: perda do paladar, que pode ser parcial (*i. e.*, hipogeusia) ou total (*i. e.*, ageusia), e paladares fantasmas, que são gostos experimentados na ausência de estimulação franca (*i. e.*, disgeusia).

- O paladar permanece robusto durante toda a vida, mas é afetado por muitas doenças e traumatismos. Pessoas idosas têm uma probabilidade aumentada de ter tido uma ou mais destas doenças e traumatismos simplesmente porque viveram mais anos. Muitos dos idosos têm o sentido do paladar intacto, mas também há mais distúrbios do paladar entre eles do que nos jovens.

- Alterações no limiar de paladar não predizem necessariamente alterações nas medidas supralimiares. Como o sintoma mais importante nos pacientes são alterações nas capacidades de paladar supralimiares, a avaliação clínica deve depender de medidas supralimiares.

- As células receptoras de gosto sofrem giro contínuo e são substituídas a partir das células basais.

- Os botões de paladar na língua são encontrados nas papilas fungiformes, que são inervadas pelo nervo corda do tímpano (VII); nas papilas circunvaladas e foliadas, que são inervadas pelo nervo glossofaríngeo (IX); na margem entre os palatos duro e mole, inervada pelo nervo petroso superficial maior (VII); e na superfície laríngea da epiglote, inervada pelo nervo vago (X).

- As fibras de paladar dos nervos cranianos VII, IX e X terminam no núcleo solitário rostral no bulbo. Daí, a via do paladar viaja ipsolateralmente para o núcleo ventropóstero-medial no tálamo e para o córtex.

- O sistema do paladar funciona por um equilíbrio de mensagens neurais excitatórias e inibitórias. Esta "fiação" mantém a percepção do paladar relativamente normal, mesmo se grandes partes do sistema do paladar forem danificadas.

REFERÊNCIAS

1. Engen T. The perception of odors. New York: Academic Press, 1982. 2. Finger TE. Cell types and lineages in taste buds. *Chem Senses* 2005;30[Suppl 1]:54-i55.
3. Scott K. The sweet and the bitter of mammalian taste. *Curr Opin Neurobiol* 2004;14:423-427.
4. Zhang Y, Hoon MA, Chandrashekar J, et al. Coding of sweet, bitter, and umami tastes: different receptor cells sharing similar signaling pathways. *Cell* 2003;112:293-301.
5. Pfaffmann C. The sensory coding of taste quality. *Chem Senses Flavor* 1974;1:5-8.
6. Pritchard TC, Macaluso DA, Eslinger PJ. Taste perception in patients with insular cortex lesions. *Behav Neurosci* 1999;113:663-671.
7. Lehman CD, Bartoshuk LM, Catalanotto FC, et al. The effect of anesthesia of the chorda tympani nerve on taste perception in humans. *Physiol Behav* 1995;57:943-951.
8. Yanagisawa K, Bartoshuk LM, Catalanotto FA, et al. Anesthesia of the chorda tympani nerve and taste phantoms. *Physiol Behav* 1998;63:329-335.
9. Tie K, Fast K, Kveton J, et al. Anesthesia of chorda tympani nerve and effect on oral pain. *Chem Senses* 1999;24:609.
10. Snyder DJ, Duffy VB, Chapo AK, et al. Food preferences mediate relationships between otitis media and body mass index. *Appetite* 2003;40:360.
11. Prutkin JM, Duffy VB, Etter L, et al. Genetic variation and inferences about perceived taste intensity in mice and men. *Physiol Behav* 2000;69:161-173.
12. Kim UK, Jorgenson E, Coon H, et al. Positional cloning of the human quantitative trait locus underlying taste sensitivity to phenylthiocarbamide. *Science* 2003;299:1221-1225.
13. Basson MD, Bartoshuk LM, Dichello SZ, et al. Association between 6-n-propylthiouracil (PROP) bitterness and colonic neoplasms. *Dig Dis Sci* 2005;50:483-489.
14. Duffy VB, Lucchina LA, Bartoshuk LM. Genetic variation in taste: potential biomarker for cardiovascular disease risk? In: Prescott J, Tepper BJ, eds. *Genetic variations in taste sensitivity: measurement, significance and implications.* New York: Dekker, 2004:195-228.
15. Duffy VB, Davidson AC, Kidd JR, et al. Associations between PTC/PROP gene, 6-N-propylthiouracil (PROP) bitterness and alcohol intake. *Alcohol Clin Exp Res* 2004;28:1629-1637.
16. Fischer R, Griffin F, Kaplan AR. Taste thresholds, cigarette smoking, and food dislikes. *Medicina Experimentalis* 1963;9:151-167.
17. Grushka M, Bartoshuk LM. Burning mouth syndrome and oral dysesthesias. *Can J Diagn* 2000;17:99-109.
18. DeSimone JA, Heck GL, Bartoshuk LM. Surface active taste modifiers: a comparison of the physical and psychophysical properties of gymnemic acid and sodium lauryl sulfate. *Chem Senses* 1980; 5:317-330.
19. Bartoshuk LM. The psychophysics of taste. *Am J Clin Nutr* 1978;31:1068-1077.
20. Bartoshuk LM, Rifkin B, Marks LE, et al. Taste and aging. *J Gerontol* 1986;41:51-57.
21. Snyder DJ, Fast K, Bartoshuk LM. Valid comparisons of suprathreshold stimuli. *J Consciousness Stud* 2004;11:40-57.
22. Kveton JF, Bartoshuk LM. The effect of unilateral chorda tympani damage on taste. *Laryngoscope* 1994; 104:25-29.
23. Bull TR. Taste and the chorda tympani. *J Laryngol Otol* 1965;79:479-493.
24. Berger A, Henderson M, Nadoolman W, et al. Oral capsaicin provides temporary relief for oral mucositis pain secondary to chemotherapy/radiation therapy. *J Pain Symptom Manage* 1995; 10:243-248.
25. Schiffman SS, Zervakis J. Taste and smell perception in the elderly: effect of medications and disease. *Adv Food Nutr Res* 2002;44:247-346.
26. Getchell TV, Doty RL, Snow JB, et al., eds. *Smell and taste in health and disease.* New York: Raven Press, 1991:883.
27. Berger AM, Portenoy RK, Weissman DE, eds. *Principles and practice of palliative care and supportive oncology.* Philadelphia: Lippincott, Williams & Wilkins, 2002.
28. Bartoshuk LM, Snyder DI, Grushka M, et al. Taste damage: previously unsuspected consequences. *Chem Senses* 2005;30[Suppl 1]:i218-i219.

29. Grushka M, Epstein J, Mott A. An open-label, dose escalation pilot study of the effect of clonazepam in burning mouth syndrome. *Oral Surg Oral Med Oral Pathol Oral Radiol Endod* 1998; 86:557-561.

30. Tennen H, Affleck G, Mendola R. Coping with smell and taste disorders. In: Getchell TV, *et al.*, eds. *Smell and taste in health and disease.* New York: Raven Press, 1991:787-802.

CAPÍTULO 26

Estomatite

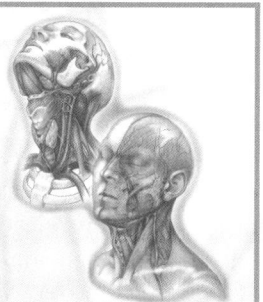

Steven B. Aragon ▪ Bruce W. Jafek ▪ Steve Johnson

Estomatite é inflamação da mucosa oral que pode comprometer a mucosa bucal, gengiva fixa ou não fixa, mucosa labial, palato, língua e assoalho da boca. Este capítulo revê as causas virais e fúngicas comuns de estomatite e descreve os padrões imunológicos e tipos de lesões vesiculobolhosas que um médico pode encontrar. As manifestações orais mais comuns do vírus da imunodeficiência humana (HIV) e da síndrome de imunodeficiência adquirida (AIDS) são revistas brevemente neste capítulo.

HERPES

O vírus herpes *simplex* (HSV) é um grande vírus icosaédrico com invólucro que contém DNA bifilamentar linear. Mais de 50 herpesvírus foram descritos; entretanto, a maioria das lesões orais é resultado do tipo 1 (HSV-1) e ocasionalmente do tipo 2 (HSV-2).

Etiologia

HSV-1 é mais comumente associado a lesões orais, enquanto HSV-2 é usualmente associado a lesões genitais. Entretanto, HSV-2 também pode causar lesões orais, e até 15% a 30% das infecções por HSV genitais primárias podem ser devidas a HSV-1. Infecções oral e genital concomitantes podem ocorrer com HSV-1 ou HSV-2. De 0,75% a 10% dos adultos eliminam periodicamente HSV infeccioso na saliva, e eliminação genital assintomática ocorre comumente. Infecção HSV dos dedos (panarício herpético) pode levar à disseminação oculta da infecção a partir de profissionais de saúde para pacientes soronegativos. A transmissão do HSV é quase sempre através do contato íntimo com líquidos corporais infectados (1). A infecção primária tipicamente ocorre através da penetração da mucosa oral, e apenas uma pequena porcentagem das pessoas mostrará sinais e sintomas de doença sistêmica neste momento. O tempo de incubação em geral é 7 dias, mas a variação é 1 a 26 dias.

O vírus migra ao longo da bainha periaxonal do nervo trigêmeo para o gânglio trigeminal, onde fica adormecido até a reativação. A reativação do vírus na fase latente foi atribuída a uma variedade de estímulos, incluindo exposição ao sol, estresse emocional e trauma.

Características Clínicas

As duas manifestações clínicas principais das infecções HSV são gengivoestomatite herpética primária e infecções HSV recorrentes ou secundárias. A gengivoestomatite herpética primária comumente é vista em crianças soronegativas e ocasionalmente em adultos sem exposição prévia ao HSV. Cerca de 1% da população manifesta o quadro clínico completo da gengivoestomatite herpética. Estomatite e faringite são as manifestações clínicas mais freqüentes de infecções HSV-1 primárias e ocasionalmente de infecções HSV-2. A infecção pode ser acompanhada por febre, artralgia, mal-estar, cefaléia, linfadenopatia cervical, úlceras orais e gengivite. Os adultos com gengivoestomatite primária são em geral muito mais sintomáticos que as crianças. Coleções de pequenas vesículas podem ocorrer em qualquer superfície mucosa (p. ex., língua, lábios, palato, mucosa bucal, faringe), em oposição à forma recorrente da doença, na qual as lesões são limitadas ao palato duro e à gengiva fixa. As pequenas vesículas geralmente se rompem em 24 horas, deixando um bordo eritematoso com uma membrana de cobertura cinzenta. Novas lesões continuam a aparecer durante 7 dias e curam-se em 7 a 14 dias sem formar cicatriz. A gengiva pode mostrar-se extremamente vermelha e inchada com necrose da papila interdentária. Depois de 7 a 14 dias, a infecção primária percorreu seu curso e o vírus invadiu os gânglios dos nervos trigêmeos, onde permanece latente até a reativação. Estudos sorológicos nos Estados Unidos mostraram que até 60% das crianças foram expostas ao vírus até os 10 anos, com um aumento para 90% pela idade de 50 anos.

As taxas de recorrência da infecção HSV oral variam de 16% a 45%. A maioria das pessoas com infecções recorrentes sofreu infecções primárias subclínicas prévias. A reativação do vírus no seu estado latente pode ser desencadeada por luz ultravioleta, estresse, febre, frio, fadiga, imunossupressão, trauma, menstruação e lábios ressecados. As lesões geralmente são localizadas na junção mucocutânea dos lábios (i. e., herpes labial) e ocasionalmente intra-oralmente ou na mucosa ceratinizada fixa (i. e., palato duro e gengiva fixa). O tamanho da lesão corresponde ao campo sensitivo do neurônio infectado. Sintomas prodrômicos incluindo ardência, prurido, formigamento e dor ocorrerão em 60% dos casos no local da lesão antes que a lesão realmente ocorra. Classicamente, aparecem coleções de úlceras dolorosas, ulceram-se e coalescem para formar úlceras superficiais (Fig. 26.1). Estas lesões geralmente se curam em 1 a 2 semanas sem formar cicatriz. A reativação do HSV-1 pode resultar em lesões abortadas, que podem consistir apenas em sintomas prodrômicos e eritema, ou sintomas prodrômicos com uma pápula que não se ulcera e forma crosta. O tempo de maior infectividade e dor é quando a lesão se ulcera pela primeira vez; a eliminação de partículas virais infecciosas e a dor declinam rapidamente à medida que a lesão desenvolve uma crosta.

Histopatologia

As vesículas herpéticas são localizadas intra-epidermicamente e são formadas por "degeneração em balão" das células epiteliais. As células epiteliais infectadas podem conter um único núcleo, ou as células infectadas podem fundir-se para formar células gigantes multinucleadas. Esfregaços citológicos obtidos cedo na infecção mostram um núcleo que é homogêneo e vítreo, com o material nuclear empurrado para o perímetro da célula. As características citológicas são perdidas brevemente depois que as vesículas se romperam. As infecções HSV provocam uma resposta imune celular e humoral. A imunidade celular é mais importante para restringir a replicação e a disseminação virais, mas é incapaz de eliminar o vírus dos gânglios trigeminais.

Diagnóstico Diferencial

O diagnóstico da gengivoestomatite herpética primária é claramente evidente a partir das características clínicas. A suspeita clínica pode ser confirmada por culturas virais (2 a 4 dias são necessários para a identificação positiva). A identificação da espécie pode ser realizada pelo uso de anticorpos monoclonais ou por técnicas de hibridação de DNA. A gengivoestomatite primária pode ser confundida com pequenas úlceras aftosas, eritema multiforme ou gengivite ulcerativa necrosante aguda (infecção de Vincent). As úlceras aftosas não passam por um estádio vesicular e normalmente são compostas de uma única úlcera oval localizada em gengiva não fixa. As úlceras orais do eritema multiforme são muito maiores, não têm um estádio vesicular e afetam menos comumente a gengiva. A infecção de Vincent não tem um estádio vesicular; suas lesões são limitadas à gengiva e ela envolve necrose da gengiva papilar e marginal.

Tratamento

Em hospedeiros imunocompetentes, as lesões orais de HSV usualmente são tratadas com tratamento suportivo com hidratação adequada, analgésicos e antipiréticos. Antibióticos podem ser usados para prevenir ou tratar infecções bacterianas secundárias. Aciclovir (Zovirax), um potente inibidor da DNA polimerase, tornou-se disponível no fim dos 1970. Nos meados dos 1990, o valaciclovir (Valtrex) e o fanciclovir (Famvir), prodrogas do aciclovir com biodisponibilidade melhorada, tornaram-se disponíveis. Penciclovir (Denavir, Vectavir), um novo análogo nucleosídico, tem excelente atividade para ambos HSV-1 e HSV-2 (1,2). Herpes labial pode ser tratado com aciclovir creme 5% a cada 2 h durante 5 dias ou penciclovir creme 1% a cada 2 h durante 4 dias. Se usadas precocemente na fase prodrômica, as medicações tópicas podem encurtar ou abortar a recorrência do herpes labial. Os casos graves podem ser tratados com medicações orais: aciclovir, 400 mg 3 vezes ao dia durante 5 dias; fanciclovir, 500 mg 2 vezes ao dia durante 5 dias. As infecções HSV recorrentes em pacientes imunocomprometidos são mais graves e duram mais tempo que aquelas na população geral.

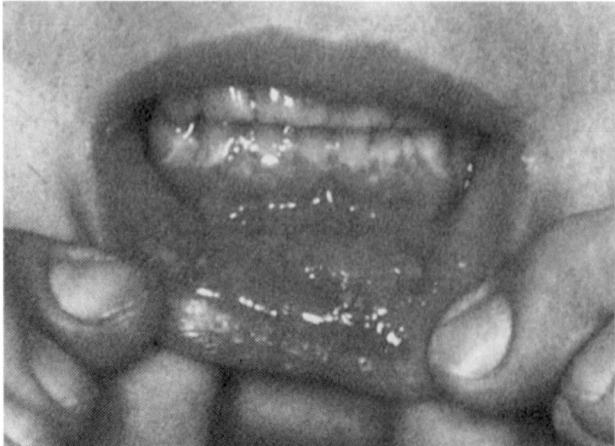

Figura 26.1
Ulceração oral pelo vírus herpes *simplex* com bordo eritematoso. (Cortesia do Dr. Robert O. Greer.)

Os pacientes imunocomprometidos com herpes labial podem ser tratados com aciclovir, 400 mg VO, 5 vezes ao dia durante 14 a 21 dias, ou 5 mg/kg em infusão intravenosa (IV) a cada 8 h durante 7 dias. Outros agentes podem incluir fanciclovir, 500 mg VO, 2 vezes ao dia durante 7 dias, ou valaciclovir, 1 g VO, 3 vezes ao dia durante 7 dias.

VARICELA ZOSTER

O vírus varicela zoster (VZV) é um membro da família dos herpesvírus. A infecção primária causada pelo VZV em pessoas soronegativas é a varicela (catapora). A doença secundária é conhecida como herpes-zóster (cobreiro) e é o resultado da reativação do VZV latente.

Varicela

Etiologia

Acredita-se que a transmissão da varicela seja predominantemente pela inspiração de gotículas respiratórias contaminadas e menos comumente pelo contato direto. O período de incubação é de cerca de 2 semanas, tempo durante o qual o vírus prolifera. A resultante viremia e disseminação à pele e outros órgãos produzem as manifestações da doença.

Características Clínicas

Cefaléia, febre, calafrios e mal-estar podem acompanhar a erupção cutânea, que afeta o tronco, a cabeça e o pescoço. A erupção cutânea desenvolve-se para uma erupção vesicular que se torna pustulosa e eventualmente forma uma crosta superficial. A infecção limitada dura 7 a 10 dias. Ondas repetidas de viremia podem levar a coleções sucessivas de vesículas. As lesões orais podem demonstrar pequenas vesículas que rapidamente levam a úlceras com uma margem eritematosa, mais comumente comprometendo a mucosa bucal, o palato e a faringe. Estas úlceras podem assemelhar-se a úlceras aftosas, mas são menos dolorosas.

Tratamento

A vacinação contra a varicela foi introduzida no esquema de imunização dos lactentes dos Estados Unidos em 1995. Adultos também podem beneficiar-se com a vacinação, especialmente se em ambientes de alto risco como contextos de cuidado-dia, instituições educacionais ou residentes e equipe em contextos institucionais. Os indivíduos com uma história de catapora não necessitam a vacina, embora em virtude da falta de exposição à varicela quando crianças, infecções zoster possam desenvolver-se nos idosos mais freqüentemente do que antes (3). O tratamento é geralmente suportivo nas crianças sadias de 2 a 12 anos de idade. Adolescentes e adultos jovens podem ser tratados com aciclovir, 800 mg, 5 vezes por dia por 5 a 7 dias, ou valaciclovir, 100 mg VO, 3 vezes ao dia durante 5 dias.

Zoster

Etiologia

VZV pode viajar ao longo dos nervos sensitivos para o gânglio sensitivo durante a infecção primária. Reativação de VZV latente é incomum, mas a incidência é aumentada em estados de imunossupressão como malignidade, trauma, terapia medicamentosa, radioterapia ou tratamento com esteróides em altas doses.

Características Clínicas

Zoster ocorre principalmente em adultos e indivíduos imunocomprometidos, resultando em neuralgia pósherpética. Os nervos sensitivos da cabeça, do pescoço e do tronco são mais comumente afetados. Febre e mal-estar acompanham a dor espontânea e à palpação ao longo do trajeto do nervo comprometido, em geral unilateralmente em um padrão dermatomal. Vários dias depois dos sintomas prodrômicos, uma erupção maculopapular fina desenvolve-se ao longo do dermátomo afetado. A erupção rapidamente se torna vesicular, pustulosa e a seguir ulcerativa. Remissão usualmente ocorre em várias semanas. Comprometimento das membranas mucosas normalmente ocorre depois das lesões cutâneas, mas lesões orais ocasionalmente podem ocorrer sem comprometimento da pele. Os ramos do nervo trigêmeo (mais comumente o oftálmico) freqüentemente são afetados. Comprometimento dos nervos facial e acústico resulta na síndrome de Ramsay Hunt, na qual são encontradas paralisia facial, zumbido, vertigem e surdez com vesículas na orelha externa. A complicação de longe mais comum do herpes-zóster é neuralgia pós-herpética, manifestada como dor intratável.

Tratamento

Além de terapia suportiva, o seguinte tratamento oral é útil: valaciclovir, 1.000 mg 3 vezes ao dia durante 7 dias; fanciclovir, 500 mg a cada 8 h durante 7 dias; ou aciclovir, 800 mg 5 vezes ao dia durante 7 a 10 dias. As infecções menos graves no imunocomprometido podem receber aciclovir, 800 mg 5 vezes por dia durante 7 a 10 dias, enquanto o paciente mais gravemente infectado deve receber aciclovir, 10 a 12 mg/kg em infusão IV a cada 8 h durante 7 a 14 dias.

GENGIVITE DESCAMATIVA

A gengivite descamativa é uma entidade clínica caracterizada por descamação eritematosa difusa, ulceração e possível formação de bolhas afetando gengiva livre e fixa (Fig. 26.2). A extensão do comprometimento gengival varia. Ocasionalmente, o eritema predomina com descamação mínima e, em outros casos, o epitélio pode ser facilmente descascado e separado das áreas não-ulceradas. Gengivite descamativa é uma manifestação de diversas doenças (Tabela 26.1). *Lichen planus* erosivo, penfigóide cicatricial e *pemphigus vulgaris* são as doenças subjacentes à maioria dos casos. Também implicadas são a psoríase, penfigóide bolhoso, dermatite herpetiforme e reações a drogas. Uma vez que estas doenças podem ser vistas inicialmente com o quadro comum de gengivite descamativa, uma biopsia incisional geralmente é necessária para fazer o diagnóstico definitivo.

Testes de imunofluorescência direta e indireta são úteis para diferenciar muitas das lesões vesiculobolhosas clinicamente semelhantes. Imunofluorescência direta é usada para detectar a presença de anticorpo ou complemento ligado a amostras de tecidos. Anticorpos marcados com fluoresceína a imunoglobulinas humanas e complemento são adicionados à amostra de tecido, onde eles se ligam à imunoglobulina G (IgG), IgA, IgM e complemento. Os padrões de imunofluroescência podem definir ainda mais as diferentes entidades (Figs. 26.3 e 26.4) e podem ser limitados à substância intercelular epitelial, como no *pemphigus vulgaris*, ou à membrana basal, como no penfigóide cicatricial. O espécime fresco de biopsia deve ser colocado em uma solução de retenção (p. ex., solução de Michel) para transporte, permitindo aos anticorpos marcados com fluoresceína incubar com o tecido da biopsia. A imunofluorescência indireta mede os anticorpos circulantes no soro do paciente. Os anticorpos no soro do paciente reagem com tecido controle normal, o que é a seguir marcado com anticorpos com fluoresceína aos anticorpos séricos ligados ao tecido controle. Exemplos de identificação por imunofluorescência indireta positiva incluem pênfigo e penfigóide bolhoso.

TABELA 26.1
DOENÇAS QUE CAUSAM GENGIVITE DESCAMATIVA

Lichen planus
Penfigóide cicatricial
Pemphigus vulgaris
Penfigóide bolhoso
Dermatite herpetiforme
Reações medicamentosas

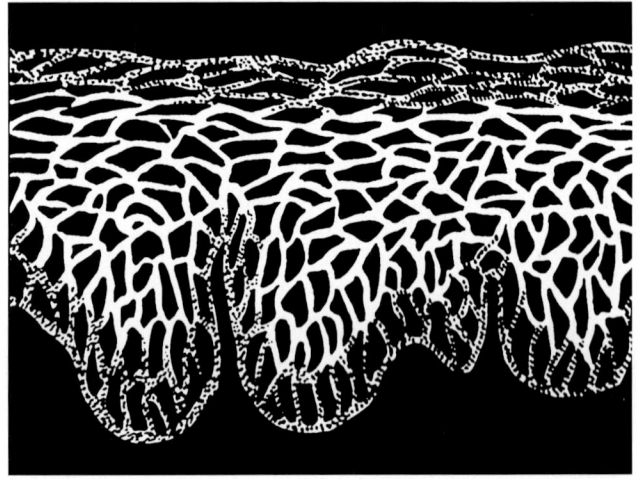

Figura 26.3
Imunofluorescência direta limitada à substância intercelular epitelial conforme vista no *pemphigus vulgaris*.

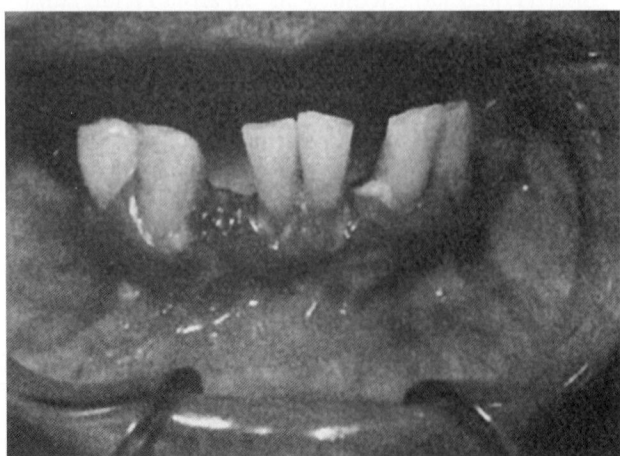

Figura 26.2
Gengivite descamativa mostrando descamação eritematosa difusa e ulceração da gengiva.

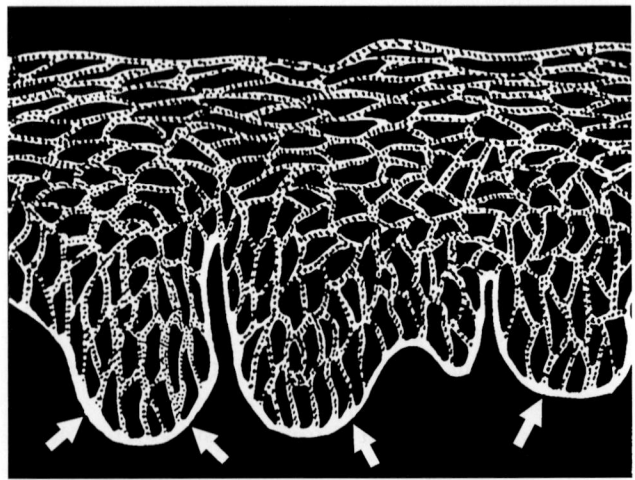

Figura 26.4
Imunofluorescência direta limitada principalmente à membrana basal no penfigóide cicatricial.

LÚPUS ERITEMATOSO

Etiologia

O lúpus é considerado o resultado de um processo auto-imune no qual os mecanismos humorais e mediados por células do sistema imune são afetados, possivelmente influenciados por fatores genéticos ou virais. Um grande número de auto-anticorpos contra vários antígenos celulares no núcleo e no citoplasma das células foi identificado no soro e no tecido ligados a antígenos. Complexos antígeno-anticorpo que iniciam a cascata do complemento e da inflamação encontrados no soro são responsáveis pelas múltiplas manifestações em órgãos. Os complexos imunes não são removidos inteiramente pelo sistema reticuloendotelial e persistem para ficar depositados na camada subepitelial, iniciando uma reação inflamatória.

Características Clínicas

O lúpus eritematoso pode ser dividido em dois subconjuntos: lúpus eritematoso sistêmico (LES) agudo e lúpus eritematoso discóide (LED) crônico. Ambos podem afetar a mucosa oral.

O LED afeta mais freqüentemente mulheres na terceira à quinta décadas de vida. É a forma menos agressiva de lúpus e os pacientes geralmente são assintomáticos. As superfícies cutâneas e mucosas (p. ex., face, mucosa oral, dorso e extremidades) são afetadas sem comprometimento visceral. As lesões na pele aparecem como placas eritematosas elevadas com margens hiperpigmentadas. As lesões crescem perifericamente com cura central e formação de cicatriz, deixando áreas hipopigmentadas ou áreas de alopecia permanente nas áreas pilosas. Manifestações orais são encontradas em cerca de 25% dos pacientes com LED. A mucosa bucal, gengiva, mucosa labial e bordos vermelhões são as áreas mais comumente comprometidas. Placas eritematosas ou erosões podem desenvolver-se para ulcerações dolorosas superficiais. Delicadas estrias ceratóticas brancas são vistas freqüentemente radiando da margem da lesão. Pápulas ceratóticas também podem ser vistas nas lesões. O diagnóstico das lesões orais pode não ser óbvio baseando-se na sua aparência clínica, mas elas são suspeitas na presença de lesões cutâneas. Manifestações oculares na forma de placas eritematosas podem afetar a pálpebra inferior, o que pode resultar em erosão da margem da pálpebra e desenvolvimento de ectrópio ou simbléfaro. Embora improvável, existe uma pequena possibilidade de progressão do LED para LES, ou o LED pode ser a apresentação inicial do LES.

O diagnóstico do LES é baseado em um paciente com pelo menos quatro dos 11 critérios propostos pela American Rheumatism Association com um anticorpo antinuclear (ANA) sérico positivo (4). Estes critérios incluem erupção malar (erupção vermelha da região malar e ponte do nariz), erupção discóide (erupção escamosa vermelha em face, couro cabeludo, braços ou tórax), fotossensibilidade, úlceras orais, artrite, serosite (pleurisia), e fatores renais (proteinúria ou cilindros celulares ou ambos), neurológicos (convulsões ou psicose), hematológicos (diminuição nos eritrócitos ou plaquetas), imunológicos (teste de anti-DNA positivo), e ANA positivo. LES é caracterizado pelo comprometimento de múltiplos sistemas de órgãos com lesões cutâneas e orais brandas. Lesões orais são estimadas como ocorrendo em cerca de 40% dos pacientes com LES. Múltiplos anticorpos contra antígenos nucleares e citoplasmáticos (ANA, SS-A, SS-B) produzem complexos antígeno-anticorpo no soro ou em tecidos-alvos, resultando nas manifestações sistêmicas. O comprometimento cutâneo produz a clássica "erupção em borboleta" sobre os processos malares e a ponte do nariz. A erupção em borboleta malar também é vista com LED. Face, mãos e tronco podem ser comprometidos, sem formação de cicatriz. Os sintomas iniciais de febre, perda de peso e mal-estar são seguidos por comprometimento articular, renal, cardíaco e pulmonar. O comprometimento renal pode resultar em glomerulonefrite, que é a mais comum causa de morte em pacientes com LES. As lesões orais são semelhantes às vistas no LED. Mucosa não-ceratinizada, que cobre o palato mole, lábios, bochechas e processo alveolar até a gengiva, é comprometida predominantemente por lesões discóides crônicas, e a mucosa ceratinizada no palato duro e na gengiva é comprometida por lesões agudas. As lesões orais encontradas no LES parecem ser o resultado da degeneração vacuolar dos ceratinócitos basais, não devida a vasculite, como são muitos dos efeitos do lúpus eritematoso.

O teste de triagem para LES é o teste fluorescente para ANAs; o teste é positivo em mais de 98% dos pacientes com LES mas não é específico de LES. ANAs contra DNA monofilamentar ou bifilamentar, RNA, proteínas nucleares e complexos de proteínas e ácidos nucléicos podem resultar em um teste de ANA positivo.

Histopatologia

As características microscópicas constantes do LED incluem áreas de hiperparaceratose alternando com áreas de atrofia epitelial, degeneração liquefativa da camada de células basais, infiltração linfocitária no tecido conjuntivo superficial e profundo com manguito perivascular, obstrução e dilatação foliculares, e edema da submucosa com dilatação vascular. Diagnosticamente, o achado microscópico mais importante é a alteração na interface; as células basais parecem ser o principal alvo na doença de pele e membranas mucosas. Embora os achados histológicos no LES sejam semelhantes àqueles no LED, as lesões no LES revelam doença degenerativa mais grave e infiltrado de células inflamatórias menos evidentes. A predileção por deposição de imunoglobulina e complementos na membrana basal (*i. e.*, a banda de lúpus) está presente nas lesões cutâneas e mucosas no LED e no LES. O teste da banda de lúpus tem um valor preditivo negativo de 98%, sensibilidade de 93%, especificidade de 87%, e um valor preditivo positivo de 64% para LES. Para LED, o valor preditivo negativo é 32%; sensibilidade, 58%; especificidade, 87%; e valor preditivo positivo, 95%. Isto sugere que o teste da banda de lúpus é altamente efetivo para excluir doença não-LES. Embora o teste da banda de lúpus tenha um alto valor preditivo positivo para LED, as características clínicas e a histopatologia são consideradas melhores para estabelecer a doença. Imunofluorescência direta da membrana basal em tecido mucoso não comprometido clinicamente é positivo em 24% e 3% dos casos de LES e LED, respectivamente. O ensaio de imunofluorescência direta da zona de membrana basal é positivo em 42% e 50% dos casos de LES e LED, respectivamente, na conjuntiva não comprometida. No LES, os achados microscópicos são similares àqueles do LED mas com menos obstrução e dilatação folicular, hiperceratose, menos células mononucleares e mais atrofia epidérmica. LESC também tem um padrão único de imunofluorescência de partículas "semelhantes a poeira" de IgG depositadas na epiderme, região subdérmica e infiltrado celular dérmico nas biopsias de 32% dos pacientes com LESC.

Diagnóstico Diferencial

Embora lúpus e *lichen planus* possam exibir estrias, as estrias do lúpus eritematoso são mais sutis. Além disso, o *lichen planus* geralmente não compromete a parte anterior da mucosa bucal sem também comprometer a superfície posterior ou a mucosa do palato a não ser que apareça extensamente na boca. As ulcerações do lúpus eritematoso podem assemelhar-se às do *pemphigus vulgaris*, penfigóide cicatricial, eritema multiforme e reações adversas a drogas. Apresentação clínica e biopsia são geralmente suficientes para diferenciar lúpus eritematoso destas entidades. Ademais, a testagem sorológica para ANA pode estabelecer ou rejeitar LES e o teste da banda de lúpus pode excluir condições não-LES (Tabela 26.2).

Tratamento

Exposição à luz solar deve ser minimizada em todos os tipos de lúpus eritematoso e devem ser usados filtros solares que bloqueiem ambos UV-A e UV-B. As lesões orais do LED geralmente não exigem tratamento. As lesões cutâneas do LED podem ser tratadas com corticosteróides tópicos como hidrocortisona creme 1% (Topicort 1%) ou fluocinonida 0,05% (Lidex cream). Esteróides intralesionais como triancinolona (Aristocort), 5 mg/mL uma vez por mês, também podem ser úteis. Casos graves de LED podem necessitar corticosteróides sistêmicos. LES não progressivo brando pode necessitar apenas tratamento suportivo. Exacerbações brandas podem ser controladas com medicações antiinflamatórias não esteróides (DAINEs) ou drogas antimalárcias (p. ex., cloroquina, 200 a 400 mg/dia, ou hidroxicloroquina, 250 a 500 mg/dia). Os pacientes de LES com comprometimento de múltiplos órgãos ou doença progressiva geralmente necessitam tratamento esteróide sistêmico. Prednisona, 0 a 20 mg/dia ou tanto quanto 200 mg/dia (seguido por diminuição gradual à dose mínima de manutenção) pode ser necessária. Metotrexato (7,5 mg/dia) é útil para pacientes com LES resistente à terapia corticosteróide. Ciclofosfamida e azatioprina são os dois agentes citotóxicos mais comumente usados em combinação com terapia esteróide com importante comprometimento de órgãos (5) (Tabela 26.3).

PENFIGÓIDES

Os penfigóides podem ser caracterizados em dois grupos principais, penfigóide cicatricial e penfigóide bolhoso. Ambas estas entidades são doenças de células B auto-imunomediadas que formam vesículas e bolhas. Auto-anticorpos atacam diferentes moléculas dentro da zona de membrana basal (ou a lâmina lúcida ou a lâmina densa), resultando em uma perda de fixação ao, e separação do, epitélio da zona de membrana basal e a formação de uma vesícula ou bolha subepitelial (6).

Penfigóide Cicatricial

Etiologia

Penfigóide cicatricial é uma doença bolhosa crônica das membranas mucosas e ocasionalmente da pele. O penfigóide cicatricial pode comprometer a mucosa oral, conjuntiva ou outras membranas mucosas. É uma doença auto-imune com anticorpos à lâmina lúcida e ocasionalmente à lâmina densa da zona de membrana basal. Os auto-anticorpos ligam-se ao antígeno na lâmina lúcida e ativam o complemento. Os componentes do complemento são quimiotáticos, atraindo células inflamatórias que liberam enzimas que degradam a lâmina lúcida. O resultado é a separação na lâmina lúcida entre a lâmina basal e o epitélio sobrejacente, formando vesículas subepidérmicas.

TABELA 26.2 — DIAGNÓSTICO

Diagnóstico	Características Clínicas	Testes
Gengivoestomatite herpética primária	Comumente crianças; coleções de pequenas vesículas orais que se rompem rapidamente e curam-se em 7-14 dias	Esfregaços citológicos
Varicela (catapora)	Erupção vesicular torna-se pustulosa comprometendo cabeça, pescoço, tronco; úlceras orais com uma margem eritematosa	
Herpes recorrente (herpes labialis)	Precipitado por fatores-gatilho (exposição ao sol, estresse emocional, trauma etc.), ocorre na junção mucocutânea dos lábios, coleções de vesículas que se rompem, deixando pequenas úlceras	
Herpes-zóster	Comumente em adultos, hospedeiros imunocomprometidos; erupção cutânea maculopapular ao longo de um dermátomo desenvolve-se para lesões vesiculares, pustulosas e ulcerativas	
Lúpus eritematoso discóide	Forma menos agressiva de lúpus, afetando mais freqüentemente mulheres na terceira à quinta décadas. Geralmente assintomático sem comprometimento de órgãos viscerais. Placas eritematosas elevadas com margens hiperpigmentadas. Lesões orais em 25% dos pacientes. Fenda subepitelial	Membrana basal positiva com imunofluorescência direta; imunofluorescência direta negativa, sorologia negativa
Lúpus eritematoso sistêmico	Comprometimento de múltiplos órgãos, "erupção em borboleta" da eminência malar e nariz. Fenda subepitelial	Membrana basal positiva com imunofluorescência direta; ANA, SS-A, SS-B positivos. Teste de triagem é teste fluorescente para ANA positivo em 98% dos pacientes
Penfigóide cicatricial	Lesões mucosas com fenda subepitelial formando bolhas que se rompem, levando a úlcera e cicatriz; superfícies cutâneas raramente comprometidas; conjuntiva freqüentemente (50-70%) comprometida	Sinal de Nikolsky positivo; imunofluorescência direta positiva na membrana basal; ocasionalmente imunofluorescência indireta positiva (20-25%) para IgG, IgA
Penfigóide bolhoso	Comumente uma apresentação cutânea com até 40% dos pacientes com lesões orais; fenda subepitelial; lesões orais muito semelhantes ao penfigóide cicatricial	Imunofluorescência direta positiva na membrana basal; títulos de imunofluorescência indireta positiva não correspondem à gravidade da doença
Pemphigus vulgaris	Doença mucocutânea com igual distribuição pelos sexos; aumentada na população mediterrânea; formação de fenda intra-epitelial com células de Tzanck	Sinal de Nikolsky positivo; imunofluorescência intracelular direta positiva mais forte na região parabasal com intensidade decrescente na direção da superfície; imunofluorescência indireta positiva com nível de título correspondendo à gravidade da doença
Erythema multiforme	Início explosivo rápido de máculas, pápulas, vesículas, bolhas ou placas nas mãos, pés, braços, face, pescoço, afetando a pele, membranas mucosas ou ambas; lesões em alvo são patognomônicas, geralmente com fenda subepitelial, com ocasionais vesículas intra-epiteliais; muitas vezes precedido por herpes labial recorrente	
Lichen planus	Lesões cutâneas: pequenas pápulas violáceas pruríticas sobre a superfície flexora das extremidades Lesões orais com uma variedade de apresentações: Forma reticular: a mais comum, com estrias entrelaçadas brancas (estrias de Wickham) em um padrão anular ou reticular Forma em placas: assemelha-se à leucoplasia, muitas vezes no dorso da língua e na mucosa bucal Forma atrófica: produz gengivite descamativa com ardência ou dor Forma erosiva: erosão eritematosa muito dolorosa coberta por uma camada fibrinosa Forma bolhosa: bolhas raras variam de vários mm a vários cm, rompem-se rapidamente deixando um leito de úlcera cruento, doloroso Apresentação histológica geralmente diagnóstica: hiperceratose, degeneração liquefativa da camada basocelular, formação de cristas epidérmicas "em dentes de serra", infiltração linfocítica semelhante a uma banda na lâmina própria	
Candidíase	Candidíase pseudomembranosa (sapinho): forma clássica, placas moles, brancas, aderentes, facilmente raspadas da superfície mucosa, deixando um leito cruento	Esfregaços citológicos para formas pseudomembranosas

Continua

TABELA 26.2 DIAGNÓSTICO (Cont.)

Diagnóstico	Características Clínicas	Testes
	Candidíase atrófica aguda: área eritematosa ou lesão difusa, placas e despapilação e desceratinização com sintomas de ardência Candidíase aguda crônica; eritema difuso com superfície semelhante a seixos ou veludosa limitada à mucosa de suporte de dentadura; queilite angular comprometida na comissura oral dentro das pregas Candidíase hiperplásica: assemelha-se à leucoplasia (leucoplasia candidal); não pode ser raspada e tirada Candidíase mucocutânea: variedade pseudomembranosa comprometendo pele e unhas	Biopsia com colorações fúngicas para outras formas
Úlceras aftosas recorrentes	Úlceras brancas com halo eritematoso; ausência de características microscópicas específicas de úlceras aftosas Pequenas úlceras aftosas: < 1,0 cm, sobre gengiva livremente móvel ceratinizada, curam-se em 7 a 10 dias sem formação de cicatriz Grandes úlceras aftosas: 1-3 cm, sobre gengiva livremente móvel desceratinizada, língua, palato, pilar anterior da fauce; persistem por 6 semanas a vários meses, curam-se por formação de cicatriz Úlceras herpetiformes: coleção dolorosa de 20-200 pequenas (1-3 mm) úlceras sobre gengiva móvel e fixa, língua, palato	
Lesões orais associadas a AIDS	Candidíase: candidíase atrófica aguda com áreas vermelhas despapiladas focais ou difusas do palato, dorso da língua e mucosa bucal Criptococose: úlceras, nódulos de tecido de granulação, intumescimentos no palato, mucosa bucal e pilares Histoplasmose: ulceração, nódulos, lesões vegetativas; diagnóstico baseado em teste histológico e imunofluorescente Geotricose: lesões semelhantes a sapinho Herpes: lesões disseminadas orais, periorais, de pequenas coleções de vesículas, rompem-se e coalescem para formar maiores lesões destrutivas que se curam lentamente Varicela zoster: erupções erosivas unilaterais, vesiculares, da pele e mucosa oral ao longo dos ramos do nervo trigêmeo CMV: grandes úlceras ovais nitidamente demarcadas com margens enroladas; cultura ou teste imunoistoquímico para diagnóstico Papilomavírus humano: presente na mucosa oral como *verruca vulgaris*, papilomas escamosos e condilomas Leucoplasia pilosa: espessamento branco da mucosa, ligeiramente elevado, verticalmente corrugado, comprometendo mais comumente a língua; ocasionalmente superfície lisa e macular Sarcoma de Kaposi: áreas maculares, papulares ou nodulares de alteração de cor (vermelha, castanha, azul, púrpura) Doença periodontal: banda gengival marginal eritematosa em torno dos dentes; eritema difuso e pontilhado observado Estomatite necrosante: lesão localizada, maciçamente destrutiva, ulcerativa da gengiva; muitas vezes expondo osso levando à seqüestração óssea Úlceras aftosas recorrentes: muito semelhantes àquelas na população HIV-negativa Linfoma: linfoma não-Hodgkin presente como massas na mucosa vestibular e bucal, palato ou cristas alveolares; diagnóstico histológico das células de linhagem B com grandes núcleos redondos ou de forma irregular	Diagnóstico confirmado por cultura e análise imunoistoquímica Diagnóstico confirmado por biopsia com padrão de células fusiformes entrelaçadas, figuras mitóticas circundando canais vasculares irregulares

ANA, anticorpos antinucleares; SS-A, anticorpo anti-Ro da síndrome de Sjögren; SS-B, anticorpo anti-La da síndrome de Sjögren; CMV, citomegalovírus; HIV, vírus de imunodeficiência humana; AIDS, síndrome de imunodeficiência adquirida.

TABELA 26.3 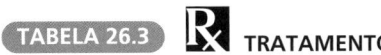 **TRATAMENTO**

Diagnóstico	Tratamento
Gengivoestomatite herpética primária	Imunocompetente: tratamento suportivo (analgésicos, antipiréticos, hidratação) Antibióticos para infecções bacterianas secundárias Agentes antivirais Aciclovir 100-200 mg 5 vezes/dia Fanciclovir, valaciclovir, foscarnet Imunocomprometido: aciclovir 250 mg/m^2 a cada 8 h ou 400 mg VO 5 vezes/dia
Herpes recorrente (herpes labial)	Imunocompetente: aciclovir creme 5% 5 vezes/dia Imunocomprometido: como acima Profilaxia: aciclovir 200 mg 4 vezes/dia ou 400 mg 2 vezes ao dia
Varicela (catapora)	Suportivo em pacientes imunocompetentes; antivirais (aciclovir, vidarabina) em imunocomprometidos; corticosteróides são contra-indicados de modo geral
Herpes-zóster	Imunocompetente: suportivo Neuralgia pós-herpética: aciclovir 800 mg 5 vezes/dia durante 7 dias Fanciclovir 500-700 mg 3 vezes/dia durante 7 dias Antivirais tópicos precocemente na evolução da doença Capsaicina tópica
Lúpus eritematoso discóide	Esteróides tópicos; filtros solares
Lúpus eritematoso sistêmico	Medicações antiinflamatórias (salicilatos, DAINEs) Esteróides sistêmicos para estados inflamatórios graves (prednisona 10-200 mg/dia) Antimaláricos (cloroquina 250-500 mg/dia, hidroxicloroquina 200-400 mg/dia) Agentes citotóxicos (azatioprina, ciclofosfamida, metotrexato)
Penfigóide cicatricial	Esteróides tópicos Esteróides sistêmicos (prednisona 20-60 mg/dia) para casos graves Imunossupressores (azatioprina, ciclofosfamida, metotrexato) para casos avançados
Penfigóide bolhoso	Esteróides tópicos ou esteróides intralesionais para doença localizada Esteróides sistêmicos (prednisona 50-100 mg/dia) para suprimir formação de novas bolhas Agentes imunossupressores (azatioprina) para manutenção freqüentemente com esteróides Gamaglobulina intravenosa para doença grave exigindo esteróides em altas doses
Pemphigus vulgaris	Esteróides a longo prazo e altas doses freqüentemente necessários Controle inicial para curar 80% das lesões (60-120 mg/dia) Agentes imunossupressores (azatioprina 50 mg/kg/dia, ciclofosfamida 50-150 mg/dia, ciclosporina 5 mg/kg/dia) mais esteróides para pacientes mais refratários Ouro intramuscular com ou sem esteróides Tetraciclina 500 mg e niacinamida 500 mg 3 vezes ao dia
Eritema multiforme	Tratamento suportivo (líquidos analgésicos) para casos brandos Esteróides tópicos para casos brandos a moderados Esteróides sistêmicos para graves (*i. e.*, síndrome de Stevens-Johnson, necrólise epidérmica tóxica); prednisona 40-60 mg/dia Pacientes com múltiplas recorrências freqüentemente controlados com altas doses de tetraciclina e niacinamida ou aciclovir (600-800 mg/dia)
Lichen planus	Freqüentemente assintomático e não exige qualquer tratamento Esteróides tópicos ou injeções intralesionais para controle de lesões sintomáticas mais graves Ciclosporina (500 mg/dia) durante 4-8 semanas melhora a cura e reduz a dor Esteróides sistêmicos para variedade erosiva dolorosa
Candidíase	Nistatina pastilhas (100.000 U) dissolvidas lentamente na boca 4-5 vezes/dia durante pelo menos 2 semanas Nistatina suspensão oral (100.000 U) 1-2 mL bochecho oral durante 1 min 4 vezes ao dia Pomada de nistatina (100.000 U) colocar na dentadura ou comissura 4-5 vezes/dia Imidazóis Cetoconazol 200 mg/dia (candidíase mucocutânea crônica, esofagite) Clotrimazol pastilhas 10 mg 5 vezes/dia (candidíase orofaríngea) Fluconazol 200 mg primeiro dia, depois 100 mg/dia durante 14 dias após resolução dos sintomas; candidíase sistêmica, 400 mg primeiro dia, 200 mg/dia durante 14 dias após resolução Clorexidina gliconato (0,1%) colutório, 10 mL 3-4 vezes/dia útil (orofaríngea)
Úlceras aftosas recorrentes	Tetraciclina suspensão oral (200 mg/5 mL) a cada 6 h durante 5-7 dias Fluocinonida (0,05%) mais Orabase aplicada na lesão 6-7 vezes/dia

Continua

TABELA 26.3 TRATAMENTO (Cont.)

Diagnóstico	Tratamento
Lesões orais associadas a AIDS	Candidíase: mesmas drogas como para pacientes imunocompetentes; pode aumentar fluconazol e cetoconazol até 400 mg/dia para infecções sérias; antifúngicos profiláticos freqüentemente usados Criptococose: anfotericina B (0,5-0,8 mg/kg/dia) inicialmente; mudar para fluconazol 400 mg/dia VO durante 8-10 semanas com melhora clínica Histoplasmose: anfotericina B (0,5-0,8 mg/kg/dia) ou itraconazol 300 mg VO 2 vezes ao dia durante 3 dias, a seguir 100 mg 2 vezes ao dia durante 12 semanas Geotricose: anfotericina B, nistatina, miconazol Herpes: aciclovir intravenoso 5 mg/kg a cada 8 h durante 7 dias Aciclovir 400 mg VO a cada 8 h durante 14-21 dias Foscarnet IV 40-50 mg/kg a cada 8 h 10-24 dias para raças resistentes ao aciclovir Varicela zoster: Aciclovir IV 10-12 mg/kg a cada 8 h durante 7-14 dias Aciclovir 800 mg VO 5 vezes/dia durante 7-14 dias para casos menos graves Foscarnet 40 mg/kg IV a cada 8 h até úlceras limpas de raças resistentes ao aciclovir CMV: Ganciclovir IV 5 mg/kg a cada 12 h durante 14-21 dias ou foscarnet IV 60 mg/kg a cada 8 h durante 14-21 dias HPV: excisão cirúrgica ou a *laser* Leucoplasia pilosa: tratar apenas se sintomática. Aciclovir eficaz; entretanto, lesões freqüentemente recidivam após medicação ser descontinuada Sarcoma de Kaposi: radioterapia para lesões orais localizadas com sintomas obstrutivos Injeção intralesional de vimblastina, excisão a *laser* ou cirúrgica, interferon em altas doses Doença periodontal: clorexidina gliconato (0,12%) colutório 2 vezes ao dia Estomatite necrosante: clorexidina gliconato (0,12%) colutório 2 vezes ao dia Úlceras aftosas recorrentes: como no paciente HIV-negativo Linfoma: quimioterapia de combinação, radioterapia para doença no SNC e lesões localizadas

VO, via oral; DAINEs, drogas antiinflamatórias não esteróides; AIDS, síndrome de imunodeficiência adquirida; CMV, citomegalovírus; HPV, papilomavírus humano; HIV, vírus de imunodeficiência humana; SNC, sistema nervoso central; IV, via intravenosa.

Características Clínicas

O penfigóide cicatricial é uma doença que afeta principalmente pessoas de meia-idade e idosas com uma idade média de 60 anos. Mulheres são afetadas duas vezes mais que homens. O penfigóide cicatricial pode apresentar-se como uma gengiva fixa vermelha e difusa (gengivite descamativa) ou como vesículas que se rompem, formando úlceras que se curam lentamente e podem resultar em formação de cicatriz. A mucosa oral é quase sempre comprometida e pode ser o único local afetado durante anos. Ele afeta mais comumente a gengiva fixa, visto primeiro como uma gengivite descamativa com um aspecto eritematoso difuso ou em focos (Fig. 26.5). A mucosa bucal, palato, crista alveolar, língua e lábios também podem ser comprometidos. Um esfregar delicado da mucosa não comprometida desnuda o epitélio de superfície, produzindo uma vesícula ou úlcera (sinal de Nikolsky positivo). A conjuntiva é o local mucoso mais comumente afetado (50% a 70% dos pacientes). As lesões conjuntivais geralmente começam como conjuntivite intratável crônica com fibrose embaixo do epitélio conjuntival. A fibrose pode levar à fusão da conjuntiva palpebral e escleral (simbléfaro), fusão das conjuntivas palpebrais inferior e superior (ancilobléfaro), inversão das margens palpebrais (entrópio), inversão dos cílios por sobra na superfície corneana (triquíase), formação diminuída de lágrima e cegueira. Superfícies mucosas menos comumente afetadas incluem as mucosas esofágica, nasal, laríngea, faríngea, retal e genital. As superfícies cutâneas são comprometidas infreqüentemente (20%). Os locais cutâneos mais freqüentes incluem face, pescoço e couro ca-

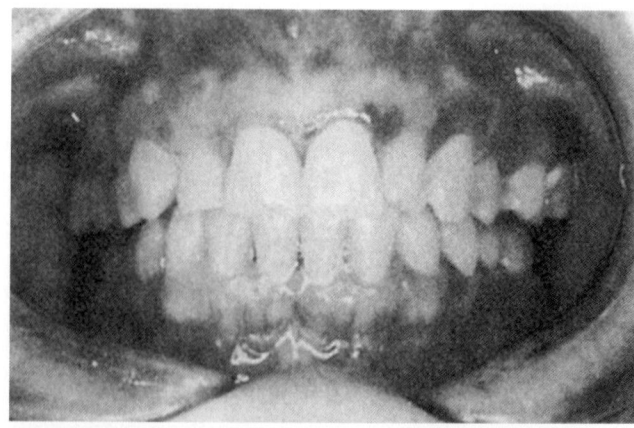

Figura 26.5
Penfigóide cicatricial mostrando lesões eritematosas difusas e focais da gengiva fixa. (Cortesia do Dr. Robert O. Greer.) (Ver também *Prancha* em *Cores*.)

beludo. Estas lesões cutâneas podem ocorrer como bolhas que se curam com mínima cicatrização ou como áreas de eritema com bolhas recorrentes que freqüentemente se curam com formação de cicatriz.

Histopatologia

A biopsia do tecido perilesional de aparência normal deve ser entregue para coloração com hematoxilina e eosina (H&E) de rotina e imunofluorescência direta. A biopsia destas lesões revela formação de fenda subepitelial por dissolução da lâmina lúcida da zona de membrana basal, sem evidência de acantólise ou alterações epiteliais degenerativas, mantendo uma camada basal intacta (Fig. 26.6). A lâmina própria é variavelmente infiltrada com linfócitos e células plasmáticas. A imunofluorescência direta demonstra um padrão linear de fluorescência de IgG na membrana basal nos tecidos lesionais e perilesionais de aspecto normal. IgA também pode ser detectada de uma maneira semelhante; entretanto, se apenas IgA for detectada, alguns investigadores acreditam que esta é uma doença separada, chamada *doença de IgA linear*. Vários componentes do complemento também podem ser detectados em um padrão semelhante, incluindo C3, C4 e C1q. A imunofluorescência direta foi positiva em 96% e 48% das lesões orais e cutâneas, respectivamente. A imunofluorescência indireta é geralmente negativa para anticorpos circulantes e na membrana basal, mas ensaios de IgG e IgA são ocasionalmente (20% a 25%) positivos. Ensaios de *imunoblotting* revelaram que alguns pacientes com penfigóide cicatricial possuem anticorpos à proteína filamentar de ancoragem chamada epiligrina (7).

Diagnóstico Diferencial

O penfigóide cicatricial é clinicamente semelhante a várias das outras doenças vesiculobolhosas, incluindo *lichen planus* erosivo, *pemphigus vulgaris*, penfigóide bolhoso e eritema multiforme. O diagnóstico é portanto baseado nos estudos histológicos e de imunofluorescência e na apresentação clínica. Alguns pesquisadores acreditam que o penfigóide cicatricial e o penfigóide bolhoso podem ser variantes da mesma doença (Tabela 26.2).

Tratamento

Os casos brandos não exigem nenhum tratamento específico além de tranqüilização. Penfigóide cicatricial é difícil de controlar se múltiplas membranas mucosas estiverem comprometidas ou ele for associado a problemas médicos concomitantes. Esteróides tópicos potentes (betametasona, fluocinonida) podem ser usados para lesões orais brandas e localizadas. Fluocinonida gel (Lidex gel), 0,05%, pode ser aplicado à mucosa afetada 4 vezes por dia. Oclusão dos esteróides tópicos com um guarda-boca flexível feito sob medida pode ser útil. Esteróides intralesionais (triancinolona) foram usados eficazmente nas lesões orais e conjuntivais. Esteróides sistêmicos são usados para casos orais e cutâneos graves ou para comprometimento ocular. Uma dose diária de 20 a 60 mg normalmente fornece controle e é gradualmente diminuída para manter a doença sob controle. Uma combinação de tetraciclina, 500 mg, e niacina, 500 mg 4 vezes por dia, ou minociclina isolada, 50 a 100 mg diariamente, podem ser adjuntos úteis ao tratamento. Esteróides em conjunção com imunossupressores (azatioprina, ciclofosfamida e metotrexato) podem ser necessários em casos avançados de doença recalcitrante ou em pacientes com comprometimento extenso cutâneo e mucoso. Excelente resposta com remissão prolongada foi obtida com combinação de prednisona, 1 mg/kg/dia, e ciclofosfamida, 1 a 2 mg/kg/dia. Dapsona isolada e em combinação com esteróides também foi usada com sucesso. Geralmente, as lesões cutâneas respondem ao tratamento melhor do que as lesões mucosas e as lesões orais respondem melhor ao tratamento que as lesões conjuntivais (Tabela 26.3). Uma vez que o penfigóide cicatricial afeta a pele muito menos freqüentemente, enxerto de pele em certas áreas afetadas, como mucosa vestibular mandibular ou assoalho da boca, pode fornecer grande alívio nestes locais selecionados (7).

Penfigóide Bolhoso

Etiologia

Pênfigo bolhoso (penfigóide cutâneo) é semelhante ao penfigóide cicatricial pelo fato de que os anticorpos são dirigidos para a membrana basal, especificamente a lâmina lúcida, resultando em bolhas subepiteliais.

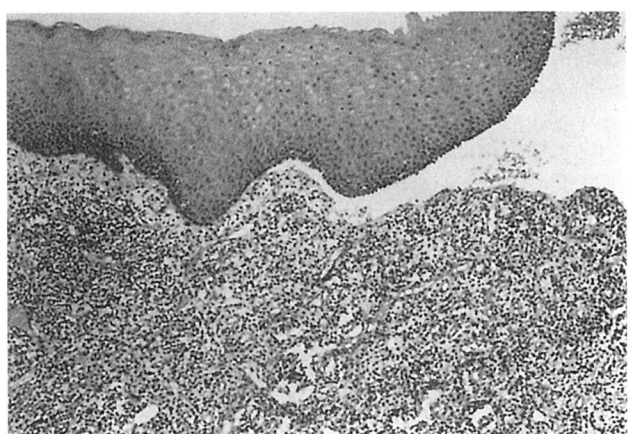

Figura 26.6
Fenda subepitelial vista no penfigóide cicatricial.

Características Clínicas

A doença afeta mais comumente pessoas idosas nas suas sétima e oitava décadas. Homens e mulheres são afetados igualmente. As lesões são principalmente cutâneas, com particular afinidade pelas superfícies flexoras das extremidades, as coxas internas, a virilha e o tronco. Lesões orais foram descritas em até 40% dos pacientes; entretanto, lesões orais raramente são o sintoma de apresentação. Lesões orais, quando ocorrem, não podem ser discriminadas de penfigóide cicatricial, o que raramente compromete as superfícies cutâneas.

Histopatologia

Clivagem subepitelial e imunofluorescência direta do penfigóide bolhoso são semelhantes ao penfigóide cicatricial com fluorescência linear de IgG e C3 ao longo da zona de membrana basal. No penfigóide bolhoso, entretanto, a imunofluorescência indireta é positiva para anticorpos circulantes (IgG) em 70% dos casos. Estes títulos não correspondem à gravidade da doença como acontece no *pemphigus vulgaris*.

Diagnóstico Diferencial

A apresentação do penfigóide bolhoso pode ser semelhante a muitas das outras lesões vesiculobolhosas e mantém grande similaridade ao penfigóide cicatricial. Ambos afetam os idosos, embora o penfigóide cicatricial tenda a afetar duas vezes mais mulheres que homens, enquanto a distribuição pelos sexos no penfigóide bolhoso é igual. Clinicamente, o penfigóide bolhoso mais comumente compromete as superfícies cutâneas e muito menos comumente a mucosa oral, e o penfigóide cicatricial quase sempre compromete a mucosa oral e raramente a pele. Em alguns casos, ambos produzem imunofluorescência direta positiva para IgG e C3. Penfigóide bolhoso é positivo para imunofluorescência indireta para anticorpos antimembrana basal na maioria dos casos, mas penfigóide cicatricial apenas ocasionalmente é positivo para os mesmos anticorpos, na maioria dos estudos (Tabela 26.2). Outras entidades que se devem distinguir do penfigóide bolhoso incluem o *pemphigus vulgaris* e o *lichen planus* erosivo cutâneo.

Tratamento

O penfigóide bolhoso é freqüentemente autolimitado e pode passar por períodos de remissão clínica; no penfigóide cicatricial, essa remissão é improvável. Prednisona, começando em 50 a 100 mg/dia (0,6 a 1,2 mg/kg/dia) normalmente suprimirá a formação de novas vesículas. Esteróides tópicos ou esteróides intralesionais podem ser eficazes para controlar doença localizada. Agentes imunossupressores (azatioprina) são usados na terapia de manutenção, muitas vezes em combinação com esteróides em dias alternados, o que também pode reduzir a dose e os efeitos colaterais dos esteróides. Outros agentes, como sulfapiridina, dapsona e tetraciclina ou eritromicina com niacinamida também foram usados com sucesso. Recentemente, imunoglobulinas intravenosas em altas doses foram usadas com sucesso quando agentes imunossupressores falharam em prover um efeito de poupança de esteróide. Este tratamento é caro e deve ser reservado para pacientes com doença grave exigindo esteróides em altas doses (Tabela 26.3) (8).

Pemphigus vulgaris

Etiologia

O *pemphigus vulgaris* é uma doença auto-imune mediada pelas células B caracterizadas pela formação de vesículas suprabasais (intra-epiteliais) (9). Auto-anticorpos (IgG) desenvolvem-se para os antígenos dentro da junção desmossomo-tonofilamento das pontes intercelulares responsáveis pela manutenção da integridade celular. Estes auto-anticorpos fixam complemento e iniciam inflamação resultando na perda da coesividade das células epiteliais, separação das células epiteliais (acantólise) e formação de bolhas intra-epiteliais.

Características Clínicas

A maioria dos pacientes está entre 40 e 50 anos de idade, com uma distribuição igual entre os sexos. Há uma incidência aumentada nas populações de origem mediterrânea, com incidência mais alta nos judeus asquenazes. A maioria dos pacientes (60%) desenvolve lesões orais antes de manifestações cutâneas. Lesões orais eventualmente se desenvolvem em mais de 90% dos pacientes que têm lesões cutâneas. As lesões apresentam-se como bolhas dolorosas frágeis que podem ocorrer em qualquer local na mucosa oral ou na faringe, mas elas ocorrem mais comumente na mucosa bucal, no palato e na gengiva (Fig. 26.7). É incomum encontrar bolhas intactas na boca; as vesículas cheias de líquido rompem-se rapidamente, produzindo uma úlcera com uma membrana cinzenta, que é o achado usual. Raspar ou esfregar delicadamente a mucosa de aparência normal adjacente arranca a mucosa (sinal de Nikolsky) devido à falta de coesividade da mucosa. Também visto comumente é o sinal de Asboe-Hansen, que é a pressão direta sobre uma bolha intacta causando extensão da bolha. Comprometimento gengival pode manifestar-se como gengivite descamativa. O comprometimento cutâneo no *pemphigus vulgaris* tem uma predileção por face, couro cabeludo, axila e áreas de pressão (*i. e.*, pés, dorso, mãos). As lesões se curam sem formar cicatriz, mas pode estar presente hiperpigmen-

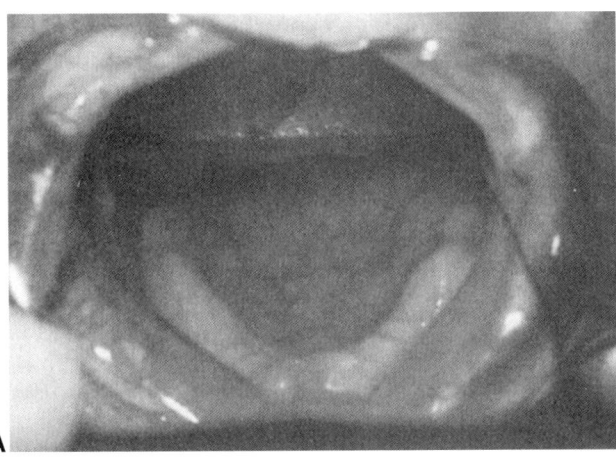
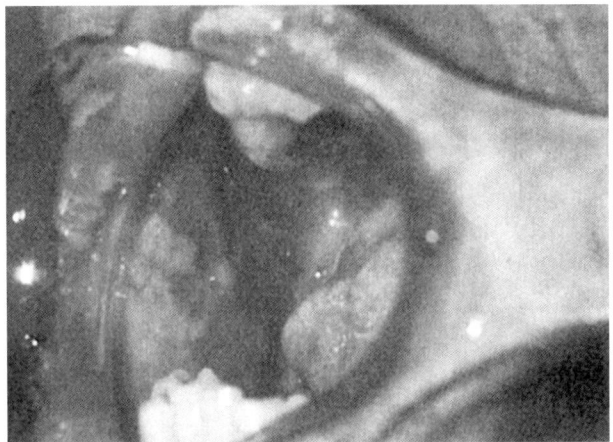

Figura 26.7
Pemphigus vulgaris, resultando em descamação grave das mucosas palatal (**A**) e bucal (**B**).

tação pós-inflamatória. *Pemphigus vulgaris* pode ocorrer com outras doenças auto-imunes, como artrite reumatóide, síndrome de Sjögren, lúpus eritematoso, tireoidite de Hashimoto, doença de Graves, miastenia grave e timoma. Ele também foi associado a malignidades como linfoma de Hodgkin, linfoma não-Hodgkin ou uma leucemia, sendo chamado por alguns de pênfigo paraneoplásico (10). Pênfigo também foi induzido por drogas, classicamente penicilamina, mas outras drogas, como captopril, penicilina, interferon e interleucina-2 também foram implicadas.

Histopatologia

A dissolução das fixações intracelulares por anticorpos circulantes cria uma fenda intra-epitelial. A camada de células basais geralmente permanece fixada à lâmina própria subjacente, revertendo a uma forma cubóide, produzindo a chamada fileira de lápides (Fig. 26.8). Lesões acantolíticas são patognomônicas de *pemphigus vulgaris*. Elas apresentam células epiteliais escamosas livres assumindo uma forma mais esférica e jazendo livres dentro das bolhas (células de Tzanck). Estas células são também patognomônicas de *pemphigus vulgaris*. A biopsia das bolhas revela um infiltrado que consiste predominantemente de neutrófilos. Imunofluorescência direta revela anticorpos (geralmente IgG) dirigidos contra desmogleína 3, presente dentro das placas desmossômicas e junções de adesão intercelular. O padrão de fluorescência intercelular é homogêneo na pele lesional e perilesional. O padrão é mais forte na região parabasal e sua intensidade diminui à medida que se aproxima da superfície. C3, e menos comumente IgA e IgM, também podem ser depositados neste mesmo padrão. Imunofluorescência indireta é usada para medir os anticorpos séricos circulantes do paciente. O título é associado à gravidade da doença, e isto pode ser útil para ajustar os esquemas terapêuticos. A imunofluorescência é positiva em até 90% dos pacientes; entretanto, anticorpos circulantes podem ser difíceis de detectar durante as fases iniciais em pacientes com lesões limitadas à mucosa oral. Recentemente, estudos genéticos revelaram uma incidência aumentada em pessoas com certos genes do complexo principal de histocompatibilidade classe II, especialmente os *loci* DRw4 e DRw6 sugerindo uma vulnerabilidade genética em alguns indivíduos.

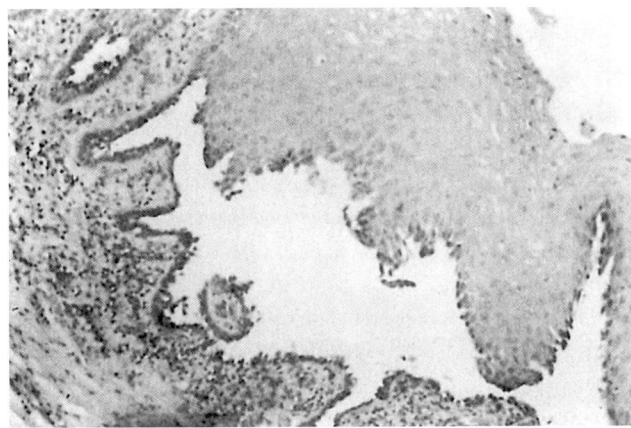

Figura 26.8
Clivagem suprabasal do *pemphigus vulgaris*, com a camada de células basais permanecendo fixada à lâmina própria.

Tratamento

O *pemphigus vulgaris* não tratado freqüentemente resulta em fatalidade em 2 a 5 anos. O tratamento resulta em taxa de mortalidade residual de 10% a 15% dentro de 15 anos principalmente devido a complicações da terapia em longo prazo com prednisona ou outra droga imunossupressora. O tratamento corticosteróide reduziu grandemente a mortalidade e a morbidade desta doença; entretanto, altas doses de esteróides, muitas vezes necessárias por um longo tempo, podem produzir muitos efeitos colaterais. Foi descrito que há uma taxa de mortalidade pelos esteróides de 8% a 10% nestes pacientes em virtude das altas doses muitas vezes necessárias. Por essa razão, é importante reduzir o esteróide a um nível de manutenção tão baixo quanto possível. Inicialmente, 60 a 120 mg/dia de prednisona ou prednisolona podem ser necessárias para obter o controle de doença grave, com titulação da dose baseada na resposta clínica.

Uma vez obtido o controle, a dose é ajustada para curar 80% das lesões. Esta fase de consolidação da terapia dura 1 a 4 semanas. Depois da consolidação, os pacientes são tirados dos corticosteróides a uma taxa de 50% a cada 2 semanas. Terapia em dias alternados pode ser iniciada quando a dose é reduzida abaixo de 80 mg/dia enquanto se continua a reduzir a dose diária pela mesma quantidade. Durante as 2 a 3 semanas antes de cessar a terapia, a dose é mantida em 5 mg em dias alternados. Os pacientes mais refratários geralmente são tratados com prednisona e agentes imunossupressores, como azatioprina 50 a 100 mg/dia, ciclofosfamida 50 a 100 mg/dia e ciclosporina 5 mg/kg/dia (ciclosporina é relatada como tendo um efeito muito mais rápido que azatioprina). Metotrexato 25 mg/semana pode substituir azatioprina. Casos ocasionais de *pemphigus vulgaris* responderão à dapsona, isoladamente ou como adjuvante à terapia corticosteróide. Ouro intramuscular, com ou sem corticosteróides, foi usado com sucesso; entretanto, ele também pode produzir efeitos tóxicos sérios, como supressão da medula óssea e toxicidade renal. Tetraciclina 500 mg e niacinamida 500 mg 3 vezes por dia foram usadas com sucesso. Plasmaférese, em combinação com agentes para suprimir produção aumentada de anticorpos de rebote (*i. e.*, agentes imunossupressores), foi usada com sucesso no tratamento de casos de *pemphigus vulgaris* resistente à terapia. Fotoforese e fotoquimioterapia foram usadas com sucesso no *pemphigus vulgaris*. O uso de gamaglobulina e inibidores de proteinase no *pemphigus* está sendo investigado (Tabela 26.3).

ERITEMA MULTIFORME

Etiologia

O eritema multiforme é uma erupção inflamatória caracterizada por lesões eritematosas, edematosas ou bolhosas simétricas da pele e das membranas mucosas. Embora o mecanismo que causa o eritema multiforme seja desconhecido, uma reação de hipersensibilidade foi implicada. Deposição de complexo antígeno-anticorpo nos pequenos vasos da derme ou submucosa foi implicada; entretanto, a histopatologia não mostra o dano vascular típico deste tipo de imunopatologia. Além disso, auto-anticorpos não foram encontrados nos pacientes com eritema multiforme.

A causa mais comum de eritema multiforme tem sido infecção secundária por HSV (tipos I e II), responsabilizando-se por mais de metade dos casos. HSV é associado a aproximadamente 100% dos casos de eritema multiforme recorrente. Outros gatilhos infecciosos foram implicados, incluindo infecções pela tuberculose, bacterianas e fúngicas. Múltiplas medicações também foram implicadas, incluindo barbitúricos e sulfas. Outros fatores são malignidade, vacinas, radioterapia, hipersensibilidade auto-imune e estresse.

Características Clínicas

A apresentação clínica pode variar de branda (eritema multiforme menor) a mais grave (eritema multiforme maior, síndrome de Stevens-Johnson, necrólise epidérmica tóxica). Os sinais e sintomas variam de brando desconforto a dor grave, cefaléia e linfadenopatia.

Eritema Multiforme Menor

Esta doença comumente se apresenta em adultos jovens com lesões na pele e orais após uma infecção como herpes *simplex* ou pneumonia por micoplasma. Lesões cutâneas são mais proeminentes que lesões orais. As lesões na pele são descritas como lesões em alvo (*i. e.*, lesões em íris) que consistem em anéis eritematosos concêntricos rodeados por anéis de eritema mais intenso na periferia. Estas lesões em alvo são patognomônicas e ocorrem comumente no tronco e nas extremidades. Lesões orais ocorrem em 25% a 50% dos pacientes com lesões na pele e apresentam-se mais freqüentemente em lábios, mucosa bucal, palato e língua. Estas lesões cutâneas e orais são menos dolorosas e debilitantes que as vistas nas formas mais graves de eritema multiforme discutidas abaixo.

Eritema Multiforme Maior (Síndrome de Stevens-Johnson)

Esta forma de eritema multiforme é debilitante e ameaçadora à vida. Ela ocorre mais freqüentemente em crianças com menos de 15 anos, mas também ocorre em adultos. A apresentação clínica explosiva geralmente se segue à ingestão de uma droga. Febre, mal-estar e fotofobia freqüentemente acompanham as lesões. As lesões afetam boca, olhos, pele, genitália e ocasionalmente esôfago e trato respiratório. As lesões na pele progridem para necrose resultando em perda de eletrólitos e líquido terminando em desidratação e infecções secundárias. As lesões orais apresentam-se como úlceras hemorrágicas, que formam crosta, dos lábios e da mucosa labial. Inflamação ocular (*i. e.*, conjuntivite, uveíte) pode levar à cegueira.

NECRÓLISE EPIDÉRMICA TÓXICA

A necrólise epidérmica tóxica é também uma forma grave de eritema multiforme com lesões dolorosas cutâneas e em membranas mucosas. Lesões orais são o local mais comum de comprometimento de membranas mucosas e podem estender-se para trás para a faringe. A marca característica da necrólise epidérmica tóxica é a separação amplamente disseminada da espessura total da epiderme com necrose total ou parcial. Admite-se que a maioria, se não todos, dos casos sejam induzidos por droga. Mais de 80% de todos os casos podem ser ligados a uma droga específica. As drogas mais comuns envolvidas incluem sulfas, barbitúricos, fenitoína e alopurinol.

Histopatologia

Eritema multiforme é geralmente considerado como não tendo aspecto histológico específico. As lesões associadas a HSV mostram degeneração hidrópica ao longo da camada celular basal, necrose dos ceratinócitos e um infiltrado de células mononucleares. A vesícula do eritema multiforme comumente é considerada subepitelial, ocorrendo na interface do tecido epitelial e do conjuntivo, mas também foram descritas vesículas intra-epiteliais. Um infiltrado perivascular de linfócitos e macrófagos aparece com edema na lâmina própria ou na derme papilar. Imunofluorescência, direta e indireta, é inespecífica para eritema multiforme.

Diagnóstico Diferencial

Os subtipos de eritema multiforme discutidos acima são baseados no diagnóstico clínico. Eritema multiforme deve ser diferenciado de outras doenças vesiculobolhosas, como penfigóide cicatricial, *pemphigus vulgaris*, estomatite herpética e *lichen planus* erosivo. Embora os aspectos histopatológicos do eritema multiforme sejam inespecíficos, biopsias e imunofluorescência são úteis para excluir estas outras entidades. O eritema multiforme tem uma apresentação explosiva, muitas vezes após herpes labial recorrente, outras causas infecciosas ou exposição a certas medicações. Eritema multiforme pode ser diferenciado de herpes primário pela sua falta relativa de vesículas, localização nos tecidos não-fixados intra-oralmente (p. ex., lábios, mucosa bucal, palato, língua) e achados citológicos com lesões herpéticas iniciais. Úlceras aftosas podem normalmente ser diferenciadas pela sua história e apresentação clínicas exclusivas.

Tratamento

Os casos brandos (*i. e.*, eritema multiforme menor) podem ser tratados com tratamento suportivo (p. ex., líquidos e analgésicos) e antibióticos para infecções bacterianas secundárias da pele e das mucosas. Augmentin e dicloxacilina são bons antibióticos para cobertura de *Staphylococcus* cutâneos e *Streptococcus species* orais.

A doença geralmente percorre sua evolução dentro de 2 a 3 semanas e então regride. Aplicação tópica de esteróides (p. ex., fluocinonida, betametasona) pode ser necessária para casos brandos a moderados. Os casos graves (*i. e.*, eritema multiforme maior, necrólise epidérmica tóxica) devem ser tratados com esteróides sistêmicos. Uma série curta de 40 a 80 mg diariamente de prednisona, seguida por uma dose diminuindo gradativamente ao longo de várias semanas, é geralmente bem-sucedida para controlar a doença. A pele necrótica é tratada com cremes antimicrobianos tópicos (sulfadiazina prata 1%, Silvadene). Eritema multiforme menor é geralmente autolimitado, durando 2 a 4 semanas, e pode recidivar. Eritema multiforme maior também é autolimitado, durando 2 a 4 semanas, não tende a recidivar e é potencialmente fatal devido à perda de líquidos e eletrólitos e infecções secundárias.

LICHEN PLANUS

Etiologia

O *lichen planus* é uma doença mediada pelas células T na qual a camada celular basal é destruída por linfócitos ativados (13).

Características Clínicas

O *lichen planus* afeta mulheres mais freqüentemente do que homens e 80% dos pacientes têm mais de 40 anos de idade. Crianças raramente são afetadas. A prevalência na população geral foi estimada em 0,02% a 2%. As lesões na pele aparecem sob a forma de pequenas pápulas pruríticas violáceas nas superfícies flexoras das extremidades e não duram tanto tempo quanto as lesões orais. Sessenta por cento a 70% dos pacientes com lesões na pele têm lesões orais, as quais podem aparecer sem qualquer lesão cutânea. Lesões cutâneas ocorrem em 20% a 60% dos pacientes com *lichen planus* oral. Diversos tipos de *lichen planus* na cavidade oral foram descritos: reticular, em placa, atrófico, erosivo e bolhoso.

A forma reticular tem uma aparência clínica típica com estrias ceratóticas brancas entrelaçadas (estrias de Wickham), produzindo um padrão anular ou reticular (Fig. 26.9). A mucosa bucal é afetada mais comumente, mas língua, gengiva ou lábios também podem ser comprometidos. A forma reticular é a mais comum e geralmente é assintomática ou tem sintomas mínimos.

A forma em placa assemelha-se à leucoplasia e é encontrada no dorso da língua e na mucosa bucal. A forma em placa com freqüência também é assintomá-

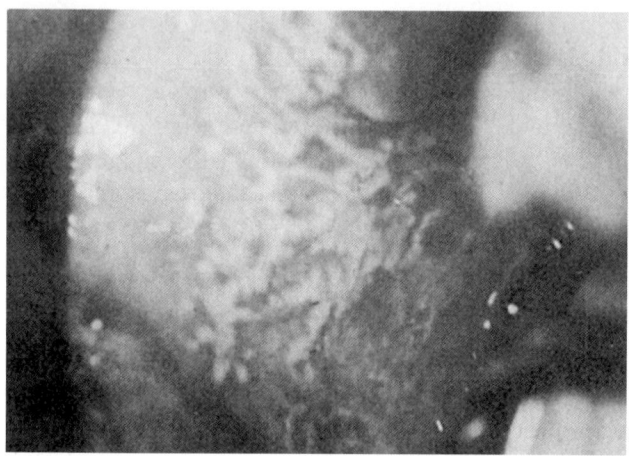

Figura 26.9
Estrias ceratóticas brancas entrelaçadas assintomáticas (estrias de Wickham) do *lichen planus* reticular. (Ver também *Prancha em Cores*.)

tica. Biopsia é necessária para excluir uma doença pré-maligna ou maligna. O diferencial da forma em placa do *lichen planus* inclui hiperceratose benigna, displasia epitelial, hiperplasia ou carcinoma verrucoso, e carcinoma de células escamosas.

A forma atrófica pode-se apresentar como reticular ou erosiva e freqüentemente compromete a gengiva fixa, produzindo gengivite descamativa. A forma atrófica tipicamente é acompanhada por dor ou ardência. Alguns consideram que o *lichen planus* atrófico é um subconjunto do *lichen planus* erosivo.

A forma erosiva tem um padrão evolutivo de comprometimento, com uma erosão eritematosa coberta por uma camada fibrinosa. *Lichen planus* erosivo é tipicamente muito doloroso. A apresentação clínica do *lichen planus* erosivo pode ser muito semelhante à displasia (Fig. 26.10).

A forma bolhosa é rara e pode variar de alguns milímetros a vários centímetros. Bolhas podem se formar, uma vez que o processo destrutivo inflamatório é focalizado na camada de células basais. As bolhas rompem-se rapidamente, deixando um leito ulcerado, cruento, doloroso. As lesões afetam mais comumente a mucosa bucal e o bordo lateral da língua. A evolução clínica é usualmente longa com numerosas remissões e exacerbações. Estresse emocional pode preceder as manifestações orais da doença. Alguns consideram que o *lichen planus* bolhoso é um subconjunto do *lichen planus* erosivo.

O *lichen planus* oral, especialmente as formas erosiva e atrófica, são consideradas como tendo um risco ligeiramente mais alto de degeneração maligna do que as lesões cutâneas. Continua a controvérsia sobre se o *lichen* oral é uma condição pré-cancerosa. A taxa de transformação maligna foi estimada em 1% a 5%, o que significa um aumento de mais de 20 vezes sobre a população geral. Não se sabe se o *lichen planus* erosivo realmente sofre transformação maligna ou se as lesões podem ser mais predispostas à transformação maligna por carcinogênios.

Uma nova entidade, displasia liquenóide, foi introduzida em 1985 para descrever lesões displásicas que tinham sido erroneamente descritas na literatura como *lichen planus*. Displasia liquenóide é considerada uma condição pré-cancerosa (14).

Histopatologia

Microscopicamente, o *lichen planus* mostra-se como hiperceratose (p. ex., hiperparaceratose, hiperortoceratose), degeneração liquefativa da camada de células basais, formação "em dentes de serra" das cristas epidérmicas e infiltração linfocítica em forma de banda imediatamente abaixo do epitélio na lâmina própria paralela à superfície epitelial. Adicionalmente, podem ser vistos graus variáveis de acantólise (Fig. 26.11). Corpos

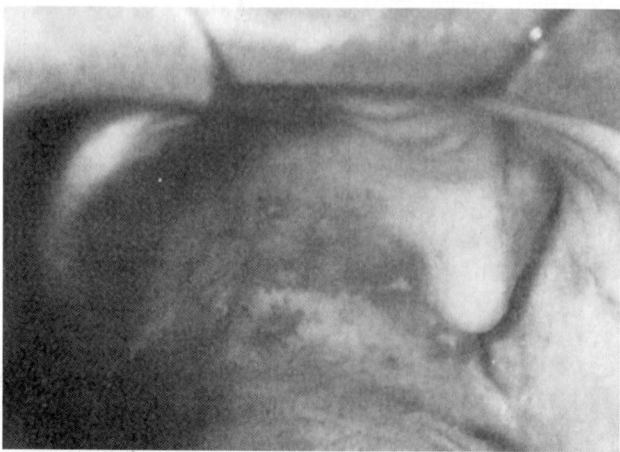

Figura 26.10
Lichen planus erosivo doloroso do palato.

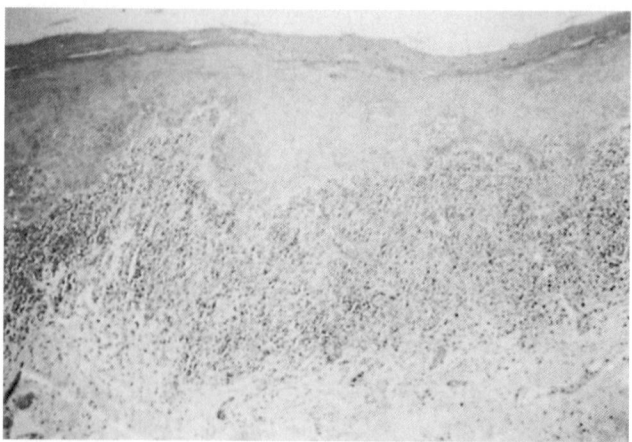

Figura 26.11
Vista histológica do *lichen planus* com degeneração liquefativa da camada de células basais e infiltração linfocitária semelhante a uma faixa da lâmina própria.

ovóides eosinofílicos individualizados (*i. e.*, ceratinócitos necróticos) chamados corpos de Civatte ocasionalmente são observados no epitélio inferior ou lâmina própria. Os corpos de Civatte são considerados sugestivos mas não patognomônicos da doença. A imunofluorescência direta detecta fibrinogênio ao longo da zona de membrana basal em 90% a 100% dos casos. Embora menos comuns, ensaios para complemento e imunoglobulinas também podem ser positivos. Estes achados são de valor limitado porque não são específicos do *lichen planus;* também são encontrados no lúpus eritematoso e no eritema multiforme. Imunofluorescência indireta não fornece informação diagnóstica adicional. Os aspectos histológicos distintivos do *lichen planus* são geralmente suficientes para fazer o diagnóstico apropriado (Tabela 26.2).

Diagnóstico Diferencial

As formas reticular ou em placa do *lichen planus* devem ser diferenciadas de outras lesões brancas, como candidíase atrófica, LED e displasia liquenóide. Biopsia geralmente é suficiente. *Lichen planus* erosivo e atrófico deve ser diferenciado de outras lesões vesiculobolhosas que podem apresentar-se como gengivite descamativa, *pemphigus vulgaris*, penfigóide cicatricial, penfigóide bolhoso e eritema multiforme.

Tratamento

As formas reticular e em placa do *lichen planus* geralmente não exigem tratamento. Formas erosivas brandas ou outros casos brandamente sintomáticos podem ser tratados eficazmente com corticosteróides tópicos como fluocinonida gel 0,05% (Lidex) aplicado quatro vezes ao dia. Áreas sintomáticas focais individualizadas podem ser tratadas com triancinolona intralesional (Kenalog 0,5%). *Lichen planus* erosivo doloroso exige terapia corticosteróide sistêmica. Retinóides sistêmicos e tópicos (isotretinoína) foram usados para controlar *lichen planus* reticular; entretanto, esta forma de *lichen planus* geralmente é assintomática e não exige tratamento. Dapsona (diaminodifenilsulfona) foi útil para controlar *lichen planus* cutâneo brando. Ciclosporina 500 mg/dia durante 4 a 8 semanas na forma de bochecho demonstrou melhorar a cura das lesões orais dolorosas (Tabela 26.3).

CANDIDÍASE

Etiologia

Mucosite e faringite são comumente devidas a infecções fúngicas. Candidíase é um termo aplicado à infecção secundária ao gênero fúngico *Candida*. *Candida species* estão comumente presentes na flora oral normal em 40% a 60% da população normal. O gênero *Candida* tem cerca de 150 espécies fúngicas diferentes, sete das quais (*C. albicans, C. tropicalis, C. parapsilosis, C. krusei, C; kefyr, C. glabrata* e *C. guilliermondi*) são patógenos importantes. *C. albicans* é a espécie fúngica mais comum isolada para o corpo humano como comensal ou como patógeno oportunista e é a causa mais comum de candidíase oral. A relação entre o estado de comensal e o de patogenicidade pode ser difícil de interpretar. Muitos fatores locais e sistêmicos podem predispor uma pessoa a infecções candidais. Os fatores locais incluem irritação física, infecção preexistente, má higiene oral, dentaduras mal ajustadas, uso excessivo de bochechos anti-sépticos ou antibióticos, dimensão vertical oclusal reduzida e hábito de lamber os lábios. Estes fatores podem levar à ruptura da mucosa e perda da barreira epitelial. Esta ruptura tecidual pode expor proteínas da matriz extracelular (p. ex., laminina, colágeno, fibronectina), assim facilitando a adesão de *Candida* que é essencial para a colonização. Fatores predisponentes sistêmicos incluem alterações endócrinas (p. ex., diabetes, gravidez, hipoadrenalismo), AIDS, malignidade (especialmente leucemia e linfoma), terapia sistêmica com antibióticos de amplo espectro, terapia esteróide sistêmica e inalada, terapia imunossupressora sistêmica, estados imunológicos imaturos da lactância, irradiação, quimioterapia ou doenças debilitantes crônicas. A lesão tecidual vista secundária à candidíase é principalmente o resultado da resposta inflamatória do hospedeiro.

Apresentação Clínica

A apresentação oral da candidíase varia e diversas variedades clínicas foram descritas. Candidíase pseudomembranosa (*i. e.*, sapinho) é a forma clássica e mais comum. Ela se apresenta como placas moles aderentes, brancas, confluentes, que podem ser raspadas da superfície epitelial com gaze ou um aplicador de algodão, deixando uma superfície eritematosa erodida ou ulcerada que é dolorosa ao contato (Fig. 26.12). As placas são compostas de organismos fúngicos, detritos ceratóticos, células inflamatórias, células epiteliais descamadas, bactérias e fibrina. Embora o sapinho possa aparecer em qualquer lugar na cavidade oral, a mucosa bucal, pregas mucobucais, orofaringe e áreas laterais do dorso da língua são mais comumente comprometidas. Esta infecção clínica raramente é dolorosa, mas os casos graves com erosão da mucosa podem produzir uma sensação de ardência. Disseminação direta a faringe, laringe e esôfago pode levar à disfagia. Terapia antibiótica é o mais comum fator predisponente. Sapinho é encontrado em recém-nascidos (5%), pacientes idosos debilitados (10% a 15%), pacientes submetendo-se a quimioterapia e radioterapia (5%) e pacientes HIV-soropositivos.

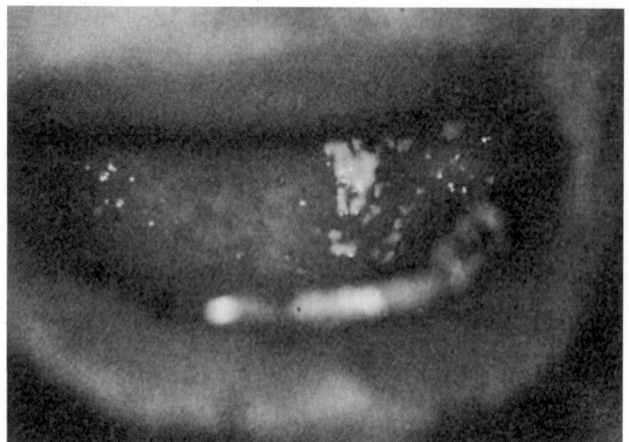

Figura 26.12
Placas brancas moles de candidíase pseudomembranosa (sapinho). (Cortesia do Dr. Robert O. Greer.)

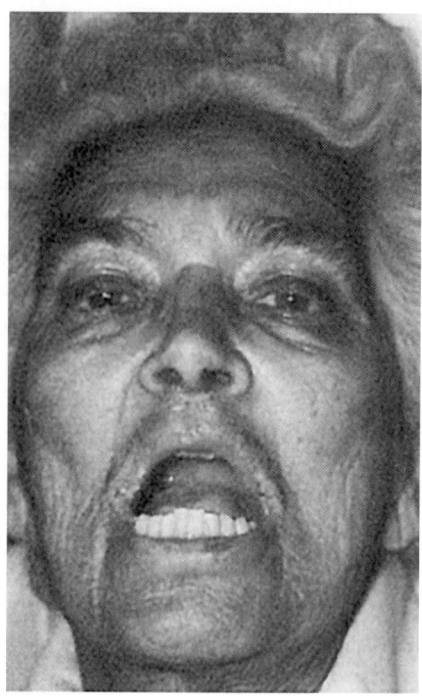

Figura 26.13
Queilite angular. Colonização candidal das comissuras orais levou a pregas maceradas moderadamente dolorosas.

A candidíase atrófica apresenta-se como uma área eritematosa ou com uma lesão eritematosa difusa. Áreas de despapilação e desceratinização podem ocorrer ao longo do dorso da língua, resultando em uma língua vermelha, edematosa, dolorosa. Uma vez que pode seguir-se à candidíase pseudomembranosa aguda ou seguir-se à administração de antibióticos, foi chamada estomatite de antibiótico ou glossite de antibiótico. O uso de antibiótico único de amplo espectro ou uso múltiplo de antibióticos de espectro estreito pode produzir esta infecção candidal. Candidíase atrófica aguda geralmente produz sintomas orais de ardência ou dor. O diagnóstico pode ser feito por esfregaço e cultura. A melhora comumente se segue a retirada do antibiótico(s) incitador e iniciação de boa higiene oral. Antifúngicos na forma de géis, suspensões orais ou pastilhas são mais bem tolerados que comprimidos por causa do desconforto subjacente. Candidíase atrófica crônica (antigamente chamada candidíase de dentadura) é a forma mais comum de candidíase oral, encontrada em até 60% dos pacientes que usam dentadura. Ela é causada por trauma de baixo grau crônico por dentaduras parciais ou totais mal ajustadas. Má oclusão e não tirar as dentaduras à noite também são fatores predisponentes. Ela se apresenta como um eritema difuso com uma superfície semelhante a seixos ou aveludada e é limitada exclusivamente à mucosa que sustenta a dentadura, às vezes misturada com áreas pseudomembranosas. Queilite angular é outra forma de candidíase atrófica que pode estar relacionada com má construção da dentadura. Se a dimensão vertical das dentaduras for menor que a ideal, o fechamento excessivo pode resultar em pregas proeminentes nas comissuras (Fig. 26.13). Acumulação salivar nestas pregas encoraja a colonização por *Candida* e as pregas tornam-se moderadamente dolorosas, erodidas ou maceradas. Isto também pode ser visto em pacientes desdentados que habitualmente lambem os lábios. Glossite romboide mediana, antes considerada secundária a uma anormalidade do desenvolvimento, é agora considerada uma variedade de candidíase atrófica. A lesão aparece como uma área de despapilação em forma de losango assintomática encontrada anterior às papilas circunvaladas. Uma forma difusa mais comum (glossite atrófica) afeta a língua e é associada a dor.

A candidíase hiperplásica, ou leucoplasia candidal, é uma resposta hiperplásica à infecção candidal crônica. Ela se assemelha à leucoplasia pelo fato de não poder ser removida esfregando-se com uma gaze ou aplicador de algodão. As lesões são mais comumente encontradas na mucosa bucal, mas também podem ser vistas no palato ou na língua. Esta condição também pode ocorrer imediatamente posterior à prega comissural e pregas retrocomissurais, especialmente em fumantes. Esta forma de candidíase tem um aumento importante na atipia epitelial e na transformação maligna.

A candidíase mucocutânea é a forma mais séria de candidíase e pressagia algum grau de comprometimento das defesas do hospedeiro. A candidíase mucocutânea também tem outras formas. A variedade local é limitada à mucosa oral, pele, unhas e mucosa vaginal. Ela pode aparecer cedo na vida e muitas vezes é resistente às terapias-padrão, que podem obter apenas uma remissão temporária. Esta forma geralmente se manifesta como uma candidíase pseudomembranosa que evolui com comprometimento de unhas e pele. Cerca de 20% dos pacientes mucocutâneos representam uma forma familial de candidíase. A transmissão é considerada recessiva autossômica. Cerca da metade dos casos familiais também expressam uma endocrinopatia, que pode incluir hipotireoidismo, doença de Addison ou diabetes melito. Esta é a forma de candidíase vista nos pacientes de AIDS e em pacientes com infecção HIV que ainda não progrediram para AIDS.

Histopatologia

Um esfregaço citológico pode identificar *Candida*. Placa removida da superfície epitelial na forma pseudomembranosa pode ser espalhada sobre uma lâmina de microscópio, corada com KOH 20% e avaliada quanto à presença de hifas. Uma vez que culturas fúngicas podem ser isoladas de 40% da população com dentes normais, elas são de pouca utilidade. As lesões pseudomembranosas mostram uma reação inflamatória superficial localizada com erosão ou ulceração da superfície epitelial. Na maioria dos casos, as células fúngicas invadem o *stratum corneum* mas não invadem além do *stratum spinosum*, e infecções subepiteliais por *Candida* são consideradas um indicador nefasto de imunodeficiência.

Hifas de levedura com fibrina e inflamação são encontradas em grandes números. Ácido periódico-Schiff ou metenamina prata podem contrastar os fungos dentro do espécime. Hiperplasia epitelial é comumente associada às variedades crônicas.

Tratamento

Para doença oral branda, nistatina suspensão oral (100.000 U/mL), 5 mL bochechar e cuspir ou engolir cinco vezes ao dia. Para candidíase crônica, bem estabelecida, usar nistatina como acima combinada com pastilhas de clotrimazol (Mycelex), 10 mg cinco vezes ao dia ou óvulos vaginais três vezes ao dia. Para candidíase crônica bem estabelecida refratária a dois agentes tópicos ou pacientes imunocomprometidos sem disseminação sistêmica, usar nistatina com fluconazol (Diflucan), 100 mg diariamente ou cetoconazol (Nizoral), 200 mg 2 vezes ao dia ou itraconazol, 100 mg diariamente. Candidíase disseminada ou candidíase mucocutânea grave necessita anfotericina B intravenosamente, 50 mg/dia até uma dose total de um grama. Ocasionalmente, cetoconazol ou fluconazol oral pode ser combinado com anfotericina (Tabela 26.3).

ESTOMATITE AFTOSA RECORRENTE

Etiologia

Úlceras aftosas são o tipo mais comum de úlcera não traumática. A incidência varia de 10% a 20% na população geral e tanto quanto 50% em grupos selecionados. A prevalência tende a ser mais alta nos grupos socioeconômicos superiores e pessoas profissionais. A causa é desconhecida e numerosas teorias foram apresentadas. A melhor evidência aponta para um mecanismo imunológico (17): auto-anticorpos às membranas mucosas orais ou anticorpos circulantes a *Streptococcus sanguis* resultando em um complexo antígeno-anticorpo ativando complemento, levando a uma resposta inflamatória intensa. A secreção de enzimas citopáticas pelos neutrófilos e outros leucócitos causa destruição tecidual e necrose do epitélio resultando em uma úlcera aftosa.

Características Clínicas

Há três manifestações básicas: pequenas úlceras aftosas, grandes úlceras aftosas e úlceras herpetiformes. Acredita-se que elas tenham uma causa comum e sejam formas diferentes da mesma doença.

As pequenas úlceras aftosas geralmente medem menos de 1,0 cm e estão localizadas em mucosa oral livremente móvel. As lesões aparecem como úlceras brancas bem delineadas com halo eritematoso (Fig. 26.14). Geralmente duram 7 a 10 dias sem formar cicatriz. As lesões freqüentemente são prenunciadas por uma sensação de formigamento ou ardência antes do desenvolvimento das úlceras. Recorrência é variável e longos períodos livres de lesão são comuns. Tratamento muitas vezes é necessário para melhorar a dor, que parece maior que o previsto para esta lesão.

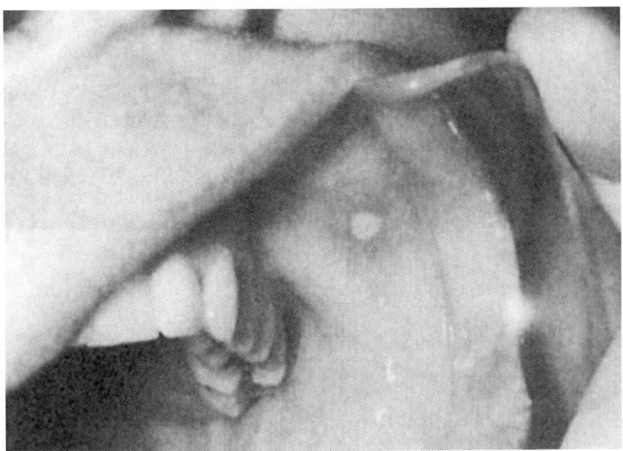

Figura 26.14

Estomatite aftosa recorrente. Uma pequena úlcera aftosa com uma ulceração branca central é rodeada por um halo eritematoso na mucosa bucal.

As grandes úlceras aftosas foram anteriormente conhecidas como doença de Sutton ou periadenite necrótica mucosa recorrente. As lesões são muito menos comuns que as pequenas aftas mas muito mais graves. Elas têm mais de 1 cm de diâmetro, são mais profundas e podem persistir de 6 semanas a vários meses. Em contraste com as pequenas aftas, curam-se por cicatriz. As grandes úlceras aftosas também comprometem a mucosa móvel ceratinizada e freqüentemente comprometem a língua, o palato e o pilar faucial anterior. As lesões freqüentemente são múltiplas, com formação de nova úlcera começando quando uma lesão mais antiga se cura.

As úlceras herpetiformes representam uma coleção extremamente dolorosa de 20 a 200 pequenas úlceras que têm 1 a 3 mm de diâmetro. Estas úlceras podem ocorrer em gengiva móvel ou fixa ou na língua e palato. A cura ocorre em 1 a 2 semanas. Embora pareçam semelhantes a lesões herpéticas, elas diferem delas pelo fato de faltar um estádio vesicular. As úlceras herpetiformes não são causadas por HSV; nenhum herpesvírus pode ser cultivado da lesão e anticorpos ao HSV na mucosa oral não podem ser identificados.

Histopatologia

Estomatite aftosa é um diagnóstico clínico e nenhum estudo específico é necessário (17). Nenhuma característica microscópica é diagnóstica das úlceras aftosas. Células mononucleares, predominantemente células T auxiliares, com frequência são encontradas na submucosa antes da fase ulcerativa. Macrófagos e mastócitos são encontrados comumente na base da úlcera. Eritrócitos e neutrófilos extravasados estão muitas vezes presentes nas fases iniciais das lesões. Nenhum vírus foi cultivado das células infectadas.

Diagnóstico Diferencial

As úlceras aftosas podem ser diferenciadas de lesões herpéticas clinicamente. As úlceras aftosas geralmente ocorrem na mucosa oral livremente móvel e não são precedidas por vesículas. As lesões herpéticas são precedidas por vesículas no tecido gengival e palatal firmemente fixo. As úlceras traumáticas têm uma história de trauma precedente, e as lesões vesiculobolhosas têm um quadro clínico diferente, e histologia e achados imunofluorescentes exclusivos (Tabela 26.2).

Tratamento

Muitos tratamentos diferentes foram usados para úlceras aftosas, variando de cauterização química ou elétrica à terapia clínica, que incluía antibióticos, antiinflamatórios, imunossupressores, vitaminas, suplementos dietéticos e destruição mecânica das lesões. Nenhum tratamento é necessário para pequenas lesões que não são dolorosas. Entretanto, muitos pacientes acham mesmo as pequenas lesões bastante dolorosas e procuram atenção médica. Cauterização com nitrato de prata, fenol ou *laser* de CO_2 podem ser usados para tratar úlcera isolada ou pequenas áreas locais de úlceras.

Uma suspensão oral (200 mg/5 mL) de tetraciclina tomada a cada 6 horas durante 5 a 7 dias foi usada com bons resultados. Clorexidina, enxágue a 0,12%, também foi usada com algum sucesso. Pomadas esteróides tópicas com fluocinonida 0,05% (Lidex) ou enxágues esteróides tópicos com betametasona (Celestone) podem encurtar significativamente a duração, especialmente se usados durante a fase prodrômica das pequenas aftas. Gelatina, pectina e carboximetilcelulose sódica em gel de hidrocarboneto plasticizado (Orabase) pode ser usado como portador de esteróide para aplicação na mucosa oral. Uma mistura igual de 15 g de Orabase e 15 g de fluocinonida 0,05% pode ser aplicada nas lesões 6 a 8 vezes a cada dia. Esteróides sistêmicos são reservados para aftas graves. Vinte a 40 mg de prednisona diariamente durante 1 semana seguida por outra semana com metade da dose inicial pode ser necessário para controlar grandes aftas.

Outros agentes antiinflamatórios, como sulfonas e sulfas, que operam alterando a função dos neutrófilos, podem ser úteis. Retinóides foram usados empiricamente, mas testagem clínica não foi feita. Zilactin é um gel medicamentoso que produz uma película protetora sobre a úlcera por várias horas. Sucralfato suspensão, quando tomado oralmente, forma um revestimento pastoso que se prende ionicamente à mucosa danificada e demonstrou reduzir a dor e o tempo de cura e aumentar o tempo de remissão. Imunossupressores (p. ex., azatioprina) também foram usados eficazmente para grandes aftas (Tabela 26.3).

MUCOSITE

Etiologia

Mucosite pode desenvolver-se em pacientes recebendo quimioterapia, radioterapia ou imunossupressão para transplante de medula óssea (19). As alterações na mucosa oral podem-se apresentar como eritema generalizado ou progredir para grandes úlceras com ou sem hemorragia. A mucosa inicialmente se torna avermelhada e edemaciada, seguida por ulceração, a qual pode tornar-se coberta com um exsudato fibrinoso (Fig. 26.15). Dor ou uma sensação de ardência está freqüentemente presente durante o repouso e é grandemente exacerbada por alimentos quentes ou condimentados. Esta condição pode resultar em dor, ingestão alimentar diminuída, infecções sistêmicas ou locais e uma interrupção na terapia necessária. O início e a intensida-

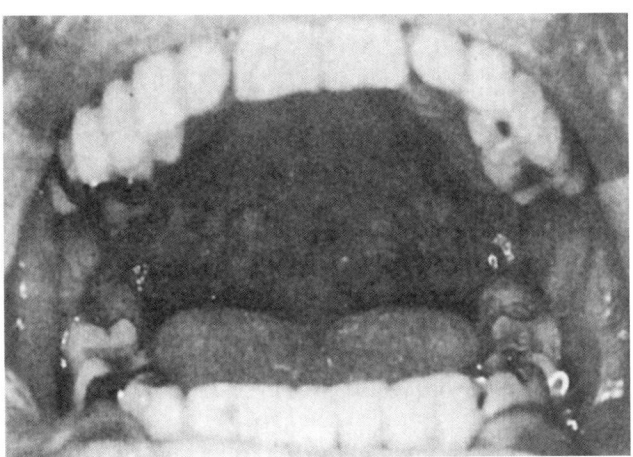

Figura 26.15
Alterações eritematosas e ulcerativas do epitélio oral secundárias a mucosite induzida pela radiação. (Cortesia do Dr. Robert O. Greer.)

de dependem do fracionamento e da duração da radioterapia, da localização da lesão e do grau de higiene oral. A mucosite induzida pela radiação aparece freqüentemente pela segunda semana de terapia e pode persistir durante 2 a 3 semanas após o completamento da radioterapia.

Uma vez tenha ocorrido mucosite, o tratamento é principalmente para paliar os sintomas. O National Cancer Institute recomenda diversos componentes de tratamento, incluindo limpeza da mucosa oral, manutenção da umidade e alívio da dor e da inflamação. Peróxido de hidrogênio e água (solução 4:1) e soluções de soro fisiológico e bicarbonato de sódio foram advogados para melhorar a limpeza da mucosa oral. Uma escova de dentes macia, *tothettes* (aplicadores com cabeça de espuma e dentifrício) e fio dental sem cera também devem ser usados como parte deste esquema. Aplicadores de glicerina limão foram ineficazes para limpar a mucosa oral.

Geléia K-Y, vaselina e óleo mineral foram usados para manter os lábios limpos, úmidos e intactos. Numerosos agentes de revestimento mucoso anestésicos e analgésicos foram usados para fornecer alívio sintomático. Muitas das misturas incluíram combinados de difenidramina (Benadryl), atapulgita (Kaopectate), leite de magnésia, lidocaína viscosa, Orabase e cloridrato de diclonina (Dyclone). O cuidado oral de rotina (p. ex., escova de dentes macia, pasta dental com fluoreto, fio dental e lubrificante labial) deve ser feito 4 vezes por dia. Para estomatite branda, uma dieta branda pode ser combinada com cuidado de higiene oral tão freqüentemente quanto a cada 2 horas. Agentes de cobertura da mucosa (p. ex., anestésicos, analgésicos) também podem ser necessários porque a mucosite piora durante os tratamentos pela radiação.

Sucralfato é um sal de alumínio de sacarose sulfato que forma uma ligação iônica com as proteínas encontradas no local ulcerado, criando uma barreira protetora. Ele traz algum benefício como agente profilático para mucosite. Pincelar a superfície da mucosa oral com solução de nitrato de prata 2% 3 vezes ao dia durante 5 dias antes da radioterapia foi usado com sucesso para diminuir a gravidade e a duração da mucosite. Pré-tratamento com pentoxifilina diminui a produção de fator de necrose tumoral, o que diminui a resposta inflamatória. Este pré-tratamento também foi usado com algum sucesso para diminuir a gravidade da mucosite. Cloridrato de azelastina é um antioxidante que foi um agente profilático eficaz quando administrado a 2 mg/dia. Clorexidina, 0,12%, bochechos 3 vezes por dia demonstrou em alguns estudos ter sucesso como agente profilático, enquanto outros estudos não mostraram nenhum benefício. Benzidamina, uma DAINE/droga antimicrobiana usada como bochecho a 0,15%, 6 vezes por dia, pode diminuir o início e reduzir a gravidade da mucosite. Um bochecho de 30 minutos com lascas de gelo (crioterapia oral) antes da quimioterapia também pode reduzir a gravidade da mucosite.

SÍNDROME DE IMUNODEFICIÊNCIA ADQUIRIDA

As doenças relacionadas à AIDS causadas pela infecção HIV têm muitas manifestações orais, algumas das quais foram discutidas anteriormente neste capítulo. Muitas das manifestações orais são resultados de infecções oportunistas. É importante que o otorrinolaringologista cirurgião de cabeça e pescoço seja familiarizado com as manifestações orais associadas a HIV e AIDS de modo que o tratamento adequado possa ser iniciado e o paciente possa ser encaminhado para um infectologista para tratamento da doença sistêmica (ver Capítulo 19).

PONTOS IMPORTANTES

- Gengivoestomatite herpética primária geralmente afeta crianças com coleções de pequenas vesículas, que rapidamente se rompem para úlceras e curam-se em 7 a 14 dias sem cicatriz. Herpes recorrente (herpes labial) muitas vezes é precipitado por fatores-gatilhos resultando em úlceras na junção mucocutânea dos lábios.
- Herpes-zóster é a reativação do VZV que causa a catapora. O zoster viaja ao longo dos dermátomos e mais comumente afeta o ramo oftálmico do nervo trigêmeo.
- As duas principais manifestações do lúpus eritematoso (i. e., LED, LES) podem ter apresentações orais semelhantes, mas o LES afeta os órgãos viscerais com morbidade e mortalidade aumentadas. Comprometimento renal pode levar à glomerulonefrite, a causa mais comum de morte no paciente com LES.

Continua

- Penfigóide cicatricial compromete mais comumente a mucosa orofaríngea, seguida pela conjuntiva, e infreqüentemente as superfícies cutâneas. Imunofluorescência direta é fortemente positiva para a membrana basal; entretanto, imunofluorescência indireta é usualmente negativa. Comprometimento da conjuntiva ou mucosa orofaringolaríngea pode levar à cegueira ou a problemas graves com a deglutição e a respiração.
- Penfigóide bolhoso é principalmente uma doença cutânea que se assemelha estreitamente ao penfigóide cicatricial quando afeta a mucosa oral. Ambas a imunofluorescência direta e indireta são usualmente positivas, embora o nível do título não corresponda à gravidade da doença.
- *Pemphigus vulgaris* é uma doença mucocutânea com formação de vesícula intra-epitelial e freqüentemente é associado a outras doenças auto-imunes (p. ex., artrite reumatóide, síndrome de Sjögren, lúpus eritematoso, tireoidite de Hashimoto, doença de Graves, miastenia grave). Imunofluorescência direta e indireta são positivas, com títulos que correspondem à gravidade da doença.
- Eritema multiforme tem um início explosivo e afeta locais orais e cutâneos, muitas vezes após uma infecção herpética. As formas mais graves (síndrome de Stevens-Johnson, necrólise epidérmica tóxica) geralmente são associadas a reações a drogas e podem exigir terapia esteróide.
- *Lichen planus* tem uma variedade de apresentações na cavidade oral (reticular, placa, atrófico, erosivo, bolhoso). O reticular é a apresentação mais comum e é geralmente assintomático. As características histológicas distintivas comumente permitem a diferenciação de outras lesões mucosas.
- Candidíase pseudomembranosa (sapinho) é a mais comum apresentação oral de candidíase. O diagnóstico pode ser realizado por esfregaços ou biopsia e o tratamento antifúngico geralmente é bem-sucedido.
- As doenças orais relacionadas com o HIV incluem infecções fúngicas (candidíase, criptococcose, histoplasmose), infecções virais (herpes, varicela zoster, papilomavírus humano), infecções bacterianas (gengivite, periodontite) e manifestações neoplásicas (sarcoma de Kaposi, linfoma não-Hodgkin).

REFERÊNCIAS

1. Moomaw RE, Cornea P, Rathbun RC, et al. Review of antiviral therapy for herpes labialis, genital herpes and herpes zoster. *Expert Rev Anti Infect Ther* 2003;1:283-295.
2. Schmid-Wendtner MH, Korting HC. Penciclovir cream-improved topical treatment for herpes simplex infections. *Skin Pharmacol Physiol* 2004;17:214-218.
3. Takahashi M. Effectiveness of live varicella vaccine. *Expert Opin Biol Ther* 2004;7:199-216.
4. Kozora E, Ellison MC, West S. Reliability and validity of the proposed American College of Rheumatology neuropsychological battery for systemic lupus erythematosus. *Arthritis Rheum* 2004;51:810-818.
5. Ioannou Y, Isenberg DA. Current concepts for the management of systemic lupus erythematosus in adults: a therapeutic challenge. *Postgrad Med J* 2002;78:599-606.
6. Yeh SW, Usman AQ, Ahmed AR. Profile of autoantibody to basement membrane zone proteins in patients with mucous membrane pemphigoid: long-term follow up and influence of therapy. *Clin Immunol* 2004;112:268-272.
7. Parisi E, Raghavendra S, Werth VP, et al. Modification to the approach of the diagnosis of mucous membrane pemphigoid: a case report and literature review. *Oral Surg Oral Med Oral Pathol Oral Radiol Endod* 2003;95:182-186.
8. Luger RA. Efficacy and safety of intravenous immunoglobulin for immune-mediated skin disease: current view. *Am J Clin Dermatol* 2004;5:153-160.
9. Scott KJ McKinnon BJ. Pemphigus vulgaris: an acquired blistering disease. *South Med J* 2003;96:618-620.
10. Kaplan I, Hodak E, Ackerman L, et. al. Neoplasms associated with paraneoplastic pemphigus: a review emphasis on non-hematologic malignancy and oral mucosal manifestations. *Oral Oncol* 2004;40:553-562.
11. Bachot N, Roujeau 1C. Differential diagnosis of severe cutaneous drug eruptions. *Am J Clin Dermatol* 2003;4:561-572.
12. Ayangco L, Rogers RS. Oral manifestations of erythema multiforme. *Dermatol Clin* 2003;21:195-205.
13. Huber MA. Oral lichen planus. *Quintessence Int* 2004;35:731-752.
14. Fatahzade M, Rinaggio J, Chiodo T. Squamous cell carcinoma arising in an oral lichenoid lesion. *J Am Dent Assoc* 2004;135:754-759.
15. Myoken Y, Sugata T, Fujita Y, et al. Oropharyngeal candida colonization and infection in neutropenic patients with hematologic malignancies. *Oral Surg Oral Med Oral Pathol Oral Radiol Endod* 2004;97:137-138.
16. Pappas PG, Rex JH, Sobel JD, et al. Guidelines for treatment of candidiasis. *Clin Infect Dis* 2004;38:16.1-189.
17. Lewkowicz N, Lewkowicz P, Kumatowska A, et al. Innate immune system is implicated in recurrent aphthous ulcer pathogenesis. *J Oral Pathol Med* 2003;32:475-481.
18. Natah SS, Konttinen YT, Enattah NS, et al. Recurrent aphthous ulcers today: a review of the growing knowledge. *Int J Oral Maxillofac Surg* 2004;33:221-234.
19. Sonis ST. A biological approach to mucositis. *J Support Oncol* 2004;2:21-32.

CAPÍTULO 27

Faringite

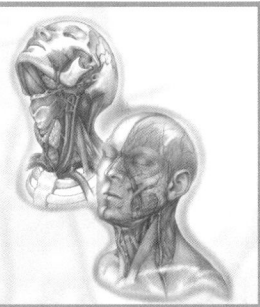

Lester D. R. Thompson

Faringite é uma doença inflamatória das estruturas mucosas e submucosas da garganta. Infecção pode ou não ser um componente da doença. Os tecidos afetados incluem a orofaringe, nasofaringe, hipofaringe, tonsilas e adenóides. Em virtude das suas altas concentrações de tecido linfóide, estes locais são propensos a alterações reativas, especialmente em resposta a organismos patogênicos. Infecções do trato respiratório são as doenças infecciosas mais comuns tratadas pelos médicos de atenção primária e representam até 80% de todos os episódios de doenças infecciosas. Faringite, incluindo tonsilite, constitui 15% de todas as visitas a consultórios.

A maioria das faringites é diagnosticada por avaliação clínica e geralmente responde ao tratamento com antibióticos ou medicações sintomáticas, ou resolve-se com o tempo. Exceções ocorrem, especialmente com infecções causadas por organismos oportunistas e em casos de crescimentos neoplásicos que simulam as apresentações clínicas das infecções. As suspeitas de malignidade exigem amostra de tecido para estabelecer um diagnóstico definitivo e guiar a terapia apropriada. Nestes casos, o patologista cirúrgico torna-se um membro integrante da equipe clínica.

Este capítulo discute os processos infecciosos e inflamatórios da faringe. Reduzimos ao mínimo a discussão sobre os processos que afetam as tonsilas e adenóides, ainda que suas apresentações clínicas invariavelmente se superponham com o diagnóstico e o tratamento das doenças da faringe. Similarmente, os problemas relacionados com a formação de abscesso faríngeo, parafaríngeo e retrofaríngeo são discutidos em outro local neste livro.

ANATOMIA

A faringe é a câmara comum dos tratos respiratório e digestivo. Ela se forma a partir do tubo digestivo anterior do endoderma primitivo e é um tubo musculomembranoso de 12 a 14 cm que se estende desde a base do crânio e a parte posterior do nariz e da boca até o nível da sexta vértebra cervical, onde se torna contínua com o esôfago. A mucosa que reveste sua parte superior é coberta com um epitélio ciliado pseudo-estratificado (i. e., respiratório) e a mucosa na sua parte inferior é coberta com um epitélio escamoso estratificado.

Conforme mostrado na Figura 27.1, a faringe tem três partes: a epifaringe, ou nasofaringe, a faringe média, ou orofaringe, e a hipofaringe, ou laringofaringe. A parte superior ou nasal da faringe comunica-se com o nariz através das coanas ou aberturas nasais posteriores. Os orifícios das tubas auditivas estão localizados nas paredes póstero-laterais posteriores e ligeiramente abaixo das coanas. O nível do palato mole separa a nasofaringe da orofaringe. A hipofaringe começa na base da língua e estende-se inferiormente até o bordo inferior da cartilagem cricóidea. A laringe é posicionada anteriormente, com a epiglote fixada à base da língua por meio das pregas glossoepiglóticas mediana e as pareadas laterais.

Os principais músculos da faringe são os músculos superpostos constritor superior, médio e inferior. Cada um destes músculos insere-se com seu músculo oposto correspondente na rafe faríngea da linha mediana posterior. O constritor superior da faringe, quadrilátero, origina-se do processo pterigóide medial caudal, rafe pterigomandibular, parte posterior da linha milo-hióidea mandibular e do lado da base da língua. Estas fibras dão origem às partes pterigofaríngea, bucofaríngea, milofaríngea e glossofaríngea do músculo. O recesso faríngeo (i. e., a fossa de Rosenmüller) é localizada acima do bordo superior côncavo do músculo, adjacente à parte medial do orifício da tuba auditiva na nasofaringe. Os músculos constritores médios, em forma de leque, originam-se dos cornos do osso hióide e da parte inferior do ligamento estilo-hióideo. Os músculos constritores inferiores originam-se das

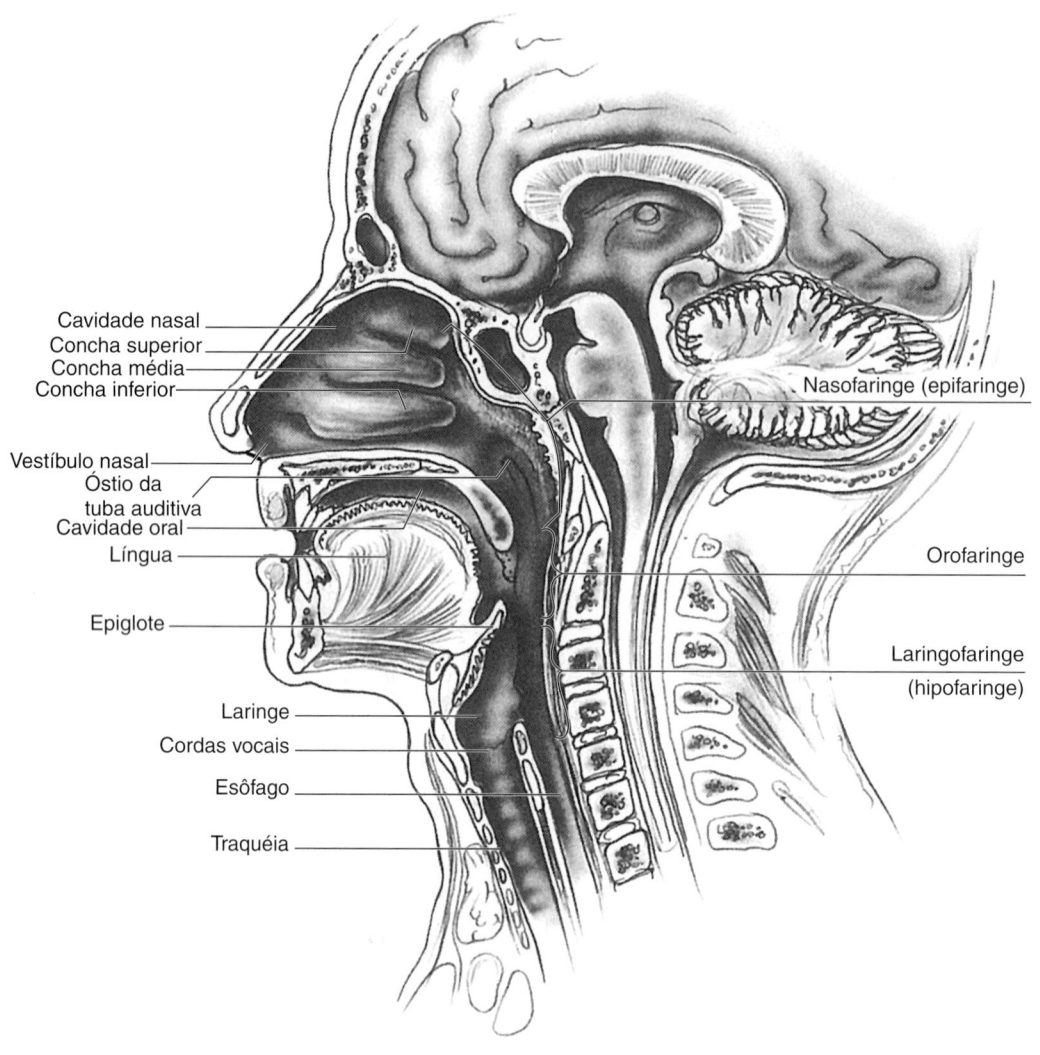

Figura 27.1
Relações anatômicas clínicas da faringe.

superfícies laterais das cartilagens tireóidea e cricóidea e de um arco tendinoso entre ambas as cartilagens. As fibras a partir da cartilagem tireóidea para a parede faríngea posterior formam o músculo tireofaríngeo, e aquelas da cricóidea à parede faríngea tornam-se o músculo cricofaríngeo, que demarca a faringe do esôfago cervical. As fibras superiores do músculo constritor inferior superpõem-se posteriormente às fibras inferiores do músculo constritor médio. As fibras superiores do constritor médio superpõem-se às fibras inferiores do constritor superior.

Três conjuntos adicionais de músculos longitudinais passam obliquamente a partir das suas origens para a parede faríngea. Estes são o palatofaríngeo (*i. e.*, da superfície ântero-inferior do palato à parede orofaríngea póstero-lateral), o pequeno salpingofaríngeo (*i. e.*, do orifício nasofaríngeo da tuba auditiva para se fundir com os músculos palatofaríngeos na parede faríngea lateral) e o estilofaríngeo (*i. e.*, desde a base medial do processo estilóide à parede faríngea póstero-lateral, entre os músculos constritores superior e médio).

Existem certos planos entre, atrás e laterais aos músculos faríngeos. A fáscia bucofaríngea é a cobertura epimisial profunda dos músculos faríngeos. Os músculos faríngeos são separados da fáscia pré-vertebral por tecido conjuntivo frouxo, formando o espaço retrofaríngeo clínico. Este espaço é fechado lateralmente pelas bainhas carotídeas. Tecido conjuntivo frouxo jaz lateral às paredes da faringe e é limitado lateralmente pelos músculos pterigóideos e a espessa bainha parotídea. Este tecido conjuntivo faríngeo lateral forma o espaço faríngeo lateral (parafaríngeo), que se estende superiormente até a base do crânio e é limitado inferiormente no nível do osso hióide pela bainha da glândula submandibular e fixações fasciais aos músculos estilo-hióideo e digástrico posterior. Embora o espaço faríngeo lateral seja cruzado pelos músculos estiloglosso e estilofaríngeo, seu tecido conjuntivo acima e abaixo destes músculos é contínuo com o tecido conjuntivo retrofaríngeo e o espaço retrofaríngeo.

As principais artérias da faringe são derivadas dos principais ramos da artéria carótida externa. Estas incluem a artéria faríngea ascendente, ramos dorsais da artéria lingual, ramos tonsilares da artéria facial e ramos palatinos da artéria maxilar. As veias faríngeas comunicam-se superiormente com o plexo venoso pterigóideo (e o plexo vertebral) e drenam inferiormente para a veia jugular interna. Exceto o músculo estilofaríngeo, que é inervado pelo nervo glossofaríngeo, os músculos faríngeos são inervados pelo nervo vago através do plexo faríngeo.

A faringe tem uma acumulação abundante de tecidos linfóides e linfonodais, especialmente na mucosa da nasofaringe e orofaringe. O anel de Waldeyer de tecido linfóide é formado pelas tonsilas faríngeas, linguais e palatinas e pelo tecido linfóide na parede lateral da faringe. Anatomia e função destes tecidos encontram-se discutidas em outro local.

A drenagem linfática da nasofaringe esvazia-se nos linfonodos retrofaríngeos e a seguir nas cadeias nodais faríngea e jugular profunda. A drenagem da orofaringe envolve os linfonodos retrofaríngeos e os linfonodos cervicais profundos superiores e jugulares. A drenagem da hipofaringe envolve os linfonodos retrofaríngeos, faríngeos laterais, cervicais profundos e jugulares.

CAUSAS INFECCIOSAS DE FARINGITE

Infecções Bacterianas

A flora bacteriana normal do trato respiratório superior e da cavidade oral consiste principalmente em organismos Gram-positivos aeróbicos, incluindo estreptococos α e β-hemolíticos e vários organismos anaeróbicos, como *Peptostreptococcus*, *Fusobacterium* e vários *Bacteroides species*. Estes organismos e patógenos Gram-positivos podem predominar em infecções clínicas da faringe, embora infecções mistas com organismos aeróbicos Gram-positivos e Gram-negativos e anaeróbicos sejam agora relativamente comuns na prática clínica. Os patógenos importantes incluem *Streptococcus pyogenes*, *Staphylococcus aureus*, *Diplococcus pneumoniae*, *Corynebacterium diphtheriae*, *Bordetella pertussis*, *Haemophilus influenzae* e *Neisseria* species.

Infecção Estreptocócica

As bactérias mais freqüentes, implicadas em faringite, especialmente em crianças, são estreptococos β-hemolíticos grupo A *(Streptococcus pyogenes)*. *Streptococcus pneumoniae*, estreptococos grupo C e outros estreptococos podem causar faringite. Estreptococos grupos C e G foram ligados a faringite grave e complicações como artrite reativa, embora nenhuma conexão tenha sido descoberta. Entretanto, estes organismos foram isolados comumente de pacientes assintomáticos e ainda é uma questão controvertida se os pacientes com faringite sintomática devem ser tratados quando estas bactérias forem cultivadas.

O período de incubação dos estreptococos β-hemolíticos grupo A (EBHGA) dura de 12 horas a 4 dias. Os pacientes apresentam-se clinicamente com dor de garganta, dificuldade de deglutição e febre. Os tecidos afetados estão inflamados e comumente há um exsudato. Rinorréia ou tosse geralmente não acompanham esta infecção. Linfadenopatia cervical é vista em até 60% dos pacientes. Faringotonsilite estreptocócica é menos comum em lactentes que em crianças mais velhas, devido aos anticorpos imunoglobulina G (IgG) maternos e à falta de receptores faríngeos para ligação estreptocócica. O pico de incidência é das idades de 5 a 15 anos.

Diagnóstico clínico não é confiável, embora os pacientes sem febre, eritema e exsudato faríngeos ou adenite cervical que exibem rinorréia, tosse e rouquidão possam ser considerados como não tendo infecção bacteriana. Em crianças nas quais faringite por estreptococos β-hemolíticos grupo A for suspeitada, o diagnóstico tem que ser feito a fim de evitar a séria complicação da febre reumática, pelo início oportuno da terapia antibiótica. Tradicionalmente, o diagnóstico de EBHGA tem sido baseado na cultura de raspado da orofaringe. As culturas bacterianas são efetuadas convencionalmente usando-se placas de ágar-sangue regulares. Um relatório preliminar incluindo o resultado do sorogrupo normalmente está disponível no dia seguinte. Sorotipagem é sempre preferida na identificação de estreptococos β-hemolíticos. Dois testes rápidos mais novos estão no mercado: o teste rápido de antígeno por imunoensaio enzimático e o teste rápido de antígeno por imunoensaio óptico. Ambos os testes têm boas sensibilidades (79% a 88%), boas especificidades (90% a 96%) e são mais baratos que a cultura. Resultados são disponíveis imediatamente. Em virtude do risco de febre reumática com tratamento insuficiente do EBHGA, muitos recomendam a cultura se o teste rápido de antígeno for negativo (1). Neste paradigma, testes rápidos de antígeno só são efetivos quando a prevalência de EBHGA é alta; este teste de triagem evita cultura em aproximadamente 95% dos pacientes EBHGA-positivos e em nenhum dos pacientes EBHGA-negativos. Além disso, quando estratificados conforme os critérios de Centor modificados (história de febre, ausência de tosse, presença de exsudato faríngeo e linfadenopatia cervical), a sensibilidade melhora à medida que os escores de Centor aumentam, sugerindo que a confirmação pela cultura pode não ser necessária (2). Outra evidência sugere que quando feito adequadamente, o teste de imunoensaio óptico pode ser mais sensível que a cultura para EBHGA (3). Pode não ser sempre necessário confirmar por cultura resultados negativos do teste de imunoensaio óptico. Um resultado positivo do teste de antígeno rápido permite iniciar mais precocemente os antibióticos (poupando 1 a 2 dias de espera) e reduz a duração dos sintomas, o uso de analgésicos, a ocorrência de seqüelas estreptocócicas e pode reduzir a disseminação da doença em creches, na escola e no lar. Entretanto, a evidência sugere que o retardo na antibioticoterapia pode na realidade reduzir a probabilidade de infecção recorrente nos 4 meses seguintes e aumentar a probabilidade de erradicação do EBHGA (4-6). Levando em consideração os custos dos testes rápidos de antígeno e o custo de não perceber ou tratar excessivamente a infecção, pode ser melhor incorporar um uso seletivo de culturas de garganta e instituir tratamento antibiótico somente com testes rápidos ou cultura da garganta positivos em adultos, enquanto se faz uso da cultura da garganta, ou da cultura de garganta dos resultados negativos do teste rápido, para determinar o tratamento em crianças (1,7). Claramente, à medida que os testes rápidos de antígeno se tornarem mais sensíveis, eles se tornarão o teste de escolha, uma vez que a taxa de falso-positivos possa ser reduzida a ponto de os clínicos se sentirem confortáveis de que culturas de apoio são desnecessárias em seguida a testes negativos.

Tratar todos os pacientes suspeitos de ter EBHGA com penicilina ou amoxicilina pode evitar algumas complicações supurativas (otite média, sinusite aguda) e não supurativas (glomerulonefrite, febre reumática), mas a um custo de tratar em excesso aproximadamente 80% a 90% de pacientes que não têm uma infecção bacteriana (8). Muitos estudos mostraram que o uso de antibióticos em pacientes com faringite com resultados negativos de cultura da garganta para EBHGA ou outros patógenos bacterianos conhecidos tem pouca ou nenhuma eficácia (8). Esta conduta também corre o risco do desenvolvimento de raças bacterianas resistentes aos antibióticos e pode levar a efeitos colaterais pela medicação sendo assim desaconselhada como má prática médica.

O tratamento da faringite estreptocócica é pela administração oral ou intravenosa de penicilina e os pacientes alérgicos à penicilina podem ser tratados com eritromicina ou uma variedade de cefalosporinas. Penicilina oral é efetiva em posologia de duas e três vezes ao dia (1,5). Admite-se que a falha da penicilinoterapia na faringite por EBHGA seja devida à eliminação da flora normal, especialmente estreptococos α-hemolíticos, que competem com o EBHGA, ou a organismos produtores de β-lactamase, que protegem os EBHGA ao decomporem a penicilina (9). A falha em erradicar o EBHGA, no entanto, não equivale à falha da prevenção de seqüelas estreptocócicas, especificamente febre reumática; por essa razão, antibióticos de espectro mais amplo não estão indicados nesta doença (6). Cefalosporinas de primeira geração são recomendadas para falhas do tratamento.

As complicações das infecções estreptocócicas incluem febre reumática, cardiopatia reumática e glomerulonefrite aguda pós-estreptocócica (i. e., doença de Bright). Síndrome de Grisel, subluxação da articulação atlantoaxial devida a um processo inflamatório infeccioso de cabeça e pescoço, também pode infreqüentemente resultar de faringite estreptocócica. Estes pacientes apresentam-se com torcicolo atraumático e uma história de infecção recente ou procedimento cirúrgico de cabeça e pescoço. A incidência da doença varia com a idade do paciente, a estação, o clima e as condições de vida.

Febre reumática é diagnosticada com base na presença de dois critérios principais (ou um principal e dois secundários) com evidência de infecção precedente por EBHGA (Tabela 27.1) (10). Evidência de infecção estreptocócica grupo A antecedente pode ser de cultura de garganta, testes rápidos de antígeno ou um título elevado ou aumentando de anticorpo a estreptococos. Os pacientes com febre reumática aguda estão em alto risco de ataques recorrentes, mesmo com infecções subclínicas por EBHGA e por essa razão devem receber profilaxia antibiótica (11). A introdução dos antibióticos reduziu a taxa de mortalidade por febre reumática mais de cinco vezes, apesar do fato de 80% a 90% dos pacientes com faringite não procurarem cuidados médicos. O risco de desenvolver febre reumática durante uma epidemia é estimado em 3% dos pacientes com

TABELA 27.1 — DIAGNÓSTICO
CRITÉRIOS DE JONES MODIFICADOS PARA O DIAGNÓSTICO DO ATAQUE INICIAL DE FEBRE REUMÁTICA

Critérios Principais	Critérios Secundários
Cardite	Artralgia
Poliartrite	Febre
Coréia	Velocidade de hemossedimentação elevada
Erythema marginatum	Proteína C-reativa elevada
Nódulos subcutâneos	Intervalo PR prolongado

Evidência de infecção estreptocócica grupo A faríngea antecedente e dois critérios principais ou um critério principal e dois secundários indicam uma alta probabilidade de febre reumática aguda.

EBHGA que não recebem antibióticos, enquanto apenas 0,3% dos pacientes com EBHGA não tratado endêmico desenvolvem esta complicação. O risco de desenvolvimento de glomerulonefrite não é reduzido pelo uso de antibióticos.

A escarlatina é uma faringotonsilite estreptocócica aguda acompanhada por exantema e produção de uma toxina eritrogênica. A produção de toxina depende da lisogenia do organismo infectante por um bacteriófago temperado. A erupção cutânea característica aparece comumente no segundo dia de doença e é vermelha e pontilhada. Esta erupção inicialmente aparece no tórax e no tronco e subseqüentemente se espalha para cobrir virtualmente o corpo inteiro dentro de várias horas. Face, palmas e plantas são poupadas. A erupção descora-se sob pressão e desaparece gradualmente no curso de uma semana, embora descamação possa ocorrer em alguns casos. Outro achado característico é a língua "em morango". A língua está inchada, vermelha e mosqueada. O diagnóstico é baseado nos resultados de cultura. Escarlatina raramente afeta lactentes por causa da transferência placentária de anticorpos maternos às toxinas eritrogênicas ou em virtude da hipersensibilização prévia às toxinas eritrogênicas. Formas graves de escarlatina caracterizadas por toxicidade sistêmica resultavam em uma taxa de mortalidade de 5% há 100 anos, mas isto raramente ocorre desde o advento da terapia antibiótica. A eventual eliminação desta doença pode resultar do desenvolvimento de uma vacina.

Infecção Estafilocócica

Faringite devida a S. aureus (ou S. salivarius) pode ser associada a drenagem mucopurulenta, eritema e edema da mucosa e pústulas localizadas, especialmente nas tonsilas. Eritema e edema também são achados comuns. Estafilococos podem ser tratados com penicilinas antiestafilocócicas, eritromicina ou cefalosporinas, com base nos resultados de cultura e sensibilidade.

Infecção Difteróide

No passado, Corynebacterium species foram causa comum de faringite. A maioria das espécies raramente é patogênica em humanos, com a notável exceção de C. diphtheriae. Este organismo é visto incomumente nos países desenvolvidos e onde são usadas vacinações de rotina. Difteria é mais comum em crianças com menos de 10 anos de idade (12).

Os organismos difteróides são bastões não filamentosos Gram-positivos que ganham acesso ao hospedeiro pelo nariz e pela boca e a seguir permanecem localizados nas superfícies mucosas do trato respiratório superior. Depois de um curto período de incubação de 2 a 4 dias, podem ser produzidas exotoxinas que causam necrose e inflamação teciduais localizadas. A combinação destas respostas produz uma membrana cinzento-negra que é firmemente aderente ao tecido subjacente e pode alargar-se com a produção continuada da produção de toxina para estender-se às membranas mucosas de outros locais do trato aerodigestivo superior. A extensão da membrana à nasofaringe ou à laringe e à hipofaringe pode ser grave, levando a uma incapacidade de remover secreções e à obstrução respiratória. Além disso, a toxina pode entrar na corrente sanguínea e nos vasos linfáticos, especialmente se a faringe e as tonsilas forem infectadas. Em virtude do potencial de colapso respiratório e circulatório (insuficiência miocárdica), devem ser estabelecidos pronto diagnóstico e tratamento. Antitoxina permanece sendo o único método específico de tratamento. Antibióticos (p. ex., penicilina, eritromicina) são úteis como terapia adjuvante nos pacientes infectados e nos portadores assintomáticos.

Coqueluche (Pertussis)

Bordetella pertussis causa uma doença aguda, altamente transmissível da infância que é caracterizada por violentos paroxismos de tosse acompanhados por um som inspiratório forte. Este último som responsabiliza-se pelo termo tosse convulsa. B. pertussis é um cocobacilo Gram-negativo imóvel, pleomórfico, que infecta o hospedeiro após inalação e multiplica-se apenas em associação com o epitélio ciliado (13).

O período de incubação é de aproximadamente 1 semana e é seguido por três estádios clínicos. O primeiro é o estádio catarral, que dura 1 a 2 semanas e é caracterizado por uma febre de baixo grau e sintomas respiratórios superiores. É seguido rapidamente pelo estádio paroxístico, no qual ocorre a tosse característica. Não há febre durante este estádio. O organismo produz endotoxinas e aglutinogênios e tem uma forte afinidade pelo bordo em escova do epitélio colunar ciliado, onde prolifera e de onde a toxina se difunde. O organismo permanece superficialmente localizado no epitélio de superfície, com necrose epitelial tornando-se evidente no estádio paroxístico da infecção, que é caracterizado por um exsudato mucopurulento. O estádio paroxístico dura 2 a 4 semanas e é seguido por um estádio convalescente de 1 a 2 semanas.

A doença pode ser prolongada na sua evolução clínica, mas geralmente é autolimitada e raramente ocorre a morte. Antibióticos não alteram o curso da doença. A imunização quase erradicou a coqueluche nos países desenvolvidos, de modo que a infecção agora é associada aos países subdesenvolvidos.

Gonorréia

Neisseria gonorrhoeae, um diplococo Gram-negativo piogênico, é uma causa importante de faringite entre as doenças transmitidas pelo contato sexual. A faringite gonocócica geralmente é assintomática, mas pode apresentar-se com dor de garganta, hipertrofia tonsilar ou linfadenopatia cervical. A coloração com Gram de esfregaços da faringe não é confiável por causa da presença de outros organismos; as amostras devem ser cultivadas em meios apropriados (p. ex., ágar-chocolate) para identificação. O organismo infecta estruturas mucosas e glandulares, onde causa ulcerações do epitélio e um infiltrado leucocitário polimorfonuclear. Os organismos são difíceis de identificar em cortes de tecido, mas podem ser demonstrados nos leucócitos depois de coloração com Gram ou azul de metileno. A faringite gonocócica pode ser fonte de transmissão continuada ou pode levar à doença disseminada. Tratamento efetivo com penicilina, tetraciclina, cefalosporinas ou quinolonas é ditado pelas sensibilidades em cultura e obediência do paciente.

Sífilis

A sífilis é uma doença venérea sistêmica cujas manifestações muito variadas incluem comprometimento na cabeça e no pescoço. A sífilis é causada pelo *Treponema pallidum*, um membro da família Spirochaetaceae, que inclui *T. pertenue* (bouba) e *T. carateum* (pinta). Os estádios clínicos da sífilis são primária, secundária, terciária e congênita, qualquer um dos quais pode afetar a cabeça e o pescoço. Depois de um período de incubação que varia de 3 a 90 dias (média 3 semanas), um cancro solitário indolor aparece no local de inoculação. Este é o estádio primário e as tonsilas podem estar entre os vários locais na cabeça e no pescoço afetados. O cancro inicialmente aparece como uma pápula, que a seguir ulcera-se e é rodeada por margens elevadas, endurecidas. Microscopicamente, um infiltrado inflamatório é composto predominantemente de células plasmáticas com esparsos histiócitos, linfócitos e leucócitos polimorfonucleares. Este infiltrado tem uma tendência a comprometer pequenos vasos sanguíneos, os quais exibem proliferação de células endoteliais. São produzidas camadas concêntricas que estreitam acentuadamente as luzes dos vasos. Endarterite obliterativa, acoplada ao infiltrado inflamatório produzido pelas espiroquetas, representa a marca histológica característica da doença. Organismos podem ser demonstrados a partir do cancro por uma variedade de técnicas, incluindo exame em campo escuro de esfregaços, imunocitoquímica ou cortes teciduais com coloração de Warthin-Starry. O cancro geralmente se cura espontaneamente em 3 a 6 semanas.

De 2 a 8 semanas depois do desenvolvimento do cancro, ocorre o estádio secundário ou disseminado da sífilis. Evolução para o estádio secundário também pode ocorrer enquanto o cancro ainda está presente. Durante este estádio secundário da infecção, os espiroquetas se multiplicam e disseminam da lesão primária para todos os sistemas de órgãos. Lesões na pele e linfadenopatia são vistas em 90% dos pacientes neste estádio. Faringotonsilite pode ser um sintoma de apresentação na sífilis secundária, e o comprometimento da mucosa produz placas mucosas. Estas placas são caracterizadas por erosões superficiais indolores com uma aparência cinza-prata e são circundadas por margens periféricas elevadas, vermelhas. Estas lesões são altamente contagiosas. Microscopicamente, assemelham-se a uma lesão do cancro primário mas com um infiltrado menos intenso de células plasmáticas, o qual geralmente é limitado em torno dos espaços vasculares. Entre os pacientes no segundo estádio não tratados, um terço experimenta inativação da doença com remissão espontânea, um terço continua com doença latente, e um terço progride para sífilis terciária.

A sífilis terciária pode-se desenvolver anos depois da infecção inicial e é lentamente progressiva, usualmente comprometendo o sistema nervoso central ou a aorta. Lesões localizadas não-progressivas também podem se desenvolver. Estas gomas representam histologicamente um processo granulomatoso que consiste em necrose coagulativa central rodeada por macrófagos e fibroblastos em paliçada. Treponemas são escassos e extremamente difíceis de identificar. A reação gomosa representa uma reação imunológica pronunciada do hospedeiro.

Existem dois tipos de testes sorológicos para sífilis: os testes de anticorpo não-treponêmicos inespecíficos e os testes de anticorpo treponêmicos específicos. Os testes de anticorpo não-treponêmico (que são baratos, rápidos e indicam a atividade da doença) incluem o teste do *Venereal Disease Research Laboratory* (VDRL) e uma modificação deste teste chamado teste de reagina plasmática rápida. Estes testes são mais reativos no estádio secundário da doença, com 99% dos pacientes sifilíticos produzindo reações positivas. O principal teste de anticorpo treponêmico (que é demorado e caro) é o teste de absorção de anticorpo treponêmico fluorescente (FTA-ABS). Este teste é sensível e confiável, com reações positivas em 85% dos pacientes com doença primária, 100% dos pacientes com doença secundária, e 98% dos pacientes com doença terciária. O teste do VDRL e o de reagina plasmática rápida devem ser usados como testes de triagem, com o FTA-ABS sendo reservado para confirmação e para diagnóstico nos estádios tardios da doença. Testes sorológicos falso-positivos são causados por uma variedade de doenças infecciosas e não-infecciosas, usualmente com os testes não-treponêmicos. O tratamento da sífilis continua sendo penicilina. Para os pacientes alérgicos à penicilina, tetraciclina ou eritromicina são alternativas eficazes.

Outras Infecções Bacterianas

Outros organismos patogênicos que produzem casos relatados de faringite bacteriana incluem *Salmonella typhimurium, Fusobacterium necrophorum* e *F. nucleatum* (ocasionalmente provocando síndrome de Lemierre: faringite seguida por sepse e tromboflebite jugular), *Yersinia enterocolitica, Arcanobacterium haemolyticum* (que pode se manifestar como uma erupção exantematosa extensa da pele, que simula escarlatina), *Moraxella catarrhalis, Francisella tularensis, Mycoplasma* species, *Neisseria meningitidis* e *Chlamydia species. Coxiella burnetii* (um organismo riquetsial), o agente causador da febre Q, pode causar faringite. Os organismos podem ser identificados por cultura, imunoensaio, aglutinação do látex, hibridação *in situ*, ou reação de cadeia de polimerase (RCP). Rinoscleroma é uma rara doença granulomatosa crônica que compromete principalmente a cavidade nasal. Infreqüentemente, ocorre infecção na região faríngea.

Infecções Virais

Vírus são a causa mais comum de faringite e podem simular estreitamente a apresentação clínica de faringite bacteriana. Nesses casos, edema e eritema da mucosa são comuns, mas drenagem mucopurulenta geralmente significa infecções bacterianas primárias ou secundárias. A ausência de uma cultura bacteriana positiva e a falta de regressão com tratamento antibiótico também podem ajudar na diferenciação da causa da infecção. Se indicado clinicamente, culturas virais ou soros agudos e convalescentes para títulos virais podem ser efetuados, mas geralmente são desnecessários e caros, especialmente porque o tratamento usualmente é sintomático.

Herpesvírus Simples

O herpesvírus simples (HSV) tem dois tipos sorologicamente distintos: tipo 1 (usualmente oral) e tipo 2 (usualmente genital). Entretanto, o tipo de vírus não constitui necessariamente um indicador confiável do local anatômico afetado. Infecção por HSV do trato aerodigestivo superior ocorre em formas primária e recorrente.

A infecção por HSV primária se apresenta mais freqüentemente como uma gengivoestomatite, mas pode se apresentar como uma faringite aguda. Apenas 25% a 35% dos pacientes que se apresentaram com faringite por HSV tinham gengivoestomatite concomitante. HSV tem uma tendência a infectar células de origem ectodérmica, geralmente na pele ou nas membranas mucosas. A infecção primária induzida pelo HSV ocorre mais freqüentemente em crianças com 10 meses a 3 anos de idade. Antes da idade de 10 meses, anticorpos maternos residuais provavelmente desempenham um papel de prevenir sintomas identificáveis relacionados com infecção HSV primária. Em adolescentes, a infecção HSV primária pode apresentar-se com uma faringite exsudativa posterior aguda. Em indivíduos de idade universitária, faringite por HSV é vista mais comumente que faringite estreptocócica ou gripe.

O vírus pode ser transmitido por muco ou saliva ou adquirido de locais paroniquiais ao roer as unhas ou chupar o dedo. O período de incubação é relativamente curto, durando de 2 a 12 dias, depois dos quais as manifestações clínicas de mal-estar, comportamento irritável, febre e faringite aparecem. Infecção da faringe pode aparecer como lesões vesiculares que sangram facilmente e são cobertas com uma crosta negra ou como úlceras tonsilares rasas cobertas com um exsudato cinzento. Aumento de linfonodos cervicais e dor à palpação também podem ser observados. A enfermidade aguda evolui ao longo de 7 a 10 dias, seguida pela regressão rápida dos sintomas e resolução das lesões, correlacionadas com o desenvolvimento de anticorpos neutralizadores, detectáveis depois da primeira semana. Embora a infecção primária pelo HSV seja usualmente autolimitada, também pode se desenvolver infecção disseminada, incluindo comprometimento do sistema nervoso central. Condições que contribuem para infecção HSV grave ou doença disseminada incluem infecção neonatal, desnutrição, doenças de imunodeficiência primária, terapia imunossupressora, gravidez, queimadura, trauma, anormalidades da pele (como eczema atópico, impetigo bolhoso e pênfigo), infecções bacterianas concomitantes, sarcoidose e malignidade. A disseminação viral é associada a taxas de mortalidade de até 80%. Depois da infecção primária pelo HSV, o vírus pode permanecer latente nos tecidos infectados e pode ser reativado sob uma variedade de estímulos, incluindo fadiga, estresse, trauma físico e febre. Admite-se que o HSV reside latente nos gânglios neurais sensitivos que inervam os locais originalmente comprometidos, e a reativação resulta em doença que ocorre perto ou no local original de infecção. A recorrência em pessoas imunocompetentes é usualmente menos grave que a infecção primária. A resposta imune à infecção HSV primária consiste em uma resposta inespecífica seguida por uma resposta imunológica específica, incluindo anticorpos neutralizadores antivirais, anticorpos fixadores de complemento, e anticorpos a glicoproteínas virais específicas.

Os achados histopatológicos incluem ulceração das superfícies mucosas afetadas associada a um infiltrado inflamatório misto agudo e crônico, incluindo células gigantes multinucleadas e inclusões intranucleares. A identificação do vírus pode ser realizada por imunocitoquímica.

O diagnóstico da infecção por HSV pode ser feito por vários métodos. Cultura de tecido é específica, mas exige 12 a 48 horas para gerar efeitos citopáticos típicos. Um método mais rápido mas menos específico é o exame citológico e, raramente, microscopia eletrônica. Os métodos rápidos e específicos para detectar HSV incluem ensaios de anticorpo fluorescente, ensaios de imunossorvente ligado à enzima (ELISAs), testes radiométricos e anticorpo marcado com imunoperoxidase em ELISAs ou cortes de tecidos. Técnicas mais recentes de biologia molecular incluem hibridização *in situ* e RCP, que oferecem o potencial de meios rápidos, específicos e sensíveis para detectar infecções ativas e latentes. O tratamento é essencialmente sintomático. Inibidores da replicação do ácido nucléico viral (aciclovir) foram prescritos, mas é melhor reservá-los para pacientes imunocomprometidos.

Sarampo

A rubéola (*i. e.*, sarampo) é um morbilivírus altamente contagioso, e causa uma infecção sistêmica febril aguda. Os sintomas clínicos geralmente começam com coriza e conjuntivite, seguidos pelas lesões exantematosas focais típicas na mucosa bucal (*i. e.*, manchas de Koplik), hiperplasia linforreticular e uma erupção cutânea eritematosa generalizada. Na área faríngea, o sarampo causa uma acentuada hiperplasia folicular de todo o tecido linfóide, que é associada a células gigantes multinucleadas. O tratamento do sarampo é sintomático, e a evolução da doença é usualmente benigna e autolimitada. Entretanto, nos pacientes muito jovens, muito velhos ou imunossuprimidos, resultam altas taxas de mortalidade das conseqüências do comprometimento neural, cerebral ou visceral, ou como resultado de superinfecções bacterianas.

Vírus de Epstein-Barr

O vírus de Epstein-Barr (EBV), também um membro da família *Herpesviridae*, infecta seletivamente populações de linfócitos B. Carcinoma indiferenciado nasofaríngeo e linfoma de Burkitt africano foram fortemente associados ao EBV, mas há apenas evidência indireta sugerindo o EBV como agente causal. Em contraste, EBV foi demonstrado concludentemente ser a causa da mononucleose infecciosa (MI), uma infecção sistêmica que ocorre principalmente em adolescentes e adultos jovens. Foi estimado que EBV causa 80% a 95% dos casos de mononucleose. Outros microrganismos associados a síndromes semelhantes à mononucleose incluem citomegalovírus (CMV), *Toxoplasma gondii*, rubéola, vírus da hepatite A, vírus da imunodeficiência humana (HIV) tipo 1, e adenovírus.

A mononucleose infecciosa associada com EBV pode assemelhar-se à faringotonsilite aguda, com os pacientes experimentando dor de garganta, febre e mal-estar. Linfadenopatia, esplenomegalia (50%) e hepatomegalia (10%) com evidência química de hepatite podem representar as manifestações sistêmicas da doença. Ruptura de um baço aumentado é uma complicação séria da doença. Hepatoesplenomegalia é mais proeminente durante a segunda à quarta semana de enfermidade. Um período de mal-estar e fadiga durante 2 a 5 dias usualmente precede a instalação da síndrome completa. A faringotonsilite provocada é freqüentemente grave e pode ser exsudativa. Linfadenopatia, mais comumente dos linfonodos cervicais posteriores, mas de quaisquer linfonodos, pode ser observada.

O diagnóstico da mononucleose infecciosa é rotineiramente baseado em manifestações clínicas e achados laboratoriais apropriados, usualmente sem confirmação tecidual. Os pacientes com mononucleose infecciosa demonstram tipicamente uma linfocitose absoluta, com mais de 50% de linfócitos em uma população total de leucócitos de mais de 5.000/mm^3 e proeminentes linfócitos atípicos que muitas vezes são mais de 10% da contagem total de leucócitos. Elevações brandas a moderadas das enzimas hepáticas ocorrem comumente. O diagnóstico pode ser confirmado pela demonstração de anticorpos heterófilos séricos a eritrócitos de cavalo ou carneiro (usualmente um teste Mono-Spot positivo); entretanto, crianças com menos de 10 anos de idade com mononucleose infecciosa associada a EBV muitas vezes não terão um resultado positivo do teste de anticorpo heterófilo, e as sorologias podem necessitar ser repetidas, especialmente durante o primeiro mês de infecção, antes que um diagnóstico seja feito. Teste negativo para anticorpo heterófilo também pode ocorrer na MI como resultado de outros agentes infecciosos que não EBV (*i. e.*, CMV).

Depois do período de incubação, os pacientes que desenvolvem mononucleose infecciosa tipicamente têm aproximadamente 1% dos seus linfócitos B circulantes infectados com EBV, mas esta incidência pode ser tão alta quanto 20%. Admite-se que os linfócitos atípicos no sangue periférico representem principalmente populações de linfócitos T ativados em resposta à infecção das células B. Agentes outros que não EBV implicados na MI não são associados a um teste positivo de anticorpo heterófilo.

Nos casos atípicos de MI, nos quais o paciente se apresenta com aumento adenotonsilar ou linfonodal sem febre, dor de garganta ou esplenomegalia, uma biopsia pode ser necessária para estabelecer um diagnóstico e excluir malignidade (p. ex., linfoma). Microscopicamente, o tecido linfóide exibe hiperplasia folicular reativa com acentuada atividade mitótica, fagocitose e expansão das áreas interfoliculares que podem resultar em distorção ou apagamento da arquitetura parenquimatosa. Há uma proliferação de imunoblastos, células plasmáticas, células de Reed-Sternberg e linfócitos. Necrose usualmente é focal mas ocasionalmente pode ser extensa. A proliferação celular pode exibir acentuada atipia citológica e pode levar a interpretações errôneas de linfoma ou linfoma de Hodgkin. A diferenciação microscópica pode comprovar-se difícil; nesses casos, a apresentação clínica e os achados laboratoriais se tornam críticos. Além disso, análise de biologia molecular avaliando quanto à presença de rearranjos de genes e monoclonalidade, características que usualmente são indicadoras de uma doença linfoproliferativa maligna, pode comprovar-se valiosa na diferenciação de MI de linfoma.

Em pacientes que se revelam constantemente negativos para anticorpo heterófilo (Mono-Spot), o sorodiagnóstico é valioso. No momento da apresentação clínica, há uma apreciável resposta sérica ao antígeno da cápside viral (VCA) do EBV com anticorpos IgM e IgG. Ao mesmo tempo ou logo depois, muitos pacientes infectados desenvolvem anticorpos ao complexo antigênico inicial. Durante a fase inicial da infecção primária, anticorpos aos antígenos nucleares (EBNA) do EBV usualmente não são demonstráveis. Anticorpos IgM ao VCA desaparecem dentro de 2 a 3 meses depois da infecção, anticorpos ao complexo antigênico inicial desaparecem dentro de 2 a 6 meses depois da infecção, e anticorpos IgG ao VCA e anticorpos anti-EBNA persistem por toda a vida e indicam um estado portador crônico. Avanços recentes nas técnicas de biologia molecular permitem a geração de proteínas que contêm seqüências polipeptídicas codificadas pelo EBV e representam um meio mais confiável e sensível para detectar o vírus do que o sorodiagnóstico.

A evolução clínica dos pacientes com mononucleose infecciosa é geralmente favorável, com resolução dos sintomas dentro de vários meses. A terapia é suportiva, incluindo repouso e líquidos.

Citomegalovírus

Citomegalovírus é um membro da família *Herpesviridae* e tem diversas raças antigenicamente distintas. Desde o seu isolamento, o CMV foi identificado como causa de infecções congênitas e adquiridas. A maioria das infecções causadas por CMV é assintomática, exceto em pacientes imunocomprometidos. A transmissão do vírus pode ocorrer pela ingestão de leite humano; pelo contato com saliva, sêmen ou secreções do colo do útero; e pela infusão de leucócitos do sangue periférico. As células possuem uma inclusão intranuclear ou citoplasmática característica associada ao aumento celular e nuclear. O vírus pode ser detectado através de isolamento viral, sorologia ou RCP (14). Uma infecção por CMV deve ser distinguida de uma infecção por EBV. Diversamente da mononucleose por EBV, os pacientes com mononucleose infecciosa associada ao CMV geralmente não se apresentam com faringite e são negativos para anticorpo heterófilo. O método mais efetivo e sensível para detectar infecção ativa por CMV é cultura de urina com inoculação em cultura de células diplóides humanas (14). Sorodiagnóstico também pode ser usado e inclui testagem de fixação de complemento.

Vírus de Imunodeficiência Humana Tipo 1

Houve um aumento recente no número de pacientes afetados com HIV tipo 1, especialmente em associação à síndrome de imunodeficiência adquirida (AIDS). Nestes pacientes, as alterações de faringite podem ser vistas, além de anormalidades nas tonsilas. Partículas virais foram documentadas no epitélio faríngeo e tonsilas, especialmente com RCP e análise imunoistoquímica. Como a faringe é coberta com um linfoepitélio, pode-se esperar encontrar as alterações associadas ao HIV, se procuradas no contexto clínico apropriado (15).

Síndrome retroviral aguda ocorre em alguns pacientes durante a infecção primária do HIV. Dor de garganta faz parte de uma constelação de sinais que imitam EBV, que dura de alguns dias a semanas. Outras características incluem febre, mal-estar, mialgia, artralgia, fotofobia, linfadenopatia e erupção maculopapular.

Infecções Fúngicas

Infecções fúngicas e parasitárias geralmente não estão implicadas em causar faringite, exceto em pacientes imunossuprimidos ou pacientes que são cronicamente debilitados. Nestes pacientes, os organismos representam agentes oportunistas e podem produzir doença sistêmica, com conseqüências letais. Esta população de pacientes inclui aqueles com câncer, pacientes de transplante submetidos a tratamento com agentes imunossupressores, e aqueles com AIDS. Os pacientes que recebem tratamento com agentes antimicrobianos podem ter suas defesas de hospedeiro alteradas por antibióticos, prejudicando a capacidade de fagocitar microrganismos, e podem desenvolver uma alteração na flora normal, levando à colonização e infecção por organismos normalmente saprófitas.

Infecções por Candida

Das infecções fúngicas que potencialmente colonizam a faringe, *Candida albicans* é o ofensor mais freqüente. No trato aerodigestivo superior, *Candida species* normalmente residem na boca, mas se o sistema imune for comprometido, pode ocorrer invasão das superfícies mucosas, causando dor ou disfagia. Esta doença é vista mais freqüentemente em pacientes HIV-positivos e após radioterapia para câncer de cabeça e pescoço. Lesões típicas aparecem como placas caseosas ou cremosas na mucosa. A identificação do organismo é realizada facilmente pela coloração com Gram ou coloração com ácido periódico-Schiff de um esfregaço ou pela cultura em ágar Sabouraud. Histologicamente, leveduras com brotamentos e pseudo-hifas com um infiltrado inflamatório associado são vistas após coloração com ácido periódico-Schiff ou prata. O tratamento da candidíase limitada à cavidade oral ou faringe é com nistatina tópica ou cetoconazol ou fluconazol oral. Profilaxia com fluconazol oral é eficaz em pacientes HIV-positivos para reduzir a incidência da infecção (16). Se a infecção oral ou faríngea representar parte de comprometimento sistêmico, pode ser necessária anfotericina B.

Micoses Profundas

Outros fungos podem infectar uma variedade de locais na cabeça e no pescoço, embora seja raro o comprometimento da região faríngea por estes organismos. Esses organismos incluem *Cryptococcus neoformans*, *Rhinosporidium seeberi*, *Histoplasma capsulatum*, *Blastomyces dermatitidis* e *Paracoccidioides brasiliensis*.

DOENÇAS GRANULOMATOSAS QUE CAUSAM FARINGITE

Um granuloma é um processo inflamatório crônico definido pela presença de macrófagos modificados (ou histiócitos epitelióides), usualmente rodeados por outras células inflamatórias, com células gigantes e fibroblastos. Inflamação granulomatosa pode ser vista associada a bactérias, micobactérias, fungos, sífilis, parasitas, sarcóide, granulomatose de Wegener, doença de Crohn e neoplasmas. Ao confrontar um processo suposto infeccioso que não responde à terapia antibiótica empírica, culturas apropriadas e amostragem por biopsia dos tecidos afetados são necessárias. Granulomatose de Wegener e sarcoidose são discutidas em outro local neste livro e raramente comprometem a faringe.

Nos Estados Unidos, infecção causada por *Mycobacterium tuberculosis* é relativamente incomum na cabeça e no pescoço, e comprometimento da faringe é raro. Não obstante, faringotonsilite micobacteriana ainda pode ocorrer como resultado da expectoração de material infectado por comprometimento pulmonar, ou como uma ocorrência isolada, especialmente em pacientes de regiões socioeconômicas carentes (17). A apresentação clínica pode incluir dor de garganta, com obstrução nasal, linfadenopatia cervical e sintomas pulmonares. Ambos *M. tuberculosis* e *M. bovis* foram implicados em faringotonsilite micobacteriana (17).

A hanseníase (lepra) é uma doença infecciosa crônica causada pelo *Mycobacterium leprae*. Comprometimento da faringe ocorre somente depois que a cavidade nasal é afetada (18). *M. leprae* é um bacilo acidorresistente, mas esta qualidade é mais fraca que em outras micobactérias. O modo de transmissão de *M. leprae* não foi estabelecido definitivamente. Embora o contato de pele com pele tenha sido considerado o meio mais importante de transmissão, este conceito foi posto em questão nos últimos anos. Uma vez que a mucosa nasossinusal em uma pessoa infectada é um local que abriga números maciços de bacilos, o trato respiratório superior poderia representar uma fonte de bacilos infectantes.

A lepra foi classificada como lepromatosa ou tuberculóide. Estas formas representam a resposta imunológica do paciente depois de uma injeção intradérmica de uma suspensão de *M. leprae* morto preparada a partir de tecido lepromatoso. Esta reação à lepromina aparece como uma área de enduração e exibe uma resposta inicial em 48 horas e uma resposta tardia após 3 a 4 semanas (reação de Mitsuda). A reação de Mitsuda é considerada a mais constante e é usada como auxílio para classificar as formas clínicas de hanseníase. Embora não útil na população geral como ferramenta diagnóstica, porque freqüentemente é positiva, ela é útil como ferramenta prognóstica porque mede diretamente o potencial da imunidade celular do hospedeiro à infecção com *M. leprae*. Nos pacientes com lepra tuberculóide, a reação de Mitsuda é fortemente positiva (> 5 mm de diâmetro); na lepra lepromatosa, esta reação é fraca ou negativa (0 a 2 mm); e nos pacientes fronteiriços *(borderline)*, a resposta é intermediária (3 a 5 mm).

O aspecto histopatológico dos tecidos afetados depende do tipo de lepra. Um processo granulomatoso não-caseoso com ou sem células gigantes caracteriza a lepra tuberculóide. Lesão nervosa é característica, com raros bacilos identificados dentro do nervo. Na lepra lepromatosa, há uma proliferação de macrófagos espumosos (células de lepra) contendo grandes números de bacilos, mas não são formados granulomas, refletindo a resposta anérgica do paciente aos organismos. Bacilos podem ser observados nos nervos e nas células endoteliais. Os espécimes de biopsia devem ser tirados do bordo ativo da lesão.

O tratamento consiste em quimioterapia, incluindo dapsona, clofazimina e rifampicina. Com tratamento adequado, o prognóstico é bom para a maioria dos pacientes. Iniciar precocemente a terapia também ajuda a prevenir deformidades ou mutilações subseqüentes.

Granulomas devidos a infecções parasitárias da região faríngea são raros. Entre os parasitas que podem infectar a faringe estão *Leishmania braziliensis, Toxoplasma gondii, Clinostomum complanatum* e *Mammomonogamus laryngeus,* mas estas infecções usualmente ocorrem apenas nas regiões endêmicas no mundo.

Faringotonsilite granulomatosa não infecciosa pode resultar de corpos estranhos ou comprometimento faríngeo por doença sistêmica. Granulomas de corpo estranho resultam como resposta a materiais exógenos introduzidos no corpo por trauma, iatrogenicamente, ou pela deposição anormal de materiais como queratina ou cabelo. A reação do corpo é bloquear estas substâncias pelo desenvolvimento de um granuloma, dentro do qual o agente causador geralmente pode ser identificado. Embora incomuns na faringe ou região tonsilar, granulomas de corpo estranho podem simular um processo infeccioso.

A doença de Crohn é um processo inflamatório granulomatoso de etiologia desconhecida que afeta principalmente os intestinos delgado e grosso. Comprometimento faríngeo pela doença de Crohn pode ser visto em 9% dos pacientes durante o curso da sua doença e usualmente se segue às manifestações intestinais. Infreqüentemente, doença de Crohn faríngea precede a doença intestinal e raramente constitui a única manifestação da doença. A atividade se correlaciona com a doença intestinal, e a resolução pode se seguir ao tratamento da doença intestinal.

Lúpus eritematoso sistêmico ou discóide freqüentemente se manifesta com úlceras orais e faríngeas.

OUTRAS CAUSAS DE FARINGITE

Faringite de Irradiação

A mucosa oral e faríngea tem uma velocidade de giro muito alta e entra em alterações atróficas devido à inibição da divisão celular pela radioterapia com doses de 16 a 22 cGy. Prevenção é impossível; este é um efeito colateral inevitável da irradiação de cabeça e pescoço. A saliva é reduzida devido aos efeitos sobre as glândulas salivares principais e secundárias, o que predispõe a faringe à superinfecção por organismos bacterianos ou fúngicos. O tratamento da faringite de irradiação é sintomático. Misturas medicinais orais, incluindo sucralfato, difenidramina, agentes antibacterianos e esteróides tópicos são freqüentemente usados para aumentar o fluxo salivar. O tratamento específico da superinfecção inclui antifúngicos tópicos (nistatina) ou antifúngicos ou antibióticos sistêmicos.

Doenças Tegumentares

Síndrome de Stevens-Johnson

A síndrome de Stevens-Johnson (também conhecida como eritema multiforme exsudativo) ocorre em crianças e adultos jovens, sendo os homens afetados mais freqüentemente que as mulheres. A causa é desconhecida, mas o início pode se seguir a uma infecção respiratória superior ou ao uso de certas drogas, especialmente sulfas, anticonvulsivantes e barbitúricos. A síndrome é caracterizada por uma angiite que produz uma lesão cutânea vesicular eritematosa, a qual pode se tornar bolhosa. Na fase aguda, febre e prostração são comuns; até 10% dos pacientes morrem, especialmente aqueles com comprometimento pulmonar (19). Lesões vesicobolhosas dolorosas podem ser encontradas na mucosa da boca, faringe e laringe, com as lesões comumente se ulcerando, sangrando e formando crostas. Lesões mucosas podem preceder lesões cutâneas. Histologicamente, uma zona de degeneração por liquefação pode ser vista nas camadas epiteliais superiores, com membranas basais freqüentemente ausentes e com ocorrência de vesículas intra-epiteliais e subepidérmicas.

A síndrome é geralmente autolimitada, as lesões da pele resolvem-se em aproximadamente 4 semanas, com ligeiramente mais tempo para as lesões mucosas. Vinte por cento dos pacientes podem experimentar recorrências, especialmente com reexposição às drogas causadoras. O tratamento de modo geral é sintomático, com manutenção do equilíbrio hídrico e eletrolítico durante a fase aguda da doença e tratamento das infecções secundárias. É essencial a retirada do agente ofensor (quer droga, quer outra sensibilidade) (19).

Pemphigus

Pemphigus é uma doença importante, mas incomum, da pele e membranas mucosas. Vesículas e bolhas aparecem em ciclos nos locais afetados. Não há predileção de sexo, e a doença geralmente aparece em pacientes acima dos 30 anos de idade. Considera-se que um mecanismo auto-imune seja responsável, porque anticorpos intercelulares foram demonstrados nos tecidos comprometidos e anticorpos intercelulares circulantes foram detectados no soro dos pacientes (20).

A doença foi separada em muitos tipos, vários dos quais podem aparecer na faringe: *pemphigus vulgaris, pemphigus vegetans, pemphigus foliaceus, pemphigus erythematosus, pemphigus herpetiformis, pemphigus* induzido por droga, pênfigo de IgA e pênfigo paraneoplásico (21). O *pemphigus vulgaris* é caracterizado pelo aparecimento rápido de vesículas e bolhas de vários tamanhos, muitas vezes comprometendo grandes áreas de superfície. A ruptura das bolhas deixa defeitos cruentos, erodidos. As lesões sangram com facilidade e podem ser suficientemente dolorosas para impedir a alimentação ou deglutição. Salivação profusa pode ocorrer, e má higiene oral resulta em infecções secundárias. As lesões orais do *pemphigus vegetans* tendem a ter vegetações semelhantes ao condiloma com um padrão serpiginoso, as superfícies se assemelhando a pus. A remoção da superfície das lesões deixa uma base não-sangrante, úmida, vermelha, que usualmente não é dolorosa (21). O sinal de Nikolsky (esfregar áreas não afetadas resulta em descolamento e necrose) geralmente não é visto nos locais mucosos. A evolução clínica de qualquer pênfigo é variável, com períodos de remissões e exacerbações, muitas vezes resultando na morte precoce do paciente.

Histologicamente, os tecidos afetados contêm vesículas ou bolhas intra-epiteliais que produzem uma fenda suprabasal característica. Edema pré-vesicular é comum, e as pontes intercelulares entre as células epiteliais desaparecem para produzir acantólise. Estas alterações resultam em grumos de células epiteliais (*i. e.*, células de Tzanck) que jazem livres dentro dos espaços vesiculares. As células mostram alterações degenerativas, com tumefação e hipercromasia nucleares. Líquido enche a maioria das vesículas ou bolhas, as quais podem conter escassos números de leucócitos polimorfonucleares e linfócitos. O tratamento inclui esteróides, agentes imunossupressores e antibióticos para infecções secundárias (21).

O pênfigo crônico benigno familial é uma doença incomum, transmitida por um gene irregularmente dominante. Os pacientes podem não saber de qualquer história familial da doença, e várias gerações podem ser poupadas. Acredita-se que a doença representa uma síntese ou maturação defeituosa do complexo tonofilamento e desmossomo. Histologicamente, as características são semelhantes às encontradas no *pemphigus vulgaris*, mas com acantólise mais extensa e geralmente menos dano às células acantolíticas. A persistência de ocasionais pontes intercelulares permite às células epiteliais adjacentes aderirem umas às outras e produzir o aspecto de uma parede de tijolos arruinada. Células disceratóticas de aspecto benigno também podem estar presentes. O tratamento é sintomático, sendo dados antibióticos para infecções bacterianas secundárias. São comuns longas remissões, e a doença freqüentemente se torna menos grave à medida que o paciente envelhece.

Penfigóide Cicatricial

O penfigóide cicatricial (penfigóide benigno de membrana mucosa) é uma doença vesicobolhosa provavelmente auto-imune (22). Mulheres são afetadas freqüentemente, com o pico de incidência durante a meia-idade. Lesões vesicobolhosas ocorrem tipicamente na conjuntiva e mucosa das vias aéreas superiores, e há ocasional comprometimento da pele (22). As lesões na mucosa oral podem persistir 24 a 48 horas antes de a descamação deixar tecido erodido sangrante; formação de cicatriz é freqüente. As características histológicas são inespecíficas, mostrando vesículas e bolhas subepidérmicas sem acantólise. Um infiltrado inflamatório inespecífico crônico também pode estar presente. O tratamento é suportivo, com esteróides e ciclofosfamida ou outros imunossupressores sendo usados para doença grave (22).

Penfigóide Bolhoso

O penfigóide bolhoso (ou *parapemphigus*) é uma doença do idoso; a maioria dos pacientes tem mais de 60 anos de idade. Não há predileção por sexo. As lesões cutâneas começam como uma erupção inespecífica generalizada que persiste por períodos variados antes que apareçam lesões vesicobolhosas. Se estas lesões se romperem, elas deixam superfícies cruentas, erodidas, que geralmente se curam rapidamente. A doença é semelhante ao penfigóide cicatricial, embora lesões na mucosa oral ocorram menos freqüentemente (23,24).

Histologicamente, as vesículas e bolhas subepidérmicas tendem a ser inespecíficas. As vesículas contêm um exsudato fibrinoso com algumas células inflamatórias. A microscopia eletrônica dos tecidos afetados demonstrou que a membrana basal epitelial permanece fixada ao tecido conjuntivo subjacente e que há alterações dos vasos sanguíneos. A membrana basal mostra espessamento e continuidade interrompida. Nos pacientes afetados, foram demonstrados anticorpos circulantes à zona de membrana basal e anticorpos antimembrana basal ligados ao tecido (23,24). Remissões espontâneas ocorreram, e corticosteróides foram úteis no tratamento.

Epidermólise Bolhosa

A epidermólise bolhosa é um grupo incomum de doenças dermatológicas congênitas e adquiridas, nas quais bolhas ou vesículas afetam a pele e membranas mucosas com diversos graus de gravidade. O início pode se seguir a trauma ou ocorrer espontaneamente. A forma clássica da doença é a recessiva, que ocorre ao nascimento ou no início da infância. As lesões orais podem ser precedidas pelo aparecimento de manchas ou áreas brancas ou o desenvolvimento de áreas localizadas de inflamação. A ruptura das bolhas deixa superfícies cruentas, dolorosas, que se curam com cicatriz. Na cavidade oral, a cicatriz pode obliterar sulcos normais e restringir movimentos da língua. Rouquidão e disfagia podem resultar do comprometimento laríngeo ou faríngeo, e estenoses podem ocorrer no esôfago. Estas alterações são extensas na forma letal da doença, e os pacientes afetados geralmente morrem no começo da lactância (23–25).

Histologicamente, separação epitelial e formação de bolha ocorrem imediatamente abaixo de uma membrana basal pouco definida que permanece fixada ao teto da bolha. Fragmentos de membrana basal também podem ser encontrados aderentes à derme. Uma vez que não há cura conhecida para qualquer forma desta doença, o tratamento é sintomático, com antibióticos sendo usados para infecções secundárias. Esteróides foram usados em alguns pacientes, mas os resultados foram inconstantes (25).

Faringite de Refluxo

Doenças gastroenterológicas, incluindo doença de refluxo gastroesofágico (DRGE), hérnia hiatal e gastrite por *Helicobacter pylori* tornaram-se uma fonte freqüentemente reconhecida de patologia faríngea e laríngea causada pela irritação de estruturas faríngeas/laríngeas pelo conteúdo gástrico. Ela foi associada a rouquidão, dor de garganta, tosse crônica, *globus pharyngeus*, halitose, disfagia cervical e carcinoma esofágico e laríngeo. Eritema faríngeo brando e "pedras redondas" e edema faríngeos posteriores podem estar presentes, mas o sinal mais confiável desta doença em exames de cabeça e pescoço é eritema interaritenóideo. O paciente muitas vezes se queixará de muco excessivo, porém freqüentemente pode não se queixar de azia (26,27). O teste diagnóstico mais preciso é o monitoramento do pH esofágico de 24 horas com sensores proximal e distal. Entretanto, este teste é caro e invasivo. Uma vez que a DRGE é tão freqüente na população adulta, a terapia empírica para DRGE, incluindo modificação dietética e do estilo de vida, medicações anti-refluxo e erradicação de *Helicobacter pylori* resultará em melhora clínica na vasta maioria dos pacientes (26,27).

FPAFA (*PFAPA*)

Uma síndrome recentemente foi descrita com febre periódica (até 40,5°C), estomatite aftosa, faringite e adenite cervical (FPAFA). Estes pacientes são crianças em torno da idade de 3 anos que se apresentam com episódios de 5 dias de duração, com os sintomas definidores ocorrendo a cada 28 dias. A causa da FPAFA é desconhecida, e a doença não tem seqüelas em longo prazo. glicocorticóides controlam eficazmente os sintomas, e tonsilectomia e cimetidina podem levar à remissão. Os pacientes são assintomáticos entre os episódios. Neutropenia cíclica deve ser excluída (28).

Faringite Idiopática

O clínico pode determinar a maioria das causas de faringite, especialmente se histórias adequadas e exame físico cuidadoso forem feitos, com culturas e biopsias efetuadas quando indicado; entretanto, alguns pacientes se apresentam com dor faríngea sem uma explicação óbvia. Os clínicos devem então olhar estreitamente possíveis fatores predisponentes, como drenagem pós-nasal afetando a faringe (p. ex., rinofaringite subclínica) ou refluxo de suco gástrico causando esofagite, laringite ou faringite pépticas (26). Hábitos alimentares e pessoais também podem desempenhar um papel, especialmente porque abuso de fumo ou álcool pode causar sintomas persistentes, e líquidos ácidos, ou alimentos quentes, condimentados ou grosseiros podem prolongar ou piorar os sintomas. Sopas ou chá quentes podem ser úteis psicologicamente em pacientes com faringite, mas podem causar queimaduras térmicas de tecidos já inflamados.

Certas medicações também podem irritar a garganta, incluindo colutórios comerciais e *sprays* de garganta contendo adstringentes e desinfetantes. Algumas destas preparações contêm fenol, álcool ou ácidos que podem queimar quimicamente uma garganta sensível. Até mesmo soluções salinas podem irritar uma garganta inflamada se a solução for demasiado hipertônica. Lesões térmicas da faringe também podem resultar do uso de *crack* ou cocaína purificada (29). Causas factícias ou auto-induzidas de faringite (*i. e.*, síndrome de Munchausen) também devem ser consideradas, especialmente em pessoas com perturbações emocionais ou psiquiátricas conhecidas. Estes casos podem ser difíceis de diagnosticar e tratar, e obrigam à administração cuidadosa de medicações empíricas ou sintomáticas. Pareceres apropriados podem ajudar a reduzir ao mínimo os erros de julgamento clínico.

PONTOS IMPORTANTES

- Faringite é uma das doenças mais comuns que afetam a cabeça e o pescoço.
- As causas de faringite incluem infecção, inflamação, doenças congênitas e neoplasmas.
- O diagnóstico da faringite é baseado em uma história e exame físico cuidadosos.
- Culturas bacterianas aeróbicas e anaeróbicas podem ser necessárias para estabelecer um diagnóstico de infecção bacteriana.
- Culturas virais incomumente tão justificadas ao tratar pacientes com faringite.
- Micoses são causas incomuns de faringite e exigem colorações e culturas especiais para o diagnóstico.
- Inflamação granulomatosa pode resultar de agentes infecciosos, doenças sistêmicas (granulomatose de Wegener), material estranho ou neoplasmas.

Continua

- Sintomas persistentes de faringite podem resultar de drenagem pós-nasal ou esofagite de refluxo.
- Tratamento efetivo de qualquer lesão faríngea exige o estabelecimento de um diagnóstico correto.
- Ausência de resolução de uma lesão faríngea com terapias empíricas exige culturas apropriadas ou biopsia.
- As complicações importantes da faringite incluem infecção incontrolada, hemorragia ou obstrução da via aérea.

AGRADECIMENTO

Agradeço a Pamela A. Thompson, MFA, pela sua conscienciosa assistência em pesquisa.

REFERÊNCIAS

1. Bisno AL, Gerber MA, Gwaltney JM Jr, et al. Practice guidelines for the diagnosis and management of group A streptococcal pharyngitis. Infectious Diseases Society of America. Clin Infect Dis 2002;35:113-125.
2. Dimatteo LA, Lowenstein SR, Brimhall B, Reiquam W, Gonzales R. The relationship between the clinical features of pharyngitis and the sensitivity of a rapid antigen test: evidence of spectrum bias. Ann Emerg Med 2001;38:648-652.
3. Gerber MA, Tanz RR, Kabat W, et al. Optical immunoassay test for group A beta-hemolytic streptococcal pharyngitis. An officebased, multicenter investigation. JAMA 1997;277:899-903.
4. Gerber MA, Shulman ST. Rapid diagnosis of pharyngitis caused by group A streptococci. Clin Microbiol Rev 2004;17:571-580.
5. Pichichero ME, Hoeger W, Marsocci SM, et al. Variables influencing penicillin treatment outcome in streptococcal tonsillopharyngitis. Arch Pediatr Adolesc Med 1999;153:565-570.
6. Zwart S, Rovers MM, de Melker RA, Hoes AW. Penicillin for acute sore throat in children: randomised, double blind trial. BMJ 2003;327:1324.
7. McIsaac WJ, Kellner JD, Aufricht P, Vanjaka A, Low DE. Empirical validation of guidelines for the management of pharyngitis in children and adults. JAMA 2004;291:1587-1595.
8. Del Mar CB, Glasziou PP, Spinks AB. Antibiotics for sore throat. Cochrane Database Syst Rev. 2004;2:CD000023.
9. Brook I, Gober AE. Role of bacterial interference and betalactamase-producing bacteria in the failure of penicillin to eradicate group A streptococcal pharyngotonsillitis. Arch Otolaryngol Head Neck Surg 1995;121:1405-1409.
10. Ferrieri P. Proceedings of the Jones Criteria workshop. Circulation 2002;106:2521-2523.
11. Stollerman GH. Current issues in the prevention of rheumatic fever. Minerva Med 2002;93:371-387.
12. Feigin RD, Stechenberg BW, Hertel P. Diptheria (Chapter 95, Vol 1). In: Feigin RD, Cherry JD, Demmler GJ, Kaplan SL, eds. Textbook of pediatric infectious diseases. 5th ed. Philadelphia: Saunders, 2004:1305-1314.
13. Cherry JD, Heininger U. Pertussis and other Bordetella infections (Chapter 134, Vol 1). In: Feigin RD, Cherry JD, Demmler GJ, Kaplan SL, eds. Textbook of pediatric infectious diseases. 5th ed. Philadelphia: Saunders, 2004:1588-1608.
14. Xu W, Sundqvist VA, Brytting M, et al. Diagnosis of cytomegalovirus infections using polymerase chain reaction, virus isolation and serology. Scand J Infect Dis 1993;25:311.
15. Wenig BM, Thompson LDR, Frankel SS, et al. Lymphoid changes of the nasopharyngeal and palatine tonsils that are indicative of human immunodeficiency virus infection: a clinicopathologic study of 12 cases. Am J Surg Pathol 1996;20:572.
16. Schuma P, Capps L, Peng G, et al. Weekly fluconazole for the prevention of mucosal candidiasis in women with HIV infection. A randomized, double-blind, placebo-controlled trial. Ann Intern Med 1997;126:689-696.
17. Al Serhani AM. Mycobacterial infection of the head and neck: presentation and diagnosis. Laryngoscope 2001;111:2012-2016.
18. Yassin A, el Shennawy M, el Enany G, et al. Leprosy of the upper respiratory tract. A clinical bacteriological, histopathological and histochemical study of twenty cases. J Laryngol Otol 1975;89:505-511.
19. Wolkenstein P, Revuz I. Drug-induced severe skin reactions. Incidence, management and prevention. Drug Saf 1995;13:56.
20. Amagai M. Pemphigus autoimmunity to epidermal cell adhesion molecules. Adv Dermatol 1996;11:319.
21. Huilgol SC, Black MM. Management of the immunobullous disorders II. Pemphigus. Clin Exp Dermatol 1995;20:283-293.
22. Hanson RD, Olsen KD, Rogers RS III. Upper aerodigestive tract manifestations of cicatricial pemphigoid. Ann Otol Rhinol Layrngol 1988;97:493-499.
23. Kirtschig G, Murrell D, Wojnarowska F, Khumalo N. Interventions for mucous membrane pemphigoid/cicatricial pemphigoid and epidermolysis bullosa acquisita: a systematic literature review. Arch Dermatol 2002;138:380-384.
24. Stoopler EI; DeRossi SS, Sollecito TP. Mucous membrane pemphigoid. Update for the general practitioner. NY State Dent J 2003;69:28-31.
25. Weinberg MA, Insler MS, Campen RB. Mucocutaneous features of autoimmune blistering diseases. Oral Surg Oral Med Oral Pathol Oral Radiol Endod 1997;84:517-534.
26. Storr M, Meining A, Allescher HD. Pathophysiology and pharmacological treatment of gastroesophageal reflux disease. Dig Dis 2000;18:93-102.
27. Tauber S, Gross M, Issing WJ. Association of laryngopharyngeal symptoms with gastroesophageal reflux disease. Laryngoscope 2002;112:879-86.
28. Berlucchi M, Meini A, Plebani A, et al. Update on treatment of Marshall's syndrome (PFAPA syndrome): report of five cases with review of the literature. Ann Otol Rhinol Laryngol 2003;112:365-369.
29. Meleca RJ, Burgio DL, Carr RM, et al. Mucosal injuries of the upper aerodigestive tract after smoking crack or freebase cocaine. Laryngoscope 1997;107:620-625.

CAPÍTULO 28

Infecções Odontogênicas

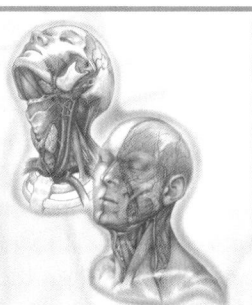

William Lawson ▪ Anthony J. Reino ▪ Richard W. Westreich

As infecções dentárias originam-se de dentes com comprometimento pulpar e periodontal. As primeiras tendem a ser mais agressivas, com o conteúdo necrótico de um dente desvitalizado estendendo-se através do forame apical do dente para dentro do osso alveolar circundante. O destino da infecção então depende da virulência das bactérias, dos fatores de resistência do hospedeiro e da anatomia regional. Os pacientes com doença sistêmica constituem um subconjunto da população que está em risco aumentado de uma infecção dentária (1,2). As infecções odontogênicas podem originar-se de um dente infectado *in situ* ou depois da extração de um dente. Neste último caso, a infecção pode ocorrer apesar da administração oral de antibióticos. O intervalo para o desenvolvimento da infecção pode ser de menos de 1 dia até tão longo quanto 1 a 3 semanas.

MICROBIOLOGIA

A flora oral contém uma ampla variedade de bactérias aeróbicas e anaeróbicas Gram-positivas e Gram-negativas bem como organismos filamentosos *(Actinomyces)* e espiroquetas *(Treponema, Borrelia)* (3). A microflora varia regionalmente dentro da cavidade oral (sulco gengival, língua, saliva), com a idade e com o estado de saúde do hospedeiro (4). Os estreptococos facultativos são o maior grupo, especialmente *S. viridans*. Embora de baixa virulência, sua patogenicidade é vista na sua capacidade de produzir abscessos profundos do pescoço em hospedeiros prejudicados e endocardite bacteriana subaguda em pacientes com cardiopatia valvar. Outras bactérias incluem cocos Gram-positivos *(Enterococcus, Staphylococcus aureus)*, bastões Gram-positivos (difteróides, *Lactobacillus*), cocos Gram-negativos *(Neisseria, Veilonella)* e bastões Gram-negativos *(Bacteroides, Fusobacterium, Actinobacillus)*. Esta microbiota abrange organismos saprofíticos e patogênicos, que, ao entrarem nos tecidos orais, são capazes de produzir doença sob as condições apropriadas do hospedeiro.

As infecções odontogênicas originam-se de bactérias que residem na cavidade oral e são freqüentemente polimicrobianas. Entre os organismos Gram-positivos, *Streptococcus* são isolados mais freqüentemente nas infecções odontogênicas, com incidências relatadas tão altas quanto 50% a 65% (5-7). As bactérias anaeróbicas envolvidas em infecções odontogênicas incluem cocos Gram-positivos *(Peptostreptococcus, Gemella)* e bastões Gram-negativos *(Bacteroides, Fusobacterium, Prevotella, Porphyromonas)* (6-8). Muitos destes organismos têm outros nomes em virtude das freqüentes revisões da taxonomia. Com cultura e técnicas laboratoriais adequadas, bactérias microaerófilas e anaeróbicas foram isoladas em muitas infecções odontogênicas, nas quais elas atuam sinergicamente com bactérias aeróbicas para aumentar sua virulência (8). Embora os anaeróbios e os estreptococos desempenhem um papel na grande maioria das infecções, *Staphylococcus aureus* e bastões Gram-negativos entéricos desempenham um papel nos pacientes hospitalizados e imunodeficientes (9). Raramente é encontrado um organismo exigente como *Eikenella corrodens* (8).

CLASSIFICAÇÃO

Os processos infecciosos resultantes podem ser amplamente divididos segundo a localização naqueles que se encontram no processo dentoalveolar; naqueles que se estendem ao longo dos planos fasciais para várias regiões da face, pescoço e além; e naqueles com disseminação sistêmica pelo desenvolvimento de uma bacteriemia (1). Outros subgrupos são pelas características clínicas (p. ex., infecções necrosantes e formadoras de gás), comprometimento ósseo (p. ex., osteomielite), organismos inusuais (p. ex., actinomicose), extensão craniofacial (p. ex., orbitário, seio cavernoso) e complicações (p. ex., vasculares, mediastinite).

Infecções Localizadas

Os dentes com comprometimento pulpar demonstram dor à percussão, dor aumentada ao calor e uma resposta diminuída ou ausente à testagem elétrica da vitalidade. Inicialmente, pode não ser vista nenhuma evidência de alteração óssea no exame radiográfico. Mais tarde, alargamento do espaço da membrana periodontal circundando o dente pode desenvolver-se, bem como rarefação do osso periapical. No caso de uma infecção indolente, pode ocorrer uma osteíte com condensação no osso em torno do ápice da raiz. Um cisto radicular pode formar-se gradualmente após meses ou anos, como resultado da proliferação, induzida por inflamação, dos restos epiteliais presentes na membrana periodontal ou ligamento suspensor do dente (Fig. 28.1). Deve-se assinalar a gravidade da infecção, isto é, se ela permanece localizada no alvéolo, se forma uma infecção em espaço profundo ou torna-se disseminada ou se não se correlaciona com a extensão dos achados radiográficos.

A infecção pode permanecer localizada dentro do espaço medular da mandíbula ou da maxila ou pode perfurar as placas corticais para se tornar extra-óssea. Depois que a infecção está nos tecidos moles, pode tomar a forma de uma celulite difusa ou uma cavidade de abscesso bloqueado comprometendo a gengiva labial ou bucal (parúlide) ou a mucosa alveolar para formar uma infecção do espaço vestibular (Fig. 28.2). Anteriormente, ela pode causar aumento do lábio (macroquilia), que pode ser erradamente tomada por edema angioneurótico quando a natureza infecciosa do processo não for reconhecida (Fig. 28.3). Dor dentária localizada e dor referida estão presentes quando o conteúdo necrótico pulpar está sob pressão e quando o periósteo sobre o osso está sendo elevado ou perfurado; entretanto, ela pode regredir ou desaparecer completamente quando ocorre o componente da infecção no tecido mole.

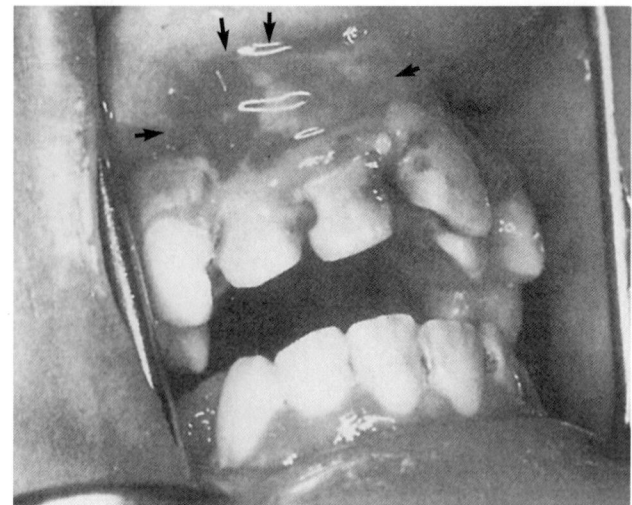

Figura 28.2
Abscesso vestibular (*setas*) desenvolvido a partir de dentes anteriores maxilares cariados.

Na maxila, as extremidades das raízes estão perto das placas labial e bucal. Este posicionamento, combinado com um bloco espesso de osso alveolar interposto entre as extremidades das raízes e o palato duro, quase sempre produz extensão em direção bucal. Além disso, a fixação densa da mucosa palatal ao osso subjacente limita a disseminação da infecção nos casos que escavam medialmente, produzindo uma massa palatal localizada, dolorosa, unilateral. Ocasionalmente, o abscesso é não-doloroso e simula um neoplasma. Na

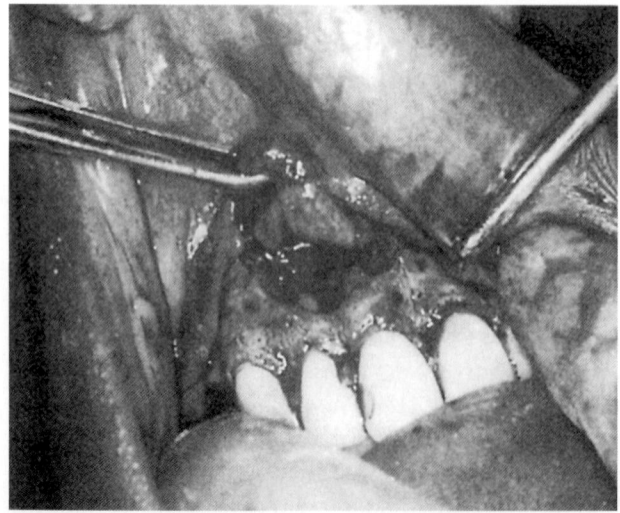

Figura 28.1
Exposição cirúrgica de um cisto radicular originado de dentes incisivos maxilares cariados.

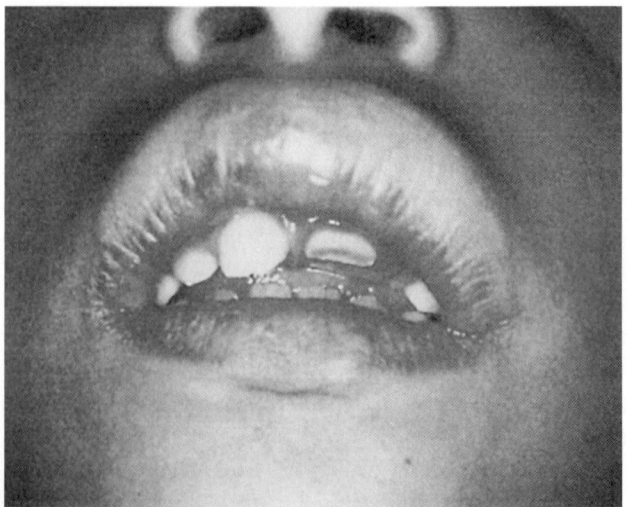

Figura 28.3
Celulite labial em uma criança, secundária a um dente incisivo maxilar fraturado com exposição da polpa.

mandíbula, as raízes dentárias estão mais próximas do córtex lingual posteriormente e a disseminação extra-óssea pode comprometer o assoalho da boca; entretanto, na maioria dos casos, as infecções dos dentes mandibulares tanto anteriores quanto posteriores tendem a alastrar-se em direção bucal.

Em alguns casos, o processo infeccioso perfura a mucosa sobrejacente para formar uma fístula, geralmente intra-oral no ápice da raiz do dente afetado. Infreqüentemente, ela pode drenar através da pele facial para produzir uma fístula dentocutânea (Fig. 28.4). Deixar de reconhecer a etiologia dentária desta lesão pode levar ao diagnóstico errado de cisto sebáceo infectado. A ressecção do trato fistuloso geralmente conduz à sua pronta formação novamente. Raramente, um incisivo maxilar infectado sofre fistulização para o assoalho da cavidade nasal, produzindo uma lesão erradamente tomada por um abscesso vestibular nasal ou cisto infectado.

Na maioria dos casos, as infecções periodontais permanecem localizadas no alvéolo. A cavidade de abscesso que se forma tende a comprometer a gengiva do dente afetado, que se torna frouxa e dolorosa e é banhada por secreções purulentas. Em crianças, dentes com infecção pulpar com raízes parcialmente reabsorvidas podem ter aparência similar.

Pericoronite, como diz o nome, representa uma infecção em torno da coroa de um dente terceiro molar impactado, parcialmente irrompido. A mandíbula geralmente é comprometida, uma vez que existe espaço limitado para o dente irromper e a gengiva sobrejacente é traumatizada pelo molar maxilar oposto. A infecção (geralmente flora mista) começa embaixo do retalho (opérculo) que cobre o dente. Clinicamente, ela é vista primeiro com dor localizada, edema e trismo. O tratamento é com antibióticos, irrigações, prevenção do contato oclusal com o retalho de tecido mole, seguido pela extração do dente. Os dentes molares mandibulares estão situados no alvéolo mais perto da placa cortical lingual, com o osso mais fino favorecendo a extensão de infecções medialmente. Conseqüentemente, a pericoronite é uma infecção potencialmente perigosa, uma vez que anatomicamente ela é próxima de vários espaços anatômicos a partir dos quais o processo infeccioso pode alastrar-se por extensão ao longo dos planos fasciais. Ohshima *et al.* (10) encontraram comprometimento do espaço parafaríngeo em 3, do espaço parafaríngeo em 5, do espaço submandibular em 8 e do espaço mastigatório em 10 de 12 pacientes com pericoronite.

Infecções Regionais (dos Espaços Fasciais)
Orofaciais

Os dentes maxilares e mandibulares mostram padrões diferentes de alastramento por causa da sua localização anatômica e da relação com os planos fasciais. Os dentes maxilares tendem a alastrar-se para cima, para dentro de espaços potenciais na face, criados pelas fixações dos músculos da mímica ao esqueleto facial. Entretanto, os dentes molares estão em proximidade e podem facilmente comprometer o espaço mastigatório. Os seios paranasais são outra via potencial de extensão, uma vez que os ápices radiculares dos dentes posteriores fazem contato e mesmo protrusão para dentro do seio maxilar. Contudo, uma vez que um espaço cervicofacial seja comprometido (p. ex., espaço mastigatório), a extensão para um espaço faríngeo adjacente (principalmente o espaço parafaríngeo) permite a extensão para baixo, para o pescoço e o mediastino.

As infecções dos dentes mandibulares tendem a se alastrar para baixo, para o pescoço. Extensão para fora da mandíbula medialmente, ou lateralmente, para dentro dos tecidos moles é determinada pela posição do dente na arcada dentária onde as espessuras bucal e lingual do osso variam ântero-posteriormente. Uma vez que esteja nos tecidos moles, a disseminação da infecção é determinada pelos planos fasciais.

As camadas fasciais da cabeça e do pescoço representam bainhas condensadas de tecido conjuntivo que rodeiam os músculos e produzem planos que apresentam espaços potenciais para o alastramento das infecções (11,12). A fáscia cervical superficial é uma camada indistinta de tecido conjuntivo entre a pele e a fáscia profunda que contém gordura, vasos e nodos linfáticos, vasos sanguíneos e nervos. No pescoço, contém o músculo platisma. Apenas posteriormente no pescoço ela é fixada por uma aponeurose aos músculos esternomas-

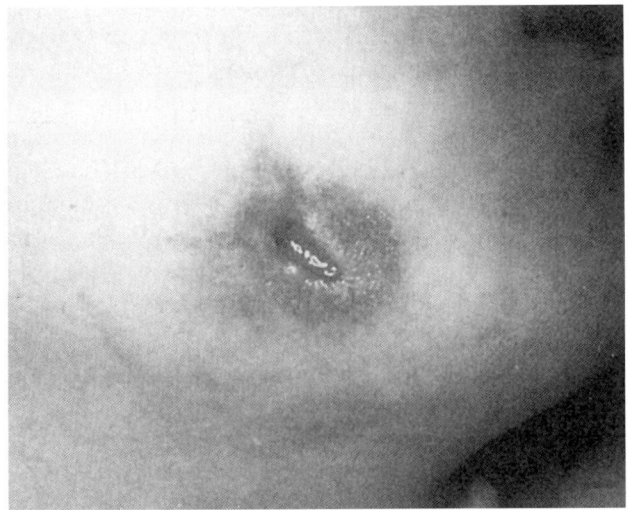

Figura 28.4

Fístula dentocutânea estendendo-se a partir das raízes de um dente molar mandibular desvitalizado à pele facial.

tóideo e trapézio e à linha nucal superior. A fáscia cervical profunda consiste em três partes (13-15). A camada superficial da fáscia profunda de revestimento envolve os músculos trapézio, esternocleidomastóideo, e em fita bem como as glândulas parótida e submandibular. No pescoço superior, ela se estende desde o osso hióide superiormente até o bordo anterior do músculo esternomastóideo e a seguir sobre a mandíbula até o arco zigomático. Ela se divide para fixar-se nas faces externa e interna da mandíbula, para encapsular a glândula submaxilar, para revestir os músculos da mastigação e a seguir para encerrar a glândula parótida. A camada média reveste os órgãos viscerais (p. ex., traquéia, laringe, esôfago, tireóide), e a camada profunda envolve as vértebras cervicais. A bainha carotídea jaz entre todas as três camadas.

Espaço Canino

O músculo levantador do lábio superior origina-se da face da maxila por várias cabeças para se inserir no ângulo da boca. Medialmente, existe um espaço potencial entre as cabeças infra-orbitária e zigomática, bem como entre ele e o músculo levantador do ângulo da boca originado do osso acima da fossa canina. Isto representa um plano ao longo do qual uma infecção do dente canino pode abrir caminho superiormente. Clinicamente, uma massa firme ou flutuante aparece ao longo do bordo lateral do nariz adjacente ao canto medial do olho. O tratamento é por drenagem gravitacional intra-oralmente ou percutaneamente se o abscesso estiver apontando ali. Como em todas as infecções de dentes com comprometimento pulpar, também é necessária extração ou tratamento endodôntico.

Espaço Bucal

Este espaço é limitado pelo músculo bucinador e pela fáscia bucofaríngea medialmente, a pele da bochecha lateralmente, os músculos do lábio anteriormente, a rafe pterigomandibular posteriormente, o arco zigomático superiormente, e a face inferior da mandíbula inferiormente. Infecções dos dentes pré-molares e molares maxilares e mandibulares têm acesso a este espaço quando seu conteúdo pulpar necrótico se estende através das placas corticais bucais acima ou abaixo das inserções do músculo bucinador nos processos alveolares, respectivamente (Fig. 28.5). Extensão da infecção dentária entre a mucosa e o músculo bucinador leva à formação intra-oral de um abscesso vestibular. Clinicamente, a infecção do espaço bucal produz uma tumoração dolorosa à palpação da bochecha que se estende medialmente até o meio do lábio superior, onde ela é detida pelas fibras do músculo orbicular da boca que formam o filtro e compromete um terço do lábio infe-

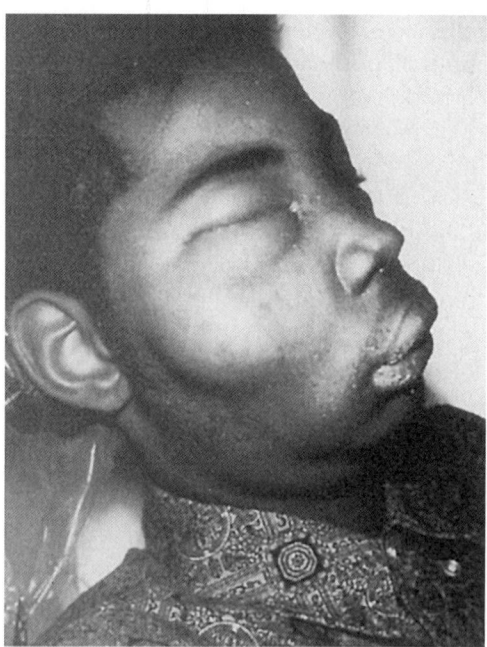

Figura 28.5
Infecção do espaço bucal com extensão periorbitária, desenvolvendo-se a partir de um dente molar maxilar desvitalizado.

rior onde as fibras do abaixador do ângulo da boca correm da pele à mucosa oral. Posteriormente, ela se estende sobre o ramo da mandíbula ao bordo da glândula parótida. Superiormente, pode fechar o olho inteiramente ao produzir edema palpebral circunferencial; entretanto, o conteúdo orbitário fica protegido porque a infecção permanece superficial ao septo orbitário e placas tarsais das pálpebras. Em todos os casos de infecção periorbitária que produzem fechamento do olho, as pálpebras devem ser forçadas a se abrir para determinar se está presente um componente pósseptal que esteja colocando em risco o conteúdo orbitário e a visão. De uma maneira geral, nenhum componente intra-oral desta infecção está presente. O tratamento é por drenagem percutânea porque o plano da infecção é embaixo da pele. Na era pré-antibiótica, as infecções mediofaciais eram consideradas potencialmente ameaçadoras à vida porque a tromboflebite séptica dos vasos sanguíneos angulares representavam um caminho de extensão intracraniana para dentro do seio cavernoso. Trombose do seio cavernoso a partir de infecções de origem dentária por esta via é essencialmente uma raridade no presente.

Espaço Sublingual

O espaço sublingual é limitado anterior e lateralmente pela mandíbula, superiormente pelo assoalho da boca e língua, inferiormente pelo músculo milo-hióideo, posteriormente pelo osso hióide, e medialmente pelos músculos genioglosso, genio-hióideo e estiloglosso

(16,17). Este espaço comunica-se livremente com o do lado oposto porque nenhuma separação fascial verdadeira existe entre eles. O espaço sublingual também se comunica anteriormente com o espaço submentual abaixo através de deiscências no músculo e rafe milo-hióideos. A crista milo-hióidea na qual o músculo se insere na face interna da mandíbula inclina-se para dentro anteriormente; conseqüentemente, as infecções dos dentes anteriores bem como dos caninos e primeiros molares tendem a permanecer acima da prateleira milo-hióidea e a entrar para o espaço sublingual. As infecções iniciais produzem elevação unilateral do soalho da boca adjacente ao dente ofensor. As infecções avançadas alastram-se anteriormente além da linha mediana para o lado oposto e posteriormente, para produzir elevação da base da língua. O tratamento é por drenagem intra-oral.

Espaço Submandibular

O espaço submandibular é separado superiormente do espaço sublingual pelos músculos milo-hióideo, hioglosso e estiloglosso medialmente e pelo corpo da mandíbula lateralmente. O limite lateral é a pele sobrejacente, fáscia superficial, músculo platisma e a camada superficial da fáscia cervical profunda. Seu limite inferior é formado pelos ventres anterior e posterior do músculo digástrico. Anteriormente, o espaço comunica-se livremente com o espaço submentual e posteriormente com o espaço faríngeo. O conteúdo deste espaço é a glândula submaxilar, ducto de Wharton, nervos lingual e hipoglosso, artéria facial e alguns linfonodos e gordura. Comprometimento do espaço submandibular é produzido principalmente por infecções do segundo e terceiro dentes molares mandibulares, em virtude da posição mais alta da crista milo-hióidea na mandíbula posteriormente, o que coloca os seus ápices radiculares abaixo do músculo milo-hióideo. Clinicamente, uma tumoração tensa, mal definida, está geralmente presente abaixo da mandíbula, o que torna difícil a palpação do seu bordo inferior (Fig. 28.6). O tratamento é por uma incisão cervical externa colocada abaixo do nervo mandibular para evitar lesioná-lo e para prover drenagem gravitacional adequada.

Espaço Submentual

O espaço submentual é um espaço triangular posicionado na linha mediana abaixo da mandíbula, com a sínfise como seu limite superior e os ventres anteriores dos músculos digástricos como suas margens laterais. O assoalho do espaço são os músculos milo-hióideos e o teto é a pele sobrejacente, a fáscia superficial e o músculo platisma. Seu conteúdo são alguns linfonodos esparsos e tecido fibroadiposo. Sua fonte de infecção é por drenagem dos dentes incisivos mandibulares bem

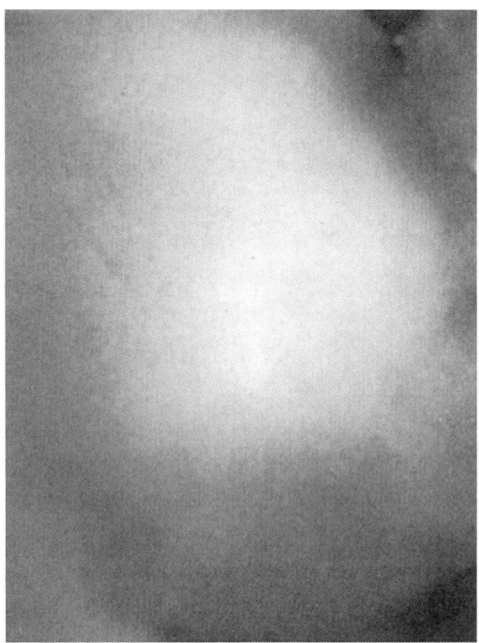

Figura 28.6
Abscesso do espaço submandibular a partir de um dente molar mandibular comprometido. A tumoração sobre a mandíbula é pouco definida e impede a palpação do seu bordo inferior.

como sua gengiva e a porção central do lábio inferior. Entrada no espaço também pode ocorrer a partir de uma infecção nos espaços sublingual e submandibular adjacentes. Infreqüentemente, um dente mandibular posterior pode produzir infecção no espaço sem comprometimento do espaço submandibular adjacente. Clinicamente, um intumescimento firme, tenso, está presente abaixo do mento. O tratamento é por uma pequena incisão cervical superior colocada na linha mediana para ganhar drenagem gravitacional do conteúdo do espaço.

Angina de Ludwig

O termo *angina de Ludwig* refere-se ao comprometimento coletivo dos espaços submandibular e sublingual bilateralmente e do espaço submentual (18). Os casos de origem dentária originam-se de infecções dos dentes molares mandibulares, com os pré-molares raramente sendo a origem. O alastramento rápido da infecção de um espaço para outro demonstra a facilidade com a qual os organismos virulentos podem mover-se através dos compartimentos da cabeça e do pescoço.

Clinicamente, uma gola de edema carnudo estende-se através do pescoço ântero-lateral superior inteiro com elevação e enduração progressiva do assoalho da boca (Fig. 28.7). À medida que os espaços sublinguais se tornam progressivamente mais comprometidos, a língua torna-se desviada posteriormente com dobra da área supraglótica, produzindo obstrução da via aé-

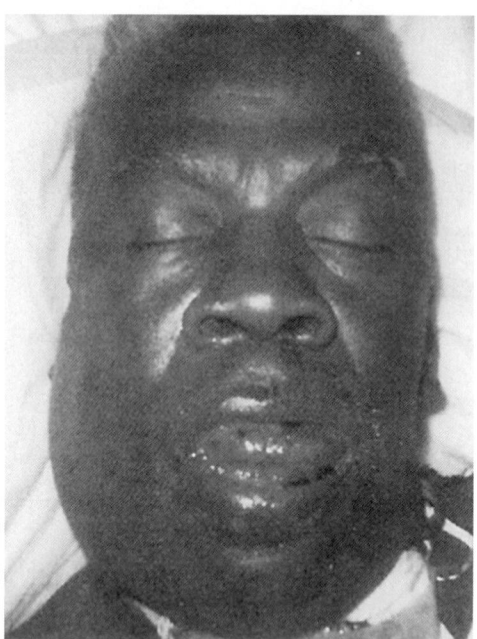

Figura 28.7
Angina de Ludwig. Observar o edema submandibular e submentual bilateral envolvendo o pescoço superior e a elevação do soalho da boca, causando protrusão da língua.

rea. Os organismos causadores incluem uma variedade de cocos Gram-positivos aeróbicos e anaeróbicos e bastões Gram-negativos. Não infreqüentemente, é isolada uma flora microbiana mista.

Depois de feito o diagnóstico de angina de Ludwig, a primeira prioridade é a manutenção da via aérea através de uma traqueotomia eletiva com o paciente sob anestesia local. Não se deve aguardar o desenvolvimento de dispnéia ou cianose porque estes são sinais tardios e assinalam fechamento iminente da via aérea. Tentativas de intubação cega oral e nasal são repletas de dificuldade porque a distorção anatômica da supraglote pode precipitar obstrução total súbita da via aérea.

Nos últimos anos, forte argumentação foi apresentada em favor da observação destes pacientes em um contexto de unidade de terapia intensiva com oxímetro de pulso (18). Outra opção a ser considerada é a intubação fibroscópica nasotraqueal como alternativa à traqueotomia (19). Intubação nasotraqueal cega não é aconselhável e intubação orotraqueal de rotina raramente é aplicável (20). A via aérea deve ser protegida pelo método mais apropriado em cada circunstância e, se o contexto para a observação ou a perícia e experiência do médico intubador não forem ótimos, nenhuma relutância deve existir em partir para a traqueotomia.

Embora esta infecção seja caracterizada como uma celulite carnuda, em alguns casos, bolsas de supuração desenvolvem-se e exigem a drenagem através de uma via de acesso cervical externa. Drenagem intra-oral acarreta o risco de aspiração em pacientes com edema grave da cavidade oral e da orofaringe. Antibioticoterapia sistêmica não é substituto para traqueostomia exceto em casos iniciais com mínima tumefação do assoalho da boca, que pode ser observada continuamente. Depois que se desenvolveu edema maciço, ele pode levar 1 semana ou mais para regredir com terapia antibiótica; portanto, o controle da via aérea por traqueostomia é essencial.

Espaço Mastigatório

Enquanto a camada anterior da fáscia cervical profunda reveste os músculos da mastigação, subdivisões de tecido conjuntivo criam espaços separados massetérico, temporal e pterigóideo, todos os quais se intercomunicam livremente. O compartimento massetérico é limitado pelo músculo masseter lateralmente e o ramo da mandíbula medialmente. O compartimento pterigóideo tem os músculos pterigóideos medialmente e o ramo mandibular lateralmente como seus limites. O próprio compartimento temporal é subdividido em duas partes. A parte superficial é entre a fáscia temporal superficial e o músculo temporal; a parte profunda é entre este músculo e o periósteo do osso temporal. O maior espaço está presente entre os compartimentos pterigóideo e temporal. Anteriormente, o espaço é limitado pela rafe pterigomandibular, e posteriormente seu tecido conjuntivo envolve a glândula parótida para formar a fáscia combinada parotidomassetérica. Além dos músculos da mastigação, o espaço mastigatório contém o tecido fibroadiposo, a artéria maxilar interna e o nervo mandibular.

As infecções do espaço mastigatório tendem a comprometer todos os músculos. A marca característica é trismo grave com o mínimo edema externo. Enchimento sobre o ramo da mandíbula pode estar presente por miosite ou desvio externo do músculo masseter, ou pode estar presente edema sobre o arco zigomático pela extensão para o espaço infratemporal. Tumefação facial mais proeminente é vista com comprometimento do espaço temporal. Palpação intra-oral ao longo do ramo da mandíbula ou atrás da tuberosidade maxilar pode encontrar repleção, dor à palpação e flutuação. A fonte de infecção deste espaço é principalmente a partir dos dentes molares mandibulares e maxilares (principalmente os primeiros) (21). Confirmação do diagnóstico é por tomografia computadorizada (TC), que delineia os músculos e os planos fasciais extraordinariamente bem. O tratamento é por drenagem cirúrgica intra-oralmente. Com grandes abscessos que se estendem para o espaço faríngeo lateral, é necessária drenagem externa. A principal dificuldade no tratamento destes casos é para estabelecer a via aérea para a indução de anestesia geral, a qual pode ser realizada por intubação nasoendotraqueal acordada, mas freqüentemente exige traqueotomia preliminar sob anestesia local.

Pescoço Profundo

A maioria das infecções cervicais profundas é de origem odontogênica (2,22). Conseqüentemente, o foco dentário iniciador deve ser identificado e tratado. Os dentes mandibulares são a fonte principal em virtude da sua proximidade aos planos fasciais.

Espaço Parafaríngeo

O espaço parafaríngeo (também chamado faringomaxilar ou faríngeo lateral) tem forma de cone, com seu ápice embaixo no corno menor do osso hióide. Ele é limitado medialmente pela faringe e lateralmente pelo ramo ascendente da mandíbula, os músculos pterigóideos e a cápsula da glândula parótida. Superiormente, estende-se à base do crânio. Inferiormente, estende-se aproximadamente até o nível do osso hióide, onde é interrompido pela fáscia da glândula submandibular, o músculo estilo-hióideo e o ventre posterior do músculo digástrico. O espaço é dividido em compartimentos pré-estilóideo e pós-estilóideo. O compartimento pré-estilóideo contém a artéria maxilar interna e os nervos alveolar inferior, lingual e auriculotemporal. A parede posterior é a bainha carotídea. O compartimento pós-estilóideo é atravessado pela veia jugular interna, a artéria carótida, nervos cranianos IX, X e XI e nervos simpáticos cervicais. Clinicamente, o paciente com um abscesso do espaço parafaríngeo é visto inicialmente com uma saliência intra-oral da tonsila e parede faríngea lateral bem como aumento externo dos tecidos moles sobre a mandíbula e a região parotídea (Fig. 28.8). Os sintomas incluem dor faríngea, disfagia, voz abafada, trismo e febre (23). Purulência no compartimento posterior produz menos achados e eles são menos focais. TC pode demonstrar se está presente celulite, uma cavidade de abscesso ou linfonodos aumentados (Fig. 28.9). Os pacientes com infecções profundas do pescoço são hospitalizados para observação da via aérea, administração de antibióticos intravenosos e reposição hídrica. A celulite pode-se resolver com terapia conservadora apenas, mas muitos pacientes necessitam drenagem cirúrgica. Traqueostomia pode ser necessária quando se desenvolvem sinais de obstrução da via aérea e quando um trismo torna impossível a intubação oral. Exploração cirúrgica e drenagem devem ser realizadas quando um paciente não melhora dentro de 24 horas, um abscesso é detectado no imageamento ou o paciente deteriora-se enquanto sob observação. O espaço parafaríngeo é drenado por uma incisão cervical lateral, acompanhando o ventre posterior do músculo digástrico e o estilo-hióideo até o seu centro.

As complicações das infecções do espaço parafaríngeo são associadas às estruturas que correm através ou adjacentes a ele. Estas incluem rouquidão, ou aspiração relacionada com lesão vagal, síndrome de Horner relacionada com lesão de nervo simpático fraqueza do esternocleidomastóideo ou trapézio por lesão do nervo acessório, sensibilidade faríngea diminuída rela-

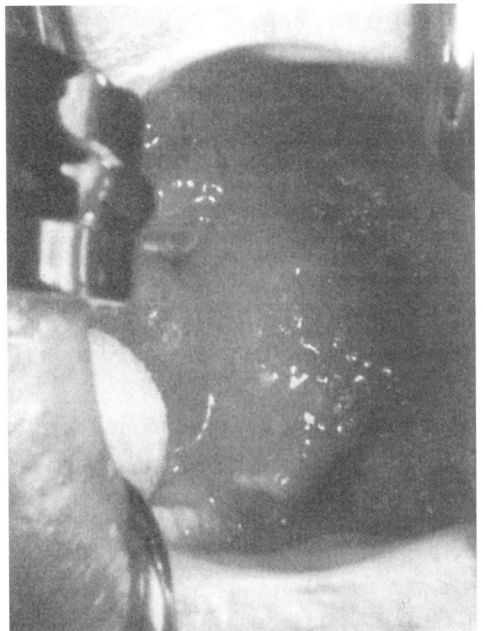

Figura 28.8

Vista intra-oral de uma infecção do espaço parafaríngeo, revelando edema faríngeo volumoso com desvio da tonsila para a linha mediana.

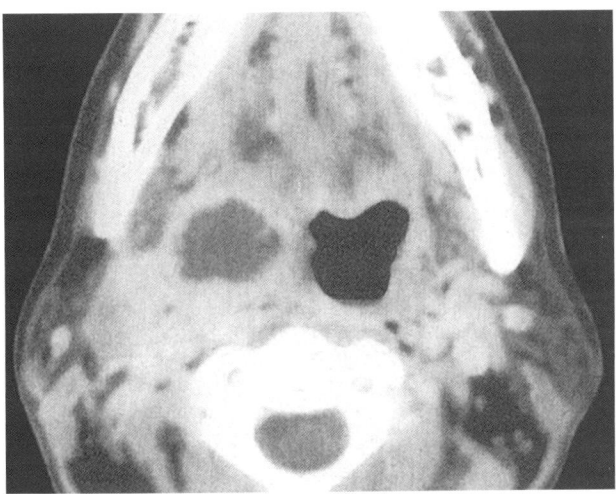

Figura 28.9

Imagem de tomografia computadorizada axial de uma infecção do espaço parafaríngeo. A via aérea superior está desviada pela tumefação dos tecidos moles faríngeos laterais, com uma transparência central que representa a cavidade do abscesso.

cionada com lesão do nervo glossofaríngeo e paresia da língua por lesão do nervo hipoglosso. Infreqüentemente, desenvolve-se lesão direta da coluna cervical, incluindo erosão e subluxação atlantoaxial.

Infecção adjacente à veia jugular interna pode induzir tromboflebite séptica com picos febris, discos ópticos ingurgitados e possível pressão elevada do líquido cerebrospinal (LCE). Nestes casos, não apenas deve o espaço parafaríngeo ser drenado, mas a seção tromboflebítica da jugular interna também deve ser ligada e a parte infectada excisada. Uma das complicações mais temidas é o desenvolvimento de um aneurisma micótico da artéria carótida pela erosão da sua parede por material purulento presente dentro da sua bainha (24). (Fig. 28.10). Infelizmente, em cerca de 75% dos casos, o aneurisma compromete a artéria carótida comum ou a interna. Se o tempo permitir, arteriografia identificará qual segmento está comprometido e uma oclusão com balão ajuda a diminuir o risco de acidente vascular encefálico. O segmento erodido da artéria exige ligadura para evitar um evento catastrófico.

Espaço Retrofaríngeo

O espaço retrofaríngeo existe como um sanduíche entre os músculos constritores da faringe e sua fáscia e a camada alar da fáscia pré-vertebral. O espaço contém os linfáticos retrofaríngeos, que drenam os dois terços posteriores do nariz, a nasofaringe, os seios paranasais, o palato mole e a tuba auditiva. Ele se estende desde a base do crânio no tubérculo faríngeo para baixo, atrás da faringe e do esôfago, comunica-se com o espaço pré-traqueal, e termina no mediastino aproximadamente no nível da carina (T1). Conseqüentemente, supuração neste espaço pode drenar para dentro dos compartimentos mediastinais anterior ou posterior. Este espaço foi considerado como a estrada para o mediastino. Diretamente atrás do espaço retrofaríngeo fica o espaço perigoso entre as camadas alar e pré-vertebral da fáscia cervical profunda, que leva para o mediastino posterior, e atrás dele o espaço pré-vertebral, que se estende até o sacro. Estes espaços intercomunicam-se (inclusive o parafaríngeo e o paramandibular) e acarretam o potencial de disseminação a distância de uma infecção (15).

Similarmente ao espaço faríngeo lateral, a fonte dentária mais comum é o comprometimento carioso ou periodontal (pericoronite) do terceiro molar mandibular. A disseminação de infecção para dentro dos espaços profundos do pescoço causa muitas vezes dor e limitação do movimento da mandíbula ou do pescoço. Edema difuso e edema de cacifo do pescoço podem estar presentes; entretanto, flutuação é um achado físico raro. Infecção do espaço retrofaríngeo pode causar disfagia, odinofagia, babação e aspiração. Os pacientes também podem ter dispnéia e estridor com uma voz "de batata quente" (25,26). O exame da faringe geralmente mostra enchimento e eritema da parede faríngea posterior, freqüentemente com um sulco central produzido pela rafe mediana (25). Os pacientes com infecções profundas do pescoço geralmente aparentam estado tóxico, com febre com pontas altas. Uma radiografia lateral do pescoço revela espessamento acentuado dos tecidos moles pré-vertebrais no segmento comprometido (Fig. 28.11). A TC revela a posição e as dimensões da cavidade do abscesso (Fig. 28.12).

O espaço retrofaríngeo é mais bem drenado por uma via de acesso externa. Drenagem intra-oral acarreta o risco de complicações pulmonares por aspiração e geralmente é usada apenas em crianças. O uso de antibióticos intravenosos é obrigatório.

O abscesso retrofaríngeo pode ser complicado por ruptura espontânea para dentro da faringe, com a aspiração de pus produzindo pneumonia e possivelmente um abscesso pulmonar. O abscesso também pode dissecar para dentro do mediastino, com o paciente tendo alívio da dor na garganta e início de falta de ar, dor torácica e taquicardia. Mediastinite acarreta alta mortalidade e exige drenagem imediata do mediastino (Tabela 28.1). Diagnóstico atrasado e drenagem cirúrgica inadequada são as principais causas de mediastinite descendente letal. TC do tórax é valiosa para diagnóstico precoce, sendo essencial o seu uso de rotina em todos os pacientes com infecções profundas do pescoço.

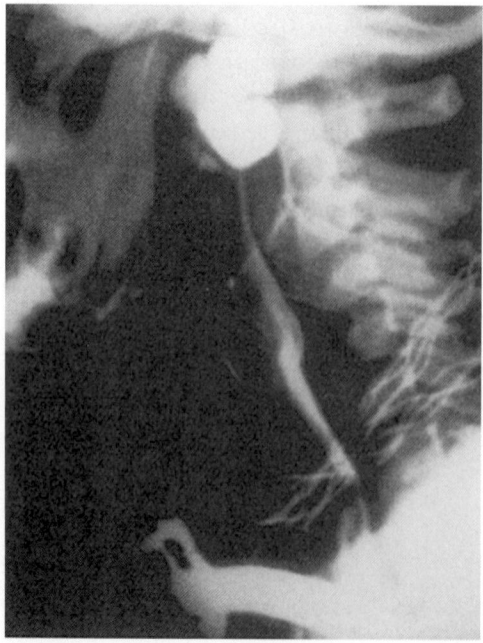

Figura 28.10
Angiograma de um paciente com um abscesso negligenciado do espaço parafaríngeo, revelando um aneurisma micótico da artéria carótida.

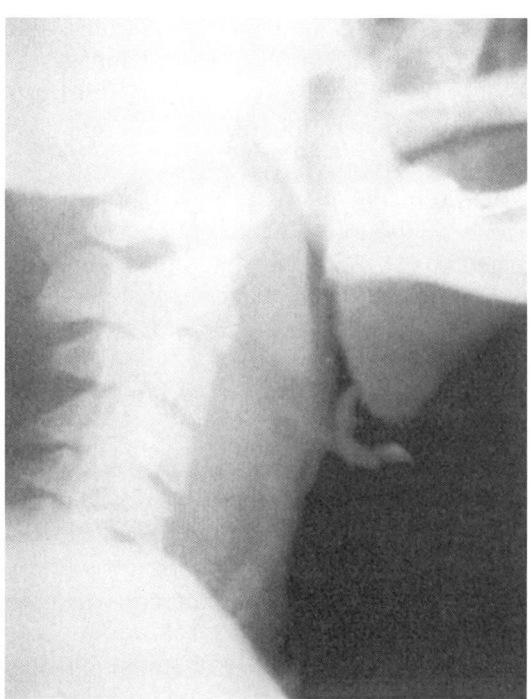

Figura 28.11

Radiografia lateral do pescoço de um abscesso do espaço retrofaríngeo. Está presente edema maciço dos tecidos moles pré-vertebrais desde a base do crânio até o mediastino superior, com desvio da traquéia para a frente. Observar a retificação da coluna cervical.

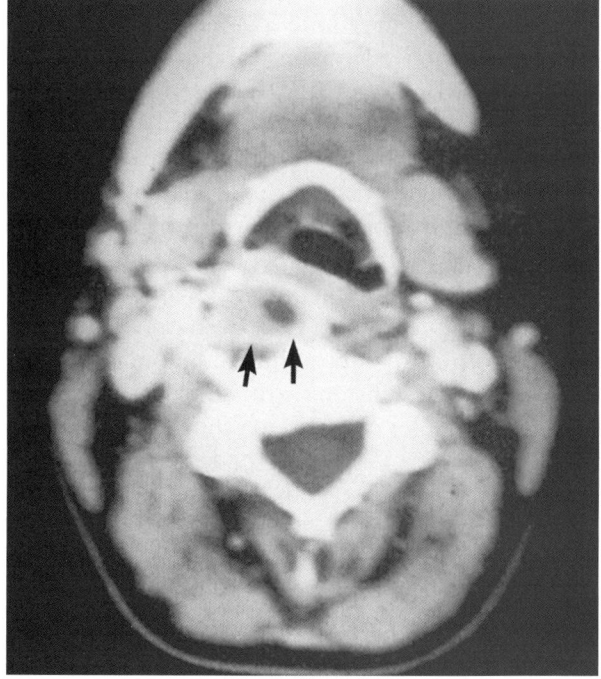

Figura 28.12

Imagem de tomografia computadorizada axial de um abscesso do espaço retrofaríngeo (*setas*) que permaneceu paramediano por causa da rafe mediana.

TABELA 28.1 DIAGNÓSTICO INFECÇÕES ODONTOGÊNICAS
História de doença dentária ou periodontal
Sensibilidade de um dente ou dentes ao calor; dor diminuída com frio
Dor do dente à percussão
Presença de mobilidade dentária, bolsa periodontal à sondagem, edema gengival
Resposta diminuída ou ausente à estimulação elétrica (testador de polpa)
Alargamento da membrana periodontal em radiografias periapicais
Possível osteíte condensante, cisto radicular ou transparência periapical em radiografias dentárias e panorâmica
Edema facial, edema do lábio, palato ou assoalho da boca em casos de extensão local da infecção
História de recente dor de dente, extração dentária, cirurgia oral

Outras Infecções

Infecções Necrosantes

As infecções bacterianas dos tecidos moles podem ser classificadas em (a) celulite anaeróbica clostridial, (b) celulite anaeróbica não-clostridial, (c) fasciite necrosante e (d) celulite necrosante sinergística (27). Na celulite anaeróbica clostridial e não-clostridial, ocorre necrose superficial e formação de gás por organismos anaeróbicos formadores de esporos e não-formadores de esporos, respectivamente. Na fasciite necrosante, ocorre gangrena grave da pele e fáscia superficial e profunda, ocasionalmente com a produção de gás, por estafilococos, estreptococos hemolíticos e bastões Gram-negativos. A celulite necrosante sinergística é uma variedade na qual também se desenvolve mionecrose, produzida pela interação de bactérias anaeróbicas e Gram-negativas.

A maioria das infecções necrosantes segue-se a trauma maciço associado a fratura da mandíbula, mas pode originar-se de uma infecção dentária isolada. Um caso de fasciite necrosante sinergística desenvolvendo-se 3 semanas após extração dentária em um hospedeiro normal foi descrito por Krespi *et al.* (27).

A maioria dos pacientes com infecções necrosantes e formadoras de gás graves de cabeça e pescoço está criticamente doente com comprometimento extenso de múltiplos espaços. O processo de doença progride rapidamente, com a pele sobrejacente mudando de uma alteração de cor para francamente gangrenosa e com liquefação e crepitação dos tecidos subcutâneos (Fig. 28.13). Extensão para o mediastino não é incomum. Nestas infecções necrosantes graves, sintomas sistêmicos são comuns, com febre, toxicidade, mal-estar, confusão, fraqueza, hipotensão e taquicardia sendo prevalentes.

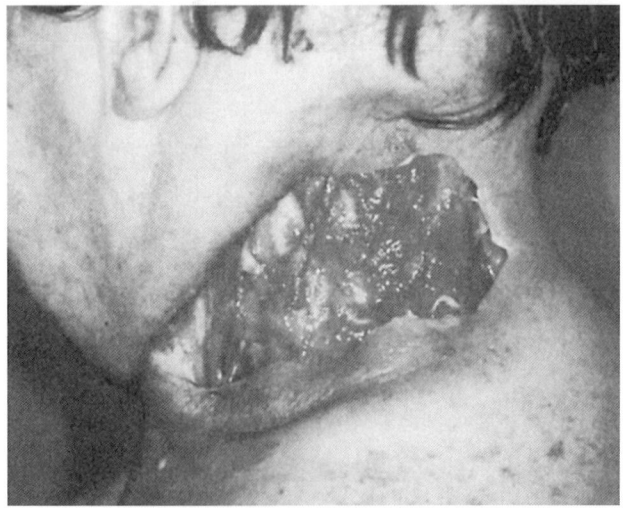

Figura 28.13
Fasciite necrosante sinergística do pescoço póstero-lateral desenvolvida após extração de um dente molar mandibular.

Os estudos radiográficos revelam muitas vezes enfisema subcutâneo bem como a presença de gás e bolsas de supuração nos tecidos profundos e espaços viscerais (Fig. 28.14). TCs também revelam obliteração dos planos dos tecidos moles dos segmentos comprometidos do pescoço.

Clinicamente, é impossível diferenciar infecções clostridiais de não-clostridiais. Estas infecções também tendem a ser polimicrobianas, com uma interação sinergística destrutiva entre os organismos causadores. Conseqüentemente, devem ser feitas colocações com Gram dos tecidos necróticos, ou aspirados, para determinar a natureza da infecção. A presença de bastões Gram-positivos formadores de esporos significa a presença de *Clostridium*, enquanto cocos Gram-positivos e bastões Gram-negativos sugerem uma infecção necrosante sinergística. Culturas aeróbicas e anaeróbicas são necessárias para a identificação correta dos organismos causadores.

Uma variedade de organismos foi identificada como agentes causadores de infecções necrosantes e formadoras de gás. Entre os anaeróbios isolados estão *Bacteroides, Fusobacterium, Propionibacterium, Peptostreptococcus* e *Eubacterium species*. As bactérias Gram-negativas implicadas envolvem a maioria dos bacilos coliformes, incluindo *Proteus, Klebsiella, Enterobacter* e *Pseudomonas* species.

A terapia deve ser agressiva, com fasciotomia, desbridamento radical quando necessário e antibióticos intravenosos. A terapia antimicrobiana deve cobrir bactérias Gram-positivas e Gram-negativas aeróbicas e anaeróbicas (ver a seção sobre tratamento de infecções dentárias). Langford *et al.* (28) relataram sua experiência com o uso de terapia com oxigênio hiperbárico adjuntiva em seis pacientes com fasciite necrosante cervical. Neste estudo, não ocorreu mortalidade e a conclusão dos autores foi que a oxigenoterapia hiperbárica deve ser considerada no esquema de tratamento da fasciite necrosante cervical após iniciação de antibióticos intravenosos e desbridamento cirúrgico.

Mediastinite Necrosante Descendente

Esta condição é causada pela extensão de uma infecção profunda do pescoço ao longo dos planos fasciais para dentro do mediastino, onde o processo pode comprometer a pleura e o pericárdio. A maioria dos casos é de origem odontogênica. A flora bacteriana geralmente é polimicrobiana, sendo isolados cocos Gram-positivos aeróbicos e anaeróbicos e bastões Gram-negativos. Conseqüentemente, deve ser aplicada cobertura antibiótica de largo espectro contra estes patógenos. O processo progride gradualmente ao longo de vários dias, tipicamente com um paciente que está sendo tratado de uma infecção cervical desenvolvendo subitamente vários dos seguintes sinais e sintomas: dispnéia, febre, dor torácica, distensão de veias jugulares, necrose de tecidos moles ou enfisema subcutâneo. Além da terapia antibiótica IV, devem ser realizados vigorosos procedimentos de drenagem. Pode ser necessária drenagem cervical (Fig. 28.15) e torácica, uma vez que esta condição acarreta uma taxa de mortalidade de 30% (29–32). Tecido necrótico exige remoção e traqueostomia pode ser necessária se se desenvolver obstrução da via aérea. Uma vez tenha ocorrido extensão mediastinal, as complicações potenciais incluem abscesso pleural, derrame pericárdico, hemorragia e sepse. A disseminação da infecção para o mediastino pode ocorrer anteriormente ao longo do espaço visceral (pré-traque-

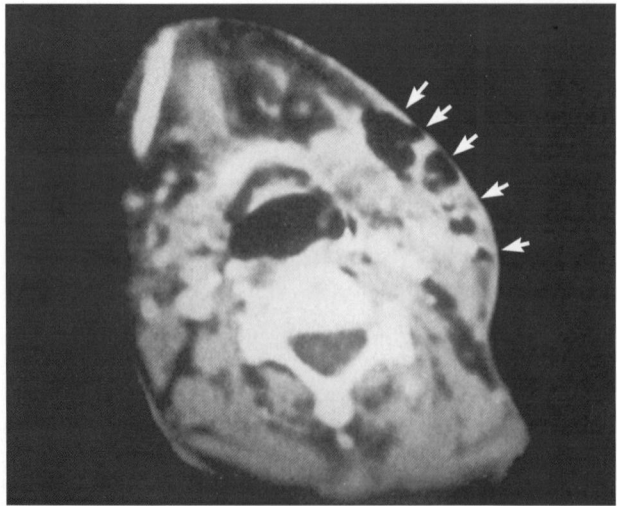

Figura 28.14
Infecção odontogênica formadora de gás. Tomografia computadorizada axial revela a presença de ar subcutâneo (*setas*) e apagamento dos planos de tecidos moles do pescoço.

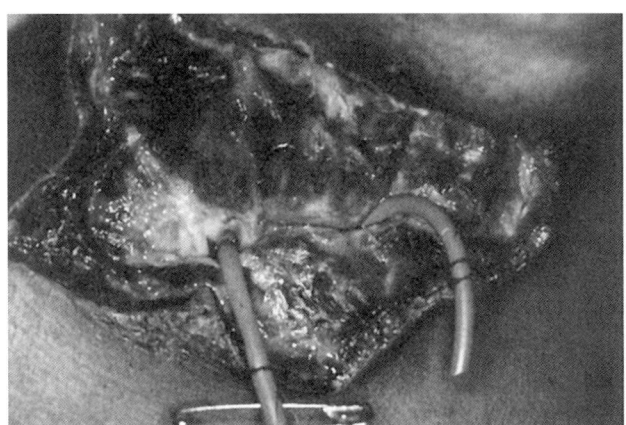

Figura 28.15
Infecção necrosante com extensão mediastinal. Drenagem transcervical com cateteres colocados. (Ver também *Prancha* em *Cores*.)

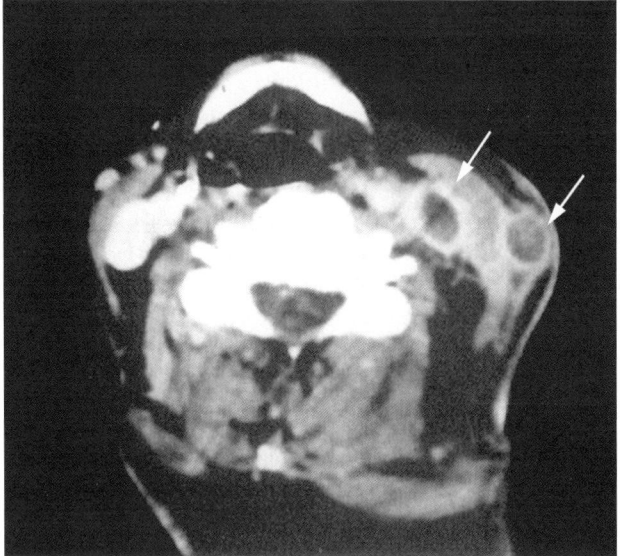

Figura 28.16
Imagem de tomografia computadorizada axial (com contraste), veias jugulares interna e externa trombosadas (*setas*).

al), lateralmente através do espaço parafaríngeo, e com mais freqüência posteriormente através do espaço retrofaríngeo.

Complicações Vasculares

Comprometimento das grandes artérias e veias geralmente resulta de infecções dos espaços profundos, muitas vezes associadas a processo necrosante agressivo (33,34). Os espaços parafaríngeo e retrofaríngeo são estradas para o pescoço e o mediastino, e superiormente para a base do crânio. Aneurismas micóticos dos vasos carotídeos e extensão para o seio cavernoso geralmente são o resultado da drenagem retardada do espaço parafaríngeo (35). A extensão rápida e difusa para o pescoço e o mediastino a partir deste espaço, ou do espaço retrofaríngeo, representa uma infecção bacteriana sinergística por bactérias virulentas, na qual as barreiras fasciais para a compartimentação do pescoço são destruídas. As complicações vasculares orbitárias e intracranianas são discutidas na seção sobre trombose do seio cavernoso. O comprometimento dos grandes vasos é examinado na seção sobre mediastinite necrosante descendente.

Síndrome de Lemierre designa a ocorrência de uma infecção orofaríngea com tromboflebite das grandes veias do pescoço (Figs. 28.16 e 28.17) e êmbolos sépticos para as vísceras (36). A história usual é de faringite recente, febre, linfadenopatia seguida por disfagia, cervicalgia e edema, que pode produzir obstrução da via aérea. Estudos por imagem revelarão trombose da veia jugular interna além de celulite ou formação de abscesso nos tecidos profundos do pescoço. A síndrome de Lemierre deve ser considerada no diagnóstico diferencial das infecções profundas do pescoço. O organismo causador é *Fusobacterium necrophorum*, que produz diversas toxinas capazes de também causar necrose tecidual. O tratamento é com antibióticos intravenosos, drenagem e desbridamento, e ressecção das veias trombosadas.

Trombose do Seio Cavernoso

Embora incomum na era pós-antibiótica, com sinusite esfenoidal e etmoidal sendo a causa principal, infecções odontogênicas têm o potencial de disseminação intracraniana ao seio cavernoso por vários caminhos. Infecção estendendo-se para os tecidos moles da face pode ascender através das veias faciais sem válvulas para entrar na órbita e prosseguir para o seio caverno-

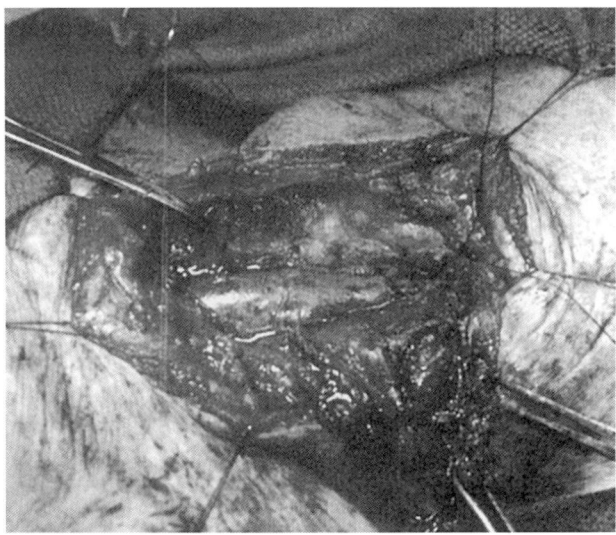

Figura 28.17
Vista intra-operatória da veia jugular interna trombosada. (Ver também *Prancha* em *Cores*.)

so através das veias oftálmicas. Uma via mais comum é por extensão a partir de um dente maxilar posterior comprometido, periapicalmente, para dentro do seio sobrejacente e a seguir para a órbita através da lâmina papirácea do labirinto etmoidal. Comprometimento também pode resultar da extensão posterior através do plexo pterigóideo e veias emissárias da base do crânio. Raramente, um molar mandibular pode ser a fonte de infecção, pela via que acabamos de mencionar (37). Clinicamente, aparece uma síndrome da fissura orbitária superior, com proptose, quemose e oftalmoplegia, a qual é acompanhada por achados oculares contralaterais e sinais constitucionais e do sistema nervoso central (Fig. 28.18). Estudos de imageamento confirmarão o diagnóstico. Imagem de ressonância magnética (RM) revelará aumento do seio cavernoso, vazios de fluxo pela presença de trombo, e áreas residuais de realce. TC com contraste mostrará áreas de ausência de contraste no seio cavernoso e, ocasionalmente, veias oftálmicas dilatadas (Fig. 28.19) (38). Esta é uma condição que ameaça a vida com mais de 25% de mortalidade e uma incidência importante de déficits residuais (paralisias de nervos cranianos, cegueira). O tratamento é muito agressivo, com drenagem cirúrgica, antibioticoterapia IV e medidas de suporte da vida quando indicado. A cobertura antibiótica também deve incluir *Staphylococcus aureus*, que foi isolado em muitos casos, bem como cocos aeróbicos e bastões anaeróbicos. Terapia anticoagulante com heparina é controvertida.

Infecções Dentárias-Sinusais-Orbitárias

Tanto infecções superficiais ou pré-septais (celulite periorbitária) quanto profundas ou pós-septais (celulite orbitária, abscesso subperióstico, abscesso orbitário,

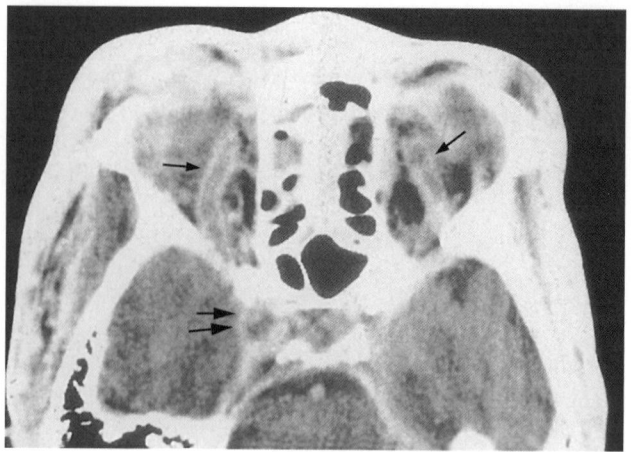

Figura 28.19

Trombose do seio cavernoso: imagem de tomografia computadorizada axial (com contraste). Observar veias oftálmicas dilatadas (*setas finas*) e seio cavernoso expandido e heterogêneo (*setas grossas*).

abscesso retrobulbar) podem ocorrer a partir de um foco dentário de infecção. As infecções odontogênicas podem se disseminar à órbita por várias vias. Infecção dos dentes pré-molares e molares maxilares pode perfurar a placa bucal maxilar e alastrar-se posteriormente para as fossas pterigopalatina e infratemporal. Elas podem a seguir ganhar acesso à órbita através da fissura orbitária inferior ou perfurar a parede maxilar posterior para entrar no seio maxilar. Comprometimento orbitário também pode ocorrer indiretamente por invasão linfática. Os dentes anteriores do alvéolo maxilar podem produzir celulite orbitária por disseminação retrógrada através das válvulas faciais anterior e angular e veia oftálmica. Outros caminhos potenciais desde a dentição até a órbita incluem deiscências traumáticas e congênitas do assoalho orbitário.

Dentes maxilares com doença pulpar ou periodontal podem produzir infecção no antro. Isto é especialmente verdadeiro quanto aos primeiro e segundo molares, cujos ápices fazem contato ou podem mesmo salientar-se para dentro do seio. Entretanto, para produzir sinusite é necessária erosão do osso do assoalho sinusal (39). A seqüência de eventos nestes casos é que um dente pré-molar ou molar com comprometimento pulpar drena seu conteúdo necrótico para dentro do seio maxilar. A partir do antro, a infecção estende-se superior e medialmente para dentro do labirinto etmoidal e entra na órbita através da lâmina papirácea. As infecções pré-septais são caracterizadas por edema periorbitário, sem evidência de comprometimento ocular. O tratamento é por antibioticoterapia sistêmica (Tabela 28.2). As infecções pós-septais produzem proptose, quemose e oftalmoplegia (síndrome da fissura orbitária superior) (Fig. 28.20). Esta condição

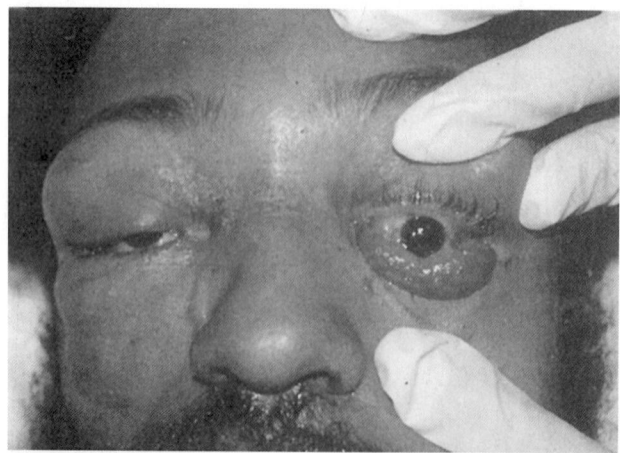

Figura 28.18

Paciente com trombose do seio cavernoso. Observar achados orbitários bilaterais com edema palpebral, quemose, proptose e oftalmoplegia. (Ver também *Prancha em Cores*.)

TABELA 28.2 ℞ TRATAMENTO INFECÇÕES ODONTOGÊNICAS
Terapia antibiótica (oral, sistêmica)
Radiografias das estruturas ósseas; tomografia computadorizada dos tecidos moles faciais e cervicais
Extração da terapia endodôntica do dente comprometido
Drenagem intra-oral do espaço local (canino, bucal, sublingual) e dos espaços mastigatórios
Drenagem extra-oral das infecções dos espaços profundos (submandibular, submentual, parafaríngeo, retrofaríngeo)
Drenagem das extensões aos seios paranasais, orbitárias e mediastinais
Desbridamento do osso osteomielítico
Traqueostomia no caso de comprometimento da via aérea, ou com trismo impedindo intubação para cirurgia

acarreta o risco de cegueira a partir de pressão intra-ocular aumentada, que causa trombose da artéria da retina e, a partir de infecção local, produz neurite óptica. Cirurgia é efetuada em uma base emergencial, tanto para drenagem da infecção quanto para preservação da visão. As vias de acesso incluem etmoidectomia externa ou endoscópica com concomitante descompressão orbitária e antrostomia maxilar (do seio maxilar comprometido). Sempre que se desenvolver uma infecção orbitária sinugênica, o paciente deve ser cuidadosamente perguntado sobre dor de dente ou instrumentação dentária antecedente. Terapia antibiótica intravenosa é administrada durante 5 a 7 dias, dependendo da evolução clínica, seguida por 2 semanas de antibióticos orais para minimizar a incidência de recidiva.

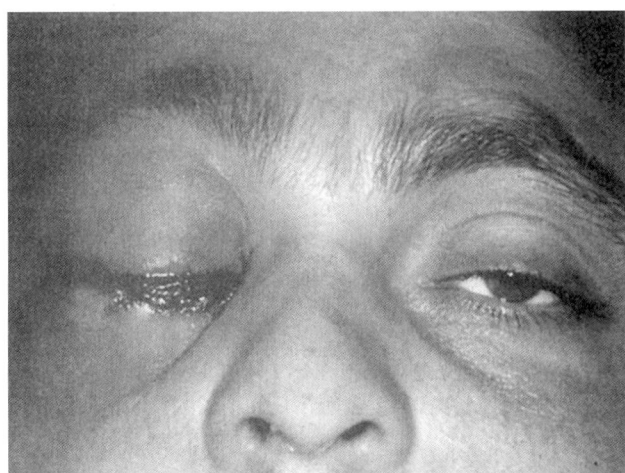

Figura 28.20

Abscesso orbitário com síndrome da fissura orbitária superior. (Ver também *Prancha* em *Cores*.)

Fístula Oroantral

Esta pode se originar de um dente molar desvitalizado cariado ou periodontalmente comprometido, produzindo suficiente destruição óssea para criar uma comunicação direta para dentro do antro. Uma etiologia alternativa e mais comum é pela extração de um dente que tem seu ápice radicular em contato com um seio maxilar cronicamente infectado. O alvéolo da extração torna-se a porta de drenagem do seio, que se torna epitelizada. O fechamento bem-sucedido da fístula é dependente da restauração da saúde do seio com antibióticos, irrigações e alívio da obstrução ostiomeatal predisponente.

Osteomielite

Osteomielite é uma infecção dentro da parte medular do osso e pode resultar de uma infecção odontogênica aguda ou crônica (40). A mandíbula é comprometida mais freqüentemente que a maxila em virtude da sua vascularidade reduzida. Fatores predisponentes à formação de osteomielite são radioterapia regional, trauma (mecânico, elétrico), doença sistêmica (diabetes), osteodistrofias (doença de Paget, osteopetrose), lesões endosteais (cementomas), a inserção de implantes dentários, corpos estranhos (placas no osso), o estado imunocomprometido (leucemia, esteroidoterapia crônica, quimioterapia, síndrome de imunodeficiência adquirida), o uso de agentes imunossupressores em pacientes de transplante e terapia com bifosfonatos. Um conhecimento da presença de uma destas condições pode facilitar o diagnóstico de osteomielite em um paciente com uma síndrome de dor facial crônica.

O estabelecimento do diagnóstico de osteomielite por técnicas de imagem envolve o uso de tomografia computadorizada e estudos radionuclídicos. A demonstração de destruição óssea por TC é altamente diagnóstica. Cintigrafia óssea pode revelar precocemente atividade aumentada no local suspeitado, mas é menos específica porque inflamação do tecido mole e cirurgia recente podem dar um resultado falso-positivo. Tomografia de emissão positrônica usando radioisótopos de compostos fisiologicamente ativos como glicose, amônia e fluoreto pode mapear áreas de atividade metabólica aumentada.

Osteomielite supurativa aguda pode seguir-se a uma infecção periapical, mas é rara exceto em pessoas imunocomprometidas. Clinicamente, dor, febre e muitas vezes linfadenopatia cervical estão presentes. Radiograficamente, rarefação pode não se desenvolver de uma a várias semanas. Na osteomielite crônica resultante de uma infecção dentária indolente ou inadequadamente tratada, a queixa principal é dor. Radiograficamente, está presente uma lesão lítica irregular, ocasionalmente em associação com um seqüestro de osso não-viável. Os organismos mais comumente isolados em casos de osteomielite da maxila e da mandíbula são *Staphylococcus aureus* e estreptococos hemolíticos; entretanto, foram descritos casos produzidos por bactérias Gram-negativas. Causas ainda mais raras são *Actinomyces, Mycobacteria, Eikenella, Coccidioides, Klebsiella* e sífilis.

As diretrizes para o tratamento da osteomielite aguda ou crônica são como se segue: (a) começar antibióticos apropriados baseando-se em cultura e sensibilidade (favorecemos o uso de clindamicina e ceftazidima inicialmente por 3 semanas intravenosamente, seguidas por 6 semanas de administração oral); (b) destruir os focos infecciosos pela remoção de dentes doentes, desbridamento de corpos estranhos, seqüestros ou tecido necrótico; (c) considerar tratamentos adjuntivos para aumentar a reperfusão microvascular (trepanação, descorticação, retalhos vasculares, oxigenoterapia hiperbárica); e (d) reconstrução conforme necessário após a resolução da infecção.

Diversas variedades de osteomielite dos maxilares exigem consideração individual. Osteomielite esclerosante, ou periostite proliferativa de Garré, é uma forma especializada de osteomielite vista principalmente em crianças e adultos jovens (41). Ela se origina na região molar da mandíbula onde aparece uma tumefação não-dolorosa, firme. Radiograficamente, a TC revela expansão pela neoformação óssea perióstica com uma placa cortical intacta presente. O tratamento é pela extração dentária ou tratamento de canal do dente ofensor. A natureza indolente da condição e os achados radiológicos exigem a diferenciação com relação a sarcoma de Ewing e sarcoma osteogênico (41).

Osteomielite esclerosante difusa crônica da mandíbula, como diz o nome, é uma condição na qual grandes segmentos do maxilar estão envolvidos em um processo esclerótico. Clinicamente, o paciente tem episódios recorrentes de dor grave e edema facial. Admite-se que a etiologia seja uma infecção de baixo grau pela flora oral endógena, embora as culturas incomumente detectem a presença de bactérias (42). Radiologicamente, segmentos da mandíbula mostram esclerose difusa com ocasionais áreas líticas. A cirurgia tem um papel limitado, com antibióticos, esteróides e oxigênio hiperbárico proporcionando algum alívio.

Os bifosfonatos são uma família de inibidores dos osteoclastos que têm sido usados no tratamento de uma variedade de doenças ósseas (doença de Paget, osteoporose, displasia fibrosa) e para a hipercalcemia associada a doença metastática (carcinoma da mama, mieloma múltiplo) (43). Eles também inibem a proliferação de células tumorais e a angiogênese. Entretanto, uma associação com o seu uso e o desenvolvimento de necrose óssea dos maxilares foi descrita. Muitos casos são precipitados por cirurgia dentária (extração dentária, colocação de implante), sugerindo que a dentição serve como um conduto para infecção bacteriana do osso hipovascular, levando à osteomielite (43). O tratamento é por antibióticos orais e desbridamento do osso não-viável.

Actinomicose

O agente causal, o organismo filamentoso Gram-positivo, anaeróbico, ramificado *Actinomyces israelii*, está presente na superfície dos dentes normais e dentro dos dentes cariados (44). A patogenia desta infecção é considerada como sendo a entrada deste saprófita oral normal, ou outra espécie relacionada, através do local de extração de um hospedeiro com má higiene oral. A infecção produz inicialmente uma lesão lítica no osso (geralmente a mandíbula) e a seguir estende-se para dentro dos tecidos moles. O quadro clínico completo da actinomicose cervicofacial é de uma tumoração endurecida dolorosa com áreas de supuração que possuem tratos fistulosos através da pele. A partir destes tratos, colônias de filamentos torcidos de actinomices, chamados grânulos de enxofre, podem ser encontrados no exsudato. O diagnóstico final depende do isolamento do organismo em cultura, que pode ser difícil porque ele é um anaeróbio obrigatório e pode ser destruído no transporte ou na inoculação no meio. Radiografia revela um padrão inespecífico de erosão óssea.

O tratamento é pelo desbridamento do tecido necrótico e o uso de antibióticos intravenosos e orais. A chave para controlar infecções por actinomices é prevenir recidivas pela terapia antimicrobiana prolongada. Penicilina é administrada durante 1 ano. Tetraciclina substitui em pacientes alérgicos à penicilina (45).

Septicemia

A bacteriemia resultante de instrumentação na cavidade oral (periodontal e cirúrgica) e o seu potencial para produzir endocardite bacteriana subaguda são bem reconhecidos (46). O organismo ofensor encontrado predominantemente é o saprófita oral normal *Streptococcus viridans;* entretanto, endocardite de origem dentária também foi descrita com bactérias Gram-negativas. Nós vimos septicemia produzida pelo anaeróbio *Fusobacterium*, resultando em múltiplos abscessos metastáticos (fígado, fêmur) em uma criança sadia com um dente com lesão pulpar. Em outro paciente, uma mulher jovem imunocompetente, uma bacteriemia por *Streptococcus pneumoniae* desenvolveu-se após curetagem gengival, produzindo uma síndrome de angústia respiratória adulta e coagulação intravascular disseminada com resultado fatal (Tabelas 28.3 e 28.4).

TABELA 28.3	COMPLICAÇÕES INFECÇÕES ODONTOGÊNICAS
Extensão da infecção do espaço local para espaços regionais
Complicações orbitárias (cegueira, oftalmoplegia)
Trombose da veia jugular
Septicemia
Abscessos metastáticos
Comprometimento da via aérea
Aspiração
Ruptura da artéria carótida
Mediastinite
Osteomielite
Fístula cutânea
Déficits de nervos cranianos
Trombose do seio cavernoso
Fasciite necrosante
Sinusite maxilar, fístula oroantral
Choque séptico

Antes que quaisquer procedimentos operatórios sejam efetuados na cavidade oral, deve-se perguntar ao paciente a respeito de uma história de cardiopatia congênita ou reumática e da colocação de uma válvula cardíaca artificial. Presentemente, prolapso da valva mitral é uma das indicações mais comuns para profilaxia antibiótica para cirurgia dentária. A profilaxia consiste na administração oral de 3 g de ampicilina.

Sepse disseminada secundária a infecções da cavidade oral não é uma curiosidade (1). Navazesh et al. (47) relataram um caso de síndrome de choque tóxico com insuficiência multissistêmica exigindo suporte da vida em um homem após extração de um dente molar mandibular cariado. Nós vimos um caso semelhante em um homem imunocompetente.

Linfadenopatia

Infecções dentárias agudas estendendo-se aos tecidos moles podem produzir linfonodos regionais aumentados e dolorosos à palpação. Entretanto, doença pulpar crônica indolente e doença periodontal localizada no alvéolo dentário, especialmente na mandíbula, podem resultar em linfadenopatia crescente simulando carcinoma metastático ou linfoma, clinicamente. A distribuição linfonodal corresponde ao padrão de drenagem linfática dos dentes comprometidos: os dentes anteriores para os linfonodos submentuais e submaxilares, e os dentes posteriores para os linfonodos jugulares superiores. Os linfonodos podem diminuir de tamanho com terapia antibiótica; entretanto, correção da doença dentária é necessária para sua resolução total. O exame oral pode revelar dentes francamente cariados, mas pode ser necessária radiografia dentária (filmes periapicais) para detectar os dentes ofensores.

COMPLICAÇÕES DE CIRURGIA DE IMPLANTE

A colocação de implantes intra-ósseos para substituição dentária constitui o atual estado da arte em odontologia restauradora. A extrema biocompatibilidade dos novos materiais resulta na união com o osso adjacente (osseointegração) com um alto grau de sucesso. Infecções ocorrem ocasionalmente e resultam na extrusão do implante e na resolução do processo inflamatório. A retenção de um implante cronicamente infectado pode levar à osteomielite ou a extensão da infecção para o pescoço (48).

Entretanto, na maxila, a situação é mais complexa, uma vez que a presença do seio maxilar acima dos dentes pré-molares e molares convida à extensão de uma infecção para dentro dos seios paranasais. Além do desenvolvimento de sinusite aguda por um implante que penetra o assoalho antral, o implante pode ser desalojado para dentro do seio causando um processo crônico. Além disso, a perda de osso alveolar exige a colocação de um biomaterial (osso, cerâmica, hidroxiapatita) para criar altura óssea adequada para a retenção do implante. O procedimento (elevação do seio) envolve a colocação submucosa do material no assoalho do seio maxilar. Complicações deste procedimento são infreqüentes, mas incluem sinusite aguda, perda óssea e fístula oroantral. O tratamento exige a remoção de qualquer material estranho, cirurgia sinusal endoscópica e terapia antibiótica (49).

TABELA 28.4 EMERGÊNCIAS INFECÇÕES ODONTOGÊNICAS	
Emergência	Tratamento
Para doença local	Diagnóstico; cultura; instituição de antibioticoterapia oral; drenagem das áreas de disseminação local da doença; possível extração dentária ou tratamento endodôntico
Para doença com disseminação regional a estruturas adjacentes	Garantir via aérea; história e exame físico; cultura, instituição de antibioticoterapia sistêmica; radiografias locais e tomografia computadorizada ou imagem de ressonância magnética para detectar coleção em espaço profundo; drenagem de emergência de abscesso em espaço profundo para evitar progressão para dentro do mediastino; descompressão de abscesso orbitário, se presente; ligadura e excisão de veia jugular tromboflebítica; desbridamento de tecidos necróticos; sistemas de suporte da vida no caso de choque séptico

DIAGNÓSTICO POR IMAGEM

O exame da cavidade oral isoladamente é inadequado para detectar a presença e determinar a extensão da doença dentária. Radiografias intra-orais são essenciais para avaliar o estado das restaurações dentárias e tratamento endodôntico e para avaliar os dentes quanto à presença de cárie, doença periodontal e patologia no osso periapical (p. ex., rarefação, esclerose, radiotransparências, radiopacidades) e no alvéolo dentário. A radiografia panorâmica (Panorex) fornece uma visão geral topográfica da maxila e da mandíbula inteiras, mostrando morfologia óssea, presença de dentes não-irrompidos e impactados, raízes retidas e corpos estranhos, fraturas, seqüestros, implantes dentários, e cistos e tumores odontogênicos. Estas radiografias fornecem informação precisa sobre o aparelho dentoalveolar e são essenciais para identificar ou confirmar o local de uma infecção odontogênica. Quando está presente evidência clínica da extensão do processo infeccioso a partir do alvéolo dentário, estudos de imageamento mais complexos estão indicados.

TC geralmente é considerado o método de imageamento de escolha para avaliar infecções de cabeça e pescoço, com base na sua precisão bem como sua disponibilidade geral e facilidade de interpretação (5).

Kim *et al.* (5) avaliaram 44 pacientes com infecções de espaço profundo do pescoço (21 odontogênicas e 23 não-odontogênicas) por TC e a consideraram altamente confiável para diferenciar celulite de abscesso pela detecção de contraste de orla, líquido e bolhas no último. Fazer esta distinção é importante no tratamento do caso, separando os pacientes que necessitam drenagem cirúrgica além da terapia antibiótica. Além de demonstrar claramente os espaços envolvidos, a TC revelou padrões diferentes com infecções odontogênicas e não-odontogênicas, muitas vezes sugerindo a etiologia. Com infecções odontogênicas, os espaços parafaríngeo, submandibular e mastigatório foram freqüentemente comprometidos, refletindo a relação anatômica com os dentes molares mandibulares. Com infecções não-odontogênicas (congênitas, corpo estranho, trauma), o espaço visceral anterior foi comprometido mais freqüentemente. A TC também demonstrou claramente complicações originadas das infecções de espaço profundo (comprometimento da via aérea, trombose da veia jugular, mediastinite).

Em contraposição, um estudo comparativo por Munoz *et al.* (50) de 47 pacientes imageados com TC e RM para infecções agudas do pescoço (27 odontogênicas, 20 não-odontogênicas) levou-os a concluir que RM foi superior. Embora RM fosse mais sensível a movimento e falhasse em detectar bolhas ou calcificações, eles concluíram que ela demonstrou a lesão e o espaço anatômico mais conspicuamente, especialmente em casos com artefatos dentários na TC. A alta sensibilidade da TC e da RM não exigiu cintigrafia radionuclídica para diagnóstico, embora o seu uso tenha sido descrito (51).

TRATAMENTO DAS INFECÇÕES DENTÁRIAS

O tratamento inicial das infecções dentárias inclui terapia antibiótica apropriada e drenagem cirúrgica dos abscessos. Depois que o dente ofensor é identificado, ele pode ser extraído, ou pode ser efetuado tratamento de canal radicular, dependendo da sua salvabilidade. Antibioticoterapia é uma intervenção necessária. A escolha dos antibióticos específicos é relacionada com diversos fatores, incluindo a natureza da flora oral, o estado do hospedeiro (p. ex., debilitado, doença sistêmica crônica, estado imunocomprometido) e as características clínicas da infecção (p. ex., localizada, espaço profundo, presença de gás, fasciíte necrosante, extensão orbitária).

A maioria das infecções dentárias contém uma flora mista de bactérias aeróbicas e anaeróbicas. Os organismos comuns contra os quais a cobertura antibiótica deve ser dirigida são estreptococos aeróbicos e bastões anaeróbicos (p. ex., *Bacteroides*). Ocasionalmente, bastões Gram-negativos entéricos e estafilococos são isolados (ver a seção precedente). Penicilina foi o antibiótico usado para tratar as infecções dentárias porque era eficaz contra a maioria das bactérias aeróbicas e anaeróbicas indígenas da cavidade oral; entretanto, o aparecimento cada vez maior de bactérias resistentes (produtoras de β-lactamase, modificadoras do local receptor ribossômico) (52,53) tornou sua aplicação clínica virtualmente histórica. Para ser eficaz contra potenciais patógenos anaeróbicos, ela teria que ser usada junto com metronidazol (6–8). A ampla variedade de antibióticos atualmente disponível oferece um amplo espectro de cobertura antimicrobiana para essencialmente todas as infecções e complicações sépticas de cabeça e pescoço (54).

A seleção do antibiótico é baseada na extensão e na gravidade da infecção e no estado do hospedeiro. Em casos nos quais a administração oral é julgada adequada, amoxicilina/ácido clavulânico (Augmentin) podem ser usados em pacientes não alérgicos à penicilina, e clindamicina, uma cefalosporina (cefuroxima, cefodoxima) ou uma quinolona (levofloxacina, moxifloxacina) naqueles com sensibilidade à penicilina. Para os pacientes com infecções profundas do pescoço e sepse, ampicilina/sulbactam (Unasyn) ou piperacilina/tazobactam (Zosyn) intravenosos devem ser usados nos pacientes não alérgicos à penicilina, e aztreonam e clindamicina, imipenem/cilastatina (Primaxin) ou ertapenem (Invanz) nos pacientes alérgicos à penicilina, para cobertura aeróbica e anaeróbica e contra bactérias produtoras de β-lactamase.

PONTOS IMPORTANTES

Dentes cariados e periodontalmente comprometidos podem ser a fonte de infecções que ameaçam a vida.
- A extensão e a gravidade da infecção não se correlacionam com o estado clínico do dente ou os achados radiográficos dentários.
- Embora a penicilina cubra muitas infecções produzidas pela flora oral, ela é inadequada para infecções de espaço profundo quando estão envolvidas bactérias produtoras de β-lactamase e Gram-negativas anaeróbicas.
- Infecções dentais sérias (infecções de espaço profundo, infecções necrosantes e formadoras de gás, septicemia) podem originar-se em hospedeiros imunocompetentes.
- Na angina de Ludwig, o objetivo terapêutico imediato é garantir a via aérea por traqueostomia.
- Infecções dos espaços fasciais profundos exigem drenagem cirúrgica além de antibioticoterapia, para prevenir complicações sérias (p. ex., ruptura de carótida, mediastinite).
- TC e RM são altamente precisas para detectar e localizar infecções de espaços profundos e para diferenciar celulite de abscesso.
- Profilaxia antibiótica é essencial para prevenir endocardite bacteriana subaguda mesmo depois de pequeno procedimento operatório dentário em pacientes com doença valvar cardíaca ou válvulas cardíacas protéticas.

REFERÊNCIAS

1. Chen MK, Wen YS, Chang CC, et al. Predisposing factors of lifethreatening deep neck infection: logistic regression analysis of 214 cases. *J Otolaryngol* 1998;27:141-144.
2. Huang TI; Liu TC, Chen PR, et al. Deep neck infection: analysis of 185 cases. *Head Neck* 2004;26:854-860.
3. Schuster GS. Oral flora and pathogenic organisms. *Infect Dis Clin North Am* 1999;13:757-774.
4. Chow AW, Roser SM, Brady FA. Orofacial odontogenic infections. *Ann Intern Med* 1978;88:392-402.
5. Kim HJ, Park ED, Kim JH, et al. Odontogenic versus nonodontogenic deep neck space infections: CT manifestations. J Comp Assist Tomogr 1997;21:202-208
6. Kuriyama T, Karasawa T, Nakagawa K, et al. Bacteriologic features and antimicrobial susceptibility in isolates from orofacial odontogenic infections. *Oral Surg Oral Med Oral Pathol Oral Radiol Endod* 2000;90:600-608.
7. Kuriyama T, Karasawa T, Nakagawa K, et al. Bacteriology and antimicrobial susceptibility of gram-positive cocci isolated from pus specimens of orofacial odontogenic infections. *Oral Microbiol Immunol* 2002;17:132-135.
8. Stefanopoulos PK, Kolokotronis AE. The clinical significance of anaerobic bacteria in acute orofacial odontogenic infections. *Oral Surg Oral Med Oral Pathol Oral Radiol Endod* 2004;98:398-408.
9. Peterson LR, Thomson RB Jr. Use of the clinical microbiology laboratory for the diagnosis and management of infectious diseases related to the oral cavity. *Infect Dis Clin North Am* 1999;13:775-795.
10. Ohshima A, Ariji Y, Goto M, et al. Anatomical considerations for the spread of odontogenic infection originating from the pericoronitis of impacted mandibular third molar: computed tomographic analyses. *Oral Surg Oral Med Oral Pathol Oral Radiol Endod* 2004;98:589-597.
11. Spilka CJ. Pathways of dental infections. *J Oral Surg* 1966;24:111-124.
12. Paonessa DF, Goldstein JC. Anatomy and physiology of head and neck infections (with emphasis on the fascia of the face and neck). *Otolaryngol Clin North Am* 1976;9:561-580.
13. Levitt GW. Cervical fascia and deep neck infections. *Laryngoscope* 1970;80:409-435.
14. Levitt G. Cervical fascia and deep neck infections. *Otolaryngol Clin North Am* 1976;9:703-716.
15. Grodinsky M, Holyoke E. The fasciae and fascial spaces of the head, neck, and adjacent regions. *Am J Anat* 1938;63:367-408.
16. Chow AW. Life-threatening infections of the head and neck. *Clin Infect Dis* 1992;14:991-1004.
17. Blomquist IK, Bayer AS. Life-threatening deep fascial space infections of the head and neck. *Infect Dis Clin North Am* 1988;2:237-264.
18. Marple BE. Ludwig angina. *Arch Otolaryngol Head Neck Surg* 1999;125:596-598.
19. Quinn FB Jr. Ludwig angina. *Arch Otolaryngol Head Neck Surg* 1999;125:599.
20. Shockley WW. Ludwig angina. *Arch Otolaryngol Head Neck Surg* 1999;125:600.
21. Yonetsu K, Izumi M, Nakamura T. Deep facial infections of odontogenic origin: CT assessment of pathways of space involvement. *AJNR Am J Neuroradiol* 1998;19:123-128.
22. Parhiscar A, Har-El G. Deep neck abscess: a retrospective review of 210 cases. *Ann Otol Rhinol Laryngol* 2001;110:1051-1054.
23. Seth DS, Stanley RE. Parapharyngeal abscesses. *J Laryngol Otol* 1991;105:1025-1030.
24. Langenbrunner D, Dejani S. Pharyngomaxillary space abscess with carotid artery erosion. *Arch Otolaryngol* 1971;94:447-457.
25. Barratt G, Koopman C, Coulthard S. Retropharyngeal abscess: a ten-year experience. *Laryngoscope* 1984;94:455-463.
26. Bradon JD, Lutwick LI. Retropharyngeal space infections in a community hospital. *Am J Emerg Med* 1991;9:77.
27. Krespi YP, Lawson W, Blaugrund SM, et al. Massive necrotizing infections of the neck. *Head Neck Surg* 1981;3:475.
28. Langford FP, Moon RE, Stolp BW, et al. Treatment of cervical necrotizing fasciitis with hyperbaric oxygen therapy. *Otolaryngol Head Neck Surg* 1995;112:274-278.
29. Mora R, Jankowska B, Catrambone U, et al. Descending necrotizing mediastinitis: ten-year experience. *ENT J* 2004;83:774-780.
30. Sakamoto H, Aoki T, Kise Y. Descending necrotizing mediastinitis due to odontogenic infections. *Oral Surg*

Oral Med Oral Pathol Oral Radiol Endod 2000;89:412-419.
31. Brunelli A, Sabbatini A, Catalini G, *et al*. Descending necrotizing mediastinitis: surgical drainage and tracheostomy. *Arch Otolaryngol Head Neck Surg* 1996;122:1326-1329.
32. Freeman RK, Vallieres E, Verrier ED. Descending necrotizing mediastinitis: an analysis of the effects of serial surgical debridement on patient mortality. *J Thorac Cardiovasc Surg* 2000;119:260-267.
33. Alexander DW, Leonard JR, Trail ML. Vascular complications of deep neck abscess. *Laryngoscope* 1968;78:361-370.
34. Braun I, Hoffman J, Malko J. Jugular venous thrombosis: MRI imaging. *Radiology* 1985;157:357-360.
35. Hudgins PA, Dorey JH, Jacobs IN. Internal carotid artery narrowing in children with retropharyngeal adenitis and abscess. *AJNR Am J Neuroradiol* 1998;19:1841-1843.
36. Velez MR, Dorsett C, Ferguson HW, *et al*. Lemierre's syndrome: a case report. *J Oral Maxillofac Surg* 2003;61:968-971.
37. Feldman DP, Picerno NA, Porubsky ES. Cavernous sinus thrombosis complicating odontogenic parapharyngeal space neck abscess: a case report and discussion. *Otolaryngol Head Neck Surg* 2000;123:744-745.
38. Kriss T, Kriss V, Warf B. Cavernous sinus thrombophlebitis: case report. *Neurosurgery* 1996;39:385-389.
39. Legert KG, Zimmerman M, Stiema P. Sinusitis of odontogenic origin: pathophysiological implications of early treatment. *Acta Otolaryngol* 2004;124:655-633.
40. Marx RE. Chronic osteomyelitis of the jaws. *Oral Maxillofac Surg Clin North Am* 1991;3:367-381.
41. Jacobson HL, Baumgartner C, Marshall JG, *et al*. Proliferative periostitis of Garré: report of a case. *Oral Pathol Oral Radiol Endod* 2002;94:111-114.
42. Van Merkesteyn JP, Groot RH, Bras J, *et al*. Diffuse sclerosing osteomyelitis of the mandible: clinical radiographic and histologic features in twenty-seven patients. *J Oral Maxillofac Surg* 1988;46:825-830.
43. Melo MD, Obeid G. Osteonecrosis of the maxilla in a patient with a history of bisphosphonate therapy. *J Can Dent Assoc* 2005;71:111-113.
44. Belmont MJ, Behar PM, Wax MK Atypical presentations of actinomycosis. *Head Neck Surg* 1999;21:264-268.
45. Lerner Pl. The lumpy jaw, cervicofacial actinomycosis. *Infect Dis Clin North Am* 1988;7:203-220.
46. Li X, Kolltveit KM, Tronstad L, *et al*. Systemic diseases caused by oral infection. *Clin Microbiol Rev* 2000;13:547-558.
47. Navazesh M, Mulligan R, Sobel S. Toxic shock and Down's syndrome in a dental patient. *Spec Care Dentist* 1994;14:246-251.
48. Li KK, Vavares MA, Meara JG. Descending necrotizing mediastinitis: a complication of dental implant surgery. *Head Neck* 1996;18:192.
49. Galli SK, Lebowitz RA, Giacchi RJ, *et al*. Chronic sinusitis complicating sinus lift surgery. *Am J Rhinol* 2001;15:181-185.
50. Munoz A, Castillo M, Melchor MA, *et al*. Acute neck infections: prospective comparison between CT and MRI in 47 patients. *J Comp Assist Tomogr* 2001;25:733-741.
51. Sakamoto H, Suzuki Y, Watanabe P, *et al*.. Ga-67 scintigram in the diagnosis of infection of masticator muscles due to an odontogenic infection. *Clin Nucl Med* 2000;25:383-384.
52. Sixou JL, Magaud C, Jolivet-Gougeon A, *et al*. Microbiology of mandibular third molar pericoronitis: incidence of β-lactamase-producing bacteria. *Oral Surg Oral Med Oral Pathol Oral Radiol Endod* 2003;95:655-659.
53. Kolokotronis A. ß-Lactamases producing anaerobic bacteria in dentoalveolar abscesses. *J Oral Sci* 1999;41:187-190.
54. Johnson BS. Principles and practice of antibiotic therapy. *Infect Dis Clin North Am* 1999;13(4):851-870.

CAPÍTULO 29

Disfunção e Cirurgia da Articulação Temporomandibular

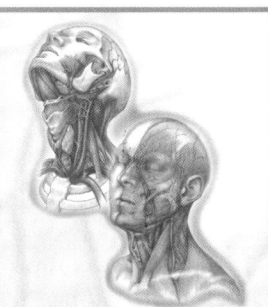

William C. Donlon

Desde a última edição deste capítulo, a artrocentese ganhou proeminência para intervenção precoce (1,2). Os avanços na cirurgia endoscópica da articulação cessaram, embora alguns estudos agora confirmem benefícios em curto e longo prazos com a lise e a lavagem com bombeamento hidráulico (3,4). Exceto pela confirmação dos benefícios da discectomia, pouco foi acrescentado à nossa compreensão a respeito da cirurgia aberta do disco interarticular (5–7). As endopróteses articulares totais adiantaram-se no processo de regulamentação pela Food and Drug Administration (FDA) (8–10) e os resultados de curto e médio prazo do enxerto microvascular de hálux mostraram-se promissores (11–13). Distração osteogênica foi descrita para regeneração do ramo vertical e côndilo (14) e as tentativas laboratoriais de fabricação de composto biomimético de articulação temporomandibular estão em andamento e mostram grande promessa (15).

Controvérsias sobre várias fontes de dor crônica arderam a fogo lento durante décadas e a articulação temporomandibular (ATM) deve classificar-se no topo da lista destas disputas. Teorias não consubstanciadas e clínicos inescrupulosos confundiram o debate. Felizmente, o último quarto de século trouxe grandes avanços no diagnóstico e na terapia e, embora um consenso não vá ser alcançado em breve, os peritos médicos e dentários agora concordam a respeito de alguns conceitos centrais sobre a causa e o tratamento das doenças relacionadas com a ATM.

A ATM é suscetível a todas as afecções das outras articulações. Em contraposição, nenhuma condição articular é exclusiva da articulação da mandíbula. As mesmas regras aplicam-se aos músculos mastigatórios. O sintoma central de apresentação da maioria das condições na constelação das doenças da ATM é dor aguda ou crônica. A Associação Internacional para o Estudo da Dor define a dor como "uma experiência sensorial e emocional desagradável associada a lesão tecidual real ou potencial ou descrita em termos dessa lesão. Dor é sempre subjetiva. É inquestionavelmente uma sensação em uma parte do corpo, mas é sempre desagradável e portanto uma experiência emocional".

É importante que o clínico reconheça que toda dor tem componentes físicos e emocionais e que estes são inseparáveis. Toda dor é real e a descrição e a quantificação do paciente devem ser aceitas como acuradas. Dor é sempre descrita em termos de lesões orgânicas, quer essas lesões existam ou não.

FISIOLOGIA

A maioria das doenças algicas dos músculos da mastigação são funcionais e não possuem patologia orgânica individualizada. Estudos revelaram anormalidades fisiológicas dos músculos afetados [*i. e.*, eletromiografia (EMG), mas estas se não comprovaram consistentes nem diagnósticas. A dor dos músculos mastigatórios deve ser considerada resultado de hiperatividade ou hiperfunção. Como tais, estas condições devem ser classificadas como distensões, lesão por excesso de uso ou uso inadequado.

Durante os anos 1980, o termo *fibromialgia* (FM) veio para a vanguarda em reumatologia e ortopedia. Condição encontrada predominantemente em mulheres, a FM é definida como uma dor musculoesquelética crônica difusa associada a distúrbio do sono, sem evidência de artrite ou miosite. A literatura focalizou inicialmente as extremidades e o tronco, mas a cabeça e o pescoço agora estão incluídos na condição. Muitos pacientes que aparecem para tratamento de dor muscular mastigatória relatam outras áreas de dor reumática na anamnese e comumente têm sono perturbado, inclusive bruxismo. Atualmente, diagnosticamos dor miogênica em FM mastigatória ou FM de cabeça e pescoço (16). Esta freqüentemente é um componente de FM generalizada comprometendo costas, abdome ou extremidades. Aplicamos a cabeça e pescoço os mesmos conceitos advogados para FM dos quadrantes inferiores.

FM é definida como dores musculoesqueléticas disseminadas, dor e rigidez, dor à palpação dos tecidos moles, fadiga geral e perturbações do sono. Os locais mais comuns de dor incluem pescoço, dorso, ombros, cintura pélvica e mãos, mas qualquer parte do corpo pode ser comprometida. Os pacientes com FM experimentam uma variedade de sintomas de variadas intensidades que se exacerbam e regridem com o tempo. A dor da FM foi descrita como dor muscular profunda, dor latejante, abalos lancinante e fulgurante.

Sintomas adicionais de FM podem incluir fadiga, perturbação do sono, intestino e bexiga irritáveis, cefaléias e enxaquecas, síndrome de pernas inquietas (distúrbio periódico de movimento das pernas), memória e concentração prejudicadas, sensibilidades e erupções da pele, olhos e boca secos, ansiedade, depressão, zumbido nos ouvidos, problemas de visão, síndrome de Raynaud, sintomas neurológicos e coordenação prejudicada. O tratamento consiste em manejo da dor com drogas antiinflamatórias não-esteróides (AINEs), terapia comportamental, aconselhamento sobre hábito de dormir e exercício. O médico pode decidir prescrever um dos mais recentes aliviadores de dor não-narcóticos (p. ex., tramadol) ou baixas doses de antidepressivos (p. ex., antidepressivos tricíclicos, inibidores da recaptação de serotonina) ou benzodiazepínicos.

Durante décadas, a oclusão dentária tem sido um tema central nos debates sobre os transtornos da ATM, mas dúzias de estudos clínicos controlados ao longo dos últimos 20 anos não mostraram qualquer anormalidade oclusal particular como uma causa definitiva de dor muscular ou articular mandibular. Considerações sobre oclusão são uma questão periférica na maioria das doenças dolorosas musculoesqueléticas. Os dentes são vítimas inocentes, em vez de malfeitores insensíveis. O tratamento da oclusão geralmente é dirigido para proteger a dentição e o periodonto dos efeitos do mau uso, como o bruxismo.

DOENÇAS DA ARTICULAÇÃO TEMPOROMANDIBULAR

Os desarranjos internos incluem todos os processos anormais que ocorrem dentro dos limites da cápsula articular. Os desarranjos internos da ATM são os mesmos de qualquer outra articulação: desvios discais, osteoartrose (p. ex., artropatia degenerativa), artrites inflamatórias (p. ex., doenças reumatóides), deformidades congênitas (p. ex., aplasia condilar), deformidades do desenvolvimento (p. ex., hiperplasia condilar), anquilose, fraturas e neoplasmas. O senso comum faz equivaler o termo *desarranjo interno* ao desvio discal. Este capítulo segue esta convenção em vez de uso ortopédico mais estrito.

Os desvios discais são causados pela ruptura da fixação ligamentar do disco ao côndilo e a subseqüente tração do músculo pterigóideo lateral. O mecanismo de estiramento ou laceração ligamentar pode ser tão óbvio quanto traumatismo fechado agudo da mandíbula ou pode ser tão sutil quanto hipermobilidade articular sistêmica. As causas de ruptura ligamentar incluem fraqueza puramente estrutural, trauma facial fechado e hiperextensão mandibular. Hiperextensão pode ser causada por consultas dentárias prolongadas, remoção forçada do terceiro molar, intubação difícil e subluxação durante tonsilectomia.

Estudos clínicos confirmaram uma freqüência aumentada de hipermobilidade articular generalizada na população de pacientes com desarranjos internos da ATM (2). Hipermobilidades são mais comuns em mulheres que em homens. De longe, o vetor mais comum de desvio do disco temporomandibular é na direção ântero-medial por causa da orientação do músculo pterigóideo lateral. O grau de desvio correlaciona-se com os sintomas clínicos. Diversos pesquisadores propuseram classificações para estes desvios anteriores do disco. A usada na minha clínica divide os desvios discais em três tipos (Figs. 29.1 e 29.2).

O desarranjo interno tipo Ia tem um estalido não doloroso durante os movimentos de abertura ou fechamento da mandíbula. O ruído ocorre quando o côndilo se move sob o disco desviado anteriormente durante a abertura e novamente quando o disco é mantido anteriormente enquanto o côndilo se move posteriormente durante o fechamento. O desarranjo tipo Ib é o mesmo do tipo Ia mas tem dor como parte da condição.

A causa exata do componente doloroso é considerada como sendo em parte mecânica e em parte química. Com o disco desviado anteriormente, o freio meniscotemporomandibular (*i. e.*, coxim retrodiscal) é esticado sobre o côndilo e comprimido entre os componentes ósseos. A irritação crônica causa inflamação da sinóvia e liberação de peptídeos nocivos (p. ex., substância P) dentro do líquido sinovial.

O paciente com um desvio tipo II tem a mesma apresentação clínica que o paciente tipo Ib. A abertura oral máxima é a distância interincisal normal de 40 a 50 mm e sons de estalido ocorrem durante a abertura ou o fechamento. Diferentemente do paciente tipo I, o paciente tipo II apresenta uma história de bloqueio (*i. e.*, incapacidade de abrir a boca completamente). O bloqueio fechado é causado pela incapacidade de o côndilo deslocar-se sob o disco. O disco, portanto, torna-se um obstáculo mecânico aos movimentos condilares normais. Isto pode ocorrer intermitentemente em virtude de alterações na posição do disco, distorção da morfologia discal normal ou alterações na lubrificação sinovial normal da articulação.

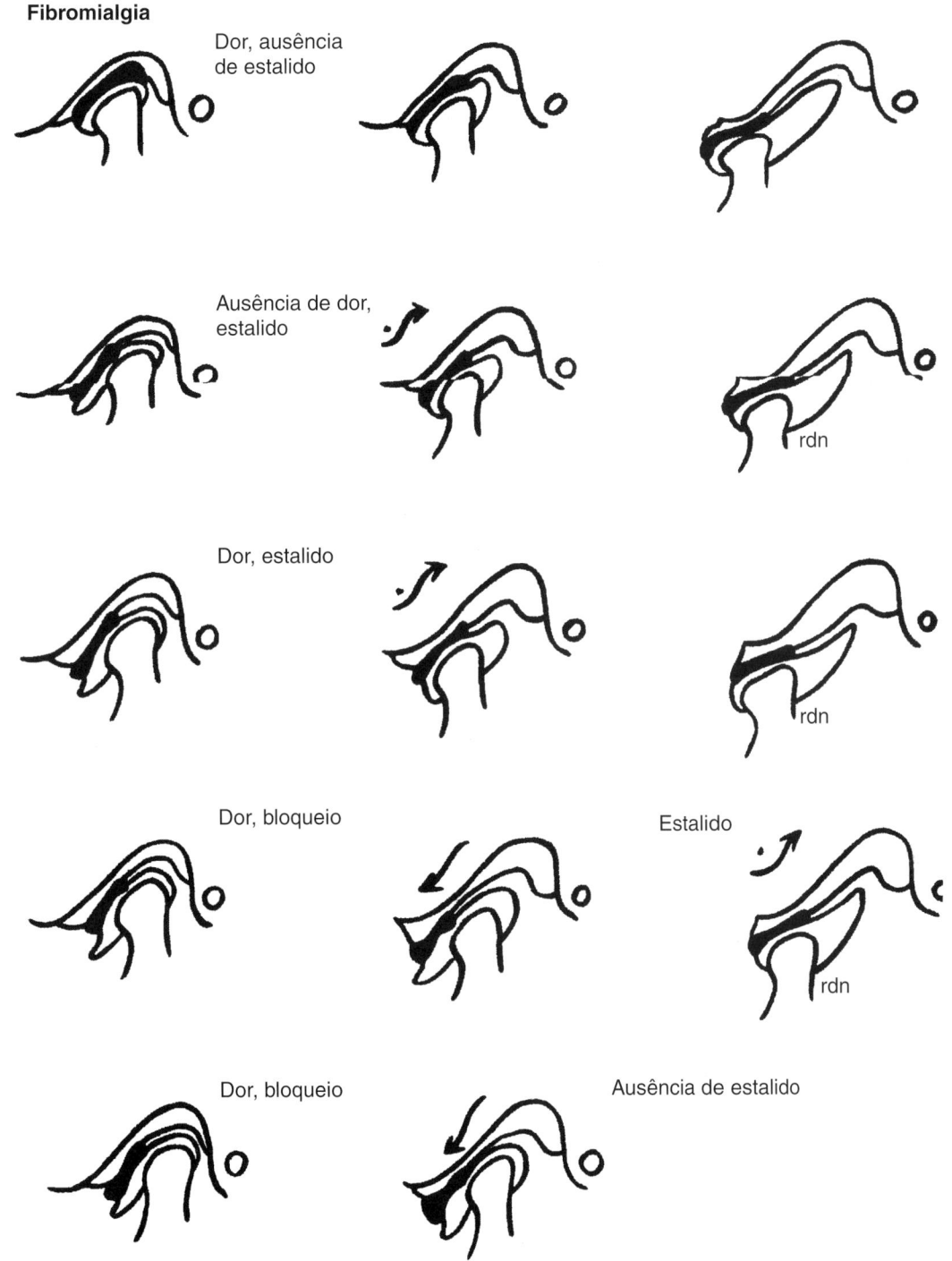

Figura 29.1
Deslocamento do complexo disco–côndilo durante a abertura.

Um desarranjo interno tipo III é um bloqueio fechado persistente. Neste paciente, nenhum deslocamento do côndilo ocorre sob o disco desviado. Portanto, nenhum estalido articular e a abertura máxima vai estar reduzida.

Estes tipos representam a progressão clínica dos estádios no desarranjo discal crônico. Um paciente com um desarranjo tipo II freqüentemente relata uma história de ter passado através das fases tipo Ia e Ib e muitos pacientes tipo III têm uma história que recapitula os sinais e sintomas do tipo I e tipo II.

Os preditores do resultado correlacionam-se bem com o estádio do desarranjo. O melhor prognóstico é para um estalido não-doloroso que ocorre precocemente no movimento de abertura. (Quando mais precoce o estalido, menos desviado o disco.) Um estalido doloro-

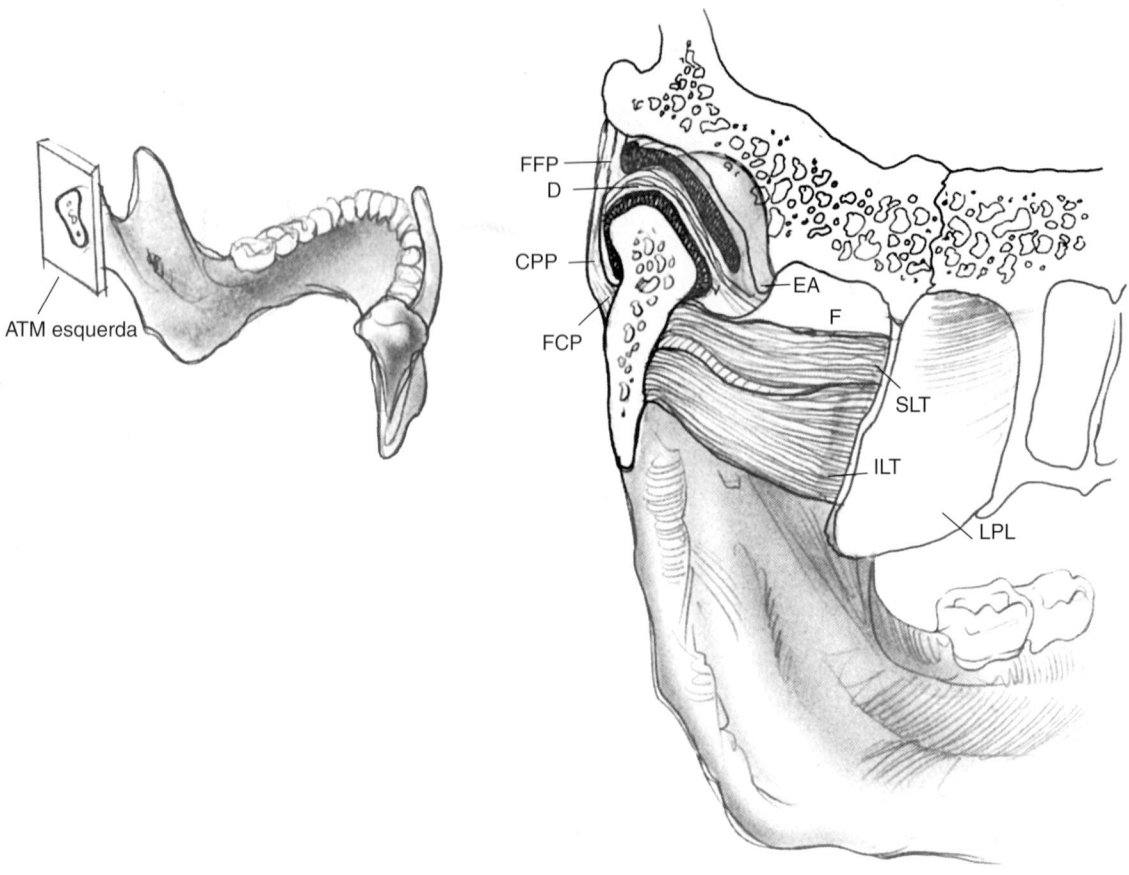

Figura 29.2
Componentes da articulação temporomandibular. EA, eminência articular e fixação discal; FFP, fixação à fissura pterigotimpânica; CPP, cápsula, parede posterior; D, disco; F, fáscia; ILT, cabeça inferior do músculo pterigóideo lateral; LPL, lâmina pterigóidea lateral; FCP, fixação condilar posterior; SLT, cabeça superior do músculo pterigóideo lateral.

so, tardio, tende menos a responder à intervenção primária e um desarranjo tipo III quase sempre exige tratamento cirúrgico para que ocorra melhora clínica dentro de um período razoável. Uma vez que a duração dos sintomas tem peso alto na equação do prognóstico, tratamento ou encaminhamento precoce é imperativo para os desarranjos discais. Um cirurgião deve ser incluído na fase inicial de planejamento do tratamento, a fim de assegurar a seqüência adequada das modalidades não-cirúrgicas e cirúrgicas.

Artropatia degenerativa é a perda de tecidos articulares. Isto geralmente significa destruição da fibrocartilagem articular do côndilo e da fossa, em parte ou no todo, e alterações metaplásicas ou destrutivas no disco e suas fixações. Isto normalmente tem sido considerado um processo não-inflamatório, mecânico (*i. e.*, de desgaste), e é mais apropriadamente referido pelo termo sinônimo *osteoartrose*. A literatura americana tem favorecido o termo *osteoartrite*. A inflamação da ATM é vista principalmente na forma de sinovite. Considera-se que esta condição resulta do acúmulo de detritos particulados após microfibrilação, resultando em microtrauma e a produção de mediadores da inflamação pela cascata do ácido araquidônico.

Os cirurgiões de ATM descrevem muitas vezes achados compatíveis com inflamação (p. ex., hiperplasia sinovial, hipervascularização ou condromalacia) durante o exame direto de ATMs traumatizadas sem doença inflamatória crônica. Artrite pode fazer parte do *continuum* da artropatia degenerativa da ATM e é na realidade secundária ao processo de osteoartrose.

O paciente com artropatia degenerativa temporomandibular pode ser visto com dor pré-auricular, otalgia, dor à palpação lateral e endaural, ou sons articulares crepitantes à ausculta. Radiografias podem confirmar o diagnóstico.

Alterações articulares degenerativas representam o fim de uma série de desarranjos internos dos tecidos moles. Alterações discais e ligamentares precedem a deterioração óssea. Evidência radiográfica de degeneração ou remodelação óssea, portanto, indica distúrbios discais e capsulares de longa duração. Estas explicações especulativas são compatíveis com achados histopatológicos e biofísicos.

Os desarranjos internos congênitos e do desenvolvimento incluem síndromes dos arcos branquiais, microssomia hemifacial, aplasia ou hipoplasia condilar isolada e hiperplasia condilar. Estas geralmente se manifestam como assimetrias faciais e más-oclusões dentárias. A correção exige reparo da articulação e reconstrução dos dentes, maxilares e face por meio de ortodontia, cirurgia ortognática e aumento dos tecidos moles. No paciente em crescimento, transplante de centro de crescimento por enxerto costocondral constitui a conduta aceita, embora o crescimento seja imprevisível. No adulto, foram advogadas condutas reconstrutivas autógenas ou aloplásticas. Cada caso deve ser avaliado individualmente.

A anquilose é dividida em tipos fibroso e ósseo. Anquilose fibrosa pode ser o resultado de inflamação crônica ou desuso. Vários graus de fibrose são vistos com desvios discais. Anquilose óssea pode refletir ossificação parcial do complexo articular ou fusão completa da mandíbula ao osso temporal.

A forma parcial é o estádio final da capsulite crônica e aparece na cirurgia como uma ponte óssea entre a fossa lateral–processo zigomático e o processo condilóide lateral. Depois que esta ponte óssea é removida, uma articulação normal ou quase normal pode ser encontrada mais medialmente.

Anquilose completa ou fusão pode resultar de trauma condilar não tratado ou mal tratado ou de artrite crônica sem fisioterapia adequada. Antes da era dos antibióticos, anquilose e outras formas de displasia condilar eram seqüelas bem conhecidas de mastoidite e otite média crônica. Hoje esta complicação é rara nas sociedades ocidentais, a não ser nos países emergentes.

DIAGNÓSTICO POR IMAGEM

Os primeiros relatos nos Estados Unidos do uso da ressonância magnética (RM) no diagnóstico da ATM foram em 1984 e 1985. Ela é a melhor técnica para avaliar morfologia e posição do disco e é o indicador mais sensível de alterações ósseas degenerativas iniciais (Fig. 29.3). Ela não possui visão dinâmica para a maioria das aplicações, resolução fina para revelar perfurações, formatação tridimensional e capacidades de CAD-CAM. Nossas recomendações para estudo por imagem estão listadas na Tabela 29.1.

Terapia com órtese é freqüentemente recomendada para esta população de pacientes após terapia medicamentosa inicial. O conceito básico no desenho de placas para distúrbios musculares é prevenir aperto excessivo dos dentes e contração muscular excessiva. Nossos dentistas usam placas planas de cobertura total para esta finalidade. A órtese é usada em tempo integral durante várias semanas. AINEs e relaxantes musculares são mantidos durante este período.

É importante que o desgaste da placa seja monitorizado pelo dentista. Idealmente, as horas totais de uso são reduzidas gradualmente depois do período inicial de tratamento. Se os pacientes forem bruxistas noturnos que acordam com sintomas de distensão muscular, é prescrito o uso noturno, durante algumas semanas. Se o problema for cerrar ou rilhar os dentes diurnamente, as placas são inseridas apenas durante períodos dolorosos.

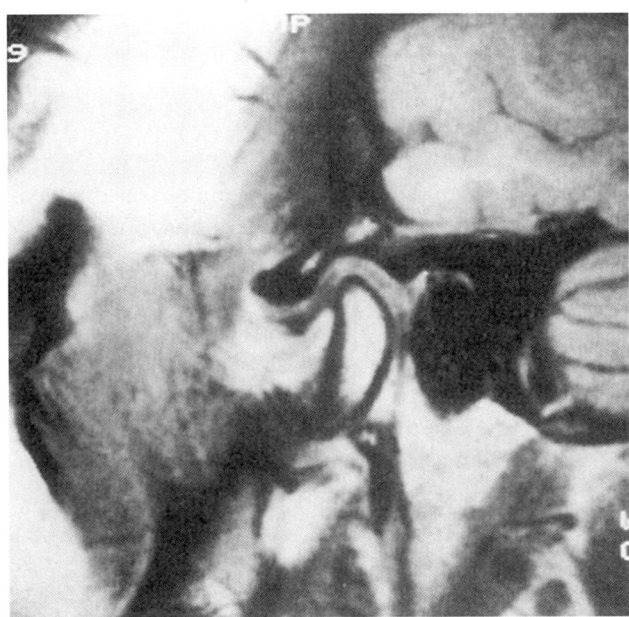

Figura 29.3

Imagem de ressonância magnética em corte sagital da articulação temporomandibular mostrando desvio discal anterior com morfologia normal do disco.

TABELA 29.1
DIAGNÓSTICO E RECOMENDAÇÕES PARA ESTUDO POR IMAGEM

Diagnóstico	Recomendações
Fibromialgia	Nenhuma
Desarranjo interno tipo Ia (estalido, ausência de dor)	Nenhuma
Desarranjo interno tipo Ib (estalido, dor)	RM se não responder ao tratamento primário
Desarranjo interno tipo II (estalido, dor, história de bloqueio)	RM se não responder ao tratamento primário
Desarranjo interno tipo III (ausência de estalido, dor, trismo)	RM ou artroscopia
Artropatia degenerativa	Ortopantomografia, tomografias ou TC
Deformidades ósseas	Ortopantomografia ou TC
Ancilose	Ortopantomografia ou TC

RM, ressonância magnética; TC, tomografia computadorizada.

Uso de placas em longo prazo é evitado, exceto para proteger a dentição em casos de bruxismo grave. Nenhuma cura é conhecida para o bruxismo; portanto, tratamentos dentários irreversíveis são contra-indicados. Alguns aparelhos, como placas macias ou protetores bucais, podem induzir movimento excessivo da mandíbula e devem ser evitados nesta população de pacientes.

O diagnóstico e tratamento precoces da doença articular são as chaves do sucesso (Tabela 29.2). Se for contemplado encaminhamento, um cirurgião de ATM saberá se deve recomendar terapia não-cirúrgica ou proceder ao tratamento cirúrgico precoce. Terapia dentária ou oclusal prolongada para desarranjos internos da articulação são contra-indicadas e estes tratamentos inevitavelmente diminuem as taxas de sucesso cirúrgico. De maneira geral, os dados não suportam placas como terapia definitiva para desvios discais, mas os planos de saúde freqüentemente continuam a exigir terapia não-invasiva antes da aprovação de reembolso para cirurgia.

Articulações com estalido não-dolorosas não exigem tratamento a menos que o ruído articular seja socialmente inaceitável. Estudos longitudinais sugerem que a maioria dos estalidos não progride para doenças dolorosas ou amplitude limitada de movimento, nem as técnicas diagnósticas atuais são capazes de revelar que pacientes com articulações com estalido não-dolorosas tornar-se-ão sintomáticos.

A articulação com estalido dolorosa necessita intervenção. Estalidos iniciais dolorosos (*i. e.*, 2 a 3 mm depois da desoclusão dos dentes) podem muitas vezes ser tratados com antiinflamatórios não-esteróides e dieta branda e podem-se resolver com intervenção definitiva.

Os pacientes com estalidos tardios dolorosos (*i. e.*, ocorrendo mais perto do término do movimento mandibular) ou estalidos dolorosos com bloqueio tendem a não responder à terapia não-cirúrgica. Além de placas de reposicionamento, a mobilização da mandíbula por fisioterapia ativa e passiva convencional pode proporcionar redução discal temporária. Procedimentos de mobilização agudos exigem muitas vezes sedação intravenosa ou anestesia geral para o melhor relaxamento do paciente e benefício máximo. Se estes pacientes não responderem à mobilização, é necessária correção cirúrgica da articulação.

Mobilização manual sob anestesia geral combinada com artrocentese (*i. e.*, bombeamento hidráulico) (Fig. 29.4) pode melhorar a amplitude de movimento para um desvio tipo II, permitindo o prosseguimento de fisioterapia convencional e tratamento em casa. A maioria da literatura sobre este procedimento é limitada a bloqueios fechados agudos, isto é, luxações discais irredutíveis ou desvio tipo III. Neste grupo de pacientes, as taxas de sucesso excedem 90% em estudos retrospectivos (4).

Artrocentese foi estudada para tratamento de movimento articular restringido e estalido doloroso tardio. Restauração das relações disco-côndilo não é o objetivo da artrocentese ou da artroscopia. Admite-se que estes procedimentos restauram a mobilidade da articulação ao restabelecerem a lubrificação e a fluidez articular. A liberação de um vácuo parcial entre o disco desviado e a fossa também foi postulado como uma razão para o seu sucesso. Fisioterapia e exercícios mandibulares devem seguir-se a todas as mobilizações fechadas, artrocenteses e artroscopias.

TÉCNICAS CIRÚRGICAS

A cirurgia da ATM vai desde manipulações artroscópicas até transferências de retalho composto microvascular; tipicamente ela é dividida nas categorias fechada (*i. e.*, artroscopia) e aberta (*i. e.*, artrotomia) (5). Anestesia para qualquer das técnicas é geralmente por meio de intubação nasotraqueal para permitir a reprodução

TABELA 29.2 — TRATAMENTO DOENÇAS MUSCULARES E ARTICULARES

Diagnóstico	Tratamento
Fibromialgia	AINEs, relaxantes musculares, placa plana ou terapia comportamental
Desvios discais	
Ia (desarranjo interno com estalido indolor)	Nenhum ou placa ântero-posterior
Ib (desarranjo interno, estalido com dor, ausência de bloqueio)	Nenhum, ou AINEs, ou placa
II (desarranjo interno, estalido, dor, história de bloqueio)	AINEs e placa, correção cirúrgica do disco, ou fisioterapia
III (desarranjo interno, ausência de estalido, dor, trismo)	AINEs e artrocentese, artroscopia, ou artrotomia
Artropatia degenerativa	AINEs e fisioterapia, artrotomia, substituição articular endoprotética, enxerto livre metatarsal, e/ou reconstrução oclusal ortognática
Artrite sistêmica	AINEs, corticosteróides, reconstrução autógena ou aloplástica, reconstrução oclusal ortognática
Anquilose	Artrotomia com reconstrução discal, enxerto costocondral, substituição articular total, ou enxerto livre metatarsal

AINEs, drogas antiinflamatórias não-esteróides.

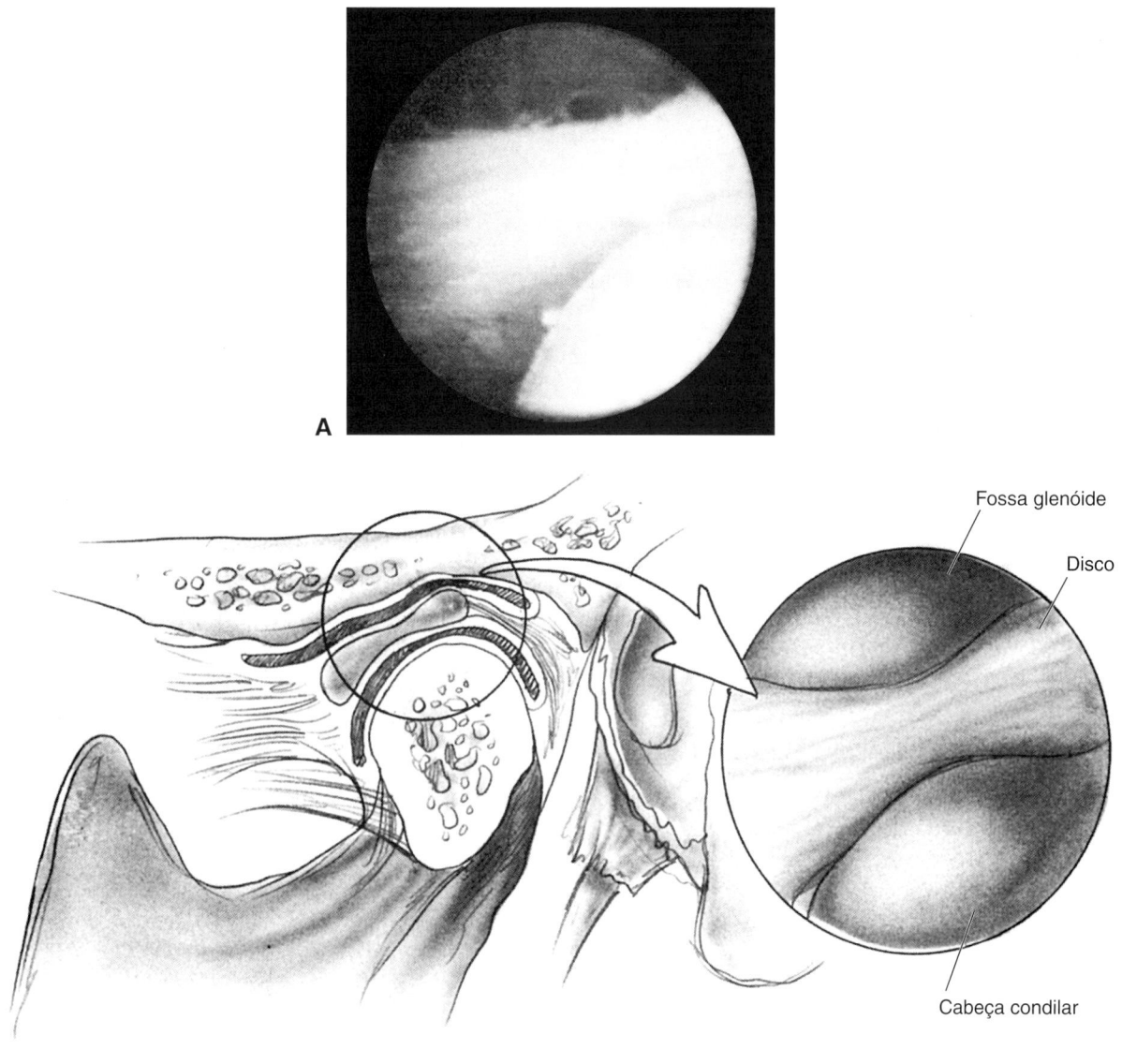

Figura 29.4
A, B: Vista artroscópica da articulação temporomandibular mostra a fossa glenóide, a perfuração da área retrodiscal e a superfície articular condilar posterior.

de todas as posições mandibulares durante a anestesia sem interferência da cânula aérea. Artroscopia pode ser realizada com sucesso com bloqueio do nervo auriculotemporal e sedação.

Durante a artroscopia, uma cânula de aproximadamente 2 mm de diâmetro é passada para dentro do compartimento superior da articulação por uma via de acesso percutânea lateral ou endaural. Uma videocâmera é ligada à óptica, bem como um cabo de luz de fibra óptica. A imagem é vista em um monitor de vídeo e pode ser gravada em videoteipe ou fotografada (Fig. 29.5).

A artroscopia tem um papel como ferramenta diagnóstica e pode substituir ou suplementar imagens radiográficas. Portas secundárias podem ser estabelecidas a partir de uma via de acesso percutânea lateral para permitir a introdução de instrumentos de mão para biopsia sinovial, remodelação ou liberação do disco e lise de aderências. Microdebridadores são disponíveis para remover cartilagem ou osso irregular, aderências fibrosas ou aumentos sinoviais (p. ex., formação de *pannus*). As feridas criadas pelas portas de entrada e saída podem exigir uma única sutura fina para o fechamento ou podem ser cobertas com um curativo líquido, como benjoim ou cianoacrilato, sem sutura. Ataduras adesivas são aplicadas como único curativo.

Muitas vias de acesso existem para cirurgia aberta da articulação (Fig. 29.6). A incisão cutânea mais comumente usada é o tipo pré-auricular. Nós preferimos incisões endaurais ou pós-auriculares, por razões estéticas e para proteção dos ramos superiores do nervo facial. A incisão endaural segue a curvatura da hélice anterior

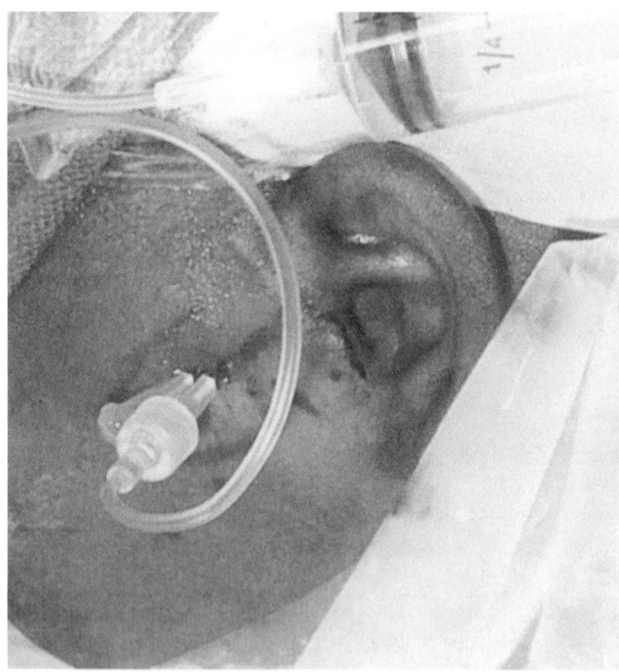

Figura 29.5
Agulha inserida no espaço articular temporomandibular superior esquerdo para bombeamento hidráulico. Uma agulha para a lavagem. Esteróide, hialuronidase (Hyalase) e/ou morfina podem ser injetados após o completamento.

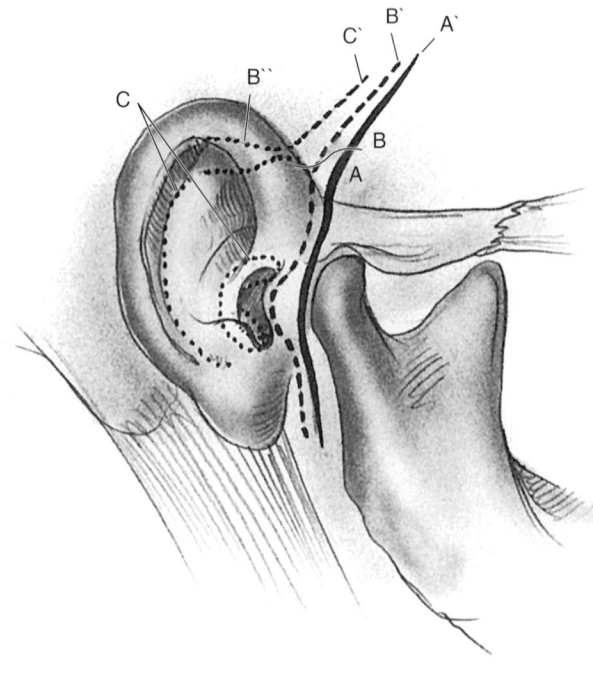

Figura 29.6
Vias de acesso cirúrgicas à articulação temporomandibular. A, pré-auricular; B, endaural; C, pós-auricular ou transmeatal. A', extensão temporal; B', extensão perimeatal; C', extensão temporal.

desde a linha do cabelo, continua por trás e transeciona o trago terminando na inserção do lóbulo. A incisão é aprofundada até o nível da fáscia temporal e do ligamento lateral (17). A incisão pós-auricular atinge este plano fazendo uma incisão curvilínea ao longo da extensão da inserção da pele da orelha através do músculo auricular posterior na fáscia mastóidea. A dissecção prossegue anteriormente para isolar o meato acústico externo. Uma lâmina Bard-Parker número 10 é usada para transecionar o meato tão superficialmente quanto possível. A orelha é afastada posteriormente. Ambas as incisões endaural e pós-auricular podem ser estendidas ântero-superiormente para a têmpora se for necessária exposição adicional.

Uma incisão em bastão de hóquei invertida é feita através da fáscia temporal superficial e do ligamento lateral posterior. A parte mais profunda desta incisão é o periósteo zigomático. O elevador de Freer é usado para rebater todos os tecidos anteriormente até que a eminência articular seja exposta. Um afastador autostático tipo Weitlander pode então ser usado. A esta altura, a cápsula lateral intacta está à vista do cirurgião. Ela é incisada de uma maneira paralela à fossa glenóide lateral, permitindo acesso ao espaço articular superior.

Uma segunda incisão horizontal é feita ao longo do colo condilar póstero-lateral. O periósteo é elevado superiormente para entrar no espaço articular inferior e na superfície articular condilar. As opções cirúrgicas a esta altura dependem dos achados intracapsulares (Fig. 29.7). Se o disco estiver sadio, ele pode ser reposicionado sobre o côndilo com plicatura do tecido retrodiscal e refixações dos ligamentos (Tabela 29.3).

Se o disco não for salvável, ele pode ser excisado (Fig. 29.8). Se a cartilagem articular estiver danificada, uma reconstrução por enxerto de cartilagem auricular autógena é opção (18). A cartilagem da concha é uma excelente fonte doadora. O *cavum conchae* recapitula a topografia tridimensional e as dimensões da fossa glenóide. Ele pode ser colhido por uma via de acesso anterior ou posterior. O autor prefere distintamente a via de acesso posterior ao colher cartilagem conchal para aumento da fossa glenóide (Fig. 29.9). Quando apropriado, uma incisão única modificada para acesso pós-auricular à ATM permitirá colher o enxerto sem um local doador separado. O pericôndrio é deixado fixado à superfície côncava (posterior), enquanto a dissecção da superfície anterior (convexa) é subpericondrial. O pericôndrio é colocado de encontro à fossa para permitir fixação biológica (Fig. 29.10). Fixação imediata é realizada perfurando três buracos no osso e suturando o disco na fossa lateral com suturas de tendão de aço inoxidável 4-0. O côndilo então funciona de encontro à neofossa.

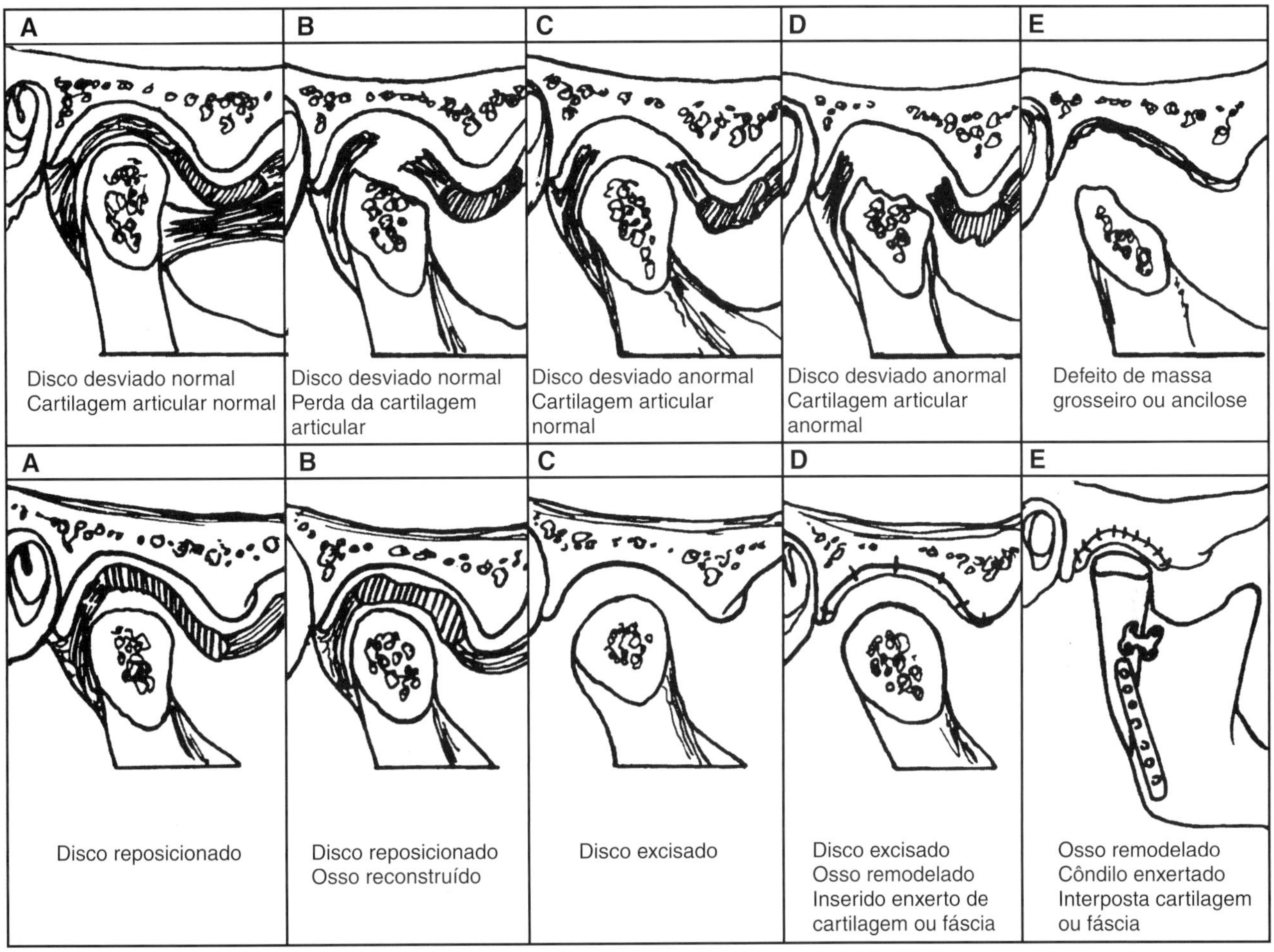

A	B	C	D	E
Disco desviado normal Cartilagem articular normal	Disco desviado normal Perda da cartilagem articular	Disco desviado anormal Cartilagem articular normal	Disco desviado anormal Cartilagem articular anormal	Defeito de massa grosseiro ou ancilose
A	B	C	D	E
Disco reposicionado	Disco reposicionado Osso reconstruído	Disco excisado	Disco excisado Osso remodelado Inserido enxerto de cartilagem ou fáscia	Osso remodelado Côndilo enxertado Interposta cartilagem ou fáscia

Figura 29.7
Algoritmo para combinar modulações cirúrgicas com os achados patológicos.

TABELA 29.3
ESTADIAMENTO DAS OPÇÕES DE CIRURGIA INTRA-ARTICULAR

Fossa e cartilagem articular condilar *in situ*	Reposicionamento do disco ou discectomia, sem enxerto ou prótese
Fossa ou superfície articular condilar ausente	Reposicionamento do disco ou discectomia com enxerto de interposição (cartilagem ou temporal)
Perda de massa óssea	Osteotomia do ramo, enxerto de costela, reconstrução da fossa (cartilagem ou osso), enxerto de interposição conforme necessário, reconstrução articular total, cirurgia ortognática conforme necessário
Anquilose parcial	Remoção de ligamentos calcificados ou ossificados, tamponamento do espaço articular com enxerto adiposo, enxerto de interposição se cartilagem articular tiver sido perdida
Anquilose total	Reconstrução do espaço, fossoplastia ou enxerto, enxerto costal, enxerto adiposo no espaço neo-articular, enxerto de interposição, ou substituição articular total, cirurgia ortognática conforme necessário

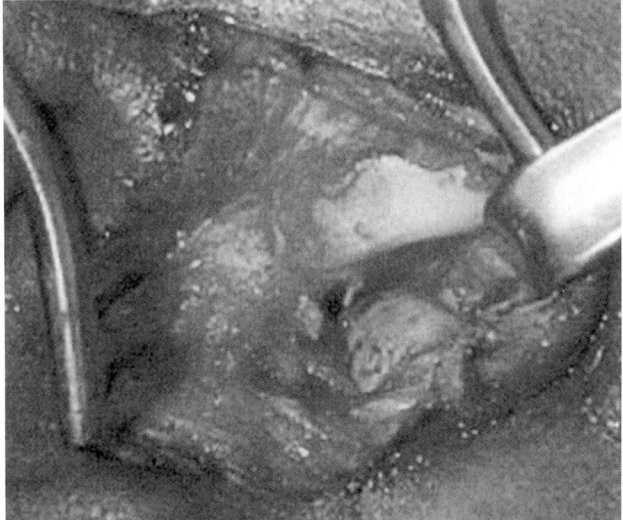

Figura 29.8
Cápsula temporomandibular direita aberta. A eminência foi removida da fossa anterior e o risco foi removido. O côndilo mostra remodelação crônica com superfície da cartilagem articular intacta mas plana. Nenhum enxerto interposto ou implante é usado.

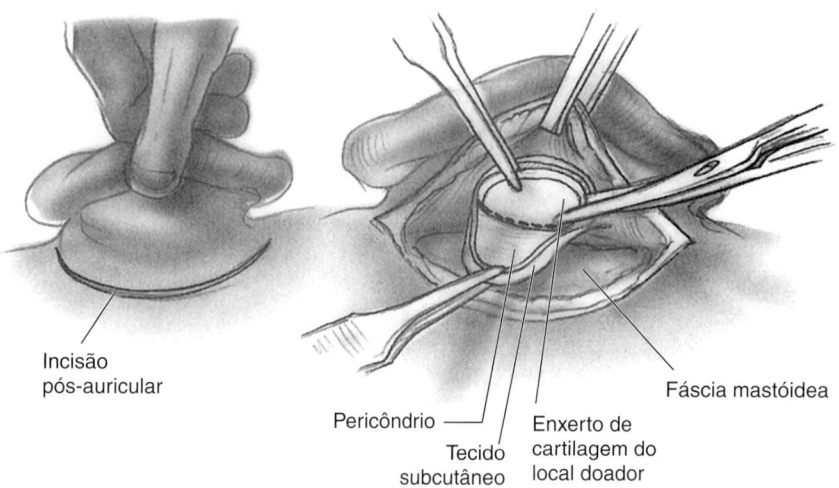

Figura 29.9
Coleta da cartilagem conchal.

Outro meio de interpor tecido entre as superfícies ósseas é pela rotação de um retalho pediculado de fáscia temporal ou pericrânio temporal (Fig. 29.11). Fechamento é obtido de uma maneira padrão em camadas, e são aplicados curativos compressivos tipo mastóideo.

Para reconstrução do côndilo, uma incisão submandibular é adicionada para acesso ao ramo vertical inferior. Enxertos costocondrais podem ser inseridos com ou sem interposição de cartilagem auricular ou retalho temporal. Tipicamente, a quinta, sexta ou sétima costela é colhida por uma via de acesso inframamária.

Durante a cirurgia de substituição condilar é necessário estabelecer fixação maxilomandibular para manter a oclusão dentária apropriada pós-operatoriamente. O melhor método para fixação do enxerto ao local receptor é pela colocação de uma miniplaca com parafusos monocorticais. Buracos para parafusos são deixados abertos para possibilitar a fixação com parafusos compressivos ao ramo vertical. Além disso, vários buracos de parafusos devem estender-se além da borda da costela. Este efeito de pirulito permite fácil manuseio e estabilização manual do enxerto. Depois da fixação, a porção protrusa da placa é removida com uma furadeira ou cortador de placa (19,20) (Figs. 29.12 e 29.13).

Quando é necessária a reconstrução total da fossa e do côndilo (*i. e.,* anquilose, tumor, falha de endoprótese articular parcial, trauma grosseiro) (Figs. 29.14 e 29.15), são disponíveis articulações totais aprovadas pela FDA, com os futuros competidores em experiências clínicas e pré-comercialização. Alguns grupos relataram sucesso com transferência livre da segunda articulação metatarsofalângica.

TRATAMENTO PÓS-OPERATÓRIO

Fisioterapia pós-operatória agressiva e exercícios em casa começam tão logo seja possível. Exercícios de alongamento são muitas vezes começados no dia da cirurgia nos procedimentos sem fixação maxilomandibular. Mobilização ativa e passiva, ultra-sonografia, fonoforese e outras modalidades de fisioterapia são comumente começadas em 1 a 2 semanas. Algumas má-

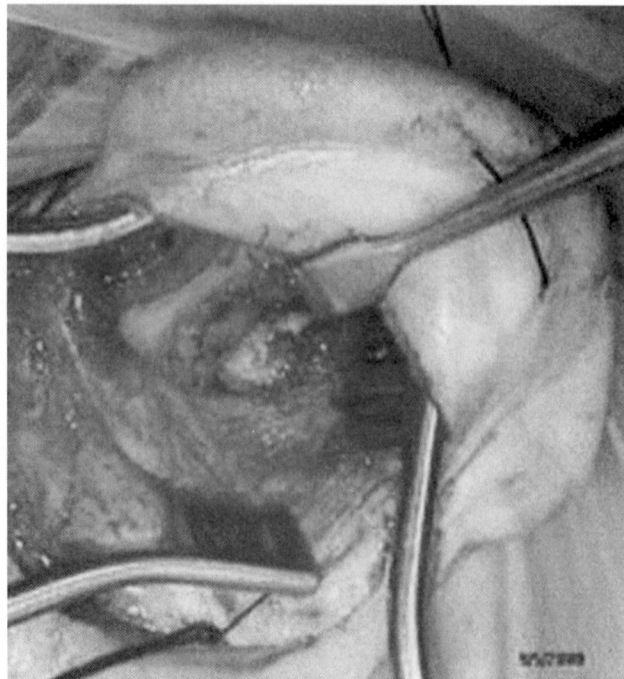

Figura 29.10
Enxerto de cartilagem colhido através de via de acesso pós-auricular à articulação temporomandibular direita é inserido entre a fossa e o côndilo. Seguir-se-á fixação com suturas à margem da fossa.

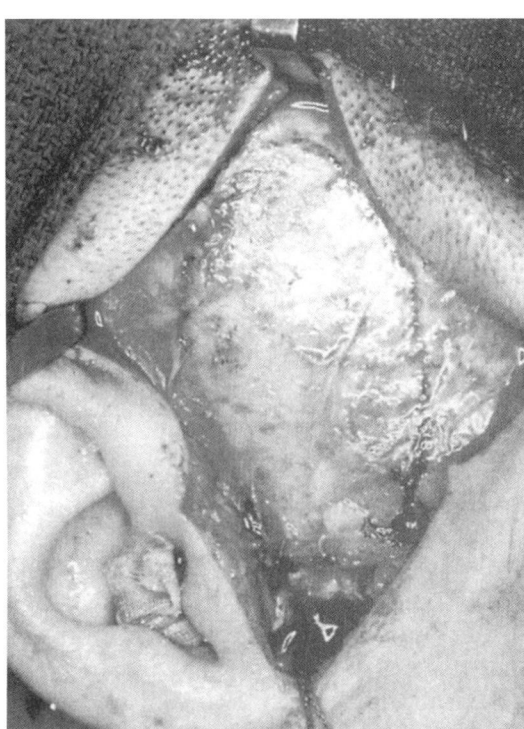 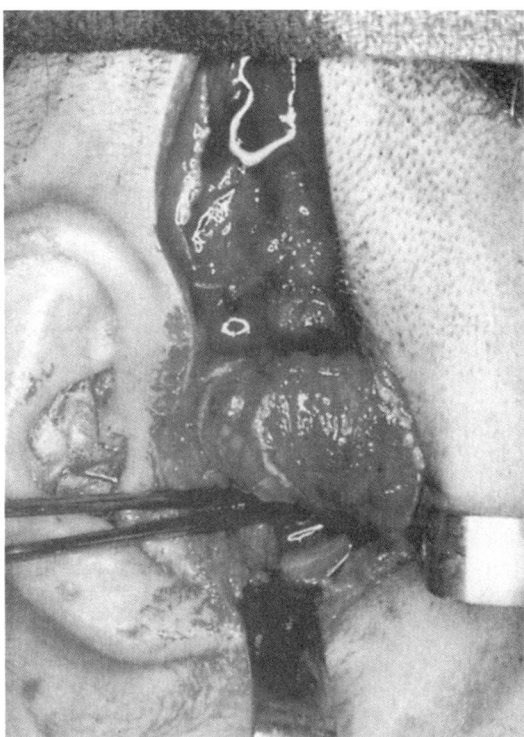

Figura 29.11
Retalho temporal axial rodado para dentro da articulação temporomandibular como um enxerto de interposição.

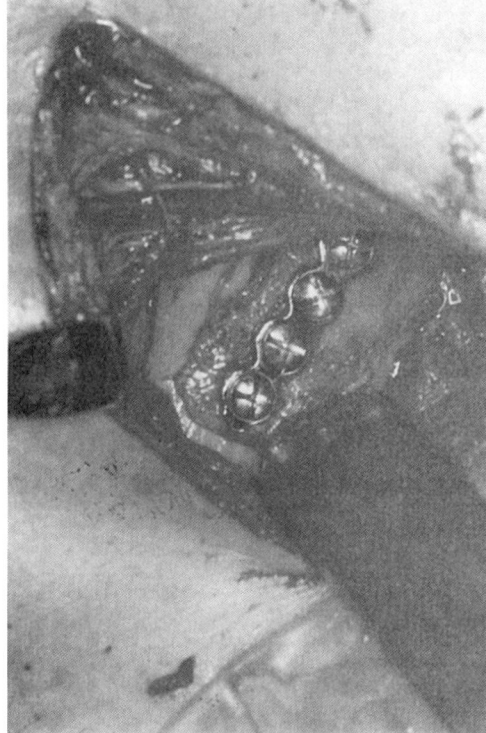

Figura 29.12
Reimplante ortotópico de côndilo mandibular e arco zigomático com fixação rígida após ressecção da fossa temporal.

quinas de movimentação passiva são disponíveis para mandíbula, e estas podem aumentar a terapia tradicional e o exercício em casa. Os pacientes são instruídos a manter a consistência dos alimentos em um nível confortável e avançar para uma dieta normal tão rapidamente quanto tolerado. Outros cirurgiões consideram

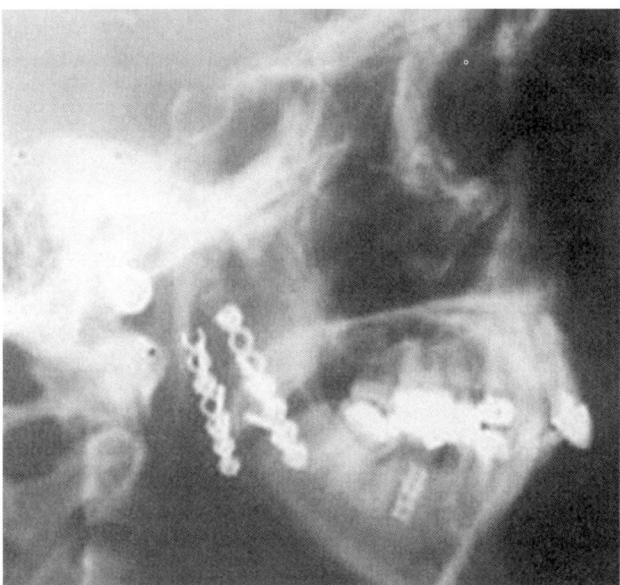

Figura 29.13
Cefalograma lateral de enxertos de costelas bilaterais colocados após terapia para falha de implantes articulares totais. Notar miniplaca fixada no enxerto e ângulo mandibular.

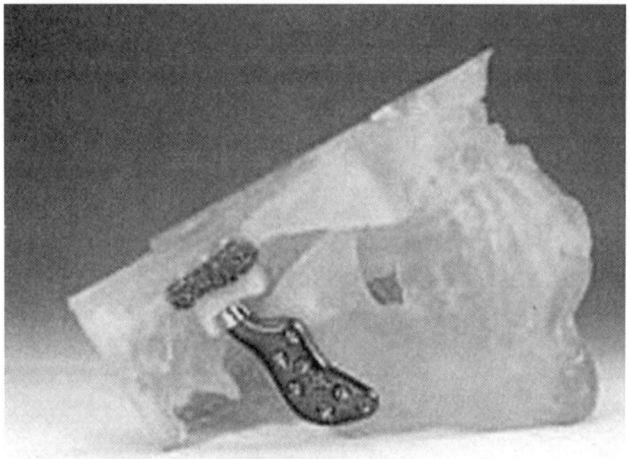

Figura 29.14
Prótese sob medida de articulação total direita fabricada segundo modelo estereolitográfico por TMJ Concepts, Inc. A fossa é de polímero de alto peso molecular fixado a uma base de titânio e o côndilo é cromo-cobalto sobre titânio.

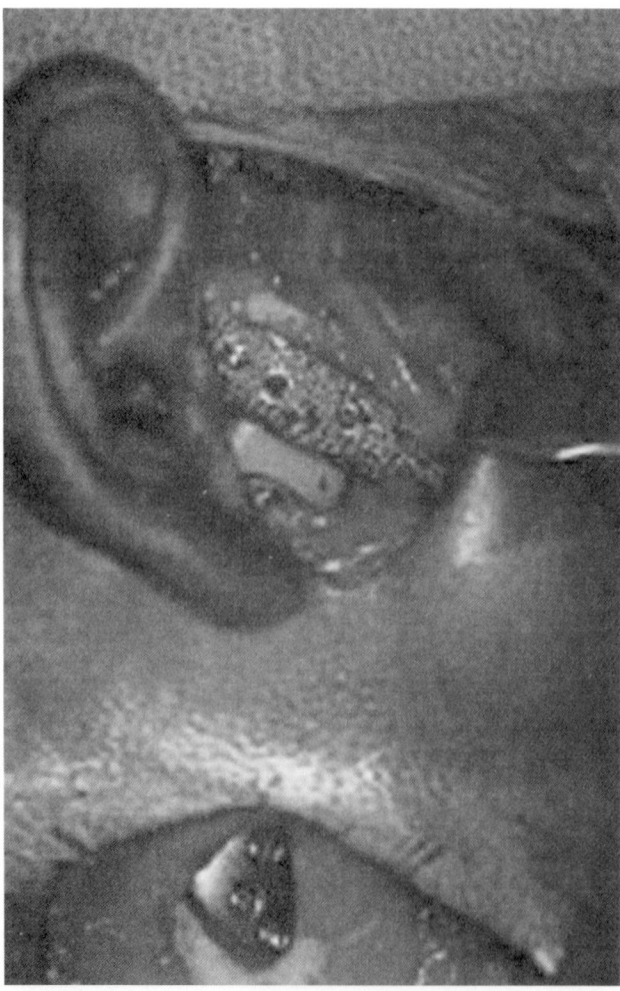

Figura 29.15
Prótese articular total direita *in situ*. Notar vias de acesso cirúrgicas pré-auricular e retromandibular. Via de acesso combinada é usada para preservar o nervo facial.

que dietas brandas ou sem mastigação são aconselháveis durante semanas ou meses depois da cirurgia. Nenhum estudo demonstrou benefício de uma conduta com relação à outra.

Os pacientes submetidos a qualquer cirurgia da ATM devem ser aconselhados sobre o potencial de crepitação persistente, dor ocasional e distúrbios mastigatórios (Tabelas 29.4 e 29.5). A consulta pré-operatória deve incluir os riscos de paresia facial, disestesias, alterações oclusais, cicatrizes, estenose do meato acústico, falha do implante, e os riscos associados a quaisquer enxertos autógenos (p. ex., pneumotórax).

CONCLUSÃO

A capacidade de diagnosticar e tratar doenças e distúrbios da ATM e o complexo estomatognático nunca foi mais completa ou precisa. Esquemas previsíveis de tratamento são disponíveis e terapias apropriadas podem ser instituídas sem demora. Cirurgia não é mais considerada um tratamento de último recurso. Em alguns casos, a cirurgia deve ser considerada a intervenção primária, conservadora.

TABELA 29.4 COMPLICAÇÕES

Complicação	Tratamento
Uso excessivo de analgésico	Encaminhamento para tratamento da dor
Má-oclusão após uso crônico de tala	Encaminhamento para prótese dentária e/ou ortodontia
Paresia pós-operatória do nervo facial	Proteção da córnea: lubrificante/fita/oclusão
Paralisia pós-operatória do nervo facial	Teste básico do nervo facial, proteção da córnea, reparação cirúrgica se não houver melhora
Trismo pós-operatório	Fisioterapia com mobilização ativa e passiva, Botox, artrocentese, esteróide e/ou ácido hialurônico intra-articular
Anquilose parcial	Ressecção, transplante de gordura, radioterapia com baixa dosagem
Anquilose total	Artroplastia do espaço com transplante de gordura ou músculo, prótese articular total
Má-oclusão esquelética	Reconstrução condilar e/ou cirurgia ortognática
Dor persistente	Reavaliar a articulação, tratamento abrangente da dor
Infecção	Cultura e sensibilidade, antibióticos orais de amplo espectro, cuidado local da ferida
Cicatriz	Tratamento de rotina da cicatriz

TABELA 29.5 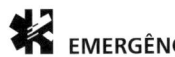 EMERGÊNCIAS

Emergência	Tratamento
Dor grave	Analgésicos narcóticos, gelo, modificação da dieta
Espasmo muscular grave	Relaxantes musculares orais ou parenterais, fisioterapia, toxina botulínica (Botox)
Comprometimento da via aérea superior secundário a espasmo muscular	Relaxamento ou paralisia muscular, intubação endotraqueal direta ou indireta, traqueotomia conforme necessário
Comprometimento da via aérea superior secundário a desvio do disco	Sedação e intubação oral ou nasal padrão
Obstrução da via aérea superior secundária a anquilose	Sedação e intubação nasal padrão ou intubação guiada indireta ou traqueotomia
Hemorragia intra-operatória	Identificar e isolar vaso(s) sangrante, coagular ou ligar (com especial consideração da proximidade do nervo facial), pressão digital, trombina tópica/compressas mornas para exsudação difusa, coagulograma, controle distante (ligadura da carótida externa)
Hemorragia pós-operatória	Elevar a cabeça, pressão na ferida, coagulograma, exploração da ferida, controle distante (ligadura da carótida externa)
Luxação da mandíbula (bloqueio aberto)	Relaxante muscular/sedação oral ou parenteral, redução manual, tração elástica maxilomandibular por meio de barra de arco, Botox/eminectomia para recorrência crônica

PONTOS IMPORTANTES

- A articulação temporomandibular é suscetível às mesmas doenças ortopédicas e afecções que todas as outras articulações.
- Nenhuma doença ou distúrbio é exclusivo da articulação temporomandibular.
- Os dentes e sua oclusão não causam patologia intracapsular.
- A maioria das queixas classificadas como da ATM são relacionadas com a dor muscular e não são desarranjos internos da articulação temporomandibular.
- Dor dos músculos mastigatórios, como outra dor musculoesquelética de tecidos moles, é tipicamente autolimitada e pode ser controlada com analgésicos não-narcóticos e tratamento em casa.
- Placas podem ajudar a reduzir a dor muscular mastigatória mas não são capazes de obter alterações nas relações disco–côndilo.
- Artrocentese foi demonstrada eficaz para melhorar a mobilidade articular e reduzir a dor articular localizada.
- Conservação da cartilagem ou substituição da cartilagem devem constituir preocupação primordial durante a intervenção cirúrgica.
- A massa e a altura condilares devem ser mantidas ou restauradas durante artroplasia.
- Agora são disponíveis próteses de articulação total aprovadas pela FDA, mas o cirurgião é aconselhado a considerar todas as opções de enxertos autógeno e alogênico antes de recorrer a uma endoprótese de fossa/côndilo.
- Cirurgia é realizada para melhorar a função da articulação. Alívio da dor é obtido por fisioterapia e exercício em casa depois que a articulação é devolvida a um estado funcional.
- O paciente deve concordar em ser um parceiro na administração do tratamento pós-operatório e deve compreender que alívio completo da dor e retorno funcional ao *status quo ante* não são garantidos.

REFERÊNCIAS

1. Sanroman JE. Closed lock (MRI fixed disc): a comparison of arthrocentesis and arthroscopy. *Int J Oral Maxillofac Surg* 2004;33:344-348.
2. Yura S, Totsuka Y, Yoshikawa T, et al. Can arthrocentesis release intracapsular adhesions? Arthroscopic findings before and after irrigation under sufficient hydraulic pressure. *J Oral Maxillofac Surg* 2003;61:1253-1256.
3. Sorel B, Piecuch JE. Long-term evaluation following temporomandibular joint arthroscopy with lysis and lavage. *Int J Oral Marillofac Surg* 2000;29:259-263.
4. Tsuyama M, Kondoh T, Seto K, et al. Complications of temporomandibular joint arthroscopy: a retrospective analysis of 301 lysis and lavage procedures performed using the triangulation technique. *J Oral Maxillofac Surg* 2000;58:500-505.
5. Nyberg J, Adell R, Svensson B. Temporomandibular joint discectomy for treatment of unilateral internal derangements: a 5-year follow-up evaluation. *Int J Oral Maxillofac Surg* 2004;33:8-12.
6. Eriksson L, Westesson PL. Discectomy as an effective treatment for painful temporomandibular joint internal derangement: a 5–year clinical and radiographic follow-up. *J Oral Maxillofac Surg* 2001;59:750-758.
7. Peltola MK, Pernu H, Oikarinen KS, et al. The effect of surgical treatment of the temporomandibular joint: a survey of 70 patients. *Cranio* 2000;18:120-126.
8. Mercuri LG, Giobbie-Hurder A. Long-term outcomes after total alloplastic temporomandibular joint reconstruction following exposure to failed materials. *J Oral Maxillofac Surg* 2004;62:1088-1096.
9. Wolford LM, Dingwerth DJ, Talwar RM, et al. Comparison of 2 temporomandibular joint total joint prosthesis systems. *J Oral Maxillofac Surg* 2003;61:685-690.
10. Gerard DA, Hudson JW. The Christensen temporomandibular prosthesis system: an overview. *Oral Maxillofac Surg Clin North Am* 2000;12:61-72.

11. Bond SE, Saeed NR, Cussons PD, et al. Reconstruction of the temporomandibular joint by the transfer of the free vascularised second metatarsal. *Br J Oral Maxillofac Surg* 2004;42:241-245.
12. Landa LE, Gordon C, Dahar N, et al. Evaluation of long-term stability in second metatarsal reconstruction of the temporomandibular joint. *J Oral Maxillofac Surg* 2003;61:65-71.
13. Dierks EJ, Buehler M. Complete replacement of the temporomandibular joint with a microvascular transfer of the second metatarsal-phalangeal joint. *Oral Maxillofac Surg North Am* 2000;12:139-148.
14. Hamada Y, Kondoh T, Ogawa T, et al. Backward distraction osteogenesis of condylar segment in patient with mandibular ramus deficiency: report of a case. *Oral Surg Oral Med Oral Pathol Oral Radiol Endod* 2004;98:28-31.
15. Feinberg SE, Hollister SJ, Halloran JW, et al. Role of biomimetics in reconstruction of the temporomandibular joint. *Oral Maxillofac Surg Clin North Am* 2000;12:149-160.
16. Truta MP, Santucci ET, Donlon WC, et al. Head and neck fibromyalgia and temporomandibular arthralgia. In: Jacobson AL, Donlon WC, eds. *Headache and facial pain*. New York: Raven, 1990:141.
17. Politi M, Toro C, Cian R, et al. The deep subfascial approach to the temporomandibular joint. *J Oral Maxillofac Surg* 2004;62:1097-1102.
18. Waite PD, Matukas VJ. Use of auricular cartilage as a disc replacement. *Oral Maxillofac Surg Clin North Am* 1994;2:349.
19. Donlon WC. Associated bony procedures for preservation. *Atlas Oral Maxillofac Surg Clin North Am* 1996;4:107.
20. Donlon WC. Nonprosthetic reconstructive options. *Oral Maxillofac Surg Clin North Am* 2000;12:133-138.

CAPÍTULO 30

Ronco e Apnéia Obstrutiva do Sono

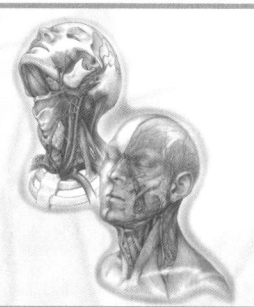

Regina Paloyan Walker

EPIDEMIOLOGIA

Ronco

O ronco é um problema comum que tem atormentado os parceiros de cama através dos séculos. Nos anos 1970, pesquisas demonstraram que 40% dos homens e 28% das mulheres roncavam e que a prevalência do ronco aumentava com a idade. Dados mais recentes do Wisconsin Sleep Cohort Study observaram que nos homens e mulheres entre 30 e 60 anos de idade, 28% das mulheres e 44% dos homens relataram ronco habitual. Pesquisadores estudaram o ronco em mais de 2.000 canadenses e constataram que 42% de todas estas pessoas relataram ronco. Este relatório também mostrou que a prevalência do ronco aumentou até a sétima década de vida, com 84% dos homens e 73% das mulheres relatando ronco neste grupo etário.

Infelizmente a maioria dos dados epidemiológicos sobre ronco vem de questionários de auto-relato. A informação obtida destes questionários muitas vezes é inexata porque o paciente é geralmente o menos consciente do seu próprio ronco. Mesmo se a informação sobre ronco for de um parceiro de cama, a informação permanece subjetiva. Um parceiro de cama que tem o sono leve pode ser perturbado pelo ronco ocasional, enquanto outros parceiros de cama se ajustam ao ronco e são perturbados apenas pelo ronco muito alto.

Embora a avaliação objetiva seja essencial, neste momento não existe padronização de que características espectrais constituem o som do ronco. Estudos foram realizados nos quais a avaliação objetiva do ronco foi feita antes e depois de uvulopalatofaringoplastia (UPFP). Embora os resultados objetivos tenham demonstrado melhorias mínimas após a cirurgia, este achado não se correlacionou com a acentuada melhora subjetiva descrita pelos parceiros de cama. No passado, a avaliação objetiva não tinha a capacidade de identificar quais componentes do ruído do ronco eram mais incômodos para a orelha humana. Recentemente, novos aparelhos tornaram-se disponíveis, os quais parecem correlacionar-se mais estreitamente com os relatos subjetivos. Em um estudo que comparou o ronco antes e depois de uvulopalatoplastia assistida por *laser* (LAUP), um gravador foi usado para obter dados objetivos. Os resultados obtidos com este aparelho assemelharam-se com as respostas subjetivas dos pacientes e dos parceiros de cama (1). À medida que novos procedimentos se tornarem disponíveis para o tratamento do ronco, dados objetivos acurados serão essenciais para avaliar o resultado e comparar os resultados com tratamentos-padrão, bem como para documentar a melhora importante na qualidade de vida que foi relatada pelos pacientes e seus parceiros (2).

Apnéia Obstrutiva do Sono

No relatório de 1993 da National Commission of Sleep Disorders Research, foi estimado que 20 milhões de americanos sofrem de sonolência excessiva diurna devido à apnéia de sono. Certamente, subgrupos como motoristas de caminhão têm uma prevalência mais alta de apnéia obstrutiva do sono (SAOS). Em um estudo recente, 87% de um grupo de 156 motoristas de caminhão demonstraram ter SAOS. O Wisconsin Sleep Cohort Study foi o primeiro grande estudo da prevalência de SAOS nos Estados Unidos. Depois de completar um questionário, uma amostra aleatória de 602 homens e mulheres empregados entre 30 e 60 anos de idade submeteu-se a uma polissonografia completa em um laboratório de sono. Este estudo demonstrou que 24% dos homens e 9% das mulheres tinham um índice de distúrbio respiratório (IDR) de 5 ou mais e 4% dos homens e 2% das mulheres tinham sintomas clínicos bem como achados polissonográficos de SAOS. Isto traduz que aproximadamente 12 milhões de americanos têm SAOS, um quarto dos quais experimentam esta doença em um nível moderado ou grave. Dados mais recentes sobre a prevalência de distúrbio respiratório do sono em mulheres *versus* homens revelaram que os homens tinham uma prevalência de 3,9%. Nas mulheres pré-menopáusicas ela foi 0,6%, em mulheres pós-menopáusicas com terapia de reposição hormonal (TRH) foi 0,5%, e finalmente em mulheres pós-menopáusicas não recebendo TRH foi 2,7%. A menopausa parece ser um importante fator de risco para distúrbio respiratório do sono (3).

FISIOLOGIA DO SONO

Sono Normal

Familiaridade com a fisiologia do sono normal é essencial para o cirurgião que trata ronco e SAOS. Sem este conhecimento básico, os resultados de um procedimento cirúrgico não podem ser avaliados. De acordo com Carskadon e Dement, em 1994, o sono pode ser definido como "um estado comportamental reversível de desligamento perceptual e ausência de responsividade ao ambiente". Outra definição de sono normal é a quantidade e a qualidade de sono necessária para manter a condição de alerta durante todo o dia. Fadiga diurna pode resultar da privação volicional de sono, má qualidade do sono, ou uma combinação destes fatores. Uma das questões mais debatidas na medicina do sono hoje em dia é se nossa sociedade moderna, como um todo, tem privação de sono.

Uma noite de sono ideal em um adulto jovem tem em média entre 7,5 e 8,5 horas. A variação na duração do sono varia de dia para dia e de pessoa para pessoa. A duração do sono é determinada por fatores genéticos, ritmos circadianos e controle voluntário. O fator determinante mais importante da duração do sono na nossa sociedade hoje é o relógio despertador.

O sono foi dividido em dois estados distintos: sem movimento rápido dos olhos (NREM) e de movimento rápido dos olhos (REM). Estes dois estados diferem com base em uma constelação de parâmetros fisiológicos associados a cada estado. Sono NREM é caracterizado por uma freqüência cardíaca e freqüência respiratória regulares, lentas, bem como baixa pressão arterial. NREM é a fase "tranqüila" do sono. O sono REM, em contraste, é caracterizado por surtos de movimento ocular conjugado rápido, atividade autonômica aumentada e sonho. Durante o sono REM, há grandes flutuações na pressão arterial, freqüência cardíaca e freqüência respiratória. Este estado estimulado é combinado com uma diminuição na atividade muscular. O REM pode ser definido como "um cérebro altamente ativado em um corpo paralisado".

O padrão de sono no adulto jovem, sadio, permanece bastante constante de noite para noite. Parece haver diferenças mínimas entre o sono de homens e mulheres neste grupo etário. O início do sono começa na fase 1 NREM, uma fase curta que dura apenas alguns minutos. O limiar para acordar nesta fase é muito baixo; isto é, um pequeno ruído pode acordar alguém desta fase. A fase 2 NREM ocorre a seguir. Esta fase é caracterizada por fusos de sono ou complexos K no eletrencefalograma (EEG). Esta fase dura entre 10 e 25 minutos e é considerada uma fase mais profunda de sono em comparação com a fase 1. A fase 3 NREM começa com atividade de ondas lentas de alta voltagem sendo vista no EEG. Esta é uma fase curta, durando apenas alguns minutos, e a seguir a fase 4 NREM começa e normalmente dura 20 a 40 minutos. A combinação de sono fase 3 e 4 NREM, que têm atividade EEG semelhante, constitui o sono profundo, ou sono delta. Finalmente, o sono começa a tornar-se mais leve e entra na fase 2, seguida por sono fase 1 ou REM. O período inicial de sono REM é curto, muitas vezes de apenas alguns minutos, mas à medida que a noite progride, o tempo de sono REM aumenta. No adulto jovem, sono NREM ocupa cerca de 80% da noite, e REM ocupa os outros 20% (Tabela 30.1)

Durante toda a vida, há uma evolução da distribuição das fases do sono. Lactentes jovens e crianças têm uma porcentagem mais alta de sono REM e sono fase 4 NREM em comparação com crianças mais velhas e adultos. Quando as crianças atingem a idade de 10 anos, começam a ser observados padrões adul-

TABELA 30.1
ARQUITETURA DO SONO NORMAL DO ADULTO JOVEM

Fase	Limiar para Acordar	Padrão do EEG	Distribuição do Sono (%)[a]
Sono NREM			
1	Baixo	Ondas teta	2-5
2	Alto	Complexos K ou fusos de sono	45-55
3	Mais alto	Ondas delta	3-8
4	O mais alto	Ondas delta	10-15
Sono REM[b]	Variável	Ondas em dentes de serra	20-25

EEG, eletrencefalograma; NREM, sono sem movimentos rápidos dos olhos; REM, sono com movimento rápido dos olhos.
[a]A porcentagem do sono ocupada por cada fase em um adulto jovem normal. Estas porcentagens mudam durante toda a vida da pessoa.
[b]Sono REM não é dividido em fases. Ele é caracterizado por atonia muscular, movimento rápido dos olhos e ativação do EEG.

tos de sono. O idoso continua a ter a mesma porcentagem de sono REM que os adultos mais jovens, mas o sono fase 4 NREM diminui dramaticamente. Pela idade de 60 anos, sono fase 3/4 NREM pode não estar mais presente, especialmente em homens. Com o processo do envelhecimento, as mulheres mantêm sono de ondas lentas durante mais tempo que os homens.

Distúrbios Respiratórios do Sono

Os transtornos do sono variam desde a privação de sono autolimitada, que causa fadiga, até SAOS, que pode resultar em complicações pulmonares e cardiovasculares fatais. Em 1990, estes transtornos do sono foram organizados na Classificação Internacional de Distúrbios do Sono (CIDS; *ICSD*) pela American Sleep Disorders Association (ASDA). Esta substituiu a *Diagnostic Classification of Sleep and Arousal Disorders*, publicada em 1979. Atualmente, há 84 transtornos distintos do sono listados no manual da CIDS. Os 84 distúrbios são divididos em quatro categorias principais de distúrbios do sono: dissonias, parassonias, distúrbios médico-psiquiátricos do sono, e novas propostas.

Ronco é classificado como uma parassonia. As parassonias são fenômenos físicos que ocorrem predominantemente enquanto dormimos e são considerados indesejáveis. As parassonias são subclassificadas em quatro categorias: transtornos do acordar, transtornos da transição sono-vigília, parassonias associadas ao sono REM, e outras parassonias. Ronco é classificado como uma parassonia na categoria "outras".

A síndrome de apnéia de sono obstrutiva (SAOS) é classificada como uma dissonia. As dissonias são transtornos do sono que produzem sonolência excessiva. As dissonias são adicionalmente classificadas em três categorias: intrínsecas, extrínsecas e transtornos do sono – ritmo circadiano. A síndrome de apnéia obstrutiva do sono é classificada como uma dissonia intrínseca.

DISTÚRBIOS OBSTRUTIVOS DO SONO

Nossa compreensão da obstrução da via aérea superior evoluiu consideravelmente nas últimas três décadas e, durante este período, a pesquisa clínica do sono progrediu tremendamente. Nos anos de 1960, a única síndrome de fechamento da via aérea superior descrita foi a SAOS, além do ronco. Duas síndromes distintas já foram descritas: (a) síndrome de resistência da via aérea superior (SRVAS), e (b) SAOS. Cada uma destas síndromes tem uma definição distinta, todavia ambas têm em comum o sintoma de sonolência excessiva diurna resultante da obstrução repetida da via aérea. Estes transtornos pertencem a um *continuum* da doença que é baseado na gravidade da obstrução da via aérea. Obstrução parcial da via aérea apresenta-se inicialmente como ronco, que pode então progredir para SRVAS e finalmente para SAOS. Todavia o paciente pode não passar por todas as fases deste *continuum*; isto é, um paciente pode roncar durante anos e então ir direto para SAOS, dependendo da gravidade da obstrução da via aérea. Todos estes transtornos exigem uma polissonografia para diagnóstico.

Algumas definições básicas devem ser revistas antes que cada síndrome de fechamento da via aérea superior seja descrita. Um evento apnéico é definido como a cessação da ventilação por 10 segundos ou mais, que leva a um despertar. A definição de um evento hipopnéico varia de laboratório para laboratório, mas ele geralmente é definido como uma diminuição no fluxo aéreo em associação com dessaturação da oxiemoglobina, o que leva a um despertar. Despertar relacionado com esforço respiratório (RERA) é um evento relativamente novo que é registrado durante a polissonografia. Um RERA é definido como uma ausência de apnéia/hipopnéias com uma duração de 10 segundos ou mais, a pressão esofágica (Pes) torna-se progressivamente negativa, culminando em um despertar ou microdespertar (4). Há três padrões de apnéia: (a) obstrutiva, (b) central e (c) mista. Um evento apnéico obstrutivo é definido pela ausência de fluxo aéreo apesar de esforços respiratórios. Um evento apnéico central é definido como a ausência de fluxo aéreo resultando de uma ausência de esforço respiratório. Finalmente, um evento apnéico misto é de natureza parcialmente central e obstrutiva. Uma apnéia mista começa como um evento apnéico central e termina como um evento obstrutivo (Fig. 30.1).

Ronco

Ronco, um som indesejável que ocorre predominantemente durante o sono, é classificado como uma parassonia no manual da CIDS. Ronco é um transtorno por si mesmo, mas é também um sinal de obstrução faríngea incompleta. Ronco é causado por alterações na configuração da via aérea superior durante o sono. Admite-se que o som do ronco se origina da porção colapsável da via aérea superior. Embora a úvula seja freqüentemente rotulada como a "vilã" pelos parceiros de cama dos roncadores, o ronco pode originar-se da vibração do palato mole, pilares tonsilares ou mesmo da base da língua. Os pacientes que receberam uma uvulectomia ainda podem roncar.

O ronco, usualmente descrito como um ruído de baixa freqüência que se origina em algum lugar na via aérea superior, flutua em volume durante toda a noite bem como de noite para noite. O local da geração do som do ronco varia não apenas entre os pacientes, mas também dentro do mesmo paciente. Esta heterogeneidade da via aérea torna complexo o tratamento do ronco.

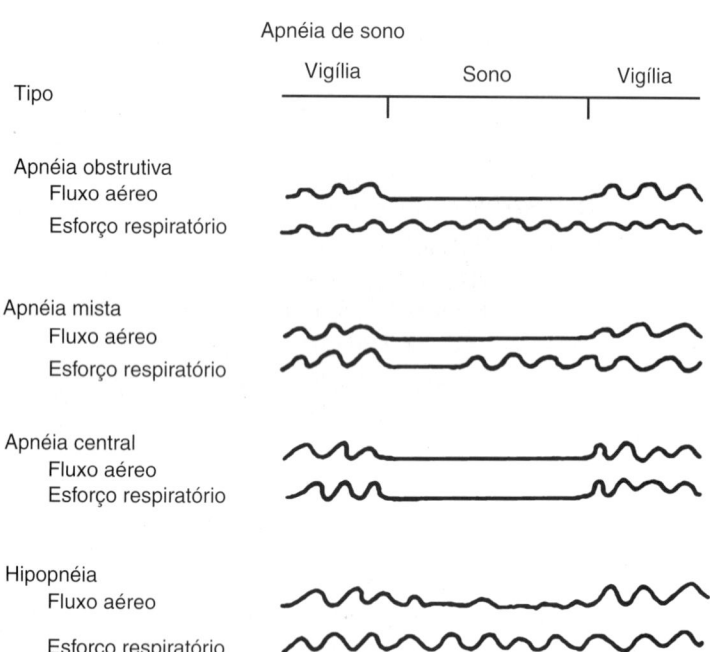

Figura 30.1
Traçado de polissonografia demonstrando apnéia obstrutiva, apnéia mista, apnéia central e hipopnéia.

Woodson *et al.* em 1991 examinaram os espécimes palatais de apnéicos graves, roncadores e não roncadores e observaram alterações histopatológicas semelhantes nos pacientes roncadores e apnéicos. Tanto roncadores quanto apnéicos tinham hipertrofia de glândulas mucosas, interrupção de feixes musculares, atrofia de fibras musculares e edema da lâmina própria com dilatação vascular. Estas alterações reforçam a hipótese de que o trauma vibratório do tecido faríngeo constitui um fator etiológico na apnéia e no ronco.

Síndrome de Resistência da Via Aérea Superior

Na comunidade de sono, há consenso geral de que existe um *continuum* fisiopatológico nas síndromes de fechamento da via aérea superior relacionadas com o sono. A mais branda destas síndromes é a síndrome de resistência da via aérea superior, que foi descrita por Guilleminault *et al.* em 1993. Um grupo de pacientes que relatava sonolência excessiva diurna, mas tinha estudos de sono normais foi investigado. Inicialmente, este grupo de pacientes recebeu um diagnóstico de hipersonolência idiopática. Com avaliação adicional, os investigadores observaram que estes pacientes tinham despertares repetitivos no EEG, o que levava à fragmentação do sono. Monitoramento da pressão esofágica também foi realizado nestes pacientes. Este monitoramento demonstrou que os pacientes com SRVAS tinham pressões negativas intratorácicas anormalmente altas. Por definição, os pacientes com SRVAS têm 15 ou mais RERAs por hora. Um RERA é detectado com manometria noturna da pressão esofágica. Nos pacientes com SRVAS, o esforço respiratório aumentado gera as pressões mais negativas e resulta em despertares repetitivos, independentemente da etiologia, demonstraram causar fadiga diurna mesmo se o paciente não for privado de sono. SRVAS é associada ao ronco progressivo, embora o ronco não ocorra em todos os pacientes. Em contraste com pacientes com SAOS, SRVAS é vista tão freqüentemente em mulheres quanto em homens, em pacientes não obesos, e é mais comum em adultos jovens que em pacientes idosos.

Síndrome de Apnéia Obstrutiva do Sono

A síndrome de apnéia obstrutiva do sono é um transtorno do sono no qual eventos repetidos de cessação do fluxo aéreo ou uma redução no fluxo aéreo são acompanhados por muitos sintomas, incluindo excessiva fadiga diurna. Embora não haja definição universalmente aceita da SAOS, ela geralmente é definida como um índice de apnéia-hipopnéia (IAH) de 5 ou mais. Estes critérios são baseados em uma população adulta jovem, e nos últimos anos foi reconhecido que uma pessoa idosa sadia pode ter mais de cinco eventos por hora sem quaisquer conseqüências clínicas. Assim, onde o sono normal termina e começa SAOS leve varia

TABELA 30.2
CLASSIFICAÇÃO DA GRAVIDADE DA APNÉIA DO SONO

Classificação	IAH
Leve	5-14
Moderada	15-29
Grave	≥ 30

IAH, índice de apnéia-hipopnéia (número médio de apnéias mais hipopnéias/hora de sono).

dependendo da idade do paciente e da definição do laboratório de sono.

Apnéia obstrutiva do sono foi dividida em três níveis de gravidade baseados no IAH. Além do IAH, o nível de hipoxemia associado aos eventos respiratórios também é classificado em três níveis distintos (Tabela 30.2) (5). A quantidade de dessaturação que acompanha um evento respiratório específico é influenciada pela capacidade residual funcional do paciente, reservas de oxigênio, duração do evento e o nível básico de saturação acordado.

FISIOLOGIA DA OBSTRUÇÃO DA VIA AÉREA SUPERIOR

A patogenia das síndromes de apnéia e hipopnéia obstrutivas do sono recebeu considerável atenção. Apesar deste interesse, apenas conhecimentos fragmentados das anormalidades subjacentes ao fechamento da via aérea superior está disponível. Há três características fundamentais que parecem geralmente aceitas: (a) obstrução da via aérea superior ocorre na faringe; (b) o tamanho da luz faríngea é determinado por um equilíbrio entre as forças constritivas da pressão negativa intratorácica gerada pelo diafragma e as forças dilatadoras dos músculos dilatadores da faringe; e (c) anormalidades anatômicas que contribuem para estreitamento faríngeo estão presentes em muitos pacientes com SAOS. Nos 64 pacientes com SAOS estudados durante o sono, 81% tinham colapso no nível da nasofaringe, com 75% tendo mais de um local de obstrução na via aérea. Este achado de colapso em múltiplos níveis é importante e ajuda a explicar por que a correção de uma obstrução em um nível geralmente não é adequada no tratamento da apnéia.

O controle neuromuscular anormal dos dilatadores da faringe é considerado como fator de risco para o colapso da via aérea. Os músculos pterigóideo medial, tensor do véu palatino, genioglosso, genio-hióideo e esterno-hióideo são considerados músculos dilatadores da faringe. A ativação reflexa dos músculos dilatadores em resposta à obstrução da via aérea freqüentemente falha nos pacientes com SAOS. Esta falha do reflexo foi atribuída a defeitos no controle ventilatório dos pacientes apnéicos, retardo na ativação do reflexo e defeitos no mecanismo de despertar. Assim, parece haver uma falha em dilatar a via aérea em muitos pacientes com SAOS durante o sono, o que leva a instabilidade e colapso da via aérea superior.

Estreitamento anatômico da faringe em qualquer nível contribui para o colapso da via aérea. Uma vez que maiores pressões inspiratórias são necessárias para gerar fluxo aéreo, uma faringe anatomicamente estreitada é mais vulnerável ao colapso que uma faringe mais larga. As anormalidades anatômicas comumente vistas ao exame físico em pacientes com SAOS incluem alongamento do palato mole, retrognatia, hipertrofia tonsilar ou adenoidiana, macroglossia e micrognatia (Fig. 30.2). Dados cefalométricos e estudos de reflexão acústica demonstram, ambos, evidência objetiva de estreitamento esquelético e dos tecidos moles nos pacientes com SAOS.

AVALIAÇÃO CLÍNICA DO PACIENTE COM SUSPEITA DE APNÉIA DO SONO

História

A avaliação inicial de um paciente que se suspeita ter apnéia do sono deve incluir informação do parceiro de cama ou da família. Os pacientes freqüentemente não têm conhecimento dos seus sintomas noturnos e geralmente ou são informados pelo seu parceiro de cama ou quando os sintomas começam a afetar o seu desempenho diurno. Este prejuízo do funcionamento diurno geralmente se manifesta ao longo de um período prolongado; por essa razão, os pacientes ajustam o seu estilo de vida para acomodar sua fadiga. Freqüentemente é a família ou o empregador que primeiro comenta a sonolência diurna. Na realidade, é o parceiro de cama que, na maioria dos casos, insiste para que o paciente procure assistência médica, apesar dos protestos do paciente.

O processo inicial de avaliação deve incluir uma história detalhada do sono, um exame físico dirigido, e educação do paciente e sua família. Na visita inicial, um vídeo ou folheto educacional amistoso ao paciente deve ser apresentado antes que o paciente seja avaliado pelo médico. Esta seqüência permite ao paciente e à família algum tempo para refletirem sobre o processo da doença e compará-lo com o paciente-exemplo usado para finalidades educacionais. Em seguida ao processo educacional, um questionário de sono é completado. A história de sono pode rever (a) horas de dormir, (b) horas de acordar, (c) tempo de vigília, (d) posição do corpo durante o sono, (e) sono inquieto, (f) uso de álcool ou sedativo, (g) ingestão de cafeína, (h) respiração pela boca à noite, e (i) estado quanto à menopausa/terapia de reposição hormonal.

Os sinais e sintomas mais comuns de apresentação da apnéia do sono são ronco e sonolência diurna. Sonolência é uma queixa subjetiva e pode ser influenciada por vários fatores. Sonolência pode ser avaliada mais objetivamente pela escala de sonolência de Epworth ou a escala de sonolência de Standford. Ambas escalas comumente usadas pedem aos pacientes para avaliar seu nível de fadiga em várias situações e então dar um escore total de sonolência. Estas escalas podem ser incorpo-

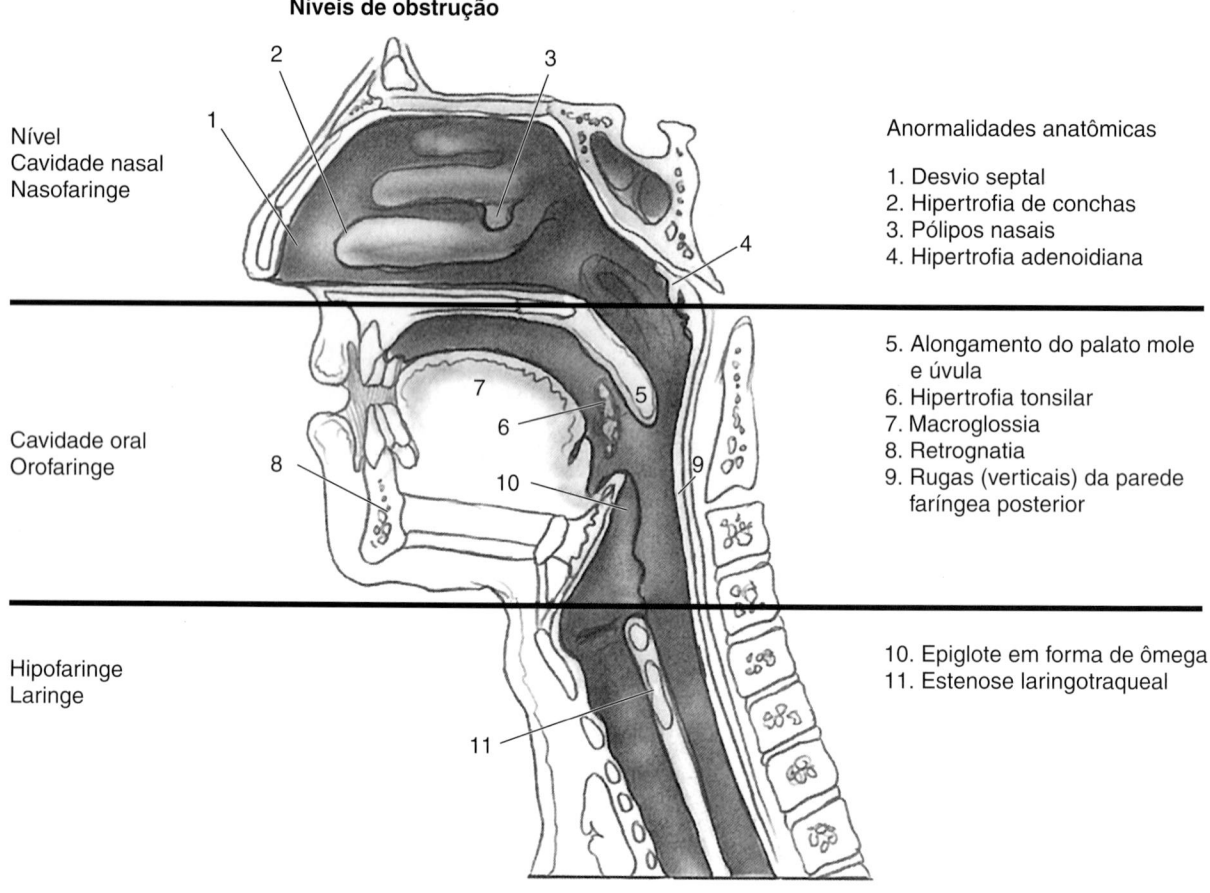

Figura 30.2
Níveis e locais de possível obstrução da via aérea em pacientes com distúrbios do sono.

radas ao questionário inicial. Outros sinais e sintomas podem ser divididos em eventos noturnos e diurno.

Além dos sinais e sintomas, há características do paciente que são associadas à apnéia do sono. As características mais comuns incluem sexo masculino, idade avançada, obesidade, grande circunferência cervical e hipertensão (Fig. 30.3). Embora todas estas características sejam associadas à apnéia do sono, o valor preditivo de cada característica individual ou grupo de características permanece, na melhor hipótese, apenas sugestivo (Tabela 30.3).

Exame Físico

O exame físico do paciente com ronco ou apnéia do sono deve incluir um exame completo da cabeça e pescoço; freqüentemente, um exame com endoscópio flexível também é necessário. Um exame procurando possíveis seqüelas médicas da apnéia, como hipertensão e insuficiência cardíaca congestiva, também é obrigatório. De todos os pacientes deve-se tirar um conjunto completo de sinais vitais, calcular o índice de massa corpórea (o peso em quilogramas dividido pelo quadrado da altura em metros) e medir a circunferência cervical (na membrana cricotireóidea) ou ter o tamanho do colarinho registrado na visita inicial. Se existir obesidade, o padrão de obesidade deve ser anotado. Obesidade do tronco ou central é conhecida por sua associação com distúrbios respiratórios do sono. Sinais vitais e peso são checados a cada visita. Os pacientes suspeitos de terem apnéia grave também podem ter edema dos pés.

Um exame completo de cabeça e pescoço é feito. A via aérea deve ser examinada minuciosamente quanto a áreas de obstrução ou anatomia desproporcional. O exame da via aérea pode ser dividido em um exame das anormalidades do esqueleto e dos tecidos moles. Na vasta maioria dos pacientes com apnéia do sono conhecida, um foco anatômico específico de patologia raramente será identificado. Muitas vezes, um estreitamento esquelético subjacente combinado com excesso de tecidos moles faríngeos ou comprometimento neuromuscular resulta em uma via aérea desproporcional à noite. É importante reconhecer que não há caracteres estereotípicos que garantam colapso da via aérea. Em geral, um homem de 50 anos com sobrepeso tende muito mais a ter apnéia do sono que uma mulher magra de 20 anos. Todavia, um exame físico da via aé-

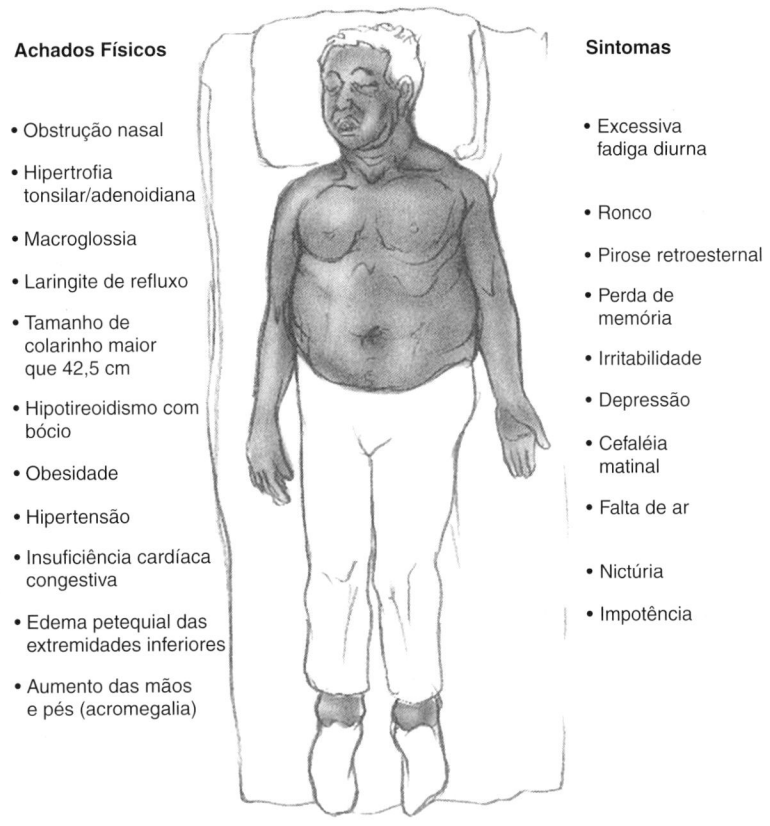

Figura 30.3
Um paciente com apnéia obstrutiva do sono.

rea em cada paciente é essencial antes de pedir uma polissonografia. Uma mulher jovem que é retrognática e tem hipertrofia tonsilar pode tender mais a ter apnéia de sono que um homem cuja estrutura esquelética craniofacial é normal e suas tonsilas ausentes.

O exame de cabeça e pescoço pode ser realizado em qualquer ordem, mas é recomendada uma rotina. Inicialmente, a cavidade nasal pode ser examinada anteriormente com um espéculo, seguindo-se um exame mais completo com um endoscópio flexível. O exame nasal pode ser realizado com e sem descongestionantes. Um desvio do septo nasal, pólipos nasais, hipertrofia de conchas e colapso da válvula nasal estão entre causas comuns de obstrução nasal. A cavidade oral deve ser examinada usando-se um abaixador de língua e olhando o tamanho global, forma e comprimento dos palatos duro e mole, avaliando a posição e o tamanho da língua e notando o tamanho das tonsilas, se presentes. Tamanho da língua, tamanho das tonsilas e o índice de massa corpórea (IMC) demonstraram ser preditores importantes da SAOS (6). O pescoço deve ser avaliado quanto ao tamanho e forma global, linfadenopatia e anormalidades da tireóide. Freqüentemente o pescoço é bastante obeso nos pacientes com apnéia de sono e por essa razão a palpação pode não revelar qualquer patologia. Avaliação por imagem como ultra-sonografia ou tomografia computadorizada (TC) pode ser útil no pescoço obeso.

TABELA 30.3 — DIAGNÓSTICO
APNÉIA OBSTRUTIVA DO SONO

História[a]
  Sinais e sintomas noturnos
    Ronco ressuscitatório
    Sono perturbado
    Engasgos ou apnéia observados
    Sudorese noturna
  Sinais e sintomas diurnos
    Sonolência excessiva diurna
    Comprometimento cognitivo
    Cefaléias matinais
    Impotência
Exame físico
  Sinais vitais e índice de massa corpórea
  Exame completo de cabeça e pescoço
Estudos laboratoriais
  Polissonografia
  Cefalometria
  Oximetria
  Estudos da função tireóidea, avaliação cardíaca

[a]Informação do parceiro de cama é essencial.

Um exame da via aérea inteira deve ser realizado em todos os pacientes. Tumores laríngeos, nasofaríngeos e da base da língua podem apresentar-se como ronco de início recente em um paciente que nunca roncou. Este exame pode ser realizado com o paciente sentado ou supino. Primeiro, é efetuado um exame geral da laringe, hipofaringe, orofaringe, nasofaringe e cavidades nasais posteriores. A seguir, a válvula velofaríngea deve ser examinada quanto ao seu padrão de fechamento. Dois padrões diferentes de fechamento podem ser observados: um padrão coronal, no qual há movimento ântero-posterior do véu, em oposição a um padrão circular, no qual há movimento medial das paredes faríngeas. A manobra de Müller é efetuada a seguir, no nível da base da língua e imediatamente acima da válvula velofaríngea, pedindo-se ao paciente para inspirar com a cavidade oral e nasal fechada enquanto o endoscópio flexível está no lugar. O padrão e grau de colapso são avaliados em cada nível. Uma vez que a manobra de Müller é dependente do esforço do paciente, ela deve ser repetida algumas vezes em cada nível. Muitos sistemas de graduação existem, que dão escore ou categoria para descrever o grau de colapso da via aérea. Nenhuma padronização existe para estes sistemas de graduação; de modo que pode ser preferível simplesmente descrever a quantidade de colapso em cada nível da faringe.

Avaliação Radiográfica

Uma variedade de técnicas de imagem foi usada para avaliar as propriedades estruturais e funcionais da via aérea superior em pacientes com apnéia do sono suspeita ou conhecida. A técnica principal é a cefalométrica. TC, ressonância magnética (RM), manometria, reflexão acústica e sonofluoroscopia são outras modalidades que têm sido usadas principalmente como ferramentas de investigação para aumentar nossa compreensão do comportamento fisiológico da via aérea superior bem como para dar informação clínica ao paciente.

Cefalometrias

Cefalometrias são imagens estáticas bidimensionais, baratas, facilmente obtidas da via aérea superior adquiridas com o paciente acordado em uma posição ereta. É altamente debatido se a cefalometria deve ser um estudo pré-operatório de rotina. Marcos anatômicos específicos são identificados e usados para medir certos espaços da via aérea e relações das estruturas esqueléticas. A anatomia do tecido mole também é examinada, embora cefalometria seja usada principalmente para avaliar a anatomia óssea. Numerosos investigadores demonstraram que certos padrões craniofaciais são comumente vistos em associação com SAOS. Entre as anormalidades mais comumente identificadas no paciente com SAOS estão (a) retrognatia, (b) espaço estreitado da via aérea posterior, (c) distância aumentada do plano mandibular ao osso hióide, (d) encurtamento da base anterior do crânio, e (e) palato mole aumentado. A análise da estrutura óssea da via aérea superior deu origem à teoria de que certas pessoas têm "estrutura craniofacial favorável" e toleram obesidade sem desenvolver apnéia do sono, enquanto pacientes com estrutura craniofacial desfavorável podem ter apnéia do sono na ausência de obesidade. Pacientes com oclusão dentária normal podem tolerar obesidade melhor que pacientes com retrognatia ou espaço pequeno da via aérea posterior.

Estudos Diagnósticos

Várias escalas de sono graduam a sonolência diurna e são usadas para determinar quais pacientes devem submeter-se à polissonografia. As duas escalas mais comumente usadas são a Escala de Sonolência de Epworth e a Escala de Sonolência de Stanford. Ambas são úteis na avaliação inicial de um paciente e podem ser usadas para monitorar sintomas dos pacientes enquanto eles estão recebendo tratamento, mas nenhuma das duas é capaz de predizer apnéia com grande certeza. A combinação de sintomas e características do paciente que poderia predizer quem necessita de uma polissonografia foi avaliada por muitos investigadores. A combinação de sonolência diurna, ronco habitual, apnéia observada e engasgos noturnos constituem um forte preditor de apnéia de sono clinicamente importante. Em um grupo de pacientes que se apresentaram para LAUP, 850 pacientes foram avaliados para determinar se sinais e sintomas clínicos poderiam predizer apnéia, possibilitando desse modo reduzir o número de pacientes encaminhados para polissonografia antes do procedimento ambulatorial. Os resultados de dois modelos de análise de regressão selecionaram IMC aumentado, apnéia observada, adormecer dirigindo, sexo masculino e idade aumentada como preditores importantes de apnéia de sono. Embora todos estes fatores sejam associados à SAOS, permanece não havendo um grupo estabelecido de sintomas ou características do paciente que possam incluir ou excluir apnéia de sono com certeza (7).

A testagem diagnóstica para SAOS varia desde o "padrão-ouro" da polissonografia assistida em um laboratório de sono a registros em fita da respiração noturna efetuados em casa pelo paciente. A polissonografia é um estudo abrangente usado para diagnosticar um amplo espectro de transtornos do sono. Variáveis do sono e cardiopulmonares são avaliadas extensamente durante a polissonografia. Em virtude dos atuais imperativos econômicos, alternativas menos caras mas eficazes têm sido procuradas avidamente. Algumas destas alternativas estão sendo usadas como aparelhos de triagem para apontar que pacientes necessitam avaliação em profundidade; outras estão sendo usadas para substituir a testagem em laboratório de sono convencional.

Aparelhos de Monitoramento Portáteis

O padrão-ouro atual para diagnosticar SAOS é a polissonografia (PSG) no laboratório assistida por técnico. Monitoramento portátil (MP) foi proposto como uma alternativa ao polissonograma padrão. As vantagens potenciais do MP são a conveniência para o clínico e o paciente, a disponibilidade de aparelhos, o custo mais baixo e menos perícia técnica necessária para estes estudos. Os aparelhos de monitoramento portáteis variam desde aparelhos que registram apenas um sinal, como oximetria, a aparelhos que registram tantos sinais quanto os de uma polissonografia assistida. Uma extensa revisão baseada em evidência do estado atual do MP para o diagnóstico da SAOS foi publicada recentemente (8). Além disto, com base nesta revisão, diretrizes atualizadas de prática clínica foram elaboradas e publicadas na revista *Sleep* em 2003 (9). Os monitores portáteis são divididos em três categorias: (1) tipo 2 – tem um mínimo de sete canais, inclusive EEG; (2) tipo 3 – tem um mínimo de quatro canais, com pelo menos dois canais de movimento respiratório; e (3) tipo 4 – tipicamente mede um ou dois parâmetros. A evidência para estas duas publicações foram baseadas em 49 artigos na literatura, revista por colegas da especialidade. A conclusão destes artigos é que há evidência insuficiente disponível para recomendar MP desacompanhado neste momento. MP assistido pode ser usado em circunstâncias selecionadas.

Entretanto, a oximetria (um aparelho de monitoramento tipo 4) pode ter um papel em combinação com outros testes para triar pacientes cirúrgicos para procedimentos palatais minimamente invasivos. Diversos estudos examinaram o papel da oximetria noturna como aparelho de triagem para SAOS grave. Dependendo dos parâmetros escolhidos, a oximetria pode ter uma sensibilidade tão alta quanto 100% e uma especificidade tão alta quanto 98%. Gyulay *et al.*, em 1993, sugerem que se a porcentagem de tempo passado com um nível de saturação de oxigênio abaixo de 90% for menos que 1% do tempo de sono, apnéia clinicamente grave está praticamente excluída.

Na população pediátrica, uma PSG não é efetuada rotineiramente. Os pais dos pacientes com hipertrofia tonsilar ou adenoidal são freqüentemente solicitados a registrar os sons respiratórios do seu filho dormindo. O registro é trazido ao médico, que ouve durante alguns minutos, e uma determinação é feita sobre se a respiração parece obstruída. A precisão destes registros, na melhor hipótese, permanece questionável. Todavia, o custo e a dificuldade de obter uma PSG devem ser balanceados com relação ao custo, morbidade e índice de sucesso de uma tonsilectomia e adenoidectomia nesta população.

Polissonografia

Um polissonograma padrão registra (a) um EEG; (b) um eletrooculograma; (c) um eletrocardiograma (ECG); (d) um eletromiograma (EMG), submentoniano e tibial anterior; (e) saturação da oxiemoglobina; (f) fluxo aéreo nasal ou oral; (g) movimento torácico/abdominal; (h) posição do corpo no sono; e (i) pressão arterial. Alguns laboratórios também registram a pressão esofágica para avaliar esforços respiratórios. Toda esta informação é revista e registrada em um relatório de estudo do sono. O relatório deve analisar (a) a latência do sono (tempo decorrido para adormecer); (b) a eficiência do sono (tempo de sono total/tempo na cama); (c) IDR; (d) tipos de distúrbios respiratórios bem como a duração média e máxima de cada tipo de evento; (e) arquitetura do sono; (f) volume e presença de ronco; (g) efeito da posição do corpo sobre os distúrbios respiratórios; (h) se os distúrbios respiratórios ocorrem mais freqüentemente em fases particulares do sono; e (i) número e gravidade dos eventos de dessaturação de oxigênio bem como a quantidade total de tempo com um nível anormal de saturação de oxigênio.

Muitas vezes, é difícil separar que informação é importante ao avaliar um paciente para um procedimento cirúrgico. Os fatores mais importantes freqüentemente citados nas publicações cirúrgicas são o IDR, a mais baixa SaO_2 da noite bem como o tempo com uma saturação de oxigênio abaixo de 88% e os achados ECG. Estes três parâmetros dão ao cirurgião uma boa imagem da gravidade da apnéia ao selecionar as opções de tratamento.

Também é importante saber que dois tipos de estudos podem ser realizados: noite inteira *versus* "split-night". Um estudo de noite inteira é um registro básico da noite inteira; nenhum tratamento é instituído. Freqüentemente citado como uma vantagem de um estudo de noite inteira em oposição a um estudo de "split-night", a duração do registro sem intervenção em um estudo de noite inteira permite uma reflexão mais precisa da gravidade da apnéia. Apnéia de sono freqüentemente é pior durante a segunda metade da noite. Assim, um estudo de "split-night" pode não avaliar com precisão a gravidade da apnéia, porque apenas 1 ou 2 horas no começo da noite são registradas antes que seja começada a pressão positiva contínua na via aérea (CPAP) nasal. Além disso, durante um estudo de noite inteira, todas as posições podem ser avaliadas adequadamente. Dados que sustentam os estudos de "split-night" demonstraram que o IDR na primeira parte da noite é preditivo da segunda metade da noite na maioria dos pacientes, e que a maioria dos pacientes pôde ser adequadamente titulada na primeira noite. Os dados contrários a um estudo de "split-night" mostram que a obediência à CPAP nasal é menor, e até um quarto dos pacientes necessitam reajuste das suas pressões de CPAP nasal depois de um estudo de "split-night".

Teste de Latência Múltipla do Sono

Um teste de latência múltipla do sono (TLMS), também chamado estudo de soneca, é usado para medir objetivamente a sonolência diurna. São dadas ao paciente quatro ou mais oportunidades de tirar uma soneca durante todo o dia a intervalos de 2 horas, e a latência para o início do sono e o sono REM é avaliada. Um TLMS não é necessário para diagnosticar SAOS. Este teste é mais comumente usado para documentar sonolência em um paciente com um polissonograma normal. Também foi usado por certas indústrias, como transportadoras rodoviárias e aviação, para documentar a sonolência diurna de um indivíduo.

AVALIAÇÃO MÉDICA PRÉ-OPERATÓRIA DOS PACIENTES COM SÍNDROME DE APNÉIA OBSTRUTIVA DO SONO

Uma vez que o diagnóstico de SAOS seja estabelecido, uma avaliação médica do paciente é obrigatória antes do planejamento de uma intervenção cirúrgica. Todos os fatores que podem predispor ou exacerbar a obstrução da via aérea superior que sejam corrigíveis devem ser estudados no período pré-operatório. Um exemplo seria perda de peso; mesmo uma perda moderada de 5 a 7,5 kg pode melhorar significativamente a gravidade da apnéia. Assim, fatores co-mórbidos, incluindo arritmias cardíacas, insuficiência cardíaca congestiva, hipertensão sistêmica, hipotireoidismo, obesidade e refluxo gastroesofágico exigem atenção, quer seja escolhido um plano de tratamento cirúrgico quer clínico.

Doença Cardiovascular

Doença cardiovascular (DCV) pode resultar da SAOS, ser exacerbada pela SAOS e ser melhorada quando é obtido tratamento para SAOS. Começando em 1995 e até 1998, uma coorte de 6.424 indivíduos de meia-idade e mais velhos, de outros estudos de DCV epidemiológicos em andamento, foi estudada para avaliar as conseqüências cardiovasculares da apnéia de sono. Este estudo multicêntrico de corte transversal é conhecido como *Sleep Heart Health Study* (SHHS) (10). Com base neste estudo abrangente, há um efeito modesto a moderado do distúrbio respiratório do sono leve sobre a DCV. Em outro estudo, Young *et al.* analisaram um subgrupo de participantes do SHHS e focalizaram a relação da hipertensão com o distúrbio respiratório do sono. Depois de controlar quanto aos confundidores (idade, sexo, índice de massa corpórea, outras medidas de adiposidade, ingestão de álcool e fumo), um IAH alto foi associado a maiores probabilidades de hipertensão (11). Doença cardiovascular é tão prevalente nos pacientes com distúrbio respiratório do sono moderado a grave que freqüentemente é necessária uma avaliação cardíaca completa, especialmente se for planejada uma intervenção cirúrgica. Hipertensão sistêmica foi encontrada em aproximadamente 50% dos pacientes com SAOS, hipertensão pulmonar foi encontrada em 10% a 20% e arritmias cardíacas também foram observadas freqüentemente nesta população. Liberação pré-operatória bem como acompanhamento pós-operatório também são recomendados. Depois do tratamento bem-sucedido, com pressão positiva nas vias aéreas ou intervenção cirúrgica, a pressão arterial pode diminuir e as medicações anti-hipertensivas podem necessitar serem ajustadas ou abolidas.

Hipotireoidismo e Acromegalia

Todos os pacientes recém-diagnosticados devem ser rotineiramente avaliados quanto a hipotireoidismo. Embora a incidência de hipotireoidismo em pacientes com apnéia de sono não esteja bem estabelecida, uma dosagem do hormônio tireoestimulante (TSH) é barata. Diversos estudos indicam que a reposição de tireoxina reverte a freqüência de apnéia independente de alterações no peso e na função pulmonar (12). A reposição com hormônio tireoidiano deve ser efetuada gradualmente e em combinação com tratamento da apnéia a fim de evitar complicações cardiovasculares. Outra doença endócrina que foi associada à apnéia do sono é a acromegalia. Acromegalia é muito menos comum que hipotireoidismo, assim a triagem de rotina não é recomendada. Se o paciente tiver notado aumento no tamanho das suas mãos ou pés, alterações na aparência facial ou outros sinais ou sintomas de acromegalia, uma avaliação está justificada. Em seguida ao tratamento para acromegalia, a gravidade da SAOS freqüentemente melhora. Assim, a maioria dos pacientes com acromegalia deve ser iniciada com CPAP nasal. Depois que a acromegalia foi tratada, está justificada uma repetição da polissonografia.

Obesidade

Obesidade não é um pré-requisito para SAOS, mas há uma alta prevalência de obesidade nesta população de pacientes. Obesidade é atualmente definida como um índice de massa corpórea (IMC) de 30 kg/m^2 ou mais.

O IMC é calculado dividindo-se o peso em quilogramas pelo quadrado da altura em metros. Há disponíveis gráficos convenientes para calcular o IMC; este deve ser registrado em cada visita do paciente. O padrão mais comum de obesidade em homens, obesidade central, é associado a doenças respiratórias. O padrão de ganho de peso visto nas mulheres, no qual o ganho é observado nas extremidades inferiores, não causa impacto sobre questões respiratórias tão significativamente quanto a obesidade central. O velho ditado da obesidade "em maçã" ou do tronco *versus* a obesidade "em pêra" do corpo inferior é importante ao avaliar o provável impacto da obesidade sobre o distúrbio respiratório do sono (DRS) do paciente.

Obesidade é um importante problema de saúde pública nos Estados Unidos. Dados de um levantamento de 4.115 homens e mulheres adultos como parte do National Health and Nutrition Examination Survey (NHANES: 1999–2000) revela que a prevalência de obesidade, IMC ≥ 30 kg/m², foi 30,5%. A prevalência de sobrepeso, IMC ≥ 25 kg/m², durante este período foi 64,5%. Estes são aumentos significantes quando comparados com dados obtidos no período do NHANES III de 1988 a 1994 (13). Ganho e perda moderados de peso nos pacientes com distúrbio respiratório do sono foram avaliados em pacientes inscritos no Wisconsin Sleep Cohort Study, um estudo prospectivo contínuo da história natural do DRS em adultos de meia-idade. Este estudo demonstrou que um ganho de peso de 10% predisse um aumento aproximado de 32% no IAH e uma perda de peso de 10% predisse uma diminuição de 26% no IAH. Esta é uma informação muito importante a compartilhar com os pacientes com DRS que necessitam perder peso. Muitos pacientes não percebem que uma alteração modesta do peso exerce impacto importante sobre a gravidade do DRS (14). Um peso "gatilho" é um conceito importante ao aconselhar pacientes com sobrepeso. Um exemplo seria um homem com 1,80 m de altura que pesa 90 kg e ronca mas não tem apnéia ou fadiga diurna. Se ele ganhar 9 kg, desenvolverá apnéia sintomática. Este ganho de peso de 10% poderia "disparar" sua apnéia. O paciente é então aconselhado a manter o seu peso em 90 kg ou menos. Baseando-se na estrutura esquelética e de tecidos moles da via aérea superior, um paciente com uma via aérea pequena desenvolverá DRS com um modesto ganho de peso, enquanto um paciente com uma grande via aérea superior pode ganhar uma quantidade importante de peso antes que desenvolva respiração obstrutiva.

Doença do Refluxo

Doença de refluxo ácido freqüentemente coexiste com distúrbio respiratório do sono. A obesidade predispõe os pacientes à doença do refluxo ácido bem como às pressões intratorácicas rapidamente mutáveis vistas durante a respiração obstruída. É razoável supor que todos os pacientes com DRS têm doença de refluxo ácido, salvo prova em contrário. Diagnóstico e tratamento da doença do refluxo são críticos devido à evidência de que esta doença pode piorar a gravidade da DRS. O refluxo é associado a um número aumentado de despertares, o que aumenta a sonolência diurna (15). Além disso, o brando edema faríngeo devido ao refluxo contribui ainda mais para a obstrução da via aérea superior. Steward examinou o uso de terapia com inibidor da bomba de prótons e precauções contra refluxo em pacientes com apnéia obstrutiva do sono leve a moderada. Depois de 3 meses de tratamento, uma melhora estatisticamente significante foi notada na sonolência diurna, sintomas de refluxo, despertares e ronco (baseando-se na avaliação do parceiro). Não foram observadas melhoras significantes no índice de apnéia, IAH, índice de ronco ou na intensidade relativa do ronco (16). Modificações do estilo de vida para reduzir o refluxo ácido, como diminuição ou eliminação da cafeína, fumo e álcool constituem uma sugestão razoável para todos os pacientes com distúrbio respiratório do sono.

TRATAMENTO

Indicações

Embora os clínicos em geral concordem sobre a definição da SAOS, a decisão real de tratar deve ser individualizada. Os fatores que necessitam ser levados em conta incluem a gravidade dos sinais e sintomas, a função cardiopulmonar subjacente do paciente e os resultados da polissonografia. Os pacientes assintomáticos freqüentemente são menos entusiásticos e menos obedientes que os pacientes com queixas diurnas. É discutível se os pacientes assintomáticos com apnéia leve devem ser tratados. De acordo com dados de resultados, um escore de IAH acima de 20 é associado a mortalidade aumentada; assim, a maioria dos médicos recomenda que mesmo os pacientes assintomáticos com estes achados devem ser tratados. Além disso, na presença de fatores de risco de doença cardíaca, como fumar cigarros, hipertensão ou um nível elevado de colesterol, os pacientes mesmo com apnéia leve podem beneficiar-se com o tratamento. A decisão de tratar apnéia leve deve ser baseada no efeito da SAOS sobre o funcionamento diurno e a função cardiopulmonar básica, em vez de no número real de eventos respiratórios anormais encontrado na polissonografia. Todos os pacientes com apnéia moderada ou grave devem ser tratados independentemente dos seus sintomas.

Evidentemente, a decisão de tratar também deve levar em conta as opções disponíveis e os riscos envolvidos no tratamento. Se a opção de tratamento for associada a uma taxa mínima de complicações, pode ser razoável efetuá-la mesmo em pacientes levemente apnéicos ou pacientes com ronco primário, por exemplo, em um paciente que se apresenta para tratamento de ronco e no qual se observa, à avaliação, que ele tem SAOS leve. Este paciente é assintomático no que concerne à apnéia. Neste paciente, pode ser razoável nenhum tratamento ou apenas tratamento para o ronco, o que pode ou não alterar a apnéia. Se a queixa de apresentação do paciente for fadiga diurna ou se ele ou ela tiver fatores de risco para doença cardíaca, o tratamento da apnéia é necessário.

Tratamento Não-Cirúrgico

Tratamento Comportamental

As opções de tratamento comportamental para pacientes com ronco e SAOS são razoáveis para considerar na maioria dos pacientes. Perda de peso, evitar álcool e medicações que causam sedação, e eliminação do tabaco e cafeína da rotina da pessoa são todos reconhecidos como benéficos ao tratamento destes transtornos. Apesar da eficácia a longo prazo da perda de peso, comumente se reconhece que a manutenção em longo prazo da perda de peso é precária. Por esta razão, tratamento comportamental deve ser considerado tratamento adjuvante enquanto são iniciadas opções de tratamento efetivo mais imediato. Muitos pacientes se beneficiam com uma período de 1 a 3 meses de terapia com CPAP combinada com perda de peso ou eliminação de hábitos exacerbadores, ou ambos, em preparação para um procedimento cirúrgico. Este cenário permite ao paciente uma possibilidade de começar a mudança de hábitos enquanto está sendo tratado. Além disso, o paciente freqüentemente está bastante motivado no período pré-operatório e aceitará a máscara nasal de CPAP mais facilmente.

Aparelhos de Pressão Positiva nas Vias Aéreas

O tratamento não cirúrgico dos pacientes com DRS começa tipicamente com uma experiência com um aparelho de pressão positiva nas vias aéreas (PAP) (Fig. 30.4). "Quando em dúvida, pressurizar o focinho" é uma afirmativa cômica que captura a filosofia da maioria dos médicos que tratam pacientes com DRS. Os aparelhos de PAP são eficazes; isto é, se o paciente usar o seu aparelho de PAP à noite, o aparelho reduz ou elimina a respiração obstruída. Há muitos tipos diferentes de aparelhos, máscaras e umidificadores disponíveis hoje em dia. CPAP é o aparelho mais comumente usado. Se um paciente não puder tolerar CPAP, pressão positiva em dois níveis nas vias aéreas (BiPAP) freqüentemente é o aparelho seguinte que é sugerido. BiPAP fornece a pressão positiva em duas pressões fixas diferentes; uma pressão inspiratória mais alta e uma pressão expiratória mais baixa. Um aparelho relativamente novo é PAP autotitulada (APAP), que ajusta continuamente a pressão, conforme necessário, para manter a desobstrução da via aérea.

Os aparelhos de pressão positiva são úteis, mas nem sempre são eficazes para tratar DRS. Os aparelhos de PAP só são efetivos quando usados regularmente na maior parte da noite durante a vida inteira do paciente. Pacientes jovens, pacientes com doença leve, pacientes assintomáticos e pacientes com obstrução nasal importante brigam com os aparelhos de PAP. Estes pacientes muitas vezes se apresentam para uma avaliação cirúrgica.

Aparelhos Orais

Um aparelho oral é o termo genérico para qualquer aparelho inserido na boca à noite com a finalidade de alterar a posição da mandíbula ou da língua para aliviar ronco ou apnéia de sono. Essencialmente há duas categorias de aparelhos orais. Um destina-se a avançar a mandíbula, conhecido como aparelho de avanço mandibular (MAD). O outro mantém a língua em uma posição anterior durante o sono por meio de pressão negativa em um bulbo plástico e é conhecido como aparelho de retenção da língua (TRD). No artigo de revisão e no trabalho sobre parâmetros de prática publicados pela ASDA sobre aparelhos dentários, constatou-se que o ronco foi melhorado em quase todos os pacientes e eliminado em 50% dos pacientes com o uso de aparelhos orais. Embora a maioria dos estudos tenha obtido dados subjetivos dos pacientes ou parceiros de cama, um estudo documentou objetivamente a melhora do ronco com um MAD. Os dados sobre a adesão a longo prazo são limitados, mas em três trabalhos nos quais a adesão foi analisada, a faixa foi de 100% a 52%, e alguns pacientes tiveram acompanhamento durante mais de 3 anos. Esta revisão pela ASDA conclui que os aparelhos orais são uma opção útil de tratamento nos pacientes que roncam. Os aparelhos de avanço mandibular são particularmente úteis em pacientes retrognáticos magros que não estejam interessados em cirurgia esquelética.

Aparelhos de Posicionamento

As opções de tratamento não-cirúrgico para ronco e SAOS podem incluir aparelhos de posicionamento. Está bem estabelecido que o ronco freqüentemente é menos grave se o paciente deitar em qualquer posição exceto a supina. Há muitos tipos diferentes de aparelhos posicionais; o mais popular é uma camiseta com bolas de tênis costuradas em um bolso nas costas, o que impede o paciente de dormir de costas.

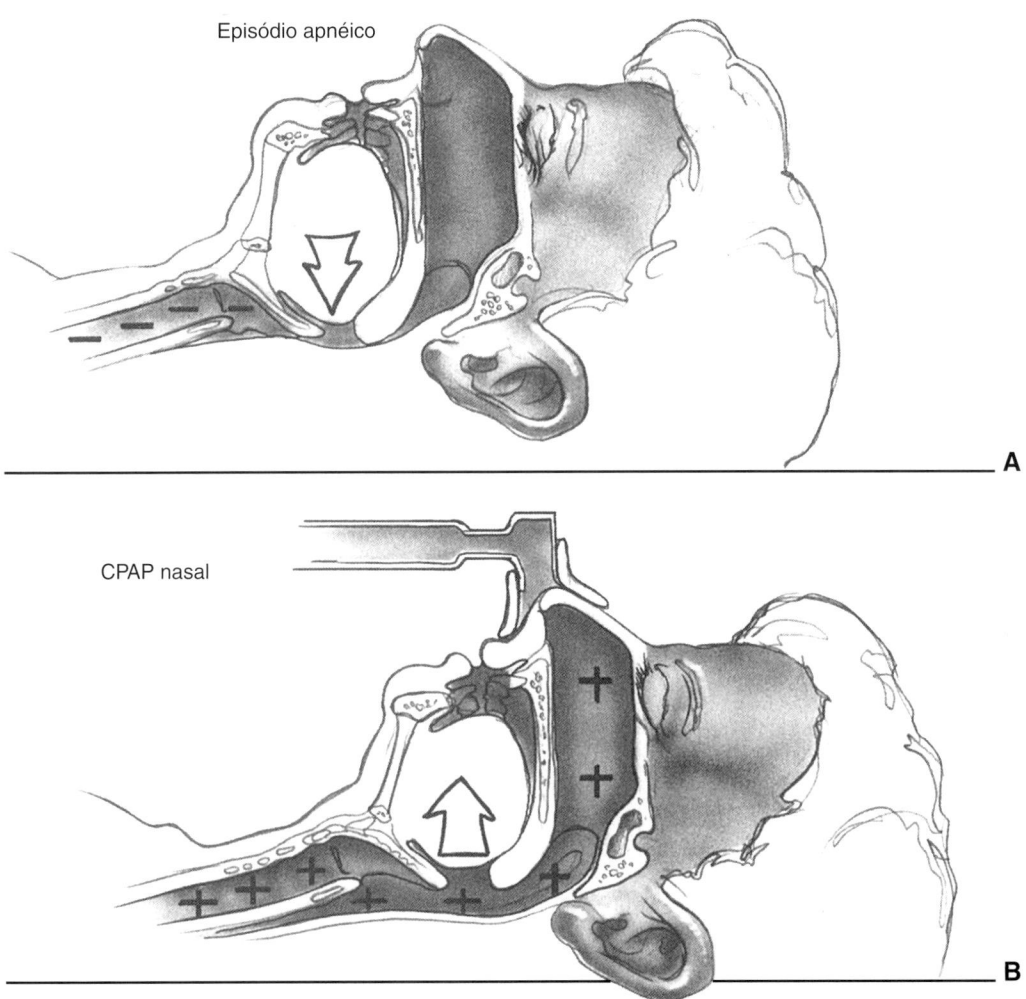

Figura 30.4

Pressão positiva contínua nas vias aéreas (CPAP) por máscara nasal. **A:** A pressão negativa associada ao esforço inspiratório resulta em colapso no nível do palato mole e na base da língua (*seta*). **B:** Com aplicação de uma quantidade certa de PAP, a via aérea permanece aberta.

Tratamento Cirúrgico do Ronco

O tratamento cirúrgico do ronco continua a evoluir para satisfazer à demanda cada vez maior de resultados mais simples, menos invasivos, menos dolorosos e mais duráveis. A uvulopalatofaringoplastia (UPFP) foi o primeiro procedimento palatal para o tratamento do ronco. O Dr. Ikematsu realizou o primeiro procedimento nos anos 1950 em uma mulher jovem que tinha ronco socialmente intolerável. Até fins dos anos 1980, este foi o único procedimento disponível para tratar ronco palatal. Uma UPFP exige uma anestesia geral, é associada a uma recuperação dolorosa, e tem uma pequena mas significante taxa de complicações (Fig. 30.5). Muito poucos pacientes submeteram-se à UPFP por um diagnóstico de ronco benigno. Em 1987, LAUP foi realizada pelo Dr. Kamami em Paris, França, como primeiro procedimento alternativo à UPFP. As vantagens da LAUP sobre a UPFP foram: (1) LAUP podia ser realizada sob anestesia local em um contexto de consultório, (2) LAUP era muito menos cara e (3) LAUP tem uma incidência e nível de gravidade mais baixos de complicações. LAUP veio para os Estados Unidos em 1993 e rapidamente se tornou popular. LAUP estava sendo realizada pela maioria dos otorrinolaringologistas, todavia não tinham sido estabelecidas diretrizes clínicas. A American Academy of Sleep Medicine (AASM) considerou que eram necessários parâmetros de prática, e o primeiro relatório de parâmetros de prática foi publicado em 1994 e atualizado em 2000.

Entretanto, a importante dor pós-operatória associada à LAUP desencorajou muitos pacientes de completar a série de tratamento necessária para obter sucesso. O procedimento seguinte a se tornar disponível foi a ablação de tecido do palato com radiofreqüência (RF). Esta foi introduzida em 1997 pelo Dr. Powell como um procedimento menos invasivo e mais tolerá-

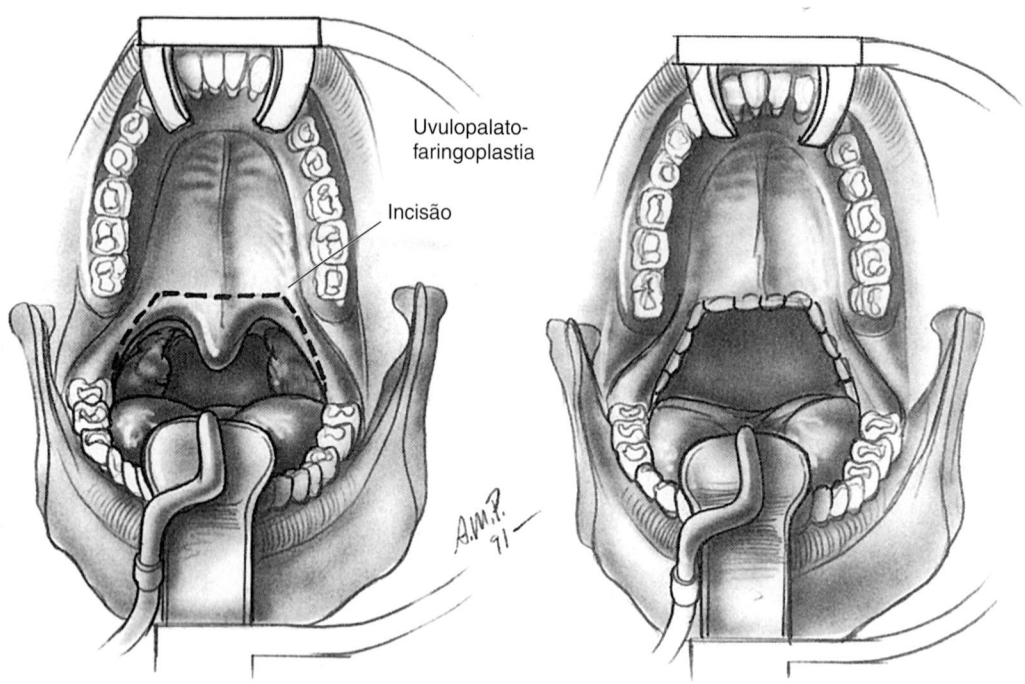

Figura 30.5
Uvulopalatofaringoplastia. A ressecção do palato é usualmente distal à depressão ou sulco natural que marca onde o palato mole se aproxima da parede faríngea posterior. Uma excisão palatal em forma de caixa, com remoção de tecido acima do pólo superior da tonsila, resulta em uma maior tendência a aumentar a via aérea orofaríngea pelo desvio anterior do palato mole suturado.

vel para o tratamento do ronco (17). RF do palato também é um procedimento por tempos que pode ser efetuado sob anestesia local no consultório. Em um estudo prospectivo multicêntrico não randomizado de 113 pacientes tratados de ronco, o protocolo de lesão múltipla foi julgado mais bem-sucedido (18). Entretanto, um estudo de acompanhamento de longo prazo observou que a taxa de recaída aos 14 meses foi 29% (19). Em seguida, os Drs. Brietzke e Mair (20) introduziram um procedimento simples, custo-efetivo, chamado roncoplastia. Este procedimento tipicamente requer duas sessões, é barato e bem tolerado. As desvantagens são que o agente esclerosante é difícil de obter e não é aprovado pela FDA para esta indicação. O avanço mais recente no tratamento do ronco é o desenvolvimento de implantes de palato mole. Este é o primeiro procedimento cirúrgico reversível, não destrutivo, disponível para tratar ronco. Os estudos preliminares indicaram que é um procedimento promissor. Uma breve descrição dos aspectos técnicos de cada procedimento será revista.

Uvulopalatoplastia Assistida por Laser

LAUP é geralmente realizada no consultório médico com anestesia local. Lidocaína com epinefrina é injetada acima da base da úvula e 1 cm lateral à linha mediana na porção interior do palato mole. Incisões verticais bilaterais são feitas no palato mole, seguidas pela vaporização parcial da úvula com um *laser* de CO_2 (Fig. 30.6). Há numerosas técnicas e modificações deste procedimento. Cada paciente necessita entre um e cinco procedimentos com *laser*, espaçados por aproximadamente um mês, para completar o tratamento.

Ablação de Tecido do Palato com Radiofreqüência

RF do palato mole é um procedimento realizado em vários tempos que é executado no consultório médico com anestesia local. Uma vez que o anestésico local tenha obtido efeito, energia de RF é aplicada no palato mole com um eletrodo de agulha de RF calibre 22. O gerador modula automaticamente a energia aplicada, para manter a temperatura do alvo em 80°C a 90°C (Somnus Medical Technologies Ltd.). A maioria dos pacientes atualmente é tratada com três doses de energia, uma mediana e duas paramedianas, em cada sessão de tratamento. A agulha é introduzida no músculo do palato mole com o ponto de entrada sendo próximo da junção com o palato duro. A porção ativa do eletrodo não deve estender-se adentro da base da úvula ou à margem livre do palato mole. A maioria dos pacientes necessita três a cinco sessões de tratamento. Terris *et al.* publicaram uma experiência randomizada prospectiva de LAUP *vs.* RF. A conclusão deste estudo com 20 pacientes diagnosticados com DRS leve foi que os pacientes

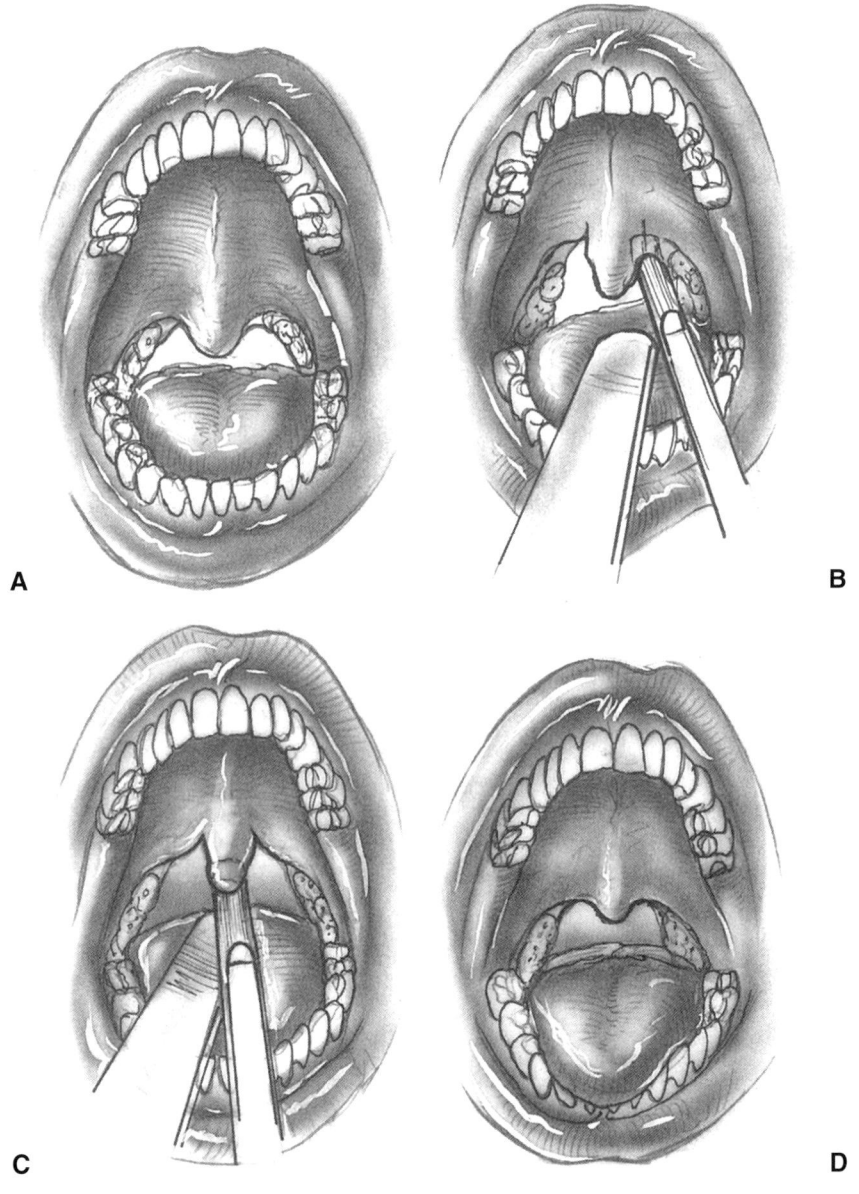

Figura 30.6
Uvuloplastia assistida por *laser*. **A:** Exame pré-operatório. **B:** São criadas trincheiras verticais. **C:** Ablação da úvula. **D:** Exame pós-operatório subseqüente a uma sessão de LAUP.

tratados com LAUP alcançaram 86% de resolução satisfatória do seu ronco e 60% dos pacientes de RF obtiveram os mesmo resultados (21).

Roncoplastia

A roncoplastia é executada no consultório com anestesia local. Na descrição inicial, 2,0 mL de tetradecil sulfato de sódio 1% ou 3% são injetados na linha mediana do palato mole. Outros agentes esclerosantes também foram usados. O plano desejado de injeção é submucoso, criando uma bolha clara de líquido na linha mediana do palato mole. Se injeções repetidas forem necessárias, as áreas laterais do palato mole são tratadas 6 semanas ou mais depois do procedimento inicial.

Implantes de Pilares no Palato Mole

Os implantes no palato mole são colocados em consultório com anestesia local. Um antibiótico pré-operatório é fortemente recomendado, porque os implantes são um corpo estranho. Este é um procedimento único no qual três implantes Pillar® de poliéster trançado de 18 mm são inseridos no músculo do palato mole. Primeiro, aproximadamente 2 mL de anestésico local são injetados no palato mole, começando na junção com o palato duro e estendendo-se 2 cm pelo palato. A seguir, o implante da linha mediana é colocado inserindo-se o sistema de aplicação imediatamente abaixo da junção com o palato duro, até que o implante esteja corretamente colocado e então o implante é liberado e a ferramenta de aplicação é removida. Os dois implantes laterais são colocados a 2 mm para cada lado do implante mediano. As ferramentas de aplicação são descartáveis e nenhum equipamento especial é necessário para efetuar este procedimento.

Cirurgia Nasal

Cirurgia nasal, septoplastia ou redução de conchas é efetuada em pacientes com obstrução nasal e freqüentemente se associa com redução ou eliminação do ronco. Um terço dos pacientes submetidos a correção cirúrgica de obstrução nasal relatam uma melhora no seu ronco. Um novo avanço no tratamento da obstrução nasal é RF das conchas inferiores. Este procedimento pode ser realizado com anestesia local no consultório, enquanto uma septoplastia é um procedimento mais complicado. Uma vantagem da RF das conchas inferiores *versus* outras formas de redução de conchas é a formação mínima de crostas vista com esta tecnologia (22).

As taxas de resposta, custos, estrutura anatômica, recuperação e taxas de complicação são, todas, fatores importantes que devem ser avaliados antes de recomendar um procedimento para ronco (Tabela 30.4). As taxas de sucesso em curto prazo são tipicamente na faixa de 70% a 90%, entretanto os resultados em longo prazo freqüentemente diminuem significativamente. Em uma publicação que marcou época, Levin e Becker em 1994 demonstraram que mesmo que os resultados iniciais da UPFP tenham sido 87% na sua série no que concerne à redução bem-sucedida do ronco, depois de 12 meses a taxa de sucesso diminuiu para 46%.

Tratamento Cirúrgico da Síndrome da Apnéia Obstrutiva do Sono

Tratamento cirúrgico é uma opção importante, e em muitos casos a melhor opção, para os pacientes com SAOS. Certamente, CPAP ou BiPAP nasal são eficazes; entretanto, permanece a preocupação de que a adesão a longo prazo não é obtida em até 75% dos pacientes que usam este aparelho. Adesão não é um problema nos pacientes tratados cirurgicamente. Os pacientes jovens e pacientes com apnéia leve ou moderada tendem muito mais a recusar CPAP ou BiPAP nasal e a preferir tratamento cirúrgico.

Ao considerar o tratamento cirúrgico para um paciente com SAOS, é importante lembrar que poucos destes pacientes têm sítio obstrutivo definido. Ocasionalmente, um paciente apresentar-se-á com apenas hipertrofia tonsilar maciça e será curado pela tonsilectomia. Mais comumente, os pacientes com SAOS têm anatomia desproporcionada. Assim, cirurgia é efetuada para alterar a anatomia de uma maneira favorável.

Em geral, o aumento dos espaços retropalatal, retrolingual ou ambos os espaços aéreos melhorará o fluxo de ar. Certos procedimentos modificam estruturas de tecidos moles e outros alteram a anatomia esquelética. Estes procedimentos podem ser realizados individual, sincronizada ou seqüencialmente, dependendo de muitos fatores.

Presentemente cinco categorias de procedimentos podem ser executadas para aumentar a via aérea superior nos pacientes apnéicos: (a) cirurgia nasal, (b) cirurgia palatal com ou sem tonsilectomia, (c) cirurgia de redução da base da língua, (d) cirurgia maxilomandibular, e (e) traqueotomia. Cada uma destas categorias de procedimentos cirúrgicos pode ser usada, dependendo dos achados anatômicos no paciente, para aliviar parcial ou completamente a obstrução do fluxo aéreo. Melhora fracionária pode oferecer importantes benefícios de saúde aos pacientes. Por exemplo, uma septoplastia ou polipectomia basal pode permitir que um paciente tolere CPAP nasal ou reduzir o nível de apnéia a ponto de um aparelho dentário ou posicional poder ser tudo que é necessário para livrar o paciente da apnéia (Tabela 30.5).

Manejo Anestésico

Os pacientes com SAOS representam um desafio importante para o anestesiologista. O tratamento deste tipo de paciente começa quando um procedimento cirúrgico é escolhido. Muitos pacientes apnéicos com apnéia moderada ou grave necessitam uma avaliação cardíaca pré-cirúrgica. Deve-se pedir aos pacientes para permanecerem com CPAP nasal até o dia da cirurgia. Se um paciente tem apnéia grave e recusou CPAP no passado, seria de grande benefício convencer o paciente a usar este aparelho durante 1 mês antes da cirurgia. Os apnéicos que não estão usando CPAP têm mais edema das vias aéreas, podem ter insuficiência cardíaca leve com retenção de líquido, e têm uma tendência maior a desenvolver edema pulmonar pós-obstrução por causa do alívio agudo da obstrução. O paciente também deve ser incentivado a deixar de fumar e fazer uma tentativa final de perder peso em um mês ou dois antes da cirurgia.

Os pacientes com SAOS são considerados casos de via aérea difícil porque muitos deles são retrognatas, com resultante macroglossia relativa devida a uma pequena cavidade oral, têm acentuada redundância de tecido mole faríngeo e são obesos. Quando a via aérea de um paciente é julgada difícil e é prevista uma intubação com o paciente acordado, explicar este procedimento ao paciente com antecedência ajuda a preparar o paciente mentalmente. Finalmente, antes da cirurgia, absolutamente todos, inclusive o paciente, devem estar conscientes de que nenhuma sedação pré-opera-

TABELA 30.4 — TRATAMENTO: RONCO PRIMÁRIO

Ronco

Todos os pacientes aconselhados a
1. Perder peso se possível
2. Eliminar álcool, fumo, cafeína e sedativos
3. Posição durante o sono — elevar cabeceira da cama; dormir de lado
4. Tratar clinicamente refluxo esofágico, sinusite, pólipos nasais

Se o ronco persistir

Aparelho Oral	Cirurgia		
Ronco persiste	*Palato alongado/via aérea nasal normal*	*Palato normal/ obstrução nasal*	*Palato alongado/ obstrução nasal*
Cirurgia	Procedimento palatal[a]	Septoplastia/redução de conchas	Teste com *spray* nasal descongestionante (−)　　　(+) Procedimento palatal　Septoplastia/redução de conchas
	Ronco persiste/recidiva Revisão de procedimento palatal ou um procedimento palatal diferente ou um aparelho oral	*Ronco persiste/recidiva* Procedimento palatal	*Ronco persiste/recidiva* Septoplastia/redução de conchas 　Procedimento palatal
		Ronco persiste/recidiva Revisão de procedimento palatal ou aparelho oral ou reavaliar obstrução nasal	Ronco persiste/recidiva Aparelho oral/revisão de procedimento palatal ou reavaliar obstrução nasal

[a]Procedimento palatal: LAUP, implantes palatais ou RF do palato.

---

tória é permitida. O paciente deve estar na sala de operações, que é preparada para uma emergência da via aérea, e o anestesiologista e o cirurgião devem estar presentes antes de a sedação ser iniciada. Ventilação a jato, uma bandeja de traqueotomia e cânulas orais/nasais devem estar facilmente disponíveis na sala de operações.

TABELA 30.5 — TRATAMENTO: APNÉIA OBSTRUTIVA DO SONO

Tratamento não-cirúrgico
- Perda de peso
- Evitação de álcool, sedativos e fumo
- Pressão positiva nasal contínua ou em dois níveis nas vias aéreas
- Aparelhos orais ou nasais
- Aparelhos posicionais

Tratamento cirúrgico
- Procedimentos nasais
- Procedimentos palatais, tonsilectomia
- Procedimentos de redução da base da língua
- Procedimentos maxilofaciais
- Traqueotomia

O advento da laringoscopia de fibra óptica melhorou dramaticamente o manejo da via aérea nos pacientes com SAOS. Além disso, a ventilação a jato de alta freqüência transtraqueal é um aparelho valioso que pode ser usado para controlar a via aérea quando necessário. Evidentemente, o fator mais importante é um anestesiologista perito que deseja trabalhar com a equipe cirúrgica. O cirurgião deve ser educado quanto às escolhas anestésicas que são preferíveis em pacientes apnéicos, a técnica de intubação fibroscópica com colocação transtraqueal de anestesia local, bem como as fases de imersão da anestesia, de modo a que o paciente não seja extubado prematuramente. A maioria dos pacientes apnéicos são obesos e têm esvaziamento gástrico retardado bem como refluxo; assim, o estômago deve ser esvaziado antes da extubação. Em última análise, se a via aérea for perdida, uma cricotireotomia ou traqueotomia necessitaria ser realizada. Esta não é tarefa pequena em um paciente sem reserva pulmonar e com pescoço obeso. Assim, ênfase tremenda deve ser colocada em uma intubação segura, garantida. A maioria das emergências da via aérea ocorrem pós-operatoriamente e podem ser fatais. Evitar uso intra-operatório de opiáceos, uso de esteróides perioperatórios em altas doses, extubação apenas quando o paciente está bem acordado com bom tônus muscular, e efetuar uma traqueotomia temporária antes da extubação quando a via aérea for julgada instável ou a intubação foi difícil, são métodos que ajudarão a tornar mais segura a extubação.

Finalmente, o paciente deve ser estreitamente observado na sala de recuperação durante um mínimo de 1 a 2 horas. O paciente deve ter a cabeceira do leito elevada 60° ou mais e ter oximetria de pulso contínua; uma cânula nasal pode ser de grande benefício em seguida à cirurgia. Opiáceos e altas concentrações de oxigênio devem ser mantidos em um mínimo para evitar redução do impulso respiratório. O paciente também deve ser vigiado cuidadosamente quanto ao desenvolvimento de edema pulmonar pós-operatório nas primeiras horas subseqüentes à cirurgia. A maioria dos pacientes necessita monitoramento estreito em uma unidade de terapia intensiva ou leito monitorizado durante pelo menos 24 horas. O nível de observação depende da condição médica e da gravidade da apnéia pré-operatórias do paciente, dos procedimentos cirúrgicos efetuados e do nível de supervisão da enfermagem na área onde o paciente se recupera (Tabela 30.6). Pós-operatoriamente, CPAP nasal é muito útil se tamponamento nasal não for necessário. O emprego de CPAP nasal no período pós-operatório imediato ajudará a reduzir o edema da via aérea superior, mas ele pode ser irritante; assim, seu uso deve ser individualizado.

Cirurgia Nasal

A relação entre obstrução nasal e distúrbio respiratório do sono permanece não esclarecida. Como princípio geral, sabe-se que resistência nasal elevada aumenta a colapsabilidade da faringe. Diversos estudos observaram que tamponamento nasal se associa com hipoxemia. Mortes foram relatadas em pacientes que receberam tamponamento nasal. Um tema comum nestas publicações é que há também considerável variabilidade na resposta à oclusão nasal. Assim, parece que a obstrução nasal induzida é associada a fragmentação do sono, privação de sono, esforço respiratório aumentado, hipopnéias e apnéia obstrutivas em certos pacientes (Tabela 30.7). A cirurgia nasal encontrou sucesso limitado em aliviar os eventos respiratórios do sono. Series *et al.* em 1992 estudaram 14 pacientes com SAOS com PSGs pré-operatórias e pós-operatórias depois de se submeterem à correção cirúrgica de obstrução nasal. O resultado deste estudo demonstrou que embora a resistência nasal fosse significativamente reduzida depois da cirurgia e o tempo de sono REM fosse aumentado, não houve alterações significativas no IAH, no tempo total de apnéia ou na gravidade das dessaturações. A cirurgia nasal nesta série permitiu que metade dos pacientes que tinham sido intolerantes à CPAP antes da cirurgia se tornassem usuários bem-sucedidos após correção da sua obstrução nasal.

Cirurgia Palatal

Três tipos de cirurgia palatal são efetuados para SAOS: UPFP, uvulopalatoplastia e faringoplastia de avanço transpalatal. UPFP é o procedimento cirúrgico mais comumente efetuado para SAOS. O candidato ideal a UPFP tem colapso retropalatal isolado e os pacientes com apnéia menos grave respondem mais favoravelmente à UPFP que os pacientes com apnéia grave. Sher *et al.* publicaram uma revisão abrangente da literatura sobre UPFP. Muitas conclusões foram tiradas nesta revisão, sendo mais comumente citada e com sucesso global da UPFP de 41%. Esta taxa de sucesso é a de "todos os que chegaram", mas se os pacientes receberem uma tonsilectomia simultânea, tiverem apenas colapso retropalatal ou estiverem perto de um peso corporal

TABELA 30.6 — EMERGÊNCIAS
TRATAMENTO CIRÚRGICO DA APNÉIA DO SONO

Emergências na sala de operações
  Sedação pré-operatória resultando em obstrução da via aérea
  Incapacidade de intubar com obstrução da via aérea
  Extubação prematura com obstrução da via aérea
Emergências na sala de recuperação ou no período pós-operatório
  Obstrução da via aérea devida à sedação excessiva
  Edema pulmonar pós-operatório
  Sangramento pós-operatório
  Enfisema subcutâneo, pneumomediastino, pneumotórax pós-operatórios

TABELA 30.7 — COMPLICAÇÕES
PROCEDIMENTOS CIRÚRGICOS PARA APNÉIA DO SONO

Procedimento	Complicações
Uvulopalatoplastia assistida por *laser*	Sensação de corpo estranho
Uvulopalatofaringoplastia	Sensação de corpo estranho Insuficiência velofaríngea, estenose nasofaríngea
Septoplastia/redução de conchas	Perfuração septal
Ablação de tecido da língua por radiofreqüência	Infecção, hematoma, paralisia de nervo
Suspensão da base da língua	Sialadenite, disfagia, extrusão
Avanço do genioglosso com miotomia hióidea	Fratura mandibular, anestesia dos incisivos, disfagia

normal, uma UPFP tem uma taxa de sucesso muito mais alta.

As contra-indicações à execução de UPFP incluem insuficiência velofaríngea, uma fenda palatina submucosa e pacientes que têm considerações especiais de voz ou deglutição. As complicações associadas à UPFP incluem sangramento, insuficiência velofaríngea, alteração de voz, sensação de corpo estranho faríngeo, estenose nasofaríngea, angústia respiratória e morte. Finalmente, como a UPFP é efetuada na sala de operações e os pacientes necessitam hospitalização, o custo é significativamente mais alto que os procedimentos de uvulopalatoplastia. Embora a UPFP tenha uma taxa de eficácia semelhante, custe significativamente mais e associe-se a complicações mais importantes que os procedimentos de uvulopalatoplastia, a UPFP ainda é preferível ou necessária em muitos pacientes. Procedimentos de uvulopalatoplastia podem ser efetuados apenas em pacientes que têm níveis aproximadamente normais de oxigênio documentados pela polissonografia. Assim, muitos pacientes são excluídos dos procedimentos de uvulopalatoplastia ambulatoriais com base nisto. Por outro lado, os pacientes com acentuada hipertrofia tonsilar ou rugas verticais proeminentes na parede faríngea posterior devem ser submetidos a UPFP. Finalmente, os pacientes com um reflexo faríngeo forte geralmente necessitam UPFP.

A uvulopalatoplastia é um procedimento ambulatorial que é executado mais comumente com um *laser* (LAUP). Outros métodos incluem o uso de eletrocautério ou bisturi frio. LAUP geralmente requer múltiplas sessões, enquanto outros procedimentos de uvulopalatoplastia podem ser efetuados em uma única fase. A uvulopalatoplastia lida apenas com tecido redundante do palato mole e da úvula, enquanto a UPFP lida com estas estruturas bem como as paredes faríngeas laterais e as tonsilas. Inicialmente, a uvulopalatoplastia foi introduzida para o tratamento do ronco e agora está começando a ser usada em pacientes que têm SAOS. Mickelson (23) descreveu 13 pacientes com SAOS tratados com LAUP; a taxa de resposta foi 53,8%. Walker *et al.* (24) avaliaram 38 pacientes com SAOS tratados com LAUP e relataram uma taxa de resposta de 47,4%. Uma resposta foi definida como uma redução acima de 50% no IDR em todos os três estudos. Se a definição de um resultado cirúrgico bem-sucedido for um IDR de menos de 20 eventos por hora, então no estudo de Walker a taxa de resposta à LAUP foi 65,8%. A maioria dos pacientes que se submetem à LAUP tem apnéia leve; assim, seu IDR pré-tratamento freqüentemente é mais baixo que 20 eventos por hora, o mesmo número usado para definir sucesso. Usando os mais estritos critérios de sucesso, IDR pós-operatório abaixo de 20 e uma redução maior que 50% no IDR pós-operatório, a taxa de resposta dos pacientes com SAOS tratados com LAUP foi 44,7% no estudo de Walker. Os dados de resultado da LAUP relatados por Walker compararam-se favoravelmente com os dados de UPFP (taxa de resposta 44,7% da LAUP *versus* taxa de resposta de 40,7% da UPFP). Um relatório recente indica que a resposta à UPFP para SAOS diminui progressivamente ao longo dos anos. Também foi observado que UPFP em combinação com tonsilectomia foi mais eficaz que UPFP isoladamente (25).

A avaliação e a seleção dos pacientes são críticas para um resultado bem-sucedido e segurança nos pacientes submetidos a LAUP. Os parâmetros de prática da LAUP sugerem que todos os pacientes façam testagem objetiva antes do tratamento; um estudo pós-operatório também é necessário. LAUP pode ser oferecida como alternativa à UPFP se a polissonografia demonstrar um IDR de menos de 20 eventos por hora de sono e se a mais baixa saturação de oxigênio não for abaixo de 85%. Se a apnéia for mais grave e o paciente preferir tratamento com LAUP em vez de UPFP, então o paciente deve ser um usuário regular de CPAP nasal com uma titulação polissonográfica recente. LAUP é contra-indicada em pacientes que têm um reflexo faríngeo hiperativo, retrognatia mandibular com macroglossia relativa, insuficiência velofaríngea, um distúrbio hemorrágico ou uma fenda palatina submucosa. As complicações incluem pequeno sangramento, candidíase oral e insuficiência velofaríngea temporária. As taxas de sangramento são baixas (1% a 3%) e nenhum caso de insuficiência velofaríngea permanente, estenose nasofaríngea, comprometimento da via aérea ou morte foi relatado até hoje (26).

Uma faringoplastia de avanço transpalatal é um procedimento de avanço palatal que pode ser efetuado depois de falha de UPFP ou em conjunção com UPFP. Esta conduta combina uma UPFP conservadora com avanço do palato mole na junção dos palatos duro e mole. O avanço é efetuado removendo-se uma porção do palato duro posterior e suspendendo o palato mole anteriormente. Woodson e Toohil em 1993 relataram um total de 11 pacientes, seis dos quais receberam apenas um avanço transpalatal. A taxa de resposta, definida como um IDR de menos de 20 eventos por hora, é 67% nos pacientes que se submeteram a este procedimento. As complicações incluíram uma fístula oronasal, necrose de retalho e deiscência da ferida. Os investigadores observaram que os pacientes que podem necessitar fazer um avanço bimaxilar não devem submeter-se a este procedimento por causa de preocupações com o suprimento sanguíneo do palato. O papel deste procedimento no tratamento de pacientes com SAOS necessita estudo adicional.

Cirurgia da Língua

Uma variedade de procedimentos foram desenvolvidos para lidar com a obstrução no nível da base da língua (espaço retrolingual): tonsilectomia lingual, glossectomia mediana a *laser* (GML), linguoplastia, RF da língua e uma sutura de suspensão da base da língua. Glossectomia mediana a *laser* e linguoplastia, uma modificação da GML, raramente são efetuadas neste momento devido à importante morbidade destes procedimentos. Atualmente, RF da língua ou uma sutura de suspensão da base da língua são os dois procedimentos utilizados.

A ablação de tecido por radiofreqüência da língua é um procedimento menos invasivo que pode ser realizado na sala de operações bem como no consultório. Um eletrodo de agulha é colocado dentro do músculo da língua em múltiplas localizações e é aplicada energia. A maioria dos pacientes necessita sessões de tratamento em múltiplos tempos. Li *et al.* (27) relataram resultados a longo prazo sobre os 18 pacientes tratados com RF da língua. O número médio de sessões de tratamento foi 5,5 por paciente; o número total médio de joules administrados por paciente foi aproximadamente 8.500 J. Eles concluíram que o sucesso inicial pode reduzir-se com o tempo; a recidiva a longo prazo foi vista principalmente no índice de hipopnéia, não no índice de apnéia ou escalas de qualidade de vida. As complicações incluíram formação de abscesso que exigiu drenagem e uma traqueostomia, celulite, hematoma, paralisia do nervo hipoglosso e ulceração da mucosa.

A sutura de suspensão da base da língua é uma técnica minimamente invasiva que está sendo investigada como outro método de lidar com a obstrução no espaço retrolingual. O Repose System (InfluENT Inc., Herzalia, Israel) usa um parafuso de titânio que é colocado no córtex mandibular interno e a seguir uma sutura permanente é passada em alça através da base posterior da língua e fixada anteriormente em torno do parafuso. As vantagens propostas desta técnica são que este é um procedimento não-excisional, potencialmente reversível, menos invasivo. Relatos preliminares sugerem que este procedimento reduz parcialmente a gravidade do distúrbio respiratório do sono (28). As complicações incluíram sialadenite, disfagia, disartria, sensação de globo e extrusão ou avulsão da sutura.

Procedimentos Maxilomandibulares

O princípio da cirurgia maxilomandibular na SAOS é avançar o suporte esquelético dos tecidos moles que colapsam durante o sono. A falta de sucesso em seguida à UPFP é muitas vezes atribuída a obstrução persistente ao nível da base da língua. Para corrigir a obstrução em múltiplos locais na via aérea, Riley *et al.* em 1985 exploraram o uso da cirurgia maxilomandibular em combinação com UPFP e propuseram um protocolo cirúrgico em duas fases para reconstruir a via aérea superior em pacientes com SAOS. Os pacientes que completaram este protocolo cirúrgico tiveram uma taxa de sucesso de 97%, mais alta que o sucesso alcançado com CPAP nasal. Este trabalho que marcou época, publicado em 1992, demonstrou que o uso de um protocolo cirúrgico lógico no tratamento de pacientes com SAOS resultou em sucesso a longo prazo.

A cirurgia maxilomandibular consiste em muitas técnicas diferentes para avançar o suporte esquelético da língua e da faringe. Estes procedimentos comumente são executados depois que falharam outros procedimentos mais conservadores. Em pacientes que têm SAOS grave e deficiência maxilomandibular, a cirurgia maxilofacial pode ser realizada em combinação com procedimentos nos tecidos moles como tratamento inicial. A cirurgia maxilomandibular inclui avanço mandibular com avanço do genioglosso, miotomia e suspensão hióidea e osteotomia e avanço maxilomandibular (AMM). O procedimento combinado de osteotomia mandibular sagital inferior e avanço do genioglosso com miotomia e suspensão hióidea (AGMH) com ou sem UPFP foi classificado como cirurgia de fase I. Se a fase I falhar, é seguida pela cirurgia da fase II, 6 meses ou mais depois de completar a fase I. A fase II consiste em um AMM, também conhecido como avanço bimaxilar.

Osteotomia Mandibular com Avanço Genioglosso

Várias técnicas foram descritas para avançar a mandíbula. O objetivo destes procedimentos é aumentar e estabilizar a via aérea retrolingual, avançando a inserção dos músculos genioglosso e genio-hióideo sem mover a mandíbula inteira ou os dentes.

Osteotomias mandibulares limitadas com avanço do genioglosso comprovaram-se eficazes e associam-se a mínima morbidade. Esta técnica é efetuada criando-se uma osteotomia retangular bicortical na mandíbula no tubérculo geniano. Este pedaço retangular de osso, que inclui o tubérculo geniano, é avançado anteriormente e rotado 90°. Este procedimento avança anteriormente à inserção do músculo genioglosso 10 a 14 mm e aumenta a tensão posta sobre a língua. A osteotomia mandibular anterior (OMA) é atualmente o procedimento preferido de avanço genioglosso. Múltiplas outras técnicas foram abandonadas, principalmente como resultado do enfraquecimento da mandíbula anterior, com fratura mandibular sendo uma preocupação bem como alterações cosméticas feias devidas à protrusão do mento.

Miotomia e Suspensão Hióidea

Miotomia e suspensão hióidea foram usadas em conjunção com técnicas de avanço mandibular para aumentar o espaço posterior da via aérea. Este procedimento avança o osso hióide anteriormente, o que avança a epiglote bem como a base da língua. Inicialmente, este procedimento foi realizado suspendendo-se o hióide para cima e anterior à face inferior da mandíbula. Várias técnicas foram usadas para estabilizar o osso hióide, como suturas permanentes, fáscia *lata* ou fio de aço inoxidável. Em 1992, uma técnica modificada na qual o hióide é suspenso à cartilagem tireóidea foi adotada e os resultados parecem promissores.

Riley *et al.* relataram seus resultados em 55 pacientes que se submeteram a osteotomia mandibular sagital inferior e AGMH. Destes 55 pacientes, 49 fizeram UPFP e AGMH e seis foram considerados como tendo obstrução apenas no nível retrolingual e por essa razão receberam AGMH somente. Este estudo demonstrou que 65,3% dos pacientes responderam à intervenção cirúrgica. A definição da resposta foi um IDR menor que 20, uma redução de 50% ou mais do IDR pré-operatório e mínima dessaturação de oxigênio. Falta de resposta a este procedimento foi considerada relacionada com o grau de obesidade bem como ao grau de deficiência mandibular. As complicações incluíram uma fratura mandibular associada a uma infecção da ferida, anestesia transitória dos incisivos e dois casos de lesão permanente dos incisivos.

Osteotomia e Avanço Maxilomandibular

A osteotomia e o avanço maxilomandibular (AMM), também conhecido como cirurgia bimaxilar, são alternativas a uma traqueostomia permanente em pacientes que, quanto ao mais, tiveram insucesso com alternativas cirúrgicas mais conservadoras. Em geral, os pacientes que se submetem a este procedimento têm SAOS grave, têm obesidade mórbida e são sob os demais aspectos pacientes razoavelmente sadios (29). O objetivo deste procedimento é avançar a maxila e a mandíbula tão longe anteriormente quanto possível. Este procedimento é limitado pela capacidade de estabilizar os segmentos e as alterações faciais estéticas associadas a este procedimento. Este procedimento é a fase II do protocolo cirúrgico descrito por Riley *et al.* para corrigir SAOS.

Em uma série de 306 operações, 91 pacientes submeteram-se ao AMM principalmente depois de um resultado sem sucesso subseqüentemente ao tratamento de fase I. A taxa de resposta global foi 97,8% do procedimento AMM com um acompanhamento médio de 9 meses; o IDR médio diminuiu de 68,3 para 8,4. A mais baixa saturação de oxigênio aumentou e a porcentagem média de sono fase 3 e fase 4 bem como sono REM também aumentou. Outros relatos confirmam que o AMM, efetuado depois que outros procedimentos cirúrgicos falharam, ou em combinação com UPFP, produz excelentes resultados em pacientes com SAOS grave. Anestesia transitória da face e arritmias cardíacas foram descritas como complicações associadas a este procedimento.

Traqueotomia

Uma traqueotomia permanente mais comumente é efetuada em um paciente com SAOS grave que não pode tolerar CPAP nasal e teve insucesso com outros procedimentos cirúrgicos. Uma traqueotomia temporária é efetuada para garantir a via aérea no período pós-operatório, usualmente até que o risco de uma hemorragia pós-operatória não esteja mais presente e o edema tenha-se resolvido. Traqueotomias temporárias geralmente são efetuadas usando-se técnicas-padrão, enquanto traqueotomias permanentes muitas vezes são efetuadas com retalhos de pele cervicais suturados à fenestração traqueal. O fechamento deste tipo de traqueotomia exige um procedimento cirúrgico. Em qualquer dos casos, uma traqueotomia em um paciente com SAOS é muito desafiadora porque estes pacientes muitas vezes têm obesidade cervical importante, pescoço curto e laringe e traquéia em posição baixa.

As indicações para uma traqueotomia permanente comumente incluem obesidade mórbida, arritmias cardíacas importantes associadas a eventos apnéicos, apnéia grave com dessaturação de oxigênio abaixo de 40% a 50% documentada em polissonografia, *cor pulmonale* e sonolência incapacitante. Certamente, falha com CPAP nasal é um pré-requisito em todos os pacientes para os quais este procedimento é recomendado. A traqueotomia reduz a morbidade e a mortalidade associadas a SAOS. Os cirurgiões reviram três séries de pacientes que se submeteram a uma traqueotomia; um total de 99 pacientes foram revistos (30). Na maioria dos pacientes observou-se alívio quase completo ou completo da sua sonolência incapacitante, arritmias cardíacas e *cor pulmonale*. A hipertensão melhorou ou resolveu-se em muitos destes pacientes, a arquitetura do sono melhorou ou normalizou-se, e muitos pacientes tornaram-se capazes de retornar ao trabalho. Quase todas as tentativas de fechamento da traqueostomia resultaram em recorrência da SAOS. As complicações incluíram tecido de granulação estomal, infecções e problemas psicossociais associados a uma traqueotomia permanente. Avanços recentes nas opções de cânulas de traqueotomia para pacientes com traqueotomia permanente permitiram mais conforto aos pacientes e diminuíram o alto cuidado de manutenção exigido pelos pacientes com uma traqueotomia. Uma traqueotomia permanece um procedimento salvador da vida e é necessária em certos pacientes que têm apnéia grave.

> **PONTOS IMPORTANTES**
>
> - Síndrome de apnéia de sono obstrutiva é um diagnóstico laboratorial de um número mínimo de apnéias e hipopnéias obstrutivas por hora de sono em combinação com sinais e sintomas clinicamente evidentes.
>
> - A prevalência da SAOS em adultos de meia-idade americanos é 4% dos homens e 2% das mulheres. A prevalência é mais alta na população idosa. Nos Estados Unidos, as projeções atuais da prevalência da SAOS variam de 7 a 18 milhões de pessoas.
>
> - Síndrome da apnéia obstrutiva do sono é associada às seguintes doenças: (a) hipertensão; (b) insuficiência cardíaca congestiva; (c) infarto do miocárdio; (d) acidentes vasculares cerebrais; (e) depressão, e (f) lesões resultantes de excessiva sonolência diurna.
>
> - O diagnóstico da SAOS é feito por polissonografia noturna efetuada em um laboratório de sono. O papel dos estudos portáteis para o diagnóstico de SAOS está evoluindo rapidamente.
>
> - Síndrome da apnéia obstrutiva do sono é um transtorno caracterizado pelo colapso recorrente da via aérea faríngea durante o sono. A maioria dos pacientes de SAOS não tem sítio específico de obstrução; mais comumente, eles têm anatomia desproporcionada.
>
> - As opções não-cirúrgicas de tratamento da SAOS incluem perda de peso, eliminação do álcool, aparelhos orais e nasais, aparelhos posicionais e CPAP nasal.
>
> - CPAP nasal é geralmente considerada a terapia de primeira linha na SAOS. A CPAP nasal corrige eventos respiratórios obstrutivos e melhora a morbidade associada a SAOS. A adesão ao tratamento permanece um problema sério nos pacientes que usam CPAP nasal.
>
> - O procedimento cirúrgico mais comumente efetuado para SAOS é a UPFP. Uvulopalatoplastia assistida por *laser* e outros procedimentos palatais ambulatoriais são efetivos no tratamento do ronco e no tratamento da SAOS em pacientes bem selecionados.
>
> - Intubação fibroscópica acordada, uso judicioso de narcóticos perioperatórios, monitoramento pós-operatório com oximetria de pulso e uso pós-operatório de esteróides ou CPAP nasal contribuíram, todos, para o manejo perioperatório aperfeiçoado dos pacientes com SAOS.
>
> - Em seguida a um procedimento cirúrgico em um paciente com SAOS, é necessário um polissonograma de acompanhamento para avaliar o resultado.

Dedicatória

Este capítulo é dedicado à minha mãe, Geraldine Paloyan.

REFERÊNCIAS

1. Walker RP, Gatti WM, Poirier N, et al. Objective assessment of snoring before and after laser-assisted uvulopalatoplasty. *Laryngoscope* 1996;106:1372-1377.
2. Armstrong MW, Wallace CL, Marais J. The effect of surgery upon the quality of life in snoring patients and their partners: a between-subjects case-controlled trial. *Clin Otolaryngol Allied Sci* 1999;24:510-522.
3. Bixler EO, Vgontzas AN, Lin H, et al. Prevalence of sleep-disordered breathing in women - effects of gender. *Am J Respir Crit Care Med* 2001;163:608-613.
4. Loube DI, Andrada E Comparison of respiratory polysomnographic parameters in matched cohorts of upper airway resistance and obstructive sleep apnea syndrome patients. *Chest* 1999;115:1519-1524.
5. Young T, Skatrud J, Peppard PE. Risk factors for obstructive sleep apnea in adults. *JAMA* 2004;291:2013-2016.
6. Friedman M, Tanyeri H, La Rosa M, et al. Clinical predictors of obstructive sleep apnea. *Laryngoscope* 1999;109:1901-1907.
7. Vaidya AM, Petruzzelli GJ, Walker RP, et al. Identifying obstructive sleep apnea in patients presenting for laser-assisted uvulopalatoplasty. *Laryngoscope* 1996;106:431-437.
8. Flemons WW, Littner MR, Rowley JA, et al. Home diagnosis of sleep apnea: a systematic review of the literature. *Chest* 2003;124:1543-1579.
9. Chesson Al, Berry RB, Pack A. Practice parameters for the use of portable monitoring devices in the investigation of suspected obstructive sleep apnea in adults. *Sleep* 2003;26:907-913.
10. Shahar E, Whiteney CW, Redline S, et al. Sleep-disordered breathing and a cardiovascular disease: cross-sectional results of the sleep heart study. *Am J Respir Crit Care Med* 2001;163:19-25.
11. Nieto FL Young TB, Lind BK, et al. Association of sleep-disordered breathing, sleep apnea, and hypertension in a large community-based study. *JAMA* 2000;283:1829-1836.
12. Grunstein RR, Sullivan CE. Sleep Apnea and hypothyroidism: mechanisms and management. *Am J Med* 1988;85:775-779.
13. Flegal KM, Carroll MD, Odgen CL, et al. Prevalence and trends in obesity among US adults, 1999-2000. *JAMA* 2002;288:1723-1727.
14. Peppard PE, Young T, Palta M, et al. Longitudinal study of moderate weight change and sleep-disordered breathing. *JAMA* 2000;284:3015-3021.
15. Penzel T, Becker HF, Brandenburg V, et al. Arousal in patients with gastro-oesophageal reflux and sleep apnea. *Eur Respir J* 1999;14:1266-1270.
16. Steward DL. Pantoparzole for sleepiness associated with acid reflux and obstructive sleep disordered breathing. *Laryngoscope* 2004;114:1525-1528.
17. Powell NA, Riley RW, Troell RI, et al. Radiofrequency volumetric tissue reduction of the palate in subjects with sleep-disordered breathing. *Chest* 1998;113:1163-1174.
18. Sher AE, Flexon PB, Hillman D, et al. Temperature-controlled radiofrequency tissue volume reduction in the human soft palate. *Otolaryngol Head Neck Surg* 2001;125:312-318.
19. Li KK, Powell NB, Riley RW, et al. Radiofrequency volumetric reduction of the palate: An extended follow-up study. *Otolaryngol Head Neck Surg* 2000;122:410-414.
20. Brietzke SE, Mair EA. Injection snoreplasty: How to treat snoring without all the pain and expense. *Otolaryngol Head Neck Surg* 2001;124:503-510.

21. Terris DJ, Coker JF, Thomas AI, *et al*. Preliminary findings from a prospective, randomized trial of two palatal operations for sleep-disordered breathing. *Otolaryngol Head Neck Surg* 2002;127: 315-323.
22. Utley DS, Goode RL, Hakim I. Radiofrequency energy tissue ablation for the treatment of nasal obstruction secondary to turbinate hypertrophy. *Laryngoscope* 1999;109:683-686.
23. Mickelson SA. Laser-assisted uvulopalatoplasty for obstructive sleep apnea. *Laryngoscope* 1996;106:10-13.
24. Walker RP, Grigg-Damberger MM, Gopalsami C. Uvulopalatopharyngoplasty versus laser-assisted uvulopalatoplasty for the treatment of obstructive sleep apnea. *Laryngoscope* 1997;107:76-82.
25. Boot H, van Wegen R, Poublon ML, *et al*. Long-term results of uvulopalatopharyngoplasty for obstructive sleep apnea syndrome. *Laryngoscope* 2000;110:469-475.
26. Walker RP, Gopalsami C. Laser-assisted uvulopalatoplasty: postoperative complications. *Laryngoscope* 1996;106:834-838.
27. Li KK, Powell MB, Riley RW *et al*. Temperature-controlled radiofrequency tongue base reduction for sleep-disordered breathing: Long-term outcomes. *Otolaryngol Head Neck Surg* 2002;127:230-234.
28. Woodson BT. A tongue suspension suture for obstructive sleep apnea and snorers. *Otolaryngol Head Neck Surg* 2001;124:297-303.
29. Li KK, Riley RW, Powell NB, *et al*. Postoperative airway findings after maxillomandibular advancement for obstructive sleep apnea syndrome. *Laryngoscope* 2000;110:325-327.
30. Sher AE, Schechtman KB, Piccirillo JE The efficacy of surgical medication of the upper airway in adults with obstructive sleep apnea syndrome. *Sleep* 1996;19:156-177.

CAPÍTULO 31

Infecções dos Espaços Profundos do Pescoço

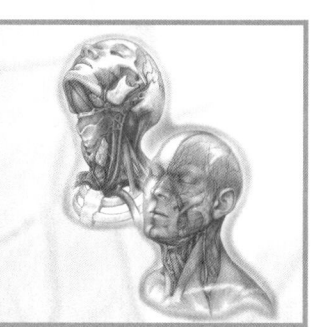

Arun K. Gadre ■ Kamalakar C. Gadre

O uso dos antibióticos diminuiu a mortalidade por infecções dos espaços profundos do pescoço (1), contudo as infecções dos espaços profundos do pescoço continuam a ter o potencial de complicações sérias e mesmo ameaçadoras à vida. Uma vez ocorra formação de abscesso, a cirurgia ainda é considerada o fundamento do tratamento; entretanto, infecções incipientes podem ser tratadas com antibióticos. Os antibióticos modificaram a apresentação e a evolução da doença e o aparecimento de resistência aos antibióticos constitui um tema recorrente no tratamento de alguns destes pacientes (2). Retardo no diagnóstico, ou pior, um diagnóstico errado, pode levar a consequências terríveis incluindo mediastinite e morte. Mesmo na moderna era antibiótica, uma taxa de mortalidade tão alta quanto 40% foi relatada (3).

A maioria destas consequências calamitosas é resultado da disseminação da infecção abrindo caminho ao longo dos planos fasciais de cabeça e pescoço. Portanto, incumbe ao otorrinolaringologista–cirurgião de cabeça e pescoço ter um alto índice de suspeição, compreender a biologia da doença e ser vivamente familiarizado com os caminhos anatômicos para a disseminação de infecção. O objetivo é intervir agressivamente, tanto clínica quanto, se indicado, cirurgicamente, antes do início de complicações.

ETIOLOGIA

A fonte de infecção e consequentemente sua apresentação são diferentes em adultos e crianças. Na era pré-antibiótica, 70% das infecções originavam-se na faringe e nas tonsilas e, como resultado, o espaço parafaríngeo era mais frequentemente comprometido (1). Este continua a ser o caso em crianças porque infecções tonsilares e faríngeas são mais comuns neste grupo de pacientes.

A intervenção terapêutica precoce com antibióticos diminuiu a incidência de infecções do trato respiratório superior como fonte principal de infecções dos espaços profundos em adultos. Consequentemente, em pacientes adultos, infecções de origem odontogênica ou salivar tendem mais a ser uma fonte de infecções dos espaços profundos do pescoço que aquelas que surgem na faringe. A distribuição das bactérias envolvidas também reflete a evolução do padrão de origem e as fontes odontogênicas são consideradas a origem mais comum de infecções profundas do pescoço na população adulta (4,5). Infecções das glândulas salivares, trauma penetrante, trauma de instrumentação cirúrgica, corpos estranhos retidos e disseminação de infecções superficiais responsabilizam-se por uma porcentagem menor de infecções dos espaços profundos e, em muitos casos (20%), a fonte da infecção pode nunca ser elucidada (6). Deformidades congênitas como cistos e fístulas de fendas branquiais podem ajudar a explicar uma porcentagem destas infecções e devem ser mantidas em mente quando nenhuma fonte de infecção é encontrada. Har-El *et al.* (5) e Tom e Rice (6) determinaram que em áreas deterioradas do centro de cidades, o abuso de drogas intravenosas e a prática de as injetar nas veias jugulares com agulhas contaminadas colocam em risco considerável a bainha carotídea (espaço vascular) e as estruturas nela contidas. Adicionalmente, contaminantes como talco em pó, quinina e lactato podem contribuir adicionalmente para a morbidade dos pacientes (7).

ORGANIZAÇÃO DAS FÁSCIAS NO PESCOÇO: BASE ANATÔMICA DA DISSEMINAÇÃO DE INFECÇÃO AOS ESPAÇOS PROFUNDOS

É um dos maiores infortúnios da nomenclatura descritiva que o termo fáscia tenha vindo a ser aplicado a estruturas de caráter amplamente diferente (8). O que confunde a questão ainda mais é que a nomenclatura usada pelos cirurgiões frequentemente é diferente daquela usada nos textos anatômicos clássicos. Nesta seção, tentaremos desmistificar a nomenclatura e fornecer ao leitor vários sinônimos, mas iremos ater-nos àqueles em uso comum nos Estados Unidos.

O pescoço é completamente rodeado por pele. A pele está presa à fáscia profunda subjacente por uma camada de tecido fibrogorduroso, ou a fáscia superficial. Alguns anatomistas chamam esta camada de *panniculus adiposus*, que é bem desenvolvido no *Homo sapiens*, e nela nervos, vasos sanguíneos e linfáticos passam para e a partir da pele. Embora o termo fáscia superficial tenha a aprovação do uso popular, esta camada apresenta pouca semelhança às fáscias 'profundas' que residem profundas a ela. Na fáscia superficial há lâminas chatas de músculo chamadas *panniculus carnosus*, que ajudam certos animais (p. ex., quadrúpedes domésticos) a mover sua pele. Uma característica essencial do *panniculus carnosus* é que uma extremidade da fibra muscular está fixada à pele enquanto a outra está fixada à fáscia profunda ou osso. No homem, estes músculos são altamente diferenciados e formam os músculos do couro cabeludo e da face, inclusive o platisma, que é deficiente na linha mediana (8). As infecções que são dentro desta camada superficial, como a erisipela, são chamadas infecções superficiais e são geralmente tratadas por antibióticos e incisão e drenagem (10).

A fáscia profunda, chamada pelos anatomistas de camada de revestimento da fáscia profunda (no pescoço ela é chamada camada de revestimento da fáscia cervical profunda), por outro lado compreende tecido fibroso, que é predominantemente desprovido de gordura e varia em espessura. Ela também envolve o pescoço e pode ser ausente em certas áreas. Por exemplo, a camada de revestimento da fáscia profunda está predominantemente ausente na face, enquanto no pescoço ela tem espessura variada em diferentes partes. Em geral, a fáscia profunda sobre partes não-expansíveis, por exemplo, os músculos do pescoço como o esternocleidomastóideo, são membranas bem desenvolvidas que podem ser suturadas, enquanto sobre partes expansíveis, como a faringe e as bochechas, são coleções finas de tecido areolar frouxo, que freqüentemente são demasiado tênues para reter uma sutura. Pode-se argumentar (ver abaixo) que a fáscia bucofaríngea não existe como estrutura separada, mas em vez disso representa o epimísio na superfície dos músculos bucinador e constritores da faringe. Ela é predominantemente impermeável a coleções líquidas e por essa razão dirige o pus ao longo dos espaços teciduais entre músculos individuais. Embora a fáscia profunda seja fixada ao periósteo e ao osso em alguns lugares, de modo geral os músculos e órgãos são livres para deslizar embaixo da fáscia profunda quando eles se contraem e relaxam (8).

Do ponto de vista cirúrgico, qualquer fáscia que seja profunda à fáscia cervical superficial é chamada fáscia cervical profunda. Conforme é visto então em corte transversal, o pescoço é subdividido por partições da fáscia cervical profunda. Entre estas partições estão espaços potenciais (Figs. 31.1 e 31.2) que formam fracas barreiras à disseminação de infecção. A orientação destes espaços encerrados por fáscias determina não apenas a apresentação, mas também a disseminação e o tratamento das infecções dos espaços profundos do pescoço (4,9, 11). A fáscia cervical profunda é dividida, para finalidades cirúrgicas, em camadas superficial, média e profunda (Tabela 31.1). *Camada superficial da fáscia cervical profunda, camada média da fáscia cervical profunda e camada profunda da fáscia cervical profunda* são os nomes preferidos de cada camada (11). É importante deixar bem claro que a *camada superficial da fáscia cervical profunda* não deve ser confundida com a *fáscia superficial*, e que ela é na realidade a camada envoltória ou de revestimento da fáscia cervical profunda conforme descrito nos textos anatômicos clássicos. A descrição das camadas e espaços fasciais é baseada nos excelentes sumários por Levitt (4,9,11).

A camada superficial da fáscia cervical profunda rodeia completamente o pescoço e estende-se da linha nucal do crânio ao tórax e às regiões axilares. Anteriormente ela é substancial entre as clavículas e a mandíbula, mas se torna uma camada menos distinta na face. Ela reveste ou circunda (daí o termo anatômico camada de revestimento) dois músculos, a saber, o esternocleidomastóideo e o trapézio, e duas glândulas, a saber, as glândulas parótida e submandibular (4,9,11). Superiormente, ela também se divide em torno do ventre anterior do músculo digástrico, enquanto inferiormente na região da incisura esternal, entre as cabeças esternais dos músculos esternocleidomastóideos, ela se divide para formar o espaço supra-esternal de Burns, que às vezes contém um linfonodo e um vaso anastomótico entre as duas veias jugulares anteriores (12).

A camada média da fáscia cervical profunda é dividida em uma divisão muscular e uma divisão visceral. A divisão muscular forma uma bainha contínua profunda à camada superficial (de revestimento) da fáscia cervical profunda e envolve os músculos em fita. Ela se fixa superiormente ao osso hióide e à cartilagem tireóidea e inferiormente ao esterno, à clavícula e à escápula. A divisão visceral circunda a traquéia e o esôfago e a glândula tireóide. Esta camada visceral também é chamada fáscia pré-traqueal e condensações profundas desta fáscia, descritas em épocas diferentes por Berry e Henle, ajudam a prender a glândula tireóide à traquéia. Não é de surpreender que a glândula tireóide se mova com a laringe e a traquéia no início da deglutição. A camada visceral estende-se para dentro do tórax em torno da traquéia e do esôfago e funde-se com o pericárdio fibroso. Por essa razão, infecções entre as divisões muscular e visceral podem-se estender para dentro do mediastino superior. Levitt (9,11) con-

Figura 31.1
Corte sagital mediano do pescoço mostrando as fáscias e espaços do pescoço.

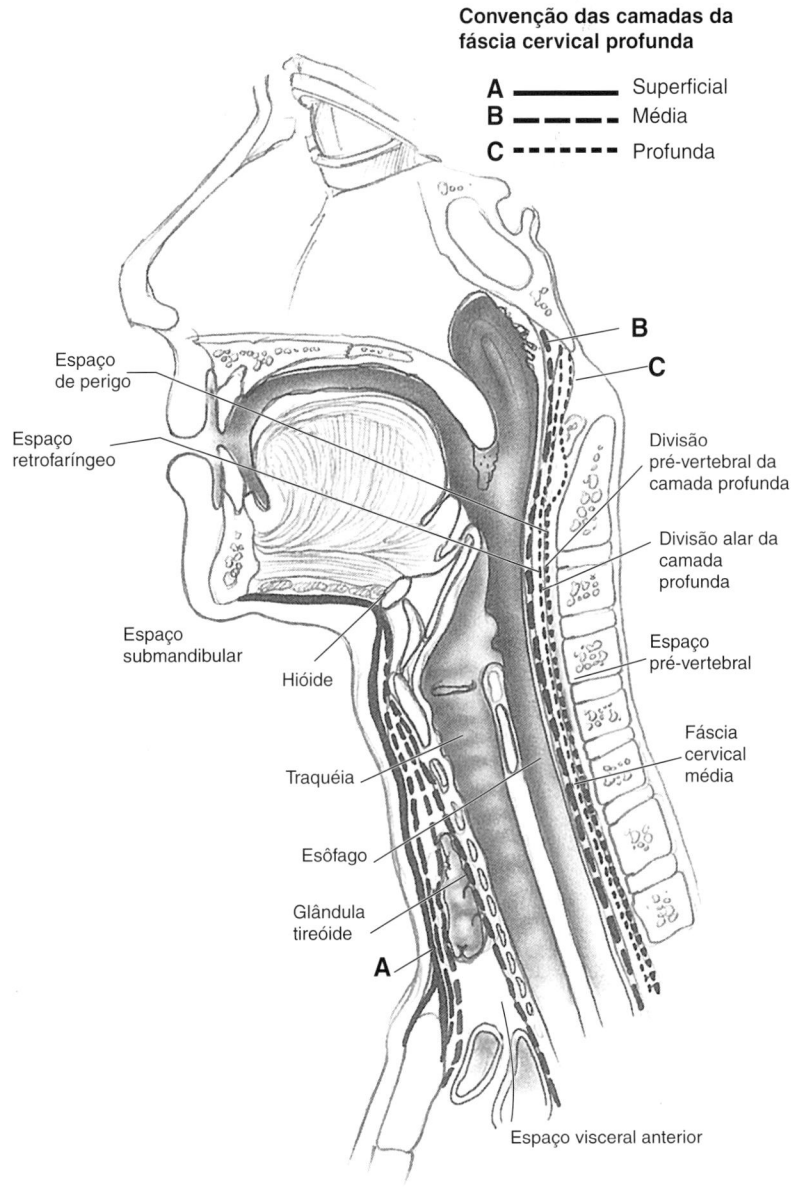

sidera que a fáscia bucofaríngea representa a porção visceral da camada média da fáscia cervical profunda, uma concepção que não encontra o acordo dos anatomistas (8). É importante salientar que, não obstante este debate, os músculos bucinador e constritores estão "ensanduichados" entre a fáscia bucofaríngea no seu lado externo e a fáscia faringobasilar no seu lado interno.

A camada profunda da fáscia cervical profunda forma um anel com os grandes vasos fora do anel e o nervo frênico dentro do anel. Tal como a camada média da camada profunda da fáscia cervical profunda, ela também é dividida em duas camadas distintas. Estas camadas são denominadas fáscia pré-vertebral posteriormente e fáscia alar anterior a ela. A fáscia pré-vertebral jaz imediatamente anterior aos corpos vertebrais e estende-se lateralmente sobre a musculatura pré-vertebral para se fundir com os processos transversos e seus ligamentos inseridos. Ela se estende posteriormente para encerrar a musculatura extensora do pescoço e é fixada na linha mediana posterior aos processos espinhosos das vértebras. Ela envia septos entre os vários grupos musculares. A divisão pré-vertebral da camada profunda da fáscia cervical profunda forma a parede posterior do chamado espaço de perigo que se estende da base do crânio ao diafragma e constitui a parede anterior do espaço pré-vertebral. Conseqüentemente, infecções endógenas, como tuberculose comprometendo os corpos vertebrais, estendem-se para o espaço pré-vertebral mas não para dentro do espaço de perigo, do qual elas são separadas pela fáscia pré-vertebral. A fáscia alar, por outro lado, jaz entre a fáscia pré-vertebral e a divisão visceral da camada média da fáscia cervical profunda. Ela corre do processo transverso ao processo transverso contralateral e verticalmente des-

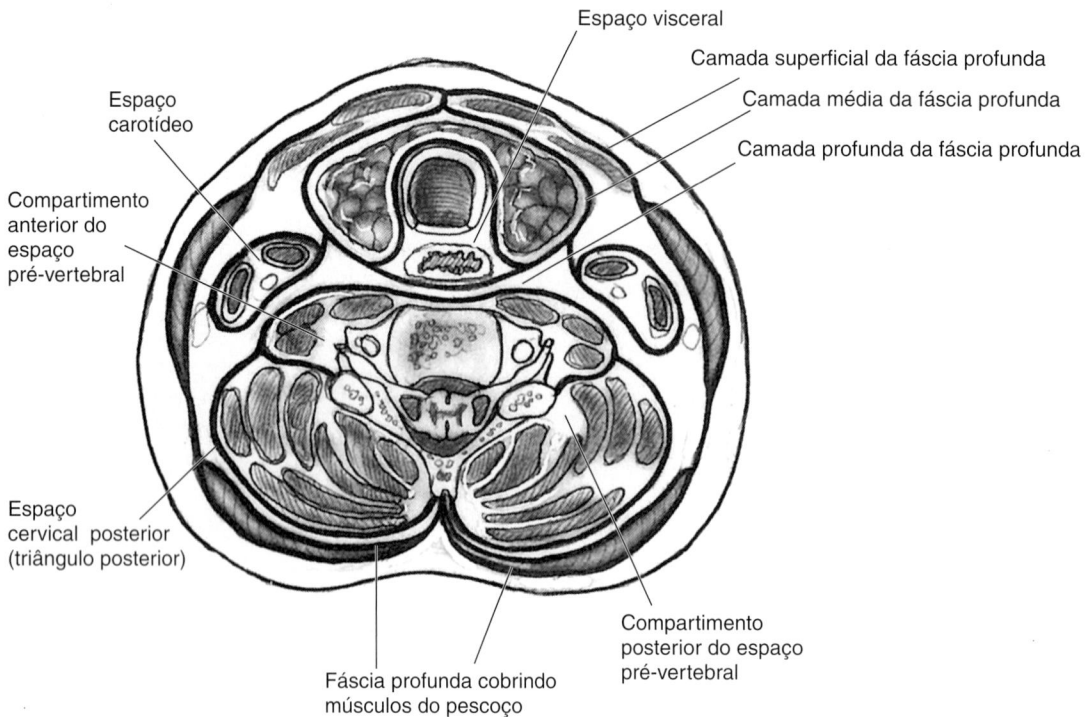

Figura 31.2
Corte transversal do pescoço no nível da tireóide.

de a base do crânio à segunda vértebra torácica, onde se funde com a camada visceral da camada média da fáscia cervical profunda que jaz na frente dela. A fáscia alar é a parede anterior do espaço de perigo e a porção lateral posterior do espaço retrofaríngeo (4,9,11). Este espaço portanto se estende para dentro do mediastino posterior até o nível da segunda vértebra torácica. Para compreender a relação entre as fáscias e os espaços, é necessário visualizar uma agulha perfurando a parede posterior da orofaringe através da boca. A agulha passaria através da fáscia faringobasilar, o músculo constritor, a fáscia bucofaríngea, o espaço retrofaríngeo, a fáscia alar, o espaço de perigo, a fáscia pré-vertebral, o espaço pré-vertebral e então colidiria com o corpo vertebral, nessa ordem.

Todas as três camadas da fáscia cervical profunda, *i. e.*, as camadas superficial, média e profunda, contribuem para a formação da bainha carotídea, onde cada uma delas envia contribuições que se fundem, para formar um túnel contínuo desde a base do crânio até o tórax. Um sumário da organização das fáscias cervicais está apresentado na Tabela 31.1.

ANATOMIA DOS ESPAÇOS PROFUNDOS DO PESCOÇO

Os limites e a extensão dos espaços profundos do pescoço foram descritos e não serão repetidos nesta seção. Conforme mencionado anteriormente, as várias divisões da fáscia cervical profunda compartimentam o pescoço em uma série de espaços potenciais (Figs. 31.3 e 31.4). Os espaços potenciais do pescoço são classificados de acordo com a sua relação com o osso hióide, conforme mostrado na Tabela 31.2 (11). Deve ser compreendido que estes espaços não são compartimentos herméticos, mas freqüentemente se comunicam um com outro. A disseminação de infecção segue o caminho de menor resistência, levando a padrões previsíveis de extensão que foram bem descritos (Fig. 31.5) (10).

Entretanto, como no caso da fáscia cervical profunda, sinônimos foram usados na literatura e estes serão esclarecidos. Informação apresentada antes não será repetida, e aconselhamos o leitor a ler esta seção juntamente com a seção sobre Organização das Fáscias no Pescoço.

TABELA 31.1
CLASSIFICAÇÃO DAS FÁSCIAS DO PESCOÇO

FÁSCIA CERVICAL SUPERFICIAL
FÁSCIA CERVICAL PROFUNDA
A. Camada superficial da fáscia cervical profunda (camada de revestimento)
B. Camada média da fáscia cervical profunda
   a. Camada muscular
   b. Camada visceral
C. Camada profunda da fáscia cervical profunda
   a. Fáscia alar
   b. Fáscia pré-vertebral
D. Bainha carotídea formada por contribuições de A, B, C

Figura 31.3

Corte transversal do pescoço no nível da orofaringe mostrando as relações anatômicas dos espaços profundos do pescoço. *1*, espaço faringomaxilar; *2*, espaço vascular-visceral; *3*, espaço retrofaríngeo; *4*, espaço de perigo; *5*, espaço pré-vertebral; DA, divisão alar da camada profunda; DP, divisão pré-vertebral da camada profunda.

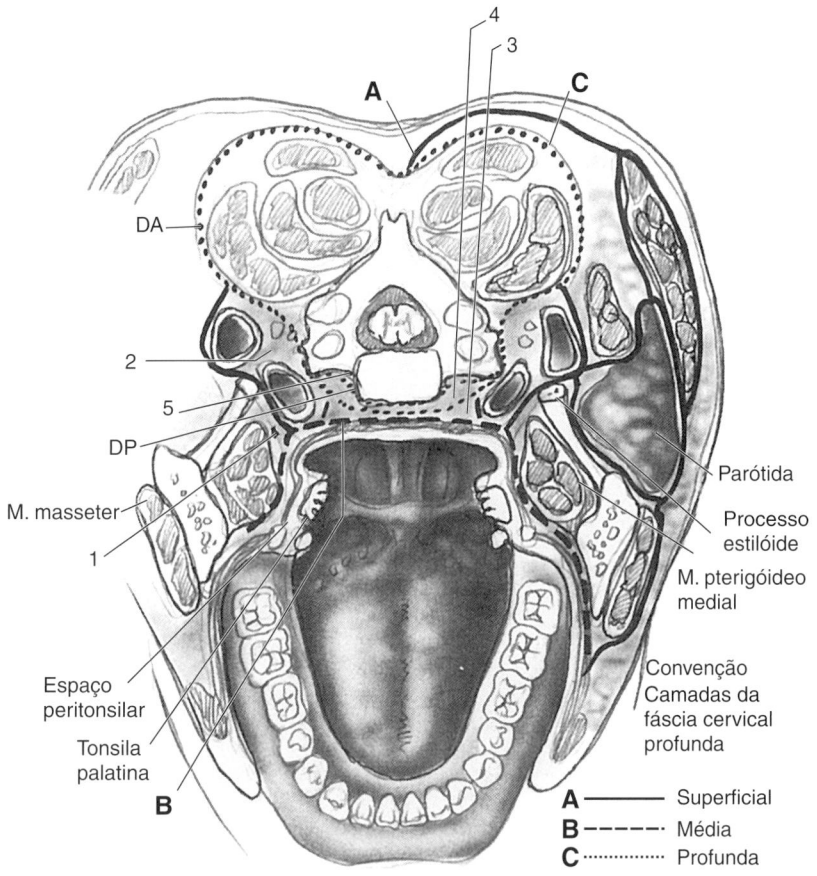

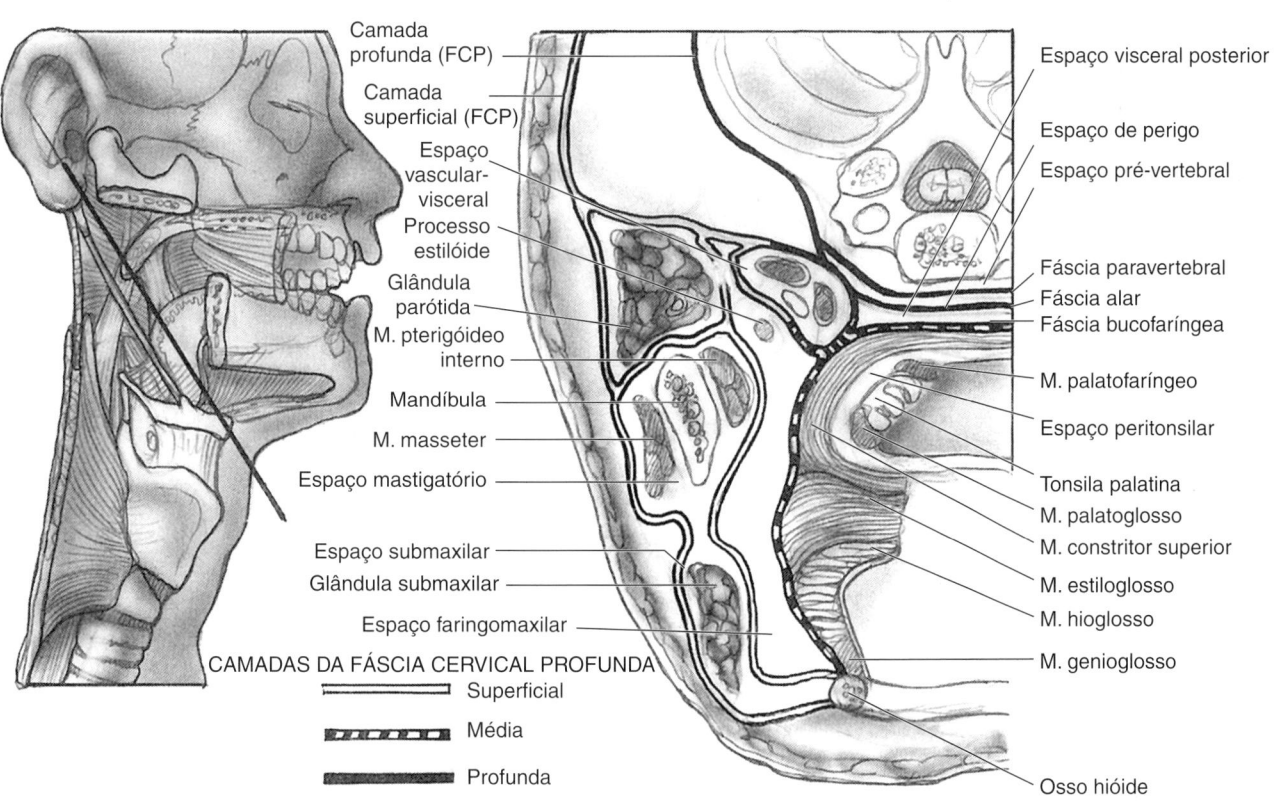

Figura 31.4

Corte oblíquo através do pescoço mostra as relações anatômicas entre os espaços limitados a acima do osso hióide e os espaços que atravessam o pescoço inteiro. A importante relação entre o espaço parafaríngeo (faringomaxilar) e os outros espaços é evidente. (Modificado de Levitt GW. Cervical fascia and deep neck infections. *Laryngoscope* 1970;80:409-435, com permissão.)

TABELA 31.2
ESPAÇOS PROFUNDOS DO PESCOÇO

Espaços que envolvem a extensão inteira do pescoço
Espaço retrofaríngeo
Espaço de perigo
Espaço pré-vertebral
Espaço vascular-visceral

Espaços limitados a acima do osso hióide
Espaço parafaríngeo
Espaço submandibular
Espaço parotídeo
Espaço mastigatório
Espaço peritonsilar
Espaço temporal

Espaços limitados a abaixo do osso hióide
Espaço visceral anterior
Espaço supra-esternal

Os espaços podem ser classificados como a seguir e foram modificados de Hollingshead:

A) Espaços envolvendo a extensão inteira do pescoço:
 1. Espaço retrofaríngeo (sin. retrovisceral, retroesofágico, visceral posterior).
 2. Espaço de perigo.
 3. Espaço pré-vertebral.
 4. Espaço vascular visceral.

B) Espaços limitados a acima do osso hióide
 1. Espaço parafaríngeo (sin. faringomaxilar, faríngeo lateral, perifaríngeo).
 2. Espaço submandibular e submentual.
 3. Espaço parotídeo.
 4. Espaço mastigatório.
 5. Espaço peritonsilar.
 6. Espaço temporal.

C) Espaços limitados a abaixo do osso hióide.
 1. Espaço pré-traqueal.
 2. Espaço supra-esternal.

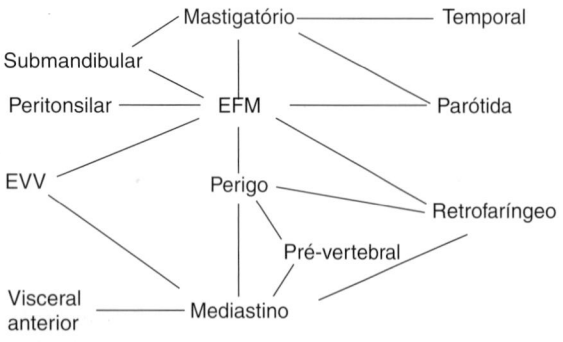

Figura 31.5
Rede de padrões de extensão infecciosa dentro dos espaços potenciais do pescoço. EFM, espaço faringomaxilar; EVV, espaço vascular-visceral.

Espaços Envolvendo o Pescoço Inteiro

Espaço Retrofaríngeo

Os limites do espaço retrofaríngeo foram descritos: os espaços à esquerda e à direita são separados por uma rafe mediana na qual o músculo constritor superior adere à divisão pré-vertebral da camada profunda da fáscia cervical profunda (4,9,11). Este espaço contém linfonodos em cada lado da linha mediana, os linfonodos de Rouvière. Um abscesso do espaço retrofaríngeo geralmente resulta de uma supuração destes linfonodos e resulta em um abscesso que não é na linha mediana mas em vez disso lateral à linha mediana.

Espaço de Perigo

Este espaço jaz entre o espaço retrofaríngeo e os espaços pré-vertebrais e é separado deles por dois componentes da camada profunda da fáscia cervical profunda, a saber, a fáscia alar e a fáscia pré-vertebral, respectivamente. Ele oferece pouca resistência à disseminação de infecção entre a base do crânio e o mediastino posterior até o nível do diafragma. O espaço é limitado na sua extensão lateral (4,9,11).

Espaço Pré-Vertebral

Este é um espaço potencial compacto anterior aos corpos vertebrais e posterior à divisão pré-vertebral da camada profunda da fáscia cervical profunda. Cárie dos corpos vertebrais resulta em um intumescimento mediano, uma vez que os dois lados não são separados um do outro.

Inflamação aguda comprometendo qualquer um dos três espaços poderia resultar em um espasmo da musculatura pré-vertebral e com conseqüente perda da lordose cervical devido a um espasmo da musculatura flexora pré-vertebral. Celulite retrofaríngea e formação de abscesso tendem a causá-lo e resultam em um alargamento da sombra de tecido mole pré-vertebral em radiografia lateral e tomografia computadorizada (TC).

Espaço Vascular-Visceral

Este é um espaço potencial dentro da bainha carotídea. Ele contém a artéria carótida e a veia jugular interna além do nervo vago (NC X). A fáscia tem pouco tecido areolar e por isso as infecções tendem a permanecer localizadas. Em 1929, Mosher chamou esta fáscia de "Rodovia Lincoln" do pescoço, porque todas as três camadas da fáscia cervical profunda contribuem para a bainha carotídea (22). Esta imagem mental foi indicadora de um importante evento nacional do seu tempo, a saber, a criação da primeira rodovia pavimentada transcontinental nos Estados Unidos. Esta fora concebida 16 anos antes, em 1913.

Espaços Acima do Osso Hióide

Espaço Parafaríngeo

Algumas vezes ele foi chamado espaço faringomaxilar ou faríngeo lateral ou perifaríngeo. Este importante espaço foi descrito como uma pirâmide ou um cone invertido jazendo a cada lado da faringe. A base é situada na base do crânio, enquanto o ápice é no corno maior do osso hióide. Ele é limitado medialmente pela camada visceral da camada profunda da fáscia cervical profunda que é sobrejacente à parede faríngea lateral, enquanto a parede lateral é a camada superficial da fáscia cervical profunda, e a fáscia sobrejacente à mandíbula, o músculo pterigóideo medial e a glândula parótida. A rafe pterigomandibular e a fáscia pré-vertebral formam os limites anterior e posterior (4,9,11). Ele se comunica com o espaço retrofaríngeo e há vezes em que é difícil diferenciar clinicamente entre os dois. O espaço é dividido nos espaços pré-estilóideo e pós-estilóideo, e diferentes patologias ocorrem nestas duas áreas. Comprometimento deste espaço deve ser suspeitado quando o paciente se apresenta com trismo. Isto ocorre quando o músculo pterigóideo medial, que é situado na proximidade, sofre espasmo decorrente de inflamação. Por outro lado, há também uma tendência de os pacientes manterem sua cabeça imóvel com o pescoço ligeiramente flexionado e a cabeça rotada para o lado oposto, em uma tentativa de diminuir tensão no espaço. Há muitas vezes babação quando o paciente sofre de disfagia.

Espaço Submandibular

Este espaço é situado entre a mucosa do assoalho da boca e a camada superficial da fáscia cervical profunda abaixo. O osso hióide limita sua área inferior e a mandíbula forma um limite anterior e lateral que não cede. O limite posterior é composto dos músculos da língua. O espaço é incompletamente dividido pelo diafragma muscular do músculo milo-hióideo, no espaço sublingual acima dele enquanto os espaços submandibular e submentual jazem abaixo dele. As áreas submandibular e submentual são separadas pelo ventre anterior do músculo digástrico, mas estas duas subdivisões comunicam-se livremente uma com a outra. A glândula salivar submandibular (submaxilar) faz um gancho em torno da borda posterior do músculo milo-hióideo e conseqüentemente ocupa os espaços submandibular e sublingual. Por isso, infecções que começam no espaço sublingual podem disseminar-se para dentro do espaço submandibular e vice-versa.

Outras estruturas que residem no espaço sublingual são o ducto de Wharton, as glândulas salivares sublinguais e o nervo hipoglosso. Esta é também a razão pela qual a angina de Ludwig causa elevação do assoalho da boca e tumefação das áreas submandibular e submentual. A linha oblíqua da mandíbula também é importante do ponto de vista da apresentação de infecções odontogênicas que se alastram além das raízes dos dentes. As infecções que começam nas raízes dentárias que são superiores a esta linha (dos incisivos ao primeiro molar) geralmente se apresentam no espaço sublingual primeiro, enquanto aquelas que começam nas raízes dos dentes molares geralmente se apresentam no espaço submandibular. Infecção dentária (periapical) geralmente irrompe através do córtex lingual da mandíbula e faz seu aparecimento neste espaço.

Espaço Parotídeo

A camada superficial da fáscia cervical profunda divide-se em torno da glândula parótida e seus linfonodos associados, nervo facial e artéria carótida externa e veias faciais posteriores. Ela é chamada por alguns cirurgiões de fáscia parotidomassetérica. Na face profunda da glândula ela é deficiente e por isso o lobo profundo desta glândula se comunica com o espaço parafaríngeo (4,9,11). Sobre a superfície lateral da glândula, esta fáscia forma uma membrana resistente que não cede e contribui para a dor grave que é sentida com inflamação que compromete a glândula.

Espaço Mastigatório

A camada superficial da fáscia cervical profunda divide-se em torno da mandíbula para formar este espaço potencial e encerra os músculos da mastigação (4,9,11). Este espaço contém os músculos masseter, pterigóideos medial e lateral, o ramo e corpo da mandíbula, tendão temporal e vasos e nervos alveolares inferiores. Ela se situa anterior e lateral ao espaço parafaríngeo e inferior e profundo ao espaço temporal.

Espaço Peritonsilar

Este espaço potencial é encontrado imediatamente lateral à cápsula tonsilar e medial ao músculo constritor superior. O palatoglosso e o palatofaríngeo, que compreendem os pilares anterior e posterior, respectivamente, formam seus limites anterior e posterior. Inferiormente ele é limitado pelo terço posterior da língua. Inflamação nesta região resulta em peritonsilite e com o desenvolvimento de purulência pode formar um abscesso. O pus pode alastrar-se além dos limites deste espaço para dentro do espaço parafaríngeo.

Espaço Temporal

Este espaço situa-se entre a fáscia temporal lateralmente e o periósteo da porção escamosa do osso temporal medialmente. O músculo temporal o divide em espaços superficial e profundo e a artéria maxilar interna é contida dentro dele (4,9,11).

Espaços Limitados Abaixo do Osso Hióide

Espaço Visceral Anterior

Este é freqüentemente chamado espaço pré-traqueal e jaz no pescoço anterior, da cartilagem tireóidea para baixo até o mediastino superior no nível da quarta vértebra torácica, próximo ao arco da aorta. Ele rodeia completamente a traquéia e contém as glândulas tireóide e paratireóides. Os músculos em fita e a camada média da fáscia cervical profunda formam o limite anterior (4,9,11).

Espaço Supra-Esternal

Este é um espaço potencial imediatamente superior à incisura esternal entre as cabeças claviculares onde a camada superficial da fáscia cervical profunda se divide para limitá-lo. Um pequeno linfonodo e um vaso comunicante que une as veias jugulares anteriores ocupam este espaço.

BACTERIOLOGIA

A maioria dos abscessos são polimicrobianos, *i. e.*, contêm flora mista, e em um estudo mais de cinco espécies foram isoladas em cada caso (13). Amplas variedades de organismos que são encontrados estão sumariadas na Tabela 31.3. A porta de entrada e portanto a espécie do organismo causador predominante difere com cada espaço. Por isso, estes levantamentos devem ser interpretados com cautela, uma vez que eles representam a distribuição de organismos dentro dos espaços específicos comprometidos, em vez da composição bacteriana verdadeira de cada infecção de espaço cervical como uma generalização.

Entre os organismos aeróbicos, estreptococos, predominantemente *Streptococcus viridans* e estreptococos β-hemolíticos e estafilococos predominam particularmente em abscessos em usuários de drogas. Outros organismos também são encontrados e eles incluem difteróides, *Neisseria, Klebsiella* e *Haemophilus species* (6,13).

Organismos anaeróbicos são mais difíceis de cultivar e sua prevalência tende a ser mais alta que a citada na literatura. A presença de drenagem com mau cheiro sugere fortemente comprometimento anaeróbico, mas a ausência de odor não exclui a presença de um tal organismo (13). A maioria dos abscessos de origem odontogênica envolve patógenos anaeróbicos, e espécies de *Bacteroides,* predominantemente *Bacteroides melaninogenicus* e *Peptostreptococcus,* são isolados comuns (1,5). *Eikenella corrodens* é menos freqüente e *B. fragilis* raramente é isolado (6). Deve ser lembrado que *E. corrodens* muitas vezes é resistente à clindamicina, que é comumente usada no tratamento destas infecções.

Parece que em lactentes com menos de 9 meses de idade *Staphylococcus aureus* é o organismo predominante quando estão envolvidos abscessos que comprometem os triângulos anterior e posterior do pescoço. Eles constituíram 80% dos casos em um estudo (14). Foi constatado que *S. aureus* foi um isolado predominante, embora a uma taxa mais baixa de 56% em um estudo descrito por Brook (15). Este organismo junto com estreptococos β-hemolíticos foi também descrito por Ungkanont *et al.* (16), embora a incidência tenha

TABELA 31.3
BACTERIOLOGIA

Aeróbicas	Nº de Pacientes*	Anaeróbicas	Nº de Pacientes*
Estreptococos	50	*Bacteróides*	23
Alfa não grupo D	23	*Melaninogenicus*	13
Grupo D	2	*Oralis*	3
Beta grupo A	11	*Ruminicola*	2
Não A, B ou D	7	*Bivius*	1
Gama não grupo D	3	*Fragilis*	1
Microaerófilos	4	Outras espécies	3
		Peptostreptococcus	15
Staphylococcus	11	*Peptococcus*	6
S. aureus	7	*Eubacterium*	6
S. epidermidis	4	*Fusobacterium*	6
Difteróides	3	*Eikenella corrodens*	5
Neisseria	3	*Veillonella parvula*	5
Klebsiella pneumoniae	2	*Lactobacillus*	4
Haemophilus influenzae	1	*Propionibacterium*	3
Pseudomonas	1	Cocos Gram-positivos não identificados	5
		Bacilos Gram-negativos não identificados	4

*Bactérias isoladas de abscessos do pescoço (66 pacientes).
Modificado da referências 6 e 13, com permissão.

sido menor. Neste último estudo, estafilococos foram observados em apenas 18% dos casos. Esta discrepância pode ser relacionada com a inclusão de abscessos peritonsilares e bucais ou caninos neste último estudo. Não obstante as incidências, escolhas empíricas de antibióticos devem ser adaptadas para enquadrar estes padrões, e penicilina aumentada com nafcilina e várias cefalosporinas foram usadas eficazmente (14).

DIAGNÓSTICO

O uso de antibióticos modificou a apresentação das infecções dos espaços profundos do pescoço, e os estudos mostraram que metade dos pacientes que se apresentaram com abscessos profundos do pescoço já tinham recebido alguma forma de terapia antibiótica em base ambulatorial (17). Sintomas sistêmicos podem ser mascarados (1) e sinais locais como edema, flutuação e apontamento de um abscesso podem ser reduzidos. Isto pode resultar em diagnóstico errado ou retardado e a prevenção de complicações pode não ser realizável.

Dependendo da progressão da doença, as apresentações podem variar de dor de garganta, disfagia e odinofagia a problemas mais sérios como comprometimento da via aérea, choque séptico e mediastinite (6). Febre, dor e tumoração são os sintomas de apresentação mais comuns (Tabela 31.4). Em uma série, a duração dos sintomas variou de 12 horas a 28 dias (a média é 5 dias) (17). Tumoração e temperatura elevada são vistas na maioria dos pacientes (Tabela 31.4). A maioria dos pacientes mostrará evidência de desidratação por causa da disfagia, odinofagia e trismo (6,17). É importante inspecionar as extremidades nos pacientes com infecções dos espaços profundos do pescoço para procurar evidência de abuso de droga intravenosa (5). Em casos nos quais o espaço vascular-visceral ou espaço parafaríngeo é comprometido, o médico astuto pode apanhar os sinais da síndrome de Horner, que é caracterizada por ptose ipsolateral, anidrose facial e miose devidas à proximidade da cadeia simpática.

Em lactentes e crianças, comprometimento rapidamente progressivo da via aérea está comumente presente junto com febre e massa no pescoço. Em lactentes, em particular, um alto índice de suspeição é importante, porque queixas como dor de garganta, alterações da voz e odinofagia podem não estar prestes a aparecer como ocorre em crianças mais velhas (14). Nesta série, 21 de 22 pacientes tinham uma contagem elevada de leucócitos. Contagens de leucócitos seriadas são uma boa maneira de monitorar a resposta à antibioticoterapia e, conseqüentemente, constitui a preferência de estes autores não usarem esteróides a não ser que o comprometimento da via aérea seja iminente ou esteja presente.

Radiografias simples lateral e ântero-posterior são úteis no diagnóstico de infecções dos espaços cervicais. A presença de corpo estranho radiopaco, desvio traqueal, ar subcutâneo, líquido dentro dos tecidos moles (Figs. 31.6 e 31.7), linfadenopatia, alargamento do me-

TABELA 31.4 DIAGNÓSTICO
SINTOMAS E ACHADOS FÍSICOS DAS INFECÇÕES PROFUNDAS DO PESCOÇO

Sintoma ou Achado*	Porcentagem dos Pacientes[†]
Sintomas	
Dor	76
Febre	94
Tumoração	62
Disfagia, odinofagia	42
Trismo	14
Dificuldades respiratórias	14
Dentários (dor de dente, extração)	8
Achados	
Tumoração	90
Anormalidade dentária	29
Flutuação	27
Anormalidades orofaríngeas	22
Trismo	18
Anormalidade laríngea	18

*Duração dos sintomas foi 1 a 14 dias (média, 5,9 dias). Temperatura média à admissão foi 38,3°C (variação, 36,7°C – 40,4°C).
[†]Porcentagem de 50 pacientes.
Modificado da referência 6, com permissão.

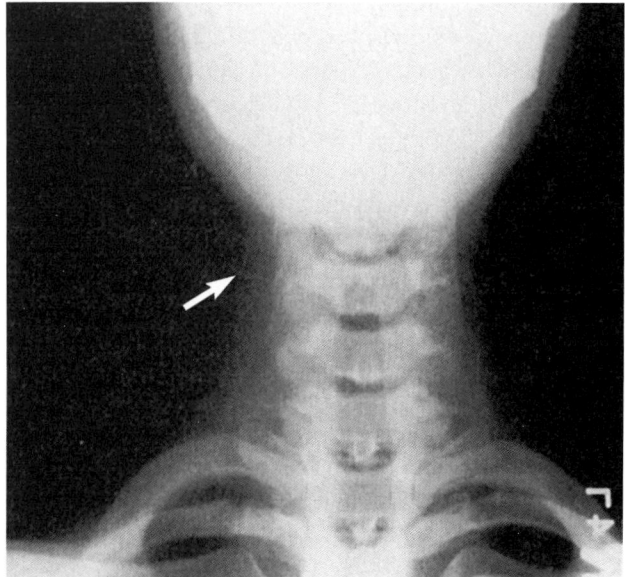

Figura 31.6

Radiografia simples frontal de um paciente com infecção inicial do pescoço e uma história de abuso de droga intravenosa. Fragmento de agulha (*seta*) é evidente.

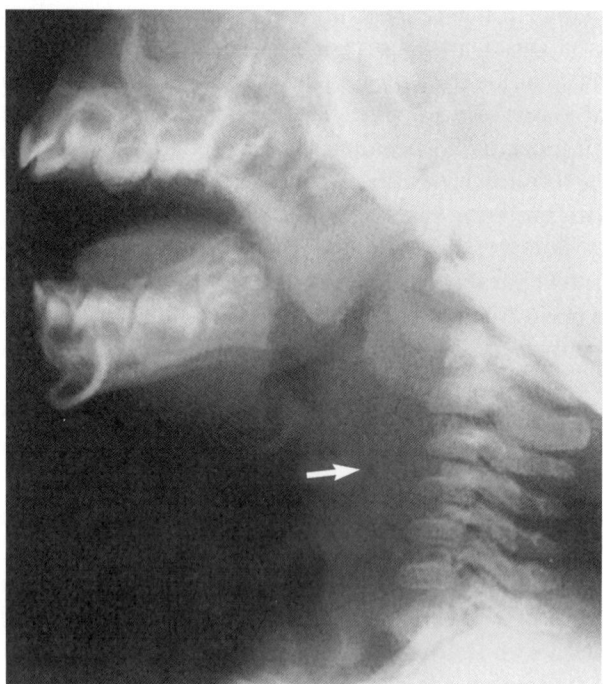

Figura 31.7
Radiografia simples lateral de uma criança com um abscesso retrofaríngeo mostra espessamento do tecido mole retrofaríngeo, perda da curvatura normal da coluna cervical e ar (*seta*) no espaço retrofaríngeo.

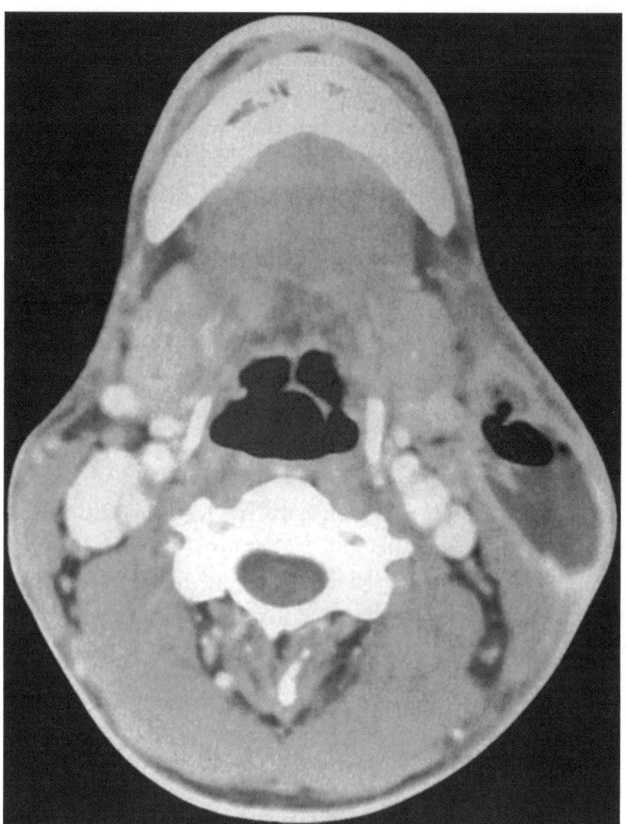

Figura 31.8
Imagem de tomografia computadorizada de um paciente com um abscesso extenso do espaço faringomaxilar. Interface ar-líquido, centro do abscesso com baixa atenuação, contraste da parede do abscesso, aparência loculada e edema do tecido circundante são evidentes.

diastino como na mediastinite, edema pulmonar e pneumomediastino podem ser indicadores da formação de abscesso. TC com contraste são mais sensíveis para captar infecções profundas do pescoço. Esta modalidade de imageamento tem a vantagem adicional de ajudar a diferenciar celulite de abscesso, embora em alguns casos isto possa ser difícil. Ela demonstra claramente os espaços comprometidos e a extensão súpero-inferior do processo. Holt *et al.* descreveram uma série de seis casos nos quais a TC foi usada para diagnosticar abscesso do pescoço sem falso-positivo ou falso-negativo (18). As características de um abscesso em TC incluem baixa atenuação (baixas unidades Hounsfield), contraste intensificado na parede do abscesso, edema tecidual circundando o abscesso e uma aparência cística ou multiloculada (Fig. 31.8). A diferenciação entre um abscesso e alteração flegmonosa pode ser difícil, e aspiração ou drenagem às vezes é necessária para fazer a determinação final. Na população pediátrica, a TC tem sensibilidade de 90% para infecções profundas do pescoço, mas a especificidade é 60% e é difícil de diferenciar abscesso de celulite ou linfadenopatia (19). Exame de ressonância magnética não está indicado rotineiramente. A redução do tempo de escaneamento com a TC é vantajosa na população pediátrica e pode reduzir a quantidade de sedação necessária em lactentes e crianças. RM tem vantagens em casos selecionados quando não estão claros processos inflamatórios *vs.* congênitos ou neoplásicos. Além disso, angiorressonância (ARM) é capaz de detectar estreitamento da artéria carótida e trombose venosa jugular (20). Ultra-som é não-invasivo e menos caro que a TC e pode ajudar a dirigir a aspiração com agulha.

TRATAMENTO

As infecções de espaço profundo do pescoço podem ser ameaçadoras à vida e uma vez que o diagnóstico seja suspeitado ou feito, é melhor o paciente ser tratado sob internação. Garantir a via aérea é a primeira e mais importante consideração. Intubação com um tubo endotraqueal pode ser tentada, mas deve ser mantido em mente que instrumentar a via aérea em um paciente alerta pode ser arriscado, e deve ser realizado por aqueles experientes no procedimento. O procedimento poderia resultar em laringospasmo, ou um abscesso grande poderia romper-se resultando em aspiração de pus e contaminação das vias aéreas superiores e, mais importante, das inferiores. Conseqüentemente, a via aérea pode ser suportada temporariamente com máscara de oxigênio, enquanto são feitos arranjos para a intubação. Isto envolve obter o tamanho correto do tubo endotraqueal com um estilete ou uma guia como um cateter de Cook para dirigir o tubo endotraqueal, iluminação adequada com uma luz frontal, um laringoscópio de trabalho e uma aspiração funcionante. Um cateter intravenoso com cânula de grosso calibre deve também ser colocado. Contingências devem ser consideradas e planejadas para a captura da via aérea quando a intubação falha ou quando a intubação orotraqueal é julgada impossível. Nesses casos, deve-se considerar desviar-se da obstrução efetuando uma cricotireotomia ou uma traqueostomia de emergência. Quando uma cricotireotomia for efetuada, é recomendado que esta seja convertida para uma traqueostomia dentro de 24 horas, para prevenir complicações laríngeas do procedimento.

Uma vez apanhada a via aérea, hemoculturas (obtidas quando o paciente está febril) e culturas do abscesso são obtidas. Pus pode ser obtido por aspiração com a ajuda de uma agulha de grosso calibre ou por incisão e drenagem na sala de operações. Antibióticos empíricos são usados para cobrir patógenos comuns. A este respeito, uma opinião profissional obtida do serviço de infectologia pode ser extremamente útil. Mais freqüentemente, as infecções são polimicrobianas (Gram-positivas, Gram-negativas, aeróbicas e anaeróbicas) e devem ser previstos organismos produtores de β-lactamase. Portanto, terapia com ampicilina-sulbactam ou clindamicina com uma cefalosporina de terceira geração como ceftazidima é começada enquanto se aguardam os resultados da cultura (21). Uma vez obtidos os resultados das culturas, é recomendada a antibioticoterapia apontada. Se o órgão de origem for considerado como sendo a glândula salivar, ou se o paciente for um lactente, o uso de penicilinas antiestafilocócicas está indicado. Uma vez um abscesso tenha-se formado, terapia clínica isolada é inadequada para o tratamento da maioria dos pacientes e drenagem cirúrgica é necessária (4). Reidratação é necessária na maioria dos casos, e o débito urinário e o estado circulatório e pulmonar devem ser monitorizados.

Drenagem cirúrgica está indicada e deve ser realizada oportunamente se o paciente se apresentar com uma complicação, ou se uma complicação iminente for prevista. Se o paciente não tiver as características típicas de um abscesso, pode ser defendida a expectativa vigilante nas proximidades de um centro cirúrgico bem equipado, enquanto se trata o paciente agressivamente com antibióticos sistêmicos. Neste caso, novamente, falta de melhora dentro de 48 horas de terapia com antibióticos adequados e hidratação são as bases para uma viagem à sala de operações. A progressão é considerada significativa face a febres persistentes, dor aumentando, tumoração, eritema, flutuação e uma leucocitose aumentando com desvio para a esquerda. Cuidado deve ser tomado ao interpretar contagens de leucócitos depois de administrar corticosteróides ao paciente. Conseqüentemente, constitui a preferência deste autor que esteróides não sejam usados a menos que absolutamente necessário. O quadro clínico total deve ser levado em consideração no processo de decisão, e exames freqüentes são imperativos quando se adota tratamento expectante. O espaço primário comprometido e qualquer espaço adicional para dentro do qual o abscesso tenha disseminado devem ser incisados e drenados. A via de acesso cirúrgica é governada pelo caminho mais curto para o exterior ao mesmo tempo que sejam evitadas estruturas vitais. Todas as loculações devem ser rompidas e a cavidade do abscesso deve ser copiosamente irrigada e a seguir tamponada com gaze iodoformada. Drenos também podem ser deixados na cavidade para finalidades de drenagem e irrigação. O tamponamento com iodofórmio é mudado para tamponamento com gaze com soro fisiológico depois de 24 horas, e a ferida é deixada curar-se por segunda intenção. Os marcos ósseos e musculares descritos por Mosher em 1929 ainda são tão relevantes hoje quanto eram nos seus dias (22). Estes incluem a extremidade do corno maior do osso hióide, o processo estilóide lateralmente e a cricóide na linha mediana. O bordo anterior do músculo esternocleidomastóideo e o ventre posterior do digástrico são marcos musculares valioso. Herzon descreveu o uso terapêutico da aspiração com agulha dos abscessos comprometendo os espaços profundos do pescoço (23). Uma aspiração para pequenos abscessos ou a colocação de cateteres de demora para permitir aspirações repetidas são alternativas que foram descritas na literatura (23). A Figura 31.9 é um algoritmo sugerido para o tratamento de infecção de espaço profundo do pescoço. Hospitalizações de mais de 11 dias são freqüentemente vistas em adultos, embora permanências mais curtas possam ser esperadas em crianças. Uma estudo diligente deve ser efetuado para procurar a origem da infecção, tal como cáries dentárias ou infecção das tonsilas. Esta fonte de infecção deve ser atacada e tratada para prevenir infecção recorrente.

COMPLICAÇÕES

Complicações continuam a ocorrer apesar de técnicas diagnósticas e de imageamento avançadas e do uso de antibióticos "com pontaria". Estas estão sumariadas na Tabela 31.5. Complicações ocorrem mais freqüentemente devido a retardo no diagnóstico ou tratamento retardado quando a infecção se dissemina de uma região para outra. Fatores do hospedeiro, como imunidade reduzida e doenças sistêmicas como diabetes, também desempenham um papel, e a condição do paciente também deve ser apropriadamente tratada. Compli-

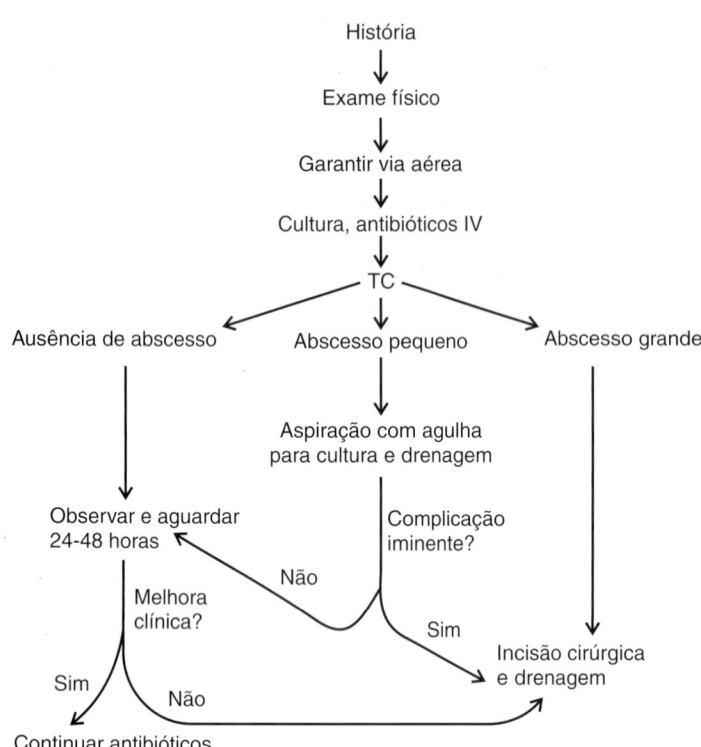

Figura 31.9
Algoritmo para o tratamento de infecção profunda do pescoço. Antibióticos devem ser mudados, se necessário, de acordo com os resultados de cultura.

cações são o resultado da proximidade anatômica de importantes estruturas justapostas aos espaços profundos do pescoço. As artérias carótidas, veias jugulares, cadeia simpática e nervos cranianos IX a XII estão em risco. Tromboflebite disseminando-se da veia jugular interna e septicemia juntamente com êmbolos sépticos para os pulmões podem ocorrer. A síndrome de Lemierre é usualmente causada por um anaeróbio, *Fusobacterium necrophorum*, e é precedida por febres em pontas, dor à palpação ao longo do músculo esternocleidomastóideo, rigidez de pescoço, artrite séptica e abscessos embólicos ao pulmão. Tromboflebite retrógrada para o seio cavernoso também é uma possibilidade. O diagnóstico é confirmado por achados de TC de contraste em orla com uma área central de transparência que é o resultado do coágulo ou pus dentro dele (Fig. 31.10). O tratamento é baseado em drenagem e antibióticos, com ligadura ou excisão da veia para o caso de

TABELA 31.5 COMPLICAÇÕES INFECÇÕES PROFUNDAS DO PESCOÇO

Complicações infecciosas
- Erosão de artéria carótida e hemorragia
- Trombose jugular interna
- Trombose do seio cavernoso
- Déficits neurológicos
  - Síndrome de Horner
  - Nervos cranianos IX-XII
- Osteomielite da mandíbula
- Osteomielite da coluna
- Mediastinite
- Edema pulmonar
- Pericardite
- Aspiração (ruptura espontânea)
- Sepse

Complicações cirúrgicas
- Lesão de estruturas neurovasculares
- Infecções de ferida
- Septicemia
- Cicatriz
- Aspiração (ruptura por instrumentação)

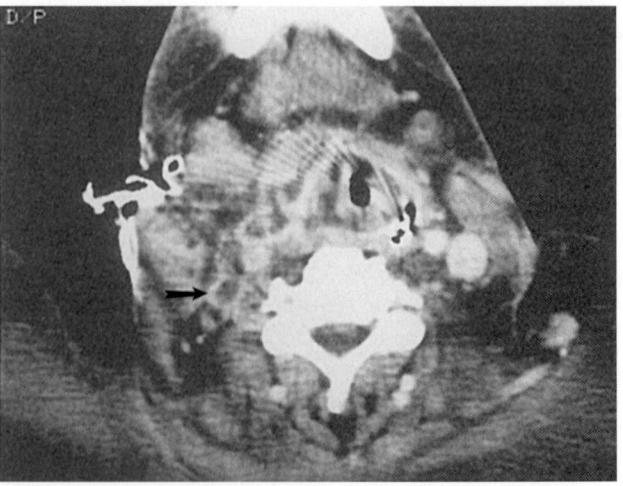

Figura 31.10
Tomografia computadorizada de um paciente com síndrome de Lemierre mostra trombose da veia jugular interna (*seta*) e contraste da orla da veia jugular interna com transparência central.

sepse persistente com embolismo e o uso de anticoagulação para tromboflebite retrógrada (25).

Alastramento da infecção ao longo da bainha carotídea pode resultar em síndrome de Horner e aneurisma micótico do sistema da carótida interna, com formação de pseudo-aneurismas e mesmo ruptura da parede vascular (36–38). Hemorragia pode ser prenunciada por sangramento do meato acústico externo e os sangramentos precursores exigem tratamento imediato, seja cirurgicamente seja com a ajuda de um radiologista intervencionista. Osteomielite da coluna e mandíbula pode ser a fonte ou o resultado da infecção de espaço cervical.

A complicação mais temida da infecção de espaço do pescoço é mediastinite. Radiografias de tórax, procurando mediastino alargado, pneumotórax e pneumomediastino, ou edema pulmonar com um quadro de síndrome de angústia respiratória adulta, podem ocorrer. Uma forma menos letal de mediastinite é causada por perfurações do esôfago. Estrera *et al.* (3) estudaram a literatura entre 1960 e 1980 e encontraram uma taxa de mortalidade de 42,8%. O uso de antibióticos não alterou significativamente esta taxa. Diagnóstico precoce e drenagem cirúrgica juntamente com antibióticos dão a melhor possibilidade de o paciente sobreviver com esta temida complicação. TCs facilitam o diagnóstico precoce (Fig. 31.11). Revendo a literatura de 1960 a 1990, Wheatley *et al.* (26) constataram que a drenagem mediastinal transcervical foi adequada em 79% dos casos. Marty-Ane *et al.* (27) recomendaram o uso de uma toracotomia com colocação de vários tubos de drenagem e irrigação com solução de povidona-iodo 0,5%. Incisões ao longo das linhas de tensão da pele relaxada são recomendadas e revisões das cicatrizes podem ser necessárias para obter um resultado cosmético satisfatório em uma data mais tardia.

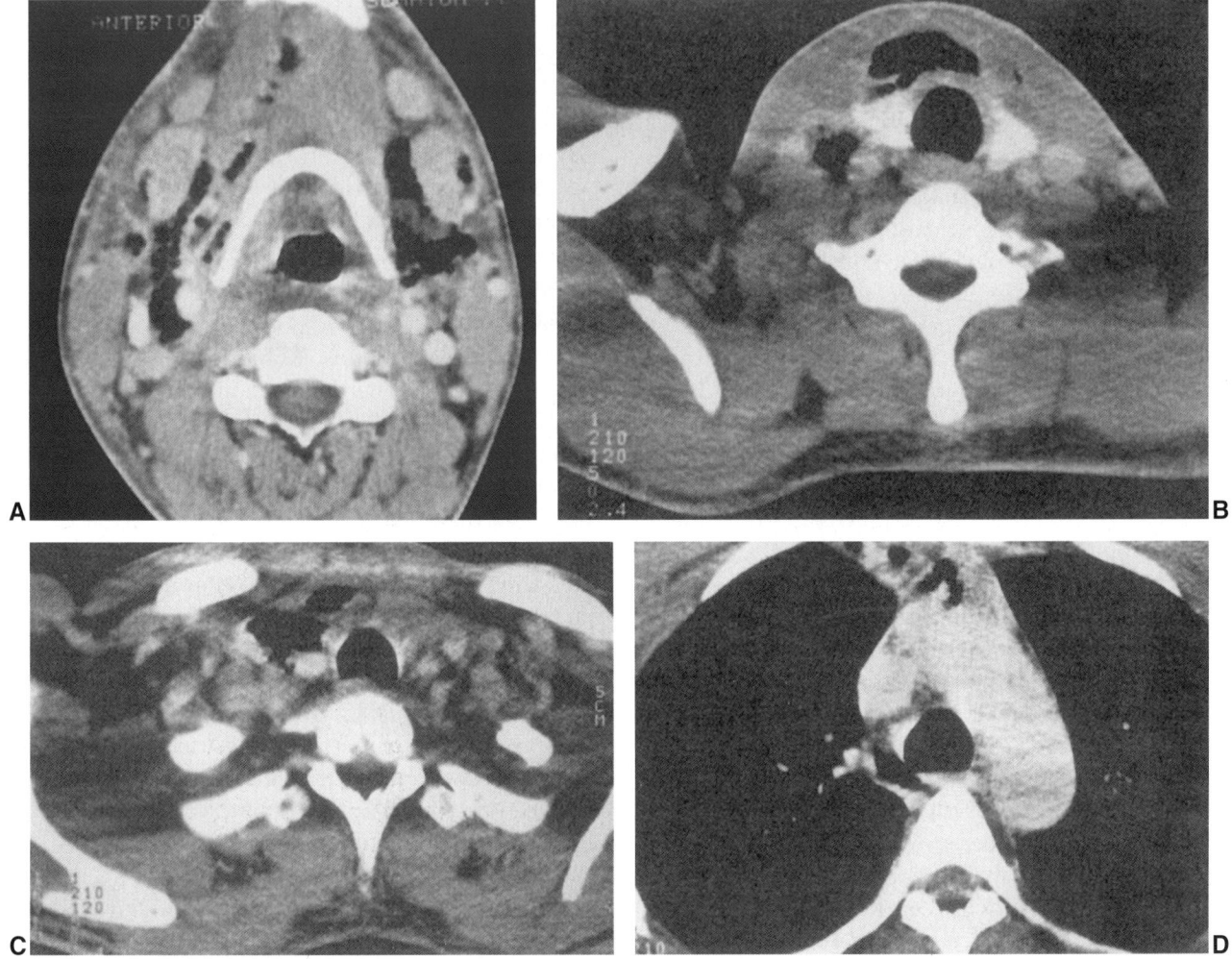

Figura 31.11

Imagens de tomografia computadorizada de um paciente com mediastinite necrosante descendente. **A:** A infecção começou nos espaços submandibulares e alastrou-se para o espaço parafaríngeo e vascular-visceral. **B:** A infecção desceu no espaço vascular-visceral e invadiu o espaço visceral anterior (pré-traqueal). O processo atingiu o mediastino através de ambos os espaços visceral anterior (**C**) e vascular-visceral (**D**).

INFECÇÕES DE ESPAÇOS CERVICAIS PROFUNDOS ESPECÍFICOS

Abscesso do Espaço Retrofaríngeo

A maioria dos abscessos do espaço retrofaríngeo ocorre em crianças. Isto é devido ao fato de os linfonodos retrofaríngeos desaparecerem aproximadamente com a idade de 5 anos. A maioria das infecções começa no nariz ou na nasofaringe e nas adenóides, e nos seios paranasais, e drenam para estes linfonodos que vão à supuração. Há conseqüentemente uma história de infecção do trato respiratório superior. Febre, disfagia, odinofagia, rigidez de nuca e comprometimento da via aérea podem ocorrer. Além disso, pode ocorrer ronco e estertor. Os lactentes são incapazes de se queixar da condição, o que torna difícil o diagnóstico. Os linfonodos retrofaríngeos não estão presentes na linha mediana, mas são laterais a ela. Como conseqüência, a supuração inicial destes linfonodos resultaria em uma tumoração lateral, em vez de mediana, da parede faríngea posterior. Em adultos, os abscessos retrofaríngeos tendem mais a ser causados por instrumentação, corpo estranho e trauma e, embora tuberculose da coluna causando colapso de um ou mais corpos vertebrais com a subseqüente deformidade cifótica ou formação de giba seja agora uma raridade, ela deve ser excluída. Clinicamente, tuberculose da coluna apresenta-se como um "abscesso frio", com os sinais de inflamação aguda sendo conspícuos pela sua ausência. Uma vez que o corpo vertebral é na linha mediana, ela se apresenta como uma tumoração mediana. Incisão e drenagem de tuberculose geralmente resulta em uma fístula com drenagem persistente e o tratamento desta condição é predominantemente clínico juntamente com a estabilização da coluna para prevenir o comprometimento neurológico. Radiografias dos tecidos moles freqüentemente são diagnósticas. Há muitas vezes uma perda da lordose cervical normal e alargamento da sombra dos tecidos moles pré-vertebrais. Uma erosão do corpo vertebral adjacente também pode ser vista (Fig. 31.7). No nível do segundo corpo vertebral cervical, tecido mole excedendo 7 mm de espessura é considerado anormal. Na sexta vértebra cervical, tecido mais espesso que 22 mm em adultos ou 14 mm em crianças também é considerado anormal. Adicionalmente, tecido mole que é mais largo que 50% da largura do corpo de qualquer vértebra cervical deve ser investigado por completo. Todas as radiografias devem ser na posição lateral verdadeira e devem ser tiradas em extensão máxima e na fase inspiratória da respiração. Radiografias falso-positivas ocorrem comumente quando se tira uma vista oblíqua. Também durante a flexão os tecidos moles se arqueiam para dentro da via aérea.

Outras fontes de erro podem resultar de choro, deglutição ou expiração, que podem causar desvio transitório de estruturas mediastinais e espessar o espaço retrofaríngeo. TC ajuda a diagnosticar os casos duvidosos e a delinear a extensão da doença.

Embora na maioria dos casos a intubação seja possível, se o controle de emergência da via aérea se tornar imperativo, traqueostomia é recomendada, porque há o potencial de ruptura de um abscesso para dentro da via aérea (Tabelas 31.6 a 31.8 analisam emergências e tratamento de infecções dos espaços profundos do pescoço). Uma via de acesso transoral é usada mais freqüentemente, com o paciente sendo colocado na posição de Rose (extensão do pescoço sobre o tórax, juntamente com extensão da articulação atlantooccipital), que torna a nasofaringe a parte mais inferior. Conseqüentemente, qualquer pus pode ser aspirado da nasofaringe e as possibilidades de aspiração são reduzidas ao mínimo. Vias de acesso externas são usadas se o abscesso não puder ser alcançado oralmente, ou quando outros espaços cervicais estão comprometidos (28).

Quando a infecção se espalha ao mediastino anterior ou posterior, uma toracotomia externa torna-se essencial. Os pacientes então têm dor torácica grave, dispnéia, febre e mediastino alargado. O espaço de perigo e os espaços parafaríngeos também podem ser comprometidos pela infecção em disseminação.

Infecções do Espaço Pré-Vertebral e do Espaço de Perigo

Antes do amplo uso dos antibióticos, as infecções do espaço pré-vertebral eram resultado de organismos piogênicos ou de tuberculose dos corpos vertebrais. Hoje, trauma iatrogênico ou penetrante é de longe a etiologia mais comum da condição. Com o reaparecimento da tuberculose multirresistente na era da síndrome de imunodeficiência adquirida, os diagnósticos mais antigos devem ser mantidos em mente e poderiam fazer um reaparecimento. Quando o espaço de perigo é comprometido, o tecido areolar frouxo forma uma barreira ineficaz à disseminação da infecção. Os pacientes tornam-se progressivamente mais intoxicados à medida que a infecção se alastra e ocorrem achados de mediastinite e empiema mediastinal. O tratamento é pela drenagem por uma via de acesso externa e por tratamento antibiótico apropriado.

TABELA 31.6 — EMERGÊNCIAS INFECÇÕES PROFUNDAS DO PESCOÇO

Perda da via aérea
Choque séptico
Ruptura da carótida
Trombose jugular interna

TABELA 31.7 — TRATAMENTO
INFECÇÕES DOS ESPAÇOS PROFUNDOS DO PESCOÇO

Observar quanto a obstrução iminente da via aérea
Estabilizar a via aérea, respiração e circulação
Hidratação intravenosa
Antibioticoterapia empírica cobrindo amplo espectro inclusive anaeróbios
Obter hemoculturas
Estudos de imageamento incluindo radiografias e TCs com contraste
Inflamação sem formação de abscesso: continuar tratamento suportivo com hidratação e antibióticos
Inflamação com formação de abscesso: aspiração e/ou incisar e drenar o abscesso na sala de operações mais tratamento suportivo e antibióticos
Atacar a fonte de infecção e prevenir recorrência
Tratamento da ferida e cura por segunda intenção
Mudar antibióticos baseando-se nos resultados microbiológicos de cultura e sensibilidade
Manter a nutrição e tratamento suportivo

Infecção do Espaço Parafaríngeo

Este espaço se comunica com todo outro grande espaço no pescoço e também se comunica com o espaço carotídeo. Conseqüentemente, infecções originadas nos espaços mastigatório, parotídeo, submandibular e sublingual, retrofaríngeo e peritonsilar (Fig. 31.12) podem disseminar-se a este espaço e, portanto, quando os pacientes se apresentam com infecções do espaço cervical parafaríngeo, uma procura diligente deve ser feita em cada um dos outros espaços para ter certeza de que nenhum dos outros espaços está comprometido. A maioria destas infecções origina-se na faringe e na tonsila e por isso os organismos envolvidos são aqueles que causam tonsilite. Em adultos, a origem dentária (24) é freqüentemente implicada por meio do espaço submandibular e portanto os organismos predominantes são diferentes conforme previamente descrito. O compartimento preestilóideo é chamado compartimento muscular e contém uma escassez de estruturas vitais, mas é estreitamente relacionado com a fossa tonsilar medialmente e ao músculo pterigóideo interno, e conseqüentemente trismo acompanha muitas vezes esta condição. Comprometimento do espaço retro ou pós-estilóideo, também conhecido como compartimento neurovascular, pode resultar em complicações sérias que podem suceder se ele não for tratado oportunamente (Fig. 31.13) (29). Ao drenar abscessos peritonsilares, recomenda-se que toda tentativa seja feita para palpar a área, uma vez que a presença de pulsações pode representar um aneurisma da artéria carótida interna. Similarmente, tumorações que se apresentam na parede lateral da orofaringe na ausência de inflamação aguda e trismo não devem ser presumidas como sendo infecções do espaço parafaríngeo ou peritonsilar, mas podem representar tumores ou aneurismas comprometendo este espaço. Deve ser lembrado que a infecção faríngea primária pode ter se resolvido quando o paciente se apresenta no departamento de emergência, o que torna importante a anamnese. Mastoidite coalescente como uma complicação da otite média com penetração da crista digástrica na ponta da mas-

TABELA 31.8 — TRATAMENTO
EMERGÊNCIAS

Formação de abscesso	Aspirar e acompanhar, ou preferivelmente incisar, drenar e tamponar cavidade de abscesso
Obstrução da via aérea	Estabilizar a via aérea. Se grande abscesso se apresentar na via aérea efetuar cricotireotomia ou uma traqueostomia de emergência
Comprometimento vascular: arterial	Formação de aneurisma: consulta de radiologia intervencionista e embolização do aneurisma
	Ameaça de ruptura/ruptura: consulta de radiologia intervencionista e embolização com espiras/exploração cirúrgica e ligadura do vaso ofensor
Comprometimento vascular: venoso	Anticoagulação vs. ligadura e evacuação do trombo. Evitar abscessos pulmonares embólicos
Choque séptico	Suportar via aérea e circulação na UTI. Antibióticos IV. Eliminar fonte de infecção. Obter auxílio do intensivista
Mediastinite e abscesso mediastinal	Suportar via aérea e circulação na UTI. Antibióticos. Drenagem mediastinal pelo cirurgião torácico. Eliminar fonte de reinfecção

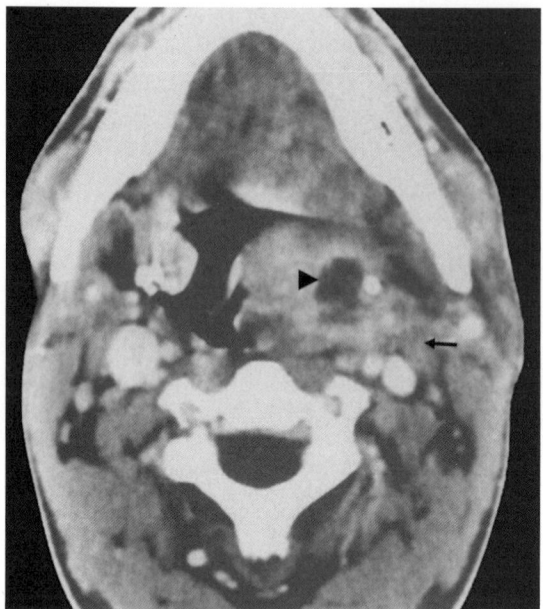

Figura 31.12
Imagem de tomografia computadorizada de um paciente com um abscesso peritonsilar (*ponta de seta*) mostra celulite do espaço parafaríngeo (*seta*). Todo abscesso peritonsilar é um abscesso parafaríngeo em potencial que pode levar à mediastinite.

tóide (abscesso de Bezold) pode resultar na formação de abscesso parafaríngeo (39). Os pacientes tipicamente têm evidência de infecção auricular, com espasmo do músculo esternocleidomastóideo e a cabeça conseqüentemente é flexionada e rotada para o lado oposto.

A drenagem das infecções do espaço parafaríngeo é usualmente realizada pela via de acesso externa usando a via de acesso submaxilar conforme descrito por Mosher (22). Uma incisão horizontal é feita dois dedos inferior ao bordo inferior da mandíbula e um ramo vertical era feito ao longo do bordo anterior do músculo esternocleidomastóideo. Uma incisão horizontal mais cosmética é também usada agora, sem o ramo vertical. O bordo anterior do músculo esternocleidomastóideo é afastado posteriormente, e a camada de revestimento da fáscia cervical profunda (camada superficial) é incisada. Dissecção romba é efetuada com o dedo e as cavidades do abscesso são abertas. Faz-se uma tentativa de dissecar até a ponta do processo estilóide, que jaz no espaço parafaríngeo. Drenos são colocados nas áreas abertas superior e inferior da cavidade. Um exame dos nervos cranianos IX a XII deve ser realizado antes da cirurgia nesta área, porque lesão neural, que pode mais tarde ser atribuída ao procedimento cirúrgico, pode ter existido desde antes da operação. A ponta do corno maior do osso hióide forma a extensão inferior do espaço. O ventre posterior do músculo digástrico é um marco importante, uma vez que todos os vasos e nervos importantes são profundos a este músculo. Em um grupo pequeno e cuidadosamente selecionado de pacientes, Sichel *et al.* (29) demonstraram a eficácia do tratamento do abscesso do espaço parafaríngeo com antibióticos unicamente.

Infecções do Espaço Submandibular

Em 1836, Wilhelm von Ludwig descreveu "repetidas ocorrências recentes de um certo tipo de inflamação da garganta, que, apesar do mais perito tratamento, é quase sempre fatal" (30). Ele descreveu uma infecção

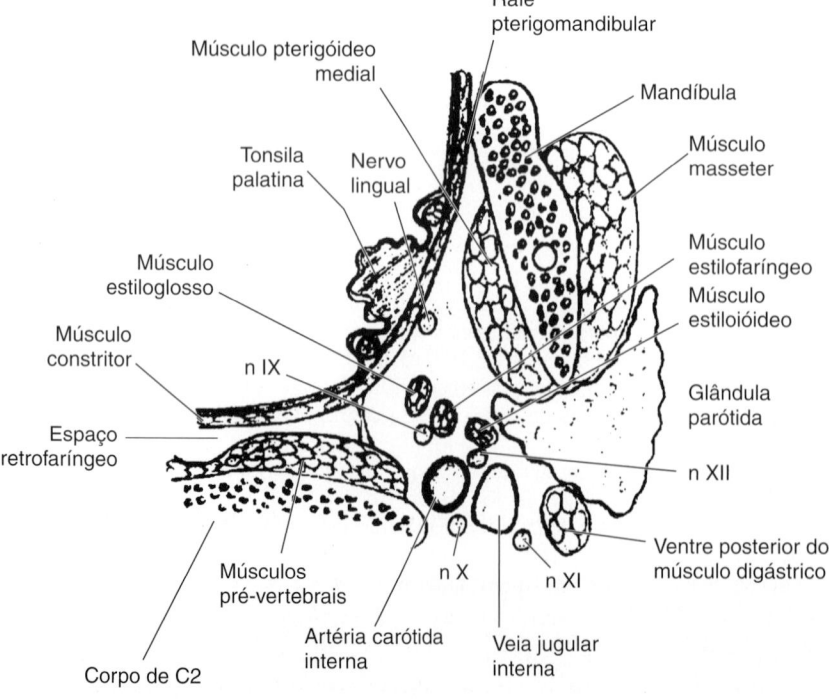

Figura 31.13
Representação esquemática do espaço parafaríngeo em uma vista axial ao nível de C2. (De: Sichel S-Y, Dano I, Hocwald E, Biron A, Eliashar R. Nonsurgical management of parapharyngeal space infections: a prospective study. *Laryngoscope* 2002;112:906-910.)

dos espaços submandibular e sublingual que agora é chamada angina de Ludwig. Classicamente ela foi considerada o resultado de uma relação simbiótica entre o espiroqueta *Borrelia vincentii* e *Fusobacterium*. A mortalidade diminuiu significativamente, e se antes morriam mais de 50% dos pacientes de infecção comprometendo este espaço, o uso de antibióticos e aplicação judiciosa de cirurgia diminuiu a mortalidade para menos de 5% (31). Um número crescente de infecções é causado por infecções da glândula submandibular, ou das glândulas sublinguais, e linfonodos associados, mas 70% são o resultado de doença dentária e periodontal (31). Uma vez que a linha milo-hióidea cruza obliquamente o segundo dente molar, as infecções dentárias originando-se anteriores a este dente comprometem o espaço sublingual, enquanto aquelas atrás dele comprometem o espaço submandibular. Ambos os espaços, no entanto, conectam-se um com o outro atrás do bordo livre do músculo milo-hióideo. As manifestações iniciais são odontogênicas e o paciente pode relatar uma história de dor de dente. Enduração carnosa dos tecidos supra-hióideos submandibulares é típica da doença. O paciente apresenta-se com mau cheiro, e tem salivação excessiva, disfagia, odinofagia e comprometimento da via aérea. A deglutição torna-se difícil e o assoalho da boca fica comprometido e elevado, associado a um desvio superior da língua. Comprometimento rápido da via aérea pode seguir-se. No interesse da salvação da vida, uma traqueostomia pode ser obrigatória. Angina de Ludwig tende mais a necessitar traqueostomia que outras infecções dos espaços profundos do pescoço (5). Intubação nasotraqueal enquanto o paciente está acordado pode precipitar obstrução aguda da via aérea e deve ser desaconselhada, apesar de uma intubação controlada com a ajuda de uma técnica de "trilho" sobre um nasofaringoscópio de fibra óptica ter os seus proponentes. Preparação para traqueostomia deve ser feita em todos os casos, mesmo quando a intubação estiver sendo tentada por um anestesiologista perito. Narcóticos é melhor evitar, uma vez que eles causam depressão respiratória e podem exacerbar dificuldade na ventilação. Alguns autores advogam o uso de anestésicos inalados (31). Uma cânula nasofaríngea pode ser passada e pode ajudar a contornar obstrução da via aérea.

A terapia com antibióticos intravenosos pode ser curativa e deve incluir cobertura para anaeróbios, se instituída muito precocemente no processo de doença. Um baixo limiar para levar o paciente para a sala de operações para incisão e drenagem é ditado pelos sintomas piorando enquanto sob antibióticos, abscesso localizado com flutuação, que é raro, ou iminência de obstrução da via aérea. A incisão é horizontal e levada através do platisma. A fáscia cervical profunda é incisada verticalmente desde a sínfise da mandíbula até o osso hióide e é liberada a emanação de um líquido de edema cor de palha, às vezes chamado "água de lavadora de pratos". Este líquido é infectado e geralmente dará crescimento a organismos, embora anaeróbios sejam difíceis de cultivar.

Angina de Ludwig não deve ser confundida com "boca-de-trincheira", que é uma gengivoestomatite ulcerativa. Sua forma mais destrutiva, na qual há comprometimento tonsilar maciço, é chamada angina de Vincent. Esta é às vezes citada como uma doença fusoespiroquetal na qual espiroquetas que normalmente ocorrem na boca e bacilos fusiformes (fusobactérias) aumentam em vastos números. Esta condição é facilmente controlada com antibióticos (32).

Infecção do Espaço Peritonsilar

Admite-se que a infecção deste espaço se estende através de uma cripta tonsilar para dentro do espaço justaposto à cápsula da tonsila. Ela tipicamente ocorre em adolescentes e adultos jovens. O paciente apresenta-se com uma voz de "batata quente" e corrimento de saliva, trismo, tumoração dolorosa na garganta, disfagia e odinofagia e otalgia referida. Tumoração unilateral da área peritonsilar com proeminência do palato mole e edema da úvula, acompanhado por desvio contralateral, são achados clássicos. Embora ultra-sonografia e TCs sejam mais sensíveis e específicos (33), o diagnóstico é freqüentemente feito em bases clínicas e pode ser confirmado pela aspiração de pus. TCs são úteis para diferenciar este abscesso de um abscesso parafaríngeo, que muitas vezes tem os mesmo sintomas. O tratamento da condição, uma vez que um abscesso seja formado, é controverso. A intervenção cirúrgica varia entre aspiração, incisão e drenagem, e tonsilectomia imediata. A aspiração pode ter que ser repetida e incisão e drenagem são eficazes mais de 90% das vezes. Ambos os procedimentos, no entanto, têm uma taxa de recorrência de 15% a 20% e os pacientes com menos de 40 anos de idade estão sob o maior risco (34). Schechter *et al.* consideram que os pacientes com abscesso peritonsilar ou tonsilite crônica são candidatos à tonsilectomia (35).

Quando incisão e drenagem são realizadas, alguns cirurgiões usam anestesia tópica e infiltrativa, com o paciente acordado. Quando se usa anestésico de superfície, lembrar que o reflexo faríngeo nestes pacientes pode estar diminuído. Portanto, uma aspiração de Yankauer funcionante deve estar montada antes da drenagem, porque o paciente corre o risco de aspiração. Esta é também a razão pela qual a incisão e a drenagem são mais bem realizadas na posição sentada em vez da supina. O abscesso pode ser localizado com uma agulha calibre 18. Incisão e drenagem são efetuadas no local de saliência máxima do abscesso, que geralmente é no palato mole superior ao pólo superior da tonsila. Quando não se vê uma área definida de saliência máxima ou apontamento, uma linha imaginária é traçada através da base da úvula e uma linha vertical é traçada verticalmente através do último dente molar. A incisão deve ser feita medial e inferior à interseção destas linhas. Uma lâmina número 11 em um cabo Bard Parker, que é coberta aos 4 a 6 mm, é usada para esta finalidade. Uma pinça de seio ou uma hemostática é usada para separar a incisão em uma direção paralela à direção dos grandes vasos. Penicilina ou clindamicina são usadas depois da drenagem. Embora a maioria dos abscessos seja no pólo superior, eles também podem ocorrer no pólo inferior. A maioria dos casos de falha em drenar pus é devida à ausência dele, ou a uma incisão erradamente situada. Tonsilectomia proporciona a drenagem última; entretanto, a tonsila pode estar friável, tornando difícil a dissecção, e o sangramento pode ser excessivo. Também existe o risco teórico de disseminar infecção ao abrir os planos teciduais em face de uma infecção aguda. Se a infecção se estender para o espaço parafaríngeo, pode também ser necessária drenagem externa. Estes autores preferem fazer uma tonsilectomia depois do segundo episódio de abscesso peritonsilar, embora um ataque de abscesso em certa época fosse considerado uma indicação absoluta para tonsilectomia no passado.

Infecções do Espaço Temporal, Espaço Mastigatório e Espaço Visceral Anterior

Estas infecções são relativamente incomuns. Quando o espaço temporal é comprometido, o paciente apresenta-se com trismo e desvio da mandíbula para o mesmo lado. A área sobre o músculo temporal está extremamente sensível. Uma incisão é feita ao longo do supercílio ou 3 cm posterior ao canto lateral, e o espaço superficial e profundo ao músculo deve ser explorado.

A maioria das infecções do espaço mastigatório é a partir dos dentes molares. Resulta trismo extremo dos músculos da mastigação, com tumoração sobre o ramo da mandíbula e assoalho posterior da boca. O tratamento inclui manejo da via aérea, antibióticos IV e drenagem cirúrgica. Retardo no diagnóstico pode resultar em osteomielite. A drenagem é realizada tomando-se cuidado para evitar o nervo mandibular marginal. Drenagem intra-oral também pode ser realizada.

As infecções do espaço visceral anterior são geralmente o resultado de perfurações do esôfago, devido à instrumentação, corpo estranho ou trauma externo. Uma tireoidite supurativa também pode ser uma fonte de infecção. Necrose laríngea após radiação e infecção também pode ser uma fonte potencial dessa infecção. Tumoração no pescoço anterior, associada a disfagia, odinofagia, rouquidão e obstrução da via aérea pode seguir-se. Organismos produtores de gás podem causar enfisema cirúrgico. Estes pacientes estão em grande risco de mediastinite e devem ser tratados com cirurgia e antibióticos. Um perigo de realizar uma traqueostomia nestes pacientes é o potencial de introduzir pus e material infectado para dentro da traquéia, e portanto uma traqueostomia deve ser realizada apenas quando ela for salvar a vida.

AGRADECIMENTO

Este capítulo foi escrito pelos Drs. Bruce A. Scott, Charles M. Sternberg e Brian P. Driscoll na edição precedente deste livro. Suas contribuições, fotografias e tabelas são reconhecidamente agradecidas pelos presentes autores deste capítulo, e o seu bem planejado roteiro foi mantido para a nova edição.

PONTOS IMPORTANTES

- Fontes odontogênicas são a origem mais comum das infecções dos espaços profundos do pescoço e tipicamente envolvem patógenos anaeróbicos. Infecções estafilocócicas da glândula salivar também estão freqüentemente implicadas.
- Os padrões bacteriológicos em adultos e em lactentes e crianças são diferentes.
- Abuso de droga intravenosa está-se tornando uma causa freqüente de infecção de espaço profundo do pescoço.
- Sinais e sintomas são o resultado do efeito da inflamação sobre as estruturas circunvizinhas e espasmos musculares podem resultar em trismo ou perda da lordose cervical.
- Controle da via aérea é crítico e uma traqueostomia deve ser efetuada ao mais precoce sinal de comprometimento da via aérea. Incisão e drenagem devem ser executadas oportunamente quando o tratamento conservador falhar após 48 horas de antibióticos sistêmicos.
- Uma vez obtidas culturas e sensibilidades aos antibióticos, são utilizados antibióticos apontados para o organismo específico.
- A possibilidade de mediastinite deve sempre ser mantida em mente, e pode mesmo ocorrer depois que um paciente que inicialmente está evoluindo bem deteriorar-se clinicamente.
- Angina de Ludwig é uma condição traiçoeira e a elevação do soalho da boca é um sinal nefasto. Proteção precoce e rápida da via aérea e drenagem dos espaços submandibular e sublingual estão indicadas.
- As infecções dos espaços profundos do pescoço freqüentemente distorcem os tecidos e por isso os marcos ósseos e musculares devem ser mantidos em mente para que seja evitado trauma das estruturas vitais mais profundas. A cartilagem cricóidea, o corno maior do osso hióide e o processo estilóide representam os marcos ósseos, enquanto o músculo esternocleidomastóideo e o ventre posterior do músculo digástrico constituem os marcos dos tecidos moles.
- Precaução deve ser usada quando forem administrados esteróides e antibióticos, uma vez que o processo de doença pode ser alterado e sinais clássicos de inflamação aguda, como "calor, rubor, tumor e perda de função", podem estar ausentes ou reduzidos. Esteróides devem ser usados com grande cautela, uma vez que eles suprimem a imunidade e tornam difícil acompanhar o número de leucócitos como barômetro quanto à piora da infecção.

> - Proeminência do palato mole na ausência de febre, trismo, disfagia, odinofagia e "voz de batata quente" tornam o diagnóstico de abscesso peritonsilar uma suspeita, e deve ser tomado cuidado antes que uma incisão e drenagem seja realizada, uma vez que a tumefação pode representar um tumor do lobo profundo da glândula parótida ou, pior, um aneurisma da artéria carótida interna. Palpação e outros passos diagnósticos para elucidar a presença de uma lesão expansiva antes da incisão e drenagem são aconselhados.

REFERÊNCIAS

1. Blomquist 1K, Bayer AS. Life-threatening deep fascial space infections of the head and neck. *Infect Dis Clin North Am* 1988;2:237-264.
2. Dunbar LM. Current issues in the management of bacterial respiratory tract infections: The challenge of Antibiotic resistance. *Am J Med Sci* 2003;326(6):360-368.
3. Estrera AS, Landay MJ, Grisham MJ, *et al*. Descending necrotizing mediastinitis. *Surg Gynecol Obstet* 1983;157:545-552.
4. Levitt GW. The surgical treatment of deep neck infections. *Laryngoscope* 1971;81:403-411.
5. Har-El G, Aroesty JH, Shaha A, *et al*. Changing trends in deep neck abscesses: a retrospective study of 110 patients. *Oral Surg Oral Med Oral Pathol* 1994;77:446-450.
6. Tom MB, Rice DH. Presentation and management of neck abscess: a retrospective study. *Laryngoscope* 1988;98:877-880.
7. Schloss MD, Taibah K, Nogrady MB. Third branchial cleft sinus route of infection in deep neck abscesses. *J Otolaryngol* 1986;15:56-58.
8. Last RJ, Tissues and structures. In: Last RJ, ed. Anatomy: regional and applied, 6th ed. Edinburgh: Churchill Livingstone, 1978:1-19.
9. Levitt GW. Cervical fascia and deep neck infections. *Laryngoscope* 1970;80:409-435.
10. Paonessa DF, Goldstein JC. Anatomy and physiology of head and neck infections (with emphasis on the fascia of the face and neck). *Otolaryngol Clin North Am* 1976;9:561-580.
11. Levitt GW. Cervical fascia and deep neck infections. *Otolaryngol Clin North Am* 1976;9:703-716.
12. Romanes GJ. The anterior triangle of the neck. In: *Cunningham's manual of practical anatomy*. Volume III: Head and neck and brain, 13th ed. London: Oxford University Press; 1967.
13. Bartlett IG, Gorbach SL. Anaerobic infections of the head and neck. *Otolaryngol Clin North Am* 1976;9:655-678.
14. Cmejrek RC, Coticchia 1M, Arnold JE. Presentation, diagnosis, and management of deep-neck abscesses in infants. *Arch Otolaryngol Head Neck Surg* 2002;128:1361-1364.
15. Brook L Microbiology of abscesses of the head and neck in children. *Ann Otol Rhinol Laryngol* 1987;96:429-433.
16. Ungkanont K, Yellon RF, Weissman JL, Casselbrant ML, Gonzalez-Valdepena H, Bluestone CD. Head and neck space infections in infants and children. *Otolaryngol Head Neck Surg* 1995;112:375-382.
17. Gidley PW, Ghorayeb BY, Stiernberg CM. Contemporary management of deep neck space infections. *Otolaryngol Head Neck Surg* 1997;116:16-22.
18. Holt GR, McManus K, Newman RK, *et al*. Computed tomography in the diagnosis of deep neck infections. *Arch Otolaryngol* 1982;108:693-696.
19. Lalakea MC, Messner AH. Retropharyngeal abscess management in children: current practice. *Otolaryngol Head Neck Surg* 1999;121:398-405.
20. Hudgins PA, Dorey JH, Jacobs IN. Internal carotid artery narrowing in children with retropharyngeal lymphadenitis and abscess. *AJNR* 1998;19:1841-1843.
21. Fairbanks DNF. Drugs of choice. In: Fairbanks DNF, ed. *Pocket guide to antimicrobial therapy in otolaryngology head and neck surgery*, 8th ed. Alexandria, VA: AAO-HNS, 1996:68.
22. Mosher HP. The submaxillary fossa approach to deep pus in the neck. *Trans Am Acad Ophthalmol Otolaryngol* 1929;34:19-36.
23. Herzon FS. Needle aspiration of nonperitonsillar head and neck abscesses. *Arch Otolaryngol Head Neck Surg* 1988;114:1312-1314.
24. de Marie S, Tham RT, van der Mey AGL, *et al*. Clinical infections and nonsurgical treatment of parapharyngeal space infections complicating throat infections. *Rev Infect Dis* 1989;11:975-982.
25. Lustig LR, Cusick BC, Cheung SW, *et al*. Lemierre's syndrome: two cases of postanginal sepsis. *Otolaryngol Head Neck Surg* 1995;112:767-772.
26. Wheatley MJ, Stirling MC, Kirsch MM, *et al*. Descending necrotizing mediastinitis: transcervical drainage is not enough. *Ann Thorac Surg* 1990;49:780-784.
27. Marty-Ane CH, Alauzen M, Alric P, *et al*. Descending mediastinitis. *J Thorac Cardiovasc Surg* 1994;197:55-61.
28. Choi SS, Vezina LG, Grundfast KM. Relative incidence and alternative approaches for surgical drainage of different types of deep neck abscesses in children. *Arch Otol Head Neck Surg* 1997;123:1271-1275.
29. Sichel J-Y, Dano I, Hocwald E, Biron A, Eliashar R. Nonsurgical management of parapharyngeal space infections: a prospective study. *Laryngoscope* 2002;112:906-910.
30. Ludwig WE, quoted in Burke J. Angina ludovic: a translation together with a biography of Wilhelm F. von Ludwig. *Bull Hist Med* 1939;7:1115-1126.
31. Allen D, Loughnan TE, Ord RA. A re-evaluation of the role of tracheostomy in Ludwig's angina. *J Oral Maxillofac Surg* 1985;43:436-439.
32. Spirochetes and other spiral microorganisms. In: Brooks GF, Butel IS, Morse SA, eds. *Jawetz, Melnick, and Adelberg's medical microbiology*, 22nd ed. New York: Lange Medical Books/McGraw Hill, 2001:285-294.
33. Scott PMJ, Loftus WK, Kew J, *et al*. Diagnosis of peritonsillar infections: a prospective study of ultrasound, computerized tomography and clinical diagnosis. *J Laryngol Otol* 1999;3133:229-232.
34. Herzon FS. Peritonsillar abscess: incidence, current management practices, and a proposal for treatment guidelines. *Laryngoscope* 1995;105[Suppl 74]:1-17.
35. Schechter GL, Sly DE, Roper AL, *et al*. Changing face of peritonsillar abscess. *Laryngoscope* 1982;92:657-659.

36. Singh I, Meher R, Agarwal S, Raj A. Carotid artery erosion in a 4–year child. *Int J Pediatr Otolaryngol* 2003;67:995-998.

37. Tannery U, de Almeida NM, Piste R, Matsumoto T. Giant pseudoaneurysm of the internal carotid artery causing upper airway obstruction in a 10-month-old infant treated by endovascular occlusion and surgical drainage. *J Pediatr Surg* 2003;38:1393-1395.

38. Glaiberman CB, Towbin RB, Boal DKB. Giant mycotic aneurysm of the internal carotid artery in a child:endovascular treatment. *Pediatr Radiol* 2003;33:211-215.

39. Uchida Y, Ueda H, Nakashima T. Bezold's abscess arising with recurrent cholesteatoma 20 years after the first surgery: with a review of the 18 cases published in Japan since 1960. *Auris, Nasus, Larynx* 2002;29:375-378.

PARTE III
RINOLOGIA E ALERGIA

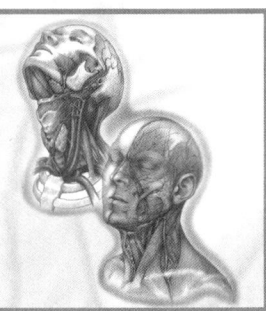

Matthew W. Ryan • Berrylin J. Ferguson

| CAPÍTULO 32 |

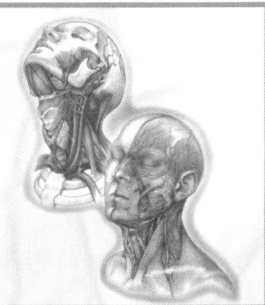

Função e Disfunção Olfatórias

Richard L. Doty ▪ Steven M. Bromley ▪ Windolyn D. Panganiban

A olfação é descrita como o mais antigo dos 5 sentidos e pode ser encontrada, em uma forma ou outra, em quase todas as criaturas que vivem no ar, na água e na terra. Nos humanos, este sistema sensorial determina em grande parte o sabor dos alimentos e bebidas e desempenha um papel importante na nutrição, na segurança e na manutenção da qualidade de vida. Entre 750 pacientes que se apresentaram no nosso centro com problemas predominantemente olfatórios, mais de 68% tiveram alteração na qualidade de vida, 46% descreviam alterações no apetite ou no peso corporal, e 56% relatavam influências sobre a vida diária ou o bem-estar psicológico (1). Em alguns pacientes, a perda do olfato resulta em importante disfunção psicológica e mesmo sentimentos de vulnerabilidade social e agressão (2). Um estudo recente de 445 pacientes que se submeteram aos testes olfatórios na Virginia Commonwealth University revelou que 37% daqueles com comprometimento olfatório, em comparação com 19% sem esse prejuízo, tinham sofrido pelo menos um evento perigoso relacionado com o olfato durante sua vida adulta (3). Incidentes relacionados com cozinha foram os mais comuns (45%), seguindo-se a ingestão de alimento deteriorado (25%), incapacidade de detectar um vazamento de gás (23%) e incapacidade de sentir o cheiro de queimado (7%). Importante é que foi encontrada uma associação entre a freqüência de eventos ameaçadores e o grau de perda olfatória. Assim, pelo menos um evento arriscado foi descrito por 45,2% dos pacientes com anosmia, 34,1% com hiposmia grave, 32,8% com hiposmia moderada e 24,2% com hiposmia branda.

Estima-se que há pelo menos 2,7 milhões (1,4%) de adultos nos Estados Unidos com disfunção olfatória (4,5). Isto não inclui os muitos pacientes que se queixam de função do "paladar" diminuída que, na realidade, reflete comprometimento do olfato. As diminuições do paladar comumente refletem perda de sensibilidade ao sabor dos receptores olfatórios retronasais,

em vez de comprometimento das sensibilidades mediadas pelos botões gustatórios por si próprios. Apesar destas estatísticas, a disfunção olfatória geralmente é desprezada pela maioria dos profissionais médicos, embora possa ter conseqüências devastadoras para os afetados, particularmente aqueles que dependem do olfato para sua segurança ou ganhar a vida (p. ex., cozinheiras, arrumadeiras, bombeiros, encanadores, comerciantes de vinhos, perfumistas, representantes de cosméticos, trabalhadores em fábricas químicas). Assim, muitos pacientes com perturbações quimiossensoriais acabam fazendo múltiplas consultas médicas até que o seu problema olfatório seja adequadamente tratado ou até que percam as esperanças. Embora alguns pacientes inicialmente apresentem aos seus médicos uma queixa franca de comprometimento olfatório, outros estão completamente alheios à sua disfunção até que seja objetivamente avaliada. Assim, uma avaliação quantitativa é necessária para estabelecer a presença de disfunção e para verificar a queixa do paciente. O médico perspicaz deve também estar alerta para o fato de que a disfunção olfatória pode ser um sinal inicial de várias doenças sérias, incluindo a doença de Alzheimer (DA), doença de Parkinson (DP), esclerose múltipla (EM), meningiomas frontais, carcinoma nasofaríngeo e rinossinusite crônica.

Os objetivos deste capítulo são fornecer ao otorrinolaringologista (a) uma compreensão básica da anatomia e da fisiologia do sistema olfatório, (b) maneiras práticas de avaliar acurada e quantitativamente sua função, e (c) um guia para identificar e tratar pacientes com distúrbios olfatórios comuns. Indicamos ao leitor um recente tratado para este assunto (6).

SISTEMAS QUIMIOSSENSORIAIS INTRANASAIS

Quatro sistemas neurais especializados são encontrados nas fossas nasais da maioria dos vertebrados terrestres: (a) o *nervus terminalis* ou sistema nervoso terminal [nervo craniano 0 (NC 0)], (b) o sistema olfatório principal (NC I), (c) o sistema olfatório vomeronasal ou acessório (NVO), e (d) o sistema somatossensitivo trigeminal (NC V) (7). Em algumas formas, incluindo a maioria dos roedores, um quinto sistema neural é também encontrado; a saber, o órgão septal de Masera (OSM), uma área de epitélio semelhante ao receptor olfatório no septo ventral anterior. Os humanos adultos possuem pelo menos três destes sistemas intranasais (NC 0, NC I e NC V), bem como um órgão vomeronasal rudimentar e não funcionante localizado na base de cada lado do septo nasal.

O NC I medeia o que é comumente chamado olfato e, como assinalado previamente, é responsável pela maioria das intituladas sensações de sabor. NC I é o conjunto de aproximadamente 50 feixes de nervos olfatórios que correm do epitélio olfatório para dentro do cérebro através dos forames da lâmina cribriforme. Os feixes contêm axônios de milhões de células receptoras. Os feixes olfatórios perfuram a pia-máter, com os axônios das células receptoras formando a primeira camada do bulbo olfatório, onde eles se ramificam e fazem sinapses com os dendritos de neurônios de segunda ordem na segunda camada do bulbo, a camada glomerular.

As terminações nervosas do NC V, dispersas por toda a mucosa nasal (inclusive o neuroepitélio olfatório), medeiam, através de estímulos químicos e não-químicos, sensibilidades somatossensitivas (p. ex., irritação, ardência, esfriamento e formigamento) e induzem respostas reflexas, tais como secreção de muco e impedimento de inalação que impede ou minimiza a lesão induzida química ou termicamente às vias nasais e pulmonares. A maioria dos odores, pelo menos em concentrações mais altas, induz algum grau de atividade do NC V (8), e existe a possibilidade de que NC I e NC V possam interagir fisiologicamente. Entretanto, é duvidoso se isto tem alguma conseqüência significativa na percepção cotidiana dos odores (9).

O NC 0, que foi descoberto depois que os outros nervos cranianos já tinham recebido seus nomes, é altamente conservado e notavelmente constante em todas as espécies de vertebrados, inclusive os humanos (10). Seu componente periférico é um plexo frouxo de finas fibras nervosas dentro do nariz que é distinguido pela presença de gânglios em pontos nodais. Notável pelo seu alto conteúdo de hormônio liberador de gonadotropina (GnRH), NC 0 ramifica-se por todo o epitélio nasal antes de atravessar a mucosa nasal e correr através da lâmina cribriforme. Embora a função do NC 0 nos humanos seja desconhecida, em algumas espécies ele desempenha um papel importante na reprodução. Por exemplo, déficits no acasalamento ocorrem em *hamsters* machos depois que suas radículas centrais são secionadas, e a lordose induzida de modo tátil em *hamsters* fêmeas é facilitada depois dessas lesões. O conteúdo de GnRH do nervo terminal é regulado, pelo menos em parte, por estrogênio.

ANATOMIA E FISIOLOGIA DO SISTEMA OLFATÓRIO PRINCIPAL

Epitélio Olfatório

O neuroepitélio olfatório é um epitélio colunar pseudo-estratificado situado sobre a lâmina cribriforme e segmentos do septo superior e ambas as conchas superior e média (Fig. 32.1). Este epitélio é compreendido de pelo menos seis tipos celulares morfológica e bioquimicamente distintos (11), embora classes adicionais de células contendo microvilos menos bem definidos tenham sido observadas pré-natal e pós-natalmente. O primeiro tipo celular digno de nota é a célula receptora bipolar, que se projeta da cavidade nasal para dentro do cérebro sem uma sinapse interveniente, desse modo proporcionando uma via principal de invasão viral

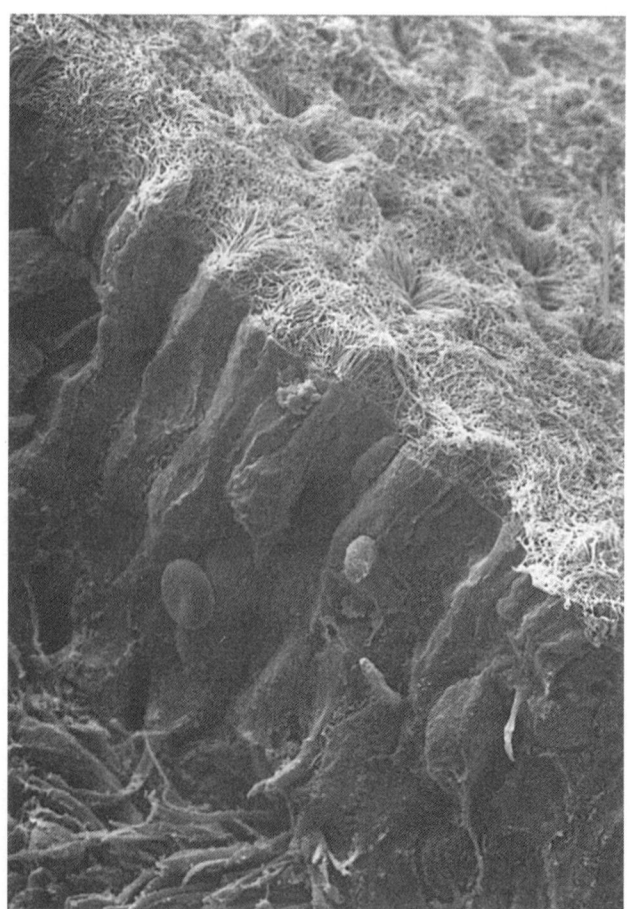

Figura 32.1

Micrografia eletrônica do neuroepitélio receptor olfatório. À *direita embaixo*, cílios receptores; a estrutura ovóide umbilicada central representa um eritrócito. (Cortesia de R. M. Constanzo.)

e xenobiótica para dentro do sistema nervoso central (SNC). Na maioria dos vertebrados, inclusive nos humanos, o número de células receptoras olfatórias excede o de qualquer outro sistema sensitivo, exceto a visão. Os humanos têm mais de 6 milhões destas células. As células receptoras olfatórias têm corpos celulares de 5 a 7 μm de largura que estão geralmente localizados nos dois terços inferiores do neuroepitélio (Fig. 32.1). Embora os cílios destas células sejam organizados na disposição de 9 + 2 microtúbulos, eles diferem daqueles do epitélio respiratório por serem muito mais longos, desprovidos de braços de dineína, (portanto, motilidade intrínseca), e contendo receptores transmembrânicos com sete domínios que interagem com os ligantes odoríferos. Coletivamente, a área de superfície dos cílios excede 22 cm^2 no humano e 700 cm^2 no cão pastor alemão. O segundo tipo celular é a célula de suporte ou célula sustentacular. Estas células, que possuem microvilos em vez de cílios, isolam as células receptoras bipolares umas das outras e ajudam a regular a composição do muco. Elas também estão envolvidas na desativação de odoríferos e ajudam a proteger o epitélio de agentes estranhos. As células de suporte contêm enzimas metabolizadoras de xenobióticos (p. ex., citocromo P-450), uma característica compartilhada com as células acinosas e células ductais das glândulas de Bowman – glândulas responsáveis pela maior parte do muco adjacente ao neuroepitélio olfatório. O terceiro tipo celular é a pouco compreendida célula microvilosa localizada na superfície epitelial. As células microvilosas, que se assemelham às chamadas células em escova das vias aéreas superiores e inferiores de muitas espécies, têm em comum com as células sustentaculares microvilos nas suas superfícies apicais. No humano, células microvilosas ocorrem em uma proporção de cerca de 1:10 com as células receptoras bipolares. Atualmente não há evidência de que estas células estejam envolvidas na quimiorrecepção e sua função permanece um mistério. O quarto tipo celular reveste as glândulas de Bowman e os ductos, enquanto o quinto e o sexto tipos celulares são as células basais horizontais (escuras) e globosas (claras) – células localizadas perto da membrana basal da qual os outros tipos de células se originam.

Agora se admite que cada célula receptora expressa um único gene para receptor (odorífero) e aproximadamente 1.000 tipos diferentes de células receptoras estão presentes dentro do epitélio olfatório dos vertebrados (12). Em humanos, a maioria destes genes são pseudogenes, de modo que o número de receptores funcionais provavelmente é em número menor que 400. O trabalho que levou à descoberta dos genes receptores olfatórios resultou no Prêmio Nobel de Fisiologia ou Medicina de 2004. Os recebedores desta láurea, Linda Buck e Richard Axel, também demonstraram, de uma perspectiva genética, que o sentido do olfato é criticamente importante para os organismos, uma vez que os genes dos receptores olfatórios responsabilizam-se por aproximadamente 1% de todos os genes expressados do genoma. Isto reflete a maior família de genes dos vertebrados conhecida. Um dado tipo de receptor não é distribuído aleatoriamente pela lâmina receptora, mas é confinado em uma ou várias zonas semelhantes a tiras não superpostas que, nos roedores, são aproximadamente paralelas ao eixo dorsoventral da lâmina cribriforme. Menco e Jackson (13), usando microscopia eletrônica de varredura, mostraram um possível correlato morfológico destas zonas – pelo 16º dia embrionário, as regiões posteriores (aproximadamente correspondendo às zonas 1 e 2) têm densidades de botões de células receptoras muito mais altas que as regiões mais anteriores (correspondendo às zonas 3 e 4). Além disso, os microvilos das células de suporte são mais longos na região 1 que na região 2, e os topos das células adjacentes às células receptoras são mais achatados nas regiões 1 e 2 que nas regiões 3 e 4. As regiões 3 e 4 também têm aberturas glandulares e células microvilosas que se assemelham às células ciliadas da orelha interna. Cada classe de receptor a odorífero parece projetar seus axônios a um número limitado de glomérulos dentro do bulbo olfatório, embora todos pareçam usar um neurotransmissor único na sua sinapse (glutamato).

Apesar do fato de que uma dada célula receptora parece expressar apenas um tipo de receptor derivado de um único alelo, cada célula responde a uma variedade ampla, mas circunscrita, de estímulos (14). Isto significa que um único receptor aceita uma variedade de entidades moleculares e que a codificação ocorre por meio de uma padronização complexa de respostas de fibras entrecruzadas. A maioria, se não todas, as proteínas dos receptores olfatórios são ligadas à proteína estimuladora ligadora de guanina nucleotídeo G_{olf} (15). Quando estimuladas, elas ativam a enzima adenilato ciclase a produzir o segundo mensageiro adenosina monofosfato cíclico (AMPc). O AMPc induzido pela G_{olf} difunde-se através da célula e ativa a despolarização celular por meio da abertura de canais iônicos ativados por nucleotídeo cíclico e canais de Cl^- ou K^+ dependentes de Ca^{2+}. A quantidade de atividade de adenil ciclase produzida por vários odoríferos em uma preparação ciliar de rã é positivamente correlacionada com a magnitude do eletroolfatograma da rã (EOG; um potencial de superfície associado ao número de receptores ativados) (16), bem como com a intensidade percebida destes mesmos odoríferos para os humanos (17). Alguns odoríferos também ativam guanosina monofosfato cíclico (GMPc), que se acredita desempenhar um papel na modulação da sensibilidade dos neurônios receptores olfatórios, como durante adaptação. Embora proteínas G outras que não G_{olf} (p. ex., G_{i2} e G_o) tenham sido identificadas nas células receptoras olfatórias, elas parecem não estar envolvidas em eventos iniciais de transdução, provavelmente ajudando em processos como propagação de sinal axonal, escolha axonal e inervação-alvo.

As células receptoras olfatórias, que são derivadas do ectoderma e servem como neurônios de primeira ordem, são capazes de se regenerar depois de danificadas. Sob condições de dano acentuado ao epitélio olfatório, o mesmo tipo de célula basal, mais provavelmente uma célula globosa, parece ter o potencial de dar origem a neurônios e células não-neuronais, inclusive células basais horizontais, dando a entender uma multipotência em células-tronco não reconhecida previamente (11). Infelizmente, nos humanos, a regeneração celular raramente é completa, quando de algum modo presente, e parece ser significativamente alterada pela idade e numerosos fatores metabólicos. Além disso, ainda é um mistério por que o epitélio respiratório metaplástico muitas vezes invade a região do epitélio olfatório danificado e por que, quando ocorre essa metaplasia, o epitélio nessa região pode não se converter em epitélio olfatório. O tipo de reparação parece correlacionar-se com o grau ou a extensão do dano epitelial inicial. Assim, quando a camada basilar da mucosa é completamente danificada, ocorre substituição metaplástica por epitélio semelhante ao respiratório. Quando o dano não é acentuado ou o insulto tóxico não é continuado, ocorre regeneração, geralmente com menor número ou células irregularmente dispostas. Células mitóticas, células sensitivas jovens, células sensitivas maturas e células danificadas coexistem dentro do epitélio olfatório. A taxa de regeneração das células receptoras olfatórias não é geneticamente predeterminada, como previamente se acreditava, e agentes ambientais parecem desempenhar um papel importante em ditar que elementos da lâmina receptora serão substituídos (18). A observação de que a melhora na função olfatória depois da cessação de fumar cigarros cronicamente ocorre ao longo de um período de anos e é relacionada à dose (19) sugere que o giro do complemento de células epiteliais olfatórias pode levar um tempo muito maior do que previamente se pensava; o crescimento do epitélio olfatório para dentro das áreas danificadas é relativamente lento e dependente da extensão do trauma, ou ambos.

Bulbo Olfatório

Conforme observado anteriormente, os feixes de axônios do nervo olfatório (fios) correm da cavidade nasal para o bulbo olfatório através dos forames da lâmina cribriforme. Dentro de cada um destes feixes estão grupos de 50 a 200 axônios de células receptoras olfatórias, cada um rodeado por línguas de citoplasma a partir de células de embainhamento olfatórias exclusivas que possuem características em comum com os astrócitos do SNC [p. ex., proteína ácida fibrilar glial (GFA) e proteínas S-100]. Os axônios que chegam das células receptoras fazem sinapse com os dendritos dos neurônios de segunda ordem (células mitrais e tufosas) dentro dos glomérulos, estruturas semelhantes a globos localizadas dentro do bulbo olfatório. Embora as pessoas mais jovens possuam milhares destas estruturas de 50 a 200 μm arranjadas em camada simples ou dupla dentro da segunda camada do bulbo, elas diminuem em número com a idade e são quase ausentes em muitas pessoas com mais de 80 anos. Seu desenvolvimento e manutenção dependem de influências tróficas das células receptoras. Embora, durante a ontogenia, alguns glomérulos sejam inervados por neurônios receptores que não expressam o mesmo receptor, estes glomérulos atípicos desaparecem com a idade, embora eles possam ser mantidos quando privados de estimulação sensitiva. Tipicamente, os glomérulos adultos recebem axônios apenas das células receptoras que expressam o mesmo tipo de receptor. Um dado neurônio de um receptor projeta-se apenas para um glomérulo, e um dado glomérulo recebe a maioria da sua aferência (o seu *input*) de uma zona restrita do epitélio. Os dendritos apicais das células mitrais e tufosas recebem sinapses não apenas dos neurônios receptores bipolares mas também de interneurônios e fibras centrífugas originadas dentro da camada glomerular, a maioria das quais é ácido gama-aminobutírico (GABAérgica) ou dopaminérgica.

Os corpos celulares das células tufosas médias e internas são encontrados dentro da terceira camada concêntrica do bulbo olfatório, a camada plexiforme externa, enquanto aquelas das células mitrais são encontradas dentro da quarta camada concêntrica, a camada de células mitrais. É principalmente dentro da camada plexiforme externa que ocorrem contatos sinápticos entre as células granulosas (células importantes na modulação do sinal aferente) e as células mitrais e tufosas. É aqui que ocorre considerável modulação do sinal aferente. Embora comumente dividido em tratos olfatórios "lateral" e "medial" nos livros de anatomia, não há nenhum trato medial funcional nos primatas.

Córtex Olfatório

As estruturas olfatórias secundárias que recebem projeções das células mitrais e tufosas são comumente chamadas córtex olfatório. Estas estruturas são (a) o núcleo olfatório anterior, (b) o córtex prepiriforme, (c) o córtex entorrinal lateral, (d) o córtex periamigdalóide (uma região contígua com a amígdala subjacente), e (e) o núcleo cortical da amígdala. Conexões importantes entre o córtex olfatório primário e o córtex olfatório secundário da região orbitofrontal ocorrem por meio do núcleo mediodorsal do tálamo, bem como por meio de projeções diretas corticocorticais desde o córtex prorrinal até a região orbitofrontal póstero-lateral. Há agora considerável evidência de que a informação de diversos sistemas sensitivos, incluindo visão, paladar e sensibilidade somática, converge dentro de estruturas como o córtex orbitofrontal, o córtex cingulado anterior e a ínsula e é integrada por meio de processos de aprendizado associativo.

INFLUÊNCIAS DO ENVELHECIMENTO SOBRE A CAPACIDADE DE OLFAÇÃO

É importante conceber que a função diminuída do olfato não é incomum na população mais velha "normal" e que diminui acentuadamente com a idade (Fig. 32.2). De fato, a idade é o mais forte correlato do declínio olfatório nos humanos adultos, tendo uma influência muito maior sobre a função do que o tabagismo (5). Diversamente das alterações na audição e na visão, as alterações relacionadas com a idade freqüentemente passam despercebidas e os médicos raramente avaliam a capacidade de olfação quantitativamente da mesma maneira que avaliam acuidade visual ou auditiva. Aproximadamente 1% da população abaixo de 65 anos tem dificuldade importante de olfação. Em pessoas entre 65 e 80 anos, isto aumenta notavelmente, com cerca da metade da população experimentando importante decréscimo na capacidade do olfato. Este valor sobe para aproximadamente 75% naqueles com mais de 80 anos (5).

As causas das alterações relacionadas com a idade na função olfatória são múltiplas e incluem (a) dano cumulativo aos receptores olfatórios por repetidos insultos virais e outros insultos durante toda a vida, (b) ossificação e fechamento dos forames da lâmina cribriforme, e (c) desenvolvimento de patologia incipiente associada a DA e DP (para revisões, ver referências 5 e 20).

DOENÇAS OLFATÓRIAS

Terminologia

Anosmia refere-se à perda da capacidade de olfação, enquanto hiposmia ou microsmia designa capacidade diminuída de olfação. Anosmia total denota incapacidade de cheirar todos os odoríferos em ambos os lados do nariz. Anosmia parcial significa uma incapacidade de cheirar certos odoríferos. Em alguns casos, anosmia parcial é indicadora da sensibilidade diminuída a um espectro largo de odoríferos (hiposmia geral), com a diminuição excedendo o limiar absoluto para alguns odoríferos. Anosmia específica, a falta de capacidade de sentir o cheiro de um ou alguns odoríferos na presença de um sentido do olfato normal sob os demais aspectos, raramente é razão para consulta médica. Hiperosmia reflete função anormalmente aguda do olfato e muitas vezes é interpretada como hipersensibilidade para odores. A disfunção do olfato pode ser bilateral ou unilateral (às vezes chamadas binasal ou uninasal). Disosmia é percepção distorcida ou pervertida do odor, com parosmia ou cacosmia denotando uma alteração na qualidade de um estímulo olfatório (p. ex., uma flor dando cheiro rançoso), e fantosmia denotando sensações de odor na ausência de um estímulo olfativo (p. ex., alucinações olfatórias). Agnosia olfatória

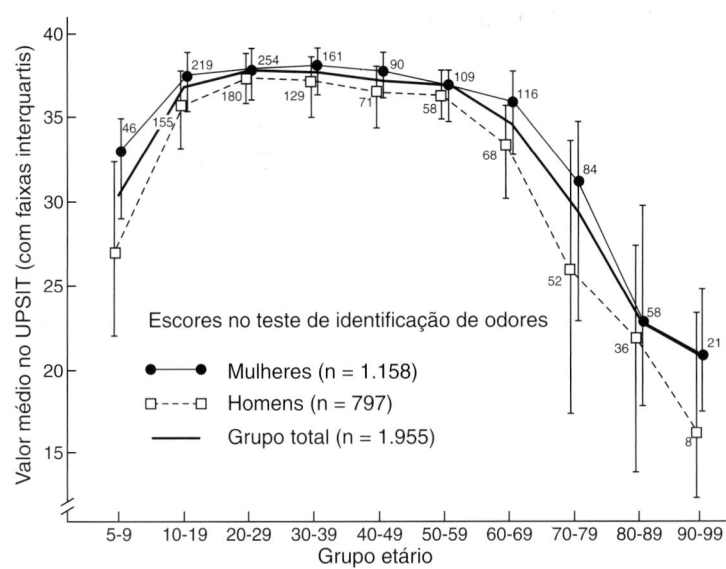

Figura 32.2

Escores no Pennsylvania Smell Identification Test (UPSIT) em função de idade e sexo. Os números nos pontos dos dados representam tamanhos de amostras. (De Doty RL et al. Smell identification ability: changes with age. *Science* 1984;226:1441-1443, com permissão. Copyright © 1984, American Association for the Advancement of Science.)

refere-se a uma incapacidade de reconhecer uma sensação de cheiro embora o processamento olfatório, linguagem e funcionamento intelectual geral estejam intactos. Agnosia pode ser vista em alguns pacientes com acidente vascular cerebral e pós-encefalíticos. Presbiosmia é às vezes usado para descrever a perda de olfação devida ao envelhecimento, mas o termo é geralmente visto como menos específico que os outros termos e não distingue entre anosmia e hiposmia. O emprego do termo presbiosmia significa que a percepção e a medida do comprometimento do olfato é atribuível apenas à idade por si mesma.

Comprometimentos Condutivos *Versus* Neurossensoriais

Os transtornos quimiossensoriais originam-se de uma multidão de causas (Tabela 32.1), e estas causas podem manifestar sintomas por uma variedade de modos. Por exemplo, traumatismo craniano tipicamente produz anosmia ou hiposmia; entretanto, disosmia ou parosmia também ocorre em uma alta porcentagem de casos. Similarmente, exposição a toxina, uso de medicação e doenças sistêmicas podem ter efeitos variados. Em geral, lesão ou alteração primária do sistema olfatório que resulta em disfunção ocorre de uma dentre duas maneiras distintas: (a) lesão de mecanismos de condução ou transporte (p. ex., doença nasossinusal ou absorção mucosa alterada) ou (b) comprometimento neurossensorial que resulta em dano direto ao epitélio olfatório (p. ex., por vírus, toxinas transportadas pelo ar) ou lesão de estruturas neurais olfatórias centrais (p. ex., tumores e outras massas acossando o trato olfatório e suas projeções). Em alguns casos, é difícil classificar um distúrbio olfatório nestas categorias, porque ambos os bloqueamentos do fluxo aéreo para os receptores e a lesão dos substratos neurais do sistema olfatório podem estar simultaneamente presentes. Embora muitos casos de disfunção olfatória devidos a fatores condutivos possam ser tratados com sucesso (ver "Questões de Tratamento e Manejo do Paciente"), este não é o caso com a maioria dos transtornos olfatórios devidos a dano neurossensorial.

Infelizmente, a maioria dos casos de disfunção olfatória é de natureza neurossensorial. Alterações progressivas ocorrem no neuroepitélio olfatório logo depois do nascimento, e a metaplasia para epitélio respiratório dentro do epitélio olfatório é um fenômeno comum. Estudos em animais observaram que a exposição a substâncias tóxicas veiculadas pelo ar, inclusive fumaça de cigarro, causa alterações disseminadas no epitélio olfatório. Essas alterações provavelmente explicam a constatação de alterações relacionadas com a dose na sensibilidade olfatória em fumantes atuais e ex-fumantes de cigarros (19), bem como os efeitos da exposição a baixos níveis de uma variedade de substâncias transportadas pelo ar sobre a função olfatória (21). Curiosamente, os ratos criados em ambiente isento de patógenos parecem ter células receptoras olfatórias que têm vida relativamente longa, sugerindo que grande parte da atividade metabólica e regenerativa no epitélio olfatório é induzida por agentes ambientais.

Causas Comuns de Anosmia e Hiposmia

Aproximadamente dois terços dos casos de anosmia ou hiposmia crônica, isto é, presumivelmente permanente, são devidos a infecções respiratórias superiores (IRSs), traumatismo craniano e doença sinusal nasal e paranasal (1). Outras causas incluem doença neurodegenerativa (p. ex., DA, DP idiopática), intervenções iatrogênicas (p. ex., septoplastia, rinoplastia, turrinectomia, radioterapia), neoplasias intranasais (p. ex., papiloma invertido, hemangioma e estesioneuroblastoma), tumores ou lesões intracranianos (p. ex., síndrome de Foster Kennedy, meningiomas do sulco olfatório, gliomas do lobo frontal), epilepsia, transtornos psiquiátricos, exposição a substâncias químicas, e hipotireoidismo. Detalhes a respeito das etiologias mais comuns são discutidos nas seções a seguir.

Infecções Respiratórias Superiores

As IRSs são a causa mais comum de comprometimento permanente do olfato. Freqüentemente, mas não sempre, a enfermidade respiratória incitante é descrita como sendo mais grave que o usual. O mecanismo subjacente à disfunção do olfato relacionada com IRS mais provavelmente reflete, na maioria dos casos, insulto direto aos receptores olfatórios. Os pacientes com perda do olfato relacionada com IRS mostram uma redução no número global de receptores olfatórios e os receptores remanescentes parecem ser anormais em comparação com pacientes com hiposmia.

Traumatismo Cranioencefálico

O trauma craniano responsabiliza-se por aproximadamente 11% a 19% de todos os transtornos do olfato e paladar. A gravidade da lesão é o determinante principal da probabilidade de anosmia (22). Por exemplo, graus mais baixos na escala de coma de Glasgow (GCS) (GCS 3 a 8) são associados ao aumento de mais de 50% no desenvolvimento de anosmia em comparação com os graus moderados (GCS 9 a 12) (23). Além disso, perda de consciência relacionada com trauma durante 24 horas ou mais resulta em significativamente mais perda que a encontrada em pacientes que não têm perda de consciência (22). Além da gravidade do traumatismo e perda de consciência, há outros fatores associados ao risco aumentado de desenvolvimento de anos-

TABELA 32.1
EXEMPLOS DE CAUSAS DESCRITAS DE DISFUNÇÃO OLFATÓRIA

Poluentes do ar e poeiras industriais
Acetona
Ácidos (p. ex., sulfúrico)
Cinzas
Benzeno
Benzol
Butil acetato
Cádmio
Dissulfeto de carbono
Cimento
Giz
Cloro
Cromo
Coque/carvão
Algodão
Cresol
Etil acetato
Etil e metil acrilato
Farinha
Formaldeído
Grãos de cereais
Hidrazina
Seleneto de hidrogênio
Sulfeto de hidrogênio
Ferro carboxila
Chumbo
Manganês
Níquel
Gases nitrosos
Solventes de tintas
Papel
Pimenta
Óleo de hortelã-pimenta
Oxicloreto de fósforo
Potassa
Dióxido de silício
Condimentos
Tricloroetileno

Drogas
Esteróides supra-renais (uso crônico)
Aminoácidos (excesso)
Cisteína
Histidina
Analgésicos
Antipirina
Anestésicos locais
  Cocaína HCl
  Procaína HCl
  Tetracaína HCl
Agentes anticâncer (p. ex., metotrexato)
Anti-histamínicos (p. ex., maleato de clorfeniramina)
Antimicrobianos
  Griseofulvina
  Lincomicina
  Macrolídeos
  Neomicina
  Penicilinas
  Estreptomicina
  Tetraciclinas
  Tirotricina
Anti-reumáticos
  Sais de mercúrio/ouro
  D-Penicilamina
Antitireóideos
  Metimazol
  Propiltiuracil
  Tiuracil
Antivirais
Cardiovasculares/hipertensivos
Medicações gástricas
  Cimetidina
Medicações para hiperlipoproteinemia
  Atorvastatina cálcica (Lipitor)
  Colestiramina
  Clofibrato
Soluções salinas intranasais com:
  Acetilcolina
  Acetil β-metilcolina
  Mentol
  Estricnina
  Sulfato de zinco
Vasoconstritores locais
  Opiáceos
  Codeína
  Hidromorfona HCl
  Morfina
Psicofármacos (p. ex., LSD, psilocibina)
Simpaticomiméticos
  Anfetamina sulfato
  Fembutrazato HCl
  Fenmetrazina teoclato

Endócrinos
Doença de Addison
Hiperplasia supra-renal congênita
Síndrome de Cushing
Diabetes mellitus
Síndrome de Fröhlich
Gigantismo
Hipogonadismo hipergonadotrópico
Hipotireoidismo
Síndrome de Kallmann
Menstruação
Gravidez
Pan-hipopituitarismo
Pseudo-hipoparatireoidismo
Síndrome de Turner

Infecciosas – virais/bacterianas
Síndrome da imunodeficiência adquirida (AIDS)
Rinite viral aguda
Rinossinusite bacteriana
Bronquiectasia
Fúngicas
Gripe
Riquetsiais
Microfilariais

Lesões do nariz/bloqueamento da via aérea
Hipertrofia das adenóides
Rinite alérgica
  Perene
  Estacional
Rinite atrófica
Rinite inflamatória crônica
Rinite hipertrófica
Polipose nasal
Rinite medicamentosa
Anormalidade estrutural
  Septo desviado
  Fraqueza das asas do nariz
  Rinite vasomotora

Intervenções médicas
Adrenalectomia
Anestesia
Craniotomia anterior
Arteriografia
Quimioterapia
Ressecção do lobo frontal
Gastrectomia
Hemodiálise
Hipofisectomia
Vacinação contra gripe
Laringectomia
Ooforectomia
Exenteração dos seios paranasais
Radioterapia
Rinoplastia
Ressecção do lobo temporal
Tireoidectomia

Neoplasmas – intracranianos
Gliomas e outros tumores do lobo frontal
  Tumores cranianos medianos
  Meningiomas parassagitais
  Tumores do corpo caloso
Meningiomas do sulco olfatório/lâmina cribriforme
Osteomas
Tumores paraquiasmáticos ópticos
  Aneurismas
  Craniofaringioma
Tumores hipofisários (especialmente adenomas)
Colesteatoma supra-selar
Meningioma supra-selar
Tumores do lobo temporal

Neoplasmas – intranasais
Tumores neuroolfatórios
  Estesioepitelioma
  Estesioneuroblastoma
  Estesioneurocitoma
  Estesioneuroepitelioma
Outros tumores nasais benignos ou malignos
  Adenocarcinoma

Continua

TABELA 32.1
EXEMPLOS DE CAUSAS DESCRITAS DE DISFUNÇÃO OLFATÓRIA (Cont.)

Infiltração leucêmica	Enxaqueca	Cirrose hepática
Tumores nasofaríngeos com extensão	Meningite	Gota
Neurofibroma	Esclerose múltipla	Desnutrição protéico-calórica
Tumores paranasais com extensão	Miastenia grave	Nutrição parenteral total sem
Schwannoma	Doença de Paget	substituição adequada
Neoplasmas – extranasais e extracranianos	Doença de Parkinson	Deficiências de oligoelementos
	Síndrome de Refsum	Cobre
Mama	Sífilis	Zinco
Trato gastrointestinal	Siringomielia	Doença de Whipple
Laríngeo	Epilepsia do lobo temporal	Deficiência de vitamina
Pulmão	Hamartomas	Vitamina A
Ovário	Esclerose temporal mesial	Vitamina B_6
Testicular	Cicatrizes/infartos prévios	Vitamina B_{12}
Neurológicas	Insuficiência vascular/anoxia	**Psiquiátricas**
Doença de Alzheimer	Pequenos múltiplos acidentes vasculares cerebrais	Distúrbio de déficit de atenção
Abscesso cerebral (esp. regiões frontais ou etmoidais)	Síndrome de furto subclávio	Doenças depressivas
	Ataques isquêmicos transitórios	Histeria
Síndrome de Down	**Nutricionais/metabólicas**	Simulação
Disautonomia familial	Abetalipoproteinemia	Síndrome de referência olfatória
Traumatismo cranioencefálico	Alcoolismo crônico	Esquizofrenia
Hidrocefalia	Insuficiência renal crônica	Distúrbio afetivo sazonal
Psicose de Korsakoff		

Esta lista não é excludente e algumas das etiologias relatadas são baseadas em relatos de casos e evidência circunstancial.

mia após trauma, incluindo a presença de fraturas da base anterior do crânio, lesões bilaterais de sublobo frontal, lacerações durais e vazamentos de líquido cerebrospinal (24). Pancadas occipitais e laterais tendem mais a resultar em anosmia que golpes na frente da cabeça (22). Fraturas abertas no occipital, frontal, base do crânio e meio da face foram descritas como tendo duas vezes mais probabilidade que fraturas temporais e parietais de resultar em alterações olfatórias (25). Em termos de fraturas faciais, fraturas nasozigomáticas-LeFort, fraturas frontoorbitárias, e fraturas de LeFort puras parecem mais tendentes a ser associadas a distúrbios do olfato (26). Vários mecanismos foram incriminados no comprometimento do olfato relacionado com trauma, incluindo (a) lesão de cisalhamento dos filamentos do nervo olfatório da lâmina cribriforme como resultado do movimento do cérebro com relação ao crânio, (b) dano à arquitetura nasal e sinusal – com subseqüente alteração do fluxo de ar – sem lesão específica do epitélio olfatório ou projeções neurais, e (c) contusão ou hemorragia em regiões centrais que mediam informação olfatória (p. ex., os próprios bulbos e os tratos olfatórios, núcleos septais da região frontal inferior, territórios orbitofrontais ou os lobos temporais ântero-mediais).

Doença dos Seios Nasais e Paranasais

Doença dos seios nasais e paranasais é extremamente comum. Diz-se que aproximadamente 31 milhões de americanos são afetados por ano com rinite ou rinossinusite. A magnitude da perda olfatória parece ser positivamente correlacionada com a gravidade da alteração patológica na mucosa olfatória, conforme determinado a partir de estudos de biopsia. De fato, biopsias epiteliais de pacientes com doença nasal são menos tendentes a conter tecido olfatório que biopsias de controles. Claramente, os mecanismos patológicos subjacentes estendem-se além da alteração do fluxo para os receptores e incluem alterações induzidas por mediadores na composição da mucosa e na diferenciação, na maturação e na função das células dos receptores.

Doenças Neurodegenerativas

Considerável pesquisa foi devotada ao estudo da disfunção olfatória nas doenças neurodegenerativas. De particular interesse é a observação de que a disfunção olfatória pode ser o primeiro sinal de DA e DP idiopática (27,28). No caso da DA, as regiões límbicas do cérebro que recebem as projeções das células mitrais e tufosas do bulbo olfatório tendem a ser as regiões cerebrais com a mais alta concentração de emaranhados neurofibrilares e placas neuríticas (29). Na DP, déficits olfatórios bilaterais ocorrem antes do início da maioria dos sinais e sintomas neurológicos clássicos e não são relacionados com o estádio da doença; uso de medicações antiparkinsonianas; duração da enfermidade; e gravidade dos sintomas, como fácies em máscara, tremor, rigidez, bradicinesia ou distúrbio da marcha (30–32).

Nos últimos anos, a utilidade da testagem olfatória para diferenciar entre condições neurológicas tornou-se cada vez mais percebido. Embora haja notável comprometimento no desempenho olfatório na DP e demência com corpos de Lewy, há pouca ou nenhuma perda definível na paralisia supranuclear progressiva, degeneração corticobasoganglionar e parkinsonismo induzido pela 1-metil-4-fenil-1,2,3,6-tetraidropiridina (MPTP) (27). Síndromes "Parkinson-mais" como atrofia de múltiplos sistemas mostram apenas um déficit brando que não é claramente distinguível de síndromes cerebelares como as ataxias espinocerebelares (33). Na EM, a perda olfatória é diretamente proporcional ao número de placas relacionadas com a EM nas regiões cerebrais centrais associadas ao processamento olfatório (p. ex., lobo temporal médio inferior e córtex frontal periorbitário) (34). Curiosamente, o cerebelo tornou-se cada vez mais reconhecido como um componente do funcionamento e do processamento olfatórios efetivos (35), o que pode ajudar a explicar alguns achados recentes de disfunção olfatória branda no tremor essencial (36) e em várias ataxias cerebelares (33). Observações adicionais de que a doença de Parkinson (PARK2) e parkinsonismo vascular não mostram disfunção olfatória em comparação com controles suporta o uso da testagem olfatória para distinguir parkinsonismo de instalação inicial e parkinsonismo vascular da DP idiopática (37).

A base para a perda olfatória na DA e DP está pouco compreendida. Estudos recentes usando modelos em ratos transgênicos e com genes apagados *(knockout)*, no entanto, sugerem que diversos fatores podem estar envolvidos. Assim, camundongos deficientes em apoE desempenham-se pior em diversas medidas comportamentais da função olfatória que controles do tipo selvagem (38). ApoE é uma proteína transportadora de lipídio que se associa como fator de risco de DA e intimamente associada a reparação e remodelação nervosas. Curiosamente, os camundongos que expressam tau, uma proteína associada com emaranhados neurofibrilares, também têm uma deficiência na capacidade de cheirar (39).

Lesão Iatrogênica

O trauma iatrogênico, como visto com procedimentos cirúrgicos comuns em otorrinolaringologia, odontologia e neurocirurgia, pode produzir déficits duradouros na função quimiossensitiva. Exemplos desses procedimentos incluem cirurgia nasossinusal (p. ex., rinoplastia), laringectomia, cirurgia hipofisária transesfenoidal, ressecções de lobo frontal ou temporal, gastrectomia e tireoidectomia. Em um estudo comparando a qualidade de vida após laringectomia total *versus* quimioirradiação para câncer avançado da laringe, laringectomia total foi associada a maiores problemas de olfato que a quimioirradiação. Entretanto, os pacientes de quimioirradiação tiveram mais problemas de boca seca (40).

Acredita-se de modo geral que a ressecção parcial da concha superior pode resultar em perda olfatória. Entretanto, isto pode não ser inteiramente verdade. Em um estudo recente que analisou pacientes que fizeram ressecção da porção inferior da concha superior na via de acesso ao seio esfenoidal, apenas 16% das amostras continham mucosa olfatória e nenhuma das peças de conchas das narinas que demonstraram comprometimento olfatório pós-operatório exibiu evidência de elementos neurais olfatórios (41).

Causas Comuns de Distorções Olfatórias (Disosmias)

Disosmias comumente são um componente do processo degenerativo/regenerativo que se segue ao dano epitelial olfatório em vários distúrbios, incluindo traumatismo craniano, IRSs e exposição a substâncias químicas. Elas também ocorrem em uma ampla gama de perturbações psiquiátricas que usualmente são diagnosticadas com outra base (p. ex., psicose). Felizmente, a maioria das disosmias regride espontaneamente com o tempo. Assim, é comum que pacientes com anosmia por causas como trauma craniano e IRSs relatem que antes do início da sua anosmia eles experimentaram um período de semanas ou meses em que a disosmia estava presente. Em talvez a maioria dos casos nos quais a disosmia reflete processos epiteliais, hiposmia, mas não anosmia, acompanha a condição disósmica, dando a entender uma necessidade de pelo menos alguns processos aferentes intactos estarem presentes para sua expressão.

Em casos raros, disosmias apresentam-se como alucinações semelhantes a auras presumivelmente associadas a disfunção central (p. ex., lobo temporal). Em muitos desses casos nenhuma atividade convulsiva pode ser documentada e nenhuma evidência de lesões ou tumores do SNC é aparente. Infrequentemente, disosmia pode ser devida à percepção de odores repulsivos produzidos pelo corpo, como aqueles de secreções nasais purulentas em sinusite ou de exalações na halitose ou uremia. Outros distúrbios que podem apresentar-se como disosmia incluem trimetilaminúria (síndrome do cheiro de peixe) e síndrome de odor de gato – um distúrbio neurológico pediátrico associado a uma deficiência de β-metil-crotonil-CoA carboxilase. Essas doenças raras geralmente existem na presença de um sistema olfatório funcionando normalmente.

Causas Comuns de Função do Olfato Exaltada (Hiperosmia)

Em contraste com os casos de anosmia, hiposmia e disosmia, casos de hiperosmia (função elevada do olfato) são raros, se é que de fato existem. Embora tenha sido relatado que a insuficiência córtico-supra-renal não tratada produz hiperosmia em humanos, isto necessita confirmação usando melhores procedimentos psicofísicos, e estudos em animais não encontram evidência de hipersensibilidade após adrenalectomia (42). Houve sugestões de hiperosmia em síndromes, como sensibilidade química múltipla, mas os limitados dados disponíveis também não suportam esta noção (43). Hiperosmia ocorre em alguns casos de epilepsia durante o período interictal, embora, conforme assinalado previamente, a maioria dos pacientes com epilepsia de longa duração e atividade convulsiva intratável, candidatos à ressecção de lobo temporal, são hipósmicos.

AVALIAÇÃO CLÍNICA

História Clínica

Para compreender a disfunção quimiossensitiva, é imperativo que o clínico esteja consciente das confusões que podem atrapalhar o diagnóstico acurado. Em uma avaliação de 750 pacientes com disfunção quimiossensitiva, foi demonstrado que embora a maioria dos pacientes apresentasse queixas de perda de ambos, olfato e paladar, poucos (< 5%) têm déficits gustatórios da boca inteira identificáveis (1). Isto é devido em grande parte a uma confusão descritiva entre "paladar" ("gosto"), isto é, gustação verdadeira, e "sabor", que reflete em um grande grau as sensações olfatoderivadas dos alimentos. Especificamente, a percepção de má capacidade de paladar durante a deglutição usualmente reflete perda de sensações de sabor derivadas da estimulação olfatória retronasal, em vez da perda de sensações mediadas pelas papilas gustatórias *per se*. Assim, sabores tais como chocolate, café, baunilha, morango, *pizza*, alcaçuz, molho de carne, cerveja de raiz (não alcoólica) e cola desaparecem quando NC I é lesado, deixando intactas apenas as sensações de doce, azedo, salgado, amargo e talvez umami (semelhante a glutamato monossódico). A função do paladar na boca inteira é muito mais resistente a lesão do que a função olfatória, em grande parte devida à redundância da inervação do sistema gustatório (*i. e.*, NC VII, IX e X). Embora aparentemente um conceito simplista, esta é a primeira consideração para diagnóstico e tratamento de distúrbios olfatórios.

A confusão semântica entre paladar (gosto) e sabor pode também ser expandida para incluir certas disosmias, pelo fato de os pacientes poderem confundir disgeusia (distorção do gosto) com disosmia, percebendo como uma distorção do sabor. Por exemplo, um gosto ofensivo pode representar uma disosmia retronasal que ocorre durante a deglutição. Para diferenciar, o clínico deve saber que o gosto (uma disosmia real) tipicamente é descrita usando-se termos como semelhante a uma substância química ou rançoso, em vez de termos que refletem distorção de uma qualidade gustatória verdadeira (p. ex., amargo). Em outras palavras, os pacientes com disgeusias verdadeiras geralmente são capazes de atribuir uma qualidade de gosto distinta à distorção sensitiva (p. ex., salgado ou amargo) (1,44).

A descrição por um paciente da natureza e início do problema quimiossensitivo é essencial para a história clínica. O mesmo é verdadeiro de uma avaliação das histórias pregressas clínica e cirúrgica do paciente, com uma ênfase em áreas tais como estado endocrinológico, história de radioterapia, e medicações tomadas antes do início dos sintomas (p. ex., suplementação de tireóide, altas doses de antibióticos, medicações anti-hipertensivas ou antilipídicas, ou agentes antineoplásicos). Puberdade retardada em associação com anosmia (com ou sem anormalidades craniofaciais medianas, surdez e anomalias renais) sugere a possibilidade de síndrome de Kallmann. É importante que eventos associados são críticos para estabelecer um diagnóstico etiológico (p. ex., infecções virais ou bacterianas do trato respiratório, traumatismo cranioencefálico, exposição a fumaças tóxicas, doenças sistêmicas e sinais de início de demência, parkinsonismo ou tumores centrais). Informação a respeito ou sinais ou sintomas de exposição química tóxica e atividade convulsiva (p. ex., automatismos, ocorrência de "apagões", *déjà vu*) deve ser procurada, particularmente em casos nos quais a sensibilidade aumentada é uma queixa. Função olfatória diminuída foi observada em algumas pessoas infectadas com o vírus de imunodeficiência humana (HIV).

Em pacientes que se queixam de anosmia ou hiposmia, é útil perguntar se a função do olfato está diminuída ou completamente ausente, localizada em uma ou outra câmara nasal (ou ambas), e se a disfunção é para todos os odoríferos ou apenas alguns. Os pacientes com perda provocada por doença sinusal nasal ou paranasal tendem mais a indicar uma perda gradual de função que aqueles cuja perda é devida a uma IRS ou trauma craniano precedentes (1). Alguns pacientes com disfunção olfatória secundária a doença sinusal nasal ou paranasal relatam recuperação temporária da função em circunstâncias nas quais a desobstrução nasal é aumentada. Por exemplo, a função pode retornar durante dias quentes, exercício, banho de chuveiro ou tratamento com corticosteróides tópicos ou sistêmicos, significando um déficit na chegada do estímulo ou alteração dos elementos receptivos, de processos inflamatórios locais.

História de tabagismo deve ser explorada, à luz da evidência de que a capacidade olfatória diminui em função da dose de fumo cumulativa e que a cessação de fumar pode resultar em melhora na função olfatória com o tempo (19) (Fig. 32.3). Uma história de alergia deve ser procurada, do mesmo modo que uma história de infecção atual ou passada de seios nasais ou paranasais. Inquirição deve ser feita sobre cirurgia nasal ou sinusal prévia. Embora o déficit olfatório após essa cirurgia seja considerado raro (45), ele pode acontecer e as operações devem ser executadas cuidadosamente a fim de reduzir esta possibilidade (46,47). Importante, a associação de obstrução nasal, dor facial, corrimento pós-nasal, rinorréia purulenta ou transparente, sintomas otológicos e sintomas da garganta devem ser procurados com perguntas específicas.

A ordem na qual os sintomas apareceram e regrediram é útil às vezes. A duração do problema é de importância com relação à possibilidade de recuperação espontânea, que geralmente é considerada mínima depois de 6 meses se estiver implicado dano ao epitélio olfatório. No caso de perda olfatória de condução, se a função olfatória retornar intermitentemente, então pelo menos alguns receptores olfatórios estão presentes, independentemente da duração da doença. O paciente deve ser inquirido também sobre distorções olfatórias e se elas parecem bilaterais ou unilaterais. Se o problema estiver presente enquanto o paciente está sendo examinado, fazer o paciente manter ocluídos ambos os lados do nariz, bem como os lados esquerdo e direito separadamente, para averiguar se o problema exige fluxo aéreo para os receptores e, caso afirmativo, se o problema é localizado à esquerda ou à direita. Se essa localização existir, então o rinologista pode focalizar a atenção no lado comprometido do nariz.

Explorar uma queixa de perda de paladar é muito importante, porque isto geralmente reflete um distúrbio olfatório. É útil fazer o paciente distinguir entre a perda da percepção do sabor ("tempero") do alimento ou bebidas e a perda da percepção dos estímulos doce, azedo, amargo e salgado. Perguntar se o paciente é capaz de perceber o salgado nas lascas de batatas, acidez na limonada, ou doçura no açúcar ou cereal pode ajudar nesta diferenciação. Um anósmico conseguirá sentir a doçura de uma maçã ou uma pêra mas não será capaz de distinguir entre os seus sabores ou capaz de identificar chocolate.

Exame Físico

Um componente típico do exame físico para afecções da quimiossensibilidade é um exame otorrinolaringológico completo com ênfase na rinoscopia anterior e endoscopia nasal, tanto flexível quanto rígida. Esta última permite uma avaliação completa da fenda olfatória. A decisão de efetuar endoscopia não deve ser baseada unicamente na queixa do paciente, porque aproximadamente um terço dos pacientes com endoscopias positivas negam obstrução nasal franca. Além disso, um exame endoscópico negativo não exclui uma etiologia obstrutiva. Assim, tomografia computadorizada (TC) coronal de cortes finos é freqüentemente justificada em pacientes com perda olfatória condutiva, para diagnóstico e planejamento operatório (48).

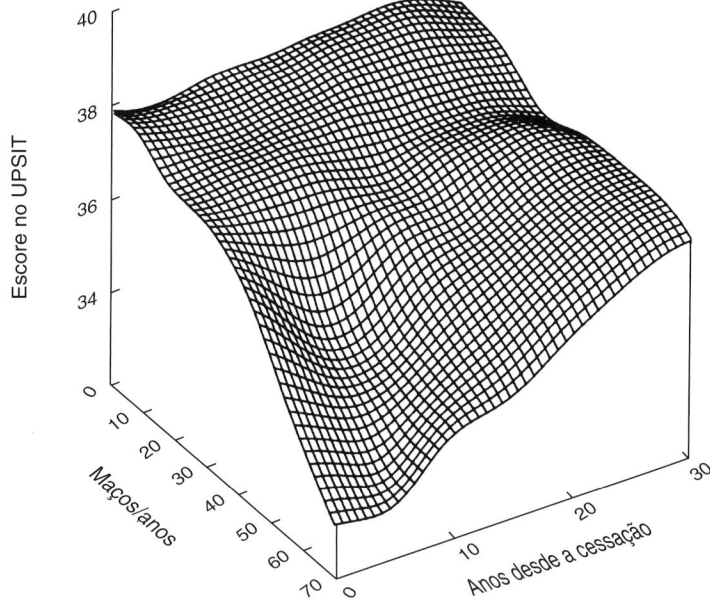

Figura 32.3

Efeito da dose de fumo cumulativa em anos desde a cessação do fumo em ex-fumantes (N = 197). UPSIT, University of Pennsylvania Smell Identification Test. (De Frye RE *et al.* Dose-related effects of cigarette smoking on olfactory function. *JAMA* 1990;263:1233-1236, com permissão. Copyright 1990, American Medical Association.)

Durante a endoscopia, as membranas mucosas nasais devem ser examinadas quanto à cor, textura de superfície, edema, inflamação, exsudato, ulceração, metaplasia epitelial, erosão e atrofia. Quando está presente pansinusite, a etiologia da disfunção olfatória é óbvia. Entretanto, doença polipóide muito pequena na fenda olfatória também pode responsabilizar-se por disfunção olfatória importante (48). Útil na endoscopia nasal é o achado de mucopus acima do orifício da tuba auditiva, sugerindo doença etmoidal posterior e/ou esfenoidal, enquanto mucopus abaixo da tuba auditiva sugere doença comprometendo elementos do complexo ostiomeatal. A presença de pólipos, massas, aderências das conchas ao septo, e acentuados desvios do septo têm, todos, o potencial de influenciar adversamente o fluxo aéreo para o epitélio olfatório, porque, tipicamente, apenas cerca de 15% do ar inspirado atravessa a fenda olfatória no estado não-obstruído. É importante que existe um índice de falso-negativo de aproximadamente 50% na rinoscopia anterior quando comparada com a endoscopia nasal (48). Alergia é sugerida se a membrana mucosa for pálida, usualmente como resultado de edema dentro da lâmina própria. Exposição crônica ou aguda a poluentes ambientais ou industriais é sugerido pela metaplasia dentro do epitélio, bem como por edema, inflamação, exsudato, erosão e ulceração. Atrofia da lâmina própria é sugerida por espaçosidade incomum, ressecamento e formação de crostas, como se vê na rinite atrófica.

Avaliação neurológica enfatizando a função dos nervos cranianos e atenção para possíveis lesões da base do crânio e intracranianas é crítica em muitos casos. Exame do disco óptico deve ser realizado para determinar a presença de pressão intracraniana aumentada (papiledema), particularmente em casos de disfunção olfatória unilateral, porque tumores do sulco olfatório ou da crista esfenoidal (p. ex., meningiomas) podem causar a síndrome de Foster Kennedy, compreendida de anosmia ou hiposmia ipsolateral, atrofia óptica ipsolateral e papiledema central.

Testagem Olfatória

Avaliação precisa da função olfatória é essencial para (a) estabelecer a validade da queixa de um paciente, (b) caracterizar a natureza específica do problema, (c) monitorar confiavelmente mudanças na função com o correr do tempo (inclusive as de etiologia iatrogênica), (d) detectar simulação e (e) estabelecer indenização por incapacidade permanente. Deve ser assinalado que muitos pacientes que se queixam de anosmia ou hiposmia na realidade têm função normal com relação a idade e sexo. Outros podem não ter consciência dos seus déficits. Por exemplo, aproximadamente 90% dos pacientes com DP idiopática têm uma perda de olfato demonstrável, todavia menos de 15% estão conscientes dos seus problemas até serem testados objetivamente (30).

Avaliação olfatória freqüentemente tem conseqüências médicas e legais. Conforme dissemos antes, anosmia ou hiposmia é comum em traumatismo craniano (1,22) e freqüentemente é o único comprometimento neurológico residual de quedas e acidentes de veículo a motor. Importante, a simulação é detectada comumente com o uso de testes olfatórios com escalas para simulação, como o University of Pennsylvania Smell Identification Test (UPSIT; ver seção seguinte). Portanto, esses testes devem ser administrados em casos nos quais está envolvida reclamação judicial, porque as queixas de perturbação do olfato acidental e iatrogênica freqüentemente resultam em indenizações financeiras substanciais. Na Grã-Bretanha, benefícios por incapacidade por anosmia resultante de um traumatismo são disponíveis obedecendo à Lei Nacional de Seguros, bem como sob apólices particulares de seguro de acidente. Nos Estados Unidos, indenização por incapacidade é protegida pela emenda de 1963 da Lei de Indenização do Trabalho quando se evidencia poder futuro diminuído de ganhar a vida. Embora a Administração dos Veteranos (VA) indenize uma incapacidade corporal total de 10% por anosmia total, os Guides to the Evaluation of Permanent Impairment publicados pela American Medical Association (AMA) sugerem apenas uma indenização de 3%, um valor que nós consideramos lamentavelmente inadequado. Na prática, ambas as diretrizes por comprometimento da VA e da AMA são excedidas em muitos acordos legais sobre anosmia. Deve ser notado que a ocupação deve ser levada em conta nas questões de incapacidade, porque a perda ou a diminuição da função da olfação é um problema inteiramente diferente para pessoas em algumas ocupações (p. ex., *chefs* de cozinha, encanadores, provadores de vinhos, trabalhadores municipais da companhia de gás).

Tradicionalmente, os médicos têm examinado a capacidade de olfato pedindo ao paciente para cheirar alguns itens odoríferos (p. ex., café, canela, ou tabaco em pequenos frascos) e relatar se um odor é ou não percebido. Infelizmente, este procedimento é análogo a testar a visão lançando uma luz de lanterna em cada olho e perguntando se uma luz é vista. Pedir ao paciente para identificar o odor não corrige a situação, porque mesmo indivíduos normais têm dificuldade para identificar alguns odores sem alguma indicação. Apesar do fato de a maioria dos distúrbios olfatórios ser discernível usando-se vários testes olfatórios nominalmente distintos (p. ex., testes de detecção de odores, discriminação, identificação e memória), a interpretação dos achados desses testes deve ser feita de modo conservador. Por exemplo, todos esses testes são influenciados por dano ao neuroepitélio olfatório, tornando perigoso admitir, em qualquer caso dado, que o mau desempenho em um tipo específico de teste (p. ex., memória de odores) tem algo a ver com lesão de circuitos neurais subjacentes ao nome do teste (p. ex., circuitos de memória de odores). Presentemente, não há nenhuma maneira de distinguir entre déficits centrais e periféricos com base em testagem psicofísica ou eletrofisiológica. O fato de a confiabilidade (e, portanto, a sensibilidade) de vários testes olfatórios ser baixa ou desconhecida acrescenta dificuldade adicional nas tentativas de estabelecer função diferencial.

Embora a maioria dos problemas olfatórios seja bilateral e a testagem bilateral reflita o lado mais bem funcionante do nariz, em muitos casos está justificada a testagem unilateral. Para avaliar acuradamente a olfação unilateralmente, a narina contralateral ao lado testado deve ser ocluída sem deformar a região da válvula nasal do paciente para evitar ou minimizar o cruzamento de ar inalado ou exalado na parte de trás da nasofaringe para o lado oposto (a chamada estimulação retronasal). Uma maneira fácil de fazer isto é vedar a narina contralateral usando um pedaço de fita Microfoam (3M Corporation, Minneapolis, MN) cortada para ajustar-se aos bordos da narina. O paciente é instruído para cheirar o estímulo normalmente e para exalar através da boca.

Testes Psicofísicos

Apesar do fato de uma ampla variedade de testes olfatórios psicofísicos estarem disponíveis para avaliar acuradamente a função olfatória, a maioria é de confiabilidade e validade desconhecida, é complicada e sofre da falta de dados normativos. Felizmente, durante os últimos anos, uma coleção de testes psicofísicos padronizados e práticos foi desenvolvida, inclusive alguns testes de triagem breves auto-administrados (para revisão, ver referência 49). O mais largamente usado destes testes é o UPSIT, conhecido comercialmente como Smell Identification Test (Sensonics, Inc., Haddon Heights, NJ) (50,51) (Fig. 32.4). Este teste, que é disponível em versões em inglês, espanhol, francês, japonês e alemão, foi administrado a centenas de milhares de pacientes desde sua invenção em meados dos anos 1980. O UPSIT pode ser auto-administrado em 10 a 15 minutos pela maioria dos pacientes na sala de espera e graduado em menos de um minuto por pessoal não médico. Este teste consiste em quatro livretes contendo 10 odoríferos cada um. Os estímulos estão inclusos em cristais microencapsulados de 10 a 50 μm de diâmetro localizados em tiras para "raspar e cheirar" nas páginas de fundo dos livretes de teste. Acima de cada tira está uma pergunta de múltipla escolha com quatro alternativas de resposta. O paciente é solicitado a escolher uma resposta, mesmo se nenhum parecer apropriado ou odor forem percebidos (i. e., o teste é de escolha forçada). Isto incentiva o paciente a tirar amostra cuidadosamente de todos os estímulos e fornece um meio de detectar a simulação; como o desempenho por probabilidade é 10 em 40, escores muito baixos refletem prevenção e portanto o reconhecimento da resposta correta. Normas baseadas na administração deste teste a aproximadamente 4.000 pessoas são fornecidas e a classificação de percentil do indivíduo estabelecida com relação a pessoas da mesma idade e sexo. Este teste também torna possível classificar a função de um indivíduo, em base absoluta, em uma de seis categorias: normosmia, microsmia branda, microsmia moderada, microsmia grave, anosmia e provável simulação. A confiabilidade deste teste é muito alta (r de Pearson em teste-reteste = 0,94).

Testes Eletrofisiológicos

Embora dois procedimentos eletrofisiológicos sejam disponíveis para avaliar a função olfatória, sua aplicação ainda é em grande parte experimental e limitada a

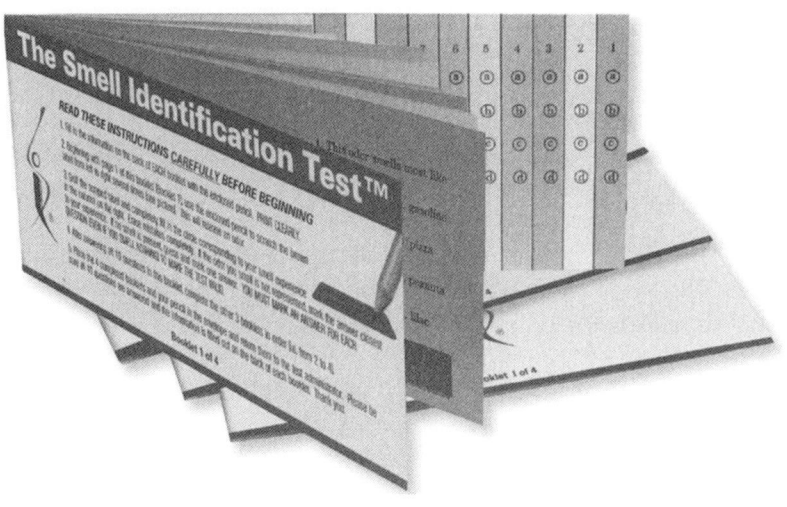

Figura 32.4

University of Pennsylvania Smell Identification Test (UPSIT; conhecido comercialmente como Smell Identification Test (SIT), Sensonics, Inc., Haddon Heights, NJ). Este teste de odores microencapsulados com 40 itens ("raspar e cheirar") consiste em quatro livretes de teste, cada um contendo 10 odoríferos com quatro alternativas de resposta para cada. As normas para este teste são baseadas em aproximadamente 4.000 sujeitos abrangendo toda a faixa de idades. (Cortesia de Sensonics, Inc., Haddon Heights, NJ 08035.)

centros universitários onde está disponível o necessário equipamento e profissional para sua aplicação. O primeiro destes procedimentos – potenciais evocados com eventos de odor (OERPs) – consiste em detectar atividade eletrencefalográfica (EEG) cerebral registrada da superfície do couro cabeludo a partir de atividade EEG global seguindo-se a breves apresentações de odoríferos. Para obter potenciais acurados, os estímulos são apresentados de uma maneira precisa (p. ex., com tempos de elevação menores que 20 milissegundos) usando equipamento que produz estímulos inclusos dentro de uma corrente de ar aquecido e umidificado (Fig. 32.5). É usada a média tirada das respostas por estimulação repetitiva, para aumentar a relação sinal-ruído.

Embora os potenciais evocados deste tipo sejam definidos quando claramente presentes, eles não o são quando fracos ou ausentes, e a medição desses potenciais na clínica tem limitações práticas severas. Uma vez que os estímulos podem apresentar-se a cada meio minuto mais ou menos (por causa de problemas de adaptação), grandes números de experiências não podem ser coletados de modo prático em um paciente, em contraste com as milhares de experiências que podem ser obtidas em um breve período de tempo em paradigmas visuais e auditivos análogos. Assim, a confiabilidade dos dados é suspeita nos casos em que o movimento e outros artefatos exigem a eliminação de um número importante de registros de ensaio. Diferentemente dos potenciais evocados visuais e auditivos, nenhuma inferência pode ser tirada a respeito da localização de uma lesão ou déficit com esta tecnologia, porque apenas potenciais de campo tardios são suficientemente grandes para ser confiavelmente discernidos com o número de ensaios disponíveis. Assim, amplitude ou latência alteradas dos OERPs pode refletir obstrução da via aérea ou disfunção em qualquer lugar ao longo da via aferente, incluindo epitélio olfatório, bulbo, córtex olfatório primário e possivelmente córtex olfatório secundário. Como a qualidade dos potenciais de campo tardios depende da condição alerta do sujeito, os indivíduos não-cooperantes que não atendem à tarefa em mãos podem produzir potenciais enganadores. Apesar dessas deficiências, os OERPs podem ser úteis em alguns casos (p. ex., para detectar simulação) e geralmente são sensíveis a alterações na função olfatória pela larga variedade de causas.

Um outro procedimento eletrofisiológico que tem sido usado na medição olfatória humana é o eletroolfatograma (EOG). O EOG, que é medido de um ele-

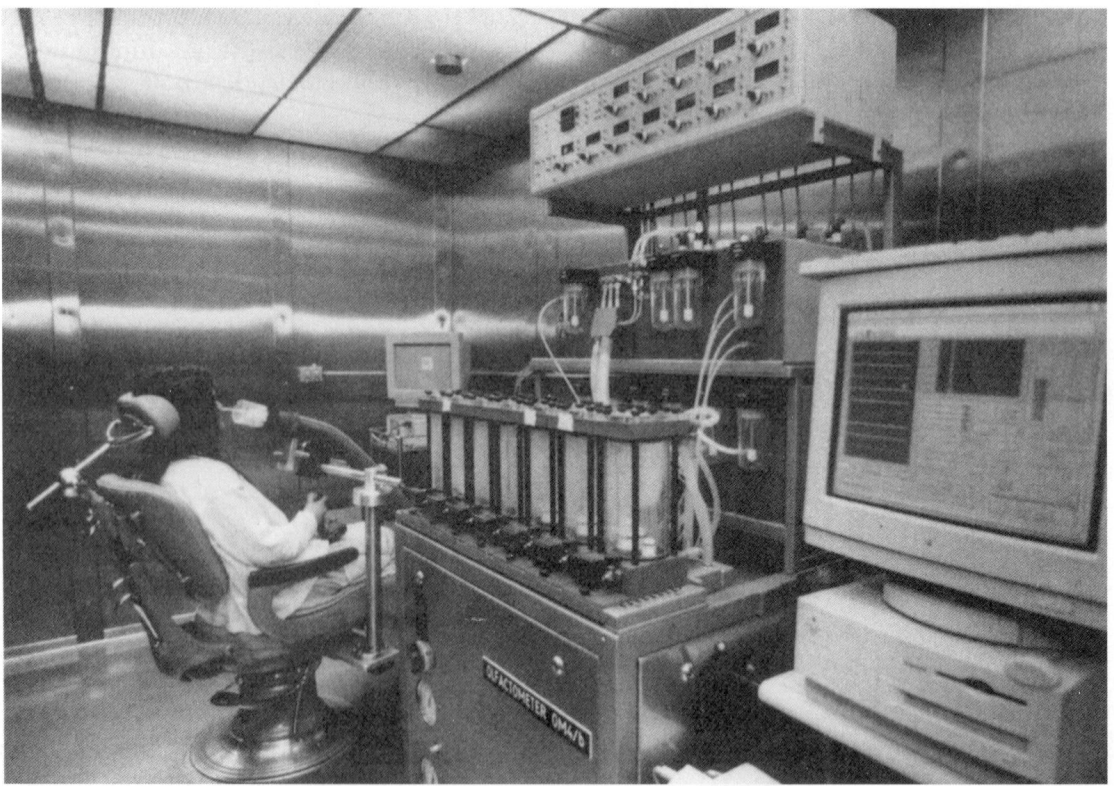

Figura 32.5

Câmara ambiente de aço inoxidável com temperatura, pressão e umidade controladas para testagem de potenciais relacionados a eventos de odor (*OERPs*). *Direita*, portal de coleta de dados; *centro*, olfatômetro; *esquerda*, paciente recebendo apresentação de estímulos olfatórios e efetuando uma tarefa de atenção visual computadorizada. (Cortesia de University of Pennsylvania Smell and Taste Center, Philadelphia.)

trodo colocado sobre a superfície do epitélio olfatório, representa principalmente potenciais geradores somados dos neurônios receptores olfatórios. O registro do EOG é mais difícil que o do OERP e menos pacientes prestam-se a esse registro. A colocação do eletrodo registrador é sob orientação endoscópica, mas em virtude da necessidade de evitar anestesia local, a colocação do eletrodo pode ser bastante desagradável e espirros e corrimento mucoso são comuns. Importante, mesmo depois da colocação do eletrodo na área apropriada, o EOG não pode ser registrado confiavelmente em muitos pacientes. Isto pode ser devido à distribuição topográfica dos receptores olfatórios específicos em combinação com o número relativamente pequeno de odoríferos usados ou a presença de metaplasia, relacionada com a idade, de epitélio de tipo respiratório dentro do epitélio olfatório. Importante, não se pode sempre supor que a presença de um EOG robusto reflete funcionamento olfatório. Assim, pacientes anósmicos com síndrome de Kallmann e pacientes acentuadamente hipósmicos com esquizofrenia têm grandes respostas no EOG.

Testes Neuropsicológicos

Dada a estreita associação entre perda olfatória e diversas formas de demência, incluindo DA e demência por múltiplos infartos, testagem neuropsicológica breve é justificada em alguns casos para determinar a presença de demência (52). O "Mini-Mental State Examination" é um instrumento de triagem breve para demência, amplamente usado, e pode ser administrado no consultório do otorrinolaringologista em alguns minutos para determinar se está justificado o encaminhamento adicional. Avaliação mais extensa de demência é demorada e melhor deixada nas mãos do neuropsicólogo. Essa avaliação muitas vezes é feita usando-se a Mattis Dementia Rating Scale, a Blessed Dementia Scale, o Boston Naming Test ou os subtestes de memória lógica e reprodução visual do Wechsler Memory Scale-Revised (WMS-R). O WMS-R, bem como o California Verbal Learning Test, comprovaram-se úteis em casos em que a esquizofrenia é suspeitada (para revisão, ver referência 52).

NEUROIMAGEAMENTO

TC comprovou-se valiosa para identificar doença dos tecidos moles e alterações ósseas dentro das cavidades nasossinusais. Disfunção olfatória de etiologia idiopática justifica imageamento por TC da cavidade nasal, seios paranasais e base anterior do crânio, e, se causas centrais de disfunção olfatória forem suspeitadas, do cérebro também. Imagens coronais são particularmente valiosas para a avaliação da anatomia paranasal e podem ajudar a identificar entidades como doença polipóide limitada na fenda olfatória. Uso de contraste é útil para identificar melhor lesões vasculares, neoplasmas, abscessos e processos meníngeos ou parameníngeos. No momento presente, a TC de alta resolução parece constituir a mais útil e custo-efetiva ferramenta de triagem para avaliar doenças inflamatórias do trato nasossinusal.

A imagem de ressonância magnética (RM) é superior à TC para discriminar alterações dos tecidos moles, mas é menos sensível que a TC para identificar anormalidades ou marcos ósseos. Assim, a RM é a técnica de escolha para avaliar os bulbos olfatórios, tratos olfatórios e causas intracranianas de disfunção olfatória. Por exemplo, RM pode ser usada para confirmar agenesia dos bulbos olfatórios na síndrome de Kallmann (53) e degeneração em muitos casos de anosmia relacionada com trauma (54). RM também pode discernir e quantificar os decréscimos vistos nos bulbos e tratos olfatórios de pacientes com esquizofrenia. A técnica usada no Smell and Taste Center envolve imageamento por RM usando uma bobina de finalidades gerais redonda de 12,7 cm centrada sobre o násio começando com um escaneamento localizador sagital, seguindo-se imagens coronais com os parâmetros 500/15/2 (tempo de repetição/tempo de eco/excitações) obtidas com *scans* entrefolhados de 3 mm e uma matriz de 256 × 256. Estes são seguidos por imagens coronais entrefolhadas a 3 mm ponderadas para T2 de *fast-spin-echo* com os parâmetros 2.000/84/2 e uma matriz de 256 × 192. Finalmente, RM contrastada com gadolínio é particularmente valiosa para detectar comprometimento dural ou leptomeníngeo e para distinguir tumores sólidos de processos inflamatórios que produzem contraste de orla.

DETECÇÃO DE SIMULAÇÃO

Simulação às vezes ocorre em pacientes procurando acordo de seguro ou outra restituição em reclamação por imperícia. Muitas vezes a simulação ocorre em testes de paladar em vez de testes de olfato, porque perda de olfato de boa fé está presente e o paciente não consegue simular no teste olfatório mas tenta adornar os testes gustatórios na direção de perda, confundindo perda de tempero *(flavor)* com perda de paladar. Em testes psicofísicos de escolha forçada, como o UPSIT, a simulação aparece sob a forma de fornecer menos respostas incorretas que o esperado com base no acaso. A probabilidade teórica de um anósmico verdadeiro ter um escore UPSIT de cinco ou menos é menos que 0,05. A probabilidade teórica de um anósmico verdadeiro graduar-se como 0 no UPSIT é menos de 0,00001. Simulação é suspeitada se o paciente relatar perda de olfato ou quando um OERP nítido for documentado. Evidência de uma tendência geral à simulação também pode ser obtida usando-se testes neuropsicológicos especificamente planejados para esta finalidade (p. ex., testes sensíveis a pacientes com trauma craniano procurando aparentar perturbações de memória). Entre os que são amplamente usados está o Rey's Memory Test (RMT), também conhecido como Rey's 3 × 5 Test e o Rey 15-item Memory Test (52). O fundamento por trás deste teste é que os simuladores tipicamente falham em uma tarefa de memória e que todas as pessoas, exceto os mais incapacitados por desenvolvimento, ou gravemente traumatizados cerebrais, executam facilmente.

BIOPSIAS OLFATÓRIAS

Em alguns casos, biopsias do neuroepitélio olfatório podem ser úteis para avaliar uma lesão desta região do sistema olfatório. Neste procedimento, uma pequena quantidade de tecido neuroepitelial olfatório é removida do septo nasal superior pelo rinologista e analisada histologicamente. Este procedimento deve ser realizado por um cirurgião experiente na técnica e múltiplas biopsias são comumente necessárias para obter neuroepitélio verdadeiro, dada a considerável metaplasia, relacionada à idade, de epitélio semelhante ao respiratório dentro da região do neuroepitélio olfatório (55). Em virtude deste último problema, surgem problemas de amostragem e biopsias negativas são difíceis de interpretar. Dados os riscos inerentes a essa cirurgia, bem como dor e outros problemas (p. ex., cefaléia) sentidos pós-operatoriamente por muitos pacientes, esta conduta geralmente é limitada a protocolos experimentais.

QUESTÕES DE TRATAMENTO E MANEJO DO PACIENTE

Embora muitos casos de disfunção quimiossensorial não possam ser tratados clínica ou cirurgicamente, é importante, como indicado em outro local neste capítulo, que o médico avalie quantitativamente a função porque o relato do paciente nem sempre é confiável. Mesmo quando alguma perda está presente, a função do olfato do paciente pode enquadrar-se claramente dentro da faixa normal para sua idade ou sexo. Sem testagem quantitativa, não se pode também (a) discernir acuradamente os papéis relativos da olfação e gustação na contribuição para a queixa do paciente, (b) avaliar objetivamente a eficácia das intervenções terapêuticas, e (c) tomar decisões informadas a respeito de indenização trabalhista ou outras reclamações securitárias. Na nossa experiência, a maioria dos pacientes com disfunção intratável aprecia avaliação e *feedback* precisos a respeito da sua condição, porque isto traz um encerramento à sua situação e termina sua peregrinação quase interminável atrás de ajuda médica.

Distúrbios Olfatórios

Conforme enfatizado antes neste capítulo, o tratamento dos pacientes com anosmia ou hiposmia devidas a problemas neurossensoriais é desafiador. Nos casos em que a perda olfatória esteve presente por um longo período de tempo e pode razoavelmente ser atribuída a um dano neural dentro do neuroepitélio olfatório, o prognóstico é mau. Na maioria desses casos, fornecer aos pacientes informação acurada sobre sua afecção, estabelecer objetivamente o grau e a natureza do déficit e excluir a possibilidade de uma doença mais séria como a causa do seu problema pode ser extremamente terapêutico. No caso do idoso, por exemplo, mais da metade daqueles com perda olfatória permanente se enquadrará no nível do 50º percentil ou acima dele, no seu grupo normativo no UPSIT. Assim, estes indivíduos podem ser informados de que, embora estejam se desempenhando abaixo do nível que costumavam constatar, ainda estão excedendo a maioria dos seus pares. Isto é extremamente tranqüilizador e ajuda a colocar a sua disfunção em uma perspectiva mais ampla. Como a perda neurossensorial relacionada com a idade é freqüentemente gradual, o paciente pode não ser cônscio do déficit e pode não se apresentar ao clínico até passarem por uma situação quase catastrófica com um aparelho a gás, fogo ou alguma outra situação perigosa. Assim, avaliação precoce e aconselhamento deste grupo de pacientes pode ajudar a evitar conseqüências sérias. Pacientes anósmicos e hipósmicos devem ser incentivados a possuir números suficientes de detectores de fumaça e gás na casa e, quando exeqüível, trocar os aparelhos a gás por elétricos. A fim de evitar envenenamento alimentar, devem ser obedecidas as datas de validade dos alimentos. Aconselhamento psicológico é útil em muitas pessoas com perturbações quimiossensoriais, porque essas perdas ou distorções podem ser muito perturbadoras e destrutivas para a vida diária.

Não se deve deixar despercebido o fato de que a perda do "gosto" *(flavor)* do alimento altera significativamente a qualidade de vida e pode prejudicar o estado nutricional de um paciente (1). Alguns pacientes podem melhorar a apreciação do alimento mudando sua textura, cor ou condimentando-o (p. ex., com adição de coloração, glutamato monossódico, carne de galinha ou boi), embora o excesso de uso de açúcar e cloreto de sódio deva ser desincentivado, particularmente em diabéticos e hipertensos. Disfunção do olfato resultando de deficiências francas de vitaminas ou minerais que ocorre em alguns idosos pode ser revertida até certo ponto pela suplementação apropriada. Antioxidantes como vitamina E e melatonina podem retardar ou atenuar os processos patológicos progressivos dentro do sistema olfatório que são associados a envelhecimento e doenças neurodegenerativas em fase terminal (56), embora faltem estudos empíricos sobre este ponto.

Apesar da possibilidade da mitigação com antioxidantes da degeneração incessante dentro das vias olfatórias, não há base sólida para o uso de terapias vitamínicas ou minerais, ou o uso de drogas como teofilina, para tentar melhorar a função olfatória uma vez que tenha ocorrido o dano ao sistema. Não obstante, no caso de algumas deficiências francas de minerais ou vitaminas, que são relativamente raras, a repleção da substância deficiente pode melhorar a função quimiossensorial. Embora um estudo recente tenha relatado que o ácido alfalipóico ajudou a restaurar a função do olfato em pacientes com problemas olfatórios induzidos por vírus (57), nenhum grupo controle foi estabelecido e o número de pessoas que ganhou função é essencialmente equivalente ao número de pessoas que se previa regredissem espontaneamente (58).

Em casos de perda olfatória de condução, na qual anosmia ou hiposmia é causada por obstrução da via aérea ou inflamação dentro do neuroepitélio propriamente dito, tratamento para aliviar o edema ou obstrução física pode ser empreendido com mais otimismo. Testagem olfatória pré-intervenção e pós-intervenção é necessária para estabelecer a eficácia da intervenção, bem como para triar quanto à subseqüente recaída tão característica da maioria dos distúrbios condutivos. Exemplos de tratamentos que restauraram a função olfatória incluem tratamento de alergia, terapias com corticosteróides tópicos e sistêmicos, antibioticoterapia e várias intervenções cirúrgicas, inclusive cirurgia sinusal endoscópica funcional. No caso de secura nasal, *sprays* de soro fisiológico ou drogas podem melhorar a função do olfato. Parar de fumar cigarros pode melhorar significativamente a função olfatória em alguns pacientes (19). Uma série curta de esteroidoterapia sistêmica é freqüentemente útil para distinguir entre perda olfatória condutiva e neurossensorial, porque os pacientes com a primeira muitas vezes respondem positivamente ao tratamento. Entretanto, tratamento com esteróides sistêmicos durante qualquer extensão de tempo não é aconselhada. Infelizmente, *sprays* esteróides nasais tópicos freqüentemente são ineficazes porque o *spray* não atinge adequadamente as regiões afetadas nas vias nasais superiores. Para superar este problema, alguns otorrinolaringologistas prescrevem gotas de esteróides a serem administradas enquanto a cabeça está invertida (p. ex., na posição de Moffett), assegurando o fluxo da medicação para dentro da fenda olfatória. Nos Estados Unidos, gotas esteróides nasais não têm a aprovação da Food and Drug Administration (FDA) e não são facilmente disponíveis. Alguns clínicos nos Estados Unidos prescrevem preparações de colírios, que são disponíveis, para uso intranasal para obter maior eficácia de aplicação na membrana olfatória.

A maioria das disosmias resolve-se espontaneamente com o passar do tempo. Em casos raros de disosmias de longa duração e extremamente debilitantes e intratáveis, como as acompanhadas por importante perda de peso, depressão e possível ideação suicida, remoção de tecidos ofensores comprovou-se útil. Das condutas cirúrgicas, ablação intranasal ou excisão de tira do epitélio olfatório no lado afetado é mais conservadora e menos invasiva que a remoção do bulbo e/ou trato olfatório por craniotomia (59). Geralmente, esses casos são unilaterais, permitindo poupar a função em uma câmara nasal. Se a disosmia reaparecer depois dessa cirurgia, ablações intranasais adicionais podem ser efetuadas.

Problemas de Paladar

Conforme dissemos precedentemente, a maioria das queixas de perda de paladar refletem perdas da sensação de sabor secundárias a alterações no sistema olfatório. Não obstante, perdas verdadeiras da percepção de doce, azedo, amargo e salgado ocorrem, do mesmo modo que sensações distorcidas mediadas através das vias do paladar. Na maioria dos casos dessa perda de paladar, fatores sistêmicos estão envolvidos porque o dano periférico teria que se estender através de uma faixa de nervos que inervam os botões gustatórios, e a função bucal total pode ser normal na presença de lesão de um dos aferentes. Uma avaliação cuidadosa das medicações passadas e atuais pode freqüentemente estabelecer a base das distorções ou perda do paladar e, em alguns casos, a descontinuação pode reverter os sintomas. Medicamentos particularmente notórios por produzir perdas de paladar e, em alguns casos, perturbações do olfato, incluem vários agentes anti-hipertensivos [particularmente inibidores da enzima conversora de angiotensina (ECA) e estatinas], antibióticos e agentes antifúngicos.

Em algumas disgeusias, melhor higiene e controle da gengivite podem ajudar, do mesmo modo que a remoção de metais dessemelhantes de obturações ou outros aparelhos que produzem correntes elétricas dentro da cavidade oral. Tratamentos antifúngicos e antibióticos foram descritos como úteis, embora faltem estudos duplamente cegos e alguns desses agentes podem por si próprios produzir disgeusia importante. Bochechos com clorexidina podem mitigar algumas disgeusias amargas ou salgadas, possivelmente como resultado da forte carga positiva da clorexidina (60).

Como no caso das disosmias, a maioria das disgeusias regride espontaneamente com o tempo (44).

CONCLUSÃO

As últimas décadas trouxeram um florescimento da nossa compreensão das doenças olfatórias, com o conhecimento de que a disfunção olfatória acompanha uma larga variedade de doenças, incluindo DA e DP idiopática. Claramente, nossa capacidade de tratar as doenças olfatórias deve começar com diagnósticos precisos e seleção cuidadosa dos pacientes para intervenção terapêutica. Neste capítulo, nós revimos técnicas para alcançar estes fins e apresentamos uma vista sumária dos tipos de doenças comumente associadas à capacidade olfatória alterada. À medida que a duração média de vida da população continua a aumentar, os otorrinolaringologistas serão chamados mais freqüentemente a diagnosticar e tratar doenças quimiossensoriais relacionadas com a idade. Portanto, é imperativo que o otorrinolaringologista moderno se mantenha bem informado sobre a natureza dessas afecções e use métodos atualizados na sua avaliação e tratamento.

AGRADECIMENTOS

Suportado, em parte pelas Grants PO1 DC 00161, RO1 DC 04278 e RO1 DC 02974 (RLD, Principal Investigator) do National Institute on Deafness and Other Communication Disorders, National Institutes of Health, Bethesda, MD USA. Revelação: Dr. Doty é um acionista importante de Sensonics, Inc., fabricante e comercializadora de testes de paladar e olfato.

PONTOS IMPORTANTES

- Lesão periférica dos receptores olfatórios e da mucosa olfatória associada, por infecções respiratórias superiores virais e bacterianas, numerosas substâncias químicas do ambiente e industriais, e doença nasal crônica é comum.
- Anosmia refere-se à perda da capacidade de sentir odor, enquanto hiposmia, ou microsmia, refere-se à capacidade diminuída de sentir odor. Anosmia total denota uma incapacidade de sentir todos os odoríferos em ambos os lados do nariz. Anosmia parcial significa uma incapacidade de sentir certos odoríferos.
- Exemplos de perda olfatória devida a fatores condutivos incluem alergia ou polipose nasal, embora edema dentro do neuroepitélio olfatório ou alterações no muco sobrejacente ao neuroepitélio olfatório também possam desempenhar um papel.

- A maioria dos relatos de perda de "paladar" reflete função olfatória alterada. Assim, uma distinção diagnóstica clara deve ser feita entre um distúrbio verdadeiro do paladar (p. ex., disfunção na percepção de doce, azedo, amargo ou salgado) e um distúrbio olfatório entendido erroneamente como um problema de paladar. Assim, sensações de sabor como maçã, banana, café, chocolate, hambúrguer, morango, limão e *pizza* dependem da estimulação retronasal adequada dos receptores olfatórios.
- Pacientes com perda ocasionada por doença sinusal nasal ou paranasal tendem mais a indicar uma perda gradual de função que aqueles cuja perda é devida a uma infecção respiratória superior prévia ou traumatismo cranioencefálico.
- Avaliação acurada da função olfatória é essencial para estabelecer a validade da queixa de um paciente, caracterizar a natureza específica do problema, monitorar confiavelmente alterações na função com o passar do tempo (inclusive aquelas de etiologia iatrogênica), detectar simulação e estabelecer indenização por incapacidade permanente.
- Disfunção olfatória de etiologia idiopática merece imageamento por tomografia computadorizada da cavidade nasal, seios paranasais, base anterior do crânio, e, se causas centrais de disfunção olfatória forem suspeitadas, RM do encéfalo também.
- Em testes psicofísicos de escolha forçada, como o University of Pennsylvania Smell Identification Test, a simulação aparece sob a forma de menor número de respostas incorretas que o previsto com base no acaso.
- Exemplos de tratamentos que restauraram a função olfatória incluem tratamento de alergia, terapias corticosteróides tópica e sistêmica, terapia antibiótica e várias intervenções cirúrgicas, inclusive cirurgia sinusal endoscópica funcional

REFERÊNCIAS

1. Deems DA, Dory RL, Settle RG, et al. Smell and taste disorders, a study of 750 patients from the University of Pennsylvania Smell and Taste Center. *Arch Otolaryngol Head Neck Surg* 1991;117:519-528.
2. Van Toiler S. Assessing the impact of anosmia: review of a questionnaire's findings. *Chem Senses* 1999;24:705-712.
3. Santos DV, Reiter ER, DiNardo LJ, Costanzo RM. Hazardous events associated with impaired olfactory function. *Arch Otolaryngol Head Neck Surg* 2004;130:317-319.
4. Hoffman HJ, Ishii EK, Macturk RH. Age-related changes in the prevalence of smell/taste problems among the United States adult population. Results of the 1994 disability supplement to the National Health Interview Survey (NHIS). *Ann N Y Acad Sci* 1998;855:716-722.
5. Dory RL, Shaman P, Applebaum SL, et al. Smell identification ability: changes with age. *Science* 1984;226:1441-1443.
6. Doty RL. *Handbook of olfaction and gustation*, 2nd ed. New York: Marcel Dekker, 2003.

7. Menco BPM, Morrison EE. Morphology of the mammalian olfactory epithelium: form, fine structure, function, and pathology. In: Doty RL, ed. *Handbook of olfaction and gustation*. New York: Marcel Dekker, 2003:17-49.
8. Doty RL, Bragger WE, Jurs PC, et al. Intranasal trigeminal stimulation from odorous volatiles: psychometric responses from anosmic and normal humans. *Physiol Behav* 1978;20:175-185.
9. Doty RL, Cometto-Muñiz JE, Jalowayski AA, et at. Assessment of upper respiratory tract and ocular irritative effects of volatile chemicals in humans. *Crit Rev Toxicol* 2004;34:85-142.
10. Schwanzel-Fukuda M, Pfaff DW. The structure and function of the nervus terminalis. In: Doty RL, ed. *Handbook of olfaction and gustation*. New York: Marcel Dekker, 2003:1001-1026.
11. Huard JM, Youngentob SL, Goldstein BL, et al. Adult olfactory epithelium contains multipotent progenitors that give rise to neurons and non-neural cells. *J Comp Neurol* 1998;400:469-486.
12. Buck L, Axel R. A novel multigene family may encode odorant receptors: a molecular basis for odor recognition. *Cell* 1991;65:175-187.
13. Menco BP, Jackson JE. A banded topography in the developing rat's olfactory epithelial surface. *J Comp Neurol* 1997;388:293-306.
14. Holley A, Duchamp A, Revial ME Juge A. Qualitative and quantitative discrimination in the frog olfactory receptors: analysis from electrophysiological data. *Ann N Y Acad Sci* 1974;237:102-114.
15. Jones DT, Reed RR. Golf: an olfactory neuron specific-G protein involved in odorant signal transduction. *Science* 1989;244:790-795.
16. Lowe G, Nakamura T, Gold GH. Adenylate cyclase mediates olfactory transduction for a wide variety of odorants. *Proc Natl Acad Sci U S A* 1989;86:5641-5645.
17. Doty RL, Kreiss DS, Frye RE. Human odor intensity perception: correlation with frog epithelial adenylate cyclase activity and transepithelial voltage response. *Brain Res* 1990;527:130-134.
18. Mackay-Sim A, Kittel PW. On the life span of olfactory receptor neurons. *Eur J Neurosci* 1990;3:209-215.
19. Frye RE, Schwartz BS, Dory RL. Dose-related effects of cigarette smoking on olfactory function. *JAMA* 1990;263:1233-1236.
20. Doty RL. Olfaction and gustation in normal aging and Alzheimer's disease. In: Hoff PR, Mobbs CV, eds. *Functional neurobiology of aging*. San Diego: Academic Press, 2001:647-658.
21. Schwartz BS, Doty RL, Monroe C, et al. Olfactory function in chemical workers exposed to acrylate and methacrylate vapors. *Am J Pub Health* 1989;79:613-618.
22. Doty RL, Yousem DM, Pham LT, et al. Olfactory dysfunction in patients with head trauma. *Arch Neurol* 1997;54:1131-1140.
23. Costanzo RM, DiNardo LJ, Reiter ER. Head injury and olfaction. In: Doty RL, ed. *Handbook of olfaction and gustation*. New York: Marcel Dekker, 2003:629-638.
24. Jimenez DF, Barone SS. Posttraumatic anosmia in craniofacial trauma. *J Craniomaxillofac Trauma* 1997;3:8-15.
25. Ogawa T, Rutka J. Olfactory dysfunction in head injured workers. *Acta Otolaryngol* 1999;540:50-57.
26. Renzi G, Carboni A, Gasparini G, et al. Taste and olfactory disturbances after upper and middle third facial fractures: a preliminary study. *Ann Plastic Surg* 2002;48:355-358.
27. Doty RL. Odor perception in neurodegenerative diseases. In: Doty RL, ed. *Handbook of olfaction and gustation*. New York: Marcel Dekker, 2003:479-502.
28. Doty RL. Olfactory dysfunction in neurodegenerative disorders. In: Getchell TV, Dory RL, Bartoshuk LM, Snow JB Jr, eds. *Smell and taste in health and disease*. New York: Raven Press, 1991:735-751.
29. Reyes PF, Deems DA, Suarez MG. Olfactory-related changes in Alzheimer's disease: a quantitative neuropathologic study. *Brain Res Bull* 1993;32:1-5.
30. Doty RL, Deems DA, Stellar S. Olfactory dysfunction in parkinsonism: a general deficit unrelated to neurologic signs, disease stage, or disease duration. *Neurology* 1988;38:1237-1244.
31. Doty RL, Riklan M, Deems DA, et al. The olfactory and cognitive deficits of Parkinson's disease: evidence for independence. *Ann Neurol* 1989;25:166-171.
32. Quinn NP, Rossor MN, Marsden CD. Olfactory threshold in Parkinson's disease. *J Neurol Neurosurg Psychiatry* 1987;50:88-89.
33. Connelly T, Farmer JM, Lynch DR, et al. Olfactory dysfunction in degenerative ataxias. *J Neurol Neurosurg Psychiatry* 2003;74:1435-1437.
34. Doty RL, Li C, Mannon LJ. Olfactory dysfunction in multiple sclerosis. *N Engl J Med* 1997;336:1918-1919.
35. Sobel N, Prabhakaran V, Hartley CA, et al. Odorant-induced and sniff-induced activation in the cerebellum of the human. *J Neurosci* 1998;18:8990-9001.
36. Louis ED, Bromley SM, Jurewicz EC, et al. Olfactory dysfunction in essential tremor: a deficit unrelated to disease duration or severity. *Neurology* 2002;59:1631-1633.
37. Katzenschlager R, Lees AJ. Olfaction and Parkinson's syndromes: its role in differential diagnosis. *Curr Opin Neurol* 2004;17:417-423.
38. Nathan BP, Yost J, Litherland MT, et al. Olfactory function in apoE knockout mice. *Behav Brain Res* 2004;150:1-7.
39. Macknin JB, Higuchi M, Lee VM-Y, et al. Olfactory dysfunction occurs in transgenic mice overexpressing human tau protein. *Brain Res* 2004;1000:174-178.
40. Giasson BI, Duda JE, Quinn SM, et al. Neuronal alpha-synucleinopathy with severe movement disorder in mice expressing A53T human alpha-synuclein. *Neuron* 2002;34:521-533.
41. Say P, Leopold D, Cochran G, et al. Resection of the inferior superior turbinate: does it affect olfactory ability or contain olfactory neuronal tissue? *Am J Rhinol* 2004;18:157-160.
42. Doty RL, Risser JM, Brosvic GM. Influence of adrenalectomy on the odor detection performance of rats. *Physiol Behav* 1991;49:1273-1277.
43. Doty RL, Deems DA, Frye RE, et al. Olfactory sensitivity, nasal resistance, and autonomic function in patients with multiple chemical sensitivities. *Arch Otolaryngol Head Neck Surg* 1988;114:1422-1427.
44. Deems DA, Yen DM, Kreshak A, et al. Spontaneous resolution of dysgeusia. *Arch Otolaryngol Head Neck Surg* 1996;122:961-963.
45. Kimmelman CP. The risk to olfaction from nasal surgery. *Laryngoscope* 1994;104:981-988.

46. Kim KS, Choi YS, Kim HJ, et al. The risk of olfactory disturbance from conchal plate injury during ethmoidectomy. *Am J Rhinol* 2003;17:307-310.
47. Lopes G, Jankowski R. Anosmia following superior turbinate resection. *Rev Laryngol Otol Rhinol (Bord)* 2004;125:189-191.
48. Mott AE. General medical evaluation. *J Head Trauma Rehabil* 1992;7:25-41.
49. Doty RL. Olfaction. *Annu Rev Psychol* 2001;52:423-452.
50. Doty RL, Shaman P, Dann M. Development of the University of Pennsylvania Smell Identification Test: a standardized microencapsulated test of olfactory function. *Physiol Behav* 1984;32:489-502.
51. Doty RL. *The Smell Identification Test™ administration manual*, 3rd ed. Haddon Hts, NJ: Sensonics Inc, 1995.
52. Lezak MD. *Neuropsychological assessment.* New York: Oxford University Press, 1995.
53. Yousem DM, Geckle RJ, Bilker W, et al. MR evaluation of patients with congenital hyposmia or anosmia. *Am J Roentgenol* 1996;166:439-443.
54. Yousem DM, Geckle RJ, Bilker WB, et al. Posttraumatic olfactory dysfunction: MR and clinical evaluation. *Am J Neuroradiol* 1996;17:1171-1179.
55. Nakashima T, Kimmelman CP, Snow JB Jr. Structure of human fetal and adult olfactory neuroepithelium. *Arch Otolaryngol* 1984;110:641-646.
56. Luchsinger JA, Tang MX, Shea S, et al. Antioxidant vitamin intake and risk of Alzheimer disease. *Arch Neurol* 2003;60:203-208.
57. Hummel T, Heilmann S, Huttenbriuk KB. Lipoic acid in the treatment of smell dysfunction following viral infection of the upper respiratory tract. *Laryngoscope* 2002;112:2076-2080.
58. Duncan HJ, Seiden AM. Long-term follow-up of olfactory loss secondary to head trauma and upper respiratory tract infection. *Arch Otolaryngol Head Neck Surg* 1995;121:1183-1187.
59. Leopold DA, Schwob JE, Youngentob SL, et al. Successful treatment of phantosmia with preservation of olfaction. *Arch Otolaryngol Head Neck Surg* 1991;117:1402-1406.
60. Helms JA, Della-Fera MA, Mott AE, et al. Effects of chlorhexidine on human taste perception. *Arch Oral Biol* 1995;40:913-920.

CAPÍTULO 33

Anatomia, Função e Avaliação Nasossinusais

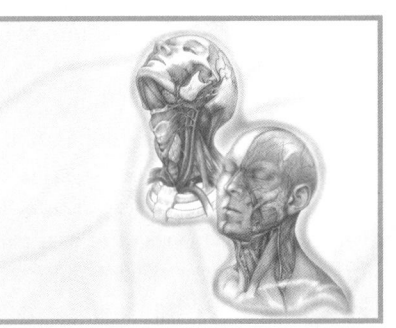

William E. Walsh ■ Robert C. Kern

EMBRIOLOGIA

O desenvolvimento embriológico da cavidade e dos seios nasais leva às intrincadas características da anatomia nasossinusal e pode ser dividido em dois processos que evoluem juntos. Primeiro, a cabeça do embrião desenvolve-se para dar uma estrutura com duas cavidades nasais distintas; segundo, as paredes nasais laterais, em seguida, invaginam-se para criar pregas complexas, conhecidas como conchas, e espaços, conhecidos como seios. Durante a quarta à oitava semanas gestacionais, o embrião desenvolve cavidades nasais separadas quando os processos frontonasais e maxilares se unem. O processo frontonasal cresce sobre o telencéfalo em desenvolvimento, contribuindo para a formação dos placóides olfatórios nasais. Proeminências nasais medial e lateral desenvolvem-se em cada lado do placóide transformando-se em narinas. O placóide nasal invagina-se para formar a fosseta nasal e eventualmente o saco nasal. A fusão da proeminência nasal medial com o processo maxilar forma o maxilar superior e o filtro do lábio superior (Fig. 33.1). O septo origina-se do crescimento na linha mediana posterior do processo frontonasal e de extensões medianas do mesoderma dos processos maxilares. As prateleiras palatais primária e secundária juntam-se em um plano axial para separar a cavidade nasal e a nasofaringe da cavidade oral e da orofaringe. O septo, descendo, encontra-se com o palato fundido para criar duas cavidades nasais distintas (Fig. 33.1). A falta de fusão da proeminência nasal medial com o processo maxilar ou a falta de fusão das prateleiras palatais resulta em uma deformidade de fenda labial ou palatina. Uma vez que a fenda pode estender-se para dentro do nariz, a rinoplastia para corrigir uma deformidade nasal associada é freqüentemente tecnicamente difícil.

Durante a sexta semana gestacional, o mesênquima forma uma parede nasal lateral simples. Durante a sétima semana, formam-se três sulcos axiais, dando origem às três conchas (Fig. 33.1). Durante a décima semana, começa o desenvolvimento do seio maxilar com a invaginação do meato médio. Ao mesmo tempo, o processo uncinado e a bolha etmoidal formam um sulco estreito conhecido como hiato semilunar. Durante a décima-quarta semana, as células etmoidais anteriores aparecem como várias invaginações da porção superior do meato médio e as células etmoidais

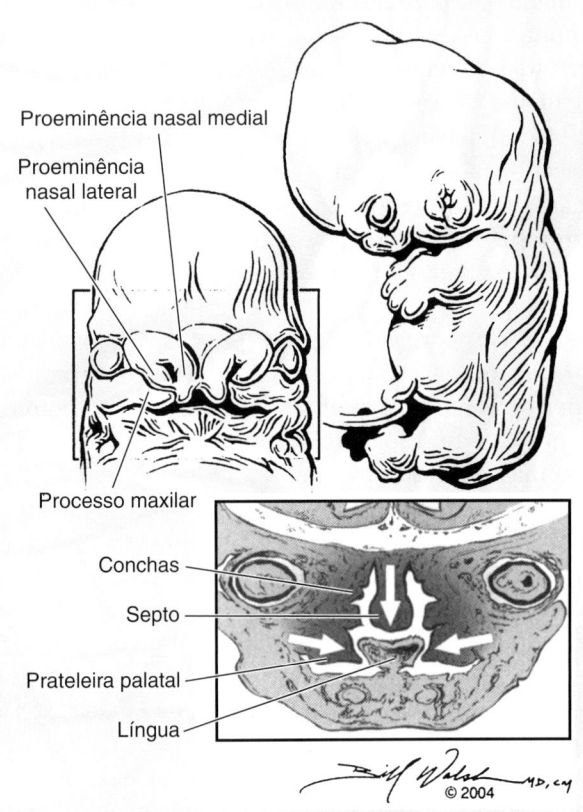

Figura 33.1

Um embrião de 7 semanas de idade gestacional. O corte transversal embaixo à direita mostra a formação das conchas e a separação das cavidades nasais pela fusão do septo nasal com as prateleiras palatais. (Ilustração por William E. Walsh, MD, CMI © 2004.)

posteriores, do soalho do meato superior. Finalmente, pela trigésima-sexta semana a parede nasal lateral está bem desenvolvida e as conchas estão nas proporções adultas. Todos os seios paranasais estão presentes em graus variados no recém-nascido, mas os seios têm períodos específicos de crescimento importante. Os seios etmoidais são os primeiros a se desenvolver completamente, seguidos em ordem pelos seios maxilares, esfenoidais e frontais.

ANATOMIA

Consultar a Figura 33.2, para ilustrações da anatomia sinusal discutida no texto.

Seios Etmoidais e Parede Nasal Lateral

Os seios etmoidais são as estruturas centrais do nariz com anatomia complexa; eles são mais bem visualizados como uma estrutura semelhante a uma caixa com faces anterior e inferior abertas. As porções laterais formam as paredes mediais das órbitas, o esfenóide estabelece a face posterior, a superfície superior é formada pela base do crânio (fossa anterior do crânio), e muitas das estruturas-chaves da parede nasal lateral, derivadas das lamelas basais, estendem-se póstero-inferiormente a partir da base do crânio.

A parede lateral do seio etmoidal, ou lâmina papirácea, forma a parede medial, fina como papel, da órbita. A lâmina vertical mediana do osso etmóide é composta de uma porção superior na fossa anterior do crânio chamada *crista galli* e uma porção inferior na cavidade nasal chamada lâmina perpendicular do osso etmóide que contribui para o septo nasal. A fossa anterior do crânio é separada das células aéreas etmoidais superiormente pela lâmina horizontal do osso etmóide, que é composto da fina lâmina cribriforme medial e do mais espesso, mais lateral, teto etmoidal. O teto do etmóide articula-se com a lâmina cribriforme na lamela lateral da lâmina cribriforme, que é o osso mais fino em toda a base do crânio. O comprimento da lamela lateral depende da posição da lâmina cribriforme em relação ao teto etmoidal. Em uma base do crânio tipo 1 de Keros, a lâmina está localizada 1 a 3 mm abaixo do teto do etmóide, tornando a lamela lateral curta ou inexistente (Fig. 33.2B). No tipo 2 de Keros, a distância é 4 a 7 mm. No tipo 3 de Keros, é 8 a 16 mm, assim dando origem a uma longa lamela lateral vertical (Fig. 33.2C). Os pacientes com uma lâmina cribriforme baixa são considerados sob o maior risco de vazamento de líquido cerebrospinal (LCE) durante cirurgia sinusal endoscópica.

Os seios etmoidais são separados por uma série de recessos demarcados por cinco partições ou lamelas ósseas. Estas lamelas recebem denominações da mais anterior para a posterior: primeira (processo uncinado), segunda (bolha etmoidal), terceira (lamela fundamental ou basal), quarta (concha superior) e quinta (concha suprema). Estas partições são aeradas durante o desenvolvimento, formando as células de ar etmoidais. Se a aeração projetar-se anterior à fixação da concha média, as células aéreas são chamadas células da crista nasal *(ager nasi cell)*. Continuando posteriormente, o processo uncinado é um osso em forma de L que corre em uma direção de ântero-superior a póstero-inferior. A margem póstero-superior do uncinado corre paralela ao bordo anterior da bolha etmoidal e a extremidade posterior fixa-se ao osso palatino e à concha inferior. A porção superior do uncinado mais comumente se fixa à lâmina papirácea, mas também pode fixar-se à parede póstero-medial da célula da crista nasal *(ager nasi cell)*, à base do crânio ou à concha média. A bolha etmoidal, ou segunda lamela, dá origem à mais constante e geralmente maior célula aérea etmoidal anterior. Ela se fixa lateralmente à lâmina papirácea e, em grau variável, posteriormente à lamela basal. Superiormente, a bolha pode atingir o teto do etmóide e formar a parede posterior do recesso frontal. Mínima ou nenhuma pneumatização da bolha etmoidal ocorre em 8% dos indivíduos (1). A lamela basal marca a linha divisória entre os seios etmoidais anteriores e posteriores. A porção inferior da lamela conecta a concha média à parede nasal lateral no plano axial e serve para estabilizar a concha em seguida à cirurgia sinusal endoscópica. As células etmoidais posteriores geralmente são maiores e podem-se pneumatizar lateral e superiormente ao seio esfenoidal. Esta variedade do desenvolvimento é conhecida como célula de Onodi, resultando na exposição do nervo óptico dentro da luz do seio etmoidal.

As lamelas dos seios etmoidais são separadas por uma série de quatro recessos: o recesso frontal, o infundíbulo, o seio transverso e o recesso esfenoetmoidal. O recesso frontal drena o seio frontal; a anatomia é altamente variável dependendo dos padrões de pneumatização do recesso frontal e das células aéreas da crista nasal *(ager nasi)* (2). O infundíbulo etmoidal é um espaço tridimensional lateral ao processo uncinado. Entre a margem posterior côncava livre do processo uncinado e a face anterior convexa da bolha etmoidal há uma fenda bidimensional chamada hiato semilunar que serve como a porta que leva anteriormente para o infundíbulo. O óstio do seio maxilar está situado profundamente dentro do infundíbulo etmoidal lateral ao processo uncinado. Os seios etmoidais anteriores à lamela fundamental, o seio maxilar e o seio frontal drenam diretamente para dentro, ou próximo, do infundíbulo. Complexo ostiomeatal (COM) é a denominação da área limitada pela concha média medialmente, a lâmina papirácea lateralmente e a lamela basal posterior e superiormente (1). Um seio transverso ou recesso retrobolhoso existe se a parede posterior da bolha etmoidal não fizer contato com a terceira lamela basal. O recesso esfenoetmoidal está localizado no extremo posterior do meato superior, drenando os seios etmoidais posteriores e os seios esfenoidais separadamente, fora do COM.

A artéria etmoidal anterior origina-se da artéria oftálmica na órbita e passa através do forame etmoidal anterior para entrar nas células etmoidais anteriores. Tipicamente, a artéria atravessa os etmoidais muito perto da base do crânio na junção do teto etmoidal e do bordo posterior do recesso frontal; a artéria viaja dentro de um canal ósseo que pode ser parcial ou completamente deiscente em 40% dos casos (1). A área onde a artéria etmoidal anterior entra na fossa anterior do crânio através da lamela lateral é a porção mais fraca da base do crânio, tendo apenas um décimo da resistência do teto do etmóide (1).

Seio Maxilar

O seio maxilar é o espaço pneumatizado dentro do osso maxilar e é o maior dos seios paranasais. A parede anterior forma a superfície facial da maxila, a parede posterior limita a fossa infratemporal, a parede medial constitui a parede lateral da cavidade nasal, o assoalho do seio é o processo alveolar, e a parede superior serve como o assoalho orbitário. O nervo infra-orbitário cruza o assoalho orbitário para sair na porção anterior da maxila pelo forame intra-orbitário. O canal para o nervo infra-orbitário é deiscente para dentro do seio maxilar em 14% dos casos e pode correr risco durante cirurgia sinusal endoscópica. As raízes do primeiro e do segundo dentes molares são deiscentes dentro do seio maxilar ocorrendo em 2% dos casos. Estes pacientes estão em risco de desenvolvimento de uma fístula oroantral após extração dentária nestes locais.

O óstio natural do seio maxilar abre-se para a área superior da parede medial para drenar para o infundíbulo etmoidal. Óstios maxilares acessórios são encontrados em 15% a 40% dos indivíduos, mais comumente superior e posterior ao processo uncinado acima da inserção da concha inferior. Ocasionalmente uma célula de Haller, ou célula etmoidal que se pneumatiza lateralmente entre o seio maxilar e o assoalho da órbita, pode estar presente potencialmente prejudicando a drenagem do seio (3).

Seio Frontal

O tamanho do seio frontal varia dependendo do grau de pneumatização, pode ser completamente ausente (5%), e é geralmente dividido por um septo intersinusal. A tábua anterior do seio frontal é duas vezes mais espessa que a tábua posterior, que separa o seio da fossa anterior do crânio. O assoalho do seio também funciona como o teto supra-orbitário e o óstio de drenagem é localizado na porção póstero-medial do assoalho do seio. A drenagem do seio frontal é complexa, com seu trato de saída assemelhando-se a uma estrutura em forma de ampulheta no plano sagital. A porção mais estreita do trato de saída é o óstio frontal (1,2). A porção superior alarga-se para o seio frontal e a porção inferior expande-se para o interior do recesso frontal. A variabilidade do padrão de drenagem do trato de saída do seio frontal depende da pneumatização das células aéreas etmoidais circundantes e da posição do processo uncinado. Uma célula da crista nasal *(ager nasi cell)* ou bolha etmoidal acentuadamente pneumatizada pode obstruir a drenagem do seio frontal ao estreitar o recesso frontal. A drenagem do seio frontal também depende da fixação da porção superior do processo uncinado (4). Na variação mais comum, o processo uncinado dobra-se lateralmente na sua porção mais superior para inserir-se por sobre a lâmina papirácea, de modo que o processo uncinado separa o infundíbulo etmoidal do recesso frontal. Neste contexto, o recesso frontal abre-se para dentro do meato médio medial ao infundíbulo etmoidal, entre o processo uncinado e a concha média (Fig. 33.2C). Quando o processo uncinado se estende superiormente para inserir-se sobre o teto etmoidal (Fig. 33.2B) ou dobra-se medialmente para se inserir na concha média (Fig. 33.2A), o recesso frontal abre-se diretamente para o infundíbulo etmoidal. Durante cirurgia sinusal endoscópica, a abertura do seio frontal freqüentemente é mais medial do que se previa. O seio frontal abre-se para dentro do meato médio medial ao processo uncinado, em 88% dos pacientes, e lateral ao uncinado, nos restantes 12% dos pacientes.

Seio Esfenoidal

O seio esfenoidal tem muitas relações neurovasculares importantes. A artéria carótida interna é lateral ao seio esfenoidal quando ela corre através do seio cavernoso produzindo uma proeminência na parede lateral do seio esfenoidal em 65% dos indivíduos (3). Aproximadamente 25% das cápsulas ósseas que separam a artéria carótida interna do seio esfenoidal são parcialmente deiscentes. Uma proeminência do nervo óptico está presente em 40% dos indivíduos com deiscência em 6% (3). A visibilidade de todas as estruturas relacionadas às paredes do seio esfenoidal depende do grau de pneumatização do seio. O grau de pneumatização é classificado em três tipos: tipo selar (86%), pré-selar (11%) e conchal (3%) (3). Os tipos pré-selar e conchal são mais comuns em crianças em razão do desenvolvi-

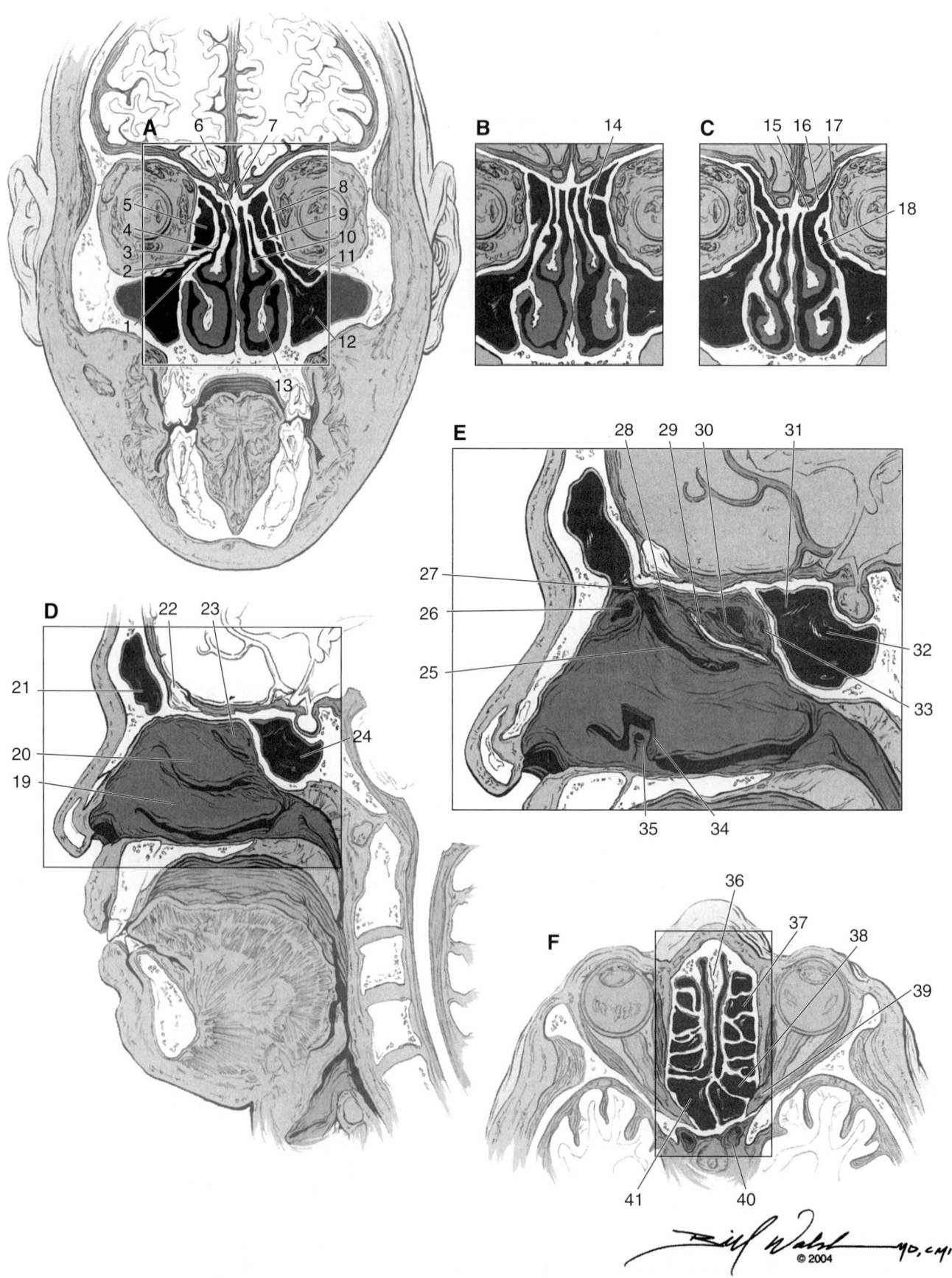

mento normal do seio esfenoidal ser completamento alcançado aos 20 anos de idade. Em um seio esfenoidal tipo selar, a parede superior salienta-se inferiormente a partir da sela túrcica e da hipófise. A parede posterior do seio esfenoidal é a parede clival e é a parede mais espessa do seio esfenoidal.

O óstio do seio esfenoidal abre-se para o recesso esfenoetmoidal. Um estudo anatômico do óstio do seio esfenoidal identificou a extremidade póstero-inferior da concha superior como o melhor marco para identificar o óstio natural do seio esfenoidal (5). Na maioria dos casos, a extremidade póstero-inferior da concha superior estava localizada no mesmo plano horizontal que o assoalho do seio esfenoidal. O óstio estava localizado medial à concha superior em 83% dos casos e lateral a ela em 17%. O septo esfenoidal geralmente se desvia posteriormente a partir da linha mediana, dividindo o seio em duas partes assimétricas e pode inserir-se nas proeminências ósseas sobrejacentes ao nervo óptico ou à artéria carótida.

Concha Inferior

As conchas inferiores são projeções bilaterais a partir da parede lateral da cavidade nasal compostas de um esqueleto ósseo central coberto por uma camada mucosa. Cada concha inferior articula-se com a lâmina perpendicular do osso palatino e a superfície nasal da maxila. A concha inferior ajuda a regular a temperatura e a umidificação nasais por meio de uma rica arcada vascular.

Septo Nasal

O septo separa as duas cavidades nasais, fornece suporte estrutural para o nariz e influencia o fluxo de ar na cavidade nasal. O septo é constituído de uma placa sagital de cartilagem e osso coberta por uma mucosa respiratória. O septo membranoso conecta a columela à cartilagem quadrangular. A cartilagem quadrangular compreende a maior parte do septo anterior. A lâmina

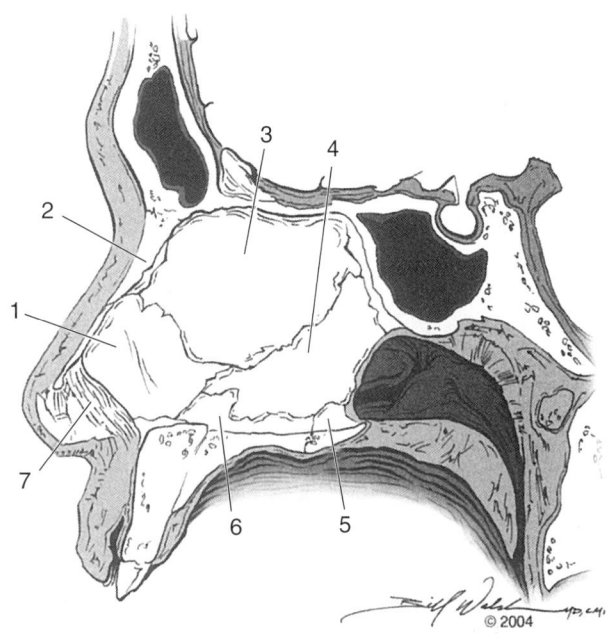

Figura 33.3

Septo nasal. *1*, cartilagem quadrangular; *2*, osso nasal; *3*, lâmina perpendicular do osso etmóide; *4*, vômer; *5*, crista nasal do osso palatino; *6*, crista nasal da maxila, *7*, septo membranoso. (Ilustração por William E. Walsh, MD, CMI © 2004.)

perpendicular do osso etmóide forma o terço superior ósseo do septo nasal e o vômer constitui sua porção póstero-inferior. Finalmente, os ossos nasais, frontal, maxila e palatino contribuem com cristas nasais para a periferia do septo (Fig. 33.3).

Válvula Nasal

A válvula nasal é a parte móvel reguladora do fluxo de ar do nariz que serve como a ponte entre o esqueleto ósseo e a ponta do nariz. Esta válvula é a parte mais estreita da via aérea nasal e impõe a maior resistência ao fluxo aéreo nasal. A válvula nasal inclui a área entre a extremidade caudal das cartilagens laterais superiores e o septo superior. Estes segmentos comumente for-

Figura 33.2

Anatomia dos seios. **A:** Corte coronal através do complexo ostiomeatal com o uncinado esquerdo fixando-se medialmente no septo. *1*, processo uncinado direito; *2*, óstio do seio maxilar; *3*, infundíbulo etmoidal; *4*, hiato semilunar; *5*, bolha etmoidal; *6*, lâmina perpendicular do osso etmóide; *7*, crista etmoidal; *8*, lâmina papirácea; *9*, processo uncinado esquerdo fixando-se medialmente no septo; *10*, concha média; *11*, célula de Haller; *12*, seio maxilar; *13*, concha inferior. **B:** Base do crânio tipo 1 de Keros com os processos uncinados fixando-se superiormente na base do crânio. *14*, processo uncinado esquerdo fixado superiormente na base do crânio. **C:** Base do crânio tipo 3 de Keros com processos uncinados fixando-se lateralmente na lâmina papirácea. *15*, lâmina cribriforme; *16*, lamela lateral; *17*, teto do etmóide; *18*, processo uncinado esquerdo fixando-se lateralmente na lâmina papirácea. **D:** Vista sagital da parede nasal lateral. *19*, concha inferior; *20*, concha média; *21*, seio frontal; *22*, crista etmoidal; *23*, concha superior; *24*, seio esfenoidal. **E:** Vista sagital em primeiro plano da parede nasal lateral com a concha média removida. *25*, processo uncinado; *26*, célula da crista nasal; *27*, óstio frontal; *28*, bolha etmoidal; *29*, bordo de corte da concha média; *30*, bordo de corte da concha superior; *31*, proeminência do nervo óptico no seio esfenoidal; *32*, proeminência da artéria carótida no seio esfenoidal; *33*, óstio do seio esfenoidal; *34*, bordo de corte da concha inferior; *35*, ducto nasolacrimal. **F:** Vista axial. *36*, septo; *37*, célula etmoidal; *38*, célula de Onodi; *39*, nervo óptico; *40*, artéria carótida; *41*, seio esfenoidal. (Ilustração por William E. Walsh, MD, CMI © 2004.)

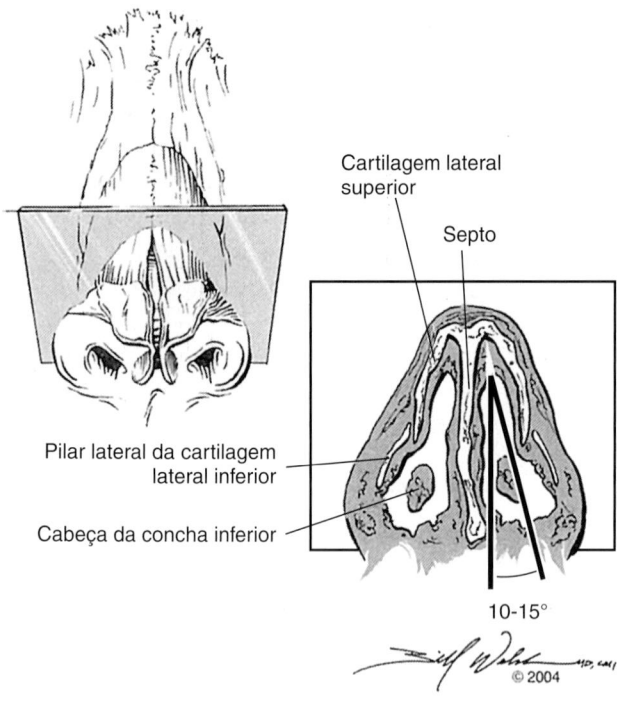

Figura 33.4
Válvula nasal. (Ilustração por William E. Walsh, MD, CMI © 2004.)

mam um ângulo de 10° a 15° (Fig. 33.4). Alterações neste ângulo podem induzir turbulência no fluxo aéreo e obstrução nasal. A região da válvula nasal é limitada súpero-lateralmente pelo bordo caudal da cartilagem lateral superior. O bordo lateral inclui a abertura piriforme óssea e o tecido fibrogorduroso da asa. A válvula nasal termina inferiormente no soalho nasal. Finalmente, a cabeça da concha inferior forma o limite posterior da válvula nasal (Fig. 33.4).

CAUSAS ANATÔMICAS DE OBSTRUÇÃO NASAL

As terminações nervosas trigeminais na cavidade nasal provêm a sensibilidade ao fluxo aéreo nasal, e o bloqueamento destes receptores resulta na sensação de obstrução nasal (6). Uma variedade de deformidades intranasais causa obstrução nasal e a avaliação de cada uma das causas anatômicas permite ao cirurgião selecionar o melhor procedimento para corrigir a obstrução. Esta avaliação começa com história e exame físico cuidadosos. Os pacientes podem relatar congestão nasal, inchaço ou bloqueamento; eles também podem relatar má qualidade do sono ou dificuldade de respirar durante o sono. Além de uma obstrução fixa, anatômica, o médico deve procurar cuidadosamente outras causas de obstrução nasal, como rinite alérgica (RA), sinusite aguda ou crônica, ou rinite induzida por medicamento. O exame físico inclui exame nasal externo e interno por rinoscopia anterior e endoscopia nasal seguidos por um exame repetido depois de descongestão nasal. Obstrução que se resolve com descongestão é causada por anormalidade da mucosa.

Desvio do Septo

Os pacientes com um desvio septal sintomático queixam-se de obstrução crônica que freqüentemente é unilateral, possivelmente com uma história distante de trauma nasal. Eles com freqüência se queixam do ciclo nasal. Rinoscopia anterior e endoscopia nasal documentam a presença e o grau de desvio do septo. Além disso, a avaliação da columela a partir de baixo ajuda a avaliar deflexões septais caudais, que podem ser subestimadas durante a rinoscopia anterior. Palpação do nariz externo e septo testa o suporte do dorso e a ponta.

O tratamento da obstrução nasal por desvio septal é a septoplastia. Os pacientes com deformidade septal que se submetem à septoplastia geralmente relatam melhora importante na obstrução nasal em 3 a 6 meses e usam menos medicações (7). Infelizmente, nenhum teste isolado prediz confiavelmente resultado bem-sucedido pré-operatoriamente. Rinomanometria foi usada como ferramenta adjuntiva de pesquisa para documentar a obstrução e o grau de melhora pós-cirurgia, mas estes testes não são amplamente usados no contexto clínico. A localização da deformidade septal correlaciona-se fortemente com o resultado cirúrgico e a resistência pós-operatória das vias aéreas. Mesmo pequenos desvios septais na parte anterior do nariz na região da válvula nasal resultam freqüentemente em obstrução nasal importante porque a válvula nasal é a área de resistência crítica da cavidade nasal; desvios posteriores têm que ser de grande tamanho para resultar em obstrução nasal notável.

Colapso da Válvula Nasal

A válvula nasal é a parte mais estreita da via aérea nasal que se responsabiliza pela maior parte da resistência ao fluxo de ar; anormalidades nesta região facilmente causam obstrução nasal. Dois tipos de disfunção da válvula nasal podem ocorrer: um envolve disfunção na região da válvula nasal e o outro envolve colapso das próprias estruturas. A obstrução na região da válvula nasal é mais comumente por hipertrofia de concha ou desvio do septo. O segundo tipo de disfunção da válvula nasal resulta do colapso da própria estrutura. A maioria dos casos é iatrogênica e um colapso da válvula nasal deve ser considerado em qualquer paciente que relate obstrução em longo prazo pós-rinoplastia; entretanto, uma pequena porcentagem de casos são congênitos. Os achados físicos tipicamente incluem um aspecto de ampulheta ou pinçado do segmento médio do nariz, colapso medial da cartilagem alar à inspiração profunda ou sulcos alares profundos. Na execução da rinoplastia, a disfunção da válvula nasal resulta do estreitamento agressivo da ponta nasal, ressecção excessiva de cartilagens laterais superiores ou desvio de ossos nasais curtos. Uma variedade de técnicas cirúrgicas foi desenvolvida para corrigir disfunção da válvula nasal incluindo enxertos afastadores, enxertos de tiras alares *(batten grafts),* suturas de dilatação, enxertos de aposição e suspensões de suturas laterais. Os enxertos afastadores podem ser suturados ao longo do comprimento da cartilagem lateral superior para aumentar a área de seção transversal da válvula nasal interna e aumentar a estrutura nasal evitando colapso. Os enxertos de tiras alares suportam cartilagens laterais inferiores flácidas. Suturas de dilatação dilatam a margem causal das cartilagens laterais superiores. Embora estas técnicas corrijam a obstrução da válvula nasal, cada um destes procedimentos pode ter conseqüências estéticas.

A manobra de Cottle é o método tradicional de diagnosticar colapso da válvula nasal. Esta manobra alarga as asas colocando tração lateral na bochecha. Alguns consideram que a manobra de Cottle é um teste inespecífico que melhora a respiração mesmo quando a obstrução nasal é secundária a desvio do septo ou hipertrofia de concha. Para lidar com esta objeção, uma manobra de Cottle modificada foi proposta para diagnosticar mais especificamente o colapso da válvula nasal (8). Nesta manobra modificada, uma cureta auricular suporta separadamente as cartilagens laterais inferiores e superiores para ver se o desobstrução nasal é aumentada.

Hipertrofia de Concha

A concha inferior também afeta o fluxo aéreo na válvula nasal, dependendo do grau de ingurgitamento da concha anterior. Durante a inspiração, a extremidade anterior da concha inferior na região da válvula nasal gera até dois terços da resistência da via aérea superior (9). O aumento da concha inferior leva a sintomas de obstrução nasal ao aumentar a resistência. RA, rinite não alérgica e rinite medicamentosa causam inflamação da concha. Se a inflamação persistir, as glândulas mucosas aumentam em tamanho e o colágeno acumula-se embaixo da membrana basal da mucosa resultando em hipertrofia irreversível.

O tratamento clínico da hipertrofia das conchas inferiores inclui anti-histamínicos, descongestionantes, corticosteróides intranasais, injeções de corticosteróides nas conchas, estabilizadores dos mastócitos e imunoterapia. Uma variedade de técnicas cirúrgicas também trata a obstrução nasal originada da hipertrofia das conchas e cada metodologia tenta reduzir ao mínimo complicações como sangramento, desconforto e rinite atrófica, ao mesmo tempo restaurando o tamanho e a função da concha.

Concha Bolhosa

Uma concha média pneumatizada, conhecida como concha bolhosa, é uma das mais comuns variações anatômicas do meato médio, com uma incidência descrita de mais de 25%. O interior de uma concha bolhosa contém um revestimento de epitélio respiratório e drena através de um óstio para o recesso frontal, seio lateral ou hiato semilunar (1). A concha média pode crescer em tal extensão que enche o espaço entre a parede nasal lateral e o septo, resultando em obstrução nasal e predispondo à infecção sinusal pelo bloqueamento do COM. Concha bolhosa é suspeitada quando uma concha média aumentada é observada durante a endoscopia nasal. Uma tomografia computadorizada (TC) demonstrando pneumatização dessa concha confirma o diagnóstico. A excisão endoscópica da parede lateral da concha pneumatizada alivia qualquer obstrução sintomática.

Atresia das Coanas

Atresia de coanas é uma causa rara de obstrução nasal resultando da falta de desenvolvimento adequado das coanas posteriores. Esta condição ocorre em 1 por 5.000 nascidos, com uma preponderância feminino-masculina de 2:1. A extensão da atresia determina a gravidade da obstrução. Uma vez que os recém-nascidos são respiradores nasais obrigatórios, atresia coanal bilateral resulta em obstrução nasal grave e angústia imediata das vias aéreas. O diagnóstico é suspeitado pela incapacidade de passar um cateter ou tubo nasogástrico em qualquer um dos lados. Atresia coanal unilateral não ameaça imediatamente a vida da criança e usualmente se apresenta na infância adiantada ou idade adulta jovem com obstrução nasal unilateral, rinorréia ou apnéia obstrutiva do sono. Avaliação endoscópica e TC da atresia coanal podem estabelecer o diagnóstico, caracterizar o componente de parede lateral da atresia, avaliar a composição óssea ou membranosa e monitorizar a extensão da correção cirúrgica (10). O diagnóstico de atresia coanal sugere a presença de outras condições médicas e deve suscitar uma avaliação quanto a otite média secretora, doenças das vias aéreas superiores e inferiores, anomalias cardíacas e doenças do trato gastrointestinal (GI). Atresia coanal bilateral pode coexistir com distúrbios cardíacos, síndrome CHARGE (colobomas, cardiopatias, atresia coanal, retardo do crescimento, hipoplasia geniturinária e anomalias das orelhas), apnéia de sono obstrutiva, problemas hematológicos e incapacidade de crescimento (10).

Em uma grande série de crianças tratadas de atresia coanal, a maioria das crianças foi submetida à reparação transnasal sem colocação de *stent*. Outros procedimentos efetuados menos freqüentemente incluem janela septal posterior ou dilatação para atresia coanal unilateral, e reparação transpalatal com colocação de *stent* para atresia coanal bilateral. A reparação da atresia coanal bilateral com dilatação e a remoção de *stents*, em média, exige mais procedimentos que a atresia coanal unilateral para obter uma via aérea nasal desimpedida sem angústia respiratória (10). O uso de mitomicina tópica como inibidora dos fibroblastos no momento da cirurgia pode levar a melhores resultados.

Polipose Nasal

A polipose nasal (PN) é considerada uma doença multifatorial caracterizada pela presença de massas edematosas na cavidade nasal e seios desencadeando descarga nasal, perda de olfato e obstrução. As causas específicas da PN permanecem não claras, mas alergia, asma, rinossinusite crônica (RSC), intolerância a aspirina e fibrose cística foram implicadas em vários estudos. A maioria dos pólipos nasais (80% a 90%) exibe eosinofilia, e fatores teciduais que poderiam potencialmente desencadear eosinofilia na mucosa foram sugeridos como agentes etiológicos. Inflamação nasossinusal de qualquer etiologia é considerada como fazendo os pólipos aumentarem em tamanho e número, com resultante obstrução nasal e obstrução ostial sinusal freqüentemente desencadeando sinusite infecciosa.

Esteróides intranasais e sistêmicos são os tratamentos mais comuns para pólipos nasais. Se evidência de purulência for vista pela endoscopia, antibióticos são adicionados ao esquema de tratamento. Cirurgia endoscópica é reservada para obstrução nasal grave resistente à terapia clínica máxima. Pólipos nasais associados a asma tendem a ser mais graves e refratários ao tratamento clínico e cirúrgico, especialmente no subconjunto de asmáticos sensíveis à aspirina.

FISIOLOGIA

As três funções principais do nariz são olfação, respiração e proteção. Estas funções são auxiliadas pela anatomia convoluta da cavidade nasal, que cria uma grande área de superfície. Esta superfície revestida de mucosa, úmida, ciliada da cavidade nasal aumenta o contato com o ar inspirado, assim maximizando a olfação e resultando em eficiente aquecimento, umidificação e filtração do ar inspirado antes de atingir as vias aéreas inferiores. A olfação é mais detalhada em outro local neste texto; a seção a seguir focaliza as funções protetora e respiratória do sistema nasossinusal.

Respiração

Os extensos sistemas vascular e secretor da cavidade nasal e seios paranasais servem para aquecer e umidificar o ar ambiente em preparação para acesso às vias aéreas inferiores. O nariz aquece o ar inspirado a 37°C, facilitando a troca gasosa alveolar. Esta capacidade de aquecimento não é sobrecarregada mesmo a 7 L por minuto de fluxo aéreo inspirado (11). Independentemente da umidade do ambiente, o sistema nasossinusal é capaz de aumentar a umidade do ar inspirado para aproximadamente 85%, assim diminuindo o efeito dessecador do ar inspirado e beneficiando significativamente a troca gasosa nas vias aéreas inferiores (11). A umidade vem do conteúdo de água do muco que é transudado diretamente dos vasos sanguíneos nasais e suprido pelas glândulas nasais.

O fluxo aéreo nasal turbulento é central para a fisiologia do nariz. O fluxo aéreo turbulento ocorre mesmo a baixas velocidades do ar na maioria das partes da cavidade nasal e aumenta conforme as velocidades do ar (9). A turbulência aumenta o contato entre o ar inspirado e a mucosa nasal, intensificando não apenas as funções respiratórias mas também a olfação e a proteção. O fluxo aéreo principal passa sobre a cabeça da concha média através do meato médio com apenas pequenas alterações no padrão de fluxo à medida que a velocidade aumenta. A porcentagem de ar que passa através do meato médio aumenta com congestão nasal aumentada (9).

A resistência das vias aéreas nasais pode ser dividida em três partes: o vestíbulo nasal, a válvula nasal e a cavidade nasal com as conchas. O vestíbulo nasal contribui com aproximadamente um terço da resistência nasal. As paredes complacentes do vestíbulo nasal são suscetíveis a colapso pela pressão negativa criada durante a inspiração; entretanto, os músculos faciais fixados ao vestíbulo nasal contraem-se durante a inspiração para imobilizar o vestíbulo e evitar colapso. Conforme mencionado anteriormente, a válvula nasal é a parte mais estreita da passagem nasal com a mais alta resistência. Sinusóides venosos controlam o fluxo aéreo nasal; assim, os sinusóides venosos da porção anterior da concha inferior e o septo nasal na região da válvula nasal contribuem mais significativamente para a resistência nasal total ao fluxo aéreo. A passagem pela cavidade nasal e suas conchas, que tem a maior área de seção transversal, contribui apenas minimamente para a resistência das vias aéreas nasais (6).

A submucosa nasal é rica em vasculatura incluindo arteríolas, capilares e vênulas. A mucosa da concha inferior contém de modo exclusivo muitas pequenas veias, chamadas sinusóides venosos. Para causar expansão deste tecido erétil que produz congestão, estes sinusóides de alta capacitância relaxam-se para encher-se de sangue; em contraste, a descongestão do nariz resulta da contração dos sinusóides esvaziando-os de sangue. Estimulação vasoconstritora simpática exerce o principal controle sobre o enchimento dos sinusóides venosos ao diminuir o volume de sangue mantido na mucosa, causando descongestão. Fibras vasodilatadoras parassimpáticas exercem apenas pequeno controle do volume sanguíneo nasal mas causam controle mais potente das secreções nasais ao estimularem uma descarga aquosa. De uma maneira geral, a inervação simpática controla o fluxo aéreo nasal e a inervação parassimpática controla as secreções nasais (6).

Além da regulação autonômica da vasculatura nasal, o fluxo aéreo nasal é também influenciado pelo ciclo nasal, posição da cabeça e do corpo, exercício e óxido nítrico. O ciclo nasal refere-se à congestão e descongestão espontâneas alternando-se entre as duas passagens nasais. Este ciclo ocorre em aproximadamente 80% da população e repete-se a cada meia hora a 3 horas. O ciclo nasal resulta em alterações da resistência da via aérea e da largura nasal que afetam a turbulência. Na passagem nasal descongestionada, a resistência da via aérea é diminuída, aumentando assim a largura nasal e causando fluxo aéreo turbulento a mais baixas velocidades de fluxo aéreo. Embora a resistência e o fluxo aéreo se alternem entre as duas cavidades nasais, o ciclo nasal não altera significativamente a resistência e o fluxo aéreo combinados totais. Alteração postural pode alterar o fluxo aéreo nasal através de alterações na pressão venosa relativa. Exercício resulta em liberação de epinefrina causando descongestão nasal. Os hormônios sexuais influenciam o fluxo aéreo nasal; assim, gravidez, puberdade e menstruação podem levar à obstrução nasal aumentada (6). Finalmente, o neurotransmissor óxido nítrico (NO) contribui para a regulação do fluxo aéreo e a produção de muco nasais. As concentrações de NO nasais dependem do fluxo aéreo nasal mas não de alterações nas cavidades nasais induzidas pelo ciclo nasal ou a postura. Fluxo aéreo nasal aumentado por descongestão nasal remove NO da cavidade nasal e o transporta ao pulmão onde o NO serve como um gás vasodilatador. Em contraposição, o fluxo aéreo nasal diminuído durante a congestão resulta em uma concentração nasal elevada de NO. O NO também influencia os cílios nasais: concentrações mais altas estimulam a freqüência de batimento dos cílios nasais, enquanto baixas concentrações de NO deprimem esta freqüência. Freqüência mais alta de batimento ciliar pode ajudar a proteger a via aérea nasal durante estados congestos como sinusite aguda.

A resistência nasal pode ser medida usando-se a *rinomanometria*. A rinomanometria mede o fluxo de ar a um diferencial fixo de pressão durante o ciclo respiratório. O fluxo de ar é medido diretamente com uma máscara. A pressão transnasal é medida simultaneamente com detectores de pressão em diferentes localizações, dependendo da técnica. A rinomanometria anterior mede a pressão transnasal em uma narina de cada vez no orifício nasal; a rinomanometria posterior mede a resistência nasal de ambas as narinas simultaneamente com um detector de pressão colocado na boca. A informação é registrada e exibida em uma curva de pressão-fluxo. Uma vez que a resistência nasal é a relação da pressão para o fluxo aéreo, a curva de pressão-fluxo mostrará que a uma dada pressão transnasal, o nariz mais obstruído obterá menos fluxo de ar e assim exibirá uma resistência mais alta.

A área de seção transversal nasal pode ser medida usando-se a *rinometria acústica*. A rinometria acústica é um modo não-invasivo de medir a área de seção transversal da cavidade nasal analisando-se ondas sonoras refletidas de dentro da cavidade nasal. Pulsos acústicos entram na passagem nasal através de uma peça nasal, colidem com as estruturas nasais e são refletidas de volta a um microfone. O pulso refletido é apresentado sob a forma de um gráfico de área-distância. A área de estreitamento máximo correspondendo à válvula nasal geralmente está situada nos primeiros 2 cm da cavidade nasal. A deflexão para baixo seguinte na curva de rinometria acústica comumente corresponde ao estreitamento causado pela cabeça da concha inferior na abertura piriforme. De acordo com a lei de Poiseuille, o fluxo aéreo nasal é diretamente proporcional à quarta potência do raio. Assim, qualquer estreitamento na via aérea diminui significativamente o fluxo de ar. A rinometria acústica caracteriza a geometria das cavidades nasais, quantifica obstruções nasais e monitoriza os resultados do tratamento clínico ou cirúrgico. Os resultados foram validados com estudos por imagem. As medições de área por rinometria acústica são mais precisas para a parte anterior do nariz, especialmente a região da válvula nasal (12).

As técnicas da rinomanometria e rinometria acústica dão informação complementar: a rinomanometria determina a resistência, ou quão difícil é respirar, enquanto a rinometria acústica permite a localização das anormalidades. Ambas as técnicas foram usadas extensamente no estudo científico do nariz, embora não tenham entrado na prática diária da rinologia. Alguns autores consideram que estas técnicas não são práticas na clínica de consultório cotidiana e que os achados freqüentemente não se correlacionam com a percepção dos pacientes da obstrução nasal (8).

Proteção

A mucosa nasossinusal normal é constituída de uma camada epitelial, lâmina própria, submucosa e periósteo. As células epiteliais nasais são células colunares, pseudo-estratificadas, ciliadas, com um número variável de células caliciformes. Uma camada fina de membrana basal acelular separa a camada epitelial da lâmina própria espessa. Embaixo do epitélio residem linfócitos, células plasmáticas e macrófagos bem como arcadas vasculares e glândulas. O fluxo aéreo nasal faz interface com a mucosa expondo-a a uma carga constante de material particulado. O fluxo aéreo turbulento força todo o ar inspirado a fazer contato com as superfícies mucosas antes de passar para as vias aéreas inferiores. Pêlos nasais grosseiros, vibrissas, localizados no orifício nasal filtram para fora as partículas grandes que entram no nariz. As partículas menores colidem com a mucosa como resultado do fluxo turbulento e aderem ao muco nasal. Partículas menores que 0,5 μm passam através do filtro nasal para as vias aéreas inferiores. A remoção mucociliar serve para transportar as partículas captadas, inclusive patógenos, para fora dos seios e nariz. O tapete mucoso é dividido em camadas interna e externa. Glicoproteínas produzidas pelas células caliciformes dão à camada externa do muco nasal sua viscosidade e elasticidade. A camada externa situa-se em cima dos cílios nasais, enquanto a camada interna rodeia os cílios. A camada interna de muco é consideravelmente menos viscosa, de modo que o movimento ciliar pode facilmente impulsionar a camada externa sobrejacente de muco contendo partículas aprisionadas. Em todos os seios, a remoção mucociliar move-se na direção dos óstios naturais. A remoção mucociliar no seio maxilar começa no assoalho e flui contra a gravidade na direção do óstio natural para esvaziar-se para o infundíbulo etmoidal.

Os etmoidais anteriores drenam para o meato médio e as células etmoidais posteriores drenam para o meato superior. Muco no seio frontal drena para o óstio somente do lado lateral. O muco medial ao óstio tem que correr superiormente para juntar-se ao fluxo lateral na direção do óstio. Tal como o seio maxilar, o seio esfenoidal flui em uma direção antigravitacional na direção do seu óstio que drena para o recesso esfenoetmoidal. Uma vez o muco tenha drenado dos seios para a cavidade nasal, o fluxo do muco é na direção da nasofaringe. O muco dos seios anteriores passa sobre a concha inferior e a seguir anterior ao orifício da tuba auditiva, enquanto as secreções dos seios posteriores passam posteriores à tuba auditiva. O tapete mucoso é removido na direção da nasofaringe a cada 10 a 15 minutos pelo movimento ciliar e substituído por muco fresco secretado pela mucosa das cavidades nasal e sinusal (1). A atividade ciliar pode ser prejudicada por uma queda da umidade, diminuição de temperatura ou coesão criada por superfícies mucosas opostas. O tempo de trânsito mucociliar é medido pelo *teste da sacarina*. Um pélete de sacarina é posto na parte anterior da cavidade nasal, dissolve-se e é transportado pelo sistema mucociliar para a nasofaringe e, a seguir, para a orofaringe, onde o gosto doce é detectado. Os tempos normais de transporte são de menos de 20 minutos, com a maioria dos indivíduos detectando o gosto dentro de 10 minutos. Outros métodos também são disponíveis (11).

Infecções sinusais recorrentes resultantes de tempo de trânsito mucociliar aumentado são mais comumente associados com disfunção ciliar primária ou secundária. A discinesia ciliar primária (DCP) é uma doença autossômica recessiva resultante de estrutura e função defeituosas dos cílios. Cinqüenta por cento dos pacientes com DCP têm a síndrome de Kartagener com bronquiectasia, sinusite e *situs inversus*. Doença panrespiratória é altamente associada a DCP; doença nasossinusal é a manifestação mais comum, mas otite média e doenças pulmonares também são altamente prevalentes. DCP é diagnosticada usando-se as características clínicas junto com a medição do óxido nítrico nasal e a avaliação da ultra-estrutura dos cílios. Em estudos de microscopia eletrônica, os cílios de pacientes com braços de dineína ausentes ou reduzidos, raios radiais ausentes, translocação de duplas microtubulares ou pares centrais alterados. Estudos ultra-estruturais e funcionais ciliares podem ser normais em alguns casos de DCP quando estão presentes fortes características clínicas. Em contraposição, DCP pode ser excluída se as características clínicas forem fracas e os níveis de óxido nítrico forem normais. Fibrose cística deve ser excluída em todos os casos. DCP e discinesia ciliar secundária (DCS) são funcionalmente semelhantes mas ultra-estruturalmente diferentes. DCS geralmente ocorre durante ou depois de uma infecção respiratória e muitas vezes é reversível. DCS é caracterizada por uma baixa porcentagem de cílios anômalos e por um padrão de alterações ultra-estruturais secundárias: cílios compostos, adição ou deleção de microtúbulos periféricos, axonemas desorganizados, desorientação ciliar, descontinuidade da membrana do axonema, e cílios intumescidos com excesso de citoplasma (13).

A mucosa nasal faz interface com o ambiente externo, interagindo com uma carga constante de bactérias, vírus e fungos. No indivíduo normal, o sistema imune da mucosa responde a esta estimulação funcionando como uma primeira linha de defesa contra patógenos invasivos sem dano tecidual excessivo (14). Duas respostas distintas, mas integradas, aos patógenos microbianos e proteínas estranhas foram descritas: imunidade inata e adquirida.

O sistema imune inato refere-se a qualquer resistência natural que já está presente na primeira vez que um patógeno é encontrado. A resposta imune inata é modificada apenas em termos quantitativos, em vez de qualitativos, após exposição repetitiva. O epitélio respiratório forma a primeira linha de defesa nasal ao criar uma barreira física dotada de junções íntimas. A mucosa nasal secreta enzimas e antibióticos peptídicos com efeitos antimicrobianos diretos no muco. Neutrófilos e macrófagos, que fagocitam micróbios, formam a linha seguinte de defesa. O epitélio e os fagócitos distinguem o próprio do não próprio por receptores de reconhecimento de padrão solúveis e ligados à membrana, os quais reconhecem padrões moleculares associados a patógenos (PAMPs) encontrados em parasitas, vírus, bactérias, fungos e micobactérias. Estes receptores servem a duas funções básicas. Primeiro, eles podem reconhecer e ligar patógenos no muco e epitélio da via respiratória facilitando a fagocitose (p. ex., receptor a manose do macrófago). Segundo, a ligação a receptores da família "interruptores" dispara a secreção de mediadores que afetam diretamente a remoção dos patógenos (p. ex., interferon) e a atração de fagócitos adicionais (15). Se o estímulo for suficientemente forte, ocorrerá uma resposta imune adquirida secundária.

A resposta imune adquirida através do trato nasossinusal é mediada pelas células dendríticas (CDs), as quais são células apresentadoras de antígenos (CAAs) presentes em altos números no tecido linfóide associado à nasofaringe (NALT). No trato GI, as CDs desempenham uma função de sentinela colhendo amostra do ambiente vizinho para distinguir patógenos de organismos comensais, aparentemente através de reconhecimento de padrão molecular, desse modo regulando a imunidade da mucosa (16). Embora a flora GI normal geralmente induza tolerância, uma resposta imunológica excessiva a estes não-patógenos é considerada como resultando na doença intestinal inflamatória. O trato respiratório superior, embora não estéril, não demonstra o mesmo grau de colonização comensal visto no trato GI. Bactérias não patogênicas, bactérias patogênicas e fungos foram cultivados do trato respiratório superior de indivíduos assintomáticos, mas permanece não esclarecido se estes organismos sempre incitam uma resposta imune, ou se pode desenvolver tolerância (17).

A resposta imune adquirida no nariz começa com processamento e apresentação de antígenos pelas CDs às células T auxiliares (Th). A interação entre as DCs, células T e células B tem lugar principalmente no NALT (14). Subseqüentemente, células T e B viajam aos linfonodos de drenagem e retornam aos locais efetores na mucosa pela corrente sanguínea. A natureza da resposta efetora é pesadamente dependente da força do estímulo dos PAMPs e resultante meio interno de citocinas. Na presença de um típico forte estímulo PAMP, uma resposta Th1 "enviesada" é disparada, enfatizando uma resposta mediada por células com potentes efeitos antivirais e antibacterianos (18). A resposta Th1, com as citocinas acompanhantes, facilita a atividade fagocítica dos macrófagos e a citotoxicidade mediada pelas células. Por outro lado, fracos estímulos PAMP (ou até agora não identificados PAMPs específicos tipo 2) resultam em uma resposta Th2 "enviesada" enfatizando produção de anticorpos IgE e IgA secretória (S-IgA) com a atração de mastócitos, basófilos e eosinófilos (14,18,19). As células Th2 produzem citocinas que afetam células B antígeno-específicas, desencadeando mudança de classe Ig resultando em células plasmáticas secretoras de IgE e IgA na mucosa nasal. S-IgA é a principal imunoglobulina nas secreções nasais que interage com microrganismos neutralizando diretamente alguns vírus, iniciando citotoxicidade celular dependente de anticorpo e interferindo com alguns fatores de crescimento bacterianos (19). As respostas das Th2 também atacam parasitas multicelulares, que são demasiado grandes para serem engolfados pelos macrófagos mas demonstram vulnerabilidade aos eosinófilos. As respostas Th1 e Th2 inibem-se reciprocamente; respostas imunes *in vivo* crônica típicas são polarizadas para um ou outro tipo. Algum equilíbrio de Th1 e Th2 é necessário, em contraste a respostas tipo 1 ou 2 sem oposição, que manifestam doença em modelos em animais (18). Embora a descrição da imunidade nasal delineada acima seja derivada da evidência atual, devemos nos lembrar de que novos dados da área em rápido desenvolvimento da imunologia das mucosas modificarão estes conceitos.

Além da imunidade protetora, Th2 tem efeitos que mediam doenças alérgicas. RA é uma doença inflamatória da mucosa nasal que inicia a liberação de mediadores a partir de células imunes sensibilizadas com antígeno. Os alérgenos são tipicamente antígenos protéicos com PAMPs fracos, interagindo com CDs para desencadear uma resposta Th2. Células Th2 ativadas induzem a conversão de células B para células plasmáticas que produzem IgE específica para esse alérgeno. Estes anticorpos IgE específicos fixam-se à superfície dos mastócitos na mucosa nasal. Na exposição seguinte, o alérgeno liga em ponte os anticorpos IgE específicos fixados nos mastócitos e induz esses mastócitos a liberarem mediadores inflamatórios preformados que resultam nos sintomas da fase inicial da RA. Os sintomas de fase tardia são associados à infiltração subseqüente de células inflamatórias, inclusive eosinófilos que amplificam ainda mais a resposta alérgica inflamatória. Muitos alérgenos clinicamente importantes são proteases que atacam a barreira epitelial, inclusive junções íntimas, assim aumentando o acesso às células dendríticas e mastócitos sensibilizados (20). Os testes *in vivo* e *in vitro* usados para diagnosticar RA demonstram a presença de IgE sistêmica, que se correlaciona com um mecanismo imunológico para respostas Th2 mediadas através da mucosa nasal e outros locais. Relatos recentes sugeriram que doença local impelida por Th2 ou mediada por IgE pode existir no nariz sem evidência de sensibilização de IgE sistêmica (21,22). O mecanismo para este processo, bem como o significado clínico, permanece incerto.

O trato nasossinusal constantemente faz interface com o ambiente externo; antígenos estranhos são encontrados e tipicamente removidos. Entretanto, em mais de 10% da população, esta estimulação dispara um infiltrado inflamatório crônico na mucosa nasal que resulta nos sintomas clínicos da RSC (23). Histopatologicamente, um perfil Th1/Th2 é observado na maioria dos casos e foi sugerido que fungos, presentes como um contaminante normal do muco nasal, pode desencadear uma resposta de hipersensibilidade nos indivíduos suscetíveis (24). Desta perspectiva, a RSC é vista como análoga à doença intestinal inflamatória na qual os mecanismos de tolerância a organismos comensais está prejudicada (16). Uma hipótese alternativa, mas não mutuamente excludente, sugere que exotoxinas secretadas por *Staphylococcus aureus* colonizador medeiam esta mesma patologia excessiva de Th1/Th2 (25). Estas toxinas têm a capacidade de atuar como superantígenos, desviando-se do processamento convencional dos antígenos e ligando em ponte diretamente moléculas do complexo principal de histocompatibilidade (MHC)-II nas CDs e a cadeia beta do receptor da célula T. Até 30% das células T dos pacientes podem ser estimuladas inespecificamente pela ligação de superantígeno, em comparação com a estimulação de apenas 0,1% da população de células T via ativação convencional restrita ao MHC antígeno-específico. Os dados atuais sugerem que os efeitos de superantígeno ocorrem na mucosa nasal dos pacientes com RSC e pelo menos em um subconjunto de pacientes com pólipos (26–29). Não está claro se estes efeitos são primários ou secundários a outros processos patológicos subjacentes. Muita pesquisa adicional será necessária para descrever os déficits na imunologia da mucosa nasal que ocorrem na RSC.

PONTOS IMPORTANTES

- A embriologia sinunasal pode ser dividida em dois processos em andamento: primeiro, a cabeça do embrião desenvolve-se para uma estrutura com duas cavidades nasais distintas; segundo, as paredes nasais laterais a seguir invaginam-se para criar dobras complexas, chamadas conchas e espaços, conhecidos como seios.
- Os seios etmoidais, maxilares, esfenoidais e frontais constituem os seios paranasais.
- A anatomia complexa e variável da parede nasal lateral influencia as vias de acesso para a cirurgia sinusal endoscópica.
- Uma variedade de deformidades intranasais causa obstrução nasal, e a avaliação de cada uma das causas anatômicas possibilita ao cirurgião selecionar o melhor procedimento para corrigir a obstrução.
- As três funções principais do nariz são olfação, respiração e proteção; estas funções são ajudadas pela anatomia convoluta da cavidade nasal, que cria uma grande área de superfície.
- Fluxo aéreo nasal turbulento é central para a fisiologia do nariz. A turbulência aumenta o contato entre o ar inspirado e a mucosa nasal intensificando não apenas as funções respiratórias mas também a olfação e a proteção.
- A válvula nasal é a parte mais estreita da passagem nasal, com a mais alta resistência; assim, sinusóides venosos da porção anterior da concha inferior e o septo nasal na região da válvula nasal contribuem significativamente para a resistência nasal total ao fluxo de ar.
- A rinomanometria mede a resistência nasal; a rinometria acústica mede a área de seção transversal.
- Pêlos nasais grossos, as vibrissas, localizados no orifício nasal filtram as grandes partículas a entrar no nariz, partículas menores colidem com a mucosa como resultado do fluxo turbulento e grudam no muco nasal. A remoção mucociliar serve para transportar as partículas apreendidas, inclusive patógenos, para fora dos seios e nariz.
- Infecções sinusais recorrentes resultando de tempo aumentado de trânsito mucociliar são mais comumente associadas a disfunção ciliar primária ou secundária.
- A mucosa nasal faceia o ambiente externo, interagindo com uma carga constante de bactérias, vírus e fungos. No indivíduo normal, o sistema imune da mucosa responde a esta estimulação funcionando como uma primeira linha de defesa contra patógenos invasores sem dano tecidual excessivo.

REFERÊNCIAS

1. Stammberger H. *Functional endoscopic sinus surgery.* Philadelphia: BC Decker, 1991.
2. Wormald PJ. The agger nasi cell: the key to understanding the anatomy of the frontal recess. *Otolaryngol Head Neck Surg* 2003;129:497-507.
3. Janfaza P, Montgomery WW, Salman SD. Nasal cavities and paranasal sinuses. In: Janfaza P, Nadol JB, Galla R, et al., eds. *Surgical anatomy of the head and neck.* Philadelphia: Lippincott Williams & Wilkins, 2001:259-318.
4. Kim KS, Kim HU, Chung IH, et al. Surgical anatomy of the nasofrontal duct: anatomical and computed tomographic analysis. *Laryngoscope* 2001;111:603-608.
5. Kim HU, Kim SS, Kang SS, et al. Surgical anatomy of the natural ostium of the sphenoid sinus. *Laryngoscope* 2001;111:1599-1602.
6. Eccles R. Nasal airflow in health and disease. Acta Otolaryngol 2000;120:580-595.
7. Stewart MG, Smith TL, Weaver EM, et al. Outcomes after nasal septoplasty: results from the nasal obstruction septoplasty effectiveness (NOSE) study. *Otolaryngol Head Neck Surg* 2004;130:283-290.
8. Constantinides M, Doud Galli SK, Miller PJ. A simple and reliable method of patient evaluation in the surgical

treatment of nasal obstruction. *Ear Nose Throat J* 2002;81:734-737.
9. Simmen D, Sherrer JL, Moe K, et al. A dynamic and direct visualization model for study of nasal airflow. *Arch Otolaryngol Head Neck Surg* 1999;125:1015.
10. Samadi DS, Shah UK, Handler SD. Choanal atresia: a twenty-year review of medical comorbidities and surgical outcomes. *Laryngoscope* 2003;113:254-258.
11. Marks SC. *Nasal and sinus surgery*. Philadelphia: WB Saunders, 2000.
12. Cakmak O, Coskun M, Celik H, et al. Value of acoustic rhinometry for measuring nasal valve area. *Laryngoscope* 2003;113:295-302.
13. Pizzi S, Bernardi SCF, Mantovani W, et al. Clinico-pathological evaluation of ciliary dyskinesia: diagnostic role of electron microscopy. *Ultrastruct Pathol* 2003;27:243-252.
14. Kiyono H, Fukayama S. NALT-versus Peyer's-patch-mediated mucosal immunity. *Nat Rev Immunol* 2004;4:699-710.
15. Message SD, Johnston SL. Host defense function of the airway epithelium in health and disease: clinical background. *J Leukoc Biol* 2004;75:5-17.
16. Granucci F, Ricciardi-Castagnoli P. Interactions of bacterial pathogens with dendritic cells during invasion of mucosal surfaces. *Curr Opin Microbiol* 2003;6:72-76.
17. Chi DH, Hendley JO, Arango P, et al. Nasopharyngeal reservoir of bacterial otitis media and sinusitis pathogens in adults during wellness and viral respiratory illness. *Am J Rhinol* 2003;17:209-214.
18. Bot A, Smith KA, VonHerrath M. Molecular and cellular control of T1/T2 immunity at the interface between antimicrobial defense and immune pathology. *DNA Cell Biol* 2004;23:341-350.
19. Stetson DB, Voehringer D, Grogan JL, et al. Th2 cells: orchestrating barrier immunity. *Adv Immunol* 2004;83:163-189.
20. Cookson W. The immunogenetics of asthma and eczema: a new focus on the epithelium. *Nat Rev Immunol* 2004;4:978-988.
21. van Cauwenberge P. Do local Th2-driven or local IgE-mediated diseases exist without systemic IgE-sensitization? *Allergy* 2002;57:373-374.
22. Collins M, Nair S, Smith W, et al. Role of local immunoglobulin E production in the pathophysiology of noninvasive fungal sinusitis. *Laryngoscope* 2004;114:1242-1246.
23. Benninger MS, Ferguson BL Hadley JA, et al. Adult chronic rhinosinusitis: definitions, diagnosis, epidemiology, and pathophysiology. *Otolaryngol Head Neck Surg* 2003;129:S1-32.
24. Davis LJ, Kita H. Pathogenesis of chronic rhinosinusitis: role of airborne fungi and bacteria. *Immunol Allergy Clin North Am* 2004;24:59-73.
25. Bachert C, Gevaert P, Holtappels G, et al. Total and specific IgE in nasal polyps is related to local eosinophilic inflammation. *J Allergy Clin Immunol* 2001;107:607-614.
26. Bernstein JM, Ballow M, Schlievert PM, et al. A superantigen hypothesis for the pathogenesis of chronic hyperplastic sinusitis with massive nasal polyposis. *Am J Rhinol* 2003;17:321-326.
27. Conley DB, Tripathi A, Ditto AM, et al. Chronic sinusitis with nasal polyps: staphylococcal exotoxin immunoglobulin E and cellular inflammation. *Am J Rhinol* 2004;18:273-278.
28. Tripathi A, Conley DB, Grammer LC, et al. Immunoglobulin E to staphylococcal and streptococcal toxins in patients with chronic sinusitis/nasal polyposis. *Laryngoscope* 2004;114:1822-1826.
29. Bachert C, van Zele T, Gevaert P, et al. Superantigens and nasal polyps. *Curr Allergy Asthma Rep* 2003;3:523-531.

CAPÍTULO 34
Tratamento Cirúrgico de Deformidade Septal, Hipertrofia das Conchas, Colapso da Válvula Nasal e Atresia das Coanas

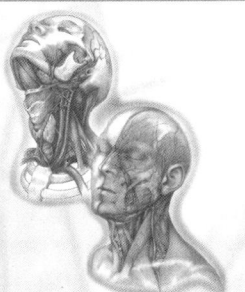

Michael Friedman ■ Ramakrishnan Vidyasagar

Obstrução nasal é um sintoma de apresentação comum na prática da otorrinolaringologia. Os diagnósticos mais comuns de obstrução nasal estão apresentados na Tabela 34.1. Às vezes múltiplos processos contributivos causam obstrução. As estratégias para o tratamento da obstrução nasal são baseadas principalmente na história, exame físico e resultados de testes de laboratório, quando aplicáveis. Também deve ser compreendido que alguns dos achados óbvios, como desvio de septo, podem não ser a única causa que contribui para a obstrução nasal e sim apenas um achado incidental. Deve-se sempre ter o cuidado de analisar o paciente como um todo, em vez de o nariz como um órgão separado. Pacientes com doenças sistêmicas [como obesidade, hipotireoidismo, síndrome de apnéia/hipopnéia obstrutiva do sono (SAHOS) e síndrome de Sjögren] podem apresentar-se com obstrução nasal como parte da sua doença clínica com ou sem qualquer achado nasal localizado. Uma avaliação completa de todas as causas potenciais de obstrução nasal é essencial antes do tratamento definitivo de uma obstrução anatômica isolada.

Diversos fatores podem influenciar a sensação de respiração nasal confortável, incluindo a quantidade e o tipo de fluxo aéreo nasal, a sensação registrada da pele ou da mucosa intranasal com ar passando e a condição da mucosa nasal. Muitas condições fisiológicas e patológicas afetam a quantidade de fluxo aéreo através do nariz. As condições patológicas nasais incluem hiperatividade mucosa, deformidades septais ou outras estruturais, pólipos, tumores, infecção sinusal, granulações e sinéquias. Qualquer uma destas ou muitas destas juntas podem ser os fatores que limitam o fluxo de ar em uma pessoa que se queixa de obstrução nasal.

TABELA 34.1
CAUSAS COMUNS DE OBSTRUÇÃO NASAL

Diagnóstico	Sintomas	Teste
Alergia	Obstrução nasal bilateral, história de obstrução sazonal, mucosa nasal pálida ou azulada	Testes cutâneos, RAST, testes com alérgenos e alimentares
Rinite vasomotora	Muco claro, brilhante	Excluir outras causas
Desvio de septo	Desvio do septo ao exame físico, obstrução nasal unilateral	TC de seios e septo
Hipertrofia de conchas	Aumento de concha (usualmente inferior) ao exame físico	Inspeção direta
Pólipos	Obstrução nasal unilateral ou bilateral, sentido do olfato prejudicado	Inspeção direta
Colapso valvular	Colapso nasal tipo "valvular" à inspiração profunda	Teste de Cottle, observação à inspiração profunda
Sinusite	Mucopus à rinoscopia anterior, dor durante percussão do seio afetado	TC dos seios
Hipertrofia de adenóides	Obstrução nasal unilateral ou bilateral, respiração oral, ronco, apinhamento dos dentes	Rinoscopia posterior, endoscopia nasal, vista radiográfica nasofaríngea lateral
SAHOS	Palato espesso, tonsilas hipertróficas	Polissonografia
Perfuração septal	Perfuração septal ao exame físico	Inspeção direta
Neoplasma	Massa óbvia ao exame físico	TC de seios, biopsia
Atresia de coanas	Obstrução nasal unilateral ou bilateral com rinorréia transparente	TC sagital através da nasofaringe

TC, tomografia computadorizada; SAHOS, síndrome de apnéia/hipopnéia obstrutiva do sono; RAST, teste de radioalergossorvente.

HISTÓRIA

O primeiro passo na avaliação de qualquer sintoma é obter uma história completa. O clínico deve dedicar particular atenção ao momento do início, da gravidade e da duração dos sintomas, e qual recurso o paciente usou para aliviar os sintomas. A história deve determinar se a obstrução é unilateral, bilateral ou alternante: a duração da obstrução (recorrente ou crônica); fatores agravantes; e fatores que contribuem no ambiente do paciente. Uma história completa também inclui a presença ou ausência dos seguintes sintomas: (a) rinorréia, se alguma, que inclua características como purulência, odor, consistência e cor; (b) epistaxe ou sangue nas secreções nasais; (c) dor nasal, ou dor facial ou orbitária; e (d) doença da orelha média ou sintomas relativos à orelha média. A história médica pregressa deve focalizar (a) enfermidade respiratória, como doença pulmonar obstrutiva crônica ou asma; (b) qualquer alergia; (c) uso de droga, álcool ou fumo; (d) cirurgia ou trauma nasal; e (e) uso atual de medicações, especialmente corticosteróides nasais, aspirina ou outras medicações que aliviam ou exacerbam sintomas de obstrução nasal.

A maioria dos pacientes com obstrução nasal descreve "entupimento" generalizado; entretanto, obstrução nasal pode ter manifestações mais obscuras, não-nasais. Manifestações não-nasais comuns de obstrução incluem boca seca; dor de garganta crônica; dor frontal, na bochecha ou orbitária indicando sinusite aguda ou crônica; pressão facial localizada indicando sinusite; ronco excessivo; halitose; preocupação dos pais com a letargia ou o desinteresse de um filho; incapacidade de dormir bem que resulta em hipersonolência durante o dia; e sensibilidade diminuída do paladar ou olfato.

DIAGNÓSTICO DIFERENCIAL

O cirurgião deve ter uma lista completa de diagnósticos diferenciais na mente antes de proceder ao exame físico. Doenças sistêmicas que podem causar obstrução nasal, como obesidade, hipotireoidismo, SAHOS e síndrome de Sjögren, devem ser excluídas antes de prosseguir com o exame local. Fatores externos como ptose da ponta, luxação caudal do septo, obstrução da válvula nasal, deformidade em sela e nariz deformado devem ser avaliados. As causas intranasais de obstrução nasal incluem desvio do septo, hipertrofia de conchas e polipose nasal. Obstrução coanal e nasofaríngea pode ser causada por hipertrofia das adenóides, SAHOS ou atresia de coanas (Tabela 34.1). Embora nenhuma evidência clínica esteja disponível para documentar obesidade como causa de obstrução nasal, é uma observação comum que os pacientes com obesidade mórbida (índice de massa corpórea maior que 40 kg/m^2) têm obstrução nasal sem deformidades anatômicas óbvias. A presença de fatores sistêmicos contribuindo para obstrução nasal não é uma contra-indicação à correção de áreas locais identificadas de obstrução.

EXAME FÍSICO

Contorno Externo

Um exame físico começa com a avaliação do nariz externo. Este exame é focalizado no tamanho e na forma do nariz. A presença de qualquer deformidade ou desvio que desloque a linha mediana nasal lateralmente é documentada. Fraturas ósseas podem afundar a abóbada nasal e estreitar o raio da passagem nasal causando deformidade em sela. Trauma da cartilagem nasal superior distal (as asas laterais superiores da cartilagem quadrilátera do septo) pode desviar estas cartilagens e comprometer o septo nasal intranasalmente. Um nariz torto ou nariz e complexo mediofacial estreitos devem também ser notados. O aparecimento de um sulco nasal sobre o dorso sugere freqüente enxugamento do nariz e movimento do nariz para cima por causa de rinite crônica ou alérgica (saudação alérgica). Variação anatômica congênita pode manifestar-se como suporte cartilaginoso lateral superior fino, fraco, e uma válvula nasal incompetente. Ptose da ponta e desvio caudal do septo devem ser avaliados por inspeção visual antes de manipulação. Elevação da ponta para eliminar a ptose deve melhorar a via aérea se a ptose da ponta for um fator.

Válvula Nasal

Ao examinar a válvula nasal, as válvulas externa e interna devem ser visualizadas quanto a obstrução. Embora o termo *colapso da válvula nasal* seja usado freqüentemente, preferimos identificar o problema como obstrução da válvula nasal, porque alguns pacientes têm obstrução fixa, enquanto outros têm uma área da válvula normal durante a exalação e têm colapso à inspiração somente. O termo abrangente obstrução refere-se às obstruções fixa e inspiratória. A válvula interna, que está localizada entre o bordo inferior da cartilagem lateral superior e a abertura piriforme, pode ser facilmente deformada durante a rinoscopia anterior e completamente despercebida com endoscopia nasal; portanto, ela deve ser examinada antes de introduzir o espéculo no nariz. Dois tipos de obstruções são descritos na área da válvula nasal; (a) obstrução inspiratória da válvula nasal e (b) obstrução fixa da válvula nasal. A obstrução inspiratória da válvula ocorre apenas durante a fase da inspiração, enquanto a obstrução fixa é visível até mesmo em repouso. Obstrução fixa e obstrução inspiratória podem estar presentes juntas. Pedir ao paciente para tomar uma inspiração profunda enquanto observa a válvula nasal identificará obstrução inspiratória, quando presente. Normalmente, durante a inspiração, os dilatadores externos do nariz alargam as asas nasais e a área da válvula nasal é alargada. Em paciente com obstrução inspiratória da válvula nasal, esta colapsa ou estreita a área ao seu redor. Estes pacientes podem sentir a restauração imediata do desimpedimento nasal alargando bilateralmente as asas com o dedo indicador e o polegar (manobra de Cottle). Testar com tiras nasais (Breathe Right, CNS, Inc., Whippany, JN) também pode resultar em uma via aérea melhorada, ao alargar a área em pacientes com obstrução da válvula nasal.

Ptose da Ponta e Deflexão Caudal do Septo

Ptose da ponta é mais comum no paciente idoso. Estes pacientes freqüentemente se queixam de fluxo aéreo nasal diminuído devido à perda do suporte da ponta. Estes pacientes comumente demonstram ao cirurgião que levantando o seu nariz eles podem melhorar sua via aérea. Fatores extrínsecos à própria cartilagem septal podem também ser responsáveis pelo desvio do septo nasal. Por exemplo, uma espinha pré-maxilar anormalmente grande ou lateralizada pode causar o desvio da base da cartilagem septal caudal e, ao assim fazer, distorcer a simetria da ponta nasal. Às vezes ptose e deflexão caudal apresentam indícios externos para identificar a etiologia da obstrução nasal. Atenção apropriada e exame cuidadoso da ponta podem ajudar no tratamento definitivo dos sintomas do paciente.

Rinoscopia

A rinoscopia anterior pode ser realizada com um espéculo nasal e um espelho frontal. Durante a rinoscopia anterior, o examinador documenta as características da rinorréia; desvio do septo; ou esporão septal, hipertrofia de concha, a extensão à qual a mucosa está edematosa ou obstrutiva, e qualquer pólipo ou massa na cavidade nasal. O exame da cavidade nasal deve ser feito antes e depois da aplicação de descongestionante local. A redução no tamanho das conchas e alterações na mucosa também devem ser documentadas. O exame rinoscópico posterior da nasofaringe e coanas posteriores pode ser realizado através da cavidade oral com um espelho frontal para iluminação e um espelho nasofaríngeo para visualização. Durante o exame rinoscópico posterior, o examinador documenta a presença ou a ausência de desimpedimento da tuba auditiva, tecido adenóide hipertrofiado e lesões epiteliais anormais. Em ambos os exames, um nasofaringoscópio de fibra óptica rígido ou flexível pode fornecer iluminação superior com ampliação e ajudar na identificação de condições patológicas dos espaços nasal ou nasofaríngeo. Ele também fornece informação sobre o meato médio e o recesso esfenoetmoidal que não seria vista com rinoscopias anterior e posterior. Entretanto, não deve ser um substituto para o exame externo e rinoscopia anterior, mas deve ser complementar ao exame padrão.

Manobra de Muller também é efetuada para avaliar a coincidência de estreitamento velofaríngeo e hipofaríngeo em pacientes com suspeita de SAHOS. Exame do palato mole também é essencial. Um palato mole e úvula espessos associados a ronco e SAHOS podem ser uma causa de obstrução nasal durante as horas de vigília. Identificação de todas as áreas de obstrução é essencial antes de prosseguir para a correção cirúrgica de um fator isolado.

INVESTIGAÇÕES

As investigações para avaliar disfunção das vias aéreas nasais dependem do diagnóstico diferencial suspeitado. Em muitas situações, história e exame físico complexos são adequados para estabelecer um diagnóstico e prosseguir com um plano de tratamento.

Radiografia dos seios tornou-se menos útil para diagnosticar a causa de obstrução nasal. Triagem radiológica usando tomografia computadorizada (TC) poderia fornecer informação vital quando doença inflamatória, sinusite, trauma, crescimento neoplásico ou anormalidade congênita é suspeitada. Uma TC também pode documentar deformidade septal e hipertrofia de conchas mas não é essencial para o diagnóstico.

Rinometria acústica e rinomanometria foram usadas objetivamente para avaliar resistência e obstrução das vias aéreas nasais desde os 1980. Recentemente, a rinometria foi usada mais freqüentemente no diagnóstico objetivo de obstrução da válvula nasal. A rinometria acústica mede a área de seção transversal (AST) da cavidade nasal, na qual uma onda de choque é apresentada à via aérea nasal e o som refletido é medido. Artigos recentes descrevem a rinometria acústica em dois tempos (*"dual-mode"*) no diagnóstico do colapso da válvula nasal. Primeiro, a AST é medida quando o paciente está apnéico, e a seguir a medição da AST é repetida durante a inspiração. A proporção entre as duas é usada como guia para determinar se o paciente tem colapso valvular ou não. Em uma válvula nasal normal, a relação da AST inspiratória/apnéica deve ser próxima de 1,0. Uma queda importante na AST durante a fase inspiratória dará uma relação da AST inspiratória/apnéica menor que 1, indicando colapso da válvula inspiratória. Uma AST muito baixa, medida em apnéia e em fase inspiratória, pode indicar uma obstrução fixa da válvula. A faixa da AST normal, no entanto, é bastante grande, e portanto uma única medição não é completamente diagnóstica (1).

A rinomanometria é um método de registro simultâneo da pressão e do fluxo aéreo transnasais. Esta técnica de registrar pressão e fluxo simultaneamente durante um dado intervalo de tempo permite o estudo da relação entre pressão, fluxo aéreo e tempo, para dar a avaliação objetiva mais completa da passagem de ar através do nariz. Embora útil como dados de apoio, nem a rinomanometria nem a rinometria acústica é considerada padrão na avaliação e no tratamento de deformidade septal e colapso valvular. Biopsia está indicada quando é suspeitado um neoplasma ou um processo inflamatório inusual, como infecção fúngica ou granulomatose de Wegener.

TRATAMENTO

As terapias mais comuns para obstrução nasal estão mostradas na Tabela 34.2.

Desvio do Septo Nasal

O septo desviado é a causa mais comum de obstrução nasal. Entre os pacientes com desvio do septo, uma história de trauma nasal ou no meio da face freqüentemente indica a alteração original das características anatômicas nasais normais. Colocação inadequada de fórceps através de um canal pélvico inusitadamente estreito pode causar desvio do septo precocemente no desenvolvimento anatômico. Desvio interno pode ser causado pela alteração individual ou combinada da porção óssea ou cartilaginosa do septo; entretanto, alteração óssea do septo posterior (o vômer ou lâmina perpendicular do etmóide) é menos freqüente. Os pacientes com desvio septal unilateral podem ter obstrução nasal do lado contralateral. É crítico para um resultado bem-sucedido em cirurgia septal fazer uma avaliação pré-operatória completa que identifique as áreas onde os sintomas se originam. Os desvios septais tendem a progredir ao longo de um período de anos, e geralmente os sintomas se originarão sem nenhuma história nítida de trauma ou muitos anos depois do trauma.

Indicações Clínicas

A septoplastia alivia obstrução nasal por meio da ressecção cirúrgica do desvio septal cartilaginoso anterior ou ósseo posterior que avança de modo obstrutivo. As indicações clínicas estão tabuladas na Tabela 34.3.

Procedimento Operatório

A septoplastia envolve a correção cirúrgica de um desvio do septo. O cirurgião resseca apenas a porção desviada do septo, permitindo a preservação máxima deste importante componente estrutural do nariz. Enquanto a ressecção submucosa do septo envolve a remoção, exceto por um suporte dorsal e caudal de 1 cm que permanece para o suporte nasal, nós preferimos o conceito e o termo septoplastia, porque cada procedimento deverá ser individualizado e limitado à ressecção conservadora da cartilagem anormal unicamente.

Septoplastia pode ser efetuada com anestesia local ou geral. Esta última é preferida para operações em pacientes que estão apreensivos a respeito da cirurgia, ou quando um procedimento longo como cirurgia si-

TABELA 34.2 ℞ TRATAMENTO
OBSTRUÇÃO NASAL CRÔNICA

Diagnóstico	Tratamento
Desvio de septo	Septoplastia
Fratura do nariz	Redução
Hipertrofia de conchas	Descongestionantes, turbinoplastia, ressecção de concha, redução com radiofreqüência, redução de concha assistida com microdebridador (microdebridada)
Perfuração do septo	Botão septal, retalhos de avanço, retalho de concha inferior
Colapso da válvula nasal	Tiras adesivas de suporte, suspensão naso-orbitária da válvula nasal, reconstrução valvular com enxertos alargadores
Atresia de coanas	Reparação transpalatal, reparação assistida com endoscópio
Neoplasma	Ressecção
Polipose nasal	Polipectomia, corticosteróides tópicos
Ptose da ponta	Enxerto de cartilagem para suportar a ponta
Rinite alérgica	Evitação ou dessensibilização ao alérgeno, anti-histamínico, esteróide tópico etc.; evacuação
Hematoma septal	Incisão e drenagem, antibióticos
Abscesso septal	Incisão e drenagem, antibióticos
Corpo estranho no nariz	Remoção do corpo estranho
Rinoscleroma	Tetraciclina inicialmente ou ressecção cirúrgica do material fibrótico mais tarde
Rinite medicamentosa	Glicocorticóides (temporários) e suspender *sprays* descongestionantes nasais
Mucormicose	Desbridamento radical, antifúngico
SAHOS	Tratamento do palato e tonsilas obstrutivas (uvulopalatofaringoplastia)

SAHOS, síndrome de apnéia/hipopnéia obstrutiva do sono.

TABELA 34.3
INDICAÇÕES CLÍNICAS DA SEPTOPLASTIA

- Desvio do septo nasal, com obstrução parcial ou completa, unilateral ou bilateral, do fluxo de ar
- Epistaxe persistente ou recorrente
- Evidência de sinusite secundária a desvio do septo
- Cefaléias secundárias a desvio de septo e pontos de contato
- Obstrução anatômica que torna difíceis de executar eficientemente os procedimentos sinusais indicados
- Síndrome de apnéia/hipopnéia obstrutiva do sono
- Como via de acesso transeptal transesfenoidal à fossa hipofisária

nusal endoscópica é combinado com a septoplastia. A infiltração do plano subpericondrial é o passo-chave no procedimento operatório. Isto é realizado com uma solução hemostática, como lidocaína 1% com epinefrina 1:100.000. A infiltração pode ser feita de anterior a posterior, ou posterior a anterior, embora os autores prefiram a primeira. Múltiplas injeções podem ser necessárias sobre o esporão, mas a primeira injeção é a chave na elevação dos retalhos, porque a injeção deve ser no plano certo com alta pressão para elevar o pericôndrio. Isto é geralmente realizado com injeção em um ponto de injeção anterior dorsal. Aguardar 10 minutos depois da injeção dá o máximo do efeito de vasoconstrição.

Incisão

O posicionamento da incisão depende da área específica do septo que necessita ser operada. A hemitransfixação de Freer é preferida se a cartilagem quadrangular for luxada. Esta incisão passa através do septo membranoso, entre os pilares mediais das cartilagens laterais inferiores e a cartilagem quadrangular caudal. A incisão de Killian (incisão vertical a cerca de 1 a 2 cm da columela) é preferida se a obstrução for no septo cartilaginoso posterior ou no septo ósseo (Fig. 34.1). O terceiro tipo de incisão é uma incisão de septoplastia endoscópica, na qual a incisão é feita imediatamente paralela ao esporão que necessita ser removido.

O lado da incisão depende de múltiplos fatores. Normalmente, o cirurgião destro prefere uma incisão no lado esquerdo. Às vezes, o cirurgião pode preferir a incisão no lado convexo do desvio septal. Por essa razão, mesmo um cirurgião destro pode necessitar fazer uma incisão de hemitransfixação direita se o septo caudal for convexo para a direita. Depois de feita a incisão, um retalho mucopericondrial-mucoperióstico é levantado no lado da incisão (Fig. 34.2). A confluência da cartilagem septal, a lâmina perpendicular do etmóide e o vômer são uma área difícil de levantar sem perfurar a mucosa. Ela exige dissecção meticulosa com um elevador de Freer ou Dunning. O mucopericôndrio-mucoperiósteo no lado contralateral também é elevado. O acesso ao lado contralateral é feito por uma incisão através do septo ou em torno do septo caudal, dependendo da exposição necessária. As partes desviadas do septo são identificadas e removidas. Se a cartilagem for normal e apenas uma deformidade da cartilagem ventral, da maxila ou do vômer for o problema, elevação de retalho completa no lado contralateral não é sempre essencial. Um bisturi é usado para incisar a cartilagem acima da deformidade ventral. Esporões septais que são devidos ao crescimento excessivo da crista maxilar podem ser removidos com um cinzel de Freer. A ressecção da deformidade do vômer pode ser realizada com um osteótomo. Toma-se cuidado para não balançar a lâmina perpendicular do osso etmóide. Balançá-la pode causar fratura na lâmina cribriforme e rinoliquorréia. Também se toma cuidado para evitar lacerar os retalhos septais, porque lacerações bilaterais podem causar perfuração septal. Ocasionalmente, mucosa e pericôndrio lacerados podem ser inadvertidamente removidos com osso e cartilagem. Perda de mucosa obviamente retardará a cura e aumentará o risco de perfuração septal.

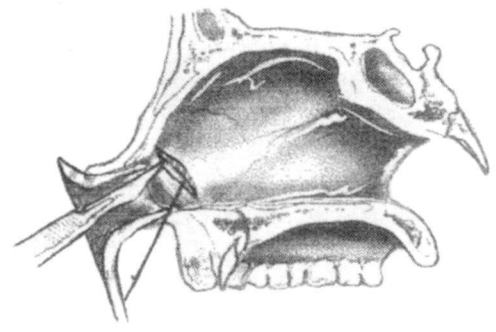

Figura 34.1
Incisão hemitransfixante feita na extremidade caudal do septo através da mucosa e do pericôndrio.

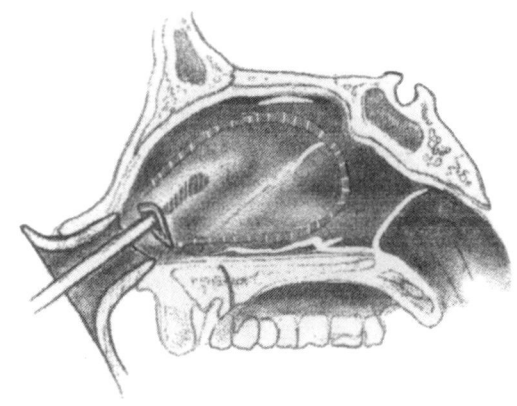

Figura 34.2
Elevação do retalho de mucopericôndrio do septo.

Quando o desvio envolve o suporte dorsal do septo ou o extremo caudal do septo, a conduta inicial é liberar o septo pela excisão de uma pequena tira de cartilagem ventral, o que pode permitir ao septo retornar para uma posição na linha mediana. Uma cartilagem septal que se projeta também pode ser encurtada por ressecção mínima (2 a 4 mm) do septo caudal. No caso de deformidade grave, a remoção alargada de cartilagem pode exigir enxerto de cartilagem para evitar perda de suporte das pontas nasal e dorsal. Embora conservando tanta cartilagem quanto possível, o cirurgião necessita ser precavido para não deixar cartilagem deformada no lugar, o que pode causar renovação da obstrução. A cartilagem deformada pode ser esmagada ou riscada para reduzir a probabilidade de memória na cartilagem, o que pode causar maus resultados. Depois que a estrutura cartilaginosa é fixada, os retalhos septais são aproximados com uma sutura absorvível em pontos do colchoeiro horizontal (fazendo plicatura). Se o campo não estiver completamente seco, uma incisão é feita ao longo da área ventral do retalho mucopericondrial, para fornecer um local de drenagem a fim de evitar um hematoma. Obviamente, se o retalho tiver quaisquer lacerações por causa do levantamento, este passo é desnecessário. Talas septais de Silastic podem ajudar a evitar sinéquias, especialmente quando septoplastia foi combinada com ressecção de concha ou cirurgia sinusal endoscópica. As talas são mantidas no lugar com sutura transeptal simples de náilon 5-0. Talas não são de nenhum modo, no entanto, essenciais. A incisão de hemitransfixação é fechada com dois pontos de colchoeiro de categute cromado 4-0. Tamponamento nasal freqüentemente é usado para evitar o hematoma septal pós-operatório.

Septoplastia Endoscópica

O advento do endoscópio nasal ampliou os horizontes da otorrinolaringologia. Seu valor para acesso aos seios, base do crânio, órbita e fossa pterigopalatina é inquestionável. Freqüentemente durante procedimentos nasais comuns e durante estas ocasiões especiais, a visão do cirurgião é obstruída com acesso estreito devido a esporões septais ou desvios septais. Estas ocasiões ditam uma remoção localizada dos esporões ou do desvio. Nestas situações, o cirurgião pode preferir usar o endoscópio para ajudar na remoção localizada fazendo uma incisão imediatamente em cima do esporão (Fig. 34.3). O retalho é então elevado acima e abaixo do esporão e o esporão é removido (Figs. 34.4 e 34.5). Embora o uso do endoscópio possa limitar a capacidade de o cirurgião usar ambas as mãos durante a cirurgia, as vantagens de boa visualização e ampliação superam sua limitação. Esta técnica é limitada a áreas localizadas de obstrução devida a um esporão. A incisão geralmente não necessita ser fechada.

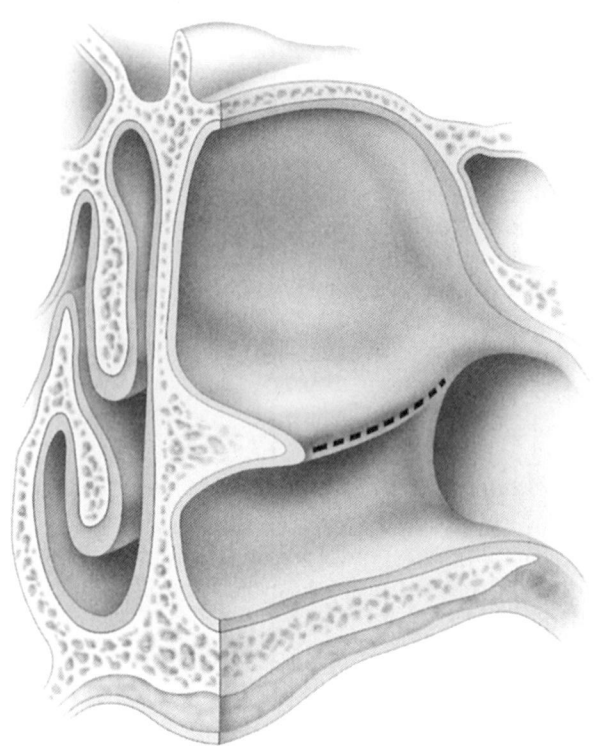

Figura 34.3

Septoplastia endoscópica: a incisão é feita em cima do esporão septal sob orientação endoscópica.

Revisional de Septoplastia

A mais desafiadora cirurgia septal é a revisão de septoplastia, na qual a ressecção cirúrgica prévia e a cicatrização alteram o plano cirúrgico. Nestas situações, a elevação dos retalhos mucopericondriais é difícil e freqüentemente resulta em perfuração dos retalhos septais.

A dissecção meticulosa com um bisturi afiado e a separação cuidadosa dos retalhos são a chave do procedimento. Uma vez que os retalhos estejam separados, a porção desviada é tratada. Antes da cirurgia de revisão, o cirurgião deve discernir a causa do desvio persistente. Às vezes é judicioso lidar com o problema da obstrução nasal efetuando uma remoção de esporão localizada assistida com endoscópio, conforme mencionado anteriormente. Em casos nos quais há persistência de desvio caudal subseqüente à cirurgia septal prévia, uma opção pode ser alargar a área pela suspensão orbitária da válvula nasal (descrita mais tarde no capítulo), em vez de elevar retalhos septais em uma área já cicatricial pela cirurgia prévia.

Quando a septoplastia revisional é essencial, o cirurgião deve primeiro palpar o septo e delinear áreas de ausência de cartilagem. A elevação de retalho deve começar em áreas onde cartilagem ou osso está pre-

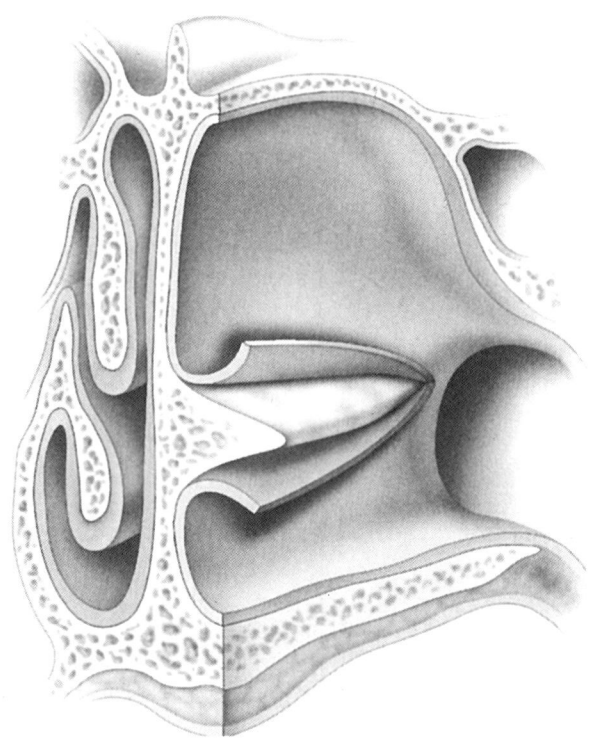

Figura 34.4
Septoplastia endoscópica: retalhos mucopericondriais são elevados acima e abaixo do esporão septal.

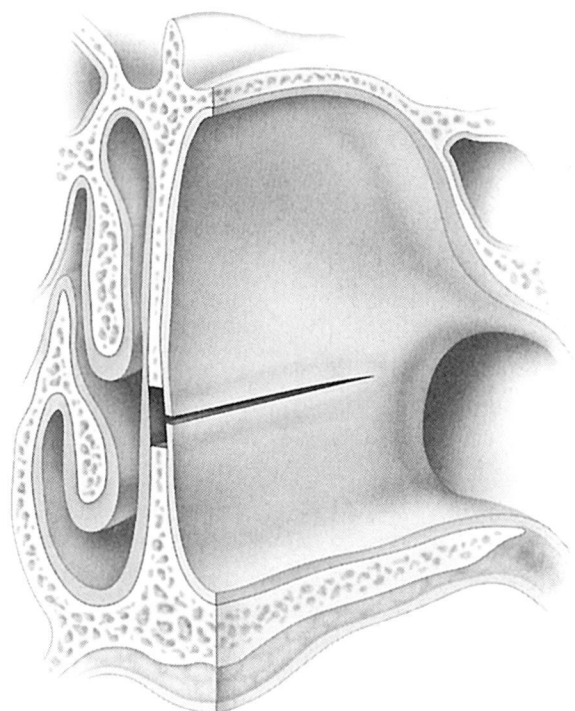

Figura 34.5
Septoplastia endoscópica: o esporão é ressecado e os retalhos são aproximados.

sente. Isto pode exigir o uso de uma incisão não-padrão mais posterior à incisão de Killian. Às vezes, a incisão pode ser feita sobre o septo ósseo. Uma vez realizada a elevação de retalho, os passos anteriores da reparação são os mesmos que na septoplastia padrão.

Em combinação com septoplastia, fraturas nasais também podem ser reduzidas. Ela pode ser combinada com rinoplastia, que serve como um complemento externo. Isto pode ser realizado através da via intranasal ou externa. Rinoplastia é discutida extensamente mais tarde no livro.

Resultados

A American Academy of Otolaryngology-Head and Neck Surgery Foundation (AAO-HNSF) fez um estudo de âmbito nacional: Nasal Obstruction Septoplasty Effectiveness (NOSE) (Eficácia da Septoplastia na Obstrução Nasal). Este foi um estudo multicêntrico executado em 14 locais, envolvendo 16 pesquisadores de julho de 2001 a 31 de janeiro de 2003. Cinqüenta e nove pacientes submeteram-se à cirurgia nasal. Apenas 6% dos pacientes relataram que não lhes agradara o procedimento, e o resto estava satisfeito com a melhora. Esta melhora estava inalterada após 6 meses. A satisfação dos pacientes foi muito alta, e os pacientes usavam significativamente menos medicações nasais (2).

Complicações

As principais complicações após septoplastia estão tabuladas na Tabela 34.4. Embora complicações sejam raras, elas podem ser muito importantes. Falta de correção dos sintomas dos pacientes não é considerada uma complicação e isto deve ser salientado para o paciente. Hemorragia e morbidade potencial associadas ao controle do sangramento provavelmente são as complicações mais comuns. Anosmia é rara mas é a mais séria complicação permanente. Perda de suporte dorsal e de-

TABELA 34.4 COMPLICAÇÕES SEPTOPLASTIA
• Falta de ressecção de adequada cartilagem ou osso e, por isso, obstrução nasal persistente
• Hemorragia
• Hematoma/abscesso septal
• Sinéquias
• Perfuração septal
• Anosmia
• Ressecção excessiva de suporte dorsal pode levar à deformidade em sela
• Fístulas de líquido cerebrospinal podem resultar de tração demasiada da lâmina perpendicular do osso etmóide
• Síndrome de choque tóxico é possível, particularmente se for usado tamponamento
• Incidências raras de pneumonite de aspiração foram relatadas

formidade em sela subseqüente são uma complicação cosmética séria. Perfuração septal é sempre um risco e pode causar morbidade importante. Todo paciente está em risco destas e de outras complicações listadas.

Perfuração do Septo

Perfuração septal comumente resulta quando há lacerações opostas bilaterais nos retalhos septais. As perfurações septais podem ser assintomáticas; entretanto, esta condição muitas vezes se associa com encrostamento e sangramento em torno do defeito e, se a perfuração for pequena, sibilo durante a inspiração ou expiração. A concha adjacente à perfuração septal pode-se tornar hipertrófica em virtude de um aumento na intensidade da turbulência nasal. Se a perfuração for tolerável e não causar detrimento sério à função nasal, o tratamento é orientado para aliviar os sintomas da perfuração. Pomada antibiótica pode ser usada para controlar crosta e sangramento em torno da perfuração. Um botão de polímero de silicone pode ser usado para deter o sibilo durante a inspiração ou expiração. Estes botões podem ser moldados à perfuração individual e geralmente são bem tolerados.

A reparação da perfuração do septo limitada a defeitos com menos de 3 cm de diâmetro pode ser realizada com retalhos cirúrgicos. Com uma via de acesso intranasal, a reparação septal freqüentemente exige retalhos de deslizamento ou de rotação mucopericondriais ou periósticos transpondo o defeito. Fairbanks *et al.* (3) descreveram um retalho de avanço para a reparação. Entretanto, grandes perfurações não podem ser reparadas com retalhos de avanço.

O uso de um retalho de concha inferior para reparação de perfuração septal foi publicado pelo nosso grupo (4). Ele essencialmente envolve o avivamento das margens da perfuração (Fig. 34.6), seguindo-se a colheita de um retalho de concha de base anterior sob orientação endoscópica. A metade inferior da concha, na realidade, forma o tecido doador e o retalho inclui mucosa, submucosa e quantidades variáveis de osso dependendo do tamanho da concha (Fig. 34.7). A parte distal do retalho é aberta para criar superfície mucosa em um lado e superfície submucosa no outro (Fig. 34.8). Este retalho é suturado às margens avivadas da perfuração (Fig. 34.9). O lado contralateral é deixado aberto para cura por segunda intenção. Três semanas mais tarde, o pedículo é cortado, e geralmente em 3 semanas o lado contralateral também está reepitelizado (Fig. 34.10).

Procedimentos adicionais envolvem retalhos de avanço mucoso bilaterais liberados da cartilagem ou osso septal adjacente do assoalho nasal ou da parede nasal lateral. A reparação cirúrgica de grandes perfurações é difícil, freqüentemente exigindo rinoplastia

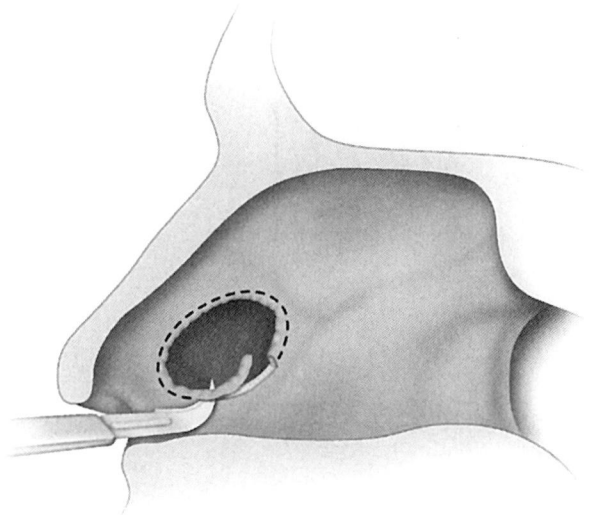

Figura 34.6

A perfuração septal é avivada em toda sua orla usando-se uma lâmina Nº 12. (De Friedman M, Ibrahim H, Ramakrishnan V. Inferior turbinate flap for repair of nasal septal perforation. *Laryngoscope* 2003;113:1425-1428, com permissão.)

externa ou alotomia lateral (incisão ao longo da cartilagem alar e do sulco maxilar) para acesso suficiente à área nasal. Perfuração do septo nasal devida à mucosa nasal desgarrada muitas vezes é fácil de fechar, em virtude da preservação da cartilagem adjacente sadia, enquanto a perfuração devida à ressecção excessivamente entusiástica de cartilagem septal tem um prognóstico desanimador para reparação. Similarmente, as perfurações causadas pelo uso de cocaína são difíceis de

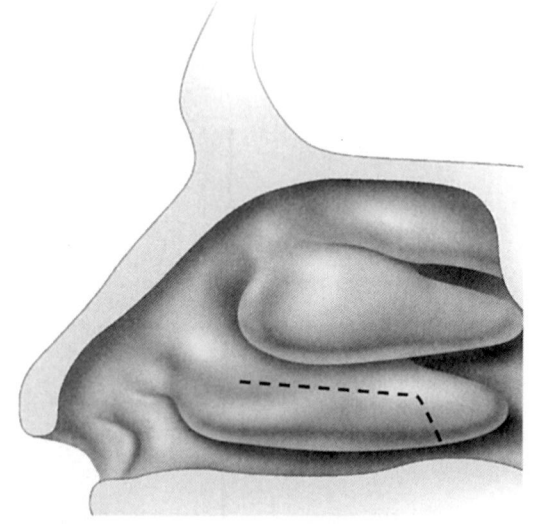

Figura 34.7

O local pretendido de incisão. A fixação anterior da concha é deixada intacta. (De Friedman M, Ibrahim H, Ramakrishnan V. Inferior turbinate flap for repair of nasal septal perforation. *Laryngoscope* 2003;113:1425-1428, com permissão.)

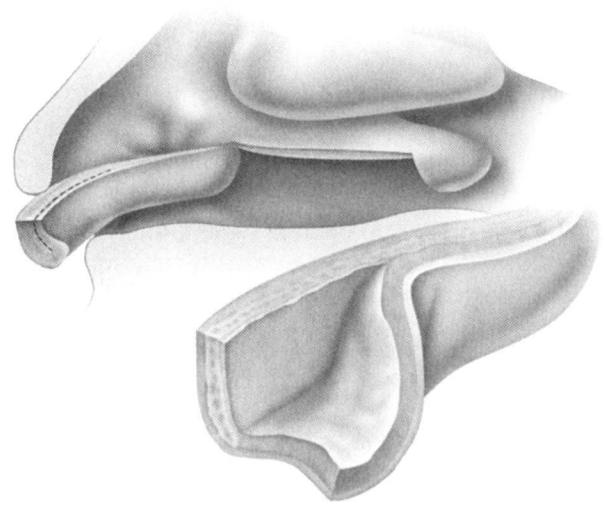

Figura 34.8
O retalho da concha é afastado anteriormente e o bordo livre é desdobrado para exceder ligeiramente o tamanho da perfuração. (De Friedman M, Ibrahim H, Ramakrishnan V. Inferior turbinate flap for repair of nasal septal perforation. *Laryngoscope* 2003;113:1425-1428, com permissão.)

reparar. Nestes casos, extensas seções de cartilagem septal podem ser perdidas, devido à vasoconstrição extensa e irritação da mucosa nasal pela cocaína e substâncias com as quais ela é diluída, como talco ou estricnina.

Hematoma Septal e Abscesso Septal

Abscesso septal pode seguir-se à cirurgia septal se um hematoma septal passar despercebido durante o período pós-operatório inicial. Deve ser compreendido que a cartilagem septal é avascular e recebe seu suprimento sanguíneo do mucopericôndrio aderente. Outras causas de abscesso septal incluem traumatismo fechado, diátese hemorrágica, lesão esportiva e abuso contra criança. Hematoma e abscesso septais iatrogênicos seguindo-se à cirurgia septal nasal provavelmente são mais comuns que o relatado. Hematoma septal é caracterizado por dor nasal localizada severa, dor à palpação da ponta nasal e intumescimento semelhante a uma cereja ou coloração azulada da mucosa nasal emanando do septo, que obstrui toda ou uma fossa nasal. Os abscessos septais geralmente são maiores e mais dolorosos que o hematoma septal não complicado. A mucosa nasal sobrejacente está inflamada e ocasionalmente tem exsudatos inflamatórios. A extensão local da infecção, se não tratada, para o seio cavernoso com subseqüente infecção intracraniana constitui a mais séria complicação potencial. A complicação mais comum de um abscesso septal é a necrose da cartilagem que resulta em colapso estrutural nasal e deformidade em sela.

Técnica

A maioria dos hematomas e abscessos podem ser adequadamente evacuados com anestesia tópica suple-

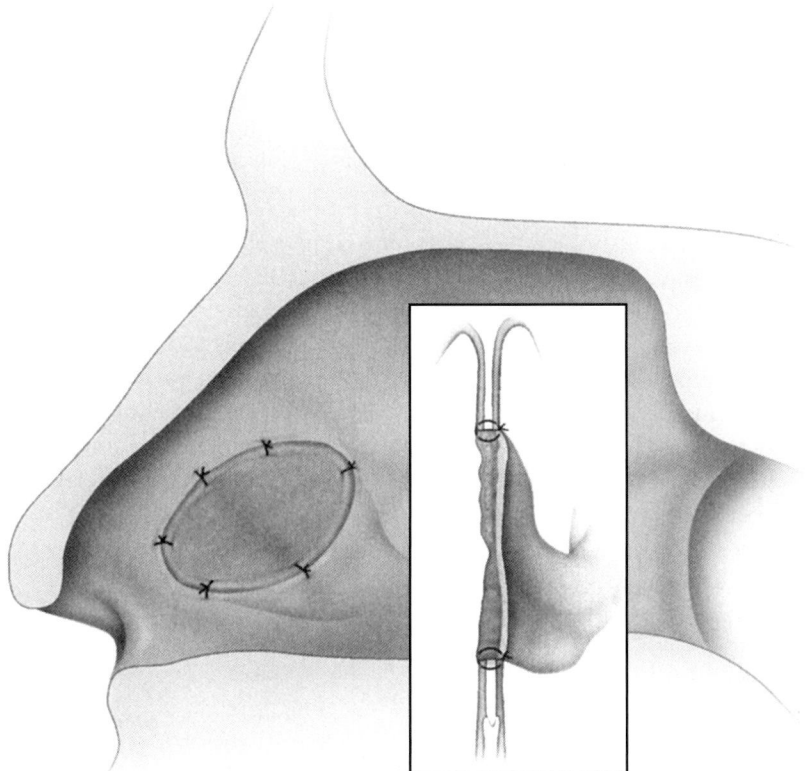

Figura 34.9
O retalho é suturado no lugar usando-se categute simples 4-0. (De Friedman M, Ibrahim H, Ramakrishnan V. Inferior turbinate flap for repair of nasal septal perforation. *Laryngoscope* 2003;113:1425-1428, com permissão.)

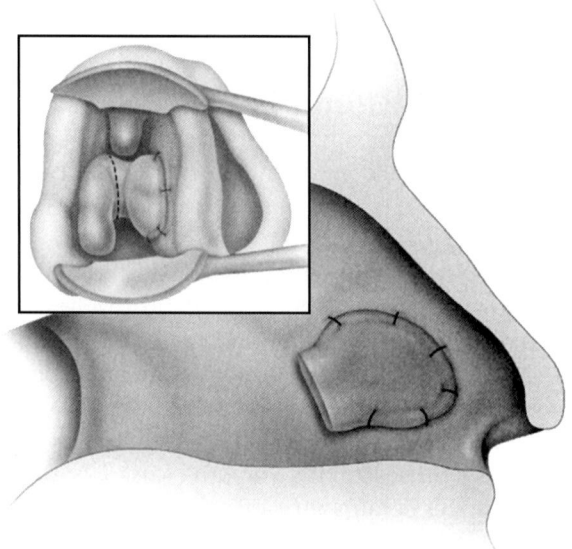

Figura 34.10
O local da transeção do pedículo (3 semanas depois da cirurgia) é denotado pela *linha pontilhada*. (De Friedman M, Ibrahim H, Ramakrishnan V. Inferior turbinate flap for repair of nasal septal perforation. *Laryngoscope* 2003;113:1425-1428, com permissão.)

mentada por infiltração local. Confirmar a presença do hematoma comprimindo a área com um aplicador de ponta de algodão. A saliência do hematoma é compressível com o aplicador. Ele não se deve retrair com a aplicação de um vasoconstritor tópico.

Tão logo o diagnóstico seja confirmado, os pontos devem ser tirados e o hematoma deve ser drenado. O coágulo ou o abscesso é então evacuado com irrigação e aspiração se necessário. Um hematoma bilateral pode normalmente ser evacuado por um lado com pressão delicada para o lado contralateral. Uma incisão ventral ao longo de um lado do mucopericôndrio septal pode ajudar na drenagem e impedir reacumulação. Um mecha de gaze iodoformada de 0,3 mm é inserida através da incisão. Deve-se tomar cuidado para assegurar que o dreno fique aplanado entre o mucopericôndrio e o septo cartilaginoso. Não se deve tamponar a cavidade com o dreno. Isto possibilitará drenagem contínua. Aplicar tamponamentos nasais bilaterais após a drenagem bem-sucedida de um hematoma septal. O tamponamento inibe a reacumulação de um hematoma septal. Acompanhamento adequado é vital para prevenção de algum processo infeccioso ou deformidade cosmética. Todos os pacientes devem ser reavaliados dentro de 24 horas e novamente em 48 horas para remoção dos tamponamentos nasais. Estes pacientes necessitarão controle da dor e cobertura antibiótica de amplo espectro.

Hipertrofia das Conchas

Conchas edematosas, que sejam uma causa primária ou secundária de obstrução nasal, muitas vezes podem ser tratadas por meios clínicos ou cirúrgicos. O tratamento clínico visa às conchas hipertróficas que são principalmente de origem mucosa. O tratamento cirúrgico geralmente é reservado para anormalidades estruturais (ósseas), ou se a hipertrofia mucosa for irreversível com vasoconstrição local. A formação de anormalidades ósseas pode ser o resultado a longo prazo da hipertrofia prolongada do tecido mucoso ou o resultado de lesão traumática do septo com aumento associado das conchas nasais. Modelos fisiológicos do fluxo aéreo nasal mostram que 50% do ar inspirado flui ao longo da concha inferior ou entre as conchas média e inferior; isto é, a via aérea média (5). Hipertrofia de concha inferior que estreita as vias aéreas média e inferior exerce um efeito pronunciado sobre o fluxo aéreo basal.

As condições que produzem hipertrofia incluem rinites infecciosa, alérgica e vasomotora. O tratamento cirúrgico varia desde o reposicionamento lateral sem ressecção (fratura lateral) até ressecção submucosa, remoção de mucosa redundante ou ambas. A turbinectomia inferior freqüentemente é combinada com septoplastia para tratar exacerbação contralateral de desvio septal. Embora a turbinectomia inferior seja indicada quando a hipertrofia mucosa não responde à medicação, a ressecção deve ser conservadora. A morbidade associada a ressecção radical da concha inferior inclui hemorragia, ozena e rinite atrófica. O cirurgião deve ponderar a extensão da ressecção proposta com relação à natureza da obstrução nasal; obstrução de mais longa duração pode necessitar ressecção mais extensa.

Os objetivos da cirurgia de redução ideal da concha estão citados na Tabela 34.5. Infelizmente, não existe nenhum procedimento ideal único para todos os pacientes. Portanto, o cirurgião tem que escolher da variedade de opções cirúrgicas que são disponíveis e selecionar o melhor procedimento para lidar com a patologia em um dado paciente. Os procedimentos atuais que são mais comumente usados para tratar hipertrofia óssea são (a) ressecção submucosa da concha inferior–técnica clássica e (b) redução submucosa da concha assistida por microdebridador. O procedimento mais comum que é usado agora para tratar a hiper-

TABELA 34.5
OBJETIVOS DA REDUÇÃO IDEAL DA CONCHA

- Preservação da mucosa
- Redução controlada
- Cicatrização submucosa para reduzir a natureza erétil da mucosa
- Redução óssea quando necessário
- Mínimas complicações

trofia mucosa é a redução da concha assistida por radiofreqüência. Os outros procedimentos que são menos comumente usados ou que foram usados no passado são (a) crioterapia, (b) eletrocautério e (c) ablação a *laser* da concha inferior.

Anestesia

A maioria destes procedimentos pode ser realizada em base ambulatorial a não ser que sejam combinados com outros procedimentos operatórios, como septoplastia, caso no qual podem ser realizados na sala de operações. Em termos ambulatoriais, o paciente é colocado na posição sentada. A cavidade nasal anterior é anestesiada com um anestésico local tópico com epinefrina, e a seguir tiras de algodão com a mesma solução são colocadas ao longo das áreas anterior e média da concha inferior. Bloqueios transpalatais dos gânglios esfenopalatinos são a seguir realizados bilateralmente com lidocaína 1% e epinefrina 1/100.000. Depois de aproximadamente 5 minutos, a face inferior da concha inferior é injetada com 3 a 5 mL de lidocaína 1% ou 2% com epinefrina. A injeção administra anestesia e aumenta o diâmetro da concha para evitar lesão da mucosa se for usada radiofreqüência. Também ajuda na hidrodissecção e elevação do plano, nos casos de redução submucosa da concha.

Redução Submucosa da Concha: Técnica Clássica

A ressecção submucosa conservadora da concha, também conhecida como turbinoplastia inferior, demonstrou produzir pelo menos 3 a 5 anos de alívio da hipertrofia mucosa e óssea. Entretanto, ressecção submucosa da concha isoladamente não pode ser usada para tratar obstrução nasal, em virtude da hipertrofia crônica da mucosa nasal. O médico deve abordar a causa subjacente da hipertrofia da mucosa para alcançar bom sucesso cirúrgico.

A ressecção submucosa é efetuada quando a concha inferior se projeta medialmente e obstrui a cavidade nasal ou quando a mucosa hipertrófica da concha permanece não respondendo ao tratamento clínico vigoroso. Quando realizada como procedimento isolado, a ressecção da concha inferior prossegue após vigorosa anestesia e vasoconstrição da concha e da parede nasal lateral. Depois que uma incisão de posterior a anterior é feita ao longo da face inferior da concha inferior (Fig. 34.11), o mucoperiósteo é elevado e separado das faces medial e lateral do osso da concha. O osso da concha é fraturado e reduzido com saca-bocado de Jansen-Middleson (Fig. 34.12), pinça de Takahashi ou tesoura de concha. Nós preferimos tesoura de concha. Os retalhos mucoperiósticos superior e inferior são cuidadosamente preservados, a mucosa redundante é aparada do retalho mucoperióstico inferior e o retalho mucoperióstico superior é colocado lateralmente sobre a concha inferior ressecada. O retalho mucoperióstico é delicadamente tamponado no lugar por 24 a 48 horas com gaze vaselinada impregnada com antibiótico, para assegurar aderência e cura adequadas do mucoperiósteo ao osso da concha ressecada. Uma alternativa é colocar pontos de colchoeiro horizontais (plicatura) através de uma concha minimamente ressecada, para evitar um desconfortável tamponamento nasal.

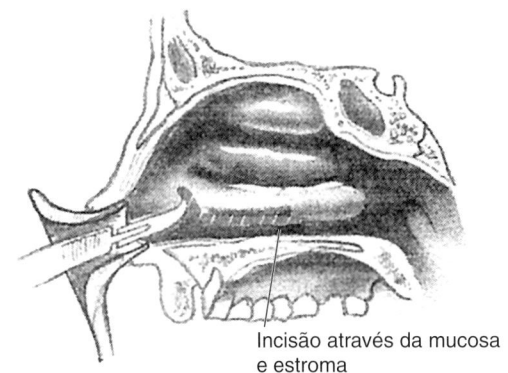

Figura 34.11

Limitar a incisão aos dois terços anteriores do osso da concha.

Redução Submucosa da Concha Assistida por Microdebridador

A maioria das técnicas descritas envolve o tratamento do tecido submucoso com sacrifício da mucosa para acesso à área-alvo. Técnicas como turbinectomia inferior parcial ou total, criocirurgia, eletrocautério e *laser* destroem a mucosa, desse modo interferindo com a fi-

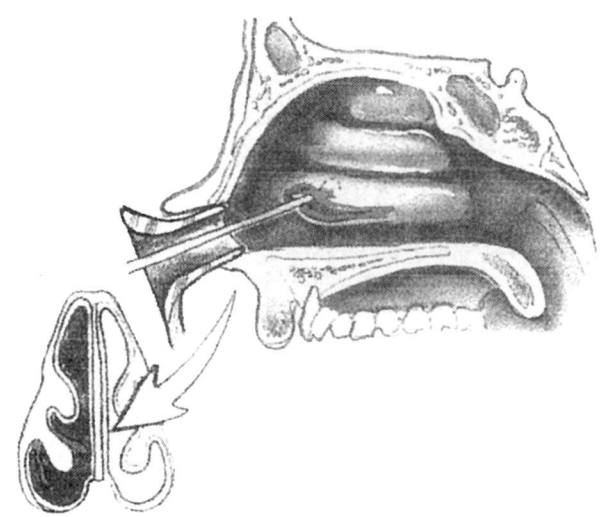

Figura 34.12

Elevador de Cottle usado para elevar o mucoperiósteo das superfícies medial, lateral e inferior da concha.

siologia nasal. A ressecção submucosa clássica das conchas inferiores é uma técnica destinada a preservar a mucosa, mas é uma denominação imprópria porque a ressecção inclui alguma mucosa. O principal objetivo deste tipo de cirurgia deve ser a preservação das superfícies mucosas, com redução do tecido submucoso e ósseo. Instrumentação a motor usada em um tratamento funcional das conchas inferiores oferece vantagens sobre as técnicas tradicionais no que concerne a complicações e preservação da mucosa. Além disso, ressecção com técnica clássica pode freqüentemente resultar em hipercorreção e possível rinite atrófica.

Uma incisão é feita com uma lâmina nº 15 de uma maneira vertical, na face anterior da concha inferior. Uma bolsa submucosa é criada com dissecção cortante na superfície medial da concha óssea. O microdebridador (ponta de 4 mm com lâmina tricortante) é aplicado através da incisão. Alternativamente, uma lâmina microdebridadora de concha especialmente desenhada é disponível da Medtronics (Minneapolis, MN). Ela inclui um bisturi para elevação cortante e uma lâmina de 3 mm para redução de concha. A concha óssea e algum tecido da submucosa são debridados usando o modo oscilante de 5.000 cps de uma maneira ventrocaudal. O debridamento deve ser efetuado com a lâmina posicionada lateralmente a partir do plano submucoso. O modo anterógrado de 6.000 cps é usado quando a concha óssea é dura para debridar. Atenção particular deve ser dada a preservar o retalho de mucosa. Hemostasia pode ser obtida sob visão direta com aspiração com eletrocautério, quando necessário. A incisão não necessita ser fechada. A redução de tamanho da concha inferior é comumente reconhecida imediatamente após o procedimento. Esta técnica possibilita a redução submucosa da concha. Tamponamento nasal leve é útil durante 24 horas, para evitar sangramento pós-operatório. Como em qualquer procedimento, a técnica tem uma curva de aprendizado, para saber quanto do tecido ou do osso pode ser ressecado para obter uma via aérea eficaz, sem conduzir a complicações como rinite atrófica.

Resultados da Redução de Concha Assistida por Microdebridador

Estudos realizados pelo autor sênior indicam que de 120 pacientes que se submeteram a esta técnica, 75% tiveram resolução completa dos seus sintomas de obstrução nasal e os restantes tiveram alguma resolução dos seus sintomas (queixavam-se de obstrução nasal mínima pós-operatoriamente). Sinéquias ocorreram em 5% dos pacientes. Nenhum dos pacientes sofreu de encrostamento, mau odor ou complicações de lesão do ducto nasolacrimal (6).

Redução da Concha Assistida por Radiofreqüência

O avanço recente da energia de radiofreqüência deu vantagem adicional aos otorrinolaringologistas na redução da hipertrofia de conchas. Radiofreqüência controlada pela temperatura fornece uma corrente de 460 kHz, por um fluxo de corrente alternada de alta freqüência para dentro do tecido, criando agitação iônica. Esta agitação iônica aquece o tecido elevando a temperatura para mais de 47°C e seguem-se coagulação de proteínas e necrose tecidual. Deposição de colágeno começa aproximadamente 12 dias depois da lesão e, com 3 semanas, inflamação crônica, fibrose e redução do volume de tecido por contratura cicatricial ocorrem. Isto pode ser efetuado usando-se sondas de radiofreqüência unipolar ou bipolar que podem ser aplicadas na área anterior e, se necessário, média da concha inferior. Aproximadamente 300 a 550 J de energia são aplicados e, depois que a sonda é removida, uma tira de algodão com oximetazolina é colocada ao longo da concha anterior para hemostasia. Alguns advogam uma sonda bipolar como sendo melhor em termos da redução instantânea de tecido, mas nenhum estudo mostrou claramente que uma técnica seja superior.

Resultados da Redução de Concha Assistida com Radiofreqüência

Os achados pós-tratamento depois de radiofreqüência na concha inferior incluem edema nasal por 24 a 72 horas. A redução final está completa em 3 a 4 semanas e retratamento pode ser efetuado se a obstrução nasal persistir. Sangramento, crostas, secura, aderências e infecção são complicações raras. A vantagem deste procedimento é que ele é menos demorado e mais eficiente que outros procedimentos históricos para hipertrofia crônica da mucosa, como crioterapia, eletrocautério e ablação a *laser*. Ele não exige tamponamento nasal, o que é uma vantagem sobre a redução submucosa com microdebridador.

Vaporização da concha com *laser* de dióxido de carbono tinha sido previamente aceita como um tratamento comum para rinite alérgica. Usualmente, só um único procedimento é aplicado, para minimizar o trauma. Entretanto, procedimentos repetidos em dias separados muitas vezes são necessários para obter um efeito adequado. Tratamento com *laser* de hólmio (HO): granada de ítrio alumínio (YAG) é usado na redução de concha e é eficaz, mas tem pouca eficácia a longo prazo (7). *Laser* de potássio-titanil-fosfato (KTP/532), uma ferramenta útil em operações intranasais endoscópicas, foi investigado na redução endoscópica da concha inferior e parece ser uma alternativa no tratamento da hipertrofia da concha. Embora obtenha melhores resultados para controlar obstrução nasal, os resultados são menos promissores para tratar gota pós-nasal e rinorréia (8). Além disso, muitas dessas técnicas com *laser* fazem ablação de mucosa, enquanto idealmente se quereria sempre preservar a mucosa para preservar a função mucociliar.

A comparação dos efeitos da ablação de tecido com radiofreqüência, ablação com *laser* de CO_2, e aplicações de turbinectomia parcial nas funções mucociliares nasais foi efetuada por Sapci *et al*. (9). Eles observaram que 12 semanas depois da cirurgia, o tempo de transporte mucociliar nasal foi 25,60 minutos no lado onde ablação a *laser* foi aplicada e 11,40 minutos no lado onde turbinectomia parcial foi aplicada. Nos pacientes em quem ablação de tecido com radiofreqüência e turbinectomia parcial foram aplicadas, o tempo médio de transporte mucociliar nasal foi de 10,33 minutos no lado da ablação de tecido com radiofreqüência, enquanto de 11,33 minutos no lado da turbinectomia parcial. Concluíram que a ablação de tecido da concha com radiofreqüência é eficaz para melhorar a obstrução nasal objetivamente e para preservar a função mucociliar nasal. Ablação da concha com *laser* é eficaz para melhorar a obstrução nasal; entretanto, perturba significativamente a função mucociliar. Com a técnica de turbinectomia parcial, os resultados obtidos foram semelhantes aos resultados com a técnica de ablação de tecido com radiofreqüência.

Cirurgia ablativa de concha, tal como radiofreqüência e ablação com *laser*, é usada somente para reduzir mucosa nasal hipertrófica obstrutiva. Usados isoladamente, estes procedimentos reduzem a obstrução nasal devida à hipertrofia da mucosa mas não desvio anatômico. Depois da ablação da concha, se a fonte de irritação nasal e a hipertrofia da mucosa não forem eliminadas, como a remoção de fontes de alergia a poeira ou fungos ou alteração da dieta para excluir alérgenos suspeitados, o médico deve prever uma recorrência da hipertrofia da mucosa.

Obstrução da Válvula Nasal

A válvula nasal é a porção mais estreita do nariz. Quando está presente insuficiente suporte cartilaginoso, a pressão negativa (inspiratória) dentro da cavidade nasal é capaz de colapsar o tecido nesta região. Colapso de válvula nasal é uma causa comum de obstrução ao fluxo aéreo. A área da válvula está comumente enfraquecida secundariamente a rinoplastia, envelhecimento, trauma e outras causas. Obstrução valvular fixa pode ser secundária a trauma, cicatriz, rinoplastia prévia ou uma área de válvula estreita secundária a desvio septal caudal persistente.

A reconstrução cirúrgica de uma válvula nasal incompetente pode ser empreendida com um acesso aberto que permita a clara avaliação dos aumentos operatórios. As técnicas operatórias mais bem-sucedidas incluem alteração sistemática de todos os enxertos de cartilagem circundantes alargadores da válvula (alargamento do ápice se a válvula é interna); reparação por sutura da queda da cartilagem lateral superior (uma complicação freqüente após excisão da giba dorsal na rinoplastia), enxertos de cartilagem autógena, ou aloenxertos conforme necessário para suportar a columela; e enxertos abrangentes ou simples enxertos de aposição ao pilar lateral para suportar os pilares laterais (10). Os enxertos podem ser compostos de cartilagem ou osso da concha de turbinectomia inferior concomitante. O enxerto ósseo ou cartilaginoso serve ao mesmo tempo como um suporte estrutural inerente e um método para induzir cicatrização no local específico, o que aumenta a rigidez nesta região. Os resultados destas técnicas são bastante variáveis e dependem da experiência do cirurgião. As complicações do procedimento aberto variam de hematoma a rejeição do enxerto (Tabela 34.6). A maioria destas complicações são semelhantes à rinoplastia aberta. Favor consultar o capítulo sobre rinoplastia quanto a prevenção e tratamento destas complicações.

A complexidade das técnicas de reparação da válvula nasal e seus resultados variáveis, combinados com o fato de que os pacientes com obstrução da válvula que freqüentemente receberam cirurgia prévia têm idade avançada, são algumas das razões pelas quais este problema muitas vezes passa sem tratamento. Paniello (11) publicou um relatório preliminar sobre 12 pacientes nos quais foi usada uma técnica simplificada para reparação da válvula nasal que envolveu a suspensão da válvula ao rebordo orbitário.

O autor (M.F.) modificou sua técnica, que é mais simples, mais segura e igualmente eficaz. Ela é baseada no uso de um sistema de ancoragem óssea do tecido mole que fornece um suporte simplificado da área da válvula ao rebordo orbitário, e o autor publicou dados sobre 240 pacientes que se submeteram ao procedimento revisado (12,13). O procedimento pode ser realizado sob anestesia local (em consultório) ou anestesia geral se combinado com outros procedimentos cirúrgicos.

Técnica Cirúrgica

A área da válvula nasal é examinada antes da injeção de anestesia local a fim de evitar deformação do tecido. Dois pontos representando as margens caudal e cefálica da área são marcados. Uma incisão é feita através da mucosa conectando os dois pontos (Fig. 34.13). Um sulco cutâneo natural ao longo do rebordo orbitário é marcado (Fig. 34.14). Nós temos usado uma incisão externa em quase todos os pacientes, sem nenhuma cica-

TABELA 34.6 EMERGÊNCIAS
OBSTRUÇÃO NASAL

Diagnóstico	Emergência	Complicações
Hematoma septal	Elevação do pericôndrio da mucosa com desvascularização da cartilagem	Necrose da cartilagem septal, desenvolvimento de uma deformidade de nariz em sela
Abscesso septal	Extensão intracraniana da infecção	Necrose da cartilagem septal, desenvolvimento de uma deformidade de nariz em sela, trombose do seio cavernoso, infecção intracraniana
Mucormicose	Destruição tecidual	Extensão ao cérebro ou à órbita

triz importante. A incisão é muito pequena e sua colocação dentro de um sulco natural da pele torna a incisão externa a escolha recomendada. Anestesia local com epinefrina é injetada a seguir para dentro da área da válvula, ao longo da maxila, próximo ao nervo infra-orbitário, ao longo da margem orbitária. A incisão na pele é através apenas da pele, as fibras do músculo orbicular do olho são empurradas e o periósteo é incisado e elevado. Raramente se encontra sangramento, mas, se for encontrado, cautério bipolar é usado para controlá-lo. O periósteo é elevado afastando-o da margem orbitária para expor uma área de 3 × 3 mm. O sistema de âncora de tecido mole Mitek (1,3 mm Micro Quick Anchor, Ethicon, Inc., Piscataway, NJ), que inclui broca, âncora para osso e sutura fixada, é usado para ancorar uma sutura na margem orbitária. Um pequeno furo de broca é feito no osso (Cordless Driver 2, Stryker Corporation, Kalamazoo, MI) e a âncora Mitek é então facilmente inserida no osso (Fig. 34.15). A extremidade mais longa da sutura é então passada com uma agulha curva (agulha de Richard-Allan de ½ polegada afilando-se gradualmente, curva) para a área da válvula nasal e passada através do ponto cefálico. É importante colocar o buraco medial e alto na margem orbitária onde o osso é suficientemente espesso para que a âncora não entre no seio. O passe da agulha deve ser tão junto ao osso maxilar quanto possível e não no tecido mole da face. A incisão que foi feita inicialmente conectando os dois pontos sepulta a sutura. Depois de identificar o local do colapso e o local pretendido de suspensão, a agulha é então reenfiada e passada do ponto caudal na direção da âncora (Fig. 34.16). A sutura a seguir é apertada e amarrada com a quantidade apropriada de tensão para abrir a válvula mas para evitar distorção importante da área externa da válvula (Figs. 34.17 e 34.18). Ocasionalmente, duas âncoras ósseas e quatro pontos de fixação são necessários para correção adequada.

Complicações

A complicação mais comum após o procedimento é a reação de corpo estranho ao sistema de âncora Mitek. Às vezes, abscessos podem formar-se sobre o local da incisão. Isto exige aspiração do abscesso, o que deve ser submetido a cultura e antibiograma e tratado com o antibiótico apropriado. Em outros casos, ocorreu formação de granuloma. Em 5% destes pacientes é necessária a remoção da sutura. Outras complicações menos comuns incluem hematoma após lesão da veia angular durante a colocação da âncora para dentro do seio maxilar (Tabela 34.6).

Resultados

Nossa experiência com a técnica de suspensão orbitária foi de 2001 a 2004. Todos os pacientes tiveram pequenas alterações na sua aparência externa que foram consideradas uma melhora ou irrelevantes. Quase todos os pacientes (91,7%) tiveram vias aéreas significativamente melhoradas em um estudo a curto prazo. A

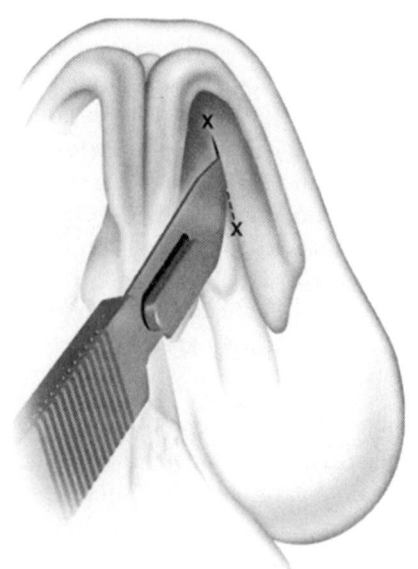

Figura 34.13
Incisão intranasal conectando os dois lados da suspensão para possibilitar a colocação subcutânea/submucosa da sutura. A incisão não foi fechada. (De Friedman M, Ibrahim H, Lee G, Joseph NJ. A simplified technique for airway correction at the nasal valve area. *Otolaryngol Head Neck Surg* 2004;131:519-524, com permissão.)

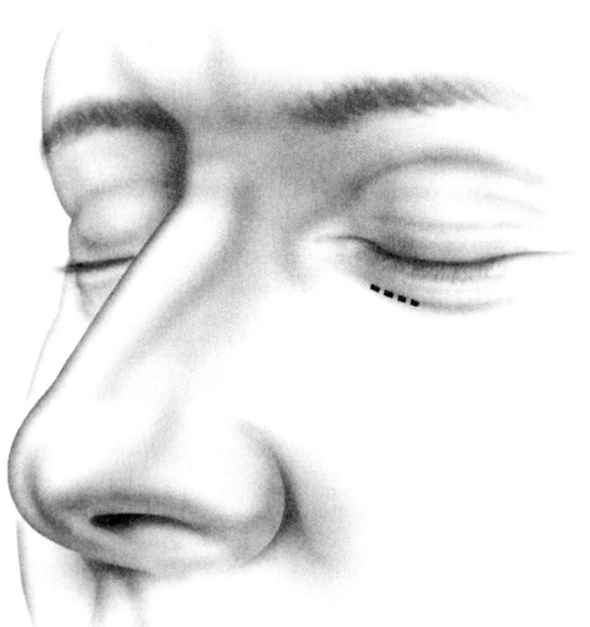

Figura 34.14
Local da incisão: 3 mm colocada em sulco da pele. (De Friedman M, Ibrahim I, Syed Z. Nasal valve suspension: an improved, simplified technique for nasal valve collapse. *Laryngoscope* 2003;113:381-385, com permissão.)

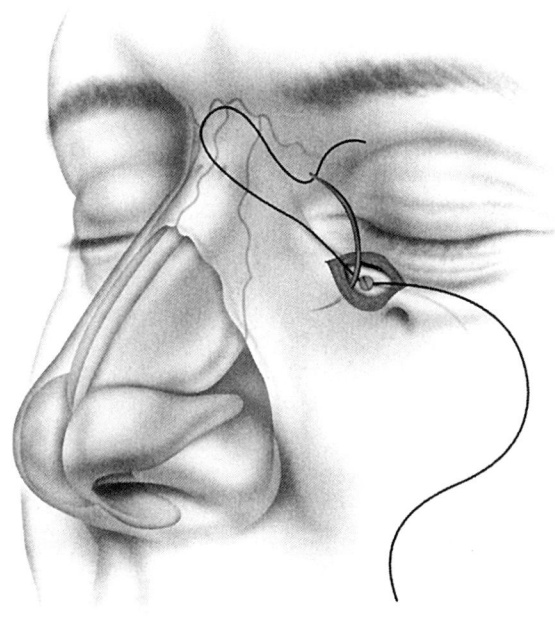

Figura 34.16
Depois de identificar o local do colapso e os locais pretendidos da suspensão com a sutura, a agulha curva é passada através da incisão e o tecido subcutâneo para o nariz. (De Friedman M, Ibrahim I, Syed Z. Nasal valve suspension: an improved, simplified technique for nasal valve collapse. *Laryngoscope* 2003;113:381-385, com permissão.)

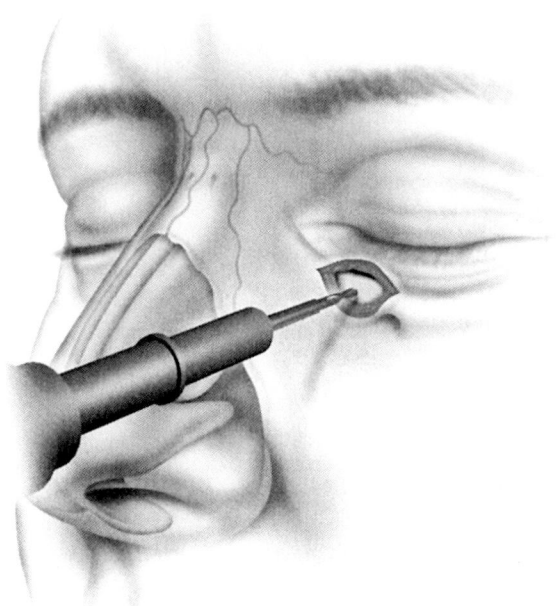

Figura 34.15
Medial ao nervo infra-orbitário e ligeiramente abaixo da margem infra-orbitária, a âncora é colocada por perfuração. (De Friedman M, Ibrahim I, Syed Z. Nasal valve suspension: an improved, simplified technique for nasal valve collapse. *Laryngoscope* 2003;113:381-385, com permissão.)

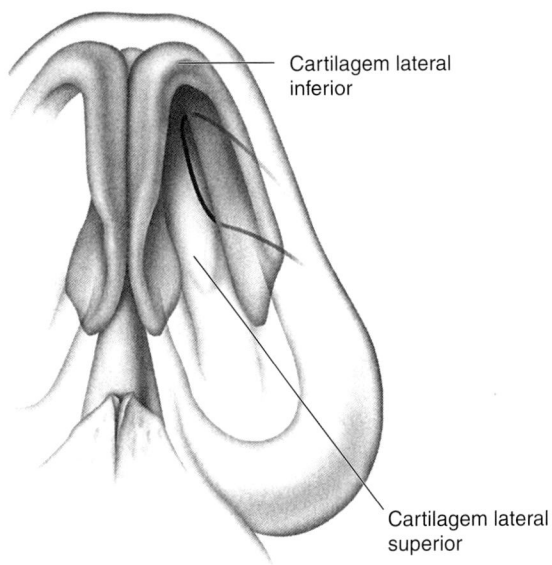

Figura 34.17
Antes de amarrar a sutura, a válvula nasal é mostrada na sua posição colapsada. (De Friedman M, Ibrahim I, Syed Z. Nasal valve suspension: an improved, simplified technique for nasal valve collapse. *Laryngoscope* 2003;113:381-385, com permissão.)

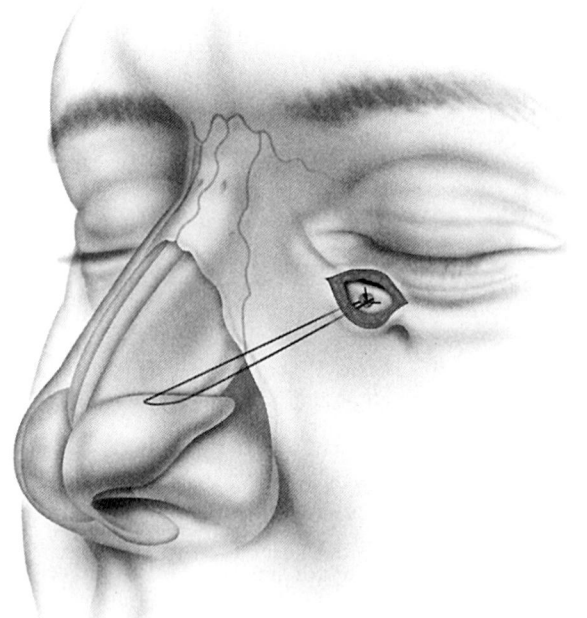

Figura 34.18
A sutura de suspensão depois de amarrar e antes do fechamento da pele. (De Friedman M, Ibrahim I, Syed Z. Nasal valve suspension: an improved, simplified technique for nasal valve collapse. *Laryngoscope* 2003;113:381-385, com permissão.)

única complicação relatada foi a reação de corpo estranho subseqüente ao procedimento que eventualmente exigiu remoção. Resultados em longo prazo não estão disponíveis (13).

Atresia de Coanas

Atresia das coanas é uma doença genética na qual as coanas posteriores unilateral ou bilateralmente não se desenvolvem adequadamente. Ela ocorre em 1 em 5.000 nascimentos; atresia coanal é mais comum em meninas (2:1) e atresia unilateral é mais comum que atresia bilateral. Estes distúrbios podem ser transmitidos como um caráter autossômico recessivo (14). Uma vez que os recém-nascidos são respiradores nasais obrigatórios, a atresia bilateral é imediatamente evidente como angústia respiratória. Um tubo endotraqueal é inserido e o lactente é examinado. Características na história que são encontradas da incapacidade de passar um cateter de borracha ou um tubo nasogástrico para dentro da faringe podem fornecer informação suficiente para um diagnóstico. Os sintomas de atresia coanal incluem incapacidade de crescimento devido à má alimentação e corrimento mucóide do lado afetado. A presença de atresia coanal pode ser confirmada com visualização da retenção de material na parte posterior do nariz em uma radiografia lateral com o paciente na posição supina. Caracterização anatômica da deformidade com TC pode ser importante para o planejamento de procedimentos cirúrgicos.

No tratamento de um lactente, métodos cirúrgicos para atresia membranosa incluem a punção da membrana coanal e a colocação de um *stent* durante 6 semanas. Se estiver presente atresia óssea, a parede óssea pode ser tirada transnasalmente com técnicas microcirúrgicas ou endoscópicas seguindo-se a colocação de um *stent*. Quando ocorre ressecção subótima para atresia ou estenose da coana, aconselha-se reparação transpalatal aos 3 ou 4 anos de idade.

Atresia unilateral pode passar despercebida até a idade adulta, época na qual o paciente procura a atenção médica por causa de possível desvio do septo. O septo geralmente se desvia para o lado afetado; contudo, exame mais posterior mostra atresia. Tomografias computadorizadas desta região fornecem informação suficiente para o diagnóstico. A reparação transpalatal está sendo substituída por técnicas endoscópicas de reparação da atresia em crianças e adultos (15).

PONTOS IMPORTANTES

- Obstrução nasal é um dos sintomas mais comuns na clínica otorrinolaringológica. Nos Estados Unidos, os gastos médicos para aliviar obstrução ou congestão nasal aproximam-se de $5 bilhões anualmente.
- É crucial reconhecer que a deformidade do septo nasal não é a única causa de obstrução. Doenças sistêmicas, obstrução da válvula nasal, hipertrofia das conchas, pólipos e neoplasmas são outras causas comuns.
- Além da história, o exame físico do nariz por meio da visualização direta e endoscópica revela a maioria dos casos de obstrução nasal e permite a confirmação através de testes para causas comuns de obstrução nasal.
- Tomografia computadorizada dos seios sem material de contraste é o exame complementar mais útil para avaliação de obstrução nasal.
- Não existe um teste funcional universalmente aceito de obstrução nasal. Rinometria acústica é promissora na identificação do colapso inspiratório da válvula nasal.
- Hematoma e abscesso septais são as duas causas de obstrução nasal que exigem tratamento de emergência.
- A correção do septo oferece alívio sintomático eficaz nos casos de desvio septal acentuado.
- Hipertrofia mucosa das conchas pode ser eficazmente tratado por redução com radiofreqüência; hipertrofia de conchas óssea ou mista pode ser tratada por redução assistida com microdebridador.
- Colapso da válvula nasal pode ser tratado eficazmente com suspensão naso-orbitária, bem como outras técnicas.
- Atresia bilateral das coanas é uma emergência médica em lactentes e necessita diagnóstico e tratamento imediatos.

REFERÊNCIAS

1. Vidyasagar R, Friedman M, Ibrahim H, et al. Inspiratory and fixed nasal valve collapse: clinical and rhinometric assessment. *Am J Rhinol* 2005;19:370-374.
2. Stewart MG, Smith TL, Weaver EM, et al. Outcomes after nasal septoplasty: results from the Nasal Obstruction Septoplasty Effectiveness (NOSE) study. *Otolaryngol Head Neck Surg* 2004;130:283-290.
3. Fairbanks DN, Fairbanks GR. Nasal septal perforation: prevention and management. *Ann Plast Surg* 1980;5:452-459.
4. Friedman M, Ibrahim H, Ramakrishnan V. Inferior turbinate flap for repair of nasal septal perforation. *Laryngoscope* 2003;113:1425-1428.
5. Hahn I, Scherer PW, Mozell MM. Velocity profiles measured for airflow through a large-scale model of the human nasal cavity. *J Appl Phyiol* 1993;75:2273-2287.
6. Friedman M, Tanyeri H, Lim J, et al. A safe, alternative technique for inferior turbinate reduction. *Laryngoscope* 1999;109:1834-1837.
7. Rejali SD, Upile T, McLellan D, et al. Inferior turbinate reduction in children using Holmium YAG laser–a clinical and histological study. *Lasers Surg Med* 2004;34:310-314.
8. Wang HK, Tsai YH, Wit YY, et al. Endoscopic potassium-titanyl-phosphate laser treatment for the reduction of hypertrophic inferior nasal turbinate. *Photomed Laser Surg* 2004;22:173-176.
9. Sapci T, Sahin B, Karavus A, et al. Comparison of the effects of radiofrequency tissue ablation, CO_2 laser ablation, and partial turbinectomy applications on nasal mucociliary functions. *Laryngoscope* 2003;113:514-519.
10. Teichgraeber JF, Wainright DJ. The treatment of nasal valve obstruction. *Plast Reconstr Surg* 1994;93:1174-1182.
11. Paniello RC. Nasal valve suspension. An effective treatment for nasal valve collapse. *Arch Otolaryngol Head Neck Surg* 1996;122:1342-1346.
12. Friedman M, Ibrahim H, Syed Z. Nasal valve suspension: an improved, simplified technique for nasal valve collapse. *Laryngoscope* 2003;113:381-385.
13. Friedman M, Ibrahim H, Lee G, Joseph NJ. A simplified technique for airway correction at the nasal valve area. *Otolaryngol Head Neck Surg* 2004;131:519-524.
14. Gershoni-Baruch R. Choanal atresia: evidence for autosomal recessive inheritance. *Am J Med Genet* 1992;44:754-756.
15. Josephson GD, Vickery CL, Giles WC, et al. Transnasal endoscopic repair of congenital choanal atresia. *Arch Otolaryngol Head Neck Surg* 1998;124:537-540.

CAPÍTULO 35

Imunologia e Alergia

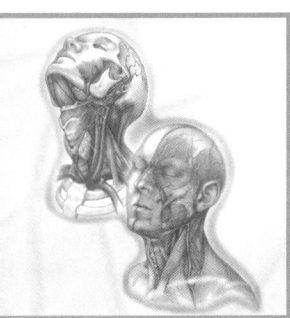

Paneez Khoury ■ Robert M. Naclerio

Compreender a imunologia é fundamental para compreender etiologia, diagnóstico e tratamento de muitas doenças. A rinite alérgica, com seus sintomas de prurido, espirros, rinorréia e congestão, é um exemplo clássico. Outras formas de rinite estão menos bem compreendidas, elas provavelmente envolvem mecanismos imunes e as células efetoras e seus mediadores provavelmente coexistem em algumas formas. Por essas razões, uma compreensão ampla da imunologia é essencial ao otorrinolaringologista contemporâneo.

A alergia pode ser definida como a excessiva reação do sistema imune a substâncias que sob outros aspectos são inócuas e estão presentes no ambiente. Esta reação é mediada pela imunoglobulina E (IgE). A incidência de doença alérgica é mais de 20% da população mundial e parece estar aumentando.

Nos últimos anos, houve alguns avanços interessantes no campo das doenças mediadas pela IgE. Vários estudos mostraram paralelos fisiopatológicos entre a rinite alérgica e a asma após teste com antígeno. Estes incluem hiper-responsividade a irritantes, tipos de células recrutadas para os locais de inflamação, citocinas produzidas (1,2) e expressão de moléculas de adesão. Além disso, há evidência de que as vias aéreas superiores e inferiores estão ligadas. Embora a ligação não tenha sido completamente caracterizada, há especulação de que existe uma ligação bidirecional, com rinite provocando asma por meio do reflexo nasobrônquico, citocinas secretadas, regulação para cima das células circulantes ou microaspiração. Alguns autores ligam as duas através de uma entidade comum denominada síndrome respiratória alérgica crônica (3). Diversos estudos mostraram que a rinite alérgica é um fator de risco para o desenvolvimento de asma, e cada vez mais quanto maior a gravidade da rinite. Em um estudo retrospectivo de gastos com saúde de pacientes asmáticos, os pacientes com rinite concomitante causaram uma duplicação da utilização anual de recursos médicos e dos custos. Curiosamente, os pacientes tratados com propionato de fluticasona em baixa dose tiveram um risco significativamente mais baixo de passar por uma hospitalização relacionada com asma e acarretaram menores custos de assistência médica relacionados com asma e globais, em comparação com aqueles que usaram *montelukast*, demonstrando ainda mais a conexão entre as vias aéreas superiores e inferiores.

Este capítulo é uma vista sumária da imunologia com ênfase nos aspectos que são mais pertinentes à fisiopatologia, diagnóstico e tratamento da rinite alérgica.

RESPOSTA IMUNE

A resposta imune, na sua complexidade, é capaz de reconhecer e eliminar muitos organismos estranhos. O sistema imune identifica e destrói elementos estranhos ao corpo enquanto reconhece e protege os autocomponentes. Este mecanismo é chamado autotolerância. A incapacidade de desenvolver autotolerância resulta na larga classe de doenças conhecidas como doenças de auto-imunidade. Por exemplo, uma resposta imune mediada por células é considerada o precipitante etiológico para o desenvolvimento da policondrite recidivante, uma rara doença auto-imune multissistêmica que ataca tecidos cartilaginosos e que freqüentemente compromete o nariz. A granulomatose de Wegener, uma doença vasculítica que pode apresentar-se com ulceração da mucosa nasal, também é considerada como tendo uma etiologia auto-imune. A evidência aponta para células T auto-reguladoras ajudando na produção de anticorpos citoplasmáticos antineutrófilos, os quais podem ser patogênicos na lesão induzida por células.

As células principalmente responsáveis pelo reconhecimento imune são linfócitos, os quais possuem receptores na superfície específicos para determinantes antigênicos de moléculas estranhas. Certos linfócitos conferem a capacidade de reconhecer células do hospedeiro que estão infectadas com microrganismos intracelulares através de epítopos apresentados na superfície da célula. Portanto é imperativo que os linfócitos também retenham a capacidade de reconhecer auto-antígenos além dos elementos estranhos, para que sejam eficazes na destruição ao visarem os seus alvos.

IMUNIDADE INATA E ADAPTATIVA

Sistema Imune Inato

O sistema imune inato é a primeira linha de defesa na resposta imune. O sistema imune inato é composto de mecanismos de barreira, como as junções íntimas das camadas de células epiteliais que impedem a passagem de patógenos através das superfícies mucosas, e cílios para eliminar patógenos aprisionados no muco secretado. Outros produtos glandulares nasais como lactoferrina, defensinas e lisozima funcionam para aumentar a defesa do hospedeiro contra a infecção. A falta de defesa do hospedeiro foi observada em pacientes com rinite alérgica perene que têm concentrações diminuídas de lactoferrina nos lavados nasais e que são predispostos ao desenvolvimento de sinusite recorrente.

As células associadas a imunidade inata incluem os neutrófilos, monócitos, mastócitos, eosinófilos, basófilos e células dendríticas (CDs). Estas células são ativadas na presença de infecção e operam para livrar o corpo da infecção. Estas células usam receptores de reconhecimento de padrões (RRPs) encontrados nas suas superfícies e em compartimentos intracelulares bem como secretados na corrente sanguínea para opsonizar bactérias, ativar as cascatas da coagulação e do complemento, induzir fagocitose e apoptose e implementar vias de sinalização pró-inflamatórias. Os RRPs reconhecem seqüências de DNA altamente conservadas que são necessárias para a sobrevivência em muitos microrganismos. Estas seqüências altamente conservadas, conhecidas como padrões moleculares associados a patógenos (PMAPs), incluem peptidoglicano e ácido lipoteicóico de bactérias Gram-positivas, lipopolissacarídeo de bactérias Gram-negativas e RNA de vírus. A imunidade inata, que foi descoberta há mais de um século, agora demonstrou mediar entre a imunidade inata e a adaptativa. O conhecimento recente a respeito dos receptores "pedágios" (*toll-like*, "que faz tocar uma campainha, e abrir") abriu um novo caminho de investigação a respeito das respostas do hospedeiro e novas estratégias para tratamento das doenças.

Os receptores pedágios (TLRs) são uma família de receptores que participam na defesa do hospedeiro sinalizando a partir da superfície dos monócitos, macrófagos, CDs e mastócitos para que seja dado início a respostas inflamatórias, através da participação de moléculas adaptadoras de sinalização como fator de diferenciação mielóide-88 (MyD88). Outras proteínas adaptadoras descobertas até agora incluem MAL (MyD88 *adaptor-like*), ativador de interferon associado com receptor *toll*, e molécula associada a receptor *toll*. A maioria destes adaptadores sinalizam através da resistência ao receptor *toll* à interleucina 1 ou um mediador intracelular que dispara vias de sinalização intracelulares distintas. Os TLRs respondem a seqüências conservadas específicas ou a moléculas presentes nos micróbios invasores; por exemplo, TLR4 responde ao lipídio A, um componente do lipopolissacarídeo, enquanto TLR3 reconhece RNA bifilamentar. As células inflamatórias expressam diferentes classes de TLRs, dependendo da sua linhagem e maturidade. A distribuição espacial dos TLRs determina em última análise os micróbios que eles encontram e se estes elementos são reconhecidos como sendo próprios ou não próprios (4).

As células matadoras naturais (NK) originam-se na medula óssea e também participam no sistema imune inato. Elas foram conhecidas primeiro pela sua capacidade de lisar tumores sem qualquer preparação ou imunização prévias. Foi demonstrado que as células NK têm diversas funções que variam desde secretar citocinas [interferon-gama (INF-γ), fator de necrose tumoral-alfa (TNF-α) e fator estimulador de colônias de granulócitos-macrófagos (GM-CSF)] e quimiocinas [ATAC/linfotactina, regulação sobre ativação de células T normais expressada e presumivelmente secretada (RANTES), e proteína inflamatória dos macrófagos-1α (MIP-1α)/proteína inflamatória dos macrófagos-1β (MIP-1β)] após ativação para servirem como intermediários entre os sistemas imunes inato e adaptativo. As células NK tornaram-se o foco de muito estudo recentemente com o interesse renovado pelo sistema imune inato. Os precursores das células NK expressam receptor a IL-2 uma vez eles sejam comprometidos à linhagem NK. À medida que amadurecem, ainda mais diversidade de receptores é obtida e a célula NK madura exibe receptores específicos para o complexo principal de histocompatibilidade (MHC), incluindo 2B4, CD38, CD7 e receptor semelhante à imunoglobulina de célula matadora. Com o completamento da maturação, as células NK migram para o sangue periférico e congregam-se no baço, órgãos linfóides, pulmões e fígado. Há dois tipos diferentes de células NK – as que participam na matança e as que se focalizam na produção de citocinas (5).

As células NK são conhecidas principalmente pelas suas respostas a infecções virais, mas recentemente foi descoberto que elas interagem com outras células para disparar o sistema imune adaptativo. Em diversos estudos foi observado que as células NK ativam a maturação das CDs ou elas são ativadas pelas CDs para aumentar em números, secretar IFN-γ, e em seguida modular ou, em essência, criar *feedback* negativo do ramo aferente da resposta imune matando CDs imaturas (6). Este conceito é importante porque sugere uma interação complexa das células na regulação inata da resposta imune pelas células NK antes da sua ativação na resposta imune adaptativa.

Uma outra característica da imunidade inata é o sistema do complemento. O sistema do complemento é o principal mediador humoral de reações antígeno-anticorpo. Ele consiste em pelo menos 20 proteínas plasmáticas química e imunologicamente distintas, as quais podem interagir umas com as outras, com anticorpos e com membranas celulares. Há três caminhos pelos quais o sistema do complemento é ativado: as vias clássicas, a via da lectina e a via alternativa. Estas vias compartilham um caminho comum de clivagem de produtos de ativação resultando na lise microbiana.

A atividade biológica do complemento é manifestada de três maneiras. Primeiro, certas proteínas do complemento ligam-se ou opsonizam partículas estranhas. Receptores celulares específicos para estas proteínas do complemento a seguir medeiam a ligação e a captação das partículas opsonizadas pelos leucócitos polimorfonucleares e monócitos. Segundo, os pequenos fragmentos de clivagem proteolítica das proteínas do complemento difundem-se com facilidade e podem ligar-se aos neutrófilos e macrófagos, causando quimiotaxia e ativação celular. Receptores semelhantes nos linfócitos e células apresentadoras de antígeno ligam complexos antígeno-anticorpo e aumentam as respostas imunes específicas como fagocitose e remoção de células apoptóticas. Terceiro, o complemento causa lise pela inserção de um "plugue" hidrofóbico para dentro das bicamadas de lipídios da membrana, permitindo a ruptura osmótica da célula-alvo. Deficiências no complemento levam a doenças graves infecciosas ou auto-imunes.

O complemento pode desempenhar um papel, na mucosa nasal, de uma reação de hipersensibilidade de tipo imediato ao estimular os mastócitos. Estudos da asma implicaram aumentos das anafilatoxinas C3a e C5a em locais de inflamação depois da provocação segmentar do brônquio com alérgeno em pacientes com asma, o que pode contribuir para recrutamento celular de células inflamatórias.

A imunidade inata controla e elimina a infecção com a ajuda do sistema complemento, ativação de células NK e ativação de TLR. Se, no entanto, o sistema imune inato não for capaz de montar uma resposta inflamatória suficiente para remover os patógenos, a resposta imune adaptativa é ativada. Os sinais que ativam a indução do sistema imune adaptativo são muitos, mas se admite que incluem citocinas como IFN-α/β, que são secretadas por subtipos das CDs e outras células em resposta a lipopolissacarídeo e dsRNA. Ampla evidência agora sugere que a ativação de TLRs em células apresentadoras de antígeno (APCs) resulta na regulação para cima de moléculas co-estimuladoras que induzem respostas de interferon (INF) tipo I e facilitam interações entre células APC-células T que são necessárias para o sistema imune adaptativo (7). Em um estudo, Jang *et al.* (8) observaram que a interleucina (IL)-6 e IL-10 produzidas pelas CDs em resposta a *Mycobacterium tuberculosis* ocorreram predominantemente como resultado da contribuição de respostas a TLR-2. Foi bem estabelecido que a ativação dos TLR através de vários caminhos contribui para a polarização para respostas imunes de T auxiliares (Th) 1 – levando à hipótese de que esta polarização pode evitar respostas imunes Th2 e alergia.

Recentemente, estudos em camundongos deficientes em TLR4 expostos a alérgeno mostraram reduções na inflamação das vias aéreas com eosinófilos, níveis de IgE alérgeno-específico, e produção de citocinas de Th2, em comparação com camundongos tipo selvagem. Ativação dos TLR também pode levar a respostas Th2. CDs estimuladas por TLR-2 *in vivo* produzem abundante IL-10, o que favorece uma resposta Th2 (9). Estes avanços conduziram a hipóteses de que os TLRs desempenham um papel por meio das CDs ao ligar o sistema imune inato ao desvio imune adaptativo na alergia. Desenredar ainda mais a influência dos TLRs sobre o paradigma Th1/Th2 e seus papéis no sistema imune inato provavelmente fará avançar a compreensão dos mecanismos da alergia.

Uma outra área que anteriormente se pensava desempenhar um papel apenas na imunidade inata é o das proteínas antimicrobianas. Há evidência recente de que esta categoria de proteínas, que incluem defensinas, catelicidinas e neurotoxina derivada dos eosinófilos (EDN), pode desempenhar um papel de fazer uma ponte entre a imunidade inata e a adaptativa. As defensinas, compostas de α-defensinas e β-defensinas, são expressadas em células como os neutrófilos, monócitos, células de Paneth e células epiteliais. Elas induzem degranulação e secreção de produtos celulares por estas células de uma maneira dependente da dose, como parte da resposta do hospedeiro em resposta à infecção nas superfícies epiteliais.

Fagócitos e leucócitos são recrutados para os locais de infecção por meio de fatores quimiotáticos. CDs imaturas também foram observadas migrando para os locais de infecção por meio de quimiotaxia de defensinas. mRNA de HD5, uma α-defensina, foi observado expressado em quantidades variáveis nas células epiteliais nasais. Em camundongos foi observado que as β-defensinas induzem maturação das CDs por meio do receptor tipo *toll* 4 (10). Uma vez que CDs foram implicadas em respostas imunes Ag-específicas e polarização Th1/Th2, esta evidência leva adiante a possibilidade de que as defensinas contribuam para interações entre o sistema imune inato e o adaptativo. A catelicidina é uma proteína antimicrobiana que é expressada pelas células epiteliais, monócitos, células NK, mastócitos e células γδT. LL-37, um peptídeo catelicidina, participa na imunidade antimicrobiana do hospedeiro recrutando fagócitos, CDs imaturas e células T para os locais de inflamação. Tanto LL-37 quanto a β-defensina-2 humana são considerados responsáveis por desgranulação dos mastócitos, com conseqüente liberação de histamina. Menos se sabe sobre a EDN do que sobre os outros dois peptídeos antimicrobianos. Não sabemos se tem propriedades antibacterianas, mas em vez disso está implicado em papéis antivirais. EDN também demonstrou desempenhar um papel no desenvolvimento das CDs e pode desempenhar um papel de ponte do sistema inato com o sistema imune adaptativo (11).

Sistema Imune Adaptativo

O sistema imune adaptativo, em contraste com o sistema inato, é de natureza altamente específica e beneficia-se de rearranjo genético. Linfócitos B e linfócitos T em desenvolvimento obtêm receptores a Ig montados ao acaso e receptores para células T (TCR) de segmentos genéticos específicos. Os segmentos variáveis, de diversidade e de junção (V(D)J) que são flanqueados por seqüências de sinal de recombinação são recombinados com adição ou subtração de nucleotídeos, criando imensa variabilidade no receptor. Enquanto o processo de remodelação que regula acessibilidade à cromatina dos segmentos-alvos dos genes permanece não-esclarecido, é evidente que estes processos expandem tremendamente a diversidade do reconhecimento de antígenos.

O sistema imune adaptativo possui muitas das mesmas células em comum com o sistema imune inato. Uma diferença importante entre as duas respostas é o modo de reconhecimento de antígenos. Enquanto a imunidade inata reconhece microrganismos através de componentes presentes nas suas paredes celulares por meio de reconhecimento de receptores amplos, o sistema imune adaptativo reconhece antígenos muito específicos que são processados e apresentados pelas células apresentadoras de antígeno (APCs) no contexto dos receptores do MHC. Na imunidade adaptativa mediada por células, a preparação ocorre pela primeira exposição ao antígeno pelo MHC II nas APCs com a ajuda de moléculas co-estimuladoras. Receptores a TCR na célula T associam-se ao receptor a CD3 e, por sua vez, ativam uma série de passos de fosforilação dentro da célula, resultando na formação de células T CD4+ ou CD8+. A ativação das células Th (T auxiliares) permite a secreção de muitas citocinas e mediadores que, por sua vez, ativam células efetoras como macrófagos para atividade fagocitária e microbicida.

Na imunidade adaptativa humoral, a célula Th preparada entra em contato com células B que expressam o mesmo antígeno. A interação entre estes dois tipos celulares e a ligação de CD40 e CD40L nas células B e Th ativadas, respectivamente, causam ativação das células B e diferenciação para células plasmáticas secretoras de anticorpo.

Uma diferença importante entre os sistemas adaptativo e inato é a capacidade de memória no sistema adaptativo. A maioria das células T ativadas funciona como células efetoras e mais tarde sofre apoptose. Algumas delas, no entanto, diferenciam-se e persistem no hospedeiro durante muitos anos para fornecer rápida proteção quando ocorrer exposição subseqüente ao antígeno. O mecanismo exato pelo qual certos subconjuntos de células T se tornam células de memória e sob que condições de sinalização está sendo investigado atualmente.

DESENVOLVIMENTO DE ALERGIA

Tem havido várias teorias a respeito do aumento na prevalência de doenças alérgicas durante as últimas duas décadas. É comumente conhecido que uma história familiar de doenças atópicas constitui um fator de risco para o desenvolvimento de rinite alérgica, asma e dermatite atópica. Indivíduos com uma história familiar de asma, eczema, febre do feno e urticária e um teste cutâneo positivo são denominados atópicos. Cerca de 20% da população dos Estados Unidos apresenta reações cutâneas positivas de pápula e rubor imediatas a alérgenos inalantes comuns. Pais alérgicos têm uma proporção mais alta que o usual de filhos alérgicos; 50% das crianças com dois pais alérgicos desenvolverão uma alergia. Com apenas um dos pais alérgico, a probabilidade é cerca de 30%. Assim, a história da família representa um fator de risco importante para a doença alérgica e uma pergunta importante a fazer ao avaliar uma criança com possíveis alergias.

Diversos estudos epidemiológicos durante os últimos 4 anos produziram uma "hipótese da higiene" que incrimina as reduções nas doenças infecciosas nos países desenvolvidos como a causa da elevação das doenças alérgicas e atópicas. Em particular, estudos mostrando a relação inversa entre o número de irmãos e atopia implicou a maior exposição a agentes infecciosos como sendo protetora quanto ao desenvolvimento de atopia mais tarde na vida. No passado, recomendava-se às famílias com uma história de atopia evitar possuir animais de estimação. Mais recentemente, houve estudos que demonstraram que manter os animais diminui o desenvolvimento de asma mais tarde na vida. Um estudo particular por Svanes et al. (12) mostrou que ter gatos tinha um efeito positivo sobre a diminuição do desenvolvimento de asma em indivíduos atópicos, mas que o tipo de animal e outros fatores ambientais como a exposição mais tardia aos animais influenciavam em última análise os resultados. Em contraste, observaram que possuir cães parecia promover o desenvolvimento de asma não-alérgica na idade adulta, mas protegia contra a asma alérgica. Em um estudo de corte transversal de comunidades rurais de fazendas na Áustria, Alemanha e Suíça, a exposição de crianças com menos de 1 ano a estábulos e leite da fazenda foi associada a proteção aumentada contra o desenvolvimento de asma, rinite alérgica e sensibilização atópica. Admite-se que este processo ocorra com a exposição à endotoxina atuando através de TLR4. Em um estudo de camundongos deficientes em TLR4, sensibilização e provocação com ovalbumina (OVA) produziu respostas de anticorpo IgG1 OVA-específico significativamente reduzidas e ausência de IgE (13). No mesmo estudo, os investigadores mostraram que doses diferentes de lipopolissacarídeo conferiram capacidades divergentes de desenvolver respostas predominantes de Th1 ou Th2. Embora estes e outros estudos sejam impressionantes, a hipótese da higiene como razão principal para a prevalência aumentada da rinite alérgica é controversa.

Alérgenos como polens, gramíneas, pêlos animais e mofo são depositados sobre as superfícies mucosas no primeiro passo da exposição a alérgenos. Depois da deposição de alérgeno, as CDs captam amostras dos antígenos e migram para os linfonodos, onde apresentam antígeno às células T para sensibilização ao antígeno. Estudos recentes implicaram certas citocinas como ajudando no processo de sensibilização. Recentemente, um estudo por Iwasaki et al. (14) mostrou que em camundongos inativos para TNF-α, sensibilização pôde ser induzida com OVA; entretanto, em comparação com os achados em camundongos do tipo selvagem, a hipersensibilidade ao teste com OVA conforme medido por espirros e esfregar o nariz não foi tão grave nos camundongos com a inativação. Produção de mRNA diminuída de IL-4, IL-10 e eotaxina na mucosa nasal, bem como recrutamento de eosinófilos nos camundongos inativos para TNF-α, apontam o papel potencial do TNF-α no desenvolvimento da rinite alérgica.

Os mastócitos desempenham um papel importante na reação alérgica. Eles são divididos em dois subtipos com base no seu conteúdo de proteases. Ambos os subtipos contêm histamina e existem na mucosa nasal.

Outros produtos dos mastócitos incluem, mas não estão limitados a, mediadores lipídicos como prostaglandinas e leucotrienos, quimiocinas como eotaxina e RANTES, bem como citocinas IL-3, IL-4, TNF-α, GM-CSF e MIP-1 α. Os mastócitos são suscetíveis a citocinas locais que influenciam em seu desenvolvimento, maturação e morte. IgE antígeno-específica tem a capacidade de se ligar a receptores de alta afinidade nos mastócitos nas superfícies mucosas. Com a exposição ao antígeno, a IgE antígeno-específica sobre a superfície dos mastócitos estabelece ligações cruzadas, resultando em desgranulação e liberação de mediadores inflamatórios. A ativação dos mastócitos causa uma entrada de íons cálcio. Este processo resulta na exocitose do conteúdo dos grânulos, com liberação de mediadores pré-formados como histamina, heparina e enzimas proteolíticas (triptase e β-glicosaminidase). Os mastócitos desempenham papéis em ambas as respostas inicial e tardia ao teste com alérgeno.

Doenças alérgicas como rinite alérgica, asma e eczema desenvolvem-se ao longo de uma via comum de sensibilização aos alérgenos. No nariz, a sensibilização ao alérgeno faz produzir IgE. Com exposição subseqüente ao antígeno em um hospedeiro suscetível, são iniciadas respostas que resultam em rinite alérgica. As respostas da mucosa nasal mediadas pela IgE em resposta ao teste do antígeno ocorrem em uma fase inicial e uma fase tardia. Na resposta inicial, os mastócitos predominam (Fig. 35.1). A ativação dos mastócitos produz os sintomas cardeais de espirros, prurido, rinorréia e congestão. A resposta tardia, que ocorre horas depois da resposta inicial, é a fase inflamatória, durante a qual numerosas células são recrutadas e interagem, a saber, células B, células T e basófilos. Estas interações não somente geram sintomas, principalmente congestão, mas levam à produção de IgE alérgeno-específica adicional e à responsividade subseqüente aumentada ao alérgeno (preparação) e à exposição a irritante (hipersensibilidade).

A Resposta Inicial

A resposta inicial é sentida dentro de minutos depois da exposição ao antígeno. Os pacientes geralmente se queixam de espirros, bem como prurido e olhos cheios d'água. Uma grande parte desta resposta é devida à liberação de histamina e resulta em vasodilatação, extravasamento de líquidos e estimulação de nervos que levam aos sintomas clínicos.

IgE no soro dos indivíduos normais é a menos abundante das classes de imunoglobulinas. Nos indivíduos atópicos, no entanto, a concentração de IgE pode ser até 1.000 vezes aquela normalmente encontrada nos indivíduos não atópicos. Através da ligação de IL-4

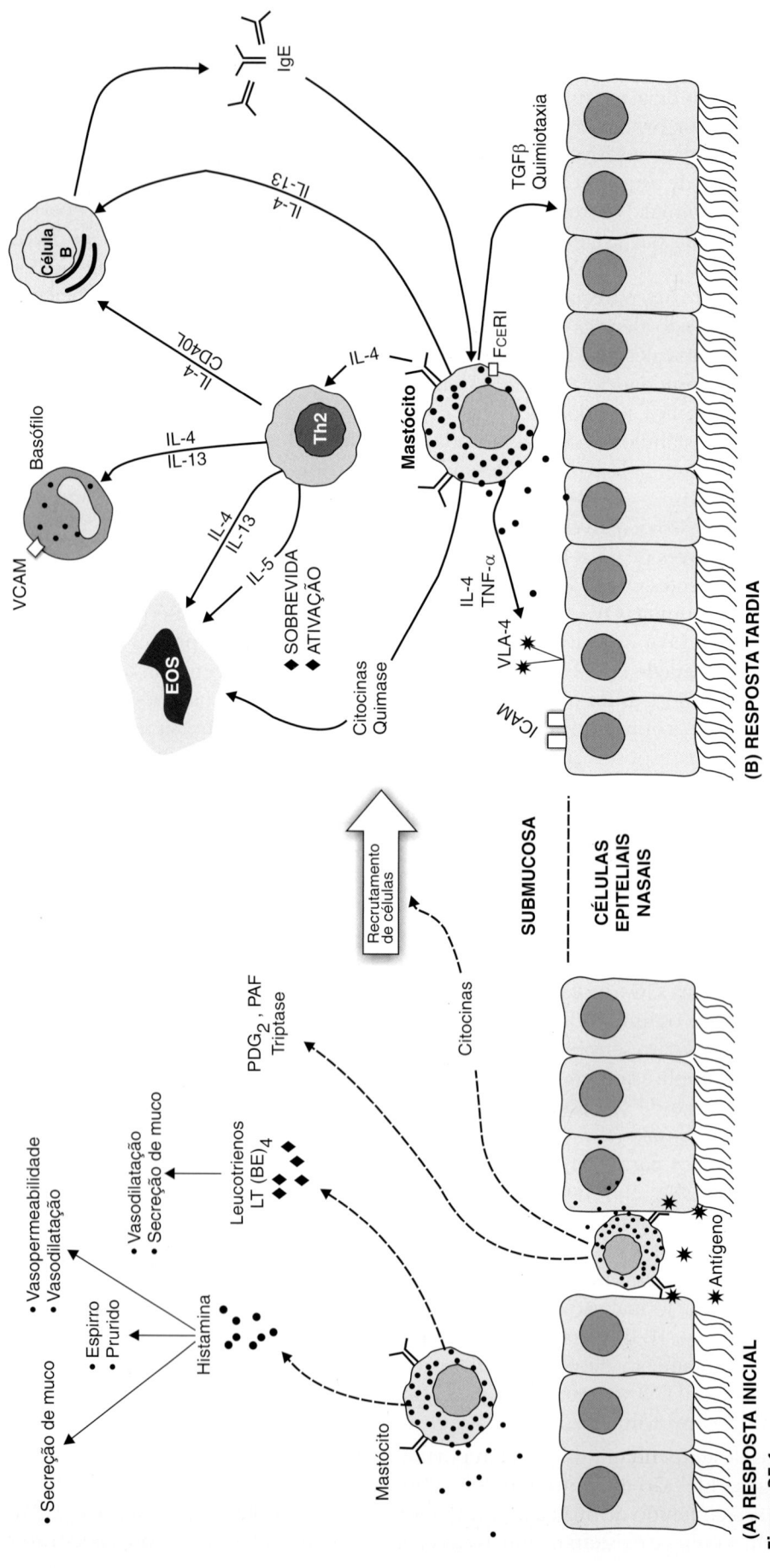

Figura 35.1

A: Resposta inicial: na resposta inicial ao teste com alérgeno nasal, ativação dos mastócitos causa sintomas secundários à liberação de mediador. **B:** Resposta tardia: na resposta tardia ao teste com alérgeno, o recrutamento de células por meio de citocinas causa o acúmulo de múltiplas células inflamatórias na mucosa, que por sua vez liberam mediadores que levam a sintomas, hiper-responsividade a irritantes e preparação (responsividade aumentada ao antígeno).

e IL-13, em concerto com CD40L, as células B são ativadas por meio do fator de transcrição Stat6. A transcrição da linha germinal do *locus* da cadeia pesada resulta em uma mudança de isótipo de IgM para IgE e na síntese de IgE (Fig. 35.2). A importância da IgE na reação alérgica foi claramente demonstrada pela redução bem-sucedida da reação alérgica pelo uso de anticorpos anti-IgE.

Curiosamente, agora se considera que os indivíduos alérgicos possuem um ambiente mucoso que favorece a troca de classe de IgG para IgE e que a mudança de isótipo ocorre dentro do ambiente local da mucosa. Receptor FεRI, um receptor a IgE de alta afinidade, é expressado em altos níveis nos mastócitos e basófilos. O receptor é suscetível a *feedback* positivo, tal que a síntese e a secreção de IgE nos tecidos mucosos conduz a ainda maior regulação para cima do FεRI nos mastócitos vizinhos. O receptor a IgG FcγR compete com FεRI pela sua cadeia pesada γ compartilhada. Desta maneira, a regulação para cima de FcεRI leva à produção diminuída de IgG (15).

Resposta Tardia

A resposta tardia ao teste nasal com antígeno refere-se aos sintomas e eventos inflamatórios que ocorrem horas depois da exposição ao antígeno.

A ativação e a degranulação dos mastócitos bem como a liberação de histamina durante a resposta inicial conduzem a sintomas clínicos imediatos depois da exposição ao antígeno. Uma substância importante liberada pelos mastócitos, IL-4, no entanto, pode contribuir para a cascata de eventos que compreendem a resposta tardia.

Em resposta a IL-4, IL-1β ou TNF-α, os epitélios locais regulam para cima antígeno 4 muito tardio (VLA-4) e molécula de adesão intracelular 1 (ICAM-1)

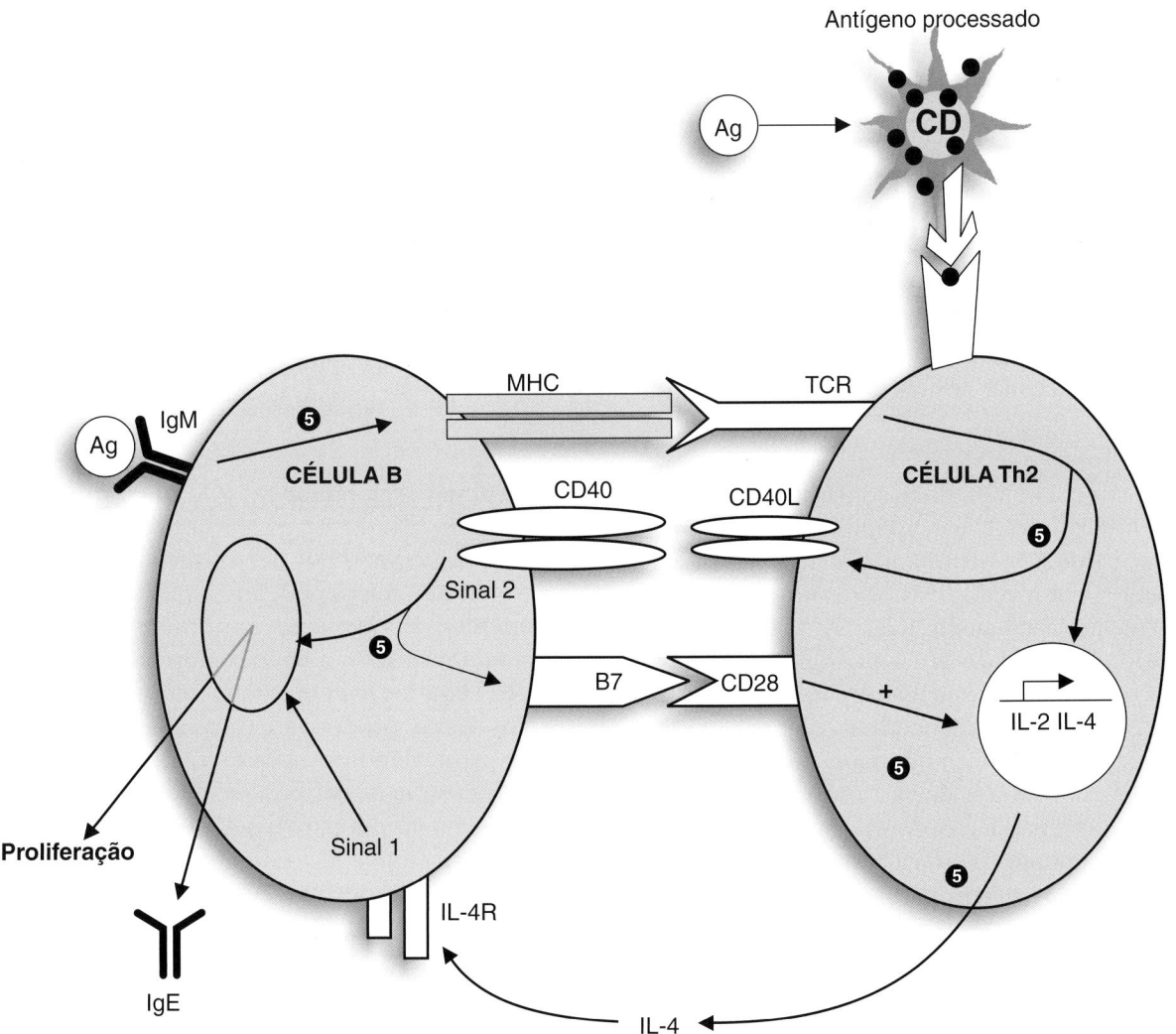

Figura 35.2

Desenvolvimento de IgE. Sinal 1: Interação da interleucina (IL)-4 com o receptor a IL-4 na célula B. Sinal 2: Sinal co-estimulador de CD40 na célula B com CD40L na célula T auxiliar 2. CD, Célula dendrítica.

nas suas superfícies (Fig. 35.1). Em concerto, células T, basófilos, monócitos e eosinófilos são recrutados por meio dos seus ligantes, a molécula de adesão às células vasculares 1 (VCAM-1) ou o antígeno associado à função dos linfócitos 1 (LFA-1), para se localizarem nos locais de inflamação. Em particular, VCAM-1 e E-selectina são observadas aumentadas no endotélio vascular dos pacientes com rinite alérgica, enquanto ICAM-1 é observado correlacionado com a regulação para cima da E-selectina. Concomitantemente, alterações intracelulares e na superfície celular do endotélio facilitam a migração transendotelial das células. Ausência de certas moléculas de adesão, como molécula de adesão das plaquetas às células endoteliais 1 (PECAM-1) em camundongos com PECAM inativo, resulta em transmigração aumentada das células inflamatórias, o que é um evento pró-inflamatório. A caderina do endotélio vascular é uma molécula de adesão, transmembrânica, associada com actina, dependente de cálcio, localizada nas junções endoteliais e que se admite modular a permeabilidade endotelial.

Houve uma reativação do interesse pela migração dos leucócitos através das superfícies endoteliais dos capilares para os locais de inflamação. Durante a última década, a concordância geral era de que aquelas células eram "presas" por meio de interações entre os leucócitos e os ligantes endoteliais e retardadas pela formação de "rolos" ao longo da superfície do endotélio, ponto no qual elas transmigravam através das junções de espaço das células endoteliais. Mais recentemente, emergiu uma teoria alternativa que fala de um caminho transcelular através da superfície do endotélio (16).

Um estudo por Mekori *et al.* (17) sugeriu que os mastócitos em contato direto com células T ativadas liberam mediadores como histamina e matriz metaloprotease-9 (MMP-9) bem como citocinas que destacam o papel regulatório dos mastócitos no contexto da inflamação mediada por células. IL-3, liberada pelos mastócitos, estimulo o seu crescimento. Nesta situação, os mastócitos da mucosa respondem à síntese, regulada para cima, de IgE dentro da célula B. Outros fatores que desempenham um papel na resposta tardia incluem RANTES e eotaxina, ambas as quais atuam recrutando células T e eosinófilos para a mucosa. Fator de crescimento transformador β (TGF-β) também foi observado regulado para cima nos epitélios das conchas inferiores de pacientes atópicos e pacientes com rinite, sugerindo um possível papel do TGF-β na quimiotaxia ou retenção dos mastócitos na rinite. Em particular, a eotaxina em lavados nasais de pacientes com rinite alérgica foi observada correlacionando-se com recrutamento de eosinófilos na mucosa. Separadamente, eotaxina administrada intranasalmente a pacientes com rinite alérgica aumentou os níveis de eosinófilos na mucosa. Os eosinófilos respondem à IL-5 produzida pelas células T, e as células T são similarmente ativadas para facilitar uma cascata de eventos que precipitam as reações inflamatórias locais vistas na resposta tardia.

Quando um alérgeno se liga a uma IgM específica sobre uma APC, como as células de Langerhans na epiderme, o alérgeno é internalizado, degradado nos lisossomas, e apresentado em pequenos fragmentos no contexto dos complexos MHC II da superfície celular. Durante esta interação no tecido linfóide local, os complexos são apresentados às células Th. As células Th subseqüentemente secretam citocinas como IL-4. As células T exibem receptor a IL-4 e ligante CD40 nas suas superfícies. IL-4 das células T liga-se ao receptor a IL-4 nos linfócitos B. Alguns destes linfócitos B multiplicam-se e produzem IgE alérgeno-específica após recombinação do DNA nuclear. A apresentação e o processamento locais do alérgeno bem como as localizações dos mastócitos nas superfícies mucosas garantem que as respostas sejam locais e não sistêmicas.

A resposta tardia ao teste nasal com antígeno representa um modelo para estudo da complexidade dos processos inflamatórios que contribuem para a rinite alérgica. Como destacamos acima, os processos inflamatórios são numerosos e superpõem-se em função. Permanece sendo difícil definir a exata contribuição e a importância dos mediadores; entretanto, à medida que fiquem disponíveis modalidades terapêuticas para eliminar seus efeitos da cascata da inflamação, seus papéis podem ser mais profundamente elucidados.

COMPONENTE NEURAL DA ALERGIA

O nariz é inervado por nervos aferentes e eferentes e nervos autonômicos pós-ganglionares. Nos anos 1970, foram feitos em pacientes com rinite alérgica estudos que demonstraram a ligação entre as duas cavidades nasais. Desafios com histamina intranasal em uma cavidade nasal produziram secreções bilaterais, bem como prostaglandinas no lado contralateral. Admite-se que a inervação do nariz e a secreção de neuropeptídeos desempenham um papel modulador na patogenia da rinite alérgica por meio de um mecanismo chamado inflamação neurogênica. Admite-se que este mecanismo se origina de mecanismos moleculares envolvendo neuropeptídeos como as taquicininas e a neurocinina A (18).

Fator de crescimento nervoso (NGF) demonstrou desempenhar um papel na resposta inicial aos alérgenos. Observou-se que o NGF promove respostas alérgicas em um modelo de asma no camundongo aumentando o recrutamento de eosinófilos e linfócitos para os pulmões, bem como pela geração local de IL-4 e IL-5, depois de provocação com OVA. NGF parece ter efeitos sobre a liberação de mediadores dos mastócitos. Uma experiência randomizada, controlada com placebo, de 12 pacientes asmáticos efetuada por Kassel et al. (19) demonstrou que a localização dos mastócitos nos brônquios foi aumentada significativamente depois, em comparação com antes, do teste com alérgeno. Eles também observaram importantes aumentos da expressão de mRNA de NGF em espécimes de biopsia brônquica após o desafio com alérgeno. Ambas as alterações foram encontradas nos pulmões asmáticos após desafio com alérgeno, mas antes do desenvolvimento de sintomas, assim apontando o papel do NGF como fator na resposta inicial ao alérgeno. Também se admite que o NGF induza maturação, estimulação e conseqüente ativação dos mastócitos.

NGF aumenta a produção de substância P (SP), uma taquicinina, pelos neurônios. A quantidade de SP foi encontrada significativamente aumentada nas fibras nervosas da mucosa de uma população de pacientes com rinite alérgica sazonal. Embora tenha havido estudos bem-sucedidos mostrando a capacidade da SP induzir efeitos quimiotáticos sobre células inflamatórias *in vitro*, os estudos equivalentes *in vivo* permanecem problemáticos devido à variabilidade na expressão dos receptores em diferentes estádios do desenvolvimento das células. SP parece desempenhar um papel na migração de células nos processos inflamatórios, mas permanece incerto se a migração é um resultado do extravasamento de plasma ou um resultado da expressão do receptor a SP nas células inflamatórias.

Na seção seguinte, há uma breve descrição das células do sistema imune que desempenham um papel importante na alergia.

CÉLULAS DO SISTEMA IMUNE

As células do sistema imune são derivadas de células hematopoiéticas pluripotentes. Elas se desenvolvem ao longo de duas linhas distintas: a mielóide e a linfóide. A linhagem das células-tronco mielóides é ainda subdividida em granulócitos, megacariócitos, plaquetas e eritrócitos. Os granulócitos desempenham um papel importante nas respostas alérgicas como respondedores iniciais na inflamação; eles fagocitam patógenos bacterianos e secretam citocinas importantes que são discutidas mais tarde. Células-tronco pluripotentes também se diferenciam ao longo da linhagem das células-tronco linfóides, das quais as células T, células B e células NK são atores importantes na resposta imune à alergia.

Neutrófilos

Os neutrófilos, ou leucócitos polimorfonucleares (PMNs), acumulam-se nos locais de inflamação aguda. Eles estão envolvidos em uma série de passos coordenados que incluem aderência ao endotélio, migração extravascular, quimiotaxia, reconhecimento na membrana, fixação a partículas estranhas, fagocitose, fusão e degranulação dos lisossomas, e uma onda de metabolismo oxidativo. Os neutrófilos sanguíneos são compostos de dois subconjuntos intercambiáveis: o fundo circulante e o fundo marginado. Um dos eventos iniciais na inflamação aguda é um aumento na marginação dos neutrófilos e sua aderência ao endotélio vascular. C5a, um componente do complemento, medeia quimiotaxia dos neutrófilos, embora existam outros quimioatrativos de bactérias, leucócitos estimulados, produtos de coagulação ou fibrinólise e lipídios oxidados. As quimiocinas mais as selectinas ajudam na adesão dos neutrófilos ao endotélio vascular. Os neutrófilos reconhecem partículas pelas opsoninas fixadas nelas. Estas opsoninas incluem imunoglobulinas para as quais o neutrófilo exibe receptores Fc e o fragmento C3b do complemento. Depois da fagocitose, os processos descritos para os fagócitos mononucleares também se aplicam aos neutrófilos. Os neutrófilos são recrutados durante a resposta tardia à provocação com antígeno, mas raramente são vistos aumentarem durante a exposição a alérgeno sazonal, tornando incerto o seu papel na doença alérgica.

Eosinófilos

Os eosinófilos são produzidos na medula óssea a partir de precursores hematopoéticos CD34+. Eles circulam no sangue e localizam-se nos tecidos quando encontram endotélio inflamado. Os eosinófilos têm receptores para várias citocinas e para IgG e IgE. Muitas citocinas são importantes no recrutamento dos eosinófilos para locais de inflamação. Entre os estudos que determinaram a localização dos eosinófilos, camundongos "inativos" para IL-1, IL-5, TNF e moléculas de adesão demonstraram recrutamento deficiente dos eosinófilos para vias aéreas dos animais testados com alérgeno. Os eosinófilos possuem moléculas de adesão (ligantes), que ajudam no seu movimento na direção de quimiocinas como RANTES, MIP-1α, eotaxina e proteína quimioatrativa para monócitos-4 (MCP-4), secretadas pelos tecidos inflamados. A função dos eosinófilos resulta da elaboração de uma variedade de citocinas, proteínas, peroxidases e enzimas. Uma destas, proteína básica principal, é citotóxica e helmintotóxica. Também são elaboradas eosinofiloperoxidase, EDN, proteína de cristais de Charcot-Leyden, e proteína catiônica eosinofílica. A sobrevida dos eosinófilos nos tecidos é baseada na sua necessidade de diversos fatores de crescimento como IL-5, IL-3 e GM-CSF. Na ausência de fatores de crescimento, eles sofrem morte celular programada (apoptose).

Basófilos

Os basófilos são granulócitos que possuem receptores a IgE de alta afinidade. Eles contêm histamina e outros mediadores, inclusive citocinas. Podem contribuir para anafilaxia liberando histamina. Expressam IL-4 e sabe-se que contribuem para reações alérgicas em locais teciduais como o nariz, pulmões e pele, embora o mecanismo pelo qual isto ocorre permaneça não elucidado.

Monócitos

Os monócitos originam-se na medula óssea de células-tronco pluripotentes e a seguir são liberados no sangue. Os macrófagos teciduais originam-se pela maturação de monócitos que migraram do sangue. Na proliferação dos macrófagos imaturos, mitogênios, como fator estimulador de colônias (CSF), produzido pelos fibroblastos, linfócitos e monócitos, desempenham um papel importante. Durante inflamação, ambos os processos aumentam dramaticamente. Células gigantes originam-se ou pela fusão de macrófagos ou pela falta da citocinesia durante a mitose. A mais importante propriedade funcional do macrófago é sua capacidade de reconhecer e ingerir materiais estranhos e danificados. A capacidade dos macrófagos de reconhecerem partículas opsonizadas reside nos seus receptores, que se ligam à porção Fc das imunoglobulinas e aos componentes C3 do complemento. Os macrófagos possuem moléculas MHC de superfície e possuem receptores para ativação por linfocinas e para o CSF, que regula sua função e proliferação. Os monócitos também produzem componentes do complemento, incluindo prostaglandinas, interferons, proteases e citocinas. As células de Langerhans, outro tipo de APC, estão entremeadas na camada epitelial da mucosa nasal e da pele e ajudam a induzir respostas das células T. Elas apresentam antígeno às células T.

Durante a fagocitose, partículas ligadas a receptores específicos ou inespecíficos na membrana são rodeadas pela membrana celular, formando vesículas fagocíticas. Os vacúolos endocíticos tornam-se lisossomas secundários depois da fusão com lisossomas primários. Dentro do compartimento lisossômico, o conteúdo é digerido em pH ácido, por mais de 40 enzimas hidrolíticas. Depois da ingestão das partículas, os macrófagos bem como os neutrófilos sofrem uma onda respiratória, observada sob a forma de um aumento dramático no consumo de oxigênio e ativação de uma oxidase associada a membrana. Esta oxidase reduz o oxigênio molecular ao ânion superóxido, que, por sua vez, dismuta-se para peróxido de hidrogênio. Superóxido e peróxido de hidrogênio interagem para dar origem a radicais hidroxila e oxigênio. Estes metabólitos reativos de oxigênio exercem efeitos antimicrobianos e antitumorais.

Um outro grupo de moléculas efetoras sintetizadas pelos macrófagos inclui óxido nítrico e intermediários de nitrogênio reativo. O próprio macrófago está protegido destes metabólitos do oxigênio pela sua glutation peroxidase e catalase. Numerosos agentes solúveis, incluindo complexos antígeno-anticorpo, C5a, ionóforos e promotores tumorais podem desencadear a onda respiratória sem fagocitose.

As substâncias quimiotáticas para os macrófagos incluem C5a anafilatoxina, produtos bacterianos como N-formilmetionil peptídeos e produtos dos linfócitos B e T estimulados. Também importantes são substâncias que inibem a migração para longe dos locais de inflamação: linfocinas (fator inibidor dos macrófagos, e fator de ativação dos macrófagos) e enzimas proteolíticas produzidas durante ativação do complemento (fator Bb).

Como dissemos anteriormente, os macrófagos desempenham um papel importante na iniciação e na regulação da resposta imune. Os macrófagos produzem principalmente citocinas tipo Th1 (IL-12, IL-18, TNF-α e IFN-α/β). Os macrófagos que produzem IL-12 aumentam a responsividade brônquica associada à migração dos eosinófilos, Os macrófagos que produzem IL-1 estimulam a função das células T e apresentam moléculas imunes aos linfócitos. Esta função exige a exibição dos mesmos determinantes principais de histocompatibilidade pelas células T e os macrófagos. IL-1 causa produção aumentada de prostaglandinas e leucotrienos, que podem alterar a permeabilidade vascular e o tônus brônquico. IL-1 também induz a produção de proteínas de fase aguda, incluindo componentes do complemento, fibrinogênio e fatores da coagulação, e aumenta a atividade das proteínas de adesão (p. ex., ICAM-1).

Linfócitos

Linfócitos T

As células pré-T saem da medula óssea como células duplo-negativas (DN) (CD4-CD8). Estes timócitos proliferam e diferenciam-se para se tornarem células duplo-positivas (DP) CD4+CD8+. É conhecido comumente que as células DP entram em contato com autopeptídeos complexados com ligantes do MHC, com o que elas sofrem seleção positiva e sobrevivem. A esta altura, as células DP também podem sofrer apoptose devido a abandono ou ser negativamente selecionadas se ligadas ao MHC fortemente. No timo, uma célula DP que liga um ligante de baixa afinidade pode diferenciar-se para uma célula T citotóxica CD8+ ou uma célula T auxiliar CD4+. Se a célula DP ligar-se a um ligante de alta afinidade, ela é selecionada negativamente e sofre apoptose. Na periferia, como nos órgãos linfóides, as células T maturas que se ligam a autopeptídeos de baixa afinidade no contexto de auto-MHC-I ou MHC-II continuam a sobrevier. As células que encontram um ligante de alta afinidade e são ativadas constituem o que é conhecido como a resposta imune.

As células T constituem 60% a 70% dos linfócitos periféricos e são concentradas em zonas onde têm probabilidade de encontrar antígeno, a saber, as áreas paracorticais dos linfonodos e o baço. Os linfócitos T originam-se no timo e participam na imunidade mediada por células. Conforme mencionado na seção sobre o sistema imune adaptativo, as células T conferem altos graus de especificidade dentro do clone, e variabilidade através de todas as células T por meio da recombinação da porção antígeno-específica do seu receptor de célula T CD3. Além de CD3, as células T têm uma variedade de outros marcadores de superfície que são importantes na alergia. CD4 e CD8 são marcadores em certos subconjuntos de células T e aumentam o sinal que ocorre quando uma célula T entra em contato com um complexo antígeno-MHC apropriado apresentando APCs. Um segundo sinal é fornecido por meio de CD28 sobre as células T que interagem com as moléculas co-estimuladoras B7-1 e B7-2 que estão presentes sobre as APCs.

Considera-se que as células T gama-delta (células T γδ) desempenham um papel na defesa da mucosa devido à sua propensão para se acumularem em locais epiteliais de inflamação. Vários modelos de hiper-responsividade alérgica em camundongos foram demonstrados, nos quais as células T γδ desempenham um papel na inflamação alérgica. O papel das células T γδ na inflamação alérgica tem sido controvertido, e resultados dicotomizados foram publicados debatendo a influência das células T γδ antígeno-específicas em modelos de inflamação. Svensson *et al.* (20), usando camundongos que não possuem células T γδ, tentaram esclarecer o papel destas células na inflamação eosinofílica das vias aéreas. Usando análise leucocitária do líquido broncoalveolar e expressão de mRNA para citocinas no tecido pulmonar e linfonodal, eles demonstraram o desenvolvimento da inflamação alérgica das vias aéreas, mas sem a mudança para células Th2 que ocorre quando células T αβ estão presentes. Seus resultados mostraram uma tendência para IgE antígeno-específica diminuída nas células T γδ, mas não nas células T αβ.

As células CD4+ interagem com as células no contexto da proteína MHC-II, que está presente sobre as APCs, enquanto as células CD8+ interagem no contexto da MHC-I, que está presente sobre todas as células. Este fato realça as funções diferentes dos dois subconjuntos.

As células CD4+ desenvolvem-se em dois subconjuntos diferentes, células Th1 e Th2. Ao deixarem o timo, as células CD4+ entram nos órgãos linfóides, onde o seu receptor TCR "inocente" (*naïve*) entra em contato com complexos antígeno-MHC sobre as APCs. O tipo de APC, as moléculas co-estimuladoras produzidas, além do ambiente local de citocinas, determinam de que linhagem a célula Th se tornará. As células Th1 secretam IFN-γ, IL-2, TNF-α e TNF-β, os quais são importantes para eliminar patógenos intracelulares. Em contraste, as células Th2 secretam IL-4, IL-5, IL-6 e IL-13, que são importantes para eliminar patógenos intracelulares. Em contraste, as células Th2 secretam IL-4, IL-5, IL-6 e IL-13, que são importantes para a eliminação de organismos extracelulares. Recentemente, subconjuntos de células CD4+ foram implicados em contribuir para respostas imunes patológicas vistas na alergia e na asma, e estão sendo ativamente estudados. Influências imunes sobre o desenvolvimento de atopia no contexto da "hipótese da higiene" provocaram o estudo da influência dos subconjuntos de células T sobre a patogenia da asma e de doenças alérgicas.

Enquanto as células CD4+ demonstraram ter um papel importante no desenvolvimento de doenças alérgicas, o papel das células CD8+ não está tão claro. As células CD8+ secretam citocinas do tipo Th1 e funcionam principalmente como células citotóxicas promovendo a morte de células que são reconhecidas pelo sistema imune como estando infectadas. Alguns estudos propuseram a hipótese de que as células CD8+ evitavam o desenvolvimento da hiper-reatividade e responsividade das vias aéreas. Embora muitos estudos tenham mostrado que células Th1 alérgeno-específicas suprimiam a inflamação alérgica, um estudo em camundongos SCID indicou a influência paradoxal de células Th1 antígeno-específicas sobre a inflamação pulmonar. Hansen *et al.* (20a) demonstraram, no entanto, que embora as células Th1 não pudessem reverter hiper-reatividade induzida por Th2, eram capazes de reduzir o número de eosinófilos nas vias aéreas e a produção de muco nos bronquíolos.

Achados dicotomizados referentes às células CD8+ levaram a tentativas de caracterizar ainda mais as subpopulações de células CD8+. Um estudo mostrou os diferentes perfis de citocinas das subpopulações de células CD8 estimuladas por CD1s e CD2s. Especificamente, presumiu-se que células CD8 produtoras de IL-10 ativadas por CD2s desempenharam um papel regulador e, possivelmente, um papel de imunotolerância na resposta imune. Admite-se que as células CD8 evitam a indução de respostas imunes inicialmente no processo de sensibilização, mas têm um papel limitado uma vez que tenha ocorrido a hipersensibilização das vias aéreas. Outros estudos apontam as capacidades de domiciliar-se das células CD8. Aquelas que migram para órgãos linfóides são chamadas células de memória centrais, e as que se abrigam em tecido não-linfóide chamam-se células efetoras nos processos inflamatórios. Estes estudos foram feitos em células CD8+ de "memória central" bem como células CD8+ de memória de longa duração. A elucidação de como e quando as células T ativadas se comprometem para linhagem de células de memória ainda é desconhecida e é uma área de muito estudo. Um avanço recente interessante é que as células T CD8+ são mais bem preparadas para aumentar sinais "corrente abaixo" do que as células inocentes ou efetoras (21). Isto apóia o achado de que sintomas de rinite alérgica podem continuar a aumentar nos pacientes mais tarde nas alergias sazonais, apesar de contagens de alérgenos diminuindo.

Tem havido um interesse renovado no clone de células T anteriormente chamadas células T supressoras, agora chamadas células T reguladoras (T_{reg}). As células T_{reg} são subdivididas em células T CD4+CD25+ que expressam o marcador receptor a IL-2 (CD25), células Th1 e células Th2. Antes conhecidas por tomarem parte na prevenção de auto-imunidade e rejeição de transplante, elas agora estão sendo estudadas nos seus papéis como imunomoduladoras no paradigma Th1/Th2. Vários estudos já mostraram o subconjunto de T_{reg} chamado células Tr1 (células T_{reg} induzíveis) que são capazes de produzir grandes quantidades de IL-10 e TGFβ e regular para baixo respostas específicas de Th1 e Th2.

As células T_{reg} desempenham um papel interessante em áreas de imunomodulação de transplantes bem como em áreas de tolerância. No caso de alergia alimentar, respostas das células T foram estudadas em crianças que superaram alergia ao leite de vaca. As crianças que superaram sua alergia (chamadas crianças tolerantes) tenderam a ter maiores quantidades de células T CD4+CD25+ circulando no seu sangue periférico, em comparação com crianças que continuaram a demonstrar alergia ao leite de vaca. Este caso sugere que a presença das células T_{reg} é correlacionada com desenvolvimento de tolerância da mucosa para um alérgeno alimentar.

Linfócitos B

Os linfócitos B, como os linfócitos T, deixam a medula óssea e localizam-se nos tecidos linfóides periféricos. As células B agregam-se em folículos dentro dos órgãos linfóides, onde elas coordenam a resposta humoral. Quando estimuladas por antígeno por meio dos seus receptores de superfície a IgM (BCRs), um sinal é iniciado. Com o sinal de iniciação, ligantes associados aos BCRs agregam-se para formar complexos de sinalização. A força do sinal e os efeitos "corrente abaixo" dos sinais são modulados pelo sinal iniciador. Caminhos de sinalização originam-se do BCR inicial para propagar sinais por meio de segundos mensageiros como diacilglicerol (DAG), inositol trifosfato (IP_3) e liberação de cálcio intracelular. As células B diferenciam-se para células plasmáticas. As células plasmáticas são responsáveis pela secreção de diferentes classes de imunoglobulinas que medeiam a imunidade humoral.

Células Dendríticas

As CDs são leucócitos que se desenvolvem da medula óssea e desempenham um papel único no sistema imune. Elas têm uma grande diversidade de papéis incluindo memória e tolerância de célula T. Nas suas formas imaturas na periferia do corpo, funcionam principalmente para colher amostras de antígenos. Se as CDs encontrarem e reconhecerem produtos microbianos através de seqüências conservadas (PAMPs), elas migram para os linfonodos como CDs maturas mais capazes de estimular as células T. As CDs também reconhecem um sinal de perigo indiretamente pelos mediadores inflamatórios produzidos na presença de tecidos danificados. Compativelmente com a hipótese proposta por Janeway *et al.*, a maturação das CDs ocorre depois de estimulação por ligante TLR; regulação para cima do MHC classes I e II; e regulação para cima de moléculas co-estimuladoras como CD40, CD80 e CD86. Estas CDs maturas então irão interagir com células inocentes CD4+ e CD8+.

É sabido que as CDs desempenham um papel de polarizar células T para células efetoras tipo Th2 em modelos animais de inflamação alérgica das vias aéreas. Em um estudo por Constant *et al.* (22), APCs semelhantes a CD parecendo-se com células de Langerhans da epiderme demonstraram captar preferencialmente antígeno e apresentá-lo às células CD4+ localizadas no pulmão. Outros estudos também mostraram que as CDs atuam para induzir respostas Th2 e que elas são necessárias para induzir uma resposta eosinofílica inflamatória crônica.

As CDs orquestram o desenvolvimento do sistema imune adaptativo conectando-se com sinais providos no sistema imune inato. Hammad *et al.* (23) mostraram em um estudo que CDs pulsadas com alérgeno de pacientes alérgicos transferidos adotivamente para camundongos de imunodeficiência combinada severa (SCID) causaram um aumento ao triplo nas células T nos linfonodos mediastinais 4 dias mais tarde. Os camundongos exibiram respostas alérgicas Th2-específicas nos seus pulmões pós-transferência.

As CDs são consideradas originadas de duas origens distintas. A maioria vem de um progenitor mielóide; apresenta marcadores da superfície celular CD11c, CD33 e CD13; e são chamadas CDs mielóides. O subconjunto de CDs chamado CDs plasmocitóides (pCDs), em virtude da sua similaridade com células plasmáticas secretoras de anticorpo, suscitou muito interesse científico. Estas células apresentam um alto número de marcadores da superfície celular CD123 que respondem a IL-3 e, por sua vez, produzem interferon tipo I. Recentemente, numerosos estudos distinguiram características das pCDs que as ligam tanto aos precursores linfóides quanto aos mielóides. Embora seja comumente sabido que CDs desempenham um papel no estabelecimento da memória e tolerância das células T, os mecanismos exatos ainda estão por ser determinados. Em um modelo animal de asma, De Heer *et al.* (24) demonstraram que camundongos depletados de pCDs durante inalação de antígeno inofensivo levaram à sensibilização de IgE e causaram eosinofilia das vias aéreas, bem como produção de citocinas das células Th2, todos marcadores da inflamação na asma. Na inflamação alérgica na rinite, considera-se que citocinas como IL-4, IL-5 e IL-13 produzidas pelas células ativadas desencadeiam inflamação. Farkas *et al.* (25) estudaram a capacidade das pCDs de induzirem ativação das células T alérgeno-dependente no sangue periférico de pacientes com rinite que têm alergia ao pólen de gramínea. Em culturas de pCDs e células T CD4+, eles observaram produção aumentada de IL-2, IL-5, IL-10 e IL-13. Também observaram que as células CD4+ cresceram na presença de alérgeno e que as pCDs produziram IL-4, IL-5 e IL-13 com estimulação repetida (25). Isto suporta ainda mais a teoria de que as pCDs têm efeitos sobre a estimulação de respostas Th2 alérgeno-específicas (memória) na presença de inflamação da mucosa.

As células de Langerhans, outro subconjunto de CDs, são a subpopulação que desempenha um papel nas respostas de células T na submucosa nasal nas alergias sazonais. Outros estudos que compararam subtipos funcionais de CD em vias aéreas superiores humanas normais em comparação com as caracterizações feitas nos modelos nos camundongos observaram que a maioria expressava um fenótipo semelhante a macrófago (CD11b+CD14+CD64+CD68+RFD7+).

Imunoglobulinas

As imunoglobulinas são glicoproteínas compostas de 82% a 96% de polipeptídeo e 4% a 18% de componentes carboidratos. Elas se responsabilizam por aproximadamente 20% das proteínas plasmáticas totais. As imunoglobulinas funcionam como efetores na resposta imune para agregar-se com toxinas ou bactérias. Elas facilitam a ativação do sistema complemento bem como a ativação dos macrófagos, neutrófilos e linfócitos para removerem materiais estranhos. Ligação de anticorpo ao receptor a Fc dos mastócitos sensibiliza estas células para hipersensibilidade do tipo imediato.

A diversidade das imunoglobulinas é atingida por meio de múltiplos processos. A cadeia pesada humana (V_H), D, e cadeias pesadas juncionais (J_H) são encontradas no cromossoma 14. Há 46 segmentos V_H por genoma haplóide, com considerável polimorfismo dentro de certos segmentos. Os segmentos V variam em duas regiões específicas chamadas regiões determinantes de complementaridade, que formam parte do local de ligação de antígeno dos anticorpos. Há sete famílias de segmentos D que codificam a diversidade no repertório das imunoglobulinas. Segmentos J_H funcionais, seis em número, estão localizados "corrente a-baixo" na região D. Os rearranjos combinatórios deste grande número de genes codificam para diversidade pela utilização de genes de ativação recombinantes (RAG1 e RAG2) para facilitar a ligação às seqüências de sinais recombinantes. Quebra de filamento de DNA e rejunção em locais de encaixe responsabilizam-se por grande parte da diversidade observada na função das imunoglobulinas; entretanto, o processo de recombinação incorpora métodos adicionais que aumentam grandemente a variedade de anticorpos expressados: diversidade juncional por meio da adição de nucleotídeos aos segmentos, atividade de exonuclease e remoção de nucleotídeos, e mutação em pontos somáticos dos genes rearranjados. Todas as moléculas de imunoglobulina completamente montadas contêm um número igual de cadeias polipeptídicas pesadas (H) e leves (L). Em um indivíduo sadio, há nove isótipos de Igs e quatro classes diferentes: IgG, IgA, IgM e IgE.

Em adultos normais, IgG, que tem o papel mais proeminente nas respostas imunes de memória, constitui aproximadamente 75% das imunoglobulinas séricas totais. As concentrações relativas das quatro subclasses são as seguintes: IgG1, 60% a 70%; IgG2, 14% a 20%; IgG3, 4% a 8%; e IgG4, 2% a 6%. IgG é capaz de fixar complemento, com as subclasses funcionando desigualmente: IgG3 > IgG1 > IgG2 > IgG4. IgG4, embora completamente incapaz de fixar complemento pela via clássica, pode utilizar a via alternativa do complemento.

IgA, constituindo aproximadamente 15% das imunoglobulinas séricas totais, predomina nas secreções do corpo. Há duas subclasses, IgA1 e IgA2. As células T auxiliares nos tecidos linfóides dos tratos gastrointestinal e respiratório mudam a secreção da células B de IgM para IgA. IgA secretória, em virtude da sua abundância na saliva, lágrima e secreções brônquicas e nasais, bem como secreções mucosas do intestino delgado, proporciona o principal mecanismo de defesa contra infecções mucosas locais. Sua principal função pode ser impedir o acesso de substâncias estranhas ao sistema imunológico geral. Além do seu papel tradicional na função de anticorpo extracelular, IgA é capaz de neutralizar vírus intracelularmente; é capaz de prover uma barreira mucosa interna ao interceptar antígenos e transportá-los através do epitélio, e, após ligação à superfície de alguns leucócitos, é capaz de ativar a via alternativa de ativação do complemento. Seu papel na tolerância alimentar a antígenos no sistema digestivo está atualmente em estudo. Em um estudo por Frossard *et al.* (26) um aumento importante nas células produtoras de IgA antígeno-específica foi observado em um grupo de camundongos tornados tolerantes a alergia alimentar.

A IgM constitui 10% das imunoglobulinas séricas e normalmente existe sob a forma de um pentâmero com um peso molecular de 900.000. Anticorpo IgM predomina na resposta imune inicial. IgM (com IgD) é a principal imunoglobulina expressada na superfície das células B. Ela é a mais eficiente imunoglobulina fixadora de complemento, mas o seu enorme tamanho a torna perigosa para obstrução em altas concentrações. Assim, a resposta de IgM declina e é substituída por IgG da mesma antígeno-especificidade. O feto fabrica IgM antes do nascimento, mas IgM materna não atravessa a placenta. Assim, anticorpo IgM a um organismo específico no soro do recém-nascido indica infecção intra-uterina e pode ser usada para determinar se uma infecção é recente.

A IgD é um monômero que normalmente está presente no soro em quantidades vestigiais (0,2% das imunoglobulinas totais). A principal função da IgD permanece desconhecida. IgD (com IgM) predomina na superfície dos linfócitos B humanos, e assim o seu papel mais importante pode ser como um receptor. IgE compreende apenas 0,004% das imunoglobulinas séricas totais, mas ela se liga com muito alta afinidade aos mastócitos e basófilos por meio da região Fc, assim desempenhando um papel importante nas respostas alérgicas.

Como a IgD e a IgG, a IgE existe normalmente em forma de monômero. A IgE é produzida pelas células B depois da iniciação de dois sinais importantes: IL-4 ou IL-13 visando ao gene Cε que causa recombinação de troca e interação de ligante CD40 (CD40L) de célula T ativada com CD40 na superfície das células B para iniciar recombinação delecional da mudança. Embora estes mecanismos não estejam compreendidos na sua completa extensão, a formação de IgE no paciente atópico ou alérgico desempenha um papel importante no processo de doença. Evidência recente suporta a noção de que IgE é produzida localmente na mucosa nasal, como foi demonstrado em um estudo no qual células plasmáticas e células B de pacientes com rinite alérgica foram comparadas com as de controles saudáveis (27).

Ao se combinarem com alérgenos, os anticorpos IgE sofrem ligações cruzadas na superfície celular para desencadear a liberação de mediadores inflamatórios preformados, tais como histamina e protease dos mastócitos e basófilos. Muito estudo foi feito no sentido da elucidação do papel das subunidades dos receptores e expressão de receptores a IgE nos leucócitos nos últimos anos. Considera-se que IgE promove a sobrevida dos mastócitos também acrescentando a alça de *feedback* positivo que aumenta a desgranulação dos mastócitos na resposta alérgica. Admite-se que sobrevida e crescimento dos mastócitos ocorram quando IgE monomérica se liga ao seu receptor de alta afinidade, FcεRI. Em um experimento com monócitos *in vitro*, foi mostrado que isto ocorre através da expressão aumentada de moléculas antiapoptóticas com a ligação de FcεRI. A sobrevida continuada das células pró-inflamatórias no contexto da inflamação alérgica pode ser um fator na sintomatologia crônica da doença mesmo depois da remoção dos alérgenos. Uma subunidade do receptor FcεRI, a cadeia β, ganhou interesse em virtude de achados preliminares de que ela promove transporte de FcεRI para a superfície dos mastócitos e basófilos e por isso amplifica os eventos "corrente abaixo" da resposta alérgica várias vezes naquelas células. O papel do FcεRI como um candidato a gene para atopia não está esclarecido e está atualmente sendo perseguido.

A IgE também se liga a macrófagos, neutrófilos, eosinófilos e CDs. Nos macrófagos, a ligação cruzada de FcεRI resulta na produção de IL-10. Também se observou que os monócitos se diferenciam para uma linhagem de macrófagos quando cultivados com IL-4 e GM-CSF. Nos neutrófilos, a expressão de FcεRIα na superfície celular foi observada nos neutrófilos de pacientes asmáticos, indicando que os neutrófilos podem desempenhar um papel na resposta alérgica por meio de um mecanismo de ativação independente da IgE. Eosinófilos humanos bem como camundongos transgênicos para um receptor FcεRI humano de alta afinidade revelaram secretar IL-10 com o encaixe do receptor (28). Os papéis previamente compreendidos do receptor a IgE se tornaram mais complexos com a descoberta do receptor IgE de alta afinidade em outros leucócitos. A elucidação mais profunda do receptor IgE pode pavimentar o caminho para estudos futuros sobre a modulação da resposta alérgica, como está sendo demonstrado pelo uso do omalizumab, um anticorpo monoclonal contra IgE, para diminuir os níveis de IgE séricos e na superfície celular. Em uma experiência duplamente cega, controlada com placebo, de imunoterapia específica com pólen de gramínea e bétula, com ou sem omalizumab sobre o alívio dos sintomas nasais e oculares, o emprego de ambas as terapias foi constatado clinicamente superior a cada tratamento isolado. Também importantes são as estratégias para modular a síntese de IgE pelo bloqueio de fatores de transcrição para produção de IgE. Em um modelo murino de asma, camundongos desprovidos do fator de transcrição *T-box* celuloespecífico (T-bet), um fator de transcrição que desvia a diferenciação na direção de Th1 e afasta de Th2, tiveram alterações nas vias aéreas assemelhando-se ao fenótipo da asma. Outros estudos em andamento são os de bloqueio da síntese de citocinas como IL-4 e IL-13 que promovem produção de IgE. Anticorpos anti-CD23 também estão sendo estudados no seu papel de inibir a produção de IgE.

DIAGNÓSTICO E TERAPIA

Existem ensaios *in vivo* e *in vitro* para diagnóstico de alergia. Inicialmente, a história, sintomatologia e exame físico fornecem grande parte da base para estudo adicional mais detalhado. Para diagnóstico de alergia, os pacientes submetem-se a testes de picada/puntura da pele ou teste cutâneo intradérmico, com quantificação da pápula com ou sem eritema em resposta aos alérgenos ambientais comuns. Embora esses testes tenham maior sensibilidade que os testes *in vitro*, pode haver reações sistêmicas. Alternativamente, anticorpo IgE alérgeno-específico pode ser medido no soro. IgE específica é medida no RAST *(Radio Allergo Sorbent Test)*. RAST usa anticorpos monoclonais e policlonais para detectar IgE, ao mesmo tempo reduzindo ligação inespecífica. IgE específica é quantificada plotando-se os valores em uma curva da IgE sérica total. RAST, uma forma de testagem de alergia específica *in vitro*, foi em grande parte substituído por testes de alergia *in vitro* que usam marcação enzimática em vez de radioisótopos. Testes diagnósticos mais recentes resultaram em sensibilidade e especificidade aumentadas bem como facilidade da testagem pela detecção de múltiplos alérgenos com o uso de alérgenos comercialmente preparados.

Imunoterapia alérgeno-específica (SIT) é usada para ministrar alívio aos pacientes com sintomas graves, porque ela modula os mecanismos dos sintomas alérgicos, desse modo reduzindo os sintomas e aliviando a necessidade de medicações diárias. A imunoterapia demonstrou ser clinicamente eficaz vários anos depois que o tratamento foi suspenso. Um estudo retrospectivo da melhora dos sintomas dos órgãos finais naqueles submetidos a imunoterapia mostrou melhora importante dos sintomas nasais, otológicos, oculares e laríngeos durante e 2 anos depois da terapia. Imunoterapia com pólen em crianças com rinoconjuntivite alérgica sazonal também demonstrou diminuir a hiper-responsividade brônquica e o desenvolvimento de sintomas de asma 2 anos depois do tratamento em uma experiência multicêntrica controlada de crianças de 6 a 14 anos de idade.

Os mecanismos imunes por trás da melhora clínica após imunoterapia bem-sucedida não são completamente conhecidos. Durante SIT, foi observado que anticorpos IgG4 bloquearam atividade IgE, o que também leva à liberação diminuída de mediadores pré-formados dos mastócitos e basófilos na resposta imediata. Na resposta tardia, estes anticorpos "bloqueadores" também podem atuar para evitar a apresentação, mediada por IgE, de antígeno às células T.

Outra característica moduladora da imunoterapia é considerada como sendo aquela da influência de subconjuntos de células T sob as condições da imunoterapia. Alguns estudos mostraram um desvio afastando-se de um fundo de citocinas de Th2 para um perfil de citocinas de Th1 após imunoterapia específica. Imunoterapia bem-sucedida com pólen de gramínea em um estudo por Wachholz *et al.* (29) mostrou um aumento na proporção de células IFN-γ para células IL-5 mRNA+ na mucosa nasal, oferecendo evidência de mudança de subconjunto de células T em nível de proteína. Molécula de sinalização ativadora de linfócitos (SLAM), um gene associado a Th1, foi estudada em ensaio de imunoterapia com pólen para sintomas clínicos. Melhora dos sintomas nos pacientes alérgicos foi associada a uma elevação da expressão de SLAM quando linfócitos T foram estimulados com extratos de pólen *in vitro*. Outro estudo de SIT em asma de sensibilidade a ácaros mostrou um aumento na proporção de IFN-γ para IL-4 com escores melhorados de sintomas, novamente mostrando a mudança afastando-se de um perfil Th2 alérgico para aquele de um perfil Th1.

Permanece controverso se a imunoterapia afeta subconjuntos de células T na periferia, com resultados conflitantes por numerosos pesquisadores. Respostas das células T responsabilizando-se pelos efeitos de inflamação e citotóxicos vistos na mucosa são reguladas para baixo pelo TGF-β. O TGF-β, uma importante citocina reguladora com efeitos sobre as células B e T bem como macrófagos, bloqueia a função efetora das células T (30). Estes resultados apontam para um mecanismo imunorregulador ou supressor na SIT.

Uma outra área promissora na imunoterapia que está atualmente em estudo é a da imunoterapia sublingual. Com a esperança de uma opção de imunomodulação para crianças, esta área mostrou-se promissora para diminuir o uso de medicação na rinite alérgica e possivelmente para reduzir o desenvolvimento de asma alérgica em crianças. Tratamento prolongado parece mostrar eficácia na diminuição dos sintomas nasais (31). Sua eficácia em comparação com a SIT necessita ser estudada.

CONCLUSÃO

O conhecimento adequado da fisiopatologia da rinite alérgica dá ao clínico uma compreensão mais ampla da doença e de como os tratamentos operam. A compreensão da fisiopatologia da rinite alérgica também ilustra a complexidade do sistema imune e a importância de uma compreensão básica de imunologia para o otorrinolaringologista. Muitas das células e citocinas implicadas nas doenças alérgicas estão comprometidas também em outros processos de doença.

PONTOS IMPORTANTES

- Há evidência de que as vias aéreas superiores e inferiores estão ligadas. As síndromes de rinite alérgica e asma foram denominadas síndrome respiratória alérgica crônica ou doença unitária das vias aéreas.
- A imunidade inata controla e elimina infecção com a ajuda do sistema complemento, ativação de células *natural killers*, e ativação de receptor "interruptores".
- Foi observado em vários estudos que as células *natural killers* ativam a maturação das células dendríticas, ou elas são por sua vez ativadas pelas células dendríticas para aumentar em números e secretar interferon-gama. As células *natural killers* também podem criar *feedback* negativo do ramo aferente da resposta imune destruindo células dendríticas imaturas.
- Os receptores "de pedágio" ou "interruptores" *(toll-like)* são uma família de receptores que participam na defesa do hospedeiro respondendo a seqüências conservadas nos micróbios, para iniciar respostas inflamatórias e podem levar a uma resposta Th 2. Eles, além de outras células e proteínas, funcionam para mediar entre os sistemas imunes inato e adaptativo.
- O desenvolvimento da alergia permanece não esclarecido e pode envolver a genética, a "hipótese da higiene" e padrões de exposição.
- Teste com alérgeno resulta em uma resposta inicial que é sentida dentro de minutos após a exposição ao antígeno e resulta em espirros, prurido e lacrimação. A resposta tardia, horas depois da provocação antigênica, consiste no recrutamento de células inflamatórias e seu sintoma característico de congestão.
- Neuropeptídeos como fator de crescimento nervoso são considerados como desempenhando um papel modulador na patogenia da rinite alérgica através de um mecanismo chamado inflamação neurogênica.
- Células T reguladoras tomam parte em evitar auto-imunidade e rejeição de transplante; elas também estão sendo investigadas nos seus papéis como imunomoduladoras no paradigma Th1/Th2.

- As células dendríticas funcionam para colher amostra de antígenos, migrar para os linfonodos, maturar sob estimulação de ligante receptor "interruptor" e desempenham um papel na polarização das células T para células efetoras Th2 em modelos animais.
- As células dendríticas orquestram o desenvolvimento do sistema imune adaptativo conectando-se com sinais providos no sistema imune inato.
- A IgE no paciente atópico ou alérgico desempenha um papel capital no processo da doença ao estabelecer ligações cruzadas na superfície celular dos mastócitos e basófilos para desencadear a liberação de mediadores inflamatórios pré-formados, como histamina e protease.
- O RAST, uma forma de testagem de alergia específica *in vitro*, foi em grande parte substituído pelos testes de alergia *in vitro* que usam marcação enzimática em vez de radioisótopos.

REFERÊNCIAS

1. Becky Kelly EA, Busse WW, Jarjour NN. A comparison of the airway response to segmental antigen bronchoprovocation in atopic asthma and allergic rhinitis. *J Allergy Clin Immunol* 2003;111:79-86.
2. Braunstahl GL Fokkens WJ, Overbeek SE, et al. Mucosal and systemic inflammatory changes in allergic rhinitis and asthma: a comparison between upper and lower airways. *Clin Exp Allergy* 2003;33:579-587.
3. Togias A. Rhinitis and asthma: evidence for respiratory system integration. *J Allergy Clin Immunol* 2003;111:1171-1183.
4. Diebold SS, Kaisho T, Hemmi H, et al. Innate antiviral responses by means of TLR7-mediated recognition of single-stranded RNA. *Science* 2004;303:1529-1531.
5. Colucci E, Caligiuri MA, Di Santo JP. What does it take to make a natural killer? *Nat Rev Immunol* 2003;3:413-425.
6. Ferlazzo G, Tsang ML, Moretta L, et al. Human dendritic cells activate resting natural killer (NK) cells and are recognized via the NKp30 receptor by activated NK cells. *J Exp Med* 2002;195:343-351.
7. Takeuchi O, Hemmi H, Akira S. Interferon response induced by Toll-like receptor signaling. *J Endotoxin Res* 2004;10:252-256.
8. Jang S, Uematsu S, Akira S, et al. IL-6 and IL-10 induction from dendritic cells in response to Mycobacterium tuberculosis is predominantly dependent on TLR2-mediated recognition. *J Immunol* 2004;173:3392-3397.
9. Dillon S, Agrawal A, Van Dyke T, et al. A Toll-like receptor 2 ligand stimulates Th2 responses in vivo, via induction of extracellular signal-regulated kinase mitogen-activated protein kinase and c-Fos in dendritic cells. *J Immunol* 2004;172:4733-4743.
10. Biragyn A, Ruffini PA, Leifer CA, et al. Toll-like receptor 4-dependent activation of dendritic cells by beta-defensin 2. *Science* 2002;298:1025-1029.
11. Yang D, Biragyn A, Hoover DM, et al. Multiple roles of antimicrobial defensins, cathelicidins, and eosinophil-derived neurotoxin in host defense. *Annu Rev Immunol* 2004;22:181-215.
12. Svanes C, Heinrich J, Jarvis D, et al. Pet-keeping in childhood and adult asthma and hay fever: European

Community Respiratory Health Survey. *J Allergy Clin Immunol* 2003;112:289-300.
13. Eisenbarth SC, Piggott DA, Huleatt JW, et al. Lipopolysaccharide-enhanced, toll-like receptor 4-dependent T helper cell type 2 responses to inhaled antigen. *J Exp Med* 2002;196:1645-1651.
14. Iwasaki M, Saito K, Takemura M, et al. TNF-alpha contributes to the development of allergic rhinitis in mice. *J Allergy Clin Immunol* 2003;112:134-140.
15. Gould HJ, Sutton BJ, Beavil AL et al. The biology of IGE and the basis of allergic disease. *Annu Rev Immunol* 2003;21:579-628.
16. Engelhard B, Wolburg H. Mini-review: transendothelial migration of leukocytes: through the front door or around the side of the house? *Eur J Immunol* 2004;34:2955-2963.
17. Mekori YA, Buram D. Heterotypic adhesion-induced mast cell activation: biologic relevance in the inflammatory context. *Mol Immunol* 2002;38:1363-1367.
18. Groneberg DA, Quarcoo D, Frossard N, et al. Neurogenic mechanisms in bronchial inflammatory diseases. *Allergy* 2004;59:1139-1152.
19. Kassel O, de Blay F, Duverrell C, et al. Local increase in the number of mast cells and expression of nerve growth factor in the bronchus of asthmatic patients after repeated inhalation of allergen at low dose. *Clin Exp Allergy* 2001;31:1432-1440.
20. Svensson L, Lilliehook B, Larsson R, et al. gammadelta T cells contribute to the systemic immunoglobulin E response and local B-cell reactivity in allergic eosinophilic airway inflammation. *Immunology* 2003;108:98-108.
21. Kersh EN, Kaech SM, Onami TM, et al. TCR signal transduction in antigen-specific memory CD8 T cells. *J Immunol* 2003;170:5455-5463.
22. Constant SL, Brogdon JL, Piggott DA, et al. Resident lung antigen-presenting cells have the capacity to promote Th2 T cell differentiation in situ. *J Clin Invest* 2002;110:1441-1448.
23. Hammad H, Lambrecht BN, Pochard P, et al. Monocyte-derived dendritic cells induce a house dust mite-specific Th2 allergic inflammation in the lung of humanized SCID mice: involvement of CCR7. *J Immunol* 2002;169:1524-1534.
24. de Heer HJ, Hammad H, Soullic T, et al. Essential role of lung plasmacytoid dendritic cells in preventing asthmatic reactions to harmless inhaled antigen. *J Exp Med* 2004;200:89-98.
25. Farkas L, Kvale EO, Johansen FE, et al. Plasmacytoid dendritic cells activate allergen-specific TH2 memory cells: modulation by CpG oligodeoxynucleotides. *J Allergy Clin Immunol* 2004;114:436-443.
26. Frossard CP, Hausen C, Eigenmann PA. Antigen-specific secretory IgA antibodies in the gut are decreased in a mouse model of food allergy. *J Allergy Clin Immunol* 2004;114:377-382.
27. KleinJan A, Vinke JG, Severijnen LW, et al. Local production and detection of (specific) IgE in nasal B-cells and plasma cells of allergic rhinitis patients. *Eur Respir J* 2000;15:491-497.
28. Kayaba H, Dombrowicz D, Woerly G, et al. Human eosinophils and human high affinity IgE receptor transgenic mouse eosinophils express low levels of high affinity IgE receptor, but release IL-10 upon receptor activation. *J Immunol* 2001;167:995-1003.
29. Wachholz PA, Nouri-Aria KT, Wilson DR, et al. Grass pollen immunotherapy for hayfever is associated with increases in local nasal but not peripheral Th1:Th2 cytokine ratios. *Immunology* 2002;105:56-62.
30. Jutel M, Akdis M, Budak F, et al. IL-10 and TGF-beta cooperate in the regulatory T cell response to mucosal allergens in normal immunity and specific immunotherapy. *Eur J Immunol* 2003;33:1205-1214.
31. Bufe A, Ziegler-Kirbach E, Stoeckmann E, et al. Efficacy of sublingual swallow immunotherapy in children with severe grass pollen allergic symptoms: a double-blind placebo-controlled study. *Allergy* 2004;59:498-504.

CAPÍTULO 36

Rinite Alérgica e Não-Alérgica

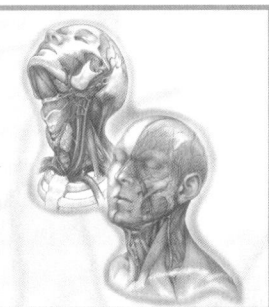

John H. Krouse

O termo *rinite* refere-se a uma doença inflamatória da mucosa nasal. É um processo fisiopatológico comum que afeta indivíduos de todas as idades. Vários mecanismos individualizados estão envolvidos na patogenia da rinite, incluindo alérgica e não-alérgica. Na prática da otorrinolaringologia, os médicos serão chamados a avaliar e tratar pacientes com rinite diariamente. A capacidade de compreender os mecanismos fisiopatológicos específicos envolvidos na rinite e a precisão com a qual os otorrinolaringologistas forem capazes de diagnosticar e caracterizar este grupo comum de doenças determinarão o seu grau de sucesso para facilitar resultados positivos nos pacientes com rinite, tanto alérgica quanto não-alérgica.

EPIDEMIOLOGIA

Definição

Rinite é definida em termos amplos como uma doença da mucosa nasal que tem como sua marca característica a inflamação nasal importante. Esta inflamação pode ser aguda ou crônica e leva a um conjunto de sintomas que pode incluir espirros, prurido nasal, rinorréia, prejuízo do olfato e congestão nasal (1). Embora muitos destes sintomas possam ser sofridos comumente por indivíduos em uma base intermitente, no paciente com rinite os sintomas ocorrem mais freqüentemente e têm impacto importante sobre a função e a qualidade de vida. O diagnóstico de rinite, portanto, repousa freqüentemente sobre a avaliação do médico e o relato do paciente quanto à relevância clínica daqueles sintomas.

Um documento de consenso recente classificou a rinite em uma de quatro categorias; (a) estrutural, (b) infecciosa, (c) alérgica e (d) outras (2). Estas categorias podem ser difíceis de aplicar, no entanto, e não permitem uma compreensão precisa dos vários tipos de rinite que são postas na categoria "outras". Além disso, superposição entre duas ou mais destas classes é bastante comum, levando a uma classificação de rinite como sendo "mista" em uma importante proporção de pacientes que se queixam de sintomas de inflamação nasal. Além disso, a falta de critérios diagnósticos claros e a ausência de testes diagnósticos confiáveis freqüentemente agravam a confusão para obter um diagnóstico preciso do tipo de rinite e seu tratamento mais favorável.

Além da importância da rinite como uma doença individualizada, tanto a rinite alérgica quanto a não alérgica contribuem significativamente para a patogenia de outras enfermidades respiratórias superiores e inferiores. A rinite existe como uma condição co-mórbida com enfermidades comuns como rinossinusite, asma e otite média com efusão, contribuindo para a gravidade destas doenças e afetando a capacidade dos pacientes de obter controle adequado (3). Além disso, observou-se que a rinite desempenha um papel importante na patogenia e na expressão dos sintomas nos indivíduos com respiração perturbada pelo sono. A interação entre estas condições respiratórias sugere um padrão uniforme de inflamação difusa na via aérea superior e inferior.

Prevalência

Rinite é uma doença clínica muito comum não apenas nos Estados Unidos, mas em todo o mundo. Pesquisas de prevalência recentes pelo Serviço de Saúde Pública dos Estados Unidos constantemente classificam a rinite entre as doenças crônicas mais freqüentes. Em um estudo de 2001, foi estimado que pelo menos 58 milhões de americanos sofrem de rinite alérgica (RA), com adicionais 19 milhões de americanos sofrendo de rinite não-alérgica (4). Estas estatísticas sugerem a grande carga de rinite na população. Além disso, rinite não-alérgica pode ocorrer concomitantemente em cerca de 44% dos pacientes com RA, complicando ainda mais o espectro de doença neste grupo de indivíduos (4).

A idade média de diagnóstico dos pacientes com RA é entre as idades de 9 e 11 anos. Embora a doença muitas vezes seja diagnosticada antes da idade de 6 anos, os sintomas mais proeminentes tendem a ocorrer entre as idades de 10 e 40 anos (5). A incidência de RA em crianças está aumentando rapidamente, tendo aproximadamente se duplicado durante a década passada (6).

Custo

A RA é uma doença cara que golpeia significativamente a qualidade de vida dos pacientes e suas famílias. Estimativas recentes do custo econômico anual da RA colocam seu ônus em 2 a 9 bilhões de dólares só nos Estados Unidos (7). Além dos custos diretos da assistência médica para RA, há também o encargo econômico em custos indiretos, como produtividade diminuída, absenteísmo e efeitos adversos sobre a qualidade de vida. No ano 2000, mais de $6 bilhões foram gastos em medicações de receituário para o tratamento dos sintomas da RA (8). Estes números atestam o importante custo econômico da RA não apenas nos Estados Unidos mas em todo o mundo.

Além dos custos econômicos da RA, o impacto desta doença sobre a qualidade de vida é dramático. A RA atinge muitos aspectos do funcionamento cotidiano. Pacientes com RA queixam-se de dificuldade de concentração, problemas práticos para cuidar do seu nariz escorrendo e espirrando, fadiga e interferência nas relações interpessoais. Crianças com RA têm dificuldade de aprendizado e fadiga aumentada na escola. Além disso, comprometimento noturno e disfunção do sono são problemas comuns relatados pelos pacientes com RA (9). Os pacientes com RA demonstraram ter qualidade global de vida significativamente pior do que os indivíduos sem RA. Embora a importância da RA seja freqüentemente tida como banal pelos profissionais e leigos, ela é uma doença de grande importância para o indivíduo que sofre os sintomas e para a sociedade como um todo.

ANATOMIA E FISIOLOGIA NASAIS

Anatomia Nasal

A estrutura externa do nariz consiste em um arcabouço piramidal suportado por estruturas ósseas e cartilaginosas que proporcionam projeção do nariz do plano da face. Suporte adequado da superestrutura nasal é crítico para permitir inspiração normal. Fixados às paredes laterais do nariz internamente estão pares de apêndices cobertos por mucosa conhecidos como *conchas*. Há três pares de conchas que se originam da parede nasal lateral: as conchas inferiores, que se originam do osso maxilar, e as conchas médias e superiores, que se originam do osso etmóide. As conchas, especialmente a concha inferior, são revestidas com um mecanismo cavernoso que responde facilmente a vários tipos de estimulação alérgica, não-alérgica e física. Em resposta a mediadores inflamatórios como a histamina, este tecido mucoso sofre vasodilatação rápida e robusta, levando à congestão da concha e obstrução nasal.

O revestimento mucoso da parte mais distal da cavidade nasal é composto de um delgado epitélio escamoso estratificado levemente queratinizado, que se estende para o vestíbulo nasal bilateralmente. Este epitélio escamoso contém finos pêlos conhecidos como *vibrissas*, que estão envolvidos na filtração das partículas maiores que são inspiradas para dentro do nariz. Proximal ao vestíbulo nasal situa-se a área da válvula nasal, crítica para proporcionar um canal adequado para o ar fluir proximalmente para dentro da faringe. A resistência ao fluxo está no seu máximo nesta área (5). Nesta comunicação entre o vestíbulo nasal e a área da válvula nasal, a mucosa do nariz transiciona para um epitélio colunar pseudo-estratificado de tipo respiratório, que é contíguo com aquele do trato respiratório superior e inferior. Ele tem uma aparência histológica semelhante à mucosa nos seios paranasais e pulmões, o que em parte se responsabiliza pela resposta semelhante destas superfícies mucosas à exposição de ambos os alérgenos e os irritantes.

A mucosa do nariz é inervada por neurônios sensitivos e autonômicos. A inervação autonômica é crítica na fisiologia equilibrada da via aérea nasal. Neurônios simpáticos (adrenérgicos) e parassimpáticos (colinérgicos) inervam a mucosa nasal. Além disso, a estimulação de fibras sensitivas no nariz pode levar a efeitos irritativos que freqüentemente acompanham a rinite, incluindo espirros e prurido.

O epitélio do nariz repousa sobre uma membrana basal composta de colágeno e outras fibras do tecido conjuntivo. Subjacente a esta membrana basal há uma lâmina própria que é ricamente vascularizada com uma rede extensa de capilares. Estes capilares são fenestrados, permitindo transudação rápida de líquido para dentro da lâmina própria com a estimulação por agentes alérgicos ou não-alérgicos. Na lâmina própria das conchas, estes capilares são interconectados com grandes sinusóides venosos cavernosos que são capazes de rapidamente se tornarem congestos.

Fisiologia Nasal

O nariz tem duas funções fisiológicas principais: (a) o fornecimento de ar apropriadamente condicionado ao sistema respiratório inferior e (b) o oferecimento de material particulado ao sulco olfatório para ativação sensorial. Sob condições de inflamação aguda e crônica do nariz, ambas estas funções fisiológicas básicas são interrompidas. Condições tais como rinite alérgica e não-alérgica são ambas gatilhos comuns para diminuir a função inspiratória e olfatória.

A inspiração de ar através da cavidade nasal é importante para permitir aos pulmões funcionar com eficiência máxima. Foi demonstrado que os indivíduos que se exercitam com uma via aérea nasal obstruída terão um declínio pronto e importante na função pulmonar conforme medido por uma queda rápida no volume expiratório forçado em 1 segundo (VEF_1) (10). Alterações cíclicas ocorrem na mucosa nasal das conchas devidas a flutuações no tônus simpático que precipitam alterações rítmicas no fluxo sanguíneo. Estas flutuações levam a aumento e diminuição seqüenciais no desimpedimento nasal, entre as duas cavidades nasais, resultando em um processo fisiológico normal conhecido como *ciclo nasal*.

O nariz também está envolvido na umidificação e na termorregulação do ar inspirado. Quando o ar entra nas cavidades nasais, ele encontra uma rede complexa de sulcos e proeminências criadas pelo septo nasal e as conchas. Esta rede resulta em fluxo turbulento de ar através do nariz. À medida que o ar se move para as coanas posteriores, ele está em contato com uma grande superfície mucosa, resultando no aquecimento e umidificação desse ar. Esta função de condicionamento é crítica na saúde não apenas do próprio nariz mas do trato respiratório inteiro. A ressecção cirúrgica agressiva das conchas nasais interfere com este mecanismo fisiológico normal e pode resultar em alterações atróficas crônicas para as membranas nasais, levando à formação de crostas, infecção e à percepção paradoxal de fluxo aéreo diminuído através do nariz apenas de uma via aérea mais desobstruída, pela perda das fibras sensitivas na mucosa da concha (11). Além disso, foi descrito que esta interferência com a umidificação e o aquecimento normais do ar inspirado precipita também alterações na laringe e no sistema respiratório inferior.

Um papel adicional importante do nariz é o de facilitar a filtração de material particulado do ar inspirado e diminuir a chegada deste material às vias aéreas inferiores. Em virtude do efeito combinado das vibrissas nasais e do fluxo turbulento de ar criado pelas conchas, a maioria das partículas maiores que 1 a 2 µm é eficientemente filtrada e permanece no nariz. Embora a maioria dos grãos de pólen, que têm diâmetros na faixa de 10 µm, possa portanto ter evitada sua chegada às vias aéreas mais distais, partículas menores como esporos de mofo e antígeno de poeira de ácaro são capazes de evitar este mecanismo de filtração e chegar aos bronquíolos (12). As partículas que são retidas no nariz são varridas com o tapete rolante mucoso na direção da faringe. Este processo de remoção mucociliar é importante para manter a função normal do nariz e os seios paranasais (13).

A mucosa nasal também é ricamente revestida de células diretoras e efetoras do sistema imune, bem como com imunoglobulinas e outros mediadores imunes. Estes fatores estão envolvidos não apenas na manutenção da imunidade normal à invasão microbiana mas também na patogenia das doenças alérgicas. Células processadoras de antígeno (CPAs; *APCs*), principalmente macrófagos e células de Langerhans, estão presentes em grandes números na mucosa nasal. Além disso, linfócitos T e B são encontrados na mucosa nasal. Mastócitos e eosinófilos também são observados em toda a mucosa nasal e a sua prevalência aumenta nos indivíduos atópicos. Além disso, IgA secretora está concentrada na mucosa nasal e outras imunoglobulinas também podem ser encontradas em quantidades importantes.

FISIOPATOLOGIA DA RINITE

Rinite Alérgica

A RA é uma resposta nasal imunológica, mediada principalmente por imunoglobulina E (IgE). Ela tem sido dividida tradicionalmente em duas categorias baseadas na sazonalidade dos sintomas: rinite alérgica sazonal (estacional) (RAE), que é definida como sintomas de RA desencadeados por aumentos estacionais nos antígenos relevantes, como polens e mofos dos ambientes externos, e rinite alérgica perene (RAP), definida como sintomas de RA ocorrendo durante a maior parte do ano e relacionada com antígenos perenes como pêlos de animais, ácaros da poeira, baratas e bolores de interiores (3).

Em contraste com este esquema tradicional de classificação, painéis de peritos recentes que consideraram as implicações mais amplas da RA sugeriram um novo sistema de classificação, baseado na cronicidade e na gravidade dos sintomas da RA. O principal sistema que promoveu esta abordagem é o das diretrizes Allergic Rhinitis and Its Impact on Asthma (ARIA) (14). O documento com as diretrizes da ARIA sustenta que a RA deve ser classificada através de uma taxonomia semelhante àquela usada na asma, resultando em quatro categorias diagnósticas: (a) RA intermitente branda, (b) RA intermitente moderada-grave, (c) RA persistente branda, e (d) RA persistente moderada-grave (Fig. 36.1). A RA persistente é caracterizada por sintomas que duram mais de 4 dias por semana e mais de 4 semanas por ano. A gravidade da rinite depende do impacto dos sintomas sobre o funcionamento diário, sono ou qualidade de vida. Doença branda é ca-

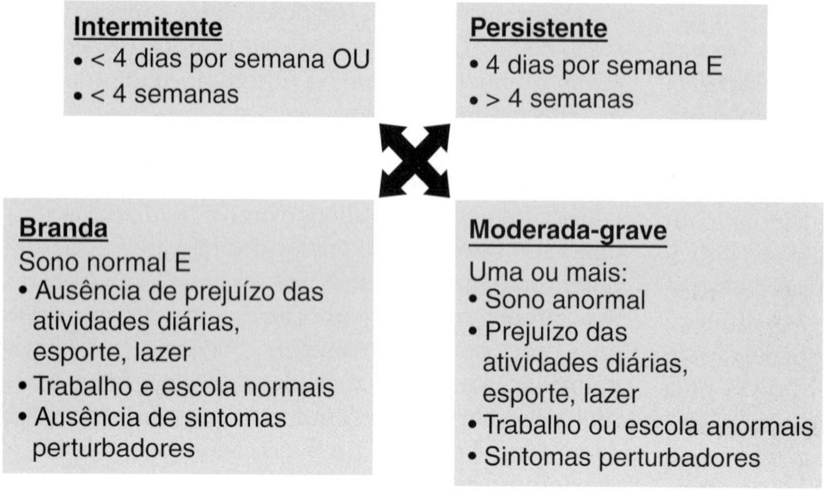

Figura 36.1

Classificação da Allergic Rhinitis and Its Impact on Asthma (*ARIA*) da rinite alérgica. (De Bachert C, van Cauwenberge P, Khaltaev N, for the World Health Organization. Allergic rhinitis and its impact on asthma. In collaboration with the World Health Organization. Executive summary of the workshop report. 7-10 December 1999, Geneva, Switzerland. *Allergy* 2002;5:841-855, com permissão.)

racterizada por sintomas que são aborrecedores mas não interferem com qualquer destes três critérios. Doença moderada-grave é caracterizada por sintomas que interferem na função cotidiana, afetam adversamente o sono ou causam um declínio na qualidade global ou específica de vida. Esta taxonomia corre paralela ao sistema usado para classificar a asma e é acompanhada por diretrizes de tratamento no sumário da ARIA que são baseadas nestas categorias diagnósticas.

Os sintomas da RA, como espirros, prurido, rinorréia e congestão nasal ocorrem como resultado destes processos inflamatórios que ocorrem depois da exposição. Além disso, os espirros e o prurido parecem ter também uma base neuronal, com a estimulação direta de fibras nervosas no nariz resultando na liberação de vários neuropeptídeos e neurotransmissores na mucosa nasal (3). Estes efeitos contribuem para a expressão global dos sintomas nos pacientes com RA.

Rinite Não-Alérgica

Em contraste com a RA, a rinite não-alérgica é uma doença que não pode ser explicada por qualquer mecanismo fisiopatológico uniforme. Em vez disso, ela é considerada um diagnóstico de exclusão nos pacientes com sintomas alérgicos todavia negativos nos testes alérgicos (15). A condição existe em uma variedade de formas que são uma função de diferentes processos fisiológicos e são consideradas uma síndrome que é designada em termos amplos como rinite não-alérgica. Estas várias influências incluem infecção, flutuações hormonais, agentes farmacológicos e disfunção autonômica (16).

Quando o nariz é exposto a uma variedade de estímulos endógenos e exógenos, pode resultar um padrão clássico de sintomas que definem rinite: espirros, congestão, rinorréia e prurido. Irritantes, alimentos, substâncias químicas e agentes farmacológicos podem todos exercer um efeito irritativo sobre a mucosa nasal. Além disso, influências hormonais também podem ser associadas a rinite não-alérgica, quer durante eventos fisiológicos normais como gravidez quer a partir de perturbações endócrinas como hipotireoidismo. Ademais, certos tipos de rinite não-alérgica parecem aumentar em freqüência com o avanço da idade.

Em um sistema de classificação recente, a rinite não-alérgica foi dividida em bases amplas em cinco subgrupos: (a) rinite irritativo-tóxica (ocupacional), (b) rinite hormonal, (c) rinite induzida por droga, (d) rinite idiopática (vasomotora), e (e) outras formas [rinite não-alérgica com eosinofilia (RNAE; *NARES* = narinas)] (17).

Rinite Irritativo-Tóxica (Ocupacional)

A rinite irritativo-tóxica é definida como rinite relacionada com exposição a irritantes ou agentes tóxicos transportados pelo ar. Estes fatores incluem substâncias químicas, solventes e fumaça de cigarro. Estes agentes irritativos não atuam através de mecanismos imunomediados, mas em vez disso causam irritação direta da mucosa nasal com sintomas nasais resultantes.

Rinite Hormonal

Influências hormonais são associadas a rinite. A rinite hormonal mais comumente relatada é a da gravidez. Um estudo multicêntrico recente sugere que a rinite devida à gravidez é sofrida por 22% das mulheres não-fumantes e 69% das fumantes (18). Foi demonstrado que os estrogênios aumentam a quantidade de ácido hialurônico na mucosa nasal, resultando em edema tecidual aumentado e congestão nasal. Há também um aumento nas glândulas mucossecretoras no nariz durante a gravidez, com espaços cavernosos aumentados na mucosa e cílios diminuídos. Além disso, foi mostrado que o β-estradiol e a progesterona aumentam o número de receptores 1 à histamina (H_1) na mucosa nasal. Estes fatores também contribuem para congestão nasal aumentada em mulheres grávidas. A rinite da gravidez é mais comum durante as fases mais adiantadas da gravidez.

Rinite Induzida por Droga

Várias medicações comuns exercem um efeito fisiológico sobre o nariz. Esta lista de medicações inclui inibidores da enzima conversora de angiotensina (ECA), β-bloqueadores e outros agentes anti-hipertensivos, anticoncepcionais orais, várias medicações psicotrópicas, descongestionantes tópicos nasais e inibidores da fosfodiesterase tipo-5 (PDE-5). Foi relatado que inibidores da PDE-5 de ação longa para disfunção erétil (p. ex., tadalafil) têm uma importante incidência acompanhante de congestão nasal (19). Além disso, medicações antiinflamatórias não-esteróides, incluindo aspirina, foram associadas a inflamação nasal aumentada em pacientes com uma hipersensibilidade a esta classe de medicações. Uma lista de medicações associadas a rinite induzida por droga está apresentada na Tabela 36.1.

Talvez o tipo mais importante de rinite induzida por droga seja rinite medicamentosa, uma condição que é associada ao uso prolongado de *sprays* nasais descongestionantes (p. ex., oximetazolina). Esta classe de medicações é muito eficaz quando usada a curto prazo para tratamento de congestão nasal. Os vasoconstritores tópicos são agentes α-adrenérgicos que ativam receptores α_2 na mucosa nasal e resultam em profunda descongestão nasal. O uso prolongado, persistente destas medicações resulta em taquifilaxia e é acompanhada por congestão nasal de rebote à sua retirada. Esta congestão pode ser severa e refratária ao tratamento. Devido à importante dependência criada pelas medicações vasoconstritoras tópicas, é recomendado que o seu uso seja limitado a não mais que 3 a 5 dias.

Rinite Idiopática (Vasomotora)

A rinite vasomotora é uma condição clínica comum que pode ser frustrante para tratar eficazmente. O diagnóstico é de exclusão e envolve a eliminação de causas alérgicas e não-alérgicas. É comum com o envelhecimento e pode ser muito aborrecida. A rinite vasomotora é associada a rinorréia importante, freqüentemente definida como transparente, aquosa e em quantidade copiosa. Além disso, a rinite vasomotora pode ser acompanhada por importante bloqueamento sem rinorréia. A etiologia é difícil de determinar mas parece ser associada a irritantes ambientais, alterações nas condições atmosféricas e odores ou aromas.

A rinite vasomotora pode refletir uma disregulação autonômica da função nasal. Estimulação parassimpática aumentada sem equilíbrio simpático adequado pode levar à congestão e rinorréia proeminente. Estudos mecânicos também sugeriram que a estimulação de fibras aferentes sensitivas e/ou fibras-C pode aumentar a congestão nasal e a rinorréia através de vazamento capilar aumentado e hipersecreção glandular. Além disso, a estimulação mecânica da mucosa nasal por meio da respiração vigorosa pode também aumentar a resistência das vias aéreas nasais nos pacientes com rinite vasomotora. Estes fatores sugerem que fatores intrínsecos dos pacientes e estimulação externa podem levar ao padrão sintomático entre os pacientes com rinite idiopática.

Rinite Não-Alérgica com Eosinofilia

A *NARES* foi reconhecida como uma síndrome clínica individualizada que afeta aproximadamente 15% dos pacientes com rinite não-alérgica. A *NARES* foi diagnosticada originalmente em pacientes com ataques perenes de espirros, rinorréia aquosa profusa, prurido nasal, congestão nasal e ocasional perda do olfato, que demonstraram ausência de evidência de alergia na testagem cutânea ou na testagem *in vitro* para IgE específica e que tinham mais de 20% de eosinófilos nos esfre-

---

TABELA 36.1

MEDICAÇÕES ASSOCIADAS A RINITE INDUZIDA POR DROGA

- **Sistêmicas**
    - Agentes anti-hipertensivos
        - Metildopa
        - Guanetidina
        - Reserpina
        - Hidralazina
        - Prazosina
    - β-bloqueadores
    - Anticoncepcionais orais
    - Agentes antiinflamatórios não-esteróides
    - Drogas antitireóideas
    - Iodetos
    - Antidepressivos tricíclicos
    - Tranqüilizantes
        - Tioridazina
        - Alprazolam
        - Clordiazepóxido
    - Inibidores da fosfodiesterase tipo 5
        - Sildenafil citrato
        - Tadalafil
- **Tópicos**
    - Vasoconstritores
        - Oximetazolina
        - Xilometazolina
        - Fenilefrina
        - Efedrina
    - Cocaína

gaços nasais (20). A condição foi descrita pela primeira vez como uma entidade individualizada em 1981. Embora a etiologia da *NARES* não seja conhecida, muitas das suas características clínicas são vistas em pacientes com tríade de Samter (sensibilidade a aspirina, asma e polipose nasal), e pode refletir uma variedade desse processo.

APRESENTAÇÃO CLÍNICA

Rinite Alérgica

A RA é caracterizada pela presença de quatro sintomas clássicos: espirros, prurido, rinorréia e congestão nasal. Além destes sintomas nasais da RA, os pacientes muitas vezes se apresentam com sintomas não-nasais tais como irritação conjuntival, prurido palatal e também epífora. Os pacientes também podem descrever sintomas como cefaléias frontais e periorbitárias, perda do paladar ou olfato e pressão ou repleção nas orelhas (13).

Em pacientes com RAE (sazonal), há uma associação direta entre a elevação estacional nas contagens de pólen e o início dos sintomas. O aumento no antígeno estacional desencadeia a liberação de citocinas pró-inflamatórias das células T auxiliares (Th) 2 sensibilizadas (21), resultando em produção aumentada de anticorpos IgE e uma entrada de eosinófilos para dentro dos tecidos nasais. Os sintomas clínicos e sinais físicos da RA são mais proeminentes no pico da estação do pólen.

Nos pacientes com RAP, no entanto, não existe componente estacional claro para a apresentação clínica, embora alergias estacionais possam existir concomitantemente com alergias perenes nesta população. Sintomas estão freqüentemente presentes persistentemente durante todo o ano, o que pode tornar o diagnóstico um pouco mais desafiador que em pacientes com RAE. A apresentação dos pacientes com RAP pode ser um pouco diferente daquela vista na alergia estacional. Obstrução nasal e rinorréia tendem a ser mais comuns nestes pacientes, enquanto os sintomas irritativos como espirros e prurido aparecem mais comumente em pacientes com RAE (13). Esta ausência de estacionalidade e superposição de sintomas com outras condições entre os pacientes com RAP podem levar à confusão diagnóstica. Tanto a rinossinusite quanto a rinite vasomotora compartilham apresentações semelhantes com a RAP. Uma história precisa e estudos diagnósticos apropriados são necessários para o paciente com sintomas nasais e sinusais perenes.

Além dos sintomas diretos observados no nariz e seios, os pacientes com RA freqüentemente têm sintomas sistêmicos que contribuem significativamente para sua apresentação clínica. Os pacientes alérgicos muitas vezes se queixam de sintomas tais como fadiga, mal-estar, dificuldade de concentração, alerta diminuído e desempenho psicomotor prejudicado.

Rinite Não-Alérgica

A apresentação clínica do paciente com rinite não-alérgica é variável. Uma vez que há várias condições que podem ser agrupadas dentro da categoria da rinite não-alérgica, não existe uma apresentação única, uniforme, que será apreciada. Os sintomas experimentados pelos pacientes com rinite não-alérgica são semelhantes aos descritos pelos pacientes com RA, embora os sintomas irritativos como espirros e prurido nasal geralmente sejam incomuns em pacientes não-alérgicos, exceto os pacientes com a síndrome *RENA*.

Os pacientes com rinite vasomotora geralmente se apresentarão com rinorréia clara copiosa, muitas vezes desencadeada por alterações de temperatura, uso de álcool ou exposição a odores e aromas. Eles se queixarão de secreção mucosa aumentada no nariz, com um gotejamento de muco transparente do seu nariz anteriormente. Além disso, freqüentemente se queixarão de drenagem pós-nasal espessada. Algumas vezes serão capazes de apontar um desencadeador individualizado, como um perfume ou fragrância, mas muitas vezes não têm um estímulo precedente do qual sejam cônscios. O paciente característico com rinite vasomotora tem mais de 60 anos, embora ela também possa ser vista em indivíduos mais jovens.

No paciente com rinite medicamentosa, o sintoma clássico de apresentação é congestão nasal severa que é aliviada apenas pelo uso recorrente de um *spray* nasal vasoconstritor tópico. O paciente necessita o uso deste *spray* muitas vezes durante o dia e o seu efeito é apenas transitório. Os pacientes queixam-se de um nariz muito seco, irritado, ardendo, que é gravemente obstruído, geralmente bilateralmente. Eles geralmente são incapazes de adormecer sem usar o *spray* nasal ao deitar-se e acordam durante toda a noite para medicar-se a fim de manter um grau aceitável de desobstrução nasal.

DIAGNÓSTICO

História

A RA geralmente tem seu início na infância, freqüentemente pelos 10 anos de idade. Embora RA possa começar mais tarde na vida, o início da RA nos anos mais adiantados sem qualquer história pregressa de doenças atópicas é incomum. Embora os pacientes podem não se ter queixado especificamente de RA quando crianças, podem ter uma história de asma que sugere a sua condição atópica. Além disso, a rinite vasomotora é uma doença que comumente tem sem seu início na idade adulta, principalmente depois dos 50 anos. Uma compreensão precisa da idade de início dos sintomas pode ajudar na diferenciação entre doença alérgica e não-alérgica.

A sazonalidade dos sintomas do paciente também é importante. RAE tem uma associação precisa com a elevação e queda das contagens de pólen durante as estações típicas do ano. Esta exacerbação e regressão dos sintomas é um aspecto importante da história nos pacientes com rinite e aponta para um diagnóstico de RAE. Os pacientes com RAP também podem ter um padrão sazonal de sintomas, mas eles não ficam livres de sintomas entre as estações. As exacerbações sazonais simplesmente ocorrem sobre um pano de fundo de alergia perene.

A história deve tentar determinar se há algum gatilho dos sintomas do qual o paciente tenha conhecimento. Estes gatilhos podem ser de natureza alérgica, como exposição a gato, ou podem ser não-alérgicos, como alteração de temperatura ou perfumes. O paciente com um ou ambos os pais notando uma história de atopia tem uma probabilidade aumentada de ter um diagnóstico de RA.

Exame Físico

O diagnóstico de rinite envolve não apenas um exame do próprio nariz, mas um exame completo da cabeça e pescoço. Além disso, como rinite e asma comumente coexistem, um exame completo do paciente com rinite deve envolver também ausculta do tórax. O exame deve começar com a inspeção da face. Sinais de face empapuçada, edema, assimetria ou alteração de cor devem ser notados. Congestão ou eritema conjuntival deve ser observado. Escurecimento da pele embaixo dos olhos por estase venosa é um sinal de congestão nasal e é visto comumente em pacientes com rinite alérgica. Além disso, os pacientes alérgicos, especialmente crianças, muitas vezes possuem sulcos finos nas pálpebras superiores chamados linhas de Dennie, causadas por espasmo dos músculos de Mueller.

Uma vez que os sintomas nasais podem ter uma causa estrutural bem como uma etiologia inflamatória, examina-se a anatomia externa e interna. A estrutura externa do nariz é examinada quanto a uma deformidade ou assimetria óbvia. Um sulco transverso no bordo superior das cartilagens laterais inferiores é característico dos estigmas resultantes do repetido esfregar do nariz alérgico pruriginoso. O septo anterior é inspecionado quanto a deformidade ou deflexões que comprometam a via aérea. O tamanho das conchas e o seu grau de avanço sobre a via aérea nasal são observados, bem como a reversibilidade desta hipertrofia com descongestionantes tópicos.

O aspecto da mucosa e as secreções nasais devem ser caracterizados. Mucosa alérgica é freqüentemente edematosa e congesta e freqüentemente tem uma aparência pastosa cinza-a-azul. Mucosa inflamada, eritematosa, freqüentemente é vista nas conchas com rinite medicamentosa ou em fumantes de cigarros. Embora a aparência da mucosa possa ser sugestiva da fisiopatologia, ela não é patognomônica de qualquer doença específica. Secreções nasais podem estar presentes ou ausentes e se presentes podem ser descritas como serosas, mucóides ou mucopurulentas. A presença de escoriações septais ou muco tingido de sangue deve ser notada. Pólipos nasais podem ser vistos com rinoscopia anterior, porém muitas vezes exigem exame endoscópico nasal para serem visualizados.

Ilhas linfóides, que formam uma aparência de pedras redondas, elevada, vermelha, na parede faríngea posterior ou bandas linfóides verticais elevadas laterais são freqüentemente vistas em pacientes alérgicos. Hipertrofia de adenóides é comum em crianças alérgicas. Obstrução nasal crônica pode contribuir para má oclusão dentária por causa da respiração crônica pela boca. Otite média serosa crônica é vista freqüentemente em pacientes com RA. Além disso, asma é uma co-morbidade freqüente e ausculta do tórax com expiração normal e forçada pode demonstrar sibilos, sugestivos de asma.

Endoscopia Nasal

O exame do nariz e nasofaringe com um endoscópio de fibra óptica tornou-se rotina no levantamento diagnóstico do paciente com queixas nasais e sinusais. O endoscópio nasal permite visualização das partes mais posteriores da cavidade nasal e nasofaringe que não pode ser apreciado em rinoscopia anterior unicamente. Tanto endoscópios rígidos quanto flexíveis de fibra óptica podem ser usados para esta finalidade.

Teste Alérgico

Se for suspeitada RA, testes específicos para sensibilidades alérgicas podem ser realizados para confirmar o diagnóstico de RA e para ajudar no planejamento do tratamento. São disponíveis métodos *in vivo* e *in vitro* para a testagem de sensibilidades alérgicas em adultos e crianças. Os métodos mais comumente usados para avaliação alérgica envolvem uma dentre várias condutas de testes cutâneos. Teste cutâneo pode ser epicutâneo, como em teste de picada, ou pode ser percutâneo, como em teste intradérmico. Teste para alergia a inalantes pode facilmente ser realizado usando-se uma série de antígenos em que o paciente é comumente exposto e pode ser sensível.

Teste na Pele

Teste de picada envolve a introdução de uma pequena quantidade de um antígeno suspeito na epiderme através de uma pequena puntura para dentro da pele para introduzir o antígeno ou pela elevação de uma tenda da pele para introduzir o antígeno através desta superfície levantada. Em um paciente alérgico, a colocação de um antígeno em que o paciente foi sensibilizado previamente resultará em eritema e induração em torno do local da introdução. A robustez da reação pode ser medida ou graduada e pode ser usada como um índice da sensibilidade a esse antígeno.

O teste intradérmico envolve a introdução de uma quantidade individualizada de antígeno dentro da derme superficial através da injeção de antígeno com uma seringa de fino calibre. Novamente, se o paciente for sensível a esse antígeno, ocorrerá formação de pápula no local da injeção.

Teste in vitro

Os testes *in vitro* envolvem o uso de estudos de laboratório para avaliar tanto a presença de sensibilidade alérgica quanto os antígenos específicos em que o paciente é alérgico. Triagens simples para alergia incluem o cálculo da eosinofilia total e a concentração de IgE total no soro. Embora ambos os estudos possam ser úteis quando os níveis estão acentuadamente elevados, a interpretação de elevações marginais pode ser difícil e influenciada por uma variedade de fatores confundidores.

Um procedimento mais útil é a medição de níveis específicos de IgE no soro para cada antígeno que for suspeitado clinicamente. Existem ensaios para a maioria dos antígenos inalantes comuns, de modo que a sensibilidade suspeitada pode ser facilmente avaliada através de vários métodos. Este tipo de teste foi chamado genericamente de teste de RAST *(Radio Allergo Sorbent)*, embora este termo, estritamente, refira-se a apenas um tipo de metodologia. A testagem *in vitro* demonstrou ter aceitável sensibilidade e especificidade na detecção e diagnóstico de alergia a inalantes e por essa razão é amplamente disponível para uso clínico.

Citologia Nasal

Nesta técnica, uma amostra de muco é coletada do nariz por um aplicador ou raspado e é examinada microscopicamente quanto à presença de eosinófilos ou outras células inflamatórias. Os proponentes desta técnica argumentam que a presença de um número importante de eosinófilos na citologia nasal sugere a presença de alergia nasal ou *RENA*. Entretanto, o citograma nasal demonstrou ser de variável utilidade e produziu resultados não acurados (20).

Provocação Nasal

Um método adicional para testar sensibilidade alérgica em paciente com rinite envolve a provocação direta de sintomas pela introdução de alérgeno diretamente no nariz. Nesta conduta, um suspeitado antígeno é introduzido diretamente por sobre a mucosa nasal através do contato direto com o pólen ou com pólen nebulizado sobre a mucosa usando um *spray*. A resposta ao antígeno pode então ser avaliada objetiva ou subjetivamente. Estes testes de provocação nasal podem oferecer utilidade clínica pela estimulação direta do órgão final com antígeno e com a avaliação clínica da resposta desse órgão final.

Observações notaram que os resultados obtidos através da provocação nasal não necessariamente se correlacionam diretamente com resultados dos testes cutâneos. Parece haver respostas diferenciais à provocação nasal com vários antígenos. Estudos recentes demonstraram que a correspondência entre a provocação nasal e os resultados de teste cutâneo é muito melhor para antígenos de pólen como de capim rabo-de-gato *(timothy grass)* (22) que para antígenos de bolores como *Alternaria* (23). As razões para esta resposta diferencial à provocação nasal presentemente não estão claras. A testagem de provocação nasal para diagnóstico de RA não é atualmente usada na prática clínica, mas pode oferecer promessa como técnica para uso futuro no diagnóstico de RA *versus* rinite não-alérgica.

TRATAMENTO

Educação

O tratamento bem-sucedido da RA e rinite não-alérgica é baseado na compreensão do paciente sobre a natureza da doença, seus gatilhos e a estratégia do seu tratamento. Como a rinite é uma condição crônica que exige tratamento ao longo do tempo, a participação completa do paciente no tratamento é necessária. Educação é essencial como componente da estratégia global de tratamento.

Evitação dos Alérgenos

No paciente com RA, a evitação dos antígenos ofensores pode ser muito útil na diminuição da carga de exposição. Evitar estes antígenos reduzirá a carga alérgica total, levando a sintomas reduzidos e qualidade melhorada de vida. Embora a evitação de antígenos perenes como pêlos de animais possa ser razoavelmente bem realizada, a evitação de polens e mofos estacionais pode ser desafiadora devido à sua distribuição transportada pelo ar muito disseminada (12).

Medidas para reduzir a exposição a antígeno de ácaro de poeira no lar incluem o uso de coberturas para colchões e travesseiros. O uso de filtros de alta eficiência (HEPA) também pode ser útil. Em casos mais extremos a remoção de carpetes e cortinas pode ser benéfica. No caso de alergia a mofo, a casa deve ser mantida com baixa umidade e qualquer material vegetal deve ser removido da casa. No caso de alergia animal, animais devem ser eliminados do domicílio, embora a remoção dos pêlos animais da casa possa levar muitos meses. Apesar da utilidade clínica das técnicas de evitação, seu benefício é difícil de estabelecer em experiências clínicas objetivas (24).

Farmacoterapia

O emprego de medicações tópicas e sistêmicas para o tratamento da rinite permanece sendo a espinha dorsal da terapia. Há uma variedade de classes de medicações que são usadas para o tratamento da RA e da rinite não-alérgica. Estas medicações estão assinaladas na Tabela 36.2.

Anti-Histamínicos

A pedra angular da terapia clínica da RA durante o último meio século foi o uso dos antagonistas dos receptores H_1 orais ou anti-histamínicos. Os anti-histamínicos são antagonistas competitivos pelo receptor H_1 encontrado na mucosa nasal. Eles se ligam a receptores H_1, ao mesmo tempo impedindo a histamina de se ligar ao receptor e, no caso dos anti-histamínicos mais recentes, alterando a conformação do receptor e desativando-o.

Os anti-histamínicos estiveram em uso desde 1940. Os anti-histamínicos mais antigos, ou de primeira geração, têm relativamente pouca afinidade pelo receptor H_1 e têm um baixo índice terapêutico. Altas doses são portanto necessárias para exercer um efeito clínico. Estes agentes mais antigos, incluindo a difenidramina, clorfeniramina, triprolidina e prometazina têm, todos, efeito no receptor, mas este efeito é inespecífico. Eles têm importante lipofilicidade e atravessam livremente a barreira hematoencefálica, afetando receptores H_1 centrais e causando importante sedação e comprometimento cognitivo e psicomotor. Além das suas propriedades anti-histamínicas, estes agentes também têm efeitos sobre os receptores colinérgicos e muscarínicos. Como resultado destes fatores não-seletivos, efeitos colaterais anticolinérgicos como boca seca, visão turva e viscosidade aumentada do muco são freqüentes.

Nas últimas duas décadas, anti-histamínicos mais novos foram desenvolvidos que têm ligação mais potente, seletiva no nível do receptor H_1, todavia não cruzam a barreira hematoencefálica em quantidades suficientes para resultar em sedação clinicamente importante. Estes agentes mais recentes incluíram o astemizol, terfenadina, loratadina, fexofenadina, cetirizina e desloratadina. Os primeiros dois destes agentes mostraram interação importante com o sistema do citocromo P-450 no fígado, resultando em toxicidade cardíaca quando usados em combinação com outras medicações metabolizadas pelo mesmo mecanismo. Esta toxicidade conduziu à retirada da terfenadina e do astemizol do mercado dos Estados Unidos na década de 1990.

Os anti-histamínicos atuais de segunda geração todos têm boa eficácia no tratamento da RA. Eles são não-sedativos ou, no caso da cetirizina, brandamente sedativos. Não têm qualquer interação clinicamente relevante com o citocromo P-450 em doses farmacológicas. São muito eficazes para reduzir os sintomas irritativos da RA, inclusive espirros e prurido e também têm efeito sobre o sintoma da rinorréia. Os anti-histamínicos como agentes isolados têm pouco efeito sobre a obstrução nasal e são por essa razão freqüentemente combinados com outras medicações quando a congestão é um sintoma importante. Anti-histamínicos não ajudam no tratamento da rinite vasomotora e freqüentemente são prescritos inapropriadamente para pacientes com doença não-alérgica. Como a rinite não-alérgica não é uma doença mediada pela histamina,

TABELA 36.2

OPÇÕES FARMACOLÓGICAS PARA RINITE: EFEITOS SOBRE OS SINTOMAS

Agente	Espirros	Prurido	Congestão	Rinorréia	Sintomas Oculares
Anti-histamínicos orais	++	++	+/–	++	++
Anti-histamínicos nasais	+	+	+	+	–
Corticosteróide intranasal	++	++	+++	++	+
Modificadores dos leucotrienos	+	+	+	+	+
Descongestionantes orais	–	–	++	–	–
Descongestionantes nasais	–	–	+++	–	–
Estabilizadores dos mastócitos nasais	+	+	+	+	–
Anticolinérgicos tópicos	–	–	–	+++	–

+++, benefício acentuado; ++, benefício substancial; +, algum benefício; +/–, mínimo benefício; –, nenhum benefício.

não é de se esperar que anti-histamínicos tenham efeito significativo.

Um anti-histamínico tópico, a azelastina, é atualmente disponível para o tratamento de rinite nos Estados Unidos. Ele está aprovado para o tratamento da rinite alérgica e vasomotora e parece ser de algum benefício no tratamento da congestão nasal. Tem um início rápido de ação e boa potência. É limitado no seu uso pela sua sedação, mesmo como medicação tópica, e pela sua associação a importante perversão do paladar em uma minoria importante de pacientes.

As diretrizes atuais no tratamento da RA não recomendam contra o uso de anti-histamínicos sedativos (25). Nas circunstâncias em que os médicos acharem que é preferível um anti-histamínico de primeira geração, eles devem avisar seus pacientes sobre o potencial de sedação e o comprometimento cognitivo. É imperativa a documentação, no prontuário médico, de que um paciente foi aconselhado a não usar a medicação ao dirigir veículo ou operar máquina.

Descongestionantes

Sendo a congestão um sintoma importante para a maioria dos pacientes com RA e também bastante comum na rinite não-alérgica, vasoconstritores orais e tópicos são freqüentemente prescritos pelos médicos e usados pelos pacientes para alívio dos seus sintomas de obstrução. Os descongestionantes são agonistas dos receptores α-adrenérgicos que causam contração do tecido erétil venoso no nariz. Descongestionantes são eficazes no tratamento dos sintomas da obstrução nasal e são geralmente bem tolerados.

Os descongestionantes são disponíveis como agentes orais para uso sistêmico e como medicações tópicas para aplicação direta na mucosa nasal. As preparações nasais mais comumente usadas são fenilefrina e oximetazolina, que produzem pronta redução na congestão nasal, mas se associam com importante congestão de rebote com uso prolongado. Eles são recomendados para uso somente durante 3 a 5 dias. Depois deste período de tempo, a mucosa torna-se resistente ao efeito descongestionante, exigindo quantidades crescentes de medicação a intervalos mais freqüentes. Embora estes descongestionantes nasais tópicos sejam eficazes, sua alta propensão a causar dependência e taquifilaxia limitam significativamente o seu uso.

Descongestionantes orais também são medicações comuns usadas para obstrução nasal. O principal agente atualmente disponível é a pseudo-efedrina, um potente agente α-adrenérgico sistêmico. Outro agente popular, a fenilpropanolamina (PPA), foi retirada do mercado dos Estados Unidos recentemente devido a uma incidência aumentada de AVCs hemorrágicos em mulheres jovens. Estes agentes têm boa eficácia para aliviar a obstrução nasal e têm significativamente menos potencial de provocar rinite de rebote e congestão. Embora os descongestionantes orais possam ser úteis para a redução dos sintomas, eles têm uma faixa muito larga de efeitos adversos que limitam sua utilidade. Os efeitos colaterais indesejáveis incluem sintomas do sistema nervoso central como insônia, ansiedade, nervosismo, irritabilidade, tremor, agitação e cefaléia. Efeitos colaterais sistêmicos dos descongestionantes orais incluem náusea, vômito, palpitações, arritmias, hipertensão, angina e retenção urinária. Estes efeitos são relacionados com a dose. Além disso, os descongestionantes orais podem elevar a pressão intra-ocular e precipitar glaucoma. Pacientes com doença cardíaca, hipertensão e glaucoma estão em risco particular dos eventos adversos associados a descongestionantes orais e devem evitar o seu uso. Mesmo em pacientes sadios, descongestionantes orais devem ser usados apenas nas mais baixas doses capazes de aliviar sintomas e durante o mais curto tempo possível.

Estabilizadores dos Mastócitos

Medicações estabilizadoras dos mastócitos são disponíveis para tratar os pacientes com RA. Cromolina sódica é disponível em venda livre para o tratamento da RA. Ela estabiliza as membranas dos mastócitos na mucosa nasal, diminuindo o seu potencial de degranular e liberar histamina para dentro da mucosa. A fim de maximizar o benefício destas medicações, elas devem ser usadas antes da exposição ao alérgeno, porque não são eficazes, uma vez que os mastócitos se tenham degranulado. Além disso, são medicações relativamente brandas em eficácia e possuem uma meia-vida muito curta nos tecidos. São eficazes somente para aqueles com RA e não beneficiam doença não-alérgica.

Corticosteróides

Preparações de esteróides são eficazes para todas as formas de rinite, alérgica e não alérgica. Elas são disponíveis em forma sistêmica para uso oral ou parenteral e como *sprays* intranasais tópicos. Os corticosteróides operam extremamente bem para reduzir os sintomas da rinite quando usados sistemicamente, mas são limitados pelo importante perfil de eventos adversos que acompanha o uso sistêmico dos esteróides. Injeções de depósito também foram usadas por muitos anos mas não são recomendadas para uso sob as diretrizes atuais para o tratamento da RA (17). Corticosteróides orais podem ser usados por curtos períodos de tempo com sintomas importantes.

Os corticosteróides tópicos tornaram-se o principal tratamento para pacientes com ambas RA e rinite não-alérgica e em muitas análises revelaram-se mais eficazes que os anti-histamínicos no tratamento da RA (26). Estes agentes tópicos foram introduzidos nos 1970 e ofereceram uma alternativa eficaz para o uso de corticosteróides sistêmicos no tratamento da RA e da rinite não-alérgica. Os corticosteróides nasais tópicos demonstraram diminuir a quimiotaxia dos neutrófilos e eosinófilos no nariz, bem como reduzir o edema intracelular. Eles também reduzem uma variedade de mediadores inflamatórios, incluindo interleucina (IL)-6, IL-8, fator estimulador de colônias de granulócitos-macrófagos (GM-CSF) e ambas IL-4 e IL-5.

Durante a última década, corticosteróides nasais tópicos foram usados amplamente e demonstraram ter perfis de segurança muito amplos (27). Eles têm limitados efeitos colaterais local e sistemicamente, e tanto a mometasona quanto a fluticasona revelaram-se isentas de efeitos adversos sistêmicos importantes tais como supressão do crescimento avaliada por estadiometria durante 1 ano de uso em crianças pré-púberes. Estes agentes mais recentes têm absorções e biodisponibilidades sistêmicas diminuídas e por essas razões tendem menos a causar efeitos sistêmicos importantes.

Os esteróides nasais tópicos foram demonstrados seguros e eficazes no tratamento da RA em crianças de 2 anos de idade ou mais. Podem ser usados para o tratamento dos sintomas da RA bem como para a profilaxia de sintomas em pacientes com RAE. O efeito do tratamento com corticosteróides intranasais durante períodos prolongados de tempo não foi avaliado em uma base prospectiva. Pesquisa adicional está indicada para estudar este assunto e determinar se ocorre algum efeito adverso a longo prazo.

Os corticosteróides tópicos e sistêmicos trazem benefício no tratamento da rinite não alérgica além dos seus efeitos sobre doença alérgica. Para o tratamento da rinite medicamentosa, o uso de uma onda curta de corticosteróides orais muitas vezes é necessária para desmamar com sucesso os pacientes dos seus descongestionantes tópicos. Corticosteróides nasais tópicos podem também ser benéficos no tratamento da rinite vasomotora, especialmente quando usados em conjunção com um *spray* anticolinérgico tópico.

Modificadores dos Leucotrienos

A classe mais recente de medicações aprovadas para o tratamento da RA foi a dos antagonistas dos receptores dos leucotrienos (ARLTrs; *LTRAs*) O único ARLT atualmente aprovado para o tratamento da RA nos Estados Unidos é o *montelukast*. O *montelukast* foi demonstrado benéfico para os sintomas nasais e não-nasais da RA. Como os leucotrienos são mediadores importantes da resposta alérgica de fase tardia, é lógico supor que a interferência com o receptor ao leucotrieno mostraria benefício com o tratamento da RA. Os ARLTs mostram-se promissores para o tratamento futuro não somente da RA mas também de outras doenças nasais e sinusais. Não há evidência de que os ARLTs sejam benéficos na rinite não-alérgica.

Sprays *Anticolinérgicos Tópicos*

Um *spray* anticolinérgico tópico, brometo de ipratrópio, é disponível para o tratamento da rinite. Ele opera através do bloqueamento do *input* parassimpático à mucosa nasal e tem seu principal efeito clínico na redução da rinorréia. Tem pouco efeito sobre outros sintomas nasais ou não-nasais mas tem benefício na rinorréia associada à infecção viral.

Anti-IgE

Um agente farmacoterápico recentemente desenvolvido que mostrou bom benefício na asma e RA é a anti-IgE monoclonal, omalizumab. Esta medicação, que é administrada subcutaneamente, diminui a quantidade de IgE livre dramaticamente, reduzindo a carga de IgE disponível para precipitar uma reação alérgica. Omalizumab está aprovado para o tratamento da asma grave e demonstrou ter um acentuado efeito de melhorar a qualidade de vida nestes pacientes. Os estudos mostram seu benefício na RA, mas atualmente o seu custo e o fato de precisar ser dada parenteralmente limitam o seu uso na RA.

Imunoterapia

A imunoterapia envolve a administração de pequenas quantidades de antígeno em que um paciente foi demonstrado sensível, em doses crescentes ao correr do tempo a fim de dessensibilizar o paciente a esses antígenos. É a terceira estratégia de tratamento que é usada para o tratamento de pacientes com RA e é uma alternativa que deve ser considerada nos pacientes que não respondem a medicações e evitação de alérgeno. Na imunoterapia tradicional, quantidades pequenas porém crescentes de antígeno são injetadas subcutaneamente para diminuir a responsividade do paciente a esses antígenos. A segurança e eficácia da imunoterapia no tratamento da RA foram bem estabelecidas, embora haja um risco muito leve de reações locais e sistêmicas durante a administração de imunoterapia subcutânea.

Os mecanismos comuns envolvidos na eficácia fisiológica da imunoterapia estão discutidos no capítulo sobre alergia e imunologia. A imunoterapia diminui a resposta do paciente aos antígenos na vacina. O benefício da imunoterapia específica não é imediato, mas começa dentro dos primeiros meses. A fim de alcançar benefício sustentado com imunoterapia, recomenda-se tratamento durante pelo menos 3 a 5 anos.

Embora a imunoterapia continue a ser aplicada principalmente através da via subcutânea, há evidência cada vez maior demonstrando a segurança e eficácia da imunoterapia aplicada sublingualmente (28). Uma vez que a imunoterapia está envolvida na modulação da resposta imune, ela não é benéfica em pacientes com rinite não alérgica.

Cirurgia

Embora cirurgia não seja um tratamento principal no manejo da rinite, ela pode ter algum benefício adjuvante em pacientes com congestão nasal importante. As condutas cirúrgicas na concha inferior podem reduzir a resistência nasal e aumentar o fluxo aéreo nasal, mas ressecção agressiva também pode levar à secura do nariz e à percepção de obstrução nasal. Cirurgia conservadora e apropriada da concha, no entanto, comprovou-se benéfica para diminuir os sintomas em pacientes com RA e com rinite não alérgica (29).

DIRETRIZES NO TRATAMENTO DA RINITE ALÉRGICA

Várias organizações profissionais, dentro dos Estados Unidos e internacionalmente, estabeleceram diretrizes para o tratamento ótimo do paciente com RA. Como há uma variedade de estratégias de tratamento que podem ser aplicadas, diretrizes foram desenvolvidas em uma tentativa de padronizar o tratamento da RA e permitir a avaliação objetiva destas condutas. As diretrizes são eficazes para promover o diagnóstico preciso da RA, melhorar as avaliações da gravidade, atacar as condições co-mórbidas e estabelecer critérios para o seu tratamento.

Em 1998, uma Força-Tarefa sobre Parâmetros de Prática foi reunida pelas sociedades de alergistas/imunologistas para recomendar tratamento para RA. A força-tarefa observou que corticosteróides intranasais são a classe mais eficaz para o tratamento dos sintomas da RA. Eles também assinalaram que anti-histamínicos não sedativos são terapia apropriada de primeira linha para pacientes nos quais rinorréia, espirros e prurido são os sintomas predominantes. Em pacientes com congestão nasal importante, recomendam adicionar um descongestionante oral ao anti-histamínico ou usar um esteróide intranasal como terapia alternativa (17).

As diretrizes estabelecidas pela European Academy of Allergology and Clinical Immunology são semelhantes às propostas pela American Task Force (30). Estas diretrizes sugerem que o tratamento da RA deve ser ajustado com base na extensão do tratamento proposto e a gravidade dos sintomas. Nestas diretrizes, anti-histamínicos orais, isolados, são recomendados para o tratamento de doença branda e para terapia intermitente ou de curto prazo. Para sintomas alérgicos de gravidade moderada e, quando o tratamento é necessário durante períodos mais longos, corticosteróides intranasais são preferidos como monoterapia para tratar estes pacientes. Finalmente, em pacientes com sintomas graves, é recomendada terapia de combinação com um anti-histamínico oral ou nasal e um *spray* corticosteróide intranasal. Em pacientes que ainda estão tendo sintomas importantes, tanto uma série curta de um corticosteróide oral e o uso de imunoterapia são opções terapêuticas. Estas diretrizes estabelecem uma abordagem por "degraus de tratamento" para o tratamento da RA.

As diretrizes mais abrangentes que foram desenvolvidas nos últimos anos são as diretrizes ARIA (14). As diretrizes ARIA são um documento extenso que reexamina o diagnóstico, classificação e tratamento da RA. O painel ARIA foi reunido pela World Health Organization (WHO) e consiste em peritos em alergia de todo o mundo. A premissa por trás das diretrizes ARIA é que a RA é uma doença inflamatória da via aérea superior do mesmo modo que a asma é uma doença inflamatória da via aérea inferior. À medida que o pensamento sobre a fisiopatologia da asma evoluiu ao longo da última década na direção do papel central da inflamação, também a ARIA conceitua a RA essencialmente como uma doença inflamatória. O tratamento da RA, portanto, é centrado no uso da terapia antiinflamatória como método de controle para doença importante e persistente.

Conforme discutido anteriormente, a ARIA modifica a taxonomia da RA em quatro categorias sobre a gravidade e cronicidade da doença. Esta graduação da RA baseada na variação clínica entre os pacientes é coerente com as diretrizes européias discutidas previamente. O tratamento da RA, de acordo com as diretrizes da ARIA, consiste em uma abordagem gradativa com agentes terapêuticos (Fig. 36.2). Nestas diretrizes, doença intermitente branda é tratada com um anti-histamínico não-sedativo oral ou tópico, embora cromolina sódica seja uma opção nos casos brandos. Nos pacientes com doença moderada a grave, e em todos os pacientes com doença persistente, as diretrizes ARIA sugerem o uso de corticosteróides intranasais como principal agente farmacoterápico. À medida que a gravidade da doença aumenta, as diretrizes sugerem que um anti-histamínico não sedativo pode ser acrescentado ao corticosteróide intranasal para efeito combinado. Finalmente, na doença grave, corticosteróides e imunoterapia podem ser consideradas opções adicionais de tratamento.

Estas diretrizes sugerem que nos pacientes com RA importante, corticosteróides intranasais devem ser

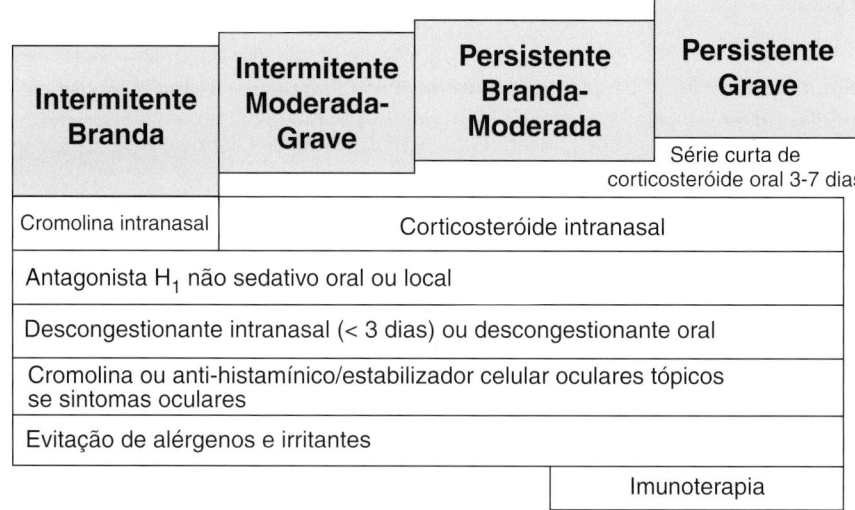

Figura 36.2
Plano de tratamento para rinite alérgica [Allergic Rhinitis and Its Impact on Asthma (ARIA)]. (De Bousquet J, van Cauwenberge P, Khaltaev N, for the ARIA Workshop Group, World Health Organization. Allergic rhinitis and its impact on asthma. *J Allergy Clin Immunol* 2001;108[Suppl]:S147-334, com permissão.)

considerados principalmente no tratamento dos pacientes afetados, com anti-histamínicos orais e tópicos usados como medicações adjuvantes. Em pacientes com sintomas intermitentes brandos, anti-histamínicos isoladamente podem ser eficazes, mas se a congestão nasal for um componente importante da sintomatologia do paciente, o anti-histamínico deve ser combinado com um descongestionante oral a curto prazo ou com corticosteróide intranasal para uso mais prolongado.

CONCLUSÕES

A RA e a rinite não-alérgica são doenças importantes, opressivas, que afetam um grande número de adultos e crianças em todo o mundo. Rinite se associa com diversas condições co-mórbidas importantes, incluindo asma, rinossinusite e otite média com efusão. O diagnóstico preciso do paciente com rinite e a determinação do papel da alergia em cada paciente são elementos críticos que devem ser compreendidos para aumentar a probabilidade de tratamento bem-sucedido. Foram estabelecidas diretrizes para o tratamento de pacientes com RA e o uso de opções terapêuticas apropriadas melhorará o resultado dos pacientes com RA e rinite não alérgica.

PONTOS IMPORTANTES

- Rinite é uma doença crônica comum que afeta milhões de americanos.
- Rinite pode ser devida a causas alérgicas ou pode ser secundária a fatores não-alérgicos.
- Rinite alérgica tem determinantes genéticos e ambientais.
- Rinite alérgica e não-alérgica freqüentemente coexistem no mesmo paciente.
- A ferramenta diagnóstica principal no diagnóstico do paciente com rinite é a história do paciente.

- Testagem alérgica pode ser útil para esclarecer as sensibilidades alérgicas específicas no paciente suspeito de ter rinite alérgica.
- O tratamento da rinite alérgica é baseado em três princípios amplos: evitação dos antígenos ofensores, farmacoterapia e imunoterapia.
- A caracterização precisa dos papéis dos estímulos alérgicos e não alérgicos nos pacientes que se apresentam com rinite possibilitará escolhas terapêuticas apropriadas para maximizar os resultados dos pacientes.

REFERÊNCIAS

1. Bachert C. Persistent rhinitis-allergic or nonallergic? *Allergy* 2004;59[Suppl 76]:11-15.
2. Lund VJ, Aaronson A, Bousquet J, et al. International Consensus Report on the diagnosis and management of rhinitis. *Allergy* 1994;19:5-34.
3. Baroody FM. Allergic rhinitis: broader disease effects and implications for management. *Otolaryngol Head Neck Surg* 2003;128:616-631.
4. Settipane RA. Demographics and epidemiology of allergic and nonallergic rhinitis. *Allergy Asthma Proc* 2001;22:185-189.
5. Naclerio R, Solomon W. Rhinitis and inhalant allergens. *JAMA* 1997;278:1842-1848.
6. Nimmagadda SR, Evans R 3rd. Allergy: etiology and epidemiology. *Pediatr Rev* 1999;20:111-115.
7. Reed SD, Lee TA, McCrory DC. The economic burden of allergic rhinitis: a critical evaluation of the literature. *Pharmacoeconomics* 2004;22:345-361.
8. Stempel DA, Woolf R. The cost of treating allergic rhinitis. *Curr Allergy Asthma Rep* 2002;2:223-230.
9. Juniper EF, Rorhbaugh T, Meltzer EO. A questionnaire to measure quality of life in adults with nocturnal allergic rhinoconjunctivitis. *J Allergy Clin Immunol* 2003;111:484-490.
10. Shturman-Ellstein R, Zeballos RJ, Buckley JM, et al. The beneficial effect of nasal breathing on exercise-induced bronchoconstriction. *Am Rev Respir Dis* 1978;118:65-73.
11. Moore EJ, Kern EB. Atrophic rhinitis: a review of 242 cases. *Am J Rhinol* 2001;15:355-361.

12. Scadding GK, Church MK. Rhinitis. In: Holgate ST, Church MK, Lichtenstein LM, eds. *Allergy*, 2nd ed. London: Mosby, 2001:55-76.
13. Krouse JH. Seasonal and perennial rhinitis. In: Krouse JH, Chadwick SJ, Gordon BR, et al, eds. *Allergy and immunology: an otolaryngic approach*. Philadelphia: Lippincott, Williams & Wilkins, 2002:209-220.
14. Bousquet J, Van Cauwenberge P, Khaltaev N. ARIA Workshop Group; World Health Organization. Allergic rhinitis and its impact on asthma. *J Allergy Clin Immunol* 2001;108:S147-S334.
15. Lieberman P. Treatment update: nonallergic rhinitis. *Allergy Asthma Proc* 2001;22:199-202.
16. Scadding GK. Non-allergic rhinitis: diagnosis and management. *Curr Opin Allergy Clin Immunol* 2001;1:15-20.
17. Dykewicz MS, Fineman S, Skoner DP, et al. Diagnosis and management of rhinitis. Complete guidelines of the Joint Task Force on Practice Parameters in Allergy, Asthma and Immunology. American Academy of Allergy, Asthma and Immunology. *Ann Allergy Asthma Immunol* 1998;81:478-518.
18. Ellegard E, Hellgren M, Toren K, et al. The incidence of pregnancy rhinitis. *Gynecol Obstet Invest* 2000;49:98-101.
19. Stroberg P, Murphy A, Costigan T. Switching patients with erectile dysfunction from sildenafil citrate to tadalafil: results of a European, multicenter, open-label study of patient preference. *Clin Ther* 2003;25:2724-2737.
20. Mullarkey MF, Hill JS, Webb DR. Allergic and non-allergic rhinitis: their characterization with attention to the meaning of nasal eosinophilia. *J Allergy Clin Immunol* 1980;65:122-126.
21. Moverare R, Elfman L, Bjornsson E, et al. Changes in cytokine production in vitro during the early phase of birch-pollen immunotherapy. *Scand J Immunol* 2000;52:200-206.
22. Krouse JH, Sadrazodi K, Kerswill K. Sensitivity and specificity of prick and intradermal testing in predicting response to nasal provocation with timothy grass antigen. *Otolaryngol Head Neck Surg* 2004;131:215-219.
23. Krouse JH, Shah AG, Kerswill K. Skin testing in predicting response to nasal provocation with Alternaria. *Laryngoscope* 2004;114:1389-1393.
24. Terreehorst I, Hak E, Oosting Al, et al. Evaluation of impermeable covers for bedding in patients with allergic rhinitis. *N Engl J Med* 2003;17:237-246.
25. Casale TB, Blaiss MS, Gelfand E, et al. First do no harm: managing antihistamine impairment in patients with allergic rhinitis. *J Allergy Clin Immunol* 2003;111:S835-842.
26. Stempel DA, Thomas M. Treatment of allergic rhinitis: an evidence-based evaluation of nasal corticosteroids versus nonsedating antihistamines. *Am J Manag Care* 1998;4:89-96.
27. Benninger MS, Ahmed N, Marple BE The safety of intranasal steroids. *Otolaryngol Head Neck Surg* 2003;129:739-750.
28. Wilson DR, Torres Lima M, Durham SR. Sublingual immunotherapy for allergic rhinitis: systemic review and meta-analysis. *Allergy* 2005;60:4-12.
29. Sandhu AS, Temple RH, Timms MS. Partial laser turbinectomy: two year outcomes in patients with allergic and non-allergic rhinitis. *Rhinology* 2004;42:81-84.
30. van Cauwenberge P, Bachert C, Passalacqua G, et al. Consensus statement on the treatment of allergic rhinitis: European Academy of Allergology and Clinical Immunology. *Allergy* 2000;55:116-134.

CAPÍTULO 37

Vias de Acesso Externas em Cirurgia Sinusal

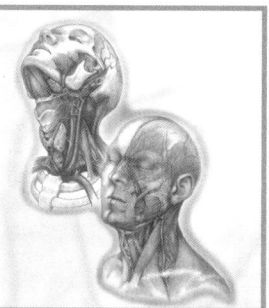

Umamaheswar Duvvuri ▪ Ricardo L. Carrau ▪ Stephen Y. Lai

Com o advento dos endoscópios de lente cilíndrica e a aceitação das técnicas endoscópicas para o tratamento cirúrgico da doença inflamatória do trato nasossinusal, as indicações para vias de acesso abertas tornaram-se mais limitadas. A falta de disponibilidade dos instrumentos endoscópicos específicos e outros avanços tecnológicos poderiam expandir as indicações para as vias de acesso abertas em diferentes instituições. Por essas razões, o cirurgião nasossinusal deve ser familiarizado com as vias de acesso abertas aos seios paranasais. Murr (1) apresentou uma descrição das indicações contemporâneas para vias de acesso abertas aos seios paranasais. Nós discutimos as vias de acesso abertas mais comumente usadas no contexto do estado atual da cirurgia sinusal endoscópica (CSE) na nossa instituição. Uma descrição das técnicas, indicações, contra-indicações e complicações são discutidas. O capítulo é organizado de acordo com as localizações anatômicas.

SEIO MAXILAR

As vias de acesso abertas ao seio maxilar foram em certa época o padrão de tratamento. Com a introdução da CSE e o conhecimento sempre em expansão da fisiologia da mucosa respiratória, as vias de acesso abertas agora são usadas infreqüentemente para o tratamento da doença inflamatória do antro.

A via de acesso aberta mais comum ao seio maxilar é a via de acesso de Caldwell-Luc (2). A história da operação de Caldwell-Luc foi esplendidamente resumida por Macbeth (2). A Caldwell-Luc é uma antrostomia efetuada através da fossa canina por meio de uma incisão no sulco gengivolabial. Usando uma descrição clássica, a via de acesso inclui a remoção da mucosa inteira do antro e a abertura de uma janela nasoantral através do meato inferior. Um inconveniente importante desta cirurgia é que uma antrostomia meatal inferior não é feita ao longo das vias naturais da limpeza mucociliar (3), e a mucosa que reveste novamente o antro depois da remoção do epitélio respiratório original freqüentemente não possui uma função mucociliar adequada. Estes fatores contribuíam para os maus resultados dos pacientes que se submetiam à Caldwell-Luc como via de acesso preferida para o tratamento da sinusite maxilar. O termo Caldwell-Luc é comumente usado para modificações da descrição original, como a preservação da mucosa ou uma antrostomia meatal média em lugar da antrostomia meatal inferior. Nós usamos o termo nesta acepção

Indicações

O procedimento de Caldwell-Luc pode ser usado como um adjunto à cirurgia transnasal endoscópica para pólipos antrocoanais ou tumores benignos como papilomas invertidos e angiofibromas juvenis (3) (Tabela 37.1) Na nossa clínica, a indicação mais comum para o procedimento de Caldwell-Luc é o comprometimento do antro por um tumor benigno como um papiloma invertido. Sinusite maxilar intratável crônica que não responde a uma combinação de medicações, cirurgia endoscópica e outros métodos adjuntivos constitui uma indicação menos comum. Pólipos antrocoanais que se originam no seio maxilar podem ser operados através da sua parede anterior para dissecar a base da lesão, a qual pode a seguir ser removida transnasalmente. A maioria destas lesões, no entanto, é facilmente removida com técnicas endoscópicas.

Embora CSE seja a via de acesso cirúrgica de escolha para o tratamento da rinossinusite crônica, pacientes com doença persistente apesar de CSE adequada podem ser candidatos a uma Caldwell-Luc. A reabilitação eventual do seio maxilar após Caldwell-Luc permanece controversa, embora a maioria das autoridades considere que o epitélio respiratório deve ser manipulado minimamente a fim de preservar a função mucociliar.

Redução aberta e reparação de fraturas cominutivas do assoalho orbitário podem ser facilitadas com o

TABELA 37.1
INDICAÇÕES CIRÚRGICAS

Procedimento de Caldwell-Luc
- Sinusite maxilar micótica
- Mucocele do seio maxilar multisseptada
- Pólipo antrocoanal
- Fechamento de fístula oroantral
- Procedimentos selecionados de revisão
- Acesso para esfenoetmoidectomia transantral, descompressão orbitária, reparação de fraturas do soalho orbitário e exploração da fossa pterigomaxilar
- Excisão de tumor comprometendo o antro (papiloma invertido)

Esfenoidotomia externa
- Excisão de tumores da hipófise
- Sinusite esfenoidal fúngica invasiva
- Doença mucosa recorrente
- Acesso à base anterior do crânio e/ou clivo
- Reparação de fístulas liquóricas

Etmoidectomia externa
- Mucopiocele frontoetmoidal ou sinusite com comprometimento orbitário
- Cirurgia de revisão com marcos ausentes ou deformados
- Reparação de fístulas liquóricas
- Lesão da base anterior do crânio

Sinusotomia frontal externa
- Mucocele frontal lateral
- Acesso ao teto da órbita para reparação de fratura
- Exploração do seio frontal para reparação de fístulas liquóricas
- Complicação intracraniana de sinusite frontal
- Doença intratável da mucosa

---

uso da via de acesso de Caldwell-Luc (4,5). O assoalho orbitário pode facilmente ser visualizado por meio da antrostomia anterior e dos fragmentos ósseos e o tecido mole orbitário herniado pode ser adequadamente reduzido sob visualização direta. Esta via de acesso é particularmente útil para pacientes que podem ter sofrido outras fraturas do meio da face que necessitem uma incisão gengivolabial para sua redução e fixação. A extensão da Caldwell-Luc tradicional para incluir a remoção da parede posterior do antro possibilita a exploração da fossa pterigopalatina e seu conteúdo neurovascular, as lâminas pterigóideas e o recesso esfenoidal lateral. Independentemente da indicação da Caldwell-Luc, a visualização pode ser melhorada com microscópio ou endoscópio.

Anatomia Cirúrgica e Técnica Operatória

O limite medial do seio maxilar é a parede nasal lateral, o limite inferior é o alvéolo maxilar e o limite superior é o assoalho orbitário. O limite anterior é a parede maxilar anterior e o limite posterior é a parede maxilar posterior, que faz contato com a fossa pterigopalatina. Na maioria dos adultos o seio maxilar tem um volume de cerca de 15 mL. Hipoplasia maxilar, no entanto, não é incomum e pode ser facilmente reconhecida em uma tomografia computadorizada (TC).

O feixe neurovascular infra-orbitário viaja através da fissura orbitária inferior e em seguida ao longo do teto do seio em um canal ósseo. Este nervo inerva a pele da parte lateral do nariz, pálpebra inferior e lábio superior (i. e., a face média). Este canal ósseo pode ser deiscente e pode levar à dor referida a estas áreas a partir de patologia sinusal. As paredes ósseas do seio maxilar são finas medial, superior, posterior e anteriormente. O osso mais espesso está localizado no alvéolo maxilar, adjacente ao assoalho do nariz, ao longo da margem infra-orbitária e o contraforte zigomático, e posteriormente ao longo do canal palatino. Anteriormente, a fossa canina é a área imediatamente superior à raiz do dente canino, lateral à abertura piriforme, medial ao processo zigomático e inferior ao forame infra-orbitário. Esse osso é relativamente fino, oferecendo um local conveniente para efetuar uma antrostomia.

O seio maxilar é revestido com epitélio colunar ciliado e o batimento dos cílios move as secreções para o óstio natural do seio. O seio drena para o meato médio através do infundíbulo, posterior ao processo uncinado e anterior à bolha etmoidal. A compreensão do fluxo mucociliar normal é crítica para entender fisiologia sinusal e como a cirurgia pode ajudar ou destruir este mecanismo.

O procedimento é geralmente efetuado com o paciente sob anestesia endotraqueal geral, embora seja possível fazê-la sob controle anestésico monitorizado. Se o plano cirúrgico incluir alguma cirurgia intranasal ou a criação de uma janela nasoantral, o nariz é descongestionado com oximetazolina 0,05%. A mucosa do sulco gengivolabial é infiltrada com lidocaína 1% com epinefrina 1:100.000. A solução pode ser infiltrada em um plano profundo ao periósteo para hidrodissecar este plano tecidual e melhorar a facilidade da dissecção.

Uma incisão é feita no sulco gengivolabial preservando aproximadamente 5 mm de mucosa gengival (Fig. 37.1). No paciente desdentado, esta incisão é feita ao longo do alvéolo maxilar para permitir o uso precoce de dentadura. Eletrocautério é usado para levar a incisão até o nível do periósteo. Um elevador de periósteo então é usado para dissecar o periósteo do osso até o nível do nervo infra-orbitário. Toma-se cuidado para evitar lesar o nervo infra-orbitário onde ele sai do seu forame. A fossa canina pode ser identificada neste estádio e martelo e osteótomo são usados para entrar no seio. A antrostomia é aumentada removendo-se o osso circundante com um saca-bocado de Kerrison ou instrumento semelhante. O antro é examinado e a mucosa é removida ou poupada, dependendo da indica-

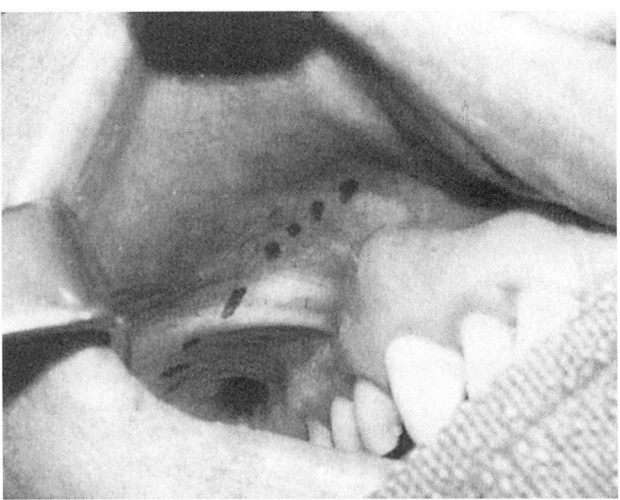

Figura 37.1
Vista intra-operatória mostra uma incisão gengivolabial maxilar direita.

ção da cirurgia. Se a mucosa for ser removida, é melhor fazê-lo de um modo em bloco, com dissecção cuidadosa ao longo de todas as paredes do seio. Qualquer sangramento pode ser controlado com eletrocautério, cera de osso ou aplicação de material hemostático ou vasoconstritores. Se a indicação do procedimento for doença sinusal inflamatória, é aconselhável melhorar a drenagem nasoantral, preferivelmente por uma antrostomia meatal média. Uma antrostomia meatal inferior é aconselhável se o dano ao sistema mucociliar for julgado permanente e o mucoperiósteo estiver sendo removido durante o procedimento. Uma antrostomia inferior facilita irrigações nasais higiênicas quando a mucosa está irreversivelmente danificada. O antro é irrigado a seguir e, se necessário, as paredes são revestidas com lâminas de material hemostático absorvível. A incisão é fechada com suturas de colchoeiro em pontos separados, tomando cuidado para fazer aposição dos bordos da mucosa. Isto promove cura primária, assim prevenindo a formação de uma fístula oroantral.

Tratamento Pós-Operatório e Complicações

No período pós-operatório imediato, a cabeça do paciente é elevada 30° e uma bolsa de gelo é aplicada para minimizar o edema facial. O uso de *spray* nasal de soro fisiológico várias vezes por dia ajuda a evitar formação de crostas intranasais. Se for usado tamponamento antral, está indicado um antibiótico oral de amplo espectro pós-operatório, para cobrir a flora respiratória típica e patógenos. Qualquer tamponamento é removido nos dias pós-operatórios 2 a 5, por uma via transnasal. Lavagem nasal com soro fisiológico é usada depois que o tamponamento é removido.

As complicações do procedimento de Caldwell-Luc incluem disestesia do nervo infra-orbitário, epífo-

TABELA 37.2 — COMPLICAÇÕES PROCEDIMENTOS CIRÚRGICOS PARA DOENÇA SINUSAL

Procedimento de Caldwell-Luc
- Edema ou equimose da bochecha
- Disestesia do nervo infra-orbitário
- Epífora
- Fístula oroantral

Esfenoidotomia
- Sangramento ou formação de crostas
- Epífora
- Deformidade nasal cosmética
- Perfuração septal
- Cegueira/diplopia
- Fístula liquórica
- Hemorragia intracraniana

Etmoidectomia externa
- As mesmas que da esfenoidotomia
- Formação de cicatriz hipertrófica
- Formação de cicatriz cantal medial
- Disestesia do nervo supra-orbitário

Vias de acesso frontais
- Falta de resolução dos sintomas
- Deformidade cosmética
- Fístula liquórica
- Hemorragia intracraniana
- Diplopia
- Lesão do músculo frontal
- Disestesia por lesão dos nervos supra-orbitário e supratroclear
- Mucocele do seio frontal

ra e fístula oroantral (Tabela 37.2). Em geral, estas complicações podem ser prevenidas com técnica cirúrgica meticulosa. Sangramento e infecção também são complicações possíveis. Como em todas as operações efetuadas para doença inflamatória crônica dos seios, o paciente deve ser informado de que os sinais e sintomas de apresentação podem não se resolver por completo.

Deve ser salientado que o procedimento de Caldwell-Luc não preserva a integridade das vias de remoção mucociliares naturais. Isto impõe uma desvantagem, porque a criação de uma janela nasoantral meatal inferior pode não fornecer uma via de drenagem fisiológica, conduzindo à persistência de sintomas como gota pós-nasal. Finalmente, a interpretação da imagem pós-operatória pode ser um desafio. Fibrose e neoformação óssea é comum e pode ser difícil distinguir de doença mucosa recorrente, mesmo em TCs de alta resolução.

SEIOS ETMOIDAIS

A cirurgia dos seios etmoidais é mais comumente realizada para tratamento de doença inflamatória crônica. As indicações mais comuns para cirurgia são obstrução e infecção que não respondem à terapia clínica. Cirurgia para doença inflamatória dos seios etmoidais, no entanto, é quase exclusivamente feita usando-se técnicas transnasais endoscópicas. Vias de acesso externas podem ser úteis em pacientes selecionados que têm doença grave recorrente que obliterou os marcos cirúrgicos ou para o tratamento de processos não inflamatórios como tumores benignos, fístulas liquóricas ou fraturas.

Indicações

Uma via de acesso de etmoidectomia externa fornece acesso aos seios etmoidais, à órbita medial, à lâmina cribriforme e à área frontonasal (Tabela 37.1). Este procedimento é indicado em pacientes com complicações de sinusite etmoidal ou frontal, incluindo abscessos orbitários ou periorbitários, biopsia de certos tumores orbitários, frontais e etmoidais; trauma (feridas penetrantes, fraturas do complexo nasoorbitoetmoidal); controle da artéria etmoidal anterior; descompressão orbitária ou do nervo óptico; e acesso à área da lâmina cribriforme e ao teto dos seios etmoidais para reparação de um vazamento de liquor. A via de acesso de etmoidectomia externa pode ser ampliada superiormente para a área do seio frontal para efetuar uma frontoetmoidectomia para sinusite frontal.

Anatomia e Técnica Operatória

O seio etmoidal é o seio paranasal mais complexo e tem a maior variabilidade em anatomia. A parede lateral do seio etmoidal é a lâmina papirácea (a parede medial da órbita). A linha mediana da cavidade nasal é a lâmina vertical do osso etmóide. O limite superior é a lâmina horizontal do osso etmóide, que separa os seios etmoidais da fossa anterior do crânio. As células etmoidais são separadas em células anteriores e posteriores pela terceira lamela basal.

O labirinto etmoidal deriva seu suprimento sanguíneo das artérias etmoidais anterior e posterior (ramos da artéria oftálmica). Ramos nasais da artéria esfenopalatina também fornecem suprimento sanguíneo às células etmoidais. As veias nasais e etmoidais drenam o labirinto etmoidal. A primeira e a segunda divisões do nervo trigêmeo provêem inervação à mucosa.

A etmoidectomia externa foi descrita originalmente por Ferris Smith em 1933. Desde então, a técnica foi extensamente modificada. Uma etmoidectomia externa contemporânea é efetuada com o paciente sob anestesia geral. Infiltração de lidocaína 1% com epinefrina 1:100.000 para dentro dos tecidos moles da extensão medial do supercílio até o lado do dorso do nariz é útil para hemostasia. Descongestão e vasoconstrição da cavidade nasal são obtidas com mechas embebidas em oximetazolina 0,05%. Tarsorrafias temporárias protegem os olhos.

A incisão começa na margem inferior da área medial do supercílio e estende-se reta para baixo na direção do canto medial (Fig. 37.2). Ela é levada até o nível do periósteo. Os vasos angulares são controlados com cautério bipolar e o feixe supratroclear é preservado. O periósteo é preservado para assegurar a integridade do ligamento cantal medial, tróclea e saco lacrimal

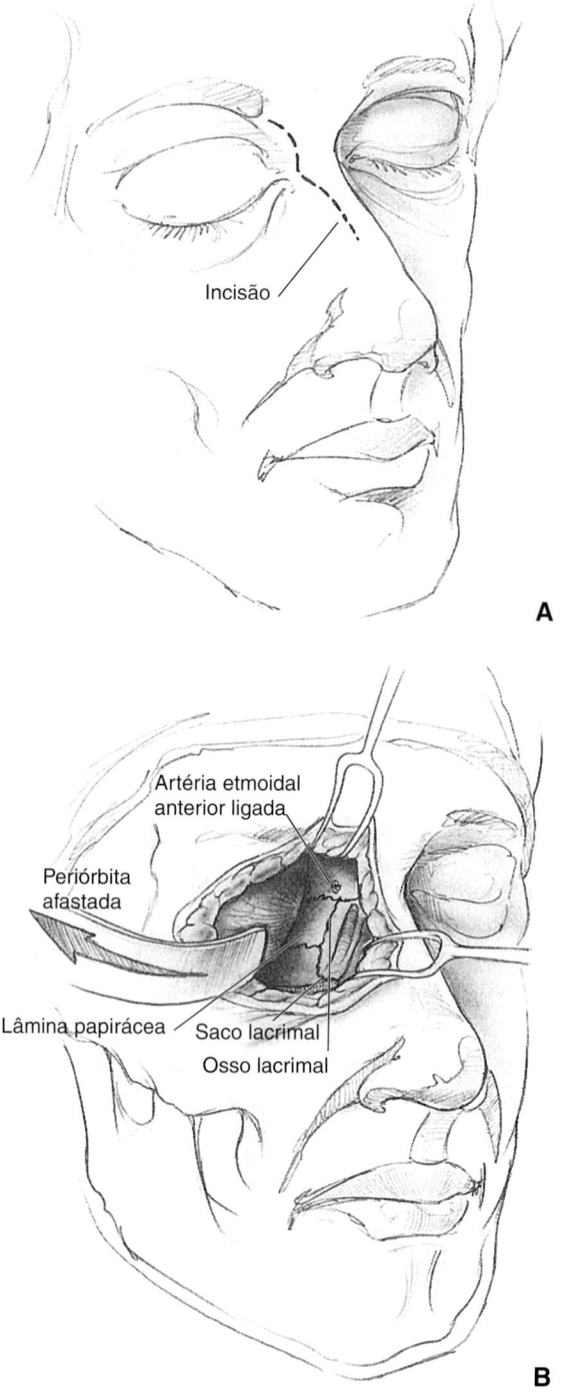

Figura 37.2

Etmoidectomia externa. **A:** Colocação da incisão. **B:** Exposição da parede orbitária medial. O saco lacrimal é desviado lateralmente. **C:** Entrada no labirinto etmoidal.

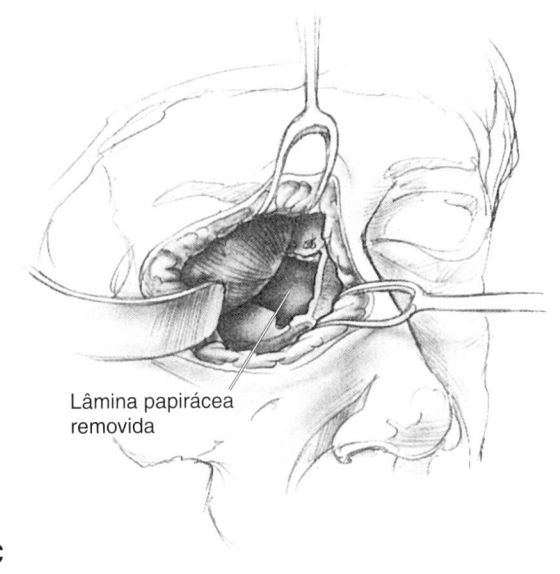

C

Figura 37.2
(Continuação).

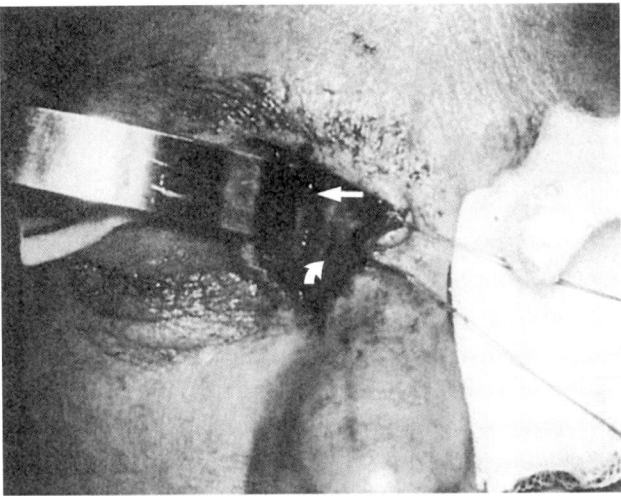

Figura 37.4
Vista intra-operatória mostra a parede medial da órbita direita. A fossa lacrimal (*seta curva*) e a artéria etmoidal anterior (*seta reta*) estão em evidência.

bem como para evitar hérnia da gordura orbitária. Hérnia da gordura orbitária interfere com a visualização e dissecção da órbita posterior (Fig. 37.3).

Quando a parede medial da órbita é amplamente exposta, a artéria etmoidal anterior é encontrada na linha de sutura frontoetmoidal aproximadamente 24 mm posterior à crista lacrimal anterior (Fig. 37.4). Este vaso é clipado ou coagulado com um eletrocautério bipolar e, se necessário, dividido. A periórbita é protegida com um afastador maleável para evitar hérnia de gordura orbitária para dentro do campo cirúrgico. Elevação adicional demonstra a artéria etmoidal posterior aproximadamente 10 mm posterior à artéria anterior e aproximadamente 5 mm (variação 1 a 8 mm) anterior ao forame óptico. Estas proporções não são constantes e grande cuidado precisa ser exercido ao dissecar a área da artéria etmoidal posterior a fim de evitar hemorragia retrobulbar e lesão do nervo óptico. Elevação periorbitária não é efetuada rotineiramente posterior à artéria etmoidal anterior.

O campo cirúrgico inclui o osso lacrimal, processo frontal da maxila, lâmina papirácea e processo orbitário do osso frontal. Entra-se no etmóide através da lâmina papirácea, a qual é a seguir removida circunferencialmente com um saca-bocado de Kerrison. A sutura frontoetmoidal é um marco importante porque freqüentemente ela corresponde no nível da lâmina cribriforme (fossa anterior do crânio) e marca a localização das artérias etmoidais. A ressecção da lâmina papirácea permite a exenteração completa das células etmoidais. Nós preferimos preservar a concha média, mas, se ela for removida, deve-se tomar cuidado para evitar ruptura da lâmina vertical da lâmina cribriforme. Para evitar hérnia dos tecidos moles orbitários para a área frontonasal, preservamos tanto osso quanto possível sobre esta área. É crítico preservar a integridade da periórbita.

Deve ser notado que uma etmoidectomia externa é implicitamente mais destrutiva que uma etmoidectomia endoscópica e que a preservação do epitélio respiratório é mais difícil. Pinça cortante de etmóide e mesmo um microdebridador podem ser usados para poupar a mucosa da cavidade restante. Uma vez completa a dissecção, a cavidade etmoidal é temporariamente tamponada com "cotonóides" saturados com oximetazolina 0,05%. Tamponamentos com esponjas absorví-

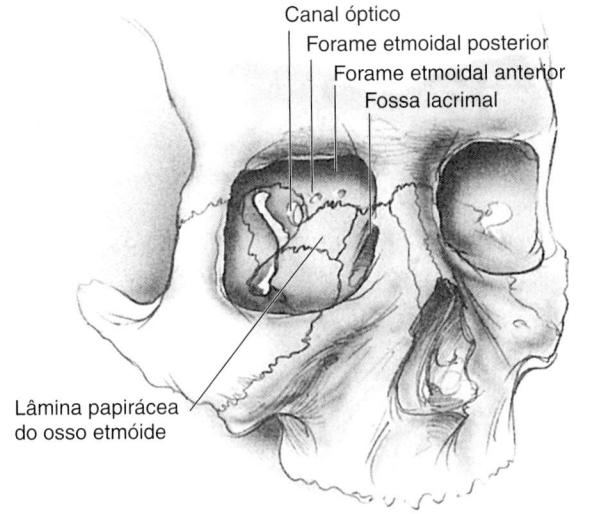

Figura 37.3
Marcos anatômicos na órbita. Os forames das artérias etmoidais anterior e posterior estão situados na sutura frontoetmoidal no nível da fossa anterior do crânio.

veis ou inabsorvíveis podem ser deixados no lugar se necessário para hemostasia. Deve-se tomar cuidado para evitar a inserção de tamponamento para dentro da órbita ou usar tamponamento excessivo que possa aumentar a pressão intra-orbitária levando à isquemia do nervo óptico ou da retina. O periósteo e tecidos subcutâneos são reaproximados com suturas absorvíveis 4-0 e a pele é fechada com náilon 7-0 ou suturas de absorção rápida. Uma bolsa de gelo é aplicada para prevenir edema. Se os seios estavam cronicamente infectados ou se o tamponamento estiver indicado, um antibiótico de amplo espectro oral é prescrito por 7 a 10 dias ou pela duração do tamponamento. O tamponamento nasal é removido do segundo ao quinto dia pós-operatório e as suturas inabsorvíveis são removidas do quinto ao sétimo dia pós-operatório. Nós aconselhamos todos os pacientes a usarem lavagem nasal com soro fisiológico para melhorar a higiene nasal durante o período pós-operatório.

Tratamento Pós-Operatório e Complicações

As pequenas complicações incluem formação de crostas pós-operatórias e sangramento autolimitado, os quais podem persistir durante até 6 semanas pós-operatoriamente (Tabela 37.2). As complicações importantes incluem epífora, diplopia, hemorragia retrobulbar, lesão do nervo óptico, fístula liquórica, neuralgia pós-operatória e cicatriz antiestética. Epífora persistente por lesão do órgão nasolacrimal é uma complicação incomum, mas importante, e pode exigir uma dacriocistorrinostomia. Diplopia temporária é comum e comumente de natureza autolimitada. Diplopia do olhar horizontal, no entanto, pode resultar como consequência de trauma do músculo reto medial com fibrose subseqüente. Ocorre cegueira depois de hemorragia retrobulbar ou lesão direta do nervo óptico. Fístula liquórica e hemorragia intracraniana podem ocorrer se a fóvea etmoidal ou a lâmina cribriforme forem rompidas. Sutura inapropriada da incisão ou má técnica cirúrgica podem causar formação de cicatriz hipertrófica, cicatrização cantal medial ou arredondamento do canto medial. Anestesia, hipoestesia ou neuralgia do meio da fronte podem ocorrer se o nervo supratroclear for traumatizado.

SEIO ESFENOIDAL

Doença do seio esfenoidal muitas vezes se apresenta com sintomas vagos freqüentemente incluindo cefaléia no vértice, dor retroorbitária e gotejamento pós-nasal. Conforme dissemos sobre os seios maxilar e etmoidal, doença inflamatória dos seios esfenoidais é mais bem tratada usando-se técnicas endoscópicas.

Devido à inacessibilidade relativa do seio esfenoidal, seus neoplasmas malignos e os neoplasmas benignos agressivos, localmente invasivos, eram considerados inoperáveis e/ou incuráveis no passado. As técnicas e a tecnologia cirúrgicas evoluíram para possibilitar o controle do sangramento do seio cavernoso; expor, controlar ou contornar a artéria carótida interna (ACI); e efetuar ressecções combinadas subcraniana e intracraniana. Estes avanços estenderam as indicações da cirurgia para incluir mesmo pacientes com tumores avançados. Os tumores raramente são isolados no seio esfenoidal; assim, o comprometimento e a exposição das estruturas contíguas devem ser considerados ao decidir a conduta apropriada.

Anatomia

O seio esfenoidal resulta da pneumatização do osso esfenóide, que progride rapidamente entre 5 e 7 anos de idade. A pneumatização geralmente está completa pelo meio dos 20 anos. A pneumatização, no entanto, é extremamente variável e assimétrica. Um alto grau de pneumatização pode estender-se em torno das estruturas neurovasculares que rodeiam o seio esfenoidal, portanto, deixando estas estruturas dentro da cavidade do seio. A integridade e a espessura das paredes ósseas também são variáveis e a deiscência dos canais ósseos da ACI e nervos ópticos são freqüentes. A pneumatização pode estender-se além do corpo do osso esfenóide para dentro da asa do esfenóide ou processos pterigóides ou mesmo para dentro do basioccipital.

Três tipos de pneumatização foram descritos de acordo com a relação da sela túrcica (Fig. 37.5). O tipo selar é mais comum (86%); neste tipo um assoalho selar salienta-se para dentro de um seio bem desenvolvi-

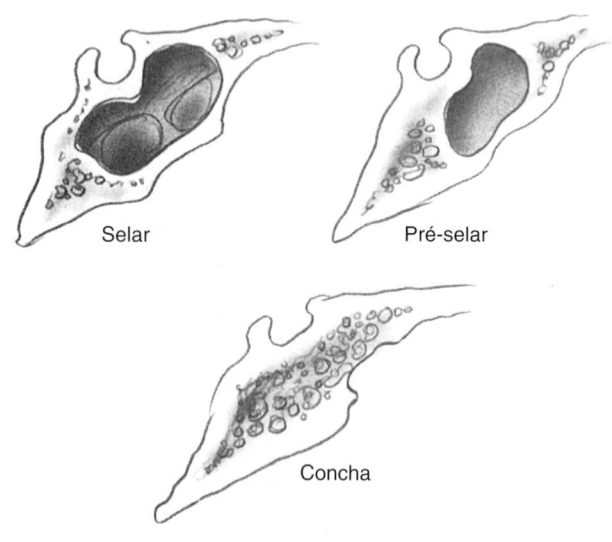

Figura 37.5

A classificação de Hamberger da pneumatização esfenoidal.

do. Uma pneumatização do tipo selar é configurada para uma hipofisectomia transesfenoidal porque este tipo traz o assoalho da sela para visão direta. No tipo pré-selar (11%) de pneumatização, um osso esponjoso estende-se a partir de baixo da sela túrcica para a área anterior do assoalho. O tipo menos comum é o tipo conchal de pneumatização (3%). Neste, o seio esfenoidal é quase ausente e é inteiramente preenchido por osso esponjoso; assim, o osso tem que ser perfurado para permitir acesso à sela para uma hipofisectomia transesfenoidal. As crianças muitas vezes têm seios esfenoidais que são incompletamente pneumatizados, o que aumenta a dificuldade da cirurgia transesfenoidal.

O septo esfenoidal raramente é na linha mediana, o que resulta em seios assimétricos, ou pode haver múltiplas septações. Ele freqüentemente se insere no canal vertical da ACI. Ocasionalmente, um seio etmoidal posterior pode estender-se para dentro do corpo do osso esfenóide e substituir em grande parte o seio esfenoidal. Estas células podem ter uma relação íntima com o canal do nervo óptico (célula de Onodi).

A parede anterior do seio, o rostro, é fina e forma o limite posterior do recesso esfenoetmoidal. Aproximadamente na metade a um terço da distância até o rostro e posterior ao bordo inferior das conchas superiores, pode-se encontrar os óstios naturais dos seios esfenoidais flanqueando a crista esfenoidal mediana. O bordo anterior desta crista é contínuo com a lâmina perpendicular do osso etmóide superiormente e o vômer inferiormente. O assoalho do seio forma uma parte do teto anterior da nasofaringe e pode conter a projeção óssea do canal vidiano na sua área lateral. Posteriormente a parede é formada por osso esponjoso que faz parte do clivo.

Lateral ao seio esfenoidal reside o seio cavernoso com sua miríade de canais venosos entrelaçados, a ACI, e os nervos cranianos III ou nervo oculomotor, IV ou nervo troclear, VI ou nervo abducente, e V2 ou nervo maxilar. O canal da ACI freqüentemente forma uma protuberância na superfície póstero-inferior da parede lateral do seio esfenoidal. A análise de 50 peças anatômicas mostrou que em 71% o canal da ACI era extremamente fino e que em 4% a ACI é deiscente. O nervo abducente viaja em estreita associação com a parede lateral da artéria carótida no seu trajeto vertical. Os nervos cranianos III, IV e V2 são mais laterais no seio (Fig. 37.6).

A sela túrcica produz uma saliência acentuada no teto do seio esfenoidal, e o quiasma óptico cavalga o infundíbulo hipofisário. À medida que ele prossegue anteriormente, cada nervo óptico passa através do canal óptico, que fica na área ântero-lateral do teto esfenoidal. O osso do canal óptico pode ser extremamente fino ou mesmo ausente (4%) com o nervo óptico coberto somente pela mucosa do seio. A parede posterior do seio esfenoidal demonstra muitas vezes uma área onde a protuberância da artéria carótida converge com o canal do nervo óptico. Este é o recesso carótido-óptico e serve como um marco importante para vias de acesso endoscópicas ampliadas à base ventral do crânio.

O caminho usado para acessar o rostro esfenoidal dá o nome para as vias de acesso externas; assim, as vias de acesso ao esfenóide são chamadas transeptal, transantral e transetmoidal externa. As duas últimas vias de acesso raramente são usadas, enquanto a via de acesso transeptal é o caminho preferido para a área selar e pré-selar em muitas instituições.

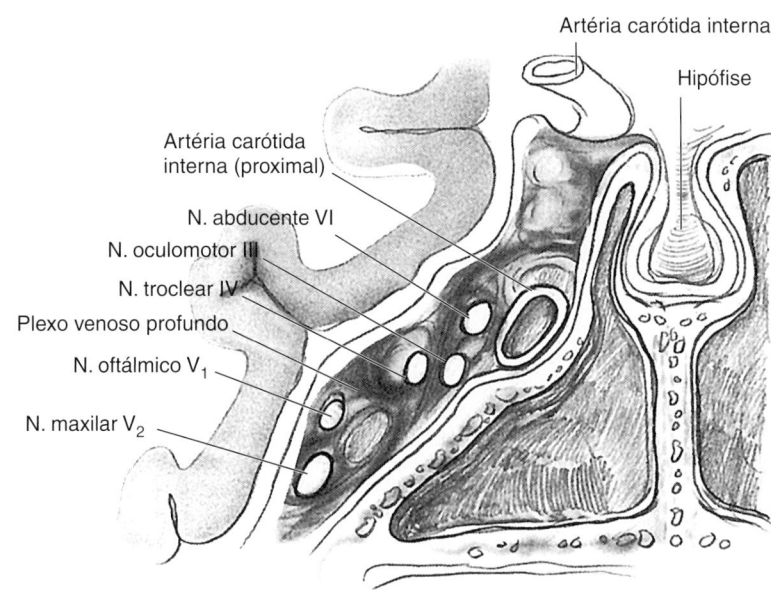

Figura 37.6

Corte coronal através do esfenóide médio mostra o seio cavernoso e o conteúdo e relações do seio esfenoidal.

Vias de Acesso Transeptais

A via de acesso transeptal é usada para uma variedade de lesões, variando de macroadenomas hipofisários a tumores maiores, fístulas liquóricas e mucoceles. A remoção total de grandes neoplasmas hipofisários com comprometimento supra-selar extenso é muitas vezes impossível. Diagnóstico tecidual e descompressão do quiasma óptico constitui o objetivo principal. A diminuição de tamanho da porção intra-selar permite a descida do tecido restante, o qual pode em seguida descer lentamente para dentro do campo operatório. Isto é facilitado pela pulsação cerebral normal, pelo uso de uma manobra de Valsalva pelo anestesiologista, ou injeção intratecal de soro fisiológico para dentro do LCE. Há diversas variações da via de acesso transeptal, entre as quais as vias de acesso sublabial e transnasal-transeptal são as mais populares.

Via de Acesso Transeptal Sublabial

Depois que anestesia geral é induzida, lidocaína 1% com epinefrina 1:100.000 é infiltrada no sulco gengivobucal mediano, septo nasal e assoalho do nariz. Uma incisão é feita 5 a 10 mm superior à gengiva e é levada até o osso da premaxila (Fig. 37.7A). O periósteo é elevado até a margem inferior da abertura piriforme e a espinha nasal anterior é exposta. Osso da abertura piriforme pode ser ressecado para exposição e a espinha nasal pode ser fraturada, mas deixada conectada ao septo caudal. O pericôndrio é incisado sobre a extremidade caudal do septo nasal no lado direito e o mucopericôndrio septal ipsolateral bem como o mucoperiósteo de ambos os lados do assoalho do nariz são elevados. O septo cartilaginoso é luxado da lâmina perpendicular do etmóide e da crista maxilar e desviado para a narina esquerda. Fraturar lateralmente a concha infe-

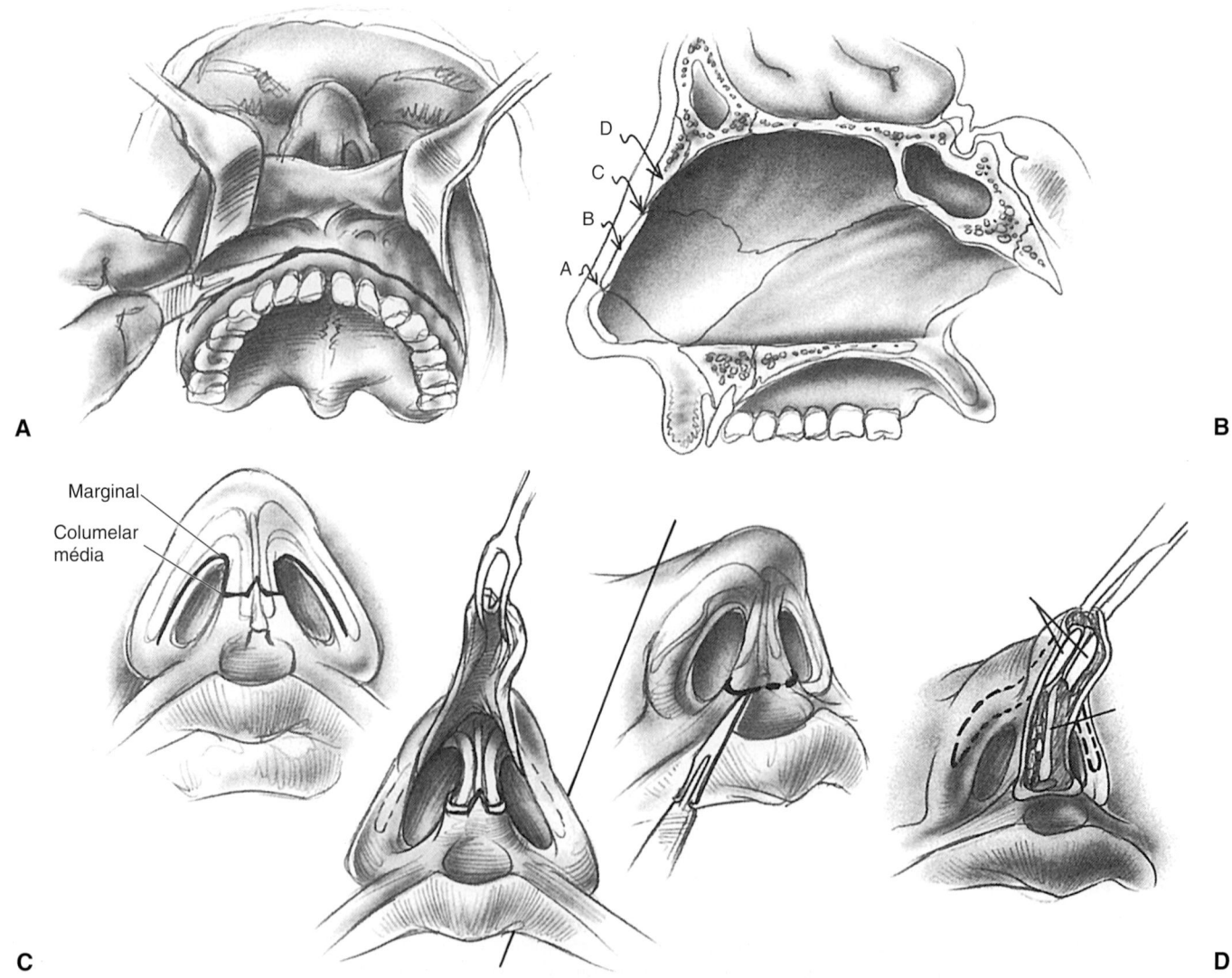

Figura 37.7

Vias de acesso transeptais. **A:** Incisão sublabial. **B:** Incisões transeptais intranasais. A, hemitransfixante de Freer; B, Killian; C, vertical; D, junção osteocartilaginosa. **C:** Incisões externas de rinoplastia. **D:** Modificação de retalho columelar.

rior fornecerá maior desvio de acesso do septo cartilaginoso. A lâmina perpendicular do septo e o vômer são removidos para expor o rostro do osso esfenóide. Um espéculo transesfenoidal neurocirúrgico é inserido para exposição. A esta altura, fluoroscopia ou um aparelho de neuronavegação pode ser usado para confirmar orientação anatômica correta. O seio esfenoidal é penetrado pela linha mediana e a visualização é melhorada usando-se o microscópio cirúrgico ou o endoscópio. Se necessário, os septos intersinusais são cuidadosamente ressecados, levando em consideração que eles freqüentemente se inserem no canal da ACI. O revestimento mucoso geralmente é preservado, a menos que a presença de uma fístula liquórica exija que o seio seja obliterado com gordura.

Nós preferimos usar um enxerto de inserção ou apenas derme celular e cola de fibrina para reparar uma fístula liquórica. Obliteração com gordura pode ser usada como adjunto quando o vazamento é profuso ou se o defeito for tal que o enxerto forneça apenas fechamento inadequado. Os retalhos de mucoperiósteo e mucopericôndrio septais são reaproximados depois que o septo cartilaginoso é colocado de volta para dentro do sulco na crista maxilar, e sua área caudal é suturada à premaxila reduzindo a espinha nasal anterior. A incisão sublabial é fechada da maneira padrão. Talas de silicone são postas ao longo de cada um dos dois lados do septo nasal e suturadas no lugar. Antibióticos de amplo espectro orais pós-operatórios são usados até as talas serem removidas, 10 a 14 dias mais tarde. Nós incentivamos o paciente a usar lavagem nasal com soro fisiológico para manter a higiene nasal e evitar assoar o nariz, inclinar-se para a frente ou levantar mais de 5 kg durante 6 semanas depois da cirurgia.

Uma modificação comum da via de acesso sublabial é o uso de uma incisão septal de hemitransfixação para dissecar retalhos da mucosa septal e do assoalho nasal antes de incisar o sulco gengivobucal. Isto permite a dissecção dos septos e assoalho nasal de uma maneira semelhante a uma septoplastia. A incisão hemitransfixante é suturada ao término do procedimento.

Via de Acesso Transeptal Transnasal

Uma via transeptal transnasal sem uma incisão sublabial pode ser usada para acesso direto ao seio esfenoidal. Diversas incisões mucosas foram propostas, incluindo hemitransfixação, Killian, vertical e junção osteocartilaginosa (Fig. 37.7B). Esta via de acesso permite acesso ao rostro, evitando a morbidade da dissecção sublabial. Uma narina pequena, no entanto, pode não aceitar os espéculos transesfenoidais mais comumente usados.

Via de Acesso Transeptal de Rinoplastia Externa

Depois que foi obtida descongestão nasal, a columela, pele nasal externa, septo e assoalho nasal são infiltrados com lidocaína 1% e epinefrina 1:100.000. Uma incisão padrão de rinoplastia externa é feita e o retalho columelar é levantado por sobre a cúpula nasal (Fig. 37.7C). A elevação é levada apenas até meio caminho sobre as cartilagens laterais inferiores porque a exposição é menor que a necessária para rinoplastia. Os pilares mediais são separados depois de incisar os ligamentos intercrurais para expor o bordo caudal da cartilagem quadrilátera. A dissecção transeptal então prossegue da maneira usual. Outra técnica envolve a transeção dos pilares mediais vários milímetros acima da incisão cutânea por meio da dissecção para cima da pele columelar. Esta via de acesso evita dissecção tecidual extensa e edema pós-operatório e parece proporcionar exposição adequada.

Modificação de Retalho Columelar

Peters e Zitsch descreveram uma técnica que acessa a cartilagem quadrilátera caudal e o assoalho nasal sem separação dos pilares mediais das cartilagens laterais inferiores (técnica de rinoplastia externa) ou uma incisão adicional de alotomia (via de acesso transeptal direta). Uma incisão de transfixação completa é feita caudal à cartilagem quadrilátera através do septo membranoso. A incisão estende-se das cúpulas superiormente à espinha nasal inferiormente. Uma incisão transversa é levada posteriormente em torno dos pés dos pilares mediais em ambos os lados para juntar-se à incisão de transfixação (Fig. 37.7D). A base da columela é dissecada e liberada do tecido mole labial subjacente, e o retalho columelar contendo os pilares mediais é levantado para expor a cartilagem quadrilátera. A via de acesso transeptal tradicional é continuada.

Complicações

As complicações nasais incluem sinéquias, colapso do arcabouço nasal causando deformidades de nariz em sela ou da ponta, perfurações septais, rinossinusite e rinite crônica com formação de crostas (Tabela 37.2). Complicações neurológicas e vasculares podem ser relacionadas com a anatomia complexa da base média do crânio. Deiscências das paredes que cobrem os seios cavernosos, ACIs ou nervos ópticos expõem estas estruturas à lesão. Lesão de estruturas intracranianas como o quiasma óptico ou artérias pode ser produzida pela dissecção ou pela compressão de gordura ou tamponamento. Trauma do hipotálamo, fístula liquórica e pneumoencéfalo também podem ocorrer. Nós recomendamos exploração imediata de fístula liquórica pós-operatórias. Qualquer alteração neurológica inexplicada no período pós-operatório obriga ao imageamento na forma de TC e/ou RM com ou sem algoritmos de angiografia.

A sinusite pós-operatória pode levar à meningite e deve ser tratada imediatamente com antibióticos sistêmicos. Drenagem do seio é necessária se a terapia antibiótica não produzir uma resolução rápida da infecção. Perda de visão pode resultar de lesão direta do nervo óptico ou seu suprimento sanguíneo (artéria oftálmica) ou da compressão do nervo devida a edema pós-operatório ou tamponamento. O tempo é necessário e muito importante para reverter alterações produzidas por isquemia. É prudente a exploração cirúrgica imediata e descompressão orbitária. Outras causas tendem a ser irreversíveis e podem ser elucidadas mais tarde com imageamento. Similarmente, hemorragia retrobulbar pode resultar em cegueira se a pressão intra-ocular exceder a pressão de perfusão do globo. Proptose aguda causando endurecimento do globo ocular é mais bem tratada com uma cantotomia e cantólise laterais. Este procedimento relativamente simples pode salvar a visão e deixa seqüelas mínimas. Parecer oftalmológico deve seguir-se, para melhor monitorar o paciente. Medicações para reduzir edema, inflamação e a pressão intra-ocular, como manitol e corticosteróides, são adjuntivas mas levam tempo para funcionar e não devem gozar de confiança para resolver o problema. Epistaxe pós-operatória pode ser tratada com tamponamento e/ou reexploração, de acordo com a sua gravidade e outras circunstâncias relacionadas com as práticas nas diferentes instituições. Epistaxe persistente ou incontrolável ou sangramento da ACI ou vasos intracranianos podem exigir arteriografia intervencionista e embolização (Tabela 37.3).

SEIO FRONTAL

Os procedimentos externos no seio frontal foram desenvolvidos antes da disponibilidade das TCs e visualização endoscópica. Sem estas ferramentas, os cirurgiões não tinham como avaliar porções críticas da via de drenagem do seio frontal, inclusive o recesso frontal. Assim, a maioria dos procedimentos externos no seio frontal não se dirigia ao recesso frontal e removia demasiado suporte ósseo da conexão nasofrontal, levando a altas taxas de fracasso e, assim, insatisfação com estes procedimentos.

Indicações

Os avanços na cirurgia sinusal endoscópica funcional (CSEF) permitem aos cirurgiões remover obstrução do recesso frontal, portanto restaurando a função normal e a fisiologia do seio frontal. A decisão de usar uma via de acesso externa ao seio frontal exige planejamento cuidadoso e uma abordagem integrada. Uma abordagem racional passo a passo à cirurgia de revisão do seio frontal está além dos objetivos da presente discussão.

As vias de acesso externas ao seio frontal são freqüentemente necessárias como adjunto ao tratamento de sinusite frontal aguda, no tratamento de fraturas e no acerto de sinusotomia frontal endoscópica que falhou. Estas falhas muitas vezes são relacionadas ao diâmetro estreito do recesso frontal ósseo e do óstio frontal interno, limitações da instrumentação cirúrgica disponível, neo-osteogênese induzida pelo trauma cirúrgico e à perícia e experiência do cirurgião. Doença intratável pode exigir um retalho osteoplástico e possível obliteração do seio frontal.

Técnicas Cirúrgicas

Trepanação

Tradicionalmente, uma trepanação do seio frontal é indicada para o tratamento de sinusite frontal aguda que não responde a antibióticos sistêmicos ou apresenta-se com uma complicação tal como disseminação da infecção à órbita ou à cavidade craniana. Uma trepanação

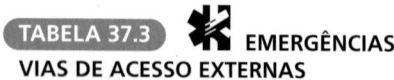

TABELA 37.3 EMERGÊNCIAS
VIAS DE ACESSO EXTERNAS

Emergência	Resposta
Pré-operatórias	
Sinusite aguda com meningite ou outros sinais neurológicos	Drenagem cirúrgica
Desenvolvimento de perda visual em tumor selar ou parasselar	Descompressão cirúrgica, radioterapia
Intra-operatórias	
Hemorragia retrobulbar com proptose e comprometimento visual	Cantotomia lateral, parecer oftalmológico
Hemorragia persistente da região esfenoidal ou do seio cavernoso	Arteriografia intervencionista
Pós-operatórias	
Fístula liquórica	Exploração cirúrgica
Hemorragia intracraniana	Avaliação cirúrgica neurológica, exploração de emergência

clássica ou modificada do seio frontal é muitas vezes usada como adjunto à CSE em uma abordagem combinada "por cima e por baixo". Irrigação através de uma trepanação frontal também fornece um modo preciso e seguro de localizar o recesso frontonasal durante CSE.

O imageamento pré-operatório é crítico para planejar uma entrada precisa e segura para dentro do seio frontal. Embora uma radiografia de Caldwell a 1,80 m tenha sido o padrão para imageamento do seio frontal, imagens de TC de cortes finos e orientação por imagem agora estão sendo usados para entrada direta no seio. Nós preferimos colocar a incisão dentro da área medial e inferior do supercílio. A incisão é feita paralela às hastes dos pêlos. Um orifício com um diâmetro de 4 a 5 mm é perfurado através da tábua anterior do seio. Embora a posição clássica para trepanação seja no assoalho do seio ou através da crista do supercílio, uma colocação mais superior permite a inspeção do seio e recesso frontal com um endoscópio de 30º. A área da incisão pode ser mobilizada para combinar com a área escolhida para a trepanação, aproveitando a frouxidão da pele sobre a crista supra-orbitária; portanto, a incisão permanece oculta dentro do supercílio. Pus exsudando do seio deve ser cultivado e o seio é a seguir irrigado com soro fisiológico ou solução antibiótica. Um cateter de borracha vermelha calibre 8 F (aproximadamente 2,6 mm) ou outra tubulação semelhante pode ser inserida durante a trepanação e fixado no lugar para irrigação pós-operatória do seio. As irrigações são continuadas por 1 a 2 dias depois que o paciente consegue sentir o gosto do irritante, o que indica uma drenagem para o nariz. Os cateteres são removidos e o paciente tem alta tomando antibióticos orais de amplo espectro durante 10 a 14 dias.

Em combinação com CSE, a trepanação oferece o potencial de resultados adequados em longo prazo, uma vez que o recesso frontal pode ser desobstruído endoscopicamente e a doença pode ser removida do seio frontal na mesma sessão operatória. A irrigação intra-operatória também pode facilitar a localização da abertura do seio frontal quando vista endoscopicamente pelo lado nasal. Adicionalmente, células frontais tipo III ou IV que são demasiado superiores ou laterais podem ser visualizadas e acessadas.

Frontoetmoidectomia Externa

Uma via de acesso de frontoetmoidectomia externa pode facilitar o acesso a tumores e mucoceles frontais/etmoidais ou tratar de complicações orbitárias de sinusite crônica. Essa via de acesso usa uma incisão semelhante àquela para etmoidectomia externa, exceto que a incisão é ampliada superiormente sobre a margem orbitária para dentro do supercílio. Toma-se cuidado para afastar o globo lateralmente e ao identificar o ligamento medial e o saco lacrimal. A artéria etmoidal anterior também deve ser isolada e ligada. A parede lateral inteira do seio etmoidal e a parede inferior do seio frontal podem ser expostas. A entrada para as células etmoidais através da lâmina papirácea pode ser estendida superiormente para obter acesso ao seio frontal. Nestes casos, o recesso frontal necessita ser amplamente aumentado e um *stent* deve ser colocado para manter o desimpedimento do ducto nasofrontal.

Sinusotomia Frontal com ou sem Retalho Osteoplástico

O retalho osteoplástico foi descrito por Hoffman em 1904 e mais tarde modificado por Goodale e Montgomery (6). O enxerto ósseo da sinusotomia frontal, no entanto, não necessita ser fixado ao pericôndrio para o osso sobreviver. Uma sinusotomia frontal com ou sem uma técnica osteoplástica continua a ser usada por muitos otorrinolaringologistas ao lidarem com sinusite frontal crônica. Entretanto, os importantes aperfeiçoamentos no imageamento diagnóstico, instrumentação e técnicas endoscópicas devem excluir o uso desta técnica exceto em casos extremamente difíceis.

As vias de acesso padrão incluem incisões bicoronais, superciliares e no meio da testa. A orientação por imagem substituiu em grande parte as radiografias de Caldwell a 1,80 m para delinear o seio frontal. Esta técnica pode ser usada para obliterar o seio frontal ou em combinação com uma via de acesso endoscópica para restaurar a função sinusal. Na via de acesso combinada, as lesões podem ser removidas do seio frontal de uma maneira que preserva a mucosa do seio. Dissecção endoscópica subseqüente do recesso frontal é feita para restaurar a drenagem do seio frontal para o nariz. Esta via de acesso é útil em pacientes com tumores, como papiloma invertido com extensão ao seio frontal.

A obliteração do seio frontal é usualmente considerada quando a obstrução do recesso frontal não pode ser aliviada por técnicas mais conservadoras ou quando a doença da mucosa é difusa e irreversível. A mucosa das células frontais e etmoidais supra-orbitárias deve ser completamente removida e o osso desbastado para eliminar restos de mucosa dentro dos forames de Breschet, assim reduzindo ao mínimo a possibilidade de recorrência e/ou mucoceles. Gordura abdominal ou pericrânio ainda são os melhores materiais para obliteração sinusal. Outros materiais, como hidroxiapatita, metil-metacrilato e lascas ósseas são mais propensas a infecção e podem ser mais difíceis de remover se for necessária reexploração. Entretanto, a interpretação de TCs ou RMs de um seio frontal obliterado com gordura pode ser difícil. Contra-indicações importantes à obliteração do seio frontal incluem a presença de células etmoidais supra-orbitárias hiperpneumatizadas e sinusite fúngica. A presença de papiloma invertido ou outros tumores é uma contra-indicação relativa, uma vez que estes pacientes exigiriam imageamento seqüencial em longo prazo.

Embora a cranialização do seio frontal pela remoção da tábua posterior do seio frontal tenha sido descrita como alternativa à obliteração do seio frontal, este método raramente é indicado para tratamento de doença do seio frontal. Nós reservamos o uso desta técnica para o tratamento de fraturas de lado a lado gravemente cominutivas do seio frontal. Estes pacientes geralmente se apresentam com fístulas liquóricas.

Ablação do Seio Frontal

Reidel descreveu um procedimento que envolvia a remoção da parede anterior e o assoalho inteiros do seio frontal. Este procedimento desfigurador permite que o conteúdo orbitário e os tecidos moles da testa obliterem o seio frontal, resultando em concavidade da testa (7). A deformidade resultante é melhorada removendo-se os fragmentos dos bordos ósseos da sinusotomia. A modificação do procedimento de Reidel descrita por Killian preservou a margem supra-orbitária para minimizar o defeito cosmético. Infelizmente, este procedimento não oblitera completamente o espaço atrás da margem orbitária que pode permanecer suscetível a doença recorrente.

Procedimento de Lothrop

Lothrop planejou um procedimento para possibilitar que ambos os seios frontais drenem por um caminho comum (8). A entrada em um seio frontal através de uma grande trepanação na órbita medial/crista superciliar permitia a remoção da mucosa doente e a excisão subseqüente do septo intersinusal, assoalho sinusal medial e septo nasal superior proporcionando uma drenagem ampla para dentro do nariz. Draf descreveu várias técnicas para perfurar e tirar estas áreas com um acesso transnasal (9). Lynch combinou uma etmoidectomia externa com a remoção do assoalho do seio frontal para obliterar um seio frontal pequeno.

Procedimento de Lynch

O procedimento de Lynch nunca foi projetado para restaurar a função do seio frontal. O colapso do conteúdo orbitário medialmente levava à obstrução da passagem nasofrontal e recomendava a colocação temporária de um *stent*. Embora modificações subseqüentes destes procedimentos tenham sido descritas, as operações endoscópicas substituíram em grande parte estas técnicas em virtude dos efeitos cosméticos diminuídos e resultados funcionais melhorados.

Tratamento Pós-Operatório e Complicações

O tratamento pós-operatório dos pacientes necessitando vias de acesso externas ao seio frontal freqüentemente necessita ser intensivo a fim de prevenir recorrência da doença. Cobertura antibiótica é continuada por 10 a 14 dias pós-operatoriamente. A maioria dos pacientes necessita *sprays* esteróides tópicos em longo prazo e irrigação nasal completa para minimizar edema e encrostamento da mucosa. A irrigação e o manejo dos drenos na trepanação do seio frontal foram descritos previamente.

As complicações da obliteração do seio frontal incluem dor crônica, formação de mucocele, hiperestesia e defeitos ósseos (Tabela 37.2). Estudos de TC e RM com contraste podem não ser suficientes para discriminar a gordura de uma potencial doença e/ou mucocele. Pode ser necessária reexploração e visualização direta.

PONTOS IMPORTANTES

- Hemostasia meticulosa, manuseio atraumático do tecido, iluminação intensa com luz frontal ou microscópica, e o uso de lupa ou microscópio para ampliação são enfatizadas.
- A de Caldwell-Luc é a via de acesso externa de escolha para o seio maxilar. O nervo infra-orbitário está em risco e disestesias da face são comuns.
- Uma frontoetmoidectomia através de uma incisão de Lynch é a via de acesso externa de escolha para os seios etmoidais. A incisão de Lynch oferece acesso conveniente à artéria etmoidal anterior.
- A via de acesso transeptal ao seio esfenoidal oferece bom acesso e visualização para remoção da maioria dos tumores hipofisários.
- A mais comum lesão que ocupa os espaços do seio esfenoidal é a mucocele. Proporcionar drenagem adequada do seio esfenoidal é essencial para prevenção de recorrência pós-operatória.
- As complicações da cirurgia sinusal são relacionadas com os aspectos nasais, neurológicos e vasculares dos procedimentos. Elas incluem deformidade nasal, lesão do olho e do nervo óptico, hematoma retrobulbar, hemorragia do seio e fístulas liquóricas.
- As emergências que exigem cirurgia incluem a sinusite esfenoidal aguda com sinais neurológicos e o desenvolvimento de perda visual em associação com tumor parasselar.
- Excelente cura resulta do tratamento pós-operatório continuado. Nós recomendamos irrigação nasal freqüente e visitas regulares de acompanhamento para limpeza da cavidade.
- A cirurgia sinusal endoscópica substituiu em grande parte a cirurgia externa dos seios no tratamento de doença sinusal inflamatória.

REFERÊNCIAS

1. Murr AH. Contemporary indications for external approaches to the paranasal sinuses. *Otolaryngol Clin North Am* 2004;37:423-434.
2. MacBeth R. Caldwell, Luc, and their operation. *Laryngoscope* 1971;81:1652-1657.
3. Cutler JL, Duncavage JA, Matheny KE, et al. Results of Caldwell-Luc after failed endoscopic middle meatus antrostomy in patients with chronic sinusitis. *Laryngoscope* 2003;113:2148-2150.
4. Matheny KE, Duncavage JA. Contemporary indications for the Caldwell-Luc procedure. *Curr Opin Otolaryngol Head Neck Surg* 2003;11:23-26.
5. Strong EB, Kim KK, Diaz RC. Endoscopic approach to orbital blowout fracture repair. *Otolaryngol Head Neck Surg* 2004;131:683-695.
6. Goodale RL, Montgomery WW. Anterior osteoplastic frontal sinus operation. Five years experience. *Ann Otol Rhinol Laryngol* 1961;70:860-880.
7. Riedel-Schenke H. The radical obliterative frontal sinus operation: a consideration of technical factors in difficult cases. *Ann Otol Rhinol Laryngol* 1955;64:470-485.
8. Lothrop HA. Frontal sinus suppuration. *Ann Surg* 1914;59:937-957.
9. Weber R, Draf W, Kratzsch B, et al. Modern concepts of frontal sinus surgery. *Laryngoscope* 2001;111:137-146.

CAPÍTULO 38

Doenças Granulomatosas e Auto-Imunes do Nariz e Seios

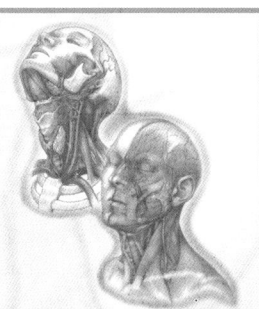

David M. Poetker ■ Ricardo Cristobal ■ Timothy L. Smith

A etiologia das manifestações nasais em pacientes com doenças inflamatórias ou auto-imunes sistêmicas geralmente não é difícil de estabelecer. Outros pacientes, no entanto, podem-se apresentar com queixas nasais como a primeira manifestação de um processo sistêmico. Nestes casos, é possível o otorrinolaringologista prevenir lesão adicional sistêmica e de órgãos ao estabelecer o diagnóstico nas fases iniciais da doença (Tabela 38.1). A suspeita de uma doença sistêmica é, assim, da máxima importância.

Os pacientes com manifestações nasossinusais de uma doença inflamatória sistêmica freqüentemente têm uma história de sinusite crônica que responde minimamente, ou apenas temporariamente aos tratamentos-padrão. Este quadro clínico pode fazer parte do complexo da doença ou coexistir com ela e deve motivar o médico a procurar outras causas além de distúrbios nasais locais. A história da doença e a revisão dos sistemas desempenham um papel crítico no diagnóstico e no tratamento das doenças inflamatórias do nariz. O exame físico também apresenta múltiplos indícios da natureza do processo inflamatório e dos tecidos comprometidos. Testes de laboratório, culturas, estudos por imagem e biopsia dos tecidos completam o levantamento diagnóstico. Diagnóstico precoce e encaminhamento dos pacientes ao especialista único ou equipe multidisciplinar são essenciais para prevenir o comprometimento de outros sistemas e órgãos (Tabelas 38.2 a 38.4)

DOENÇAS INFLAMATÓRIAS DE ETIOLOGIA DESCONHECIDA

Sarcoidose

A sarcoidose é uma doença sistêmica crônica de causa desconhecida. A evolução pode variar da resolução espontânea à progressão crônica e morte. Múltiplos fatores etiológicos foram propostos, incluindo infecção, causas genéticas, alterações imunológicas e agentes ambientais. Ela se apresenta mais comumente em pacientes entre as idades de 20 e 40 anos, e em algumas séries há uma prevalência mais alta de mulheres. A marca histopatológica é a presença de granulomas não-caseosos compostos de múltiplas células epitelióides e células gigantes de Langhans (Fig. 38.1). Estas últimas contêm inclusões citoplasmáticas tais como corpos de Schaumann mucopolissacarídicos laminados e corpos asteróides colágenos.

Manifestações nasossinusais em pacientes com sarcoidose ocorrem com uma incidência de 1% a 4%. Os sintomas típicos incluem obstrução nasal, gota pós-nasal, cefaléias e infecção sinusal recorrente. O exame físico revela lesões mucosas secas e friáveis no septo e conchas inferiores, com corrimento espesso e formação de crostas. Infiltração granulomatosa pode levar à perfuração septal e à formação de nódulos subcutâneos amarelados. Alterações mucosas polipóides também podem ocorrer. Nos casos avançados, o dano à cartilagem pode conduzir à deformidade de nariz em sela. As formas agressivas podem levar a erosões através do palato duro ou mole criando fístulas oronasais. Outras manifestações inusuais incluem epífora por obstrução da drenagem nasolacrimal e anosmia por obstrução da fenda olfatória ou comprometimento do epitélio olfatório (1).

Não existe um teste laboratorial ou característica patológica clínica únicos que sejam absolutamente diagnósticos de sarcoidose; assim, outras doenças granulomatosas do nariz devem ser excluídas. O diagnóstico é baseado em biopsias de tecidos das lesões da mucosa demonstrando células gigantes multinucleadas e granulomas inflamatórios não-caseosos (2).

O tratamento da doença nasossinusal exige corticosteróides sistêmicos, com doses altas para exacerbações agudas. A resposta sintomática à esteroidoterapia varia. Se, depois de 8 semanas de terapia com altas doses, nenhuma melhora for observada, a probabilidade de ocorrer alguma melhora é muito baixa. A esta altu-

TABELA 38.1 DIAGNÓSTICO
DOENÇAS DO NARIZ E SEIOS

Doença	Teste Diagnóstico
Sarcoidose	Biopsia
Síndrome de granuloma mediano	Biopsia, imunoistoquímica
Doença de Wegener	c-ANCA, biopsia
Policondrite recidivante	Apresentação clínica
Síndrome de Churg-Strauss	Biopsia, ANCA, apresentação clínica
Síndrome de Sjögren	Biopsia, SS-A, SS-B, apresentação clínica
Rinoscleroma	Cultura, microscopia
Hanseníase	Biopsia
Micobactérias	Biopsia, microscopia
Actinomicose	Cultura, biopsia, microscopia
Sífilis	VDRL, RPR, FTA-ABS, microscopia de campo escuro
Blastomicose	Biopsia, cultura, microscopia
Coccidioidomicose	Testes sorológicos, cultura, microscopia
Rinosporidiose	Biopsia, microscopia
Mucormicose	Biopsia, cultura
Aspergilose	TC, biopsia, microscopia, cultura
Leishmaniose	Biopsia, cultura
Granuloma reparador de células gigantes	Biopsia
Hemangioma capilar lobular	Biopsia

ANCA, anticorpo citoplasmático antineutrófilos; c-ANCA, anticorpo citoplasmático antineutrófilos citoplasmático; TC, tomografia computadorizada; FTA-ABS, absorção de anticorpo treponêmico fluorescente; RPR, reagina plasmática rápida; SS, síndrome de Sjögren; VDRL, Venereal Diseases Research Laboratory.

TABELA 38.2 EMERGÊNCIAS
DOENÇAS DO NARIZ E SEIOS

Epistaxe maciça
Novos déficits de nervos cranianos
Alterações do estado mental
Alterações agudas dos campos visuais
Diplopia

ra, é recomendado que a terapia corticosteróide sistêmica seja desmamada lentamente e descontinuada. Terapias adicionais para doença nasossinusal incluem irrigações nasais agressivas, esteróides nasais tópicos e injeções intralesionais de corticosteróides. O uso de hidroxicloroquina intralesional para sarcoidose sinunasal foi descrito; entretanto, exige investigação adicional. As exacerbações agudas da rinossinusite de-

TABELA 38.3 COMPLICAÇÕES
DOENÇAS DO NARIZ E SEIOS

Complicação	Doenças Associadas
Deformidade de nariz em sela	Sarcóide, granulomatose de Wegener, policondrite recidivante, hanseníase, sífilis, miíases
Perfuração septal	Sarcóide, síndrome de granuloma mediano, granulomatose de Wegener, granuloma mediano induzido por cocaína, hanseníase, sífilis, leishmaniose, miíase
Auto-rinectomia	Síndrome de granuloma mediano
Fístula oronasal	Sarcóide, granulomatose de Wegener, granuloma mediano induzido por cocaína
Rinite	Sífilis
Gotejamento pós-nasal	Sarcóide
Cefaléia/dor facial	Sarcóide, mucormicose, aspergilose, síndrome de granuloma mediano
Epífora	Sarcóide, granulomatose de Wegener, micobactérias
Epistaxe	Síndrome de granuloma mediano, granulomatose de Wegener, rinoscleroma, micobactérias, rinosporidiose, hemangioma capilar lobular
Xerorrinia	Síndrome de Sjögren

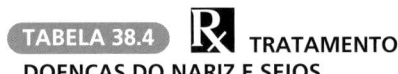

TABELA 38.4 — TRATAMENTO
DOENÇAS DO NARIZ E SEIOS

Doenças	Terapias
Sarcoidose	Corticosteróides, irrigação nasal, cirurgia
Síndrome de granuloma mediano	Quimioterapia, radioterapia
Granulomatose de Wegener	Corticosteróides, ciclofosfamida
Policondrite recidivante	Corticosteróides, ciclofosfamida
Síndrome de Churg-Strauss	Corticosteróides, ciclofosfamida, irrigações de soro fisiológico
Síndrome de Sjögren	Corticosteródes, sintomático
Rinoscleroma	Antibióticos prolongados
Hanseníase	Rifampicina, dapsona e clofazimina
Micobactérias	Múltiplos antibióticos
Actinomicose	Debridamento cirúrgico, antibióticos prolongados
Sífilis	Penicilina, antipiréticos
Blastomicose	Drenagem cirúrgica, antifúngicos sistêmicos
Coccidioidomicose	Antifúngicos sistêmicos
Rinosporidiose	Excisão cirúrgica
Mucormicose	Debridamento cirúrgico, antifúngicos sistêmicos
Aspergilose	Debridamento cirúrgico, antifúngicos sistêmicos
Leishmaniose	Antifúngicos sistêmicos, antimoniais sistêmicos
Miíase	Lavagem nasal, excisão local (miíase cutânea)
Granuloma reparador de células gigantes	Radioterapia, terapia antiangiogênica
Hemangioma capilar lobular	Excisão cirúrgica
Doença intestinal inflamatória	Corticosteróides, umidificação nasal
Doença renal crônica	Excisão cirúrgica

vem ser tratadas com antibióticos orientados pela cultura e pulsos esteróides sistêmicos (2).

Relatos recentes demonstraram que o tratamento cirúrgico é seguro e eficaz para fornecer alívio sintomático da obstrução nasal ou da sinusite recorrente ou crônica em pacientes selecionados. Embora a cirurgia sinusal endoscópica não cure a doença, ela pode ajudar a reduzir os sintomas graves, diminuindo a necessidade de corticosteróides sistêmicos. Além disso, ela facilita acesso melhorado para debridamento endoscópico, aplicação de medicações tópicas, irrigações com soro fisiológico e higiene nasossinusal (2).

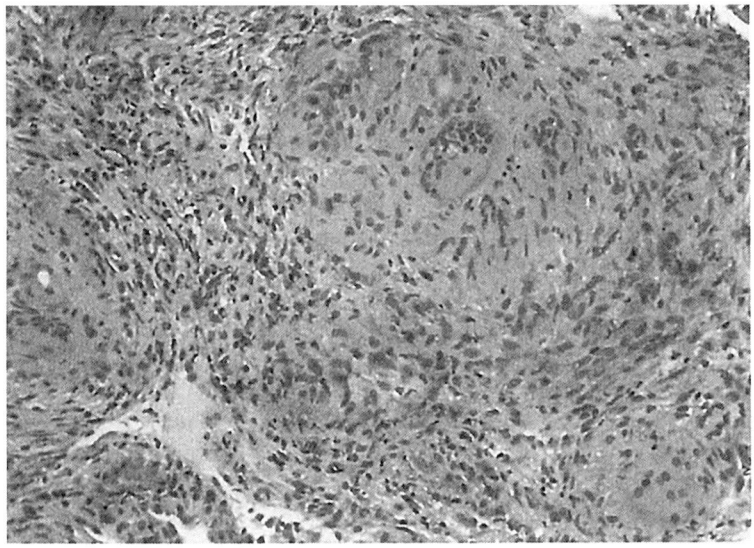

Figura 38.1

Sarcoidose. Biopsia pulmonar mostra granulomas não caseosos com células gigantes (coloração hematoxilina e eosina; ampliação original, ×10).

Doença Destrutiva Mediana Idiopática/Síndrome de Granuloma Mediano

A síndrome de granuloma mediano compreende uma larga variedade de condições inflamatórias e neoplásicas que clinicamente se apresentam com destruição respiratória superior e mediofacial. As condições associadas a síndrome levaram anos para ser completamente compreendidas e identificadas. Até hoje, há debate quanto à etiologia correta em certos pacientes. Estas condições incluem processos infecciosos causados por bactérias, agentes fúngicos e agentes parasitários, discutidos mais adiante neste capítulo. As doenças neoplásicas incluídas são carcinoma de células escamosas, rabdomiossarcoma e linfoma. As doenças inflamatórias de etiologia desconhecida incluem a granulomatose de Wegener (GW) e a doença destrutiva mediana idiopática (DDMI). A etiologia da DDMI continua a ser debatida; entretanto, com os avanços na fenotipagem imunoistoquímica, biologia molecular e técnicas de hibridação *in situ*, a maioria dos casos de DDMI comprovou ser GW ou um linfoma nasossinusal. Embora existam relatos de pacientes cujas lesões não se enquadram nestes diagnósticos, estes pacientes foram controlados com estratégias terapêuticas para GW e/ou linfoma. Assim, a nomenclatura DDMI é amplamente considerada obsoleta (3,4).

O quadro clínico principal de apresentação é o de pansinusite e lesões destrutivas do septo nasal e palato duro. Além disso, os pacientes podem ter epistaxe, dor facial e aumento de volume facial. As lesões nasais também podem ser associadas com massas de tecido mole que podem progredir para auto-rinectomia. O estudo de imageamento de escolha para este processo é a imagem de ressonância magnética (3,4).

O diagnóstico deve começar com a exclusão de causas mais comuns como trauma, abuso de cocaína, infecção e GW. Biopsias profundas das lesões devem ser executadas, cuidadosamente, para evitar os componentes necróticos e inflamatórios das lesões. Biopsias superficiais podem contribuir para a histologia inespecífica que torna mais difícil o diagnóstico. Histologicamente, as lesões têm uma mistura de necrose e inflamação crônica com infiltrado polimórfico, elementos linfoplasmocíticos e neutrófilos e histiócitos esparsos. Isto pode ter uma localização perivascular, mas não apresenta achados de vasculite verdadeira com necrose fibrinóide. Se a histologia não for diagnóstica, deve ser realizada imunoistoquímica para procurar marcadores das células B e células T matadoras naturais (NK), confirmando linfoma (4).

Se um diagnóstico de linfoma for estabelecido, estas lesões respondem muito bem a um esquema de radiação e quimioterapia. Estes esquemas consistem em doses de radiação total variando de 34 a 60 Gy e quimioterápicos como ciclofosfamida, doxorrubicina e vincristina. Os pacientes constatados como tendo GW são tratados como descrito mais adiante. Os casos extremamente raros que são negativos para linfoma e GW podem representar uma GW atípica, negativa para anticorpo citoplasmático antineutrófilos (cANCA-negativa) citoplasmático, e devem receber um teste terapêutico de prednisona (3–5).

DOENÇA AUTO-IMUNE OU VASCULÍTICA

Granulomatose de Wegener

A GW é uma condição sistêmica de etiologia desconhecida caracterizada por granulomatose necrosante do trato respiratório superior e inferior e glomerulonefrite. Histologicamente ela compreende variadas combinações de vasculite granulomatosa e necrosante não granulomatosa e inflamação granulomatosa extravascular. É caracterizada como uma das vasculites de pequenos vasos associadas a anticorpos antineutrófilos (ANCA). É fortemente associada a auto-anticorpos dirigidos contra proteinase-3, um constituinte dos grânulos azurófilos citoplasmáticos dos neutrófilos. A maioria dos pacientes são brancos e não há predominância masculina ou feminina. Os pacientes comumente se apresentam na quinta década, embora a idade possa variar entre os extremos. A causa permanece desconhecida, embora muitos acreditem que é mediada imunologicamente (6).

O nariz e os seios estão em segundo lugar, perdendo para o pulmão como locais dos sintomas de apresentação (64% a 80% dos casos) e são eventualmente comprometidos em 91% dos casos. Além disso, o nariz é o único local de comprometimento em 30% dos casos. Os achados clínicos variam de branda obstrução nasal e dor no dorso nasal ao colapso nasal total. Os pacientes comumente se queixam de rinorréia com mau cheiro e epistaxe recorrente. Perfuração septal é relativamente comum. Obstrução de ducto nasolacrimal também pode ocorrer. Ao exame do nariz, a mucosa mostra-se friável e eritematosa, com encrostamento, tecido de granulação e evidência de sinusite (7).

O diagnóstico pode ser feito por biopsia das lesões suspeitas (especialmente na cavidade nasal) juntamente com avaliação laboratorial. A biopsia demonstra granulomas que são caseosos, com agregados celulares soltos. Infelizmente, a própria biopsia, embora crítica para o estudo diagnóstico, tem um alto índice de resultados falso-negativos conforme demonstrado pelo seu valor preditivo negativo de 74%. Os estudos laboratoriais iniciais devem incluir estudos de ANCA. Um padrão de anticorpo citoplasmático antineutrófilos (cANCA) citoplasmático difuso positivo é específico da GW e os títulos comumente são usados para monitorar a evolução da doença. Um padrão de coloração de anticorpo citoplasmático antineutrófilos positivo perinuclear (pANCA) é um achado inespecífico e é comum a muitas outras vasculites (6).

A terapia clínica inicial é com corticosteróides e um agente citotóxico como azatioprina ou ciclofosfamida. Cirurgia sinusal endoscópica é reservada para tratar os casos clinicamente refratários; entretanto, ela deve ser executada com cautela de modo a que a mucosa nasal ciliada não seja ainda mais destruída, aumentando o risco de formação de crostas.

Foi recomendado evitar a reparação do dano estrutural ao nariz, como reparação de uma deformidade de nariz em sela, até que o paciente tenha estado em uma remissão de longa duração. Perfurações septais é melhor deixar não-tratadas, devido à colonização nasal freqüente de *Staphylococcus aureus*, formação crônica de crostas e risco de recaída. A preocupação é com infecção bacteriana e/ou recidiva, que podem levar à necrose do local de reparação cirúrgica.

Este risco é ampliado pelo fato de o processo de doença danificar o epitélio ciliado, levando à estase de muco e formação de grandes crostas. Estas crostas são mais bem tratadas com irrigação nasal agressiva usada com uma pomada nasal para ajudar a amolecer as crostas. Se a doença do paciente tiver causado dano suficientemente extenso, as crostas podem-se tornar excepcionalmente grandes e necessitar debridamento endoscópico (6).

As exacerbações agudas de rinossinusite bacteriana podem ser tratadas com antibióticos tópicos dirigidos por cultura, bem como, corticosteróides tópicos e orais (7,8).

Policondrite Recidivante

A policondrite recidivante é uma rara doença auto-imune na qual os tecidos cartilaginosos são os alvos principais de destruição, mas a lesão imune pode disseminar-se para comprometer tecidos dermatológicos, pulmonares, renais, cardiovasculares, neurológicos e oculares. O mecanismo exato da patogenia permanece desconhecido, embora tenham sido incriminados anticorpos ao colágeno tipo II e mecanismos da imunidade celular. Foi estimado que ela afeta 3,5 casos por milhão. A proporção homens-mulheres é igual e a idade média ao diagnóstico é 47 anos. Até 37% dos pacientes têm uma associada doença hematológica, doença do tecido conjuntivo, vasculite, doença dermatológica ou outra doença auto-imune.

A condrite da orelha é a manifestação mais freqüente de apresentação, seguida por artrite. Ela também compromete as cartilagens laringotraqueais em mais de 50% dos pacientes. Comprometimento nasal é encontrado em 72% dos pacientes e resulta de inflamação e substituição fibrótica da cartilagem nasal. Surtos recorrentes de eritema e dor nasais são típicos e podem ocorrer concomitantemente com inflamação cartilaginosa de outros locais. Com episódios recorrentes, a cartilagem é substituída por tecido conjuntivo fibroso e as estruturas de suporte perdem sua integridade, levando ao colapso nasal e deformidade de nariz em sela bem como retração da columela com achatamento da ponta. Contrariamente à GW, nenhuma formação de granuloma foi descrita na policondrite recidivante (9).

O diagnóstico é feito com base na condrite em dois de três lugares (auricular, nasal e laringotraqueal) ou um desses locais e duas outras características incluindo inflamação ocular, lesão audiovestibular ou artrite inflamatória soronegativa. Uma biopsia não é necessária na maioria dos casos. O tratamento clínico da policondrite recidivante é com corticosteróides e medicações citotóxicas. Os pacientes podem necessitar múltiplas cirurgias, inclusive substituição completa profilática da aorta ascendente com procedimentos de enxerto e reconstrução da via aérea.

Síndrome de Churg-Strauss

A síndrome de Churg-Strauss (SCS) é uma vasculite sistêmica incomum caracterizada pela tríade de asma brônquica, vasculite sistêmica e eosinofilia. Ela é comumente associada a sintomas de alergia incluindo asma e rinite alérgica e um grau de eosinofilia que é de uma magnitude raramente vista na asma alérgica. Até hoje, a causa permanece desconhecida. Alguns estudos sugerem um efeito patogênico direto de infiltração eosinofílica nos diferentes tecidos, enquanto outros implicaram ANCAs e proteinase-3 dos neutrófilos nos eventos desencadeadores que levam à vasculite. Dois achados patológicos são muito sugestivos de SCS independentemente do órgão afetado: vasculite necrosante e granulomas necrosantes extravasculares, geralmente com infiltrados eosinofílicos (também chamados granulomas alérgicos). Estas lesões possuem um centro formado por eosinófilos necróticos rodeados por histiócitos em paliçada e células gigantes multinucleadas. Embora sugestivos, estes aspectos histológicos não estão presentes em todos os pacientes e não são patognomônicos da doença.

A SCS comumente ocorre entre 14 e 75 anos de idade, com uma idade média de 50 anos. Não há diferença importante entre os sexos. A incidência é entre 2,4 e 4 por milhão. O quadro clínico consiste em três fases. A fase prodrômica é caracterizada por sintomas obstrutivos das vias aéreas relacionados com inflamação da via aérea superior (rinite alérgica) e tratos respiratórios inferiores (asma de início em adulto). A segunda fase é precedida por eosinofilia periférica (síndrome de Loeffler nos pulmões) e pode ser associada a comprometimento de órgãos adicionais (gastroenterite eosinofílica). Na terceira fase, estão presentes sintomas e sinais de vasculite sistêmica. Esta fase segue-se ao início da asma, em média 3 a 8 anos mais tarde. Os pacientes muitas vezes experimentam sintomas constitucionais e podem ter comprometimento neurológico, cardíaco, cutâneo, gastrointestinal, pulmonar e articular. Em um estudo do comprometimento nasossinusal em pacientes com SCS, 69% dos pacientes tinham queixas de obstrução nasal com pólipos, resultante obstrução, rinorréia e formação de crostas. Radiografias dos seios foram feitas em 17 de 32 pacientes e 80% destas foram compatíveis com pansinusite (10).

O diagnóstico da SCS é estabelecido clinicamente. A presença de asma, rinite ou sinusite associada a eosinofilia periférica e sintomas sugerindo vasculite suporta o diagnóstico; entretanto, biopsia de tecido também deve ser obtida. SCS foi associada a presença de ANCA em 67% a 70% dos casos. O tratamento é semelhante àquele de outras vasculites como GW e inclui corticosteróides sistêmicos e drogas citotóxicas. O tratamento dos sintomas nasais é com esteróides tópicos e irrigação com soro fisiológico. O controle local do encrostamento nasal é importante. Polipectomia nasal e cirurgia sinusal são feitas sempre que necessário, contanto que a condição do paciente seja estável (10).

Síndrome de Sjögren

A síndrome de Sjögren (SS) é uma doença sistêmica auto-imune comum, lentamente progressiva, com manifestações organoespecíficas e sistêmicas. Ativação das células B é um achado constante, e as células B e T invadem e destroem os órgãos-alvos. Anticorpos organoespecíficos são dirigidos contra antígenos dos ductos salivares, glândula tireóide, mucosa gástrica, pâncreas, eritrócitos, nervos e outros. Os auto-anticorpos não organoespecíficos incluem fatores reumatóides, anticorpos antinucleares e anticorpos contra os pequenos complexos de RNA-proteína Ro/SS-A e La/SS-B. Os achados histológicos incluem infiltrados linfocíticos focais, localizados principalmente em torno dos ductos glandulares das glândulas exócrinas. Eventualmente, o infiltrado estende-se para ocupar o epitélio acinoso, levando à disfunção glandular.

A SS afeta aproximadamente 2% da população adulta mas permanece não diagnosticada em mais da metade em virtude da natureza heterogênea e freqüentemente manifestações clínicas inespecíficas. Ela afeta principalmente mulheres, com uma proporção de mulheres para homens de 9:1. É diagnosticada mais comumente entre as idades de 40 e 60 anos. SS pode ocorrer isoladamente (SS primária) ou em associação com doenças reumáticas auto-imunes sistêmicas (SS secundária). A forma secundária compreende aproximadamente 60% dos casos.

Os sintomas mais comuns são o resultado do fluxo lacrimal e salivar diminuído, levando à xerostomia, ceratoconjuntivite seca e aumento das glândulas parótidas. As secreções das glândulas mucosas dos tratos respiratórios superior e inferior podem diminuir resultando em secura da garganta e traquéia com tosse seca crônica. Além disso, 50% a 100% das pacientes com SS desenvolvem xerorrinia ou nariz seco. Isto pode resultar em olfação acentuadamente reduzida, formação de crostas e obstrução nasal com respiração pela boca, assim piorando a xerostomia. Manifestações sistêmicas comprometendo os pulmões, fígado, rins, vasculatura, sangue e pele também são comuns.

O diagnóstico é estabelecido nos pacientes que satisfazem quatro dos seis critérios seguintes: sintomas de olhos secos, sinais de olhos secos (resultados anormais do teste de Schirmer ou rosa Bengala), sintomas de boca seca, testes de função das glândulas salivares (taxa de fluxo, cintigrama ou sialograma anormais), biopsia anormal de pequenas glândulas salivares e auto-anticorpos positivos (SS-A ou SS-B). O diagnóstico definitivo exige a presença de uma biopsia ou teste de auto-anticorpos positivos. O tratamento da SS é principalmente sintomático e visa a limitar o dano resultante da xerostomia e ceratoconjuntivite crônicas. Corticosteróides são usados no tratamento das manifestações extraglandulares graves da SS. O reconhecimento da xerorrinia com instituição de higiene nasal apropriada e umidificação das mucosas melhora o conforto nasal e oral mas não detém o processo inflamatório (11).

REAÇÕES DE CORPO ESTRANHO

Granuloma Mediano Induzido pela Cocaína

A insuflação nasal habitual de cocaína pulverizada pode causar lesões mucosas nasais. Alterações brandas resultam em obstrução nasal, cefaléia e hiposmia. Se o uso da cocaína se tornar crônico, segue-se o dano progressivo à mucosa e pericôndrio, levando à necrose isquêmica e perfuração do septo nasal. Ocasionalmente, lesões induzidas pela cocaína causam destruição extensa das estruturas osteocartilaginosas do nariz, seios, e palato que imitam o quadro clínico de outras doenças associadas a lesões mediofaciais necrosantes. A diferenciação entre lesões destrutivas medianas induzidas pela cocaína (LDMICs) e GW limitada pode ser difícil nos pacientes que não admitem o uso da droga. A testagem de ANCA é sensível e específica para vasculites sistêmicas, inclusive GW. Entretanto, estudos recentes observaram resultados positivos do teste de ANCA em uma proporção inesperadamente grande dos pacientes com LDMICs. Em geral, a destruição localizada das estruturas nasais e faciais é muito mais grave na LDMIC, enquanto sinais de inflamação sistêmica estão universalmente ausentes. Embora anormalidades vasculares simulando vasculite estejam freqüentemente presentes em amostras de biopsia de LDMIC, necrose extravascular, microabscessos, granulomas e células gigantes constituem marcas histopatológicas que diferenciam a GW (12).

INFECÇÕES BACTERIANAS

Rinoscleroma

O rinoscleroma é causado pela bactéria Gram-negativa encapsulada *Klebsiella rhinoscleromatis* após exposição prolongada ao patógeno. A infecção compromete universalmente o nariz, admitindo-se que as infecções iniciais ocorram nas junções de mucosas, como a zona de transição entre epitélios escamoso estratificado e respiratório encontrada no vestíbulo nasal. A doença pode atingir nasofaringe, laringe e traquéia; entretanto, comprometimento dos seios paranasais é infreqüente (13).

A infecção é caracterizada por três fases distintas e sucessivas, com progressão relativamente lenta através dessas fases. A fase inicial, chamada fase catarral ou rinítica, é caracterizada por sintomas compatíveis com o resfriado comum ou rinite atrófica. Isto inclui um corrimento nasal cor de mel com um odor inusitadamente ofensivo. A segunda é a fase granulomatosa, que é caracterizada por grandes massas friáveis na cavidade nasal. Estes granulomas podem levar a sintomas inespecíficos como epistaxe e obstrução nasal. Em casos extremos, o crescimento dos granulomas pode causar remodelação óssea das conchas e parede maxilar medial. A fase final, fibrótica ou esclerótica, refere-se à cicatrização das lesões levando à distorção anatômica das estruturas comprometidas (13).

A doença é endêmica em áreas da América Central e do Sul, Europa Central, África Oriental e no subcontinente indiano e é altamente associada a má higiene e condições de superpovoamento. A incidência aumentou nos Estados Unidos nos últimos anos, provavelmente devido à imigração a partir das áreas endêmicas. Foi vista em qualquer grupo etário, mas é mais comum na primeira à terceira décadas de vida (13).

Os granulomas são o resultado da fagocitose ineficiente pelos histiócitos. Os histiócitos, denominados células de Mikulicz, são capazes de engolfar as bactérias, mas são incapazes de digerir ou matar as bactérias. A coloração das células de Mikulicz com coloração de Warthin-Starry ou coloração de Gram mostra os bacilos Gram-negativos dentro do citoplasma (13).

Células de Mikulicz com bacilos intracelulares são sugestivas do diagnóstico. Culturas positivas para *K.*

rhinoscleromatis são diagnósticas; entretanto, elas só são positivas em 50% a 60% dos casos. A tomografia computadorizada (TC) mostra caracteristicamente massas homogêneas não-contrastadas com limites bem definidos. Comprometimento de osso e cartilagem pode ser visto nos casos avançados (13).

O tratamento envolve tratamentos prolongados com antibióticos de 3 meses ou mais, sem interrupção. Muitos dos pacientes têm recidiva e necessitam múltiplos tratamentos antibióticos. Tetraciclina tem sido o antibiótico de escolha tradicional; entretanto, dadas as contra-indicações em crianças, foram usados outros antibióticos, incluindo trimetoprim-sulfametoxazol, clortetraciclina, cloranfenicol, cefaloridina e rifampicina (13).

Hanseníase

A hanseníase é causada por *Mycobacterium leprae*, um bacilo intracelular obrigatório ácido-resistente que leva a uma condição granulomatosa crônica. *M. leprae* é altamente infeccioso mas demonstra baixa patogenicidade e baixa virulência e tem um tempo de incubação que varia de 3 a 10 anos (14).

Os três tipos principais de tecido visados pelas bactérias invasoras incluem células de Schwann dos nervos periféricos, pequenos vasos e monócitos. Considera-se que a via de disseminação mais comum é pelo corrimento nasal (14).

A lepra lepromatosa compromete a mucosa nasal em aproximadamente 95% dos casos com o extremo anterior da concha inferior e o septo nasal anterior sendo os locais mais iniciais de comprometimento. Os sinais mais iniciais da doença incluem um espessamento nodular ou semelhante a uma placa claros da mucosa. À medida que os granulomas crescem, isto progride para obstrução nasal devida à obstrução mecânica pela massa tecidual, ulceração da mucosa, comprometimento neural com uma diminuição na sensibilidade e enfraquecimento da cartilagem nasal levando à perfuração septal e deformidade de nariz em sela (14).

O diagnóstico é feito mais confiavelmente através de biopsia de tecido. As biopsias demonstram neutrófilos dispersos e um infiltrado denso de histiócitos carregados de lipídio com bacilos intracelulares agrupados em grumos como se observa em colorações ácido-resistentes modificadas. O tratamento envolve um esquema multimedicamentoso com rifampicina, dapsona e clofazimina durante 6 a 24 meses (14).

Micobactérias

A tuberculose nasal, causada pelo bacilo álcool-ácido-resistente *Mycobacterium tuberculosis*, é rara e mais freqüentemente associada a tuberculose pulmonar ou *lupus vulgaris* da pele facial. Comprometimento primário do nariz é mais incomum. Menos de 50 casos foram descritos na literatura até agora. Acredita-se que ela seja causada pela inalação de partículas infecciosas ou inoculação direta por um dedo contaminado. A incidência relativamente baixa de tuberculose nasal primária é considerada relacionada com funções protetoras do nariz que incluem movimento ciliar, a ação bactericida das secreções nasais e o efeito de filtração das vibrissas nasais. Infecções micobacterianas atípicas comprometendo o nariz ou seios paranasais são extraordinariamente raras; entretanto, houve relatos de *Mycobacterium kansasii* causando uma infecção granulomatosa resultando em perfuração do septo nasal anterior (15).

Infecções de tuberculose nasal foram relatadas em pacientes entre as idades de 11 e 84 anos, com sintomas de apresentação incluindo obstrução nasal, corrimento nasal anterior e posterior, desconforto nasal, epistaxe, crostas, epífora, pólipos nasais recorrentes e ulceração. Os locais mais comuns de comprometimento são o septo cartilaginoso, as conchas e o assoalho nasal. Ao exame, a massa aparece como uma massa vermelho-vivo ou como um espessamento nodular da mucosa e a mucosa pode ter úlceras rasas. A massa usualmente sangra com facilidade e pode causar obstrução nasal por obstrução mecânica e/ou encrostamento em torno da massa. Se a doença progredir, pode cicatrizar e causar deformidade da ponta nasal e vestíbulo (15).

O diagnóstico é feito pela identificação de bacilos tuberculosos do tecido. A histologia demonstra granulomas caseosos e não caseosos, com um número maior de células epitelióides e células gigantes de Langhans do que se vê em outros granulomas (Fig. 38.2). A microscopia demonstra bacilos ácido-resistentes com a coloração de Ziehl-Neelsen ou auramina-rodamina fluorescente. Mais recentes ferramentas diagnósticas, como reação de cadeia de polimerase, sondas de DNA e cromatografia líquida de alto desempenho encerram promessa; entretanto, não são amplamente disponíveis e são caras demais para uso de rotina (15).

O tratamento da tuberculose nasal obedece às mesmas diretrizes estabelecidas para tuberculose extrapulmonar. Os antibióticos atuais eficazes contra tuberculose incluem rifampicina, etambutol, isoniazida, pirazinamida e estreptomicina. Os tratamentos são aproximadamente de 6 meses, com uma série inicial de 2 meses com quatro diferentes drogas antituberculosas, seguidos por meses adicionais com uma série antibiótica com duas drogas. Além disso, irrigações nasais foram advogadas para ajudar na limpeza de crostas e corrimento (15).

Actinomicose

A actinomicose é causada por uma bactéria Gram-positiva anaeróbica ou microaerófila do gênero *Actinomyces*. As espécies associadas a doença humana incluem *A. israelii*, *A. naeslundii*, *A. viscosus* e *A. odontolyticus*, com *A. israelii* sendo a mais comum. A bactéria cresce como hifas ou organismo filamentoso e constitui flora normal da cavidade oral e tratos respiratório e digestivo. A infecção inicial produz microcolônias compostas de filamentos ramificados. Estes a seguir desenvolvem acumulações compactas comumente chamadas grânulos de enxofre. As infecções por *Nocardia* também desenvolvem grânulos de enxofre mas podem ser diferenciadas de *Actinomyces* pela natureza ácido-resistente de *Nocardia* (16).

A actinomicose foi chamada "grande imitadora" de cabeça e pescoço porque pode simular muitas outras doenças. Ela foi identificada em toda a cabeça e pescoço, incluindo a cavidade oral, faringe, placas dentárias, criptas tonsilares, pele da face, osso mastói-

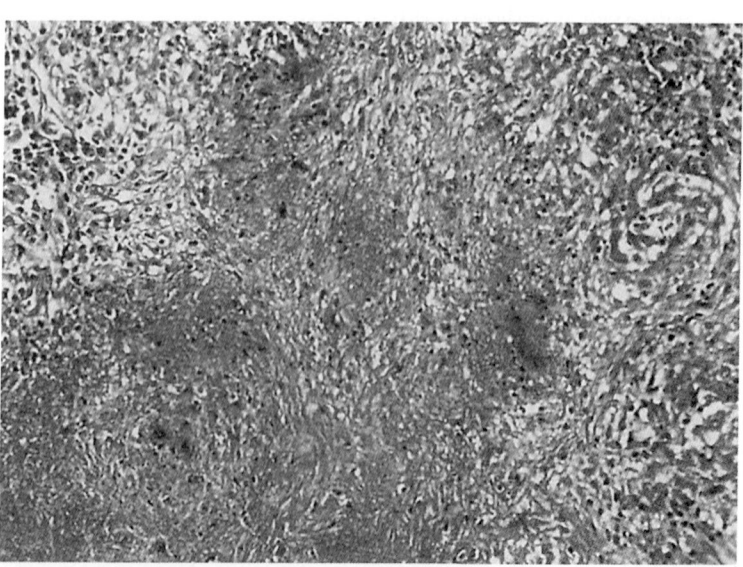

Figura 38.2

Tuberculose. Linfonodo revela necrose rodeada por células gigantes de Langhans, histiócitos epitelióides e linfócitos (coloração hematoxilina e eosina; ampliação original, ×10.)

de, crânio, nasofaringe e seios paranasais e a articulação temporomandibular. A evolução clínica da doença pode variar amplamente de um início agudo a uma infecção lenta, indolente, progressiva. Uma apresentação típica envolve uma massa aumentando progressivamente no pescoço ou ângulo da mandíbula. Foi descrito que até 40% dos pacientes têm tratos fistulosos ou fístulas (16).

O diagnóstico é baseado no exame clínico, resultados de cultura e análise microscópica de amostras de tecidos incluindo coloração com Gram, coloração ácido-resistente e histologia (Fig. 38.3). Culturas de actinomicose são muito difíceis de obter e apenas 10% a 20% são positivas. A coloração com Gram tipicamente demonstra organismos semelhantes a filamentos Gram-positivos, ramificados, finos, com grânulos de enxofre característicos. Além disso, as bactérias serão negativas ácido-resistentes (16).

O tratamento é clínico e cirúrgico com debridamento ativo ou excisão da infecção e uma série longa de antibioticoterapia para erradicar as bactérias remanescentes. Penicilinoterapia durante até 12 meses é considerada terapia de primeira linha. Antibióticos alternativos descritos incluem clindamicina, tetraciclina e sulfas. Recorrência pode ocorrer, exigindo uma série ainda mais longa de antibioticoterapia (16).

Sífilis

O treponema pallidum é um espiroqueta e é responsável pela sífilis. A doença tem três estádios diferentes de infecção, bem como uma forma que é transmitida congenitamente da mãe infectada ao filho. O comprometimento do nariz e dos seios paranasais varia, dependendo da fase da infecção. A sífilis primária ocorre 10 a 90 dias depois da infecção inicial e é definida pela presença de um cancro endurecido, ulcerado, indolor no local da inoculação inicial. A sífilis primária raramente é associada à cavidade nasal; entretanto, casos comprometendo a junção mucocutânea do vestíbulo nasal foram relatados. A sífilis secundária envolve a disseminação hematogênica do espiroqueta e coincide com a regressão do cancro primário. Os sintomas nasais da sífilis secundária incluem rinite aguda com um corrimento espesso, escasso e irritação da fossa nasal anterior. As superfícies mucosas do trato aerodigestivo superior também podem desenvolver placas na mucosa, que são úlceras indolores assemelhadas a úlceras aftosas em aspecto. Em seguida à sífilis secundária, a doença entra em uma fase latente, na qual aproximadamente um terço dos pacientes permanece, um terço livra-se espontaneamente da infecção e o terço final desenvolve sífilis terciária. A sífilis terciária pode ser manifestada por sífilis benigna ou pela gomosa, que é caracterizada pelo desenvolvimento de lesões destrutivas, chamadas gomas, que se acredita serem o resultado de uma resposta inflamatória robusta a alguns espiroquetas. Estas gomas comumente comprometem a nasofaringe, mas foram descritas causando estenose da nasofaringe por retração cicatricial. A sífilis congênita pode ser vista no lactente, com corrimento nasal aquoso sendo o sintoma de apresentação mais comum. Este corrimento progride para um corrimento espesso, purulento e afinal sanguíneo. Obstrução nasal levando a dificuldades com a alimentação pode ocorrer, bem como erosão da cartilagem septal. Sintomas são observados em 10% a 75% dos pacientes (17).

O diagnóstico da doença depende da fase. Há dois tipos diferentes de testes sorológicos para *T. pallidum*. O primeiro tipo são os testes não treponêmicos, como o teste em lâmina VDRL (Venereal Disease Research Laboratory), a reagina sérica não-aquecida (USR), o teste da reagina plasmática rápida (RPR), e o teste séri-

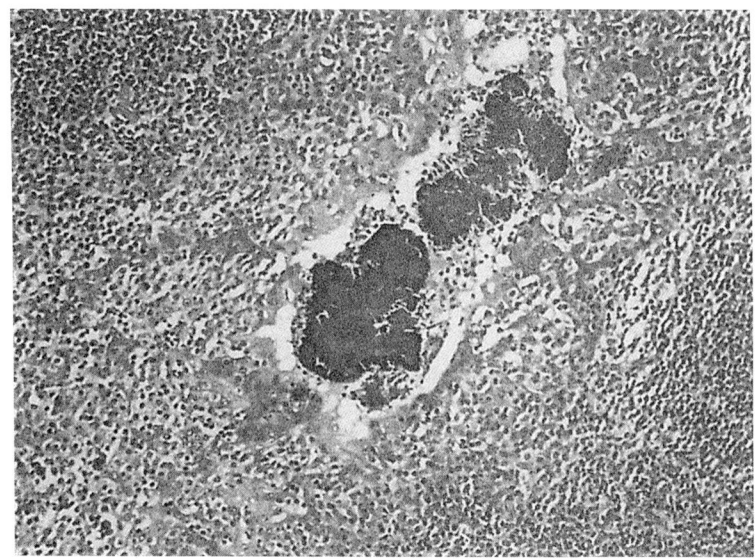

Figura 38.3

Actinomicose. Tonsila exibe colônias de organismos *Actinomyces* nas criptas (coloração hematoxilina e eosina; ampliação original, ×10.)

co não tratado do vermelho de toluidina (TRUST). Estes medem a resposta de anticorpo a antígenos celulares que são liberados como resultado da infecção treponêmica, embora eles não sejam específicos para *T. pallidum*. Entretanto, eles são muito bons para acompanhar a progressão da doença. O RPR é aproximadamente 80% sensível na sífilis primária, e um título de RPR acima de 1:32 estabelece o diagnóstico na sífilis secundária. O segundo tipo de testes diagnósticos são os testes treponêmicos, que detectam a resposta de anticorpo a *T. pallidum* e incluem os testes de absorção de anticorpo treponêmico fluorescente (FTA-ABS) e de microemoaglutinação de *Treponema pallidum* (MHA-TP). Estes testes podem ser usados em todas as fases da doença para verificar a precisão dos testes não-treponêmicos. Eles permanecem positivos durante toda a vida; entretanto, não são quantitativos e assim não podem ser usados para acompanhar a progressão da doença (17).

A identificação microscópica de espiroquetas *T. pallidum* usando exame de campo escuro confirma o diagnóstico em todas as fases; entretanto, os espiroquetas são abundantes apenas nas sífilis primária, secundária e congênita. Devido aos anticorpos maternos, a identificação de espiroquetas nas secreções nasais é a única maneira de confirmar o diagnóstico da sífilis congênita. O exame histológico de um cancro sifilítico primário revela detritos necróticos centrais com inflamação crônica nas zonas distais. A sífilis secundária demonstra células plasmáticas e infiltração linfocítica das lesões epiteliais (17) (Fig. 38.4).

A penicilina é o tratamento de escolha para sífilis. Os esquemas de aplicação devem ser baseados nas diretrizes atuais dos *Centers for Disease Control and Prevention*. A terapia inicial pode resultar em mialgias, febre, cefaléia e outros sintomas constitucionais. Todos os pacientes devem ser tratados concomitantemente com antipiréticos para ajudar a minimizar os efeitos colaterais. Sofrimento fetal foi descrito em pacientes grávidas; entretanto, as conseqüências potenciais não devem impedir o tratamento (17).

INFECÇÕES FÚNGICAS

Blastomicose

A blastomicose norte-americana é causada pelo fungo *Blastomyces dermatitidis*. Comprometimento do nariz e dos seios paranasais é muito raro, com a maioria dos casos comprometendo o vestíbulo nasal cutâneo. Até agora, houve apenas cinco casos de comprometimento de seios paranasais e dois casos de blastomicose como uma massa intranasal não cutânea (18).

O diagnóstico pode ser feito histologicamente e confirmado com culturas positivas para fungos. O aspecto histológico mostra hiperplasia pseudo-epiteliomatosa, acantose, microabscessos ou células gigantes. O uso de colorações específicas, como ácido periódico–Schiff, prata metenamina de Gomori, ou mucicarmim ajuda a identificar leveduras esféricas, de paredes espessas e base larga. As culturas confirmam este diagnóstico mas podem levar até 4 meses para se tornar positivas e exigem agarose de Sabouraud como meio de crescimento (18).

O tratamento da blastomicose envolve a drenagem cirúrgica se um abscesso estiver presente, seguida por antifúngicos sistêmicos. Anfotericina B tem sido a terapia padrão bem estabelecida; entretanto, ela exige acesso intravenoso de longa duração e tem um perfil extenso de efeitos colaterais. A anfotericina B permanece o tratamento de escolha em pacientes imunocomprometidos ou em casos complicados. Cetoconazol é um agente oral eficaz, mas demonstrou ter alta

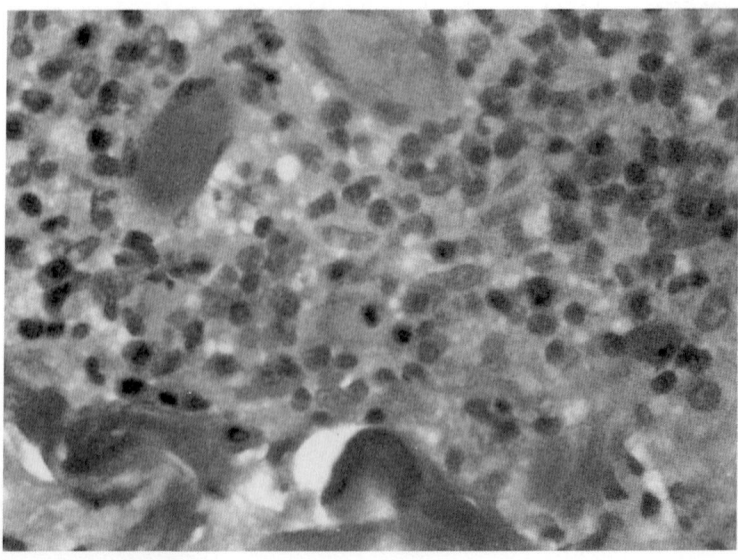

Figura 38.4
Sífilis. A pele do pescoço mostra infiltrado inflamatório típico, crônico, denso com abundantes células plasmáticas (coloração hematoxilina e eosina; ampliação original, ×40.)

toxicidade hepática e múltiplas interações de drogas. Itraconazol tem um perfil mais baixo de efeitos colaterais e alta eficácia terapêutica e é a terapia preferida durante um tratamento de 3 a 6 meses (18).

Coccidioidomicose

Manifestações na cabeça e no pescoço de coccidioidomicose disseminada são raras e causadas por infecções disseminadas de *Coccidioides immitis*. Houve aproximadamente 60 casos descritos de comprometimento de cabeça e pescoço com doença disseminada, dos quais apenas três tinham manifestações nasais. Estes tiveram infecções dos tecidos moles da margem alar e do násio com comprometimento ósseo (19).

O diagnóstico é feito através de testes sorológicos, culturas microbiológicas e coloração tecidual revelando o agente fúngico. IgM sérica contra *C. immitis* pode ser identificada em 75% dos pacientes dentro das primeiras 3 semanas da infecção inicial, e IgG pode ser identificada após aproximadamente 3 semanas da infecção inicial, e podem ser usadas para acompanhar a doença. Os testes cutâneos são comumente positivos com o desenvolvimento dos sintomas, embora haja uma alta taxa de falso-negativos devido ao estado anérgico de muitos pacientes com doença disseminada. Amostras de tecidos demonstrarão esférulas com parede dupla de *C. immitis* que estão cheias de endósporos, e culturas fúngicas podem confirmar o diagnóstico (19).

O tratamento inclui anfotericina B para doença pulmonar grave, lesões rapidamente progressivas ou outras manifestações que ameaçam a vida. Itraconazol e fluconazol têm um perfil muito mais baixo de efeitos colaterais, mostraram boa eficácia contra *C. immitis*, e são assim usados para a maioria das outras formas. Cirurgia é reservada para os casos que necessitam diagnóstico tecidual ou debridamento (19).

Rinosporidiose

Considera-se que a rinosporidiose é devida à infecção por *Rhinosporidium seeberi*. Ela é mais comumente encontrada no nariz e na nasofaringe, e os pacientes mais freqüentemente se apresentam com obstrução nasal, epistaxe e corrimento nasal. A massa é geralmente de crescimento muito lento e pode estar presente por muitos meses antes que os sintomas provoquem avaliação médica. Ao exame, é encontrado um pólipo vascular friável, assemelhando-se a um papiloma. Geralmente é uma massa pedunculada que pode crescer até muito grande tamanho e na realidade estender-se para baixo para dentro da orofaringe. Sua superfície assemelha-se à de um morango e é tachonada com diminutos pontos brancos que na realidade são esporos embaixo do epitélio (20).

Histologicamente, os organismos podem ser vistos em um estroma fibrovascular com células inflamatórias crônicas. O organismo pode ser identificado em vários estádios do ciclo vital e é caracterizado por células redondas ou ovais com paredes espessas contendo múltiplos esporângios. Excisão cirúrgica com cauterização na base da lesão constitui o fundamento do tratamento. Recorrência é comum, muitas vezes exigindo reexcisão. Antimicrobianos adjuvantes foram usados com sucesso limitado (20).

Mucormicose

Mucormicose é o nome dado a infecções fúngicas oportunistas que incluem os gêneros *Rhizopus, Mucor, Rhizomucor* e *Absidia*. Estes fungos são ubíquos e freqüentemente associados a mofos de pão, frutas e vegetais e podem freqüentemente ser cultivados das secreções de indivíduos sadios. No imunocomprometido, no entanto, eles causam infecções agressivas que podem ser ameaçadoras à vida. Mucormicose é vista mais comumente em diabéticos mal controlados, mas também é vista em indivíduos com um sistema imune comprometido secundariamente a malignidade, desnutrição, radioterapia, quimioterapia, esteróides crônicos ou uso de antibiótico em longo prazo (21).

Os esporos do fungo são inalados pelo hospedeiro humano. Germinação e formação de hifas ocorrem quando o hospedeiro é incapaz de fagocitar os esporos, levando à invasão dos tecidos das mucosas. A maioria dos pacientes apresenta-se (em ordem de freqüência) com febre, ulcerações nasais com tecido necrótico negro no nariz, edema periorbitário ou facial, alterações visuais, cefaléia e dor facial. A rinoscopia anterior e a endoscopia nasal revelam tecido necrótico negro ao longo do septo nasal, conchas ou parede maxilar medial. TC dos seios freqüentemente demonstra edema mucoperióstico associado a destruição óssea, e a imagem de ressonância magnética é útil para avaliar extensão intracraniana ou intra-orbitária (21).

O diagnóstico da mucormicose é feito pelo exame clínico e a presença de hifas não septadas na histologia é confirmado pela cultura do fungo (Fig. 38.5). O tratamento incluiu anfotericina B e debridamento cirúrgico extenso. Atualmente, o uso da anfotericina B lipossômica tem possibilitado uma dose total mais alta do antifúngico, demonstrando eficácia equivalente sem o grau de toxicidade observado com a administração intravenosa padrão. Além disso, debridamento cirúrgico usando orientação dirigida por corte de congelação tem permitido debridamento mais completo do tecido infectado. Terapia com oxigênio hiperbárico foi advogada por alguns para o tratamento da mucor-

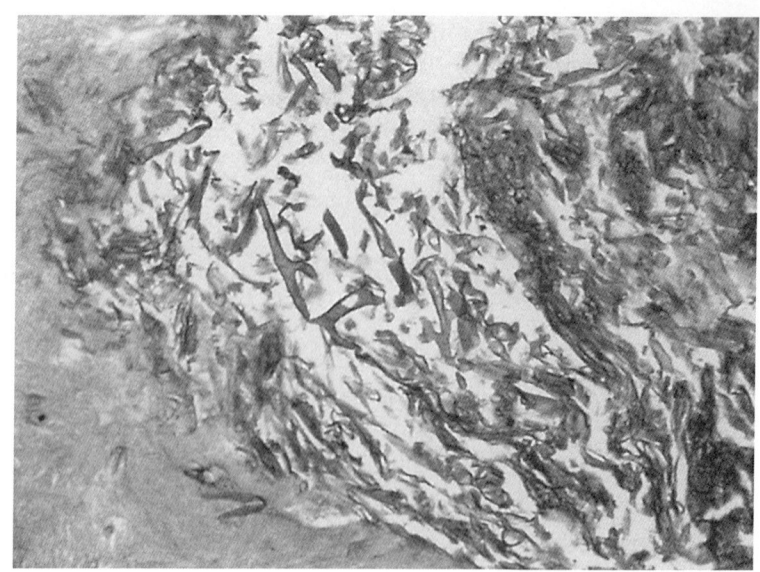

Figura 38.5
Mucormicose. Uma amostra de seio maxilar mostra invasão vascular e hifas largas esparsamente septadas com ramificação em ângulo obtuso (coloração hematoxilina e eosina; ampliação original, ×10.)

micose em virtude dos efeitos fungicidas do oxigênio hiperbárico, os efeitos benéficos da tensão aumentada de oxigênio sobre as células fagocitárias do hospedeiro e a diminuição da acidose local, assim diminuindo o crescimento fúngico (21).

Aspergilose

A aspergilose do nariz e dos seios paranasais é causada por fungos esporulados ubíquos da classe Ascomycetes, espécies *Aspergillus fumigatus* e *Aspergillus flavus*. Há formas não-invasivas e invasivas de infecção. As infecções não-invasivas incluem sinusite fúngica alérgica e aspergiloma e não acarretam destruição do tecido circunvizinho. As infecções invasivas são caracterizadas pela destruição da mucosa do seio e expansão óssea (22).

Aspergilose invasiva é encontrada mais comumente em pacientes imunocomprometidos, embora tenha sido descrita em pacientes imunocompetentes. Os maiores fatores de risco incluem neutropenia prolongada e uso de corticosteróide (22).

A maioria dos pacientes com aspergilose invasiva apresenta-se com progressiva dor facial ou cefaléias. A TC inicialmente mostra uma lesão focal do tecido mole e pode mostrar sutil destruição óssea focal. À medida que a doença progride, áreas hipodensas focais aparecem na TC correspondendo à formação de abscesso. Biopsia é necessária para análise microscópica e cultura fúngica. Na microscopia, a aspergilose caracteristicamente mostra organismos hematoxifílicos com hifas septadas ramificadas a 45° que podem ser vistas com colorações pela prata metenamina e ácido periódico-Schiff. Organismos cultivados em meio de cultura para fungos demonstrarão crescimento em 2 a 6 dias. Recomenda-se que, se a biopsia inicial for negativa e aspergilose for suspeitada, uma segunda biopsia seja colhida, especialmente antes de começar corticosteróides (22).

O tratamento envolve debridamento cirúrgico seguido por terapia antifúngica: anfotericina B, seja a formulação intravenosa padrão seja a lipossômica, para controle inicial da doença, seguida por um antifúngico oral da classe dos azóis para assegurar erradicação. Tratamento prolongado é recomendado, especialmente se o paciente continuar a ser imunossuprimido (22).

INFECÇÕES PARASITÁRIAS

Leishmaniose

Os parasitas do gênero *Leishmania* são os agentes etiológicos responsáveis pelas várias formas de leishmaniose. A infecção resulta da mordida de um mosquito-pólvora (maruim) fêmea infectado, que libera a forma promastigoto, flagelada, extracelular do parasita. Ela é rapidamente capturada pelos macrófagos no novo hospedeiro mamífero onde o parasita se transforma na forma não flagelada, intracelular obrigatória chamada amastigoto. O amastigoto prolifera no fagolisossoma dos macrófagos do hospedeiro apesar das enzimas lisossômicas (23).

A leishmaniose é vista em todo o mundo. Há vários tipos de infecção, dependendo da espécie responsável pela infecção. A leishmaniose cutânea usualmente resulta da infecção por *Leishmania tropica, Leishmania major, Leishmania braziliensis* ou *Leishmania mexicana* e é caracterizada por pápulas vermelhas na pele exposta da face, braços e pernas que se desenvolvem para placas ou nódulos. Úlceras bem circunscritas com bordos violáceos e bases granulomatosas formam-se comumente. As ulcerações da leishmaniose cutânea curam-se espontaneamente em 1 mês a 3 anos. Cinqüenta por cento a 90% dos pacientes infectados com *L. braziliensis* ou *Leishmania panamensis* desenvolverão a forma mucocutânea da doença dentro de 2 e 10 anos das lesões cutâneas, respectivamente. Acredita-se que a forma mucocutânea, que começa no septo nasal, é um resultado da disseminação hematogênica ou linfática da doença. Também pode ser devida à extensão direta das lesões cutâneas que afetam a face. Conforme mencionado, a doença começa na mucosa septal nasal, que se torna inflamada e infiltrada, levando à ulceração e afinal perfuração septal. As lesões mucosas podem alastrar-se para comprometer as membranas mucosas orais também. Desnutrição e pneumonia são as principais causas de morte em pacientes com a variedade mucocutânea da doença. A leishmaniose visceral é uma doença disseminada causada por *Leishmania donovani* ou *Leishmania infantum* que afeta fígado, baço e medula óssea e é uniformemente fatal sem tratamento. Os aumentos no número de pacientes positivos com vírus da imunodeficiência humana (HIV) aumentaram a freqüência da forma visceral da doença (23).

Nas áreas endêmicas, o diagnóstico da leishmaniose é principalmente clínico; entretanto, histologia e cultura permanecem sendo o padrão-ouro. Biopsia com *punch* das lesões mostram um infiltrado mononuclear predominante consistindo em linfócitos e histiócitos, bem como uma abundância de células plasmáticas especialmente na forma mucocutânea. Os histiócitos podem estar cheios de corpos de Leishman-Donovan — pequenos protozoários ovais encapsulados com grande núcleo periférico e pequeno cinetoplasto em forma de bastão. As biopsias podem ser cultivadas em ágar-sangue, com crescimento de promastigotos aparecendo dentro de 2 dias a 2 semanas (23).

Diversamente da forma cutânea da doença, as lesões mucocutâneas não se curarão espontaneamente e exigem tratamento médico. Anfotericina B, embora muito eficaz para formas cutâneas e viscerais, tem apenas limitada eficácia contra a forma mucocutânea da doença. Antimoniais como estibogliconato de sódio e antimoniato de meglumina, que parecem inibir a atividade glicolítica e oxidação de ácidos graxos do amastigoto, são as drogas de escolha. Ambas as medicações devem ser dadas parenteralmente. Atualmente, não há medicações orais eficazes para leishmaniose (23).

Miíase

A infestação da pele dos mamíferos por larvas de moscas em desenvolvimento é chamada miíase. A maioria dos casos de miíase cutânea é causada pela mosca-do-berne humano, *Dermatobia hominis*, enquanto grande parte da miíase nasal foi alegadamente causada pela mosca varejeira *Phaenicia sericata*. A miíase cutânea ocorre quando os ovos da mosca são depositados sobre a pele do hospedeiro mamífero, permitindo que as larvas eclodidas desçam para dentro da pele para maturar. Uma pápula prurítica desenvolve-se e amadurece para uma lesão semelhante a um furúnculo que pode tornar-se dolorosa, crostosa e purulenta. O aspecto característico é a abertura no topo do furúnculo para permitir a passagem de oxigênio. As larvas fixam-se no lugar com grandes espinhos no seu tronco e podem permanecer no lugar durante 2 a 3 meses. Quando maduras, saem da pele, caem ao solo e entram no estádio de pupa. Isto pode causar necrose extensa, esfacelo e destruição de tecido e pode ser muito desfigurador se comprometer o nariz, a face ou a órbita. Miíase pode comumente ser distinguida de leishmaniose pelas queixas de dor no local da ferida, uma sensação de "arrastar-se" e a capacidade de visualizar as larvas dentro da lesão (24).

A miíase nasal difere porque as moscas depositam suas larvas no corrimento nasal dos pacientes, e isso não causa dano à mucosa. Foi descrita recentemente em pacientes de unidade de terapia intensiva que têm tubo nasotraqueal ou nasogástrico no lugar. O tratamento envolve a lavagem das larvas e eliminação da mosca vetora (24).

A maioria dos casos de miíase é autolimitada; entretanto, certos tipos de larvas são capazes de invadir os seios paranasais, estruturas orbitárias e a abóbada craniana e tecido cerebral; assim, pronto tratamento está indicado. As larvas não devem ser removidas com força porque os espinhos localizados no corpo das larvas tornam a remoção difícil. Debridamento cirúrgico com excisão local ampla das larvas é o melhor caminho. Se partes das larvas permanecerem na ferida, pode ocorrer uma reação de corpo estranho. Curativos anti-sépticos são recomendados após a remoção, com um antibiótico oral para ajudar a prevenir infecção secundária enquanto a ferida se granula. Oclusão do *punctum* central para causar sufocação das larvas foi descrita, fazendo as larvas emergirem da ferida espontaneamente. Vacinação para *Clostridium tetani* deve ser considerado com esta infestação (24).

CAUSAS TRAUMÁTICAS

Granuloma Reparador de Células Gigantes

Os granulomas reparadores de células gigantes são massas benignas que mais comumente afetam os ossos craniofaciais e são considerados o resultado da resposta inflamatória após hemorragia intra-óssea. Eles foram descritos mais comumente na mandíbula, mas também foram observados no septo nasal, maxilar e seios paranasais. A etiologia exata não está completamente compreendida e a necessidade da hemorragia traumática foi questionada. Foi lançada a teoria de que a infecção crônica dos seios paranasais leva a alterações no estado hemodinâmico. Isto iniciaria um processo proliferativo reativo causando micro-hemorragias, levando à formação progressiva do granuloma (25).

Há uma ligeira predominância feminina nos granulomas de células gigantes, e, embora eles possam ser vistos em qualquer grupo etário, são mais comuns em pacientes com menos de 30 anos. As manifestações variam mas consistem mais freqüentemente em obstrução nasal, epistaxe, disosmia, aumento facial, cefaléia, diplopia, proptose, oftalmoplegia, cegueira e/ou comprometimento de nervos cranianos. Na TC, as massas aparecem como tecido mole com ocasionais focos hemorrágicos ou císticos. Pode haver expansão do osso com adelgaçamento cortical, sugestivo de um processo de longa duração, bem como opacificação dos seios paranasais. É possível ver massas localmente agressivas com destruição óssea e extensão intracraniana (25).

Histologicamente, estes granulomas demonstram células gigantes em um estroma fibroblástico com muitas células, baixa atividade mitótica, formação de cisto e formação óssea reativa. Eles devem ser diferenciados de cisto ósseo aneurismático, osteoclastoma e tumor marrom. Excisão cirúrgica é o método comum de tratamento, e é bem-sucedido em aproximadamente 80% dos casos. Estes tumores podem ser extensos e recorrência por ressecção incompleta foi descrita em 4% a 12% dos casos. Radioterapia foi sugerida para massas recorrentes e extensas; entretanto, alguns casos revelaram-se radiorresistentes e a transformação sarcomatosa foi descrita. Terapia antiangiogênica atualmente é recomendada para casos recorrentes (25).

Hemangioma Capilar Lobular

O hemangioma capilar lobular é um tumor benigno que pode originar-se na pele ou membranas mucosas. A patogenia exata do tumor, se ele representa um neoplasma verdadeiro, como um hemangioma, ou uma massa de tecido reativo, como um granuloma piogênico, continua a ser debatida. Isto é evidenciado pelos vários sinônimos associados com a massa, incluindo granuloma piogênico, *granulo-pyogenicum*, hemangioma do tipo de tecido de granulação, e hemangioendotelioma benigno (26).

Hemangioma capilar lobular foi descrito após trauma; entretanto, isto se verifica na minoria dos casos. Há evidência de que inflamação gengival pode ser responsável pelo crescimento tumoral, e ele foi descrito freqüentemente em meninos adolescentes, mulheres grávidas e mulheres usando anticoncepcional, sugerindo fatores hormonais. O que continua desconhecido é se ele representa um neoplasma verdadeiro, como um hemangioma, ou uma massa tecidual reativa, como um granuloma piogênico (26).

A lesão parece ter uma predileção por homens com menos de 19 anos e mulheres entre as idades de 18 e 39 anos. Embora manifestações intranasais sejam incomuns, estes pacientes apresentam-se com epistaxe e obstrução nasal. Quando comprometendo as mucosas nasal e oral, o lábio é o local mais comum (38%), seguindo-se o nariz (29%). Quando intranasal, as lesões são mais comumente encontradas no septo anterior na área de Little, seguindo-se a concha inferior, mas também foram descritas originando-se do seio maxilar, teto da cavidade nasal e assoalho do vestíbulo nasal (26).

Histologicamente, estas massas são caracterizadas por capilares de variados tamanhos em arranjos lobulares e redes anastomosadas de capilares, assim suportando o nome hemangioma capilar lobular. Rodeando estes lóbulos há uma proliferação frouxa de células fusiformes de células pericíticas. Excisão cirúrgica é o tratamento dos hemangiomas capilares lobulares. Cortes de congelação intra-operatórios podem ser necessários para confirmar o diagnóstico (26).

OUTRAS CAUSAS

Doença Intestinal Inflamatória

Doença intestinal inflamatória (DII) refere-se a um grupo de doenças inflamatórias crônicas que comprometem o trato gastrointestinal. Classicamente, elas são divididas em duas entidades: doença de Crohn (DC) e colite ulcerativa (CU). A DC foi descrita como comprometendo qualquer porção do trato gastrointestinal e é caracterizada pela formação de granulomas não caseosos e inflamação crônica que muitas vezes se estende pela espessura completa da parede da estrutura comprometida. As lesões são não-contíguas, ou "lesões salteadas", e foram descritas no nariz, na boca e na laringe, além do esôfago, do estômago e dos intestinos. Embora manifestações nasais específicas sejam raras, pacientes com DII, especialmente DC, e uma história de obstrução intestinal têm um índice muito alto de queixas nasossinusais, inclusive obstrução nasal e rinossinusite crônica. A causa exata desta relação é desconhecida; entretanto, pode ser devida à inflamação global (27).

Mais comumente, pacientes com DC se queixam de obstrução nasal, rinorréia e epistaxe. O exame físico classicamente revelará edema da mucosa, inflamação crônica, alterações polipóides do septo ou conchas, e, ocasionalmente, perfuração septal. Achados histológicos de DC nasal são variáveis e exigem biopsias suficientemente profundas para incluir a submucosa para aumentar o rendimento de granulomas. Os achados típicos incluem alterações inflamatórias crônicas com raras células gigantes e granulomas (27).

O tratamento das manifestações nasais da DC incluem corticosteróides tópicos e sistêmicos. Umidificação e pomadas antibióticas podem ser usadas para minimizar a formação de crostas e ajudar a evitar infecções secundárias. É baixo o sucesso da reparação cirúrgica de uma perfuração septal decorrente de DC (27).

Doença Renal Crônica

A vitamina C ou ácido ascórbico é metabolizada para oxalato de cálcio, que é removido pelos rins. Em pacientes com doenças sistêmicas crônicas, como sarcoidose, tuberculose ou insuficiência renal crônica, pode desenvolver-se oxalose secundária ou adquirida. Em pacientes que necessitam diálise, o oxalato não é removido eficientemente, levando a concentrações aumentadas de oxalato de cálcio na corrente sanguínea e deposição do oxalato de cálcio em ambos os rins, bem como em outros tecidos do corpo. A deposição do oxalato de cálcio foi descrita no nariz de pacientes, causando um granuloma nasal de oxalato de cálcio. O tratamento envolve a excisão cirúrgica do granuloma (28).

PONTOS IMPORTANTES

- A sarcoidose é uma doença granulomatosa sistêmica crônica de causa desconhecida. O tratamento exige corticosteróides sistêmicos, irrigações nasais, esteróides nasais tópicos, e injeções intralesionais de corticosteróides. Cirurgia sinusal endoscópica pode ajudar a reduzir a gravidade dos sintomas.
- Com os avanços na fenotipagem imunoistoquímica e técnicas de hibridação *in situ*, a maioria dos casos de doença destrutiva mediana idiopática comprovou ser granulomatose de Wegener ou um linfoma nasossinusal.
- A granulomatose de Wegener é uma condição sistêmica de etiologia desconhecida. O nariz e os seios eventualmente são comprometidos em 91% dos casos. O nariz é o único local de comprometimento em 30% dos casos.
- A síndrome de Sjögren é causada por anticorpos organoespecíficos dirigidos contra antígenos dos ductos salivares, tireóide e outros órgãos. Os achados histológicos incluem infiltrados linfocíticos focais, localizados principalmente em torno dos ductos glandulares de glândulas exócrinas.
- Lesões induzidas pela cocaína podem causar destruição extensa das estruturas osteocartilaginosas do nariz e seios similares a outras lesões necrosantes mediofaciais. A diferenciação pode ser difícil em pacientes que não reconhecem usar a droga.
- Os granulomas de rinoscleroma são o resultado da fagocitose ineficiente pelos histiócitos que engolfam as bactérias. Histiócitos com bacilos intracelulares são sugestivos do diagnóstico. Culturas positivas confirmam o diagnóstico; entretanto, elas são positivas em apenas 50% a 60% dos casos.
- A hanseníase, causada por *Mycobacterium leprae*, compromete a mucosa nasal em aproximadamente 95% dos casos.
- A actinomicose é chamada "grande simuladora" porque é capaz de imitar muitas outras doenças. O diagnóstico é baseado no exame clínico, resultados de cultura e análise microscópica do tecido usando coloração de Gram, coloração ácido-resistente, e histologia. Culturas positivas são muito difíceis de obter.
- A sífilis terciária tem lesões destrutivas chamadas gomas que são o resultado de uma resposta inflamatória robusta aos espiroquetas. Gomas comumente comprometem o septo nasal levando à destruição da cartilagem e uma deformidade de nariz em sela.
- Se aspergilose for suspeitada em um paciente imunocomprometido, e a biopsia inicial for negativa, recomenda-se repetir a biopsia, especialmente antes de começar ou continuar corticosteróides.
- Até 90% dos pacientes com leishmaniose desenvolvem a forma mucocutânea da doença, que leva à ulceração e perfuração do septo nasal.

REFERÊNCIAS

1. Schwartzbauer HR, Tami TA. Ear, nose, and throat manifestations of sarcoidosis. *Otolaryngol Clin North Am* 2003;36:673-684.
2. Long CM, Smith TL, Loehrl TA, et al. Sinonasal disease in patients with sarcoidosis. *Am J Rhinol* 2001;15:211-215.
3. Oei A, Lemmerling M, Mortele K, et al. Skull base granuloma: an unusual location of idiopathic midline destructive disease. *Eur Radiol* 2001;11:1076-1078.
4. Borges A, Fink J, Villablanca P, et al. Midline destructive lesions of the sinonasal tract: simplified terminology based on histopathologic criteria. *Am J Neuroradiol* 2000;21:331-336.
5. Proulx GM, Caudra-Garcia I, Ferry J, et al. Lymphoma of the nasal cavity and paranasal sinuses. *Am J Clin Oncol* 2003;26:6-11.
6. Rasmussen N. Management of the ear, nose, and throat manifestations of Wegener granulomatosis: an otorhinolaryngologist's perspective. *Curr Opin Rheumatol* 2001;13:3-11.
7. Gubbels SP, Barkhuizen A, Hwang PH. Head and neck manifestations of Wegener's granulomatosis. *Otolaryngol Clin North Am* 2003;36:685-705.
8. Shafiei K, Luther E, Archie M, et al. Wegener granulomatosis: case report and brief literature review. *J Am Board Fam Pract* 2003;16:555-559.
9. Kent PD, Michet CJ Jr, Luthra HS. Relapsing polychondritis. *Curr Opin Rheumatol* 2004;16:56-6l.
10. Abril A, Calamia KT, Cohen MD. The Churg Strauss syndrome (allergic granulomatous angiitis): review and update. *Semin Arthritis Rheum* 2003;33:106-114.
11. Kassan SS, Moutsopoulos HM. Clinical manifestations and early diagnosis of Sjögren syndrome. *Arch Intern Med* 2004;164:1275-1284.
12. Trimarchi M, Gregorini G, Facchetti F, et al. Cocaine-induced midline destructive lesions: clinical, radiographic, histopathologic, and serologic features and their differentiation from Wegener granulomatosis. *Medicine (Baltimore)* 2001;80:391-404.
13. Ammar MEM, Rosen A. Rhinoscleroma mimicking nasal polyposis. *Ann Otol Rhinol Laryngol* 2001;110:290-292.
14. Gupta A, Seiden AM. Nasal leprosy: case study. *Otolaryngol Head Neck Surg* 2003;129:608-610.
15. Nayar RC, Al Kaabi J, Ghorpade K. Primary nasal tuberculosis: a case report. ENT J 2004;83:188-191.
16. Cevera JJ, Butehorn HF III, Shapiro J, et al. *Laryngoscope* 2003;113:2108-2110.
17. Pletcher SD, Cheung SW. Syphilis and otolaryngology. *Otolaryngol Clin North Am* 2003;36:595-605.

18. Ling FTK, Wang D, Gerin-Lajoie J. Blastomycosis presenting as a locally invasive intranasal mass: case report and literature review. *J Otolaryngol* 2003;32:405-409.
19. Arnold MG, Arnold JC, Bloom DC, et al. Head and neck manifestations of disseminated coccidioidomycosis. *Laryngoscope* 2004;114:747-752.
20. Chao SS, Loh KS. Rhinosporidiosis: an unusual cause of nasal masses gains prominence. *Singapore Med J* 2004;45:224-226.
21. Pelton RW, Peterson EA, Patel BCK, et al. Successful treatment of rhino-orbital mucormycosis without exenteration. *Ophthalmic Plast Reconstr Surg* 2001;17:62-66.
22. Sivak-Callcott JA, Livesley N, Nugent RA, et al. Localized invasive sino-orbital aspergillosis: characteristic features. *Br J Ophthalmol* 2004;88:681-687.
23. Choi CM, Lerner EA. Leishmaniasis as an emerging infection. *J Investig Dermatol Symp Proc* 2001;6:175-182.
24. Winking TL, Burkhart CN, Burkhart CG. Changing paradigms in parasitic infections: common dermatological helminthic infections and cutaneous myiasis. *Clin Dermatol* 2003;21:407-416.
25. Arda HN, Karakus ME Ozcan M, et al. Giant cell reparative granuloma originating from the ethmoid sinus. *Int J Pediatr Otorhinolaryngol* 2003;67:83-87.
26. Karagama YG, Howarth K, Steel PRM, et al. Lobular capillary haemangioma of the nasal vestibule: a rare entity. *Int J Pediatr Otorhinolaryngol* 2002;66:71-75.
27. Kriskovich MD, Kelly SM, Jackson WD. Nasal septal perforation: a rare extraintestinal manifestation of Crohn's disease. *ENT J* 2000;79:520-523.
28. Boor A, Jurkovic I, Friedmann I, et al. Calcium oxalate granuloma of the nose of a chronically dialysed nephritic patient. *J Laryngol Otol* 2001;115:514-516.

CAPÍTULO 39

Rinossinusite Hipertrófica Crônica e Polipose Nasal

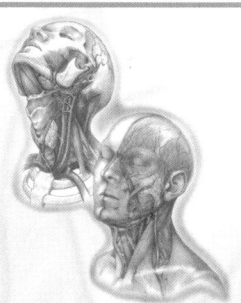

Berrylin J. Ferguson ▪ Richard R. Orlandi

A rinossinusite crônica (RSC) é comumente subdividida em doença polipóide e não polipóide. Este capítulo discute as etiologias e subclassificações da RSC com pólipos nasais (PNs), e o Capítulo 40 lida com o mesmo assunto da RSC mas sem a presença de PNs. Em parte, as etiologias dos pacientes com e sem PNs superpõem-se. Entretanto, na maioria dos casos, a histologia e a resposta à terapia diferem entre estas duas grandes subdivisões. Os PNs podem ser considerados uma resposta nasossinusal edematosa inespecífica, usualmente eosinofílica, a uma variedade de causas inflamatórias que geralmente não são infecciosas. As associações e as causas comuns de RSC com PNs estão listadas na Tabela 39.1 e são discutidas especificamente em subdivisões separadas dentro deste capítulo (1).

TABELA 39.1
RINOSSINUSITE CRÔNICA COM PÓLIPOS NASAIS: CLASSIFICAÇÃO DE ACORDO COM O INFILTRADO CELULAR PREDOMINANTE E AS ASSOCIAÇÕES

Eosinofílicas
- Asma
- Alérgica
- Exacerbada pela aspirina
- Outras
- Sinusite fúngica alérgica
- Alérgica não especificada de outra forma
- Teórica
- Fúngica não-alérgica
- Mediada por superantígeno

Neutrofílicas ou outras não eosinofílicas
- Pólipo antrocoanal
- Bacteriana
- Fibrose cística
- Dismotilidade ciliar
- Primária
- Síndrome de Kartagener
- Síndrome de Young

A RSC também pode ser classificada histologicamente como eosinofílica, neutrofílica ou mista. Embora a RSC não-polipóide raramente seja eosinofílica, RSC com PNs é caracterizada por eosinófilos EG2+ (ativados) em mais de 80% dos casos. A RSC com PNs é dividida em RSC eosinofílica com pólipos nasais (RSCE-PN) e RSC-PN não-eosinofílica, geralmente neutrofílica.

INCIDÊNCIA

Os mais antigos relatos de PNs datam de 1000 a.C. A prevalência descrita dos PNs varia entre 0,2% e 4,3% da população, e Larsen e Tos (2) estimaram uma incidência de 0,627 por mil na Dinamarca em pacientes sintomáticos. A freqüência dos PNs aumenta com a idade, chegando ao máximo em indivíduos de 50 anos ou mais. Uma história familial foi descrita em 14% dos pacientes com PNs em um estudo não controlado (3). As condições nas quais a polipose é mais freqüente incluem asma, particularmente asma de início adulto e sensibilidade à aspirina; síndromes de discinesia ciliar (síndrome de Kartagener/síndrome de Young); fibrose cística (FC); síndrome de Churg-Strauss; sinusite fúngica alérgica; e rinossinusite bacteriana. As últimas duas associações freqüentemente são unilaterais. A presença de um pólipo unilateral também provoca consideração dos seguintes diagnósticos: papiloma invertido, pólipo antrocoanal, neoplasma ou encefalocele — daí a máxima de que um pólipo isolado ou unilateral deve provocar uma biopsia. Se encefalocele for considerada uma possibilidade, imageamento deve preceder a possível biopsia. A maioria dos pacientes exibe PNs bilaterais, os quais freqüentemente recidivam após cirurgia, a não ser que sejam tratados clinicamente. Embora haja controvérsia a respeito da relação da rinite alérgica e rinites alimentares com os PNs, em geral PNs são mais comuns em pacientes com rinite alérgica. Muitos pacientes têm rinite alérgica e jamais desenvolvem PNs (4).

APRESENTAÇÃO

Os pacientes com PNs apresentam-se tipicamente com obstrução nasal, anosmia e rinorréia (5). Em contraste com os pacientes com RSC sem PNs, dor e infecções agudas recorrentes são menos prevalentes. Obstrução nasal pode variar de uma sensação subjetiva de congestão, provavelmente pela pressão mecânica dos pólipos dentro dos seios, à obstrução verdadeira do fluxo aéreo nasal devida à extensão dos pólipos para dentro da via aérea nasal. Obstrução da fenda olfatória é uma causa mas não a única causa da anosmia, e a inflamação da mucosa olfatória parece desempenhar um papel (6). A anosmia associada a PNs freqüentemente responde à terapia esteróide sistêmica.

Os PNs aparecem como massas lobuladas lisas revestidas por mucosa dentro da cavidade nasal e seios (Fig. 39.1). Eles variam em consistência de moles a firmes, mas tipicamente contêm um estroma altamente hidratado. A mucosa sobrejacente tipicamente é pálida, devido ao edema transudativo da mucosa e do estroma subjacente. Em virtude da inflamação generalizada afetando a cavidade nasal e os seios, os PNs geralmente são bilaterais.

Os PNs comumente se desenvolvem na fenda meatal média, mas podem também originar-se do recesso esfenoetmoidal e mesmo do medial à concha média. A maioria dos pólipos parece originar-se da cavidade nasal, dentro dos limites do meato médio, e daí estender-se para a cavidade nasal. Nos casos avançados, PNs enchem a cavidade nasal e crescem para fora do vestíbulo nasal, bem como para dentro da nasofaringe. Seu ponto de fixação e origem é, não obstante, o meato médio e superior ou o recesso esfenoetmoidal. Comprometimento direto do assoalho nasal, do meato inferior ou do septo nasal é extremamente raro. Lesões polipóides originadas de regiões não-sinusais, como o septo nasal, podem mais provavelmente representar um papiloma ou neoplasma e devem, portanto, ser submetidas a biopsia e/ou remoção completa. O estadiamento do grau de extensão do PN para dentro da cavidade nasal foi proposto e pode ser útil para acompanhar objetivamente as respostas dos pacientes às várias intervenções (7).

Embora o diagnóstico de polipose nasal difusa possa freqüentemente ser feito usando-se rinoscopia anterior, endoscopia nasal pode ser necessária para identificar doença menos óbvia. A iluminação e a ampliação proporcionadas pelos endoscópios nasais excedem muitíssimo as da rinoscopia anterior e permitem ao médico avaliar melhor a natureza dos pólipos e sua extensão. Além disso, esta modalidade diagnóstica é útil para determinar a natureza das secreções e colher amostras para estudos microbiológicos.

Radiologia também é útil na determinação da extensão dos PNs. Tomografia computadorizada (TC) é o estudo de escolha e praticamente suplantou as radiografias simples pela sua alta precisão e ampla disponibilidade. Administração de contraste não é tipicamente necessária. A TC é capaz de demonstrar a extensão do comprometimento sinusal, embora não diferencie necessariamente entre edema não-pólipo, pólipos e secreções. Formas lobuladas ou cistos na cavidade nasal ou dentro da cavidade do seio sugerem hipertrofia da mucosa, cistos de retenção mucosos ou PNs (Fig. 39.2). Por esta razão, TC não deve gozar de confiança para fazer o diagnóstico de PNs, que é mais bem feito com exame físico nasal e sinusal completo. TC é bastante útil para delinear quaisquer alterações ósseas, particularmente nos limites dos seios com as órbitas e o cérebro. Remodelação óssea não é incomum em pacientes com PNs. Perda óssea importante na lâmina papirácea ou fóvea etmoidal pode também indicar hérnia de conteúdo orbitário ou intracraniano, respectivamente, para dentro dos seios. Fraqueza das margens ósseas ou herniações de tecidos adjacentes devem ser reconhecidas antes da intervenção cirúrgica a fim de evitar complicações cirúrgicas potencialmente desastrosas. Imagem de ressonância magnética (RM) pode distinguir melhor o tecido edematoso e pólipos de secreções retidas, o que é útil para determinar a extensão de suspeitos neoplasmas ou encefaloceles. Esta modalidade não está, no entanto, tipicamente indicada na polipose nasal não-complicada, porque é improvável que venha a alterar o tratamento destes pacientes.

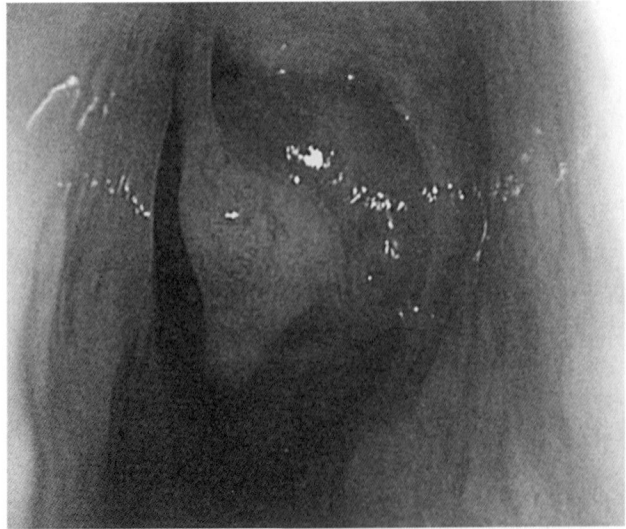

Figura 39.1
Um pequeno pólipo visto dentro do meato médio esquerdo.

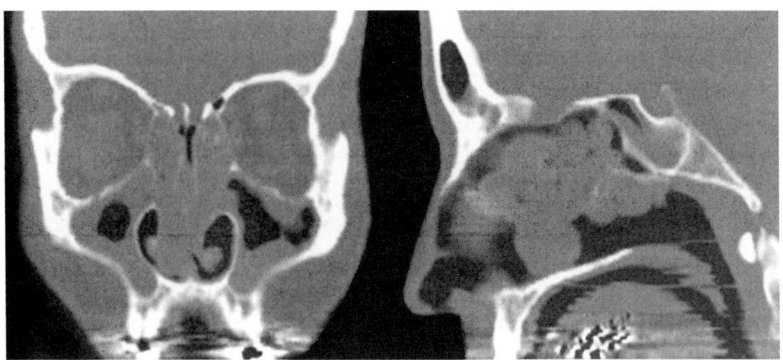

Figura 39.2
Tomografia computadorizada de pólipos sinusais. A imagem à esquerda é no plano coronal, demonstrando espessamento mucoso dos seios etmoidais e maxilares. A imagem à direita é no plano parassagital e delineia melhor a natureza esférica dos pólipos.

HISTOLOGIA

Os pólipos são caracterizados pelo seu estroma edematoso, hiperplasia de células caliciformes e infiltrado celular inflamatório intenso. Fibroblastos, células epiteliais e células endoteliais constituem a maior parte das células constitutivas do PN. Eosinófilos, no entanto, são as células inflamatórias mais predominantes. Este infiltrado inflamatório reside principalmente na lâmina própria do epitélio e também contém linfócitos. Os linfócitos são principalmente células T, com ambas as populações Th1 e Th2 e muitíssimo menos células B. As células do pólipo produzem uma coleção grande e variada de citocinas e outros mediadores inflamatórios, muitos dos quais recrutam, ativam e aumentam a sobrevida dos eosinófilos. Os fibroblastos do pólipo, células endoteliais e células epiteliais secretam níveis aumentados de interleucina (IL)-1β e fator de necrose tumoral (TNF)-α, os quais promovem migração de eosinófilos da vasculatura. Os eosinófilos ativados a seguir transmigram para dentro do tecido e secretam IL-3 e IL-5, que inibem a apoptose dos eosinófilos e promovem ainda mais recrutamento e sobrevida em uma alça de *feedback* positivo. Os eosinófilos estão envolvidos na fase avançada da reação alérgica; entretanto, sua presença nos PNs pode ser independente de hipersensibilidade mediada por imunoglobulina IgE.

Tipicamente, um epitélio colunar ciliado pseudo-estratificado cobre os pólipos, mas podem existir áreas de epitélio transicional ou escamoso, particularmente em áreas expostas ao fluxo aéreo. Dano ao epitélio de superfície por mediadores tóxicos, como proteína básica principal e proteína catiônica eosinofílica aumentadas pelos eosinófilos, leva à regeneração de novo epitélio caracterizado por hiperplasia de células caliciformes, metaplasia escamosa ou hiperplasia de células basais. Esta regeneração pode resultar no posicionamento anormal dos canais iônicos nas células epiteliais renovadas. Então pode ocorrer transporte iônico anormal, como se vê na FC, e este fenômeno pode responsabilizar-se pela similaridade de apresentação dos PNs em pacientes com FC e sem FC.

Os eosinófilos desempenham um papel proeminente na fisiopatologia dos PNs, uma associação que levou ao termo RSCE-PN. Ocasionalmente, um infiltrado mais predominante de neutrófilos é visto no PN. Estes raros pólipos fibroinflamatórios tipicamente não têm edema estromal e hiperplasia de células caliciformes e exibem metaplasia escamosa do epitélio sobrejacente. O único pólipo que constantemente é desprovido de eosinófilos e níveis elevados de IL-5 é o pólipo antrocoanal.

FISIOPATOLOGIA E VARIAÇÕES E ASSOCIAÇÕES DA DOENÇA

Vários mecanismos fisiopatológicos para RSC com e sem PN foram propostos, diversos dos quais são mutuamente excludentes. Separando-se a causa iniciadora dos achados comuns uma vez se desenvolva a inflamação da mucosa, ficamos confusos na nossa compreensão da RSC com ou sem PNs. Não obstante, certas associações são encontradas na RSC com PNs. Estas são subdivididas em associações não-eosinofílicas com RSC (RSC NE) e RSCE. Em pacientes com PN, RSCE representa mais de 80% dos casos. As principais associações com RSC-PNs são discutidas na seção a seguir e divididas em RSC NE e RSCE, ambas com PN.

Rinossinusite Crônica Não-Eosinofílica

Fibrose Cística

O achado de PNs em uma criança é raro (menos de 0,1% das crianças) (4) e deve suscitar uma investigação de FC. FC está presente em até 60% das crianças com pólipos (8). Em contraposição, PNs não afetam todos os pacientes com FC, e a presença de PNs varia com a mutação particular de FC responsável pela doença, mas, em geral, em torno de 20% dos pacientes com FC têm PNs. As manifestações fisiológicas da FC são variáveis, e adultos nas suas quinta e sexta décadas podem em raras ocasiões representar FC recém-diagnosticada. Adultos com uma história de PNs datando desde a infância devem fazer o teste do cloreto no suor ou teste genético ou ambos para avaliar quanto a FC. Detecção da doença subjacente em pacientes adultos não tende a afetar o tratamento da sua RSC, mas é criticamente importante para aconselhamento genético e limpeza pulmonar preventiva. Até 7% dos pacientes com RSC são heterozigotos para um gene de FC, em comparação com menos de 1% dos controles normais (9). As implicações fisiopatológicas deste achado permanecem desconhecidas. RSC com PNs na FC é geralmente caracterizada como RSC não-eosinofílica e mais neutrofílica (RSC-PN NE).

Síndromes de Discinesia Ciliar

As síndromes de discinesia ciliar podem ser classificadas como primárias ou adquiridas e, embora freqüentemente associadas a RSC, podem ou não ser associadas a PN. A incidência da síndrome de cílios imóveis varia entre 1 em 15.000 e 1 em 30.000. A síndrome de Kartagener é um subgrupo das discinesias ciliares primárias e é herdada de uma maneira recessiva autossômica. A anormalidade ultra-estrutural é a ausência de braços de dineína. *Situs inversus* dos órgãos é encontrado em aproximadamente 50% dos casos. A síndrome de Young é incomum e é uma combinação de oligospermia obstrutiva, que se associa a infertilidade, e discinesia ciliar. As discinesias ciliares são geralmente associadas a histologias polipóides normais ou neutrofílicas.

Pólipo Antrocoanal

Um pólipo antrocoanal difere de outras causas de PNs, porque não é associado a infiltrado eosinofílico, não possui as usuais citocinas pró-inflamatórias encontradas em outros PNs e é uma lesão unilateral. A fisiopatologia não está completamente clara mas é compatível com um cisto de retenção pediculado dentro do seio maxilar, que continua a aumentar e eventualmente se salienta através do óstio do seio maxilar e pode continuar a crescer posteriormente para a nasofaringe e mesmo a faringe superior. Embora a remoção endoscópica usando microdebridadores tenha ganho popularidade recente, deixar de remover o local pediculado dentro do seio maxilar resulta em uma alta taxa de recorrência.

Rinossinusite Crônica Eosinofílica

Asma

A asma é uma doença comum com PNs. Aproximadamente 7% dos pacientes com asma também têm PN. A associação entre asma e RSC em geral já é reconhecida há muito tempo, mas o mecanismo fisiopatológico que liga estas duas doenças permanece desconhecido. As teorias podem ser amplamente classificadas ou em um modelo sistêmico, no qual a inflamação das vias aéreas superiores e inferiores fazem parte de uma resposta inflamatória geral, ou como um efeito nasossinusal sobre a via aérea inferior. Neste último modelo, o efeito poderia ser secundário à contaminação da via aérea inferior a partir da via aérea superior; um reflexo neural; ou uma incapacidade de adequadamente filtrar, aquecer e umidificar ar para os pulmões por causa de congestão ou obstrução das vias aéreas superiores. A evolução clínica da RSC com PN e asma freqüentemente são ligadas, e doença piorando em uma área das vias aéreas muitas vezes se associa com deterioração na outra. Embora tratamentos sistêmicos possam melhorar a inflamação das vias aéreas superiores e inferiores, o tratamento local dos seios demonstrou ter impactos positivos sobre a função pulmonar (10). Virtualmente todos os casos de RSC-PN associados a asma são eosinofílicos.

Doença Respiratória Exacerbada pela Aspirina

Um subconjunto de asmáticos sofre ataques de asma ou congestão nasal com ingestão de aspirina ou compostos correlatos. Associação do broncospasmo induzido pela aspirina foi observado logo depois da introdução da terapia com aspirina 100 anos atrás. Em 1922, Widal *et al.* (11) reconheceram a associação adicional da polipose nasal com sensibilidade à aspirina e asma. Isto se tornou comumente conhecido como "tríade da aspirina". Após estudos por Samter e Beers em fins dos 1960, a tríade da aspirina foi comumente denominada "tríade de Samter". Sinônimos adicionais incluem doença respiratória exacerbada pela aspirina (DREA), asma induzida (ou intolerante) à aspirina, ou asma e polipose nasal sensíveis à aspirina (12). Em uma revisão recente e subclassificação da RSCE, foi recomendado o termo *RSCE exacerbada pela aspirina*, ou RSCE-EA (13). Os pacientes com PN com RSCE-EA representam o subgrupo mais homogêneo e freqüentemente mais refratário de pacientes com RSCE-PN.

Com base nas histórias dos pacientes unicamente, a incidência de sensibilidade à aspirina em asmáticos adultos é 3% a 5%; entretanto, com provocações prospectivas pela aspirina, isto se eleva para 7% a 15% de todos os asmáticos. A incidência de asma nos Estados Unidos é cerca de 7% baseando-se em dados de pesquisas. Assim, os pacientes com DREA constituem menos de 0,3% da população do país. A incidência de PN isolada é estimada entre 1% e 4% da população e 15% a 30% dos pacientes com PN são sensíveis à aspirina (4,14).

Apresentação Clínica

DREA aparece caracteristicamente na quarta década, com rinite persistente, seguida subseqüentemente pelo desenvolvimento de asma, sensibilidade à aspirina e PN. Em quase todos os estudos, há uma predominância feminina, mas se os sintomas são mais graves em mulheres que em homens varia com o estudo. Classicamente, o paciente relata o desenvolvimento de um resfriado que nunca termina. É desconhecido se um evento viral dá início à rinossinusite crônica eosinofílica exacerbada pela aspirina (RSCE-EA). Asma e sensibilidade à aspirina comumente se manifestam uma média de 1 a 5 anos depois do início da rinite. A ingestão de aspirina ou drogas antiinflamatórias não-esteróides (AINEs) produz rinorréia profusa, olhos lacrimejantes inchados, dor abdominal, urticária branda e/ou constrição brônquica dentro de 3 horas. Testes alérgicos positivos para inalantes, como pêlos animais, mofos ou polens, ocorrem em aproximadamente um terço dos pacientes de RSCE-EA (12).

Diagnóstico

RSCE-EA quase certamente está presente nos pacientes com uma história de exacerbação da asma após ingestão de aspirina ou DAINE e PN. RSCE-EA possivelmente está presente nos pacientes com asma de início adulto e PN que evitam aspirina ou AINEs, mas nunca tiveram uma reação a estes agentes. Em virtude dos perigos da provocação com aspirina para confirmar o diagnóstico, os clínicos muitas vezes aconselham os pacientes típicos a evitar aspirina. A não ser que o paciente tenha tido uma resposta positiva à provocação com aspirina ou DAINE, historicamente ou em um ambiente controlado, então não está claro se o paciente é verdadeiramente sensível à aspirina ou não. Nos Estados Unidos, o teste mais comum de provocação é um desafio oral, começando com a ingestão de 30 mg de aspirina e avançando até ocorrer uma reação. Isto é também o método de dessensibilização à aspirina, que pode ser notavelmente eficaz para deter a progressão da PN e estabilizar a asma. Ácido L-lisina acetilsalicílico é usado para desafios de provocação nasal na Europa, freqüentemente no lugar do desafio com aspirina oral e subseqüentemente usado diariamente para prover dessensibilização em longo prazo. A sensibilidade subclínica à aspirina em indivíduos com asma e/ou PN sem uma história de sensibilidade à aspirina está provavelmente entre 5% e 15% (15).

A excreção básica de leucotrieno urinário E4 (LUE4) em pacientes com DREA é elevada três a cinco vezes mais que os não-asmáticos. Isto não é útil diagnosticamente em virtude da superposição nos valores com os indivíduos asmáticos tolerantes à aspirina (12).

Fisiopatologia

A base fisiopatológica da RSC-EA é uma excessiva produção de cisteinil leucotrienos (Cys-LTs); entretanto, permanece desconhecido que passo na via é responsável e a origem celular. Cys-LTs são broncoconstritores potentes e produzem edema, estimulam secreção de muco e promovem a chegada de eosinófilos. Uma base genética para RSCE-EA ainda não pode ser localizada. Polimorfismo na região promotora do gene LTC4S não é correlacionado com o fenótipo de RSCE-EA nos Estados Unidos, embora ele tenha sido relatado associado à doença na Polônia (12).

Defeitos na regulação dos Cys-LTs podem existir em pacientes que têm RSC polipóide mesmo sem intolerância à aspirina; entretanto, o grau de desregulação dos LTs é mais pronunciado nos indivíduos RSC-EA. Análise imunoquímica de pólipos e mucosa sinusal de sujeitos com RSC-EA revela expressão aumentada do receptor $Cys-LT_1$ nos leucócitos inflamatórios (macrófagos, células T, eosinófilos, neutrófilos e mastócitos), em comparação com indivíduos com PN tolerantes à aspirina. Assim, não apenas existe uma excessiva produção de leucotrienos nos pacientes RSC-EA, mas o número aumentado de receptores $Cys-LT_1$ provavelmente também amplifica a resposta aos leucotrienos (16).

Eosinofilia sérica está presente em muitos dos pacientes mais refratários com PN. Em pacientes com asma, já tipificados pela eosinofilia brônquica, aqueles com RSCE-EA manifestaram presença quatro vezes maior de eosinófilos que os asmáticos tolerantes à aspirina (12).

Mecanismo da Hiper-Reatividade à Aspirina

Há pelo menos duas enzimas ciclooxigenases (COX), COX-1 (com vários subtipos), que é expressada constitucionalmente, e COX-2, que é induzida por citocinas, fatores de crescimento e estresse. Estudos clínicos indicam que a inibição da COX-1 (como com aspirina ou AINEs, mas não coxibs, os quais são inibidores seletivos da COX-2) desencadeia ataques asmáticos nos pacientes com RSCE-EA. Com inibição da COX-1, a produção de prostaglandina (PG)E2 é acentuadamente reduzida. PGE2 é um inibidor parcial das enzimas 5 lipoxigenase (5-LO)/proteína ativadora da 5-LO (FLAP). 5-LO e FLAP são necessárias para a produção de Cys-LTs. A remoção da inibição da síntese irrestrita de leucotrienos produz a reação respiratória induzida pela aspirina. Isto está em alinhamento com estudos que mostram que a COX-2 induzível, que poderia produzir PGE2, já está regulada para baixo nos PNs, mas em maior extensão nos PNs dos pacientes intolerantes à aspirina que naqueles dos pacientes tolerantes à aspirina, ambos os quais mostram menos expressão de

COX-2 do que é encontrado na mucosa nasal normal. Na RSC-EA, aspirina e todos os inibidores da COX-1 aceleram a depleção de PGE2 protetora, que já está reduzida por causa da deficiência funcional de COX-2.

Alergia

Alergia é classicamente considerada uma resposta mediada por IgE. Eosinofilia é freqüente, mas não exclusivamente, causada por hipersensibilidade mediada por IgE. Este fato é demonstrado pela observação de que a metade dos pacientes com RSCE não tinha evidência de alergia a inalante (8). A relação dos PNs à alergia é controversa e confusa porque muitos dos estudos que visavam a mostrar uma correlação com alergia são não-controlados. Jamal e Maran (17), em um estudo controlado de pacientes PN pareados com pacientes não-PN, concluíram que não houve diferença na incidência de atopia nos dois grupos. Entretanto, sua conclusão não investigou se alergia de baixo nível por teste cutâneo ou teste *in vitro* diferiu entre os dois grupos. De fato, 44% dos seus controles tinham níveis totais de IgE de menos de 20 kU/L em comparação com apenas 10% dos pacientes com PN. A porcentagem de pacientes com IgE acima de 200 kU/L foi semelhante entre os dois grupos. Assim, parece que hipersensibilidade tipo 1 de baixo nível pode estar aumentada nos pacientes com polipose nasal, neste estudo controlado.

Em um estudo comparativo de 68 pacientes com RSC e PN (RSC-PN+), 35 pacientes com RSC sem PN (RSC-PN–) e mais de 1.000 pacientes com alergia respiratória, a reatividade por teste de picada a mofos e ácaros foi significativamente mais alta nos pacientes com PN (44%) que no grupo de alergia (16%). O grupo RSC-PN– mostrou apenas uma reatividade de 17% em teste de picada cutânea a algum antígeno. A incidência de alergia estacional foi 38% no grupo RSC-PN+ *versus* 84% no grupo alérgico respiratório (18) Em um estudo amplamente citado de quase 5.000 pacientes avaliados em uma clínica de alergia adulta em 1976, Settipane e Chafee (19) relataram que 117 pacientes com PN tiveram um teste de picada cutânea positivo em comparação com 94 com testes de alergia negativos. Eles concluíram que PNs foram mais comuns na sua população asmática com teste cutâneo negativo de alergia que nos seus asmáticos com teste cutâneo positivo, 12,5% *versus* 5%. Na realidade, os dados podem ser interpretados para mostrar que 55% dos pacientes com PN eram alérgicos, o que concorda com o achado por Asero e Bottazzi (18) de que 63% dos pacientes com PN eram alérgicos. Evidência *in vitro* de alergia está presente em 84% dos pacientes com RSC com ou sem PNs submetidos a cirurgia sinusal endoscópica, e a vasta maioria demonstra alergia perene (20).

Os níveis de IgE total e específica em homogeneizados de pólipos estão elevados em cerca de 60% dos pacientes com PN e em cerca de 80% dos pacientes com PN e asma. Estes achados locais estão freqüentemente ausentes no soro destes pacientes. Uma razão para isto poderia ser reatividade IgE a superantígenos como as exotoxinas de *Staphylococcus aureus*. Em suma, a maioria dos estudos mostra uma associação aumentada com produção de IgE nos pacientes com PNs bem como RSC, pelo menos localmente; entretanto, esta relação não pode ser necessariamente interpretada como causal.

Rinossinusite com Mucina Eosinofílica

A evidência histológica de eosinofilia tecidual elevada na RSC com PN é freqüentemente associada a maior objetividade da doença e probabilidade diminuída de sucesso cirúrgico. Em alguns pacientes, grandes tampões eosinofílicos de muco são formados. Os patologistas freqüentemente se referem a isto como mucina alérgica, independentemente se há alergia demonstrada. Pacientes com sinusite fúngica alérgica (SFA) e RSCE-EA freqüentemente demonstram estes tampões. Em pacientes com SFA, por definição, formas hifais estão presentes na mucina e IgE elevada para o fungo pode ser demonstrada. Os pacientes nos quais formas hifais e evidência de IgE elevada para o fungo estão ausentes podem ser designados como tendo rinossinusite com mucina eosinofílica (RSME). Uma comparação dos pacientes com SFA com RSME demonstrou importantes diferenças clínicas entre os dois grupos, suportando uma provável distinção etiológica entre os dois grupos. Os pacientes com SFA tenderam menos a ter asma grave e tiveram doença unilateral aproximadamente 50% das vezes, enquanto os pacientes com RSME virtualmente sempre tinham doença bilateral e asma mais grave, com muitos deles também demonstrando hipersensibilidade à aspirina (21). Muitos dos pacientes com RSME possuíam RSCE-EA. É provável que alguns desta população também representassem RSCE induzida por superantígeno e outras etiologias não classificadas de RSCE. A distinção entre RSME e RSCE é que um tampão de mucina eosinofílica está presente na RSME. A RSME provavelmente representa uma subclassificação muito grande de pacientes com RSCE.

Rinossinusite Crônica Eosinofílica Fúngica Não Alérgica

O achado de reações imunológicas a elementos fúngicos em quase todos os pacientes com RSC levou alguns a considerarem esta a etiologia unificadora desta doença (22). O papel dos fungos como causa de RSC foi acerbamente debatido durante a última década. Em

1999, Ponikau e colegas da Mayo Clinic reviram 99 pacientes com RSC submetidos a cirurgia sinusal endoscópica (CSE) e relataram que quase 90% demonstraram mucina eosinofílica bem como fungo pela cultura do muco. Em quase a metade dos pacientes com RSC, alergia não foi detectável. Isto levou à teoria de que era a resposta dos eosinófilos aos fungos que causava a RSCE, não relacionada a mecanismos alérgicos. Recentemente, este mesmo grupo mostrou que o sobrenadante de *Alternaria* induzia a produção de IL-5 e interferon (INF)-γ dos monócitos do sangue periférico (MSPs) em pacientes com RSCE mas não em controles. Ademais, IgG a *Alternaria* e *Cladosporium* mas não a *Aspergillus* ou *Penicillium* foi significativamente mais alta em pacientes com RSCE que em controles. Embora o achado de IgE elevada a *Alternaria* em pacientes com RSCE não fosse significativamente associado a produção de IL-5 à exposição a *Alternaria*, todos os cinco pacientes com IgE elevada a *Alternaria* fabricaram quantidades importantes de IL-5, com o paciente com a IgE mais alta fabricando a maior quantidade de IL-5. Os investigadores concluíram que tanto respostas Th1 quanto Th2 existem nos pacientes com RSC a *Alternaria* que não são vistas em normais (23). Contudo, múltiplos mecanismos podem ser responsáveis por inflamação fungomediada na RSCE, e os achados não excluem um mecanismo IgE-mediado para SFA clássica. Assim, em adição aos mecanismos com IgE, mecanismos não-IgE podem ser responsáveis por inflamação reativa fúngica também, possivelmente por meio de proteases fúngicas.

Uma outra dificuldade para compreender o papel dos fungos na RSC é o achado ubíquo de uma ampla variedade de fungos nos lavados nasais dos controles normais. Os resultados de estudos usando irrigação antifúngica em pacientes com RSC foram mistos, confundindo ainda mais a questão. O tópico da rinossinusite fúngica é considerado em um capítulo separado.

Os pacientes nos quais os fungos podem causar uma RSCE independente de mecanismos mediados pela IgE podem ser designados como tendo rinossinusite crônica eosinofílica fúngica não-alérgica (RSCE-FNA). A esta altura não é possível separar os pacientes com inflamação eosinofílica não-IgE fungomediada dos pacientes nos quais o fungo é incidental à inflamação eosinofílica.

Rinossinusite Crônica Eosinofílica Induzida por Superantígeno

Foi observado que os superantígenos são associados a PNs e são considerados no Capítulo 40. Um superantígeno é uma substância que ativa grandes números de linfócitos T inespecificamente. Em vez de serem processados pela célula apresentadora de antígeno (CAP) e empacotados no sulco do antígeno da CAP, o superantígeno liga cruzadamente a CAP à célula T ligando-se ao lado de fora do complexo principal de histocompatibilidade classe II (MHC II) na CAP e à região β variável do receptor da célula T (TCR) em um local separado dos locais de ligação de antígeno. Assim, a especificidade para antígeno é contornada. Até 30% do fundo de linfócitos T pode ser ativado por um superantígeno em contraste com um antígeno típico, que ativa menos de 0,01%.

Muitas bactérias produzem superantígenos. Estes são conhecidos como exotoxinas ou, se afetarem o trato gastrointestinal, enterotoxinas. *S. aureus*, que está comumente presente no vestíbulo nasal e nos PNs, produz mais de uma dúzia de exotoxinas diferentes, incluindo toxina 1 de síndrome de choque tóxico (TSST-1), bem como enterotoxina estafilocócica A (SEA), SEB, SEC e assim por diante. Bernstein *et al.* (24) descreveram a presença de exotoxina estafilocócica com expansão clonal Vβ associada com agregados linfocíticos e eosinófilos em pacientes com PN. Em um estudo mais antigo, Bachert (25) mostrou evidência de anticorpos IgE aos superantígenos SEA e SEB em tecido de PN. Muitos destes pacientes eram não alérgicos em teste cutâneo. Isto oferece apoio à resposta IgE-mediada aos superantígenos. Assim, além de atuarem como superantígenos, o superantígeno pode também atuar como um antígeno clássico resultando na produção de IgE específica. O meio interno de citocinas de ativação pelo superantígeno favorece uma resposta Th2, o que inclinaria a produção de imunoglobulinas para IgE.

Em um estudo recente do grupo de Bachert, metade dos pacientes com PN sensíveis à aspirina demonstrou anticorpos IgE a enterotoxinas de *S. aureus* (SAE), em comparação com apenas um terço do grupo com PN tolerante à aspirina. Uma análise de subgrupos mostrou que no grupo PN tolerante à aspirina, a presença de anticorpos IgE a SAE foi significativamente associada ao aumento nos marcadores eosinofílicos, como IL-5 e proteína catiônica eosinofílica (ECP), em comparação com aqueles com ausência de IgE a SAE. Entretanto, no grupo PN sensível à aspirina, não houve diferença entre os marcadores inflamatórios nos pacientes com IgE a SAE *versus* aqueles sem eles (26).

TRATAMENTO CLÍNICO

Com um processo de doença que é tão complexo como a RSC, não é de surpreender que até hoje tenha havido apenas a recente aprovação de somente uma droga na terapia da RSC. Este é um *spray* esteróide nasal recentemente aprovado pela United States Food and Drug Administration (FDA) para o tratamento de PNs. A maioria dos clínicos estava usando esteróides tópicos e sistêmicos por muitos anos para os pacientes com RSC-PN.

Corticosteróides formam o fundamento do tratamento clínico dos PNs. Na medida em que os PNs são uma manifestação de inflamação nasal e sinusal, os esteróides tópicos e sistêmicos foram comprovados eficazes no seu tratamento. Os corticosteróides reduzem as concentrações de mediadores inflamatórios e reduzem o número de células inflamatórias ao inibirem a proliferação celular e induzirem apoptose. Este efeito antiinflamatório exerce impacto não somente nas células inflamatórias como linfócitos e eosinófilos, mas também células epiteliais e fibroblastos. O tratamento esteróide tópico dos PNs é eficaz em certo grau para diminuir o tamanho da doença e para retardar ou prevenir recorrência após terapia cirúrgica (27). A eficácia destas medicações varia em grande grau e pode ser relacionada com obediência do paciente, grau de carga de pólipo e padrão de distribuição dentro da cavidade nasal e seios (28). Os efeitos colaterais das medicações tópicas incluem sangramento septal nasal, que pode ser minimizado instruindo o paciente para dirigir o *spray* afastando-o do septo nasal. A absorção sistêmica dos corticosteróides topicamente aplicados é mensurável, o que provocou advertências acautelatórias a respeito do uso em longo prazo ou em altas doses em crianças.

Os efeitos colaterais são mais preocupantes em casos de uso de corticosteróide sistêmico. A aplicação tecidual não é inibida pela inacessibilidade ou *sprays* tópicos insuficientemente concentrados, de modo que o tratamento sistêmico tende a ser muito mais eficaz. A eficácia do tratamento corticosteróide sistêmico foi comparada com uma "polipectomia clínica". Infelizmente, com esta eficácia aumentada vem um risco muito mais alto de complicações, o que geralmente aumenta com doses mais altas e/ou terapias mais longas. Estes efeitos colaterais incluem imunossupressão, cura prejudicada de feridas, úlcera péptica, equimoses fáceis, elevação da glicemia, elevação da pressão arterial e pressão intra-ocular, supressão supra-renal, cataratas, alterações na distribuição adiposa corporal, retenção d'água, perda de potássio e cálcio, diminuição na densidade óssea, fraqueza muscular, hirsutismo e labilidade emocional ou, raramente, psicose. Mesmo o uso em curto prazo foi associado a necrose asséptica do quadril ou ombro, que parece ser uma rara reação idiossincrásica. Em virtude da gravidade dos efeitos colaterais em longo e curto prazos que acompanham o uso de esteróides sistêmicos, eles devem ser usados cautelosamente e tão infreqüentemente quanto possível.

Anti-histamínicos são a medicação mais comum prescrita para pacientes com rinite alérgica; entretanto, sua eficácia para pacientes com RSC-PN é mínima. Os sintomas mais dominantes dos pacientes com RSC-PN são obstrução, hiposmia e produção de muco.

Anti-histamínicos orais são mais eficazes para os sintomas de espirros e prurido, com mínimo efeito sobre a congestão nasal. A cetirizina, um anti-histamínico oral brandamente sedativo dado em uma dosagem dupla de 20 mg ao dia durante 3 meses em um estudo cegamente controlado de pacientes com PNs após etmoidectomia, foi eficaz para reduzir espirros e rinorréia. No terceiro mês, os pacientes tratados com cetirizina observaram significativamente menos congestão nasal. Entretanto, os pólipos permaneceram inalterados.

Azelastina, um antagonista tópico do receptor histamina-1, é aprovado para rinite vasomotora e rinite alérgica e reduz congestão nasal, espirros, rinorréia e prurido nasal. Seu efeito sobre PNs e RSC é desconhecido.

Embora antibióticos sejam o fundamento da terapia da rinossinusite bacteriana aguda, o seu papel na RSC-PN é mais controverso. As bactérias presentes na RSC são diferentes daquelas presentes na doença bacteriana aguda, sendo controverso se sua presença é causal ou comensal. O organismo mais comumente identificado na RSC é *Staphylococcus* coagulase-negativo (CNS). Como este está igualmente presente nos normais, seu papel patogênico geralmente é desprezado. Bacilos entéricos Gram-negativos (*Pseudomonas aeruginosa*, *Klebsiella pneumoniae*, *Proteus mirabilis*, *Enterobacter* sp. e *Escherichia coli*) estão comumente presentes e raramente são encontrados em culturas de indivíduos sadios. Admite-se que estes organismos sejam causadores ou colonizem e secundariamente infectem, em virtude de defeitos subjacentes na defesa do hospedeiro, como limpeza mucociliar prejudicada ou PNs. A freqüência com a qual anaeróbios são isolados na RSC varia de zero a 100%. Assim, o significado dos anaeróbios como causa de RSC com PN não está claro (1). Em geral, RSC com neutrofilia é considerada mais tendente a representar um processo infeccioso. A vasta maioria dos pacientes com RSC com PN têm um infiltrado predominantemente eosinofílico.

Não obstante, em alguns pacientes, as bactérias representam um processo infeccioso mais clássico, especialmente em exacerbações agudas de RSC subjacente, na qual as etiologias podem ser virais ou bacterianas. Se bacteriana, então são suspeitos os patógenos agudos usuais — *Streptococcus pneumoniae*, *Haemophilus influenzae* e *Moraxella catarrhalis*. Antibióticos dirigidos por cultura e análise de sensibilidade permitem o ataque mais preciso ao patógeno. Estes podem ser obtidos endoscopicamente por aspirado ou cultura de *swab*. Na rinossinusite aguda, a correspondência das culturas endoscopicamente obtidas com as punções antrais varia de 60% a 80%. Os antibióticos recomendados para sinusite bacteriana aguda são cobertos no Capítulo 40. Tanto a rinossinusite aguda quanto a RSC causada por bactérias podem ser associadas a PNs e hipertrofia da mucosa. Os macrolídeos possuem propriedades antiinflamatórias (adicionalmente às suas propriedades antiinfecciosas) para inibir migração, adesão e ação dos neutrófilos. Eles diminuem as inflamações eosinofílicas, aumentam o transporte mucociliar e reduzem a secreção das células caliciformes. Quase uma dúzia de estudos examinando o impacto de vários macrolídeos (eritromicina, claritromicina, roxitromicina) sobre a RSC foram publicados, com relatadas melhoras nos sintomas, retração dos PNs e diminuições nas citocinas pró-inflamatórias na secreção nasal (27). IL-8 promove infiltração e ativação dos neutrófilos. Diminuição dos níveis de IL-8 previamente elevados é encontrada em pacientes com PNs e panbronquiolite difusa, e essa alteração na IL-8 não é observada em não-respondedores. O efeito dos macrolídeos sobre a produção de IL-8 dos fibroblastos e células epiteliais do PN é conflitante. Outro mecanismo de atividade antiinflamatória nos PNs com macrolídeos pode ser por meio da modulação do óxido nítrico. O óxido nítrico (ON) produzido pela óxido nítrico sintase induzível (iNOS) está aumentado no ar expirado nas exacerbações inflamatórias de asma, FC e rinite. Outras formas de NO de fontes endógenas podem paradoxalmente ser antiinflamatórias ou broncoprotetoras e proapoptóticas ou antiapoptóticas. Estudos documentando eficácia dos macrolídeos para RSC-PN geralmente são da literatura japonesa. Os padrões do HLA na população japonesa são diferentes daqueles na população etnicamente diversa dos Estados Unidos, e doenças japonesas como panbronquiolite difusa, que são notavelmente responsivas à terapia com macrolídeo, não estão presentes nos Estados Unidos. São necessárias experiências maiores, controladas com placebo, em uma população heterogênea para permitir a extrapolação dos achados de pequenas séries não controladas para a população geral dos Estados Unidos.

Os antagonistas dos receptores aos LTs bloqueiam parcialmente o receptor para os Cys-LTs. Montelukast e zafirlukast são antagonistas dos receptores LT e estão aprovados para tratamento da asma. O zileuton difere dos antagonistas dos receptores porque antagoniza parcialmente a 5-lipoxigenase, a enzima que leva à produção de Cys-LT. Em um estudo prospectivo de 36 pacientes com RSC-PN tratados com zafirlukast ou zileuton durante uma média de 7 meses, 72% relataram melhora estatisticamente significante em cada um de um grande número de sintomas nasossinusais e ninguém relatou piora. Dois de cinco pacientes iniciados com zafirlukast e subseqüentemente mudados para zileuton relataram melhora depois de mudança. Quatro pacientes suspenderam a terapia medicamentosa por causa de efeitos colaterais, incluindo um caso de níveis aumentados de enzimas hepáticas no soro (29). O papel dos moduladores dos LT em pacientes com asma sensível à aspirina e RSCE-EA é de particular interesse, em virtude dos níveis elevados de LTs presentes nesta doença. Na asma, não há diferença na resposta clínica aos moduladores dos LTs em pacientes que são sensíveis à aspirina e aqueles que são tolerantes à aspirina (11). Moduladores dos LTs freqüentemente são usados durante terapia de dessensibilização à aspirina na RSCE-EA para diminuir a gravidade potencial da reação.

Tratamentos menos conservadores também foram descritos para PNs. Furosemida tópica intranasal foi proposta pela sua capacidade de inibir transporte de cloreto de sódio na superfície basolateral da célula epitelial respiratória. Uma experiência prospectiva indicou um efeito de diminuir recorrência de PN após tratamento cirúrgico (30). Em um estudo prospectivo duplo-cego controlado com placebo, capsaicina tópica demonstrou similarmente reduzir a resistência das vias aéreas nasais e recorrência de pólipo após terapia cirúrgica (31). Lisina ácido acetilsalicílico também mostrou reduzir crescimento de pólipo *in vitro* e *in vivo*. O efeito é visto em pacientes intolerantes à aspirina e tolerantes à aspirina, de modo que o efeito pode ser antiinflamatório em vez de decorrente de tolerância (32). Uma classificação das intervenções terapêuticas para várias subclassificações de RSCE está listada na Tabela 39.2.

TRATAMENTO CIRÚRGICO

Muitos dos tratamentos clínicos previamente descritos são usados eficazmente depois da terapia cirúrgica, que permanece como fundamento do tratamento. Deve ser salientado, no entanto, que a terapia cirúrgica isoladamente não tende a produzir uma melhora em longo prazo no resultado do paciente. A cirurgia sozinha não ataca a hiper-reatividade da mucosa nasal do paciente e, portanto, não ataca a fisiopatologia subjacente. A não ser que a terapia clínica pós-operatória dirigida para controlar a inflamação do paciente seja instituída, a melhora vista com a cirurgia será de curta duração.

Tal como a cirurgia para RSC em geral, a terapia cirúrgica para os PNs visa a melhorar a drenagem e a ventilação dos seios através dos seus óstios naturais. Nos pacientes com PNs, isto também envolve, mas não deve ser limitado, a remoção dos pólipos. Apenas pela remoção dos pólipos, a drenagem sinusal obstruída que perpetua a inflamação não é aliviada. Polipectomia isolada, portanto, é um tratamento em muito curto prazo e limitado que não visa à fonte dos pólipos. No mau candidato cirúrgico com um ou alguns pólipos obstrutivos grandes, polipectomia isolada pode ser suficiente para proporcionar alívio limitado.

TABELA 39.2
CLASSIFICAÇÃO DAS INTERVENÇÕES TERAPÊUTICAS PARA VÁRIAS SUBCATEGORIAS DE RINOSSINUSITE CRÔNICA EOSINOFÍLICA

	Mecanismo Proposto	Esteroides (Sistêmicos ou Tópicos)	Imunoterapia	Modulador dos Leucotrienos	Inibição da Calcineurina	Antibacterianos (Sistêmicos ou Tópicos)	Antifúngicos (Sistêmicos ou Tópicos)	Dessensibilização à Aspirina
RSCE-SAI	Regulação para cima de superantígeno de bactérias (*Staphylococcus*) ou outros microrganismos, i. e, fungo	+++		?	?	++		
SFA	Hipersensibilidade mediada por IgE a fungo crescendo na mucina	+++	++	+?			++	
RSCE-FNA	Hipersensibilidade não mediada por IgE a fungo no nariz e mucina	+++		+?			+	
RSCE-EA	Hiperprodução de leucotrienos	+++		++				++

RSCE, rinossinusite crônica eosinofílica; RSCE-SAI, rinossinusite crônica eosinofílica induzida por superantígeno; SFA, sinusite fúngica alérgica; RSCE-FNA, rinossinusite crônica eosinofílica fúngica não alérgica; RSCE-EA, rinossinusite crônica eosinofílica exacerbada pela aspirina.

A terapia cirúrgica é indicada para pacientes que falharam com a terapia clínica. Não existe uma definição específica do que compreende "terapia clínica máxima", em vez disso a natureza e a duração da terapia clínica são individualizadas com base nas condições clínicas associadas do paciente, tais como infecção ou alergia. Uma vez que a cirurgia seja contemplada, uma tentativa deve ser feita para reduzir a inflamação pré-operatoriamente tanto quanto possível. Medidas como antibióticos dirigidos por culturas e esteróides nasais ajudarão a diminuir a inflamação e facilitar a visualização durante a cirurgia. Uma série de esteróides orais pré-operatoriamente, como 30 mg de prednisona ou equivalente, via oral, durante 4 dias antes da cirurgia, reduz ainda mais a inflamação e estabiliza a asma do paciente, quando presente.

Durante a cirurgia, a identificação de marcos anatômicos pode ser obscurecida pelos pólipos e pelo sangramento aumentado que tipicamente ocorre nestes casos. Apesar do tratamento pré-operatório eficaz, sangramento de pólipos e tecidos polipóides pode ser intenso. Infiltração de soluções vasoconstritoras intranasais no começo do procedimento, seguidas por múltiplas aplicações de vasoconstritores tópicos, podem ser úteis para preservar a visualização. Deve ser lembrado que os pólipos são capazes de remodelar e adelgaçar o osso, incluindo concha média, lâmina papirácea e lâmina cribriforme. Em alguns casos, sangramento excessivo pode forçar a terminação do procedimento, com o plano de retornar subseqüentemente à sala de operações para completar o procedimento. Nestas circunstâncias, precaução é na verdade a melhor parte do valor.

O tratamento pós-operatório dos pacientes com PNs exige tratamento intensivo da inflamação pós-operatória, tanto da inflamação básica do paciente quando da que é induzida pela cirurgia. Medicações antiinflamatórias devem ser continuadas pós-operatoriamente e ajustadas de acordo com o aspecto endoscópico do campo cirúrgico em processo de cura. Uma conduta é continuar os esteróides pré-operatórios do paciente na fase pós-operatória, diminuindo-os gradualmente nas 2 a 3 semanas subseqüentes conforme tolerado pela mucosa do paciente. Diminuições mais longas podem ser necessárias em alguns pacientes. Terapia corticosteróide tópica também é instituída e mantida em longo prazo, possivelmente indefinidamente. Os pacientes também são acompanhados em longo prazo com ajustes na medicação baseados no exame endoscópico, que parece ser mais sensível para detecção de recorrência que os sintomas unicamente.

DIREÇÕES FUTURAS

RSC é uma doença multifatorial com uma apresentação clínica comum independentemente da causa e freqüentemente estão presentes várias influências fisiopatológicas contributivas. Estas incluem causas virais, bacterianas e fúngicas com uma variedade de respostas possíveis do hospedeiro, bem como poluição, irritantes, alergia, deficiência imune, cirurgias prévias e fatores genéticos. Para determinar se terapias são eficazes para algumas causas de RSC, mas não outras, é útil classificar a RSC em formas. Nossa compreensão das causas da RSC está em evolução; não obstante, uma estratégia inicial simplista para classificar os pacientes é pela presença ou ausência de PNs, presença ou ausência de infiltrado inflamatório eosinofílico, presença ou ausência de alergia mediada por IgE (1). A vasta maioria dos pacientes com PNs tem mucosa hiperplástica bilateral. Causas unilaterais de PNs incluem tumores, infecção bacteriana unilateral e SFA. Dentro da grande subcategoria dos PNs, os pacientes mais refratários demonstram um número aumentado de eosinófilos na mucina, tecido ou sangue. O futuro achará pesquisadores e clínicos especializados em doenças nasossinusais caracterizando os seus pacientes, não com o diagnóstico inespecífico de "rinossinusite crônica", mas com subcategorias dentro da RSC. Isto permitirá a análise da progressão da doença e resposta ao tratamento dentro de subgrupos, tais como RSCE ou RCS não eosinofílica e PNs bilaterais ou PNs ausentes.

Intervenções futuras que forneçam maior especificidade para o diagnóstico da RSC pela história seriam um grande avanço, porque inteiramente a metade dos pacientes que descrevem uma história forte de RSC não têm evidência objetiva da doença (33). Investigações futuras podem desenvolver melhores instrumentos de estudo, que corrigiriam o efeito confundidor da síndrome de fadiga crônica, por exemplo, na interpretação de uma paciente para sua pressão facial.

O futuro também trará uma melhor compreensão desta doença multifatorial no nível genético e transcricional. Investigações futuras podem conseguir superar as dificuldades dos pesquisadores atuais para estabelecer um modelo animal de alguns dos vários subtipos de RSC, o que ajudaria grandemente nossa capacidade de estudar esta doença.

Intervenções terapêuticas que são promissoras para RSC incluem mecanismos aperfeiçoados de aplicação de esteróides nasossinusais tópicos, antibióticos tópicos e medicações antiinflamatórias. Terapia "apontada" para RSC mediada por superantígeno pode envolver antibióticos sistêmicos ou tópicos ou um antiinflamatório tópico "direcionado" como picrolimo, que inibe a ativação das células T e demonstrou-se eficaz em outra doença mediada por superantígeno, a dermatite atópica. O papel do omalizumab, um anti-IgE monoclonal que está aprovado para asma alérgica grave, pode ser benéfico em outros estados respiratórios superiores com IgE elevada, como SFA ou doença mediada por superantígeno.

Até janeiro de 2005, apenas um *spray* esteróide nasal foi aprovado pela FDA dos Estados Unidos para PNs. Nenhum outro tratamento, inclusive antibióticos, está aprovado para qualquer forma de RSC. Não obstante, os clínicos usam antibióticos, esteróides, moduladores dos leucotrienos, lavagem nasal e outras medicações na RSC. É de esperar que avanços recentes nas definições de consenso de rinossinusite e recomendações para projetos de experiências clínicas façam avançar os esforços para compreender estas doenças. O futuro aguarda critérios de inclusão e exclusão ou marcadores biológicos suficientemente sensíveis dos pacientes com RSC para que sejamos capazes de subclassificar adequadamente os pacientes com RSC para remover a heterogeneidade de resposta vista atualmente. Com parâmetros adequados para inclusão ou exclusão, os estudos clássicos, randomizados, cegos, podem ser feitos para determinar o grau de melhora conferida pelos agentes atualmente em uso bem como estudar terapias futuras.

As terapias futuras, ainda não disponíveis, provavelmente incluirão novos métodos para desintegrar com segurança os biofilmes, repor enzimas defeituosas ou corrigir imunodeficiência, ou corrigir com precisão a inflamação desregulada. Modalidades diagnósticas novas, como um nariz eletrônico, serão capazes de distinguir infecção bacteriana de não bacteriana e possivelmente avaliar a inflamação sensorizando os níveis de NO. A rinossinusite é complexa e nossa compreensão é limitada, mas estamos fazendo progressos.

PONTOS IMPORTANTES

- A incidência de pólipos nasais varia de 0,6% a 4% da população e a freqüência mais alta ocorre depois da quarta e quinta décadas.
- Um pólipo nasal em uma criança deve suscitar pronta investigação de possível fibrose cística subjacente.
- Um pólipo nasal unilateral pode representar um papiloma invertido, neoplasma, pólipo antrocoanal, sinusite fúngica alérgica, ou encefalocele, e imageamento e possível biopsia devem ser fortemente considerados.
- A maioria dos pólipos nasais bilaterais associados a rinossinusite crônica é rica em eosinófilos.
- Terapia cirúrgica isolada para pólipos nasais bilaterais raramente é curativa, e a maioria dos pacientes necessita tratamento clínico incessante principalmente usando esteróides tópicos.
- Doença respiratória associada a aspirina é também conhecida como hipersensibilidade à aspirina e tríade de Samter e representa um dos mais refratários subgrupos da rinossinusite crônica eosinofílica com pólipos nasais.
- A mais útil medicação isolada para o controle da rinossinusite crônica hiperplástica com pólipos nasais é um *spray* esteróide tópico.

REFERÊNCIAS

1. Meltzer E, Hamilos D, Hadley J, et al. Rhinosinusitis: establishing definitions for clinical research and patient care. *Otolaryngol Head Neck Surg* 2004;131:51-62.
2. Larsen K, Tos M. The estimated incidence of symptomatic nasal polyps. *Acta Otolaryngol* 2002;122:179-182.
3. Norlander T. *Aspects of the inflammatory response and formation of polyps in the nasal and sinus mucosa.* Stockholm: Kohbl Carolinska Medico Chirurgiska Institutet, 1997.
4. Settipane GA. Epidemiology of nasal polyps. *Allergy Asthma Proc* 1996;17(5):231-236.
5. Orlandi RR, Terrell JE. Analysis of the adult chronic rhinosinusitis working definition. *Am J Rhinol* 2002;16(1):7-10.
6. Kern RC. Chronic sinusitis and anosmia: pathologic changes in the olfactory mucosa. *Laryngoscope* 2000;110:1071-1077.
7. Johansson L, Holmberg K, Melen I, et al. Sensitivity of a new grading system for studying nasal polyps with the potential to detect early changes in polyp size after treatment with a topical corticosteroid (budesonide). *Acta Otolaryngol* 2002;122:49-53.
8. Triglia JM, Nicollas R. Nasal and sinus polyposis in children. *Laryngoscope* 1997;107:963-966.
9. Wang X, Moylan B, Leopold DA, et al. Mutation in the gene responsible for cystic fibrosis and predisposition to chronic rhinosinusitis in the general population. *JAMA* 2000;284:1814-1819.
10. Batra PS, Kern RC, Tripathi A, et al. Outcome analysis of endoscopic sinus surgery in patients with nasal polyps and asthma. *Laryngoscope* 2003;113:1703-1706.
11. Widal ME, Abrami P, Lenmoyez J. Anaphylaxie et idiosyncrasie. *Presse Med* 1922;30:189-192.
12. Szczeklik A, Stevenson DD. Aspirin-induced asthma: advances in pathogenesis, diagnosis, and management. *J Allergy Clin Immunol* 2003;111:913-921.
13. Ferguson BJ. Categorization of eosinophilic chronic rhinosinusitis. *Curr Opin Otolaryngol Head Neck Surg* 2004;12:237-242.
14. Bikhazi N. Contemporary management of nasal polyps. *Otolaryngol Clin North Am* 2004;37:327-337.
15. Killen JWW, Wilson JA, Gibson GJ. Subclinical aspirin sensitivity in subjects with nasal polyposis. *Clin Otolaryngol* 2003;28:539-544.
16. Sousa AR, Parkih A, Scadding G, et al. Leukotriene-receptor expression in nasal mucosal inflammatory cells in aspirin sensitive rhinosinusitis. *N Engl J Med* 2002;347:93-99.
17. Jamal A, Maran AGD. Atopy and nasal polyposis. *J Laryngol Otol* 1987;101:355-358.
18. Asero R, Bottazzi G. Nasal polyposis: a study of its association with airborne allergen hypersensitivity. *Ann Allergy Asthma Immunol* 2001;86:283-285.
19. Settipane GA, Chafee FH. Nasal polyps in asthma and rhinitis, a review of 6037 patients. *J Allergy Clin Immunol* 1977;59:17-21.
20. Emanuel IA, Shah SB. Chronic rhinosinusitis: allergy and sinus computed tomography relationships. *Otolaryngol Head Neck Surg* 2000;123:687-691.
21. Ferguson BJ. Eosinophilic mucin rhinosinusitis–a distinctive clinicopathological entity. *Laryngoscope* 2000;110:799-813.

22. Ponikau JU, Sherris DA, Weaver A, et al. Treatment of chronic rhinosinusitis with intranasal amphotericin B: a randomized, placebo-controlled, double-blind pilot trial. *J Allergy Clin Immunol* 2005;115:125-131.
23. Shin S-H, Ponikau JU, Sherris DA, et al. Chronic rhinosinusitis: an enhanced immune response to ubiquitous airborne fungi. *J Allergy Clin Immunol* 2004;114:1369-1376.
24. Bernstein JM, Ballow M, Schlievert PM, et al. A superantigen hypothesis for the pathogenesis of chronic hyperplastic sinusitis with massive nasal polyposis. *Am J Rhinol* 2003;17:321-326.
25. Bachert C, Gevaert P, Holtappels G, et al. Total and specific IgE in nasal polyps is related to local eosinophilic inflammation. *J Allergy Clin Immunol* 2001;107:607-614.
26. Perez-Novo CA, Kowalski ML, Kuna P, et al. Aspirin sensitivity and IgE antibodies to Staphylococcus aureus enterotoxins in nasal polyposis: studies on the relationship. *Int Arch Allergy Immunol* 2004;133:255-260.
27. Bonfils P, Notes JM, Halimi P, et al. Corticosteroid treatment in nasal polyposis with a three-year follow-up period. *Laryngoscope* 2003;113:683-687.
28. Miller TR, Muntz HR, Gilbert ME, et al. Comparison of topical medication delivery systems after sinus surgery. *Laryngoscope* 2004;114:201-204.
29. Parties SM, Chuma AV. Acute effects of antileukotrienes on sinonasal polyposis and sinusitis. *Ear Nose Throat J* 79:18-20,24-25.
30. Passali D, Bernstein JM, Passali FM, et al. Treatment of recurrent chronic hypertrophic sinusitis with nasal polyposis. *Arch Otolaryngol Head Neck Surg* 2003;129:656-659.
31. Zheng C, Wang Z, Lacroix JS. Effect of intranasal treatment with capsaicin on the recurrence of polyps after polypectomy and ethmoidectomy. *Acta Otolaryngol* 2000;120:62-66.
32. Nucera E, Schiavino D, Milani A, et al. Effects of lysine-acetylsalicylate (LAS) treatment in nasal polyposis: two controlled long term prospective follow up studies. *Thorax* 2000;55 [Suppl 2]:S75-78.
33. Stankiewicz JA, Chow JM. A diagnostic dilemma for chronic rhinosinusitis: definition accuracy and validity. *Am J Rhinol* 2002;16:199-202.

CAPÍTULO 40

Rinossinusite Não-Polipóide – Classificação, Diagnóstico e Tratamento

José M. Busquets ■ Peter H. Hwang

A rinossinusite compreende um espectro de condições médicas que são caracterizadas por inflamação no nariz e seios paranasais. Estas são divididas em rinossinusite aguda, subaguda e crônica, dependendo da duração. Vários aspectos da rinossinusite serão discutidos neste capítulo, incluindo fatores fisiopatológicos, diagnóstico, classificação, modalidades de tratamento e resultados.

Rinossinusite é uma das doenças mais comuns diagnosticadas nos Estados Unidos. Aproximadamente 20 milhões de casos de rinossinusite bacteriana aguda (RSBA) são diagnosticados anualmente (1). Além disso, mais de 30 milhões de pessoas sofrem de rinossinusite crônica (RSC). Isto corresponde a uma prevalência anual de 13% a 16%, e continua aumentando (2). RSC, portanto, é uma das condições crônicas mais comuns relatadas nos Estados Unidos, mais prevalente que asma, cardiopatia, diabetes ou cefaléia.

Os custos associados a rinossinusite são substanciais e estão aumentando. Os gastos diretos de assistência à saúde associados a RSBA são estimados em US$3,5 bilhões anualmente, enquanto os da RSC totalizam $4,3 bilhões (1,3). Estes números não levam em conta custos indiretos como dias de trabalho perdidos ou restringidos ou a produtividade diminuída. Para o paciente individual com RSC, isto representa um custo aproximado de $1.539 anualmente (4).

RSC pode piorar de modo importante a qualidade de vida (QV) do paciente. Quando comparados com a população geral, os pacientes com RSC relatam mais dor, menos vitalidade e funcionamento social diminuído. Estudos de resultados mostraram que os pacientes com RSC têm escores piores em vários domínios da QV, em comparação com pacientes com doença pulmonar obstrutiva crônica, diabetes e insuficiência cardíaca congestiva.

A etiologia da RSC permanece mal compreendida. Recentemente, o conceito de infecção como o fator crucial envolvido no desenvolvimento da RSC foi posto em questão. Este paradigma fisiopatológico mudou para a noção da inflamação como o fator impulsionador no processo de doença. O progresso em ciência básica, acoplado em aperfeiçoamentos tecnológicos em endoscopia, imageamento e técnica cirúrgica melhoraram gradualmente nossa capacidade de diagnosticar e tratar a rinossinusite.

FISIOPATOLOGIA

As etiologias das rinossinusites aguda e crônica diferem amplamente. No caso da rinossinusite aguda, o papel dos patógenos virais e bacterianos foi bem estabelecido (1,2). Os adultos, em média, têm dois a três episódios de infecções virais agudas do trato respiratório superior em cada ano. Rinovírus são responsáveis por aproximadamente a metade dos casos, com outros vírus tais como coronavírus, gripe, parainfluenza, vírus sincicial respiratório, adenovírus e enterovírus responsabilizando-se pelo resto. Destes casos, aproximadamente 1% a 2% serão complicados por uma sinusite bacteriana secundária (1). Durante a infecção viral aguda, múltiplos mediadores inflamatórios incluindo interleucinas, fator de necrose tumoral alfa e citocinas são regulados para cima. Inflamação aguda da mucosa sinusal, manifestada por hipersecreção e edema da mucosa, podem causar obstrução dos tratos de saída sinusais (particularmente o complexo ostiomeatal). A estase de muco resultante pode oferecer um ambiente rico para proliferação bacteriana. Vírus também podem danificar ou romper o epitélio nasal e prejudicar a limpeza mucociliar, predispondo ainda mais o paciente a uma infecção bacteriana secundária. Embora a infecção viral aguda seja uma etiologia primária de sinusite aguda, fatores do hospedeiro tais como atopia, imunodeficiência ou obstrução anatômica podem ser fatores secundários predisponentes.

Embora haja um consenso geral a respeito da patogenia da sinusite aguda, a fisiopatologia da RSC permanece por ser elucidada. A procura de uma causa única, abrangente, não teve sucesso, e a perspectiva de identificá-la parece improvável. Com múltiplos gatilhos inflamatórios potenciais atuando através de vários caminhos fisiológicos freqüentemente superpostos, parece que a RSC pode representar uma síndrome com múltiplas etiologias. Desta maneira, a RSC pode ser um ponto final comum para uma variedade de doenças que se manifestam no nariz e seios, em vez de uma única entidade unificada.

Os fatores predisponentes à RSC podem ser classificados em três categorias amplas e superpostas: fatores genéticos ou fisiológicos, fatores ambientais e fatores estruturais (Fig. 40.1, Tabela 40.1).

Fatores Genéticos/Fisiológicos

Um número substancial de pacientes com RSC parece ser fisiologicamente predisposto à inflamação crônica dos seios paranasais. Enquanto os estados proinflamatórios clínicos parecem ser em grande parte idiopáticos, a prevalência da rinossinusite em várias doenças hereditárias bem estudadas também aponta para uma provável contribuição genética. A agregação familiar da sinusopatia foi descrita em relatos de casos e a incidência de pólipos nasais foi demonstrada mais alta em parentes de pacientes afetados. Entretanto, nossa compreensão atual dos mecanismos genéticos mais detalhados é mínima.

A hiper-reatividade das vias aéreas é um fator de risco bem conhecido associado ao desenvolvimento de RSC. Múltiplos estudos mostraram uma forte associação entre asma e RSC e as exacerbações da última podem afetar adversamente a função pulmonar nestes pacientes. A identificação do gene ADAM-33 na asma levantou a possibilidade de uma relação com RSC dada a associação estreita entre as duas doenças (5). A sensibilidade à aspirina com asma e polipose nasal concomitantes (tríade de Samter) é outro exemplo que se apresenta com uma forma tipicamente mais grave de RSC.

Imunodeficiências, quer inatas quer adquiridas, também podem contribuir para sinusite. Em uma revisão retrospectiva, Chee *et al.* demonstraram deficiências imunes, as quais incluíram baixos níveis de imunoglobulina (Ig) e função deficiente das células T, em até a metade dos seus pacientes com sinusite clinicamente

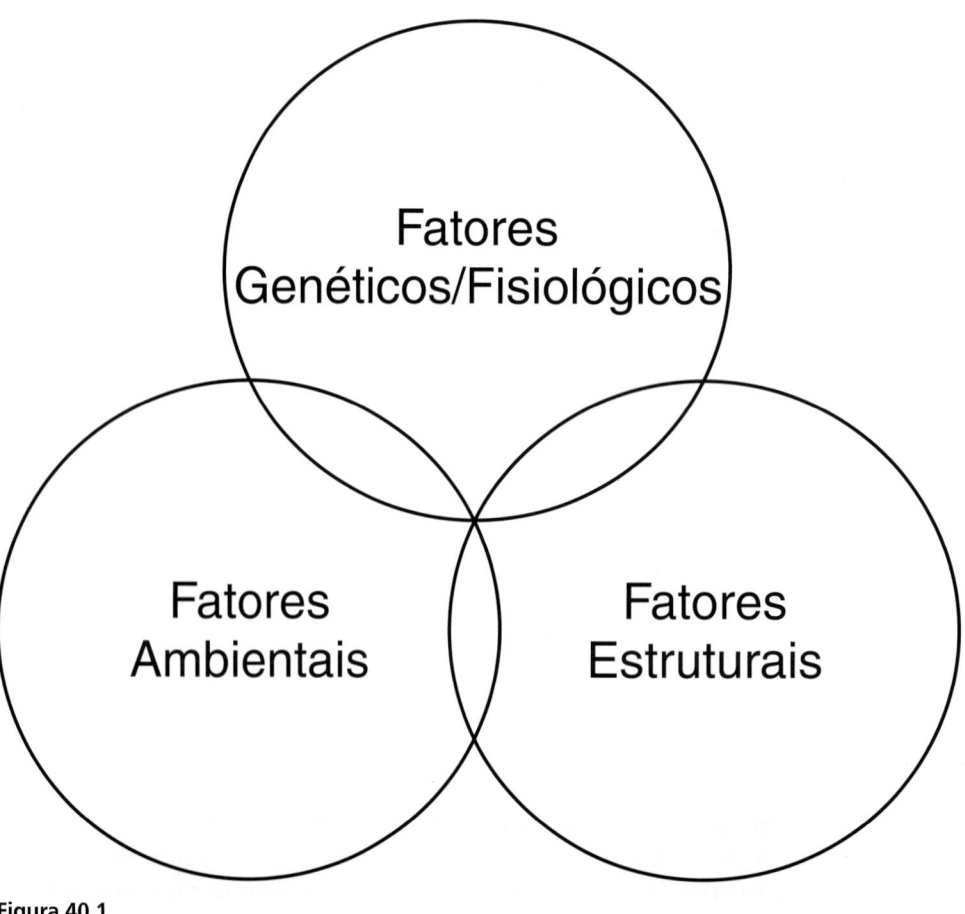

Figura 40.1

Fisiopatologia da rinossinusite crônica.

TABELA 40.1
FATORES FISIOPATOLÓGICOS NA RINOSSINUSITE

Fatores Genéticos/Fisiológicos	Fatores Ambientais	Fatores Estruturais
Hiper-reatividade das vias aéreas	Alergia	Desvio do septo
Imunodeficiência	Fumo	Concha bolhosa
Sensibilidade à aspirina	Irritantes/poluição	Concha média paradoxal
Disfunção ciliar	Vírus	Células de Haller
Fibrose cística	Bactérias	Células frontais
Doença auto-imune	Fungos	Tecido cicatricial
Doenças granulomatosas	Estresse	Inflamação óssea
		Anomalias craniofaciais
		Corpos estranhos
		Doença dentária
		Trauma mecânico
		Barotrauma

refratária (6). Embora deficiência de subclasse de IgG seja a deficiência mais comum identificada, múltiplas entidades incluindo deficiência seletiva de IgA, imunodeficiência variável comum e agamaglobulinemia ligada ao X podem apresentar-se com rinossinusite aguda ou crônica. Em indivíduos com vírus da imunodeficiência humana (HIV), rinossinusite é uma das infecções mais comuns e pode ser mais grave e resistente ao tratamento que em indivíduos que são HIV-negativos. Estados hiperimunes como vistos nas síndromes de Churg-Strauss e de Job também podem predispor a rinossinusite. Embora a maioria dos pacientes com rinossinusite não seja imunodeficiente, uma história de infecções persistentes ou recorrentes apesar de terapia antimicrobiana adequada deve levantar a suspeita de imunodeficiência como um fator contributivo.

Doenças herdadas tais como fibrose cística (FC) e síndrome de Young podem ser associadas a limpeza mucociliar anormal dos seios. A viscosidade aumentada das secreções nasais nos pacientes com FC impede a remoção adequada e leva a lesão ciliar, edema da mucosa local, e ainda mais inflamação. É interessante assinalar que a presença de mutações nos genes da FC nos pacientes que não têm FC pode predispor à rinossinusite. Wang *et al.* observaram que mutações nestes genes foram significativamente mais comuns em pacientes com RSC que nos controles (7). Isto sugere que mutações nestes genes podem ser associadas ao aparecimento de RSC na população geral.

Disfunção ciliar é a marca de um grupo de doenças conhecido como discinesia ciliar primária. Defeitos ciliares morfológicos, como a ausência dos braços de dineína que contêm ATPase, resultam em dismotilidade ciliar que predispõe os pacientes à rinossinusite aguda e crônica. A síndrome de Kartagener, a forma mais comum de discinesia ciliar primária, é associada a uma tríade de sinusite crônica, bronquiectasia e *situs inversus*.

Rinossinusite é também um achado comum em distúrbios granulomatosos como sarcoidose e granulomatose de Wegener. Na granulomatose de Wegener, sintomas nasais podem ser uma manifestação de apresentação e freqüentemente uma das queixas mais comuns. Distúrbios auto-imunes como lúpus eritematoso sistêmico, síndrome de Sjögren e policondrite recidivante também podem apresentar-se com sinais e sintomas de rinossinusite.

Fatores Ambientais

A associação entre rinite alérgica e rinossinusite foi bem estudada e bem documentada, embora uma relação causal não tenha sido necessariamente estabelecida. Em pacientes com RSBA, a incidência de alergia foi constatada mais alta que na população geral. O mesmo é verdadeiro sobre os pacientes com RSC, em que as estimativas de prevalência de rinite alérgica variam de 25% a 50% (2,8). Na subpopulação de pacientes submetendo-se a cirurgia endoscópica sinusal, Emanuel e Shah documentaram atopia por testes cutâneos em até 84% dos pacientes (9). A gravidade da doença sinusal também foi associada à presença de rinite alérgica. Krouse observou correlações importantes entre o grau de sensibilidade a inalante e o estádio de Lund-Mackay na tomografia computadorizada (TC) (10).

Fumo e poluição ambiental foram ambos identificados como fatores de risco de rinossinusite. Senior *et al.* (1998) observaram que o fator mais importante associado à necessidade de cirurgia sinusal revisional foi a continuação do fumo. Isto foi especialmente verdadeiro quanto a pacientes com doença mais avançada. Mais recentemente, Briggs *et al.* demonstraram que o fumo persistente é significativamente associado aos piores resultados dos sintomas após cirurgia sinusal endoscópica (11). Embora haja escassa evidência relacionando diretamente a poluição com a rinossinusite,

Andrae *et al.* (1988) e Keles *et al.* (1999) observaram que o grau de poluição foi estatisticamente associado a asma e rinite alérgica, respectivamente.

Embora o papel dos vírus na rinossinusite aguda tenha sido bem estabelecido, o seu papel na RSC não está claro. Em um grande estudo epidemiológico, Gable *et al.* (1994) observaram uma incidência maior de RSC durante a estação das infecções das vias respiratórias altas, o inverno. Em humanos e modelos animais, os vírus demonstraram causar múltiplas alterações morfológicas e funcionais nas células epiteliais nasais, incluindo eliminação de células, cílios mais curtos, freqüência diminuída de batimento dos cílios e limpeza mucociliar diminuída. Se isto se traduz em suscetibilidade aumentada à RSC, é matéria que exige investigação adicional.

O papel das bactérias na RSC não é menos controvertido, embora agentes antimicrobianos sejam uma das terapias mais comuns que os médicos prescrevem para RSC. Historicamente, os seios foram considerados estéreis sob condições normais, não patológicas. Múltiplos estudos refutaram esta noção, demonstrando a colonização por múltiplas espécies bacterianas em pacientes normais. Na RSC, a bacteriologia dos seios é distinta quando comparada com a rinossinusite aguda, com uma presença maior de bacilos Gram-negativos e tendência à resistência a antimicrobianos. Bhattacharyya *et al.* e Keles *et al.* (1999) demonstraram que as bactérias presentes nos seios podem mudar nos pacientes individuais depois da cirurgia sinusal endoscópica. Certamente, a evidência sugere que o tratamento antimicrobiano na RSC pode melhorar os resultados subjetivos e objetivos dos pacientes (12). Entretanto, permanece não respondido se as bactérias são patógenos primários ou "oportunistas" secundários.

A pesquisa sugere que as bactérias podem ativar diretamente a cascata inflamatória, à parte o seu papel tradicionalmente percebido como agentes infecciosos. Em indivíduos suscetíveis, superantígenos bacterianos como enterotoxina estafilocócica podem ativar as células T, contornando o mecanismo normal de apresentação do antígeno para ativação das células T. É importante assinalar que, como a especificidade para o antígeno da ativação das células T é contornada, a resposta imune induzida pelos superantígenos bacterianos pode ser dramaticamente amplificada. Bachert *et al.* sugeriram que os superantígenos bacterianos podem ser responsáveis pela inflamação crônica presente nos pólipos nasais (13). Eles também mostraram que os pacientes com uma IgE específica elevada para enterotoxinas estafilocócicas A e B tiveram uma incidência mais alta de asma. Outros investigadores expandiram estes achados ao identificarem anticorpos a outros superantígenos bacterianos em pacientes com RSC e ao demonstrarem sensibilidade alterada aos esteróides na presença destes superantígenos (14,15).

Biofilmes bacterianos também foram sugeridos como possíveis instigadores de doença sinusal persistente. O biofilme é uma matriz polissacarídica complexa sintetizada pelas bactérias que serve como um microambiente protetor para colônias bacterianas. Os biofilmes possuem uma qualidade viscosa que as torna relativamente resistentes à terapia antimicrobiana. Cryer *et al.* identificaram biofilmes bacterianos na mucosa sinusal de pacientes infectados com *Pseudomonas aeruginosa,* um conhecido formador de biofilme (16). A presença destes biofilmes pode ajudar a explicar a natureza refratária de algumas formas de RSC apesar do tratamento com antimicrobianos potentes.

O papel patogênico potencial dos fungos no nariz acumulou muita atenção depois que Ponikau *et al.* (1999) demonstraram culturas fúngicas positivas em 96% de 210 pacientes com RSC e 100% dos controles normais. Estes achados foram confirmados por outros autores usando uma variedade de métodos de detecção incluindo cultura de rotina, coloração para quitina e reação de cadeia de polimerase (RCP). A presença de fungo no nariz não significa uma relação causal com RSC. Entretanto, diversos estudos demonstraram uma reação inflamatória aumentada, não mediada por IgE, aos fungos. Wei *et al.* mostraram que a mucina nos seios pode ser um estimulante quimiotático para os eosinófilos, e que eosinófilos ativados podem induzir dano local à mucosa ao liberarem proteína básica principal, um mediador inflamatório cáustico (17). Os dados sugeriram também uma regulação para cima da IL-5 (interleucina-5) e IL-13 em pacientes com RSC por fungos selecionados (18). Esta evidência sugere que o fungo pode ser uma causa de RSC porque parece estimular uma reação inflamatória que não é observada nos controles. Embora a evidência atual não implique fungo como a única causa da RSC, investigação adicional está justificada.

Fatores Estruturais

Fatores estruturais e anatômicos constituíram tradicionalmente o foco etiológico principal durante os anos iniciais da cirurgia sinusal endoscópica. Embora múltiplas anomalias estruturais tenham sido identificadas e associadas a rinossinusite, nós agora sabemos que a base anatômica da doença é apenas uma das categorias de fatores desencadeadores, e estes devem ser examinados à luz de outros fatores descritos anteriormente. O termo *complexo ostiomeatal* foi amplamente descrito e incorporado à nossa literatura. Deve ser salientado que o complexo ostiomeatal é uma unidade funcional em vez de uma estrutura anatômica. Ele designa o arranjo fisiológico das estruturas para as quais drenam os seios frontais, maxilares e etmoidais anteriores. Anatomicamente, isto corresponde à área do infundíbulo etmoidal e suas estruturas circundantes.

A desobstrução dos trajetos através dos quais os seios drenam é crucial para a função mucociliar adequada e a drenagem sinusal subseqüente. As mucosas nasal e sinusal produzem aproximadamente 1 L de muco por dia, que é removido pelo transporte mucociliar. Obstrução ostial pode levar a acúmulo e estagnação do fluido, criando um ambiente hipoxêmico úmido ideal para o crescimento de patógenos.

A obstrução sinusal pode ser causada por múltiplas variedades anatômicas, incluindo desvio de septo, concha bolhosa, conchas médias paradoxais e células infra-orbitárias (de Haller). Cicatriz de cirurgia ou trauma anterior também podem prejudicar a drenagem sinusal. Doença dentária pode ser a fonte de uma sinusite maxilar persistente através da semeadura diretamente para dentro da cavidade sinusal. Anomalias craniofaciais nas quais a anatomia dos seios está alterada podem predispor os pacientes à rinossinusite. Em crianças, a presença de corpos estranhos deve sempre ser considerada como outra causa possível de sinusite.

O osso subjacente dentro dos seios pode também contribuir para inflamação ou infecção persistente. Kennedy et al. (1998) demonstraram alterações histológicas no osso etmóide de pacientes com RSC compatíveis com inflamação óssea. A histomorfometria mostrou números aumentados de células inflamatórias e giro ósseo significativamente aumentado, comparáveis à taxa observada na osteomielite. Subseqüentemente, Khalid et al. encontraram evidência de osteomielite crônica no seio maxilar contralateral de 52% dos coelhos que tinham sido submetidos a rinossinusite maxilar unilateral induzida (19). Com estes achados, os autores sugeriram que a inflamação e possivelmente os agentes infecciosos podem disseminar-se a locais distantes através do sistema haversiano do osso. Pesquisa adicional é necessária para determinar se estas alterações ósseas observadas representam um fenômeno causador primário ou uma reação secundária ao meio inflamatório sobrejacente.

DIAGNÓSTICO

O avanço da nossa compreensão da rinossinusite foi dificultado por uma falta de consenso da comunidade médica e científica a respeito da definição de rinossinusite. Isto foi especialmente verdadeiro a respeito da RSC na qual, como dissemos antes, a fisiopatologia é complexa e pouco compreendida. A pesquisa de resultados bem-sucedida em rinossinusite depende de terminologia e definições constantes, amplamente aceitas, que até recentemente estavam faltando. Conseqüentemente, a falta de definições da rinossinusite possivelmente dificultou o desenvolvimento de novos agentes terapêuticos para o tratamento da RSC (2).

Para promover comunicação eficaz entre médicos e pesquisadores e para padronizar os relatórios de rinossinusite, foi criada em 1996 a Task Force on Rhinosinusitis, patrocinada pela American Academy on Otolaryngology–Head and Neck Surgery (AAO–HNS). Seu trabalho resultou na publicação das "definições práticas" para rinossinusite em 1997 (20). A Força-Tarefa propôs um formato baseado nos sintomas para o diagnóstico da rinossinusite, com categorias de sintomas principais e secundários (Tabela 40.2). De acordo com a duração dos sintomas, rinossinusite foi definida como *aguda* quando os sintomas duraram 4 semanas ou menos, *subaguda* quando os sintomas estiveram presentes por 4 a 12 semanas, ou *crônica* para sintomas durando mais de 12 semanas. O termo rinossinusite *aguda recorrente* foi reservado para pacientes com 4 ou mais episódios por ano com intervalos livres de doença entre eles. Uma *exacerbação aguda* de RSC foi definida como uma piora súbita dos sintomas em um paciente já diagnosticado com RCS, com retorno aos sintomas basais depois do tratamento. Uma história *forte* compatível com rinossinusite exigiria a presença de 2 fatores principais ou 1 principal e 2 secundários. Quando apenas 1 fator principal ou 2 ou mais fatores secundários estavam presentes, isto constituía uma história *sugestiva* na qual a rinossinusite deveria ser incluída no diagnóstico diferencial.

Embora estas definições tenham em grande parte permanecido em uso até os dias presentes, houve diversos esforços para refinar ainda mais as definições

TABELA 40.2

SINAIS E SINTOMAS ASSOCIADOS COM O DIAGNÓSTICO DE RINOSSINUSITE (1996 RHINOSINUSITIS TASK FORCE)

Fatores Principais	Fatores Secundários
Dor/pressão faciais[a]	Cefaléia
Obstrução nasal	Febre (todas as não agudas)
Corrimento nasal/gota pós-nasal com alteração de cor	Halitose
Hiposmia/anosmia	Dor dentária
Purulência ao exame	Fadiga
Febre (aguda apenas)[b]	Tosse
	Dor/pressão/repleção na orelha

[a]Dor/pressão faciais isoladamente não constitui uma história sugestiva para diagnóstico na ausência de outro sintoma ou sinal principal.
[b]Febre em sinusite aguda isoladamente não constitui uma história sugestiva para diagnóstico na ausência de outro sintoma ou sinal principal.
Adaptado de Lanza, DC, Kennedy DW. Adult rhinosinusitis defined. *Otolaryngol Head Neck Surg* 1997;117:S1-S7.

práticas da RSC. Em 2003 uma nova força-tarefa, a Task Force for Defining Adult Chronic Rhinosinusitis, descreveu critérios objetivos que devem estar presentes além dos sintomas para um diagnóstico de RSC (2). Estes critérios objetivos podem tomar a forma de achados de exame físico ou estudos por imagem (Tabela 40.3). Mais recentemente, diretrizes de consenso foram publicadas conjuntamente por cinco sociedades nacionais incluindo a AAO–HNS, a American Rhinologic Society (ARS), a American Academy of Otolaryngic Allergy (AAOA), a American Academy of Allergy, Asthma, and Immunology (AAAAI) e o American College of Allergy, Asthma, and Immunology (ACAAI) (12). As normas lidam não somente com definições de rinossinusite, mas também sugerem critérios para pesquisa clínica e projetos de experiências clínicas. Embora as alterações feitas nas definições sejam modestas, resta ver se estas diretrizes serão adotadas universalmente para pesquisa futura.

Como com qualquer outra condição médica, o diagnóstico da rinossinusite começa com uma história detalhada do paciente. A informação que deve ser obtida na história inicial inclui tipos de sintomas apresentados conforme definido pela 1996 Task Force, duração dos sintomas, localização dos sintomas, fatores de agravamento ou alívio, e medicações usadas. Quaisquer histórias de alergias ou atopia devem ser indagadas detalhadamente. Detalhes de intervenções cirúrgicas prévias devem ser evocados cuidadosamente. Existem múltiplos questionários sinuespecíficos validados, mas eles são principalmente usados para finalidades de pesquisa. Estes incluem o Sino-Nasal Outcome Test (SNOT-20), o Chronic Sinusitis Survey (CSS) e o Rhinosinusitis Outcome Measure (RSOM-31).

A parte inicial do exame físico consiste em uma rinoscopia anterior efetuada com iluminação adequada, com uma luz frontal ou um espelho frontal. Esta deve ser realizada nos estados natural e descongestionado, para avaliar a resposta à descongestão tópica. Com o advento da tecnologia de fibra óptica nos últimos 20 anos, nossa capacidade de examinar a cavidade nasal foi grandemente aperfeiçoada (Fig. 40.2). Endoscópios rígidos e flexíveis podem ser usados para endoscopia nasal, mas os endoscópios rígidos têm as vantagens de um campo mais amplo de visão, claridade melhorada e capacidade de usar uma segunda mão para instrumentação. Em algumas situações, particularmente em pacientes pós-operatórios, um endoscópio flexível pode oferecer maior visualização do assoalho do seio maxilar ou dos recessos laterais do seio frontal.

Descrita classicamente, a endoscopia nasal é composta de três passagens do endoscópio. Após anestesia tópica adequada e descongestão, o endoscópio é primeiro avançado medial à concha inferior ao longo do assoalho da cavidade nasal até a nasofaringe. No caminho, as estruturas acessíveis para exame incluem o septo inferior e crista maxilar, concha inferior, coana, orifício da tuba auditiva, fossa de Rosenmueller e nasofaringe (Fig. 40.3). Se for usado um endoscópio de ângulo rígido ou um endoscópio flexível, a tuba auditiva contralateral também pode ser examinada. A segunda passagem é efetuada acima da concha inferior e medial à concha média para examinar o septo superior, as conchas média e superior, a fenda olfatória, o recesso esfenoetmoidal e o óstio do seio esfenoidal (Fig. 40.4). A terceira passagem a seguir é dirigida para dentro do próprio meato médio para examinar as estruturas aí contidas.

A história e o exame físico comumente fornecem informação suficiente para fazer o diagnóstico de rinossinusite. Em alguns casos, particularmente na RSC, pode ser necessário imageamento radiológico. Radiografias simples têm um papel muito limitado no estudo contemporâneo da RSC (2). Atualmente, TCs são

TABELA 40.3
REQUISITOS PARA O DIAGNÓSTICO DA RINOSSINUSITE CRÔNICA (2003 TASK FORCE)

Duração	Achados Físicos
> 12 semanas de sintomas ou achados físicos contínuos (como descrito pela 1996 Task Force)	Um dos seguintes deve estar presente: 1. Corrimento nasal com alteração de cor, pólipos, ou intumescimento polipóide à rinoscopia anterior (com descongestionante) ou endoscopia nasal 2. Edema ou eritema no meato médio à endoscopia nasal 3. Edema, eritema ou tecido de granulação generalizado ou localizado na cavidade nasal. Se não comprometer o meato médio, é necessário imageamento para o diagnóstico 4. Imageamento confirmando o diagnóstico (radiografia simples[a] ou tomografia computadorizada[b])

[a]Uma radiografia simples sem qualquer dos outros achados (1, 2 ou 3) não é diagnóstica.
[b]Imagem de ressonância magnética não é recomendada para diagnóstico.
Adaptado de Benninger MS, Ferguson BJ, Hadley JA et al. Adult chronic rhinosinusitis: definitions, diagnosis, epidemiology, and pathophysiology. *Otolaryngol Head Neck Surg* 2003;129(3 Suppl):1-32.

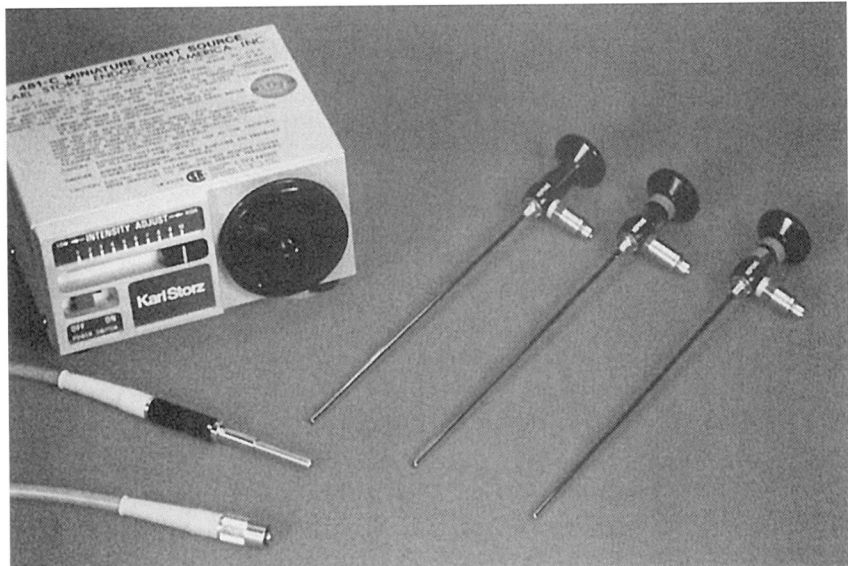

Figura 40.2
Endoscópios rígidos Karl Storz com lentes objetivas a 0°, 30° e 70°, fonte de luz e cabo de luz.

consideradas o padrão para imageamento dos seios. As TCs proporcionam excelente detalhe anatômico ósseo, exibem facilmente variantes anatômicas e apresentam um mapa do caminho para planejamento pré-cirúrgico (Figs. 40.5 e 40.6). Usualmente, cortes coronais são obtidos com uma espessura de cortes de 2 a 3 mm usando um algoritmo para osso. Cortes axiais podem ser úteis para avaliar variações anatômicas do recesso frontal ou do complexo esfenoetmoidal. Contraste intravenoso geralmente não é necessário a não ser que estejamos preocupados com tumor ou complicações infecciosas comprometendo a órbita ou o cérebro. Imagem de ressonância magnética pode ser um adjunto útil à TC, mas não oferece imageamento adequado do detalhe ósseo para sustentar o seu uso como estudo isolado. Outros testes objetivos mais especializados que podem ser úteis em pacientes selecionados incluem testes de olfato, rinomanometria e rinometria acústica.

CLASSIFICAÇÃO

Ao correr dos anos, múltiplos sistemas de estadiamento para RSC foram propostos, para estratificar os pacientes de acordo com a gravidade da doença. A variedade de métodos de estadiamento disponíveis consti-

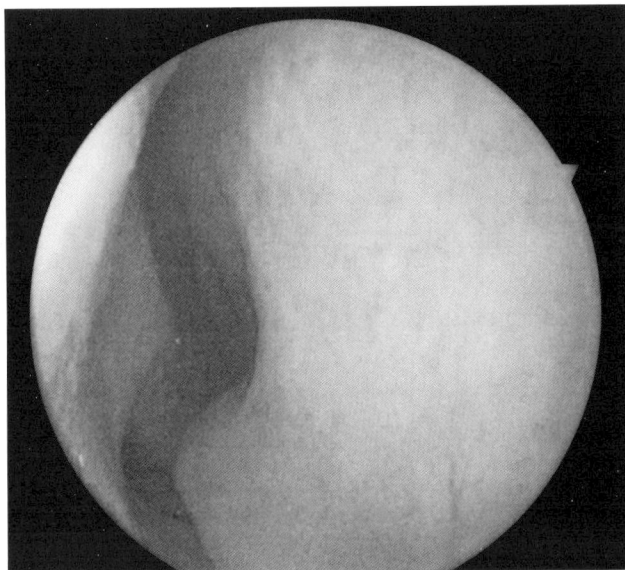

Figura 40.3
Endoscopia nasal rígida direita mostrando desvio septal inferior e superior para o lado direito.

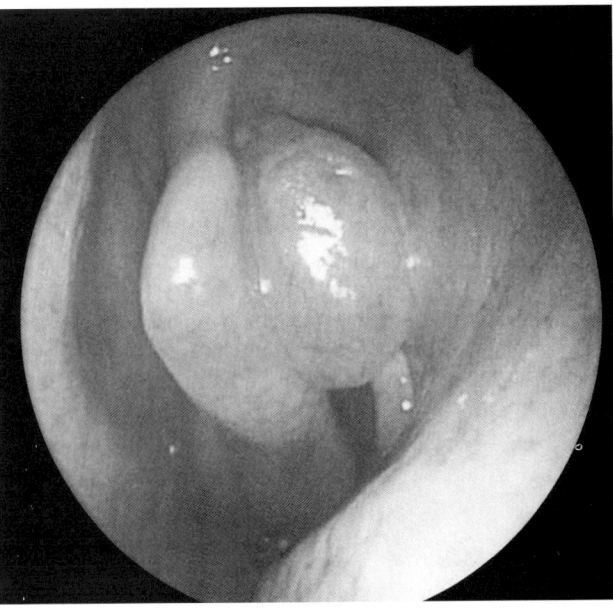

Figura 40.4
Endoscopia rígida esquerda mostrando um pólipo no meato médio. (Ver também *Prancha* em *Cores*.)

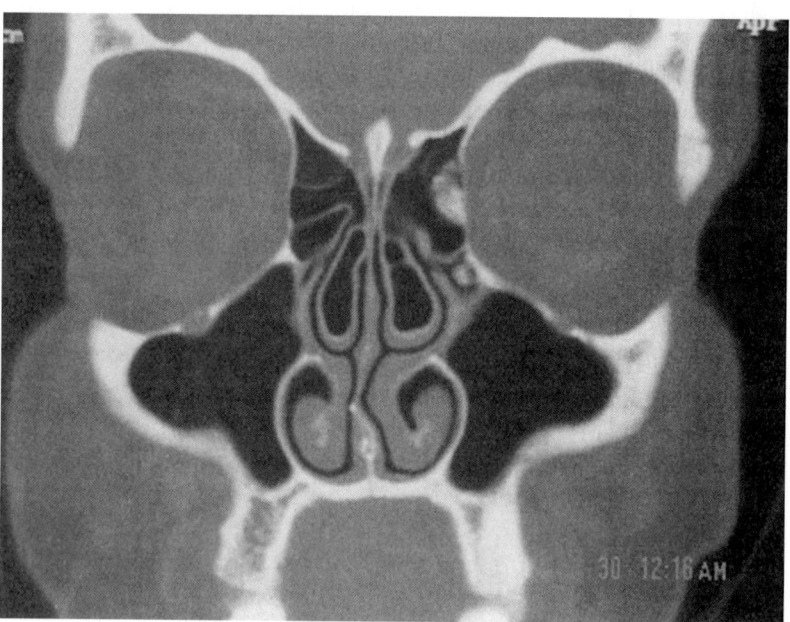

Figura 40.5
Imagem de tomografia computadorizada coronal mostrando concha bolhosa bilateral.

tui provavelmente um reflexo da insuficiência de qualquer sistema isolado para estratificar acuradamente os pacientes. Estes sistemas foram baseados nos sintomas do pacientes, achados endoscópicos, achados nas imagens de TC ou uma combinação destes. Com relação à maioria dos sistemas, os critérios comprovaram-se demasiado complexos para uso clínico de rotina e não ganharam ampla aceitação. A maioria dos sistemas de estadiamento propostos, incluindo aqueles lançados por Friedman *et al.* (1990), Kennedy *et al.* (1992), May *et al.* (1993) e Gliklich e Metson (1994), designam os pacientes em quatro estádios dependendo das áreas de comprometimento da doença. Notavelmente, todos estes sistemas são baseados puramente nos achados da imagem de TC exceto o sistema de Kennedy, que usa uma combinação de achados de TC e graduação endoscópica da doença mucosa (Tabela 40.4). Gaskins *et al.* (1992) propuseram um sistema mais complexo que divide os pacientes em cinco estágios baseando-se em escores individuais quanto ao local comprometido, cirurgia, pólipos, infecção e estado de imunidade.

O sistema, de longe, mais largamente usado é o estadiamento por TC de Lund-Mackay, pela sua simplicidade bem como pela sua excelente concordância inter-observadores e intra-observador. Notavelmente, o sistema de Lund-Mackay é o único sistema que foi recomendado pela Task Force on Rhinosinusitis para pes-

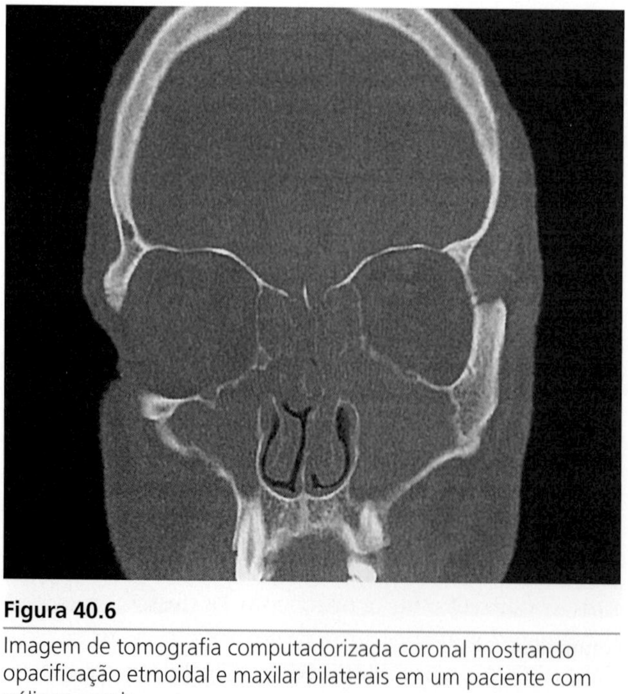

Figura 40.6
Imagem de tomografia computadorizada coronal mostrando opacificação etmoidal e maxilar bilaterais em um paciente com pólipos nasais.

TABELA 40.4
SISTEMA DE ESTADIAMENTO DE KENNEDY PARA SINUSITE CRÔNICA

Estádio	Achados
I	Anormalidades anatômicas
	Toda doença sinusal unilateral
	Doença bilateral limitada aos seios etmoidais
II	Doença etmoidal bilateral com comprometimento de um seio inferior
III	Doença etmoidal bilateral com comprometimento de dois ou mais seios inferiores em cada lado
IV	Polipose nasossinusal difusa

Adaptado de Kennedy DW. Prognostic factors, outcomes and staging in ethmoid sinus surgery. *Laryngoscope* 1992;102(12 Suppl):1-18.

quisa de resultados. A contagem é baseada inteiramente em achados de TC, e cada região sinusal recebe um escore numérico: 0 = ausência de opacificação, 1 = opacificação parcial, 2 = opacificação total (Tabela 40.5). Os seios frontais, maxilares, etmoidais anteriores, etmoidais posteriores e esfenoidais são graduados separadamente e o complexo ostiomeatal também recebe um escore, para um total possível de 24. Subseqüentemente à publicação inicial do sistema de Lund-Mackay, a Task Force on Rhinosinusitis propôs uma versão modificada que incorpora a presença de variações anatômicas, tipo de cirurgia efetuada, escores dos sintomas e escores endoscópicos adicionais ao escore de TC (21).

CORRELAÇÕES DIAGNÓSTICAS

Um dos enigmas no processo decisório em pacientes com RSC tem sido a incapacidade de correlacionar os sintomas com a testagem mais objetiva como endoscopia nasal ou imagens de TC. Embora muitas das nossas escolhas diagnósticas e de tratamento sejam feitas baseando-se nos sintomas dos pacientes conforme advogado pelas diretrizes diagnósticas, estas diretrizes ainda estão por ser validadas contra critérios objetivos rigorosos. Além disso, muitos estudos de resultados bem projetados mostraram constantemente má correlação entre os achados subjetivos e os objetivos na RSC. Esta discrepância freqüentemente é realçada ao avaliar pacientes para cirurgia, porque as decisões cirúrgicas freqüentemente são tomadas com base em uma combinação de critérios subjetivos e objetivos que não estão necessariamente em concordância.

Múltiplos estudos procuraram correlacionar os critérios baseados em sintomas com a endoscopia nasal. Stankiewicz e Chow analisaram 78 pacientes prospectivamente que satisfaziam os critérios subjetivos de 1997 para RSC com endoscopia nasal e TC nasal feitos no mesmo dia (22). Eles observaram que quase 70% dos pacientes tinham endoscopias normais. Notavelmente, observaram que a endoscopia foi um bom preditor dos achados de TC, com quase 80% dos pacientes com uma TC normal tendo uma avaliação endoscópica normal. Endoscopia anormal teve um valor preditivo de 74% em predizer imagens de TC positivas, com pólipos, purulência e edema da mucosa sendo os sinais mais importantes vistos na endoscopia. Casiano et al. (1997) analisaram a correlação entre achados endoscópicos nasais e imagens de TC em 247 pacientes que estavam se submetendo à cirurgia sinusal endoscópica. Eles desenvolveram um sistema de estadiamento endoscópico para avaliar os seus pacientes, e encontraram um grau relativamente alto de correlação entre a endoscopia e a TC. A sensibilidade foi 84% e a especificidade 74%. Quando havia pólipos presentes, a correlação com a TC aumentou para 94%.

Outros autores procuraram correlacionar os sintomas dos pacientes com os achados nas imagens de TC. Hwang et al. examinaram 125 pacientes prospectivamente com questionários sobre sintomas e imagens de TC dos seios (23). Constataram que 35% dos pacientes que satisfaziam os critérios de RSC tinham TCs negativas, enquanto 9 de cada 10 pacientes que não satisfaziam os critérios tinham imagens positivas. Globalmente, os critérios subjetivos tiveram uma alta sensibilidade de 89%, mas uma especificidade muito baixa de 2%. Outros autores confirmaram estes achados. Em um estudo, até 53% dos pacientes que satisfaziam os critérios subjetivos de RSC tinham imagens normais de TC, sem nenhuma diferença na gravidade dos sintomas entre os pacientes com TCs positivas e negativas (24). Stewart et al. (1999) examinaram a correlação entre a gravidade dos sintomas e a graduação da imagem de TC. Mesmo depois de explorar diversas modificações do estadiamento por TC para identificar uma relação potencial entre as duas variáveis, nenhuma associação foi identificada.

Olhando este problema de uma perspectiva econômica, Stankiewicz e Chow demonstraram que tratar os pacientes com RSC de acordo com critérios de sintomas puramente subjetivos era mais econômico que fazer exames objetivos, como endoscopia nasal ou TC (25). Entretanto, eles também constataram que esta não era uma base sensível ou específica para iniciar terapia clínica porque 52% dos pacientes não necessitavam tratamento de acordo com os testes objetivos. Estes estudos demonstram que o sistema ideal para diagnosticar e classificar RSC ainda está por ser identificado.

TABELA 40.5

SISTEMA DE ESTADIAMENTO DE LUND-MACKAY POR TOMOGRAFIA COMPUTADORIZADA

Seio	Direito	Esquerdo
Frontal	/2	/2
Maxilar	/2	/2
Etmoidal anterior	/2	/2
Etmoidal posterior	/2	/2
Esfenoidal	/2	/2
Complexo ostiomeatal	/2	/2
Total	/24	

Cada seio individual é graduado: 0 = transparente; 1 = opacificação parcial; 2 = opacificação total. Contagem do complexo ostiomeatal: 0 = transparente; 2 = ocluído.
Adaptado de Lund VJ, Kennedy DW. Quantification for staging sinusitis. The staging and therapy group. *Ann Otol Rhinol Laryngol* 1995;167(Suppl):17-21.

TRATAMENTO

Rinossinusite Aguda

Embora as fisiopatologias da rinossinusite aguda e crônica sejam acentuadamente diferentes, as terapias usadas para tratar ambas estas condições são bastante semelhantes e superpostas. Na rinossinusite aguda, o fator mais importante para decidir tratar é diferenciar rinossinusite viral de bacteriana. Isto pode representar um desafio clínico, porque os sintomas e sinais podem ser semelhantes. Além disso, uma vez que os pacientes com infecções virais do trato respiratório superior comumente têm TCs sinusais positivas, o imageamento oferece limitado valor diagnóstico. Estudos mostraram que sinais ou sintomas individuais como corrimento nasal com cor alterada, febre ou dor facial não possuem necessária sensibilidade e especificidade para diferenciar infecções virais de bacterianas. Uma vez que sinusite bacteriana ocorre em apenas uma pequena proporção das infecções virais do trato respiratório superior, discernir sinusite bacteriana de viral é crítico para evitar uso desnecessário de antibiótico. Uso inapropriado e excessivo de antibióticos foi associado a promoção da resistência bacteriana. Como diretriz geral, a RSBA deve ser suspeitada em um paciente com uma infecção viral do trato respiratório superior que não se resolveu em 10 dias ou piora depois de 5 a 7 dias e é acompanhada por alguns ou todos os sinais e sintomas descritos nos critérios da 1997 Task Force (1). Pode haver casos individuais que seguem este norma. Portanto, os clínicos devem sempre incorporar julgamento clínico ao fazerem sua avaliação.

Uma vez feito o diagnóstico de RSBA, antibióticos são o sustentáculo do tratamento. Escolher o antibiótico certo depende da compreensão da microbiologia relevante da RSBA. Os patógenos mais comuns na RSBA foram bem estudados e incluem *Streptococcus pneumoniae, Haemophilus influenzae* e *Moraxella catarrhalis* (Tabela 40.6). A Sinus and Allergy Health Partnership publicou diretrizes de tratamento da RSBA (1) (Tabela 40.7). Estas normas visam ao tratamento empírico da

TABELA 40.6
MICROBIOLOGIA DA SINUSITE EM ADULTOS

Aguda	Crônica
Streptococcus pneumoniae	*Staphylococcus aureus*
Haemophilus influenzae	*Streptococcus pneumoniae*
Moraxella catarrhalis	Anaeróbios
Anaeróbios	Bacilos Gram-negativos entéricos
Staphylococcus aureus	Estafilococos coagulase-negativos
Outros estreptococos	*Haemophilus influenzae*
	Pseudomonas aeruginosa
	Streptococcus alfa
	Moraxella catarrhalis

TABELA 40.7
DIRETRIZES PARA TRATAMENTO ANTIMICROBIANO PARA RINOSSINUSITE BACTERIANA AGUDA EM ADULTOS (2004 SINUS AND ALLERGY HEALTH PARTNERSHIP)

Terapia Inicial	Eficácia Clínica Calculada (%)	Eficácia Bacteriológica Calculada (%)	Opções de Mudança da Terapia (Falta de Melhora ou Piora depois de 72 horas)
Doença branda sem nenhum uso recente de antimicrobiano nas últimas 4-6 semanas			
Amoxicilina/clavulanato (1,75-4,0 g/250 mg/d)	90-91	97-99	–
Amoxicilina (1,5-4,0 g/d)	87-88	91-92	Gatifloxacina/levofloxacina/moxifloxacina
Cefpodoxima proxetil	87	91	Amoxicilina/clavulanato (4 g/250 mg)
Cefuroxima axetil	85	87	Ceftriaxona
Cefdinir	83	85	Terapia de combinação
Alérgico a β-lactâmico			
Trimetoprim-sulfametoxazol (TMP/SMX)	83	84	–
Doxiciclina	81	80	Gatifloxacina/levofloxacina/moxifloxacina
Azitromicina/eritromicina/claritromicina	77	73	Rifampicina mais clindamicina
Doença branda com uso recente de antimicrobiano (últimas 4-6 semanas) ou doença moderada			
Gatifloxacina/levafloxacina/moxifloxacina	92	100	
Amoxicilina/clavulanato (4 g/250 mg)	91	99	Reavaliar o paciente
Ceftriaxona	91	99	–
Terapia de combinação	–	–	
Alérgico a β-lactâmico			
Gatifloxacina/levofloxacina/moxifloxacina	92	100	Reavaliar o paciente
Clindamicina e rifampicina	–	–	Reavaliar o paciente

Adaptado de Anon JB, Jacobs MR, Poole MD et al. Antimicrobial treatment guidelines for acute bacterial rhinosinusitis. *Otolaryngol Head Neck Surg* 2004;130(1 Suppl):1-45, com permissão.

RSBA e são baseadas na documentação extensa dos patógenos mais comuns envolvidos e seus padrões de resistência. Seleção mais precisa do antibiótico pode ser obtida se forem obtidas culturas. O padrão-ouro das culturas sinusais tradicionalmente tem sido punção direta do seio maxilar e lavagem. Entretanto, este procedimento está indicado apenas em pacientes muito selecionados, porque pode ser desconfortável e pode causar pequenas complicações como dor ou sangramento. Mais comumente, culturas guiadas endoscopicamente são obtidas transnasalmente (Fig. 40.7). Estas podem ser efetuadas com coletores de aspiração estéreis ou pequenos *swabs* de arame porque ambos foram demonstrados igualmente eficazes. Em ambos os casos, no entanto, é preciso tomar cuidado para minimizar contaminação. Culturas não endoscópicas obtidas do vestíbulo ou cavidade nasal devem ser evitadas porque não têm precisão e geralmente demonstram somente patógenos contaminantes.

Na RSBA, a antibioticoterapia deve ser continuada durante um mínimo de 10 a 14 dias. Esta recomendação é baseada nos resultados de experiências clínicas que examinaram aspirados sinusais pré-tratamento e pós-tratamento (1). Duração mais curta do tratamento pode levar à recorrência da infecção e possivelmente promover resistência a antimicrobianos. Entretanto, a duração do tratamento pode estar evoluindo porque vários antibióticos receberam indicações de séries mais curtas. A resposta à terapia deve ser avaliada com 72 horas, e se o paciente não tiver melhorado, uma mudança no antibiótico deve ser considerada. Uso de antibiótico nas 4 a 6 semanas precedentes pode ser preditivo de uma infecção mais resistente, uma consideração importante que foi incorporada nas diretrizes para seleção de antibiótico. Antibióticos parenterais devem ser reservados para infecções complicadas ou pacientes que estão gravemente imunocomprometidos.

Outros tratamentos adjuntivos que podem reduzir edema ostial sinusal e melhorar a drenagem incluem descongestionantes orais e tópicos. Descongestionantes tópicos em particular devem ser usados com precaução e durante não mais que 3 dias para evitar um efeito de rebote e rinite medicamentosa. Anti-histamínicos no contexto da RSBA devem geralmente ser evitados porque podem aumentar a viscosidade das secreções e diminuir a remoção mucociliar. Esteróides tópicos podem teoricamente ser úteis como agentes antiinflamatórios locais, mas o seu papel neste contexto agudo não foi claramente estabelecido. Os esteróides sistêmicos exercem um efeito antiinflamatório potente e são às vezes benéficos em casos selecionados de RSBA. Irrigações nasais com soro fisiológico demonstraram melhorar os sintomas do paciente relacionados com episódio agudo e são especialmente úteis nos pacientes que têm uma quantidade importante de secreções.

Rinossinusite Crônica

A terapia da RSC tradicionalmente tem sido baseada em dados obtidos de pacientes com RSBA. A falta de experiências publicadas comparando tratamento na RSC é uma razão pela qual nenhum agente antimicrobiano está atualmente aprovado pela U.S. Food and Drug Administration para tratamento de RSC. Não obstante, como na RSBA, antibióticos são os agentes mais comumente prescritos para RSC. Em virtude da prevalência aumentada de *Staphylococcus* species, bacilos Gram-negativos e anaeróbios na RSC, antibióticos de espectro mais amplo podem ser necessários se dados empiricamente (26). A seleção do antibiótico deve ser guiada por culturas apropriadamente obtidas sempre que possível, especialmente em pacientes pós-operatórios e aqueles que tiveram um insucesso com uma experiência inicial de antimicrobianos de primeira linha. Terapia dirigida pela cultura pode reduzir a tendência a organismos multirresistentes com o passar do tempo (27). A duração mais eficaz da terapia para RSC não foi claramente estabelecida. Usualmente, a maioria dos autores recomenda um tratamento prolongado de 4 a 6 semanas de antibióticos. Entretanto, não houve ensaios randomizados que tenham mostrado a eficácia desta terapia prolongada.

A aplicação tópica de antibióticos para dentro do nariz e dos seios também foi descrita e pode ser útil em pacientes que tiveram efeitos colaterais sistêmicos dos antibióticos orais. Antibióticos tópicos podem teoricamente tratar organismos resistentes como uma alternativa à terapia intravenosa. Entretanto, os antimicrobianos tópicos podem ter efeitos colaterais seus

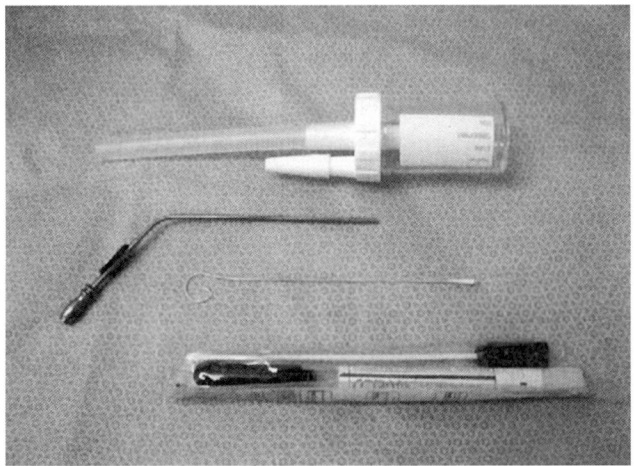

Figura 40.7

Equipamento para cultura endoscópica incluindo coletor de aspiração, ponta de aspiração Frazier #7, *swab* de alginato de cálcio, e coletor de amostra para cultura estéril.

próprios, e há poucos dados clínicos sobre o seu uso. Antibióticos parenterais também têm um papel selecionado no tratamento da RSC. Eles geralmente são indicados para infecções graves ou complicadas, organismos altamente resistentes, ou intolerância do paciente a outras terapias.

As terapias adjuntivas para RSC são diversas e se direcionam a diferentes facetas do processo fisiopatológico. Esteróides nasais tópicos são usados rotineiramente na RSC pelo seu efeito antiinflamatório localizado. Como na RSBA, no entanto, seu benefício clínico real não foi definitivamente demonstrado neste contexto. Esteróides orais são usados freqüentemente para exacerbações de RSC, e isto provavelmente é um reflexo da natureza inflamatória cada vez mais reconhecida desta doença. Outras terapias antiinflamatórias que foram descritas incluem inibidores dos leucotrienos e terapia com macrolídeos em baixa dose no longo prazo. O tratamento de alergias a inalantes concomitantes com anti-histamínicos, esteróides tópicos ou imunoterapia pode reduzir esta inflamação nasal de fundo no curto e no longo prazos. Com os dados recentes publicados sobre o papel dos fungos na RSC, terapia antifúngica também pode ser benéfica em pacientes selecionados. Esta pode ser dada oralmente ou em uma forma tópica. Os relatos iniciais de tratamento antifúngico para RSC mostraram resultados mistos (28,29). Outras terapias que podem ser úteis incluem descongestionantes, mucolíticos e irrigações com soro fisiológico.

RESULTADOS

Como dissemos anteriormente, os pacientes com RSC apresentam-se com importantes sintomas diários que usualmente alteram sua QV. Os estudos mostraram que este efeito sobre a QV pode ser mais grave na RSC que em outras doenças crônicas. Por essa razão, um aspecto importante da avaliação da eficácia dos tratamentos disponíveis é analisar o efeito destas intervenções sobre a QV dos pacientes. A maioria dos estudos de resultados na literatura lida com o efeito da cirurgia sinusal endoscópica sobre os escores de sintomas e os achados endoscópicos pós-operatórios. Em geral, a maioria dos autores achou a cirurgia sinusal endoscópica muito eficaz para melhorar os sintomas dos pacientes, com índices de sucesso variando de 82% a 97,5% (30,31). Também foi mostrado que esta melhora persiste no longo prazo, quando os pacientes foram reavaliados mais de 5 anos pós-cirurgia. Notavelmente, esta melhora subjetiva é independente do estádio pré-operatório da doença ou condições co-mórbidas. Também foram demonstradas melhoras com o uso de antibióticos, uso de esteróides orais e freqüência de ataques de asma. Resultados objetivos, especificamente achados endoscópicos, foram correlacionados com a gravidade da doença pré-operatória. Os pacientes que apresentavam a doença mais grave (estádios III e IV de Kennedy) e mais tendentes a ter endoscopias anormais depois da cirurgia tendem mais a necessitar cirurgia de revisão (30). Com base nestes achados, os autores sugerem que a endoscopia nasal é o melhor método de detectar recorrências iniciais e deve constituir a base para decisões de tratamento pós-operatoriamente.

PONTOS IMPORTANTES

- A rinossinusite é uma das queixas mais comuns para tratamento de saúde, com um impacto importante sobre a QV do paciente.
- A fisiopatologia da RSC é multifatorial, e os fatores predisponentes podem ser subdivididos em fatores genéticos ou fisiológicos, fatores ambientais e fatores estruturais.
- O diagnóstico da RSC acarreta uma combinação de critérios subjetivos e objetivos. Endoscopia nasal e tomografia computadorizada (TC) oferecem distintas vantagens clínicas na avaliação da RSC.
- O sistema ótimo de classificação para RSC tem sido difícil de estabelecer, e o sistema de estadiamento de Lund-Mackay permanece sendo o método mais universalmente aceito. Há pouca correlação entre parâmetros subjetivos e objetivos na avaliação da RSC.
- O tratamento da rinossinusite deve lidar com ambos os componentes, inflamatório e infeccioso, do processo da doença. Isto pode envolver o uso de antimicrobianos apropriadamente selecionados, esteróides orais ou tópicos, descongestionantes, mucolíticos e irrigações com soro fisiológico.

REFERÊNCIAS

1. Anon JB, Jacobs MR, Poole MD, et al. Antimicrobial treatment guidelines for acute bacterial rhinosinusitis. *Otolaryngol Head Neck Surg* 2004;130(1 Suppl):1-45.
2. Benninger MS, Ferguson BJ, Hadley JA, et al. Adult chronic rhinosinusitis: definitions, diagnosis, epidemiology, and pathophysiology. *Otolaryngol Head Neck Surg* 2003;129(3 Suppl):1-32.
3. Murphy MP, Fishman P, Short SO, et al. Health care utilization and cost among adults with chronic rhinosinusitis enrolled in a health maintenance organization. *Otolaryngol Head Neck Surg* 2002;127(5):367-376.
4. Bhattacharyya N. The economic burden and symptom manifestations of chronic rhinosinusitis. *Am J Rhinol* 2003;17(1):27-32:
5. Shapiro SD, Owen CA. ADAM-33 surfaces as an asthma gene. *N Engl J Med* 2002;347(12):936-938.
6. Chee L, Graham SM, Carothers DG, et al. Immune dysfunction in refractory sinusitis in a tertiary care setting. *Laryngoscope* 2001;111(2):233-235.
7. Wang X, Moylan B, Leopold DA, et al. Mutation in the gene responsible for cystic fibrosis and predisposition to chronic rhinosinusitis in the general population. *JAMA* 2000;284(14):1814-1819.

8. Lane AP, Pine HS, Pillsbury HC III. Allergy testing and immunotherapy in an academic otolaryngology practice: a 20-year review. *Otolaryngol Head Neck Surg* 2001;124(1):9-15.
9. Emanuel IA, Shah SB. Chronic rhinosinusitis: allergy and sinus computed tomography relationships. *Otolaryngol Head Neck Surg* 2000;123(6):687-691.
10. Krouse JH. Computed tomography stage, allergy testing, and quality of life in patients with sinusitis. *Otolaryngol Head Neck Surg* 2000;123(4):389-392.
11. Briggs RD, Wright ST, Cordes S, et al. Smoking in chronic rhinosinusitis: a predictor of poor long-term outcome after endoscopic sinus surgery. *Laryngoscope* 2004;114(1):126-128.
12. Meltzer E, Hamilos DL, Hadley JA, et al. Rhinosinusitis: Establishing definitions for clinical research and patient care. *Otolaryngol Head Neck Surg* 2004;131(6 Suppl 1):1-62.
13. Bachert C, Gevaert P, Holtappels G, et al. Total and specific IgE in nasal polyps is related to local eosinophilic inflammation. *J Allergy Clin Immunol* 2001;107(4):607-614.
14. Tripathi A, Conley D, Grammer L, et al. Immunoglobulin E to staphylococcal and streptococcal toxins in patients with chronic sinusitis/nasal polyposis. *Laryngoscope* 2004;114(10):1822-1826.
15. Fakhri S, Tulic M, Christodoulopoulos P, et al. Microbial superantigens induce glucocorticoid receptor beta and steroid resistance in a nasal explant model. *Laryngoscope* 2004;114(5):887-892.
16. Cryer J, Schipor I, Perloff J, et al. Evidence of bacterial biofilms in human chronic rhinosinusitis. *ORL J Otorhinolaryngol Relat Spe* 2004;66(3):155-158.
17. Wei JL, Kita H, Sherris DA, et al. The chemotactic behavior of eosinophils in patients with chronic rhinosinusitis. *Laryngoscope* 2003;113(2):303-306.
18. Shin S, Ponikau J, Sherris D, et al. Chronic rhinosinusitis: An enhanced immune response to ubiquitous airborne fungi. *J Allergy Clin Immunol* 2004;114(6):1369-1375.
19. Khalid AN, Hunt J, Perloff JR, et al. The role of bone in chronic rhinosinusitis. *Laryngoscope* 2002;112(11):1951-1957.
20. Lanza DC, Kennedy DW. Adult rhinosinusitis defined. *Otolaryngol Head Neck Surg* 1997;117(3 Pt 2):S1-S7.
21. Lund VJ, Kennedy DW. Staging for rhinosinusitis. *Otolaryngol Head Neck Surg* 1997;117(3 Pt 2):S35-S40.
22. Stankiewicz JA, Chow IM. Nasal endoscopy and the definition and diagnosis of chronic rhinosinusitis. *Otolaryngol Head Neck Surg* 2002;126(6):623-627.
23. Hwang PH, Irwin SB, Griest SE, et al. Radiologic correlates of symptom-based diagnostic criteria for chronic rhinosinusitis. *Otolaryngol Head Neck Surg* 2003;128(4):489-496.
24. Stankiewicz JA, Chow JM. A diagnostic dilemma for chronic rhinosinusitis: definition accuracy and validity. *Am J Rhinol* 2002;16(4):199-202.
25. Stankiewicz JA, Chow JM. Cost analysis in the diagnosis of chronic rhinosinusitis. *Am J Rhinol* 2003;17(3):139-142.
26. Araujo E, Palombini BC, Cantarelli V, et al. Microbiology of middle meatus in chronic rhinosinusitis. *Am J Rhinol* 2003;17(1):9-15.
27. Bhattacharyya N, Kepnes LJ. The risk of development of antimicrobial resistance in individual patients with chronic rhinosinusitis. *Arch Otolaryngol Head Neck Surg* 2004;130:1201-1204.
28. Weschta M, Rimek D, Formanek M, et al. Topical antifungal treatment of chronic rhinosinusitis with nasal polyps: a randomized, double-blind clinical trial. *J Allergy Clin Immunol* 2004;113(6):1122-1128.
29. Ponikau J, Sherris DA, Weaver A, et al. Treatment of chronic rhinosinusitis with intranasal amphotericin B: a randomized, placebo-controlled, double-blind pilot trial. *J Allergy Clin Immunol* 2005;115(1):125-131.
30. Kennedy DW. Prognostic factors, outcomes and staging in ethmoid sinus surgery. *Laryngoscope* 1992;102(12 Pt 2 Suppl):1-18.
31. Gliklich RE, Metson R. Effect of sinus surgery on quality of life. *Otolaryngol Head Neck Surg* 1997;117(1):12-17.

CAPÍTULO 41

Rinossinusite Fúngica

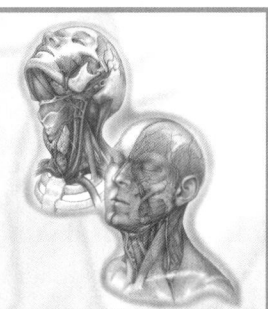

Robert Todd Adelson ■ Bradley F. Marple

O nariz e os seios são afetados por uma grande diversidade de estados de doença, dos quais espécies fúngicas são agentes cada vez mais bem compreendidos. Durante os últimos 25 anos, nossa compreensão aperfeiçoada do papel dos fungos nas doenças sinusais e as complexas interações entre hospedeiro e patógeno possibilitaram uma classificação lógica dos estados de doença, de tal modo que a informação prognóstica adequada pode ser provida e empreendidas intervenções terapêuticas. Durante o mesmo período, foram introduzidas e popularizadas técnicas endoscópicas para descrever melhor a anatomia sinusal e operar as condições patológicas nestas localizações. Uma vez que a rinossinusite fúngica de todo tipo exige algum nível de avaliação ou terapia cirúrgica endoscópica, a rinossinusite fúngica agora é mais suscetível ao tratamento adequado do que em qualquer época passada.

MICOLOGIA BÁSICA

Os fungos são organismos eucarióticos ubíquos no ambiente e quase isso no corpo humano. Os cientistas estimam o número total destas diferentes espécies fúngicas entre 20.000 e 1,5 milhão, dos quais apenas uma fração de um por cento é responsável por doenças humanas, talvez com apenas algumas dúzias de espécies responsáveis por mais de 90% das infecções (1–3). Os fungos podem existir sob a forma de levedura ou bolores. Caracteristicamente, os bolores (mofos) produzem *hifas*, extensões multicelulares tubulares ramificadas (2 a 10 μm de diâmetro), que coalescem formando uma colônia conhecida como *micélio* (2). As leveduras são unicelulares, têm 3 a 15 μm de diâmetro e reproduzem-se assexuadamente por brotamento, embora a falta de separação dos brotos possa resultar em uma cadeia característica de células fúngicas conhecidas como *pseudo-hifas* (2). O *esporo* representa uma solução evolucionária para problemas de sobrevida do fungo impostos por condições desfavoráveis. Estes derivados de reprodução sexuada ou assexuada dispersam-se facilmente no ambiente, são capazes de resistir a ambientes adversos e retêm suas capacidades germinativas até que um meio mais receptivo seja encontrado. Admite-se que a inalação de esporos constitui a via mais comum pela qual a rinossinusite fúngica é iniciada. Uma vez a mucosa nasal tenha sido alcançada, o desenvolvimento de uma condição patológica é determinado não apenas pelas características inerentes do fungo, mas pelo sistema imune do hospedeiro e a complexa interação hospedeiro-patógeno que se segue.

CLASSIFICAÇÃO DA RINOSSINUSITE FÚNGICA

Doença fúngica do nariz e seios paranasais pode ser classificada com base nas manifestações clínicas, radiológicas e histológicas da relação hospedeiro-patógeno. A maioria dos esquemas de classificação comumente aceitos divide a rinossinusite fúngica em doenças invasivas e não-invasivas com base na evidência histopatológica do fungo penetrando nos tecidos do hospedeiro (4) (Tabela 41.1).

A classificação rigorosa da doença fúngica nasossinusal permitirá aos médicos investigar eficientemente os sintomas sugestivos, iniciar o tratamento e informar

TABELA 41.1

CLASSIFICAÇÃO DA RINOSSINUSITE FÚNGICA

Sinusite fúngica invasiva
  Sinusite fúngica invasiva fulminante aguda
  Sinusite fúngica invasiva granulomatosa
  Sinusite fúngica invasiva crônica

Sinusite fúngica não-invasiva
  Infestação fúngica saprofítica
  Bola fúngica sinusal
  Rinossinusite fúngica alérgica

De Ferguson BJ. Definitions of fungal rhinosinusitis. *Otolaryngol Clin North Am* 2000;33:227-235, com permissão.

aos pacientes um prognóstico preciso. O espectro completo da rinossinusite fúngica invasiva e não-invasiva é considerado aqui.

Doença Sinusal Fúngica Invasiva

As condições causadas pela invasão incontrolada de patógenos fúngicos onipresentes estão entre as infecções mais impressionantes às quais os humanos são suscetíveis. A proliferação dos procedimentos de transplante de órgãos e a incidência aumentada de diabetes melito aumentam a coorte de indivíduos imunocomprometidos que estão sob o risco máximo de desenvolvimento de doenças fúngicas. A crescente população de pacientes em condições que os predispõem à doença fúngica invasiva, em combinação com a velocidade dramática da doença e importante morbidade e mortalidade, tornou a sinusite fúngica invasiva (SFI) um tópico de particular interesse dentro da literatura da otorrinolaringologia.

As infecções fúngicas invasivas do sistema respiratório superior foram descritas pela primeira vez por Paltauf em 1885, e as características específicas desta infecção quando ela compromete os seios paranasais foram bem descritas na literatura por volta de 1943 (5). O estudo e a caracterização adicionais da rinossinusite fúngica invasiva ao longo dos anos que se seguiram tornaram possível descrição e classificação mais precisas da doença e suas diversas formas.

Descrição Geral da Sinusite Fúngica Invasiva

A SFI está presente quando elementos fúngicos invadem o tecido nasossinusal. Um diagnóstico de SFI depende da evidência histopatológica de fungos invadindo o tecido nasal: formas hifais dentro da mucosa, submucosa, vaso sanguíneo ou osso sinusais (6). Características histopatológicas específicas, imunocompetência do hospedeiro e progressão da doença permitem a classificação adicional da doença sinusal fúngica invasiva em três formas: sinusite fúngica invasiva fulminante aguda (SFIFA), sinusite fúngica invasiva crônica (SFIC) e sinusite fúngica invasiva granulomatosa (SFIG) (6-8) (Tabela 41.1). Uma evolução temporal de 4 semanas separa a doença aguda da crônica; SFIFA e SFIC ocorrem tipicamente em pacientes com algum grau de imunocomprometimento, enquanto a SFIG é limitada ao aparentemente imunocompetente (4,7-9) (Tabela 41.2). A classificação completa destas diferentes entidades patológicas constitui um passo importante para discutir cada uma no que se refere à sua apresentação clínica, patogênese, diagnóstico e tratamento. O diagnóstico diferencial pode ser encontrado na Tabela 41.3.

Sinusite Fúngica Invasiva Fulminante Aguda

Apresentação Clínica e Diagnóstico

A SFIFA é quase sempre vista em pacientes com algum grau de função imune comprometida, especialmente as condições que diminuem a imunidade mediada por células, embora tenha sido descrita raramente em pacientes com função imune normal (10). Pacientes com afecções associadas a função prejudicada dos neutrófilos, como malignidades hematológicas, anemia aplásica, hemocromatose, diabetes insulinodependente, síndrome de imunodeficiência adquirida (AIDS), ou transplante de órgão, ou aqueles submetidos a imunossupressão iatrogênica com esteróides sistêmicos ou agentes quimioterápicos são particularmente tendentes ao desenvolvimento de SFIFA (5,7,11-15). Um alto índice de suspeita de doença invasiva deve ser mantido diante do paciente imunocomprometido com sinto-

TABELA 41.2
CARACTERÍSTICAS DA RINOSSINUSITE FÚNGICA INVASIVA

Síndrome	Histopatologia	Imunocompetência
Sinusite fúngica invasiva granulomatosa	Hifas fúngicas invasivas com infiltrado variável de células inflamatórias na mucosa. Granulomas de células gigantes multinucleadas, muitas vezes centrados sobre material eosinofílico rodeado por fungo. *Aspergillus flavus* é o mais comum	Imunocompetente. Casos diabéticos descritos
Sinusite fúngica invasiva crônica	Hifas fúngicas invasivas e tecido necrótico com mínima resposta inflamatória. Hifas emaranhadas podem assemelhar-se a uma bola de fungo sinusal. *Aspergillus fumigatus*, muitos outros	Diabetes melito
Sinusite fúngica invasiva fulminante aguda	Hifas fúngicas invasivas com angioinvasão proeminente, vasos trombosados e tecido necrótico. Mínimo infiltrado celular inflamatório. *Aspergillus* e família Mucoraceae são comuns	Imunocomprometido como resultado de malignidades hematológicas, imunossupressão terapêutica, diabetes. Casos imunocompetentes descritos

Modificado de deShazo RD, O'Brien M, Chapin K *et al*. A new classification and diagnostic criteria for invasive fungal sinusitis. *Arch Otolaryngol Head Neck Surg* 1997;123:1181-1188 e Stringer SP, Ryan MW. Chronic invasive fungal rhinosinusitis. *Otolaryngol Clin North Am* 2000;33:375-387.

TABELA 41.3
DIAGNÓSTICO DIFERENCIAL DA RINOSSINUSITE FÚNGICA INVASIVA

Malignidade do seio paranasal
   Carcinoma de células escamosas
   Estesioneuroblastoma
   Linfoma nasossinusal
   Carcinoma indiferenciado nasossinusal
   Sarcoma de bainha de nervo periférico
   Plasmacitoma

Neoplasma benigno   Pseudotumor inflamatório

Doença auto-imune
   Granulomatose de Wegener
   Síndrome de Churg-Strauss
   Sarcoidose

Infecciosa
   Sífilis
   Tuberculose
   Rinoscleroma
   Blastomicose
   Rinossinusite bacteriana aguda/crônica

Diversas
   Mioesferulose
   Inalação nasal de drogas ilegais (cocaína, metanfetamina)
   Rinossinusite fúngica alérgica

Dados de deShazo RD, O'Brien M, Chapin K et al. A new classification and diagnostic criteria for invasive fungal sinusitis. *Arch Otolaryngol Head Neck Surg* 1997;123:1181-1188; Ferguson BJ. Mucormycosis of the nose and paranasal sinuses. *Otolaryngol Clin North Am* 2000;33:349-365; e Stringer SP, Ryan MW. Chronic invasive fungal rhinosinusitis. *Otolaryngol Clin North Am* 2000;33:375-387.

mas de rinossinusite, porque os achados iniciais freqüentemente são sutis.

Os sinais e sintomas de apresentação da SFIFA não são nitidamente diferentes daqueles associados à rinossinusite bacteriana aguda (RSBA). Os pacientes podem queixar-se de rinorréia, cefaléia, dor facial ou diplopia; entretanto, febre é rotineiramente relatada como o achado mais freqüente, presente em 50% a 90% dos pacientes nos dias anteriores ao estabelecimento de um diagnóstico de SFIFA (5,12,16,17). Diversos autores examinaram os sinais e sintomas de SFIFA para melhor determinar que pacientes se beneficiarão com investigação diagnóstica mais agressiva. Dentro da população de pacientes imunocomprometidos, a presença de uma febre em combinação com um sintoma adicional de inflamação nasossinusal deve provocar estudos de imageamento e endoscopia nasal (5,12,16,18). Regiões com anestesia da face ou cavidade oral são aspectos particularmente preocupantes de doença invasiva inicial e podem preceder o desenvolvimento de alterações objetivas na mucosa nasossinusal. Os pacientes devem ser inquiridos especificamente e a sensibilidade facial acuradamente testada para identificar déficits neurológicos sutis, embora reveladores (5).

Os achados endoscópicos mudarão dramaticamente à medida que a doença progredir. As alterações na mucosa nasal visualizada representam menos do que existe, inicialmente no curso da SFIFA; entretanto, alterações na mucosa nasal são os achados físicos mais constantes e devem sempre ser investigadas por endoscopia completa e biopsia nos pacientes de alto risco (12,19). Além disso, biopsias dirigidas por endoscopia estão indicadas em qualquer paciente imunocomprometido com sensibilidade facial alterada ou sinais e sintomas de RSBA que não melhora apesar de 72 horas de terapia clínica apropriada (5,12,16).

O risco de hemorragia pela biopsia nasal pode ser diminuído nos pacientes com uma diátese hemorrágica subjacente repondo-se quaisquer fatores da coagulação deficientes e corrigindo-se a trombocitopenia para uma contagem de plaquetas acima de $60 \times 10^9/L$ (11,12). A pinça de biopsia cortante de 2 mm limitará ainda mais o defeito resultante na mucosa e permitirá ao cirurgião lidar acuradamente com os bordos de avanço de lesões mucosas isquêmicas ou necróticas, porque as biopsias de áreas de necrose franca tendem menos a fornecer um diagnóstico histopatológico (11,12). Caso as biopsias de anormalidades óbvias da mucosa deixem de fornecer o diagnóstico esperado, então biopsias dirigidas devem ser obtidas de locais comumente comprometidos na SFIFA, como a concha média (67%) e o septo nasal (24%), bem como quaisquer outras áreas de edema da mucosa (12,16,19). Mucosa pálida que não sangra normalmente ou provoca reações dolorosas à biopsia reflete isquemia tecidual e angioinvasão fúngica incipiente (12,16,19). Os riscos da biopsia nasal são pequenos, e diversos autores enfatizam o papel da biopsia nasal precoce na ausência de anormalidades mucosas específicas como um método de iniciar o tratamento nos estádios mais iniciais da doença (12,19).

Radiologia

Imageamento diagnóstico dos seios paranasais é muitas vezes efetuado no estudo dos pacientes com SFIFA presumida ou provada. Embora nenhum achado radiográfico tenha sido constatado patognomônico de SFIFA, esses estudos são um passo importante para construir um diagnóstico diferencial, planejamento do tratamento e monitoramento pós-terápico da condição. Imagens de tomografia computadorizada (TC) documentarão a presença de alterações radiográficas compatíveis com doença sinusal e definirão a anatomia nasossinusal, tanto para cirurgia quanto para exame de referência para comparação futura (19). TC é o melhor meio de delinear erosão óssea e avaliar comprometimento dos tecidos moles no paciente com suspeita de SFIFA (20). Imagens de TC não contrastada de cortes finos dos seios nos planos axiais e coronais são necessárias para avaliar adequadamente a anatomia sinusal e a extensão da infecção (11,19,12,20). Evidência em TC de erosão óssea ou o desenvolvimento de doença orbitária ou intracraniana são mais bem investigados com imagem de ressonância magnética (RM) (com ou sem gadolínio) para delinear comprometimento meníngeo e disseminação intracraniana (12,20). Estes achados fornecem informação-chave a respeito da exeqüibilidade da cirurgia e, em última análise, do prognóstico do paciente.

Embora erosão óssea e extensão extra-sinusal sejam historicamente citadas como achados radiográficos clássicos de SFIFA, estes achados não são encontrados precocemente nos casos de SFIFA. De fato, a predominância de edema nasossinusal grave sem evidência de erosão óssea está emergindo como um achado constante entre muitos casos de doença invasiva (21–23). Investigações recentes indicam o espessamento unilateral grave da mucosa da cavidade nasal como sendo a característica mais constante na TC sugestiva de SFI inicial; entretanto, este ainda é um achado inespecífico (19). Outros sugeriram o espessamento dos planos de gordura periantrais como outro indicador precoce de SFIFA; entretanto, a maioria dos autores considerou este achado inespecífico ou achado demasiado incomum nos casos de SFIFA para fornecer muito auxílio diagnóstico (19,24). A confiança em imagens radiográficas para diagnosticar SFIFA foi trazida para escrutínio mais profundo por autores que relataram o desenvolvimento de SFIFA em pacientes sem evidência radiográfica de sinusite e aqueles que acham poucas correlações entre os espécimes cirúrgicos e a evidência radiográfica da doença (19,20). Uma série recente relatou imagens normais de TC do seio em 12% dos pacientes com evidência histopatológica de SFI (16). Deve-se tomar cuidado na interpretação das imagens de TC no paciente suspeito de ter SFIFA, porque os estudos por imagem dão suporte mas não são diagnósticos de SFIFA.

Patogenia da Sinusite Fúngica Invasiva Fulminante Aguda

Aspergillus e os membros da família Mucoraceae (*Mucor*, *Rhizomucor* e *Absidia*) são os fungos mais freqüentemente implicados em SFIFA, embora casos inusuais envolvendo *Candida, Bipolaris, Cunninghamella, Conidiobolus, Scytalidium, Fusarium* e *Exserophilum* tenham sido descritos (5,7,3,15,25). Fungos são ubíquos no ambiente e oportunistas na sua conduta de causar doença humana. Estes patógenos atingem a cavidade nasossinusal através da inalação de esporos fúngicos e subseqüentemente colonizam o trato respiratório superior do hospedeiro (15). Um sistema imune competente do hospedeiro normalmente mantém o crescimento fúngico sob controle; entretanto, condições que prejudicam a imunidade do hospedeiro permitem aos fungos violar a mucosa nasossinusal.

Os precitados sintomas nasossinusais e achados clínicos da SFIFA desenvolvem-se como resultado da propagação de fungos angioinvasivos e neuroinvasivos dentro da cavidade nasossinusal (3,5). O ambiente acidótico de isquemia e necrose teciduais oferece um meio ideal para crescimento fúngico e promove a propagação desta infecção galopante (25). A história natural da SFIFA leva à extensão extra-sinusal, por erosão direta através do osso, por meio da disseminação perineural, ou por meio da extensão perivascular através dos vasos penetrantes no tecido circundante. Regiões sem sensibilidade da mucosa nasal e/ou palato, proptose, déficits de nervos cranianos, oftalmoplegia, visão diminuída e alterações do estado mental constituem indicações de invasão vascular e neural agressiva (5,11,19).

Tratamento da Sinusite Fúngica Invasiva Fulminante Aguda

A SFIFA é uma condição específica de uma população bem definida, e medidas preventivas e um alto índice de suspeição para a doença constituem a primeira linha da terapia na população em risco. As populações de alto risco mais estreitamente monitorizadas, aquelas com malignidades hematológicas ou pacientes pós-transplante (taxas de incidência de SFIFA de 1,7% a 2,6%), devem ser submetidas aos métodos de diminuição da exposição ambiental aos fungos, administração de drogas antifúngicas profilática e protocolos de triagem de SFI em hospitais (14,18,26).

Os aposentos hospitalares equipados com filtros de ar e partículas de alta eficiência demonstraram reduzir as cargas de fungos, desse modo intervindo no estádio inicial da inalação de fungo (14,18,26). Profilaxia com medicação antifúngica nos pacientes de alto risco não é recomendada em virtude dos seus perfis de efeitos colaterais, toxicidade, potencial de aumentar a resistência a drogas e ausência de evidência clínica importante excluem um benefício claro para a população tratada (14,27). Em contraposição, medicações antifúngicas profiláticas estão indicadas em pacientes com uma história de SFI que necessitarão terapia imunossupressora adicional (14,28). Esta forma de profilaxia secundária com anfotericina B e/ou outros agentes (flucitosina, itraconazol) é praticada comumente para uma variedade de infecções fúngicas invasivas com uma redução na taxa de infecção recorrente (22).

A SFIFA é tratada mais bem-sucedidamente quando a terapia agressiva por múltiplas modalidades pode ser instituída nas fases iniciais da doença. Os protocolos de base hospitalar iniciam TCs dos seios nos pacientes de alto risco com sintomas nasossinusais ou febre inexplicada, seguindo-se exame endoscópico e biopsia intranasal de todos os pacientes com anormalidades radiográficas (19,21,26).

O tratamento da SFIFA se baseia na terapia clínica e cirúrgica dirigida ao patógeno fúngico ofensor adicionalmente à reversão do estado de imunocomprometimento subjacente do paciente. Medicação antifúngica sistêmica pode ser instituída imediatamente enquanto é empreendido o tratamento da cetoacidose diabética (CAD) ou restauração da neutropenia. A correção da acidose e desidratação subjacente é associada a uma taxa de sobrevida de 80% na SFIFA com CAD concomitante (11). Em pacientes de transplante ou aqueles com malignidades hematológicas, uma contagem absoluta de neutrófilos (CAN) menor que 1.000/mm³ foi associada ao início da doença e sobrevida reduzida (11-13,16,20,26). Transfusões de leucócitos e administração de fator estimulador de colônias de granulócitos que aumentem a CAN para mais de 1.000/mm³ demonstraram melhorar a sobrevida em pacientes neutropênicos (12,26,29).

A terapia antifúngica sistêmica é usada rotineiramente na SFIFA. Anfotericina B, um macrolídeo poliênico, foi a droga de escolha para o tratamento sistêmico das infecções fúngicas invasivas e disseminadas desde a sua introdução na prática clínica nos 1960 (12,30). Em seguida a uma dose de teste e aumentos diários, a SFIFA é tratada com administração intravenosa de anfotericina B com uma meta de posologia de 1 mg/kg/dia (máximo de 1,2 mg/kg/dia) (11,30). A anfotericina B exibe atividade fungicida contra um largo espectro de agentes patogênicos; entretanto, seus efeitos colaterais são múltiplos e sérios e podem limitar a posologia e a duração da terapia em pacientes criticamente doentes (30). Sintomas relacionados a infusão incluindo febre, calafrios, cefaléia, náusea, vômito, tromboflebite e hiperpotassemia são vistos em 50% dos pacientes e podem ser tratados agudamente; entretanto, mielossupressão, ototoxicidade e nefrotoxicidade em longo prazo são mais problemáticas (31,32). A nefrotoxicidade, que ocorre em 80% dos pacientes tratados com anfotericina B, e a azotemia e perturbações eletrolíticas (hipopotassemia) resultantes obrigam a suspender a terapia ou mudar de agente antifúngico (30).

Novas formulações da anfotericina B com base lipídica têm melhores perfis de segurança, menos toxicidade renal e são eficazes para tratar SFIFA (12,15,33). Embora experiências clínicas randomizadas no tratamento da SFI não sejam disponíveis, a evidência derivada do tratamento de outras infecções fúngicas disseminadas e invasivas favorece eficácia igual se não maior, e complicações reduzidas nos pacientes que recebe-

ram a droga mais recente (34,35). A capacidade de aplicar doses totais mais altas com toxicidade reduzida destaca a questão do custo mais alto da droga como o único obstáculo restante ao uso amplo das formulações de anfotericina B com base lipídica.

As medicações antifúngicas podem ser administradas através de uma via intranasal e este método de administração é facilitado pela extirpação cirúrgica completa da doença. As vias intranasais foram exploradas como métodos de profilaxia da SFI com variado sucesso; entretanto, como as irrigações nasais, tratamentos com nebulizador, e curativos cirúrgicos embebidos de anfotericina B constituem mínimo risco e são possivelmente de grande benefício, eles merecem consideração como medidas adjuntivas no tratamento da SFIFA (5,25,36).

Debridamento operatório diminui a carga de patógeno, remove tecido desvitalizado, estabelece caminhos para drenagem dos seios e possibilita inspeção e monitoramento pós-operatórios dos locais infectados. A cirurgia interrompe a progressão da doença, pela remoção macroscópica do patógeno juntamente com o tecido necrótico no qual os fungos crescem (25). O debridamento é estendido até que sejam expostas margens nítidas sangrantes. A ressecção até essas margens favorece as defesas do hospedeiro que são necessárias para remover a infecção oportunista: tecido bem perfundido que possa fornecer medicações antifúngicas sistêmicas, um pH tecidual normal, e números aumentados de neutrófilos (5,12,13,16,37). Excursões intracranianas e intra-orbitárias para remover doença extensa não foram compensadoras. Os cirurgiões chamaram atenção para os resultados uniformemente maus das ressecções radicais da doença além dos limites da cavidade nasossinusal. Técnicas endoscópicas mais limitadas e dirigidas são usadas para atacar o processo de doença nasossinusal, enquanto a terapia clínica prepara o sistema imune do paciente para enfrentar quaisquer fungos oportunistas remanescentes (5,12, 13,16,37).

Prognóstico da Sinusite Fúngica Invasiva Fulminante Aguda

A mortalidade da SFIFA tem sido citada tradicionalmente como 50% a 80%; entretanto, séries recentes diminuíram a taxa de mortalidade para 18% à medida que as características da SFIFA são mais bem compreendidas e é possível diagnóstico e tratamento mais precoces (26). Muitos autores examinaram características do hospedeiro e do patógeno para identificar elementos com significado prognóstico. Extensões anatômicas da doença com comprometimento intracraniano e/ou intra-orbitário constituem preditores clinicamente óbvios de maus resultados, evidenciados por grandes séries de casos (13,17). A importância da função imune do hospedeiro é destacada em estudos que demonstram a recuperação da CAN como a característica isolada mais preditiva de sobrevida na SFIFA (12,19,26).

Diferenças na mortalidade também são notadas ao se examinar a etiologia da imunossupressão e a identidade dos fungos incriminados. Uma revisão recente de um hospital de nível terciário demonstrou mortalidade global mais alta em pacientes infectados com *Mucor* (29%) do que naqueles infectados com *Aspergillus* (11%), independentemente da condição subjacente do paciente (26). A mortalidade em pacientes com diabetes melito (40%) é mais alta que aquela dos pacientes com malignidades hematológicas (11%). Esta mortalidade diferencial pode resultar de uma incidência maior de *Mucor* com relação a *Aspergillus* na SFIFA afetando diabéticos (4:1), além do contraste entre a vigilância nos pacientes internados no hospital e o diagnóstico retardado da SFIFA nos diabéticos dentro da comunidade (26).

Sinusite Fúngica Invasiva Crônica

Em contraposição à impressionante velocidade clínica da SFIFA, uma segunda categoria de doença fúngica invasiva abrange uma progressão menos acelerada da enfermidade, todavia com achados histopatológicos similares. Estas variedades particulares de doença sinusal fúngica invasiva foram divididas mais rigorosamente em duas formas: SFIC e SFIG.

Apresentação Clínica

A SFIC, antes conhecida como "sinusite fúngica indolente crônica", foi reconhecida pela primeira vez por Milroy em 1989 e agora é considerada uma forma de doença fúngica invasiva lentamente progressiva (7,38). Os sintomas de apresentação são inespecíficos e espelham aqueles da rinossinusite crônica (RSC): dor facial, cefaléia e congestão nasal (7,9,11).

Os pacientes apresentam-se com sintomas inespecíficos que se assemelham aos da RSC, tornados notáveis pela sua longa duração, lenta progressão e refratariedade à terapia antibiótica padrão (4,9,39). Casos foram descritos em pacientes imunocompetentes e diabéticos similarmente; por essas razões, o diagnóstico freqüentemente é retardado até que o aparecimento de alterações visuais, proptose, deformidade facial, convulsões ou alteração do estado mental obrigam o médico a considerar possibilidades mais ameaçadoras (11,40,41).

Diagnóstico

A avaliação diagnóstica deve começar com um exame completo de cabeça e pescoço, incluindo endoscopia nasal e biopsia, bem como testes dos nervos cranianos para determinar a extensão de imageamento que será necessário inicialmente. O exame endoscópico não tende a fornecer um diagnóstico, a não ser que sejam feitas biopsias. A SFIC provoca modesta inflamação nasossinusal, e o exame endoscópico tipicamente identifica pólipos nasais e muco espesso, sem a escara ou a invasão características da SFIFA (7–9). Um diagnóstico de doença fúngica invasiva pode ser fornecido apenas em bases histopatológicas, embora o imageamento vá encurtar o diagnóstico diferencial e dirigir melhor as biopsias.

Radiologia

Sintomas de sinusite são tipicamente investigados com TCs axiais e coronais dos seios. O grave espessamento dos tecidos moles e erosão ou expansão ósseas, que muitas vezes são atribuídos aos processos invasivos, é visto comumente na RSFA e em alguns neoplasmas; não há achados de imageamento patognomônicos da SFIC (7,42). Déficits neurológicos ou oftalmológicos justificam uma RM com contraste do crânio para delinear comprometimento da dura e conteúdo orbitário, porque doença intracraniana ou intra-orbitária afeta significativamente o planejamento do tratamento e o prognóstico (9,11). Estudos por imagem podem ser extremamente úteis para delinear a extensão da doença de tal modo que biopsias possam ser obtidas com tão pouca morbidade quanto possível.

Patologia

A SFIC tem sido atribuída a uma larga variedade de fungos; entretanto, o *Aspergillus* permanece o patógeno mais comumente implicado (> 80%) (8,43). As características histopatológicas da SFIC ajudam a distinguir esta entidade de ambas a SFIFA e a SFIG. Elementos fúngicos invasivos são encontrados dentro da mucosa nasossinusal, invadindo vasos sanguíneos e infartando tecido circundante enquanto apenas incitam uma escassez de células inflamatórias e nenhum granuloma reativo (8).

Tratamento e Prognóstico

A relativa raridade da SFIC e falta de experiências de tratamento controladas obriga os médicos a basear suas intervenções terapêuticas em relatos de casos publicados e na experiência pessoal com rinossinusite fúngica. O consenso entre os autores favorece terapia combinada, com debridamento cirúrgico e quimioterapia antifúngica sistêmica (7,9). O debridamento cirúrgico deve ser abordado da mesma maneira que na SFIFA, com remoção de todo o tecido necrótico, exposição de margens de ressecção sangrantes e respeito pelas barreiras naturais intactas à infecção como a dura e a periorbitária (8,11). Embora não goze de concordância universal, a maioria dos estudos de SFIC sugere que os resultados pós-operatórios são melhorados nos pacientes que recebem medicações antifúngicas sistêmicas, usualmente anfotericina B (8).

Os aspectos prognósticos da SFIC não estão bem caracterizados; portanto, recomendamos acompanhamento cuidadoso no longo prazo neste processo de doença. Recorrências assintomáticas da SFIC não são incomuns e devemos nos precaver contra elas e tratá-las nos estádios mais iniciais possíveis para evitar complicações intracranianas e intra-orbitárias. TCs pós-operatórias programadas de rotina, associadas a debridamento endoscópico e vigilância, são os métodos mais eficazes para a detecção de doença recorrente (11).

Sinusite Fúngica Invasiva Granulomatosa

A SFIG, antes conhecida como "granuloma de aspergilose paranasal primária no Sudão", é uma condição rara cujo nome histórico reflete tanto a sua predileção geográfica quanto o organismo causador (22). A SFIG foi descrita principalmente em partes da África do norte e do sudeste asiático, tendo sido quase inteiramente atribuída à infecção por *Aspergillus flavus* (8,44). Os sintomas, apresentação clínica, achados de exame e estudos por imagem da SFIG são idênticos aos da SFIC, com autores agora descrevendo que ambas as condições ocorrem em pacientes imunocompetentes e diabéticos similarmente (9).

A distinção entre SFIC e SFIG é baseada nos achados de histopatologia e no tratamento subseqüente. O estudo histopatológico da SFIG identifica a familiar proliferação fúngica exuberante com invasão tecidual e um infiltrado inflamatório variável; entretanto, a presença de granulomas de células gigantes multinucleadas distingue a SFIG da SFIC (7,8). As opções terapêuticas para SFIG são ponto de discordância entre os autores. A maioria dos autores vê a SFIG e o subtipo não granulomatoso, SFIC, como idênticos quanto às opções de tratamento e recomenda cirurgia agressiva e quimioterapia antifúngica sistêmica como descrito previamente (9,11). Uma minoria dos autores traça uma distinção entre as opções de tratamento para SFIG e SFIC, afirmando que SFIG responderá à terapia cirúrgica isolada sem medicação antifúngica (8). Embora neste momento faltem dados definitivos sobre os resultados, uma conduta conservadora com a SFIG favorece o uso de antifúngicos sistêmicos naqueles com doença extensa, imunocomprometimento ou diabetes.

Infecções Sinusais Fúngicas Não-Invasivas

Três condições separadas são identificadas como doença fúngicas do nariz e seios paranasais nas quais o fungo é inteiramente extramucoso. Embora os processos invasivos supramencionados possam ser vistos como variações sobre um tema comum, os processos não-invasivos são nocivos através de mecanismos muito diferentes.

Infestação Fúngica Saprofítica

A infestação fúngica saprofítica (IFS) é uma condição clínica incompletamente compreendida tanto no que concerne à sua história natural quanto ao seu papel na patologia nasossinusal. A doença é definida pelo crescimento visível do fungo sobre crostas mucosas dentro da cavidade nasossinusal e não a presença de fungos demonstrável por cultura unicamente (4). Mucocrostas fúngicas são identificadas durante a endoscopia nasal e podem ser removidas no consultório. Irrigação nasal diária com soro fisiológico é recomendada juntamente com exame endoscópico semanal e debridamento até que a condição se resolva. Estudos de imageamento não tendem a aumentar a informação obtida pela endoscopia completa. O papel de irrigações antifúngicas no tratamento das infestações saprofíticas não foi bem estudado, mas provavelmente é mais do que é necessário para controlar este estádio incipiente de uma doença fúngica não-invasiva.

Bola Fúngica Sinusal

A bola fúngica sinusal (BFS), antes chamada imprecisamente "micetoma", tipifica melhor a doença fúngica não-invasiva dos seios paranasais. Este estado patológico foi descrito pela primeira vez por Mackenzie em 1893 e só foi bem caracterizado recentemente, provavelmente como resultado do pequeno tamanho das séries de casos descritas e a infreqüência com a qual os médicos encontram esta condição. A BFS resulta da seqüestração, dentro de um seio paranasal, de massas concentricamente dispostas, densamente emaranhadas, de elementos hifais fúngicos na ausência de invasão da mucosa ou reações granulomatosas (45,46).

Apresentação Clínica

A BFS produz sintomas como resultado de efeito de massa e obstrução do seio paranasal. Atenção médica tipicamente é procurada para sintomas compatíveis com RSC, embora a duração extensa e a refratariedade à terapia clínica de dor facial, cefaléia, obstrução da via aérea nasal, tosse crônica ou rinorréia purulenta do paciente possam ser indicadores de um processo mais incomum (4,46–48). A endoscopia nasal pode demonstrar doença de pólipos inflamatórios, que são encontrados em apenas 10% dos pacientes, mas tende mais a revelar mucosa normal a inflamação branda com ou sem outras características reveladoras (47).

Radiologia

Imagens de TC são mais reveladoras, todavia certamente não-diagnósticas. Comprometimento de um único seio é descrito em 59% a 94% dos casos de BFS, quase sempre com opacificação completa ou subtotal do seio comprometido e freqüentemente demonstrando radiodensidades dentro dessas opacificações (41%) (47,49). Esclerose óssea das paredes do seio comprometido é comum, uma vez que evidência radiográfica deste espessamento ósseo é observada em 33% a 62% em diferentes séries de casos (48,49). Em contraste com a erosão óssea comumente observada na sinusite fúngica alérgica, perda óssea sinusal semelhante é notada em apenas 3,6% a 17% das TCs de pacientes com BFS (46-48). A presença de opacificação sinusal isolada em TCs indicará imageamento adicional (RM) ou cirurgia endoscópica para finalidades diagnósticas e terapêuticas.

Patologia

A patogenia da BFS quase certamente exige a inalação de esporos de fungos e sua seqüestração em uma localização apropriada dentro das passagens nasossinusais. Esta localização aquecida, úmida, em um seio paranasal mal ventilado favorece a germinação e o crescimento, uma vez que o fungo se evade das defesas imunes do hospedeiro e evita remoção dos seios pelo transporte mucociliar (45,46). Embora difícil de identificar em culturas de espécimes de BFS, o *Aspergillus* é esmagadoramente o mais comum patógeno responsável pela condição (41,46-49). A revisão histopatológica da mucosa sinusal associada demonstra uma infiltração branda a moderada de células inflamatórias crônicas na ausência de invasão tecidual, granulomas ou mucina fungoalérgica (45,47).

A BFS compromete preferencialmente o seio maxilar (69% a 86% dos casos), e, em até 50% dos casos, isto pode ser atribuível a condições favoráveis ao crescimento de *Aspergillus* como resultado da difusão de óxido de zinco para dentro do seio maxilar a partir da pasta dental usada em procedimentos endodônticos efetuados nos dentes maxilares (45,47,49).

Tratamento

A BFS é uma doença fúngica não-invasiva que pode ser adequadamente tratada pela remoção cirúrgica completa da bola fúngica e irrigação completa do seio comprometido. Embora tradicionalmente acessado através de vias de acesso externas, a maioria dos autores relata que as técnicas endoscópicas são eficazes para remoção completa da doença; entretanto, trepanações para irrigação ou aberturas para endoscópio bem como vias de acesso externas devem ser consideradas nos casos mais desafiadores (47). Taxas de recorrência de 3,7% a 6,8% nos pacientes com BFS tratados endoscopicamente provavelmente são aceitáveis, porque a remoção adicional de BFSs pode a seguir ser efetuada através das antrostomias cirúrgicas amplas, no consultório ou na sala de operações (46,47). A terapia antifúngica pós-operatória não é necessária, a não ser que o paciente sofra de condições co-mórbidas com predisposições a imunossupressão. A progressão da BFS para SFIFA, embora considerada rara, foi descrita em pacientes de alto risco, pacientes com discrasias sanguíneas, diabetes, esteróides sistêmicos ou outras condições semelhantes associadas a imunodeficiência (46). A seleção antifúngica nestes casos raros deve ser guiada pela histologia e os resultados da cultura do fungo para identificar o agente menos tóxico, mais custo-efetivo disponível e a terapia tópica com irrigações intranasais devem ser considerados. Formulações de anfotericina B devem ser restringidas aos casos nos quais os resultados da cultura fúngica sugerirem resistência aos antifúngicos imidazólicos (46).

Rinossinusite Fúngica Alérgica

Diversamente das formas invasivas de rinossinusite fúngica, é o potencial dos fungos colonizadores de provocar inflamação alérgica da mucosa na ausência de invasão que caracteriza a RSFA. A capacidade dos fungos ou, mais especificamente, dos componentes protéicos dos fungos, de provocar inflamação mucosa alérgica mediada por IgE é bem conhecida. Além disso, quando os indivíduos sensibilizados são colocados em ambientes de alta exposição fúngica, os sintomas de hiper-responsividade das vias aéreas aumentam significativamente com relação aos indivíduos não sensibilizados, em situações semelhantes (50). Virtualmente todos os estudos da fisiopatologia da RSFA foram baseados na premissa de que alergia mediada por IgE a um ou mais fungos está subjacente à doença, com o achado de infiltração tecidual predominante de eosinófilos parecida com inflamação alérgica em fase avançada. Desta maneira, a RSFA possui características bastante semelhantes à aspergilose broncopulmonar alérgica (51).

Durante os últimos 25 anos, a RSFA emergiu como um subconjunto clinicamente distinto de casos de RSC. A RSFA possui aspectos clínicos, radiográficos, patológicos e imunológicos característicos.

História e Exame Físico

Ocasionalmente, a apresentação da RSFA pode ser dramática, dando origem a perda visual aguda, dismorfia facial grosseira (descrita mais tarde) ou obstrução nasal completa; entretanto, mais freqüentemente, a apresentação da RSFA é sutil (51-53). Os pacientes tipicamente se queixam de obstrução gradual das vias aéreas nasais e produção de crostas nasais semi-sólidas que, à anamnese, combinam com a descrição macroscópica da mucina fungoalérgica. O desenvolvimento de obstrução da via aérea nasal pode ter sido tão gradual que o paciente não teve percepção da sua presença. Dor é incomum nos pacientes com RSFA e sugere a presença concomitante de uma rinossinusite bacteriana (32,54). Em contraste com os sintomas freqüentemente sutis da RSFA, os achados físicos freqüentemente são notáveis. A variedade de achados físicos ao exame é tipicamente ampla, desde obstrução das vias aéreas nasais resultando de inflamação intranasal e polipose até desfiguração facial grosseira e anormalidades orbitárias ou oculares (53).

Radiologia

O acúmulo lento de mucina fungoalérgica confere características únicas e bastante previsíveis à doença. Mucina fungoalérgica é seqüestrada dentro das cavidades dos seios paranasais comprometidos e seu acúmulo eventualmente leva aos achados radiográficos bem reconhecidos da RSFA (Tabela 41.4). Um estudo recente de imagens de TC sinusais de 45 pacientes com RSFA suporta objetivamente diversas observações clínicas prévias (55). A RSFA, embora bilateral em 51% dos casos revistos, causou comprometimento assimétrico dos seios paranasais em 78% dos casos. Erosão óssea e extensão da doença para áreas anatômicas adjacentes foram encontradas em 20% dos pacientes, e teve maior tendência a ocorrer na presença de doença avançada bilateral. Expansão, remodelação ou adelgaçamento das paredes sinusais envolvidas foram comuns (e foram considerados devidos à natureza expansiva da mucina em acúmulo). Estes achados foram corroborados por Nussenbaum *et al.* (56) que reviram TCs de 142 pacientes tratados de RSFA em uma única instituição e também encontraram desmineralização do osso em aproximadamente 20% dos pacientes.

Áreas heterogêneas de intensidade de sinal dentro dos seios paranasais cheios de mucina fungoalérgica são freqüentemente identificadas em TCs (Fig. 41.1). Embora estes achados não sejam específicos da RSFA, eles permanecem relativamente característicos da doença e podem fornecer informação pré-operatória que suporta um diagnóstico de RSFA (55). A evidência atual aponta a presença de acúmulos de metais pesados (p. ex., ferro e manganês) e precipitação de sais de cálcio dentro da mucina fungoalérgica como a causa

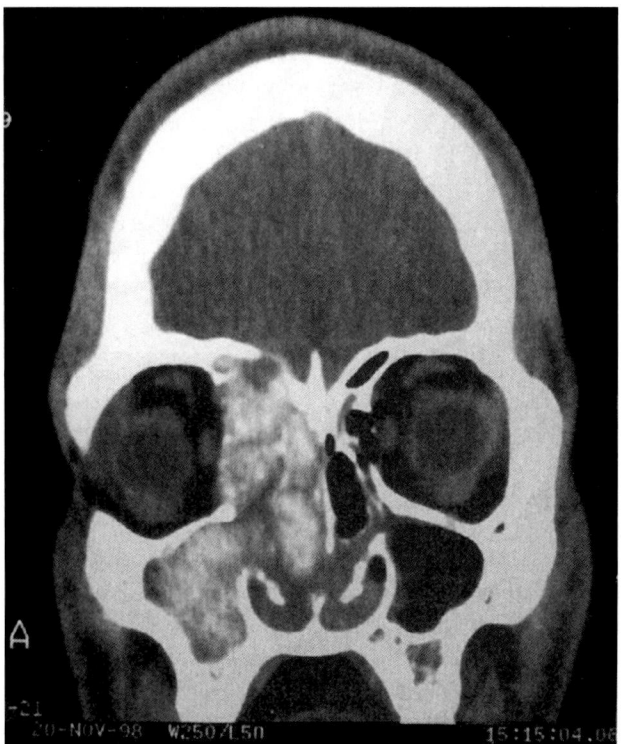

Figura 41.1

Imagem de tomografia computadorizada coronal demonstrando características típicas de rinossinusite fúngica alérgica. Observar distribuição assimétrica do comprometimento, expansão para dentro da fossa anterior do crânio através do teto etmoidal direito e aspecto heterogêneo dos seios comprometidos.

TABELA 41.4

CARACTERÍSTICAS RADIOGRÁFICAS DA RINOSSINUCITE FÚNGICA ALÉRGICA

Características na tomografia computadorizada
Doença tende para distribuição unilateral ou assimétrica
Seios comprometidos estão expandidos
Osso marginando seios comprometidos pode demonstrar atenuação ou erosão (mais bem demonstrado com algoritmos ponderados para osso)
Espaços anatômicos adjacentes podem estar desviados
Heterogeneidade do sinal dentro dos seios comprometidos (mais bem demonstrado com algoritmo para tecidos moles)

Características na imagem de ressonância magnética
T1
Seios paranasais comprometidos demonstram intensidade variável de sinal
Contraste da periferia dos seios paranasais comprometidos (edema da mucosa)
T2
Hipointensidade do sinal dentro dos seios paranasais comprometidos (indicação do estado desidratado da mucina)
Contraste da periferia dos seios paranasais comprometidos (edema da mucosa)

De Meltzer EO, Hamilos DL, Hadley JA *et al*. Rhinosinusitis: establishing definitions for clinical research and patient care. *J Allergy Clin Immunol* 2004;114:S154, com permissão.

mais provável destes achados radiográficos (55,57). A desidratação do conteúdo do seio também pode contribuir para as áreas hiperdensas vistas nas TCs.

A RM também pode fornecer informação útil na identificação pré-operatória da mucina fungoalérgica. Este efeito é mais pronunciado em imagens ponderadas para T2 como resultado dos tempos de relaxamento prolongados do campo magnético. A alta concentração de proteína e baixa de água da mucina fungoalérgica, acoplada com o alto conteúdo de água dentro da mucosa circundante do seio paranasal, dá origem a características bastante específicas na RM. Os achados combinados de TC e RM proporcionam um aspecto radiográfico que é altamente sugestivo de RSFA (58,59).

Testagem Imunológica

Um estudo por Manning e Holman (54) comparou prospectivamente oito pacientes com RSFA com cultura positiva de *Bipolaris* com 10 controles com RSC. Ambos os grupos foram avaliados com RAST e ensaio de imunossorvente ligado a enzima (ELISA) para inibição a anticorpos IgE e IgG específicos de *Bipolaris* e teste cutâneo a antígeno de *Bipolaris*. Todos os oito pacientes com RSFA tiveram reações positivas no teste cutâneo a antígeno *Bipolaris* bem como inibição positiva de RAST e ELISA a IgE e IgG específicas de *Bipolaris*. Em comparação oito dos dez controles demonstraram resultados negativos à testagem cutânea e sorológica.

Vários outros estudos também demonstraram uma correlação positiva entre teste cutâneo e respostas *in vitro* (RAST) a antígenos fúngicos e não fúngicos e pacientes com RSFA (54,58). Além disso, pacientes com RSFA parecem demonstrar uma ampla sensibilidade a diversos antígenos fúngicos e não-fúngicos (60). Com base nestes e outros estudos, concorda-se em geral que os pacientes com RSFA terão evidência positiva de alergia fúngica ao fungo que coloniza sua mucina alérgica na maioria dos casos. Nos casos que não mostrarem essa correlação, pode ser que problemas técnicos na cultura do fungo ou uma falta de reagentes de teste cutâneo possa explicar a discrepância. Sensibilidade a numerosos fungos foi indicada pelos métodos *in vitro* (RAST) e *in vivo* (teste cutâneo), embora geralmente apenas um único fungo seja isolado por cultura da mucina fungoalérgica correspondente. Anteriormente isto foi considerado resultado de um epítopo fúngico comum ou uma predisposição genética para alergia fúngica na RSFA. Trabalho recente por Chrzanowski *et al.* (61) identificou a presença de uma proteína de 18 kD na mucina alérgica obtida de pacientes com RSFA, que pode representar um "pan-antígeno" fúngico.

Os valores de IgE total geralmente também estão elevados na RSFA, muitas vezes para mais de 1.000 UI/mL, e foram propostos como um indicador clinicamente útil da atividade da doença da RSFA (60,62). Em alguns casos, precipitinas IgG fungoespecíficas também foram detectadas, analogamente às descritas na aspergilose broncopulmonar alérgica (ABPA).

Características Histológicas da "Mucina Alérgica"

É a produção de mucina alérgica que é considerada patognomônica da RSFA. Macroscopicamente, a mucina alérgica é espessa, tenaz e altamente viscosa em consistência; sua cor pode variar de bronze-claro a castanho ou verde-escuro (63,64). É a mucina, em vez da mucosa do seio paranasal, que fornece a informação histológica necessária para fazer o diagnóstico de RSFA (65). O exame da mucosa e dos pólipos obtidos dos seios paranasais comprometidos revela achados de inflamação crônica geralmente com uma abundância de eosinófilos. O exame patológico destes tecidos deve ser feito para estabelecer que a invasão fúngica não está presente (65).

O aspecto histológico da mucina alérgica revela os achados característicos de hifas fúngicas não-invasivas ramificadas dentro de lâminas de eosinófilos e cristais de Charcot-Leyden (66,67). Coloração com hematoxilina e eosina (H&E) acentua a mucina e componentes celulares da mucina fungoalérgica, mas não cora as hifas fúngicas. Os fungos são reconhecidos por uma capacidade única de absorver prata. Isto é a base para várias colorações pela prata, como a de Grocott ou a de metenamina prata de Gomori (GMS), que cora os fungos em negro ou castanho-escuro. Infelizmente, as colorações baseadas em prata têm alta especificidade mas baixa sensibilidade. Um método mais sensível para identificação de fungos foi desenvolvido recentemente, fazendo uso de uma proteína específica ligadora de quitina marcada com fluoresceína. Em um estudo que comparou muco recuperado de 54 pacientes com RSC, o uso desta técnica permitiu a identificação de elementos fúngicos em 100% dos espécimes, enquanto fungos foram detectados apenas em 41 dos 54 espécimes (76%) usando coloração de Grocott (68). Usando esta técnica, Taylor *et al.* (68) identificaram hifas fúngicas na vasta maioria das amostras de muco sinusal obtidas de pacientes com RSC, embora a maioria destes pacientes não tivesse os outros aspectos clássicos da RSFA.

Cultura dos Fungos

As culturas fúngicas de mucina fungoalérgica podem fornecer evidência em apoio ao diagnóstico e tratamento subseqüentes da RSFA, mas devem ser interpretadas com cautela. É importante conceber que o diagnóstico de RSFA não é estabelecido ou eliminado com base nos resultados destas culturas. O rendimento variável das culturas fúngicas (64% a 100%) torna bastante possível a RSFA na presença de uma cultura fúngica negativa (54). Em contraste, uma cultura fúngica positiva não confirma o diagnóstico de RSFA, porque ela pode meramente representar a presença de crescimento fúngico saprofítico. Por esta razão, o aspecto histológico da mucina alérgica permanece sendo o indicador mais confiável da RSFA.

Critérios Diagnósticos

A constelação de achados clínicos, radiográficos e imunológicos ajuda a definir a doença e tem sido o foco de vários critérios diagnósticos (2,69). Os pacientes com RSFA demonstraram uniformemente cinco características: produção macroscópica de mucina eosinofílica contendo hifas fúngicas não-invasivas, polipose nasal, achados radiográficos característicos, imunocompetência e alergia aos fungos (69). Levando em consideração a literatura atual, o diagnóstico de RSFA é minimamente dependente de se identificar a combinação de evidência histológica de hifas fúngicas com mucina eosinofílica e alergia do hospedeiro a esse fungo. O diagnóstico pode ser suspeitado com base no exame físico ou achados radiográficos; entretanto, na maioria dos casos, o diagnóstico não é estabelecido até que tecido sinusal e muco obtidos durante cirurgia sinusal tenham sido revistos. No momento da cirurgia, o paciente pode ter uma cavidade sinusal persistentemente opacificada, e muco eosinofílico mais tecido polipóide podem ser encontrados para responsabilizar-se por esta opacificação. Os pacientes quase sempre têm sensibilidade alérgica tipo I aos antígenos fúngicos. Em virtude destas características típicas mais as complicações que distinguem esta doença, incluindo erosão óssea e dismorfia facial, a RSFA representa um subconjunto distinto do grupo mais amplo de pacientes com RSC.

Tratamento

O tratamento da RSFA permanece em um estado de evolução. A cirurgia "radical" inicial foi substituída por uma combinação de cirurgia conservadora e terapia clínica adjuntiva à medida que a evolução natural da doença se tornou mais bem identificada. Ainda permanece como pedra angular deste tratamento a necessidade de cirurgia. Os objetivos da intervenção cirúrgica são erradicar toda a mucina alérgica, ao mesmo tempo provendo drenagem e ventilação permanentes aos seios afetados. Apesar da controvérsia sobre o real fator iniciador, parece que a RSFA é uma resposta inflamatória aos fungos que conduz à produção de mucina. O acúmulo de mucina não apenas causa erosão óssea e dismorfia facial, mas também pode desempenhar um papel na recorrência cíclica da doença, pela perpetuação da exposição antigênica (67). Em teoria, a remoção cirúrgica completa da mucina rompe este ciclo.

Infelizmente, mesmo nas melhores mãos, a recidiva da RSFA permanece inaceitavelmente alta com cirurgia apenas. Daí, muitos vieram a sustentar o uso de formas adjuntivas de terapia clínica, em tentativas de controlar melhor este problema. Com evidência sustentando a hipersensibilidade fúngica na patogenia da RSFA, a imunoterapia fúngica pareceu um forte potencial de benefício. Os estudos iniciais abordando a segurança da imunoterapia adjuntiva para o tratamento da RSFA revelaram não somente que esta prática parecia segura mas também surpreendentemente levava à diminuição notável na recorrência da doença. Em um estudo, pacientes tratados com imunoterapia fúngica durante um período de 3 anos após cirurgia mostraram uma diminuição importante na sua taxa de recorrência (27). Além disso, os pacientes recebendo imunoterapia estatisticamente tiveram menos edema da mucosa conforme observado na endoscopia, e relataram melhor qualidade de vida (27).

A imunomodulação também pode ser obtida por outros meios que não imunoterapia. O uso de séries pós-operatórias de corticosteróides demonstrou resultados semelhantes no manejo das taxas de recorrência da RSFA. Pacientes tratados com série prolongada de corticosteróides sistêmicos demonstram um aumento importante no tempo antes da cirurgia de revisão sinusal (27). Embora nenhum estudo publicado tenha avaliado especificamente o papel dos esteróides nasais no controle da RSFA, eles foram aceitos como tratamento pós-operatório padrão.

Dada a potencial morbidade relacionada com as drogas, antifúngicos sistêmicos não gozaram de uso semelhante para o manejo da recorrência da RSFA do mesmo modo como aconteceu com as outras opções de tratamento clínico. Entretanto, similarmente a outras terapias clínicas, os antifúngicos sistêmicos demonstraram resultado melhorado (6).

Uma revisão recente sobre o resultado em longo prazo, 4 a 10 anos, de 17 pacientes com RSFA relatou uma baixa taxa de recidiva independentemente do tratamento pós-operatório (70). Tratamento clínico agressivo dentro dos primeiros três anos pós-operatórios resultou no controle de recorrência da RSFA, mas depois deste período, a maioria dos pacientes gozou de um período de quiescência.

Rinossinusite Fúngica Eosinofílica

Em 1999 uma hipótese sobre a RSC foi proposta por Ponikau *et al.* (71) que sugeria que os fungos colonizando o muco sinusal desempenhavam um papel muito mais amplo na patogenia da RSC. Usando uma técnica de cultura ultra-sensível, 93% de 101 pacientes consecutivos com RSC demonstraram culturas fúngicas positivas do lavado nasal. O exame de espécimes obtidos cirurgicamente destes pacientes também revelou eosinófilos e hifas fúngicas no muco sinusal de quase todos os pacientes. Também foi observado que 100% de um grupo de indivíduos controles normais tiveram culturas fúngicas positivas do lavado nasal. Alergia mediada por IgE convencional a fungos não foi observada constantemente nos pacientes com RSC. Foi proposto que virtualmente todos os casos de RSC seriam associados a sensibilização aos fungos colonizadores. Foi sugerido adicionalmente que o termo "rinossinusite fúngica alérgica" seja substituído por "rinossinusite fúngica eosinofílica" (71,72).

Uma questão intrigante provocada por este estudo é a possibilidade de certos fungos poderem provocar inflamação eosinofílica na ausência de IgE convencional em indivíduos com RSC. Este conceito foi suportado por estudos *in vitro* nos quais foi observado que as células mononucleares do sangue periférico (CMSPs) de pacientes com RSC produziam grandes quantidades de interleucina (IL)-5 e IL-13 depois da exposição a certos antígenos fúngicos (31). Em contraste, CMSPs obtidas de indivíduos controles sadios não produziam a mesma resposta. Assim, os pacientes com RSC mostram evidência de imunossensibilização e ativação em resposta a fungos colonizadores no muco nasal e sinusal, e este processo pode ser responsável pela produção de citocinas que recrutam e ativam os eosinófilos na RSC.

Dados como os produzidos por Ponikau *et al.* (71) sugerem que o papel dos fungos na patogenia da RSC tem o potencial de assumir uma importância muito maior do que a anteriormente atribuída com base nos estudos da RSFA. Há pouca dúvida de que este papel será mais profundamente avaliado pela investigação em andamento.

CONCLUSÃO

As manifestações da rinossinusite fúngica representam um largo espectro de doença atribuída a um patógeno comum sem verdadeiramente representar um *continuum* de doença. As doenças fúngicas invasivas e não-invasivas dos seios paranasais são entidades individualizadas com etiologias comparáveis; entretanto, elas são distintas na sua patogenia, apresentação clínica, avaliação diagnóstica e modalidades de tratamento. Com a exceção de casos raros, cada um destes estados de doença resultante de interações hospedeiro-fungo é descrito como uma condição distinta. As investigações continuadas sobre rinossinusite fúngica melhoraram nossa compreensão da relação hospedeiro-patógeno e da doença nasossinusal, ambas obviamente associadas e aparentemente não relacionadas com fungos.

Há muito trabalho a ser feito para elucidar os mecanismos responsáveis por esta última categoria de doença. O papel dos fungos na patogenia da RSC encerra implicações importantes para tratamento e prevenção, e, como resultado, os otorrinolaringologistas podem necessitar ampliar grandemente a definição de rinossinusite fúngica para uma expressão mais amplamente abrangente do que jamais fora antes suspeitado.

PONTOS IMPORTANTES

- Doença fúngica invasiva deve ser suspeitada no paciente imunocomprometido com febre e um outro sintoma de inflamação nasossinusal. Diagnóstico precoce através de imagens de tomografia computadorizada, endoscopia nasal e biopsias de mucosa é crítico para melhorar os resultados.

- Os resultados na sinusite fúngica invasiva fulminante aguda são melhorados quando os pacientes são diagnosticados rapidamente e é instituída terapia agressiva com multimodalidades. Medicações antifúngicas, debridamento cirúrgico completo e reversão do estado subjacente de imunocomprometimento são componentes necessários de todo protocolo para tratar sinusite fúngica invasiva fulminante aguda.

- Sinusite fúngica invasiva fulminante aguda é limitada a populações específicas de pacientes, e medidas preventivas são disponíveis e podem representar um novo método pelo qual a doença fúngica invasiva pode ser encurralada.

- Sinusite fúngica granulomatosa é distinguida de sinusite fúngica invasiva crônica pela presença de granulomas de células gigantes multinucleadas na primeira e ausência de inflamação granulomatosa na última.

- Medicação antifúngica e remoção completa da doença são necessárias no tratamento da sinusite fúngica invasiva crônica e sinusite fúngica granulomatosa, embora uma minoria de autores acredite que medicações antifúngicas podem ser restringidas nos pacientes imunocompetentes com sinusite fúngica granulomatosa.

- Uma bola fúngica sinusal deve ser considerada no diagnóstico diferencial de sintomas unilaterais ou refratários compatíveis com rinossinusite crônica ou opacificação sinusal isolada, especialmente quando o seio maxilar está comprometido. A terapia definitiva exige a remoção completa da bola fúngica sinusal e pode ser executada através de uma via de acesso endoscópica.

- Embora a maioria dos pacientes com rinossinusite fúngica alérgica seja imunocompetente e tenha sensibilidade alérgica tipo I a antígenos fúngicos, polipose nasal e comprometimento nasossinusal assimétrico na tomografia computadorizada, a rinossinusite fúngica alérgica é um processo de doença definido pela presença de mucina fungoalérgica. Este achado patognomônico é um fluido altamente viscoso contendo hifas fúngicas não-invasivas, lâminas de eosinófilos, e cristais de Charcot-Leyden.

- Seqüências de imageamento de ressonância magnética para T2 que demonstram hiperintensidade periférica de um seio paranasal doente cheio de material hipointenso são sugestivas de rinossinusite fúngica alérgica.

- O tratamento da rinossinusite fúngica alérgica é marcado por altos índices de recidiva, a não ser que os seios paranasais sejam amplamente ventilados, toda a mucina fungoalérgica seja removida e seja iniciada imunomodulação pós-operatória com corticosteróides ou imunoterapia.
- O papel dos fungos tanto na rinossinusite crônica quanto em provocar inflamação eosinofílica na ausência de mecanismos alérgicos permanece incompletamente descrito, mas constituirá uma área ativa de investigação no futuro.

REFERÊNCIAS

1. Kuhn FA, Swan R. Allergic fungal sinusitis: diagnosis and treatment. *Cuir Opin Otolaryngol Head Neck Surg* 2003;11:1-5.
2. Mitchell TG. Overview of basic medical mycology. *Otolaryngol Clin North Am* 2000;33:237-250.
3. Schell WA. Unusual fungal pathogens in fungal rhinosinusitis. *Otolaryngol Clin North Am* 2000;33:367-371.
4. Ferguson BJ. Definitions of fungal rhinosinusitis. *Otolaryngol Clin North Am* 2000;33:227-235.
5. Ferguson BJ. Mucormycosis of the nose and paranasal sinuses. *Otolaryngol Clin North Am* 2000;33:349-365.
6. Denning DW, Van Wye JE, Lewiston NJ. Adjunctive treatment of allergic bronchopulmonary aspergillosis with itraconazole. *Chest* 1991;100:813-819.
7. deShazo RD. Fungal sinusitis. *Am J Med Sci* 1998;316:39-45.
8. deShazo RD, O'Brien M, Chapin K, et al. A new classification and diagnostic criteria for invasive fungal sinusitis. *Arch Otolaryngol Head Neck Surg* 1997;123:1181-1188.
9. Stringer SP, Ryan MW Chronic invasive fungal rhinosinusitis. *Otolaryngol Clin North Am* 2000;33:375-387.
10. Zapico ADV, Suarez R, Encinas PM, et al. Mucormycosis of the sphenoid sinus in an otherwise healthy patient. Case report and literature review. *J Laryngol Otol* 1996;110:471-473.
11. Dhong H, Lanza DC. Complications in sinus disease. In: Kennedy DW, Bolger WE, Zinreich SJ, eds. *Diseases of the sinuses: diagnosis and management*. Ontario, Canada: BC Decker, 2001:179-198.
12. Gillespie MB, O'Malley BW. An algorithmic approach to the diagnosis and management of invasive fungal rhinosinusitis in the immunocompromised patient. *Otolaryngol Clin North Am* 2000;33:323-334.
13. Kennedy CA, Adams GL, Neglia JP, et al. Impact of surgical treatment on paranasal fungal infections in bone marrow transplant patients. *Otolaryngol Head Neck Surg* 1997;116:610-616.
14. Malani PN, Kauffman CA. Prevention and prophylaxis of invasive fungal sinusitis in the immunocompromised patient. *Otolaryngol Clin North Am* 2000;33:301-312.
15. Wehl G, Hoegler W, Kropshofer G, et al. Rhinocerebral mucormycosis in a boy with recurrent acute lymphoblastic leukemia: longterm survival with systemic antifungal treatment. *J Pediatr Hematol Oncol* 2002;24:492-494.
16. Gillespie MB, O'Malley BW, Francis HW. An approach to fulminant invasive fungal sinusitis in the immunocompromised host. *Arch Otolaryngol Head Neck Surg* 1998;124:520-526.
17. Yohia RA, Bullock JD, Aziz AA, et al. Survival factors in rhinoorbital cerebral mucormycosis. *Surv Opthalmol* 1994;39:3-22.
18. Mirza N, Lanza, DC. Diagnosis and management of rhinosinusitis before scheduled immunosuppression. *Otolaryngol Clin North Am* 2000;33:313-321.
19. DelGaudio JM, Swain RE, Kingdom IT et al. Computed tomographic findings in patients with invasive fungal sinusitis. *Arch Otolaryngol Head Neck Surg* 2003;129:236-240.
20. Rizk SS, Kraus DH, Gerresheim G, et al. Aggressive combination treatment for invasive fungal sinusitis in immunocompromised patients. *Ear Nose Throat J* 2000;79:278-80, 282, 284-285.
21. Howells RC, Ramadan HH. Usefulness of computed tomography and magnetic resonance in fulminant invasive fungal rhinosinusitis. *Am J Rhinol* 2001;15:255-261.
22. Richard C, Romon I, Baro J, et al. Invasive pulmonary aspergillosis prior to BMT in acute leukemia patients does not predict a poor outcome. *Bone Marrow Transplant* 1993;12:237-241.
23. Som PM, Curtin HD. Chronic inflammatory sinonasal diseases including fungal infections: the role of imaging. *Radiol Clin North Am* 1993;31:33-44.
24. Silverman CS, Mancuso AA. Periantral soft-tissue infiltration and its relevance to the early detection of invasive fungal sinusitis: CT and MR findings. *AJNR Am J Neuroradiol* 1998;19:321-325.
25. Talmi YP, Goldschmied-Reouven A, Bakon M, et al. Rhino-orbital and rhino-orbito-cerebral mucormycosis. *Otolaryngol Head Neck Surg* 2002;127:22-31.
26. Parikh SL, Venkatranman C, DelGaudio JM. Invasive fungal sinusitis: a 15-year review from a single institution. *Am J Rhinol* 2004;18(2):75-81.
27. Schubert MS, Goetz DW. Evaluation and treatment of allergic fungal sinusitis, II: treatment and follow-up. *J Allergy Clin Immunol* 1998;102:395-402.
28. Lotholary O, Dupont B. Antifungal prophylaxis during neutropenia and immunodeficiency. *Clin Microbioi Rev* 1997;10:477-504.
29. Sahin B, Paydas S, Cosar E, et al. Role of granulocyte colony-stimulating factor in the treatment of mucormycosis. *Eur J Clin Microbiol Infect Dis* 1996;15:866-869.
30. Luna B, Drew RH, Perfect JR. Agents for treatment of invasive fungal infections. *Otolaryngol Clin North Am* 2000;33:277-300.
31. Kita H. Chronic rhinosinusitis: an enhanced immune response to ubiquitous airborne fungi. Paper presented at the AAAAI Annual Meeting, New Orleans, 2001.
32. Marple B. Allergic fungal sinusitis. *Current Opin Otolaryngol* 1999;7:383-387.
33. Anselmo-Lima WT, Lopes RP, Valera FC, et al. Invasive fungal rhinosinusitis in immunocompromised patients. *Rhinology* 2004;42(3):141-144.
34. Cagioni PJ. Liposomal amphotericin B versus conventional amphotericin B in the empirical treatment of persistently febrile neutropenic patients. *J Antimicrob Chemother* 2002;49[Suppl]:81-86.
35. Walsh TJ, Finberg RW, Arndt CA. Liposomal amphotericin B for empirical therapy in patients with persistent fever and neutropenia. *N Engl J Med* 1999;340:764-771.
36. Schwartz S, Behre G, Heinemann V, et al. Aerosolized amphotericin B inhalations as prophylaxis of invasive

aspergillus infections during prolonged neutropenia: results of a prospective randomized multicenter trial. *Blood* 1999;93:3654-3661.
37. Avet PP, Kline LB, Sillers MJ. Endoscopic sinus surgery in the management of mucormycosis. *J Neuroophthalmol* 1999;19:56-61.
38. Milroy CM, Blandshard JD, Lucas S, et al. Aspergillosis of the nose and paranasal sinuses. *J Clin Pathol* 1989;42:123-127.
39. Washburn RG. Fungal sinusitis. *Curr Clin Top Infect Dis* 1998;18:60-74.
40. Dooley DP, Hollsten DA, Grimes SR, Moss J Jr. Indolent orbital apex syndrome caused by occult mucormycosis. *J Clin Neuroophthalmol* 1992;12:245-249.
41. Stevens MH. Aspergillosis of the frontal sinus. *Arch Otolaryngol* 1978;104:153-156.
42. Sarti EJ, Blaugrund SM, Lin PT, et al. Paranasal sinus disease with intracranial extension: aspergillosis versus malignancy. *Laryngoscope* 1988;98[6 Pt 1]:32-635.
43. Chakrabarti A, Sharma SC, Chandler J. Epidemiology and pathogenesis of paranasal sinus mycoses. *Otolaryngol Head Neck Surg* 1992;107[6 Pt 1]:745-750.
44. Milosev B, Maghoub ES, Aal OA, et al. Primary aspergilloma of paranasal sinuses in the Sudan. *Br J Surg* 1969;56:132-137.
45. deShazo RD, O'Brien M, Chapin K, et al. Criteria for the diagnosis of sinus mycetoma. *J Allergy Clin Immunol* 1997;99:475-485.
46. Ferguson BJ. Fungus balls of the paranasal sinuses. *Otolaryngol Clin North Am* 2000;33:389-398.
47. Klossek IM, Serrano E, Peloquin L, et al. Functional endoscopic sinus surgery and 109 mycetomas of paranasal sinuses. *Laryngoscope* 1997;107:112-117.
48. Marple BE, Orfaly T. Clinical and histopathologic comparison between allergic fungal sinusitis and sinus fungal ball. 2001(unpublished data).
49. Ferreiro JA, Carlson BA, Cody DT. Paranasal sinus fungus balls. *Head Neck* 1997;19:481-486.
50. Downs S, Mitkakis T, Marks G, et al. Clinical importance of Alternaria exposure in children. *Am J Respir Crit Care Med* 2001;164:455-459.
51. Manning SC, Vuitch F, Weinberg AG, et al. Allergic aspergillosis: a newly recognized form of sinusitis in the pediatric population. *Laryngoscope* 1989;99[7 Pt 1]:681-685.
52. Manning SC, Schaefer SD, Close LG, et al. Culture-positive allergic fungal sinusitis. *Arch Otolaryngol Head Neck Surg* 1991;117:174-178.
53. Marple BE, Gibbs SR, Newcomer MT, et al. Allergic fungal sinusitis-induced visual loss. *Am J Rhinol* 1999;13:191-195.
54. Manning SC, Holman M. Further evidence for allergic pathophysiology in allergic fungal sinusitis. *Laryngoscope* 1998;108:1485-1496.
55. Mukherji SK, Figueroa RE, Ginsberg LE, et al. Allergic fungal sinusitis: CT findings. *Radiology* 1998;207:417-422.
56. Nussenbaum B, Marple BE, Schwade ND. Characteristics of bony erosion in allergic fungal rhinosinusitis. *Otolaryngol Head Neck Surg* 2001;124:150-154.
57. Zinreich SL Kennedy DW, Malat J, et al. Fungal sinusitis: diagnosis with CT and MR imaging. *Radiology* 1988;169:439-444.
58. Mabry RL, Manning S. Radioallergosorbent microscreen and total immunoglobulin E in allergic fungal sinusitis. *Otolaryngol Head Neck Surg* 1995;113:721-723.
59. Manning SC, Merkel M, Kriesel K, et al. Computed tomography and magnetic resonance diagnosis of allergic fungal sinusitis. *Laryngoscope* 1997;107:170-176.
60. Manning SC, Mabry RL, Schaefer SD, et al. Evidence of IgE-mediated hypersensitivity in allergic fungal sinusitis. *Laryngoscope* 1993;103:717-721.
61. Chrzanowski RR, Rupp NT, Kuhn FA, et al. Allergenic fungi in allergic fungal sinusitis. *Ann Allergy Asthma Immunol* 1997;79:431-435.
62. Schubert MS, Goetz DW. Evaluation and treatment of allergic fungal sinusitis. I. Demographics and diagnosis. *J Allergy Clin Immunol* 1998;102:387-394.
63. Corey JP. Allergic fungal sinusitis. *Otolaryngol Clin North Am* 1992;25:225-230.
64. Marple BE, Mabry RL. Comprehensive management of allergic fungal sinusitis. *Am J Rhinol* 1998;12:263-268.
65. Torres C, Ro JY, el-Naggar AK, et al. Allergic fungal sinusitis: a clinicopathologic study of 16 cases. *Hum Pathol* 1996;27:793-799.
66. Katzenstein AL, Sale SR, Greenberger PA. Allergic Aspergillus sinusitis: a newly recognized form of sinusitis. *J Allergy Clin Immunol* 1983;72:89-93.
67. Lamb D, Millar J, Johnston A. Allergic aspergillosis of the paranasal sinuses. *J Pathol* 1982;137:56.
68. Taylor MJ, Ponikau JU, Sherris DA, et al. Detection of fungal organisms in eosinophilic mucin using a fluorescein-labeled chitin-specific binding protein. *Otolaryngol Head Neck Surg* 2002;127:377-383.
69. Bent JP 3rd, Kuhn FA. Diagnosis of allergic fungal sinusitis. *Otolaryngol Head Neck Surg* 1994;111:580-588.
70. Marple BE Newcomer M, Schwade N, et al. Natural history of allergic fungal rhinosinusitis: a 4- to 10-year follow-up. *Otolaryngol Head Neck Surg* 2002;127:361-366.
71. Ponikau JU, Sherris DA, Kern EB, et al. The diagnosis and incidence of allergic fungal sinusitis. *Mayo Clin Proc* 1999;74:877-884.
72. Ponikau JU, Sherris DA, Kita H, et al. Intranasal antifungal treatment in 51 patients with chronic rhinosinusitis. *J Allergy Clin Immunol* 2002;110:862-866.

CAPÍTULO 42

Imageamento Sinusal

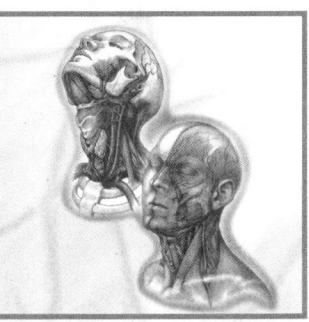

Barbara A. Zeifer ▪ Hugh D. Curtin

Os estudos por imagem fornecem informação valiosa sobre a anatomia dos seios paranasais bem como a patologia que afeta a região nasossinusal. O tipo de imagem difere dependendo do diagnóstico presuntivo. Os estudos de tomografia computadorizada (TC) e de imagem de ressonância magnética (RM) dão informações ligeiramente diferentes. Uma modalidade pode responder a um maior número de perguntas, mas freqüentemente os estudos são complementares.

IMAGEAMENTO

Radiografia Padrão

A radiografia simples é de utilidade limitada em imageamento nasossinusal, mas ainda desempenha um papel importante. Os filmes de projeção de rotina demonstram os seios maxilares, frontais e esfenoidais razoavelmente bem, mas são relativamente insensíveis à doença etmoidal. Muitos radiologistas farão exames limitados usando uma única vista de Waters ou frontal, talvez combinada com uma projeção lateral, para acompanhar a evolução de um seio opacificado (Fig. 42.1).

Tomografia Computadorizada

A TC dá informação detalhada sobre o osso e as estruturas de tecidos moles. A informação obtida excede muitíssimo aquela disponível com radiografia simples. Os mais diminutos recessos da região nasossinusal são facilmente avaliados. As imagens são geradas pela detecção de um feixe transmitido de raios X. O contraste tecidual resulta das diferenças em densidade de elétrons. TC é a modalidade preferida para aquisição de imagens de doença sinusal inflamatória. Um seio cheio de ar é constantemente distinguível de um opacificado. As finas lâminas de osso que formam as margens de vários óstios e separam a região nasossinusal do cérebro e órbita são demonstradas com facilidade.

Os modernos escaneadores de TC com multidetectores geram um conjunto de dados em volume tridimensional em questão de segundos. Este conjunto de dados pode ser pós-processado em virtualmente qualquer plano para fornecer imagens em planos axiais, coronais, sagitais ou mesmo oblíquos. As imagens em plano axial não superpõem as restaurações dentárias à área sinusal, de modo que o artefato de "estrias" comum no imageamento em plano coronal direto é evitado (Fig. 42.2). As imagens reformatadas feitas a partir desse conjunto de dados também serão livres desses artefatos e muitas vezes darão melhor visualização da anatomia. Pode-se sempre obter um plano exatamente perpendicular ao palato ou ao teto do etmóide. Alguns radiologistas de fato preferem imageamento coronal direto, porém muitos limitam os estudos ao imageamento axial com reformatação coronal.

A TC utiliza radiação ionizante e a redução da dose é importante. Um conceito importante na TC sinusal é que a diferenciação tecidual depende da dosagem e das diferenças de densidade entre os tecidos. Se quisermos separar vários tecidos moles uns dos outros otimamente, então é necessária uma dose mais alta do que se, como nos seios, quisermos simplesmente diferenciar ar de tecido mole e tecido mole de osso. Em virtude das grandes diferenças nas densidades, excelentes imagens dos seios podem ser obtidas com doses muito baixas.

Vários algoritmos de computador são aplicados ao conjunto de dados para acentuar diferentes pedaços de informação. Por exemplo, um algoritmo poderia mostrar otimamente uma interface onde os tecidos são muito diferentes em densidade. Com este algoritmo, por exemplo, um algoritmo para osso, há muito pouco detalhe na parte de tecido mole da imagem, porque as densidades teciduais são demasiado semelhantes. Um algoritmo para tecidos moles enfatiza diferenças mais sutis de densidade, e assim vários planos de músculos e gordura são mais facilmente visualizados.

Qualquer algoritmo pode ser visto com vários ajustes. A largura da janela designa o número de dife-

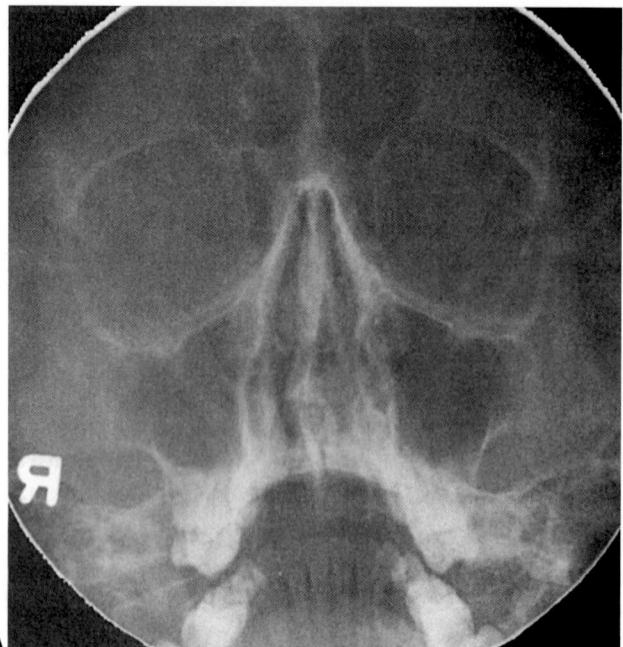

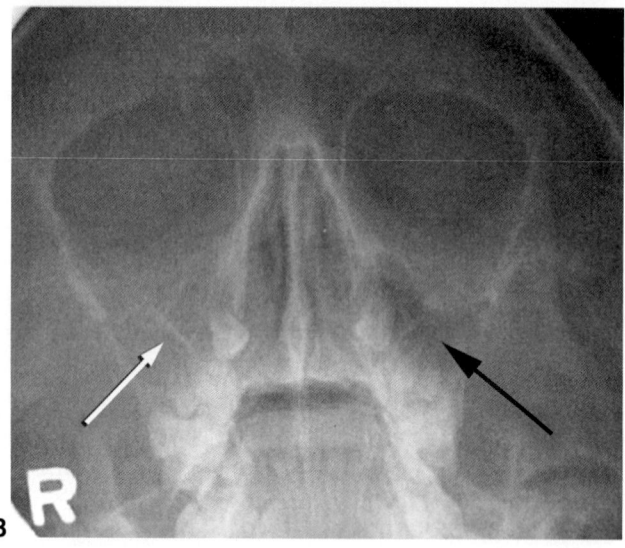

Figura 42.1
A: Vista de Waters normal dos seios. Os seios maxilares estão transparentes. Os seios são posicionados imediatamente acima dos ossos temporais a fim de evitar a confusão de imagens superpostas. **B:** Seio maxilar direito opacificado. Uma vista de Waters mostra a ausência de ar no seio maxilar direito (*seta branca*). Comparar com o lado esquerdo normal (*seta preta*).

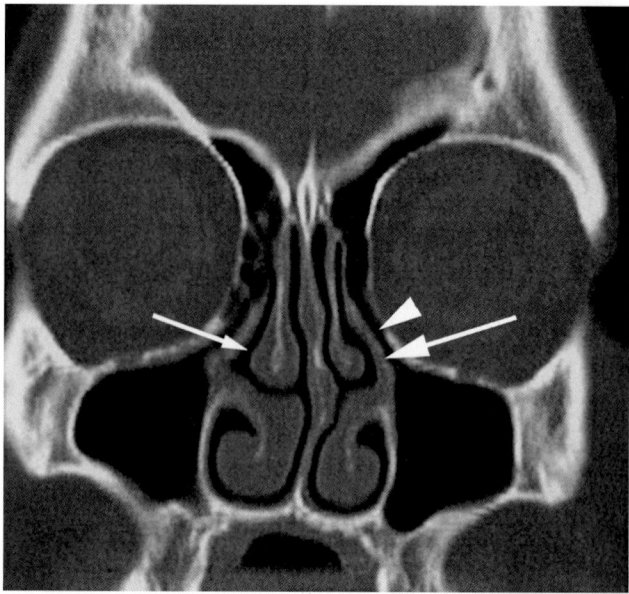

Figura 42.2
A imagem coronal foi reconstituída a partir de um conjunto de dados de tomografia computadorizada (*TC*) axial usando TC com multidetector. Esta imagem reconstituída dá boa definição da anatomia incluindo o uncinado (*seta grande*), o infundíbulo (*ponta de seta*), e o meato médio (*seta pequena*). A informação é comparável com o imageamento coronal direto. Não há artefato de *spray* de restaurações dentárias.

rentes densidades incluídas na imagem, e o nível da janela determina o ponto central dessa faixa escolhida de densidades. Nas estações de trabalho atuais pode-se facilmente variar a janela e o nível para extrair informação que poderia não ser óbvia com outros ajustes. Virtualmente qualquer combinação de algoritmos pode separar um seio normal de um doente. Poder-se-ia escolher um algoritmo de osso para visualizar uma erosão óssea sutil no caso de um tumor, ou um algoritmo de tecido mole para acompanhar um tumor intracranialmente ou para dentro dos tecidos que margeiam os seios. Uma vez que estes algoritmos são uma forma de pós-processamento, nenhuma radiação adicional é necessária.

Injeção intravenosa de um agente de contraste é usada para melhorar o contraste e a especificidade dos tecidos, e não é necessária para uma avaliação sinusal de rotina para doença inflamatória. Muitas preparações iodadas são disponíveis para uso. Quase todo o contraste usado atualmente é não-iônico (mais baixa osmolalidade). As preparações não-iônicas, embora mais caras que os agentes iônicos, são mais bem toleradas pelos pacientes e são associadas a incidência mais baixa de reações adversas. Agentes de contraste intravenosos realçam as estruturas vasculares normais e acumulam-se em muitos tecidos anormais. Este contraste é particularmente útil para avaliar doença neoplásica e processos inflamatórios complicados. Por exemplo, doença do tecido mole contrasta-se (neoplásica ou inflamatória), ao passo que secreções retidas não o fazem.

As contra-indicações à injeção intravenosa de material de contraste incluem reação adversa prévia e insuficiência renal grave, particularmente em mieloma múltiplo, diabetes melito e uso concomitante de agentes nefrotóxicos terapêuticos. Uma medicação hipoglicemiante, cloridrato de metformina, foi associada a acidose láctica relacionada com insuficiência renal aguda após administração de material de contraste iodado, de acordo com a bula do medicamento. O uso de metformina é suspenso durante 48 horas depois de o contraste ser usado e a função renal é testada antes da retomada. No imageamento de pacientes considerados em alto risco de reação a um agente de contraste, o pré-tratamento com vários esquemas de esteróides antes da injeção de um agente de contraste diminui a probabilidade e a gravidade de todas as reações.

Ressonância Magnética

A RM tornou-se cada vez mais popular para avaliação de doença de cabeça e pescoço à medida que a nitidez da imagem e a resolução espacial foram aperfeiçoadas. Como no caso da TC, a RM fornece imagens em corte transversal do corpo. As imagens de ressonância magnética (RM) são produzidas por meio da detecção e medição da energia de radiofreqüência emitida durante a fase de relaxamento que se segue à estimulação rápida por radiofreqüência em um campo magnético de alta intensidade. Os achados são descritos em termos da intensidade de sinal dos vários tecidos.

Várias propriedades dos tecidos podem ser salientadas variando-se a cronologia e a rapidez das excitações de radiofreqüência e a cronologia da medição dos dados. Depois da excitação, os núcleos relaxam-se para o seu estado de repouso, emitindo ondas enquanto o fazem. O processo de relaxamento depende em parte do ambiente imediato dos núcleos estimulados. O núcleo interage com o seu ambiente ao se relaxar, modificando o tempo necessário para alcançar o estado de repouso. Assim o "sinal" ou "brilho" depende do número de núcleos (usualmente hidrogênio na forma de água) e do ambiente desses núcleos. Os termos *T1* e *T2* referem-se a duas constantes de relaxamento diferentes que são a base da imagem ponderada para T1 (T1 WI) e da imagem ponderada para T2 (T2 WI). Eles refletem diferentes propriedades do ambiente nuclear local e são medidos com diferentes cronologias dos pulsos dando informações diferentes sobre os tecidos e aparências diferentes das imagens. Um estudo completo acarreta a produção de diversas seqüências diferentes de imageamento ou pulsos nos três planos ortogonais. Seqüências ponderadas para T1 e T2 são consideradas as de maior padrão. Outras técnicas, incluindo pulsos de supressão de gordura e seqüências sensíveis ao fluxo também podem ser aplicadas para enfatizar certa informação.

A RM fornece melhor contraste de tecidos moles e caracterização dos tecidos que a TC. Um estudo de RM de boa qualidade exige cooperação completa do paciente porque mesmo o mínimo movimento degrada a imagem. Grandes quantidades de amálgama dentária e muitos aparelhos ortodônticos distorcem o campo magnético e interferem com a produção da imagem durante a RM.

Osso cortical normal não produz nenhum sinal em imagens de RM. Na área nasossinusal, as finas placas ósseas são vistas apenas por causa da mucosa que os cobre (Fig. 42.3). A dependência destas estruturas ósseas para a definição das relações espaciais e a orientação anatômica limita a utilidade da RM nasossinusal em algumas situações. A RM deve ser realizada em adição à TC inicial na avaliação de massas dos tecidos moles, doença inflamatória complicada e extensão da doença além dos limites da cavidade nasossinusal. RM diferencia claramente tecido mole de líquido e ajuda a diferenciar neoplasia de doença inflamatória. A RM é menos útil que a TC para a avaliação de trauma e doença inflamatória, bem como o delineamento do complexo ostiomeatal.

Um conceito-chave na RM nasossinusal é que a adição de proteína a um líquido alterará o seu aspecto (as intensidades de sinal) em ambos T1 WI e T2 WI (1,2). Inicialmente, um líquido puro como água dá sinal alto em T2 WI e sinal baixo em T1 WI. Adicionar proteína causará alterações nos parâmetros de relaxamento tais que inicialmente haverá mais sinal (mais brilhante) e a seguir, com concentrações aumentando de proteína, eventualmente menos sinal (mais escuro) no T1 WI (Fig. 42.4). O sinal em T2 WI ao mesmo tempo cairá gradualmente, com as concentrações mais altas de proteína, tornando-se evidentemente cada vez mais escuro. Esta progressão de alterações pode acontecer em qualquer líquido com proteína aumentando. No seio, isto reflete, primeiro, em acúmulo de produtos mucóides e, eventualmente, em ressecamento do lí-

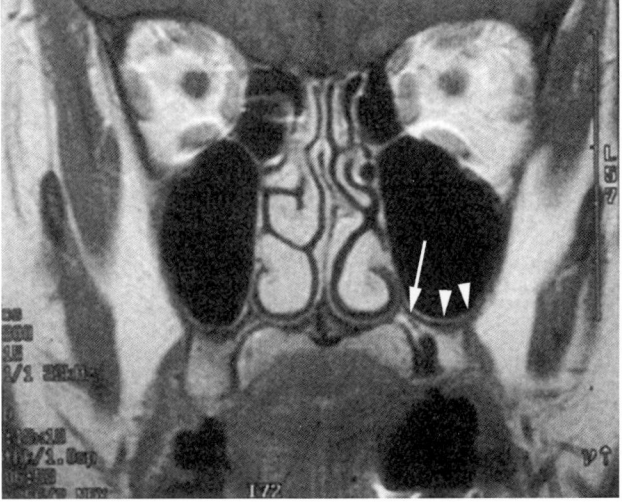

Figura 42.3

Ressonância magnética coronal, imagem ponderada para T1 pós-contraste. O realce da mucosa (*pontas de setas*) permite visualização do córtex ósseo contíguo (*seta*).

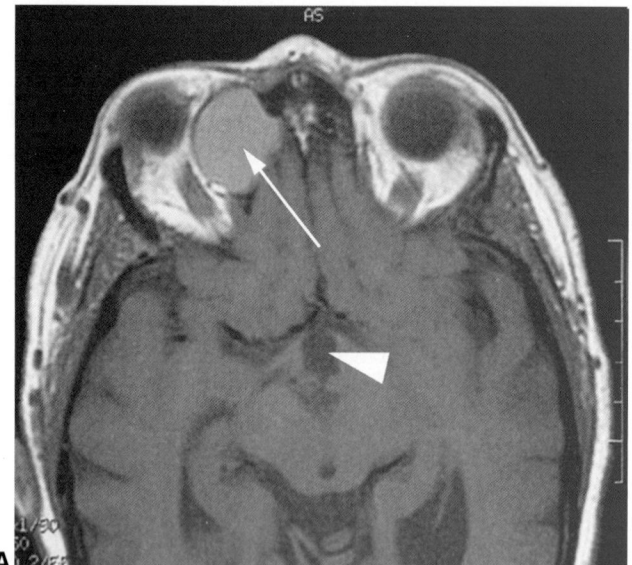
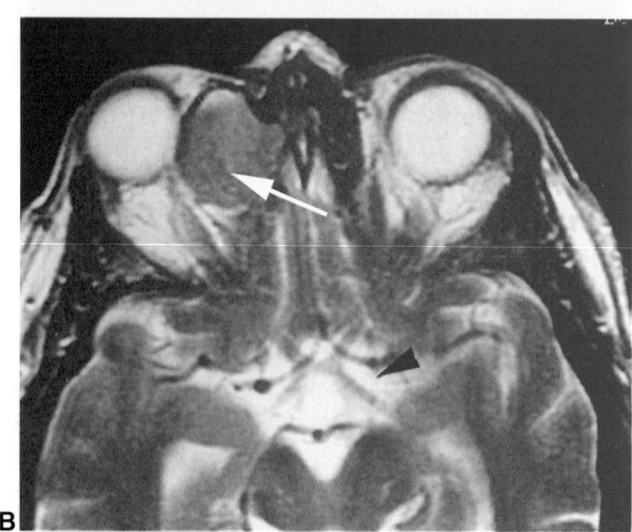
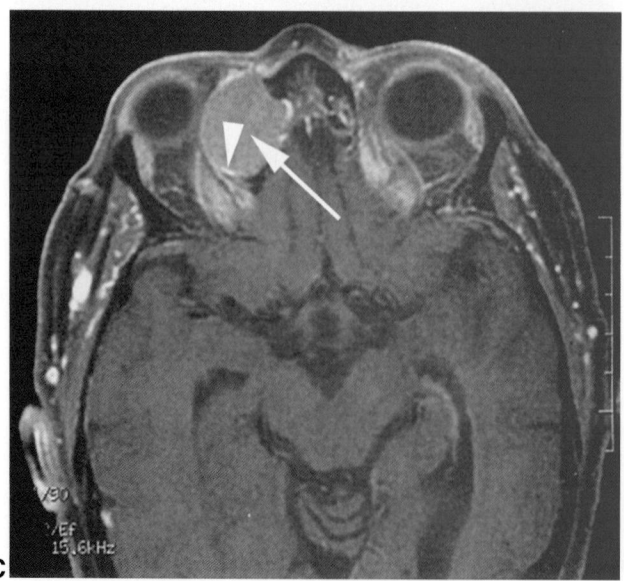

quido proteináceo para uma consistência pastosa ou mesmo sólida. De fato, com concentrações muito altas de proteína, à medida que o conteúdo se aproxima de uma forma semi-sólida, o sinal a partir do conteúdo da luz de um seio pode na realidade cair para tão baixo a ponto de não haver sinal aparente. Esta aparência pode ser perturbadoramente semelhante ao ar, o conteúdo normal do seio. Assim, um seio muito anormal pode ser erroneamente tomado por um completamente normal. Em virtude desta variabilidade da aparência, o sinal dentro de um seio pode ser quase qualquer combinação de intensidades em seqüências ponderadas para T1 e T2. Eles podem ser escuro/brilhante, brilhante/brilhante, brilhante/escuro, ou mesmo completamente escuro em ambas as seqüências-padrão. Esta é uma parte da razão pela qual geralmente não se usa IRM para investigação primária de doença sinusal inflamatória.

Este mesmo conceito faz parte da razão pela qual a RM é muito boa para diferenciar um tumor de um seio obstruído. Embora o seio obstruído possa ter quase qualquer aspecto, vários destes aspectos são muito incomuns em tumores. Por exemplo, muito poucos tumores têm sinal alto (brilhante) em T1 WI antes de contraste. Poucos tumores, fora alguns tumores ósseos ou displasia fibrosa, são muito escuros em T2 WI. Talvez o mais importante seja que o conteúdo de um seio obstruído não é capaz de contrastar (Fig. 42.4C). O revestimento mucoso de um seio obstruído contrasta-se com gadolínio, mas a luz central cheia de líquido não o fará. Como os tumores contrastam, a RM é capaz de separar o tumor do espaço de ar obstruído que não contrasta (3).

Embora a RM seja geralmente considerada uma modalidade de imagem não-invasiva segura, para al-

Figura 42.4

Mucocele. **A:** Imagem axial ponderada para T1 antes do contraste. O líquido dentro da mucocele (*seta*) tem sinal mais alto que o líquido cerebrospinal (*LCE*) (*ponta de seta*). O líquido cerebrospinal tem o sinal aproximado da água. O sinal mais alto na mucocele reflete o conteúdo proteináceo aumentado. A mucocele salienta-se para dentro da órbita. **B:** Imagem ponderada para T2. A mucocele (*seta*) tem sinal relativamente baixo por causa do alto conteúdo de proteína. Um seio agudamente obstruído teria sinal significativamente mais alto e mais perto daquele do LCE (*ponta de seta*) ou do vítreo.
C: Pós-injeção de contraste de gadolínio, imagem ponderada para T1 com supressão da gordura. Não há intensificação dentro da mucocele (*seta*). Há algum contraste da mucosa ao longo da margem da mucocele. Um tumor sólido deveria mostrar contraste importante.

guns pacientes o exame com RM envolve riscos e perigos (4). A contra-indicação mais comum à RM é a presença de um marca-passo cardíaco. Pessoas com cabos de marca-passo, cateter de Swan-Ganz ou a maioria dos implantes cocleares não podem fazer RM. Um corpo estranho intra-ocular metálico pode se defletir no campo magnético e causar hemorragia no vítreo. Radiografia simples das órbitas é considerada um exame de triagem adequado para corpos estranhos metálicos. Partículas demasiado pequenas para serem detectadas com este método são consideradas não tendentes a causar qualquer risco de lesão (5). Fragmentos metálicos no canal espinal também podem ser perigosos. Clipes de aneurisma intracraniano são uma preocupação porque alguns são ferromagnéticos e podem-se defletir. Morte devida à hemorragia intracraniana foi descrita; portanto, qualquer paciente com um clipe de aneurisma não deve submeter-se a IRM a não ser que o tipo de clipe seja conhecido do médico e o fabricante afirme que ele não é ferromagnético. Todos os clipes vasculares, próteses de valvas cardíacas e implantes ortopédicos são considerados seguros em um campo magnético, do mesmo modo que os implantes intravasculares pelo menos 6 semanas depois da colocação.

Ácido gadolínio-dietilenotriamino pentaacético e outros compostos com base gadolínio, os agentes de contraste para RM, são seguros e bem tolerados, embora tenha havido relatos isolados de reações graves, inclusive anafilaxia. Como com os agentes iodados usados para TC, o gadolínio acumula-se nos tecidos com vascularidade e permeabilidade aumentadas, resultando em intensidade aumentada do sinal (intensificação ou brilho) em imagens ponderadas para T1. Entretanto, diferentemente dos achados de TC, as estruturas vasculares com fluxo moderado a alto têm falta completa de sinal, porque o sangue estimulado durante os pulsos de excitação move-se para fora do plano da fatia no momento da aquisição dos dados. Este fenômeno é chamada *vazio de fluxo*.

PATOLOGIA

Obstrução/Doença Inflamatória e Polipose

Inflamação e obstrução são as indicações para a maior parte do imageamento nasossinusal. As alterações inflamatórias da mucosa e secreções retidas têm uma ampla variedade de aspectos nas imagens, dependendo da agudeza ou da cronicidade da anormalidade (6).

Sinusite Aguda

Em radiografias de rotina, espessamento da mucosa sinusal isoladamente não é específico de alteração inflamatória aguda nem crônica. Mucosa agudamente edematosa e hiperêmica é vista como espessamento liso ou irregular de tecido mole dentro da cavidade do seio afetado. Edema das conchas nasais pode ser associado a esta condição; entretanto, conchas aumentadas podem representar o ciclo nasal natural, e cuidado deve ser tomado para não interpretar erroneamente este achado. A presença de um nível hidroaéreo sugere inflamação aguda se não tiver havido lavagem antral recente (Fig. 42.5). Observe-se que um nível hidroaéreo é visto apenas em um plano perpendicular ao líquido. Assim, se as imagens no plano coronal forem reformatadas a partir de um conjunto de dados axiais, o nível líquido é apreciado apenas nas imagens no plano axial. Formação de bolhas e filamentos dentro da cavidade sinusal cheia de líquido podem estar presentes.

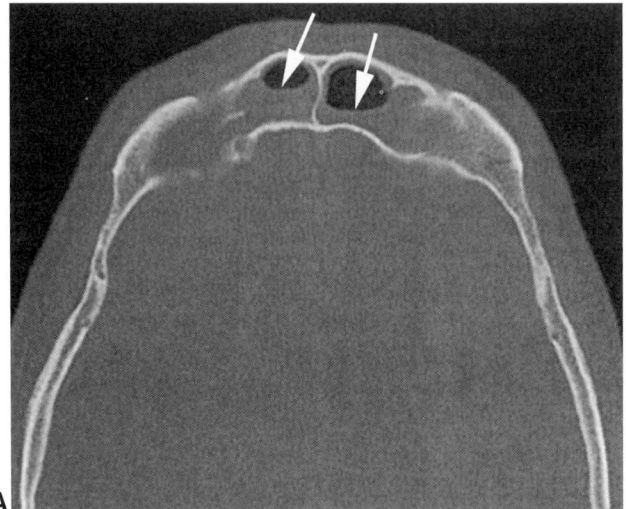

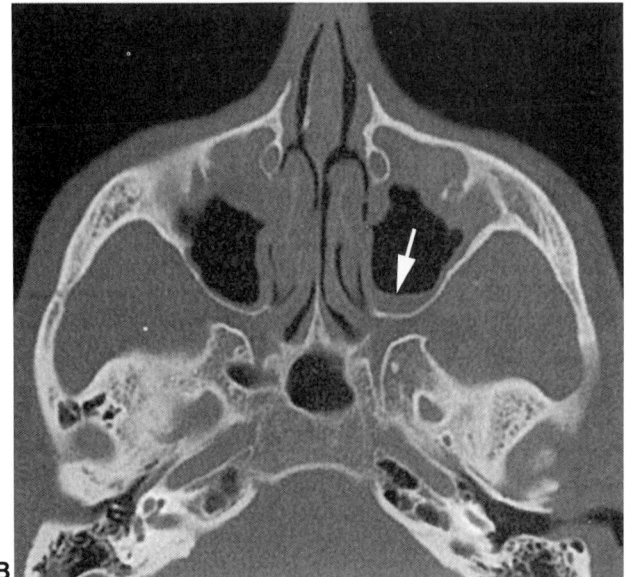

Figura 42.5

Sinusite aguda. **A:** Níveis hidroaéreos (*setas*) são vistos em ambos os seios frontais. **B:** Um nível hidroaéreo (*seta*) é visto no seio maxilar. Há também espessamento mucoso mais irregular.

Sinusite Crônica

Depois de repetidos surtos de sinusite, desenvolvem-se alterações hipertróficas crônicas, mas o espessamento mucoso isolado não pode ser diferenciado de doença aguda. Doença inflamatória crônica de longa duração pode produzir alterações osteíticas das paredes sinusais que resultam em esclerose e espessamento ósseo, um processo mais comum no seio esfenoidal (Fig. 42.6). Espessamento ósseo pode ser uma alteração pós-operatória mais pronunciada no antro maxilar depois de antrostomia de Caldwell-Luc e extirpação da mucosa. Espessamento ósseo também pode ser visto na região etmoidal depois de cirurgia sinusal endoscópica. Erosão óssea pode ocorrer com doença inflamatória crônica e freqüentemente se associa a polipose. Erosão para o espaço retromaxilar é extremamente incomum e sugere a presença de neoplasia ou uma mucocele.

Significado Clínico do Espessamento Mucoso

Fazer um diagnóstico a partir do achado de espessamento mucoso em TCs e RMs sem informação clínica pode ser arriscado. Certo grau de doença etmoidal ocorre em aproximadamente 11% dos pacientes submetidos a TC da cabeça por problemas não relacionados. A maioria destes pacientes tem doença focal localizada em quatro ou menos células aéreas etmoidais. As imagens de RM freqüentemente mostram também espessamento mucoso clinicamente insignificante. Este espessamento mucoso não é específico. Ele pode representar mucosa agudamente edematosa, mucosa cronicamente hipertrófica, ou tecido de granulação.

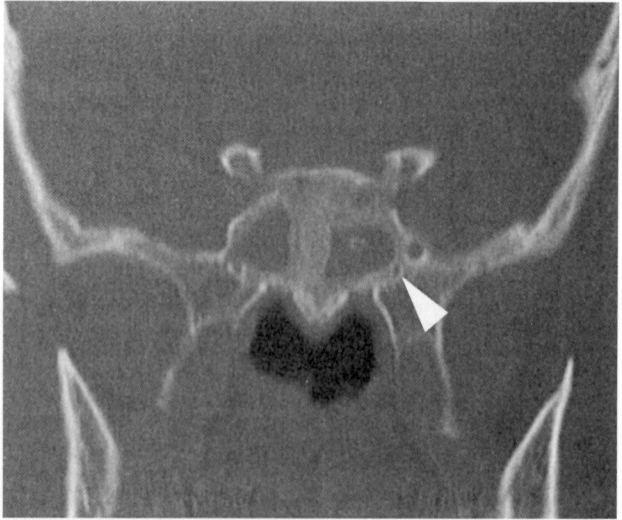

Figura 42.6
Imagem tomográfica computadorizada coronal de um paciente com sinusite crônica. Acentuado espessamento ósseo do seio esfenoidal direito foi causado por inflamação de longa duração. O osso reativo circunda mas não oblitera o canal vidiano (*ponta de seta*).

Se o paciente não tiver sintomas, esses achados não tendem a ser significativos.

A configuração anatômica do seio esfenoidal e suas relações neurovasculares suscitam um conjunto diferente de questões. O nervo óptico, seio cavernoso e ápice orbitário correm risco, na presença de sinusite esfenoidal. Sinusite esfenoidal incidental não é tão comum quanto doença etmoidal incidental. Quando sinusite esfenoidal é identificada em um estudo de imageamento, o risco de complicações ópticas deve pelo menos ser considerado.

Doença Granulomatosa

Doença granulomatosa afetando o nariz e os seios paranasais pode ser infecciosa ou não infecciosa. As doenças infecciosas incluem actinomicose, nocardiose, blastomicose, tuberculose, sífilis, rinoscleroma e hanseníase. As entidades não infecciosas incluem granulomatose de Wegener; sarcoidose; e reação de corpo estranho a berílio, sais cromatos, e cocaína. Todas as doenças granulomatosas são potencialmente destrutivas e podem erodir cartilagem e osso. Estas entidades têm características radiográficas semelhantes. Inicialmente, nódulos inespecíficos de tecido mole são encontrados ao longo do septo nasal com acentuado espessamento mucoso e secreções retidas. Perfuração do septo nasal cartilaginoso é típica deste grupo de doenças. Destruição do septo ósseo e paredes sinusais ocorre mais tarde à medida que a doença progride (Fig. 42.7).

Sinusite Fúngica

A sinusite fúngica pode ser classificada em várias entidades distintas – invasiva fulminante aguda, invasiva crônica, micetoma e sinusite fungoalérgica em um paciente com função imune aumentada ou atopia (7).

A sinusite fúngica invasiva fulminante aguda associada a mucormicose ou aspergilose é uma doença invasiva, destrutiva, marcada por invasão vascular e necrose tecidual. O paciente tem opacificação inespecífica das cavidades dos seios inicialmente na doença e mais tarde tem destruição óssea e extensão para dentro dos tecidos moles. Com a invasão do osso e do tecido mole contíguo, a anormalidade pode simular um neoplasma agressivo. Extensão orbitária, ao seio cavernoso e intracraniana, freqüentemente complica esta doença.

Alguns pacientes têm mucormicose invasiva crônica. Estes pacientes têm um curso de doença prolongado que pode responder ao debridamento cirúrgico e à medicação antifúngica. Os estudos por imagem refletem destruição lentamente progressiva. Sinusite fúngica invasiva crônica é rara nos Estados Unidos. Ela é uma infecção lentamente progressiva, invasiva

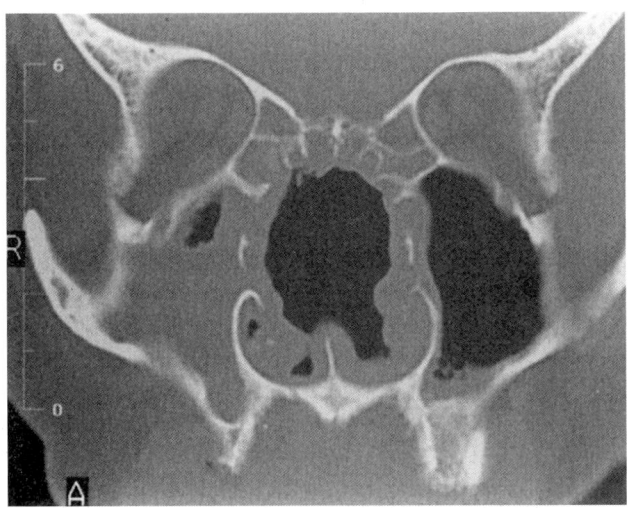

Figura 42.7

Imagem tomográfica computadorizada coronal mostra doença granulomatosa. Uma grande perfuração septal compromete osso e cartilagem. As conchas médias estão erodidas. Espessamento circunferencial de tecido mole é evidente em toda a cavidade nasal. Também é evidente a obstrução secundária do complexo ostiomeatal, ou unidade ostiomeatal, com opacificação etmoidal e líquido no antro. O paciente usava cocaína.

dos tecidos, tipicamente unilateral e que não responde aos antibióticos. Coleções líquidas são raras em todas as formas de doença fúngica, e quando presentes sugerem infecção bacteriana.

Micetoma é uma bola fúngica não-invasiva. Ele causa opacificação completa ou quase completa de uma cavidade sinusal e pode ser associado a espessamento das paredes do seio. Micetoma geralmente é hiperdenso em TC e contém calcificações em 25% dos casos. Micetoma é acentuadamente hipointenso em RM independentemente da seqüência usada para adquirir as imagens (8). *Aspergillus* pode acumular vários metais que podem afetar propriedades magnéticas e paramagnéticas. Assim, *Aspergillus* pode ajudar a causar queda importante do sinal dentro dos seios na RM. Mais uma vez, a mucosa contrastada revestindo o seio pode ajudar a identificar a patologia.

A sinusite fúngica alérgica, uma reação de hipersensibilidade a antígenos fúngicos, tipicamente ocorre entre pacientes com atopia e polipose nasal. A sinusite fúngica alérgica pode comprometer uma ou muitas cavidades sinusais. Em imagens de TC, o seio comprometido possui uma orla periférica de baixa densidade, mucosa edemaciada e há completa opacificação da cavidade central por material homogêneo de alta atenuação que corresponde ao fungo e à mucina alérgica espessa. Freqüentemente, há flocos esparsos de material calcificado. As paredes sinusais podem ser surpreendentemente expandidas e destruídas. Muitos ou mesmo todos os seios podem expandir-se de uma só vez. O conteúdo de alta atenuação dos seios em uma imagem que não é realçada com contraste capacita o radiologista a excluir neoplasia. Em imagens de RM ponderadas para T2, a mucina é extremamente hipointensa, simulando uma cavidade sinusal aerada (Fig. 42.8). Freqüentemente, o material hiperdenso pode salientar-se dos óstios sinusais para dentro das cavidades nasais, onde ele aparece cair "em cascata" ou derramar-se para os espaços aéreos inferiores seguindo os pólipos para baixo.

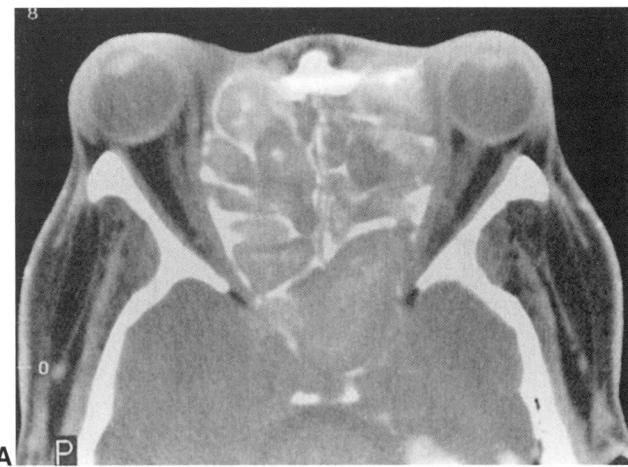

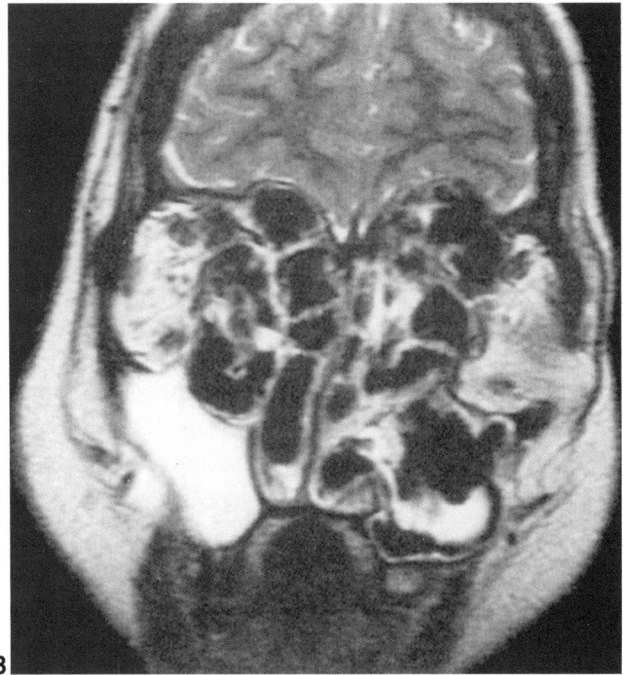

Figura 42.8

Sinusite fúngica alérgica. **A:** Imagem tomográfica computadorizada axial sem administração de contraste mostra telecanto grave devido à expansão dos seios etmoidais. Septações etmoidais estão preservadas. Em outros cortes (não mostrados), havia adelgaçamento mais pronunciado e deiscência do osso. O conteúdo dos seios é predominantemente hiperdenso.
B: Imagem de ressonância magnética ponderada para T2 coronal mostra que cada célula aérea afetada é de intensidade de sinal notavelmente baixo, como osso cortical e ar. Este achado é causado pela ausência de moléculas de água na mucina alérgica. Secreções hiperintensas retidas são evidentes nos seios maxilares.

Cistos de Retenção

Cistos de retenção são comuns e ocorrem com doença sinusal inflamatória crônica (Fig. 42.9). Os cistos serosos são coleções submucosas de líquido. Os cistos mucosos formam-se como resultado da obstrução de glândulas mucosas. Estes cistos não podem ser diferenciados uns dos outros no imageamento. Eles geralmente ocorrem no assoalho do antro maxilar, mas podem estar presentes em outros locais. São achados incidentais em 10% dos casos. Apresentam forma de cúpula na TC. Na RM, a mucosa parece contrastar-se após gadolínio, mas o estroma submucoso não o faz, dando uma aparência muito característica.

Polipose

Os pólipos individuais são massas de tecido mole lisamente arredondadas ou pedunculadas nas cavidades nasais. Eles muitas vezes parecem projetar-se de estreitas passagens nasais ou dos próprios seios. Podem obstruir a drenagem sinusal se forem situados perto de um óstio. A polipose nasossinusal difusa produz opacificação mais pronunciada. Os múltiplos pólipos e secreções retidas podem exercer pressão sobre as estruturas ósseas adjacentes e aumentar as cavidades nasossinusais comprometidas. Este processo expansivo é lento e gradual, de modo que o osso tem tempo de se remodelar (Fig. 42.10). Expansão e deformação ocorrem, e as septações intersinusais são razoavelmente bem preservadas, um achado mais freqüente no labirinto etmoidal. Defeitos ósseos também podem estar presentes. Os pólipos nasais freqüentemente causam expansão da fossa nasal superior e recesso esfenoetmoidal. Essa expansão pode ser facilmente identificada em TC. A polipose muitas vezes é associada ao acúmulo de secreções altamente proteináceas. Os pólipos são de baixa densidade em TC, hipointensos em imagens de RM ponderadas para T1, e hiperintensos em imagens de RM ponderadas para T2. As secreções são hiperdensas em TC, hiperintensas em imagens de RM ponderadas para RM e hipointensas em imagens ponderadas para T2 (Fig. 42.10B).

Os pólipos antrocoanais possuem um aspecto radiográfico típico. Em TC, o seio maxilar e o meato médio estão completamente opacificados por um pólipo edematoso, hipodenso, que pode estender-se posteriormente para dentro da nasofaringe. O pólipo é hiperintenso em imagens de RM ponderadas para T2. O pólipo mais freqüentemente salienta-se através da parede nasal na fontanela nasal posterior atrás do bordo posterior do processo uncinado, onde a falta normal de osso oferece um caminho de menor resistência. Geralmente há evidência radiográfica de um processo lentamente expansivo e uma parede nasal lateral parcialmente intacta que foi empurrada medialmente. Trajetos menos freqüentes para a cavidade nasal incluem o infundíbulo e a parede nasal abaixo do colo da concha inferior.

Mucocele

Mucocele pode ocorrer como complicações obstrutivas de inflamação sinusal crônica, polipose, trauma, cirurgia ou tumor. O seio frontal é mais comumente comprometido, seguido pelos seios etmoidais, maxilares e esfenoidais. As radiografias mostram aumento liso, arredondado, de uma cavidade sinusal ou célula aérea completamente opacificada. Este sinal indica a natureza lenta do processo expansivo. As paredes são adelgaçadas, muitas vezes dificilmente vistas. As mucoceles maxilares muitas vezes têm áreas de espessamento ósseo com outras áreas de adelgaçamento em razão de inflamação sinusal crônica grave e processo expansivo. Na TC, o conteúdo da mucocele típica tem baixa densidade e não contrasta. À medida que o muco se torna mais espessado, a densidade pode aumentar. As características de intensidade na RM variam com o conteúdo de proteína da mucocele e o grau de hidratação (Fig. 42.11; Fig. 42.4).

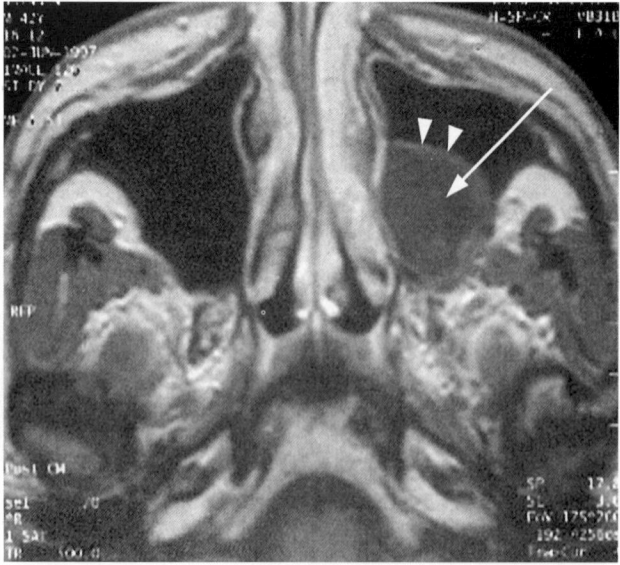

Figura 42.9

Cisto de retenção no seio maxilar esquerdo. Imagem de ressonância magnética ponderada para T1 pós-injeção de contraste com base de gadolínio. Há realce da mucosa (*pontas de setas*), mas a porção central do cisto de retenção (*seta*) não mostra contraste. Observar o contraste realçando as conchas. Esta é uma boa maneira de dizer se uma imagem ponderada para T1 foi feita com contraste.

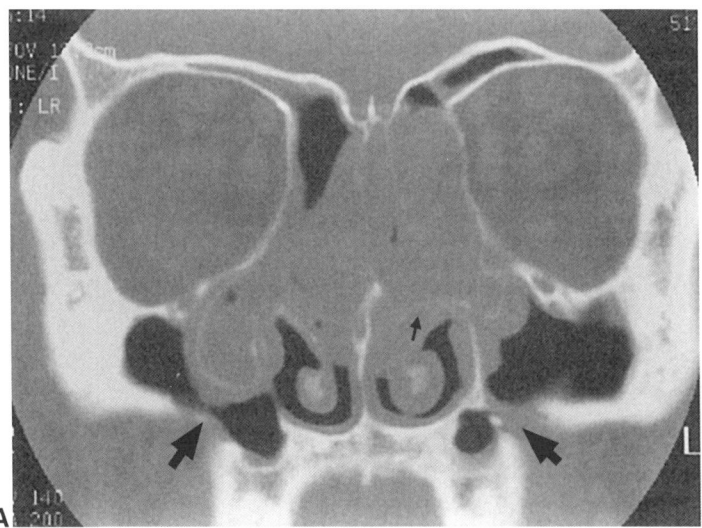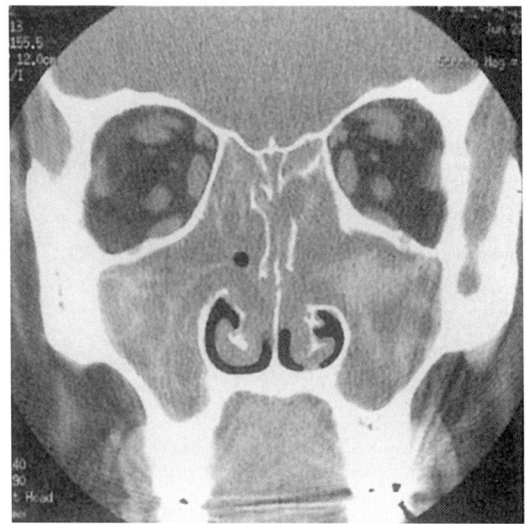

Figura 42.10

Imagem tomográfica computadorizada coronal mostra polipose. **A:** Polipose nasoetmoidal causou expansão lateral incomum da bolha etmoidal e paredes nasais laterais, que se salientam como se fossem divertículos para dentro dos antros maxilares. Esquerda, o processo uncinado está encunhado entre a bolha e o colo da concha inferior (*seta pequena*). Houve antrostomias de Caldwell-Luc prévias (*setas grandes*) e etmoidectomias. **B:** Imagem de um paciente diferente mostra pólipos de baixa densidade periféricos típicos. Secreções espessadas de alta densidade insinuam-se entre as densidades polipóides. Houve prévias etmoidectomias, uncinectomias, antrostomias meatais médias e turbinectomias parciais.

Seio Atelectásico (Seio Silencioso)

Nem todos os seios obstruídos se expandem para formar a mucocele clássica. Alguns parecem desenvolver pressão intra-sinusal mais baixa que o normal. Paredes mais finas parecem ser puxadas para dentro na direção do centro do seio (Fig. 42.12). O processo uncinado desvia lateralmente estreitando o infundíbulo. As paredes posterior e anterior, se suficientemente finas, desviam-se para o centro do seio. O assoalho orbitário pode curvar-se para baixo. Quando isto acontece, o olho pode recuar posteriormente, produzindo enoftalmia. Isto pode ser interpretado como proptose do olho oposto, e um tumor da órbita oposta pode ser suspeitado.

CONSIDERAÇÕES PARA CIRURGIA SINUSAL ENDOSCÓPICA

Um paciente com sinusite aguda repetitiva ou inflamação sinusal crônica incompletamente erradicada após tratamento clínico propõe um problema clínico ao otorrinolaringologista. Este paciente pode ser um candidato para cirurgia sinusal endoscópica transnasal funcional, agora um procedimento popular e amplamente aceito. A seleção dos pacientes para este procedimento exige uma história clínica detalhada, endoscopia nasal sistemática e TC coronal. A interpretação da TC deve ser adaptada às necessidades do cirurgião. O foco não é tanto em fornecer uma lista de regiões anatômicas onde doença da mucosa está presente, mas em delinear características anatômicas específicas e identificar padrões de doença que sugerem obstrução funcional das vias centrais de drenagem. O complexo ostiomeatal, o recesso esfenoetmoidal e o recesso frontal tornam-se as principais áreas de interesse (Figs. 42.13 a 42.15). Obstrução completa ou parcial destas saídas pode causar alterações inflamatórias nas cavidades dos seios associados.

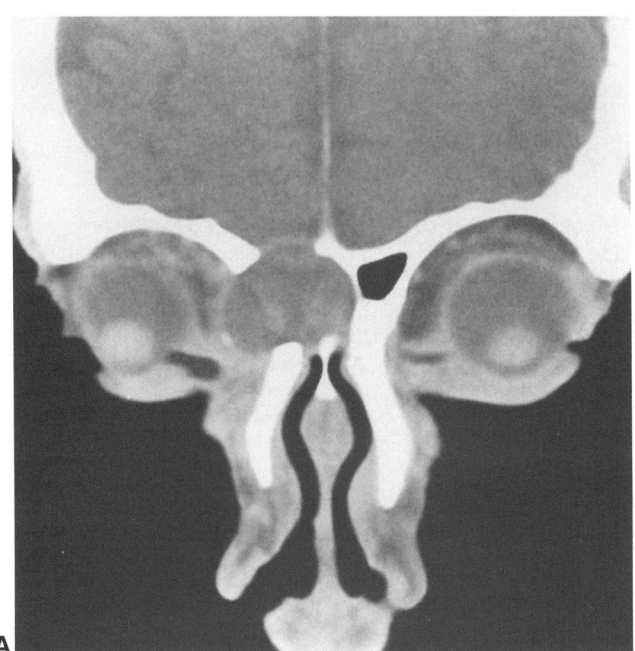

Figura 42.11

Mucocele frontoetmoidal. **A:** Imagem de tomografia computadorizada coronal mostra uma massa cística bem definida que expandiu a célula aérea a tal ponto que a borda óssea é escassamente visível. *(Continua.)*

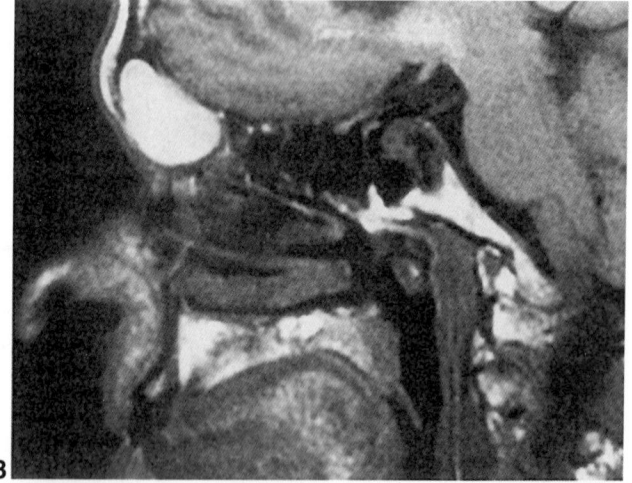

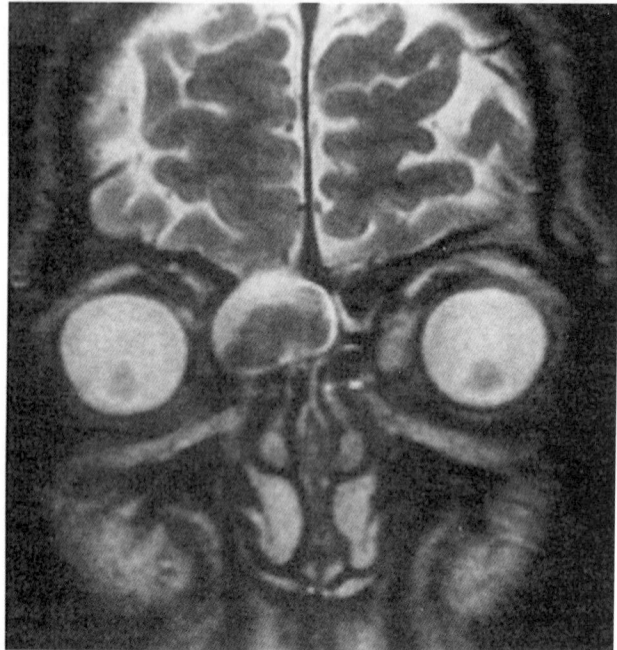

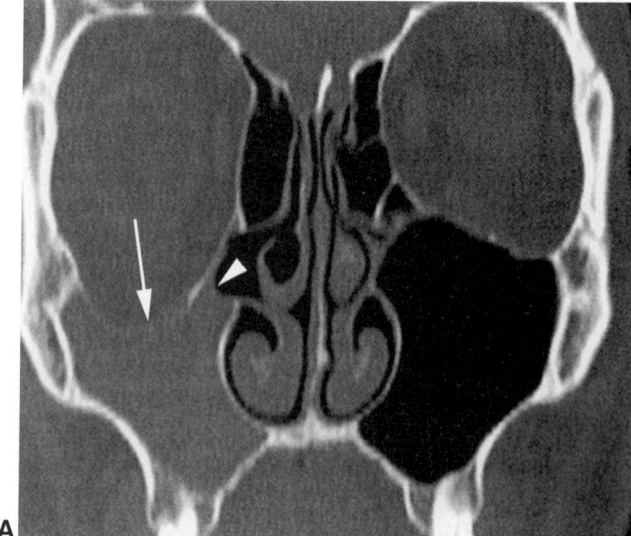

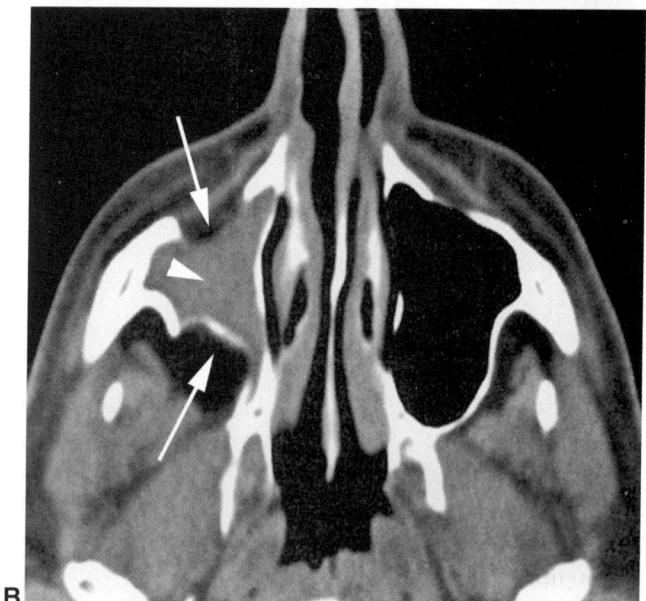

Figura 42.11

(Continuação) **B:** Imagem de ressonância magnética (*RM*) ponderada para T1 sagital mostra que o conteúdo é hiperintenso devido à desidratação e alta concentração de proteína do conteúdo da mucocele. **C:** RM ponderada para T2 coronal mostra alta intensidade de sinal do líquido com uma concreção mucóide central de baixa intensidade. Estas são as características de imageamento clássicas da mucocele.

Figura 42.12

Seio atelectásico. O paciente apresentou-se com enoftalmia no lado direito. **A:** Há arqueamento para baixo do soalho orbitário (*seta*) e rotação lateral do uncinado (*ponta de seta*). A rotação lateral do uncinado alarga o espaço entre a concha média e o processo uncinado. Os outros seios estão transparentes.
B: Ambas as paredes anterior e posterior (*setas*) arqueiam-se para dentro na direção do centro do seio indicando a pressão negativa. Observar que a luz do seio (*ponta de seta*) tem uma densidade alta indicando conteúdo elevado de proteína.

Mesmo se estas saídas forem relativamente normais, o alargamento das aberturas pode aliviar obstrução funcional e melhorar a drenagem. A TC define a distribuição da inflamação e a anatomia das vias de drenagem. As relações anatômicas dos seios e do nariz são provavelmente mais bem vistas em imagens de TC coronais. As estruturas do complexo ostiomeatal são mais bem avaliadas neste plano. Imagens axiais e imagem reconstruída sagital adicionalmente às imagens no plano coronal definem as características anatômicas no recesso frontal e no recesso esfenoetmoidal.

Variações anatômicas do nariz e dos seios paranasais podem contribuir para problemas com a drenagem sinusal e, assim, predispor um paciente à sinusite. Outras alteram os padrões anatômicos esperados, potencialmente complicando um procedimento cirúrgico. A maioria destas variações pode ser identificada em imagens de TC coronais. Elas incluem célula aérea de concha bolhosa, desvio e esporão septais, convexidade da concha média (concha paradoxal), pneumati-

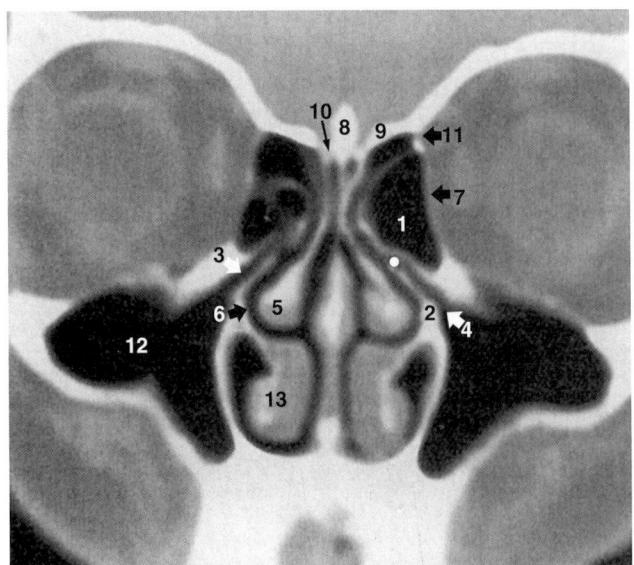

Figura 42.13
Imagem tomográfica computadorizada coronal mostra complexo ostiomeatal normal. Os componentes do complexo ostiomeatal são os seguintes: *1*, bolha etmoidal; *2*, processo uncinado; *3*, infundíbulo, *4*, óstio interno do seio maxilar; *5*, concha média; *6*, meato nasal médio; •, hiato semilunar. Os seguintes são outros marcos importantes nesta imagem: *7*, lâmina papirácea; *8*, *crista galli*; *9*, teto etmoidal; *10*, lâmina cribriforme; *11*, forame etmoidal anterior; *12*, antro maxilar, *13*, concha inferior.

zação e inversão do processo uncinado, célula proeminente da *crista nasal*, bolha etmoidal proeminente e célula de Haller (Fig. 42.16). A fixação anterior do processo uncinado pode ser visualizada: sua configuração afeta a via de acesso cirúrgica ao recesso frontal. As anomalias do recesso frontal incluem grandes células da *agger nasi* e bolha frontal. As anomalias do seio etmoidal posterior incluem pneumatização do osso palatino e extensão do etmóide para dentro do osso esfenóide, produzindo uma célula de Onodi.

Atenção particular é dada à anatomia da lâmina papirácea e o teto do trato nasossinusal. Um cirurgião não concebendo que há um defeito no osso ou uma variação particular nesta anatomia pode inadvertidamente penetrar na órbita ou penetrar a dura levando a importantes complicações. Pela mesma razão, qualquer variação na anatomia da impressão carotídea da parede do seio esfenoidal ou na do canal do nervo óptico deve ser cuidadosamente avaliada. Por exemplo, se um cirurgião romper uma septação esfenoidal que está fixada ao osso que cobre a artéria carótida, pode resultar uma lesão importante.

Cirurgia Assistida por Computador

O advento da TC helicoidal ou espiral capacitou ao escaneamento de largas áreas anatômicas em um tempo relativamente curto com baixa exposição à radiação. A

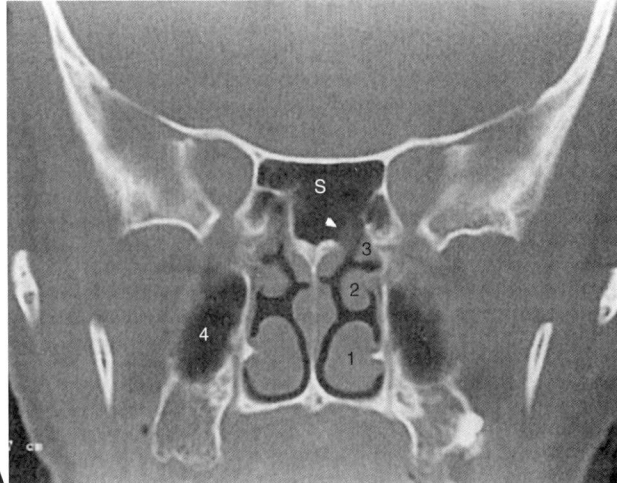

Figura 42.14
Recesso esfenoetmoidal (*SER*) normal. **A:** Tomografia computadorizada (*TC*) coronal mostra que o SER é uma fenda entre os seios etmoidais posteriores e o esfenoidal. Ele é orientado no plano coronal e, portanto, não nitidamente delineado em imagens de TC coronais. **B:** Reconstrução sagital da TC, lado direito. A imagem no plano sagital mostra o SER mais claramente. Neste paciente, o esfenóide esquerdo é assimetricamente grande e fica acima do seio esfenoidal direito nesta vista. S, seio esfenoidal; PE, seio etmoidal posterior; A, seio etmoidal anterior; pontas de setas, SER; *1*, concha inferior; *2*, concha média; *3*, concha superior; *4*, antro maxilar; setas, lamela basal.

TC helicoidal é essencialmente um escaneamento contínuo dando um bloco ou volume de informação que pode ser manipulado mais tarde de muitas maneiras diferentes. Uma reformatação destes dados é fatiar o

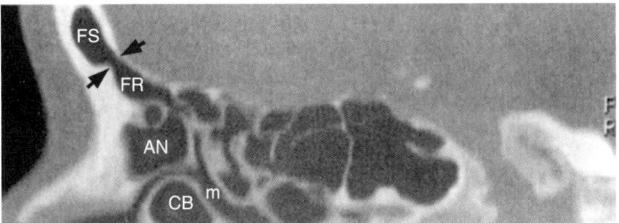

Figura 42.15
Reconstrução sagital de tomografia computadorizada mostra o recesso frontal. O óstio frontal produz a cintura da configuração clássica em ampulheta. Inferiormente, uma grande célula da *agger nasi* salienta-se posterior para estreitar severamente e deformar o recesso (*setas*). FS, óstio do seio frontal; FR, recesso frontal; AN, *agger nasi*; L, osso lacrimal; CB, concha bolhosa; m, meato médio nasal.

volume e produzir uma imagem bidimensional em um plano anatômico diferente do plano do escaneamento. A cirurgia assistida por computador aproveita esta tecnologia e acrescenta a localização espacial tridimensional. O paciente é submetido à TC helicoidal do meio da face inteira no plano axial com um conjunto cefálico *(headset)* ou marcadores no lugar, dependendo do tipo de equipamento. Alguns sistemas usam marcos ou contornos da própria face para registro de dados. Os dados são transferidos para o computador na sala de operações. Na cirurgia, o conjunto de dados no computador é combinado ou registrado com o paciente de tal modo que uma sonda colocada dentro da cavidade nasossinusal seja localizada precisamente no espaço e sua posição indicada na tela. A tela do computador mostra os cortes de TC axial, sagital e coronal cuja interseção corresponde à extremidade da sonda. Profundidade e localização precisa dos instrumentos podem ser verificadas durante o procedimento. Esta técnica é particularmente útil para cirurgia revisional e para tratamento de polipose grave, no qual a definição de marcos anatômicos é limitada.

DOENÇA NEOPLÁSICA

Tumores do nariz e seios paranasais são encontrados muito menos freqüentemente do que doença inflamatória e polipose. Doença maligna do nariz e dos seios paranasais responsabiliza-se por menos de 1% de todas as lesões malignas do corpo e 3% de todos os tumores de cabeça e pescoço. O imageamento em corte transversal desempenha um papel que integra a avaliação diagnóstica destas lesões (9). TC e RM oferecem uma variedade de informação sobre densidade, intensidade de sinal, intensificação por contraste e efeito de massa que ajuda a diferenciar doença benigna de maligna e

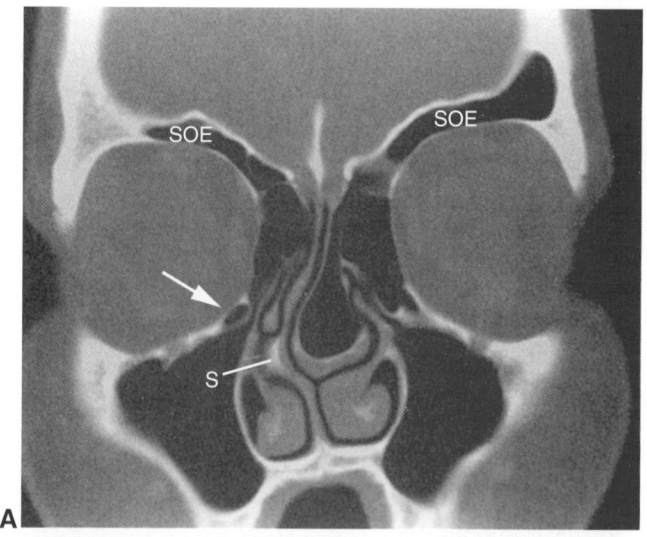
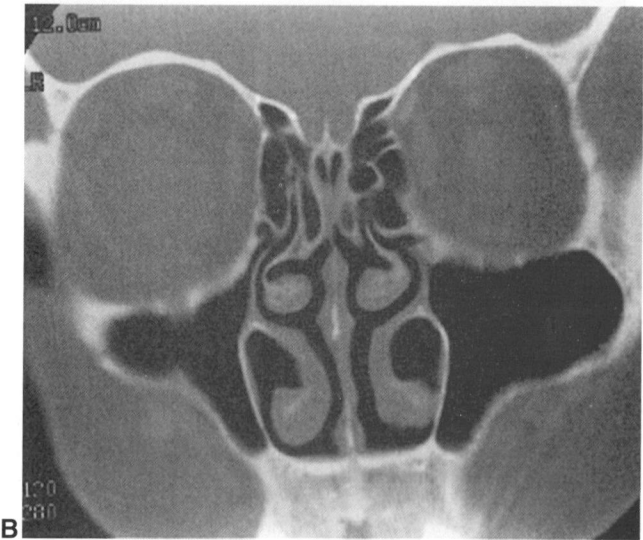
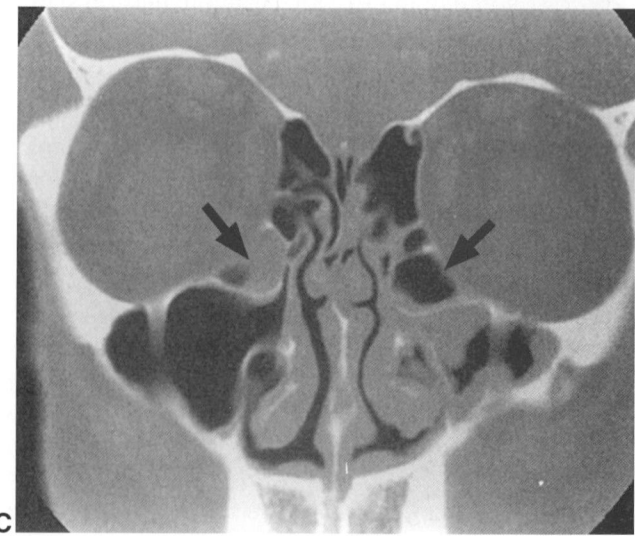

Figura 42.16

Imagem de tomografia computadorizada coronal mostra variedades anatômicas do complexo ostiomeatal. **A:** Concha bolhosa. Uma concha bolhosa proeminente está presente à esquerda com um desvio septal direito e pequeno esporão(s). Uma pequena célula de Haller nas células aéreas etmoidais direita (*seta*) e células supra-orbitárias bilaterais (*SOE*) são evidentes. **B:** Conchas paradoxais. Ambas as conchas médias são curvadas paradoxalmente com convexidades laterais. **C:** Células de Haller. Grandes células de Haller bilaterais (*setas*) pneumatizam o assoalho orbitário e estreitam os infundíbulos, particularmente à esquerda. O meato médio é inusualmente estreito. Há doença da mucosa superposta.

tumor de inflamação mucosa secundária e seios obstruídos. A RM é particularmente útil porque aproximadamente 95% de todos os tumores nasossinusais são de baixa a intermediária intensidade de sinal durante a seqüência ponderada para T2, permitindo a diferenciação da alta intensidade de sinal dos pólipos, inflamação da mucosa e secreções retidas.

Os achados em TC com contraste podem sugerir o diagnóstico de neoplasma, mas não se aproximam da especificidade dos achados de RM. A exceção é na avaliação das lesões ósseas onde a TC mostra os componentes calcificados e ossificados com maior proveito. O padrão de comprometimento ósseo é um ponto diagnóstico importante na avaliação dos tumores nasossinusais. Crescimento lento do tumor causa expansão gradual da cavidade do seio e permite remodelação progressiva do osso. As lesões agressivas causam destruição focal e irregular do osso. O carcinoma de células escamosas raramente se comporta como uma lesão de expansão lenta associada a remodelação. Outros tumores malignos, incluindo carcinoma adenóide cístico e melanoma, podem causar arqueamento e assim a observação de uma parede óssea expandida lisamente não pode ser tomada para excluir malignidade. Espessamento e esclerose de uma parede sinusal tendem menos a ser causadas por doença maligna, a menos que precedida por inflamação crônica. Entretanto, alguns tumores passando através de um espaço medular de osso podem causar esclerose das trabéculas dando uma aparência radiodensa esclerótica.

Embora o imageamento possa sugerir um diagnóstico ou pelo menos ajudar a separar tumor benigno de maligno, biopsia é sempre necessária para determinação final da identidade de uma lesão. O imageamento é mais útil para mostrar o caminho mais seguro para biopsiar uma lesão.

Provavelmente, o papel mais importante do imageamento é a determinação da anatomia do paciente e da extensão do tumor. A TC e a RM dão detalhe anatômico preciso a respeito de localização, extensão e origem do tumor, críticas para a determinação da operabilidade ou o planejamento da radioterapia. Extensão tumoral para dentro dos seios adjacentes ou para dentro da órbita, da fossa pterigopalatina, da fossa infratemporal e do crânio precisa ser claramente definida (Figs. 42.17 e 42.18). TC ou RM são igualmente confiáveis para demonstração da extensão para dentro da órbita. Se o tumor for limitado pela periórbita, parecerá arquear-se para dentro da gordura. O plano de gordura entre a lâmina papirácea e o músculo reto medial está mantido. Extensão através da periórbita para dentro da gordura mostra uma margem irregular e infiltração da gordura. RM é preferida para demonstração de extensão intracraniana sutil, apesar de a TC dar in-

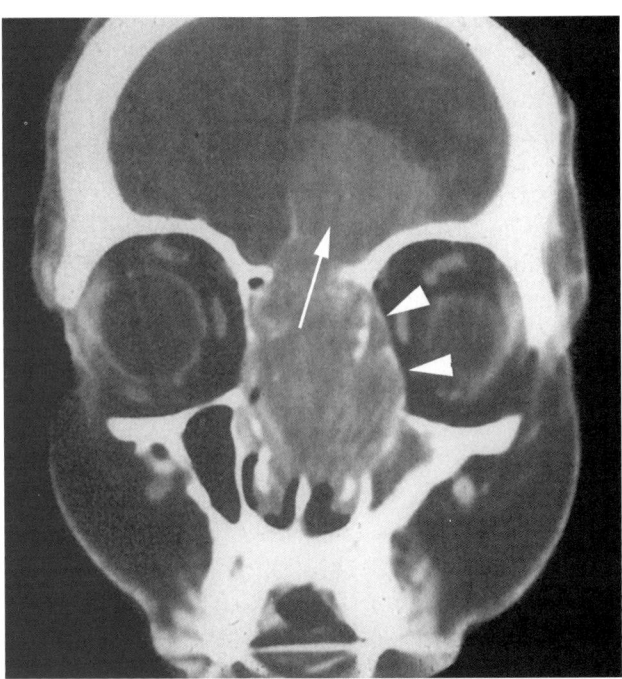

Figura 42.17
Malignidade do trato nasossinusal superior com extensão intracraniana (*seta branca*). Observar como a junção do tumor com a gordura orbitária é lisa (*pontas de setas*) e a gordura entre a lesão e o reto medial está mantida. Isto sugere que a lesão está limitada pela periórbita. Observar o edema no cérebro contíguo ao tumor.

formação importante sobre as finas lâminas de osso do teto etmoidal e lâmina cribriforme. A separação do tumor das secreções em um seio obstruído é mais bem feita com RM.

Tumores Benignos Originados dos Tecidos Moles

O papiloma nasal origina-se do epitélio mucoso. Existem os tipos celulares invertidos, fungiformes (exofíticos ou septais) e cilíndricos. O último é muito raro, mas é semelhante em aspecto radiográfico ao papiloma invertido. O papiloma invertido origina-se mais comumente da parede nasal lateral próximo à concha média (Fig. 42.19). O aspecto radiológico mais comum é uma massa nasal que erode a parede nasal lateral e estende-se para dentro do antro maxilar. Nos estádios mais adiantados, pode ocorrer comprometimento de qualquer região adjacente, mais comumente o labirinto etmoidal. A aparência deste tumor pode ser tão agressiva que se suspeita de malignidade. Calcificações curvilíneas ou irregulares foram descritas em mais da metade destas lesões. A RM mostra tecido tumoral heterogêneo sugestivo de papiloma invertido somente por causa da localização típica. Comprometimento ósseo é causado pela erosão por pressão em vez

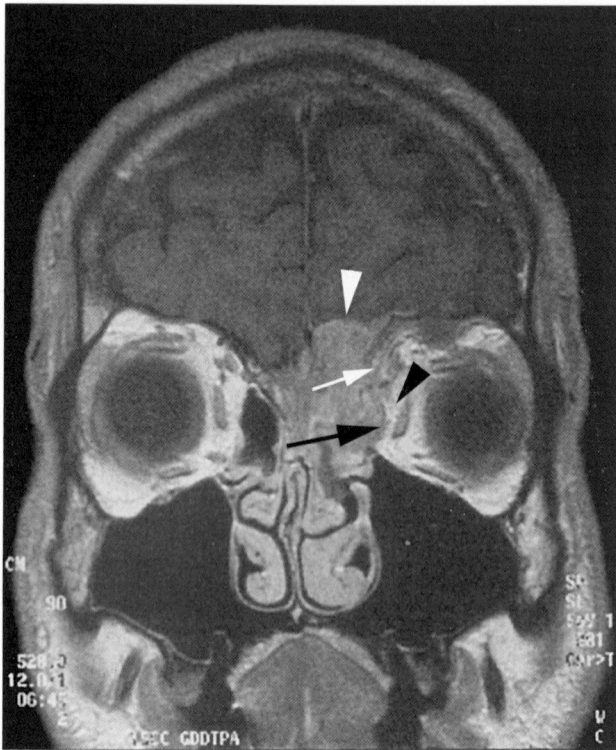

Figura 42.18
Malignidade da cavidade nasal superior/etmoidais com extensão intracraniana e intra-orbitária. O tumor é predominantemente no lado esquerdo mas cruza a linha mediana. Há extensão intracraniana (*ponta de seta*). Na região da lâmina papirácea inferior, o tumor arqueia-se para dentro da órbita (*seta preta*), mas a margem é relativamente lisa e a gordura entre a lesão e o músculo reto medial está mantida (*ponta de seta preta*). Isto sugere que a lesão está limitada pela periórbita. Ligeiramente mais no alto, no entanto, a gordura está definitivamente infiltrada (*seta branca*) na região do músculo oblíquo superior. Isto indica invasão orbitária.

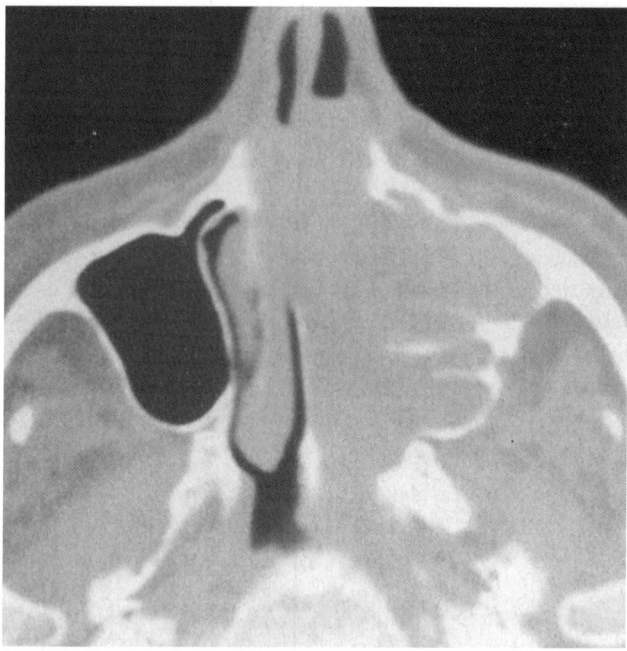

Figura 42.19
Papiloma invertido. Imagem tomográfica computadorizada axial mostra uma massa de tecido mole opacificando a cavidade nasal e o antro maxilar com destruição grosseira da parede nasal lateral. O contorno ondulado da parede antral póstero-lateral com septações curvilíneas é característico do papiloma invertido de longa duração ou recorrente.

de infiltração tumoral. Invasão tumoral mais agressiva do osso ocorre apenas com transformação maligna e em cerca de 13% dos casos. Estudos por imagem podem não ser úteis para detectar alteração maligna. A invasão da parede antral posterior é tão rara, no entanto, que este achado indica transformação maligna ou mucocele secundária.

O papiloma fungiforme origina-se do septo nasal, permanece localizado na cavidade nasal e raramente necessita avaliação radiográfica.

Os tumores não-epiteliais benignos incluem angiofibroma nasofaríngeo juvenil (ANJ) e tumores neurais. Embora seja tecnicamente uma lesão da nasofaringe, o ANJ tão freqüentemente se estende para comprometer, ou pelo menos desviar, a parede posterior do antro maxilar que sua inclusão em uma categoria de tumor sinusal está justificada. Originando-se perto do forame esfenopalatino, o ANJ invade a fossa pterigopalatina em 89% dos casos e expande-se para deformar e destruir a parede posterior do antro maxilar (Fig. 42.20). A extensão posterior remodela ou invade o osso esfenóide. O ANJ exibe contraste acentuado em imagens de TC e RM após injeção de material de contraste. A RM mostra vazios de fluxo correspondendo aos vasos nutridores dentro e em torno do tumor. A angiografia mostra uma coloração tumoral densa característica.

Os tumores neurogênicos (schwannoma, neurofibroma) originados na região dos seios paranasais tendem a ser lesões bem circunscritas, de crescimento lento, associadas a expansão e remodelação óssea. Embora estes tumores tendam a ser bastante homogêneos em imagens de TC e RM, eles contêm locais de degeneração cística que produzem áreas de alta intensidade de sinal em imagens de RM ponderadas para T2 – atípicas para tumores nasossinusais (Fig. 42.21). Degeneração maligna é rara e é associada a um processo mais destrutivo. As lesões sarcomatosas são tumores de tecidos moles volumosos, irregulares, que causam destruição rápida das placas ósseas. Elas não têm características radiográficas específicas.

Tumores Malignos Originados dos Tecidos Moles

Os tumores mucosos malignos dos seios paranasais incluem aqueles de origem epitelial e não-epitelial. Os tumores epiteliais incluem carcinoma de células escamosas, tumores glandulares, melanoma e estesioneuroblastoma. Os tumores não-epiteliais incluem linfoma e vários sarcomas. Carcinoma de células escamosas é o mais comum destes tumores, responsabilizando-se por aproximadamente 80% dos tumores malignos dos seios e da cavidade nasal. Na TC, o carcinoma de células escamosas é visto como uma massa de tecido mole irregular, mal marginada, grosseiramente destrutiva. Na RM, o carcinoma de células escamosas é heterogêneo em intensidade de sinal e torna-se irregularmente contrastado com injeção de gadolínio. Os tumores glandulares constituem 10% de todos os tumores malignos dos seios, e mais comumente ocorrem no antro e nariz. O raro adenocarcinoma mais comumente compromete o seio etmoidal e foi ligado à inalação de carcinogênios.

Os tumores das pequenas glândulas salivares incluem carcinoma adenóide cístico e o menos comum carcinoma mucoepidermóide. Estas lesões tendem a crescer mais lentamente que o carcinoma de células escamosas e, portanto, podem ser associadas à expansão óssea. Estes tumores podem conter áreas de necrose cística com coleções serosas ou mucosas que produzem um padrão heterogêneo ou alta intensidade de sinal em imagens de RM ponderadas para T2. O carcinoma adenóide cístico é conhecido pela sua tendência

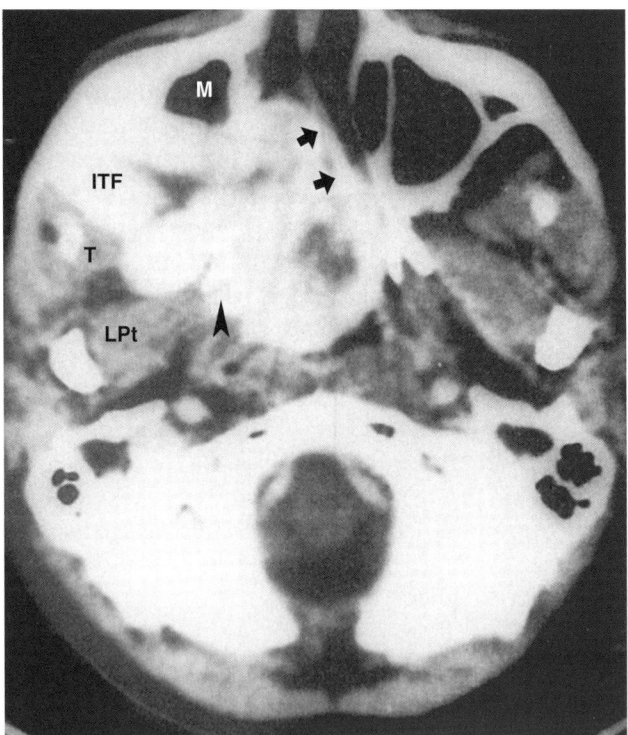

Figura 42.20

Imagem tomográfica computadorizada axial após contraste mostra angiofibroma nasofaríngeo. Uma lesão de massa volumosa, contrastada, compromete a cavidade nasal, nasofaringe, fossa infratemporal e antro maxilar. Os marcos da fossa pterigopalatina estão completamente destruídos pela invasão tumoral. O processo pterigóide está flutuando dentro da massa do tumor (*ponta de seta*), e a parede antral posterior está destruída. ITF, fossa infratemporal; T, músculo temporal; M, antro maxilar; LPt, músculo pterigóideo lateral. (Cortesia de Terry Becker, MD.)

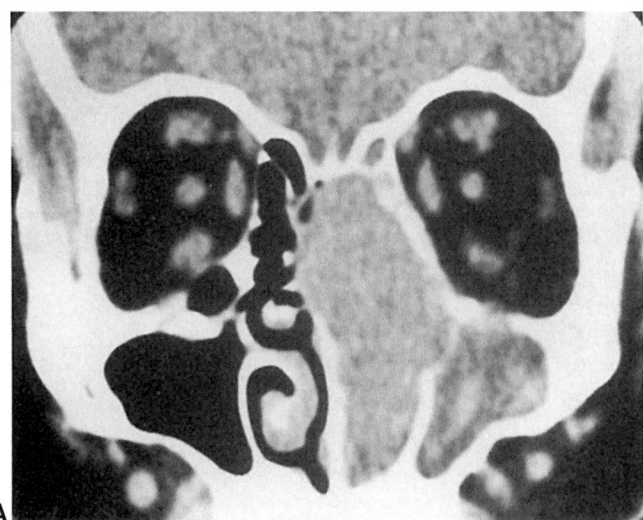 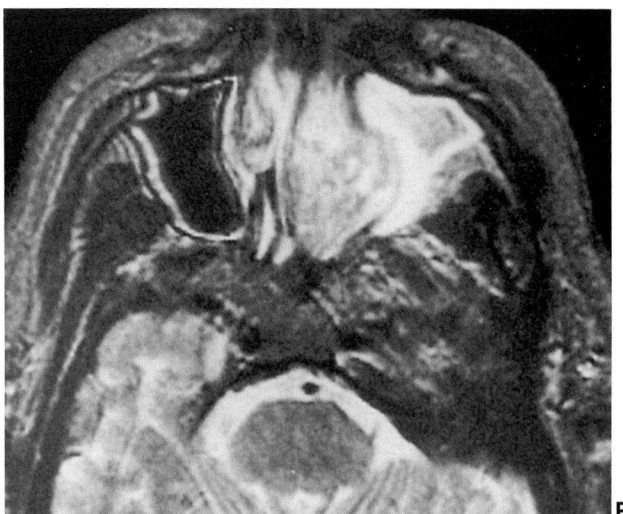

Figura 42.21

Schwannoma melanótico. **A:** Imagem tomográfica computadorizada coronal mostra uma massa de tecido mole homogênea com bordos de expansão bem definidos. Centralmente, no entanto, as conchas e septações etmoidais foram destruídas. **B:** Imagem de ressonância magnética ponderada para T2 axial mostra que a massa é heterogênea e contém numerosas áreas císticas. Estas áreas de hiperintensidade em imagens ponderadas para T2 representam necrose cística e são sinais de tumores neurais e carcinoma adenóide cístico. O tumor impede a drenagem do antro maxilar, que contém espessamento mucoso e secreções desidratadas centrais.

à invasão perineural, mas o carcinoma de células escamosas e as várias formas de sarcoma também podem invadir estruturas neurais. Progressão tumoral ao longo da divisão maxilar do nervo craniano V é mais comum, mas nervos infra-orbitário, palatino e alveolares podem ser comprometidos. O tumor pode estender-se à fossa pterigopalatina e cavo de Meckel. A TC mostra aumento do forame comprometido e massas associadas nos seios cavernosos e na fossa pterigopalatina. A gordura na fossa pterigopalatina é obliterada. A RM mostra contraste do próprio nervo, mesmo na ausência de expansão do forame e, portanto, é mais sensível.

Melanoma maligno originado das membranas mucosas de cabeça e pescoço é raro. Quando compromete o nariz e os seios paranasais, este tumor tende a originar-se do septo nasal e das conchas. Na TC, o melanoma geralmente é visto como uma massa de tecido mole contrastado que expande, remodela e freqüentemente destrói placas ósseas. Quanto mais agressiva a lesão, mais destrutivo parece. A RM mostra tecido tumoral contrastado isointenso que pode conter áreas de alta intensidade de sinal em imagens ponderadas para T1, correspondendo a hemorragia. Áreas com melanina importante também podem ter sinal alto, mas hemorragia tumoral tem maior influência sobre os tempos de relaxamento T1 e T2 que a melanina.

O neuroblastoma olfatório (estesioneuroblastoma), um tumor incomum originado do epitélio olfatório, tem um aspecto característico. Esta lesão origina-se no alto na fossa nasal e inicialmente aumenta lenta e unilateralmente, permitindo ao osso remodelar-se em torno dela. Comportamento mais agressivo comumente ocorre mais tarde com extensão intracraniana através da lâmina cribriforme (Fig. 42.22). A lesão pode cruzar a linha mediana. Calcificação tumoral ou hiperostose da base anterior do crânio pode estar presente. RM é muito mais sensível para detectar extensão intracraniana do que a TC. Cistos podem se formar na margem do componente intracraniano.

Linfoma não-Hodgkin é o mais comum neoplasma maligno não epitelial que se origina da mucosa dos seios paranasais. Ele se responsabiliza por 8% dos tumores malignos dos seios paranasais (Fig. 42.23). O linfoma manifesta-se como uma massa de tecido mole que é intermediário na intensidade de sinal em ambas as imagens de RM ponderadas para T1 e para T2. Ele tipicamente permeia as paredes sinusais e produz densidade diminuída e adelgaçamento sem desvio grosseiro. Expansão da cavidade sinusal ou destruição óssea franca pode ocorrer.

Tumores de Origem Óssea

Os tumores ósseos benignos dos seios paranasais são de origem fibroóssea ou células gigantes. Histiocitose também pode comprometer as paredes ósseas dos seios. As lesões fibroósseas incluem osteoma, osteocondroma, fibroma ossificante e displasia fibrosa. As lesões de células gigantes incluem granuloma de células gigantes e tumor marrom. O osteoma, uma lesão comum, é uma proliferação benigna de osso maturo. Ele ocorre mais comumente nos seios frontais e etmoidais. Osteoma compacto e osteoma de marfim são vistos como massas extremamente densas, bem definidas

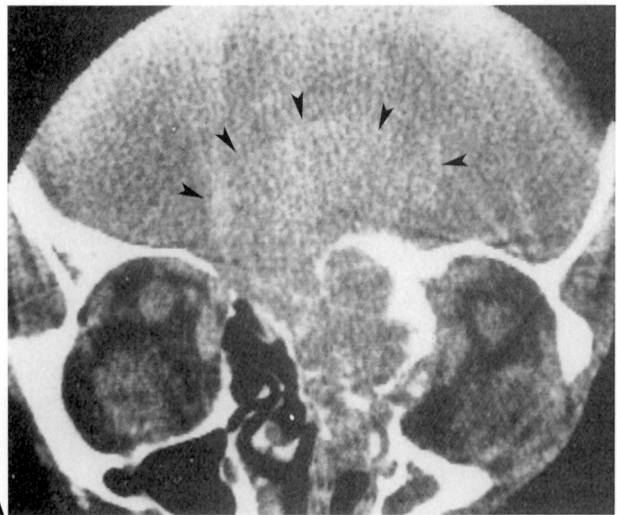
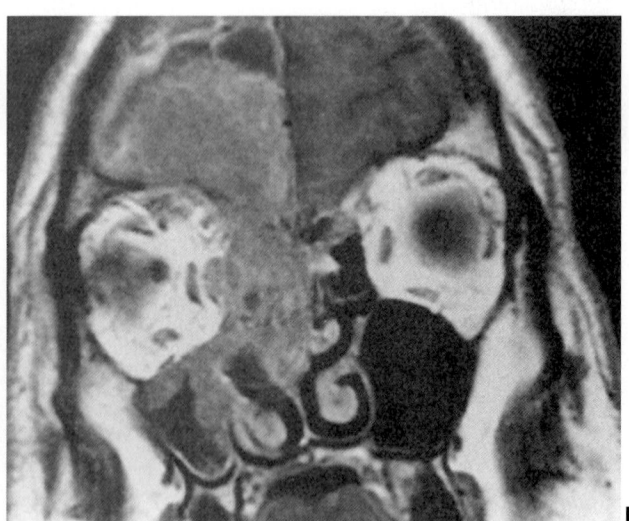

Figura 42.22

Estesioneuroblastoma. **A:** Imagem tomográfica computadorizada coronal mostra uma lesão agressiva centrada na base anterior do crânio que se expandiu e destruiu o labirinto etmoidal, erodiu o teto do etmóide e estendeu-se para a fossa anterior do crânio (*pontas de setas*). **B:** Imagem de ressonância magnética ponderada para T1 coronal de um paciente diferente mostra extensão intracraniana.

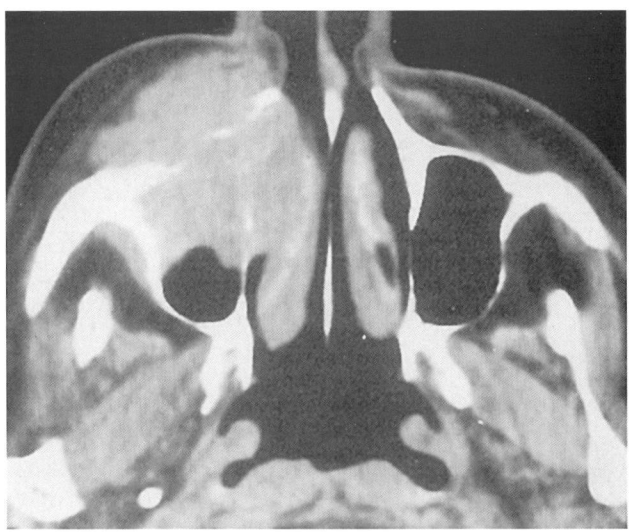

Figura 42.23
Imagem tomográfica computadorizada axial mostra linfoma. A massa de tecido mole no antro maxilar direito infiltrou as margens ósseas da maxila anterior e parede antral posterior. As placas ósseas comprometidas estão afinadas e irregulares mas não desviadas.

dentro dos seios paranasais (Fig. 42.24). Osteoma esponjoso é variável em densidade em radiografias simples e TC em virtude da presença de um componente fibroso. Eles podem mesmo aparecer como uma densidade de tecido mole em radiografias simples, mas a TC mostra o caráter ossificado. Osteomas múltiplos de face e crânio são uma das muitas manifestações da síndrome de Gardner juntamente com pólipos do cólon. Osteocondroma pode ocorrer no nariz e nos seios paranasais. Como em outras localizações, ele é heterogeneamente calcificado e é pedunculado.

A displasia fibrosa tem uma ampla variedade de aspectos radiográficos que depende das quantidades relativas de tecido ósseo dentro da lesão. Comprometimento de cabeça e pescoço é muito comum, ocorrendo em 50% dos casos de doença poliostótica e em 10% a 15% dos casos de doença monostótica (10). Qualquer seio pode ser comprometido. Estas lesões são não-destrutivas, causando espessamento e aumento do osso comprometido, o qual muitas vezes mantém sua forma original. O córtex geralmente é mantido. A maioria das lesões tem um aspecto enevoado de vidro despolido na TC (Fig. 42.25). Lesões císticas e escleróticas são menos comuns. As lesões tornam-se mais escleróticas com a idade. O aspecto em RM da displasia fibrosa pode causar confusão. Durante seqüências para T1, a intensidade de sinal varia de brandamente hiperintenso a hipointenso. Em imagens ponderadas para T2, acentuada hipointensidade homogênea é vista em toda a lesão, com a exceção das áreas císticas ou predominantemente fibrosas. TC é preferida para confirmar o diagnóstico.

O fibroma ossificante é estreitamente relacionado à displasia fibrosa e tende a comprometer os ossos faciais. Tipicamente tem um componente maior de tecido mole e uma aparência mais agressiva que a displasia fibrosa, mas freqüentemente os dois não podem ser diferenciados. Estas lesões são massas expansivas bem circunscritas, que podem ser de densidade homogênea de tecido mole, densamente escleróticas ou de atenuação mista em TC.

O tumor marrom do hiperparatireoidismo é uma das lesões de células gigantes que podem comprometer os ossos faciais (Fig. 42.26). Estas lesões produzem massas expansivas císticas uniloculares ou multiloculares com margens bem definidas. Depois de tratamento e cura, o tumor castanho torna-se bastante denso. Embora muitas vezes ele não possa ser diferenciado de tumor marrom, o granuloma de células gigantes pode ser uma lesão agressiva, às vezes simulando um tumor maligno. Eles podem ter baixa intensidade de sinal em RM ponderada para T1 e T2. O granuloma de células gigantes geralmente está localizado na área anterior da mandíbula ou na maxila e contém componentes calcificados, ossificados ou osteóides em 30% a 75% dos casos.

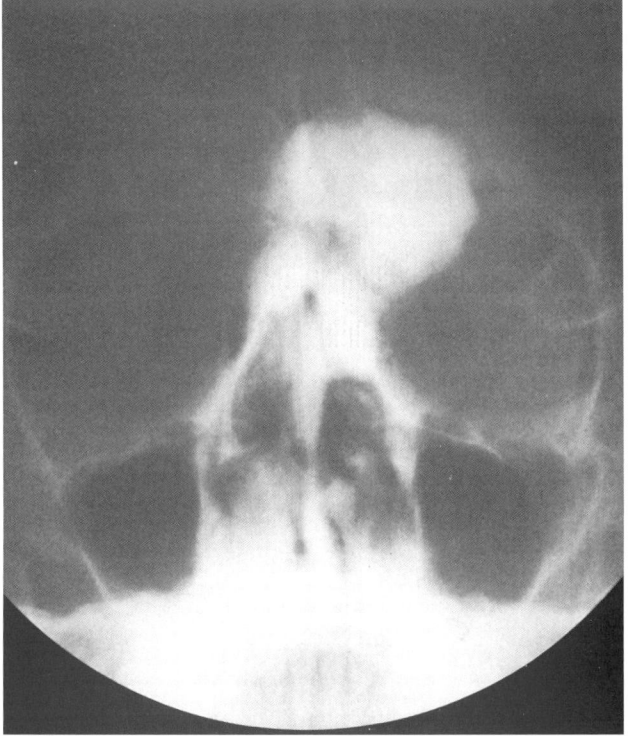

Figura 42.24
Projeção de Waters de um osteoma de marfim mostra uma massa óssea densa, homogênea, nitidamente definida no seio frontal esquerdo que faz saliência para dentro da órbita.

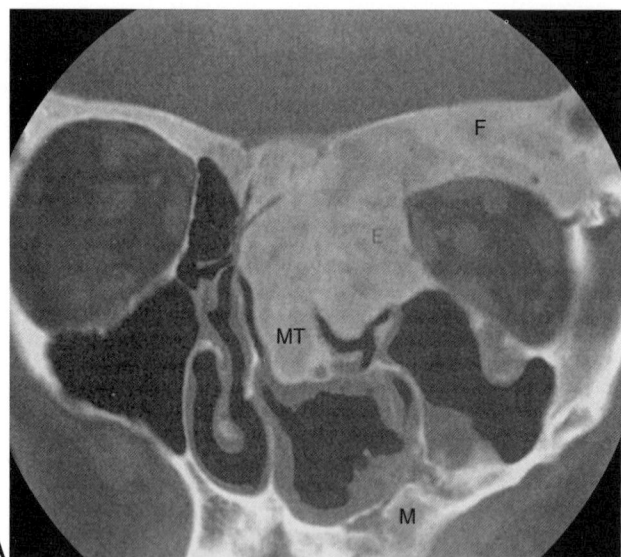

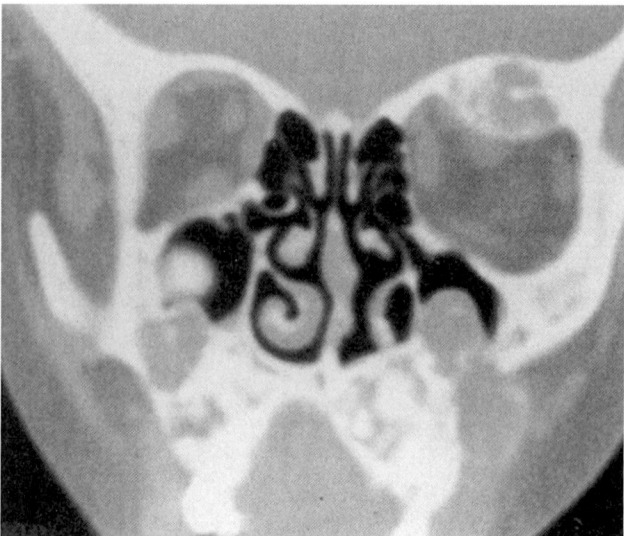

Figura 42.26

Imagem tomográfica computadorizada coronal mostra tumor marrom secundário a hiperparatireoidismo. Diversas lesões expansivas comprometem ambas as maxilas e o teto orbitário esquerdo. Estas lesões estão em vários estágios de desenvolvimento. Algumas são císticas, algumas têm calcificações centrais e uma é predominantemente esclerótica.
O aspecto esclerótico em focos do palato duro e crista alveolar constitui evidência de hiperparatireoidismo secundário e osteodistrofia renal.

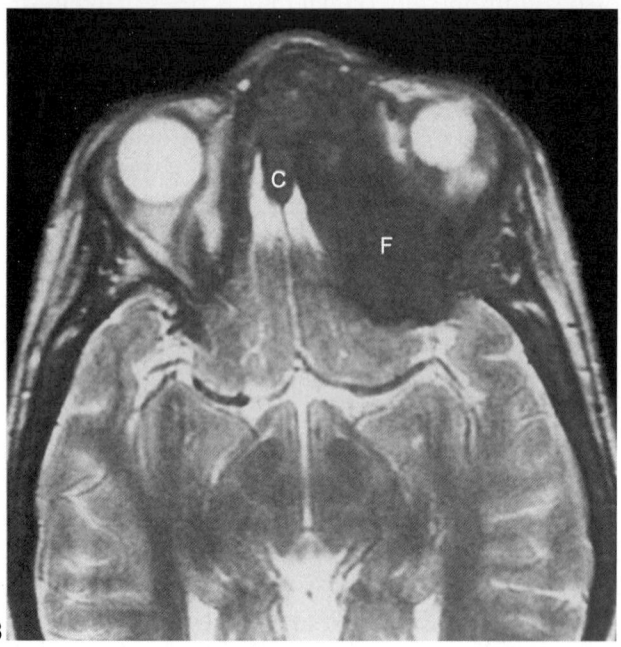

Figura 42.25

Displasia fibrosa. **A:** Imagem tomográfica computadorizada coronal mostra deformação de várias estruturas craniofaciais. Os ossos comprometidos estão aumentados e têm um padrão trabecular liso, sem características, a aparência mais comum na displasia fibrosa. A concha inferior foi parcialmente excisada.
B: Imagem de ressonância magnética ponderada para T2 axial mostra intensidade de sinal acentuadamente diminuída semelhante à de osso medular. MT, concha média; E, labirinto etmoidal; F, lâmina orbitária do osso frontal; M, maxila; C, crista etmoidal.

Tumores Malignos de Origem Óssea

Os tumores ósseos malignos mais comuns dos seios paranasais são o mieloma múltiplo, sarcoma osteogênico e condrossarcoma. Sarcoma de Ewing e histiocitoma fibroso maligno são raros. Discrasia de células plasmáticas é muito comumente associada a doença óssea generalizada do mieloma múltiplo. Plasmacitoma solitário do osso ou plasmacitoma extra-ósseo também podem ocorrer. Comprometimento dos seios paranasais é visto como uma massa de tecido mole que é expansiva e bem definida, mas localmente destrutiva. Estes tumores são associados a lesões esqueléticas líticas múltiplas em 85% dos casos. Sarcomas osteogênicos são relativamente comuns na mandíbula. Estas lesões agressivas freqüentemente são puramente líticas, mas podem ser associadas a calcificação amorfa ou um aspecto de "lampejo solar entre nuvens", de neoformação óssea perióstica. Sem formação de novo osso, o diagnóstico específico do osteossarcoma não é sugerido. Condrossarcoma dos seios paranasais é raro mas não infreqüente no septo nasal posterior. O condrossarcoma é uma massa de tecido mole que geralmente contém calcificações "em pipoca" amorfas (Fig. 42.27). Estes tumores não são associados à reação perióstica que ocorre com osteossarcoma. Cordoma pode desenvolver-se no corpo do esfenóide e estender-se para os seios.

CONCLUSÃO

O imageamento da doença inflamatória e obstrutiva dos seios paranasais é dominado pela TC. RM é usada para avaliação de doença inflamatória complicada e neoplasia. O espectro das doenças é amplo e todos os aspectos devem ser considerados cuidadosamente em

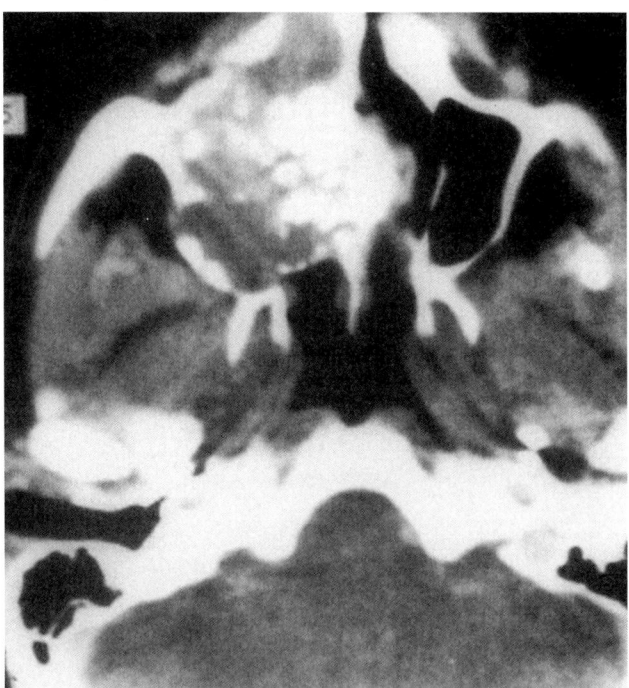

Figura 42.27
Imagem de tomografia computadorizada axial mostra condrossarcoma. Tumor expansivo está presente no antro maxilar direito. Densidades redondas e "em pipoca" típicas representam calcificação condral. (Cortesia de Terry Becker, MD.)

conjunto com as características clínicas para chegar a um diagnóstico diferencial útil. O delineamento claro das relações anatômicas, tão crítico para os cirurgiões, é o foco de todos os estudos por imagem.

> **PONTOS IMPORTANTES**
>
> - Tomografia computadorizada é a mais confiável e informativa ferramenta de imageamento para avaliar doença inflamatória/obstrutiva do nariz e dos seios paranasais.
> - Imagens de tomografia computadorizada no plano coronal são as melhores para avaliar o complexo ostiomeatal; ou imagens coronais diretas ou imagens reconstruídas a partir de dados escaneados axialmente podem ser usadas para esta avaliação.
> - Imagem de ressonância magnética é essencial para mapeamento dos tumores, em virtude da excelente caracterização dos tecidos e da capacidade de diferenciar neoplasmas de secreções retidas.
> - Pacientes com marca-passo cardíaco não podem submeter-se ao imageamento de ressonância magnética.

> - A presença de líquido intra-sinusal sugere a existência de sinusite aguda. Esclerose das paredes sinusais indica sinusite crônica. Na ausência destes achados, sinusites aguda e crônica não podem ser diferenciadas em qualquer estudo por imagem.
> - Sinusite fungoalérgica pode ser associada a expansão difusa de uma cavidade sinusal, devido ao acúmulo de mucina alérgica. Este material é extremamente denso em imagens de tomografia computadorizada e hipointenso em imagens de ressonância magnética ponderadas para T2.
> - Pólipos antrocoanais comumente se salientam através da fontanela nasal posterior. Extensão através do infundíbulo ou parede nasal inferior pode ocorrer ocasionalmente.
> - Um seio obstruído pode ter qualquer padrão de intensidade de sinal em imagens de ressonância magnética, refletindo o conteúdo de proteína e a hidratação do seu conteúdo.
> - Papiloma invertido tipicamente erode a parede nasal lateral; destruição ou expansão da parede antral posterior é rara.
> - Infiltração perineural maligna pode ser detectada com tomografia computadorizada sob a forma de expansão de forame, e com imagem de ressonância magnética como contraste neural.

REFERÊNCIAS

1. Som PM, Dillon WP, Curtin HD, et al. Hypointense paranasal sinus foci: differential diagnosis with MR imaging and relation to CT findings. *Radiology* 1990;176:777-781.
2. Dillon WP, Som PM, Fullerton GD. Hypointense MR signal in chronically inspissated sinonasal secretions. *Radiology* 1990;174:73-78.
3. Lanzieri CF, Shah M, Krauss D, et al. Use of gadolinium-enhanced MR imaging for differentiating mucoceles from neoplasms in the paranasal sinuses. *Radiology* 1991;178:425-428.
4. Shellock FG. *Magnetic resonance procedures: health effects and safety.* Boca Raton, FL: CRC Press, 2001.
5. Shellock FG, Kanal E. *Magnetic resonance: bioeffects, safety, and patient management,* 2nd ed. Philadelphia: Lippincott-Raven, 1996.
6. Som PM, Brandwein MS. Inflammatory diseases. In: Som PM, Curtin HD, eds. *Head and neck imaging,* 4th ed. St. Louis: Mosby, 2003:193-259.
7. Corey JP, Delsupehe KG, Ferguson BJ. Allergic fungal sinusitis: allergic, infectious, or both? *Otolaryngol Head Neck Surg* 1995;113:110-119.
8. Zinreich SL Kennedy DW, Malat J, et al. Fungal sinusitis: diagnosis with CT and MR imaging. *Radiology* 1988;169:439-444.
9. Som PM, Brandwein MS. Tumors and tumor-like conditions. In: Som PM, Curtin HD, eds. *Head and neck imaging,* 4th ed. St. Louis: Mosby, 2003:261-373.
10. Kumar R, Madewell JE, Lindell MM, et al. Fibrous lesions of bones. *Radiographics* 1990;10:237-256.

CAPÍTULO 43

Tratamento Endoscópico dos Neoplasmas de Nariz e Seios Paranasais

Lee A. Zimmer • Ricardo L. Carrau • Carl H. Snyderman • Amin B. Kassam

O uso de endoscópios de lente cilíndrica em cirurgia sinusal foi introduzido na Alemanha em fins dos anos 1970. Desde aquela época, os otorrinolaringologistas dedicaram-se à cirurgia endonasal endoscópica para tratamento de doenças nasossinusais inflamatórias. A cirurgia sinusal endoscópica praticamente substituiu as técnicas abertas para doença inflamatória. Encorajados pela visualização aumentada proporcionada pelos endoscópios e avanços na tecnologia, como agentes hemostáticos, sistemas de orientação por imagem e materiais biológicos, os médicos expandiram o uso dos endoscópios no trato nasossinusal para incluir o tratamento de tumores. Este capítulo descreve o uso de técnicas endoscópicas para o tratamento de tumores dos seios paranasais e da base do crânio.

As vias de acesso tradicionais ao trato nasossinusal exigiam grandes incisões externas, osteotomias, craniotomias e craniectomias. Estas vias de acesso deixam déficits funcionais e cosméticos secundários à lesão de estruturas neurovasculares e muitas vezes exigem reconstrução com retalhos locais e distantes. Os pioneiros em cirurgia sinusal endoscópica estão explorando alternativas a estas técnicas tradicionais, em uma tentativa de reduzir ao mínimo a morbidade.

Ao considerar uma nova via de acesso a qualquer tumor, os princípios-chaves da cirurgia oncológica precisam ser preservados. Primeiro, a avaliação pré-operatória deve determinar a ressecabilidade e operabilidade da lesão de interesse. Segundo, o cirurgião deve determinar a curabilidade da lesão com a via de acesso que está sendo usada e se o procedimento melhorará os sintomas e a qualidade de vida do paciente. Finalmente, o cirurgião deve considerar se a reconstrução e/ou a preservação da função e da cosmese são exeqüíveis com a via de acesso usada.

Para o tratamento endoscópico dos tumores dos seios paranasais e da base do crânio, há vários objetivos cirúrgicos. Primeiro, a via de acesso deve permitir exposição adequada da lesão. Segundo, a via de acesso deve possibilitar a extirpação completa do tumor. Terceiro, toda tentativa deve ser feita para preservar as principais estruturas neurovasculares. Quarto, as violações na cavidade craniana precisam ser reparadas para separar o cérebro dos seios paranasais. Finalmente, a via de acesso deve permitir reabilitação cosmética, função do paciente e qualidade de vida.

AVALIAÇÃO PRÉ-OPERATÓRIA

Como com qualquer paciente que se apresente ao otorrinolaringologista, a avaliação pré-operatória começa com história e exame físico completos (Tabela 43.1). Um exame completo dos nervos cranianos é realizado, o qual pode dar indícios ao cirurgião a respeito da extensão e do comprometimento da lesão do paciente. Uma avaliação endoscópica completa é efetuada para ganhar uma compreensão da extensão anatômica do tumor. Todos os pacientes devem fazer imageamento pré-operatório. Tomografia computadorizada (TC) é superior para a avaliação dos limites ósseos do trato nasossinusal e da base do crânio. Se for admitida uma malignidade nasossinusal, o uso de contraste fornece uma estimativa da vascularidade do tumor e sua relação com a artéria carótida. A imagem de ressonância magnética (RM) diferencia tumor adjacente de tecido mole, diferencia secreções em um seio obstruído de uma lesão ocupando o espaço, demonstra disseminação perineural, sofre menos artefato de restaurações dentárias, oferece a vantagem de adquirir imagem no plano sagital e não envolve exposição à radiação ionizante. A RM freqüentemente complementa o imageamento por TC, particularmente para lesões malignas ou lesões invadindo as órbitas ou o espaço intracraniano. Angiografia ressonância magnética (angiorressonância, ARM) ou angiografia tomografia computadorizada (ATC) é advogada para candidatos cirúrgicos que se apresentam com tumores vasculares ou tumores adjacentes ou circundando as artérias carótidas inter-

TABELA 43.1 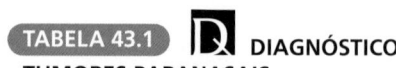 DIAGNÓSTICO
TUMORES PARANASAIS

Avaliação Diagnóstica	Averiguar:
História e exame físico	Fatores de risco/déficits de nervos cranianos, massa nasal
Imageamento	
Radiografias	Erosão óssea, opacificação de seio paranasal (SPN)
Tomografia computadorizada	Avaliação dos limites ósseos do SPN
Imagem de ressonância magnética	Avaliação de invasão de tecidos moles e disseminação perineural; diferenciar secreções retidas de tumor
Tomografia com emissão de pósitrons	Avaliação de rotina para doença recorrente após tratamento primário e metástases distantes; útil para excluir carcinoma de células escamosas; custo-efetividade desconhecida
Biópsia	
Lavado/citologia sinusal	
Aspiração com agulha fina	Para linfadenopatia
Biópsia transnasal	Direta ou endoscópica. Modalidade preferida

nas. Angiografia transarterial raramente é usada como ferramenta diagnóstica e comumente é reservada para a embolização de tumores selecionados. Biopsia dos tumores do trato nasossinusal está justificada para ajudar no planejamento cirúrgico; entretanto, algumas lesões, como angiofibromas juvenis (AJs) e adenomas hipofisários, podem ser inferidas com base no imageamento pré-operatório. Deve-se considerar a coleta de amostra dos últimos ou quaisquer outros tumores vasculares na sala de operações para controle máximo de possível hemorragia.

PAPEL DA ENDOSCOPIA NOS TUMORES BENIGNOS DOS SEIOS PARANASAIS

O nariz e os seios paranasais são localizações incomuns de tumores epiteliais benignos. Papilomas originando-se de epitélio escamoso ou schneideriano são mais comuns da quinta à sétima décadas. Adenomas benignos originam-se comumente do septo nasal e são mais comuns entre a quarta e a sétima décadas. O tratamento destas lesões epiteliais é por vias de acesso abertas ou endoscópicas (ver adiante). O objetivo da cirurgia é a remoção completa (em bloco ou por fragmentos) com margens negativas. Nossa crença é que a ressecção em bloco das lesões nasossinusais benignas não é necessária desde que sejam obtidas margens negativas.

Lesões fibroósseas, incluindo osteomas, fibromas e cordomas são os mais comuns tumores benignos do trato nasossinusal. Seu crescimento é geralmente lento e autolimitado. Podem ser usadas vias de acesso abertas e endoscópicas. Nós preferimos a via de acesso endoscópica endonasal devido à baixa morbidade e ausência de incisões externas. Excisão cirúrgica simples é recomendada quando é necessário um diagnóstico histológico ou para aliviar sintomas obstrutivos. As limitações da endoscopia incluem extensão para os seios maxilares laterais, extensão para os seios frontais laterais e anteriores, e extensão para a fossa infratemporal.

PAPEL DA ENDOSCOPIA NOS TUMORES MALIGNOS DOS SEIOS PARANASAIS

Malignidades nasossinusais são doenças raras que representam aproximadamente 3% de todas as malignidades aerodigestivas. As malignidades nasossinusais tipicamente ocorrem na quinta à sétima décadas e têm uma predominância masculina para feminina de 2:1. Um diagnóstico tardio de tumores em um estádio avançado é freqüentemente a regra, porque os sinais e sintomas de apresentação são muitas vezes indistinguíveis de lesões benignas e doenças inflamatórias. Achados físicos sugestivos de processos malignos incluem neuropatias cranianas, aumento de volume facial, dor e epistaxe. A sobrevida global é pior nas malignidades nasossinusais porque margens positivas são comuns, secundariamente à disseminação perineural e à proximidade dos tumores adjacentes a estruturas neurovasculares críticas (*i. e.*, cérebro, seio cavernoso, artéria carótida e órbita). Avanços recentes no uso de quimioterapia e radiação concomitantes podem melhorar a sobrevida global (1).

Historicamente, uma ressecção craniofacial é o padrão pelo qual as lesões dos seios paranasais são tratadas cirurgicamente. Entretanto, alguns autores apóiam o uso de vias de acesso combinadas com assistência endoscópica para lesões selecionadas não se estendendo para dentro do assoalho orbitário ou parede lateral do seio maxilar. Não houve estudos prospectivos ou randomizados, até hoje, avaliando o uso da cirurgia endoscópica para lesões malignas dos seios paranasais. Apenas alguns relatos de casos esparsos e relatórios de pequenas séries endossaram esta possibilidade. A escassez da literatura sobre este assunto é em parte devida ao estádio avançado de apresentação do tumor, dificuldade da ressecção em bloco e experiência cirúrgica limitada. Embora preferível, nem todas as malignidades nasossinusais podem ser removidas em bloco. Como no caso das lesões benignas, nossa opinião é que as malignidades nasossinusais podem ser removidas fragmentadas contanto que sejam obtidas margens negativas. O crescimento da experiência cirúrgica e a tecnologia em evolução ajudarão a avançar a exeqüibilidade das ressecções endoscópicas e elucidar suas indicações.

VIAS DE ACESSO ENDOSCÓPICAS PARA TUMORES NASOSSINUSAIS BENIGNOS

Papilomas originam-se de epitélio escamoso ou schneideriano. O papiloma ceratótico do vestíbulo (verruga vestibular) comporta-se como outras contrapartes cutâneas. Ela é facilmente tratada por simples excisão ou cauterização. Os papilomas da cavidade nasal podem ser classificados em três categorias distintas. Os papilomas fungiformes originam-se do septo nasal, enquanto os papilomas invertidos e cilíndricos tipicamente se originam da parede nasal lateral. Embora os papilomas sejam benignos em natureza, a extensão além do seu local de origem pode destruir osso e eles podem recidivar quando não completamente excisados. Os papilomas invertidos podem ser associados à degeneração maligna (2).

Papilomas são diagnosticados mais comumente em homens caucasianos da quinta à sétima década (média 50 anos). Ressecção em bloco através de uma rinotomia lateral transfacial e via de acesso por maxilectomia medial foi o padrão-ouro para o tratamento destas lesões. Entretanto, os avanços na RM e TC, endoscopia nasal e sistemas de orientação por imagem permitem um mapeamento pré-operatório preciso destas lesões, possibilitando trajetos de ressecção menos invasivos. Durante a última década, várias técnicas endoscópicas transnasais para remover papilomas invertidos foram descritas (3–5). As vantagens da cirurgia endoscópica são a garantia das margens pela visualização direta, preservação de tecidos normais, se evitam cicatrizes faciais e outras lesões cosméticas. Embora cirurgiões experientes possam ampliar as indicações da via de acesso endoscópica transnasal, ela é usualmente limitada a tumores confinados à parede nasal lateral com extensão moderada para seios paranasais adjacentes.

Deve ser assinalado que, como as vias de acesso tradicionais, a via de acesso endoscópica obriga à ressecção de todas as áreas comprometidas. A ressecção pode ser ajustada, no entanto, especialmente em pacientes com papilomas originados da concha média. Em outros uma maxilectomia medial é efetuada endoscopicamente (Fig. 43.1). O objetivo da maxilectomia medial endoscópica é a ressecção da parede inteira da cavidade nasal com a remoção do tumor no nariz e nos seios paranasais adjacentes. A descongestão intranasal é obtida com oximetazolina 0,05%, a seguir lidocaína 1% com epinefrina 1:100.000 é injetada nas paredes meatais inferior e média, concha média e linha nasomaxilar para hemostasia. A margem superior é definida após ressecção dos seios etmoidais anteriores e posteriores até o rostro do esfenóide e a fixação da concha média na parede nasal lateral é secionada. As artérias etmoidais são expostas porque elas marcam a extensão superior da ressecção. Em casos selecionados com invasão da órbita ou fóvea, as artérias etmoidais podem ser dissecadas, clipadas e divididas. A concha média pode ser excisada da sua fixação superior evitando lesão da lâmina cribriforme. Incisões inferiores são feitas desde o meato inferior anterior até a parede posterior do seio maxilar. A margem anterior estende-se desde a fixação da concha média até o limite anterior do meato médio inferior com inclusão da concha média, uncinado e canal lacrimonasal. A parede lateral é mobilizada medialmente e a dissecção é levada através do seio maxilar até a artéria esfenopalatina, que é clipada e dividida. O tumor então é removido em bloco. A mucosa restante dos seios etmoidais posteriores pode ser removida para controle de margens. Deve ser observado que a ressecção deve ser modificada de acordo com

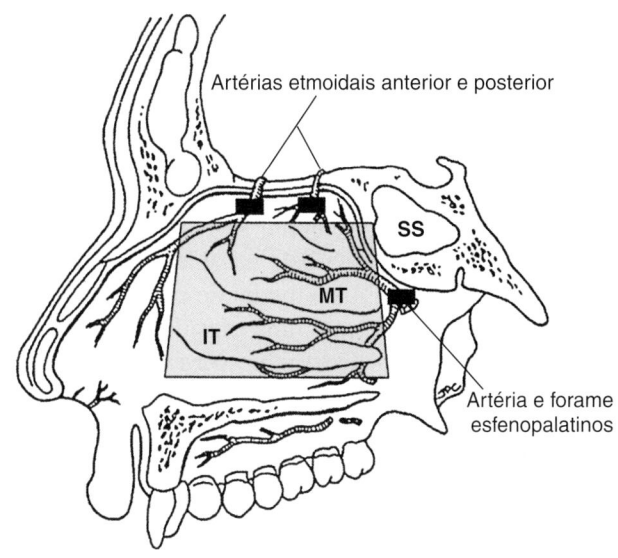

Figura 43.1

Ilustração que mostra os limites anatômicos da dissecção na parede nasal lateral para uma maxilectomia medial endoscópica. As caixas pretas indicam clipes cirúrgicos no suprimento arterial principal. IT, concha inferior; MT, concha média; SS, seio esfenoidal.

a extensão e a natureza do tumor. Preservação da concha e meato inferiores freqüentemente é possível.

As taxas de recorrência de papilomas invertidos tratados endoscopicamente variam entre 0 e 27%. Lee *et al.* (3) examinaram as taxas de recorrência em 43 pacientes submetidos à maxilectomia medial endoscópica para papiloma invertido com um acompanhamento médio de 2 anos. A taxa de recorrência neste estudo foi 9,3% e todas as recorrências foram tratadas com sucesso com um acesso endoscópico adicional. Kaza *et al.* (5) examinaram as taxas de recorrência em 51 pacientes submetidos à ressecção endoscópica de papiloma invertido com um acompanhamento médio de 30 meses. A taxa de recorrência foi 14% e todas as recorrências foram tratadas com sucesso usando-se um acesso endoscópico no contexto de consultório ou na sala de operações. Em casos apropriadamente selecionados, a maxilectomia medial endoscópica é uma alternativa segura e eficaz às vias de acesso abertas tradicionais.

As taxas de complicação são baixas. Fístulas liquóricas intra-operatórias e hipoestesia infra-orbitária foram as complicações mais comuns descritas (< 6%) (5). Outras complicações menos comuns incluem hematoma orbitário, violação da gordura periorbitária com equimose periorbitária, neuralgia maxilar e edema da bochecha. Fístulas liquóricas foram reparadas intra-operatoriamente, e as complicações restantes resolveram-se com tratamento conservador (corticosteróides e/ou antibióticos).

AJs são tumores benignos raros que ocorrem principalmente em meninos adolescentes. Os pacientes tipicamente se apresentam com epistaxe unilateral e/ou obstrução nasal. O local de origem é imediatamente superior ao forame esfenopalatino na junção do processo esfenóide do osso palatino e o processo pterigóide do osso esfenóide. AJs são lesões extremamente vasculares, caracterizadas por crescimento não encapsulado e freqüentemente se expandem para a fossa pterigopalatina, cavidade nasal, nasofaringe, órbita, seio esfenoidal e fossa média do crânio. Embora estes tumores não possuam uma cápsula verdadeira, o seu crescimento é por expansão através de caminhos pré-formados, criando uma pseudocápsula que pode ser usada pelo cirurgião para dissecar o tumor dos tecidos circundantes. A avaliação pré-operatória inclui uma TC dos seios paranasais. RM é recomendada se o tumor tiver extensão intracraniana ou intra-orbitária. Embora não universalmente usado ou aceito, nós usamos um angiograma pré-operatório com avaliação dos sistemas das artérias carótidas bilaterais e embolização dos vasos alimentadores 24 a 72 horas antes da ressecção para ajudar na hemostasia durante a cirurgia. Os benefícios da embolização têm que ser ponderados com relação à sua morbidade. Isto varia amplamente e tem que ser averiguado quanto ao indivíduo, à instituição e/ou ao angiografista.

Várias vias de acesso cirúrgicas abertas foram advogadas, incluindo *degloving* transpalatal, translocação facial e infratemporal. Os tumores limitados à nasofaringe, cavidade nasal, seio esfenoidal, complexo etmoidal, seixo maxilar e fossa pterigomaxilar são os que mais se prestam a uma via de acesso endoscópica. Em mãos experientes, casos selecionados com extensão à fossa infratemporal, órbita e seio cavernoso podem ser acessados endoscopicamente.

O objetivo da cirurgia endoscópica é a remoção completa do tumor. Uma descrição detalhada da via de acesso cirúrgica foi descrita (6,7). Uma vez a descongestão nasal com mechas embebidas em oximetazolina (0,05%) e injeção de lidocaína 1% com epinefrina 1:100.000 no septo posterior, concha média e processo uncinado seja completada, uma uncinectomia e grande antrostomia meatal média são executadas para expor a parede posterior do seio maxilar (Fig. 43.2). A concha média e os seios etmoidais são removidos para fornecer adequado espaço para trabalhar. Começando no forame esfenopalatino, a parede posterior do seio maxilar é removida para expor a extensão lateral da massa na fossa pterigopalatina. Fixações ao forame esfenopalatino prendem o tumor e devem ser seccionadas para obter uma mobilização adequada. A artéria maxilar interna e quaisquer dos seus ramos identificáveis são isolados, clipados, cauterizados e cortados. O tumor é a seguir dissecado dos tecidos circunvizinhos usando-se uma combinação de dissecção romba e cortante e removido.

Doença recorrente ou persistente após ressecção endoscópica ou aberta de AJs varia entre 7% e 50%. A taxa de doença persistente em pacientes sem evidência de invasão da base do crânio é 7% (8). Nicolai *et al.* (7) em 2003 relataram sua série de 15 pacientes submetidos à cirurgia endoscópica de AJ. Eles descreveram uma taxa de recorrência de 7% com um acompanhamento de 24 meses. Na Universidade de Pittsburgh, 13 pacientes com AJs novos ou recorrentes foram submetidos à cirurgia endoscópica ou assistida por endoscopia. Uma taxa de recorrência global de 15% foi descrita, com uma recorrência ocorrendo nos grupos endoscópico e com assistência endoscópica. Uma análise atualizada da nossa experiência com 25 pacientes com AJs que foram ressecados com cirurgia endoscópica ou assistência endoscópica revelou uma taxa de recorrência de 8% (dados não publicados). Isto sugere que há uma curva de aprendizado associada a estas técnicas.

As complicações da técnica endoscópica são semelhantes à cirurgia endoscópica tradicional para doença sinusal inflamatória (crostas, sinéquias, sangramen-

Capítulo 43 ▪ TRATAMENTO ENDOSCÓPICO DOS NEOPLASMAS DE NARIZ E SEIOS PARANASAIS

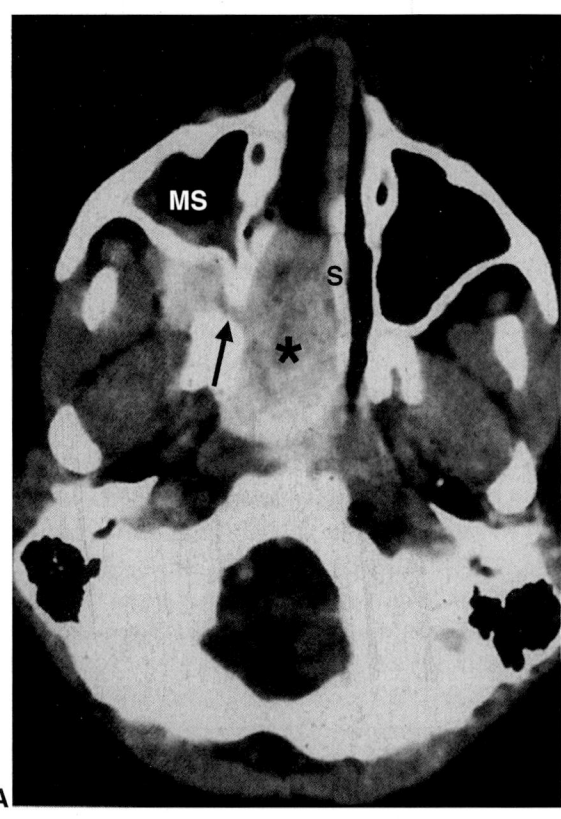
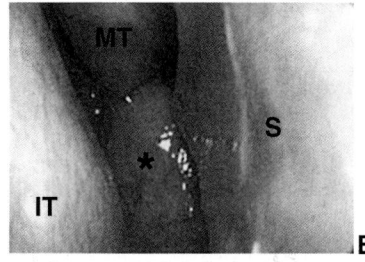
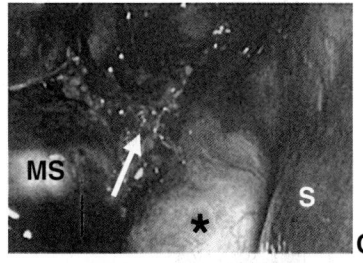
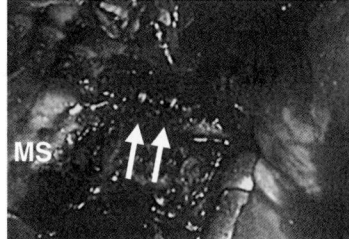

Figura 43.2
A: Imagem de tomografia computadorizada de um angiofibroma juvenil direito estendendo-se para dentro da cavidade nasal posterior e nasofaringe (*asterisco*). Observar o alargamento do canal pterigopalatino (*seta*). **B:** Fotografia intra-operatória mostrando um grande angiofibroma estendendo-se para a cavidade nasal direita (*asterisco*). **C:** Fotografia intra-operatória mostrando o angiofibroma (*asterisco*) estendendo-se a partir do canal pterigopalatino direito (*seta*). **D:** Fotografia intra-operatória mostrando isolamento e clipagem da artéria esfenopalatina direita (*setas*) antes da excisão do tumor. MS, seio maxilar; S, septo; MT, concha média; IT, concha inferior.

to). Nicolai *et al.* (7) relataram uma perda sanguínea operatória média de 372 mL com uma variação de 80 a 600 mL. Transfusões não foram necessárias. Carrau *et al.* (6) descreveram um caso de perda visual pós-operatória tratada com sucesso com descompressão imediata do nervo óptico. Eles postularam que a dissecção cirúrgica ou tamponamento do seio cavernoso pode ter causado intumescimento ou lesão de pressão ao nervo óptico.

VIAS DE ACESSO ENDOSCÓPICAS À BASE DO CRÂNIO

Durante a última década, técnicas endoscópicas para a remoção de lesões hipofisárias tornaram-se mais populares. Avanços na instrumentação cirúrgica, cirurgia guiada por imagem, monitoramento neural e experiência cirúrgica permitem a remoção segura destas lesões. Avanços recentes em diversas instituições alargaram as fronteiras da cirurgia sinusal endoscópica para abranger uma grande parte da base do crânio, incluindo a fossa anterior mediana do crânio, as regiões parasselar e supra-selar e o seio cavernoso, o clivo e a fossa posterior, e a via de acesso transpterigóidea às fossas intratemporal e média do crânio. Uma lista das complicações e emergências das vias de acesso endoscópicas ao trato nasossinusal e base do crânio é apresentada (Tabelas 43.2 e 43.3).

Via de Acesso Transcribriforme

Embora raros, os tumores mais comuns da base do crânio na região da lâmina cribriforme incluem adenocarcinoma, carcinoma de células escamosas, estesioneuroblastoma, schwannoma de nervo olfatório e meningioma do sulco olfatório. Tipicamente, os pacientes apresentam-se com obstrução nasal, epistaxe e perda da olfação. A TC é que mostra melhor as alterações na arquitetura óssea, enquanto a RM mostra melhor a extensão tumoral para dentro de tecidos moles, a mucosa edematosa e as secreções retidas. As vias de acesso tradicionais a estas lesões incluem as vias de acesso subfrontal e supra-orbitária. Embora tecnicamente corretas, estas vias de acesso dependem de grandes incisões externas, osteotomias craniofaciais e podem exigir afastamento dos lobos frontais. As complicações incluem pneumoencefalia de tensão, rinoliquorréia, acidentes vasculares cerebrais, meningite, retalhos ósseos infectados, abscesso subgaleal, epidural e cerebral, e formação de hematoma.

A lâmina cribriforme abrange as áreas da fenda olfatória, a base do crânio acima da lâmina do etmóide (septo) e o assoalho dos bulbos olfatórios. De anterior a posterior a lâmina cribriforme estende-se desde imediatamente atrás da lâmina posterior do osso frontal (*crista galli*) até a margem anterior do seio esfenoidal (plano esfenoidal). Os nervos olfatórios viajam desde a mucosa nasal através de pequenas fenestrações na lâ-

TABELA 43.2 COMPLICAÇÕES TUMORES DO TRATO NASOSSINUSAL

Problema	Tratamento
Orbitário	
Epífora	DCR
Diplopia	Observar, liberar MEO se apreendidos
Cegueira	Efetuar descompressão do nervo óptico ou orbitária
Enoftalmia/hipoftalmia	Suportar o globo com enxertos ósseos e/ou malha de titânio
Ferida	
Sangramento	Tamponamento, ligadura arterial ou embolização
Infecção	Antibióticos/debridamento
Encrostamento nasal	Debridamento, *sprays*/enxágües nasais com soro fisiológico, lavagens antibióticas
Base do crânio	
Fístula liquórica	Observação, repouso no leito Retalho reconstrutivo para fístula persistente
Meningite	Antibióticos, corrigir fístula liquórica
Pneumoencefalia	Aspiração se sob tensão
Osteomielite	Antibióticos, debridamento, OHB

LCE, líquido cerebroespinal; DCR, dacriocistorrinostomia; MEO, músculos extra-oculares; OHB, oxigênio hiperbárico.

mina cribriforme para fazer sinapse no bulbo olfatório. Os neuroblastomas olfatórios ocorrem na abóbada da cavidade nasal na margem olfatória ou menos comumente nas conchas médias e seios etmoidais.

A experiência com as técnicas endoscópicas em cirurgia sinusal demonstrou que a base anterior do crânio é acessível em sua completa extensão ântero-posterior e lateral, incluindo a lâmina cribriforme, fóvea etmoidal até lâmina papirácea. Recentes pequenas séries de casos suportam o uso de técnicas endoscópicas com ou sem radioterapia adjuntiva para ressecção de estesioneuroblastoma. Todos os estádios de Kadish estiveram representados (9,10). As lesões primárias estádio B e C de Kadish exigem ressecção completa dos bulbos olfatórios, lâminas cribriformes, *crista galli* e dura-máter adjacente (Fig. 43.3). Uma sinusotomia frontal endoscópica ou Lothrop endoscópica é efetuada para expor a margem anterior. Esfenoidotomias largas e bilaterais são efetuadas para expor a margem posterior (plano esfenoidal). Remoção da lâmina papirácea pode ser necessária se houver comprometimento do seio etmoidal. Duas incisões transfixantes septais verticais, efetuadas nas margens anterior e posterior da ressecção (posterior à parede posterior do seio frontal e anterior ao rostro do seio esfenoidal, respectivamente) são unidas por uma incisão horizontal paralela ao assoalho do nariz. Estas completam as osteotomias e incisões rodeando a lâmina cribriforme permitindo sua ressecção em bloco. A dura afixada a esta área da base do crânio pode ser preservada ou ressecada de acordo com a extensão do tumor. Depois da ressecção em bloco, o parênquima cerebral adjacente é inspecionado quanto a tumor residual e cortes de congelação são enviados das margens durais, nervos ou bulbos olfatórios e septo. O defeito dural é a seguir reparado usando-se um enxerto de aposição de derme acelular ou material semelhante. As lesões C de Kadish ou lesões de grau intermediário a alto grau são encaminhadas para radioterapia ou quimioterapia adjuvante.

Vias de Acesso Selares e Parasselares

O *plano esfenoidal* abrange o teto do seio esfenoidal. O limite anterior é a face do esfenóide e células aéreas etmoidais posteriores, enquanto o limite posterior é a área superior da sela. Lateralmente, os limites do plano são os nervos ópticos e as artérias carótidas. Os tumores cranianos que ocorrem acima do *plano esfenoidal* incluem meningiomas, craniofaringiomas, condromas e condrossarcomas entre outros. Muitas vezes estes tumores se estendem posteriormente até o espaço supra-selar e causam compressão dos nervos e/ou quiasma ópticos levando a perturbações visuais.

Várias patologias diferentes podem comprometer a sela e espaços parasselares, incluindo adenomas da hipófise, meningiomas e craniofaringiomas. O espaço selar inclui o diafragma e a hipófise. Este espaço é limitado pelo seio cavernoso lateralmente, o clivo inferiormente e os nervos ópticos e pedículo hipofisário superiormente. O espaço supra-selar contém o pedículo hipofisário e a hipófise, a cisterna quiasmática e o quiasma óptico. O espaço parasselar lateralmente contém o seio cavernoso com as artérias carótidas cavernosas e os nervos cranianos III, IV, V_1, V_2 e VI. Os seios caver-

TABELA 43.3 EMERGÊNCIAS TUMORES DO TRATO NASOSSINUSAL

Problema	Tratamento
Sangramento	Cauterização/tamponamento Ligadura/embolização arterial Cirurgia extirpativa de emergência
Distúrbio visual	Descompressão da órbita ou do nervo óptico Irradiação em tumores linforreticulares
Infecção	Antibióticos e drenagem/debridamento
Fístula liquórica/ pneumoencefalia	Cirurgia definitiva, retalho reconstrutivo

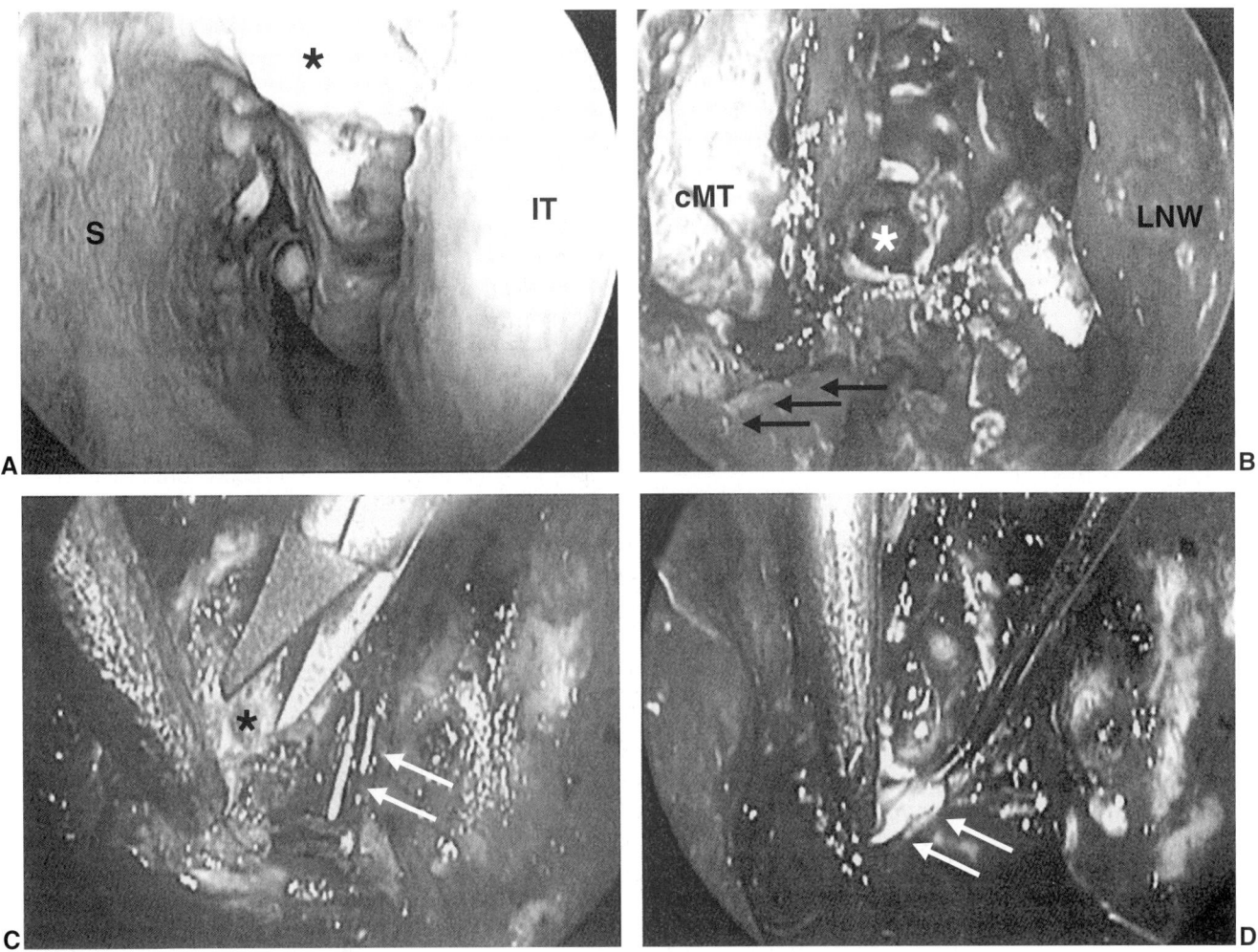

Figura 43.3
A: Imagem intra-operatória de um estesioneuroblastoma (*asterisco*) na cavidade nasal esquerda com erosão da concha média esquerda.
B: Vista intra-operatória de uma excisão local ampla do tumor incluindo o septo inferiormente até a crista maxilar (*setas*) e posteriormente até o seio esfenoidal (*asterisco*). **C:** Fotografia intra-operatória mostrando clipes na artéria etmoidal anterior (*setas*) e excisão da dura sobrejacente aos bulbos olfatórios (*asterisco*). **D:** Imagem intra-operatória mostrando a excisão do bulbo olfatório esquerdo (*setas*). S, septo; IT, concha inferior; cMT, concha média contralateral; LNW, parede nasal lateral.

nosos têm um plexo de interconexão em torno da sela e atrás do clivo.

As vias de acesso tradicionais à hipófise incluem vias de acesso transesfenoidais transeptal e sublabial usando um microscópio operatório. O uso do endoscópio para cirurgia hipofisária foi sugerido pela primeira vez na literatura alemã nos 1970 (11). A via de acesso transesfenoidal endonasal ganhou popularidade em fins dos 1990 (12). Acesso à hipófise é obtido efetuando-se esfenoidotomias largas bilaterais que expõem a sela, *plano esfenoidal*, recesso clival, canais carotídeos e recessos opticocarotídeos. Alguns advogam a ressecção da concha média antes da esfenoidotomia para aumentar o acesso e o espaço de trabalho. A face selar é removida com saca-bocado de Kerrison desde o recesso clival até o *planum* e lateralmente até os seios cavernosos bilateralmente (Fig. 43.4). A dura é cauterizada com um bipolar e aberta em forma de cruz com um bisturi-foice ou tesoura endoscópica. Isto fornece excelente exposição e visualização da sela inteira para remoção de adenoma hipofisário.

Relatos recentes descreveram a expansão das técnicas endonasais para incluir a região supra-selar e seio cavernoso (13,14). Freqüentemente, tumores hipofisários, meningiomas e craniofaringiomas estendem-se para estas regiões. As técnicas endonasais permitem visualização superior de marcos-chaves anatômicos. Ademais, orientação por imagem permite a identificação de estruturas críticas como a artéria carótida e nervos e quiasma ópticos com relação ao tumor.

As vias de acesso transesfenoidais endoscópicas ao seio cavernoso oferecem uma visualização superior com relação às vias de acesso microscópicas tradicionais. As principais estruturas neurovasculares do seio

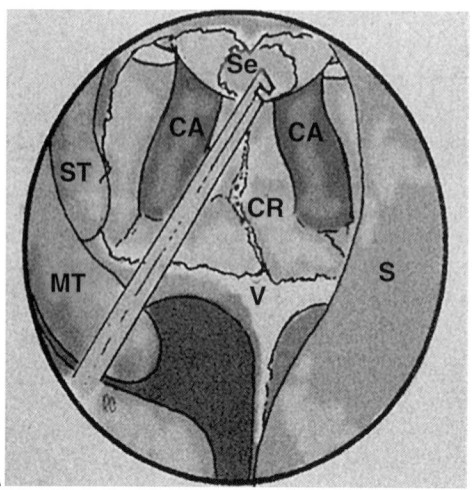 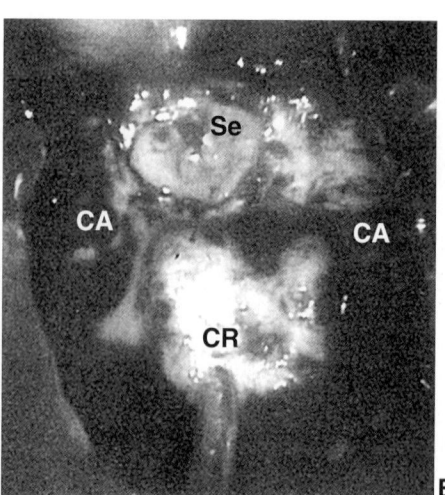

Figura 43.4
A: Ilustração da via de acesso à face selar. **B:** Imagem intra-operatória da anatomia da face selar para a excisão de um adenoma hipofisário. S, septo; CA, artéria carótida; MT, concha média; ST, concha superior; V, vômer; CR, recesso clival; Se, sela.

cavernoso estão localizadas na parede lateral; assim, acessar a parede medial do seio cavernoso, como é proporcionado pela via de acesso endoscópica transesfenoidal e o uso de endoscópios angulados, pode possibilitar a remoção mais agressiva do tumor com menos morbidade (14). Sangramento do seio cavernoso pode ser controlado com material hemostático como Fibrillar (Ethicon), Surgicel (Ethicon) ou Avitene (Davol) aplicado com cotonóide de 1,25 por 1,25 cm, cautério bipolar endoscópico e irrigação com água morna.

Os relatos a respeito do uso de técnica endoscópica para tumores da sela incluem resultados que são iguais ou melhores que aqueles com técnicas microscópicas (15–17). A Universidade de Pittsburgh relatou 50 cirurgias transesfenoidais endonasais endoscópicas para tumores selares (15). Dos pacientes com doença de Cushing, sete dentre oito tiveram resolução dos sintomas. Das 17 pacientes com prolactinomas, 10 tiveram resolução completa dos sintomas. A via de acesso endoscópica permitiu a ressecção completa de 16 em 19 pacientes com adenomas não secretores. Quando comparada com a microcirurgia sublabial para prolactinoma, a cirurgia hipofisária endoscópica endonasal não mostrou diferença estatisticamente significante quanto a concentrações normais de prolactina, ciclos menstruais normais e incidência de galactorréia (17). A via de acesso endonasal mostrou diminuições estatisticamente significantes no tempo operatório e duração da hospitalização (17).

Complicações intra-operatórias importantes são raras com a via de acesso endonasal endoscópica (< 1%) e incluem lesão de artéria carótida, infarto de artéria cerebral anterior, hematoma selar, fístula liquórica e meningite. Morbidades menores foram descritas com esta via de acesso (< 5%), incluindo dor facial, congestão nasal, sentido do olfato diminuído e entorpecimento do lábio superior. Estas complicações são iguais ou menores que as das vias de acessos microscópicas tradicionais.

Via de Acesso Transpterigóidea

A fossa pterigopalatina (FPP) está localizada atrás da parede posterior do antro maxilar, com as lâminas pterigóideas, canal vidiano, forame redondo e a segunda divisão do nervo trigêmeo (V_2) limitando-a posteriormente; a asa maior do esfenóide e a fossa média do crânio limitando-a superiormente; e a fissura pterigomaxilar e a fossa infratemporal marginando-a lateralmente. As estruturas anatômicas importantes na FPP incluem a artéria maxilar interna e seus ramos, o nervo vidiano e V_2. Tumores da FPP são incomuns; entretanto, tumores de bainha nervosa e AJs podem originar-se ou estender-se até a FPP. A via de acesso cirúrgica que expõe e controla a FPP permite acesso às lâminas pterigóideas, recesso esfenoidal lateral, o segundo e o terceiro joelhos da artéria carótida, fossa infratemporal, nasofaringe, fossa média do crânio, clivo lateral e fossa posterior do crânio estendendo-se lateralmente até o canal do hipoglosso. As vias de acesso externas tradicionais à FPP incluem técnicas abertas transmaxilares. A técnica transmaxilar é limitada pelo edema e dor faciais pós-operatórios, lesão do nervo infra-orbitário, fístula oroantral, lesão vascular e sinusite maxilar crônica.

Em 2003, um estudo multicêntrico em cadáver sugeriu que o emprego de técnicas endoscópicas transnasais para acesso e dissecção da FPP permitia excelente visualização de todas as estruturas-chaves (18). Várias séries de casos descreveram a via de acesso endoscópica transnasal à FPP para várias indicações incluindo ressecção de tumor, biopsia e reparação de fístula liquórica (19–21). Os estudos concluíram que a via de acesso permitia visualização melhorada com menos risco de lesão neurovascular. As únicas complicações relatadas foram rinoliquorréia persistente e déficits ao longo da divisão sensitiva de V_2.

Após descongestão nasal com mechas embebidas em oximetazolina (0,05%) e injeção de lidocaína 1% com epinefrina 1:100.000 na concha média e processo uncinado estarem completadas, uma uncinectomia e grande antrostomia meatal média são efetuadas para expor a parede posterior do seio maxilar. Uma etmoidectomia posterior e esfenoidotomia ampla são completadas para visualização e dar espaço para instrumentação. As artérias esfenopalatina e nasal posterior são identificadas posteriores à crista etmoidal (Fig. 43.5). A parede posterior do antro maxilar é removida para expor e mobilizar estas artérias do forame esfenopalatino. Isto permite a exposição da fossa pterigomaxilar inteira, incluindo a artéria maxilar interna e seus ramos, nervo vidiano e V_2. A artéria nasal posterior e, se necessário, a artéria esfenopalatina são clipadas e transecionadas. Isto permite a extensão da esfenoidotomia lateralmente para dentro do recesso esfenoidal acima do forame vidiano, assim preservando o nervo e o gânglio vidianos. A exposição do clivo exige a remoção das lâminas pterigóideas com uma broca de alta velocidade e identificação do segundo joelho da artéria carótida acompanhando o canal vidiano posterior. A artéria maxilar e seus ramos podem ser clipados e transecionados para possibilitar ainda mais extensão lateral da via de acesso na direção da fossa temporal (pág. 455).

CONSIDERAÇÕES ESPECIAIS

Descompressão do Nervo Óptico

Trabalhos recentes advogaram o uso de técnicas endoscópicas para descompressão do nervo óptico em pacientes com perda visual secundária a compressão tumoral do nervo óptico por neoplasmas de seio paranasal e base do crânio (22,23). Esta via de acesso é semelhante às descritas em artigos prévios para descompressão do nervo óptico na perda visual após lesão traumática (24). Depois da aplicação de descongestionantes nasais e vasoconstritores injetados, uma etmoidectomia anterior e posterior e esfenoidotomia são efetuadas para permitir acesso ao canal óptico e ápice da órbita. A área posterior da lâmina papirácea é removida para expor a periórbita do ápice orbitário. Um elevador de Cottle, cureta de osso ou broca de diamante com irrigação é usada para expor o nervo óptico (Fig. 43.6). Um saca-bocado de Kerrison e/ou brocas são usados a seguir para remover osso sobre o canal óptico para expor nervo e tumor. O tumor é a seguir dissecado e separado do nervo. Embora nenhum estudo tenha avaliado esta técnica, nossa experiência na Universidade de Pittsburgh é que ela fornece pelo menos alívio temporário da perda visual nesta população de pacientes, com mínima morbidade.

Reparação Endoscópica de Rinoliquorréia

A reparação cirúrgica de fístulas liquóricas evoluiu com os avanços tecnológicos e a experiência com as técnicas endoscópicas transnasais. A maioria da experiência é relacionada com casos de fístulas iatrogênicas secundárias a cirurgia sinusal ou trauma da base do crânio. Vários tecidos foram usados para reparar fístulas liquóricas, incluindo retalhos vascularizados, mucosa local ou mucoperiósteo, aloenxertos, fáscia lata, fáscia temporal e gordura. Inserção por baixo (subposição, *underlay*), inserção por cima (superposição, *overlay*) e técnicas combinadas de *underlay* e *overlay* foram também advogadas. Em uma metanálise publicada em 2000 por Hegazy *et al.* (25), os fatores concernentes ao paciente, fístula liquórica e protocolos de tratamento foram comparados. A reparação endoscópica das fístulas liquóricas foi completada com sucesso em 90% dos casos (*n* = 289) depois da primeira tentativa. Não houve diferença estatisticamente significante nas taxas de

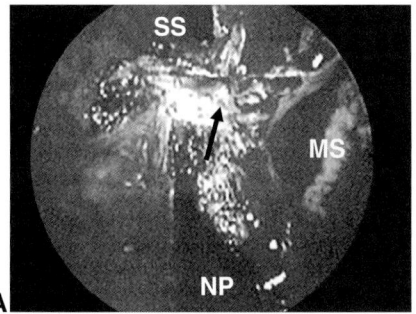 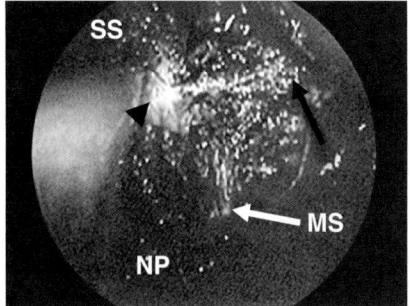 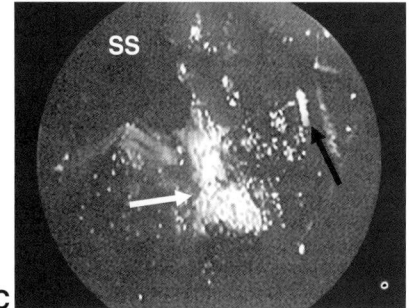

Figura 43.5

A: Imagem intra-operatória da anatomia do forame e artéria esfenopalatinos (*seta*). **B:** Imagem intra-operatória após a remoção da parede posterior do seio maxilar revelando a artéria esfenopalatina (*ponta de seta*), artéria maxilar interna (*seta preta*) e artéria palatina maior (*seta branca*). **C:** Imagem intra-operatória após dissecção do conteúdo do espaço pterigopalatino revelando a base das lâminas pterigóideas (*seta branca*) e um clipe cirúrgico na artéria maxilar interna (*seta preta*). SS, seio esfenoidal; MS, seio maxilar; NP, nasofaringe.

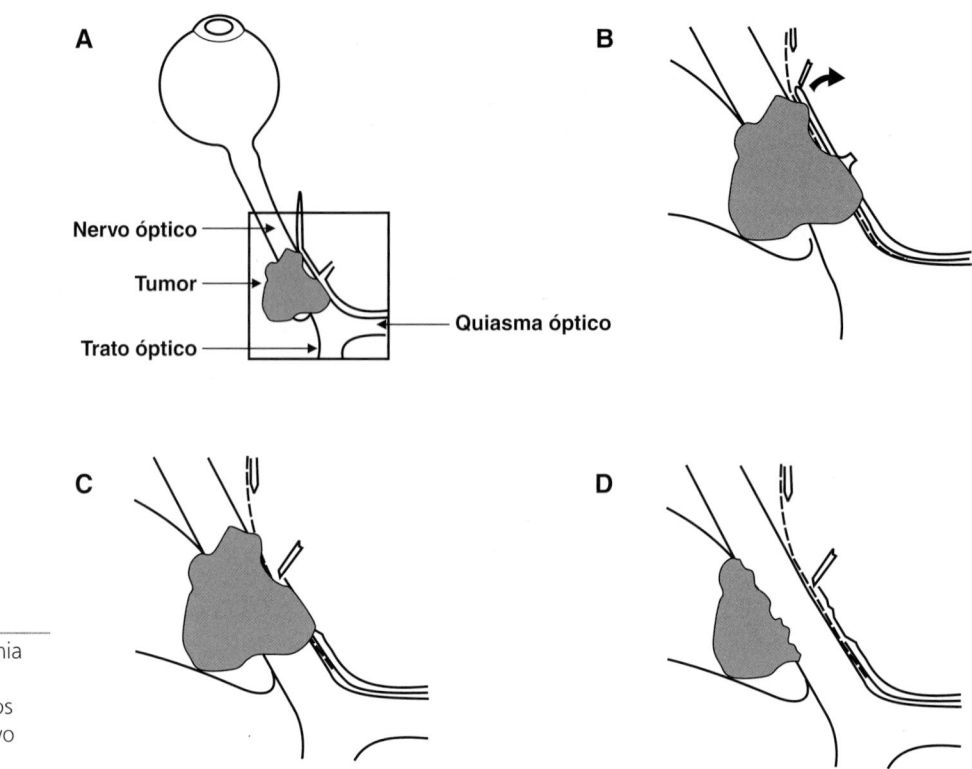

Figura 43.6
A: Ilustração mostrando a anatomia do nervo óptico. **B-D:** Ilustração demonstrando os passos cirúrgicos para uma descompressão do nervo óptico com excisão do tumor.

sucesso com base na técnica ou material usado para reparação.

A técnica-padrão para reparação de fístula liquórica durante cirurgia endoscópica da base do crânio na Universidade de Pittsbugh inclui um enxerto *inlay, se tecnicamente exeqüível, seguido por um enxerto onlay* de AlloDerm (Fig. 43.7). Cola de fibrina é colocada sobre o enxerto para dar ainda mais estabilidade. Os enxertos podem ser reforçados com gordura abdominal colhida no momento da cirurgia, também coberta com uma segunda camada de cola de fibrina. O fechamento é a seguir reforçado com uma camada não aderente de Gelfoam e Gelfilm seguidos por tamponamento com esponja expansível. Os tamponamentos com esponja são tipicamente removidos 3 a 5 dias depois da cirurgia. Se um vazamento pós-operatório de LCE for suspeitado, as secreções nasais devem ser enviadas para dosagem de B_2-transferrina. Se positiva, o paciente deve retornar à sala de operações para localização endoscópica do defeito com revisão do fechamento. Uma pressão elevada do LCE como causa de um vazamento persistente ou recorrente após uma reparação aparentemente adequada deve ser considerada, particularmente se o paciente for obeso, tiver uma história prévia de radioterapia ou necessitar uma dissecção intradural.

Apresentamos uma breve descrição do estado atual do tratamento endoscópico transnasal dos tumores do nariz, seios paranasais e base do crânio. Embora os dados atuais sejam limitados, os avanços tecnológicos combinados com a experiência de cirurgiões endoscopicamente treinados para base do crânio deve le-

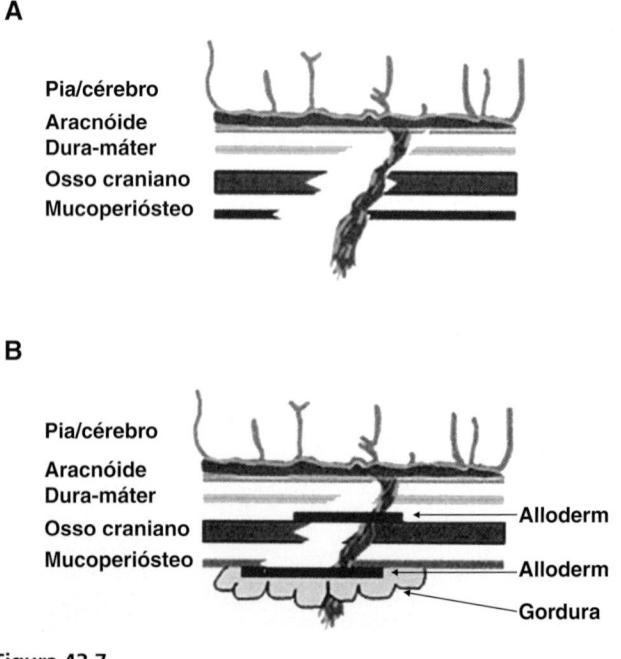

Figura 43.7
A: Ilustração mostrando a anatomia normal da base do crânio que é violada permitindo a saída de líquido cerebrospinal.
B: Ilustração demonstrando a técnica padrão de reparação usada na Universidade de Pittsburgh para reparação de fístula liquórica da base anterior do crânio.

PONTOS IMPORTANTES

- Crescente experiência cirúrgica com endoscopia nasal possibilitou a expansão desta técnica além da cirurgia sinusal endoscópica tradicional para doenças inflamatórias, para incluir lesões benignas e malignas nasossinusais e da base do crânio.
- Técnicas abertas tradicionais para lesões dos seios paranasais e base do crânio exigem incisões externas, osteotomias/craniotomias e reconstrução com retalhos locais e distantes.
- Os princípios-chaves da cirurgia oncológica incluem a ressecabilidade de uma lesão com a técnica usada, curabilidade da lesão e a reconstrução necessária para reparar o déficit.
- As vias de acesso endoscópicas às lesões dos seios paranasais e da base do crânio devem proporcionar exposição adequada para completa remoção, proteção de estruturas-chaves neurovasculares e reconstrução de defeitos da base do crânio.
- Uma avaliação pré-operatória completa quanto a lesões da base do crânio inclui o exame físico, endoscopia nasal, imageamento por TC e RM e, quando justificado, biopsias intra-operatórias.
- Biopsias de tumores potencialmente vasculares devem ser realizadas na sala de operações para máximo controle hemostático.
- Limitações da endoscopia para lesões dos seios paranasais incluem extensão para os seios maxilares laterais, seios frontais laterais e anteriores, fossa infratemporal e órbita.
- Crescente experiência cirúrgica e evolução técnica ajudarão a avançar a exeqüibilidade das ressecções endoscópicas de tumores malignos dos seios paranasais e base do crânio e elucidar suas indicações e limitações.
- A visualização aumentada provida pela endoscopia permite uma ressecção mais completa das lesões selares do que pelas vias de acesso tradicionais microscópicas.
- A via de acesso endoscópica transpterigóidea controla a fossa pterigopalatina e possibilita o acesso ao recesso esfenoidal lateral, artéria carótida, fossa infratemporal, fossa média do crânio, clivo lateral e fossa posterior do crânio estendendo-se lateralmente até o canal do hipoglosso.

var ao avanço rápido deste campo. À medida que isso ocorra, as indicações e resultados da cirurgia endoscópica transnasal para tumores do trato nasossinusal serão mais bem compreendidas.

REFERÊNCIAS

1. Samant S, Robbins KL Vang M, et al. Intra-arterial cisplatin and concomitant radiation therapy followed by surgery for advanced paranasal sinus cancer. *Arch Otolaryngol Head Neck Surg* 2004;130:948-955.
2. Kraft M, Simmen D, Kaufmann T, et al. Long-term results of endonasal sinus surgery in sinonasal papillomas. *Laryngoscope* 2003;113:1541-1547.
3. Lee T-J, Huang S-F, Huang C-C. Tailored endoscopic surgery for the treatment of sinonasal inverted papilloma. *Head Neck* 2004;26:145-153.
4. Sadeghi N, Al-Dhahri S, Manoukian JJ. Transnasal endoscopic medial maxillectomy for inverting papilloma. *Laryngoscope* 2003;113:749-753.
5. Kaza S, Capasso R, Casiano RR. Endoscopic resection of inverted papilloma: University of Miami experience. *Am J Rhinol* 2003;17:185-190.
6. Carrau RL, Snyderman CH, Kassam AB, et al. Endoscopic and endoscopic assisted surgery for juvenile angiofibroma. *Laryngoscope* 2001;111:483-487.
7. Nicolai P, Berlucchi M, Tomenzoli D, et al. Endoscopic surgery for juvenile angiofibroma: when and how. *Laryngoscope* 2003;113:775-782.
8. Herman P, Lot G, Chapot R, et al. Long-term follow-up of juvenile nasopharyngeal angiofibromas: analysis of recurrences. *Laryngoscope* 1999;109:140-147.
9. Casiano RR, Numa WA, Falquez AM. Endoscopic resection of ethesioneuroblastoma. *Am J Rhinol* 2001;15:271-279.
10. Walch C, Stammberger H, Anderhuber W, et al. The minimally invasive approach to olfactory neuroblastoma: combined endoscopic and stereotactic treatment. *Laryngoscope* 2000;110:635-640.
11. Bushe KA, Halves E. Modified technique in transsphenoidal operations of pituitary adenomas: technical note. *Acta Neurochir* 1978;41:163-175.
12. Jho HD, Carrau RL. Endoscopic endonasal transsphenoidal surgery: experience with 50 patients. *J Neurosurg* 1997;87:44-51.
13. Alfieri A, Schettino R, Tarfani A, et al. Endoscopic endonasal removal of an intra-suprasellar Rathke's cleft cyst: case report and surgical considerations. *Minim Invasive Neurosurg* 2002;45:47-51.
14. Jho HD, Ha HG. Endoscopic endonasal skull base surgery: part 2 the cavernous sinus. *Minim Invasive Neurosurg* 2004;47:9-15.
15. Carrau RL, Kassam AB, Snyderman CH. Pituitary surgery. *Otolaryngol Clin North Am* 2001;34:1143-1155.
16. Zada G, Kelly DF, Cohan P, et al. Endonasal transsphenoidal approach for pituitary adenomas and other sellar lesions: an assessment of efficacy, safety, and patient impressions. *J Neurosurg* 2003;98:350-358.
17. Cho DY, Liau WR. Comparison of endonasal endoscopic surgery and sublabial microsurgery for prolactinomas. *Surg Neurol* 2002;58:371-376.
18. Alfieri A, Jho HD, Schettino R, et al. Endoscopic endonasal approach to the pterygopalatine fossa: anatomic study. *Neurosurgery* 2003;52:374-380.
19. Al-Nashar IS, Carrau RL, Herrera A, et al. Endoscopic transnasal transpterygopalatine fossa approach to the lateral recess of the sphenoid sinus. *Laryngoscope* 2004;114:528-532.
20. DelGaudio JM. Endoscopic transnasal approach to the pterygopalatine fossa. *Arch Otolaryngol Head Neck Surg* 2003;129:441-446.
21. Lai SY, Kennedy DW, Bolger WE. Sphenoid encephaloceles: disease management and identification of lesions within the lateral recess of the sphenoid sinus. *Laryngoscope* 2002;112:1800-1805.
22. Jho HD. Endoscopic endonasal approach to the optic nerve: a technical note. *Minim Invasive Neurosurg* 2001;44:190-193.
23. Herman P, Lot G, Silhouette B, et al. Transnasal endoscopic removal of an orbital cavernoma. *Ann Otol Rhinol Laryngol* 1999;108:147-150.
24. Thaler ER, Lanza DC, Kennedy DW. Endoscopic optic nerve decompression for traumatic optic neuropathy. *Op Tech Otolaryngol Head Neck Surg* 1996;7:293-296.
25. Hegazy HM, Carrau RL, Snyderman CH, et al. Transnasal endoscopic repair of cerebrospinal fluid rhinorrhea: a meta-analysis. *Laryngoscope* 2000;110:1166-1172.

CAPÍTULO 44

Cirurgia Sinusal Endoscópica

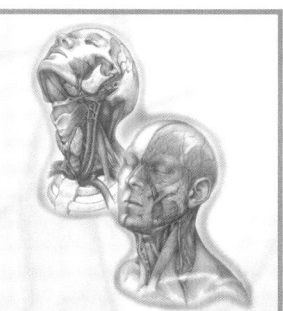

Jivianne T. Lee ▪ David W. Kennedy

INTRODUÇÃO/HISTÓRIA DA CIRURGIA SINUSAL ENDOSCÓPICA FUNCIONAL

Em 1901, Hirschmann foi o primeiro a tentar o exame endoscópico da cavidade nasossinusal usando um cistoscópio modificado (Hirschmann, 1903). Isto foi seguido por Reichert, que efetuou a primeira cirurgia sinusal endonasal com um endoscópio de 7 mm para fechamento de fístulas oroantrais (Imhofer, 1910). Em 1925, Maltz promoveu o uso de endoscópicos nasais para avaliação diagnóstica da cavidade nasossinusal e cunhou o termo sinuscopia, descrevendo métodos para visualizar o seio maxilar introduzindo endoscópios através da fossa canina ou do meato inferior (Maltz, 1925). Entretanto, iluminação inadequada e dificuldades com a profundidade de campo desanimaram o seu uso amplo até os 1960, quando o sistema óptico cilíndrico do Professor H. H. Hopkins, recentemente desenvolvido, foi fabricado, melhorando dramaticamente a resolução, alargando o campo de visão e aumentando a intensidade da luz seis vezes com relação aos endoscópios precedentes. Foi Messerklinger o primeiro a usar estes endoscópios nasais para analisar sistematicamente a anatomia da parede nasal lateral e os padrões mucociliares dos seios paranasais (Messerklinger, 1978). Através dos seus estudos e fotodocumentação endoscópica detalhada, ele determinou que a infecção disseminada das cavidades nasossinusais muitas vezes parecia originar-se de patologia dentro dos recessos estreitos da parede nasal lateral. Isto levou ao conceito de que a pequena remoção cirúrgica endoscópica da doença dentro desta região e o aumento dos óstios sinusais naturais deveria resultar na resolução espontânea da patologia dentro dos seios adjacentes (1). Messerklinger compilou todas as suas observações endoscópicas e publicou seus achados em 1978 (1). Entretanto, o trabalho de Messerklinger não incluía a resolução cirúrgica endoscópica potencial destas observações diagnósticas, e por essa razão não recebeu reconhecimento geral.

Mais tarde, em 1984, Kennedy, que também tinha efetuado previamente estudos em animais a respeito da limpeza mucociliar e etmoidectomias endonasais endoscópicas, teve a oportunidade de presenciar uma demonstração em vídeo do trabalho de Messerklinger sobre transporte mucociliar cadavérico quando compareceu a uma conferência em Dubrovnik. A apresentação provocou-o a visitar Stammberger e Messerklinger em Graz, onde ele teve a oportunidade de observar em primeira mão as técnicas diagnósticas e operatórias endoscópicas de Messerklinger. Visitas também a Wigand em Erlangen e Draf em Fulda proporcionaram experiência adicional com vias de acesso cirúrgicas endoscópicas e o capacitaram a começar a incorporar estas técnicas endoscópicas aos seus próprios procedimentos operatórios e a começar a trabalhar com Karl Storz para desenvolver um conjunto de instrumentos para cirurgia sinusal endoscópica. Zinreich, trabalhando com Kennedy em Hopkins, desenvolveu parâmetros de tomografia computadorizada (TC) para imageamento sinusal e demonstrou a superioridade desta modalidade sobre as radiografias simples e os politomogramas previamente disponíveis para imageamento de doença nasossinusal, particularmente dentro do seio etmoidal e complexo ostiomeatal. Eles chamaram a estas novas avaliações diagnósticas guiadas endoscopicamente e às técnicas terapêuticas e cirúrgicas mais focalizadas "cirurgia sinusal endoscópica funcional". Em 1985, o primeiro curso de instrução sobre cirurgia sinusal endoscópica foi organizado em Hopkins, e o emprego da cirurgia sinusal endoscópica só tem crescido mais generalizadamente com a passagem do tempo.

PRINCÍPIOS GERAIS

A cirurgia sinusal endoscópica funcional (CSEF) recebeu esse nome para enfatizar o objetivo principal do procedimento, a saber, restaurar a função dos seios paranasais pelo restabelecimento da aeração e os padrões adequados de remoção mucociliar. A primeira necessita identificação precisa das áreas de obstrução e o reconhecimento de que o local da doença, em vez da sua extensão, pode ser um fator mais central na patogenia da rinossinusite. Conforme Messerklinger sugerira inicialmente, mesmo a mínima inflamação em uma região localizada, porém crítica, pode causar patologia importante nas áreas circunvizinhas e ser o fator incitador para a doença mais amplamente disseminada. Infecção dos seios maxilar e frontal origina-se muitas vezes de doença dentro das estreitas passagens do complexo ostiomeatal. Em qualquer lugar onde duas camadas de mucosa entram em estreita aposição, como dentro dos estreitos canais do meato médio, até mesmo pequena inflamação pode causar obstrução e interrupção da limpeza mucociliar. Isto, por sua vez, leva à estase das secreções, criando desse modo um ambiente propício à proliferação bacteriana e infecção secundária, bem como contaminação fúngica, assim resultando em ainda mais inflamação e hipertrofia da mucosa. Por outro lado, a remoção cirúrgica circunscrita da doença do complexo ostiomeatal pode resultar na regressão espontânea da patologia da mucosa dentro dos seios comprometidos secundariamente (1). Por essas razões, a CSEF é dependente de se reconhecer com precisão a patologia, ainda que mínima, dentro de localizações específicas, críticas e, em seguida, tratar clinicamente a inflamação residual até que ocorra a resolução.

As cavidades nasossinusais, particularmente os seios maxilares e frontais, possuem caminhos de transporte mucociliar distintos que devem ser mantidos. Conseqüentemente, cuidado especial precisa ser tomado durante CSEF para somente remover o osso e a mucosa doentes e preservar tanto tecido normal quanto possível. O fluxo mucociliar é sempre na direção do óstio sinusal natural. Mesmo quando ocorre obstrução do óstio, o muco continuará a se acumular em torno do orifício natural de drenagem. Embora algumas secreções possam cair para a parte inferior do seio devido à gravidade, o muco será em última análise dirigido de volta superiormente na direção dos óstios naturais. Conseqüentemente, a criação iatrogênica ou espontânea de um óstio acessório não melhorará a remoção de muco, porque a limpeza mucociliar continuará a prosseguir na direção do óstio primário independentemente do tamanho ou da localização do óstio secundário. A não ser que a obstrução do óstio primário verdadeiro seja aliviada e restabelecido o padrão de drenagem natural, a doença persistirá. Estudos precedentes demonstraram recirculação do muco para fora do óstio e de volta para dentro do seio através de uma abertura iatrogênica, quando aberturas que não se comunicam estão presentes no meato médio (Fig. 44.1).

Portanto, os princípios originais da CSEF eram (a) reconhecimento endoscópico preciso dos lugares localizados de inflamação persistente e obstrução ventilatória e mucociliar, (b) remoção focalizada dessa doença para restabelecer a ventilação e potencialmente reverter a patologia mucosa secundária adjacente, quando essa doença não responde à terapia clínica, (c) remoção das partições ósseas na área de doença, com máxima preservação da mucosa e alargamento judicioso dos óstios naturais, para restaurar e facilitar o fluxo de limpeza mucociliar normal, de tal modo que (d) a patologia individual seja usada para determinar a natureza e a extensão do procedimento cirúrgico endoscópico.

Nos anos desde a introdução da CSEF, aprendemos consideravelmente mais a respeito da patogenia e tratamento da rinossinusite crônica (RSC). Agora

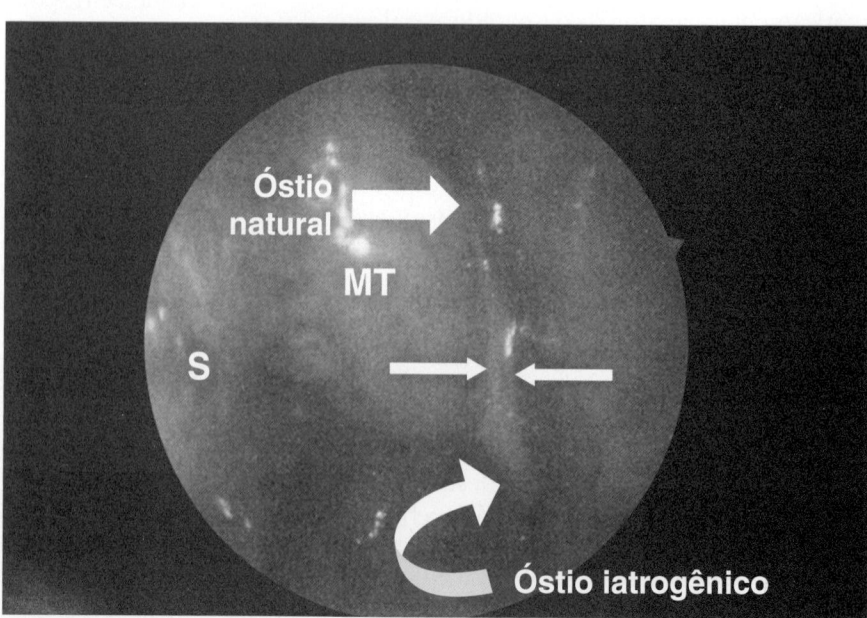

Figura 44.1

Foto endoscópica que ilustra a recirculação do muco (*setas retas pequenas*) a partir do óstio natural (*seta reta grande*) de volta para dentro do seio maxilar direito através de um óstio iatrogênico (*seta curva*). A concha média (*MT*) também está aderida ao septo nasal (*S*). (Ver também *Prancha* em *Cores*.)

compreendemos melhor a multifacetada natureza inflamatória da RSC com seus fatores predisponentes ambientais, gerais do hospedeiro e locais do hospedeiro (2) (Tabela 44.1). Compreendemos que a cirurgia, embora um passo importante no tratamento da RSC que não responde, é principalmente adjuntiva ao tratamento clínico global e que, quando a cirurgia é realizada, além de fornecer ventilação e limpeza mucociliar aos seios, também é importante remover as partições ósseas na área de inflamação. Também reconhecemos mais completamente a importância de preservar o mucoperiósteo durante procedimentos cirúrgicos. Agora também sabemos que doença assintomática persistente é comum seguindo-se à cirurgia e que esta inflamação residual necessita ser tratada até que ocorra a resolução endoscópica, para que seja evitada recorrência tardia da doença.

Anormalidades anatômicas locais, que aumentam a aposição das superfícies mucosas, foram descritas como possíveis fontes de obstrução ventilatória e mucociliar. Alguns sustentam que desvio de septo, concha bolhosa (concha média pneumatizada), deformidade do processo uncinado, bolha etmoidal grande e uma concha média paradoxal (na qual a superfície côncava se curva medialmente) podem interromper o fluxo aéreo normal e estreitar passagens nasais (i. e., complexo ostiomeatal) que já são estreitas, fazendo com que mesmo uma pequena inflamação resulte em obstrução ostial e infecção subseqüente. Células etmoidais infra-orbitárias (células de Haller) e grandes células da *agger nasi* fazendo protrusão para o assoalho do seio frontal podem estreitar os óstios dos seios maxilares e seios frontais, respectivamente, prejudicando a drenagem desses seios (Fig. 44.2). Entretanto, a importância destas deformidades anatômicas na patogenia do processo de doença permanece controversa. Dos fatores locais envolvidos na patogenia da RSC, a inflamação localizada persistente é claramente mais importante. Remoção mucociliar local adequada é também um fator importante, o que por sua vez é dependente da integridade do revestimento mucoso, secreção e reabsorção intactas das secreções, movimento ciliar adequado e desobstrução dos óstios. A presença de óstios acessórios no seio maxilar pode causar recirculação de muco a partir dos óstios naturais de volta para o seio maxilar por meio do óstio acessório, assim também aumentando a propensão à infecção recorrente.

TABELA 44.1
FATORES ENVOLVIDOS NA PATOGENIA DA RINOSSINUSITE CRÔNICA

Ambientais
- Poluentes transportados pelo ar
- Fumo
- Alérgenos
- IRSs virais
- Bactérias e superantígenos bacterianos
- Fungos

Gerais do hospedeiro
- Imunodeficiências
- Doenças genéticas específicas (p. ex., fibrose cística)
- Predisposição genética
- Condições sistêmicas

Locais do hospedeiro
- Inflamação persistente do complexo ostiomeatal
- Osteíte do osso subjacente
- Pólipos nasais
- Patologia dentária
- Óstios acessórios
- Anormalidades anatômicas

IRSs, infecções respiratórias superiores.

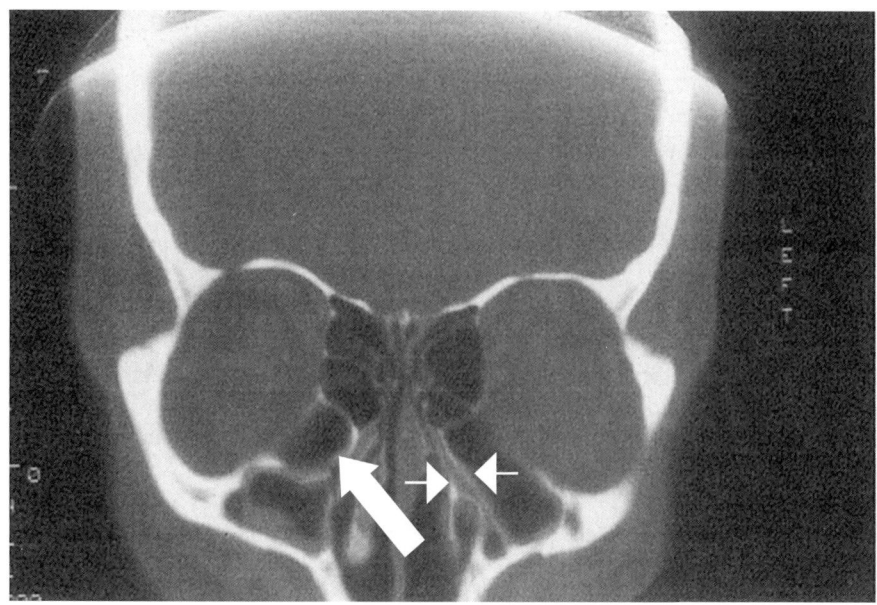

Figura 44.2

Tomografia computadorizada sinusal coronal demonstrando uma célula aérea infra-orbitária (*seta oblíqua*) no lado direito estreitando o infundíbulo. Entretanto, sem exame cuidadoso, uma célula infra-orbitária ainda maior, ocupando grande parte do seio maxilar (*setas horizontais*), poderia passar despercebida no lado esquerdo. (De Kennedy DW. Functional endoscopic sinus surgery: concepts, surgical indications, and instrumentation. Em Kennedy DW, ed. *Diseases of the sinuses: diagnosis and management*. London: BC Decker, 2001:197-209, com permissão.)

CIRURGIA SINUSAL ENDOSCÓPICA FUNCIONAL PRIMÁRIA

Indicações

Não existem indicações absolutas para um procedimento endoscópico, em oposição a um acesso externo, para tratamento cirúrgico de doença nasossinusal (3). Entretanto, indicações absolutas para intervenção cirúrgica na rinossinusite estão presentes, particularmente no contexto de complicações iminentes secundárias a patologia nasossinusal. Celulite orbitária, não resolvida com antibióticos intravenosos, e abscessos subperiósticos podem exigir drenagem rápida para excluir comprometimento orbitário adicional e possível comprometimento visual. Mucoceles expansivas dentro do seio frontal causando erosão óssea da tábua posterior ou anterior e avançando sobre o cérebro têm que ser removidas para prevenir complicações intracranianas tais como meningite e formação de abscesso cerebral. Uma vez que, na presença de erosão óssea, a mucosa é muito difícil de remover com segurança da dura-máter, estas mucoceles grandes proporcionam uma excelente indicação para marsupialização endoscópica, em comparação com uma tentativa de procedimento obliterante. Os pacientes com polipose nasal extensa erodindo a parede orbitária medial ou a base do crânio também devem submeter-se à remoção endoscópica, independentemente dos seus sintomas, de modo a evitar complicações iminentes (3). Fístulas liquóricas também devem ser reparadas para evitar meningite e outra morbidade intracraniana, e o fechamento endoscópico reduz a morbidade e tem um índice mais alto de sucesso que o fechamento intracraniano. Rinossinusite fúngica alérgica ou invasiva também deve ser tratada cirurgicamente. Bolas fúngicas e doença fungoalérgica freqüentemente se prestam à remoção endoscópica. Certos casos de sinusite fúngica invasiva também podem ser tratados endoscopicamente em conjunto com tratamento clínico e antifúngico apropriados. Entretanto, a sinusite fúngica invasiva crônica ou fulminante necessita mais tipicamente uma operação aberta para efetuar ressecção ampla em bloco e debridamento mais extenso.

Embora não tão urgente, intervenção cirúrgica também está indicada na rinossinusite crônica e recorrente quando terapia clínica apropriada falhou em erradicar a doença, e a inflamação persiste apesar do tratamento com corticosteróides, antibióticos e medicações antialérgicas (3). Nestes casos, a cirurgia envolve a remoção da mucosa doente e o osso subjacente nas áreas mais críticas, bem como a correção de quaisquer anormalidades anatômicas que possam predispor à obstrução. Os pacientes com polipose nasal sintomática refratária à terapia clínica intensiva também se beneficiam com a CSEF (Fig. 44.3). A remoção cirúrgica endoscópica dos pólipos acoplada a terapia clínica pós-operatória agressiva demonstrou diminuir a freqüência de infecções recorrentes, diminuir a sintomatologia nasossinusal e melhorar significativamente a qualidade de vida global em longo prazo (4). Tanto nos pacientes asmáticos quanto naqueles com tríade de Samter, caracterizados por RSC particularmente resistente, também foi descrita a obtenção de uma diminuição nos seus sintomas nasossinusais e broncopulmonares, em seguida à cirurgia endoscópica e terapia clínica intensa (3). Pacientes com fibrose cística com polipose nasal extensa também podem necessitar CSEF para melhorar seus sintomas obstrutivos e reduzir a inflamação (3). Outras indicações relativas para cirurgia endoscópica incluem o tratamento de rinossinusite fúngica alérgica, osteomas, pólipos antrocoanais e remoção de corpos estranhos. Vias de acesso endoscópicas também foram utilizadas para descompressão do nervo óptico, dacriocistorrinostomia, descompressão orbitária para doença de Graves e tratamento de epistaxe (1,3,6).

As contra-indicações relativas à cirurgia endoscópica incluem ausência de anormalidades ostiomeatais que persistam entre os episódios, ao exame radiográfico e à endoscopia nasal, doença no seio frontal lateral, ou presença de osteomielite do osso frontal. Doença na área lateral do seio frontal ou lateralmente nas células etmoidais supra-orbitárias (p. ex., mucoceles, osteomas ou outros tumores) pode só ser acessível por uma via de acesso aberta. Doença persistente no seio frontal com estenose recorrente do óstio após tentati-

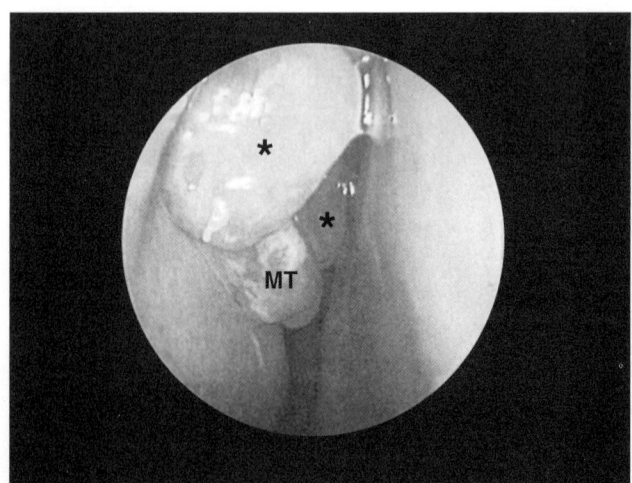

Figura 44.3

Foto endoscópica da cavidade nasal esquerda mostrando a concha média (*MT*) com uma pequena abrasão na sua superfície anterior onde crosta foi removida. Pólipos nasais (*) são vistos anterior e medial ao MT.

vas endoscópicas precedentes ou uma sinusotomia frontal transeptal (procedimento de Draf 3) também pode obrigar a uma técnica externa (*i. e.*, retalhos osteoplástico, obliteração do seio frontal). Similarmente, sinais de meningite ou outras complicações intracranianas secundárias à sinusite frontal freqüentemente exigem drenagem aberta para garantir verdadeiramente que o seio seja adequadamente drenado e inspecionado. Lesões malignas freqüentemente também tornam necessária a extirpação mais radical não propiciada pelas técnicas endoscópicas. Continuar a fumar é algo que nós também consideramos uma contra-indicação relativa à CSEF por causa da alta incidência de formação cicatricial, tecido de granulação e recorrência da doença.

Instrumentação

A CSEF exige instrumentação que forneça boa visualização e excisão cirúrgica precisa da doença com preservação máxima da mucosa. Como tal, o equipamento endoscópico necessário inclui um telescópio de 0 ou 30°, bem como instrumentos cortantes. Para uma visão mais angulada, o telescópio grande angular de 45° substituiu em grande parte o de 70°. Câmeras, monitores e divisores do feixe podem melhorar a ergonomia do cirurgião e são importantes para ensino e documentação.

Embora o 0° seja usado para identificar os marcos principais (parede orbitária medial, base do crânio), os telescópios angulados permitem visualização aumentada dos estreitos recessos da cavidade nasal e dos interiores dos seios frontais e maxilares, capacitando a uma dissecção cirúrgica significativamente mais completa. Contudo, Wormald também demonstrou que o seio frontal também pode ser acessado em alguma extensão usando-se um telescópio de 0° se for usada uma via de acesso de retalho axilar e a *agger nasi* for amplamente ressecada. Mesmo quando um retalho axilar é usado, a vista anterior ainda é melhorada com o uso de um telescópio angulado. Na técnica de retalho axilar, Wormald eleva a mucosa sobrejacente à inserção ântero-superior da concha média como um retalho de base posterior para expor a superfície anterior da *agger nasi*. A *agger nasi* é então removida, possibilitando mais estreita proximidade ao óstio do seio frontal e diminuindo a necessidade de endoscópico mais angulado (7).

O advento da instrumentação a motor capacitou ao debridamento mais extenso da doença do tecido mole com preservação concomitante da mucosa normal adjacente. Com sua aspiração concomitante, o uso da instrumentação a motor facilitou grandemente a remoção de doença do tecido mole, como pólipos nasais e mucosa espessada, e o uso de microdebridadores angulados a 65° permite acesso ao seio frontal e maxilar. Entretanto, o emprego dos microdebridadores não suplantou os instrumentos cortantes *(through-cutting)* para excisão de doença óssea. Instrumentos cortantes são necessários para a remoção de osso osteítico e mucosa doente, particularmente em áreas adjacentes à base do crânio e parede orbitária medial. Para a dissecção do recesso e do seio frontais, instrumentos de seio frontal cortantes especialmente angulados (*i. e.*, pinça-girafa de cortar de lado a lado para frente e para trás e látero-lateralmente) são necessários, para reduzir ao mínimo a lesão da mucosa nestas regiões, onde mesmo um pequenino trauma à mucosa pode causar estenose do trato de saída do seio frontal e doença recorrente. Curetas curvas de seio frontal também são necessárias para ajudar a fraturar partições ósseas que bloqueiam o caminho de drenagem do seio frontal.

A adição de brocas com irrigação e aspiração aumentou nossa capacidade de remover osso e tumores ósseos dos seios. Mais recentemente, brocas anguladas de 70° tornaram-se disponíveis, as quais incrementam significativamente nossa capacidade de remover de maneira precisa o osso da região do recesso frontal e seio frontal, conquanto minimizando o dano colateral às regiões adjacentes.

Os sistemas de orientação por imagem também melhoraram a precisão da CSEF. A navegação cirúrgica assistida por computador ajuda na localização intra-operatória, particularmente em casos de revisão nos quais a anatomia foi significativamente alterada e em ressecções de tumores. Eles também são úteis no ensino aos residentes. Entretanto, provavelmente o papel mais importante da cirurgia assistida por computador é no planejamento cirúrgico pré-operatório.

Avaliação do Paciente

A avaliação do paciente exige uma história médica completa. O início, freqüência, duração e gravidade da rinossinusite do paciente devem ser delineados. Uma lista dos tratamentos clínicos prévios deve ser obtida para estimar se foi administrada terapia clínica máxima. Terapia clínica ainda é o tratamento de primeira linha para rinossinusite aguda, recorrente e crônica. Os objetivos principais da terapia são eliminar a infecção e diminuir o edema da mucosa para aliviar a obstrução ostial e restaurar a remoção mucociliar. Nesses termos, corticosteróides (tópicos ou sistêmicos) que operem para reduzir a inflamação da mucosa, em conjunção com antibióticos dirigidos pela cultura, em longo prazo, ainda são considerados o sustentáculo da terapia. Anti-histamínicos, inibidores dos leucotrienos e imunoterapia sistêmica também são às vezes usados em pacientes com sintomas alérgicos importantes.

Durante a avaliação do paciente, tentativas cirúrgicas e tratamentos pós-operatórios prévios devem ser revistos e documentados. Co-morbidades como asma, tríade de Samter, doenças granulomatosas e assim por diante devem ser identificadas. Além disso, uma história detalhada da alergia, farmacológica e ambiental, deve ser obtida, bem como quaisquer medidas terapêuticas (i. e., imunoterapia) que tenha sido tentada. Uma história da família também é necessária para determinar se uma predileção genética (i. e., imunodeficiências, fibrose cística) pode existir. Finalmente, uma história social é importante a fim de averiguar a exposição potencial a substâncias nocivas em casa ou no trabalho (i. e., fumo, mofo) que possa influenciar o resultado cirúrgico.

Endoscopia nasal diagnóstica abrangente constitui um componente essencial da avaliação do paciente. O exame geralmente é realizado quando o paciente é avaliado no consultório sob anestesia tópica. Um método é examinar sistematicamente a cavidade nasossinusal usando três passagens com um endoscópio rígido e o ângulo de visão defletido. A primeira passagem é feita ao longo do assoalho da cavidade nasal prosseguindo posteriormente na direção da nasofaringe. Durante esta passagem, concha inferior, septo, nasofaringe e orifício da tuba auditiva são todos examinados quanto a alterações da mucosa e presença de secreções. O endoscópio também pode ser direcionado para baixo da concha inferior para visualizar o meato inferior e válvula de Hasner. A segunda passagem é feita entre as conchas inferior e média; e, a seguir, corre medial à concha média para dentro do recesso esfenoetmoidal. O septo superior, face inferior do meato médio, concha superior e óstios dos seios esfenoidais devem ser visualizados com esta passagem. Finalmente, a terceira passagem envolve manobrar o endoscópio embaixo da concha média para dentro do meato médio para examinar a parede nasal lateral e o complexo ostiomeatal. A bolha etmoidal, o hiato semilunar e o processo uncinado devem ser examinados com esta passagem. Nem todas as estruturas podem ser visualizadas na endoscopia, se estiver presente anatomia estreitada.

TC deve ser realizada para avaliar adicionalmente a extensão da doença e a anatomia. Entretanto, como o objetivo com a TC é delinear a extensão subjacente da doença, esta deve ser feita pelo menos 4 a 6 semanas depois de terapia clínica agressiva para assegurar que apenas estejam representadas alterações mucosas ou ósseas irreversíveis. Também é importante lembrar que aproximadamente 30% da população assintomática também tem algumas alterações mucosas na TC.

CSEF é executada apenas depois de tentativas agressivas de erradicar doença com tratamento clínico que falhou. Uma vez seja julgado que o paciente completou opções clínicas apropriadas e é um candidato cirúrgico, tratamento pré-operatório com 20 a 30 mg de prednisona pode ser administrado quando na presença de polipose acentuada e asma ou hiperatividade importante da mucosa. A prednisona pode ser começada 3 a 10 dias antes da cirurgia ou ao tempo da cirurgia, dependendo da gravidade da doença, de modo a estabilizar a mucosa e minimizar uma polipose nasal importante. Pacientes com asma devem também estar sob bom controle da asma antes da cirurgia eletiva. Em todos os casos, a prednisona será lentamente diminuída pós-operatoriamente com base no aspecto endoscópico da mucosa e a presença de qualquer sintomatologia das vias aéreas inferiores. Uma série de 2 semanas de antibióticos dirigidos pela cultura também pode ser dada pré-operatoriamente nos pacientes com infecção importante. Mesmo depois da CSEF, meticulosa vigilância pós-operatória e terapia clínica intensiva contínua são críticas para minimizar a inflamação da mucosa e prevenir a recorrência de infecção. A cirurgia é mais bem considerada um adjunto à terapia clínica no tratamento da RSC, em vez de ser uma modalidade principal de tratamento.

Avaliação Pré-Operatória pela Tomografia Computadorizada

As imagens de TC devem ser de cortes finos (3 mm ou menos) e dirigidas em ambos os planos coronal e axial usando um algoritmo para osso. A avaliação por TC pré-cirúrgica envolve a análise de sete áreas anatômicas específicas a fim de evitar possíveis complicações durante a cirurgia.

Primeiro, a base do crânio deve ser avaliada em toda sua extensão. Espessura, presença de erosão, assimetria, altura e inclinação devem todas ser avaliadas. O teto etmoidal é consideravelmente mais fino medialmente na região das lamelas laterais da lâmina cribriforme (0,2 mm) do que lateralmente (0,5 mm) onde ela é escorada pelo osso frontal. Conseqüentemente, cautela extra deve ser tomada quando tirar doença da base do crânio medialmente, para evitar entrada intracraniana inadvertida. Keros classificou as configurações da base do crânio em três tipos, conforme a profundidade do sulco olfatório. Os pacientes tipo 1 têm uma base do crânio orientada mais horizontalmente com um sulco olfatório de 1 a 3 mm de profundidade. Nos tipos 2 e 3, a base do crânio inclina-se mais agudamente, com profundidades dos sulcos olfatórios de 4 a 7 mm e 7 a 16 mm, respectivamente. O tipo 3 é o mais arriscado, cirurgicamente, por causa do declive íngreme e o fato de as lamelas laterais da lâmina cribriforme, em vez do osso frontal espesso, constituírem a maior parte do teto do etmóide.

Segundo, a parede orbitária medial deve também ser analisada quanto a evidência de adelgaçamento, erosão ou protrusão do conteúdo orbitário (Fig. 44.4). A proximidade do processo uncinado à parede orbitária medial deve também ser examinada para evitar entrada inadvertida durante a incisão da infundibulotomia.

Terceiro, a artéria etmoidal anterior deve ser identificada e determinada sua posição com relação à base do crânio. Artérias etmoidais anteriores que são situadas a alguma distância abaixo da base do crânio estão em maior risco de lesão. A localização da artéria pode comumente ser encontrada examinando-se cortes imediatamente posteriores ao globo em busca do característico "mamilo" a partir da parede orbitária medial.

Quarto, a altura vertical do etmóide posterior deve ser avaliada inspecionando-se a distância a partir do teto do seio maxilar póstero-medialmente até a base do crânio. Os pacientes com mais curtas distâncias verticais estão em risco aumentado de entrada intracraniana (Fig. 44.5).

Quinto, o seio maxilar é examinado quanto à presença de células aéreas etmoidais infra-orbitárias (células de Haller) que devem ser removidas durante a cirurgia. A parede medial do seio maxilar também é revista para determinar o seu grau de protrusão para dentro da cavidade nasal e a presença de recirculação ou óstios acessórios. Sexto, os seios esfenoidais devem ser avaliados para identificar a localização do septo intersinusal e os tamanhos relativos de cada lado. Além disso, a posição das artérias carótidas e nervos ópticos deve também ser avaliada e determinada a presença ou ausência de deiscências ósseas.

Finalmente, a anatomia do recesso e do seio frontal deve ser revista para ajudar a delinear o trato de saída do seio frontal. O grau de pneumatização do seio frontal, os tamanhos relativos dos seios frontais em cada lado, o número e a localização do recesso frontal/células aéreas sinusais, o diâmetro ântero-posterior do seio frontal e a relação do seio frontal com a *agger nasi* e células etmoidais supra-orbitárias devem todos ser analisados. Reconstruções interativas coronais, axiais e sagitais dos seios ajudam o cirurgião a compreender a anatomia em três dimensões. Em uma condição ótima, o cirurgião possui uma imagem mental completa desta anatomia antes do procedimento cirúrgico.

Anestesia

Embora CSEF tenha sido realizada sob anestesia local com sedação no passado, a maioria dos procedimentos agora é feita sob anestesia geral, porque à medida que a cirurgia se tornou mais meticulosa, ela tendeu a aumentar a duração do procedimento. Entretanto, mesmo com a administração de anestesia geral, vasoconstritores e anestésicos tópicos tipicamente são aplicados antes da cirurgia a fim de minimizar o sangramento.

É vantajoso nebulizar oximetazolina dentro da cavidade nasal 1 hora antes do procedimento. Isto permite a descongestão antes da introdução de aplicadores ou mechas e demonstrou reduzir a absorção sistêmica da cocaína, quando esta é subseqüentemente usada topicamente. Nossa preferência é então aplicar pó de cocaína tópico (125 a 150 mg) com aplicadores nasais de Farrell no lado que está sendo operado primeiro; entretanto, oximetazolina adicional em mechas ou

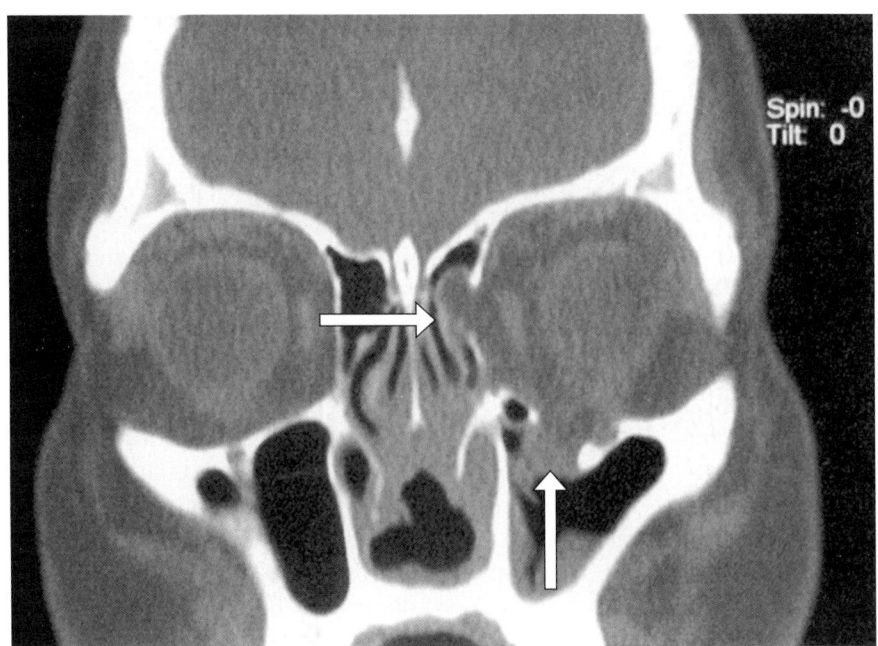

Figura 44.4

Tomografia computadorizada sinusal coronal demonstrando uma deiscência da parede orbitária medial (*seta horizontal*) e assoalho orbitário (*seta vertical*) com protrusão do conteúdo orbitário para dentro do meato médio e do seio maxilar, respectivamente. Uma perfuração septal também é vista inferiormente e há uma perda das conchas inferiores bilateralmente.

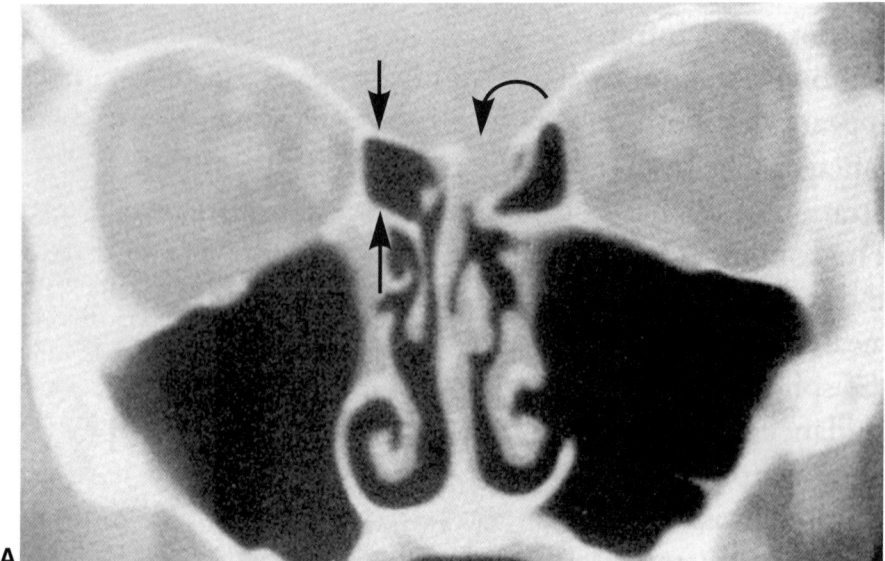

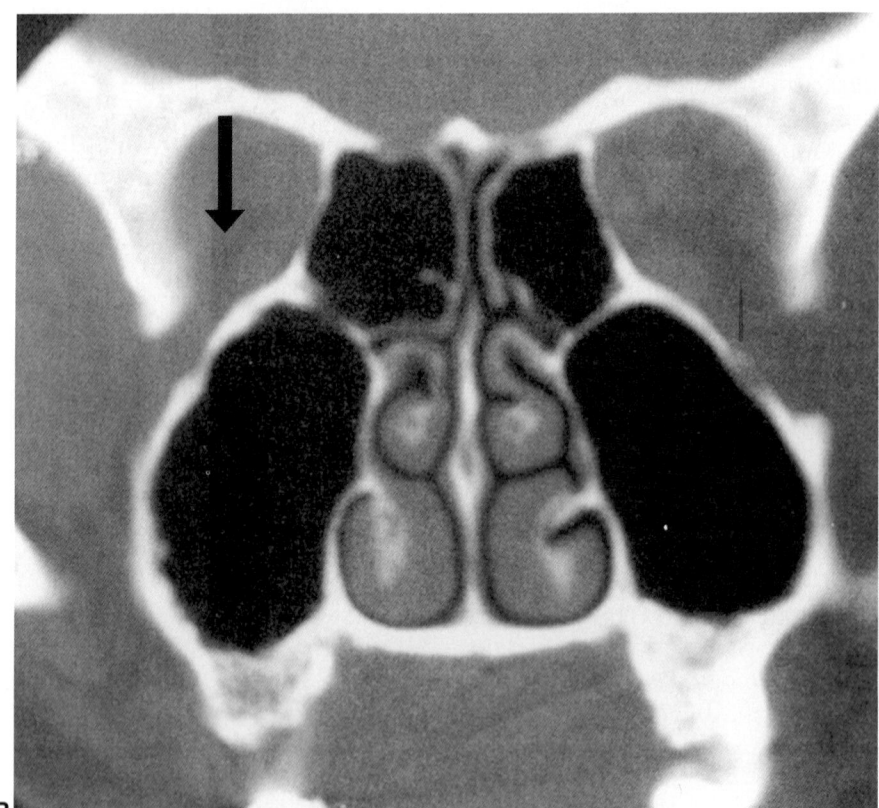

Figura 44.5
A: Tomografia computadorizada (*TC*) sinusal coronal ilustrando a estreita altura vertical do etmoidal posterior (*setas*). A base do crânio foi violada no lado esquerdo (*seta curva*), provavelmente por causa da baixa altura vertical posteriormente. **B:** TC sinusal coronal ilustrando uma maior altura vertical do etmoidal posterior (*seta*) em comparação com **A**; entretanto, neste caso a altura vertical do etmoidal posterior ainda é limitado a apenas uma célula etmoidal. (**A** de Kennedy DW. Functional endoscopic sinus surgery: concepts, surgical indications, and instrumentation. Em: Kennedy DW, ed. *Diseases of the sinuses: diagnosis and management.* London: BC Decker, 2001:197-209, com permissão.)

aplicadores nasais pode substituir a cocaína se esta não for disponível ou se o paciente tiver doença cardíaca.

Um bloqueio esfenopalatino é efetuado transoral ou transnasalmente para aumentar a anestesia e a vasoconstrição, bem como reduzir o sangramento quando os seios etmoidais posteriores ou esfenoidais tiverem que ser penetrados. A via transnasal comumente é selecionada quando o nariz é largamente desimpedido e a parte inferior da lamela basal pode ser visualizada. Ela é cuidadosamente identificada passando-se a agulha posterior e lateralmente através da parte horizontal da lamela basal (Fig. 44.6).

A injeção intranasal da parede nasal lateral é efetuada sob visão endoscópica direta para dentro da inserção superior da concha média, processo uncinado e superfície medial da concha média com lidocaína 1% com epinefrina 1:100.000 (Fig. 44.7). Como no caso da anestesia tópica, estas injeções são efetuadas em cada lado a seu tempo; o segundo lado não é injetado até que a cirurgia no primeiro lado tenha sido completada.

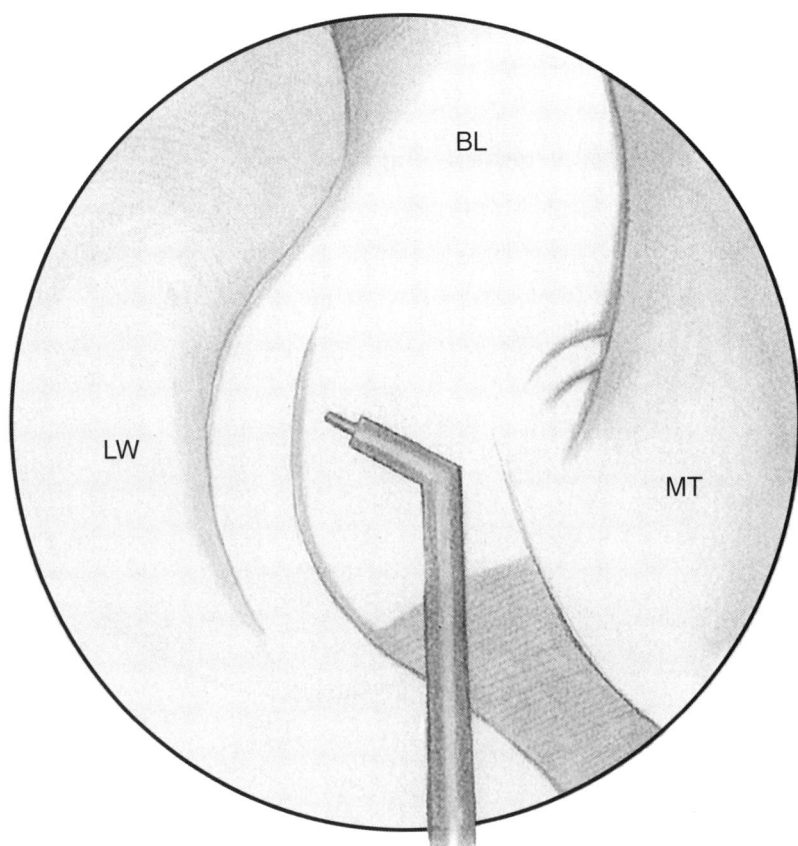

Figura 44.6
Bloqueio esfenopalatino transnasal conforme visto endoscopicamente na cavidade nasal direita. Uma agulha angulada de tonsila é passada através da área lateral da porção horizontal da lamela basal. Este acesso pode ser usado como alternativa à via transoral quando o meato médio é patente. BL, lamela basal; LW, parede nasal lateral; MT, concha média.

Foi observado que a manutenção de uma freqüência cardíaca intra-operatória abaixo de 60 batimentos por minuto resulta em um campo cirúrgico mais limpo (8).

Técnica

A extensão da cirurgia é determinada pela extensão da doença. Além da criação de ventilação ou remoção de muco, recomendamos a remoção completa das partições ósseas dentro da região da doença, porque o osso subjacente parece fazer parte do processo de doença. Adicionalmente, o osso espessa-se e torna-se mais difícil de remover se a inflamação persistir. Grande cuidado deve ser tomado para preservar a cobertura mucosa sobre o osso a ser preservado ao término do procedimento.

As chaves da etmoidectomia endoscópica bem-sucedida são minimizar o sangramento e o trauma. É particularmente importante não traumatizar a parte anterior do nariz onde a lente do endoscópio repousará ou passará durante o procedimento. Isto exige usar técnica muito delicada. Foi demonstrado que a estimulação da mucosa nasal causa vasodilatação e assim pode causar sangramento, mesmo a alguma distância do local primário de estimulação (4). Adicionalmente, a parte anterior do nariz deve ser cuidadosamente aspirada de tempos em tempos durante o procedimento para assegurar que a ponta do endoscópio não fique suja de sangue. Se, a qualquer tempo durante o procedimento, o sangramento obscurecer significativamente a visualização da anatomia relevante, a cirurgia deve ser interrompida e, se o sangramento não responder à vasoconstrição, a cirurgia deve ser terminada.

A CSEF é começada usando-se um endoscópio de 0° para efetuar uma uncinectomia. Isto é feito ou usando-se uma lâmina em foice para criar uma incisão no processo uncinado ou usando-se um explorador de ponta de bola para fraturar o processo uncinado anteriormente e então removê-lo. O processo uncinado pode então ser removido com pinça, uma pinça cortante retrógrada ou um microdebridador. A etmoidectomia é, a seguir, efetuada ressecando-se a bolha etmoidal e células aéreas etmoidais anteriores inferiormente com pinça cortante ou microdebridador. A parede orbitária medial é identificada precocemente no procedimento, palpando-se lateralmente atrás das partições ósseas. A lamela basal é perfurada inferiormente e a dissecção é continuada até que a célula aérea etmoidal mais posterior seja alcançada (Fig. 44.8). A dissecção é mantida inferiormente, bem abaixo da base do crânio neste tempo cirúrgico, mas é necessário cuidado para não ir tão longe inferiormente a ponto de gerar sangramento da área esfenopalatina. Partições ósseas mais superiores podem ser removidas de poste-

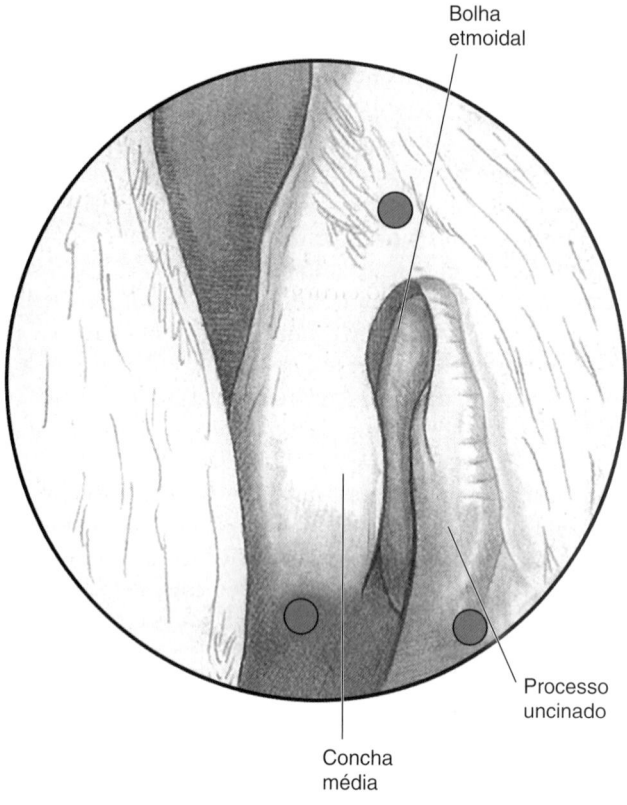

Figura 44.7
Vista endoscópica da concha média e meato médio esquerdos, mostrando locais para injeção de anestesia local (*círculos escuros*). Toma-se cuidado para não injetar imediatamente adjacente à trajetória da lente do endoscópio.

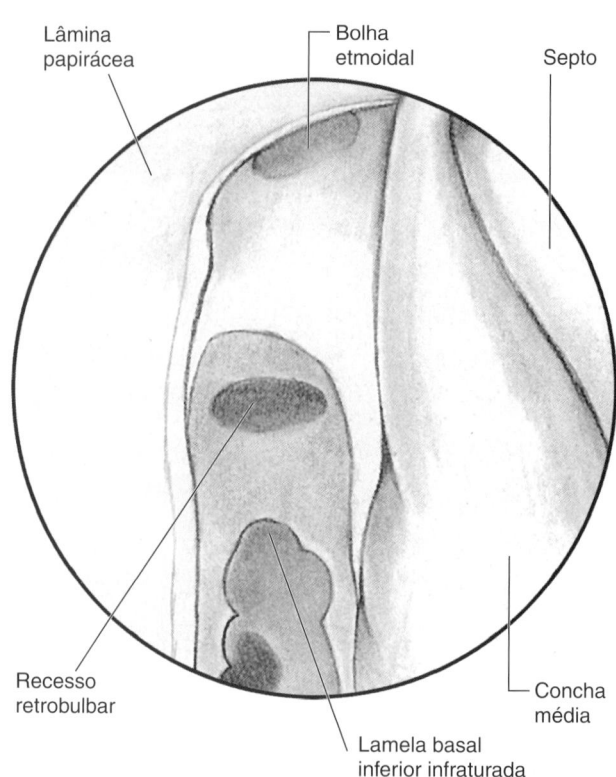

Figura 44.8
Com a parede orbitária medial identificada, a lamela basal é perfurada inferiormente bem abaixo da base do crânio. Antes de perfurar, o endoscópio é retirado ligeiramente para possibilitar um campo de visão ampliado. A dissecção etmoidal posterior pode então ser iniciada. Esta é a cavidade nasal direita.

rior a anterior depois de palpar atrás delas com uma pinça cortante angulada para cima. A base do crânio é geralmente identificada no seio etmoidal posterior, mas ocasionalmente pode não ser completamente delineada completamente até que o seio esfenoidal tenha sido aberto. Endoscopicamente, a última célula aérea etmoidal pode ser reconhecida pela sua forma piramidal característica (Fig. 44.9).

Quando esfenoidotomia é necessária em conjunção com etmoidectomia, a concha superior e o meato superior são a seguir palpados e identificados medialmente a partir de dentro da cavidade etmoidal. A porção inferior da concha superior é ressecada subseqüentemente com um instrumento cortante para expor o óstio esfenoidal natural. Uma vez identificado, o óstio esfenoidal é aumentado e a parede anterior do seio removida usando-se saca-bocados e pinças cortantes. A doença isolada do seio esfenoidal é tipicamente acessada transnasalmente medial às conchas média e superior, apenas alargando o óstio natural. Cuidado deve ser tomado ao trabalhar no seio esfenoidal, particularmente se um septo intersinusal for removido. Foi demonstrado que a incidência de deiscência clínica da artéria carótida é 23% (9). Além disso, a presença de

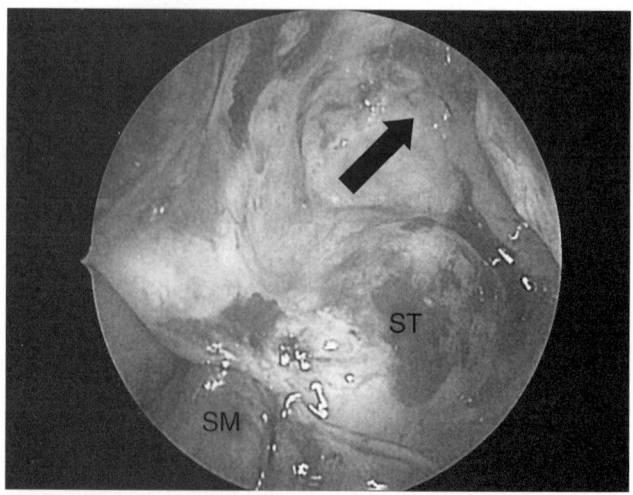

Figura 44.9
Foto endoscópica ilustrando a forma um pouco piramidal da última célula aérea etmoidal posterior esquerda com seu ponto mais profundo (*seta*) pneumatizando-se na direção da clinóide anterior (*seta*). O aspirador no meato superior (*SM*) está empurrando a concha superior (*ST*) lateralmente e ajudando na sua identificação.

uma célula esfenoetmoidal (de Onodi), uma célula aérea etmoidal posterior que se pneumatiza lateral e superior ao seio esfenoidal, coloca o nervo óptico e ocasionalmente a artéria carótida em risco em virtude da associação íntima do nervo com a parede lateral no ápice da célula.

Tendo identificado a base do crânio posteriormente, seja dentro do seio esfenoidal seja a célula aérea etmoidal mais posterior, a dissecção prossegue ao longo da base do crânio em uma direção de posterior a anterior, palpando por trás e em seguida removendo as partições ósseas até que o seio frontal seja alcançado. Durante este processo, cuidado tem que ser tomado para não lesar o feixe neurovascular etmoidal anterior, que tipicamente está localizado imediatamente abaixo da base do crânio e imediatamente posterior ao recesso frontal (Fig. 44.10). Conforme assinalado previamente, a base do crânio é muito mais delgada medialmente do que lateralmente e, por essa razão, a dissecção deve sempre seguir a parede orbitária medial para reduzir o risco de entrada intracraniana. Um endoscópio angulado de 30° ou 45° pode ser usado a esta altura para ajudar na visualização uma vez que marcos-chaves já tenham sido estabelecidos. Como em outras partes da dissecção, dissecção no recesso frontal é apenas executada se estiver presente doença frontal. Entretanto, como a extirpação de mucosa nesta área estreita tem o potencial de estenose acentuada, qualquer decisão de realizar cirurgia necessita ser cuidadosamente considerada e moderada pelo nível de perícia e capacidade do cirurgião de assegurar o mínimo trauma à mucosa. A remoção de doença mais proximal, isoladamente, pode, em alguns casos, resultar em resolução da doença dentro do recesso frontal.

Quando julgada necessária, a dissecção do recesso frontal é a seguir realizada usando instrumentos especializados de seio frontal para remover células aéreas doentes que estão obstruindo o trato de saída do seio frontal (Fig. 44.11). No caso de células da *agger nasi* aumentadas causando estreitamento do caminho de drenagem do seio frontal, uma cureta de seio frontal pode ser colocada posterior ao teto da *agger nasi* para fraturar a célula anteriormente e inferiormente antes da remoção, uma manobra conhecida como "descascar o

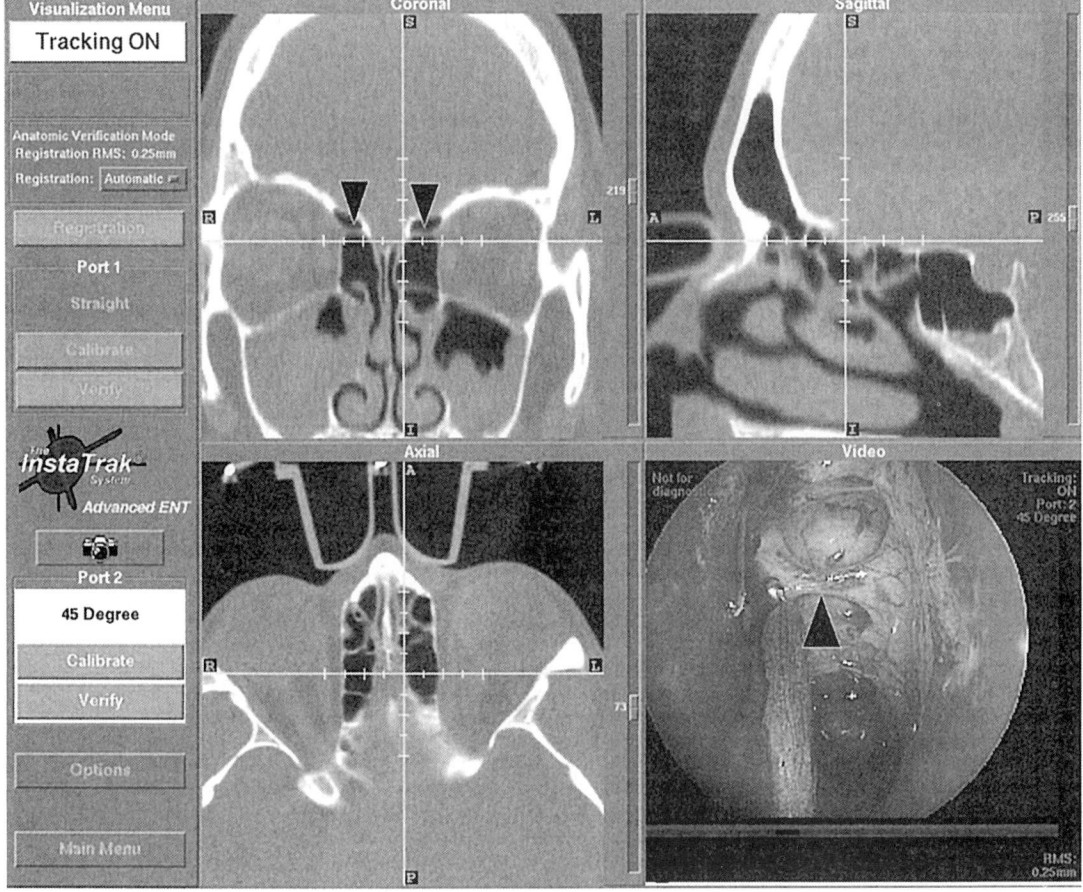

Figura 44.10

Imagem de navegação assistida por computador demonstrando a artéria etmoidal anterior situada abaixo da base do crânio em seguida à etmoidectomia completa (*pontas de setas*).

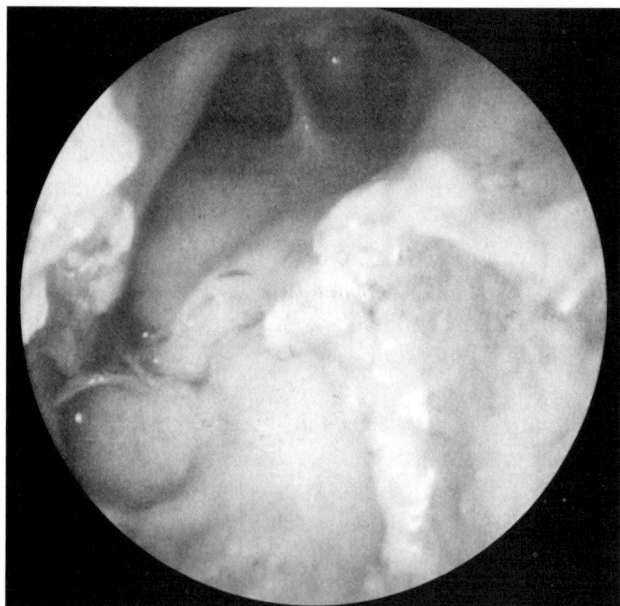

Figura 44.11
Ilustração do recesso frontal dissecado, conforme visualizado através de um telescópio de 45°. O seio frontal direito está amplamente aberto e é parcialmente dividido por um septo incompleto. Uma pequena célula supra-orbitária é vista lateralmente e a base do crânio inclina-se para baixo medialmente.

ovo". Os fragmentos ósseos são então meticulosamente removidos sem arrancar mucosa e restos de mucosa podem ser removidos com um microdebridador angulado.

Antrostomia maxilar pode ser executada imediatamente após uncinectomia ou mais tarde no procedimento após dissecção do recesso frontal. O óstio natural do seio maxilar deve primeiro ser identificado, identificando-se e desviando medialmente a margem de corte do processo uncinado. Qualquer processo uncinado residual é removido anteriormente usando-se pinça retrógrada. Entretanto, cuidado deve ser tomado para não chegar demasiado anteriormente e lesar o ducto lacrimonasal. Se um óstio acessório estiver presente ou for criado iatrogenicamente, ele deve ser conectado ao óstio primário, para evitar recirculação de muco. Se o óstio do seio maxilar irá ser alargado ou não, e quando ele for alargado, o tamanho desejado da abertura é inteiramente dependente da patologia presente. Entretanto, se a parede medial do seio maxilar fizer saliência de um modo importante, medialmente, expondo a abertura do seio maxilar ao fluxo de ar, a parede medial deve ser ressecada em toda a extensão posteriormente até a lâmina pterigóide, para evitar dirigir fluxo de ar para dentro do seio e estase ciliar secundária.

Ressecção de rotina da concha média para melhorar o acesso é desnecessária e deve ser evitada. Embora alguns cirurgiões advoguem a remoção conservadora do terço anterior da concha média, esse trauma da concha média só serve para aumentar o risco de formação de aderência e doença iatrogênica do seio frontal. Contudo, quando a própria concha média está extensamente envolvida no processo de doença ou o osso da concha média está exposto, ele deve ser ressecado, preferivelmente removendo-se apenas a porção doente ou exposta. Septoplastia endoscópica concomitante pode também ser efetuada, uma vez a cirurgia sinusal endoscópica tenha sido completada no lado oposto ao desvio septal. A incisão é feita no lado mais largo depois que a etmoidectomia foi completada, de modo a evitar sangramento sobre o endoscópio durante a segunda etmoidectomia. A cirurgia endoscópica pode então ser procedida no lado mais estreito depois que a septoplastia tiver sido completada. Ao término do procedimento, um pequeno tampão no meato médio freqüentemente é colocado para evitar lateralização da concha média e para reduzir a propensão a sangramento pós-operatório.

Tratamento Pós-Operatório

Tratamento pós-operatório meticuloso é exatamente tão crítico para produzir um resultado bem-sucedido quanto a própria cirurgia. Quaisquer tamponamentos colocados podem ser removidos no dia seguinte à cirurgia e as cavidades sinusais podem ser aspiradas de coágulos sanguíneos. Durante o período pós-operatório inicial, inflamação e edema são intensificados e a limpeza mucociliar interrompida, desse modo aumentando o risco de formação de cicatriz e doença recorrente. Os pacientes com doença mais extensa são por essa razão avaliados semanalmente durante 4 a 6 semanas após a cirurgia a fim de garantir cura adequada. Durante estas visitas, limpeza endoscópica é efetuada sob anestesia tópica ou infiltração e quaisquer áreas de osso exposto, crostas, inflamação da mucosa e formação cicatricial são debridadas. Uma vez que cicatrização é um resultado da combinação de trauma cirúrgico e inflamação, a extensão do tratamento pós-operatório varia amplamente dependendo do grau de inflamação presente. Acompanhamento menos freqüente é então efetuado até que a cavidade pareça normalizada e estável, ou em alguns casos em uma base ininterrupta para permitir uma base objetiva para terapia clínica continuada. Terapia clínica continuada no período pós-operatório é necessária até que a mucosa se tenha curado e a remoção mucociliar seja gradualmente restaurada. Antibióticos são continuados, com base na presença de inflamação mucosa e óssea. Esteróides nasais tópicos e anti-histamínicos podem ser reiniciados no período pós-operatório inicial. Esteróides orais, se iniciados no período perioperatório, são diminuídos gradualmente a uma velocidade dependente do aspecto da mucosa sinusal. Esteróides orais em prazo mais longo são às vezes necessários para controlar inflamação, particularmente em casos de polipose grave ou doença mucosa hiper-reativa. As doses são geralmente começadas em 30 mg de prednisona por dia e a seguir diminuídas lentamente de acordo com a aparência endoscópica da mucosa. Nossa preferência é não começar irrigações até aproximadamente 2 semanas depois da cirurgia, quando as cavidades sinusais começaram a se curar, porque uma incidência aumentada de infecções Gram-negativas foi demonstrada com irrigações. Em geral, no entanto, é o aspecto endoscópico da mucosa, em vez dos sintomas do paciente, que deve sempre ser usado para guiar a terapia clínica, porque os sintomas dos pacientes são dramaticamente melhorados no período pós-operatório; todavia, a doença assintomática persistente é comum. Em um estudo, nenhum paciente que tivesse um exame endoscópico normal com 1,5 ano pós-operatoriamente necessitou cirurgia de revisão subseqüente. Adicionalmente, foi observado que alterações endoscópicas precedem a recorrência de sintomas e persistem longo tempo depois que os sintomas se resolveram, assim tornando a avaliação endoscópica objetiva, neste grupo de pacientes, a chave para o tratamento

Resultados

Múltiplos estudos prospectivos documentaram a eficácia da CSEF no tratamento da RSC usando medidas de resultados subjetivas e objetivas (Figs. 44.12 e 44.13). Taxas de sucesso variando de 76% a 98% foram descritas, com melhoras importantes na sintomatologia e no estado de saúde geral (11). A qualidade de vida global foi descrita como melhorada em 85% dos pacientes após um acompanhamento médio de 3 anos e, em média, retorno para dentro de domínios normais (11-13). Reduções dramáticas na obstrução nasal (84%), congestão nasal (80% a 97%), pressão facial (80%), rinorréia (75% a 93%), cefaléia (74% a 92%) e drenagem pós-nasal (70% a 78%) foram observadas pós-operatoriamente, com a olfação (53% a 73%), paladar (39%), sintomas alérgicos (35%) e dor de dente exibindo melhoras mais modestas (11-13). Essas mudanças sintomáticas comprovaram-se sustentadas, quando não ainda mais melhoradas, com o tempo. Taxas de sucesso iniciais de 97,5% após 18 meses de acompanhamento revelaram-se aumentadas para 98,4% depois de 7,8 anos de acompanhamento na mesma população de pacientes (13).

No que concerne aos resultados objetivos, 55,1% dos pacientes foram descritos como tendo exame endoscópico normal 18 meses depois da cirurgia, embora a capacidade de obter uma cavidade normal seja acentuadamente dependente da extensão da doença pré-operatória (13). Aumento no volume nasal, medido por rinometria acústica, limiares olfatórios, determinado pelos escores no University of Pennsylvania Smell Identification Test (UPSIT), teste com butanol e limpeza mucociliar, avaliada pelos tempos de trânsito de sacarina e freqüência de batimento ciliar demonstraram, todos, melhoras estatisticamente significantes após CSEF (14). Uso de antibiótico e necessidades de esteróides orais foram descritos como declinando após a cirurgia. Sessenta e dois por cento dos pacientes após 1,5 ano e 82% dos pacientes após 7,8 anos relataram redução na duração e freqüência da terapia antibiótica, enquanto 69% após 1,5 ano e 75% dos pacientes

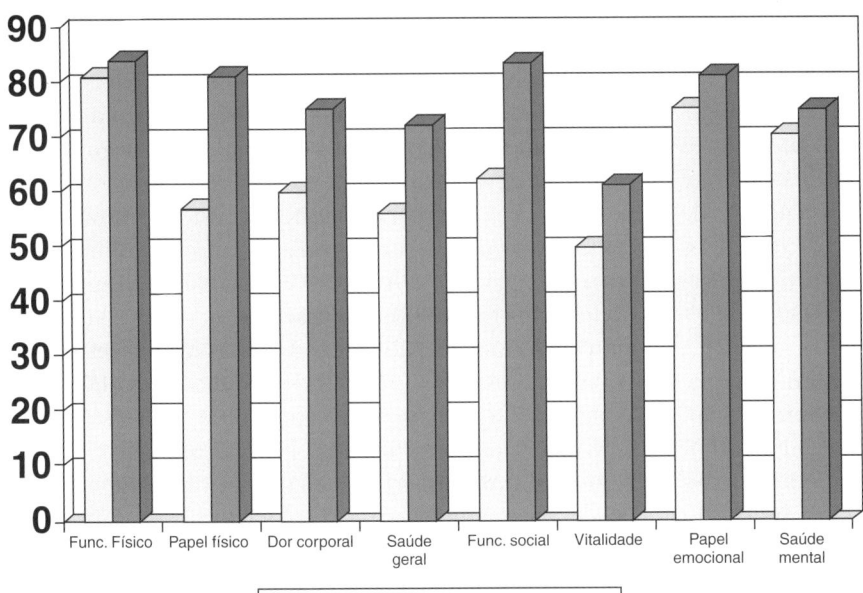

Figura 44.12

Histograma que compara medidas subjetivas em pacientes com rinossinusite crônica antes da cirurgia sinusal endoscópica *versus* a população normal. (Adaptado de Khalid AN, Quraishi SA, Kennedy DW. Long-term quality of life measures after functional endoscopic sinus surgery. *Am J Rhinol* 2004;18:131-136, com permissão.)

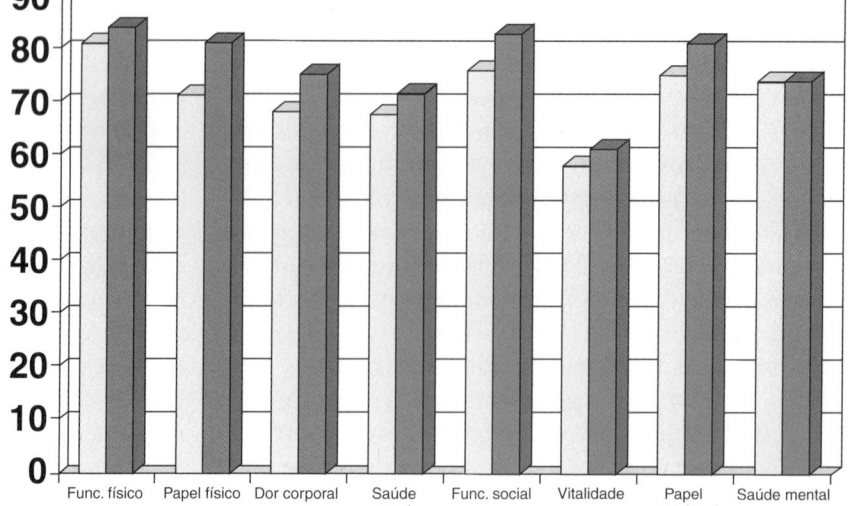

Figura 44.13

Histograma que compara medidas subjetivas em pacientes com rinossinusite crônica, 3 anos após cirurgia sinusal endoscópica funcional *versus* a população normal. Houve melhora estatisticamente significante em todas as áreas, pós-operatoriamente, nas quais havia desvios entre os valores pré-operatórios e os normais. (Adaptado de Khalid AN, Quraishi SA, Kennedy DW. Long-term quality of life measures after functional endoscopic sinus surgery. *Am J Rhinol* 2004;18:131-136, com permissão.)

aos 7,8 anos descreveram uma diminuição nas necessidades de esteróides orais (15). Além disso, reduções estatisticamente significantes nas visitas ao médico e dias perdidos de trabalho também foram observadas depois do tratamento com CSEF (15).

Além de proporcionar alívio sintomático da RSC, a CSEF também demonstrou melhorar a asma em pacientes com doença sinusal concomitante acentuada. Em um estudo deste grupo de pacientes, foi relatado que 90% dos pacientes com asma e RSC observaram uma diminuição na gravidade dos seus sintomas broncopulmonares após 6,5 anos em seguida à cirurgia, com a melhora aumentando ao longo do tempo (78% após 1,1 anos) (15). Em pacientes com sinusopatia importante, tanto a freqüência (95%) quanto a gravidade (80%) dos sintomas asmáticos mostraram diminuição 1 ano depois da cirurgia, com reduções estatisticamente significantes na produção de expectoração, tosse, dispnéia e sibilos sendo observadas (15-17). Diminuições pós-operatórias nas necessidades de esteróides orais para asma concomitante também foram vistas com a duração da prednisona administrada declinando 25% e a ingestão de dose total 50% 1 ano depois da cirurgia (17). Redução no uso de teofilina, corticosteróides nasais tópicos e inaladores também foi descrita depois de 1 a 6,5 anos de acompanhamento, com 54% eliminando por completo sua medicação para asma (15-17).

Estudos pós-operatórios não conseguiram demonstrar qualquer alteração significante nos valores do volume expiratório forçado em 1 segundo (VEF$_1$) ou capacidade vital forçada (CVF) nos testes de função pulmonar, particularmente em pacientes com tríade de Samter (15-17). Um estudo também não mostrou qualquer melhora sintomática, uso diminuído de medicação ou alterações nos testes de função pulmonar após CSEF (18). Contudo, o tamanho da amostra foi pequeno (13 pacientes) e não foram usados questionários padronizados de escore de sintomas e uso de medicação. Não obstante, diminuições estatisticamente significantes no número de hospitalizações (redução de 75%) e visitas à sala de emergência (81%) por exacerbações agudas de asma foram observadas após 1 ano de acompanhamento (15-17).

Os preditores clínicos de maus resultados cirúrgicos também foram extensamente pesquisados. Fumar foi identificado como um fator prognóstico importante, com os fumantes demonstrando menos melhora sintomática após CSEF quando comparados com não-fumantes (19). Além disso, o acompanhamento em longo prazo de pacientes que continuaram a fumar após a cirurgia revelou que essencialmente todos com doença mais extensa afinal necessitarão revisão cirúrgica, tornando o tabagismo uma contra-indicação relativa à cirurgia sinusal eletiva (10). A extensão da doença pré-operatória por si mesma também é um preditor importante da necessidade de intervenção cirúrgica de revisão, com doença mais extensa no imageamento por TC pré-operatório também tendo demonstrado causar uma propensão significativamente aumentada para cirurgia de revisão (10). Asma, alergia, sensibilidade à aspirina, polipose nasal, doença fúngica e cirurgia prévia também foram associadas a pior resultado em alguns estudos (10,20,21). Oitenta por cento com asma, 73% a 80% dos pacientes com polipose nasal, 68% dos pacientes com uma história alérgica e 54% a 58% com uma história de cirurgia prévia demonstraram experimentar melhora subjetiva nos sintomas depois de um acompanhamento médio de 23 meses *versus* 93% dos pacientes sem estas co-morbidades (10,20,21). Apenas 23,5% dos pacientes com polipose nasal demonstraram ter cavidades nasossinusais normais após a cirurgia, em comparação com 77,3% dos pacientes sem polipose nasal. Taxas de melhora sintomática também foram descritas mais baixas nos pacientes com tríade de Samter (82%) que em pacientes sem a tríade (91%) 4 anos após CSEF, com hiposmia mostrando a maior disparidades entre os dois grupos (89% nos pacientes com tríade *versus*. 50% naqueles sem tríade) (10,20,21). As taxas de revisão nos pacientes com tríade também foram significativamente mais altas (36% a 39%) que nas suas contrapartes sem tríade, cujos índices de revisão variam de 9% a 23% (10,20,21). Entretanto, outros estudos com acompanhamento mais longo (7,8 anos) relataram que a presença de asma, alergia, sensibilidade à aspirina e cirurgia prévia, por si própria, não aumentam significativamente a probabilidade de cirurgia de revisão ou resulta, em última análise, em qualquer diferença estatisticamente significante no resultado, uma vez a doença seja estadiada por TC (13,15). A maior extensão da doença vista nestes grupos de pacientes pré-operatoriamente pareceu ser a verdadeira causa das suas taxas mais altas de cirurgia de revisão, em vez da asma ou alergia à aspirina por si próprias (13).

REVISÃO DE CIRURGIA SINUSAL ENDOSCÓPICA FUNCIONAL

Cirurgia sinusal de revisão está indicada no contexto de doença e sintomas persistentes após terapia clínica intensiva ou na presença de complicações iminentes, como mucoceles expansivas. Se possível, os filmes de TC originais antes do primeiro procedimento cirúrgico devem ser revistos antes da cirurgia de revisão, particularmente se a queixa principal for dor facial ou cefaléia. Isto ajuda a assegurar que as queixas dos pacientes são de fato originadas dos seios e a intervenção original estava indicada. As taxas de revisão cirúrgica globais foram descritas na faixa de 12% a 18% (21,22).

Vários fatores podem predispor à cirurgia de revisão. Técnicas cirúrgicas traumáticas criando extirpação da mucosa promovem formação de aderências e neo-osteogênese aumentada. Remoção incompleta de todas as partições ósseas doentes ao tempo da cirurgia primária pode deixar um ninho remanescente de inflamação e fonte persistente de reinfecção (Fig. 44.14). Deixar de reconhecer e alargar óstios naturais, particularmente dentro do seio maxilar, pode levar ao fluxo mucociliar perturbado e recirculação de muco, assim criando um ambiente que predispõe à proliferação bacteriana (21,22). Os achados intra-operatórios mais comuns no momento da cirurgia sinusal endoscópica de revisão (CSER) são cicatrização no meato médio, processos uncinados retidos, estenose do óstio maxilar, células da *agger nasi* doentes residuais e osteíte crônica (Figs. 44.15 e 44.16) (21,22). Continuar a fumar ou falha dos pacientes e médicos em manter terapia clínica apropriada pós-operatoriamente também contribui para a necessidade de cirurgia de revisão subseqüente.

Cirurgia de revisão deve sempre ser procedida com particular precaução em virtude da presença de marcos anatômicos alterados secundários a cicatrização ou dissecção prévias. A concha média pode ter sido

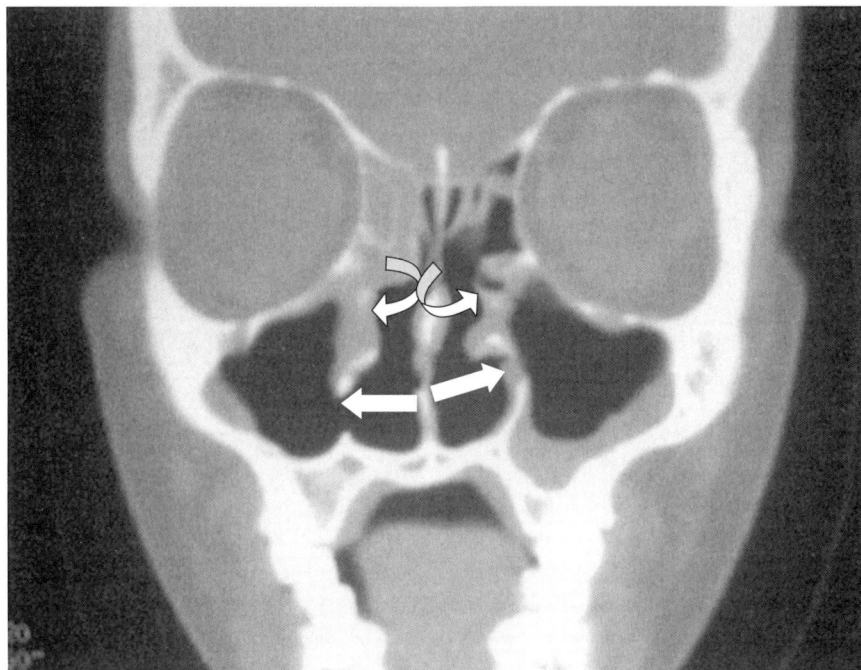

Figura 44.14

Imagem de tomografia computadorizada após a cirurgia nasal e sinusal prévia demonstrar janelas meatais inferiores bilaterais (*setas retas*) e ressecções das conchas inferiores com reduções parciais das conchas médias. Processos uncinados residuais bilaterais (*setas curvas*) e partições etmoidais também são evidentes com opacificação etmoidal (D > E) e espessamento mucoso brando vistos em ambos os seios maxilares.

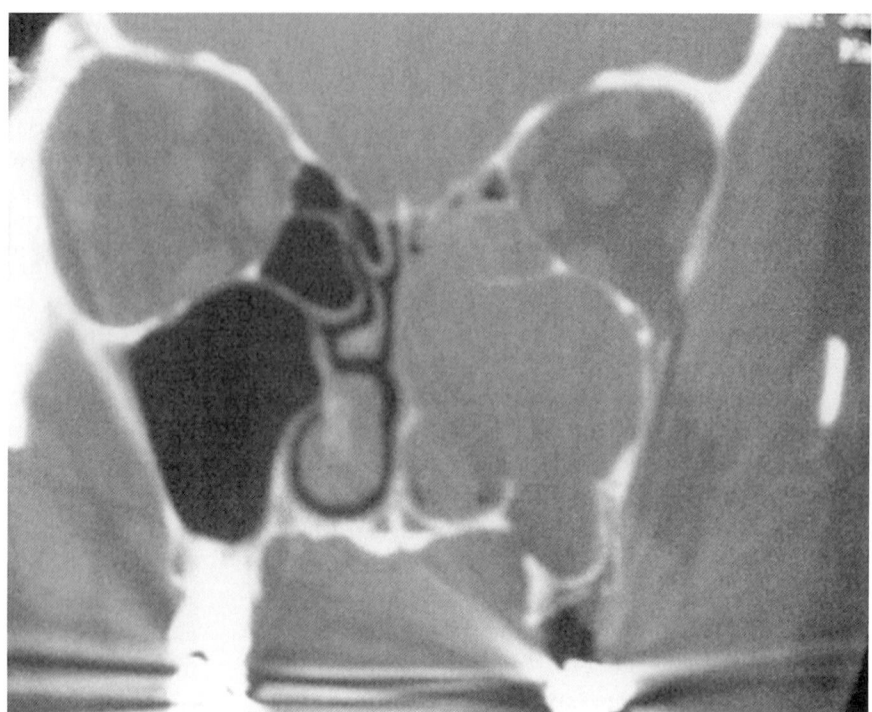

Figura 44.15
Tomografia computadorizada sinusal coronal mostrando opacificação completa do seio maxilar esquerdo com erosão da sua parede medial e extensão do processo de doença para dentro da cavidade nasal esquerda, provavelmente como resultado de processo neoplásico. Uma pequena área de erosão também é notada no palato duro.

parcialmente ressecada ou completamente removida. A lâmina papirácea pode ter sido violada ou exposta à dura-máter. Navegação cirúrgica assistida por computador pode ser particularmente útil. Tal como na CSEF primária, os objetivos da cirurgia de revisão são remover doença e identificar e alargar os óstios naturais de cada um dos respectivos seios.

Em todos os casos de cirurgia de revisão, a parede orbitária medial e o teto do etmóide são os marcos críticos que precisam ser identificados. Para essa finali-

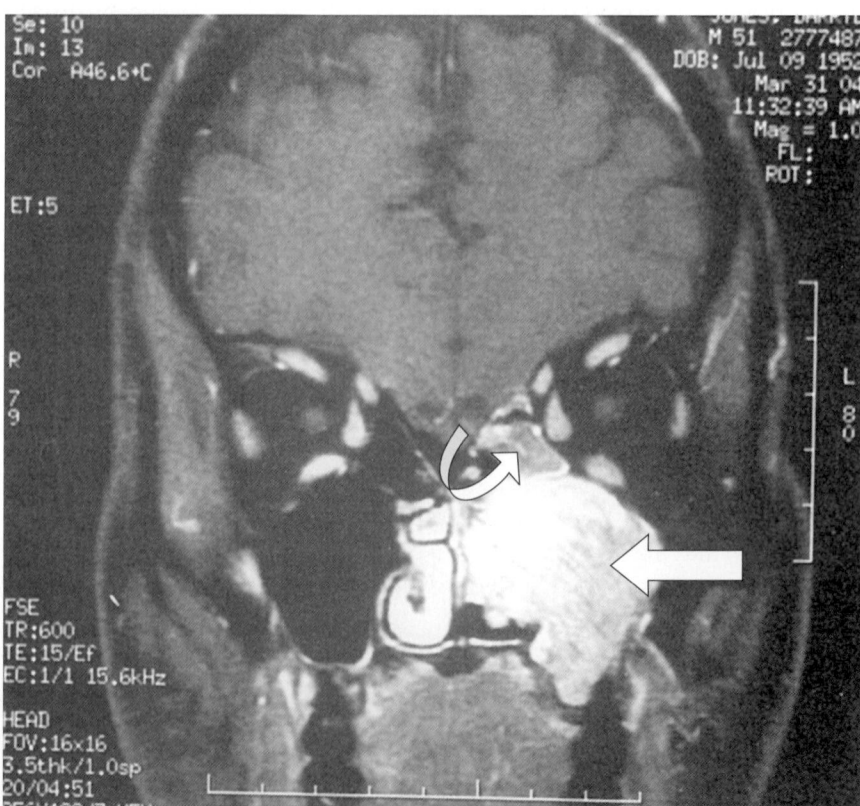

Figura 44.16
Imagem de ressonância magnética ponderada para T1 com gadolínio mostrando uma massa de tecido mole contrastando-se heterogeneamente enchendo o seio maxilar esquerdo com estriações e lobulações intrínsecas. A localização e ausência de características agressivas são sugestivas de papiloma invertido (*seta reta*). Secreções não contrastadas pós-obstrutivas são evidentes no seio etmoidal esquerdo imediatamente superior à lesão (*seta curva*).

dade, quaisquer sinéquias meatais médias devem ser removidas e medializada a concha média residual. Antrostomias maxilares prévias devem ser conectadas aos óstios verdadeiros se isto não tiver sido realizado previamente. Uma causa freqüente de falta de resolução da doença do seio maxilar é a recirculação de muco, ou uma aderência na parte anterior da antrostomia do seio maxilar, cuja identificação tipicamente exige um telescópio de 45° ou 70°. Diversamente dos óstios acessórios ou iatrogênicos, os óstios naturais tendem a ser ovóides em vez de circulares, situar-se em um plano oblíquo em vez de vertical, e estão geralmente situados na área ântero-superior da fontanela em vez de estarem em uma localização mais póstero-inferior (22). Qualquer uncinado residual deve ser ressecado e quaisquer células aéreas infra-orbitárias (de Haller) não-abertas que possam estar doentes ou obstruindo o infundíbulo devem ser removidas. Se a parede medial do seio maxilar parecer salientar-se para dentro da cavidade nasal, ela deve ser ressecada posteriormente até a lâmina pterigóidea para evitar que o fluxo de ar resseque a mucosa do seio maxilar e impeça a limpeza mucociliar.

Dentro dos seios etmoidais, as células aéreas residuais ao longo da parede orbitária medial e base do crânio e recesso frontal devem ser removidas. Além da remoção da doença etmoidal e maxilar, os procedimentos de revisão podem incluir esfenoidotomia ou remoção de células da *agger nasi* e sinusotomia frontal formal. Qualquer processo uncinado superior residual que possa estar obstruindo o seio frontal medialmente deve também ser ressecado. Se possível, a parede comum entre as células aéreas etmoidais supra-orbitárias e o seio frontal também deve ser removida, bem como quaisquer células frontais obstrutivas ou inflamadas. Entretanto, em virtude da propensão deste osso a estar espessado na cirurgia de revisão, a dissecção no recesso frontal deve prosseguir de modo particularmente cuidadoso a fim de evitar extração da mucosa.

Tratamento intensivo pós-operatório e acompanhamento estreito são particularmente necessários após cirurgia de revisão. Antibióticos em longo prazo, preferivelmente dirigidos pela cultura, bem como corticosteróides sistêmicos devem ser continuados até que a inflamação tenha sido controlada. Esteróides nasais tópicos, anti-histamínicos orais e irrigações tópicas podem ser continuados indefinidamente quando necessário. Debridamento pós-operatório deve ser realizado quando indicado pelo exame endoscópico, em vez de pelo aparecimento de sintomas. Intervenção mais precoce, quando alterações endoscópicas aparecem pela primeira vez, pode evitar a necessidade de mais outra intervenção cirúrgica formal. As taxas de insucesso após cirurgia de revisão foram descritas como algo entre 9% e 59%, a maioria dos estudos citando números na faixa de 20% a 33% depois de 14 a 23 meses de acompanhamento (21,22).

PROCEDIMENTOS ALARGADOS NO SEIO FRONTAL

Procedimentos alargados no seio frontal geralmente são realizados apenas em conjunção com cirurgia de revisão, mas oferecem o potencial de proporcionar drenagem do seio frontal em situações nas quais falham os procedimentos sinusais endoscópicos tradicionais. O procedimento Draf 2b envolve remover a porção anterior da concha média e a seguir estender a sinusotomia frontal medial à concha média. O procedimento Draf 3 ou Lothrop endoscópico modificado, que envolve a remoção do septo nasal superior, septo intersinusal e assoalho do seio frontal, comprovou-se uma alternativa viável às vias de acesso abertas no tratamento da doença refratária do seio frontal, mesmo no contexto de comprometimento intracraniano ou orbitário (Fig. 44.17). Taxas de desobstrução de 78% a 95% foram descritas depois de um acompanhamento mínimo de 1 ano (23,24).

NAVEGAÇÃO CIRÚRGICA INTRA-OPERATÓRIA

Embora antes considerada uma novidade com aplicabilidade limitada, avanços recentes na precisão, flexibilidade e facilidade de uso tornaram a navegação cirúrgica assistida por computador uma ferramenta valiosa

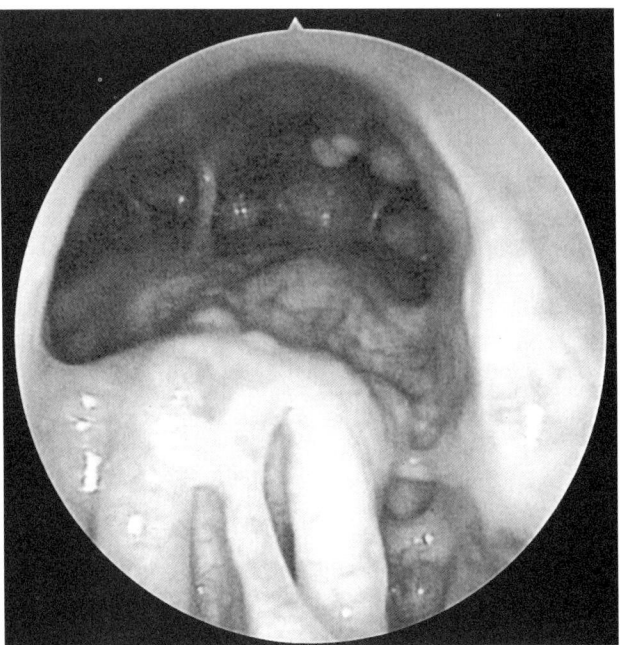

Figura 44.17

Foto endoscópica demonstrando a abertura para ambos os seios frontais em seguida a um procedimento Draf 3. A base do crânio é vista posteriormente.

para procedimentos endoscópicos complexos nasossinusais e na base do crânio (25). Entretanto, para o cirurgião sinusal perito, o principal benefício da imagem interativa é a capacidade que a tecnologia oferece em termos de melhorar a compreensão da anatomia tridimensional (3-D) em regiões anatomicamente complexas. Visualizando através das imagens em múltiplos planos antes de um procedimento cirúrgico, o cirurgião consegue obter uma concepção 3-D aperfeiçoada da anatomia crítica e vias de drenagem à medida que elas serão encontradas durante o procedimento endoscópico. *Software* mais recente também capacitou a fazer fusões de TC/RM para lesões inusitadas, permitindo avaliação simultânea das características ósseas e dos tecidos moles dentro da mesma modalidade de imageamento.

Intra-operatoriamente, os instrumentos cirúrgicos são rastreados com relação às imagens pré-operatórias, seja através de luz infravermelho seja através de emissões de radiofreqüência. Essa localização intra-operatória pode atualmente ser obtida com uma precisão de menos de 2 mm. Uma ampla gama de instrumentos cirúrgicos, incluindo curetas, pinças, brocas, microdebridadores e aparelhos de aspiração podem agora ser integrados no sistema e rastreados, ajudando na confirmação dos marcos anatômicos em casos nos quais essa anatomia pode estar distorcida.

As tendências futuras na tecnologia intra-operatória provavelmente se focalizarão no desenvolvimento de atualizações da orientação por imagem em tempo real verdadeiro intra-operatoriamente, na qual as alterações anatômicas criadas à medida que a cirurgia progride são reconhecidas pelo sistema navegacional conforme elas estão sendo feitas. Considerando os avanços rápidos que foram feitos na tecnologia de orientação por imagem assistida por computador, esses sistemas navegacionais em tempo real indubitavelmente se tornarão uma realidade nos anos vindouros a um custo significativamente menor que o associado à RM intra-operatória.

PONTOS IMPORTANTES

- Fatores gerais do hospedeiro, ambientais e fatores locais do hospedeiro contribuem para a patogenia da rinossinusite crônica.
- O papel principal da cirurgia na rinossinusite crônica é como um adjunto à terapia clínica. Assim, a cirurgia deve apenas ser considerada depois que a terapia clínica falhou.
- Endoscopia nasal abrangente e tomografia computadorizada são realizadas e fornecem informação complementar, como parte da avaliação pré-operatória.
- O cirurgião deve ter um conceito tridimensional da anatomia tal como ela será encontrada durante a cirurgia, antes da intervenção cirúrgica. A aquisição disto foi melhorada pela capacidade de estudar através de imagens tridimensionais.

- A cirurgia sinusal endoscópica funcional evoluiu para um procedimento com remoção mais completa das partições ósseas na área de doença e preservação mais meticulosa da mucosa.
- Embora a maioria dos pacientes tenha melhora sintomática acentuada em seguida à cirurgia, doença assintomática persistente é comum e é um preditor da necessidade futura de cirurgia de revisão.
- Tratamento pós-operatório diligente é tão crítico no tratamento bem-sucedido da rinossinusite crônica quanto a própria cirurgia. Isto inclui limpeza endoscópica e terapia clínica continuada até que a remoção mucociliar tenha sido restaurada e a cavidade esteja completamente curada.
- Tratamento em longo prazo da inflamação persistente endoscopicamente visualizada é necessário mesmo quando assintomática, a fim de que a incidência de doença recorrente e a cirurgia de revisão sejam minimizadas.
- O fumo e a extensão da doença foram identificados como tendo um maior impacto adverso sobre o resultado que asma ou sensibilidade à aspirina.
- Procedimentos endoscópicos alargados no seio frontal devem apenas ser efetuados depois que a terapia endoscópica padrão falhou, mas devem geralmente ser considerados antes de um procedimento externo no seio frontal.
- Taxas de sucesso a longo prazo de 76% a 98% foram descritas após cirurgia sinusal endoscópica funcional, com melhora importante na sintomatologia e no estado de saúde geral.

REFERÊNCIAS

1. Tsirbas A, Wormald PJ. Endonasal dacryocystorhinostomy with mucosal flaps. *Am J Ophthalmol* 2003;135:76-83.
2. Kennedy DW. Pathogenesis of chronic rhinosinusitis. *Ann Otol Rhinol Laryngol* 2004;113:6-9.
3. Anderson TD, Kennedy DW. Surgical intervention for sinusitis in adults. *Curr Allergy Asthma Rep* 2001;1:282-288.
4. Wolff HG. The nose, sinuses, ears, and head. In: Dalessio D, ed. *Wolf's headache and other head pain*. New York: Oxford University Press, 2001:477-505.
5. Kennedy DW, Goodstein ML, Miller NR, et al. Endoscopic transnasal orbital decompression. *Arch Otolaryngol* 1990;116:275-282.
6. Holzmann D, Kaufman T, Pedrini P, et al. Posterior epistaxis: endonasal exposure and occlusion of the branches of the sphenopalatine artery. *Eur Arch Otorhinolaryngol* 2003;260:425-428.
7. Wormald PJ, Chan SZ. Surgical techniques for the removal of frontal recess cells obstructing the frontal ostium. *Am J Rhinol* 2003;17:221-226.
8. Nair S, Collins M, Hung Pe, et al. The effect of beta-blocker premedication on the surgical field during endoscopic sinus surgery. *Laryngoscope* 2004;114:1024-1026.
9. Kennedy DW, Zinreich SL Hassab MH. The internal carotid artery as it relates to endonasal sphenoethmoidectomy. *Am J Rhinol* 1990;4:7-12.
10. Amar YG, Frenkiel S, Sobol SE. Outcome analysis of endoscopic sinus surgery for chronic sinusitis in patients having Samter's triad. *J Otolaryngol* 2000;29:7-11.
11. Ragab SM, Lund VJ, Scadding G. Evaluation of the medical and surgical treatment of chronic rhinosinusitis:

a prospective, randomized, controlled trial. *Laryngoscope* 2004;114:923-930.
12. Bhattacharyya N. Symptom outcomes after endoscopic sinus surgery for chronic rhinosinusitis. *Arch Otolaryngol Head Neck Surg* 2004;130:329-333.
13. Senior BA, Kennedy DW, Tanabodee J, et al. Long-term results of functional endoscopic sinus surgery. *Laryngoscope* 1998;108:151-157.
14. Min Y, Yun Y, Song B, et al. Recovery of nasal physiology after functional endoscopic sinus surgery: olfaction and mucociliary transport. *Otorhinolaryngology* 1995;57:264-268.
15. Senior BA, Kennedy DW, Tanabodee J, et al. Long-term impact of functional endoscopic sinus surgery on asthma. *Otolaryngol Head Neck Surg* 1999;121:66-68.
16. Palmer IN, Conley DB, Dong RG, et al. Efficacy of endoscopic sinus surgery in the management of patients with asthma and chronic sinusitis. *Am J Rhinol* 2001;15:49-53.
17. Basra PS, Kern RC, Tripathi A, et al. Outcome analysis of endoscopic sinus surgery in patients with nasal polyps and asthma. *Laryngoscope* 2003;112:1703-1706.
18. Park AH, Lau J, Stankiewicz J, et al. The role of functional endoscopic sinus surgery in asthmatic patients. *J Otolaryngol* 1998;27:275-280.
19. Briggs RD, Wright ST, Cordes S, et al. Smoking in chronic rhinosinusitis: a predictor of poor long-term outcome after endoscopic sinus surgery. *Laryngoscope* 2004;114:126-128.
20. Dursun E, Korkmaz H, Eryilmaz A, et al. Clinical predictors of long-term success after endoscopic sinus surgery. *Otolaryngol Head Neck Surg* 2003;129:526-531.
21. King JM, Caldarelli D, Pigato JB. A review of revision functional endoscopic sinus surgery. *Laryngoscope* 1994;104:404-408.
22. Parsons DS, Stivers FE, Talbot AR. The missed ostium sequence and the surgical approach to revision functional endoscopic sinus surgery. *Otol Clin North Am* 1996;29:169-182.
23. Wormald PI, Ananda A, Nair S. The modified endoscopic Lothrop procedure in the treatment of complicated frontal sinusitis. *Clin Otolaryngol* 2003;28:215-220.
24. Lanza DC, Mclaughlin RB, Hwang PH. The five year experience with endoscopic trans-septal frontal sinusotomy. *Otolaryngol Clin North Am* 2001;34:1-12.
25. Kingdom TT, Orlandi RR. Image-guided surgery of the sinuses: current technology and applications. *Otol Clin North Am* 2004;37:381-400.

CAPÍTULO 45

Complicações da Cirurgia Sinusal

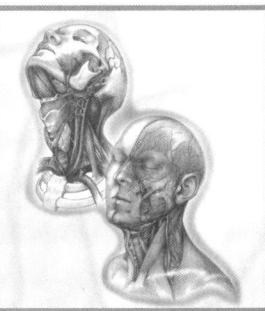

James A. Stankiewicz

Embora a maior parte da cirurgia efetuada para tratar doenças dos seios não seja complicada, complicações podem ocorrer como com qualquer procedimento cirúrgico. O problema com as complicações que resultam da cirurgia sinusal é que a oportunidade para complicações verdadeiramente catastróficas, como cegueira, diplopia, fístula de líquido cerebrospinal (LCE) com ou sem meningite, lesão cerebral intracraniana e hemorragia que ameaça a vida por lesão da artéria carótida está sempre presente, tornando a cirurgia sinusal um dos mais perigosos procedimentos cirúrgicos na otorrinolaringologia. É importante compreender a natureza destas complicações para aumentar o conhecimento e a prevenção. Este capítulo revê anatomia relevante; discute as complicações de procedimentos sinusais específicos; e avalia complicações específicas, mecanismos fisiopatológicos e tratamento.

Apesar de intensa preparação e experiência, complicações da cirurgia sinusal ocorrem. A maioria destas complicações é temporária e pequena, e a maioria dos pacientes evolui bem. Grandes complicações muitas vezes são catastróficas, mas felizmente elas são extremamente raras. Com reconhecimento precoce, muitas complicações podem ser controladas e revertidas. Sempre é necessário que o cirurgião esteja consciente, preparado e alerta ao efetuar operações nos seios paranasais.

ANATOMIA RELEVANTE

Certos fatos sobre as características anatômicas dos seios têm que ser compreendidos para evitar as áreas de perigo que podem ser comprometidas durante a cirurgia. A lâmina papirácea divide a órbita do nariz e os seios paranasais. Encontrar a lâmina papirácea é essencial para a prevenção de complicações orbitárias. A órbita e os seios paranasais estão intimamente relacionados em três lados. A lâmina papirácea separa a órbita e seu conteúdo do seio etmoidal. A parede medial da órbita é formada, de anterior a posterior, pelo processo frontal da maxila, o osso lacrimal, a lâmina papirácea do etmóide e o osso esfenóide anteriormente apenas ao forame do nervo óptico. O saco lacrimal repousa no sulco lacrimal anteriormente. Os forames etmoidais anterior e posterior estão localizados na linha de sutura frontoetmoidal com os vasos e nervos associados. Deiscência congênita às vezes está presente nas paredes medial e superior da órbita, ocorrendo atrás da fossa troclear ou incisura supra-orbitária e os terços médio ou externo da lâmina papirácea ou sobre as células etmoidais posteriormente.

O periósteo da órbita (periórbita) representa a única barreira de tecido mole entre o seio etmoidal e o conteúdo orbitário. A periórbita é resistente e fibrosa mas pode ser elevada facilmente exceto nas linhas de sutura, onde passa através, para fundir-se com o periósteo no lado oposto. O globo do olho ocupa a maior parte do espaço na órbita anterior. A órbita posterior é preenchida com músculo e tecido areolar frouxamente vascular (gordura orbitária). O septo orbitário é a reflexão da periórbita para dentro das placas tarsais. Separando as câmaras anterior e posterior do olho, o septo é resistente e retém o conteúdo orbitário no lugar. Também retém derrames orbitários como hemorragia e infecção na órbita, impedindo estas condições de passarem diretamente para as pálpebras, mas permitindo aumentos na pressão orbitária.

O suprimento sanguíneo à retina vem de duas fontes – a coriocapilar da coróide (metade externa) e a artéria central da retina e seus ramos. O suprimento sanguíneo é protegido por vários mecanismos compensadores de tal modo que o fluxo sanguíneo retiniano é mantido mesmo se o sistema inteiro estiver sob tensão. Vasos comunicantes abundantes a partir de todos os seios entram no conteúdo orbitário e ambas as pálpebras. A veia oftálmica inferior, em particular, começa como uma rede venosa ao longo do assoalho e parede medial da órbita. Ela recebe tributárias do saco lacrimal, pálpebras e músculos da órbita. Há livre fluxo entre estas veias orbitárias e o seio etmoidal, o ducto lacrimonasal e as conchas. O suprimento arterial entre a órbita e o seio etmoidal consiste nas artérias etmoidais anterior e posterior, que correm a partir da órbita através de um canal ósseo para o septo.

A lâmina é curva e dá caminho superiormente às células etmoidais supra-orbitárias e inferiormente ao seio maxilar. É importante definir a lâmina cirurgicamente ao trabalhar nos seios etmoidais e maxilares, a fim de evitar penetração para dentro da órbita e comprometimento da periórbita e do suprimento vascular. É apropriado permanecer perto da parte superior da concha inferior ao fazer uma antrostomia meatal média e não abrir anteriormente à extremidade anterior da concha média. Depois que a antrostomia é feita, a lâmina papirácea pode ser identificada imediatamente lateral e superiormente a ela. A operação não deve prosseguir lateralmente à antrostomia, ou a órbita será encontrada. Este achado da lâmina papirácea com relação à antrostomia é essencial para localizar a órbita.

O ducto lacrimonasal fica a 3 a 6 mm da antrostomia natural. As células etmoidais anteriores avançam sobre o saco lacrimonasal no nível da concha média e ducto no nível do meato médio em 86% dos pacientes. O óstio do ducto lacrimonasal entra no nariz a 1 cm da extremidade da concha inferior no meato médio. Antrostomia inferior não deve ser feita mais anteriormente que 1 cm. Em operações em crianças, indentação dos dentes caninos no meato inferior deve ser procurada e evitada. Se antrostomia for necessária, o antro é aberto posterior e inferiormente, não anteriormente. Um cirurgião desatento pode lesar o saco lacrimal ou o ducto se os detalhes anatômicos não forem mantidos em mente.

As estruturas da órbita vistas através de um endoscópio aparecem diferentes nos lados direito e esquerdo (1). As estruturas nasais e meatais direitas reais situam-se visualmente direto atrás. À esquerda, os seios etmoidais são na realidade mais mediais em localização, especialmente anterior e superiormente. Em virtude da percepção alterada, um cirurgião operando no lado esquerdo que assume o mesmo acesso direto para trás que no direito, pricipalmente durante um procedimento endoscópico, faz contato com a lâmina papirácea e entra na órbita, particularmente na área da órbita superior e lateral. É importante permanecer na face medial contra a concha média.

Medir as estruturas anatômicas é importante para evitar complicações. A distância desde a espinha nasal ou abertura nasal ao recesso frontal é 6 cm, à base do crânio é 7 cm e à parede anterior do esfenóide é 7 cm em adultos de tamanho normal. A parede nasofaríngea fica atrás do seio esfenoidal (da parede anterior), comumente dentro de 1 cm. A ponte coanal (imediatamente acima da coana e abaixo da parede anterior esfenoidal) fica a 7 cm. A lamela basal da concha média é 6 cm. Em crianças, estas dimensões são variáveis, e o cirurgião necessita exercer cautela. Entretanto, pode-se sempre encontrar a distância até o osso esfenóide e a base do crânio medindo a distância até a ponte coanal imediatamente acima da coana (Fig. 45.1).

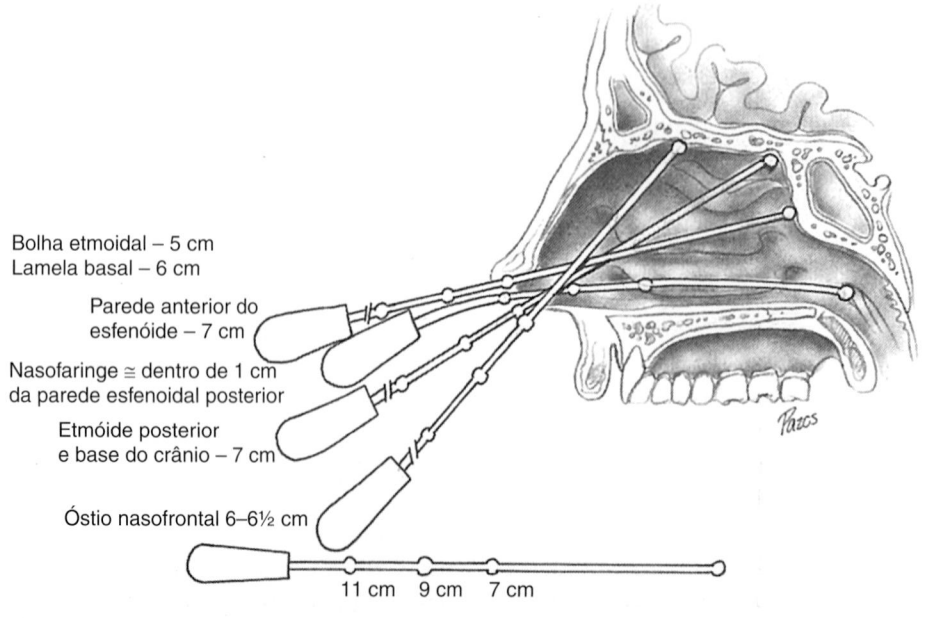

Figura 45.1

Medidas, com exploradores de contas, até várias áreas do nariz a partir da abertura nasal (espinha nasal). (De Stankiewicz J. Complication of endoscopic sinus surgery. *Otolaryngol Clin North Am* 1989;22:749, com permissão.)

TABELA 45.1
SUMÁRIO DAS RELAÇÕES ANATÔMICAS IMPORTANTES

- A lâmina papirácea é superior e imediatamente lateral ao óstio natural
- O cirurgião deve operar lateralmente à concha média, nunca medialmente e superiormente
- A antrostomia deve ser feita imediatamente acima da concha inferior com o instrumento cirúrgico posicionado em cima da concha inferior
- A antrostomia não deve ser mais anterior que a extremidade anterior da concha média. O hiato semilunar é um bom lugar para posicionar uma pinça retrógrada para incisar o processo uncinado. O óstio natural do seio maxilar fica no infundíbulo inferior atrás do processo uncinado
- A antrostomia fica no nível da margem orbitária inferior
- O ducto nasofrontal situa-se a 6–6,5 cm da abertura nasal
- Em adultos, a artéria etmoidal anterior e base do crânio (fóvea etmoidal póstero-superior) fica a 7 cm da abertura nasal
- Em adultos, a parede anterior do seio esfenoidal fica a 7 cm da abertura nasal
- Em adultos, a lamela basal da concha média fica a 6 cm da abertura nasal (ossos etmoidais posteriores situam-se atrás disto)
- A parede nasofaríngea aproxima-se da parede posterior do esfenóide dentro de 1 cm
- O cirurgião deve identificar e canulizar o óstio esfenoidal, se possível. Pode ser necessário remover a porção inferior da concha superior para fazer isto, porque o óstio situa-se a um terço da distância da parede anterior a partir da coana, adjacente ao septo
- A parede anterior do seio esfenoidal situa-se em um plano entre a porção superior da concha inferior e a cauda da concha média
- Se a concha média tiver que ser removida, o cirurgião deve remover apenas a parte inferior ou anterior da concha e preservar a parte superior como marco anatômico

O óstio do seio esfenoidal situa-se adjacente ao septo cerca de 1,5 cm acima da ponte coanal, ou cerca de um terço da extensão para cima desde a coana até a base do crânio. Ele é a chave anatômica para a base do crânio. Esta estrutura importante muitas vezes é obstruída por doença etmoidal posterior. Entretanto, uma sonda colocada sobre o óstio esfenoidal identifica com segurança a área apropriada para abrir para dentro do seio esfenoidal. Este óstio pode ser acessado em uma posição medial à concha média ou acessado lateralmente em um plano entre a porção superior da concha inferior e imediatamente acima da fixação da concha média à ponte coanal. Os óstios esfenoidais estão imediatamente mediais ao terço inferior e ao terço médio da concha superior. A parede anterior do seio esfenoidal fica em uma linha com a antrostomia maxilar. A face anterior do osso esfenóide com freqüência é extremamente fina. Se for sentida resistência, o osso não deve ser penetrado. As células etmoidais posteriores podem ser abertas em uma direção medial através da concha média em direção posterior para permitir visualização do óstio esfenoidal, que identifica seguramente a área lateral das células esfenoidais e etmoidais posteriores que pode ser penetrada.

O cirurgião deve estar ciente de que o teto do nariz inclina-se para baixo na direção posterior. A fóvea etmoidal alta anteriormente abaixa-se e achata-se posteriormente na direção do osso esfenóide; na área posterior, a fóvea fica no nível da lâmina cribriforme. A artéria etmoidal anterior pode perfurar a lâmina cribriforme e mesmo estar intracraniana em seu trajeto medial em direção ao septo. O osso neste ponto é dez vezes mais fino que em outras áreas da lâmina cribriforme e assim pode ser facilmente violado. Os cirurgiões necessitam ser precavidos contra uma baixa base do crânio ou da lâmina cribriforme, conforme encontrado em tomografia computadorizada (TC). Dois artigos excelentes relacionados com variações anatômicas no imageamento com TC importantes para o cirurgião sinusal descrevem e salientam esta discussão anatômica e são altamente recomendados (2,3).

Apesar da controvérsia sobre secura e encrostamento nasal após remoção da concha média, está claro que a concha média é um marco anatômico importante. Ela separa a lâmina cribriforme da fóvea etmoidal, sua extremidade anterior marca os limites da dissecção anterior da antrostomia maxilar, a lamela basal identifica a entrada para os seios etmoidais posteriores e a metade inferior da concha média e sua inserção na coana ajudam a identificar a entrada para o seio esfenoidal. Estas características e proteção do seio, direção do fluxo aéreo e relações do olfato fazem da concha média uma estrutura a preservar a todo custo. Entretanto, conchas que são mecanicamente obstrutivas, como concha bolhosa ou aquelas cheias de pólipos, devem ser parcial ou totalmente removidas, dependendo da doença (Tabela 45.1).

COMPLICAÇÕES DE PROCEDIMENTOS ESPECÍFICOS

As complicações específicas da cirurgia sinusal são numerosas. Várias podem ser catastróficas por causa da proximidade dos seios paranasais à órbita e cérebro. Todos os otorrinolaringologistas devem estar familiarizados com os escritos de Mosher do começo do século XX abominando a etmoidectomia intranasal como uma das maneiras mais rápidas de matar um paciente. A maioria das complicações catastróficas é relacionada com etmoidectomia e cirurgia do seio frontal. A Tabela 45.2 dá uma lista das complicações da cirurgia sinusal. May et al. (4) estudaram as complicações da cirurgia dos seios em grandes populações de pacientes, observando que fístulas liquóricas e cegueira foram as grandes complicações comuns; hematoma orbitário foi a complicação pequena mais comum.

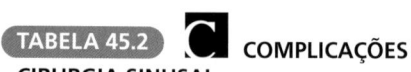

TABELA 45.2 COMPLICAÇÕES CIRURGIA SINUSAL

Lesão vascular
  Artéria carótida
  Artéria comunicante anterior
  Fístula cavernosocarotídea
  Artéria etmoidal
  Artéria esfenopalatina
  Artéria septal posterior

Lesão de nervo
  Hipoestesia infra-orbitária
  Parestesia infra-orbitária
  Hipoestesia supra-orbitária
  Parestesia supra-orbitária
  Hipoestesia alveolar
  Parestesia alveolar

Distúrbios faciais
  Edema facial
  Enfisema subcutâneo

Distúrbios orbitários
  Cegueira
  Diplopia
  Lesão de ducto lacrimonasal
  Lesão de saco lacrimal
  Hematoma orbitário
  Enfisema subcutâneo
  Equimose
  Edema palpebral
  Anisocoria

Cérebro
  Fístula liquórica
  Meningite
  Lesão do lobo frontal
  Anosmia
  Pneumoencefalia
  Lesão de artéria cerebral anterior
  Abscesso cerebral
  Morte

Relacionadas com tamponamento
  Deslocamento do tampão
  Aspiração
  Infecção
  Pressão orbitária aumentada
  Síndrome de choque tóxico
  Mioesferulose

Antrostomia Meatal Inferior

As complicações da antrostomia intranasal são sangramento profuso devido à lesão da artéria palatina maior; sinéquias; osteomielite; e entorpecimento, dor ou lesão dentária. Antrostomia meatal inferior pode causar lesão dos dentes em crianças por causa da proximidade dos caninos em desenvolvimento à parede nasal do seio maxilar. A impressão canina na parede nasal lateral deve ser vista, antes de realizar antrostomia microcirúrgica em crianças.

Parece que, embora complicações relacionadas com o desenvolvimento dos dentes, especialmente em crianças, e ocasional sangramento possam ocorrer durante antrostomia inferior, o risco de lesão permanente é baixo se cuidado for tomado durante o procedimento. Hoje em dia, a antrostomia inferior endoscópica melhora grandemente o procedimento e pode reduzir complicações.

Antrostomia Meatal Média

As complicações da antrostomia meatal média são sangramento, cegueira, dor facial, entorpecimento, lesão de ducto lacrimonasal e sinéquias. Davis et al. (5) efetuaram 310 meatotomias médias endoscopicamente sem nenhuma complicação cirúrgica séria. Epífora desenvolveu-se em 1 paciente e sinéquias em 20 pacientes. Existem alguns relatos de casos de dor e entorpecimento temporários devidos à antrostomia meatal média endoscópica. Estas complicações foram mais provavelmente causadas por lesão dos nervos alveolares no revestimento da parede meatal do seio maxilar.

Em 300 antrostomias, Stankiewicz (6) observou dois casos de epífora. Hoje a antrostomia meatal média é um procedimento relativamente isento de complicações com relatos esporádicos de entorpecimento e dor. Embora cegueira seja possível, ela geralmente é associada a etmoidectomia.

Cirurgia do Seio Frontal com Retalho Osteoplástico

Cirurgia osteoplástica do seio frontal com ou sem obliteração com gordura é um procedimento extenso realizado mais freqüentemente em pacientes com sinusite crônica refratária ou mucocele.

Montgomery (7) reviu uma série de 250 pacientes e observou que 47 pacientes (18%) tiveram complicações precoces. Complicações da ferida abdominal – hematoma, seroma ou abscesso – foram relacionadas com o enxerto de gordura. Incisões do retalho osteoplástico foram feitas fora do seio frontal com a dura exposta mas sem lesão do cérebro. Quatro exposições durais foram observadas quando a membrana mucosa foi extraída. Ocorreram cinco lacerações durais, duas das quais tiveram que ser reparadas. Outras complicações incluíram necrose da pele do dorso do nariz, anosmia, ptose temporária e disfunção temporária do músculo frontal. Depois de 8 anos, 6% de 208 pacientes tinham dor pós-operatória persistente e 1% tinha neuralgia persistente. Estas complicações ocorreram mais freqüentemente com incisões superciliares, nas quais os nervos supra-orbitários geralmente são incisados, em oposição às incisões coronais, nas quais os nervos supra-orbitários geralmente são preservados. Mau aspecto da cicatriz da incisão ocorreu em menos de 1% dos pacientes. Seis por cento tiveram depressão ou elevação do retalho osteoplástico. Esta complicação pode ser evitada com biselamento dos cortes ósseos e fechamento meticuloso, com um furo de furadeira, sutura com fio metálico ou plaqueamento se necessário. Só 6% dos pacientes necessitaram cirurgia de revisão (7).

Hipoestesia e infecção da ferida são as complicações mais comuns após cirurgia de retalho osteoplástico. Dor pós-operatória persiste em 6% dos pacientes e quase 7% têm cicatriz ou anormalidades na testa. Embora exposição da dura ocorra, fístula liquórica, meningite ou lesão cerebral são incomuns. Depois de operações em 43 pacientes, Ulualp et al. (8) constataram que 6 pacientes tiveram sensibilidade diminuída e 1 teve fístula liquórica.

Etmoidectomia Intranasal

A etmoidectomia intranasal pode ser realizada com uma luz frontal, microscópio ou endoscópio. Ela foi descrita como talvez a mais perigosa de todas as operações otorrinolaringológicas. Complicações catastróficas como cegueira, diplopia permanente, fístula liquórica com meningite, lesão cerebral e lesões de grandes vasos são conhecidas. Sinéquias, hematoma orbitário, enfisema subcutâneo, perda do olfato e hemorragia também podem ocorrer. Freedman e Kern (9) relataram taxas globais de complicação de menos de 4% para etmoidectomia tradicional em mais de 1.000 etmoidectomias. Freedman e Kern (9) analisaram fatores que contribuíram para complicações e acarretaram repetições de procedimentos, doença extensa e perda de marcos anatômicos. Em 1.000 etmoidectomias intranasais consecutivas revistas por Freedman e Kern (9), as complicações mais comuns foram hemorragia e hematoma orbitário; a taxa global de complicação foi 2,8%.

Lawson (10) relatou os resultados de 1.077 etmoidectomias intranasais ao longo de um período de 15 anos. A taxa global de complicação foi 1,1%, mas incluiu três fístulas de LCE. Consta nesta revisão de etmoidectomias uma revisão extensa das complicações de todos os procedimentos etmoidais. As complicações da cirurgia sinusal endoscópica refletem as da cirurgia tradicional. Stankiewicz (6), no entanto, relatou uma taxa de complicação de 17% em 150 etmoidectomias e indicou que etmoidectomia endoscópica é extremamente difícil para cirurgiões inexperientes. Stankiewicz também demonstrou em um segundo grupo de 150 etmoidectomias uma diminuição na taxa de complicação para menos de 2%, indicando que, com experiência, a cirurgia endoscópica é segura e as taxas de complicação são em um nível equivalente àquelas da etmoidectomia tradicional e outros procedimentos endoscópicos. Stankiewicz observou que fístula liquórica especificamente e complicações orbitárias em geral são mais comuns em pacientes que estão sob anestesia geral para etmoidectomia endoscópica. Nenhum cirurgião experiente declara ter tido um paciente com cegueira ou visão dupla. Fístula liquórica com meningite também é rara.

May et al. (4) observaram em uma metanálise de 6.801 pacientes que a principal complicação séria da etmoidectomia foi rinorréia de LCE. Complicações sérias ocorreram em quase 1% dos pacientes. Penetração orbitária foi a pequena complicação mais comum. As taxas de complicação foram semelhantes para técnicas endoscópica e tradicional, exceto uma taxa mais alta de penetração orbitária na cirurgia tradicional.

Etmoidectomia intranasal nas mãos de cirurgiões experientes teve uma taxa global de complicação de 4% ou menos (4,11). Entretanto, quando a concha média é preservada, complicações devidas a sinéquias são mais evidentes e a taxa de complicação aumenta. As complicações incluem cirurgia de revisão devida a sinéquias da concha média. Os fatores que tornam arriscada a etmoidectomia incluem anestesia geral; numerosas operações prévias; doença avançada, particularmente doença crônica de longa duração ou doença fúngica; hemorragia intra-operatória; operações por um cirurgião destro no lado direito da cabeça; procedimento endoscópico por um cirurgião destro no lado esquerdo da cabeça; e inexperiência do cirurgião.

Etmoidectomia Transantral e Etmoidectomia Externa

As complicações da etmoidectomia transantral e da etmoidectomia externa são as mesmas da etmoidectomia intranasal. Entretanto, como é usada visão direta com ou sem um microscópio, um menor número de grandes complicações é encontrado. A etmoidectomia transantral exige uma operação de Caldwell-Luc e pode ser difícil. Também é importante que a distância aos seios etmoidais e esfenoidais através de uma via de acesso transantral é a metade daquela de uma via de acesso intranasal.

Como a etmoidectomia externa produz uma cicatriz externa, os pacientes podem esperar alguma deformidade, especialmente se a incisão for alargada para frontoetmoidectomia. A maioria das complicações são pequenos problemas orbitários como edema periorbitário e anestesia supra-orbitária. Outros problemas incluem hemorragia e infecção da ferida, que se resolvem na maioria dos casos. Problemas do saco lacrimal e parestesia da testa podem ser causados por lesão dos nervos supra-orbitários. Quase todos os pacientes têm equimose por causa de uma lesão dos vasos angulares e edema palpebral por causa da incisão. Em 158 etmoidectomias transantrais em 98 pacientes, Malotte *et al.* (12) observaram perda sanguínea aumentada (384 mL) e uma hospitalização média de 3,6 dias. Um total de 20,4% dos pacientes teve complicações. Complicações como hemorragia intracerebral, pneumoencefalia e fístula liquórica ocorreram em 3,1% dos pacientes. Pequenas complicações como parestesia e dor do nervo infra-orbitário, rinite atrófica, edema facial, encrostamento, epistaxe, diplopia e epífora também foram encontradas. Lesão do nervo infra-orbitário com parestesia foi a complicação mais comum.

Neal (13) observou lesão do nervo óptico, abrasões corneanas, ceratite de exposição, lesão troclear e do reto medial e diplopia por enoftalmia como complicações orbitárias potenciais da etmoidectomia externa. Fístula liquórica é possível e ocorre. Ela pode ser reparada diretamente em virtude do grau de exposição obtido com a via de acesso externa. Neal mencionou a necessidade de possível revisão da cicatriz, especialmente se ocorrer formação de cicatriz hipertrófica. Em 41 frontoetmoidectomias, Dedo e Broberg (14) não tiveram complicações e tiveram um índice de sucesso de 97%. Embora complicações ocorram freqüentemente na etmoidectomia transantral e externa, a maioria é pequena e regride. Complicações importantes como fístulas liquóricas e hemorragia transcraniana são raras devido à excelente exposição proporcionada por estes procedimentos, mas parecem ser mais comuns que com cirurgia intranasal. É importante reiterar que a distância ao seio esfenoidal em uma via de acesso externa ou transantral é cerca de 4 cm. Na via de acesso transnasal a distância é 7 cm.

Esfenoidotomia

Treze estruturas importantes são contíguas com o seio esfenoidal. Estas estruturas incluem a artéria carótida, o seio cavernoso, o nervo óptico e o cérebro. Muitas destas estruturas podem ser lesadas durante esfenoidotomia, quer a operação seja externa, transantral, intranasal ou transeptal. Estas lesões são catastróficas mas raras. Malotte *et al.* (12) não encontraram problemas relacionados à esfenoidotomia em 158 esfenoidotomias em conjunção com etmoidectomia transantral. A parede do esfenóide na esfenoidotomia transantral está a apenas 4 a 5 cm da abertura antral, em comparação com 7 cm na esfenoidotomia transnasal. Fístula liquórica pode ocorrer como complicação da esfenoidotomia. Fístula liquórica pode ser reparada com várias técnicas intra-esfenoidais (ver mais adiante). Lesão vascular como fístula do seio cavernoso–artéria carótida ou lesão da artéria carótida é rara mas pode ser fatal. Tratamento imediato pode ter sucesso (ver mais tarde). Esfenoidotomia pode causar complicações importantes, mas estas são raras.

Procedimento de Caldwell-Luc

As complicações da operação de Caldwell-Luc tradicional são edema da face, desconforto da bochecha, febre, hemorragia, assimetria facial, parestesia facial, fístula oroantral, fístula gengivolabial, dacriocistite, dentes desvitalizados, pólipos recorrentes e sinusite recorrente. As complicações imediatas mais comuns são inchaço facial e desconforto da bochecha, que ocorre após quase 90% e 33% dos procedimentos, respectivamente (15). As complicações em longo prazo mais comuns são sinusite ou pólipos recorrentes, parestesia facial e dacriocistite, que ocorreram em 12%, 5%, 9,1% e 3% dos pacientes, respectivamente, em 670 procedimentos de Caldwell-Luc (15). Yarington (16) relatou 271 procedimentos de Caldwell-Luc com uma taxa de complicação de 3%. As complicações mais comuns foram hipoestesia pós-operatória, dentes desvitalizados e etmoidite pós-operatória. Cegueira pode ocorrer com o procedimento de Caldwell-Luc se a órbita for penetrada, mas esta é uma complicação rara.

Complicações importantes em longo prazo de dor crônica e entorpecimento não são tão comuns como se poderia acreditar (15,16). Em um estudo por Yarington (16), em virtude de modificações na técnica, nenhum paciente teve entorpecimento e dor em longo prazo. As modificações incluíram um retalho triangular na mucosa bucal e o uso de uma furadeira em vez de osteótomo, martelo e saca-bocado para abrir a parede anterior. DeFreitas e Lucente (15) observaram que parestesia, hipoestesias e outras complicações como assimetria facial, fístula oroantral, deiscência e dentes desvitalizados persistiram durante cerca de 1 ano e, a seguir, resolveram-se ou exigiram pequenos procedimentos cirúrgicos. Low (17) reviu 216 operações de Caldwell-Luc e observou que edema facial, dor e hipoestesias faciais e dor e hipoestesias dentários foram as complicações mais comuns em 30% a 60% dos pacientes.

As complicações mais comuns após procedimentos de Caldwell-Luc são hipoestesias faciais, parestesia e inchaço facial. Na maioria das séries, estas complicações regridem, mas podem persistir em até 15% a 20% dos pacientes. Modificações como as mencionadas por Yarington (16) ou Low (17) ajudam a diminuir estas complicações a um mínimo.

Cirurgia do Seio Frontal (Endoscópica)

Cirurgia sinusal endoscópica nos óstios do seio frontal é raramente complicada intra-operatoriamente por fístula liquórica, lesão intracraniana, hemorragia ou lesão orbitária. Sinéquias pós-operatórias ou formação de cicatriz nos óstios devido à lateralização da concha média ou manipulação dos óstios são mais comuns. Fístulas liquóricas ou outra lesão intranasal/orbitária é incomum. Digno de nota particular é a perfuração endoscópica e desbastamento do seio frontal, também chamado procedimento de Draf 3 ou Lothrop modificado. Em virtude da cirurgia alargada no assoalho da base do crânio, de órbita a órbita, que é necessária, o potencial de grandes complicações, que incluem fístulas liquóricas, entrada no cérebro com hemorragia, perda do olfato e hematoma orbitário, está presente. Samaha *et al.* (18) em uma grande série de 100 procedimentos não teve complicações intra-operatórias e teve 4 hemorragias pós-operatórias. O emprego de imagens computadorizadas é muito útil para reduzir complicações na cirurgia no seio frontal, especialmente em casos de revisão.

Cirurgia Sinusal Endoscópica com Microdebridador

Cirurgia sinusal endoscópica a motor (microdebridador) de todos os seios é a mais comum instrumentação usada hoje em dia para o tratamento da rinossinusite crônica cirúrgica e sinusite aguda complicada selecionada. As complicações não são diferentes da cirurgia sinusal endoscópica sem o microdebridador. Entretanto, menciona-se que em certas circunstâncias a instrumentação a motor pode predispor à lesão orbitária, especificamente lesão do reto medial (ver seção sobre Diplopia). Resumindo, é importante, com instrumentação a motor, quando se aproximar da órbita, virar a janela de corte afastando-a da órbita de modo que ela fique dirigida para cima ou para baixo e não para uma deiscência das lâminas papirácea e periórbita. Caso contrário, em alguns segundos, tecido orbitário pode ser succionado para o microdebridador, expondo ou removendo gordura orbitária, ocasionalmente traumatizando o músculo reto medial. Técnicas para identificar a lâmina papirácea e a deiscência já foram discutidas na seção sobre Anatomia Relevante e são adicionalmente discutidas na seção sobre Cegueira que ainda será vista.

Cirurgia Sinusal Endoscópica Guiada por Imagem

A cirurgia sinusal endoscópica guiada por imagem (CSGI) foi desenvolvida no começo dos anos 1990. Sistemas verdadeiramente práticos para uso com cirurgia sinusal endoscópica não foram disponíveis até meados dos 1990. A expansão dos sistemas de orientação por imagem (assistidos por computador) é tal que a CSGI é usada muito comumente (19). A American Academy of Otolaryngology-Head and Neck Surgery traçou uma declaração de diretrizes e indicações a respeito de cirurgia sinusal assistida por computador. As indicações incluem o seguinte: (a) revisão de cirurgia; (b) anatomia distorcida; (c) polipose e doença sinusal extensas; (d) doença sinusal frontal, etmoidal posterior e esfenoidal; (e) doença séria fazendo contato com a base do crânio, órbita, nervo óptico ou artéria carótida; (f) fístula liquórica ou defeito da base do crânio/encefalocele; e (g) tumores benignos e malignos.

A CSGI tem a capacidade de reduzir complicações se usada corretamente (19). Entretanto, emergiram dois problemas que contribuem para complicações. Uma é que cirurgiões com perícia marginal estão usando a orientação por computador para executar cirurgias nas quais eles não têm suficiente experiência, técnica, para realizar. Segundo, muitos cirurgiões depositam fé cega na precisão do computador, não comparando as imagens de computador com o que é observado visualmente. Isto é arriscado. Computadores devem sempre ser adequadamente calibrados. Erros de calibração podem começar com a imagem de TC pré-operatória, no momento da calibração para a cirurgia, ou durante a cirurgia. Em geral, a segurança manda que o cirurgião identifique áreas de anatomia e doença e use o computador para verificar a exatidão. Por exemplo, os óstios esfenoidais ou frontais devem ser identificados primeiro, usando-se o computador como verificação. Por outro lado, lembrar que a maioria dos computadores são acurados dentro de 1 a 2 mm. Assim, a base do crânio ou a órbita devem receber pelo menos 2 a 3 mm como zona de segurança. Além disso, é raro remover doença direto até a base do crânio ou da órbita usando orientação de computador; entrada no seio frontal deve ser feita no meio do óstio frontal, e entrada no esfenoidal a meio caminho na parede anterior vertical. Qualquer discrepância entre a visualização anatômica endoscópica e o computador exige recalibração. Se ainda for imprecisa, o computador não deve ser usado para orientação.

COMPLICAÇÕES ORBITÁRIAS

Hematoma Orbitário

Hematoma orbitário é causado pela entrada através da lâmina papirácea e pode ocorrer quer a periórbita seja ou não lesada. O risco de hematoma orbitário com retenção de sangue no espaço retrobulbar aumenta grandemente com a penetração da periórbita. Entretanto, equimose pode ocorrer em qualquer das duas situações. Hematoma orbitário é por definição uma lesão pós-septal. (O septo é definido como a membrana fibrosa que divide a pálpebra em câmaras anterior e posterior.) Hemorragia orbitária é causada mais freqüentemente por trauma às veias orbitárias que revestem a lâmina papirácea, e raramente por lesão das artérias etmoidais anterior e posterior (19). A diferença entre as duas é a velocidade com a qual os sinais e sintomas clínicos do hematoma retrobulbar se desenvolvem. Hematoma de lesão da artéria etmoidal ocorre instantaneamente. Hematoma orbitário pode ser causado usando pinça ou microdebridador (instrumentação a motor).

A diferença entre equimose pós-septal e pré-septal (tal como hematoma por lesão dos vasos angulares com uma agulha de injeção) é que o hematoma pré-septal é mais escuro e mais difuso e produz mais edema palpebral. Hematoma pós-septal, quando clinicamente importante, é marcado por proptose, alterações conjuntivais como quemose e alterações pupilares, midríase e pupila dilatada. Anisocoria (pupila dilatada) pode ser causada por anestesia tópica ou local injetada e é autolimitada. Proptose não está presente, e o olho é mole, diferentemente da situação com hematoma. Equimose devida à etmoidectomia externa de Caldwell-Luc com um retalho osteoplástico frontal comumente é pré-septal mas pode ser pós-septal se a órbita for penetrada. Equimose de etmoidectomia intranasal é pós-septal. A maioria dos casos de hematoma orbitário não tem proptose e alterações pupilares associadas, mas os pacientes devem ser observados estreitamente para que estes achados não se desenvolvam. Estes achados sinalizam pressão orbitária aumentada e lesão potencial do nervo óptico. Há dois tipos de hematoma orbitário – hematoma rápido (arterial) e hematoma lento (venoso) (20) (ver mais tarde). Equimose geralmente se resolve em cerca de 7 a 10 dias. Ela progride de preto e azul para amarelo antes de desaparecer.

Cegueira

Cegueira é uma complicação catastrófica de cirurgia sinusal e pode ser temporária ou permanente. Cegueira temporária é causada por hematoma orbitário que se expandiu em tal extensão que aumenta a pressão orbitária, consequentemente comprometendo o suprimento vascular ao nervo óptico, que é sensível à isquemia. Estudos com animais de laboratório mostraram que a pressão intra-ocular aumentada retorna gradualmente ao normal dentro de 2 a 3 horas. Entretanto, a percepção da luz pode não retornar por várias horas mais, e o reflexo pupilar por 24 a 48 horas (20,21). Na cegueira causada por hematoma venoso retrobulbar ou retroorbitário, a retina é capaz de tolerar estas pressões extremas durante apenas 60 a 90 minutos. Intervenção tem que ter lugar dentro deste limite de tempo (21). No caso do hematoma arterial rápido geralmente devido à lesão de artéria etmoidal anterior e sua retração para dentro da órbita, a pressão alta imediata sobre o nervo óptico tem que ser reduzida em 15 a 30 minutos para evitar cegueira.

Embora mecanismos compensatórios protejam o fluxo sanguíneo retiniano, o tecido neural é vulnerável à lesão isquêmica. Mesmo interrupção transitória do suprimento sanguíneo pode fazer o tecido neural na retina tornar-se não-funcional e não-responsivo à luz. Obstrução da saída venosa dos vasos que suprem o nervo óptico induz hipoxia. A prevenção da cegueira começa pré-operatoriamente com história e exame físico que excluam problemas potenciais (cirurgia prévia, cirurgia complicada ou doença de longa duração) e pacientes que têm problemas de sangramento ou estão tomando medicações, como aspirina, que possam afetar sangramento. Perguntas devem ser feitas a respeito de condições patológicas do olho que possam ser relacionadas com cegueira, como glaucoma, ambliopia, retinopatia diabética e doença vascular retiniana. Exame minucioso de estudos radiológicos, principalmente TC, quanto a evidência de deiscência ou outros problemas é importante.

É necessário planejamento cirúrgico compatível com a capacidade e experiência do cirurgião. A prevenção operatória envolve a seleção de anestesia apropriada. Anestesia geral predispõe os pacientes a um risco mais alto de complicação orbitária porque a dor orbitária é um sinal de que uma barreira anatômica foi violada. Os cirurgiões que operam o seio etmoidal devem manter o olho descoberto e com observação constante para observar imediatamente qualquer início de proptose, equimose ou movimento ocular durante o procedimento cirúrgico. Embora com um procedimento externo as estruturas sejam aparentes sob visão direta ou binocularmente, o uso de um endoscópio pode distorcer características anatômicas e representar mal a profundidade de campo, permitindo a entrada na órbita. Em casos raros, anestésicos locais ou esteróides injetados na área da órbita podem causar cegueira temporária ou permanente.

Em procedimentos intranasais, um cirurgião destro é muito mais propenso a causar lesão no lado direito. Durante endoscopia, um cirurgião destro tem que lidar com ilusão anatômica no lado esquerdo. A órbita lateral superior é onde o acesso endoscópico aos seios etmoidais pode levar à penetração e entrada na órbita. Os seios etmoidais esquerdos são na realidade mais mediais do que é apreciado por um cirurgião destro.

Uma técnica útil para etmoidectomia endoscópica mas também prática para etmoidectomia intranasal microscópica ou tradicional é o teste de pressão no bulbo intra-operatória ou simultânea palpação do olho e exame intranasal (20,21) (Fig. 45.2). Esta manobra simples identifica facilmente o movimento da periórbita ou o conteúdo orbitário e evita a penetração na órbita. Isto também é útil para identificar o saco lacrimal ao remover células da *agger nasi*. A identificação do óstio do seio maxilar e da antrostomia antes de proceder à etmoidectomia também ajuda a identificar a lâmina papirácea precocemente no procedimento. Técnicas como pedir à enfermeira para observar o olho quanto a movimento ou início de equimose podem ser úteis.

Tecidos como gordura flutuam em líquido, enquanto outros como os encontrados em doença sinusal e doença polipóide não o fazem. A instrumentadora deve sempre colocar líquido nos recipientes para espécimes e deve imediatamente informar o cirurgião se alguma coisa flutua. Se for encontrada gordura orbitária, ela deve ser deixada sozinha e não mexida. Na maioria dos casos, a equimose forma-se intra-operatoriamente ou pós-operatoriamente, e o paciente deve ser observado estreitamente quanto a hematoma orbitário. O nariz não deve ser excessivamente tamponado. Se uma deiscência estiver presente, o próprio tamponamento pode pressionar para dentro da periórbita e da câmara posterior, aumentar a pressão e causar proptose. Procedimentos no seio frontal, especialmente com obliteração, freqüentemente encontram a órbita por cima. Hematoma orbitário pode ocorrer com pressão aumentada se estiver presente gordura orbitária. A maioria do edema ocular, de outro modo, é pré-septal.

A prevenção pós-operatória gira em torno de informar ao paciente, à enfermeira e à família sobre o que esperar e o que fazer se ocorrerem problemas de visão. Hematoma venoso lento pode acumular-se ao longo de 24 a 48 horas. Pacientes externos cirúrgicos necessitam normas rígidas para monitoramento e necessitam observação sob internação se houver desenvolvi-

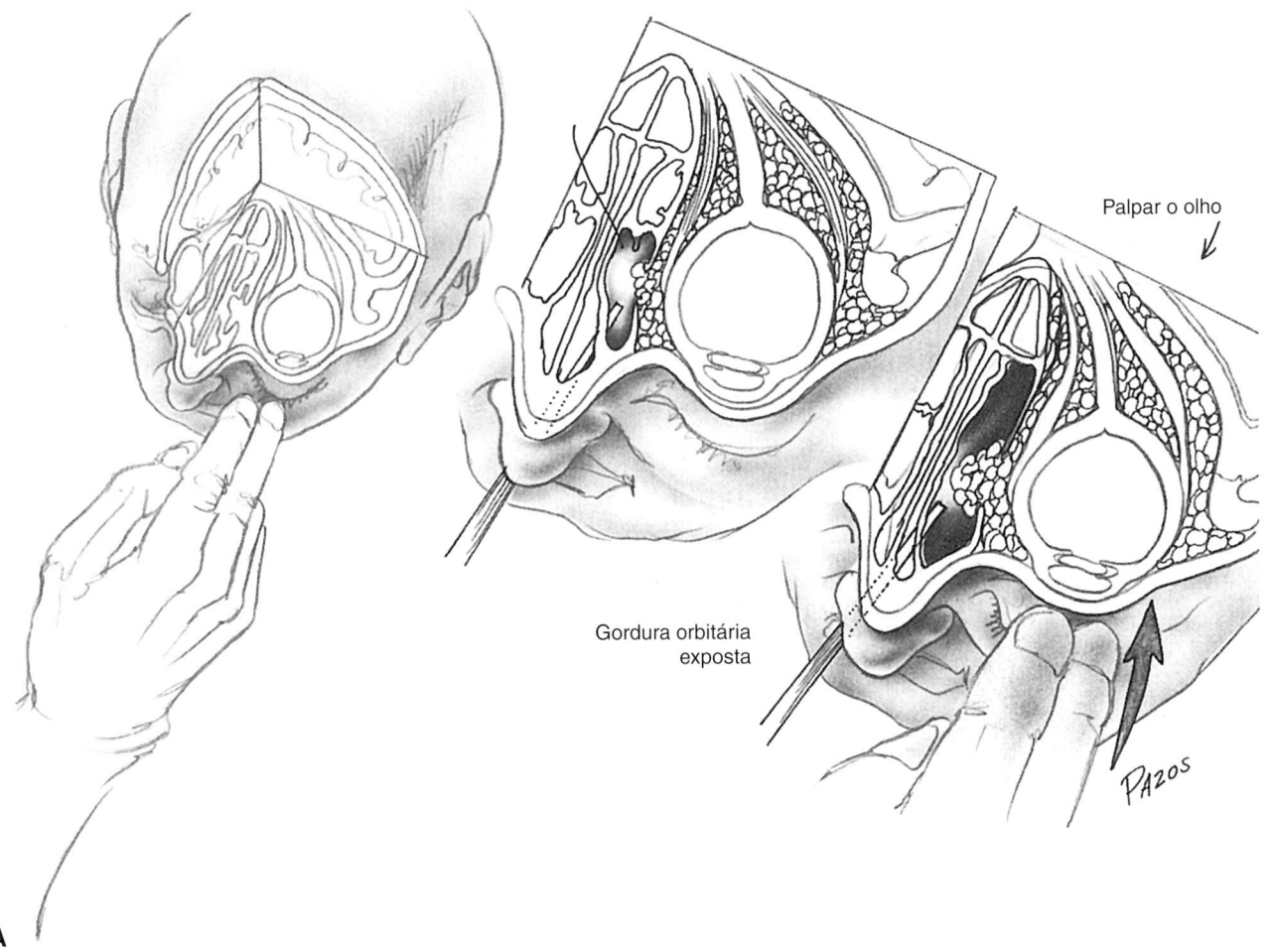

Figura 45.2

Teste de pressão no bulbo do olho. **A:** Endoscópio está no lugar para examinar o meato e parede lateral do seio etmoidal. Um buraco é visível na lâmina papirácea. **B:** Palpação do olho e palpação endoscópica simultâneas para encontrar exposição periorbitária ou de gordura tão precocemente quanto possível. (Redesenhado de Stankiewicz JA. Blindness and intranasal endoscopic ethmoidectomy: prevention and management. *Otolaryngol Head Neck Surg* 1989;101:320, com permissão.)

mento de sinais de complicações orbitárias. Quando a evidência de alterações orbitárias aparecer durante qualquer procedimento relacionado com os seios, especialmente etmoidectomia, deve ser executada ação imediata. Cegueira foi descrita como complicação de todas as formas de cirurgia sinusal. Lesão de nervo óptico não é reversível, mas às vezes é difícil separar os sinais e sintomas de hematoma retrobulbar expansivo, que pode ser corrigido, daqueles da lesão do nervo óptico, porque em quase todos os casos há evidência de hematoma orbitário.

Uma relação de trabalho estreita entre o oftalmologista e o otorrinolaringologista é necessária para desenvolver um plano de tratamento para pacientes com lesão de nervo óptico. A Tabela 45.3 descreve um protocolo para tratamento destes problemas. Massagem ocular imediata para redistribuir o sangue orbitário e diminuir a pressão orbitária é começada (20,21) (Fig. 45.3). Para hematoma orbitário retardado ou lento, manitol deve ser iniciado como diurético osmótico a uma posologia de 1 a 2 g por quilograma de peso corporal em infusão a 20%. Uso de esteróides é controverso no tratamento de pacientes com lesão de nervo óptico devida a trauma. Se glicocorticóides forem usados, a posologia deve ser alta, como 1 a 1,5 mg de dexametasona por quilograma de peso corporal divididos por 24 horas. Nenhuma informação é disponível sobre o uso destes agentes para tratar hematoma orbitário, mas há evidência de relatos de casos de que os glicocorticóides funcionam bem, imediatamente.

Estas medidas clínicas usualmente levam à resolução da pressão orbitária perigosa que pode pôr em risco a visão. Entretanto, observação estreita é necessária. Se a pressão não for reduzida e o olho ainda estiver sob tensão, e o paciente ainda estiver sem visão, é necessária descompressão cirúrgica. Cantotomia lateral pode ser efetuada inicialmente. As pressões podem ser reduzidas dramática e imediatamente. A ferida geralmente se cura bem por si própria e não exige sutura. Se a pressão não diminuir, é necessária descompressão

TABELA 45.3 — TRATAMENTO
MANEJO DA CEGUEIRA

Imediato (hematoma arterial rápido: tempo para descompressão 15-30 min)				
1. Lesão orbitária	Proptose[a] Alteração pupilar[a] Perda da visão[a] Sim ↓	Não	→	Observar
2. Tratamento clínico	Consulta oftalmológica Manitol[b] Massagem orbitária Esteróide em alta dose[d] Sem sucesso ↓	Sucesso	→	Observar; repouso no leito; sedação; acetazolamida[c]; acompanhamento oftalmológico
3. Tratamento cirúrgico	Cantotomia lateral Cantotomia externa medial (Lynch) Descompressão Descompressão endoscópica Controlar artéria sangrante	Sucesso	→	Observar como no tratamento clínico
Retardado (hematoma lento venoso: tempo para descompressão 60-90 min)				
	Proptose Perda da visão Sim ↓	Não	→	Observar
	Tratamento clínico (o mesmo que acima) Sem sucesso ↓	Sucesso	→	Observar
	Tratamento cirúrgico (o mesmo que acima)			

[a]Anestesia local ou geral.
[b]Dose intravenosa de manitol, 1-2 g/kg.
[c]Acetazolamida usada a critério do oftalmologista.
[d]Esteróide em alta dose funciona dentro de alguns minutos.
Adaptado de Stankiewicz JA. Blindness and intranasal endoscopic ethmoidectomy: prevention and management. *Otolaryngol Head Neck Surg* 1999;120:841, com permissão.

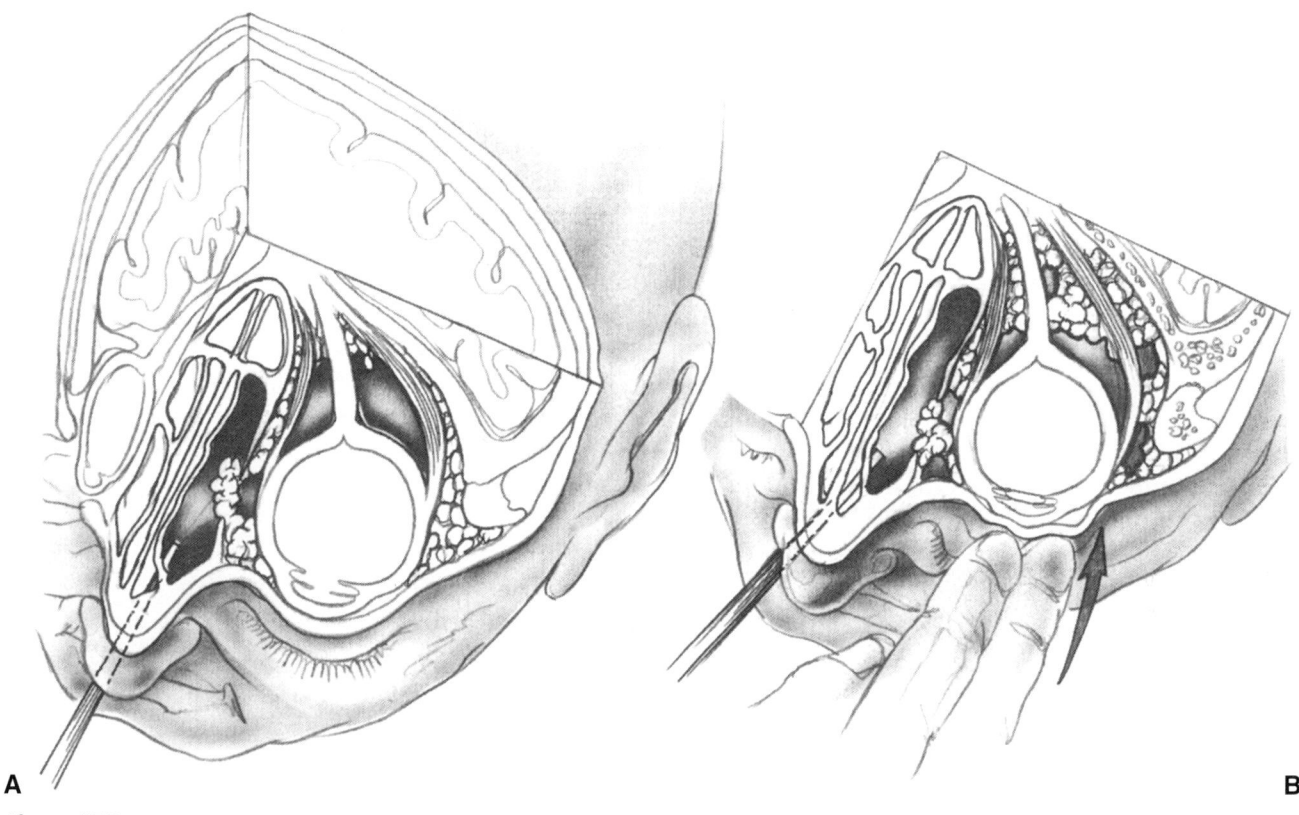

Figura 45.3
Técnica de massagem orbitária. **A:** Aspecto da hemorragia retrobulbar após penetração para dentro da lâmina papirácea e lesão da periórbita. **B:** Redistribuição da hemorragia orbitária por meio da massagem da órbita, que diminui a hemorragia orbitária. (Redesenhado de Stankiewicz JA. Blindness and intranasal endoscopic ethmoidectomy: prevention and management. *Otolaryngol Head Neck Surg* 1989;101:320, com permissão.)

orbitária medial externa por meio de etmoidectomia externa de Lynch ou descompressão endoscópica. Se a hemorragia for de uma artéria etmoidal anterior lacerada, a artéria tem que ser controlada, clipada ou cauterizada. A lâmina papirácea deve ser removida. Se o olho ainda estiver tenso com pressão aumentada, a periórbita deve ser incisada. O nervo óptico deve ser descomprimido como último recurso, se a perícia for disponível. Observação estreita da visão é necessária pós-operatoriamente. Colírios e diuréticos são continuados ou usados a critério do oftalmologista.

Diplopia

A visão dupla é causada por lesão dos músculos oculares mais estreitamente relacionados com os seios – o reto medial e o oblíquo superior (2). O reto medial é imediatamente lateral à periórbita aproximadamente no centro da lâmina papirácea. O músculo oblíquo superior é alto na órbita imediatamente lateral ao teto etmoidal e anatomicamente é muito mais difícil de atingir intranasalmente. Entretanto, a etmoidectomia externa pode causar lesão se a periórbita for violada alto na órbita. A lesão pode ser causada por lesão muscular direta ou lesão do suprimento nervoso ou vascular ao músculo do olho. Lesão indireta teoricamente pode ocorrer como resultado da condução de calor de um cautério ou *laser* através de uma deiscência na lâmina papirácea. Não há relato publicado deste tipo de lesão. Injeção não intencional de anestesia local para dentro da órbita pode traumatizar o músculo reto medial e causar diplopia ou anisocoria temporária. Recentemente, foi observado que a instrumentação com microdebridador se relaciona com lesão do reto medial. Se uma deiscência ocorrer na lâmina papirácea, a alta aspiração usada por um microdebridador pode puxar a periórbita, a gordura orbitária e o reto medial para dentro da câmara debridadora causando lesão (22,23). Diplopia persistente necessita avaliação oftalmológica e possivelmente cirurgia, a qual tem mau prognóstico.

Lesão do Ducto Lacrimonasal

A glândula e o saco lacrimais são contíguos com os seios etmoidais em quase 90% dos pacientes. As células da *agger nasi* são adjacentes ao saco lacrimal, enquanto o seio etmoidal e a antrostomia natural são associados com o ducto lacrimal. Reiterando, a antrostomia natural situa-se a apenas 3 a 6 mm do ducto lacrimonasal e o óstio abre-se para dentro do meato inferior a 1 cm da extremidade anterior da concha inferior. Via de regra, os seios etmoidais ou a antrostomia natural não devem ser abertos anteriormente à extremidade anterior da concha média ou dentro do osso endurecido que separa a antrostomia do ducto lacrimonasal. A antrostomia inferior é 1 cm ou mais atrás da cabeça da concha inferior no meato inferior.

Os pacientes devem ser observados inicialmente, porque a maioria dos casos de epífora se resolve. Entretanto, epífora precoce associa-se a lesão persistente do sistema lacrimonasal. Tanto etmoidectomia intranasal quanto externa e antrostomia meatal inferior são associadas a esta complicação. Dacriocistite pode se associar com o procedimento de Caldwell-Luc também. Se recuperação não ocorrer, dacriocistorrinostomia pode ser necessária para reparar a lesão. Esta reparação pode ser realizada intranasalmente, microscopicamente, endoscopicamente ou externamente (24).

ENFISEMA SUBCUTÂNEO

Quando uma fratura ou perfuração ocorre na lâmina papirácea durante etmoidectomia externa ou intranasal, pode ocorrer enfisema subcutâneo (1,6). Esta complicação é causada por anestesia com máscara e uso da bolsa demasiado vigoroso enquanto o paciente é acordado, ao tossir, assoar o nariz, vomitar ou fazer força, o que permite que o ar entre no tecido mole que circunda o olho. Observação quanto a hematoma orbitário é necessário, especialmente se a periórbita tiver sido violada. Em casos raros o enfisema subcutâneo é considerável, estendendo-se mesmo mediastino adentro. O tratamento na maioria dos casos é simples observação e tranqüilização. O enfisema geralmente é reabsorvido dentro de 7 a 10 dias, mas algum abaulamento pode persistir durante alguns meses (1,6).

FÍSTULA LIQUÓRICA

Fístula liquórica ocorre com todas as técnicas de etmoidectomia, obliteração osteoplástica do seio frontal e, em casos raros, esfenoidotomia. Durante etmoidectomia a dura pode ser penetrada em qualquer lugar, desde o seio etmoidal anterior até o seio esfenoidal. As alterações na configuração anatômica tornam certas áreas mais suscetíveis (ver anteriormente). Na área anterior, a lâmina cribriforme é mais baixa que a fóvea etmoidal na área da lamela lateral. É importante que o cirurgião permaneça afastado da concha média e opere lateralmente. A inclinação da base do crânio angula-se para baixo e torna-se mais horizontal à medida que a base posterior do crânio fica mais próxima (2,3). A base do crânio ou lâmina cribriforme pode ser mais baixa que o usual (visualizado em TCs), aumentando o risco de fístula liquórica e lesão cerebral. A parte medial do teto da base do crânio posterior à porção medial da artéria etmoidal anterior até o seio esfenoidal é quase dez vezes mais fina que o resto do osso e pode facilmente ser penetrada. A dura é firmemente fixada e a base do crânio comumente a lacera se osso for removido. O osso da base do crânio é duro lateralmente e não facilmente penetrado acima do seio esfenoidal. No seio esfenoidal, remover a doença da parede superior ou do teto pode causar uma fístula liquórica. A maioria das fístulas descritas ocorreu com o paciente sob anestesia geral. Alguns clínicos acreditam que a anestesia geral elimina a sensação de dor na base do crânio como sinal de aviso. Cirurgia endoscópica é especialmente perigosa por causa da visão monocular e perda da profundidade de campo.

Fístula liquórica durante obliteração do seio frontal geralmente ocorre quando a incisão óssea é feita fora do seio frontal. Embora um gabarito seja fabricado para ajudar a desenhar o corte no osso, ocasionalmente o corte é largo demais. Normalmente só exposição da dura é encontrada, mas uma fístula pode estar presente.

Fístula liquórica como resultado de cirurgia etmoidal ou esfenoidal pode ser reparada transantral, externa ou intranasalmente durante a operação, se o vazamento for encontrado intra-operatoriamente. Quase todo tipo de membrana de tecido vivo pode ser usado para fechar uma fístula; exemplos são a fáscia temporal, mucosa septal ou de concha e fáscia lata (25–27). Retalhos locais de mucosa septal ou concha média também são bem-sucedidos. Um endoscópio ou microscópio fornece excelente visualização intranasal. Hemostasia é absolutamente necessária e, às vezes, turbinectomia média parcial é efetuada para exposição. Fístula liquórica no seio frontal é fechada diretamente durante a operação.

Identificação e localização pós-operatória da fístula são importantes. TC com um agente de contraste ajuda a localizar um vazamento ativo. Fluoresceína diluída injetada intratecalmente pode ser localizada com um endoscópio após 20 a 30 minutos para ajudar a localizar uma fístula liquórica (25,27). Exame endoscópico isolado pode ser suficiente para localizar uma fístula liquórica. Fístulas pós-operatórias podem ser reparadas similarmente a fístulas agudas. Ajuda de um neurocirurgião com uma punção ou dreno lombar pode ser benéfico juntamente com o repouso obrigatório no leito. Se uma tentativa de fechamento externo ou intranasal não tiver sucesso (repetidas tentativas podem ser feitas), é necessária craniotomia. Uso de antibióticos é controverso e deve ser exercido com precaução para não selecionar organismos resistentes. Tratamento conservador freqüentemente possibilita que uma fístula liquórica se cure sem cirurgia. Quaisquer fístulas persistindo 2 a 3 semanas devem ser fechadas cirurgicamente. Fístulas liquóricas esfenoidais são mais difíceis de fechar externamente por causa da exposição, mas são bem visualizadas endoscopicamente. Cola de fibrina injetada no seio esfenoidal com ou sem um enxerto de tecido pode ter sucesso.

HEMORRAGIA

A hemorragia é uma das complicações mais comuns durante ou após cirurgia sinusal. Os procedimentos transantrais ou externos têm mais sangramento associado que os procedimentos intranasais, embora ocasionalmente o sangramento da etmoidectomia intranasal possa ser profuso. A hemostasia para a cirurgia intranasal tem que ser controlada antes de a operação começar. Sedação apropriada, controle da pressão arterial, anestesia, administração de anestésicos tópicos e injetáveis, vasoconstrição e tempo de aguardo antes da operação são importantes para diminuir o risco de hemorragia intra-operatória.

Sedação pré-operatória e vasoconstrição com um *spray* tópico na área de preparação cirúrgica melhoram o controle da pressão arterial e a descongestão e diminuem quaisquer reações sistêmicas à cocaína tópica. A cocaína ainda é o melhor vasoconstritor tópico e solução anestésica, mas deve ser usada com cautela em operações em pacientes com problemas cardíacos e em crianças. Em pacientes mais velhos, anestesia geral ajuda a controlar a pressão arterial melhor que a anestesia local, especialmente se o paciente tiver asma. Em pacientes com asma, medicações usadas para baixar pressões elevadas podem causar broncoconstrição. Asma grave é muito mais bem controlada sob anestesia geral. Esses pacientes necessitam ser avaliados e a anestesia tem que ser adaptada ao problema. Injeções no forame palatino maior colocadas antes da cirurgia também ajudam a controlar sangramento (28).

Somente tecido doente deve ser removido, em vez de sacrifício mais amplo da mucosa (1,6). Embora o sangramento da artéria etmoidal não seja um problema comum, a artéria septal posterior correndo abaixo do osso esfenóide e surgindo da cauda da concha média pode causar acentuada hemorragia intra-operatória e pós-operatória. A cauterização profilática desta artéria pode ser útil. A cauterização endoscópica ou microscópica unipolar e bipolar fornece bom controle deste vaso (1,6). Se conchas forem removidas, o remanescente também deve ser cauterizado profilaticamente. A cauterização pode ser dolorosa para os pacientes sob anestesia local. Anestesia local com sedação de propofol, cetamina e midazolam permite excelente controle do sangramento adicionalmente à cauterização. *Sprays* tópicos como cloridrato de tetracaína-lido-

caína com epinefrina ou efedrina administrados intra-operatoriamente podem ajudar a controlar hemorragia e dor. Visualização é essencial (1,6). Epinefrina diluída a 1:10.000 colocada topicamente durante a cirurgia freqüentemente é útil. Qualquer solução tópica deve ser marcada apropriadamente a fim de que não seja injetada inadvertidamente. Se o sangramento for demasiado grande para cirurgia intranasal, especialmente cirurgia endoscópica, o procedimento deve ser terminado nesse lado ou por completo. Muitas vezes, é mais seguro reoperar outro dia, quando o sangramento geralmente está muito menos problemático. Um tamponamento é colocado ao término da operação se a hemorragia continuar. Uso de esponja de acetato de polivinil ou curativo absorvente de película perfurada causa muito menos desconforto ao paciente que um nariz cheio de gaze vaselinada ou iodoformada, e ambos os materiais são facilmente removidos.

Existem múltiplos produtos disponíveis como curativos tópicos que podem ajudar no controle do sangramento. Quando necessários, o que é raro, estes curativos podem ser úteis. A maioria dos cirurgiões usa cautério judicioso conforme assinalado acima com ou sem tamponamento removível. Deve-se assinalar que estes agentes hemostáticos tópicos podem causar problemas de cura, como observei (29,30).

SINÉQUIAS

A complicação mais comum da cirurgia sinusal endoscópica é a formação de sinéquias. Sinéquia é especialmente comum em cirurgia sinusal endoscópica funcional ou com preservação da concha média. A prevenção de sinéquia envolve técnica cirúrgica meticulosa com manipulação mínima da concha média e tratamento pós-operatório compulsivo. Mesmo assim, as superfícies mais levemente escoriadas podem formar sinéquias. A maioria destas sinéquias leves não causa perturbação. Se a área de drenagem do seio e conchas médias forem obstruídas por um septo desviado, deve ser feita septoplastia. A presença de uma concha bolhosa grande ou concha média polipóide exige redução.

Conchas médias gravemente polipóides ou atróficas fazem parte da doença e freqüentemente têm que ser removidas parcialmente. Espaçadores são úteis para separar a concha média da parede lateral. O espaçador ideal ainda não está disponível, mas curativo absorvente funciona bem e é razoavelmente não-reativo. Esponja de acetato de polivinil é satisfatória por alguns dias, mas reação tecidual e granulação ocorrem se o material for deixado no lugar durante um período prolongado. Outros espaçadores são ancorados na antrostomia para segurar a concha média em uma posição medial ou são na realidade encaixados na concha.

Muitos cirurgiões rotineiramente amputam a extremidade anterior da concha média e acham que isto evita sinéquias, sem seqüelas. É importante compreender que qualquer redução ou descolamento da concha média pode predispô-la a fraqueza, dando-lhe uma tendência natural a se lateralizar, bloqueando o seio etmoidal anterior ou posterior, recesso frontal ou antrostomia e precipitando infecção. Pacientes com redução de concha têm que ser observados quanto a qualquer evidência de lateralização. Remoção das células da *agger nasi*, se presentes, muitas vezes abre o meato, reduzindo dramaticamente as possibilidades de lateralização da concha média. Conchas médias podem ser fixadas ao septo por meio de escoriar levemente o tecido oposto para armar uma adesão cicatricial, a qual pode ser dividida depois que ocorreu a cura etmoidal.

Um antibiótico antiestafilocócico é usado para evitar síndrome de choque tóxico, que pode ocorrer de uma maneira aguda ou retardada devido à presença de tamponamento ou crosta retida. Folhas de espuma de gelatina, silicone polimérico dobrado, ou pomada ou tamponamento com gel de ácido hialurônico podem ser úteis em operações em crianças e adultos. Estes são caros e freqüentemente não necessários. Mitomicina C foi usada com sucesso para controlar cicatrização ou sinéquia da laringe mas teve resultados mistos quando aplicada topicamente no nariz e seios, e não é recomendada neste momento (31–33). É importante que qualquer material estranho seja apropriadamente ancorado a fim de evitar aspiração. Crianças podem necessitar exame de acompanhamento sob anestesia para debridamento do nariz, para tirar sinéquias e para certificar-se de que óstio e etmoidais permanecem abertos (34).

PARESTESIA E HIPOESTESIA

Parestesia e hipoestesia são duas das mais comuns complicações do procedimento de Caldwell-Luc, etmoidectomia externa e cirurgia do seio frontal (15–17). Na sua maior parte, estas são complicações temporárias que regridem 3 a 6 meses depois da cirurgia. Secção do nervo como na obliteração do seio frontal causa entorpecimento permanente. Uma pequena porcentagem de pacientes que se submetem a procedimentos de Caldwell-Luc continua a ter entorpecimento ou parestesia permanentes. Isto pode sinalizar sinusite recorrente ou lesão dentária, sendo necessário tratamento clínico ou cirurgia de revisão para alterar este problema se ele for persistente. A terapia clínica inclui antibióticos, esteróides sistêmicos e injetáveis, e medicações como fenitoína ou carbamazepina para evitar problemas neurológicos. Modificações de Yarington (16), de Low (17) e de Duncavage para evitar estas complicações foram discutidas (35). Parestesia e/ou hipoestesia durante cirurgia sinusal endoscópica podem ser devidas à lesão do nervo infra-orbitário ou do ramo do quinto nervo que supre a parede medial do seio maxilar. Modificações para evitar estas complicações foram discutidas anteriormente.

PERDA OLFATÓRIA

Houve lesões crescentes das vias olfatórias depois da cirurgia sinusal intranasal. A remoção da concha média – no todo ou em parte – pode contribuir para a perda do olfato. Obviamente, o dano direto à lâmina(s) cribriforme(s) comprometerá a olfação. Cicatrizes ou sinéquias puxando medialmente a concha média podem afetar o olfato. Certamente, a causa mais comum de perda do olfato é a recorrência da doença. Especialmente, no caso de pólipos nasais recorrentes e cirurgias repetidas, o olfato diminuirá com o tempo. A ênfase deve ser na prevenção da lesão olfatória e no controle da doença.

LESÃO CEREBRAL E LESÃO DE GRANDES VASOS

Lesão do cérebro e grandes vasos sanguíneos é rara durante cirurgia sinusal. A artéria comunicante anterior e seus vasos supridores podem ser traumatizados através da lâmina cribriforme. Estes vasos estão surpreendentemente perto uma vez a lâmina cribriforme seja penetrada. Eles também podem entrar em espasmo, resultando em lesão séria do sistema nervoso central e às vezes morte. Síndrome do lobo frontal com perda de memória, esquecimento e alteração de comportamento também pode ser causada pela penetração através do teto do nariz para dentro do cérebro. Cirurgia esfenoidal e lesão da artéria carótida pode ocorrer (36,37). A artéria carótida pode ser deiscente em até 20% dos seios esfenoidais. Fístulas cavernoso-carotídeas também podem ocorrer.

A prevenção de lesões cerebrais e vasculares exige que o cirurgião seja conhecedor dos detalhes anatômicos, especialmente durante operações em pacientes com estruturas comprometidas por doença ou cirurgia prévia. Se a visualização apropriada for impossível por causa do sangramento, a operação deve ser terminada. Às vezes, avaliação radiológica na sala de operações com uma radiografia lateral transversal à mesa, fluoroscopia ou estereotaxia computadorizada pode ajudar a estabelecer a localização precisa do teto nasal, base do crânio e seio esfenoidal. Hemorragia acentuada durante acessos superiores ou póstero-superiores podem advertir sobre a penetração através do teto nasal e lesão cerebral.

TABELA 45.4 — TRATAMENTO
PROTOCOLO CAROTÍDEO

Centro de tratamento terciário
1. Para toda operação sinusal, ter disponível, à solicitação instantânea, duas esponjas longas de acetato de polivinil (Merocel) para tamponamento nasal
2. Tamponar o nariz imediatamente ao primeiro sinal de hemorragia grave
3. Comprimir a artéria carótida no pescoço no lado afetado
4. Começar anestesia para induzir hipotensão controlada
5. Aprontar sangue para transfusão
6. Chamar neurocirurgião imediatamente
7. Se a condição do paciente for instável, o neurorradiologista deve efetuar arteriografia intra-operatória. Se a condição do paciente for estável, transferir o paciente para o centro de radiologia
8. Efetuar oclusão com balão sob vigilância EEG
   a. Se não houver evidência de uma alteração na perfusão ou lateralização, ligar a artéria carótida
   b. Se alterações estiverem presentes no EEG (traçado perigoso), esvaziar o balão, manter tamponamento e observar
9. Introduzir cateter de Swan-Ganz. Colocar o paciente em um estado hiperdinâmico usando amido de alto peso molecular para aumentar a perfusão cerebral
10. Depois que a perfusão cerebral tiver aumentado, reencher o balão e verificar o EEG
    a. Se ocorrer lateralização, experimentar *bypass* de carótida ou coma barbitúrico
    b. Se *bypass* for possível, reencher o balão e ligar a artéria carótida

Hospital não terciário
1. Chamar neurocirurgião
2. Expor a artéria carótida no pescoço
3. Ocluir temporariamente a artéria carótida com uma pinça ou fita
4. Ligar a artéria carótida
5. Fazer um procedimento de alçapão: clipar a artéria carótida abaixo da artéria comunicante anterior para isolar este segmento do fluxo sanguíneo

EEG, eletroencefalograma.

Todas estas condições exigem intervenção cirúrgica neurológica. Lesão leve do cérebro pode ser tratada rapidamente e com mínimo déficit. Lesão séria é sempre ameaçadora à vida. A maioria dos pacientes que sobrevive tem uma interrupção das fibras olfatórias com perda da olfação e podem ter seqüelas neurológicas persistentes. Quanto mais rapidamente a intervenção tenha lugar, melhores as probabilidades de um bom resultado. Estes tipos de lesões ocorrem muito menos freqüentemente sob anestesia local. Alterações neurológicas com anestesia geral não são encontradas até que o paciente seja acordado, e mesmo então elas podem ser retardadas até que o paciente esteja amplamente acordado. No caso de lesão da artéria carótida, ação deve ser executada imediatamente. Um protocolo carotídeo deve ser estabelecido para ajudar no manejo deste problema (Tabela 45.4). É possível que com ação rápida uma vida possa ser salva (36,37).

ANORMALIDADE DO CRESCIMENTO FACIAL E DESENVOLVIMENTO SINUSAL

Embora perturbação do crescimento e desenvolvimento sinusal retardado tenham ocorrido em animais, nenhum estudo clínico mostrou problemas de crescimento (34).

MIOESFERULOSE E CHOQUE TÓXICO

Mioesferulose, que é uma reação de corpo estranho à pomada no tamponamento nasal, pode ocorrer após cirurgia sinusal e pode levar à cura prejudicada devido ao risco aumentado de formação cicatricial de aderências pós-operatórias (38). De modo semelhante, a síndrome de choque tóxico devida a organismos estafilocócicos específicos pode ocorrer em pacientes suscetíveis até 1 mês pós-operatoriamente, mesmo sem tamponamento nasal, se coágulo ou crosta fixa estiver presente.

PONTOS IMPORTANTES

- Não há operações sinusais fáceis.
- Conhecimento prático da anatomia correlacionado com tomografia computadorizada é extremamente importante para evitar complicações.
- A lâmina papirácea e a concha média devem ser identificadas inicialmente nos procedimentos cirúrgicos intranasais do seio etmoidal.
- Conhecimento das relações de distâncias ajuda a encontrar as estruturas intranasais importantes.
- Todos os procedimentos nos seios têm pequenas complicações comuns que se resolvem na maioria dos casos.
- Grandes complicações em cirurgia sinusal são raras; entretanto, quando ocorrem, elas muitas vezes são catastróficas.

Continua

- As complicações de parestesia e hipoestesia pelo procedimento de Caldwell-Luc podem ser evitadas com alterações na técnica.
- As distâncias até estruturas importantes na esfenoetmoidectomia transantral são menores que nos procedimentos intranasais.
- Cegueira relacionada com hematoma retroorbitário pode ser revertida ou prevenida se tratada imediatamente.
- Fístula de líquido cerebrospinal pode ocorrer com quase qualquer procedimento cirúrgico nos seios e pode ser corrigida durante a operação.
- Hemorragia operatória ou pós-operatória, especialmente durante ou depois de cirurgia intranasal, pode ser prevenida se for usada uma combinação judiciosa de anestesia e cirurgia.
- Lesão vascular intracraniana ou importante, se tratada imediatamente, pode ser minimizada em alguns casos.
- Impulso às cegas em cirurgia guiada por imagem (computadorizada), sem correlação anatômica visual, pode resultar em lesão séria.

REFERÊNCIAS

1. Stankiewicz J. Complication of endoscopic sinus surgery. *Otolaryngol Clin North Am* 1989;22:749-753.
2. Meyers RM, Valavassori G. Interpretation of anatomic variations of computerized tomography scans of the sinuses: a surgeon's perspective. *Laryngoscope* 1998;108:442-448.
3. Stankiewicz JA, Chow JM. The low lying skull base: an invitation to disaster. *Am. J Rhinol* 2004;18:35-40.
4. May M, Levine HL, Mester SJ, et al. Complications of endoscopic sinus surgery: an analysis of 2108 patients–incidence and prevention. *Laryngoscope* 1994;104:1080-1084.
5. Davis W, Templer J, Lamear W, et al. Middle meatus antrostomy: patency rates and risk factors. *Otolaryngol Head Neck Surg* 1991;104:467-471.
6. Stankiewicz J. Complications in endoscopic intranasal ethmoidectomy: an update. *Laryngoscope* 1989;99:686-691.
7. Montgomery W. Surgery of the frontal sinus. In: *Surgery of the upper respiratory system*, 2nd ed, vol 1. Philadelphia: Lea & Febiger, 1979:129-161.
8. Ulualp SO, Carlson TK, Toohill RJ. Osteoplastic flap versus modified endoscopic Lothrop procedure in patient with frontal sinus disease. *Am J Rhinol* 2000;14:21-25.
9. Freedman H, Kern E. Complication of intranasal ethmoidectomy: a review of 1000 consecutive operations. *Laryngoscope* 1979;89:421-426.
10. Lawson W. The intranasal ethmoidectomy. *Laryngoscope* 1994;104[Suppl]:49.
11. Sharp AR, Crutchfield L. Major complications and consent prior to endoscopic sinus surgery. *Clin Otolaryngol Allied Sci (Br)* 2001;26:33-56.
12. Malotte M, Pen G, Chonkich G, et al. Transantral sphenoethmoidectomy: a procedure for the 1990's? *Otolaryngol Head Neck Surg* 1991;104:358-362.
13. Neal G. External ethmoidectomy. *Otolaryngol Clin North Am* 1985;18:55-62.
14. Dedo HH, Broberg TG, Nurr AH. Frontoethmoidectomy with Seawall-Boyden reconstruction: alive and well, a 25-year experience. *Am J Rhinol* 1998;12:191-196.
15. DeFreitas J, Lucente E The Caldwell-Luc procedure: institutional review of 620 cases: 1975-1985. *Laryngoscope* 1988;98:1297-1300.
16. Yarington C. The Caldwell-Luc operation revisited. *Ann Otol Rhinol Laryngol* 1984;93:380-385.
17. Low WK. Complications of the Caldwell-Luc operation and how to avoid them. *Aust N Z J Surg* 1995;65:582-586.
18. Samaha M, Cosenza MJ, Metson R. Endoscopic frontal sinus drill out in 100 patients. *Arch Otolaryngol Head Neck Surg* 2003;129:854-857.
19. Reardon EJ. Navigational risks associated with sinus surgery and the clinical effects of implementing a navigational system for sinus surgery. *Laryngoscope* 2002;112:1-19.
20. Stankiewicz JA. Blindness and intranasal endoscopic ethmoidectomy: prevention and management. *Otolaryngol Head Neck Surg* 1989;101:320-325.
21. Stankiewicz JA, Chow JM. The two faces of orbital hematoma in endoscopic sinus surgery. *Otolaryngol Head Neck Surg* 1999;120:841-846.
22. Graham SM, Nerad, JA. Orbital complications in endoscopic sinus surgery using powered instrumentation. *Laryngoscope* 2003;113:879-889.
23. Bhatti MT, Grannoni CM, Rayner E, et al. Ocular motility complications after endoscopic sinus surgery with powered cutting instruments. *Otolaryngol Head and Neck Surg* 2001;125:501-506.
24. Metson R. Endoscopic surgery for lacrimal obstruction. *Otolaryngol Head Neck Surg* 1991;104:473-478.
25. Schlosser RJ, Bolger WE. Nasal CSF leaks: critical review and surgical considerations. *Laryngoscope* 2004;114:255-260.
26. Lanza DC, O'Brien DA, Kennedy DW. Endoscopic repair cerebrospinal fluid fistula and encephaloceles. *Laryngoscope* 1996;106:1119-1125.
27. Bums JA, Dodson EE, Gross CW. Transnasal repair of cranionasal fistulae: a refined technique with long term follow up. *Laryngoscope* 1996;106:1080-1085.
28. Wormold PL Greater palatine foramen injections to control bleeding during endoscopic sinus surgery. *Am J Rhinol* 2005 (in press).
29. Chandra RF, Conley DB, Kern RE. The effect of Floseal in mucosal healing after ESS: a comparison with thrombin soaked in gelatin foam. *Am J Rhinol* 2003;12:51-54.
30. Gall RM, Witterick IL, Shargell NS, Hawke M. Control of bleeding in ESS: use of a novel gelatin based hemostat agent. *J Otolaryngol* 2003;31:274-280.
31. Catalano PL, Roffman EJ. Evaluation of middle meatal starting after minimally invasive sinus techniques (MIST). *Otolaryngol Head Neck Surg* 2003;128:875-881.
32. Chandra RK, Kern RC. Advantages and disadvantage of topical packing in endoscopic sinus surgery. *Curr Opin Otolaryngol Head Neck Surg* 2004;12:21-24.
33. Miller RS, Steward DL, Tami, TA, et al. The clinical effects of hyaluronic acid ester nasal dressing (Merogel) on intranasal wound healing after ESS. *Otolaryngol Head Neck Surg* 2003;128:862-865.
34. Stankiewicz JA. Pediatric endoscopic nasal and sinus surgery. *Otolaryngol Head Neck Surg* 1995;113:204-210.
35. Matheny FE, Duncavage JA. Contemporary indications for the Caldwell-Luc procedure. *Curr Opin Otolaryngol Head Neck Surg* 2003;11:23-28.
36. Park AH, Stankiewicz JA, Chow JM, et al. A protocol for management of a catastrophic complication of functional endoscopic surgery: internal carotid artery injury. *Am J Rhinol* 1998;12:153-159.
37. Keerl R, Stankiewicz JA, Weber R, et al. Surgical experience and complications during endonasal sinus surgery. *Laryngoscope* 1999;109:546-552.
38. Sindwani R, Colen JT, Pilch BZ, et al. Myospherulosis following sinus surgery. *Laryngoscope* 2003;113:1123-1126.

CAPÍTULO 46

Complicações da Rinossinusite

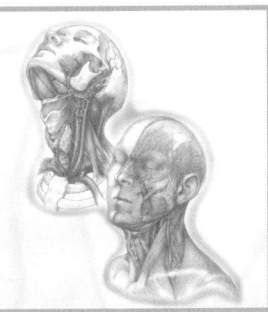

Carla M. Giannoni ■ Debra G. Weinberger

Sinusite bacteriana aguda ocorre comumente, em geral como seqüela de uma infecção respiratória superior. Os sintomas incluem tosse, rinorréia purulenta, cefaléia, dor e pressão faciais, congestão nasal, hálito fétido, febre, mal-estar e letargia. Como resultado do uso dos antibióticos, a incidência de complicações de sinusite aguda e crônica diminuiu (1,2). As complicações da sinusite podem ser divididas em três categorias: orbitárias, intracranianas e ósseas. Este capítulo reverá cada uma destas complicações detalhadamente, descrevendo a fisiopatologia, avaliação, microbiologia e tratamentos clínicos e cirúrgicos.

COMPLICAÇÃO ORBITAL

Considerações Anatômicas

A proximidade estreita da órbita aos seios paranasais, especialmente os seios etmoidais, faz dela a estrutura mais comumente comprometida nas complicações da sinusite. As crianças parecem mais propensas a complicações orbitárias da sinusite, provavelmente em virtude das suas taxas mais altas de infecções do trato respiratório superior e sinusite. É interessante que duas populações pediátricas distintas demonstraram complicações orbitárias da sinusite aguda: crianças com menos de 7 anos de idade que desenvolvem complicações orbitárias isoladas, especialmente abscessos subperiosteais mediais, associados a etmoidite aguda, e crianças com 7 anos ou mais, geralmente meninos adolescentes, que desenvolvem complicações orbitárias e intracranianas simultâneas (3). Este fenômeno provavelmente é relacionado com o desenvolvimento, dependente da idade, dos seios frontais e esfenoidais.

Deiscências congênitas ou outras deiscências na lâmina papirácea, que separa os seios etmoidais da órbita, expõem o conteúdo orbitário à extensão direta da sinusite. Além disso, as veias oftálmicas superior e inferior não possuem válvulas, permitindo comunicação direta entre nariz, seios etmoidais, face, órbita e seio cavernoso, e disseminação da infecção. O comprometimento orbitário resulta primariamente de uma tromboflebite e interferência com a drenagem venosa do conteúdo orbitário. A combinação de flebite e entrada direta de bactérias nas estruturas perivasculares resulta naquilo que geralmente é um *continuum* de alterações inflamatórias e infecciosas. O periósteo orbitário, a periórbita, é uma estrutura importante porque é a única barreira de tecido mole entre os seios e o conteúdo orbitário. Ela é composta de material fibroso que pode facilmente ser elevado e separado do osso subjacente. O septo orbitário é uma reflexão da periórbita nas margens da órbita, e passa centralmente para fundir-se com as placas tarsais. A periórbita impede as infecções de passarem diretamente através das pálpebras para dentro da órbita.

Classificação

Ryan Chandler classificou as complicações orbitárias da sinusite em cinco grupos (4): celulite pré-septal, celulite orbitária, abscesso subperióstico, abscesso orbitário e trombose do seio cavernoso (Fig. 46.1). Embora muitas vezes consideradas um *continuum*, cada uma destas complicações deve ser considerada separadamente e o tratamento deve ser individualizado (Tabela 46.1). Estas infecções não são excludentes, e complicações múltiplas podem ocorrer no mesmo paciente (4,5).

Celulite Pré-Septal

A celulite pré-septal é freqüentemente uma complicação da sinusite etmoidal. Ela também pode ocorrer como resultado de infecção das pálpebras e anexos da órbita, trauma, ou presença de um corpo estranho (6,7). A celulite pré-septal manifesta-se com edema, eritema e dor à palpação palpebrais; pode progredir para um abscesso palpebral (Fig. 46.2); e pode associar-se com edema do conteúdo orbitário (pós-septal) (7). Não há limitação dos movimentos extra-oculares e nenhum comprometimento da acuidade visual. Infecções nasossinusais causam edema periorbitário como resulta-

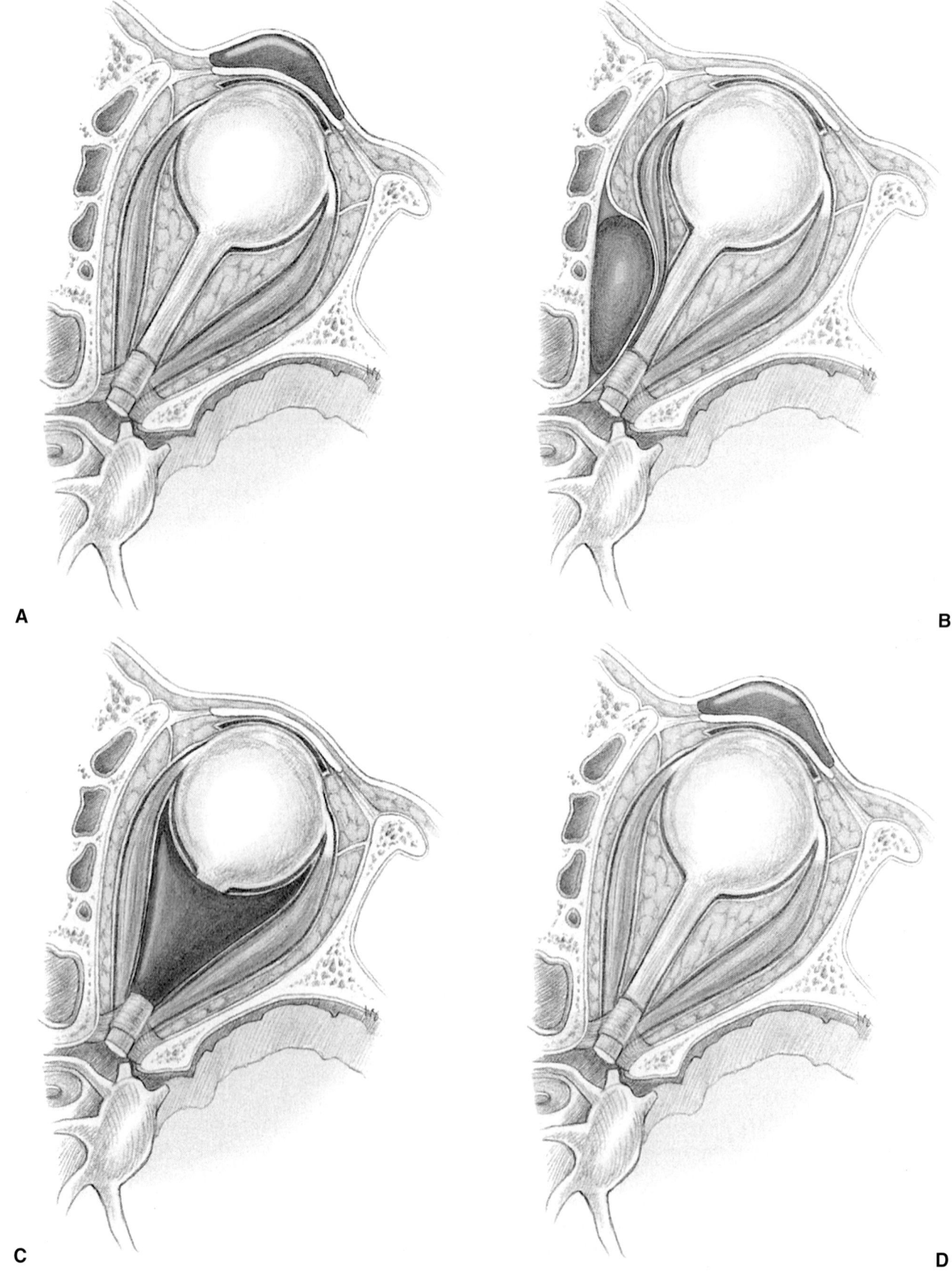

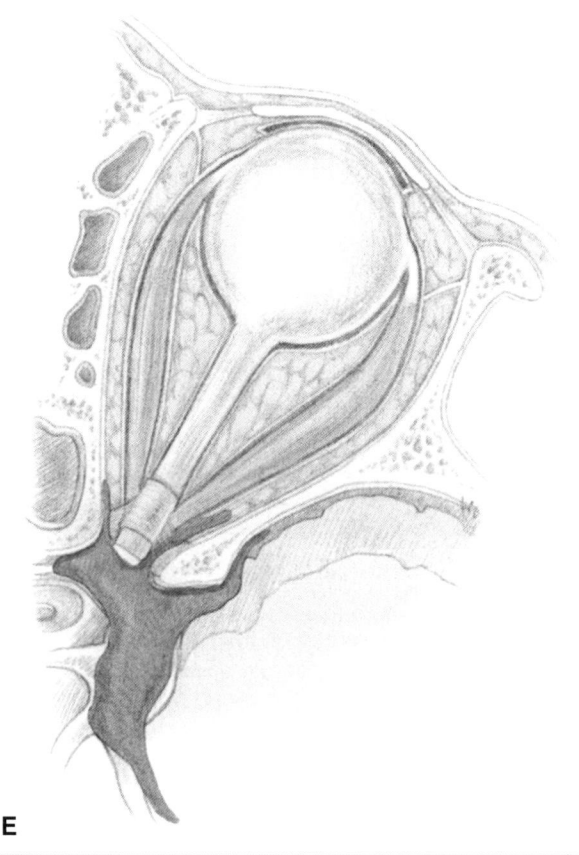

Figura 46.1
(*Continuação*) Classificação de Chandler das complicações orbitárias da sinusite. **A:** Celulite pré-septal (edema palpebral). **B:** Abscesso subperióstico. **C:** Celulite orbitária, **D:** Abscesso orbitário. **E:** Trombose do seio cavernoso.

do da drenagem venosa prejudicada dos vasos etmoidais, que são obstruídos pela inflamação e pressão.

Celulite Orbitária

A celulite orbitária é uma infecção pós-septal que se manifesta como edema difuso do conteúdo orbitário sem um abscesso individualizado (Fig. 46.3). Há edema e eritema palpebrais, proptose e quemose com movimentos extra-oculares limitados ou nenhum comprometimento, e acuidade visual normal. Os pacientes podem apresentar-se com dor e diplopia e uma história de trauma orbitário ou cirurgia dentária recentes. Em pacientes com diabetes com cetoacidose e pacientes que são imunocomprometidos, sinusite fúngica invasiva deve ser considerada. Celulite orbitária é mais preocupante que celulite pré-septal, porque pode evoluir para um abscesso orbitário.

Abscesso Subperióstico

No abscesso subperióstico, uma coleção de pus forma-se na área medial da órbita entre a periórbita e a lâmina papirácea (Fig. 46.4). Ele pode começar como um fleimão subperióstico que se desenvolve para um abscesso individualizado. Um fleimão ou abscesso subperióstico é uma tumefação circunscrita que pode desviar o conteúdo orbitário e o globo para baixo e lateralmente, com mobilidade normal nas fases iniciais. O abscesso pode romper através do septo orbitário e apresentar-se nas pálpebras.

Abscesso Orbitário

Um abscesso orbitário ocorre quando a celulite orbitária coalesce para formar uma coleção individualizada de pus no interior dos tecidos orbitários. Esta é uma complicação séria que pode ser associada a exoftalmia grave e quemose, oftalmoplegia completa e comprometimento visual com um risco de progressão para cegueira irreversível. Ocasionalmente há drenagem espontânea de material purulento através da pálpebra.

Trombose do Seio Cavernoso

Tromboflebite ou trombose do seio cavernoso pode ser considerada uma complicação orbitária bem como intracraniana da sinusite. Ela é associada a dor orbitária, quemose, proptose e oftalmoplegia. A extensão da flebite posteriormente para o seio cavernoso resulta na

TABELA 46.1
COMPLICAÇÕES ORBITÁRIAS DA SINUSITE

	Achados Típicos	Tratamento
Celulite pré-septal	Pálpebras edemaciadas; músculos extra-oculares (MEO) intactos; visão normal	Terapia clínica (raramente, drenagem de abscesso secundário)
Celulite orbitária	Edema orbitário mais difuso; ± MEO prejudicados; usualmente visão normal	Terapia clínica ± drenagem sinusal[a]
Abscesso subperióstico	Proptose; MEO prejudicados	Terapia clínica; ± drenagem sinusal, ± drenagem do abscesso
Abscesso orbitário	Exoftalmia grave, quemose, oftalmoplegia completa e comum comprometimento visual	Terapia clínica; drenagem sinusal, freqüentemente; drenagem do abscesso, usualmente
Tromboflebite do seio cavernoso	Dor orbitária, quemose, proptose e oftalmoplegia bilaterais	Terapia clínica; drenagem sinusal, freqüentemente; ± anticoagulação

[a]Drenagem sinusal cirúrgica pode ser limitada à aspiração do seio maxilar ou pode incluir cirurgia sinusal endoscópica ou aberta; sua necessidade depende da gravidade dos sintomas, exame físico, duração do tratamento clínico, e necessidade de culturas para orientar terapia antibiótica direta.

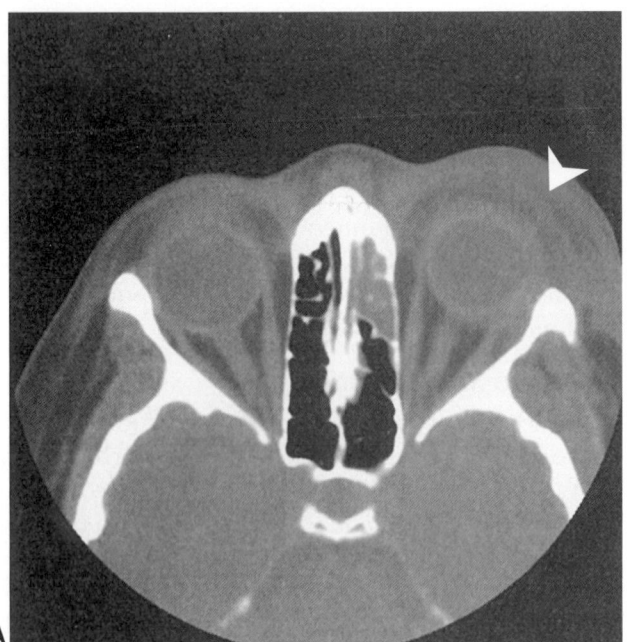

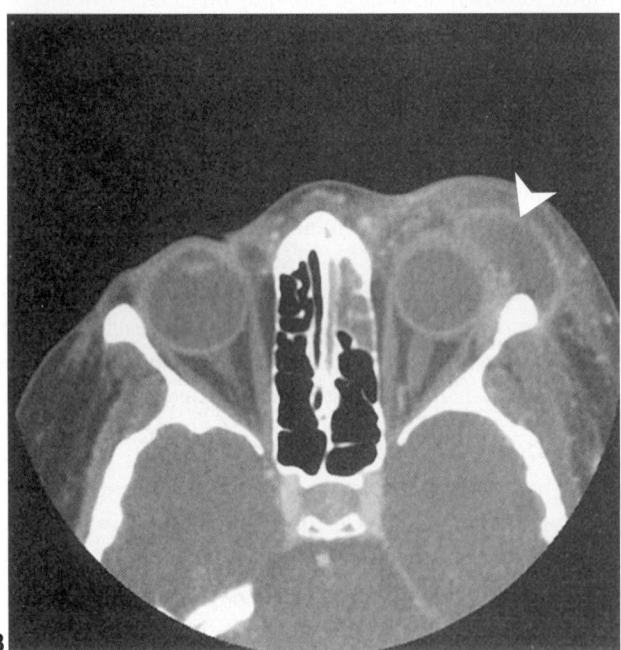

Figura 46.2
Abscesso pré-septal secundário a celulite pré-septal.
A: Tomografia computadorizada (*TC*) axial tirada à admissão, mostrando o paciente com sinusite etmoidal esquerda e celulite pré-septal esquerda (*seta*); o paciente também tinha sinusite frontal (não mostrada). **B:** TC axial após 4 dias de tratamento antibiótico intravenoso mostrando progressão da infecção para abscesso pré-septal esquerdo (*seta*). O paciente também desenvolveu abscesso subperióstico orbitário, abscesso do couro cabeludo e pequeno abscesso epidural.

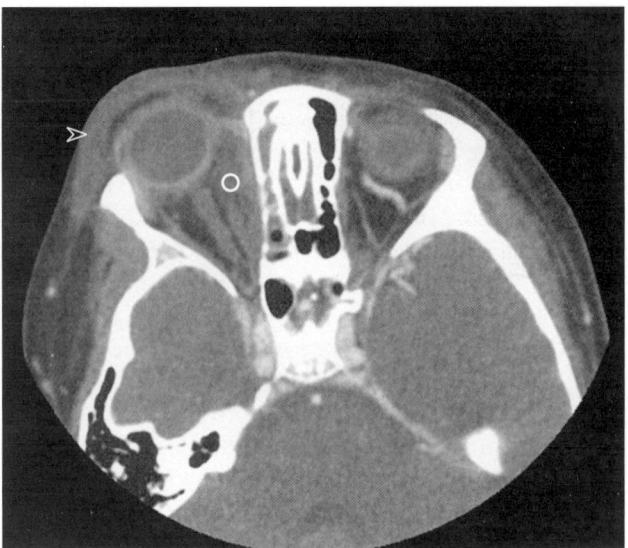

Figura 46.3
Tomografia computadorizada (*TC*) axial mostrando celulite orbitária direita com alterações inflamatórias orbitárias difusas que são intraconais e extraconais (*círculo aberto*); há edema e alterações inflamatórias pré-septais concomitantes (*seta*).

Avaliação

Uma história incluindo infecção respiratória superior recente, duração e progressão dos sintomas, trauma recente, natação, infecção auricular, cirurgia dentária, ou infecção e outras doenças sistêmicas deve ser obtida ao avaliar um paciente com achados orbitários. Descon-

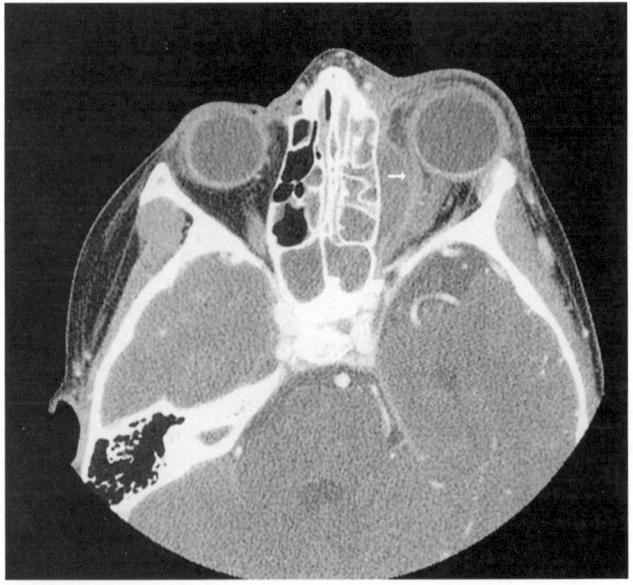

Figura 46.4
Tomografia computadorizada (*TC*) axial demonstrando um abscesso orbitário superióstico esquerdo. O abscesso é imediatamente adjacente à lâmina papirácea (a seta está dentro do abscesso e identifica o bordo lateral do abscesso); observar a proptose e o desvio do perióstero orbitário e do músculo reto medial.

progressão de sintomas no olho oposto. Este comprometimento contralateral constitui a característica que distingue a trombose do seio cavernoso. Ela pode ser associada com sepse e meningismo, ou pode haver meningite franca.

gestão e exame com rinoscopia anterior e endoscopia nasal podem demonstrar pólipos ou material purulento embaixo da concha média. O olho deve ser aberto para avaliar a acuidade visual, movimentos extra-oculares e proptose (8). Quando infecção orbitária é suspeitada, parecer oftalmológico deve ser obtido imediatamente para avaliar o estado visual, porque isto pode afetar a agressividade do tratamento cirúrgico. O acompanhamento estreito dos pacientes com infecções orbitárias é necessário porque a infecção pode evoluir ou progredir durante o curso do tratamento, com desenvolvimento de novas complicações.

Radiografia

Radiografia em filme simples convencional é de valor limitado na avaliação de sinusite por causa do pouco detalhe anatômico e da pouca correlação com sintomas clínicos. A tomografia computadorizada (TC) é considerada o padrão-ouro para imageamento sinusal, porque representa melhor a anatomia do globo, tecidos retroorbitários e crânio, e fornece informação para planejamento cirúrgico. Ela demonstrou boa precisão para diagnosticar rinossinusite crônica pediátrica (9). Considera-se TC indicada quando infecção pós-septal é suspeitada clinicamente com base em achados de proptose, restrição da movimentação ocular, ou alterações na acuidade visual; quando complicações intracranianas são suspeitadas; ou quando sintomas de inflamação pré-septal progridem em 24 a 48 horas apesar do tratamento (7). O estudo consiste em cortes finos axiais e coronais, com contraste, dos seios e órbitas. TC do cérebro também pode ser indicada se houver sintomas de uma complicação intracraniana concomitante.

Na celulite pré-septal, a TC revela um aumento difuso na densidade e espessamento da pálpebra e conjuntiva. Inflamação pós-septal é caracterizada por uma área de densidade de tecido mole ou baixa atenuação adjacente à lâmina papirácea (10). Deve ser observado que o músculo reto medial pode estar desviado, contrastado ou espessado por edema inflamatório em muitos processos infecciosos orbitários. Os abscessos aparecem como áreas hipodensas com orla contrastando-se e efeito de massa. Os abscessos subperiósticos originam-se adjacentes à lâmina papirácea, mas também podem ocorrer em uma localização superior, adjacente ao teto orbitário, secundariamente à sinusite frontal (10). A extensão do processo inflamatório para o espaço intraconal aparece na TC como uma infiltração mal definida da gordura orbitária com obliteração do nervo óptico e músculos extra-oculares. Trombose do seio cavernoso é mais bem demonstrada em imagem de ressonância magnética (RM), mas pode ser sugerida pelo pouco contraste venoso na TC contrastada. RM com contraste é efetuada quando são suspeitadas complicações intracranianas, e inclui imagens axiais e coronais para T1 e T2.

Microbiologia das Complicações Orbitárias

Geralmente há pouca correlação entre culturas colhidas ao acaso do nariz e nasofaringe e as obtidas pela aspiração do seio. Material de cultura pode ser obtido diretamente do seio por punção sinusal e lavagem, ou durante exploração cirúrgica. Pode haver uma correlação mais precisa entre culturas nasais do meato médio endoscopicamente dirigidas e as obtidas do seio maxilar (11). Os organismos responsáveis por sinusite supurativa aguda são semelhantes em adultos e crianças, e em grande extensão as complicações da sinusite refletem os patógenos causadores de sinusite aguda e crônica (Tabela 46.2). Os organismos mais comumente identificados na rinossinusite aguda são *Streptococcus pneumoniae, Haemophilus influenzae* e *Moraxella*, antes *Branhamella catarrhalis,* outras espécies de estreptococos e, menos comumente, anaeróbios. *Staphylococcus aureus* é visto em adultos e em crianças com infecções sérias. Sinusite crônica em adultos e crianças constitui mais comumente o resultado de anaeróbios bem como estreptococos α-hemolíticos, *Staphylococcus aureus, H. influenzae* e *S. pneumoniae*. As infecções muitas vezes são polimicrobianas e podem incluir bacilos Gram-negativos entéricos como *Escherichia coli* e *Proteus* (12–14).

As complicações orbitárias são mais comumente resultado de *Streptococcus* species, microrganismos anaeróbicos, *Staphylococcus* species e outros organismos associados a sinusite incluindo bacilos Gram-negativos. Uma larga variedade de *Streptococcus* incluindo espécies do grupo A, grupo C e anaeróbicos é implicada na rinossinusite e suas complicações. Séries recentes identificaram especificamente *Streptococcus milleri* como um isolado em complicações orbitárias e intracranianas da sinusite (5,15). Pacientes que são imunocomprometidos podem desenvolver sinusite causada por organismos semelhantes aos dos pacientes que são imunocompetentes; entretanto, eles também são suscetíveis a patógenos atípicos e fungos com desenvolvimento de infecções invasivas. (Rinossinusite fúngica encontra-se discutida de modo mais completo no Capítulo 41 deste livro.)

Tratamento

A maioria das infecções orbitárias responde ao tratamento clínico. O sustentáculo do tratamento clínico é a administração intravenosa (IV) de um antibiótico de amplo espectro, seguido por terapia oral. Um descongestionante nasal, tópico ou oral; mucolíticos; e irrigações com soro fisiológico podem ajudar a promover drenagem sinusal. Intervenção cirúrgica foi recomendada nos casos em que há evidência de TC de forma-

TABELA 46.2
MICROBIOLOGIA DA SINUSITE E COMPLICAÇÕES CORRELATAS[a]

	Crianças	Adultos
Sinusite aguda	Streptococcus pneumoniae Haemophilus influenzae Moraxella catarrhalis Outros Streptococcus species Anaeróbios (Staphylococcus aureus e anaeróbios são vistos mais freqüentemente em crianças com infecções graves e complicações)	S. pneumoniae H. influenzae Outros Streptococcus sp. Organismos anaeróbicos M. catarrhalis Staphylococcus aureus
Sinusite crônica	Anaeróbios (Bacteroides sp. etc.) Streptococcus sp. (aeróbicos e anaeróbicos) S. aureus S. pneumoniae H. influenzae Pseudomonas aeruginosa	Anaeróbios Streptococcus sp. H. influenzae S. aureus S. pneumoniae M. catarrhalis
Complicações orbitárias da sinusite	Streptococcus sp. (inclusive S. pneumoniae) S. aureus Anaeróbios (especialmente Bacteroides sp., Fusobacterium sp.) Bacilos Gram-negativos Staphylococcus epidermidis[b]	S. pneumoniae H. influenzae M. catarrhalis S. aureus Anaeróbios Outros
Meningite	S. pneumoniae S. aureus Outros Streptococcus sp. Anaeróbios (Fusobacterium sp. etc.) Bacilos Gram-negativos	S. pneumoniae H. influenzae
Abscessos intracranianos (abscessos intracerebrais, epidurais, subdurais)	Anaeróbios (Streptococcus sp., Bacteroides sp., Fusobacterium sp. anaeróbicos) S. aureus Outros Streptococcus sp. Bacilos Gram-negativos (H. influenzae, outros) S. epidermidis Eikenella corrodens Comumente polimicrobianos	
Tumor estufado de Pott (osteomielite aguda)	Streptococcus sp. (Strepcotoccus milleri, outros) S. aureus Anaeróbios (Bacteroides sp. etc.) Bacilos Gram-negativos (Proteus sp. etc.) (muito menos comum) Comumente polimicrobiano	

[a]Os organismos estão listados dos mais para os menos comuns; a predominância exata de cada organismo nos processos de doença listados varia entre diferentes estudos de pesquisa (5,12-14,18,20-22).
[b]Usualmente, embora nem sempre, associado a trauma.

ção de abscesso, acuidade visual 20/60 ou menos na avaliação inicial, complicações orbitárias graves como cegueira à avaliação inicial, progressão dos sinais e sintomas orbitários apesar do tratamento clínico, ou falta de melhora dentro de 48 horas apesar de tratamento clínico agressivo (7,8).

Celulite pré-septal e celulite orbitária geralmente respondem ao tratamento clínico. A celulite pré-septal é tratada com antibióticos, elevação da cabeça, compressas mornas e tratamento da causa subjacente. Incisão e drenagem de um abscesso palpebral ocasionalmente é necessária (7). Pacientes com celulite orbitária podem se beneficiar com drenagem cirúrgica. Um abscesso subperióstico pode ser tratado clinicamente e o paciente deve ser observado quanto a sinais de progressão, como acuidade visual ou motilidade ocular piorando ou falta de melhora clínica após 48 horas de terapia (16). O tratamento de um abscesso orbitário consiste na drenagem dos tecidos comprometidos e do abscesso. O tratamento da trombose do seio cavernoso é principalmente clínico com altas doses de antibióticos IV que cruzam a barreira hematoencefálica e consideração do uso de anticoagulantes. Intervenção cirúrgica consistindo na drenagem dos seios afetados pode ser apropriada para facilitar a drenagem sinusal e obter culturas.

O fundamento do tratamento cirúrgico para sinusite com complicações tem sido cirurgias abertas convencionais como procedimentos de etmoidectomia externa e Caldwell-Luc. (Estes procedimentos de drenagem externa e suas indicações estão discutidos mais completamente no Capítulo 37 deste livro.) Cirurgia sinusal endoscópica funcional agora está sendo usada mais comumente para drenagem sinusal em pacientes com complicações infecciosas. Deve ser notado que esta técnica não deixa de ter suas limitações; a cavidade nasal e os seios estão geralmente bastante inflamados, e a anatomia normal pode estar obscurecida ou ser difícil operar como resultado do sangramento e edema. Além da drenagem sinusal endoscópica, abscessos subperiósticos podem, em alguns casos, ser drenados intranasalmente por técnicas endoscópicas. Nestes casos, a intervenção cirúrgica deve incluir abertura ampla dos seios etmoidais e remoção da lâmina papirácea. Em casos de abscesso orbitário esta mesma conduta de drenagem endoscópica pode incluir incisão da periórbita e drenagem do abscesso intraconal se a localização e a anatomia se prestarem à técnica (3). Técnicas oculoplásticas mais recentes, como uma via de acesso transcaruncular (Fig. 46.5), que usa uma incisão transconjuntival alargada medialmente em torno da carúncula lacrimal, estão encontrando preferência para drenagem de abscessos subperiósticos (17).

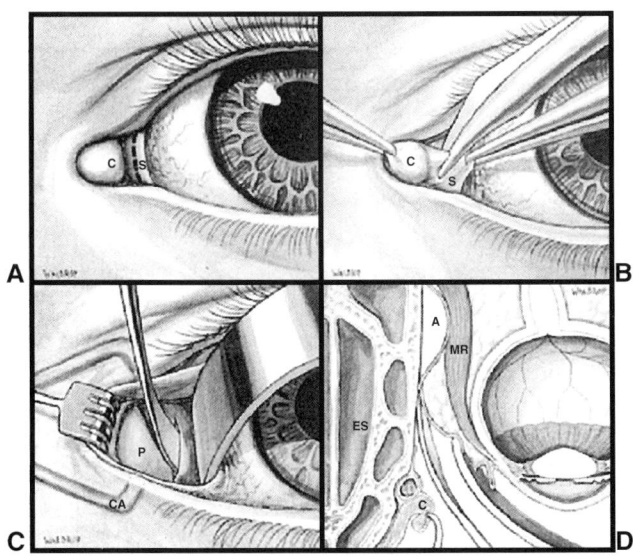

Figura 46.5
Via de acesso transcaruncular para drenagem de abscesso subperióstico. **A:** A incisão fica entre a carúncula (C) e a prega semilunar (S). **B:** O tecido entre a carúncula (C) e a prega semilunar (S) é incisado com tesoura de tenotomia. **C:** Enquanto se protege o globo e o sistema canalicular (CA), o periósteo (P) é incisado e elevado com um elevador de Freer. **D:** O periósteo é elevado até que o abscesso (A) seja encontrado e drenado. ES, seio etmoidal; MR, reto medial; LD, ducto lacrimal; e C, carúncula. (Adaptado de Pelton, RW, Smith, ME, Patel, BC et al. Cosmetic considerations in surgery for orbital superiosteal abscess in children: Experience with a combined transcaruncular and transnasal endoscopic approach. *Arch Otolaryngol Head Neck Surg* 2003;129:652-655.)

COMPLICAÇÕES INTRACRANIANAS

Os seios paranasais são parte integrante da base anterior e média do crânio. Esta relação íntima e a complexa rede venosa que atravessa esta área resultam na ocorrência de complicações infecciosas da doença nasossinusal. A incidência, morbidade e mortalidade das complicações intracranianas supurativas secundárias à sinusite foram dramaticamente diminuídas como resultado do uso generalizado dos antibióticos orais, tecnologia de imagem aperfeiçoada, reconhecimento de que os seios paranasais comprometidos são o foco principal de infecção, tratamento expedito da sinusite subjacente, e terapia intensiva melhorada (1).

Complicações intracranianas ocorrem mais comumente em pacientes com sinusite crônica que com sinusite aguda. Isto pode ser o resultado de características da sinusite crônica que predispõem ao desenvolvimento de complicações. A presença de um processo de longa duração com exacerbações agudas exigindo séries prolongadas de antibióticos resulta em alterações na mucosa e osso subjacente que incluem cicatrização e alterações polipóides. Isto pode resultar em focos ocultos de infecção com má drenagem que têm penetração reduzida dos antibióticos (1). Uma associação entre a idade e o desenvolvimento de complicações intracranianas da sinusite também foi observada em adolescentes (18). Isto pode relacionar-se ao fato de que os adolescentes, diferentemente das crianças mais jovens, já desenvolveram seus seios frontais e esfenoidais, e de que eles são mais propensos a infecções respiratórias superiores que os adultos.

Considerações Anatômicas

As vias de disseminação podem ser hematogênicas ou por extensão direta. Tromboflebite séptica retrógrada através das veias diplóicas sem válvulas do crânio e osso etmóide ou veias comunicantes é a via mais comum de alastramento. O sistema venoso intracraniano também é desprovido de válvulas, permitindo ainda mais disseminação de tromboflebite e êmbolos sépticos (2). Extensão direta pode ocorrer por meio de vias preformadas tais como deiscências congênitas ou traumáticas, através de erosão da parede sinusal ou linhas de fratura traumática, e por forames neurovasculares existentes como aqueles para os nervos ópticos e olfatórios.

Classificação

As complicações intracranianas da sinusite são meningite, abscesso epidural, abscesso subdural, abscesso intracerebral, e trombose do seio cavernoso e de seios venosos (Fig. 46.6). Estas infecções são todas associadas com importante morbidade e mortalidade e merecem

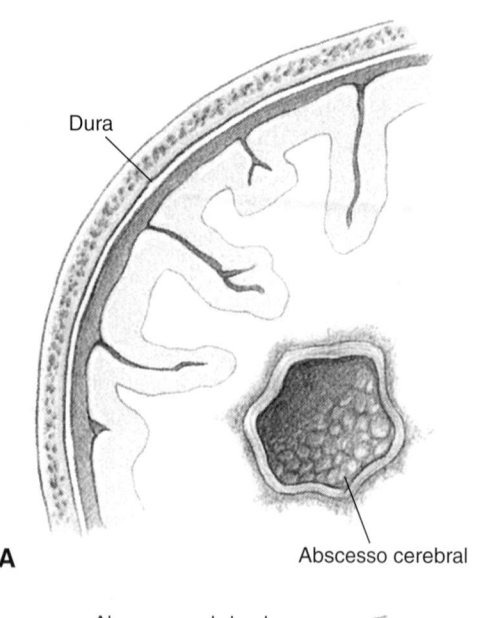
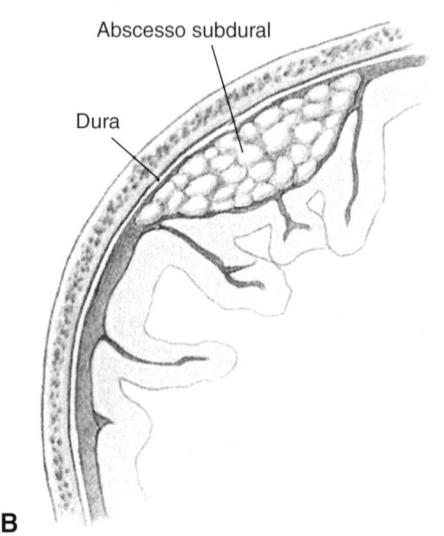
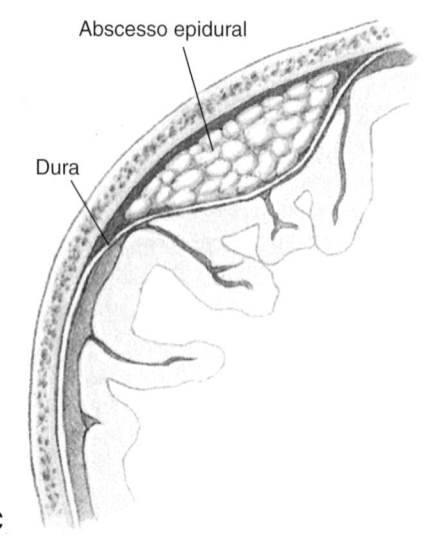

Figura 46.6

Complicações intracranianas da sinusite. **A:** Abscesso intracerebral (cerebral), **B:** abscesso subdural, e **C:** abscesso epidural.

atenção imediata. Por outro lado, múltiplas complicações podem ocorrer no mesmo paciente concomitante ou seqüencialmente (3,19).

Uma história incluindo infecção respiratória superior recente, duração e progressão dos sintomas, trauma recente, natação, infecção ou cirurgia da orelha ou dentária e outras doenças sistêmicas deve ser obtida quando avaliando um paciente com achados intracranianos. A apresentação clínica inclui queixas nasossinusais agudas ou crônicas como rinorréia purulenta e obstrução nasal, com febre e sintomas de pressão intracraniana aumentada, como cefaléia frontal ou retroorbitária, náusea e vômito, estado mental alterado, rigidez de nuca ou papiledema. As complicações intracranianas podem ser assintomáticas até tarde na sua evolução, especialmente quando são comprometidas áreas "silenciosas" do cérebro como o lobo frontal. Os achados tardios incluem convulsões, hemiparesia e outros achados neurológicos focais, e são associados a um mau prognóstico (19). RM com contraste é considerada o estudo de escolha para avaliar complicações intracranianas (10). TC dos seios também é feita geralmente para ajudar no planejamento do tratamento. O tratamento é multidisciplinar, freqüentemente incluindo um otorrinolaringologista, neurocirurgião, pediatra, internista, e especialistas em terapia intensiva e doença infecciosa.

Meningite

Embora uma das complicações intracranianas mais comuns da sinusite seja meningite, globalmente sinusite é uma causa incomum de meningite (5). Quando ela ocorre, a meningite resulta de esfenoidite ou etmoidite. Os sintomas iniciais incluem cefaléia, rigidez de pescoço, e febre alta com queixas de sinusite. Os pacientes podem estar sépticos e demonstrar paralisias de nervos cranianos.

Abscesso Epidural

Abscesso epidural é geralmente uma complicação da sinusite frontal como resultado das suas comunicações venosas e dura-máter frouxamente aderente (Fig. 46.7) (20). Os sintomas iniciais incluem cefaléia, febre, e dor local espontânea e à palpação. O diagnóstico é feito usando-se TC ou RM. TC sem contraste revela uma área em forma de crescente hipodensa ou isodensa adjacente à tábua interna do crânio. Um anel curvilíneo de contraste pode ser visto. RM demonstra uma massa extra-axial com baixa atenuação.

Abscesso Subdural

Abscessos subdurais ocorrem menos comumente mas têm alta morbidade e mortalidade (5,20). Tanto quanto 25% a 35% dos pacientes que sobrevivem têm seqüe-

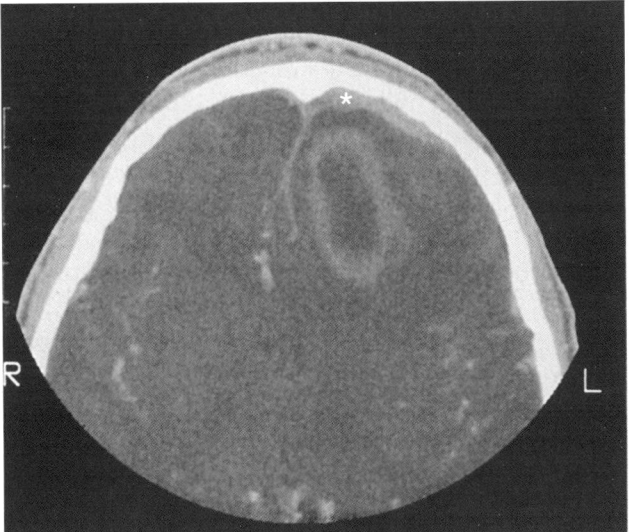

Figura 46.7
Tomografia computadorizada (*TC*) axial do cérebro demonstrando um abscesso intracerebral e abscesso epidural (*) esquerdos secundários a sinusite frontal.

las neurológicas permanentes. Como no caso do abscesso epidural, o abscesso subdural é mais comumente uma complicação de sinusite frontal. Os abscessos subdurais são geralmente unilaterais. Em virtude da ausência de barreiras anatômicas, a infecção pode alastrar-se sobre o córtex para dentro da região inter-hemisférica (Fig. 46.8). Um abscesso subdural pode ser uma emergência que ameaça a vida porque os pacientes podem deteriorar rapidamente. A evolução típica é cefaléias, febre, e letargia seguida por coma. Meningismo comumente está presente, e o grau dos déficits neurológicos focais depende do local do abscesso. RM revela um sinal baixo em imagens ponderadas para T1 e um sinal alto em imagens ponderadas para T2 com contraste periférico depois da administração de gadolínio.

Abscesso Intracerebral

Abscessos intracerebrais são complicações incomuns de sinusite. Eles geralmente comprometem os lobos frontais e frontoparietais. O local mais comum de infecção precipitante é o seio frontal, com os seios etmoidais e esfenoidais menos comumente comprometidos. Os sintomas incluem febre, cefaléia, vômito e letargia. Convulsões e déficits neurológicos focais também podem ocorrer. Os abscessos no lobo frontal são associados a sintomas mais sutis, como oscilações do humor e alterações de comportamento. Punção lombar pode acarretar risco à vida e não deve ser feita. RM demonstra uma lesão cística com uma cápsula distinta fortemente hipointensa em imagens ponderadas para T2 (Fig. 46.7).

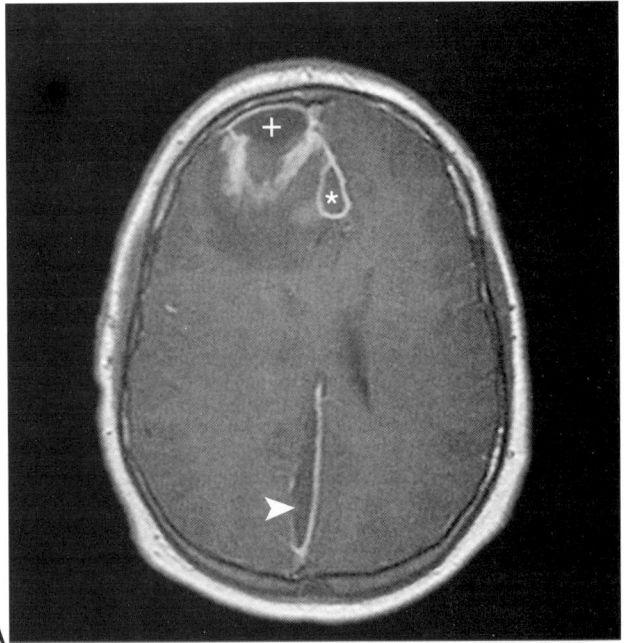

A

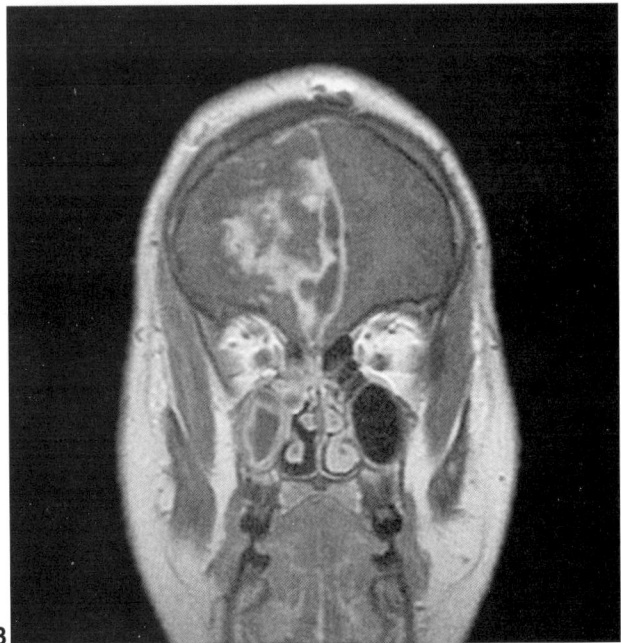

B

Figura 46.8
Imagem de ressonância magnética (*RM*) de um homem de 16 anos que se apresentou com paresia da perna esquerda e foi constatado ter sinusite frontal e abscesso cerebral direitos. Apesar de antibióticos intravenosos agressivos, tratamento imediato com craniotomia e drenagem do abscesso subdural, cirurgia sinusal endoscópica e trepanação do seio frontal, ele teve progressão do seu processo infeccioso. **A:** RM axial, tirada 12 dias depois dos procedimentos de drenagem iniciais, mostrando um empiema subdural paramediano direito da foice com um abscesso em brotamento (+), que se estende para o parênquima cerebral adjacente com cerebrite ativa, e uma coleção subdural parafalciana direita (*), que está localizada superior e centralmente perto do vértex; esta coleção inter-hemisférica estende-se posteriormente ao longo do lobo parietoccipital medial direito (*seta*). Efeito de massa local e desvio da foice como resultado do edema vasogênico também estão demonstrados. **B:** RM coronal do mesmo paciente mostrando pansinusite direita unilateral e a coleção subdural inter-hemisférica com comprometimento do lobo frontal.

Trombose de Seio Venoso

A trombose do seio sagital desenvolve-se a partir da tromboflebite retrógrada desde sinusite frontal. Ela geralmente é encontrada em associação com outras complicações, como abscesso subdural, abscesso epidural ou abscesso intracerebral (2). Os pacientes estão extremamente doentes, apresentando-se com sinais meníngeos ou outras complicações neurológicas sérias. RM pode revelar defeitos focais de contraste após administração de gadolínio, com diminuição do vazio de fluxo da artéria carótida cavernosa. Estudos de angiorressonância (angiograma e venograma RM) podem delinear ainda mais o processo (1).

Microbiologia

Meningite é mais comumente resultado de *S. pneumoniae*, e este organismo é associado à maior incidência de complicações neurológicas, como perda auditiva. Culturas de abscessos intracranianos são freqüentemente polimicrobianas. Anaeróbios (*Streptococcus* anaeróbico, *Bacteroides*, outros), *Staphylococcus aureus*, outras espécies de *Streptococcus*, e *H. influenzae* são os organismos mais comumente isolados em infecções intracranianas secundárias a sinusite em crianças e adultos (Tabela 46.2) (3,19,21). Mesmo em casos nos quais os abscessos intracranianos são resultado de sinusite aguda, este padrão de microbiologia é visto. Isto pode em parte resultar do fato de que, embora anaeróbios e *S. aureus* não sejam comumente encontrados em sinusite aguda em crianças, eles são associados à incidência mais alta de complicações da sinusite (14).

Tratamento

À identificação de uma complicação intracraniana de sinusite, parecer neurocirúrgico é obtido e planejamento de tratamento multidisciplinar é iniciado. Antibióticos IV de amplo espectro com boa penetração intracerebral e drenagem cirúrgica dos seios afetados são o sustentáculo da terapia (Tabela 46.3). Culturas dos seios obtidas inicialmente no curso da doença podem ajudar a dirigir o tratamento. Trepanação do seio frontal é comumente usada para drenar sinusite frontal. Outras condutas externas ou endoscópicas podem ser usadas conforme discutido anteriormente no tratamento das complicações orbitárias. Abscessos intracranianos freqüentemente são drenados. Ocasionalmente um abscesso epidural pode ser drenado pelo seio frontal abrindo-se a tábua posterior do seio frontal. Procedimentos neurocirúrgicos e otorrinolaringológicos são às vezes realizados durante a mesma anestesia. Tratamento antibiótico deve ser continuado durante 4 a 8 semanas porque à medida que a cura tem lugar, as barreiras ao transporte de drogas para dentro do sistema nervoso central são reparadas (1). Os pacientes podem apresentar-se com, ou desenvolver, múltiplas complicações da sinusite exigindo múltiplas cirurgias. Repetição de imageamento do cérebro e seios pode ser efetuado durante o tratamento e antes da alta hospitalar para avaliar a resposta ao tratamento e identificar novas complicações (5).

O tratamento inicial da meningite é clínico com administração de antibióticos de amplo espectro que cruzam a barreira hematoencefálica. Se o paciente tiver sido estabilizado, a drenagem dos seios afetados

TABELA 46.3
COMPLICAÇÕES INTRACRANIANAS DA SINUSITE, DESTAQUES DO TRATAMENTO

	Seio Fonte[a]	Destaques do Processo da Doença e Tratamento
Meningite	Seio etmoidal; seio esfenoidal	Mais comum complicação intracraniana da sinusite; alta incidência de seqüelas neurológicas (p. ex., perda auditiva); tratamento clínico apenas, usualmente
Abscesso epidural	Seio frontal	Tratamento clínico; drenagem cirúrgica dos seios e abscesso, usualmente
Abscesso subdural	Seio frontal	Alta morbidade e mortalidade neurológicas; terapia clínica agressiva (freqüentemente inclui esteróides e anticonvulsivos); drenagem cirúrgica dos seios e abscesso, usualmente
Abscesso intracerebral	Seio frontal (menos comumente: seio etmoidal, seio esfenoidal)	Alta morbidade e mortalidade neurológicas; usualmente lobo frontal – sintomas podem ser sutis; terapia clínica agressiva (muitas vezes inclui esteróides e anticonvulsivos); drenagem cirúrgica dos seios e abscesso, freqüentemente
Tromboflebite venosa	Seio frontal	Terapia clínica agressiva (muitas vezes inclui esteróides e anticonvulsivos); anticoagulação é controversa; drenagem cirúrgica dos seios, freqüentemente

[a]A maioria dos pacientes com complicações intracranianas tem pansinusite unilateral ou bilateral; o seio mais comumente implicado como fonte de disseminação intracraniana da infecção é o citado.

pode ser realizada dentro de 48 horas se não houver melhora clínica. Medicações esteróides e anticonvulsivas podem ser administradas adjuntivamente para tratar qualquer edema cerebral secundário. Seqüelas neurológicas são comuns em pacientes com meningite, e elas consistem principalmente em distúrbios convulsivos e déficits neurossensoriais como perda auditiva. O tratamento dos abscessos intracranianos (epidurais, subdurais e intracerebrais) inclui antibióticos IV em altas doses e drenagem dos seios. Tratamento neurocirúrgico do abscesso intracraniano é efetuado comumente, embora ocasionalmente os pacientes com abscessos pequenos e sintomas brandos sejam observados quanto à resposta à terapia clínica, e drenagem seja realizada se o paciente não melhorar ou os sintomas piorarem. Como na meningite, medicações esteróides e anticonvulsivas podem ser administradas adjuntivamente para tratar qualquer edema cerebral secundário. Os abscessos intracerebrais têm uma alta taxa de mortalidade e seqüelas neurológicas e do desenvolvimento, especialmente abscessos subdurais e intracerebrais.

O tratamento da trombose de seio venoso inclui antibióticos IV em altas doses e drenagem dos seios comprometidos (21). O uso de anticoagulantes é controvertido. Quando usados, o tratamento é continuado até que haja evidência radiológica da resolução do trombo (1).

COMPLICAÇÕES ÓSSEAS

Sinusite frontal complicada por osteomielite do osso frontal é conhecida como tumor de Pott (Fig. 46.9). Ele pode culminar em um abscesso pericraniano subperióstico anterior, um abscesso periorbitário ou um abscesso epidural (20). A coleção subperióstica de pus na testa produz uma tumefação flutuante "estufada" (*puffy tumor*). Pode ocorrer isoladamente ou em combinação com outras complicações intracranianas. Estas podem ser excluídas com imageamento pela RM.

Microbiologia

Os organismos causadores incluem *Streptococcus* species, *Staphylococcus aureus*, *Bacteroides* e *Proteus* (20,22). Estas infecções são comumente polimicrobianas.

Tratamento

O tratamento consiste em antibióticos IV e drenagem do abscesso com remoção do osso infectado. Cirurgia deve ser seguida por 6 semanas de tratamento antibiótico IV (22). Obliteração do seio frontal pode então ser efetuada.

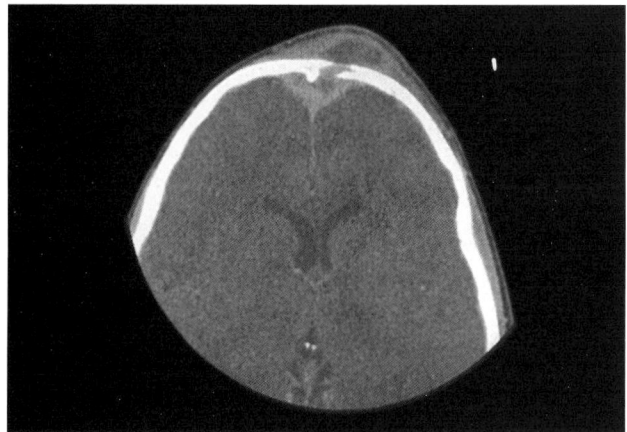

Figura 46.9
Tomografia computadorizada (*TC*) axial demonstrando um tumor de Pott secundário a sinusite frontal. Há erosão óssea (resultante da osteomielite aguda), um abscesso no couro cabeludo e um abscesso epidural concomitante.

PONTOS IMPORTANTES

- Diagnosticar complicações de sinusite exige um alto índice de suspeição. A órbita é a estrutura mais comumente comprometida.
- TC com contraste dos seios e órbitas é o estudo de escolha para avaliar complicações orbitárias, enquanto RM com contraste do cérebro e órbitas é o estudo de escolha para complicações intracranianas.
- Todos os pacientes com complicações de sinusite exigem tratamento clínico da sinusite subjacente incluindo antibióticos de amplo espectro apropriados. Múltiplas complicações da sinusite são comuns quando há complicações graves orbitárias ou intracranianas.
- Os organismos causadores comuns nas complicações orbitárias da sinusite refletem a microbiologia da rinossinusite: *S. pneumoniae*, *S. aureus*, outras espécies de *Streptococcus*, microrganismos anaeróbicos, *H. influenzae*, *M. catarrhalis* e outros bastões Gram-negativos.
- As complicações intracranianas são, em geral, polimicrobianas; os organismos causadores mais comuns das complicações intracranianas da sinusite são organismos anaeróbicos; *S. aureus*; outras espécies de *Streptococcus*, incluindo *S. pneumoniae*, *H. influenza* e *M. catarrhalis*; e bacilos gram-negativos.
- O tratamento cirúrgico das infecções orbitárias é variável. Celulite pré-septal raramente exige tratamento cirúrgico. Celulite orbitária, abscesso subperióstico e abscesso orbitário usualmente necessitam drenagem dos seios afetados. Drenagem cirúrgica de abscessos subperiósticos e orbitários muitas vezes é necessária.
- A trombose do seio cavernoso demonstra dor orbitária, quemose, proptose e oftalmoplegia bilaterais. Tratamento clínico agressivo é necessário. Drenagem sinusal para aeração e culturas podem ser benéficas.
- A mais comum complicação intracraniana da sinusite é meningite, que inicialmente é tratada clinicamente. O organismo mais comumente identificado é *S. pneumoniae*. Sinusite é uma causa inusual de meningite, mas, como na meningite por outras causas, há uma incidência relativamente alta de seqüelas neurológicas como perda auditiva.
- Os abscessos intracranianos (epidurais, subdurais e intracerebrais) são associados a alta mortalidade e seqüelas neurológicas e do desenvolvimento. O tratamento é clínico e muitas vezes cirúrgico, consistindo em drenagem dos seios e abscesso. Complicações intracranianas freqüentemente exigem mais de um procedimento de drenagem cirúrgica durante o curso do processo patológico.

Continua

- Trombose do seio cavernoso é tratada clínica e cirurgicamente com drenagem dos seios comprometidos. Anticoagulação é um tratamento adjuntivo controverso.
- A osteomielite do osso frontal é chamada tumor estufado de Pott. O tratamento consiste na drenagem cirúrgica e 6 semanas de antibióticos IV. Muitas vezes, obliteração do seio frontal é necessária para prevenir recorrência do processo de doença.

REFERÊNCIAS

1. Gallagher RM, Gross CW, Phillips CD. Suppurative intracranial complications of sinusitis. *Laryngoscope* 1998;108:1635-1642.
2. Remmler D, Boles R. Intracranial complications of frontal sinusitis. *Laryngoscope* 1980;90:1814-1824.
3. Herrmann BW, Forsen JW Jr. Simultaneous intracranial and orbital complications of acute rhinosinusitis in children. *Int J Pediatr Otarhinolaryngol* 2004;68:619-625.
4. Chandler JR, Langenbrunner DJ, Stevens ER. The pathogenesis of orbital complications in acute sinusitis. *Laryngoscope* 1970;80:1414-1428.
5. Giannoni CM, Sulek M, Friedman EM. Intracranial complications of sinusitis: A pediatric series. *Am J Rhinol* 1998;12:173-178.
6. Cummings CW, Krause CJ. Surgical management of infectious and inflammatory disease. In: *Otolaryngology-head and neck surgery,* 2nd ed, Vol. 1. St. Louis: Mosby Yearbook, 1993:955-964.
7. Younis RT, Lazar RH, Bustillo A, et at. Orbital infection as a complication of sinusitis: Are diagnostic and treatment trends changing? *Ear Nose Throat J* 2002;81:771-775.
8. Schramm VL, Myers EN, Kennerdell JS. Orbital complications of acute sinusitis: Evaluation, management, and outcome. *Otolaryngology* 1978;86:221-230.
9. Bhattacharyya N, Jones DT, Hill M, et al The diagnostic accuracy of computed tomography in pediatric chronic rhinosinusitis. *Arch Otolaryngol Head Neck Surg* 2004;130:1029-1032.
10. Vazquez E, Creixell S, Carreno JC, et al. Complicated acute pediatric bacterial sinusitis: Imaging updated approach. *Curr Probl Diagn Radiol* 2004 May-June;33:127-145.
11. Wald ER. Epidemiology, pathophysiology and etiology of sinusitis. *Pediatr Infect Dis* 1985;4:S51-53.
12. Gwaltney JM, Scheid WM, Sande MA. et al. The microbial etiology and antimicrobial therapy of adults with acute community-acquired sinusitis: A fifteen-year experience at the University of Virginia and review of other selected studies. *J Allergy Clin Immunol* 1992;90:457-462.
13. Wald E. Microbiology of acute and chronic sinusitis in children. *J Allergy Clin Immunol* 1992;90:452-460.
14. Wald E. Sinusitis in children. *N Engl J Med* 1992;326:319-323.
15. Oxford LE, McClay JE. Complications of acute sinusitis in children. *Otolaryngol Head Neck Surg* 2004;131:P85-86. .
16. Souliere CR Jr, Antoine GA, Martin MP, et al. Selective non-surgical management of subperiosteal abscess of the orbit: Computerized tomography and clinical course as indication for surgical drainage. *Int J Pediatr Otolarynol* 1990;19:109-119.
17. Pelton RW, Smith ME, Patel BC, et al. Cosmetic considerations in surgery for orbital subperiosteal abscess in children: Experience with a combined transcaruncular and transnasal endoscopic approach. *Arch Otolaryngol Head Neck Surg* 2003;129:652-655.
18. Rosenfeld EA, Rowley AH. Infectious intracranial complications of sinusitis, other than meningitis, in children: 12-year review. *Clin Infect Dis* 1994;18:750-754.
19. Giannoni CM, Stewart MG, Alford EL. Intracranial complications of sinusitis. *Laryngoscope* 1997;107:863-837.
20. Younis RT, Lazar RH, Anand VK, Intracranial complications of sinusitis: A 15-year review of 39 cases. *Ear Nose Throat J* 2002;81:636-644.
21. Goldberg AN, Oroszlan G, Anderson TD. Complications of frontal sinusitis and their management. *Otolaryngol Clin North Am* 2001;34:211-225.
22. Marshall AH, Jones, NS. Osteomyelitis of the frontal bone secondary to frontal sinusitis. *J Laryngol Otol* 2000;114:944-946.

CAPÍTULO 47

Epistaxe

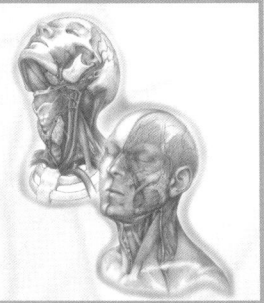

Peter-John Wormald

Epistaxe é uma condição comum que se apresenta em 7% a 14% da população geral a cada ano (1). A maioria dos pacientes que desenvolvem epistaxe não procura atenção médica porque o sangramento é pequeno e em geral pára rapidamente. A incidência parece ser mais alta em homens que em mulheres e mais freqüente nos meses de inverno que nos meses de verão (2).

ANATOMIA VASCULAR DO NARIZ

A maior parte do suprimento sanguíneo do nariz é a partir do sistema da carótida externa, com um componente menor do sistema da carótida interna. A artéria carótida externa torna-se a artéria maxilar interna, que supre a cavidade nasal por meio dos seus ramos terminais: a artéria esfenopalatina, a artéria palatina maior, e a artéria faríngea. Além disso, a artéria facial dá um ramo, a artéria labial superior, que entra na área anterior da cavidade nasal e fornece sangue ao septo e às asas do nariz. A artéria carótida interna supre a cavidade nasal através das artérias etmoidais anterior e posterior. Estas são os ramos terminais da artéria oftálmica. De uma perspectiva clínica, o sangramento será da parede nasal lateral ou do septo. Sangramento da parede nasal lateral é visto geralmente a partir da região da artéria esfenopalatina, enquanto sangramento septal é a partir da região anterior. Se a anatomia vascular da parede nasal lateral for revista, o principal vaso que entra na parede nasal lateral posterior é a artéria esfenopalatina, que entra através do forame esfenopalatino na extremidade posterior da concha média (Fig. 47.1). Quase imediatamente depois de sair do forame, a artéria esfenopalatina emite a artéria nasal posterior. Esta artéria fornece ramos para a concha superior antes de passar acima da coana óssea posterior sobre a face anterior do seio esfenoidal para a área posterior do septo. Este vaso pode ser seccionado se o óstio natural do seio esfenoidal for aumentado inferiormente e pode resultar em um sangramento arterial impressionante durante a cirurgia. Ramos verticais desta artéria também podem sangrar quando a face anterior do esfenóide é aberta. A outra área potencialmente vascular na parede nasal lateral é a região embaixo da extremidade posterior da concha inferior onde a artéria esfenopalatina e a artéria faríngea posterior podem se anastomosar (3), e é chamada área de Woodruff (Fig. 47.1). A maioria dos sangramentos importantes que ocorrem sem trauma será dos vasos descritos previamente. O septo é suprido pela artéria nasal posterior, a artéria palatina maior (através do forame incisivo), as artérias etmoidais anterior e posterior, e ramos da artéria labial entrando no nariz anteriormente (Fig. 47.2). Estes vasos tendem a se anastomosar na região cerca de 1,5 cm atrás da junção mucocutânea anterior, que é chamada área de Little ou plexo de Kiesselbach (Fig. 47.2). Esta região é responsável pela maioria das epistaxes (3), mas felizmente devido à sua localização anterior e pequeno tamanho dos vasos, é facilmente alcançada e o sangramento pode ser tratado com medidas simples.

A maioria dos grandes sangramentos espontâneos emana da região posterior do nariz, e por essa razão é útil rever a anatomia vascular da fossa pterigopalatina. A fossa pterigopalatina tem a forma de um cone invertido com seu ápice levando para o canal palatino maior. Os vasos tendem a residir entre a gordura anterior aos nervos da fossa (4). A artéria maxilar entra na fossa entre as cabeças do músculo pterigóideo lateral. Ela tem cinco ramos que acompanham os ramos do gânglio pterigopalatino. Ela tem um trajeto tortuoso na fossa e, quando a fossa é aberta, pode ser difícil determinar o trajeto da artéria e ter certeza de cada um dos seus ramos. Os três ramos principais são a artéria infra-orbitária (acompanhando o nervo por sobre a face anterior da maxila), o ramo esfenopalatino entrando na cavidade nasal através do forame esfenopalatino, e o ramo palatino descendente, que viaja com o

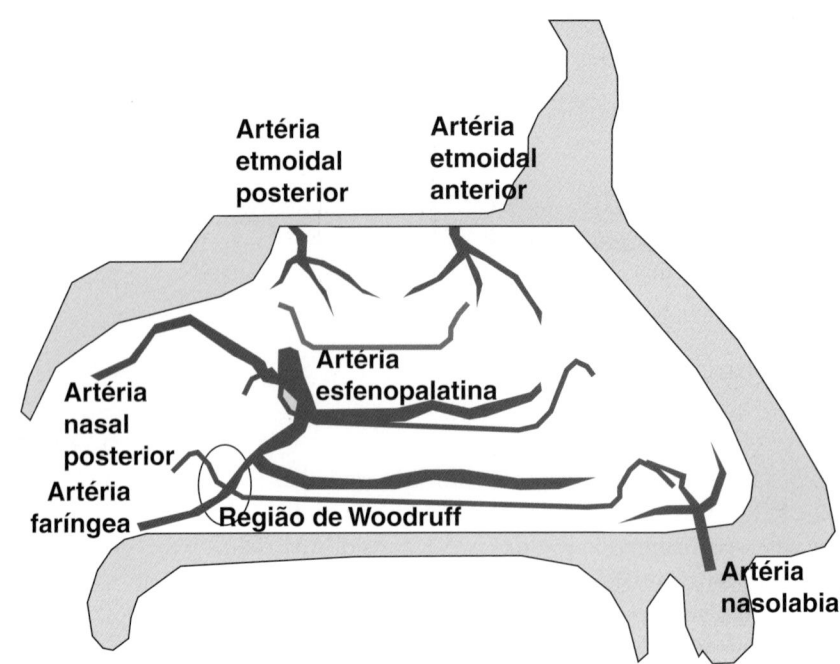

Figura 47.1
Anatomia vascular da parede nasal lateral.

nervo palatino maior no canal palatino maior, inferior ao forame esfenopalatino na parede lateral do nariz. Esta artéria pode se dividir para formar as artérias palatina maior e palatina menor. A artéria esfenopalatina, depois de dar origem à artéria nasal posterior, emite a artéria faríngea, a qual supre a região nasofaríngea e continua para dar ramos para as conchas média e inferior.

Sangramentos da artéria etmoidal anterior geralmente ocorrem apenas após trauma com fraturas do crânio associadas. A clipagem da artéria etmoidal anterior é mais bem realizada através de uma incisão de etmoidectomia externa (incisão de Lynch) na região cantal medial. Pesquisa realizada no nosso departamento (não publicada) mostrou que é possível clipar

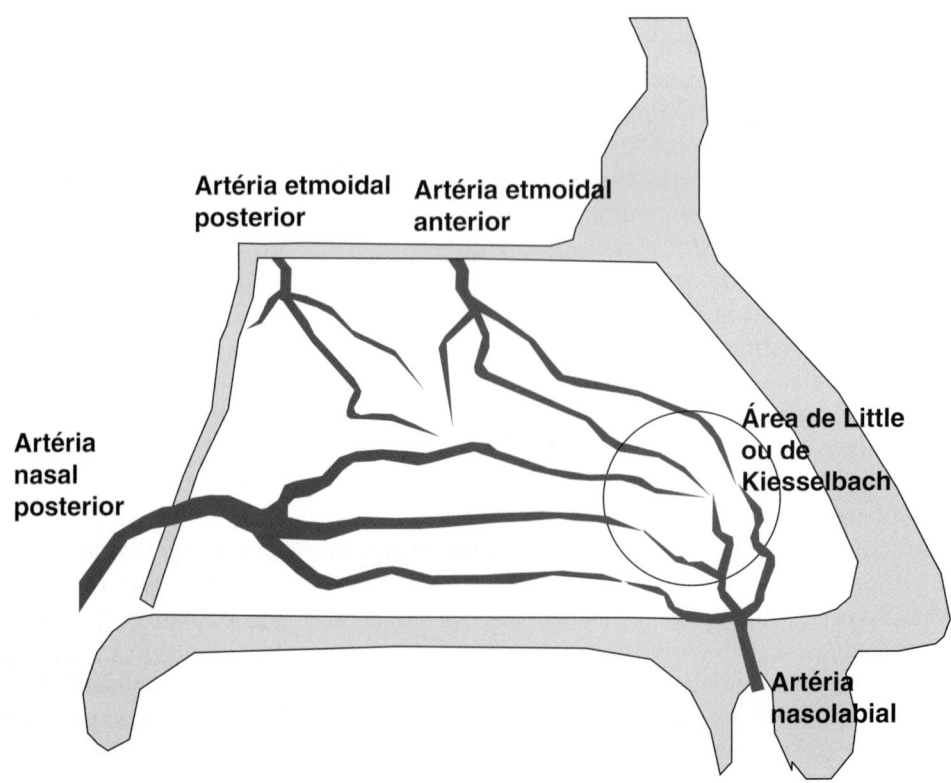

Figura 47.2
Anatomia vascular do septo.

endoscopicamente menos de 20% das artérias etmoidais anteriores. Isto só é possível se a artéria etmoidal anterior estiver em um "mesentério" e por essa razão for acessível durante cirurgia sinusal endoscópica. Neste estudo em cadáver, as tentativas para clipar a artéria etmoidal anterior que estava sobre a base do crânio resultaram em dano à base anterior do crânio e poderiam potencialmente resultar em uma fístula liquórica (LCE). Os marcos anatômicos para localizar a artéria etmoidal anterior por meio de uma incisão externa consistem em estabelecer o plano subperióstico e identificar a crista lacrimal anterior. Depois de delicadamente elevar o saco lacrimal para fora da sua fossa, a artéria etmoidal anterior pode ser identificada cerca de 24 mm atrás da crista lacrimal anterior. Ela é identificada empurrando-se o periósteo orbitário lateralmente e elevando como uma tenda o vaso quando ele atravessa o espaço entre o periósteo orbitário e a lâmina papirácea. A artéria etmoidal posterior fica cerca de 20 mm atrás da artéria etmoidal anterior e pode ser identificada da mesma maneira (5). O nervo óptico está situado mais 6 a 7 mm posterior à artéria etmoidal posterior (5).

ETIOLOGIA

Epistaxe anterior se responsabiliza por 90% a 95% de todos os episódios (6). Isto pode ser espontâneo ou devido a trauma do septo nasal por dedos ou *sprays* nasais (7) (Tabela 47.1). O uso de *sprays* nasais regulares, geralmente *sprays* de corticosteróides locais, pode induzir epistaxe intermitente pela força do *spray* criando lesão do epitélio do septo nasal. Este epitélio pode criar crosta e sangrar quando esta crosta é removida ou cai (7). Educação do paciente para dirigir o *spray* afastando-o do septo pode ajudar a reduzir este problema. Desvio do septo nasal pode agravar a incidência de sangramentos porque a deflexão septal muitas vezes criará crosta, e a remoção das crostas pelo dedo ou ao assoar excessivamente o nariz pode estimular um sangramento. Se a remoção das crostas se tornar habitual, o trauma contínuo pode causar a formação de uma úlcera septal. Isto pode resultar em uma redução do suprimento sanguíneo àquela área da cartilagem septal e pode resultar em uma perfuração septal. Se houver a formação de uma perfuração septal, o sangramento pode se tornar mais regular. O muco sobre a margem posterior da perfuração seca e forma uma crosta. Se esta crosta for removida ou destacar-se, a mucosa cruenta subjacente é propensa a sangrar criando uma crosta/coágulo sanguíneo adicional que resulta em uma superfície cruenta se for removida ou destacar-se. Um corpo estranho no nariz pode ser uma causa incomum de epistaxe, e geralmente é visto em crianças pequenas e pacientes com retardo mental. Estes pacientes apresentam-se com corrimento unilateral de cheiro ofensivo (da infecção anaeróbica associada) e tingido de sangue. O tratamento é a remoção do corpo estranho e limpeza nasal.

Tumores nasais podem causar epistaxe intermitente. Em meninos adolescentes jovens, angiofibroma juvenil deve ser excluído, e em paciente idosos, malignidades do nariz, seios ou espaço pós-nasal devem ser excluídos. Em casos raros, tumores localizados na orelha média (glomo timpânico) podem apresentar-se com epistaxe intermitente (8).

A mais comum doença sistêmica associada à epistaxe é a hipertensão (9–13). Esta é seguida pela alteração das capacidades de coagulação dos pacientes causada por medicação para anticoagulação ou disfunção hepática (13–15). As drogas implicadas em epistaxe incluem aspirina, clopidogrel, drogas antiinflamatórias não-esteróides e warfarin (10,13–15). Embora estas drogas possam ter diferentes modos de ação, a presença de um anticoagulante parece aumentar a probabilidade de epistaxe. Em pacientes com hipertensão e epistaxe, considera-se que o aumento da idade induz fibrose da túnica média das artérias. Isto pode impedir vasoconstrição adequada depois da ruptura do vaso sanguíneo, exigindo intervenção para parar o sangramento. Recentemente, Nakada *et al.* (16) mostraram que havia apoptose aumentada nos microvasos nasais em pacientes com hipertensão. Admite-se que a hipertensão induz um espessamento da parede vascular e que a apoptose aumentada é uma tentativa do corpo de causar regressão das paredes arteriais espessadas (16). Isto pode levar à compreensão aumentada do mecanismo da epistaxe espontânea bem como potencialmente levar a novos tratamentos para epistaxe espontânea (16).

Diáteses hemorrágicas hereditárias também são associadas a epistaxe. A mais comum destas é a hemofilia A com uma redução da parte pró-coagulante do

TABELA 47.1
ETIOLOGIA DA EPISTAXE

Locais	Sistêmicas
Trauma: dedo, fraturas	Hipertensão
Sprays nasais (efeito de trauma local)	Doenças vasculares
Reações inflamatórias	Discrasias sanguíneas
Deformidades anatômicas (p. ex., esporão/desvio do septo)	Malignidades hematológicas
Corpos estranhos	Alergias
Tumores intranasais	Desnutrição
Irritantes químicos	Álcool
"Óculos" de O_2 nasal, CPAP	Drogas
Cirurgia	Infecções

CPAP, pressão positiva contínua nas vias aéreas.

fator VIII da coagulação, seguida pela doença de von Willebrand com uma redução no fator de von Willebrand (vWF) (17,18). O fator procoagulante e o vWF juntos formam o fator VIII. A hemofilia B é menos comum e é causada por uma deficiência de fator IX. Estas doenças resultam em um prolongamento do tempo de tromboplastina parcial (TTP) e são ligadas ao sexo, ocorrendo apenas em homens. Desmopressina pode ser dada pré-operatoriamente para aumentar os níveis de vWF e fator VIII. Além disso, crioprecipitado pode ser dado intra-operatoriamente se necessário (18). Outras doenças que também podem afetar a cascata da coagulação incluem doenças hematológicas e malignidades, doença do fígado, doença renal e desnutrição.

Telangiectasia na mucosa nasal pode ser uma manifestação de telangiectasia hemorrágica hereditária. Esta é uma condição hereditária dominante autossômica conhecida como telangiectasia hemorrágica hereditária (THH) ou como doença de Osler-Rendu-Weber (19,20). Estes pacientes desenvolvem telangiectasia em todas as suas superfícies mucosas bem como na sua pele. Além disso, malformações arteriovenosas podem ser encontradas no cérebro, pulmões, fígado e tubo digestivo. As telangiectasias possuem vasos com paredes finas, frágeis, com ausência de músculo liso e freqüentemente se agrupam formando uma lesão que, se for vista no cérebro, tubo digestivo ou pulmões pode formar uma malformação arteriovenosa. No nariz, estas lesões formam lesões elevadas no septo nasal, parede nasal lateral, e assoalho do nariz. Sua fragilidade aumentada pode resultar em epistaxe espontânea sem qualquer incidente precipitante óbvio. A remoção de crostas ou coágulos sanguíneos ou assoar excessivamente o nariz comumente resultará em uma epistaxe. À medida que estes pacientes ficam mais velhos, a cauterização nasal regular resultará muitas vezes no desenvolvimento de uma perfuração septal. Esta região posterior da perfuração então forma crostas excessivamente, e sangramento geralmente ocorrerá quando as crostas caírem ou forem removidas.

Outros fatores sistêmicos que podem predispor a epistaxe são doença hepática (comumente cirrose) e doença renal (insuficiência renal) (11,15). Ambas estas doenças sistêmicas podem levar ao desenvolvimento de distúrbios da coagulação. No caso da doença do fígado, fatores da coagulação fabricados no fígado podem ser deficientes e, na doença renal, uma uréia alta pode afetar a função das plaquetas.

TRATAMENTO

Epistaxe pode variar de um corrimento tingido de sangue, intermitente, brando, a uma grande hemorragia, completamente manifesta, que ameaça a vida.

Pequena Hemorragia

A maioria dos episódios de epistaxe são pequenos e param espontaneamente (21). Entretanto, pequena epistaxe recorrente geralmente é facilmente tratada pelo clínico geral ou o especialista (21). Pequena epistaxe na população pediátrica é comum, com até 64% da população com menos de 15 anos tendo tido um episódio de epistaxe na sua vida (22). Em uma revisão Cochrane sobre intervenções para epistaxes pediátricas idiopáticas, não houve diferença na freqüência de recorrência de sangramentos quando creme anti-séptico foi comparado com cauterização com nitrato de prata (22) (Tabela 47.2). A conclusão da revisão foi que o tratamento ótimo das epistaxes recorrentes na população pediátrica permanece desconhecido (22). Cremes anti-sépticos agem na redução da vestibulite e inflamação da mucosa bem como pela umidificação da mucosa e prevenção de ressecamento e formação de crostas. Pomadas-barreiras previnem encrostamento da mucosa septal, o que pode ajudar a reduzir a friabilidade da mucosa e diminuir a freqüência de pequena epistaxe. Embora cremes anti-sépticos e agentes de barreira sejam muitas vezes considerados primeira escolha para o tratamento na primeira consulta, cautério de nitrato de prata pode ser usado se, ao exame da área de Little, um grande vaso sanguíneo dilatado for visto, que seja considerado como a causa provável da epistaxe recorrente (10). O uso freqüente de *sprays* nasais e desvios septais pode agravar a friabilidade da mucosa na área de Little. Remoção repetida de crostas do septo nasal anterior também pode resultar em lesão mucosa recorrente e friabilidade. Educação para parar a remoção de crosta e para posicionamento correto dos *sprays* nasais pode reduzir a incidência de pequena epistaxe. Pequena epistaxe também pode ser tratada pela colocação de um tamponamento nasal (NasalCEASE) (21) pelo paciente ou pelo clínico geral. Estes tamponamentos podem ser colocados na cavidade nasal anterior com uma parte do tamponamento permanecendo fora da cavidade nasal. O tamponamento é a seguir removido depois de 20 minutos (21).

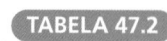 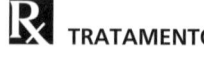

TABELA 47.2 — TRATAMENTO

EPISTAXE

Observação (especialmente em pacientes pediátricos)
Creme anti-séptico
Barreira de pomada (gel de vaselina)
Cauterização
Tamponamento nasal: tamponamento anterior, tamponamento nasal posterior, balão nasofaríngeo
Bloqueio da fossa pterigopalatina
Fotocoagulação a *laser*
Farmacológico
Ligadura arterial cirúrgica
Embolização angiográfica
Reconstrução cirúrgica

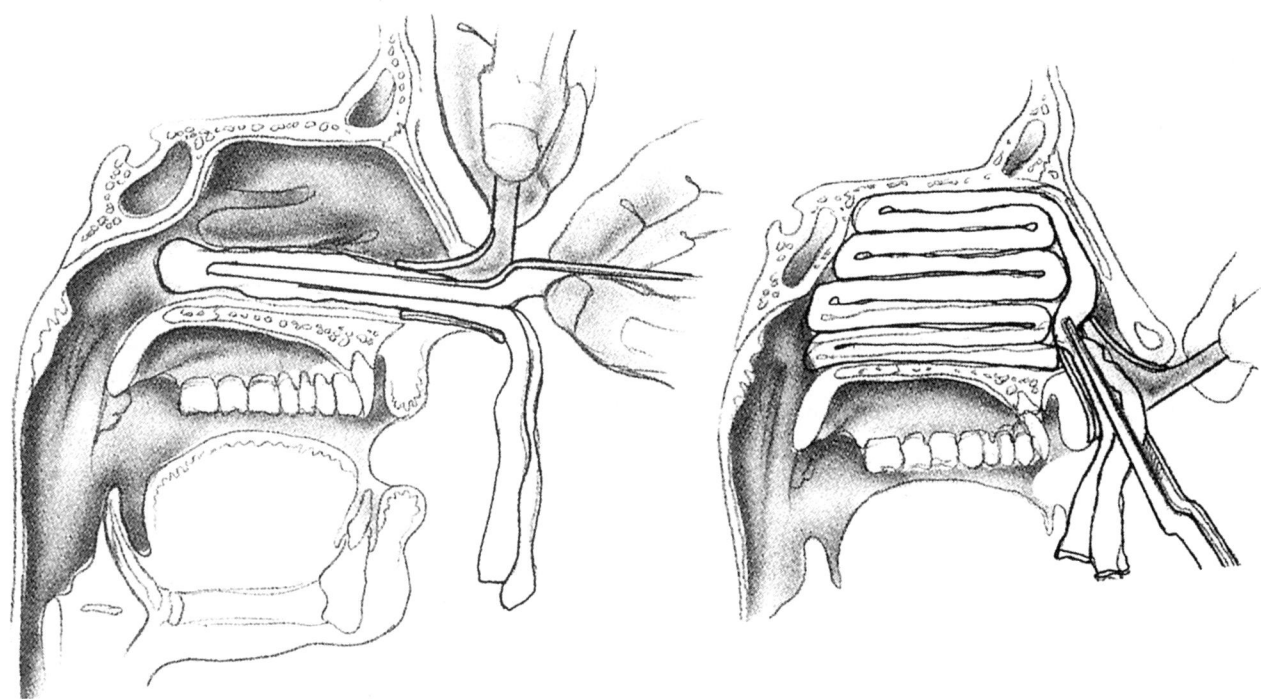

Figura 47.3
Corte sagital através do nariz demonstrando as técnicas para colocar camadas de gaze no nariz para tamponamento do vaso sanguíneo sangrante.

Hemorragia Exsanguinante

A hemorragia exsanguinante geralmente ocorre após grande traumatismo. Fraturas da base anterior do crânio podem causar lesão das artérias etmoidais anterior e posterior, enquanto fraturas da maxila podem resultar em hemorragia da artéria maxilar interna ou um dos seus ramos. Se o esfenóide for comprometido com fraturas atravessando a artéria carótida interna, pode resultar sangramento catastrófico. Pacientes com grande hemorragia são reanimados na sala de emergência enquanto o cirurgião ORL de plantão é chamado. Se grande hemorragia continuar, um cateter-balão no espaço pós-nasal é inserido na nasofaringe e enchido com 15 mL de soro fisiológico. Em estudos em cadáver, este volume mostrou-se adequado para ocluir adequadamente a cavidade pós-nasal e possibilitar uma plataforma sobre a qual gaze em fita pode ser apertadamente tamponada (23). O nariz pode então ser tamponado com gaze em fita. A gaze é posta em camadas e apertadamente atulhada, fornecendo pressão na mucosa da cavidade nasal (Fig. 47.3). O balão e o cateter são colocados sob tensão, com cuidado sendo tomado para que o cateter não fique tocando a margem alar. Caso isto ocorra, a pressão pode causar necrose da pele e cartilagem subjacente e afinal levar a uma cicatriz antiestética (Tabela 47.3). Se o sangramento continuar, o

TABELA 47.3 COMPLICAÇÕES TRATAMENTO DA EPISTAXE

Complicação	Prevenção
Perfuração septal, reabsorção	Cautério limitado, tamanho do tamponamento/insuflação do balão apropriados
Necrose da margem alar, columela	Tamanho adequado do tampão e estabilização do cateter balão sem contato com a asa ou a columela
Apnéia, hipoxia	Tamanho e colocação adequados do tampão posterior, monitorar saturação de oxigênio, evitar tampões bilaterais porque o sangramento usualmente é unilateral
Choque hipovolêmico	Líquidos intravenosos conforme necessário
Aspiração do tamponamento	Colocação adequada e fixação do tamponamento nasal
Sangramento persistente	Identificar o local sangrante, tamponamento inadequado ou diagnóstico errado
Infecção	Antibióticos profiláticos orais e tópicos
Dano neurovascular	Avaliação cuidadosa da etiologia e técnica cautelosa

paciente deve ser levado para a sala de operações e o exame do nariz realizado sob anestesia geral. Sangramento da região da artéria esfenopalatina pode ser controlado por uma ligadura da artéria esfenopalatina (descrita mais tarde). Se isto falhar em controlar o sangramento, então a artéria carótida externa deve ser ligada no pescoço. Sangramento do teto do nariz pode ser manejado por uma incisão de Lynch e ligadura da artéria etmoidal anterior e da artéria etmoidal posterior se necessário. Hemorragia maciça da região esfenoidal geralmente indica uma lesão da carótida interna (Tabela 47.4). Se o paciente estiver sob anestesia geral, a pressão arterial deve ser baixada pelo anestesista para possibilitar maior visibilidade ao cirurgião e para facilitar a colocação de tamponamento contra a face anterior do seio esfenoidal. Se possível, uma esfenoidotomia pode ser realizada e tamponamento colocado para dentro do esfenoidal para ganhar controle da hemorragia enquanto um tampão muscular é colhido do músculo esternocleidomastóideo no pescoço. Este músculo é colocado contra a artéria carótida no esfenóide e um tamponamento colocado em cima do músculo, desse modo obtendo controle antes que o paciente seja enviado para arteriografia. Se isto falhar em controlar a hemorragia, um clampe vascular temporário pode ser colocado transversal à artéria carótida comum no pescoço enquanto uma esfenoidotomia é realizada e o músculo e o tampão colocados no esfenóide sobre a artéria carótida. Este clampe deve ser removido tão logo seja possível para limitar a isquemia cerebral e a possibilidade de um acidente vascular cerebral. Isto pode, no entanto, ser uma manobra que salva a vida permitindo o controle da hemorragia no nariz para possibilitar esfenoidotomia e a colocação correta do tamponamento nasal. Estar ciente de que se o paciente recebeu importantes transfusões de sangue, então coagulação intravascular disseminada pode resultar em má coagulação e contribuir para hemorragia incessante. Na arteriografia, se a lesão for na porção vertical da carótida no esfenóide, então um *stent* pode ser colocado, mas se for na região do sifão carotídeo, então oclusão por balão da carótida pode ser necessária e embolização da carótida interna pode ser a única solução para salvar a vida do paciente. O maior risco da oclusão carotídea é isquemia cerebral, hemiplegia e, em alguns casos, morte.

Grande Hemorragia

Um paciente com grande hemorragia pode apresentar-se agudamente na sala de emergência com epistaxe ou apresentar-se ao especialista com uma história de idas recorrentes à sala de emergência para tratamento de epistaxe. No paciente que se apresenta com epistaxe ativa, o primeiro passo é assegurar adequado acesso intravenoso e reanimação do paciente antes de tentar ganhar controle sobre a epistaxe. Epistaxe aguda será em quase todos os casos de um lado somente. Uma história de qual lado começou a sangrar primeiro indicará o local do sangramento. À medida que a cavidade nasal se enche de coágulo sanguíneo, o sangue pode abrir caminho em torno da área posterior do septo nasal e o sangramento virá da narina oposta. Uma história da quantidade de sangue perdido também é valiosa na avaliação inicial do paciente. Protocolos-padrão de sala de emergência devem ser obedecidos com avaliação da freqüência de pulso, pressão arterial e hemoglobina e reanimação apropriada com líquidos intravenosos.

Se o paciente estiver sangrando ativamente, dá-se ao paciente uma cuba e toalhas de papel e diz-se para assoar todos os coágulos sanguíneos do seu nariz. Uma vez ambas as narinas estejam limpas, o paciente é instruído para inclinar-se para a frente e deixar o sangue pingar na cuba. O cirurgião deve estar vestido apropriadamente com roupa protetora, máscara e luz frontal. O paciente é solicitado a inclinar a cabeça para trás enquanto um espéculo é colocado no nariz e a ca-

TABELA 47.4	EMERGÊNCIAS
EPISTAXE EXSANGUINANTE	
Passo 1	Via aérea e suporte circulatório e anestesia geral
Passo 2	Anestesista rapidamente baixa a pressão arterial para possibilitar ao cirurgião localizar o local do sangramento. Se sangramento ainda incontrolado, é feita uma incisão no pescoço e primeiro a carótida externa é clampeada com um clampe vascular. Se o sangramento continuar, a carótida interna é clampeada com um clampe vascular durante um curto período de tempo para estabelecer o local do sangramento no nariz
Passo 3	Se superior no nariz, tampão local é colocado, seguido por ligadura etmoidal anterior Se posterior, estabelecer se da área esfenoidal ou esfenopalatina. Se esfenopalatina, fazer ligadura esfenopalatina Se do esfenóide, um tamponamento com gaze em fita é colocado no esfenóide (se necessário uma esfenoidotomia pode necessitar ser feita para acesso), músculo é colhido do músculo esternocleidomastóideo, o tampão nasal é removido, o músculo tamponado no esfenóide seguido outro tamponamento com gaze em fita. Os vasos no pescoço são desclampeados. Se controle for obtido, o anestesista normaliza a pressão arterial do paciente
Passo 4	O paciente é levado para o serviço de radiologia intervencionista e um angiograma é realizado. Se possível, um *stent* endovascular é colocado no local da lesão; se isto não for possível, a artéria carótida interna no local da lesão pode necessitar ser considerada

vidade nasal completamente nebulizada com uma combinação de lidocaína, epinefrina (adrenalina) e soro fisiológico. Isto permite alguma descongestão e anestesia da cavidade nasal. O paciente então se inclina para a frente outra vez deixando o sangue gotejar na cuba. O cirurgião agora usa um endoscópio nasal rígido e aspiração para limpar da cavidade nasal quaisquer coágulos sanguíneos residuais e tenta identificar se o sangramento está vindo de anterior e alto no nariz ou se está vindo da cavidade nasal posterior. Os vasos sangrantes septais anteriores comumente podem ser controlados usando uma combinação de cautério químico (ou elétrico se disponível) e tamponamento nasal local. Os sangrantes anteriores geralmente são da área de Little e são comumente venosos. Cautério químico será na maioria dos casos suficiente para controlar a hemorragia. Os vasos sangrantes posteriores ou os anteriores altos que são facilmente visíveis podem ser tratados por cautério químico ou elétrico (se disponível) na sala de emergência e receber alta (24).

A maioria dos casos de grande hemorragia ocorre na região posterior da cavidade nasal e o local exato não é visível na sala de emergência (3,14,25). A presença de um desvio septal importante pode impor dificuldades. Nestes pacientes, é preferível posicionar um tamponamento nasal expansível estreito para dentro da cavidade nasal em torno do desvio septal em vez de tentar tamponamento com fita de gaze (26). Estes tampões expansíveis são feitos de acetato de polivinil hidroxilado (Merocel) ou álcool polivinil (Expandacell e Rhinorocket) (25). O sangue embebe o tampão, que se expande e enche a cavidade nasal. Se isto falhar em parar o sangramento, o tampão é removido e é colocado um cateter no espaço nasal posterior. O balão é insuflado com 15 mL de soro fisiológico (isto é suficiente para ocluir o espaço pós-nasal) (23). A cavidade nasal é a seguir tamponada com gaze em fita embebida em pasta de parafina bismuto iodoformada (BIPP) ou gaze vaselinada revestida com pomada antibiótica (Fig. 47.3). A gaze é posta em camadas na cavidade nasal e atulhada contra o balão no espaço pós-nasal, e o cateter é colocado sob tensão com gaze adicional protegendo a pele do vestíbulo nasal. Estes pacientes são internados e devem ser monitorizados com oximetria de pulso porque a oclusão da cavidade nasal pode induzir hipoxia pela ativação do reflexo nasopulmonar e a conseqüente *shuntagem* vascular que ocorre (27). Em pacientes de risco essa isquemia pode ser suficiente para desencadear arritmias cardíacas, que podem ameaçar a vida do paciente (26). Há alguma controvérsia sobre se o passo seguinte em um paciente que necessitou balão pós-nasal e tamponamento nasal é ligadura endoscópica da artéria esfenopalatina ou tratamento conservador na enfermaria (8,13,14,27–30). A norma no nosso departamento é colocar qualquer paciente que necessitou um cateter no espaço pós-nasal na lista operatória seguinte disponível para ligadura arterial. A artéria etmoidal anterior é ligada se o sangramento for anterior e alto, e a artéria esfenopalatina é ligada se o sangramento for localizado posteriormente. Os passos operatórios para ligadura da artéria etmoidal anterior e artéria esfenopalatina são detalhados mais tarde. Nenhum tampão nasal é colocado no nariz depois da ligadura arterial e o paciente tem alta do hospital dentro de 6 horas do procedimento. Ligadura arterial precoce limita o desconforto que o paciente sofre com o balão e o tamponamento nasal e evita a morbidade clínica potencial associada ao tampão nasal (13,27–31). Se o departamento de ORL tiver uma orientação conservadora, este paciente deve ser internado; se após mais 12 horas não houver sangramento adicional, então o balão pode ser esvaziado. Se o sangramento não recidivar, o tampão nasal pode ser removido depois de mais 12 horas. Se o sangramento recidivar, o paciente é retamponado e a ligadura arterial é efetuada. Caso a ligadura arterial falhe, é efetuada embolização.

Ligadura da Artéria Etmoidal Anterior

Tradicionalmente, ligadura da artéria etmoidal anterior tem sido realizada através de uma incisão de Lynch de cerca de 3 cm na região cantal medial. Esta incisão é continuada até o osso. Recentemente, Douglas e Gupta (32) descreveram uma incisão de 1 cm também continuada até sobre o osso, depois que um endoscópio de 4 mm foi colocado na incisão e o plano subperióstico foi estabelecido. A dissecção é continuada obedecendo aos mesmos marcos anatômicos que o acesso tradicional. Uma vez que o plano subperióstico esteja estabelecido e a crista lacrimal anterior identificada, a dissecção é levada posteriormente. A parte superior do saco lacrimal é levantada da fossa lacrimal e refletida lateralmente. A dissecção continua posteriormente ao longo da lâmina papirácea acompanhando a sutura frontoetmoidal por cerca de 24 mm desde a crista lacrimal anterior. À medida que o perióstio é elevado, a artéria etmoidal anterior é vista atravessando o espaço entre a lâmina papirácea e o perióstio orbitário em um plano horizontal aproximadamente no nível das pupilas. A artéria é clipada ou cauterizada. O fechamento da ferida é feito em duas camadas: perióstio orbitário e pele.

Ligadura Endoscópica da Artéria Esfenopalatina

A ligadura endoscópica da artéria esfenopalatina (AEP) é o procedimento de escolha para epistaxe posterior incontrolada (13,27–29,31,33). Ela pode ser efetuada sob anestesia local ou sob anestesia geral (13). Se o paciente estiver sangrando ativamente, uma injeção pterigopalatina de 2 mL de lidocaína 2% e adrenalina 1:80.000 é dada através do canal palatino maior (13). Os marcos para o canal palatino maior são o ponto a meio caminho entre o segundo molar e a linha mediana do palato (34,35). Para localizar o forame do canal palatino maior, freqüentemente é mais fácil colocar o endoscópio na boca e a seguir palpar o bordo posterior do palato deslizando o dedo para a frente até sentir a indentação do forame. O endoscópio é usado para definir este ponto e o dedo é retirado. O endoscópio é mantido no lugar e a agulha para injeção do anestésico local introduzida ao longo do lado do endoscópio e para dentro da depressão identificada. A agulha do anestésico local foi previamente dobrada para cerca de 15 mm (35). Este é o comprimento do canal palatino maior e, se a agulha atravessar somente o canal, é improvável que lese o conteúdo da fossa pterigopalatina (35). Injeção de anestésico local e adrenalina causa vasospasmo da artéria maxilar e na maioria dos casos reduzirá ou parará o sangramento da artéria esfenopalatina ou um dos seus ramos. Isto permite ao cirurgião conseguir operar no nariz sem hemorragia importante.

O primeiro passo ao efetuar uma ligadura da AEP é identificar a fontanela posterior do seio maxilar (13). Um aspirador curvo em ângulo reto é usada para palpar atrás do processo uncinado. Esta região da fontanela posterior é mole. Quando a aspiração é movida posteriormente, o osso duro do osso palatino é sentido. Na junção da fontanela posterior e osso palatino, uma incisão em forma de U vertical é feita a partir de sob a porção horizontal da concha média até a inserção da concha inferior na parede nasal lateral. Um elevador com aspiração é usado para elevar a mucosa separando-a do osso subjacente. Esta dissecção inicial deve ser executada imediatamente acima da concha inferior e continuada até a face anterior do esfenóide ser alcançada. A dissecção é então levada para cima e a AEP é vista "levantando como uma tenda" ao emergir do forame esfenopalatino. Além disso, a proeminência óssea que é vista imediatamente anterior ao forame esfenopalatino é a protuberância etmoidal do osso palatino (13,28). Isto pode ser removido com uma cureta para expor ainda mais o forame esfenopalatino. A artéria deve ser dissecada e liberada das outras estruturas e tecido que emerge com ela do forame esfenopalatino até ela ser claramente vista como um único vaso (Fig. 47.4). Uma vez este vaso tenha sido clipado, dissecção adicional posteriormente deve ser efetuada porque a artéria nasal posterior que supre a área posterior do septo muitas vezes se divide antes de a AEP emergir através do forame, e pode ser vista como um vaso separado posterior à AEP (Fig. 47.5); ela deve ser

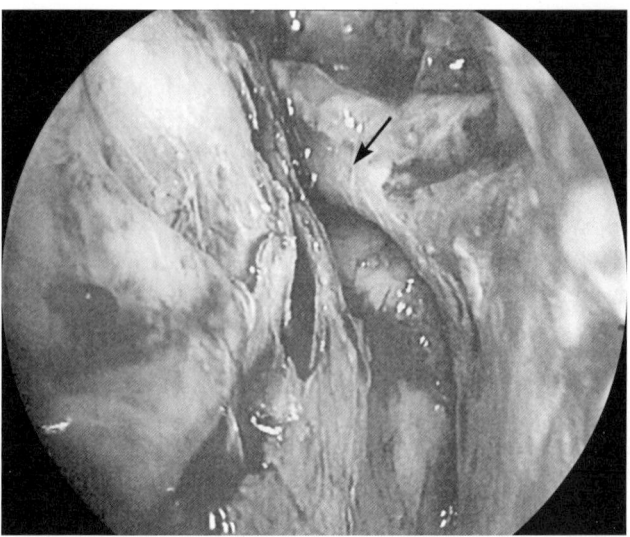

Figura 47.4

Imagem intra-operatória ilustrando a "tenda" da artéria esfenopalatina (seta).

clipada também (5,29) (Fig. 47.6). Babin et al. (5) sugerem que, na maioria dos pacientes, a artéria esfenopalatina ramifica-se em dois ou mais ramos antes de sair do forame esfenopalatino, desse modo enfatizando a necessidade de continuar a dissecção depois que o vaso inicial é encontrado e cauterizado ou ligado. O retalho de mucosa é então recolocado e se necessário tamponamento dissolvível é colocado sobre o retalho. Ligadura da AEP tem sucesso em controlar epistaxe em 90% a 100% dos pacientes. Com sua baixa taxa de complicação, ela é a primeira escolha para o tratamento de epistaxe grave que exige um tampão no espaço pós-nasal (13,27,29,33).

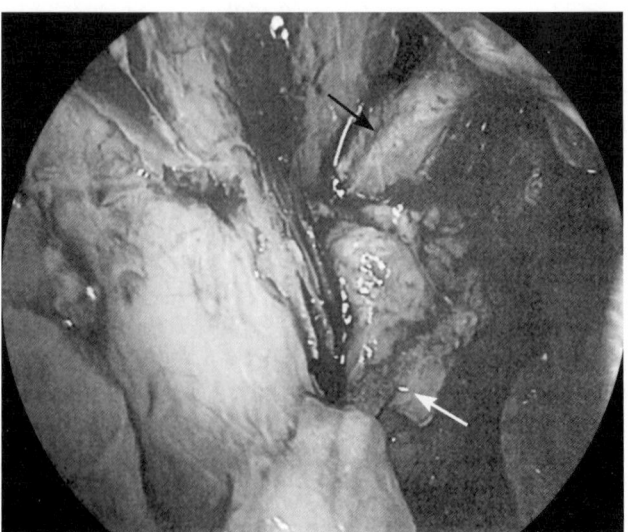

Figura 47.5

A artéria esfenopalatina foi clipada (seta branca) e dividida e a artéria nasal posterior está demonstrada (seta preta).

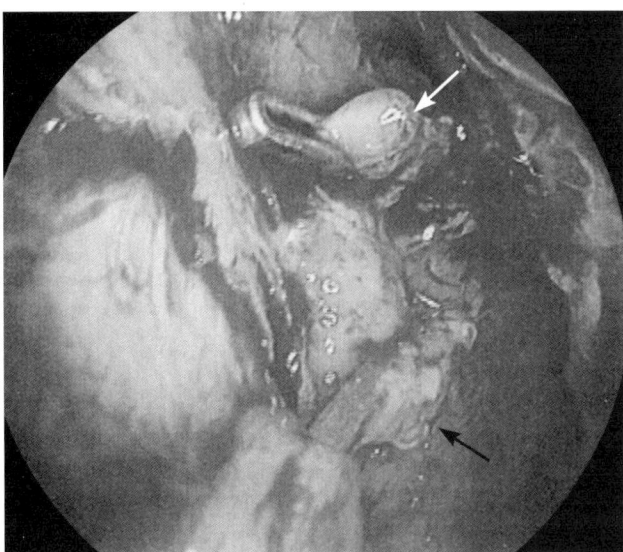

Figura 47.6
Ambas a artéria esfenopalatina (*seta preta*) e a artéria nasal posterior (*seta branca*) foram clipadas.

Embolização da Artéria Maxilar para Epistaxe Posterior

Embolização da artéria maxilar interna e seus ramos terminais é uma alternativa à ligadura da AEP (36). No nosso departamento, este procedimento é reservado para o grupo muito pequeno de pacientes que continuam a sangrar depois da AEP. Além disso, embolização pode ser útil para pacientes que são medicamente inadequados para submeter-se à ligadura da AEP. Entretanto, a embolização exige um radiologista intervencionista com significativa experiência e perícia, porque as complicações potenciais da embolização são mais sérias que as da ligadura arterial (9,10,27,36,37). Cullen e Tami (36) afirmam que apenas 11% dos otorrinolaringologistas em áreas não urbanas no Ohio possuem embolização disponível para tratar epistaxe posterior. As taxas de controle da epistaxe não são tão boas quanto com ligadura arterial e variam de 67% a 86% (9,10,36,38). A taxa de complicação varia entre 14% e 28% com complicações variando de acidente vascular cerebral a dor facial e hipoestesia facial (9,10,27,36,37). Entretanto, em mãos experientes, a incidência de complicações graves é pequena. A principal vantagem deste procedimento é que se o paciente estiver sangrando ativamente este local pode ser identificado no momento por arteriografia, e a embolização pode ser precisa e eficazmente tratada. Este procedimento é recomendado como segunda opção somente se a ligadura arterial falhar. Isto é assim porque a taxa de falha da embolização é mais alta que a da ligadura arterial, as complicações potenciais são mais graves, e a custo-efetividade conforme relatado no estudo por Strong *et al.* (37) mostra que a ligadura arterial é mais custo-efetiva.

Ligadura Transantral da Artéria Maxilar

Até recentemente, este era o procedimento de escolha, mas raramente é usado hoje em dia porque a AEP é mais fácil, tem menos complicações e é mais eficaz para controlar epistaxe. Este procedimento é efetuado expondo-se a face anterior do seio maxilar e abrindo esta face da mesma maneira que seria feito para o procedimento de Caldwell-Luc tradicional. Uma vez a janela seja suficiente, o microscópio é lançado no lugar e a parede posterior do seio maxilar é fraturada e tirada em fragmentos expondo a gordura da fossa pterigopalatina. A gordura é dissecada e os vasos sanguíneos são identificados. O trajeto da artéria maxilar através da fossa pterigopalatina é muito tortuoso e pode ser difícil identificar se os vasos expostos desta maneira são o tronco principal da artéria ou um dos seus ramos (33). Conseqüentemente, é relativamente fácil errar o tronco principal da artéria ou o ramo esfenopalatino, e isto resulta em um índice de falha de 11% a 20% (9,31,37). As complicações variaram de 14% a 20% e incluem parestesia facial, dor facial, dor e hipoestesia dentárias, hematoma, e muito raramente oftalmoplegia e cegueira (37).

Tratamento da Telangiectasia Hemorrágica Hereditária

Nosso tratamento preferido da THH é tratamento regular com *laser* de toda telangiectasia. Os *lasers* atualmente usados são o de potássio titanil fosfato (KTP); neodímio:ítrio-alumínio-granada (Nd:YAG), argônio, *laser* de coagulação a plasma de argônio e, mais recentemente o *laser* de corante pulsado (18,19,38,39). *Lasers* como KTP, Nd:YAG e corante pulsado são absorvidos seletivamente pela microvasculatura subjacente e teoricamente fazem a ablação e coagulam o vaso com uma quantidade mínima de lesão do epitélio de superfície (39). Pesquisa recente sobre a ação do *laser* de pulso de corante mostrou lesão tecidual na região perivascular com formação de trombo sem afetar os tecidos circundantes (39). Nossa preferência é efetuar tratamento com *laser* sob anestesia geral, embora anestesia local também tenha sido descrita (39). Se houver uma perfuração septal associada, talas septais de Silastic são colocadas sobre a perfuração e mantidas no lugar com uma sutura transeptal durante 1 a 2 semanas antes de serem removidas. Isto permite à mucosa em torno da perfuração septal curar-se sem formação de crosta por fluxo aéreo turbulento. Uma das questões críticas com tratamento a *laser* é a necessidade de atacar meticulosamente todas as telangiectasias dentro do nariz. Isto pode levar várias horas; conseqüentemente, em geral fazemos isto sob anestesia geral. A maioria dos pacientes prefere este método de tratamento, mas necessita ser repetido a cada 4 a 6 meses à medida que o paciente tem o crescimento de novas telangiectasias (38). Alternativas incluem septodermoplastia, na qual enxertos de pele são colocados no septo nasal. Embora tenhamos achados estes eficazes nos estágios iniciais, com o tempo o enxerto de pele contrai-se e telangiectasias são encontradas na junção do enxerto e a mucosa. Recentemente, o uso de ácido tranexâmico sistêmico (40) e ácido tranexâmico aplicado topicamente (41) foi descrito para pacientes com THH grave. Nesta pequena série de casos (40), o ácido tranexâmico sistêmico resultou em uma redução significante dos sangramentos por mês e um aumento associado na hemoglobina. Estudos maiores são necessários antes que este possa ser adotado rotineiramente como parte do arsenal de tratamento para os pacientes com THH.

PONTOS IMPORTANTES

- Epistaxe exsanguinante exige controle da via aérea, suporte circulatório, manipulação da pressão arterial pelo anestesista, identificação do local do sangramento, e tamponamento firme da região. Controle da artéria carótida no pescoço pode ser necessário. Se a carótida for a fonte da epistaxe, ela deve ser tamponada primeiro com músculo esternocleidomastóideo antes da colocação do tampão. Angiografia subseqüente e colocação de stent são comumente necessárias.

- Avaliar o paciente com epistaxe considerando etiologias locais e sistêmicas.

- Antes de examinar o nariz de um paciente com epistaxe, garantir que você tenha roupa protetora, spray anestésico local, endoscópio rígido, aspiração, cautério, tamponamentos nasais e pinça de tamponamento. Depois da remoção dos coágulos sanguíneos, tentar localizar o local do sangramento. Se for acessível, então cautério local pode ser suficiente; se o local exato for incerto, determinar se o sangramento é alto no nariz ou posterior. Colocar um tampão nasal (sobre um cateter balão se necessário). Se posterior, considerar ligadura da artéria esfenopalatina, e se alto e anterior, considerar ligadura da artéria etmoidal anterior. Estudos recentes sugerem que o tratamento ótimo para pacientes que necessitam internação por epistaxe grave é ligadura arterial.

- Considerar embolização se a ligadura arterial não controlar o sangramento.

- Tratar conservadoramente os pacientes com distúrbios da coagulação, considerando seu desafio por toda a vida de epistaxes recidivantes futuras. Fazer escalada do tratamento conforme ditado pela sua falta de resposta a medidas mais simples.

- Pacientes com telangiectasia hemorrágica hereditária são mais bem tratados por tratamento intermitente com laser.

- A colocação de tamponamentos nasais posteriores com a oclusão da via aérea nasal pode predispor os pacientes a apnéia, hipoxia e arritmias que podem ameaçar sua vida. Monitoramento cuidadoso destes pacientes é obrigatório.

- Esteja ciente das complicações potenciais dos tratamentos para epistaxe, ao considerar o tratamento destes pacientes.

REFERÊNCIAS

1. Weiss NS. Relation of high blood pressure to headaches, epistaxis and selected other symptoms. *N Engl J Med* 1872;287:631-633.
2. Petruson B. Epistaxis: a clinical study with special reference to fibrinolysis. *Acta Otolaryngol* 1974;317[Suppl]:1-73.
3. Jackson KR, Jackson RT. Factors associated with active refractory epistaxis. *Arch Otolaryngol Head Neck Surg* 1988;144:862-865.
4. Mellema M, Tami TA. An endoscopic study of the greater palatine nerve. *Am J Rhinol* 2004;18:99-103.
5. Babin E, Moreau S, Goullet M, et al. Anatomic variations of the arteries of the nasal fossa. *Otolaryngol Head Neck Surg* 2003;128:236-239.
6. Tòmkinson A, Robbin DG, Flanagan P, et al. Patterns of hospital attendance with epistaxis. *Rhinology* 1997;35:129-131.
7. Murray AB, Milner RA. Allergic rhinitis and recurrent epistaxis in children. *Ann Allerg Asthma Immunol* 1995;74:30-33.
8. Tatla T, Savy L, Wareing M. Epistaxis as a rare presenting feature of glomus tympanicum. *J Laryngol Otol* 2003;117:577-579.
9. Barlow DW, Deleyiannis FWB, Pinczower EE Effectiveness of surgical management of epistaxis at a tertiary care center. *Laryngoscope* 1997;107:21-24.
10. Tseng EY, Narducci CA, Willing SJ, et al. Angiographic embolisation for epistaxis: a review of 114 cases. *Laryngoscope* 1998;108:615-619.
11. Viducich RA, Blanda MP, Gerson LW. Posterior epistaxis: clinical features and acute complications, *Ann Emerg Med* 1995;25:592-596.
12. Metson R, Lane R. Internal maxillary artery ligation for epistaxis: an analysis of failures. *Laryngoscope* 1988;98:760-764.
13. Wormald PJ, Wee DTH, van Hasselt CA. Endoscopic ligation of the sphenopalatine artery for refractory posterior epistaxis. *Am J Rhinol* 2000;14:261-264.
14. McGarry GW, Gatehouse S, Vernham G. Idiopathic epistaxis, hemostasis and alcohol. *Clin Otolaryngol* 1995;20:174-177.
15. Livesey JR, Watson MG, Kelly PF, et al. Do patients with epistaxis have drug-induced platelet dysfunction? *Clin Otolaryngol* 1995;20:407-410.
16. Nakada H, Kase Y, Matsunaga T, Komoda T. Caspase 3 activation in nasal capillary in patients with epistaxis. *Otolaryngol Head Neck Surg* 2003;128:632-639.
17. Montgomery RR, Coller BS. Von Willebrand disease. In: Colman RW, Hirsh J, Marder VJ, et al, eds. *Hemostasis and thrombosis: basic principles and clinical practice.* Philadelphia: JB Lippincott, 1994:134-168.
18. Brettler DB, Levine PJ. Clinical manifestations and therapy of inherited coagulation factor deficiencies. In: Colman RW, Hirsch J, Marder VJ, et al, eds. *Hemostasis and thrombosis: basic principles and clinical practice.* Philadelphia: JB Lippincott, 1994:169-193.
19. Shah RK Dhingra JK, Shapshay SM. Hereditary hemorrhagic telangiectasia: a review of 76 cases. *Laryngoscope* 2002;112:767-773.
20. Porteous ME, Burn J, Proctor SJ. Hereditary haemorrhagic telangectasia: a clinical analysis. *J Med Genet* 1992;29:527-530.

21. Benninger M, Marple B. Minor recurrent epistaxis: prevalence and a new method of management. *Otolaryngol Head Neck Surg* 2004;131:317-320.
22. Burton MJ, Doree CJ. Interventions for recurrent idiopathic epistaxis (nosebleeds) in children. *Cochrane Database Syst Rev* 2004;4:pCD 004461.
23. Lee WC, Ku PKM, van Hasselt CA. Foley catheter action in the nasopharynx. A cadaveric study. *Arch Otolaryngol Head Neck Surg* 2000;126:1130-1134.
24. McGarry GW. Nasal endoscopes in posterior epistaxis: a preliminary evaluation. *J Laryngol Otol* 1991;105:428-431.
25. El-Silimy O. Endonasal endoscopy and posterior epistaxis. *Rhinology* 1993;31:119-120.
26. Corbridge RJ, Djazaeri B, Hellier WPL, et al. A prospective randomized controlled trial comparing the use of Merocel nasal tampons and BIPP in the control of acute epistaxis. *Clin Otolaryngol* 1995;20:305-307.
27. Snyderman CH, Goldman SA, Carrau RL, et al. Endoscopic sphenopalatine artery ligation is an effective method of treatment of posterior epistaxis. *Am J Rhinol* 1999;13:137-140.
28. Bolger WE, Borgie RC, Melder P. The role of the crista ethmoidalis in endoscopic artery ligation. *Am J Rhinol* 1999;13:81-86.
29. Stankiewicz JA. Nasal endoscopy and control of epistaxis. *Curr Opin Otolaryngol Head Neck Surg* 2004;12:43-45.
30. Shaw CB, Wax MI, Wetmore SJ. Epistaxis: a comparison of treatment. *Otolaryngol Head Neck Surg* 1993;109:60-65.
31. Wang L, Vogel DH. Posterior epistaxis: comparison of treatment. *Otolaryngol Head Neck Surg* 1981;89:1001-1006.
32. Douglas SA, Gupta D. How I do it: endoscopic assisted external approach anterior ethmoidal artery ligation for the management of epistaxis. *J Laryngol Otol* 2003;117:132-133.
33. Sharp HR, Rowe-Jones JM, Biting GS, Mackay IS. Endoscopic ligation or diathermy of the sphenopalatine artery in persistent epistaxis. *J Laryngol Otol* 1997;111:1047-1050.
34. Mercuri LG. Intraoral second division nerve block. *Oral Surg* 1979;47:109-113.
35. Li KK, Meara JG, Alexander A. Location of the descending palatine artery in relation to the Le Fort 1 osteotomy. *J Oral Maxillofac Surg* 1996;54:822-825.
36. Cullen MM, Tami TA. Comparison of internal maxillary artery ligation versus embolization for refractory posterior epistaxis. *Otolaryngeal Head Neck Surg* 1998;118:636-642.
37. Strong EB, Bell DA, Johnson LP, et al. Intractable epistaxis: transantral ligation vs. embolisation: efficacy review and cost analysis. *Otolaryngol Head Neck Surg* 1995;113:674-678.
38. Bergler W, Riedel F, Baker-Schreyer A, et al. Argon plasma coagulation for the treatment of hereditary hemorrhagic telangiectasia. *Laryngoscope* 1999;109:15-20.
39. Hartnick CJ, Dailey S, Franco R, Zeitels S. Office-based pulsed dye laser treatment for hemorrhagic telangiectasias and epistaxis. *Laryngoscope* 2003;113:1085-1087.
40. Sabba C, Gallitelli M, Palasciano G. Efficacy of unusually high doses of tranexamic acid for the treatment of epistaxis in hereditary hemorrhagic telangiectasia. *N Engl J Med* 2001;345:926.
41. Klepfish A, Berrebi A, Schattner A. Intranasal tranexamic acid treatment for severe epistaxis in hereditary hemorrhagic telangiectasia. *Arch Intern Med* 2001;161:767.

PARTE IV

OTOLOGIA

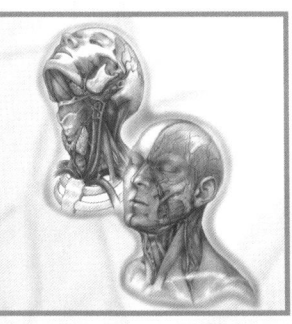

Barry E. Hirsch • Arun K. Gadre

CAPÍTULO 48

Desenvolvimento da Orelha

Michael J. Wareing ▪ Anil K. Lalwani ▪ Robert K. Jackler

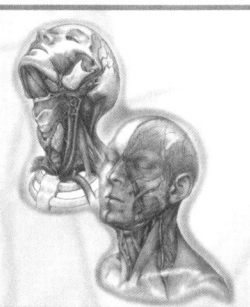

O desenvolvimento das estruturas necessárias para a transmissão de informação sonora do ambiente ao córtex auditivo é um processo complexo e entrelaçado. Uma compreensão dos principais passos do desenvolvimento e suas interrelações é desejável porque ali jaz a chave para compreender muitas condições encontradas pelos otorrinolaringologistas. O conhecimento do processo de desenvolvimento alerta o cirurgião para associações anatômicas e explica importantes anormalidades.

O desenvolvimento anormal é importante para os seus efeitos clínicos, mas também tem um papel de desemaranhar as complexidades do desenvolvimento normal. O período crítico do desenvolvimento da orelha começa na terceira semana após a fertilização, a orelha interna aparecendo primeiro. As porções interna, média e externa da orelha possuem diferentes origens embriológicas e o desenvolvimento pode ser detido em qualquer estádio. O resultado é uma variedade de anormalidades de brandas a graves. Em vista das diferentes origens, um transtorno em uma parte não significa necessariamente um transtorno em outra, mas proximidade em termos da época do desenvolvimento, tecido de origem, características anatômicas e função significa que múltiplas malformações são possíveis. Os distúrbios podem ser causados por um erro genético inato, herdado ou espontâneo, ou por uma influência teratogênica durante a organogênese. Os tecidos de cabeça e pescoço são derivados de todas as três camadas do embrião – ectoderma, mesoderma e endoderma. As células da crista neural desempenham um papel especial na cabeça e no pescoço, onde elas constituem a maior parte dos tecidos esquelético e conjuntivo. Estas células originam-se da camada ectodérmica na junção onde o tubo neural começa a se dobrar. Todas as divisões da orelha contêm algum tecido da crista neural. A proporção de mesoderma na cabeça e no pescoço é menor que aquela no resto do corpo.

A história do desenvolvimento da orelha data da época em que a própria vida estava na sua infância. Os peixes parecem ser os primeiros organismos que ouvem, com desenvolvimento de um aparelho auditivo a partir de um órgão interno do equilíbrio. Mesmo neste estádio evolucionário inicial, o desenho com células ciliadas agora tão disseminado estava em uso. Tanto os anfíbios quanto os répteis herdaram o labirinto do equilíbrio dos peixes, mas partiram para desenvolver labirintos auditivos próprios, tendo se ramificado da linha dos peixes antes da aquisição de um órgão de audição. A necessidade de ouvir no ar resultou no desenvolvimento de um aparelho condutor para corrigir o desequilíbrio de impedância do som que chegava pelo ar, mas tinha que ser transmitido para o líquido do labirinto. O desenho dos mamíferos continuou a partir do desenho básico reptílico com, em particular, a adição de fileiras de células ciliadas, um nervo coclear independente, mudanças no sistema de condução da orelha média e meatos acústicos externos protetores (1). Em todo este trabalho, separamos o desenvolvimento da orelha nas suas partes componentes, como um auxílio à compreensão. É importante, no entanto, lembrar que estas alterações ocorrem de uma maneira simultânea. Uma visão geral do desenvolvimento da orelha está apresentada na Tabela 48.1.

DESENVOLVIMENTO AURICULAR

Em conformidade com o seu recente aparecimento evolucionário, a orelha externa começa seu desenvolvimento mais tarde que os outros componentes da orelha. A partir da quinta semana de gestação, três eminências originam-se no primeiro arco branquial (mandibular) (eminências 1, 2 e 3), e três originam-se no segundo arco branquial (hióide) (eminências 4, 5 e 6) em cada lado da primeira fenda branquial (Fig. 48.1). As eminências 1 e 6 são as primeiras a serem identificáveis separadamente, mas pela sexta semana, todas são dis-

TABELA 48.1
VISÃO GERAL DO DESENVOLVIMENTO DA ORELHA

Idade Fetal (Sem.)	Orelha Externa	Orelha Média	Orelha Interna
3			Placóide ótico desenvolve-se. Gânglios VC aparecem
4	Começa MAE	Recesso tubotimpânico é aparente	Otocisto presente
5	Eminências tornam-se evidentes	Ossículos começam a condensar-se no mesênquima	Otocisto começa a se dividir em áreas vestibular e coclear
			Canais semicirculares começam a projetar-se; gânglio VC divide-se
6	Todas as eminências são distintas	Martelo e bigorna são identificáveis como modelos cartilaginosos	CSC superior completado. Utrículo e sáculo estão presentes; ducto coclear começa
7			Máculas presentes; cristas sensitivas aparecem na cóclea
8	Orelha tem estrutura identificável; meato profundo é aparente como filamento epitelial	Articulações incudomaleolar e incudoestapedial formam-se	*Ductus reuniens* é identificável; 1½ giros cocleares; cristas presentes
			Vacúolos desenvolvem-se na pré-cartilagem vascular rodeando labirinto membranoso; forma-se modelo cartilaginoso da cápsula ótica
9		Membrana timpânica tem estrutura trilaminar	Fibras nervosas entram no epitélio sensitivo; desenvolve-se janela oval
10		Estribo perde forma anular; nervo facial corre através da orelha média	2½ giros cocleares
11			Células ciliadas presentes na cóclea; conexões sinápticas estão presentes
12		Anel timpânico começa a se ossificar	Membrana otoconial está presente; ducto coclear muda para forma triangular
16		Martelo, bigorna e estribo começam a se ossificar	Começa ossificação da cápsula ótica
18	Orelha tem forma adulta		
20	Tampão meatal começa a se desintegrar	Cavidade timpânica começa a se abrir	Ducto coclear atinge comprimento completo; labirinto membranoso tem tamanho completo
22		Antro começa a se desenvolver	Túnel de Corti presente em todos os níveis; giro basal da cóclea é funcional
23			Ossificação da cápsula ótica está completa
24			Espaço perilinfático está completado
26		Nervo facial faz segundo joelho em posição adulta	
28	MAE está completamente aberto		
30		Martelo e bigorna são ossificados	
34		Ossículos jazem dentro do espaço aberto da orelha média	
		Células aéreas mastóideas começam a se desenvolver	

VC, vestibulococlear; CSC, canal semicircular; MAE, meato acústico externo.

tintas. O lóbulo também pode ser identificado no segundo arco. Pela oitava semana, a orelha tem uma estrutura identificável e as contribuições das eminências para a forma adulta podem ser reconhecidas: eminência 1, trago *(tragus)*; eminência 2, ramo da hélice *(crus helicis)*; eminência 3, hélice ascendente; eminência 4, hélice horizontal, porção superior da escafa *(scapha)*; eminência 5, hélice *(helicis)* descendente, porção média da escafa, e antélice *(antihelicis)*; e eminência 6, antitrago e área inferior da hélice (2). Embora esta seja a visão da maioria, existe incerteza sobre a origem do ramo da hélice e a hélice ascendente; alguns acreditam que estas estruturas podem originar-se do segundo arco (3). Aproximadamente pelas 18 semanas de gesta-

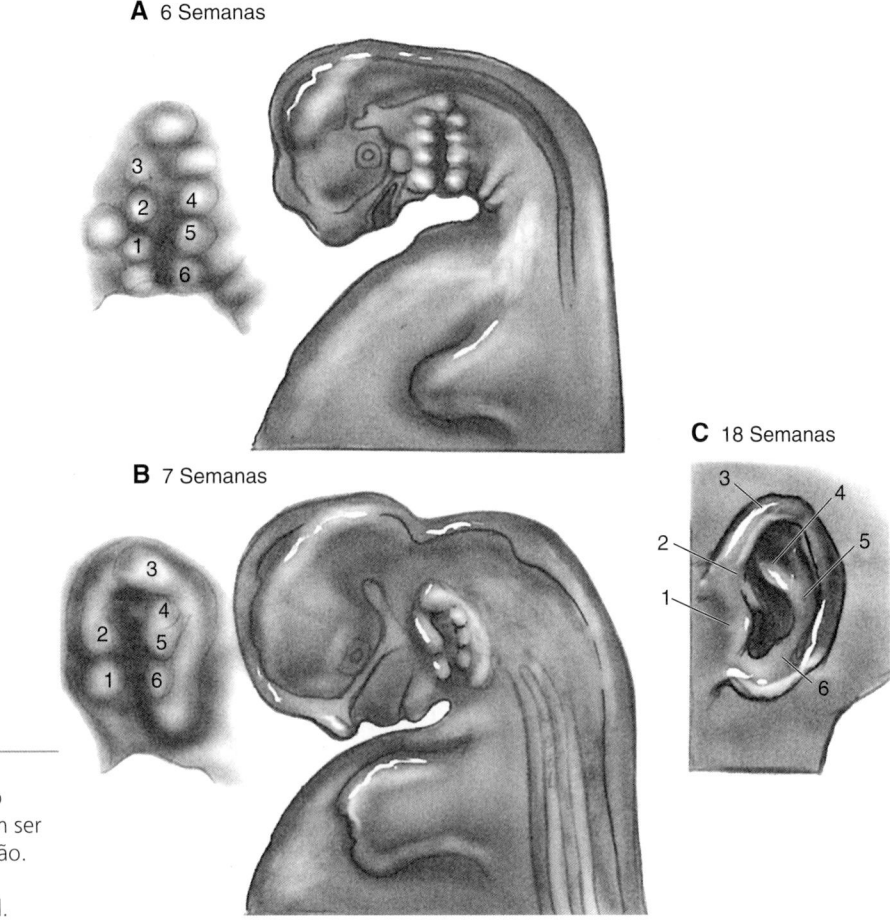

Figura 48.1
Desenvolvimento da orelha. **A:** Seis eminências formam-se no primeiro e no segundo arcos branquiais. Todas podem ser identificadas com 6 semanas de gestação. **B:** Estádio de 7 semanas. **C:** Pelas 18 semanas, a forma adulta é reconhecível.

ção, a orelha alcançou essencialmente a forma adulta, embora continue a crescer na infância com alterações continuando adentro da vida adulta.

Anomalias do Desenvolvimento

Há um amplo espectro de deformidade da orelha, desde anotia, na qual nenhum desenvolvimento ocorre, até uma orelha pequena porém normalmente formada. Microtia abrange o largo espectro entre a anotia e a normalidade. A porção superior da orelha em geral é gravemente malformada ou ausente. A presença de uma deformidade da orelha pode indicar defeitos adicionais do sistema auditivo. Embora isto seja menos comum com algumas deformidades menores, os casos graves de microtia e anotia são quase sempre associados a atresia do meato acústico externo e defeitos da orelha média (ver mais tarde). Anormalidades auriculares também estão presentes em todas as anormalidades cromossômicas comuns e assim são marcadores úteis destas condições (4). A classificação das deformidades da orelha e o tratamento são discutidos no Capítulo 21, Vol. IV.

DESENVOLVIMENTO DA ORELHA EXTERNA E MÉDIA

Meato Acústico Externo

O meato acústico externo começa a se formar na quarta semana de gestação (Fig. 48.2). A primeira fenda branquial, entre o primeiro e o segundo arcos branquiais, alarga-se, e o ectoderma prolifera para formar uma fosseta, que entra em aposição com o endoderma da primeira bolsa faríngea. Esta fosseta é o precursor do meato acústico externo cartilaginoso. Este arranjo é temporário, porque um crescimento mesenquimal separa a fenda e a bolsa. A porção profunda do meato acústico externo é aparente a partir da oitava semana de gestação sob a forma de um filamento de células epiteliais correndo para baixo até o precursor, em forma de disco, da membrana timpânica (3). Aproximadamente na 28ª semana de gestação, este centro epitelial canalizou-se desde a área medial à lateral para permitir comunicação com a membrana timpânica. O centro epitelial é o precursor do meato acústico externo ósseo.

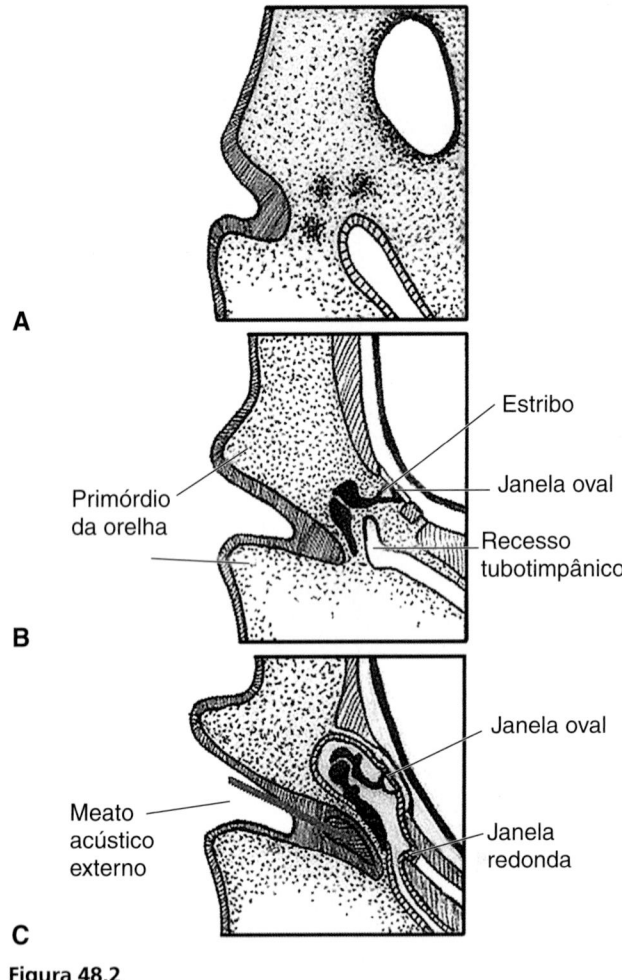

Figura 48.2
Desenvolvimento da orelha média e meato acústico. **A:** Semana 5. **B:** Semana 10. **C:** Semana 27.

Membrana Timpânica

A membrana timpânica tem uma origem trilaminar de ectoderma a partir do assoalho da primeira fenda branquial lateralmente como a camada epidérmica, endoderma da primeira bolsa faríngea medialmente como a camada mucosa e mesênquima da crista neural com mesoderma cefálico interposto como a camada fibrosa (5). Ela é quase horizontal inicialmente, mas gradualmente se inclina para jazer na posição adulta aproximadamente aos 3 anos de idade. O osso do anel timpânico, derivado do mesênquima da crista neural, começa a se ossificar com aproximadamente 3 meses.

Cavidade da Orelha Média

A cavidade e o revestimento da orelha média e da tuba auditiva desenvolvem-se a partir da extremidade terminal em expansão da primeira bolsa faríngea, com uma pequena contribuição da segunda bolsa faríngea. Isto é aparente na quarta semana de gestação sob a forma do recesso tubotimpânico, que é posicionado contra o ectoderma do sulco branquial dobrando-se para dentro. Na quinta e sexta semanas, o mesênquima entre a fenda branquial e a orelha interna em desenvolvimento possui condensações destinadas a se tornarem os ossículos. A cavidade timpânica continua a se desenvolver à medida que a expansão continuada da bolsa endodérmica rodeia os ossículos e suas estruturas de suporte. Ela permanece uma estrutura semelhante a uma fenda até o quinto mês, mas começa a se expandir de tal modo que os ossículos jazem dentro de um espaço timpânico aberto pelo oitavo mês (6). A continuação da cavidade timpânica desde o epitímpano para o antro começa na 22ª semana e está completa ao nascimento. A formação do sistema de células aéreas mastóideas começa tarde na vida fetal; o antro está presente ao nascimento e continua durante toda a infância. O padrão e a extensão da pneumatização são altamente variáveis. A pneumatização da pirâmide petrosa, presente em 30% dos ossos temporais, não começa até o terceiro ano de vida (7). Ao nascer, a ponta da mastóide não está desenvolvida mas se expande através do efeito de tração da fixação do esternocleidomastóideo.

Ossículos

A origem exata dos ossículos tem sido há muito tempo discutida. É certo que a principal fonte é o mesênquima da crista neural do primeiro e do segundo arcos branquiais – a cartilagem de Meckel (primeiro arco) e a cartilagem de Reichert (segundo arco). A cápsula ótica tem um papel na formação da base do estribo (8). Concorda-se de modo geral que a cabeça do martelo e o corpo e o processo curto da bigorna são formados a partir da cartilagem de Meckel e são inicialmente contínuos com a mandíbula cartilaginosa. O ramo mandibular do nervo trigêmeo é o nervo do primeiro arco; assim ele supre o músculo tensor do tímpano, também um derivado do primeiro arco branquial. O processo longo da bigorna, o cabo do martelo, a superestrutura do estribo e a superfície timpânica da base do estribo são derivados da cartilagem de Reichert. O nervo facial é o nervo do segundo arco; este supre o músculo estapédio. A superfície vestibular da base é um derivado do mesoderma da cápsula ótica, como o é o ligamento anular (3) (Fig. 48.3).

O martelo e a bigorna são formados primeiro como modelos cartilaginosos desde a sexta semana de gestação. Eles começam a se ossificar na 16ª semana, e a ossificação está quase completa pela 30ª semana. O estribo aparece ligeiramente antes do martelo e da bigorna. Ele inicialmente tem forma de anel e é penetrado pela artéria estapédica, artéria do segundo arco, que regride. Pela 10ª semana, o estribo já começou a assumir sua forma familiar. Pela época em que a ossificação começa a partir de um centro solitário na 16ª se-

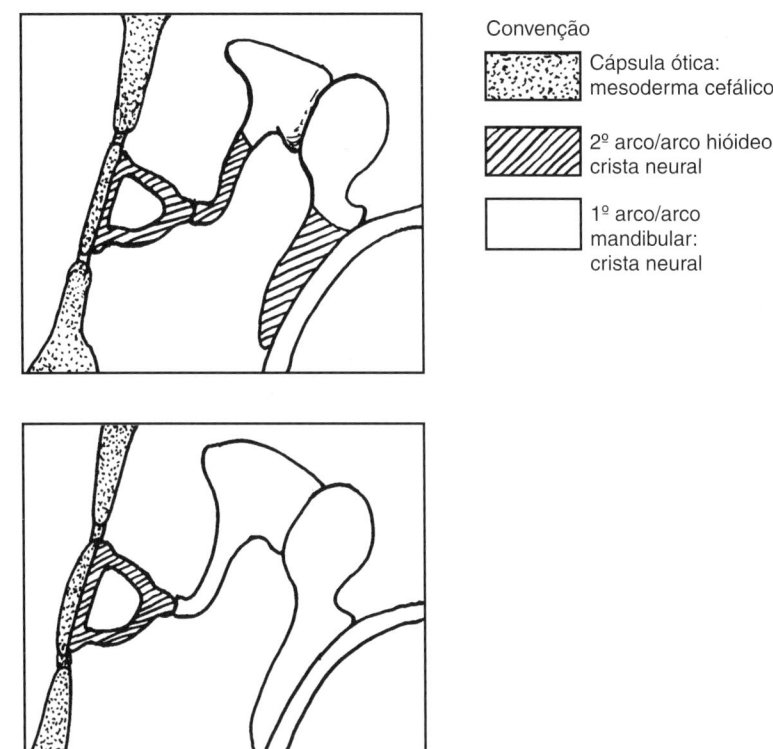

Figura 48.3
Origem dos ossículos – duas interpretações.

mana, a estrutura já é um modelo do futuro estribo. Ele é reduzido em volume através da vida fetal para desenvolver sua forma arquitetural mais delgada.

Desenvolvimento Defeituoso

O espectro do desenvolvimento anormal na atresia congênita do meato acústico externo corre paralelo ao fato de que o canal está presente, ainda que curto e a seguir está ausente antes de alcançar a forma adulta. Nos casos mais graves de atresia, uma massa óssea substitui o anel timpânico e forma a parede lateral da cavidade da orelha média, o côndilo da mandíbula jazendo mais posteriormente. Na atresia membranosa, que é menos comum, uma massa fibrosa substitui o meato acústico externo. A forma mais branda de anormalidade é a estenose do meato acústico externo, comum na síndrome de Down, que pode ser difícil de diagnosticar a não ser que complicações como colesteatoma proximal, causado por detritos retidos, sobrevenham. Atresia congênita é unilateral em 70% dos casos (9).

Uma consideração adicional no caso de atresia é a presença de anormalidades coexistentes da orelha externa ou da orelha média. Anormalidades auriculares associadas existem em 94% dos casos de atresia, e a orelha média freqüentemente é desarranjada (10), em parte porque todas estas estruturas são derivadas dos primeiros dois arcos branquiais e da fenda branquial interveniente. São conseqüentes anormalidades adicionais de derivados dos arcos branquiais, como a mandíbula. Em crianças com microtia ou anotia, 20% a 40% têm uma malformação sindrômica identificável como microssomia hemifacial, síndrome de Treacher Collins (disostose mandibulofacial) ou síndrome de Goldenhar (oculoauriculovertebral) (4,11). Estas malformações sindrômicas são discutidas no Capítulo 26, Vol. III.

As anormalidades ossiculares também abrangem um amplo espectro, desde uma massa ossicular rudimentar a pequenos defeitos morfológicos. Deformidades da orelha média sem defeitos coexistentes da orelha externa são incomuns, ocorrendo em menos de 10% das crianças com defeitos condutivos congênitos (12). Isto pode, no entanto, ser uma sub-representação, com casos não diagnosticados ou atribuídos a causas adquiridas. O martelo está sempre fixado a uma placa atrésica óssea se presente, e fusão ou fixação incudomaleolar é um defeito comum. Anormalidades do estribo são menos comuns. Em particular, a base pode ter mobilidade normal, mesmo com uma anormalidade grave, em virtude do seu desenvolvimento separado a partir da cápsula ótica (13).

Artéria estapédica persistente é uma condição com uma base embriológica interessante, embora apenas aproximadamente 50 casos tenham sido descritos no mundo. A artéria estapédica é o remanescente da artéria do segundo arco, que corre do saco aórtico para a aorta dorsal. Esta artéria regride aproximamente na 10ª semana de gestação, e o seu papel é assumido pelos precursores das artérias carótidas interna e externa. Quando a artéria persiste, um vaso origina-se da artéria carótida interna no hipotímpano, o qual corre através dos pilares do estribo para o canal do nervo facial. Ela entra no canal do nervo facial e corre para a frente para o gânglio geniculado e para a dura. O interesse clínico é nos casos em que a cirurgia da orelha média foi empreendida, para tratar otosclerose presuntiva ou para implante coclear (14). Outra condição com uma base embriológica é o colesteatoma congênito. Esta condição é causada pela falta de atrofia da formação epidermóide no mesotímpano anterior.

Embora a orelha interna se desenvolva separadamente, ainda é encontrada uma incidência de aproximadamente 10% de anormalidades coexistentes da orelhas interna e média (13). Avaliação cuidadosa do sistema auditivo é obrigatória se formos alertados para problemas do mau desenvolvimento da orelha ou meato acústico. A classificação e tratamento da atresia congênita são discutidos no Capítulo 57.

DESENVOLVIMENTO DO NERVO FACIAL

O nervo facial é extremamente importante na anatomia cirúrgica da orelha. O complexo trajeto do nervo é um resultado do desenvolvimento das estruturas que o circundam. O primórdio facioacústico aparece na terceira semana de gestação e divide-se em nervos cranianos sétimo e oitavo pela quinta semana. O nervo facial supre estruturas do segundo arco, em particular os músculos da expressão facial. Fibras secretomotoras e da sensibilidade especial também são derivadas do nervo intermédio, que é distinto pela sétima semana. O corda do tímpano aparece na quarta semana, correndo para o primeiro arco, antes de suprir sensibilidade aos dois terços anteriores da língua. O nervo petroso superficial maior aparece na sexta semana. O nervo para o estapédio é identificável pela sétima semana (15). O primeiro joelho pode ser considerado o resultado de o nervo ser empurrado para frente pela cápsula ótica em desenvolvimento. O canal do nervo facial (de Falópio) é derivado do mesoderma da cápsula ótica. Mais distalmente, o canal de Falópio é formado em parte pela cartilagem de Reichert (8). Na 10ª semana, o nervo facial faz o seu segundo joelho na orelha média e sua relação com as estruturas das orelhas externa e média é muito mais anterior que em adultos. Pela semana 26, é encontrado o fechamento parcial do canal de Falópio por osso, e o nervo moveu-se posteriormente, vindo a ficar em uma posição comparável àquela em adultos. De uma maneira semelhante a ser empurrado para frente pela cápsula ótica proximalmente, o nervo é puxado posteriormente pelo anel timpânico em crescimento e estruturas do tímpano posterior são puxadas inferiormente pelo meato e pelo sistema mastóideo em desenvolvimento. O nervo vem a jazer entre as porções timpânica e mastóidea do osso temporal. Mesmo ao nascimento, o nervo facial, que sai através do forame estilomastóideo superficialmente posicionado, é mais superficial que na posição adulta final, que é atingida por meio do crescimento da extremidade da mastóide.

Desenvolvimento Defeituoso

Em orelhas com defeitos congênitos da orelha externa ou média, a implicação deste padrão de desenvolvimento é que o nervo facial reside mais anterior e superficialmente no osso temporal lateral. Freqüentemente isto significa que a posição esperada de um novo meato externo é cruzada pelo nervo facial (Fig. 48.4). Em orelhas atrésicas, o nervo facial é anormal em até 50% dos casos (13).

Alguns distúrbios congênitos do estribo são relacionados com o desenvolvimento anormal do nervo facial. Desvio anterior do nervo no estádio de 6 semanas pode impedir que o estribo em desenvolvimento entre em contato com a cápsula ótica; o resultado é formação rudimentar (16). O nervo facial também pode dividir-se em torno do estribo. Deiscência do canal de Falópio é suficientemente comum para ser considerada uma variante normal, presente em aproximadamente 25% dos ossos temporais. O local mais comum é acima da janela oval, embora deiscência suficiente para permitir prolapso sobre a janela oval seja muito menos comum.

DESENVOLVIMENTO DA ORELHA INTERNA

Labirinto Membranoso

A orelha interna antecede filogeneticamente os outros componentes da orelha e por conseguinte é a primeira parte a se desenvolver. Ao término da terceira semana de gestação, o placódio ótico pode ser diferenciado na superfície lateral da extremidade cefálica do embrião como um espessamento de ectoderma em contato com a porção encefálica posterior do tubo neural em fechamento. O tubo neural, também derivado do ectoderma, é destinado a se tornar o sistema nervoso central. Este contato é de curta duração. Pela época em que o tubo neural se fecha, uma camada de ectoderma fino o separa do epitélio neural. O placódio invagina-se para se tornar uma fosseta e um saco fechado, o otocisto ou vesícula ótica, o precursor do labirinto membranoso (Fig. 48.5). Posicionado entre o segundo e o terceiro arcos branquiais, é previsível que o otocisto seja suprido pelo oitavo nervo craniano. Ele migra para dentro,

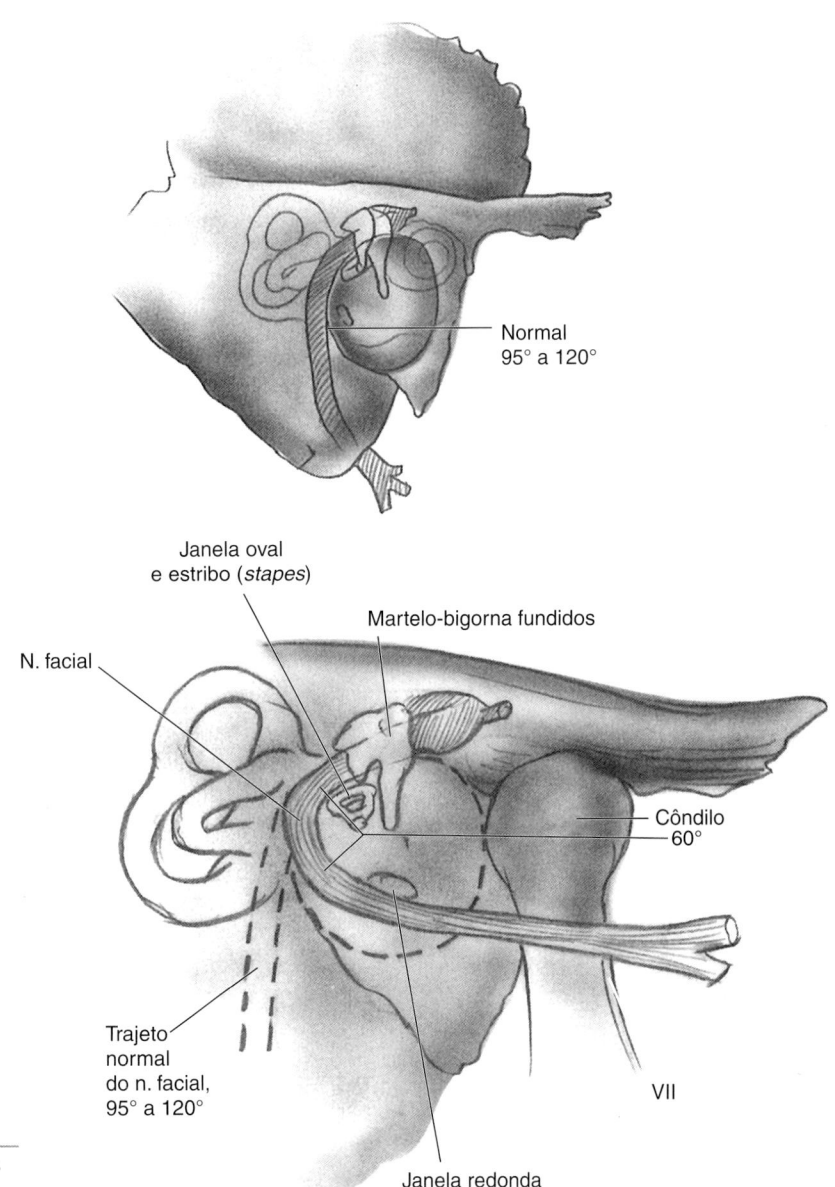

Figura 48.4
O nervo facial é anterior e superficial em orelhas atrésicas.

mudando de forma e crescendo dramaticamente, de modo que alcança a forma adulta pela décima semana e o tamanho adulto pelas 20 semanas (17) (Fig. 48.6).

O otocisto alonga-se mais do que se alarga. A porção craniana torna-se destaque como o ducto endolinfático em desenvolvimento. A porção caudal é destinada a se tornar o ducto coclear, e a porção intermediária, a área utriculossacular, é o precursor vestibular. Estas distinções são discerníveis na quinta semana de gestação. A porção vestibular começa a tomar forma ligeiramente antes da porção coclear, em concordância com sua condição filogenética mais antiga. A partir da parte utricular da bolsa vestibular, três projeções aparecem, as quais são convertidas, através da fusão do epitélio central, em canais semicirculares. O canal superior é completado primeiro, e o canal lateral é o último. O utrículo e o sáculo começam a se desenvolver na sexta semana e formam o ducto utriculossacular. O ducto coclear também começa a crescer a partir do sáculo na sexta semana com reconhecível estreitamento da comunicação; o *ductus reuniens* (ducto de união) é visível pela oitava semana. O ducto coclear cresce rapidamente, tendo 1,5 giro na 8ª semana e os 2,5 giros completos na 10ª semana, embora não atinja comprimento completo até 20 semanas (2).

Os epitélios sensoriais do sistema vestibular, as 3 cristas e as 2 máculas e o órgão de Corti na cóclea, são derivados do epitélio ectodérmico do otocisto. Estas 6 áreas, que inicialmente são estreitamente juntas, desenvolvem-se na parede do labirinto membranoso (3). As máculas desenvolvem-se na sétima semana de gestação por meio da proliferação intensa do epitélio acompanhada por diferenciação celular. As células características e a membrana otoconial são aparentes pela se-

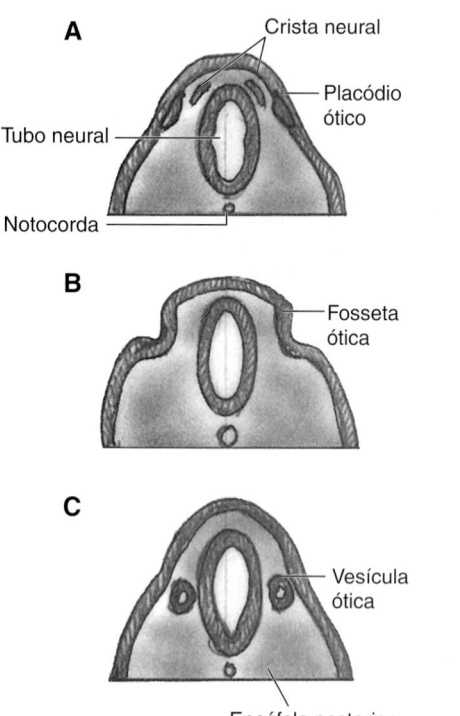

Figura 48.5

A-C: Desenvolvimento inicial da orelha interna na terceira e quarta semanas de gestação – formação do otocisto a partir do placóide ótico.

mana 12. Desenvolvimento das cristas corre paralelo a este evento; elas são distinguíveis na 8ª semana e alcançaram forma adulta na 23ª semana.

O epitélio sensorial da cóclea começa a se desenvolver na sétima semana à medida que o próprio ducto cresce e começa a se enrolar. Jazendo sobre a parede medial, as camadas do epitélio organizam-se em 2 cristas e espiralam ao longo da extensão da cóclea. A crista interna maior diferencia-se em células ciliadas internas e membrana tectória. A crista externa menor diferencia-se nas células ciliadas externas (18). As células de suporte originam-se de ambas as cristas. As células ciliadas são identificáveis desde a 11ª semana, as células ciliadas internas aparecendo marginalmente antes das células ciliadas externas na mesma posição ao longo da membrana basilar (6). O desenvolvimento das células ciliadas é inicialmente aparente na região basal média da cóclea e move-se na direção do ápice, a maturação da base precedendo a do ápice por 1 a 2 semanas, embora a porção mais basal da cóclea se retarde levemente atrás da porção basal média. As células de suporte desenvolvem-se na mesma direção e, no estádio de 21 semanas, o túnel de Corti está presente em todos os níveis. Aproximadamente neste tempo, o órgão de Corti torna-se funcional, pelo menos no seu giro basal (2). A forma do ducto coclear altera-se, começando aproximadamente na semana 12, de oval para triangular, as alterações aparecendo primeiro no giro basal. O mesoderma circundante do labirinto ósseo participa neste processo. O ducto e saco endolinfáticos são as únicas partes da orelha interna que continuam a crescer pelo terceiro trimestre em diante. Tamanho completo não é atingido até a idade adulta (19).

Desenvolvimento da Inervação do Labirinto Membranoso

O primórdio facioacústico aparece na terceira semana de gestação. Ele não tem, no entanto, uma origem uniforme. Os gânglios vestibulococleares originam-se do ectoderma do otocisto primitivo, tendo-se dividido do epitélio na terceira semana. Embora destinados a inervar diferentes porções da orelha interna, os gânglios vestibulococleares parecem originar-se de um local comum no epitélio ótico. A crista neural é uma pequena fonte adicional de células de suporte do gânglio (5).

Dos gânglios vestibulococleares, fibras crescem na direção dos seus órgãos-alvos de destino, o processo indutivo dirigido pelos órgãos-alvos. Enquanto o otocisto está se dividindo nas suas porções vestibular e coclear, o gânglio vestibulococlear divide-se em uma divisão superior e uma inferior. As fibras da divisão superior passam para inervar as ampolas superior e lateral do canal semicircular e o utrículo. A divisão inferior envia fibras para a ampola posterior e o sáculo. A porção restante torna-se o gânglio espiral da cóclea (2). À medida que o ducto coclear cresce e enrola-se, o gânglio segue-o para dar sua configuração característica. Aproximadamente na nona semana, fibras nervosas entram no epitélio sensorial e conexões sinápticas são identificáveis à medida que as células começam a se diferenciar na semana 11. As células ciliadas internas são inervadas antes das células ciliadas externas; inervação aferente precede a inervação eferente, e o giro basal precede o ápice no desenvolvimento (18).

Desenvolvimento do Labirinto Ósseo

O aspecto mais importante do desenvolvimento do labirinto ósseo cheio de perilinfa é um processo reabsortivo no mesoderma que separa o labirinto membranoso da cápsula ótica óssea em desenvolvimento. Na oitava semana de gestação, a pré-cartilagem vascular que rodeia o labirinto membranoso desenvolve vacúolos na sua estrutura que coalescem para deixar o espaço perilinfático. Este processo começa em torno do utrículo e do sáculo e progride daí para fora. A parte em torno do ducto coclear destinada a ser a rampa do tímpano precede a rampa do vestíbulo, e o desenvolvimento é ainda mais avançado no giro basal que no giro apical. O espaço perilinfático é completado pela semana 24 (8). A

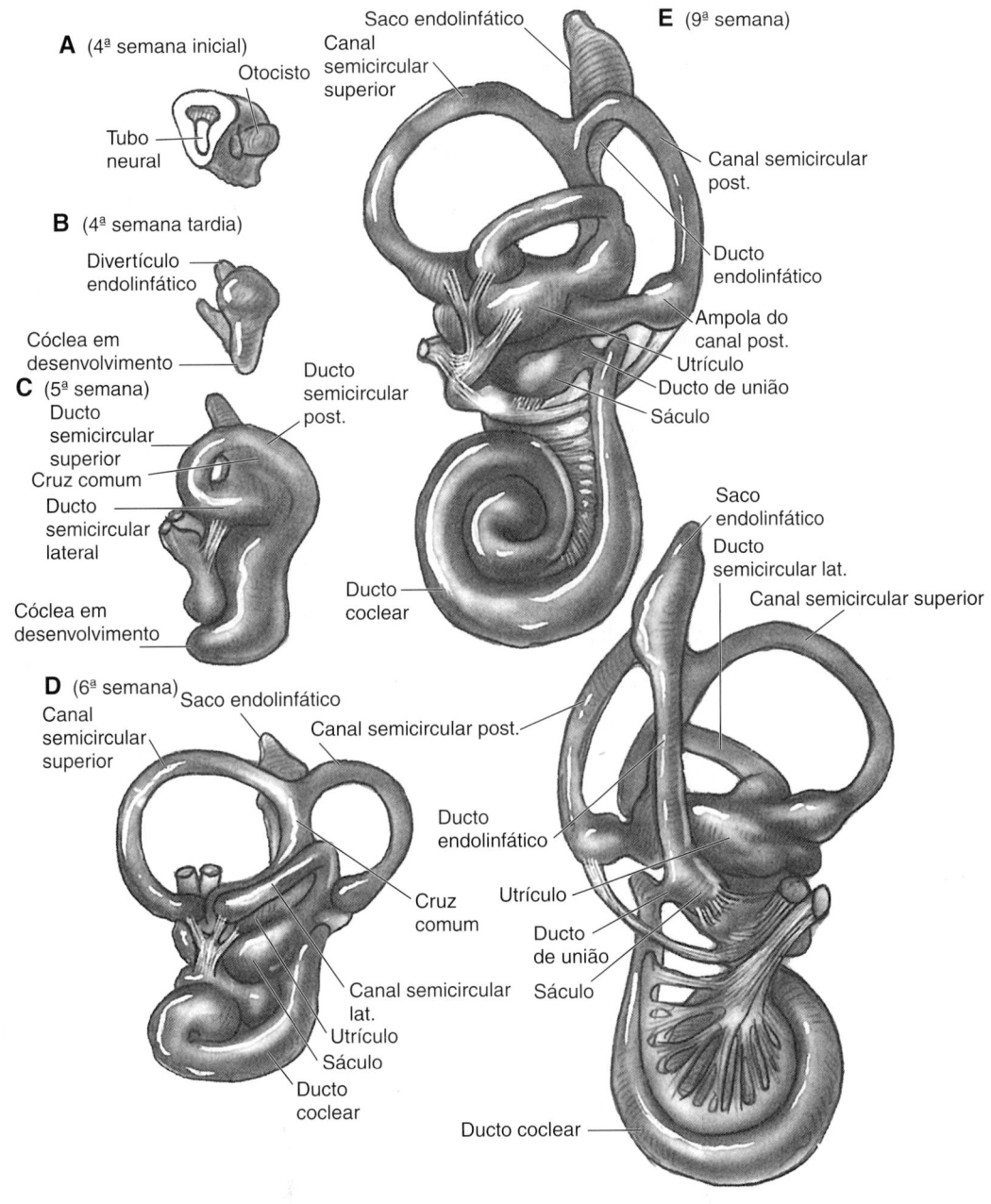

Figura 48.6
A-E: Desenvolvimento do labirinto membranoso, das semanas gestacionais 4 a 9.

origem da pré-cartilagem é o mesoderma cefálico com uma pequena contribuição das células da crista neural. O mesoderma cefálico contribui para a membrana basilar, a membrana de Reissner e a estria vascular, que também tem células derivadas da crista neural (20,21).

Desenvolvimento da Cápsula Ótica

É digno de nota que a cápsula ótica óssea alcança seu tamanho adulto pela semana 22 de gestação. Originando-se do mesoderma cefálico, um precursor pré-cartilaginoso aparece na sétima semana. Da semana 8 à semana 16, o labirinto em desenvolvimento é rodeado por um modelo cartilaginoso em crescimento, o qual se ossifica em três camadas ao longo de um período de 7 semanas a partir de um total de 14 centros (7,8). A solidificação é completada no estádio pós-natal inicial; a natureza petrosa (pétrea) da cápsula ótica resulta da característica compacta do osso dos centros de ossificação originais. A janela oval (vestibular) é formada onde o estribo em desenvolvimento se encontra com o modelo cartilaginoso da cápsula ótica na nona semana. Esta seção torna-se a superfície vestibular da base do estribo. A margem da base e a margem da janela, derivadas do precursor da cápsula ótica, não se transformam em osso mas permanecem cartilagem; o tecido interveniente torna-se o ligamento anular. A janela redonda (timpânica) forma-se adjacente ao giro basal da cóclea, onde a cartilagem não é transformada em osso, mas é convertida no tecido fibroso da membrana timpânica secundária.

O aqueduto vestibular forma-se em torno do ducto e do saco endolinfáticos, mas é tardio em atingir ossificação completa (8). O aqueduto coclear forma-se no mesoderma, que se ossifica para se tornar a cápsula ótica, e é aparente pela primeira vez como uma projeção, para fora, do espaço subaracnóideo. Ossificação progressiva causa encurvamento e alongamento do aqueduto coclear, o qual possui duas seções. A seção da cápsula ótica, que tem uma estreita abertura coclear imediatamente por dentro da membrana da janela redonda, torna-se progressivamente mais estreita, desde o seu aparecimento no quarto mês até a ossificação da cápsula ótica na semana 23. A porção do ápice petroso medial aumenta durante todo o terceiro trimestre, e é nesta seção que tem lugar o alongamento pós-natal do aqueduto vestibular. O comprimento em um recém-nascido é 3,5 mm; o comprimento médio em um adulto é 10 mm (22). O meato acústico interno forma-se em torno do nervo vestibulococlear e dos vasos sanguíneos auditivos internos bem como do nervo facial. O nervo facial, no entanto, é cranial ao oitavo nervo, e o seu caminho é defletido pela cápsula ótica em crescimento, embora o canal de Falópio ósseo proximal ao segundo joelho seja de derivação da cápsula ótica. A posição adulta do nervo facial no meato acústico interno é no quadrante ântero-superior.

Desenvolvimento Defeituoso

Uma classificação prática divide as anomalias da orelha interna naquelas que afetam o labirinto ósseo e membranoso e aquelas que afetam o labirinto membranoso unicamente (23). Até 20% dos pacientes com perda auditiva neurossensorial congênita (PANS) caem na primeira categoria, que pode ser identificada com técnicas radiológicas (24,25). Na ausência de confirmação histológica, no entanto, a classificação precisa reflete, em última análise, a sensibilidade da modalidade de imageamento contemporânea (26). Anormalidades da orelha interna podem ser causadas por desenvolvimento interrompido ou aberrante (Tabela 48.2). A coexistência variável mas freqüente de deformidades envolvendo as partes componentes do labirinto sugere que vários fatores diferentes podem estar envolvidos. A anomalia pode ser geneticamente predeterminada, um insulto pode ocorrer antes da quinta semana, ou partes separadas do sistema em desenvolvimento podem ser variavelmente suscetíveis a insultos teratogênicos.

O achado histopatológico mais comum na surdez congênita é displasia cocleossacular devida ao desenvolvimento incompleto da porção caudal do otocisto, a *pars* inferior, descrita pela primeira vez por Scheibe em 1892 (24). O órgão de Corti tipicamente está faltando parcial ou completamente, o ducto coclear e o sáculo são colapsados, e a estria vascular é degenerada. O utrículo e os canais semicirculares são normais. A normalidade pode ser explicada em parte pelo desenvolvimento mais cedo do sistema vestibular. Displasia do giro basal é o extremo brando deste espectro. Displasia completa do labirinto membranoso (Bing-Siebenmann) é rara e é a mais grave anormalidade membranosa.

A maioria das anormalidades combinadas de labirinto membranoso-ósseo parece ser causada pela parada do desenvolvimento entre a quarta e a oitava semanas de gestação. A aparência da maioria das orelhas malformadas está de acordo com os estádios do desenvolvimento labiríntico (Fig. 48.7). A anormalidade mais grave, aplasia completa (malformação de Michel), é extremamente rara e presumivelmente é causada pela falta de desenvolvimento da vesícula ótica. Aplasia, hipoplasia e partição incompleta cocleares são um espectro que ocorre por parada nas idades gestacionais 5, 6 e 7. A cavidade comum pode originar-se da parada na 4ª semana ou pode ser causada por desenvolvimento aberrante mais tarde. Displasia dos canais semicirculares é causada pela falha da fusão epitelial central e é 4 vezes mais comum que a aplasia dos canais semicirculares. O canal semicircular lateral (CSCL) é mais co-

TABELA 48.2
CLASSIFICAÇÃO DAS MALFORMAÇÕES CONGÊNITAS DA ORELHA INTERNA

Malformações limitadas ao labirinto membranoso
- Displasia completa do labirinto membranoso (Bing-Siebenmann)
- Displasia limitada do labirinto membranoso
- Displasia cocleossacular (Scheibe)
- Displasia do giro coclear basal

Malformações do labirinto ósseo e membranoso
- Aplasia labiríntica completa (Michel)
- Anomalias cocleares
  - Aplasia coclear
  - Hipoplasia coclear
  - Cavidade comum
  - Partição incompleta (Mondini)
- Anomalias labirínticas
  - Displasia de canais semicirculares
  - Aplasia de canais semicirculares
- Anomalias aquedutais
  - Alargamento do aqueduto vestibular
  - Alargamento do aqueduto coclear
- Anormalidades do meato acústico interno
  - Meato acústico interno estreito
  - Meato acústico interno largo

De: Jackler RK. Congenital malformations of the inner ear. In: Cummings CW, Fredrickson JM, Harker LA *et al. Otolaryngology: head and neck surgery.* St. Louis: Mosby–Year Book, 1993:2576-2771, com permissão.

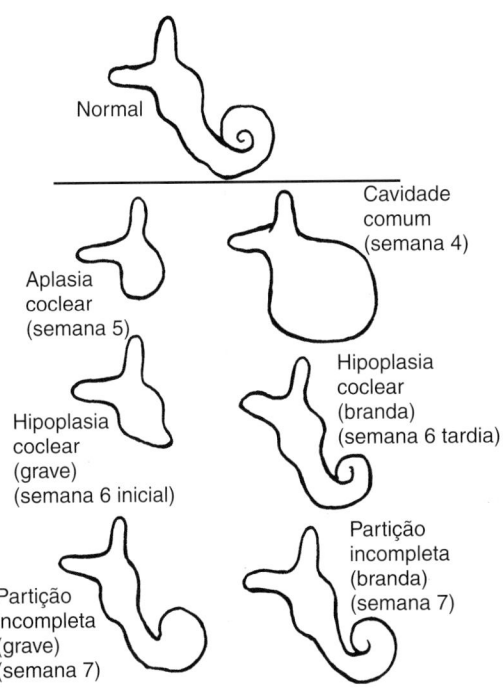

Figura 48.7
Estádios do desenvolvimento defeituoso da cóclea.

mumente afetado porque ele se desenvolve mais tarde e a displasia lateral dos canais semicirculares pode ocorrer como única anormalidade. Aproximadamente 40% das orelhas com anormalidades cocleares ósseas têm anormalidades concomitantes dos canais semicirculares (23). Comprometimento bilateral com deformidades da orelha interna óssea é a regra, a mesma anormalidade morfológica ocorrendo em ambas as orelhas (23).

Um aqueduto vestibular alargado é a mais comum anormalidade radiologicamente detectável na orelha interna e pode ser devida a influências adquiridas ou genéticas (27). O ducto vestibular pode ser anormalmente largo e curto por causa da parada prematura do desenvolvimento ou como conseqüência de pressão aumentada do líquido cerebrospinal. Como parte da síndrome genética de Pendred, grande aqueduto vestibular pode ser associado a perturbação da organificação tireóidea resultante de mutações em *SLC26A4*, um gene de transportador de cloreto-iodeto (28).

Enquanto o aqueduto vestibular se forma em torno de uma estrutura ectodérmica, o aqueduto coclear é uma estrutura secundária em torno de um derivado mesodérmico. É de esperar que aberrações do desenvolvimento da cápsula ótica causem ausência em vez de aumento do aqueduto coclear. É provável que o aumento radiográfico do aqueduto coclear seja uma malformação extraordinariamente rara ou mesmo inexistente (22). Ausência do aqueduto coclear ainda não foi descrita.

De todas as estruturas da orelha interna, o meato acústico interno é a mais variável em tamanho, extensão e configuração. A ausência de uma partição óssea entre uma grande extremidade lateral bulbosa do meato e a orelha interna é associada a estribo surgente (DFN3). Em virtude de uma mutação no gene do fator de transcrição desenvolvimental *POU3F4*, este achado contra-indica estapedectomia para fixação congênita do estribo. Um meato auditivo interno estreito pode indicar falha do desenvolvimento do oitavo nervo craniano. Se o meato acústico interno tiver um diâmetro de menos de 3 mm e a função normal do facial estiver presente, é provável que apenas o nervo facial esteja presente. Esta condição é uma contra-indicação a implante coclear (29).

A capacidade de identificar desenvolvimento defeituoso da orelha interna é dependente da sensibilidade do imageamento radiológico e da experiência do clínico que examina as imagens (30). Anormalidades morfológicas do labirinto ósseo são identificadas em aproximadamente 20% a 40% dos pacientes com PANS infantil submetidos a tomografia computadorizada (TC) do osso temporal. Embora a identificação de malformações morfogenéticas graves como aplasia labiríntica completa ou deformidade de Michel e deformidade de cavidade comum não seja difícil (responsabilizando-se por apenas 1% das anormalidades), a detecção de anormalidades radiológicas mais brandas é dependente da experiência do clínico. Aproximadamente um terço destas displasias menos graves são perdidas pela inspeção visual simples das imagens radiológicas. A introdução de medições padronizadas às estruturas da orelha interna, como as dimensões do aqueduto vestibular e do meato acústico interno e, mais recentemente, a altura vertical da cóclea em imagem coronal e da ilha óssea central dentro do CSCL em imagem axial ou TC do osso temporal pode complementar a análise visual e ajudar grandemente na identificação de malformações da orelha interna (Fig. 48.8) (30).

CONTROLE DO DESENVOLVIMENTO DA ORELHA

Técnicas de genética molecular em animais com genes "apagados" *(knockout)* e mutantes têm ajudado a elucidar o desenvolvimento da orelha. O desenvolvimento das orelhas externa e interna é controlado por genes que afetam a identidade do primeiro e do segundo arcos branquiais bem como a segmentação e a identidade do encéfalo posterior. Os defeitos genéticos variam desde a ausência completa de elementos estruturais até hipomorfismo ou duplicação. Novos elementos de cartilagem podem surgir. Os fenótipos não são nitidamente arranjados conforme os arcos branquiais, refletindo redundância funcional no sistema.

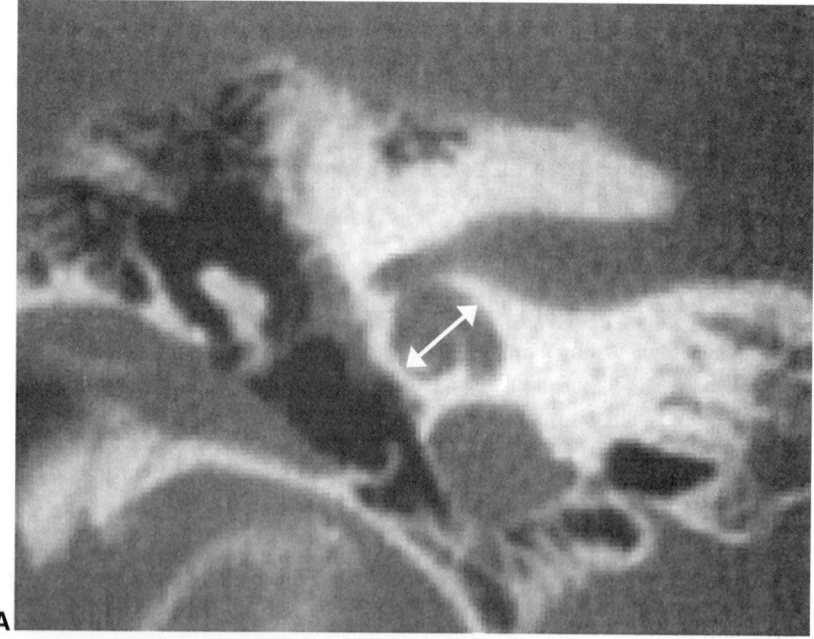

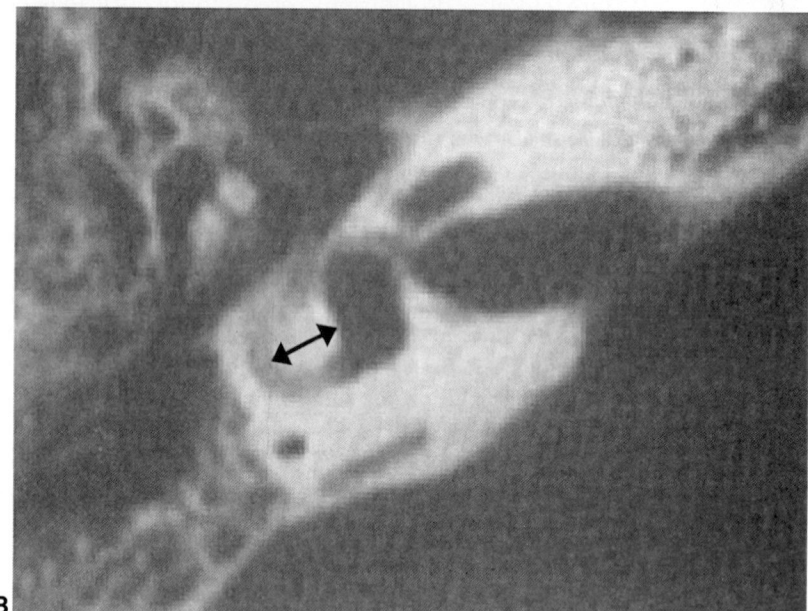

Figura 48.8

A, B: Medidas de rotina, em tomografia computadorizada do osso temporal, da altura coclear em imagens coronais (**A**) e da ilha óssea do canal semicircular lateral em imagens axiais (**B**) complementarão a análise visual e ajudarão grandemente na identificação de malformações da orelha interna.

A invaginação e o movimento do otocisto para dentro estão sob controle de interações com tecidos externos, particularmente o encéfalo posterior. A informação a partir de "apagados" e mutantes mostra que os genes que controlam a segmentação do encéfalo posterior, especialmente os rombômeros 5 e 6, e genes expressados nas células da crista neural influenciam o desenvolvimento da orelha interna. A orelha interna conseqüentemente tem uma necessidade indireta de genes neurais também expressados no tecido da orelha. Ausência destes genes pode causar alterações dramáticas no desenvolvimento da orelha interna. Por exemplo, inativação do gene de fator de transcrição *Hoxa1* produz uma orelha interna cística primitiva. O aparelho vestibular e o coclear estão sob controle genético separado; o camundongo com *Pax2* apagado tem um aparelho vestibular normal, mas não tem cóclea ou gânglio espiral. O CSCL parece particularmente sensível a perturbações genéticas, o que está de acordo com ele ser o canal semicircular mais comumente anormal. Os vários elementos estruturais da vesícula ótica estão sob controle genético independente para especificação, morfogênese ou ambas (31).

PONTOS IMPORTANTES

- A orelha desenvolve-se a partir de 6 eminências ectodérmicas originadas do primeiro e do segundo arcos branquiais. A maior parte da orelha adulta tem origem no segundo arco.

- O ectoderma da primeira fenda branquial forma o meato acústico externo. O canal cartilaginoso forma-se primeiro e o canal ósseo mais tarde, de medial a lateral, na 28ª semana. A camada externa da membrana timpânica é derivada desta fonte.

- A cavidade timpânica é derivada da primeira bolsa faríngea e desenvolve-se a partir da quarta semana de gestação. Ela permanece uma estrutura em forma de fenda à medida que a bolsa endodérmica rodeia os ossículos e seus suportes até o quinto mês e expande-se de tal modo que os ossículos jazem em uma cavidade no oitavo mês.

- Os ossículos desenvolvem-se a partir do mesênquima da crista neural do primeiro e segundo arcos branquiais, exceto a superfície vestibular da base do estribo e o ligamento anular, que se originam do mesoderma da cápsula ótica.

- O nervo facial vem a jazer na sua posição adulta apenas tardiamente na vida fetal. Ele conseqüentemente é anterior e superficial nas orelhas com malformações congênitas das orelhas média e externa.

- O labirinto membranoso desenvolve-se a partir do placódio ótico. Ele se invagina para tornar-se o otocisto, subdivide-se em compartimentos vestibular e coclear, cresce e muda dramaticamente de forma até alcançar a forma adulta às 10 semanas e tamanho adulto às 20 semanas de gestação.

- O órgão de Corti torna-se funcional no seu giro basal aproximadamente entre a 20ª e 24ª semanas.

- Os gânglios vestibulococleares são derivados do placódio ótico. Eles inervam 6 áreas de ectoderma neuroepitelial na parede do labirinto membranoso que se tornam as 3 cristas, as 2 máculas e o órgão espiral de Corti.

- O espaço perilinfático forma-se por meio da reabsorção da pré-cartilagem da semana 8 à semana 24. O modelo cartilaginoso da cápsula ótica óssea ossifica-se a partir de 14 centros entre a semana 16 e a semana 23. Ele tem tamanho adulto às 22 semanas.

- As anormalidades congênitas da orelha interna são divididas naqueles que afetam o labirinto membranoso unicamente e naqueles que afetam ambos os labirintos ósseo e membranoso. As últimas parecem ser causadas por parada do desenvolvimento entre as semanas 4 e 8 da gestação. Elas se responsabilizam por apenas 20% da anormalidade, mas podem ser diagnosticadas com técnicas de imageamento.

REFERÊNCIAS

1. Peck JE. Development of hearing, I: phylogeny. *J Am Acad Audiol* 1994;5:291-299.
2. Sulik KK. Embryology of the ear. In: Gorlin RJ, Toriello HV, Cohen MM, eds. *Hereditary hearing loss and its syndromes.* New York: Oxford University Press, 1995:22-42.
3. Van De Water TR, Noden DM, Maderson PEA. Embryology of the ear: outer, middle and inner. In: Alberti PW, Ruben RJ, eds. *Otologic medicine and surgery.* New York: Churchill Livingstone, 1988:3-28.
4. Carey JC. External ear. In: Stevenson RE, Hall JG, Goodman RM, eds. *Human malformations and related anomalies.* New York: Oxford University Press, 1993:193-220.
5. Noden DM. Cell movements and control of patterned tissue assembly during craniofacial development. *Development* 1988;103(Suppl):121-140.
6. Peck JE. Development of hearing, II: embryology. *J Am Acad Audiol* 1994;5:359-364.
7. Nager GT. *Pathology of the ear and temporal bone.* Baltimore: Williams & Wilkins, 1993.
8. Donaldson JA, Duckert LG, Lambert PM, et al, *Anson-Donaldson surgical anatomy of the temporal bone.* New York: Raven Press, 1992.
9. De La Cruz A, Linthicum FHJ, Luxford WM. Congenital atresia of the external auditory canal. *Laryngoscope* 1985;95:421-427.
10. Jafek BW, Nager GT,; Strife J, et al. Congenital aural atresia: an analysis of 311 cases. *Trans Am Acad Ophthalmol Otol* 1975;80:588-595.
11. Kaye C, Rollnick BR, Hauck WW, et al. Microtia and associated anomalies: statistical analysis. *Am J Med Genet* 1989;34:574-578.
12. Bergstrom L. Assessment and consequence of malformation of the middle ear. In: Gorlin RJ, ed. *Morphogenesis and malformation of the ear: birth defects.* Original article series XVI(4). New York: Alan R. Liss, 1980:217-241.
13. Cressman WR, Pensak MI. Surgical aspects of congenital aural atresia. *Otolaryngol Clin North Am* 1994;27:621-632.
14. Wardrop P, Kerr AIG, Moussa SA. Persistent stapedial artery preventing successful cochlear implantation. *Ann Otol Rhinos Laryngol* 1987;128(Suppl 12):443-445.
15. Sataloff RT. Embryology of the facial nerve and its clinical applications. *Laryngoscope* 1990;100:969-984.
16. Lambert PR. Congenital absence of the oval window. *Laryngoscope* 1990;100:37-40.
17. Streeter GL. The histogenesis and growth of the otìc capsule and its contained periotic tissue spaces in the human embryo. *Carnegie Contrib Embryol* 1910;7:5-54.
18. Pujol R. Morphology, synaptology and electrophysiology of the developing cochlea. *Acta Otolaryngol (Stockh)* 1985;421(Suppl) 5-9.
19. Fisher NA, Curtin HD. Radiology of congenital hearing loss. *Otolaryngol Clin North Am* 1994;27:511-531.
20. Hilding WJ, Ginzberg RD. Pigmentation of the stria vascularis. *Acta Otolaryngol (Stockh)* 1977;84:24-37.
21. Van De Water TR. Tissue interactions and cell differentiation: neurone-sensory cell interaction during otic development. *Development* 1988;103(Suppl):185-193.
22. Jackler RK, Hwang PH. Enlargement of the cochlear aquedu ct: fact or fiction? *Otolaryngol Head Neck Surg* 1993;109:14-25.
23. Jackler RK, Luxford WM, House WE. Congenital malformations of the inner ear: a classification based on embryogenesis. *Laryngoscope* 1987;97(Suppl 40):2-14.
24. Jackler Congenital malformations of the inner ear. In: Cummings CW, Flint PW, Harker LA, et al., eds. *Otolaryngology-head and neck surgery.* St. Louis: Elsevier Mosby, 2005:4398-4421.
25. Carey JC. Inner ear. In: Stevenson RE, Hall JG, Goodman RM, eds. *Human malformations and related anomalies.* New York: Oxford University Press, 1993:231-236.
26. Purcell DD, Fischbein N, Lalwani AK. Identification of previously "undetectable" abnormalities of the bony

labyrinth with computed tomography measurement. *Laryngoscope* 2003;113:1908-1911.
27. Tackler RJ, De La Cruz A. The large vestibular aqueduct syndrome. *Laryngoscope* 1989;99:1238-1243.
28. Li XC, Everett LA, Lalwani AK, *et al*. A mutation in PDS causes non-syndromic recessive deafness. *Nat Genet* 1998;18:215-217.
29. Papsin BC. Cochlear implantation in children with anomalous cochleovestibular anatomy. *Laryngoscope* 2005;115(Suppl 106):1-26.
30. Purcell D, Johnson J, Fischbein N, *et al*. Establishment of normative cochlear and vestibular measurements to aid in the diagnosis of inner ear malformations. *Otolaryngol Head Neck Surg* 2003;128:78-87.
31. Fekete DM. Development of the vertebrate ear: insights from knockouts and mutants. *Trends Neurosci* 1999;22:262-269.

CAPÍTULO 49

Anatomia e Fisiologia da Audição

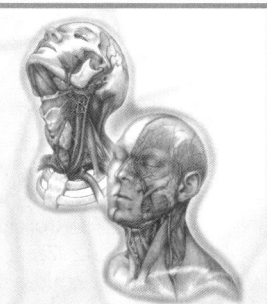

John H. Mills ▪ Samir S. Khariwala ▪ Peter C. Weber

Este capítulo apresenta um breve sumário dos aspectos mais básicos da anatomia e da fisiologia da orelha. Ele é dividido em seções sobre a orelha externa e a média, a cóclea e o sistema nervoso central (SNC). O foco é nas bases anatômicas e fisiológicas da audição, com um esforço dirigido para as características funcionais. Anatomia cirúrgica, vascularização e função da tuba auditiva não são discutidas.

ORELHA EXTERNA

A orelha externa consiste no pavilhão auricular e no meato acústico externo desde o poro acústico externo até a membrana timpânica (Fig. 49.1). O pavilhão auricular dos humanos é composto principalmente de cartilagem e não possui músculos úteis. O centro do pavilhão auricular, a concha, leva ao meato acústico externo, que tem cerca de 2,5 cm de comprimento. O terço lateral do canal é a porção cartilaginosa. Ela contém glândulas que produzem cerume e folículos pilosos. Os restantes dois terços mediais são a porção óssea, incluindo um revestimento epitelial sobre a membrana timpânica (1).

A orelha externa e a cabeça têm um papel passivo mas importante na audição em virtude das suas propriedades acústicas. A concha tem uma ressonância de cerca de 5 kHz, e a superfície irregular da orelha introduz outras ressonâncias e anti-ressonâncias. Estas características acústicas são úteis para ajudar a diferenciar se as fontes sonoras estão na frente do ouvinte ou atrás.

O meato acústico externo (MAE) é essencialmente um tubo que é aberto em uma extremidade e fechado na outra; assim, o MAE comporta-se como um ressoador de um quarto de onda. A freqüência ressoante (f_0) é determinada pelo comprimento do tubo; a curvatura do tubo é irrelevante. Para um tubo de 2,5 cm, a freqüência ressoante é aproximadamente 3,5 kHz:

F_0 = Velocidade do som @ 350 m/s/(4 × 2,5 cm)

Um som chato de banda larga medido em um campo sonoro é alterado consideravelmente pelas propriedades acústicas da cabeça e da orelha externa. Como demonstra a Figura 49.2, um ganho de cerca de 15 dB ocorre na faixa de 3 kHz do humano, do gato e da chinchila, e 10 dB entre 2 e 5 kHz. As propriedades acústicas da orelha externa são uma das razões pelas quais as perdas auditivas induzidas pelo ruído ocorrem primeiro e mais proeminentemente na região das freqüências de 4 kHz (incisura dos caldeireiros).

Além da proeminência da perda auditiva induzida pelo ruído na região de 4 kHz, as propriedades acústicas da cabeça e da orelha externa têm um papel importante em várias funções da audição. Na localização das fontes sonoras, a cabeça atua como um atenuador nas freqüências nas quais a largura da cabeça é maior que o comprimento de onda do som. Assim, a freqüências acima de 2 kHz, ocorre um *efeito de sombra da cabeça*, no qual as diferenças de intensidade interaurais de 5 a 15 dB são usadas para localizar as ondas sonoras. A freqüências mais baixas, nas quais o comprimento de onda do som é maior que a largura da cabeça, pouca atenuação é provida pela cabeça. Diferenças de tempo interaurais (~0,6 ms para o som viajar de um lado a outro da cabeça) são as indicações salientes para localização. O efeito de sombra da cabeça é a razão pela qual os caçadores destros que usam rifles e espingardas têm maiores perdas auditivas na sua orelha esquerda que na direita e vice-versa. A boca do cano da arma, onde a energia acústica é máxima, fica mais próxima da orelha esquerda, e a orelha direita é protegida pelo efeito de sombra da cabeça.

O ganho de 10 a 15 dB fornecido pela orelha externa na região de 3 a 5 kHz é útil para melhorar a detecção e reconhecimento de sons de baixa energia, alta freqüência, como as fricativas mudas. A importância das propriedades acústicas da orelha externa e da ca-

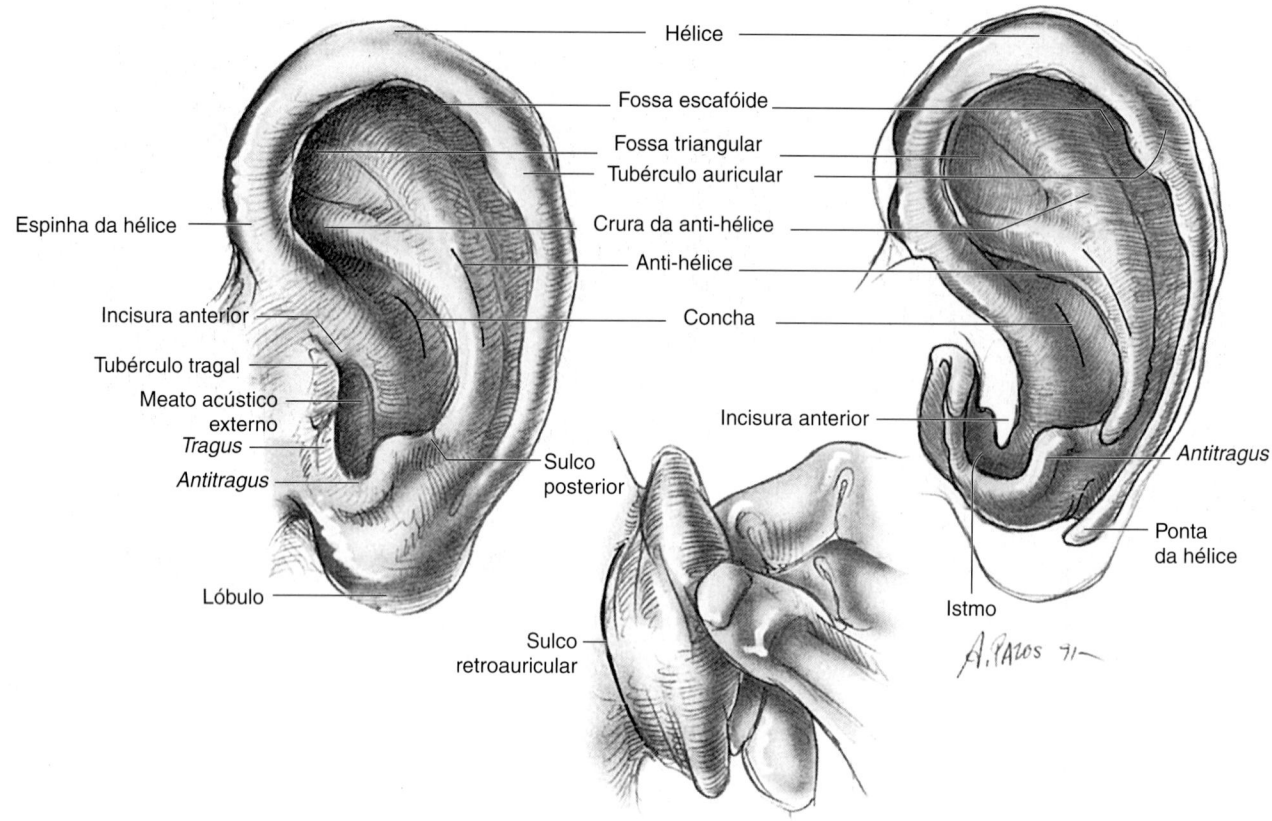

Figura 49.1
Orelha externa.

beça é refletida no projeto e nas avaliações de auxílios à audição. Finalmente, a ressonância do meato externo é aproximadamente 8 kHz em lactentes e diminui para valores adultos depois de aproximadamente 2,5 anos de idade. Estas características do desenvolvimento têm diversas implicações clínicas, especialmente para testes de campo sonoro e projetos de suporte e avaliação da audição de lactentes.

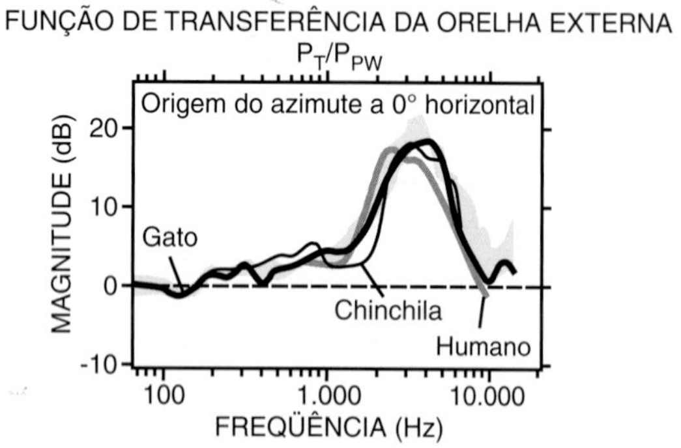

Figura 49.2
Relação entre a pressão sonora medida na membrana timpânica e a pressão sonora medida em um campo sonoro. Propriedades acústicas da cabeça, orelha e meato acústico externo em três espécies (gato, chinchila e humano). (De Rosowski JH. The effects of external and middle ear filters on noise-induced hearing loss. *J Acoust Soc Am* 1991;90:124, com permissão.)

ORELHA MÉDIA

A orelha média transmite energia acústica a partir do MAE para a cóclea cheia de líquido. Ela funciona como um aparelho de combinação de impedância, à medida que acopla a baixa impedância do ar à alta impedância da cóclea cheia de líquido. A combinação de impedância é obtida de três maneiras. O primeiro e mais importante fator é que a área vibratória efetiva da membrana timpânica é aproximadamente 17 a 20 vezes maior que a área vibratória efetiva da base do estribo (Fig. 49.3). Um segundo fator envolve a ação de alavanca da cadeia ossicular. O braço do processo longo da bigorna é mais curto, por um fator de 1.3, que o comprimento do manúbrio e o colo do martelo. Um terceiro e menor fator é a forma da membrana timpânica. O resultado combinado destes três fatores é um ganho de pressão de aproximadamente 25 a 30 dB. A variação nas medidas publicadas da relação de transformação é digna de nota. Com exceção dos estudos de impedância acústica da orelha, a maioria dos dados é de estudos em cadáveres humanos, com todos os seus inconvenientes, ou em animais, geralmente gatos. Além do seu papel na transferência de energia para a orelha interna, a membrana timpânica protege o espaço da orelha média do material estranho do meato acústico e mantém o col-

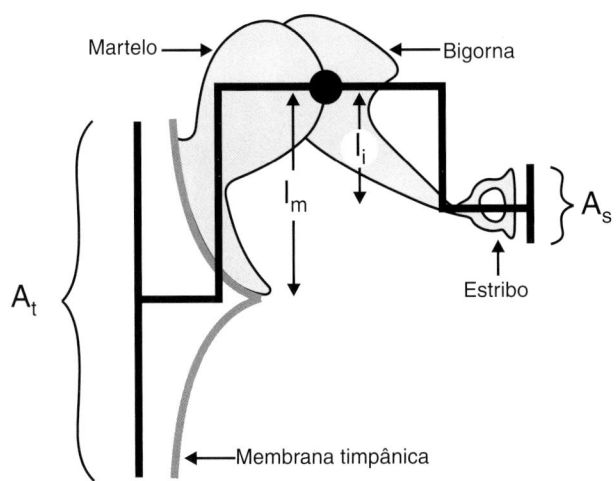

Figura 49.3
Esquema da cadeia ossicular e membrana timpânica mostra as diferenças em área e padrão vibratório dos ossículos. (De Relkin EM. Introduction to the analysis of middle ear function. In: Jahn HF, Santos-Sacchi J, eds. *Physiology of the ear.* New York: Raven Press, 1988:103, com permissão.)

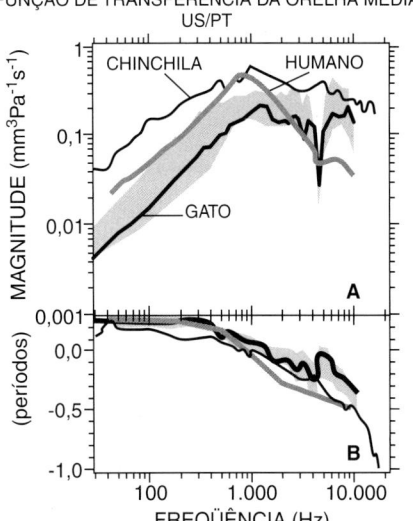

Figura 49.4
A: Função de transferência da orelha média na chinchila, gato e humano. *Ordenada* é a razão da volume velocidade do estribo para a pressão sonora na membrana timpânica. **B:** Mudança de fase da base do estribo com relação à membrana timpânica. (De Rosowski JH. The effects of external and middle ear filters on noise-induced hearing loss. *J Acoustic Soc Am* 1991;90:124, com permissão.)

chão de ar que impede insuflação de material estranho a partir da nasofaringe através da tuba auditiva (de Eustáquio).

O comportamento vibratório da cadeia ossicular está descrito na Figura 49.3. A ação de transformação da membrana timpânica e da cadeia ossicular provê transferência relativamente eficiente de energia para a orelha interna, e a fidelidade da transmissão do som através da orelha média é notável. Distorção dos sinais sonoros não ocorre na orelha média, mesmo para sinais de entrada *(input)* com níveis sonoros acima de 130 dB de nível de pressão sonora (NPS).

A orelha média, incluindo a membrana timpânica, cadeia ossicular com ligamentos de suporte e espaço da orelha média, pode ser vista como um sistema mecânico passivo com elementos de massa e complacentes e, portanto, propriedades de ressonância. Este sistema linear é acoplado à cóclea, que contribui com uma grande resistência. O resultado é um sistema da orelha média que é altamente amortecido e linear e tem uma ampla resposta de freqüência. A função de entrada-saída *(input-output)* ou função de transferência da orelha média está mostrada na Figura 49.4A. A razão do volume de velocidade do estribo para a pressão sonora na membrana timpânica aumenta nos humanos a aproximadamente 800 a 900 Hz, que é a freqüência de ressonância da orelha média, e diminui nas freqüências mais altas. A mudança de fase ou retardo de tempo entre o movimento da membrana timpânica geralmente aumenta com a freqüência (Fig. 49.4B). Embora a orelha média seja um sistema impressionante em termos de resposta de freqüência, linearidade e propriedades de transformador, consideravelmente menos que a metade da energia que entra na orelha média atinge realmente a cóclea, em virtude da absorção de energia pelos ligamentos e orelha média. Conforme mostrado na Figura 49.5, a orelha média humana é particularmente ineficiente em freqüências maiores que 2 kHz, especialmente em comparação com as orelhas de gatos e chinchilas. Também é importante lembrar que uma perda de 50% da energia é de apenas 3 dB.

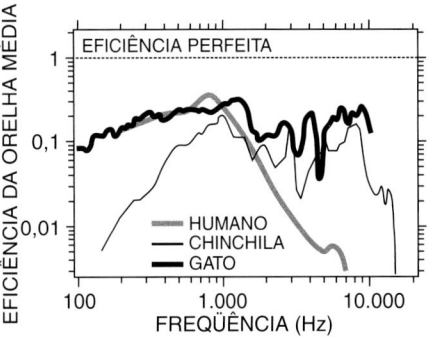

Figura 49.5
Eficiência da transferência de energia através da orelha média. Para todas as espécies mostradas, menos da metade da energia que entra na orelha média atinge na realidade a cóclea. Perda de energia é causada pela absorção pela membrana timpânica, ligamentos ossiculares, e orelha média. (De Rosowski JH. The effects of external and middle ear filters on noise-induced hearing loss. *J Acoustic Soc Am* 1991;90:124, com permissão.)

A função auditiva é profundamente afetada pela impedância coclear bem como os efeitos acústicos combinados de cabeça, orelha externa e orelha média. Os efeitos combinados das propriedades acústicas de cabeça, orelha externa e orelha média, bem como a impedância de *input* da cóclea, têm um profundo efeito sobre a função auditiva. Por exemplo, estes fatores determinam a forma da curva de audibilidade e portanto a faixa de freqüências da audição humana (Fig. 49.6). Por exemplo, os humanos não detectam e reconhecem sons maiores do que aproximadamente 20 kHz porque esses sons de alta freqüência não são transmitidos eficientemente através da orelha média à cóclea. Um segundo exemplo desta transformação do som é mostrado na Figura 49.7, no qual o espectro de um canhão medido em um campo sonoro é comparado com o espectro do canhão no momento em que ele é transformado e moldado pelas propriedades acústicas da orelha externa, da cabeça, da orelha média e pela impedância de *input* da cóclea. Energia de baixa freqüência não é transmitida à cóclea, e a região de freqüências de concentração máxima de energia é 3 a 4 kHz. Assim, estas propriedades acústicas são primordialmente responsáveis pela capacidade dos sons intensos de baixa freqüência (medidos em um campo sonoro) produzirem perdas auditivas de alta freqüência e lesões na região basal da cóclea.

Dois músculos estriados, o tensor do tímpano e o estapédio, estão localizados na orelha média. O primeiro insere-se no martelo e é inervado pelo nervo trigêmeo. O músculo estapédio fixa-se no estribo e é inervado pelo ramo estapedial do nervo facial. É digno de nota que os músculos estapédio e tensor do tímpano são os menores músculos estriados no corpo e também têm uma alta razão de inervação, isto é, fibras nervosas por fibra muscular. Embora não haja nenhu-

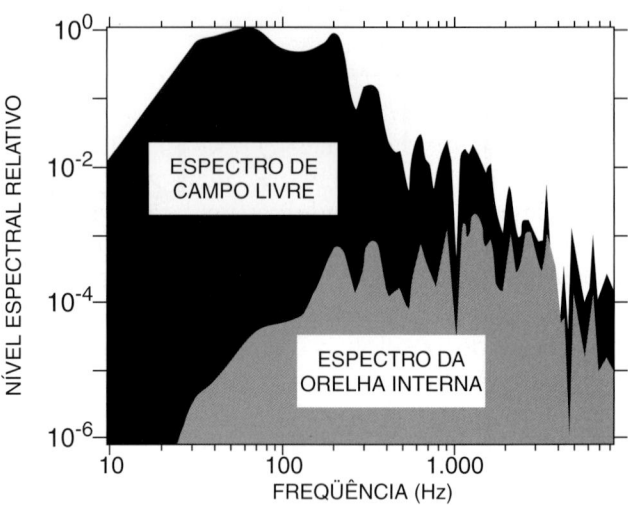

Figura 49.7
Uma comparação dos espectros de energia relativos dos impulsos produzidos por um canhão e medidos em um campo livre com a energia que na realidade atinge a cóclea de um gato.
(De Rosowski JH. The effects of external and middle ear filters on noise-induced hearing loss. *J Acoustic Soc Am* 1991;90:124, com permissão.)

ma dúvida de que a contração destes músculos afeta a transmissão do som através da orelha média, os detalhes do efeito e extensão da influência dos músculos da orelha média ainda não estão completamente compreendidos. Várias funções diferentes foram atribuídas aos músculos da orelha média.

Uma função dos músculos da orelha média é proteger a cóclea dos sons intensos (2). Quando sons mais intensos do que aproximadamente 80 dB NPS são apresentados monaural ou binauralmente, ocorre contração reflexa consensual (bilateral) do músculo estapédio. Esta contração aumenta a rigidez da cadeia

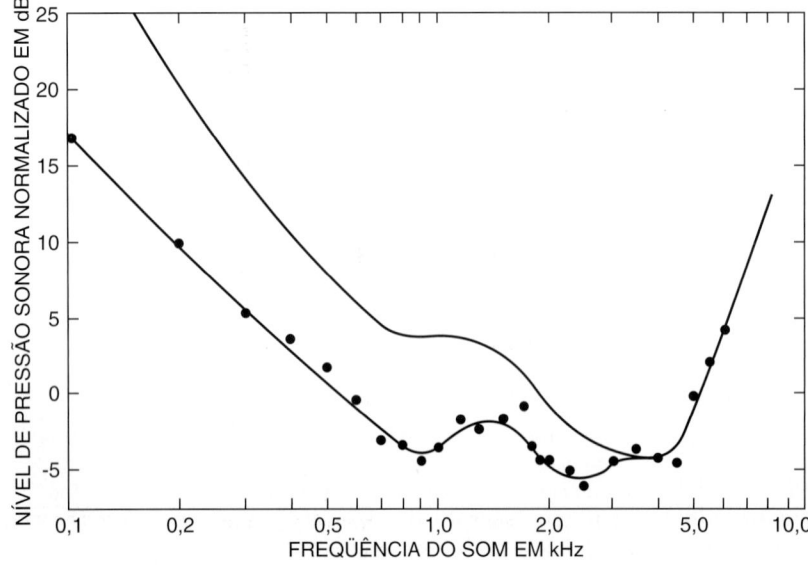

Figura 49.6
Comparação entre a função de transferência global das orelhas externa e média (*círculos, curva inferior*) e o limiar médio de audibilidade. (De Zwislocki JJ. The role of the external and middle ear in sound transmission. In: Turner D, ed. *The nervous system, human communication and its disorders.* Vol 3. New York: Raven Press, 1975:45, com permissão.)

ossicular da membrana timpânica, atenuando os sons em aproximadamente menos que 2 kHz. Embora o tensor do tímpano se contraia como parte da resposta de susto, dados de reflexo acústico de sujeitos humanos com comprometimento neurológico dos nervos cranianos V e VII sugerem que o tensor do tímpano normalmente não responde à estimulação acústica intensa. Estudos de laboratório e de campo da perda auditiva induzida pelo ruído mostraram convincentemente que o reflexo estapédico protege a cóclea, particularmente de sons de baixa freqüência (< 2 kHz) excedendo 90 dB. Uma vez que a latência do reflexo acústico é maior que 10 ms, a cóclea pode não ser protegida de sons impulsivos imprevistos de curta duração.

As funções seguintes foram atribuídas aos músculos da orelha média. Algumas destas funções incluem prover força e rigidez à cadeia ossicular; contribuir para o suprimento sanguíneo da cadeia ossicular; reduzir ruído fisiológico causado pela mastigação e vocalização; melhorar a relação sinal-ruído dos sinais de alta freqüência, especialmente sons de alta freqüência da fala tais como fricativas mudas, por meio da atenuação do ruído de fundo de baixa freqüência e alto nível; funcionar como um controle automático de ganho e aumentar a amplitude dinâmica da orelha; e suavizar irregularidades na função de transferência da orelha média.

CÓCLEA

A cóclea humana é um tubo ósseo enrolado com aproximadamente 35 mm de comprimento, dividido na rampa vestibular, rampa média e rampa timpânica (Fig. 49.8). As rampas vestibular e timpânica contêm perilinfa, um material semelhante ao líquido extracelular com uma concentração de potássio de 4 mEq/L e uma concentração de sódio de 139 mEq/L. A rampa média é limitada pela membrana de Reissner, a membrana basilar e a lâmina espiral, e a parede lateral. Ela contém endolinfa, um líquido semelhante ao líquido intracelular, com uma concentração de potássio de 144 mEq/L e uma concentração de sódio de 13 mEq/L. A rampa média tem um potencial de repouso de corrente contínua (CC) positivo de aproximadamente 80 mV que diminui ligeiramente da base ao ápice. Este potencial endococlear é produzido pela estria vascular altamente vascularizada da parede lateral da cóclea. As bombas de adeno-

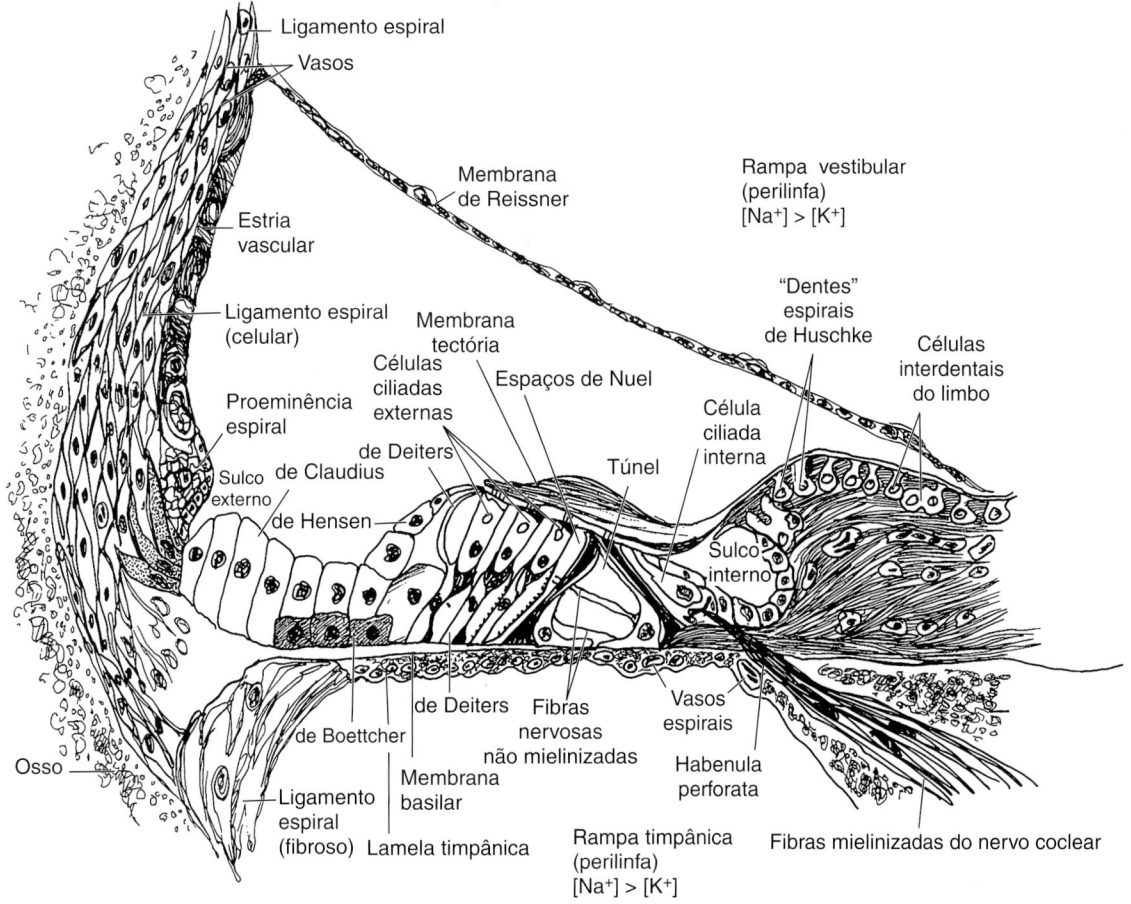

Figura 49.8

Vista modiolar média do ducto coclear. (Redesenhado de Hawkins JE Jr. Hearing: anatomy and acoustics. In: Best C, Taylor NB, eds. *The physiologic basis of medical practice,* 8th ed. Baltimore: Williams & Wilkins, 1966;347, com permissão.)

sina trifosfatase sódico-potássica (Na⁺-K⁺-ATPase) em várias células especializadas da estria vascular contribuem para este potencial (3).

A energia acústica entra na cóclea através da ação semelhante a um êmbolo da base do estribo na janela oval e é acoplada diretamente à perilinfa da rampa vestibular. A perilinfa da rampa vestibular comunica-se com a perilinfa da rampa timpânica através de uma pequena abertura no ápice da cóclea conhecida como *helicotrema*. O órgão de Corti repousa sobre a membrana basilar e a lâmina espiral óssea (Fig. 49.9). A membrana basilar tem aproximadamente 0,12 mm de largura na base e aumenta para aproximadamente 0,5 mm no ápice. Os principais componentes do órgão de Corti são as células ciliadas externas e internas, células de suporte (de Deiters, de Hensen, de Claudius), membrana tectória e o complexo lâmina reticular–placa cuticular (Fig. 49.10). As células de suporte fornecem suporte nutricional e metabólico ao órgão de Corti. Os processos falângicos das células de Deiters formam junções íntimas celulares da lâmina reticular.

As células ciliadas externas e internas do órgão de Corti são importantes na transdução de energia mecânica (acústica) para elétrica (neural). As células ciliadas externas são radicalmente diferentes das células ciliadas internas. A Figura 49.11 e a Tabela 49.1 detalham estas diferenças (4). Além das diferenças morfológicas entre as células ciliadas externas e internas, a inervação neural é diferente (Fig. 49.12). O gânglio espiral, o corpo celular do nervo auditivo, envia axônios para o núcleo coclear do tronco cerebral, enquanto o dendrito se projeta através da lâmina espiral óssea. Dos 50.000 neurônios que inervam a cóclea, 90% a 95% fazem sinapse diretamente com células ciliadas internas. Estes são chamados *neurônios tipo I*. Cada célula ciliada interna é inervada por aproximadamente 15 a 20 neurônios tipo I. Em contraste, 5% a 10% dos 50.000 neurônios inervam as células ciliadas externas (*neurônios tipo II*). Cada neurônio tipo II ramifica-se para inervar aproximadamente 10 células ciliadas externas. Além do padrão de inervação aferente da cóclea, aproximadamente 1.800 fibras eferentes, origina-

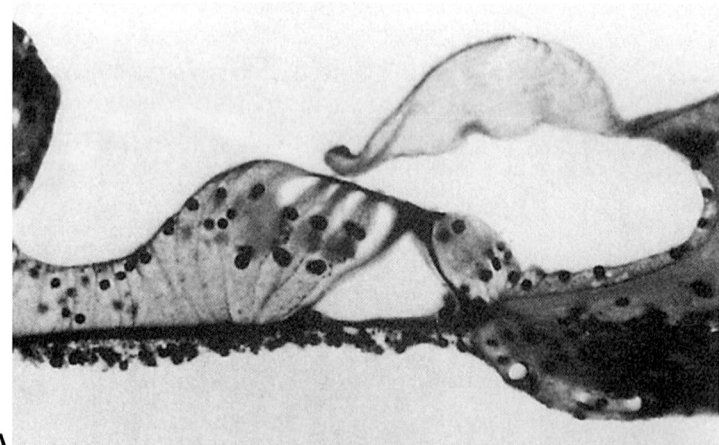

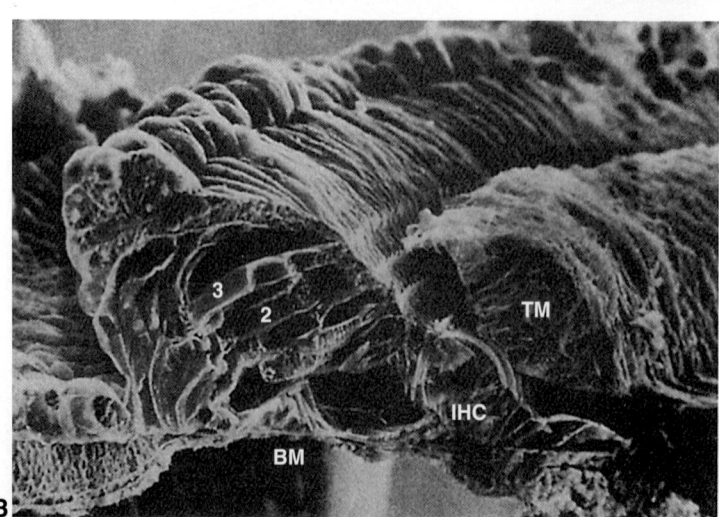

Figura 49.9

A: O órgão de Corti de um gato em corte modiolar médio convencional. Tanto células sensoriais quanto elementos de suporte são evidentes. **B:** Fotografia obtida através de microscópio eletrônico de varredura mostra um espécime correspondente de uma cobaia. As células ciliadas internas (*IHC*) e três fileiras de células ciliadas externas (*1, 2, 3*) são visíveis. BM, membrana basilar; TM, membrana tectória. (De Bredberg G, Ades W, Engstrom H. Scanning EM of the normal and pathologically altered organ of Corti: inner ear studies. *Acta Otolaryngol (Stockh)* 1972;301(Suppl):48, com permissão.)

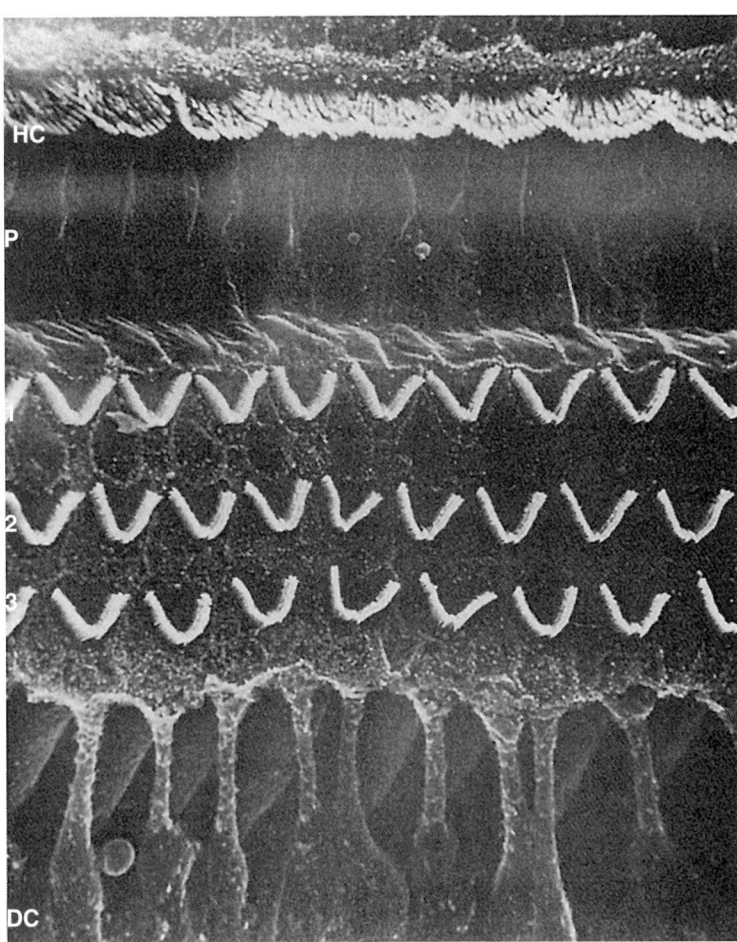

Figura 49.10
Micrografia eletrônica de varredura mostra superfície superior do órgão de Corti com membrana tectória removida. Modíolo é para cima. Três fileiras de células ciliadas externas (*1, 2, 3*) com seus estereocílios característicos dispostos em V ou W e uma fileira de células ciliadas internas (*IHC*) são visíveis. As células ciliadas internas e externas são separadas pelas cabeças das células pilares (*P*). Processos falângicos da terceira fileira de células de Deiters (*DC*) são visíveis porque as células de Hensen foram removidas.
(De Bredberg G, Ades W, Engstrom H. Scanning EM of the normal and pathologically altered organ of Corti: inner ear studies. *Acta Otolaryngol (Stockh)* 1972;301(Suppl):52, com permissão.)

das do complexo olivar superior ipsolateral e contralateral, projetam-se na cóclea (Fig. 49.13).

A transdução é iniciada pelo deslocamento da membrana basilar em resposta ao deslocamento do estribo devido à energia acústica. O padrão de deslocamento da membrana basilar é uma onda que viaja (Fig. 49.14). A membrana basilar é mais rígida na base que no ápice. O componente rigidez é distribuído continuamente. Por essa razão, a onda viajante sempre progride da base para o ápice. A amplitude máxima de desvio da membrana basilar varia em função da freqüência do estímulo. As ondas viajantes produzidas por sons de alta freqüência (10 kHz) têm desvio máximo próximo da base da cóclea, enquanto as ondas de sons de baixa freqüência (125 Hz) têm o máximo na direção da região apical. As ondas viajantes geradas por sons de alta freqüência não alcançam a região apical da cóclea, enquanto as ondas de sons de baixa freqüência podem viajar a extensão inteira da membrana basilar.

No passado, a onda viajante mecânica foi considerada uma resposta com sintonia larga, com sintonia mais fina sendo introduzida subseqüentemente pela transdução, o nervo auditivo e o SNC. Dados obtidos com métodos sensíveis de registro e detecção, no entanto, mostraram que a onda viajante tem uma resposta extremamente sintonizada (Fig. 49.15), e que muitas das notáveis capacidades de seleção de freqüências da orelha podem ser explicadas pelas propriedades mecânicas da cóclea.

O mecanismo pelo qual é gerado o pico agudamente sintonizado dentro da onda viajante mecânica envolve uma intensificação conhecida como *amplificador coclear*. Esta é uma atividade das células ciliadas externas que intensifica o movimento da membrana basilar a freqüências próximas da melhor freqüência da localização coclear particular. Esta intensificação contribui para as finas capacidades seletivas de freqüências da orelha e para a sensibilidade da orelha e a capacidade de detectar sons extremamente débeis. A noção de um processo ativo na cóclea, o amplificador coclear, é suportada pelo fenômeno das *emissões otoacústicas*. Isto é, quando um sinal de curta duração é apresentado à orelha, um eco emanando da cóclea pode ser registrado no meato acústico externo. Uma vez que a energia do eco pode ser maior que a energia do sinal de curta duração, é admitido um processo ativo, o amplificador coclear. Fatores que podem contribuir para

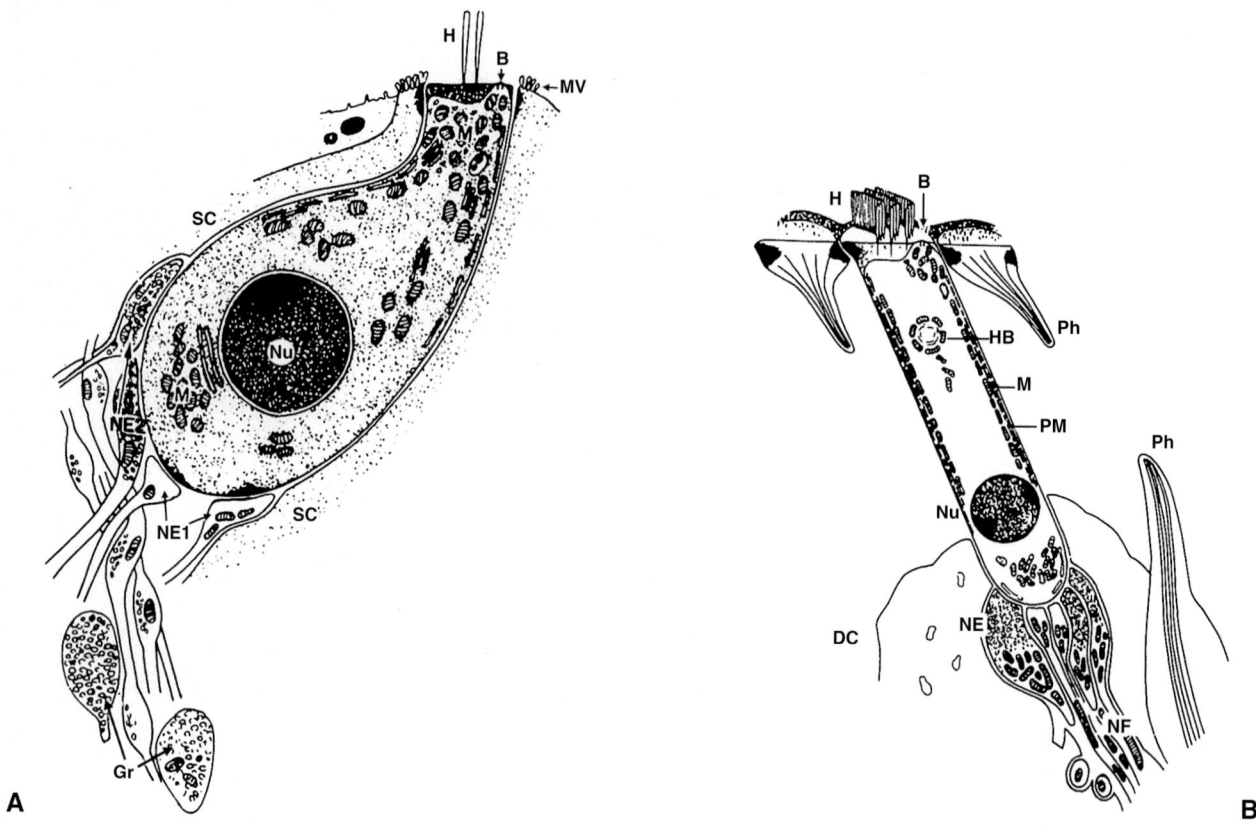

Figura 49.11
Diferenças em estrutura, ultra-estrutura e inervação entre as células ciliadas internas (**A**) e externas (**B**). B, corpo basal; D, células de Deiters; H, estereocílios; M, mitocôndrias; MV, microvilos; NE1, terminações aferentes (nervo coclear); NE2, terminações eferentes (feixe olivococlear); Nu, núcleo; SC, células de suporte. (De Engstrom H, Ades HW, Hawkins JE JR. In: Neff WD, ed. *Contribution to sensory physiology*. Vol 1. New York: Academic Press, 1965:67, com permissão.)

TABELA 49.1
ESTRUTURA E INERVAÇÃO DAS CÉLULAS CILIADAS INTERNAS E EXTERNAS

Característica	Células Ciliadas Internas	Células Ciliadas Externas
Número	3.500	12.000
Forma	Frasco	Cilíndrica
Estereocílios		
Nº de células ciliadas	Poucos	Muitos
Disposição	Três ou quatro fileiras; fileiras ligeiramente curvas	Seis ou sete fileiras; fileiras dispostas em forma de V ou W
Fixação à membrana tectória	Nenhuma ou frouxamente conectada	Os mais longos estereocílios firmemente embutidos
Ultra-estrutura		
Posição do núcleo celular	Centro	Base
Organelas citoplasmáticas	Dispersas	Adjacentes à membrana celular
Especializações pré-sinápticas	Grandes	Pequenas ou ausentes (barras e vesículas pré-sinápticas)
Conteúdo de glicogênio	Baixo	Alto
Relação com as células de suporte	Completamente rodeadas	Suportadas apenas na superfície e base
Inervação aferente		
Células ganglionares	Tipo I	Tipo II
Número de células ganglionares	27.000	2.100
Relação célula ciliada para célula ganglionar	1,8:1	5,7:1
Inervação eferente		
Origem	Complexo olivar súpero-lateral	Complexo olivar súpero-medial
Alvo pós-sináptico	Dendritos aferentes	Base da célula ciliada

De Neely JG, Dennis JM, Lippe WR. Anatomy of the auditory end organ and neural pathways. In: Cummings CW, ed. *Otolaryngology–head and neck surgery*. St. Louis: Mosby, 1986:2571, com permissão.

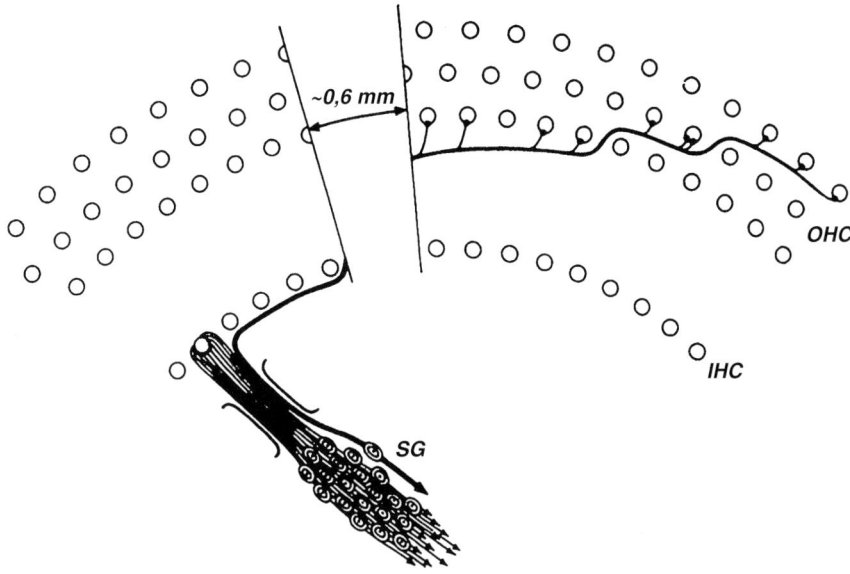

Figura 49.12
Vista esquemática de cima mostra a superfície do órgão de Corti. A distribuição das fibras do nervo coclear para as células ciliadas internas (*IHC*) e externas (*OHC*) é evidente. A extremidade basal da cóclea está para a *direita*. A maioria das células do gânglio espiral (*SG*) faz sinapse com células ciliadas internas. Cada célula ganglionar inerva apenas uma célula ciliada; muitas células ganglionares fazem contato com cada célula ciliada. Apenas aproximadamente 5% das células do gânglio espiral inervam células ciliadas externas. Cada fibra viaja basalmente por alguma distância antes de enviar ramos a várias células ciliadas externas. (De Spoendlin H. The afferent innervation of the cochlea. In: Naunton RF, Fernandez C, eds. *Evoked electrical activity in the auditory nervous system*. New York: Academic Press, 1978:29, com permissão.)

o amplificador coclear incluem motilidade das células ciliadas externas e as propriedades mecânicas dos estereocílios e membrana tectória.

O complexo estereocílios–célula ciliada é crítico para a transdução. Os estereocílios são feixes de filamentos de actina que formam tubos e são inseridos na placa cuticular. Eles também são ligados cruzadamente entre si. Os estereocílios das células ciliadas internas provavelmente não fazem contato com a membrana tectória, mas os das células ciliadas externas estão em contato direto. A deflexão dos estereocílios pela onda viajante abre e fecha canais iônicos inespecíficos nas pontas dos estereocílios, resultando em fluxo de corrente (potássio) para dentro da célula sensorial. O fluxo de íons potássio para dentro da célula sensorial é modulado pela abertura e fechamento dos canais iônicos dos estereocílios. O fluxo de potássio é causado pelo potencial endococlear de +80 mV adicionado aos potenciais intracelulares negativos das células ciliadas. A despolarização intracelular resultante causa uma cascata enzimática envolvendo cálcio. Isto leva em última análise à liberação de transmissores químicos, e à subseqüente ativação das fibras nervosas aferentes.

Embora a noção da cóclea como um órgão ativo em vez de passivo não seja mais debatida, detalhes específicos do amplificador coclear e a base biológica da sua operação estão em investigação ativa. Um ponto de vista atribui ao amplificador coclear a capacidade de as células ciliadas se contraírem e alongarem em resposta a sinais elétricos, uma propriedade chamada *eletromotilidade somática*. Uma proteína chamada *prestina* foi identificada nas células ciliadas externas e é considerada a proteína motora das células ciliadas externas e a força impulsionadora da eletromotilidade das células ciliadas (5). Outro ponto de vista focaliza canais iônicos de potássio e cálcio de atuação rápida considerados como sendo a base do amplificador coclear e sua regulação (6). Uma terceira abordagem sugere que uma coleção de proteínas motoras dentro de uma célula ciliada pode gerar oscilações que dependem das propriedades elásticas da célula (7). As abordagens precitadas são modelos não lineares que envolvem canais de cálcio de atuação rápida. A especificação da base biológica do amplificador coclear (não-linearidade) é importante, uma vez que muitas formas de perda auditiva envolvem a perda do amplificador coclear.

Os neurotransmissores dos sistemas aferente e eferente são matéria de intenso estudo. No que concerne ao sistema aferente, a análise da expressão de receptores a aminoácidos excitatórios pelas técnicas de reação de cadeia de polimerase–transcriptase reversa, hibridação *in situ* e análise imunoquímica indica que glutamato é o neurotransmissor aferente. Glutamato foi detectado nas células do gânglio espiral e sensoriais (8).

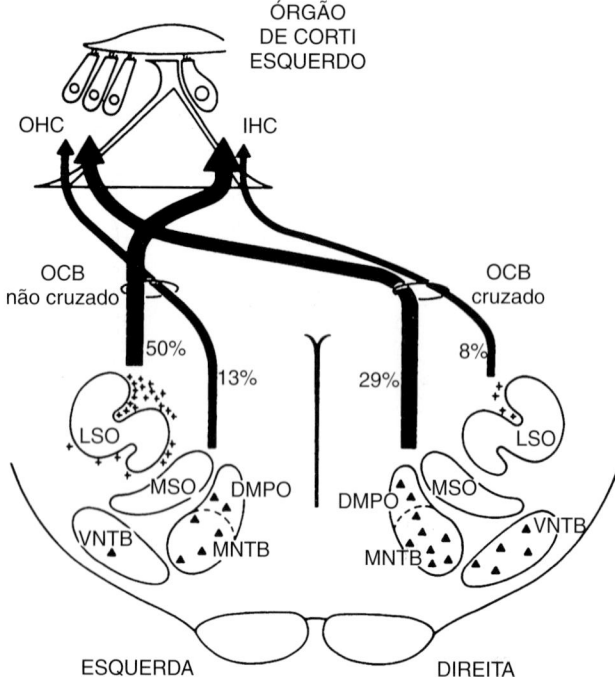

Figura 49.13

Esquema que mostra a origem e distribuição das fibras eferentes do feixe olivococlear. *Cruzes,* Pequenos neurônios do feixe olivococlear; *triângulos,* grandes neurônios do feixe olivococlear. O *número* de cada tipo de símbolo, as larguras relativas das *linhas* e as *porcentagens* indicam a proporção de projeção olivococlear total, para uma cóclea, que se origina de cada grupo celular. As fibras eferentes para células ciliadas externas originam-se de grandes células na porção medial do complexo olivar superior. Aproximadamente 70% da projeção às células ciliadas externas vem do lado contralateral do cérebro. A projeção às células ciliadas internas origina-se de pequenas células na região lateral da oliva superior. A maioria destas fibras (85%) origina-se na porção ipsolateral do cérebro. Os dados são de estudos em gatos. DMPO, núcleo pré-olivar dorsomedial; IHC, células ciliadas internas; LSO, núcleo olivar súpero-lateral; MNTB, núcleo medial do corpo trapezóide; MSO, núcleo olivar súpero-medial; OCB, feixe olivococlear; OHC, células ciliadas externas; VNTB, núcleo ventral do corpo trapezóide. (De Warr B. The olivocochlear bundle: its origins and terminations in the cat. In: Naunton RF, Fernandez C, eds. *Evoked electrical activity in the auditory nervous system.* New York: Academic Press, 1978:60, com permissão.)

A principal substância transmissora das fibras eferentes cocleares é acetilcolina. É possível que o órgão de Corti seja modificado mecanicamente por meio de alterações de motilidade das células ciliadas externas sob a influência do sistema eferente. A acetilcolina atua sobre receptores para produzir hiperpolarização da membrana celular e duplicar a condutância da célula para *input.* O receptor à acetilcolina possui características muscarínicas e nicotínicas. Além da acetilcolina, ácido γ-aminobutírico e diversos peptídeos neuroativos são neurotransmissores para o sistema eferente (9,10).

Potenciais Cocleares Grosseiros

Quatro potenciais grosseiros (extracelulares) podem ser registrados na cóclea (11) – potencial endolinfático (endococlear), microtonismo coclear, potencial de somação e potencial de ação de nervo total (Fig. 49.16). Diversamente dos outros potenciais cocleares, o potencial endolinfático não é gerado em resposta a estimulação acústica; em vez disso, ele é um potencial de CC de 80 a 100 mV registrado na rampa média. Origina-se da estria vascular da parede lateral da cóclea. A estria vascular é considerada a fonte de energia, ou "bateria", da cóclea, crucial para transdução. A natureza da fonte de energia é relacionada à densa vasculatura da estria vascular e à Na^+-K^+-adenosina trifosfatase (ATPase). Esta bomba foi localizada em diversos tipos de células cocleares, incluindo células marginais da estria vascular, células do sulco externo, e fibrócitos próximo da fixação da membrana de Reissner e no ligamento espiral. Embora a Na^+-K^+-ATPase deva desempenhar um papel importante no transporte iônico na cóclea, a natureza da fonte de energia e os detalhes da troca iônica permanecem questões ativas de pesquisa (3).

O funcionamento defeituoso dos mecanismos envolvidos na produção da endolinfa e do potencial endolinfático pode produzir perda auditiva, às vezes chamada *presbiacusia metabólica.* Quando o fluxo de endolinfa através do *ductus reuniens* (ducto de união) é bloqueado, a pressão endolinfática aumenta e ocorre hidropisia.

O microfonismo coclear é uma voltagem de corrente alternada (CA) geralmente registrada dentro da cóclea ou perto da janela redonda. Ela representa o fluxo de corrente iônica de potássio através principalmente das células ciliadas externas; isto é, a resistência elétrica das células ciliadas externas é alterada pelo movimento da membrana basilar. Quando os estereocílios são vergados afastando-se do modíolo, a resistência das células ciliadas diminui. O resultado é um aumento no fluxo de corrente e uma pequena diminuição no potencial endolinfático. Quando os estereocílios são vergados na direção do modíolo, a resistência aumenta e o fluxo de corrente diminui com um aumento acompanhante no potencial endolinfático. A flutuação de voltagem correspondente, o microfonismo coclear, depende da presença de células ciliadas externas. Diversamente dos potenciais neurais, a forma de onda do microfonismo coclear reflete o movimento da membrana basilar. O potencial de somação é um potencial de CC registrado na cóclea em resposta ao som. Ele obedece ao envoltório do som estimulador. Registros deste potencial de CC podem ser feitos na rampa timpânica, média ou vestibular e em algumas circunstâncias a partir de um eletrodo volumoso no meato acústico humano. O potencial pode ser positivo

Figura 49.14

A: Amplitude do movimento basilar em função da distância desde a base da cóclea a um tom de 200 Hz. *Em cima:* desvio instantâneo da membrana basilar a intervalos sucessivos de tempo (*linhas sólidas*); invólucro do desvio (*linha tracejada*). *Embaixo:* velocidade instantânea da membrana basilar a intervalos sucessivos de tempo (*linhas sólidas*); invólucro da velocidade (*linha tracejada*). **B:** Amplitude relativa de vibração em diferentes pontos ao longo da membrana basilar para quatro diferentes freqüências. *Embaixo:* retardo de fase em diferentes pontos ao longo da membrana basilar para quatro diferentes freqüências. (De von Bekesy G. *Experiments in hearing*. New York: John Wiley & Sons, 1960, com permissão.)

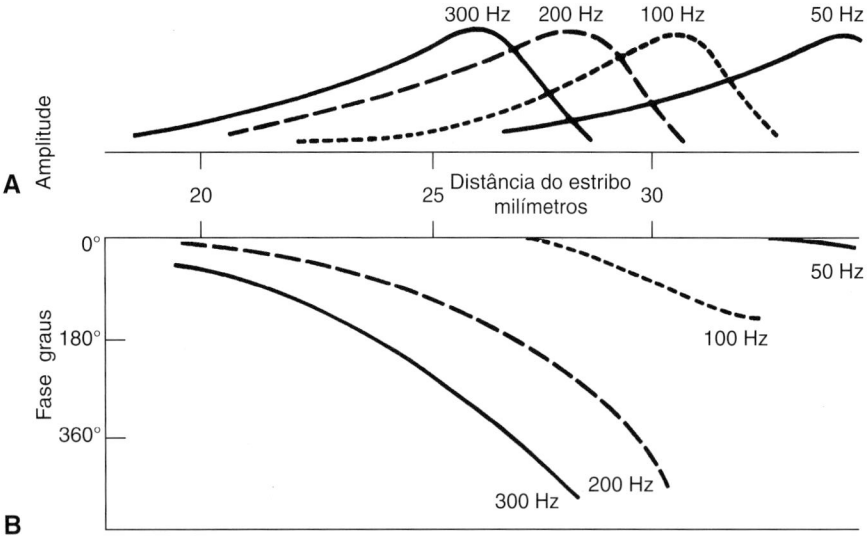

ou negativo, e pode inverter a polaridade, dependendo da localização do eletrodo ou freqüência e nível do estímulo. O potencial de somação provavelmente tem várias origens, mas em grande parte reflete as mudanças de CC causadas por potenciais intracelulares das células ciliadas externas impulsionados pelo estímulo. As células ciliadas internas contribuem para estes em menor extensão.

O potencial de nervo total ou de ação composto origina-se da descarga tudo ou nada das fibras do nervo auditivo. O potencial de ação composto é registrado mais efetivamente com um eletrodo volumoso colocado perto da janela redonda ou nervo auditivo e com sinais de alta freqüência com inícios rápidos. Esses sinais produzem atividade neural síncronizada, que é somada para se tornar o traçado do potencial de ação composto. A amplitude do potencial de ação composto aumenta com a intensidade do estímulo em uma faixa de 40 a 50 dB, enquanto a latência diminui à medida que a intensidade do estímulo é aumentada. Em altos níveis, um segundo pico às vezes é observado, que provavelmente reflete a atividade do núcleo coclear. O potencial de ação composto pode ser registrado clinicamente com eletrodos no couro cabeludo ou eletros no meato externo ou por meio de um acesso transtimpânico no qual um eletrodo é colocado perto do nicho da janela redonda. A relação da amplitude do potencial de somação para a amplitude do potencial de ação composto foi usada como um indicador de fístula perilinfática, mas a validade deste indicador é duvidosa.

FISIOLOGIA DO OITAVO NERVO

O nervo auditivo tem aproximadamente 30.000 fibras nos humanos e aproximadamente 50.000 nos gatos. Talvez um dos mais importantes achados de pesquisa

Figura 49.15

Comparação da sintonização mecânica da membrana basilar e a sintonização neural de uma fibra aferente do nervo auditivo. M.B., membrana basilar. (De Ruggero MA, Rich NC, Robles L *et al. Middle ear response in the chinchilla and its relationship to mechanics at the base of the cochlea. J Acoust Soc Am* 1990;87:1612, com permissão.)

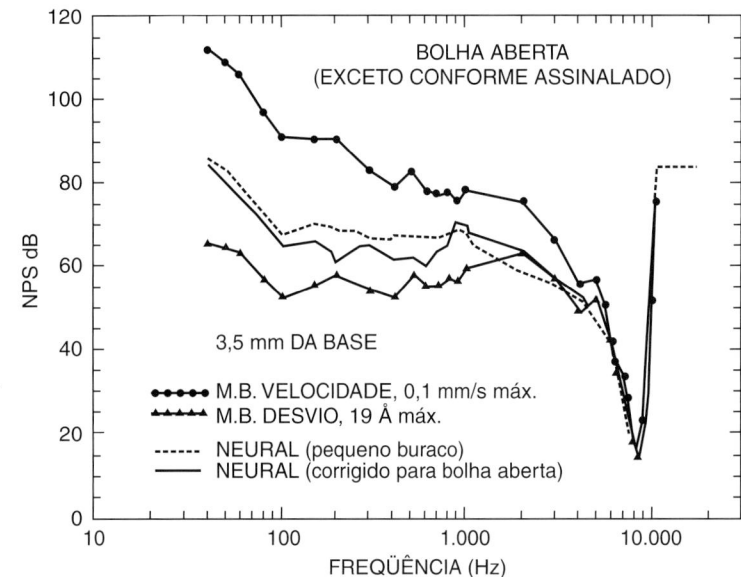

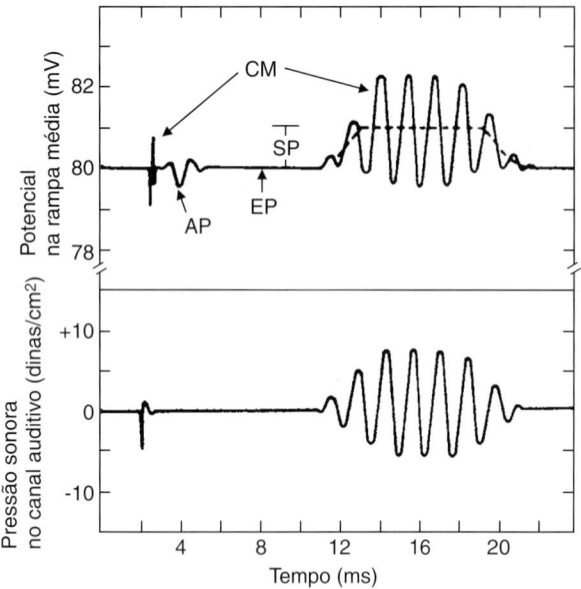

Figura 49.16
Esquema que mostra potenciais cocleares registrados na rampa média em resposta a estímulos acústicos típicos. Todos os traçados estão aproximadamente em escala. *Embaixo:* Traçados de pressão sonora com relação ao tempo, no canal auditivo, de um estalido e um surto sonoro de 750 Hz obtido com um microfone de tubo explorador. Pressões *positivas* e *negativas* referem-se à condensação e rarefação, respectivamente, com o valor estático da pressão atmosférica subtraído. Uma pressão acústica de 5 dinas/cm^2 é equivalente a 88 dB NPS, referida como 0,0002 dinas/cm^2 (20 Pa). *Em cima:* Traçado resultante, com relação ao tempo, do potencial registrado na rampa média por uma única micropipeta no giro basal. A voltagem é referenciada ao pescoço do animal. A ordenada é descontínua para permitir inspeção mais estreita dos traçados relacionados com o estímulo no potencial endococlear (*EP*), isto é, o potencial de ação do nervo total (*AP*), a microfonia coclear (*CM*) e o potencial de soma (*SP*). A baixas freqüências, a fase do traçado de microfonia coclear leva à queda da pressão sonora no tímpano. (De Schmiedt RA. Basic techniques for the measurement of cochlear potentials. In: Beagley HA, ed. *Auditory investigation: the scientific and technological basis.* Oxford: Clarendon Press, 1979:211, com permissão.)

nos últimos anos tenha sido a observação de que 90% a 95% dos neurônios (tipo I, fibras radiais) inervam as células ciliares internas, enquanto 5% a 10% (tipo II, fibras espirais externas) inervam as células ciliadas externas (Fig. 49.12). A maioria, se não todos, dos registros das fibras do nervo auditivo são das fibras tipo I maiores em contato com células ciliadas internas. Estas fibras radiais possuem corpo celular bipolar no gânglio espiral. As fibras espirais externas são monopolares e não mielinizadas. A maioria dos registros de unidades isoladas do nervo auditivo são obtidos por meio da inserção de um microeletrodo dentro do nervo auditivo onde ele sai do meato acústico interno. As medidas mais básicas da função do nervo auditivo são freqüências espontâneas, curvas de sintonia e funções de intensidade (freqüência-nível).

A maioria das fibras do nervo acústico em mamíferos descarrega-se na ausência de estimulação acústica. As fibras nervosas foram classificadas em três categorias com base na freqüência de descarga espontânea – alta (18 a 120 por segundo), média (0,5 a 18 por segundo) e baixa (0 a 0,5 por segundo). As fibras com alta freqüência de atividade espontânea respondem a sinais auditivos a níveis mais baixos que as fibras com freqüências médias ou baixas de atividade espontânea. Em outras palavras, as fibras mais sensíveis têm a maior atividade espontânea. As fibras com alta freqüência espontânea possuem dendritos grossos que tendem a terminar no lado das células ciliadas internas que dá face para as células ciliadas externas. As fibras com baixa e média freqüência espontâneas possuem dendritos finos que terminam ao lado da célula ciliada interna que dá face para o modíolo. Estudos em andamento indicam que as fibras com alta freqüência de atividade espontânea têm terminações diferentes no SNC auditivo (núcleo coclear) das fibras com baixas freqüências de atividade espontânea. Em outras palavras, a atividade espontânea das fibras nervosas não é ao acaso mas está se comprovando anatômica e funcionalmente importante (12–15). A curva de afinação de uma fibra isolada do nervo auditivo constitui talvez a medida mais básica da função do nervo auditivo. Um surto de tom controlado em freqüência e nível é apresentado. O nível é ajustado até que uma alteração de critério (uma ou duas descargas por segundo) na freqüência de disparo seja detectada. Surtos de tom cobrindo uma ampla faixa de freqüências são usados, e o mais baixo nível de sinal é registrado para uma dada freqüência que produz uma freqüência específica de descarga. A resultante curva de isorresposta é chamada de *curva de sintonia*.

A Figura 49.17 mostra as curvas de sintonia de seis fibras diferentes. A ponta aguda da curva de sintonia identifica melhor a freqüência característica da fibra. As unidades com baixa freqüência característica são fibras que inervam células ciliadas internas na região apical da cóclea, fibras com alta freqüência característica inerva células ciliadas internas da região basal, e assim por diante. As curvas de sintonia são descritas de acordo com a freqüência da extremidade ou freqüência característica, o lado de alta e baixa freqüência, e a cauda. As fibras com uma freqüência característica menor que 1 kHz são aproximadamente em forma de V. As fibras com uma freqüência característica mais alta possuem uma ponta óbvia na freqüência característica e uma cauda que se estende às baixas freqüências. O lado alto de uma curva de sintonia é a região de freqüência maior que a freqüência característica. À medida que a freqüência característica aumenta, o lado alto da curva de sintonia torna-se mais íngreme

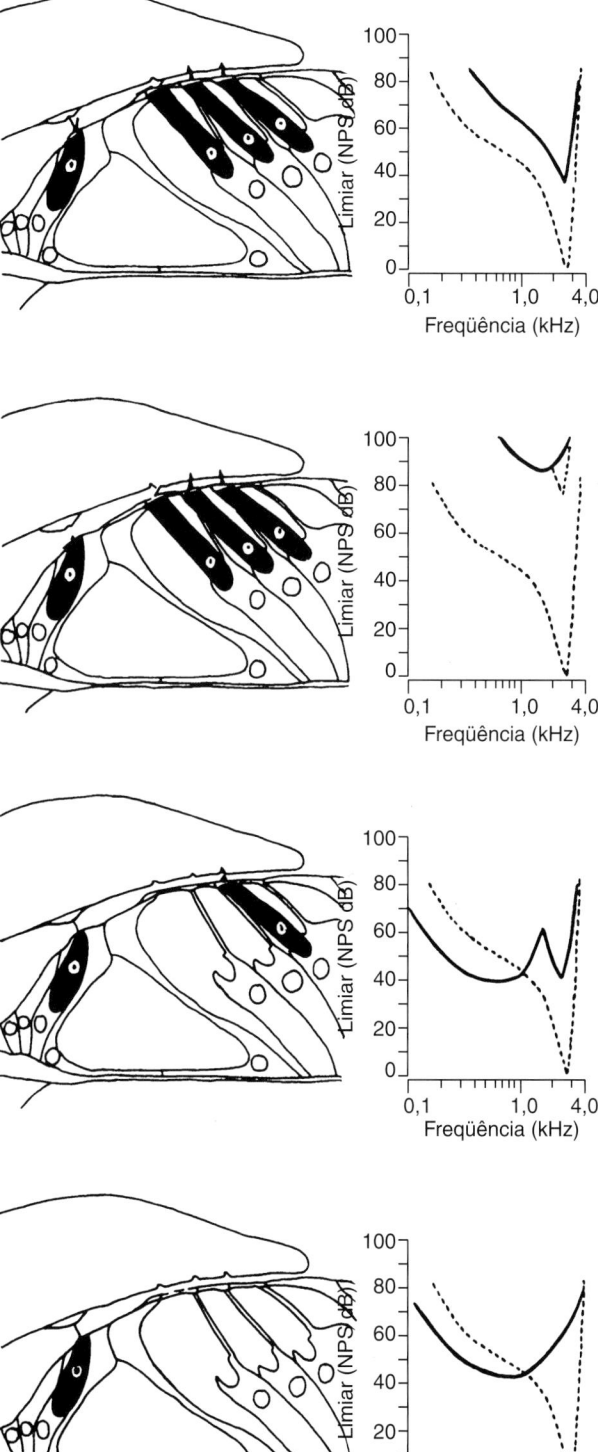

Figura 49.17

Curvas de sintonia obtidas de fibras isoladas no nervo auditivo de um gerbo de 6 meses (CG-9) criado no silêncio. Os números das fibras dados em seqüência durante a experiência estão nas *pontas* das curvas. (De Schmiedt RA, Mills JH, Adams K. Tuning and suppression in auditory nerve fibers of aged gerbils raised in quiet or noise. *Hear Res* 1990;45:221, com permissão.)

com uma inclinação ou freqüência de rejeição que pode exceder 500 dB por oitava. As características das curvas de sintonia das fibras do nervo auditivo são notavelmente semelhantes às curvas de isoamplitude de uma onda viajante mecânica (Fig. 49.15).

Lesão ou dano às células sensoriais, incluindo os estereocílios, pode alterar dramaticamente a forma das curvas de sintonia (Fig. 49.18). A parte inferior direita da figura mostra que quando as células ciliadas externas são destruídas, a curva de sintonia das fibras do nervo auditivo das células ciliadas internas normais é alterada de várias maneiras. A região sensível da ponta está faltando, isto é, o limiar da fibra é elevado aproximadamente 40 a 45 dB. O lado de alta freqüência não tem mais uma inclinação íngreme, e o lado de baixa freqüência torna-se ligeiramente mais sensível, ou hipersensível. A freqüência característica da fibra parece ser muito mais baixa em freqüência, e a largura da banda da fibra mostra-se mais larga. A parte superior esquerda da Figura 49.18 mostra as conseqüências da lesão parcial dos estereocílios das células ciliadas externas. Ocorre uma mudança do limiar de aproximadamente 30 dB, mas permanece uma ponta curta agudamente sintonizada, e a cauda de baixa freqüência é novamente hipersensível. As irregularidades nesta curva de sintonia podem explicar a diplacusia monaural; isto é, um tom em uma orelha (800 Hz) tem

Figura 49.18

Curvas de sintonia de unidades isoladas do nervo auditivo com diferentes graus e tipos de lesão acústica das células sensoriais, inclusive dos estereocílios. *Linha tracejada,* normal; *linha sólida,* após lesão. (Redesenhado de Liberman MC, Dodds LW. Single neuron labeling and chronic cochlear pathology III: estereocilia damage and alterations of threshold tuning curves. *Hear Res* 1984;16:55, com permissão.)

duas alturas; por exemplo, uma em 800 Hz e uma segunda em aproximadamente 2,8 kHz.

A parte superior esquerda da Figura 49.18 mostra uma curva de sintonia na qual os estereocílios das células ciliadas internas estão danificados ou em desarranjo, enquanto a maioria dos estereocílios das células ciliadas externas parecem normais ou aproximadamente normais. O limiar da unidade está elevado aproximadamente 30 dB, mas a curva de sintonia é aproximadamente normal. A parte inferior esquerda da figura mostra respostas a sinais em uma faixa estreita de freqüências apenas a níveis sonoros acima de 90 dB NPS. Neste caso, células sensoriais estão presentes, mas os estereocílios das células ciliadas internas estão destruídos ou em desarranjo. Assim a atividade neural normal, incluindo a sensibilidade (detecção de sons fracos) e o poder de resolução de freqüências, depende de células ciliadas externas e estereocílios normais.

Embora os limiares das fibras do nervo auditivo sejam relacionados com a freqüência de descarga espontânea, a maioria das fibras nervosas aferentes (60%) tem altas freqüências espontâneas e limiares dentro de 20 dB acima dos limiares para o animal. As fibras restantes com baixas freqüências espontâneas têm limiares que cobrem aproximadamente 60 dB. A faixa dinâmica da maioria das fibras do nervo auditivo é aproximadamente 30 dB desde o limiar até a saturação (Fig. 49.19), embora algumas fibras baixas espontâneas tenham uma faixa dinâmica muito mais larga. Dada a faixa dinâmica da audição humana (0 dB NPS a ≥ 100 dB NPS), o sistema auditivo deve ter neurônios cujos limiares cubram uma larga faixa e ter freqüências de disparo que também cubram uma larga faixa de intensidades. A capacidade da orelha humana de responder apropriadamente a sons em uma variação de 120 dB (10,12) é notável. Uma maneira é com fibras baixas espontâneas; outra é o recrutamento de fibras de freqüência característica.

Um dos aspectos mais comuns da perda auditiva neurossensorial é o recrutamento de intensidade. A Figura 49.20 dá uma explicação. Supõe-se que a intensidade depende da atividade total do nervo auditivo. Como mostra a Figura 49.20A, o número de fibras ativadas aumenta lentamente à medida que a intensidade é aumentada e apenas as pontas das curvas de sintonia são ativadas. À medida que a intensidade aumenta ainda mais, as caudas das curvas de sintonia são encontradas e o número de fibras ativadas aumenta rapidamente. No caso de perda auditiva neurossensorial, as pontas das curvas estão faltando, e as fibras não são ativadas até que o nível do sinal seja suficiente para alcançar as caudas das curvas de sintonia. Abruptamente, muitas fibras então são ativadas simultaneamente.

PROPRIEDADES NÃO LINEARES DA ORELHA

Algumas das características proeminentes do transformador da orelha média são suas propriedades lineares, mas as características proeminentes da cóclea e do nervo auditivo são as características não-lineares. Talvez as não-linearidades mais estudadas sejam tons de combinação, descritos em anexo com relação às emissões cocleares, e a supressão de freqüências de dois tons, como registrado nas fibras do nervo auditivo.

A supressão de freqüência de dois tons é a redução na freqüência de disparo produzida por um tom quando um segundo tom é introduzido. A Figura 49.21 mostra uma curva de sintonia com uma área de supressão delineada acima da freqüência característica da fibra nervosa e uma área abaixo da freqüência característica da fibra. Tons apresentados nas áreas pontilhadas ou de supressão na figura reduzem a freqüência de descarga causada pelo tom explorador. Ambos os tons, excitador e supressor, são apresentados simultaneamente e, como pouca ou nenhuma latência de tempo é associada com este fenômeno nem há qualquer evidência disponível de que ele seja produzido neuralmente, o efeito é chamado *supressão* em vez de inibição. A supressão de dois tons em unidades isoladas é refletida no potencial de ação composto. A Figura 49.21 (direita) mostra curvas de sintonia do potencial de ação composto com áreas de supressão mostradas nas áreas pontilhadas. Neste caso, a amplitude do potencial de ação composto é alterada pelo sinal supressor, enquanto no caso de unidade isolada (esquerda), a freqüência de descarga de um neurônio é reduzida por uma quantidade arbitrária (20%). As áreas de supressão do potencial de ação de unidade isolada e composto são semelhantes. Uma vez que a supressão de dois tons pode ser observada na resposta intracelular de CC das células ciliadas internas, é provável que a supressão de dois tons se origine na natureza ativa da mecânica coclear e antes das células ciliadas internas.

Na presença de perda auditiva neurossensorial causada pela exposição ao ruído ou a drogas ototóxicas, a supressão de dois tons é gravemente afetada, se for mensurável. A supressão de freqüência de dois tons parece normal ou aproximadamente normal em casos de perda auditiva coclear na qual as células sensoriais, incluindo os estereocílios, são normais ou aproximadamente normais, mas a estria vascular está afetada. Este último cenário leva à presbiacusia (16).

Emissões otoacústicas (EOAs) são sons que são detectados no canal auditivo quando o tímpano recebe vibrações transmitidas através da orelha média a partir da cóclea. As EOAs fornecem apoio para a noção de que a cóclea não é apenas um receptor passivo de energia acústica, mas também pode gerar ou amplifi-

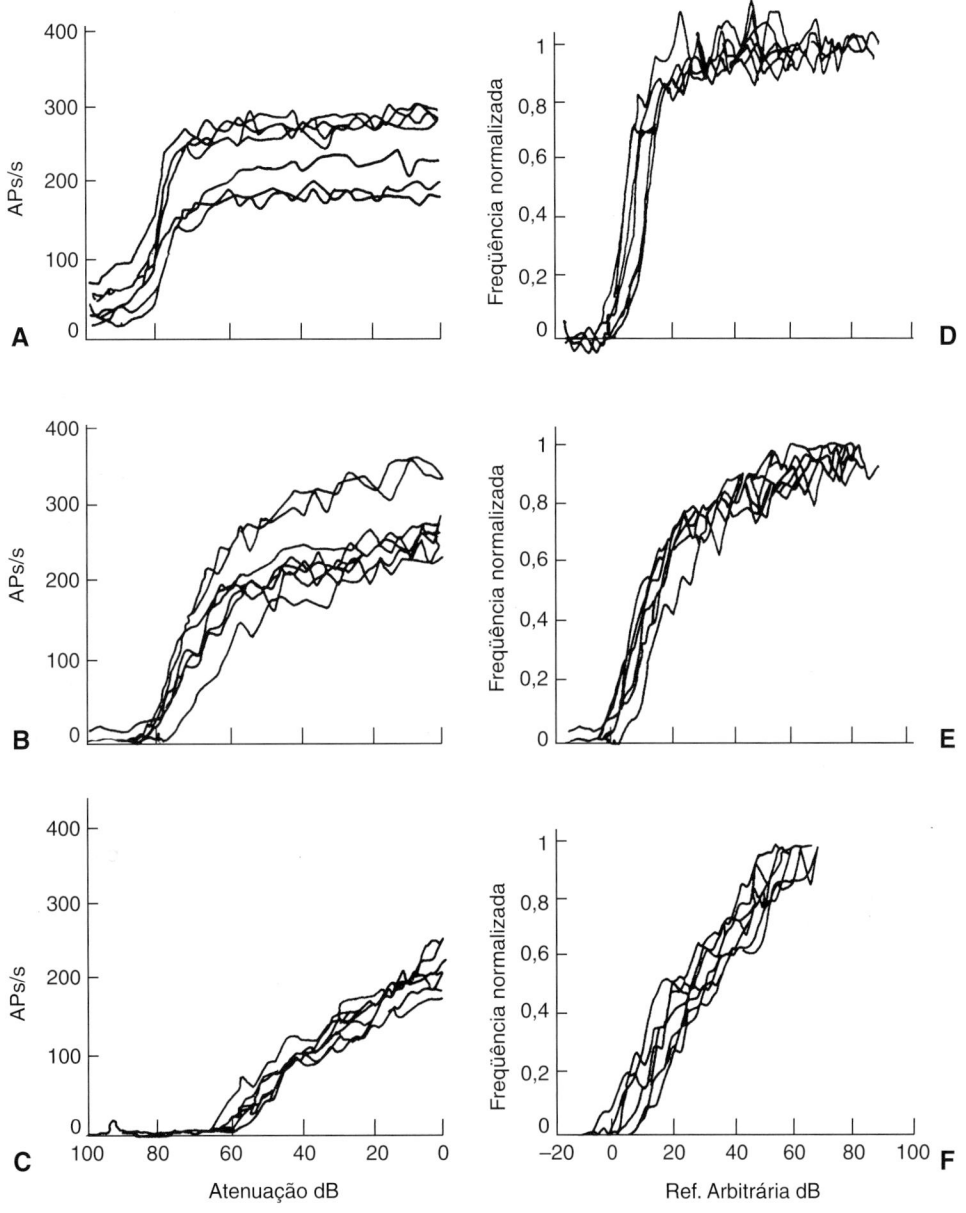

Figura 49.19
Exemplos dos três tipos de função freqüência-intensidade. **A:** Saturada. **B:** Saturação inclinada. **C:** Reta. Para todas as unidades a freqüência característica (*FC*) varia entre 16 e 24 kHz, e o nível máximo de pressão sonora varia entre 104 e 115 db NPS. **D-F:** Funções freqüência–intensidade normalizadas das fibras em **A, B** e **C**. (Redesenhado de Winter IM, Robertson D, Yabs GK. Diversity of characteristic freqüency rate-intensity functions in guinea pig auditory nerve fibers. *Hear Res* 1990;45:191, com permissão.)

car sons. Diversos tipos diferentes de EOAs são encontrados (17). EOAs *espontâneas* ocorrem na ausência de estimulação acústica e são tipicamente tons puros altamente estáveis de –10 a 30 dB NPS, os quais são encontrados em 30% a 40% das orelhas jovens sadias (18,19). A freqüência precisa de uma EOA espontânea não significa uma origem em um lugar preciso na cóclea, mas apenas uma coincidência particular de tempo de viagem e reflexão a partir de uma região mal definida de atividade das células ciliadas externas. EOAs espontâneas podem ser registradas durante longos períodos com apenas pequenas porém aparentemente sistemáticas variações em freqüência e amplitude.

Uma segunda classe de EOAs são produzidas após exposição a um sinal acústico. EOAs, evocadas por estímulos transitórios (EOATE), são feitas por meio de uma sonda colocada no canal auditivo. O traçado de pressão sonora oscilatório visto nas respostas EOATE corresponde na realidade ao movimento do tímpano resultante de flutuações de pressão geradas dentro da cóclea (Fig. 49.22). Embora cliques estimuladores excitem a cóclea inteira, as respostas EOATE podem ser

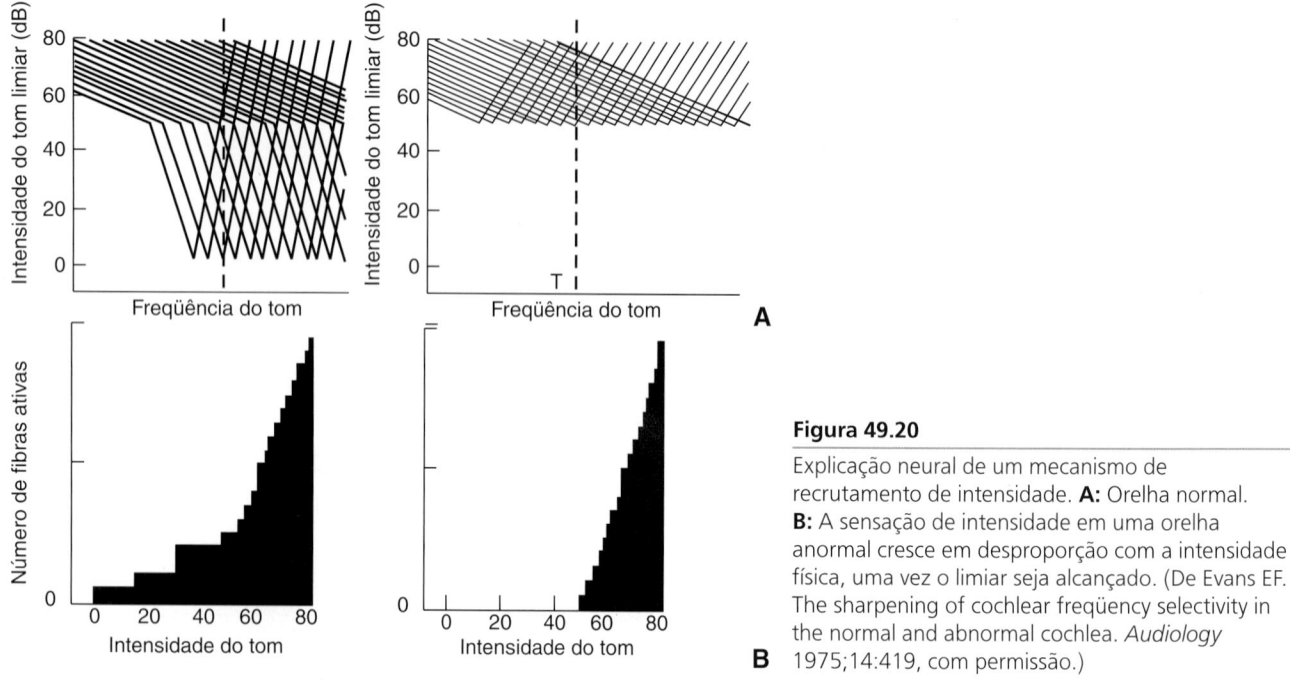

Figura 49.20
Explicação neural de um mecanismo de recrutamento de intensidade. **A:** Orelha normal. **B:** A sensação de intensidade em uma orelha anormal cresce em desproporção com a intensidade física, uma vez o limiar seja alcançado. (De Evans EF. The sharpening of cochlear freqüency selectivity in the normal and abnormal cochlea. *Audiology* 1975;14:419, com permissão.)

usadas para dar informação freqüência-específica acerca da cóclea através do desdobramento das respostas para diferentes bandas de freqüência. As EOATEs são altamente sensíveis a patologia coclear de uma maneira específica para a freqüência. As freqüências nas quais os limiares de audição excedem 20 a 30 dB de perda auditiva (PA) são tipicamente ausentes na resposta EOATE (20,21). Em virtude da sua sensibilidade à disfunção coclear, as EOATEs encontraram aplicação generalizada em programas de triagem auditiva de recém-nascidos (22).

EOAs evocadas por produtos de distorção também são amplamente usadas em situações clínicas. As técnicas de EOATE e EOAPD complementam uma a outra. As EOAPDs oferecem uma faixa mais larga de freqüências de observação com menos sensibilidade a condições menores e subclínicas em adultos. Quando dois tons primários, F1 e F2, são apresentados à cóclea, diversos produtos de distorção são produzidos. O mais nítido de todos estes produtos de distorção de intermodulação é o tom de distorção 2F1-F2. A medição de EOAPDs em múltiplos níveis de estímulo pode estabelecer a "velocidade de crescimento" da EOA. Orelhas sadias tendem a exibir uma velocidade de crescimento de EOAPD de 1 dB de EOA por 1 dB de estímulo ou menos. Orelhas com algum comprometimento mostram crescimento mais agudo. Resultados isolados de EOAPD podem ser enganosos, devendo-se tirar uma média dos resultados através de uma faixa de freqüências. O EOAPD é facilmente registrável em pacientes com um sistema normal da orelha média (23).

SISTEMA NERVOSO CENTRAL AUDITIVO

As vias auditivas ascendentes e descendentes são descritas brevemente e relacionadas com os potenciais evocados auditivos. Esquemas das vias aferentes e eferentes estão apresentados nas Figuras. 49.23 e 49.13, respectivamente. Estes diagramas simplificam excessivamente o sistema mas proporcionam uma introdução ao SNC auditivo e sua complexidade. Todas fibras aferentes do oitavo nervo param ao nível do núcleo coclear. Cinco tipos celulares principais são encontrados dentro do núcleo coclear, cada um com características celulares morfológicas e fisiológicas distintas, tais como início da resposta ao estímulo, descombinação (*offset*) com o estímulo e modulação de freqüência. A partir do núcleo coclear, a maioria das fibras cruza o tronco cerebral para o complexo olivar superior contralateral; um número muito menor de fibras corre para o complexo olivar superior ipsolateral.

O complexo olivar superior é considerado o primeiro centro no sistema auditivo ascendente, onde converge informações vindas a partir de ambas as orelhas. Núcleos auditivos acima do complexo olivar superior podem ser excitatórios ou inibitórios com informações de cada orelha. Estimulação da orelha contralateral é tipicamente excitatória para corpos celulares do SNC auditivo, enquanto estimulação da orelha ipsolateral é inibitória. Conforme mostrado na Figura 49.13, o complexo olivar súpero-medial é a origem das fibras eferentes cruzadas que terminam nas células ciliadas externas, enquanto o complexo olivar súpero-lateral é a origem das fibras eferentes não cruzadas que

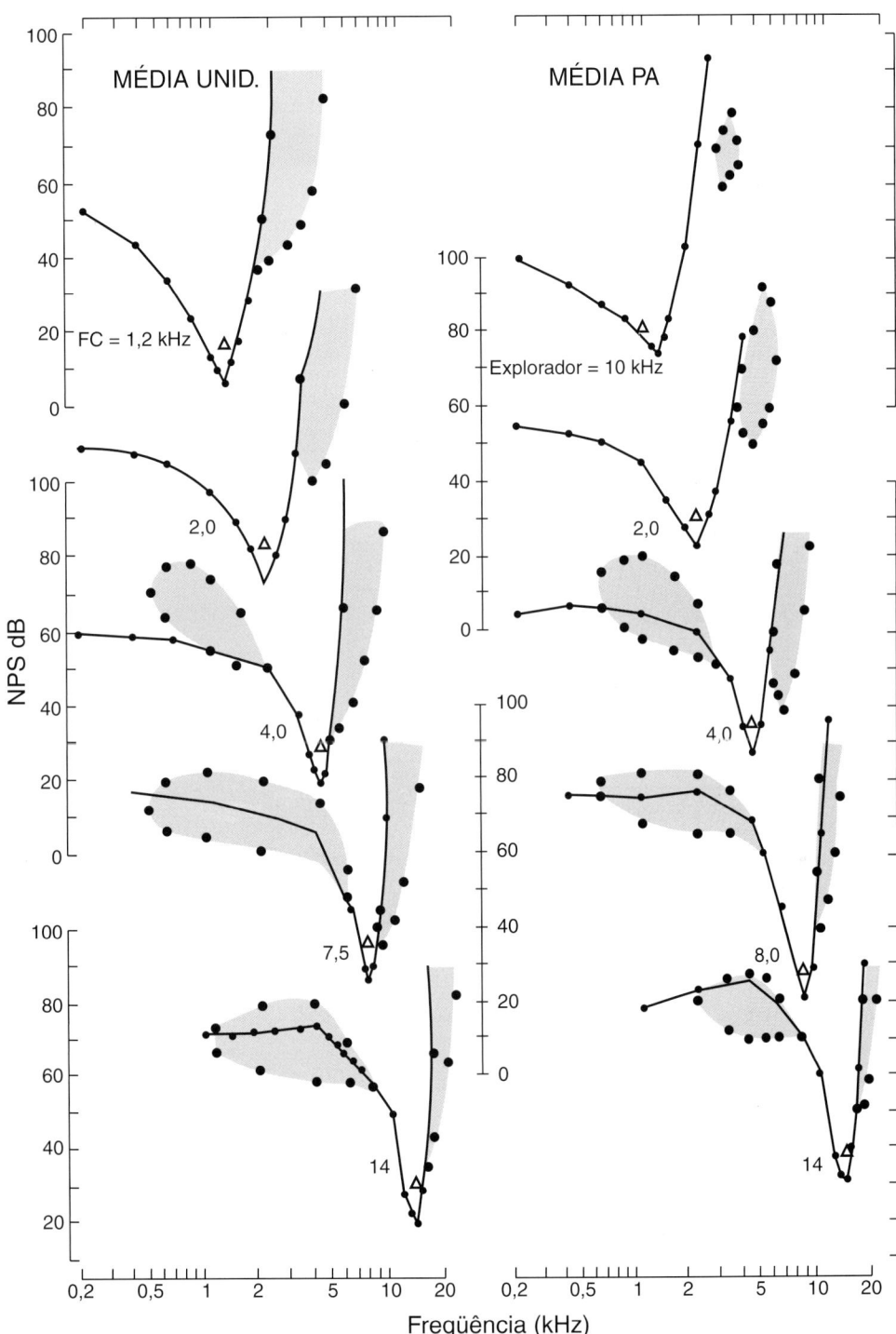

Figura 49.21

Esquerda: Curva de sintonia excitatória (*círculos*) e áreas de supressão de dois tons (*sombreadas*) de uma fibra isolada do nervo auditivo. Tons apresentados nas áreas de supressão diminuem a freqüência de descarga ao tom excitatório. *Direita:* Sintonia e supressão do potencial de ação composto (*PAC*). (De Harris DM. Action potential suppression, tuning curves and thresholds: comparison with single fiber data. *Hear Res* 1979;1:133, com permissão.)

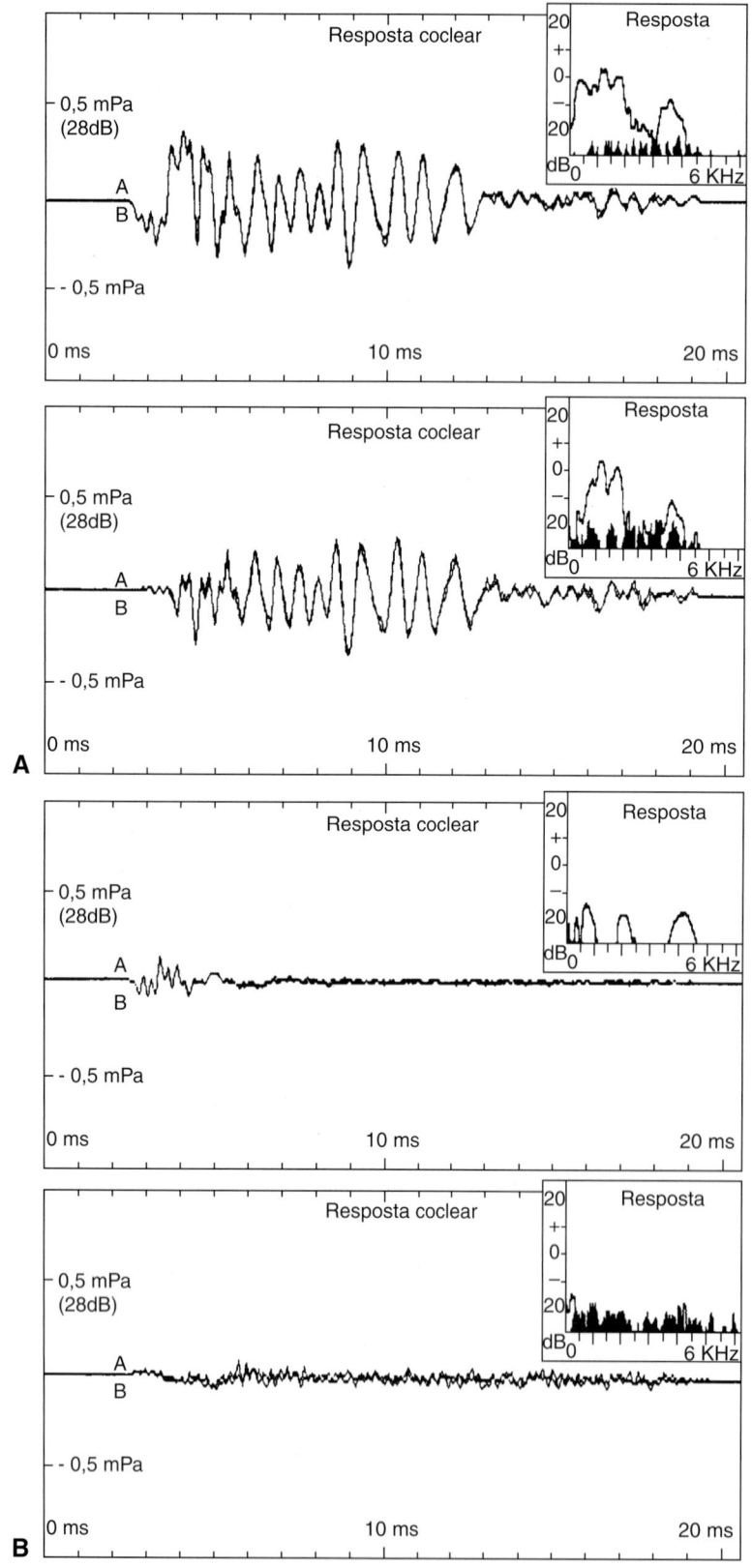

Figura 49.22

Ecos cocleares, também chamados *emissões cocleares estimuladas,* de uma orelha normal (**A**) e uma orelha surda (**B**). (De Kemp DT, Ryan S, Bray P. Otoacoustic emission analysis and interpretation for clinical purpose. *Adv Audio* 1990;12:77-92, com permissão.)

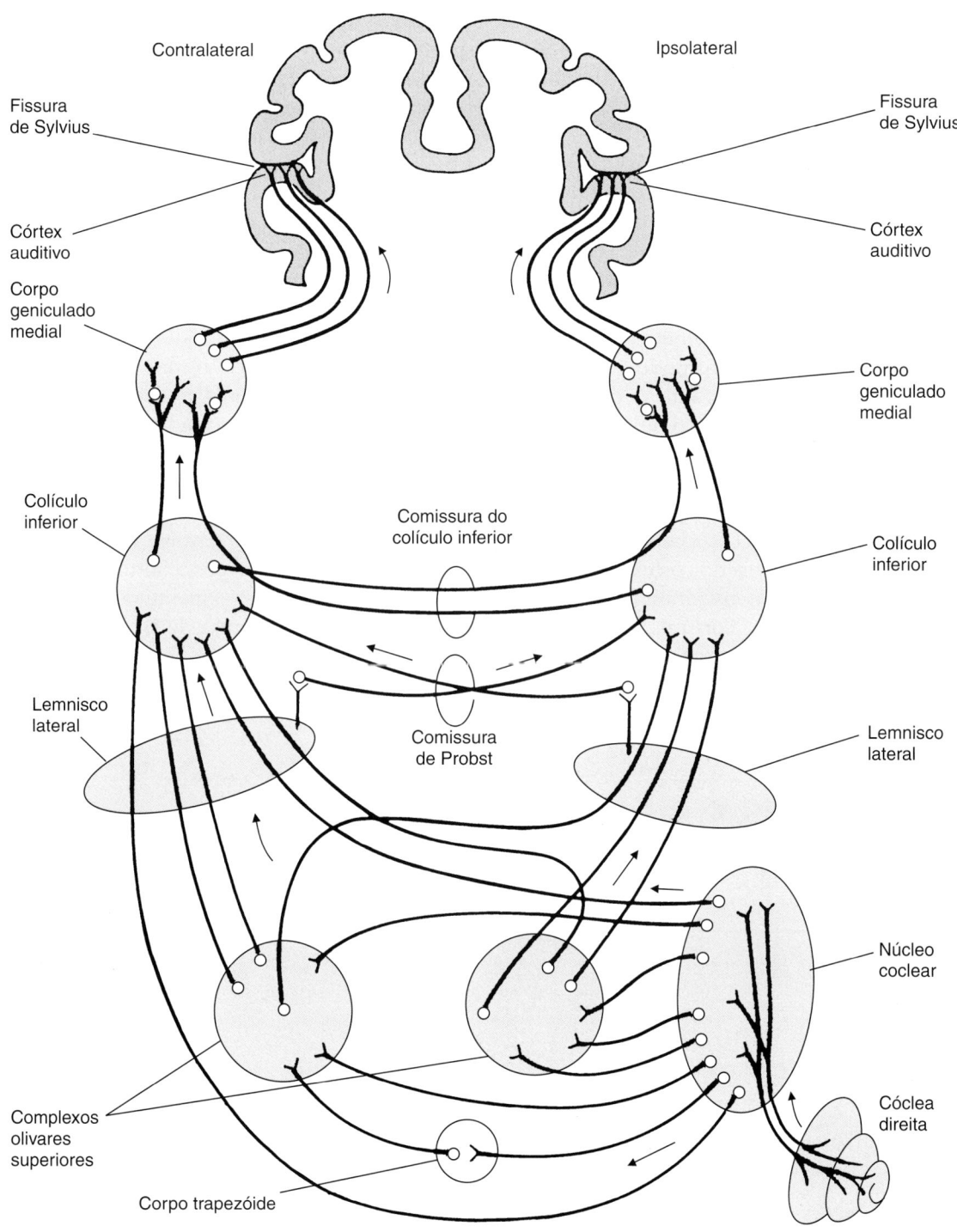

Figura 49.23
Diagrama altamente esquemático das vias ascendentes (aferentes) do sistema auditivo central desde a cóclea direita até o córtex auditivo. Nenhuma tentativa foi feita de mostrar as subdivisões e conexões dentro das várias regiões, conexões cerebelares, ou conexões com a formação reticular. (De Yost WA, Neilsen DW. *Fundamentals of hearing*, 2nd ed. New York: Holt, Rinehart & Winston, 1985:121.)

terminam nas células ciliadas internas. Embora muitas funções tenham sido atribuídas ao sistema auditivo eferente, especialmente proteger a cóclea de sons fortes, as funções do sistema são desconhecidas; as que foram propostas são facilmente debatidas (24).

O colículo inferior é um núcleo complexo com pelo menos 18 tipos principais de células e pelo menos cinco áreas de especialização. Ele está envolvido em provavelmente todas as formas de comportamento auditivo, inclusive sensibilidade diferencial para freqüência e intensidade, altura (força) e audição binaural. O colículo inferior é claramente mais que um centro de transmissão. O corpo geniculado medial do tálamo envia projeções ao córtex auditivo, mas suas funções específicas são desconhecidas.

O córtex auditivo está localizado na fissura de Sylvius do lobo temporal; muitas áreas auditivas secundárias estão aglomeradas em torno da área principal. Em cada área, as células são organizadas tonotopicamente de uma maneira colunar, cada coluna tendo um atributo especial. As células em uma coluna podem ter sintonia diferente a uma freqüência característica similar, enquanto outra coluna pode ser associada com codificação de intensidade, outra com fornecimento de respostas inibitórias à estimulação de uma orelha e respostas excitatórias da outra orelha, e assim por diante. Tal como é comum nas conexões talâmicas com o córtex, núcleos dentro do corpo geniculado medial que enviam fibras para o córtex auditivo também recebem fibras da mesma área do córtex. Lesões bilaterais do lobo temporal demonstraram produzir efeitos de amplo alcance (surdez cortical, na qual vários comportamentos auditivos são gravemente afetados, incluindo discriminação da fala, localização do som, processamento temporal da informação, e a detecção de sinais fracos, de curta duração) (25). Outra característica importante do sistema auditivo é sua natureza tonotópica. Desde a membrana basilar até o córtex auditivo, o sistema é organizado espacialmente com relação à freqüência. Cada lugar na membrana basilar responde melhor a uma freqüência específica – sons de alta freqüência são localizados na base, e sons de baixa freqüência no ápice. A organização tonotópica da cóclea é preservada no núcleo coclear. A Figura 49.24 mostra que à medida que um eletrodo penetra no núcleo coclear, são encontradas fibras com diferentes freqüências características, e as freqüências características formam uma progressão ordenada. Dados semelhantes existem em todos os núcleos do SNC auditivo, inclusive o córtex auditivo.

A aplicação clínica mais óbvia da informação básica sobre o SNC auditivo envolve a interpretação de potenciais evocados. A resposta auditiva do tronco cerebral (BERA) é um componente dos potenciais evocados auditivos. A existência do BERA foi descrita pela primeira vez por Sohmer e Feinmesser em 1967 (26).

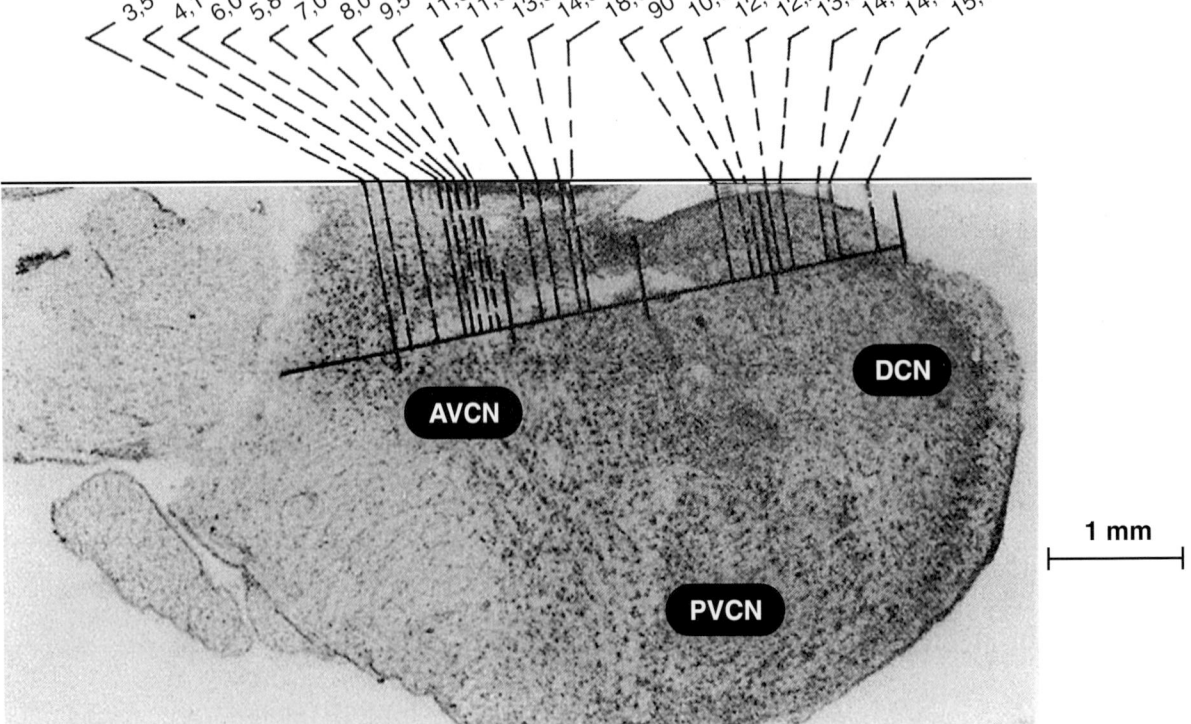

Figura 49.24

Corte transversal do núcleo coclear mostra o trajeto feito pela penetração do eletrodo. As freqüências características dos neurônios registradas de vários pontos dentro do núcleo coclear ântero-ventral (*AVCN*) e do núcleo coclear dural (*DNC*) mostram que a separação espacial de freqüência é mantida dentro daquelas duas divisões do núcleo coclear. PVCN, núcleo coclear póstero-ventral. Esta organização tonotópica é mantida em todo o sistema auditivo central. (Redesenhado de Rose JE, Galambos R, Hughes JR. Microelectrode studies of the cochlear nuclei of the cat. *Bull Johns Hopkins Hosp* 1959;104:211, com permissão.)

O BERA é registrado por meio de eletrodos fixados em várias posições na cabeça. O BERA consiste em uma série de sete ondas que ocorrem cerca de 10 milissegundos depois do início do estímulo. A convenção nos Estados Unidos é rotular os picos de ondas com numerais romanos. É geralmente aceito que o BERA é gerado pelo nervo auditivo e tratos de fibras e núcleos subseqüentes dentro das vias auditivas do tronco cerebral. É amplamente admitido que cada onda é gerada do seguinte modo: onda I e II são o oitavo nervo, III é o núcleo coclear, IV é oliva superior/lemnisco lateral, e V é lemnisco lateral/colículo inferior.

O BERA é gerado por um estímulo de clique porque ele fornece a resposta mais clara. O BERA é usado clinicamente na estimativa da sensibilidade auditiva e em avaliação otoneurológica. Desta maneira, ele pode ser usado para detectar lesões ao longo do nervo auditivo e vias do tronco cerebral. O estudo pode ser realizado independentemente do estado de vigilância, e o resultado não é afetado pela maioria das medicações. Como resultado, as crianças freqüentemente são testadas enquanto sob sedação ou durante o sono.

O campo da audiometria objetiva clínica recentemente ganhou uma técnica adicional na bateria de respostas evocadas auditivas. A *resposta auditiva em estado constante* (RAEC) promete ser um estudo valioso na análise da disfunção auditiva. Diferentemente dos BERAs, que são obtidos através do uso de estímulos transientes, as RAECs são evocadas usando-se tons contínuos sustentados. Os tons são freqüência-específicos porque os tons contínuos não têm problemas de distorção espectral como acontece com rápidos *tone burst* ou cliques (27). É digno de nota que RAEC também pode ser efetuada independentemente do estado de vigilância.

Há diversas vantagens da RAEC sobre o BERA. Primeiro, RAEC é uma técnica melhor para avaliar desempenho de aparelho de audição porque aparelhos de audição e implantes cocleares processam estímulos contínuos com menos distorção de sinal que estímulos transitórios. Além disso, RAEC pode fornecer informação sobre limiar de uma maneira freqüência-específica a níveis de intensidade de 120 dB ou mais (28,29). Isto permite a diferenciação de perda auditiva grave e profunda, o que não pode ser realizado com BERA. Esta característica pode permitir que ela seja usada na avaliação de pacientes pediátricos para elegibilidade para implante coclear (30). Finalmente, a RAEC demonstrou ter mais eficiência de tempo ao determinar mais limiares em um tempo mais curto, em comparação com BERA (31). Pesquisas futuras e usos clínicos provavelmente solidificarão a situação da RAEC no arsenal audiológico.

As características neuroanatômicas do sistema são complicadas. O processamento da informação neural provavelmente envolve processamento em paralelo e em série. O primeiro é descrito anatomicamente por uma única fibra com ramificação para muitas áreas-alvos. Processamento em série envolve uma fibra ir para um alvo, que por sua vez vai a outro alvo, e assim por diante. No SNC auditivo, estão envolvidos processamento em série e em paralelo. Desde que o SNC auditivo é um sistema altamente redundante, complicado, e extremamente poderoso, a interpretação dos dados de potenciais evocados, e de outros dados neurais do SNC, não é simples.

PONTOS IMPORTANTES

- As propriedades acústicas de cabeça e orelha externa são importantes, particularmente porque fornecem indicações para localizar as fontes de som.

- A orelha média atua como um transformador entre o ar e a cóclea cheia de líquido e fornece um ganho de pressão sonora de 25 a 30 dB. O efeito combinado das propriedades acústicas da cabeça, orelha externa e orelha média, e a impedância da cóclea determinam a faixa de freqüências da audição humana.

- A cóclea é um tubo ósseo enrolado de aproximadamente 35 mm de comprimento e dividido em três compartimentos – rampa timpânica, rampa vestibular e rampa média. As rampas timpânica e vestibular contêm perilinfa e são conectadas através do helicotrema no ápice da cóclea. A rampa média contém endolinfa e tem um potencial de repouso de CC de aproximadamente 80 mV, o qual se origina de bombas de Na^+K^+ATPase na estria vascular.

- O transdutor auditivo é o órgão de Corti, que contém células sensoriais (três fileiras de células ciliadas externas e uma fileira de células ciliadas internas). A deflexão dos estereocílios (pêlos) das células sensoriais por uma onda viajante mecânica dá início à transdução.

- Uma onda viajante, desde a base até o ápice da cóclea, origina-se em resposta ao movimento, semelhante a um êmbolo, do estribo. A onda viajante tem um pico agudamente sintonizado na base para som de alta freqüência que progride em direção ao ápice à medida que a freqüência diminui.

- A deflexão dos estereocílios pela onda viajante abre e fecha canais iônicos; o resultado é fluxo de corrente (íon potássio) para dentro da célula sensorial. O fluxo de potássio origina-se do potencial endococlear de +80 mV adicionado ao potencial intracelular negativo das células ciliadas internas e externas. A despolarização resultante causa uma cascata enzimática que libera transmissores químicos e ativa fibras nervosas aferentes.

- Aproximadamente 90% a 95% das fibras nervosas radiais (tipo I) inervam células ciliadas internas. Aproximadamente 5% a 10% (tipo II, fibras espirais externas) são conectadas às células ciliadas externas. Cada célula ciliada interna é inervada por 15 a 20 neurônios tipo I. Cada neurônio tipo II ramifica-se para inervar aproximadamente 10 células ciliadas externas. Aproximadamente, 1.800 fibras eferentes projetam-se para as células sensoriais dos complexos olivares superiores ipsolateral e contralateral.

- A medida mais básica da função do nervo auditivo é a curva de sintonia de uma fibra isolada do nervo auditivo. As curvas de sintonia das fibras isoladas do nervo são notavelmente seme-

Continua

lhantes às curvas de sintonia da onda viajante mecânica. Lesão das células sensoriais e estereocílios altera as características das curvas de sintonia, incluindo sensibilidade e sintonia fina.

- O sistema da orelha média é passivo e linear em resposta a sinais tão grandes quanto 130 dB NPS, mas a orelha interna é um sistema ativo com seu próprio amplificador e é não-linear. Estas propriedades permitem à orelha interna responder a uma ampla faixa de intensidades e provêem a base de fenômenos de supressão.

- Embora o sistema auditivo eferente seja bem desenvolvido, o significado funcional não está bem compreendido. Ele pode ter um papel na transdução coclear e na proteção da cóclea contra exposição excessiva a som intenso.

REFERÊNCIAS

1. Tonndorf J. The external ear. In: Jahn HF, Santos-Sacchi J, eds. *Physiology of the ear.* New York: Raven Press, 1988:4-20.
2. Moller A. The acoustic middle ear muscle reflex. In: Keidel WD, Neff WD, eds. *Handbook of sensory physiology.* New York: Springer Verlag, 1974:5:312-329.
3. Schulte BA, Adams JC. Distribution of immunoreactive Na^+, K^+ ATPase in gerbil cochleas. *J Histochem Cytochem* 1989;37:127-135.
4. Neely JG, Dennis IM, Lippe WR Anatomy of the auditory end organ and neural pathways. In: Cummings CW, ed. *Otolaryngology-head and neck surgery.* St. Louis: Mosby, 1986.
5. Zheng J, Shen W, He DZ, et al. Prestin is the motor protein of cochlear outer hair cells. *Nature* 2000;405:149-155.
6. Eguiluz VM, Ospeck M, Choe Y, et al. Essential nonlinearities in hearing. *Physiol Rev Lett* 2000;84:5232-5235.
7. Camalet S, Duke T, Julicher F, et al. Auditory sensitivity provided by self-tuned critical oscillations of hair cells. *Proc Natl Acad Sci U S A* 2000;97:3183-3188.
8. Niedzielski AS, Safieddin S, Wenthold RJ. Molecular analysis of excitatory amino acid receptor expression in the cochlea. *Audiol Neurootol* 1997;2:79-91.
9. Sewell W. Neurotransmitters and synaptic transmission. In: Dallas P, Popper A, Fay R, eds. *The cochlea.* Berlin: Springer-Verlag, 1996:503-523.
10. Housley GD, Ryan AE. Cholinergic and purinergic neurohumoral signalling in the inner ear: a molecular physiological analysis. *Audiol Neurootol* 1997;2:92-110.
11. Schmiedt RA. Basic techniques for the measurement of cochlear potentials. In: Beagley HA, ed. *Auditory investigation: the scientific and technological basis.* Oxford: Clarendon Press, 1979:211-232.
12. Liberman MC, Dodds LW, Pierce S. Afferent and efferent innervation of the cat cochlea: quantitative analysis with light and electron microscopy. *J Comp Neurol* 1990;301:443-451.
13. Fekete DM, Rouiller EM, Liberman MC, et al. The central projections of intracellularly labeled auditory nerve fibers in cats. *J Comp Neurol* 1984;229:432-440.
14. Leake PA, Synder RL. Topographic organization of the central projections of the spiral ganglion in cats. *J Comp Neurol* 1989;281:612-629.
15. Liberman MC. Effects of chronic de-efferentation on auditory nerve response. *Hear Res* 1990;49:209-221.
16. Schmiedt RA, Mills JH, Adams JC. Tuning and suppression in auditory nerve fibers of aged gerbils raised in quiet or noise. *Hear Res* 1990;45:221-229.
17. Probst R. Otoacoustic emissions: new aspects of cochlear mechanics and inner ear pathophysiology. In: Pfaltz CR, ed. Advances in otorhinolaryngology. Basel: Karger, 1990.
18. Penner MJ, Zhang T. Prevalence of spontaneous otoacoustic emissions in adults revisited. *Hear Res* 1997;103:28-34.
19. Bums EM, Arehart KH, Campbell SL. Prevalence of spontaneous otoacoustic emissions in neonates. *J Acoust Soc Am* 1992;91:1571-1575.
20. Glattke TJ, Robinette MS. Transient evoked otoacoustic emissions. In: Robinette RM, Glattke T, eds. *Otoacoustic emissions: clinical applications,* 2nd ed. New York: Thieme, 2002:95-115.
21. Harris FP, Probst R. Otoacoustic emissions and audiometric outcomes. In: Robinette RM, Glattke T, eds. *Otoacoustic emissions: clinical applications,* 2nd ed. New York: Thieme, 2002:213-242.
22. Prieve BA. Otoacoustic emissions in neonatal screening. In: Robinette RM, Glattke T, eds. *Otoacoustic emissions: clinical applications,* 2nd ed. New York: Thieme, 2002:348-374.
23. Kemp DT. Otoacoustic emissions, their origin in cochlear function, and use. *Br Med Bull* 2002;63:223-241.
24. Liberman MC. The olivocochlear efferent bundle and susceptibility of the inner ear to acoustic injury. *J Neurophysiol* 1991;65:123-132.
25. Jerger J, Weikers NJ, Sharbrough FW, et al. Bilateral lesions of the temporal lobe. *Acta Otolaryngol (Stockh)* 1969;258(Suppl):1.
26. Sohmer H, Feinmesser M. Cochlear action potentials recorded from the external ear in man. *Ann Otol Rhinol Laryngol* 1967;76:427-436.
27. Lins OG, Picton TW. Auditory steady state responses to multiple simultaneous stimuli. *Electroencephalogr Clin Neurophysiol* 1995;95:420-432.
28. Rans G, Dowell RC, Richards FW, et al. Steady state evoked potential and behavioral hearing thresholds in a group of children with absent click evoked auditory brainstem response. *Ear Hear* 1998;19:48-61.
29. Swanepoel D, Hugo R, Roode R. Auditory steady state responses for children with severe to profound hearing loss. *Arch Otolaryngol Head Neck Surg* 2004;130:531-535.
30. Zwolan TA. Cochlear implants. In: Katz J, ed. *Handbook of clinical audiology,* 5th ed. Baltimore: Lippincott Williams & Wilkins, 2002:740-757.
31. Swanepoel D, Schmulian D, Hugo R. Establishing normal hearing with the dichotic multiple-frequency auditory steady state response compared with auditory brainstem response protocol. *Acta Otolaryngol* 2004;124:62-68.

CAPÍTULO 50

Anatomia e Função Vestibulares

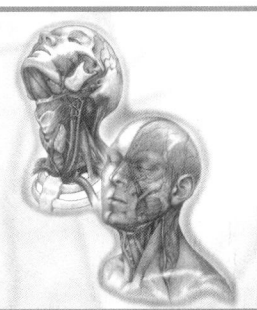

Shawn D. Newlands ▪ Conrad Wall III

O sistema vestibular, definido como detector de movimentos vestibulares periféricos e as estruturas correlatas do sistema nervoso central, captam o movimento no espaço e convertem esse movimento em informação que o resto do sistema nervoso pode usar para gerar reflexos motores apropriados ou facilitar processos complexos como a coordenação dos movimentos de cabeça, olhos e tronco, ou atualizar a percepção da pessoa a respeito da sua orientação no mundo. O sistema vestibular, como o sistema auditivo, converte estímulos físicos em sinais neurais, mas o sistema vestibular detecta aceleração angular e linear, em vez de som. O sistema vestibular está presente em todos os vertebrados e muitos invertebrados. Todavia, apesar da importância da orientação espacial em todos os animais móveis, o sistema vestibular é predominantemente subapreciado até que ocorra um mau funcionamento, ponto no qual os pacientes se apresentam a um médico, freqüentemente um otorrinolaringologista, para tratamento e educação. Este capítulo discute a anatomia do sistema vestibular periférico, a biofísica da transdução sensorial, tipos e fisiologia das células ciliadas vestibulares, e a organização dos *inputs* sensoriais para o sistema nervoso central, mas constitui apenas uma introdução a este importante e complexo sistema.

A complexidade dos desafios apresentados ao sistema vestibular cotidianamente é elucidada com um exemplo simples. A Figura 50.1 acompanha uma trabalhadora de escritório através do simples processo de procurar um livro em uma prateleira. Ela empurra sua cadeira para trás, fica em pé e vira-se para a esquerda para ficar de frente para a prateleira. Ela então inclina sua cabeça (orelha direita para baixo) para observar os títulos dos livros. Uma maneira de descrever o movimento que a cabeça da trabalhadora faz entre as duas posições é decompor o movimento em movimento linear (em linha reta) e movimento angular (rotacional), considerando uma trajetória feita pelo centro da cabeça. Neste exemplo, o movimento linear pode ser descrito como se afastar da mesa 2 m, com um movimento para a esquerda de 3 m e um movimento para cima de 1 m (Fig. 50.1B). Em termos de movimento rotatório, a mulher inclina sua cabeça para cima 40° desde olhar para baixo para o papel, até olhar horizontal. Ela vira 90° para a esquerda em torno de um eixo vertical para ficar de frente para a estante de livros. Ela a seguir inclina sua cabeça 75° para a posição com a orelha direita para baixo para ler os títulos dos livros (Fig. 50.1A). Assim, o movimento que a trabalhadora usa para completar o movimento entre as posições inicial e final pode ser caracterizado por 3 movimentos lineares e 3 movimentos angulares.

O sistema vestibular deve ser capaz de detectar tanto movimento linear quanto angular, para que o cérebro possa estimar a orientação do corpo no espaço. Uma parte adicional importante de informação necessária para orientação é a direção da tração gravitacional ou o vetor da gravidade. Entre outras coisas, o conhecimento da orientação da gravidade permite aos humanos manter uma postura vertical. Mesmo no exemplo simples precedente, há não apenas uma interação complexa entre os movimentos da cabeça, olhos e corpo um com relação ao outro, todos os quais usam informação gerada pelo sistema vestibular, mas há uma interação do sistema visual, somatossensitivo e vestibular que permite à trabalhadora conhecer sua orientação com relação à sua vizinhança.

ANATOMIA MACROSCÓPICA DO SISTEMA VESTIBULAR

Os vertebrados possuem o que vem a ser um sistema de direção inercial constituído de múltiplos sensores de aceleração linear e múltiplos sensores de aceleração angular em cada orelha interna. Este sistema de orientação, o labirinto vestibular, é abrigado em uma parte da cápsula ótica na porção petrosa do osso temporal. O labirinto ósseo é o osso espesso da cápsula ótica que

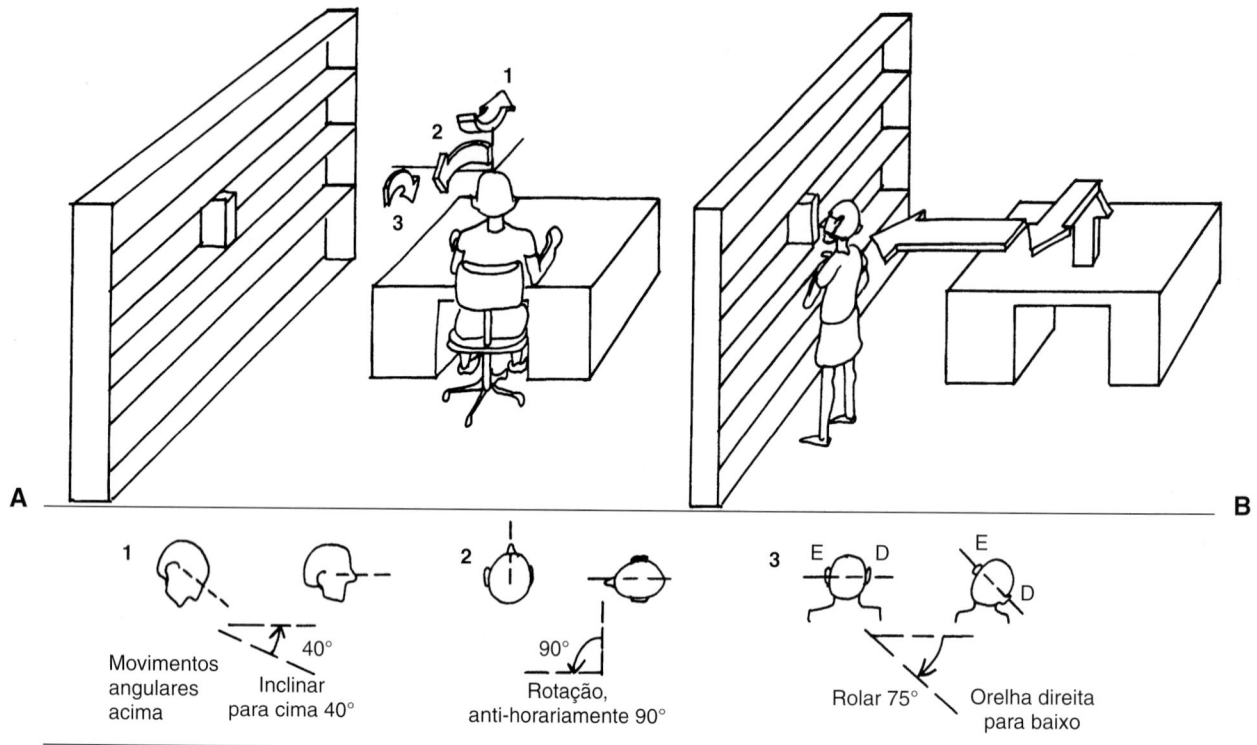

Figura 50.1
Movimento angular e linear associado a mover a cabeça de um ponto no espaço para outro. **A:** Trabalhadora sentada à mesa.
B: Trabalhadora move-se da mesa à estante de livros e inclina a cabeça para ler títulos dos livros. O movimento angular necessário está mostrado em **A**, o movimento linear em **B**.

abriga o labirinto membranoso suspenso em perilinfa. O labirinto membranoso contém líquido endolinfático e as estruturas neuroepiteliais de transdução sensorial. Os espaços perilinfático e endolinfático do labirinto são contínuos com aqueles da cóclea; por essa razão, a composição e mecanismos homeostáticos da perilinfa e endolinfa discutidos no capítulo sobre a cóclea (Capítulo 49) aplicam-se também ao sistema vestibular. Tal como na cóclea, a função adequada do sistema vestibular depende da composição única destes líquidos.

O labirinto vestibular é uma estrutura par, com os labirintos direito e esquerdo, um espelhando o outro. As subdivisões do labirinto vestibular incluem os três canais semicirculares: o canal lateral ou horizontal, o canal posterior e o canal anterior ou superior, todos os quais detectam acelerações angulares. O *layout* geométrico dos canais está mostrado na Figura 50.2. Os canais horizontais situam-se paralelos à linha entre o meato acústico externo e o canto lateral do olho, que é inclinada 30° acima do plano axial horizontal. Os canais verticais ficam aproximadamente perpendiculares aos canais horizontais e um ao outro. Ao olhar para baixo no topo da cabeça, o canal anterior é orientado a aproximadamente 45° fora de sagital médio e 45° anterior à linha intra-aural. O canal posterior é alinhado aproximadamente a 45° atrás da linha intra-aural; assim, o canal anterior esquerdo é aproximadamente paralelo ao canal posterior direito, e o canal posterior esquerdo e o canal anterior direito são alinhados similarmente.

Em um extremo do canal ósseo, há uma dilatação conhecida como ampola; esta dilatação abriga a crista ampular e a cúpula. A extremidade ampuliforme do canal semicircular lateral é no extremo anterior do canal; a ampola do canal semicircular superior é também anterior, e a ampola do canal semicircular posterior é lateral. O extremo não ampular do canal semicircular lateral entra no vestíbulo póstero-lateralmente. Os extremos não ampulares dos canais semicirculares posterior e superior juntam-se para formar a cruz comum e entram no vestíbulo póstero-medialmente.

Abrigados no vestíbulo estão os órgãos otolíticos – o utrículo e o sáculo – os quais detectam aceleração linear. Nenhum órgão é perfeitamente plano, mas o utrículo é principalmente alinhado paralelo à terra e é aproximadamente alinhado com o canal horizontal ipsolateral (Fig. 50.3). Em repouso, o sáculo é perpendicular ao utrículo. A sensibilidade de detecção de aceleração translacional é máxima no plano da mácula. Assim, a mácula utricular é sensível no plano horizontal, e a mácula sacular é sensível no plano sagital.

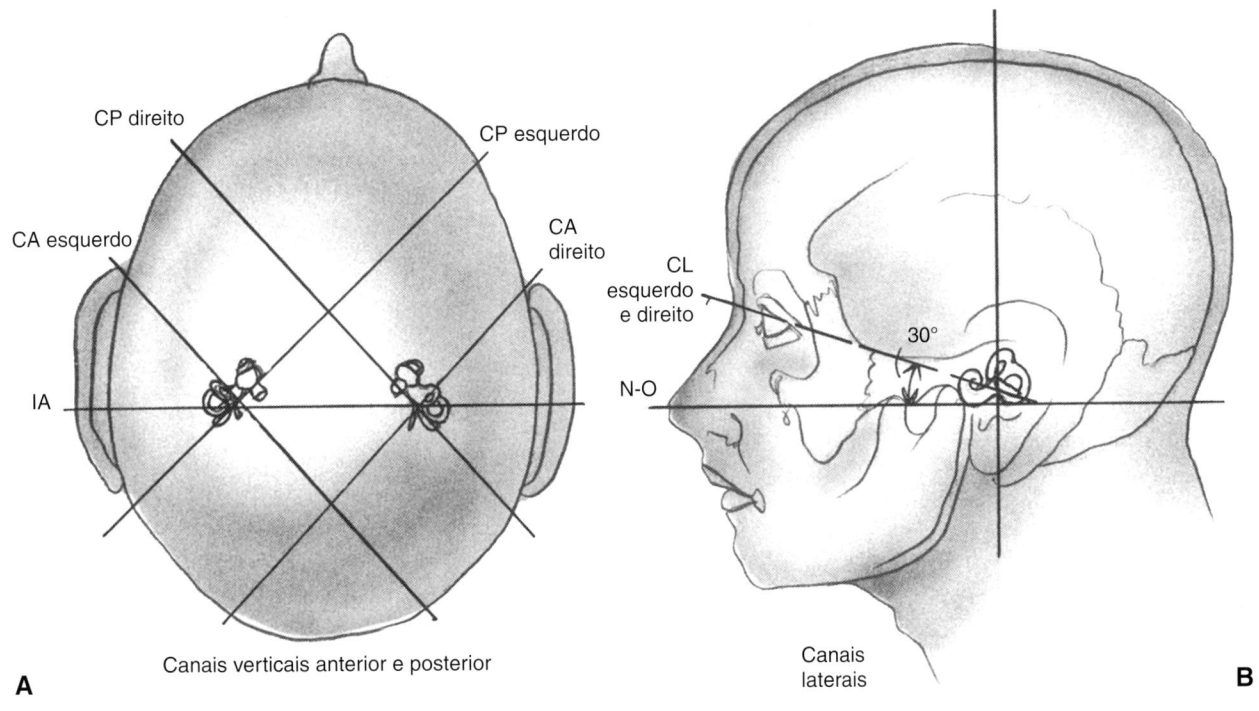

Figura 50.2
A: Orientação dos canais verticais na cabeça humana. **B:** Plano dos canais semicirculares laterais. CA, canal semicircular vertical anterior; IA, interaural; CL, canal semicircular lateral; N-O, eixo nasooccipital; CP, canal semicircular vertical posterior.

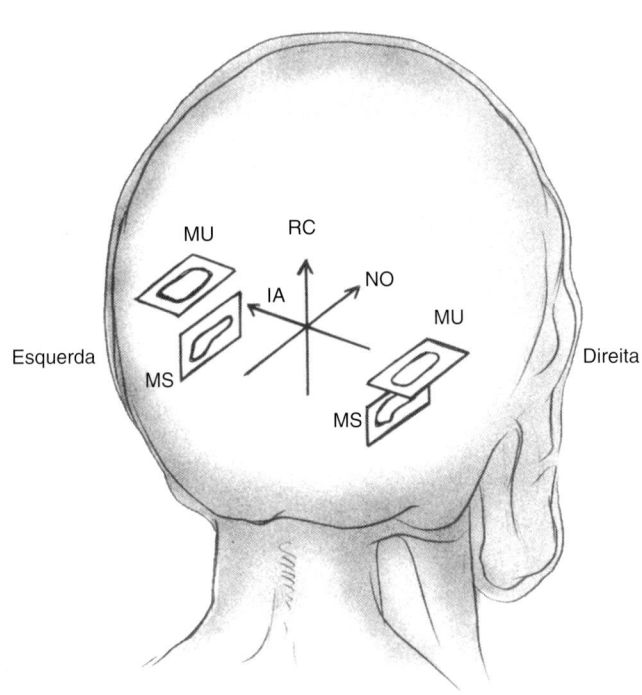

Figura 50.3
Layout dos planos aproximados dos órgãos otolíticos. MS, mácula do sáculo; MU, mácula do utrículo; IA, eixo interaural; NO, eixo nasal-occipital; RC, eixo rostrocaudal.

FÍSICA BÁSICA DA MECANOTRANSDUÇÃO

Tanto os sensores de aceleração linear (utrículo e sáculo) quanto de aceleração angular (canais semicirculares) da orelha interna usam um processo em três passos para converter acelerações da cabeça em informação útil para o sistema nervoso (Fig. 50.4). Os elementos usados nestes três passos são massa inercial, uma ou mais células ciliadas sensoriais, e as fibras nervosas conectadas às células sensoriais através de junções sinápticas. A Figura 50.4A mostra o sistema em repouso (sem aceleração). A Figura 50.4B mostra a resposta quando o sistema é acelerado para a esquerda. O movimento resultante da massa (M) para a direita em relação à célula ciliada sensorial deflete os cílios sensoriais, despolariza o corpo celular e aumenta a freqüência de descarga da fibra nervosa ligada.

O termo massa inercial invoca a segunda lei de Newton, que relaciona a aceleração ($\vec{a}$) de um objeto que possui massa para a força ($\vec{F}$) necessária de aceleração do mesmo objeto. Para aceleração linear, a segunda lei de Newton pode ser escrita $\vec{F} = M\vec{a}$. As setas em cima de F e a indicam quantidades vetoriais que têm magnitude e direção. Em acelerômetros, a aceleração é medida medindo-se a força criada sobre uma massa durante o movimento. A massa também está sujeita à força da atração gravitacional ($\vec{g}$). Assim, a força total gerada sobre um objeto que possui massa é $\vec{F} = M(\vec{a} - \vec{g})$. A quantidade ($\vec{a} - \vec{g}$) é chamada força específica, e esta equação mostra que massa não diferencia aceleração linear de atração gravitacional.

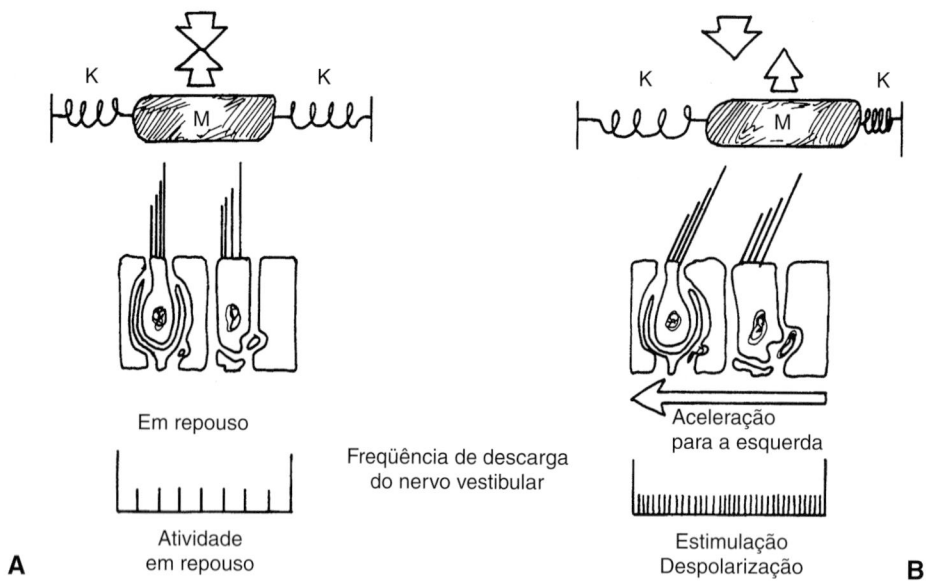

Figura 50.4
Modelo elementar do sensor vestibular de movimento. **A:** Cabeça em repouso. **B:** Cabeça acelerando para a esquerda. A massa sísmica (M) está suspensa por duas forças de molas restauradoras (K). Aceleração para a esquerda desvia a massa para a direita com relação às células ciliadas. Este desvio aumenta a freqüência de descarga das fibras aferentes conectadas a elas.

Para o sáculo e o utrículo, a massa inercial é explicada pelos cristais de carbonato de cálcio, ou otocônias (otólitos), menos a flutuação do líquido que os circunda. Para o canal semicircular, o equivalente angular da massa sísmica, o momento de inércia (J), é fornecido pelo líquido que está presente no interior do canal em forma de toro do labirinto membranoso. No caso da aceleração angular, a segunda lei de Newton ($\vec{T} = J\vec{a}$, onde $\vec{a}$ é aceleração angular) relaciona a aceleração angular à quantidade de torque ($\vec{T}$) produzida pela aceleração. Este torque não é afetado pela aceleração linear.

Aceleração, linear ou angular, produz uma força, ou torque, sobre uma massa que está em oposição a uma força restauradora semelhante a uma mola. A lei de Hooke afirma que a força gerada por uma mola ($\vec{F}$) é proporcional à quantidade que ela é defletida ($\vec{x}$): $\vec{F} = K\vec{x}$, onde K é a chamada constante da mola. Por essa razão, há um desvio específico ($\vec{x}$), cuja deflexão sofre a resistência por uma força semelhante a uma mola: $\vec{x} = M\vec{a}/K$. É esta deflexão que é sentida pelas células ciliadas.

NEUROEPITÉLIO

As células ciliadas sensoriais no labirinto membranoso são semelhantes àquelas na cóclea pelo fato de ambas detectarem pequenas deflexões e transmitirem a informação provida pelo desvio ao sistema nervoso central (Fig. 50.5). Entretanto, diferenças importantes são encontradas entre a cóclea e os neuroepitélios vestibula-

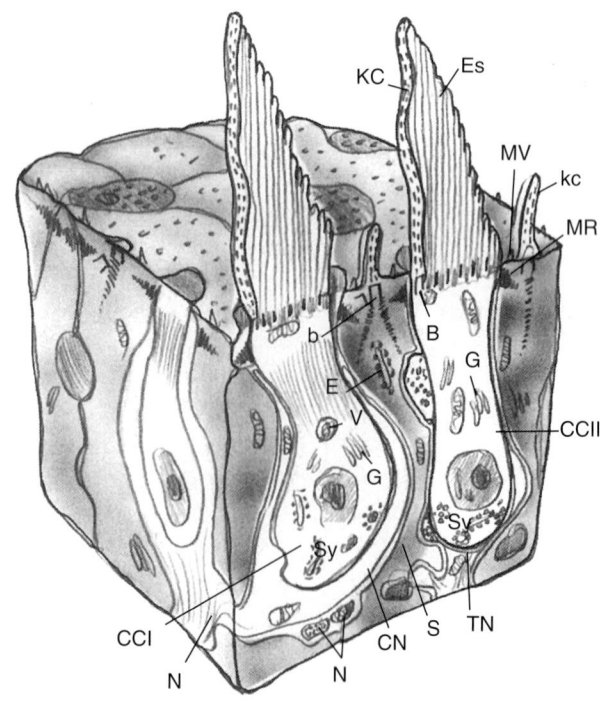

Figura 50.5
Epitélio sensorial vestibular e sua inervação. CCI, célula ciliada tipo I; CCII, célula ciliada tipo II; Es, estereocílios; KC, cinocílios [kc, cinocílios modificados e raízes (b) das células de suporte (S)]; N, fibra nervosa; CN, cálice nervoso; TN, terminações nervosas; Sy, estruturas sinápticas; G, membranas de Golgi; MR, membrana reticular multivesicular; E, retículo endoplasmático; MV, microvilos; V, vesícula; B, corpo basal. (Modificado de Spoendlin HH. The ultrastructure of the vestibular sense organ. In: Wolfson RJ, ed. *The vestibular system and its diseases.* Philadelphia: University of Pennsylvania Press, 1966:39, com permissão.)

res. O corpo da célula ciliada vestibular é rodeado por células de suporte e outras células ciliadas. Feixes sensoriais estendem-se desde a superfície apical do corpo da célula ciliada vestibular e estão geralmente em contato com uma membrana gelatinosa, cujo movimento é afetado pelo desvio do elemento de massa: ou a cúpula do canal semicircular ou a membrana otolítica do utrículo e sáculo. Estes feixes ciliados sensoriais têm dois tipos ciliares distintos. O cinocílio é o cílio mais alto e está perto da borda do topo da célula ciliada. Cinocílios não são encontrados nas células ciliadas cocleares. A posição do cinocílio determina a orientação da célula ciliada. Há muitos estereocílios, dispostos em colunas e fileiras, e quanto mais perto eles estão do cinocílio, mais altos eles são. Este arranjo produz uma disposição ordenada dos estereocílios e um meio pelo qual o alinhamento de uma célula ciliada individual pode ser determinado pelo seu chamado vetor de polarização morfológica, que é mostrado sob a forma de uma seta à Figura 50.6. Dados experimentais mostram que um eixo funcional de alinhamento corresponde ao morfológico. É neste eixo que uma célula responde mais vigorosamente ao desvio dos estereocílios. Desvio dos estereocílios perpendicular ao eixo de polarização não causa alteração no potencial de repouso das células ciliadas. Em qualquer órgão sensorial, as células ciliadas tendem a ter vetores de polarização que são alinhados.

O potencial elétrico dentro do corpo das células ciliadas difere daquele dos líquidos que as circundam em virtude do transporte ativo na membrana celular. Dobrar os estereocílios no topo da célula na direção do cinocílio abre canais de potássio e aumenta temporariamente o potencial de repouso, despolarizando a célula. Deflexão para longe do cinocílio hiperpolariza a célula. Os canais responsáveis pela transdução são localizados no topo dos estereocílios no utrículo e são abertos pelo movimento relativo dos estereocílios (1). As células ciliadas liberam um neurotransmissor (admitindo-se que seja glutamato) que é excitatório para a aferência das células ciliadas com as quais elas se conectam. Em repouso, há uma liberação básica do neurotransmissor. Esta liberação é importante porque não apenas a deflexão do feixe de células ciliadas na direção do cinocílio (despolarizando a célula ciliada) aumenta a liberação de neurotransmissor, mas a deflexão do feixe de células ciliadas para longe do cinocílio (hiperpolarizando a célula) reduz a liberação de transmissor. Assim, uma célula ciliada detecta aceleração e desaceleração ao longo do eixo do vetor de polarização morfológica.

Existem dois tipos morfológica e fisiologicamente distintos de corpos das células ciliadas: tipo I ou células ciliadas em cálice e tipo II ou células ciliadas cilíndricas. O corpo de uma célula ciliada tipo I é inteiramente engolfado por um terminal aferente. A inervação eferente é indireta, uma vez que o nervo eferente tem sua sinapse sobre a terminação nervosa aferente. As células ciliadas tipo II podem ter uma ou mais terminações nervosas aferentes sobre o corpo da célula. As células ciliadas tipo II também podem ser direta ou indiretamente inervadas por terminais eferentes vestibulares. As células ciliadas tipo I e tipo II não são uniformemente distribuídas por todo o neuroepitélio das ampolas dos canais semicirculares ou máculas utriculares. Conforme discutido posteriormente, elas são inervadas por diferentes classes de aferências vestibulares.

O neuroepitélio contém também outros tipos de células. As células de suporte têm os núcleos localizados na extremidade basal do epitélio sensorial, acima da membrana basal. Considera-se que estas células fabricam e secretam as macromoléculas extracelulares da cúpula e membrana otolítica. Células escuras podem ser encontradas nas margens do epitélio de transição circundando o neuroepitélio. Estas células escuras estão localizadas diretamente acima das células pigmentadas e admite-se que produzam a composição iônica da endolinfa.

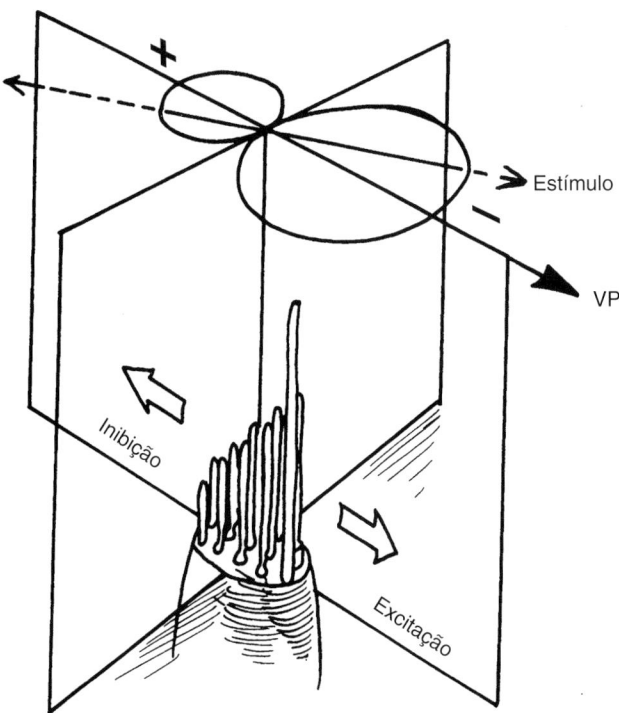

Figura 50.6

Sensibilidade direcional da célula ciliada aproximando-se uma função co-seno da direção do estímulo. A saída (*output*) varia como o co-seno do ângulo entre a direção de máxima sensibilidade e o desvio aplicado. VP, vetor de polarização (Modificado de Loewenstein WR. *Handbook of sensory physiology*. Vol. 1. *Principles of receptor physiology*. New York: Springer-Verlag, 1971:415, com permissão.)

MICROANATOMIA E BIOFÍSICA DOS CANAIS SEMICIRCULARES

O canal semicircular é uma estrutura membranosa com a forma de um toro ou uma rosca oca (Fig. 50.7). A sensibilidade máxima é à rotação no plano do canal. Em uma extremidade do canal, há uma dilatação, a ampola. Uma massa gelatinosa, a cúpula, veda completamente um lado da ampola do outro. Como a cúpula é elástica, qualquer diferença de pressão a faz defletir-se. O interior do canal é cheio de endolinfa, um líquido com a densidade e viscosidade da água. A parte membranosa do canal é fixada ao osso temporal. Quando a cabeça é virada, o labirinto membranoso move-se com ela, mas a endolinfa no interior tem uma massa inercial que tende a se opor ao movimento de virar. Esta força oposicional causa acúmulo de pressão através da cúpula, defletindo a cúpula da sua posição de equilíbrio. Dentro da faixa fisiológica de movimento, esta deflexão assemelha-se mais aproximadamente ao movimento da cabeça de um tambor ou diafragma clampeado, quando pressão é uniformemente aplicada a um lado.

Cílios estão imersos na cúpula gelatinosa. Quando a cúpula é defletida, os estereocílios curvam-se na direção ou afastando-se do cinocílio, produzindo um aumento ou diminuição, respectivamente, na freqüência de descarga do nervo vestibular. Os cinocílios são paralelos ao eixo longo do canal. No canal semicircular lateral, as células ciliadas estão dispostas de tal modo que os cinocílios estão mais próximos do vestíbulo; excitação máxima ocorre com fluxo ampulípeto da endolinfa. Nos canais semicirculares posterior e superior, este arranjo é invertido – o cinocílio está mais longe do vestíbulo. Assim, fluxo ampulífugo é excitatório.

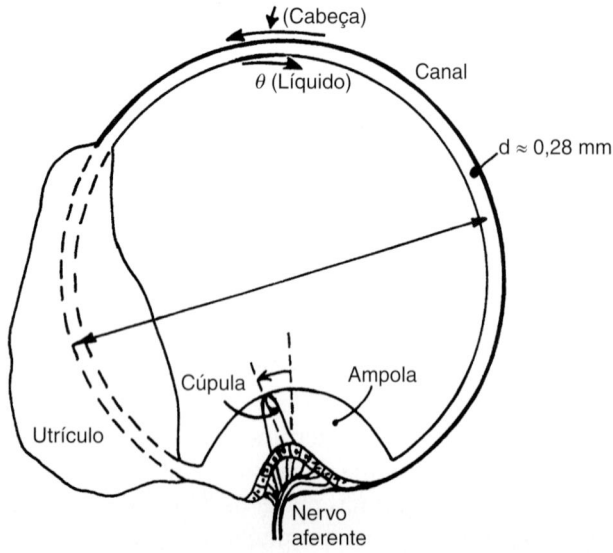

Figura 50.7

Canal semicircular. (Modificado de Milsum J. *Biological control systems analysis*. New York: McGraw-Hill, 1966, com permissão.)

A crista ampular foi dividida em zonas central, intermediária e periférica. Nos humanos e outros mamíferos, células ciliadas tipo I são relativamente mais comuns na zona central que nas zonas intermediária e periférica (2). Em contraste, células tipo II são relativamente menos comuns na zona central que nas outras zonas.

Mais de um século atrás, Steinhausen construiu um modelo biofísico de canal semicircular conhecido como *modelo de pêndulo de torção*. O comportamento deste modelo é determinado pela massa da endolinfa, as propriedades de amortecimento viscoso da endolinfa, e a força restauradora semelhante a uma mola da cúpula. Estimativas destas propriedades físicas e conhecimento das propriedades geométricas do canal semicircular permitem que os observadores relacionem a deflexão da cúpula com a aceleração angular da cabeça. Com este modelo, pode-se prever que a deflexão cupular é proporcional à velocidade da cabeça dentro de uma largura de banda de aproximadamente 0,1 a 10 Hz. Acima e abaixo desta largura de banda de freqüências, a deflexão cupular não é tão grande e a sensibilidade do canal semicircular à velocidade diminui. A 0 Hz, que corresponde a rotação em velocidade constante, o modelo de pêndulo de torção prediz que não haverá resposta absolutamente. A predição feita com este modelo concorda com a percepção de uma pessoa que é virada a uma velocidade constante em torno de um eixo vertical. Os sujeitos sentem aceleração inicial, mas na ausência de outras indicações como a visão, os sujeitos sentem que não estão mais rotando depois de 30 a 60 segundos. Os sujeitos em rotação que são subitamente trazidos a uma parada completa sentem uma sensação de virar na direção oposta. Esta sensação é devida à inércia da endolinfa, que continua a rotar, defletindo a cúpula na direção oposta àquela experimentada com a rotação inicial. Movimentos reflexos oculares medidos durante estes degraus de velocidade espelham a sensação sentida pelos sujeitos e constituem a base da cupulometria usada no teste de Bárány e outros testes do reflexo vestibuloocular.

MICROANATOMIA E BIOFÍSICA DOS ÓRGÃOS OTOLÍTICOS

Todos os sensores no sistema vestibular combinam um elemento de massa conectado a células ciliadas sensoriais (Fig. 50.4). No caso dos órgãos otolíticos (utrículo e sáculo), a massa é composta de cristais de carbonato de cálcio conhecidos como otocônias que estão imersos em uma massa gelatinosa de suporte. O desvio desta estrutura devido à aceleração linear ou mudança de orientação com relação à gravidade afeta várias células ciliadas sensoriais. Cada célula tem um vetor de polari-

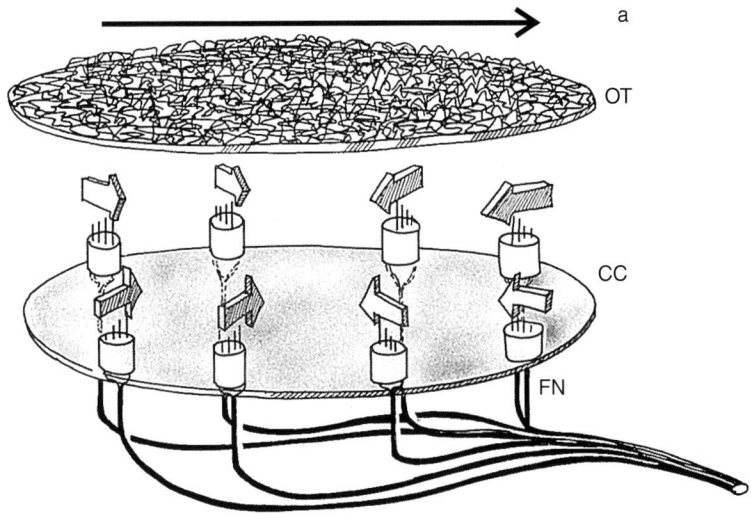

Figura 50.8
Órgão dos otólitos simplificado. A massa otoconial (*OT*) fica suspensa acima das células ciliadas sensoriais (*CC*) em uma visão simplificada. Cada célula ciliada é inervada por uma fibra nervosa aferente (*FN*). Estas fibras nervosas juntam-se para formar um ramo do nervo vestibular. Cada célula ciliada tem uma *pequena seta* acima dela que corresponde à direção do seu vetor de polarização funcional. Esta *seta* está sempre apontando na direção do cinocílio. A *seta longa* acima da massa otolítica é um vetor de aceleração linear. A resposta da célula ciliada depende do co-seno da direção entre o seu vetor de polarização e a aceleração linear (*a*).

zação orientado em uma direção ligeiramente diferente, tornando cada uma maximamente sensível à aceleração nessa direção particular (Fig. 50.8).

Os cristais de carbonato de cálcio estão suspensos na membrana otolítica. Debaixo desta membrana há numerosas células ciliadas sensoriais, cada uma das quais pode ter uma ou mais conexões aferentes ao nervo vestibular. O desenho na Figura 50.8 é uma visão simplificada. Na realidade, os estereocílios das células ciliadas estão em contato direto com a membrana otolítica. Na Figura 50.8, cada uma das células ciliadas sensoriais tem um vetor de polarização com uma pequena seta indicando sua direção de excitação máxima no plano. A seta grande em cima da massa otolítica representa aceleração linear que deflete a massa otolítica na direção da seta. As células ciliadas que têm vetores de polarização alinhados com a seta e na mesma direção são excitadas maximamente, enquanto as células ciliadas que têm vetores de polarização perpendiculares à aceleração não são estimuladas.

Nas máculas do utrículo e sáculo, células ciliadas tipo I são relativamente mais prevalentes perto da estríola que nas áreas da zona periférica. A estríola é uma zona que corre pelo comprimento da mácula, tem cerca de 100 *micra* de largura, e divide a mácula nas zonas extra-estríola medial e lateral. A orientação das células ciliadas em cada lado da estríola é aproximadamente 180° fora de fase. Uma vez que a estríola tem forma de C no utrículo, os vetores de orientação das células ciliadas no utrículo estão alinhados em todas as direções do plano da mácula utricular (Fig. 50.9).

É a partir de um arranjo destas células ciliadas que o cérebro pode estimar a magnitude e direção da aceleração linear. Se todos os vetores de polarização fossem identicamente alinhados, seria impossível determinar a magnitude e direção de um vetor de aceleração no plano da mácula otolítica. Pelo menos duas orientações diferentes são necessárias para resolver o vetor em duas dimensões. Pelo menos três orientações separadas são necessárias para resolver a magnitude e a direção de um vetor de aceleração em três dimensões.

Como no exemplo simples descrito anteriormente, cada órgão otolítico possui células ciliadas dispostas em uma ampla variedade de orientação dos seus vetores de polarização (Fig. 50.9). Em virtude desta arquitetura, as assimetrias inerentes à sensibilidade de uma única célula ciliada podem ser anuladas dentro

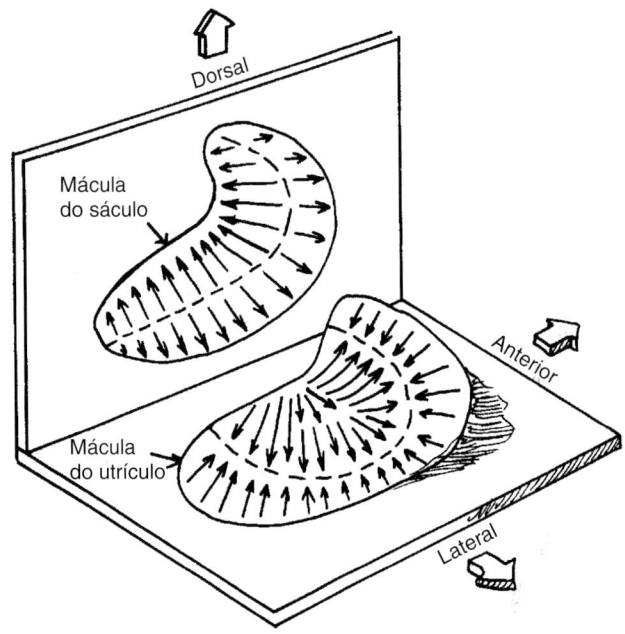

Figura 50.9
Polarização das células ciliadas nos órgãos das estatocônias. A direção das *setas* indica a direção da deflexão dos cílios que excita as células ciliadas nessa região da superfície receptora. (Modificado de Barber HO, Stockwell CW, *Manual of electronystagmography*, 2nd ed. St. Louis: Mosby, 1980:31, Fig. 2-21.)

de um mesmo órgão otolítico. A orientação dos vetores de polarização é na direção da estríola na mácula utricular e afastando-se da estríola na mácula sacular. Os órgãos das estatocônias direito e esquerdo, como os canais semicirculares, possuem simetria especular em torno do plano sagital. As conexões neurais exatas dos órgãos otolíticos não foram tão extensamente estudadas quanto as dos pares de canais semicirculares. Assim, os circuitos exatos para resolver aceleração linear no espaço tridimensional não foram determinados.

Um modelo simplificado da resposta do órgão otolítico à aceleração linear e mudanças de orientação com relação à gravidade pode ser feito com uma massa, uma mola e um amortecedor (Fig. 50.4). Neste caso, a massa é a mácula das otocônias menos a força de flutuação colocada sobre ela pela endolinfa circundante. A mola e os fatores de amortecimento vêm das propriedades viscoelásticas da estrutura gelatinosa na qual os otólitos estão imersos.

As características de resposta dos órgãos otolíticos podem ser preditas com o modelo acima. Embora se tenha observado que a densidade dos otólitos é 2,7 vezes a da endolinfa, as forças de amortecimento da membrana otolítica são mais difíceis de medir. Estas forças de amortecimento evitam oscilação da membrana otolítica com relação a uma dada aceleração linear. Entretanto, quando registros diretos são tirados dos aferentes dos otólitos, o desempenho fisiológico se desvia daquele predito no modelo. Há dois tipos de populações neuronais aferentes dos otólitos que podem ser definidas como semelhantes àquelas nos canais semicirculares. A primeira população parece responder à posição da cabeça, e suas respostas seguem estreitamente aquelas preditas com o modelo para a estimulação sinusoidal a freqüências até 0,1 Hz. Uma segunda população de neurônios codifica informação sobre aceleração linear. Estes neurônios exibem ganho crescente em proporção aos estímulos de mais alta freqüência.

A Figura 50.10 mostra, teoricamente, como dois órgãos otolíticos operando no mesmo plano reagem à inclinação ou à aceleração da cabeça no plano das máculas otolíticas. Se não houver nenhuma aceleração nesse plano, a freqüência de disparo de cada órgão otolítico é constante e igual. Quando a cabeça é inclinada para a esquerda, a freqüência de descarga do nervo que inerva o órgão otolítico esquerdo aumenta, enquanto a freqüência de descarga do nervo que inerva o órgão otolítico direito diminui. Sensibilidade máxima é obtida por meio da subtração da freqüência de descarga do nervo direito daquela do esquerdo. Aceleração da cabeça para a direita causa deflexão de ambas as otocônias para a esquerda de uma maneira semelhante à inclinação da cabeça para a esquerda. Esta

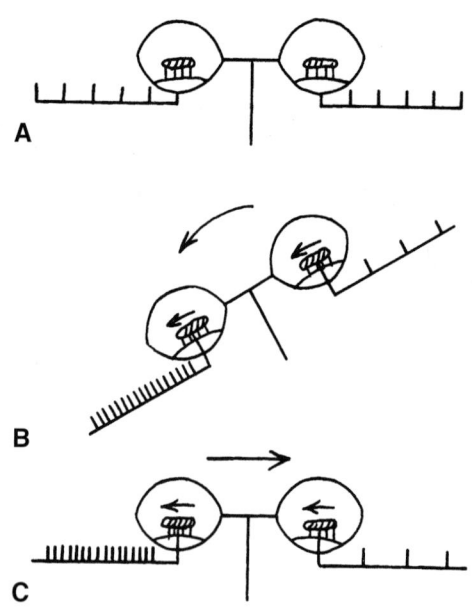

Figura 50.10
Modulação do intervalo de pulsos pelo cisalhamento da membrana otolítica utricular do órgão vestibular de vertebrado.
A: Posição horizontal em repouso. **B:** Inclinado para a esquerda.
C: Durante aceleração linear para a direita. (Modificado de Barlow JS. Inertia navigation as a basis for animal navigation. *J Theor Biol* 1990;6:76, com permissão.)

aceleração produz um aumento da freqüência de descarga do nervo esquerdo e diminuição da freqüência de descarga do nervo direito. Este modelo (Fig. 50.10) mostra que a assimetria presente em uma célula ciliada inervando um órgão otolítico pode ser anulada combinando-a com um sinal de uma célula ciliada que tem o mesmo fator de polarização no outro lado. Ele também mostra que os órgãos otolíticos são influenciados por ambas as orientações com relação à gravidade e à aceleração linear.

Einstein reconheceu que uma ambigüidade se apresentava entre aceleração linear e gravidade, e em aviação, é um problema durante a aceleração da decolagem, quando os pilotos têm dificuldade para diferenciar a aceleração do aeroplano do vetor da gravidade. Uma vez que o movimento de translação em uma direção cria a mesma força inercial que a gravidade para a inclinação na direção oposta (Fig. 50.10), este problema é conhecido como uma ambigüidade de inclinação-translação. Pesquisa recente demonstrou que o sistema nervoso central usa informação dos canais semicirculares (ativados durante inclinação mas não durante translação) em combinação com o *input* dos otólitos para distinguir, por exemplo, inclinar a cabeça para cima *versus* acelerar para a frente como em um carro, trenó ou aeroplano (3). Este mecanismo funciona mal em rotações de baixas freqüências. Na circunstância em que o componente rotacional do movimento é em baixa freqüência (< 0,1 Hz), o cérebro usa informação visual ou tátil para ajudar a interpretar o sinal das otocônias. Na ausência de *input* não-otolítico, tal como visão ou rotação a freqüências acima de 0,1 Hz, o sistema opera em *default* para interpretar aceleração linear como inclinação (ou gravidade). Retornando ao exemplo da aviação, os pilotos de caça decolando de um porta-aviões à noite sentirão como se inclinassem para trás durante aceleração. A correção natural para esta sensação é pilotar o avião para baixo, o que poderia resultar em desastre.

NEURÔNIOS AFERENTES VESTIBULARES

Com base na anatomia da terminação periférica, há três tipos distintos de neurônios aferentes vestibulares: cálice, dimórfico e botão. Os aferentes de cálice terminam exclusivamente sobre células ciliadas tipo I nas terminações em cálice. As terminações em cálice podem terminar sobre uma ou várias células ciliadas. Os aferentes dimórficos possuem terminações em cálice sobre células ciliadas tipo I e terminações em botão sobre células ciliadas tipo II. Os aferentes dimórficos são provavelmente os mais prevalentes. Os aferentes de botão têm apenas terminações em botão e assim terminam apenas sobre células ciliadas tipo II. Estes três tipos diferem imunoistoquimicamente. Calretinina, uma proteína ligadora de cálcio, é vista apenas nos aferentes de cálice; periferina, que é uma proteína filamentar intermediárias, é vista nos aferentes de botão; e nenhum destes marcadores é visto nos aferentes dimórficos.

Há outras distinções anatômicas entre estes tipos aferentes. Os aferentes de cálice possuem axônios caracteristicamente espessos, enquanto os aferentes de botão são mais finos. Os aferentes dimórficos, no entanto, podem ser grossos ou finos. Os processos até as terminações em cálice são mais grossos que os processos para as terminações em botão. A distribuição dos três tipos de fibras também é característica. Terminações aferentes em cálice são encontradas na zona central da crista ampular, enquanto aferentes dimórficos terminam nas zonas central, intermediária e periférica, e as fibras em botão terminam na zona periférica. Similarmente, os aferentes utriculares em cálice terminam na região da estríola, enquanto os terminais aferentes dimórficos são vistos em toda a mácula e aferentes de botão e geralmente terminam perifericamente.

Os aferentes também diferem na sua regularidade de descarga, velocidade de condução e sensibilidade à estimulação vestibular e galvânica. Embora os ganhos de resposta, velocidade de condução e regularidade de descarga sobre uma população de neurônios caiam ao longo de um *continuum*, com base nestas características os aferentes vestibulares caem em três grupos gerais que correspondem bem aos três grupos (cálice, dimórfico e botão) determinados pela morfologia periférica. Os aferentes de cálice inervando a ampola central ou estríola são grandes fibras disparam irregularmente, são sensíveis à estimulação galvânica e têm uma baixa sensibilidade ao movimento angular. Aferentes dimórficos podem ter axônios grossos ou finos. Aqueles que terminam mais centralmente tendem a ter axônios mais grossos e descarregam-se irregularmente, são galvanicamente sensíveis e sensíveis a estimulação (rotacional ou linear). Os aferentes dimórficos terminam perifericamente (na mácula ou crista) e os aferentes em botão tendem a ser fibras mais finas com mais baixos limiares galvânicos e naturais e disparam regularmente com mais lentas velocidades de condução (4). Estes diferentes tipos aferentes podem ser de mais interesse do que apenas curiosidade fisiológica. Os aferentes irregulares de alta sensibilidade são sensíveis a pequenas perturbações mas têm dinâmica não linear, porque eles facilmente silenciam quando a cabeça se move na direção inibitória. Estes aferentes podem ser mais bem adaptados para reflexos rápidos, não lineares, como respostas vestibuloespinais para inibir uma queda. Em contraste, as características lineares dos aferentes mais finos, mais regulares, são apropriadas para reflexos vestibulares lineares, como o reflexo vestibulococlear, que tem que operar sobre uma larga faixa de freqüências e velocidades máximas (5).

Tanto os aferentes dos canais semicirculares quanto os aferentes dos órgãos otolíticos são sintonizadas ao co-seno, o que significa que eles têm um melhor vetor de resposta característica. Para os aferentes utriculares, estes vetores podem localizar-se em qualquer lugar no plano horizontal e são dependentes do vetor de orientação das células ciliares que eles inervam. A resposta do aferente é proporcional ao co-seno do ângulo entre a direção de estimulação e o vetor de orientação do aferente. Similarmente, o vetor rotacional de estimulação máxima dos aferentes dos canais semicirculares é no plano de rotação do canal. A resposta da fibra diminui como o co-seno do ângulo entre o plano de rotação e o plano do canal. A sintonia do aferente ao co-seno é compatível com o fato de que a liberação de transmissor pelas células ciliadas é proporcional ao co-seno do ângulo entre o desvio do feixe de células ciliadas e a direção de estimulação (Fig. 50.6). Assim, tanto as células ciliadas quanto os aferentes são sintonizados ao co-seno. A codificação do sistema vestibular é tal que a direção de estimulação é codificada pela população aferente estimulada, e a intensidade do movimento é codificada pela intensidade da resposta do aferente estimulado.

Todo o epitélio vestibular também é inervado por neurônios eferentes vestibulares. Estes neurônios têm seus corpos celulares no tronco cerebral em áreas em torno do joelho do nervo facial. Suas fibras nos humanos correm misturadas com as fibras aferentes vestibulares e podem terminar pré-sinapticamente (sobre células ciliadas tipo II) ou pós-sinapticamente em terminações em cálice ou botão. A função do sistema eferente vestibular nos mamíferos é desconhecida.

TRONCO CEREBRAL VESTIBULAR

Os neurônios aferentes vestibulares são neurônios bipolares que possuem corpos celulares no gânglio de Scarpa (vestibular) inferior e superior. Os processos periféricos (dendríticos) destes neurônios saem do neuroepitélio e conectam-se com os nervos vestibulares inferior e superior. A divisão inferior inclui neurônios a partir do canal posterior e do sáculo, e a divisão superior inclui aferentes do utrículo, do canal horizontal e do canal anterior (Fig. 50.11). Ramos axonais do aferente primário ramificam-se nos núcleos vestibulares. Terminais aferentes a partir dos diferentes órgãos finais inervam principalmente as várias divisões dos núcleos vestibulares, embora terminações sejam vistas também no cerebelo e em outros núcleos do tronco cerebral. As terminações precisas por órgão final (canal semicircular ou órgão otolítico) no sistema nervoso central são semelhantes em muitas espécies (6). Não apenas a região do tronco cerebral recebe estimulação convergente de diferentes ramos do nervo vestibular, mas neurônios individuais recebem estímulos de um, dois ou mais órgãos finais (ampolas dos canais ou máculas otolíticas). Assim, os núcleos vestibulares integram informação a partir de múltiplos receptores ipsolaterais.

Existem quatro núcleos vestibulares principais no tronco cerebral: os núcleos lateral (de Deiters), superior, medial e inferior (espinal, descendente). Além disso, há diversos núcleos vestibulares, inclusive o núcleo y, que são identificados em várias espécies por vários investigadores. Os núcleos vestibulares não somente recebem informação vestibular mas também outra informação pertinente à orientação espacial. Estes *inputs* incluem sinais optocinéticos através do sistema óptico acessório, sinais proprioceptivos do pescoço, e projeções das células de Purkinje a partir do córtex cerebelar. Por meio dos núcleos vestibulares, os sinais vestibulares são passados através do sistema nervoso central. A saída *(output)* dominante dos músculos vestibulares é para os núcleos motores oculares, pelo fascículo longitudinal medial e o trato ascendente de Deiters; para a medula espinal, pelos tratos vestibuloespinais medial e lateral; para o cerebelo, pelos pedúnculos cerebelares; e para os núcleos vestibulares contralaterais, pelo sistema comissural vestibular. Outras vias conectam os núcleos vestibulares com o sistema autônomo, o que tem implicações na doença do movimento e no controle da pressão arterial, e com o tálamo.

Uma função importante do sistema comissural vestibular é inibição. Dados experimentais mostram que as freqüências de descarga dos neurônios excitados durante aceleração ipsolateral também são excitadas devido a uma diminuição da inibição cruzada, que é causada por uma diminuição na freqüência de descarga a partir do canal semicircular pareado contralateral. Este mecanismo recíproco é a base da chamada conexão de *push-pull* (empurrar-puxar) que aumenta a sensibilidade do sistema através do uso da diferença dos sinais entre os canais semicirculares funcionalmente pareados (horizontal esquerdo–horizontal direito, anterior esquerdo–posterior direito, posterior esquerdo–anterior direito) em cada orelha. Desta maneira, os canais pareados complementam um o outro e tendem a cancelar as assimetrias inerentes aos mecanismos de transdução das células ciliadas e padrões de descarga aferente mencionados anteriormente. Os sinais neu-

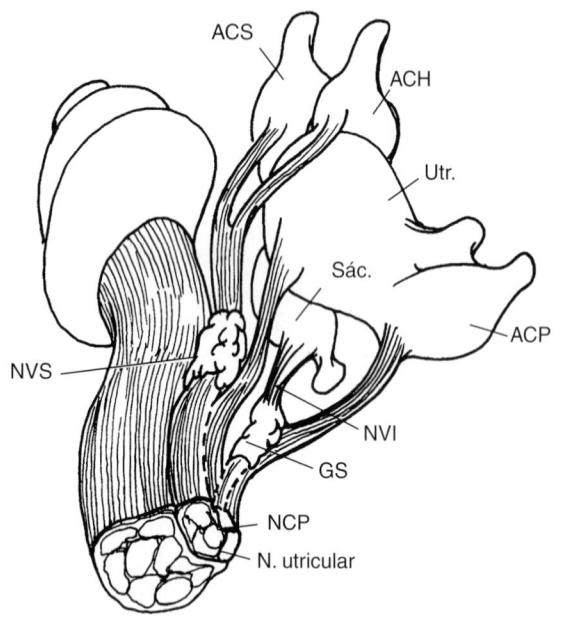

Figura 50.11

Inervação vestibular periférica. *Fibras escuras* representam feixes de neurônios de grande diâmetro. ACH, ampola do canal horizontal; ACS, ampola do canal vertical superior (anterior); ACP, ampola do canal vertical posterior; NCP, inervação do canal posterior; Sác., sáculo; GS, células do gânglio de Scarpa; NVS, NVI, troncos do nervo vestibular superior e inferior; Utr., utrículo. (Modificado de Gacek RR. The course in central termination of first order neurons supplying vestibular end organs in the cat. *Acta Otolaryngol (Stock)* 1969;[Suppl 254]:1, com permissão.)

rais a partir destes pares de canais convergem de uma maneira sinérgica no sistema nervoso, permitindo que o sistema funcione mesmo na presença de uma lesão unilateral completa. Entretanto, as respostas nos pacientes com lesões unilaterais são mais assimétricas que aquelas em pessoas sadias recebendo aceleração angular suficientemente alta para revelar estas assimetrias inerentes, que são aparentes quando a redundância de *push-pull* não está disponível.

O mais bem estudado reflexo vestibular é o reflexo vestibulooocular. Os reflexos vestibulooculares são de dois tipos: reflexos compensatórios que estabilizam o olhar durante movimento e reflexos orientadores que alinham o olho com o vetor gravitacional. Um dos desafios para o sistema nervoso é traduzir sinais dos planos dos canais semicirculares para coordenadas apropriadas para ação dos efetores. Aqueles que estudam o sistema vestibular usam uma estrutura externa de referência, como mostrado na Figura 50.3. Aceleração linear ou aceleração rotacional ocorre em torno de três eixos que são perpendiculares entre si: o eixo interaural ou de inclinação, o eixo nasooccipital ou eixo de rolagem e o eixo rostrocaudal ou eixo de guinada. Considera-se, no entanto, que o sistema vestibulooculomotor usa um sistema de coordenadas baseado na orientação dos três pares de canais semicirculares. Experiências mostraram que a estimulação de ramos aferentes do oitavo nervo craniano que vêm exclusivamente de um canal semicircular produz movimentos oculares reflexos que tendem a rotar em torno do eixo de sensibilidade máxima desse canal. Os três pares de músculos agonistas-antagonistas não produzem, eles próprios, movimentos oculares que correspondam completamente a estes eixos de orientação dos canais semicirculares. Assim, há uma distribuição de sinais a partir dos canais semicirculares para produzir movimentos oculares compensatórios de magnitude e direção desejadas.

De acordo com uma análise simplificada, a conexão entre os três pares de canais semicirculares e os três pares de músculos oculares pode ser descrita com um conjunto de nove coeficientes constantes. A análise de primeira ordem indica que a tradução dos sistemas vestibulares que chegam, necessária para produzir movimento ocular compensatório, é uma operação relativamente simples para o cérebro executar. Esta operação contrasta com a série mais complicada de comandos que têm que ser dados quando sinais do sistema vestibular são usados para estabilizar a cabeça sobre o pescoço ou o corpo sobre os músculos das pernas.

O sistema nervoso pode adaptar sua resposta fazendo comparação do *input* vestibular com outro *input* sensorial. Quando a cabeça se move, o reflexo vestibuloocular tende a estabilizar a imagem de um objeto no espaço sobre a retina produzindo um movimento ocular compensatório do movimento da cabeça. A qualquer momento, as conexões anatômicas funcionais necessárias para estabilizar um objeto podem ser consideradas como um conjunto de nove coeficientes constantes que distribuem os sistemas vestibulares que chegam para os neurônios formarem a resposta de movimento ocular reflexo. Por exemplo, o movimento da cabeça 10° para a direita produz movimento ocular de 10° para a esquerda.

Provisões foram feitas no sistema nervoso para esta resposta se adaptar quando necessário, devido a fatores como doença ou envelhecimento. Um exemplo disso é a pessoa que usa óculos. Se a ampliação da lente for 1,2 vez, rotação da cabeça 10° para a direita produz rotação do mundo como visto pelo olho 12° para a esquerda, e portanto exige um movimento ocular reflexo correspondente de 12° para a esquerda. O sistema nervoso faz esta forma de alteração adaptativa para resolver um conflito entre *inputs* aferentes, neste caso *inputs* vestibular e visual. Neste exemplo, o sistema nervoso é capaz de aumentar correspondentemente a quantidade de movimento do olho produzida para um dado movimento da cabeça de tal modo que o erro entre o *input* de movimento da cabeça e a resposta de movimento ocular seja reduzido a quase zero. Esta plasticidade de ganho exige a participação do lóbulo do flóculo do cerebelo.

QUESTÕES VESTIBULARES ATUAIS

Tal como a maioria dos campos em ciência básica, o sistema vestibular é ativamente estudado em vários excelentes laboratórios. Entre as muitas áreas ativamente investigadas estão a farmacologia da periferia vestibular, interações entre movimentos ativos da cabeça e os reflexos vestibulares passivos, o papel dos sinais vestibulares na orientação espacial, a função do sistema eferente vestibular, mecanismos fisiológicos e celulares de adaptação e compensação após lesão vestibular, e a adaptação do sistema vestibular à microgravidade. Além disso, esforços estão em andamento para desenvolver aparelhos protéticos para ajudar os pacientes com déficits vestibulares. Esta pesquisa encerra *promessa* de melhorar nossa compreensão deste "sexto" sistema sensorial vital, bem conservado e subvalorizado.

PONTOS IMPORTANTES

- O sistema vestibular é um sistema de orientação inercial nos vertebrados. Ele é composto de dois ou mais sensores de aceleração linear e três ou mais sensores de aceleração angular em cada orelha interna. As estruturas da orelha interna direita e esquerda são imagens em espelho uma da outra.

Continua

- Sensores de movimento vestibulares usam elementos inerciais conectados às células ciliadas sensoriais. Tanto sensores de aceleração linear quanto angular na orelha interna usam um processo em três passos para converter as acelerações da cabeça em informação útil para o sistema nervoso. Os elementos nestes três passos são inércia, células ciliadas sensoriais, e fibras nervosas conectadas às células ciliadas.
- Os órgãos vestibulares estão dispostos em pares nos planos espaciais. Os canais semicirculares lateral direito e esquerdo estão no mesmo plano. Os outros quatro canais verticais estão em planos aproximadamente perpendiculares ao plano do par de canais horizontais. O canal vertical anterior em um lado fica aproximadamente no mesmo plano que o canal vertical posterior no outro, formando um pareamento funcional dos canais semicirculares. Os órgãos otolíticos são similarmente pareados.
- Movimento da cabeça produz movimento ocular reflexo compensatório. Quando a cabeça se move, o reflexo vestibuloocular tende a estabilizar a imagem de um objeto no espaço sobre a retina produzindo movimento ocular compensatório para o movimento da cabeça.
- As células ciliadas sensoriais vestibulares estão dispostas em arranjos ordenados. A orientação de uma célula ciliada é definida pela orientação dos seus cinocílios. Esta orientação é conhecida como *polarização morfológica*. Um atributo fisiológico correspondente é chamado *polarização funcional*, que significa que a célula ciliada é mais sensível ao desvio ao longo do seu vetor de polarização anatomicamente definido.
- Como a cóclea é sensível a uma faixa de freqüências dos sons, o canal semicircular é sensível a uma faixa de freqüência de acelerações angulares. O próprio canal tem uma largura de banda de aproximadamente 0,10 a 10,0 Hz. A função normal do cérebro é estender o desempenho de baixa freqüência para cerca de 0,01 Hz. Esta faixa ainda não inclui 0 Hz, que corresponde a rotação em velocidade constante.

REFERÊNCIAS

1. Hudspeth AI, Logothetis NK. Sensory systems. *Curr Opin Neurobiol* 2000;10:631-641.
2. Merchant SN, Velazquez-Villasenor L, Tsuji K, *et al*. Temporal bone studies of the human peripheral vestibular system. Normative vestibular hair cell data. *Ann Otol Rhinol Laryngol Suppl* 2000;181:3-13.
3. Angelaki DE, Dickman JD. Gravity or translation: central processing of vestibular signals to detect motion or tilt. *J Vestibular Res* 2003;13:245-253.
4. Goldberg JM. Afferent diversity and the organization of central vestibular pathways. *Exp Brain Res* 2000;130:277-297.
5. Minor LB, Lasker DM, Backous DD, *et al*. Horizontal vestibuloocular reflex evoked by high-acceleration rotations in the squirrel monkey. I. Normal responses. *J Neurophysiol* 1999;82:1254-1270.
6. Newlands SD, Perachio AA. Central projections of the vestibular nerve: a review and single fiber study in the Mongolian gerbil. *Brain Res Bull* 2003;60:475-495.

CAPÍTULO 51

Testes da Função do Equilíbrio

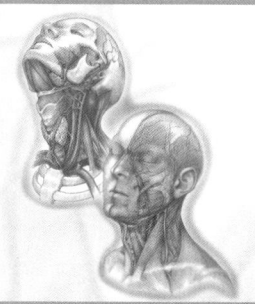

Colin L. W. Driscoll ■ J. Douglas Green, Jr.

O equilíbrio é mantido por meio de uma complexa interação entre os sistemas vestibular, visual e somatossensitivo, os quais são analisados no tronco cerebral, gerando uma resposta motora. Anormalidades dentro de qualquer parte do sistema podem causar uma sensação de desequilíbrio ou tontura. Tontura é uma das razões mais comuns para procurar avaliação médica e o otorrinolaringologista freqüentemente é o contato principal. Avaliar pacientes quanto a tontura pode ser frustrante para o paciente e o médico. Os sintomas são difíceis para os pacientes descreverem, o diagnóstico diferencial é amplo e muitos testes têm que ser considerados. Uma compreensão dos testes de equilíbrio atualmente disponíveis e os princípios fisiopatológicos sobre os quais eles são baseados melhora o tratamento destes pacientes desafiadores. A abordagem particular à tontura é afetada pelo tipo de clínica, os recursos disponíveis e a população de pacientes.

Os objetivos principais da avaliação diagnóstica são determinar a localização e a gravidade das lesões dentro do sistema do equilíbrio e ajudar a formular e dirigir um plano de tratamento. A avaliação etiológica da disfunção do sistema do equilíbrio necessita compilação de outros dados, incluindo aqueles de história e exame físico abrangentes e outros exames laboratoriais e radiológicos dirigidos. Na maioria dos casos, indícios revelados durante a história e o exame físico conduzem a um diagnóstico, e o tratamento pode começar sem testes adicionais. O teste da função do equilíbrio deve ser interpretado à luz dos achados de história e exame físico, e muitas vezes fornece informação confirmadora a respeito dos processos fisiopatológicos envolvidos. O teste formal da função do equilíbrio fornece informação sobre o local e o lado da lesão, para averiguar quem tende a se beneficiar com reabilitação vestibular, para avaliar a recuperação da função vestibular, e para documentar a função contralateral quando é contemplado um procedimento destrutivo. Foram descritos sistemas de suporte à decisão clínica, para ajudar o pessoal de consultório a determinar quais pacientes podem necessitar de teste funcional do equilíbrio (1).

Este capítulo revê testes para avaliar o sistema do equilíbrio (Tabela 51.1). Estes testes do sistema do equilíbrio, usualmente administrados por um audiologista ou técnico treinado, exigem equipamento especializado e espaço dedicado. Os princípios fisiológicos básicos dos testes são revistos.

ELETRONISTAGMOGRAFIA

A bateria de testes da eletronistagmografia (ENG) é o cavalo de batalha dos testes da função do equilíbrio. Ela é uma combinação de testes que, juntos, fornecem informações complementares sobre os sistemas vestibular e oculomotor. Em vez de um diagnóstico, estes testes fornecem dados que devem ser usados em conjunção com os achados de história, exame físico e outros estudos para determinar um diagnóstico. A ENG consiste tipicamente nos testes vestibulares e oculomotores listados na Tabela 51.2.

Os testes da ENG são baseados nas bem estudadas características neurofisiológicas do reflexo vestibuloocular. Movimento da cabeça, ou movimento simulado através de estimulação labiríntica, produz movimento ocular compensatório. Estes movimentos oculares constituem respostas observáveis e registráveis que proporcionam a base para interpretação dos vários tes-

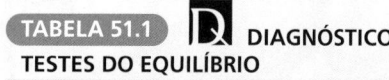

TABELA 51.1 DIAGNÓSTICO
TESTES DO EQUILÍBRIO

Eletronistagmografia
Cadeira rotatória
Teste de auto-rotação vestibular
Posturografia dinâmica computadorizada
Potenciais miogênicos evocados vestibulares
Acuidade visual dinâmica

797

TABELA 51.2	DIAGNÓSTICO
BATERIA DE TESTES DE ELETRONISTAGMOGRAFIA	
Subtestes Vestibulares	Subtestes Oculomotores
Nistagmo espontâneo	Avaliação do sistema de rastreio ocular
Nistagmo semi-espontâneo	
Avaliação de nistagmo posicional	Sistema sacádico
	Avaliação do sistema optocinético
Nistagmo de posicionamento	
Teste para fístula	Avaliação do sistema de fixação
Testes calóricos bitérmicos	

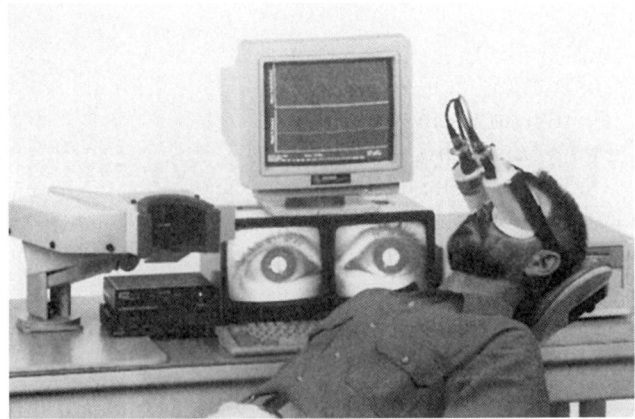

Figura 51.1

Sistemas nos quais pequenas videocâmeras são usadas para observar e registrar movimento ocular. (De Jedmed Instrument Company, St. Louis, com permissão.)

tes. As alterações na posição dos olhos são registradas por meio do aproveitamento da diferença natural em carga elétrica entre a córnea (+) e a retina (−), o potencial corneorretiniano. Eletrodos registram as alterações de potencial quando o olho se move [eletrooculografia (EOG)]. As vantagens desta técnica de registro são baixo custo, facilidade de administração, ausência de invasividade, evitação de restrição da cabeça e experiência extensa na interpretação dos dados. A técnica possui limitações tecnológicas. O sinal é suscetível a alterações na resistência da pele devido à perspiração, interferência por artefatos pelo piscar de olhos e uma baixa razão sinal-ruído. Embora movimentos anormais do olho possam ser revelados por meio da visualização direta durante a testagem, é preferível na maioria dos casos possuir dados quantificáveis para caracterizar as anormalidades. Além disso, algumas partes do teste exigem que os olhos sejam fechados para evitar supressão por fixação. Nistagmo é o movimento ocular primário medido, e é definido pela sua direção (horizontal, vertical ou rotatório) e velocidade (graus por segundo). A direção é determinada pelo componente rápido e a velocidade é calculada a partir do componente da fase lenta.

Novas tecnologias para observar e registrar movimento ocular continuam a ser desenvolvidas (2,3). Sistemas de vídeo ENG, videonistagmografia, agora são disponíveis e usam pequenas câmeras de vídeo para observar e monitorar movimento ocular horizontal, vertical e rotatório durante avaliações vestibulares (Fig. 51.1). Com este sistema, testes que exigem que o paciente se mova são realizados com um armação de óculos de peso leve. Testes de rastreio ocular, nistagmo semi-espontâneo e movimentos sacádicos podem ser realizados com um módulo oculomotor com alvos de rastreamento para cada olho. Os olhos são iluminados com luz infravermelho que não é visível para o paciente mas permite que as câmeras captem e projetem imagens dos olhos em monitores de vídeo. Este sistema tem várias vantagens sobre as técnicas tradicionais de ENG. Registro do movimento ocular, o qual não é feito por eletrodos, elimina artefatos, a necessidade de recalibração freqüente e teste de impedância. Movimentos verticais dos olhos podem ser acuradamente registrados. Movimentos rotatórios dos olhos podem ser visualizados e registrados sem supressão por fixação. Movimentos oculares desconjugados são identificados mais facilmente. Uma unidade portátil permite testes em casa, em uma unidade de terapia intensiva ou em qualquer localização distante. As desvantagens são alto custo, necessidade de usar óculos e falta de familiaridade com o equipamento. A maioria das companhias que fabricam equipamento de ENG agora oferecem um sistema de videonistagmografia para fazer uso destas vantagens.

Sistemas de teste de realidade virtual estão sendo desenvolvidos e prometem oferecer um meio de produzir estímulos visuais que antes eram impossíveis (4). Imagens podem ser produzidas sobre uma tela visual, e como o sistema é dirigido pelo *software*, as imagens podem ser manipuladas rapidamente e com tremenda flexibilidade. Por exemplo, estimulação em eixos cruzados (movimento da cabeça em um plano e movimento ocular em outro) torna-se fácil de efetuar.

A seqüência dos testes ENG é importante para evitar a obtenção de resultados enganosos. Por exemplo, teste para vertigem posicional paroxística benigna é efetuado no começo da série de testes para evitar fatigar a resposta. Os testes devem ser realizados com atenção adequada ao detalhe e a calibração precisa. Ansiedade, fadiga, falta de cooperação do paciente e medicações podem afetar adversamente os resultados do teste.

A interpretação dos resultados da ENG é crítica para diagnósticos e tratamento adequados e deve ser realizada por audiologistas qualificados e médicos que sejam treinados e familiarizados com o equipamento usado para teste. Cada vez mais, especialistas em outros campos, quiropráticos e médicos mal treinados estão investindo em equipamento ENG, na esperança de ganho financeiro, muitas vezes sem conhecimento de como interpretar os resultados de teste ENG e aplicá-los na prática clínica. É essencial que os otorrinolaringologistas que ofereçam testagem ENG sejam familiarizados com a interpretação dos resultados. Diversos cursos excelentes são disponíveis aos otorrinolaringologistas que ofereçam teste ENG dentro dos seus consultórios.

Nistagmo Espontâneo e Semi-Espontâneo

Nistagmo espontâneo refere-se ao nistagmo que está presente sem estimulação visual ou vestibular. Nistagmo espontâneo pode às vezes ser visto somente com perda da fixação visual (p. ex., formas mais brandas de nistagmo vestibular espontâneo) ou pode ser visto com ambos os olhos abertos e com perda da fixação visual (p. ex., nistagmo congênito e nistagmo vestibular grave). Nistagmo espontâneo pode ser observado no leito e no laboratório vestibular. Entretanto, embora a redução da fixação visual possa ser obtida facilmente no laboratório usando videoóculos infravermelho ou EOG com fechamento dos olhos, no leito, obter uma redução na fixação visual enquanto ainda se mantém uma capacidade de observar movimentos oculares pode ser desafiador. Observar um olho do paciente com o oftalmoscópio enquanto o outro olho é ocluído permite ao examinador avaliar nistagmo espontâneo com fixação visual reduzida. O tipo mais comum de nistagmo espontâneo, isto é, nistagmo vestibular espontâneo, ocorre com lesões vestibulares periféricas unilaterais. Nistagmo vestibular espontâneo é sempre unidirecional e aumenta quando o paciente mira na direção do componente rápido do nistagmo. Esta alteração dependente da mirada na intensidade do nistagmo é chamada "lei de Alexander". Conforme assinalado antes, a perda da fixação visual também aumenta a magnitude do nistagmo vestibular espontâneo. Assim, uso judicioso da direção da mirada e presença ou ausência de fixação visual podem ajudar o examinador, no leito e no laboratório, a julgar se um nistagmo espontâneo constitui ou não um resultado de anormalidade vestibular. Falta de supressão por fixação é altamente sugestiva de uma condição patológica central.

Nistagmo semi-espontâneo, também conhecido como nistagmo evocado pelo olhar, é um nistagmo bi-direcional com nistagmo batendo para a direita com olhar para direita e nistagmo batendo para a esquerda com olhar para a esquerda. Muitos pacientes com nistagmo evocado pelo olhar também manifestarão um nistagmo batendo para cima com o olhar para cima. Observe-se que nistagmo batendo para baixo em qualquer posição dos olhos, mesmo com olhar para baixo, não é considerado um componente do nistagmo semi-espontâneo e deve ser encarado como uma manifestação de anormalidade do sistema nervoso central no nível da junção craniocervical até que se prove o contrário. Nistagmo semi-espontâneo pode ser visto em indivíduos normais quando o olhar horizontal excede 30° com relação à posição direta para a frente. Assim, é melhor limitar a quantidade de desvio do olhar, quando avaliando um paciente quanto a nistagmo evocado pelo olhar, a menos de 30°. Nistagmo semi-espontâneo ocorre como um resultado de retenção inadequada do olhar, desse modo levando a uma componente lenta dos olhos de volta para a posição do olhar para frente, com componente interrompida intermitentemente por fases rápidas de nistagmo rápido na direção do olhar. Nistagmo bidirecional semi-espontâneo é sempre um resultado de anormalidade do sistema nervoso central, e nunca é o resultado de anormalidade vestibular periférica. Há muitas etiologias de nistagmo semi-espontâneo. A causa mais comum de nistagmo semi-espontâneo é um efeito de medicação (p. ex., por anticonvulsivos).

Testes Posicionais e de Posicionamento

Testes posicionais são destinados a detectar a resposta a alterações na direção da força gravitacional. O paciente é movido lentamente para uma série de posições estacionárias com os olhos fechados e a presença ou a ausência de nistagmo é avaliada. O nistagmo pode ser fixo ou mudar de direção. Se o nistagmo for provocado nos testes posicionais, o corpo inteiro é virado para determinar se uma torção do pescoço é responsável. A interpretação dos resultados é controversa e exige consideração do número de posições que provocam nistagmo e da velocidade do nistagmo. Nistagmo posicional de origem periférica pode fatigar-se com testes repetidos, geralmente é de direção fixa e muitas vezes é associado a fraqueza calórica. A direção do nistagmo causado por uma lesão periférica tipicamente não muda independentemente de movimento da cabeça (5). Nistagmo mudando de direção sem uma alteração acompanhante na posição da cabeça indica a presença de um distúrbio central.

O teste de posicionamento mais freqüentemente usado é a manobra de Dix-Hallpike. O paciente é rapidamente movido da posição sentada para supina com a cabeça virada e pendendo abaixo do nível da mesa. Se o nistagmo for provocado, a manobra é repetida para determinar a existência de fatigabilidade. Uma resposta que sofre fadiga sugere um problema periférico. Os olhos do paciente são mantidos abertos para permitir ao examinador avaliar quanto a nistagmo rotatório, o que pode indicar vertigem posicional benigna devido a otólitos soltos dentro do labirinto. Nistagmo rotatório não pode ser registrado com ENG convencional. Cabeça pendendo para a direita produz nistagmo rotatório anti-horário e cabeça pendendo para a esquerda produz nistagmo horário. Uma variedade de vertigem posicional benigna afetando o canal semicircular horizontal produz nistagmo horizontal puro.

Testes Calóricos Bitérmicos

Testes calóricos bitérmicos são usados para avaliar a função dos canais semicirculares horizontais. Alterações na temperatura estimulam fluxo de líquido (equivalente a uma freqüência muito lenta de apenas 0,002 a 0,004 Hz) dentro do canal semicircular horizontal; se o sistema estiver funcionando, é provocado nistagmo. A freqüência muito lenta de estimulação não é uma condição normalmente experimentada durante a vida diária. Cada orelha é testada independentemente e as respostas são comparadas.

A testagem calórica é efetuada com o paciente supino e cabeça elevada 30°. O meato acústico externo é irrigado diretamente com 250 mL de água a 7° acima e abaixo da temperatura corporal durante 30 segundos. Uma alternativa é colocar um pequeno balão distensível no meato acústico e enchê-lo com água (sistema de alça fechada). Os movimentos oculares são registrados durante aproximadamente 2 minutos, começando com estimulação. Supressão por fixação é avaliada durante este tempo. A velocidade da fase lenta do nistagmo provocado é calculada e registrada como uma medida objetiva da resposta. Irrigação com ar morno e frio ou um sistema de alça fechada pode substituir a irrigação direta se a membrana timpânica estiver perfurada. As respostas das orelhas direita e esquerda são comparadas. Uma diferença acima de 20% geralmente é considerada anormal e é descrita como hiporreflexia esquerda ou direita. As respostas batendo para a direita totais são comparadas com as respostas batendo para a esquerda totais, e o resultado é relatado como uma preponderância direcional direita ou esquerda. Uma diferença maior que 30% é considerada significante. Preponderância direcional anormal sem hiporreflexia unilateral sugere uma condição patológica central. Os resultados que indicam transtornos centrais ou periféricos estão sumariados na Tabela 51.3.

Um teste de triagem calórico monotérmico foi sugerido para minimizar o tempo do procedimento e o desconforto do paciente. Este teste foi criticado por causa de uma alta taxa de falso-negativos. Entretanto, os resultados de um estudo por Jacobson *et al.* (6) sugerem que se forem usados critérios apropriados de falha, a sensibilidade atinge 93% e a especificidade 98%. Os pacientes que não passam no teste de triagem necessitam testagem bitérmica convencional.

Os pacientes com uma perda calórica completa unilateral ou bilateral devem ser testados com irrigação calórica gelada da(s) orelha(s) afetada(s). Freqüentemente, o nistagmo pode ser provocado com este estímulo mais forte. Estimulação calórica gelada é desconfortável para o paciente e deve ser limitada no uso. Deve ser assinalado que a ausência de resposta calórica a irrigações com água morna, fria ou gelada não deve ser tomada como uma indicação de falta completa de função. Isto deve ser confirmado pela testagem em cadeira rotatória.

TABELA 51.3 DIAGNÓSTICO
INTERPRETAÇÃO DA ELETRONISTAGMOGRAFIA

Achados sugestivos de um distúrbio central
- Nistagmo espontâneo ou posicional com resultados calóricos normais
- Nistagmo mudando de direção independentemente de alterações do estímulo
- Falta de supressão por fixação
- Respostas calóricas reduzidas ou ausentes bilaterais sem uma história de doença labiríntica ou da orelha média
- Resultados de movimentos sacádicos ou rastreio ocular anormais, especialmente com resultados calóricos normais
- Respostas calóricas hiperativas (perda de inibição gerada pelo cerebelo)

Achados sugestivos de um distúrbio periférico
- Hiporreflexia calórica unilateral
- Hiporreflexia calórica bilateral com uma história de doença labiríntica ou administração de drogas ototóxicas
- Nistagmo posicional que entra em fadiga
- Resposta intacta de supressão por fixação
- Nistagmo de direção fixa

Modificado de Kramer PD, Roberts DC, Shelhamer M *et al.* A versatile stereoscopic visual display system for vestibular and oculomotor research. *J Vestib Res* 1998;8:363-379, com permissão.

Teste de Fístula por Eletronistagmografia

Se existir uma fístula entre o espaço da orelha média e o líquido da orelha interna, a aplicação de pressão positiva ou negativa no meato acústico externo pode produzir um desvio líquido que resulta em nistagmo. Nistagmo objetivo ou uma resposta subjetiva clara sugere fístula da perilinfa ou deiscência do canal semicircular horizontal ou superior.

Sistema Sacádico

O sistema sacádico é usado para mover um alvo da periferia da retina para a fóvea. Os alvos a mais de 20° da linha de visão são normalmente localizados por meio de uma combinação de movimento do olho e da cabeça, chamado movimento sacádico (7). Este teste é realizado enquanto o paciente se senta de frente para uma barra de luz e mantém estacionária sua cabeça. Luzes na barra são ativadas à esquerda e à direita do centro por 10° a 20°, e o paciente é solicitado a mudar o olhar para cada novo alvo. São usados registros eletrooculográficos. Latência, velocidade máxima, duração, ganho (ultrapassagem ou insuficiência), movimento de refixação, *glissade* (componente pós-sacádica, ou deslizamento do olho) e outras variáveis são medidas e observadas.

Movimentos sacádicos anormais podem ser causados por lesões em uma ampla variedade de localizações. Entretanto, eles são mais comumente causados por um distúrbio patológico central em vez de um vestibular periférico. Uma resposta sacádica anormal pode ser causada por lesões no cerebelo (verme cerebelar dorsal), tronco cerebral (particularmente a formação reticular pontina paramediana e fascículo longitudinal medial), ou músculos e nervos oculares. As lesões cerebelares tipicamente se manifestam como dismetria de ultrapassagem ou insuficiência sacádica. Dismetria é um erro no alcance, freqüência ou direção no desempenho de movimento voluntário de precisão. Geralmente ela é encontrada através da ultrapassagem em um teste de dedo ao nariz (8). Diferentes padrões de anormalidades e paradigmas de teste podem ajudar a localizar uma lesão (9). Idade, fadiga, falta de atenção, sedativos, intoxicação por droga (fenitoína) e outros fatores podem causar sacadas lentas ou aumentar a latência.

Rastreio Ocular

O sistema de rastreio suave estabiliza imagens de objetos movendo-se sobre a fóvea (7). Pessoas sadias são capazes de perseguir um objeto movendo-se a uma velocidade de cerca de 30° por segundo. Em velocidades mais rápidas, a imagem pode escapar, e um movimento sacádico corretivo é usado para recuperar. Rastreio suave geralmente é testado com estímulos sinusoidais, como um pêndulo, diodo emissor de luz, ou um *laser*, com uma faixa de freqüência de 0,2 a 0,7 Hz e uma faixa horizontal de menos de 20° para esquerda e direita. Técnicas eletrooculográficas são usadas para registrar ganho, fase ou latência de fase, simetria e outras variáveis. Como o sistema de rastreio suave é distribuído em todo o tronco cerebral e cerebelo, a localização anatômica não é possível (9). Se idade, condição de alerta, medicações e nistagmo congênito forem eliminados como causas de resultados anormais de teste, uma causa central é sugerida. Rastreio sacádico sugere doença cerebelar. Ganho bilateral reduzido pode ser causado por uma lesão do tronco cerebral. Pacientes com doença de Alzheimer e esquizofrenia podem se sair pior com estímulos sinusoidais que com estímulos de velocidade fixa (9).

Sistema Optocinético

O sistema optocinético difere ligeiramente do sistema de rastreio pelo fato de ele permitir às pessoas manterem o campo visual em foco enquanto elas ou a maioria do ambiente estão se movendo. O reflexo vestibuloocular sozinho não é adequado para gerar movimentos oculares compensatórios a baixa freqüência. No teste clínico, este efeito é obtido mantendo-se o paciente estacionário e movendo o ambiente. Cerca de 90% do campo visual deve ser enchido com o alvo para evitar simplesmente testar o sistema de rastreio. Um tambor rotatório com listas verticais finas ou listas projetadas na parede constituem estímulos comuns. O paciente é instruído para olhar direto para a frente. À medida que os alvos passam, deve haver excursões de pequena amplitude do olho (nistagmo de olhar perdido). Se o paciente fixar no alvo, ocorrem excursões mais longas e o sistema de rastreio está sendo testado (nistagmo de olhar) (9). Separar o sistema de rastreio suave e o sistema optocinético pode ser ainda mais difícil. Experiências indicam que ambos os sistemas são responsáveis pelo movimento ocular durante a estimulação. Se, no entanto, as luzes forem apagadas, a resposta do sistema de rastreio suave cai a zero quase instantaneamente. Com as luzes apagadas, os pacientes continuam a ter nistagmo durante aproximadamente 25 segundos. Acredita-se que este nistagmo [pós-nistagmo optocinético (PNOC)] seja causado pelo sistema optocinético sozinho (7). Em virtude da contribuição do sistema de rastreio, não é possível concluir que o sistema optocinético é normal sem ter nistagmo durante aproximadamente 25 segundos em seguida à estimulação optocinética.

O sistema optocinético é amplamente distribuído por todo o tronco cerebral e cerebelo; por essa razão, anormalidades não são de locais específicos. Ausência ou assimetria do PNOC ocorre com lesões vestibulares periféricas. Labirintectomia bilateral reduz profundamente ou elimina PNOC (10). Estes achados sugerem uma interação entre o reflexo vestibuloocular e o sistema optocinético (7). O PNOC torna-se assimétrico depois da ablação vestibular unilateral; o resultado é nistagmo mais forte e mais prolongado dirigido no lado da lesão (10). Um problema é que a sensibilidade para identificar doença vestibular unilateral não é alta (10). Em estudo envolvendo 12 pacientes que se submeteram à remoção de neuroma acústico, PNOC ajudou a identificar o lado da lesão em apenas 7 dos pacientes (10). Baloh *et al.* (11) encontraram resultados de teste anormais em pacientes com atrofia cerebelar.

Teste optocinético não é usado de rotina, mas pode ser indicada como exame confirmatório quando é identificada rastreio anormal. Combinar os resultado de PNOC com os do teste rotatório pode ser útil para determinar o lado da lesão. Outro uso potencial poderia ser para excluir doença vestibular, especialmente em pacientes que não podem se submeter à testagem calórica (10). À medida que se aprender mais sobre a produção do nistagmo optocinético, mais a utilidade clínica poderá se expandir.

CADEIRA ROTATÓRIA, ACELERAÇÃO HARMÔNICA SINUSOIDAL

Os paradigmas de teste rotacional oferecem a capacidade teórica de testar os canais semicirculares sob condições de freqüência mais fisiológica, isto é, mais alta, do que pode ser obtido com teste calórico. O estímulo pode ser precisamente controlado e é repetido. Como as orelhas são testadas simultaneamente, os resultados refletem a função integrada de ambas (12). Neste teste, a cadeira rotatória é oscilada de lado para lado em uma série de freqüências pré-programadas (Fig. 51.2). As freqüências de aceleração testadas variam de 0,01 a 1,28 Hz com uma velocidade máxima de 50° por segundo. Velocidades rotacionais mais rápidas podem resultar em deslizamento da cabeça que afeta adversamente os resultados do teste. Uma câmera infravermelha é montada na cadeira para monitorar o paciente e o movimento dos olhos. Testes de alerta mental são usados, como na ENG. Assim que a cadeira começa a rodar para a direita, são usadas técnicas de EOG padrão para registrar o movimento ocular compensatório para a esquerda. O movimento ocular sacádico retorna o olho para uma posição central. Este movimento é eliminado matematicamente e o movimento de fase lenta é comparado com o movimento da cadeira. Três características básicas são medidas – fase, ganho e simetria do movimento ocular. O teste é confortável para o paciente e leva aproximadamente 15 minutos.

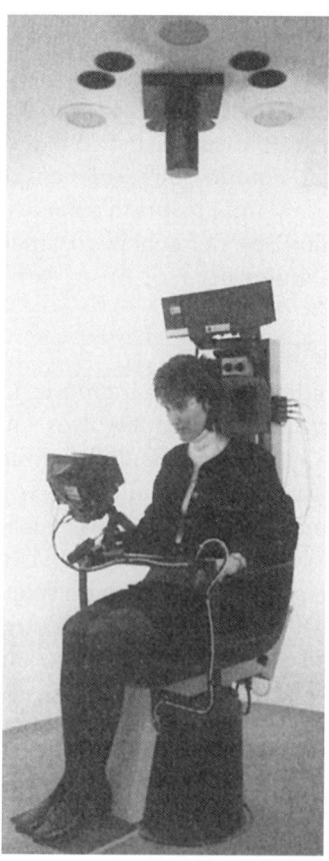

Figura 51.2

Aparelho de cadeira rotatória com paciente em posição para teste.

A interpretação dos resultados exige integração com dados complementares e a história clínica. A simetria representa uma comparação entre a velocidade máxima de onda lenta quando o paciente é rotado para a esquerda e a velocidade máxima de onda lenta com rotação para a direita. Em um paciente com hiporreflexia periférica unilateral aguda não complicada, a medida da simetria mostra hiporreflexia no lado afetado. Um problema é que a simetria pode ser enganosa em muitos casos. Nistagmo espontâneo, irritação do labirinto, compensação vestibular e lesões cerebelares podem produzir dados errôneos. A valor da simetria sozinha como indicador do lado de uma lesão é controverso. É necessária cautela na interpretação dos resultados. A simetria freqüentemente melhora com compensação após um insulto vestibular e pode ser útil para monitorar a recuperação (11). Assimetria ou predominância direcional também pode ser vista com tontura associada a enxaqueca, uma forma comum de tontura.

A variável de fase é a relação entre a velocidade máxima da cadeira e a velocidade máxima da fase lenta. A velocidade do olho tipicamente vai à frente da velocidade da cadeira, o chamado avanço de fase. O avanço de fase freqüentemente é exagerado em pacientes com doença vestibular central ou periférica. Se anormal, este valor é não localizador. Alguns laboratórios também incluem um teste gradativo além do teste de aceleração sinusoidal previamente descrita. No teste gradativo, a constante de tempo do sistema é medida variando-se a velocidade com a qual a cadeira roda. Este teste pode ser efetuado simultaneamente com o teste de aceleração sinusoidal, fornecendo informação adicional sobre o reflexo vestibuloocular.

O ganho é a relação da velocidade máxima ocular para a velocidade máxima da cadeira. Um ganho de um indica que a velocidade de fase lenta do olho é igual à velocidade da cadeira e é de direção oposta. Se não houver movimento ocular, o ganho é zero. Um problema é que o ganho pode flutuar acentuadamente com alterações na condição de alerta. Testes constantes são críticos para obter resultados válidos. Os valores de ganho usados para calcular fase e simetria têm que ser precisos. Baixos valores de ganho alertam o médico de que os resultados podem ser inexatos. Valores deprimidos de ganho sob boas condições de teste sugerem lesões periféricas bilaterais. Ganho anormalmente alto pode indicar a presença de uma lesão cerebelar que está diminuindo a inibição vestibular. Outra precaução é que há considerável diferença nos resultados entre laboratórios, dependendo dos algoritmos específicos de análise de dados usados e da intervenção do operador (13).

A teste rotatório é útil para (a) monitorar alterações na função vestibular com o tempo, especialmente lesões bilaterais ou lesões devidas a toxicidade vestibular, (b) monitorar a compensação após lesão aguda, e (c) identificar função labiríntica residual em pacientes sem resposta durante teste calórico ou teste em cadeira rotatória com baixa freqüência (12,14).

Rotação fora do eixo vertical é uma variação da avaliação em cadeira rotatória (15). O procedimento de teste é semelhante, exceto que a cadeira pode ser inclinada 30°. Rotação no eixo horizontal da terra (espeto de churrasco) é outra variação. A vantagem proposta é que a função dos otólitos é incorporada na resposta. O papel deste tipo de teste está sendo investigado. Os dados sugerem que um único labirinto é suficiente para produzir interação normal entre canais semicirculares–otólitos; portanto, o valor do teste pode ser limitado (15). Outra modificação consiste em testar respostas otólito-olho unilaterais. Durante a rotação em velocidade angular constante, o paciente é desviado lateralmente sobre a mesa giratória, de modo que um labirinto se torna alinhado com o eixo de rotação e o segundo labirinto (excêntrico) é exposto unicamente à aceleração inercial (16).

TESTE DE AUTO-ROTAÇÃO VESTIBULAR

O teste de auto-rotação vestibular é um método de avaliação do reflexo vestibuloocular (nistagmo de sacudir a cabeça) que tem distintas vantagens clínicas e práticas sobre o teste em cadeira rotatória e ENG (2,17–21). Os pacientes são conectados com eletrodos convencionais de EOG para registrar movimento ocular horizontal e vertical e recebem uma banda cefálica leve que contém um amplificador de EOG e sensor de velocidade rotacional. O paciente é instruído a fixar um alvo e rodar a cabeça em sincronia com uma deixa auditiva. A deixa auditiva acelera a um máximo de 6 Hz e mantém esta velocidade durante 13 minutos para um tempo total de teste de 18 segundos. O teste é repetido três vezes nas dimensões horizontal e vertical. Dados de fase, ganho e simetria são coletados sobre a faixa de freqüência de 2 a 6 Hz (17).

O teste de auto-rotação vestibular tem diversas características atraentes. O sistema vestibular é avaliado a freqüências mais fisiológicas que as freqüências ultrabaixas usadas em ENG convencional ou teste em cadeira rotatória (20,22–24). O teste de auto-rotação vestibular pode ser efetuado eficientemente, não exige espaço dedicado, é portátil, permite teste no plano vertical e é bem tolerado pelos pacientes. Uma desvantagem potencial é que ele inclui o reflexo cervicoocular, mas se considera que este é uma contribuição não importante nas freqüências usadas. O teste de auto-rotação vestibular também exige que os pacientes rodem sua cabeça apropriadamente, o que pode ser problemático em pacientes idosos ou pacientes com patologia cervical. A interpretação dos resultados é a mesma que com ENG e teste em cadeira rotatória. O valor clínico do nistagmo de sacudir a cabeça para avaliar tontura foi questionado. Jacobson et al. (21) relataram uma sensibilidade de apenas 27% e uma especificidade de 85%.

POSTUROGRAFIA DINÂMICA

A posturografia dinâmica computadorizada entrou no domínio clínico em 1985 com a introdução do sistema Equitest desenvolvido pela NeuroCom. A posturografia consiste em dois testes – o teste de organização sensorial e o teste de coordenação de movimentos. O protocolo do teste de organização sensorial requer avaliação sob seis condições nas quais os estímulos sensoriais e proprioceptivos são variados (Fig. 51.3). Durante a parte do teste de organização sensorial, a oscilação anterior e posterior do corpo do paciente é registrada, e um índice de desempenho é calculado em uma escala de 0% a 100% (queda, 0; ausência de oscilação, 100). Durante o teste de coordenação de movimentos, o paciente fica em pé parado sobre uma plataforma, com a

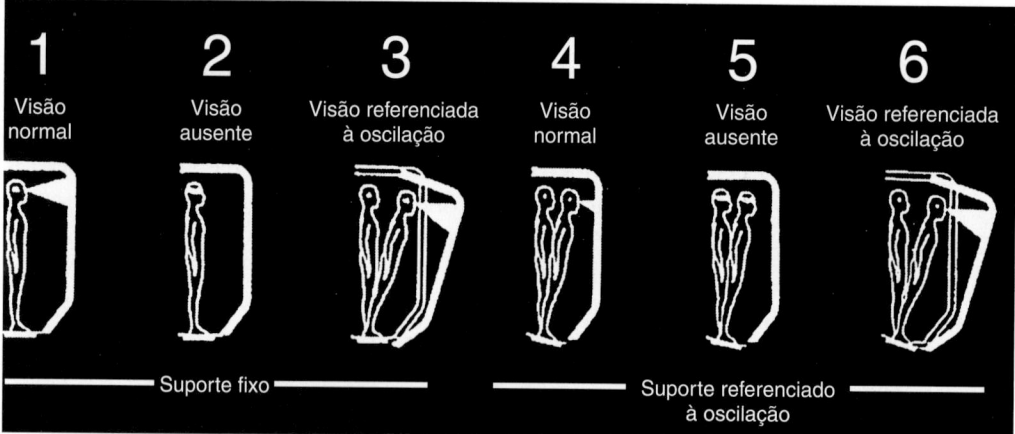

Figura 51.3
Condições do teste da organização sensorial para posturografia. (De Neurocom International, Clackamas, OR, com permissão.)

vizinhança visual fixada (Fig. 51.4). A plataforma então sofre uma série de movimentos translacionais e rotacionais. A principal medida registrada é a latência de início da recuperação ativa a partir da perturbação desestabilizadora. Amplitude e simetria das respostas neuromusculares também são registradas.

Diversos sistemas de classificação foram propostos para ajudar na interpretação dos resultados (25). A Tabela 51.4 resume um sistema (9). Embora estes padrões pareçam sugerir o local da lesão, o teste não é projetado ou adequado para esta finalidade. Um paciente com escores anormais nos testes 5 e 6 pode ter um distúrbio vestibular central ou periférico. Pacientes com uma disfunção vestibular periférica unilateral compensada têm desempenho normal nos testes 5 e 6. Um paciente com escores anormais nas condições 1, 2, 3 e 4 tende mais a ter uma lesão não vestibular ou um distúrbio funcional (oscilação afisiológica). Um diagnóstico de distúrbio funcional é sugerido quando os resultados de teste nas condições mais difíceis (testes 4, 5 e 6) são iguais ou melhores que os registrados durante a testagem das condições mais fáceis (testes 1, 2 e 3).

As respostas evocadas posturais na parte do teste de coordenação de movimentos da avaliação são úteis para validar as respostas sensitivas e identificar um distúrbio patológico central. Os testes são baseados nas respostas musculares automáticas consideradas disparadas por mudanças proprioceptivas. A resposta exige função normal do músculo, nervo, medula espinal, cerebelo, tronco cerebral e função cortical, e assim é uma resposta difusamente distribuída. É provável que a resposta seja modulada por estímulo vestibular e outro estímulo sensitivo.

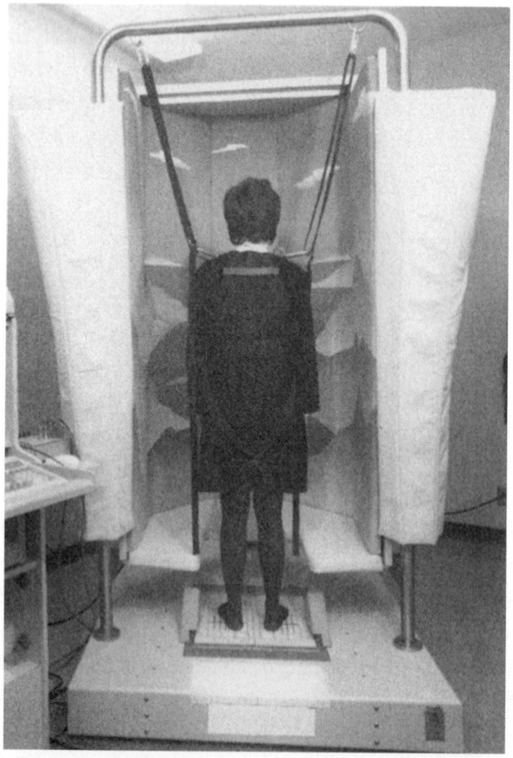

Figura 51.4
Plataforma de posturografia com paciente em posição. Contenção é usada para prevenir lesão devida à queda.

TABELA 51.4 — DIAGNÓSTICO
CLASSIFICAÇÃO DOS PADRÕES SENSORIAIS ANORMAIS

Padrão	Condição Anormal (Nºs dos Testes)
Disfunção vestibular	5 e 6
Disfunção vestibular visual	4, 5 e 6
Predominância visual	3 e 6 ou 6 unicamente
Predominância visual e disfunção vestibular	3, 5 e 6
Disfunção somatossensitiva e vestibular	2, 3, 5 e 6
Disfunção grave	Escores anormais em quatro ou mais condições não cobertas acima
Não fisiológico ou disfunção funcional	1, 2, 3 e 4 ou qualquer combinação com 5 e 6 normais

O teste mais comum para fístula perilinfática é ENG do reflexo vestibuloocular. A posturografia dinâmica oferece uma estratégia de teste alternativo que elimina efeitos, potencialmente, de confusão a partir dos sistemas visual e proprioceptivo. A posturografia dinâmica pode eliminar estímulo visual e somatossensitivo e por essa razão isolar melhor o aparelho vestibular. Pressões positiva e negativa podem ser aplicadas ao meato acústico externo por meio de técnicas-padrão de timpanometria, e os ajustes posturais podem ser analisados (23). Este teste pode ser mais sensível que o teste de fístula tradicional por ENG (26,27). Entretanto, a falta de um teste definitivo para a existência de uma fístula perilinfática impede o desenvolvimento de uma relação clara.

A posturografia pode ser combinada com técnicas eletromiográfica-padrão. Eletromiografia é benéfica para identificar padrões particulares de resposta muscular desencadeados por mudanças no estímulo visual ou somatossensitivo controladas pelo aparelho computadorizado de posturografia dinâmica. Estas estratégias de teste são mais úteis em pesquisa que visa à compreensão das interações complexas que permitem a manutenção do controle postural.

A posturografia é especialmente benéfica para documentar estabilidade postural global e para identificar estratégias particulares de equilíbrio. Ela é útil para reabilização vestibular e para monitorar melhora ou descompensação. A avaliação de posturografia dinâmica computadorizada é confortável para os pacientes e eles sentem que o seu equilíbrio está sendo completamente testado. Os resultados do teste correlacionam-se mais estreitamente que os resultados de outros testes da função do equilíbrio com o Inventário de Incapacidade de Tontura, que é uma medida subjetiva das limitações do equilíbrio global (28).

TESTAGEM PEDIÁTRICA

O teste vestibular de crianças apresenta vários desafios. Alerta mental, falta de tolerância a estímulos desconfortáveis, incapacidade de obedecer a comandos verbais e incapacidade de permanecer parado tornam difícil a avaliação. As modificações da ENG adulta padrão permitem teste oculomotor, posicional e calórico (29). Irrigações calóricas mínimas simultâneas melhoram a tolerabilidade ao reduzirem o grau de nistagmo e o tempo do procedimento. Evidentemente, os dados obtidos não são tão informativos quanto os fornecidos pela testagem binaural alternada. Sistemas de irrigação de alça fechada podem melhorar a tolerância. O teste de auto-rotação vestibular pode se revelar útil em crianças, mas é necessário mais experiência. Testes em cadeira rotatória podem ser realizados na maioria das crianças, e as crianças muito novas podem sentar no colo de um dos pais. Posturografia dinâmica computadorizada pode ser realizada em crianças mais velhas, mas dados normativos não são disponíveis. A maioria dos protocolos de teste pode ser encurtada para minimizar o tempo e melhorar a obediência.

POTENCIAIS MIOGÊNICOS EVOCADOS VESTIBULARES

O teste calórico padrão efetuado como parte da ENG avalia o nervo vestibular superior porque está sendo estimulado o canal semicircular lateral. Um teste relativamente novo pode ser realizado com equipamento tradicionalmente usado para testes de resposta auditiva do tronco cerebral para avaliar a função do nervo vestibular inferior. Colebatch e Halmagyi (30) descreveram a resposta eletromiográfica da musculatura do pescoço a um estalido de banda larga intenso ipsolateral. Admite-se que o ramo aferente da resposta seja devido à estimulação do sáculo com transmissão pelo nervo vestibular inferior para o tronco cerebral e núcleos vestibulares. O ramo eferente da resposta é por meio do trato espinocerebelar com a resposta tipicamente registrada no músculo esternocleidomastóideo ipsolateral. O desejo de avaliação do nervo vestibular inferior aumentou grandemente o uso deste teste, que é chamado potencial miogênico evocado vestibular (PMEV).

À medida que se acumula experiência com o PMEV, as limitações e os benefícios dos testes estão se tornando mais aparentes. Pacientes com mais de 60 anos podem ter uma resposta reduzida na amplitude do PMEV, que é considerada potencialmente devida à deterioração da função sacular (31). Alterações patológicas no tronco cerebral, como esclerose múltipla, podem resultar em potenciais retardados com variabilidade observada na resposta do teste a condições comuns como neuroma acústico, doença de Ménière e neurite vestibular (32). Surpreendentemente, doença de Ménière incipiente freqüentemente demonstra respostas de PMEV normais, com perda progressiva dos potenciais com a progressão da doença.

ACUIDADE VISUAL DINÂMICA

Movimento da cabeça causa deslizamento retiniano importante e perda de acuidade visual a menos que o reflexo vestibuloocular produza uma resposta compensadora apropriada. Pacientes com tontura queixam-se freqüentemente de turvação visual e sensações visuais sem firmeza, particularmente com movimento da cabeça. A perda de estabilidade visual sobre a retina pode ser muito desconcertante para os pacientes e pode se comprovar perigosa para os pacientes ao dirigir automóvel. Diversos aparelhos comerciais são disponíveis para avaliar a acuidade visual dinâmica. Estes testes usam um sensor de velocidade rotacional em combinação com uma tela de computador para avaliar a visão durante movimento da cabeça, dando uma avaliação funcional do reflexo vestibuloocular nos planos horizontal e vertical (33).

A idade parece afetar os resultados de acuidade visual dinâmica, com os pacientes mais velhos demonstrando redução na estabilidade visual. Embora alguma variabilidade tenha sido notada, o teste mostra boa sensibilidade e especificidade para distinguir pacientes normais daqueles com anormalidades. Os pacientes com déficits vestibulares bilaterais demonstraram ter um maior grau de redução em comparação com déficits vestibulares unilaterais e os paciente com tontura não vestibular. Surpreendentemente, oscilopsia não se correlaciona com anormalidades na acuidade visual dinâmica vertical em pacientes com perda vestibular bilateral. Isto parece ser devido à pré-programação e à previsibilidade dos movimentos da cabeça. Estudos recentes demonstram recuperação da acuidade visual dinâmica subseqüente à deterioração após traumatismo craniano associado a tontura (34).

SUMÁRIO

A tabela 51.5 resume os achados típicos de vários transtornos e condições comuns.

TABELA 51.5 DIAGNÓSTICO
ACHADOS DA FUNÇÃO DO EQUILÍBRIO EM DISTÚRBIOS COMUNS

Doença	Eletronistagmografia	Testes Rotacionais	Posturografia	PMEV	AVD
Doença de Ménière	Inicial: Respostas calóricas normais ou reduzidas Nistagmo pode ser em qualquer direção Avançada: Respostas calóricas reduzidas ou ausentes	Normais ou ganho ou fase diminuída ou ambos	Tipicamente normal, mas pode ser profundamente anormal em doença bilateral Testes de coordenação do movimento comumente são normais	Inicial: Freqüentemente potenciais de amplitude normal Avançada: Amplitude máxima variável mas reduzida com latência normal	Inicial: Freqüentemente normal entre os episódios Avançada: Acuidade reduzida
Vertigem posicional paroxística benigna	Sinal de Dix–Hallpike positivo (nistagmo rotatório)	Normais	Normais		
Doença cerebelar	Respostas calóricas normais Supressão por fixação anormal, ganho aumentado e sacadas ou perseguição anormais	Respostas simétricas com avanço de fase		Latência prolongada	
Ototoxicidade bilateral	Respostas calóricas ausentes Ausência de nistagmo espontâneo ou posicional Resultados normais da testagem oculomotora	Ganho acentuadamente reduzido	Padrão de déficit vestibular (quedas nas condições 5, 6). Pode ser incapaz de ficar de pé para o teste por causa do mau equilíbrio Latência normal em testes de coordenação do movimento		Acuidade gravemente reduzida

PONTOS IMPORTANTES

- Os objetivos dos testes da função do equilíbrio são determinar a localização e a gravidade das lesões do sistema do equilíbrio e ajudar a formular e dirigir um plano de tratamento.
- A bateria de testes de eletronistagmografia fornece informação acerca da função dos sistemas vestibular e oculomotor.
- Testes calóricos bitérmicos são usados para avaliar a função do canal semicircular horizontal.
- Movimentos sacádicos e rastreio ocular anormais em conjunção com resultados calóricos anormais sugerem um problema central.
- Falta de supressão por fixação sugere disfunção central.
- Testes rotacionais são usados para avaliar o sistema do equilíbrio sob condições mais fisiológicas do que pode ser realizado com eletronistagmografia convencional.
- Posturografia dinâmica computadorizada é usada para documentar estabilidade postural global e para dirigir a reabilitação vestibular.
- Testes em crianças podem ser realizados com modificações dos protocolos de testagem usuais.
- Tecnologia de videogravação com infravermelho, sistemas de realidade virtual e o teste de auto-rotação vestibular proporcionam distintas vantagens sobre as técnicas precedentes.
- Potencial miogênico evocado vestibular pode ser usado para avaliar a função do nervo vestibular inferior.
- A acuidade visual dinâmica dá uma avaliação funcional da visão durante o movimento ativo da cabeça.

REFERÊNCIAS

1. Kinney WC. Web-based clinical decision support system for triage of vestibular patients. *Otolaryngol Head Neck Surg* 2003;128:48-53.
2. Ng M, Davis LL, O'Leary DP. Autorotation test of the horizontal vestibulo-ocular reflex in Ménière's disease. *Otolaryngol Head Neck Surg* 1993;109:339-412.
3. Waldorf RA. ENG testing method emerges from video-based technology. *Hear Instrum* 1994;45:16-17.
4. Kramer PD, Roberts DC, Shelhamer M, et al. A versatile stereoscopic visual display system for vestibular and oculomotor research. *J Vestib Res* 1998;8:363-379.
5. Teter DL. The electronystagmography test battery and interpretation. *Semin Hear* 1983;4:11-21.
6. Jacobson GP, Calder JA, Rupp KA, et al. Reappraisal of the monothermal warm caloric screening test. *Ann Otol Rhinol Laryngol* 1995;104:942-945.
7. Schwarz DWF, Tomlinson RD. Physiology of the vestibular system. In: Jackler RK, Brackmann DE, eds. *Neurotology*. St. Louis: Mosby-Year Book, 1994:59-98.
8. Haring RD, Simmons FB. Cerebellar defects detectable by electronystagmography calibration. *Arch Otolaryngol* 1973;98:14-17.
9. Shepard NT, Telian SA. *Practical management of the balance disorder patient*. San Diego: Singular Publishing Group, 1991.
10. Hain TC, Herdman SL Holliday M, et al. Localizing value of optokinetic aftemystagmus. *Ann Otol Rhinol Laryngol* 1994;103:806-811.
11. Baloh RAW, Jerkins HA, Honrubia V, et al. Visual-vestibular interaction and cerebellar atrophy. *Neurology* 1979;29:116-119.
12. Mathog RH. Testing of the vestibular system by sinusoidal angular acceleration. *Acta Otolaryngol (Stockh)* 1972;74:96-103.
13. Goebel JA, Hanson JM, Fishel DC, et al. Interlaboratory variability of rotational chair test results. *Otolaryngol Head Neck Surg* 1994;110:400-405.
14. Cyr DG, Möller CG, Moore GE Clinical experience with the low-frequency rotary chair test. *Semin Hear* 1989;10:172-190.
15. Furman JMR, Schor RH, Kamerer DB. Off-vertical axis rotational responses in patients with unilateral peripheral vestibular lesions. *Ann Otol Rhinol Laryngol* 1993;102:137-143.
16. Clarke AH, Engelhorn A. Unilateral testing of utricular function. *Exp Brain Red* 1998;121:457-464.
17. O'Leary DP, Davis LL. High-frequency autorotational testing of the vestibulo-ocular reflex. *Neurol Clin* 1990;8:297-312.
18. Hain TC, Fetter M, Zee DS. Head-shaking nystagmus in patients with unilateral peripheral vestibular lesions. *Am J Otolaryngol* 1987;8:36-47.
19. Goebel JA, Hanson JM, Langhofer LR, et al. Head-shake vestibuloocular reflex testing: comparison of results with rotational chairt esting. *Otolaryngol Head Neck Surg* 1995;112:203-209.
20. Panosian MS, Paige GD. Nystagmus and postural instability after headshake in patients with vestibular dysfunction. *Otolaryngol Head Neck Surg* 1995;112:399-404.
21. Jacobson GP, Newman CW, Safadi I. Sensitivity and specificity of the head-shaking test for detecting vestibular system abnormalities. *Ann Otol Rhinol Laryngol* 1990;99:539-542.
22. Grossman GE, Leigh RJ, Abel LA, et al. Frequency and velocity of rotational head perturbations during locomotion. *Exp Brain Red* 1988;70:470-476.
23. Grossman GE, Leigh RJ. Instability of gaze during locomotion in patients with deficient vestibular function. *Ann Neurol* 1990;27:528-532.
24. O'Leary DP, Davis LL, Maceri DR. Vestibular autorotation test asymmetry analysis of acoustic neuromas. *Otolaryngol Head NeckSurg* 1991;104:103-109.
25. Hamid MA, Hughes GB, Kinney SE. Specificity and sensitivity of dynamic posturography: a retrospective analysis. *Acta Otolaryngol Suppl (Stockh)* 1991;481:596-600.
26. Black FO, Lilly DJ, Peterka RI, et al. The dynamic posturographic pressure test for the presumptive diagnosis of perilymph fistulas. *Neural Clin* 1990;8:361-374.
27. Shepard NT, Telian SA, Niparko JK, et al. Platform pressure test in identification of perilymphatic fistula. *Am J Otol* 1992;13:49-54.
28. Jacobson GP, Newman CW, Hunter L, et al. Balance function test correlates of the Dizziness Handicap Inventory. *J Am Acad Audiol* 1991;2:253-260.
29. Cyr DG, Brookhouser PE, Valente M, et al. Vestibular evaluation of infants and preschool children. *Otolaryngol Head Neck Surg* 1985;93:463-468.

30. Colebatch JG, Halmagyi GM. Vestibular evoked potentials in human neck muscles before and after unilateral vestibular deafferentation. *Neurology* 1994;42:1635-1636.
31. Su HC, Huang TW, Young YH, *et al.* Aging effect on vestibular evoked myogenic potential. *Otol Neurotol* 2004;25:977-980.
32. Murofushi T, Matsuzake M, Mizuno M. Vestibular evoked mvogenic potentials in patients with acoustic neuromas. *Arch Otolaryngol Head Neck Surg* 1998;124:509-512.
33. Herdman SJ, Tusa RJ, Blatt P, *et al.* Computerized dynamic visual acuity test in the assessment of vestibular deficits. *Am J Oral* 1998;19:790-796.
34. Gottshall K, Drake A, Gray N, *et al.* Objective vestibular tests as outcome measure in head injury patients. *Laryngoscope* 2003;113:1746-1750.

CAPÍTULO 52

Avaliação da Função Auditiva Periférica e Central

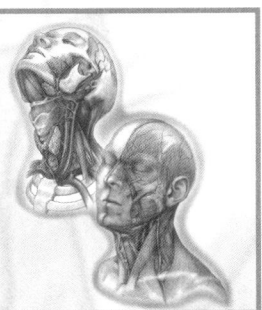

James W. Hall III ▪ Patrick J. Antonelli

Nos últimos anos, os pesquisadores introduziram novas técnicas e estratégias para a avaliação da função auditiva em adultos. Audiometria de tons puros, medição da imitância (timpanometria e reflexos acústicos) e cálculo de escores de reconhecimento de palavras continuam a ser importantes na avaliação da audição, e o audiograma tradicional é útil para sumariar os resultados da avaliação audiológica básica. A audiologia clínica, no entanto, agora também inclui outros procedimentos de teste comportamentais e eletrofisiológicos. Por exemplo, a eletrococleografia (ECoclG) pode contribuir para o diagnóstico da doença de Ménière. Resposta auditiva do tronco cerebral (BERA) oferece um meio facilmente acessível e relativamente barato de estimar a sensibilidade auditiva em lactentes e crianças pequenas, e identificar disfunção auditiva retrococlear. As emissões otoacústicas (EOA), em virtude da exclusiva sensibilidade e especificidade à disfunção coclear, tornaram-se um componente integrante do protocolo de teste audiológico clínico. E, dentro dos últimos anos, a resposta auditiva em estado constante (RAEE) emergiu como adição valiosa à bateria de testes audiológicos pediátricos. Uma variedade de medidas comportamentais faladas e não faladas e diversas respostas evocadas auditivas corticais estão disponíveis para a avaliação clínica de disfunção do sistema nervoso auditivo central e transtornos associados do processamento auditivo.

Trabalhando estreitamente com audiologistas, o otorrinolaringologista tem o papel crítico de averiguar se um paciente apresenta risco de perda auditiva, iniciando avaliação auditiva diagnóstica, e implementando intervenção clínica ou cirúrgica oportuna e apropriada. Este capítulo resume as técnicas e estratégias atuais para a avaliação da audição em adultos. Os autores enfatizam o uso de uma bateria de testes que maximiza a precisão e a eficiência diagnóstica e minimiza o tempo e o custo de teste. Um glossário de termos e abreviações audiológicos comuns é oferecido no fim do capítulo.

BATERIA DE TESTE AUDIOLÓGICO BÁSICO

Audiometria Tonal

A audiometria tonal é a medição mais comum da sensibilidade auditiva. Os estímulos são tons puros (sinusoidais) a freqüências tipicamente de 250 Hz a 8.000 Hz e, muitas vezes, duas freqüências (3.000 Hz e 6.000 Hz). Perda auditiva entre 3.000 e 6.000 Hz é uma características de problemas comumente encontradas, como disfunção coclear induzida pelo ruído. Audiometria de altas freqüências para freqüências de estímulo acima de 8.000 Hz (até 20.000 Hz) é tecnicamente possível e clinicamente útil a certas populações, como pacientes em risco de ototoxicidade. Os resultados de teste em muitas clínicas são grafados em um audiograma. Duas versões de audiogramas estão ilustrados na Figura 52.1. Todos os audiogramas incluem no mínimo um gráfico para plotar os níveis limiares de audição em função da freqüência dos sinais de tons puros, embora o formato e os símbolos exatos variem.

A unidade de intensidade do estímulo é o decibel (dB), uma unidade logarítmica. A intensidade de qualquer som é definida pela proporção da sua pressão sonora, ou intensidade do som, para uma pressão sonora, ou intensidade de som, de referência. A pressão sonora de referência é a quantidade de pressão contra o tímpano, causada pelas moléculas do ar quando um som está presente, que vibra o tímpano e pode apenas ser detectada por uma orelha humana normal. Resumidamente, a relação da intensidade do som é descrita como dB = $\log_{10}$ (intensidade do som/intensidade de referência), ou para pressão sonora como dB = 20 $\log_{10}$ (pressão sonora/pressão de referência). A pressão sonora de referência é definida como decibéis de nível de pressão sonora (dB NPS) e é derivada de uma de duas quantidades físicas: (a) 0,0002 dyn/cm^2, 20 micropascals raiz quadrada da média aritmética, ou (b) 2 × 10^{-5} Newtons/m^2 raiz quadrada da média aritmética.

Clinicamente, a intensidade do som é descrita em decibéis de nível de audição (NA), um nível de referên-

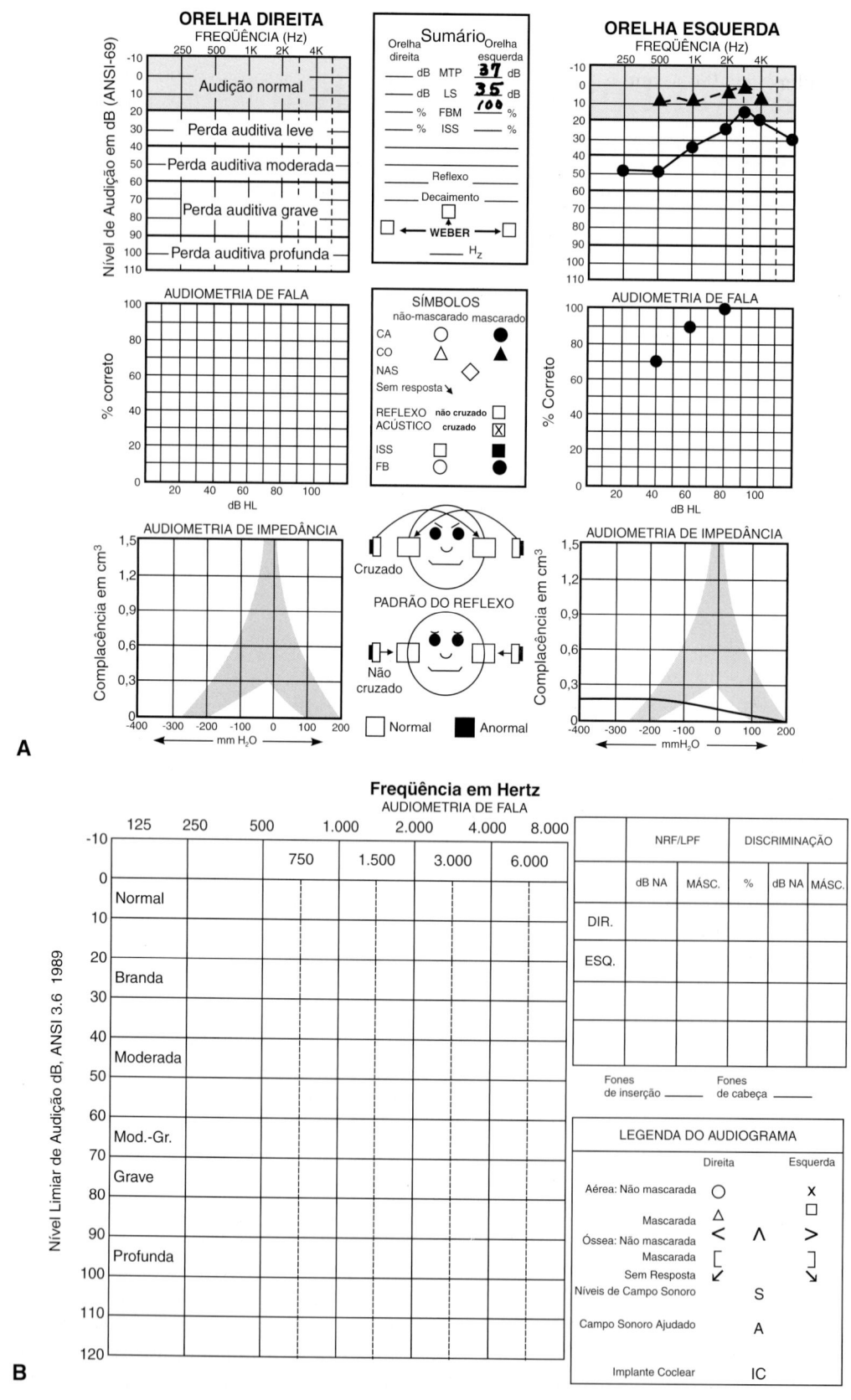

Figura 52.1

Dois exemplos de formulários de audiograma. **A:** O formulário de orelhas separadas possui seções para relatar resultados de audiometria de tons puros (*em cima*), audiometria da fala (*centro*), e medição da imitância aural (*embaixo*). Mascaramento é indicado por *símbolos cheios*. Os achados da orelha esquerda tipificam perda auditiva condutiva. **B:** O formulário de audiograma tradicional utiliza símbolos (ver legenda do audiograma) para cada um de 13 tipos de apresentação de sinais. Ele não permite exibição gráfica de achados de medida da imitância ou da fala.

cia biológico, em vez de em nível de pressão sonora. Em um audiograma (ver Fig. 52.1), a escala de decibéis tem como sua referência 0 dB, que é descrito como *0 audiométrico*. Este é o padrão para o nível de intensidade que corresponde ao nível limiar de audição normal médio, a intensidade mínima detectável para cada freqüência de teste em pessoas com audição normal. Outra unidade comum para expressar intensidade do som é decibéis de nível de sensação (NS), que é a intensidade do estímulo em decibéis acima do limiar de audição do indivíduo. Por exemplo, um teste de reconhecimento de palavras pode ser administrado a um nível de intensidade de 40 db NS (40 dB acima da média de tons puros da pessoa).

Em avaliação audiológica de adultos, os limiares de audição para sinais tonais ou de fala são medidos separadamente com fones para orelha (estimulação por condução aérea). Fones de inserção (ER3A) são agora o transdutor de escolha para avaliação audiológica de rotina. Eles oferecem distintas vantagens sobre os fones de orelha supra-aurais tradicionais, incluindo conforto aumentado, probabilidade reduzida de colapso do canal auditivo, maior atenuação interaural e maior aceitação por crianças pequenas. Além disso, os fones de inserção contribuem de uma maneira importante para o controle de infecção em um contexto clínico, uma vez que a parte de inserção é descartável. Audiometria de tons puros pode ser realizada com estímulos apresentados com um oscilador ou vibrador para condução óssea colocado sobre o osso da mastóide. Durante audiometria de tons puros, todo o equipamento deve satisfazer às especificações do American National Standards Institute (ANSI). Calibração e validação periódicas do equipamento são necessárias. O teste é realizado de acordo com adaptações clínicas de métodos psicoacústicos (1). Os pacientes são instruídos a ouvir cuidadosamente os tons e a responder, usualmente pressionando um botão que ativa uma luz de resposta no audiômetro ou levantando uma mão, a cada vez que acreditam ouvir um tom. Para minimizar interferência pelo ruído acústico de fundo do ambiente, audiometria de tons puros sempre é realizada com o paciente em uma sala com tratamento sonoro, com duas paredes, que satisfaz às especificações do ANSI.

A região clinicamente normal em um audiograma é 0 a 20 db NA, embora, para crianças, níveis de limiar de audição excedendo 15 dB devam ser considerados anormais. Limiares na região de 20 a 40 db NA constituem perda auditiva leve, limiares de 40 a 60 db NA definem perda moderada e níveis limiares acima de 60 dB NA são considerados perda auditiva grave (2). Como referência, o nível de intensidade da fala sussurrada junto à orelha é menos de 25 dB NA. A fala em conversa é na região de 40 a 50 dB NA e uma voz gritada a 30 cm da orelha é a um nível de cerca de 80 dB NA. As freqüências mais importantes para a compreensão da fala são de 500 a 4.000 Hz, embora freqüências mais altas possam contribuir para a discriminação entre certos sons da fala. A sensibilidade da audição dentro da região de freqüências da fala freqüentemente é resumida por meio do cálculo da média de tons puros (MTP; limiares de audição para 500, 1.000 e 2.000 Hz dividido por 3 e relatado em decibéis). Uma MTP com quatro freqüências incluindo 3.000 Hz é exigida pela American Academy of Otolaryngology–Head and Neck Surgery.

Os resultados audiométricos são válidos somente quando as respostas do paciente são causadas por estimulação da orelha em teste. Se um som maior que 40 dB NA for apresentado a uma orelha através de condução aérea (CA) com fones de orelha supra-aurais e acolchoamento (repousando sobre a orelha externa), a energia acústica pode cruzar de um lado da cabeça para o outro e estimular a orelha que não está sendo testada. O principal mecanismo de cruzamento é considerado como sendo estimulação da condução óssea causada pela vibração do acolchoamento do fone de orelha contra o crânio a altos níveis de intensidade do estímulo. A quantidade de intensidade de som necessária antes que ocorra cruzamento é um reflexo da atenuação interaural, isto é, o isolamento sonoro entre as duas orelhas provido pela cabeça. A atenuação interaural é geralmente de 50 dB para freqüências de teste mais baixas e 60 dB para freqüências de teste mais altas, como as que contribuem para BERA. A atenuação interaural é consideravelmente mais alta para fones de orelha de inserção (2). Com estimulação da condução óssea, a atenuação interaural é menos de 10 dB. Em circunstâncias clínicas, o examinador necessita pressupor conservadoramente que a atenuação interaural dos sinais conduzidos pelo osso é 0 dB. Em outras palavras, mesmo um som muito fraco apresentado ao osso mastóideo de uma orelha por um vibrador de condução óssea pode ser transmitido através do crânio para uma ou ambas as orelhas internas. A percepção deste sinal conduzido pelo osso depende da sensibilidade auditiva neurossensorial do paciente em cada orelha.

Mascaramento é a técnica audiométrica usada para eliminar a participação da orelha que não está sendo testada, sempre que a estimulação por condução aérea e óssea exceder a atenuação interaural. Um ruído apropriado (ruído de banda estreita para sinais de tons puros e ruído de fala para sinais de fala) é apresentado à orelha que não está sendo testada, quando o estímulo é apresentado à orelha em teste. Com mascaramento adequado, qualquer sinal que cruze para a orelha que não está sendo testada é mascarado pelo ruído. O nível de ruído de mascaramento apresentado à orelha que não está sendo testada deve exceder o limiar de audição dessa orelha. Níveis excessivos de ruído de mascaramento devem ser evitados porque o ruído pode cruzar de volta para a orelha que está sendo testada. A seleção de mascaramento apropriado pode ser difícil, especialmente quando há perda auditiva bilateral (2). De fato, os pacientes com perda auditiva de condução bilateral grave podem apresentar o "dilema de mascaramento", isto é, quando suficiente mascaramento para a orelha não em teste na realidade cruza para a orelha em teste e interfere com a estimativa precisa do limiar de audição. Um otorrinolaringologista interpretando resultados audiológicos deve verificar que mascaramento apropriado tenha sido usado, se a testagem não tiver sido efetuada por um audiologista.

O conhecimento do tipo de perda auditiva, determinado por meio da comparação dos limiares auditivos para sinais de condução aérea e óssea, é útil para classificar uma perda auditiva como neurossensorial (sem uma diferença [gap] aérea-óssea), condutiva [condução óssea (CO) normal e uma perda de condução pelo ar], ou mista (perda por CO com um *gap* superposto de condução aérea-óssea).

Configuração refere-se à perda auditiva em função da freqüência de teste. Com uma configuração inclinada, a audição é melhor para baixas freqüências e então se torna pior para freqüências mais altas. O padrão mais comum associado a perda auditiva neurossensorial é um déficit nos limiares para as freqüências de teste mais altas. A configuração pode ser delicadamente inclinada das freqüências baixas para as altas, ser precipitadamente decrescente acima de um corte de altas freqüências, como em 2.000 Hz, ou ser caracterizada por um déficit em incisura dentro de uma certa região de freqüências, como 4.000 Hz. Uma configuração em elevação é tipificada por audição relativamente má para estímulos de baixa freqüência e melhor audição para as altas freqüências. Uma configuração em elevação pode ser causada por variados tipos de anormalidades da orelha média. Uma exceção à associação típica da perda auditiva condutiva com configuração em elevação é a doença de Ménière (ver Capítulo 76). A doença de Ménière é uma anormalidade coclear que pode produzir uma configuração em elevação. Uma configuração audiométrica plana é registrada de pacientes com perda auditiva mista; isto é, estão presentes ambos os componentes neurossensorial e condutivo. Outras configurações, como o padrão de "mordida de biscoito" nas médias freqüências, são encontradas na prática clínica. A variabilidade teste-reteste na estimativa clínica dos limiares de tons puros é tipicamente de ± 5 dB.

Diretrizes para a Avaliação de Deficiência Auditiva

Os resultados de audiometria de tons puros são adequadamente sumariados em um audiograma e com os termos que acabamos de definir, como MTP e grau, configuração e tipo de perda auditiva. Também é possível quantificar a perda auditiva em unidades de porcentagem de acordo com diretrizes publicadas e aceitas (3). Esta conduta às vezes é necessária em casos médico-legais ou quando um paciente busca indenização por perda auditiva. De acordo com as diretrizes do American Academy of Otolaryngology Committee ou Hearing and Equilibrium e do American Council of Otolaryngology Committee on the Medical Aspects of Noise, *deficiência auditiva permanente* é definida do seguinte modo: "Uma alteração para pior em estrutura ou função, fora da faixa do normal, é deficiência permanente. Deficiência permanente é devida a qualquer anormalidade anatômica ou funcional que produza perda auditiva"(3). Isto é diferenciado de *desvantagem auditiva permanente*, que é definida do seguinte modo: "A desvantagem imposta por um comprometimento suficiente para afetar a eficiência de uma pessoa nas atividades da vida diária é uma desvantagem permanente"(3). As diretrizes também detalham a conduta para converter desvantagem de audição de uma ou ambas as orelhas em uma porcentagem. O primeiro passo é determinar o grau de perda auditiva neurossensorial para quatro freqüências de teste (500, 1.000, 2.000 e 3.000 Hz) a partir do audiograma (Tabela 52.1). O passo seguinte é obedecer às diretrizes para computação de perda auditiva em porcentagem:

Se o número percentual monaural for o mesmo para ambas as orelhas, esse número expressa a desvantagem auditiva percentual. Se as deficiências auditivas monaurais percentuais não forem as mesmas, aplicar a fórmula:

$$(5 \times \% \text{ [orelha melhor]}) + (1 \times \% \text{ [orelha pior]})/6 = \% \text{ deficiência auditiva}$$

A freqüência de teste interoitava – 3.000 Hz – no cálculo da porcentagem de desvantagem auditiva é muito importante. Constitui boa prática clínica obter rotineiramente limiares de audição de cada orelha na freqüência de 3.000 Hz. Esta freqüência é incluída na fórmula da perda auditiva (3) porque grande parte da informação espectral vital para a compreensão da fala está dentro da região de 2.000 a 3.000 Hz. A porcentagem de desvantagem auditiva binaural é facilmente calculada com uma matriz tabular detalhada que relaciona o grau de perda auditiva neurossensorial em quatro freqüências para a orelha melhor *versus* a orelha pior (4).

TABELA 52.1
DIRETRIZES PARA CALCULAR PORCENTAGEM DE DEFICIÊNCIA AUDITIVA MONAURAL[a]

SDNA[b]	Porcentagem	SDNA	Porcentagem
100	0,0	240	52,5
105	1,9	245	54,4
110	3,8	250	56,2
115	5,6	255	58,1
120	7,5	260	60,0
125	9,4	265	61,9
130	11,2	270	63,8
135	13,1	275	65,6
140	15,0	280	67,5
145	16,9	285	69,3
150	18,8	290	71,2
155	20,6	295	73,1
160	22,5	300	75,0
165	24,4	305	76,9
170	26,2	310	78,8
175	28,1	315	80,6
180	30,0	320	82,5
185	31,9	325	84,4
190	33,8	330	86,2
195	35,6	335	88,1
200	37,5	340	90,0
205	39,4	345	93,8
210	41,2	350	93,8
215	43,1	355	95,6
220	45,0	360	97,5
225	46,9	365	99,4
230	48,9	370	100,0
235	50,6	(ou mais)	

[a]American Academy of Otolaryngology Committee on Hearing and Equilibrium and the American Council of Otolaryngology Committee on the Medical Aspects of Noise.
[b]A partir do audiograma, achar a soma em decibéis dos níveis limiares de audição (SDNA) de 500, 1.000, 2.000 e 3.000 Hz.

Audiometria Vocal

A finalidade da audiometria vocal é determinar quão bem uma pessoa ouve e compreende sinais de fala. Os procedimentos de audiometria vocal geralmente são efetuados para medir a sensibilidade da audição (limiares em decibéis) para palavras, ou para estimar a capacidade de reconhecer as palavras (discriminação da fala). O limiar logoaudiométrico (STR), também chamado *limiar de fala,* é o menor nível de intensidade no qual o paciente é capaz de repetir corretamente pelo menos 50% das palavras faladas. As listas de palavras podem conter monossílabos, dissílabos ou frases e são apresentadas ao paciente monauralmente através de fones de orelha. A técnica é comparável ao método que determina limiares de tons puros descrito previamente.

Uma vez que a MTP reflete os níveis limiares de audição na região de freqüências da fala e o limiar da fala é medido com um sinal de fala, pode-se esperar concordância estreita entre a MTP e o limiar de fala. Se a diferença entre a MTP e o limiar de fala exceder ± 7 dB, há razão para suspeitar que uma ou ambas as medidas são inválidas. Um limiar de fala incomumente bom com relação à MTP, como limiar de fala de 5 dB e MTP de 45 dB, alerta imediatamente o examinador para a possibilidade de perda auditiva não orgânica, como simulação. Com pacientes adultos cooperantes, particularmente se os limiares de audição de tons puros forem dentro da região normal (500 a 4.000 Hz), provavelmente há pouco ou nenhum benefício clínico em medir os limiares de fala. Tempo de teste pode ser poupado sem perda de informação diagnóstica ao excluir medição de limiares de fala da bateria de teste para essas pacientes.

Reconhecimento da fala de palavras foneticamente balanceadas (FB) é uma abordagem clínica comum para estimar a capacidade de uma pessoa ouvir e compreender a fala (2). Uma lista de 25 ou 50 palavras monossílabas é apresentada ao paciente através de fones de orelha a um ou mais níveis fixos de intensidade. A porcentagem de palavras corretamente repetidas pelo paciente é calculada pelo examinador. Uma orelha é testada de cada vez. Dentro da lista de palavras, sons específicos da fala *(fonemas)* ocorrem de maneira tão freqüente quanto o fariam na conversa diária, isto é, eles são FB. Tradicionalmente, estas palavras eram faladas por um microfone pelo examinador enquanto o nível era monitorizado com um medidor de unidades de volume. As palavras eram encaminhadas ao paciente através de um audiômetro após seleção da orelha em teste e nível de intensidade desejado. Esta é uma prática clínica ultrapassada e ruim, porque não tem padronização e constância e aumenta a variabilidade do resultado do teste. Em pacientes adultos, quase sempre é possível e sempre é preferível usar materiais de fala profissionalmente produzidos, comercialmente disponíveis, apresentados com um gravador de fita ou tocador de CD e um audiômetro (2). Audiometria de fala diagnóstica é descrita mais tarde.

Audiometria é tipicamente efetuada por um audiologista clinicamente licenciado com uma graduação (Mestre ou Doutor em Audiologia) de uma instituição acadêmica reconhecida. Técnicos em audiometria, comumente enfermeiras ou outros membros da equipe de uma clínica otorrinolaringológica, foram empregados para maximizar a disponibilidade da cobertura de testes e para minimizar custos. Embora a realização de testes por esses indivíduos possa ser excelente, o manejo de situações difíceis, como mascaramento e atenuação interaural, pode se comprovar problemático. Similarmente, audiômetros auto-administrados, automatizados por computador (p. ex., Otogram,[MR] Tympany, Stafford, TX), obtiveram imenso crescimento em popularidade nos últimos anos. Os estudos iniciais mostraram boa confiabilidade entre audiometria convencional administrada por audiologista e audiometria auto-administrada, automatizada por computador, mas a experiência clínica com estas modalidades mais recentes é limitada (5,6).

Medição da Imitância (Impedância) Aural

A medição da imitância (impedância) aural é uma parte importante da bateria de teste audiométrico básico. *Imitância* é um termo derivado das palavras para duas técnicas relacionadas para avaliar a função da orelha média – *im*pedância e ad*mitância*. Estas técnicas têm sido usadas clinicamente desde 1970 (7). O meato acústico externo é vedado com uma ponta exploradora de borracha macia. A extremidade da sonda é conectada a um aparelho que produz um tom fornecido na direção do tímpano. A impedância ou admitância da orelha média é calculada a partir da intensidade e outras propriedades físicas, como a fase, do tom no canal da orelha. Uma orelha média (membrana timpânica e cadeia ossicular) com baixa impedância (mais alta admitância) aceita mais facilmente a energia acústica do tom explorador. Uma orelha média com impedância anormalmente alta (mais baixa admitância), causada, por exemplo, por líquido no espaço da orelha média, tende a rejeitar fluxo de energia. Assim, as características de impedância (admitância) do sistema da orelha média podem ser inferidas objetivamente com esta técnica e relacionadas com padrões bem conhecidos de achados de várias condições patológicas da orelha média.

Timpanometria

Timpanometria é o registro dinâmico da impedância da orelha média, quando a pressão do ar no canal auditivo é sistematicamente aumentada ou diminuída. A técnica é uma medida sensível da integridade da membrana timpânica e da função da orelha média (Fig. 52.2). A complacência (a recíproca da rigidez) da orelha média, o componente dominante da imitância, é a dimensão vertical de um timpanograma. A timpanometria é popular clinicamente porque exige pouca perícia técnica e apenas vários segundos para efetuar. É um método eletrofisiológico, em oposição ao comportamental, que não depende da cooperação do paciente, e constitui um índice altamente sensível da função da orelha média. Os padrões timpanométricos, em combinação com padrões audiográficos, permitem diferenciação e classificação das doenças da orelha média.

A abordagem clinicamente mais difundida à descrição de timpanogramas foi apresentada pela primeira vez por Jerger em 1970 (7). Existem três tipos gerais de timpanograma – A, B e C. Um timpanograma normal, ou tipo A, possui um pico distinto de complacência dentro de 0 a –100 mm de água (dPa) no canal auditivo (ver Fig. 52.2). Para ser classificado como normal a localização do pico de complacência sobre a dimensão de pressão e a altura do pico devem estar dentro da faixa normal, como indicado na Figura 52.2 pela área pontilhada. Em um timpanograma tipo B, não há pico na complacência, mas há um padrão achatado, com pouca ou mesmo nenhuma alteração na complacência em função da pressão no canal auditivo. Este padrão é mais freqüentemente associado à presença de líquido dentro do espaço da orelha média (otite média), embora outras doenças da orelha média também possam produzir um timpanograma tipo B. Embora um timpanograma tipo B possa parecer ser registrado de orelhas com membrana timpânica per-

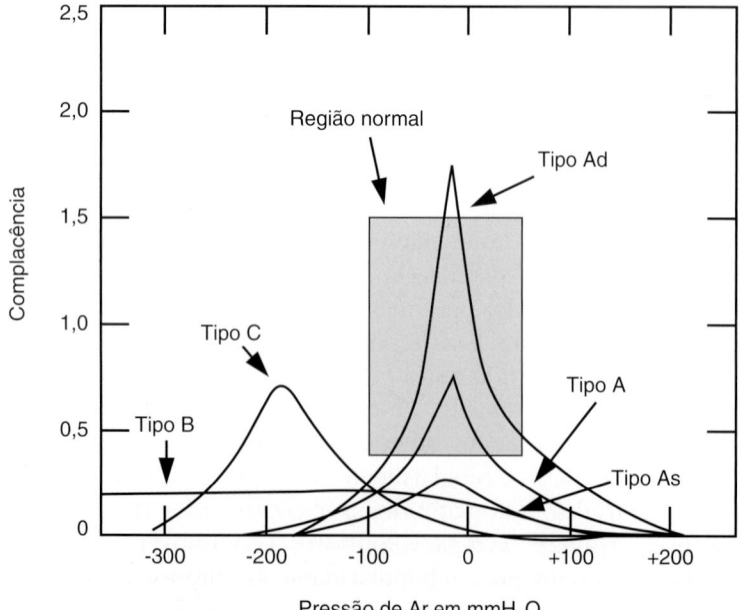

Figura 52.2

Sistema de classificação para timpanogramas. (Modificado de Jerger JF. Clinical experience with impedance audiometry. *Arch Otolaryngol* 1970;92:11-24, com permissão.)

furada, tecnicamente este achado é inválido porque a perfuração impede a alteração de pressão no canal auditivo necessária para timpanometria. Como os registros tipo A, os timpanogramas tipo C possuem um pico distinto de complacência, mas o pico fica dentro da região de pressão negativa além de −100 mm de água (dPa). Este padrão geralmente ocorre em pacientes com disfunção da tuba auditiva e ventilação inadequada do espaço da orelha média. Ele freqüentemente precede a aquisição de um timpanograma tipo B no desenvolvimento da otite média.

Uma variação de um timpanograma tipo A é o tipo A_s (ver Fig. 52.2). O *s* representa *shallow* (raso). A complacência máxima é menos que o limite normal inferior de complacência. Isto é, a impedância da orelha média é anormalmente alta. O padrão tipo A_s é comum em pacientes com fixação da cadeia ossicular, incluindo alguns pacientes com o diagnóstico de otosclerose. Em contraste, com um timpanograma inusitadamente inclinado e alta complacência (tipo A_d de *deep* [profundo]), o pico pode exceder os limites de complacência superiores do equipamento. Um timpanograma tipo A_d ocorre em pacientes com ruptura da cadeia ossicular, o que deixa a orelha média extremamente móvel e excessivamente complacente; isto é, há pouca impedância. Na ausência de perda auditiva séria, este padrão timpanográfico geralmente se associa com pequena anormalidade da membrana timpânica, como atrofia. No começo de um exame timpanométrico, alta pressão positiva ou negativa é introduzida no canal auditivo. Isto essencialmente desacopla da medição o sistema da orelha média. Se o aparelho de impedância registrar um volume equivalente de ar anormalmente grande (2 cm^3 ou mais em um adulto), ou o dobro do volume registrado na outra orelha) entre a extremidade do explorador e presumivelmente o tímpano, a integridade do tímpano é questionável. Isto é, o aparelho de imitância está registrando não apenas volume do canal auditivo mas também volume do espaço da orelha média. Este achado de teste é compatível com a perfuração da membrana timpânica ou a presença de um tubo de ventilação da orelha média aberto (patente).

Medição do Reflexo Estapédico Acústico

O músculo estapédio dentro da orelha média é o menor músculo do corpo. A medição de contrações do músculo estapédio em resposta a altos níveis de intensidade do som (geralmente 80 dB ou mais) constitui a base do reflexo acústico. A medida do reflexo acústico é clinicamente útil para diferenciar locais de distúrbios auditivos, incluindo orelha média, orelha interna, oitavo nervo craniano e tronco cerebral auditivo (2,8). A parte aferente do arco reflexo acústico é o oitavo nervo craniano. Vias complexas no tronco cerebral levam do núcleo coclear no lado estimulado à região do núcleo motor do sétimo nervo craniano (facial) em ambos os lados (ipsolateral e contralateral ao estímulo) do tronco cerebral. A parte eferente do arco é o sétimo nervo craniano, que inerva o músculo estapédio. O músculo contrai-se, causando rigidez aumentada (complacência diminuída) do sistema da orelha média. A pequena alteração em complacência que se segue à contração do músculo estapédio dentro de 10 ms é detectada com o explorador e aparelho de imitância, de modo semelhante a como as alterações de complacência são detectadas durante timpanometria.

A medição do reflexo acústico é útil clinicamente porque fornece informação objetiva sobre o estado do sistema auditivo desde a orelha média ao tronco cerebral. Padrões característicos de reflexo acústico para estimulação e condições de medição ipsolaterais e contralaterais podem caracterizar disfunção da orelha média, coclear, do oitavo nervo, do tronco cerebral e mesmo do nervo facial (ver parte inferior da Fig. 52.1A). Os reflexos acústicos são tipicamente anormais ou ausentes se forem registrados quando há uma perda auditiva condutiva na orelha do explorador. A análise do padrão dos achados do reflexo também é útil para avaliar o local da lesão em pacientes com paralisia do nervo facial. A comparação dos níveis limiares do reflexo acústico – o mais baixo nível de intensidade do estímulo que ativa o reflexo – para sinais tonais *versus* ruído permite a estimativa do grau de perda auditiva coclear (2). Esta técnica é especialmente valiosa no cuidado de crianças e pacientes difíceis de testar.

RESPOSTAS EVOCADAS AUDITIVAS

Resposta Auditiva do Tronco Cerebral (BERA – Brainstem Evoked Response Audiometry)

As respostas evocadas auditivas são registros eletrofisiológicos de respostas a sons. Com a aplicação adequada do teste, as respostas podem ser registradas a partir da ativação de todos os níveis do sistema auditivo, desde a cóclea até o córtex (8). Entre estas respostas, os neurologistas freqüentemente usam a resposta evocada auditiva do tronco cerebral. Um registro está mostrado esquematicamente na Figura 52.3. O BERA é gerado com estímulos acústicos transitórios (cliques ou *tone burst*) e detectado com eletrodos de superfície (discos) colocados na testa e próximo às orelhas (lóbulo da orelha ou dentro do meato acústico externo). O BERA representa atividade eletrofisiológica mínima (menos de 1 µV) dentro de atividade eletroencefalográfica que é 100 vezes maior em amplitude. Com um aparelho comercialmente disponível, baseado em computador, é possível apresentar rapidamente (20 a 30 por segundo) milhares de estímulos sonoros e, por meio da média do sinal, detectar traçados de respostas auditivas centrais confiáveis em questão de minutos.

Pesquisa extensa mostrou que os componentes de onda do BERA se originam do oitavo nervo craniano e regiões auditivas no tronco cerebral ventral e dorsal (Fig. 52.3). A onda I inquestionavelmente representa os potenciais de ação compostos estimulados da parte periférica (extremidade coclear) do oitavo nervo craniano. A onda II pode-se originar do oitavo nervo porém perto do tronco cerebral (a extremidade central). As ondas I e II são geradas por estruturas ipsolaterais à orelha estimulada. Todas as ondas mais tardias do BERA possuem múltiplos geradores dentro do tronco cerebral auditivo. A onda III, que geralmente é proeminente, é gerada dentro da ponte caudal com prováveis contribuições dos núcleos cocleares, corpo trapezóide e complexo olivar superior (8). O componente mais proeminente e rostral – onda V – é considerado originado na região do lemnisco lateral quando ele se aproxima do colículo inferior, provavelmente contralateral à orelha estimulada.

O BERA não é um teste de audição. Ele reflete a descarga síncrona de um subconjunto de neurônios de início dentro do sistema auditivo. Na análise do BERA, o primeiro objetivo é assegurar que a resposta

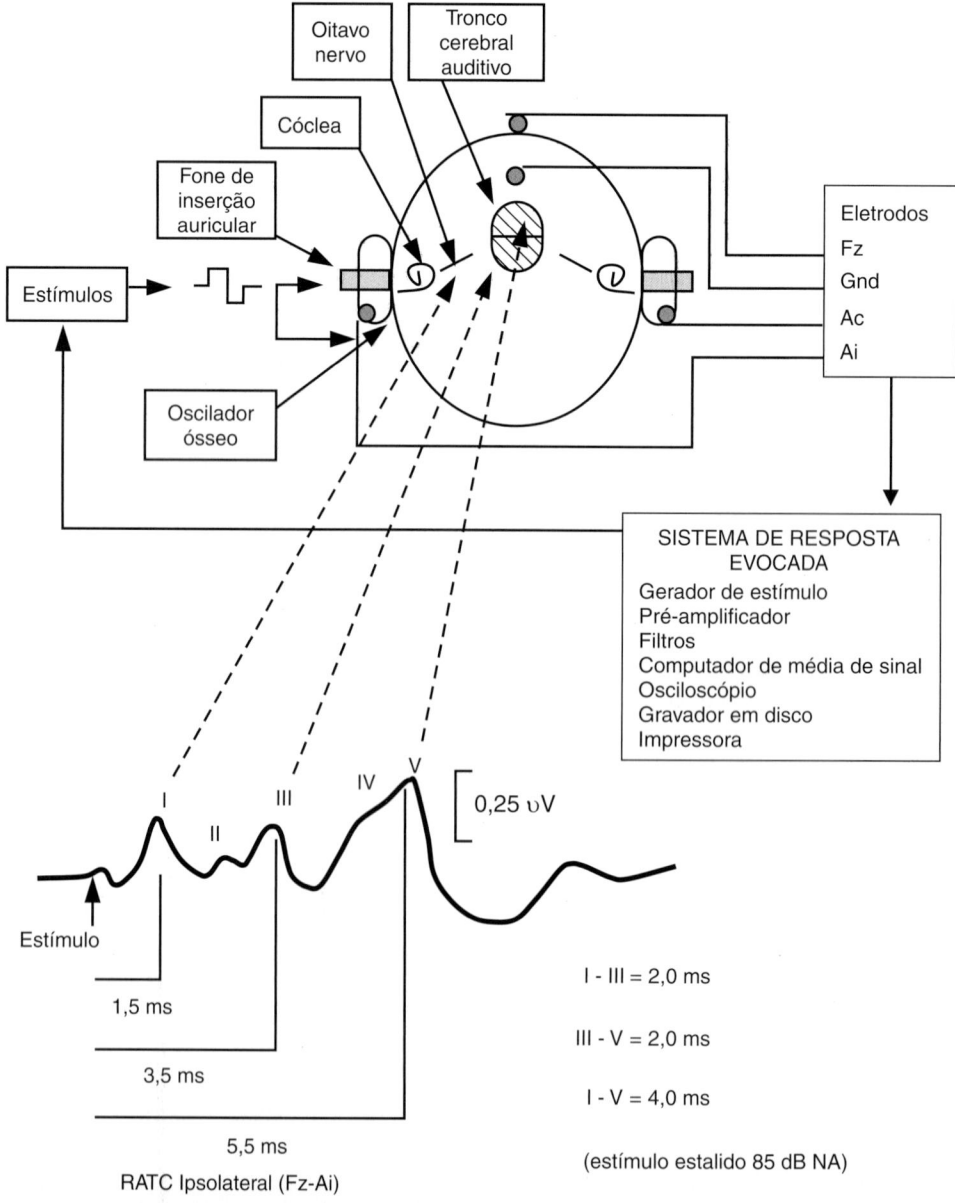

Figura 52.3

Esquema que mostra a instrumentação para registro da resposta auditiva do tronco cerebral (*RATC*) e as relações importantes entre características auditivoanatômicas e componentes do traçado. Uma estratégia simples para análise do traçado do BERA também é mostrada.

seja registrada confiavelmente. No mínimo, dois traçados reproduzidos são submetidos à tirada da média. Se a resposta não puder ser reproduzida, o protocolo de teste é modificado, e problemas técnicos são considerados e excluídos sistematicamente. Quando a existência de uma resposta que pode ser reproduzida é confirmada, as latências absolutas reprodutíveis de cada componente da onda e latências relativas (interondas) entre os componentes são calculadas em milissegundos. Estes dados de latência de cada orelha são avaliados quanto à simetria (onda V dentro de 0,4 ms entre as orelhas) e comparados com dados normativos apropriados (8).

Traçados comuns do BERA estão ilustrados na Figura 52.4. Uma onda I bem formada e nítida, com um valor de latência retardado com relação ao nível de intensidade máximo do estímulo, é característica de perda auditiva condutiva ou mista. Quando a onda I é pequena e mal formada mas os valores de latência interondas estão dentro de limites normais (o valor de latência I–V menor que 4,60 ms), é suspeitada perda auditiva sensorial (coclear) de alta freqüência. Valores de latência interondas retardados são a assinatura da disfunção auditiva retrococlear. Retardos anormais (p. ex., > 2,40 ms) entre os componentes de onda iniciais (I–III) são compatíveis com lesões da fossa posterior que comprometem o oitavo nervo craniano ou o tronco cerebral inferior, enquanto latência prolongada das ondas III a V (p. ex., > 2,45 ms) sugere disfunção do tronco cerebral auditivo.

O objetivo principal em qualquer avaliação neurodiagnóstica do BERA é registrar um componente de onda I claro e confiável. A onda I é o marco de referência da função auditiva periférica. Latências interondas subseqüentes oferecem índices da função retrococlear (oitavo nervo craniano e tronco cerebral) que são relativamente não afetados por perda auditiva condutiva ou sensorial. A probabilidade de que a onda I seja registrada é aumentada através do uso de desenhos de eletrodo de meato acústico ou membrana timpânica e através de alterações no protocolo de teste, tal como uma freqüência mais lenta de estímulo, polaridade de estímulo de rarefação e nível máximo de intensidade do estímulo (8).

Relatórios sobre BERA datando de fins dos anos 1970 confirmaram que traçados evocados por sinais de alta intensidade fornecem informação neurodiagnóstica sobre a função auditiva coclear e retrococlear. Os dados podem ser usados na identificação de transtornos retrococleares, como neuroma acústico, com uma precisão que excede 95%, pelo menos para tumores médios a grandes. Com o desenvolvimento de técnicas neurorradiológicas sofisticadas, como imagem de ressonância magnética (RNM) com contraste, e diagnóstico mais precoce de menores tumores, a sensibilidade do BERA caiu (9). Além disso, uma RNM *fast spin echo* é barata,

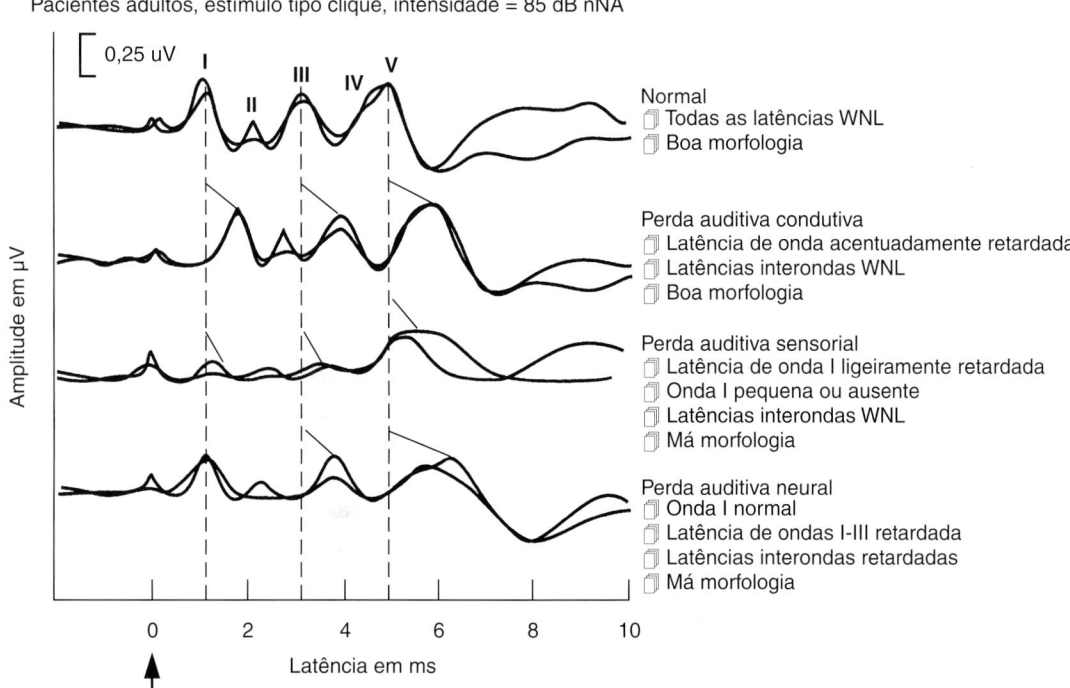

Figura 52.4

Padrões de resposta auditiva do tronco cerebral associados a vários tipos de disfunção auditiva. Informação sobre a disfunção pode ser inferida a partir da latência das ondas específicas e da estrutura global dos traçados. nNA, nível de audição normal – v. glossário.

tecnicamente exeqüível e disponível clinicamente como procedimento de triagem neurorradiológico para a detecção de patologia retrococlear.

Resultados do BERA falso-negativos podem ocorrer em uma pequena porcentagem de indivíduos com audição normal e em pacientes em risco de disfunção auditiva retrococlear, usualmente atribuível à presença de pequenos schwannomas vestibulares intracanaliculares. Os maus resultados constituem evidência da sensibilidade pior do BERA com relação à RNM para lesões de massa. Entretanto, resultados falso-positivos da RNM também foram relatados em pacientes com resultados normais do BERA e nenhuma evidência cirúrgica de tumor (10). Deve ser mantido em mente que BERA é uma medida de função, enquanto tomografia computadorizada e RNM convencional são medidas de estrutura (ver Capítulo 67). A avaliação do BERA continua a ser um procedimento facilmente disponível, relativamente barato, e razoavelmente sensível para a avaliação diagnóstica inicial do estado do oitavo nervo e do tronco cerebral auditivo no cuidado de pacientes com sinais e sintomas retrococleares. É particularmente útil em pacientes nos quais as preocupações são limitadas a tumores maiores, como os idosos e medicamente débeis. Conforme descrito no Capítulo 51, a avaliação por meio do BERA também pode ser valiosa no monitoramento eletrofisiológico da função do oitavo nervo craniano e do tronco cerebral auditivo durante operações neurootológicas como secção do nervo vestibular e remoção de tumor posterior.

A aplicação do BERA na estimativa da sensibilidade auditiva em lactentes e crianças pequenas é agora essencial (8). Com o aparecimento da triagem auditiva universal dos recém-nascidos, as crianças em risco de perda auditiva são identificadas ao nascimento. A pesquisa sobre os benefícios da intervenção precoce para perda auditiva em lactentes (11) fala fortemente em favor do diagnóstico da perda auditiva e do começo do uso de auxílio à audição antes que uma criança tenha 6 meses de idade. A adaptação do auxílio apropriado à audição, no entanto, exige informação sobre a sensibilidade auditiva a freqüências específicas dentro da faixa da audição crítica para a compreensão da fala. Infelizmente, não é possível obter estimativas comportamentais da sensibilidade auditiva (um audiograma) nessa idade tão jovem. Realizando registros com sinais de freqüências específicas (*tone burst*), os limiares auditivos podem ser estimados eletrofisiologicamente e a adaptação de auxílio à audição no lactente pode ser realizada dentro de meses depois do nascimento. A estimativa eletrofisiológica da sensibilidade auditiva com BERA tem, no entanto, uma séria restrição clínica. O nível de intensidade máxima é apenas cerca de 80 dB para sinais muito breves (transientes) de cliques e *tone burst* usados para provocar o BERA. Portanto, a RATC não pode ser usada para estimar sensibilidade auditiva na faixa grave a profunda de comprometimento. Adaptação acurada e precoce de auxílio à audição é, evidentemente, crítica para os lactentes com perda auditiva séria.

Uma medida eletrofisiológica relativamente recente, a resposta auditiva de estado constante (RAEC; *ASSR*), comprovou-se útil para estes lactentes (8). A RAEC é uma resposta auditiva semelhante ao BERA. Ela é, no entanto, evocada com sinais de tons puros (sinais de estado constante), em vez de sinais transientes (cliques e *tone burst*). Os sinais de tom puro são alterados com modulação rápida da amplitude e, às vezes, freqüência. O sinal de tom puro ativa a cóclea às freqüências específicas (p. ex., 1.000 Hz ou 500 Hz) e fornece o tipo de informação sobre a audição disponível com o audiograma. Além disso, a energia da freqüência de modulação (p. ex., 80/s) é gerada no sistema auditivo e pode ser detectada automaticamente com algoritmos sofisticados para a detecção de sinal. A principal vantagem clínica da RAEC é a capacidade de estimar a sensibilidade auditiva a freqüências específicas em crianças com perda auditiva excedendo 80 dB NA. Assim, o BERA e a RAEC podem ser usadas em combinação para definir qualquer grau de perda auditiva em crianças em qualquer idade, inclusive lactentes logo depois do nascimento. A análise dos achados de RAEC também podem contribuir para a identificação precoce e confiante dos lactentes que são prováveis candidatos a implante coclear.

Eletrococleografia

Por mais de 30 anos, a eletrococleografia (ECochG) tem sido usada para avaliar a função auditiva periférica. O exame é efetuado mais freqüentemente para monitoramento intra-operatório do estado coclear e do oitavo nervo e no diagnóstico da doença de Ménière (8). Traçados ótimos de ECoclG são registrados com um pequeno eletrodo de agulha colocado através da membrana timpânica e sobre o promontório, embora a colocação do eletrodo sobre a membrana timpânica ou, em menor extensão, no canal auditivo, possa ser clinicamente útil. Estímulos e critérios de aquisição da ECochG foram bem definidos durante décadas. Os três componentes principais da ECochG são microfonismo coclear, potencial de somação e potencial de ação. O microfonismo coclear e o potencial de somação refletem atividade bioelétrica coclear. O potencial de ação é gerado pela descarga síncrona das fibras do oitavo nervo aferentes distais e é equivalente à onda I do BERA (Fig. 52.5). A técnica de análise de ECochG típico em neurootologia exige a determinação da amplitude do potencial de somação (PS) e do potencial de ação (PA) a partir de uma linha básica comum. A razão do

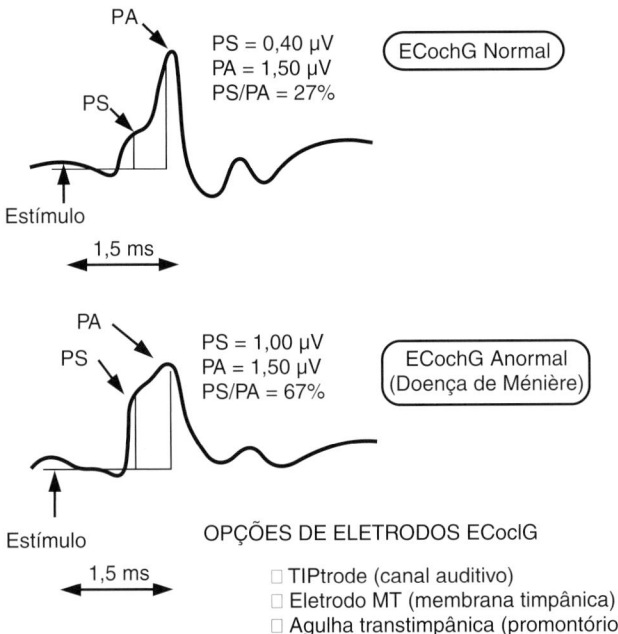

Figura 52.5
Traçados de eletrococleografia mostram relação normal do potencial de somação (*PS*) para o potencial de ação (*PA*) e relação PS/PA anormalmente aumentada de um paciente com doença de Ménière. Valores de amplitude absolutos e relativos dos componentes PS e PA e os critérios para definição de uma resposta normal variam grandemente para diferentes locais de eletrodo (canal auditivo *versus* membrana timpânica *versus* promontório).

potencial de somação para o potencial de ação (PS/PA) é calculada e relatada em porcentagem. Faixas normais e cortes da proporção PS/PA foram descritos para cada tipo de eletrodo. Valores anormais da razão PS/PA são definidos como mais de 50% para o eletrodo de canal auditivo, mais de 40% para um eletrodo de membrana timpânica e mais de 30% para um eletrodo de agulha transtimpânico (8).

Em pacientes com doença de Ménière, o achado característico da ECochG é aumento anormal da relação entre as amplitudes componentes do potencial de somação e o potencial de ação. Com a técnica de eletrodo de membrana timpânica, a sensibilidade do ECoclG no diagnóstico de hidropisia endolinfática é 57%; a especificidade foi 94% em uma série de 100 pacientes (12). Apenas 3 de 30 pacientes tiveram resultados falso-positivos. Assim, de acordo com estes dados, uma razão PS/PA anormalmente aumentada é altamente sugestiva de hidropisia endolinfática. No estudo (10), a probabilidade de uma proporção anormal PS/PA na ECochG foi estatisticamente mais alta à medida que a perda auditiva aumentava e quando a perda auditiva flutuava. Elevações similares na razão PS/PA foram, no entanto, descritas com fístula perilinfática (13–15) e doença auto-imune da orelha interna (16,17).

Respostas Evocadas Auditivas Corticais

Mais de uma dúzia de subtipos de respostas evocadas auditivas podem ser registradas desde o tronco cerebral, regiões auditivas do tálamo, hipocampo, cápsula interna e córtex. Tem grande importância em audiologia clínica resposta de latência média auditiva (RLMA), resposta tardia auditiva (RTA) e resposta P300 (8). As respostas evocadas auditivas corticais foram descritas nos anos 1930. De fato, todas as respostas acima assinaladas foram bem descritas antes que o BERA fosse descoberto.

As repostas evocadas auditivas corticais são caracterizadas por latências mais longas (100 a 300 ms) que as ondas da ECochG e do BERA porque se originam de regiões mais cefálicas do sistema nervoso central (SNC) auditivo e dependem de vias multissinápticas. As amplitudes das respostas corticais são consideravelmente maiores (2 a 20 vezes) que aquelas das respostas precedentes, porque refletem atividade evocada de um número maior de neurônios. As medidas das respostas corticais são distintamente diferentes das cocleares ou do tronco cerebral. Por exemplo, a freqüência de estímulos deve ser mais lenta e os ajustes de filtro fisiológico mais baixos. Via de regra, as intensidades dos estímulos são moderadas, em vez de altas. As respostas evocadas corticais são mais bem provocadas com estímulos tonais de duração mais longa e, por essa razão, de freqüência específica, ao contrário dos estímulos tipo clique, usados na ECochG e no BERA. O tempo de análise deve estender-se além da latência esperada da resposta (mais de 300 ms) para respostas corticais. Os locais de eletrodos de registro também são diferentes para respostas corticais. Mais ênfase é dada a locais no couro cabeludo sobre os hemisférios e menos a locais de eletrodos próximos das orelhas.

A RLMA consiste em um componente de voltagem positiva proeminente (chamado *Pa*) na região de 25 a 30 ms. Quando registrada com eletrodos localizados sobre a região temporoparietal, a RLMA é gerada por vias que levam ao córtex primário e a partir desta região do lobo temporal. A RTA ocorre mais tarde no tempo, com picos principais (N1 e P2) aparecendo dentro do quadro de tempo de 100 a 200 ms. Uma variedade de tipos de sinais podem ser usados para provocar a RTA, incluindo fala (p. ex., fonemas \da\ e \ga\). A RLMA e RTA estão agora sofrendo considerável investigação para a avaliação eletrofisiológica de crianças e adultos com a documentação da eficácia de intervenção (p. ex., treinamento auditivo, auxílios à audição e implantes cocleares) em casos de prejuízo da comunicação (18).

A resposta P300 é registrada com o que é tipicamente chamado *paradigma de bola excêntrica*. Dois tipos de estímulos são usados. Um – o estímulo freqüente –

é apresentado freqüentemente, de uma maneira previsível. O outro – o estímulo raro ou desviante – é apresentado infreqüentemente e pseudo-aleatoriamente. Os estímulos raros responsabilizam-se por menos de 20% dos estímulos totais apresentados. O paciente é instruído a ignorar os estímulos freqüentes e prestar atenção aos estímulos raros. O traçado do estímulo freqüente é essencialmente uma resposta tardia auditiva consistindo em um pico positivo de 5 a 10 μV dentro da região de 150 a 200 ms. Em contraste, o traçado tirado em média a partir dos estímulos raros com atenção prestada é caracterizado normalmente por um grande pico positivo na região de 300 ms, gerando o termo *resposta P300*. As regiões onde são geradas as respostas P300 incluem regiões do lobo temporal medial (hipocampo) que são importantes na atenção auditiva.

EMISSÕES OTOACÚSTICAS

As emissões otoacústicas (EOA) são sons de baixa intensidade produzidos pela cóclea espontaneamente ou, mais comumente, em resposta a um estímulo acústico. Um clique de intensidade moderada ou uma combinação apropriada de dois tons pode evocar movimento, ou motilidade, das células ciliadas externas (2,19). A motilidade das células ciliadas externas afeta a biomecânica da membrana basilar; o resultado é uma forma de amplificação de energia intracoclear e sintonia coclear para resolução precisa de freqüência. A motilidade das células ciliadas externas gera energia mecânica dentro da cóclea que é propagada para fora através do sistema da orelha média e da membrana timpânica para o canal auditivo. A vibração da membrana timpânica produz um sinal acústico (a EOA), que pode ser medida com um microfone sensível.

Há duas classes amplas de EOA – espontâneas e evocadas. As emissões otoacústicas espontâneas (EOAE) ocorrem em aproximadamente 60% das pessoas com audição normal. Elas são medidas no meato acústico externo quando não há estimulação sonora externa. Um acentuado efeito do sexo foi confirmado para EOAE – as mulheres têm EOAE com o dobro da freqüência dos homens. As emissões otoacústicas evocadas, provocadas por níveis moderados (50 a 80 dB NPS) de estimulação acústica no canal auditivo externo, são geralmente classificadas de acordo com as características dos estímulos usados para provocá-las ou características dos eventos cocleares que as geram. Emissões otoacústicas da freqüência do estímulo (EOAFE), que são tecnicamente difíceis de registrar, são as menos estudadas das EOA evocadas.

Emissões otoacústicas produto de distorção (EOAPD) são produzidas quando dois estímulos de tons puros de freqüências f_1 e f_2 são apresentados à orelha simultaneamente (Fig. 52.6). A EOAPD mais robusta ocorre com a freqüência determinada pela expressão ($2f_1 - f_2$), enquanto a região de freqüência coclear real avaliada com EOAPD é entre estas duas freqüências e provavelmente perto do estímulo f_2 para protocolos de teste recomendados (2,12). Com todos os instrumentos comercialmente disponíveis para registrar EOAPD, a amplitude detectada no canal auditivo e descrita em dB NPS é plotada em função das freqüências dos estímulos em um EOAPD-grama. Emissões otoacústicas evocadas transitoriamente (EOAET) são provocadas com breves estímulos acústicos como estalidos ou rajadas de tom. Embora haja nítidas diferenças nos métodos para registrar EOAPD e EOAET, e os mecanismos cocleares exatos responsáveis pela geração sejam diferentes, cada tipo de EOA evocada está sendo incorporado na avaliação auditiva de rotina em crianças e adultos (2,19).

Quando células ciliadas estão estruturalmente danificadas ou pelo menos não funcionalmente adequadas, as EOAs não podem ser evocadas com estímulos acústicos. Nos pacientes com disfunção coclear branda, EOAs podem ser registradas, mas as amplitudes são abaixo dos limites normais de algumas ou todas as freqüências de estímulo. Alguns pacientes com EOAs anormais que indicam disfunção coclear têm audiogramas de tons puros normais, e as EOAs fornecem informação sobre a função auditiva em mais freqüências (até 20) do que um audiograma. Um exemplo destas vantagens é um paciente com zumbido mas com achados audiológicos normais (12). EOAs anormais são

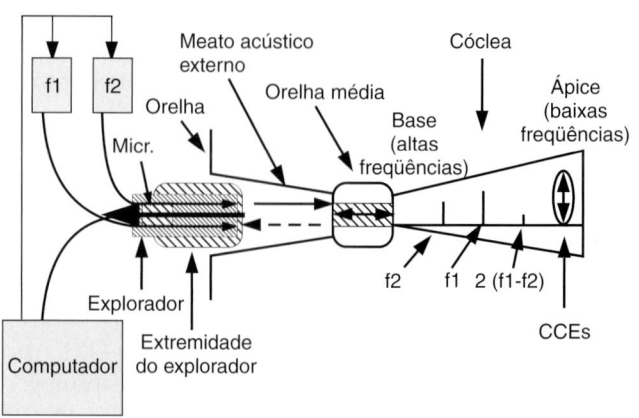

Figura 52.6

Equipamento e procedimento para medição de emissões otoacústicas produto de distorção (*EOAPDs*). As duas freqüências de estímulo (f_1, f_2) são apresentadas à orelha com um explorador macio (*setas apontando para dentro*). As EOAPDs (na freqüência $2f_1$-f_2) produzidas pelas células ciliadas externas são propagadas para fora através da orelha média para o meato acústico externo. A amplitude da EOAPD em dB NPS é plotada em função da freqüência dos estímulos (o estímulo f_2).

> **TABELA 52.2**
> **APLICAÇÕES CLÍNICAS DAS EMISSÕES OTOACÚSTICAS**
>
> **Crianças**
> Triagem auditiva de recém-nascido
> - Audiologia pediátrica diagnóstica
> - Monitoramento de ototoxicidade
> - Avaliação dos transtornos do processamento auditivo
> - Avaliação de suspeita de perda auditiva funcional (não orgânica)
>
> **Adultos**
> Detecção precoce de disfunção coclear induzida pelo ruído
> - Monitoramento do estado coclear na ototoxicidade potencial
> - Diferenciação de disfunção auditiva coclear *versus* retrococlear
> - Avaliação de suspeita de perda auditiva funcional (não orgânica)
> - Confirmação de disfunção coclear em pacientes com zumbido

De Hall JW III. *Handbook of Otoacoustic Emissions.* San Diego: Singular Publishing Group, 2000, com permissão.

esperadas na região das freqüências representadas pelo zumbido. Até 30% de uma população de células ciliadas externas podem ser danificadas sem afetar substancialmente um audiograma simples (20). Nesses casos, achados anormais de EOA são registrados invariavelmente. Em contraposição, EOAs podem ser registradas em indivíduos com função auditiva gravemente prejudicada, como resultado de uma lesão de massa no nervo auditivo (21) ou neuropatia auditiva (22). A natureza não-invasiva do registro de EOA, acoplada com precisão e objetividade na avaliação da função coclear, especialmente das células ciliadas externas, sugere diversas aplicações clínicas potenciais que vão desde a triagem auditiva ao diagnóstico neurossensorial (2,19). Uma lista das aplicações clínicas e sua fundamentação está apresentada na Tabela 52.2.

AVALIAÇÃO DOS DISTÚRBIOS DO PROCESSAMENTO AUDITIVO

Myklebust escreveu, em 1954: "A audição é um sentido receptivo... e essencial para o comportamento normal da linguagem" (23). Também escreveu: "Quem diagnostica problemas auditivos em crianças, tradicionalmente dá ênfase a lesões periféricas. É desejável que se leve em consideração lesões centrais" (23). Explicava ele que "surdez central [distúrbio do processamento auditivo central] é uma deficiência ao transmitir impulsos auditivos para os centros cerebrais superiores, enquanto afasia receptiva [distúrbio de linguagem] é uma deficiência na interpretação destes impulsos depois que eles foram aplicados"(23). Durante esta época, Bocca *et al.* (24) relataram que anormalidades cirurgicamente confirmadas do sistema auditivo central podem ser detectadas com procedimentos audiológicos suficientemente sensíveis. Estas observações e estudos pioneiros foram validados por muitas investigações clínicas. Há agora uma variedade de técnicas comportamentais e eletrofisiológicas para a avaliação da função do sistema auditivo periférico e central, incluindo transtornos do processamento auditivo (TPAs) comprometendo o sistema auditivo periférico ou central. O termo *transtorno do processamento auditivo* é usado para descrever um déficit na percepção ou na análise completa da informação auditiva atribuível a disfunção do sistema nervoso auditivo central, geralmente no nível do córtex cerebral (2,25). O processamento auditivo central tem lugar antes do processamento da linguagem ou da compreensão.

Fatores de Risco de Disfunção do Sistema Nervoso Auditivo Central

O Joint Committee on Infant Hearing (26) descreveu vários indicadores associados a perda auditiva neurossensorial e condutiva em recém-nascidos e lactentes. Alguns destes indicadores, como infecção intra-útero, infecção bacteriana, asfixia, hiperbilirrubinemia e traumatismo craniano, bem como outros insultos neurológicos na lactância (hemorragia intraventricular e hidrocefalia), podem ser associados a disfunção do sistema nervoso auditivo central bem como periférico. O comitê conjunto identificou um indicador importante, de interesse para os profissionais de cuidado primário: "Preocupação dos pais/cuidadoras a respeito da audição, fala, linguagem e/ou retardo do desenvolvimento" (26). Indicações adicionais para a avaliação de crianças quanto a TPA são preocupações de professores acerca da audição, doença recorrente da orelha média, prejuízo da linguagem, transtorno de déficit de atenção com ou sem hiperatividade, atraso da leitura e incapacidades de aprendizado. Disfunção do sistema nervoso auditivo central pode coexistir com quaisquer destes transtornos. Em adultos, os fatores de risco de disfunção do sistema nervoso auditivo central incluem mas não são limitados a idade avançada e história ou evidência clínica de acidente vascular encefálico, traumatismo cranioencefálico, neoplasia cerebral, doença de Alzheimer e outras doenças que afetam o sistema nervoso central. Um bom clínico sempre considera a possibilidade de disfunção auditiva central quando um paciente descreve problemas de audição que não obedecem a achados audiográficos.

Testes para Avaliação de Transtornos do Processamento Auditivo

O sistema auditivo central consiste em regiões auditivas dentro do tronco cerebral e mesencéfalo, o tálamo, e o córtex cerebral, especificamente o giro de Heschl no giro superior do lobo temporal. As respostas evocadas auditivas descritas anteriormente são úteis na avaliação do sistema nervoso auditivo central (2,8). Avaliação de TPA tipicamente é realizada com uma bateria de testes comportamentais que têm provada sensibilidade à disfunção auditiva central. Na maioria dos casos, a função auditiva periférica é normal. O objetivo global é verificar o desempenho de cada orelha em uma série de procedimentos audiométricos de fala (incluindo um teste com palavras dicóticas), como números dicóticos, um teste de sentenças dicóticas e um teste de fala em competição, e o desempenho com estimulação binaural em uma ou mais medidas não-faladas, como seqüência de padrão de altura e de duração. Respostas evocadas auditivas são registradas se especificamente solicitadas pelo clínico encaminhador ou se houver quaisquer preocupações com a confiabilidade ou interpretação do desempenho no teste comportamental. Achados das avaliações para TPA são comparados com dados da normalidade corrigidos para a idade. Critérios mínimos para a confirmação de TPA são escores abaixo da região normal corrigida para a idade (mais de 2,5 desvios-padrão abaixo da mínima) para uma ou ambas as orelhas em pelo menos dois procedimentos diferentes efetuados em uma criança com resultados normais de testes auditivos periféricos.

Ao construir uma bateria de teste para TPA, é judicioso confiar em procedimentos que não tendam a ser influenciados por transtornos lingüísticos, cognitivos ou da atenção. A interpretação dos resultados de teste de TPA é mais simples quando os déficits são unilaterais. Os achados confirmam que o paciente compreendeu a tarefa e que o resultado não é causado por um transtorno lingüístico, cognitivo ou da atenção. Uma anormalidade unilateral pronunciada, especificamente um déficit acentuado de orelha esquerda, é um dos padrões mais comuns de achados com bateria de testes de TPA. Outro padrão bastante definido com os testes de TPA é desempenho reduzido aparente apenas em partes difíceis de um teste. Este achado significa uma explicação auditiva em oposição a lingüística, cognitiva ou estritamente da atenção, para o mau desempenho da criança. Outras características importantes dos testes de TPA clinicamente exeqüível são (a) resistência à influência de, ainda que leve, disfunção auditiva periférica, (b) disponibilidade de dados normativos adequados pareados por idade, e (c) uso de materiais de teste produzidos profissionalmente registrados em fita ou CD. As preocupações iniciais com a utilidade da avaliação dos TPA com procedimentos rudimentares desprovidos destes critérios foram justificáveis. Agora, no entanto, há procedimentos clinicamente exeqüíveis e comercialmente disponíveis para testes em crianças e adultos (2). Além disso, crianças com transtornos do processamento auditivo devido ao desenvolvimento do sistema nervoso auditivo seguido de melhora funcional, a partir de programas de treinamento auditivo baseado na computação e no convencional, fornecem evidência recente (18).

INDICAÇÕES PARA A AVALIAÇÃO AUDIOLÓGICA DIAGNÓSTICA

Crianças

Perda auditiva, independentemente da causa, afeta o desenvolvimento da fala e da linguagem de lactentes e crianças pequenas. Déficits de comunicação podem ocorrer dentro dos primeiros 6 meses de vida. A perda auditiva em crianças pré-escolares e em idade escolar interfere com o desenvolvimento educacional. A identificação da perda auditiva ao nascimento e a intervenção pronta e apropriada antes da idade de 6 meses são essenciais para que uma criança alcance o seu potencial de comunicação e educacional (9). Pediatras e médicos de assistência primária têm a responsabilidade de testar a audição de uma criança a intervalos regulares durante os primeiros 5 anos de vida (27). Otorrinolaringologistas e audiologistas devem coordenar esforços para avaliar e tratar adequada e prontamente a perda auditiva em crianças.

Adultos

A primeira suspeita de perda auditiva em adultos ocorre enquanto uma história médica está sendo obtida. O paciente cita perda de audição como o sintoma principal, ou a inquirição estreita revela que o paciente tem dificuldade de audição, especialmente dificuldade de compreensão da fala. Às vezes este problema é aparente ou é mais notável apenas sob condições específicas, como quando o paciente está falando ao telefone ou conversando em ambientes ruidosos ou conversando com certas pessoas, como crianças ou mulheres, cuja voz tende a ser mais fraca e de tom mais alto que a dos homens. A história médica pode fornecer outra informação que sugere risco de perda auditiva, como exposição a níveis lesivos de ruído recreacional ou ocupacional ou administração de medicações ototóxicas. Sintomas específicos, como zumbido ou vertigem, ou achados físicos como anormalidades otológicas ou outras condições patológicas associadas com comprometimento do sistema auditivo, também indicam a necessidade de avaliação audiológica.

GLOSSÁRIO

ACORT Audiometria condicionada operante de reforço tangível. Uma técnica de audiometria comportamental pediátrica usada para reforçar uma resposta a sinais auditivos com alimento. ACORT é usada principalmente no tratamento de crianças com retardo mental ou atraso do desenvolvimento.

AOC Audiometria de observação comportamental. Um procedimento de audiometria comportamental pediátrica no qual respostas a sons como abrir os olhos e virar a cabeça são detectadas por um observador treinado.

ARV Audiometria de reforço visual. Um procedimento de audiometria comportamental pediátrica usado para reforçar respostas de localização a sinais acústico com um evento visual, como um animal brincando.

Atenuação Interaural Isolamento ao cruzamento de som (energia acústica ou mecânica) de uma orelha para a outra fornecido pela cabeça. Varia dependendo de o sinal ser apresentado por condução aérea (atenuação interaural de mais de 40 dB) ou condução óssea (atenuação interaural de menos de 10 dB). Fones de orelha de inserção oferecem atenuação interaural máxima.

Audiologista Um profissional de assistência à audição educado e treinado clinicamente para medir a função do sistema auditivo e prover cuidado não-médico a pessoas com perdas auditivas e de comunicação. Requisitos mínimos de formação e credenciais profissionais dos audiologistas são um grau de Mestre ou Doutor em Audiologia (Au.M., Au.D.) e licença estadual.

BERA Resposta auditiva do tronco cerebral (resposta evocada auditiva do tronco cerebral). Atividade elétrica, evocada (estimulada) por sons de duração muito breve, que se origina do oitavo nervo craniano e partes auditivas do tronco cerebral. Usualmente registrada da superfície do couro cabeludo e da orelha externa com eletrodos tipo disco e processada com um computador que tira média rapidamente dos sinais. Ondas componentes são rotuladas com numerais romanos e descritas conforme a latência em milissegundos depois do estímulo e da amplitude em microvolts de um pico ao cavado seguinte.

BIBA Balanço de intensidade binaural alternado. Um procedimento auditivo diagnóstico tradicional para detectar recrutamento de intensidade usado para diferenciar disfunção auditiva coclear de retrococlear na perda auditiva unilateral. A tarefa é balancear a sensação de intensidade da orelha com melhor audição *versus* a pior. Recrutamento de intensidade é um sinal auditivo coclear.

CA Condução aérea. Sinais audiométricos apresentados através de fones de orelha ao canal auditivo. A diferença nos limiares de tons puros para os sinais conduzidos pelo ar *versus* conduzidos pelo osso. Com audiômetros calibrados, a orelha normal e a orelha prejudicada neurossensorialmente mostram ausência de diferença aéreo-óssea; perdas auditivas condutivas são caracterizadas por uma diferença aéreo-óssea.

CO Condução óssea. Sinais audiométricos apresentados ao crânio, como o osso da mastóide ou a testa, por meio de um oscilador (diapasão).

Configuração A forma ou o padrão de um audiograma. Mostra como a perda auditiva varia em função da freqüência do teste audiométrico. As três configurações principais são ascendente (uma perda em baixas freqüências), inclinada (uma perda em altas freqüências) e plana (limiares de audição são semelhantes para todas as freqüências audiométricas).

Cruzamento Propriedade pela qual o estímulo sonoro apresentado a uma orelha (orelha em teste) viaja em torno da cabeça (por meio de condução aérea) ou através da cabeça (por meio de condução óssea) para estimular a outra orelha (orelha não em teste). Ver *atenuação interaural* e *dilema de mascaramento*.

dB NA Decibéis de nível de audição. Uma escala em decibéis referenciada a padrões aceitos para audição normal (0 dB é a audição normal média para cada freqüência de teste audiométrico).

dB nNA Decibéis de nível de audição normais. Uma escala em decibéis usada em medição de RATC referenciada ao limiar comportamental médio para o estímulo de estalido de um pequeno grupo de indivíduos com audição normal.

dB NPS Decibéis de nível de pressão sonora. Uma escala em decibéis referenciada a um padrão físico de intensidade, tal como $0,0002$ dyn/cm^2.

dB NS Decibéis de nível de sensação. Intensidade de som descrita em referência ao limiar comportamental de um paciente individual para uma freqüência audiométrica ou uma outra medida de limiar de audição, como o limiar de recepção de fala.

Dicótica Apresentação simultânea de um som diferente a cada orelha.

Dilema de Mascaramento Um problema encontrado na avaliação audiométrica de pacientes com perda auditiva condutiva grave. O nível de ruído de mascaramento necessário para superar o componente condutivo e mascarar adequadamente a orelha que não está sendo testada excede os níveis de atenuação interaural. O ruído de mascaramento pode cruzar para a orelha que está sendo testada e mascarar o sinal, como um tom puro ou fala. No dilema de mascaramento, mascaramento suficiente é mascaramento demais. O dilema de mascaramento pode ser reduzido pelo uso de fones de orelha de inserção. O teste de acuidade sensorial também é útil para medir limiares de audição por condução óssea específicos de cada orelha para os pacientes que apresentam o dilema de mascaramento.

DNM Diferença de nível de mascaramento. Um procedimento audiométrico usado para comparar uma resposta limiar com ruído de mascaramento, apresentado em fase em oposição a fora de fase, com um sinal de tom puro ou de fala. Liberação de mascaramento é um fenômeno normal que reflete integridade do tronco cerebral auditivo.

ECochG Eletrococleografia. Registro de respostas evocadas originadas da cóclea (potencial de somação, microfonismo coclear e oitavo nervo craniano [o potencial de ação]).

ENG Eletronistagmografia. Um teste da função vestibular no qual o nistagmo é registrado com eletrodos colocados próximo dos olhos durante estimulação do sistema vestibular.

ENoG Eletroneurografia. Registro da atividade miogênica dos músculos faciais, usualmente na prega nasolabial, em resposta à estimulação elétrica do nervo facial quando ele sai do forame estilomastóideo.

EOA Emissões otoacústicas. Sons gerados por energia produzida pelas células ciliadas externas na cóclea e detectados com um microfone colocado no canal auditivo externo.

EOAPD Emissão otoacústica produto de distorção.

FB Foneticamente balanceado. Listas de palavras desenvolvidas em fins dos anos 1940 que contém todos os elementos fonéticos da fala em inglês americano geral que ocorrem com a freqüência aproximada de ocorrência na fala de conversação.

ICB Intensidade confortável de Békésy. Um procedimento de audiometria de Békésy realizado a um nível confortável de intensidade em oposição ao nível limiar. Audiometria de Békésy: um procedimento audiométrico realizado com um audiômetro de Békésy para diferenciar disfunção auditiva coclear e retrococlear. Audiometria de Békésy é baseada na comparação de respostas a tons pulsados e contínuos variados através de uma larga faixa de freqüências. Jerger classificou quatro padrões de respostas de Békésy.

ID Intensidade de desempenho. Uma medida de reconhecimento ou compreensão da fala em função do nível de intensidade do sinal da fala. Ver *rollover* ("capotamento").

IICI Índice de intensidade a curtos incrementos. Um procedimento clínico desenvolvido por Jerger para avaliar a capacidade de detectar um aumento de 1 dB na intensidade. Um alto escore IICI é compatível com disfunção auditiva coclear.

ISS Identificação de sentenças sintéticas. Uma medida da função auditiva central que envolve a identificação de sentenças sintaticamente incompletas (um conjunto fechado de 10 sentenças) apresentadas simultaneamente com uma mensagem competitiva (uma história sobre Davy Crockett).

LPF Limiar de percepção da fala (limiar de detecção da fala, LDF). O mais baixo nível de intensidade ao qual uma pessoa é capaz de detectar a presença de um sinal de fala. O LPF aproxima-se do nível de melhor audição na região de freqüências audiométricas de 250 a 8.000 Hz.

Mascaramento (Mascarador) Um ruído de fundo controlado, apresentado usualmente à orelha que não está sendo testada em um procedimento audiométrico, para evitar uma resposta a partir daquela orelha, causada pelo cruzamento quando a atenuação interaural é excedida.

MTP Média de tons puros. A média aritmética dos limiares de audição para 500, 1.000 e 2.000 Hz, ou a região de freqüências da fala do audiograma. A MTP deve concordar dentro de ±7 dB com o limiar de recepção da fala.

NAS Nível de acuidade sensorial. Um procedimento audiométrico desenvolvido por Jerger para avaliar a audição por condução óssea em pacientes com perda condutiva séria da audição. Limiares de condução aérea são determinados sem mascaramento e com mascaramento apresentado por condução óssea à testa. O tamanho do desvio mascarado nos limiares de audição corresponde ao grau do componente condutivo da perda auditiva.

NDI Nível desconfortável de intensidade. O nível de intensidade de um som percebido como demasiado intenso.

NMC Nível mais confortável. O nível de intensidade de um som percebido como confortável.

NRF Nível de recepção da fala. O mais baixo nível em que uma pessoa é capaz de identificar acuradamente um sinal de fala, tal como palavras espondaicas dissílabas. Ver *MTP*.

PDgrama, EOAPDgrama Um gráfico da amplitude da emissão otoacústica produto de distorção no canal auditivo (dB NPS) em função das freqüências dos tons de estímulo (Hz).

PEE Teste de palavras escalonadas. Uma medida da função auditiva central desenvolvido por Katz na qual palavras são apresentadas dicoticamente.

RAEC Resposta auditiva em estado constante. Uma medida eletrofisiológica semelhante ao BERA, mas provocada com sinais de tons puros (*versus* sinais transitórios no BERA) que são modulados rapidamente em amplitude e freqüência. Atividade eletrofisiológica no cérebro é gerada pela modulação de sinal e detectada automaticamente com um sofisticado algoritmo de processamento.

Rollover Uma diminuição no desempenho de reconhecimento da fala, em porcentagem correta, a níveis de alta intensidade de sinal em oposição a níveis mais baixos. *Rollover* é um sinal audiométrico de disfunção auditiva retrococlear.

S/R Sinal-ruído. A relação sinal-ruído é a diferença entre o nível de intensidade de um som ou o evento elétrico e a energia acústica ou eletrofisiológica de fundo.

Simulação Fingimento ou exagero de uma perda auditiva. Também chamada *perda auditiva funcional* ou *não orgânica*.

Teste de Decaimento de Tom Uma medida clínica da adaptação auditiva na qual um tom é apresentado continuamente a uma orelha com uma perda auditiva até ele se tornar inaudível. Há numerosas versões de testes de decaimento de tom. Decaimento excessivo de tom é um sinal de disfunção auditiva retrococlear.

PONTOS IMPORTANTES

- Audiometria tonal é a medida mais comum de sensibilidade auditiva.
- Mascaramento é a técnica audiométrica usada para eliminar a participação da orelha que não está sendo testada, quando se quer que a estimulação por condução aérea e óssea exceda a atenuação interaural.
- Procedimentos de audiometria vocal usualmente são efetuados para medir sensibilidade auditiva (limiares em decibéis) para palavras ou para estimar a capacidade de reconhecimento de palavras, como discriminação da fala.
- *Imitância* é um termo derivado das palavras que designam duas técnicas correlatas de avaliação da função da orelha média (impedância e admitância), técnicas que têm sido usadas clinicamente deste 1970.
- Timpanometria é o registro dinâmico da impedância da orelha média quando a pressão de ar no auditivo é sistematicamente aumentada ou diminuída.
- Medição do reflexo acústico é útil clinicamente porque é capaz de fornecer rapidamente informação objetiva sobre o estado do sistema auditivo desde a orelha média até o tronco cerebral.
- Pesquisa extensa mostrou que os componentes de onda do BERA se originam do oitavo nervo craniano e regiões auditivas no tronco cerebral caudal e cefálico.
- Traçados da ECochG são registrados com um pequeno eletrodo de agulha colocado através da membrana timpânica sobre o promontório, embora a colocação sobre a membrana timpânica ou em menor extensão no canal auditivo também seja clinicamente útil.

- Emissões otoacústicas são sons de baixa intensidade produzidos pela cóclea em resposta a um estímulo acústico.
- Os indicadores de perda auditiva neurossensorial ou condutiva em recém-nascidos e lactentes incluem infecção intra-uterina, infecção bacteriana, asfixia, hiperbilirrubinemia e traumatismo craniano, bem como insultos neurológicos durante a lactância.
- Nenhuma medida única da função auditiva é adequada para a avaliação auditiva abrangente.
- Perda auditiva, independentemente da causa, afeta o desenvolvimento da fala e da linguagem de lactentes e crianças pequenas.

REFERÊNCIAS

1. Carhart R, Jerger JE. Preferred method for clinical determination of pure-tone thresholds. *J Speech Hear Disord* 1959;24:330-345.
2. Hall JW III, Mueller HG III. *Audiologists' desk reference.* Vol. I. San Diego: Singular Publishing Group, 1997.
3. American Academy of Otolaryngology Committee on Hearing and Equilibrium and the American Council of Otolaryngology Committee on the Medical Aspects of Noise. Guide for the evaluation of hearing handicap. *JAMA* 1979;11:2055-2059.
4. Mueller HG III, Hall JW III. *Audiologists' desk reference.* Vol. 11. San Diego: Singular Publishing Group, 1998:700-714.
5. Henry JA, Flick CL, Gilbert A, et al. Reliability of computer-automated hearing thresholds in cochlear-impaired listeners using ER-4B Canal Phone earphones. *J Rehabil Res Dev* 2003;40:253-264.
6. Henry JA, Flick CL, Gilbert A, et al. Reliability of hearing thresholds: computer-automated testing with ER-4B Canal Phone earphones. *J Rehabil Res Dev* 2001;38:567-581.
7. Jerger JE Clinical experience with impedance audiometry. *Arch Otolaryngol* 1970;92:11-24.
8. Hall JW III. *The new handbook of auditory evoked responses.* Boston: Allyn & Bacon, 2005.
9. Ruckenstein MJ, Cueva RA, Morrison DH, et al. A prospective study of ABR and MRI in the screening for vestibular schwannomas. *Am J Otol* 1996;17:317-320.
10. Loftus B, Wazen JI. A false-positive gadolinium-enhanced MRI: acoustic neuroma versus cochleovestibular neuritis. *Otolaryngol Head Neck Surg* 1990;103:299.
11. Yoshinaga-Itano C, Sedley AI, Coulter DK, et al. Language of early- and later-identified children with hearing loss. *Pediatrics* 1998;102:1161-1171.
12. Pou AM, Hirsch BE, Durrant JD, et al. The efficacy of tympanic electrocochleography in the diagnosis of endolymphatic hydrops. *Am J Otol* 1996;17:607-611.
13. Sass K, Densert B, Magnusson M. Transtympanic electrocochleography in the assessment of perilymphatic fistulas. *Audiol Neurootol* 1997;2:391-402.
14. Badr-el-Dine M, Gerken GM, Meyerhoff WL. Loss of perilymph affects electrocochleographic potentials in the guinea pig. *Am J Otol* 1994;15:717-722.
15. Campbell KG, Abbas PJ. Electrocochleography with postural changes in perilymphatic fistula. Animal studies. *Ann Otol Rhinol Laryngol* 1994;103:474-482.
16. Kakigi A, Sawada S, Takeda T, et al. Electrocochleographic findings in cases of autoimmune

disease with sensorineural deafness. *Auris Nasus Larynx* 2003;30:349-354.
17. Bouman H, Klis SF, Meeuwsen F, *et al*. Experimental autoimmune inner ear disease: an electrocochleographic and histophysiologic study. *Ann Otol Rhinol Laryngol* 2000;109:457-466.
18. Hayes EA, Warrier CM, Nicol TG, *et al*. Neural plasticity following auditory training in children with learning problems. *Clin Neurophysiol* 2003;114:673-684.
19. Hall JW III. *Handbook of Otoacoustic Emissions.* San Diego: Singular Publishing Group, 2000.
20. Bohne BA, Clark WW. Growth of hearing loss and cochlear lesion with increasing duration of noise exposure. In: Hamernik RP, Henderson D, Salvi R, eds. *New perspectives on noise-induced hearing loss.* New York: Raven Press, 1982:283-301.
21. Norman M, Thornton AR, Phillips Al, *et al*. Otoacoustic emissions recorded at high rates in patients with confirmed acoustic neuromas. *Am J Otol* 1996;17:763-772.
22. Rapin I, Gravel J. "Auditory neuropathy": physiologic and pathologic evidence calls for more diagnostic specificity. *Int J Pediatr Otorhinolaryngol* 2003;67:707-728.
23. Myklebust HR. *Auditory disorders in children: a manual for differential diagnosis.* New York: Grune & Stratton, 1954.
24. Bocca E, Calearo C, Cassinari V. A new method for testing hearing in temporal lobe tumors. *Acta Otolaryngol* 1954;44:219-221.
25. Jerger J, Musiek E. Report of the Consensus Conference on the diagnosis of auditory processing disorders in school-aged children. *J Am Acad Audiol* 2000;11:467-474.
26. Joint Committee on Infant Hearing. Year 2000 position statement: principles and guidelines for early hearing detection and intervention. *Am J Audiol* 2000;9:9-29.
27. American Academy of Pediatrics Task Force on Newborn and Infant Hearing. Newborn infant hearing: diagnosis and intervention. *Pediatrics* 1999;103:527-529.

CAPÍTULO 53

Monitoramento Neurofisiológico Intra-Operatório

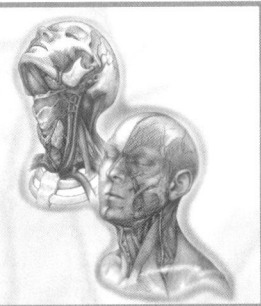

Matthew R. O'Malley ▪ Brian A. Moore ▪ David S. Haynes

O principal objetivo do monitoramento neurofisiológico intra-operatório é a preservação da integridade e da função nervosas. Em aplicações selecionadas, o monitoramento neurofisiológico pode permitir a predição do prejuízo funcional pós-operatório. A Tabela 53.1 apresenta os requisitos ideais para um monitor neurofisiológico intra-operatório. Estes critérios são imperativos para o uso de qualquer sistema de monitoramento intra-operatório. Monitoramento neurofisiológico intra-operatório tem sido empregado em numerosos cenários cirúrgicos em todo o corpo. A finalidade deste capítulo é apresentar ao leitor as técnicas atualmente disponíveis, principalmente no que elas se relacionam com o tratamento cirúrgico de patologia do osso temporal e da fossa posterior.

O crescimento da otologia, neurotologia e cirurgia da base do crânio permitiu a extirpação cirúrgica de patologia intratemporal e retrococlear ao mesmo tempo tentando preservação do sétimo e oitavo nervos cranianos. O monitoramento intra-operatório, juntamente com técnicas microcirúrgicas avançadas, conduziu à esperança de preservação dos nervos cranianos em muitos casos. Este capítulo discutirá as indicações, técnicas e potenciais controvérsias do monitoramento intra-operatório do nervo auditivo e do nervo facial.

MONITORAMENTO DO SISTEMA AUDITIVO

O objetivo principal da maioria dos procedimentos otológicos e neurotológicos é a erradicação de doença ao mesmo tempo reduzindo-se ao mínimo a morbidade pós-operatória. Ao considerar os neuromas acústicos e tumores da base do crânio, muitos cirurgiões vêem a preservação da audição como um objetivo secundário, ainda que importante, mesmo em pacientes com audição funcional na orelha contralateral. Avanços nas capacidades diagnósticas, especificamente o uso rotineiro da RNM com contraste, provavelmente resultaram na detecção mais freqüente de pequenos tumores. Detecção aumentada, acoplada com avanços no arsenal cirúrgico, incluindo monitoramento neurofisiológico intra-operatório, tornaram a preservação da audição cada vez mais um objetivo razoável. Além disso, a probabilidade de certos processos de doença, como a neurofibromatose tipo II, produzirem lesões bilaterais realça os benefícios da tentativa de preservação da audição.

Até a caracterização dos potenciais evocados auditivos (PEA) humanos em 1971 por Jewett e Williston, não existiam técnicas para monitoramento intra-operatório do nervo auditivo, e esta tecnologia não foi aplicada a casos cirúrgicos até 1978 (1,2). Monitoramento intra-operatório do oitavo nervo tem sido usado desde então durante ressecção de schwannoma, secção do nervo vestibular, exploração do nervo facial, procedimentos na base do crânio incluindo excisão de paraganglioma do osso temporal, operações do saco endolinfático, implante coclear, e descompressão microvascular do quinto, sétimo e oitavo nervos cranianos.

Embora cada um dos procedimentos supramencionados coloque em risco o sistema auditivo, a ressecção de neuroma acústico acarreta o mais alto risco de comprometimento pós-operatório da audição (3). Muitos pacientes com schwannoma vestibular inicialmente se apresentam com perda auditiva neurossensorial, que é considerada secundária à disfunção coclear induzida por insuficiência da artéria do labirinto (auditiva interna), ou por disfunção do nervo coclear causada por pressão, atrofia ou invasão tumoral. Técnicas cirúrgicas, como a via de acesso à fossa média e a via de acesso suboccipital (retrossigmóidea), foram planejadas para minimizar a perda auditiva associada com a via de acesso translabiríntica, porém mesmo estas medidas preservam algum grau de audição em apenas 28% a 87% dos pacientes (4). Comparativamente, aproximadamente 10% a 15% dos pacientes submeti-

TABELA 53.1
CARACTERÍSTICAS DO MONITOR NEUROFISIOLÓGICO IDEAL

Funcionar na sala de operações na presença de outros aparelhos elétricos

Funcionar com segurança de modo que, mesmo se ocorrer qualquer disfunção, não causará danos à saúde do paciente

Incorporar configuração e procedimentos de monitoramento simples e reprodutíveis para evitar demora na preparação para o procedimento e minimizar erros na análise dos dados

Monitorar acurada e continuamente o nervo craniano (órgão final; sistema periférico) em risco no intra-operatório

Exibir suficiente sensibilidade e especificidade para detectar alterações intra-operatórias no sistema que está sendo monitorizado quanto a alterações cirúrgicas, sem desnecessários alarmes falsos

Alertar rapidamente o cirurgião com tempo suficiente para alterar a técnica cirúrgica a fim de minimizar trauma ao sistema em risco

No caso do monitoramento intra-operatório do nervo facial, permitir ao cirurgião receber um *feedback* por meio de estímulos auditivos, visuais (eletromiografia, osciloscopia), ou a combinação de ambos, para que o próprio cirurgião possa monitorar o nervo, se assim o desejar, sem ajuda obrigatória de um assistente

---

dos à descompressão microvascular do quinto, sétimo e oitavo nervos cranianos sofrerão perda auditiva (5).

Durante a cirurgia, o sistema auditivo pode sofrer traumatismo direto da cóclea, através de lesão da artéria do labirinto com resultante isquemia coclear, ou por estiramento, compressão, transecção ou lesão térmica do nervo coclear como resultado de perfuração, cautério ou dissecção cirúrgica. Nesses termos, o sistema auditivo pode ser lesado na cóclea, em qualquer local ao longo do trajeto do oitavo nervo, e no tronco cerebral. Em virtude da variável cobertura do segmento glial central do nervo que muitas vezes se estende até o meato acústico interno (MAI), o nervo auditivo pode ser ainda mais frágil que os outros nervos cranianos, tornando-o particularmente suscetível a lesões de estiramento ou térmicas (6). Manipulação operatória, causando graus variáveis de bloqueio da condução nervosa, responsabiliza-se por aproximadamente 30% a 44% do comprometimento auditivo em cirurgia da fossa posterior (7,8). Na ressecção do neuroma do acústico, a audição também é colocada em risco de acordo com o tamanho do tumor, seu grau de envolvimento com as fibras nervosas ou o suprimento sanguíneo, a localização da lesão e sua extensão para a fossa posterior (9,10). Quando aplicado à ressecção de neuroma acústico, os objetivos do monitoramento auditivo intra-operatório são duplos: avisar o cirurgião quando sua manipulação pode estar causando lesão do sistema auditivo e predizer a função auditiva pós-operatória.

Técnicas de Monitoramento do Sistema Auditivo

Há três tipos principais de monitoramento auditivo intra-operatório – potenciais evocados auditivos do tronco cerebral (PEATC), também conhecidos como resposta auditiva do tronco cerebral (BERA = Brainstem evoked response audiometry); eletrococleografia (ECochG); e potencial de ação composto do nervo auditivo (PACNA), que também é conhecido como monitoramento direto do oitavo nervo (MDON) ou monitoramento do potencial de ação do nervo coclear (PANC). Embora estas técnicas sejam descritas separadamente para finalidades de discussão, quando aplicadas clinicamente ao monitoramento intra-operatório do sistema auditivo, cada uma pode ser usada isoladamente, ou em combinação uma com outra.

Em seguida a um estímulo auditivo, os componentes e conexões neurais no sistema auditivo respondem com potenciais elétricos que podem ser medidos; estes potenciais evocados fornecem a base para o monitoramento neurofisiológico do oitavo nervo. Cada uma das técnicas fornece informação útil sobre integridade e função do sistema auditivo, e cada uma fornece respostas específicas do seu nível, como visto na Figura 53.1.

Resposta Auditiva do Tronco Cerebral (BERA Brainstem evoked)

O método menos invasivo de monitoramento do oitavo nervo, BERA é uma modalidade comumente utilizada. Em virtude da distância relativamente grande entre os eletrodos registrados e os geradores reais da resposta, o BERA é conhecido como uma técnica de campo distante. Estímulos, freqüentemente na forma de "cliques" ou *tone burst*, são apresentados à orelha através de transdutores ou fones de orelha especiais, e respostas dos componentes do sistema auditivo são registradas do couro cabeludo ou meato acústico externo com amplificadores eletroencefalográficos de alto ganho, baixo ruído. Quando comparada com técnicas de campo próximo (p. ex., ECochG, MDON), o BERA fornece um sinal de baixa amplitude que exige extensa e demorada computação da média para interpretação útil.

O traçados do BERA fornecem cinco picos, movendo-se de distal (cóclea) a proximal (tronco cerebral) ao longo da via auditiva. Os primeiros dois picos (I e II) são considerados originados de atividade ao longo do nervo coclear distal e proximal, enquanto o pico III corresponde ao núcleo coclear; o pico IV corresponde à oliva superior, e o pico V corresponde ao lemnisco late-

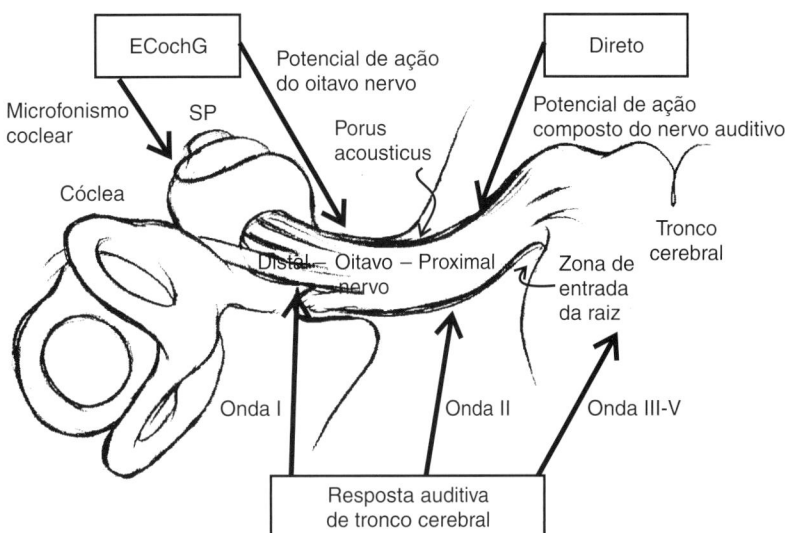

Figura 53.1
Esquema que mostra respostas nível-específicas obtidas com registros eletrococleográficos, resposta auditiva do tronco cerebral, e diretos do potencial de ação composto do nervo auditivo.

ral e colículo inferior (11). O exame dos traçados intra-operatórios e dos intervalos de latência revela dano potencial ao aparelho da audição e condução do sinal. Desvios do registro básico são analisados com relação às manipulações cirúrgicas, indicando dano potencial à cóclea ou ao nervo. Em virtude da extensa média dos sinais envolvidos no monitoramento do BERA, podem decorrer minutos entre uma manipulação ofensiva e a presença de alterações no registro básico. O cirurgião deve então avaliar retrospectivamente as ações operatórias recentes e prover uma ação corretiva, se possível. O retardo de tempo entre a manipulação cirúrgica e as anormalidades registradas pelo BERA provavelmente é a limitação mais importante desta técnica. Embora a seleção digital permita mais rápida computação da média e notificação (3), a implementação de avanços recentes no BERA ainda está por fornecer resultados funcionais melhorados (12).

Entre as alterações intra-operatórias detectadas pelo BERA, pode-se incluir qualquer uma das seguintes: dessincronização da onda V; amplitude diminuída ou eliminação das ondas I, III ou V; e alongamento da latência de I a V (3,8,13). Qualquer destas respostas pode surgir durante afastamento, exposição e dissecção, indicando trauma potencial ao sistema auditivo. Manobras não traumáticas, como abrir a dura, alterarão os padrões do BERA e aparecerão como alterações no monitor; nestas situações, uma referência intra-operatória pode necessitar ser restabelecida antes da manipulação do sistema auditivo. Estirar o nervo, como pode ocorrer com o afastamento do cerebelo, provoca um aumento na latência da onda V, bem como no intervalo de latência I a V (14). Uma lesão mais grave, como uma contusão ou transecção completa, eliminará a onda V (5).

Além do retardo de tempo entre manipulação ofensiva e desvio do sinal mencionado anteriormente, um inconveniente adicional do BERA é que, a fim de usar com sucesso esta técnica, o paciente deve ter um BERA pré-operatório útil. Alguns pacientes com traçados do BERA pré-operatórios ausentes podem ser monitorizados com outras técnicas (p. ex., MDON), e uma porcentagem importante destes pacientes pode em última análise obter preservação da audição (15). Um relatório descreveu uma série de nove pacientes com traçados de BERA pré-operatório ausente que foram monitorizados com sucesso com MDON. Sete dos nove pacientes obtiveram ao final, preservação da audição (15). Finalmente, o BERA pode ser afetado por hipotermia, certos anestésicos voláteis, sangue na orelha média, o próprio tumor ou processo de doença, bem como manipulações cirúrgicas longe do nervo coclear, como afastamento, perfuração e abertura da dura (16–18).

Eletrococleografia

Quando o monitoramento auditivo é efetuado perto da fonte do sinal (técnica de campo próximo), o sinal é mais robusto e pode ser obtido mais rapidamente com poucas leituras e menor necessidade de computação da média. A eletrococleografia (ECochG) é uma técnica de campo próximo que monitoriza os componentes mais periféricos do sistema auditivo. Estímulos acústicos são aplicados à cóclea comumente na forma de um estalido (clique) de banda larga, composto de muitas freqüências que estimulam a cóclea inteira. A Figura 53.2 mostra uma montagem típica de ECochG, com um eletrodo de registro transtimpânico isolado colocado sobre o promontório da orelha média. Para melhorar a estabilidade intra-operatória, o eletrodo pode primeiro ser colocado através do trago (19). Eletrodos de canal auditivo externo também são disponíveis, mas sua distância nos alvos de registro minimiza a vantagem de amplificação desta técnica de campo próximo.

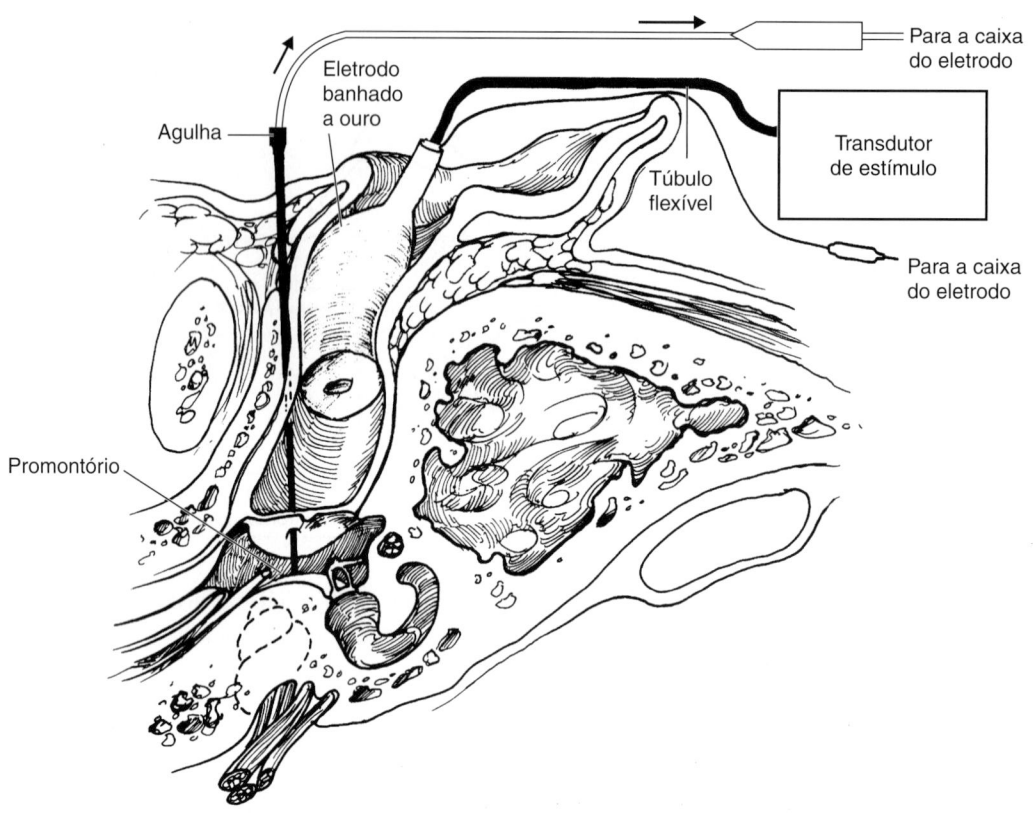

Figura 53.2
Esquema que mostra a colocação intra-operatória de eletrodo de agulha transtimpânica através do trago. Um sistema de fornecimento de som por eletrodo banhado a ouro está na porção distal do canal auditivo.

A Figura 53.3 mostra um traçado de ECochG de um paciente submetendo-se à remoção de um schwannoma vestibular. Se o eletrodo registrador for colocado mais perto das origens da resposta, menos ruído é encontrado, permitindo a geração mais rápida de sinal (dentro de 10 ms) com menor necessidade de média (9,14). ECochG pode ser usada para monitorizar o microfonismo coclear, bem como o potencial de somação e de ação do oitavo nervo originados de um estímulo.

O microfonismo coclear (MC) é uma resposta de corrente alternada gerada pelas células ciliadas do órgão de Corti; ela espelha o traçado do estímulo sonoro. Também gerado pelas células ciliadas, o potencial de somação (PS) tipicamente ocorre durante toda a duração do evento acústico estimulador e tipicamente é negativo para todas as freqüências e intensidades de estímulo. Ele pode representar assimetria na membrana basilar causada por diferenças de pressão entre a rampa média e a rampa do vestíbulo, indicando alterações no líquido endolinfático. O potencial de ação composto (PAC) do nervo auditivo representa a resposta somada das descargas síncronas de vários milhares de fibras nervosas individuais e é mais representativo das respostas do giro basal da cóclea.

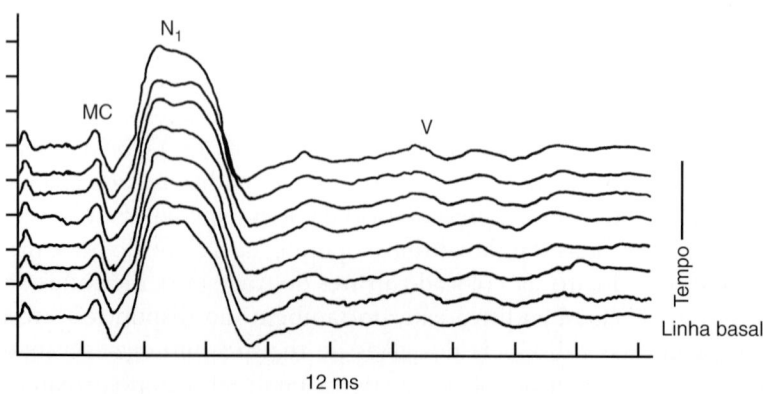

Figura 53.3
Registros eletrocócleográficos transtimpânicos intra-operatórios de um paciente submetendo-se à remoção de tumor acústico. MC, microfonismo coclear; N_1, potencial de ação do oitavo nervo craniano.

O primeiro componente do potencial de ação é conhecido como N1 e é análogo à onda I do BERA. A diferenciação do potencial de somação do potencial de ação composto, que normalmente são superpostos um ao outro, pode ser realizada aumentando-se a freqüência dos cliques. Com freqüências mais altas de cliques, o potencial de ação composto do oitavo nervo diminuirá porque a freqüência do estímulo é mais curta que o período refratário de cada neurônio que contribui para o PAC. A latência de N1 é inversamente relacionada com a freqüência do estímulo, enquanto sua amplitude é diretamente relacionada com a freqüência do estímulo (20).

Clinicamente, ECochG pode ser mais sensível às alterações do suprimento sanguíneo coclear. Considera-se que amplitude reduzida ou perda do potencial de ação da ECochG indica lesão da artéria labiríntica (auditiva interna) (21). Amplitude diminuída ou latência prolongada de N1 do MC também foi associada a perda auditiva pós-operatória. De fato, qualquer alteração no microfonismo coclear pode indicar fisiopatologia coclear, potencialmente indicando perda auditiva pós-operatória. Uma mudança abrupta nos traçados da ECochG pode indicar comprometimento vascular, por lesão direta ou vasospasmo. Uma vez que é menos necessária a média dos sinais, os cirurgiões são alertados para manobras ou situações danosas mais rapidamente que com BERA (10).

Os inconvenientes potenciais do monitoramento do ECochG originam-se da sua invasividade, dificuldade de colocação apropriada da agulha e potencial de deslocamento intra-operatório do eletrodo (5). Colocação transtimpânica de agulha pode aumentar o risco de otorréia de líquido cerebrospinal pós-operatório (9). Mais significativamente, a ECochG pode não ser sensível a alterações intra-operatórias que ocorrem medialmente dentro do ângulo cerebelopontino (5). Por outro lado, a persistência de sinais de ECochG intra-operatórios e pós-operatórios apesar da secção do nervo coclear foi bem documentada. Utilizando ECochG intra-operatória, Silverstein *et al.* demonstraram persistência durante 25 minutos depois da secção do nervo coclear (22,23). Em um paciente avaliado pré-operatoriamente e pós-operatoriamente, Ohashi *et al.* (24) documentaram potenciais de ação compostos três anos depois da ressecção do nervo coclear. Em virtude de limitações encontradas com o uso de ECochG, e da suspeita de que o uso da ECochG sozinha possa não ser tão efetiva quanto outros meios de monitoramento (14), o uso da ECochG como único meio de monitoramento intra-operatório tem sido descrito com menos freqüência nos últimos anos.

Monitoramento Direto do Oitavo Nervo

O monitoramento direto do potencial de ação do nervo coclear procura contornar alguns dos problemas potenciais com o registro do BERA e da ECochG. Desde a sua introdução por Moller e Jannetta nos anos 1980, o MDON ganhou crescente aceitação (25). Nesta técnica, um eletrodo monopolar ou bipolar é colocado diretamente sobre ou perto do nervo coclear, idealmente medial à lesão e mesmo no recesso lateral do quarto ventrículo adjacente ao núcleo coclear (26). Vários eletrodos, variando de pavios de algodão sobre fios maleáveis a aparelhos autostáticos, foram elaborados (27). Um eletrodo de referência é colocado a seguir na musculatura da ferida cirúrgica. Estímulos de cliques são administrados à orelha nos sistemas previamente descritos, provocando um traçado característico com um pico positivo inicial (N1), como na Figura 53.4. Como o potencial de ação composto é muito grande nesta técnica de campo próximo, há pouca ou nenhuma necessidade da realização da média dos sinais, e o *feedback* para o cirurgião pode ser quase instantâneo, geralmente dentro de segundos (14).

Visto como a mais sensível modalidade disponível de monitoramento do oitavo nervo, esta técnica pode ser empregada mesmo em casos nos quais os pacientes têm traçados maus ou ausentes no BERA. A preservação da audição em pacientes com BERA ausente, monitorizados por MDON somente, foi bem documentada (15).

A resposta a certas lesões corresponde às alterações no BERA pelo fato de que lesão moderada diminuirá a amplitude do PANC, com perda completa ocorrendo com contusão grave ou transecção. Estiramento do nervo aumentará a latência de N1, e amplitude diminuída de N1 pode ser o primeiro sinal de lesão mecânica ou térmica do nervo (14). A análise da morfologia e da latência dos componentes do PANC fornece informação acerca do mecanismo de lesão e

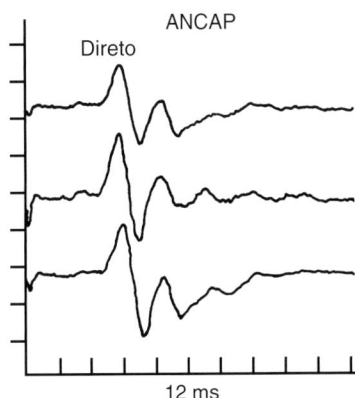

Figura 53.4

Registro intra-operatório mostra potencial de ação composto direto do nervo auditivo de um paciente submetendo-se à seção do nervo vestibular retrolabiríntico.

dá ao cirurgião percepção de quais manobras são benéficas e quais são nocivas à audição. O monitoramento com eletrodos de registros bipolares promove identificação e mapeamento do nervo e suas subdivisões, bem como reconhecimento dos planos de clivagem entre um tumor acústico e o tecido circundante (28,29). Entretanto, MDON exige exposição adequada do nervo, que pode ser limitada pela lesão, ou pela via de acesso usada. Em virtude das variações em exposição oferecidas pelas diferentes vias de acesso, foram elaboradas técnicas que permitem monitoramento direto do oitavo nervo com a maioria das vias de acesso, inclusive a via de acesso da fossa média do crânio (30).

Apesar da vantagem do *feedback* mais rápido, e da sugestão de taxas melhoradas de preservação da audição (31), alguns cirurgiões têm relutado em abraçar esta técnica. A colocação do eletrodo pode ser desafiadora em certas condições. Uma vez colocado, o eletrodo pode se tornar um impedimento embaraçoso, uma vez que fica no campo cirúrgico.

Armado com uma compreensão das técnicas fundamentais de monitoramento intra-operatório do sistema auditivo, o cirurgião pode então decidir que modalidades, se alguma, serão aplicáveis ao procedimento cirúrgico planejado.

Aplicações e Benefícios

O monitoramento do sistema auditivo, independentemente da técnica empregada, foi associado a resultados melhorados depois de certos procedimentos otológicos e neurootológicos. O uso bem-sucedido do monitoramento auditivo foi descrito durante ressecção de neuroma acústico, secção do nervo vestibular, cirurgia do saco endolinfático, implante coclear e descompressão microvascular de nervos cranianos (32–34). Em geral, quase todos os estudos que investigaram a utilidade de uma técnica particular de monitoramento intra-operatório sugeriram que a técnica em investigação pode ser associada a resultados melhorados. Embora essas afirmativas tenham sido suportadas por análises retrospectivas (35), a validação do monitoramento auditivo intra-operatório com uma experiência prospectiva comparando pacientes monitorizados com pacientes não monitorizados provavelmente nunca será obtida. A maioria esmagadora dos dados suportando o uso de monitoramento intra-operatório do sistema auditivo vem de análises retrospectivas, e alguns são bastante convincentes (31).

Comparar os resultados de cirurgias com preservação da audição através de estudos ou instituições é inerentemente difícil por várias razões. Primeiro, os critérios de seleção para pacientes submetidos a cirurgia com preservação da audição podem diferir dramaticamente entre as instituições. Tamanho do tumor, capacidade auditiva pré-operatória e experiência do cirurgião na remoção desses tumores são apenas algumas das variáveis freqüentemente encontradas. Adicionalmente, a técnica de monitoramento intra-operatório não é constante, assim como a interpretação ou a resposta cirúrgica. Por último, a limitação mais importante pode ser a variabilidade quanto ao que é em última análise considerado preservação da audição. Alguns estudos vêem qualquer audição detectável como preservação, enquanto outros usam critérios mais seletivos para indicar aqueles com audição verdadeiramente funcional. Uma revisão recente demonstrou que variações substanciais nas taxas publicadas de preservação da audição podem ser obtidas simplesmente manipulando a definição de sucesso (36). Esquemas padronizados para descrever os resultados foram desenvolvidos, porém mesmo estes são debatidos e não são uniformemente aplicados (36,37).

Além destas dificuldades, os avanços nas tecnologias diagnósticas e operatórias reduziram a utilidade de comparar os resultados atuais com os resultados da era pré-monitoramento. Provavelmente em virtude da prevalência da detecção de imagens por RNM com contraste, o cirurgião de hoje encontra um maior número de pequenos tumores e tem uma oportunidade maior de preservar a audição (38).

Embora permaneça difícil comparar estudos avaliando o sucesso da cirurgia de preservação da audição, o uso do monitoramento auditivo intra-operatório tem sido associado a resultados melhorados. Muitos cirurgiões relataram que o monitoramento é útil, e um volume substancial de literatura suporta o uso do monitoramento auditivo intra-operatório no contexto apropriado. Conseqüentemente, o emprego do monitoramento auditivo intra-operatório tornou-se comum na cirurgia com preservação da audição em muitos centros importantes.

Apesar das fraquezas previamente descritas do BERA, o monitoramento intra-operatório com esta técnica foi associado à probabilidade aumentada de preservação da audição durante a ressecção de neuromas acústicos (8,39,40). Uma análise retrospectiva por Slavit *et al.* (41) demonstrou preservação melhorada da audição em pacientes monitorizados por BERA enquanto submetidos a ressecção de neuroma acústico, particularmente quando os seus tumores tinham menos de 1–2 cm. Outros autores mostraram, de uma maneira prospectiva randomizada, que a implementação de ações corretivas baseando-se nas alterações do BERA pode melhorar significativamente a taxa de preservação da função auditiva (42).

Diversos estudos tentaram avaliar o valor prognóstico do BERA intra-operatório (43). Embora poucos achados tenham ganho concordância universal quanto ao seu significado, certos padrões de BERA intra-operatório foram correlacionados com audição pós-operatória. A persistência das ondas I e V à conclusão do procedimento foi associada à preservação da audição, enquanto a presença de onda V foi associada à audição útil (10,14). Similarmente, eliminação completa ou irreversível e perda progressiva das ondas I e V indica uma alta probabilidade de perda auditiva pós-operatória (3,43).

Infelizmente, preservação de onda I ou V não garante a audição pós-operatória preservada, uma vez que a função auditiva pode desaparecer posteriormente, apesar da sua presença no período pós-operatório imediato, possivelmente refletindo espasmo pós-operatório da artéria coclear (44). Perda intra-operatória de registros de BERA nem sempre significa que a audição está completamente perdida ou é inaproveitável pós-operatoriamente. Perda variável reversível de traçados foi associada a variados resultados da audição (43). A Figura 53.5 mostra uma série de registros intra-operatórios de BERA em um homem de 52 anos de idade que se submeteu à ressecção de um neuroma acústico intracanalicular por uma via de acesso na fossa média. O traçado A1 mostra um registro intra-operatório básico. Durante a dissecção de um tumor dentro do fundo do canal auditivo interno, há um prolongamento da latência da onda I a III, visto no traçado A2. Traçados adicionais, A3 a A5, mostram deterioração progressiva do registro do BERA. Todavia, o audiograma pré-operatório (Fig. 53.6) e pós-operatório (Fig. 53.7) deste paciente mostrou preservação de audição útil.

As respostas auditivas do tronco cerebral também foram monitorizadas em pacientes submetidos a implante coclear, com registros intra-operatórios de BERA usados para ajudar na programação do aparelho, um processo chamado telemetria de resposta neural (TRN) (34). Uma diminuição na morbidade auditiva também foi observada após descompressão microvascular na fossa posterior dos nervos cranianos nos quais BERA intra-operatório foi usado (45).

ECochG e monitoramento direto do oitavo nervo também se revelaram úteis na sala de operações. ECochG, particularmente o potencial de somação, também foi útil em cirurgia para a doença de Ménière, uma vez que a descompressão do saco precipitou uma diminuição nos PSs elevados em vários pacientes (33). A perda do potencial de ação registrada du-

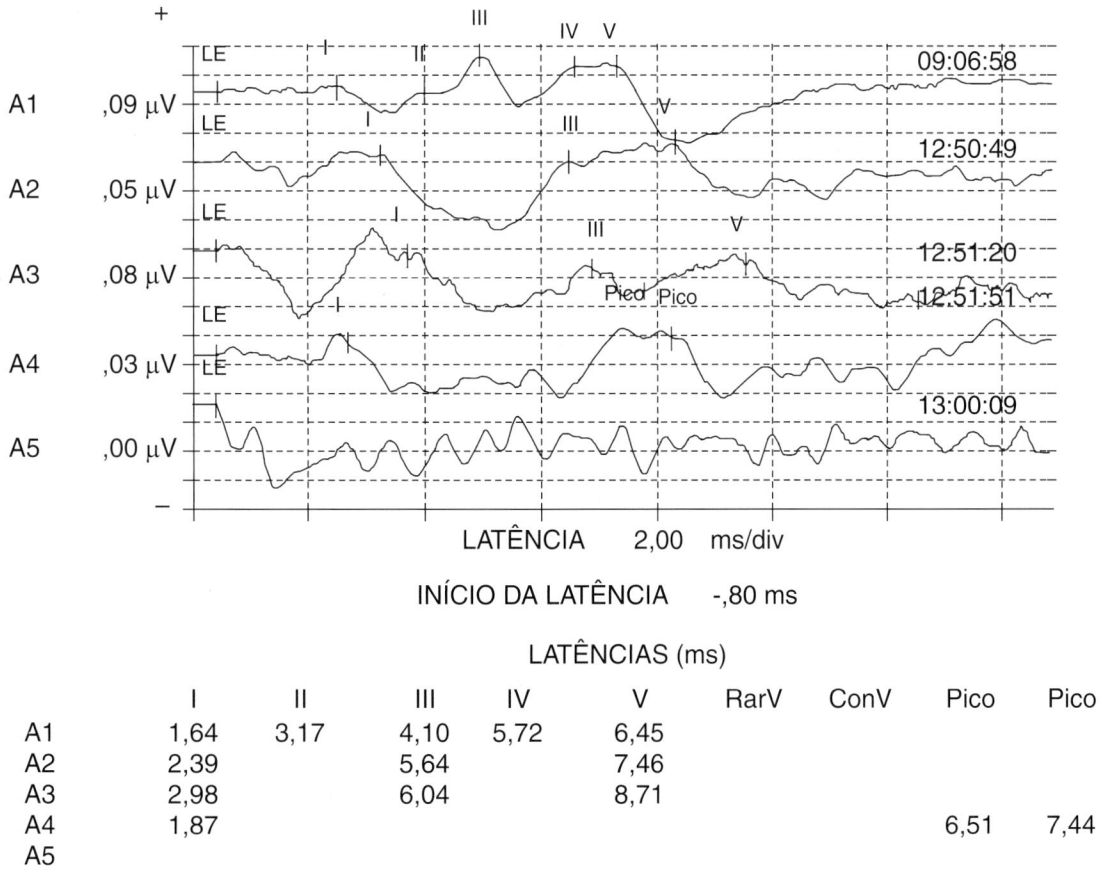

Figura 53.5

Traçados intra-operatórios de BERA de um paciente com audição preservada após excisão de neuroma acústico intracanalicular.
A1, linha básica; A2, prolongamento da latência de I a III; A3-A5, deterioração intra-operatória adicional.

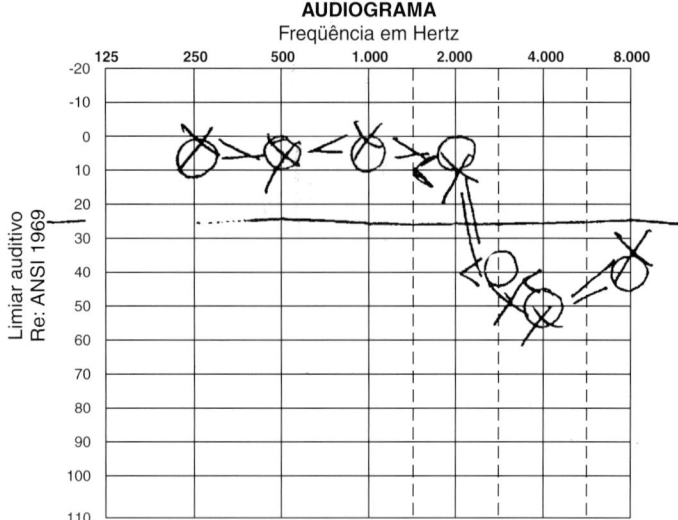

Figura 53.6

Achados audiométricos pré-operatórios do paciente da Figura 53.5.

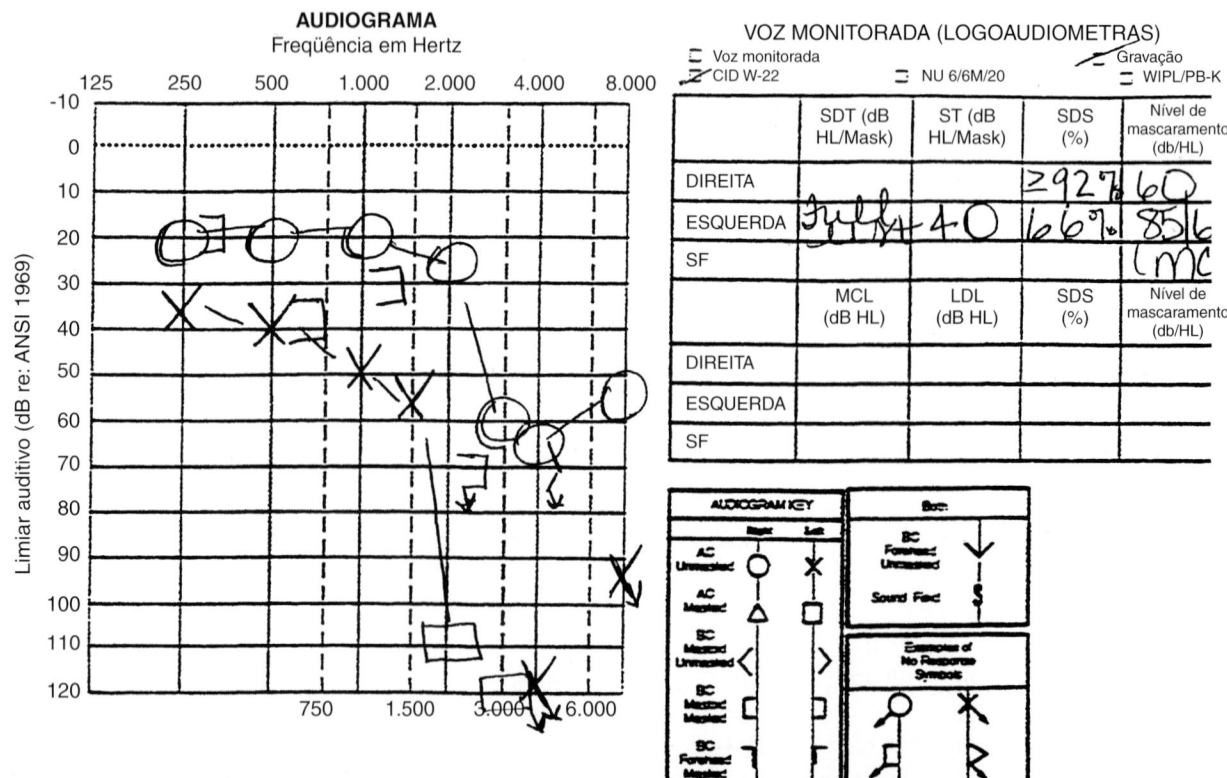

Figura 53.7

Achados audiométricos pós-operatórios do paciente da Figura 53.5. SF, campo sonoro; MCL, intensidade mais confortável; LDL, nível de desconforto de intensidade; SDS, escore de discriminação da fala; SDT, limiar de detecção da fala; AC, condução aérea; ST, limiar logoaudiométrico.

rante ECochG foi fortemente correlacionada com o comprometimento auditivo pós-operatório. Uma comparação de pacientes monitorizados e não-monitorizados submetidos a ressecção de neuroma acústico demonstrou um resultado significativamente melhorado para aqueles no grupo monitorizado (35). O uso da ECochG como único meio de monitoramento na ressecção de schwannoma vestibular foi relatado (14), mas, em virtude dos avanços em outras técnicas, esses relatos tornaram-se menos comuns nos últimos anos. Em virtude das limitações da ECochG para detectar certos tipos de lesões, a mesma pode ser um adjunto útil a outras técnicas de monitoramento que proporcionam um quadro mais amplo das vias auditivas (9,40,46).

O monitoramento direto do oitavo nervo emergiu recentemente como talvez a técnica mais útil, ajudando na dissecção cirúrgica e fornecendo uma aferição razoavelmente precisa da audição pós-operatória (47). A informação fornecida pelo MDON é apresentada em tempo real, permitindo ao cirurgião corrigir a manobra ofensora. Dificuldades potenciais como a fixação do eletrodo foram em grande parte superadas usando-se uma variedade de técnicas (27,48). A colocação do eletrodo pode ser desafiadora, se não inexeqüível, no entanto, quando aplicada a tumores com comprometimento do ângulo cerelopontino (31).

Estudos mais recentes que avaliaram o MDON comparado a outras técnicas de monitoramento concluíram que o MDON ofereceu monitoramento superior e resultados melhorados (14,29,31). Talvez o mais convincente destes estudos comparou 22 pacientes monitorizados com BERA com 44 pacientes monitorizados com MDON e demonstrou uma melhora estatisticamente significante nas taxas de preservação da audição (definida como preservação de qualquer audição retida) naqueles monitorizados com MDON. Quando comparando a preservação de audição útil, os resultados não alcançaram significância estatística, mas a tendência apontou para MDON (27% para BERA, 43% para MDON). MDON também demonstrou ser uma ferramenta prognóstica útil. Preservação do PANC foi associado a preservação da audição em 78% dos pacientes (48); em contraposição, ausência de uma resposta de potencial de ação ao final do procedimento acarreta um prognóstico muito mau quanto à preservação pós-operatória da audição (9,14,48).

Monitoramento direto intra-operatório do potencial de ação do oitavo nervo demonstrou fornecer melhor função auditiva pós-operatória em comparação com pacientes monitorizados com BERA (29,31,49) ou ECochG (10,48). A dificuldade técnica de colocar e operar em torno dos eletrodos, bem como o espaço limitado disponível no contexto de grandes tumores, continuam a limitar a aceitação de monitoramento direto do PA auditivo (5).

Condutas Combinadas e Horizontes

Uma vez que as modalidades individuais de monitoramento do nervo coclear possuem limitações e fraquezas nas suas aplicações clínicas, alguns cirurgiões combinaram várias modalidades. Combinações de técnicas de campo próximo e distante ajudam a criar um quadro completo do sistema auditivo, começando com a cóclea e o oitavo nervo distal e incluindo o tronco cerebral e centros superiores. Alguns investigadores descreveram o uso simultâneo de BERA e ECochG na determinação do local e da origem das alterações detectadas no sistema auditivo, enquanto outros advogam monitoramento de BERA e PANC (9,19).

Ao monitorizar pacientes submetendo-se a remoção de neuroma acústico com monitoramento de BERA e ECochG, Schalke *et al.* relataram uma taxa global de preservação da audição de 51% (50). A perda do sinal de ECochG neste estudo indicou surdez pós-operatória (26/26 pacientes). Entretanto, 25% dos pacientes com um BERA pós-operatório ausente, mas ECochG preservada, demonstraram audição pós-operatória útil. O uso do BERA combinado com PANC foi avaliado por muitos grupos, e taxas muito boas de preservação da audição foram documentadas (29,48,51). A utilidade do BERA nos casos monitorizados com PANC foi questionada, no entanto, uma vez que um estudo demonstrou ausência de vantagem para os pacientes monitorizados com BERA e PANC em comparação com PANC unicamente (48).

Feedback rápido e sensibilidade melhorada das técnicas mais recentemente desenvolvidas melhoraram as aplicações clínicas desta tecnologia, mas todas as respostas devem ser vistas criticamente com relação ao procedimento cirúrgico. A Tabela 53.2 apresenta dados pertinentes sob cada método de monitoramento do oitavo nervo. Monitoramento do oitavo nervo não pode servir como substituição de planejamento pré-operatório, técnica cirúrgica meticulosa e um conhecimento detalhado da anatomia regional.

Apesar das dificuldades e fraquezas do monitoramento auditivo intra-operatório em procedimentos otológicos e neurootológicos, as fronteiras tecnológicas em expansão, incluindo emissões otoacústicas produto de distorção, continuaram a aumentar o uso do monitoramento do oitavo nervo. As emissões otoacústicas foram investigadas como potenciais monitores intra-operatórios do sistema auditivo, com resultados promissores, principalmente em virtude da sua extraordinária sensibilidade a alterações no fluxo sanguíneo coclear (52,53). Estudos recentes confirmaram a utilidade potencial desta técnica (54), mas é necessária

TABELA 53.2
OPÇÕES DE REGISTRO INTRA-OPERATÓRIO DE POTENCIAIS EVOCADOS AUDITIVOS

Opções	Amplitude (μV)	Nº de Varreduras	Tempo (s) @20/s
BERA registrado na superfície	0,1-0,5	500-1.500	25-75
ECochG ET	0,3-1,0	250-1.200	12-60
ECochG TT	5-15	40-100	2-5
Extradural direta	10-20	5-15	< 1
PACNA direto	15-30	1-5	< 1

BERA, resposta auditiva do tronco cerebral; ET, extratimpânica; ECochG, eletrococleografia; TT, transtimpânica; PACNA, potencial de ação composto do nervo auditivo.

mais avaliação para estimar o seu impacto sobre os resultados. Embora o futuro pareça brilhante para o monitoramento do oitavo nervo, ele ainda fica atrás do monitoramento do nervo facial em aplicações e aceitação.

MONITORAMENTO INTRA-OPERATÓRIO DO NERVO FACIAL

Lesão do nervo facial resultando em paresia ou paralisia é uma complicação devastadora da cirurgia otológica. A morbidade por esta lesão depende do local da lesão bem como do grau de lesão do nervo facial. O grau de lesão pode variar desde uma branda paresia parcial de curta duração, a lesões permanentes com seqüelas importantes. Paralisia temporária ou parcial pode resultar em deformidades cosméticas em longo prazo, incluindo sincinesia, atrofia ou contrações faciais involuntárias. Paralisia facial permanente pode resultar em deformidade cosmética extensa ou déficits funcionais graves, levando à incompetência oral e, em casos extremos, lesão de córnea e cegueira. Lesão do nervo facial é a complicação mais temida da cirurgia otológica e a segunda razão mais comum de processo por imperícia em otorrinolaringologia (55).

Lesão do nervo facial pode ocorrer durante qualquer procedimento otológico ou neurotológico, mas certos procedimentos tais como excisão de neuroma do acústico, cirurgia da mastóide de revisão e reparação de malformações congênitas acarretam um risco relativamente maior. Embora a maioria dos otorrinolaringologistas seja familiarizado com a anatomia normal do nervo facial, o nervo pode estar alterado no seu trajeto ou obscurecido por tumor, fibrose, colesteatoma, tecido de granulação, sangramento e mesmo líquido espinal. A incidência de paralisia do nervo facial resultante de procedimentos otológicos e neurotológicos declinou ao longo das últimas décadas, provavelmente em virtude do advento da cirurgia sob microscopia, *drill* cirúrgico de alta velocidade, técnicas microcirúrgicas avançadas, e monitoramento intra-operatório do nervo facial (MIONF). Antes destes avanços, a incidência de paralisia do nervo facial após cirurgia mastóidea era tão alta quanto 15% (56). Uma estimativa relatada por Wiet sugere que a incidência de lesão do nervo facial varia de 0,6% a 3,6% de todos os casos otológicos, e 4% a 10% dos casos de revisão (55). Outra revisão, mais recente, encontrou uma incidência de 1,7% em 1.024 mastoidectomias consecutivas (57).

A importância do monitoramento do nervo facial durante cirurgia otológica e neurotológica estende-se além de meramente evitar resultados adversos. Em virtude do seu intrincado envolvimento com as estruturas do osso temporal, o nervo facial freqüentemente serve como um marco valioso ao efetuar certas operações. A identificação do nervo facial promove orientação na complexa anatomia tridimensional do osso temporal e compreende um passo essencial em procedimentos como secção do nervo vestibular.

Lesão do Nervo Facial

Há muitos mecanismos pelos quais o nervo facial pode ser lesado durante cirurgia otológica e neurotológica. Possíveis fontes de trauma estão listadas na Tabela 53.3.

O nervo facial está potencialmente em risco de lesão durante qualquer procedimento otológico ou neurotológico. Ressecção de neuroma acústico coloca o nervo facial sob o maior risco, principalmente por causa do acesso limitado ao nervo facial intracraniano, os limites estreitos do canal auditivo interno, a ausência de uma camada protetora fibrosa de epinêurio, e a tendência do tumor a espalhar as fibras nervosas. A

TABELA 53.3
TIPOS DE LESÃO DO NERVO FACIAL

Transecção
Trauma direto pela dissecção cirúrgica
Trauma direto pelo *drill* cirúrgico
Estiramento
Compressão
Dano térmico por perfuração, cautério, *laser*, irrigação
Comprometimento vascular
Lesão direta ou indireta por aspirador ultra-sônico
Edema do nervo no canal de Falópio pela dissecção cirúrgica

maioria das lesões do nervo facial durante ressecção de neuroma acústico ocorre medial ao poro acústico no meio do ângulo cerebelopontino, onde ele pode ser lesado pela dissecção cirúrgica ou compressão pela massa (58).

Excluindo cirurgia de neuroma acústico, o local mais comum de lesão iatrogênica ocorre no segmento timpânico inferior, seguido pelo segmento mastóideo. Durante cirurgia otológica, o segmento timpânico, segmento mastóideo e segundo joelho são mais facilmente lesados (59). Em uma revisão da experiência na House Ear Clinic, 57% das lesões iatrogênicas do nervo facial ocorreram durante mastoidectomia, com ou sem timpanoplastia. Digno de nota, 14% dos pacientes estudados sofreram uma lesão do nervo facial durante timpanoplastia, e 14% adicionais foram lesados durante a remoção de exostoses ósseas do canal auditivo (60). Portanto, cautela tem que ser exercida em todos os procedimentos otológicos e neurotológicos para minimizar a possibilidade de lesão inadvertida do nervo facial. O monitoramento intra-operatório do nervo facial serve como um adjunto útil a um conhecimento detalhado da anatomia normal e variante do osso temporal, planejamento pré-operatório cuidadoso e técnica cirúrgica meticulosa.

História

O primeiro caso descrito de monitoramento do nervo facial durante um procedimento neurotológico foi por Krause em 1898, que observou que a estimulação elétrica, ou "irritação farádica unipolar", do nervo resultava em movimento facial (61). Durante toda a primeira metade do século XX, outros cirurgiões usaram técnicas semelhantes, empregando observação direta dos músculos faciais ou dispondo de um assistente para palpar manualmente a face durante a dissecção ou a estimulação elétrica. Em 1965, Jako desenvolveu um aparelho com sensibilidade fotoelétrica que detectava a transmissão de luz através da bochecha quando colocado dentro da boca, ativando um sinal audível e refinando adicionalmente o monitoramento intra-operatório do nervo facial (62). Alguns cirurgiões foram tão longe quanto afixar sinos às faces dos seus pacientes na expectativa de que o movimento facial produzisse um alerta audível (63). Prejudicados pela pouca sensibilidade e confiabilidade, poucos dos primeiros aparelhos ganharam aceitação ampla.

Eletromiografia (EMG) foi empregada pela primeira vez como um método de monitoramento do nervo facial por Delgado *et al.* em 1979. A estimulação intra-operatória do nervo desencadeava respostas que eram detectadas por eletrodos de superfície e apresentadas em um osciloscópio (64). Em uma tentativa de melhorar o reconhecimento da estimulação do nervo facial, Sugita e Kobayashi (65) elaboraram um método de transduzir movimento facial em um sinal auditivo que podia ser ouvido pelo cirurgião e pelas pessoas presentes na sala de operações. Em 1984, Moller e Jannetta (66) combinaram o EMG, um estimulador de voltagem constante e um sinal auditivo no MIONF. Outros pioneiros inovadores como Silverstein, Nadol, Prass, Wiet, Kartush e Brackmann contribuíram para a expansão da tecnologia de monitoramento do nervo facial incorporando modificações úteis aos sistemas existentes (67-71). A adição de sinais visuais e auditivos combinados para representar estimulação do nervo facial, exploradores estimuladores isolados e brocas e microinstrumentos isolados não apenas aumentou a utilidade do monitoramento do nervo facial, mas também simplificou a aplicação prática dessas tecnologias.

Sistemas de Monitoramento do Nervo Facial

Diversos tipos de monitores do nervo facial são agora disponíveis. A maioria destes sistemas monitoriza a integridade ao nervo facial detectando contrações dos músculos faciais. Alguns sistemas utilizam sensores de pressão mecânica para detectar atividade no nervo facial resultante de manipulação, trauma ou estimulação dirigida ao nervo com um explorador especialmente desenhado; outros confiam na videoanálise dos movimentos faciais (71,72). Ainda outros examinam potenciais de ação do nervo facial, registrados de uma maneira ortodrômica (proximal a distal) ou antidrômica (distal a proximal). Atualmente, o método mais comum de MIONF mede potenciais EMG. Pelo monitoramento da atividade elétrica do músculo-alvo, os sistemas de EMG refletem a atividade e integridade do nervo que o inerva (56). Embora os sistemas de EMG tenham demonstrado ser mais sensíveis à estimulação do nervo facial que os sensores de movimento, ainda existe um papel para monitores sensores de pressão mecânica em casos otológicos de rotina (73). A videoanálise, apesar de não ser tão sensível quanto o EMG, também permanece uma área de pesquisa ativa (72,74). Independentemente do sistema usado, os sistemas de monitoramento intra-operatório devem satisfazer certos critérios (Tabela 53.1) e ajudar na execução de certas tarefas (Tabela 53.4) (29).

Eletromiografia e Eletromiografia Evocada

A EMG é efetuada colocando-se um par de eletrodos de agulha dentro de um músculo-alvo do nervo monitorizado. No caso do MIONF, é monitorizada a musculatura facial, tipicamente ambos os músculos orbicular do olho e orbicular da boca na montagem de dois canais; um terceiro canal colocado na face ou músculo

TABELA 53.4
OBJETIVOS DO MONITORAMENTO INTRA-OPERATÓRIO DO NERVO FACIAL

Identificação inicial do nervo facial no osso temporal, canal auditivo interno, ângulo cerebelopontino ou porção extratemporal durante dissecção cirúrgica
Diferenciação do nervo facial de outras estruturas no campo cirúrgico, como tumor, tecido de granulação ou fibrose
Diferenciação do nervo facial de outros nervos no ângulo cerebelopontino (nervos trigêmeo, coclear, vestibular superior e inferior)
Notificação rápida ao cirurgião sobre trauma ou trauma iminente ao nervo
Redução de trauma ao nervo durante dissecção de neuroma acústico ou colesteatoma, bem como durante procedimentos que exigem transposição ou redirecionamento do nervo
Aviso precoce ao cirurgião de um trajeto aberrante do nervo, ou de deiscência insuspeitada do nervo
Avaliação da integridade do nervo ao completamento do procedimento e predição da função pós-operatória
Identificação eficiente do local e grau de degeneração neural em pacientes submetidos à exploração do nervo facial por motivo de massa ou paralisia[a]

[a]Silverstein H, Smouha EE, Jones R. Routine intraoperative facial nerve monitoring during otologic surgery. *Am J Otol* 1988;9:269-275.

trapézio contralateral pode ser usado como eletrodo de referência. A diferença de potencial entre cada par de eletrodos é subseqüentemente amplificada e apresentada em um osciloscópio. Atividade elétrica do músculo aparecerá como traçados bifásicos no traçado do osciloscópio. O potencial de unidade motora reflete a resposta elétrica de uma única fibra muscular a uma única fibra nervosa eferente. Quando se considera a resposta de um grupo muscular inteiro a um nervo motor eferente, ela é chamada potencial de ação coletivo (PAC) ou potencial de ação muscular composto (PAMC). Alterações na atividade neural podem ocorrer durante dissecção operatória perto do nervo facial e durante a manipulação do nervo, alterando a atividade neural básica de referência e propagando potenciais de ação compostos que aparecem como deflexões no osciloscópio (58).

A atividade eletromiográfica aparece em quatro formas primárias: atividade muscular aleatória, uma resposta pulsada coincidindo com estimulação elétrica, atividade repetitiva (seqüência) e atividade não repetitiva (explosão, descarga neurotônica) (73). Atividade EMG repetitiva manifesta-se como respostas múltiplas, de várias unidades motoras seguindo-se a um único estímulo. Essa atividade repetitiva ocorre após lesão de estiramento ou lesão térmica transmitida ao nervo, ações que precipitam despolarização prolongada do nervo facial além do seu limiar para gerar um potencial de ação. Neste contexto, o nervo continuará a disparar até que ocorra repolarização ou a ativação do nervo não possa mais ser sustentada. Atividade de repetitiva, ou atividade em seqüência, tipicamente não ocorre até que vários segundos ou minutos tenham passado após o evento inicial, embora ela possa indicar dano completo ou continuado ao nervo. Em contraposição, atividade EMG não-repetitiva segue-se estreitamente à estimulação direta mecânica ou elétrica, tornando-a mais útil aos cirurgiões otológicos e neurotológicos para localizar e identificar o nervo facial (5). Embora bastante eficaz para identificar o nervo facial e alertar as pessoas na sala de operações para o potencial de lesão do nervo, nenhuma correlação confiável foi estabelecida entre a magnitude ou a duração da resposta EMG e a presença, se alguma, de lesão do nervo facial. Similarmente, um traçado EMG básico normal pode significar a ausência de trauma ao nervo ou um nervo lesado incapaz de responder a estímulos nocivos (75). Com isto em mente, os traçados EMG devem continuamente ser vistos no contexto do procedimento cirúrgico.

Os sistemas de monitoramento do nervo facial podem ser intensificados pela adição de exploradores de estimulação que podem ajudar na identificação e, idealmente, na preservação do nervo. Estimulação do nervo facial pode ocorrer diretamente com o uso do explorador de estímulo ou indiretamente como resultado da manipulação cirúrgica. Os exploradores de estimulação aplicam um estímulo de intensidade e duração de pulso pré-ajustadas ao nervo facial e são desenhados para funcionar em um ambiente cirúrgico mudando constantemente. Os efeitos do sangramento ou acúmulo de outros líquidos como irrigação, perilinfa, endolinfa ou líquido cerebrospinal podem ser minimizados isolando-se o explorador rente à ponta (75). O nível de intensidade do estímulo é escolhido para dar a resposta neuromuscular máxima com a mínima quantidade de corrente aplicada. Quando o nervo é estimulado diretamente pelo explorador com uma corrente despolarizadora, o potencial de ação composto resultante do músculo facial é registrado pela EMG, identificando a localização do nervo facial (Fig. 53.8). Para alcançar este objetivo, outros exploradores monopolares ou bipolares podem ser usados.

Os exploradores bipolares oferecem a vantagem de ser mais seletivos ao estimularem uma região menor do nervo, permitindo localização mais precisa. Infelizmente, a estimulação bipolar depende do alinhamento apropriado da ponta bipolar em contato com o

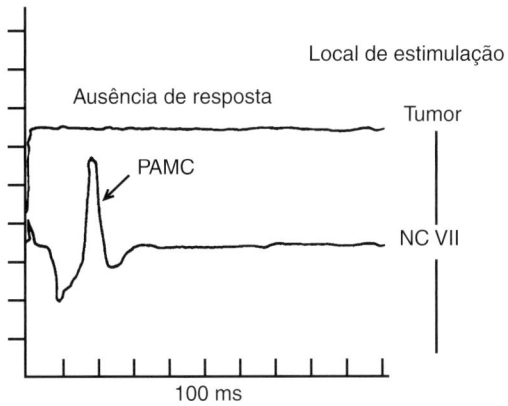

Figura 53.8
Registros intra-operatórios de eletromiografia evocada do nervo facial em resposta à estimulação do sétimo nervo craniano e tumor.

nervo. Essa orientação precisa é difícil, quando não impossível, de obter nos limites apertados da fossa posterior ou uma pequena área exposta do segmento intratemporal do nervo facial. Apesar das vantagens teóricas, a aplicação prática de estimuladores bipolares em cirurgia otológica e neurotológica tem sido limitada (3,58).

Uma vez que a seletividade oferecida pelo estimulador bipolar é menos importante em campos cirúrgicos contendo um, ou poucos, nervos de interesse, estimuladores monopolares são mais amplamente usados em monitoramento do nervo facial. Quando a intensidade do estímulo se aproxima do limiar do nervo, um eletro monopolar pode alcançar orientação espacial de menos de 1 mm. Diversos métodos de estimulação monopolar foram desenvolvidos. Um explorador fino, maleável, que foi isolado até a ponta e parece-se muito com um lápis não apontado, foi modelado por Prass e Luders. Este desenho permite ao explorador fornecer um estímulo ao tecido em questão com o mínimo risco de difusão colateral (76,77). Yingling e Gardi (3) desenvolveram um explorador com um eletrodo de bola rematando uma ponta flexível isolada de platina-irídio para a estimulação do nervo em áreas obscurecidas onde a ponta rente pode não conseguir ganhar contato suficiente com o nervo. Kartush (78) desenvolveu um conjunto de instrumentos de dissecção que permitem simultânea operação no campo cirúrgico e estimulação do nervo facial. Aplicando corrente elétrica contínua à broca e instrumentos microcirúrgicos isolados, Silverstein (71) avançou ainda mais o arsenal do monitoramento intra-operatório do nervo facial.

Exploradores estimuladores podem ser sistemas de corrente constante ou voltagem constante. Sangramento, tecido mole, tumor, colesteatoma e líquido espinal podem desviar a corrente do explorador estimulador para longe do nervo, criando variações na impedância do eletrodo. Para continuar a despolarizar o nervo, o estimulador de corrente constante deve ser aumentado para níveis mais altos face a resistência aumentada. Lesão potencial do nervo pode ocorrer ao estimular o nervo com um aparelho de corrente constante em um ambiente operatório mutável, quando aspiração ou controle do sangramento elimina a resistência do líquido, porque uma corrente maior que a pretendida pode ser aplicada ao nervo. Por outro lado, os sistemas de voltagem constante fornecem corrente baseada na resistência intrínseca do nervo de acordo com a lei de Ohm, ajustando a corrente de acordo e limitando o efeito da *shuntagem* sobre estes sistemas. Embora a corrente total mude conforme se altera o meio operatório, a corrente aplicada ao nervo permanece mais estável nos sistemas de voltagem constante (3). Apesar das diferenças teóricas nos dois sistemas, nenhuma vantagem específica de qualquer dos sistemas foi encontrada (76).

Monitoramento Direto do Nervo Facial

Além do monitoramento EMG dos potenciais de ação compostos resultantes da estimulação do nervo facial, existem técnicas para monitoramento direto da transmissão neural. Diversamente da EMG, os sistemas de monitoramento direto acompanham os potenciais de ação nervosos compostos (PANCs) à medida que eles progridem pelo próprio nervo. Potenciais antidrômicos, ou distais a proximais, também podem ser monitorizados, permitindo detecção em tempo real de lesão ou bloqueio da condução do nervo facial (79,80). Monitoramento direto exige, no entanto, a fixação de eletrodos diretamente ao nervo e, uma atividade tecnicamente desafiadora e potencialmente deletéria. Além disso, o monitoramento direto dos PANCs é limitado pelos menores potenciais de campo criados pela despolarização das fibras nervosas, resultando em sensibilidade diminuída.

Anestesia e Monitoramento do Nervo Facial

Durante anestesia de rotina, os anestesiologistas comumente usam agentes bloqueadores da placa motora muscular. Para bloquear receptores nicotínicos pós-sinápticos, estes agentes atuam como antagonistas (não despolarizantes) ou agonistas (despolarizantes) no receptor da placa motora. Os agentes não despolarizantes podem ser de ação curta ou ação longa. Atracúrio, vecurônio e mivacúrio tipicamente induzem paralisia durante até 30 minutos, enquanto pancurônio e tubocurarina podem durar até uma hora. A succinilcolina, o mais comum agente despolarizante, é de ação extremamente curta, exercendo seus efeitos durante 5 a 10 minutos. A paralisia que resulta do uso destes agentes interfere com o registro de potenciais durante MIONF. Portanto, agentes não-despolarizantes são tipicamente contra-indicados em casos nos quais é planejado monitoramento intra-operatório do nervo facial, com a exceção da succinilcolina para indução, em virtude da sua curta duração de efeito. Se potenciais de ação do nervo facial, ortodrômicos ou antidrômicos, serão monitorizados, no entanto, esses agentes bloqueadores podem ser usados.

Na nossa instituição, os pacientes que vão receber monitoramento intra-operatório do nervo facial são intubados com um relaxante muscular de ação curta, tipicamente succinilcolina. Este agente de ação curta tem uma meia-vida plasmática de 3,5 minutos e permite recuperação completa do bloqueio neuromuscular dentro de 15 minutos. O período de tempo no qual os músculos faciais são paralisados é geralmente insignificante nos casos otológicos, uma vez que ele ocorre durante posicionamento, anti-sepsia e colocação de campos, e exposição de rotina, quando o nervo facial geralmente não está em risco. Depois que os efeitos da paralisia muscular se dissiparam, a anestesia é mantida com uma combinação de agentes inalatórios ou intravenosos.

Anestesia local também pode prejudicar o uso do monitoramento do nervo facial. No The Otology Group of Vanderbilt, usa-se rotineiramente lidocaína 2% com epinefrina ao início do procedimento, tanto no local da incisão quanto no canal auditivo quando indicado. As vantagens desta injeção são hemostasia e analgesia melhoradas, possivelmente limitando a quantidade de analgesia narcótica necessária para o conforto do paciente. Cuidado é tomado durante a injeção do anestésico local para evitar potencial paralisia do nervo facial a qual possa interferir com o monitoramento do nervo facial. O dedo indicador do cirurgião é colocado na ponta da mastóide durante a injeção para evitar injeção profunda de lidocaína perto do forame estilomastóideo. Também se toma cuidado para não injetar muito agressivamente no canal auditivo, especialmente na face póstero-inferior. Não são feitas ou necessárias injeções anteriores. Muitos cirurgiões encontraram paralisia facial importante pós-operatória transitória que se resolve dentro de várias horas e pode ser atribuída à atividade de anestésico local (81).

Nós temos utilizado este método de anestesia com grande sucesso em operações nas quais é usado MIONF. Não usamos paralisia muscular parcial durante casos monitorizados na nossa instituição. Uma vez que um músculo parcialmente paralisado fatiga-se rapidamente, múltiplos estímulos sucessivos podem levar a amplitudes progressivamente menores na EMG evocada, causando problemas potenciais ao usar o explorador de estímulo, bem como sensibilidade diminuída do monitor contínuo de EMG. Paralisia parcial monitorizada por "abalos" nervosos é desnecessária durante cirurgia otológica e neurotológica.

Indicações do Monitoramento Intra-Operatório do Nervo Facial

Uma lista de procedimentos cirúrgicos que devem ser considerados para monitoramento intra-operatório do nervo facial pode ser encontrada na Tabela 53.5. Nós temos aplicado o uso de rotina do monitor de nervo facial em todos os casos otológicos e neurotológicos, uma vez que o nervo facial está potencialmente em risco em todas essas situações. Além disso, alguns autores advogaram o uso do MIONF quando residentes estão envolvidos em cirurgia otológica (82). Um levantamento recente de 223 otorrinolaringologistas americanos mostrou que 66% usam MIONF pelo menos uma parte do tempo em procedimentos otológicos (cirurgia de orelha crônica, ou estapedectomia) (83).

O uso do MIONF na remoção de neuroma do acústico é rotina em muitas instituições e deve ser empregado quando possível (84). Em um estudo impressionante, Hammerschlag e Cohen (85) relataram uma redução importante e substancial (14,5% para 3,6%) na freqüência de paralisia do nervo facial após implementação do monitoramento em cirurgia do ângulo cerebelopontino. Embora os benefícios do MIONF para cirurgia de neuroma acústico e cirurgia da fossa posterior tenham sido estabelecidos, o papel do monitoramento em procedimentos otológicos de rotina está bem menos definido. Conforme demonstraram levantamentos recentes, o uso de monitoramento nesses casos não é universal. No seu levantamento, Greenberg *et al.* (83) observaram que 46% dos cirurgiões

---

TABELA 53.5

INDICAÇÕES POTENCIAIS PARA MONITORAMENTO INTRA-OPERATÓRIO DO NERVO FACIAL

Neuroma acústico e tumores do ângulo cerebelopontino
Secção do nervo vestibular
Reparo de atresia auricular congênita
Cirurgia da base do crânio
Descompressão microvascular do quinto, sétimo e oitavo nervos cranianos
Implante coclear
Labirintectomia
Cirurgia do saco endolinfático
Descompressão do nervo facial
Mastoidectomia
Timpanoplastia
Canaloplastia (meatoplastia)
Estapedectomia
Parotidectomia
Excisão de tumor glômico

nunca usam monitor do nervo facial para mastoidectomia ou estapedectomia. Um estudo de cirurgiões no Reino Unido similarmente observou que uma porcentagem substancial de cirurgiões nunca usa monitoramento para mastoidectomia (38%) ou estapedectomia (85%) (86). A questão de se o MIONF deve ser empregado em casos otológicos de rotina foi levantada. O temor de que os cirurgiões possam ganhar uma falsa confiança em suas habilidades e conhecimentos baseando-se no uso de monitores intra-operatórios do nervo facial reflete uma preocupação mais ampla de muitos na comunidade da otorrinolaringologia que o excesso de confiança nesta tecnologia possa, de fato, levar a lesões iatrogênicas do nervo facial, particularmente em situações nas quais o monitor deixa de reconhecer o nervo. Além disso, tem havido alguma relutância na comunidade da otorrinolaringologia em declarar o MIONF como padrão no tratamento cirúrgico otológico. No momento em que escrevemos, a decisão de utilizar MIONF para a cirurgia otológica permanece a critério do cirurgião (87,88).

O uso do monitor de nervo facial nunca pode tomar o lugar do planejamento, da experiência e do conhecimento completo da anatomia do osso temporal e da fossa posterior. Diversos princípios gerais a respeito do nervo facial durante cirurgia otológica e neurotológica devem ser empregados.

1. Obter e manter conhecimento completo da orelha, osso temporal e fossa posterior. Dissecção em laboratório do osso temporal é essencial para ganhar este conhecimento. Compreender a anatomia tridimensional do nervo facial no osso temporal. Cursos apropriados são disponíveis em todos os Estados Unidos para médicos na clínica se eles não tiverem acesso de rotina a um laboratório formal de osso temporal.
2. Tratar o nervo facial como sendo deiscente até que se prove o contrário, especialmente no segmento timpânico, superior à janela oval.
3. Esperar qualquer tipo de variação anatômica do nervo facial, especialmente em casos de revisão.
4. Usar técnica cirúrgica meticulosa o tempo todo.
5. Sempre estar bem preparado – identificar pré-operatoriamente os casos nos quais o nervo facial pode estar em maior risco (*i. e.*, atresia congênita).
6. Rotineiramente examinar o sistema de monitoramento para assegurar que todas as partes estão funcionando bem, e compreender a base fisiológica do seu sistema particular.

Benefícios e Aplicações

Numerosos estudos sustentam o uso do monitoramento intra-operatório do nervo facial ao executar cirurgia de neuroma acústico e da base do crânio, mas como foi sugerido, a utilidade desta tecnologia estende-se além do canal auditivo interno e do ângulo cerebelopontino. O monitoramento do nervo facial foi descrito como benéfico em quase todos os procedimentos cirúrgicos que colocam o nervo facial em risco. Os benefícios dessas adaptações foram bem documentados.

Remoção de Neuroma Acústico e Tumor do Ângulo Cerebelopontino

Os benefícios do MIONF em cirurgia de neuroma acústico foram claramente estabelecidos. Monitoramento intra-operatório do nervo facial permite a identificação do nervo no canal auditivo interno ou ângulo cerebelopontino antes que o nervo seja claramente visualizado, através do uso de sondas estimuladoras ou instrumentos microcirúrgicos estimuladores; técnicas semelhantes permitem o mapeamento do trajeto do nervo facial durante a dissecção. Baseando-se no *feedback* fornecido pelo sistema de monitoramento, o cirurgião é capaz de ajustar a técnica microcirúrgica para minimizar lesão ou trauma ao nervo. Desde o advento da MIONF, diversos relatórios exaltaram as vantagens do monitoramento do nervo facial em cirurgia de tumor acústico ou do APC, cada um citando resultado melhorado do nervo facial, especialmente na remoção de grandes tumores (85,89–96). Ao indicar trauma do conteúdo do canal auditivo interno, o MIONF pode mesmo melhorar a preservação da audição (97).

Adicionalmente, MIONF pode ser usado para predizer a função pós-operatória do nervo facial (98–100). Estimulação de baixo nível do nervo facial com exploradores de corrente constante ou de voltagem constante deve produzir contração da musculatura facial, se o nervo estiver intacto. Foi demonstrado que a medição da atividade EMG continuada sustentada bem como a magnitude da contração muscular após estimulação predizem a função do nervo facial em seguida à remoção do tumor em certos pacientes (101). Similarmente, a estimulação intra-operatória do nervo facial–determinação do limiar de corrente pode ser útil para predizer o resultado final do nervo facial, com limiares de estimulação mais baixos refletindo um melhor resultado do nervo facial (102, 103). As amplitudes EMG absolutas proximais, bem como proporções do potencial de ação muscular composto proximal para distal, também podem ser preditivas da função do nervo facial no período pós-operatório imediato (104,105). Deve-se ter cautela, no entanto, em confiar unicamente no valor prognóstico do MIOFN em casos de fraqueza ou paralisia pós-operatória, porque pacientes com maus resultados iniciais e parâmetros de estimulação abaixo de ideais podem eventualmente manifestar excelente recuperação da função do nervo facial (106).

Além da manipulação cirúrgica, os resultados do nervo facial dependem da função pré-operatória, do tamanho do tumor, da localização, da aderência do nervo ao tumor, da extensão da compressão do nervo facial e do grau de comprometimento vascular presente.

Procedimentos na Fossa Posterior, Fossa Média e Base do Crânio

Secção do nervo vestibular, descompressão microvascular do quinto, sétimo e oitavo nervos cranianos e cirurgia da base lateral do crânio compreendem áreas adicionais nas quais MIONF é benéfico. Extrapolando os benefícios de identificação e dano limitado oferecidos pelo MIONF, Moller e Jannetta descreveram um método de descompressão microvascular do nervo facial, para espasmo hemifacial, que utiliza o sistema de monitoramento. Os detalhes deste procedimento podem ser encontrados em outra fonte, mas dito de maneira simples, a presença continuada de respostas anormais à estimulação do nervo facial indica comprometimento continuado do nervo. A descompressão, portanto, é continuada até que as respostas anormais declinem, indicando a remoção do vaso ofensor do nervo (107,108). O monitoramento do nervo facial promove identificação melhorada do vaso ofensor, diminuindo a necessidade de reexploração. Além disso, o MIONF demonstrou melhorar a função do nervo facial em seguida ao acesso à fossa infratemporal para a extirpação de lesões da base lateral do crânio (109). Novos horizontes no MIONF para procedimentos posteriores e médios no crânio incluem a ressecção de malformações arteriovenosas usando técnicas EMG para mapeamento de núcleos de nervos cranianos na superfície do tronco cerebral (110).

Cirurgia de Orelha Crônica e Revisão de Cirurgia da Mastóide

Cirurgias prévias e alterações nos marcos normais aumentam o nível de dificuldade na remoção de colesteatoma extenso e em mastoidectomia de revisão. Colesteatoma, otorréia, tecido de granulação, fibrose e outros processos de doença que exigem o procedimento também podem obscurecer o nervo facial e seus marcos. O nervo facial pode ser deiscente em até 57% dos pacientes sem colesteatoma ou cirurgias prévias (111). Exposição do nervo durante cirurgias prévias ou pela erosão do canal de Falópio por colesteatoma aumenta ainda mais as possibilidades de encontrar um nervo facial exposto. Monitoramento intra-operatório do nervo facial alertará o cirurgião para a presença de segmentos deiscentes do nervo e ajudará no mapeamento do nervo para possibilitar a dissecção cirúrgica focalizada (112). Alguns estudos sugerem que o monitoramento neste contexto freqüentemente detectará uma deiscência antes que ela seja visualizada (82). O sucesso do monitoramento neste contexto foi documentado, e um grupo relatou 1.200 casos consecutivos sem lesão do nervo facial (112). Adicionalmente, um estudo recente de custoefetividade concluiu que usar monitoramento do nervo facial em cirurgia primária e de revisão foi a conduta mais custo-efetiva (113). Nossa prática atual é utilizar MIONF em todos os casos de doenças crônicas da orelha média, incluindo timpanoplastia e mastoidectomia, tanto inicial quanto revisão.

Estapedectomia

O local mais comum para uma deiscência no canal de Falópio ocorre no segmento timpânico. A relação íntima entre a janela oval e o segmento timpânico do nervo facial exige que extrema precaução seja tomada ao executar uma estapedectomia, uma vez que um nervo facial deiscente pode estar presente. Embora isto não seja uma contra-indicação à realização da operação, o MIONF pode alertar o cirurgião para um nervo deiscente durante dissecção cirúrgica ou estapedectomia a *laser*. Lesões do nervo durante este procedimento são raras, mas foram descritas (111). Quaisquer passos dados para minimizar esta ocorrência, inclusive MIONF, podem ser benéficos para o paciente. Embora o uso do MIONF para a cirurgia otológica permaneça a escolha do cirurgião individual, nossa prática é usar monitoramento do nervo facial em todos os casos de orelha média, de rotina ou complicados, inclusive estapedectomia.

Otologia Pediátrica

Lesão iatrogênica do nervo facial é igualmente, se não mais, devastadora na população pediátrica. Embora as conseqüências físicas dessa lesão sejam as mesmas, o dano emocional pode ser amplificado em crianças. O nervo facial ocupa uma posição semelhante em crianças e adultos, mas existem diferenças sutis relacionadas com o desenvolvimento. Uma vez que o desenvolvimento do nervo facial é intimamente relacionado com o desenvolvimento do osso temporal, o nervo facial tipicamente não alcançará seu trajeto adulto até o desenvolvimento mastóideo estar completo (idade de 2 anos). O desenvolvimento do nervo facial está completo aproximadamente pela idade de 4 anos (114). Qualquer anormalidade da orelha interna, média ou externa, ou da mastóide, pode pressagiar um trajeto anormal do nervo facial (115). Dado o potencial de um trajeto anormal do nervo, combinado com as conseqüências a longo prazo de uma lesão iatrogênica, monitoramento intra-operatório do nervo facial pode ser benéfico em qualquer procedimento otológico pediátrico, excetuada timpanotomia e colocação de tubo.

TABELA 53.6
OCASIÕES PROVÁVEIS PARA LESÃO IATROGÊNICA DURANTE REPARAÇÃO DE ATRESIA
Incisão na pele
Dissecção na fossa glenóide
Canaloplastia com perfuração de osso atrésico, especialmente póstero-inferiormente
• Transposição do nervo para melhorar o acesso à base do estribo e janela oval
Dissecção do tecido mole pré-auricular para reposicionamento auricular durante mastoidectomia

Atresia Auricular Congênita

A lesão iatrogênica do nervo facial compreende a maior preocupação sentida pelos pais, pacientes e cirurgiões a respeito da reparação de atresia auricular congênita. Este risco, particularmente em casos unilaterais, desencorajou muitos cirurgiões otológicos a tentar estas cirurgias complicadas. Nestes pacientes, o nervo facial tipicamente é localizado mais anterior e superior que em indivíduos normais. Uma ampla variedade de outras anomalias também foi relatada (116). A incidência de paralisia facial iatrogênica durante reparação de atresia auricular congênita varia de 0% a 8% (117). Os relatos publicados refletem principalmente a experiência dos autores nas suas próprias séries, embora a maioria tenha extensa experiência neste tipo de cirurgia. Jahrsdoerfer descreve cinco casos em que o nervo facial é vulnerável à lesão durante cirurgia de atresia (Tabela 53.6). Segundo a sua experiência, o nervo tende a ser mais lesado durante canaloplastia ao perfurar através da área ínfero-posterior do osso atrésico denso (117). McKinnon e Jahrsdoerfer (118) relatam empregar rotineiramente MIONF durante estas operações.

CONCLUSÕES

O monitoramento neurofisiológico intra-operatório sofreu importantes aperfeiçoamentos desde o seu nascimento no século XX, mas permanece uma tecnologia relativamente nova, com suas aplicações ainda nas fases iniciais de desenvolvimento. A preservação da audição e da função do nervo facial é capital em muitos procedimentos otológicos e neurotológicos. Embora a preservação da audição ainda esteja por alcançar o mesmo nível de sucesso obtido na preservação da função do nervo facial, a tecnologia está avançando e o aperfeiçoamento adicional parece provável. Nós elucidamos numerosos procedimentos nos quais o MIONF, bem como o monitoramento do oitavo nervo, são vantajosos. Apesar da falta de uma opinião consensual sobre as aplicações para monitoramento intra-operatório dos nervos facial e auditivo, os procedimentos aqui discutidos podem tornar-se mais seguros e eficientes através do uso do monitoramento neurofisiológico, com possibilidades melhoradas de função facial e audição normais. Não obstante, monitoramento neurofisiológico intra-operatório deve servir apenas como um adjunto, não um substituto, do extenso planejamento pré-operatório, um conhecimento completo da anatomia do osso temporal e suas variedades comuns, e técnica cirúrgica meticulosa.

PONTOS IMPORTNTES

- Comprometimento auditivo durante cirurgia pode ocorrer através de lesão direta da cóclea, da artéria auditiva interna ou da artéria labiríntica, ou como resultado de estiramento, compressão, transecção ou lesão térmica do nervo coclear.
- Eletrococleografia (ECochG), testes da resposta auditiva do tronco cerebral (BERA) e monitoramento direto do oitavo nervo (MDON) são técnicas usadas no monitoramento intra-operatório do sistema auditivo.
- ECochG mede melhor a integridade do suprimento sanguíneo coclear.
- Monitoramento direto do potencial de ação do oitavo nervo pode ser usado em pacientes que têm uma BERA pré-operatória ausente.
- BERA é uma técnica de campo distante, enquanto ECochG e MDON são técnicas de campo próximo.
- Lesão do nervo facial pode ocorrer como resultado de transecção; trauma direto por perfuração, uso do aspirador ultra-sônico ou dissecção; estiramento; compressão; lesão térmica por perfuração, cautério ou *laser;* comprometimento vascular; ou edema do nervo a partir da dissecção regional.
- O nervo facial pode ser monitorizado por aparelhos sensores de pressão mecânica, eletromiografia (EMG) e monitoramento direto de potenciais de ação.
- Os sistemas de monitoramento podem ser aumentados pela adição de exploradores estimuladores e instrumentos de dissecção que ajudam a identificar e mapear o nervo facial.
- MIONF deve ajudar o cirurgião a identificar o nervo facial, notificar rapidamente o cirurgião quando ocorrer trauma, avisar o cirurgião de um trajeto aberrante do nervo, avaliar a integridade neural à conclusão do procedimento e ajudar a predizer a função pós-operatória do nervo facial.
- A não ser que potenciais de ação do nervo facial compreendam a única fonte de MIONF, evitar o uso de relaxantes musculares não despolarizantes durante a anestesia.
- MIONF comprovou-se útil para melhorar os resultados do nervo facial durante a remoção de neuroma acústico e tumor do ângulo cerebelopontino, particularmente tumores maiores.
- Aplicações adicionais do MIONF incluem a secção do nervo vestibular, cirurgia da base do crânio, descompressão microvascular, implante coclear, reparação de atresia auricular congênita, estapedectomia e cirurgia de orelha crônica.

REFERÊNCIAS

1. Jewett DL, Williston IS. Auditory evoked far fields averaged from the scalp of humans. *Brain* 1971;94:681-696.

2. Levine RA, Montgomery WW, Ojemann RJ. Evoked potential detection of hearing loss during acoustic neuroma surgery. Abstract. *Neurology* 1978;28:339.
3. Yingling CD, Gardi IN. Intraoperative monitoring of facial and cochlear nerves during acoustic neuroma surgery. *Otolaryngol Clin North Am* 1992;25:413-448.
4. Kaylie DM, Gilbert E, Horgan MA, et al. Acoustic neuroma surgery outcomes. *Otol Neurotol* 2001;22:686-689.
5. Harper CM, Daube JR. Facial nerve electromyography and cranial nerve monitoring. *J Clin Neurophys* 1999;15:206-216.
6. Lang J. Anatomy of the brainstem and lower cranial nerves, vessels, and surrounding structures. *Am J Otol* 1985;6(Suppl):1-19.
7. Colletti V, Fiorino FG, Mocella S, et al. ECoG, CNAP, and ABR monitoring during acoustic neuroma surgery. *Audiology* 1997;37:27-37.
8. Matthies C, Samii M. Management of vestibular schwannomas (acoustic neuromas): the value of neurophysiology for evaluation and prediction of auditory function in 420 cases. *Neurosurgery* 1997;40:919-929.
9. Zappia JJ, Wiet Rh O'Connor CA, et al. Intraoperative monitoring in acoustic neuroma surgery. *Otolaryngol Head Neck Surg* 1996;115:98-106.
10. Nadol JB Jr., Levine R, Ojemann RG, et al. Preservation of hearing in surgical removal of acoustic neuromas of the internal auditory canal and cerebellopontine angle. *Laryngoscope* 1987;97:1287-1294.
11. Moller AR. *Evoked potential intraoperative monitoring.* Baltimore: Williams and Wilkins, 1988.
12. Schmerber S, Lavielle JP, Dumas G, et al. Intraoperative auditory monitoring in vestibular schwannoma surgery: new trends. *Acta Otolaryngol* 2004;124;53-61.
13. Schramm L, Mokrusch T, Fahlbusch R, et al. Detailed analysis of intraoperative changes monitoring brainstem acoustic evoked potentials. *Neurosurgery* 1988;22:694-702.
14. Battista RA, Wiet RJ, Paauwe L. Evaluation of three intraoperative auditory monitoring techniques in acoustic neuroma surgery. *Am J Otol* 2000;21:244-248.
15. Roberson JB, Jackson LL, McCauley JR. Acoustic neuroma surgery: absent ABR does not contraindicate attempted hearing preservation. *Laryngoscope* 1999;109:904-910.
16. Kileny PR, Niparko JK. Intraoperative monitoring of auditory and facial functions in neurotologic surgery. *Adv Otolaryngol Head Neck Surg* 1988;2:55-60.
17. Kaga K, Takiguchi T, Mayokai K, et al. Effects of deep hypothermia and circulatory arrest on the auditory brainstem responses. *Arch Otorhinolaryngol* 1979;225:199-205.
18. Manninen P, Lam A, Nicholas J. The effects of isoflurane and isoflurane-nitrous oxide anesthesia on brainstem auditory evoked potentials in humans. *Anesth Analg* 1985;64:43-47.
19. Prass RL, Kinney SE, Lüders H. Transtragal, transtympanic electrode placement for intraoperative electrocochleographic monitoring. *Otolaryngol Head Neck Surg* 987;97:343-350.
20. Eggermont JJ. Electrocochleography. In: Keidel WD, Neff WD, eds. *Handbook of sensory physiology*-Vol. V: Auditory system, Part 3: clinical and special topics. Berlin: Springer-Verlag, 1976.
21. Wazen JJ. Intraoperative monitoring of auditory function: experimental observations and new applications. *Laryngoscope* 1994;104:446-455.
22. Silverstein H, McDaniel AB, Norrell H. Hearing preservation after acoustic neuroma surgery using intraoperative direct eighth cranial nerve monitoring. *Am J Otol* 1985;6(suppl):99-106.
23. Levine RA, Ojemann RG, Montgomery WW et al. Monitoring auditory evoked potentials during acoustic neuroma surgery: insights into the mechanism of hearing loss. *Ann Otol Rhinol Laryngol* 1984;93:116-123.
24. Ohashi T, Ochi K, Kinoshita H, et al. Electrocochleogram after transaction of vestibulo-cochlear nerve in a patient with a large acoustic neurinoma. *Hearing Res* 2001;154:26-31.
25. Moller AR, Jannetta PJ. Compound action potentials recorded intracranially from the auditory nerve in man. *J Exp Neurol* 1981;74:82-874.
26. Moller AR. Monitoring auditory function during operations to remove acoustic tumors. *Am J Otol* 1996;17:452-460.
27. Cueva RA, Morris GF, Prioleau GR. Direct cochlear nerve monitoring: first report on a new atraumatic, self-retaining electrode. *Am J Otol* 1998;19:202-207.
28. Nguyen BH, Javel E, Levine SC. Physiologic identification of eighth nerve subdivisions: direct recordings with bipolar and monopolar electrodes. *Am J Otol* 1999;20:522-534.
29. Colletti V, Fiorino FG. Advances in monitoring of seventh and eighth cranial nerve function during posterior fossa surgery. *Am J Otol* 1998;19:503-512.
30. Roberson J, Senne A, Brackmann D, et al. Direct cochlear nerve action potentials as an aid to hearing preservation in middle fossa acoustic neuroma resection. *Am J Owl* 1996;17:653-657.
31. Danner C, Mastrodimos B, Cueva RA. A comparison of direct eighth nerve monitoring and auditory brainstem response in hearing preservation surgery for vestibular schwannoma. *Otol Neurotol* 2004;28:826-832.
32. McDaniel AB, Silverstein H, Norrell H. Retrolabyrinthine vestibular neurectomy with and without monitoring of eighth nerve potentials. *Am J Otol* 1985;4(Suppl):23-26.
33. Arenberg IK, Kabayashi H, Obert AD, et al. Intraoperative electrocochleography of endolymphatic hydrops surgery using clicks and tone bursts. *Acta Otolaryngol Suppl* 1993;504:58-67.
34. Brown CJ, Abbas PJ, Fryauf-Bertschy H, et al. Intraoperative and postoperative electrically evoked auditory brainstem responses in nucleus cochlear implant users: implications for the fitting process. *Ear Hearing* 1994;15:168-176.
35. Nedzelski IM, Chiang CM, Cashman MZ, et al. Hearing preservation in acoustic neuroma surgery: value of monitoring cochlear nerve action potentials. *Otolaryngol Head Neck Surg* 1994;111:703-709.
36. Sanna M, Kharis T, Russo A, et al. Hearing preservation surgery in vestibular schwannoma: The hidden truth. *Ann Otol Rhinol Laryngol* 2004;113:156-163.
37. Committee on Hearing and Equilibrium guidelines for the evaluation of hearing preservation in acoustic neuroma (vestibular schwannoma). American Academy of Otolaryngology- Head and Neck Surgery Foundation, Inc. *Otolaryngol Head Neck Surg* 1995;113:179-180.

38. Kanzaki J, Inoue Y, Ogawa K. The learning curve in post-operative hearing results in vestibular schwannoma surgery. *Auris Nasus Larynx* 2001;28:209-213.
39. Harper CM, Harner SG, Slavit DH, *et al.* Effect of BAER monitoring on hearing preservation during acoustic neuroma resection. *Neurology* 1992;42:1551-1553.
40. Ojemann RG, Levine RA, Montgomery WM, *et al.* Use of intraoperative auditory evoked potentials to preserve hearing in unilateral acoustic neuroma removal. *J Neurosurg* 1984;61:938-948.
41. Slavit DH, Harner SG, Harper M, *et al.* Auditory monitoring during acoustic neuroma removal. *Arch Otolaryngol Head Neck Surg* 1991;117:1153-1156.
42. Strauss C, Bischoff B, Neu M, *et al.* Vasoactive treatment for hearing preservation in acoustic neuroma surgery. *J Neurosurg* 2001;95:771-777.
43. Neu M, Strauss C, Romstock J, *et al.* The prognostic value of intraoperative BAEP patterns in acoustic neurinoma surgery. *Clin Neurophysiol* 1999;110:1935-1944.
44. Schwartz DM, Gennarelli TA. Delayed sensorineural hearing loss following uncomplicated neurovascular decompression of the trigeminal root entry zone. *Am J Otol* 1990;11:95-98.
45. Radtke RA, Erwin CW, Wilkins RH. Intraoperative brainstem auditory evoked potentials: significant decrease in postoperative morbidity. *Neurology* 1989;39:187-191.
46. Levine RA, Ojemann RG, Montgomery WW, *et al.* Monitoring auditory evoked potentials during acoustic neuroma surgery: insights into the mechanism of the hearing loss. A*nn Otol Rhinol Laryngol* 1984;93:116-120.
47. Stanton SG, Cashman MZ, Harrison RV, *et al.* Cochlear nerve action potentials during cerebellopontine angle surgery: relationship of latency, amplitude, and threshold measurements to hearing. *Ear Hearing* 1989;10:23-30.
48. Jackson LE, Roberson JB Jr. Acoustic neuroma surgery: use of cochlear nerve action potential monitoring for hearing preservation .*Am J Otol* 2000;21:249-259.
49. Kveton JE The efficacy of brainstem auditory evoked potentials in acoustic tumor surgery *Laryngoscope* 1990;100:1171-1173.
50. Schlake HP, Milewski C, Goldbrunner RH, *et al.* Combined intra-operative monitoring of hearing by means of auditory brainstem responses (ABR) and transtympanic electrocochleography (ECochG) during surgery of intra- and extrameatal acoustic neurinomas. *Acta Neurochir (Wien)* 2001;143:985-996.
51. Yamakami I, Oka N, Yamaura A. Intraoperative monitoring of cochlear nerve compound action potential in cerebellopontine angle tumour removal. *J Clin Neurosci* 2003;10(5):567-570.
52. Telischi FF, Widick MP, Lonsbury-Martin BL, *et al.* Monitoring cochlear function intraoperatively using distortion product otoacoustic emissions. *Am J Otol* 1995;16:597-608.
53. Telischi FF, Mom T, Agrama M, *et al.* Comparison of auditoryevoked brainstem response wave I to distortion product otoacoustic emissions resulting from changes to inner ear blood flow. *Laryngoscope* 1999;109:186-191.
54. Morawski K, Namyslowski G, Lisowska G, *et al.* Intraoperative monitoring of cochlear function using distortion product otoacoustic emissions (DPOAEs) in patients with cerebellopontine angle tumors. *Otol Neurotol* 2004;25:818-825.
55. Wiet RJ. Iatrogenic facial paralysis. *Otolaryngol Clin North Am* 1982;15:773-781.
56. May M, Wiet RJ. Iatrogenic injury: Prevention and management. In: May M, ed. *The facial nerve.* New York: Thieme, 1986.
57. Nilssen E, Wormald P. Facial nerve palsy in mastoid surgery. *J Laryngol Otol* 1997;111:113-116.
58. Selesnick SH. Optimal stimulus duration for intraoperative facial nerve monitoring. *Laryngoscope* 1999;109:1376-1385.
59. Mancini F, Taibah AK, Falcioni M. Otitis media: surgical principles based on pathogenesis. *Otolaryngol Clin North Am* 1999;32(3):567-583.
60. Green JD Jr., Shelton C, Brackmann DE. Iatrogenic facial nerve injury during otologic surgery. *Laryngoscope* 1994;104:922-925.
61. Krause F. *Surgery of the brain and spinal cord*, Vol. II. New York: Rebman, 1912.
62. Jako GJ. Facial nerve monitor. *Trans Am Acad Ophthalmol Otolaryngol* 1965;69:340-343.
63. Williams JD, Lehman R. Bells against palsy. *Am J Otol* 1988;9:81-82.
64. Delgado TE, Buchheit SG, Rosenholtz HR Intraoperative monitoring of facial muscle evoked responses obtained by intracranial stimulation of the facial nerve: A more accurate technique for facial nerve dissection. *Neurosurgery* 1979;4:418-421.
65. Sugita K, Kobayashi S. Technical and instrumental improvements in the surgical treatment of acoustic neuromas. *J Neurosurg* 1982;57:747-752.
66. Moller AR, Jannetta PJ. Preservation of facial function during removal of acoustic neuromas: use of monopolar constant-voltage stimulation and EMG. *J Neurosurgery* 1984;61:757-760.
67. Silverstein H, Rosenberg S. Intraoperative facial nerve monitoring. *Otolaryngol Clin North Am* 1991;24:709-725.
68. Metson R, Thornton A, Nadol JB, *et al.* A new design for intraoperative facial nerve monitoring. *Otolaryngol Head Neck Surg* 1988;98:258-261.
69. Prass R, Kinney SE, Hardy RW, *et al.* Acoustic (loudspeaker) facial electromyographic monitoring: part II-use of evoked EMG activity during acoustic neuroma resection. *Otolaryngol Head Neck Surg* 1987;97:541-551.
70. Kartush IM, Niparko J, Bledsoe S, *et al.* Intraoperative facial nerve monitoring: A comparison of stimulating electrodes. *Laryngoscope* 1985;95:1536-1540.
71. Silverstein H. Microsurgical instruments and nerve stimulator-monitor for retrolabyrinthine vestibular neurectomy. *Otolaryngol Head Neck Surg* 1986;94:409-411.
72. Filipo R, De Sata E, Bertoli GA. Intraoperative videomonitoring of the facial nerve. *Am J Otol* 2000;21:119-122.
73. Bendet E, Rosenberg SI, Willcox TO, *et al.* Intraoperative facial nerve monitoring: A comparison between electromyography and mechanical-pressure monitoring techniques. *Am J Otol* 1999;20:793-799.
74. Filipo R, Pichi B, Bertoli A, *et al.* Video-based system for intraoperative facial nerve monitoring: comparison with electromyography. *Otol Neurotol* 2002;23:594-597.

75. Prass RL. Iatrogenic facial nerve injury–the role of facial nerve monitoring. *Otolaryngol Clin North Am* 1996;29:265-275.
76. Prass R, Luders H. Constant current versus constant-voltage stimulation. *J Neurosurg* 1985;62:622-623.
77. Kartush JM, Niparko JK, Bledsoe SC, et al. Intraoperative facial nerve monitoring: a comparison of stimulating electrodes. *Laryngoscope* 1985;95:1536-1540.
78. Kartush IM. Electroneurography and intraoperative facial monitoring in contemporary neurotology. *Otolaryngol Head Neck Surg* 1989;101:496-503.
79. Richmond IL, Mahla M. Use of antidromic recording to monitor facial nerve function intraoperatively. *Neurosurgery* 1979;4:418-421.
80. Colletti V, Fiorino FS, Policante Z, et al. New perspectives in intraoperative facial nerve monitoring with antidromic potentials. *Am J Otol* 1997;18:249-251.
81. Silverstein H, Smouha EE, Jones R Routine intraoperative facial nerve monitoring during otologic surgery. *Am J Otol* 1988;9:269-275.
82. Pensak ML, Willging JP, Keith RW. Intraoperative facial nerve monitoring in chronic ear surgery: a resident training experience. *Am J Otol* 1994;15:108-110.
83. Greenberg JS, Manolidis S, Stewart MG, et al. Facial nerve monitoring in chronic ear surgery: US practice patterns. *Otolaryngol Head Neck Surg* 2002;126:108-114.
84. National Institutes of Health. *Consensus statement: acoustic neuroma.* NIH Consensus Development Conference, Bethesda, MD, December 11-13, 1991.
85. Hammerschlag PE, Cohen NL. Intraoperative monitoring of facial nerve function in cerebellopontine angle surgery. *Otolaryngol Head Neck Surg* 1990;103:681-684.
86. Saravanappa N, Balfour A, Bowlder A. Use of laser, otoendoscopy and facial nerve monitoring in otological surgery: United Kingdom survey. *J Laryngol Otol* 2003;117:751-755.
87. Roland PS, Meyerhoff WL. Intraoperative electrophysiological monitoring of the facial nerve: is it standard of practice? *Am J Otol* 1994;15:267-270.
88. Silverstein H, Rosenberg SI, Wilcox TO Jr., et al. Letter to the editor. *Am J Otol* 1994;15:121-122.
89. Harner SG, Daube JR, Ebersold MJ, et al. Improved preservation of facial nerve function with the use of electrical monitoring during removal of acoustic neuromas. *Mayo Clin Proc* 1987;62:92-102.
90. Benecke J, Calder H-B, Chadwick G. Facial nerve monitoring during acoustic neuroma removal. *Laryngoscope* 1987;97:697-700.
91. Kwartler JA, Luxford WM, Atkins J, et al. Facial nerve monitoring in acoustic tumor surgery. *Otolaryngol Head Neck Surg* 1991;104:814-817.
92. Nissen A), Sikand A, Welsh JE, et al. A multifactorial analysis of facial nerve results in surgery for cerebellopontine angle tumors. *ENT-Ear Nose Throat J* 1997;76:37-40.
93. Hamer SG, Daube JR, Beatty CW, et al. Intraoperative monitoring of the facial nerve. Laryngoscope 1988;98:209-212.
94. Uziel A, Benezech J, Frerebeau P. Intraoperative facial nerve monitoring in posterior fossa acoustic neuroma surgery. *Otolaryngol Head Neck Surg* 1993;108:126-134.
95. Silverstein H, Rosenberg S, Flanzer J, et al. Intraoperative facial nerve monitoring in acoustic neuroma surgery. *Am I Otol* 1993;14:524-532.
96. Kartush JM, Lundy LB. Facial nerve outcome in acoustic neuroma surgery. *Otolaryngol Clin North Am* 1992;25:623-647.
97. Kartush IM, LaRouere MJ, Graham MD. Intraoperative facial nerve monitoring during posterior skull base surgery. *Skull Base Surgery* 1991;1:85-92.
98. Magliulo G, Zardo E. Facial nerve function after cerebellopontine angle surgery and prognostic value of intraoperative facial nerve monitoring: a critical evaluation. *Am J Otolaryngol* 1998;19:102-106.
99. Berges C, Fraysse B, Yardeni E, et al. Intraoperative facial nerve monitoring in posterior fossa surgery: prognostic value. *Skull Base Surgery* 1993;3:214-216.
100. Zeitouni AG, Hammerschlag PE, Cohen NL. Prognostic significance of intraoperative facial nerve stimulus thresholds. *Am J Otol* 1997;18:494-497.
101. Beck DL, Atkins JS Jr., Benecke JE Jr., et al. Intraoperative facial nerve monitoring: Prognostic aspects during acoustic tumor removal. *Otolaryngol Head Neck Surg* 1991;104:780-782.
102. Silverstein H, Willcox TO Jr., Rosenberg SI, et al. Prediction of facial nerve function following acoustic neuroma resection using intraoperative facial nerve stimulation. *Laryngoscope* 1994;104:539-544.
103. Zeitouni AG, Hammerschlag PE, Cohen NL. Prognostic significance of intraoperative facial nerve stimulus thresholds. *Am J Otol* 1997;18:494-497.
104. Sobottka SB, Schackert G, May SA, et al. Intraoperative facial nerve monitoring predicts facial nerve outcome after resection of vestibular schwannoma. *Acta Neurochir (Wien)* 1998;140:235-243.
105. Goldbrunner RH, Schlake HP, Milewski C, et al. Quantitative parameters of intraoperative electromyography predict facial nerve outcomes for vestibular schwannoma surgery. *Neurosurgery* 2000;46:1140-1146.
106. Axon PR, Ramsden RT. Intraoperative electromyography for predicting facial function in vestibular schwannoma surgery. *Laryngoscope* 1999;109:922-926.
107. Moller AR, Jannetta P. Monitoring facial EMG during microvascular decompression operations for hemifacial spasm. *J Neurosurg* 1987;66:681.
108. Halnes S, Torres E. Intraoperative facial nerve monitoring during decompressive surgery for hemifacial spasm. *J Neurosurg* 1991;74:254.
109. Leonetti JP, Brackmann DE, Prass RL. Improved preservation of facial nerve function in the infratemporal fossa approach to the skull base. *Otolaryngol Head Neck Sing* 1989;101:74-78.
110. Chang SD, Lopez JR, Steinberg GK. Intraoperative electrical stimulation for identification of cranial nerve nuclei. *Muscle Nerve* 1999;22:1538-1543.
111. Welling DB, Glasscock ME, Gantz BJ. Avulsion of the anomalous facial nerve at stapedectomy. *Laryngoscope* 1992;102:729-733.
112. Olds MJ, Rowan PT, Isaacson JE, et al. Facial nerve monitoring among graduates of the Ear Research Foundation. *Am J Otol* 1997;18:507-511.
113. Wilson L, Lin E, Lalwani A. Cost-effectiveness of intraoperative facial nerve monitoring in middle ear or mastoid surgery. *Laryngoscope* 2003;113:1736-1745.

114. Schaitkin BM, Shapiro A, May M. Disorders of the facial nerve. In: Lalwani AK, Grundfast KM, eds. Pediatric otology and neurotology. Philadelphia: Lippincott-Raven, 1998:457-475.
115. Jahrsdoerfer RA. The facial nerve in congenital middle ear malformations. *Laryngoscope* 1981;91:1217-1224.
116. Schuknecht HE. Congenital aural atresia. *Laryngoscope* 1989;99:908-917.
117. Jahrsdoerfer RA, Lambert PR. Facial nerve injury in congenital aural atresia surgery. *Am J Otol* 1998;19:283-287.
118. McKinnon BJ, Jahrsdoerfer RA. Congenital auricular atresia: update on options for intervention and timing of repair. *Otolaryngol Clin North Am* 2002;35:877-890.

CAPÍTULO 54

Estudos por Imagem do Osso Temporal

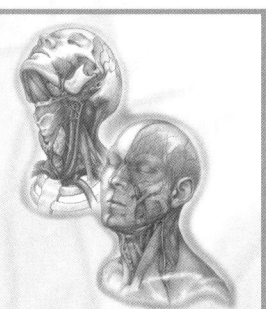

John A. Butman ▪ Nicholas J. Patronas ▪ Hung Jeffrey Kim

A tomografia computadorizada (TC) de alta resolução e a ressonância magnética (RM) possibilitam aos otorrinolaringologistas e radiologistas examinar a complexa anatomia do osso temporal nos mínimos detalhes e desse modo diagnosticar um largo espectro de patologias. A TC e a RM são complementares, uma vez que a TC proporciona resolução nítida submilimétrica das estruturas ósseas, e a RM mostra os componentes líquidos e de tecidos moles com resolução comparável. Quando o imageamento é feito para a avaliação de perda auditiva, a escolha da TC ou RM é principalmente dependente de se a perda auditiva é condutiva (PAC) ou neurossensorial (PANS). TC é mais adequada para PAC, enquanto RM é mais apropriada para a avaliação da PANS retrococlear. Quando a questão é destruição óssea por inflamação ou metástase, TC é a modalidade de escolha. Quando a questão é invasão perineural ou extensão intracraniana de doença, RM é a modalidade de escolha. Nos casos complexos, podem ser necessárias ambas TC e RM, e em alguns casos, informação adicional pode ser conseguida por estudos de medicina nuclear [p. ex., cintigrafia óssea ou tomografia por emissão de pósitrons (PET)] ou angiografia cerebral intervencionista.

TÉCNICA DA TOMOGRAFIA COMPUTADORIZADA

A TC é efetuada através da rotação de uma fonte de raios X em torno do corpo e adquirindo projeções a partir de múltiplos ângulos diferentes (1). Para gerar uma imagem de corte transversal bidimensional, diferentes algoritmos de reconstrução são usados para estimar a densidade do tecido que foi atravessado pelo feixe de raios X, medida em unidades Hounsfield (UH). Nesta escala, ar é –1.000 UH, água é 0 UH, tecidos moles são de 10 a 100 UH e osso cortical tipicamente é acima de 1.000 UH. O algoritmo de alta resolução usado para imagear o osso temporal resulta em margens ósseas extremamente nítidas, permitindo que sejam mostradas fraturas, articulações dos ossículos e outros detalhes finos (Fig. 54.1), mas ele torna as imagens muito mais cheias de ruído, de modo que contraste e realce de tecidos moles podem não ser discerníveis (Fig. 54.2). A espessura de fatia da TC clínica de rotina do osso temporal deve variar de 0,5 mm a 1,5 mm e o campo de visão (CV) deve ser de 9 cm a 12 cm. A largura da janela da TC deve ser grande (~4.000 UH), de modo a que a textura do osso possa ser revelada.

A linha orbitomeatal, estendendo-se desde a margem orbitária inferior ao canal auditivo externo, é usada como referência horizontal. Cortes axiais e coronais são adquiridos 30° e 120° acima desta linha, respectivamente. Técnicas helicoidais (ou espirais) efetuadas com escaneadores de fatia única ou múltiplas permitem que fatias sobrepostas sejam reconstruídas. Essas imagens possibilitam reformatações coronais que podem às vezes substituir aquisições coronais diretas.

TÉCNICA DO EXAME DE RESSONÂNCIA MAGNÉTICA

Os receptores de RM detectam sinal emitido pelos prótons (núcleos de hidrogênio) da gordura e da água do corpo após excitação com um pulso de radiofreqüência (2). A intensidade deste sinal é influenciada pelo ambiente do tecido local, que determina os tempos de relaxamento *spin-lattice* (T1) e *spin-spin* (T2). O ajuste dos parâmetros das seqüências de pulso de RM permite que o relaxamento T1 ou T2 tenha um efeito dominante sobre o sinal de RM, resultando em imagens ponderadas para T1 ou T2 (T1W ou T2W). Em imagens T2W, gordura e água são brilhantes ou "hiperintensas". Em imagens T1W, gordura é brilhante, tecidos são de sinal intermediário e água é escura ou "hipointensa".

Sendo a orelha interna e o canal auditivo interno (CAI) cheios de líquido, as imagens de T2W de alta resolução baseadas em técnicas de *spin echo* e *gradient*

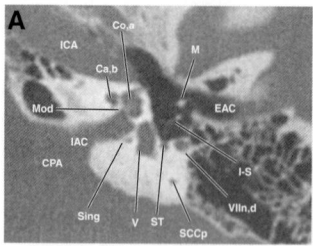 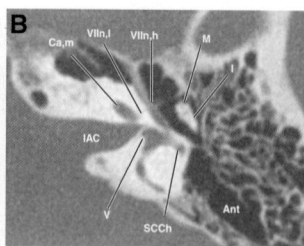 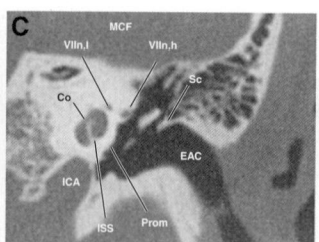 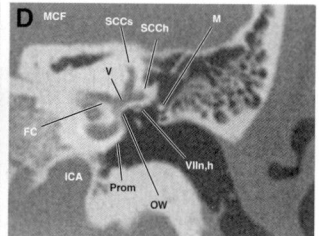

Figura 54.1

Anatomia normal do osso temporal em tomografia computadorizada (*TC*). TC axial ao nível do meio da cóclea (**A**) e mais superiormente no nível do canal semicircular (*SCC*) horizontal (**B**). TC coronal no nível da cóclea (**C**) e mais posteriormente no vestíbulo (**D**). Cadeia ossicular: Na TC axial (**A**), o cabo do martelo e o processo longo da bigorna aparecem como dois pontos. Ambos os ramos do estribo podem ser vistos. Na TC axial mais superior (**B**), a cabeça do martelo e o corpo da bigorna aparecem como uma "casquinha de sorvete", representando a "concha" e o "cone", respectivamente. Nervo facial: No corte coronal anterior (**C**), os segmentos labiríntico e horizontal aparecem como uma estrutura pareada como "olhos de serpente". Observar a fina placa de osso que cobre o segmento horizontal (**D**), que pode normalmente ser deiscente. Ela é identificada imediatamente inferior ao SCC horizontal em cortes coronais. O canal descendente alarga-se no nível do seio do tímpano quando o canal é compartilhado pelo músculo estapédio (**A**). AICA, artéria cerebelar inferior anterior; Ant, antro mastóideo; Co, cóclea (giros a, apical, b, basal, m, médio); CoP, partição coclear; CPA, cisterna do ângulo cerebelopontino; EAC, canal auditivo externo; FC, crista falciforme; IAC, canal auditivo interno; ICA, artéria carótida interna; I, bigorna; I-S jt, articulação incudoestapedial; M, martelo; MCF, fossa média do crânio; Mod, modíolo; OW, janela oval; Prom, promontório; Sc, escudo; ScV, rampa do vestíbulo; ScT, rampa do tímpano; SCC, canal semicircular (h, horizontal; p, posterior; s, superior); Sing, canal do nervo singular; ST, seio do tímpano; V, vestíbulo; VA, aqueduto vestibular; VIIn, nervo facial VII (i, intracanalicular ou meatal; d, descendente ou vertical; g, geniculado; h, horizontal ou timpânico; l, labiríntico).

echo definem estas estruturas com maior proveito (Fig. 54.3) (3). As técnicas de alta resolução baseadas em *spin echo* incluem 2D e 3D *fast spin echo* (FSE) e FSE de recuperação rápida. As técnicas baseadas em *gradient echo* incluem 3D balanceado *fast-field echo* (FFE), *fast-imaging* empregando aquisição em estado constante (FIESTA), indução rápida verdadeira de precessão em estado constante (FISP), e interferência construtiva no estado constante (CISS). Embora algumas destas técnicas possam ser específicas de certos fabricantes e modelos de aparelhos, todas podem produzir ponderação para T2 de alta resolução (líquido brilhante) para ver a estrutura delicada do labirinto.

Agentes de contraste à base de gadolínio encurtam os tempos de relaxamento T1, de modo que o vazamento de contraste injetado intravenosamente para dentro do tecido causa aumento no sinal ou "realce" ou "intensificação" em imagens T1W. Em virtude da

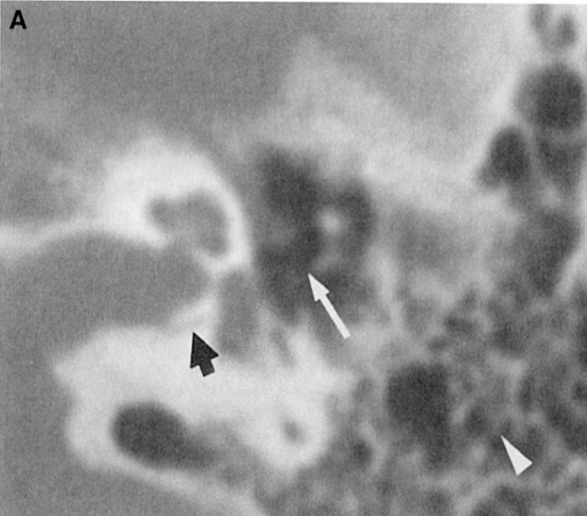 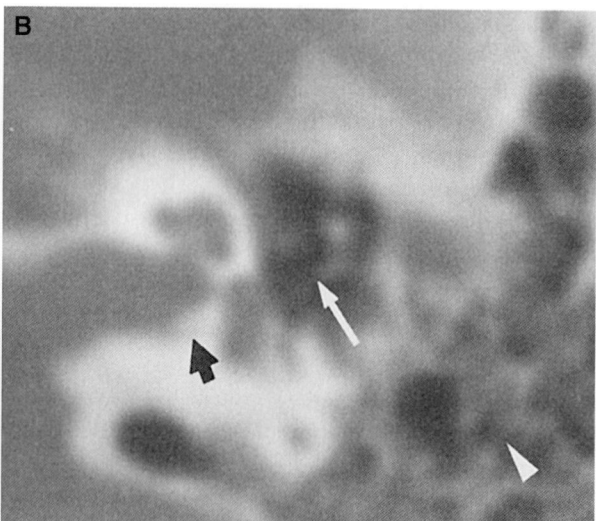

Figura 54.2

Imagem de tomografia computadorizada (*TC*) do osso temporal exige protocolos de reconstrução de alta resolução usando "algoritmos para osso" bem como ajustes de "janela para osso". TC do osso temporal foi obtida com colimação (espessura de fatia) de 1 mm e CV (campo de visão) de 12 cm. Os mesmos dados brutos de TC foram processados com um "algoritmo ósseo" para gerar a imagem em (**A**) e um "algoritmo para tecido mole" para gerar a imagem em (**B**). Ambas estão apresentadas com "janelas ósseas" (WL = 250, WW = 3.500). Observar a acentuada diferença nos finos detalhes. Comparar o aspecto do canal do nervo singular (*seta preta*), a articulação incudoestapedial (*seta branca fina*) e as septações na mastóide (*ponta de seta branca*).

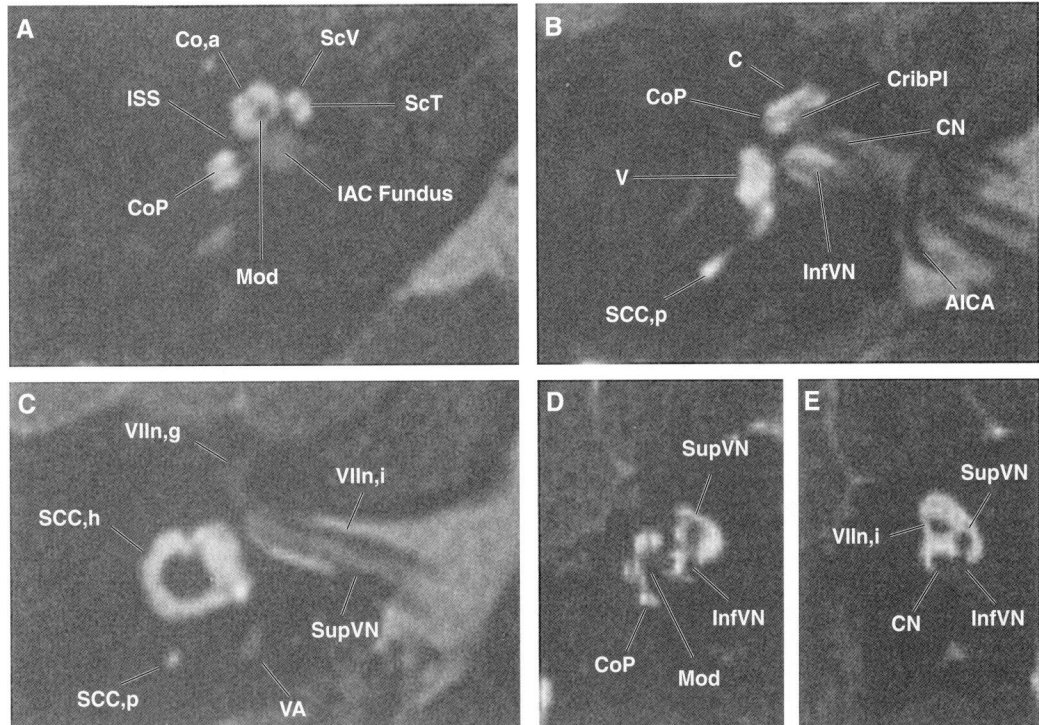

Figura 54.3

Imagem de ressonância magnética (*RM*), por imageamento rápido empregando aquisição em estado constante (*FIESTA*), do canal auditivo interno (*IAC*) e do labirinto, cortes axiais (**A-C**) e sagitais (**D, E**). Líquido cerebrospinal, perilinfa e endolinfa são hiperintensos (*brilhantes*); todos os outros tecidos são hipointensos (*escuros*). Arquitetura interna da cóclea é mais bem vista em RM FIESTA que em tomografia computadorizada (*TC*) (*i. e.*, partição coclear, modíolo). O aqueduto vestibular normal é fracamente visto com FIESTA, em contraste com FSE T2W, na qual é hiperintenso. Todos os quatro componentes do oitavo nervo são facilmente identificados com FIESTA sagital. Consultar a legenda da Figura 54.1 quanto à convenção das abreviações.

barreira hematoencefálica, estes agentes de contraste não vazam rapidamente para dentro do parênquima cerebral, cóclea e nervos cranianos, por isso não há contraste em T1W. Pode-se confirmar confiavelmente que contraste foi administrado quando o sinal hiperintenso está presente na mucosa nasal em imagens T1W.

Em virtude dos fortes campos magnéticos usados em RM, qualquer metal tem o potencial de produzir artefatos de imagem, aquecer-se fisicamente ou deslocar-se abruptamente, impondo um risco ao paciente. Por esta razão, certos implantes otológicos foram considerados contra-indicações à RM. A compatibilidade com RM dos implantes de estribo deve ser avaliada na base de caso a caso, de acordo com as recomendações do fabricante (4). Embora os implantes cocleares tenham sido considerados contra-indicações absolutas à RM, aparelhos mais recentes lidam com esta limitação. RM de baixo campo (0,2 Tesla) foi efetuada em pacientes com o implante coclear Med-El Combi® 40+ sem efeito adverso sobre o paciente ou o aparelho (5). O coclear Nucleus® Contour permite explantação cirúrgica temporária do magneto, de modo que RM pode ser efetuada com forças de campo de até 1,5 Tesla (6).

CANAL AUDITIVO EXTERNO

O canal auditivo externo (CAE) ósseo consiste no osso timpânico que forma a parte anterior, inferior e parte da parede posterior do canal externo e o osso temporal escamoso que forma o teto. O tecido mole que cobre o osso é extremamente fino. Espessamento do revestimento do CAE em TC geralmente representa simplesmente cerume, mas isto deve ser avaliado por visualização direta.

Anomalias Congênitas do Canal da Orelha Externa

Anomalias aurais congênitas resultam de um defeito do desenvolvimento do primeiro e segundo arcos branquiais e comumente envolvem malformações de orelha e canal externo (7). A falta de canalização das células epiteliais do primeiro sulco branquial leva à atresia ou estenose do CAE. Como a primeira bolsa faríngea se desenvolve ao mesmo tempo, anomalias da orelha média e da mastóide são quase sempre associadas à atresia ou estenose aural congênita.

TC de alta resolução é o mais importante estudo por imagem isolado para planejar reparação cirúrgica de atresia aural (7). Se possível, a TC é adiada até 5 anos de idade, para permitir desenvolvimento adequado das estruturas do osso temporal. Uma escala de graduação cirúrgica baseada na TC determina se um paciente é um bom candidato para a reparação de atresia aural (8). As seguintes estruturas são avaliadas em TC: (a) estribo, (b) janela oval, (c) janela redonda, (d) pneumatização da mastóide, (e) pneumatização da orelha média, (f) trajeto do nervo facial, (g) complexo incudomalear, (h) atresia óssea *vs.* membranosa e (i) morfologia normal da orelha interna (Fig. 54.4) (7). Malformação da orelha interna é incomum e pode excluir um paciente da reparação de atresia aural na presença de PANS. A identificação do estribo é o achado tomográfico mais importante para um resultado cirúrgico bem-sucedido (8).

As atresias aurais sindrômicas (p. ex, síndrome de Treacher Collins, síndrome de Goldenhar) são mais comumente associadas a malformações graves de orelhas média e interna (8).

Neoplasmas Benignos

Colesteatoma e Keratosis Obturans

Colesteatomas ocorrem raramente dentro do CAE e devem ser diferenciados da *keratosis obturans*, ambos se apresentam com otalgia e otorréia crônicas (9). Os colesteatomas do CAE são tipicamente unilaterais e apresentam-se em pacientes mais velhos. Detritos escamosos e tecido de granulação acumulam-se no canal auditivo, acompanhados por erosão óssea focal demonstrada em TC. Em contraste, *keratosis obturans* comumente ocorre em pacientes mais jovens com história de sinusite e bronquiectasia. Diferentemente da erosão óssea focal associada ao colesteatoma do CAE, o achado de TC da *keratosis obturans* é o alargamento difuso do CAE (Fig. 54.5).

Exostoses e Osteomas

Exostoses e osteomas são tumores ósseos benignos comuns do canal externo (10). As exostoses são tipicamente múltiplas e bilaterais e muitas vezes encontradas

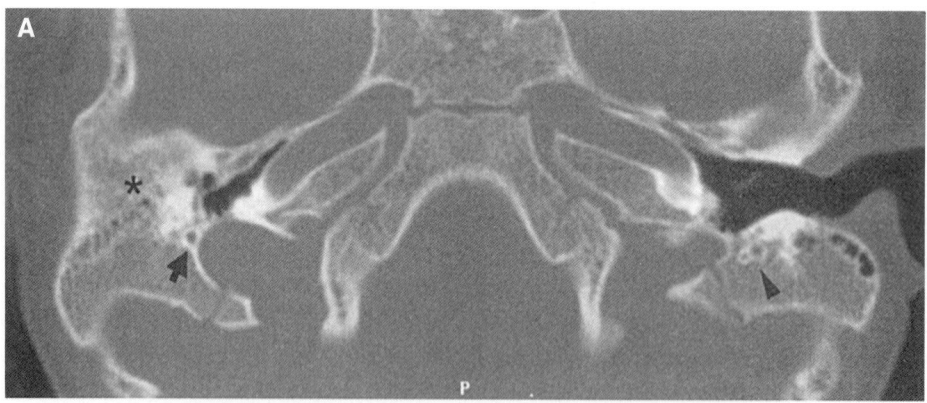

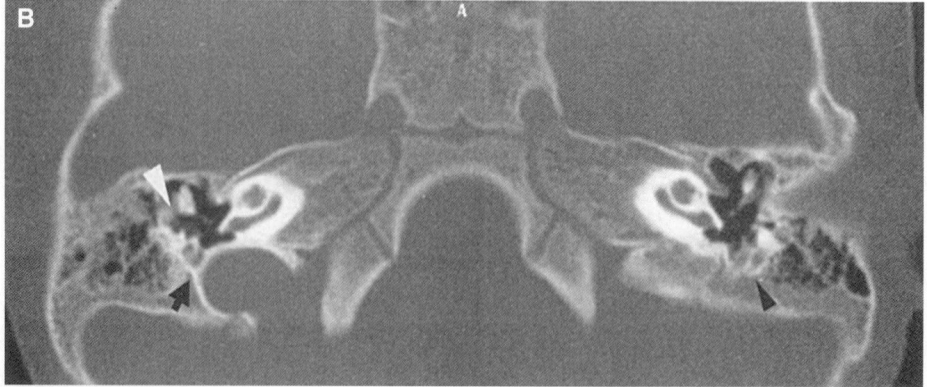

Figura 54.4

Atresia do canal auditivo externo (*EAC*). Imagem de tomografia computadorizada (*TC*) axial mostra (**A, B**) ausência do EAC direito (*asterisco* – **B**). Há fusão de um martelo deformado a uma placa atrésica (*ponta de seta branca*). A cóclea é normal. O segmento vertical do nervo facial corre mais anteriormente à direita (*seta preta*) que à esquerda (*ponta de seta preta*).

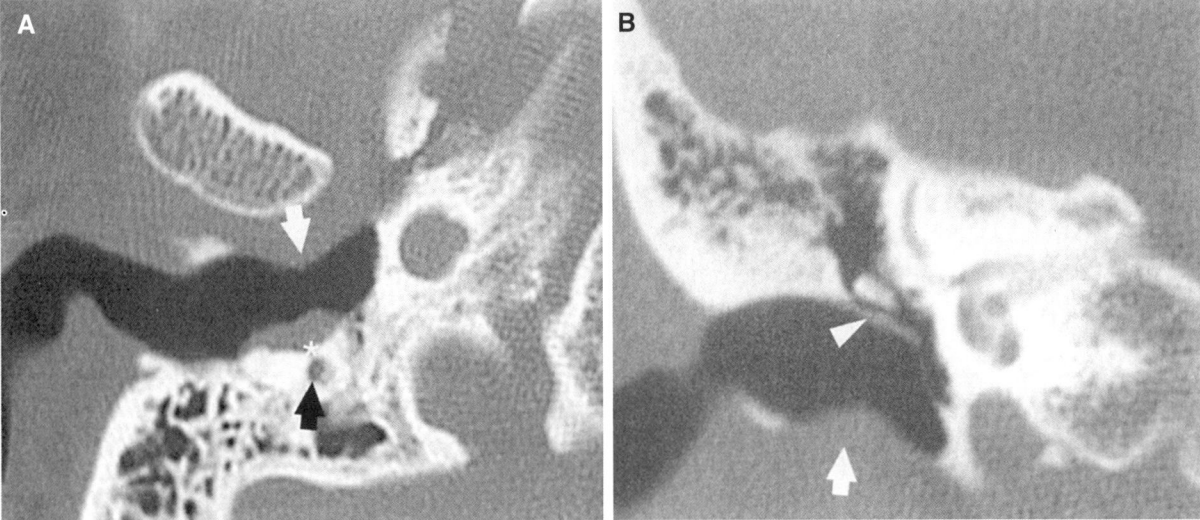

Figura 54.5
Keratitis obturans, em seguida a desbridamento. Erosão lisa do canal auditivo externo (CAE) ósseo (*setas brancas*) em tomografia computadorizada axial (**A**) e coronal (**B**). Observar a membrana timpânica espessada (*ponta de seta branca* – **B**). Observar o cerume incidental (*asterisco branco* – **A**) no CAE anterior ao canal de Falópio (*seta preta* – **A**) que contém o segmento vertical do nervo facial.

em pacientes com uma história crônica de exposição à água fria, como é visto em natação ou mergulho. As exostoses são classicamente lesões de base larga que se originam da face medial do CAE ósseo, próximo ao anel timpânico e ao longo das linhas de suturas timpanomastóidea e timpanoescamosa. Em contraste, os osteomas são tipicamente solitários e unilaterais. Osteomas são pedunculados e são encontrados no CAE ósseo lateral (Fig. 54.6) (10). Estas lesões algumas vezes são distintas em exames de imagem quando a medula se estende para dentro de um osteoma, enquanto as exostoses têm a aparência de osso cortical uniforme.

Neoplasmas Malignos

Os tumores malignos que se originam primariamente dentro do CAE são raros e incluem carcinoma de células escamosas, carcinoma basocelular e tumores de glândulas ceruminosas (11). Tumores malignos secundários do CAE são mais comuns, comprometendo o CAE por extensão direta a partir de tecidos adjacentes

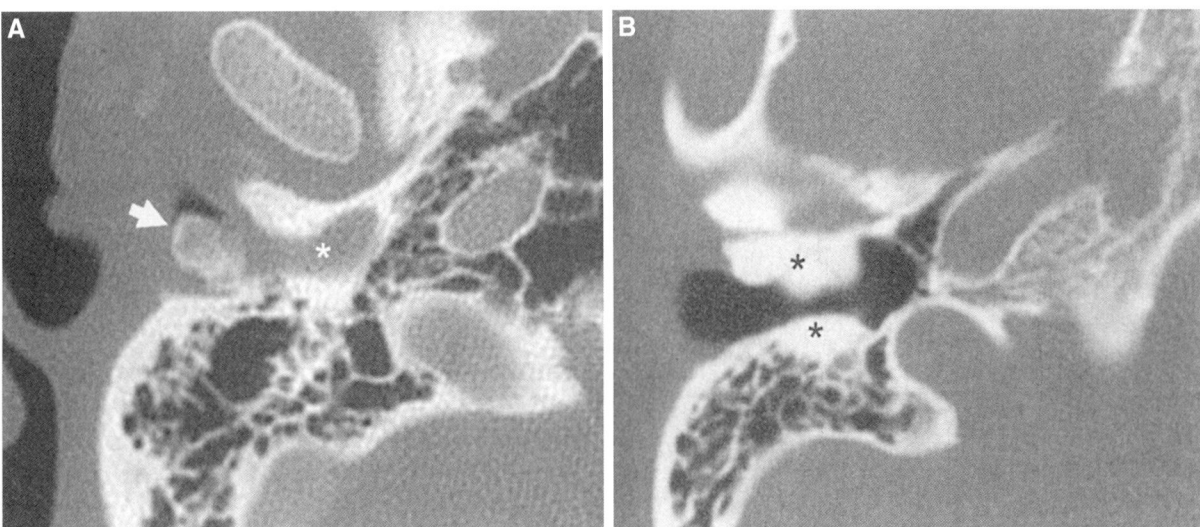

Figura 54.6
Osteoma (**A**) *vs.* exostose (**B**). Osso cortical denso e baixa densidade da medula central é aparente no osteoma com base lateral (*seta branca* – **A**). Contrastar isto com a localização medial e a alta densidade das exostoses (*asteriscos pretos* – **B**). O osteoma origina-se da sutura timpanomastóidea e oclui parcialmente o CAE, que está cheio de cerume (*asterisco branco* – **A**).

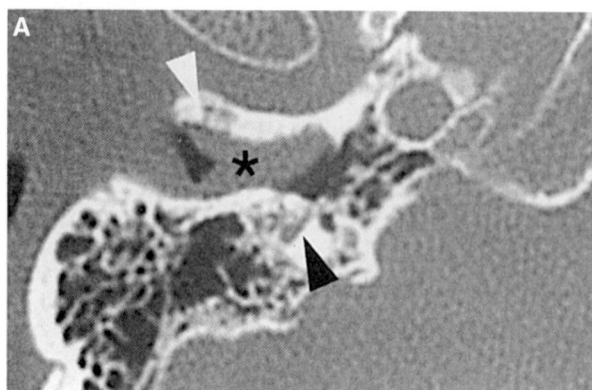
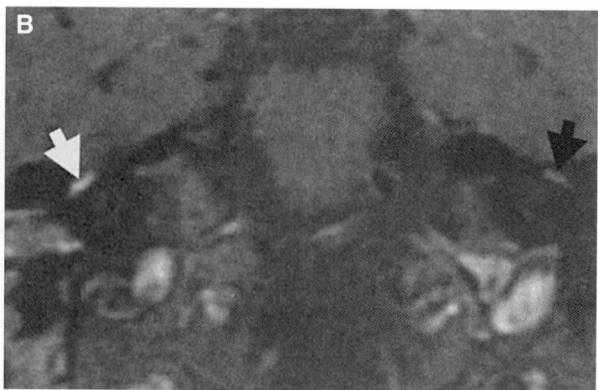

Figura 54.7

Carcinoma de células escamosas. TC axial (**A**) e imagem de ressonância magnética coronal ponderada para T1 (*RM T1W*) com contraste (**B**). Massa de tecido mole no canal auditivo direito (*asterisco preto* – **A**). Observar a erosão óssea focal comprometendo a face anterior do canal auditivo externo ósseo (*ponta de seta branca* – **A**). Extensão para dentro do segmento vertical do canal de Falópio (*ponta de seta preta*) resulta em paresia do nervo facial. Em RM T1W pós-contraste, o nervo facial perigenicular à direita contrasta-se por causa da invasão perineural (*seta branca* – **B**). Contrastar isto com o aspecto normal do nervo facial perigenicular à esquerda (*seta preta* – **B**).

(p. ex., pele ou parótida). Embora o achado característico dos tumores malignos em exames de imagem seja a destruição óssea irregular associada a uma massa de tecido mole, isto é inespecífico.

As malignidades do CAE podem facilmente estender-se anteriormente através da fissura de Santorini à glândula parótida, para dentro da orelha média através da membrana timpânica, e para dentro da cavidade mastóidea através da sutura timpanomastóidea. Ambas, TC e RM, podem ser usadas para definir a extensão completa da doença (Fig. 54.7). RM é essencial para definir invasão perineural.

Um dilema diagnóstico é o de uma lesão óssea destrutiva no paciente oncológico que recebeu radioterapia. É muito difícil TC ou RM distinguir entre doença metastática recorrente e osteorradionecrose.

Doenças Infecciosas e Inflamatórias

Otite externa não complicada é usualmente autolimitada, e TC ou RM raramente são necessárias para esta condição. Entretanto, no idoso diabético ou no indivíduo imunocomprometido, particularmente, pode se desenvolver a otite externa necrosante ou maligna, que ameaça a vida, e esta pode estender-se para comprometer tecidos moles adjacentes e a base do crânio (12).

TC pode demonstrar a sutil erosão óssea e comprometimento da mastóide e da cavidade da orelha média (Fig. 54.8). RM é melhor para demonstrar o desenvolvi-

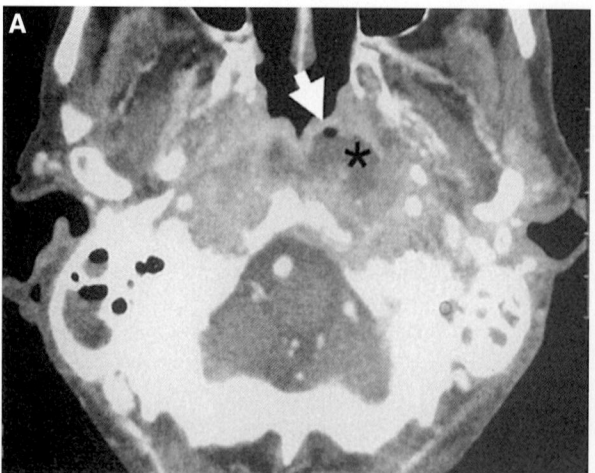
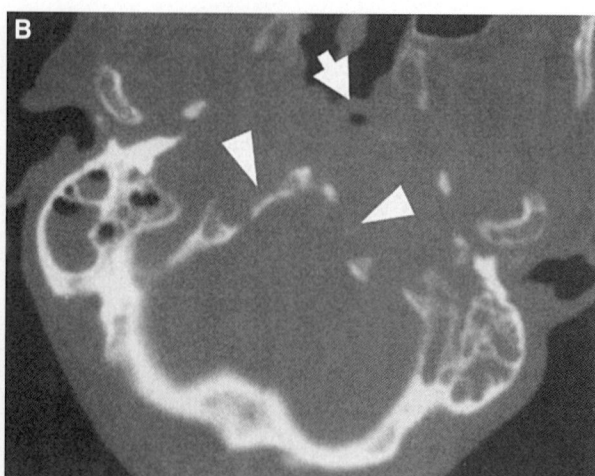

Figura 54.8

Otite externa maligna. Imagem de tomografia computadorizada axial com contraste mostra tecido intensificando-se heterogeneamente em todos os tecidos moles pré-vertebrais anteriores à base do crânio. Densidade de líquido (*asterisco* – **A**) e gás (*setas brancas*) indicam formação de abscesso. Observar a destruição óssea extensa do clivo e forames jugulares (*pontas de setas* – **B**).

mento de osteomielite da base do crânio, bem como potencial comprometimento intracraniano.

Tanto a RM quanto a TC têm dificuldades para monitorar a resposta da osteomielite à terapia. Tomografia computadorizada de emissão de fótons isolados (SPECT) usando metileno difosfonato (MDP) de tecnécio-99 m, cintigrafia com gálio-67, ou leucócitos marcados com índio-111 podem ser usadas para a avaliação pós-tratamento (13).

ORELHA MÉDIA, MASTÓIDE E ÁPICE PETROSO

Doenças Infecciosas e Inflamatórias

Otite Média e Mastoidite

Velamentos na mastóide e na orelha média são freqüentemente achados incidentais em RMs do cérebro realizadas por várias razões, incluindo as efetuadas em voluntários sadios. Em particular, eles estão comumente presentes em pacientes cronicamente intubados. A presença de velamento da mastóide unilateral em um adulto deve, no entanto, provocar uma avaliação cuidadosa da nasofaringe em busca de uma massa oculta. Freqüentemente, um derrame mastóideo unilateral é identificado no contexto de disfunção da tuba auditiva induzida por radiação como um achado incidental em pacientes com tumor cerebral ou câncer de cabeça e pescoço. Estes velamentos são hiperintensos em imagens T2W e hipointensos em T1W e não se realçam com contraste. Trabéculas ósseas mastóideas e a cadeia ossicular estão intactas. Intensificação com contraste sugere a presença de inflamação ativa (p. ex., mastoidite). Infecções crônicas podem levar a espessamento ósseo e esclerose, resultando em calcificação da cavidade e membrana timpânica (timpanosclerose). Erosão de septações mastóideas é mais bem demonstrada em TC e indica a transição para mastoidite coalescente resultante da reabsorção enzimática do osso (Fig. 13.9) (14).

Extensão extracraniana da mastoidite pode ocorrer (15): um abscesso subperiosteal pode desenvolver-se como resultado da extensão direta através do osso trabecular fino no córtex mastóideo lateral. Disseminação ao longo da raiz zigomática forma um abscesso pré-auricular. Erosão através da ponta da mastóide forma um abscesso de Bezold medial ao músculo esternocleidomastóideo.

As complicações intracranianas de mastoidite, como trombose dos seios venosos do cérebro, abscessos (epidural, subdural e intracerebral) e meningite, são mais bem avaliadas por RM (15).

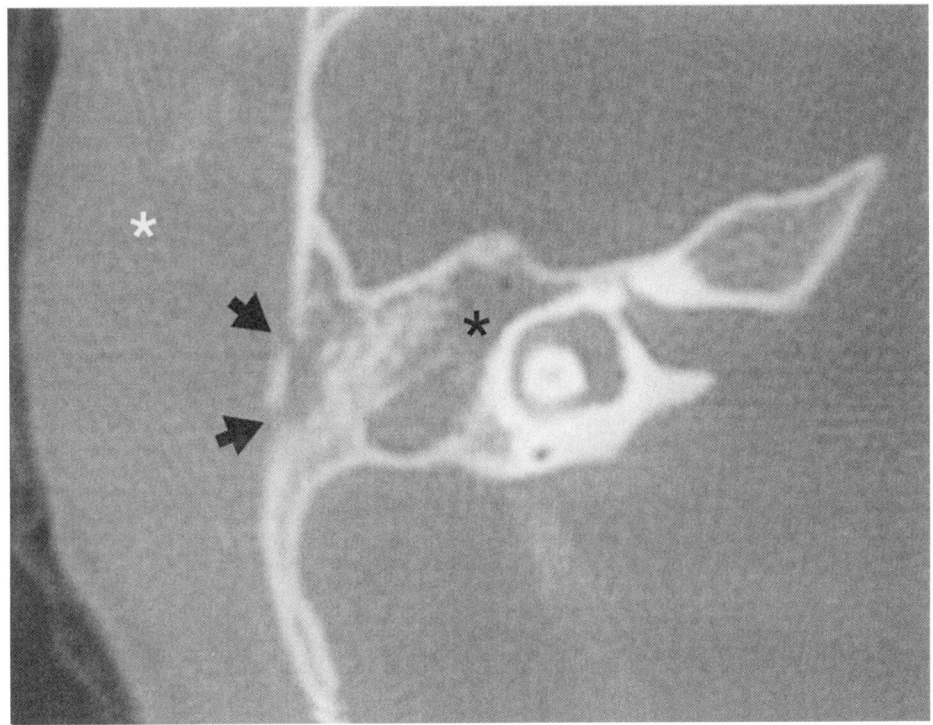

Figura 54.9

Mastoidite coalescente com abscesso subperiosteal. Imagem de tomografia computadorizada axial em uma criança mostra a mastóide completamente opacificada (*asterisco preto*) e as septações ósseas mastóideas irregulares pouco definidas. Ruptura franca do osso cortical da mastóide está presente (*setas pretas*), e há acentuado edema dos tecidos moles dos tecidos subcutâneos sobrejacentes (*asterisco branco*). (Cortesia do Dr. Alex Grevendulis.)

Trombose de Seio Dural

Mastoidite pode ser complicada por trombose do seio sigmóide causada por tromboflebite retrógrada (16). O trombo pode a seguir propagar-se de uma maneira anterógrada para dentro da veia jugular interna ou retrógrada para dentro dos seios transverso ou sagital superior e reto. Trombose de seio venoso dural sigmóide pode ser detectada com TC com contraste ou com RM (Fig. 54.10). Em TC, trombo agudo pode ser hiperdenso. Em imagens-padrão de *spin-echo* T1W e T2W, vazios de fluxo estão presentes nos seios, tornando-os hipointensos. Quando o fluxo é extremamente lento ou há trombo franco, o sinal torna-se isointenso. Contraste realça a dura circundante ao trombo na TC e RM, mas não o próprio trombo. Trombo crônico se vascularizará e, portanto, se contrastará.

Petrosite

Petrosite apical pode ocorrer não apenas no ápice petroso pneumatizado (30% a 35%) mas também no ápice petroso não pneumatizado como uma osteomielite (15). A tríade clássica da síndrome de Gradenigo (dor retroorbitária, paralisia do sexto nervo e otorréia crônica) é atualmente rara. TC revela as células opacificadas do ápice petroso com lise das septações ósseas. RM geralmente mostra contraste meníngeo periférico no ápice petroso quando a dura se torna espessada e coberta com tecido de granulação.

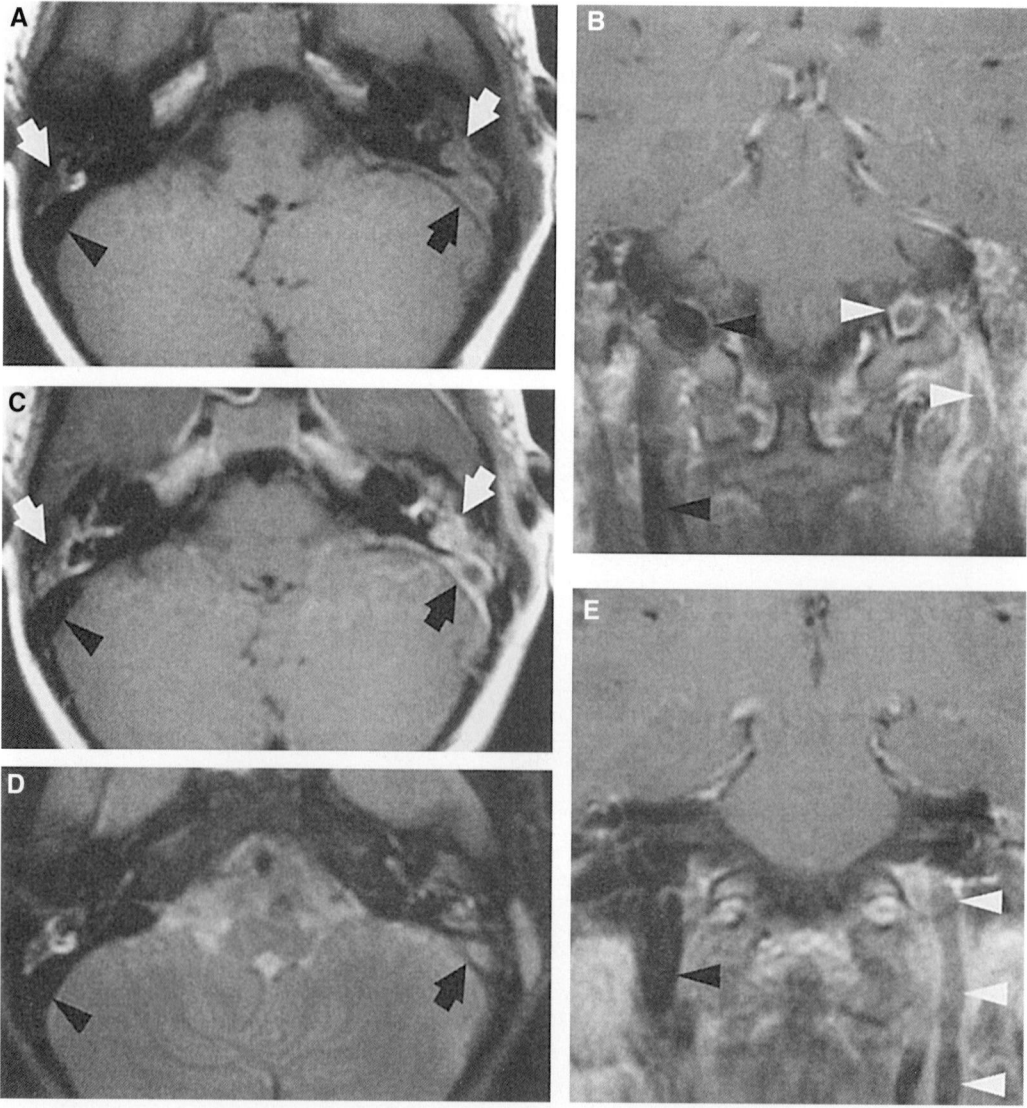

Figura 54.10

Mastoidite complicada por trombose do seio sigmóide. Mastoidite é evidente como tecido se contrastando em ambas as orelhas médias (*setas brancas*) em exame de ressonância magnética (*RM*) axial ponderada em T1 (*T1W*) pré (**A**) e pós-contraste (**B**). Trombo no seio sigmóide (*setas pretas*) é isointenso em T1W (**A**) e ponderada para T2 (*T2W*) (**C**) com intensificação da dura circundante (**B**). Vazio de fluxo resulta em ausência de sinal do seio sigmóide à direita (*pontas de setas pretas*). Na RM para T1W pós-contraste coronal, vazio de fluxo é visto no bulbo jugular e veia jugular interna direitos normais (*pontas de setas pretas* – **D, E**). Trombo isointenso com contraste acentuado das paredes do bulbo jugular e veia jugular interna são vistos à esquerda (*pontas de setas brancas* – **D, E**).

Granuloma de Colesterol (Cisto de Colesterol)

Secreções mucosas inflamatórias crônicas podem ficar aprisionadas dentro do ápice petroso para formar um granuloma de colesterol (17). Similarmente a uma mucocele paranasal, o granuloma de colesterol é expansivo, de modo que a TC demonstra opacificação e expansão lisa das margens corticais do ápice petroso. Sinal alto em ambas as imagens de RM T1W e T2W é característico de um granuloma de colesterol (Fig. 54.11). A hiperintensidade em imagens T1W provavelmente é atribuível a metemoglobina de microemorragias e distingue o granuloma de colesterol de líquido simples, apicite ou colesteatoma que são hipointensos em RM T1W. Deposição de ferritina e hemossiderina pode resultar em hipointensidade de T1 e T2 dentro do granuloma de colesterol.

Colesteatoma Adquirido

Os colesteatomas adquiridos são (normalmente pequenas) inclusões de epitélio escamoso que são altamente erosivas e encontradas na orelha média e na cavidade da mastóide (18). Colesteatomas do ático originam-se da retração das *pars flaccida* e crescem para dentro do espaço de Prussak e entre a parede lateral do ático (recesso epitimpânico) e a cabeça do martelo. Eles podem desviar o martelo medialmente e estender-se posteriormente para comprometer o recesso epitimpânico póstero-lateral e o antro. Uma vez que a TC não é capaz de distinguir tecido mole ou líquido de um colesteatoma, o diagnóstico só é definitivo em TC quando se vê erosão óssea característica. Erosão do esporão de Lhausse é o sinal mais inicial, mais bem detectado em TC coronal (Fig. 54.12). Eventualmente, pode ser vista destruição da cadeia ossicular. O processo longo da bigorna é mais comumente comprometido, seguido pelo corpo da bigorna e a cabeça do martelo (18).

Colesteatomas originados da *pars* tensa geralmente se originam de retração timpânica póstero-superior e progridem posteriormente para comprometer o recesso facial e o seio do tímpano. Estas lesões podem estender-se medialmente à cadeia ossicular. Estes colesteatomas comumente erodem o processo longo da bigorna e a superestrutura do estribo.

Uma fístula labiríntica pode se desenvolver a partir de colesteatomas crônicos. O local mais comum para ocorrer uma fístula é o canal semicircular lateral (Fig. 54.12). Menos freqüentemente, colesteatomas da *pars* tensa podem causar uma fístula coclear na área do promontório localizada entre as janelas redonda e oval. Paresia do nervo facial é raramente associada a colesteatomas. Isto é causado por erosão óssea do canal de Falópio ou inflamação do nervo facial, mais comumente no segmento timpânico.

A maioria dos colesteatomas de orelha média e mastóide são mal caracterizados na RM. Em RM T1W, intensificação na orla pode ser vista com administração de contraste. Eles são moderadamente hiperintensos em imagens T2W. Tecido de granulação associado a colesteatomas não pode ser diferenciado de um colesteatoma recorrente em uma TC sem contraste. Todavia esta diferenciação pode ser feita com um exame por RM com contraste, porque o tecido de granulação se contrastará, enquanto um colesteatoma não o fará. Quando um colesteatoma é suspeitado de se estender para fora do osso temporal, RM está indicada. Nesses casos de doença extensa, exame com ponderação para

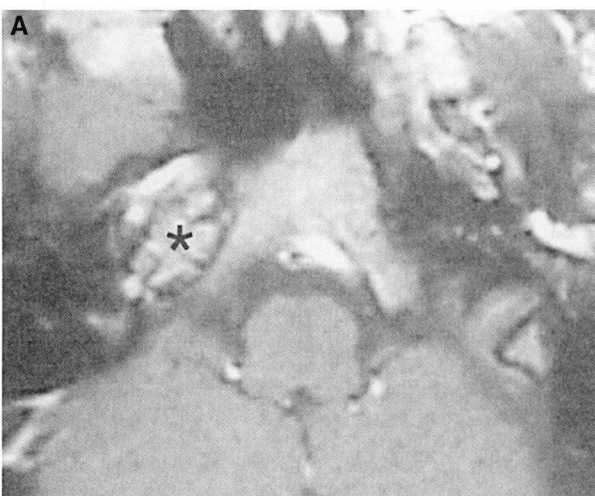 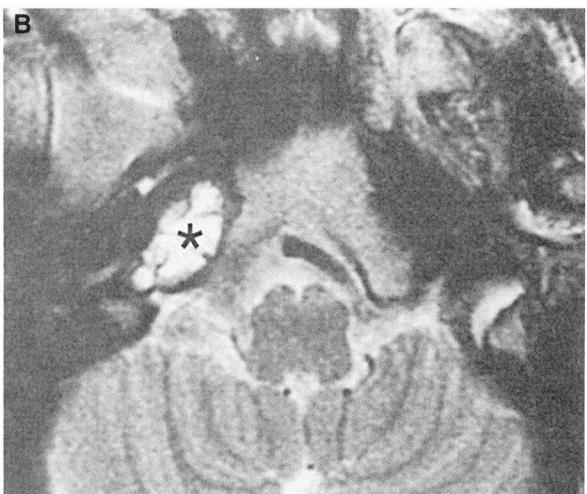

Figura 54.11

Granuloma de colesterol. Imagem de ressonância magnética (*RM*) mostra uma lesão expansiva (*asteriscos*) no ápice petroso direito, com sinal de RM aumentado em imagens sem contraste ponderadas para T1 (*T1W*) (**A**) e ponderadas para T2 (*T2W*) (**B**) devido à presença de metemoglobina no cisto.

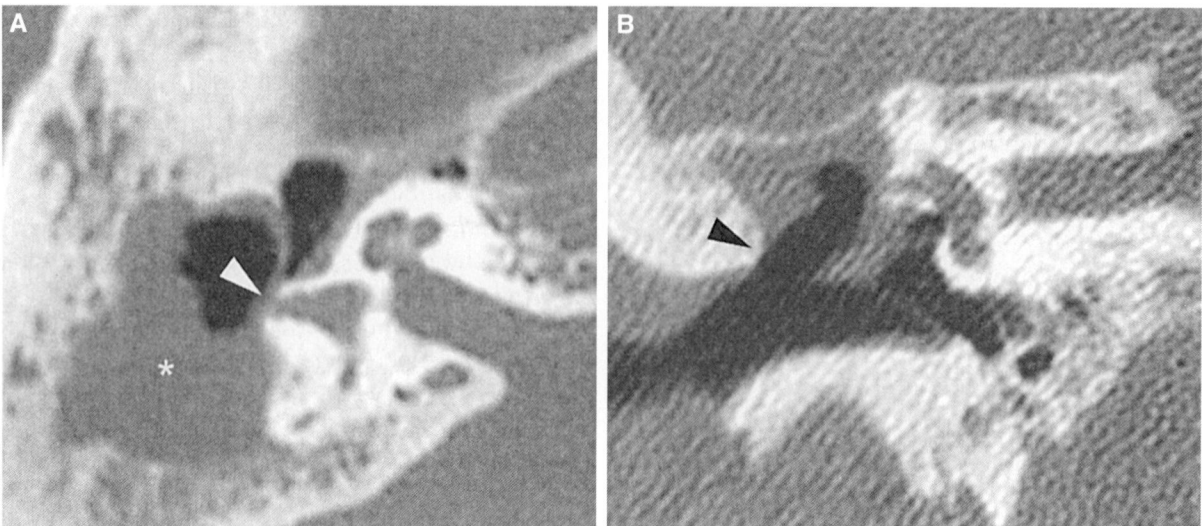

Figura 54.12
Colesteatoma. Grande massa com densidade de tecido mole expande o antro mastóideo e erode septações ósseas adjacentes (*asterisco* – **A**) e o escudo (*ponta de seta preta* – **B**). Observar a fístula para dentro do SCC lateral (*ponta de seta branca* – **A**).

difusão pode distinguir colesteatoma de outras lesões destrutivas (19). Entretanto, o imageamento ponderado para difusão é uma técnica de baixa resolução e propensa a artefato em regiões de interfaces de ar-tecido, particularmente o osso temporal, e deve ser interpretado com cautela nesta região. Ele é mais valioso na avaliação de tumores epidermóides intracranianos. (Ver a seção Lesões do Canal Auditivo Interno e Ângulo Cerebelopontino, na página 868.)

Tumores da Orelha Média

O diagnóstico diferencial de uma massa na orelha média inclui tumor glômico, colesteatoma, schwannoma, adenoma e numerosas outras entidades raras (Fig. 54.13). Variantes da anatomia normal, como uma artéria carótida interna aberrante e um bulbo jugular situado alto e deiscente também podem apresentar-se como uma lesão semelhante a massa no hipotímpano.

Paraganglioma/Glomo Timpânico

Paragangliomas na cavidade timpânica são chamados *glomus tympanicum* e originam-se dos corpos de glomo ao longo do nervo de Jacobson (um ramo do nervo glossofaríngeo) ou mais raramente do nervo de Arnold (um ramo do nervo vago) (20). O tumor glomo timpânico é o mais comum tumor primário da orelha média. Pequeno glomo timpânico aparece como pequenas massas de tecido no promontório coclear e deve ser distinguido da artéria estapedial aberrante, que também corre sobre o promontório. Uma vez que se apresentam como lesões pequenas, eles geralmente são mais bem demonstrados em TC (Fig. 54.14), embora realce dramático com contraste possa ser visto em RM.

Colesteatoma ou Epidermóide Congênito

Um colesteatoma ou epidermóide congênito é um tumor raro da orelha média e admite-se que seja originado de restos embrionários epiteliais aberrantes deixados para trás na orelha média (21). Como o colesteatoma adquirido, ele é revestido por epitélio escamoso estratificado ceratinizado que gradualmente aumenta nos espaços aéreos dentro da orelha média e da cavidade mastóidea. Há uma distinta propensão à sua ocorrência no mesotímpano ântero-superior, perto da abertura da tuba auditiva.

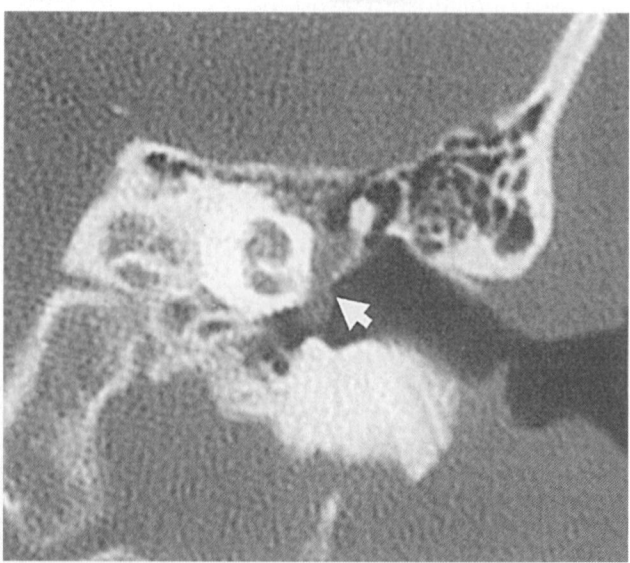

Figura 54.13
Adenoma da orelha média. Em tomografia computadorizada coronal, uma massa de tecido mole (*seta branca*) está mostrada na área anterior do mesotímpano esquerdo entre a cóclea e o martelo.

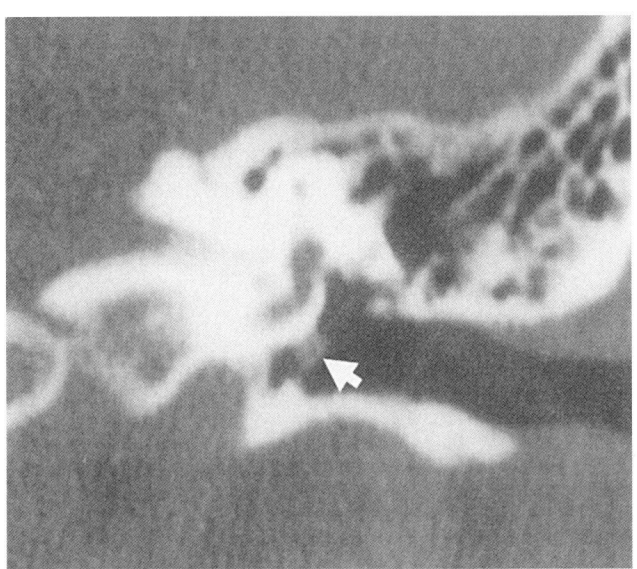

Figura 54.14
Glomo timpânico. Tomografia computadorizada coronal demonstra uma massa de tecido mole (*seta branca*) no promontório da cóclea esquerda. Esta se apresentava como uma massa vermelha no hipotímpano à otoscopia.

ORELHA INTERNA

Anomalias Congênitas

Cerca de 20% dos pacientes com perda auditiva neurossensorial congênita têm anomalias morfológicas detectáveis por TC ou RM (22). Insultos ao desenvolvimento nas semanas 4 a 8 de gestação, quando o labirinto se forma, resultam em vários graus de deformidade.

Aplasia de Michel, a ausência completa da orelha interna, resulta da parada do desenvolvimento na terceira semana (Fig. 54.15). A deformidade de "cavidade comum", uma confluência de cóclea e órgão vestibular mal desenvolvidos, resulta de uma interrupção durante a quarta e quinta semanas (Fig. 54.16). Uma parada durante a quinta ou sexta semana de gestação resulta em aplasia coclear ou hipoplasia coclear, respectivamente.

A deformidade coclear de Mondini consiste em uma falta de partição correta da cóclea, de modo que o septo entre as rampas está ausente e o modíolo é mal formado ou "deficiente". Em TC e RM, o ápice coclear parece "bulboso". RM T2W de alta resolução apresenta bem a deficiência modiolar. A deformidade coclear de Mondini é quase sempre associada a um aqueduto vestibular alargado, como na descrição original de Mondini (Fig. 54.17).

Os canais semicirculares desenvolvem-se entre a sexta e a oitava semanas de gestação. Como os canais semicirculares superior e posterior se desenvolvem antes do canal semicircular horizontal, deformidades semicirculares horizontais são a deformidade do órgão vestibular mais comumente descoberta (Fig. 54.18).

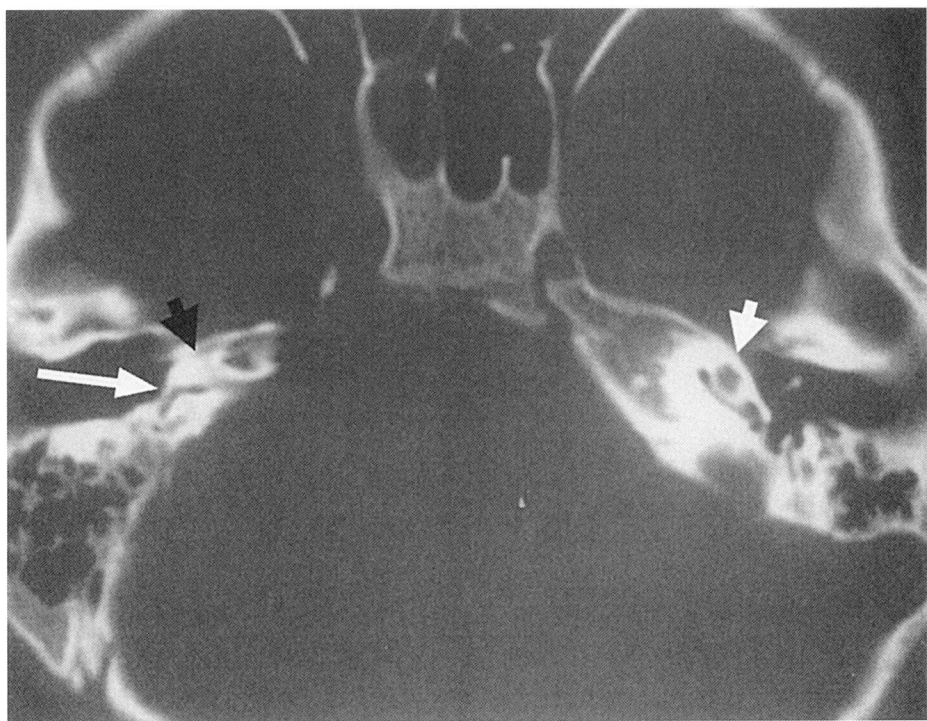

Figura 54.15
Aplasia de Michel. O labirinto é ausente à direita (*seta preta*), enquanto a cóclea esquerda é normal em tomografia computadorizada (*seta branca*). O canal auditivo interno direito é estreito e contém somente o nervo facial (*seta branca fina*). O volume do osso temporal petroso direito é menor que o do esquerdo.

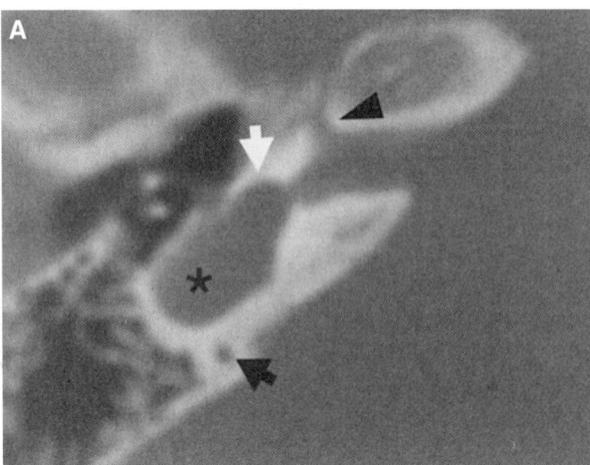
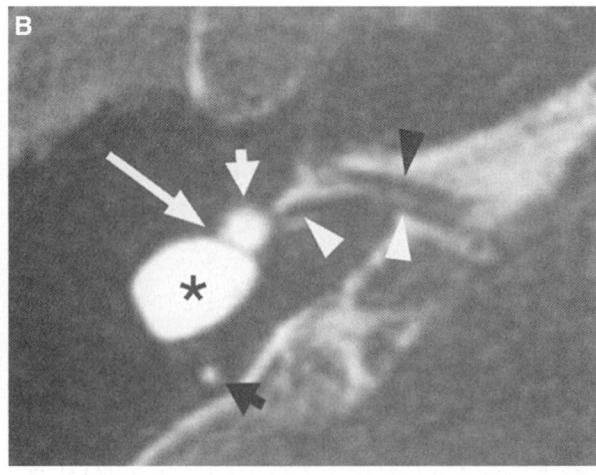

Figura 54.16
Deformidade de cavidade comum em tomografia computadorizada (*TC*) (**A**) e imagem de ressonância magnética (*RM*) de imageamento rápido empregando aquisição em estado constante (*FIESTA*) (**B**). Uma septação (*seta branca fina* – **B**) vista com FIESTA divide a cóclea primitiva anteriormente (*seta branca* – **A, B**) do vestíbulo e canais semicirculares fundidos posteriormente (*asterisco preto*). Observar que uma parte do canal semicircular posterior se formou (*setas pretas*). Observar o trajeto anômalo do nervo cocleovestibular comum (*pontas de setas brancas*) no canal auditivo interno. Observar o segmento labiríntico do canal de Falópio na TC (*ponta de seta preta* – **A**) e o nervo facial no canal auditivo interno (*ponta de seta preta* – **B**).

A mais comum anormalidade da orelha interna detectada por TC em indivíduos com PANS é o aqueduto vestibular alargado (AVA) (23). RM demonstra claramente o aumento do ducto e do saco endolinfáticos que é subjacente à expansão do aqueduto vestibular ósseo (Fig. 54.19). O aqueduto vestibular é considerado aumentado quando ele tem mais de 1,5 mm de largura (aproximadamente a largura do canal semicircular posterior), medida no ponto médio entre o pilar comum e a abertura externa.

Algumas anomalias da orelha interna são associadas a ausência da partição óssea entre o CAI e o vestíbulo. Cirurgia do estribo é contra-indicada nesta situação, uma vez que um *gusher* de líquido cerebrospinal (LCE) pode desenvolver-se com a manipulação do estribo (24). Raramente, o CAI pode ser estreito (1 a 2 mm), significando a ausência do nervo coclear (Fig. 54.15). Ausência do nervo coclear, que pode ser confirmada por RM de alta resolução, representa uma das poucas contra-indicações absolutas ao implante coclear.

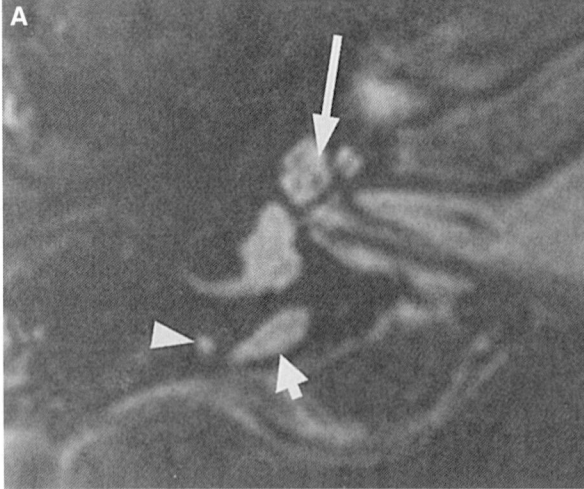
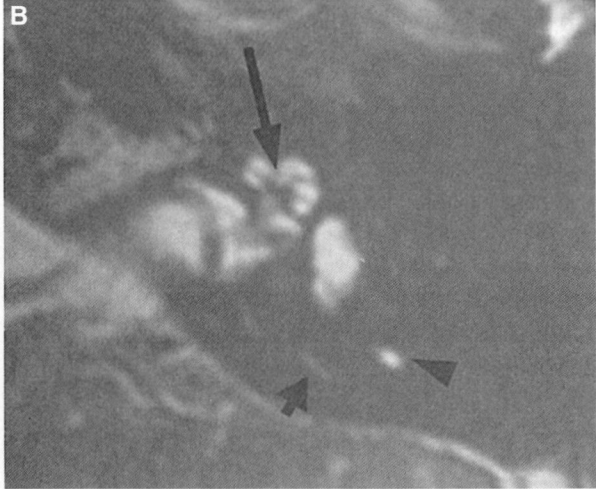

Figura 54.17
Aqueduto vestibular aumentado com displasia modiolar (malformação de Michel). Imagem de ressonância magnética (*RM*) por imageamento rápido empregando aquisição em estado constante (*FIESTA*) da orelha interna direita (**A**) mostra saco endolinfático aumentado expandindo o aqueduto vestibular (*seta branca grossa*) em comparação com o SCC posterior normal (*pontas de setas*). A lâmina espiral e o modíolo ósseo (*seta branca fina*) são hipoplásticos. Comparar com a RM FIESTA normal da orelha interna esquerda (**B**). Observar que o aqueduto vestibular é apenas fracamente visualizado em FIESTA (*seta preta grossa*) e a cóclea e modíolo normais (*seta preta fina*).

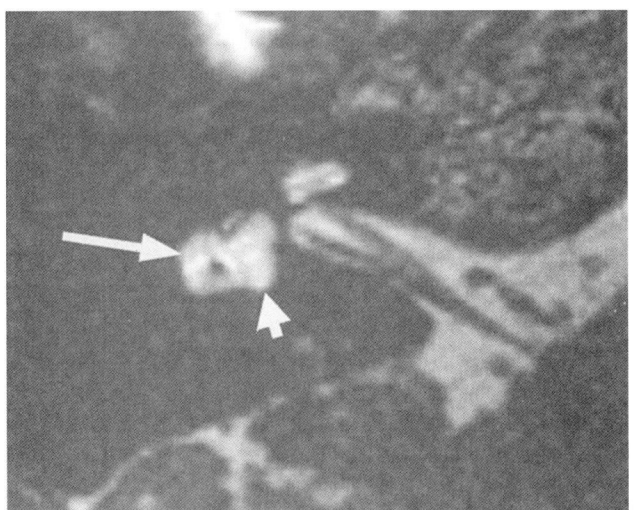

Figura 54.18
Anomalia do canal semicircular lateral. Imagem de ressonância magnética (*RM*) por imageamento rápido empregando aquisição em estado constante (*FIESTA*) mostra fusão parcial do SCC horizontal (*seta branca fina*) com o vestíbulo (*seta branca*). Ambos se mostram bulbosos.

Uma ausência de uma pequena porção de osso na cápsula ótica sobre o canal semicircular superior é chamada deiscência do canal semicircular superior (25). Esta deiscência pode dar origem a uma síndrome distinta de vertigem induzida por som ou pressão (fenômeno de Tullio) e diferença aérea-óssea na testagem de limiar audiométrico. Colimação de alta resolução (0,5 mm) melhora dramaticamente a sensibilidade para detectar essas deiscências com relação à colimação de 1 mm (Fig. 54.20). Reformatações oblíquas no plano do canal semicircular também são benéficas para identificar a deiscência.

Inflamação e Hemorragia

Labirintite apresenta-se como PANS, vertigem ou zumbido geralmente em virtude de doença viral ou auto-imune, embora neoplasma, trauma ou infecção bacteriana possam ser causadores (26). O principal papel da RM é excluir outras patologias, uma vez que a RM comumente é normal em pacientes com labirintite. Labirintite, no entanto, pode ser identificada em RM como contraste difuso do labirinto que normalmente não se contrasta (Fig. 54.21). Labirintite hemorrágica ou hemorragia intralabiríntica é facilmente identificada como sinal hiperintenso em imagens de T1W pré-contraste mas não é identificável em TC (Fig. 54.22) (27). Hemorragia pode ser acompanhada por um grau variável de hipointensidade de T2W que freqüentemente é mais bem apreciado em seqüências de RM baseadas em *gradient-echo* de alta resolução (p. ex., CISS, FIESTA). Fibrose do labirinto membranoso desenvolve-se com a labirintite crônica, também resultando em hipointensidade de T2 no líquido normalmente brilhante do labirinto. Isto pode ser detectado em RM antes da detecção de labirintite ossificante franca na TC (28) e é mais útil ao avaliar a desobstrução da cóclea no planejamento de implante coclear em pacientes com perda auditiva profunda subseqüente a meningite.

Neoplasmas

Schwannoma Intralabiríntico

O schwannoma vestibular, tipicamente encontrado no CAI, pode estender-se para o labirinto (29). Raramente, um schwannoma pode ser inteiramente limitado à cóclea ou ao vestíbulo. Como ele é caracterizado por contraste intenso dentro do labirinto na RM, pode ser indistinguível de labirintite (Fig. 54.23).

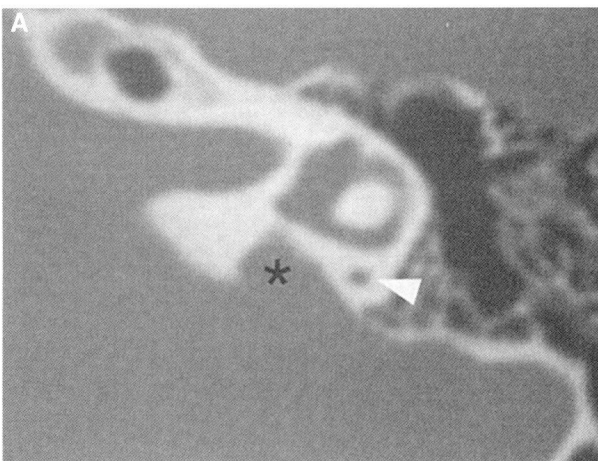 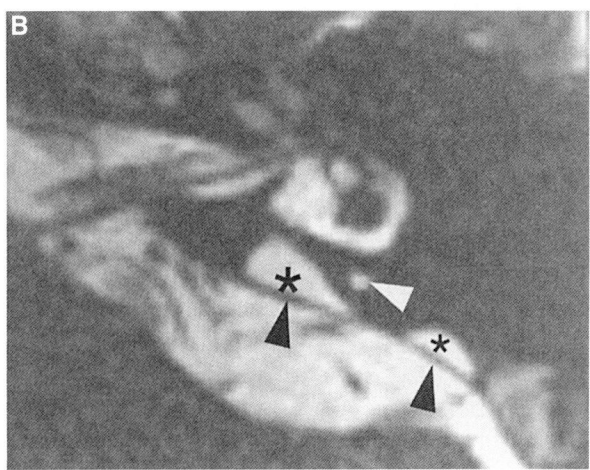

Figura 54.19
Aqueduto vestibular aumentado. Tomografia computadorizada (*TC*) axial (**A**) e imageamento rápido empregando aquisição em estado constante (*FIESTA*) (**B**) demonstram um aqueduto vestibular esquerdo anormalmente aumentado (*asteriscos*) medial e posterior ao SCC posterior normal (*pontas de setas brancas*). A dura sobrejacente ao saco endolinfático dilatado é vista na imagem de ressonância magnética (*RM*) com FIESTA (*pontas de setas pretas*), mas o conteúdo do aqueduto é indistinguível da fossa posterior em TC.

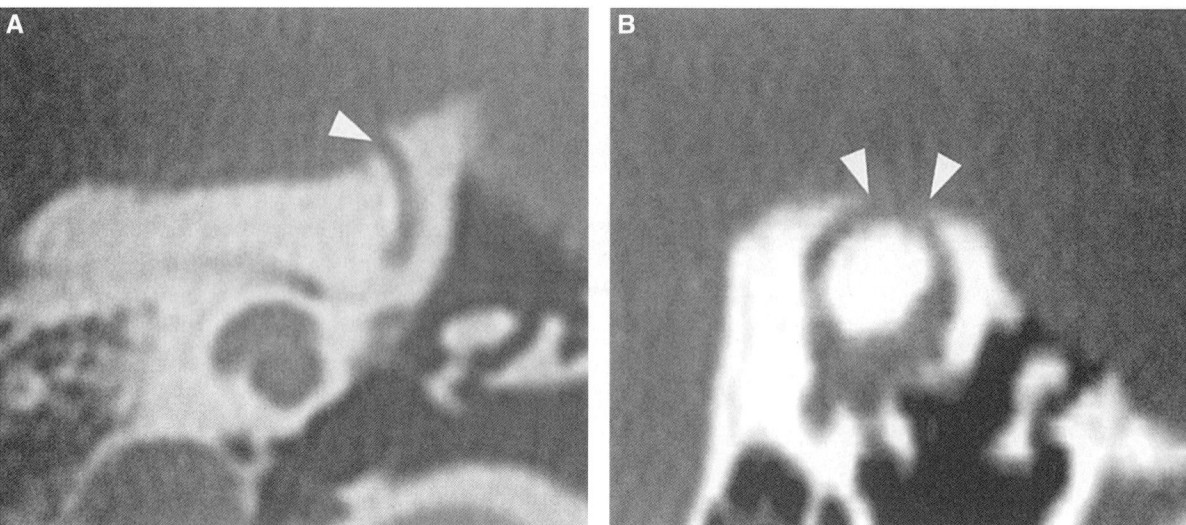

Figura 54.20

Deiscência do canal semicircular (*CSC*) superior. Tomografia computadorizada coronal direta de 0,625 mm (**A, B**) mostra deiscência do CSC superior esquerdo (*pontas de setas brancas*). Reformatação dupla oblíqua ao longo do plano do CSC superior mostra que a deiscência óssea se estende por ligeiramente mais de 2 mm.

Tumor do Saco Endolinfático

O tumor do saco endolinfático (TSEL) é benigno, mas localmente agressivo. O TSEL caracteristicamente se origina do aqueduto vestibular e é detectável nas fases iniciais em TC por erosão das paredes do aqueduto (30). À medida que o tumor aumenta, pode-se estender para dentro da cápsula ótica, ângulo cerebelopontino (ACP) e forame jugular. Espículas de osso podem ser vistas na TC, similarmente a um tumor de glomo jugular. Em RM, focos hiperintensos em T1 e T2 estão presentes dentro ou adjacentes ao TSEL, lembrando um granuloma de colesterol e sugerindo hemorragia (Fig. 54.24). Um componente de T1 sólido contrastando isointenso também pode estar presente. Digno de nota, sinal alto no labirinto indica hemorragia intralabiríntica, que pode ser a manifestação mais inicial do TSEL, causando sintomas mesmo quando o próprio tumor é radiograficamente oculto (Fig. 54.22) (31).

Osteodistrofias

Doenças ósseas comprometendo a cápsula ótica e o osso temporal são mais bem avaliadas por TC. Otosclerose (otospongiose) é uma condição na qual o osso endocondral em torno da cápsula ótica é substituído por

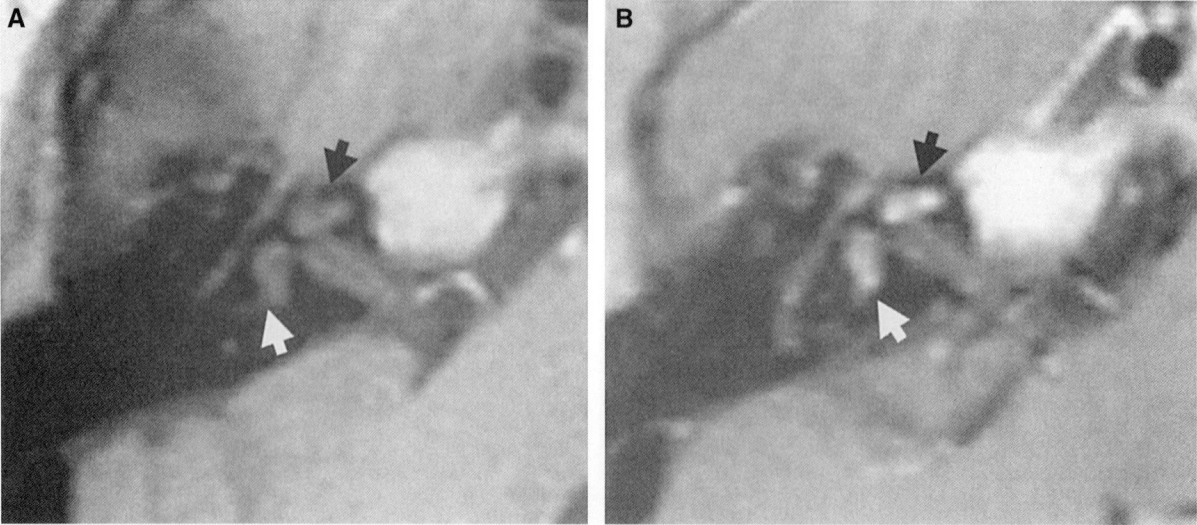

Figura 54.21

Labirintite. Imagem de ressonância magnética ponderada para T1 (*RM T1W*) com (**B**) e sem (**A**) contraste mostra aumento dramático da cóclea (*setas pretas*) e vestíbulo (*setas brancas*), indicando labirintite.

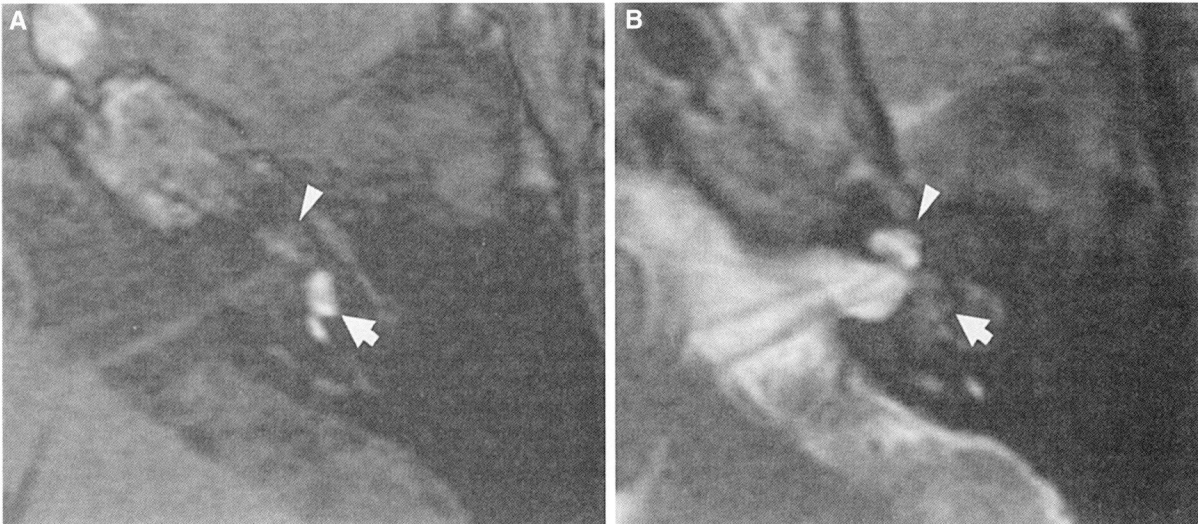

Figura 54.22
Hemorragia intralabiríntica em um paciente com tumor do saco endolinfático (*não mostrado*). Sinal hiperintenso em imagem de ressonância magnética ponderada para T1 sem contraste (*RM T1W*) enche o vestíbulo e uma parte do CSC posterior (*seta branca* – **A**). Em imagem de ressonância magnética de *fast spin echo* ponderada para T2 (*RM T2W*) (*seta branca* – **B**), o vestíbulo é mal visualizado por causa da perda de sinal a partir do sangue. Observar o aspecto normal da cóclea em ambas as RMs T1W e T2W (*pontas de seta brancas* – **A, B**).

múltiplos focos de osso irregular vascular esponjoso, resultando em perda auditiva (32). O osso esponjoso mais tarde se torna calcificado e esclerótico. O local mais comumente comprometido é anterior à janela oval (fístula antefenestra), onde uma pequena placa radiotransparente pode desenvolver-se. Otosclerose comprometendo a cápsula ótica resulta em desmineralização ao longo do giro basal da cóclea, identificada pelo "sinal do duplo anel" em TC (Fig. 54.25A). Desmineralização ainda mais extensa da cápsula ótica pode ser vista na osteogênese imperfeita, com uma aparência semelhante (33) (Fig. 54.25B). "Otosclerose obliterativa" é rara e é usualmente limitada a janela redonda e giro basal da cóclea. O diagnóstico de otosclerose é geralmente baseado em achados clínicos e audiológicos, e assim uma TC não é rotineiramente indicada.

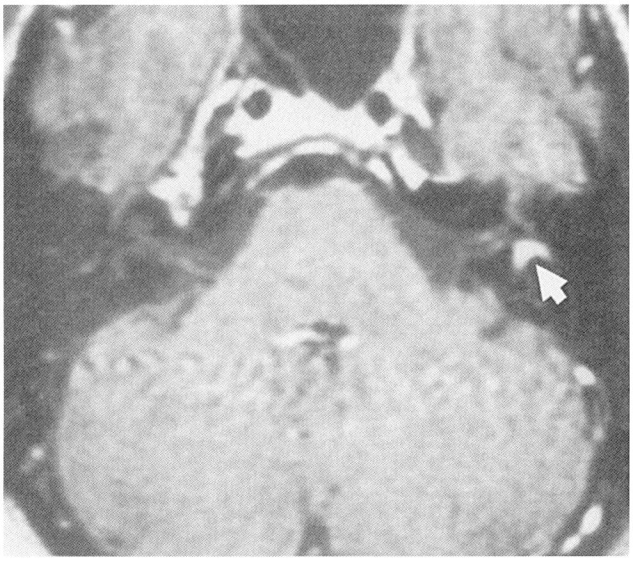

Outras doenças ósseas primárias como doença de Paget, displasia fibrosa (Fig. 54.26) e osteoporose podem afetar o osso temporal, mas raramente comprometem a cápsula ótica e são menos tendentes a causar PANS.

Implantes Otológicos

Prótese de Estribo

TC é usada para avaliar vertigem ou PANS em pacientes com prótese de estribo. A etiologia da perda auditiva retardada ou recorrente, incluindo formação de granuloma reparador, subluxação da prótese, e recrescimento da otosclerose, pode muitas vezes ser detectada (Fig. 54.27) (34).

Implante Coclear

Antes do implante coclear, é importante identificar labirintite ossificante, que pode alterar a conduta cirúrgica e causar impacto no prognóstico. RM e TC são muito específicas (~90%) para identificar uma cóclea membranosa patente, mas são pouco sensíveis (30% a

Figura 54.23
Schwannoma intralabiríntico. Imagem de ressonância magnética ponderada para T1 pós-contraste demonstra uma lesão contrastando-se anormalmente dentro do vestíbulo esquerdo (*seta branca*). Observar que os achados de imageamento podem ser indistinguíveis de labirintite.

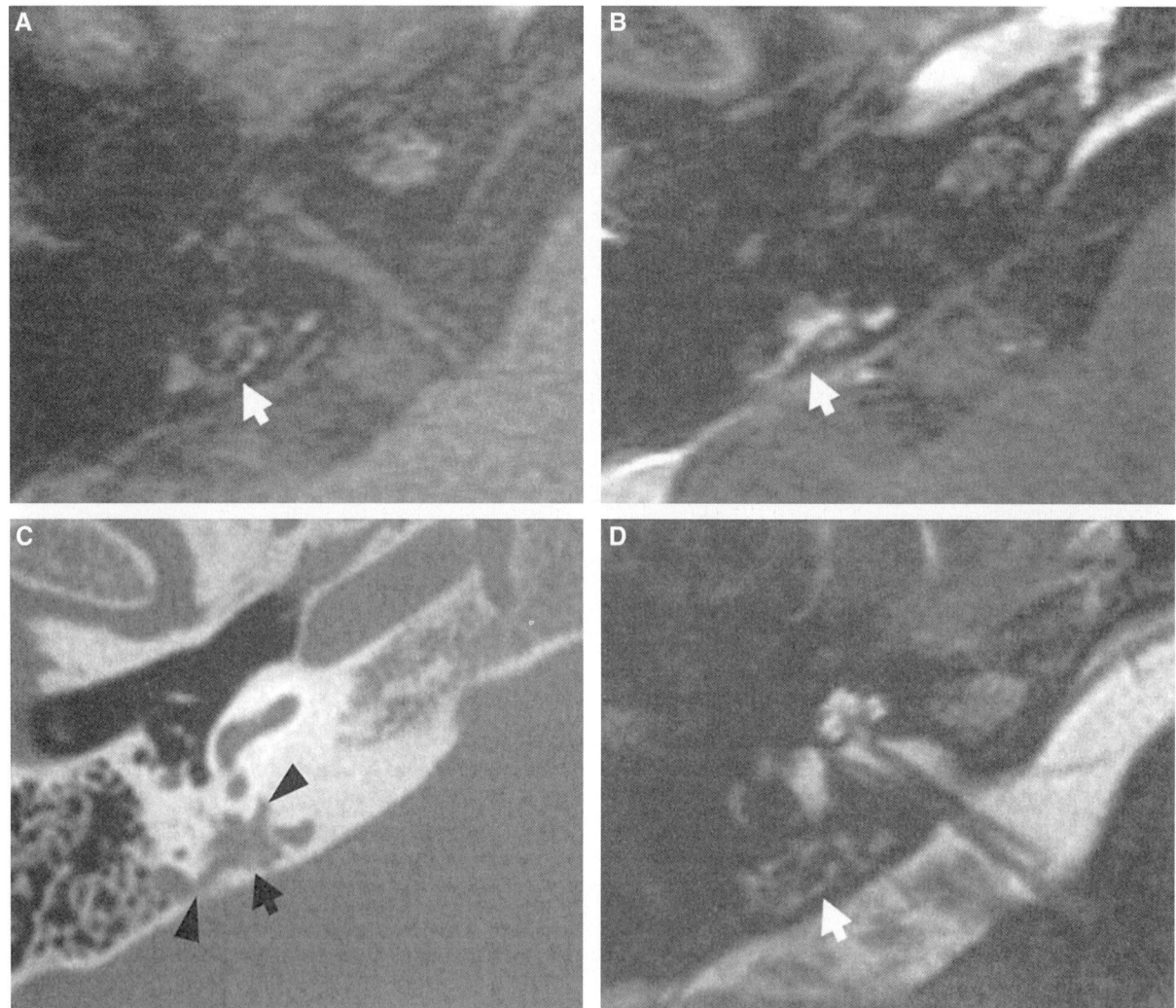

Figura 54.24
Tumor do saco endolinfático. Imagem de ressonância magnética (*RM*) ponderada para T1 (*T1W*) pré-contraste (**A**) e pós-contraste (**B**) mostra uma lesão contrastando-se hiperintensa (*seta branca* – **B**) no osso petroso direito na posição esperada do saco endolinfático. Observar hiperintensidade (*setas brancas* – **A, D**) em RM pré-contraste T1W (**A**) e ponderada para T2 (*T2W*) (**D**) causada por elementos hemorrágicos e proteináceos do tumor. Tomografia computadorizada demonstra erosão do osso temporal (*seta preta* – **C**) adjacente ao aqueduto vestibular (*pontas de setas pretas* – **C**), que é característico deste tumor.

40%). Por essa razão, o uso TC e RM tem sido recomendado (28). Com malformações cocleares ou um CAI estreito, RM pode identificar a presença da divisão coclear do oitavo nervo craniano no canal auditivo interno, um pré-requisito para uma implantação bem-sucedida (Fig. 54.3D, E).

Radiografia simples ou TC helicoidal pode ser usada para avaliar a colocação de um implante coclear. A radiografia de "vista coclear" é obtida com o tubo de raios X angulado 50° do plano mediossagital, de tal modo que o feixe fique no mesmo plano que a linha orbitomeatal (35).

TRAUMA DO OSSO TEMPORAL

TC é essencial para caracterizar fraturas do osso temporal, que são classificadas como longitudinais, transversas ou mistas, de acordo com a sua orientação com relação ao eixo longo do osso petroso (36). Líquido na orelha média pode representar hemotímpano ou vazamento de líquido cerebrospinal (LCE). A integridade da cadeia ossicular deve ser cuidadosamente avaliada. A entrada de linhas de fratura para dentro da cápsula ótica, do canal de Falópio e do tégmen deve ser observada.

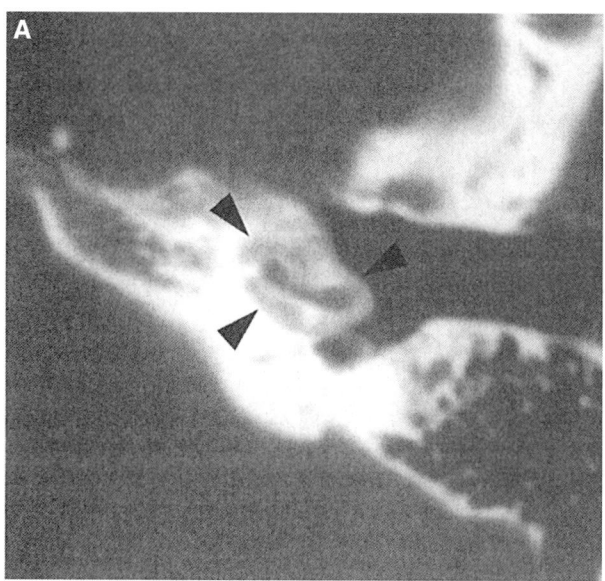 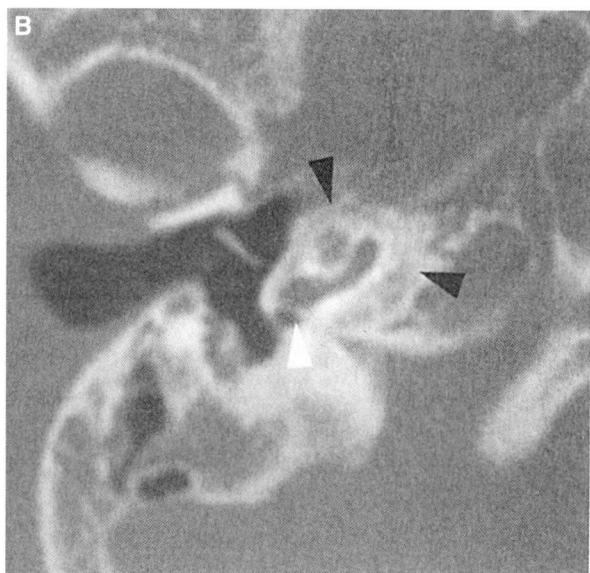

Figura 54.25

Otosclerose (**A**) vs. osteogênese imperfeita (**B**). Acentuada desmineralização (*pontas de setas pretas* – **A, B**) da cápsula ótica em torno da cóclea é vista sob a forma de radiotransparência (atenuação diminuída) em tomografia computadorizada axial. Observar a janela redonda obliterada (*ponta de seta branca* – **B**). (Figura A modificada de Swartz JD, Harnsberger HR. *Imaging of the temporal bone*, 3rd ed. New York: Thieme, 1998, com permissão.)

Fraturas longitudinais são mais comuns (~75%). Elas se originam no processo mastóide ou parte posterior do osso temporal escamoso e seguem o caminho de menor resistência para o ápice petroso, rompendo a cadeia ossicular e saindo através da região perigenicular do nervo facial (Fig. 54.28A). Lesão da cápsula ótica é rara. Estas fraturas comumente acompanham uma membrana timpânica rota e hemotímpano. A perda auditiva condutiva persistente depois de um fechamento de perfuração da membrana timpânica e resolução do hemotímpano significa lesão ossicular.

Fraturas transversas do osso temporal correm perpendicularmente ao eixo longo do osso petroso (Fig. 54.28B). Elas comumente começam próximo do forame jugular ou forame magno e estendem-se para a fossa média do crânio. A linha de fratura geralmente compromete o labirinto ósseo e resulta em perda neurossensorial profunda e vertigem. Lesão do nervo facial ocorre tipicamente no segmento labiríntico ou na região perigânglio geniculado.

NERVO FACIAL

TC é excelente para demonstrar o canal ósseo do nervo facial dentro do osso temporal, e é a modalidade de escolha para avaliar erosão óssea em torno do canal facial por um tumor ou inflamação, como um colesteatoma (37). RM exibe os 7 segmentos do próprio nervo facial quando corre desde o ACP para o forame estilomastóideo e é excelente para avaliar processos inflamatórios e neoplásicos do nervo facial.

Neoplasmas

Schwannomas do nervo facial são raros, responsabilizando-se por menos de 1% de todos os tumores do osso temporal (38). Embora este neoplasma possa originar-se em qualquer local ao longo do nervo facial, ele é

Figura 54.26

Displasia fibrosa. Aparência de "vidro despolido" característica da displasia cística em tomografia computadorizada axial (*asterisco*). Observar que a cápsula ótica está poupada (*seta branca*) e que o osso displásico avança sobre os ossículos no epitímpano (*seta preta*).

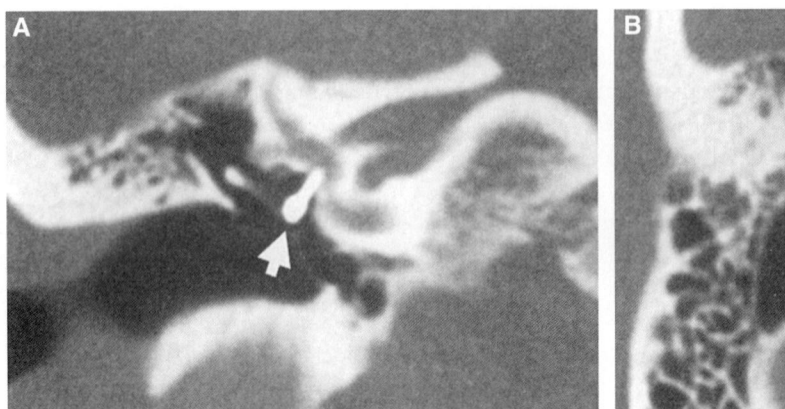

Figura 54.27
Prótese de estribo de tamanho inadequado. Tomografia computadorizada (TC) coronal (**A**) mostra prótese de estribo em material de aço inoxidável (*seta branca* – **A**) salientando-se excessivamente para dentro do vestíbulo. TC axial (**B**) mostra a ponta da prótese profundamente embutida no vestíbulo (*seta preta* – **B**).

mais freqüentemente identificado perto do gânglio geniculado. Como outros schwannomas, o schwannoma do nervo facial realça-se homogeneamente em RM T1W pós-contraste. Como o tumor é de crescimento lento, ele pode ser identificado por uma expansão bem descorticada da fossa geniculada em TC, sem erosão franca.

Um hemangioma do nervo facial é uma lesão vascular não-encapsulada que mais comumente se origina no nível do gânglio geniculado (38). Diferentemente do schwannoma do nervo facial, o hemangioma apresenta-se com paresia facial quando a lesão é pequena. Os achados em TC de um hemangioma do nervo facial são uma massa de tecido mole na área perigeniculada com margens ósseas irregulares, mal definidas, ou espículas de osso dentro da lesão (39). A RM mostra lesões contrastadas que usualmente são hipo a isointensas em imagens T1W, e hiperintensas em imagens T2W.

Muitas malignidades como carcinoma de células escamosas ou carcinoma adenóide cístico podem-se estender para dentro do osso temporal ao longo do nervo facial. Embora TC possa demonstrar um canal aumentado, RM com contraste é considerada mais sensível para definir esta extensão perineural (Fig. 54.7B).

Inflamação

Um início agudo de paralisia do nervo facial de etiologia desconhecida é comumente considerado como sendo paralisia de Bell, e avaliação por imagem tipicamente é adiada a não ser que a paralisia não se resolva em dois meses, seja recorrente ou lentamente progres-

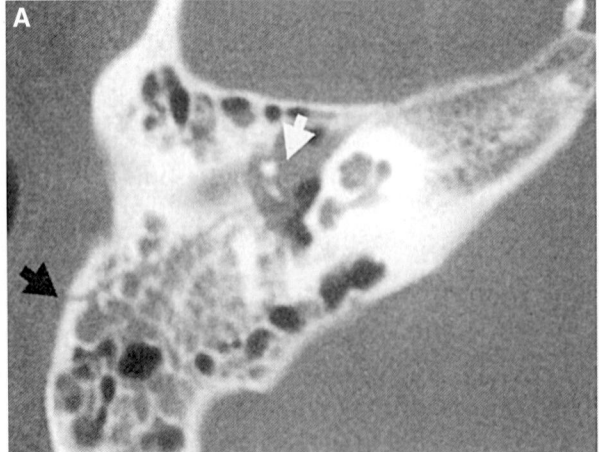
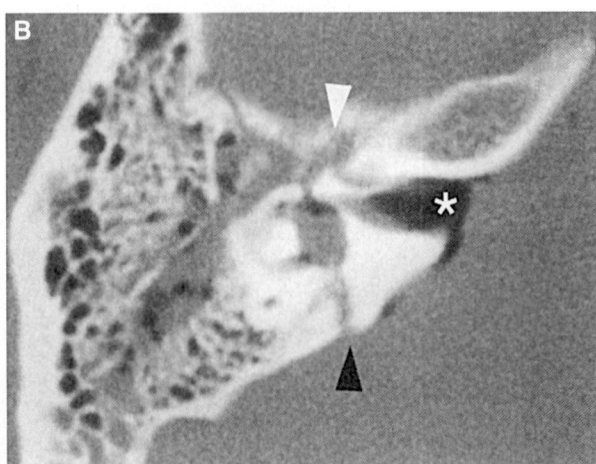

Figura 54.28
Fraturas longitudinal (**A**) vs. transversa (**B**) do osso temporal. Na fratura longitudinal (**A**), uma linha de fratura começa na mastóide lateral (*seta preta*) e corre paralela ao eixo do osso temporal. A cadeia ossicular é rompida e desviada lateralmente (*seta branca*). A cápsula ótica é poupada. Em contraste, a fratura transversa (*ponta de seta* – **B**) é perpendicular ao eixo longo do osso temporal. A linha de fratura estende-se através da cápsula ótica (*ponta de seta branca*). Observação à baixa atenuação de ar no labirinto e no canal auditivo interno (*asterisco*), e fragmentos ósseos (*ponta de seta preta*) no canal facial.

siva. Quando paralisia de Bell é imageada durante a fase aguda, contraste patológico do nervo facial pode ser visto (Fig. 54.29). Uma vez que o gânglio geniculado normal e os segmentos timpânicos anteriores freqüentemente se contrastam com RM, este contraste normal não deve ser tomado por patologia (37). Intensificação de contraste focal do nervo facial na porção distal do CAI é, portanto, um achado distintivo na paralisia de Bell.

ANOMALIAS E DOENÇAS VASCULARES

Zumbido pulsátil impele muitas vezes a identificar anomalias vasculares ou patologia do osso temporal que possa ser responsável (40). Além da RM, angiorressonância (ARM) pode ajudar a definir vasculatura anômala, e RM venografia pode ajudar a identificar trombose venosa. Zumbido objetivo deve provocar avaliação com angiografia por cateter quando a suspeita clínica for alta quanto a uma lesão vascular tal como fístulas durais arteriovenosas.

Variantes Vasculares Normais

Quando a porção cervical da artéria carótida interna não se desenvolve, uma artéria timpânica inferior aumentada entra na orelha média através do canalículo timpânico para juntar-se à artéria caroticotimpânica para formar a porção petrosa horizontal da artéria carótida interna (41). Esta artéria carótida interna aberrante cruza o mesotímpano, e pode facilmente ser tomada erradamente por um tumor de glomo pelo exame otoscópico. Esta anomalia é comumente associada a artéria estapedial persistente. Em TC, partes do canal carotídeo ósseo estão ausentes, a saber, o segmento vertical e a parede póstero-lateral do segmento horizontal (Fig. 54.30). O segmento timpânico anterior do canal do nervo facial também pode ser aumentado por causa de uma artéria estapedial persistente associada. Em ARM e angiografia convencional, a artéria carótida interna aberrante parece ser mais posterior e lateralmente desviada que a artéria carótida interna normal.

A artéria estapedial persistente é rara e ocorre quando a segunda artéria branquial deixa de regredir pelo terceiro mês de gestação (41). Na orelha média, ela corre entre as cruras do estribo e ao longo do segmento timpânico anterior do canal do nervo facial para sair pelo hiato facial e forma a artéria meníngea média. Na TC, o forame espinhoso está ausente, e o segmento timpânico anterior do canal facial está aumentado (Fig. 54.30).

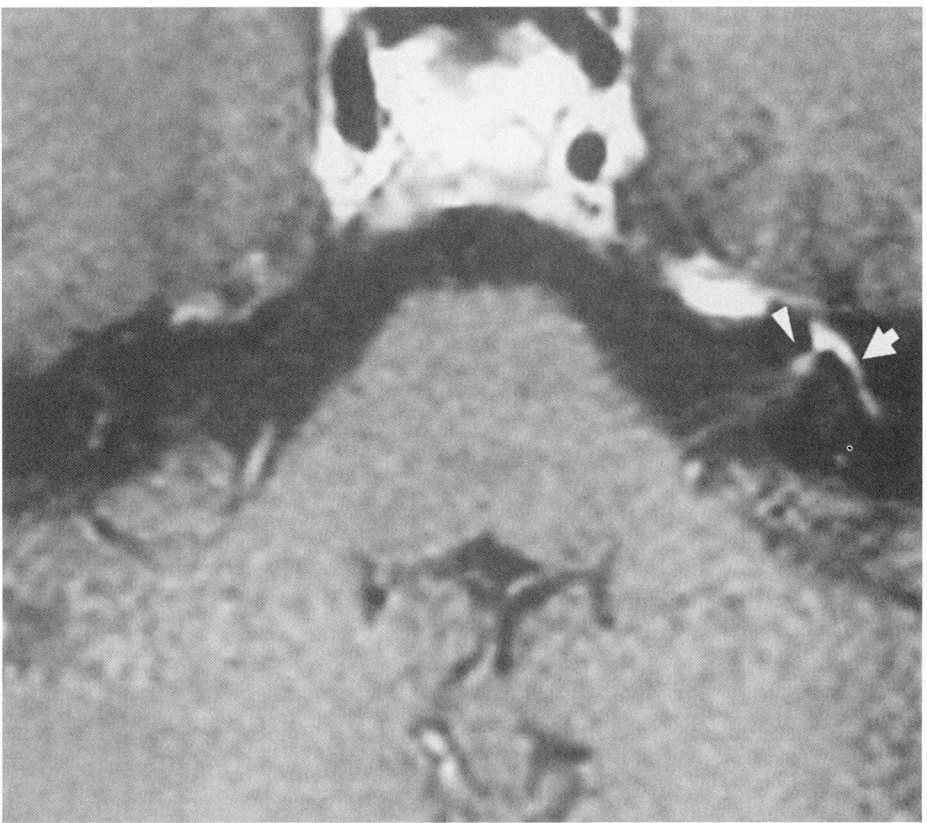

Figura 54.29

Paralisia idiopática do nervo facial (paralisia de Bell). Imagem de ressonância magnética (*RM*) pós-contraste ponderada para T1 (*T1W*) revela contraste anormal do segmento labiríntico do nervo facial esquerdo (*ponta de seta branca*). O gânglio geniculado e o segmento timpânico (*seta branca*) do nervo facial esquerdo também demonstram um padrão anormal de contraste.

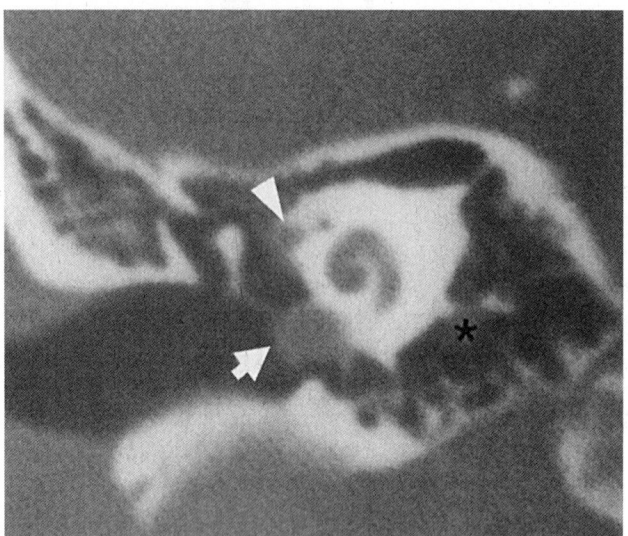

Figura 54.30
Artéria carótida interna aberrante e artéria estapedial persistente. Tomografia computadorizada coronal mostra uma massa hipotimpânica (*seta branca*) compatível com uma artéria carótida interna aberrante. Observar que o segmento timpânico do canal do nervo facial está aumentado (*ponta de seta branca*) em virtude da presença de uma artéria estapedial persistente. Observar a ausência da porção vertical da artéria carótida interna na sua localização esperada sob a cóclea (*asterisco*). (Modificado de Swartz JD, Harnsberger HR. *Imaging of the temporal bone*, 3rd ed. New York: Thieme, 1998, com permissão.)

Um bulbo jugular assimetricamente aumentado ocorre mais comumente à direita; a margem cortical em torno do forame jugular é preservada. Um bulbo jugular é considerado em posição alta se o seu limite superior for acima do assoalho do CAI. Quando o osso que cobre um bulbo jugular em posição alta é deiscente, pode-se apresentar como uma massa vascular atrás da membrana timpânica. Um divertículo jugular é suspeitado quando uma parte superior do bulbo jugular salienta-se para fora a partir da luz. Schwannoma de nervos cranianos inferiores pode produzir aumento liso das margens do forame jugular em TCs, e a sua intensificação uniforme em RM T1W contrastada distingue-o facilmente da variante normal de bulbo com jugular aumentada.

Neoplasmas Vasculares

Um paraganglioma do osso temporal é o mais comum tumor associado a zumbido pulsátil (20,42). Este tumor origina-se dos corpos de glomos dos nervos glossofaríngeo e vago, e assim é chamado "tumor de glomo". Estas lesões usualmente crescem por invasão local ao longo de caminhos de menor resistência, como células aéreas, canais vasculares e forames. Tumores de glomos múltiplos podem ser encontrados, especialmente em casos familiares. RM é capaz de demonstrar melhor a extensão do tumor nos tecidos moles, especialmente quando é suspeitada extensão intracraniana (Fig. 54.31). Uma vez que estes tumores são extremamente vasculares, intensificam-se vigorosamente com contraste. Em RM T2W, o fluxo rápido nos vasos intratumorais aparece como "vazios de fluxo" negros, resultando em uma aparência característica de "sal e pimenta" nos tumores maiores. TC é extremamente útil para obter informação sobre marcos cirúrgicos ósseos e extensão de erosão óssea (Fig. 54.31). A TC pode detectar alterações ósseas sutis no hipotímpano e distinguir o *glomus jugular* do *glomus tympanicum* limitado à orelha média. Para grandes tumores de *glomus jugular*, é melhor fazer angiografia antes de uma cirurgia, para delinear o suprimento vascular do tumor, procurar tumores multicêntricos e embolizar pré-operatoriamente o tumor, se exeqüível.

Outras Condições Relacionadas com os Vasos

Uma fístula arteriovenosa dural é um *shunt* adquirido de uma artéria a uma veia na dura-máter, que pode levar à hipertensão intracraniana, hemorragia cerebral e déficits neurológicos focais. Quando o seio dural trombosado se recanaliza, uma conexão arteriovenosa direta pode ser formada entre os ramos meníngeos da artéria carótida externa e o seio venoso da dura recanalizado. RM ou ARM pode não ser suficientemente sensível para detectar uma pequena fístula arteriovenosa dural. Em pacientes com zumbido pulsátil objetivo, angiografia seletiva da artéria carótida externa pode necessitar ser feita para detectar uma fístula vascular (43). Embolização intra-arterial pode ser necessária para tratamento. Aneurisma da artéria carótida interna petrosa é uma causa rara de zumbido pulsátil. O aneurisma pode produzir expansão lisa do canal carotídeo horizontal na TC e sinais complexos em angiorressonância em RM T1W, por causa do sangue fluindo rapidamente na luz e a presença de trombo.

LESÕES DO CANAL AUDITIVO INTERNO E ÂNGULO CEREBELOPONTINO

O CAI contém o nervo vestibulococlear, nervo facial, nervo intermédio, artéria labiríntica e às vezes uma alça da artéria cerebelar inferior anterior (AICA). O CAI é uma extensão lateral da cisterna do ACP, e assim é revestido por dura e cheio de LCE. RM é o padrão-ouro para avaliar o CAI e o ACP e também substituiu a resposta evocada auditiva do tronco cerebral (REATC) como método de escolha para triagem de pacientes com PANS unilateral em busca de schwannoma vestibular (44). Neste contexto, várias formas de RM limitada foram propostas como suficientes para finalidades de triagem (45). Entretanto, estudos limitados têm a deficiência potencial de deixar de detectar lesões intra-

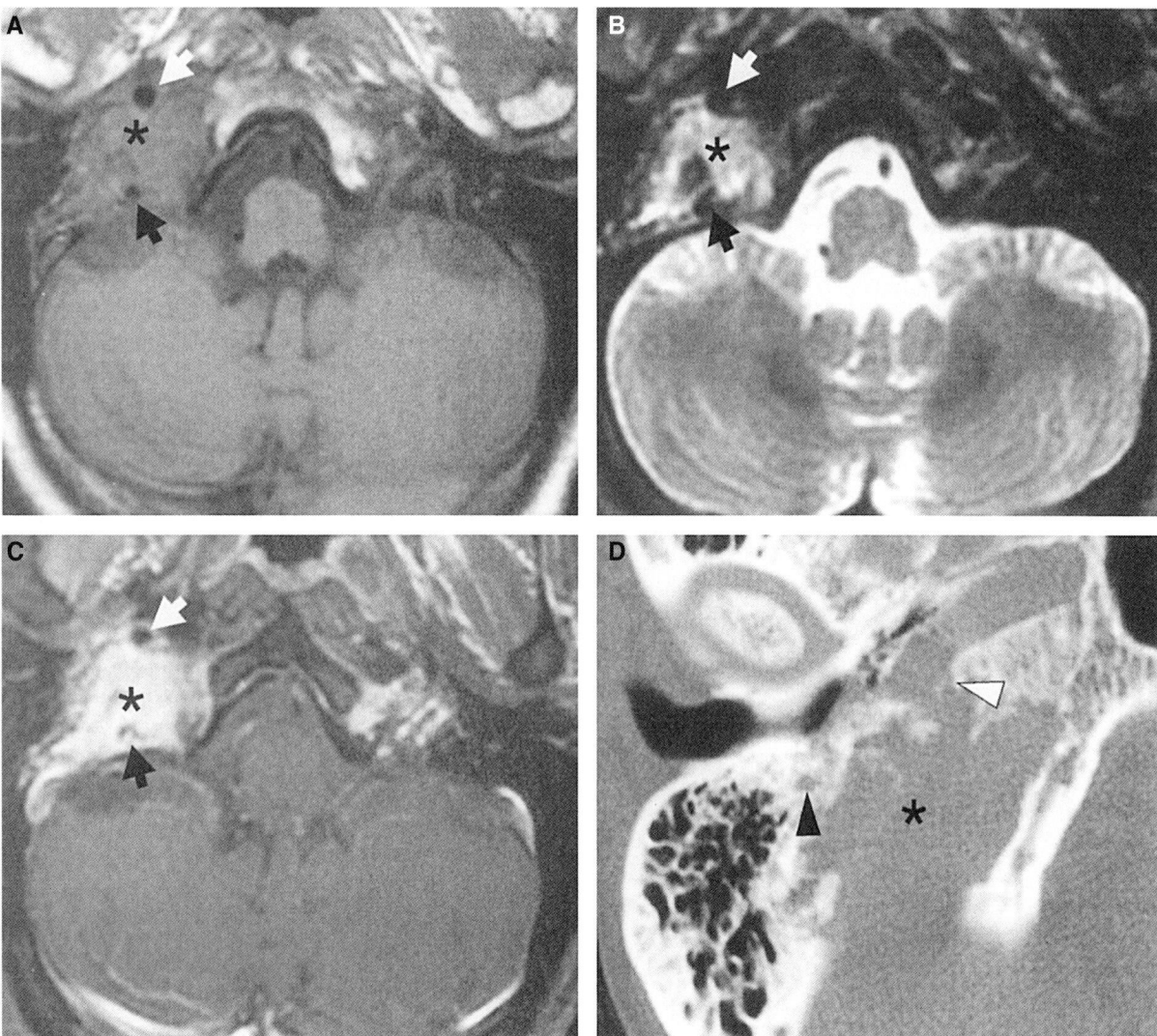

Figura 54.31
Glomo jugular. Uma massa está presente no forame jugular (*asterisco preto*). Ele é hipointenso em imagem de ressonância magnética ponderada para T1 (*RM T1W*) (**A**), e hiperintenso em imagem de ressonância magnética ponderada para T2 (*RM T2W*) (**B**), e contrasta dramaticamente em RM T1W pós-contraste (**C**). Observar o desvio anterior do vazio de fluxo carotídeo (*setas brancas*) e um grande vazio de fluxo posteriormente (*setas pretas*) dentro do tumor. Tomografia computadorizada axial (**D**) mostra erosão óssea irregular estendendo-se para dentro da porção petrosa do canal da artéria carótida (*ponta de seta branca*). Observar o segmento vertical do nervo facial imediatamente lateral ao tumor (*ponta de seta preta*).

labirínticas e inflamatórias bem como patologia do sistema nervoso central (SNC) (46). Por essa razão, um estudo completo por RM com contraste do CAI e cérebro é recomendado em pacientes com perda auditiva neurossensorial e vertigem, com ou sem achados neurológicos associados (47).

Neoplasmas

Antes conhecido como "neuroma acústico", o tumor mais comum (85%) do ACP é o schwannoma vestibular (SV), um tumor benigno que se origina da porção vestibular do oitavo nervo (47). SV bilateral é a marca característica da neurofibromatose tipo 2. Tipicamente, o SV apresenta-se como PANS progressiva e zumbido, mas 10% dos pacientes podem-se apresentar com PANS súbita.

Os schwannomas geralmente são isointensos a hipointensos com relação ao cérebro em T1W e isointensos a ligeiramente hiperintensos em T2W. Imagens T1W com contraste mostram uma massa homogeneamente contrastada centrada perto do poro acústico com uma extensão ao CAI (Fig. 54.32). A configuração clássica é uma projeção cônica a partir da CAI, com crescimento exofítico para dentro do ACP. Tanto as técnicas de T2W de alta resolução quanto T1W com contraste são capazes de detectar lesões extremamente pequenas, tão pequenas quanto 2 mm de tamanho (Fig. 54.33). Observar que um contraste segmentar do

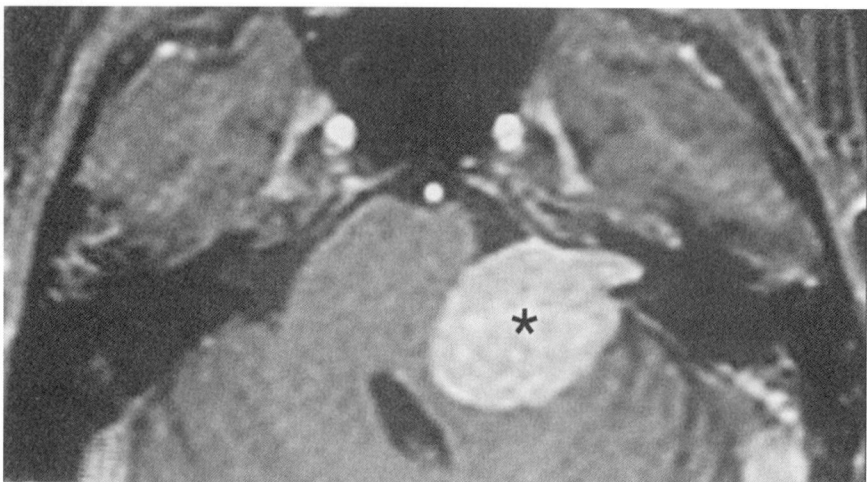

Figura 54.32
Schwannoma vestibular (SV). Imagem de ressonância magnética (RM) ponderada para T1 pós-contraste mostra uma grande massa contrastada (asterisco) no ângulo cerebelopontino esquerdo, estendendo-se para fora a partir do canal auditivo interno (CAI). Observar a compressão do cerebelo e do tronco cerebral, e a deformação do quarto ventrículo.

nervo vestibular pode ocorrer com uma neurite, simulando um pequeno SV. Áreas císticas e hemorrágicas podem ser vistas associadas a tumores maiores, mas calcificação é rara (47).

A principal consideração nesta região é o meningioma, que se responsabiliza por menos de 10% dos tumores do ACP (47). As características de sinal dos meningiomas e schwannomas são muito semelhantes, isointensas com relação ao cérebro em RM T1W e T2W e ambos homogeneamente contrastados. O meningioma tende a ter sinais de RM T1W mais semelhantes ao parênquima cerebral que o schwannoma. Outras características distintivas incluem a presença de cistos internos no grande SV, a fixação dural de base larga e "cauda dural" do meningioma, e o local de origem (CAI versus osso petroso posterior) (Fig. 54.34). Calcificação densa (hipointensa em imagens T2W) pode ser vista no meningioma. Observar que TC é muito mais sensível que RM para a detecção de calcificação.

Lesões Congênitas

As lesões císticas do ACP incluem o tumor ou cisto epidermóide (também conhecido como colesteatoma congênito) e o cisto aracnóideo (48). Ambos são reconhecidos por efeito de massa e deformação de estruturas neurais, uma vez que o seu sinal se apresenta idêntico ao do LCE em imagens padrão T1W e T2W. Ne-

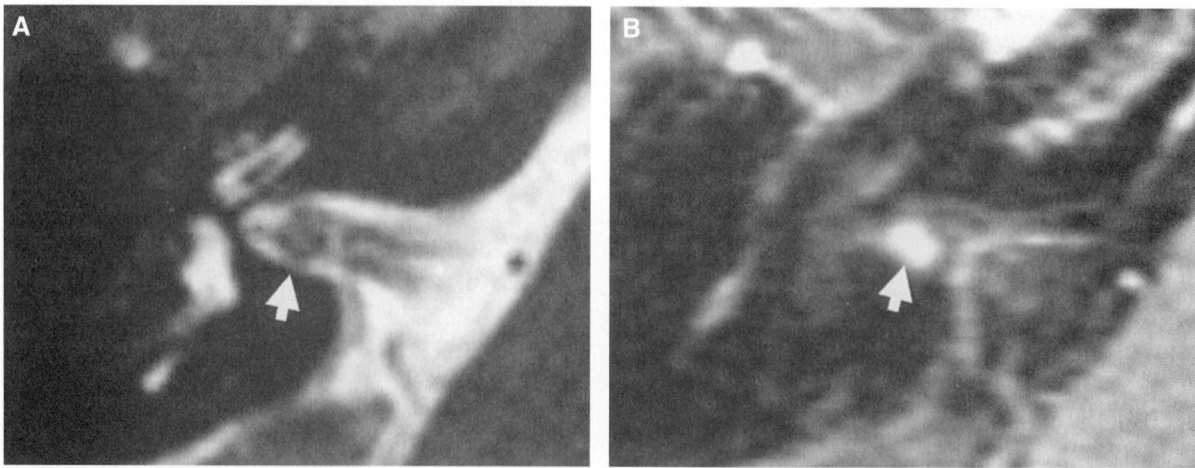

Figura 54.33
Schwannoma vestibular (SV). SV de 2,5 mm assintomático em um paciente com neurofibromatose tipo 2. Ele é visto como um "defeito de enchimento" em imageamento rápido empregando aquisição em estado constante (FIESTA) (seta branca – **A**) e mais conspicuamente como uma lesão contrastada em imagem de ressonância magnética ponderada para T1W pós-contraste (RM T1W) (seta branca – **B**).

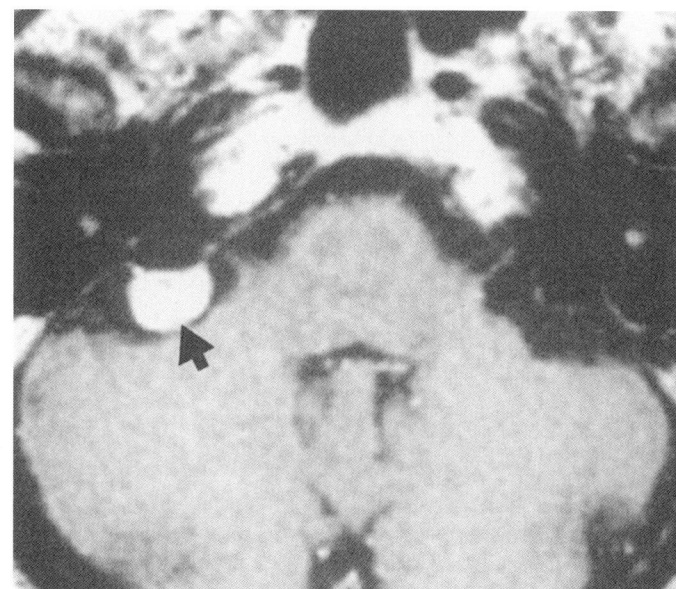

Figura 54.34

Meningioma. Imagem de ressonância magnética pós-contraste ponderada para T1 demonstra uma massa contrastando-se uniformemente (*seta preta*) no ângulo cerebelopontino direito. Observar a fixação dural de base larga no osso petroso e pequenas caudas durais.

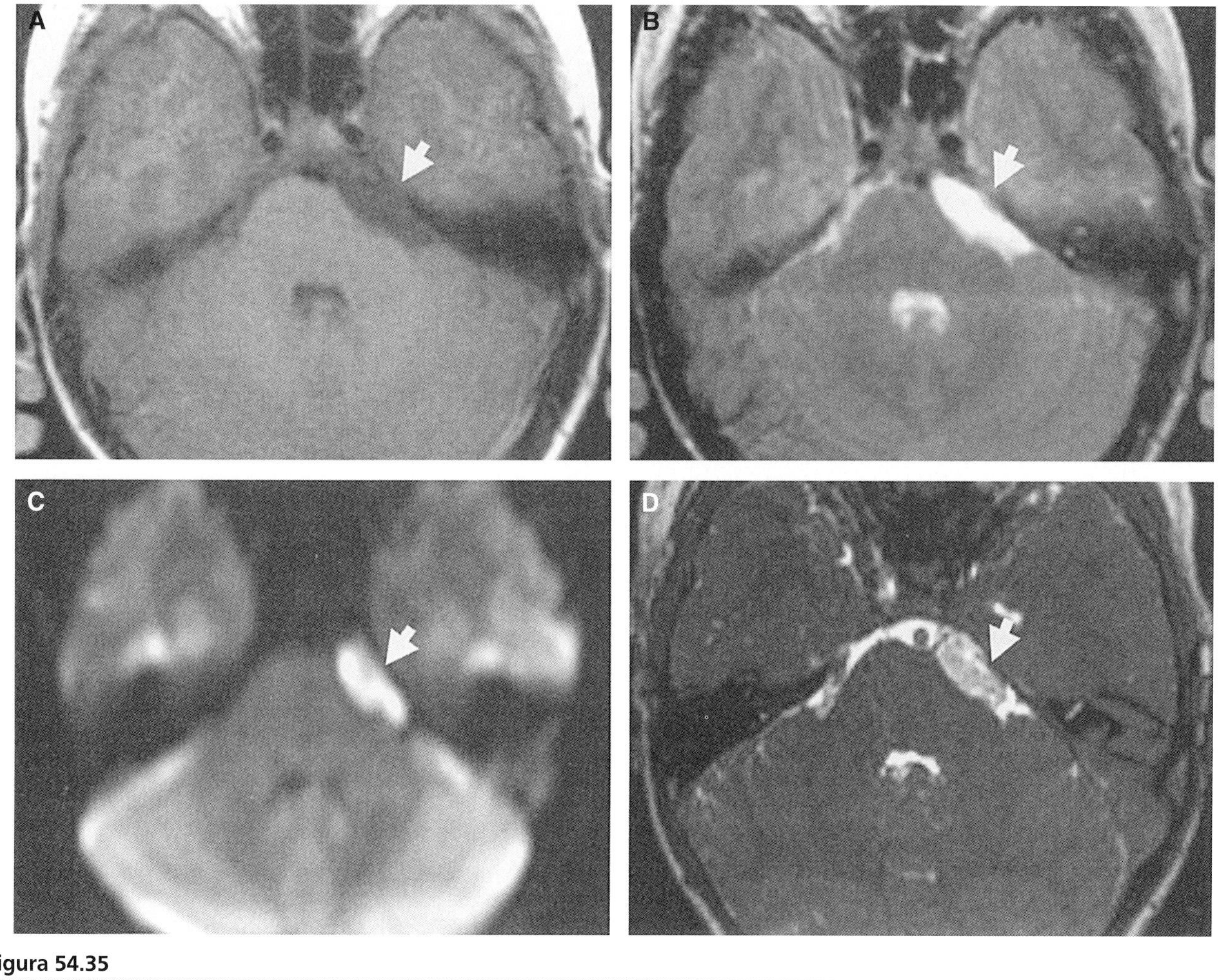

Figura 54.35

Epidermóide. Imagem de ressonância magnética mostra aumento do ângulo cerebelopontino (*ACP*) esquerdo (*setas brancas*), com efeito de massa sobre o tronco cerebral. O sinal iguala-se ao do líquido cerebrospinal (*LCE*) em imagens ponderadas para T1 (**A**) e ponderadas para T2 (**B**). Hiperintensidade em imageamento ponderado por difusão (**C**) e hipointensidade em imageamento rápido empregando aquisição em estado constante (*FIESTA*) (**D**) diferenciam o cisto epidermóide de um aracnóideo.

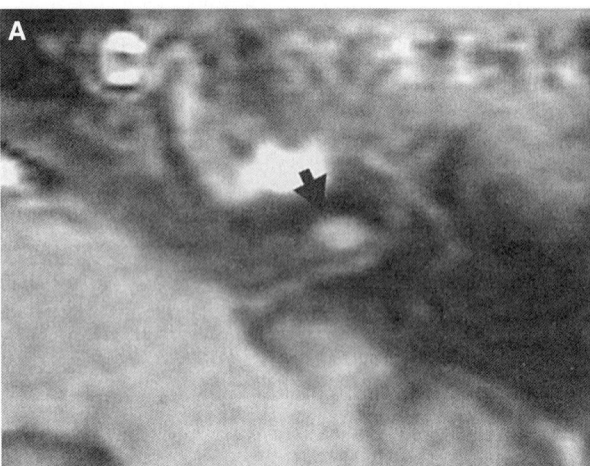 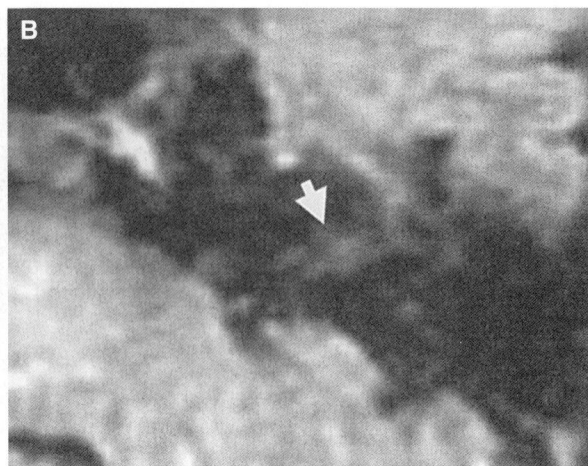

Figura 54.36

Lipoma do canal auditivo interno (*CAI*). Uma lesão hiperintensa (*seta preta* – **A**) na face anterior do CAI é vista em imagem de ressonância magnética ponderada para T1 sem contraste. FLAIR com saturação da gordura suprime completamente o sinal da lesão, confirmando lipoma (*seta branca* – **B**).

nhuma das duas lesões contrasta-se. Cistos aracnóideos originam-se de duplicação ou aprisionamento de membranas aracnóides, e o seu conteúdo na verdade equipara-se ao do LCE. Os epidermóides, em contraste, contêm epitélio escamoso estratificado, e certas técnicas de RM como imageamento ponderado de difusão, FIESTA e FLAIR (recuperação de inversão atenuada por fluido) podem revelar sinal que não obedece ao do LCE, desse modo distinguindo estas lesões de cistos aracnóideos (Fig. 54.35). Os epidermóides tendem a se insinuar adentro de fendas e dissecar para dentro de planos teciduais naturais.

Outra lesão congênita do ACP e CAI é o lipoma, identificado pelo sinal hiperintenso de gordura em imagens T1W (49). Em virtude disto, ele pode facilmente ser erradamente interpretado como uma lesão contrastada (p. ex., SV) se a imagem T1W pré-contraste não for inspecionada. Supressão da RM pela aplicação de um pulso de saturação da gordura confirmará o seu diagnóstico (Fig. 54.36).

Doença Leptomeníngea

Doença da leptomeninge comprometendo o CAI pode representar infecção, inflamação ou neoplasma, e os achados de RM, de contraste da leptomeninge, conforme vistos em RM pós-contraste, são inespecíficos (50). Embora FLAIR possa ser mais sensível que imageamento T1W na detecção de doença meníngea, sinal alto em FLAIR é freqüentemente visto no ACP em virtude das pulsações normais do LCE. Por essa razão, sinal alto em FLAIR no ACP deve ser interpretado com cautela. Contraste das meninges entrando no ACP é também visto comumente com hipertensão intracraniana subseqüente a cirurgias intracranianas ou punções lombares.

PONTOS IMPORTANTES

- Na avaliação de perda auditiva, TC é mais apropriada para a avaliação de PAC atípica, particularmente em casos congênitos, osteodistrofias ou para as finalidades de planejamento cirúrgico.

- Na avaliação de perda auditiva, RM é mais apropriada para a avaliação de PANS retrococlear. RM é usada para a triagem de rotina de SV em casos de PANS assimétrica.

- TC é usada para avaliar integridade óssea como um indicador de várias patologias, como colesteatoma, mastoidite coalescente, malignidades e trauma.

- Tanto a TC quanto a RM T2W de alta resolução demonstram a morfologia das malformações congênitas do labirinto. Ao considerar implante coclear, a RM fornece adicionalmente informação sobre a presença do oitavo nervo craniano e a desobstrução do ducto coclear.

- Patologias intralabirínticas são às vezes demonstráveis usando-se T2W de alta resolução ou RM T1W intensificada com contraste.

- RM é essencial para avaliar lesões intracranianas bem como lesões do osso temporal e da base do crânio que podem ter extensão intracraniana. A RM caracteriza a extensão da doença e fornece diagnósticos diferenciais baseados nas características do sinal de RM.

REFERÊNCIAS

1. Alexander AE Jr, Caldemeyer KS, Rigby P. Clinical and surgical application of reformatted high-resolution CT of the temporal bone. *Neuroimag Clin North Am* 1998;8:631-650.

2. Sabnis EV, Mafee MF, Chen R, et al Magnetic resonance imaging of the normal temporal bone. *Top Magn Reson Imaging* 2000;11:2-9.
3. Casselman JW, Kuhweide R, Ampe W, et al. Pathology of the membranous labyrinth: comparison of Tl- and T2-weighted and gadolinium-enhanced spin-echo and 3DFT-CISS imaging. *AJNR Am J Neuroradiol* 1993;14:59-69.
4. Syms AI, Petermann GW. Magnetic resonance imaging of stapes prostheses. *Am J Otol* 2000;21:494-498.
5. Wackym PA, Michel MA, Prost RW, et al. Effect of magnetic resonance imaging on internal magnet strength in Med-El Combi 40+ cochlear implants. *Laryngoscope* 2004;114:1355-1361.
6. Heller JW, Brackmann DE, Tucci DL, et al. Evaluation of MRI compatibility of the modified nucleus multichannel auditory brainstem and cochlear implants. *Am J Otol* 1996;17:724-729.
7. Yeakley JW, Jahrsdoerfer RA. CT evaluation of congenital aural atresia: what the radiologist and surgeon need to know. *J Comput Assist Tomogr* 1996;20:724-731.
8. Jahrsdoerfer RA, Yeakley JW, Aguilar EA, et al. Grading system for the selection of patients with congenital aural atresia. *Am J Otol* 1992;13:6-12.
9. Persaud RA, Hajioff D, Thevasagayam MS, et al. Keratosis obturans and external ear canal cholesteatoma: how and why we should distinguish between these conditions. *Clin Otolaryngol* 2004;29:577-581.
10. Agarwal A, Deschler DG, Baker KB. Exostoses of the external auditory canal. *Am J Otol* 1999;20:807-808.
11. Moody SA, Hirsch BE, Myers EN. Squamous cell carcinoma of the external auditory canal: an evaluation of a staging system. *Am J Otol* 2000;21:582-588.
12. Sreepada GS, Kwartler JA. Skull base osteomyelitis secondary to malignant otitis externa. *Curr Opin Otolaryngol Head Neck Surg* 2003;11:316-323.
13. Seabold JE, Simonson TM, Weber PC, et al. Cranial osteomyelitis: diagnosis and follow-up with In-111 white blood cell and Tc-99m methylene diphosphonate bone SPECT, CT, and MR imaging. *Radiology* 1995;196:779-788.
14. Antonelli PJ, Garside JA, Mancuso AA, et al. Computed tomography and the diagnosis of coalescent mastoiditis. *Otolaryngol Head Neck Surg* 1999;120:350-354.
15. Wetmore RF. Complications of otitis media. *Pediatr Ann* 2000;29:637-646.
16. Van den Bosch MA, Vos JA, de Letter MA, et al. MRI findings in a child with sigmoid sinus thrombosis following mastoiditis. *Pediatr Radiol* 2003;33:877-879.
17. Pisaneschi MJ, Langer B. Congenital cholesteatoma and cholesterol granuloma of the temporal bone: role of magnetic resonance imaging. *Top Magn Reson Imaging* 2000;11:87-97.
18. Yates PD, Flood LM, Banerjee A, et al. CT scanning of middle ear cholesteatoma: what does the surgeon want to know? *Br J Radiol* 2002;75:847-852.
19. Aikele P, Kittner T, Offergeld C, et al. Diffusion-weighted MR imaging of cholesteatoma in pediatric and adult patients who have undergone middle ear surgery. *AJR Am J Roentgenol* 2003;181:261-265.
20. Mafee ME, Raofi B, Kumar A, et al. Glomus faciale, glomus jugulare, glomus tympanicum, glomus vagale, carotid body tumors, and simulating lesions. Role of MR imaging. *Radiol Clin North Am* 2000;38:1059-1076.
21. Potsic WP, Korman SB, Samadi DS, et al. Congenital cholesteatoma: 20 years' experience at The Children's Hospital of Philadelphia. *Otolaryngol Head Neck Surg* 2002;126:409-414.
22. Casselman JW, Offeciers EF, De Foer B, et al. CT and MR imaging of congenital abnormalities of the inner ear and internal auditory canal. *Eur J Radiol* 2001;40:94-104.
23. Davidson HC, Harnsberger HR, Lemmerling MM, et al. MR evaluation of vestibulocochlear anomalies associated with large endolymphatic duct and sac. *AJNR Am J Neuroradiol* 1999;20:1435-1441.
24. Kumar G, Castillo M, Buchman CA. X-linked stapes gusher: CT findings in one patient. *AJNR Am J Neuroradiol* 2003;24:1130-1132.
25. Belden CJ, Weg N, Minor LB, et al. CT evaluation of bone dehiscence of the superior semicircular canal as a cause of sound-and/or pressure-induced vertigo. *Radiology* 2003;226:337-343.
26. Hegarty JL, Patel S, Fischbein N, et al. The value of enhanced magnetic resonance imaging in the evaluation of endocochlear disease. *Laryngoscope* 2002;112:8-17.
27. Weissman JL, Curtin HD, Hirsch BE, et al. High signal from the otic labyrinth on unenhanced magnetic resonance imaging. *AJNR Am J Neuroradiol* 1992;13:1183-1187.
28. Gleeson TG, Lacy PD, Bresnihan M, et al. High resolution computed tomography and magnetic resonance imaging in the preoperative assessment of cochlear implant patients. *J Laryngol Otol* 2003;117:692-695.
29. Kennedy RJ, Shelton C, Salzman KL, et al. Intralabyrinthine schwannomas: diagnosis, management, and a new classification system. *Otol Neurotol* 2004;25:160-167.
30. Mukherji SK, Albernaz VS, Lo WW, et al. Papillary endolymphatic sac tumors: CT, MR imaging, and angiographic findings in 20 patients. *Radiology* 1997;202:801-808.
31. Lonser RR, Kim HJ, Butman JA, et al. Tumors of the endolymphatic sac in von Hippel-Lindau disease. *N Engl J Med* 2004;350:2481-2486.
32. Valvassori GE. Imaging of otosclerosis. *Otolaryngol Clin North Am* 1993;26:359-371.
33. Alkadhi H, Rissmann D, Kollias SS. Osteogenesis imperfecta of the temporal bone: CT and MR imaging in Van der Hoeve-de Kleyn syndrome. *AJNR Am J Neuroradiol* 2004;25:1106-1109.
34. Kosling S, Bootz F. CT and MR imaging after middle ear surgery. *Eur J Radiol* 2001;40:113-118.
35. Xu J, Xu SA. Cohen LT, et al. Cochlear view: postoperative radiography for cochlear implantation. *Am J Otol* 2000;21:49-56.
36. Swartz D. Temporal bone trauma. *Semin Ultrasound CT MR* 2001;22:219-228.
37. Jager L, Reiser M. CT and MR imaging of the normal and pathologic conditions of the facial nerve. *Eur J Radiol* 2001;40:133-146.
38. Falcioni M, Russo A, Taibah A, et al. Facial nerve tumors. *Otol Neuronal* 2003;24:942-947.
39. Salib RJ, Tziambazis E, McDermott AL, et al. The crucial role of imaging in detection of facial nerve haemangiomas. *J Laryngol Otol* 2001;115:510-513.
40. Sismanis A. Pulsatile tinnitus. *Otolaryngol Clin North Am* 2003;36:389-402, viii.

41. Lau CC, Oghalai JS, Jackler RK. Combination of aberrant internal carotid artery and persistent stapedial artery. *Otol Neurotol* 2004;25:850-851.
42. Noujaim SE, Pattekar MA, Cacciarelli A, et al. Paraganglioma of the temporal bone: role of magnetic resonance imaging versus computed tomography. *Top Magn Reson Imaging* 2000;11:108-122.
43. Shin EJ, Lalwani AK, Dowd CE. Role of angiography in the evaluation of patients with pulsatile tinnitus. *Laryngoscope* 2000;110:1916-1920.
44. Schmidt RJ, Sataloff RT, Newman J, et al. The sensitivity of auditory brainstem response testing for the diagnosis of acoustic neuromas. *Arch Otolaryngol Head Neck Surg* 2001;127:19-22.
45. Daniels RL, Swallow C, Shelton C, et al. Causes of unilateral sensorineural hearing loss screened by high-resolution fast spin echo magnetic resonance imaging: review of 1,070 consecutive cases. *Am J Otol* 2000;21:173-180.
46. Annesley-Williams DI, Laitt RD, Jenkins JP, et al. Magnetic resonance imaging in the investigation of sensorineural hearing loss: is contrast enhancement still necessary? *J Laryngol Otol* 2001;115:14-21.
47. Swartz JD. Lesions of the cerebellopontine angle and internal auditory canal: diagnosis and differential diagnosis. *Semin Ultrasound CT MR* 2004;25:332-352.
48. Bonneville F, Sarrazin JL, Marsot-Dupuch K, et al. Unusual lesions of the cerebellopontine angle: a segmental approach. *Radiographics* 2001;21:419-438.
49. Bigelow DC, Eisen MD, Smith PG, et al. Lipomas of the internal auditory canal and cerebellopontine angle. *Laryngoscope* 1998;108:1459-1469.
50. Tsuchiya K, Katase S, Yoshino A, et al. FLAIR MR imaging for diagnosing intracranial meningeal carcinomatosis. *AJR Am J Roentgenol* 2001;176:1585-1588.

CAPÍTULO 55

Infecções da Orelha Externa

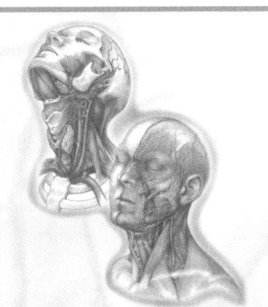

Christopher J. Linstrom ■ Frank E. Lucente

Os otorrinolaringologistas vêem muitos pacientes com infecções da orelha externa. As infecções podem ser classificadas por sua localização e causa, e classificadas conforme a evolução cronológica como agudas, subagudas e crônicas. Antes de discutir os processos de doença individualmente, revisaremos a anatomia e a fisiologia normais da orelha externa.

ANATOMIA E FISIOLOGIA

A orelha externa é composta de orelha e meato acústico externo. Ambos contêm cartilagem elástica derivada do mesoderma e uma pequena quantidade de tecido subcutâneo, coberto por pele com seus anexos (1,2). Há gordura mas não cartilagem no lóbulo. A orelha é derivada de seis eminências, três de cada um dos arcos branquiais I e II (Fig. 55.1). Durante a gestação normal, as eminências cartilaginosas fundem-se para formar a orelha; com o crescimento seletivo da mandíbula, a orelha sobe da sua posição original, perto da comissura da boca, para a área temporal.

O meato acústico externo é derivado do primeiro sulco branquial ectodérmico entre os arcos mandibular (I) e hióide (II) (2,3). O epitélio que reveste este sulco faz contato com o endoderma da primeira bolsa faríngea, assim formando a membrana timpânica, a extensão mais medial do meato acústico externo. Tecido conjuntivo de origem mesodérmica é encontrado entre o ectoderma e o endoderma e torna-se a camada fibrosa da membrana timpânica (2). Em virtude da sua origem, o meato acústico externo, incluindo a superfície lateral da membrana timpânica, é derivado do ectoderma e é revestido por epitélio escamoso.

O processo de canalização está completo por volta da 12ª semana de gestação, época na qual o canal se enche com tecido epitelial. O canal comumente se recanaliza por volta da 28ª semana de vida fetal (3).

O meato acústico externo pode ser considerado em duas porções. Os 40% externos são cartilaginosos e contêm uma fina camada de tecido subcutâneo entre a pele e a cartilagem. Os 60% internos são ósseos, formados principalmente pelo anel timpânico, e contêm pouco tecido mole entre a pele, o periósteo e o osso. O comprimento médio do meato acústico externo adulto é 2,5 cm. Em virtude da posição oblíqua da membrana timpânica, a parte póstero-superior do canal é cerca de 6 mm mais curta que a porção ântero-inferior (1). A junção das porções cartilaginosa e óssea do canal é uma região estreitada chamada *istmo*.

O trago e o antitrago formam uma barreira parcial à entrada de corpos estranhos. De lateral a medialmente, o canal curva-se ligeiramente para cima e para trás na forma de um delicado S. Pode-se pensar no canal como se ele estivesse apontando para o nariz; assim, a orelha precisa ser puxada delicadamente para cima, para fora e para trás a fim de retificar o canal para examiná-lo. Três mecanismos de defesa macroscópicos protegem o meato acústico externo e a superfície lateral da membrana timpânica: o trago e o antitrago, a pele com sua capa de cerume, e o istmo do canal.

A pele do canal cartilaginoso contém muitos folículos pilosos e glândulas sebáceas e apócrinas como as glândulas de cerume (Fig. 55.2). Juntas, estas três estruturas anexiais provêem uma função protetora e são chamadas *unidade apopilossebácea*. As secreções glandulares combinam-se com o epitélio descamado para formar uma capa ácida de cerume, uma das principais barreiras à infecção do canal. Uma invaginação da epiderme forma a parede externa do folículo piloso, e a haste forma a parede interna. O canal folicular é o espaço entre estas duas estruturas. Os alvéolos das glândulas sebáceas e apócrinas esvaziam-se para dentro de pequenos ductos excretórios retos, os quais drenam para os canais foliculares. Obstrução de qualquer parte do sistema ductal predispõe à infecção.

O meato é normalmente uma estrutura que se autoprotege e faz sua autolimpeza. A capa de cerume gradualmente se desloca do istmo para a parte lateral do

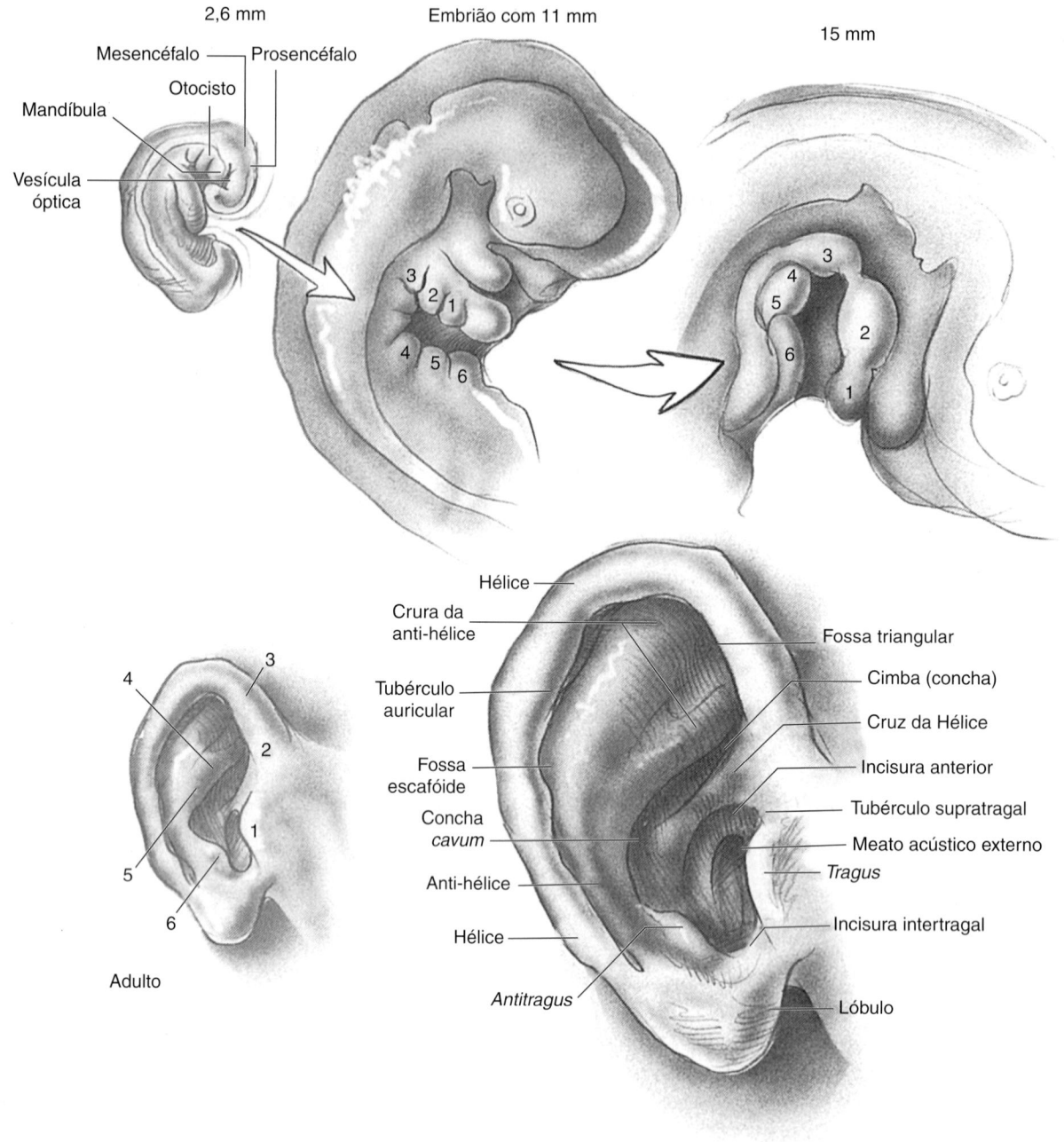

Figura 55.1
A orelha é formada a partir de seis eminências, três de cada um dos arcos branquiais I e II.

canal e desprende-se externamente. Instrumentação e limpeza excessiva do meato perturbam esta barreira protetora e podem levar à infecção. Variações individuais na anatomia do meato ou na consistência do cerume produzido podem predispor algumas pessoas à acumulação de cera.

O canal faz interface em toda a parte menos na superfície lateral. Medialmente, é limitado pela membrana timpânica e a parte escamosa do osso temporal, que quando intactas são uma boa barreira à disseminação de infecção. Na presença de uma perfuração da membrana timpânica, a infecção pode disseminar-se para a frente e para trás da cavidade da orelha média para o meato auditivo externo. O anel timpânico e a parte escamosa, em forma de ferradura, separam o meato da fossa média do crânio. Raramente este é o mecanismo direto de extensão intracraniana de infecção. O canal ósseo posterior serve como o limite anterior da cavidade mastóidea. Diversos vasos penetram o canal, especialmente ao longo da sutura timpano-mastóidea. Estes podem ser envolvidos na extensão hematogênica de infecção do canal para o segmento

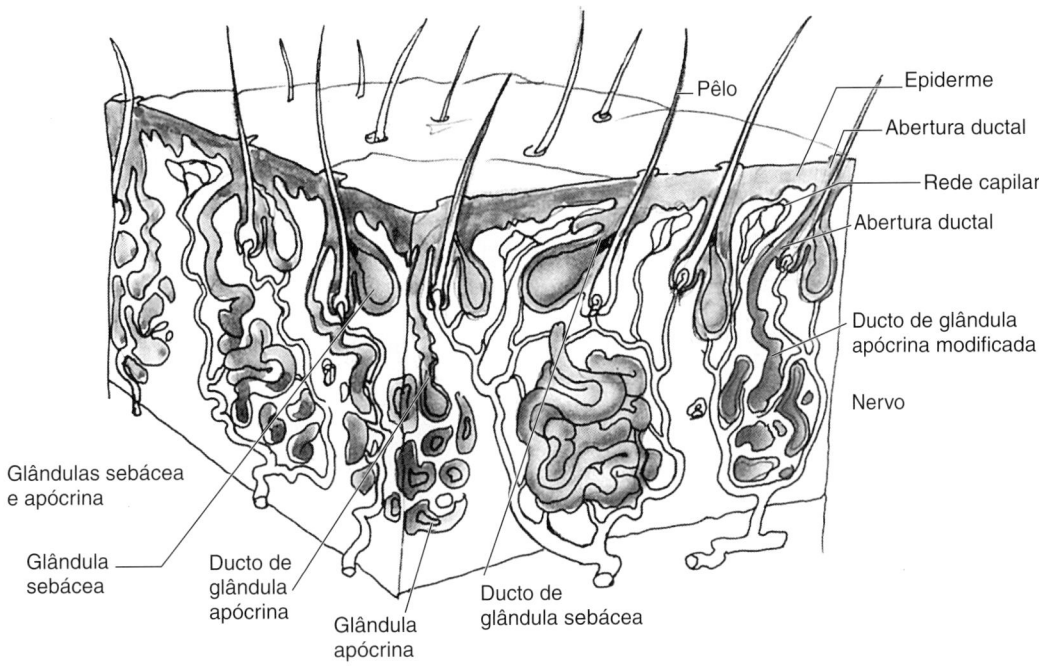

Figura 55.2
Vista microscópica da unidade apopilossebácea normal, demonstrando a drenagem das secreções das glândulas sebáceas e apócrinas modificadas para dentro do canal folicular do folículo piloso.

mastóideo. Posterior ao canal cartilaginoso há um tecido conjuntivo denso sobrejacente à mastóide, que pode ser infectado secundariamente.

Superiormente, o canal é limitado pela fossa infratemporal e a base do crânio. Infecções estendendo-se através do teto do canal podem estender-se para estas estruturas. Anteriormente, o canal é limitado pela articulação temporomandibular e a glândula parótida.

A drenagem linfática do canal é uma via importante para a disseminação de infecção. Anterior e superiormente, o canal drena para os linfáticos pré-auriculares na glândula parótida e linfonodos cervicais profundos superiores. A porção inferior do canal drena para os linfonodos infra-auriculares próximo ao ângulo da mandíbula. Posteriormente, os linfáticos drenam para os linfonodos pós-auriculares e os linfonodos cervicais profundos superiores. A orelha e o canal auditivo externo recebem seu suprimento arterial a partir dos ramos temporal superficial e auricular posterior da artéria carótida externa (1). A drenagem venosa da orelha e do meato é realizada pelas veias temporal superficial e auricular posterior. A primeira junta-se à veia retromandibular, que usualmente se divide e junta-se a ambas as veias jugulares; a última junta-se à jugular externa mas também pode drenar para o seio sigmóide através da veia emissária mastóidea (1).

A sensibilidade da orelha e do canal auditivo externo é suprida por nervos cutâneos e cranianos, com contribuições dos ramos auriculotemporais dos nervos trigêmeo (V), facial (VII), glossofaríngeo (IX) e vago (X) e o nervo auricular maior a partir do plexo cervical (C2-3). Os músculos extrínsecos vestigiais da orelha, auricular anterior, superior e posterior são supridos pelo nervo facial (VII) (1).

OTITE EXTERNA

Otite externa é um espectro de infecções do canal auditivo externo. O aspecto do canal varia de acordo com a evolução cronológica da infecção: aguda, subaguda ou crônica.

Otite externa aguda é uma infecção do canal causada por uma ruptura na pele normal ou na barreira protetora de cerume, muitas vezes ocorrendo em um ambiente de umidade e temperatura elevadas. Embora comumente chamada "ouvido de nadador", otite externa aguda pode ser causada por qualquer coisa que resulte na remoção da película lipídica protetora do canal, permitindo que organismos bacterianos ou fúngicos entrem na unidade apopilossebácea. Ela geralmente começa com prurido no canal e é comumente causada pela manipulação com um aplicador de algodão ou a unha. Isto alivia temporariamente o prurido mas permite a proliferação de bactérias na pele localmente macerada e estabelece um ciclo de prurido-coçadura. O meio quente, escuro, úmido do canal é agora um meio perfeito para o crescimento bacteriano rápido. Mais tarde, segue-se dor quando os tecidos moles edemaciados do canal tracionam o revestimento periósteo do canal ósseo. À medida que a doença progride, começa o corrimento purulento e a orelha e os tecidos moles periauriculares são comprometidos.

Em pacientes nos quais a doença não se resolve depois do tratamento, pode ocorrer uma forma subaguda ou crônica. Esta condição pode ser semelhante a um eczema e é um espectro da doença que varia desde ressecamento e descamação brandos da pele do canal à obliteração completa do canal por pele hipertrófica cronicamente infectada.

História

A história e a inquirição funcional devem incluir a informação a respeito da duração no tempo, o número de ocorrências, a natureza e a gravidade da dor, doença otológica antecedente, instrumentação ou trauma auricular prévio (especialmente o uso de aplicadores com ponta de algodão ou irrigação aural forte), e quaisquer fatores predisponentes como diabetes ou radioterapia ou outra condição causadora de imunossupressão. Qualquer cirurgia prévia otológica ou da cabeça e pescoço é anotada.

Dor, plenitude, prurido e perda auditiva são os quatro sintomas principais da otite externa, embora nem todo paciente tenha todos os sintomas (4). Durante todo o exame, o examinador deve lembrar-se da inervação do canal auditivo externo e recordar-se de que a dor de outras áreas do trato aerodigestivo superior pode ser referida à orelha.

Exame Físico

Na inspeção inicial, olhar a orelha propriamente dita e a seguir sua relação com a cabeça. Está hiperemiada, edemaciada, protrusa? Há otorréia óbvia? A orelha e os tecidos periauriculares estão normais em aspecto ou liquenificados, com um "empilhamento" da arquitetura normal da epiderme? Há eritema ou celulite espalhando-se em tecidos periauriculares, face e pescoço? Um puxão delicado para cima e para trás geralmente confirmará a suspeita clínica. Embora não seja uma regra infalível, o paciente com otite externa aguda geralmente não tolerará esta manobra; os pacientes com otite média aguda freqüentemente a tolerarão.

Para fazer o diagnóstico correto de infecção do canal externo e acompanhar a resposta clínica ao tratamento, deve-se limpar o canal por completo e examiná-lo com boa iluminação. Um otoscópio manual muitas vezes será suficiente para um exame rápido, mas toda instrumentação da orelha é mais bem feita sob o microscópio com o paciente deitado em posição supina na cadeira, em previsão a uma possível resposta vasovagal mediada pelo nervo de Arnold, um ramo do nervo craniano X.

Embora anestesia tópica e local possa ser experimentada antes da limpeza, elas são usualmente de pequeno efeito no tecido macerado hiperêmico e não substituem tranqüilização e paciência. O uso de espéculos graduados muitas vezes aliviará o paciente para um exame completo. Pode-se limpar o canal com aspiração, cureta ou pinça jacaré. A escolha dos instrumentos é relevante. Delicadeza e meticulosidade são muito importantes.

Bacteriologia

Os patógenos usuais responsáveis por otite externa aguda são *Pseudomonas aeruginosa*, *Proteus mirabilis*, estafilococos, estreptococos e vários bacilos Gram-negativos. Na infecção branda ou não-complicada, cultura do canal comumente não é colhida, porque comumente demonstrará um padrão misto de crescimento. Nas infecções recalcitrantes, a cultura pode identificar um organismo predominante e ajudar na escolha da antibioticoterapia.

Estadiamento

Senturia *et al.* (4) dividiram a evolução clínica da otite externa nas seguintes fases: pré-inflamatória; inflamatória aguda, que pode ser branda, moderada ou grave; e inflamatória crônica. Tipicamente, a fase pré-inflamatória começa quando o estrato córneo torna-se edematoso em virtude da remoção da camada lipídica protetora e do manto ácido do canal, resultando em obstrução da unidade apopilossebácea. À medida que a obstrução continua, começa uma sensação de plenitude e prurido. A interrupção da camada epitelial permite a invasão de bactérias que ou residem no canal ou são introduzidas pelos objetos estranhos inseridos no canal, como um aplicador de algodão ou uma unha suja. Isto produz a fase inflamatória aguda, que é acompanhada por dor espontânea e à palpação da orelha. Na fase mais inicial, a pele do canal auditivo externo apresenta eritema brando e mínimo edema (Fig. 55.3). Uma pequena quantidade de secreção transparente ou levemente turva pode ser vista no canal. À medida que a dor e o prurido aumentam, o paciente progride para a fase moderada, na qual o canal mostra mais edema e um exsudato mais profuso e mais espesso (Fig. 55.4).

A progressão adicional da inflamação na ausência de tratamento produz a fase inflamatória grave, caracterizada por dor aumentada e obliteração da luz do canal. Um exsudato purulento profuso e edema da pele do canal podem ocultar a membrana timpânica. Além disso, pequenas pápulas brancas muitas vezes são visíveis sobre a superfície da pele do canal. *P. aeruginosa* ou outro bacilo Gram-negativo pode quase sempre ser cultivado nesta fase. Na fase grave, o médico freqüen-

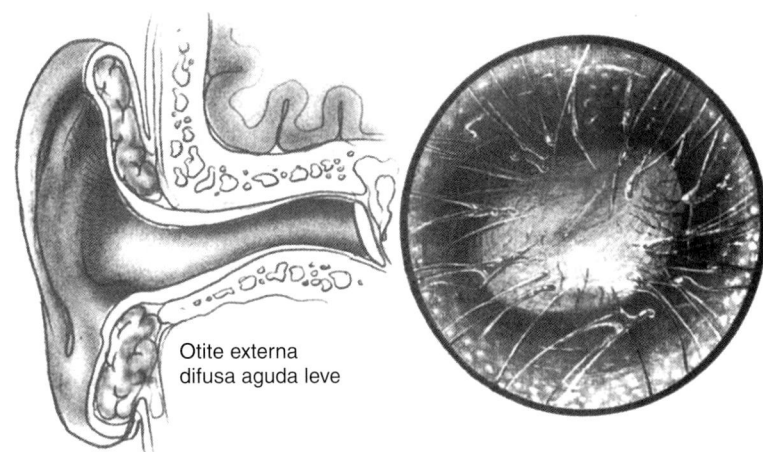

Figura 55.3
Otite externa, fase inflamatória aguda. Observam-se eritema e edema brandos da pele do canal. Secreções claras podem ser vistas no canal. (De Senturia BA, Marcus MD, Lucente FE. *Diseases of the external ear*, 2nd ed. New York: Grune & Stratton, 1980, com permissão.)

temente vê evidências de extensão da infecção além do canal para comprometer os tecidos moles adjacentes e linfonodos cervicais (Fig. 55.5).

Na fase inflamatória crônica, o paciente sente menos dor porém importante prurido. A pele do canal está espessada, e pode ser vista a formação de flocos na superfície (Fig. 55.6). A orelha e a concha muitas vezes mostram alterações secundárias, como eczematização, liquenificação e ulceração superficial. Esta condição é assemelhada a um eczema e pode variar desde ressecamento brando e espessamento do canal à obliteração completa do canal externo por pele hipertrófica cronicamente infectada (Tabela 55.1).

Diagnóstico Diferencial

O diagnóstico diferencial das condições que são semelhantes à otite externa é grande e inclui otite externa necrosante, otite externa bolhosa, otite externa granulosa, pericondrite, condrite, policondrite recidivante, furunculose e carbunculose, bem como muitas dermatoses, como psoríase e dermatite seborréica. Todas possuem características em comum com otite externa aguda e crônica, todavia têm suficientes diferenças para serem consideradas entidades clínicas distintas.

Carcinoma comprometendo o canal auditivo externo pode-se apresentar como infecção, e nos seus estádios mais iniciais é muitas vezes diagnosticado erradamente como infecção e tratado inapropriadamente. A neoplasia maligna mais comum da orelha externa é o carcinoma de células escamosas, embora outros carcinomas primários, como carcinoma basocelular, melanoma maligno, adenoma ou adenocarcinoma ceruminoso, carcinoma adenóide cístico e carcinomas metastáticos do osso temporal com extensão ao canal auditivo externo, como carcinomas de mama, prostático, de pequenas células (*oat cell*) e de células renais tenham sido descritos. A ocorrência de dor em uma cavidade mastóide previamente estável é a marca característica do carcinoma e deve ser excluída por biopsia e outras investigações.

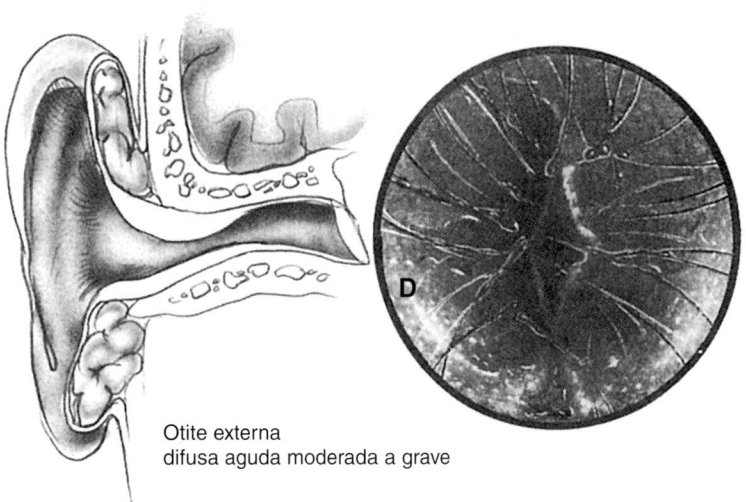

Figura 55.4
Otite externa, fase inflamatória aguda moderada. O canal auditivo externo está mais edemaciado que na fase aguda, aproximando-se da obliteração da luz, com um exsudato mais profuso. (De Senturia BA, Marcus MD, Lucente FE. *Diseases of the external ear*, 2nd ed. New York: Grune & Stratton, 1980, com permissão.)

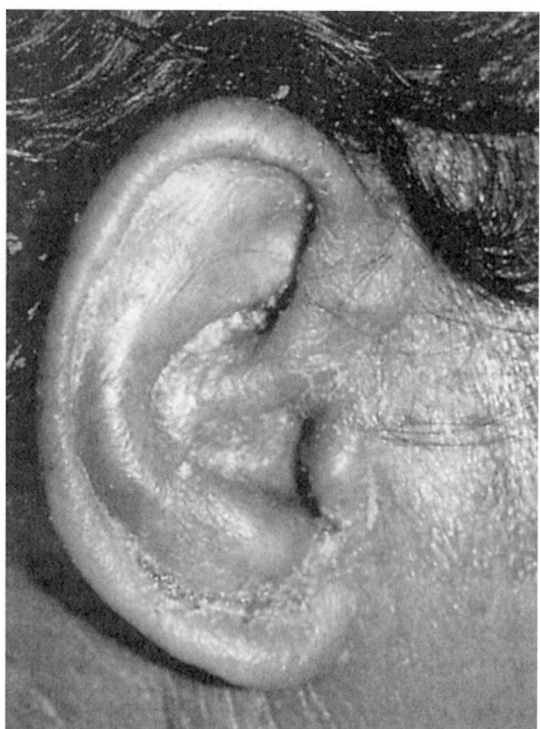

Figura 55.5
Otite externa, fase grave. A infecção estende-se além dos limites do canal para comprometer tecidos moles adjacentes e linfonodos cervicais. Eritema da pele da concha e descamação são secundários à drenagem profusa.

TABELA 55.1 DIAGNÓSTICO
OTITE EXTERNA
História
Dor
Plenitude
Prurido
Otorréia
Exame físico
Pré-inflamatória
Eritema brando, edema
Inflamatória aguda
Dor à palpação auricular
Eritema
Edema
Otorréia
Inflamatória crônica
Espessamento, flocos de descamação na pele do canal
Eczematização
Ulceração
Laboratório
Cultura
P. aeruginosa
P. mirabilis
Staphylococcus sp.
Streptococcus sp.(1)
Radiologia
Raramente indicada

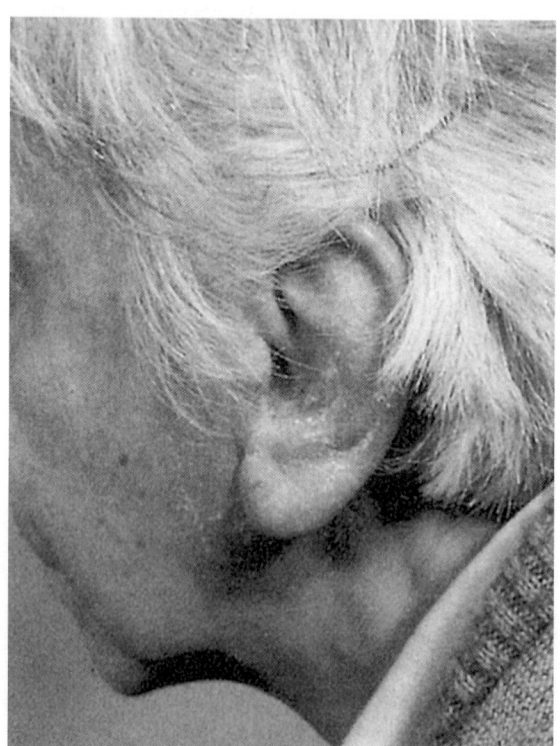

Figura 55.6
Otite externa, fase inflamatória crônica. A pele do canal externo está espessada e pode ser vista a formação de flocos superficiais. A pele circundante à orelha pode mostrar alterações secundárias como eczematização, liquenificação e ulceração superficial.

História Natural

A história natural da otite externa aguda não tratada é de dor e edema progressivos e otorréia e corrimento do canal. A infecção pode alastrar-se para tecidos moles periauriculares adjacentes, face e pescoço. Em um paciente imunocomprometido, o que começou como uma infecção superficial isolada da unidade apopilossebácea do canal auditivo externo pode progredir para pericondrite, condrite, celulite e erisipela. Ricas vias de drenagem linfática e hematogênica favorecem a disseminação local e regional da infecção na cabeça e no pescoço. Poucos pacientes progridem para essa fase avançada antes de procurar atenção médica.

A história natural da otite externa crônica é muito menos dramática que a da aguda. A descamação e o prurido crônicos no canal predispõem a manipulação do canal, escoriação e episódios repetidos de otite externa aguda. Com o tempo, a pele do canal pode se tornar liquenificada, e em última análise o canal pode se tornar completamente obliterado.

Tratamento Clínico

Os quatro princípios fundamentais no tratamento da otite externa em todas as fases (5) são limpeza freqüente e completa, uso judicioso de antibióticos apropriados, tratamento da inflamação e dor associadas, e recomendações a respeito da prevenção de infecções futuras. Em qualquer fase da infecção, limpeza completa é uma prioridade. Debridamento meticuloso dos detritos esfoliados, purulência e cerume farão tanto se não mais do que simplesmente o uso de gotas otológicas. Na fase pré-inflamatória, uma limpeza completa pode ser tudo o que é necessário. Na ausência de purulência, uma breve série de uma solução acidificante como sulfato de alumínio–sulfato de cálcio (Domeboro) é eficaz para dissuadir o crescimento bacteriano ou fúngico.

O tratamento da fase inflamatória aguda varia de acordo com a extensão da doença. Na sua forma mais branda, está indicada limpeza como descrito previamente. Gotas otológicas antibióticas são recomendadas para cobrir o que provavelmente é uma infecção por *Pseudomonas*. Há um crescente volume de evidência de que as preparações de fluoroquinolonas com ou sem esteróides (ciprofloxacina, ofloxacina, dexametasona, hidrocortisona [Cipro HC, Ciprodex, Floxin]) podem ter vantagens sobre as preparações de neomicina/polimixina/hidrocortisona (Cortisporina ou Coly-Mycin S Otic) (6,7).

Neste momento, nenhuma resistência antibiótica importante foi demonstrada emergindo devido ao uso das medicações com fluoroquinolonas ototópicas (8).

Nesta fase, o edema do canal auditivo externo não deve ser grave e o paciente deve conseguir instilar gotas para dentro da orelha inclinando a cabeça para o lado ou deitando-se com a orelha comprometida para cima.

Fase Moderada

Na fase moderada de inflamação, o edema do canal pode interferir na instilação de gotas. O médico deve então inserir uma mecha para dentro do canal e instilar gotas sobre ela. Muitas vezes o canal pode acomodar duas ou mesmo três mechas. À medida que a mecha se expande, pressiona os tecidos moles e o periósteo para a posição não distendida; isto só já pode aliviar a dor. Toda instrumentação da orelha é mais bem feita sob o microscópio. A mecha é removida pelo médico no momento do reexame. Se o edema não tiver se reduzido significativamente, está indicado o retamponamento. Gotas antibióticas devem ser continuadas durante pelo menos 2 a 3 dias depois da cessação de dor, prurido e otorréia, de tal modo que a erradicação completa da infecção possa ser assegurada.

Na fase moderada, um analgésico oral freqüentemente é prescrito porque a dor pode ser pronunciada. Avisar o paciente para evitar manipulação do canal. Ensinar os nadadores a enxugar com toalha a concha e o canal lateral, sacudir a água para fora do canal, ou a instilar gotas acidificantes depois da natação. Se a infecção não se alastrar além dos limites do canal externo, o uso de antibióticos orais será de pouco ou nenhum valor. Uma visita final ao consultório é importante para assegurar que a infecção se tenha resolvido completamente e o canal esteja de volta ao seu estado normal.

Fase Grave

Na fase grave, a infecção usualmente se estende além do limite do canal. Além de limpeza, tamponamento e uso de gotas antibióticas como discutido previamente, dar atenção a qualquer comprometimento de tecido mole, usando um antibiótico oral com cobertura de amplo espectro. Sucessivas gerações das cefalosporinas alargam a cobertura Gram-negativa às custas da cobertura Gram-positiva.

Além de gotas otológicas *antipseudomonas*, escolhas comuns de antibióticos orais são penicilinas antiestafilocócicas, cefalosporinas de primeira geração ou uma das fluoroquinolonas *antipseudomonas* como ciprofloxacina ou levofloxacina. Os antibióticos fluoroquinolonas são eficazes contra *Pseudomonas species*, mas no presente não estão aprovados para uso em pacientes abaixo de 18 anos em virtude do risco de artropatia (6). Múltiplos relatos ao longo dos últimos 10 anos indicaram o uso seguro de ciprofloxacina no paciente pediátrico com pouco, se algum, desenvolvimento aumentado de artropatia com relação aos adultos. Entretanto as fluoroquinolonas permanecem contra-indicadas, exceto em circunstâncias extraordinárias, como no tratamento de doença respiratória em crianças com fibrose cística (9).

Compressas mornas (soro fisiológico ou solução diluída de sulfato de alumínio–acetato de cálcio) também são úteis no tratamento de crostas e edema comprometendo a orelha e a pele circundante. Cultura do canal é indicada apenas na fase grave ou em pacientes que foram tratados previamente sem resolução. O tratamento é geralmente continuado durante 10 a 14 dias se houver uma boa resposta. Em raros pacientes que não respondem a este esquema, está indicada hospitalização, tratamento local diário vigoroso, repetição de culturas e antibióticos intravenosos.

Fase Crônica

A fase crônica da otite externa é manifestada por acentuado espessamento da pele do canal auditivo externo causado pela infecção de longa duração. O exame revela flocos de pele descamada seca no canal. Embora a remoção dos detritos seja recomendada, isto pode ser difícil devido ao estreitamento da luz do canal. Limpeza repetida e instilação de antibióticos e esteróides estão indicadas. Acetonido de triancinolona 0,25% creme ou pomada (Kenalog) ou fosfato sódico de dexametasona 0,1% (Decadron, Pred Forte 1%) gotas oftálmicas podem ser usados.

Em todos os casos de otite externa aguda ou crônica, instruir o paciente para evitar infecções futuras não colocando qualquer objeto ou instrumento dentro do canal. Estes freqüentemente escoriam a pele do canal e empurram detritos para mais longe dentro do canal, em vez de os remover. Os pacientes que têm repetidas infecções apesar de obedecer a estas medidas são mais bem aconselhados a usar gotas acidificantes compostas de medidas iguais de vinagre e água, ou álcool etílico e água, quando expostos a alta umidade. Alternativamente, um pó acidificante como ácido bórico pode ser usado. Moldes auriculares feitos sob medida são úteis para estes pacientes.

Otite Externa Recalcitrante

O médico será capaz de julgar muito rapidamente que pacientes não estão respondendo. Se nenhum progresso for feito no consultório, um raro paciente pode ter que ser internado. Limpeza da orelha deve ser realizada sob microscopia, freqüentemente (pelo menos diariamente) e cuidadosamente. Procurar sinais sutis de doença crônica da orelha média – tecido de granulação ou a abertura de uma diminuta perfuração. Esta última pode ser obscurecida por uma membrana timpânica inchada, dando um aspecto de "boca de peixe" à perfuração. Uma "tampa de esgoto" ou crosta sobre o tímpano pode revelar um colesteatoma embaixo. Examinar todas as partes da orelha. Procurar sinais de condrite ou pericondrite subjacente, especialmente encrostamento difuso ou exsudação. Fazer cultura da orelha. Examinar os tecidos periauriculares cuidadosamente para procurar sinais de infecção se alastrando. Tomografia computadorizada dos ossos temporais pode dar informação adicional. Procurar por opacificação da mastóide e sinais de erosão óssea.

Manter o paciente com gotas otológicas diárias, preferivelmente cobrindo *P. aeruginosa,* e antibióticos intravenosos com cobertura Gram-positiva e Gram-negativa. Uma cefalosporina junto com um aminoglicosídeo é uma combinação lógica. A terapia deve ser gradualmente diminuída de acordo com cultura e sensibilidades. Orelhas gravemente inchadas podem acalmar-se com esteróides.

Muitas infecções recalcitrantes ocorrem por causa de desobediência ou instrumentação crônica da pele do canal. O paciente deve ser aconselhado a corrigir maus hábitos. Tratar estes pacientes exatamente como aqueles com otite externa grave, mas como pacientes internados. Isto permitirá que sejam dados antibióticos endovenosos e assegurará o tratamento local (Tabelas 55.2 e 55.3).

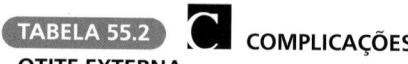

TABELA 55.2 — COMPLICAÇÕES
OTITE EXTERNA

Celulite
Erisipela
Pericondrite
Condrite
Infecção crônica refratária ao tratamento

TABELA 55.3 — EMERGÊNCIAS
OTITE EXTERNA

Dor que não se resolve a despeito de cuidados locais
  Admitir no hospital
  Analgesia
  Controlar a inflamação
Neuropatia craniana com otite externa
  Considerar otite externa necrosante

Tratamento Cirúrgico da Otite Externa Crônica Hipertrófica

Quando essas medidas locais são insuficientes para erradicar infecção e restabelecer a luz do canal, é necessário remover a pele comprometida do canal e qualquer tecido cutâneo ou cartilaginoso comprometido adjacente. Isto muito raramente é necessário e pode ser efetuado através do canal, mas é mais bem feito através de uma incisão retro-auricular, que permite visualização dos tecidos comprometidos. Uma quantidade generosa de cartilagem da concha é removida para executar uma meatoplastia ampla. O canal ósseo é alargado com uma broca. Tomar cuidado para proteger o nervo facial no seu segmento vertical; o uso de um monitor intra-operatório de nervo facial facilita isto. O canal é recoberto com um enxerto de pele de espessura parcial (0,008 polegada) que é temporariamente mantido no lugar com *stents* ou tamponamento.

Constitui a experiência de muitos otorrinolaringologistas que mesmo a infecção mais recalcitrante pode ser tratada se os quatro princípios básicos – limpeza completa, tratamento antibiótico, controle da dor e instrução do paciente – forem obedecidos meticulosamente. Não há substituto para o tratamento local completo e repetido (Tabela 55.4).

OTITE EXTERNA NECROSANTE (MALIGNA)

Esta doença potencialmente ameaçadora à vida deve ser vista dentro do contexto maior da osteomielite do osso temporal e base do crânio. Graças em grande parte aos mais novos antibióticos *antipseudomonas,* principais entre eles as fluoroquinolonas, a otite externa necrosante (OEN) não é tão prevalente quanto era uma

TABELA 55.4 — TRATAMENTO
OTITE EXTERNA
Clínico
Limpeza completa freqüente
Cobertura antibiótica
Gotas
Oral
Intravenosa conforme necessário
Tratar a inflamação, dor
Recomendações para prevencão
Cirúrgico
Excisar pele comprometida do canal
Efetuar meatoplastia ampla
Reepitelizar o canal com enxerto de pele de espessura parcial

década atrás. De nenhuma maneira ela é uma doença do passado, especialmente em diabéticos; nos imunocomprometidos, especialmente pacientes HIV+; e nos idosos. O otorrinolaringologista deve ainda manter a OEN dentro do diagnóstico diferencial de uma infecção refratária da orelha externa no paciente em risco.

Toulmouche (10) descreveu um caso de osteomielite progressiva do osso temporal em 1838 que foi provavelmente o primeiro caso relatado de OEN. Em 1959 Melzer e Kelleman (11) descreveram um caso de osteomielite progressiva por *Pseudomonas* do osso temporal e da base do crânio. Chandler (12–16) recebe o crédito pela descrição clínica do que ele chamou otite externa maligna de 1968 em diante. Ele acreditou que o debridamento cirúrgico radical da orelha e estruturas anexiais oferecia a única esperança de cura. Embora muitos casos iniciais terminassem na morte do paciente, a entidade não envolve carcinoma e assim o termo mais apropriado usado hoje em dia é OEN. Avanços no imageamento radiológico e, mais importante, medicações *antipseudomonas* alteraram significativamente a história natural desta doença.

Diagnóstico

O diagnóstico da OEN é feito em um paciente com história, exame físico e achados laboratoriais que o suportam. Quatro características salientes são encontradas (17): otalgia persistente durante mais de 1 mês; otorréia purulenta persistente com tecido de granulação durante várias semanas; diabetes melito, outro estado imunocomprometido, ou idade avançada; e comprometimento de nervos cranianos. A doença que começa no canal auditivo externo pode passar através de canais pré-formados: anteriormente através das fissuras de Santorini e póstero-inferiormente através do forame estilomastóideo para o bulbo jugular e a base do crânio. A doença pode passar através de veias trombosadas e ao longo do trajeto do nervo facial anteriormente e inferiormente na direção do ápice petroso e da base do crânio.

Outras doenças a serem incluídas no diagnóstico diferencial incluem otite externa aguda grave, carcinoma de células escamosas, tumor glômico jugular, colesteatoma, carcinoma nasofaríngeo, doença de Hans-Schüller-Christian, granuloma eosinofílico, granulomatose de Wegener, cordoma do clivo e carcinoma meníngeo (18). O índice de suspeição do médico deve ser alto de tal modo que a nenhum paciente seja negado tratamento agressivo quando apropriado (Tabela 55.5)

Achados Clínicos e Radiográficos

OEN usualmente começa como uma otite externa aguda que não se resolve apesar da terapia clínica, conforme descrita previamente. A história é importante com uma infecção de longa duração do canal externo acompanhada por corrimento aural e dor grave sediada profundamente. A doença é usualmente encontrada em pacientes diabéticos idosos com mau controle metabólico, embora possa ser encontrada em qualquer paciente cronicamente enfermo, debilitado ou imunocomprometido (19). O estado HIV do paciente deve ser conhecido.

No exame físico, a maioria dos pacientes com OEN usualmente, mas não invariavelmente, têm tecido de granulação visível na área inferior do canal ou mesmo projetando-se dela. Isto pode ocultar a membrana timpânica. É raro ver tecido de granulação em pacientes com otite externa de rotina; entretanto,

TABELA 55.5 — DIAGNÓSTICO
OTITE EXTERNA NECROSANTE
História
Otalgia persistente
Otorréia purulenta persistente, granulações
Diabetes melito, idade avançada, estado imunocomprometido
Neuropatia(s) craniana
Exame físico
Granulações no canal externo
Otorréia purulenta
Neuropatia craniana +/−, especialmente do nervo craniano VII
Cultura
Pseudomonas sp.[a]
Pseudomonas aeruginosa[a]
Radiologia
Cintigrafia (gálio, tecnécio)
TC com contraste
RM com contraste

TC, tomografia computadorizada; RM, imageamento de ressonância magnética.
[a]Quase sempre.

granulações são comuns em uma exacerbação aguda de otite média crônica com perfuração da membrana timpânica. A pele do canal freqüentemente é eritematosa, endurecida, e às vezes macerada. Secreções purulentas são comuns.

O organismo causador é quase sempre *P. aeruginosa*, embora outros organismos como *P. mirabilis*, *Aspergillus fumigatus*, *Proteus* sp., *Klebsiella* sp. e *Staphylococcus* sp. tenham sido isolados (13,20–23). Infecções fúngicas causando OEN são menos comumente associadas a diabetes, mas são encontradas mais comumente em pacientes que são imunocomprometidos de outras maneiras, especialmente pela doença do HIV (24).

A história natural da OEN é de progressão implacável para comprometer os nervos cranianos, especialmente o nervo facial. A dor é inexorável e localizada na profundidade. Damiani *et al.* (25) relataram que os nervos cranianos mais comumente comprometidos foram o VII (75%), X (70%) e XI (56%). Relatos mais recentes estimaram que o nervo facial está comprometido em pelo menos um quarto dos pacientes, com comprometimento menos freqüente dos nervos cranianos IX, X e XI (24).

TC do osso temporal com contaste é a radiografia inicial a ser feita, fornecendo excelente detalhe ósseo com informação menos precisa sobre tecido mole. Ela pode definir alterações ósseas sutis como erosão da parede anterior do canal com comprometimento da articulação temporomandibular e erosão do anel timpânico e base do crânio. Ela pode demonstrar espessamento de tecido mole e velamento da mastóide. Um aspecto radiológico importante da TC coronal do osso temporal é o apagamento do anel timpânico (Fig. 55.7). O plano de gordura no triângulo subtemporal próximo do forame estilomastóideo pode ser apagado (26).

Imagem de ressonância magnética (RM) fornece muito pouca informação sobre osso, que aparece como uma silhueta. RM sem e com contraste de gadolínio pode ser vantajosa para definir a extensão medial da doença de tecido mole na base do crânio. Reforço da dura-máter e comprometimento dos espaços medulares do osso são vistos com a invasão da base central do crânio (24). Comprometimento cerebral subjacente é facilmente visualizado com RM contrastada com gadolínio. A patência dos seios durais e grandes vasos do pescoço pode ser avaliada de uma maneira não-invasiva com angiografia de ressonância magnética ou venografia. Alterações vistas em RM não se resolvem com a melhora clínica. Assim, a RM é uma ferramenta útil para avaliar a extensão da doença mas não uma ferramenta útil para acompanhar a evolução clínica da OEN (27).

Cintigrafia óssea com tecnécio-99m e cintigrafia com gálio-67 foram defendidas na avaliação de OEN (21,24). Sua sensibilidade quanto à presença de infecção é muito maior que a sua especificidade quanto à causa (Fig. 55.8).

O escaneamento com Tc-99^m dá excelente informação acerca da função, porém pouca informação sobre a estrutura do osso. Considera-se que uma cintigrafia positiva representa atividade osteoblástica tão pouco quanto 10% acima do normal (21). A imagem é positiva na osteomielite aguda e crônica e em áreas de reparação óssea ativa sem infecção, como em trauma. Aumentos na captação de Tc-99m entre 4 e 24 horas pós-injeção constituem o mais sensível indicador de osteomielite do osso temporal (28). Seu uso na avaliação de OEN é complementar ao da cintigrafia com Ga-67. Considera-se que o Ga-67 é incorporado nas proteínas e polimorfonucleares nos locais de infecção ativa sob a forma de um complexo Ga-67–lactoferrina (21). Ele contrastará um foco infeccioso agudo mas não a extensão completa de um processo osteomielíti-

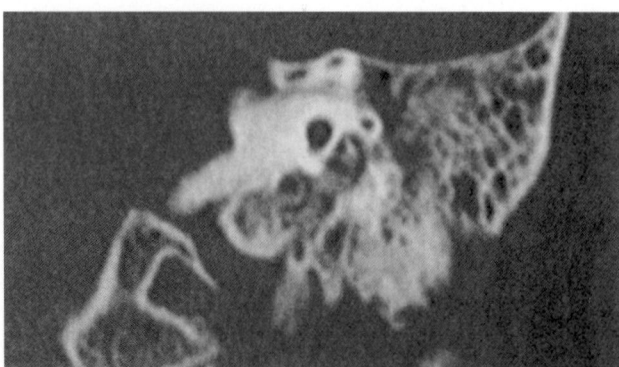

Figura 55.7
Imagem de tomografia computadorizada coronal de um paciente com otite externa necrosante esquerda.

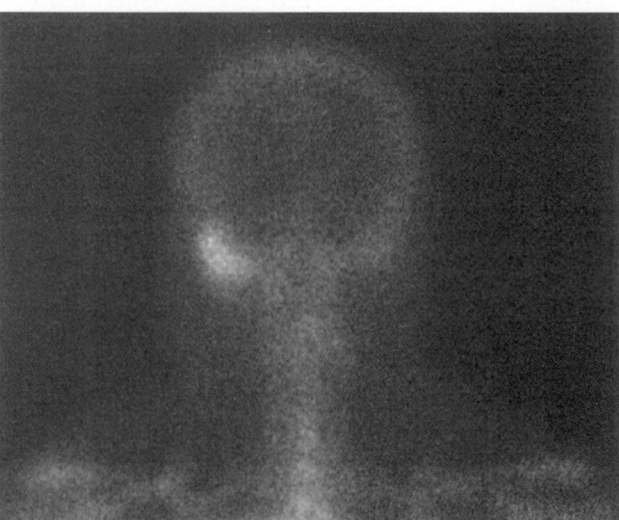

Figura 55.8
Cintigrafia óssea de um paciente com otite externa necrosante.

co. À medida que o tratamento progride, a imagem de Ga-67 reverterá ao normal (negativa). A imagem de Tc-99m se atrasará muitos meses. Estudos básicos de ambas são assim recomendados, e imageamento seqüencial é usado para monitorizar a resposta à terapia. A cintigrafia planar com leucócitos marcados com índio-111 (In-leucócitos) demonstrou fornecer melhores resultados para a detecção de osteomielite do que Ga-67 planar ou tomográfico e/ou Tc-99m–metileno difosfonato, e pode substituir as duas primeiras modalidades radionuclídicas na avaliação de pacientes com suspeita de OEN (22). Contudo, é melhor consultar quem fará o estudo radionuclídico, para determinar qual destas escolhas será a melhor.

Tratamento Clínico

Devem ser obtidos *swabs* e/ou culturas de tecidos do canal auditivo externo. Se presentes, granulações devem ser biopsiadas e enviadas para excluir carcinoma ou outra entidade patológica. *P. aeruginosa* é quase sempre cultivado. *Pseudomonas* é freqüentemente o organismo predominante, de modo que o paciente é tratado com antibióticos *antipseudomonas* durante um período prolongado, muitas vezes durante 6 semanas ou mais. Em virtude da sinergia obtida com o uso de 2 antibióticos, um antibiótico *antipseudomonas* e o outro um aminoglicosídeo, monoterapia é desaconselhada no tratamento da OEN. Usualmente dois antibióticos antipseudo*monas* são escolhidos dentre várias alternativas, incluindo gentamicina ou tobramicina com ou sem ticarcilina ou piperacilina. Antibióticos alternativos incluem mezlocilina ou azlocilina, ceftazidima, imipenem, aztreonam, amicacina, norfloxacina e ciprofloxacina ou qualquer uma das outras fluoroquinolonas *antipseudomonas* apropriadas. Se um aminoglicosídeo for escolhido, as concentrações séricas e a audição devem ser cuidadosamente monitorizadas. É judicioso tratar juntamente com um colega infectologista para ajudar a selecionar as medicações que serão mais benéficas com a menor toxicidade.

Em virtude das altas concentrações teciduais vistas com as fluoroquinolonas orais, a incidência aparente da OEN caiu. O médico não deve ser entretanto envolvido por uma falsa sensação de segurança. Muitos pacientes com comprometimento da microvasculatura, especialmente diabéticos, podem alcançar concentrações bactericidas de um antibiótico somente com administração intravenosa. Pacientes refratários à administração intravenosa de antibiótico podem necessitar controle cirúrgico do local infectado. Desenvolvimento de resistência à ciprofloxacina foi relatada em 20% da terapia em longo prazo (6 semanas ou mais) para osteomielite (29). Excetuando-se fibrose cística e infecções graves nas quais nenhum outro tratamento é possível, as únicas situações pediátricas nas quais fluoroquinolonas são superiores aos tratamentos-padrão para crianças são febre tifóide, disenteria grave por *shigella* e meningite por enterobactérias. Assim, as fluoroquinolonas ainda devem ser reservadas para uso de segunda linha em pediatria por causa do desenvolvimento potencial de cepas resistentes e porque elas demonstraram causar artropatia em animais imaturos (9).

Um aspecto clínico inicial de sucesso no tratamento é a cessação da dor, e os pacientes podem ser tentados a descontinuar a terapia uma vez isto ocorra. Independentemente da escolha da medicação ou modo de aplicação, os pacientes devem compreender que necessitarão de meticulosa limpeza aural e tratamento antibiótico durante pelo menos 6 meses, e vigoroso tratamento do diabetes.

Seja no hospital seja no consultório, a orelha é debridada cuidadosamente ao microscópio em uma base regular até que as granulações tenham regredido. Prescrevem-se gotas otológicas *antipseudomonas* e antibióticos sistêmicos apropriados. Diabetes é tratado agressivamente, geralmente com o auxílio de um internista ou endocrinologista. A dieta é cuidadosamente monitorizada com a ajuda da nutricionista.

Oxigênio hiperbárico foi defendido por Shupak *et al.* (30), mas Chandler *et al.* (15) ficaram incertos do seu valor. Pensa-se que o oxigênio hiperbárico facilite a osteoneogênese e promova reparação do osso doente. O custo e a inconveniência da oxigenoterapia hiperbárica têm limitado sua disponibilidade. Seu uso é recomendado para doença avançada com comprometimento importante da base do crânio ou comprometimento intracraniano, doença recorrente e infecções refratárias ao tratamento antibiótico (24).

Tratamento Cirúrgico

A maioria dos pacientes pode ser tratada clinicamente, e o papel da cirurgia na OEN permanece controverso. Debridamento cirúrgico do tecido e osso osteomielítico é comumente reservado para pacientes que não respondem à terapia convencional. Progressão da dor apesar de terapia clínica agressiva, persistência de granulações, e o desenvolvimento de comprometimento de nervos cranianos são todos sinais ominosos que exigem terapia clínica mais agressiva e possivelmente intervenção cirúrgica.

Com o início de fraqueza facial clínica, a remoção cirúrgica precoce de granulações e, quando necessário, a descompressão do nervo facial descendente têm dado excelente retorno da função. O objetivo cirúrgico principal consiste em excisar a necrose subjacente e substituí-la por tecido vascularizado. Eletroneuronografia (ENOG) seriada tem sido usada para determinar a degeneração elétrica do VII nervo em pacientes com paralisia facial clínica. Um ENOG mostrando mais de 90% de degeneração elétrica do nervo facial clinicamente comprometido reforça a opção de descompressão cirúrgica do segmento comprometido do nervo.

John e Cheesman (31) advogaram excisão local ampla de cartilagem e tecidos moles infectados se a dor persistir depois do tratamento clínico ou se ocorrer paralisia facial. Reines e Schindler (32) descreveram 3 casos nos quais ressecção subtotal do osso temporal foi efetuada para ganhar acesso ao foco principal de infecção e prover drenagem adequada. Tratamento cirúrgico incluindo drenagem de abscesso, debridamento de seqüestros e ressecção mais extensa deve ser individualizado dependendo do estado global de saúde do paciente e da resposta a medidas mais conservadoras (33).

A mortalidade permanece importante, especialmente no paciente imunocomprometido. A progressão da doença resulta em dor incessante grave na orelha e na base do crânio e em extensão da infecção a mastóide, parótida, nervos cranianos inferiores e seios transverso e sigmóide. Osteomielite da base do crânio pode levar à meningite, abscesso cerebral e morte. Meyerhoff *et al.* (34) relataram uma mortalidade global de 37% antes da introdução da carbenicilina e gentamicina e 23% depois. Com múltiplas neuropatias cranianas, Babiatzki e Sadé (18) e Damiani *et al.* (25) relataram taxas de mortalidade de 60% e 61%, respectivamente. Fatores de mau prognóstico incluem paralisia facial, polineuropatia e extensão intracraniana (35).

O diagnóstico e o tratamento dos pacientes com OEN permanece um desafio otorrinolaringológico. Talvez o maior avanço no seu tratamento tenha sido o reconhecimento da OEN como uma entidade distinta e a compreensão clara da sua fisiopatologia. Uma abordagem de equipe envolvendo a cooperação da otorrinolaringologia, endocrinologia e infectologia pode melhorar o resultado global (Tabelas 55.6 a 55.8). A doença devastadora descrita por Chandler (12) no seu artigo clássico de 1968 transformou-se significativamente. O advento das fluoroquinolonas e outros antibióticos *antipseudomonas* baixou significativamente a morbidade e a mortalidade associadas com a OEN.

TABELA 55.6 — TRATAMENTO OTITE EXTERNA NECROSANTE

Clínico
  Admissão no hospital
  Antibióticos intravenosos
  Limpeza diária
Cirúrgico
  Excisar granulações +/− exploração da orelha média
  +/− mastoidectomia
  +/− descompressão do nervo facial
  +/− ressecção do osso temporal se não houver resposta

TABELA 55.7 — COMPLICAÇÕES OTITE EXTERNA NECROSANTE

Neuropatia craniana (VII e inferiores)
Progressão apesar de tratamento local agressivo, incluindo oxigenoterapia hiperbárica (para mastóide, parótida, nervos cranianos inferiores, base do crânio, seios venosos durais, cérebro)
Meningite
Abscesso cerebral
Morte

CONDIÇÕES RELACIONADAS COM OTITE EXTERNA

Diversas outras doenças infecciosas e inflamatórias são incluídas no diagnóstico diferencial de otite externa.

Otite Externa Induzida por Radiação

Outra forma de otite externa ocorre ocasionalmente após radioterapia da região da orelha externa. Os sintomas predominantes resultam da inflamação e da infecção que ocorrem quando radioterapia enfraquece os mecanismos de defesa locais e as bactérias residentes multiplicam-se. Quando limitada à pele do canal auditivo externo, são apropriadas medidas de tratamento com particular atenção para evitação de água. Na sua pior forma de osteorradionecrose, seqüestros de tecido desvitalizado têm que ser removidos e substituídos por tecido vascularizado.

Otite Externa Bolhosa

Otite externa bolhosa é uma condição muito dolorosa na qual vesículas ou bolhas são observadas na porção óssea do canal externo. As vesículas comumente são hemorrágicas e não devem ser rompidas, porque infecção secundária pode seguir-se. Uma vez que *Pseudomonas* pode ser um dos organismos causadores, são recomendadas gotas otológicas apropriadas. Tamponamento e irrigação do canal devem ser evitados, porque tendem a prolongar o curso desta doença.

Otite Externa Granulosa

A otite externa granulosa assemelha-se muitas vezes à fase mais inicial da OEN pelo fato de poder haver pequenas placas granulosas ou granulações peduncula-

TABELA 55.8 — EMERGÊNCIAS OTITE EXTERNA NECROSANTE

Quaisquer complicações na Tabela 55.7 (no paciente vivo)
  Mudar antibiótico
  Aumentar nível de tratamento diário
  Considerar cirurgia

das no canal externo. Esta condição pode ocorrer em pacientes que não foram completamente tratados de um episódio prévio de otite externa. Depois de anestesia tópica ou local, remoção do tecido de granulação, colocação de uma mecha no canal, e instilação de gotas antibióticas geralmente resolverão o problema. Antibióticos orais devem ser dados se a infecção se estender além do canal. Se o paciente for diabético ou debilitado, o diagnóstico de OEN é considerado e tratado apropriadamente.

Pericondrite e Condrite

Pericondrite, inflamação do pericôndrio, e condrite, inflamação da cartilagem, podem seguir-se ou complicar infecções do canal auditivo externo ou resultar de trauma acidental ou cirúrgico à orelha. A condição é dolorosa, e o paciente freqüentemente se queixa de prurido grave dentro do canal. Com o tempo, a pele na área afetada torna-se crostosa com detritos escamosos, e a cartilagem comprometida começa a exsudar. A orelha fica endurecida e edematosa; muitas vezes o canal incha a ponto de se fechar. Os tecidos circundantes de face e pescoço podem ser comprometidos.

Nas fases mais brandas, completo debridamento e tratamento com antibióticos tópicos e orais geralmente são suficientes. Se estas medidas não tiverem sucesso, a orelha é debridada novamente, e tiradas culturas. Tratamento apropriado para patógenos comuns, especialmente *Pseudomonas,* é começado e graduado de acordo com os resultados de cultura. Ciprofloxacina é uma escolha lógica para as fases moderadas, combinada com gotas *antipseudomonas* como gentamicina ou uma fluoroquinolona.

Se a infecção se alastrar para comprometer tecidos moles e linfáticos regionais, o paciente deve ser hospitalizado e começado tratamento parenteral com cobertura adequada para *Pseudomonas.* Nos casos difíceis, devem ser obtidas espécies para cultura antes de começar o tratamento. Nas infecções recalcitrantes, pedir o auxílio de um infectologista. Em cada fase da doença, debridamento freqüente e completo do canal é essencial. As necessidades metabólicas da cartilagem são baixas, e o seu suprimento sanguíneo é apropriadamente diminuído. Uma vez que a infecção se tenha estabelecido no pericôndrio ou cartilagem, é extremamente difícil de tratar. Se infecção subaguda ou crônica evidenciada por exsudação inexorável continuar, está indicada intervenção cirúrgica. Isto é mais bem feito na sala de operações sob condições controladas.

A área afetada é limpada e infiltrada com anestésico local contendo epinefrina. Retalhos de pele são apropriadamente planejados e a dissecção é levada à cartilagem afetada. Se ela tiver perdido sua aparência normal "branco aperolado", mais provavelmente está necrótica e deve ser excisada. Muitas vezes a necrose se estende mais longe do que pode ser visualizado macroscopicamente. Pequenos drenos de irrigação são colocados embaixo dos retalhos e suturados à pele. Os retalhos de pele são fechados. As portas de drenagem são irrigadas com irrigação antibiótica tal como bacitracina (50.000 U de bacitracina dissolvidas em 250 mL de soro fisiológico). Os drenos são avançados à medida que a condição se resolva. Antibióticos parenterais, gotas auriculares e tratamento local agressivo continuam até que a infecção se tenha resolvido.

Policondrite Recidivante

A policondrite recidivante é uma doença intermitentemente progressiva caracterizada por destruição inflamatória da cartilagem. Embora considerada uma doença auto-imune, a causa exata é desconhecida. Cartilagem da orelha externa, laringe, traquéia, brônquios e nariz pode ser comprometida. Os sintomas são episódicos, com febre, anemia, eritema, edema, dor e uma velocidade de hemossedimentação elevada durante os episódios agudos. À medida que a doença progride, sintomas de obstrução respiratória crescente tornam-se aparentes. Perturbações labirínticas raramente estão presentes. O diagnóstico é feito com base em história e exame físico, reforçado por uma velocidade de hemossedimentação elevada. A biopsia da cartilagem comprometida pode mostrar necrose, inflamação e fibrose. O tratamento é com corticosteróides orais.

Furunculose e Carbunculose

Furunculose e carbunculose são condições que resultam de infecções Gram-positivas, geralmente estafilocócicas, dos folículos pilosos. A lesão primária é comumente uma pequena pústula bem circunscrita que pode aumentar para tornar-se um furúnculo ou fundir-se com várias lesões semelhantes para formar um carbúnculo. A infecção ocorre mais comumente na junção da concha e a pele do canal.

Para que o tratamento tenha sucesso, qualquer material infeccioso deve ser removido. Drenagem espontânea pode freqüentemente ser incentivada pelo uso de compressas mornas, suplementadas por antibióticos tópicos e orais. Se isto falhar em aliviar a obstrução do canal, estão indicadas incisão e drenagem sob anestesia local.

Dermatite Eczematóide Infecciosa

Dermatite eczematóide infecciosa resulta da drenagem de material contaminado ou purulento da orelha média para o assoalho da orelha externa e pele infra-auricular adjacente (Fig. 55.9). Esta drenagem causa uma infecção secundária ou um fenômeno de auto-sen-

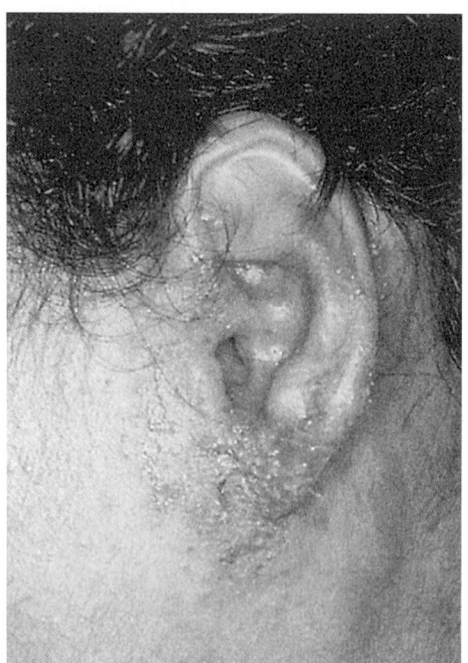

Figura 55.9
Dermatite infecciosa eczematóide com inflamação e encrostamento da pele do canal e orelha secundária à drenagem de material purulento através de uma perfuração da membrana timpânica em um paciente com otite média crônica.

sibilização manifestado por placas crostosas no canal. O tratamento é dirigido para o controle da infecção da orelha média subjacente. O tratamento suportivo da reação do canal externo consiste na remoção de detritos acumulados, aplicação de compressas de soro fisiológico estéril nas áreas encrostadas, e aplicação de um creme ou pomada antibiótica.

Otomicose

Otomicose é uma infecção fúngica da pele do canal externo. Embora fungos possam ser os patógenos primários, eles geralmente estão superpostos a uma infecção bacteriana crônica do canal externo ou da orelha média. Otomicose secundária tende a recidivar se a infecção primária subjacente não for controlada. Todos os fungos têm três requisitos básicos de crescimento: umidade, calor e escuridão. Alterar a umidade desencorajará crescimento fúngico. Espécies de *aspergillus* são os mais comuns, e prurido é a manifestação clínica principal. O exame físico comumente mostra uma membrana branca, preta ou cinzenta pontilhada. Limpeza completa com remoção dos detritos fúngicos emaranhados é suplementada pela aplicação tópica de uma solução acidificante como sulfato de alumínio–acetato de cálcio (Domeboro) ou por um pó secativo como ácido bórico. Clotrimazol creme ou solução (Lotrimin) também pode ser usado. Na presença de uma perfuração da membrana timpânica ou tubo de equalização de pressão, gotas ou loção de clotrimazol pode ser muito dolorosa. Limpeza completa e terapias secativas como pós são melhores. Acetato de metacresila (Cresylate) pode ser pincelado na margem de uma perfuração ou um tubo de ventilação infectado. Isto é mais bem feito sob microscópio. Ter cuidado para não deixar esta medicação entrar na cavidade da orelha média, porque ela é muito irritante. Em infecções recalcitrantes, um corpo estranho como um tubo de ventilação atua como ninho para infecção e deve ser removido. É melhor efetuar timpanoplastia para fechar uma perfuração que intermitentemente drena, causando conseqüentemente infecção fúngica superposta.

Violeta de genciana é normalmente bem tolerada em pacientes com cavidades mastóideas, embora seja melhor deixá-la fora da cavidade da orelha média na presença de uma perfuração. Como ela manchará permanentemente a pele e a roupa, são usadas pequenas quantidades com proteção adequada na área circundante.

Muitos pacientes com infecções otomicóticas refratárias podem ter-se submetido antes à cirurgia da mastóide. Muitas vezes a parede do canal é baixa. Em virtude de perda auditiva moderada a grave, o paciente tem que usar um aparelho de audição com um molde fechado. Este é um problema importante, porque o paciente depende do aparelho virtualmente o dia todo e reluta em deixar o aparelho fora. Explicar cuidadosamente o problema ao paciente, debridar meticulosamente a orelha e usar um agente secativo como pó de ácido bórico, pó de cloromicetina-sulfanilamida-Fungizone (anfotericina B) ou pó de cloromicetina-sulfanilamida-Tinactin (tolnaftato); isto freqüentemente ajudará a limpar a cavidade. Pomadas em cavidades com aparelho de audição fechado podem promover crescimento fúngico em virtude da acumulação de umidade. Nos casos refratários, violeta de genciana ou acetato de metacresila (Cresylate) é usado topicamente.

Herpes-Zóster e Herpes *Simplex*

Herpes-zóster e herpes *simplex* são vírus conhecidos por afetar o canal auditivo externo. O paciente inicialmente experimenta um período de dor, queimação ou cefaléia localizada, e vesículas comumente aparecem dentro de vários dias. Quando as vesículas coalescem e rompem-se, são formadas crostas. O herpes-zóster tende a aparecer unilateralmente em uma distribuição dermatomal. Comprometimento do nervo facial pode produzir paresia ou paralisia (*herpes-zóster oticus* ou síndrome de Ramsay Hunt). O tratamento é suportivo, com aplicação tópica de um agente secativo, como peróxido de hidrogênio para as crostas. O estado do nervo facial é cuidadosamente acompanhado; descompressão cirúrgica do nervo facial pode ser uma consideração. Muitos pacientes escoriam as vesículas, e deve-se aplicar pomada de bacitracina ou um substituto adequado para prevenir superinfecção. Aciclovir, fanciclovir e valaciclovir demonstraram melhorar as infecções herpéticas, especialmente *herpes zoster oticus*. Os dois últimos têm esquemas de posologia mais fáceis e são mais bem absorvidos oralmente que o aciclovir. O fanciclovir ainda reduz a duração da neuralgia pós-herpética. Entretanto, causará uma elevação transitória na produção de enzimas hepáticas e deve ser usado com cautela.

Dermatoses

Dermatoses de contato alérgicas e por irritação podem simular otite externa difusa. Estas resultam quando o paciente suscetível entra em contato com qualquer tipo de agente que pode produzir uma resposta cutânea. Os irritantes podem ser absolutos, de modo que uma reação ocorre em toda pessoa exposta (p. ex., ácidos ou álcalis fortes), ou relativos, nocivos a indivíduos suscetíveis, geralmente após exposições repetidas (p. ex., sabões, o molde plástico de um aparelho de audição). Dermatite de contato alérgica designa reações de hipersensibilidade retardada resultantes de substâncias como sumagre venenoso, compostos de níquel (brincos) e compostos de borracha (fones de ouvido). A reação típica apresenta-se como eritema, exsudação e vesiculação acompanhados por prurido. O paciente pode produzir uma infecção secundária pela coçadura. O tratamento consiste na remoção do agente causador e no uso de esteróides tópicos e adstringentes. Antibióticos tópicos ou sistêmicos são indicados para o tratamento de infecção. Esteróides sistêmicos podem ser indicados para casos graves. Em raros casos, por exemplo, o paciente com um implante coclear e hipersensibilidade ao plástico, o receptor/estimulador externo pode ser pintado com um material diferente ou coberto com um revestimento de tecido para separá-lo da pele.

DOENÇA DA ORELHA EXTERNA NO PACIENTE INFECTADO COM VÍRUS DE IMUNODEFICIÊNCIA HUMANA

Entre as manifestações na orelha externa na doença HIV está o sarcoma de Kaposi, que se apresenta como lesões azul-avermelhadas tipicamente descritas como nódulos hemorrágicos (36). As lesões podem ser individualizadas ou confluentes. Embora quimioterapia, radioterapia e interferon-α tenham sido usados para terapia, tratamento de lesões auriculares e do canal raramente é necessário.

As infecções da orelha externa nos pacientes HIV-infectados incluem patógenos típicos e atípicos. Infecções herpéticas recorrentes e pólipos aurais infectados por *Pneumocystis carinii* foram descritos no canal auditivo externo como resultado de otite média crônica (37).

Outra manifestação da doença HIV na orelha externa é a dermatite seborréica, que tende a ser mais disseminada e refratária ao tratamento que a mesma condição em pacientes não-infectados. Otite externa necrosante no paciente HIV+ acrescenta mais um nível de preocupação ao seu tratamento. Um infectologista deve ser envolvido no tratamento global do paciente HIV+.

CONCLUSÃO

Conhecimento completo da embriologia, da anatomia e da fisiologia normais da orelha externa, juntamente com uma compreensão da história natural dos vários processos de doença comuns que ocorrem nesta localização. O tratamento do paciente com doença da orelha externa torna-se lógico. Entretanto, nem sempre é fácil. A maioria das condições pode ser tratada com as recomendações descritas neste capítulo. Não existe substituto para paciência e integralidade.

PONTOS IMPORTANTES

- A compreensão das várias entidades mórbidas que ocorrem na orelha externa é dependente do conhecimento de embriologia, anatomia e fisiologia do canal.
- Infecção e bloqueamento da unidade apopilossebácea são os precursores da otite externa infecciosa.
- A otite externa apresenta-se como um espectro de doença e pode ser classificada nos estádios pré-inflamatório, inflamatório agudo e inflamatório crônico.
- Quatro princípios constituem a base do tratamento de todos os estádios de infecção da orelha externa: limpeza completa, antibioticoterapia, controle da inflamação e da dor, e recomendações para prevenir infecção. Destes, a limpeza completa é a pedra angular da terapia.
- Otite externa recalcitrante e recorrente deve ser tratada agressivamente com tratamento local diário e antibióticos, muitas vezes no hospital. Paciência e meticulosidade são necessárias para tratamento bem-sucedido.
- Cirurgia raramente está indicada para infecções do canal externo mas pode ser necessária para reverter a evolução natural de doença crônica.
- OEN é uma doença que ocorre em pacientes imunossuprimidos. Ela deve entrar no diagnóstico diferencial de qualquer paciente com otite externa aguda que não se resolve.
- Há quatro marcas características da OEN: otalgia persistente; otorréia persistente e tecido de granulação; diabetes melito, idade avançada ou estado imunocomprometido; e comprometimento de nervos cranianos.
- OEN deve ser tratada agressivamente com imageamento radiográfico adequado para mapear a extensão da doença, tratamento local meticuloso, controle do diabetes ou imunodeficiência (quando possível) e antibióticos. Cirurgia raramente é necessária. A mortalidade permanece importante com comprometimento de nervos cranianos.
- Muitas condições infecciosas e inflamatórias relacionadas com otite externa ocorrem na orelha. A terapia é baseada no tratamento da condição subjacente.

REFERÊNCIAS

1. Hollinshead WH. *Anatomy for surgeons: the head and neck,* 3rd ed.Vol. 1. Philadelphia: Harper& Row, 1982:159-163.
2. Anson BJ, Donaldson JA. *Surgical anatomy of the temporal bone,* 3rd ed. Philadelphia: W.B. Saunders, 1981:28.
3. Hughes GB, Pensak ML. *Textbook of clinical otology.* New York: Thieme-Stratton, 1997.
4. Senturia BA, Marcus MD, Lucent FE. *Diseases of the external ear,* 2nd ed. New York: Grune & Stratton, 1980.
5. Lucente FE. External otitis. In: Gates GA, ed. *Current therapy in otolaryngology-head and neck surgery,* 6th ed. New York: Elsevier Science, 1997.
6. Roland PS, Pien FD, Henry DC, *et al.* Efficacy and safety of topical ciprofloxacin/dexamethasone versus neomycin/polymyxin B/ hydrocortisone for otitis externa. *Curr Med Res Opin* 2004;8:1175-1183.
7. Myer CM III. *Ear Nose Throat J.* 2004;83(Suppl):9-11.
8. Weber PC, Roland PS, Hannley M, *et al.* The developremnt of antibiotic resistant organisms with the use of ototopical medications. *Otolaryngol Head Neck Surg.* 2004;130(3 Suppl)S89-S94.
9. Gendrel D, Chalumeau M, Moulin F *et al.* Fluoroquinolones in paediatrics: a risk for the patient or for the community? *Lancet Infect Dis* 2003;9:537-546.
10. Toulmouche MA. Observations d'otorrhée cérébrate suivis des reflexions. *Gazette Med Paris* 1838;6:422-426.
11. Meltzer PE, Kellemen G. Pyocyaneus osteomyelitis of the temporal bone, mandible and zygoma. *Laryngoscope* 1959;60:1300-1316.
12. Chandler JR. Malignant external otitis. *Laryngoscope* 1968;78:1257-1294.
13. Chandler JR. Malignant external otitis: further considerations. *Ann Otol Rhinol Laryngol* 1977;86:417-428.
14. Chandler JR. Pathogenesis and treatment of facial paralysis due to malignant otitis externa. *Ann Otol Rhinol Laryngol* 1972;81:648-656.
15. Chandler JR, Grobman L, Quencer R, *et al.* Osteomyelitis of the base of the skull. *Laryngoscope* 1986;96:245-251.
16. Chandler JR. Malignant external otitis and osteomyelitis of the base of the skull. *Am J Otol* 1989;10:108.
17. Kimmelman CP, Lucente FE. Use of ceftazidime for malignant extemal otitis. *Ann Otol Rhinol Laryngol* 1989;98:721.
18. Babiatzki A, Sadé J. Malignant external otitis. *J Laryngol Otol* 1987;101:205-210.
19. Geerlings SE, Hoepelman AM. Immune dysfunction in patients with diabetes mellitus (DM). *FEMS Immunol Med Microbiol* 1999;28:259-265.
20. Strauss M, Aber RC, Conner GH, *et al.* Malignant external otitis: long-term (months) antimicrobial therapy. *Laryngoscope* 1982;92:397-406.
21. Weber PC, Seabold JE, Graham SM, *et al.* Evaluation of temporal and facial osteomyelitis by simultaneous In-WBC/Tc-99m-MDP bone SPECT scintigraphy and computed tomography scan. *Otolaryngol Head Neck Surg* 1995;113:36-41.
22. Cunningham M, Yu LY, Turner J, *et al.* Necrotizing otitis externa due to aspergillus in an immunocompromised patient. *Arch Otolaryngol Head Neck Surg* 1988;114:554-556.
23. Cohen D, Friedman P. The diagnostic criteria of malignant external otitis. *J Laryngol Otol* 1987;101:216-221.
24. Gangadar SS, Kwartler JA. Skull base osteomyelitis secondary to malignant otitis externa. *Current Opin Otol HN Surg* 2003;1:316-323.
25. Damiani JM, Damiani KK, Kinney FE. Malignant external otitis with multiple cranial nerve involvement. *Am J Otol* 1979;2:115.
26. Murray ME, Britton L: Osteomyelitis of the skull base: the role of high resolution CT in diagnosis. *Clin Radiol* 1994;49:408-411.
27. Grandis JR, Curton HD, Yu VL. Necrotizing (malignant) external otitis: prosective comparison of CT and MR imaging and follow-up. *Radiology* 1995;196:499-504.
28. Hardoff R, Gipa S, Uri N, *et al.* Semiquantitative skull planar and SPECT bone scintigraphy in diabetic patients: differentiation of necrotizing (malignant) external otitis from severe external otitis. *J Nucl Med* 1994;35:411-415.
29. Gilbert D, Tice AD, Marsh PK, *et al.* Oral ciprofloxacin therapy for chronic contiguous osteomyelitis caused by aerobic gram-negative bacilli. *Am J Med* 1987;82:254.
30. Shupak A, Greenberg E, Hardoff R, *et al.* Hyperbaric oxygenation for necrotizing (malignant) otitis externa. *Arch Otolaryngol Head Neck Surg* 1989;115:1470.
31. John AC, Cheesman AD. Malignant otitis externa. *Hosp Update* 1979;5:589.
32. Reines JM, Schindler RA. The surgical management of recalcitrant malignant external otitis. *Laryngoscope* 1980;90:369.
33. Pedersen HB, Rosborg J: Necrotizing external otitis: aminoglycoside and ß-lactam antibiotic treatment combined with surgical treatment. *Clin Otolaryngol* 1997;22:271-274.
34. Meyerhoff WL, Gates GA, Montalbot PJ. Pseudomonas mastoiditis. *Laryngoscope* 1977;87:483.
35. Amorosa L, Modugno GC, Pirodda A. Malignant external otitis: review and personal experience. *Acta Otolaryngol Suppl* 1996;521:3-16.
36. Gherman CR, Ward RR, Bassis ML. Pneumocystis carinii otitis media and mastoiditis as the initial manifestation of the acquired immuno-deficiency syndrome. *Am J Med* 1988;85:250.
37. Lucente FE. Acquired immunodeficiency syndrome (AIDS) In: Lucente FE, Lawson W, Novick N, eds. *The external ear.* Philadelphia: W.B. Saunders, 1995:95.

CAPÍTULO 56

Neoplasmas da Orelha e Base Lateral do Crânio

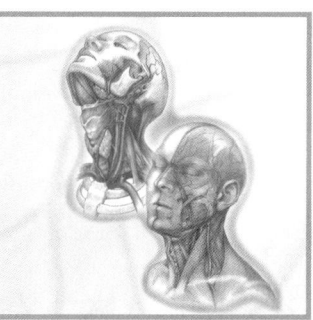

Bradley P. Pickett ■ James P. Kelly

Este capítulo apresenta uma visão geral dos neoplasmas que afetam o osso temporal e a orelha externa. Estes neoplasmas são usualmente identificados com base na sua localização, e esta convenção é adotada neste capítulo. Classificação baseada na localização oferece um esquema relativamente simples dos tipos tumorais, o que é útil no diagnóstico diferencial (Tabela 56.1, Fig. 56.1). Os neoplasmas de orelha, meato acústico externo, orelha média, mastóide e osso temporal são discutidos neste contexto. No entanto, quando neoplasmas extensos ocupam mais de uma localização anatômica ou quando a mesma patologia se origina em mais de uma localização, a classificação baseada unicamente no local de origem do neoplasma se torna causadora de confusão. Nestes casos, é preferível considerar o tipo celular que dá origem ao neoplasma e os locais que contêm este tipo celular particular ou os locais para os quais o neoplasma migra ou cresce. Os paragangliomas e hemangiomas são exemplos deste tipo de neoplasma. Uma vez que uma discussão detalhada de cada neoplasma está além dos objetivos deste capítulo, incentivamos o leitor a examinar as leituras e referências recomendadas. Deve ser mantido em mente que as causas dos neoplasmas do osso temporal e da orelha externa são na maioria dos casos desconhecidas. Portanto, os padrões de crescimento dos neoplasmas, sintomas e sinais de apresentação, o prognóstico para os indivíduos afetados por eles e os modos atuais de terapia cirúrgica e clínica constituem as principais áreas de interesse neste capítulo.

NEOPLASMAS COM ORIGEM EM CÉLULAS ESPECÍFICAS

Paraganglioma

Os paragangliomas do osso temporal originam-se de paragânglios que ocorrem na adventícia do bulbo jugular, ao longo do trajeto do ramo timpânico do nervo glossofaríngeo (nervo de Jacobson) e ao longo do trajeto do ramo auricular do nervo vago (nervo de Arnold). Os paragânglios são parte do difuso sistema neuroendócrino. Histologicamente, eles são idênticos ao corpo carotídeo e são semelhantes aos gânglios autonômicos da medula supra-renal. Os glomos consistem em aglomerados de células principais supridas por uma rede de arteríolas, vênulas e terminais nervosos aferentes e eferentes. Eles são mais acuradamente denominados paragânglios, porque parecem desempenhar um papel como neuromoduladores ou reguladores da atividade vascular. As células principais possuem grânulos secretórios que contêm norepinefrina e dopamina, sugerindo que a liberação do conteúdo dos grânulos para dentro do sistema vascular ajuda a regular a função cardiorrespiratória, modificar a distribuição local de sangue e manter a termorregulação. Diferentemente do corpo carotídeo e da medula supra-renal, no entanto, os paragânglios do osso temporal desempenham um papel incerto nestas funções neuroendócrinas. Os paragânglios do osso temporal são distinguidos de outros componentes do sistema neuroendócrino difuso, como a medula supra-renal, pela sua falta de afinidade pelos sais de cromo usados em certas colorações histológicas. Eles são por essa razão classificados como paragânglios não-cromafins. As células principais dos paragânglios originam-se de células da crista neural que migram com os gânglios simpáticos durante o desenvolvimento embrionário (1). Os ossos temporais adultos geralmente possuem apenas dois ou três paragânglios, mas ocasionalmente pode haver mais, particularmente durante a quinta década de vida. A maioria dos paragânglios do osso temporal é encontrada na região ântero-lateral da fossa jugular e dentro da orelha média. Transformação neoplásica dos paragânglios pode ocorrer em qualquer das localizações. Os paragangliomas que se originam na orelha média são denominados glomos timpânicos. Os paragangliomas que se originam no forame jugular são chamados tumores de glomo jugular.

TABELA 56.1
NEOPLASMAS DA ORELHA E BASE LATERAL DO CRÂNIO

Neoplasmas com origem em células específicas
Paraganglioma
- Glomo timpânico
- Glomo jugular

Epidermóide
- Meato acústico externo e orelha média (colesteatoma)
- Meato acústico interno, ápice petroso e ângulo cerebelopontino

Neoplasma vascular
- Hemangioma
- Hemangiopericitoma

Malignidade hematológica
- Linfoma
- Plasmacitoma
- Leucemia

Neoplasmas da orelha e do meato acústico externo
Carcinoma cutâneo
- Carcinoma de células escamosas
- Carcinoma basocelular

Melanoma maligno
Neoplasma glandular
- Adenoma ceruminoso
- Adenocarcinoma ceruminoso
- Adenoma pleomórfico
- Carcinoma cístico adenóide

Osteoma e exostose
Neoplasmas diversos
- Carcinoma de células de Merkel
- Papiloma escamoso
- Pilomatricoma
- Mixoma
- Pseudocisto endocondral auricular
- *Chondrodermatitis nodularis chronica helicis* (doença de Winkler)

Neoplasmas da orelha média, mastóide e osso temporal
Neoplasma adenomatoso
- Adenoma benigno da orelha média
- Tumor do saco endolinfático

Histiocitose de células de Langerhans
- Granuloma eosinofílico
- Doença de Hand-Schüller-Christian
- Doença de Letterer-Siwe
- Sarcoma
- Rabdomiossarcoma
- Condrossarcoma
- Sarcoma de Ewing
- Sarcoma osteogênico
- Fibrossarcoma

Cordoma
Neoplasma congênito
- Dermóide
- Teratoma
- Coristoma

Granuloma de colesterol

Neoplasmas do meato acústico interno e ângulo cerebelopontino
Schwannoma
- Schwannoma vestibular
- Schwannoma do nervo facial
- Schwannoma trigeminal
- Schwannoma do forame jugular

Meningioma
Lipoma
Metástases

Capítulo 56 ■ NEOPLASMAS DA ORELHA E BASE LATERAL DO CRÂNIO | 893

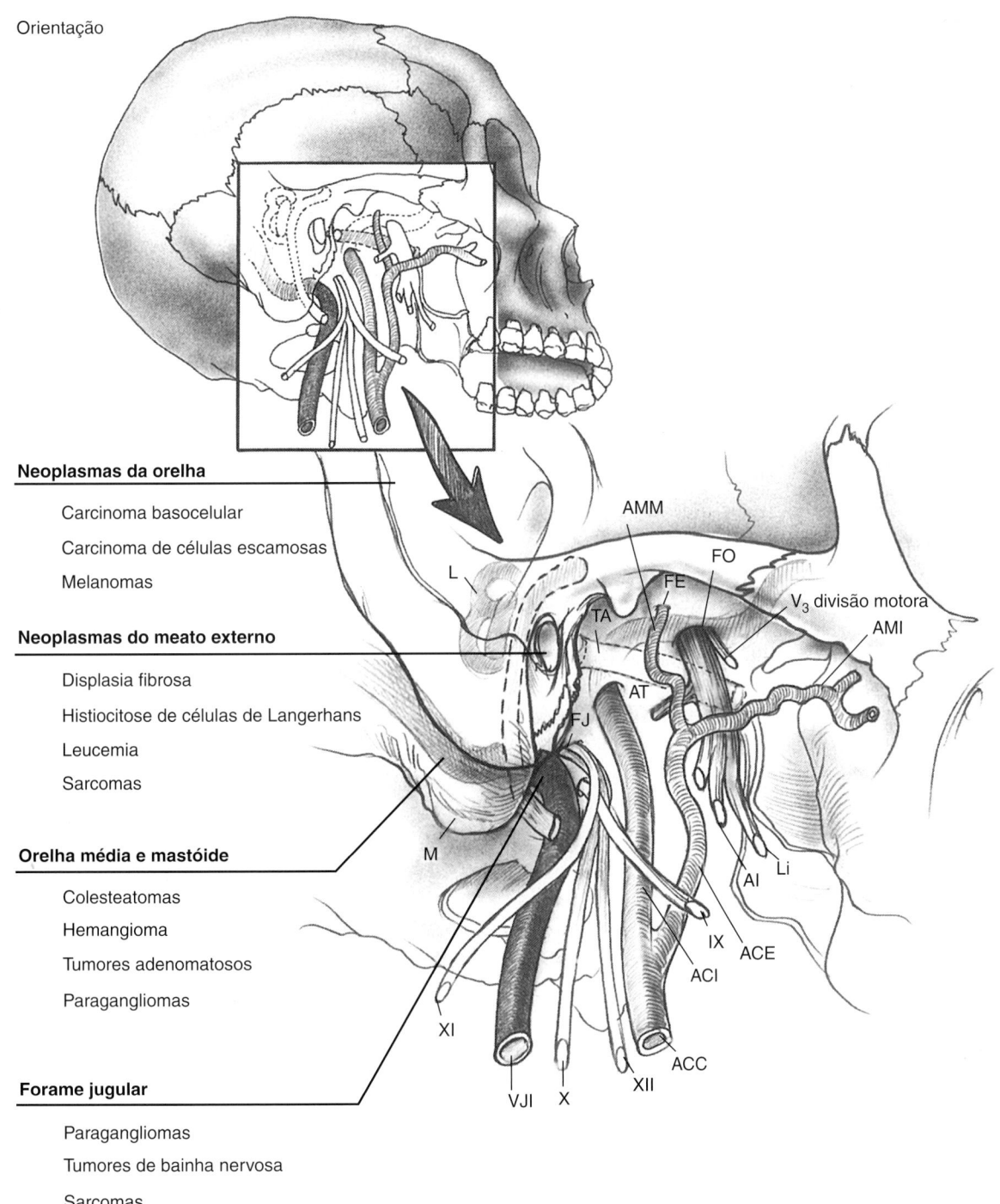

Figura 56.1
Anatomia da base lateral do crânio e localizações comuns dos neoplasmas encontrados nesta região. AT, nervo auriculotemporal; ACC, artéria carótida comum; ACE, artéria carótida externa; TA, tuba auditiva; FO, forame oval; FE, forame espinhoso; AI, nervo alveolar inferior; ACI, artéria carótida interna; VJI, veia jugular interna; AMI, artéria maxilar interna; FJ, forame jugular; L, labirinto; Li, nervo lingual; M, processo mastóide; AMM, artéria meníngea média; V_3 divisão motora, divisão mandibular do nervo trigêmeo; IX, nervo glossofaríngeo; X, nervo vago; XI, nervo acessório; XII, nervo hipoglosso.

Embora sejam freqüentemente descritos como raros, os paragangliomas são os mais comuns neoplasmas da orelha média e considerados a condição patológica mais comum que compromete o forame jugular. Paragangliomas ocorrem mais freqüentemente em brancos e predominam no lado esquerdo. Mulheres são afetadas por paragangliomas mais freqüentemente que homens (6:1). Embora a incidência máxima ocorra durante a quinta década de vida, paragangliomas podem apresentar-se desde a lactância até a idade avançada. Os tumores que surgem em pacientes muito jovens devem gerar preocupação adicional, porque eles tendem a ser mais agressivos, são mais comumente multifocais e tendem mais a secretar substâncias vasoativas (1). Aproximadamente 5% a 10% dos pacientes com paraganglioma eventualmente se apresentam com tumores múltiplos, mas quando paragangliomas ocorrem como uma forma familial de uma doença autossômica dominante, multicentricidade pode ocorrer em até 50% dos pacientes. A análise genética de pacientes com paragangliomas familiais mostra defeitos nos *loci* cromossômicos 11q13.1 e 11q22-23, e alguma evidência sugere que paragangliomas esporádicos de cabeça e pescoço têm uma patogenia molecular semelhante (2,3). Embora as células principais dos paragangliomas possuam grânulos neurossecretórios que armazenam catecolaminas, apenas 1% a 3% destes tumores secretam ativamente norepinefrina. Catecolaminas tendem muito mais a ser secretadas pelos tumores de glomo jugular que por tumores de glomo timpânico. As opiniões variam a respeito da necessidade de fazer triagem quanto a paraganglioma do osso temporal funcionalmente ativo, mas todos os pacientes com tumor que se apresentam com uma história de rubor, diarréia freqüente, palpitações, cefaléias, hipertensão difícil de controlar, hipotensão ortostática ou perspiração excessiva devem ser submetidos à medição dos níveis de catecolaminas séricas e colheita de urina de 24 horas para análise de ácido vanililmandélico e metanefrina.

Os padrões de crescimento dos paragangliomas do osso temporal são determinados pelos locais de origem dos tumores e pela anatomia regional. As manifestações clínicas são relacionadas com a extensão e a vascularidade do tumor. Os paragangliomas são geralmente neoplasmas de crescimento lento. O intervalo de tempo entre os sintomas iniciais e o diagnóstico pode-se aproximar de uma década. Os tumores de *glomo timpânico* comumente se originam no promontório da cóclea. À medida que crescem, seguem o caminho de menor resistência. Primeiro, o tumor aumenta para encher a orelha média e envolver os ossículos. Os pacientes apresentam-se neste estádio com perda auditiva condutiva e zumbido pulsátil causado pela transmissão direta das pulsações vasculares do tumor altamente vascularizado aos ossículos. Zumbido pulsátil é o mais comum sintoma de apresentação nos pacientes com paraganglioma do osso temporal. Como os tumores de glomo timpânico aumentam dentro da cavidade da orelha média, os pacientes com estes tumores geralmente se apresentam com zumbido pulsátil em um estádio mais inicial que os pacientes com tumor de glomo jugular. A membrana timpânica freqüentemente permanece intacta à medida que um tumor de glomo timpânico cresce, mas o tumor pode desviar a membrana lateralmente. Se o tumor se estender através da membrana timpânica para dentro do meato acústico externo, os pacientes podem-se apresentar com otalgia ou otorragia. À medida que os tumores de glomo timpânico aumentam ainda mais, podem-se estender para dentro do antro mastóideo pelo *aditus ad antrum*, para dentro do recesso facial ou para dentro do trato de células aéreas retrofaciais. Neste estádio, as porções timpânica e mastóidea do nervo facial podem ser comprometidas pelo tumor. O tumor pode crescer anteriormente para a tuba auditiva e inferiormente para o trato de células aéreas infralabirínticas. Quando o tumor causa erosão óssea no hipotímpano, a fossa jugular ou a porção vertical da artéria carótida petrosa podem ser expostas. É difícil distinguir um tumor de glomo timpânico extenso deste tipo de um tumor de glomo jugular. Os pacientes com tumores extensos podem se apresentar com múltiplas neuropatias de nervos cranianos.

Os tumores de *glomo jugular* originam-se no forame jugular e com frequência se tornam grandes antes que os pacientes se tornem sintomáticos. Compressão de estruturas neurovasculares no forame jugular e extensão medialmente ao longo da base do crânio para o canal do nervo hipoglosso podem levar a neuropatias de nervos cranianos que se manifestam como disfagia, disfonia, aspiração e disartria. Erosão no forame jugular anteriormente e superiormente expõe a artéria carótida petrosa e permite que o tumor invada a orelha média, causando perda auditiva de condução e zumbido pulsátil. Extensão intracraniana ocorre quando o tumor de glomo cresce para dentro da tuba auditiva e estende-se para o trato de células aéreas peritubárias ou segue a artéria carótida petrosa para o ápice petroso, o seio cavernoso e a fossa média do crânio, resultando em hipoestesia facial. Os tumores de glomo jugular podem comprometer a fossa posterior do crânio quando se estendem medialmente ao longo da base do crânio ou através do trato de células aéreas infralabirínticas. Um paciente com tumor extenso que comprime o cerebelo e o tronco cerebral na fossa posterior pode-se apresentar com ataxia e desequilíbrio.

Ao exame macroscópico, os paragangliomas são massas vermelho-escuras, firmes, parecendo borracha, que sangram profusamente durante a manipulação. O aspecto microscópico do paraganglioma é característico. Aglomerados de células principais, chamados *zellballen*, são encerrados por septos fibrosos e células de suporte dentro de uma rede vascular. Fibras nervosas não-mielinizadas podem ser identificadas, mas são escassas quando comparadas com paragânglios normais (1). Pleomorfismo e hipercromasia nucleares são proeminentes nas células principais mas não parecem indicar crescimento maligno. Variável invasão de nervos cranianos pode ocorrer, uma característica que tem importância durante a remoção cirúrgica da massa tumoral. Metástases de paragangliomas são incomuns. Elas ocorrem em associação com apenas 3% a 4% dos paragangliomas e são mais freqüentemente encontradas nos linfonodos regionais, pulmões, fígado, baço e ossos.

Os paragangliomas do osso temporal podem ser diagnosticados com base nos achados de exame físico e aspectos característicos encontrados em estudos por imagem. O exame otoscópico de um paraganglioma da orelha média freqüentemente demonstra uma massa pulsátil azul-avermelhada medial à membrana timpânica inferior. Pressão positiva durante otoscopia pneumática causa descoramento da massa, um fenômeno conhecido como sinal de Brown. A natureza pulsátil do tumor pode ser diminuída com compressão da artéria carótida ipsolateral, um fenômeno conhecido como sinal de Aquino. Zumbido objetivo pode ser evidente se a auscultação sobre a mastóide ou área infra-auricular revelar um sopro audível. Quando o tumor se estende através da membrana timpânica, o exame otoscópico mostra um pólipo aural hemorrágico. Os tumores que comprometem o forame jugular podem ser identificados quando se desenvolvem paralisias de nervos cranianos inferiores. A síndrome do forame jugular, também chamada síndrome de Vernet, surge quando o crescimento tumoral afeta os nervos cranianos IX, X e XI e causa paresia ou paralisia dos músculos inervados por estes nervos. A síndrome de Villaret é uma combinação de síndrome do forame jugular com síndrome de Horner em pacientes com doença mais extensa. Os pacientes com paraganglioma que erode o canal carotídeo e comprometa o plexo simpático se apresentam com síndrome de Horner (miose, ptose, anidrose e enoftalmia). Se existir fraqueza ou paralisia do nervo facial, ela denota comprometimento extenso de orelha média e mastóide. Testes com diapasão ou avaliação audiométrica completa nestes pacientes mostra perda auditiva de condução e em raras ocasiões perda auditiva neurossensorial. Ataxia ou paralisia de nervos cranianos rostrais são sinais inquietantes que indicam comprometimento da fossa posterior do crânio ou seio cavernoso.

Estudos de imagem oferecem informação essencial para a avaliação de pacientes com paraganglioma de osso temporal. Estes estudos fornecem fatos diagnósticos e detalhes sobre a extensão tumoral e a anatomia regional que são essenciais ao planejamento da cirurgia. A tomografia computadorizada de alta resolução (TCAR) do osso temporal usa um algoritmo para osso de cortes finos e é geralmente o primeiro estudo por imagem pedido para avaliar um paciente com suspeita de ter um paraganglioma do osso temporal. A TCAR é capaz de identificar a origem do tumor com precisão quando a partição óssea entre a fossa jugular e o hipotímpano está intacta. Neste caso, um tumor de glomo jugular que erode a fossa jugular e compromete nervos cranianos inferiores pode ser distinguido de um tumor de glomo timpânico que ocupa a orelha média. Sem esta partição óssea, pode ser difícil identificar a origem de um paraganglioma do osso temporal. A erosão da espinha caroticojugular que separa o bulbo jugular e a artéria carótida petrosa geralmente indica um tumor de glomo jugular. Se a espinha for erodida e o canal carotídeo for exposto, comprometimento da artéria carótida petrosa é provável. TCAR também ajuda a identificar outras lesões que devem ser excluídas, como um bulbo jugular deiscente ou uma artéria carótida interna aberrante. Obliteração do canal de Falópio indica aderência do tumor ao nervo facial ou invasão do nervo pelo tumor. Extensão intracraniana também pode ser identificada, mas a ressonância magnética (RM) é melhor que TCAR para avaliar a relação entre paraganglioma e estruturas de tecidos moles adjacentes. RM não apenas identificará extensão intracraniana, mas pode ajudar a diferenciar entre extensão intradural e extradural. As características do sinal de RM podem ser diagnósticas de paragangliomas mostrando vazios de fluxo dentro do tumor, o chamado padrão de sal e pimenta. Angiorressonância magnética e venografia de ressonância magnética podem mostrar comprometimento intraluminal da artéria carótida petrosa ou oclusão da veia jugular e do seio sigmóide. Entretanto, estes estudos não são úteis com a maioria dos tumores grandes porque será necessária angiografia formal. RM do pescoço oferece suficiente detalhe para triagem quanto a doença multicêntrica como tumores de corpo carotídeo ou tumores e glomo vagal, mas tomografia de emissão positrônica e cintigrafia com octreotida foram advogadas para aumentar a sensibilidade da triagem para lesões multicêntricas e doença recorrente (4,5).

A principal modalidade terapêutica é a excisão cirúrgica completa do tumor. Tumores secretores devem ser tratados com α e β-bloqueamento adjuntivo. Se a terapia cirúrgica for julgada apropriada, os tumores pequenos isolados no promontório podem ser removidos pela via de acesso transmeatal ou hipotimpanotomia. As lesões mais avançadas da orelha média e mastóide podem ser expostas com uma via de acesso alargada ao recesso facial através da mastóide. Os grandes paragangliomas devem ser avaliados pré-operatoriamente com angiografia. Angiografia é combinada com embolização usando polivinil álcool ou espirais intravasculares 1 ou 2 dias antes da cirurgia para diminuir a perda sanguínea intra-operatória, encurtar a duração do procedimento e reduzir a morbidade pós-operatória. Se for previsto sacrifício da artéria carótida interna, estudos de oclusão com balão e tomografia computadorizada de emissão de fótons isolados (SPECT) ou estudos com xenônio TC podem ser combinados com angiografia para avaliar a circulação cerebral contralateral. Os tumores de glomo jugular são acessados via exposição transmastóidea-transcervical do bulbo jugular e forame jugular. Os tumores grandes exigem transposição parcial do nervo facial ou dissecção formal da fossa infratemporal através desta via de acesso. Em alguns casos, dissecção mais extensa do osso temporal é necessária para erradicar um tumor que se alastrou ao ápice petroso. Isto pode exigir remoção de parte ou todo o labirinto. Extensão intracraniana requer um procedimento combinado neurocirúrgico-neurotológico. Paralisias pós-operatórias de nervos cranianos não são incomuns, e alguns pacientes necessitam de acompanhamento para ajudar na reabilitação facial, deglutição e fonação. As alternativas à terapia cirúrgica para doença primária, recorrente ou persistente incluem radioterapia com feixe externo e radiocirurgia estereotática. Radiação tem pouco efeito sobre as células tumorais primárias, as células principais, mas causa endarterite obliterativa nos vasos tumorais, o que pode deter o crescimento do tumor. Controle do crescimento tumoral e estabilização dos sintomas neurológicos com radiocirurgia estereotática ocorre em mais de 90% dos pacientes que foram monitorizados durante menos de 10 anos, mas é necessário acompanhamento mais longo para estabelecer a eficácia desta terapia (6).

Cisto Epidermóide (Colesteatoma)

Os cistos epidermóides são massas de tecido mole causadas pelo acúmulo aberrante de detritos de ceratina dentro de um saco de epitélio escamoso. Eles são chamados massas em vez de neoplasmas porque não são estritamente crescimentos celulares. Dependendo de onde se originam na orelha ou na base lateral do crânio, os epidermóides podem ser o resultado de migração ou implantação de epitélio escamoso, aprisionamento congênito durante a embriogênese, ou metaplasia de um revestimento mucoso. A nomenclatura usada para descrever estas massas é determinada em parte pelo local de origem e pela patogenia. Por exemplo, massas que se originam de restos epiteliais congênitos e ocorrem no ápice petroso, no meato acústico interno ou no ângulo cerebelopontino são geralmente chamados epidermóides. Massas que são o resultado da migração epitelial a partir da membrana timpânica para dentro da orelha média ou da implantação traumática profunda à pele do meato acústico externo são chamados colesteatomas. Uma exceção a esta terminologia é o colesteatoma congênito, que geralmente se refere a um saco epitelial que se origina dentro da orelha média quando restos epiteliais congênitos ficam aprisionados durante o desenvolvimento. Não importando onde eles se originam ou como surgem, todos têm histologia e potencial de crescimento similares.

Os colesteatomas da orelha média são geralmente divididos em dois tipos, congênito e adquirido. Colesteatoma *congênito* da orelha média ocorre na presença de uma membrana timpânica intacta, enquanto as massas adquiridas são associadas a perfuração ou retração da membrana timpânica. As massas congênitas são consideradas originadas de restos embrionários daquilo que é chamado de formação epidermóide no quadrante ântero-superior da fenda da orelha média (7). Os colesteatomas *adquiridos* consistem em epitélio escamoso ceratinizado que migrou para a orelha média, epitímpano ou mastóide. Eles são de longe o mais comum dos dois tipos e provavelmente resultam de disfunção da tuba auditiva e/ou estrutura deficiente da membrana timpânica que leva à formação de uma bolsa de retração na membrana timpânica, a qual aprisiona epitélio e conduz ao acúmulo de detritos de ceratina na orelha média. Colesteatoma adquirido pode estender-se ao osso petroso ou à cavidade craniana, porém a maioria das lesões do ápice petroso e do ângulo cerebelopontino é considerada como sendo de origem congênita. Colesteatoma do meato acústico externo poderia, concebivelmente, resultar de restos congênitos de tecido aprisionados profundos à pele do meato, mas a maioria dos colesteatomas do conduto auditivo externo ocorre após implantação traumática de epitélio subseqüente a trauma externo ou cirurgia otológica. Os pacientes com colesteatoma da orelha média e do meato acústico externo mais freqüentemente se apresentam com otorréia purulenta e perda auditiva condutiva. Os pacientes com colesteatoma congênito, no entanto, podem não se apresentar com otorréia porque a membrana timpânica está geralmente intacta.

Epidermóides representam aproximadamente 1% de todos os tumores intracranianos e a maioria ocorre no ângulo cerebelopontino. Aproximadamente 3% a 4% de todos os tumores do ângulo cerebelopontino são epidermóides. Metaplasia escamosa dentro do osso temporal ou espaço intradural foi proposta na histogênese destas lesões, mas aprisionamento desenvolvimental de restos ectodérmicos tem mais probabilidade de ser a causa. Uma vez que o epitélio escamoso na periferia do epidermóide é o único tecido proliferante viável, eles crescem muito lentamente quando comparados com neoplasmas benignos sólidos de dimensões semelhantes. Os epidermóides expandem-se para encher os espaços vazios como o ângulo cerebelopontino, o meato acústico interno ou as células aéreas que ocupam o ápice petroso. Estas massas são infiltrativas e crescem até um tamanho relativamente grande antes de começarem a comprimir ou desviar estruturas adjacentes. Adicionalmente, os epidermóides tendem a incitar uma reação inflamatória localizada que faz sua periferia se tornar densamente aderente ao tronco cerebral ou ao cerebelo justaposto. Estruturas neurovasculares locais tornam-se envoltas pelos epidermóides em vez de serem desviadas ou comprimidas, e a função neurológica pode ser alterada quando o suprimento vascular de um nervo é comprometido pelo processo infiltrativo. A maioria dos pacientes torna-se sintomática de uma maneira muito gradual, e os seus sintomas são relacionados com a localização da massa. Os pacientes com epidermóides do meato acústico interno ou do ângulo cerebelopontino apresentam-se muitas vezes com desequilíbrio e perda auditiva similarmente aos pacientes com schwannoma vestibular. Entretanto, os epidermóides tendem mais que o schwannoma vestibular a causar fraqueza facial ou espasmo hemifacial. Os epidermóides também tendem mais a comprometer o nervo trigêmeo, causando sensibilidade facial diminuída ou dor facial. Extensão intracraniana destas lesões também pode manifestar-se como diplopia ou cefaléia.

Todos os epidermóides e colesteatomas exibem um aspecto morfológico semelhante. As lesões friáveis são lisas e císticas com uma aparência redonda ou oval, ou nodulares e irregulares. O revestimento do saco é usualmente de cor esbranquiçada e de consistência esponjosa. Histologicamente, o cisto é revestido com um epitélio escamoso ceratinizado que consiste em três componentes: o saco, ou matriz epitelial, a perimatriz e o conteúdo do cisto. Todas as camadas normais de epitélio escamoso típico podem ser identificadas dentro da matriz epitelial. O conteúdo do cisto inclui ceratina laminada completamente diferenciada. Lesões adquiridas e congênitas podem muitas vezes ser distinguidas porque os colesteatomas adquiridos possuem uma camada matriz mais espessa e têm proliferação de células inflamatórias dentro do saco e na sua periferia.

O diagnóstico de colesteatoma é feito durante exame otológico, enquanto os epidermóides são diagnosticados a partir de estudos de imagem. Os epidermóides congênitos são freqüentemente identificados como uma massa assintomática no quadrante ânterosuperior da orelha média. Os pacientes com doença adquirida têm detritos de ceratina, pólipos de granulação, ou material purulento emanando da boca ou da abertura do saco. Os achados clínicos nos pacientes com epidermóides incluem fraqueza ou paralisia facial e perda auditiva neurossensorial quando a lesão compromete o meato acústico interno e/ou o ângulo cerebelopontino. Hipoestesia facial e paralisia do nervo abducente ocorrem quando o epidermóide invade o ápice petroso anterior. TCAR do osso temporal em pacientes com epidermóide mostra uma massa homogênea bem definida que às vezes contém áreas de calcificação. RM é diagnóstica, mostrando uma massa que não se contrasta, que tem baixa intensidade de sinal em imagens ponderadas para T1 e alta intensidade de sinal em imagens ponderadas para T2. Imagens ponderadas por difusão podem ser usadas para diferenciar epidermóides de outras lesões como cistos aracnóideos.

O tratamento dos colesteatomas do meato acústico externo e da orelha média é considerado em outros capítulos neste texto. O tratamento ótimo dos epidermóides da base do crânio inclui excisão cirúrgica completa. Isto freqüentemente exige uma craniotomia da fossa posterior ou fossa média, mas vias de acesso transtemporais podem ser indicadas, especialmente em pacientes com audição não útil. Uma vez que a cápsula da massa pode ser densamente aderente ao tronco cerebral ou estruturas vasculares intracranianas, a remoção completa de epidermóides da base do crânio é extremamente difícil ou mesmo impossível. Excisão completa é possível em apenas metade dos pacientes com epidermóides, e déficits pós-operatórios adicionais de nervos cranianos são encontrados na maioria destes pacientes (8). Recorrência pode ser esperada em pelo menos 30% dos pacientes quando é realizada a remoção subtotal.

Hemangioma e Hemangiopericitoma

Os hemangiomas são proliferações vasculares benignas que se originam de capilares, arteríolas ou vênulas. Eles são classificados de acordo com o tipo de vaso do qual se originam: hemangioma capilar, hemangioma cavernoso e hemangioma venoso. Não está claro se eles representam neoplasmas verdadeiros ou crescimento hiperplásico de tecido normal que ocorre em uma localização anatômica apropriada. Os hemangiomas são descritos ocorrendo em uma variedade de localizações comprometendo a orelha externa e a base lateral do crânio a saber, o meato acústico externo e a membrana timpânica, a orelha média, o meato acústico interno e o segmento geniculado do nervo facial. Os tumores são massas nodulares esponjosas vermelhas ou purpúreas. Ao exame microscópico mostram canais vasculares de paredes finas que contêm sangue e são de tamanho pequeno ou intermediário. Estes canais não são rodeados por uma camada elástica ou muscular. A apresentação clínica varia dependendo da localização do tumor. Hemangiomas do meato acústico externo e membrana timpânica foram descritos quando os pacientes se apresentam com perda auditiva condutiva leve e plenitude aural. Os pacientes com tumor da orelha média freqüentemente são assintomáticos, mas eles também podem apresentar-se com perda auditiva de condução, plenitude aural e zumbido pulsátil. O exame otológico revela uma massa intratimpânica vascular que pode ser confundida com um paraganglioma, um tumor adenomatoso ou uma anatomia vascular aberrante. Pré-operatoriamente, os hemangiomas do meato acústico interno podem ser difíceis de distinguir de schwannomas vestibulares quando os pacientes apresentam-se com perda auditiva neurossensorial unilateral. Entretanto, envolvimento do nervo facial é mais característico de hemangioma, mesmo quando os tumores são pequenos. Estudos por imagem ajudam a diferenciar lesões intracanaliculares pois os hemangiomas mostram pontilhado de cálcio, que é característico de um hemangioma ósseo. Hemangiomas geniculados são o tipo de hemangioma mais comum do osso temporal e talvez o mais intrigante. Eles se originam constantemente da face superior do gânglio geniculado, provavelmente de plexos vasculares na superfície do nervo, e estendem-se para o soalho da fossa média do crânio. Ainda que o tumor seja geralmente extraneural, eles algumas vezes infiltram o nervo ou são associados a uma resposta inflamatória localizada que faz o tumor aderir firmemente à bainha nervosa. Esta relação íntima com o nervo facial responsabiliza-se pela disfunção freqüentemente associada do nervo facial, indicada por paralisia, abalos ou espasmo da musculatura facial, mesmo quando os tumores são muito pequenos. O tratamento do hemangioma é a excisão cirúrgica completa. A ressecção de lesões do meato externo e da orelha média é geralmente simples, mas pode ser desnecessária em pacientes pediátricos que são assintomáticos porque estas lesões freqüentemente involuem espontaneamente. Quando o hemangioma é associado ao nervo facial, no entanto, o tratamento é controverso. Se existir paralisia facial, ressecção do tumor com enxerto de nervo pode ser apropriada. Se a função do nervo facial for normal ou apenas brandamente comprometida, é preferível a excisão precoce quando o tumor pode ser descascado do nervo enquanto é preservada a função. Entretanto, a maioria dos casos relatados mostra que isto geralmente não é possível. Uma vez que a maioria dos hemangiomas geniculados cresce muito lentamente, observação pode ser o tratamento mais apropriado até que ocorra disfunção grave ou paralisia facial.

O hemangiopericitoma é um raro tumor vascular derivado dos perícitos que revestem a superfície externa da lâmina basal capilar. Eles podem ocorrer em qualquer lugar onde são encontrados capilares. Menos de 20% dos hemangiopericitomas ocorrem na cabeça e no pescoço, e menos de 10 casos foram descritos nos quais o tumor se originou no osso temporal. A orelha média, a fossa jugular e o osso petroso foram os locais aparentes de origem dos tumores que ocorreram no osso temporal. Os sintomas incluem perda auditiva, otorréia e déficits de nervos cranianos. Hemangiopericitoma pode ocorrer em pacientes de qualquer idade, mas é mais freqüente em pacientes na sua quinta década, afetando homens e mulheres igualmente. Os tumores são macios ou semelhantes a borracha e de cor cinza ou branca. A taxa metastática dos tumores primários do osso temporal é mais baixa e é estimada em 15% a 20%. Ao exame microscópico, os hemangiopericitomas são tumores celulares pseudo-encapsulados circunscritos que contêm espaços vasculares de paredes finas separados por lâminas de células poliédricas e fusiformes. Os tumores com comportamento maligno podem exibir pleomorfismo nuclear, infiltração linfocítica e ausência de espaços vasculares. Excisão ampla é o tratamento de escolha, mas radioterapia com feixe externo, radiocirurgia estereotáctica ou quimioterapia podem ser usadas para tratar tumores extensos, recorrentes ou inoperáveis.

Linfoma, Plasmacitoma e Leucemia

O linfoma é um neoplasma do sistema linforreticular que pode comprometer o osso temporal como uma lesão secundária após disseminação metastática ou como lesão primária causando doença focal. Infiltração neoplásica da orelha média, do nervo facial, do oitavo nervo craniano e da medula óssea do ápice petroso não é um achado incomum durante o exame *post-mortem* dos ossos temporais de pacientes com linfoma sistêmico. Entretanto, a maioria dos pacientes é assintomática a não ser que a infiltração linfomatosa resulte em efusão ou hemorragia da orelha média ou perda auditiva de condução. Tucci *et al.* (9) foram os primeiros a relatar dois casos de linfoma de células B primário do osso temporal que comprometeu a orelha média. Avaliação de estadiamento em ambos os pacientes revelou ausência de evidência de doença distante ou disseminada. Desde este relato inicial, vários casos de linfoma não-Hodgkin de células B e células T primário e de linfoma de Hodgkin de orelha média, mastóide e meato acústico interno foram identificados (10,11). Nestes relatos de casos, os sintomas mais comuns foram perda auditiva de condução, otalgia, otorréia, febre, perda auditiva neurossensorial e fraqueza do nervo facial por invasão perineural. O exame físico mostrou efusão da orelha média ou massas na orelha média e paresia facial. Uma vez que a linfoma difuso tenha sido excluído, a maioria dos pacientes com linfoma primário do osso temporal evolui bem após quimioterapia e/ou radioterapia. O papel da cirurgia nestes pacientes é obter tecido para diagnóstico.

O plasmacitoma extramedular do osso temporal é um neoplasma raro que é considerado originado de células plasmáticas no estroma submucoso da orelha média. Estas são lesões solitárias que ocorrem fora dos espaços medulares ósseos, e elas tendem menos a desenvolver-se para doença disseminada ou para mieloma múltiplo quando comparadas com os plasmacitomas ósseos solitários. Plasmacitomas extramedulares ocorrem em todos os grupos etários mas são mais freqüentes na sexta e na sétima décadas. Os pacientes apresentam-se com plenitude aural ou otalgia, perda auditiva e zumbido, e o exame físico revela uma membrana timpânica espessada com uma massa intratimpânica ou um pólipo aural. O exame microscópico destas massas carnosas mostra lâminas de células redondas monótonas que são típicas de células plasmáticas. Atipias nuclear e celular são variáveis e definem a diferenciação e o grau do tumor. O grau tumoral, no entanto, não é necessariamente preditivo do comportamento tumoral. Quando espécimes de biopsia confirmam o diagnóstico de plasmocitoma extramedular, os pacientes devem ser avaliados quanto a doença disseminada ou mieloma múltiplo. Esta avaliação inclui exame do soro e da urina para anticorpos monoclonais, exame de esfregaço periférico, biopsia de medula óssea e exame radiográfico do esqueleto. Quimioterapia é indicada para doença disseminada, mas o plasmacitoma extramedular isolado do osso temporal geralmente é tratado com sucesso com radioterapia por feixe externo.

Leucemia pode comprometer o osso temporal infiltrando os espaços medulares e a cavidade timpanomastóidea ou causando hemorragia dentro da orelha média ou interna. Em pacientes com leucemia, espaços medulares no osso temporal são freqüentemente infiltrados por células leucêmicas, mas isto raramente resulta em manifestações clínicas. Infiltração da orelha média e de células aéreas da mastóide é menos comum, mas resulta em efusões sintomáticas. Os pacientes com leucemia mielóide aguda ou crônica podem desenvolver infiltrados consolidados maiores que formam tumores sólidos conhecidos como sarcomas granulocíticos ou cloromas. Eles consistem em granulócitos imaturos e contêm mieloperoxidase que dá à lesão uma tonalidade verde, daí o nome cloroma. A maioria dos cloromas ocorre em crianças com leucemia. Infiltrados leucêmicos podem comprometer a cóclea causando perda auditiva neurossensorial, mas lesão da orelha interna resulta mais provavelmente de hemorragia local. O tratamento da leucemia sistêmica que infiltra o osso temporal exige quimioterapia apropriada e tratamento por um hematologista/oncologista. Cloroma responde melhor à radioterapia com fonte externa.

NEOPLASMAS DA ORELHA E DO MEATO ACÚSTICO EXTERNO

Carcinoma Cutâneo

O carcinoma basocelular é um tumor maligno cutâneo que compreende aproximadamente 1/5 dos neoplasmas que comprometem a orelha e o osso temporal. Esta lesão comum é geralmente encontrada em pacientes adultos e é comumente diagnosticada pela primeira vez durante a sexta década de vida. A maioria dos carcinomas basocelulares ocorre na orelha ou na área periauricular, onde eles são mais comuns que carcinoma de células escamosas, enquanto apenas 15% se originam no meato acústico externo onde carcinoma de células escamosas é muito mais comum. Considera-se que a exposição solar é o fator mais importante que inicia esta transformação neoplásica porque as áreas periauriculares e a hélice da orelha, que recebem a maior exposição ao sol, são especialmente suscetíveis. Homens são afetados aproximadamente duas vezes mais que as mulheres. A lesão nódulo-ulcerativa que aparece na orelha é semelhante aos carcinomas basocelulares encontrados em outras áreas do corpo. Ela é caracterizada por crescimento nodular localmente infiltrante com uma borda enrolada e uma úlcera central crostosa. Este neoplasma parece ser bem circunscrito, mas pode haver extensão subcutânea com margens clínicas indistintas. Metástases distantes ou regionais são extremamente raras. O exame histológico mostra uma orla de células basalóides dispostas em paliçada na margem tumoral, com necrose e ulceração central. A maior parte do tumor é bastante celular, tornando simples fazer um diagnóstico e identificar a margem tumoral. Entretanto, 25% dos carcinomas basocelulares que comprometem a pele da orelha externa são subtipos morfeiformes ou esclerosantes. Eles são distinguidos das lesões nódulo-ulcerativas mais comuns por filamentos lineares de células basalóides que infiltram as camadas subcutâneas da pele e são acompanhadas por uma matriz fibrosa. Os filamentos lineares são difusos dentro da matriz fibrosa, e conseqüentemente a margem do tipo morfeiforme do carcinoma basocelular é indistinta.

O carcinoma basocelular da orelha é um neoplasma de crescimento lento e o diagnóstico é facilmente obtido por inspeção e biopsia. Se não tratadas, estas malignidades de baixo grau aumentam progressivamente e infiltram-se perifericamente para dentro dos tecidos periauriculares ou medialmente para o meato acústico externo, a orelha média e a mastóide. As lesões morfeiformes são especialmente difíceis porque se infiltram ao longo dos planos teciduais profundos. Extensão para o osso temporal pode permanecer não detectada até que a doença esteja muito avançada. Carcinoma basocelular é mais bem tratado com excisão cirúrgica completa. Entretanto, o risco de recorrência do carcinoma basocelular da orelha é alto em comparação com outros locais na cabeça e no pescoço, porque invasão profunda ocorre freqüentemente. A cirurgia micrográfica de Mohs parece ser a técnica mais bem-sucedida para minimizar recorrência e conservar tecido não-neoplásico. Radioterapia é usada como terapia paliativa ou como terapia adjunta para tumores extensos ou recorrentes.

O carcinoma de células escamosas que compromete a orelha e a base lateral do crânio é mais freqüentemente um neoplasma que se origina da pele da orelha ou do meato acústico externo. Uma parte muito menor destas malignidades se origina da orelha média, presumivelmente de mucosa metaplásica da orelha média. A idade média ao diagnóstico do carcinoma de células escamosas da orelha é na 2ª metade da sexta década da vida enquanto as lesões primárias do meato acústico externo geralmente se apresentam 10 a 15 anos mais cedo. Os tumores que se originam na orelha média afetam adultos em um grupo etário intermediário em uma idade média de 60 anos. Os pacientes com carcinoma de células escamosas da orelha e do osso temporal compreendem 24% dos pacientes com carcinoma de células escamosas de cabeça e pescoço. A maioria destes tumores origina-se na orelha. Tal como o carcinoma basocelular, mais da metade destes ocorre na hélice, que recebe a maior exposição actínica. Exposição ao sol e lesão pelo frio certamente predispõem os pacientes a esta malignidade, mas outros fatores como exposição a radiação e infecção crônica são considerados possíveis etiologias. Com relação ao carcinoma de células escamosas que se origina na orelha média, otite média crônica e papilomavírus humano estão propostos como elementos importantes na patogenia da malignidade (12).

O carcinoma de células escamosas da orelha é uma lesão maculopapular escamosa, irregular, endurecida. Muito freqüentemente a superfície da lesão eritematosa é ulcerada com uma crosta ou exsudato serossanguíneo. Os pacientes com carcinoma de células escamosas do meato acústico externo muitas vezes se apresentam com otorréia hemorrágica que foi tratada durante anos como otite externa. Em pacientes mais velhos, drenagem sanguínea crônica e início súbito de dor profunda na orelha sugerem uma doença invasiva. Déficit do nervo facial ipsolateral é outra indicação de malignidade invasiva. Comprometimento extenso do meato acústico externo ou da orelha média resulta em perda auditiva condutiva, mas invasão profunda que se estende para o meato acústico interno, o ângulo cerebelopontino ou a cápsula labiríntica pode causar perda auditiva neurossensorial. Metástase aos linfonodos cervicais ou parotídeos ocorre mais freqüentemente quando o neoplasma primário está localizado na parte óssea do meato acústico externo. O exame histológico mostra células epidérmicas fusiformes pleomórficas proliferativas com pérolas de ceratina e pontes intercelulares que são características típicas de carcinoma de células escamosas. Uma forma menos agressiva de carcinoma de células escamosas da orelha, chamada carcinoma de células escamosas adenóide, mostra aspectos histológicos semelhantes, mas há proliferação nodular das células epidermóides que mostram padrões glandulares proeminentes. Estas lesões são invasivas mas de crescimento lento, e raramente se metastatizam.

O diagnóstico de carcinoma de células escamosas da orelha é feito facilmente com uma biopsia, mas muitas malignidades da orelha média e do meato acústico externo estão muito avançadas no momento do diagnóstico. Biopsia é aconselhável toda vez que infecções da orelha média ou do meato externo não responderem à terapia clínica apropriada. Carcinoma da orelha não tratado tende a se disseminar lateralmente para áreas periauriculares ou medialmente para o meato acústico externo. O prognóstico é pior quando as lesões do meato acústico externo se estendem medialmente para o osso timpânico ou através da membrana timpânica e para dentro da orelha média. Tumor na orelha média estende-se anteriormente para a tuba auditiva e canal carotídeo e posteriormente para o sistema de células aéreas mastóideas. A partir do canal carotídeo, o carcinoma de células escamosas pode invadir o ápice petroso, a base anterior do crânio e o seio cavernoso. A orelha interna geralmente é resistente à invasão, mas o tumor na mastóide pode penetrar a placa dural e estender-se para a fossa posterior do crânio.

O tratamento do carcinoma de células escamosas da orelha e da base lateral do crânio, mesmo para tumores menos avançados, deve ser agressivo porque as taxas de recorrência são altas (13). Ressecção cirúrgica completa é favorável sempre que possível. Ressecção completa das lesões da orelha é mais facilmente realizada com técnicas de cirurgia micrográfica de Mohs. Carcinoma que invade o osso temporal exige radioterapia além da ressecção do osso temporal. Na maioria dos casos, os linfonodos regionais necessitam ser tratados (14). Quimioterapia às vezes é oferecida como terapia adjuvante ou paliativa, mas ainda não mostrou aumentar a sobrevida.

Melanoma

Melanoma maligno da orelha externa é um neoplasma cutâneo que se origina de melanócitos na epiderme ou derma da orelha. Melanomas responsabilizam-se por apenas 4% a 5% dos neoplasmas cutâneos malignos, todavia mais de 50% das mortes por tumores cutâneos são causadas por melanoma. A orelha externa é o local de origem de aproximadamente 10% de todos os melanomas primários de cabeça e pescoço e 1% de todos os melanomas, com a hélice e a antélice sendo a localização mais comum da lesão original. Melanoma primário do meato acústico externo é extremamente raro, e melanoma da orelha média tende mais a ser doença metastática ou o resultado de extensão regional. A idade média ao diagnóstico de melanoma da orelha é 50 anos, mas esta doença afeta todos os grupos etários exceto crianças pequenas. Homens são afetados por melanoma pelo menos três vezes mais freqüentemente que mulheres, e os indivíduos de pele clara com cabelo louro ou ruivo, olhos azuis e pele sardenta são predispostos à doença. Exposição ao sol, especificamente exposição repetida causando lesão solar grave, tem um papel na patogenia deste neoplasma. Melanoma é cinco vezes mais comum no sudoeste dos Estados Unidos em comparação com o nordeste. A incidência de melanoma em todas as áreas do mundo parece estar aumentando anualmente. A depleção do ozônio da atmosfera pode ser responsável por uma parte deste aumento, mas o conhecimento elevado da malignidade da pele pelos pacientes e pelos profissionais médicos aumenta a probabilidade de detecção. Os parentes em primeiro grau dos pacientes com melanoma têm o dobro do risco de desenvolverem esta malignidade, e doenças hereditárias, como a síndrome de nevos displásicos familiais, também aumentam o risco de desenvolvimento de melanoma.

Os melanomas têm uma fase de crescimento radial durante a qual eles crescem em diâmetro e uma fase de crescimento vertical durante a qual ocorre invasão da derme. Os melanomas são divididos em três tipos com base na aparência e no potencial de invasão da derme. O *melanoma de alastramento superficial* é o tipo mais comum. Ele começa como uma mácula pigmentada escura regular que se torna nodular e ulcerada uma vez que comece a fase de crescimento vertical. A fase de crescimento radial é intermediária em extensão e estima-se que dure algo entre 1 e 6 anos. Melanócitos epitelióides redondos pigmentados crescem em ninhos invadindo a epiderme durante a fase de crescimento radial e a derme durante a fase de crescimento vertical. Muitas destas lesões incitarão uma resposta inflamatória. O *melanoma nodular* é o mais agressivo dos três tipos. Estes nódulos pigmentados crescem rapidamente e invadem a derme precocemente. Ao exame histológico, melanócitos atípicos são fusiformes e epitelióides em natureza, e a resposta inflamatória circundante é mínima. O lentigo maligno, o terceiro tipo de melanoma, é uma lesão macular com pigmentação variável que tende a ter uma fase prolongada de crescimento radial antes de ocorrer a invasão da derme. Um lentigo consiste em células fusiformes pigmentadas que são geralmente limitadas à epiderme, e pode haver uma resposta inflamatória circundante.

O diagnóstico de melanoma é suspeitado quando lesões pigmentadas mudam de cor ou textura, aumentam rapidamente em tamanho ou ulceram-se. Biopsia excisional imediata é recomendada para todas as lesões pigmentadas suspeitas porque o melanoma incipiente é curável. A espessura do tumor é crítica para estabelecer o prognóstico, mas configuração nodular, ulceração e metástases regionais ou distantes indicam um mau prognóstico. Uma vez invadida a derme, a probabilidade de metástases regionais ou distantes aumenta. Infelizmente, um terço dos pacientes têm comprometimento linfonodal cervical à apresentação. No passado, pensava-se que as lesões do trago e da orelha anterior se metastatizavam à glândula parótida e linfonodos cervicais anteriores, enquanto se admitia que as lesões da orelha posterior se disseminavam ao osso mastóide e linfonodos occipitais e cervicais posteriores. Entretanto, esta correlação entre a localização do melanoma e a drenagem nodal é inconstante, e o mapeamento de linfonodo sentinela usando linfocintigrafia está se tornando o principal método de identificação dos padrões de drenagem nodal (15).

O tratamento de escolha para melanoma maligno da orelha externa é a excisão cirúrgica completa com uma margem de pelo menos 1-2 cm, porque lesões satélites podem ocorrer. O tratamento da doença metastática do pescoço é um pouco controverso (16). Dissecção cervical eletiva geralmente não é recomendada para lesões iniciais medindo menos de 0,76 mm de espessura, enquanto a linfadenectomia pode oferecer vantagem de sobrevida e melhor controle local para lesões intermediárias medindo aproximadamente 0,8 a 4,0 mm. O risco de metástases regionais ou distantes para as lesões com mais de 4,0 mm de espessura é acima de 70%. Assim, dissecção eletiva do pescoço é um benefício incerto. Linfocintigrafia com biopsia de linfonodo sentinela pode ajudar a tomar a decisão a respeito da dissecção do pescoço em pacientes com pescoço clinicamente negativo. Dissecção cervical funcional é comumente recomendada para o controle da doença regional em todos os pacientes com metástases linfonodais. Interferon-alfa-2b em altas doses é recomendado para os pacientes com doença positiva linfonodal. Outras terapias adjuvantes incluindo terapia de imunomodulação, vacinação, radioterapia fracionada com altas doses e quimioterapia não mostraram melhorar a sobrevida mas continuam a ser investigadas (17).

Tumores Glandulares

Tumores glandulares do meato acústico externo são neoplasmas benignos raros que se considera serem originados exclusivamente das glândulas ceruminosas do meato. É verdade que quase todos os tumores glandulares do meato acústico externo se originam na porção membranosa lateral do meato, onde predominam glândulas ceruminosas e sebáceas, mas tanto as glândulas ceruminosas quanto as sebáceas são classificadas como glândulas apócrinas, significando que as células glandulares liberam as suas secreções secionando-se e liberando a porção rica da célula em secreção. Alguns tumores glandulares do meato acústico externo, no entanto, parecem originar-se de glândulas exócrinas. Estas são glândulas que secretam liberando grânulos secretórios. As glândulas ceruminosas poderiam dar origem a tumores de glândulas exócrinas se elas também tivessem alguma função exócrina. A microscopia eletrônica sugere que as glândulas ceruminosas de fato liberam grânulos secretórios e podem ter função exócrina. Elas poderiam então ser mais bem classificadas como glândulas apócrinas e assim poderiam ser a origem de todos os tumores glandulares do meato acústico externo.

É possível distinguir pelo menos quatro tipos histológicos de tumores glandulares do meato acústico externo. O *adenoma ceruminoso* claramente se origina das glândulas ceruminosas. Histologicamente, consiste em glândulas ceruminosas proliferativas bem diferenciadas que formam padrões sólidos, císticos e papilares. As glândulas possuem uma camada de células cubóides ou colunares de origem apócrina e uma camada externa de células fusiformes de origem mioepitelial. Estes tumores são mais comuns em homens, e a idade média dos pacientes à apresentação é 61 anos. Estes neoplasmas benignos não encapsulados não invadem estruturas circundantes. O *adenocarcinoma ceruminoso*, por outro lado, é um neoplasma invasivo que pode metastatizar-se aos linfonodos regionais. Histologicamente, este tumor é aproximadamente idêntico a um adenoma benigno, e pode ser difícil distinguir formas benignas e malignas baseando-se na anatomia microscópica. Entretanto, em alguns casos, o exame microscópico das lesões malignas mostra anaplasia, pleomorfismo nuclear, figuras mitóticas e invasão perivascular ou perineural. As principais características de distinção são metástases regionais e invasão para dentro dos tecidos circunvizinhos. Como os adenomas, os adenocarcinomas são mais comuns em homens, mas eles são diagnosticados em uma idade mais precoce, em média 48 anos. O *adenoma pleomórfico* do meato acústico externo é semelhantes aos neoplasmas das glândulas salivares, que são glândulas exócrinas, e consiste em elementos epiteliais e mesenquimais. Estes tumores benignos afetam homens e mulheres igualmente, e a idade média ao diagnóstico é 51 anos. O *carcinoma adenóide cístico* é o mais comum neoplasma glandular do meato acústico externo. O tipo celular que dá origem a estes tumores quando eles ocorrem no meato acústico externo é incerto. Histologicamente, estes tumores são semelhantes a tumores malignos de glândulas salivares. Eles não têm uma cápsula e consiste em pequenas células hipercromáticas dispostas em padrões cribriformes, tubulares ou sólidos. Invasão perineural e invasão ao longo dos planos teciduais profundos são características proeminentes. Metástases linfonodais regionais não são incomuns, e metástases distantes podem ocorrer em qualquer órgão vascularizado, mas o pulmão é o local mais comum. Carcinoma adenóide cístico é mais comum em mulheres e é diagnosticado em média aos 43 anos de idade.

Os tumores glandulares normalmente se apresentam como massas assintomáticas de tecido mole no meato acústico externo membranoso. Uma vez que o meato seja ocluído, pode resultar em perda auditiva condutiva ou otite externa secundária. As lesões malignas tendem mais a se ulcerar ou a causar otalgia. Tanto os tumores benignos quanto os malignos crescem ao longo do caminho de menor resistência, estendendo-se lateralmente para fora do meato ou medialmente através da membrana timpânica e para dentro da orelha média. Tumores malignos invasivos também se estendem radialmente através da cartilagem auricular e a fissura de Santorini para dentro da glândula parótida ou para dentro do tecido periauricular circundante. Extensão medial com erosão da membrana timpânica ou do osso temporal também é indicadora de malignidade. O diagnóstico é feito baseando-se no exame microscópico de espécimes de biopsia. Para distinguir entre tumores ceruminosos benignos e malignos, os fragmentos para biopsia devem ser suficientemente grandes para identificar invasão tecidual profunda. TCAR do osso temporal e RM do tecido mole em torno da base lateral do crânio podem ser úteis também a este respeito. Os tumores benignos são tratados com excisão local ampla e reconstrução do meato acústico externo. Em virtude das altas taxas de recorrência, especialmente em casos de carcinoma adenóide cístico, o tratamento das lesões malignas deve ser agressivo. Ressecção lateral do osso temporal com parotidectomia e radioterapia pós-operatória é apropriada para as lesões iniciais. Tumores malignos maiores exigem uma ressecção mais extensa do osso temporal e dissecção linfonodal cervical além de parotidectomia e radioterapia pós-operatória.

Osteomas e Exostoses

Osteomas e exostoses são crescimentos benignos que comprometem o meato acústico externo. Existe alguma controvérsia sobre se estas são entidades separadas ou na realidade variações do mesmo processo patológico, mas a maioria das fontes sugere que osteoma e exostose são clínica e histologicamente distintos. Os osteomas são lesões ósseas pedunculadas solitárias que são lisas e redondas e originam-se nas linhas de sutura timpanoescamosa e timpanomastóidea dentro do meato acústico externo ósseo. Pacientes em quase qualquer grupo etário podem apresentar-se com estes neoplasmas, mas a maioria é de adultos de meia-idade à apresentação, e mulheres parecem ser afetadas mais freqüentemente que homens. A etiologia dos osteomas é desconhecida. Clinicamente, a maioria dos pacientes não tem conhecimento do neoplasma até ele ser descoberto incidentalmente durante exame otológico. Quando o tumor é suficientemente grande, os pacientes podem sofrer perda auditiva condutiva ou surtos recorrentes de otite externa. Histologicamente, os osteomas consistem em osso lamelar em torno de osso esponjoso trabeculado que contém espaços medulares ou tecido fibrovascular. O osso é revestido com periósteo e epitélio de células escamosas estratificado ceratinizado. O diagnóstico é feito durante exame otológico quando a palpação revela um crescimento ósseo branco aperolado ou eritematoso doloroso ao contato fixado dentro do meato ósseo. A remoção cirúrgica dos tumores sintomáticos exige um acesso transcanal ou pós-auricular para exposição. Os osteomas são removidos com uma broca preservando tanta pele quanto possível. Enxerto de pele de espessura parcial é usado para cobrir osso timpânico exposto, quando necessário.

As exostoses são lesões ósseas de base larga que ocorrem em torno da circunferência da face medial do meato acústico externo ósseo. Elas ocorrem como lesões múltiplas e muitas vezes são bilaterais. A maioria dos pacientes é diagnosticada na adolescência ou quando adultos jovens, e exostoses são muito mais comuns em homens. A ocorrência de exostoses é fortemente correlacionada com exposição à água fria e por essa razão considerada resultante de periostite induzida pelo frio. Como os pacientes com osteomas, a maioria é assintomática até o meato acústico externo ser ocluído ou quase ocluído, e o diagnóstico é feito durante exame otológico. Histologicamente, as exostoses diferem de osteomas. As exostoses consistem em camadas paralelas de osso subperióstico que não contêm nenhum ou apenas alguns canais fibrovasculares trabeculados pouco desenvolvidos. A remoção cirúrgica das exostoses é geralmente mais desafiadora que a remoção de osteomas. É necessária uma via de acesso retro-auricular, e monitoramento do nervo facial é recomendado porque a porção mastóidea distal do nervo facial está em risco durante a perfuração da área póstero-inferior do meato ósseo. Retalhos de pele são desenvolvidos para expor as lesões ósseas, e elas são removidas com uma broca enquanto é preservada a pele. Enxerto de pele de espessura parcial pode ser necessário para prevenir formação de cicatriz pós-operatória.

Neoplasmas Diversos da Orelha e do Meato Acústico Externo

O *carcinoma de células de Merkel* é um tumor neuroendócrino cutâneo raro mas altamente maligno que tem muitas características em comum com o carcinoma de pequenas células do pulmão. Cinqüenta por cento destes tumores são encontrados na cabeça e no pescoço, e a maioria dos que afetam a orelha externa são encontrados no meato acústico externo em vez de na orelha. As lesões parecem ocorrer em áreas da pele expostas ao sol ou em pacientes imunossuprimidos. O paciente tem em média 65 anos de idade e apresenta-se com um nódulo indolor, firme, de crescimento rápido, que é de cor vermelha, rósea ou azul. Metástases aos linfonodos regionais estão presentes em mais da metade dos pacientes, e metástases pulmonares, hepáticas, esqueléticas e nervosas ocorrem em aproximadamente 30%. Os espécimes de biopsia mostram cordões, filamentos e aglomerados de células redondas na derme. Tal como o carcinoma de pequenas células do pulmão, estas células têm núcleo oval basófilo uniforme e coram-se positivamente com anticorpos marcados para peptídeo intestinal vasoativo e enolase neurônio-específica. Carcinoma de células de Merkel pode ser distinguido de melanoma maligno amelanótico, linfoma ou carcinoma metastático com base nestas características imunoistoquímicas de coloração. Terapia agressiva é indicada porque as taxas de recorrência local se aproximam de 50%, o potencial metastático é alto e quase a metade dos pacientes não sobrevive mais de 5 anos (18). É recomendada a excisão local ampla com uma margem de 2 a 3 cm ou cirurgia micrográfica de Mohs, juntamente com dissecção ganglionar profilática ou terapêutica para tratar as bacias de drenagem na glândula parótida e no pescoço. Radioterapia é aconselhável em todos os casos. Quimioterapia, como a usada para carcinoma de pequenas células do pulmão, pode oferecer benefício terapêutico adicional aos pacientes com doença extensa ou metastática disseminada.

O *papiloma de células escamosas* é um neoplasma epitelial benigno que ocorre no meato acústico externo e considera-se resultar de infecção pelo papilomavírus humano tipo 6. A maioria dos papilomas de células escamosas são lesões fungiformes com pedículo estreito. O exame microscópico mostra células escamosas bem diferenciadas proliferando na periferia de um centro de tecido fibroso. Os papilomas são tratados por excisão completa ou ablação com *laser*. O *pilomatricoma*, também chamado epitelioma calcificado de Malherbe, é outro tumor benigno que pode ser encontrado na porção membranosa do meato acústico externo ou em qualquer pele pilosa da orelha como o lóbulo. Estas são lesões císticas solitárias que se originam de células primitivas da matriz do pêlo e são encontradas mais comumente em crianças. Histologicamente, a parede do tumor consiste em células basalóides interpostas com septos de tecido conjuntivo contendo células-fantasmas ou sombras, ceratina e material calcificado. Estas lesões são facilmente removidas e quase não recidivam. Os *mixomas* do meato externo e da orelha são neoplasmas raros de etiologia desconhecida. Em geral, são tumores bem circunscritos presos à pele por um pedículo, mas podem erodir a parede do meato ósseo. A histologia mostra células estreladas ou fusiformes em uma matriz mucóide de ácido hialurônico. Se não forem completamente excisados, estes tumores tendem a recidivar. O mixoma da orelha externa também pode ser uma manifestação de doença mixomatosa complexa sistêmica. Os *pseudocistos endocondrais auriculares* são degenerações semelhantes a cistos da cartilagem auricular que se admite resultarem de pequeno trauma. São lesões semelhantes a tumores que ocorrem em adultos jovens e são freqüentemente confundidas com hematomas auriculares. A patogenia é considerada relacionada com pequeno trauma quando pequenas quantidades de líquido seroso se coletam entre a cartilagem auricular e o pericôndrio. Com o tempo, a superfície interna do pericôndrio gera uma camada de cartilagem que encerra o líquido seroso. Não há revestimento epitelial ou endotelial e nenhuma inflamação associada. Pseudocistos endocondrais auriculares podem ser difíceis de eliminar. Eles podem exigir aspiração e injeção de um agente esclerosante ou incisão e drenagem com curetagem e obliteração com um agente esclerosante. A *chondrodermatitis nodularis chronica helicis (doença de Winkler)* é uma condição inflamatória de etiologia desconhecida. Homens adultos caucasianos são afetados mais comumente e o problema manifesta-se como pápulas ou nódulos dolorosos no bordo livre da hélice ou na antélice. Dentro das lesões há uma infiltração inflamatória crônica do pericôndrio, freqüentemente com degeneração focal ou deformidade da cartilagem subjacente. As lesões podem ser tratadas com sucesso com excisão ampla, excisão com *shaver* da cartilagem subjacente, ou injeções intralesionais com esteróide.

NEOPLASMAS DE ORELHA MÉDIA, MASTÓIDE E OSSO TEMPORAL

Tumores Adenomatosos

Desde que eles foram descritos pela primeira vez há mais de um século, a classificação dos tumores adenomatosos de orelha média e mastóide tem sido assunto de controvérsia. A evolução clínica destes tumores raros é altamente variável, e foram feitas tentativas para identificar subtipos tumorais de tal modo que o comportamento neoplásico possa ser predito e implementado tratamento apropriado. Grande parte do debate sobre a classificação dos tumores focaliza-se em se a variada anatomia microscópica pode ser correlacionada com o tecido de origem e o potencial de crescimento do tumor. Foi sugerido, com base em análise imunoistoquímica, que todos os tumores adenomatosos do osso temporal se originam de células da crista neural indiferenciadas pluripotentes que migraram para a orelha média (19). Isto não explicaria por que algumas lesões adenomatosas se desenvolvem para tumores malignos, enquanto outras permanecem benignas. Atualmente, a maioria da evidência sugere dois tipos distintos de neoplasmas adenomatosos primários do osso temporal, o *adenoma benigno*, que se origina da mucosa da orelha média, e o *tumor papilar agressivo*, que se origina do saco endolinfático.

Os adenomas benignos da orelha média são raros neoplasmas não-agressivos que são encontrados mais comumente em adolescentes e adultos jovens, afetando igualmente homens e mulheres. Conforme discutido previamente, os adenomas da orelha média parecem originar-se dos elementos glandulares da mucosa da orelha média, mas o que inicia sua histogênese não está claro. A histologia destes tumores revela freqüentemente proliferação glandular benigna, e foi sugerido que os adenomas benignos representam hiperplasia reativa e não neoplasma verdadeiro. Entretanto, na maioria dos relatos não há história de otite média ou qualquer outra fonte de inflamação. Os adenomas são tumores fibrosos com consistência de borracha que são brancos, cinzentos ou castanho-avermelhados em cor. O exame microscópico mostra células endoteliais cubóides ou colunares dispostas em estruturas glandulares de uma só camada. Alguns tumores possuem arquitetura trabecular ou semelhante a fitas com lâminas de células endoteliais jazendo adjacentes uma à outra. Os núcleos são redondos ou ovais e não possuem figuras mitóticas ou outros aspectos de displasia. Coloração imunoistoquímica mostra coloração positiva para sinaptofisina, cromogranina e serotonina, sugerindo uma origem neuroectodérmica para o tumor. Os pacientes mais freqüentemente se apresentam com uma massa na orelha média e uma membrana timpânica intacta, mas os tumores podem estender-se através da membrana timpânica ou para dentro da mastóide. De maneira geral, não há erosão óssea e nenhum outro sinal de crescimento agressivo maligno. Biopsia excisional é recomendada, e recorrência é improvável.

Os tumores do saco endolinfático são raros tumores papilares agressivos da orelha média. Menos de

100 casos foram descritos desde que foram relatados pela primeira vez por Heffner em 1989 (20). A idade do paciente no momento do diagnóstico varia de 15 a 71 anos, com uma média de 41 anos. Parece não haver predileção por tumores direitos *versus* esquerdos, e uma revisão da literatura sugere que eles ocorrem mais freqüentemente em mulheres. O tempo entre o início dos sintomas e o diagnóstico do tumor varia de 1 mês a 23 anos, com uma média de aproximadamente 9 anos.

A associação entre tumor papilar agressivo da orelha média e doença de von Hippel-Lindau foi sugerida pela primeira vez por Eby *et al.* em 1988 (21). A doença de von Hippel-Lindau é uma doença dominante autossômica associada a um defeito no cromossoma 3p25-26 (22). A doença manifesta-se sob a forma de hemangioblastomas múltiplos da retina e sistema nervoso central acompanhados por cistos renais, carcinoma renal, feocromocitoma, cistos pancreáticos, cistadenomas papilares do epidídimo e tumor do saco endolinfático. A prevalência desta doença é estimada em 1 em 35.000 a 1 em 40.000. Tumores do saco endolinfático associados a doença de von Hippel-Lindau são clínica e histologicamente idênticos aos tumores de saco endolinfático em pacientes sem esta doença. Entretanto, a incidência de tumor do saco endolinfático é mais alta em pacientes com doença de von Hippel-Lindau, e há mais tumores bilaterais. Aproximadamente 11% dos pacientes com doença de von Hippel-Lindau têm tumor do saco endolinfático (23). Entretanto, até 60% dos pacientes com doença de von Hippel-Lindau que também têm perda auditiva podem eventualmente desenvolver um tumor de saco endolinfático. Portanto, é prudente fazer triagem quanto a tumor do saco endolinfático em pacientes com doença de von Hippel-Lindau porque o diagnóstico precoce permite pronta terapia.

Os tumores de saco endolinfático são massas polipóides friáveis altamente vasculares. Invasão óssea é característica destes tumores, e o osso infiltrado parece ser completamente substituído por porções fibróticas do tumor invasivo. Ao exame microscópico, os tumores do saco endolinfático contêm componentes papilares e císticos. A estrutura celular do componente papilar assemelha-se à porção rugosa do epitélio normal do saco endolinfático. O revestimento epitelial de um tumor de saco endolinfático consiste em uma camada única de células cubóides baixas ou colunares baixas. Os núcleos das células do tumor do saco endolinfático são tipicamente alinhados de uma maneira uniforme. Pleomorfismo nuclear e atividade mitótica são achados histológicos incomuns nestes tumores. A luz do componente cístico do tumor contém um material proteináceo. Este material pode ser indistinguível de colóide tireóideo. Conseqüentemente, é importante usar coloração para tireoglobulina para distinguir carcinoma tireóideo papilar metastático de tumor de saco endolinfático. O estroma subjacente nos tumores de saco endolinfático contém um suprimento vascular capilar abundante que pode ter a aparência de uma segunda camada epitelial. A análise imunoistoquímica de um tecido de saco endolinfático normal fornece apoio adicional para a teoria de que os tumores adenomatosos do osso temporal se originam do saco endolinfático. Tecido normal de saco endolinfático e tecido de tumores de saco endolinfático coram-se positivamente para S-100, uma proteína neurônio-específica; para vimentina, uma proteína filamentar intermediária; e para enolase neurônio-específica.

As manifestações clínicas dos tumores de saco endolinfático são mais bem compreendidas com base na origem do tumor e nas vias potenciais de disseminação. O saco endolinfático está localizado na placa póstero-medial do osso petroso aproximadamente a meio caminho entre o seio sigmóide e o meato acústico interno. O saco consiste em um segmento proximal e um distal. A porção proximal ou rugosa do saco é contígua com o ducto endolinfático e jaz dentro da porção posterior do osso petroso. Esta porção do saco é coberta em parte pelo opérculo ósseo. A porção distal do saco está localizada entre a dura-máter propriamente dita e a porção perióstica da dura-máter dentro da fossa posterior do crânio. Tanto estudos histológicos quanto radiológicos sugerem que a porção proximal do saco dá origem a tumores.

Os tumores do saco endolinfático estendem-se ao longo do ducto endolinfático na direção do labirinto ósseo. A destruição do labirinto resulta em perda auditiva neurossensorial unilateral, zumbido e vertigem. A partir do ducto endolinfático, um tumor do saco endolinfático pode erodir para dentro do vestíbulo, o canal semicircular posterior e a cavidade da mastóide. Uma vez na cavidade mastóidea, estes tumores acompanham o trato retrofacial de células aéreas para abranger o nervo ou para comprometer o bulbo jugular. A orelha média pode se tornar comprometida quando o tumor envolvendo o nervo facial se estender anteriormente. A partir da cavidade da orelha média, o tumor pode erodir superiormente através do *tegmen tympani* para dentro da fossa média, medialmente para comprometer a cápsula ótica, ou lateralmente através da membrana timpânica para comprometer o meato acústico externo. Em virtude destas vias de disseminação, comprometimento do nervo facial e do espaço da orelha média são achados clínicos comuns. Em raras ocasiões, extensão anterior de um tumor do saco endolinfático ao longo da crista petrosa para o ápice petroso e seio cavernoso foi descrita. Extensão anterior para o cavo de Meckel e o meato acústico interno pode levar ao comprometimento dos nervos cranianos V, VII e VIII. Extensão para o cerebelo e para a fossa posterior do crânio responsabiliza-se pela alta incidência de ataxia e cefaléias nos pacientes com lesões avançadas. Finalmente, extensão inferior para a região do forame jugular responsabiliza-se pelos achados clínicos de rouquidão, fraqueza do músculo esternocleidomastóideo e disfunção palatal.

O diagnóstico de um tumor do saco endolinfático é geralmente feito por audiometria de triagem em conjunção com estudos por imagem do osso temporal. Os audiogramas de pacientes com tumores de saco endolinfático comumente revelam uma perda auditiva neurossensorial. Ocasionalmente, uma perda auditiva de condução pode ser causada pela extensão do tumor para a cavidade da orelha média. TC mostra uma massa de tecido mole na face petrosa posterior com erosão de regiões adjacentes do osso temporal. Em janelas para osso, estes tumores comumente contêm áreas pontilhadas, reticulares ou espiculadas de calcificação. Os tumores de saco endolinfático têm um aspecto "expansivo" que ajuda a diferenciá-los de outros neoplasmas agressivos do osso temporal como tumores metastático e condrossarcomas de alto grau que têm um padrão menos regular de destruição óssea. Imagens ponderadas para T1 sem contraste em estudos de RM revelam um padrão de intensidade de sinal que varia com o tamanho do tumor. Em geral, os tumores de saco endolinfático mostram intensidade aumentada de sinal em imagens ponderadas para T1, mas os tumores com mais de 3 cm de diâmetro exibem múltiplos focos intratumorais de intensidade aumentada e têm uma aparência "pontilhada". Em contraste, os tumores com menos de 3 cm de diâmetro freqüentemente têm uma orla circunferencial de intensidade aumentada de sinal. Esta orla de alta intensidade de sinal provavelmente é gerada por produtos de degradação de hemorragia subaguda encontrados na periferia dos tumores. Este achado característico no imageamento ponderado para T1 sem contraste é o diferencial de outros tumores mais comuns do ápice petroso. Os tumores do saco endolinfático contrastam-se com contraste intravenoso, mas o grau e tipo de contraste obtido com esta técnica varia de tumor para tumor. Em imageamento ponderado para T2, os tumores do saco endolinfático contêm áreas esparsas de intensidade aumentada de sinal. Vazios de fluxo são encontrados em 80% dos tumores de saco endolinfático e parecem ser relacionados com o tamanho tumoral.

Experiência terapêutica limitada com tumor de saco endolinfático sugere que controle ótimo e cura podem ser obtidos por ressecção completa. A maioria dos tumores de saco endolinfático, no entanto, são bastante grandes no momento do diagnóstico e podem comprometer inteiramente a base lateral do crânio. Ressecção subtotal combinada com exames regularmente marcados para acompanhamento radiológico, com cirurgia de revisão para progressão tumoral importante, constitui uma opção para a alternativa de tratamento. Entretanto, como a maioria dos pacientes com tumor do saco endolinfático são adultos jovens, morbidade inaceitavelmente alta tende a se desenvolver com ressecção incompleta. Para minimizar a morbidade e a mortalidade, uma ressecção completa do tumor, usando técnicas modernas de cirurgia da base do crânio, deve ser tentada na maioria dos pacientes com tumores do saco endolinfático. Uma vez que estes tumores são bastante vasculares, a embolização pré-operatória desempenha um papel em todos exceto em tumores menores. Radioterapia e quimioterapia são usadas quase exclusivamente como tratamentos paliativos para tumores de saco endolinfático que não podem ser completamente ressecados.

Histiocitose de Células de Langerhans

As histiocitoses de células de Langerhans, também chamadas tumores de células de Langerhans, são um grupo de neoplasmas caracterizados por proliferação histiocítica e eosinofílica idiopática. Até recentemente, estes tumores eram discutidos como três entidades mórbidas separadas: doença de Letterer-Siwe, doença de Hand-Schüller-Christian e granuloma eosinofílico. Agora se considera que estas doenças representam três manifestações diferentes da mesma doença. Entretanto, o uso destes nomes persiste principalmente como um auxílio para classificar a localização e a extensão da doença. No caso do granuloma eosinofílico, a massa geralmente é localizada, enquanto na doença de Hand-Schüller-Christian e na doença de Letterer-Siwe a doença tende a ser disseminada. Todas as formas desta doença são caracterizadas pela proliferação de histiócitos de Langerhans. Estas células são derivadas de monócitos na medula óssea, mas normalmente se encontram na epiderme. A proliferação dos histiócitos nas células de Langerhans é um processo de doença agressivo e às vezes maligno que parece ocupar um *continuum* entre os dois extremos: linfoma maligno histiocítico e hiperplasia linfonodal reativa benigna. Assim, estas lesões são mais acuradamente descritas como proliferações semelhantes a tumores, e as lesões podem ser simplesmente o resultado de imunorregulação desequilibrada. Os eosinófilos associados a histiocitose nos casos de granuloma eosinofílico são considerados incidentais e podem ser uma reação secundária que acompanha a proliferação anormal de células de Langerhans. Todas as formas desta doença podem comprometer o osso temporal e a base lateral do crânio.

O *granuloma eosinofílico* apresenta uma lesão óssea unifocal, comumente comprometendo os ossos chatos do crânio, especificamente os ossos frontal e temporal, e a mandíbula. Os pacientes geralmente são crianças e adultos jovens com queixas de infecção crônica ou recorrente das orelhas média e externa. Homens brancos são afetados mais freqüentemente que outros grupos. O tumor é caracterizado por uma coleção localizada de histiócitos, em formação poligonal e de lâminas, e eosinófilos que causam reabsorção do osso, produzindo uma lesão radiotransparente. O diagnóstico é confirmado por cintigrafia óssea e biopsia aberta. Este processo de doença é considerado a forma localizada da histiocitose de células de Langerhans. O tratamento do granuloma eosinofílico é a excisão cirúrgica, com radioterapia para lesões recorrentes.

As manifestações otológicas da *doença de Hand-Schüller-Christian* incluem doença purulenta crônica das orelhas média e externa e déficit auditivo. Esta é também uma doença de crianças e adultos jovens. Tipicamente, há numerosas lesões ósseas do crânio e esqueleto axial. Comprometimento multifocal das vísceras abdominais e lesões cutâneas indicam um prognóstico particularmente ruim. Em imagens de TC, as lesões osteolíticas são descritas como defeitos de saca-bocado ou buracos roídos de traça. Além disso, há uma tríade que existe em aproximadamente 10% dos pacientes, que consiste em lesões ósseas, diabetes insípido e exoftalmia. Invasão do osso temporal ocorre freqüentemente e muitas vezes é bilateral. Biopsia ajuda a estabelecer o diagnóstico, mostrando lâminas de histiócitos poligonais misturados com eosinófilos, células plasmáticas e linfócitos, o que constitui o achado microscópico característico nestas lesões. Esta é considerada uma forma disseminada crônica de histiocitose de células de Langerhans. O tratamento inclui terapia clínica com vimblastina e corticosteróides ou radioterapia. Apesar do tratamento, a taxa de mortalidade aproxima-se de 30%.

A *doença de Letterer-Siwe* afeta lactentes e manifesta-se como hepatosplenomegalia, linfadenopatia, diátese hemorrágica, anemia, lesões cutâneas e disfunção de múltiplos órgãos secundária a proliferação e infiltração histiocíticas. Esta é a forma disseminada aguda da histiocitose de células de Langerhans. O osso temporal pode ser comprometido e os pacientes podem-se apresentar com otalgia e/ou otorréia (18% a 61%). O tratamento consiste em agentes quimioterápicos, mas a doença é quase uniformemente fatal em 1 a 2 anos.

Sarcoma e Cordoma

Sarcomas da base lateral do crânio são neoplasmas excepcionalmente raros; entretanto, em crianças eles são a mais comum malignidade primária do osso temporal. Rabdomiossarcoma é o mais comum destes neoplasmas, responsabilizando-se por 30% dos tumores sarcomatosos do osso temporal e 4% a 7% de todas as malignidades do osso temporal. Noventa por cento dos pacientes com rabdomiossarcoma têm menos de 10 anos, com a média de idade à apresentação sendo 4,5 anos. Células mesenquimais pluripotentes na orelha média e tuba auditiva dão origem a este neoplasma. A maioria dos pacientes apresenta-se com otorréia crônica e otalgia que não respondem à terapia clínica apropriada. O exame otológico revela um pólipo aural friável, otorragia e/ou abaulamento mastóideo. Fraqueza ou paralisia facial não é incomum cedo no processo de doença e pode indicar um processo maligno. Metástases aos linfonodos regionais são incomuns, mas metástases distantes a pulmões, fígado, cérebro e osso estão presentes em 14% dos pacientes no momento da apresentação. O rabdomiossarcoma é dividido em vários tipos histológicos: embrionário, botrióide, alveolar e pleomórfico. O *tipo embrionário* é o mais comum. As características microscópicas do rabdomiossarcoma embrionário são pequenas células mesenquimais primitivas redondas e fusiformes em um padrão mixóide frouxo ou compacto. Estriações longitudinais ou transversais características de rabdomiossarcoma podem ou não ser evidentes no subtipo embrionário. O *rabdomiossarcoma alveolar*, que tem pior prognóstico, consiste em lâminas de células redondas, ovais ou semelhantes a fitas dispostas em um padrão trabecular circundando compartimentos alveolares vazios. O *rabdomiossarcoma pleomórfico* é composto de células fusiformes multinucleadas anaplásticas que formam espirais e fascículos com estriações longitudinais. A maioria dos *tumores botrióides* são classificados histologicamente como embrionários, e o termo botrióide refere-se à sua aparência macroscópica semelhante a um cacho de uvas. Imageamento radiológico do osso temporal mostra um tecido mole na orelha média e na mastóide com destruição óssea circundante. Com este tipos de apresentação clínica, o diagnóstico é confirmado com espécimes de biopsia. Tentativas de excisão cirúrgica radical não oferecem nenhuma vantagem de sobrevida deste neoplasma altamente maligno, e por essa razão o tratamento atual inclui intervenção cirúrgica limitada, radioterapia com feixe externo e quimioterapia. A sobrevida melhorou com o uso da terapia adjuvante contemporânea, e a sobrevida de 5 anos sem recidiva excede 60% (24).

Admite-se que o condrossarcoma da base do crânio se origina de ilhas persistentes de restos de cartilagem embrionária que ocorrem junto às sincondroses da base do crânio. Pacientes em quase todos os grupos etários podem ser afetados por este sarcoma relativamente de baixo grau, mas ele é mais comum em adultos jovens na sua quarta e quinta décadas de vida. Homens e mulheres são afetados igualmente. A região petroclival próxima ao forame lácero e ao ápice petroso é talvez a localização de origem mais comum. Os pacientes apresentam-se com cefaléia e sintomas sugerindo comprometimento de nervos cranianos tais como diplopia, rouquidão, disfagia, disestesia facial e perda auditiva. O exame dos nervos cranianos freqüentemente confirma os déficits neurológicos nos pacientes sintomáticos. Diagnóstico histológico de sarcoma pode ser difícil sem aspectos clínicos ou achados radiológicos que sugiram malignidade, porque cartilagem benigna mostra variados padrões de celularidade e heterogeneidade que podem ser interpretados como anaplásicos. Como o rabdomiossarcoma, há vários subtipos histológicos de condrossarcoma, e o prognóstico varia dependendo do subtipo histológico e do grau de diferenciação. Estudos por imagem mostram destruição óssea da base do crânio lateral à linha mediana e realce da massa do tumor quando é injetado contraste. Excisão cirúrgica é a principal modalidade terapêutica para condrossarcoma, mas excisão completa freqüentemente não é possível e recorrências são comuns. Radioterapia e quimioterapia são de benefício não comprovado.

Sarcoma de Ewing, sarcoma osteogênico e fibrossarcoma são raramente descritos ocorrendo no osso temporal. O *sarcoma de Ewing* do osso temporal é uma malignidade agressiva porém rara que ocorre em pacientes com menos de 20 anos. Os pacientes apresentam-se com sinais e sintomas bem semelhantes àqueles de outros sarcomas do osso temporal, e os estudos de imagem mostram uma lesão de tecido mole bem circunscrita erodindo para dentro do osso circundante. Sarcoma de Ewing é um tumor celular facilmente diagnosticado durante o exame microscópico de espécimes de biopsia. Uma vez que não mais de 20 casos de sarcoma de Ewing do osso temporal foram descritos na literatura mundial, o prognóstico é incerto. Experiência limitada, no entanto, mostra que doença metastática não ocorre, e resultados favoráveis podem ser obtidos com ressecção do osso temporal, radioterapia e quimioterapia combinadas. O *sarcoma osteogênico* do osso temporal é altamente maligno mas felizmente extremamente raro. A maioria dos pacientes está entre as idades de 10 e 30 anos, e homens são afetados mais freqüentemente que mulheres em uma proporção de 3:2. Poucos casos de sarcoma osteogênico induzido por radiação foram descritos, mas na maioria dos casos não há etiologia clara. Os pacientes apresentam-se com intumescimento doloroso rapidamente progressivo na área periauricular. Ressecção do osso temporal com radioterapia e quimioterapia são advogadas, mas esta doença parece ser uniformemente fatal. O *fibrossarcoma* do osso temporal pode ocorrer em lactentes, e quase um terço dos lactentes com este neoplasma se apresentam ao nascimento. Metástases linfonodais podem ocorrer em 10% dos pacientes pediátricos, mas as taxas de sobrevida de 5 anos são acima de 80% após tratamento cirúrgico. O prognóstico para adultos não é tão favorável. Metástases aos linfonodos regionais ocorrem em 50%, e fibrossarcoma induzido por radiação em adultos é um neoplasma letal (25).

Os cordomas da base do crânio são malignidades de grau baixo a intermediário que resultam de restos embrionários defeituosos da notocorda. Durante o desenvolvimento embrionário, a área cranial da notocorda começa no osso esfenóide imediatamente posterior à sela túrcica. Quando a notocorda é seguida inferiormente, ela sai do osso viajando ao longo do clivo no tecido mole adjacente à mucosa nasofaríngea e reentra na base do crânio basioccipital antes de correr inferiormente para o processo odontóide e corpos vertebrais. A área cranial da notocorda dá origem a pedículos que se projetam para dentro do tecido subendotelial da nasofaringe e intracranialmente ao longo da face ventral do tronco cerebral. Por essas razões, cordoma não apenas ocorre no clivo mas também como um tumor primário de tecido mole intracraniano ou nasofaríngeo. Pacientes de todas as categorias etárias podem ter cordoma, mas eles tendem mais a ocorrer em homens entre as idades de 35 e 45 anos. Ao exame macroscópico, os tumores são cobertos com uma pseudocápsula e têm uma configuração lobular característica. Eles são cinzentos e semitranslúcidos e contêm material gelatinoso. Os cordomas são divididos em subtipos histológicos, mas as principais características microscópicas são células estreladas, intermediárias e fisalíforas (com vacúolos ou bolhas) dentro de uma matriz mucóide, crescendo em ninhos, cordões ou trabéculas. Coloração imunoistoquímica é positiva para citoceratina e antígeno de membrana epitelial, o que ajuda a distinguir cordoma de condrossarcoma. Metástases são incomuns, e a maioria dos cordomas cresce lenta e insidiosamente, erodindo a base do crânio e comprometendo estruturas neurovasculares regionais. Cefaléia, diplopia e déficits visuais são as queixas de apresentação mais comuns, e o exame físico usualmente revela anormalidades da função oculomotora, especialmente paralisia de nervo abducente. Quando o cordoma se origina ou estende-se para a nasofaringe, os pacientes podem-se apresentar com obstrução da via aérea superior e uma massa nasofaríngea. Em muitos casos, o diagnóstico pode ser obtido a partir de estudos por imagem e avaliação citológica de um aspirado com agulha fina transnasal. Imagens de TC mostram erosão óssea do clivo ou do basioccipital na linha mediana em vez de erosão lateral que é mais característica de condrossarcoma. O componente de tecido mole do tumor é heterogêneo em RM, geralmente demonstrando baixa intensidade de sinal em imagens ponderadas para T1 e alta intensidade de sinal em imagens ponderadas para T2. Imagens de TC e RM mostram intensificação de sinal depois da injeção de material de contraste. O modo principal de terapia é excisão cirúrgica por uma via de acesso transoral-transpalatal ou pela fossa infratemporal, mas ressecção completa freqüentemente não é exeqüível e recorrência é comum. Radioterapia pós-operatória com feixe de prótons pode melhorar a sobrevida e prolongar os intervalos livres de doença.

Dermóide, Teratoma e Coristoma

Os dermóides, teratomas e coristomas são lesões de massa que resultam de erros no desenvolvimento fetal. Estes tumores são distinguidos com base na camada germinal embriológica da qual eles são derivados. Os *dermóides* do osso temporal são lesões císticas derivadas do ectoderma que são mais corretamente classificadas com inclusões congênitas e não neoplasmas verdadeiros. Quando ocorrem na orelha média, na mastóide ou na tuba auditiva, eles são considerados como se originando em um ponto onde a primeira fenda branquial, o primórdio do meato acústico externo, jaz adjacente à primeira bolsa branquial, o primórdio da orelha média e da tuba auditiva. Esta localização pode ser importante porque sugere que a histogênese dos dermóides é relacionada com o fechamento incompleto nas linhas de fusão entre os elementos branquiais, ou à introdução traumática de camadas germinais inapropriadas para dentro da orelha média. Entretanto, dermóides também podem ocorrer no ápice petroso.

Os cistos dermóides são tumores pedunculados róseos ou brancos. Possuem componentes ectodérmicos e mesodérmicos. São revestidos por epitélio escamoso estratificado ceratinizado que contém folículos pilosos, glândulas sebáceas, músculo liso e tecido adiposo. A maioria dos pacientes apresenta-se em lactentes ou crianças com perda auditiva, otorréia, tontura ou obstrução da via aérea superior, e o exame revela uma massa na orelha média que pode estender-se através da tuba auditiva e para dentro da nasofaringe. A velocidade de crescimento destes cistos é variável, mas eles eventualmente se tornam sintomáticos e exigem remoção.

Os *teratomas* do osso temporal são extremamente raros e diferem significativamente dos cistos dermóides. São considerados neoplasmas verdadeiros que se originam de células-tronco pluripotentes que surgem próximo da notocorda. Estas células pluripotentes podem se diferenciar para tipos de tecido derivados de qualquer uma das três camadas germinais embrionárias. O tipo de tecido para o qual elas se diferenciam geralmente não é natural do local onde eles ocorrem. Os tumores são lesões polipóides firmes ou císticas que podem conter epitélio escamoso estratificado, epitélio respiratório e gastrointestinal, cartilagem, músculo esquelético, tecido glandular, tecido neural e, curiosamente, até mesmo dentes maturos. Os tumores são graduados com relação à diferenciação tecidual. Formas indiferenciadas malignas existem, mas elas nunca foram descritas no osso temporal. Os pacientes se apresentam ao nascimento ou no começo da infância, muitas vezes com tumores grandes de crescimento rápido, e os seus sintomas incluem paralisia facial, perda auditiva e obstrução da via aérea. Estudos por imagem mostram um tumor heterogêneo que pode conter calcificações. Os teratomas podem ser curados com ressecção completa, mas isto pode exigir vias de acesso transtemporal ou pela fossa infratemporal para obter exposição cirúrgica adequada para ressecção curativa.

Coristoma é um termo que é usado para descrever tecido normal que ocorre em uma localização não natural. Quando coristoma ocorre na orelha média, isto geralmente designa tecido salivar, embora glândulas sebáceas e tecido neural tenham sido relatados (26, 27). Os coristomas provavelmente são derivados de restos de tecido salivar aprisionado na orelha média durante o desenvolvimento. Estes restos amadurecem para pequenas massas, mas não têm potencial neoplásico. Os coristomas são massas lobulares róseas ou bronzeadas localizadas laterais ao ramo longo da bigorna e mediais ao cabo do martelo, e alguns foram associados a anomalias dos ossículos ou da porção intratemporal do nervo facial. O exame histológico revela tecido de glândula salivar ectópico maduro. Os pacientes podem ter perda auditiva condutiva, mas a maioria é assintomática. Eles comumente se apresentam com uma massa na orelha média que foi descoberta incidentalmente durante exame otoscópico de rotina. Os coristomas têm pouco, se algum, potencial de crescimento, e necessitam apenas biopsia incisional ou excisional para confirmar o diagnóstico.

Granuloma de Colesterol

O granuloma de colesterol do ápice petroso não é um neoplasma verdadeiro, mas em vez disso uma lesão de massa que resulta de um processo reativo dentro do osso temporal. Ele pode ser diferenciado a partir de estudos de imagem e deve ser incluído no diagnóstico diferencial ao avaliar massas do osso temporal. Granuloma de colesterol foi descrito pela primeira vez mais de 100 anos atrás como coloração azul-escura da membrana timpânica e foi chamado "hematotímpano idiopático". Esta condição ocorria em pacientes com disfunção da tuba auditiva e era freqüentemente acompanhada por otite média crônica ou colesteatoma. Foi lançada a hipótese de que o granuloma de colesterol ocorre como conseqüência de quatro fatores: interferência com drenagem da orelha média, hemorragia, obstrução da ventilação e reação de corpo estranho a cristais de colesterol a partir do catabolismo da hemoglobina. Evidência em apoio a esta hipótese foi provida por experiências em animais. Granuloma de colesterol pode ser produzido injetando-se colesterol na orelha média ou ocluindo-se a tuba auditiva (28). Granuloma de colesterol do ápice petroso, embora não necessariamente associado a otite média ou colesteatoma, provavelmente resulta de um processo fisiopatológico semelhante. Ele é encontrado em osso petrosos pneumatizados que ocorrem em 30% dos pacientes. O processo começa quando a ventilação das células aéreas petrosas é interrompida secundariamente a trauma do osso temporal, disfunção da tuba auditiva ou o edema da mucosa. Inflamação ou trauma do osso petroso pode causar hemorragia dentro das células aéreas do ápice petroso, e como não há via eficaz de drenagem, detritos da hemorragia acumulam-se nas células aéreas. As membranas dos eritrócitos em degeneração parecem ser a fonte primária de cristais de colesterol, os quais subseqüentemente iniciam uma reação de corpo estranho. Inflamação pela reação de corpo estranho aumenta a hemorragia e o edema da mucosa, promovendo o ciclo inflamatório e permitindo que o granuloma aumente. Uma teoria alternativa para a patogenia do granuloma de colesterol propõe que estas lesões resultam quando tratos de células aéreas em expansão revestidos com mucosa fazem interface com espaços medulares no ápice petroso. A coaptação entre o revestimento mucoso e a medula exposta resulta em uma hemorragia sustentada progressiva a partir dos espaços medulares e isto leva a formação e expansão de cisto (29). Não é surpreendente que o exame histológico do granuloma de colesterol mostre cristais de colesterol rodeados por células gigantes multinucleadas, infiltração de células redondas e macrófagos carregados de hemossiderina. Granuloma de colesterol pode ser limitado ao osso petroso e pode ser assintomático. Alternativamente, pode estender-se para a fossa posterior do crânio e causar uma paralisia de nervo abducente, diplopia, dor facial, fraqueza ou espasmos faciais, cefaléia, tontura, zumbido e perda auditiva. O diagnóstico de granuloma de colesterol pode ser feito por RM, que mostra uma lesão expansiva, de paredes lisas, não contrastada, que tem alta intensidade de sinal em ambas as imagens ponderada para T1 e ponderada para T2. O fundamento da terapia cirúrgica é a simples drenagem, permitindo aeração permanente da cavidade. Entretanto, alguma controvérsia existe sobre se a parede fibrosa do cisto necessita remoção para obter cura em longo prazo.

NEOPLASMAS DO MEATO ACÚSTICO INTERNO E DO ÂNGULO CEREBELOPONTINO

Schwannoma

Os schwannomas do osso temporal e da base do crânio são neoplasmas benignos que se originam das bainhas dos nervos cranianos. A evidência disponível sugere que estes tumores se originam das células de Schwann unicamente e não de outros componentes dos nervos. Portanto, termos como neuroma acústico não são apropriados. A etiologia do schwannoma não está clara, mas foi sugerido que o crescimento neoplásico ocorre preferencialmente na junção entre os componentes centrais e periféricos dos nervos. Mielina é formada pelos oligodendrócitos na porção intracraniana de um nervo craniano, e quando o nervo entra na base do crânio, há uma transição para uma bainha de células de Schwann. Esta transição ocorre em uma região chamada zona de Obersteiner-Redlich, que é variável em localização nos diferentes nervos cranianos. Também foi proposto que os schwannomas podem originar-se em localização com a maior concentração de células de Schwann. Para os schwannomas vestibulares isto seria o gânglio de Scarpa, enquanto para os schwannomas do forame jugular isto seria os gânglios superior e inferior do nervo glossofaríngeo, os gânglios jugular e nodoso do nervo vago, ou a junção dos componentes craniano e espinal do nervo acessório espinal. Não se sabe o que causa a proliferação de células de Schwann, mas aberrações genéticas, como as associadas a neurofibromatose tipo 2 (NF2), podem ser associadas a transformação neoplásica. A NF2 parece ser o resultado de um defeito no ramo longo do cromossoma 22, que é responsável pela produção de uma proteína supressora de tumor chamada merlina (30). Exatamente o que esta proteína faz para inibir a proliferação das células de Schwann é incerto (31). NF2 é uma doença dominante autossômica, e os pacientes podem ter uma cópia funcionante do gene supressor tumoral no seu cromossoma intacto. Entretanto, a produção de merlina é terminada quando uma mutação ocorre no cromossoma 22 intacto, e a partir de então os pacientes com NF2 desenvolvem schwannomas. Para a mesma seqüência de eventos ocorrer em um paciente sem NF2, é necessário que ocorram mutações no ramo longo de ambos os cromossomas. Assim, a transformação neoplásica nos casos de schwannoma esporádico é um evento muito menos provável.

Os schwannomas do osso temporal podem ser classificados como tumor vestibular, facial, trigeminal e do forame jugular. Os schwannomas vestibulares são de longe os mais comuns, compreendendo aproximadamente 7% de todos os tumores intracranianos e 80% dos tumores do ângulo cerebelopontino. Eles ocorrem em cerca de 1 de 100.000 pacientes por ano. Como geralmente se originam na vizinhança do gânglio vestibular, a maioria dos schwannomas vestibulares começa dentro do meato acústico interno. Schwannomas intralabirínticos isolados ocorrem, do mesmo modo que schwannomas cocleares, mas são extremamente raros. Os schwannomas vestibulares se expandem centralmente a partir do meato acústico interno para o ângulo cerebelopontino e podem comprimir o tronco cerebral pontino e o cerebelo. Por essas razões, os sintomas mais comuns com os quais os pacientes se apresentam são perda auditiva unilateral, zumbido e desequilíbrio. Os schwannomas vestibulares também podem estender-se anteriormente dentro do ângulo cerebelopontino, comprimindo o nervo trigêmeo e causando hipoestesia ou parestesia facial, mas neuralgia é infreqüente. Tumores grandes eventualmente resultarão em hidrocefalia com cefaléia, comprometimento visual e alterações do estado mental, se deixados não tratados.

Os schwannomas do nervo facial diferem dos schwannomas vestibulares pelo fato de poderem originar-se em qualquer lugar ao longo do nervo, desde a junção oligodendrócito–célula de Schwann até a área mais distal do nervo facial extratemporal. Mais comumente, no entanto, originam-se dos segmentos perigeniculado, timpânico ou mastóideo do nervo. Múltiplos segmentos do nervo estão comumente envolvidos na época em que estas lesões são diagnosticadas. Fraqueza ou paralisia facial que progride gradualmente ao longo de semanas ou meses constitui a apresentação mais comum. Os pacientes também podem apresentar-se com contrações faciais e sincinesia. Vinte por cento dos pacientes com schwannoma do nervo facial podem apresentar-se com paralisia facial aguda, sugerindo paralisia de Bell. Perda auditiva condutiva, zumbido ou otalgia ocorrem quando os neoplasmas se estendem para dentro da orelha média.

Schwannomas trigeminais são lesões raras que geralmente se originam do gânglio de Gasser e podem se expandir para as fossas cranianas posterior e/ou média. Os pacientes apresentam-se com neuralgia facial, parestesia ou hipoestesia em uma ou mais divisões do nervo trigêmeo. Dor retroorbitária pode ser outra queixa. Quando a função motora é afetada, os pacientes descrevem dificuldade de mastigação.

Os schwannomas do forame jugular originam-se dentro da fossa jugular a partir das bainhas dos nervos cranianos IX, X e XI. Como eles crescem verticalmente ao longo do caminho de menor resistência, a extensão intracraniana e extracraniana do tumor é variável.

Origem do nervo vago parece mais freqüente, seguida por origem glossofaríngea, mas freqüentemente é difícil identificar o nervo do qual o tumor é derivado. Os pacientes apresentam-se com disfagia, aspiração, rouquidão ou fraqueza do ombro. Se houve extensão intracraniana importante, os pacientes podem notar perda auditiva, zumbido, desequilíbrio ou cefaléia.

Ao exame macro e microscópico, todos os schwannomas do osso temporal são em geral a mesma coisa. São massas bronzeadas, amarelas ou cinza-claras com consistência de borracha com quantidades variadas de vascularização na superfície. À medida que aumentam, os schwannomas desviam estruturas de tecido mole adjacentes e podem se tornar firmemente aderentes a estas estruturas. Eles parecem ter uma cápsula fibrosa, mas o exame histológico mostra que a cápsula pode ser tão fina que as células tumorais se opõem diretamente ao tecido circundante. As células tumorais são fusiformes e dispostas em padrões tipo A e tipo B de Antoni. O padrão tipo A consiste em células fusiformes densamente agregadas com núcleos alinhados ou em paliçada, chamados corpos de Verocay. O padrão tipo B, por outro lado, é caracterizado por células fusiformes que são frouxamente dispostas em um estroma mixóide. Degeneração cística, necrose e hemorragia são notadas freqüentemente, especialmente em tumores maiores. Pleomorfismo nuclear e hipercelularidade parecem compatíveis com malignidade, mas degeneração maligna de schwannomas é altamente incomum.

Estudos de imageamento radiográfico podem fornecer o diagnóstico, mas o exame físico revela déficits funcionais causados pelo tumor. O exame otológico é geralmente normal a não ser que um schwannoma facial se apresente como uma massa retrotimpânica. Em pacientes com extensão cervical de schwannomas da fossa jugular, o exame de cabeça e pescoço pode mostrar uma massa cervical ântero-superior, fraqueza do músculo esternocleidomastóideo ou saliência da parede faríngea lateral, sugerindo uma massa no espaço parafaríngeo. Exame dos nervos cranianos mostrando fraqueza palatal e paralisia de corda vocal também é indicador de uma lesão da fossa jugular. Quando são aparentes reflexos corneanos diminuídos, hipoestesia facial e fraqueza do músculo masseter, schwannoma do trigêmeo ou outros schwannomas cerebelopontinos que comprimem o nervo trigêmeo podem ser a causa. Disfunção do nervo facial sugere schwannoma do nervo facial em vez de schwannoma vestibular, mas a avaliação audiométrica ajuda a diferenciar as duas lesões. Perda auditiva neurossensorial é mais comum em pacientes com schwannoma vestibular, enquanto perda auditiva de condução é mais comum em pacientes com schwannoma do nervo facial. O diagnóstico preliminar de schwannoma é feito quando os déficits descobertos ao exame físico se correlacionam com os achados dos estudos de imageamento. RM mostra uma lesão com baixa intensidade de sinal em imagens ponderadas para T1 a qual se contrasta após injeção de contraste intravenoso. TCAR do osso temporal mostra expansão ou erosão do canal do nervo facial e extensão para a orelha média em pacientes com schwannoma do nervo facial. TCAR também ajuda a definir a anatomia da base do crânio pré-operatoriamente em pacientes com schwannomas do forame jugular.

O tratamento dos schwannomas do osso temporal está além dos objetivos deste capítulo. É suficiente dizer que os pacientes geralmente têm três opções terapêuticas: excisão cirúrgica, radioterapia estereotáxica ou observação. Excisão cirúrgica completa é a única terapia curativa disponível neste momento. A principal desvantagem é a morbidade associada a lesão de nervo craniano, vazamento de líquido cerebrospinal e lesão do sistema nervoso central. Tecnologia avançada para tratar pacientes com schwannomas usando radiocirurgia estereotáxica agora já esteve disponível por 15 anos. O acompanhamento em longo prazo em pacientes tratados com dosagens mais baixas de radiação (10 a 14 Gy) usando tecnologia mais acurada de localização tumoral mostra que as complicações podem ser minimizadas enquanto o crescimento tumoral é controlado em aproximadamente 95% (32). Ela geralmente não é recomendada para pacientes com tumores maiores que 3 cm de diâmetro e que são sintomáticos com importante compressão do tronco cerebral. Observação como opção de tratamento é baseada em dados que sugerem que mais de 60% dos schwannomas vestibulares, especialmente tumores intracaniculares, crescem muito lentamente, permanecem estáveis em tamanho ou involuem durante acompanhamento em longo prazo (33). Todas as três opções terapêuticas desempenham um papel no tratamento de pacientes com schwannomas do osso temporal.

Meningioma

Os meningiomas são neoplasmas que se originam da camada aracnóide das meninges. Mais especificamente, os meningiomas do osso temporal originam-se das granulações de células aracnóideas que se aglomeram nas extremidades dos vilos aracnóideos dentro dos seios venosos durais e nos forames, como o meato acústico interno, a fossa jugular, o gânglio geniculado e os sulcos ósseos perto dos nervos petrosos superficiais maior e menor. Meningiomas são neoplasmas comuns e constituem entre 13% e 20% de todos os tumores intracranianos e aproximadamente 10% de todos os tumores do ângulo cerebelopontino. A incidência dos meningiomas aumenta com a idade, com a taxa de incidência mais alta (40 por 100.000) em indivíduos com mais de 65 anos. Crianças e mesmo lactentes podem ter meningiomas, mas felizmente isto é raro. Nas crianças, os meninos são afetados tão freqüentemente quanto as meninas, e os seus tumores geralmente são mais agressivos, crescendo rapidamente e tornando-se relativamente grandes antes de serem diagnosticados. Em adultos, as mulheres com meningioma superam os homens pelo menos a 2 para 1, especialmente nos grupos etários mais velhos. A localização mais freqüente de meningioma da base lateral do crânio é na parte posterior do osso petroso entre os seios petrosos superior e inferior. Menos comumente, meningioma apresenta-se como um tumor que é limitado ao meato acústico interno, e em casos raros o meningioma apresenta-se como um neoplasma extracraniano na orelha média, no meato acústico externo ou na fossa infratemporal.

A etiologia do meningioma é assunto de controvérsia. A relação entre traumatismos cranianos graves e o desenvolvimento subseqüente de meningioma vários anos mais tarde foi sugerido pela primeira vez por Cushing nos 1920 quando observou que meningiomas ocorrem diretamente abaixo de uma fratura de crânio prévia. Na maioria dos pacientes, no entanto, não havia história de trauma ou a lesão pode ter ocorrido em um local distante do tumor. Estudos epidemiológicos subseqüentes não lograram demonstrar uma relação causal entre o trauma e a ocorrência de meningioma. Fatores genéticos têm algum papel na patogenia do meningioma porque tumores herdados ocorrem em pacientes com NF2. De fato, aberrações envolvendo o cromossoma 22 ocorrem em quase 50% dos pacientes com meningiomas esporádicos, e anormalidades também foram identificadas nos cromossomas 1 e 14 (34). Exposição a radiação parece ser claramente ligada à ocorrência de meningioma. A evidência mais convincente disto é a descoberta de crianças que foram tratadas com radiação em baixa dose para *tinea capitis* nos 1950 e tiveram quase 10 vezes maior probabilidade de desenvolver meningioma. À medida que a dose de radiação aumenta, o risco de desenvolver um tumor parece elevar-se. Estimulação hormonal, especificamente por progesterona e possivelmente por estrogênio, é considerada como tendo um papel na gênese e progressão de meningioma. Isto foi sugerido porque meningioma é mais comum em mulheres, há receptores a estrogênio e progesterona no meningioma, os meningiomas parecem mudar de tamanho durante a gravidez e durante o ciclo menstrual, e pode haver uma ligação entre meningioma e câncer de mama, que também possui receptores a estrogênio e progesterona. Os detalhes a respeito da liberação de estrogênio ou progesterona e o crescimento do meningioma não estão claros, mas essa associação poderia ter conseqüências relacionadas com a prevenção, detecção e tratamento deste tumor.

Os meningiomas são massas nodulares bem circunscritas, firmes, de consistência de borracha que invadem o revestimento dural, seios durais e canais neurovasculares. Um quarto destes tumores são achatados, os chamados tumores em placa que invadem o osso adjacente e incitam uma reação osteoblástica chamada hiperostose. A maioria dos meningiomas é benigna, mas aproximadamente 5% têm características malignas. Estes tumores mostram aspectos histológicos anaplásicos e podem invadir o cérebro adjacente. Doença metastática é muito rara. A apresentação clínica do meningioma é variável e depende de onde o tumor está localizado dentro do osso temporal ou da base do crânio. Meningioma do meato acústico interno é difícil de distinguir de schwannoma vestibular, que é mais comum. Ambos os neoplasmas apresentam-se com perda auditiva neurossensorial unilateral e zumbido, mas queixas auditivas ocorrem mais freqüentemente em pacientes com schwannoma vestibular. Em contraposição, meningioma tende mais a causar espasmos, fraqueza ou paralisia facial. Meningioma que se origina na face petrosa posterior expande-se para a fossa posterior do crânio, comprimindo o cerebelo e o tronco cerebral. Estes pacientes apresentam-se com desequilíbrio ou vertigem e dificuldade com movimentos motores finos. Quando estes tumores se tornam muito grandes, podem causar hidrocefalia e pressão intracraniana elevada resultando em cefaléias, náusea, vômito, letargia e sonolência. Lesões do ápice petroso podem estender-se por sobre o clivo, para dentro do seio cavernoso, ou através do cavo de Meckel e para dentro da fossa média do crânio. Tumores extensos nestas localizações podem causar neuralgia trigeminal, hipoestesia facial, perturbação visual e cefaléia. Meningiomas da fossa jugular podem causar disfonia, aspiração e disfagia, enquanto o exame físico mostra fraqueza palatal, acumulação de secreções hipofaríngeas, e paresia de corda vocal. Tumores do gânglio geniculado e nervo petroso resultam em fraqueza ou paralisia facial, e perda auditiva condutiva pode ocorrer quando o tumor se estende para encher a orelha média.

O diagnóstico é baseado em achados histopatológicos e características radiológicas que são compatíveis com meningioma. Os aspectos histológicos que marcam meningioma incluem células poligonais e fusiformes dispostas em ninhos, espaços vasculares, e corpos de psamomas, que são concreções esféricas que consistem em sais de cálcio. Entretanto, o aspecto microscópico do meningioma é altamente variável. Conseqüentemente, os meningiomas são classificados como endoteliomatosos, fibrosos, transicionais, angiomatosos e sarcomatosos, dependendo da forma celular predominante, conteúdo estromal, vascularidade do tumor e anaplasia nuclear. Além disso, a Organização Mundial de Saúde classifica os meningiomas baseando-se nas características histológicas, atipia celular e evidência de invasão cerebral. Ambos os métodos para classificar meningiomas podem fornecer informação prognóstica. Em muitos casos, as características de imagem em TC e RM são diagnósticas. Os meningiomas são hiperdensos ou isodensos em comparação com o cérebro circunvizinho em imagens de TC e exibem contraste homogêneo após injeção de contraste. Calcificação dentro do tumor ou hiperostose associada suportam o diagnóstico de meningioma. Os schwannomas vestibulares são, por outro lado, isodensos ou hipodensos com relação ao cérebro, e exibem realce ao contraste e ausência de calcificação ou hiperostose. As imagens de RM revelam a natureza excêntrica com base larga do meningioma e podem às vezes mostrar origem óbvia dural ou de seio dural. A margem do tumor pode alongar-se e achatar-se ao longo do osso, o que é chamado cauda dural. RM de schwannoma vestibular tende mais a mostrar erosão do meato acústico interno onde o tumor se origina e contraste pronunciado com injeção de contraste intravenoso. Lesões intracanaliculares são difíceis de distinguir em qualquer estudo por imagem.

O fundamento do tratamento dos meningiomas é a remoção cirúrgica, e este constitui o único tratamento curativo disponível neste momento. A ressecção é recomendada para a maioria dos pacientes com tumores acessíveis, especialmente se o paciente tiver sintomas e não houver contra-indicação clínica à cirurgia. O tumor deve ser removido com uma margem ampla de meninges e osso adjacente. Angiografia pré-operatória ajuda a identificar os principais vasos alimentadores do tumor e pode ser combinada com embolização para reduzir a perda sanguínea operatória. Apesar dos esforços para ressecção total, as taxas de recorrência de meningioma são relativamente altas. Mesmo quando o tumor inteiro com uma margem de dura e osso são removidos, os meningiomas recidivam em quase 10% dos pacientes. Os aspectos mais importantes a considerar quando estimando a probabilidade de cura cirúrgica são a localização do tumor, que pode permitir a ressecção completa e a ausência de características malignas. Em pacientes que não são candidatos à cirurgia, que têm doença residual após cirurgia, que têm doença recorrente ou inoperável, ou que têm meningiomas que mostram características malignas, deve ser considerada radioterapia. Estudos clínicos recentes que examinaram a eficácia do tratamento radiocirúrgico dos meningiomas da base do crânio são animadores. Dados de acompanhamento de 10 e 15 anos mostram controle do tumor local em mais de

90% dos pacientes (35). O controle local nos pacientes de radiocirurgia pode ser melhor quando os meningiomas são tratados com radiocirurgia isoladamente, em comparação com pacientes tratados com radiocirurgia pós-operatoriamente. A pesquisa atual focaliza-se no tratamento hormonal, quimioterapia "no alvo", terapia genética usando vetores adenovírus, e outras formas de terapia clínica que possam deter o crescimento tumoral e prevenir recorrências.

Lipoma

Lipomas do meato acústico interno e do ângulo cerebelopontino são tumores raros mas potencialmente problemáticos que podem originar-se da diferenciação aberrante de células da crista neural para adipócitos. Bigelow et al. (36) oferecem a revisão mais abrangente deste assunto multicêntrico e revisão da literatura mundial. Eles registraram 84 casos documentados de lipoma do meato acústico interno e ângulo cerebelopontino e estudaram os achados clínicos em cada caso. Os pacientes variaram em idade de 7 meses a 82 anos, com uma idade média de 40 anos. Os tumores predominaram em homens em uma proporção de 2:1. Os lipomas mediram de 1 a 26 mm de diâmetro com uma média de 11 mm. Três pacientes apresentaram-se com tumores bilaterais. Noventa e dois por cento dos pacientes eram sintomáticos. Eles freqüentemente se apresentaram com perda auditiva, tontura, zumbido e cefaléia. Os lipomas são massas gordurosas que podem envolver as estruturas neurovasculares do meato acústico interno e o ângulo cerebelopontino. Lipomas grandes podem ser aderentes à face lateral do tronco cerebral. Alguns lipomas têm superfície externa altamente vascularizada e são mais acuradamente classificados como angiolipomas. Espécimes de biopsia mostram adipócitos maturos benignos e quantidades variáveis de tecido fibroso. Os lipomas podem infiltrar os nervos cranianos e rodear os fascículos componentes de fibras nervosas.

Os lipomas têm características únicas em exames de imagem. Por essa razão, um diagnóstico definitivo pode ser obtido com RM. Na RM, os lipomas são semelhantes à gordura subcutânea com alta intensidade de sinal em imagens ponderadas para T1 e intensidade diminuída de sinal em imagens ponderadas para T2. As imagens ponderadas para T1 não se contrastam com injeção de contraste intravenoso porque o sinal do tumor é próximo da saturação. RM com supressão de gordura confirma adicionalmente o diagnóstico. O acompanhamento da maioria dos pacientes com tumores não ressecados foi curto, e assim a velocidade de crescimento do lipoma, considerada muito lenta, é desconhecida. O único caso documentado de crescimento de um lipoma envolve um paciente com um tumor de 2 cm que foi biopsiado mas não removido. O tumor aumentou 15% ao longo de um período de 8 anos. A revisão dos resultados cirúrgicos mostra que a ressecção completa do tumor é possível em apenas um terço dos pacientes e que 68% sofrem déficits neurológicos pós-operatórios. Quarenta e três por cento dos pacientes pós-operatórios têm melhoras nos sintomas, mas apenas 19% têm melhora sem nenhum novo déficit neurológico. A partir desta experiência, está claro que tratamento expectante é aconselhável na maioria dos casos. Terapia cirúrgica deve ser reservada para pacientes com sintomas progressivos ou incapacitantes.

DOENÇA METASTÁTICA DO OSSO TEMPORAL E DA BASE LATERAL DO CRÂNIO

Metástases no osso temporal resultantes de malignidades distantes são uma ocorrência infreqüente mas não insignificante. Na maior série de pacientes com metástases ao osso temporal estudada até agora, 47 metástases ao osso temporal foram documentadas em autópsia em uma população de 212 indivíduos com neoplasmas malignos primários não disseminados (37). Os locais mais comuns de origem de metástases ao osso temporal em ordem decrescente de freqüência são a mama, pulmão, rim, trato gastrointestinal, laringe, próstata e glândula tireóide. A incidência de comprometimento bilateral pode exceder 50%. Comprometimento metastático do osso temporal pode ocorrer como a primeira evidência de doença maligna distante, primeiro apresentando-se como perda auditiva e mais tarde como paralisia facial ou desequilíbrio. Há geralmente uma perda auditiva de condução que pode ser acompanhada por dor. Freqüentemente, comprometimento do osso temporal é oculto e ocorre tardiamente no curso da doença. As células tumorais podem se acumular preferencialmente em área de osso com fluxo sanguíneo lento, incluindo a medula e regiões aeradas. As áreas do osso temporal que mostram uma predileção por doença metastática incluem o ápice petroso, a mastóide e o meato acústico interno. O labirinto ósseo parece resistir à invasão neoplásica, porque o comprometimento da orelha interna é incomum.

Doença metastática deve ser considerada uma possível causa de perda auditiva em um paciente com história clínica de neoplasma maligno. Isto é especialmente verdadeiro em pacientes com lesões em crescimento rápido do osso temporal associadas a sintomas neurológicos progressivos.

PONTOS IMPORTANTES

- Paragangliomas do osso temporal originam-se de paragânglios não-cromafins, ou corpos de glomos, que fazem parte de um sistema neuroendócrino difuso. Tumores de glomo jugular originam-se dentro da fossa jugular, e tumores de glomo timpânico originam-se ao longo do curso do ramo timpânico do nervo craniano IX (nervo de Jacobson) e ao longo do trajeto do ramo auricular do nervo craniano X (nervo de Arnold).

- Os epidermóides do osso temporal e ângulo cerebelopontino são coleções aberrantes de detritos ceratínicos dentro de um saco de epitélio escamoso. Eles resultam do aprisionamento de restos ectodérmicos durante a embriogênese e por essa razão são classificados como lesões congênitas. Os epidermóides expandem-se para encher espaços vazios e incitam uma reação inflamatória localizada. Assim, eles são geralmente grandes e muito aderentes às estruturas circundantes no momento em que são tratados com cirurgia.

- Os pacientes com carcinoma cutâneo do meato acústico externo podem-se apresentar com sintomas semelhantes aos dos pacientes com otite externa crônica. Entretanto, drenagem sanguínea crônica e início súbito de dor auricular profunda indicam a possibilidade de malignidade e sugerem a necessidade de biopsia.

- Melanoma responsabiliza-se por mais de 50% das mortes por malignidades cutâneas. Biopsia excisional para diagnóstico precoce constitui o primeiro passo-chave para otimizar os resultados terapêuticos. Mapeamento de linfonodo sentinela usando linfocintigrafia está se tornando o principal método de identificação de padrões de drenagem linfonodal destes neoplasmas, e altas doses de interferon-alfa-2b podem beneficiar os pacientes com metástases linfonodais.

- Tumores papilares agressivos da orelha média parecem ser derivados da porção *pars* rugosa do saco endolinfático. Eles são tumores de crescimento lento mas agressivos que erodem e disseminam-se extensamente por todo o osso temporal e muitas vezes recidivam depois do tratamento cirúrgico. Tumores do saco endolinfático ocorrem em mais de 10% dos pacientes com doença de von Hippel-Lindau, e por essa razão estes pacientes necessitam triagem.

- Rabdomiossarcoma embrionário responsabiliza-se por 30% dos neoplasmas sarcomatosos do osso temporal e é o mais comum sarcoma desta região. Ele é derivado de células mesenquimais pluripotentes que se diferenciam para células primitivas de músculo esquelético. A maioria dos pacientes tem menos de 12 anos de idade e apresenta-se com drenagem aural hemorrágica, um pólipo aural friável, intumescimento mastóideo e disfunção do nervo facial. A terapia atual inclui intervenção cirúrgica em alguns casos, radioterapia com feixe externo e quimioterapia.

- Cordomas resultam de restos embrionários defeituosos da notocorda. Eles são neoplasmas semitranslúcidos que contêm material gelatinoso e são histologicamente caracterizados por aglomerados de células fisalíforas (com vacúolos que parecem bolhas) em uma matriz mucóide. A maioria dos cordomas ocorre no clivo, mas alguns se originam ou estendem-se lateralmente para o ápice petroso.

- Os schwannomas da base lateral do crânio são neoplasmas que se originam de células de Schwann na zona de transição entre os oligodendrócitos centrais que produzem mielina e as células de Schwann periféricas que produzem mielina. O que inicia o crescimento destes neoplasmas é desconhecido, mas aberrações ou mutações no ramo longo do cromossoma 22, como as que ocorrem na NF2, são ligadas a estes neoplasmas.

- O exame microscópico dos schwannomas é caracterizado por células fusiformes dispostas em padrões tipo A e tipo B de Antoni. O padrão tipo A consiste em células densamente agregadas com núcleos formando paliçada, chamados corpos de Verocay. O padrão tipo B consiste em células fusiformes frouxamente dispostas em um estroma mixóide.

- Os meningiomas são neoplasmas que se originam da camada aracnóide das meninges. Estudos por imagem dos meningiomas do ângulo cerebelopontino mostram contraste homogêneo de um neoplasma excêntrico de base larga que pode conter calcificações pontilhadas e pode iniciar uma reação hiperostótica local. Os schwannomas vestibulares, em contraposição, exibem muitas vezes contraste heterogêneo e têm "forma de cogumelo", mostrando origem e erosão do meato acústico interno.

REFERÊNCIAS

1. Gulya AJ. The glomus tumor and its biology. *Laryngoscope* 1993;103:7-15.
2. Petropoulos AE, Luetje CM, Camarata PL *et al.* Genetic analysis in the diagnosis of familial paragangliomas. *Laryngoscope* 2000;110:1225-1229.
3. Bikhazi PH, Messina L, Mhatre AN, *et al.* Molecular pathogenesis in sporadic head and neck paraganglioma. *Laryngoscope* 2000;110:1346-1348.
4. Hoegerle S, Ghanem N, Altehoefer C, *et al.* 18F-DOPA positron emission tomography for the detection of glomus tumours. *Eur J Nucl Med Mol Imaging* 2003;30:689-694.
5. Bustillo A, Telischi FF. Octreotide scintigraphy in the detection of recurrent paragangliomas. *Otolaryngol Head Neck Surg* 2004;130:479-482.
6. Maarouf M, Voges J, Landwehr P, *et al.* Stereotactic linear acceleratorbased radiosurgery for the treatment of patients with glomus jugulare tumors. *Cancer* 2003;97:1093-1098.
7. Levine J, Wright C, Pawlowski K, *et al.* Postnatal persistence of epidermoid rests in the human middle ear. *Laryngoscope* 1998;108:70-73.
8. Talacchi A, Sala F, Alessandrini F, *et al.* Assessment and surgical management of posterior fossa epidermoid tumors: report of 28 cases. *Neurosurgery* 1998;42:242-251.
9. Tucci D, Lambert P, Innes D. Primary lymphoma of the temporal bone. *Arch Otolaryngol Head Neck Surg* 1992;118:83-85.
10. Hill N, Little B, Vasan N, *et al.* Cerebellopontine angle lymphoma presenting as chronic mastoiditis. *J Laryngol Otol* 2000;114:618-620.
11. Merkus P, Copper MP, Van Oers MH, *et al.* Lymphoma in the ear. *ORL J Otorhinolaryngol Relat Spec* 2000;62:274-277.
12. Marioni G, Altavilla G, Busatto G, *et al.* Detection of human papillomavirus in temporal bone inverted papilloma by polymerase chain reaction. *Acta Otolaryngol* 2003;123:367-371.
13. Moody SA, Hirsch BE, Myers EN. Squamous cell carcinoma of the external auditory canal: an evaluation of a staging system. *Am J Otol* 2000;21:582-588.
14. Chu A, Osguthorpe JD. Nonmelanoma cutaneous malignancy with regional metastasis. *Otolaryngol Head Surg* 2003;128:663-673.

15. Cole MD, Jakowatz J, Evans GR. Evaluation of nodal patterns for melanoma of the ear. *Plast Reconstr Surg* 2003;112:50-56.
16. Pockaj BA, Jaroszewski DE, DiCaudo DJ, et al. Changing surgical therapy for melanoma of the external ear. *Ann Surg Oncol* 2003;10:689-696.
17. Terando A, Sabel MS, Sondak VK. Melanoma: adjuvant therapy and other treatment options. *Curr Treat Options Oncol* 2003;4:187-199.
18. Poulsen M. Merkel-cell carcinoma of the skin. *Lancet Oncol* 2004;5:593-599.
19. Torske KR, Thompson LD. Adenoma versus carcinoid tumor of the middle ear: a study of 48 cases and review of the literature. *Mod Pathol* 2002;15:543-555.
20. Heffner D. Low-grade adenocarcinoma of probable endolymphatic sac origin: a clinicopathologic study of 20 cases. *Cancer* 1989;64:2292-2302.
21. Eby T, Makek M, Fisch U. Adenomas of the temporal bone. *Ann Otol Rhinol Laryngol* 1988;97:605-612.
22. Choo D, Shotland L, Mastroianni M, et al. Endolymphatic sac tumors in von Hippel-Lindau disease. *J Neurosurg* 2004;100:480-487.
23. Lonser RR, Kim HJ, Butman JA, et al. Tumors of the endolymphatic sac in von Hippel-Lindau disease. *N Engl J Med* 2004;350:2481-2486.
24. Hawkins DS, Anderson JR, Paidas CN, et al. Improved outcome for patients with middle ear rhabdomyosarcoma: a children's oncology group study. *J Clin Oncol* 2001;19:3073-3079.
25. Daw NC, Mahmonud HH, Meyer WH, et al. Bone sarcomas of the head and neck in children: the St. Jude Children's Research Hospital experience. *Cancer* 2000;88:2172-2180.
26. Gyure DA, Thompson LD, Morrison AL. A clinicopathological study of 15 patients with neuroglial heterotopias and encephaloceles of the middle ear and mastoid region. *Laryngoscope* 2000;110:1731-1735.
27. Nelson E, Kratz R. Sebaceous choristoma of the middle ear. *Otolaryngol Head Neck Surg* 1993;108:372-373.
28. Main T, Shimada T, Lim D. Experimental cholesterol granuloma. *Arch Otolaryngol* 1970;91:356-359.
29. Jackler RK, Cho M. A new theory to explain the genesis of petrous apex cholesterol granuloma. *Otol Neurotol* 2003;24:96-106.
30. Xiao GH, Chernoff J, Testa JR. NF2: the wizardry of merlin. *Genes Chromosomes Cancer* 2003;38:389-399.
31. Halum SL, Erbe CB, Friedland DR, et al. Gene discovery using a human vestibular schwannoma cDNA library constructed from a patient with neurofibromatosis type 2. *Otolaryngol Head Neck Surg* 2003;128:364-371.
32. Landy HJ, Markoe AM, Wu X, et al. Safety and efficacy of tiered limited-dose gamma knife stereotactic radiosurgery for unilateral acoustic neuroma. *Stereotact Funct Neurosurg* 2004;82:147-152.
33. Raut W, Walsh RM, Bath AP, et al. Conservative management of vestibular schwannomas– second review of a prospective longitudinal study. *Clin Otolaryngol* 2004;29:505-514.
34. Lopez-Gines C, Cerda-Nicolas M, Gil-Benso R, et al. Association of loss of 1p and alterations of chromosome 14 in meningioma progression. *Cancer Genet Cytogenet* 2004;148:123-128.
35. Mendenhall WM, Morris CG, Amdur RJ, et al. Radiotherapy alone or after subtotal resection for benign skull base meningiomas. *Cancer* 2003;98:1473-1482.
36. Bigelow D, Eisen M, Smith P, et al. Lipomas of the internal auditory canal and cerebellopontine angle. *Laryngoscope* 1998;108:1459-1469.
37. Gloria-Cruz T, Schachem P, Paparella M, et al. Metastases to temporal bones from primary nonsystemic malignant neoplasms. *Arch Otolaryngol Head Neck Surg* 2000;126:209-214.

CAPÍTULO 57

Atresia Aural Congênita

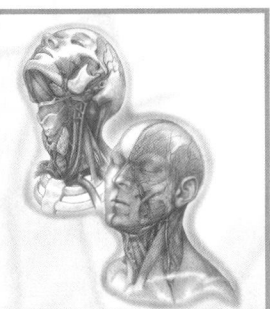

Paul R. Lambert

Atresia do meato acústico com anomalias da orelha média pode ocorrer isoladamente ou em associação com microtia ou displasia craniofacial. A incidência relatada é 1 em 10.000 a 20.000 nascimentos. Transmissão genética ocorre em muitas das síndromes que incluem atresia aural (p. ex., síndrome de Treacher Collins), mas raramente é encontrada em casos de atresia isolada. Atresia aural é bilateral em aproximadamente um terço dos casos, e cada lado pode variar em complexidade (1).

A avaliação e o tratamento da atresia aural apresentam vários desafios ao cirurgião otológico. Primeiro, a audição global deve ser avaliada, e determinada a necessidade de amplificação imediata. O segundo desafio é formular uma estratégia de reabilitação em longo prazo. O componente-chave deste desafio é determinar se é apropriada a correção cirúrgica da atresia. Este processo de decisão exige a integração de resultados de estudos audiométricos e radiográficos com uma avaliação qualitativa do estado funcional da audição do paciente e a probabilidade de restaurar a audição útil. Se for recomendada cirurgia, o último desafio torna-se o próprio procedimento operatório, que é tornado complexo pelo desenvolvimento anormal do osso temporal. Este fato coloca o nervo facial e o labirinto em maior risco que o encontrado em cirurgia de rotina do osso temporal e complica o processo de cura, particularmente no que concerne à desobstrução do meato. Este capítulo revê os conceitos e protocolos necessários para enfrentar estes desafios com sucesso.

EMBRIOLOGIA

Colocado no contexto da atresia aural congênita, um conhecimento geral do desenvolvimento embriológico da orelha é fascinante e essencial para compreender a anatomia cirúrgica alterada. O desenvolvimento da primeira bolsa faríngea, o primeiro e o segundo arcos branquiais, a primeira fenda branquial e a cápsula ótica devem todos ser considerados nesta discussão.

Meato Acústico Externo

O meato acústico externo é derivado do primeiro sulco branquial e inicialmente é representado por um eixo sólido de células epiteliais que se estende até a área do anel timpânico e a primeira bolsa faríngea. Este cerne de células permanece no lugar até o trimestre médio de vida fetal, uma época na qual a maioria das estruturas de orelhas interna, média e externa está bem diferenciada. A esta altura, começa a absorção das células epiteliais, progredindo em uma direção de medial a lateral. Se este processo de canalização for interrompido prematuramente, é possível ter uma membrana timpânica e um meato acústico externo ósseo desenvolvidos mais normalmente associados com um canal membranoso atrésico e muito estenótico, uma situação que predispõe à formação de colesteatoma do canal à medida que o epitélio escamoso aprisionado continue a se descamar.

A porção medial do meato acústico externo é formada pelo osso timpânico. Esta estrutura começa a se ossificar no terceiro mês embrionário, eventualmente formando o anel timpânico e o meato acústico ósseo; esta última estrutura continua o seu crescimento lateral durante o primeiro e o segundo anos pós-natais. Malformação do osso timpânico produz osso atrésico no nível da membrana timpânica e resulta em atresia do meato acústico (2). O côndilo mandibular articula-se com este osso timpânico rudimentar.

Mastóide e Orelha Média

Tuba auditiva, orelha média e células aéreas mastóideas são derivadas da primeira bolsa faríngea. Embora a cavidade da orelha média e células aéreas mastóideas sejam menores que o normal em pacientes com atresia aural, nenhum estudo anatômico ou clínico mostra função prejudicada da tuba auditiva nestas orelhas. Pneumatização da mastóide é um evento embriológico tardio, começando no sétimo ou oitavo mês, continuando adentro da vida pós-natal. Uma mastóide bem pneumatizada comumente indica bom desenvolvimento da orelha média, incluindo tamanho do tímpano e formação dos ossículos. A relação entre o desenvolvimento da orelha média e o grau de diferenciação da orelha é debatida (3).

Os ossículos, exceto a porção vestibular da base do estribo, são formados a partir do primeiro e do segundo arcos branquiais. O meato acústico externo e a membrana timpânica são derivados da primeira fenda branquial. Deformidades isoladas do arco branquial (ossiculares) e da fenda branquial (meato acústico externo) são possíveis, mas geralmente estas malformações ocorrem em combinação (2). Outros defeitos de arco branquial podem ocorrer, especialmente hipoplasia mandibular. Uma vez que o labirinto membranoso é derivado do otocisto ectodérmico, a função neurossensorial e vestibular deve ser normal. A base do estribo é formada em parte a partir da cápsula ótica, e na maioria dos casos ela é normalmente desenvolvida nas orelhas com atresia congênita. É incomum encontrar uma base do estribo fixada na usual grande malformação congênita da orelha, embora a superestrutura freqüentemente seja deformada. Esta informação é importante, porque o estribo é freqüentemente obscurecido pela massa ossicular lateral ou o nervo facial em orelhas atrésicas, e sua mobilidade normal pode ser difícil de determinar com certeza.

Ausência da base do estribo e janela oval pode ocorrer, mas isto geralmente é encontrado em um paciente com um meato acústico externo desobstruído e membrana timpânica de aparência normal em vez de em um paciente com atresia aural (4). Foi sugerido que esta condição é causada pelo desenvolvimento anormal do nervo facial (5,6). Pela quinta à sexta semana de gestação, os segmentos horizontal e vertical do nervo facial são evidentes (6). Se desvio anterior do nervo facial ocorresse neste momento, o nervo poderia ficar interposto entre a cápsula ótica e o blastema do estribo, que está começando a crescer na direção da cápsula ótica. Isto interferiria com o desenvolvimento adicional do estribo, resultando em um ossículo rudimentar fixado à bigorna. Crescimento continuado do estribo na direção da cápsula ótica poderia resultar em os ramos rudimentares ficarem inclusos no nervo facial desviado (4). Uma vez que o estribo nunca faz contato com a cápsula ótica, uma janela oval não se forma. Com desvio anterior adicional do nervo facial, é possível que essa estrutura corra através do promontório, inferior à região da janela oval (4). Foi lançada a hipótese de que o desvio do nervo facial ocorre por causa do desenvolvimento insuficiente do primeiro arco branquial (5). Isto resulta em um excesso de desvio compensatório do segundo arco branquial, e o seu nervo acompanha este desvio, assumindo uma posição mais anterior.

Nervo Facial

Anormalidades do nervo facial são comuns em casos de atresia aural (7,8). Deiscência óssea do canal de Falópio ocorre freqüentemente, e o nervo facial pode também tomar um curso anômalo. Tipicamente, o nervo facial faz um ângulo agudo no segundo joelho, cruzando a orelha média em uma direção mais anterior e lateral para sair para a fossa glenóide. Esta posição anormal do segmento mastóideo do nervo facial coloca-o em risco ao perfurar a porção inferior posterior do novo meato acústico externo. Quando o nervo facial sai do crânio, pode jazer profundo à área do trago. Lesão do nervo pode ocorrer se for necessário descolar a orelha para melhor alinhar o orifício e o meato acústico externo recém-criado. Foi observada uma correlação entre o grau de microtia e a extensão da anormalidade do nervo facial (3,9).

CLASSIFICAÇÃO

Os pacientes com atresia aural congênita são classificados com base no desenvolvimento auricular e o desenvolvimento do meato externo/orelha média. A deformidade da orelha é simples e é dividida em três graus (10). Microtia grau I representa uma malformação pequena, com a orelha sendo menor que o normal mas com todas as partes discerníveis. Na microtia grau II, a orelha é representada por uma crista de tecido curva ou vertical. Na microtia grau III, qualquer semelhança a uma orelha é perdida, e apenas está presente uma pequena estrutura rudimentar de tecido moles.

A classificação das deformidades do meato externo/orelha média tem sido mais problemática em virtude dos vários parâmetros que foram usados, incluindo exame clínico, achados radiográficos, observações cirúrgicas ou estudos histopatológicos. Ombredanne (11) propôs dividir a atresia aural congênita em dois grupos apenas, grandes e pequenas malformações. Este esquema de classificação é atraente em virtude da sua simplicidade e da utilidade clínica. Com pequenas modificações, as descrições a seguir refletem os critérios de Ombredanne.

Grande Malformação

No grupo das grandes malformações, o meato acústico externo e a membrana timpânica geralmente estão ausentes, embora casos de estenose grave do canal também sejam incluídos. Uma pequena membrana timpânica rudimentar fixada a um septo ósseo é vista ocasionalmente nos pacientes com estenose do canal, mas tipicamente a estenose impede visualização da face medial do canal auditivo. O tamanho do espaço da orelha média é reduzido, e o martelo e a bigorna são deformados, fundidos e fixados ao osso atrésico. Nos casos graves, o espaço da orelha média é muito hipoplásico, e os ossículos são rudimentares ou ausentes. Deiscência ou desvio do nervo facial pode ser esperado na maioria das grandes malformações. Microtia grau II ou III é comum, e a função da orelha interna é geralmente normal.

Pequena Malformação

O defeito importante no grupo de pequena deformação compromete a orelha média. Existe uma perda auditiva de condução em virtude da ausência ou da deformidade de um ou mais ossículos ou fixação da cadeia ossicular. As anormalidades do estribo podem ser mais graves no grupo de pequenas malformações que no grupo de grandes. O espaço da orelha média e a membrana timpânica são normais ou apenas ligeiramente menores. O meato acústico externo é patente mas pode ser brandamente estenótico. Deiscência ou desvio do nervo facial pode ocorrer, e a orelha é normalmente desenvolvida ou apenas ligeiramente deformada.

AVALIAÇÃO DO PACIENTE

A maioria dos casos de grandes malformações auriculares congênitas são evidentes ao nascimento por causa da microtia ou outras anomalias craniofaciais. Os pacientes com uma orelha normal ou apenas ligeiramente deformada e um meato acústico externo estenótico ou que termina cegamente, no entanto, podem escapar ao diagnóstico durante anos. Pequenas malformações auriculares congênitas unilaterais com um canal auditivo patente e membrana timpânica normal podem ser mais difíceis de diagnosticar e podem ser descobertas apenas com triagem auditiva de rotina na escola.

Ao avaliar inicialmente um lactente ou criança pequena com atresia aural congênita, há dois objetivos principais. Primeiro, deve-se avaliar a condição auditiva global e a necessidade de amplificação imediata. Segundo, deve-se formular um plano de tratamento que providencie consulta com membros de outras especialidades (p. ex., cirurgia plástica, genética, pediatria desenvolvimental) e aquisição de dados necessários para fazer recomendações adicionais para reabilitação e possível cirurgia.

EXAME FÍSICO

O foco inicial do exame físico é um desenvolvimento craniofacial global, porque anormalidades ou síndromes envolvendo o primeiro ou o segundo arco branquial podem ser associadas a atresia aural. A palpação cuidadosa da mandíbula pode revelar uma microssomia hemifacial branda não imediatamente óbvia à inspeção. O desenvolvimento do palato e outras estruturas intra-orais deve ser avaliado. O grau de microtia é observado, como o desenvolvimento da mastóide. O calibre do meato acústico externo deve ser graduado como normal, estenótico (*i. e.*, brando ou grave), terminando cegamente, ou completamente atrésico. Se possível, a membrana timpânica é examinada otoscopicamente. Pode haver desvio do cabo do martelo (em geral anteriormente) ou uma prateleira óssea estendendo-se a partir da parede posterior do canal. Determina-se a mobilidade da membrana timpânica e do cabo do martelo.

No caso de uma criança, o alcance de marcos neurológicos, como a fala e a deambulação, é avaliado pela história e observação direta. Esta informação pode fornecer percepção do desenvolvimento auditivo e vestibular. Cada divisão principal do nervo facial é examinada cuidadosamente, e observada qualquer fraqueza. É raro encontrar uma paresia ou paralisia comprometendo a hemiface inteira, embora, ocasionalmente, haja comprometimento da face inferior ou área do lábio. A anomalia mais comum da função facial é uma ausência congênita do músculo depressor do ângulo da boca.

Avaliação Audiométrica

Avaliação auditiva em pacientes com atresia unilateral é comumente simples. Audiometria comportamental pode ser usada na maioria dos casos, embora testagem de respostas auditivas do tronco cerebral possa ser necessária em lactentes pequenos ou crianças difíceis de testar. Os pacientes com atresia bilateral representam maior desafio por causa do dilema de mascaramento. Nesses casos, é essencial determinar o nível de função coclear em cada orelha para evitar operar uma orelha única com audição ou uma orelha com pequeno ou nenhum potencial de melhora da audição. Não é seguro pressupor que a função coclear é normal bilateralmente, mesmo se o desenvolvimento da orelha interna parecer normal por tomografia computadorizada (TC). São necessários dados objetivos, e a testagem de respostas auditivas do tronco cerebral por condução óssea pode fornecê-los (12).

A onda I de resposta auditiva do tronco cerebral é gerada pela porção distal do nervo auditivo. Há mínimo cruzamento deste pequeno potencial para a orelha contralateral, e assim ele é mais bem medido por um eletrodo de registro ipsolateral ao lado estimulado. Ao registrar simultaneamente a partir de ambas as orelhas com eletrodos de superfície, a presença de uma onda I deve representar a resposta da orelha que está sendo estimulada unicamente. Embora a estimulação de cada orelha independentemente não seja possível com um sinal por condução óssea, a resposta da onda I é específica da orelha, permitindo desse modo a avaliação diferencial da função coclear.

Se os canais auditivos forem patentes, eletrococleografia pode ser usada de uma maneira semelhante para obter informação específica de cada orelha. Em vez de eletrodos de superfície, um eletrodo transtimpânico, na membrana timpânica ou no canal, são possíveis, fornecendo uma resposta de onda I mais robusta.

Tomografia Computadorizada

TC do osso temporal é necessária em todos os pacientes que estão sendo considerados para cirurgia. Ela também é recomendada em pacientes com estenose do meato acústico externo para examinar quanto a uma possível formação de colesteatoma. Para avaliar completamente o desenvolvimento da orelha média, são necessárias projeções nos planos axial (i. e., paralelas à linha desde a margem infra-orbitária ao meato externo) e coronal (i. e., paralelas ao ramo da mandíbula). Por exemplo, o corpo do martelo e a bigorna, a articulação incudoestapedial e a janela redonda são mais bem vistas por imagens axiais, mas o estribo, a janela oval e o vestíbulo são mais bem delineados por imagens coronais; ambas as projeções são necessárias para acompanhar o trajeto do nervo facial.

Supondo-se que a função neurossensorial normal foi confirmada audiometricamente, a decisão de operar depende principalmente do grau de desenvolvimento da orelha média, conforme refletido pelo tamanho do tímpano e estado dos ossículos. TC também é importante para avaliar o desenvolvimento dos labirintos coclear e vestibular, porque a sua aparência pode influenciar a cirurgia da orelha média. Por exemplo, vestíbulo e canal semicircular horizontal aumentados sugerem a possibilidade de uma comunicação anormal entre a perilinfa e o líquido cerebrospinal. Nesses casos, a manipulação do estribo deve ser evitada.

O trajeto do nervo facial usualmente pode ser delineado por TC. A incapacidade de definir esta estrutura precisamente, no entanto, não é uma contra-indicação à cirurgia, admitindo-se que outros critérios de desenvolvimento da orelha média sejam preenchidos.

Colesteatoma pode ocorrer em associação com atresia aural congênita. Ocasionalmente, ocorre suficiente canalização do canal externo, tal que um espaço se desenvolve na extremidade medial do canal ósseo. Uma vez que a extremidade lateral do meato permanece atrésica ou estenótica, existe o potencial de formação de colesteatoma. Cedo no desenvolvimento deste problema, sintomas como dor ou drenagem do canal auditivo ou um trato fistuloso podem estar ausentes, e o diagnóstico só pode ser feito por TC.

TC do osso temporal é realizada perto do momento da operação. Estudos radiográficos em lactentes comumente não são recomendados, porque a informação raramente é aplicável aos planos reabilitativos imediatos. Em crianças muito pequenas, a má cooperação do paciente freqüentemente exige anestesia, ou resulta em um estudo incompleto que tem que ser repetido mais tarde. Quase todos os pacientes com formação de colesteatoma têm mais de 3 anos, o que constitui outra razão para retardar a avaliação por TC até que o paciente esteja além dessa idade (13).

TRATAMENTO CLÍNICO

Atresia Unilateral

Nenhuma intervenção médica é necessária na criança pequena na qual se descobre haver atresia unilateral, supondo-se que há audição normal na orelha contralateral. Os pais podem ser tranqüilizados de que fala, linguagem e desenvolvimento intelectual prosseguirão normalmente. Assento preferencial na escola é aconselhado, mas um aparelho de audição não é recomendado, por causa da má aceitação pela maioria das crianças e por causa do pequeno benefício para a audição global. Muitos adultos, no entanto, acham que as conseqüências da perda de audição por atresia são um agravo importante no trabalho e em contextos sociais, e eles aceitam mais facilmente auxílios à audição. Em pacientes com atresia do canal auditivo, deve ser usado um auxílio à audição de condução óssea. Se o canal for apenas estenótico, um aparelho de condução aérea é preferido, em virtude da cosmese, localização melhorada do som (i. e., estimulação de uma cóclea apenas), resposta mais larga de freqüência, menos distorção sonora e conforto.

Atresia Bilateral

Amplificação precoce é essencial nos lactentes com atresia bilateral. Avaliações clínica e audiológica iniciais podem ser completadas dentro dos primeiros meses de vida, e um auxílio à audição de condução óssea adaptado logo em seguida.

TRATAMENTO CIRÚRGICO

Reparação de Atresia Unilateral e Bilateral

Embora a maioria dos cirurgiões fosse considerar reparação de atresia em casos bilaterais, muitos relutam em operar atresias unilaterais. A questão não é o aspecto unilateral da perda auditiva, porque a maioria dos cirurgiões otológicos explorará a orelha média de uma criança com uma grande perda auditiva condutiva unilateral devida a outras causas (p. ex., trauma, infecções). A preocupação é o grau e previsibilidade da melhora auditiva que pode ser obtida, o potencial cuidado durante toda a vida de uma cavidade mastóidea, e o risco para o nervo facial na cirurgia de atresia. Estas preocupações impeliram muitos cirurgiões a recomendarem o retardo da cirurgia nos casos unilaterais até a idade adulta, quando os pacientes podem tomar sua própria decisão baseando-se nos riscos e benefícios.

Uma melhora no limiar de audição para 25 dB ou mais elimina a desvantagem da perda auditiva unilateral. Este grau de melhora da audição não é possível em todos os pacientes de atresia, mas pode ser alcançado em pelo menos 50% dos pacientes cuidadosamente selecionados. Uma cavidade mastóidea não é criada se for usada a via de acesso cirúrgica "anterior", e o risco para o nervo facial é minimizado pela compreensão do desenvolvimento anormal desta estrutura e pelo uso de monitoramento intra-operatório do nervo facial. Eu e outros sustentamos que os benefícios da audição binaural e a possibilidade de alcançar esse objetivo são suficientemente grandes para oferecer cirurgia corretiva a crianças cuidadosamente selecionadas com atresia unilateral (9,14).

Os pacientes com atresia bilateral representam um menor dilema cirúrgico. O objetivo nestes casos é restaurar suficiente audição para que amplificação não seja mais necessária. Em contraposição à seleção da orelha para outros transtornos otológicos, a orelha "melhor" (conforme determinado pela avaliação por TC) é selecionada para o procedimento cirúrgico inicial. A maioria dos cirurgiões recomenda operar quando a criança se aproxima da idade escolar e, dependendo do resultado da audição, a segunda orelha dentro dos anos seguintes. Embora os critérios de seleção não sejam tão rigorosos quanto nos casos unilaterais, triagem cuidadosa dos pacientes é essencial para resultados rotineiramente satisfatórios.

Critérios de Seleção

A maioria dos pacientes submetidos a reparação de atresia têm um déficit condutivo residual de pelo menos 10 dB. A função neurossensorial deve ser normal para obter audição binaural nos casos unilaterais ou para evitar a necessidade de um auxílio à audição nos casos bilaterais. Função neurossensorial normal ou quase normal na orelha contralateral também é importante para evitar operar a orelha com melhor audição.

Embora critérios audiométricos possam ser definidos quantitativamente, a arte real da seleção de pacientes é centrada na avaliação por TC da orelha média. Hipoplasia do espaço da orelha média, variando de branda a grave, ocorre na maioria dos casos de atresia congênita e pode-se esperar que o desenvolvimento ossicular se correlacione diretamente com o tamanho da orelha média. O risco de complicações cirúrgicas será minimizado e as probabilidades de um resultado bem-sucedido de audição são aumentadas se o tamanho da orelha média e da mastóide for pelo menos dois terços do tamanho normal e se todos os três ossículos, ainda que deformados, puderem ser identificados (Figs. 57.1 e 57.2). Demonstração em TC das janelas oval e redonda e um trajeto aproximadamente normal do nervo facial definem adicionalmente o candidato cirúrgico ideal. A relação do nervo facial com a janela oval (i. e., normalmente posicionado ou projetando-se) e a posição do segmento vertical são observadas. Desvio anterior do segmento vertical do nervo restringe o acesso ao espaço da orelha média, reduzindo a probabilidade de audição bem-sucedida e aumentando a probabilidade de lesão do nervo facial. Um sistema de graduação que quantifica o estado de desenvolvimento da orelha demonstrou predizer os resultados de audição pós-operatórios (Tabela 57.1) (15). Nos casos de atresia unilateral, apenas os candidatos ideais são selecionados; nos casos bilaterais, os critérios mínimos são uma orelha média de pelo menos metade do tamanho normal e a presença de uma massa ossicular. Globalmente, apenas cerca de 60% dos pacientes com atresia aural são candidatos cirúrgicos.

Freqüentemente os achados de TC podem ser previstos pelo exame físico. Por exemplo, mau desenvolvimento da orelha média é visto mais freqüentemente em pacientes com deformidades craniofaciais que em pacientes com atresia aural isolada. Os pacientes com síndrome de Treacher Collins freqüentemente têm achados verdadeiramente bizarros na orelha média. Em geral, quanto mais bem desenvolvida a orelha externa, maior e mais bem desenvolvida a orelha média.

Momento para a Cirurgia

Se escolhida, cirurgia pode ser realizada tão cedo quanto aos 6 a 7 anos de idade. Por esta época, testes audiométricos acurados foram obtidos, a pneumatização do osso temporal está bem adiantada, e a maioria das crianças é capaz de cooperar com o tratamento pós-operatório. Esta cronologia também permite que a reparação de microtia esteja bem encaminhada.

Nos pacientes com microtia necessitando grande reconstrução da orelha externa, é razoável que o cirurgião reconstrutor opere primeiro. Isto assegura um campo virgem sem cicatrizes ou suprimento sanguíneo comprometido, otimizando a sobrevida do arcabouço auricular implantado. O resultado cosmético global também deve ser melhor sem a restrição de ter que reconstruir a orelha em torno de um canal ósseo perfurado no osso temporal. Tipicamente, a cirurgia otológica é realizada a meio caminho através da reparação de microtia em múltiplos tempos, depois que o arcabouço auricular foi implantado e o lóbulo transposto, mas antes que o trago seja reconstruído e a orelha seja elevada do lado da cabeça. Embora a orelha reconstruída possa não ser centrada exatamente sobre o

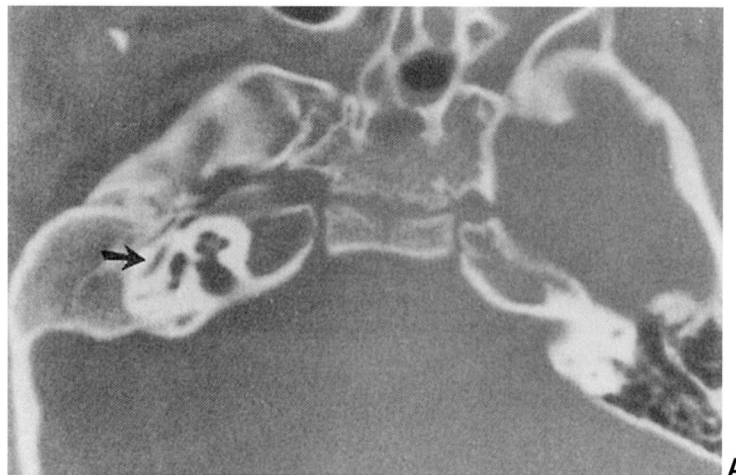
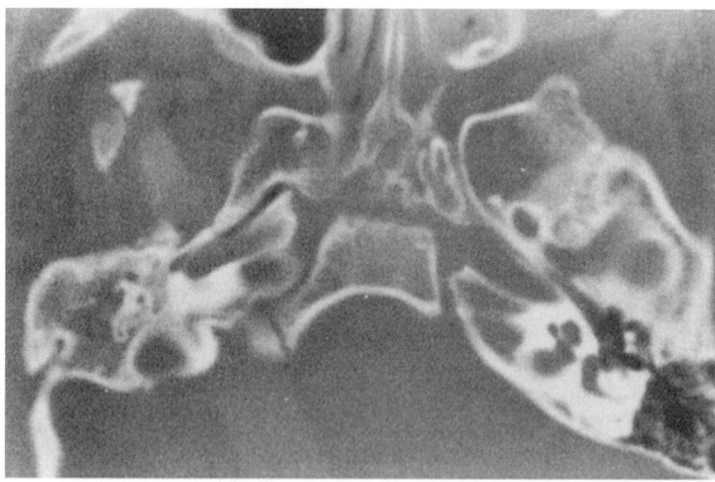

Figura 57.1

A: Tomografia computadorizada de um paciente com atresia aural congênita direita. Há desenvolvimento normal da orelha interna, mas a orelha média é quase inexistente (*seta*). **B:** Observar um corte comparável através da orelha esquerda normal. Este paciente não é um candidato a cirurgia.

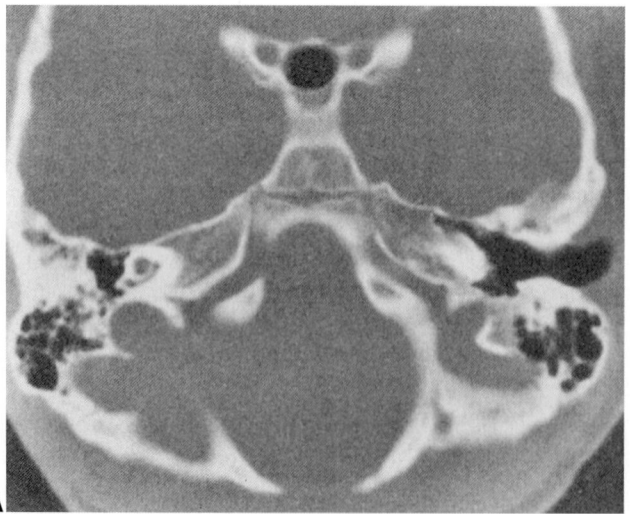
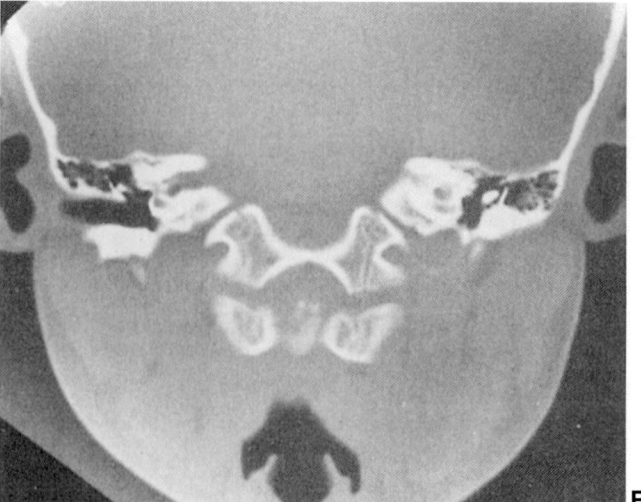

Figura 57.2

A: Tomografia computadorizada axial de um paciente com atresia aural congênita direita. O espaço da orelha média é mais de 50% do tamanho normal. A massa ossicular não é vista neste corte, mas era identificável em outras imagens. Observar o osso atrésico sólido anterior às células aéreas da mastóide. **B:** Tomografia computadorizada coronal de um paciente com atresia aural congênita esquerda. Há bom desenvolvimento do espaço da orelha média. As cabeças fundidas do martelo e bigorna são vistas e, em outros cortes, uma janela oval com estribo aparecem na imagem. Com base nos achados radiográficos, ambos os pacientes são candidatos à cirurgia.

TABELA 57.1
SISTEMA DE GRADUAÇÃO DE JAHRSDOERFER PARA ATRESIA AURAL CONGÊNITA

Parâmetro	Pontos[a]
Estribo presente	2
Janela oval patente	1
Espaço da orelha média	1
Nervo facial	1
Complexo martelo/bigorna	1
Pneumatização da mastóide	1
Conexão bigorna-estribo	1
Janela redonda	1
Aparência da orelha externa	1

[a]Pontos totais: 8, bom prognóstico; 7, prognóstico regular; 6, candidato fronteiriço; 5, mau prognóstico.
De Jahrsdoerfer RA, Yeakley JW, Aguilar EA, et al: Grading system for the selection of patients with congenital aural atresia. *Am J Otolaryngol* 1992;13:6-12, com permissão.

canal ósseo criado, pode ser reposicionada com descolamento apropriado de tal modo que o meato e o canal externo fiquem alinhados.

Colesteatoma

Os pacientes com colesteatoma, independentemente de TC ou achados audiométricos, devem ser submetidos à cirurgia para erradicar o processo de doença e, se possível, melhorar a audição. Os pacientes com estenose do canal externo que estão em risco de formação de colesteatoma também devem ser considerados para cirurgia. Cole e Jahrsdoerfer (13) reviram uma série de 50 pacientes (54 orelhas) com um diâmetro médio do canal de 4 mm ou menos e observaram que 50% deles desenvolveram um colesteatoma. Idade do paciente e tamanho exato do canal foram variáveis importantes na predição da doença. Por exemplo, não foram encontrados colesteatomas em pacientes com menos de 3 anos, e erosão óssea e comprometimento da orelha média por um colesteatoma do canal não foram encontrados em pacientes com menos de 12 anos de idade. A preponderância dos colesteatomas desenvolveu-se em canais com 2 mm ou menos de diâmetro. Começando na adolescência jovem, os indivíduos com estenose grave do canal estão em um risco particular de formação de colesteatoma [*i. e.*, 10 de 11 orelhas na série relatada por Cole e Jahrsdoerfer (13)]. O sintoma usual de apresentação nestes pacientes é drenagem do canal auditivo ou de um trato fistuloso pós-auricularmente.

Vistos estes dados sobre o risco de colesteatoma do canal, protocolos de tratamento podem ser propostos. Os pacientes com estenose suficientemente extensa para impedir limpeza adequada do canal e exame da membrana timpânica devem fazer TC pelos 4 ou 5 anos de idade, mesmo se não houver drenagem aural. Admitindo que não seja encontrado um colesteatoma, várias opções são disponíveis, dependendo do desenvolvimento da orelha média. Se os achados de TC forem favoráveis com relação à melhora da audição, cirurgia do canal e da orelha média é aconselhada a esta altura. Canaloplastia isoladamente é oferecida aos pacientes com achados desfavoráveis da orelha média. Se os pais ficarem desconfortáveis com cirurgia, uma TC deve ser feita a cada alguns anos para excluir desenvolvimento de colesteatoma. TCs periódicas não são necessárias nos pacientes com um canal auditivo completamente atrésico, dada a raridade de formação de colesteatoma nesse contexto.

TÉCNICA CIRÚRGICA

Há duas vias de acesso cirúrgicas básicas para a reparação de atresia aural: a via de acesso mastóidea e a via de acesso anterior. Na via de acesso mastóidea, o ângulo sinodural é primeiro identificado e seguido até o antro (16–18). O recesso facial é aberto e a articulação incudoestapedial é separada. O osso atrésico é então removido. Na via de acesso anterior, conforme popularizado neste país por Jahrsdoerfer (3), a exposição das células aéreas mastóideas é limitada. A perfuração é limitada a uma área definida pela articulação temporomandibular anteriormente, a dura da fossa média do crânio superiormente, e as células aéreas da mastóide posteriormente. Uma vantagem da via de acesso anterior é que uma grande cavidade mastóidea com seus problemas acompanhantes de acumulação de detritos e infecção é evitada. Há também menos manipulação cirúrgica na área do segmento mastóideo do nervo facial, e os contornos mais cilíndricos do novo canal facial com exposição limitada da mastóide facilitam a colocação do enxerto de pele de espessura parcial. Por estas razões, a via de acesso anterior é preferida e é a técnica que descrevemos aqui. É usado monitoramento do nervo facial.

Incisão

Uma incisão pós-auricular é usada para expor o osso mastóideo. Os tecidos moles são elevados anteriormente até que uma depressão seja encontrada. Na maioria das malformações, esta depressão é a articulação temporomandibular, embora ocasionalmente um canal auditivo ósseo estenótico possa ser encontrado. Dissecção dentro desta área pode ser necessária para diferenciar entre os dois, mas a manipulação deve ser limitada porque o nervo facial freqüentemente sai do crânio para a fossa glenóide.

Perfuração de um Canal

Na maioria das orelhas atrésicas, um remanescente de osso timpânico não é identificado, mas ocasionalmente ele está presente e é claramente demarcado do córtex circundante (Fig. 57.3). Nesses casos, o osso atrésico serve para dirigir a perfuração do canal externo. Mesmo quando não identificado, há suficiente espaço para um canal entre a fossa glenóide anterior e as células aéreas mastóideas atrás. Idealmente, a perfuração é limitada à área imediatamente lateral ao espaço da orelha média, e a entrada inicial para a orelha média é no epitímpano. Isto é realizado usando-se a dura da fossa média do crânio como o marco anatômico superior e a articulação temporomandibular como o marco anatômico anterior. O osso removido é comumente sólido mas pode ser celular em algumas áreas (Fig. 57.4). A parede posterior da fossa glenóide deve ser muito fina para maximizar a exposição anterior e limitar a abertura para dentro das células aéreas da mastóide. À medida que a placa da dura da fossa média craniana é seguida medialmente, o epitímpano será penetrado e identificadas as cabeças fundidas do martelo e da bigorna (Fig. 57.5). Concentrar a perfuração superiormente ao longo da fossa média do crânio tem a vantagem de proteger o nervo facial porque essa estrutura sempre jaz medial à massa ossicular no epitímpano. Em virtude do ângulo mais agudo que o nervo facial pode fazer no segundo joelho, ele é vulnerável à lesão à medida que o canal externo é aumentado na direção póstero-inferior. Nesta área, o nervo pode estar lateral à cavidade da orelha média além de estar desviado anteriormente.

Exposição da Cadeia Ossicular

O colo ou o cabo deformado do martelo tipicamente está fundido ao osso atrésico. Para liberar a cadeia ossicular, este osso sobrejacente é adelgaçado cuidadosamente com uma broca de diamante e a seguir completamente removido com um bisturi de articulação incudoestapedial ou um gancho pequeno. Periósteo sobrejacente ao osso atrésico ainda está fixado ao martelo e deve ser excisado a corte com um microbisturi ou microtesoura, ou vaporizado com o *laser*. Toma-se cuidado para limitar o trauma à orelha interna por perfuração ou manipulação excessiva da cadeia ossicular. A articulação incudoestapedial não é separada rotineiramente.

Exceto quanto à fossa da bigorna, que pode ser deixada intacta, o osso deve ser completamente removido em torno dos ossículos, deixando um espaço de pelo menos 2 a 3 mm entre estas estruturas e a parede do canal adjacente. O osso atrésico deve ser removido de tal modo que a massa ossicular fique centrada no novo canal (Fig. 57.6). Para assegurar disposição adequada do enxerto de fáscia e pele em espessura parcial, as paredes do canal devem ser lisas e sem saliências lateralmente à massa ossicular.

Cirurgia da Orelha Média

O estribo pode estar parcialmente obscurecido por causa da cavidade contraída da orelha média, a massa ossicular lateral malformada, ou o nervo facial sobreja-

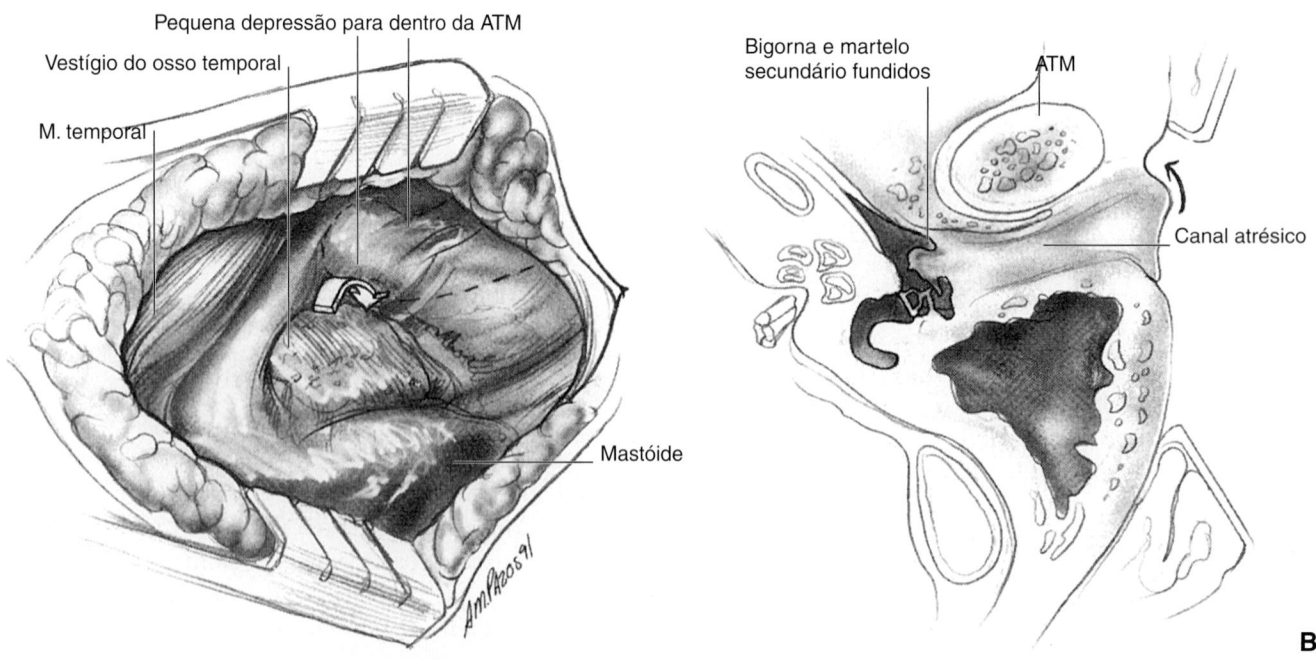

Figura 57.3

A: Através de uma incisão pós-auricular, os tecidos moles foram elevados para revelar o córtex mastóideo e o osso atrésico (remanescente do osso timpânico). Observar a depressão anterior ao osso atrésico, que representa a articulação temporomandibular (*ATM*). **B:** Corte axial.

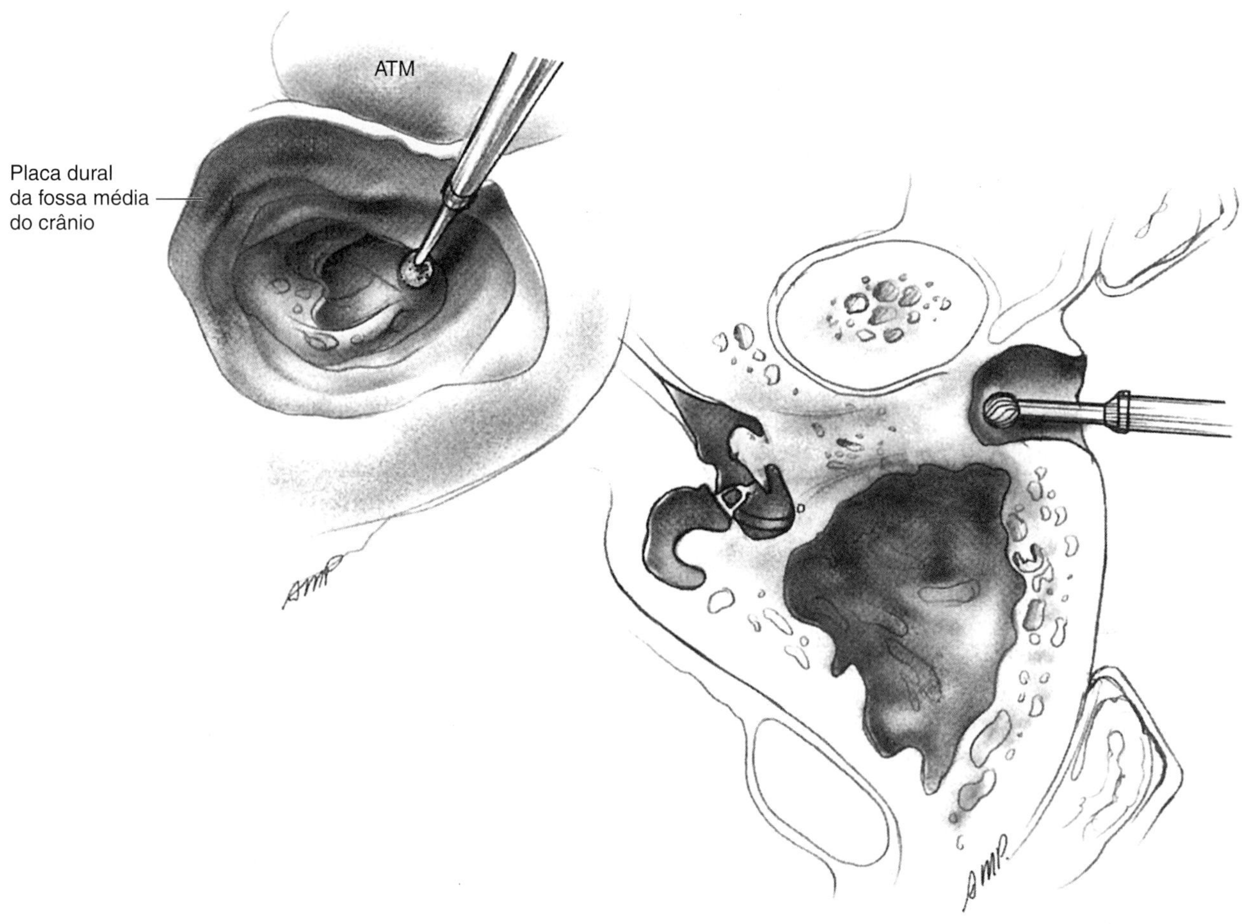

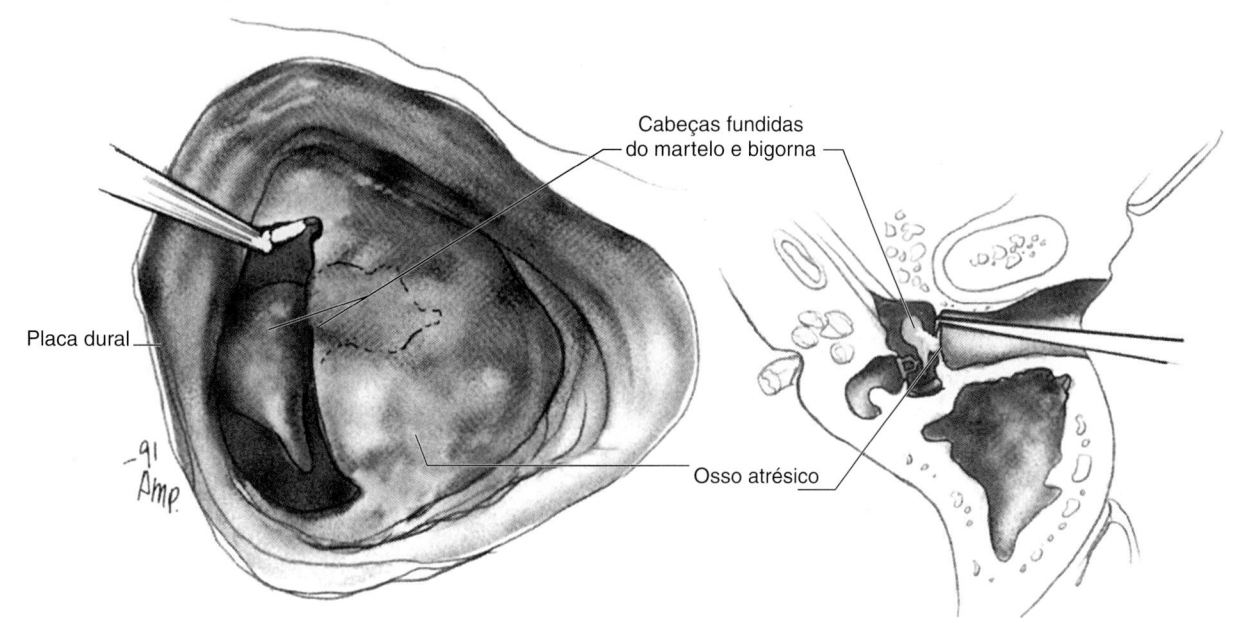

Figura 57.4
A fase inicial da perfuração de um canal auditivo externo está mostrada. Os marcos anatômicos para o canal incluem a dura da fossa média craniana superiormente, a articulação temporomandibular *(ATM)* anteriormente e as células aéreas da mastóide posteriormente.

Figura 57.5
Penetra-se no epitímpano acompanhando a dura da fossa média do crânio medialmente. O osso atrésico sobre o complexo martelo-bigorna fundidos é adelgaçado com uma broca de diamante e removido com um gancho de ângulo reto.

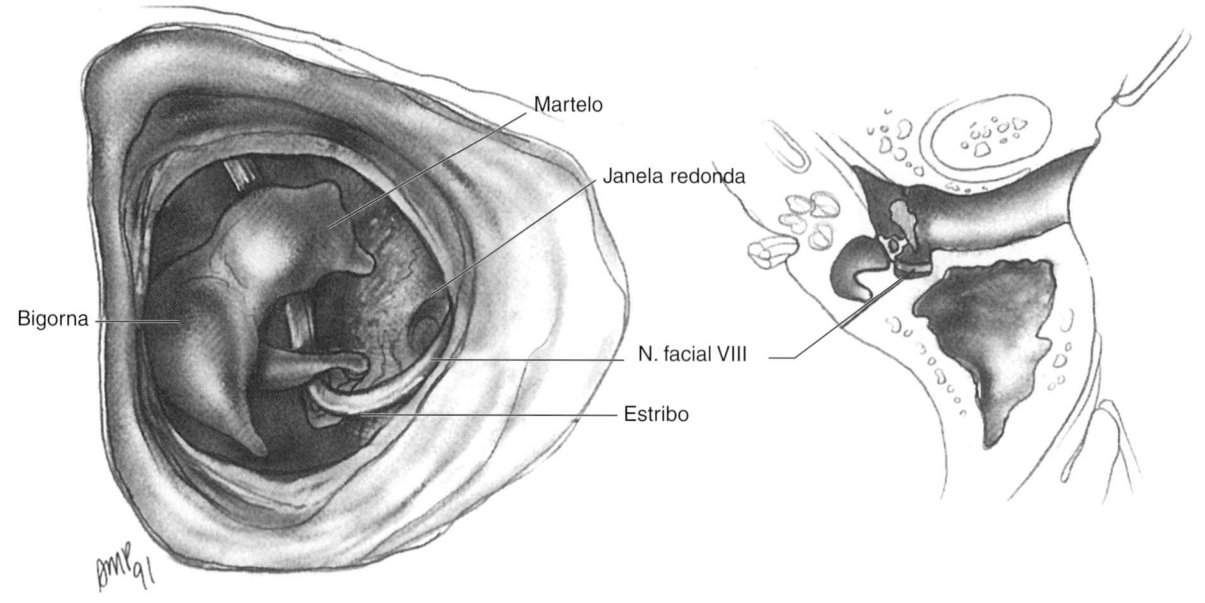

Figura 57.6
A massa ossicular está completamente exposta. Observar o ângulo mais agudo do nervo facial no seu joelho.

cente. Geralmente, o suficiente desse ossículo pode ser visto para avaliar sua mobilidade e a integridade da articulação incudoestapedial. Embora o estribo freqüentemente seja pequeno, com delicados ramos deformados, uma janela oval e a base do estribo normais são previstos. A massa ossicular lateral é mantida em posição e não removida para obter uma melhor vista do estribo. Na maioria dos casos, a cadeia ossicular, embora deformada, é móvel, e os resultados da audição podem ser melhores quando a cadeia é deixada intacta em vez de interpor uma prótese ou material de auto-enxerto (9).

Enxerto de Membrana Timpânica

Um enxerto fino de fáscia é colocado sobre a cadeia ossicular mobilizada. Como o cabo do martelo está ausente ou muito deformado, é difícil ancorar o enxerto debaixo da cadeia ossicular. Ausência de um vestígio de membrana timpânica ou anel predispõe ainda mais à lateralização. Várias técnicas podem ser usadas para prevenir esta complicação potencial. Primeiro o enxerto pode ser enfiado embaixo das abas ósseas anterior e superior da parede do canal. Se as abas forem demasiado rasas para estabilizar o enxerto, um sulco de vários milímetros de profundidade pode ser perfurado na parede anterior do canal medial no nível dos ossículos. Uma segunda técnica para evitar lateralização envolve cobrir o enxerto fascial com o enxerto de pele de espessura parcial do canal e a seguir colocar um botão de Silastic que foi configurado à circunferência do canal em cima dos ossículos cobertos (19).

Meatoplastia

A orelha é descolada e o tecido mole profundo diminuído da área aproximada do meato. Deixar apenas uma pequena quantidade de tecido subcutâneo em torno do meato limita o comprimento do canal membranoso e ajuda a prevenir estenose. Quando possível, um retalho de pele fino de base anterior é levantado sobre a abertura meatal planejada. Este retalho de pele é subseqüentemente usado para cobrir uma parte do canal membranoso anterior. A orelha é retornada à sua posição anatômica normal para verificar o alinhamento do meato e o canal ósseo. Freqüentemente, o meato parece estar descombinado anterior ou inferiormente. Nesses casos, é necessário mais descolamento da orelha para que ela possa ser posicionada sem tensão mais posterior e superiormente. Uma tira de pele pode ser excisada da incisão pós-auricular para ajudar a manter a orelha na sua nova localização. O nervo facial é vulnerável à lesão se for necessário descolamento extenso de tecido mole, porque a reconstrução auricular prévia pode ter causado cicatrização e amarração do nervo facial extratemporal em uma posição mais superficial.

Enxerto de Pele

Um enxerto de pele de 0,010 polegada é tirado da coxa superior ou do braço e usado para revestir o canal. Para determinar a configuração adequada do enxerto de pele de espessura parcial, várias medições do canal são feitas com um fio de seda 2-0. Tipicamente, o enxerto de pele resultante é modelado como um hexágono e tem aproximadamente 4 por 6 cm. Para facilitar a colocação do enxerto no nível da membrana timpânica e assegurar a eversão das margens de pele, múltiplas pequenas cunhas são excisadas da porção medial do enxerto; o enxerto também é moldado como casca de pastelão.

Com a orelha afastada para a frente, o enxerto de pele de espessura parcial é posicionado no canal ósseo de tal modo que se superpõe ao enxerto de fáscia (Fig. 57.7). Cobrir completamente o enxerto de fáscia com o enxerto de pele é aceitável e pode facilitar a epitelização da nova membrana timpânica. Um disco de Silastic (0,04 polegada de espessura), aproximadamente com o diâmetro do canal ósseo, é colocado sobre o enxerto de fáscia para ajudar a evitar lateralização. Estabilização do enxerto de pele de espessura parcial dentro do canal é realizada colocando-se tiras de Merocel as quais são a seguir hidratadas com gotas otológicas (Fig. 57.8). Depois que o canal ósseo foi completamente tamponado, a orelha é retornada à sua posição anatômica normal, e a incisão pós-auricular é fechada com sutura intradérmica. Trabalhando através do meato, a extremidade lateral do enxerto de pele de espessura parcial é pegada e puxada através da abertura meatal. Ela é aparada conforme necessário e suturada no lugar. Tamponamento adicional com Merocel é usado para encher a porção de tecido mole lateral do canal. Antibióticos orais não são necessários.

O tamponamento inicial do enxerto de pele de espessura parcial no canal ósseo evita que ele seja deslocado durante o passo final de suturar o enxerto à pele meatal. A colocação do enxerto no canal ósseo enquanto a orelha é refletida para a frente oferece exposição máxima, assegurando que todo o canal seja coberto e que o enxerto de pele de espessura parcial tenha sido posicionado acuradamente com relação ao enxerto de fáscia. O retalho de pele previamente elevado da área do meato é suturado a um manguito de te-

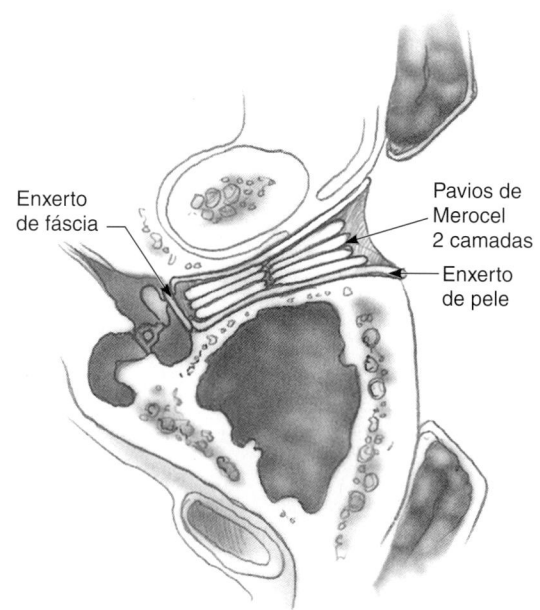

Figura 57.8

O enxerto de fáscia para a membrana timpânica foi colocado e o enxerto de pele de espessura parcial está sendo posicionado dentro do canal auditivo. Estes enxertos são estabilizados por tamponamento em camadas (vista axial).

cido periósteo junto da articulação temporomandibular (ATM) para cobrir uma porção do canal membranoso anterior.

Tratamento Pós-Operatório

Aproximadamente 10 dias pós-operatoriamente, o tamponamento do canal auditivo e o disco de Silastic são removidos. Pega completa do enxerto de pele de espessura parcial é esperada a esta altura. Se qualquer tecido de granulação for visto, pedaços de Gelfoam embebido em antibiótico são colocados dentro do canal e o paciente é instruído para os manter úmidos durante os seguintes 7 a 10 dias.

ACHADOS CIRÚRGICOS

Ossículos

Nos casos de grande atresia, o achado esperado é um complexo martelo-bigorna fundido e deformado. O martelo tipicamente está mais deformado que a bigorna e tem um manúbrio curto (Fig. 57.9). O local da fixação ossicular é mais comum entre o colo ou o cabo encurtado do martelo e o osso atrésico. Nas pequenas malformações, a bigorna e o martelo são menos deformados e podem ser completamente normais. Se anormais, fixação ossicular no epitímpano e/ou um cabo do martelo ou processo longo da bigorna deformado é comum.

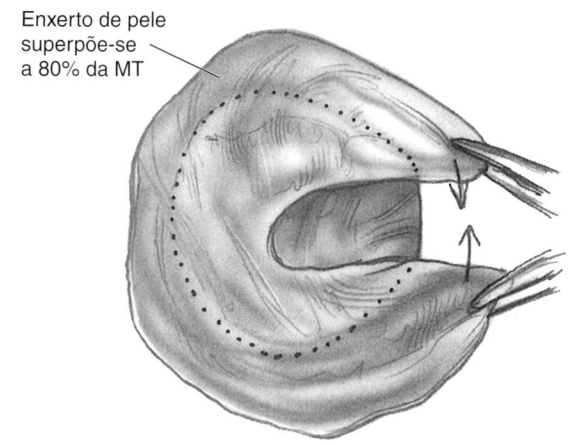

Figura 57.7

Colocação do enxerto de pele de espessura parcial.

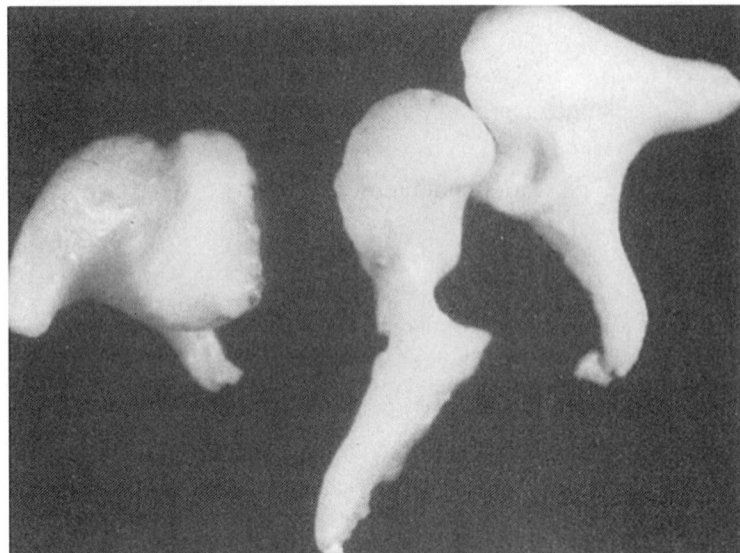

Figura 57.9
O aspecto típico de um complexo martelo-bigorna fundido está mostrado (*esquerda*). Observar que este complexo é menor que o martelo e a bigorna normais (*direita*) e que o martelo é mais deformado que a bigorna.

Nas orelhas atrésicas, o estribo geralmente é pequeno e delicado com ramos deformados. Fixação do estribo é incomum. A articulação incudoestapedial também pode parecer frágil e ocasionalmente pode existir como apenas uma conexão fibrosa. O nervo facial pode avançar sobre o estribo, obscurecendo parcialmente a base. Visualização completa do estribo também pode ser prejudicada pela massa ossicular sobrejacente.

Fixação do estribo, deformidade grave do estribo ou mesmo ausência do estribo e da janela oval pode ser encontrada nos casos de pequena malformação. Estas anormalidades, embora raras, são mais comuns em pacientes com um meato acústico externo desimpedido e membrana timpânica normal que em pacientes com atresia importante da orelha.

Nervo Facial

Anormalidades do nervo facial são comuns nos pacientes com grande atresia. As anormalidades previstas incluem deiscência completa do segmento timpânico, desvio inferior do segmento timpânico e desvio anterior e lateral do segmento mastóideo. Esta última anormalidade freqüentemente obscurece a janela redonda. Embora o trajeto do nervo facial seja muitas vezes aberrante, anormalidades previsíveis são a regra e ajudam a guiar o cirurgião. O grau de deformidade da orelha externa proporciona alguma indicação do desenvolvimento do nervo facial, com uma incidência mais alta de anomalias do nervo facial ocorrendo em pacientes com microtia mais grave (3,4).

Nervos faciais aberrantes são freqüentemente encontrados em orelhas com pequenas malformações, e as anormalidades podem ser mesmo mais graves que aquelas vistas nos casos de atresia. Os achados mais comuns incluem deiscência ou desvio inferior do segmento timpânico. Nos casos graves, um nervo facial correndo através da porção média do promontório, bem inferior à janela oval, foi observado. Em todos os pacientes com uma perda auditiva condutiva congênita, mesmo se orelha, meato acústico externo e membrana timpânica forem normais, um nervo facial anormal deve ser previsto, e exercido apropriado monitoramento do nervo facial e cuidado cirúrgico.

RESULTADOS DA AUDIÇÃO

É difícil comparar resultados de audição de várias séries por causa das diferenças na classificação das orelhas congênitas, na descrição dos resultados de audição, e na extensão do acompanhamento. Em geral, um nível de audição pós-operatório inicial de 30 dB ou melhor pode ser obtido em aproximadamente 50% a 75% dos pacientes com grande atresia congênita; um nível de audição de 20 dB ou melhor é possível em 15% a 50% destes pacientes. Bellucci (2) relatou um nível de audição de pelo menos 30 dB em 55% de 71 pacientes acompanhados durante pelo menos 2 anos. Schuknecht (20) relatou sucesso semelhante em 30 pacientes com acompanhamento médio de 1,3 ano. Trinta por cento dos pacientes de Schuknecht tiveram um nível de audição de 20 dB ou melhor. Nager e Levin (16) relataram que 70% de 23 pacientes tratados ao longo de um período de 17 anos tiveram um nível de audição de pelo menos 30 dB. Mattox e Fisch (21) observaram uma melhora de pelo menos 30 dB nos limiares de condução aérea em 45% de 11 pacientes acompanhados durante um mínimo de 2 anos. De la Cruz *et al*. (18,22) descreveram 56 pacientes com um acompanhamento de 6 meses e observaram que 53% tiveram um déficit condutivo de 20 dB ou menos e 73% tiveram um déficit de

30 dB ou menos. Em uma série de acompanhamento envolvendo 77 orelhas, fechamento da diferença aéreo-óssea para menos de 30 dB foi obtida em 60% dos casos (23). Em 2003, De la Cruz e Teufert (24) relataram uma perda de audição condutiva de 30 dB ou menos em 58,5% de 116 orelhas com acompanhamento a curto prazo, que diminuiu para 50,8% com observação em mais longo prazo (= 6 meses). Lambert (9) relatou que 67% de 15 pacientes acompanhados durante pelo menos 1 ano tiveram um limiar de recepção da fala de 30 dB ou melhor; a melhora média no nível de audição foi 30 dB. Jahrsdoerfer (15) relatou um nível de audição pós-operatório com 1 mês de 25 dB ou melhor em 71%. Lambert (25) relatou dados comparando resultados de audição de acompanhamento inicial (menos de 1 ano) e em mais prazo longo (1,0 a 7,5 anos, acompanhamento médio 2,8 anos) após cirurgia de atresia aural congênita. Este estudo envolveu 59 orelhas operadas consecutivamente. No período pós-operatório inicial, um limiar de recepção da fala (LRF) de menos de 25 dB foi obtido em 60% e LRF de menos de 30 dB em 70%. Com acompanhamento em mais longo prazo, 46% dos pacientes mantiveram um LRF de menos de 25 dB.

COMPLICAÇÕES

Dado o fato de que a audição aproximadamente normal não é universalmente obtida mesmo em pacientes de atresia cuidadosamente selecionados, as complicações cirúrgicas devem ser cuidadosamente comparadas com os méritos da cirurgia de atresia. As duas complicações sérias potenciais são perda auditiva neurossensorial e paralisia do nervo facial. Outras complicações que podem ocorrer incluem estenose do canal, infecção crônica e recorrência de perda auditiva condutiva.

Deve ser reconhecido que revisão da cirurgia freqüentemente é necessária após a reparação de atresia aural congênita. Na série por Lambert (25) na qual os pacientes foram acompanhados por uma média de 2,8 anos, um terço dos pacientes necessitaram cirurgia de revisão. Estenose do canal e lateralização da membrana timpânica foram os problemas mais comuns encontrados. Após cirurgia de revisão, aproximadamente a metade destes pacientes obtiveram um limiar de recepção de fala de 25 db ou melhor com pelo menos 1 ano de acompanhamento.

Lesão Labiríntica

A via de acesso cirúrgica anterior limita a exposição das células aéreas mastóideas, assim minimizando lesão potencial ao canal semicircular horizontal. Perda auditiva neurossensorial em altas freqüências foi observada em alguns pacientes pós-operatoriamente, embora uma perda nas freqüências da fala seja rara (9,17,20,22,26). Uma vez que a massa ossicular é conectada ao osso atrésico, energia a partir da perfuração será transmitida à orelha interna em todos os casos de atresia independentemente da via de acesso. Entretanto, isto pode ser de menor conseqüência que a manipulação direta da cadeia ossicular por instrumentos ou a broca. Cuidado ao remover a porção final de osso atrésico da cadeia ossicular é particularmente importante na via de acesso anterior, porque a articulação incudoestapedial não é desarticulada.

Lesão do Nervo Facial

O desenvolvimento anormal do osso temporal em casos de atresia aural coloca o nervo facial em vulnerabilidade aumentada. A compreensão das anomalias do nervo facial com probabilidade de serem encontradas e o uso do monitoramento do nervo facial, no entanto, capacitam o cirurgião a prosseguir com confiança. Paralisia facial temporária ocorreu raramente. Esta complicação usualmente resultou da transposição do nervo facial para ganhar acesso à janela oval (20,27). Paresia ou paralisia facial não foi observada nas séries recentes nas quais foi usado monitoramento do nervo facial (9,22).

Jahrsdoerfer e Lambert (28) descreveram uma incidência de 1% de paresia facial em mais de 1.000 pacientes que se tinham submetido a cirurgia de atresia aural congênita.

Lesão potencial do nervo facial pode ser minimizada obedecendo-se a diversas diretrizes cirúrgicas. Primeiro, à medida que o osso atrésico é removido, a perfuração deve ser concentrada superiormente ao longo da placa dural da fossa média do crânio, entrando na orelha média primeiro no epitímpano. O nervo facial é protegido nesta via de acesso, porque ele sempre estará posicionado medial às cabeças ossiculares. Segundo, cuidado deve ser exercido quando o canal é aumentado na direção póstero-inferior por causa do curso mais anterior e lateral do segmento mastóideo. Lesão do nervo facial também pode ocorrer no segmento extratemporal, quando é feita a incisão pós-auricular, ou quando a orelha é descolada para alinhar o meato de tecido mole e o canal ósseo criado.

Estenose do Canal

Algum estreitamento do novo canal auditivo externo, particularmente no seu segmento lateral ou de tecido mole, desenvolve-se em até 25% dos pacientes. Se um meato grande (i. e., aproximadamente o dobro do tamanho normal) tiver sido feito, este estreitamento é de pequena conseqüência. Ocasionalmente, ocorre uma estenose importante, aprisionando epitélio escamoso e causando infecção. Nesses casos, tentativas de dilatar o canal com *stents* moles ou duros geralmente são ineficazes, e uma meatoplastia com enxerto de pele é necessária. Este problema potencial pode ser minimizado diminuindo-se, generosamente, o tecido mole da orelha antes da meatoplastia, assim diminuindo o comprimento do canal membranoso. Cobertura de todo o osso exposto e do tecido mole pelo enxerto de pele de espessura parcial é também essencial para prevenir a formação de tecido de granulação e subseqüente estenose. O uso do retalho de pele meatal para cobrir uma porção do canal membranoso anterior evita um enxerto de pele de espessura parcial (EPEP) circunferencial na abertura meatal e também pode ajudar a prevenir estenose.

Em alguns pacientes, o canal lateral pode ser estreitado pelo desvio da orelha em vez de proliferação fibrosa. Uma vez que a orelha reconstruída tem mais massa e menos suporte muscular e de tecido mole que a orelha normal, pode-se desviar, usualmente anterior ou inferiormente, após a cirurgia. Este desvio causa um desalinhamento do meato e canal ósseo. Se houver preocupação acerca do alinhamento adequado dos canais membranoso e ósseo durante a cirurgia de atresia, é colocada uma sutura permanente de suspensão desde o arcabouço da orelha ao periósteo mastóideo ou a um furo perfurado no córtex mastóideo.

Infecção Crônica

Migração normal de detritos de ceratina está faltando no canal com auditivo com enxerto de pele. Secreções protetoras das glândulas sebáceas e apócrinas também estão ausentes. Como conseqüência, a incidência de infecções do canal é mais alta que na orelha normal. O contorno cilíndrico do canal e a ausência de um defeito mastóideo obtidos com a via de acesso cirúrgica anterior reduzem ao mínimo a acumulação. Um meato e canal membranoso amplamente desobstruídos são importantes para aeração e limpeza, as quais podem ser necessárias uma ou duas vezes anualmente. A maioria dos pacientes não tem restrição quanto a atividade na água.

Perda Auditiva de Condução

Perda auditiva condutiva persistente ou recorrente constitui o mais comum resultado negativo em cirurgia de atresia aural. As causas da primeira são variadas e incluem mobilização inadequada da massa ossicular a partir do osso atrésico, uma descontinuidade não reconhecida da articulação incudoestapedial, ou uma base do estribo fixa. Exposição ampla da massa ossicular na cirurgia é necessária para assegurar a mobilidade da cadeia e para facilitar a avaliação da integridade da cadeia. Recorrência de uma perda auditiva condutiva depois de uma melhora satisfatória inicial nos limiares de condução aérea geralmente é secundária à refixação da cadeia ossicular ou à lateralização da membrana timpânica. Uma área de remoção de osso de pelo menos 2 a 3 mm em torno da massa ossicular (exceto na fossa da bigorna) é desejável, porque o recrescimento ósseo pode ocorrer, especialmente em crianças. Ancorar o enxerto de fáscia embaixo de uma aba óssea e/ou o uso de um disco de Silastic ajuda a minimizar a lateralização do enxerto. A incidência de perfuração da membrana timpânica ou aderências da orelha média aproximam-se daquela encontrada em procedimentos de timpanoplastia de rotina.

Implante Auditivo Ancorado no Osso

Um auxílio à audição ancorado no osso constitui uma estratégia alternativa de reabilitação para pacientes com atresia aural unilateral ou bilateral, e especialmente para os pacientes que são candidatos cirúrgicos fronteiriços ou maus. Esta conduta usa um artefato de titânio osseointegrado, colocado na área mastóidea, ao qual um processador de som é fixado percutaneamente. A osseointegração permite transferência mais eficiente de som do que pode ser obtida com um aparelho de audição de condução óssea tradicional (29). Tal como em pacientes com otosclerose, uma opção por aparelho de audição deve ser discutida com a intervenção cirúrgica, uma coisa depois da outra.

CONCLUSÕES

O objetivo na cirurgia da orelha congênita é criar um caminho funcional pelo qual o som possa atingir os líquidos cocleares. Embora simples em conceito, este tipo de cirurgia representa um verdadeiro desafio ao cirurgião otológico. Um conhecimento completo das variações anatômicas que podem ocorrer com desenvolvimento anormal do osso temporal é essencial, e as nuances da interpretação audiométrica e radiográfica precisam ser dominadas.

Resultados de audição que são constantemente excelentes ainda não podem ser obtidos em cirurgia de atresia, mas com a adesão a critérios estritos de seleção e com refinamentos adicionais na técnica cirúrgica, este objetivo é realístico.

PONTOS IMPORTANTE

- Durante o quinto ao sétimo mês da embriogênese, o cerne sólido de células epiteliais representando o meato acústico externo canaliza-se, começando medialmente e progredindo lateralmente. Se incompleto, este processo pode resultar em um canal membranoso estenótico lateralmente, com um canal ósseo de calibre mais normal e membrana timpânica medialmente. Esta condição predispõe à formação de colesteatoma dentro do canal auditivo.

- As malformações congênitas da orelha podem ser classificadas como grandes ou pequenas. O defeito importante no grupo das pequenas malformações envolve a orelha média, especialmente a cadeia ossicular. Na maioria dos casos de microtia e atresia do canal auditivo, os labirintos coclear e vestibular são normalmente formados.

- Nos casos de grande atresia, o estribo é geralmente pequeno com ramos deformados. A base é normalmente intacta e móvel.

- O nervo facial freqüentemente é aberrante nas grandes malformações congênitas da orelha. Deiscência do segmento timpânico com ou sem desvio inferior é vista freqüentemente. O segmento mastóideo do nervo facial muitas vezes faz um ângulo mais agudo no segundo joelho, resultando em desvio anterior e lateral; ele pode obscurecer a janela redonda.

- Atresias congênitas bilaterais podem apresentar um dilema de mascaramento durante a testagem audiométrica. Resposta auditiva do tronco cerebral à condução óssea pode fornecer dados objetivos sobre a função coclear específica de cada orelha nestes casos e ajudar na seleção da operação.

- Em casos de grande atresia, o espaço da orelha média deve ser maior que 50% do tamanho normal, e todos os três ossículos, embora deformados, devem ser visíveis.

- Os principais marcos anatômicos na via de acesso anterior para atresia aural são a dura da fossa média superiormente, a articulação temporomandibular anteriormente, e as células aéreas mastóideas posteriormente.

- Com seleção adequada de pacientes nos casos de grande atresia, é possível alcançar um nível de audição de 25 dB ou melhor em aproximadamente 50% a 70% dos pacientes.

- As complicações mais freqüentes em cirurgia de atresia congênita são estenose do canal e incapacidade de obter um nível adequado de audição. A última pode ocorrer por causa da mobilização inadequada da massa ossicular a partir do osso atrésico, lateralização do enxerto da membrana timpânica, ou refixação da cadeia ossicular por recrescimento ósseo ou tecido fibroso.

REFERÊNCIAS

1. Jafek BW, Nager GT, Strife J et al. Congenital aural atresia: an analysis of 311 cases. Trans Am Acad Ophthalmol Otolaryngol 1975;80:588-592.
2. Bellucci RJ. Congenital aural malformations: diagnosis and treatment. Otolaryngol Clin North Am 1981;14:95-124.
3. Jahrsdoerfer RA. Congenital atresia of the ear. Laryngoscope 1978;88[Suppl 13]:1-46.
4. Lambert PR. Congenital absence of the oval window. Laryngoscope 1990;100:37-40.
5. Gerhardt HJ, Otto HD. The intratemporal course of the facial nerve and its influence on the development of the ossicular chain. Acta Otolaryngol 1981;91:567-573.
6. Jahrsdoerfer RA. Embryology of the facial nerve. Am J Otol 1988;9:423-426.
7. Crabtree JA. The facial nerve in congenital ear surgery. Otolaryngol Clin North Am 1974;7:505-510.
8. Jahrsdoerfer RA. The facial nerve in congenital middle ear malformations. Laryngoscope 1981;91:1217-1224.
9. Lambert PR. Major congenital ear malformations. Ann Otol Rhinol Laryngol 1988;97:641-649.
10. Marx H. Die Missblidungen des Ohres. Handb Spez Path Anat Hist 1926;12:620-625.
11. Ombredanne M. Chirugie des surdites congenitales par malformation ossiculaires. Acta Otorhinolaryngol Belg 1971;25:837-840.
12. Tucci DL, Ruth RA, Lambert PR. Use of the bone conduction ABR wave I response in determination of cochlear reserve. Am J Otolaryngol 1990;11:119-124.
13. Cole RR, Jahrsdoerfer RA. The risk of cholesteatoma in congenital aural stenosis. Laryngoscope 1990;100:576-582.
14. Jahrsdoerfer RA. Reconstruction of the ear canal. In: English GM, ed. Otolaryngology, Vol. 4. Philadelphia: JB Lippincott, 1990:1-7.
15. Jahrsdoerfer RA, Yeakley JW, Aguilar EA, et al. Grading system for the selection of patients with congenital aural atresia. Am J Otolaryngol 1992;13:6-12.
16. Nager GT, Levin LS. Congenital aural atresia: embryology, pathology, classification, genetics, and surgical management. In: Paparella MM, Shumrick D, eds. Otolaryngology. Philadelphia: WB Saunders, 1980;1303-1344.
17. Glasscock ME III, Schwaber MK, Nissen AI, et al. Management of congenital ear malformations. Ann Otol Rhinol Laryngol 1983;92:504-509.
18. De la Cruz A, Linthicum FH Jr, Luxford WM. Congenital atresia of the external auditory canal. Laryngoscope 1985;95:421-427.
19. Jahrsdoerfer RA, Cole RR, Gray LC. Advances in congenital aural atresia. In: Advances in otolaryngology-head and neck surgery, Vol. 5. St. Louis: Mosby-Year Book, 1991:1-5.
20. Schuknecht HG. Congenital aural atresia. Laryngoscope 1989;99:908-917.
21. Mattox DE, Fisch U. Surgical correction of congenital atresia of the ear. Otolaryngol Head Neck Surg 1986;94:574-577.
22. Malony TB, De la Cruz A. Surgical approaches to congenital atresia of the external auditory canal. Otolaryngol Head Neck Surg 1990;103:991-1001.
23. Chandrasekhr SS, De la Cruz A. Surgery of congenital aural atresia. Am J Otol 1995;16:713-717.
24. De la Cruz A, Teufert KB. Congenital atresia surgery: long term results. Otolaryngol Head Neck Surg 2003;129:121-127.
25. Lambert PR. Congenital aural atresia: stability of surgical results. Laryngoscope 1998;108:1801-1805.
26. Jahrsdoerfer RA. Congenital malformation of the ear. Ann Otol Rhinol Laryngol 1980;89:348-352.
27. Jahrsdoerfer RA, Hall JW. Congenital malformations of the ear. Am J Otol 1986;7:267-269.
28. Jahrsdoerfer RA, Lambert PR. Facial nerve injury and congenital aural atresia surgery. Am J Otol 1998;19:283-287.
29. Lustig L, Arts HA, Brackmann D, et al. Hearing rehabilitation using the BAHA bone-anchored hearing aid: results in 40 patients. Otol Neurotol 2001;22:328-334.

CAPÍTULO 58

Complicações Intratemporais e Intracranianas da Otite Média

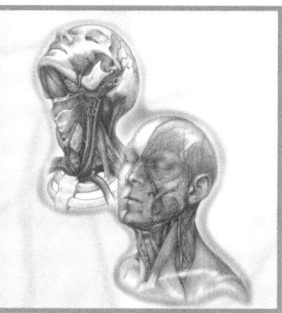

J. Gail Neely ▪ H. Alexander Arts

AVALIAÇÃO E DIAGNÓSTICO

Definição e Classificação

Uma complicação da otite média é definida como disseminação de infecção além dos limites dos espaços pneumatizados do osso temporal e sua mucosa (1). As quatro complicações intratemporais e seis intracranianas caracteristicamente consideradas durante a discussão deste tópico são analisadas neste capítulo. A Tabela 58.1 lista estas complicações.

Fisiopatologia

Detalhes da fisiopatologia em cada uma destas complicações da otite média são desconhecidos e, em virtude da sua raridade, nenhum estudo sistemático foi realizado na maioria destas complicações. Entretanto, estas complicações ainda surgem hoje em dia nos Estados Unidos e outros países desenvolvidos com incidências similares aos países subdesenvolvidos (2).

É importante compreender a anatomia na qual estas infecções existem, suas vias de disseminação e os padrões característicos de doença. Entretanto, a patogenia primária parece ser uma interação complexa entre os organismos específicos envolvidos e o hospedeiro (3). Uma resposta importante do hospedeiro que leva à complicação é a produção de tecido de granulação que se torna obstrutivo à drenagem e aeração, destrutivo para o osso e desenvolvimento conseqüente de um ambiente anaeróbico. Fatores microbiológicos importantes parecem girar em torno da patogenicidade dos organismos anaeróbicos (4). Ocasionalmente, as características excessivamente invasivas do *Haemophilus influenzae* tipo B se tornam importantes.

Precursores das Complicações

Os sinais clínicos iniciais de uma complicação iminente fornecem alguma informação sobre a patogenia (Tabela 58.2). Com a exceção da meningite, a maioria das complicações origina-se de infecção subaguda ou crônica (Tabela 58.3). Portanto, é importante estar alerta para a persistência de uma infecção aguda além de 2 semanas ou a recorrência de sintomas dentro de um período de 2 a 3 semanas, o que sugere que a infecção não está controlada e está se tornando subaguda. Adicionalmente, uma exacerbação aguda de uma infecção crônica pode permitir que uma infecção aguda penetre barreiras ósseas prévias que foram erodidas por infecção crônica e granulações. Corrimento fétido concomitante a uma exacerbação aguda sugere uma infecção erosiva óssea descontrolada, profundamente situada, e números aumentados de organismos anaeróbicos e microaerófilos.

A epidemiologia e o comportamento microbiológico dos organismos encontrados nas complicações geralmente oferecem alguma percepção da patogenia e da fisiopatologia destas complicações (Tabela 58.4). Por exemplo, infecções por *Streptococcus pneumoniae* e *H. influenzae* não tipável são as causas mais comuns de otite média aguda supurada (5). Somente cerca de 4% das otites médias são causadas por infecção por *H. influenzae* tipo B; entretanto, foi observado que pacientes pediátricos com otite média ocorrendo simultaneamente com meningite ou outras infecções do sistema nervoso central têm uma incidência inusitadamente alta de *H. influenzae* tipo B (6).

Otorréia crônica não-complicada demonstra caracteristicamente em culturas *Pseudomonas aeruginosa*,

TABELA 58.1 COMPLICAÇÕES OTITE MÉDIA

I. Intratemporais
   A. Mastoidite (mais comum complicação intratemporal da otite média)
      1. Associada a abscesso subperióstico
      2. Associada a abscesso cervical profundo inferior (de Bezold)
      3. Mastoidite "mascarada"
   B. Petrosite
   C. Labirintite[a]
      1. Serosa ou tóxica
      2. Supurativa
         a. Otogênica
            Aguda
            Crônica
         b. Meningogênica
   D. Paralisia facial (segunda mais comum complicação intratemporal da otite média)
      1. Associada a infecção aguda
      2. Associada a infecção subaguda ou crônica
II. Intracranianas
   A. Tecido de granulação e/ou abscesso extradural (mais comum complicação intracraniana de infecção crônica)
   B. Tromboflebite do seio sigmóide
      1. Não oclusiva
      2. Oclusiva
   C. Abscesso cerebral
      1. Cerebrite
      2. Período latente
      3. Abscesso
      4. Terminação
   D. Hidrocefalia otítica (associada a tromboflebite oclusiva do seio sigmóide)
   E. Meningite (mais comum complicação intracraniana da otite média aguda)
      1. Associada a infecção aguda
         a. Hematogênica
         b. Associada a vazamentos congênitos de LCE através da cápsula otítica (p. ex., Mondini grave), adjacente à cápsula ótica (p. ex., gânglio geniculado, "fissura" de Hyrtl), ou distante da cápsula otítica (p. ex., meningoencefaloceles) (16)
         c. Fístulas liquóricas pós-estapedectomia ou pós-craniectomia ou pós-traumáticos
      2. Associada a infecção subaguda ou crônica
         a. Erosão dural
         b. Fístula labiríntica de colesteatoma
   F. Abscesso subdural

LCE, líquido cerebrospinal.
[a]Schuknecht HF. Pathology of the ear, 2nd ed. Philadelphia: Lea & Febiger, 1993.

Staphylococcus aureus e uma variedade de outros organismos Gram-negativos, como *Proteus* sp., *Klebsiella* sp. e *Escherichia coli*. Em contraste, mastoidite associada a otite média supurativa crônica freqüentemente tem mau cheiro e além disso contém *Bacteroides fragilis* (5). Múltiplos organismos são encontrados em 57% das orelhas com drenagem crônica com colesteatoma, com uma média de três organismos diferentes. Entretanto, se estas orelhas tiverem odor fétido, característicamente 5 a 11 organismos são encontrados, sempre incluindo anaeróbios e aeróbios. Corrimento malcheiroso constitui um sinal precoce importante de complicação. Organismos anaeróbicos são uma causa importante de corrimento fétido. *Moraxella catarrhalis*, anteriormente um organismo razoavelmente incomum na orelha média, está emergindo como patógeno comum na otite média aguda supurada (5).

Organismos produtores de β-lactamase, como *S. aureus*, *H. influenzae*, *B. catarrhalis* e *Bacteroides* sp. não apenas sobrevivem aos antibióticos β-lactâmicos, como também protegem outros patógenos, potencialmente sensíveis à penicilina, deste e de outros antibióticos β-lactâmicos. Recentemente foi mostrado que organismos anaeróbicos desempenham papel importante no sinergismo patogênico, ao protegerem contra as defesas do hospedeiro, criando ambientes adequados para outros organismos e inativando antibióticos (3,4).

TABELA 58.2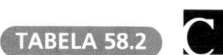
SINAIS PRECOCES DE COMPLICAÇÃO

Complicação iminente
  Persistência de infecção aguda durante 2 semanas
  Recorrência de sintomas dentro de 2 semanas
  Exacerbação aguda de infecção crônica, especialmente se fétida
  Corrimento fétido durante o tratamento
  Haemophilus influenzae tipo B ou anaeróbios

Sinais/sintomas iniciais ou óbvios de complicação (complicação associada)
  Febre associada a perfuração crônica (complicação intracraniana ou celulite extracraniana)
  Orelha desviada ínfero-lateralmente e/ou edema da pele póstero-superior do canal (mastoidite associada a abscesso subperióstico)
  Dor retroorbitária no lado da orelha infectada (petrosite)
  Vertigem e nistagmo em um paciente com uma orelha infectada (labirintite)
  Paralisia facial no lado de uma orelha infectada (paralisia facial)
  Cefaléia e/ou letargia (intracraniana)
  Papiledema (hidrocefalia otítica; abscesso cerebral; meningite)
  Meningismo (meningite)
  Sinais neurológicos focais e/ou convulsão (abscesso cerebral)
  Sinais neurológicos catastróficos (abscesso subdural; meningite)

PADRÕES DE DOENÇA

As complicações tendem a obedecer a padrões razoavelmente previsíveis; por exemplo, com a exceção de meningite em lactentes e crianças pequenas e alguns casos de paralisia facial, que podem ser associados a otite média supurativa aguda, a maioria das complicações tende a ser associada a infecção subaguda ou crônica da orelha média (Tabela 58.3). Nas infecções subagudas ou crônicas, mastoidite é caracteristicamente a complicação inicial. Petrosite quase nunca é vista sem mastoidite. Paralisia facial e fistulização labiríntica resultam mais freqüentemente de orelhas cronicamente infectadas com colesteatoma. A proximidade estreita do seio sigmóide às grandes células aéreas adjacentes à sua superfície lateral, que são mais distantes da tuba auditiva, o torna particularmente suscetível a granulações que erodem o osso em uma orelha infectada subaguda ou cronicamente. Infecção adjacente à dura do seio sigmóide pode incitar a formação de um trombo mural intraluminal (7). Se na presença de infecção o seio sigmóide for obstruído, poderá resultar em hipertensão intracraniana, conhecida como hidrocefalia otítica. Tromboflebite retrógrada pode estender-se intracerebralmente, resultando em um abscesso cerebral. Abscessos subdurais a partir de doença supurativa da orelha são extremamente raros; estes abscessos são mais freqüentemente encontrados em lactentes com meningite. A meningite, evidentemente, pode resultar de doença supurativa da orelha.

TABELA 58.3
PADRÕES DE DOENÇA

Origem da complicação
Infecção aguda
  Meningite – lactentes e crianças pequenas
  Meningite – adultos ou crianças com vazamentos ocultos de LCE
  Paralisia facial – crianças mais comumente
  Labirintite
  Abscesso subdural – lactentes mais comumente
Infecção subaguda ou crônica
  Mastoidite
  Petrosite
  Paralisia facial
  Labirintite
  Abscesso e granulações extradurais
  Tromboflebite do seio sigmóide
  Abscesso cerebral
  Hidrocefalia otítica
  Meningite
  Abscesso subdural

Padrões de doenças associadas em seqüência usual
Mastoidite ou petrosite
  Tecido de granulação e/ou abscesso extradural
  Tromboflebite do seio sigmóide
  Abscesso cerebral ou hidrocefalia otítica
Meningite
  Abscesso subdural – lactentes mais comumente

LCE, líquido cerebrospinal.

Diagnóstico

Alto Índice de Suspeição

O diagnóstico de uma complicação intratemporal ou intracraniana iminente ou manifesta depende de um alto índice de suspeição. Uma vez que a antibioticoterapia pode ter um efeito mascarador sobre os sinais e sintomas importantes de complicações, um alto nível de percepção clínica é importante para o diagnóstico precoce. Se o paciente não estiver melhorando suficientemente com tratamento clínico, exames de imagem seguidos por qualquer procedimento cirúrgico pertinen-

TABELA 58.4
BACTERIOLOGIA[a, b]

Otite média supurativa aguda (em ordem de prevalência)
1. *Streptococcus pneumoniae* – mais comum
2. *Haemophilus influenzae* (não-tipável)
3. *Moraxella catarrhalis* (emergindo como patógeno comum)
4. Outros, muito menos comuns
   a. Estreptococos grupo A
   b. *Staphylococcus aureus* (infreqüente)
   c. Bacilos Gram-negativos (infreqüentes)

Mastoidite aguda (em ordem de prevalência)
1. *Streptococcus pneumoniae*
2. *Pseudomonas aeruginosa* (6)
3. Estreptococos β-hemolíticos grupo A (p. ex., *Strepcoccus pyogenes*)
4. *Staphylococcus* species coagulase-negativo
5. Outros menos comuns
   a. *S. aureus*
   b. *Proteus* species
   c. *Bacteroides* species

Otorréia crônica com ou sem colesteatoma (em ordem de prevalência)
1. Organismos mistos aeróbicos (também ocasionalmente incluindo *S. pneumoniae*) e anaeróbicos
   a. Orelhas com cheiro fétido (especialmente colesteatomas) podem dar crescimento a 5–11 organismos; sempre anaeróbios e aeróbios
2. *Pseudomonas aeruginosa* (aeróbio mais comum)
3. *S. aureus* e *Staphylococcus epidermidis*
4. Outros organismos aeróbicos, incluindo *Proteus* species, *Klebsiella* species e *Escherichia coli*
5. Vários organismos anaeróbicos, incluindo *Bacteroides fragilis*

Abscessos intracranianos (cerebrais ou subdurais) de origem otogênica (culturas mistas)
   Streptococcus sp.
   Staphylococcus sp.
   Proteus sp.
   Organismos anaeróbicos (*Peptococcus, Peptostreptococcus, B. fragilis*)

Meningite bacteriana em crianças
   S. pneumoniae
   H. influenzae tipo B
   Neisseria meningitidis

[a]Fairbanks DN. *Antimicrobial therapy in otolaryngology–head and neck surgery,* 11th ed. Alexandria, VA: American Academy of Otolaryngology–Head and Neck Surgery Foundation, 2003.
[b]Phillips EJ, Simor AE. Bacterial meningitis in children and adults. Changes in community-acquired disease may affect patient care. *Postgrad Med* 1998;103(3):102-122.

---

te constituem a consulta ideal (8). O segredo para a mudança no decurso do processo é a observação de resposta positiva do paciente com o tratamento ou mudança do microrganismo com relação ao início, progressão e recuperação usuais de uma infecção não-complicada (Tabelas 58.2 e 58.5). A presença de qualquer uma das cinco condições listadas na Tabela 58.2 sugere a possibilidade de uma complicação iminente, e exige atenção na tentativa da resolução rápida da infecção e acompanhamento do paciente até a normalidade.

Sinais Sugestivos ou de Certeza

Ao analisar uma lista de 10 complicações possíveis, das quais várias podem coexistir, é útil observar o *menu* de possibilidades usando os diversos sinais e sintomas (Tabela 58.2).

1. O primeiro grupo são as "complicações óbvias" consistindo em mastoidite com abscesso subperióstico concomitante, labirintite, paralisia facial e meningite. Isso estreita a lista de 10 para 7. Desvio da orelha ínfero-lateralmente e edema da pele da parede superior posterior do canal são altamente sugestivos de mastoidite; sua ausência, no entanto, não exclui mastoidite "mascarada". Vertigem e nistagmo em um paciente com uma orelha infectada sugerem labirintite serosa ou supurativa com ou sem uma fístula labiríntica a partir de colesteatoma (labirintite crônica). Paralisia facial no lado de uma orelha infectada sugere fortemente que a infecção é a causa da paralisia. Meningismo é um sinal óbvio de irritação meníngea e é facilmente detectado, exceto em lactentes e no paciente idoso ou debilitado.

TABELA 58.5 — DIAGNÓSTICO

DOENÇA SUTIL

Mastoidite "mascarada"
- Dor persistente ou recorrente 2 semanas após tratamento antibiótico específico em orelha com mastóide que não contém ar
- Evidência radiográfica de coalescência

Tecido de granulação e/ou abscesso extradurais
- Exposição durante cirurgia

Tromboflebite do seio sigmóide
- Intensidade do sinal de RM no seio altera-se com o tempo e a técnica
- Exposição durante cirurgia

Abscesso cerebral
Durante cerebrite inicial
- Cefaléia e letargia durante 3-5 dias, recuperação espontânea
- Evidência em RM de edema cerebral localizado

Durante período latente
- Quase impossível diagnosticar, mesmo com RM

Durante abscesso manifesto
- Déficit neurológico focal e/ou convulsão
- Evidência em RM de área contrastada hiperintensa rodeando um centro hipointenso

Hidrocefalia otítica
- Cefaléia e letargia
- Papiledema grave
- Nenhuma evidência de meningite
- Nenhuma evidência de abscesso cerebral em RM
- Documentação de pressão intracraniana aumentada

RM, ressonância magnética.

---

2. O segundo grupo é dor retrorbitária. Este grupo estreita a lista de 7 para 6. Um paciente com petrosite tem dor retroorbitária, mas geralmente não tem paralisia de abducente, que é o terceiro da tríade de Gradenigo. A ausência de dor retroorbitária tende razoavelmente a afastar o diagnóstico de petrosite. Entretanto, dor retroorbitária não é um sintoma que a maioria dos pacientes relate espontaneamente; ela tem que ser evocada especificamente. Adicionalmente, petrosite pode resultar em outras regiões de dor cefálica inexplicada referida.

3. O terceiro filtro é sintomas e sinais de abscesso subdural. Caracteristicamente, infecção subdural cria ao mesmo tempo um efeito de massa e um foco irritativo, e resulta em sinais e sintomas neurológicos catastróficos rapidamente progressivos. O fato de abscessos subdurais serem tão raramente associados a infecções na orelha e, quando presentes, serem tão catastróficos tende a reduzir a lista para 5.

4. O quarto filtro é a evidência generalizada de pressão intracraniana aumentada, ou lesões neurológicas focais. Cefaléia e letargia são sinais precoces de complicações intracranianas. Papiledema é um sinal óbvio de uma complicação intracraniana com pressão intracraniana aumentada; entretanto, pode facilmente passar despercebido a menos que o examinador faça um exame fundoscópico. Sinais neurológicos focais, convulsões ou sinais neurológicos catastróficos como coma são sinais óbvios de complicações intracranianas. Febre em associação com uma orelha com drenagem crônica é um sinal precoce de complicação intracraniana ou celulite extracraniana.

Abordagem Sistemática (Tabelas 58.2, 58.3 e 58.5)

Mastoidite

Mastoidite pode apresentar-se em associação com um abscesso subperiostal, comumente lateral ao córtex mastóideo, medial à concha da orelha, e raramente para dentro do pescoço através das células mediais da ponta da mastóide como em um abscesso de Bezold. Ela pode também se apresentar como "mastoidite mascarada". O advento dos antibióticos tornou mais difícil a definição de mastoidite. Classicamente, o termo mastoidite referia-se à mastoidite coalescente aguda com abscesso subperiostal lateral ao córtex mastóideo ocorrendo 2 semanas depois do início de otite média aguda. O paciente estaria febril e, em alguns casos, em estado tóxico; radiografias demonstrariam destruição óssea extensa na região mastóidea de pneumatização, caracteristicamente lateral ao seio sigmóide. Imediatamente antes da formação de um extenso abscesso subperiostal eram encontrados edema, eritema, dor à palpação sobre a mastóide pós-auricularmente e abaulamento da pele da parede póstero-superior do canal. Classicamente, os pacientes com mastoidite crônica apresentavam-se com corrimento purulento fétido crônico, dor leve e ocasional evidência radiográfica de lesões líticas irregulares no osso temporal lateral ao seio sigmóide rodeadas por áreas hiperostóticas. Hoje, os sinais e sintomas podem ser muito menos óbvios, pois os antibióticos podem obscurecer as apresentações mas podem não prevenir a complicação (9). Dor persistente ou recorrente pode ser o único sintoma ou sinal de mastoidite "mascarada". A tomografia computadorizada (TC) expandiu nossa capacidade de identificar lesões iniciais osteodestrutivas na mastóide. Entretanto, meningite, paralisia facial, abscesso cerebral, hidrocefalia otítica, tromboflebite do seio sigmóide e abscesso extradural podem ocorrer com pouca ou nenhuma evidência de destruição óssea na TC.

O melhor algoritmo diagnóstico é baseado na comparação da evolução clínica esperada e uma apreciação de que as complicações progridem medialmente muito mais do que lateralmente. É de esperar que uma pessoa com otite média aguda responda dentro de 3 a 5 dias à terapia antibiótica apropriada; dentro de 2 semanas, a efusão de aparência purulenta na orelha média deve converter-se a um aspecto mais seromucinoso. A orelha deve estar limpa e aerada dentro de 1 a 3 meses sem recorrência de sintomas. Não deve haver edema da pele da parede póstero-superior do canal nem edema ou dor à palpação pós-auricular e certamente nenhum abscesso subperióstico desviando a orelha ínfero-lateralmente.

Se não houver resposta aos antibióticos dentro da primeira semana, mastoidite deve ser considerada. Se houver edema pós-auricular, abscesso subperiostal ou recorrência da dor – mesmo branda – dentro de 2 a 3 semanas depois do início de otite média aguda, mastoidite deve ser considerada iminente. Os fatores de risco de complicações também incluem uma evolução mais rápida e agressiva que o esperado, pacientes mais jovens e evidência radiográfica de infecções importantes prévias com resultante hiperostose ("esclerose").

Se estes sinais de perigo aparecerem, miringotomia para cultura e sensibilidade para aeróbios e anaeróbios e TC de alta resolução do osso temporal devem ser feitas. Antibioticoterapia apropriada durante 2 a 3 semanas e acompanhamento geralmente semanal, são necessários até que o paciente e os exames tomográficos da mastóide tenham retornado por completo ao normal. Não é ocorrência incomum a orelha média voltar ao normal com miringotomia e antibióticos e a mastóide permanecer velada. Esta condição tende a aumentar o número de mastoidite "mascarada" atrás de um *aditus ad antrum* ou istmo timpânico obstruído. Se livre de sintomas, o paciente pode ser acompanhado durante mais tempo; entretanto se sintomas como dor persistente estiverem presentes, mastoidectomia pode ser considerada. Ressonância magnética (RM) com gadolínio pode ser útil para detectar início de formação de abscesso extradural e tromboflebite do seio sigmóide.

Mastoidite crônica com osteíte deve ser suspeitada quando é encontrado corrimento fétido persistente apesar do tratamento local e sistêmico. Se o corrimento persistir apesar do tratamento após 2 semanas, um diagnóstico de mastoidite crônica com osteíte deve ser presumido. TC de alta resolução pode ser útil para identificar sutilezas de destruição óssea osteítica, mas geralmente ela mostra-se inconclusiva. RM com gadolínio pode identificar complicações mais profundas; entretanto, na maioria dos casos, o diagnóstico é feito clinicamente, e intervenção cirúrgica é apropriada nestes casos.

Petrosite

Petrosite tornou-se extremamente rara, mas ainda ocorre, mesmo na tríade clássica de Gradenigo, isto é, dor retroorbitária, paralisia do abducente e otite média aguda ou crônica ipsolateral. Petrosite pode ocorrer até mesmo em um ápice petroso não pneumatizado, esclerótico ou diplóico. O diagnóstico de petrosite é feito de modo semelhante ao da mastoidite, com o sintoma adicional de dor retroorbitária e evidência de destruição óssea no ápice petroso. Paralisia do abducente é extremamente rara e não é necessário para fazer o diagnóstico.

Labirintite

Labirintite caracteristicamente é intralabiríntico induzida por vírus e não é potencialmente fatal. Entretanto, labirintite secundária a infecção da orelha média pode ser fatal se ocorrer labirintite supurativa e, subseqüentemente, meningite. Por essa razão, todo chamado do departamento de emergência para ver um paciente no qual vertigem grave e perda auditiva ocorrem simultaneamente exige o clínico para determinar se a orelha média está normal. A experiência experimental e humana com otite média aguda e crônica revela que labirintite serosa e hidropisia endolinfática são complicações razoavelmente freqüentes da doença supurativa da orelha média. Entretanto, labirintite supurativa é extremamente rara e potencialmente fatal. Estas condições podem ocorrer juntas ou separadamente. Colesteatomas podem erodir a cápsula ótica, criando fístulas de perilinfa que podem causar efeitos mecânicos cocleares, labirintite serosa e um caminho pré-formado para a infecção aguda entrar no labirinto; portanto, vertigem na presença de um colesteatoma deve ser avaliada imediatamente e muito cuidadosamente.

Até recentemente, o diagnóstico de labirintite era feito em bases clínicas. Labirintite serosa, na qual produtos tóxicos ou metabólicos de bactérias ou da resposta inflamatória do hospedeiro entram na orelha interna através da membrana da janela redonda ou fístula induzida por colesteatoma, resulta em perda neurossensorial e vertigem com nistagmo. Entretanto, o grau de perda não é total, e alguma recuperação é possível. Em contraposição, a labirintite supurativa a partir da entrada de bactérias para dentro do labirinto através da mesma via cria sintomas semelhantes mas perdas profundas que podem não se resolver nunca e resultar em extensa perda de células da orelha interna e gânglio espiral. Hegarty *et al.* (10) encontraram evidência de doença labiríntica por RM com contraste; esta técnica pode comprovar-se útil no futuro para confirmar o diagnóstico presuntivo de labirintite.

Paralisia Facial

O principal desafio diagnóstico na paralisia facial por doença supurativa da orelha é identificar a possibilidade de uma lesão neurodestrutiva *versus* neuropraxia a partir de toxicidade ou leve compressão e edema. Contudo, paralisia facial na presença de uma infecção subaguda, mastoidite coalescente aguda, mastoidite radiológica, petrosite ou otite média crônica, com ou sem colesteatoma, pode muito bem ser destrutiva, particularmente no segmento timpânico.

As técnicas topodiagnósticas típicas para identificação de local de lesão são úteis para confirmar o local intratemporal da lesão. Técnicas de grau de lesão, como o teste de excitabilidade do nervo, o teste de excitabilidade máxima do nervo, eletroneurografia e eletromiografia são ferramentas extremamente importantes, embora imperfeitas, para identificar uma lesão neurodestrutiva. RM com gadolínio é útil para identificar lesões neoplásicas e inflamatórias do nervo facial, mas ainda não podem determinar o grau de lesão. A ferramenta mais útil de todas é uma história cuidadosa detalhada da doença atual do paciente e história médica pregressa de doença da orelha, com uma tentativa específica de definir a fisiopatologia exata que pode estar envolvida em cada caso. Provavelmente é melhor errar em admitir uma lesão neurodestrutiva, quando em dúvida, e planejar para explorar o nervo.

Colesteatoma é de longe a causa mais comum de paralisia facial. A lesão caracteristicamente é mais comum nos segmentos timpânico e mastóideo superior; entretanto, o segmento labiríntico também pode ser comprometido em colesteatomas profundamente localizados na pirâmide petrosa. Degeneração e inflamação estão variavelmente presentes na área comprometida do nervo facial e podem ser parcialmente ou, mais raramente, completamente destrutivas do nervo facial. Tecido de granulação que invade o epinêurio é mais perigoso que matriz de colesteatoma; tecido de granulação pode infiltrar entre as fibras nervosas e, durante uma exploração cirúrgica, pode resultar na transecção do nervo.

Tecido de Granulação ou Abscesso Extradural

Na nossa experiência e na de outros, tecido de granulação ou abscesso extradural podem ser, e geralmente são, completamente ocultos pré-operatoriamente (2). Mesmo intra-operatoriamente, imensos abscessos extradurais podem passar despercebidos a não ser que cuidado seja tomado para observar a dura da fossa média e da fossa posterior, particularmente sobre o seio sigmóide, através do osso fino. Não é necessário remover o osso completamente para ver se a dura é normal ou anormal. Se houver alguma dúvida ou se a dura parecer anormal, é necessário remover o osso e inspecionar a dura diretamente. Em todos os casos cirúrgicos, tecido de granulação extradural deve ser esperado.

RM está se comprovando superior à TC para demonstrar lesões supurativas intracranianas e podem em última análise revelar-se capaz de identificar pequenas coleções de tecido de granulação e abscesso extradural. Empiemas extradurais maiores demonstram periferia hipointensa representando a dura desviada adjacente a uma coleção hiperintensa.

Tromboflebite do Seio Sigmóide

Tromboflebite do seio lateral ou sigmóide pode ser totalmente assintomática ou pode ser associada à clássica febre em picos ("cerca de estacas"), sinais macroscópicos de toxemia, torcicolo e embolização séptica. O trombo pode raramente propagar-se para dentro da veia jugular interna e do bulbo jugular, criando uma síndrome do forame jugular ou ser associada a trombose retrógrada das veias cerebrais, levando ao abscesso e/ou infarto cerebral (11). Caso a veia de Labbé seja trombosada, déficits de fala e linguagem poderiam ocorrer; conseqüências neurológicas graves, como coma ou morte, poderiam seguir-se. Fatores protrombóticos, como níveis elevados de lipoproteína apolipoproteína [Lp(a)], anticorpos à beta 2-glicoproteína e à cardiolipina, e heterozigosidade para mutação de fator V Leiden podem predispor os pacientes à trombose do seio sigmóide durante otite média aguda (12). Se o seio for obstruído, pode levar a um grau sério de hipertensão intracraniana. Ela é associada a tecido de granulação ou colesteatoma.

RM com e sem gadolínio comprovou-se uma ferramenta diagnóstica excepcionalmente boa para identificar grau importante de tromboflebite do seio sigmóide pela presença de sinal intraluminal aumentada em todos os planos e em todas as seqüências.

Abscesso Cerebral

Diagnosticar um abscesso cerebral pode ser difícil ou mesmo impossível, dependendo do estádio de formação do abscesso e sua apresentação clínica. Ele pode apresentar-se com febre, cefaléia e convulsões, mas geralmente não é tão óbvio. Um abscesso formado pode se apresentar com convulsão, perda de consciência ou um déficit neurológico focal. O abscesso pode ser associado a pressão intracraniana aumentada.

Um abscesso cerebral tem quatro estádios clínicos. Uma ampla variedade de excelentes imagens de TC, RM, macroscópicas e histológicas pode ser encontrada através do Google "imagens", abscesso cerebral (www.google.com). O primeiro estádio é a invasão (encefalite inicial), manifestada por febre de baixo grau, sonolência ou perda da capacidade de se concentrar, e cefaléia associada à sensação geral de mal-estar. Estes sintomas são sutis e freqüentemente despercebidos resolvendo-se espontaneamente após vários dias. O segundo estádio é o de localização (abscesso latente ou quiescente), clinicamente silencioso, sem sintomas e possivelmente com duração de semanas. Durante o terceiro é o de aumento (abscesso manifesto); um abscesso real forma-se na região da cerebrite precedente e produz sintomas focais de uma lesão de massa, convulsões ou perda de consciência. No quarto, terminação (ruptura do abscesso), o abscesso rompe-se para dentro do ventrículo ou para dentro do espaço subaracnóideo. Isto resulta em uma evolução rapidamente progressiva, freqüentemente fatal.

TC e RM com gadolínio identificam facilmente um centro hipointenso com uma cápsula hiperintensa em torno de um abscesso formado. RM oferece precisão adicional para identificar disseminação extraparenquimatosa (intraventricular ou subaracnóidea) do abscesso. Seqüências mais novas como ressonância magnética ponderada para difusão (DW-RM) comprovaram-se úteis para detecção e vigilância de um abscesso (13,14).

O dilema real está em ter um índice de suspeição suficientemente alto para obter uma RM para detectar o abscesso em desenvolvimento nos estádios I ou II ou para detectar um abscesso formado assintomático no estádio III. Novamente as ferramentas mais úteis são história e exame físico cuidadosos, minuciosos, com atenção a indicadores clínicos que sugiram uma complicação iminente, a qual pode facilmente incluir um abscesso cerebral (Tabela 58.2). Se houver alguma suspeita de que uma complicação possa estar ocorrendo, uma RM é aconselhada. Uma vez que os abscessos cerebrais podem levar várias semanas para se manifestar, o examinador deve se lembrar de que se uma RM foi pedida inicialmente, uma RM de repetição deve ser feita 2 a 3 semanas mais tarde e, ocasionalmente, outra vez 2 a 3 semanas depois da segunda vez se o índice de suspeição permanecer alto.

Hidrocefalia Otítica

Hidrocefalia otítica é definida como pressão intracraniana aumentada secundária a infecção aguda ou crônica da orelha média sem evidência de meningite ou abscesso subdural ou cerebral. Ela se apresenta caracteristicamente como cefaléia ou letargia em um paciente com uma infecção da orelha. RM identifica facilmente trombose do seio sigmóide com oclusão total. Mais freqüentemente papiledema está presente; entretanto, papiledema nem sempre é um preditor adequado de pressão intracraniana aumentada.

Meningite

Meningite bacteriana com seus três estádios clínicos e associados do líquido cerebrospinal (LCE) é razoavelmente fácil de diagnosticar em virtude da sua apresentação de cefaléia, febre, rigidez cervical e reflexos anormais como os de Kernig (incapacidade de estender completamente a perna) ou de Brudzinski (flexão ativa de quadril e joelho quando o pescoço é flexionado passivamente para a frente).

O principal dilema diagnóstico é identificar a via de disseminação às meninges e o organismo envolvido com a meningite associada à orelha. A maioria dos casos ocorre em crianças e por disseminação hematogênica de organismos tais como *H. influenzae* tipo B. Meningite e otite média pneumocócicas são comumente consideradas manifestações concomitantes de uma infecção sistêmica (15). Entretanto, em uma criança com início rápido de meningite dentro de horas após uma otite média aguda na qual o organismo ofensor é *S. pneumoniae* ou *H. influenzae* não tipável e na qual a criança tem uma perda auditiva neurossensorial congênita bilateral e possível déficit vestibular, uma malformação de Mondini deve ser suspeitada. Estas malformações permitem a comunicação anormal da orelha média com o LCE através da platina do estribo ou da janela redonda com o vestíbulo ou cóclea, respectivamente, e em última análise ao meato acústico interno. Elas são facilmente identificadas com TC de alta resolução. Adultos apresentando similarmente início rápido de meningite e otite média aguda em orelhas com audição normal ou perda auditiva condutiva devem ser suspeitados de ter uma meningoencefalocele comunicante através da dura da fossa média ou, ocasionalmente, da fossa posterior, ou um vazamento oculto de LCE em torno do gânglio geniculado ou através de uma fissura timpanomeníngea patente (HYRTL) (16,17).

Adultos ou crianças com meningite associada à otite média crônica devem ser suspeitados quanto à extensão de organismos infectantes diretamente através da dura. Meningite foi descrita após otite média aguda em pacientes após estapedotomia e implante coclear (18,19). Adicionalmente, é possível bactérias entrarem nas meninges através do labirinto por uma fístula induzida por colesteatoma.

Abscesso Subdural

Abscessos subdurais são raros e muito mais comuns com sinusite que com otite média. Em virtude do efeito de massa e da proximidade estreita ao córtex cerebral, acentuados déficits neurológicos irritativos focais, convulsões e perda rápida de consciência podem ser os sintomas de apresentação; apresentações mais sutis podem ocorrer.

TC com contraste intravenoso pode detectar estas lesões como coleções extracerebrais hipodensas (porém mais densas que o LCE) com uma orla medial se contrastando; entretanto, estas podem ser despercebidas com TC. RM sem contraste pode mostrá-las como baixa intensidade em imagens ponderadas para T1 e alta intensidade em imagens ponderadas para T2. Entretanto, RM com gadolínio (GD-DTPA) intravenoso é mais sensível para detectar estas lesões e tende a demarcar o abscesso como uma orla de intensificação de contraste (20).

Bacteriologia

O passo final no diagnóstico de todas as complicações é a identificação dos organismos específicos envolvidos na orelha e na complicação (Tabela 58.4). É importante lembrar que as culturas do corrimento do canal auditivo externo, da orelha média e da mastóide e da complicação intracraniana podem diferir; portanto, culturas independentes e sistemáticas destes vários locais, à medida que se tornem disponíveis, são importantes para dirigir a terapia antibiótica.

TRATAMENTO

O tratamento das complicações da otite média é a identificação de cada organismo envolvido na orelha e outros locais com a complicação, seguida por antibióticos culturoespecíficos e cirurgia da orelha e da complicação (Tabela 58.6). Os objetivos principais do tratamento são erradicar o organismo infeccioso, remover tecido de granulação destrutivo e obstrutivo e promover a drenagem da orelha e do local de complicação. Os antibióticos iniciais sugeridos para o local das complicações estão listados na Tabela 58.6. O paciente é prontamente admitido no hospital, e antibióticos são administrados parenteralmente. Mastoidectomia "apropriada para a doença da orelha", como visto na Tabela 58.6, refere-se às 3 categorias principais de vias de acesso cirúrgicas à mastóide e através dela: técnica de parede intacta do canal com acesso de recesso facial à orelha média; mastoidectomia radical modificada na qual pelo menos a tuba auditiva e geralmente a orelha média completa são separadas do ambiente externo por um enxerto de fáscia; e mastoidectomia radical na qual a membrana timpânica, martelo, bigorna e parede dos canais ósseos posterior e superior foram removidos e não reconstruídos. A técnica usada em um caso específico é mais bem deixada a experiência e julgamento do cirurgião envolvido e às nuances particulares do caso.

É importante lembrar que doenças incomuns, como granulomatose de Wegener, blastomicose, tuberculose, neoplasia, fungos e histiocitose X, especialmente no paciente imunocomprometido, podem-se apresentar como complicações bacterianas. Portanto, estudos laboratoriais e biopsia tecidual são mais que simples rotina no tratamento destes pacientes.

Mastoidite

Há controvérsia sobre se todos os casos de mastoidite aguda necessitam intervenção cirúrgica. Há evidência de que tratamento clínico isoladamente pode resultar em êxito apropriado. Entretanto, há evidência irresistível, derivada do estudo das complicações da doença supurativa da orelha, de que complicações mais sérias ou fatais podem originar-se de infecções inadequadamente tratadas ou diagnosticadas, especialmente se o acompanhamento for inadequadamente astuto. Portanto, aconselha-se que cirurgiões otológicos peritos e experientes sejam consultados nestes casos. Certamente intervenção cirúrgica é necessária nos casos de mastoidite crônica.

Petrosite

Vias de acesso laterais transmastóideas, perilabirínticas, para exenterar doença e drenar o ápice petroso são normalmente suficientes para resolver a infecção. Entretanto, se continuarem sinais e sintomas clínicos de infecção persistente, uma via de acesso pela fossa média ao ápice petroso pode ser necessária.

Labirintite

O tratamento da labirintite originada de otite média aguda é focalizado em limpar a infecção da orelha média tão rapidamente quanto possível com antibióticos e com miringotomia. Labirintite por infecção subaguda ou crônica exige exenteração da doença da orelha média e da mastóide. Matriz de colesteatoma sobre fístulas dos canais semicirculares pode ser removida se extremo cuidado for tomado para não lacerar o labirinto membranoso. Deve ser observado que fístulas profundas ou aquelas para a cóclea podem não ter um bom resultado e podem destruir a orelha se a matriz de colesteatoma for removida. Deixar um pequeno pedaço de matriz na fístula e retornar em data subseqüente em uma orelha estéril, ou marsupialização da área, pode ser uma maneira mais apropriada de tratar estes casos difíceis. Entretanto, deterioração da audição ainda pode ocorrer. É prudente cobrir estes pacientes profilaticamente com antibióticos, em uma tentativa de evitar labirintite supurativa e meningite.

Paralisia Facial

O tratamento da paralisia facial a partir de otite média aguda é dirigido à remoção da infecção da orelha média tão rapidamente quanto possível com antibióticos e miringotomia. Geralmente não é necessário tratamento mais extenso, a não ser que a infecção persista ou haja evidência de degeneração neural.

TABELA 58.6 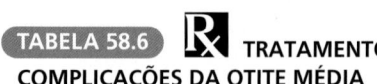 TRATAMENTO
COMPLICAÇÕES DA OTITE MÉDIA

Antibióticos iniciais (5,34)
Antibióticos iniciais apropriados, seguidos por antibióticos culturoespecíficos para a orelha e a complicação

Mastoidite aguda (subaguda) a partir de otite média aguda
- Vancomicina IV mais ceftriaxona (Rocephin) IV

Mastoidite a partir de otite média crônica
- Ciprofloxacina VO com ou sem clindamicina
- Piperacilina/tazobactam IV (Zosyn)

Meningite ou complicação intracraniana a partir de otite média aguda (34)
- Ceftriaxona

Meningite ou complicação intracraniana a partir de mastoidite crônica (34)
- Cefotaxima

Cirurgia e outro tratamento
Mastoidite aguda ou subaguda
- Miringotomia grande
- Mastoidectomia, técnica de parede intacta do canal com grande acesso de recesso facial à orelha média e remoção de granulações da orelha média

Mastoidite crônica
- Timpanoplastia e mastoidectomia, técnica de parede intacta do canal, com grande acesso de recesso facial à orelha média e remoção de granulações e colesteatoma de orelha média, se presentes
- Timpanoplastia e mastoidectomia radical modificada e remoção de granulações e colesteatoma da orelha média, se presentes

Petrosite
- Vias de acesso lateral, transmastóidea, perilabiríntica ao local infectado petroso profundo
- Vias de acesso extradurais, pela fossa média, com ou sem acessos laterais, ao local infectado petroso inatingível de outro modo ou recalcitrante

Labirintite a partir de otite média aguda
- Miringotomia

Labirintite a partir de infecção subaguda ou crônica
- Mastoidectomia (apropriada para a doença da orelha e experiência do cirurgião)
- Petrosectomia, se necessário
- Reparação de fístula labiríntica, se presente

Paralisia facial a partir de otite média aguda
- Miringotomia

Paralisia facial a partir de infecção subaguda ou crônica
- Mastoidectomia (apropriada para a doença da orelha)
- Exploração do nervo facial até osso adelgaçado do canal de Falópio e/ou até bainha epineurial do nervo. NÃO ABRIR BAINHA DO NERVO, ESPECIALMENTE PERINÊURIO
- Petrosectomia, se necessário

Abscesso/granulações extradurais
- Mastoidectomia (apropriada para a doença da orelha)
- Exposição de toda a dura doente até a dura normal
- Remoção do pus e excessivas granulações durais. NÃO ABRIR A DURA

Tromboflebite do seio sigmóide
- Mastoidectomia (apropriada para a doença)
- Exposição de toda a dura doente até a dura normal
- Remoção de excessivas granulações extradurais
- Palpar o seio, extraluminalmente. Aspiração com agulha pequena pode ser apropriada para diagnóstico adicional. NÃO PERFURAR A PAREDE DURAL MEDIAL
- Não é ordinariamente necessário abrir seio para remover coágulo; entretanto, se houver pus no seio, pode ser necessário evacuar pus, procurando não estabelecer fluxo sanguíneo
- Se demonstrados êmbolos a partir do seio (raro), pode ser necessário evacuar trombo séptico e anticoagular (23)

Hidrocefalia otítica
- Tratamento da tromboflebite do seio sigmóide
- Baixar hipertensão intracraniana
- Monitorizar a visão cuidadosamente

Abscesso cerebral
- Mastoidectomia (apropriada para a doença)
- Exposição de toda a dura doente até a dura normal
- Remoção de granulações durais em excesso
- Avaliação da integridade dural
- Parecer neurocirúrgico concomitante para tratamento do abscesso cerebral; freqüentemente, apenas antibióticos

Meningite a partir de otite média aguda
- Miringotomia
- Reparação de malformação de Mondini (com fáscia intralabiríntica e oclusão da janela redonda com cartilagem para segurar fáscia) ou de meningoencefalocele (com fáscia intracraniana e oclusão com cartilagem do defeito do tégmen para segurar fáscia), se presente (raro)

Meningite a partir de infecção subaguda ou crônica
- Mastoidectomia (apropriada para a doença)
- Exposição de toda a dura doente até a dura normal
- Remoção do excesso de granulações durais
- Avaliação da integridade dural; reparação de defeito dural se presente (raro)

Abscesso subdural a partir de otite média aguda
- Miringotomia
- Parecer neurocirúrgico para tratamento do abscesso subdural

Abscesso subdural a partir de infecção subaguda ou crônica
- Mastoidectomia (apropriada para a doença)
- Exposição de toda a dura doente até a dura normal
- Remoção do excesso de granulações durais

IV, intravenosa; VO, via oral.

Na maioria dos casos de infecção subaguda ou crônica, particularmente com evidência de degeneração neural, é necessária intervenção cirúrgica. Intervenção precoce é importante para um bom resultado (21). A finalidade da cirurgia é limpar a infecção da orelha média e da mastóide tão rapidamente quanto possível e remover as granulações perto do nervo facial. Para fazer isto, é importante adelgaçar o osso do canal de Falópio até um ponto em que a bainha possa ser inspecionada através de osso fino. Se a bainha estiver comprometida com colesteatoma ou tecido de granulação, é valiosa a remoção cuidadosa desta matriz de colesteatoma ou tecido de granulação. Deve ser enfatizado que a remoção do tecido de granulação, que pode estar entremeado com as fibras nervosas, pode facilmente causar destruição cirúrgica da seção transversa completa do nervo. Para evitar isto, não é recomendada ressecção mais profunda que o plano da superfície mais lateral do nervo. Como a bainha nervosa, particularmente o perinêurio, é uma barreira à infecção e como o tecido neural, por si próprio, não tem resistência à infecção, é muito importante não incisar a bainha do nervo.

Abscesso ou Tecido de Granulação Extradurais

O tratamento do tecido de granulação e abscesso extradurais começa com a descoberta. Ela depende de uma inspeção cuidadosa da dura do *tegmen tympani, tegmen mastoideum*, seio sigmóide e osso da fossa posterior medial ao triângulo de Trautmann (22). A dura pode ser adequadamente inspecionada adelgaçando-se o osso cuidadosamente; o osso não necessita ser removido para identificar dura normal ou anormal. Entretanto, é imperativo estender a mastoidectomia até estes limites; não é satisfatório simplesmente esculpir o osso ao longo do plano do tégmen e seio sigmóide. Se a dura parecer normal nestas áreas, nenhum trabalho adicional é necessário. Se a dura estiver anormal, o osso deve ser removido sobre a dura anormal até que a dura normal seja encontrada. Se um abscesso for encontrado, exposição drena satisfatoriamente o abscesso. Tecido de granulação em excesso deve ser removido com um instrumento rombo, raspando paralelamente ao plano da dura. Cuidado deve ser tomado para não perfurar a dura; algum tecido de granulação necessariamente será deixado. Nenhum tratamento cirúrgico adicional é necessário.

Tromboflebite do Seio Sigmóide

O tratamento da tromboflebite do seio sigmóide, parcialmente obstrutiva ou totalmente obstrutiva, consiste predominantemente em expor a dura doente e remover o excesso de tecido de granulação. Se hidrocefalia otítica estiver presente a partir de um seio sigmóide inflamado totalmente obstruído, o tratamento envolve adicionalmente baixar a hipertensão intracraniana e monitorizar a visão cuidadosamente (discutido mais tarde na seção sobre hidrocefalia otítica). A presença de um trombo séptico, ou um que libera êmbolos sépticos ou assépticos, é incomum. Nestas situações, aspirar cuidadosamente ou abrir o seio sigmóide e evacuar o trombo séptico e friável pode ser apropriado; cuidado deve ser tomado para não violar a parede medial do seio dural. Se ocorrer sangramento do seio sigmóide proximal, ele pode comumente ser controlado pela compressão extradural do seio com Surgicel colocado entre o osso do sulco sigmóide e a face mais lateral do seio dural. Ligadura da veia jugular interna para evitar embolização adicional de tecido ou material usado para controlar o sangramento cirúrgico poderia ser necessária. Surgicel intraluminal pode ser usado parcimoniosamente se necessário, mas somente depois que a ligadura da veia jugular interna tiver sido efetuada; entretanto, ela pode aumentar a sepse em casos gravemente infectados. Ligadura ou grampeamento hemostático do seio pode ser feito mas geralmente resulta em saída de LCE pelos furos de punção, o que geralmente é desaconselhável nos casos infectados. O uso de heparina pode ser útil (23).

Abscesso Cerebral

O tratamento do abscesso cerebral requer intervenção cirúrgica na orelha e tratamento do abscesso cerebral, com parecer neurocirúrgico. Tratamento cirúrgico do abscesso cerebral, como aspiração, pode ocorrer simultaneamente com a via de acesso cirúrgica à orelha, ou pode preceder a cirurgia da orelha se o problema intracraniano for de tal gravidade que é melhor fazê-lo primeiro. Pressão intracraniana aumentada pode ocorrer. Nestes casos, provavelmente é prudente baixar a pressão intracraniana e aspirar o abscesso antes do acesso cirúrgico à orelha. Antibióticos intravenosos são o tratamento predominante do abscesso cerebral e são ocasionalmente recomendados como tratamento exclusivo. Entretanto, hospitalizações mais curtas, melhor isolamento dos organismos ofensores, e melhores resultados iniciais e em longo prazo podem ser obtidos por antibióticos e uma via de acesso cirúrgica ao abscesso.

Os acessos cirúrgicos ao abscesso incluem aspiração, drenagem aberta e excisão. É geralmente admitido que aspiração é satisfatória, exceto em casos nos quais ar é encontrado dentro do abscesso intracraniano; ar dentro do abscesso é indicador de uma extensão direta de um espaço pneumatizado ao abscesso. Nos casos de extensão direta, foi eficaz a drenagem transmastóidea percutânea guiada por TC ao abscesso. Epilepsia e focos epilépticos podem ocorrer e parecem ser mais freqüentes após excisão do abscesso; assim, profilaxia anticonvulsiva pode apropriadamente ser considerada.

Hidrocefalia Otítica

O tratamento da hidrocefalia otítica exige mastoidectomia apropriada à doença, exposição de toda a dura doente até a dura normal e remoção do excesso de tecido de granulação extradural. Uma inserção delicada de uma seringa hipodérmica ou uma pequena abertura do seio pode ser aconselhável para identificar um trombo séptico ou um abscesso intraluminal. Este trombo, no entanto, é freqüentemente identificável pelo quadro clínico de uma febre alta, com pontas, intermitente, embora um abscesso mascarado seja possível. Geralmente, o trombo é altamente organizado e fibrótico. Não é aconselhável tentar fazer uma trombectomia, exceto o suficiente para avaliar um abscesso, por causa do potencial de liberar êmbolos e romper o seio intracranialmente. Se trombectomia parcial intraluminal for necessária, a veia jugular interna deve ser ligada. Geralmente, tratar a mastóide e tudo que é necessário cirurgicamente. O tratamento da hidrocefalia otítica se estende por meses além do acesso cirúrgico inicial ao seio. Ele se destina a baixar clinicamente a hipertensão intracraniana e monitorar cuidadosamente a condição do paciente quanto a cegueira progressiva e hérnia cerebral; um *shunt* ventricular pode ser necessário.

O tratamento inicial com acetazolamida, prednisona e repetidas punções lombares pode não baixar satisfatoriamente a hipertensão intracraniana. Furosemida e manitol tendem a atuar sinergisticamente, a resultar em abaixamento mais rápido da pressão intracraniana, e a permanecer com efeito por um período mais longo de tempo do que qualquer dos agentes usado sozinho. O uso combinado de manitol e retirada intermitente de LCE também cria algum sinergismo. Entretanto, o efeito do manitol pode durar apenas cerca de 4 horas, e o efeito da retirada de LCE pode baixar a pressão durante apenas cerca de 1 hora. Foi observado que barbitúricos em altas doses baixam eficazmente a hipertensão intracraniana resistente (24). *Shunts* lomboperitoneais percutâneos são eficazes em longo prazo para reduzir a hipertensão intracraniana. Ocasionalmente, todas estas medidas, inclusive *shuntagem* lomboperitoneal, não logram reverter a deterioração visual progressiva; nestes casos, a fenestração da bainha do nervo óptico comprovou-se eficaz (25). Em raras situações, um *bypass* venoso de um seio lateral para a veia jugular poderia comprovar-se eficaz (26).

O monitoramento de alteração visual nestes pacientes inclui monitorizar não apenas a acuidade visual mas os campos visuais. Ocasionalmente, redução de campos visuais precede alteração da acuidade visual.

Meningite a partir de Otite Média Aguda

Antibióticos intravenosos e miringotomia são os sustentáculos do tratamento da meningite bacteriana aguda associada a otite média. Entretanto, em casos nos quais uma malformação de Mondini ou uma meningoencefalocele é diagnosticada, a reparação da malformação de Mondini ou meningoencefalocele é necessária para o objetivo do tratamento da meningite. Provavelmente é prudente estender o tratamento um pouco mais para cobrir o período perioperatório.

Apesar de tratamento antibiótico eficaz, cerca de um terço dos sobreviventes de meningite sofre seqüelas como transtornos do comportamento, retardo mental e surdez, que são consideradas causadas por mediadores inflamatórios como as citocinas. Dexametasona recentemente demonstrou reduzir estas seqüelas inflamatórias e não interferir com o tratamento antibiótico (27).

Meningite a partir de Mastoidite Subaguda ou Crônica

Na meningite a partir de mastoidite subaguda ou crônica, uma extensão direta para as meninges, é mais freqüentemente o caso; assim, são encontrados organismos resistentes Gram-negativos e anaeróbicos. Cefalosporinas de terceira geração, especialmente ceftriaxona (Rocephin) e cefotaxima (Claforan) intravenosas, penetram a barreira hematoencefálica e constituem boas escolhas iniciais (5,28).

Cirurgicamente, é importante exenterar a doença da orelha cuidadosamente, expor toda a dura doente, e remover o excesso de tecido de granulação dural. Também é imperativo inspecionar cuidadosamente a dura que está doente, quanto a perfuração, e evacuar quaisquer abscessos imediatamente associados, em qualquer dos lados da dura. A cronologia e o planejamento destas operações, concomitante ou seqüencialmente, imediatamente ou retardada, necessariamente tem que ser estabelecida pelo cirurgião otológico e o neurocirurgião. Pequenos reparos durais, mesmo em face de infecção, podem facilmente ser feitos através da orelha média e da mastóide durante a cirurgia inicial.

Abscesso Subdural

O tratamento do abscesso subdural a partir de otite média aguda consiste em remover a infecção da orelha tão rapidamente quanto possível com antibióticos intravenosos e miringotomia e tratar o abscesso subdural. Empiemas subdurais a partir de infecções da orelha subagudas ou crônicas exigem mastoidectomia, apropriada para a doença, e exploração cuidadosa na dura com remoção de tecido de granulação excessivo. O tratamento do abscesso subdural geralmente exige drenagem por furos de broca separados ou craniotomia e definitivamente a instituição de antibióticos parenterais em longo prazo.

COMPLICAÇÕES DO TRATAMENTO

A Tabela 58.7 resume as possíveis complicações do tratamento.

Complicações de Antibióticos ou Drenagem Inadequados

As complicações que se originam do tratamento são predominantemente aquelas de omissão, tratamento inadequado ou diagnósticos errados. As complicações resultantes podem ser uma ou mais das 10 complicações da doença supurativa da orelha. É importante lembrar que as complicações insuficientemente tratadas tendem mais a se estender medialmente para dentro da cavidade intracraniana que externamente.

Complicações da Cirurgia

O segundo grupo de complicações do tratamento é o daquelas secundárias à exenteração cirúrgica e procedimentos de drenagem (Tabela 58.7). Todas as complicações que podem originar-se da cirurgia da orelha média e da mastóide podem certamente ocorrer adicionalmente ao tratar estas complicações. Entretanto, em virtude da natureza extensa da doença, que inclui excessivo tecido de granulação e padrões inusuais de erosão óssea, os riscos cirúrgicos são aumentados tanto para as estruturas dentro do osso temporal quanto para aquelas dentro do crânio. Algumas destas complicações merecem menção especial.

Excessiva Perda Sanguínea

Perda sanguínea excessiva, particularmente em crianças, pode ser uma complicação inesperada da mastoidectomia. O tecido de granulação pode ser extremamente vascular na mastoidite aguda ou subaguda, e 250 a 300 mL de sangue podem ser perdidos rapidamente durante o curso da mastoidectomia. Esta perda sanguínea continua até que todo o tecido de granulação seja removido. Se a anatomia, ou a perícia do operador, dificultar a mastoidectomia rápida e se perda sanguínea excessiva ainda estiver ocorrendo, provavelmente é mais prudente parar a operação nesse ponto e retornar em uma data mais tarde depois que os antibióticos tenham tido um período mais longo durante o qual funcionarem.

Hérnia Cerebral

Hérnia cerebral merece menção especial, tanto como complicação potencial da doença quanto como complicação de intervenção diagnóstica ou terapêutica. É bem sabido que punção lombar na presença de pressão intracraniana elevada, particularmente com evidência de uma lesão de massa, pode resultar em parada respiratória, compressão da medula cervical, hérnia transtentorial com compressão cerebral e do tronco cerebral e infarto. Papiledema nem sempre é um preditor adequado de hipertensão intracraniana perigosa ou uma possível complicação da punção lombar. Diversos marcos anatômicos importantes vistos em TC ou RM que ajudam a identificar pacientes em risco de hérnia cerebral são desvio lateral de estruturas da linha mediana, perda das cisternas supraquiasmática e basilar, obliteração do quarto ventrículo, e obliteração das cisternas cerebelar superior e da placa quadrigêmea com poupança da cisterna ambiente. Assessoramento neurocirúrgico imediato durante qualquer punção lombar necessária nestes casos é prudente.

Hérnia cerebral é diagnosticada por RM ou TC, demonstrando coisas tais como hérnia das tonsilas cerebelares para dentro do forame magno, hérnia do lobo temporal, hérnia do unco enchendo a cisterna perimesencefálica homolateral, e o desaparecimento da cisterna perimesencefálica. Respostas evocadas auditivas do tronco cerebral e particularmente potenciais evocados somatossensitivos também foram constatados sensíveis à pressão intracraniana aumentada; lesão cerebral grave pode ocorrer se a pressão intracraniana exceder 30 mmHg, o que exige descompressão dentro de 1,5 hora (29). Algumas das medidas eficazes para reduzir a hipertensão intracraniana encontram-se discutidas na seção sobre tratamento da hidrocefalia otítica anteriormente neste capítulo.

Êmbolos Pulmonares

Êmbolos pulmonares, uma muito rara complicação potencial da tromboflebite do seio sigmóide, pode-se manifestar súbita e catastroficamente com colapso cardiovascular e respiratório; por outro lado, o início pode ser sutil. Cintigrafia de ventilação-perfusão usando gases marcados com radioisótopos tornaram-se o padrão para o diagnóstico precoce. Angiografia pulmonar é reservada para a confirmação. Anticoagulação é apropriada. Trombólise usualmente não é recomendada (30).

Embolia Gasosa

Embolia gasosa é possível durante a manipulação do seio sigmóide. Embolia gasosa durante cirurgia pode resultar em coma e convulsões, uma variedade de condições descerebradas, cegueira cortical, e colapso car-

TABELA 58.7 COMPLICAÇÕES DO TRATAMENTO

Tratamento inadequado ou falha em tratar agressivamente

Mastoidite
- Abscesso subperióstico
- Osteíte/osteomielite do crânio
- Petrosite
- Paralisia facial
- Todas as complicações intracranianas

Petrosite
- Osteíte/osteomielite do crânio
- Ruptura de carótida
- Paralisia facial
- Todas as complicações intracranianas

Labirintite
- Perda auditiva neurossensorial progressiva
- Hidropisia endolinfática retardada
- Vertigem posicional paroxística benigna
- Labirintite supurativa
- Meningite
- Paralisia facial

Paralisia facial
- Destruição permanente do nervo facial
- Fístula labiríntica

Granulação e/ou abscesso extradural
- Todas as complicações intracranianas

Tromboflebite do seio sigmóide
- Propagação de trombo ao seio sagital e/ou veia jugular interna
- Êmbolos pulmonares
- Abscesso cerebral
- Hidrocefalia otítica

Abscesso cerebral
- Meningite
- Ventriculite
- Hérnia cerebral
- Cerebrite difusa/abscessos múltiplos
- Distúrbio convulsivo
- Déficits neurológicos focais
- Morte

Hidrocefalia otítica
- Cegueira
- Hérnia cerebral
- Morte

Meningite
- Abscesso cerebral
- Abscesso subdural
- Retardo
- Surdez
- Múltiplos déficits neurológicos
- Morte

Abscesso subdural
- Convulsões
- Coma
- Déficits neurológicos focais
- Meningite
- Morte

Complicações da exenteração e drenagem cirúrgicas

Durante miringotomia
- Laceração da pele do canal
- Laceração excessiva da membrana timpânica
- Fratura de ossículos
- Laceração do bulbo jugular
- Laceração da artéria carótida interna
- Fístula traumática da janela oval ou redonda
- Laceração do nervo facial
- Meningite

Durante mastoidectomia
- Infecção da ferida
- Perfuração dural
- Otorréia ou rinorréia cerebrospinal
- Hérnia cerebral
- Laceração do seio sigmóide
- Contusão ou laceração do nervo facial
- Ruptura ossicular
- Perda auditiva neurossensorial
- Fístula labiríntica
- Perda sanguínea excessiva

Durante petrosectomia
- As mesmas da mastoidectomia, com risco aumentado
- Laceração da artéria carótida interna
- Infarto do lobo temporal

Durante exploração do nervo facial
- As mesmas da mastoidectomia, com risco aumentado
- Destruição total do nervo facial

Durante tratamento de fístula labiríntica por colesteatoma
- Deterioração da orelha interna se matriz permanecer
- Perda súbita da função da orelha interna durante remoção da matriz
- Meningite

Durante labirintectomia
- Certa perda de audição e função do equilíbrio unilateral
- As mesmas da mastoidectomia, com risco aumentado, especialmente lesão do nervo facial

Durante punção lombar
- Hérnia cerebral
- Cefaléia "espinhal"
- Déficit neural de extremidade inferior
- Meningite

Durante remoção de tecido de granulação dural
- Otorréia cerebrospinal
- Meningite

Durante exploração do seio sigmóide
- Hemorragia externamente
- Hemorragia para dentro da fossa posterior
- Êmbolos cardíacos ou pulmonares
- Êmbolos de ar

Durante aspiração de abscesso cerebral
- Meningite
- Ventriculite
- Cerebrite
- Hemorragia intracerebral

Durante drenagem subdural
- Meningite
- Contusão ou infarto cerebral

diovascular e pulmonar com importante lesão pulmonar. Embolia gasosa cria insuficiência cardíaca direita súbita, que pode responder intra-operatoriamente à oclusão do sangramento venoso, virar o paciente sobre o seu lado esquerdo, colocar a mesa em Trendelenburg, aspirar ar do cateter venoso central, inundar a ferida com soro fisiológico, dar oxigênio 100% e parar a administração de óxido nitroso, possivelmente administrar dobutamina ou efedrina, e aplicar medidas de suporte para hipotensão e arritmias (31). O fundamento do tratamento mais longo é oxigênio hiperbárico administrado tão rapidamente quanto possível.

EMERGÊNCIAS

A Tabela 58.8 resume as emergências que podem surgir em doença supurativa da orelha.

Definição
Todas as complicações de doença supurativa da orelha representam emergências. Entretanto, algumas emergências exigem menção especial. Nestas condições, avaliação ou tratamento imediato é necessário para evitar ou minimizar morbidade ou mortalidade importante. Estas podem ser consideradas emergências verdadeiras.

Apresentação Doença como Emergência

Vertigem e Nistagmo com Infecção da Orelha
O paciente que se apresenta com vertigem aguda, nistagmo e diminuição associada na audição deve ser avaliado imediatamente quanto à presença ou ausência de infecção da orelha média ou mastóide. Se essa infecção estiver presente ou se um colesteatoma estiver presente, há um potencial imediato de labirintite supurativa seguida por meningite dentro de minutos a horas. Não é possível separar labirintite serosa de labirintite supurativa, e não é possível pressupor com confiança que não ocorrerá labirintite supurativa. Os pacientes afetados devem ser admitidos imediatamente no hospital e colocados sob terapia antibiótica apropriada e tratamento local da orelha conforme previamente mencionado. Quando a condição se resolver, o paciente pode ter permissão de deixar o hospital sob continuação da terapia, se necessário.

Paralisia Facial com Infecção da Orelha
Os pacientes que se apresentam com paralisia facial de neurônio motor inferior associada a orelha aguda ou cronicamente infectada devem ser avaliados imediatamente quanto a uma lesão destrutiva neural. Estes pacientes são mais bem tratados inicialmente no hospital com antibióticos intravenosos e cirurgia, se apropriado. Exceto a miringotomia, que deve ser feita imediatamente na presença de uma supuração aguda, é melhor retardar mastoidectomia e intervenções cirúrgicas adicionais até que concentrações apropriadas de antibióticos sejam atingidas.

Cefaléia e Letargia/Coma
Pacientes em coma são imediatamente reconhecidos como estando em uma condição emergencial, independentemente da causa. Entretanto, os pacientes com infecções da orelha queixando-se de cefaléia ou letargia à apresentação ou no passado recente devem ser avaliados imediatamente quanto a abscesso cerebral, hidrocefalia otítica, meningite e abscesso subdural.

Convulsão
Um paciente apresentando-se com convulsão após uma infecção aguda ou crônica recente, passada ou atual da orelha é suspeito de ter um abscesso cerebral. Em muitos casos, a infecção da orelha ter-se-á resolvido, mas uma história cuidadosa pode revelar uma evolução incomum protraída durante a resolução. Colesteatomas ocultos ou quiescentes não são infreqüentes neste grupo de pacientes.

Déficits Neurológicos Focais
Todos os pacientes que se apresentam com déficits neurológicos focais necessitam avaliação imediata e cuidadosa. Avaliação perita das orelhas e seios paranasais é imperativa para evitar diagnóstico retardado de infecções sutis ou ocultas capazes de produzir abscessos cerebrais e abscessos subdurais que possam levar a estes déficits.

Meningismo
Meningismo é um sinal óbvio de irritação meníngea e uma emergência óbvia. Meningite é a causa mais comum de meningismo; entretanto, ventriculite a partir de um abscesso cerebral roto ou a presença de um abscesso subdural podem-se apresentar desta maneira. Novamente, história e exame físico cuidadosos e peritos de orelhas e seios paranasais são necessários. Pacientes com meningismo devem ser imediatamente admitidos ao hospital para avaliação e tratamento adicionais.

Emergências Durante o Tratamento
Hérnia cerebral, êmbolo aéreo e tromboêmbolo são condições de máxima urgência e já foram discutidos em detalhe na seção sobre complicações.

Ruptura de Carótida
Ruptura da artéria carótida interna para dentro de uma cavidade mastóidea radical ou para dentro da ore-

lha média atrás de um tímpano intacto constitui uma condição rara e extremamente urgente, que é óbvia para todos os presentes. Entretanto, a identificação de um paciente tendente à ruptura da carótida através da orelha é muito mais sutil. Os candidatos a ruptura de carótida são aqueles nos quais a artéria carótida interna, imediatamente anterior à cóclea, está exposta à atmosfera ou infecção persistente como resultado de destruição, remoção do canal carotídeo ósseo por intervenção cirúrgica ou doença, particularmente osteorradionecrose com infecção, malignidade ou otite externa "maligna" necrosante. Ocasionalmente, é necessário remover uma parte do canal carotídeo para remover completamente a doença. A seguir, é imperativo cobrir a carótida com tecido como gordura, fáscia ou um retalho miocutâneo.

Ruptura da carótida pode ser controlada com pressão digital até o controle definitivo da área por embolização com balão ou ligadura acima e abaixo da perfuração. Depois disto, tecido viável sadio deve ser colocado sobre o local de ruptura e a carótida.

Redução dos Campos ou Acuidade Visuais

Os pacientes com complicações intracranianas, particularmente tromboflebite obstrutiva do seio sigmóide, podem se apresentar com pressão intracraniana aumentada ou podem desenvolver pressão aumentada durante avaliação e tratamento. A redução dos campos visuais ou da acuidade visual constitui verdadeiramente uma emergência. O tratamento foi discutido na seção sobre o tratamento da hidrocefalia otítica. O ponto de ênfase aqui, no entanto, é que a pressão intracraniana aumentada pode ocorrer durante o tratamento ou, se presente inicialmente, pode persistir durante meses com flutuações apesar do tratamento. Portanto, monitoramento cuidadoso dos campos visuais e da acuidade visual é necessário durante toda a avaliação e o curso do tratamento até que a complicação se tenha resolvido completamente.

OPORTUNIDADES FUTURAS

O campo das complicações intracranianas e intratemporais está amplamente aberto à investigação sistemática. Muito pouco se sabe acerca da fisiopatologia destas complicações. A resposta pode residir na natureza dos organismos invasivos e no sinergismo patogênico dos micróbios anaeróbicos e microaerófilos e formação de biopelícula. A resposta do hospedeiro certamente desempenha um papel; isto é mais óbvio nos pacientes imunocomprometidos. Entretanto, é menos óbvia a capacidade diferencial de algumas pessoas, de gerar quantidades excessivas de tecido de granulação obstrutivo e destrutivo.

A raridade de muitas destas condições torna extremamente difícil a investigação da complicação no organismo total; entretanto, perguntas importantes relacionadas com estas complicações e são relevantes a problemas comuns, como otite média com efusão ou otite média crônica com perfuração, podem ser feitas. Quais são as condições sob as quais o epitélio de superfície é ulcerado? Que mediadores incitam diferencialmente tecido de granulação? O que é sinergístico com estes mediadores? O que os desliga depois que começaram? Como os organismos se movem de um plano tecidual para outro? Um excelente exemplo de investigação de ciência básica levando a uma compreensão progressiva da fisiopatologia do colesteatoma é o trabalho de toda a vida de Chole (32).

PONTOS IMPORTANTES

- Há 10 complicações básicas da doença supurativa da orelha, 4 intratemporais e 6 intracranianas.
- Sinais clínicos de complicações iminentes são a persistência ou recorrência de infecção aguda dentro de 2 semanas de tratamento ou a persistência de corrimento fétido apesar do tratamento.
- Dor persistente de baixa intensidade de 1 semana de duração durante tratamento antibiótico específico para otite média supurativa sugere fortemente o diagnóstico de "mastoidite mascarada".
- Dor retroorbitária durante infecção da orelha, um sinal-chave de petrosite, muitas vezes não é relatado voluntariamente; tem que ser obtido especificamente da história.
- Tecido de granulação extradural sobre o seio sigmóide é previsível na mastoidite e é a chave para três complicações intracranianas adicionais (tromboflebite do seio sigmóide, abscesso cerebral, hidrocefalia otítica).
- Anaeróbios são encontrados freqüentemente na mastoidite mascarada ou mastoidite com abscesso subperióstico e não são encontrados na otite média aguda.
- O organismo mais freqüentemente causador de meningite, associado a otite média supurativa, é *Streptococcus pneumoniae*.
- *Streptococcus faecalis*, *Proteus* sp. e *Bacteroides fragilis* são mais freqüentemente encontrados em abscessos cerebrais.
- *Pseudomonas aeruginosa*, *Bacteroides* sp. e estreptococos anaeróbicos são mais comumente encontrados em associação com colesteatoma.
- A ausência de, ou resolução de, um abscesso subperióstico pode permitir que uma complicação intracraniana séria se desenvolva em virtude de uma mastoidite não reconhecida e insuficientemente tratada.
- Tratamento cirúrgico adequado da maioria das complicações intracranianas e intratemporais exige a visualização através de osso fino ou exposição real da dura da fossa média e seio sigmóide. Deixar de fazer isto pode resultar em erro de diagnóstico e tratamento insuficiente de complicações intracranianas sérias.
- Um chamado para ver um paciente com vertigem periférica, nistagmo e perda auditiva constitui uma emergência verdadeira até que seja estabelecido que a orelha média está normal.

REFERÊNCIAS

1. Neely JG. Facial nerve and intracranial complications of otitis media. In: Jackler RK, Brackmann DE, eds. *Neurotology*, 2nd ed. Philadelphia: Elsevier, Mosby, 2005:912-925.
2. Greenberg J, Manolidis S. High incidence of complications encountered in chronic otitis media surgery in a U.S. metropolitan public hospital. *Otolaryngol Head Neck Surg* 2001;125:623-627.
3. Relman D, Falkow S. A molecular perspective of microbial pathogenicity. In: Mandell G, Bennett J, Dolin R, eds. *Mandell, Douglas, and Bennett's principles and practice of infectious disease*, Vol. 1, 5th ed. Philadelphia: Churchill Livingstone, 2000:2-12.
4. Finegold S. Anaerobic bacteria: general concepts. In: Mandell G, Bennett J, Dolin R, eds. *Mandell, Douglas, and Bennett's principles and practice of infectious disease*, Vol. 2. Philadelphia: Churchill Livingstone, 2000:2518-2575.
5. Fairbanks DN. *Antimicrobial therapy in otolaryngology-head and neck surgery*, 11th ed. Alexandria, VA: American Academy of Otolaryngology-Head and Neck Surgery Foundation, 2003.
6. Bluestone CD. Clinical course, complications and sequelae of acute otitis media. *Pediatr Infect Dis J* 2000;19(5):S37-S465.
7. Agarwal A, Lowry P, Isaacson G. Natural history of sigmoid sinus thrombosis. *Ann Otol Rhinol Laryngol* 2003;112:191-194.
8. Shiao A-S, Guo Y-C, Hsieh S-T, Tsai T-L. Bacteriology of medically refractory acute otitis media in children: a 9-year retrospective study. *Int J Pediatr Otorhinolaryngol* 2004;68:759-765.
9. Luntz M, Brodsky A, Nusem S, et al. Acute mastoiditis–the antibiotic era: a multicenter study. *Int J Pediatr Otorhinolaryngol* 2001;57:1-9.
10. Hegarty J, Patel S, Fischbein N, et al. The value of enhanced magnetic resonance imaging in the evaluation of endocochlear disease. *Laryngoscope* 2002;112:8-17.
11. Ozer E, Sivasli E, Bayazit YA, et al. Otogenic cerebral venous infarction: a rare complication of acute otitis media. *Int J Pediatr Otorhinolaryngol* 2003;67:1019-1021.
12. Kornreich L, Yaniv I, Tamary H. Prothrombotic factors in children with otitis media and sinus thrombosis. *Laryngoscope* 2004;114:90-95.
13. Mikami T, Saito K, Kato T, et al. Detection and characterization of the evolution of cerebral abscesses with diffusion-weighted magnetic resonance imaging–two case reports. *Neurol Med Chir (Tokyo)* 2002;42(2):86-90.
14. Leuthardt E, Wippold FN, Oswood M, Rich K. Diffusion-weighted MR imaging in the preoperative assessment of brain abscesses. *Surg Neurol* 2002;58:395-402.
15. Rasmussen N, Johnsen N, Bohr V. Otologic sequelae after pneumococcal meningitis: a survey of 164 consecutive cases with a follow-up of 94 survivors. *Laryngoscope* 1991;101:876-882.
16. Neely JG. Classification of spontaneous cerebrospinal fluid middle ear effusion: review of 49 cases. *Otolaryngol Head Neck Surg* 1985;93:625-634.
17. Gulya Al, Schuknecht HE. *Anatomy of the temporal bone with surgical implications*, 2nd ed. New York: Parthenon Publishing Group, 1995.
18. Arnold W, Bredberg G, Gstottner W, et al. Meningitis following cochlear implantation: pathomechanisms, clinical symptoms, conservative and surgical treatments. *ORL J Otorhinolaryngol Relat Spec* 2002;64:382-389.
19. Nielsen T, Thomsen J. Meningitis following stapedotomy: a rare and early complication. *J Laryngol Otol* 2000;114:781-783.
20. Komori H, Takagishi T, Otaki E, et al. The efficacy of MR imaging in subdural empyema. *Brain Dev* 1992;14:123-125.
21. Harker L, Pignatari S. Facial nerve paralysis secondary to chronic otitis media without cholesteatoma. *Am J Otol* 1992;13:372-374.
22. Glasscock ME, Shambaugh GE, Johnson GD. *Surgery of the ear*, 4th ed. Philadelphia: WB Saunders, 1990.
23. Lin D, Reeck J, Murr A. Internal jugular vein thrombosis and deep neck infection from intravenous drug use: management strategy. *Laryngoscope* 2004;114:56-60.
24. Wilberger J, Cantella D. High-dose barbiturates for intracranial pressure control. *New Horiz* 1995;3:469-473.
25. Friedman D, Jacobson D. Idiopathic intracranial hypertension. *J Neuroophthalmol* 2004;24(2):138-145.
26. Sekhar L, Tzortzidis F, Bejjani G, et al. Saphenous vein graft by pass of the sigmoid sinus and jugular bulb during the removal of glomus jugulare tumors. Report of two cases. *J Neurosurg* 1997;86:1036-1041.
27. Lutsar I, Friedland I, Jafri H, et al. Factors influencing the antiinflammatory effect of dexamethasone therapy in experimental pneumococcal meningitis. *J Antimicrob Chemother* 2003;52:651-655.
28. Singh J, Burr B, Stringham D, et al. Commonly used antibacterial and antifungal agents for hospitalised paediatric patients: implications for therapy with an emphasis on clinical pharmacokinetics. *Paediatr Drugs* 2001;3:733-761.
29. Kawahara N, Sasaki M, Mii K, et al. Reversibility of cerebral function assessed by somatosensory evoked potentials and its relation to intracranial pressure–report of six cases with severe head injury. *Neurol Med Chir (Tokyo)* 1991;31:264-271.
30. Buller H, Agnelli G, Hull R, et al. Antithrombotic therapy for venous thromboembolic disease: the Seventh ACCP Conference on Antithrombotic and Thrombolytic Therapy. *Chest* 2004;126[3 Suppl]:4015-4285.
31. Archer D, Pash M, MacRae M. Successful management of venous air embolism with inotropic support. *Can J Anaesth* 2001;48:204-208.
32. Chole R, Faddis B. Evidence for microbial biofilms in cholesteatomas. *Arch Otolaryngol Head Neck Surg* 2002;128:1129-1133.

CAPÍTULO 59

Traumatismos da Orelha Média e do Osso Temporal

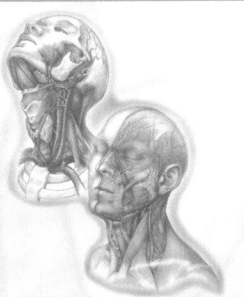

Rodney Diaz • Hilary A. Brodie

Traumatismo do osso temporal pode resultar em importante morbidade e, raramente, mortalidade. O osso temporal abriga ou encapsula muitas estruturas importantes, todas as quais estão em risco de lesão em caso de trauma do osso temporal. Estas incluem nervo facial, nervo vestibulococlear, cóclea e labirinto, cadeia ossicular, membrana timpânica, meato acústico externo, articulação temporomandibular, nervos cranianos inferiores, veia jugular e artéria carótida. Dano a cada estrutura anatômica pode levar a seqüelas características em longo e curto prazos.

Estruturas intracranianas adjacentes como lobo temporal e meninges, nervo abducente e tronco cerebral também podem ser lesados no caso de fratura do osso temporal. Fratura do osso temporal pode expor conteúdo intracraniano ao meio externo, resultando em fístula de líquido cerebrospinal (LCE), meningite e hérnia cerebral.

Além de induzirem manifestações pela lesão direta destas estruturas, as fraturas do osso temporal podem ter complicações intracranianas associadas, como hematomas epidurais ou subdurais, contusão ou hemorragia intraparenquimatosa, edema cerebral, encefalopatia pós-traumática e pressão intracraniana elevada. Sintomas neurotológicos também podem resultar de forças de cisalhamento dentro do tecido cerebral com ruptura de vasos, axônios, dendritos e sinapses (1).

EPIDEMIOLOGIA

Os traumatismos do crânio lateral aumentaram com o advento da tecnologia moderna. A principal causa de fratura do osso temporal é o comprometimento em acidentes de veículos a motor (2). No passado, 75% dos acidentes de veículos a motor resultaram em traumatismo craniano. O uso crescente de cintos de segurança e o advento dos *airbags* frontais e em cortinas laterais poderá, no entanto, alterar estas estatísticas no futuro. Quando o trauma craniano é de suficiente magnitude para fraturar o crânio, 14% a 22% dos traumatizados sofrem uma fratura de osso temporal (3,4). Na maior série de fraturas do osso temporal descrita até agora, 31% das fraturas do osso temporal na população geral resultaram de acidentes de veículos a motor (2). Agressão foi a segunda causa mais comum, seguida por quedas e acidentes de motocicleta. Lesões de pedestres, acidentes de bicicleta, trauma por arma de fogo, todos os acidentes de veículos terrestres, lesões esportivas e traumatismos diversos responsabilizaram-se por um quarto de todos os casos (2) (Fig. 59.1). A etiologia mais comum de lesão nas fraturas do osso temporal específicas da população pediátrica é dividida igualmente entre acidentes de veículos a motor e quedas (entre 30% a 60% cada) (5–9).

Fraturas do osso temporal são descritas ocorrendo em todos os grupos etários, com mais de 70% das fraturas acontecendo na segunda, terceira e quarta décadas de vida (2). Estas fraturas ocorrem predominantemente em homens, com uma proporção de 3:1 a 4:1 de homens para mulheres afetados (2,10). A predisposição a fraturas do osso temporal em homens é atribuída não a uma fraqueza estrutural inerente do crânio masculino *versus* o feminino, mas em vez disso ao maior envolvimento dos homens em muitas das atividades de risco acima. Isto é evidenciado pelo fato de os traumas cranianos em geral também obedecerem a proporção de 4:1 de homens para mulheres (10).

Em um estudo prospectivo de 350 pacientes consecutivos tratados de traumatismo craniano, 10% revelaram ter fraturas do osso temporal na avaliação radiográfica, usando-se tomografia computadorizada (TC) helicoidal, enquanto apenas 6% manifestaram sinais clínicos de fratura do osso temporal à avaliação primária (10). Grandes revisões retrospectivas em centros de trauma nível I observaram uma incidência de fratura do osso temporal em 2% a 4% dos pacientes de traumatismo craniano (11,12).

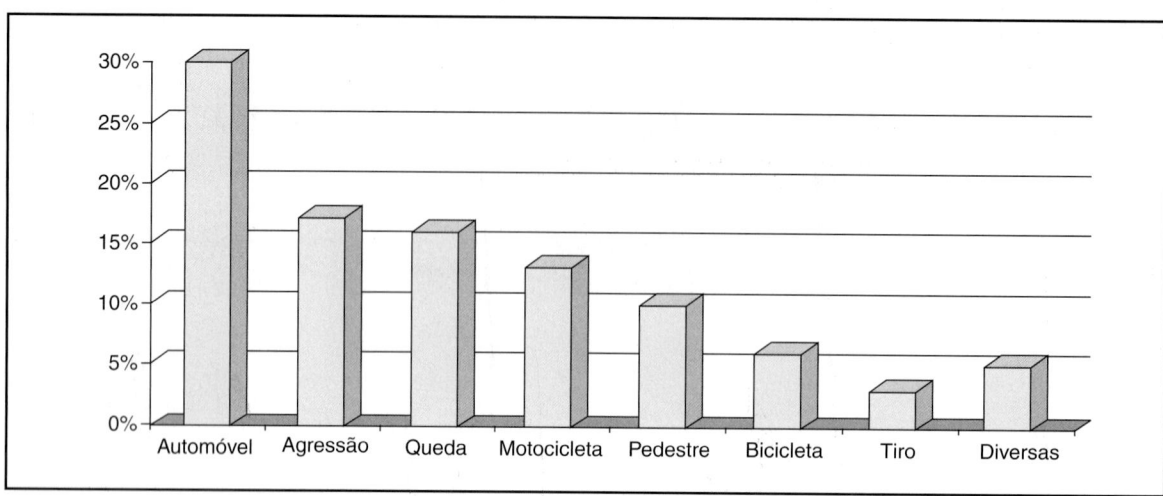

Figura 59.1
Causa da lesão.

Oito por cento a 29% dos pacientes com fraturas do osso temporal sofrem-nas bilateralmente (2,10,13,14).

FISIOPATOLOGIA

Os ossos temporais são estruturas piramidais no osso grosso da base do crânio e conseqüentemente exigem uma grande força para serem fraturados. Os estudos iniciais de carga estática do crânio lateral estimaram limiares de fratura de 300 a 800 kg (15). Estudos de carga dinâmica mais recentes estimaram a força de impacto lateral requerida para fraturar os ossos temporais de cadáveres frescos em 6.000 a 8.000 N ou aproximadamente 1.300 a 1.800 Ib (16,17). A comparação de dados de carga estática *versus* dinâmica indica um aumento na tolerância à força por um fator de dois sob carga dinâmica (18). Essas fraturas tipicamente tomam o caminho de menor resistência, que é ao longo de pontos estruturalmente enfraquecidos como os vários forames que perfuram a base do crânio.

Sessenta por cento das fraturas do osso temporal são classificadas como fraturas abertas, apresentando-se como otorréia sanguinolenta, hérnia cerebral ou drenagem de LCE do meato acústico, tuba auditiva ou local de ferida penetrante (2). Estes pacientes estão em maior risco de meningite que aqueles sem evidência de uma conexão intracraniana. Além disso, os pacientes com fraturas atravessando a cápsula ótica estão ainda em maior risco de meningite, às vezes retardada por anos ou décadas, devido a uma incapacidade do osso endocondral da cápsula ótica remodelar-se e consolidar (19–21). Pollak *et al.* (20) relataram um homem de 51 anos, que morreu de meningite, que sofrera uma fratura com ruptura da cápsula ótica na infância. A histopatologia do seu osso temporal revelou pus na orelha média estendendo-se através de uma linha de fratura não consolidada através da cápsula ótica. A linha de fratura continha tecido fibroso frouxo. O osso membranoso, como aquele ao longo do tégmen, tem a capacidade de formar calo e consolidar-se, enquanto o osso endocondral da cápsula ótica não a tem. As fraturas através da cápsula ótica geralmente apenas se encherão com tecido fibroso, embora a superfície possa potencialmente vedar-se com reação óssea perióstica (20) (Fig. 59.2).

Trauma do osso temporal resulta freqüentemente em uma ou mais complicações neurotológicas, dependendo da gravidade da lesão e do tipo de fratura, e pode variar entre as populações adulta e pediátrica. A Tabela 59.1 resume a incidência das complicações comuns das fraturas do osso temporal nas populações geral e pediátrica (2,6).

CLASSIFICAÇÃO

As fraturas do osso temporal tradicionalmente têm sido divididas em fraturas transversas e longitudinais, com base na relação entre a linha de fratura e o eixo do ápice petroso (11,22,23). Alguns autores sustentam que a maioria das fraturas na realidade são oblíquas, em oposição a longitudinais, e/ou bastante freqüentemente são mistas (24,25). Este esquema de classificação anatômico está sendo substituído por um novo esquema estrutural que classifica as fraturas conforme elas rompam ou poupem a cápsula ótica, o osso que abriga a cóclea e os canais semicirculares (2,26,27) (Figs. 59.3–59.5).

As fraturas que poupam a cápsula ótica comprometem tipicamente a porção escamosa do osso temporal e a parede póstero-superior do canal auditivo externo. A fratura passa através das células aéreas mastóideas e da orelha média e fratura o *tegmen mastoideum* e

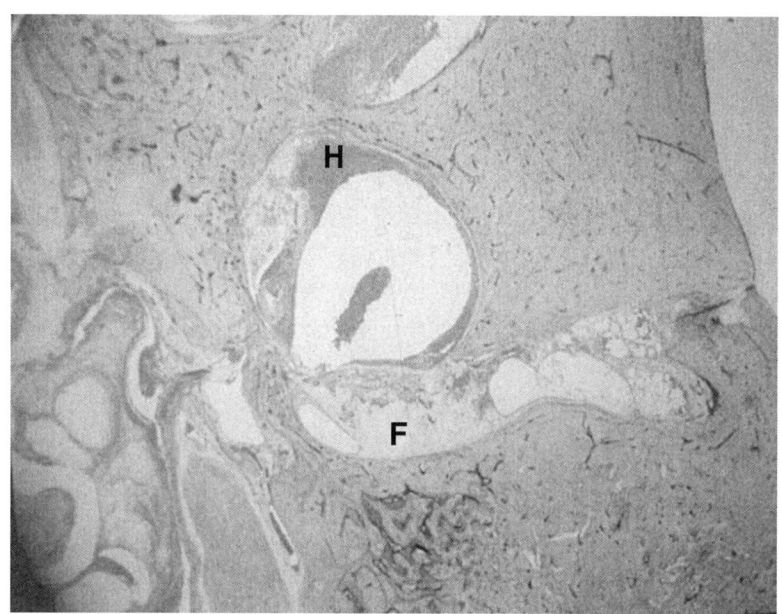

Figura 59.2
Histopatologia de um paciente que morreu de meningite várias décadas depois de uma fratura do osso temporal com ruptura da cápsula ótica. F, fibrose com uma pequena quantidade de ossificação dentro da linha de fratura na cápsula ótica; H, hemorragia e purulência. (Ver também *Prancha* em *Cores*.)

o *tegmen tympani*. A fratura prossegue ântero-lateral à cápsula ótica, tipicamente fraturando o tégmen na região do hiato facial. As fraturas que poupam a cápsula ótica resultam tipicamente de uma pancada na região temporoparietal.

As fraturas que rompem a cápsula ótica passam através da cápsula ótica geralmente prosseguindo desde o forame magno através da pirâmide petrosa e da cápsula ótica. A fratura freqüentemente passará através do forame jugular, do canal auditivo interno e do forame lacerado. Estas fraturas tipicamente não afetam a cadeia ossicular ou o canal auditivo externo (28). As fraturas que rompem a cápsula ótica geralmente resultam de pancadas na região occipital.

Está descrito que as fraturas longitudinais compreendem 70% a 90% das fraturas do osso temporal, com as restantes 10% a 30% sendo classificadas como transversas (11,24,26,28–31). Em duas grandes séries usando o esquema mais recente de classificação, apenas 2,5% a 5,8% das fraturas romperam a cápsula ótica (2,25). Isto sugere que muitas fraturas que são orientadas perpendicularmente ao ápice petroso na realidade não cruzam a cápsula ótica. Muitas das fraturas que rompem a cápsula ótica são na realidade orientadas no plano longitudinal (25).

O esquema tradicional de designação anatômica do tipo de fratura foi primeiramente usado extensamente em estudos biomecânicos da deformação do crânio de cadáver, sem correlação com o resultado funcional (23). Em contraste, o esquema estrutural mais recente realça a importância do comprometimento da cápsula ótica para prognosticar seqüelas neurotológicas. As fraturas que rompem a cápsula ótica têm uma incidência muito mais alta de paralisia do nervo facial que as fraturas que poupam a cápsula ótica (30% a 50% *vs.* 6% a 13%) (2,25). Além disso, Fisch relatou uma incidência muito mais alta de ruptura do nervo nas fraturas que comprometeram a cápsula ótica (32). Há também um aumento de 2 a 10 vezes de fístula liquórica nas fraturas que rompem a cápsula ótica, bem como um risco muito maior de lesões intracranianas, em comparação com as fraturas que poupam a cápsula ótica (2,25,27). As fraturas que rompem a cápsula ótica quase sempre resultarão em uma perda auditiva neurossensorial, embora haja relato de exceções à regra (33). A perda auditiva nas fraturas que poupam a cápsula ótica tende a ser de condução ou mista (2,27). Historicamente, perda auditiva neurossensorial foi associada com o tipo o de fratura transversa em vez de longitudinal, porém em um estudo recente esta correlação não foi confirmada, mas em vez disso invertida: as fraturas longitudinais tiveram 3 vezes mais probabilidade de se associarem a perda auditiva neurossensorial que as fraturas transversas (27). Este estudo demonstrou uma diferença estatisticamente significante

TABELA 59.1

INCIDÊNCIA DE COMPLICAÇÕES COMUNS DE FRATURAS DO OSSO TEMPORAL NAS POPULAÇÕES GERAL E PEDIÁTRICA

Complicação	Geral	Pediátrica
Lesão de nervo facial	7%	6%
Fístula liquórica	17%	28%
Meningite	2%	0,7%
Perda auditiva	24%	33%
PA condutiva	21%	43%
PA neurossensorial	57%	52%
PA mista	22%	5%

LCE, líquido cerebrospinal; PA, perda auditiva.

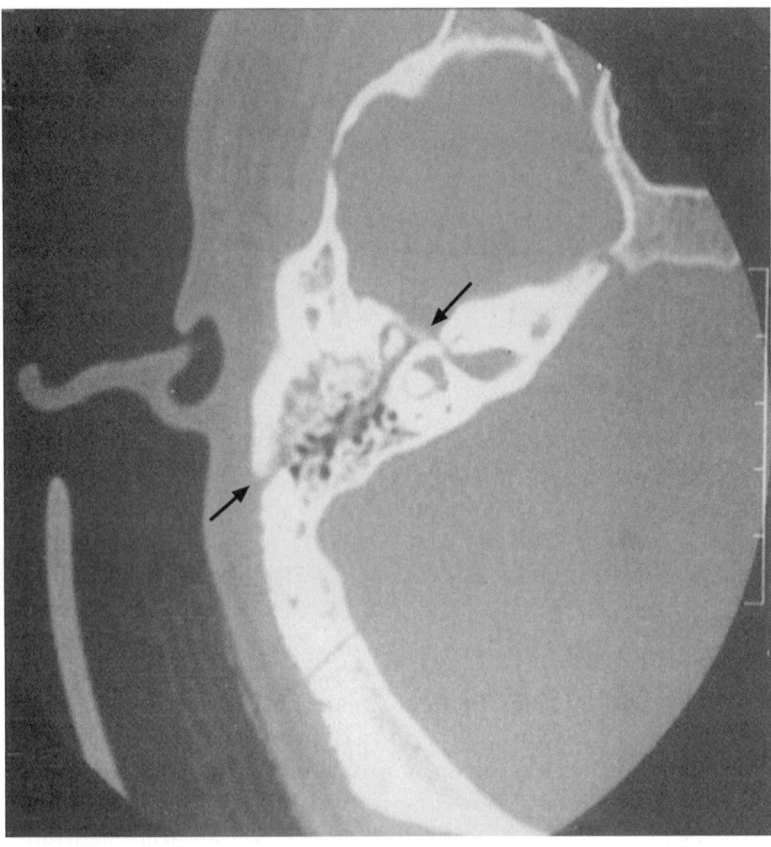

Figura 59.3
Tomografia computadorizada de alta resolução de corte axial demonstrando uma fratura longitudinalmente orientada que está poupando a cápsula ótica. As setas pretas apontam a direção da linha de fratura.

nas taxas de complicação envolvendo lesão do nervo facial, fístula liquórica e perda auditiva de condução, quando 155 fraturas do osso temporal foram classificadas com o esquema estrutural de tipos de fratura "cápsula ótica poupada" *versus* rompimento da cápsula ótica, enquanto não houve significância estatística quando foi usado o esquema tradicional de classificação de tipos de fratura longitudinal *versus* transversa.

O esquema mais novo de classificação enfatiza o resultado funcional e prognostica melhor as fraturas do osso temporal que exibirão manifestações neurotológicas. Além do valor preditivo quanto a várias com-

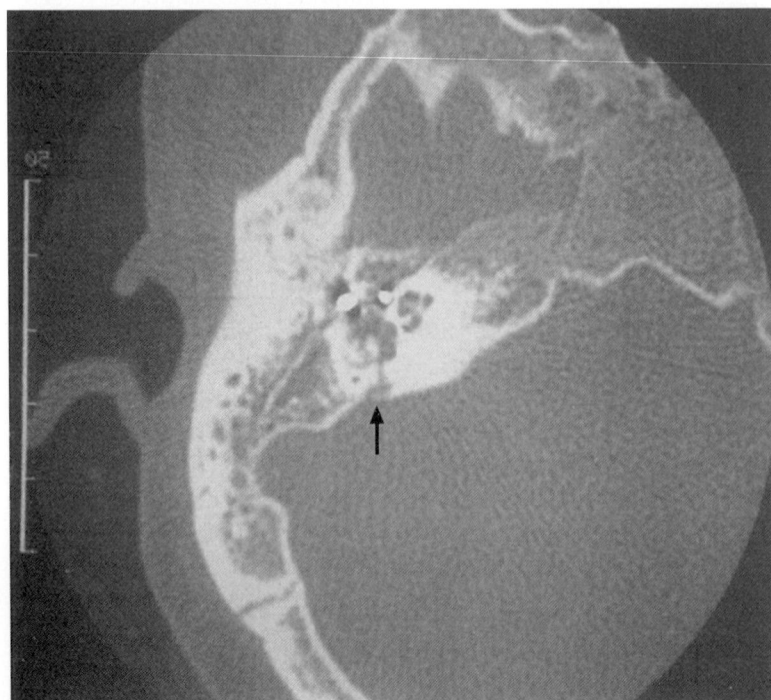

Figura 59.4
Tomografia computadorizada de alta resolução de corte axial demonstrando uma fratura orientada transversalmente, secundária a uma lesão por tiro, que rompe a cápsula ótica. A seta preta aponta a linha de fratura.

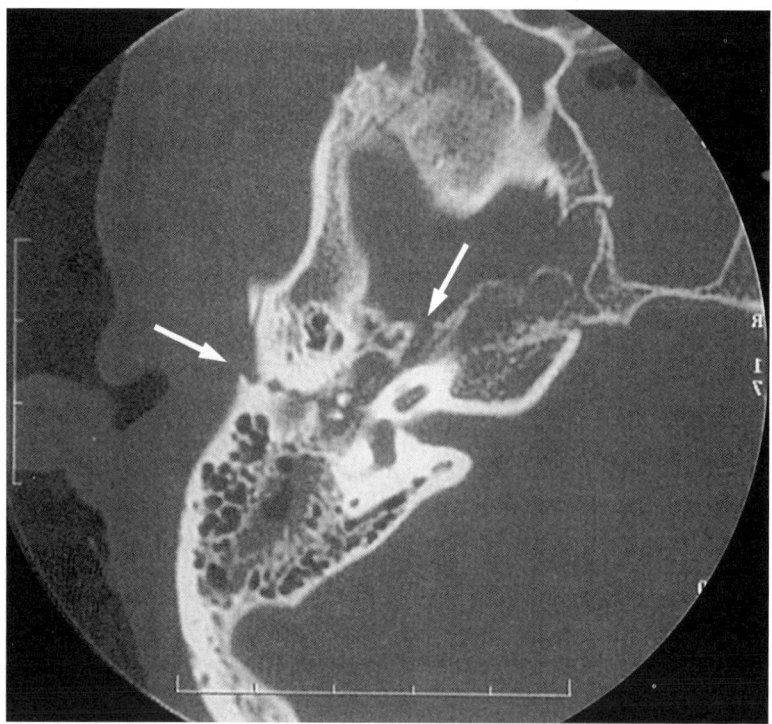

Figura 59.5
Tomografia computadorizada de alta resolução de corte axial que demonstra uma fratura com orientação mista que poupa a cápsula ótica. As setas brancas apontam as linhas de fratura.

plicações e co-morbidades, a classificação das fraturas em lesões que poupam e que rompem a cápsula ótica dirige as indicações de intervenção cirúrgica para a fístula liquórica e paralisia facial bem como a via de acesso cirúrgica a ser usada na sua reparação.

AVALIAÇÃO

É incomum fraturas do osso temporal ocorrerem isoladas de outra lesão do corpo, e conseqüentemente a avaliação e o tratamento iniciais são focalizados nos problemas que ameaçam a vida, de garantir uma via aérea, controlar hemorragia, avaliar o estado neurológico e estabilizar e avaliar a coluna cervical. Subseqüente ou concomitantemente com esta avaliação, o exame neurotológico é efetuado. É extremamente importante avaliar a função do nervo facial na sala de emergência tão precocemente quanto possível, antes da administração de relaxantes musculares, conforme discutido mais tarde. O exame auditivo focaliza a condição da orelha, do canal auditivo, da membrana timpânica e da orelha média.

Avaliação Clínica

As orelhas são inspecionadas quanto a lacerações e hematomas. Lacerações são fechadas após completa limpeza e debridamento da cartilagem exposta. Hematomas são drenados e curativos de pressão são suturados no lugar para fechar o espaço morto e evitar uma reacumulação de sangue. Não tratados, os hematomas auriculares resultarão em uma condropatia auricular ou "orelha em couve-flor".

O sinal de Battle é visto na presença de fraturas da base do crânio, incluindo fraturas do osso temporal. O extravasamento de sangue da veia emissária leva à equimose sobre o osso mastóideo e a ponta da mastóide. Este sinal pode estar presente na avaliação clínica inicial, porém mais freqüentemente aparece de uma maneira retardada dias após a lesão.

O meato acústico é inspecionado quanto a fraturas ao longo do teto, otorréia de LCE, grau de hemorragia e presença de hérnia cerebral. A orelha é examinada tão assepticamente quanto possível. Sangue e cerume na orelha nunca devem ser retirados com irrigação. Em seguida à estabilização na sala de emergência e transferência para a enfermaria ou unidade de terapia intensiva, a orelha pode ser examinada mais cuidadosamente com a ajuda de um microscópio operatório. Achados típicos incluem fraturas ao longo do escudo timpânico e teto do canal auditivo externo e/ou perfuração da membrana timpânica. Hemotímpano e otorréia sanguínea estão quase invariavelmente presentes e são dois dos sinais mais comuns de fratura do osso temporal (Figs. 59.6–59.8).

A integridade da membrana timpânica é avaliada, do mesmo modo que a presença de hemotímpano. Hemotímpano e qualquer efusão serosa associada geralmente se resolvem espontaneamente, com resolução da perda auditiva condutiva concomitante, dentro de 4 a 6 semanas, e exigem simplesmente observação.

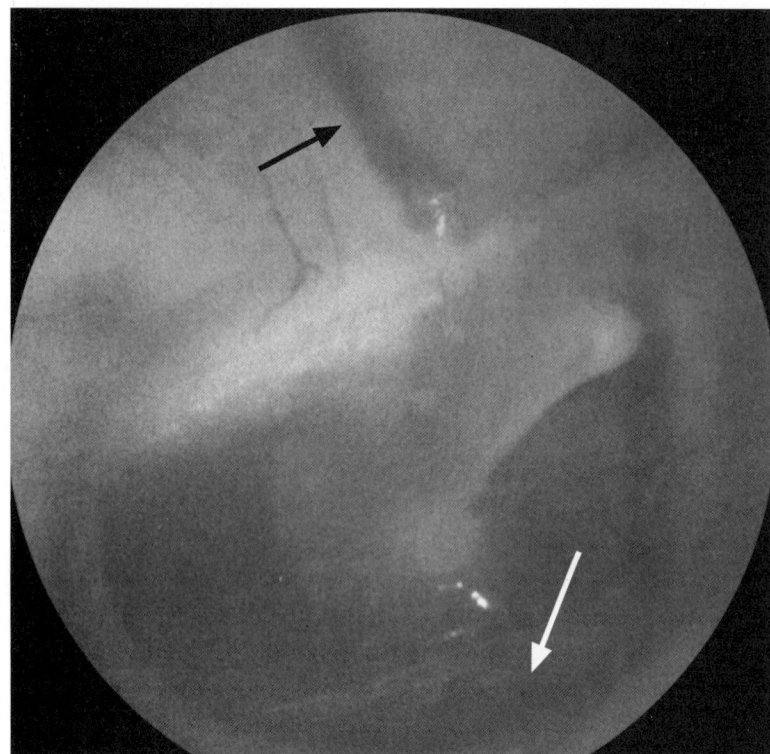

Figura 59.6
Imagem otoscópica demonstrando uma fratura sem desvio ao longo do escudo (*seta preta*). Sangue está se depositando inferiormente (*seta branca*).

Perfurações traumáticas da membrana timpânica geralmente também se curam espontaneamente, e conseqüentemente nenhuma intervenção aguda é necessária.

A audição é inicialmente avaliada clinicamente à beira do leito com uma voz sussurrada progressivamente mais alta. Exame com diapasão é útil para diferenciar perda auditiva condutiva de neurossensorial. Audiometria de tons puros e logoaudiometria não são tipicamente necessárias no contexto agudo e são feitas depois que o paciente é estabilizado. Entretanto, na presença de complicações como paralisia facial e fístu-

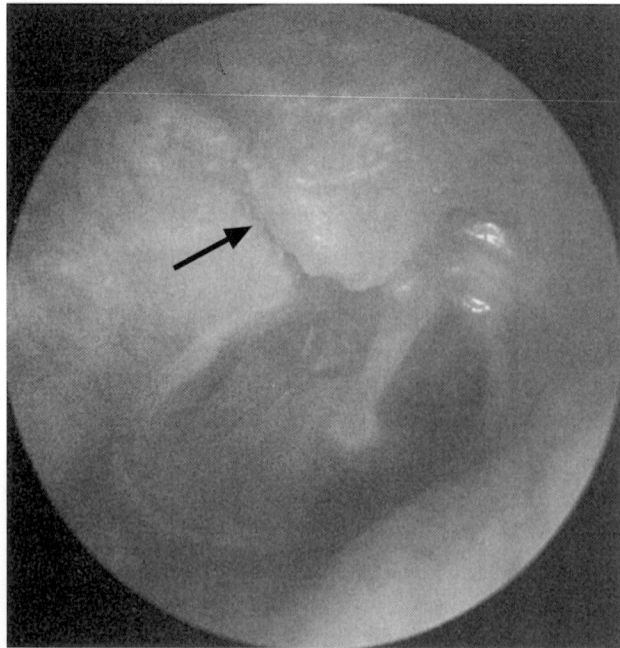

Figura 59.7
Imagem otoscópica demonstrando uma fratura com desvio ao longo do escudo (*seta preta*). (Ver também *Prancha* em *Cores.*)

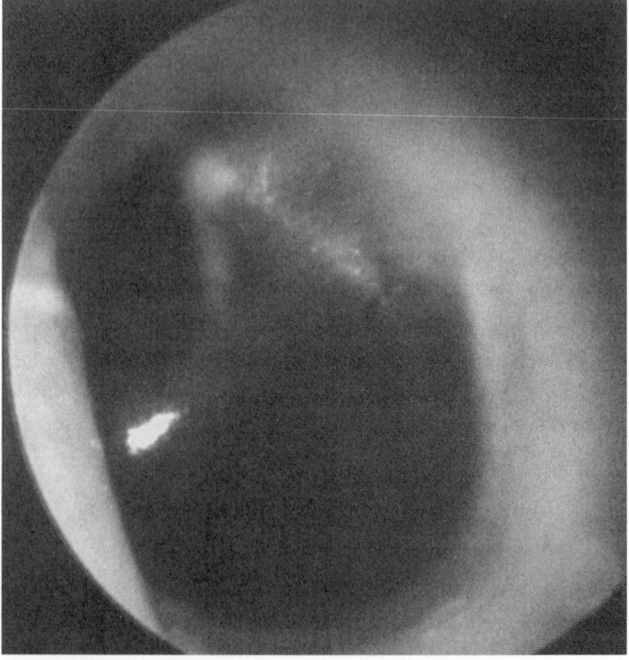

Figura 59.8
Imagem otoscópica demonstrando um hemotímpano. (Ver também *Prancha* em *Cores.*)

la liquórica nas quais intervenção cirúrgica pode ser necessária, audiometria pré-operatória é necessária, uma vez que os resultados ditarão as opções disponíveis para a conduta dentro do algoritmo de tratamento, conforme discutido mais tarde.

O exame neurotológico deve observar a presença ou ausência de nistagmo bem como o tipo de nistagmo. Vertigem periférica geralmente se manifesta com nistagmo horizontal ou rotatório e é suprimível com fixação visual. Vertigem central pode apresentar-se com nistagmo vertical ou que muda de direção que não é suprimido e pode mesmo ser intensificado com a fixação. O tipo mais comum de vertigem após traumatismo craniano é vertigem posicional paroxística benigna (VPPB) (34). VPPB classicamente se manifesta com nistagmo rotatório transitório de início latente e vertigem concomitante com a manobra de Dix-Hallpike (34,35). O nistagmo ocorre com a orelha afetada para baixo. Há uma latência de 2 a 10 segundos seguida por 10 a 30 segundos de nistagmo rotatório na direção geotrópica – isto é, com a metade superior do globo rotando em direção de fase rápida para o solo. Ao retornar para uma posição sentada vertical, freqüentemente é observado um segundo surto de vertigem com nistagmo na direção contra-rotatória. O nistagmo é fixo em direção e é fatigável com manobras repetidas. Em contraste, vertigem posicional central induz nistagmo que muda de direção, que não tem latência e é não fatigável. Curiosamente, a incidência de vertigem não se correlaciona estreitamente com a gravidade do trauma (36).

Eletronistagmografia (ENG) é útil para classificar e localizar a lesão vestibular; entretanto, como a audiometria, tipicamente, não é obtida no contexto agudo. A vasta maioria da vertigem pós-traumática resolve-se espontaneamente. Se os sintomas persistirem após a alta do hospital, uma ENG pode ser feita para ajudar a esclarecer o diagnóstico em base ambulatorial.

O teste de fístula, que consiste em aplicar pressões positiva e negativa no canal auditivo com um otoscópio pneumático, também não é efetuado no contexto agudo. Aplicação de pressões positiva e negativa no contexto potencial de fístula liquórica, e/ou comunicação com o labirinto se a fratura tiver rompido a cápsula ótica, aumenta o risco de lesão iatrogênica pela introdução de infecção ou ar para dentro do espaço intracraniano ou orelha interna. Este risco ultrapassa qualquer benefício diagnóstico potencial no contexto agudo. Se o paciente continuar a experimentar vertigem ou estiver experimentando perda auditiva flutuante ou progressiva mais de 1 semana depois da lesão, uma fístula perilinfática é suspeitada e um teste de fístula então é realizado. A presença continuada de nistagmo espontâneo após lesão traumática do osso temporal também é sugestiva de fístula perilinfática. O teste de fístula não deve ser realizado se houver evidência de uma fístula liquórica persistente ou infecção na orelha média.

Avaliação Radiográfica

Os pacientes com trauma craniano grave da magnitude requerida para uma fratura do osso temporal geralmente já terão feito uma TC da cabeça para avaliar hemorragia intracraniana e outras lesões intracranianas. Fraturas do osso temporal podem tipicamente ser descobertas em TC padrão de crânio, unicamente, e podem tradicionalmente ser classificadas como longitudinais, transversas ou mistas, ou classificadas de forma clinicamente mais significativa, como poupando a cápsula ótica *versus* rompendo-a, conforme discutido previamente.

Imageamento adicional do osso temporal com tomografia computadorizada de alta resolução (TCAR) axial e coronal está indicado na presença de paralisia facial, sinais de otorréia ou rinorréia de LCE, ruptura da parede superior do canal auditivo externo ou do escudo com potencial aprisionamento de epitélio (Fig. 59.9), ou suspeita de lesão vascular. TCAR dos ossos temporais também é indicada se intervenção cirúrgica for necessária no tratamento de uma complicação neurotológica.

A TCAR comprova-se uma ferramenta valiosa para a tomada de decisão de tratamento no contexto de paralisia facial completa de início imediato. Um achado de compressão óssea do nervo facial e do canal de

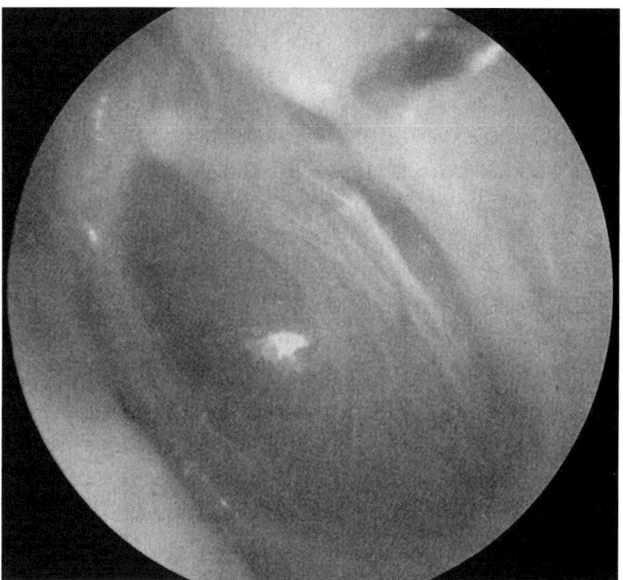

Figura 59.9

Fotografia otoscópica demonstrando uma fratura com desvio ao longo do teto do canal auditivo externo e do escudo, permitindo potencial crescimento invasivo da pele do canal.

Falópio, por espículas ósseas ou translocação de componentes de fratura, constitui uma indicação para exploração e descompressão do nervo facial. Em contraste, paralisia facial de início retardado ou incompleta, isoladamente, não exige avaliação radiológica adicional com TCAR.

Perda auditiva isolada, quer condutiva quer neurossensorial, na ausência de outras complicações também não justifica imageamento adicional do osso temporal no contexto agudo. Demonstração de uma fratura transversa ou rompendo a cápsula ótica no contexto de anacusia ou perda auditiva neurossensorial profunda não alterará o plano de tratamento. Entretanto, avaliação pré-operatória com TC em pacientes com uma perda auditiva condutiva de magnitude suficiente para justificar exploração e reconstrução ossicular pode revelar informação útil que pode influenciar a conduta cirúrgica.

Descontinuidade ossicular após trauma do osso temporal pode muitas vezes ser imageada com TCAR; os tipos de descontinuidades mais facilmente identificáveis em TCAR são luxação da bigorna e subluxação incudomaleolar (37). Na luxação completa da bigorna, a posição desta pode ser bastante variável: residindo no epitímpano lateral à cabeça do martelo (causando uma configuração em "Y" quando vista em cortes coronais), dentro do canal auditivo externo, ou mesmo não visível absolutamente (presumivelmente expelida do corpo ou "perdida" dentro das células aéreas mastóideas). Luxação parcial da bigorna e subluxação da articulação incudomaleolar cria uma diástase da "bola de sorvete" da cabeça do martelo da "casquinha" do corpo da bigorna, com ou sem rotação do corpo da bigorna, no imageamento axial. Subluxação incudoestapedial e fratura do estribo são difíceis de elucidar na TC.

Perda auditiva neurossensorial pós-traumática é altamente correlacionada com as fraturas que rompem a cápsula ótica, mas muitos casos se apresentam sem achados radiológicos. Nestes casos, uma ruptura por impulso do labirinto membranoso, chamada concussão coclear, é proposta como teoria (38). Hemorragia intralabiríntica é uma etiologia que pode ser imageada e é vista como uma região de hiperintensidade de sinal dentro do vestíbulo e da cóclea em imagem de ressonância magnética (RM) ponderada para T1 sem contraste, se efetuada agudamente (39,40).

Similarmente, a identificação de uma fístula da perilinfa geralmente não é possível diretamente em imageamento radiográfico, mas este diagnóstico pode ser sugerido quando é reconhecida uma fratura rompendo a cápsula ótica, fratura do estribo, perda do osso estribo, ou pneumolabirinto no contexto de perda auditiva flutuante e vertigem persistente (37,41).

O papel da TCAR na avaliação de potenciais lesões de artéria carótida não está claro. Resnick et al. (42) relataram uma incidência de 5% de lesão de carótida em fraturas da base do crânio se a fratura poupar o canal carotídeo, e uma incidência de 18% de lesão da carótida nos pacientes com fraturas através do canal carotídeo vistas em TCAR. Entretanto, Kahn et al. (43) afirmam que, em um paciente assintomático, a demonstração em TCAR de uma fratura através do canal carotídeo não fornece informação adicional. Angiografia subseqüente efetuada em casos de fraturas assintomáticas do canal carotídeo não mostrou evidência de lesão de artéria carótida e não teve utilidade clínica (43). Conseqüentemente, em pacientes que sofreram uma fratura de osso temporal, que estão neurologicamente intactos, TCAR e angiografia não são necessárias. Por outro lado, se houver quaisquer déficits neurológicos transitórios ou persistentes em pacientes com fraturas da base do crânio, TCAR do osso temporal juntamente com angiotomografia estão indicadas (Fig. 59.10). Angiorressonância (RM angiografia) também pode ser considerada para avaliação de triagem da artéria carotídea petrosa.

Radiografia convencional do crânio, incluindo incidências de Schuller, Towne, Chamberlain, Stenvers e basal bem como tomogramas, foram suplantadas pela TCAR e não desempenham mais um papel na avaliação de pacientes suspeitos de ter uma fratura de osso temporal.

Ao avaliar ossos temporais quanto a fratura, em TC, deve-se tomar cuidado para evitar confundir estruturas anatômicas normais por linhas de fratura. Linhas de sutura extrínsecas (suturas petrooccipital, temporooccipital, occipitomastóidea), linhas de sutura intrínsecas (fissuras timpanomastóidea, timpanoescamosa, petrotimpânica) e canais intrínsecos (aqueduto coclear, aqueduto vestibular, nervo glossofaríngeo/sulco glossofaríngeo, artéria subarqueada/canal petromastóideo, nervo singular/canal singular, nervo de Arnold/canalículo mastóideo, nervo de Jacobsen/canalículo timpânico inferior, e nervo petroso superficial maior/hiato facial) podem simular linhas de fratura dentro do osso temporal (37).

Conhecimento das suas relações anatômicas e distinção com linhas de fratura verdadeiras são necessários para evitar interpretação incorreta do imageamento por TC.

TRATAMENTO

A morbidade e a mortalidade associadas a fraturas do osso temporal resultam de lesões das estruturas que passam através do osso temporal ou encontram-se com o osso temporal conforme descrito previamente. As

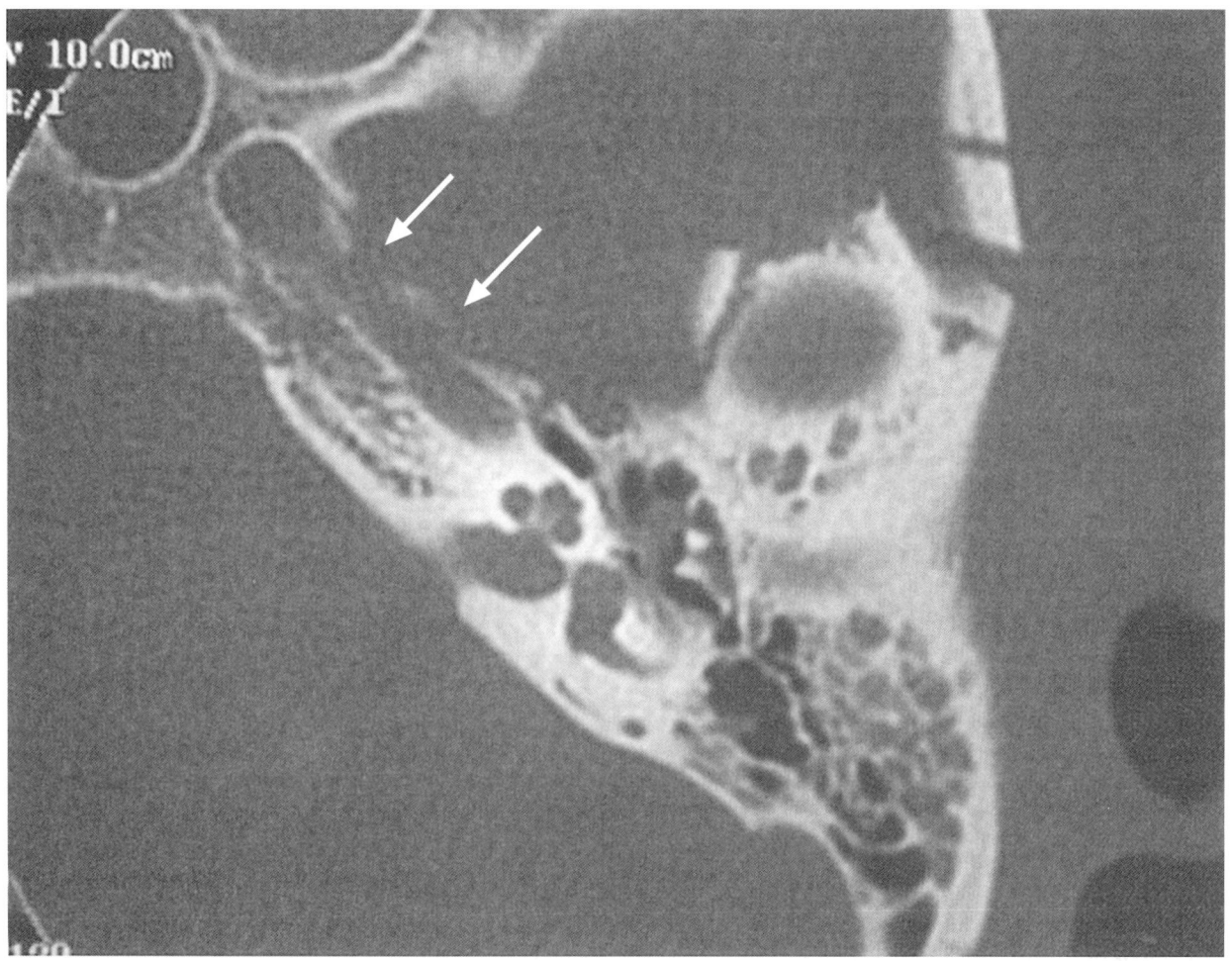

Figura 59.10
Tomografia computadorizada de alta resolução em corte axial demonstrando uma fratura ao longo do canal carotídeo. As setas brancas apontam o canal carotídeo fraturado.

complicações mais comuns incluem lesão do nervo facial, fístula liquórica, perda auditiva neurossensorial, perda auditiva condutiva, vertigem, formação de colesteatoma e estenose do canal auditivo. Além disso, podem ocorrer complicações raras, incluindo lesão de nervo abducente, lesão de nervo trigêmeo, síndrome de Horner, lesão de carótida, trombose de seio sigmóide, formação de cisto porencefálico traumático e luxação intracraniana do côndilo mandibular (12,44–49).

Lesão de Nervo Facial

Paralisia de nervo facial é uma complicação gravemente desfiguradora de fraturas do osso temporal. Seis por cento a 7% das fraturas do osso temporal resultam em paralisia facial. Este número representa dados baseados em grandes séries prospectivas e retrospectivas de todos os pacientes consecutivos tratados de traumatismo craniano ou fratura de osso temporal, evitando desse modo o viés sistemático prévio de relato excessivo de complicações clínicas (2,10). Destas lesões do nervo facial, um quarto são completas. A incidência de lesão do nervo facial em fraturas do osso temporal da população pediátrica é 3% a 9%, comparável à da população adulta (5,8,9).

A incidência de paralisia facial na literatura, anteriormente, foi descrita como tão alta quanto 30%. Entretanto, esta estimativa é exagerada devido a erro de amostragem: fraturas de osso temporal simples, não-complicadas, sem lesão de nervo facial, freqüentemente não são encaminhadas para a consulta otorrinolaringológica. A incidência de paralisia facial na literatura também foi superestimada pela inclusão de pacientes em revisões retrospectivas que foram encaminhados a um centro de tratamento terciário para tratar complicações de fraturas de osso temporal tais como paresia facial. Uma vez que o conjunto inteiro de pacientes com fratura de osso temporal não tinha sido incluído nas estatísticas prévias, a incidência relatada de complicações foi muito enviesada.

Se pacientes com traumatismo craniano forem cuidadosamente avaliados na sala de emergência à admissão, antes da administração de relaxantes musculares, 27% das lesões de nervo facial apresentar-se-ão com paralisia de nervo facial de início imediato; 73% terão movimento facial no exame inicial e subseqüentemente se deteriorarão (2). A latência do início da paralisia facial varia de 1 a 16 dias. É crucial diferenciar "início retardado" de "diagnóstico retardado". Início retardado de paralisia facial é definido como função facial documentada na sala de emergência que subseqüentemente se deteriora. Um diagnóstico retardado de paralisia facial ocorre quando o paciente recebe um agente paralisante e é intubado antes do exame da função facial. Nesta situação, uma avaliação da função facial é retardada até a extubação. Estes pacientes devem ser classificados como início não estabelecido e tratados de modo semelhante aos pacientes de início imediato. Em uma grande série, 10% dos pacientes caíram nesta categoria de início não estabelecido (50).

Muitos aspectos no tratamento de lesão do nervo facial permanecem controversos. Um dos principais problemas a serem resolvidos é a indicação de exploração cirúrgica. Uma vez que a vasta maioria das paralisias faciais traumáticas se resolve espontaneamente, a decisão de quais lesões explorar é baseada nos fatores prognósticos de mau resultado. Os fatores que são avaliados na predição da recuperação da função facial incluem a cronologia do início (início retardado *vs.* imediato), gravidade da lesão (penetrante *vs.* não penetrante), e a presença de infecção associada.

O retardo do início da paralisia após fratura do osso temporal é o mais importante dos fatores preditivos. Em uma série de 37 paralisias faciais de início retardado, cinco foram perdidas do acompanhamento e o restante recuperou-se para um grau I ou II de House-Brackmann (2). McKennan e Chole descreveram sua experiência com 17 pacientes com paralisia facial de início imediato e 19 pacientes com paralisia de início retardado (51). Recuperação espontânea completa da função facial ocorreu em 94% dos pacientes com paralisia de início retardado. O único paciente restante teve uma recuperação grau II de House-Brackmann. Em contraste, 8 dos 17 pacientes com paralisia de início imediato tiveram transecções do nervo facial.

Turner (52) reviu uma grande série de paralisia facial traumática tratada conservadoramente. Seu artigo incluiu 36 paralisias de início imediato e 34 de início retardado. Recuperação completa ocorreu em 94% dos casos de início retardado e 75% das paralisias de início imediato. O único paciente com paralisia de início retardado que não teve recuperação de função desenvolveu a paralisia coincidindo com otite média aguda. Maiman *et al.* (53), em contraste, não encontraram correlação entre paralisia facial de início imediato ou retardado, tratada não-cirurgicamente, e o resultado. Entretanto, 44 de 45 dos seus pacientes (incluindo os de início imediato e retardado) tiveram recuperação satisfatória. A revisão da literatura previamente mencionada fala fortemente em contrário à exploração cirúrgica e descompressão da paralisia facial pós-traumática retardada. O curso natural da paralisia facial retardada é quase sempre recuperação da função facial a um grau I ou II de House-Brackmann. Não há dados convincentes na literatura que demonstrem que a intervenção cirúrgica nos casos de paralisia de início retardado aumentará a probabilidade de recuperação completa da função.

May (54) descreve a dificuldade para diferenciar paralisia facial imediata daquela de início retardado. Ele explorou paralisias faciais descritas como de início retardado e encontrou ocasionalmente um nervo seccionado. Esta observação salienta a necessidade de exame cuidadoso na sala de emergência antes de paralisia química. Mesmo em pacientes comatosos, estímulos dolorosos geralmente induzirão uma careta simétrica quando ambos os nervos faciais estão intactos; fraqueza unilateral de todos os ramos faciais significa uma lesão periférica (*i. e.*, nervo facial), enquanto fraqueza seletiva dos ramos inferiores poupando os ramos temporais bilaterais implica uma lesão central, proximal ao núcleo facial. Reconhecidamente, informação a respeito da função do nervo facial imediatamente após uma lesão nem sempre é disponível. Às vezes o exame é omitido devido à atenção a outras complicações que ameaçam a vida ou porque o paciente já recebeu relaxantes musculares com a intubação. Alguns pacientes não são responsivos à dor e uma careta não pode ser induzida. A questão crítica é se alguma função facial foi ou não identificada. Se a função facial estiver presente na sala de emergência e subseqüentemente se deteriorar, nossa experiência é que o paciente se recuperará sem tratamento cirúrgico. Quando uma informação confiável a partir da sala de emergência não é disponível, o paciente nunca foi documentado como tendo função facial, e o diagnóstico de paralisia facial é retardado alguns dias, estes casos devem ser classificados como "de início desconhecido" e considerados com o grupo de início imediato, ao considerar opções de tratamento.

O grau de lesão do nervo facial também é um fator crítico para guiar o algoritmo de tratamento. Paresia incompleta raramente deixa de se resolver por completo espontaneamente, a não ser que ocorra um insulto adicional ao nervo, como infecção (2). Conseqüentemente, apenas pacientes com paralisia completa de início imediato ou desconhecido são considerados para exploração cirúrgica.

O grau de lesão pode ser avaliado não apenas clinicamente com o movimento facial mas também com testagem eletrodiagnóstica usando o estimulador de nervo facial de Hilger, eletromiografia evocada (EMGE), também conhecida como eletroneuronografia (ENoG), e eletromiografia padrão (EMG). O papel da testagem eletrodiagnóstica é ajudar o clínico a diferenciar uma lesão neuropráxica de uma lesão degenerativa neural e avaliar a proporção de axônios degenerados. Os nervos que sofrem uma lesão neuropráxica proximal à porção estimulada do nervo mantêm estimulabilidade elétrica o tempo todo após a lesão. Ruptura parcial ou completa do nervo resulta em degeneração walleriana e conseqüente diminuição ou perda da estimulabilidade. Entretanto, a degeneração walleriana ocorre de uma maneira retardada, e o segmento distal do nervo mantém estimulabilidade elétrica durante 3 a 5 dias após a lesão (55). Conseqüentemente, a testagem eletrodiagnóstica não é capaz de diferenciar confiavelmente uma lesão neuropráxica de uma laceração do nervo durante até 3 a 5 dias.

Sunderland classificou as lesões das fibras nervosas em 5 categorias (56). A lesão de primeiro grau é uma fibra nervosa anatomicamente intacta com um bloqueio da condução (neuropraxia). Estas lesões tendem a se recuperar completamente. A lesão de segundo grau transeciona os axônios mas mantém um endonêurio intacto (axonotmese). Novamente, estas lesões também tendem a se resolver sem déficits subseqüentes. A lesão de terceiro grau transeciona o axônio e o endonêurio mas mantém um perinêurio intacto (neurotmese). Regeneração aberrante pode ocorrer com lesões de terceiro grau, deixando os pacientes com fraqueza e sincinesia. As lesões de quarto grau transeccionam o tronco nervoso inteiro mas mantêm uma bainha epineurial intacta (neurotmese). A perda do conduto da bainha epineurial permite que os axônios em regeneração cruzem para fascículos adjacentes, resultando em uma perda de organização topográfica. Uma proporção das fibras em regeneração também é perdida devido ao processo de cura e cicatrização. Estas lesões resultam em uma alta incidência de fraqueza residual, sincinesia e hipercinesia. A transecção completa do tronco inteiro do nervo e epinêurio é classificada como uma lesão de quinto grau (neurotmese) e é associada a má recuperação espontânea, se houver, dependendo do grau de diástase dos cotos nervosos.

O estimulador de nervo facial de Hilger é usado para efetuar tanto o teste de excitabilidade nervosa mínima (TEN) quanto o teste de estimulação máxima (TEM). O nervo facial é estimulado percutaneamente adjacente ao forame estilomastóideo e os vários ramos distais. No TEM, os ramos do nervo facial são estimulados no lado lesado e no lado contralateral, que serve como um controle. A corrente usada é aumentada a incrementos apenas até que o limiar seja alcançado, manifestado por abalo facial, e este nível limiar é registrado para cada lado individualmente. Uma diferença de limiar de 3,5 mA ou mais entre os lados afetado e não-afetado da face sugere degeneração neural importante. O teste é mais útil entre 3 e 14 dias pós-lesão em pacientes com paralisia facial densa, para diferenciar entre lesões neuropráxicas e neurodegenerativas. A testagem é desnecessária na paralisia incompleta, na qual há quase sempre 100% de recuperação.

May et al. (57) afirmam que o TEM oferece uma estimativa mais confiável do grau de degeneração. No TEM, a estimulação do lado não afetado, controle, é efetuada similarmente ao TEN, mas a intensidade do estimulador é ainda mais aumentada até que a quantidade de contração facial entre em platô ou seja limitada pela intolerância do paciente. O lado afetado, lesado, é a seguir estimulado com a mesma amplitude de corrente, e o grau de contração é avaliado subjetivamente pelo médico e comparado com o do lado não afetado da face. A diferença em contração é expressada como igual, discretamente diminuída, acentuadamente diminuída ou ausência de resposta. As duas últimas categorias são associadas a pior prognóstico. Similarmente ao TEN, o TEM é mais útil entre 3 e 14 dias pós-lesão em pacientes com paralisia facial densa. Novamente, qualquer movimento volicional da face indicaria um tronco nervoso intacto e superaria qualquer testagem elétrica.

A EMGE foi popularizada por Fisch e chamada ENoG. A ENoG difere da EMGE apenas pelo uso de eletrodos bipolares de estimulação e registro (58). Ambas as técnicas medem o potencial de ação muscular composto (PAC) e fornecem informação semelhante ao TEM mas de uma maneira objetiva. Os eletrodos bipolares estimuladores são colocados adjacentes ao forame estilomastóideo e os eletrodos bipolares registrados no sulco nasolabial. A amplitude pico-cavado do PAC é medida em ambos os lados, e a diminuição na amplitude do PAC no lado parético em comparação com o lado controle é indicadora da porcentagem de fibras nervosas degeneradas. A EMGE demonstrou ser o teste eletrodiagnóstico mais acurado para a informação prognóstica (59). Fisch (60) relatou que os pacientes nos quais a degeneração na EMGE atinge 90% dentro de 6 dias do início de uma paralisia facial traumática têm um resultado pior e conseqüentemente devem ser descomprimidos. Sillman et al. (61) demonstraram uma associação significativa entre um declínio do PAC de mais de 90% e má recuperação da função na paralisia idiopática, mas demonstraram ausência de associação significativa entre declínio do PAC de mais de 90% e o resultado clínico na paralisia traumática.

O valor da EMG no tratamento agudo da paralisia facial traumática permanece controverso. EMG monopolar padrão é efetuada pela inserção de um eletrodo no músculo e pelo registro da atividade elétrica espontânea. Dois tipos de informação são obteníveis: atividade voluntária e potenciais de fibrilação. Se atividade voluntária estiver presente no período pós-lesão agudo, o paciente tem uma probabilidade muito alta de boa recuperação (61). Entretanto, May *et al.* (62) relataram acurácia de apenas 75% na predição de uma má recuperação e 62% de acurácia na predição de um resultado favorável. Os potenciais de fibrilação resultam da desnervação do músculo mas são retardados 2 a 3 semanas após a lesão, e conseqüentemente oferecem pouca informação adicional para guiar a terapia no contexto agudo (63).

Depois de definir a população em risco de má recuperação de função, a pergunta seguinte a responder é: intervenção cirúrgica altera o resultado? Em 1944, Turner (52) descreveu 69 pacientes com graus variados de paralisia facial após trauma do osso temporal. Trinta destes pacientes tinham paralisia facial completa, todos os quais foram tratados não operatoriamente. Este grupo de pacientes não foi enviesado pelo fato de que nenhum da sua série submeteu-se à descompressão cirúrgica. Boa recuperação ocorreu em 63% dos pacientes, recuperação incompleta com sincinesia em 23% e má recuperação em 13%. Maiman *et al.* (53) descreveram o resultado de 21 pacientes com paralisia facial completa pós-traumática. Recuperação completa ocorreu em 52% dos pacientes e recuperação incompleta em 43%. Um paciente teve um mau resultado. Brodie e Thompson (2) tiveram 8 pacientes com paralisia completa que satisfizeram critérios para descompressão do nervo facial que, por uma variedade de razões, não foram submetidos à exploração cirúrgica. Sete dos 8 pacientes tiveram boa recuperação de função e 1 paciente teve mau resultado. A taxa combinada de boa recuperação de função com tratamento conservador, não-cirúrgico, nos 3 estudos prévios é 63%.

Em contraste, a análise de 6 estudos de séries de casos de pacientes submetidos à descompressão cirúrgica para paralisia do nervo facial completa revelou uma taxa combinada de boa recuperação de função de 51%. Este número exclui nervos faciais seccionados. Os critérios para ser incluído nos grupos cirúrgicos foram que os nervos não fossem mais estimuláveis com o estimulador de nervo facial de Hilger ou demonstrassem mais de 90% de degeneração dentro de 6 dias ou 95% de degeneração dentro de 14 dias sob EMGE/ENoG.

Os resultados na função do nervo facial dos pacientes que foram submetidos ao tratamento conservador, não-cirúrgico *versus* aqueles submetidos à descompressão do nervo facial em várias séries estão resumidos na Tabela 59.2 (2,50,52,53,64–67).

É difícil comparar as taxas de recuperação da função do nervo facial em pacientes submetidos a tratamentos cirúrgico e não cirúrgico. Os pacientes incluídos nos estudos de observação não preencheram necessariamente os mesmos critérios que aqueles incluídos nos estudos de descompressão cirúrgica, desse modo potencialmente inflando artificialmente os resultados positivos nos pacientes tratados não cirurgicamente. Em uma extensa revisão e análise da literatura, Chang e Cass (68) concluíram que não há estudos que provem ou neguem a eficácia da descompressão do nervo facial.

Uma vez que a degeneração walleriana não é documentada na testagem eletrodiagnóstica por 3 a 5 dias após a axonotmese ou neurotmese, a intervenção

TABELA 59.2
RESULTADOS DO NERVO FACIAL APÓS PARALISIA FACIAL COMPLETA

Tratamento	N	Bom (HB I ou II)	Incompleto (HB III ou IV)	Mau (HB V ou VI)	Nervo Transeccionado
Não operatório					
Turner	30	19	7	4	
Maiman	21	11	9	1	
Brodie	8	7	0	1	
TAXA:		63%	27%	10%	
Operatório					
Kamerer	62	18	15	9	20
Lambert	17	11	0	0	6
Coker	12	5	4	1	2
Brodie	6	4	0	2	0
Darrouzet	65	25	26	5	9
Yeoh	6	4	1	1	0
TAXA:		51%	35%	14%	(22%)

cirúrgica é retardada até vários dias depois que o nervo degenerou. Embora a descompressão do nervo facial profilaticamente na cirurgia de neuroma acústico tenha-se comprovado eficaz, a descompressão é efetuada antes que a degeneração walleriana tenha ocorrido (69). Demonstrar que a descompressão de um nervo não-secionado pós-traumático é eficaz, necessita ser provado em um estudo prospectivo randomizado.

O fator-chave na decisão de explorar cirurgicamente um nervo facial é se o nervo é suspeito de estar secionado, esmagado ou cravado com fragmentos ósseos. A incidência de nervos transecionados nas maiores séries varia de 6% a 45% (50,64–66,70). A alta freqüência de nervos secionados em alguns destes relatórios é enviesada pela seleção de pacientes, conforme discutido previamente. Os pacientes são encaminhados aos centros terciários que executam explorações nervosas quando eles não se recuperam espontaneamente. Entretanto, a vasta maioria dos pacientes não tem um nervo transecionado e por essa razão recuperam-se espontaneamente e não são encaminhados a centros terciários.

A probabilidade de seccionar o nervo facial é na realidade bastante baixa, mas o resultado de um nervo transeccionado, após observação apenas, é ruim. Portanto, uma tentativa deve ser feita para identificar os pacientes com nervo esmagado, cravado ou transeccionado de outro modo, porque estes são os pacientes que mais se beneficiariam com intervenção cirúrgica. A testagem eletrodiagnóstica de nervos com paralisia completa só é capaz de diferenciar as lesões que sofreram degeneração walleriana daquelas que não a sofreram (*i. e.*, lesões grau II a V de Sunderland *vs.* grau I de Sunderland). Uma vez que não se pode diferenciar uma lesão de quinto grau de Sunderland (nervo seccionado) de uma lesão de segundo, terceiro ou quarto graus com base na testagem eletrodiagnóstica, a exploração está justificada apenas em pacientes com paralisia de início imediato nos quais a estimulabilidade elétrica está perdida: são estes pacientes que estão em maior risco de nervos esmagados, parcialmente seccionados ou transeccionados.

O local da lesão do nervo facial nas fraturas do osso temporal é na região perigeniculada em 80% a 93% dos pacientes (32,64,65). Lambert e Brackmann (64) encontraram uma segunda lesão em 4 de 21 pacientes no segmento mastóideo. Por conseguinte, a via de acesso usada para a exploração do nervo deve expor estas duas regiões. Fisch (60) advoga uma via de acesso translabiríntica para fraturas transversas e uma via de acesso combinada transmastóidea/fossa média do crânio para fraturas longitudinais. May (71) descreveu uma via de acesso transmastóidea/supralabiríntica à região do gânglio geniculado para a descompressão facial. Goin (72) estudou esta via de acesso em ossos temporais de cadáver e observou que conseguiu consistentemente expor o segmento labiríntico distal e o gânglio geniculado. Entretanto, o fundo do canal auditivo interno (CAI) só pôde ser exposto em 60% dos ossos temporais. Yanagihara (73) aplicou a via de acesso transmastóidea/supralabiríntica em 36 pacientes. Apenas 5 fraturas do osso temporal na sua série de 41 pacientes necessitaram uma via de acesso à fossa média craniana para expor a região geniculada.

A via de acesso translabiríntica é advogada para exploração do nervo facial em pacientes com perda auditiva profunda. A via de acesso fornece excelente exposição para descompressão, redirecionamento do nervo com reanastomose direta e enxerto tipo cabo. Em fraturas poupando a cápsula ótica com descontinuidade ossicular, o nervo é explorado por uma via de acesso transmastóidea/supralabiríntica. Esta via de acesso geralmente exige luxação da bigorna e reconstrução ossicular ao completamento da operação. Se o paciente tiver alguma perda auditiva contralateral ou se a anatomia não for propícia para a exposição supralabiríntica, é usada uma via de acesso de fossa média.

A cronologia da reparação do nervo facial foi controvertida no passado. McCabe (74) advogou reparar o nervo dentro dos primeiros 3 dias ou retardar a reanastomose do nervo facial por 20 dias pós-lesão. Esta recomendação foi baseada na observação de que a regeneração e o fluxo axoplasmático eram máximos às 3 semanas pós-lesão. Barrs (75) estudou a cronologia da reparação do nervo facial em microporcos e não encontrou vantagem em aguardar as 3 semanas até que a atividade metabólica do corpo da célula neuronal fosse máxima. Este modelo animal não mostrou uma diferença estatisticamente significante na testagem eletrofisiológica entre os nervos enxertados, durante todos os vários tempos dentro de 3 meses da transecção.

Fisch (76) advoga a exploração quando a ENoG indica 90% de degeneração ocorrendo dentro de 6 dias. Ele afirma que a descompressão deve ser efetuada precocemente para minimizar degeneração ainda maior. May (54) também advoga exploração precoce. Sua série demonstrou uma correlação entre melhores resultados e intervalo mais curto entre a lesão e a reparação.

Exploração tardia de nervos potencialmente seccionados ainda está indicada, mas o papel da descompressão tardia permanece controverso. Quaranta *et al.* (77) relataram nove pacientes descomprimidos 2 a 3 meses depois de sofrerem suas fraturas de osso temporal. Setenta e oito por cento se recuperaram para um grau I ou II de House-Brackmann com 1 ano pós-descompressão. Permanece não respondida a questão de se estes pacientes teriam se recuperado espontaneamente ao mesmo grau. Claramente, se o nervo foi seccionado e não aproximado, recuperação espontânea a um grau I ou II de House-Brackmann não ocorreria. Nesse cenário, seria previsto um grau VI de House-Brackmann.

A variação em latência até a recuperação da função facial varia de 1 dia a 1 ano. Cinquenta e nove por cento das paralisias faciais que se recuperam espontaneamente o fazem dentro de 1 mês, e 88% recuperam-se pelos 3 meses pós-lesão (2).

Sumário do Algoritmo de Tratamento do Nervo Facial

Os pacientes com paralisia facial de início retardado são colocados sob um tratamento de 2 semanas com corticosteróides sistêmicos (a não ser que medicamente contra-indicado) e observados. Embora não haja dados na literatura suportando ou contradizendo esta recomendação, a razão para o uso de corticosteróides é baseada na atividade antiinflamatória e na suposição de que o edema neural constitui o fator principal na progressão da lesão no nervo traumatizado não-transeccionado (58) (Fig. 59.11).

Os pacientes com paralisia completa de início imediato são testados com o estimulador de nervo de Hilger entre os dias 3 e 7 pós-lesão. Se estimulabilidade estiver presente em qualquer grau (significando um nervo fisicamente intacto), os pacientes são observados. Se o nervo perder toda a estimulabilidade dentro de 1 semana da lesão, a exploração do nervo facial é recomendada.

As lesões do nervo facial que ocorrem em uma fratura que rompe a cápsula ótica são tipicamente exploradas por uma via de acesso translabiríntica. A via de acesso translabiríntica proporciona o mais direto acesso completo à extensão inteira do nervo facial intratemporal, e nas fraturas que causam uma profunda perda auditiva neurossensorial, a via de acesso não produz qualquer morbidade importante além daquela já sofrida.

Nas fraturas que poupam a cápsula ótica, duas vias de acesso cirúrgicas são usadas. Em pacientes nos quais excelente exposição intrínseca do nervo facial intratemporal pode ser obtida, isto é, com sistemas bem aerados de células aéreas mastóideas ou com descontinuidade ossicular, é escolhida uma via de acesso transmastóidea/supralabiríntica. Se o paciente tiver um sistema mal aerado de células aéreas mastóideas ou descompressão total do nervo facial não puder ser realizada pela via de acesso transmastóidea/supralabiríntica, é usada uma via de acesso combinada transmastóidea/fossa média do crânio. Se um nervo facial seccionado for encontrado usando-se a via de acesso transmastóidea/supralabiríntica e ocorrer exposição inadequada para enxerto tipo cabo, é efetuada uma via de acesso pela fossa média do crânio.

A descompressão transmastóidea do nervo facial começa com uma mastoidectomia completa esqueletizando o *tegmen mastoideum* superiormente, o seio sigmóide posteriormente e a parede posterior do canal auditivo externo (CAE) anteriormente. O antro é aberto, expondo o processo curto da bigorna e o canal semicircular lateral. Os canais semicirculares são esqueletizados a seguir. O recesso facial é aberto e o nervo facial é esqueletizado do segundo joelho ao forame estilomastóideo. Se houver qualquer evidência de trauma ósseo nesta região, é efetuada uma descompressão completa; entretanto, a bainha do nervo não é incisada. O apoio à bigorna é removido subsequentemente, seguido pela remoção da bigorna, e a porção timpânica do nervo é descomprimida. Se houver espaço adequado para prosseguir, é efetuada uma descompressão supralabiríntica do nervo facial. Uma laceração do nervo facial nesta região recebe um enxerto tipo cabo com uma secção do nervo auricular maior. O enxerto de cabo é colocado no canal ósseo do canal de Falópio encontrando-se com os bordos incisados a corte do nervo facial. Para melhorar a exposição, o tégmen pode ser brocado até a espessura de casca de ovo e afastado superiormente. Se a exposição permanecer inadequada, é efetuada uma craniotomia da fossa média. Se a fratura comprometer a porção proximal do segmento intralabiríntico do nervo facial, é efetuada uma craniotomia da fossa média.

Para começar a craniotomia da fossa média, a porção escamosa do osso temporal é exposta estendendo-se a incisão na pele pós-auricular na forma de um "S preguiçoso" na direção do vértice, primeiro estendendo-a anteriormente, depois posteriormente. A fáscia temporal é refletida inferiormente e o músculo temporal é separado verticalmente e elevado da porção escamosa do osso temporal. A dissecção e exposição dos tecidos moles devem se estender por baixo do arco zigomático para permitir exposição adequada para a craniotomia. Afastadores autostáticos são ajustados para reter músculo e pele. Uma janela no osso é criada com brocas grandes de corte e a seguir de diamante, tomando cuidado para evitar lacerar a duramáter subjacente. Esta janela óssea tem 4 por 4 cm de tamanho e a colocação é ajustada com o bordo inferior no nível da raiz zigomática, com dois terços da janela anteriores e um terço posterior ao plano vertical do CAE. Um saca-bocado, ou uma broca, é usado para remover qualquer osso restante no bordo inferior da craniotomia até o nível do assoalho da fossa média craniana. Isto possibilita a linha de localização cirúrgica ótima com o mínimo afastamento do lobo temporal. O afastador de fossa média de House-Urban é encaixado com os dentes no bordo da craniotomia. A lâmina é avançada gradualmente, à medida que a dura é eleva-

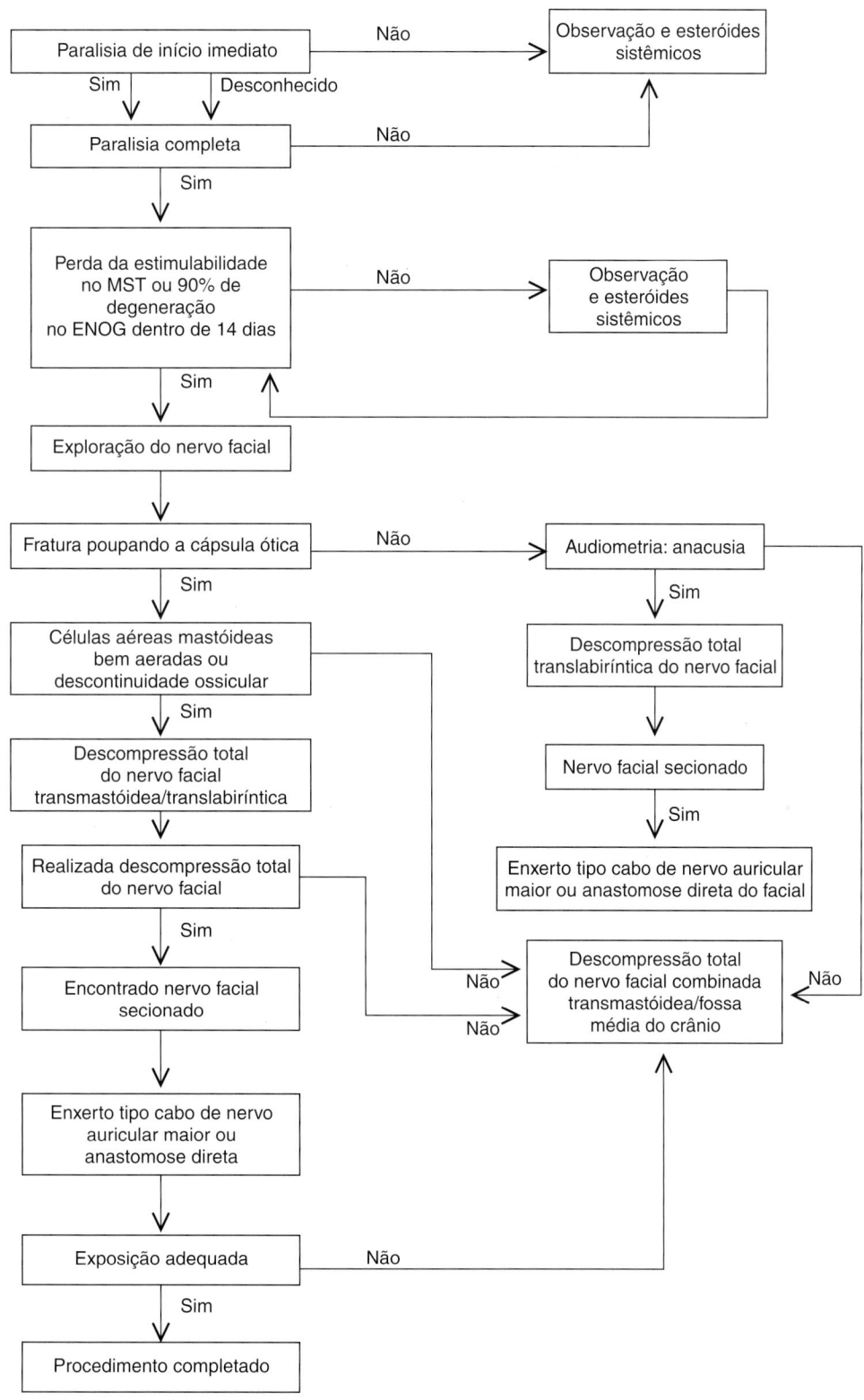

Figura 59.11
Tratamento da paralisia facial traumática.

da do soalho da fossa média. É comum encontrar sangramento venoso dural na extensão anterior da dissecção. Isto pode usualmente ser controlado com um agente hemostático como Surgicel ou Oxycel. A linha de fratura e o hematoma são geralmente encontrados na região do hiato facial, em coerência com a noção de as linhas de fratura seguirem forames naturais dentro do osso temporal.

Os marcos anatômicos na fossa média são a artéria meníngea média no forame espinhoso, o nervo petroso superficial maior no hiato facial e a eminência arqueada. O gânglio geniculado pode ser exposto sem uma cobertura óssea no assoalho da fossa média craniana, portanto deve ser tomado cuidado durante a elevação dural. O marco anatômico do canal semicircular superior é a eminência arqueada, mas a localização precisa do canal não corresponde uniformemente à eminência arqueada. O canal pode ter muito pouca cobertura óssea e pode ser visto como uma linha azul após simples elevação dural, ou pode haver um grande número de células aéreas entre o canal e a superfície do tégmen. Uma TC coronal pode ser útil para averiguar esta relação: a associação dos contornos do assoalho da fossa média ao canal semicircular superior bem como a distância entre os dois pode ser avaliada.

A identificação do canal auditivo interno e a porção intralabiríntica do nervo facial pode ser realizada de qualquer uma dentre várias maneiras. House (78) e Glasscock (79) advogaram identificar o nervo petroso superficial maior e acompanhá-lo até o gânglio geniculado. Fisch (80) sugeriu usar a relação do canal semicircular superior para encontrar o canal auditivo interno. O canal auditivo interno está localizado dentro do plano meatal que jaz dentro de um ângulo de 60° desde o plano do canal semicircular superior. Portmann *et al.* (81) relatam achar o canal auditivo interno (CAI) 8 a 12 mm ântero-medial à localização do canal semicircular superior na direção paralela ao ápice petroso. O *tegmen tympani* pode ser aberto com identificação a seguir dos ossículos e da porção timpânica do nervo facial, o que pode então ser acompanhado retrogradamente na direção do gânglio geniculado. O método de Garcia-Ibanez é uma técnica confiável que pode fornecer exposição alargada se necessário (82).

Uma vez orientado com um ou mais dos acessos previamente descritos, o osso sobre o canal semicircular superior é removido usando-se aspiração-irrigação e brocas de diamante. Uma passada leve de medial a lateral é usada até a linha azul do canal superior ser identificada. Depois que o canal superior foi identificado, a dissecção prossegue ao longo do plano meatal, que é o osso dentro de um ângulo de 60° desde a linha azul do canal superior. Perfurar dentro dos limites deste plano reduzirá o risco de lesão inadvertida à cóclea. Perfuração muito mais ampla pode ser efetuada medialmente, enquanto na extensão lateral do CAI há muito pouco espaço entre a cóclea e a ampola do canal semicircular superior. A broca deve abraçar a linha do canal superior à medida que progride a remoção de osso. A dissecção parecerá bastante profunda antes que o CAI seja encontrado. Osso pode ser removido 180° em torno do CAI próximo do *porus acusticus*, mas a exposição se torna mais limitada à medida que a dissecção prosseguir para a área lateral do CAI. Uma espessura de casca de ovo de osso deve ser deixada sobre o CAI. O último passo na exposição do canal é a remoção cuidadosa deste osso, e irrigação copiosa para remover poeira de osso.

Na extensão mais lateral do CAI, a crista vertical ou "barra de Bill" é identificada, com o nervo facial anteriormente e o nervo vestibular superior posteriormente. A dura do CAI é incisada de maneira longitudinal, ao longo do bordo posterior, longe do nervo facial. Se o nervo facial estiver lacerado, a margem proximal é avivada com microtesoura. O enxerto de nervo é fixado proximalmente com uma única sutura de náilon 9-0 e distalmente colocado dentro do canal ósseo da porção timpânica do canal de Falópio. Um pedaço de fáscia temporal é posto sobre o enxerto. Cera de osso é usada para encher células aéreas expostas. Um pedaço de músculo temporal é colocado no defeito ósseo, e o retalho pediculado de fáscia temporal é refletido sobre o assoalho da fossa média craniana. O retalho ósseo é recolocado dentro da janela da craniotomia, e o músculo temporal é reaproximado, deixando um espaço inferiormente onde passa a fáscia temporal. A pele é fechada em duas camadas.

Fístulas Líquóricas

Fístulas liquóricas e o potencial de meningite estão entre as mais sérias complicações das fraturas do osso temporal. Fístulas liquóricas ocorrem em 17% das fraturas do osso temporal (2). As fístulas liquóricas nas fraturas que poupam a cápsula ótica tipicamente ocorrem através do assoalho da fossa média do crânio *(tegmen tympani* e *tegmen mastoideum)* para dentro do epitímpano, antro e trato de células aéreas mastóideas. O LCE fluirá para fora do canal auditivo, se a membrana timpânica estiver rompida, ou para a tuba auditiva, resultando em rinorréia de LCE. Nas fraturas que rompem a cápsula ótica, o LCE flui da fossa posterior do crânio através da cápsula ótica rota para dentro da orelha média.

Uma característica única de uma fratura através da cápsula ótica é a ausência de consolidação. A cápsula ótica tem tamanho adulto ao nascimento e sofre mínima remodelação durante toda a vida (83). Após uma fratura, tecido fibroso encherá parcialmente a fenda e o osso periósteo adjacente pode vedar a fratura mas o próprio osso endocondral não se consolidará (19,21). Esta cicatriz fibrosa proporciona um trato potencial para uma infecção da orelha média disseminar-se ao espaço intracraniano, deixando o paciente em risco continuado de meningite até mesmo anos depois da lesão inicial.

O início de fístula liquórica após trauma foi retardado mais de 1 semana em 28% dos 192 casos analisados por Lewin (84). Vazamento imediato de LCE resulta da separação das fibras durais em uma região traumatizada da dura adjacente a um local de fratura. Em contraste, foi admitido em teoria que o vazamento retardado de LCE ocorreria a partir de (a) herniação de meningocele ou meningoencefalocele (muitas vezes chamada fungo cerebral ou *fungus cerebri* [hérnia cerebral]) para dentro do local da fratura, seguida pela atrofia retardada do *fungus cerebri* ou resolução retardada da pressão intracraniana elevada e retração do *fungus cerebri* para fora do local da fratura, ou (b) resolução de hematoma que previamente obstruía o fluxo de saída de LCE através do local da fratura.

A fístula liquórica continuará a vazar até que a proliferação fibroblástica crie uma barreira fibrosa que feche o espaço subaracnóideo ou o seio ou mucosa de célula aérea cubra o defeito ósseo (85). Entretanto, nas fases iniciais de reparação, a barreira fibrosa permanece frágil. Se o gradiente de pressão do LCE for maior que a resistência à ruptura durante a cura destas barreiras vulneráveis, o vazamento continuará. A tênue barreira recém-formada pode ser facilmente rompida por pressão nasofaríngea aumentada ou Valsalva (86). Por essas razões, a importância de obrigar precauções relativamente rotineiras como evitar assoar o nariz, evitar atividade física ou fisioterapia vigorosas, manter a cabeceira da cama elevada e evitar constipação nunca será exagero.

Uma fístula liquórica é suspeitada quando drenagem aquosa transparente é observada no canal auditivo ou do nariz. Otorrinorréia muitas vezes drenará pela parede posterior da garganta. A velocidade de fluxo da descarga geralmente aumentará com esforço ou inclinação para a frente. Conseqüentemente, ao avaliar um paciente quanto a uma suspeita de fístula liquórica, o paciente é solicitado a se inclinar para a frente com o pescoço flexionado, coletando corrimento nasal em um recipiente estéril. Os pacientes muitas vezes se queixam de cefaléias surdas, contínuas e bilaterais. A origem do corrimento aural e nasal é freqüentemente obscurecida por sangramento concomitante ou lise de um antigo coágulo sanguíneo. Uma vez que um corrimento nasal seja suspeitado de ser LCE, pode ser diferenciado de rinite aquosa, secreções lacrimais ou corrimento serossanguíneo com base na sua composição. O LCE tem níveis de concentração elevados de glicose, diminuídos de proteína e diminuídos de potássio com relação às secreções nasais. Testes qualitativos como os que usam glicofita de glicose oxidase (Clinitest) demonstraram não possuir especificidade e resultam em uma proporção substancial de falso-positivos (87). Determinações quantitativas da glicose, proteína e potássio são mais precisas para diagnosticar uma fístula liquórica.

Uma técnica não-invasiva para identificar e localizar uma fístula liquórica usando eletroforese de proteína para β_2 transferrina foi descrita pela primeira vez por Meurman (88). A isoforma β_2 da transferrina, uma proteína envolvida no transporte de ferro, é limitada ao LCE, à perilinfa e ao humor aquoso, enquanto a isoforma β_1 é encontrada globalmente no soro, nas secreções nasais, na saliva e na lágrima. Secreções nasais e óticas com contaminação de LCE exibem uma banda adicional na eletroforese de imunofixação com relação às contrapartes não-contaminadas. Além de ser não-invasiva, uma vantagem importante desta técnica é a pequena quantidade de amostra líquida requerida para o teste: o volume recomendado do espécime é tipicamente 0,5 mL, e a β_2 transferrina pode ser detectada em espécimes de amostra tão pequenos quanto 50 µL. Resultados falso-positivos são raros e ocorrem em pacientes com cirrose alcoólica, erros inatos do metabolismo das glicoproteínas ou variantes genéticas de transferrina, nas quais variantes com mobilidade eletroforética semelhante à isoforma β_2 estão presentes nos soros (89). Nestes casos, a coleta e a eletroforese de uma amostra de soro concomitante, que conteria banda β_1 bem como β_2, pode ajudar a evitar uma interpretação de resultado falsamente positivo.

Outras técnicas minimamente invasivas para detecção de otorréia ou rinorréia de LCE estão atualmente sendo desenvolvidas, incluindo a detecção de proteína β-traço, ou prostaglandina D sintase (90,91). Proteína β-traço é sintetizada nas meninges e tem um aumento de 20 a 40 vezes em concentração no LCE em comparação com o soro. Novos ensaios nefelométricos de proteína β-traço estão sendo desenvolvidos e mostraram especificidade e sensibilidade para a detecção de LCE comparáveis à dos atuais ensaios de β_2 transferrina (92,93). Além disso, a técnica nefelométrica é comparativamente barata e rápida, aumentando o seu potencial para desenvolvimento adicional e uso no contexto clínico.

TCAR geralmente demonstrará os locais potenciais de uma fístula liquórica. Quando uma fratura é vista mas o local exato da fístula não foi identificado, cisternografia por TC com contraste intratecal (Omnipaque) pode ser bastante útil. TCAR mostrará um defeito ósseo em 70% dos pacientes com uma fístula liquórica (94). Quando um defeito não puder ser demonstrado por TCAR, raramente a cisternografia por TC ou cisternografia radionuclídica detectará um local de vazamento (94). As cintigrafias radionuclídicas tendem a ter falta de sensibilidade e especificidade.

Fluoresceína intratecal é um teste sensível e específico para investigar a presença de uma fístula liquórica. Após uma punção lombar, 0,5 mL de uma solução 5% de fluoresceína é misturada com 10 mL do LCE do paciente e reinjetada. Qualquer otorréia ou rinorréia subseqüente pode ser coletada em microcompressas e examinada com uma lâmpada de Wood quanto a fluorescência verde. Embora relatos ocasionais de neurotoxicidade (p. ex., paraparesia e convulsões de grande mal) após injeção intratecal de fluoresceína apareçam na literatura, estas complicações são muito infreqüentes, ocorreram a doses mais altas de fluoresceína do que atualmente é recomendado e nunca resultaram em dano permanente (86,95,96). Nenhum efeito colateral ou complicação persistente foi relatado com a posologia atualmente recomendada. Fluoresceína freqüentemente tem sucesso em localizar fístulas quando todos os outros métodos falharam, e pode ser usada intra-operatoriamente para ajudar na reparação real da fístula (96-98). Portanto, o uso continuado da fluoresceína pode ser justificado, e os riscos de morbidade aumentada após falha em localizar uma fístula liquórica pré-operatoriamente podem superar os riscos envolvidos no seu uso.

Nenhuma das técnicas de localização descritas previamente é útil se a fístula liquórica estiver quiescente no momento da investigação.

A incidência de meningite em pacientes com fístulas liquóricas varia de 2% a 88% (2,87,99-102). A larga variação na incidência é resultado de múltiplos fatores, o mais importante dos quais é a duração do vazamento (86,100,102,103). Mincy (102) e Leech e Patterson (100) compararam a incidência de meningite em pacientes com fístulas liquóricas que continuaram por 7 dias ou menos com aqueles que persistiram por mais de 7 dias. Leech e Patterson encontraram uma incidência de apenas 5% de meningite em pacientes com fístulas de LCE de menos de 7 dias de duração, e Mincy relatou uma incidência similarmente baixa de meningite no seu grupo, de 11%. A incidência de meningite em pacientes com vazamento durante mais de 7 dias na série de Leech e Patterson foi 55% e na série de Mincy foi 88%. Spetzler e Wilson (103) demonstraram uma incidência de 33% de meningite em fístulas persistentes e Grahne (86) observou que 54% dos seus pacientes com vazamento crônico de LCE desenvolveram meningite.

Muitos estudos ao longo dos últimos 25 anos demonstraram ausência de benefício de antibióticos profiláticos em fraturas do osso temporal na ausência de fístula liquórica (100,101,104-110). A incidência de meningite neste grupo é bastante baixa. Rathore (111) acumulou os dados de muitos destes estudos e encontrou uma incidência de 4% de meningite em pacientes com fraturas da base do crânio recebendo antibióticos profiláticos e uma incidência de 3% em pacientes não recebendo antibióticos profiláticos. Brodie e Thompson (2) demonstraram uma incidência de 1% de meningite em 578 pacientes com fraturas de osso temporal e ausência de fístula liquórica. Hoff et al. (104) realizaram uma experiência randomizada prospectiva designando pacientes com fraturas de osso temporal para um grupo de tratamento com antibiótico profilático ou a um grupo sem antibiótico. Nenhum dos pacientes em qualquer dos grupos desenvolveu meningite. Todos estes estudos concluem que antibióticos profiláticos não estão indicados, dada a baixa incidência de meningite em fraturas de osso temporal sem uma fístula liquórica e a ausência de evidência demonstrando qualquer benefício de antibióticos profiláticos nesta situação.

Entretanto, o risco de meningite é significativamente mais alto em pacientes com fraturas de osso temporal quando estão presentes fístulas liquóricas. Conseqüentemente, o papel dos antibióticos profiláticos deve ser examinado com relação a este subconjunto de pacientes de trauma. Múltiplos estudos durante as últimas 3 décadas concluíram que antibióticos profiláticos não tiveram um efeito estatisticamente significante sobre a incidência de meningite em pacientes com fístulas de LCE (101,103,105,106,110,112). Entretanto, o número de pacientes incluídos nos vários estudos foi inadequado para análise estatística válida. A reavaliação da literatura ao longo dos últimos 25 anos usando uma metanálise revelou uma redução estatisticamente significante na meningite usando antibióticos profiláticos em pacientes com fístula liquórica; 320 pacientes foram incluídos na análise (113). A incidência de meningite em pacientes com fístulas de LCE traumáticas tratadas com antibióticos profiláticos foi 2,1%. Em pacientes que não receberam antibióticos profiláticos, a incidência de meningite foi significativamente mais alta, de 8,7% ($p < 0,02$). Individualmente, nenhum dos estudos incluídos na metanálise demonstrou um efeito estatisticamente significante dos antibióticos profiláticos, o que indica a armadilha da análise estatística com números inadequados de pacientes.

Além dos números inadequados de pacientes nestes estudos precedentes, há problemas importantes inerentes a este tipo de estudo retrospectivo. O que definimos como profilaxia adequada? Fazer 3 dias de antibióticos perioperatórios para reparação de uma fratura aberta do fêmur concomitante constitui profilaxia adequada de uma fístula liquórica que persiste durante 5 dias? Antibióticos terapêuticos para uma infecção concomitante constituem profilaxia adequada para uma fístula liquórica? Um fator de risco muito importante que aumenta o risco de meningite nos pacientes com fístula liquórica é a presença de uma infecção concomitante. Brodie e Thompson (2) observaram uma incidência de 20% de meningite em pacientes com infecção concomitante e uma incidência de 3% de meningite na ausência de infecção concomitante. Nesse estudo, na ausência de infecção concomitante, nenhum paciente recebendo antibióticos profiláticos desenvolveu meningite dentro do primeiro mês pós-lesão. Claramente, estas variáveis confundidoras devem ser controladas em um estudo multiinstitucional prospectivo para lidar adequadamente com o problema da eficácia de antibióticos profiláticos.

Os organismos infectantes mais comuns na meningite ocorrendo na presença de uma fístula liquórica relatados na literatura são *Streptococcus pneumoniae* seguido por *Streptococcus* e *Haemophilus influenzae* (101,114,115). Cinqüenta e sete por cento a 85% das fístulas pós-traumáticas que são tratadas conservadoramente cessam de vazar dentro de 1 semana (84,102). Uma vez que as fístulas de LCE pós-traumáticas agudas são associadas à alta probabilidade de fechamento espontâneo precoce e à baixa incidência de meningite, elas podem ser tratadas conservadoramente durante 7 a 10 dias. Este tratamento inclui repouso total no leito com elevação da cabeceira da cama; emolientes fecais; instruções para evitar assoar o nariz, espirrar e fazer força; e repetidas punções lombares ou dreno lombar se o vazamento persistir. Todas estas medidas são dirigidas para manter o gradiente de pressão do LCE abaixo da resistência à ruptura durante a cura da barreira em cicatrização. Devido ao risco aumentado de meningite após fístulas de LCE persistentes, é recomendado o fechamento cirúrgico das fístulas que persistam mais do que 7 a 10 dias.

Fechamento das Fístulas de Líquido Cerebrospinal

A via de acesso escolhida para fechar uma fístula liquórica é influenciada por muitos fatores, incluindo o estado da audição na orelha afetada e contralateral, a presença de hérnia cerebral através do tégmen, e a localização da fístula. O algoritmo de tratamento está apresentado na Figura 59.12. Em um paciente com uma fratura da cápsula ótica resultando em profunda perda neurossensorial, é recomendada obliteração da mastóide e da orelha média e o fechamento do canal (116,117). O canal auditivo, a membrana timpânica, a bigorna, o martelo e a mucosa da orelha média são todos excisados. O meato auditivo externo é fechado em duas camadas, e é efetuada uma mastoidectomia completa. A mucosa da tuba auditiva é invertida e um tampão de músculo é inserido. A bigorna é então inserida também, encravando o músculo no lugar. A tuba auditiva e a linha de fratura são cobertas por fáscia temporal e a cavidade mastóidea e a orelha média são obliteradas com um enxerto de gordura abdominal.

A via de acesso para fechamento de uma fístula resultante de uma fratura que poupa a cápsula ótica é ditada pela localização da fratura ao longo do assoalho da fossa média craniana, a presença de hérnia cerebral, e o estado da cadeia ossicular. Fístulas que ocorrem póstero-lateralmente na fossa média do crânio são acessíveis através de uma mastoidectomia completa e podem ser reparadas vedando-se a cavidade mastóidea separada do epitímpano e da orelha média pela colocação de um enxerto de fáscia temporal sobre o antro, recesso facial e tratos de células aéreas retrofaciais. Um segundo enxerto de fáscia é colocado sobre a fístula, e a cavidade mastóidea é obliterada com um enxerto de gordura.

As fístulas que ocorrem mais medialmente ou anteriormente ao longo do *tegmen tympani* ou são associadas a hérnia cerebral são operadas com vias de acesso combinadas. Quando o lobo temporal se hernia através do tégmen, o cérebro danificado é debridado pelo acesso mastóideo, e o cérebro e a dura restantes são elevados de volta para cima para dentro da fossa média pela craniotomia da fossa média. Fáscia temporal é colocada sobre o assoalho da fossa média craniana. Se um defeito ósseo estiver presente no tégmen, a janela óssea da craniotomia é dividida ou afinada com uma broca e colocada ao longo do assoalho da fossa média craniana superior à fáscia para prevenir prolapso subseqüente. Um pedaço de Gelfilm é inserido através da cavidade e do antro mastóideos e colocado sobre o topo dos ossículos no epitímpano para evitar aderências e perda auditiva condutiva pós-operatória.

No caso de uma fístula através do *tegmen tympani* em um paciente com descontinuidade ossicular e ausência de hérnia cerebral, a fístula muitas vezes pode ser fechada através de um acesso transmastóideo único. Um enxerto de cartilagem tragal é inserido superior à parede superior do CAE estendendo-se à porção timpânica do nervo facial. O enxerto de cartilagem veda e separa o epitímpano e evita herniação de tecido para dentro da orelha média. O epitímpano é preenchido com um enxerto de fáscia temporal.

Técnicas adicionais foram advogadas por outros autores. Glasscock *et al.* (118) advogaram uma via de acesso intradural, em oposição a extradural, para grandes defeitos, afirmando que um melhor fechamento pode ser realizado intraduralmente. Kveton *et al.* relataram o fechamento bem-sucedido de 13 casos de fístula liquórica, usando cimento de hidroxiapatita através de uma via de acesso transmastóidea, além de descreverem fechamento bem-sucedido de 106 dentre 109 defeitos do osso temporal de todos os tipos (119,120). Esta conduta é altamente bem-sucedida para fechar fístulas liquóricas após remoção translabiríntica de neuromas acústicos, mas cuidado deve ser to-

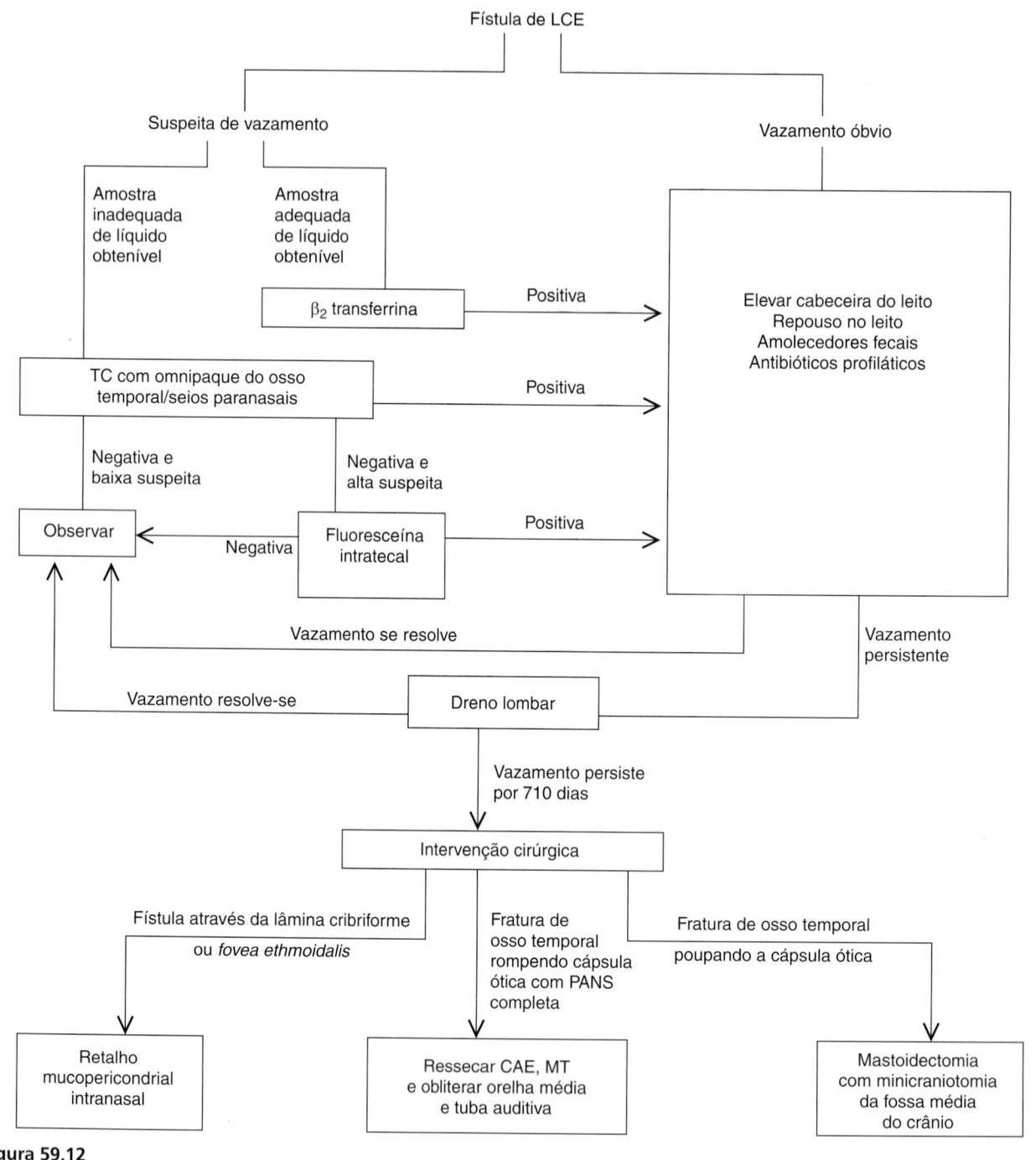

Figura 59.12
Algoritmo de tratamento para o fechamento de uma fístula de líquido cerebrospinal.

mado em vazamentos traumáticos de LCE quando o campo é muito mais contaminado. A colocação de um corpo estranho em uma ferida potencialmente contaminada aumenta a probabilidade de infecção. Uma das outras complicações potenciais do fechamento de fístulas de LCE do tégmen com cimento de hidroxiapatita é a perda auditiva de condução, que pode ocorrer se algum cimento migrar para a cadeia ossicular.

Há um alto risco de estenose do CAE e formação de colesteatoma quando o canal auditivo é gravemente traumatizado, como se vêem com traumas por arma de fogo do osso temporal (121,122). Nesta situação, as fístulas de LCE geralmente são fechadas com ressecção do CAE e a membrana timpânica e a obliteração da mastóide e da orelha média conforme descrito acima. Extremo cuidado é tomado para evitar deixar qualquer fragmento de epitélio que possa subseqüentemente levar à formação de colesteatoma. Toda mucosa é removida e a tuba auditiva e o meato externo são fechados conforme descrito previamente.

Perda Auditiva

Trauma do osso temporal pode causar uma perda auditiva de condução, perda auditiva neurossensorial ou perda mista. As fraturas que poupam a cápsula ótica estendem-se ao longo do teto do CAE, muitas vezes rasgando a membrana timpânica na região da incisura de Rivinus. A fratura prossegue ao logo do *tegmen tympani* e em 20% dos pacientes rompe a cadeia ossicular (11). As lesões mais comuns da cadeia ossicular são subluxação da articulação incudoestapedial (82%) e luxação da bigorna (57%) seguidas por fratura dos ramos do estribo (30%) (123). A maioria das fraturas do estribo não ocorre isoladamente mas é associada a luxações da bigorna (11). Fixação dos ossículos no epitímpano (25%) e fratura do martelo (11%) ocorrem menos freqüentemente (123). Um terço dos pacientes terá múltiplas patologias concomitantes da orelha média.

O padrão das lesões ossiculares pode ser explicado pelas características estruturais específicas de cada ossículo. O martelo é bem suportado pelo tendão tensor do tímpano, pelos ligamentos epitimpânicos e pela membrana timpânica. O estribo, sendo o menor e mais leve osso do corpo, é comparativamente bem suportado pelo tendão do músculo estapédio e o ligamento anular. Em contraste, a bigorna é relativamente pesada, situada com articulações em ambas as extremidades, e é suportada por apenas pequenos ligamentos posterior e superior, desse modo tornando este ossículo o mais comumente comprometido em descontinuidade pós-traumática.

Quase universalmente, os pacientes com fratura do osso temporal experimentarão um hemotímpano com perda auditiva condutiva associada. Ao longo de alguns dias a algumas semanas pós-lesão, a orelha média será reaerada, com resolução da perda auditiva que era atribuível ao líquido na orelha média. Fatores que aumentam a duração do líquido na orelha média incluem intubação endotraqueal, fraturas craniofaciais associadas, colocação de tubo nasogástrico e a presença de uma fístula liquórica. Oitenta por cento dos casos de perda auditiva condutiva resolver-se-ão espontaneamente sem a necessidade de intervenção cirúrgica (124).

Perda auditiva condutiva residual após resolução do hemotímpano e cura da membrana timpânica sugere as possibilidades de fratura ou descontinuidade ossicular. As indicações para timpanotomia exploradora e reconstrução ossicular são perda auditiva condutiva maior que 30 dB que persiste durante mais de 2 meses pós-lesão. Entretanto, se a perda auditiva condutiva for em uma orelha que é a única com audição, cirurgia é contra-indicada. O audiograma em uma perda auditiva mista deve ser criticamente avaliado para estabelecer o verdadeiro benefício potencial da reconstrução ossicular. Se os limiares de condução óssea forem mais de 30 dB piores que na orelha contralateral, a reconstrução, mesmo com um excelente fechamento do componente condutivo da perda auditiva, proporcionará mínima melhora subjetiva. Neste cenário, o paciente ainda necessitaria um aparelho de audição para obter audição usável na orelha cirúrgica. Conseqüentemente, a não ser que a perda mista seja profunda e o paciente não possa beneficiar-se pré-operatoriamente com um aparelho de audição, a reconstrução ossicular não é recomendada.

A lesão mais propícia para a reconstrução ossicular é uma luxação da articulação incudoestapedial. Nesta situação, uma prótese de hidroxiapatita de Applebaum é inserida entre o processo longo da bigorna e a cabeça do estribo, geralmente resultando em quase fechamento do *gap* aéreo-ósseo. Luxação da bigorna inteira exige fazer ponte no espaço entre a supraestrutura do estribo e o cabo do martelo. Um enxerto de interposição esculpido de bigorna é preferido nesta situação, embora uma variedade de substituições de esteio de bigorna e próteses de substituição ossicular parcial sejam disponíveis e adequadas para este tipo de reconstrução. A interposição de bigorna é realizada perfurando-se uma escavação na extremidade do processo curto da bigorna que vá adaptar-se sobre a cabeça do estribo. O processo longo da bigorna é removido e o corpo é esculpido. A superfície articular é modelada para se encaixar sob o cabo do martelo. Se, além da luxação da bigorna, a supraestrutura do estribo estiver fraturada, o processo longo da bigorna é deixado intacto e o corpo e o processo curto esculpidos. A superfície superior do corpo da bigorna é modelada para repousar sob o cabo e o processo longo assenta-se sobre a base. Uma variedade de próteses de substituição ossicular total também é disponível para a finalidade também.

Um problema único ocorre quando a supraestrutura do estribo é fraturada mas a bigorna permanece conectada ao martelo. Estes pacientes são bons candidatos a uma estapedotomia a *laser*. Os resultados de audição após reconstrução ossicular em ruptura ossicular traumática são superiores àqueles efetuados para otite média crônica. Hough e Stuart relatam fechamento do *gap* aéreo-ósseo para dentro de 10 dB em 78% dos pacientes e fechamento completo em 45% (123).

As fraturas que rompem a cápsula ótica tipicamente resultam em perda auditiva neurossensorial profunda. Assim, fraturas de ossos temporais bilaterais também podem resultar em perda auditiva neurossensorial profunda (125). Além do risco de perda auditiva neurossensorial por trauma do osso temporal, os pacientes que sofrem traumatismos cranianos fechados em geral, com ou sem fratura de osso temporal, estão em risco de perda auditiva neurossensorial aguda que pode progredir ainda mais com o tempo (126). Múltiplos mecanismos patogênicos podem contribuir para surdez pós-traumática: ruptura do labirinto membranoso, avulsão ou trauma do nervo coclear, interrupção do suprimento sanguíneo coclear, interrupção do suprimento sanguíneo coclear, hemorragia dentro da cóclea e fístula perilinfática. Outro mecanismo proposto é hidropisia endolinfática resultando da obstrução do ducto endolinfático pela fratura do osso temporal (127). Trauma acústico associado a fratura do osso temporal e luxação da bigorna contribui para um componente neurossensorial de uma perda auditiva mista; 50% dos pacientes com luxação traumática da bigorna terão pelo menos 10 dB de perda auditiva neurossensorial também, e 18% terão mais de 30 dB de perda (128). A perda ocorre principalmente na faixa de 2.000 a 4.000 Hz. O prognóstico quanto à recuperação da função nos pacientes com anacusia ou surdez profunda é extremamente ruim; entretanto, pacientes com perda moderada a grave podem ter alguma recuperação (124,129). Os pacientes que estão experimentando perda auditiva neurossensorial progressiva ou flutuante, sugestiva de uma possível fístula perilinfática subjacente, podem se beneficiar com exploração e remendo da fístula (130).

Colesteatoma e Estenose do Canal Auditivo Externo

Formação de colesteatoma pode ocorrer muitos anos depois de uma fratura do osso temporal (121,131). Há 4 mecanismos patogênicos responsáveis pela formação de colesteatoma pós-traumático: (a) aprisionamento epitelial na linha de fratura, (b) crescimento invasivo de epitélio através da linha de fratura não consolidada ou laceração na membrana timpânica, (c) implantação traumática de pele da membrana timpânica na orelha média, e (d) aprisionamento de epitélio medial a uma estenose do CAE. A localização típica do colesteatoma resultante de epitélio aprisionado dentro da linha de fratura é no epitímpano e no antro. A linha de fratura ao longo da parede póstero-superior do canal e do escudo expande-se e então se fecha aprisionando a pele do canal. À medida que a pele aprisionada cresce, ela expande-se para dentro do epitímpano e do antro formando um colesteatoma. O crescimento penetrante do epitélio através de uma linha de fratura com desvio também pode estender-se para a mesma região. Implantação traumática de pele da membrana timpânica resultará na formação de colesteatoma dentro do mesotímpano. Lesões por onda de choque podem resultar em desvio de epitélio escamoso estratificado ceratinizado para dentro das células aéreas da mastóide, mesotímpano, epitímpano e mesmo intracranialmente (132). O quarto mecanismo de formação de colesteatoma, aprisionamento de epitélio medial a uma estenose do CAE, resulta em um colesteatoma do canal. Colesteatomas pós-traumáticos do canal são os mais evitáveis pelo acompanhamento cuidadoso, debridamento, e suporte com *stent* quando o estreitamento progredir. Intervenção precoce com colocação de *stent* no início da estenose pode prevenir eficazmente um problema que é muito mais difícil de atacar uma vez a estenose esteja madura. O canal auditivo pode ser dilatado com a inserção de números crescentes de tampões de esponja Merocel (*i. e.*, Oto-wick, Schindler pack) saturados com solução antibiótica, substituídos em alguns dias. Uma vez que o canal esteja adequadamente dilatado, uma esponja Merocel maior é inserida para manter a luz. Ocasionalmente é necessário um grande molde de orelha ventilado sob medida para manter a luz em longo prazo após lesões graves do canal. O molde é usado durante todo o dia por 3 a 6 meses. Quando a estenose é completa e a dilatação não é possível, meatoplastia e possível timpanoplastia são necessárias. Uma estenose lateral do CAE não deve ser deixada persistir, mesmo se de aparência completamente benigna, em virtude da probabilidade muito alta de formação de colesteatoma.

Colesteatoma pós-traumático comprometendo o ático, o antro ou as células aéreas mastóideas freqüentemente crescerá durante muitos anos antes da descoberta. Até o colesteatoma comprometer a cadeia ossicular com resultante perda auditiva, crescer lateralmente causando apagamento do conduto auditivo externo posterior ou do sulco posterior erodindo para dentro do labirinto causando vertigem ou perda auditiva neurossensorial, comprimir o nervo facial resultando em paresia facial, ou crescer para dentro da fenda da orelha média e poder ser visualizado no exame físico, o crescimento evoluirá sem ser detectado.

Lesões Vasculares

Lesões da artéria carótida intratemporal são complicações raras mas potencialmente ameaçadoras à vida. Otorréia sanguínea é uma apresentação comum em fraturas do osso temporal e o canal auditivo não é usualmente tamponado inicialmente a não ser que esteja presente hemorragia importante e precise ser controlada. Nesses casos, lesão da porção petrosa da artéria carótida deve ser suspeitada e o paciente levado imediatamente para a sala de operações para ligadura da carótida ou para o centro radiológico para oclusão com balão.

Angiotomografia ou angiorressonância está indicada nos pacientes com déficits neurológicos focais transitórios ou persistentes. Em pacientes com hemorragia importante da orelha ou do nariz ou com deterioração neurológica rápida, está indicada angiografia intervencionista tradicional para a confirmação de lesão carotídea bem como a intervenção terapêutica imediata, se necessário.

> **PONTOS IMPORTANTES**
>
> - Um sistema mais recente de classificação da fratura de osso temporal enfatiza o resultado funcional: as lesões que poupam *versus* as que rompem a cápsula ótica.
> - Avaliação da função do nervo facial tão logo seja possível facilita a tomada de decisão clínica.
> - A maioria das fraturas de osso temporal é sofrida em acidentes automobilísticos; lesões múltiplas concomitantes constituem a regra e devem ser avaliadas.
> - As complicações mais comuns das fraturas de osso temporal são lesão de nervo facial, vazamento de líquido cerebrospinal, perda auditiva, vertigem, formação de colesteatoma e estenose do canal auditivo.
> - Paralisia facial de início retardado merece administração de esteróide e observação.
> - Paralisia facial de início imediato exige estimulação nervosa. Se o nervo for estimulável, observação é recomendada. Se o nervo não for estimulável, deve ser explorado.
> - O uso de antibióticos profiláticos neste contexto é controverso.
> - A maioria dos vazamentos pós-traumáticos de líquido cerebrospinal fecha-se espontaneamente. Fechamento cirúrgico é necessário para fístula persistente.

REFERÊNCIAS

1. Makashima K, Sobel SF, Snow JB Jr. Histopathologic correlates of otoneurologic manifestations following head trauma. *Laryngoscope* 1976;86:1303-1314.
2. Brodie HA, Thompson TC. Management of complications from 820 temporal bone fractures. *Am J Otol* 1997;18:188-197.
3. Nageris B, Hansen MC, Lavelle WG, et al. Temporal bone fractures. *Am J Emerg Med* 1995;12:211-214.
4. Virapongse C, Bhimani S, Sarwar M. Radiography of the abnormal ear. In: Taveras IM, Ferrucci IT, eds. *Radiology: diagnosis-imag-ingintervention,* Vol. III. Philadelphia: JB Lippincott, 1987;9:1-19.
5. Lee D, Honrado C, Har-El G. Pediatric temporal bone fractures. *Laryngoscope* 1998;108:816-821.
6. McGuirt WF Jr. Stool SE. Temporal bone fractures in children: a review with emphasis on long-term sequelae. *Clin Pediatr (Phila)* 1992;31:12-18.
7. Williams WT, Ghorayeb BY, Yeakley JW. Pediatric temporal bone fractures. *Laryngoscope* 1992;102:600-603.
8. Glarner H, Meuli M, Hof E, et al. Management of petrous bone fractures in children: analysis of 127 cases. *J Trauma* 1994;36:198-201.
9. Ort S, Beus K, Isaacson J. Pediatric temporal bone fractures in a rural population. *Otolaryngol Head Neck Surg* 2004;131:433-437.
10. Exadaktylos AK, Sclabas GM, Nuyens M, et al. The clinical correlation of temporal bone fractures and spiral computed tomographic scan: a prospective and consecutive study at a level I trauma center. *J Trauma* 2003;55:704-706.
11. Cannon CR, Jahrsdoerfer RA. Temporal bone fractures: review of 90 cases. *Arch Otolaryngol* 1983;109:285-288.
12. Ghorayeb BY, Rafie JJ. Fractures of the temporal bone. An evaluation of 123 cases. *J Radiol* 1989;70:703-710.
13. Tos M. Course of and sequelae to 248 petrosal fractures. *Acta Otolaryngol* 1973;75:353-354.
14. Griffin JE, Altenau MM, Schaefer SO. Bilateral longitudinal temporal bone fractures: a retrospective review of seventeen cases. *Laryngoscope* 1979;89:1432-1435.
15. Messerer O. *Uber Elasticitat und Festigkeit der Menschlichen Knochen.* Stuttgart, Germany: Verlag der JG Cotta Oschen Buchhandlung, 1880.
16. Travis LW, Stalnaker RL, Melvin JW. Impact trauma of human temporal bone. *J Trauma* 1977;17:761-766.
17. Yoganandan N, Pintar FA, Sances AJ, et al. Biomechanics of skull fracture. *J Neurotrauma* 1995;12:659-668.
18. Yoganandan N, Pintar FA. Biomechanics of temporo-parietal skull fracture. *Clin Biomech (Bristol, Avon)* 2004;19:225-239.
19. Perlman HB. Process of healing in injuries to the capsule of labyrinth. *Arch Otolaryngol* 1939;29:287-305.
20. Pollak AM, Pauw BKH, Marion MS. Temporal bone histopathology: resident's quiz. *Am J Otol* 1991;12:56-58.
21. Sudhoff H, Linthicum Jr FH. Temporal bone fracture and latent meningitis: temporal bone histopathology study of the month. *Otol Neurotol* 2003;24:521-522.
22. Ulrich K. Verletzungen des Gehororgans bei Schadel-Basisfrakturen. *Acta Otolaryngol (Stockh)* 1926;S4:1-50.
23. Gurdjian ES, Webster JE, Lissner HR. Deformation of the skull in head injury studied by stresscoat technique. *Surg Gynecol Obstet* 1946;83:219-233.
24. Ghorayeb BY, Yeakley JW. Temporal bone fractures: longitudinal or oblique? The cases for oblique temporal bone fractures. *Laryngoscope* 1992;102:129-134.
25. Dahiya R, Keller JD, Litofsky NS, et al. Temporal bone fractures: otic capsule sparing versus otic capsule violating clinical and radiographic considerations. *J Trauma* 1999;47:1079-1083.
26. Kelly KE, Tami TA. Temporal bone and skull trauma. In: Jackler RK, Brackmann DE, eds. *Neurotology.* St. Louis: Mosby, 1994:1127-1147.
27. Ishman SL, Friedland DR. Temporal bone fractures: traditional classification and clinical relevance. *Laryngoscope* 2004;114:1734-1741.
28. Wiet RJ, Valvassori GE, Kotsanis CA, et al. Temporal bone fractures. *Am J Otol* 1985;6:207-215.
29. Tos M. Course of and sequelae to 248 petrosal fractures. *Acta Otolaryngol (Stockh)* 1973;75:253-254.
30. Healy GB. Hearing loss and vertigo secondary to head injury. *N Engl J Med* 1982;306:1029-1031.
31. Fredrickson JM, Griffith AW, Lindsay JR. Transverse fractures of the temporal bone. *Arch Otolaryngol* 1963;78:770-784.
32. Fisch U. Facial paralysis in fractures of the petrous bone. *Laryngoscope* 1974;84:2141-2154.
33. Vrabec IT Otic capsule fracture with preservation of hearing and delayed-onset facial paralysis. *Int J Pediatr Otorhinolaryngol* 2001;58(2):173-177.

34. Schuknecht HE Mechanism of inner ear injury from blows to the head. *Ann Otol Rhinol Laryngol* 1969;78:253-262.
35. Dix MR, Hallpike CS. The pathology symptomatology and diagnosis of certain common disorders of the vestibular system. *Proc R Soc Med* 1952;45:341-354.
36. Ylikoski J, Palva T, Sanna M. Dizziness after head trauma: clinical and morphologic findings. *Am J Otol* 1982;3:343-352.
37. Swartz JD. Temporal bone trauma. *Semin Ultrasound CT MR* 2001;22:219-228.
38. Morgan WE, Coker NJ, Jenkins HA. Histopathology of temporal bone fractures: implications for cochlear implantation. *Laryngoscope* 1994;104:426-432.
39. Casselman JW. Temporal bone imaging. *Neuroimaging Clin North Am* 1996;6:265-289.
40. Jang CH, Kim YH. Sudden hearing loss in intralabyrinthine haemorrhage in a child. *J Laryngol Otol* 2004;118:450-452.
41. Gross M, Ben-Yaakov A, Goldfarb A, et al. Pneumolabyrinth: an unusual finding in a temporal bone fracture. *Int J Pediatr Otorhinolaryngol* 2003;67:553-555.
42. Resnick DK, Subach BR, Marion, DW. The significance of carotid canal involvement in basilar cranial fractures. *Neurosurgery* 1997;40:1177-1181.
43. Kahn JB, Stewart MG, Diaz-Marchan PJ. Acute temporal bone trauma: utility of high-resolution computed tomography. *Am J Otol* 2000;21:743-752.
44. Abrunhosa J, Goncalves P, dos Santos JG, et al. Traumatic porencephalic cyst and cholesteatoma of the ear. *J Laryngol Otol* 2000;114:864-866.
45. Ozveren ME, Uchida K, Erol FS, et al. Isolated abducens nerve paresis associated with incomplete Horner's syndrome caused by petrous apex fracture–case report and anatomical study. *Neurol Med Chir (Tokyo)* 2001;41:494-498.
46. Barron RP, Kainulainen VT, Gusenbauer AW, et al. Fracture of glenoid fossa and traumatic dislocation of mandibular condyle into middle cranial fossa. *Oral Surg Oral Med Oral Pathol Oral Radiol Endod* 2002;93:640-642.
47. Lee GY, Halcrow S. Petrous to petrous fracture associated with bilateral abducens and facial nerve palsies: a case report. *J Trauma* 2002;53:583-585.
48. Spanio S, Baciliero U, Fornezza U, et al. Intracranial dislocation of the mandibular condyle: report of two cases and review of the literature. *Br J Oral Maxillofac Surg* 2002;40:253-255.
49. van der Linden WJ. Dislocation of the mandibular condyle into the middle cranial fossa: report of a case with 5-year CT followup. *Int J Oral Maxillofac Surg* 2003;32:215-218.
50. Darrouzet V, Duclos JY, Liguoro D, et al. Management of facial paralysis resulting from temporal bone fractures: our experience in 115 cases. *Otolaryngol Head Neck Surg* 2001;125:77-84.
51. McKennan KX, Chole RA. Facial paralysis in temporal bone trauma. *Am J Otol* 1992;13:167-172.
52. Turner JWA. Facial palsy in closed head injuries. *Lancet* 1944;246:756-757.
53. Maiman OJ, Cusick JF, Anderson AJ, et al. Nonoperative management of traumatic facial nerve palsy. *J Trauma* 1985;25:644-648.
54. May M. Trauma to the facial nerve. *Otolaryngol Clin North Am* 1983;16:661-670.
55. Fisch U. Prognostic value of electrical tests in acute facial paralysis. *Am J Otol* 1984;5:494-498.
56. Sunderland S. Some anatomical and pathophysiological data relevant to facial nerve injury and repair. In: Fisch U, eds. *Facial nerve surgery.* New York: Aesculapius, 1977:47-61.
57. May M, Harvey JE, Marovitz WE et al. The prognostic accuracy of the maximal stimulation test compared with that of the nerve excitability test in Bell's palsy. *Laryngoscope* 1971;81:931-938.
58. Fisch U. Surgery for Bell's palsy. *Arch Otolaryngol* 1981;107:1-11.
59. May M, Klein SR, Taylor FH. Idiopathic (Bell's) facial palsy: natural history defies steroid or surgical treatment. *Laryngoscope* 1985;95:406-409.
60. Fisch U. Management of intratemporal facial nerve injuries. *J Laryngol Otol* 1980;94:129-134.
61. Sillman JS, Niparko JK, Lee SS, et al. Prognostic value of evoked and standard electromyography in acute facial paralysis. *Otolaryngol Head Neck Surg* 1992;107:377-381.
62. May M, Blumenthal F, Klein SR. Acute Bell's palsy: prognostic value of evoked electromyography, maximal stimulation, and other electrical tests. *Am J Otol* 1983;5:1-7.
63. Sittel C, Stennert E. Prognostic value of electromyography in acute peripheral facial nerve palsy. *Otol Neurotol* 2001;22:100-104.
64. Lambert PR, Brackmann DE. Facial paralysis in longitudinal temporal bone fractures: a review of 26 cases. *Laryngoscope* 1984;94:1022-1026.
65. Coker NJ, Kendall KA, Jenkins HA, et al. Traumatic intratemporal facial nerve injury: management rationale for preservation of function. *Otolaryngol Head Neck Surg* 1987;97:262-269.
66. Kamerer DO. Intratemporal facial nerve injuries. *Otolaryngol Head Neck Surg* 1982;90:612-615.
67. Yeoh TL, Mahmud R, Saim L. Surgical intervention in traumatic facial nerve paralysis. *Med J Malaysia* 2003;58:432-436.
68. Chang JCY, Cass S. Management of facial nerve injury due to temporal bone trauma. *Am J Otol* 1999;20:96-114.
69. Sargent EW, Kartush JM, Graham MD. Meatal facial nerve decompression in acoustic neuroma resection. *Am J Otol* 1995;16:457-464.
70. Fisch U. Facial paralysis in fractures of the petrous bone. *Laryngoscope* 1974;84:2141-2154.
71. May M. Total facial nerve exploration: transmastoid, extralabyrinthine, and subtemporal indications and results. *Laryngoscope* 1979;89:906-917.
72. Goin OW. Proximal intratemporal facial nerve in Bell's palsy surgery: a study correlating anatomical and surgical findings. *Laryngoscope* 1982;92:263-271.
73. Yanagihara N. Transmastoid decompression of the facial nerve in temporal bone fracture. *Otolaryngol Head Neck Surg* 1982;90:616-621
74. McCabe BE Facial nerve grafting. *Plast Reconstr Surg* 1970;45:70-75.
75. Barrs DM. Facial nerve trauma: optimal timing for repair. *Laryngoscope* 1991;101:835-848.
76. Fisch U. Current surgical treatment of intratemporal facial palsy. *Clin Plast Surg* 1979;178:347-361.
77. Quaranta A, Campobasso G, Piazza F, et al. Facial nerve paralysis in temporal bone fractures: outcomes after late

decompression surgery. *Acta Otolaryngol* 2001;121:652-655.
78. House WE Surgical exposure tot he internal auditory canal and its contents through the middle cranial fossa. *Laryngoscope* 1961;71:1363-1385.
79. Glasscock M. Middle fossa approach to the temporal bone. *Arch Otolaryngol* 1969;90:41-57.
80. Fisch U. Transtemporal surgery of the internal auditory canal. *Adv Otorhinolaryngol* 1970;17:202-239.
81. Portmann M, Cohandon E, Castel JP, et al. [Neurotomy of the 8th cranial pair via the temporal fossa]. *Rev Laryngol Otol Rhinol (Bord)* 1969;90:700-715.
82. Garcia-Ibanez E, Garcia-Ibanez JL. Middle fossa vestibular neurectomy: a report of 373 cases. *Otolaryngol Head Neck Surg* 1980;88:486-490.
83. Schuknecht HE, Gulya AJ. *Anatomy of the temporal bone with surgical implications*. Philadelphia: Lea & Febiger, 1986.
84. Lewin W. Cerebrospinal fluid rhinorrhea in nonmissile head injuries. *Clin Neurosurg* 1964;12:237-252.
85. Hirsch D. Successful closure of cerebrospinal fluid rhinorrhea by endonasal surgery. *Arch Otolaryngol* 1952;56:1-12.
86. Grahne B. Traumatic cranionasal fistulas persistent cerebrospinal fluid rhinorrhea and their repair with frontal sinus osteoplasty. *Acta Otolaryngol* 1970;70:392-400.
87. Kogoy J, Trieff NM, Winkelmann P, et al. Glucose in nasal secretion: diagnostic significance. *Arch Otolaryngol* 1972;95:225-229.
88. Meurman OH, Irjala K, Suonpaa], et al. A new method for the identification of cerebrospinal fluid leakage. *Acta Otolaryngol* 1979;87:366-369.
89. Sloman AJ, Kelly RH. Transferrin allelic variants may cause false positives in the detection of cerebrospinal fluid fistulae. *Clin Chem* 1993;39:1444-1445.
90. Felgenhauer K, Schadlich HI, Nekic M. Beta-trace protein as marker for cerebrospinal fluid fistula. *Klin Wochenschr* 1987;65:764-768.
91. Bachmann G, Nekic M, Michel O. Clinical experience with betatrace protein as a marker for cerebrospinal fluid. *Ann Otol Rhinol Laryngol* 2000;109:1099-1102.
92. Petereit HE Bachmann G, Nekic M, et al. A new nephelometric assay for beta-trace protein (prostaglandin D synthase) as an indicator of liquorrhea. *J Neurol Neurosurg Psychiatry* 2001;71:347-351.
93. Arrer E, Meco C, Oberascher G, et al. Beta-trace protein as a marker for cerebrospinal fluid rhinorrhea. *Clin Chem* 2002;48:939-941.
94. Stone JA, Castillo M, Neelon B, et al. Evaluation of CSF leaks: high-resolution CT compared with contrast-enhanced CT and radionuclide cisternography. *Am J Neuroradiol* 1999;20:706-712.
95. Briant TDR, Snell D. Diagnosis of cerebrospinal rhinorrhea and the rhinologic approach to its repair. *Laryngoscope* 1967;77:1390-1409.
96. Charles DA, Snell D. Cerebrospinal fluid rhinorrhea. *Laryngoscope* 1979;89:822-826.
97. Calcaterra TC. Extracranial surgical repair of cerebrospinal rhinorrhea. *Ann Otol* 1980;89:108-116
98. Morley TP, Wortzman G. The importance of the lateral extensions of the sphenoidal sinus in post-traumatic cerebrospinal rhinorrhea and meningitis. *J Neurosurg* 1965;22:326-332.
99. Hughes GB, Glasscock ME III, Hays JW, et al. Cerebrospinal fluid leaks and meningitis following acoustic tumor surgery. *Otolaryngol Head Neck Surg* 1982;90:117-125.
100. Leech PI, Paterson A. Conservative and operative management of cerebrospinal fluid leakage after closed head injury. *Lancet* 1973;1(7811):1013-1015.
101. MacGee EE, Cauthen JC, Brackett CE. Meningitis following acute traumatic cerebrospinal fluid fistula. *J Neurosurg* 1970;33:312-316.
102. Mincy JE. Post-traumatic cerebrospinal fluid fistula of the frontal fossa. *J Trauma* 1966;6:618-622.
103. Spetzler RE, Wilson CB. Management of recurrent CSF rhinorrhea of the middle and posterior fossa. *J Neurosurg* 1978;49:393-397.
104. Hoff JT, Brewin A, Sang H. Antibiotics for basilar skull fractures. *J Neurosurg* 1976;44:649.
105. Zrebeet HA, Huang PS. Prophylactic antibiotics in the treatment of fractures at the base of the skull. *Del Med J* 1986;58:741-748.
106. Frazee RC, Mucha P, Famell MB, et al. Meningitis after basilar skull fracture. *Postgrad Med* 1988;83:267-274.
107. Einhorn A, Mizrahi EM. Basilar skull fractures in children. *Am J Dis Child* 1978;132:1121-1124.
108. Hellings TS, Evans LL, Fowler DL, et al. Infectious complications in patients with severe head injury. *J Trauma* 1988;28:1575-1577.
109. Ignelzi RJ, VanderArk GD. Analysis of the treatment of basilar skull fractures with and without antibiotics. *J Neurosurg* 1975;43:75-85.
110. Dagi TF, Meyer FB, Poletti CA. The incidence and prevention of meningitis after basilar skull fracture. *Am J Emerg Med* 1983;3:295-298.
111. Rathore MH. Do prophylactic antibiotics prevent meningitis after basilar skull fracture. *Pediatr Infect Dis* 11991;10:87-88.
112. Klastersky J, Sadeghi M, Brihaye J. Antimicrobial prophylaxis in patients with rhinorrhea or otorrhea: a double blind study. *Surg Neurol* 1976;6:111-114.
113. Brodie HA. Prophylactic antibiotics for post-traumatic cerebrospinal fluid fistulae. A meta-analysis. *Arch Otolaryngol Head Neck Surg* 1997;123:749-752.
114. Applebaum E. Meningitis following trauma to the head and face. *JAMA* 1960;173:1818-1822.
115. Kaufman BA, Tunkel AR, Pryor JC, et al. Meningitis in the neurosurgical patient. *Infect Dis Clin North Am* 1990;4:677-701.
116. Kveton JF. Obliteration of the mastoid and middle ear for severe trauma to the temporal bone. *Laryngoscope* 1987;97:1385-1387.
117. Coker NJ, Jenkins HA, Fisch U. Obliteration of the middle ear and mastoid cleft in subtotal petrosectomy. Indications, technique and results. *Ann Otol Rhinol Laryngol* 1986;95:5-11.
118. Glasscock ME III, Dickins JRE, Jackson CG, et al. Surgical management of brain tissue herniation into the middle ear and mastoid. *Laryngoscope* 1979;89:1743-1754.
119. Kveton JF, Goravalingappa R. Elimination of temporal bone cerebrospinal fluid otorrhea using hydroxyapatite cement. *Laryngoscope* 2000;110:988-990.
120. Kveton JF, Coelho DH. Hydroxyapatite cement in temporal bone surgery: a 10-year experience. *Laryngoscope* 2004;114:33-37.
121. McKennan KX, Chole RA. Post-traumatic cholesteatoma. *Laryngoscope* 1989;99:779-782.
122. Kronenberg J, Ben-Shoshan J, Modan M, et al. Blast injury and cholesteatoma. *Am J Otol* 1988;9:127-130.

123. Hough JVD, Stuart WD. Middle ear injuries in skull trauma. *Laryngoscope* 1968;78:899-937.
124. Tos M. Prognosis of hearing loss in temporal bone fractures. *Laryngol Otol* 1971;85:1147-1159.
125. Atkin G, Watkins L, Rich P. Bilateral sensorineural hearing loss complicating basal skull fracture. *Br J Neurosurg* 2002;16:597-600.
126. Bergemalm PO. Progressive hearing loss after closed head injury: a predictable outcome? *Acta Otolaryngol* 2003;123:836-845.
127. Rizvi SS, Gibbin KP. Effect of transverse temporal bone fracture on the fluid compartment of the inner ear. *Ann Otol Rhinol Laryngol* 1979;88:741-748.
128. Dommerby H, Tos M. Sensorineural hearing loss in post-traumatic incus dislocation. *Arch Otolaryngol* 1983;109:257-261.
129. Podoshin L, Fradis M. Hearing loss after head injury. *Arch Otolaryngol* 1975;101:15-18.
130. Lyos AT, Marsh MA, Jenkins HA, Coker NJ. Progressive hearing loss after transverse temporal bone fracture. *Arch Otolaryngol Head Neck Surg* 1995;121:795-799.
131. Freeman J. Temporal bone fractures and cholesteatoma. *Ann Otol Rhinol Laryngol* 1983;92:558-560.
132. Goldfarb A, Eliashar R, Gross M, Elidan J. Middle cranial fossa cholesteatoma following blast trauma. *Ann Otol Rhino Laryngol* 2001;110:1084-1086.

CAPÍTULO 60

Colesteatoma

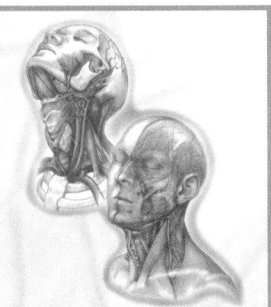

Ted A. Meyer ■ Chester L. Strunk, Jr. ■ Paul R. Lambert

Os colesteatomas são lesões semelhantes a cistos, expansivas, do osso temporal revestidas por epitélio escamoso estratificado que contêm queratina descamada. Eles comprometem mais freqüentemente a orelha média e a mastóide, mas podem desenvolver-se em qualquer lugar dentro das porções pneumatizadas do osso temporal. Podem ser congênitos (menos freqüentes) ou adquiridos.

O acúmulo de queratina pode causar infecção, otorréia, destruição óssea, perda auditiva, paralisia do nervo facial, uma fístula labiríntica e complicações intracranianas como abscessos epidurais e subdurais, abscessos no parênquima cerebral, meningite e tromboflebite dos seios venosos durais.

Colesteatoma é uma denominação errada, cunhada originalmente por Johannes Mueller, em 1838, quando ele descreveu um "tumor aperolado de camadas de gordura, que era distinguido de outros tumores de gordura pela gordura biliar ou colesterina que está entremeada entre lâminas de células poliédricas" (1). Os colesteatomas não contêm gordura e geralmente não contêm colesterina. Não obstante, o termo permanece, apesar de um termo mais apropriado sugerido por Schuknecht: ceratoma.

A matriz de um colesteatoma é composta de epitélio escamoso completamente diferenciado repousando sobre o tecido conjuntivo. As camadas mais profundas do epitélio de uma matriz de colesteatoma mostram atividade na forma de crescimentos que descem para dentro do tecido conjuntivo subjacente. Há sempre uma camada de tecido de granulação em contato com o osso. Esta camada de tecido de granulação elabora várias enzimas, como colagenase, resultando em destruição óssea.

COLESTEATOMA CONGÊNITO

O colesteatoma congênito é definido por Derlacki e Clemis (2) como um resto embrionário de tecido epitelial na orelha sem perfuração da membrana timpânica e sem uma história de infecção da orelha. Levenson *et al.* (3,4) modificaram a definição de um colesteatoma congênito para incluir uma *pars flaccida* e uma *pars tensa* normais, ausência de otorréia prévia e ausência de história de procedimentos otológicos prévios. Episódios prévios de otite média sem otorréia não são critérios para a exclusão de origem congênita. Dois terços dos colesteatomas congênitos da orelha média são vistos como uma massa branca no quadrante ântero-superior (Fig. 60.1). Eles também podem ser encontrados dentro da membrana timpânica e no ápice petroso. A idade média à apresentação de um colesteatoma congênito da orelha média é 4,5 anos, com uma preponderância masculina para feminina de 3:1 (4).

A patogenia dos colesteatomas congênitos está incompletamente compreendida. Em uma revisão do desenvolvimento dos órgãos epibranquiais, Teed (5) observou um espessamento epitelial ectodérmico que se desenvolveu em proximidade ao gânglio geniculado, medial ao colo do martelo. Esta massa de células epiteliais logo sofre involução para se tornar revestimento maturo da orelha média. Teed considerou que se a involução deixasse de ocorrer, esta formação poderia ser a origem de um colesteatoma congênito. Perseguindo esta teoria, Michaels (6,7) empreendeu uma revisão de ossos temporais humanos fetais e identificou um tufo de células escamosas presente de 10 a 33 semanas de gestação em 37 de 68 espécimes estudados. Ele chamou esta estrutura de *formação epidermóide* e assinalou que está localizada na parede ântero-superior da fenda da orelha média em desenvolvimento. A falta de involução da formação epidermóide poderia ser a base para o desenvolvimento de colesteatomas no mesotímpano anterior (8-10). Outros pesquisadores implicam migração ectodérmica ou mesmo metaplasia da mucosa da orelha média na patogenia dos colesteatomas congênitos (11,12).

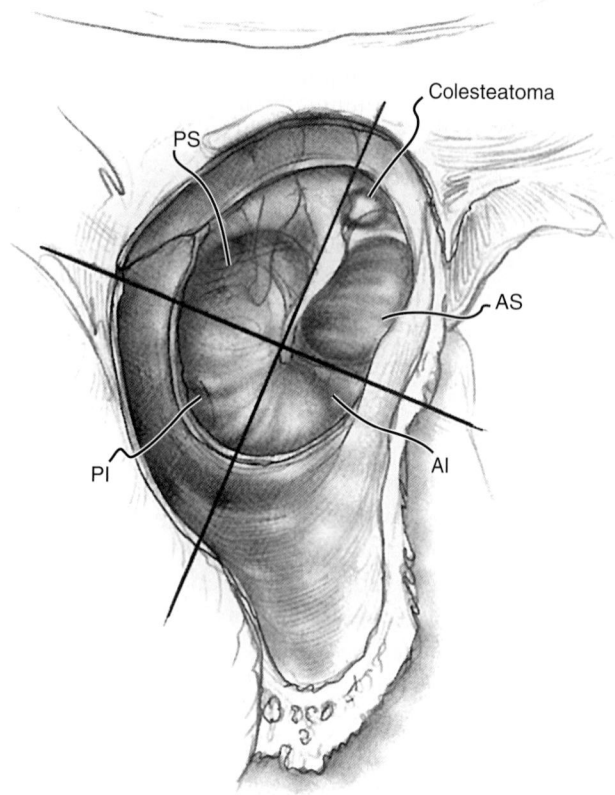

Figura 60.1
Colesteatoma congênito do quadrante ântero-superior.
AI, ântero-inferior; AS, ântero-superior; PI, póstero-inferior; PS, póstero-superior.

COLESTEATOMA ADQUIRIDO

Os colesteatomas adquiridos ocorrem em duas variedades: colesteatoma primário ou de bolsa de retração e colesteatoma secundário. Os colesteatomas que se originam de bolsas de retração são conhecidos como colesteatomas adquiridos primários, com base em que a infecção não deu origem ao colesteatoma. Diversas teorias foram propostas para explicar a formação dos colesteatomas primários ou de retração do ático, incluindo invaginação da *pars flaccida*, hiperplasia de células basais, otite média com efusão e perfuração da membrana da *pars flaccida* com crescimento epitelial invasivo (Tabela 60.1). Os pacientes com fenda palatina são particularmente propensos ao desenvolvimento de colesteatomas do ático adquiridos primários (13-17).

A teoria da invaginação é suportada pelas observações de Aschoff em 1897 e Witmaack em 1933 (18). Eles propuseram que uma *otitis media neonatorum* estéril infantil ou otite média não-bacteriana se desenvolve logo depois do nascimento. Antes que tivesse tido tempo para ser reabsorvida, fibrose e espessamento permanente do tecido conjuntivo timpânico subepitelial

TABELA 60.1
PATOGENIA DOS COLESTEATOMAS

Colesteatomas adquiridos primários
Teoria da invaginação
Teoria da hiperplasia das células basais
Teoria da otite média com efusão
Teoria da invasão epitelial

Colesteatomas adquiridos secundários
Teoria da implantação
Teoria da metaplasia
Teoria da invasão epitelial

embrionário ocorrem, resultando em bloqueamento do ático, causando uma pressão negativa localizada com retração da *pars flaccida*. A fibrose e o espessamento no ático bloqueia o processo normal de pneumatização do epitímpano e do antro e diminui a pneumatização do processo mastóide e das porções petrosas do osso temporal durante toda a vida do paciente. Esta pequena retração semelhante a uma covinha da *pars flaccida* que não pode ser reduzida por insuflação da tuba auditiva constitui o primeiro estádio no desenvolvimento de um colesteatoma do ático.

Um segundo método pelo qual uma pequena bolsa de retração pode desenvolver-se é a partir de otite média com efusão de longa duração (Fig. 60.2). Bluestone e Klein (13) demonstraram que em crianças com retração do ático, a tuba auditiva constringe em vez de dilatar com a deglutição. Isto resulta em ventilação prejudicada da orelha média e do sistema de células aéreas da mastóide e de altas pressões negativas flutuantes ou sustentadas na orelha média. Pressão negativa na orelha média causada por disfunção da tuba auditiva pode resultar em retração da *pars flaccida* e acumulação de detritos descamados.

Similarmente aos colesteatomas adquiridos primários, diversos mecanismos patogênicos podem contribuir para a formação de colesteatomas adquiridos secundários (Tabela 60.1). A teoria da implantação, a teoria da metaplasia e a teoria da invasão epitelial foram todas propostas como possíveis mecanismos envolvidos na formação de colesteatoma. A teoria da implantação descreve a formação de um colesteatoma pela implantação iatrogênica de pele dentro da orelha média ou da membrana timpânica como resultado de cirurgia, corpo estranho ou lesão por onda de choque. Colesteatomas podem-se desenvolver secundariamente a uma miringotomia para colocação de tubo de ventilação ou a um procedimento de timpanoplastia. Eles ocorrem como resultado da migração ou deslocamento epitelial através da miringotomia ou pelo desvio de um retalho da membrana timpânica para a orelha média no momento de uma timpanoplastia. Também se admite que colesteatomas adquiridos secundários se

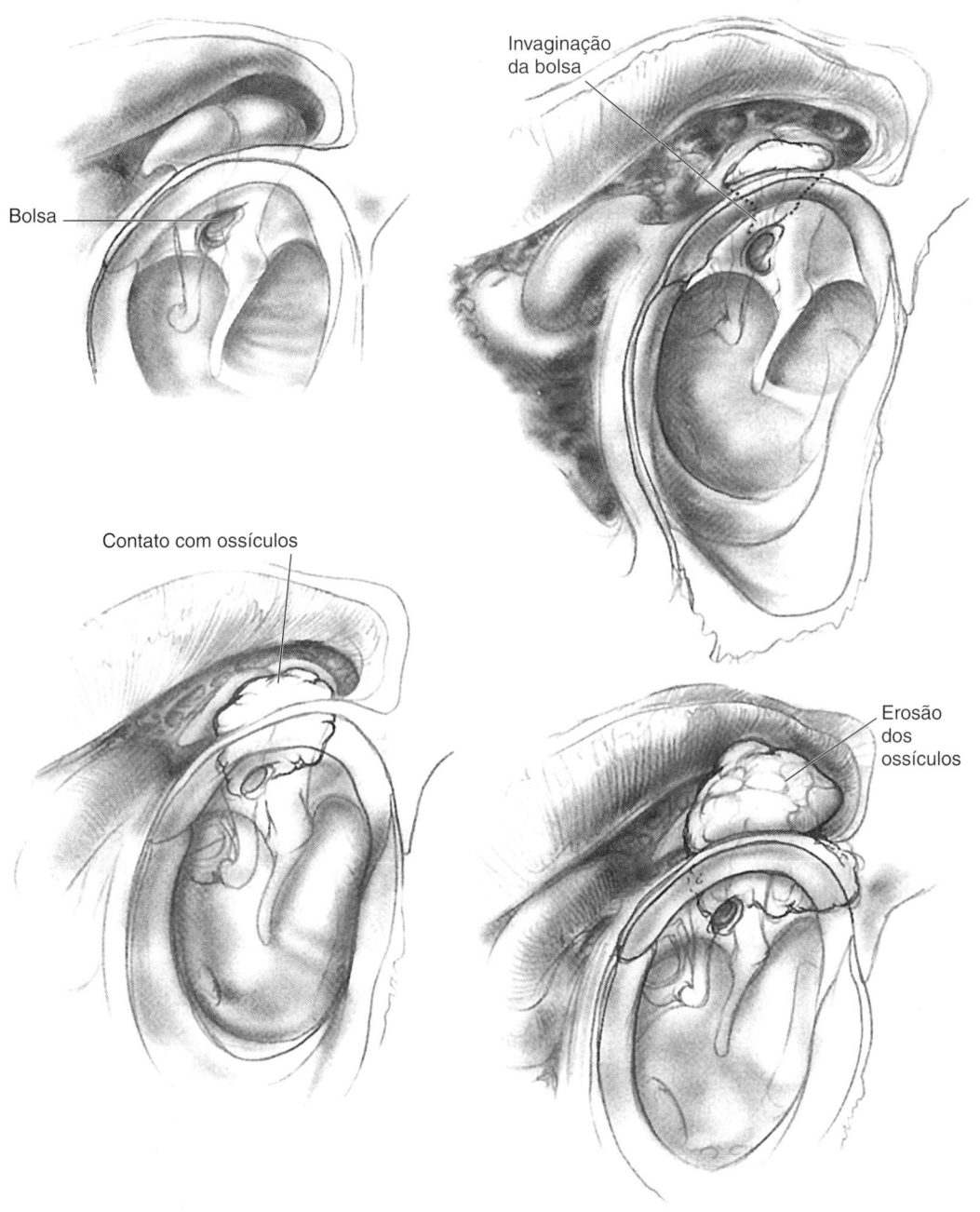

Figura 60.2
Evolução de um colesteatoma do ático.

originem de uma perfuração como resultado de otite média necrótica aguda na infância (19).

A teoria da metaplasia descreve a transformação do epitélio colunar em epitélio escamoso estratificado ceratinizado secundariamente a otite média crônica ou recorrente. Suporte para esta teoria vem de alterações que ocorrem nos brônquios em face de irritação e infecção crônicas. Entretanto, metaplasia não é considerada uma causa importante de colesteatoma em humanos (20). A teoria da invasão epitelial envolve a invasão da orelha média pela pele a partir da parede meatal da superfície externa do tímpano através de uma perfuração marginal ou uma perfuração do ático (21). Isto é suportado por evidência experimental que demonstra que células epiteliais migram ao longo de uma superfície até encontrarem outra superfície epitelial, ponto no qual elas param de migrar; isto é conhecido como inibição de contato. Se a mucosa da orelha média fosse destruída por infecção, então isto permitiria migração epitelial a partir de uma perfuração marginal. Esta é a teoria geralmente aceita para a formação de colesteatomas adquiridos secundários da membrana timpânica póstero-superior.

Uma característica única que o colesteatoma e o epitélio da membrana timpânica têm em comum é a migração. Nenhum outro epitélio testado, incluindo pele, corda vocal e epitélio oral, mostrou a locomoção presente no epitélio da membrana timpânica e do colesteatoma (22). Uma vez que uma bolsa de retração se desenvolva, o padrão migratório é alterado e acumula-se ceratina. Este é o segundo estádio no desenvolvimento de um colesteatoma. O saco aumenta lentamente pela acumulação de ceratina e outros detritos até que as paredes do ático sejam alcançadas. Uma vez atingido este ponto, ocorre reabsorção óssea. Três fatores parecem estar envolvidos no processo de reabsorção óssea: (a) *mecânico*, relacionado com a pressão gerada pela expansão do colesteatoma à medida que acumula quantidades crescentes de ceratina e detritos purulentos (23-25); (b) *bioquímico*, devido a elementos bacterianos (endotoxinas), produtos do tecido de granulação do hospedeiro (colagenase, hidrolases ácidas) e substâncias relacionadas com o próprio colesteatoma (fatores de crescimento, citocinas) (26-34); e (c) *celulares*, predominantemente induzidos pela atividade osteoclástica (35-37); é provável que a destruição óssea no colesteatoma resulte de uma combinação destes fatores, mas é necessário esclarecimento a respeito dos seus papéis específicos.

Osteoclastos multinucleados dentro da matriz subepitelial de um colesteatoma liberam fosfatase ácida, colagenase e outras enzimas proteolíticas que reabsorvem os produtos ósseos. Os osteoclastos podem ser ainda mais ativados por infecção, pressão e células de Langerhans através de um mecanismo imune. Detritos de colesteatoma são um meio de cultura favorito para bactérias a partir do meato externo, incluindo estafilococos, *Pseudomonas aeruginosa*, *Proteus*, *Enterobacter*, estreptococos não-hemolíticos aeróbicos e anaeróbicos, bacilos difteróides e fungos *Aspergillus*. Quando o colesteatoma se torna infectado a partir de contaminação por água, segue-se um corrimento com cheiro ofensivo. Um colesteatoma infectado ativo reabsorverá osso a uma velocidade mais rápida.

A capacidade dos colesteatomas de erodirem osso é o que os torna particularmente perigosos (Fig. 60.3). Sua expansão é ditada pelo espaço disponível, sua tendência migratória e sua descamação interna. Pressão, isoladamente, pode causar a ocorrência de reabsorção óssea.

ANATOMIA CIRÚRGICA

Os colesteatomas são canalizados ao longo de caminhos característicos por ligamentos e pregas. Durante o terceiro ao quinto meses fetais, sacos revestidos por endotélio desenvolvem-se a partir de evaginações da

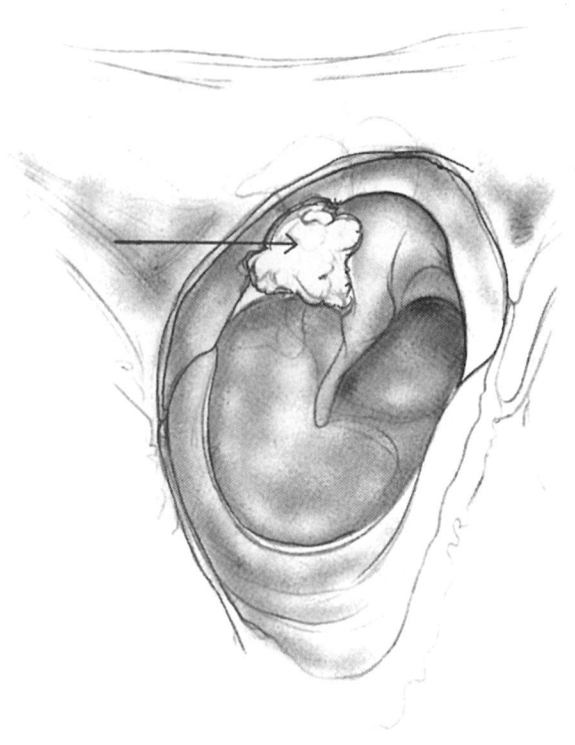

Figura 60.3
Colesteatoma infectado do ático erodindo o "esporão de Lhausse" (*seta*).

primeira bolsa branquial para formar as pregas mucosas da cavidade timpânica e os ligamentos suspensores ossiculares. Estes sacos fazem contato uns com outros, definindo as várias bolsas, espaços e compartimentos que dividem a orelha média (Fig. 60.4).

As localizações mais comuns de origem de colesteatomas em freqüência decrescente são o epitímpano posterior, o mesotímpano posterior e o epitímpano anterior (38). Os colesteatomas do epitímpano originam-se em uma bolsa rasa que se situa entre a *pars flaccida* da membrana timpânica e o colo do martelo. Esta bolsa, conhecida como espaço de Prussak, tem como seu assoalho o processo lateral do martelo e as suas pregas mucosas associadas que jazem no plano horizontal. Os colesteatomas mais comumente saem do espaço de Prussak pelo caminho posterior: o colesteatoma penetra o espaço incudal superior lateral ao corpo da bigorna. Daí, ele atravessa o *aditus ad antrum* para entrar na mastóide (Fig. 60.5). O colesteatoma pode atingir a orelha média descendo através do soalho do espaço de Prussak para dentro do espaço posterior de von Troeltsch, uma bolsa situada entre a membrana timpânica e a prega malear posterior, cujo bordo inferior contém o nervo corda do tímpano (Fig. 60.4). Esta bolsa contém uma parede medial, superior e lateral mas é aberta para o mesotímpano inferiormente na direção do mesotímpano posterior. Colestea-

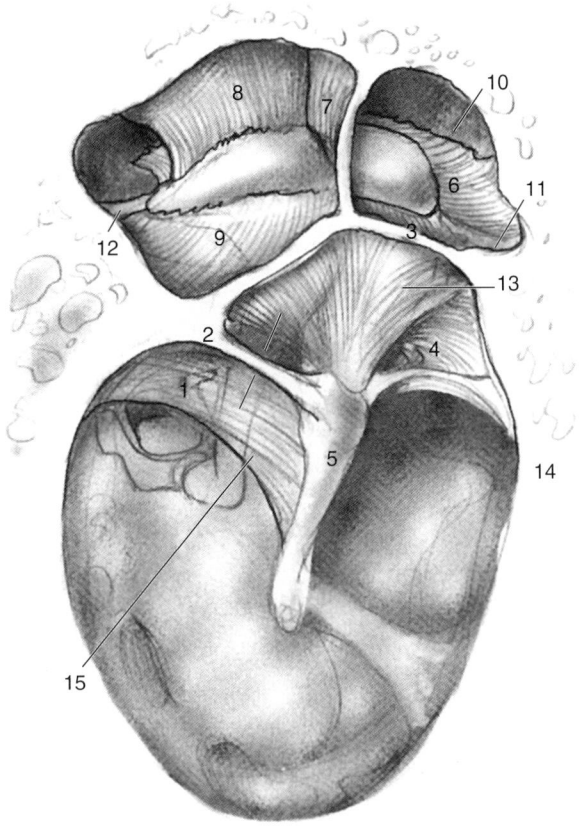

Figura 60.4
Espaços e bolsas na orelha média definidos por vários ligamentos e pregas. *1*, prega malear posterior; *2*, estria timpânica posterior; *3*, prega malear lateral; *4*, estria anterior da membrana timpânica; *5*, martelo (processo curto); *6*, prega tensora; *7*, prega malear superior; *8*, prega incudal superior; *9*, prega incudal lateral; *10*, espaço epitimpânico anterior; *11*, ligamento malear anterior; *12*, ligamento pós-incudal; *13*, espaço de Prussak; *14*, bolsa anterior (*VT*); *15*, bolsa posterior de von Troeltsch.

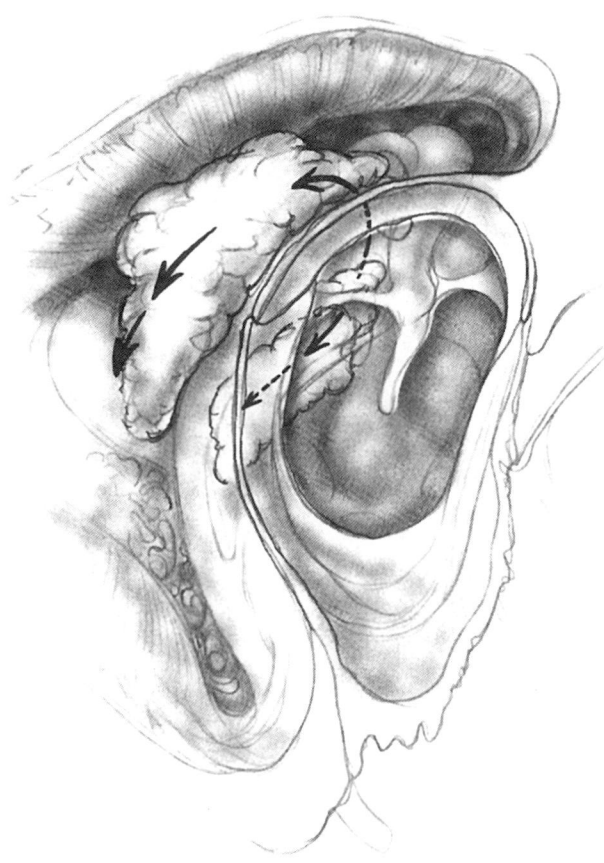

Figura 60.5
Colesteatoma epitimpânico posterior passando através do espaço incudal superior e o *aditus ad antrum*.

tomas nesta região podem comprometer o estribo, janela redonda, *sinus tympani* e recesso facial.

O segundo local mais comum de origem de colesteatomas é o mesotímpano posterior (Fig. 60.6). A *pars tensa* retrai-se para dentro do mesotímpano para formar um saco de colesteatoma que passa medial ao martelo e à bigorna. Os colesteatomas nesta região invadem o *sinus tympani* e o recesso facial. O *sinus tympani* situa-se entre o nervo facial e a parede medial do mesotímpano. O recesso facial é limitado pela fossa da bigorna e pelo nervo facial medialmente e pelo nervo corda do tímpano lateralmente. Ambas as áreas são difíceis de acessar cirurgicamente (Fig. 60.7) e são locais comuns de colesteatoma residual.

Os colesteatomas epitimpânicos anteriores desenvolvem-se como uma bolsa de retração anterior à cabeça do martelo. O espaço epitimpânico anterior ou recesso supratubário é limitado anteriormente pela fossa média craniana, a extremidade petrosa e a raiz do zigoma; posteriormente, por uma crista óssea, chamada *cog*, que se estende ao processo cocleariforme; superiormente, pela fossa média craniana; e, lateralmente, pelo osso timpânico e pelo nervo corda do tímpano. O assoalho do epitímpano anterior é intimamente associado à porção horizontal do nervo facial. Os colesteatomas nesta região podem, portanto, causar uma paresia ou paralisia facial (39). Os colesteatomas epitimpânicos anteriores estendem-se para o recesso supratubário da orelha média por meio da bolsa anterior de von Troeltsch, uma bolsa rasa que se situa entre a membrana timpânica e a prega malear anterior (Fig. 60.8). Se a área anterior à cabeça do martelo não for completamente explorada durante timpanomastoidectomia, colesteatomas nesta região podem passar despercebidos.

PREVENÇÃO

Uma bolsa de retração secundária a disfunção da tuba auditiva precede o desenvolvimento de colesteatoma adquirido. Constitui boa prática tratar agressivamente

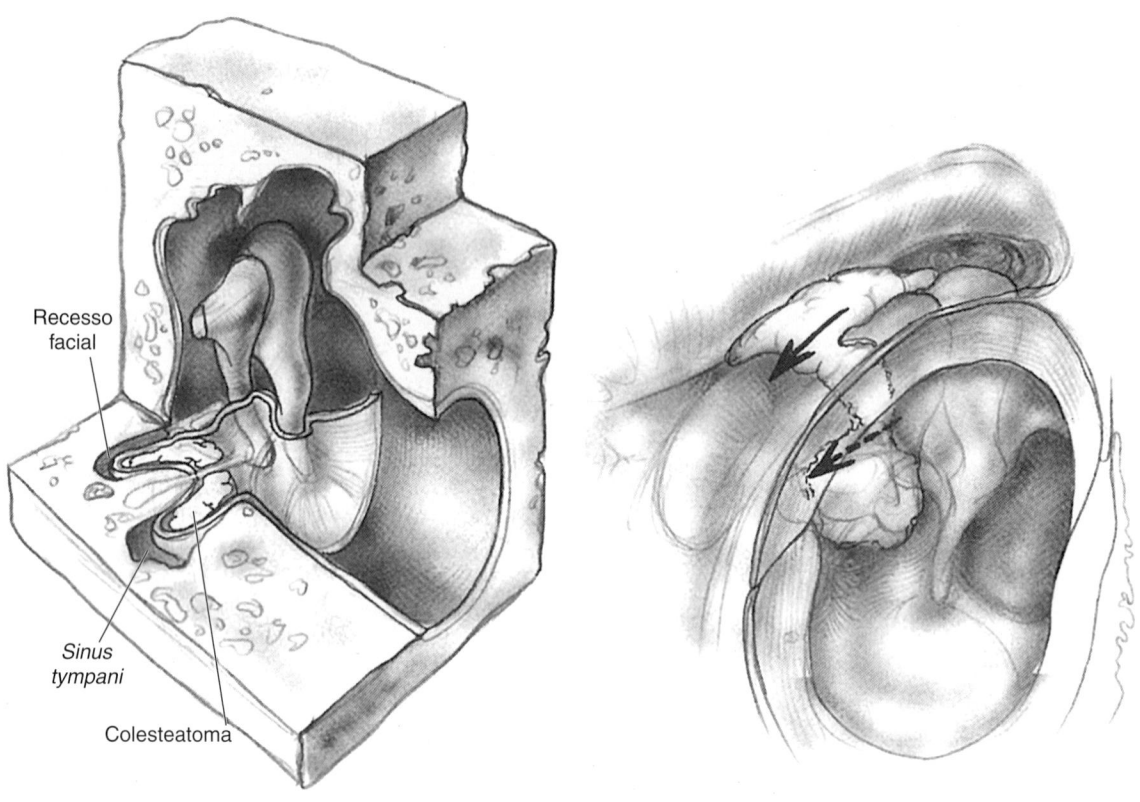

Figura 60.6
Colesteatoma mesotimpânico posterior invadindo o *sinus tympani* e o recesso facial.

essas bolsas de retração. Um tubo de timpanostomia deve ser inserido cedo, em um esforço para resolver a pressão negativa na orelha média e para devolver a membrana timpânica a uma posição neutra (Fig. 60.9). Entretanto, muitas bolsas de retração persistem depois da colocação de tubo. Se a bolsa de retração aderir aos ossículos ou estruturas circunvizinhas, ela não se reverterá. Similarmente, se a membrana timpânica tiver estado retraída por um longo tempo e perder toda a sua elasticidade, não reverterá a uma aparência normal. Colocação de tubo é mais bem feita sob anestesia geral, quando a bolsa de retração pode ser vista distendendo-se quando o paciente está com máscara com ventilação de pressão positiva. Um tubo em T ou algum outro tubo de ventilação em longo prazo muitas vezes é necessário. Se a bolsa de retração não se distender com

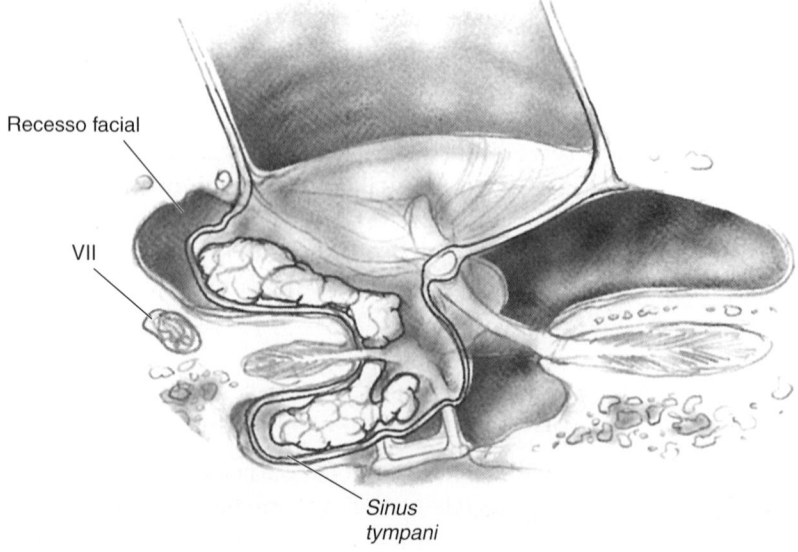

Figura 60.7
Colesteatoma mesotimpânico posterior comprometendo o recesso facial e *sinus tympani*. VII, nervo facial.

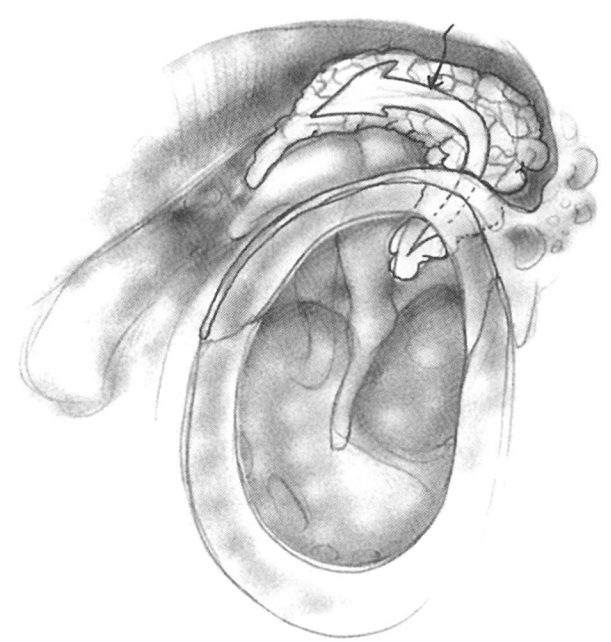

Figura 60.8
Colesteatoma epitimpânico anterior (*seta*) com extensão ao gânglio geniculado.

ventilação de pressão positiva, então ela deve ser examinada cuidadosamente para determinar a extensão e a profundidade da bolsa. Exame com espelho ou o uso de um telescópio de 90° pode ser usado para ver bordos ocultos da bolsa. A maioria das bolsas de retração estende-se para dentro do epitímpano ou do *sinus*

tympani. Se a bolsa persistir apesar da colocação de tubo de timpanostomia, então pode estar indicada exploração cirúrgica.

AVALIAÇÃO PRÉ-OPERATÓRIA

A presença de um colesteatoma exige tratamento cirúrgico, a não ser que idade avançada ou má saúde proíbam uma operação. Tanto os colesteatomas congênitos quanto os adquiridos são assintomáticos durante o desenvolvimento inicial. A anamnese cuidadosa de um paciente com um colesteatoma da orelha média freqüentemente revela muitos anos de sintomas sutis da orelha, começando com uma perda auditiva progressiva (usualmente unilateral). Perda auditiva unilateral pode ser ignorada até que o colesteatoma se torne infectado secundariamente à contaminação por água ou uma infecção respiratória superior, produzindo uma otorréia com cheiro fétido. Quando um colesteatoma infectado está presente ou há destruição óssea, o corrimento purulento tende a ser espesso, escasso e fétido. Um paciente desatento ignorará a doença até se desenvolverem complicações iminentes, prenunciadas pelo início de dor, otorréia sanguínea, vertigem, cefaléia, paresia facial ou o aparecimento de um pólipo no meato.

O exame microscópico da orelha é a manobra diagnóstica mais importante para avaliar a presença de um colesteatoma. A orelha deve primeiro ser meticulosamente limpada com porta-algodão. Colesteatomas adquiridos serão notados no ático ou na área de

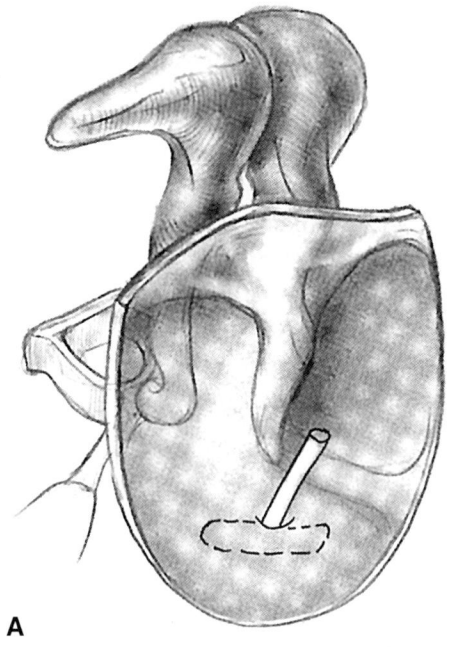
A

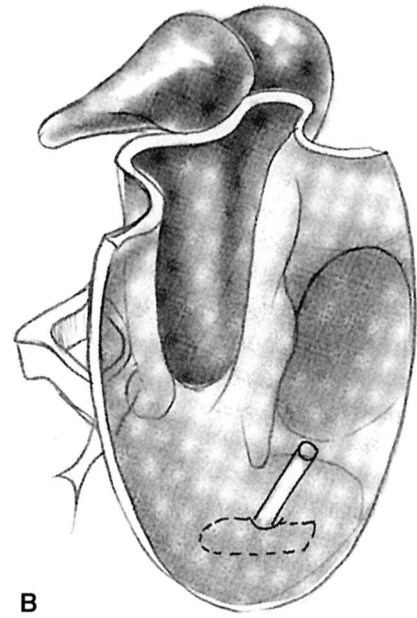
B

Figura 60.9
A: Reversão de uma bolsa de retração póstero-superior com um tubo de ventilação. **B:** Persistência de uma bolsa de retração apesar da colocação de tubo de ventilação.

Shrapnell e na região póstero-superior, onde eles geralmente estão associados a erosão do canal ósseo. Tecido de granulação pode originar-se do osso doente da parede externa do ático ou do escudo ou da parede óssea posterior do meato acústico externo, onde ele se projeta por cima do recesso facial. Um pólipo consistindo em uma massa de tecido de granulação edematoso pode salientar-se através de um defeito no ático. O pólipo pode continuar a aumentar e de fato pode protrair-se através do meato. Se a doença for muito extensa, o ático e antro mastóideo inteiros estarão cheios de tecido de granulação e o osso subjacente tornar-se-á necrótico e friável em uma larga área. Anestesia geral pode ser necessária em crianças para realizar um exame adequado. Otoscopia pneumática deve ser realizada em todo paciente com colesteatoma. Uma resposta positiva para fístula, caracterizada por vertigem e nistagmo, é muito sugestiva de erosão para dentro da orelha interna, especialmente o canal semicircular horizontal ou menos comumente a cóclea. Os colesteatomas infectados caracterizados por otorréia fétida e os colesteatomas associados a pólipos devem inicialmente ser tratados clinicamente. Orelhas secas são muito mais fáceis de operar que orelhas úmidas, infectadas. Pólipos podem ser removidos com grande cuidado na clínica com visualização microscópica usando uma alça, aspiração ou pinça de copa pequena, ou podem ser cauterizados. Eles nunca devem ser puxados para fora agressivamente, agarrando-os, porque podem estar conectados a uma estrutura subjacente importante como um ossículo ou o nervo facial. Um agente vasoconstritor aplicado a um pavio controlará o sangramento. Um colesteatoma do ático pode ser ocultado por uma crosta que parece cerume. A remoção da crosta revela uma massa de ceratina esbranquiçada típica de um colesteatoma.

Testes de Weber e Rinne usando um diapasão de 512 Hz devem ser efetuados e correlacionados com o audiograma. Avaliações audiométricas pré e pós-operatória são essenciais e devem incluir limiares aéreos e ósseos, limiar de recepção de fala e reconhecimento de palavras. Um déficit de condução acima de 35 dB indica descontinuidade ossicular, usualmente secundária à destruição do processo longo da bigorna ou da cabeça do estribo. Alternativamente, pode estar presente apenas uma branda perda auditiva condutiva, apesar de erosão da bigorna, se o som estiver passando através do colesteatoma diretamente ao estribo.

A preparação cirúrgica do paciente com um colesteatoma infectado começa com gotas antibióticas tópicas. Quinolonas orais como ciprofloxacina e levofloxacina são eficazes com *P. aeruginosa*, mas freqüentemente são desnecessárias. Para a terapia clínica ser eficaz, limpeza aural é essencial. Irrigação da orelha com vinagre branco a meia-concentração pode ser eficaz para controlar infecção.

O tratamento cirúrgico bem-sucedido do colesteatoma inclui exteriorização e remoção de todo o epitélio ceratinizado aprisionado. Os objetivos da cirurgia devem ser cuidadosamente revistos com o paciente pré-operatoriamente. Os objetivos principais da cirurgia são uma orelha seca, segura, com a melhora da audição como objetivo secundário. Os objetivos específicos incluem o seguinte (Tabela 60.2):

1. Tratar complicações que já sobrevieram (abscesso extradural, abscesso cerebral, paralisia de nervo facial e labirintite).
2. Remover osso doente, mucosa, pólipos de granulação e colesteatoma para possibilitar drenagem e evitar extensão da doença a estruturas vitais.
3. Sustar o corrimento permanentemente.
4. Preservar tanta anatomia normal quanto possível (p. ex., parede posterior do canal).
5. Preservar ou melhorar a audição.

Os pacientes devem ser cuidadosamente aconselhados acerca dos possíveis resultados adversos da cirurgia: paralisia facial, disgeusia, vertigem, perda auditiva adicional, zumbido, colesteatoma recorrente e residual, vazamento de líquido cerebrospinal (LCE) e meningite. A natureza crônica da doença e a necessidade de acompanhamento prolongado devem ser salientadas. Se uma cavidade mastóidea for criada, precauções quanto a água e a possível necessidade de debridamento da cavidade a cada 6 a 12 meses devem ser mencionadas. A necessidade de procedimentos de segundo tempo para colesteatoma residual ou reconstrução da cadeia ossicular deve ser discutida com o paciente e realizada quando apropriado.

Imagens de tomografia computadorizada (TC) de cortes finos (1 mm) sem contraste, tiradas nas projeções coronal e axial, freqüentemente são valiosas na avaliação pré-operatória dos colesteatomas. Deve ser enfatizado que TC de rotina não é advogada para diagnóstico de colesteatoma, embora várias alterações na anatomia do osso temporal freqüentemente sejam associadas a ele. Entre estas, erosão do "esporão de Lhausse" e expansão do antro dentro de áreas de destruição de célu-

TABELA 60.2

OBJETIVOS CIRÚRGICOS NO COLESTEATOMA

Tratar complicações
Remover tecido doente
Obter uma orelha seca "segura"
Preservar anatomia normal
Melhorar a audição

las aéreas e densidade de tecido mole são características. Outros aspectos podem incluir destruição ossicular, erosão do canal facial, deiscência do tégmen mastóideo e erosão para dentro da cápsula ótica, especialmente sobre o canal semicircular horizontal. TC é importante em doença complicada e na avaliação de colesteatomas e outras massas atrás de uma membrana timpânica intacta ou quando a história clínica se relaciona precariamente com os achados físicos.

TRATAMENTO CIRÚRGICO

O tratamento cirúrgico da mastóide em pacientes com colesteatoma evoluiu gradualmente. Antes do desenvolvimento do microscópio cirúrgico e a furadeira elétrica, importante morbidade, incluindo paralisia facial, perda auditiva neurossensorial profunda e lacerações durais acompanhavam a cirurgia do osso temporal. Compreensivelmente, os cirurgiões otológicos daquela época relutavam em perseguir a remoção completa dos colesteatomas, de modo que emergiu uma filosofia de exteriorização dos colesteatomas sem remoção completa. Isto levava à perda progressiva da audição e orelhas com drenagem crônica, exigindo supervisão constante.

A fim de evitar totalmente problemas de cavidade, foi desenvolvida a via de acesso ao recesso facial com a parede do canal ereta (PCE; *canal-wall-up*, CWU). A parede posterior do canal era preservada a todo custo. Um segundo tempo era planejado em 6 a 18 meses para a remoção da doença residual e a reconstrução da cadeia ossicular. A experiência com esta filosofia durante os últimos 20 anos resultou em uma reavaliação do pensamento sobre esta posição por muitos otologistas proeminentes. Uma alta taxa de recidivismo aproximando-se de 36% em algumas séries (40–46) resultou em uma conduta mais individualizada. Em vez de usar o mesmo procedimento em toda orelha com colesteatoma, o procedimento é adaptado à extensão da doença. A operação específica é determinada pelos fatores locais da orelha, fatores médicos gerais e a perícia do cirurgião. Os fatores locais da orelha incluem a extensão do colesteatoma, presença de uma fístula, avaliação clínica da função da tuba auditiva, grau de pneumatização da mastóide e o grau de perda auditiva neurossensorial em ambas as orelhas. Os fatores gerais incluem condição médica geral, ocupação e confiabilidade do paciente (Tabela 60.3). O procedimento PCE envolve a preservação da parede posterior do canal com ou sem uma timpanotomia posterior (via de acesso ao recesso facial). A timpanotomia posterior é executada através de um triângulo limitado pela fossa da bigorna, nervo facial e nervo corda do tímpano. O

TABELA 60.3

DETERMINANTES DA TÉCNICA OPERATÓRIA NO COLESTEATOMA

Fatores locais
  Presença de uma fístula
  Extensão da doença
  Função da tuba auditiva
  Pneumatização da mastóide
  Estado da audição em ambas as orelhas

Fatores gerais
  Condição médica geral
  Profissão do paciente
  Aderência do paciente

Perícia e experiência do cirurgião

procedimento PCE é indicado em pacientes com uma cavidade mastóidea e orelha média bem pneumatizadas. As contra-indicações relativas ao procedimento PCE incluem uma mastóide esclerótica, uma fístula labiríntica, uma só orelha com audição e má função da tuba auditiva (47–49).

O procedimento de parede do canal abaixo (PCA; *canal-wall-down*, CWD) envolve tirar a parede posterior do canal até o nervo facial vertical e marsupializar a mastóide para o canal auditivo externo. Em um procedimento PCA, todas as células aéreas acessíveis são meticulosamente exenteradas. Os procedimentos PCA podem ser divididos naqueles nos quais o espaço da orelha média é preservado (mastoidectomia radical modificada) e aqueles nos quais o espaço da orelha média é eliminado e a tuba auditiva é tamponada (mastoidectomia radical). Um procedimento mais conservador é a aticotomia, que envolve a remoção da parede lateral do epitímpano (escudo) até os limites do colesteatoma. Para prevenir colesteatoma recorrente, o defeito da aticotomia é bloqueado com cartilagem. Um colesteatoma do ático mais extenso, que é lateral aos ossículos e acompanhado por uma mastóide esclerótica, pode ser tratado com um procedimento de Bondy. Este envolve a remoção da parede lateral do ático e parte da parede posterior do canal com preservação dos ossículos e espaço da orelha média. O defeito ósseo não é reconstruído; em vez disso, a matriz do colesteatoma é exteriorizada. Um paciente com um colesteatoma e má função da tuba auditiva conforme evidenciado por ausência de aeração da orelha média e uma mastóide esclerótica deve receber um procedimento PCA (Tabela 60.4).

Diversas variações de um procedimento de reconstrução da parede do canal (RCP) recentemente foram desenvolvidas para melhorar a exposição e a remoção de colesteatoma, como em uma conduta PCA enquanto são retidos os benefícios de uma parede intacta do

TABELA 60.4
CONDUTAS CIRÚRGICAS NO COLESTEATOMA

Parede do canal ereta
  Mastoidectomia completa
  Via de acesso do recesso facial

Parede do canal abaixo
  Mastoidectomia radical modificada
  Mastoidectomia radical

Outras
  Aticotomia
  Procedimento de Bondy
  Reconstrução da parede do canal

---

canal (audição melhorada e evitação de uma cavidade em cuba) (50-64). Nestes procedimentos, é efetuada uma mastoidectomia completa, incluindo um recesso facial, e o canal posterior é removido. O colesteatoma, os ossículos e a membrana timpânica são atacados e a parede posterior do canal é recolocada. Alguns cirurgiões optam por encher a cavidade mastóidea com um misto de cera de osso e cola de fibrina ou hidroxiapatita. Estas técnicas foram mesmo usadas para "reparar" cavidades mastóideas radicais. Ver o Capítulo 61 para uma descrição mais completa das condutas cirúrgicas na mastóide.

COMPLICAÇÕES E EMERGÊNCIAS

À medida que os colesteatomas se expandem e tornam-se infectados, causam destruição da cadeia ossicular, exposição do labirinto membranoso, deiscência do tégmen, exposição do nervo facial e infecção dos espaços intracraniano e da mastóide (Tabela 60.5).

Perda Auditiva

Algum grau de erosão da cadeia ossicular ocorre na maioria dos casos de colesteatoma. Colesteatomas do ático comprometem a cabeça do martelo e o corpo da bigorna precocemente. À medida que o colesteatoma

TABELA 60.5
COMPLICAÇÕES E EMERGÊNCIAS COLESTEATOMA

Perda auditiva condutiva e neurossensorial
Fístula labiríntica
Vertigem
Paralisia facial
Infecção intratemporal
Infecção intracraniana
Hérnia cerebral

---

se expande inferiormente, o processo lenticular da bigorna e a superestrutura do estribo são erodidos. Os colesteatomas da *pars tensa* que se desenvolvem a partir de uma bolsa de retração póstero-superior também comprometem o processo lenticular da bigorna e a superestrutura do estribo. Quando ambos são comprometidos, a perda auditiva pode ser tão grande quanto 50 dB. Entretanto, se houver o desenvolvimento de uma miringoestapediopexia natural, então a perda pode ser tão pequena quanto 20 dB. Deve-se sempre pressupor que a cadeia ossicular está intacta em um paciente com colesteatoma. Colesteatoma na superfície lateral da bigorna pode ser removido usando-se instrumentos de microcirurgia da orelha sem perturbar a cadeia ossicular. Comprometimento da superfície medial da bigorna exige muitas vezes a remoção da bigorna, primeiro separando a articulação incudoestapedial, a seguir a articulação incudomalear. Colesteatoma estendendo-se medial à cabeça do martelo para dentro do espaço epitimpânico anterior (ou recesso supratubário) usualmente exige remoção da bigorna e da cabeça do martelo. A remoção de colesteatoma do estribo deve ser feita por último, dissecando-se paralelo ao tendão estapédio em uma direção de posterior a anterior para evitar luxar a base e causar perda auditiva neurossensorial. Deve-se evitar movimento superior ou inferior bem como depressão do estribo. A membrana timpânica é enxertada para vedar a orelha média e a lâmina de Silastic é colocada sobre o promontório para evitar aderências. Um procedimento de segundo tempo é realizado em 6 a 18 meses para remover colesteatoma residual e reconstruir a cadeia ossicular. Se a remoção do colesteatoma for certa e o comprometimento da mucosa for mínimo, a cadeia ossicular pode ser reconstruída no procedimento primário.

Fístula Labiríntica

Uma fístula labiríntica pode ser encontrada em até 10% dos pacientes com colesteatoma de longa duração ou em casos de revisão. Deve-se suspeitar de fístula em pacientes com doença crônica da orelha que têm perda auditiva neurossensorial e/ou vertigem induzida por ruído ou alterações de pressão na orelha média. Um teste de fístula positivo com manipulação do canal externo pode estar presente, embora sua ausência não exclua uma fístula. Labirintite supurativa com perda completa da audição e função vestibular pode ocorrer secundariamente a uma fístula a partir de um colesteatoma. TC de alta resolução de cortes finos do osso temporal pode revelar uma fístula dos canais semicirculares ou do giro basal da cóclea. Fístulas do canal semicircular horizontal são mais comuns (65). O procedimento de escolha nas fístulas labirínticas é uma mastoidectomia radical modificada (PCA). Isto evita deixar doença residual escondida na cavidade mastóidea e o paciente necessitar submeter-se a múltiplos procedimentos. O tratamento da matriz que cobre a fístula depende de vários fatores, incluindo o estado de infecção da orelha, o grau de perda auditiva neurossensorial na orelha comprometida bem como na orelha oposta, o tamanho e a localização da fístula e a perícia do cirurgião. No paciente com uma fístula da única orelha com audição, um procedimento PCA é efetuado e a matriz é deixada intacta sobre a fístula. Tentar removê-la coloca o paciente em risco importante de perda auditiva neurossensorial total. Se a orelha oposta tiver audição e função da tuba auditiva normais, então o cirurgião pode ser mais seletivo no tratamento. Se a fístula afetar um dos canais semicirculares e a mastóide for pequena, então uma mastoidectomia PCA, deixando a matriz sobre a fístula, é apropriada. Se houver uma pequena fístula de canal semicircular e a cavidade mastóidea for grande, então o cirurgião habilidoso pode escolher efetuar um procedimento de parede de canal intacta, remover a matriz, cobrir fístula com fáscia e planejar um segundo procedimento. Se a audição for normal, então a matriz que cobre fístulas extensas do vestíbulo ou cóclea deve ser deixada a si mesma. Se a função coclear estiver profundamente deprimida, a matriz deve ser removida e a fístula coberta com fáscia. Remover a matriz sobre a fístula e a seguir cobri-la imediatamente com fáscia deve ser a última parte do procedimento. Aspiração não deve ser usada em torno do local da fístula; apenas dissecção romba é apropriada. Se o canal semicircular for inadvertidamente aberto pela broca, então a fístula iatrogênica deve ser imediatamente coberta com fáscia. Antibióticos e esteróides parenterais podem ser úteis. Vertigem pós-operatória é um sinal de trauma labiríntico e coclear. Um audiograma da condução óssea pode estar deprimido imediatamente mas pode recuperar-se em 4 a 6 semanas em alguns casos.

Paralisia Facial

Paralisia facial em pacientes com colesteatoma pode se desenvolver agudamente devido à infecção ou lentamente devido à expansão crônica. Em qualquer dos casos, cirurgia deve ser realizada tão logo a paralisia seja reconhecida. TC de alta resolução de cortes finos em projeções axial e coronal localizará o comprometimento. Um local comum de comprometimento do nervo é o gânglio geniculado (66). Uma mastoidectomia com via de acesso ao recesso facial irá expor as porções horizontal e vertical do nervo facial. Remover o colesteatoma e descomprimir o nervo facial são suficientes se o nervo estiver anatomicamente intacto. Uma via de acesso pela fossa média é requerida para colesteatomas que comprometem o ápice petroso. Antibióticos e esteróides intravenosos em alta dose são úteis. O sistema de House-Brackmann de graduação do nervo facial deve ser usado para avaliar o grau de paralisia facial, e o uso intra-operatório de um estimulador/monitor de nervo facial é útil. Lesão iatrogênica do nervo facial pode ocorrer com a perfuração da mastóide. O segmento horizontal do nervo facial pode ser lesado durante remoção romba do colesteatoma na orelha média. Reparação imediata é efetuada quando a lesão é reconhecida, e é recomendada a descompressão do nervo facial por vários milímetros para cada lado do segmento lesado. Uma paralisia facial retardada dentro de alguns dias da cirurgia indica pequeno trauma, com recuperação prevista dentro de 6 semanas. Estes pacientes são tratados como aqueles com paralisia facial idiopática e recebem esteróides em altas doses. Terapia antiviral também pode ser benéfica.

Infecções

Infecções sérias associadas a colesteatoma incluem abscesso subperiostal, trombose do seio lateral, meningite e abscesso intracraniano. Uma TC de alta resolução, de cortes finos, com contraste é efetuada. Infecções desta natureza ocorrem em menos de 1% de todos os colesteatomas por causa do uso generalizado de antibióticos e a tendência a operar mais cedo. O tipo mais perigoso de colesteatoma infectado é aquele cuja drenagem através do canal auditivo externo é obstruída por um canal inflamado e estreito. A saída pode ser ainda mais bloqueada por edema de mucosa, detritos escamosos ou um pólipo. Intervenção precoce para remover o colesteatoma e prover drenagem adequada é necessária.

Abscesso subperiostal pode-se desenvolver atrás de um colesteatoma e inflamação que está bloqueando o *aditus ad antrum* ou a partir de um colesteatoma extenso que erode através do córtex da mastóide. Ele se apresenta como um abaulamento pós-auricular inflamado, com flutuação. Antibióticos em alta dose são iniciados e ajustados de acordo com os resultados de cultura de aspirado com agulha. Cirurgia é efetuada após 24 a 48 horas de antibióticos. É importante estar ciente de que a dura ou o seio lateral pode ser exposto pela doença.

Trombose de seio lateral pode ocorrer a partir de um colesteatoma infectado. Ela se apresenta com uma característica febre alta em picos em um padrão intervalado. O tratamento exige antibióticos em altas doses e cirurgia semelhante ao tratamento da trombose do seio lateral em associação com mastoidite coalescente aguda. Se o colesteatoma for extenso, deve ser realizada uma mastoidectomia de PCA (66).

Os pacientes que desenvolvem cefaléia no lado de um colesteatoma devem fazer uma TC para excluir uma complicação intracraniana iminente. Dor e cefaléia podem-se originar do comprometimento da dura pelo colesteatoma, por um abscesso epidural em desenvolvimento ou em virtude de abscesso loculado. Abscesso cerebelar ou de lobo temporal pode exibir apenas sintomas brandos como febre de baixo grau, ataxia branda ou alterações mentais. Abscessos intracranianos devem ser tratados pelo neurocirurgião após começar antibióticos intravenosos. Depois do controle do problema intracraniano, o otologista pode então tratar a doença da orelha. Ver o Capítulo 58 para mais informação sobre complicações intracranianas.

Hérnia Cerebral

Hérnia cerebral pode-se desenvolver após procedimentos prévios na mastóide apresentando-se como uma encefalocele ou meningoencefalocele através de um defeito no *tegmen tympani* ou *tegmen mastoideum*. A etiologia é considerada secundária à perfuração agressiva que expõe e traumatiza a dura durante cirurgia prévia da mastóide. Hérnia cerebral subseqüente pode ser evitada inspecionando-se cuidadosamente qualquer dura exposta, em busca de lesão. Se um defeito do tégmen for pequeno e a dura estiver intacta, não é necessário tratamento adicional. Se houver uma ruptura na integridade da dura com ou sem uma fístula liquórica, é necessária reparação. Muitos destes defeitos podem ser tratados com sucesso pela mastóide. Deve-se elevar circunferencialmente a dura do tégmen com um instrumento rombo e remover 1 mm de osso em torno do local de lesão para expor dura de aspecto normal. O sangramento é controlado com cautério bipolar de baixa energia, em vez de cautério monopolar, para evitar lesão e trombose de vasos cerebrais. O cirurgião deve inserir circunferencialmente a fáscia temporal, com um corte maior que o defeito, entre a dura superiormente e o tégmen inferiormente. Defeitos maiores que alguns milímetros exigem cartilagem de concha ou uma lasca óssea como suporte para prevenir hérnia. Se uma encefalocele ou meningoencefalocele for encontrada, deve ser removida. Uma biopsia é necessária para confirmar tecido cerebral e excluir uma malignidade. Deve-se dissecar cuidadosamente a circunferência da massa para identificar seu local de origem. Na maioria dos casos, a encefalocele no epitímpano ou na mastóide é necrótica e sem função. O tecido cerebral herniado é removido até o nível do tégmen e o defeito dural é reparado como descrito previamente. Para defeitos maiores, é realizada uma minicraniotomia fazendo-se uma abertura na parte escamosa lateralmente, imediatamente acima do plano do tégmen. A dura pode então ser elevada e separada do assoalho da fossa média, e o defeito reparado com fáscia e cartilagem ou osso.

PONTOS IMPORTANTES

- O único epitélio que migra é o de membrana timpânica e colesteatoma.
- O epitímpano posterior é a localização mais comum de colesteatomas adquiridos.
- Colesteatomas mesotimpânicos posteriores são locais comuns de colesteatoma residual; colesteatomas epitimpânicos são locais comuns de colesteatoma recorrente.
- Bolsas de retração mesotimpânica posterior e epitimpânica devem ser tratadas ou com um tubo de ventilação ou uma timpanoplastia sustentada por cartilagem se a bolsa for aderente.
- Pólipos aurais podem ser removidos com alça, mas não devem ser tracionados agressivamente porque podem estar fixados a um ossículo ou ao nervo facial.
- Um candidato ideal para uma mastoidectomia com parede do canal ereta é um paciente com uma mastóide bem pneumatizada e um colesteatoma limitado ao mesotímpano posterior e antro.
- A conduta operatória é ditada pela doença e o estado da audição da orelha contralateral.
- Remoção de colesteatoma do estribo deve ser feita por último, dissecando-se paralelamente ao tendão.
- Deve-se admitir que a articulação incudoestapedial está intacta, a não ser prova em contrário por inspeção direta.
- Pacientes com colesteatomas que desenvolvem novas cefaléias no mesmo lado devem fazer uma TC para avaliar um potencial problema intracraniano.

REFERÊNCIAS

1. Kuhn A. Das Cholesteatom des Ohres. *Zeitschr Ohrenheilk* 1891;21:231.
2. Derlacki EL, Clemis JD. Congenital cholesteatoma of the middle ear and mastoid. *Ann Otol Rhinol Laryngol* 1965;74:706-727.
3. Levenson MJ, Michaels L, Parisier SC, et al. Congenital cholesteatomas in children: an embryologic correlation. *Laryngoscope* 1988;98:949-955.
4. Levenson MJ, Michaels L, Parisier SC. Congenital cholesteatomas of the middle ear in children: origin and management. *Otolaryngol Clin North Am* 1989;22:941-954.
5. Teed FW. Cholesteatoma verum tympani (its relationship to the first epibranchial placode). *Arch Otolaryngol* 1936;24:455-474.
6. Michaels L. An epidermoid formation in the developing middle ear: possible source of cholesteatoma. *J Otolaryngol* 1986;15:169-174.
7. Michaels L. Origin of congenital cholesteatoma from a normally occurring epidermoid rest in the developing middle ear. *Int J Pediatr Otorhinolaryngol* 1988;15:51-65.
8. Karmody CS, Byahatti SV, Blevins N, et al. The origin of congenital cholesteatoma. *Am J Otol* 1998;19:292-297.
9. Lee TS, Liang JN, Michaels L, et al. The epidermoid formation and its affinity to congenital cholesteatoma. *Clin Otolaryngol Allied Sci* 1998;23:449-454.
10. Wang RG, Hawke M, Kwok P. The epidermoid formation (Michaels' structure) in the developing middle ear. *J Otolaryngol* 1987;16:327-330.

11. Aimi K. Role of the tympanic ring in the pathogenesis of congenital cholesteatoma. *Laryngoscope* 1983;93:1140-1146.
12. Fisch U. 'Congenital' cholesteatomas of the supralabyrinthine region. *Clin Otolaryngol Allied Sci* 1978;3:369-376.
13. Bluestone CD, Klein JO. Intratemporal complications and sequelae of otitis media. In: Bluestone CD, Stool SE, eds. *Pediatric otolaryngology*. Philadelphia: WB Saunders, 1990:521-526.
14. Sheahan P, Blayney AW, Sheahan IN, et al. Sequelae of otitis media with effusion among children with cleft lip and/or cleft palate. *Clin Otolaryngol Allied Sci* 2002;27:494-500.
15. Goldman JL, Martinez SA, Ganzel TM. Eustachian tube dysfunction and its sequelae in patients with cleft palate. *South Med J* 1993;86:1236-1237.
16. Dominguez S, Harker LA. Incidence of cholesteatoma with cleft palate. *Ann Otol Rhinol Laryngol* 1988;97[6 Pt 1]:659-660.
17. Vartiainen E, Karja J. Bilateral chronic otitis media. *Arch Oto Rhino Laryngol* 1986;243:190-193.
18. Wittmaack K. Wie entsteht ein genuines Cholesteatoma? *Arch Ohren Nasen Dehlhopfh* 1933;137:306.
19. Glasscock ME. Pathology and clinical course of inflammatory disease of the middle ear. In: Shambaugh G, Glasscock ME, eds. *Surgery of the ear*. Philadelphia: WB Saunders, 1990:178.
20. Vennix PP, Kuijpers W, Tonnaer EL, et al. Cytokeratins in induced epidermoid formations and cholesteatoma lesions. *Arch Otolaryngol Head Neck Surg* 1990;116:560-565.
21. Palva T, Karma P, Makinen J. The invasion theory in cholesteatoma and mastoid surgery. In: Sade J, ed. *Cholesteatoma and mastoid surgery. Proceedings of the Second International Conference on Cholesteatoma and Mastoid Surgery*. Amsterdam: Kugler Publications, 1982:249-264.
22. Michaels L. Biology of cholesteatoma. *Otolaryngol Clin North Am* 1989;22:869-881.
23. Orisek BS, Chole RA. Pressures exerted by experimental cholesteatomas. *Arch Otolaryngol Head Neck Surg* 1987;113:386-391.
24. Wolfman DE, Chole RA. Osteoclast stimulation by positive middle-ear air pressure. *Arch Otolaryngol Head Neck Surg* 1986;112:1037-1042.
25. Chole RA, McGinn MD, Tinling SP. Pressure-induced bone resorption in the middle ear. *Ann Otol Rhinol Laryngol* 1985;94[2 Pt 1]:165-170.
26. Tanaka Y, Kojima H, Miyazaki H, et al. Roles of cytokines and cell cycle regulating substances in proliferation of cholesteatoma epithelium. *Laryngoscope* 1999;109[7 Pt 1]:1102-1107.
27. Yetiser S, Satar B, Aydin N. Expression of epidermal growth factor, tumor necrosis factor-alpha, and interleukin-alpha in chronic otitis media with or without cholesteatoma. *Otol Neurotol* 2002;23:647-652.
28. Akimoto R, Pawankar R, Yagi T, et al. Acquired and congenital cholesteatoma: determination of tumor necrosis factor-alpha, intercellular adhesion molecule-1, interleukin-1-alpha and lymphocyte functional antigen-1 in the inflammatory process. *J Oto-Rhino-Laryngol Related Specialties* 2000;62:257-265.
29. Albino AP, Reed JA, Bogdany JK, et al. Increased numbers of mast cells in human middle ear cholesteatomas: implications for treament. *Am J Otol* 1998;19:266-272.
30. Albino AP, Kimmelman CP, Parisier SC. Cholesteatoma: a molecular and cellular puzzle. *Am J Otol* 1998;19:7-19.
31. Amar MS, Wishahi HF, Zakhary MM. Clinical and biochemical studies of bone destruction in cholesteatoma. *J Laryngol Otol* 1996;110:534-539.
32. Bujia J, Kim C, Ostos P, et al. Role of interleukin 6 in epithelial hyperproliferation and bone resorption in middle ear cholesteatomas. *Eur Arch Oto-Rhino-Laryngol* 1996;253(3):152-157.
33. Yan SD, Huang CC. The role of tumor necrosis factor-alpha in bone resorption of cholesteatoma. *Am J Otolaryngol* 1991;12:83-89.
34. Iino Y, Toriyama M, Ogawa H, et al. Cholesteatoma debris as an activator of human monocytes. Potentiation of the production of tumor necrosis factor. *Acta Oto-Laryngol* 1990;110:410-415.
35. Hamzei M, Ventriglia G, Hagnia M, et al. Osteoclast stimulating and differentiating factors in human cholesteatoma. *Laryngoscope* 2003;113:436-442.
36. Jung JY, Chole RA. Bone resorption in chronic otitis media: the role of the osteoclast. *J Oto-Rhino-Laryngol Related Specialties* 2002;64:95-107.
37. Chole RA. Cellular and subcellular events of bone resorption in human and experimental cholesteatoma: the role of osteoclasts. *Laryngoscope* 1984;94:76-95.
38. Jackler RK. The surgical anatomy of cholesteatoma. *Otolaryngol Clin North Am* 1989;22:883-896.
39. Chu FW, Jackler RK. Anterior epitympanic cholesteatoma with facial paralysis: a characteristic growth pattern. *Laryngoscope* 1988;8:274-279.
40. Cruz OL, Kasse CA, Leonhart FD. Efficacy of surgical treatment of chronic otitis media. *Otolaryngol Head Neck Surg* 2003;128:263-266.
41. Silvola J, Palva T. One-stage revision surgery for pediatric cholesteatoma: long-term results and comparison with primary surgery. *Int J Pediatr Otorhinolaryngol* 2000;56:135-139.
42. Stangerup SE, Drozdziewicz D, Tos M, et al. Recurrence of attic cholesteatoma: different methods of estimating recurrence rates. *Otolaryngol Head Neck Surg* 2000;123:283-287.
43. Darrouzet V, Duclos JY, Portmann D, et al. Preference for the closed technique in the management of cholesteatoma of the middle ear in children: a retrospective study of 215 consecutive patients treated over 10 years. *Am J Otol* 2000;21:474-481.
44. Vartiainen E. Factors associated with recurrence of cholesteatoma. *J Laryngol Otol* 1995;109:590-592.
45. Rosenfeld RM, Moura RL, Bluestone CD. Predictors of residual-recurrent cholesteatoma in children. *Arch Otolaryngol Head Neck* Surg 1992;118:384-391.
46. Brown JS. A ten-year statistical follow-up of 1142 consecutive cases of cholesteatoma: the closed vs. the open technique. *Laryngoscope* 1982;92:390-396.
47. Brackmann DE. Tympanoplasty with mastoidectomy: canal wall up procedures. *Am J Otol* 1993;14:380-382.
48. Dawes PJ, Leaper M. Paediatric small cavity mastoid surgery: second look tympanotomy. *Int J Pediatr Otorhinolaryngol* 2004;68:143-148.
49. McDonald TJ, Cody DTR. Surgery of the temporal bone air cell system: mastoid and petrosa. *Otolaryngol Head Neck Surg* 1986;4:3081.

50. Gantz BJ, Wilkinson EP, Hansen MR. Canal wall reconstruction typanomastoidectomy with mastoid obiteration. *Laryngoscope* 2005;115:1734-1740.
51. Babighian G. Posterior and attic wall osteoplasty: hearing results and recurrence rates in cholesteatoma. *Orol Neurotol* 2002;23(1):14-17.
52. Black B. Mastoidectomy elimination. *Laryngoscope* 1995;105[12 Pt 2 Suppl 76]:1-30.
53. Dornhoffer JL. Retrograde mastoidectomy with canal wall reconstruction: a single-stage technique for cholesteatoma removal. *Ann Otol Rhinol Laryngol* 2000;109:1033-1039.
54. Grote JJ, van Blitterswijk CA. Reconstruction of the posterior auditory canal wall with a hydroxyapatite prosthesis. *Ann Otol Rhinol Laryngol Suppl* 1986;123:6-9.
55. Hartwein J, Hormann K. A technique for the reconstruction of the posterior canal wall and mastoid obliteration in radical cavity surgery. *Am J Otol* 1990;11:169-173.
56. Hosoi H, Murata K, Kimura H, *et al.* Long-term observation after soft posterior meatal wall reconstruction in ears with cholesteatoma. *J Laryngol Otol* 1998;112:31-35.
57. Ikeda M, Yoshida S, Ikui A, *et al.* Canal wall down tympanoplasty with canal reconstruction for middle-ear cholesteatoma: post-operative hearing, cholesteatoma recurrence, and status of re-aeration of reconstructed middle-ear cavity. *J Laryngol Owl* 2003;117:249-255.
58. Leatherman BD, Dornhoffer JL, Fan CY, *et al.* Demineralized bone matrix as an alternative for mastoid obliteration and posterior canal wall reconstruction: results in an animal model. *Otol Neurotol* 2001;22:731-736.
59. Magliulo G, Ronzoni R, Vingolo GM, *et al.* Reconstruction of old radical cavities. *Am J Otol* 1992;13:288-291.
60. Magliulo G, D'Amico R, Forino M. Reconstruction of the posterior auditory canal with hydroxyapatite-coated titanium. *J Otolaryngol* 2001;30:330-333.
61. Mercke U. The cholesteatomatous ear one year after surgery with obliteration technique. *Am J Otol* 1987;8:534-536.
62. Roberson JB Jr, Mason TF, Stidham KR. Mastoid obliteration: autogenous cranial bone pate reconstruction. *Otol Neurotol* 2003;24:132-140.
63. Takahashi H, Hasebe S, Sudo M, *et al.* Soft-wall reconstruction for cholesteatoma surgery: reappraisal. *Am J Otol* 2000;21:28-31.
64. Wiet RJ, Harvey SA, Pyle MG. Canal wall reconstruction: a newer implantation technique. *Laryngoscope* 1993;103:594-599.
65. Farrior JB. *Surgery for cholesteatoma: complications in otolaryngology-head and neck surgery.* Toronto: BC Decker, 1986.
66. Harker LA, Koontz FP. Bacteriology of cholesteatoma: clinical significance. *Trans Sect Otolaryngol* 1977;84[4 Pt 1]:ORL-683-686.

CAPÍTULO 61

Cirurgia da Mastóide e do Ápice Petroso

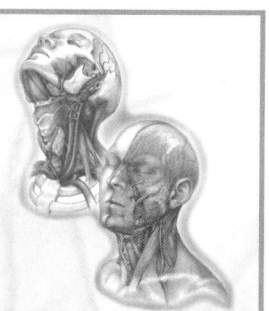

Richard A. Chole ▪ Hilary A. Brodie ▪ Abraham Jacob

HISTÓRIA

A cirurgia da mastóide e do ápice petroso desenvolveu-se como tratamento para doença supurativa da orelha (1). Infecções da orelha foram registradas já em 380 a.C. no período Hipocrático. Perto da virada do século XVI, Fabricius Hildanus relatou um caso de drenagem espontânea de um abscesso pós-auricular para o qual ele advogara incisão precoce e drenagem. Riolan "o Jovem" descreveu um procedimento semelhante à mastoidectomia em 1649, e Jean Louis Petit efetuou a primeira trepanação cirúrgica da mastóide em 1774. Petit descreveu a exposição do córtex mastóideo, execução de uma trepanação e, a seguir, o aumento da fístula criada cirurgicamente. J.G.H. Fielitz descreveu cinco desses casos em 1785. O procedimento caiu em desuso, no entanto, depois da morte espantosa do médico dinamarquês Johanne Gust Von Berger em 1792. Ele morreu de meningite 12 dias depois de uma mastoidectomia realizada por Koelpin e Callisen. Felizmente, no entanto, Schwartze novamente popularizou a operação em 1873. Desde então, avanços tecnológicos como o microscópio operatório, a furadeira de alta rotação, e instrumentos microcirúrgicos especializados conduziram a importantes avanços no tratamento de doença mastóidea. Regiões da base do crânio antes consideradas inacessíveis como o ápice petroso, o trajeto do nervo facial, o saco endolinfático e o ângulo cerebelopontino agora estavam ao alcance. As indicações para estes procedimentos (Tabela 61.1) incluem infecções otológicas agudas (Capítulo 58), infecções crônicas com ou sem colesteatoma (Capítulos 58 e 60), trauma (Capítulo 59), afecções do nervo facial (Capítulo 64), vestibulopatia (Capítulo 76) e tumores da base do crânio (Capítulo 56).

TÉCNICA CIRÚRGICA: MASTOIDECTOMIA

Incisões

As duas principais incisões usadas para acesso ao córtex mastóideo são a incisão pós-auricular de Wilde e a incisão intra-aural de Lempert. A incisão pós-auricular oferece melhor exposição global e permite acesso completo à região do ponto da mastóide. Em adultos, a incisão é colocada 8 a 10 mm posterior ao sulco pós-auricular onde ela é oculta pela orelha. Esta incisão pode ser colocada mais posteriormente para exposição mais ampla, como poderia ser necessário durante acesso translabiríntico ao ângulo cerebelopontino. Ela não deve ser colocada diretamente no sulco pós-auricular, no entanto, porque isto cria um sulco pós-auricular profundo, difícil de limpar. Em crianças com menos de 2 anos, a porção inferior desta incisão deve ser colocada mais posteriormente que em adultos (Fig. 61.1). Isto acontece porque o anel timpânico em crianças está subdesenvolvido, a pneumatização da mastóide é incompleta e o forame estilomastóideo é bastante superficial. Portanto, o nervo facial é vulnerável à lesão. O cirurgião deve também manter em mente que anomalias congênitas do osso temporal podem resultar em posição altamente variável do nervo facial.

A incisão pós-auricular é primeiro desenhada com caneta marcadora e infiltrada com uma mistura de anestésico local e epinefrina. A pele e os tecidos subcutâneos são incisados até a fáscia temporal (superior à linha temporal inferior) e até o periósteo sobrejacente ao córtex mastóideo (inferior à linha temporal inferior). O retalho da orelha é elevado anteriormente para identificar o bordo posterior do meato acústico externo. Elevação adicional superior ao meato acústico expõe a raiz do zigoma. Posterior ao meato acústico, o músculo pós-auricular e os tecidos moles pericraniais são incisados e elevados no mesmo plano conforme descrito acima. Esta dissecção é levada até a região da ponta da mastóide. Deve-se tomar cuidado para não dissecar anterior à extremidade porque isto põe em perigo o nervo facial no forame estilomastóideo. A não ser que a extremidade mastóidea vá ser removida, a inserção do músculo esternoclidomastóideo na extremidade não deve ser seccionada. Isto minimiza desconforto pós-operatório. Até agora, a pele e os

TABELA 61.1
INDICAÇÕES CLÍNICAS PARA MASTOIDECTOMIA

Estratégia
Indicações (um dos seguintes)
  Otorréia persistente ou recorrente
  Otalgia persistente ou recorrente
  Perda auditiva de condução
  Perfuração da membrana timpânica e/ou colesteatoma
  Mastoidite aguda com osteíte
  Neoplasma do osso temporal
  Fratura do osso temporal com vazamento de LCE
  Paralisia de nervo facial necessitando descompressão do nervo facial
Testes laboratoriais (conforme indicado)
Audiograma
Outros exames (conforme indicado)
Tipo de anestesia (conforme indicado)
Localização do serviço (conforme indicado)

Processo
Critérios de alta
  Recuperação da anestesia
  Ausência de vertigem importante
  Ausência de sinais de meningite ou síndrome de choque tóxico

Resultado
Resultados
Acompanhamento
  Cura da cavidade mastóidea se presente
  Cura da ferida cirúrgica
  Resolução dos sintomas de apresentação
  Avaliação da audição

LCE, líquido cerebrospinal.
A American Academy of Otolaryngology–Head and Neck Surgery e a American Society for Head and Neck Surgery publicaram Indicadores Clínicos para procedimentos cirúrgicos. Estes Indicadores Clínicos são declarações educacionais que foram minutadas para ajudar os cirurgiões na sua clínica e para promover discussão. Estes Indicadores não são diretrizes de prática nem representam padrões de prática aos quais os indivíduos devam obedecer.

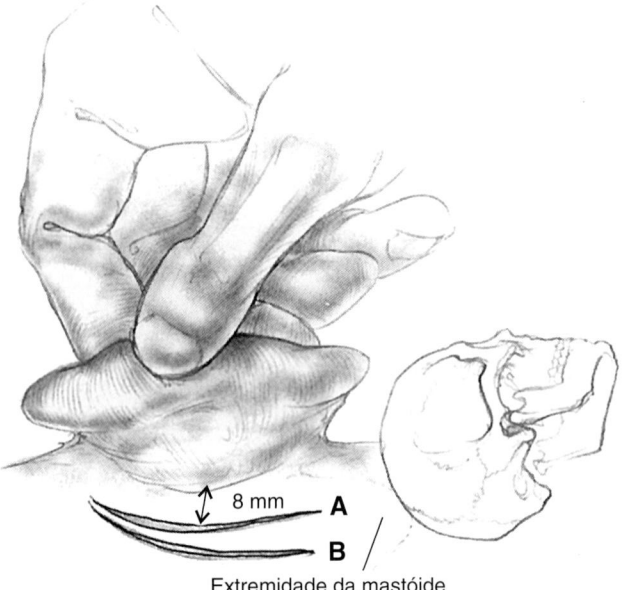

Figura 61.1
Local de realização das incisões pós-auriculares em adultos (**A**) e lactentes (**B**).

tecidos moles da orelha foram afastados anteriormente, mas o periósteo ainda permanece fixado ao córtex mastóideo.

O córtex mastóideo é agora exposto para começar o processo de abertura óssea. Uma incisão em forma de T é feita através dos tecidos moles e do periósteo sobrejacentes ao osso. O ramo superior do "T" é colocado ao longo da linha temporal inferior (margem inferior do músculo temporal) começando em um ponto imediatamente superior ao meato acústico ântero-superior. Esta incisão estende-se posteriormente tanto quanto seja necessário para a exposição adequada. Um ramo inferior para o "T" é feito desde a ponta da mastóide até o ramo superior que acabamos de descrever. Elevadores de periósteo são a seguir usados para ele-

var o periósteo do córtex mastóideo na direção da margem posterior do meato acústico (Fig. 61.2). Superiormente ao meato acústico, o periósteo deve ser elevado anteriormente ao longo da raiz zigomática. Inferiormente ao meato acústico, o cirurgião deve elevar o periósteo até a margem anterior da área superior da extremidade da mastóide. Se a extremidade for ser removida, o cirurgião deve remover todo o periósteo da sua superfície. Gastar alguns momentos para obter esta extensão anterior superiormente e inferiormente possibilitará que a orelha seja mantida para a frente facilmente quando estiver usando afastadores autostáticos. O periósteo também pode ser um pouco elevado adiante no meato acústico para liberar a tensão e evitar uma laceração do meato.

A espinha suprameatal de Henle marca a extensão lateral do meato acústico ósseo póstero-superior. Afastadores autostáticos devem ser colocados para manter a orelha para a frente. O cirurgião levantou 2 retalhos com base anterior: (a) a orelha e tecidos subcutâneos e (b) os tecidos musculoperiósticos mais profundos. Este retalho mais profundo pode ser usado para obliterar parcialmente a cavidade de mastoidectomia ao término de uma mastoidectomia aberta (2). Depois de uma mastoidectomia da parede de um canal intacto, no entanto, ambas as camadas devem ser fechadas para manter um meato pérvio e uma orelha apropriadamente posicionada.

Incisões intra-aurais foram descritas pela primeira vez por Kessel em 1885 e mais tarde popularizadas por Lempert (3) em 1938. Estas incisões expõem uma porção limitada do córtex mastóideo. Primeiro uma inci-

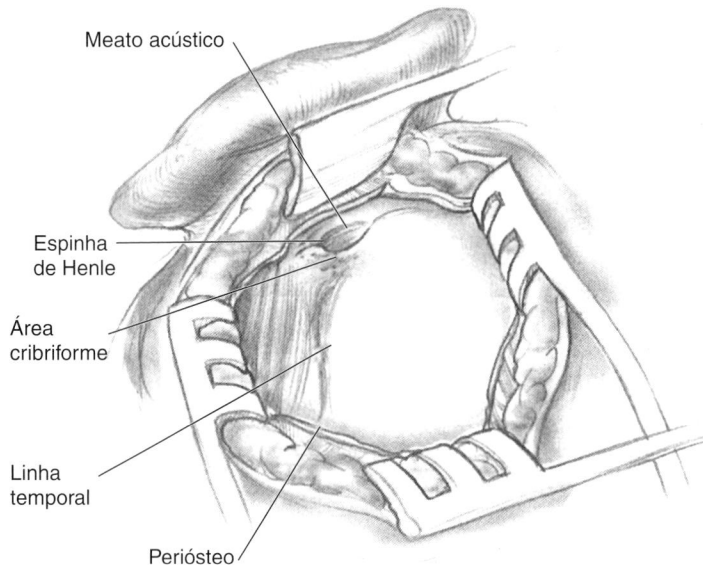

Figura 61.2
O periósteo é elevado e separado do córtex mastóideo, expondo a parede posterior do meato acústico externo.

são na parede posterior do meato é feita da posição de 12 horas até a posição de 6 horas imediatamente medial à junção osteocartilaginosa (incisão de Lempert I). A partir da posição de 12 horas da incisão de Lempert I, uma incisão de medial a lateral é feita para dentro da incisura entre o trago e a raiz da hélice (incisão de Lempert II). Uma incisão de relaxamento é então feita na margem inferior da incisão de Lempert I (em uma direção de medial a lateral). Isto permite que o meato acústico posterior e a pele da concha sejam mobilizados (Fig. 61.3). A pele, tecidos moles, músculo e periósteo sobre o córtex mastóideo são elevados usando-se elevadores de Lempert e colocando um afastador autostático. As indicações para esta incisão incluem mastoidectomia simples em ossos temporais muito pouco pneumatizados, aticotomias, canalplastias e em

algumas timpanoplastias. A incisão intra-aural é fechada em camadas aproximando os tecidos profundos e a seguir a pele.

Marcos Anatômicos de Superfície

A linha temporal inferior *(linea temporalis)* define o limite inferior do músculo temporal e provê um marco topográfico para o assoalho da fossa média do crânio. Inferior à linha temporal há uma protuberância na margem póstero-superior do meato acústico chamada espinha suprameatal de Henle. O triângulo de Macewen (área cribrosa) é um fosseta deprimida posterior à espinha de Henle e serve como marco topográfico para o antro mastóideo subjacente. O antro tipicamente está localizado 15 mm medial à área cribrosa. A raiz zigomáti-

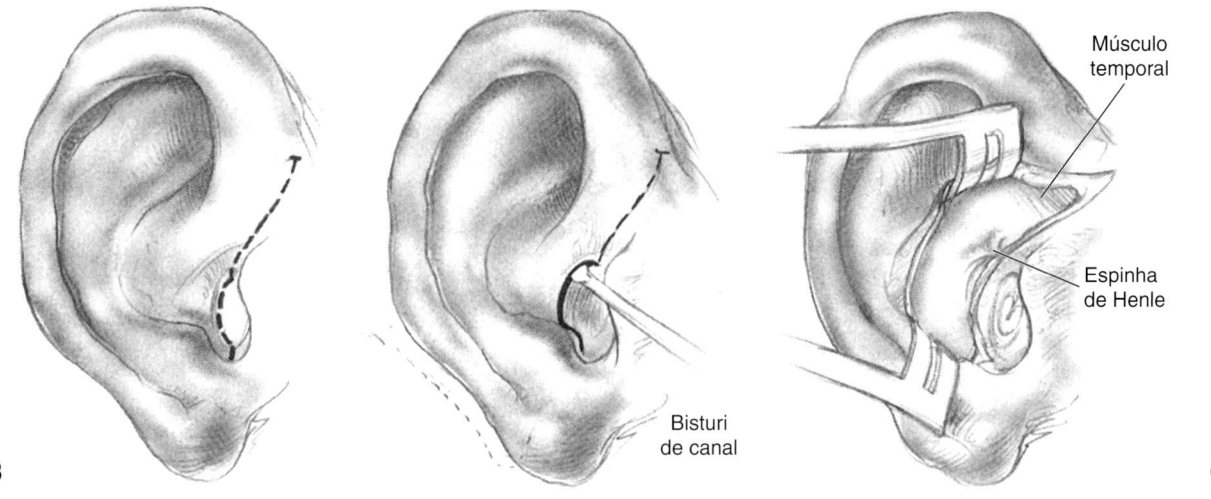

Figura 61.3
A: Incisão intra-aural. **B:** Separação da junção osteocartilaginosa. **C:** Exposição da mastóide por meio de uma incisão intra-aural.

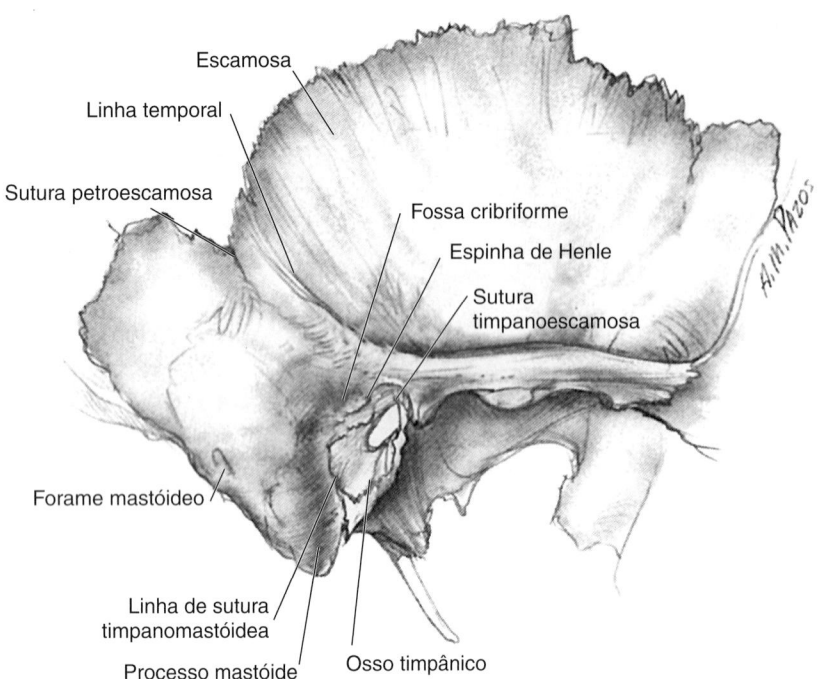

Figura 61.4
Anatomia de superfície do osso temporal adulto.

ca é palpável superior ao meato acústico. O meato acústico ósseo é constituído de osso timpânico e escamoso. As paredes anterior, inferior e póstero-inferior do meato acústico externo são formadas pelo osso timpânico. A região entre as linhas de sutura timpanoescamosa e timpanomastóidea (*i. e.,* o meato acústico ósseo póstero-superior) é constituído de osso escamoso. A pele do meato nesta região é mais espessa e mais vascular que a pele do meato inferior. Ao criar um retalho de concha com base lateral, esta "tira vascular" espessada é elevada e preservada. A anatomia de superfície do osso temporal do adulto e da criança pequena difere. As crianças com menos de 2 anos possuem anéis timpânicos imaturos e mastóides pouco desenvolvidas (Figs. 61.4 e 61.5). Em crianças ou adultos com atresia do meato, o desenvolvimento defeituoso do osso timpânico pode resultar em um nervo facial que sai diretamente do que parece ser o córtex mastóideo (4).

Tipos de Mastoidectomia

O meato acústico é constituído por um cilindro de pele contido dentro de um cilindro ósseo. Na orelha normal, a membrana timpânica é o limite normal desses cilindros. Durante exame de rotina no consultório, não é possível ver o epitímpano ou região mastóidea quando a parede do meato está intacta. Isto acontece porque o osso do conduto bloqueia a visualização do epitímpano e a parede posterior do meato bloqueia o acesso à cavidade mastóidea. Portanto, a remoção das faces superior e posterior do canal ósseo possibilita acesso direto ao epitímpano e à mastóide. Isto tem a vantagem de um exame pós-operatório mais completo da orelha no consultório. Entretanto, deixa os pacientes com cavidades que exigem manutenção durante toda a vida.

Os procedimentos de mastoidectomia podem ser classificados como operações de parede do canal e de parede do canal removida. Os procedimentos de parede do canal preservado incluem a chamada mastoidectomia simples e a mastoidectomia completa com e sem uma via de acesso ao recesso facial. As operações de parede do canal removida incluem a mastoidectomia radical, a mastoidectomia radical modificada (MRM), e a MRM tipo Bondy. A mastoidectomia radical remove o meato acústico ósseo posterior e superior bem como membrana timpânica, martelo e bigorna. O es-

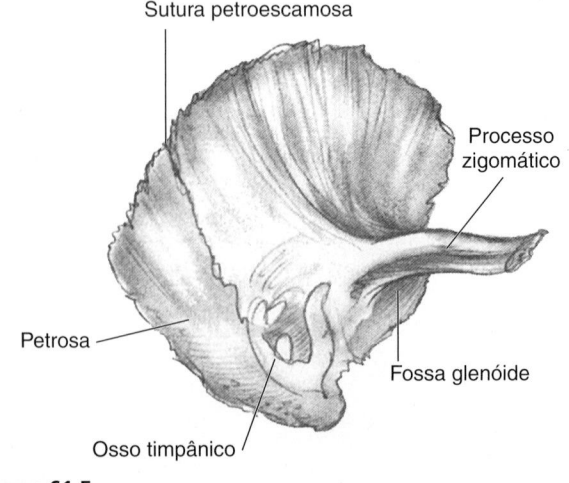

Figura 61.5
Anatomia de superfície do osso temporal do lactente.

tribo geralmente é preservado. A tuba auditiva é tamponada, e nenhum espaço de orelha média permanece. A cavidade inteira torna-se revestida com epitélio escamoso. A mastoidectomia radical é "modificada" quando membrana timpânica e espaço de orelha média revestido com mucosa são reconstruídos. Isto é realizado colocando-se um enxerto a partir do anel anterior até a crista facial. Reconstrução ossicular também pode ser efetuada durante uma MRM. A MRM de Bondy é efetuada quando a doença poupa a orelha média e apenas compromete o epitímpano e a mastóide. O ânulo timpânico póstero-superior e o meato acústico ósseo posterior são removidos para exteriorizar o antro e o epitímpano, mas não se entra na orelha média. Timpanoplastia e reconstrução ossicular podem ser realizadas quer a parede do meato seja tirada ou deixada intacta.

Mastoidectomia Simples

Uma mastoidectomia simples tem utilidade limitada; ela é mais comumente usada para drenar infecções mastóideas agudas que não respondem a antibióticos. O procedimento envolve remover o córtex mastóideo, perfurar através das células aéreas laterais e entrar no antro. O resto do sistema de células aéreas não é perfurado.

Mastoidectomia Completa

A mastoidectomia completa proporciona acesso ao antro, ático, labirinto, saco endolinfático e segmento vertical do nervo facial (Fig. 61.6). Todas as células aéreas ao longo do tégmen, seio sigmóide, nervo facial e canais semicirculares são removidas. O epitímpano é tornado acessível através do *aditus ad antrum*, e a bigorna e cabeça do martelo podem ser inspecionadas diretamente. A bigorna e a cabeça do martelo podem ser removidas para maior acesso ao recesso supratubário.

Usando a incisão pós-auricular, a orelha é posta para a frente e o córtex mastóideo exposto como descrito acima. A linha temporal, espinha de Henle, área cribrosa e meato acústico posterior são usados como marcos iniciais para a perfuração. A localização do antro mastóideo pode ser avaliada aproximadamente pela interseção de uma linha horizontal e uma vertical traçadas tangencialmente às margens superior e posterior do meato acústico externo. Uma broca cortante grande e aspiração/irrigação são usadas para começar a mastoidectomia. Osso cortical é removido inferior à dura da fossa média *(tegmen mastoideum)*; o bordo posterior do meato acústico ósseo é delineado; e o seio sigmóide é identificado. É importante fragmentar amplamente a "cuba" da mastoidectomia removendo quaisquer bordos projetados. Isto faz com que mais luz entre na cavidade e permite ao cirurgião trazer seus instrumentos para dentro em ângulo, em vez de diretamente ao longo da sua linha de visão. Depois de determinar o nível do tégmen, todas as células aéreas laterais ao seio sigmóide devem ser removidas para ver a tonalidade azul do seio através do osso fino. O ângulo sinudural, marcando o limite póstero-superior da cavi-

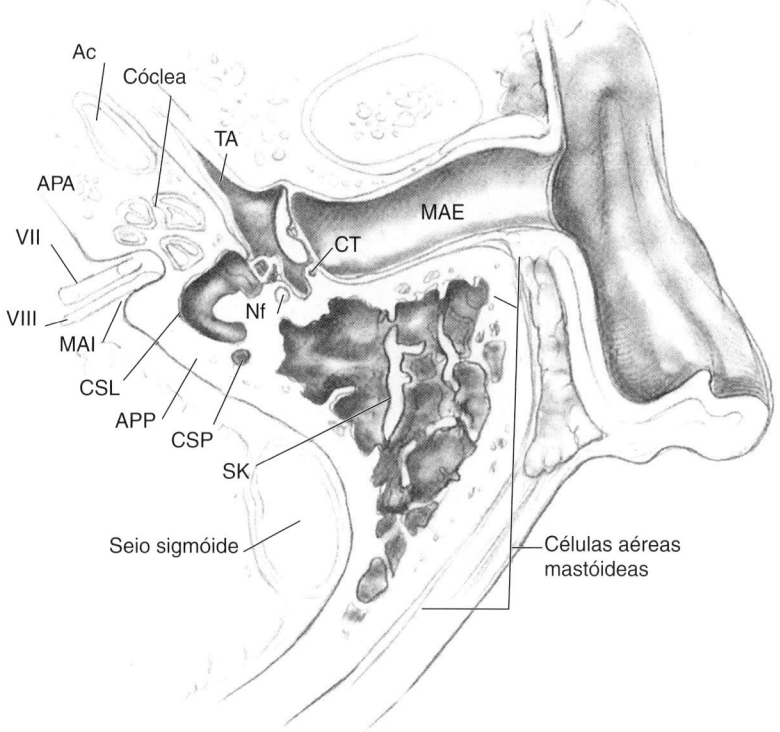

Figura 61.6

Corte axial de um osso temporal direito adulto. VII, sétimo nervo craniano; VIII, oitavo nervo craniano; APA, ápice petroso anterior; Ac, artéria carótida; CT, corda do tímpano; MAE, meato acústico externo; TA, tuba auditiva; Nf, nervo facial; MAI, meato acústico interno; SK, septo de Körner; CSL, canal semicircular lateral; APP, ápice petroso posterior; CSP, canal semicircular posterior.

dade mastóidea, é aberto a seguir. A perfuração prossegue medialmente ao longo do tégmen na direção do epitímpano. Manter esta parte ântero-superior da dissecção como a parte mais profunda da cavidade evita lesão inadvertida do nervo facial. Septo de Körner é uma placa de osso lateral ao antro e representa a extensão posterior da linha da sutura petroescamosa dentro da mastóide (5) (Fig. 61.7). A área superior do septo de Körner deve ser removida para entrar no antro mastóideo. O assoalho do antro, o canal semicircular horizontal, é um marco vital que precisa ser claramente visualizado (Fig. 61.8). O labirinto, constituído de osso da cápsula ótica, comumente parece ligeiramente amarelo quando comparado com o osso membranoso circundante (branco).

Uma vez penetrado o antro, a dissecção move-se anteriormente para o epitímpano para encontrar a bigorna. O meato acústico posterior tem que ser adelgaçado, embora adelgaçamento excessivo possa levar à dissolução retardada desta estrutura. A identificação do ligamento incudal posterior (freqüentemente visto como uma estria branca através do osso fino imediatamente inferior à fossa da bigorna) é um marco útil. Além disso, inundando o antro com solução fisiológica transparente, a superfície do líquido forma uma lente que refratará a luz do microscópio e permitirá que o cirurgião veja a bigorna antes de na realidade chegar nela (Fig. 61.8). Tem que ser evitado tocar na bigorna com uma broca, porque a transmissão de energia mecânica de alta freqüência para a orelha interna pode causar perda auditiva neurossensorial. Uma vez identificado o corpo da bigorna, a remoção do osso lateral aos ossículos (entre o *tegmen tympani* e o meato acústico superior) abre o epitímpano. Levar esta dissecção anteriormente exporá a cabeça do martelo.

Tendo encontrado o antro, o canal semicircular horizontal e a bigorna, a atenção pode agora ser dirigida para encontrar o nervo facial. O meato acústico externo ósseo é afinado progressivamente em uma direção de lateral a medial. À medida que esta dissecção prosseguir medialmente, as células aéreas do recesso facial anteriores ao nervo facial serão encontradas. O segundo joelho do nervo facial é imediatamente anterior e inferior ao ponto médio do canal horizontal, imediatamente medial ao processo curto da bigorna. Uma broca de diamante de 4 mm e irrigação copiosa são usadas para fazer largos movimentos a partir da bigorna superiormente na direção do forame estilomastóideo ao longo do curso presumido do nervo facial. Irrigação adequada evita lesão térmica do nervo. O nervo deve ser visualizado através do osso fino mas não completamente exposto. À medida que o nervo facial é rastreado inferiormente, o ponto de ramificação do nervo corda do tímpano será encontrado (Figs. 61.8 e 61.9). A corda pode então ser rastreada anterior e superiormente.

Todas as células dentro da ponta da mastóide devem ser exenteradas. O ventre posterior do músculo digástrico insere-se medialmente na ponta mastóidea. Identificar o músculo através do osso por transparên-

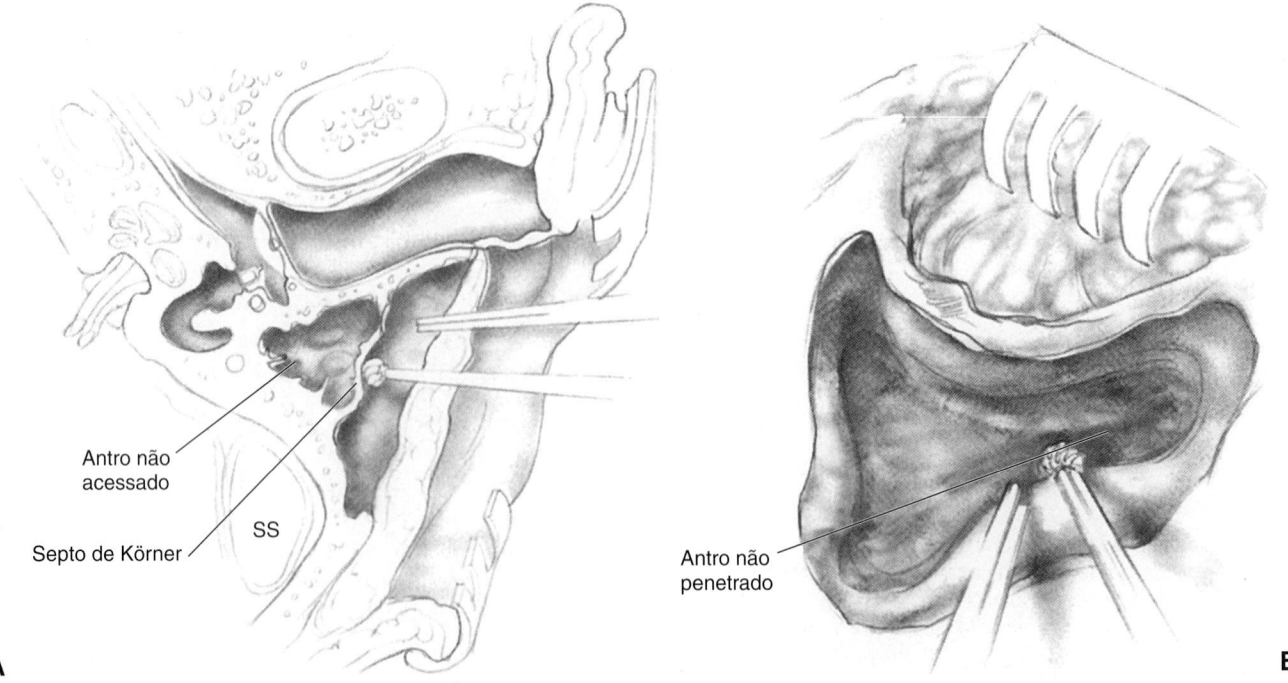

Figura 61.7

Septo de Körner. **A:** Vista em corte axial do septo de Körner. **B:** Vista cirúrgica lateral do septo de Körner. SS, seio sigmóide.

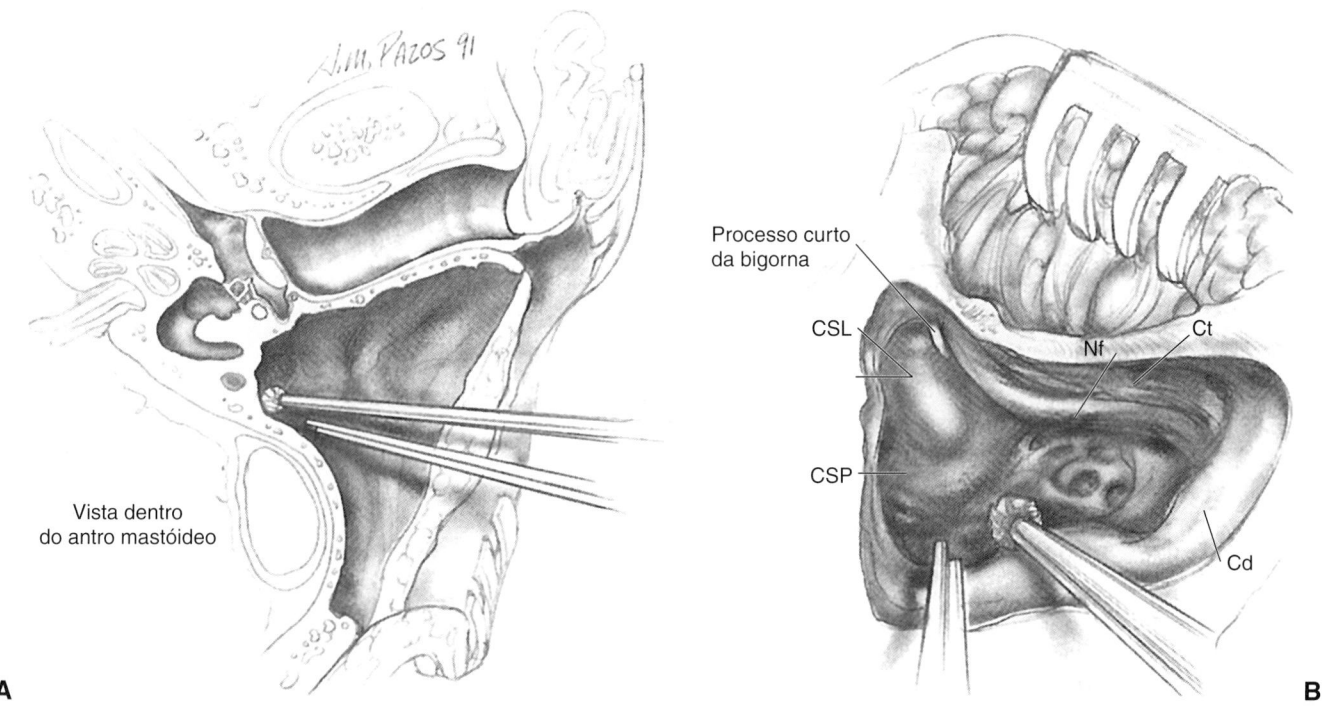

Figura 61.8

Mastoidectomia simples. **A:** Vista em corte axial da cavidade mastóidea. **B:** Vista cirúrgica lateral da cavidade mastóidea. Ct, corda do tímpano; Cd, crista digástrica; Nf, nervo facial; CSL, canal semicircular lateral; CSP, canal semicircular posterior.

cia é chamado "crista digástrica", que na realidade é um marco anatômico criado cirurgicamente (Fig. 61.8). A fáscia que envolve o músculo digástrico é contínua anteriormente com o tecido fibroso que circunda o nervo facial no forame estilomastóideo. Por essa razão, acompanhar a crista digástrica anteriormente na ponta mastóidea é uma maneira de encontrar o nervo facial. Células aéreas retrolabirínticas (retrofaciais) são as células mediais ao nervo facial, superiores ao bulbo jugular e inferiores ao canal semicircular posterior. Elas devem ser exenteradas se uma doença for encontrada dentro delas ou se o bulbo jugular ou o saco endolinfático necessitarem ser expostos.

Seguindo-se a uma mastoidectomia completa, o cirurgião deve irrigar por completo a cavidade para remover poeira de osso, que de outro modo poderia resultar em fixação ossicular. A cavidade de mastoidectomia completa deve consistir em *tegmen tympani* e *tegmen mastoideum* bem definidos superiormente, um seio sigmóide claramente delineado posteriormente, um ângulo sinudural aberto, canais semicirculares bem visualizados, uma parede posterior intacta do meato acústico e o nervo facial visto através do osso fino.

Mastoidectomia Completa com uma Via de Acesso do Recesso Facial

O recesso facial é uma extensão do espaço aéreo da orelha média póstero-superior. Medial ao anel timpânico e lateral ao canal de Falópio, ele permite acesso à orelha média a partir da cavidade mastóidea. Alguns cirurgiões usam o termo "timpanotomia posterior" para descrever uma via de acesso do recesso facial. O recesso facial é uma abertura triangular limitada póstero-medialmente pelo nervo facial, ântero-lateralmente pelo nervo corda do tímpano e superiormente pela fossa da bigorna (Fig. 61.9). Um recesso facial aberto fornece acesso aos ossículos, tendão estapédio, janela redonda, segmento timpânico do canal facial e processo cocleariforme (6).

Há numerosas indicações para efetuar uma timpanotomia posterior. Estas incluem o implante coclear via transmastóideo, presença de colesteatoma dentro da orelha média e da mastóide, otomastoidite crônica com tecido de granulação ou granuloma de colesterol, e tumores dentro da orelha média e da mastóide.

No epitímpano anterior, uma projeção de osso estendendo-se inferior a partir do *tegmen tympani* (o *cog* [dente de engrenagem]) pode obscurecer doença no recesso supratubário (7). A presença de tecido de granulação, colesteatoma ou tumor no epitímpano anterior e recesso supratubário exige remoção da bigorna, cabeça do martelo e do *cog* para exposição. A articulação incudoestapedial deve primeiro ser desarticulada através do recesso facial antes de remover a bigorna e a cabeça do martelo. Abrir o recesso facial também pode melhorar a aeração da mastóide ao for-

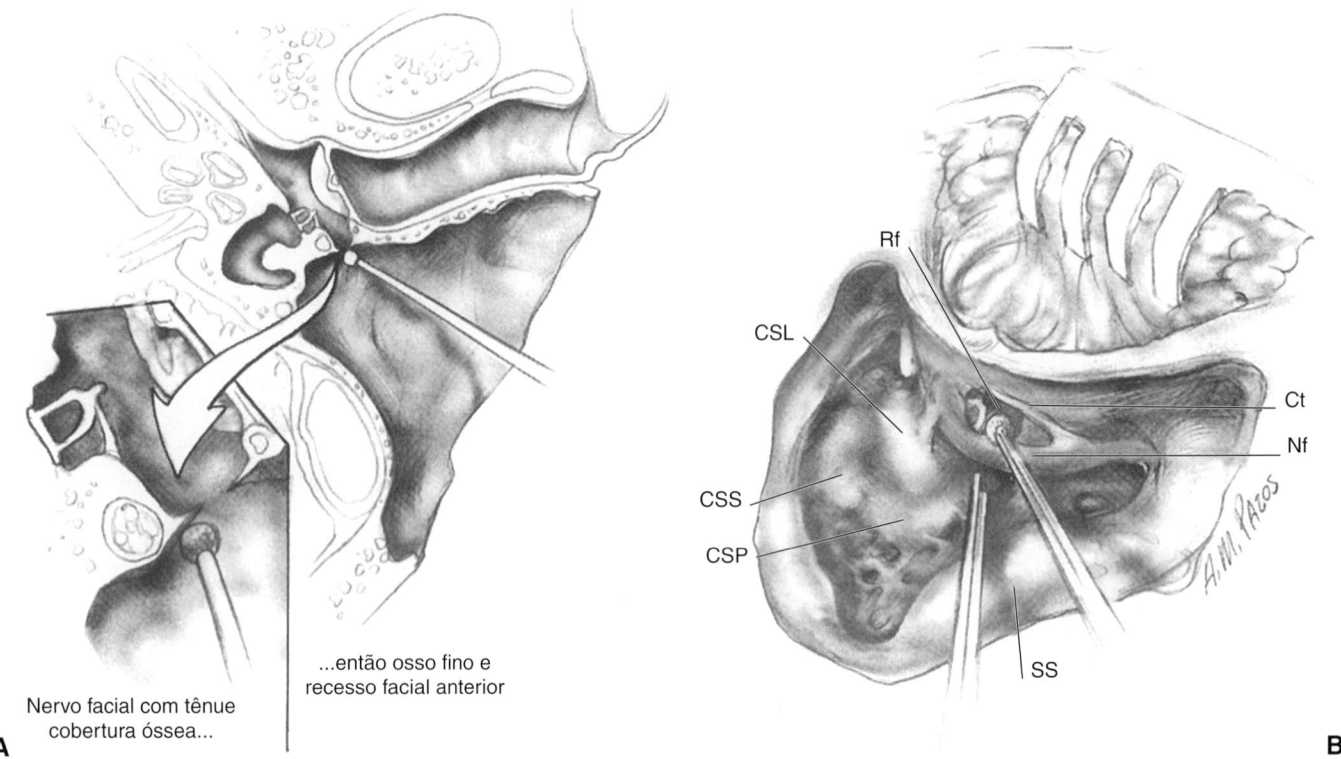

Figura 61.9
Via de acesso do recesso facial. **A:** Vista axial. **B:** Vista cirúrgica. Ct, corda do tímpano; Nf, nervo facial; Rf, recesso facial; CSL, canal semicircular lateral; CSP, canal semicircular posterior; SS, seio sigmóide; CSS, canal semicircular superior.

necer um caminho alternativo para o ar da tuba auditiva entrar na mastóide (outro que não o *aditus ad antrum*). Aeração inadequada ou loculação da cavidade mastóidea pode resultar em formação de bolsa de retração recorrente, formação de mucocele ou otomastoidite crônica. Uma maneira de testar a aeração adequada da cavidade mastóidea é encher a orelha média com soro fisiológico e observar quanto a fluxo para dentro da mastóide. Quando a bigorna é removida, raramente é necessária uma via de acesso do recesso facial para aeração.

Ao adelgaçar a parede posterior do meato, o recesso facial é encontrado medialmente. Ele é primeiro notado como uma mudança de cor (osso de aparência mais escura) anterior ao nervo facial imediatamente inferior ao seu segundo joelho. O nervo facial está medial e inferior à extremidade do processo curto da bigorna. O segundo joelho do nervo facial usualmente forma um ângulo de 95° a 125°; ele usualmente faz uma curva delicada em vez de um giro abrupto. O nervo pode descer diretamente através da mastóide em uma direção caudal, ou pode desviar-se da vertical por 5° a 35°. O osso temporal é uma estrutura tridimensional. O nervo facial viaja lateralmente enquanto se move inferiormente através do seu segmento vertical. O nervo é lateral ao anel timpânico póstero-inferior em 65% dos casos (8).

O cirurgião deve estar ciente de potenciais anomalias do nervo facial. Deiscência do nervo facial é descrita ocorrendo em 55% a 57% dos ossos temporais (9). O nervo facial é deiscente aproximadamente 50% das vezes no seu segmento timpânico imediatamente superior à janela oval. Outras áreas de possível deiscência incluem o gânglio geniculado, recesso facial, seio timpânico, e a região retrofacial inferior ao labirinto. Erosão óssea secundária a colesteatoma também pode criar deiscência no canal de Falópio. Antes de encontrar o nervo, os *vasa nervorum* podem ser apreciados através do osso como casca de ovo sobrejacente ao nervo. O local mais comum de lesão do nervo facial em cirurgia da mastóide é inferior ao canal semicircular lateral imediatamente além do segundo joelho (9).

Em um ponto variável ao longo da sua descida para o forame estilomastóideo, o nervo facial emite o nervo corda do tímpano. Este nervo viaja em uma direção anterior, superior e lateral. Anomalias do nervo facial podem incluir uma corda que se ramifica do nervo facial depois que ele sai do forame estilomastóideo, um nervo facial bífido ou um nervo correndo através do espaço da orelha média imediatamente inferior à janela oval (10). Uma vez que o nervo corda do tímpano seja identificado, o osso entre a corda e o nervo facial pode ser removido com uma pequena broca de diamante e irrigação copiosa. Isto abre o recesso facial (Fig. 61.9). Se for necessária exposição adicional, o corda pode ser sacrificado e o recesso facial alargado inferiormente – uma via de acesso do recesso facial alargada. Deve-se tomar cuidado para identificar o anel fibroso da membrana timpânica e evitar lesão inadvertida do tímpano ou do meato acústico medial.

Mastoidectomia de Canal Intacto *versus* de Parede do Canal Removida

Ambos os procedimentos de canal aberto (parede do canal removida) e fechado (canal com recesso facial intactos) possuem vantagens e desvantagens. O julgamento sobre qual procedimento executar depende da natureza da doença, da confiabilidade do paciente e da experiência do cirurgião (Tabela 61.2).

A conduta de parede do canal intacta oferece várias vantagens sobre as técnicas abertas (parede do canal removida). Primeiro, não há cavidade mastóidea a cuidar. Os pacientes com cavidades necessitam freqüentemente debridamento regular no consultório, podem ter dificuldade para adaptar aparelho de audição, necessitam obedecer a precauções com água, e têm meatoplastia que pode ser cosmeticamente feia. Um procedimento de canal intacto também possibilita uma reconstrução ossicular mais fisiológica com uma orelha média mais profunda, mais bem aerada. Alguns autores, no entanto, não encontraram benefício significativo nos resultados de audição com mastoidectomia de parede do canal intacta em comparação com procedimentos de parede do canal baixo (11,12).

Há várias desvantagens potenciais na conduta de parede do canal intacta. Primeiro, há um risco aumentado de doença residual ou recorrente. Resultados amplamente variados usando-se uma mastoidectomia de parede ereta foram descritos na literatura. Entretanto, a maioria das maiores séries revela colesteatoma residual em 20% a 35% dos casos e doença recorrente em 5% a 20% (12-20). Isto contrasta com os resultados dos procedimentos abertos, nos quais há uma taxa de 2% a 17% de doença residual e uma probabilidade de recorrência de 0% a 10% (12-14,19-22). O local mais comum de doença residual é o *sinus tympani* (18). Um segundo problema potencial embora incomum com os procedimentos de parede do canal intacta é a ruptura retardada da parede posterior do canal. Isto é devido ao suprimento sanguíneo comprometido pelo excessivo afinamento do osso. Uma terceira desvantagem é uma incapacidade de ver a cavidade mastóide no consultório para vigilância. Alguns cirurgiões efetuam rotineiramente uma operação de *second look* 6 a 12 meses depois do procedimento inicial. Uma reconstrução ossicular por tempo também pode ser feita nessa época. Seleção cuidadosa dos pacientes é vital. Procedimentos de canal intacto devem ser realizados em pacientes confiáveis que virão regularmente ao acompanhamento no consultório.

Mastoidectomia Radical

A mastoidectomia radical é o mais agressivo dos procedimentos mastóideos de cavidade aberta. A mastoidectomia radical clássica envolve uma mastoidectomia de parede do canal rebaixada combinada com remoção completa da membrana timpânica, anel, martelo, bigorna e toda a mucosa da orelha média. A tuba auditiva é extirpada da mucosa e obliterada com tamponamento (fáscia, músculo ou osso). O objetivo da mastoidectomia radical é estabelecer uma cavidade aberta seca desprovida de epitélio secretor. Antes do advento da timpanoplastia, este procedimento radical era de longe o procedimento aberto mais comum. Entretanto, raramente é efetuado hoje em dia. A maioria dos cirurgiões prefere fazer uma MRM com reconstrução de um espaço da orelha média e do aparato de condução do som. Se a doença permitir, um enxerto pode ser colocado isolando a tuba auditiva e a janela redonda da orelha média, criando uma reconstrução tipo microcorda. Entretanto, ainda há algumas indicações para uma mastoidectomia radical. Estas incluem colesteatoma não ressecável com extensão pela tuba

TABELA 61.2

TÉCNICAS ABERTAS *VERSUS* FECHADAS PARA MASTOIDECTOMIA

	Vantagens	Desvantagens
Parede intacta	Posição fisiológica da membrana timpânica Orelha média profunda Ausência de "cuba" mastóidea	Colesteatoma residual pode ficar oculto Colesteatoma recorrente pode ocorrer no ático Ruptura retardada do canal Exteriorização incompleta do recesso facial Segundo tempo freqüentemente necessário
Parede do canal removida	Colesteatoma residual visível no acompanhamento Colesteatoma recorrente é raro Exteriorização total do recesso facial	Manutenção da "cuba" mastóidea pode ser um problema durante toda a vida Orelha média é rasa e difícil de reconstruir Posição da orelha pode ser alterada Segundo tempo às vezes necessário

auditiva, colesteatoma com erosão para dentro da cóclea ou labirinto, ou pacientes que fizeram múltiplas MRMs malsucedidas.

O procedimento envolve executar uma mastoidectomia completa (canal intacto) com identificação de todos os marcos discutidos previamente. As paredes do canal superior e posterior são a seguir removidas com uma broca cortante e aspiração-irrigação. Antes de encontrar os ossículos, a articulação incudoestapedial é separada e a cabeça do martelo e a bigorna são removidos. A parede do canal pode então ser baixada até o nível do nervo facial. O estribo é preservado. Uma broca de diamante com irrigação copiosa é usada quando se aproxima do nervo facial. Toda a mucosa da mastóide e da orelha média é extirpada, e a tuba auditiva é tamponada com músculo, fáscia ou materiais sintéticos. A ponta da mastóide é removida inferiormente até o nível da crista digástrica. Cuidado deve ser tomado para baixar a crista facial, remover bordos projetados e abaixar a parede inferior do canal de modo a evitar uma extremidade mastóidea "pendente" (em posição inferior). Para reduzir a profundidade da cavidade, as bordas são aparadas (saucerizado).

Mastoidectomia Radical Modificada

A operação de mastoidectomia radical foi "modificada" quando um espaço de orelha média é reconstruído (Fig. 61.10). A MRM começa com uma mastoidectomia completa. A decisão de tirar a parede do canal é então baseada na extensão da doença (Tabela 61.2). A maior parte do osso lateral à bigorna pode ser removida rapidamente com uma broca cortante grande, e o ânulo ósseo atrial é feito rente à parede anterior do canal. Como o nervo facial é medial à bigorna, ele está protegido. O osso imediatamente lateral aos ossículos deve ser removido cuidadosamente com microinstrumentos em vez da furadeira. Isto evita contato direto entre a broca rotatória e a cadeia ossicular. Alternativamente, a articulação incudoestapedial pode ser separada da bigorna e removida a cabeça do martelo. As porções posterior e inferior do canal auditivo restante são então removidas. O osso, lateral ao nervo facial, chamado "crista facial", é desbastado até o nível do nervo.

Alguns pontos técnicos merecem menção. Uma vez a maior parte do canal auditivo posterior tenha sido removida com brocas cortantes, o segmento vertical do nervo facial é encontrado baixando-se a crista facial com uma broca de diamante. O nervo deve ser visto através de osso fino. Entretanto, exposição real do nervo facial deve ser evitada, porque isto o coloca em risco. Nos casos de mastoidectomias radicais e MRMs, o córtex mastóideo tem que ser saucerizado e removida a extremidade mastóidea. Isto evita uma cavidade profunda com bordos projetados que pode ser difícil de limpar. A saucerização torna rasa a cavidade permitindo que os tecidos moles prolapsem para dentro. A porção inferior do anel timpânico deve ser baixada de modo a ficar rente com o hipotímpano. Isto evita a formação de uma extremidade mastóidea inferior que coleta detritos. Uma canalplastia da parede anterior do canal deve ser realizada para expor melhor o sulco timpânico anterior. Uma incisão é feita na pa-

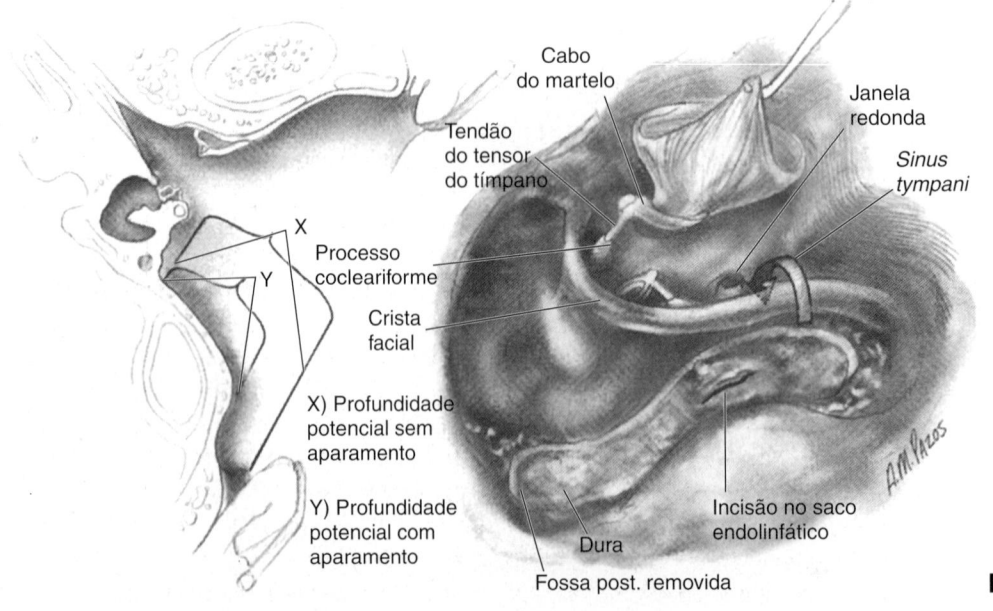

Figura 61.10

Mastoidectomia radical modificada de parede do canal removida completada. **A:** Vista axial. **B:** Vista cirúrgica com localização do saco endolinfático.

rede anterior do canal imediatamente lateral ao anel timpânico, a pele é levantada de uma maneira retrógrada até a junção osteocartilaginosa e o osso é esculpido conforme necessário. Deve-se usar uma broca de diamante grande com aspiração-irrigação constante para evitar entrar na fossa glenóide (mandibular).

Depois que a cirurgia da mastóide foi completada, o espaço da orelha média é reconstruído. Um enxerto de fáscia é assentado desde o anel anterior até e sobre a crista facial. O enxerto deve ser bem suportado por Gelfoam absorvível. Os cirurgiões podem escolher colocar Silastic ou Gelfilm sobre o promontório para evitar aderências entre a membrana timpânica e a mucosa da orelha média. Embora a orelha média seja rasa nas técnicas abertas, geralmente há espaço suficiente para realizar uma ossiculoplastia.

Mastoidectomia Radical Modificada de Bondy

O procedimento de Bondy (23), sugerido pela primeira vez por Körner (5) em 1899, é uma variação da MRM. Portanto, por definição, este é um procedimento com remoção da parede do canal. Ele pode ser executado através de uma incisão endaural ou pós-auricular. Esta operação é usada em casos de grandes colesteatomas do ático nos quais a orelha média foi poupada de doença. Uma aticotomia é efetuada primeiro. O osso do átrio inteiro é removido para expor o epitímpano, marsupializar o colesteatoma e debridar o seu conteúdo de ceratina. A parede medial da matriz do colesteatoma é deixada no lugar sobre o corpo da bigorna e da cabeça do martelo no epitímpano. Isto veda o espaço da orelha média. Se o colesteatoma for visto estendendo-se em torno dos ossículos, o cirurgião deve estar preparado para executar uma MRM mais tradicional.

Se comprometimento da orelha média estiver em dúvida pré-operatoriamente, uma tomografia computadorizada (TC) de alta resolução do osso temporal com vistas axiais e coronais pode ajudar a determinar se um procedimento de Bondy está indicado. Esta operação é reservada para as orelhas com grandes colesteatomas primários adquiridos nos quais a audição está preservada e a cadeia ossicular está livre de doença. Uma mastoidectomia de Bondy é uma técnica particularmente útil em casos com colesteatoma e uma fístula labiríntica, especialmente em orelha que é a única com audição. Depois do procedimento, ceratina pode ser debridada no consultório enquanto se deixa a matriz medial do colesteatoma intacta sobre a fístula. O cirurgião, no entanto, deve ser vigilante durante cada exame no consultório. Se o colesteatoma parecer estender-se para a orelha média, este achado deve ser verificado com imageamento por TC. Uma MRM tradicional então se tornaria necessária.

MEATOPLASTIA E OBLITERAÇÃO DA MASTÓIDE

Os fatores mais importantes para evitar uma cavidade com drenagem crônica são a remoção adequada da doença durante a cirurgia, desenhar uma cavidade mastóidea com forma apropriada e criar um meato auditivo externo amplo.

Obliteração da Mastóide

Após mastoidectomia com remoção da parede do canal, o paciente fica com uma cavidade. O epitélio escamoso ceratinizado que reveste a "cavidade" mastóidea é propenso a coletar detritos e deve ser limpado regularmente. Muitos pacientes têm que obedecer a precauções com água durante toda a vida para minimizar risco de infecção. Algumas considerações técnicas ajudam a limitar complicações pós-operatórias em uma mastoidectomia de parede do canal rebaixado (2,24–30). O aparamento das bordas amplo da "cavidade" mastóidea permite que os tecidos moles circundantes prolapsem para dentro e obliterem parcialmente a cavidade. Baixar a crista facial e efetuar uma meatoplastia generosa também ajuda. Evitar uma ponta mastóidea em posição inferior evita acumulação de detritos nesta área difícil de limpar. Baixar a parede do canal ósseo e o anel inferior rente com o hipotímpano facilita o acesso no consultório às áreas inferiores da mastóide.

Alguns cirurgiões obliteram a cavidade da mastoidectomia de maneiras mais formais. Originalmente descrito por Mosher (27), o retalho de Palva tem sido usado com sucesso na obliteração de cavidades mastóideas (2). Este retalho é um retalho musculoperióstico pós-auricular com base lateral que é rotado para dentro da cavidade ao término do procedimento. O exame histológico *post mortem* de ossos temporais de pacientes que se haviam submetido à obliteração mastóidea com o retalho de Palva demonstrou músculo viável, gordura, colágeno e tecido ricamente vascularizado anos depois do procedimento. Pode haver alguma atrofia, no entanto, ao longo do período de 5 anos depois da mastoidectomia. Isto pode resultar em alargamento progressivo de algumas cavidades (29,31). Outros retalhos potenciais que poderiam ser usados para obliterar a "cavidade" mastóidea incluem um retalho de músculo temporal de base anterior ou um retalho de fáscia temporal baseado em pedículo da artéria temporal superficial (o retalho de Hong Kong) (25,32). Esses retalhos fornecem volume, cobrem osso exposto, recrutam um suprimento sanguíneo e oferecem uma superfície para migração epitelial. Palva (30) advogou o uso de cera de osso e lascas ósseas para obliterar o defeito mastóideo. É importante coletar a pasta óssea do osso cortical, antes de entrar nas porções doentes da mastóide. Esta pasta é depositada dentro da cavidade ao término da operação e retalhos rotados sobre ela. Toda pasta de osso deve ser completamente coberta por fáscia ou retalho de Palva. A osteogênese a seguir resulta em ainda mais redução do tamanho da cavidade mastóide (31) com o tempo.

Grote e Blitterswijk (32) descreveram a reconstrução da parede posterior do canal com hidroxiapatita porosa. Ela vem embalada como uma prótese pré-formada, que pode a seguir ser coberta com um retalho vascularizado (33,34). Outros usaram cartilagem para reconstrução da parede do canal. Montandon *et al.* (24) recomendaram combinar o procedimento de parede do canal intacta com obliteração da mastóide usando um enxerto de gordura como meio de evitar doença recorrente. Eles também exteriorizam o ático para o canal auditivo.

Meatoplastia

O aumento do meato acústico externo é uma parte necessária dos procedimentos com parede do canal removida. Ele promove aeração e epitelização, facilita tratamento pós-operatório eficaz, e torna o debridamento da cavidade em consultório muito mais fácil. Uma meatoplastia adequada também reduz a profundidade da "cuba". Diversas técnicas para aumentar o meato acústico externo foram elaboradas. Cada uma envolve remover alguma cartilagem da concha, e "veste" a pele meatal posterior para dentro da "cuba" mastóidea (Fig. 61.11).

Uma excelente meatoplastia pode ser realizada conectando-se as incisões intra-aurais superior e inferior de Lempert com a incisão pós-auricular. O corte superior é trazido lateralmente para a incisura tragal enquanto o corte inferior é curvado imediatamente medial ao antitrago. Isto cria um retalho composto de base lateral feito de cartilagem conchal e pele meatal. Quantidades variáveis desta cartilagem podem ser removidas (através da incisão pós-auricular), deixando para trás pele conchal fina que é assentada para dentro da "cuba" mastóidea. Ressecção adequada de cartilagem e posicionamento apropriado da pele do canal posterior são vitais. O meato pode ser mantido aberto colocando-se suturas absorvíveis desde a cartilagem e pericôndrio conchal remanescente até o periósteo pós-auricular. Três suturas são colocadas usualmente: uma póstero-superiormente, uma diretamente posterior, e a terceira póstero-inferiormente. As suturas não são amarradas até que todas as três tenham sido adequadamente colocadas. Estas suturas de ancoragem evitam protrusão pós-operatória da orelha e colapso do meato.

Esta técnica de meatoplastia pode ser adaptada às necessidades individuais de reconstrução. Portmann (35) descreve uma técnica com três retalhos que maximiza o epitélio do canal nos casos apropriados. O meato pode ser aumentado superiormente apenas removendo cartilagem na base da hélice quando ela se une à concha. O cirurgião deve ajustar a extensão da remoção de cartilagem ao tamanho e à forma da cavidade pós-mastoidectomia.

ENDOSCOPIA

Endoscópios freqüentemente vêem onde o microscópio não é capaz. A visão do cirurgião através do microscópio operatório depende de uma linha clara de visão. Um telescópio rígido de 30° de 1,7 a 2,8 mm, no entanto, é capaz de olhar em torno de um canto para visualizar o recesso facial, *sinus tympani* ou epitímpano. Ele também pode ser usado para avaliar a profundidade de bolsas de retração e determinar a extensão de colesteatomas. Alguns autores advogaram o uso de endoscópios para procedimentos de segunda inspeção após timpanomastoidectomias com parede intacta do canal (36–38). Rosenberg *et al.* (37) relataram que os achados endoscópicos se correlacionaram bem com a exploração cirúrgica aberta em dez de dez pacientes. O papel da endoscopia continuará a se expandir nas aplicações otológicas e neurotológicas à medida que os cirurgiões se tornarem mais confortáveis com o seu uso e estudos maiores confirmem a sua eficácia.

SHUNT ENDOLINFÁTICO

Em 1927, Guild (39) propôs que a endolinfa na orelha interna poderia fluir da cóclea para o saco endolinfático. Foi por volta desta época que Portmann (40) pela primeira vez incisou o saco endolinfático no tratamento da doença de Ménière. Curiosamente, no entanto, não foi senão uma década mais tarde que Hallpike e Cairns (41) demonstraram a histopatologia da hidropisia endolinfática em pacientes com doença de Ménière. Desde então múltiplos procedimentos foram planejados para derivar endolinfa do saco endolinfático para o tratamento de doença de Ménière intratável. House (42) advogou desviar endolinfa do saco para o espaço subaracnóideo colocando um tubo de *shunt* especialmente desenhado através da parede medial do saco endolinfático. Shea (43) descreveu a drenagem de endolinfa do saco para a cavidade mastóidea usando uma película de Teflon. Shambaugh (44) considerou que a descompressão do saco sem incisão forneceu os mesmos resultados. *Shunts* do saco endolinfático para a mastóide foram estabelecidos usando-se tiras de Silastic ou válvulas especialmente fabricadas (45,46). Controle bem-sucedido da vertigem é descrito na maioria dos pacientes independentemente da técnica usada, mas alguns

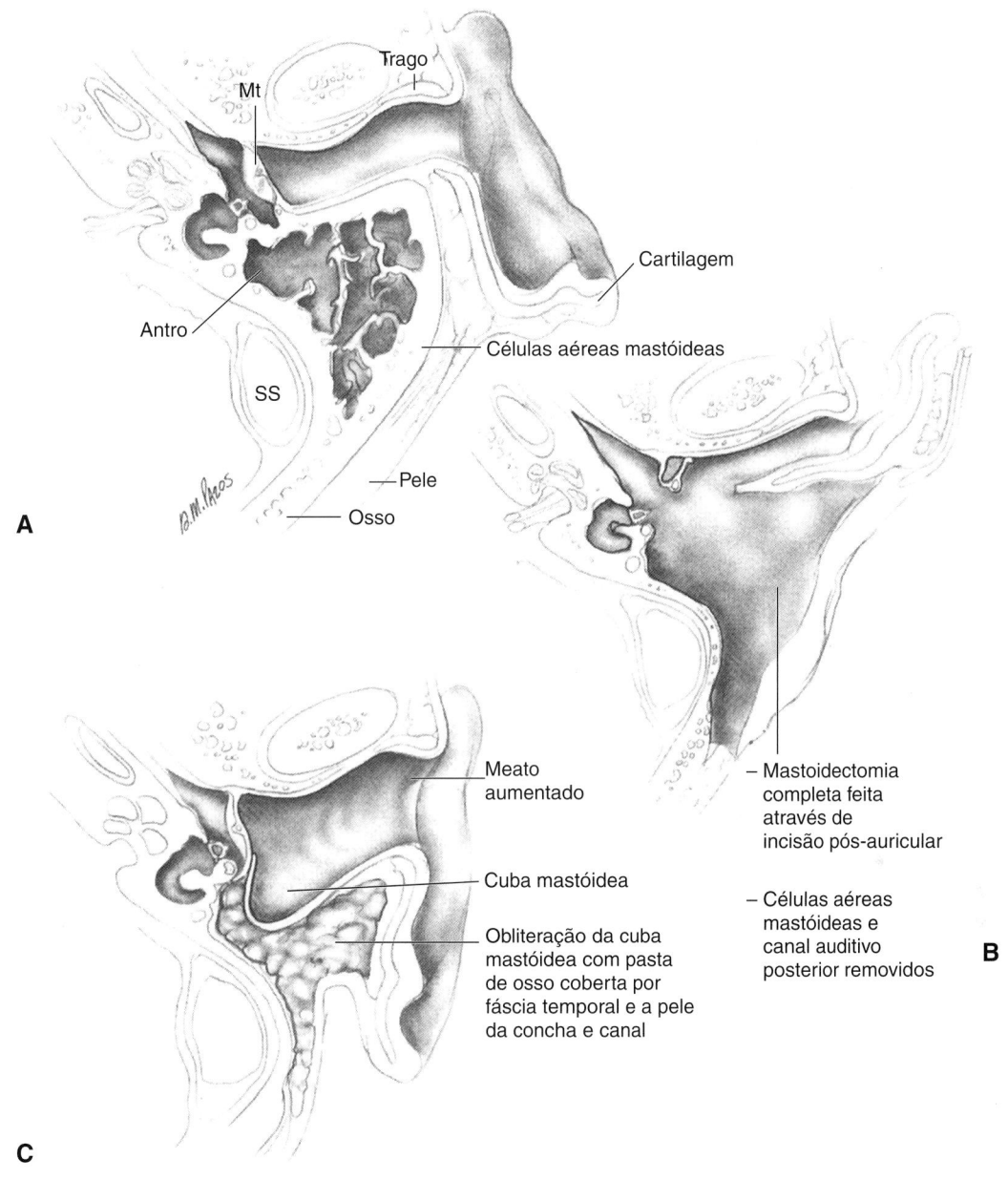

Figura 61.11
Meatoplastia após mastoidectomia de parede do canal rebaixado. **A:** Vista axial do osso temporal não operado. SS, seio sigmóide; Mt, membrana timpânica. **B:** Vista axial do osso temporal após mastoidectomia de parede do canal abaixo. **C:** Vista axial após meatoplastia e obliteração parcial da mastóide com retalho musculoperióstico.

questionaram a eficácia destes procedimentos (47) (ver Capítulo 76).

A exposição do saco endolinfático requer uma mastoidectomia completa. O nervo facial é claramente identificado e rastreado a partir do segundo joelho até o segmento vertical. O canal semicircular posterior é identificado, e a placa da fossa posterior entre o seio sigmóide e o canal semicircular posterior é adelgaçada. O pilar inferior do canal semicircular posterior não se estende por mais de 12 mm inferior à extremidade da bigorna (48). O seio sigmóide é seguido inferiormente na direção do bulbo jugular. À medida que a placa da fossa posterior é afinada, o saco endolinfático entra em visão imediatamente póstero-inferior ao canal semicircular posterior. Esta estrutura aparece como uma área de dura branca espessada. O osso sobrejacente ao saco tem que ser removido, e a sua parede lateral é incisada (Fig. 61.12). Uma vez que a "luz" do saco endolinfático é um labirinto de pequenas luzes interconectadas, o espaço para o *shunt* é criado por dissecção romba. O cirurgião deve colocar um bisturi de foice ou instrumento semelhante para dentro do saco e palpar o opérculo. Um seio sigmóide anterior pode ser completamente sobrejacente ao saco endolin-

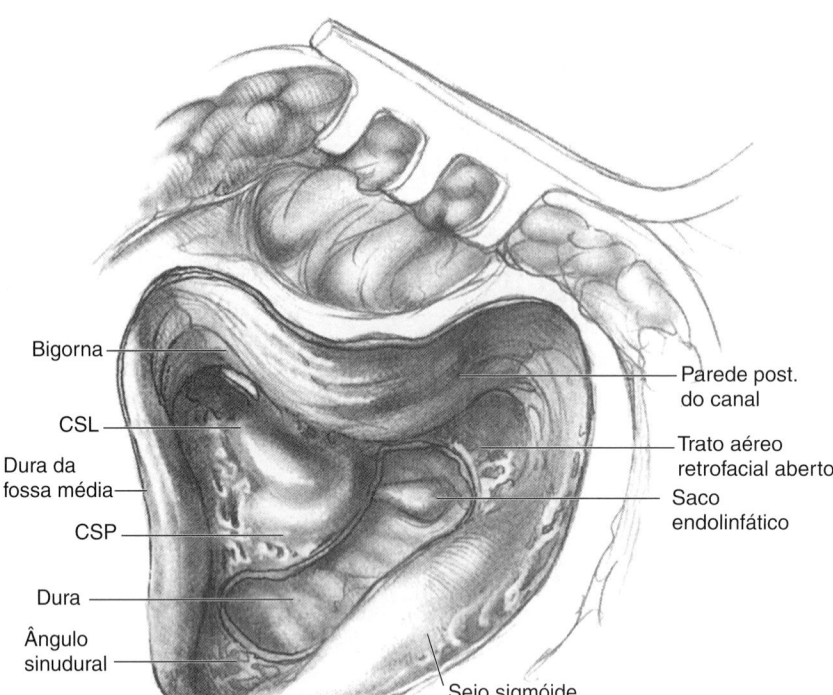

Figura 61.12
Exposição transmastóidea do saco endolinfático. CSL, canal semicircular lateral; CSP, canal semicircular posterior.

fático. Nesses casos, o seio pode ser descomprimido e afastado posteriormente para visualização do saco. Deve-se ficar vigilante quanto à presença de um bulbo jugular alto. Isto usualmente não prejudica o acesso ao saco, mas sua presença limita a quantidade de espaço disponível ao cirurgião inferiormente ao canal semicircular posterior. O paciente deve estar bem fixado à mesa; descomprimir a placa da fossa posterior e o saco endolinfático muitas vezes exige que o paciente seja rotado de modo máximo na direção do cirurgião.

PETROSECTOMIAS

Infecções da mastóide e orelha média podem se disseminar para o segmento anterior e medial do osso temporal conhecido como ápice petroso. Apicite petrosa é caracterizada classicamente por dor retroorbitária profunda, paralisia do nervo abducente e otorréia (síndrome de Gradenigo). Os nervos cranianos V, VI e VII podem ser comprometidos (49,50). Acesso cirúrgico ao ápice petroso torna-se necessário para drenagem de granulomas de colesterol em expansão e cistos mucosos, exenteração de células aéreas infectadas, remoção de colesteatomas e biopsia de várias lesões de massa.

O ápice petroso tem a forma de uma pirâmide truncada (Fig. 61.13) dividida em uma porção anterior e uma posterior por um plano coronal através do meato acústico interno. Trinta por cento dos ápices petrosos posteriores e 9% dos ápices anteriores são pneumatizados (50). A extremidade petrosa está em estreita relação com o canal de Dorello e o cavo de Meckel. O canal de Dorello, formado pelo ápice petroso, clivo e ligamento petroesfenoidal (de Gruber), contém o nervo abducente. A fossa trigeminal (cavo de Meckel), no assoalho da fossa média craniana, abriga o gânglio trigeminal (de Gasser). Dada esta anatomia, é fácil ver por que doenças aqui podem comprometer os nervos cranianos V e VI.

Os procedimentos clássicos destinados a acessar o ápice petroso posterior incluem a via de acesso transmastóidea infralabiríntica e a via de acesso translabiríntica. Procedimentos usados para chegar ao ápice petroso anterior incluem a via de acesso infracoclear, a via de acesso transótica, a via de acesso da fossa média e uma via de acesso anterior através da fossa glenóide (fossa mandibular) (Fig. 61.14). Outros procedimentos incluindo a via de acesso anterior transcanal (51), via de acesso assistida por endoscópio (52) e uma via de acesso guiada por navegação através do seio esfenoidal (53) também foram descritos. Poupar a cápsula ótica cirurgicamente é preferido em pacientes com audição usável.

Felizmente, a maioria das lesões no ápice petroso necessita drenagem em vez de ressecção em bloco. Uma via de acesso pela fossa média craniana isolada pode ser usada quando a doença compromete o ápice petroso anterior mas poupa a orelha média e a mastóide. Infelizmente esta via de acesso não permite drenagem gravitacional. Detalhes a respeito da via de acesso da fossa média estão além dos objetivos deste capítulo.

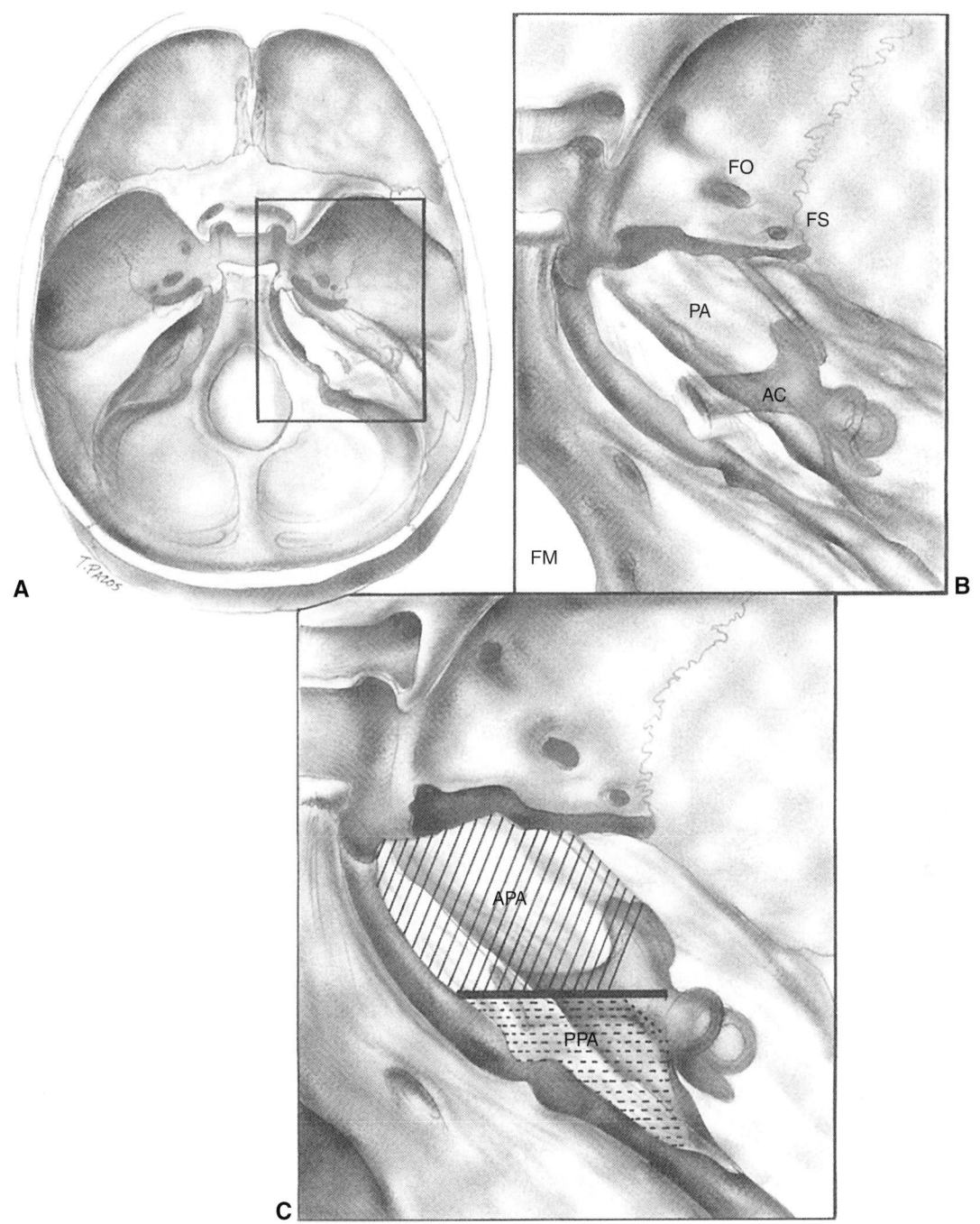

Figura 61.13
A: Vista superior da base do crânio. **B:** O ápice petroso com a localização relativa do canal auditivo interno e labirinto. **C:** Ápice petroso dividido em porções anterior e posterior. APA, ápice petroso anterior; PPA, ápice petroso posterior.

Resumidamente, no entanto, a patologia é acessada a partir de uma direção extradural superior depois da criação de um craniotomia temporal. O lobo temporal é afastado superiormente. O canal auditivo interno é delineado com pequenas brocas de diamante como principal marco anatômico cirúrgico. Osso anterior ao canal auditivo interno e medial à artéria carótida é removido para obter acesso à lesão.

A via de acesso infracoclear clássica proporciona acesso cirúrgico direto ao ápice petroso. Uma incisão pós-auricular é feita e a orelha levantada para a frente da maneira usual. Um retalho timpanomeatal largo de base superior é elevado usando incisões no canal nas posições de 10 horas e 2 horas. O retalho deve ser relativamente longo de modo a cobrir o anel timpânico aumentado criado pelo procedimento. Este retalho é

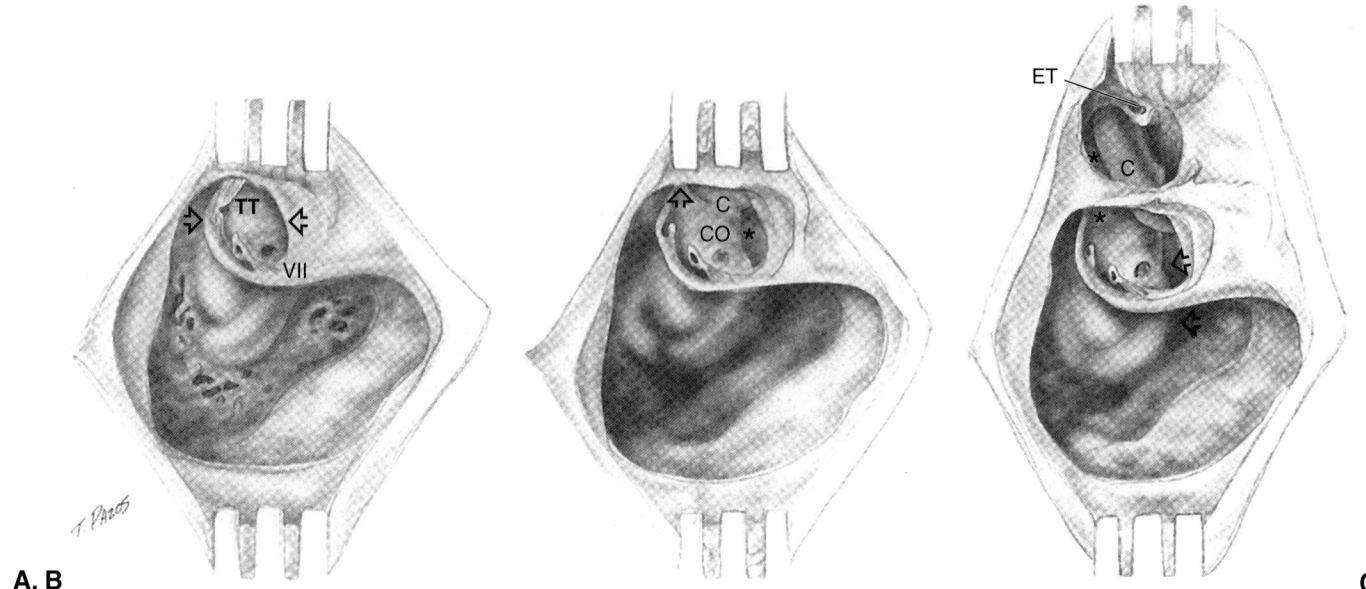

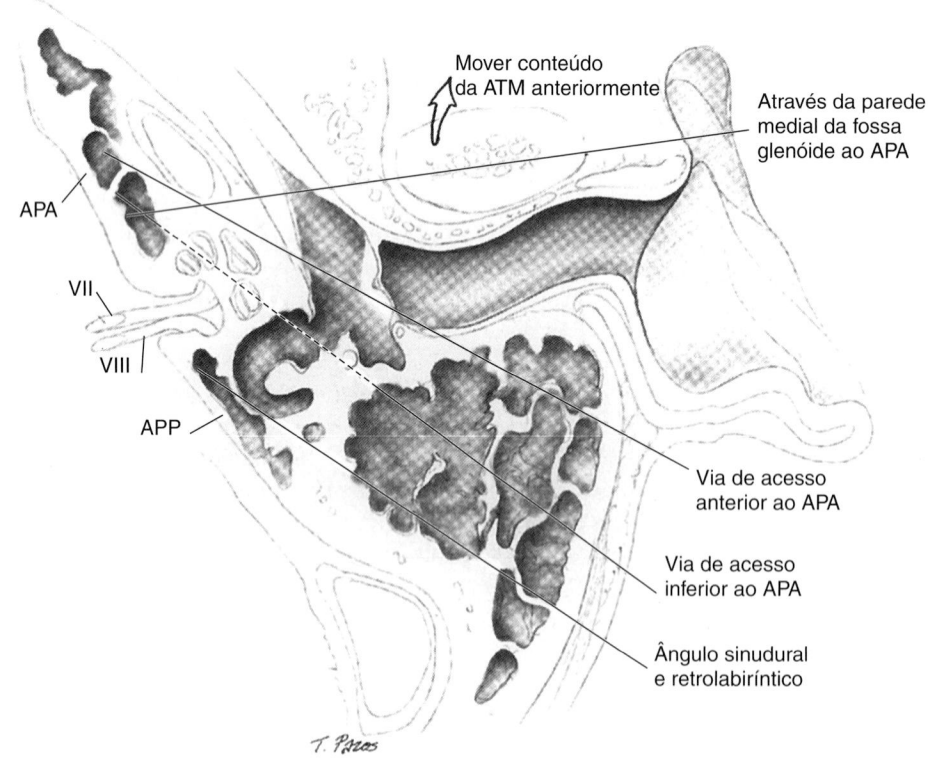

Figura 61.14
A: Acesso às células aéreas do ápice posterior. **B:** Acesso ao ápice petroso através do trato de células aéreas infralabiríntico. **C:** Via de acesso anterior ao ápice petroso anterior através da fossa glenóide (mandibular). **D:** Vista axial do osso temporal demonstrando as vias de acesso ao ápice petroso. VII, sétimo nervo craniano; VIII, oitavo nervo craniano; APA, ápice petroso anterior; C, artéria carótida; CO, cóclea; TA, tuba auditiva; APP, ápice petroso posterior. (De Chole RA. Petrous apicitis: surgical anatomy. *Ann Otol Rhinol Laryngol* 1985;94:251, com permissão.)

dobrado dentro do quadrante ântero-superior e uma canaloplastia é efetuada baixando o anel timpânico inferior e o assoalho do canal auditivo externo. O trato de células aéreas infracoclear deve a seguir ser identificado. Ele é inicialmente limitado pelo giro basal da cóclea superiormente, pelo segmento vertical da artéria carótida interna anteriormente e pelo bulbo jugular inferiormente. Uma broca de diamante de 1 ou 2 mm e aspiração-irrigação são usadas para abrir as células aéreas deste trato. Uma vez o procedimento de biopsia ou drenagem esteja completo, um *stent* de Silastic pode ser colocado no caminho para facilitar a aeração. O retalho timpanomeatal é devolvido à sua posição anatômica e a orelha é fechada da maneira usual. Uma jugular em situação alta pode proibir o uso desta via de acesso.

A via de acesso transmastóidea infralabiríntica ao ápice petroso necessita uma mastoidectomia completa e delineação precisa do nervo facial. A parede do canal pode ser mantida nos pacientes com adequado desenvolvimento e pneumatização da mastóide. O trato de células aéreas infralabiríntico é localizado inferior ao canal semicircular posterior, superior ao bulbo jugular e medial ao nervo facial. Este trato é aberto em uma direção anterior e medial. A via passa inferior ao canal auditivo interno e através do aqueduto coclear, o qual tem que ser tampado para evitar um vazamento pós-operatório de líquido cerebrospinal (LCE). A lesão em questão deve ser exteriorizada ou biopsiada, e colocado um *stent* de Silastic. Revisão adequada de TCs de alta resolução pré-operatórias determinarão se este trato está presente e é de calibre razoável para o acesso.

Pacientes com lesões grandes e nenhuma audição utilizável pré-operatória são candidatos à via de acesso transótica. Esta via oferece acesso superior para remoção completa de lesões de massa como colesteatomas. O procedimento começa com uma mastoidectomia radical e remoção da superestrutura do estribo. Os canais semicirculares são desbastados e tirados do mesmo modo que a cóclea. Grande cuidado é tomado para delinear e proteger o nervo facial (superior e posterior), carótida petrosa (anterior), bulbo jugular (inferior) e meato acústico interno. O cirurgião disseca em uma direção anterior e medial. Caso seja encontrado um aqueduto coclear patente, ele deve ser tampado com cera de osso ao término da operação. Depois de remover a massa em questão, a maioria dos cirurgiões escolhe obliterar a cavidade com gordura, tamponar a tuba auditiva e fechar o canal auditivo externo.

Gerek *et al.* (51) descrevem uma via de acesso transcanal para drenagem de lesões limitadas no ápice petroso anterior. Usando dissecções em cadáver, eles sugerem a elevação de um largo retalho timpanomeatal de base superior seguida por uma generosa canaloplastia anterior e inferior. O segmento vertical da carótida petrosa é exposto e rastreado por 5 a 10 mm. O osso cortical anterior à cóclea, entre ela e a artéria carótida interna, é perfurado a seguir. Estes autores relatam que um trato de células aéreas até o ápice petroso anterior está presente nesta localização com diâmetro ântero-posterior, altura e comprimento de 4,7, 3,2 e 14,7 mm, respectivamente.

Se for necessária maior exposição do ápice anterior, pode ser executada a apicectomia completa de Ramadier e Lempert (54–56). A fossa glenóide (mandibular) deve ser exposta e o côndilo mandibular pode ser removido ou luxado anteriormente. Isto fornece acesso à parede medial da fossa glenóide. No procedimento classicamente descrito, a parede anterior do canal auditivo anterior é removida. Entretanto, ela pode ser preservada na maioria dos casos. A posição da carótida petrosa deve ser mantida em mente à medida que a parede medial da fossa glenóide é removida usando-se brocas de diamante e aspiração-irrigação. Todo o osso entre a artéria carótida e a dura da fossa média do crânio é removido (Fig. 61.14C). Exenteração completa do ápice petroso anterior é impossível sem efetuar uma labirintectomia, mas, na maioria dos casos, a drenagem das células infectadas é suficiente para reverter o processo supurativo (Fig. 61.14D).

COMPLICAÇÕES E EMERGÊNCIAS (TABELA 61.3)

Lesão de Nervo Facial

O nervo facial está em risco nos seus segmentos labiríntico, timpânico e mastóideo durante cirurgia otológica. O nervo não somente faz um trajeto tortuoso, às vezes anômalo através do osso temporal, como o seu canal pode também ser deiscente. Calor gerado por uma

TABELA 61.3 COMPLICAÇÕES: CIRURGIA DA MASTÓIDE

Complicações perioperatórias
- Lesão de nervo facial
- Perda auditiva neurossensorial
- Infecção pós-operatória
- Disgeusia
- Hérnia cerebral
- Vazamento de líquido cerebrospinal
- Sangramento

Complicações retardadas
- Ruptura do canal posterior
- Pericondrite
- Cisto de cúpula azul
- Mucosa respiratória da cavidade mastóidea
- Estenose do canal externo

broca de diamante pode lesar o nervo sem trauma mecânico direto. Aspiração-irrigação constante ajuda a dissipar energia térmica e evita esta complicação. Marcos anatômicos como o antro, canal semicircular horizontal, processo curto da bigorna, fossa da bigorna, processo cocleariforme, janela oval, processo piramidal, corda do tímpano e crista digástrica ajudam a localizar o nervo. Entretanto, esses marcos podem estar ausentes ou alterados durante procedimentos para atresia congênita ou casos que necessitam cirurgia de revisão. Monitoramento intra-operatório do nervo facial pode ser útil para reduzir o risco de trauma iatrogênico.

Se o nervo facial for traumatizado durante cirurgia, a extensão da lesão deve ser avaliada por observação direta e testes elétricos. A região da lesão suspeitada deve ser examinada descomprimindo-se o nervo 5 a 10 mm proximal e distal ao local da lesão. Ele deve ser exposto de uma maneira de 180°. Se contração muscular facial puder ser provocada pela estimulação com 0,5 mA ou menos, proximal à área lesada, tratamento adicional é desnecessário. Corticosteróides sistêmicos podem ser úteis no período pós-operatório para minimizar edema. Se movimento facial puder ser provocado pela estimulação do nervo distalmente mas não proximal à lesão, a extensão da ruptura do nervo determina o curso de ação a seguir. Se apenas algumas fibras estiverem danificadas, elas podem simplesmente ser retornadas à sua posição anatômica. Ruptura significante do nervo, entretanto, exige reanastomose direta ou enxerto tipo término-terminal. Quando mais de 50% do nervo facial foram rompidos, Green et al. obtiveram uma recuperação Grau III de House-Brackmann usando reanastomose direta e Grau IV com enxerto término-terminal (57). Reparação direta pode exigir redirecionamento do nervo facial, o que pode por si mesmo comprometer a função do nervo.

Paralisia facial inesperada observada pós-operatoriamente exige atenção pronta. Fraqueza sem paralisia franca tem um bom prognóstico e pode ser tratada com uma série de esteróides diminuindo gradativamente. Entretanto, paralisia facial completa quando o nervo nunca foi formalmente identificado apresenta um dilema diagnóstico. Anestésicos locais administrados pré-operatoriamente podem ser responsáveis por paralisia facial pós-operatória imediata. Por essa razão, exploração cirúrgica deve ser adiada por algumas horas e o paciente reavaliado. Se persistir paralisia completa, está indicada exploração precoce. O nervo deve ser claramente identificado, e, se traumatizado, o cirurgião deve descomprimi-lo ou efetuar a reparação necessária.

Perda Auditiva

Perda auditiva iatrogênica pode ser de condução ou neurossensorial. Rupturas não detectadas da membrana timpânica ou cadeia ossicular podem causar uma perda auditiva de condução. Perda auditiva neurossensorial pode resultar de uma variedade de causas. Trauma acústico de uma broca cirúrgica ou ruídos da aspiração perto da base do estribo podem causar perda auditiva. Transmissão de energia mecânica de alta freqüência por contato entre a broca e a cadeia ossicular também causa perda auditiva neurossensorial. Se esse contato for inevitável, o cirurgião deve primeiro desarticular a articulação incudoestapedial. Entrada inadvertida na orelha interna (canal semicircular, janela oval ou redonda, cóclea etc.) e perda de perilinfa/endolinfa podem resultar em perda auditiva. O cirurgião deve ser especialmente cauteloso ao operar uma orelha que é a única com audição (58). Se encontrar matriz de colesteatoma sobrejacente à base do estribo ou uma fístula de canal semicircular horizontal, a remoção desta matriz pode resultar em uma perda auditiva neurossensorial. As opções neste caso incluem remover completamente o colesteatoma, exteriorizar a matriz ou simplesmente deixar para trás uma pequena parte do colesteatoma. O cirurgião pode escolher a última opção e fazer uma segunda operação em 6 a 12 meses. Nesse momento, a matriz de colesteatoma residual (agora uma pequena pérola) pode ser removida. Este segundo procedimento geralmente é mais seguro porque o campo não está mais infectado e a visualização está muito melhorada.

Lesão Vestibular

Lesão do labirinto durante cirurgia timpanomastóidea pode resultar de trauma direto ou de infecção pós-operatória. Orelhas afetadas por labirintite serosa freqüentemente recuperam a função com o tempo e podem se beneficiar inicialmente com terapia esteróide. Labirintite supurativa, no entanto, geralmente destrói a função vestibular. Vestibulopatia unilateral completa geralmente resulta em vertigem aguda. Isto se resolve ao longo de alguns dias a semanas seguintes à medida que ocorre a compensação central. Alguns pacientes permanecem com desequilíbrio brando que melhora lentamente com a reabilitação vestibular. Desequilíbrio crônico pode ocorrer nos pacientes que não obtêm compensação central bem-sucedida. Alguns pacientes também experimentam vertigem posicional benigna retardada. Estes pacientes podem ser tratados com manobras de reposicionamento e reabilitação vestibular.

Infecção

Infecção pós-operatória continua a impor uma ameaça a resultados bem-sucedidos em cirurgia otológica. As preocupações imediatas incluem deiscência da incisão pós-auricular, perda dos enxertos de timpanoplastia e necrose dos retalhos de pele do canal auditivo externo. Pericondrite exige debridamento da cartilagem necrótica e administração de antibióticos parenterais. Outras complicações potenciais incluem labirintite supurativa, paralisia de nervo facial, abscesso epidural ou subdural, meningite, trombose de seio sigmóide, hidrocefalia otítica e abscesso cerebral. Se uma orelha estiver grosseiramente infectada pré-operatoriamente, antibióticos podem ser administrados baseando-se em dados de cultura e sensibilidade. Irrigação intra-operatória com soluções antibióticas também pode ser benéfica. Para a maioria dos procedimentos otológicos, no entanto, antibioticoterapia profilática pré-operatória não está indicada. Em uma revisão recente por Verschuur *et al.*, eles concluíram que não houve papel para o uso de antibióticos profiláticos em procedimentos otológicos limpos e limpos-contaminados (59).

Disgeusia

Disgeusia resultando de lesão do nervo corda do tímpano pode ser bastante perturbadora para alguns pacientes. Sintomas como um gosto metálico na boca geralmente melhoram com o tempo, mas os pacientes devem ser avisados de que estas alterações podem persistir. Isto pode ser de particular interesse para aqueles que necessitam de um aguçado sentido do paladar nas suas profissões. Nervos corda do tímpano traumatizados tendem a resultar em disgeusia mais prolongada do que a secção do nervo.

Vazamento de Líquido Cerebrospinal e Encefalocele

Os termos meningocele, encefalocele e meningoencefalocele referem-se à herniação de meninges, substância cerebral ou ambas para fora dos seus limites normais. No curso do adelgaçamento do *tegmen tympani* ou *tegmen mastoideum*, pequenas áreas da dura podem ser expostas. Isto geralmente tem pouca conseqüência. Entretanto, se áreas maiores da dura forem expostas ou laceradas, LCE, meninges e tecido cerebral podem entrar na cavidade mastóidea. Os pacientes idosos estão em risco particular porque a dura tende a se adelgaçar com o avanço da idade.

Encefaloceles geralmente se apresentam com otorréia de LCE, rinorréia de LCE, uma efusão transparente persistente atrás de uma membrana timpânica intacta, perda auditiva devida a efeito de massa (líquido e substância cerebral), ou infecções como meningite e encefalite. Uma fístula liquórica pode ocorrer, no entanto, sem hérnia de meninges ou substância cerebral. TCs de alta resolução com vistas axiais e coronais ajudam a definir defeitos ósseos no tégmen ou placa da fossa posterior, e exame de ressonância magnética (RM), com sua excelente resolução de tecidos moles, distingue cérebro de líquido, colesteatoma ou granuloma de colesterol. RM também é útil para avaliar a integridade da dura. Ensaios de β_2-transferrina, capazes de detectar diminutas quantidades de LCE, ajudam no diagnóstico.

As opções conservadoras para tratar fístulas liquóricas incluem repouso no leito, laxantes e colocação de um dreno lombar para remoção controlada de LCE. Quando essas medidas falham ou se o paciente se tornar infectado, opções cirúrgicas são necessárias. A reparação de uma encefalocele exige ressecção de tecido desvitalizado seguida pela reconstrução do defeito. Se o dano for reconhecido durante o procedimento inicial, o defeito pode ser reparado nesse momento. A dura é elevada de uma maneira circunferencial em torno do defeito e um enxerto de fáscia é colocado intracranialmente entre a dura e o osso. Outros materiais disponíveis ao cirurgião em lugar de fáscia incluem pericrânio, Alloderm, homoenxerto de pericárdio ou DuraGen. Mais fáscia, cartilagem, osso ou materiais aloplásticos comercialmente disponíveis podem a seguir ser colocados contra o defeito por dentro da mastóide. Se a fístula liquórica ou encefalocele for reconhecida pós-operatoriamente, a localização precisa do defeito e o estado da audição do paciente ditam a conduta cirúrgica. Um audiograma e imageamento devem ser feitos. As opções incluem técnicas transmastóidea, pela fossa média ou combinadas. Para pequenos defeitos, uma minicraniotomia da fossa média pode ser usada. O lobo temporal é elevado e uma lâmina de fáscia temporal é colocada embaixo do defeito dural. A janela de osso colhida na craniotomia é adelgaçada e inserida entre a fáscia e o assoalho da fossa média craniana. Acessar a dura cuidadosamente usando brocas de diamante em vez de brocas de corte ajuda a prevenir estas lesões.

Sangramento/Embolia de Ar

A maioria dos sangramentos do seio sigmóide ou bulbo jugular pode ser controlada facilmente usando-se pedaços de Gelfoam ou Surgicel cobertos por um Cotonóide pequeno. Entretanto, uma laceração importante coloca o paciente em risco de complicações secundárias como embolia de ar ou trombose do seio sigmóide. Uma vez controlado o sangramento, o potencial de embolia de ar deve ser apreciado. Uma bolha de ar no sistema venoso que fique aprisionada no ventrículo direito pode resultar em parada cardiopulmonar. Os sinais iniciais de embolia de ar incluem aumento do dióxido de carbono expiratório final, hipotensão e bulhas cardíacas anormais. O campo cirúrgico deve ser inundado com soro fisiológico imediatamente e o paciente deve ser posto na posição de Trendelenburg (cabeça mais baixa) a fim de minimizar entrada adicional de ar para dentro do sistema vascular. Colocação na posição lateral esquerda pode ajudar a reposicionar a bolha de ar para dentro do átrio direito ou a veia cava. Se comprometimento cardiovascular ainda estiver presente depois destas manobras, o ar deve ser aspirado da veia cava usando-se um cateter venoso central.

Lesão da artéria carótida durante cirurgia timpanomastóidea exige hemostasia imediata por oclusão direta. Uma vez o sangramento seja controlado temporariamente, as opções incluem reparação direta do vaso, ligadura proximalmente no pescoço com oclusão distalmente, angiografia com embolização ou colocação de espiral e angiografia com colocação de *stent*. Mesmo com estas intervenções, o paciente permanece em risco de acidente vascular encefálico.

Complicações Retardadas

Outras complicações da cirurgia mastóidea incluem ruptura retardada da parede posterior do canal auditivo externo, pericondrite, granulomas de colesterol, mucosalização da cavidade mastóidea e estenose do canal auditivo externo.

PONTOS IMPORTANTES

- Incisões pós-auriculares permitem excelente exposição do córtex mastóideo. A porção inferior da incisão deve ser colocada mais posteriormente em crianças pequenas a fim de evitar lesão do nervo facial.
- O antro mastóideo está localizado diretamente medial ao triângulo de Macewen.
- A linha temporal representa um marco topográfico do tégmen e do assoalho da fossa média.
- O cirurgião deve saucerizar de modo completo a cavidade mastóide durante uma mastoidectomia com remoção da parede do canal.
- Variações e anomalias do nervo facial são comuns dentro do osso temporal, especialmente em pacientes com malformações auriculares congênitas.
- O retalho musculoperióstico posterior, conhecido como retalho de Palva, tem sido bem-sucedido na obliteração de cavidades mastóideas, especialmente em conjunção com pasta de osso.
- Saucerização, remoção da extremidade mastóidea, técnicas de obliteração e uma meatoplastia grande são vitais para obtenção de um canal auditivo limpo, seco, nas mastoidectomias com parede do canal removida.
- As desvantagens dos procedimentos de parede intacta do canal incluem um risco aumentado de doença residual oculta e recorrente.
- O saco endolinfático pode ser localizado inferiormente entre o canal semicircular posterior e o seio sigmóide.
- O ápice petroso anterior pode ser aberto através do epitímpano anterior do hipotímpano e da fossa média do crânio.

REFERÊNCIAS

1. Politzer A. *History of otology*, Vol 1. Phoenix, AZ: Callumella Press, 1981 (translated from the original German edition of 1907).
2. Palva T. Surgery of chronic ear without cavity. *Arch Otolaryngol* 1963;77:570-580.
3. Lempert J. Improvement of hearing in cases of otosclerosis: new one-stage surgical technique. *Arch Otolaryngol* 1938;28:42-97.
4. Nager GT, Proctor B. The facial canal: normal anatomy, variations and anomalies. II. Anatomical variations and anomalies involving the facial canal. *Ann Otol Rhinol Laryngol Suppl* 1982;97[Suppl]:45-61.
5. Körner O. *Die eitrigen erkrankungen des Schlafenbeins*. Wiesbaden: Bergmann, 1899.
6. tackler RK. The surgical anatomy of cholesteatoma. *Otolaryngol Clin North Am* 1989;22:883-896.
7. Horn KL, Brackmann DE, Luxford WM, et al. The supratubal recess in cholesteatoma surgery. *Ann Otol Rhinol Latyngol* 1986;95:12-15.
8. Litton WB, Krause Cl, Anson BA, et al. The relationship of the facial canal to the annular sulcus. *Laryngoscope* 1969;79:1584-1604.
9. Green JD Jr, Shelton C, Brackmann DE. latrogenic facial nerve injury during otologic surgery. *Laryngoscope* 1994;104:922-926.
10. Baxter A. Dehiscence of the fallopian canal: an anatomic study. *J Laryngol Otol* 1971;85:587-594.
11. Cook JA, Krishnan S, Fagan PA. Hearing results following modified radical versus canal-up mastoidectomy. *Ann Otol Rhinol Laryngol* 1996;105:379-383.
12. Hirsch BE, Kamerer DB, Doshi S. Single-stage management of cholesteatoma. *Otolaryngol Head Neck Surg* 1992;106:351-354.
13. Roden D, Honrubia VT, Wiet R. Outcome of residual cholesteatoma and hearing in mastoid surgery. *J Otolaryngol* 1996;25:178-181.
14. Sadé J, Berco E, Brown M. Results of mastoid operations in various chronic ear diseases. *Am J Otol* 1981;3:11-20.
15. Wright WK. A concept for management of otitis cholesteatoma. In: McCabe B, Sadé J, Abramson M, eds. *Cholesteatoma, First International Conference*. Birmingham, AL: Aesculapius, 1981:374-379.
16. Smyth GDL. Postoperative cholesteatoma in combined approach tympanoplasty: Fifteen year report on tympanoplasty. Part I. *J Laryngol Otol* 1967;90:597-621.
17. Glasscock ME, Miller GM. Intact canal wall tympanoplasty in the management of cholesteatoma *Laryngoscope* 1976;86:1639-1657.
18. Palva T, Karma P, Palva A. Cholesteatoma surgery: canal down and mastoid obliteration. In: McCabe B, Sadé J, Abramson M, eds. *Cholesteatoma, First International Conference*. Birmingham, AL: Aesculapius, 1977:363-367.
19. Ojala K. Late results of obliteration operation in chronic otitis media. *Acta Ophthalmol Otorhinolaryngol* 1979;47:4.
20. Charachon R, Gratacap B, Tixier C. Closed versus obliteration technique in cholesteatoma surgery. *Am J Otol* 1988;9:286-292.
21. Cody DT, McDonald TJ. Mastoidectomy for acquired cholesteatoma: follow-up to 20 years. *Laryngoscope* 1984;94:1027-1030.

22. Gristwood RE. Chronic otitis media with epidermoid cholesteatoma: a discussion of some points of controversy concerning surgical management. *Clin Otolaryngol Allied Sci* 1976;1:337-342.
23. Bondy G. Totallaufmeisselung mit Erhaltung bon Trommelfull und Gehorknochelchen. *Monatsschr Ohrenheilk* 1910;44:15.
24. Montandon P, Benchaou M, Guyot JP. Modified canal wall-up mastoidectomy with mastoid obliteration for severe chronic otitis media. *ORL J Otorhinolaryngol Relat Spec* 1995;57:198-201.
25. Van Hasselt CA, Lui KC, Tong MC. The Hong Kong vascularized temporalis fascia flaps for optimal, mastoid cavity reconstruction. *Rev Laryngol Otol Rhinol (Bord)* 1995;116:57-60.
26. Irving RM, Gray RF, Moffat DA. Bone pate obliteration or revision mastoidectomy: a five-symptom comparative study. *Clin Otolaryngol* 1994;19:158-160.
27. Mosher HP. A method of filling the excavated mastoid with a flap from the back of the auricle. *Laryngoscope* 1911;21:1158-1163.
28. Palva T, Palva A, Karja J. Cavity obliteration and ear canal size. *Arch Otolaryngol* 1970;92:366-371.
29. Palva T, Makinen J. The meatally based musculoperiosteal flap in cavity obliteration. *Arch Otolaryngol* 1979;105:377-380.
30. Palva T. Mastoid obliteration. *Acta Otolaryngol (Stockh)* 1979;360[Suppl]:152-154.
31. Ojala K, Sorri M, Sipila P, Vainio-Mattila J. Correlation of postoperative ear canal volumes with obliteration material and with volume of operation cavity. *Arch Otorhinolaryngol* 1982;234:37-43.
32. Grote JJ, van Blitterswijk CA. Reconstruction of the posterior auditory canal wall with hydroxyapatite. *Ann Otol Rhinol Laryngol* 1986;123[Suppl]:6-9.
33. Black B. Mastoidectomy elimination. *Laryngoscope* 1995;105[Suppl 76]:1-30.
34. Black B, Kelly S. Mastoidectomy reconstruction: revascularizing the canal wall repair. *Am J Otol* 1994;15:91-95.
35. Portmann M. Meatoplasty and chonchoplasty in cases of open techniques. *Laryngoscope* 1983;93:520-522.
36. McKennan KX. Endoscopic transcutaneous mastoidectomy for evaluation of residual epitympanic/mastoid cholesteatoma. *Am J Otol* 1993;14:362-368.
37. Rosenberg SI, Silverstein H, Hoffer M, et al. Use of endoscopes for chronic ear surgery in children. *Arch Otolaryngol Head Neck Surg* 1995;121:870-872.
38. Bottrill ID, Pol DS. Endoscope-assisted ear surgery. *Am J Otol* 1995;16:158-163.
39. Guild SR. The circulation of endolymph. *Am J Anat* 1927;39:57-81.
40. Portmann M. Vertigo: surgical treatment by opening the saccus endolymphaticus. *Arch Otoiaryngol* 1927;6:309-319.
41. Hallpike CS, Cairns H. Observations of the pathology of Ménière's syndrome. *J Laryngol Otol* 1938;53:625-655.
42. House WE Subarachnoid shunts for drainage of endolymphatic hydrops: a preliminary report. *Laryngoscope* 1962;72:713-729.
43. Shea JJ. Teflon film drainage of the endolymphatic sac. *Arch Otolaryngol* 1966;83:316-319.
44. Shambaugh GE Jr. Surgery of the endolymphatic sac. *Arch Otolaryngol* 1966;83:305-315.
45. Paparella MM, Hanson DG. Endolymphatic sac drainage for intractable vertigo (method and experiences). *Laryngoscope* 1976;886:697-703.
46. Arenberg IK, Stahle J, Glasscock ME, et al. Endolymphatic sac valve surgery: L The technique. *Laryngoscope* 1979;89[Suppl 17]:1-20.
47. Thomsen J, Bretlau P, Tos M, et al. Placebo effect in surgery for Mémère' s disease: a double-blind, placebo-controlled study on endolymphatic sac shunt surgery. *Arch Otolaryngol* 1981;107:271-277.
48. Shea DA, Chole RA, Paparella MM. The endolymphatic sac: anatomical considerations. *Laryngoscope* 1979;89:88-94.
49. Gradenigo G. Ueber die Paralyse de Nervus Abducens bei Otitis. *Arch Ohrenheilkunde Rhinolaryngol* 1907;74:149-158.
50. Chole RA, Donald PJ. Petrous apicitis: clinical considerations. *Ann Otol Rhinol Laryngol* 1983;93:544-551.
51. Gerek M, Satar, B, Yazar F, et al. Transcanal anterior approach for cystic lesions of the petrous apex. *Otol Neurotol* 2004;25:973-976.
52. Mattox DE. Endoscopy-assisted surgery of the petrous apex. *Otolaryngol Head Neck Surg* 2004;130:229-241.
53. Dinardo LJ, Pippin GW, Sismanis A. Image-guided endoscopic transsphenoidal drainage of select petrous apex cholesterol granulomas. *Otol Neurotol* 2003;24:939-941.
54. Chole RA. Petrous apicitis: surgical anatomy. *Ann Otol Rhinol Laryngol* 1985;94:251-257.
55. Ramadier J. Exploration de la pointe du rocher par la coie du canal carotidien. *Ann Otolaryngol* 1933;4:422-444.
56. Lempert J. Complete apicectomy: a preliminary report of a new technic. *N Y State J Med* 1936;36:1210-1218.
57. Green JD, Shelton C, Brackmann DE. Surgical management of iatrogenic facial nerve injuries. *Otolaryngol Head Neck Surg* 1994;111:606-610.
58. Schuknecht HF, Gacek RR. Surgery on only-hearing ears. *Trans Am Acad Ophthalmol Otolaryngol* 1973;77:257-266.
59. Verschuur HP, de Wever WW, van Benthem PP. Antibiotic prophylaxis in clean and clean-contaminated ear surgery. *Cochrane Database Syst Rev* 2004;3:CD003996.

CAPÍTULO 62

Reconstrução da Membrana Timpânica e da Cadeia Ossicular

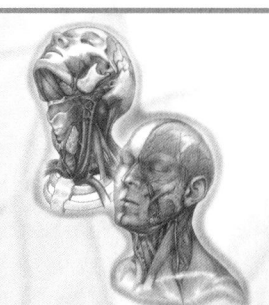

Charles M. Luetje II

A questão crítica na reconstrução da membrana timpânica e da cadeia ossicular é a capacidade de lidar com qualquer situação com uma técnica cirúrgica direcionada ao problema específico. O cirurgião não deve confiar em uma só metodologia para todas as possibilidades. Um inventário de habilidades e técnicas cirúrgicas que possam corrigir com sucesso qualquer anormalidade otológica é essencial. Técnicas cirúrgicas estereotipadas previamente aprendidas devem ser fundidas para resolver quaisquer condições inusitadas encontradas.

Em vez de se concentrar em uma "técnica estereotípica" para a reconstrução da membrana timpânica, este capítulo se concentra no tratamento cirúrgico de três anormalidades patológicas específicas da membrana timpânica: perfurações centrais, dificuldades com retração do *sinus tympani* posterior e erosão da parede lateral do ático por colesteatoma. A reconstrução da cadeia ossicular é discutida enfatizando técnicas usadas com sucesso pelo autor.

Uma breve discussão da avaliação pré-operatória, questões relacionadas intra-operatórias e tratamento pós-operatório precedem os aspectos técnicos do capítulo. Entretanto, ele apenas destaca alguns princípios do tratamento de pacientes e não pretende ser definitivo. Pretendemos que o forte deste capítulo seja técnico. A finalidade é explicar pontos destinados a aperfeiçoar a cirurgia de timpanoplastia bem-sucedida e aumentar as habilidade cirúrgicas existentes.

AVALIAÇÃO PRÉ-OPERATÓRIA

A importância da história não pode ser minimizada. Isto inclui o estado da orelha contralateral, idade de início, presença de otorréia, função da tuba auditiva e cirurgia prévia. Os cirurgiões devem confiar na sua própria interpretação da informação que o paciente fornecer. Informação passada pela enfermeira assistente, estudante de medicina, residente, colega ou mesmo um questionário é útil mas não substitui uma compreensão completa da patologia histórica obtida pelo cirurgião que vai operar.

O exame microscópico é o aspecto mais importante da avaliação inicial. Ele deve ser realizado com o paciente na posição supina. Isto permite uma avaliação do tamanho do conduto auditivo na posição cirúrgica, flexão do pescoço, elevação do ombro, conforto previsto do cirurgião em uma posição cirúrgica sentada, e tolerância do paciente ao exame. A orelha contralateral é, inicialmente, examinada cuidadosamente e serve como ponto de referência. O estado da mucosa da orelha média na orelha cirúrgica ditará o tratamento pré-operatório tópico. A extensão da perfuração, o tipo de colesteatoma, se presente, continuidade da parede lateral do ático, presença de timpanosclerose, estado do anel e ossículos, aeração segmentar da orelha média e fisiologia da pele do canal auditivo são avaliados. Culturas e radiografias pré-operatórias são de valor duvidoso. Se exeqüível, o cônjuge ou parentes que acompanham o paciente são perguntados se querem observar a patologia através do microscópio.

Com base na patologia, segue-se a discussão cirúrgica, que inclui a possibilidade de estadiar a operação para a reconstrução da cadeia ossicular. Em geral, estadiar a operação é baseado na extensão da doença da mucosa e da destruição por colesteatoma. É melhor limpar a orelha doente e a seguir reconstruir a cadeia ossicular em um segundo tempo, quando a primeira operação é acompanhada por doença extensa. Não há regras rígidas sobre quais situações ditam a decisão de operar por tempos. É um exercício de julgamento que confia na experiência e no treinamento do cirurgião. Entretanto, quando em dúvida, deve-se estadiar.

Um aviso: em geral, com a experiência, o exame microscópico cuidadoso contará sua própria história, de modo que erros na história do paciente e mesmo relatos operatórios de fora possam ser esclarecidos. Não é incomum ler um relato operatório que diz uma coisa e o seu exame revelar alguma coisa diferente do esperado. Esta é a razão pela qual o exame microscópico supino constitui a parte mais importante da avaliação pré-operatória.

A elegibilidade cirúrgica é baseada na presença de otorréia, infecção recorrente e/ou perda auditiva, não porque simplesmente existe uma perfuração assintomática. Os objetivos da cirurgia devem ser uma orelha seca segura, uma membrana timpânica intacta, uma audição melhorada e, se possível, uma única operação.

A avaliação audiométrica inclui teste com diapasão pelo cirurgião, audiometria aérea, óssea e de fala, e um índice de suspeita de fenômeno de Tullio. Este último pode ser um sinal sutil de uma fístula labiríntica. Há pouca indicação para timpanometria.

O tratamento pré-operatório inclui eliminação de infecção ativa se possível. Isto é mais bem realizado pelo debridamento microscópico cuidadoso do epitélio descamado, cerume, crostas de exsudato ressecado e quaisquer outros detritos. Isto é seguido pela iniciação de gotas tópicas de antibiótico/esteróide duas a três vezes ao dia seguida pela secagem da orelha com um secador de cabelo com o ajuste de baixo calor. Consultas de retorno podem ser necessárias para tratamentos microscópicos adicionais. Em alguns casos que são resistentes a antibióticos tópicos, a eliminação dos antibióticos e o uso de partes iguais de vinagre branco e álcool de fricção podem ser usados seguidos pela secagem. Ocasionalmente, todos os esforços não alcançam sucesso e é apropriado prosseguir para a cirurgia.

No momento da discussão do procedimento cirúrgico proposto, os benefícios previstos e os riscos potenciais são apresentados ao paciente e aos membros da família, se presentes. Consentimento informado é obtido por escrito depois de responder a todas as perguntas e fornecer informação adicional por meio de livretes de consultório ou outros materiais impressos específicos sobre a cirurgia proposta.

CONDUTA INTRA-OPERATÓRIA

Descreveremos as preferências do autor para configurar a arrumação da sala operatória.

A enfermeira instrumentadora está de frente para o cirurgião e o microscópio está no topo da cabeça do paciente. Se o paciente estiver sob anestesia geral, o anestesiologista senta-se no mesmo lado que o cirurgião mais para o pé da mesa. Lidocaína com epinefrina é injetada e a orelha é preparada por 2 a 3 minutos permitindo que a solução de preparação penetre-a. Ondansetron (Zofran) 16 mg e dexametasona (Decadron) 8 mg são dados intravenosamente, usualmente ao início da cirurgia, para prevenir náusea e vômito pós-operatório. Depois da remoção da doença, orelhas cronicamente infectadas e com otorréia são irrigadas com solução antibiótica. Piperacilina-tazobactam sódico (Zosyn) 3,375 g em 20 mL de soro fisiológico ou uma solução antibiótica semelhante é irrigada através da mastóide e da orelha média. Alguns mililitros da mesma solução são injetados no tecido mole subcutâneo circundante. Segue-se irrigação com succinato sódico de Metilprednisolona (Solu-Medrol). Ocasionalmente, ceftriazona sódica (Rocephin) 1 g é dada intravenosamente. Eu prefiro não usar Silastic na orelha média mesmo se a cirurgia for ser estadiada para reconstrução, por causa de reação fibrosa. Gelfilm é usado em seu lugar e segue-se aeração normal da orelha média. Drenos não são usados e o único "tamponamento" é realizado por cubos de Gelfoam posteriormente e pomada Cortisporin. Uma sutura subcuticular absorvível contínua é usada para o fechamento da pele, Steri-Strips são colocados sobre a incisão e é aplicado um curativo na mastóide.

TRATAMENTO PÓS-OPERATÓRIO

O tratamento pós-operatório começa quando o paciente deixa a sala de operações, acompanhado até a sala de recuperação pelo cirurgião, seguido pela família durante a visita, distribuição de imagens cirúrgicas e breve relato da operação. A alta ocorre no dia da cirurgia e o curativo mastóideo é removido no dia seguinte pelo paciente ou a família. Similarmente, os Steri-Strips são removidos em 1 semana. Um pedaço pequeno de algodão no canal da orelha é trocado conforme necessário até o sangramento parar e a seguir a orelha é deixada aberta ao ar. Os pacientes têm permissão de lavar o cabelo depois que o curativo sai, mas devem manter a orelha seca. Não há limitações de atividade. Antibióticos orais como quinolonas ou cefalosporinas são dados durante 5 dias, e acetaminofeno ou ibuprofeno normalmente são suficientes para a dor.

A primeira verificação pós-operatória é com 6 semanas, momento no qual o Gelfoam seco e a pomada antibiótica colocados na cirurgia são removidos. Nenhuma gota antibiótica é usada antes desta visita. A membrana timpânica deve estar curada se um enxerto medial tiver sido colocado, ou quase curada se um enxerto lateral tiver sido colocado. Gotas de esteróide e antibiótico podem ser necessárias a esta altura na presença de cura retardada devido a tecido de granulação. Um audiograma é efetuado. Os pacientes podem começar a executar manobras de Valsalva e a assoar o nariz; alguns podem nadar. Eles são instruídos para retornar em 3 meses para outro audiograma e reverificação. Geralmente, visitas anuais são agendadas daí em diante.

CONSIDERAÇÕES TÉCNICAS

Reconstrução da Membrana Timpânica

A discussão a seguir lida com três condições patológicas e sua correção, em vez de técnicas de enxerto de rotina. Qualquer que seja a técnica usada pelo cirurgião, pode ser modificada com base na patologia que se apresente. A Figura 62.1 mostra três diferentes anormalidades patológicas da membrana timpânica: colesteatoma de retração do ático sob uma parede do ático lateral erodida, colesteatoma de retração do *sinus tympani* e perfuração central. Cada uma destas exige consideração cirúrgica diferente e específica.

Perfuração Central

Perfuração central na ausência de colesteatoma é tecnicamente o mais fácil defeito da membrana timpânica a ser reparado, mas caso o enxerto falhe, explicar o resultado ao paciente torna-se uma situação difícil. Ele pode ser tratado por técnicas de enxerto lateral ou medial dependendo dos métodos cirúrgicos familiares ao cirurgião usando modificações ditadas pela patologia dada. Eu prefiro uma técnica de enxerto medial, ou *underlay* (1,2). Independentemente da conduta, um objetivo importante para alcançar a reparação bem-sucedida desta perfuração é a eliminação de uma projeção óssea anterior proeminente da parede do canal, se presente, para firmar o enxerto anteriormente.

Técnica de Enxerto Medial

Uma tira vascularizada posteriormente é elevada de maneira retrógrada e conectada com a incisão pós-auricular. A pele da parede anterior do canal é elevada de

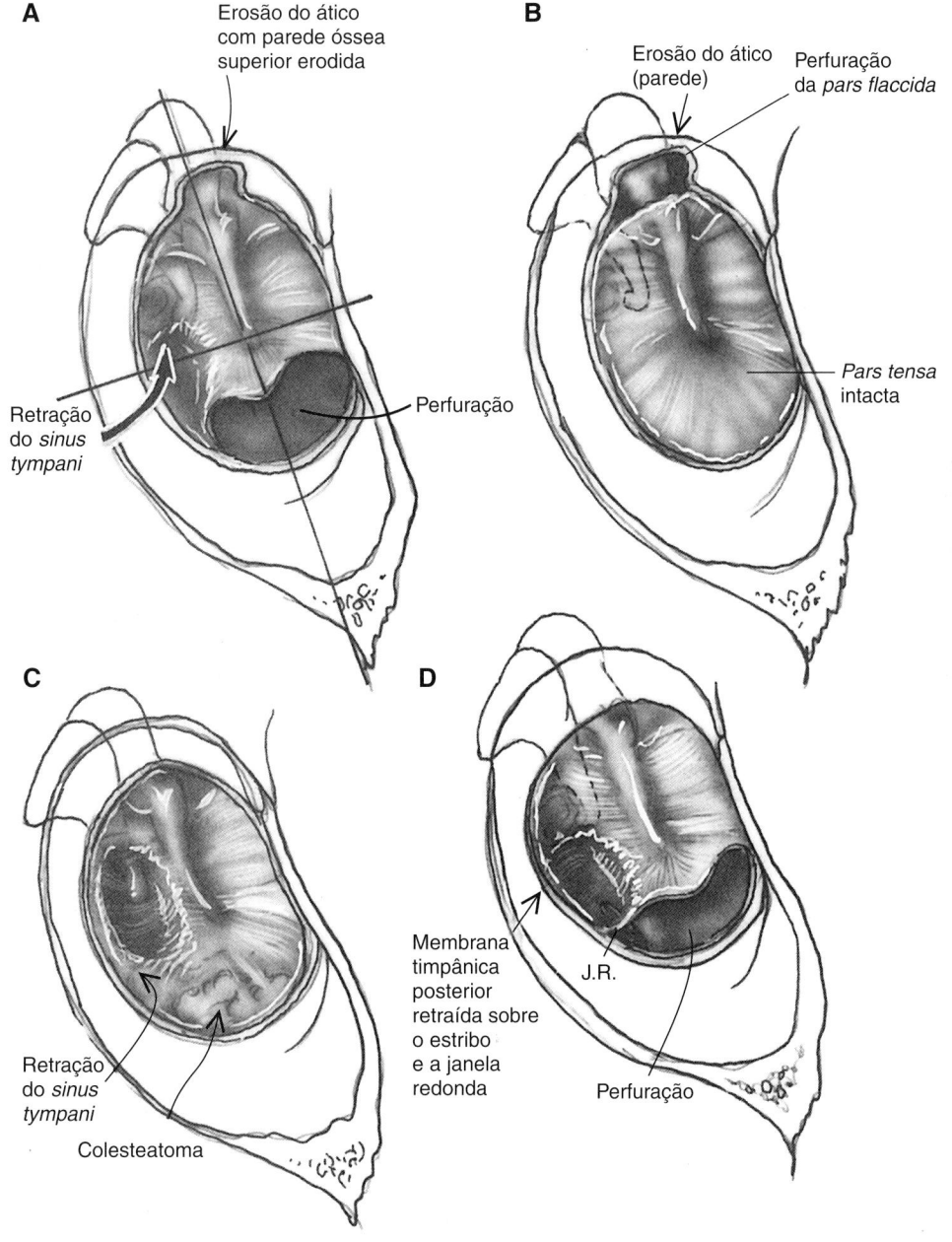

Figura 62.1

A: Imagem composta da patologia da perfuração da membrana timpânica. **B:** Parede lateral erodida do ático com perfuração da *pars flaccida*. **C:** Doença de retração do *sinus tympani* posterior. **D:** Perfuração central inferior com retração posterior. J.R., janela redonda.

uma maneira retrógrada desde imediatamente lateral ao anel fibroso para fora até o meato. A pele é deixada intacta e protegida dobrando-a lateralmente, mantendo-a fora do caminho. A projeção óssea da parede anterior do canal é a seguir removida com uma broca cortante sob aspiração e irrigação constante. O anel fibroso inteiro deve ser facilmente visível ao completamento deste passo.

Uma ponteira de Rosen, ou foice, pode ser usada para elevar o anel fibroso para longe do anel ósseo anteriormente desde a posição de 1 hora até a de 5 horas (orelha direita e as posições recíprocas do mostrador de relógio imaginário na esquerda). O mucoperiósteo da tuba auditiva é incisado e separado do anel fibroso, deixando-o como uma corda de arco, fixado acima e abaixo do anel ósseo. Epitélio é deixado sobre a sua superfície, porque o enxerto será posicionado medial ao anel fibroso.

A cirurgia então prossegue de modo rotineiro, preparando a orelha para enxerto de acordo com os passos necessários para enxerto medial. É preferência do autor efetuar uma mastoidectomia em quase todo paciente para inspecionar as cabeças dos ossículos, o epitímpano e o *aditus ad antrum*. Isto acrescenta pouco tempo e nenhuma morbidade para o paciente. Os resultados da timpanoplastia são mais favoráveis quando uma mastoidectomia é realizada porque esta exposição adicional assegura que não há doença além do espaço da orelha média (3).

Em geral, a não ser que a orelha esteja seca e a mucosa da orelha média normal, a orelha média e a mastóide são irrigadas, depois da remoção da doença, primeiro com 3,375 g de piperacilina-tazobactam em 20 mL de soro fisiológico e a seguir com 40 mg de succinato sódico de metilprednisolona, antes da colocação do enxerto. É digno de nota que, com irrigação antibiótica e antibióticos orais pós-operatórios durante 5 dias, a incidência de infecção pós-operatória em cirurgia de orelha crônica foi zero na experiência do autor. Um relatório prévio indicou que antibióticos foram de valor insignificante (4).

A Figura 62.2 apresenta a técnica de fixar o enxerto medial anteriormente (5). Constitui minha preferência usar Gelfilm sobre o promontório e não Silastic. A fáscia é a seguir trazida medial ao umbo e medial ao anel fibroso anterior. O anel fibroso anterior é desviado posteriormente com uma ponteira de Rosen e uma aspiração de Baron nº 3 usada entre o anel fibroso e o anel ósseo para apanhar o enxerto e puxá-lo para cima e por sobre a parede anterior do canal ósseo. O anel fibroso é liberado da ponteira de Rosen e a fáscia é retificada sobre a parede do canal ósseo. O anel fibroso é a seguir reposto para a sua posição original, mas com a fáscia entre ele e a sua sede anular ós-

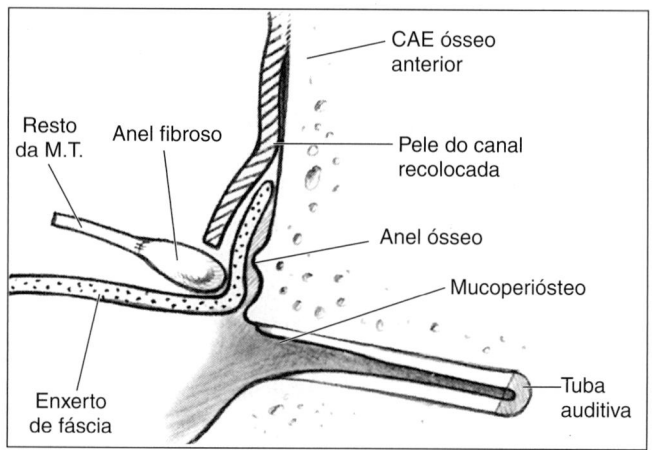

Figura 62.2
Corte transversal da técnica cirúrgica para a colocação de enxerto de fáscia medial ao anel fibroso anteriormente, lateral ao anel ósseo e para cima sobre a parede do canal anterior ósseo, coberto por epitélio.

sea. O retalho de pele da parede do canal anterior é a seguir retornado para superpor-se à fáscia.

Técnica de Enxerto Lateral

Uma tira vascularizada posteriormente é elevada de maneira retrógrada e conectada com a incisão pós-auricular. A pele da parede do canal anterior é removida para a recolocação mais tarde seguindo-se a remoção da parede do canal ósseo anterior (6). Com esta técnica, é obrigatória a remoção total do epitélio escamoso da superfície do resto de membrana timpânica. A área mais crucial é no sulco anterior no anel. Assim, remoção de osso da parede anterior do canal é uma necessidade em quase todos os casos. O anel fibroso deve ser facilmente visível em sua totalidade.

Uma ponteira de Rosen, ou foice, é usada para elevar o anel fibroso para longe do anel ósseo anteriormente desde a posição de 1 hora até a posição de 5 horas (para a orelha direita e as posições recíprocas do mostrador de relógio imaginário para a esquerda). O mucoperiósteo da tuba auditiva é mantido intacto com o anel fibroso e elevado para longe do osso da tuba auditiva alguns milímetros. Uma bolsa semelhante a uma prateleira sobre o anel fibroso, medial ao anel ósseo e entre o osso da tuba auditiva e o mucoperiósteo, é criada para colocação do enxerto mais tarde anteriormente.

A cirurgia então prossegue de modo rotineiro, preparando a orelha para enxerto de acordo com as escolhas técnicas para enxerto lateral. Uma mastoidectomia é efetuada em quase todo paciente, para inspecionar o *aditus ad antrum*, cabeças dos ossículos e o epitímpano. Irrigações com piperacilina-tazobactam e succinato sódico de metilprednisolona são usadas conforme descrito previamente.

A Figura 62.3 ilustra a técnica de colocação de enxerto com a técnica de enxerto lateral. Gelfilm é colocado sobre o promontório. Depois que o enxerto foi trazido para cima medial ao martelo, a face anterior do enxerto é enfiada para dentro da bolsa-prateleira do anel fibroso-mucoperióstico com uma agulha de Rosen. A colocação do enxerto desta maneira ajuda a evitar lateralização do enxerto no sulco anterior, uma complicação que pode acompanhar a técnica de enxerto lateral. Pode-se ver a importância de não deixar qualquer epitélio escamoso sobre o anel fibroso. Depois que o enxerto está na sua posição ideal, a pele da parede do canal é recolocada de tal modo que ela faz contato mas não se sobrepõe ao enxerto de fáscia no anel ósseo.

Colesteatoma de Retração do Sinus Tympani

Colesteatoma de retração do *sinus tympani* é talvez tecnicamente o caso mais difícil para cirurgia porque envolve trabalhar em uma área que geralmente não é bem visualizada. Não é obrigatório que estes casos devam sofrer uma mastoidectomia radical para a remoção da doença. Com dissecção diligente e uso de elevadores de Crabtree (Bausch & Lomb Surgical, San Dimas, CA) e a via de acesso do recesso facial, a doença pode ser removida.

Trabalhando através do canal auditivo por uma via de acesso retro-auricular e depois que a pele do canal auditivo e o osso foram manejados, o anel fibroso posterior é elevado de superior a inferiormente. A dissecção na orelha média começa inferiormente. Comumente a área de retração adesiva começa na face anterior do nicho da janela redonda. A área de retração é liberada e separada da membrana timpânica anteriormente. A adesão monomérica é elevada na direção do *sinus tympani*. Elevação demorada delicada do epitélio da bolsa de retração é continuada superiormente fora do *sinus tympani* acima até o estribo e o nervo craniano VII. Uma vez resolvido o *sinus tympani*, uma mastoidectomia com parede do canal intacta e com acesso ao recesso facial são completadas. Confirmação da remoção total do colesteatoma é obtida por inspeção visual através de um recesso facial amplamente aberto e repetidas passagens em varredura do elevador de Crabtree através do *sinus tympani*. Embora eu não ache necessário, endoscopia tem sido usada para fornecer inspeção adicional da área.

A chave é evitar recorrência do mesmo problema. Embora precariamente compreendida e apesar da aeração da orelha média anterior, tanto pré-operatória quanto pós-operatoriamente, retração ainda pode recidivar para dentro do *sinus tympani* com o tempo. Esforços devem ser dirigidos para a prevenção de recorrência em todos os casos, porque ninguém é capaz de predizer em que casos este processo recidivará.

Um pedaço de cartilagem tragal é então removido, deixando o pericôndrio intacto em uma superfície. A cartilagem é modelada em um retângulo ovóide. A superfície sem o pericôndrio é entalhada mas não através do pericôndrio (7). A tensão do pericôndrio afixado no outro lado produz uma convexidade no lado entalhado. Com a convexidade na direção do promontório a cartilagem é então colocada na orelha média e posicionada desde a área posterior do nicho da janela oval até o nicho da janela redonda, desse modo bloqueando a entrada para o *sinus tympani* (Figs. 62.4 e 62.5). A cartilagem deve ajustar-se firmemente contra o lado medial da parede posterior do canal externo ósseo e o osso da orelha média entre os nichos das janelas oval e redonda. Enxerto é então posicionado sem se importar com a cartilagem entalhada.

A cartilagem entalhada não interfere com qualquer reconstrução da cadeia ossicular ou com qualquer aspecto da tomada de decisão cirúrgica. Colesteatoma residual, se remoção total não for realizada, eventualmente abrirá seu caminho em torno da cartilagem.

Colesteatoma com Erosão da Parede Lateral do Ático

O colesteatoma com erosão da parede lateral do ático é o tipo mais comum de colesteatoma que causa um defeito da membrana timpânica. A não ser para aqueles pequenos colesteatomas congênitos, todos os outros comumente exigem reparação da membrana timpânica. A chave do sucesso nestes casos é reconstruir a parede lateral do ático com cartilagem. Geralmente, a área inferior da membrana timpânica está intacta e freqüentemente a orelha média anterior está aerada. Assim, o alvo da cirurgia é o epitímpano e a mastóide, o que pede uma via de acesso diferente e adaptada.

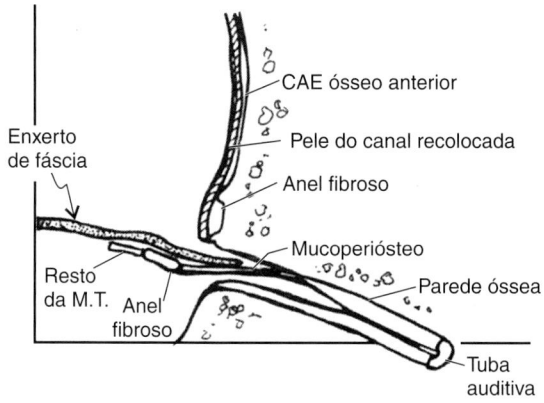

Figura 62.3

Corte transversal da técnica cirúrgica para a colocação de enxerto de fáscia lateral ao anel fibroso anteriormente e sobre a prateleira de mucoperiósteo intacto da tuba auditiva.

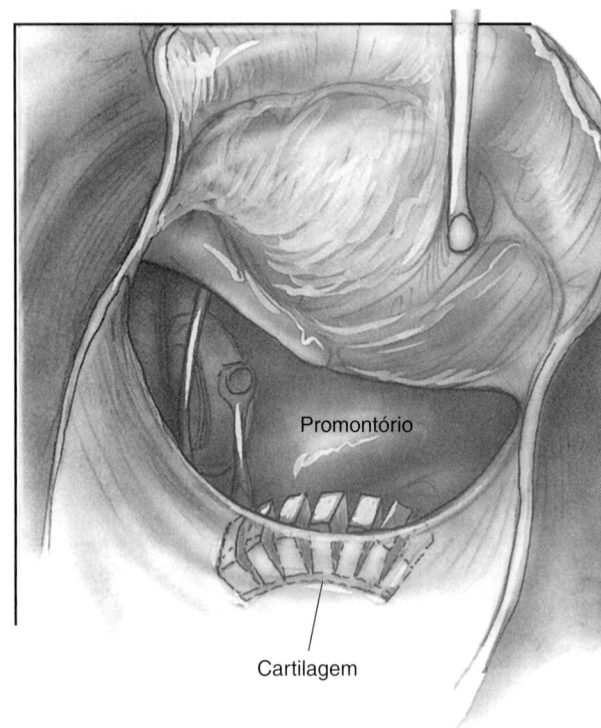

Figura 62.4
Vista do cirurgião, cartilagem entalhada, superfície convexa incisada dirigida para a orelha média, no lugar e bloqueando o *sinus tympani* para prevenir futura retração.

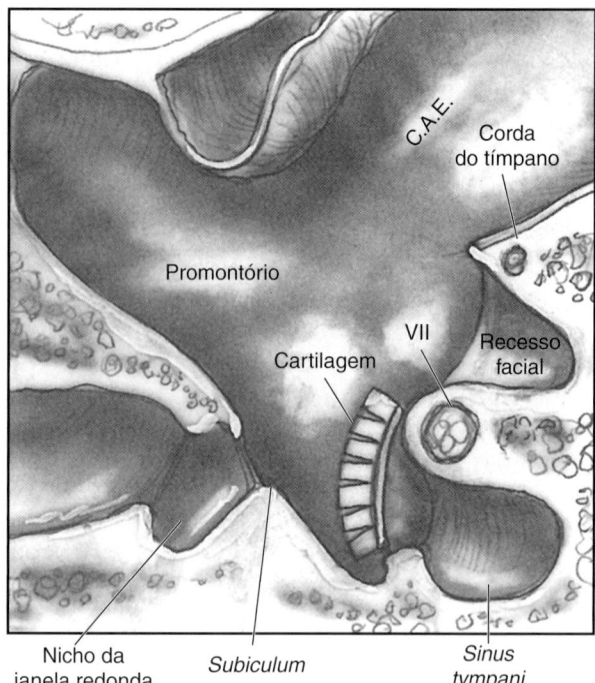

Figura 62.5
Corte transversal mostrando a colocação da cartilagem entalhada bloqueando a entrada para o *sinus tympani*.

firmemente contra o colo do martelo de modo que ela não vá retrair-se. Se o martelo tiver sido removido, a cartilagem pode estender-se até o canal de Falópio. Se o bordo inferior da cartilagem ficar livre para retrair-se de volta para dentro do defeito, o tipo original de

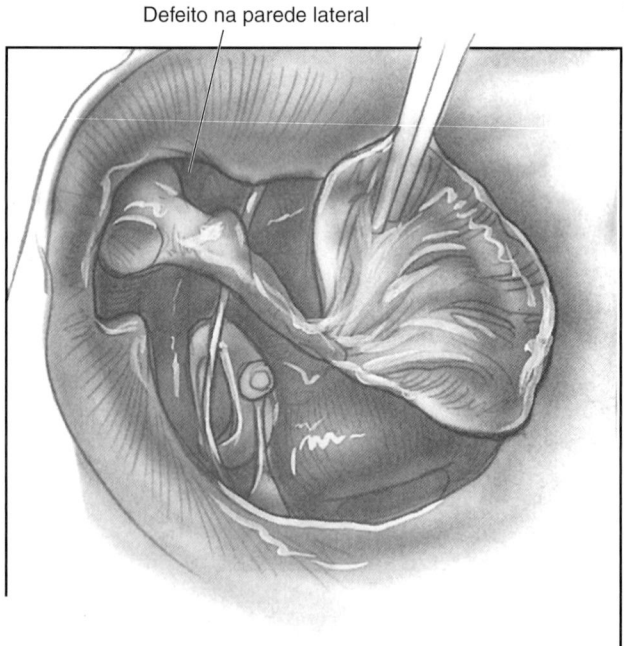

Figura 62.6
Elevação anterior e posterior da *pars tensa* com anel fibroso afixado, mantendo a fixação ao umbo do martelo.

Através de uma via de acesso retro-auricular, pelo canal auditivo, atenção é dirigida para a elevação superior do anel fibroso anterior e posteriormente. O anel fibroso posterior é elevado primeiro do anel ósseo, seguido pelo anel anterior. A elevação inferiormente puxa a membrana timpânica para fora do processo lateral do martelo sobre o processo longo. A esta altura, um retalho de membrana timpânica é até desenvolvido mas não fora do umbo. Isto fornece excelente exposição dos dois terços superiores do mesotímpano, anterior e posteriormente até o nível do umbo (Fig. 62.6).

A área da *pars flaccida* e colesteatoma embaixo da parede lateral erodida do ático são então abordadas. Todo colesteatoma possível é removido pela orelha média sem aumentar o defeito na parede lateral erodida do ático. Uma mastoidectomia com muro alto e via de acesso ao recesso facial são a seguir efetuadas e realizada a remoção total do colesteatoma. Após a remoção do colesteatoma, o elevador de Crabtree é passado pela área medial da parede lateral do ático para remover quaisquer fragmentos restantes de epitélio escamoso.

A parede lateral do ático é a seguir reconstruída com cartilagem tragal (Fig. 62.7) (8). O pericôndrio é deixado em contato com uma superfície e é elevado até a margem superior deixando-o repousado sobre a parede lateral óssea, segurando de cima a cartilagem. O ponto-chave, no entanto, é ter a cartilagem fixada

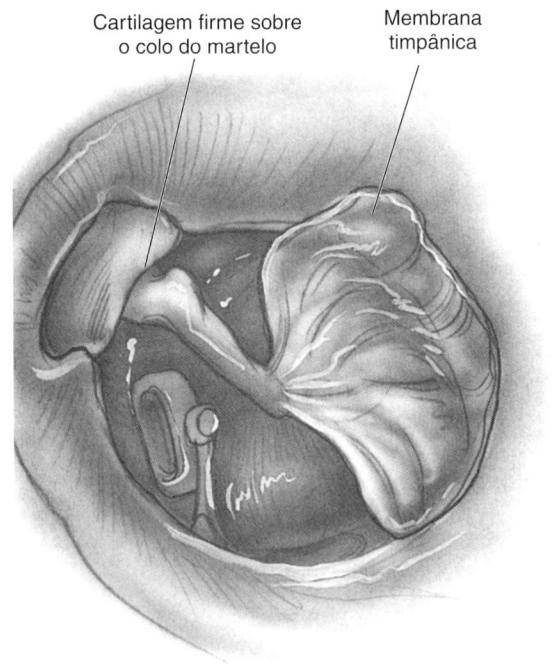

Figura 62.7
Reconstrução com cartilagem tragal da parede lateral do ático, assinalando a cartilagem repousando sobre o colo do martelo no processo curto.

retração pode recidivar. Cartilagem contra o colo do martelo não afetará a audição.

Conforme visto na Fig. 62.8, um enxerto em "cobertor de sela" é colocado sobre as paredes do canal externo ósseo superior e lateral do ático. O enxerto então se assenta como sela sobre o processo longo do martelo até o umbo e estende-se inferior e medialmente até o remanescente da membrana timpânica. Quando o retalho do resto da membrana timpânica for recolocado, o enxerto torna-se afixado por aderência à *pars tensa* depois que ela é refletida de volta para a sua posição anatômica.

Conforme pode ser visto a partir da descrição precedente, técnicas cirúrgicas específicas podem ser incorporadas em procedimentos operatórios de rotina para efetuar a reparação bem-sucedida da membrana timpânica. Um objetivo importante é prevenir recorrências e falhas a longo prazo e um desenvolvimento lento de possível colesteatoma. A questão não é se a técnica de enxerto usada é medial ou lateral, mas o que pode ser feito com cada uma para aumentar a probabilidade de sucesso.

Reconstrução da Cadeia Ossicular

As versões iniciais de Plasti-Pore (PORPs) das próteses de substituição ossicular parciais e das próteses de substituição ossicular totais (TORPs) resultaram em taxas inaceitáveis de extrusão. O emprego de cartilagem interposta sobre a plataforma da prótese ajudou a reduzir o índice de extrusão. As propriedades de integração tecidual das mais recentes próteses de hidroxiapatita parecem ter eliminado a necessidade de proteção com cartilagem, mas os problemas de extrusão não foram eliminados (9). Smith & Nephew ENT (agora Gyrus ENT, Bartlett, TN) introduziu HAPEX, um compósito homogêneo de hidroxiapatita particulada e polietileno de alta densidade misturados em uma proporção de 40:60 em volume (10). Subseqüentemente, eles incorpo-

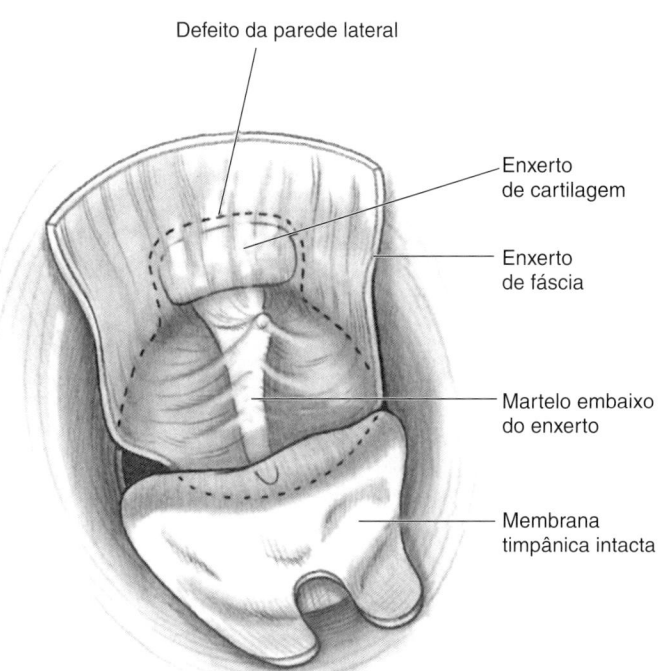

Figura 62.8
Colocação de enxerto de fáscia estendendo-se para baixo desde a parede externa do canal, sobre a parede lateral reconstruída do ático, em sela sobre o colo do martelo e medial até a membrana timpânica.

raram hidroxiapatita coralina porosa (de coral marinho) (Interpore International, Irvine, CA) como uma cabeça em uma haste HAPEX para PORPs e TORPs (11,12). Próteses de titânio estão agora em investigação (13,14).

Em virtude de taxas inaceitáveis de extrusão, em 1987 eu introduzi um método de reconstrução a partir do estribo até o enxerto ou tímpano usando cartilagem autógena permanecendo fixada pelo seu pericôndrio (15). Isto foi chamado duplo bloco de cartilagem pericondrial (DBC) e substituiu o PORP. Nenhuma expulsão foi demonstrada usando-se esta técnica em mais de 20 anos apesar de casos ocasionais de atelectasia grave. Embora novos materiais continuem a ser introduzidos para "melhorar" a reconstrução com PORP, eu não abandonei a técnica do DBC, por causa dos excelentes resultados de audição e estabilidade em longo prazo. Ela é simples, segura e autógena.

Duplo Bloco de Cartilagem

A vantagem do DBC é que pode ser usado para reconstrução durante cirurgia primária de uma orelha infectada (16) ou com uma timpanotomia para um defeito auditivo de condução. Ele é especialmente apropriado para problemas de retração atelectásica. Não há temor de extrusão. Esta reconstrução autógena tolerará uma situação atelectásica total com surpreendentemente pouca perda auditiva associada. Ela é simples de executar, o tecido está sempre disponível, a técnica é digna de confiança, e ela geralmente resulta em fechamento aéreo-ósseo dentro de 5 a 15 dB.

Um pedaço de cartilagem tragal é obtido a partir de uma incisão na face posterior do trago (Fig. 62.9), deixando o pericôndrio intacto no lado posterior. A cartilagem é modelada em um retângulo (Fig; 62.10) e incisada, mas não através, do pericôndrio, de modo que a cartilagem com pericôndrio afixado se dobrará sobre si própria. Um acetábulo para a cabeça do estribo é feito em um dos blocos. O pericôndrio impede os blocos de cartilagem de deslizarem. Mais mola no DBC pode ser ganha não cortando toda a espessura através da cartilagem. O auto-enxerto de DBC é então colocado entre a superfície inferior do enxerto ou membrana timpânica e o acetábulo do estribo. Altura adicional pode ser obtida com um bloco triplo de cartilagem (Fig. 62.11), mas isto raramente é necessário.

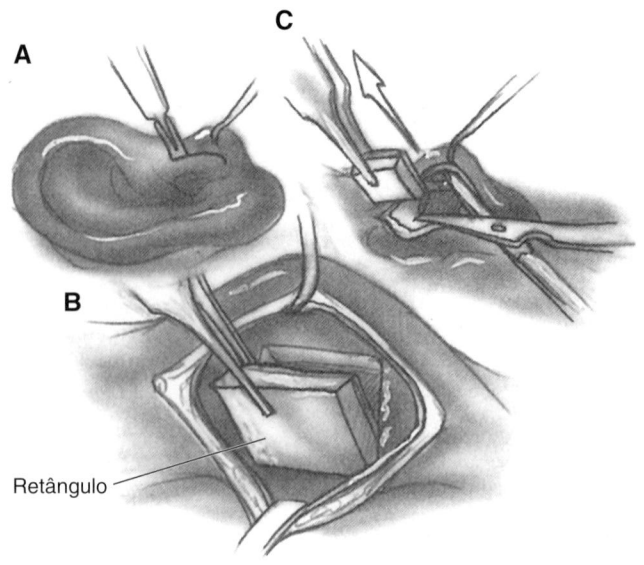

Figura 62.9
A-C: Obtenção de cartilagem tragal para a reconstrução ossicular com duplo bloco de cartilagem.

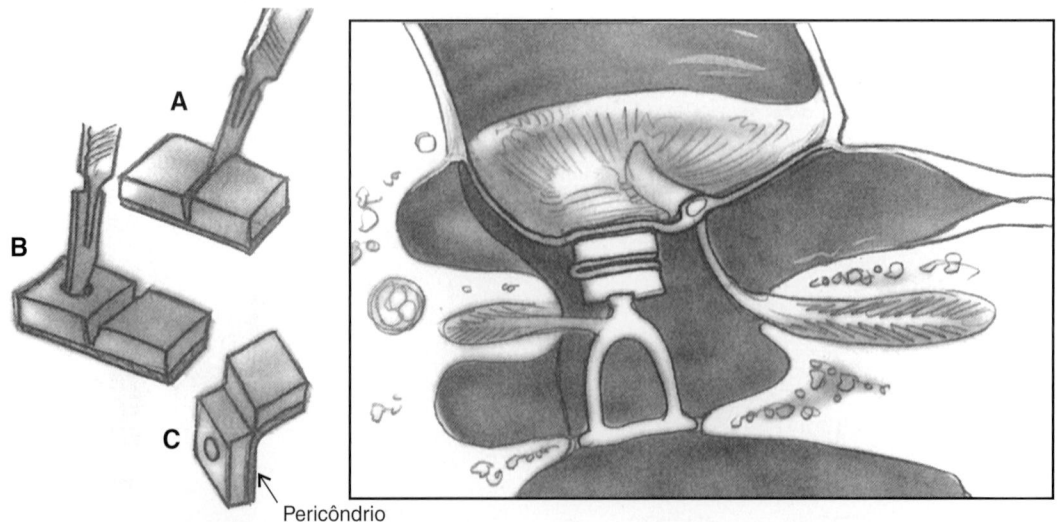

Figura 62.10
Compósito da preparação da cartilagem (**A-C**), incisando a cartilagem até, mas não através, o pericôndrio afixado e a colocação final do duplo bloco de cartilagem com pericôndrio afixado sobre o estribo, elevando ligeiramente a membrana timpânica (enxertada ou não).

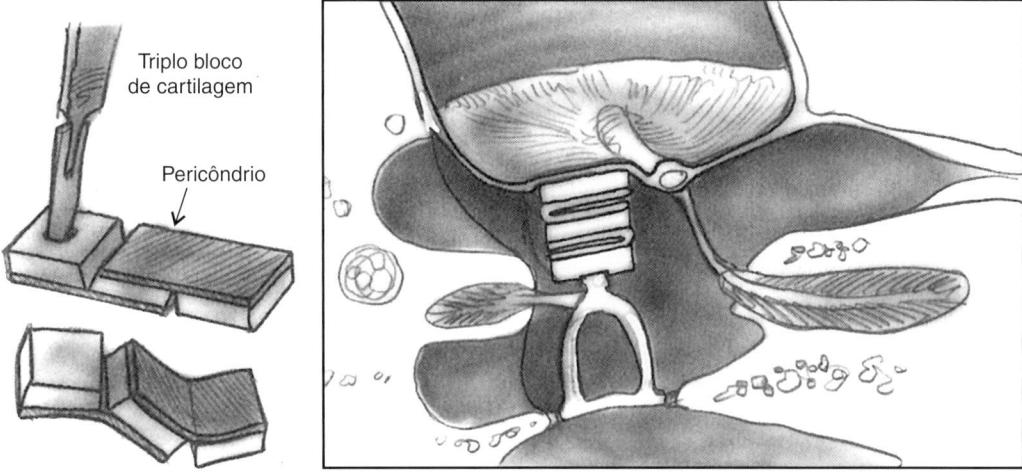

Figura 62.11
Compósito da preparação para obter altura adicional e colocação usando um triplo bloco de cartilagem.

Prótese de Substituição Ossicular Total

TORP de Plasti-Pore é uma prótese ideal porque ela pode ser cortada, é rígida mas não quebradiça, e uma sutura pode ser passada através dela. Entretanto, é altamente erosiva e será expelida através da membrana timpânica, um enxerto ou mesmo a base do estribo, a menos que seja protegida. Cuidado deve ser tomado para que não haja contato entre as superfícies articulares e a prótese. Se as superfícies de contato forem protegidas, ela fornecerá excelentes resultados sem expulsão, quase fechando a diferença aéreo-óssea em alguns casos. Medidas cuidadosas são obtidas da base do estribo à superfície inferior do enxerto ou membrana timpânica usando uma haste de medição de estribo ou outro instrumento similar a partir do qual medidas de distância possam ser inferidas. A prótese e a cartilagem de proteção sobre-suturada devem distender como uma tenda a membrana timpânica ou o enxerto para fornecer boa tensão.

A plataforma do TORP é aparada de modo a haver apenas superfície suficiente para suportar uma sutura de seda 7-0. A plataforma pequena e a cobertura ligeiramente mais larga de cartilagem são cruciais. Cartilagem tragal é obtida através de uma pequena incisão na superfície posterior do trago. A cartilagem é colocada sobre um bloco de corte e o pericôndrio extirpado da sua superfície e guardado na prensa de Gelfoam. O TORP com a sua plataforma aparada é apanhada com uma pinça delicada e um fio de seda 7-0 é passado através da superfície inferior da plataforma e saindo pelo topo. A sutura é repassada através da cartilagem de volta para o lado original. A alça deve ter apenas 1 a 2 mm. A sutura retorna através do topo da plataforma para o seu lado de baixo e prende a cartilagem quando amarrada em torno da haste do TORP. A cartilagem é a seguir aparada até uma margem de 1 mm da plataforma, mantendo a borda da plataforma protegida de fazer contato com o enxerto ou a membrana timpânica. A haste é então cortada de acordo com a medida obtida para o comprimento total da prótese.

O pericôndrio é colocado sobre a base do estribo, e o TORP é posicionado. A haste é assentada no centro do pericôndrio, cobrindo a base do estribo, e a prótese é rotada para cima sob a membrana timpânica ou enxerto (Fig. 62.12). Uma incisura é entalhada na cartilagem sobre-suturada, para se ajustar sob o martelo. Isto impede a prótese de migrar posteriormente (Fig. 62.13). O tensor do tímpano é cortado para aumentar a mobilidade lateral do processo longo do martelo. Além disso, a montagem protética deve ficar sob leve tensão

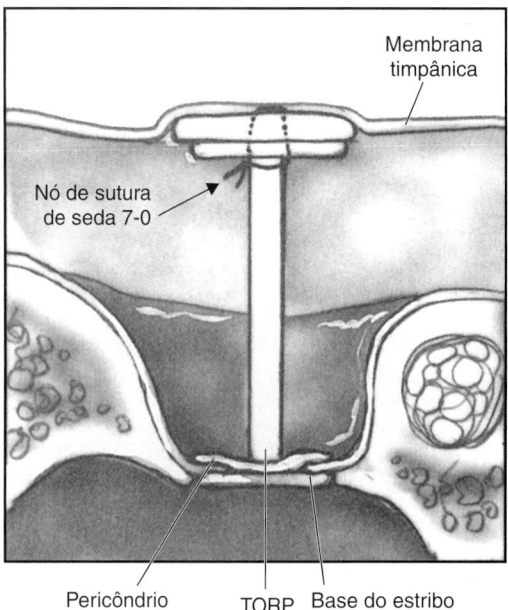

Figura 62.12
Prótese de substituição ossicular total, posicionada sobre a base do estribo coberta com pericôndrio tragal comprimido, quando o martelo não está presente.

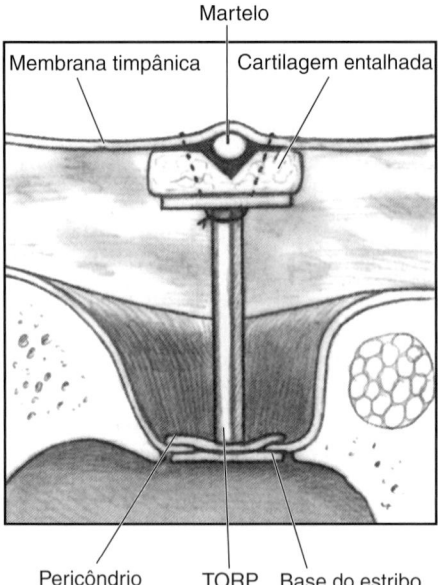

Figura 62.13
Prótese de substituição ossicular total com cartilagem sobre-suturada e incisada, entalhada para se ajustar embaixo do cabo do martelo para evitar migração.

entre o enxerto e/ou a membrana timpânica e o tecido pericondrial sobre a base do estribo.

Se uma estapedectomia foi necessária e o TORP estender-se até um vestíbulo aberto, um pedaço separado maior de pericôndrio tem que ser usado para cobrir o vestíbulo (Fig. 62.14). Medições precisas neste caso são extremamente importantes. A prótese deve ser preparada antes que o vestíbulo seja aberto, a fim de minimizar o tempo de exposição. Diferença aéreo-óssea dentro de 5 a 10 dB geralmente pode ser obtida nestes casos.

SUMÁRIO

Atenção cuidadosa aos detalhes pode produzir excelentes resultados da reconstrução da membrana timpânica e da cadeia ossicular. É mais importante possuir conhecimento de variações nas técnicas cirúrgicas do que ficar restringido por uma operação estereotipada para cada caso. Fixação anterior dos enxertos de membrana timpânica são importantes para a cura nas perfurações que se estendem ao anel. Recorrência de colesteatoma de retração do *sinus tympani* pode ser prevenida pelo uso de cartilagem modelada estrategicamente posicionada. Defeitos da parede lateral do ático devem ser reconstruídos com um enxerto de cartilagem. Reconstrução com DBC desde o estribo até a superfície inferior da membrana timpânica ou enxerto leva a uma alta porcentagem de audição melhorada, ao mesmo tempo evitando a possibilidade de expulsão da prótese. Reconstrução com TORP é eficaz e a extrusão é menos provável se a superfície de qualquer prótese que se articula com a membrana timpânica ou com o enxerto for protegida por cartilagem e não for aderente à parede posterior do canal auditivo.

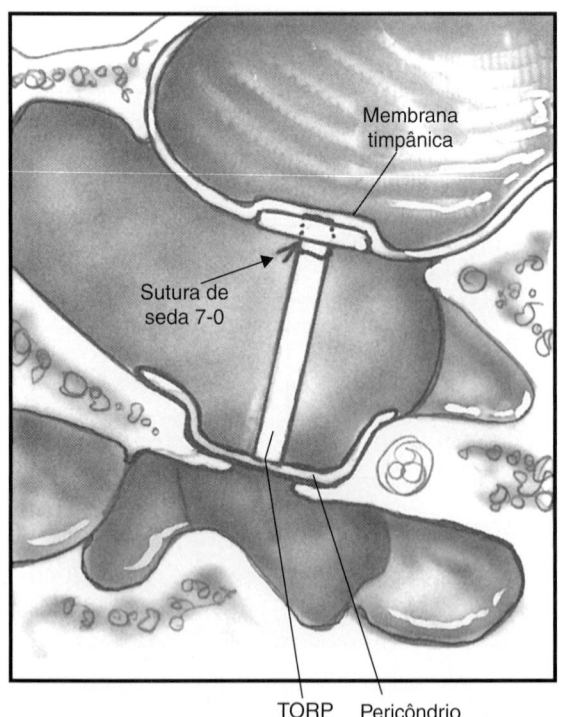

Figura 62.14
Prótese de substituição ossicular total posicionada sobre um vestíbulo aberto coberto por pericôndrio comprimido.

> **PONTOS IMPORTANTES**
> - O cirurgião deve usar a técnica cirúrgica apropriada para um dado problema patológico, em vez de aplicar uma única técnica para todos os problemas.
> - Uma compreensão completa da fisiopatologia pelo cirurgião que está operando e exame microscópico constituem os elementos-chave para a tomada de decisão pré-operatória.
> - Se necessário, a parede anterior do canal ósseo deve ser removida para boa exposição nas técnicas de enxerto medial e lateral quando a perfuração se estende anteriormente.
> - O anel anterior e sua relação com a colocação do enxerto são mais importantes, em ambas as técnicas de enxerto medial e lateral, quando a perfuração se estende anteriormente.
> - Cartilagem entalhada é usada para bloquear recorrência de retração do enxerto para o *sinus tympani*; ela é fácil e funciona.
> - A técnica de duplo bloco de cartilagem para a reconstrução da cadeia ossicular desde o estribo até a membrana timpânica pode ser usada em orelhas infectadas, não é expelida e resulta em fechamento da diferença aéreo-óssea para dentro de 5 a 15 dB.
> - Entalhar a cartilagem sobre-suturada sobre uma prótese de substituição ossicular total aparada, e colocá-la sob o processo longo do martelo depois de cortar o tendão tensor, elimina o desvio posterior da prótese.
> - Reconstruir a parede lateral do ático com cartilagem e usar a técnica de enxerto de cobertor em sela sobre a superfície lateral do cabo do martelo, devolvendo a *pars tensa* à sua posição lateral ao enxerto, é um método altamente bem-sucedido de reconstrução.

REFERÊNCIAS

1. Hough JVD. Tympanoplasty with the interior fascial graft technique and ossicular reconstruction. *Laryngoscope* 1970;80:1385-1413.
2. Glasscock ME. Tympanic membrane grafting with fascia: overlay vs undersurface technique. *Laryngoscope* 1973;83:754-770.
3. McGrew BM, Jackson CG, Glasscock ME. Impact of mastoidectomy on simple tympanic membrane perforation repair. *Laryngoscope* 2004;114:506-511.
4. Jackson CG. Antimicrobial prophylaxis in ear surgery. *Laryngoscope* 1988;98:1116-1123.
5. Bailey HAT. Maintenance of the anterior sulcus-tympanic membrane relationships in tympanoplastic surgery. *Laryngoscope* 1976;86:179-184.
6. Sheey JL, Glasscock ME. Tympanic membrane grafting with temporalis fascia. *Arch Otolaryngol* 1967;86:391-402.
7. Luetje CM. Prevention of sinus tympani retraction following tympanoplasty. *Arch Otolaryngol Head Neck Surg* 1994;120:1395-1396.
8. Luetje CM. Utility of autograft tragal cartilage in tympanoplasty and ossicular reconstruction. In: Friedman M, Puled J, eds. *Operative techniques in otolaryngology-head and neck surgery.* Philadelphia: WB Saunders, 1995:1819-1827.
9. Macias JD, Glasscock ME, Widick MH, et al. Ossiculoplasty using the black hydroxylapatite hybrid ossicular replacement prostheses. *Am J Otol* 1995;16:718-721.
10. Swain RE, Beale B. *HAPEX: a bioactive hydroxylapatite/polyethylene composite suitable for otologic applications.* Bartlett, TN: Smith & Nephew ENT, 1995.
11. Swain RE, Beale B. *HyCor 200: a coralline hydroxylapatite biomaterial used in ossicular replacement surgery.* Bartlett, TN: Smith & Nephew ENT, 1996.
12. Jahn AE Experimental applications of porous (coralline) hydroxylapatite in middle ear and mastoid reconstruction. *Laryngoscope* 1992;102:289-299.
13. Martin AD, Harner SG. Ossicular reconstruction with Titanium prostheses. *Laryngoscope* 2004;114:61-64.
14. Gardner EK, Jackson CG, Kaylie DM. Results with Titanium ossicular reconstruction prostheses. *Laryngoscope* 2004;114:65-70.
15. Luetje CM. Perichondrial attached double cartilage block: a better alternative to the PORP. *Laryngoscope* 1987;97:1106-1108.
16. Harvey SA, Lin SY. Double cartilage block (DCB) ossiculoplasty in chronic ear surgery. *Laryngoscope* 1999;109:911-914.

CAPÍTULO 63

Otosclerose

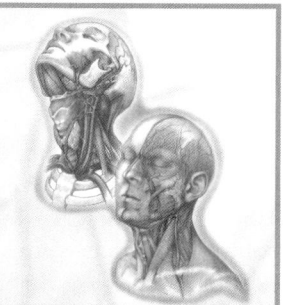

Peter S. Roland • Ravi N. Samy

A otosclerose (OS) é uma osteodistrofia fibrosa da cápsula ótica humana; não existe modelo animal. Suas manifestações clínicas são principalmente perda auditiva condutiva (PAC), embora também possam ocorrer perda auditiva neurossensorial (PANS) e perda auditiva mista (PAM). O processo de doença causa reabsorção e deposição anormais de osso. OS é observada clinicamente em 1% da população caucasiana; ela é transmitida de uma maneira autossômica dominante mas com penetrância incompleta. Mulheres parecem ser afetadas mais freqüentemente que homens (proporção 2:1) (1).

Em 1873, Schwartze descreveu uma tonalidade avermelhada atrás de uma membrana timpânica (MT) intacta, que é devido à vascularixação aumentada do promontório coclear nas lesões ativas de OS (a fase conhecida como otospongiose). Este achado recebeu denominação em sua homenagem e é conhecido como sinal de Schwartze. Ele é visto em 10% dos pacientes com OS. Em 1881, von Troltsch observou anormalidades da mucosa da orelha média nesta doença e foi o primeiro a usar o termo OS. Em 1893, Politzer descreveu a OS como uma doença primária da cápsula ótica, em vez de uma condição relacionada com episódios prévios de doença inflamatória da orelha, como originalmente fora admitido (1).

A entidade clínica da OS foi descrita mais a fundo por Bezold (1908), quando ele discutiu seus achados históricos, físicos e audiométricos. Em 1912, Siebenmann discutiu a possibilidade de OS causar PANS. Desde essa época, numerosas etiologias foram sugeridas para a OS, incluindo fatores hereditários, endócrinos, bioquímicos, metabólicos, infecciosos (p. ex., sarampo), traumáticos, vasculares e mesmo auto-imunes. De fato, Lopez-Gonzalez e Delgado (2) sugeriram que a vacinação oral com colágeno tipo II pode mitigar a reação auto-imune, naqueles suscetíveis à OS, através de hipossensibilização. Também é possível que exista interação destes diferentes fatores e varie de indivíduo para indivíduo, todavia, causando os mesmos achados patológicos e clínicos. Em outras palavras, a OS pode ser a via final comum de um grupo clínica e geneticamente heterogêneo de afecções (1).

EMBRIOLOGIA

A maturação do labirinto ósseo desempenha um papel na patogenia da OS. A cápsula ótica origina-se do mesênquima que circunda a vesícula ótica com 4 semanas do desenvolvimento embriológico. Com 8 semanas, é iniciado o arcabouço cartilaginoso. Com 16 semanas, a substituição óssea endocondral deste arcabouço começa em 14 centros identificáveis. Em algumas pessoas, a substituição óssea completa não ocorre e deixa cartilagem em certas localizações. Uma destas regiões, a *fissula ante fenestram*, é anterior à janela oval (JO) e geralmente é a última área de formação de osso endocondral no labirinto. De acordo com estudos do osso temporal, esta região é afetada em 80% a 90% dos pacientes com OS. Em 1985, Schuknecht e Barber descreveram outras áreas de predileção das lesões otoscleróticas, como o bordo da janela redonda (JR), a parede medial apical da cóclea, a área posterior ao aqueduto coclear, a região adjacente aos canais semicirculares e a própria base do estribo (que é derivada da cápsula ótica, em oposição à superestrutura, que é um derivado dos arcos branquiais) (1).

HISTOLOGIA

Existem três formas de lesões otoscleróticas: otospongiose (fase inicial), fase transicional e OS (fase tardia). As lesões da fase ativa inicial consistem em histiócitos, osteoblastos e o grupo celular mais ativo, os osteoclastos. Os osteoclastos reabsorvem osso em torno dos vasos sanguíneos preexistentes, o que causa alargamento dos canais vasculares e dilatação da microcirculação. Exame otoscópico ou microscópico pode revelar a tonalidade avermelhada causada por estas lesões (sinal de Schwartze se vista no exame clínico). À medida que os osteoclastos tornam-se mais envolvidos, estas áreas tornam-se ricas em substância fundamental amorfa e deficientes em colágeno maturo, resultando na formação de novo osso esponjoso. Com coloração hematoxilina-eosina (H&E), este novo osso esponjoso aparece densamente azul. Isto foi descrito em 1914 por Manasse e é conhecido como mantos azuis de Manasse. Curiosamente, mantos são encontrados em até 20% dos ossos temporais normais. Em microscopia eletrônica, os focos de invasão óssea perivascular coalescem à medida que as lesões aumentam dentro da cápsula ótica (1).

O achado predominante na fase avançada da OS é a formação de osso esclerótico denso nas áreas de reabsorção óssea prévia. Os espaços vasculares que antes foram dilatados são estreitados devido à deposição óssea. Dentro de cada osso temporal contendo OS, podem ser encontradas lesões nas fases inicial, transicional e tardia, embora o estado histológico global das lesões em desenvolvimento seja bastante uniforme. Embora a OS comece no osso endocondral, à medida que a espongiose e a esclerose continuam, as camadas endóstica e perióstica também são comprometidas (1).

FISIOPATOLOGIA

As áreas de comprometimento da OS ditam a apresentação clínica. O tipo mais comum compromete o estribo e responsabiliza-se pelos casos nos quais PAC é o sintoma de apresentação. A PAC é devida à fixação da base do estribo, usualmente começando na *fissula ante fenestram* (Fig. 63.1). Comprometimento progressivo da base pode criar um foco espesso de OS que enche o nicho da JO (OS obliterativa) (1).

Se a OS comprometer somente a base e poupar o ligamento anular, pode ocorrer mínima fixação. Essa base espessada é chamada base em *biscuit*. Em virtude da fixação mínima, as bases em *biscuit* podem ser mobilizadas inadvertidamente durante um procedimento no estribo, colocando o paciente em mais alto risco de PANS pós-operatória. A JR é comprometida em 30% de todos os casos clínicos de OS; fechamento completo deste nicho é incomum (1).

Tem sido muito discutido se OS pode causar PANS. Alguns pacientes com OS têm uma quantidade maior de PANS do que o esperado considerando sua idade e a história de exposição a ruído. O mecanismo da PANS é possivelmente a liberação de metabólitos tóxicos para dentro da orelha interna com resultante lesão do neuroepitélio, comprometimento vascular, ou extensão direta de lesões para a cóclea, causando destruição de eletrólitos e alterações na mecânica da membrana basilar. PANS usualmente é associada à OS fenestral importante, embora alguns otologistas sustentem que PANS pura isolada pode ser vista sem PAC associada. Esta última apresentação é também conhecida como OS coclear (3).

Shambaugh (3) sugeriu 7 critérios para identificar pacientes sofrendo de PANS devida à OS:

1. Sinal de Schwartze em qualquer das orelhas.
2. História familial de OS.
3. PAC unilateral compatível com OS, e PANS bilateral simétrica.
4. Audiograma com uma curva achatada ou em "mordida de biscoito" com excelente discriminação.
5. Perda coclear pura progressiva começando na idade usual de início de OS.
6. Imagem de tomografia computadorizada (TC) mostrando desmineralização da cóclea típica de OS.
7. Reflexo estapedial demonstrando o "efeito liga-desliga" bifásico visto antes da fixação estapedial.

Tontura ocorre em até 30% dos pacientes com OS. Otologistas viram lesões de OS no canal semicircular

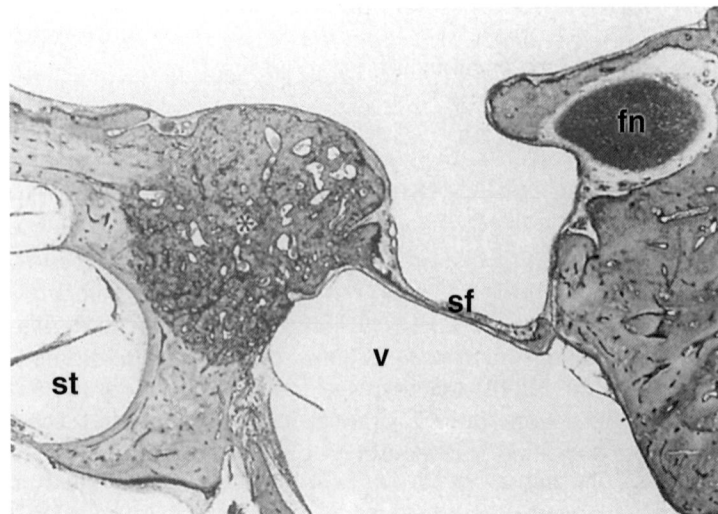

Figura 63.1

Fotomicrografia de corte do osso temporal em um homem branco de 79 anos demonstrando um foco otosclerótico maturo (*) comprometendo o promontório e a base anterior do estribo (*sf*). st, rampa timpânica; v, vestíbulo; fn, nervo facial. (×20.) (Cortesia de M.M. Paparella, diretor, e S. Lamey, coordenador, Otopathology Laboratory, University of Minnesota.)

lateral durante procedimentos de fenestração (que foram substituídos pela estapedectomia/estapedotomia). Os sintomas vestibulares usualmente não são graves, mas evidência objetiva pode ser obtida com testes eletronistagmográficos (ENG). Tontura associada com OS foi chamada síndrome de orelha interna de OS. É importante diferenciar esta afecção da doença de Ménière ou deiscência do canal semicircular superior (DCSS). Uma contra-indicação absoluta à estapedectomia/estapedotomia é a doença de Ménière. Quando o espaço endolinfático está dilatado (hidropisia endolinfática), o sáculo pode ser aumentado a ponto de aderir à superfície inferior da base do estribo. Um procedimento no estribo pode lesar o sáculo e produzir PANS profunda. A distinção entre síndrome de orelha interna de OS e outras causas de tontura é baseada em diferenças na apresentação clínica. Raramente a síndrome de orelha interna de OS causa episódios bem definidos de vertigem rotatória grave, náusea, vômito e PANS flutuante. A tontura na síndrome de orelha interna de OS é mais branda porém mais persistente; PANS para baixas freqüências geralmente não está presente (1).

Em 2004, Mikulec et al. (4) relataram 8 pacientes com presumida OS/PAC unilateral que não melhoraram após um procedimento no estribo. Estes pacientes revelaram em última análise ter DCSS. Em contraste com pacientes típicos com DCSS, estes pacientes tinham apenas PAC e não sintomas vestibulares. Deve-se manter esta entidade em mente, especialmente em um paciente com PAC e sintomas vertiginosos induzidos por pressão ou som.

EPIDEMIOLOGIA

OS é transmitida de uma maneira dominante autossômica com penetrância incompleta (25% a 40%). O grau de penetrância é relacionado com a distribuição das lesões na cápsula ótica. Algumas lesões não são localizadas onde possam causar sintomas clínicos. Cerca de 10% dos caucasianos têm achados histológicos de OS. Entretanto, daqueles com alterações histológicas, apenas 12% têm sintomas clínicos; assim, globalmente, isto representa cerca de 1% da população caucasiana. Nas populações japonesa e sul-americana, a incidência é 50% daquela em caucasianos. A população afro-americana tem menos casos de OS; apenas 1% demonstram achados histológicos da doença. Em todas as raças, quando uma orelha é afetada, a orelha contralateral mostra comprometimento histológico em 80% das vezes. Geralmente, as lesões ocorrem em localizações anatômicas semelhantes e em fases histológicas semelhantes. A idade na qual os sintomas se tornam aparentes é variável devido à progressão insidiosa da perda auditiva, mas a perda auditiva freqüentemente começa entre as idades de 15 e 45 anos. A idade média à apresentação é 33 anos (1).

Cerca de 60% dos pacientes com OS clínica relatam uma história familiar desta condição. Os restantes 40%, como sugeriram Morrison e Bundley (5), constituem uma coleção de casos que caem em uma das seguintes categorias:

1. Casos herdados dominantes autossômicos com falta de penetrância em outros membros da família.
2. Fenocópias.
3. Novas mutações.
4. Os raros casos transmitidos por modos alternativos de herança (i. e., recessivos autossômicos).

Foi relatado que a OS avança mais rapidamente em mulheres que homens, embora nenhuma diferença tenha sido notada na idade de início. Um estudo recente por Clayton et al. (6) examinou a relação em mulheres idosas entre osteoporose e OS; ambas as doenças mostram algumas similaridades, incluindo uma associação com o gene COL1A1. O estudo mostrou que uma porcentagem muito mais alta de mulheres com OS também tinha osteoporose, em comparação com um grupo de idade semelhante apenas com presbiacusia ($p < 0,0007$). OS juvenil pode progredir mais rapidamente que a forma adulta. Fatores hormonais podem desempenhar um papel; algumas mulheres com OS parecem ter a sua condição piorada durante a gravidez. Receptores estrogênicos foram observados nas placas de OS. Entretanto, dados mais recentes pelo Dr. William Lippy (dados não publicados) minimizam a associação entre gravidez e piora da OS.

HISTÓRIA E EXAME FÍSICO

Os pacientes com OS comumente se apresentam com uma perda auditiva lentamente progressiva ao longo de um período de anos. Os pacientes podem descrever que ouvem a fala mais facilmente em situações ruidosas. A PAC melhora a relação sinal-ruído ao subjugar o ruído de fundo (paracusia de Willis). Zumbido está presente em 75% dos pacientes. Um exame completo de cabeça e pescoço é efetuado para excluir anormalidades otorrinolaringológicas concomitantes. É feito exame otomicroscópico com insuflação pneumática do canal auditivo externo (CAE) e da MT para avaliar quanto à presença de efusão ou massa na orelha média, colesteatoma ou retração da MT. O aspecto físico da MT é normal na maioria dos pacientes com OS. Um sinal de Schwartze pode estar presente. O exame com diapasão deve confirmar uma PAC. O teste de Rinne deve demonstrar que a condução óssea é melhor que a condução aérea (Rinne –) nos pacientes contemplando um procedimento no estribo. Nas fases iniciais da doença, a PAC pode ser limitada ao diapasão de 256 Hz. À medida que progride a fixação da base do estribo, os diapasões de 512 Hz e 1024 Hz se "converterão" ou "irão para o espaço" também. A quantidade de diferença aéreo-óssea requerida necessária para os diapasões são cerca de 10 a 15 dB para o diapasão de 256 Hz e 20 a 25 para o diapasão de 512 Hz. O teste de Weber deve lateralizar a orelha com o maior grau de PAC, embora este teste também seja afetado pela PANS concomitante (1).

AVALIAÇÃO AUDIOLÓGICA

O principal teste objetivo na OS é o teste de audição (Fig. 63.2). No audiograma, a OS é vista como uma diferença aéreo-óssea que se alarga e que usualmente começa nas baixas freqüências. Graus variáveis de PANS também podem estar presentes. A condução óssea pode mostrar uma perda de 20 dB em 2.000 Hz e uma perda de 5 dB em 500 Hz e 4.000 Hz. Essa depressão aparente da condução óssea em 2.000 Hz é conhecida como incisura de Carhart, que é vista mais comumente na OS mas pode ser vista em outros tipos de PAC. Esta incisura é um artefato do audiograma e desaparece depois de uma estapedectomia. Ela é secundária à fixação do estribo e uma alteração resultante na ressonância da cápsula óssea (1).

A discriminação da fala geralmente é excelente. A impedância pode mostrar complacência reduzida da MT (tipo A ou As). Reflexos estapediais também podem ser normais ou anormais, dependendo do grau de fixação. Com a fixação inicial do estribo, uma diminuição anormal característica na impedância pode ser notada ao início e à compensação do sinal evocador. Este é o efeito liga-desliga da OS. Testagem vestibular deve ser incluída quando está presente tontura. Embora não haja achados característicos da síndrome de orelha interna de OS, achados ou uma história clínica sugestiva de DCSS ou doença de Ménière alterarão o planejamento do tratamento (1).

TCs de alta resolução podem ajudar a identificar ou confirmar pacientes com OS. Estas imagens também podem avaliar a cadeia ossicular além do labirinto ósseo (cóclea, canais semicirculares). Áreas radiotransparentes na cóclea e em torno dela são notadas inicialmente no curso da doença, criando o "sinal de halo". Esclerose difusa é encontrada em casos avançados. Resultados negativos na imagem de TC não são diagnósticos porque alguns pacientes têm doença abaixo das capacidades dos protocolos de imageamento. A TC também pode ser útil para excluir massas na orelha média, anomalias vasculares, ou anormalidades do nervo facial, mas não é uma parte essencial do estudo do caso (1).

DIAGNÓSTICO DIFERENCIAL

O diagnóstico diferencial deve incluir outras causas de PAC ou PAM. Uma história de PAC ou PAM progressiva na ausência de uma história de trauma ou infecção mas com a presença de uma MT normal limita as possibilidades. Entretanto, um diagnóstico definitivo só pode ser feito durante timpanotomia exploradora. As condições mais comuns que simulam OS são as que resultam em descontinuidade ossicular ou exercem um efeito de massa sobre a MT ou os ossículos. Uma história de otite média crônica recorrente sugere uma descontinuidade ossicular devida à necrose da bigorna. A MT pode ser normal, espessada ou atrófica em casos de infecção crônica. A MT nestas orelhas é às vezes anormalmente complacente, o que pode ser manifestado como um timpanograma tipo Ad. União fibrosa da articulação incudoestapedial (IE) pode produzir uma diferença aéreo-óssea mais larga nas freqüências altas que nas freqüências mais baixas (1).

Fixação congênita da base do estribo se apresenta em uma idade mais cedo que a OS juvenil. De la Cruz observou na sua série que a fixação congênita da base do estribo foi detectável por volta da idade de 3 anos, enquanto OS juvenil não foi detectável até cerca da idade de 10 anos (7). Na fixação lateral da cadeia ossicular, o martelo e/ou a bigorna ficam fixados no epitímpano (geralmente no ligamento maleolar superior), resultando em imobilidade de todos os ossículos; isto pode ocorrer congenitamente ou pode ser adquirido por timpanosclerose. A cadeia ossicular inteira deve ser examinada a cada timpanotomia exploradora a fim de evitar desperceber esta lesão. Timpanosclerose pode simular OS, mas uma história de otite média recorrente ou colocação de tubos de timpanostomia geralmente está presente. Além disso, a MT freqüentemente está espessada e associada a miringosclerose. Efusão persistente da orelha média, neoplasias da orelha média e CAE (como tumor glômico ou tumor de nervo facial) e otite supurativa crônica média com e sem colesteatoma também podem causar PAC. Audiometria e exame físico devem tornar evidente o diagnóstico (1).

Doença de Paget (osteíte deformante) é uma doença com comprometimento ósseo difuso que é histologicamente similar à OS. Em contraste com a OS, a doença de Paget começa na camada perióstica e compromete o osso endocondral por último. Comprometimento do osso temporal pode produzir PANS, mas comprometimento ou fixação do estribo ocorre raramente (1).

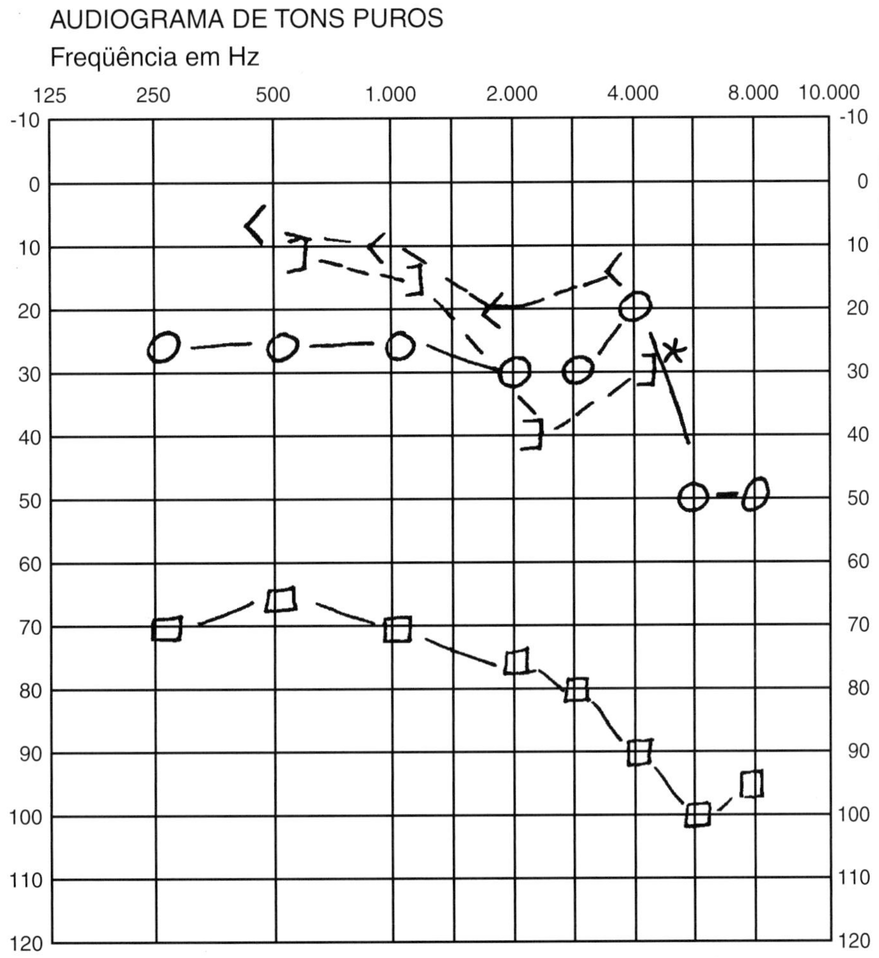

AUDIOGRAMA DE TONS PUROS
Freqüência em Hz

Código do audiograma

Orelha	AÉREA Não masc.	AÉREA Masc.	ÓSSEA Não masc.	ÓSSEA Masc.	Cor
D	O-O	△-△	<	☐	Verm.
E	X X	☐-☐	>	⊐	Azul

D	E
11	10

Testes adicionais

pode ser mascaramento inadequado

TESTES DE AUDIÇÃO DE FALA

TESTE	D	E	BIN	SF
Limiar de recepção da fala (LRF)	20 db	65 db	db	db
Discriminação auditiva	80 db HL / 100%	/ %	%	%
Discriminação auditiva	90 db HL / %	100 db	db	db
	___ db HL	%	%	%	%
Intensidade mais confortável		db	db	db	db
Nível de desconforto de intensidade		db	db	db	db

TESTE ISS	D	E
a ____ db HL	%	%
a ____ db HL	%	%
a ____ db HL	%	%

Figura 63.2
Audiograma de uma mulher branca de 27 anos com otosclerose, demonstrando perda auditiva condutiva máxima na orelha esquerda e incisura de Carhart em 2.000 Hz em ambas as orelhas. Observar que a discriminação permanece em 100% em ambas as orelhas.

Osteogênese imperfeita (síndrome de van der Hoeve-de-Kleyn) é um defeito dominante autossômico da atividade dos osteoblastos que resulta em fraturas múltiplas. Fixação do estribo e esclera azul unilateral são também encontradas em 40% a 60% dos pacientes afetados. Cirurgia do estribo pode ser realizada nestes pacientes, comumente com resultados semelhantes àqueles dos pacientes com OS (Tabela 63.1) (1).

TRATAMENTO

Noventa por cento dos pacientes com evidência histológica de OS são assintomáticos; lesões ativas geralmente progridem sem fixação do estribo ou perda coclear. No paciente sintomático, PAC lentamente progressiva e PANS freqüentemente começam pela idade de 20 anos. A doença às vezes pode avançar mais rapi-

TABELA 63.1 DIAGNÓSTICO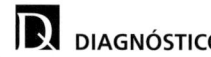
OTOSCLEROSE

História
- Perda auditiva progressiva
- História familial de otosclerose
- Zumbido
- Possíveis sintomas vestibulares (excluir Ménière ou DCSS)
- Otite média/otorréia (ausente)
- Trauma craniano (ausente)

Exame físico
- Membrana timpânica (normal)
- Sinal de Schwartze
- Teste de Rinne (negativo a 256 e 512 Hz)
- Teste de Weber (lateraliza para o lado com maior PAC)

Estudos complementares
- Audiograma (avalia quanto a PAC, PA mista, PANS, incisura de Carhart)
- Timpanometria (tipo A ou As; reflexo estapedial ausente ou liga-desliga)
- Imageamento (TC mostrando áreas de radiotransparência em torno do labirinto ósseo)

PAC, perda auditiva de condução; TC, tomografia computadorizada; PA, perda auditiva; PANS, perda auditiva neurossensorial; DCSS, deiscência de canal semicircular superior.

---

damente, possivelmente dependendo de fatores ambientais. Períodos de progressão podem ser seguidos por períodos de quiescência. A PAC estabiliza-se em um máximo de 50 a 60 dB (1).

AMPLIFICAÇÃO

Aos pacientes com perda auditiva secundária a OS deve ser oferecida a opção de amplificação com aparelhos auditivos típicos como uma alternativa à observação ou cirurgia. Aparelhos de audição unilaterais ou bilaterais podem proporcionar tratamento eficaz. Alguns pacientes podem não ser candidatos adequados à cirurgia, tornando a amplificação a única opção razoável. Outra opção é usar um aparelho de audição de condução óssea. O que é atualmente usado nos Estados Unidos é o aparelho de audição ancorado no osso (BAHA, Entific). Ele contorna a cadeia ossicular e amplifica o som que estimula a cóclea diretamente através de condução óssea. McClarnon et al. (8) relataram que dos subgrupos examinados quanto à satisfação, os pacientes que receberam o BAHA para atresia aural congênita tenderam a ter o mais alto índice de satisfação; aqueles que receberam o BAHA para surdez unilateral (p. ex., pacientes de neuroma acústico) tiveram a mais baixa taxa de satisfação. Os pacientes com OS tenderam a cair no meio.

Embora a amplificação evite o risco potencial de perda auditiva profunda que poderia ocorrer com a cirurgia, ela não é capaz de fornecer muitos dos benefícios ou satisfação aos pacientes com uma operação bem-sucedida. Aparelhos de audição geralmente não são usados à noite. O efeito da oclusão do canal, dificuldades com o *feedback* e a sensação física do aparelho dentro do CAE são desagradáveis e têm um impacto negativo sobre a satisfação dos pacientes. Além disso, a maioria das companhias de seguros cobre os custos da cirurgia mas poucas cobrem o custo de aparelhos de audição, que incluem baterias e uma duração de vida finita de 3 a 5 anos.

Para aqueles com PANS grave e profunda bilateralmente devida à OS, implante coclear é uma opção. Entretanto, Rotteveel et al. (9) relataram que inserção parcial de eletrodo, má colocação do eletrodo e estimulação inadvertida do nervo facial são mais prováveis que em pacientes sem OS e com anatomia coclear normal.

TRATAMENTO CLÍNICO

Terapia clínica pode ser considerada para todos os pacientes com OS tratados por observação, amplificação ou cirurgia. Em 1923, Escot foi o primeiro a sugerir o uso de fluoreto de cálcio para o tratamento da OS. Shambaugh (3) previu estabilização das lesões de OS com o uso de fluoreto de cálcio. Os íons fluoreto substituem o usual radical hidroxila, formando um complexo fluorapatita mais estável em vez de um cristal de hidroxiapatita. O complexo fluorapatita resiste à ação osteoclástica e é confirmado pela evidência histológica. Assim, o consumo de fluoreto pode ajudar a retardar a progressão da PAC, PANS e tontura relacionadas com OS.

A posologia recomendada de fluoreto de sódio é 20 a 120 mg por dia. A avaliação da eficácia pode ser baseada no desaparecimento do sinal de Schwartze (se estava presente), estabilização da audição, e melhora no aspecto em TC da cápsula ótica. Os efeitos colaterais desta terapia são geralmente pequenos e relacionados com o trato gastrointestinal (náusea), mas podem afetar a adesão do paciente; estes efeitos podem ser minimizados diminuindo-se a dose ou usando comprimidos com revestimento entérico. Ocasionalmente, um paciente queixa-se de dor articular, muscular ou óssea, que comumente se resolve com descontinuação temporária da terapia. Raramente, retenção de líquido, erupções cutâneas e problemas oculares ocorrem. Usando este esquema de tratamento, 80% dos pacientes melhoram ou mostram ausência de piora dos seus sintomas (Tabela 63.2) (1).

TRATAMENTO CIRÚRGICO

Embora Rosen tenha introduzido o procedimento de mobilização do estribo em 1953, a maioria dos otologistas substitui a superestrutura do estribo com uma

TABELA 63.2	COMPLICAÇÕES CIRURGIA DE OTOSCLEROSE
Intra-operatórias	Sangramento (bulbo jugular alto, retalho timpanomeatal, artéria estapedial persistente, mucoperiósteo) Lesão de nervo facial (< 1%) Jorro (surgência) de perilinfa Fratura/luxação da bigorna Base do estribo flutuante
Pós-operatórias	Otite média aguda Perfuração da MT PAC (efusão na orelha média, prótese desviada, erosão da bigorna) PANS, vertigem, zumbido (devido a trauma intra-operatório, labirintite, granuloma de reparação, fístula perilinfática) Paralisia do nervo facial (anestésico local, trauma intra-operatório, paralisia de Bell retardada)

PAC, perda auditiva de condução; OS, otosclerose; PANS, perda auditiva neurossensorial; MT, membrana timpânica.

prótese (devido à menor possibilidade de recorrência de fixação) (10). A estapedectomia foi popularizada por John Shea em fins dos 1950 (11). Ele removia a base do estribo inteira e colocava um enxerto de veia para fechar o vestíbulo. A superestrutura do estribo era reconstruída com uma prótese de polietileno. Outros modificaram este procedimento usando uma prótese combinada de gordura ou tecido conjuntivo e fio metálico ou usando esponja de gelatina para vedar o vestíbulo; uma prótese de fio metálico era a seguir colocada em cima do material de gelatina. O uso deste material na substituição da base não é mais efetuado, devido ao alto risco de formação de granuloma de reparação pós-operatório, o que freqüentemente resulta em uma quantidade importante de PANS. Estapedectomias parciais também foram realizadas (em lugar de uma estapedectomia total). Modificações adicionais destes procedimentos foram descritas, mas os princípios essenciais permaneceram os mesmos durante quase 50 anos (1).

SELEÇÃO DE PACIENTES E CONTRA-INDICAÇÕES

As circunstâncias clínicas que favorecem procedimentos bem-sucedidos do estribo incluem perda auditiva de condução (PAC) inaceitável, um teste de Rinne negativo (CO > CA) a 512 Hz e boa discriminação da fala. Quando PAC máxima devida à OS coexiste com PANS importante, a detecção da linha óssea e de componente condutivo pode ser difícil devido aos limites do audiômetro. A situação é pior com PAM bilateral. Limiares de condução aérea podem estar presentes em níveis muito reduzidos (90 a 100 dB) ou inteiramente ausentes. Uma história de perda auditiva progressiva deve levantar a suspeita de que OS possa estar envolvida. A suspeita deve ser aumentada se os escores de discriminação ou a capacidade de funcionar parecerem ser muito melhores do que se esperaria com um grau tão alto de perda auditiva. A presença de timpanogramas As, anormalidades do reflexo estapedial ou uma história de família de OS deve levantar a suspeita ainda mais. O emprego dos diapasões também pode separar OS avançada de PANS de outras causas (1).

Uma TC permitirá às vezes um diagnóstico de OS avançada quando um teste audiométrico é inconcludente. Se OS avançada for suspeitada, timpanotomia exploradora deve ser considerada. Estapedectomia nesse contexto pode produzir resultados significantes. Limiares de condução óssea e escores de discriminação podem ser melhorados o suficiente para permitir que a amplificação funcione (1).

A idade é uma consideração ao contemplar cirurgia. Além disso, o paciente pediátrico não tem permissão para fornecer consentimento, embora ele ou ela possam dar assentimento ao procedimento; isto pode potencialmente ser um problema médico-legal em paciente que sofrer PANS profunda pós-operatória. O paciente muito jovem tem uma incidência mais alta de refechamento da JO depois de um procedimento inicial bem-sucedido. Embora a revisão possa ser realizada, um procedimento secundário em qualquer paciente tem uma taxa de sucesso diminuída e um risco maior de PANS pós-operatória. De la Cruz notou que além de se manifestar em uma idade mais precoce, a fixação congênita da base do estribo tende menos a ter uma história de família positiva (7). Metade das crianças com OS juvenil tinha uma história positiva de família, mas apenas 10% das crianças com fixação congênita da base do estribo tinham outros membros da família com PAC. Os pacientes com perda auditiva condutiva ligada ao X têm uma alta incidência de PANS profunda pós-estapedectomia devido a um jorro de perilinfa [vazamento de líquido cerebrospinal (LCE)]. A incidência de anomalias congênitas do martelo e da bigorna foi substancialmente mais alta em crianças com fixação congênita da base do estribo (25%) do que em crianças com OS juvenil (3%). Esta diferença nas anormalidades do resto da cadeia ossicular provavelmente se responsabiliza pelos resultados piores. Oitenta e dois por cento das crianças com OS juvenil tinham fechamento da diferença aéreo-óssea dentro de 10 dB. Isto está em contraste com as crianças que tinham fixação congênita da base do estribo; apenas 44% tinham fechamento dentro de 10 db. Crianças muito jovens com OS também têm maior risco pós-operatório, devido à sua incidência aumentada de otite média e disfunção da tuba auditiva.

A idade é uma variável importante para o resultado cirúrgico; resultados piores na faixa de altas freqüências foram vistas em pacientes mais velhos que fizeram cirurgia do estribo. Entretanto, Meyer e Lambert (12) reviram a literatura recente e relataram que a estapedectomia primária e de revisão ainda são consideradas boas opções no idoso. Estilo de vida e ocupação são fatores importantes ao selecionar pacientes para estapedectomia. As pessoas cujas atividades incluem exposição repetida a alterações da pressão barométrica (p. ex., mergulhador com equipamento autônomo) podem estar em maior risco de fístula pós-operatória e luxação da prótese. Pacientes cujo trabalho ou *hobbies* exijam excelente equilíbrio devem ser considerados candidatos questionáveis para cirurgia. Aqueles nos quais o paladar é da máxima importância (p. ex., *chefs,* conhecedores de vinhos) devem também ser recomendados a adotar amplificação em vez de cirurgia, devido ao risco de estiramento ou secionamento do nervo corda do tímpano.

Pacientes com queixas otológicas não atribuídas à sua OS devem ser avaliados cuidadosamente. Por exemplo, pacientes com doença de Ménière e OS têm risco mais alto de perda auditiva coclear após estapedectomia. Pacientes com perfuração da MT e OS devem receber reparação bem-sucedida da sua perfuração antes de tentarem a estapedectomia (*i. e.,* estadiamento da orelha). A incidência de PANS grave a profunda é muito maior se a estapedectomia for efetuada em uma orelha com perfuração. Pacientes com uma história de disfunção grave da tuba auditiva ou uma história de colesteatoma não são bons candidatos para estapedectomia. Aqueles com exostose do canal que obstrui o acesso cirúrgico devem submeter-se à sua remoção antes da estapedectomia. Intervenção cirúrgica na orelha com melhor audição ou única com audição constitui uma contra-indicação relativa. A presença de infecção ou efusão na orelha média é uma contra-indicação absoluta à remoção da base do estribo (1).

A orelha com pior audição deve ser operada primeiro. A probabilidade de obter audição útil em uma PAC unilateral constitui uma consideração importante. Comunicação melhorada nesse paciente pode não ser obtida após eliminação da PAC, devido à PANS continuada. Alguns cirurgiões consideram que a PANS de altas freqüências importante após estapedectomia na primeira orelha contra-indica tentar a segunda. Um mínimo de aproximadamente 6 meses deve decorrer antes de tentar cirurgia na segunda orelha, devido ao risco pequeno porém presente de perda auditiva pós-operatória súbita (1).

ACONSELHAMENTO DO PACIENTE

Observação, uso de fluoreto e uma experiência de uso de aparelho de audição são discutidos com cada paciente, quer ele tenha PAC ou PAM. O paciente deve compreender a natureza eletiva do procedimento. O paciente deve ser informado francamente sobre o risco da estapedectomia (surdez pós-operatória em menos de 2%).

Estiramento ou contusão do nervo corda do tímpano pode produzir alteração do paladar (ou, raramente, secura da boca). Quando estes sintomas ocorrem, são geralmente autolimitados e desaparecem em algumas semanas ou meses. Um nervo corda do tímpano gravemente estirado ou contundido pode produzir mais sintomas do que um que seja dividido. Deiscência do canal de Falópio sobre a JO pode permitir a exposição ou prolapso do nervo facial. Se o nervo for traumatizado ou lesado durante o procedimento no estribo, pode resultar em paralisia do nervo facial. Entretanto, paralisia do nervo facial ocorre em menos de 1% das vezes. Há casos relatados de paralisia facial retardada ocorrendo após os procedimentos no estribo; isto pode ser devido à reativação do vírus herpes *simplex* e ocorrência de uma paralisia de Bell (1).

Uma perfuração pós-operatória da MT pode ocorrer em 2% das vezes como conseqüência de trauma ou lesão vascular do retalho da MT. Distúrbio agudo do equilíbrio é comum depois da estapedectomia. Ele geralmente se resolve em 3 a 7 dias. Perturbações do equilíbrio em longo prazo ou vertigem raramente ocorrem. Sparano *et al.* (13) relataram que 85% dos pacientes com zumbido melhoraram após a estapedectomia (com 52,5% relatando resolução completa, 12,5% relatando ausência de alteração e 2,5% relatando piora do seu zumbido).

TÉCNICA OPERATÓRIA

Um procedimento bem executado no estribo é satisfatório para o cirurgião e o paciente. Entretanto, estapedectomias são um dos procedimentos tecnicamente mais desafiadores efetuados por um otologista. Uma preocupação com o atual treinamento de residentes é a falta de estapedectomias realizadas. Antes da graduação, o número médio de casos que um residente executa como cirurgião operador é três. Vrabec e Coker (14) propuseram que o número de casos cirúrgicos de OS por cirurgião poderia estar decrescendo devido ao uso da vacinação de sarampo e porque o número de cirurgiões capazes de realizar a cirurgia aumentou significativamente nos últimos 30 anos. Os prós e contras de anestesia local *versus* geral devem ser apresentados ao paciente. Embora a anestesia geral seja freqüentemente mais fácil para o paciente e o cirurgião, a anestesia local pode ser mais segura para o paciente (sistemicamente) e para a preservação da audição. Anestesia local permite ao paciente fornecer *feedback* sobre se está ocorrendo qualquer tontura durante o procedimento, possibilitando ao cirurgião terminar o procedimento momentaneamente ou permanentemente. O paciente também pode dar ciência ao cirurgião sobre a condição de melhora ou perda da audição intra-operatória.

Duas chaves da cirurgia do estribo são exposição adequada e hemostasia adequada. No pré-operatório, o canal auditivo e a MT são cuidadosamente inspecionados quanto a evidência de inflamação ou infecção que ditasse adiamento do procedimento. O paciente também pode ter consentido no uso de vias de acesso endaural ou retro-auricular se o canal auditivo for demasiado pequeno para uma via de acesso transcanal. Intra-operatoriamente, a orelha é anti-sepsiada e recebe campos da maneira estéril. Vibrissas no canal podem ser aparadas para melhorar a exposição operatória. Trauma da membrana timpânica ou do canal pela preparação pode ocorrer, tornando o procedimento mais difícil. O canal é infiltrado com solução (lidocaína 1% com epinefrina 1:100.000) para efeito anestésico e vasoconstritor. Usa-se o maior espéculo que puder ser colocado; em adultos, um espéculo de 7 mm pode facilmente ser colocado. Alguns cirurgiões preferem usar um espéculo negro em oposição a um espéculo prateado; a cor preta absorve luz e tende menos a refletir a luz do microscópio de volta para o cirurgião. Freqüentemente é possível dilatar o canal auditivo durante o caso com espéculos progressivamente maiores também. Devido à delicadeza exigida durante esta cirurgia, alguns advogam o uso de um porta-espéculo, liberando ambas as mãos para se concentrar no procedimento. O retalho é levantado da posição das 6 horas até 12 horas. A exposição superior é importante para permitir inspeção do epitímpano e da porção lateral da cadeia ossicular se necessário. O retalho tem aproximadamente 6 mm de largura, medido a partir do anel fibroso. Este retalho deve ser suficiente para cobrir qualquer defeito ósseo criado pela curetagem do escudo (Fig. 63.3) (1).

A MT é elevada com o anel fibroso (Fig. 63.4). O nervo corda do tímpano é identificado e preservado se possível. Suficiente escudo (a parede medial mais póstero-superior do CAE) é removido para visualizar a JO, processo piramidal e o nervo facial (segmento timpânico) (Fig. 63.5). O escudo pode ser removido com uma cureta afiada ou broca. Toma-se cuidado para avaliar se o nervo facial tem um curso aberrante ou se o nervo é descente ou projeta-se demasiado para permitir que o procedimento continue. Antes de avaliar movimento do estribo, a cadeia ossicular lateral é avaliada quanto a movimento normal; é necessário excluir outras causas de PAC pré-operatória. A superestrutura e a base do estribo são palpadas. Um reflexo da JR também pode ser avaliado. O tendão estapedial é cortado. A articulação IE a seguir é dividida (1).

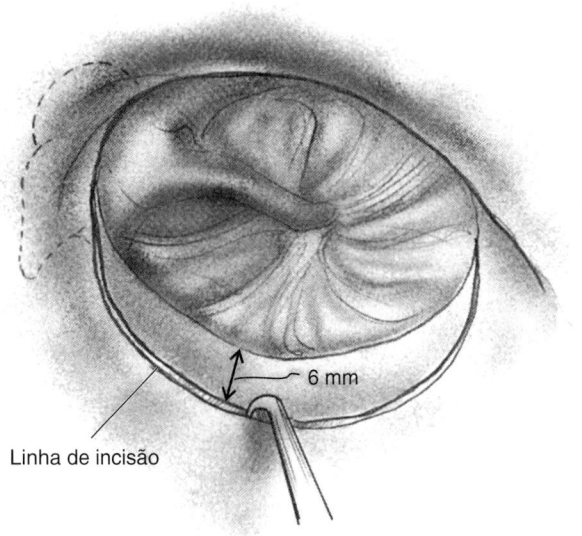

Figura 63.3

Desenho típico de um retalho timpanomeatal.

Em lugar de uma estapedectomia, uma mobilização do estribo pode ser realizada por palpação da base. Isto é realizado tipicamente em um grupo selecionado de pacientes, aqueles nos quais um pequeno foco de OS pode ser visto e nos quais a mobilidade melhorada do estribo pode claramente ser demonstrada. Esta técnica também pode ser usada em casos de timpanosclerose. Poe (20) descreveu uma mobilização minimamente invasiva usando um endoscópio e o *laser* de argônio para evitar potencialmente a colocação de uma prótese; ele chamou o procedimento de estapedioplastia. Entretanto, a refixação é comum (1).

Tipicamente, no entanto, é feita uma estapedectomia. A superestrutura do estribo pode ser fraturada

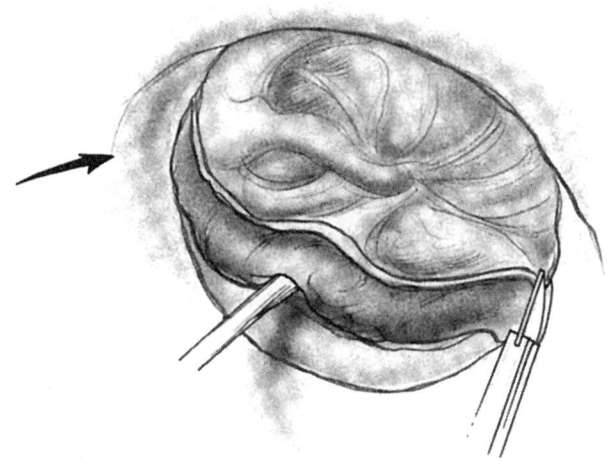

Figura 63.4

Técnica de elevação do retalho timpanomeatal. A pele é elevada até o sulco timpânico e a seguir o anel é elevado do sulco.

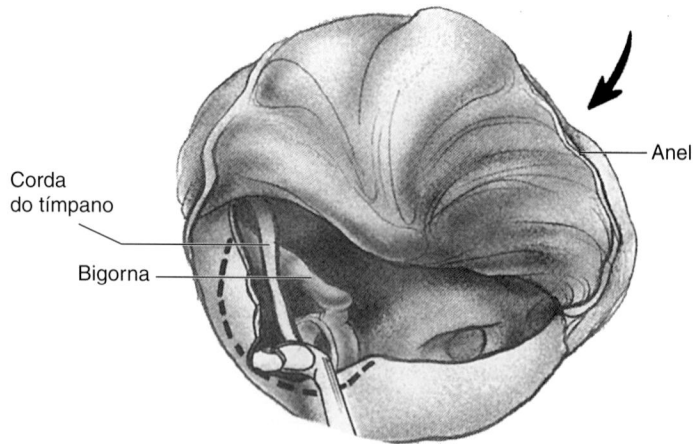

Figura 63.5
O retalho timpanomeatal é agora elevado. A linha tracejada indica a área de remoção de osso para a exposição da janela oval.

para baixo na direção do promontório. Alguns cirurgiões preferem criar um furo central na base antes de manipular o próprio estribo. Pode-se efetuar uma estapedectomia total, estapedectomia parcial ou estapedotomia, depende do cirurgião. Crurotomia anterior com estapedectomia parcial, conforme descrito por Hough em 1960, exige a remoção apenas da base e do ramo (pilar) anterior (15). Este procedimento é útil no paciente com fixação anterior isolada na *fissula ante fenestram*. A base do estribo é fraturada na sua porção média e apenas a metade anterior é removida. Um enxerto de tecido conjuntivo é a seguir colocado sobre a área exposta. A articulação IE não é perturbada. A articulação IE não é dividida, o que torna esta técnica um benefício potencial para pacientes que trabalham em um ambiente ruidoso.

Uma vez que na maioria dos pacientes é encontrada fixação estapedial mais extensa, é necessária uma estapedectomia/estapedotomia. Ambas exigem divisão do tendão estapedial com um *laser* ou um instrumento cortante (p. ex., bisturi-foice ou tesoura otológi-

ca) e a colocação de um furo central na base antes da separação da articulação IS (Fig. 63.6). A superestrutura do estribo é fraturada e extraída (Fig. 63.7). A base inteira é a seguir removida em pedaços usando pequenos ganchos em ângulo reto de variados tamanhos (Fig. 63.8). Toma-se cuidado para evitar lesar a orelha interna agora que o vestíbulo foi exposto. Perilinfa pode ser aspirada em uma área afastada do vestíbulo. Entretanto, deve-se evitar aspirar no vestíbulo, pois um vestíbulo seco gera risco de surdez pós-operatória. A JO é vedada com um enxerto, e a prótese é colocada (Fig. 63.9). Os tipos de tecido mais comumente usados são enxerto de veia do dorso da mão, pericôndrio tragal e fáscia. Schmerber *et al.* (16) recentemente relataram que o uso de enxerto de veia (em oposição a pericôndrio) mostrou melhor fechamento pós-operatório da diferença aéreo-óssea e uma incidência mais baixa de PANS pós-operatória.

Alguns casos de OS têm formação de osso esclerótico exuberante que enche e oblitera a JO. OS obliterativa é encontrada menos comumente agora que anteri-

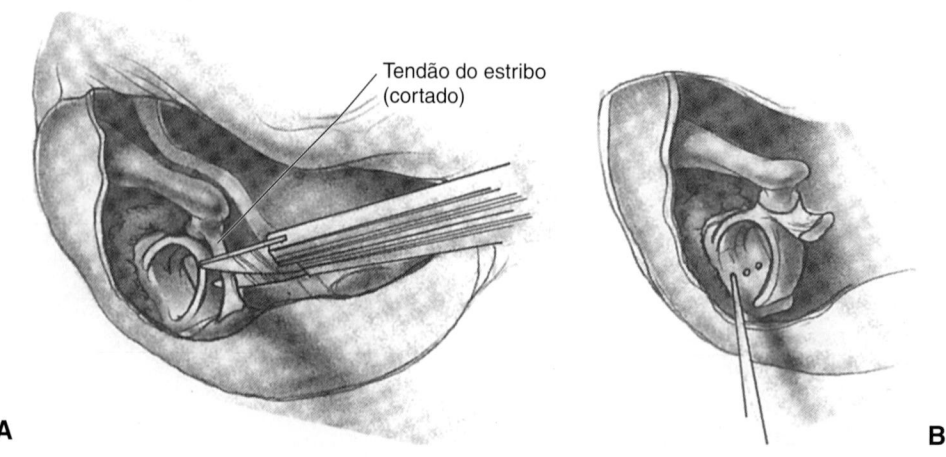

Figura 63.6
A: O retalho timpanomeatal é agora elevado e o osso removido. O tendão estapedial é lisado com microtesoura. **B:** Furos de controle são colocados na base do estribo.

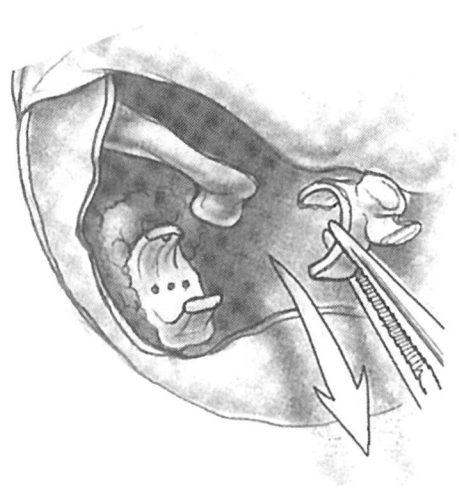

Figura 63.7
A superestrutura estapedial é removida depois de fraturar o ramo anterior e o posterior.

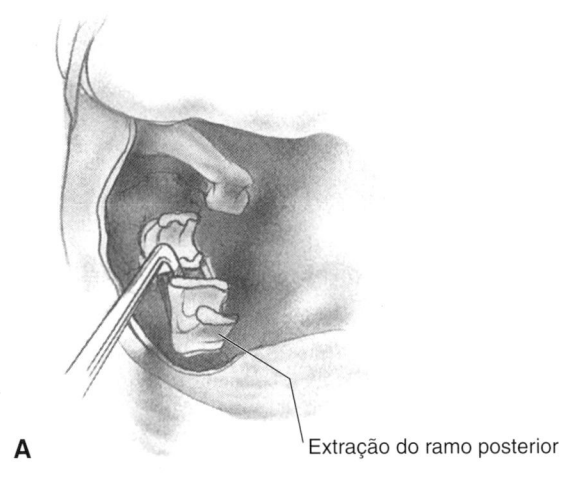

Figura 63.8
A: A metade posterior da base do estribo é removida com uma ponta afiada. **B:** A metade anterior da base estapedial é removida por um bisturi de articulação ou enxada de Hough.

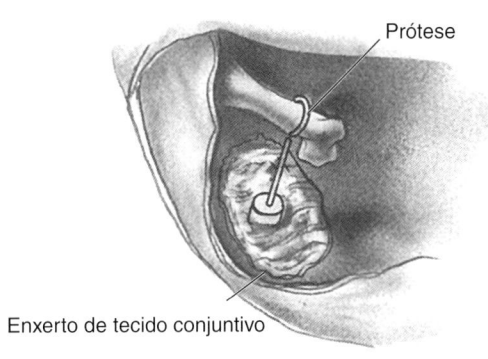

Figura 63.9
Prótese no lugar.

ormente. Quando presente em uma orelha, OS obliterativa está presente na orelha contralateral em 50% dos casos. OS obliterativa exige adelgaçamento da base espessada antes da criação de uma fenestração e da colocação da prótese. O adelgaçamento geralmente é realizado com uma pequena broca elétrica ou de mão, a qual também pode ser usada para executar a fenestração. A fenestra é geralmente de 0,8 a 1,0 mm de diâmetro. Uma prótese é a seguir colocada através da fenestra adentro do vestíbulo. O vestíbulo é vedado colocando-se tecido mole em volta da prótese. Entretanto, alguns cirurgiões usam apenas uma vedação de sangue com a conduta de estapedotomia. Ayache *et al.* (17) demonstraram uma taxa de sucesso de 62% (com fechamento da diferença aéreo-óssea a 10 dB ou menos) no procedimento de furar-tirar.

À medida que a experiência cresceu com o procedimento de furar-tirar para OS obliterativa, alguns otologistas começaram a usar a técnica da estapedotomia em todos os seus pacientes com OS. A técnica cirúrgica envolve a criação de uma fenestra na porção média do estribo usando uma broca, ponteiros ou *laser*. Perkins foi o primeiro a usar o *laser* no tratamento de OS (1980) (18). Desde a sua descrição original, diversos tipos de *lasers* foram usados: de argônio, potássio-titanil-fosfato (KTP), érbio-YAG e dióxido de carbono. Cada *laser* tem suas vantagens e desvantagens. Aqueles que usam um *laser* acreditam que é menos traumático para a base e para o vestíbulo, talvez diminuindo o risco de PANS pós-operatória. Tipicamente, no entanto, nenhuma diferença foi demonstrada entre diferentes tipos de *lasers* em termos de segurança e eficácia ou entre os *lasers* e o uso de broca ou microinstrumentos. Buchman *et al.* (19) confirmaram isto em um estudo relativamente recente; eles efetuaram uma revisão de pacientes submetidos a estapedotomia com *laser* de argônio ou *laser* de dióxido de carbono (aproximadamente 60 pacientes em cada grupo). Nenhuma diferença foi observada na incidência de complicações pós-operatórias, melhora da audição ou discriminação da fala. A experiência e a habilidade operatória do cirurgião são considerados os fatores mais importantes na determinação do sucesso e da incidência de complicações.

Depois que uma estapedotomia ou estapedectomia é efetuada, uma prótese de pistão é posicionada. Resultados de longa duração da estapedotomia foram comparados a uma estapedectomia total. Alguns relatos sugerem diminuição na surdez coclear pós-operatória e melhora no fechamento do *gap* aéreo-ósseo acima de 2.000 Hz com estapedotomia. Estapedotomia e estapedectomia parcial podem mostrar melhor audição pós-operatória em freqüências mais altas (4.000 Hz) que a estapedectomia total; entretanto, a estapedectomia total pode mostrar melhores ganhos em freqüências mais baixas (250 Hz e 500 Hz) (1).

Numerosas próteses de estribo foram desenvolvidas desde que John Shea popularizou o procedimento de estapedectomia. As primeiras próteses com uma extremidade afiada ou biselada revelaram causar um número proibitivo de fístulas pós-operatórias. Os desenhos que se comprovaram mais efetivos incluem um enxerto de JO de tecido conjuntivo e prótese de pistão. Tecido pode ser obtido do pericôndrio tragal, enxerto de veia do dorso da mão ou fáscia temporal. O enxerto é combinado com uma variedade de desenhos protéticos, como uma prótese de pistão de fio metálico e Teflon ou uma em alça de balde tipo Robinson, que tem uma alça de fio metálico que é colocada sobre o processo lenticular da bigorna. Se o procedimento de estapedotomia for efetuado, a prótese é posicionada e o tecido conjuntivo é colocado em torno da prótese para vedar o vestíbulo (Fig. 63.9). Uma adição recente à variedade disponível de próteses de estribo é uma prótese autopregueável termoativada (a prótese SMart: Gyrus, London, UK).

Depois de finalizado o procedimento desejado, o retalho da MT é devolvido à sua posição anatômica normal. No CAE, pode ser feita uma variedade de curativos (p. ex., tamponado com esponja de gelatina, pomada antibiótica), dependendo da preferência do cirurgião. O uso de antibióticos durante a cirurgia é comum, apesar da falta de evidência estatística dos seus benefícios. Esteróides também podem ser usados para reduzir a incidência de náusea e vômito induzidos pela anestesia.

No período pós-operatório imediato, o paciente é solicitado a evitar levantar pesos e "fazer força" durante cerca de 1 mês. Assoar o nariz deve ser desaconselhado. O paciente também deve tossir ou espirrar com a boca aberta, para reduzir o risco de pressão aumentada na orelha média e desvio da MT. O paciente é mantido sob precauções de orelha seca até que a cura da MT esteja completada. Em alguns pacientes, melhora imediata da audição é observada. Outros pacientes relatam uma melhora mais lenta da audição com sintomas vestibulares associados, provavelmente devidos a labirintite serosa. Perturbações do equilíbrio geralmente se resolvem dentro de 1 a 2 dias mas ocasionalmente demoram algumas semanas. Um audiograma pós-operatório é obtido 3 meses depois da cirurgia, permitindo tempo suficiente para a reabsorção de líquido e sangue da orelha média. Os resultados da audição pós-operatória revelam fechamento da diferença aéreo-óssea para dentro de 10 dB do nível pré-operatório de condução óssea em 90% dos pacientes.

Cerca de 10% dos pacientes experimentam piora da audição ou ausência de melhora. Cerca de 2% dos pacientes sofrem PANS persistente e profunda. Evidência recente sugeriu uma PANS de altas freqüências progressiva em alguns pacientes pós-estapedectomia. Não está claro se isto é devido à OS coclear ou efeitos pós-cirúrgicos de longa duração.

O otorrinolaringologista deve estar consciente de fatores os quais possam complicar a cirurgia do estribo. Variações anatômicas da orelha média às vezes alteram o procedimento cirúrgico. Ocasionalmente, encontra-se um bulbo jugular alto ou deiscente. Se ele for lesado, a orelha média deve ser tamponada para sustar o sangramento antes de continuar a cirurgia. Sangramento continuado ou persistente pode exigir o término do procedimento. Deve-se ter certeza de que o sangramento é devido a um bulbo jugular e não uma artéria carótida interna aberrante. Uma artéria estapedial persistente que corre no forame obturador do estribo pode ser um fator complicador devido ao seu potencial de sangramento. Esta artéria é o remanescente embriológico do segundo arco branquial. Para ganhar acesso à base do estribo, o vaso deve ser dividido ou o procedimento terá que ser abortado. Sangue que entra no vestíbulo aumenta o risco de PANS pós-operatória (1).

Inspeção cuidadosa e completa da orelha média deve ser realizada em cada timpanotomia exploradora. Outras causas de PAC, como fixação da cabeça do martelo, podem ser associadas à OS. Fixação da cabeça do martelo pode ser congênita ou causada por imobilidade da cadeia ossicular, permitindo ancilose à parede do ático. Mobilização do martelo pode ser realizada aplicando-se uma tenaz de martelo no colo do martelo, mas apenas depois que a articulação IE tenha sido secionada. Infelizmente, a mobilização muitas vezes é seguida por refixação. Além disso, não lidará com a fixação da cadeia lateral; o martelo e a bigorna ainda podem necessitar ser liberados.

Um nervo facial deiscente e anormalmente baixo pode às vezes obscurecer a JO. Se a remoção da base e a colocação da prótese puderem ser realizadas com segurança, a cirurgia deve continuar. Se o cirurgião considerar que o nervo corre perigo, o procedimento deve ser abortado.

Uma surgência profusa de perilinfa (*i. e.*, fístula liquórica) pode ser encontrada. Este achado é considerado devido a um aqueduto coclear patente e é visto mais freqüentemente no lado esquerdo que no direito. É mais comum na fixação congênita da base do estribo. Remoção completa da base do estribo na presença de uma surgência aumenta o risco de surdez coclear pós-operatória. A fenestração (furo controle) colocada antes da remoção da base deve permitir a identificação precoce deste problema. Estapedotomia, ou remoção cuidadosa e controlada da base do estribo com uma vedação de tecido conjuntivo, pode a seguir ser realizada. Às vezes, um dreno lombar pode ser necessário para descomprimir o espaço subaracnóideo para permitir a aderência do enxerto à JO (1).

Fratura do processo longo da bigorna pode ocorrer durante estapedectomia. Ela pode-se seguir à separação da articulação IE, à colocação da prótese ou à curetagem do escudo. Comumente, a prótese pode ser colocada sobre a bigorna restante, mas uma prótese do martelo à JO pode ser necessária. Alguns autores recomendam estadiar o procedimento e voltar em época subseqüente para permitir à bigorna consolidar e ser usada no futuro, porque uma prótese do martelo à JO é mais difícil de colocar e tipicamente tem piores resultados pós-operatórios (1).

É difícil remover uma base estapedial não fixada (flutuante) depois que os ramos foram fraturados. Tentativas de manipular a base podem empurrá-la para baixo para dentro do vestíbulo. Este é um caso em que o *laser* pode ser usado para remover ou extirpar atraumaticamente a base. Além disso, uma das finalidades do furo de controle feito antes de fraturar os ramos é fornecer acesso à base, se ela acidentalmente ficar mobilizada. Pequenos ganchos ou agulhas de ângulo reto podem ser passados através do furo para levantar a base do estribo para fora do vestíbulo. Uma estratégia alternativa para lidar com uma base flutuante é perfurar um sulco raso na parte inferior do nicho da JO. Um gancho pequeno pode então ser passado junto da base para removê-la. Se toda ou parte da base estiver significativamente deprimida para dentro do vestíbulo, é melhor deixá-la ali. Tentativas de removê-la podem resultar em PANS importante. Um enxerto de tecido conjuntivo e prótese podem ser colocados laterais à base deprimida. Neste contexto, desequilíbrio pós-operatório pode ser esperado mas geralmente é autolimitado (1).

O uso de um anestésico local como lidocaína pode causar vertigem intra-operatória ou pós-operatória. Estimulação do canal lateral por líquidos de irrigação pode causar vertigem, do mesmo modo que a irritação química do labirinto pela anestésico local. Palpação da base do estribo pode diretamente causar vertigem pela estimulação mecânica do vestíbulo subjacente. Uma prótese exageradamente longa pode estimular o sáculo (1).

Lacerações da MT devem ser evitadas. Se uma pequena laceração ocorrer, ela pode ser reparada com um pedaço que sobrou do material de enxerto na JO. Perfurações pós-operatórias persistentes devem ser reparadas dentro de 4 a 6 semanas depois da cirurgia para prevenir quaisquer problemas com contaminação transcanal da orelha média e uma subseqüente otite média e PANS (1).

A causa mais comum de falha da estapedectomia tem sido desvio da prótese, com ou sem erosão da bigorna. Outras causas de falha são refixação da base do estribo, fístula perilinfática, recrescimento otosclerótico e lateralização da membrana da JO. Os pacientes necessitam ser informados que cirurgia de revisão geralmente não é tão bem-sucedida quanto a cirurgia primária. A possibilidade de surdez coclear pós-operatória é também mais comum com a cirurgia de revisão. Pacientes que parecem alcançar melhores resultados em procedimentos de revisão são aqueles que experimentaram uma melhora inicial na audição seguida por uma piora gradual na diferença aéreo-óssea ao longo de um período de vários meses a um ano (1) (Tabela 63.3).

COMPLICAÇÕES/ARMADILHAS

Complicações após cirurgia do estribo podem ocorrer imediatamente ou meses a anos mais tarde. Vertigem ou tontura imediatamente depois da cirurgia é geralmente devida à perda de perilinfa, trauma cirúrgico ou labirintite serosa. Este sintoma geralmente regride dentro de alguns dias. Se a tontura não melhorar dentro da primeira semana pós-operatória, o uso de corticosteróides pode trazer algum benefício. Vertigem persistente pode ser devida a um fragmento afundado de base do estribo, prótese longa, fístula da JO ou granuloma de reparação. Vertigem posicional paroxística também pode ser observada durante a evolução pós-operatória devida à lesão cirúrgica do utrículo. Isto geralmente é autolimitado e resolve-se dentro de vários meses (1).

Otite média aguda é uma rara complicação pós-operatória; se ocorrer, impõe uma séria ameaça à audição na orelha operada. A recém-criada partição da JO permite que uma infecção da orelha média rapidamente comprometa o labirinto (labirintite supurativa) e potencialmente cause meningite. Historicamente, uma prótese biselada sobre uma esponja de gelatina

TABELA 63.3
INDICADORES CLÍNICOS PARA ESTAPEDECTOMIA

Estratégia
Indicadores (um dos seguintes)
  Perda auditiva de condução sem outra fonte de anormalidade da condução (p. ex., MT perfurada, otite média serosa)
Testes laboratoriais (necessários)
  Audiograma com diferença aéreo-óssea, limiar de recepção de fala e escores de discriminação
Outros testes (conforme indicado)
  Audiometria de impedância
Tipo de anestesia (conforme indicado)
Localização do serviço (conforme indicado)

Processo
Critérios de alta
  Recuperação da anestesia
  Ausência de vertigem importante
  Capacidade de deambular sem auxílio
  Ausência de sinais de infecção
  Ausência de drenagem importante da orelha

Resultados

Acompanhamento
  Melhora na audição
  Cura da membrana timpânica

MT, membrana timpânica.
A American Academy of Otolaryngology-Head and Neck Surgery e a American Society for Head and Neck Surgery publicaram indicadores clínicos para os procedimentos cirúrgicos. Estes indicadores clínicos são declarações educacionais e foram minutados para ajudar os cirurgiões na sua prática e para promover discussão. Estes indicadores não constituem diretrizes

pareceu aumentar o risco de labirintite supurativa. Antibioticoterapia sistêmica intensiva para otite média é começada imediatamente; se diagnosticada precocemente, a condição pode melhorar sem seqüelas importantes (1).

Um granuloma de reparação ocorre após aproximadamente 1% das estapedectomias. Ele comumente se torna manifesto dentro de 7 a 15 dias depois da cirurgia, mas pode ocorrer tão tardiamente quanto 6 semanas pós-operatoriamente. A marca característica do granuloma de reparação é PANS progressiva, depois de uma melhora mais inicial da audição pós-operatória. O granuloma também pode ser associado a vertigem, plenitude aural ou zumbido. A MT parece espessada e a face posterior é eritematosa. O audiograma revela uma PAM que freqüentemente é mais grave nas freqüências altas. O escore de discriminação é significativamente mais baixo que o esperado a partir do grau de perda auditiva. Se esta complicação for suspeitada, antibióticos e corticosteróides podem ser dados. Se os sintomas ou a perda auditiva continuarem, a exploração cirúrgica está indicada. Uma TC pode ser útil no diagnóstico deste processo e para avaliar a condição da prótese/vestíbulo. Os achados na cirurgia incluem uma quantidade importante de tecido de granulação em torno da JO. Histologicamente, encontra-se evidência de inflamação aguda e crônica. O tratamento envolve a remoção da vedação da JO e da prótese com substituição usando um material diferente. No passado, esta reação foi achada devida ao uso de esponja de gelatina como vedante da JO ou à presença de pó nas luvas cirúrgicas. O resultado global deste processo potencialmente devastador é relacionado com diagnóstico e tratamento precoces (1).

Fístulas perilinfáticas podem ocorrer no período pós-operatório inicial ou podem ser vistas muitos anos mais tarde. As queixas iniciais incluem perda auditiva flutuante ou progressiva associada a zumbido ou vertigem. Uma história de mudança barométrica súbita ou trauma também pode ser relatada mas não é necessariamente diagnóstica. Teste para fístula por otoscopia pneumática pode ser útil. Avaliação audiométrica geralmente revela a PANS prevista, embora raramente fístulas ocorram sem perda auditiva. O fator mais importante no diagnóstico é um alto índice clínico de suspeição. Se uma fístula for considerada presente, medidas conservadoras podem ser apropriadas (particularmente no período pós-operatório imediato, porque a exploração cirúrgica é difícil exceto para o mais experiente cirurgião otológico). Estas medidas conservadoras podem incluir o uso de acetazolamida e o repouso no leito por 5 dias. Se os sintomas continuarem, está indicada a cirurgia exploradora com enxerto na JO. Os achados na cirurgia podem incluir uma prótese desviada com ou sem uma fístula óbvia. As expectativas pós-operatórias incluem estabilização da PANS e resolução da tontura (1).

PAC persistente ou progressiva pode seguir-se à estapedectomia. Afrouxamento ou desvio da prótese, reabsorção do processo longo da bigorna, aderências em torno da prótese e lesões adicionais de OS podem produzir PAC pós-operatória. Perda auditiva importante pode justificar exploração cirúrgica. Deve ser lembrado que a remoção da prótese se associa a uma incidência mais alta de PANS e a uma taxa pior de fechamento da diferença aéreo-óssea (1).

PONTOS IMPORTANTES
- Otosclerose é uma doença primária da cápsula ótica que causa perda auditiva condutiva progressiva, perda auditiva neurossensorial ou perda auditiva mista.
- A doença está presente histologicamente em 8% a 10% da população caucasiana, mas apenas 12% dos pacientes com alterações histológicas realmente se apresentam com sintomas clínicos.

- Histologicamente, a doença começa com reabsorção óssea em torno dos canais vasculares e então evolui sob a forma de osso denso, esclerótico.
- Os pacientes que sofrem de otosclerose apresentam-se tipicamente com uma perda auditiva lentamente progressiva ao longo de um período de anos.
- O aspecto físico da membrana timpânica é tipicamente normal.
- O audiograma permanece sendo a chave para o diagnóstico, revelando perda auditiva condutiva ou perda auditiva mista na maioria dos casos.
- Terapia cirúrgica permanece sendo a pedra angular do tratamento da perda auditiva condutiva por otosclerose; entretanto, este é um procedimento eletivo. Os pacientes devem receber o oferecimento da alternativa da amplificação. Tratamento clínico pode ser administrado a todos os pacientes.
- Os resultados pós-operatórios da audição revelam fechamento do grupo aéreo-ósseo para dentro de 10 dB do nível de condução aéreo-óssea pré-operatório em 90% dos pacientes.
- A possibilidade de surdez coclear pós-operatória é muito mais alta com cirurgia de revisão, quando comparada com estapedectomias primárias.

REFERÊNCIAS

1. Roland PS, Meyerhoff WL. Otosclerosis. In: Bailey BI, ed. Otolaryngology-head and neck surgery, 3rd ed. Philadelphia: Lippincott Williams & Wilkins, 2001:1829-1841.
2. Lopez-Gonzalez MA, Delgado E Oral vaccine in otosclerosis. *Med Hypotheses* 2000;54:216-220.
3. Shambaugh G. Clinical diagnosis of cochlear (labyrinthine) otosclerosis. *Laryngoscope* 1965;75:1558-1562.
4. Mikulec AA, McKenna MJ, Ramsey MJ, *et al*. Superior semicircular canal dehiscence presenting as conductive hearing loss without vertigo. *Otol Neurotol* 2004;25:121-129.
5. Morrison A, Bundey S. The inheritance of otosclerosis. *J Laryngol Otol* 1970;84:921-932.
6. Clayton AE, Mikulec AA, Mikulec KH, *et al*. Association between osteoporosis and otosclerosis in women. *J Laryngol Otol* 2004;118:617-621.
7. De la Cruz A, Angeli S, Slattery W. Stapedectomy in children. *Otolaryngol Head Neck Surg* 1999;120:487-492.
8. McLarnon CM, Davison T, Johnson IJ. Bone-anchored hearing aid: comparison of benefit by patient subgroups. *Laryngoscope* 2004;114:942-944.
9. Rotteveel LJ, Proops DW, Ramsden RT, *et al*. Cochlear implantation in 53 patients with otosclerosis. *Otol Neurotol* 2004;25:943-952.
10. Rosen S. Mobilization of the stapes to restore hearing in otosclerosis. *NY J Med* 1953;53:2650-2653.
11. Shea JJ. Fenestration of the oval window. *Ann Otol Rhinol Laryngol* 1958;67:932-951.
12. Meyer TA, Lambert PR. Primary and revision stapedectomy in elderly patients. *Curr Opin Otolaryngol Head Neck Surg* 2004;12:387-392.
13. Sparano A, Leonetti JP, Marzo S, *et al*. Effects of stapedectomy on tinnitus in patients with otosclerosis. *Int Tinnitus J* 2004;10(1):73-77.
14. Vrabec JT, Coker NJ. Stapes surgery in the United States. *Otol Neurotol* 2004;25:465-469.
15. Hough JV. Partial stapedectomy. *Ann Otol Rhinol Laryngol* 1960;69:571-596.
16. Schmerber S, Cuisnier O, Charachan R, *et al*. Vein versus tragal perichondrium in stapedotomy. *Otol Neurotol* 2004;25:694-698.
17. Ayache D, Sleiman J, Plovin-Gaudon I, et. al. Obliterative otosclerosis. *J Laryngol Otol* 1999;113:512-514.
18. Perkins RC. Laser stapedotomy for otosclerosis. *Laryngoscope* 1980;90:228-240.
19. Buchman CA, Fucci MJ, Robertson JB Jr, *et al*. Comparison of argon and COZ laser stapedotomy in primary otosclerosis surgery. *Am J Otolaryngol* 2000;21:227-230.
20. Poe DS. Laser-assisted endoscopic stapedectomy: a prospective study. *Laryngoscope* 2000;110[5 Pt 2 Suppl 95]:1-37.

CAPÍTULO 64

Paralisia Aguda do Nervo Facial

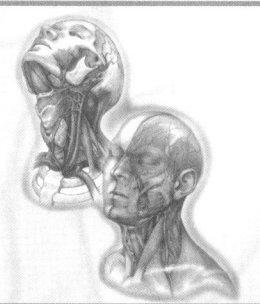

Jeffrey T. Vrabec ▪ Newton J. Coker

Paralisia facial aguda é um problema diagnóstico comum encontrado pelo otorrinolaringologista, mas sua apresentação muitas vezes provoca consternação por parte do médico. Esta reação se origina do nosso conhecimento limitado da patologia do nervo facial, das deficiências dos atualmente populares testes eletrofisiológicos, para definir uma lesão do nervo, e da controvérsia que gira em torno do tratamento da paralisia facial. Este capítulo apresenta opiniões contemporâneas sobre o tratamento da paralisia facial aguda.

ANATOMIA E FISIOLOGIA DO NERVO FACIAL

O sétimo nervo craniano é um complexo nervo motor/sensitivo que consiste em fibras aferentes viscerais especiais, eferentes viscerais gerais e eferentes viscerais especiais (Fig. 64.1) (1). As fibras aferentes viscerais especiais transmitem o sentido do paladar a partir dos receptores sensitivos nos dois terços anteriores da língua e projetam-se pelos nervos lingual e corda do tímpano para o gânglio geniculado e dali, pelo nervo intermédio, para o trato solitário.

As fibras aferentes viscerais gerais constituem um sistema parassimpático com três subconjuntos de fibras pós-sinápticas. As fibras pré-ganglionares originam-se no núcleo salivatório superior. Um subconjunto de fibras sai do hiato facial dentro do nervo petroso superficial maior para fazer sinapse no gânglio esfenopalatino. Fibras pós-sinápticas então inervam as glândulas lacrimais e palatinas. Outro subconjunto de fibras pré-ganglionares dentro do nervo petroso menor faz sinapse no gânglio ótico; as fibras pós-sinápticas fornecem suprimento secretório, em parte, à glândula parótida. O terceiro subconjunto deste sistema parassimpático sai do osso temporal ao longo do nervo corda do tímpano e passa ao longo do nervo lingual para fazer sinapse no gânglio submandibular. As fibras pós-sinápticas então fornecem o suprimento secretório às glândulas submandibular e sublingual.

As fibras eferentes viscerais especiais originam-se dentro do núcleo motor facial e passam através do osso temporal, exceto as fibras para o músculo estapédio, para sair no forame estilomastóideo e inervar os músculos auriculares, ventre posterior do digástrico, estilo-hióideo e platisma e a musculatura facial superficial.

Evidências de que as fibras aferentes sensitivas provêm sensibilidade do canal auditivo externo e propriocepção da face é contraditória. Estas fibras são consideradas responsáveis pela otalgia experimentada na paralisia de Bell e pela erupção vesicular na infecção pelo herpes-zóster.

O segmento intracraniano do nervo facial e o nervo intermédio saem do tronco cerebral em um recesso adjacente à ponte, cruzam o ângulo cerebelopontino mediais ao nervo vestibuloacústico e entram no canal auditivo interno. O segmento meatal do nervo facial e o nervo intermédio ocupam o quadrante ântero-superior dentro do canal e entram no canal de Falópio no forame meatal superiormente à crista transversa e anteriormente à crista vertical (barra de Bill). O segmento labiríntico do nervo corre 2 a 4 mm dentro da parte mais estreita do canal de Falópio até o gânglio geniculado, onde o nervo faz uma volta aguda de 40° a 80° (joelho externo ou primeiro joelho) para entrar na orelha média. Correndo posteriormente e ligeiramente inferior e acima do processo cocleariforme e da janela oval, o segmento timpânico (11 mm) curva-se para a segunda volta (piramidal) inferior ao canal semicircular horizontal. Esta volta tem um ângulo mais obtuso de 110° a 120°. O segmento mastóideo então desce 13 mm verticalmente até o forame estilomastóideo. Há vários ramos do nervo no seu trajeto intratemporal. No gânglio geniculado, o nervo petroso superficial maior corre anterior e medialmente. O ramo para o músculo estapédio origina-se do segmento mastóideo proximal, enquanto o corda do tímpano sai do segmento mastóideo distal. O nervo para o digástrico é o

ANATOMIA CIRÚRGICA

O conhecimento da anatomia intratemporal do nervo facial e dos marcos associados é crítico para a cirurgia otológica segura. A via de acesso a diferentes segmentos do nervo varia se for necessário preservar as estruturas das orelhas média e interna. Quando a audição é boa, os segmentos meatal e labiríntico do nervo são acessados pela fossa média do crânio (Fig. 64.2). Isto permite acesso ao canal auditivo interno e/ou gânglio geniculado. Os marcos anatômicos importantes incluem a eminência arqueada, plano meatal, hiato facial e nervo petroso superficial maior. A localização do canal interno e do segmento meatal é aproximada pela bisseção do ângulo formado entre o plano do canal semicir-

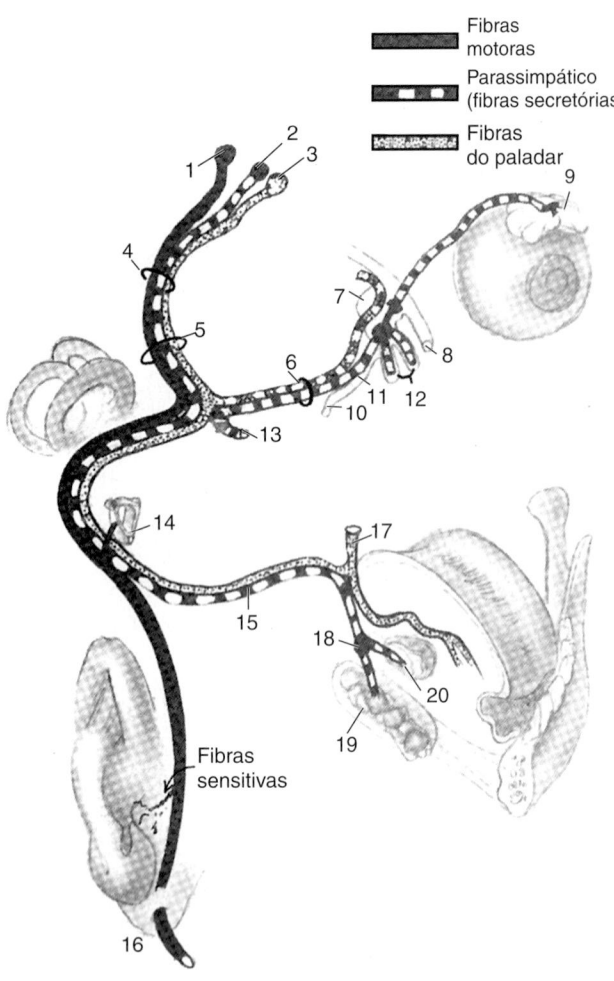

Figura 64.1
Tratos eferentes e aferentes do nervo craniano VII. A projeção das fibras sensitivas a partir do canal auditivo externo está indeterminada. *1*, núcleo do nervo facial; *2*, núcleo salivatório superior; *3*, trato solitário; *4*, poro acústico interno; *5*, forame meatal; *6*, nervo petroso maior; *7*, gânglio esfenopalatino; *8*, nervo maxilar; *9*, glândula lacrimal; *10*, nervo petroso profundo; *11*, nervo vidiano; *12*, inervação de glândulas do nariz e palato; *13*, anastomose com o nervo petroso menor; *14*, nervo do estapédio; *15*, corda do tímpano; *16*, forame estilomastóideo; *17*, nervo lingual; *18*, gânglio submandibular; *19*, glândula submandibular; *20*, glândula sublingual. (Modificado de Miehlke A. *Surgery of the facial nerve*, 2nd ed. Baltimore: Urban & Schwarzenburg, 1973:19, com permissão.)

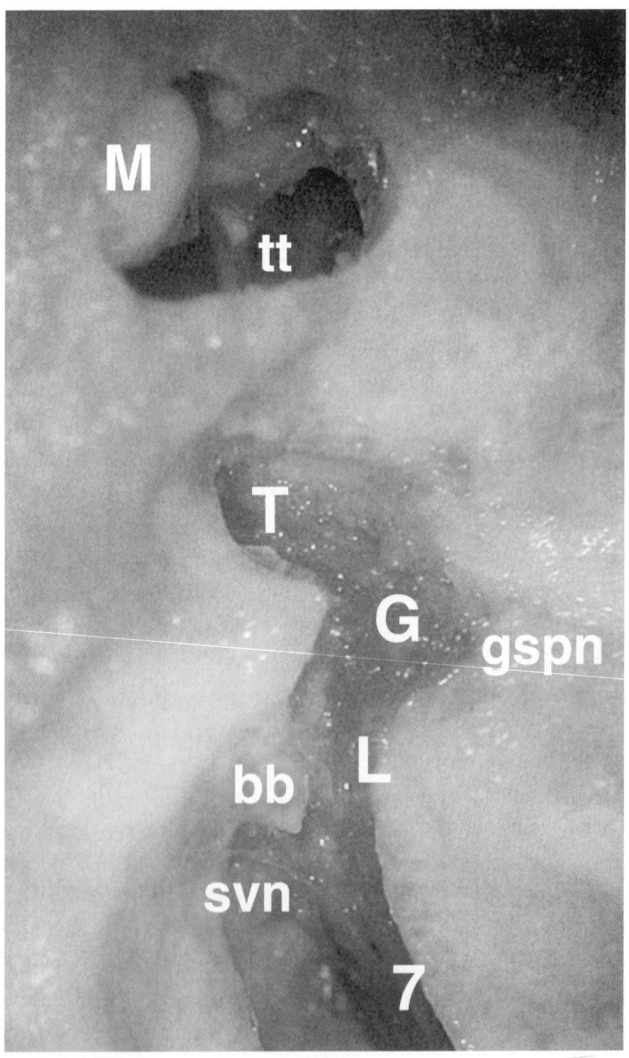

Figura 64.2
Anatomia cirúrgica do nervo facial na fossa média do crânio. 7, nervo facial no canal auditivo interno; L, segmento labiríntico; G, gânglio geniculado; T, segmento timpânico; M, martelo; tt, tensor do tímpano; bb, barra de Bill; svn, nervo vestibular superior.

primeiro ramo distal ao forame estilomastóideo. As fibras eferentes viscerais especiais que constituem o segmento extracraniano entram na glândula parótida posterior e sofrem ramificação secundária e terciária. Estas fibras, finalmente, inervam as cinco regiões da musculatura da mímica facial: temporal, zigomática, bucal, mandibular e cervical. Os ramos periféricos do nervo são os mais variáveis em localização.

cular superior (eminência arqueada) e o nervo petroso superficial maior. O nervo ocupa o quadrante anterior do canal auditivo interno.

Os marcos anatômicos importantes para a identificação do segmento timpânico na orelha média são o processo cocleariforme e a janela oval. O nervo está localizado superior a estas estruturas e inferior ao canal semicircular horizontal. O segmento mastóideo superior jaz posterior e medial à corda do tímpano e medial ao trato de células aéreas do recesso facial. O músculo estapédio e o canal semicircular posterior são mediais ao nervo facial. O segmento mastóideo inferior fica no mesmo nível que a crista digástrica (Fig. 64.3), lateral ao trato de células aéreas retrofaciais. O segmento mastóideo do nervo pode ser identificado removendo-se o osso da face posterior do canal auditivo externo, desse modo expondo o nervo na sua face lateral. O cirurgião deve prever o nervo ao longo de uma linha traçada entre o canal semicircular horizontal e a crista digástrica.

Quando a preservação da audição não está em questão, o trajeto intratemporal inteiro do nervo pode ser exposto pela via de acesso translabiríntica. O segmento mastóideo é definido conforme discutido anteriormente. A remoção do labirinto permite a esqueletização do segmento timpânico ao longo da sua face superior. O segmento labiríntico está localizado imediatamente anterior e superior à ampola do canal superior. O canal auditivo interno é identificado medial ao vestíbulo. Na extremidade lateral do canal, o nervo facial é separado do nervo vestibular superior pela crista vertical (barra de Bill).

Anomalias do Nervo Facial

Anomalias do nervo facial são raras, mas sua existência traz cautela mesmo ao mais experiente cirurgião otológico. A "anomalia" mais comum é uma deiscência no canal facial, a qual expõe o nervo à lesão durante uma cirurgia do osso temporal. A localização mais comum é no segmento timpânico sobre a janela oval, seguida pelo gânglio geniculado e pelo segmento mastóideo adjacente às células aéreas retrofaciais (2). O trajeto intratemporal do nervo geralmente é constante, mas variações ocorrem. Desvios no segmento labiríntico são extremamente incomuns; usualmente o achado nesta área é uma diferença na angulação do nervo entre o forame meatal e o gânglio geniculado, que se relaciona com a profundidade do canal auditivo interno abaixo do assoalho da fossa média. No segmento timpânico, o nervo pode-se prolapsar contra o arco do estribo, bifurcar-se em torno do estribo ou correr abaixo da janela oval. Abaixo do canal semicircular horizontal, o nervo pode curvar-se mais agudamente, tornando a volta proeminente mais suscetível à lesão durante uma antrotomia. No segmento mastóideo, bifurcações e trifurcações são extraordinariamente raras, mas, quando existe duplicação, os nervos ocupam canais ósseos separados e saem por forames individuais. Anomalias do canal de Falópio são suspeitadas em atresia congênita da orelha média e anomalias da cápsula ótica. Tomografia computadorizada (TC) de alta resolução com cortes finos do canal facial é recomendada para fornecer tanta informação pré-operatória quanto possível a respeito do trajeto do nervo facial.

Organização Topográfica do Nervo Facial

Orientação espacial das fibras eferentes e aferentes intracranianas ou intratemporais é improvável, com base em estudos em animais por Thomander et al. (3) e Gacek e Rapour (4). Durante anos, investigadores clínicos propuseram locais de identificação da lesão dentro do osso temporal de acordo com o grau de fraqueza muscular em diferentes regiões da face ou a disfunção das fibras não-motoras. Presumia-se que o nervo tivesse orientação espacial dos axônios motores equivalente à organização no núcleo motor facial e no córtex cerebral. Esta ausência de organização intratemporal torna impraticável a reparação interfascicular do nervo proximal ao forame estilomastóideo. Sincinesia é inevitável com qualquer procedimento de reanastomose ou enxerto nervoso.

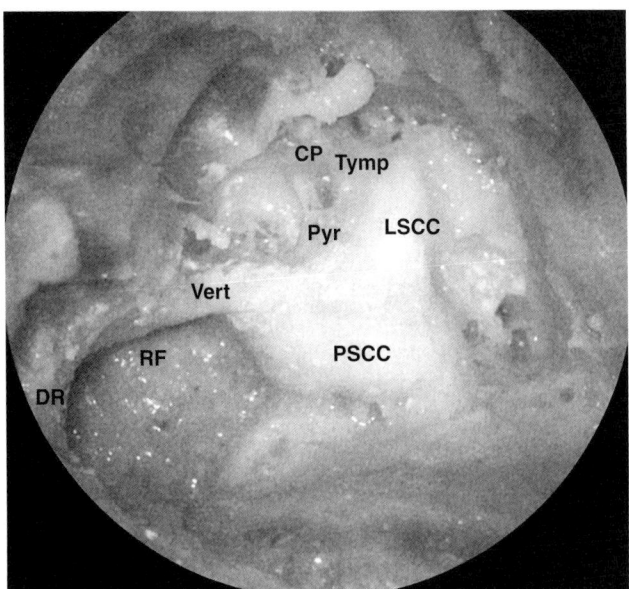

Figura 64.3

Marcos cirúrgicos do nervo facial na orelha média e na mastóide. LSCC, canal semicircular lateral; PSCC, canal semicircular posterior; DR, crista digástrica; RF, células aéreas retrofaciais; Vert, segmento vertical proximal ao forame estilomastóideo; Tymp, segmento timpânico; CP, processo cocleariforme; Pyr, eminência piramidal.

Suprimento Arterial ao Nervo Facial

Ambos os sistemas arteriais carotídeo e vertebrobasilar vascularizam o nervo facial intratemporal (5). A artéria labiríntica, um ramo da artéria cerebelar inferior anterior, fornece o suprimento sanguíneo ao nervo dentro do canal auditivo interno. A artéria petrosa, um ramo da meníngea média, supre o nervo na região perigeniculada e anastomosa-se com a artéria estilomastóidea, que alimenta os segmentos mastóideo e timpânico. O nervo facial intratemporal tem uma rica rede anastomótica extrínseca para prevenir isquemia, exceto no segmento labiríntico na junção entre os sistemas carotídeo e vertebrobasilar.

AVALIAÇÃO

História

Uma história cuidadosa estreita a abrangência do diagnóstico diferencial e reduz o número de estudos de laboratório necessários para estabelecer a causa. Primeiro, o início da paralisia é definido como súbita, retardada ou gradual. Súbita refere-se à deterioração aguda da função facial ao longo de alguns dias, com ou sem um evento antecedente. Retardada refere-se à deterioração aguda em estreita relação temporal com um evento antecedente, embora a função facial seja normal imediatamente após o evento. Gradual refere-se à perda progressiva ao longo de um período de semanas ou mais. Estas definições pressupõem função normal antes do início. Quando a deterioração rápida ocorre em um nervo que exibe função anormal, o início é considerado gradual ou progressivo a não ser que tenha havido um período prolongado de função facial estável. Uma recuperação de função seguida por um longo período de função estável é um requisito para designar a paralisia como recorrente.

Em seguida, o grau de paralisia é designado como completo ou incompleto. Isto freqüentemente tem grande importância prognóstica. Paralisia incompleta ou paresia é geralmente associada a bom prognóstico quanto à recuperação, a não ser que uma neoplasia seja diagnosticada. Paralisia completa tipicamente acarreta um prognóstico reservado quanto ao retorno de movimento facial normal, especialmente quando acompanhada por evidência elétrica de degeneração completa.

Sintomas associados fornecem indícios diagnósticos adicionais. Anestesia na face média e inferior, otalgia, hiperacusia, lacrimação diminuída e uma alteração no paladar são comuns na paralisia de Bell e na síndrome de Ramsay Hunt. Dor auricular intensa e uma erupção vesicular são as marcas do *herpes-zóster oticus*. Perda auditiva neurossensorial e vertigem são sintomas de doença avançada comprometendo o labirinto, o canal auditivo interno ou o tronco cerebral.

Paralisia facial recorrente também pode indicar um tumor, embora alguma disfunção persistente seja provável entre os episódios de piora da função. As causas mais comuns de paralisia recorrente incluem a paralisia de Bell e a síndrome de Melkersson-Rosenthal. Cerca de 7% dos pacientes com paralisia de Bell desenvolvem paralisia recorrente, com metade das recorrências no lado ipsolateral (6). A síndrome de Melkersson-Rosenthal é freqüentemente familial, e o primeiro episódio de paralisia facial comumente ocorre antes dos 20 anos (7). Os achados associados incluem edema facial, particularmente do lábio superior; língua fissurada; e enxaqueca.

Qualquer história completa abrange outras condições médicas que possam ser incriminadas no diagnóstico diferencial da paralisia: câncer; sarcoidose; doenças auto-imunes; e cirurgias prévias na fossa posterior, osso temporal ou parótida.

Exame Físico

O exame físico inclui uma avaliação completa de cabeça e pescoço com exame microscópico da orelha, uma avaliação completa do trato aerodigestivo superior e uma avaliação dos nervos cranianos (do III ao XII) (Tabela 64.1). Achados físicos óbvios confirmam muitos diagnósticos infecciosos, neoplásicos e traumáticos. Otorréia, efusão purulenta da orelha média ou colesteatoma óbvio indicam uma etiologia infecciosa. Fraqueza lentamente progressiva, lesão de massa no osso temporal ou na parótida ou fraqueza segmentar (alguns ramos paralisados enquanto outros estão poupados) sugerem neoplasia. Contusão ou laceração sobre a distribuição do nervo extracraniano, sinal de Battle (equimose mastóidea) ou hemotímpano constituem evidência de trauma. Múltiplos déficits de nervos cranianos tipicamente indicam uma infecção intracraniana avançada ou da base do crânio, neoplasia extensa comprometendo o osso temporal ou uma doença neurológica, como síndrome de Guillain-Barré.

O exame focaliza a função motora do nervo facial. Deve-se comparar a amplitude de movimento facial entre os lados afetado e não afetado. O paciente deve tentar uma ampla variedade de expressões faciais enquanto o examinador observa o movimento de cada um dos principais ramos do nervo. O paciente é solicitado a elevar os supercílios, fechar os olhos tão apertadamente quanto possível, franzir o nariz, rir largamente, franzir a boca ou fazer caretas. Um erro comum é atribuir o movimento na pálpebra superior devido ao músculo levantador da pálpebra superior (nervo craniano III) à função do nervo facial e representar erradamente o achado como uma paresia facial.

TABELA 64.1
AVALIAÇÃO DA PARALISIA FACIAL

História
 Início
 Duração
 Velocidade de progressão
 Recorrente ou familial
 Sintomas associados
 Doença clínica importante ou cirurgia prévia

Exame físico
 Avaliação completa da cabeça e pescoço
 Otoscopia microscópica
 Exame do trato aerodigestivo superior
 Avaliação dos nervos cranianos (III-XII)
 Palpação da glândula parótida e pescoço
 Avaliação neurológica
 Sinais cerebelares
 Motor
 Paralisia facial
 Completa vs. incompleta (paresia)
 Comprometimento segmentar vs. uniforme
 Unilateral vs. bilateral
 Teste de Schirmer

Estudos de laboratório
 Audiometria de tons puros e de fala
 Testes eletrofisiológicos
 Teste de excitabilidade nervosa (TEN)
 Teste de estimulação máxima (TEM)
 Eletroneurografia (ENoG)
 Eletromiografia (EMG)
 Estudos radiográficos
 Tomografia computadorizada
 Imagem de ressonância magnética

Outras considerações
 Hemograma completo e diferencial com velocidade de hemossedimentação
 Testes de anticorpos séricos
 Anticorpo antinuclear (AAN) sérico e fator reumatóide (FR) séricos
 Radiografia de tórax
 Punção lombar com exame do líquido cerebrospinal

TABELA 64.2
DIAGNÓSTICO DIFERENCIAL DAS PARALISIAS FACIAIS AGUDAS COMUNS

Infecção
 Paralisia de Bell (mononeurite de herpes *simplex*)
 Herpes-zóster oticus (síndrome de Ramsay Hunt)
 Otite média com efusão
 Otite média supurativa aguda
 Mastoidite coalescente
 Otite média crônica
 Otite externa maligna (osteomielite da base do crânio)
 Tuberculose
 Doença de Lyme[a]
 Síndrome de imunodeficiência adquirida
 Mononucleose infecciosa

Trauma
 Fratura do osso temporal[a]
 Tocotraumatismo
 Contusões/lacerações faciais
 Feridas penetrantes, face e osso temporal
 Lesão iatrogênica

Neoplasia
 Colesteatoma
 Glomo jugular ou timpânico
 Carcinoma (primário ou metastático)
 Neuroma facial
 Schwannoma de nervos cranianos inferiores
 Meningioma
 Leucemia
 Histiocitose
 Rabdomiossarcoma

Congênita
 Lesão de compressão
 Síndrome de Möbius
 Paralisia do lábio inferior

Idiopática
 Paralisia facial recorrente
 Síndrome de Melkersson-Rosenthal

Metabólica e sistêmica
 Sarcoidose[a]
 Síndrome de Guillain-Barré[a]
 Doenças auto-imunes

[a]Pode apresentar-se com paralisia bilateral.

As causas mais comuns de paralisia facial aguda estão discriminadas na Tabela 64.2. Mais de metade das apresentações são devidas à paralisia de Bell. Trauma é a segunda etiologia mais comum, produzindo cerca de 20% dos casos. A paralisia não é de Bell na presença de qualquer dos seguintes: sinais de tumor, vesículas, comprometimento de múltiplos nervos cranianos, infecção do osso temporal, trauma, paralisia ao nascer, sinais de uma lesão do sistema nervoso central e mononucleose infecciosa aguda. Comprometimento bilateral dos nervos faciais ocorre em menos de 1% dos pacientes que têm paralisia facial. As etiologias comuns incluem tumores do tronco cerebral, infecção intracraniana, síndrome de Guillain-Barré ou doença de Lyme (8).

Estudos de Laboratório

Com base na função mista aferente-eferente do nervo craniano VII, o popular teste topográfico (teste de Schirmer, avaliação do reflexo estapédico, eletrogustometria e fluxo salivar) para determinação do local da lesão e para estimar o prognóstico é obsoleto. TC e imagem de ressonância magnética (RM) demonstram melhor o local da lesão. O prognóstico quanto ao retorno da função motora é mais bem estabelecido por testagem eletrofisiológica seriada. O teste de Schirmer permanece útil para quantificar a quantidade de lacrimação no olho afetado. Secreção lacrimal reduzida sugere a necessidade de tratamento agressivo para proteger a córnea.

Vários estudos podem estar indicados na avaliação de paralisia facial aguda (Tabela 64.1), dependendo dos achados na história e no exame físico. Em virtude de numerosos problemas que surgem dentro do osso temporal e da proximidade do sétimo e do oitavo nervos cranianos na fossa posterior, audiometria de tons puros e de fala é recomendada em todos os casos de paralisia facial.

Quando o exame mostra que a paralisia é completa, são feitos estudos eletrofisiológicos para estabelecer o ponto final da degeneração e o prognóstico quanto à recuperação. Imageamento é essencial em qualquer caso quando a etiologia é incerta ou a paralisia é recorrente ou atípica. TC de alta resolução do osso temporal é o estudo de escolha para avaliação do canal de Falópio. Qualquer causa potencial de paralisia facial associada a destruição óssea (mastoidite, colesteatoma, tumores, trauma do osso temporal) é mais bem vista em TC. RM é mais útil quando é suspeitado comprometimento infeccioso ou neoplásico do nervo (paralisia facial idiopática, *herpes-zóster oticus*, schwannoma facial). Quando o diagnóstico é incerto, outros estudos laboratoriais podem ser considerados para excluir discrasias sanguíneas, doenças auto-imunes, doença de Lyme, sarcoidose e doenças do sistema nervoso central.

FISIOPATOLOGIA DA LESÃO NERVOSA

Uma das maiores deficiências na nossa compreensão da degeneração e da regeneração neurais é a falta de conhecimento dos eventos que ocorrem em nível molecular depois de um insulto. Os testes eletrofisiológicos atuais não são capazes de diferenciar os níveis de lesão; por isso, a determinação do prognóstico é limitada, o que explica por que um nervo completamente degenerado pode ter recuperação totalmente normal ou nenhuma absolutamente.

Classicamente, lesão nervosa é descrita em termos de neuropraxia, axonotmese ou neurotmese. Neuropraxia resulta quando uma lesão comprime o fluxo do axoplasma dos corpos neuronais para os axônios distais. O nervo é viável e recupera a função normal quando o bloqueamento é removido. Ao testar um nervo neuropráxico, o teste de excitabilidade nervosa (TEN), o teste estimulação máxima (TEM) e a eletroneurografia (ENoG) ou eletromiografia evocada demonstram achados normais, e a eletromiografia (EMG) não mostra potenciais de ação motores voluntários, porque estes não podem ser conduzidos através do bloqueio.

Axonotmese descreve um estado de degeneração walleriana distal à lesão caracterizada pela preservação das bainhas endoneurais dos axônios motores. Eletricamente, se a axonotmese for completa e pura, o TEN, o TEM e a ENoG indicarão degeneração rápida e completa. O EMG não demonstrará unidades motoras voluntárias e, depois de 10 a 14 dias, potenciais de fibrilação miogênicos tornam-se evidentes. Contanto que os túbulos endoneurais sejam preservados, a regeneração até as placas motoras originais prosseguirá até que a recuperação seja total.

Na neurotmese, a lesão leva à degeneração walleriana e à perda dos túbulos endoneurais. Conseqüentemente, os testes eletrofisiológicos produzem resultados semelhantes àqueles encontrados na axonotmese; entretanto, o desfecho é menos previsível. O processo de regeneração depende da magnitude da lesão de todos os componentes de tecido conjuntivo do nervo, incluindo o endoneuro, o perineuro que liga os axônios em fascículos e o epineuro que encerra os fascículos em um nervo comum. A perda dos túbulos endoneurais assegura um resultado sincinético se ocorrer regeneração. Além disso, o crescimento dos neurofilamentos é governado pelas condições no local da lesão e pode ser prejudicado por isquemia e fibrose.

Sunderland (9) descreve cinco níveis de lesão neural baseando-se na integridade dos componentes do tecido conjuntivo. De acordo com este esquema, lesão de primeiro grau é equivalente a neuropraxia; lesão de segundo grau, a axonotmese; e do terceiro ao quinto graus, a neurotmese. O terceiro, quarto e quinto graus correspondem a perda do endoneuro; perda do endoneuro e perineuro; e perda do endoneuro, perineuro e epineuro, respectivamente. Esta classificação ajuda a explicar as discrepâncias na recuperação e as singularidades da testagem eletrofisiológica, mas os níveis devem ser diferenciados depois que o nervo sofreu regeneração. Os graus resultantes de fraqueza facial e sincinesia refletem o insulto neural subjacente (Tabela 64.3).

Testes Eletrofisiológicos

Os testes populares atualmente usados para estabelecer o prognóstico quanto ao retorno da função são o TEN, TEM, ENoG e EMG. Testagem seriada é capaz de estabelecer o ponto final da degeneração, mas qualquer teste aplicado em um ponto isolado no tempo durante a paralisia fornece apenas informação limitada. Os testes são complementares e quando usados apropriadamente são capazes de descrever acuradamente a magnitude da degeneração. As indicações, interpretações e limitações destes testes estão delineadas na Tabela 64.4

Há regras gerais que se aplicam ao uso destes testes. TEN, TEM e ENoG são mais aplicáveis na avaliação de paralisia aguda (*i. e.*, enquanto o nervo está na fase degenerativa). Durante a degeneração, o TEN demonstrará diferenças crescentes entre os limiares en-

TABELA 64.3
CLASSIFICAÇÃO DA RECUPERAÇÃO DA PARALISIA FACIAL

Grau	Características
I. Normal	Função facial normal em todas as áreas
II. Disfunção branda	Macroscopia
	Leve fraqueza observável à inspeção cuidadosa
	Pode ter sincinesia muito leve. Em repouso, simetria e tônus normais
	Movimento
	Testa: função moderada a boa
	Olho: fechamento completo com mínimo esforço
	Boca: leve assimetria
III. Disfunção moderada	Macroscopia
	Diferença óbvia, mas não desfiguradora, entre os dois lados
	Sincinesia, contratura ou espasmo hemifacial observável mas não grave
	Em repouso, simetria e tônus normais
	Movimento
	Testa: movimento leve a moderado
	Olho: fechamento completo com esforço
	Boca: ligeiramente fraca com esforço máximo
IV. Disfunção moderadamente grave	Macroscopia
	Fraqueza e/ou assimetria desfiguradoras óbvias. Em repouso, simetria e tônus normais
	Movimento
	Testa: nenhum
	Olho: fechamento incompleto
	Boca: assimétrica com esforço máximo
V. Disfunção grave	Macroscopia
	Movimento apenas dificilmente perceptível. Em repouso, assimetria
	Movimento
	Testa: nenhum
	Olho: fechamento incompleto
	Boca: movimento leve
VI. Paralisia total	Nenhum movimento

De House JW, Brackman DE. Facial nerve grading system. *Otolaryngolol Head Neck Surg* 1985;93:146-147, com permissão.

tre um lado e o outro, o TEM graus maiores de fraqueza facial e o ENoG porcentagens menores de axônios motores intactos. Os resultados atingirão um nadir ou ponto final, e o nervo entrará na fase de recuperação. Isto pode ser imediatamente evidente ao exame clínico ou pode ser retardado, dependendo da causa e da

TABELA 64.4
TESTES ELETROFISIOLÓGICOS

Teste	Indicação	Interpretação	Limitação
Teste de excitabilidade nervosa	Paralisia completa com < 3 semanas de duração	≤ 3,5 mA de diferença do limiar: prognóstico bom	Não útil nos primeiros 3 dias depois do início ou durante a recuperação
Teste de estimulação máxima	A mesma do TEM	Fraqueza acentuada ou nenhuma contração muscular: degeneração avançada com prognóstico reservado	Não objetivo
Eletroneurografia	A mesma do TEN e do TEM	< 90% de degeneração: prognóstico bom; ≥ 90%: prognóstico em questão	Resultados falso-positivos na fase de desbloqueamento
Eletromiografia	Paralisia aguda com menos de 1 semana de duração	UM ativas: axônios motores intactos	Não é capaz de avaliar o grau de degeneração ou o prognóstico quanto à recuperação
	Paralisia crônica com mais de 2 semanas de duração	UM + potenciais de fibrilação: degeneração parcial	
		MU polifásicas: nervo em regeneração	

TEM, teste de estimulação máxima; TEN, teste de excitabilidade nervosa; UM, unidades motoras.

extensão da lesão nervosa. Os testes não fornecem nenhuma informação pertinente durante uma paresia, uma vez que a existência de movimento facial ao exame indica que o nervo está intacto e principalmente neuropráxico, e o prognóstico quanto à recuperação nesse ponto particular do tempo é bom. As causas mais comuns de paralisia facial aguda (paralisia de Bell, trauma, infecção) produzem degeneração nervosa dentro das primeiras 3 semanas após o início da paralisia, e TEN, TEM e ENoG fornecem a informação mais precisa dentro deste espaço de tempo. Não obstante, quando os axônios neuropráxicos começam a recuperação, a despolarização assíncrona, as diferentes velocidades de condução nos axônios motores, a má somação dos potenciais de ação miogênicos e a má contração muscular podem dar um informe falso-positivo do estado do nervo e podem mesmo sugerir que o nervo degenerou completamente.

EMG em combinação com TEN, TEM e ENoG ajuda grandemente a eliminar estes resultados falso-positivos, uma vez que a demonstração de unidades motoras ativas voluntárias confirma a integridade de axônios intactos na fase de recuperação. Este teste é útil na fase mais inicial da degeneração, uma vez que a presença de unidades motoras indica um nervo intacto com lesão incompleta. Dentro dos primeiros 3 dias depois do início de paralisia completa, os resultados do TEN, TEM e ENoG fornecem pouca informação útil, porque a degeneração walleriana distal às áreas de estimulação não ocorreu; os resultados sempre indicam degeneração incompleta e bom prognóstico (10). Em virtude desta limitação, o prognóstico não pode ser estabelecido usando-se TEN, TEM ou ENoG até o sexto ou sétimo dia depois do início da paralisia. A principal limitação da EMG é a incapacidade de diferenciar um nervo totalmente neuropráxico de um completamente degenerado na fase aguda de degeneração. Não obstante, o EMG é complementar na avaliação da paralisia aguda e essencial na avaliação da paralisia de longa duração. A presença de potenciais de fibrilação miogênicos e a ausência de unidades motoras voluntárias denotam degeneração completa do nervo; a coexistência de potenciais de fibrilação e unidades motoras indica uma lesão incompleta; e o aparecimento de unidades motoras polifásicas significa um nervo em regeneração.

No TEN, os limiares atuais necessários para evocar contração muscular apenas perceptível no lado normal da face são comparados com os valores necessários em locais correspondentes no lado da paralisia. A corrente, medida em miliamperes, é aplicada percutaneamente em um pulso de onda quadrada de 0,3 ms de duração a uma freqüência de um por segundo sobre o tronco principal e os ramos do nervo facial. Uma diferença de lado para lado é calculada para os respectivos locais de estimulação. Uma diferença de lado para lado de 3 a 3,5 mA é compatível com degeneração avançada. Lauman e Jongkees (10) observaram disfunção nervosa reversível com valores abaixo de 3,5 mA e um prognóstico desfavorável para as diferenças excedendo 3,5 mA.

O TEM é uma modificação do TEN que usa um nível de corrente suficiente para despolarizar todos os axônios motores subjacentes à sonda estimuladora (11). As respostas musculares faciais são graduadas subjetivamente de acordo com o grau de contração (igual, ligeiramente diminuída, acentuadamente diminuída ou ausente). Movimento facial acentuadamente diminuído ou ausente significa degeneração avançada. Quando a resposta ao TEM permanece normal por 10 dias, 88% dos pacientes têm retorno completo e 12% retorno considerável da função do facial. Se a resposta for diminuída, 73% têm retorno completo da função. Se a resposta for perdida, retorno não começa até o quarto mês.

Introduzida por Esslen e popularizada por Fisch (12), a ENoG permite análise quantitativa da degeneração nervosa. Um nível supramáximo de corrente aplicado com eletrodos bipolares percutaneamente sobre o tronco principal do nervo facial cria despolarização sincrônica dos axônios motores, desse modo provocando um potencial de ação miogênico composto na musculatura facial que é registrado com eletrodos de superfície bipolares (Fig. 64.4). A amplitude pico a pico deste potencial é diretamente proporcional ao número de axônios motores intactos. Comparado com a amplitude do potencial evocado no lado normal, ele pode ser usado para calcular a porcentagem de axônios intactos. Mais de 90% de degeneração indica um mau prognóstico quanto à restauração imediata ou completa da função facial. Lesões traumáticas sofrendo mais de 90% de degeneração dentro de 6 dias da lesão representam lesões completas. Na paralisia de Bell, pacientes excedendo 95% de degeneração dentro das primeiras 2 semanas de início se enquadram na categoria de prognóstico reservado (13).

É importante que o clínico compreenda as fontes potenciais de erro da testagem. Naturalmente, o nível de experiência do médico ou o técnico que executa um teste é uma variável importante. Dois paradigmas de testagem são usados para ENoG: colocação padrão dos cabos e colocação ótima dos cabos (COB). O primeiro teste coloca eletrodos registradores na mesma localização anatômica em ambos os lados da face, usualmente na margem lateral do sulco nasolabial e lateral e inferior à comissura oral. A técnica COB usa reposicionamento repetido dos eletrodos de registro até que seja detectada a resposta máxima. O uso de pasta para eletrodos e a quantidade

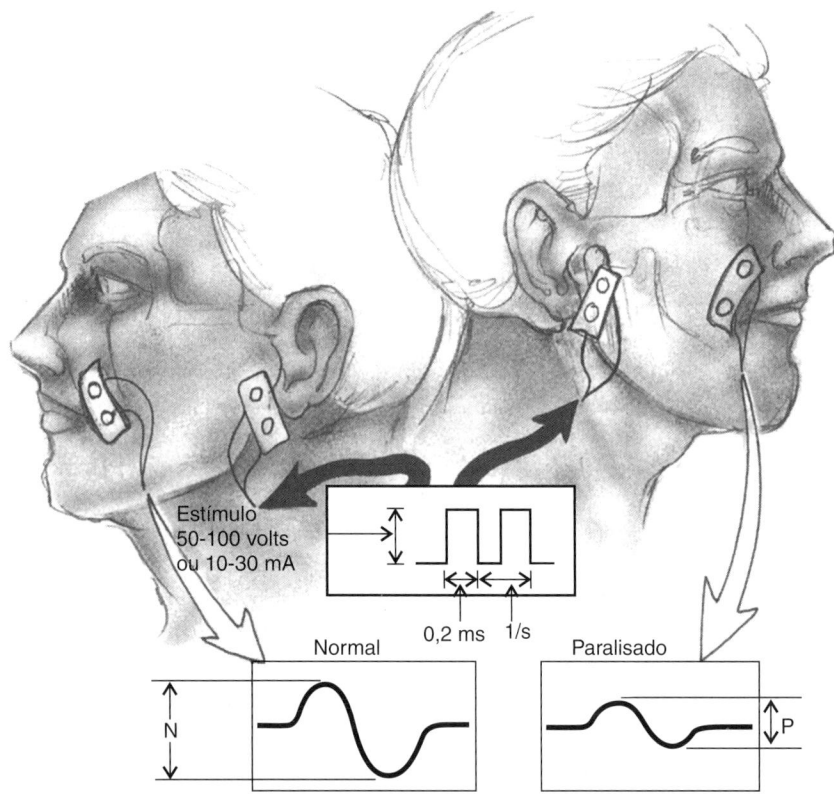

Figura 64.4
Eletroneurografia clínica na avaliação da paralisia facial aguda. Porcentagem de motoneurônios viáveis = P/N × 100. (Modificado de Coker NJ, Fordice JO, Moore S. Correlation of the nerve excitability test and electroneurography in acute facial paralysis. *Am J Otol* 1992;13:127-133, com permissão.)

de pressão aplicada aos eletrodos de estimulação e de registro podem influenciar os resultados de qualquer método de testagem elétrica. Fatores do paciente tais como idade, obesidade e sexo também podem influenciar os resultados do teste TEN.

Coker *et al.* (14) compararam os resultados da testagem TEN e ENoG em pacientes com paralisia facial aguda. O estudo pretendia avaliar a correlação dos resultados dos dois testes. Eles observaram que os testes exibem uma relação exponencial, e não linear. Os níveis mais altos de correlação foram vistos quando a técnica COB foi usada na ENoG. Não houve casos de potencial de ação composto mensurável na ENoG COB e ausência de resposta no TEN. A falta de correlação exata entre os dois testes ilustra a incapacidade de obter despolarização sincrônica constante dos axônios viáveis, o que os autores sugerem que pode ser explicado por um fenômeno de desbloqueamento ou desmielinização parcial; entretanto, diferenças maiores de TEN são preditivas de uma resposta diminuída na ENoG. Os autores concluíram que os dois testes são complementares na avaliação da paralisia facial aguda.

PARALISIA DE BELL

O termo *paralisia de Bell* tem sido usado para descrever uma paralisia facial de início agudo e duração limitada, cuja etiologia foi suposta idiopática. Este diagnóstico só poderia ser feito depois da exclusão de todas as outras etiologias possíveis. Apesar destas restrições ao estabelecimento do diagnóstico, paralisia de Bell é o diagnóstico mais comum dado a pacientes com paralisia facial aguda.

A incidência de paralisia de Bell é entre 30 e 45 casos por 100.000 por ano (15,16). A incidência varia com a idade, sendo rara em crianças e máxima entre as idades de 15 e 45. Alguns observam incidência aumentando com a idade, enquanto outros acham uma incidência decrescente depois dos 60 anos de idade. A incidência parece ser maior em climas áridos e durante os meses de inverno.

O quadro clínico é definido por início rápido da paralisia facial, mínimos sintomas associados e recuperação espontânea. Disfunção de nervo facial desenvolvendo-se ao longo de várias semanas ou meses não é paralisia de Bell. Peitersen (16) caracterizou a história natural da paralisia de Bell não tratada. Trinta por cento dos pacientes desenvolvem apenas uma paresia, e 94% destes pacientes se recuperam sem seqüelas. Os outros 70% desenvolveram uma paralisia completa, com apenas 61% deste grupo obtendo recuperação completa. O tempo para retorno do movimento é associado à recuperação final. Algum retorno do tônus ou movimento facial é visto em 85% de todos os pacientes dentro de 3 semanas. Recuperação completa é tipicamente alcançada pelos 2 meses. Os pacientes que desenvolvem paralisia completa podem não ter retorno da função por 3 a 5 meses. Quanto mais longa a demora até que alguma recuperação seja evidente, maior a probabilidade de seqüelas adversas, incluindo sincinesia, fraqueza residual e espasmos musculares. Outros fatores que são associados a má recuperação incluem idade avançada e dor à apresentação. Peitersen (16) expressou o resultado final usando uma modificação do sistema de graduação de Jongkees. A extrapolação dos seus achados para a mais familiar (nos Estados Unidos) escala de House-Brackmann revela uma estimativa de que 71% de todos os pacientes alcançam resultado grau I e 12%, grau II.

Os estudos histopatológicos de pacientes com paralisia de Bell foram revisados por Liston e Kleid (17). Os achados descritos não são uniformes, refletindo os diferentes períodos desde o início da paralisia até o exame do nervo, diferentes métodos de preparação, porção do nervo estudada e possivelmente a etiologia da paralisia facial. Relatos mais recentes, no entanto, demonstram infiltrados inflamatórios em toda a extensão do nervo facial. Trombose vascular geralmente não é observada, embora hemorragia intraneural seja vista ocasionalmente.

Durante longo tempo foi postulado que o vírus herpes *simplex* (HSV) é o agente infectante na paralisia de Bell. Investigações recentes provêem evidência convincente para suportar esta teoria. O desenvolvimento das técnicas de reação em cadeia de polimerase (PCR) permitiu a identificação do HSV no gânglio geniculado. Murakami *et al.* (18) amostraram líquido endoneural e músculo de pacientes submetidos a cirurgia de descompressão para paralisia de Bell e síndrome de Ramsay Hunt. Espécimes controles foram obtidos durante a reparação de nervo facial após trauma, excisão de malignidades parotídeas e neuromas do facial. Amostras de 10 dentre 13 pacientes que tinham paralisia de Bell foram positivas para HSV, enquanto nenhum dos controles mostrou evidência do vírus. Oito de nove pacientes com síndrome de Ramsay Hunt tiveram evidência de vírus varicela-zóster, mas nenhum teve HSV.

Apoio adicional é dado pela reprodução da síndrome clínica em um modelo animal. Sugita *et al.* (19) produziram paralisia facial transitória em um modelo animal pela inoculação com HSV. Neste experimento, HSV foi inoculado na orelha ou na língua lateral. A paralisia desenvolveu-se em 56% dos animais inoculados na orelha e 20% inoculados na língua. A paralisia desenvolveu-se 6 a 9 dias mais tarde e persistiu por 3 a 7 dias. A resolução espontânea ocorreu em todos os casos. A histopatologia revelou edema e inflamação importantes em torno do gânglio geniculado. Antígenos do HSV puderam ser isolados do nervo, do gânglio geniculado e do núcleo motor facial em alguns dos animais que desenvolveram paralisia. Antígeno não pôde ser detectado no lado contralateral em qualquer animal.

Em virtude da alta taxa de recuperação espontânea, é difícil provar que a intervenção clínica ou cirúrgica melhora a recuperação em pacientes com paralisia de Bell. A intervenção mais largamente usada é o tratamento com corticosteróide. Stankiewicz (20) revisou a literatura sobre o tratamento com esteróide em 1987. Nenhum estudo irrefutável mostrando a eficácia do tratamento esteróide existia naquela época; entretanto, ele concluiu que esteróides poderiam prevenir desnervação, acelerar a recuperação, diminuir a sincinesia e evitar a progressão da paralisia. Uma subseqüente metanálise de estudos prospectivos randomizados comparando corticosteróides com placebo encontrou um aumento importante na probabilidade de recuperação completa nos indivíduos com paralisia facial completa que receberam esteróides (21). A adição de medicações antivirais pode fornecer benefício adicional, embora esteja faltando evidência conclusiva. Adour *et al.* (22) investigaram a adição de aciclovir a um esquema de tratamento esteróide em um estudo duplo-cego. Os pacientes foram randomizados para receber aciclovir 2.000 mg por dia em 5 doses e prednisona, ou placebo e a prednisona. Todos os pacientes iniciaram esta experiência dentro de 3 dias do início da paralisia. Apenas 20% dos pacientes progrediram até a paralisia completa (grau VI de House-Brackmann) dentro de 2 semanas do início, e estes foram uniformemente distribuídos entre os dois grupos de tratamento. Os pacientes tratados com aciclovir demonstraram menos evidência de degeneração conforme medida pelo TEM e uma menor incidência de recuperação insatisfatória (graus III e IV de House-Brackmann). Hato *et al.* (23) observaram resultados melhores usando uma combinação de prednisolona e aciclovir em comparação com controles históricos tratados somente com prednisolona.

A seleção de um esquema clínico para um paciente qualquer com paralisia de Bell deve considerar efeitos colaterais potenciais das medicações, doença concomitante e os desejos do paciente. O tratamento deve ser iniciado prontamente para a eficácia máxima. O efeito do tratamento é máximo nos pacientes com paralisia completa, mas esperar que uma fraqueza branda progrida diminui a eficácia do esquema de tratamento. A prednisona é mais comumente iniciada com 1 mg/kg/dia em doses divididas durante 7 dias. Uma diminuição gradual durante a semana seguinte é opcional. Antivirais podem ser acrescentados se o tratamento for iniciado dentro das primeiras 72 horas, além deste tempo a eficácia adicional não é provável. Valaciclovir é dado em dose de 1.000 mg 3 vezes ao dia durante 7 dias ou fanciclovir pode ser dado a 750 mg 3 vezes ao dia.

O debate continua sobre como melhor tratar os pacientes que progridem para a degeneração elétrica grave apesar da intervenção médica. Os pacientes que exibem degeneração acima de 90% na ENoG nas primeiras 2 semanas da paralisia recuperam-se para a função grau I ou II de House-Brackmann em apenas 50% das vezes (24). Embora os estudos histopatológicos demonstrem comprometimento inflamatório de todo o nervo, é postulado que a lesão máxima do nervo ocorre no forame meatal. Nesta localização, o nervo ocupa uma proporção maior da luz do canal de Falópio que em qualquer outro lugar. Suporte adicional para esta teoria foi aduzido por Fisch e Esslen (12), que confirmaram a presença de um bloqueio da condução proximal ao forame meatal em 11 de 12 pacientes submetidos à descompressão total do nervo facial. A intervenção cirúrgica assim é dirigida para tirar o teto do segmento labiríntico do nervo por uma via de acesso pela fossa média. Incisão do epineuro é advogada por alguns para a descompressão neural adicional. Descompressão dos segmentos mastóideo ou timpânico do nervo não têm nenhum efeito sobre a recuperação da função facial.

Gantz *et al.* (24) apresentaram os resultados de uma experiência prospectiva multiinstitucional de descompressão através da fossa média. Os critérios para a entrada no estudo foram desenvolvimento de mais de 90% de degeneração na ENoG (técnica COB) dentro de 14 dias do início da paralisia e ausência de potenciais de unidades motoras voluntários na EMG. Aos pacientes que satisfizeram estes critérios foi oferecida descompressão através da fossa média. Os pacientes auto-selecionaram o tratamento, escolhendo descompressão cirúrgica ou continuação do tratamento clínico. Resultado favorável (grau I/II de House-Brackmann) foi obtido em 91% dos pacientes cirúrgicos *versus* apenas 42% no grupo de tratamento clínico somente. Os pacientes que progrediram para uma paralisia completa mas não desenvolveram mais de 90% de degeneração obtiveram um grau I final de House-Brackmann em 89% dos casos. Eles concluíram que o limiar de degeneração de 90% na ENoG separa com precisão os pacientes em uma categoria de bom ou mau prognóstico. Além disso, a descompressão pela fossa média do segmento labiríntico (incluindo o gânglio geniculado e o canal auditivo interno) efetuada dentro de 14 dias do início da paralisia melhora significativamente o resultado nos pacientes com mau prognóstico. Descompressão efetuada após 14 dias não fornece benefício adicional. Nenhum dos pacientes no grupo de tratamento clínico recebeu terapia antiviral; entretanto, o benefício potencial dos antivirais é na prevenção da progressão para a degeneração grave. Não se espera que os antivirais forneçam benefício adicional uma vez que a degeneração grave tenha ocorrido.

HERPES-ZÓSTER OTICUS

O vírus varicela-zóster estabelece uma infecção latente em muitos gânglios de nervos cranianos no momento da infecção inicial. Anos mais tarde, o vírus latente é reativado por um mecanismo desconhecido. A reativação do vírus latente dentro do gânglio geniculado produz o *herpes-zóster oticus* ou síndrome de Ramsay Hunt. O paciente apresenta-se com paralisia facial aguda e otalgia grave e uma erupção vesicular do canal auditivo externo e da concha. A dor freqüentemente precede a paralisia facial por alguns dias. Sintomas associados de perda auditiva neurossensorial e disfunção vestibular estão presentes em mais de 30% dos pacientes.

A síndrome de Ramsay Hunt é a segunda causa mais comum de paralisia facial aguda, com uma incidência anual de cerca de um décimo daquela da paralisia de Bell. A incidência aumenta com a idade. O prognóstico quanto à recuperação espontânea de função facial normal é pior que na paralisia de Bell (25). Retorno satisfatório do movimento facial ocorre em cerca de 50% dos pacientes; outros sofrerão de graus variados de fraqueza, sincinesia, contraturas e espasmo. Diferentemente da paralisia de Bell, na qual a degeneração prossegue rapidamente nas primeiras 2 semanas depois do início, a degeneração do nervo facial no *herpes-zóster oticus* pode evoluir mais lentamente ao longo do curso de 3 semanas. Quando a degeneração é total, a regeneração exige 3 a 6 meses antes que o movimento facial se torne evidente ao exame clínico.

Jackson *et al.* (26) relataram os achados intra-operatórios em um paciente com síndrome de Ramsay Hunt que demonstrou ausência de retorno da função após 1 ano. Uma biopsia excisional demonstrou uma demarcação nítida entre nervo normal e desvitalizado no segmento labiríntico. As porções proximal e distal do nervo mostravam-se macroscopicamente normais. Esta observação sugere uma suscetibilidade aumentada do segmento labiríntico à degeneração induzida por inflamação.

O tratamento do *herpes-zóster oticus* inclui intervenção dirigida para a infecção viral subjacente e complicações associadas. Conforme dito anteriormente, a terapia antiviral deve ser iniciada prontamente para a eficácia máxima. Aciclovir comprovou-se benéfico no tratamento de infecções pelo herpes-zóster, demonstrando redução na dor e encurtando o tempo para resolução das lesões cutâneas. O vírus varicela-zóster é menos sensível ao aciclovir que o HSV; assim, são necessárias doses mais altas. Má absorção do aciclovir pela via oral pode ser contornada pela administração intravenosa ou substituindo-a por valaciclovir oral. Esta última droga é metabolizada para aciclovir, melhorando a biodisponibilidade para três a cinco vezes maior. Valaciclovir é dado a uma dose de 1.000 mg 3 vezes ao dia durante 7 dias. Esteróides usualmente são dados nas mesmas doses que na paralisia de Bell. Poucos estudos examinaram os benefícios dos esteróides e a terapia antiviral no *herpes zoster oticus*, mas os relatos preliminares são animadores (27,28). O papel da descompressão cirúrgica permanece investigacional. É difícil identificar aqueles com um mau prognóstico porque dados de testes elétricos estão menos bem estabelecidos que na paralisia de Bell.

OTITE MÉDIA E PARALISIA FACIAL

Paralisia facial pode-se apresentar como uma complicação de otite média supurativa aguda, otite média secretora, otite média crônica e mastoidite. Infecção comprometendo o canal de Falópio leva a inflamação e edema neural. Tratamento imediato deve ser dirigido para a erradicação da infecção. Quando está presente uma efusão na orelha média, miringotomia é efetuada prontamente para drenar o espaço da orelha média. Culturas do aspirado da orelha média dirigem a antibioticoterapia contra o organismo ofensor.

A incidência de paralisia facial em otite média aguda é aproximadamente 1:20.000 casos (29). A maioria dos casos é vista em crianças, devido à maior incidência de otite média na população pediátrica. O prognóstico da paralisia facial na otite média aguda é excelente. A recuperação da função facial é rápida, juntamente com a resolução da infecção. Tratamento operatório é geralmente limitado a miringotomia e tubo.

Paralisia facial em associação com otite média crônica ou colesteatoma acarreta um prognóstico mais ameaçador. O desenvolvimento da paralisia é freqüentemente mais insidioso. Limpeza aural e antibióticos são iniciados prontamente. Se a membrana timpânica estiver intacta, é feita miringotomia. TC é recomendada para avaliar o canal de Falópio antes da cirurgia. Suspeitar de complicações intracranianas é apropriado neste contexto. Cirurgia timpanomastóidea é necessária para remover tecidos infectados da orelha média e da mastóide, proporcionar drenagem da mastóide, estabelecer melhor ventilação em longo prazo da orelha média e da mastóide, restaurar a cadeia ossicular e reparar a membrana timpânica. O nervo facial é inspecionado cuidadosamente. Tecido de granulação, matriz de colesteatoma e osso infectado são removidos. Isto descomprime eficazmente o nervo. Incisão do epineuro não é aconselhada. A função do nervo facial tende mais a melhorar nos casos em que o início da paralisia é agudo e o tratamento é pronto. Paralisia facial que esteve presente por várias semanas ou mais raramente melhora apesar de tratamento agressivo.

TRAUMA

Lesões do nervo facial ocorrem de uma variedade de maneiras, incluindo trauma fechado ou penetrante e lesão iatrogênica. O tratamento difere de acordo com a extensão da lesão, embora a gravidade da lesão nem sempre seja fácil de estabelecer. História, exame físico, exames de imagem e testagem eletrofisiológica são todos importantes na determinação da probabilidade de recuperação espontânea.

A avaliação imediata da função motora do nervo facial após trauma de cabeça e pescoço fornece informação-chave. Todos os ramos do nervo facial devem ser inspecionados cuidadosamente para detectar movimento. Se uma paresia estiver presente, retorno espontâneo da função facial satisfatória ocorrerá sem intervenção. Edema de tecido mole e equimose prejudicam a avaliação do movimento facial; assim, muitas vezes é necessário repetir o exame. Paralisia completa imediata indica uma lesão nervosa grave e justifica exploração cirúrgica em casos de trauma penetrante.

Testagem eletrofisiológica é empregada quando a gravidade da lesão é incerta. A presença de unidades motoras voluntárias na EMG estabelece a continuidade do nervo, e este teste pode ser realizado a qualquer momento. Testagem evocada EMG ou ENoG é usualmente adiada para vários dias depois da lesão para evitar uma resposta evocada falso-positiva. As lesões graves do nervo levam à degeneração rápida e completa, caracterizada pela ausência de respostas voluntárias e evocadas. A predição da recuperação espontânea em lesões traumáticas permanece imprecisa; dados adicionais correlacionando taxa de degeneração neuronal na ENoG e recuperação espontânea são necessários.

Audiometria de tons puros e logoaudiometria são necessárias nas lesões intratemporais para documentar o tipo e o grau de perda auditiva. Imageamento é geralmente limitado à TC de alta resolução, com a intenção de definir quaisquer fraturas atravessando o canal de Falópio. RM ou angiografia está indicada se for suspeitada uma lesão vascular importante, como com lesões penetrantes na base do crânio. Radiografias da coluna cervical são necessárias se for suspeitada lesão do pescoço.

O tratamento recomendado das lesões com paralisia facial completa está descrito na Tabela 64.5 (30). Nas lacerações extracranianas, o tronco ou grandes ramos transecionados devem ser reparados tão logo seja exeqüível. Isto geralmente exige anastomose direta término-terminal ou interposição de enxerto, preferivelmente no momento do fechamento do tecido mole. Ramos mediais ao canto lateral do olho raramente necessitam reparação em virtude das ricas co-

TABELA 64.5
TRATAMENTO DAS LESÕES TRAUMÁTICAS COM PARALISIA COMPLETA DO NERVO FACIAL

Mecanismo de Lesão	Testes	Resultado Crítico	Tratamento
Lesão intratemporal			
Trauma fechado (fratura do osso temporal)	TC	Fratura comprometendo o canal de Falópio	
	TEM	> 3,5 mA de diferença	
ENoG		> 90% de degeneração	
	EMG	Atividade volicional ausente	Exploração cirúrgica se todos os acima presentes
	Audiometria	Perda condutiva	Via de acesso transmastóidea–fossa média
		Perda neurossensorial – grave	Via de acesso translabiríntica
	História	Início retardado	Observação
Trauma penetrante	Seguir algoritmo acima, acrescentar: angiografia	Suspeita de lesão de grande vaso	Reparação endovascular ou aberta
Iatrogênica	História	Início imediato	Exploração cirúrgica
		Início retardado (> 3 dias)	Observação
Lesão extratemporal			
Trauma penetrante	Exame físico		Exploração e reparação
Trauma fechado	Exame físico		Observação
Iatrogênica	História	Transeção suspeitada pelo relato	Exploração e reparação
		Nervo intacto	Observação

TC, tomografia computadorizada; EMG, eletromiografia; ENoG, eletroneurografia; TEN, teste de excitabilidade nervosa.

nexões cruzadas anastomóticas do nervo na porção média da face. Observar os pacientes que têm lesões fechadas de tecidos moles quanto à resolução da paralisia.

As fraturas do osso temporal são a causa mais comum de lesão traumática do nervo facial. As fraturas são classificadas de acordo com o comprometimento da cápsula ótica (31). Menos de 5% de todas as fraturas do osso temporal comprometem a cápsula ótica. Entretanto, lesão do nervo facial ocorre na metade de todas as fraturas da cápsula ótica. As fraturas que poupam a cápsula ótica se associam com paralisia facial em menos de 10% dos casos. A maioria das lesões ocorre na região perigeniculada. Menos comumente, o nervo é lesado no segmento mastóideo superior pela fratura no canal auditivo externo ósseo posterior.

Uma vez identificado o segmento lesado do nervo, uma via de acesso operatória é selecionada de acordo com a audição residual. A via de acesso pela fossa média oferece acesso completo à região perigeniculada nos pacientes com boa audição. Uma via de acesso transmastóidea com uma timpanotomia posterior permite o exame dos segmentos timpânico e mastóideo do nervo. Se estiver presente perda neurossensorial profunda, uma via de acesso translabiríntica permite acesso a todos os segmentos do nervo.

Lesões fechadas raramente resultam em transecção do nervo. Os achados mais comuns são edema e contusão (hemorragia intraneural) (Fig. 64.5) (30). O segmento traumatizado é inspecionado e qualquer osso penetrando ou comprimindo o nervo é removido. Descompressão adicional do canal de Falópio pode ser realizada proximal e distal à lesão. Hematomas intraneurais são evacuados após incisão da bainha epineural. Transecção completa do nervo exige redirecionamento do nervo com anastomose término-terminal direta ou interposição de um enxerto se a anastomose direta não for exeqüível.

Lesões por projétil no osso temporal produzem paralisia do nervo facial em mais da metade de todos os casos (32). Esta forma única de lesão penetrante freqüentemente produz dano neural grave. O nervo pode ser afetado diretamente (i. e., transeccionado) ou lesado secundariamente pela energia cinética transmitida pelo projétil ou pela fragmentação óssea do osso temporal. Os locais mais comuns de lesão são os segmentos mastóideo e timpânico do nervo. Quando o nervo é transecionado, aconselha-se a interposição de enxerto. Pode ser difícil determinar a extensão da lesão, porque o dano freqüentemente é mais extenso ao longo dos segmentos proximal e distal do que se previa. Logo, o resultado da função do nervo facial é pior que nas fraturas fechadas do osso temporal.

A incidência de lesão do nervo facial durante cirurgia de orelha média e mastóide é muito menor que 1%. Paresia de início retardado (mais de 3 dias pós-cirurgia) é mais comum mas geralmente devida à reativação viral (33). O local mais comum de lesão iatrogênica é o segmento timpânico adjacente à janela oval (34). O nervo é mais suscetível nesta região porque ela

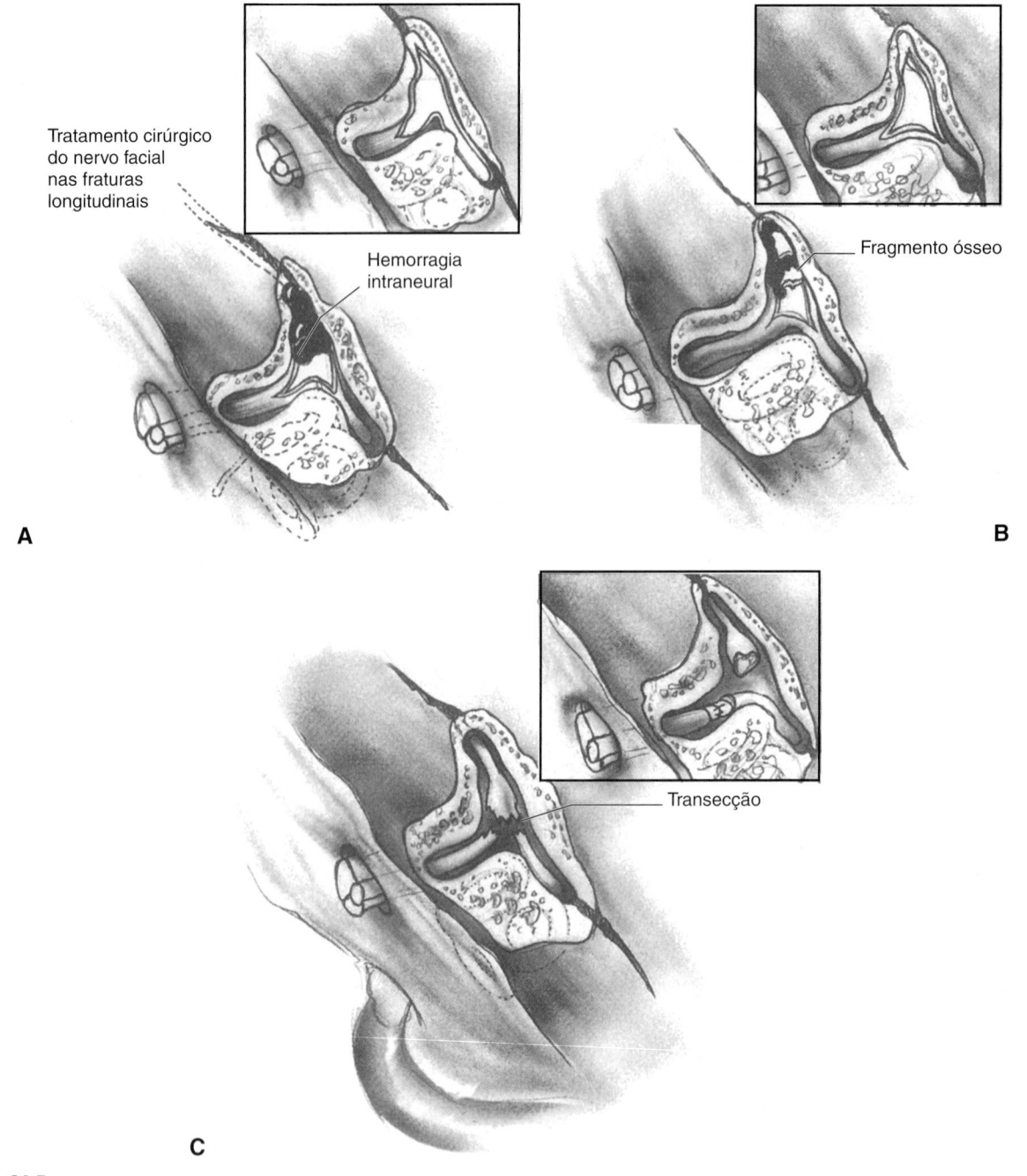

Figura 64.5
Patogenia das lesões do nervo facial nas fraturas longitudinais do osso temporal. O tratamento inclui (**A**) evacuação de hematomas intraneurais, (**B**) remoção de espículas ósseas e (**C**) reanastomose nas lesões de transecção. (Modificado de uma ilustração por Jim Schmidt.)

é o local mais comum de deiscência do canal de Falópio. O segundo local mais comum de lesão é o segmento mastóideo. Às vezes, colesteatoma e tecido de granulação obscurecem os marcos anatômicos, aumentando o risco de lesão do nervo. Quando em dúvida, remover o tecido doente para confirmar a localização do canal semicircular horizontal, da crista digástrica e da bigorna para ajudar na dissecção do nervo facial. Lesão iatrogênica freqüentemente resulta em transecção completa do nervo. Novamente, anastomose término-terminal ou interposição de enxerto é necessária para restaurar a continuidade. Lesões parciais, comprometendo 50% do diâmetro do nervo ou menos, são mais bem tratadas por descompressão proximal e distal à lesão.

Anastomose nervosa é realizada usando-se pontos separados epineurais com um monofilamento 9-0 como náilon. Os princípios gerais da neurorrafia procuram maximizar o número de axônios em regeneração brotando através do local anastomótico e incluem o seguinte. Todo o tecido neural é manipulado atraumaticamente usando-se microinstrumentos projetados para a reparação neural. Aproximação das extremidades nervosas é mais bem feita sob iluminação e amplificação do microscópio operatório. Aproximação término-terminal exata é efetuada sem tensão sobre a anastomose.

Enxertos interpostos são usados quando uma anastomose direta término-terminal cria tensão ou quando segmentos do nervo estão faltando ou gravemente traumatizados. Nervos doadores para o uso na enxertia incluem os nervos auricular maior, cutâneo antebraquial mediano e sural (Fig. 64.6). Os déficits sensitivos resultantes são modestos e apresentam alguma melhora com o tempo.

TUMORES DA BASE DO CRÂNIO E DO NERVO FACIAL

Tumores raramente se apresentam com paralisia facial aguda. Estima-se que apenas 5% dos tumores que comprometem o nervo facial se apresentam desta maneira. As opiniões diferem sobre as diretrizes para obter a avaliação radiográfica nos pacientes com paralisia facial aguda, mas certas circunstâncias aumentam a probabilidade de diagnóstico neoplásico, incluindo as seguintes:

- Uma paresia evoluindo lentamente por um período excedendo 3 semanas.
- Coexistência de contrações faciais com uma paresia em evolução.
- Desenvolvimento de disfunção crônica da tuba auditiva em um paciente sem nenhuma história pregressa de doença crônica da orelha média.
- Presença de múltiplos déficits de nervos cranianos.
- Nenhum retorno da função facial quando o processo teve uma oportunidade de regeneração.
- Paralisia recorrente no mesmo lado.
- Presença de uma massa cervical ou na parótida.
- História de malignidade cutânea.

Diversos tumores benignos e malignos podem comprometer o nervo facial ao longo do seu trajeto intracraniano, intratemporal ou extracraniano. O tumor mais comum do nervo é o schwannoma facial. Os sintomas iniciais variam, dependendo do segmento comprometido do nervo. Os tumores que comprometem apenas as porções do ângulo cerebelopontino ou do canal auditivo interno do nervo se apresentarão com perda auditiva ou zumbido. Os tumores intratemporais freqüentemente se apresentam com uma paralisia facial evoluindo lentamente, massa na orelha média, ou perda auditiva de condução. Tumores extratemporais apresentam-se como uma massa parotídea e raramente exibem qualquer disfunção do nervo facial. Todos os segmentos do nervo podem ser afetados, embora os segmentos geniculado e o labiríntico sejam mais comuns (35). A excisão geralmente exige o uso de interposição de enxerto para a restauração da continuidade (36). Uma das decisões mais difíceis quando da descoberta do tumor é a escolha do tratamento. Na população geriátrica, um tumor pequeno com mínimo comprometimento facial ou da orelha média deve ser

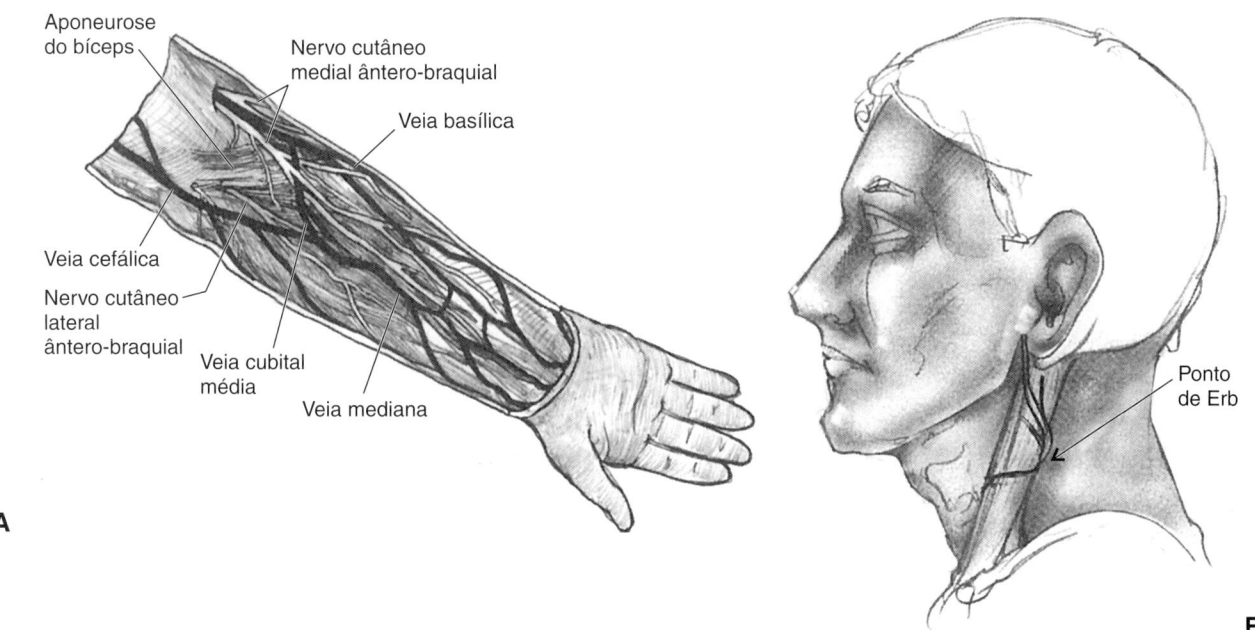

Figura 64.6

Enxertos de interposição populares para a reparação do nervo facial incluem os nervos cutâneo antebraquial medial e auricular maior.

observado. No paciente jovem, é melhor ressecar o tumor e enxertar o nervo. Se o tumor for deixado crescer, mais axônios motores sofrerão degeneração com alterações irreversíveis nos axônios e nas placas motoras, de modo que qualquer técnica de reinervação neural será comprometida. Um retorno grau III da função facial é o melhor resultado esperado do enxerto, de modo que o paciente necessita preparação para um resultado abaixo de perfeito.

Os tumores da base do crânio apresentam uma série de problemas de tratamento no que concerne ao nervo facial, e o cirurgião otológico deve ser capacitado para inúmeros procedimentos para preservar a integridade do nervo: transposição, redirecionamento, divisão e reanastomose, enxerto interposto, e *crossover* de nervos cranianos. A transposição anterior do nervo facial poupa o nervo petroso superficial maior e preserva a lacrimação normal, sendo preferida para tumores benignos do compartimento infralabiríntico. A transposição posterior proporciona acesso ao ápice petroso. Divisão e reanastomose pode ajudar a exposição até o espaço parafaríngeo, mas deve ser evitada, uma vez que qualquer transecção do nervo seguida por anastomose neural resultará em sincinesia ou movimento em massa. Quando o tumor é benigno, a continuidade do nervo deve ser preservada por técnicas de mobilização. As exceções a esta regra incluem os schwannomas do nervo facial, que geralmente exigem ressecção de nervo com interposição de enxerto; um tumor benigno invadindo o nervo (p. ex., schwannoma de nervo craniano, paraganglioma, colesteatoma); e um tumor recorrente aderido ao nervo, que exige excisão do nervo para assegurar remoção completa do tumor.

Os tumores malignos comprometendo o nervo necessitam excisão com uma margem livre de tumor. As exceções incluem pacientes com função facial normal ou ligeiramente prejudicada, e os seguintes tumores: invasão linfomatosa e leucêmica do nervo e malignidades de baixo grau da parótida. Estes tumores são removidos ao mesmo tempo em que se poupa o nervo.

PARALISIA FACIAL NO RECÉM-NASCIDO

As diferentes categorias da paralisia facial no recém-nascido incluem etiologias traumáticas e congênitas. Trauma pode ser evidente por contusão facial, equimose sobre a mastóide ou o trajeto do nervo extracraniano ou um hemotímpano. O mecanismo de lesão proposto é a compressão devida à moldagem da cabeça na passagem através do canal do parto ou ao uso de fórceps. Dentro dos primeiro 3 dias de vida, uma paralisia completa deve ser submetida a estimulação elétrica para demonstrar contração muscular ou potenciais evocados miogênicos. Se trauma não for tão evidente, a informação ganha dos testes elétricos fornece evidência conclusiva da integridade neuromuscular. Com apresentações mais tardias, TEN, TEM e ENoG devem ser usados inicialmente, seguindo-se EMG se respostas miogênicas forem ausentes. O EMG pode demonstrar atividade muscular de inserção, unidades motoras intactas, potenciais de fibrilação ou unidades motoras polifásicas indicadoras de lesão incompleta. O prognóstico quanto à regeneração espontânea é excelente e a exploração cirúrgica não é recomendada a não ser que o nervo tenha tido uma oportunidade de se recuperar (37).

Paralisia congênita apresenta-se mais comumente como uma fraqueza unilateral do lábio inferior e pode-se associar a outras anomalias. Kobayashi (38) não encontrou relação entre esta forma limitada de paralisia e o uso de drogas teratogênicas, rubéola, tocotraumatismo ou fatores hereditários. Paralisia congênita completa é rara e foi descrita como resultado da ausência congênita da porção motora do nervo facial e da musculatura facial ou agenesia do núcleo motor facial (39). Achados associados na síndrome de Möbius incluem fraqueza facial unilateral ou bilateral e completa ou incompleta, paralisia do nervo abducente unilateral ou bilateral, e deformidades das extremidades; as da embriopatia de talidomida incluem anomalias de membros e orelhas e paralisia de nervo abducente. A paralisia congênita deve ficar sem tratamento até a infância tardia, porque transferências musculares e ligaduras faciais são freqüentemente necessárias para um melhor resultado estético. Em virtude do bom turgor cutâneo, o olho incomumente necessita medidas protetoras para prevenir ceratite de exposição na criança.

CUIDADO OCULAR

A complicação mais comum depois do início de paralisia facial é a dessecação da córnea. Paralisia completa, lacrimação diminuída, perda de sensibilidade corneana devido a comprometimento do nervo trigêmeo e fenômeno de Bell ausente constituem maus sinais prognósticos. De início, o paciente deve ser avisado da evidência de irritação corneana: prurido, vermelhidão, sensação de corpo estranho e turvação visual. Esfregar o olho é um sinal seguro de irritação corneana. As medidas recomendadas para a proteção incluem o uso liberal de lubrificantes oftálmicos, o fechamento do olho com fita à noite, o uso de câmaras de umidade ou óculos protegidos e a evitação de vento, passagens de ar e ventiladores. Educação do paciente e tratamento agressivo geralmente evitam o desenvolvimento de úlcera ou cicatriz. Se os sintomas persistirem, é aconselhada a consulta oftalmológica. Tratamento cirúrgico do olho raramente é necessário em paralisias agudas e temporárias. Paralisia de longa duração, hipoestesia corneana e reparação nervosa com enxerto são exemplos de situações que tendem a exigir tratamento adjuntivo do olho. Implante de peso de ouro, cantoplastia, tarsorrafia e molas palpebrais superiores estão entre as opções cirúrgicas disponíveis.

PONTOS IMPORTANTES

- O nervo craniano VII é composto de fibras aferentes viscerais especiais, aferentes viscerais gerais e eferentes viscerais especiais, que provêem funções ao paladar, lacrimação e mímica, respectivamente.

- Os marcos anatômicos na orelha média e na mastóide para a localização do nervo facial incluem o processo cocleariforme, a janela oval, o canal semicircular horizontal, o nervo corda do tímpano, e a crista digástrica.

- Uma paresia não justifica testes eletrofisiológicos (teste de excitabilidade nervosa, teste de estimulação máxima, eletroneurografia), porque o prognóstico quanto à recuperação é bom até que a paralisia seja completa. Testagem seriada de uma paralisia completa na fase aguda da degeneração fornece a informação mais acurada sobre a lesão do nervo e o prognóstico quanto à recuperação. Eletromiografia é o teste mais confiável para a avaliação de paralisia de longa duração.

- Paralisia de Bell responsabiliza-se por mais da metade das apresentações de paralisia facial aguda. Qualquer um dos seguintes torna menos provável o diagnóstico de paralisia de Bell: uma paresia evoluindo ao longo de um período excedendo 3 semanas, sinais de neoplasia, trauma ao longo do trajeto do nervo, vesículas na cabeça ou no pescoço, comprometimento de múltiplos nervos cranianos, infecção do osso temporal, paralisia ao nascer, sinais de lesão do sistema nervoso central e falta de alguma evidência de recuperação 6 meses depois do início.

- Os pacientes com paralisia de Bell demonstram retorno à função normal ou quase normal em 83% dos casos sem tratamento. Dados experimentais e clínicos implicam o vírus herpes *simplex* como o provável agente causador. A terapia clínica comumente inclui esteróides e antivirais, embora a capacidade destes agentes de alterar o prognóstico permaneça controversa.

- O vírus varicela-zóster pode produzir paralisia facial. A marca desta infecção é uma erupção vesicular na distribuição dos neurônios aferentes sensitivos do plexo cervical ou nervos cranianos V, VII, IX ou X. O prognóstico quanto à recuperação funcional é pior que nos pacientes com paralisia de Bell. Terapia antiviral é recomendada.

- Para a paralisia facial apresentando-se como uma complicação de infecção, o tratamento imediato deve ser dirigido para a erradicação da infecção.

- Fraturas do osso temporal são a causa mais comum de lesão traumática do nervo facial. A maioria das lesões compromete o nervo na região perigeniculada ou no segmento timpânico acima da janela oval. O achado mais comum na exploração cirúrgica é contusão.

- A ordem preferida de procedimentos usados para preservar a integridade da função motora do nervo facial é transposição ou redirecionamento, divisão e reanastomose, interposição de enxerto e *crossover* de nervos cranianos (XII para o VII ou do XI para o VII). Qualquer anastomose ou enxerto do nervo facial intracraniano ou intratemporal terá sincinesia como resultado.

REFERÊNCIAS

1. Anson BJ, Harper DG, Warpeha RL. Surgical anatomy of the facial canal and facial nerve. *Ann Otol* 1963;72:713-734.
2. Nager GT, Proctor B. Anatomical variations and anomalies involving the facial canal. *Ann Otol Rhinol Laryngol* 1982;91[Suppl]:45-57.
3. Thomander L, Aldskogius H, Grant G. Motor fibre organization in the intratemporal portion of a cat and rat facial nerve studied with the horseradish peroxidase technique. *Acta Otolaryngol (Stockh)* 1982;93:397-405.
4. Gacek RR, Radpour S. Fiber orientation of the facial nerve: an experimental study in the cat. *Laryngoscope* 1982;92:547-556.
5. Blunt MJ. The blood supply of the facial nerve. *J Anat* 1954;88:520-526.
6. Pitts DB, Adour KK, Hilsinger RL. Recurrent Bell's palsy: analysis of 140 patients. *Laryngoscope* 1988;98:535-540.
7. Levenson MJ, Ingerman M, Grimes C, et al. Melkersson-Rosenthal syndrome. *Arch Otolaryngol* 1984;110:540-542.
8. Keane JR. Bilateral seventh nerve palsy: analysis of 43 cases and review of the literature. *Neurology* 1994;44:1198-2002.
9. Sunderland S. Nerve and nerve injuries, 2nd ed. New York: Churchill Livingstone, 1978.
10. Lauman EPJ, Jongkees LBW. On the prognosis of peripheral facial paralysis of endotemporal origin. *Ann Otol Rhinol Laryngol* 1963;72:621-636.
11. May M, Harvey JE, Marovitz WE et al. The prognostic accuracy of the maximal stimulation compared with that of the nerve excitability test in Bell's palsy. *Laryngoscope* 1971;81:931-938.
12. Fisch U, Esslen E. Total intratemporal exposure of the facial nerve. *Arch Otolaryngol* 1972;95:335-341.
13. Fisch U. Prognostic value of electrical tests in acute facial paralysis. *Am J Otol* 1984;5:494-498.
14. Coker NJ, Fordice JO, Moore S. Correlation of the nerve excitability test and electroneurography in acute facial paralysis. *Am J Otol* 1992;13:127-133.
15. Campbell KE, Brundage JE. Effects of climate, latitude, and season on the incidence of Bell's palsy in the US Armed Forces, October 1997 to September 1999. *Am J Epidemiol* 2002;156:32-39.
16. Peitersen E. Bell's palsy: the spontaneous course of 2,500 peripheral facial nerve palsies of different etiologies. *Acta Otolaryngol Suppl* 2002;549:4-30.
17. Liston SL, Kleid MS. Histopathology of Bell's palsy. *Laryngoscope* 1989;99:23-26.
18. Murakami S, Mizobuchi M, Nakashiro Y, et al. Bell palsy and herpes simplex virus: identification of viral DNA in endoneurial fluid and muscle. *Ann Intern Med* 1996;124:27-30.
19. Sugita T, Murakami S, Yanagihara N, et al. Facial nerve paralysis induced by herpes simplex virus in mice: an animal model of acute and transient facial paralysis. *Ann Otol Rhinol Laryngol* 1995;104:574-581.
20. Stankiewicz JA. A review of the published data on steroids and idiopathic facial paralysis. *Otolaryngol Head Neck Surg* 1987;97:481-486.
21. Ramsey MJ, DerSimonian R, Holtel MR, Burgess LP. Corticosteroid treatment for idiopathic facial nerve paralysis: a metaanalysis. *Laryngoscope* 2000;110:335-341.

22. Adour KK, Ruboyianes JM, Von Doersten PG, et al. Bell's palsy treatment with acyclovir and prednisone compared with prednisone alone: a double-blind, randomized, controlled trial. *Ann Otol Rhinol Laryngol* 1996;105:371-378.
23. Hato N, Matsumoto S, Kisaki H, et al. Efficacy of early treatment of Bell's palsy with oral acyclovir and prednisolone. *Otol Neurotol* 2003;24:948-951.
24. Gantz BJ, Rubinstein JT, Gidley P, et al. Surgical management of Bell's palsy. *Laryngoscope* 1999;109:1177-1188.
25. Sweeney CI, Gilden DH. Ramsay Hunt syndrome. *J Neural Neurosurg Psychiatry* 2001;71:149-154.
26. Jackson CG, Johnson GD, Hyams VJ, et al. Pathologic findings in the labyrinthine segment of the facial nerve in a case of facial paralysis. *Ann Otol Rhinol Laryngol* 1990;99:327-329.
27. Murakami S, Hato N, Horiuch J, et al. Treatment of Ramsay Hunt syndrome with acyclovir-prednisone: significance of early diagnosis and treatment. *Ann Neural* 1997;41:353-357.
28. Kinishi M, Amatsu M, Mohri M, et al. Acyclovir improves recovery rate of facial nerve palsy in Ramsay Hunt syndrome. *Auris Nasis Larynx* 2001;28:223-226.
29. Ellefsen B, Bonding P. Facial palsy in acute otitis media. *Clin Otolaryngol* 1996;21:393-395.
30. Coker NJ, Kendall KA, Jenkins HA, et al. Traumatic intratemporal facial nerve injury: management rationale for preservation of function. *Otolaryngol Head Neck Surg* 1987;97:262-269.
31. Brodie HA, Thompson TC. Management of complication from 820 temporal bone fractures. *Am J Otol* 1997;18:188-197.
32. Duncan NO, Coker NJ, Jenkins HA, et al. Gunshot injuries of the temporal bone. *Otolatyngol Head Neck Surg* 1986;94:47-56.
33. Vrabec JT. Delayed facial palsy following tympanomastoid surgery. *Am J Otol* 1999;20:26-30.
34. Green JD, Shelton C, Brackmann DE. Iatrogenic facial nerve injury during otologic surgery. *Laryngoscope* 1994;104:922-926.
35. Vrabec IT, Guinto FC, Nauta HJ. Recurrent facial neuromas. *Am J Otol* 1998;19:99-103.
36. Lipkin AF, Coker NJ, Jenkins HA, et al. Intracranial and intratemporal facial neuroma. *Otolaryngol Head Neck Surg* 1987;96:71-79.
37. Bergman I, May M, Wessle HB, et al. Management of facial palsy caused by birth trauma. Laryngoscope 1986;96:381-384.
38. Portmann M, Miehlke A, Kobayashi T. Congenital facial palsy. In: Fisch U, ed. *Facial nerve surgery.* Birmingham: Aesculapius, 1977:578-584.
39. Nisenson A, Isaacson A, Grant S. Masklike facies with associated congenital anomalies (Möbius syndrome). *J Pediatr* 1955;46:255-261.

CAPÍTULO 65

Manifestações Otológicas de Doenças Sistêmicas

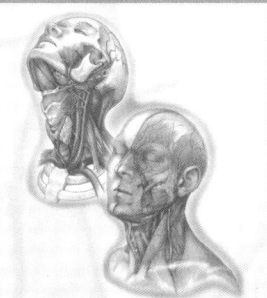

Alexander J. Schleuning, Jr.[†] ▪ Peter E. Andersen ▪ Karen J. Fong ▪ Samuel P. Gubbels

Uma variedade de doenças sistêmicas pode se apresentar como queixas otológicas. Os sintomas podem fazer parte da progressão de uma doença sistêmica já detectada ou podem se apresentar como a queixa inicial de um paciente que tem uma doença sistêmica previamente não reconhecida. Uma vez que a lista de doenças que podem afetar o osso temporal é grande, o otorrinolaringologista–cirurgião de cabeça e pescoço deve manter um alto índice de suspeição ao avaliar pacientes com queixas otológicas.

Serão aqui discutidas doenças que são principalmente sistêmicas mas podem ter manifestações dentro da orelha média e do osso temporal. Estas incluem, mas não se limitam a processos infecciosos, doenças auto-imunes, doenças do osso, doenças metabólicas e granulomatosas (Tabela 65.1).

DOENÇAS INFECCIOSAS

Herpes *Simplex*

A infecção primária pelo vírus herpes *simplex* ocorre em pacientes sem imunidade precedente ao vírus, principalmente lactentes e crianças. Ele pode manifestar-se sob forma de gengivoestomatite, ceratoconjuntivite ou meningoencefalite. O agente causador é um vírus de DNA. A erupção vesicular pode comprometer a pele do pavilhão auricular e do conduto auditivo externo. A otite externa herpética é autolimitada e o tratamento é principalmente sintomático, consistindo em analgésicos e antibióticos tópicos ou sistêmicos para infecção secundária. Terapia clínica é mais eficaz quando iniciada durante a fase prodrômica da infecção. A eficácia do aciclovir oral para acelerar a cura das lesões foi bem documentada e pode ser considerada em alguns casos (1). As recomendações atuais para uma infecção primária são 400 mg de aciclovir 3 vezes ao dia durante 7 a 10 dias. A posologia profilática para os pacientes com recorrência freqüente é 400 mg 2 vezes ao dia. Agentes alternativos incluem valaciclovir 2 g 2 vezes ao dia por 1 dia, ou fanciclovir 500 mg três vezes ao dia durante 7 dias.

Varicela-Zóster

Varicela-zóster é um vírus de DNA da família herpes que causa duas doenças clínicas distintas: varicela (catapora) e herpes-zóster (cobreiro, zona). A catapora é uma doença extremamente contagiosa que afeta mais freqüentemente crianças. A transmissão é considerada respiratória e a taxa de ataque é acima de 90%. A infecção primária em adultos é associada a uma taxa de 20% de pneumonia por varicela. O exantema maculopapular freqüentemente compromete a pele da orelha. Uma vez que esta infecção é autolimitada, nenhuma terapia específica é indicada a não ser que haja complicações, e o tratamento deve ser dirigido para medidas de suporte apenas. Perda de audição após catapora não é incomum mas é geralmente devido a uma infecção bacteriana secundária causando uma perda auditiva de condução (PAC). *Herpes-zóster oticus* ou síndrome de Ramsay Hunt é considerada resultante da reativação do vírus herpes-zóster dentro do gânglio geniculado. Ele se apresenta com perda auditiva e paresia do nervo facial devido à inflamação nervosa. Uma erupção vesicular pode ser vista no pavilhão auricular e no canal auditivo externo nas áreas de inervação sensitiva pelo nervo facial. A erupção pode ser acompanhada por dor intensa. Se houver desenvolvimento de paralisia do nervo facial, na maioria dos casos ela se manifesta 1 a 2 dias depois da erupção vesicular, e o exame histológico do nervo facial revelará neuronite ativa. Em alguns casos, os pacientes podem experimentar sintomas auditivos ou vestibulares com a disseminação da reação inflamatória no complexo do oitavo nervo (2). Tratamento dos hospedeiros imunocompetentes é geralmente recomendado (3) porque alguns estudos mostraram resultados e velocidades de recuperação melhorados do nervo facial quando aciclovir foi usado em adição ao tratamen-

[†]Falecido.

TABELA 65.1
DOENÇAS SISTÊMICAS

Infecciosas
- Herpes *simplex*
- Varicela-zóster
- Caxumba
- Sarampo
- Sífilis
- Doença de Lyme
- Hanseníase
- Tuberculose
- Vírus de imunodeficiência humana

Imunológicas
- Granulomatose de Wegener
- Policondrite recidivante
- Lúpus eritematoso discóide
- Lúpus eritematoso sistêmico
- Poliarterite nodosa
- Artrite reumatóide
- Doença auto-imune da orelha interna

Metabólicas
- Gota
- Ocronose
- Mucopolissacaridoses

Doenças ósseas
- Osteogênese imperfeita
- Osteopetrose
- Doença de Paget
- Displasia fibrosa

Idiopáticas
- Histiocitose X

---

to esteróide para a síndrome de Ramsay Hunt (4). Os pacientes imunocomprometidos apresentam maior risco de complicações, incluindo infecção bacteriana secundária, pneumonia, lesões corneanas, miocardite e nefrite. O uso de glicocorticóides para prevenir neuralgia pós-herpética é controverso. O tratamento para varicela nos pacientes que o necessitam é 20 mg por kg de peso corporal até 800 mg via oral 4 vezes por dia durante 5 dias. Zóster também pode ser tratado com aciclovir 800 mg por via oral 5 vezes ao dia durante 7 a 10 dias. Uma alternativa igualmente eficaz, o valaciclovir, metabólito ativo do aciclovir, pode ser usado. A dose adulta de valaciclovir é 1.000 mg 3 vezes ao dia durante 7 dias (5). Uma vacina para varicela foi introduzida em 1995 nos Estados Unidos e resultou em uma importante diminuição nas hospitalizações relacionadas com varicela e custos hospitalares de adultos e crianças (6). O efeito da vacina sobre a incidência da síndrome de Ramsay Hunt é desconhecido.

Caxumba

A caxumba é causada por um paramixovírus de RNA e é transmitida pelas secreções salivares, geralmente por intermédio do trato respiratório. As manifestações incluem adenite salivar, epididimoorquite, pancreatite, tireoidite, poliartrite e miocardite. A infecção pela caxumba causa perda auditiva em 5 de 10.000 pacientes e afeta ambos os sexos com igual freqüência (7). A perda auditiva é unilateral 80% das vezes e tende a se desenvolver subitamente no fim da parotidite. Zumbido e plenitude aural são sentidos comumente, e a perda auditiva tende a ser mais pronunciada nas altas freqüências. Sintomas vestibulares podem ser vistos e comumente se resolvem ao longo de várias semanas. A perda auditiva é quase sempre permanente, mas foi descrita a sua resolução em alguns casos (8). Formas limitadas da doença são possíveis, com alguns pacientes demonstrando apenas algumas das muitas manifestações possíveis da infecção. Não há tratamento específico para as infecções pelo vírus da caxumba, embora tenha sido relatado que corticóides ajudam a diminuir a febre e a dor, resultantes do edema parotídeo e testicular. A vacinação fornece proteção em 75% a 95% das pessoas, e complicações do sistema nervoso central não constituem uma complicação provada da vacina.

Sarampo

O sarampo é causado por um vírus de RNA e é altamente contagioso, a taxa de ataque sendo acima de 90%. Era uma causa comum de perda auditiva neurossensorial (PANS) adquirida antes do advento da vacina de sarampo, responsabilizando-se por 3% a 10% da surdez adquirida em crianças. Perda auditiva ocorre em menos de 0,1% de todas as infecções pelo sarampo. Desde a introdução das estratégias de vacinação, a perda auditiva secundária ao sarampo foi drasticamente reduzida. PANS associada a sarampo é comumente bilateral e começa abruptamente ao mesmo tempo que a erupção macular. Quarenta e cinco por cento dos pacientes desenvolvem perda auditiva profunda, enquanto os restantes têm perda auditiva leve a moderada. A perda auditiva pode ser assimétrica e tende a ser máxima nas freqüências mais altas. Zumbido e vertigem podem estar presentes. A perda auditiva associada a sarampo é permanente, e cerca de 70% dos pacientes afetados têm respostas vestibulares ausentes ou diminuídas (9). Outras complicações do sarampo incluem pneumonia (vista mais freqüentemente em crianças), miocardite, adenite mesentérica e encefalite. Gamaglobulina pode alterar a evolução da doença e diminuir os sintomas em certo grau.

O vírus do sarampo também foi incriminado por alguns tendo um papel causador no desenvolvimento da otosclerose (10–15). Desde fins dos anos 1980, múltiplos grupos descreveram evidência de microscopia eletrônica e imunoistoquímica da presença de proteínas de vírus de sarampo nos osteócitos dos focos otoscleróticos (10–12). Evidência mais recente usou reação de cadeia de polimerase transcriptase reversa e reação de cadeia de polimerase para isolar fragmentos de RNA e DNA genômico de vírus de sarampo de espécimes de osso temporal com evidência histológica de otosclerose (13-15). Outros investigadores não conseguiram corroborar com estes achados usando técnicas semelhantes (16). A continuação da pesquisa pode elucidar mais pormenorizadamente o papel do vírus do sarampo na otosclerose.

Sífilis

A orelha média e a mastóide podem ser afetadas tanto pela sífilis congênita quanto pela sífilis adquirida. O organismo causador é a espiroqueta *Treponema pallidum*. Durante a infecção sifilítica latente, osteíte da orelha média e da mastóide é observada com uma infiltração leucocítica dos ossículos e do osso temporal. A sífilis terciária é caracterizada pela goma, uma lesão granulomatosa com necrose central e arterite obliterativa. A goma pode afetar a orelha média com perfuração da membrana timpânica e um aspecto granuloso da mucosa da orelha média.

Comprometimento labiríntico na sífilis adquirida pode ocorrer nos estádios secundário ou terciário. A perda auditiva durante o estádio secundário é freqüentemente abrupta, bilateral e rapidamente progressiva, enquanto sintomas vestibulares são incomuns. Os pacientes também podem queixar-se da erupção cutânea característica da sífilis secundária e cefaléia. Linfadenopatia e paralisias de nervos cranianos podem ser detectadas ao exame. O exame do líquido cerebrospinal (LCE) mostra uma linfocitose com níveis elevados de proteínas totais e normais de glicose (17). Perda auditiva ocorrendo durante a sífilis terciária é assimétrica e flutuante. Zumbido e vertigem progressivos também podem ocorrer. Um teste de fístula positivo (o sinal de Hennebert) pode ser observado. A perda de discriminação da fala pode ser fora de proporção aos limiares de tons puros. Durante a sífilis terciária, o LCE comumente mostra linfocitose mínima e o nível de proteína total pode ser normal ou elevado (18). O diagnóstico de ambas, perda auditiva sifilítica secundária e a terciária, exige a presença de um teste de absorção de anticorpo treponêmico fluorescente (FTA-ABS) sérico ou ensaio de microemaglutinação de *Treponema pallidum* (MHA-TP) positivos. O tratamento da perda auditiva sifilítica adquirida consiste em penicilina dada como penicilina benzatina (2,4 milhões de unidades por via intramuscular semanalmente por 6 a 12 semanas) ou como penicilina aquosa (600.000 U por via intramuscular diariamente durante 6 a 12 semanas). Tratamento com azitromicina foi usado com algum sucesso embora o desenvolvimento recente de resistência a macrolídeo tenha sido descrito e ela não seja mais recomendada como terapia (19). Prednisona (30 a 60 mg por dia em dias alternados) deve ser dada por 3 a 6 meses e diminuída gradualmente. Prednisona deve ser aumentada ou recomeçada se a audição deteriorar durante ou depois da diminuição. Terapia de manutenção em longo prazo com prednisona pode ser necessária em alguns pacientes. Cinqüenta por cento dos pacientes com perda auditiva sifilítica adquirida mostram alguma melhora da audição com esta terapia (20).

Doença de Lyme

A doença de Lyme é causada pela infecção com o espiroqueta *Borrelia burgdorferi* e é transmitida por certas espécies de carrapatos. Nos Estados Unidos, doença de Lyme é comumente transmitida pelo carrapato *Ixodes pacificus* na costa ocidental e o carrapato *Ixodes dammini* na costa oriental. A doença tem distribuição mundial e é endêmica em muitas partes dos Estados Unidos. Ela é especialmente prevalente no nordeste e no meio-oeste dos Estados Unidos, onde geralmente é disseminada pela ninfa do carrapato *Ixodes scapularis*. O sinal inicial da doença de Lyme é freqüentemente uma erupção *(erythema migrans)* no local da mordida do carrapato, comumente coxa, virilha ou axila. A erupção desenvolve-se de dias a 1 mês após a mordida em 20% dos pacientes. Ela geralmente começa como máculas ou pápulas vermelhas, que aumentam e formam placas com ou sem áreas de pele de aspecto normal. Outros sintomas iniciais incluem cefaléia grave, rigidez cervical, febre, calafrios, mialgias e fadiga profunda. Sintomas tardios podem incluir neuropatias múltiplas, artrite, meningite e miocardite. Pacientes podem-se apresentar ao otorrinolaringologista com paralisia facial, artralgia temporomandibular, zumbido, PANS, perda auditiva súbita, otalgia, dor facial, adenopatia cervical, vertigem, sintomas semelhantes à Ménière e cefaléia. Tornou-se evidente que a doença de Lyme é uma causa comum de paralisia facial; em uma série, mais de 50% dos casos de paralisia facial aguda em crianças se comprovaram causados pela doença de Lyme. A paralisia facial em geral se resolve lentamente ao longo de 6 a 12 meses. Até que um teste altamente sensível e específico tenha sido desenvolvido, o diagnóstico de doença de Lyme será baseado principalmente em evidência clínica e epidemiológica. O isolamento do agente causador em cultura é considerado o padrão-ouro para o diagnóstico. Entretanto, isto não foi satisfeito na maioria das séries de casos de borreliose de Lyme. A confiabilidade de outros métodos de diagnóstico está aberta para questão. Uma abordagem sorológica em duas etapas foi proposta. Um ensaio de imunossorvente ligado a enzima ou ensaio de imunofluorescência indireta duvidoso é seguido na mesma amostra de soro por um teste de *immunoblot* que é capaz de detectar anticorpos imunoglobulina M (IgM) e IgG. Testes menos comumente usados são com análise *Western blot* para a presença de proteínas de superfície de *B. burgdorferi*, reação de cadeia de polimerase para amplificar DNA específico para o espiroqueta e culturas de material de biopsia ou aspirado (21,22).

Embora a maioria das manifestações da doença de Lyme resolva-se espontaneamente sem tratamento, antibióticos são freqüentemente usados para acelerar a resolução dos sintomas e evitar a progressão da doença. Doença de Lyme inicial responde bem a várias terapias orais com agente único, incluindo doxiciclina, amoxicilina, penicilina, tetraciclina ou acetil cefuroxima. O tratamento é normalmente continuado por 14 dias. Uso de tetraciclina para tratar doença sugestiva de doença de Lyme inicial também é eficaz contra febre maculosa das Montanhas Rochosas e ehrlichiose. Crianças com menos de 9 anos de idade e mulheres grávidas ou amamentando não devem receber tetraciclina (22).

Hanseníase

Lepra ou doença de Hansen é endêmica em países tropicais, como Índia, Brasil, Burma, Madagascar, Nepal e Moçambique, que se responsabilizam por 83% dos casos registrados (23). Os pacientes podem se apresentar com a doença muito tempo depois de deixarem um país endêmico, o que salienta a importância do reconhecimento mesmo nos Estados Unidos. Dentro dos Estados Unidos, mais de 90% dos pacientes diagnosticados viveram em países estrangeiros onde a doença é endêmica, mas casos endêmicos foram relatados no Texas, Louisiana, Havaí e Califórnia. Entre 1984 e 1993, foram notificados 2.217 casos nos Estados Unidos.

A doença é causada pelo *Mycobacterium leprae* (bacilo de Hansen). Os casos são divididos em grupos com base em achados clínicos, histológicos e imunológicos. A taxa de ataque pode ser tão alta quanto 10% entre cônjuges e pais-filhos durante um período de contato prolongado. Considera-se que a mucosa nasal é o local principal de transmissão das pessoas infectadas. As bactérias podem infectar a mucosa nasal, levando a edema da mucosa e rinorréia. Exposição a *tatus* é outro modo possível de transmissão. A apresentação tipicamente é com lesões da pele, fraqueza, entorpecimento ou ulceração em área de anestesia em uma extremidade. Os pacientes com casos limítrofes (*borderline*) apresentam-se com dor ocular, lesões na pele, paralisia aguda, reação de lepra com dor neuropática, ou uma enfermidade febril sistêmica. O comprometimento nervoso, cutâneo e ocular pode levar à mutilação de extremidade, feições leoninas e ceratoconjuntivite. A face freqüentemente é comprometida, e as lesões são tipicamente hipostênicas, glabras e secas. O bacilo tem propensão a infectar nervos, e a resposta imune à infecção faz os nervos se espessarem consideravelmente. O nervo auricular magno, nervo ulnar, nervo fibular e nervo radial são comumente afetados. Os nervos auricular magno, fibular e ulnar devem ser palpados quanto a evidência de aumento (24). Lesões da orelha ocorrem em 70% dos pacientes e consistem em nódulos infiltrativos, perda de cartilagem e ulceração. O diagnóstico é feito com base na presença de um ou mais dos seguintes: áreas hipopigmentadas ou avermelhadas com perda definida de sensibilidade, nervos periféricos e pele espessados, ou biopsias de nervos mostrando bacilos ácido-resistentes em células mononucleares modificadas ou epitelióides chamadas células de lepra (25). Quando presentes em grandes números, os bacilos têm um aspecto de "feixe de charutos" à coloração. A lepra é classificada como tuberculóide, tuberculóide *borderline* (indeterminada), lepromatosa *borderline* ou lepromatosa dependendo da extensão e natureza dos achados clínicos (26). Flutuações espontâneas no estado clínico são chamadas reações de lepra e são de dois tipos: reação tipo 1 ou reação reversa, que é causada por um aumento espontâneo na reatividade das células T nos nervos periféricos e lesões da pele produzindo edema e inflamação dolorosa dos locais comprometidos (27). A reação tipo 2 ou reação de *erythema nodosum leprosum* (ENL) é caracterizada por uma reação inflamatória sistêmica tóxica secundária à deposição de complexos imunes e ocorre apenas na lepra lepromatosa borderline (indeterminada) ou lepra lepromatosa (28). A doença de Hansen é tratada com combinações de dapsona, clofazimina e rifampicina com a duração do tratamento sendo determinada pelo grau de comprometimento (25). O tratamento das reações de lepra tipo 1 é com altas doses de prednisolona (27), enquanto as reações tipo 2 são tratadas preferivelmente com talidomida a menos que contra-indicada (29). O uso da talidomida continua a ser altamente regulamentado nos Estados Unidos.

Tuberculose

A tuberculose é uma doença transmissível causada por *Mycobacterium tuberculosis*. Desde a introdução da isoniazida em 1952, a incidência da tuberculose nos Estados Unidos decresceu de 84.304 em 1953 para 22.201 em 1985. Desde então, a incidência aumentou até 1995, quando 22.860 casos foram notificados, e subseqüentemente diminuiu firmemente para 14.874 em 2003.

Nos Estados Unidos a tuberculose é em grande parte uma doença das populações infectadas pelo vírus de imunodeficiência humana (HIV), imigrantes e carentes. O aumento foi maior nos infectados pelo HIV, que também foi implicado como um fator no aumento rápido nas raças de *M. tuberculosis* resistentes a múltiplas drogas. A transmissão mais comumente é devido a secreções respiratórias aerossolizadas expelidas pela tosse de uma pessoa infectada. A maioria das pessoas infectadas tornam-se portadores assintomáticos. As pessoas imunocompetentes têm um risco de 5% a 10% durante toda a vida de desenvolver doença clínica (30). Aqueles com ambos *M. tuberculosis* e infecção HIV têm um risco anual de 5% a 10% de desenvolver doença clínica e mais freqüentemente se apresentam com doença pulmonar. *M. tuberculosis* pode afetar múltiplos locais na cabeça e no pescoço, incluindo laringe, faringe, cavidade oral, cavidade nasal, glândulas salivares, coluna cervical, orelha média e mastóide. Linfadenopatia cervical é vista em 5% a 10% de todos os pacientes com tuberculose. Tuberculose aural pode apresentar-se sob a forma de paralisia facial, otorréia persistente, otite média crônica refratária, tecido de granulação profuso, seqüestros ou necrose óssea, pericondrite ou falha de cirurgia otológica (31). Otite média causada por infecção por *M. tuberculosis* pode resultar de vias hematogênica e linfática de disseminação a partir da infecção pulmonar, ou a partir de uma infecção ascendente através da tuba auditiva a partir da nasofaringe. *Mycobacterium bovis, Mycobacterium avium* e *Mycobacterium fortuitum* também foram descritos causando otite média. A infecção geralmente é indolor, mais comumente com otorréia a partir de uma perfuração da membrana timpânica. Ocasionalmente, podem estar presentes múltiplas pequenas perfurações da membrana timpânica. Paralisia facial ocorre em 10% dos adultos e 35% das crianças com otite média tuberculosa e geralmente responde ao tratamento clínico (32,33). PAC devida à destruição ossicular ocorre precocemente junto com linfadenopatia jugular. PANS e labirintite podem ocorrer como manifestações mais tardias. Os pacientes podem ter tratos fistulosos com drenagem em 20% dos casos (34). A mucosa da orelha média mostra-se granulosa ou polipóide, e seqüestros ósseos podem-se formar. Tomografia computadorizada geralmente mostra opacificação completa de tecido mole da orelha média e na cavidade mastóidea, com erosão óssea e possível formação de fístula como achados apenas em casos avançados (33). Um diagnóstico presuntivo de tuberculose é a demonstração histológica de organismos ácido-resistentes no exsudato ou em preparações teciduais. Um diagnóstico definitivo é feito por isolamento e identificação de *M. tuberculosis* em cultura a partir de um espécime diagnóstico. Coloração e cultura de otorréia na otite média ou mastoidite tuberculosa infreqüentemente é positiva e pode ser necessário obter tecido para cultura (35). É crítico que os espécimes teciduais pretendidos para a cultura não sejam postos em formaldeído. Técnicas mais recentes baseadas na amplificação com reação de cadeia de polimerase de seqüências específicas de DNA podem possibilitar o diagnóstico de espécies de micobactérias e identificação de mutações associadas a resistência medicamentosa em questão de horas (36). O tratamento da tuberculose aural consiste principalmente na administração de quimioterapia antituberculosa multimedicamentosa padrão, mas cirurgia pode às vezes ser necessária para remover tecido patológico intratável e osso seqüestrado (37), especialmente quando ocorreu uma complicação otológica como paralisia facial ou abscesso extradural. Alguns sugeriram que a falta de resposta, conforme medido pela otorréia continuada, à terapia clínica apropriada também constitui uma indicação para o tratamento cirúrgico (38). O tratamento múltiplo inicial com isoniazida (5 a 10 mg/kg/dia até 300 mg), rifampicina (10 mg/kg/dia até 600 mg) e pirazinamida (15 a 25 mg/kg/dia até 2,5 g/dia) durante 6 meses é recomendado para doença extrapulmonar suscetível não-complicada. Piridoxina (25 a 50 mg diariamente) é muitas vezes acrescentada aos esquemas que incluem isoniazida. Esquemas alternativos devem ser usados com quaisquer raças resistentes a drogas ou casos complicados (39). Terapia inadequada devida à má adesão do paciente e posologia inadequada pelos médicos constituem as causas mais comuns de desenvolvimento de resistência aos medicamentos (40). O aparecimento de raças de *M. tuberculosis* resistentes a múltiplas drogas salienta a importância de testar as sensibilidades e garantir a conformidade ao tratamento clínico.

Vírus de Imunodeficiência Humana

Queixas otológicas em pacientes infectados com HIV, um retrovírus de RNA bifilamentar, são comuns. Em um estudo, 34% dos pacientes infectados com HIV queixavam-se de plenitude aural, 32% de tontura, 29% de perda auditiva, 26% de zumbido e 23% de otalgia (41). HIV não parece comprometer a orelha diretamente, mas merece menção porque os pacientes imunocomprometidos são mais suscetíveis a infecções oportunistas. Otite externa é um problema otológico comum associado a infecção HIV. *Pseudomonas aeruginosa* é o agente causador mais comum, com espécies de *Proteus* e *Aspergillus* sendo menos comuns (42). O tratamento é o mesmo que no paciente imunocompetente, com a remoção de detritos e o uso de gotas antibióticas para a cobertura de *Pseudomonas*. Pólipos do canal auditivo externo podem ser manifestações de infecções por *Pneumocystis* e tuberculosa. O diagnóstico é feito por biopsia de tecido e o tratamento é a terapia apropriada dirigida para o agente infectante resultando na resolução rápida do pólipo (43). Otite média aguda e otite média serosa recorrentes são problemas otológicos comuns na população infectada com HIV. Otite média aguda é mais comum na população infectada por HIV pediátrica, quando comparada com a população não infectada. Os patógenos são semelhantes aos vistos na população imunocompetente, com a adição dos organismos oportunistas. Otite média serosa ocorre em até 80% da população infectada por HIV pediátrica e pode ser mais comum na população adulta (42). Massas nasofaríngeas secundárias a hipertrofia adenóide, linfoma e carcinoma nasofaríngeo podem causar disfunção da tuba auditiva, otite média com efusão e PAC (44). PANS em pacientes HIV-infectados tem uma prevalência de 21% a 41% e pode ser atribuída a uma variedade de causas, incluindo otossífilis, infecção criptocócica, medicações ototóxicas, infecção por citomegalovírus, infecção pelo vírus herpes *simplex*, neoplasias primárias ou metastáticas do sistema nervoso central, e infecção direta pelo HIV (43). Sarcoma de Kaposi (SK), uma neoplasia de células fusiformes, pode comprometer o canal auditivo interno (CAI), orelha média e orelha externa. A diferenciação do SK da angiomatose bacilar, uma lesão recentemente descrita associada a organismos *Bartonella*, é importante porque a última pode ser tratada com antibióticos, enquanto a primeira necessita extirpação cirúrgica ou quimioterapia intralesional como tratamento (42).

DOENÇAS IMUNOLÓGICAS

Granulomatose de Wegener

A granulomatose de Wegener (GW) é uma doença sistêmica imunologicamente mediada de etiologia desconhecida. A presença de complexos imunes circulantes e depositados, granulomas e vasculite suporta um fenômeno auto-imune. Ela é associada a tríade de granulomas necrosantes do trato respiratório superior e inferior, glomerulonefrite necrosante focal e vasculite sistêmica de pequenas artérias e veias. Antes do uso de terapia clínica eficaz, o prognóstico era mau, com uma taxa de mortalidade de 2 anos de 90%. Sendo uma doença muito rara, a incidência verdadeira é difícil de determinar. A proporção homens-mulheres é aproximadamente 1:1 e é vista quase exclusivamente em brancos. Pode apresentar-se em qualquer idade, sendo 15% dos pacientes menores de 19 anos. A idade média de início é aproximadamente 40 anos (45). Os sintomas mais comuns comprometem o trato respiratório superior e inferior e incluem dor sinusal, rinorréia sanguínea, ulceração septal, tosse, dispnéia, dor torácica pleurítica e infiltrados nodulares em radiografias de tórax. A cavidade nasal e os seios paranasais são comprometidos em 85% a 100% dos casos. Doença renal está presente em 85% dos casos e é a principal causa de morbidade e mortalidade. Outros sintomas generalizados incluem febre, mal-estar, perda de peso e artralgias.

Comprometimento otológico é visto em aproximadamente 35% dos casos e pode ocasionalmente ser o primeiro e único sinal da doença. As manifestações otológicas mais comuns são dor facial ou retro-auricular, otite média supurativa, otite média aguda, perda auditiva (de condução e neurossensorial) e vertigem. Paralisia de nervo facial foi descrita como um sintoma clínico inicial (46,47). Otite média serosa com perda condutiva ocorre mais freqüentemente e pode resultar de obstrução da tuba auditiva por granulomas luminais ou de inflamação ou ulceração nasofaríngea. Alguns pacientes podem apresentar-se com otite média serosa crônica, que se resolverá com um tratamento bem-sucedido e pode ser usada como indicador de remissão ou recorrência. Otite média supurativa crônica ocorre em 24% dos pacientes com GW e pode ser associada a notável dor retro-auricular e otorréia (48). Perfurações da membrana timpânica, às vezes múltiplas, podem ser vistas e podem ser confundidas com otite média causada por *M. tuberculosis* (49). A etiologia da PANS ainda é desconhecida mas pode ser relacionada com depósitos de complexos imunes na cóclea, vasculite dos *vasa vasorum* da cóclea, ou pressão sobre o nervo acústico por uma lesão granulomatosa. A perda neurossensorial pode ser acompanhada por zumbido possivelmente ocorrendo no contexto de uma PAC coexistente. Vertigem pode ser devido ao comprometimento do sistema nervoso central ou depósitos de complexos imunes dentro da orelha interna (46), embora a baixa incidência de vertigem em comparação com a alta incidência de PANS nos pacientes com GW sugira compensação vestibular (50).

Comprometimento da orelha externa ocorreu em 3 de 112 pacientes em uma série (49). O comprometimento da orelha externa consiste em edema difuso, eritematoso da orelha durante fases ativas da doença. Achados laboratoriais positivos são uma velocidade de hemossedimentação elevada, anemia, hematúria, creatinina sérica elevada e presença de anticorpo citoplasmático antineutrófilo sérico (ANCA). Usando técnica imunofluorescente, é possível distinguir um c-ANCA (padrão citoplasmático) de um p-ANCA (padrão perinuclear). ANCA citoplasmático é encontrado em 90% dos pacientes com GW ativa e em 60% dos casos com doença limitada, enquanto p-ANCA pode ser encontrado em outra vasculite ou glomerulite idiopática (48). Quando imunofluorescência de c-ANCA é combinada com ensaio de imunossorvente ligado à enzima (ELISA) anti-PR3 (anticorpo citoplasmático), a sensibilidade e a especificidade sobem para 90% e 98%, respectivamente (51).

A radiografia de tórax pode revelar lesões pulmonares. Biopsia das lesões revela vasculite granulomatosa necrosante. Entretanto, obter um bom espécime de biopsia é muitas vezes difícil e freqüentemente não diagnóstico, especialmente com lesões nasais. Caso for não tratada, GW é uma doença fatal. O tratamento de escolha é com corticosteróides e imunossupressores como ciclofosfamida, azatioprina ou metotrexato. Remissão a longo prazo é obtida em mais de 90% dos pacientes, especialmente naqueles que ainda não desenvolveram lesão renal importante. Foi relatado que o uso de trimetoprim-sulfametoxazol induziu remissão em casos refratários e ajudou a manter a remissão (52,53), mas seu emprego permanece controverso.

Policondrite Recidivante

A policondrite recidivante é uma doença rara caracterizada por inflamação episódica de estruturas cartilaginosas. Mecanismos auto-imunes parecem ser responsáveis pela policondrite recidivante. A doença pode comprometer qualquer estrutura cartilaginosa, especialmente aquelas de orelha, nariz, traquéia, laringe, costelas e tubas auditivas. Episclerite, artropatias, anemia, perda de peso, mialgias e febre também são associadas à doença. Com o passar do tempo, a inflamação recorrente pode levar a atrofia, cicatrização e distorção da cartilagem comprometida. A doença é ligeiramente mais comum em mulheres que em homens, a idade média de início sendo aos 40. As manifestações otológicas da policondrite recidivante consistem em um pavilhão auricular edemaciado, vermelho, doloroso à palpação, acometendo o canal auditivo externo, assim sendo diagnóstico diferencial de otite externa. O diagnóstico é principalmente clínico, e biopsia da orelha agudamente inflamada deve ser evitada em virtude do risco de infecção. Quando necessária, a biopsia da cartilagem afetada mostra condrólise, condrite e pericondrite. Durante a fase ativa, há infiltração da matriz cartilaginosa com células inflamatórias. Mais tarde a cartilagem é substituída por tecido de granulação e eventualmente tecido fibroso (54). Os achados laboratoriais podem incluir uma velocidade de hemossedimentação elevada, anemia e fator reumatóide positivo. Corticosteróides foram eficazes no tratamento da policondrite recidivante. O uso de dapsona, indometacina e salicilatos teve sucesso (55). Tratamento com metotrexato também foi descrito (56).

Lúpus Eritematoso Discóide Crônico

O lúpus eritematoso discóide crônico (LED) é uma condição que causa lesões eritematosas elevadas na pele de cabeça, pescoço e tórax. É uma forma comum de lúpus eritematoso limitada à pele em 90% dos casos. A causa é desconhecida, mas a demonstração de complexos imunes na junção dermoepidérmica sugere um fenômeno auto-imune. A lesão típica é uma lesão elevada bem circunscrita na orelha, na face, no pescoço ou no tórax que lentamente aumenta e é pruriginosa. Cicatrização e hipopigmentação podem se desenvolver com o tempo. Os pacientes com LED têm uma sobrevida de 15 anos de 80% a 90%. A maioria dos pacientes com maus resultados tem comprometimento renal. Não existe tratamento específico, mas corticosteróides tópicos podem ser úteis. Acima de tudo, o paciente deve ser protegido contra a exposição ao sol. Cerca de 5% dos pacientes progridem para lúpus eritematoso sistêmico (57).

Poliarterite Nodosa

A poliarterite nodosa é uma vasculite necrosante de artérias de pequeno e médio calibre. O diagnóstico é baseado em biopsia mostrando neutrófilos polimorfonucleares infiltrando todas as camadas da parede vascular e áreas perivasculares, o que leva a proliferação da íntima e degradação da parede do vaso. As lesões crônicas comumente revelam um infiltrado de células mononucleares. Estudos de imunofluorescência revelam uma deposição de complexos imunes dentro das paredes dos vasos. As lesões são segmentares e tendem a afetar as áreas de bifurcação arterial. Angiografia dos órgãos afetados revela pequenos aneurismas, particularmente nos pontos de ramificação dos vasos. À medida que as lesões se curam, pode haver deposição de colágeno com estreitamento ou oclusão do vaso. Antígeno de superfície da hepatite B pode ser demonstrado no soro de 30% a 40% dos pacientes. A idade média de início é 45 anos, com uma proporção de homens para mulheres de 2,5:1. Sinais e sintomas são tipicamente inespecíficos: febre, perda de peso e mal-estar. Queixas específicas podem ser relacionadas ao órgão comprometido. Teste sorológico pode mostrar uma contagem de leucócitos elevada, anemia de doença crônica, velocidade de hemossedimentação elevada e presença de ANCA. Queixas sistêmicas comuns são equimose da pele, isquemia miocárdica, infarto intestinal, insuficiência renal e hipertensão. A orelha média pode ser afetada pela poliarterite nodosa. O sintoma otológico predominante é geralmente perda auditiva, que pode ser condutiva ou neurossensorial. Paralisia de nervo facial pode ser associada a perda auditiva. Tratamento consistindo em corticosteróides sistêmicos combinados com ciclofosfamida foi descrito como resultando em taxas de remissão a longo prazo de até 90%, mas o prognóstico nos pacientes com comprometimento de múltiplos órgãos não é bom (58,59).

Artrite Reumatóide

A artrite reumatóide (AR) é uma doença multissistêmica crônica de etiologia desconhecida. A sua característica é sinovite inflamatória persistente que causa progressiva destruição de cartilagem e osso nas articulações. Ela afeta cerca de 1% da população e é três vezes mais comum em mulheres que em homens. A apresentação é normalmente na quarta ou quinta década de vida. Há uma associação com expressão do antígeno leucocitário humano lócus DR4 (HLA-DR4) e risco aumentado de AR. A maioria dos pacientes tem sintomas de fadiga, anorexia, fraqueza muscular e mialgias antes das queixas articulares. Estudos laboratoriais revelam muitas vezes uma velocidade de hemossedimentação elevada, anemia normocítica normocrômica e a presença de fator reumatóide. Fatores reumatóides tipicamente testados são auto-anticorpos imunoglobulina M (IgM) à porção Fc da IgG. Este teste não é específico para AR e é visto em várias outras doenças bem como em 5% das pessoas sadias. Entretanto, o título pode ser de importância prognóstica. Os pacientes com altos títulos tendem a ter doença mais grave. O tratamento envolve aspirina, drogas antiinflamatórias não-esteróides, glicocorticóides, terapia imunossupressora e cirurgia. AR pode comprometer a orelha externa ou a média. Os nódulos reumatóides são cutâneos e subcutâneos e podem comprometer a orelha externa. Estes nódulos são lesões elevadas dolorosas com centro necrótico. O tratamento é o mesmo que para outras manifestações sistêmicas da doença. Em pacientes que têm AR, pode ocorrer perda de condução e PANS, e eles têm uma incidência significativamente mais alta de PANS que as pessoas normais, possivelmente por doença auto-imune da orelha interna. O mecanismo de funcionamento anormal da orelha média foi proposta como uma possível causa da PAC vista nestes pacientes. Frouxidão do mecanismo transdutor da orelha média, devida a comprometimento dos ligamentos suspensores ossiculares e das articulações incudomaleolar e incudoestapedial, foi proposta como a causa da PAC vista nos pacientes com AR (60,61).

SÍNDROME DE VOGT-KOYANAGI-HARADA

A síndrome de Vogt-Koyanagi-Harada (VKH) ou síndrome uveomeningoencefalítica é uma rara afecção sistêmica que compromete muitos sistemas do organismo, incluindo olho, orelha e sistemas tegumentar e nervoso. A síndrome VKH tem uma predileção por raças escuramente pigmentadas como índios americanos, asiáticos e hispânicos, e tipicamente se apresenta na segunda à quinta décadas de vida (62). A causa da síndrome VKH é desconhecida, embora etiologia auto-imune tenha sido implicada. Cultura celular (63) e estudos imuno-histológicos (64) sugerem que uma hipersensibilidade tipo tardia contra melanócitos que expressam complexo principal de histocompatibilidade (MHC) classe II poderia ser responsável pelo processo inflamatório na VKH.

A síndrome VKH ocorre em três fases, a primeira sendo a fase de meningoencefalite caracterizada por fraqueza generalizada, hemiparesia, hemiplegia, disartria e afasia depois de uma doença semelhante à viral. A segunda fase ocorre 3 a 5 dias mais tarde e é caracterizada por perda de acuidade visual, dor ocular, zumbido e perda auditiva. À medida que a uveíte regride, a doença entra em uma fase de convalescença caracterizada por achados cutâneos como poliose afetando supercílios e cílios, vitiligo e alopecia, que tendem a ser permanentes (65). O diagnóstico de VKH é baseado na presença de iridociclite bilateral, uveíte posterior, pleocitose do LCE, zumbido e achados cutâneos.

O tratamento da síndrome VKH inclui corticosteróides sistêmicos com a adição de imunossupressores para os casos que não respondem. Terapia cirúrgica para glaucoma pode ser necessária para alguns pacientes (66). Pronto encaminhamento a um oftalmologista para avaliação e tratamento dos pacientes com perda auditiva idiopática. Zumbido e sinais de uveíte ativa é essencial.

Doença Auto-Imune da Orelha Interna

A doença auto-imune da orelha interna, descrita pela primeira vez por McCabe em 1979 (67), é uma doença caracterizada por PANS progressiva flutuante que é responsiva a drogas imunossupressoras e é associada a achados positivos de ativação do sistema imunitário em testes inespecíficos. Os pacientes tendem a estar na idade adulta jovem até a meia-idade e têm sintomas otológicos que persistem por meses a anos. A perda auditiva é bilateral e freqüentemente assimétrica, e aproximadamente a metade dos pacientes experimentam sintomas vestibulares. A orelha apresenta-se normal ao exame. Os pacientes podem ter outras doenças auto-imunes, como lúpus eritematoso sistêmico, AR ou polimiosite.

O diagnóstico de doença auto-imune da orelha interna é baseado em perda auditiva bilateral rapidamente progressiva, freqüentemente flutuante, que não responde à terapia convencional mas melhora com drogas imunossupressoras. Há freqüentemente doenças auto-imunes sistêmicas associadas, resultados positivos de testes "de triagem", como crioglobulinas séricas, velocidade de hemossedimentação elevada, ou anticorpos antinucleares positivos. Análise por *Western blot* dos soros de pacientes com PANS progressiva revelou a presença de um anticorpo contra um epítopo antigênico da orelha interna com um peso molecular de 68 kD (68). Em estudo recente, um anticorpo contra proteína 68 kD foi detectado no soro de 89% dos pacientes com PANS progressiva e todos os 25 pacientes apresentaram doença ativa. Além disso, pacientes que eram anticorpo-positivos responderam ao tratamento esteróide mais freqüentemente que aqueles que eram anticorpo-negativos (69). Estudos adicionais relataram que este antígeno de 68 kD é associado à proteína de choque térmico (HSP)-70 (70,71). Análise com *Western blot* quanto ao antígeno de 68 kD da orelha interna constitui um adjunto útil no diagnóstico e no tratamento da PANS progressiva. O tratamento é com drogas imunossupressoras em altas doses, usualmente corticosteróides. Ciclofosfamida e metotrexato foram usados como alternativas a corticosteróides sistêmicos. Depois que a audição é estabilizada, a terapia imunossupressora é diminuída gradualmente e a dose é aumentada apenas se a audição piorar. Alguns pacientes podem necessitar terapia de manutenção a longo prazo.

DOENÇAS METABÓLICAS

Gota

A gota é uma doença do metabolismo das purinas que causa concentrações anormalmente altas de ácido úrico. Uratos são depositados nos tecidos, causando artrite e nódulos gotosos (= tofos gotosos). Os pacientes podem ser classificados como superprodutores (com produção anormalmente alta de ácido úrico) ou subexcretores (com excreção renal anormalmente baixa de ácido úrico). A doença é mais comum em homens na quarta ou quinta década de vida. O tofo encontrado na orelha pode ser confundido com um nódulo reumatóide; entretanto, quando espremido, ele exsuda um material branco semelhante a giz. A terapia é dirigida para a doença específica. Os superprodutores são tratados com alopurinol, que inibe a produção de urato. Os subexcretores são tratados com drogas uricosúricas como probenecide (72). Pequenos nódulos na hélice não exigem tratamento.

Ocronose

A ocronose, uma forma de alcaptonúria, é uma doença recessiva autossômica do metabolismo do ácido homogentísico, que é oxidado para um composto preto que adere à cartilagem e assim mancha a orelha, dedos das mãos, mucosa bucal e nariz. A urina das pessoas afetadas torna-se negra com exposição à luz solar. A apresentação é tipicamente na terceira década de vida. Sinal de Osler, pigmentação da esclera, é uma maneira comum de apresentação. O pigmento também pode acumular-se na mucosa do trato aerodigestivo superior. O tratamento consiste em uma dieta com pouca proteína para prevenir a acumulação de ácido homogentísico (73).

Mucopolissacaridoses

As mucopolissacaridoses são um grupo de doenças de armazenamento caracterizadas por deficiências herdadas de enzimas necessárias para a degradação de mucopolissacarídios. A síndrome de Hunter é causada por uma falta de gamaiduronidase e é herdada de um modo ligado ao X. A síndrome de Hurler é causada por uma deficiência de N-acetilgalactosamina-6-sulfatase ou de betagalactosidase. A perda auditiva nas mucopolissacaridoses é geralmente mista, com o componente condutivo devido à disfunção da tuba auditiva e resultante otite média serosa. Alguns estudos recomendam a colocação de tubos de ventilação em longo prazo se uma timpanotomia estiver indicada, dado um risco anestésico mais alto visto nesta população de pacientes (74). A causa da perda neurossensorial é incerta mas pode ser devida a metabolismo lipídico anormal dentro das células nervosas (75).

DOENÇAS ÓSSEAS

Osteogênese Imperfeita

A osteogênese imperfeita (OI), ou síndrome de van der Hoeve-deKleyn, é uma doença autossômica dominante do tecido conjuntivo que pode resultar em uma alta suscetibilidade a fraturas, mesmo com trauma leve. A doença é causada por mutações em qualquer uma das duas cadeias que formam o procolágeno tipo I, a principal proteína estrutural do osso, pele e tendões. A gravidade da OI varia de uma forma letal no período perinatal a uma forma suficientemente branda para escapar à detecção clínica. Fraturas freqüentes, membros arqueados, compressão de corpos vertebrais e escoliose são problemas comuns destes pacientes. A OI tipo I, a forma mais branda, é herdada como caráter autossômico dominante e é associada a perda auditiva, fraturas múltiplas e escleras azuis. A incidência da OI tipo I é cerca de 1 em 30.000. A OI tipo II é letal *in utero* ou logo depois do nascimento e tem uma incidência relatada ao nascimento de 1 em 60.000. Os tipos III e IV são de gravidade intermediária entre os tipos I e II. Eles são menos graves que o tipo II, e as escleras são apenas ligeiramente azuladas no lactente e brancas no adulto. O tipo III tende a se tornar mais grave com a idade e pode ser herdado como um caráter autossômico recessivo ou autossômico dominante. O tipo IV é herdado como caráter autossômico dominante e é semelhante ao tipo I exceto que as escleras são normais. Tanto PAC quanto PANS podem ocorrer na OI e são encontradas em 90% dos pacientes com mais de 30 anos (76). A PAC é associada a escleras azuis, enquanto PANS grave comumente é associada a escleras cinzentas ou brancas. PAC é causada pelo comprometimento dos ossículos por fraturas patológicas do processo longo da bigorna ou dos ramos do estribo. A base do estribo pode ser comprometida mas nem sempre está fixa (Fig. 65.1). A restauração da audição pode ser realizada com amplificação ou cirurgia (77). Estapedectomia pode dar resultados semelhantes aos vistos na otosclerose mas é um procedimento muito delicado devido à fragilidade dos ossículos, hipervascularização da mucosa do promontório e uma base obliterada ou móvel do estribo (78). Alguns estudos sugeriram melhores resultados após estapedectomia em pacientes com osteogênese imperfeita tipo I que nos outros tipos (79).

Osteopetrose

A osteopetrose é uma doença herdada que causa remodelação defeituosa do osso. Ela pode ter um padrão dominante ou recessivo; o tipo recessivo é mais grave. A forma dominante é caracterizada por aumento progressivo de cabeça e mandíbula, e baqueteamento dos ossos longos. Neuropatias cranianas progressivas são causadas pela compressão nervosa nos forames, resultando em atrofia óptica, hipoestesia trigeminal, paralisia facial recorrente e PANS. A forma recessiva é caracterizada pelos aspectos já citados, com a adição de hepatosplenomegalia e retardo mental; a morte ocorre geralmente na segunda década.

PAC pode ser secundária ao espessamento do osso dos ossículos, meso e epitímpano, e fixação da base do estribo (80,81). Paralisia recorrente do nervo facial é causada pela compressão do nervo ao longo do seu trajeto intratemporal. A paralisia facial pode ser aliviada por descompressão do nervo facial (82).

Doença de Paget

A doença de Paget, ou osteíte deformante, é uma doença crônica, muitas vezes progressiva, do metabolismo ósseo. Ela é caracterizada por hipertrofia e remodelamento ósseo pela atividade aumentada dos osteoclastos e osteoblastos. A etiologia é desconhecida. Afeta 3% da população com mais de 40 anos e até 11% daqueles com mais de 80 anos (83). Homens são afetados quatro vezes mais freqüentemente que mulheres, e o início é comumente na sexta década de vida. Doença de Paget do osso temporal pode causar uma combinação de PANS e PAC. Nenhuma alteração patológica freqüentemente identificada foi constatada responsável pela perda auditiva. Acredita-se que ambos os tipos de perda sejam causados por alterações na densidade, na massa e na geometria ósseas que amortecem os mecanismos normais de audição das orelhas média e interna. Não se acredita que as perdas são devidas à fixação ossicular ou à compressão do nervo coclear (84).

Os sintomas otológicos incluem perda auditiva, zumbido e queixas vestibulares brandas. O nervo facial não é afetado. Audiogramas mostram perda auditiva mista com condução óssea declinando. A perda condutiva varia de 20 a 30 dB. A PANS na doença de Paget parece ser relacionada com perda generalizada de densidade mineral óssea da cápsula ótica (85). Outros sinais incluem aumento da calvária, aumento da artéria temporal superficial, fosfatase alcalina sérica elevada e achados típicos em estudos radiográficos.

Os achados radiográficos incluem espessamento da calvária com uma mistura de áreas densas e radiotransparentes de fibrose, áreas de erosão cortical, e trabéculas ósseas grosseiras características (Fig. 65.2). O tratamento inclui o uso de calcitonina e etidronato dissódico para diminuir a atividade osteoclástica. A PAC causada pela doença de Paget não é considerada suscetível a intervenção cirúrgica (70).

Displasia Fibrosa

A displasia fibrosa é uma doença idiopática que é caracterizada pela substituição do osso esponjoso normal por espículas de osso trançado em um estroma fibroso. O comprometimento do osso temporal resulta em aumento progressivo indolor da porção escamosa, da mastóide e do canal externo. A doença pode ser mo-

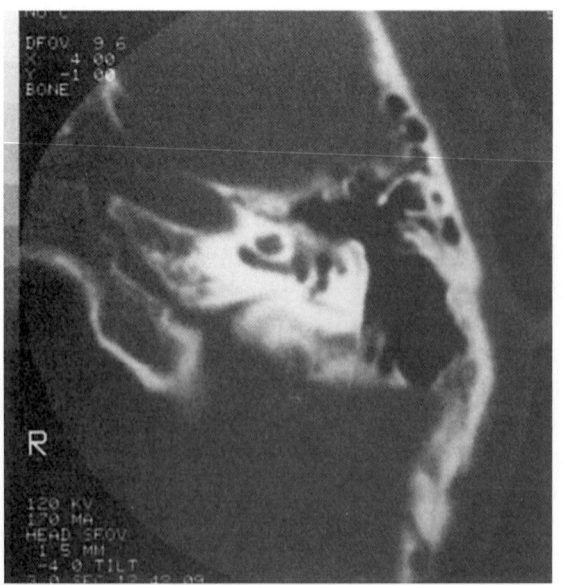

Figura 65.1
Osteogênese imperfeita do osso temporal em um menino de 9 anos com perda auditiva condutiva. Este é um tomograma computadorizado axial do osso temporal esquerdo. Há espongiose exuberante da fenda da orelha média e de osso temporal circundante com comprometimento do osso cortical. (Foto cortesia de J. Michael Talbot, M.D.)

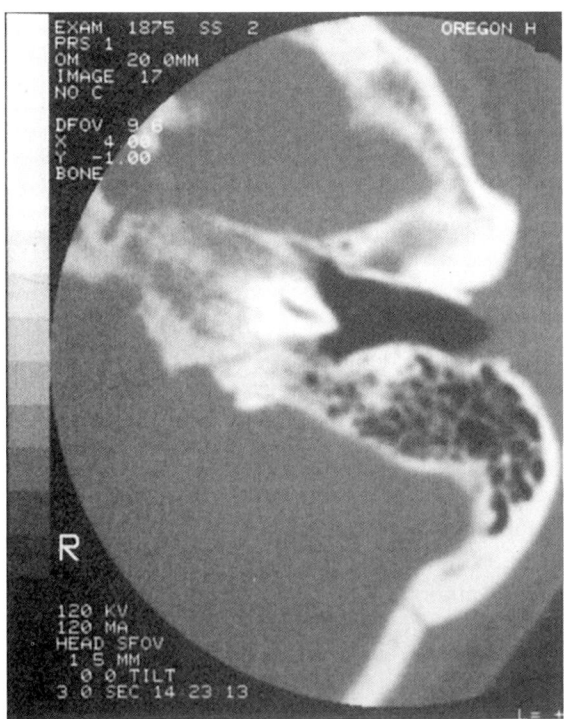

Figura 65.2
Doença de Paget do osso temporal em uma mulher de 68 anos. Esta tomografia computadorizada axial mostra as múltiplas densidades focais visíveis no ápice petroso, que são típicas desta doença. O espessamento do osso e o comprometimento do córtex são as outras características clássicas da doença de Paget. (Foto cortesia de J. Michael Talbot, M.D.)

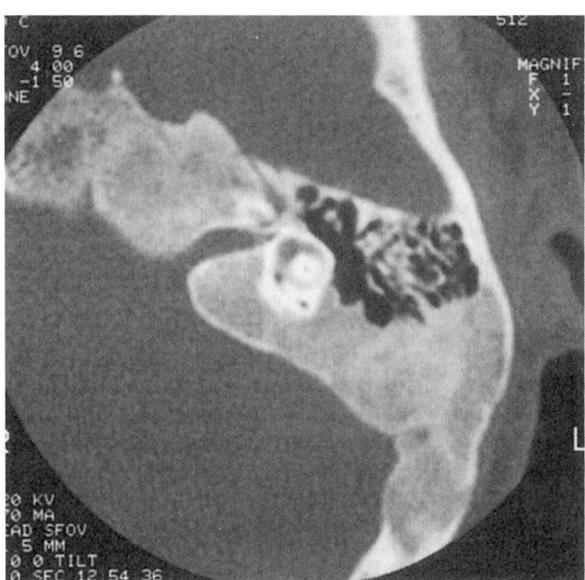

Figura 65.3
Displasia fibrosa do osso temporal em uma mulher de 27 anos com comprometimento bilateral dos ossos temporais. Esta tomografia computadorizada axial demonstra a expansão da cavidade medular com tecido fibroso e espículas ósseas, enquanto o osso cortical sobrejacente permanece intacto. (Foto cortesia de J. Michael Talbot, M.D.)

nostótica, poliostótica ou parte da síndrome de McCune-Albright de displasia fibrosa poliostótica, puberdade precoce e pigmentação anormal da pele. A displasia fibrosa monostótica responsabiliza-se por 70% dos casos e tende a se apresentar na infância avançada; as lesões freqüentemente se tornam quiescentes depois da puberdade. A forma monostótica é mais comum e freqüentemente compromete costelas, crânio, fêmur proximal e tíbia (86). A doença poliostótica tende a se apresentar mais cedo e as lesões podem progredir adentro da terceira e quarta décadas de vida. Embora a síndrome de McCune-Albright seja vista quase exclusivamente em mulheres, alguns casos foram descritos em homens (87). Ela se apresenta mais cedo devido às anormalidades endócrinas. As lesões esqueléticas são poliostóticas, tipicamente com uma distribuição unilateral. As áreas de pigmentação atípica da pele tendem a ser grandes áreas planas de hiperpigmentação, geralmente no pescoço e no tronco. Hipertireoidismo é a endocrinopatia associada mais comum, vista em 5% dos pacientes com síndrome de McCune-Albright.

Comprometimento craniofacial é visto em 10% a 30% da doença monostótica e 50% a 100% da doença poliostótica. O osso temporal é afetado em 18% dos casos com comprometimento craniofacial (Fig. 65.3).

Os sintomas de apresentação mais comuns da displasia fibrosa do osso temporal são PAC (80%), oclusão progressiva do canal auditivo externo (85%) e colesteatoma do canal (40%) (88). Paralisia ou paresia do nervo facial e PANS são outras complicações possíveis. A maioria das PAC são devido à estenose do canal auditivo externo, mas comprometimento da cadeia ossicular também pode ser uma causa. PANS pode ser atribuível ao comprometimento da cápsula ótica ou do canal auditivo interno. As indicações para tratamento cirúrgico de pacientes com displasia fibrosa do osso temporal incluem PAC e colesteatoma secundários a estenose do canal auditivo externo. Recuperação de PANS pela descompressão cirúrgica em um paciente com estreitamento do canal auditivo interno por displasia fibrosa foi descrita (89). Radioterapia é contra-indicada em virtude de uma taxa aumentada de transformação neoplásica para lesões sarcomatosas.

DOENÇAS IDIOPÁTICAS

Histiocitose de Células de Langerhans

Histiocitose de células Langerhans designa um grupo de doenças idiopáticas, que inclui granuloma eosinofílico, doença de Hand-Schüller-Christian e doença de Letterer-Siwe. Lichtenstein, em 1953, reconheceu todas estas três condições como sendo de origem histiocítica e cunhou o nome histiocitose X, que é agora mais acuradamente conhecida como histiocitose de células de Langerhans. A doença é caracterizada por um acúmulo de histiócitos, linfócitos e eosinófilos na pele, na medula óssea, nos linfonodos, no pulmão, no fígado, no timo, no baço e no sistema nervoso central. A presença da célula de Langerhans, que normalmente é encontrada na derme, é característica da doença. Estas células geralmente contêm corpos de inclusão citoplasmáticos conhecidos como grânulos de Birbeck. A maioria dos pacientes com histiocitose de células de Langerhans tem uma deficiência de linfócitos supressores e uma quantidade elevada de linfócitos auxiliares. Diagnóstico definitivo é feito pela demonstração da presença dos grânulos de Birbeck em microscopia eletrônica ou teste imunoistoquímico mostrando a presença de antígeno CD1 (90). Os pacientes comumente são crianças, e a mortalidade é cerca de 10%, geralmente naqueles com doença multissistêmica. Fatores prognósticos adversos incluem início antes da idade de 2 anos, o grau de comprometimento de tecido mole e o comprometimento de órgãos vitais.

Comprometimento de cabeça e pescoço é visto em 73% dos casos. Os locais de comprometimento incluem abóbada craniana, canal auditivo externo, osso temporal, linfonodos cervicais, maxila e mandíbula. Os sintomas de apresentação podem incluir otorréia, tecido de granulação aural, aumento da mastóide, surdez, colapso do canal auditivo externo e aumento da mandíbula ou maxila. As complicações incluem PANS, paresia do nervo facial e infecção secundária.

O tratamento é baseado na extensão da doença. Doença sistêmica é freqüentemente tratada com esteróides. Aqueles que não respondem podem ser tratados com etoposida, vincristina ou vimblastina. Esteróides tópicos ou intralesionais podem ser usados para lesões localizadas. Diminuição da massa por cirurgia pode ser útil em casos de estenose do canal auditivo ou compressão nervosa, mas freqüentemente é feita com a finalidade de biopsia unicamente. Os pacientes que têm comprometimento da pele do canal auditivo externo que não respondem a esteróides tópicos podem se beneficiar com gotas óticas de mostarda, que se demonstraram eficazes (90). Radiação para lesões do osso temporal foi usada, mas acarreta o risco de malignidade induzida pela radiação.

O granuloma eosinofílico é um processo unifocal que ocorre em crianças e adultos jovens. Consiste em uma lesão osteolítica no fêmur, pelve, vértebras, costelas, crânio ou osso temporal. Os sintomas do osso temporal incluem dor, aumento de volume, otorréia purulenta e PAC. Radiografias mostram uma lesão destrutiva dentro do osso temporal. Radioterapia é curativa, e o prognóstico é excelente.

A doença de Hand-Schüller-Christian é semelhante ao granuloma eosinofílico mas é um processo multifocal. Ela ocorre em crianças com menos de 5 anos de idade, que podem experimentar sintomas sistêmicos como febre, anorexia e perda de peso. Esplenomegalia, exoftalmia ou diabetes insípido é visto em 50% dos pacientes. O prognóstico é menos favorável que o dos pacientes com granuloma eosinofílico e pode ser necessária quimioterapia em baixas doses em alguns casos para controlar sintomas sistêmicos.

A doença de Letterer-Siwe é uma forma fulminante rapidamente progressiva de histiocitose de células de Langerhans que ocorre em crianças com menos de 3 anos de idade e demonstra um curso rapidamente fatal. Manifestações sistêmicas são proeminentes, por exemplo, hepatosplenomegalia, adenopatia, coagulopatia e lesões da pele. A morte ocorre por sangramento ou infecção causada por insuficiência da medula óssea causada pela substituição por histiócitos imaturos (91).

O tratamento depende da gravidade da doença. Cirurgia, radioterapia e quimioterapia foram todas usadas.

PONTOS IMPORTANTES

- Perda auditiva neurossensorial adquirida por sarampo ocorre em menos de 0,1% dos casos e começa ao tempo da erupção maculosa. Em 45% dos casos, esta perda é bilateral e profunda.
- O tratamento da perda auditiva sifilítica adquirida consiste em penicilina benzatina (2,4 milhões de unidades) por via intramuscular semanalmente durante 6 a 12 semanas. Prednisona 30 a 60 mg em dias alternados durante 3 a 6 meses é dada também.
- Cinqüenta por cento dos casos de paralisia facial aguda em crianças são causados por doença de Lyme.
- O diagnóstico de doença de Lyme é baseado em uma história de uma mordida de carrapato e a observação de anticorpos elevados para o organismo *Borrelia burgdorferi*.
- Otite tuberculosa é indolor e associa-se com uma única ou múltiplas perfurações grandes (membrana timpânica) com uma mucosa pálida granulosa ou polipóide da orelha média.
- Comprometimento otológico pode ocasionalmente ser o primeiro e único sinal de apresentação da granulomatose de Wegener. Dor facial ou retro-auricular, otite média supurativa, perda auditiva e vertigem são as manifestações mais comuns.
- Policondrite recidivante da orelha externa é diagnosticada por uma orelha vermelha dolorosa sem comprometimento do canal externo.
- Os nódulos da artrite reumatóide que aparecem nas orelhas são dolorosos e elevados e têm um centro necrótico.
- Os nódulos da gota, embora dolorosos quando espremidos, exsudam um material branco semelhante a giz.
- Doença de Paget é quatro vezes mais comum em homens que em mulheres, e a perda auditiva geralmente é inoperável, mesmo quando se observa uma perda condutiva. O início é geralmente na sexta década de vida.
- Os pacientes que têm osteogênese imperfeita geralmente têm perda auditiva condutiva ou neurossensorial.
- A perda auditiva de condução é associada a escleras azuis, enquanto a perda auditiva neurossensorial grave usualmente é associada a escleras cinzentas ou brancas.

REFERÊNCIAS

1. Arbesfeld DM. Cutaneous herpes simplex virus infections. *Am Fam Phys* 1991;43:1655-1664.
2. Aleksic SN, Budzilovich GN, Lieberman AN. Herpes zoster oticus and facial paralysis (Ramsay-Hunt syndrome): clinico-pathologic study and review of literature. *J Neurosci* 1973;20:149-159.
3. Morrow MJ. Bell's palsy and herpes zoster oticus. *Curr Treat Options Neurol* 2000;2:407-416.
4. Kanishi M, Amatasu M, Mohri M, et al. Acyclovir improves recovery rate of facial nerve palsy in Ramsay Hunt syndrome. *Auris Nasus Larynx* 2001;28:223-226.
5. Beutner KR, Friedman DJ, Forszpaniak C, et al. Valciclovir compared with acyclovir for improved therapy for herpes zoster in immunocompetent adults. *Antimicrob Agents Chemother* 1995;39:1546-1553.
6. Davis MM, Patel MS, Gebremariam A. Decline in varicella-related hospitalizations and expenditures for children and adults after introduction of varicella vaccine in the United States. *Pediatrics* 2004;114:786-792.
7. Everberg G. Deafness following mumps. *Acta Otolaryngol* 1957;48:397-403.
8. Vuori M, Lahikainen EA, Peltonen T, et al. Perceptive deafness in connection with mumps: a study of 298 servicemen suffering from mumps. *Acta Otolaryngol* 1962;55:231-236.
9. Shambaugh GE, Hagens EW, Holderman JW, et al. Statistical studies of the children in the public schools for the deaf. *Arch Otolaryngol* 1928;7:424-513.
10. McKenna MJ, Mills BG, Galey FR, Et al. Filamentous structures morphologically similar to viral nucleocapsids in otosclerotic lesions in two patients. *Am J Otol* 1986;7:25-28.
11. McKenna MJ, Mills BG. Immunohistochemical evidence of measles virus antigens in active otosclerosis. *Otolaryngol Head Neck Surg* 1989;101:415-421.
12. McKenna MJ, Adams K. Immunohistochemical demonstration of measles fusion and phosphor protein antigens in active otosclerosis. In: McCabe BF, Veldman JE, Mogi G, eds. *Proceedings of the Third International Academic Conference on Immunobiology in Otology, Rhinology and Laryngology*. New York: Kugler, 1992:101-107.
13. Niedermeyer H, Arnold W, Neubert WJ, et al. Evidence of measles virus RNA in otosclerotic tissue. *ORL J Otorhinolaryngol Relat Spec* 1994;56:130-132.
14. McKenna MJ, Kristiansen AG, Haines J. Polymerase chain reaction amplification of a measles virus sequence from human temporal bone sections with active otosclerosis. *Am J Otol* 1996;7:827-830.
15. Niedermeyer HP, Arnold W, Neubert WJ, et al. Persistent measles virus infection as a possible cause of otosclerosis: state of the art. *Ear Nose Throat J* 2000;79:552-558.
16. Bozorg Grayeli A, Palmer P, Tran Ba Huy P, et al. No evidence of measles virus in stapes samples from patients with otosclerosis. *J Clin Microbiol* 2000;38:2655-2660.
17. Saltiel P, Melmed CA, Portnoy D. Sensorineural deafness in early acquired syphilis. *Can J Neurol Sci* 1983;10:114-116.
18. Nadol JB. Hearing loss of acquired syphilis: diagnosis confirmed by incudectomy. *Laryngoscope* 1975;85:1888-1897.
19. Lukehart SA, Godomes C, Molini BI, et al. Macrolide resistance in Treponema pallidum in the United Stated and Ireland. *N Engl J Med* 2004;351:154-158.
20. Rothenberg R. Syphilitic hearing loss. *South Med J* 1979;72:118-120.
21. Magnarelli LA. Current status of laboratory diagnosis for Lyme disease. *Am J Med* 1995;98:105-145.
22. Nadelman RB, Wormser GP. Lyme borreliosis. *Lancet* 1998;352:557-565.
23. World Health Organization (WHO). *Report on third meeting of the WHO technical advisory group on the elimination of leprosy*. Geneva: WHO, 2002, WHO/CDS/CPE/CEE/2002.29.
24. Wathen PI. Hansen's disease. *South Med J* 1996;89:647-652.
25. WHO Expert Committee on Leprosy, *World Health Organ Tech Rep Ser* 1998;874:1-43.
26. Ridley DS, Jopling WH. Classification of leprosy according to immunity: a five group system. *Int J Lepr* 1997;68:255-273.
27. Britton WJ. The management of leprosy reversal reactions. *Lepr Rev* 1998;69:225-234.
28. Lockwood DNJ. The management of erythema nodosum leprosum: current and future options. *Lepr Rev* 1996;67:253-259.
29. Jakeman P, Smith WCS. Thalidomide in leprosy reaction. *Lancet* 1994;343:432-433.
30. Bayer R, Dupuis L. Tuberculosis, public health, and civil liberties. *Annu Rev Public Health* 1995;16:307-326.
31. Robertson K, Kumar A. Atypical presentations of aural tuberculosis. *Am J Otolaryngol* 1995;16:294-302.
32. Singh B. Role of surgery in tuberculous mastoiditis. *J Laryngol Otol* 1991;105:907-915.
33. Vaamonde P, Castro C, Garcia-Soto M. Tuberculous otitis media: a significant diagnostic challenge. *Otolaryngol Head Neck Surg* 2004;130:759-766.
34. Cleary KR, Batsakis JG. Mycobacterial disease of the head and neck: current perspective. *Ann Otol Rhinol Laryngol* 1995;104:830-833.
35. Kulkami NS, Goapl GS, Ghaisas SG, Gupte NA. Epidemiological considerations and clinical features of ENT tuberculosis. *J Laryngol Otol* 2001;115:555-558.
36. Kapur V, Li L, Hamrick MR, et al. Rapid mycobacterium assignment and unambiguous identification of mutations associated with antimicrobial resistance in Mycobacterium tuberculosis by DNA sequencing. *Arch Pathol Lab Med* 1995;119:131-138.
37. Weiner GM, O'Connell JE, Pahor AL. The role of surgery in tuberculous mastoiditis: appropriate chemotherapy is not always enough. *J Laryngol Otol* 1997;111:752-753.
38. Saunders NC. Tuberculous mastoiditis: when is surgery indicated. *Int J Pediatr Otorhinol* 2002;65:59-63.
39. Gilbert DN. *The Sanford guide to antimicrobial therapy*, 34th ed. Hyde Park, VF: Antimicrobial Therapy, Inc. 2004:85-92.
40. Iseman MD. Treatment of multidrug-resistant tuberculosis. *N Engl J Med* 1993;329:784-791.
41. Chandresekhar SS. Otologic and audiologic evaluation of HIV infected patients. *Am J Otolaryngoi* 2000;21:1-9.
42. Lalwani AK, Sooy CD. Otologic and neurotologic manifestations of acquired immunodeficiency syndrome. *Otolaryngol Clin North Am* 1992;25:1183-1197.
43. Truitt TO, Tami TA. Otolaryngologic manifestations of human immunodeficiency virus infection. *Med Clin North Am* 1999;83:303-315.

44. Stern JC, Lin P-T, Lucente FE. Benign nasopharyngeal masses and human immunodeficiency virus infection. *Arch Otol* 1990;116:206-208.
45. Fauci AS. The vasculitis syndromes. In: Braunwald E, Fauci AS, Isselbacher KJ, et al., eds. Harrison's online. New York: McGraw-Hill, 1999.
46. Rinaldo A, Sacilotto C, Mannara GM, et al. Wegener's granulomatosis presenting with otologic manifestations. *J Otolaryngol* 1999;28:347-350.
47. Fenton JE, O'Sullivan TI. The otological manifestations of Wegener's granulomatosis. *J Laryngol Otol* 1994;108:144-146.
48. Bradley PL. Wegener's granulomatosis of the ear. *J Laryngol Otol* 1983;97:623-626.
49. McCaffrey TV, McDonald TJ, Facer GW, et al. Otologic manifestations of Wegener's granulomatosis. *Otolaryngol Head Neck Surg* 1988;88:586-593.
50. Fenton JE, O'Sullivan TJ. The otological manifestation of WG. *J Laryngol Otol* 1994;108:144-146.
51. Goeken JA. Antineutrophil cytoplasmic antibody–a useful serological marker for vasculitis. *J Clin Immunology* 1991;11:605-612.
52. Isreal HL. Sulfamethoxazole-trimethoprim therapy for Wegener's granulomatosis. *Arch Intern Med* 1988;148:2293-2295.
53. Fukuda K, Yuasa K, Uchizono A, et al. Three cases of Wegener's granulomatosis treated with an antimicrobial agent. *Arch Otolaryngol Head Neck Surg* 1989;115:515-518.
54. McCaffrey TV, McDonald TJ, McCaffrey LA. Head and neck manifestations of relapsing polychondritis: review of 29 cases. *Otolaryngology* 1978;1:473-478.
55. Martin J, Roenigk HH, Lynch W, et al. Relapsing polychondritis treated with dapsone. *Arch Dermatol* 1976;112:1272-1274.
56. Park J, Gowin KM, Schumacher HR Jr. Steroid sparing effect of methotrexate in relapsing polychondritis. *J Rheumatol* 1996;23:937-938.
57. Prystowsky SD, Gilliam JN. Discoid lupus erythematosus as part of a larger disease spectrum: correlation of clinical features with laboratory findings in lupus erythematosus. *Arch Dermatol* 1975;111:1448-1452.
58. Peitersen E, Carlsen B. Hearing impairment of the initial symptom of polyarteritis nodosa. *Acta Otolaryngol* 1966;61:189-195.
59. Dudley JP, Goodman M. Periarteritis nodosa and bilateral facial paralysis. *Arch Otolaryngol* 1969;90:139-146.
60. Ozcan M, Larakus MF, Gunduz OH, et al. Hearing loss and middle ear involvement in rheumatoid arthritis- *Rheum Int* 2002;22(1):16-19.
61. Raut VV, Cullen J, Lathers G. Hearing loss in RA. *J Otolaryngol* 2001;30:289-294.
62. Ohno S, Char DH, Kimura SJ, et al. Vogt-Koyanagi-Harada syndrome. *Am J Ophthalmol* 1977;83:735-740.
63. Minoda H, Sakai J, Suguira M, et al. High inducibility of Epstein-Barr virus replication in B lymphocytes in Vogt-Koyanagi-Harada disease. *Nippon Ganka Gakkai Zasshi* 1999;103:289-296.
64. Norose K, Yano A, Aosai F, et al. Immunologic analysis of cerebrospinal fluid lymphocytes in Vogt-Koyanagi-Harada disease. *Invest Ophthalmol Vis Sci* 1990;31:1210-1216.
65. Mondkar SV, Biswas J, Ganesh SK. Analysis of 87 cases with Vogt-Koyanagi-Harada disease. *Jpn J Ophthalmol* 2000;44:296-301.
66. Forster DJ, Rao NA, Hill RA, et al. Incidence and management of glaucoma in Vogt-Koyanagi-Harada syndrome. *Ophthalmology* 1993;100:613-628.
67. McCabe BE. Autoimmune sensorineural hearing loss. *Ann Otol Rhinol Laryngol* 1979;88:585-589.
68. Harris JP, Sharp P. Inner ear autoantibodies in patients with rapidly progressive sensorineural hearing loss. *Laryngoscope* 1990;100:516-524.
69. Moscicki RA, San Margin JE, Quintero CH, et al. Serum antibody to inner ear proteins in patients with progressive hearing loss: correlation with disease activity and response to corticosteroid treatment. *JAMA* 1994;272:611-616.
70. Billings PB, Keithley EM, Harris JP. Evidence linking the 68 Kilodalton antigen identified in progressive sensorineural hearing loss patient sera with heat shock protein 70. *Ann Otol Rhinol Laryngol* 1995;104:181-188.
71. Bloch DB, San Martin JE, Rauch SD, et al. Serum antibodies to heat shock protein 70 in sensorineural hearing loss. *Arch Otol Head Neck Surg* 1995;121:1167-1171.
72. Wyngaarden JB, Kelley WN. *Gout and hyperuricemia*. New York: Grune & Stratton, 1979.
73. LaDu BN. Alcaptonuria. In: Stanbury JB, Wyngaarden JB, Fredrickson DS, eds. *The metabolic basis of inherited disease*, 2nd ed. New York: McGraw-Hill, 1966:303-317.
74. Motamed M, Thorne S, Narula A. Treatment of OME in children with mucopolysaccharidoses. *Int J Ped Otorhinolaryngol* 2000;53:121-124.
75. Zechner G, Altman E The temporal bone in Hunter's syndrome (gargoylism). *Arch Klin Min Exp Ohren-Nasen Kehlhopfheilhd* 1968;192:137-144.
76. Prockop DJ, Kuivaniemi H, Tromp G. Inherited disorders of connective tissue. In: Braunwald E, Fauci AS, Isselbacher KJ, et al., eds. *Harrison's online*. New York: McGraw-Hill, 1999.
77. Armstrong BW. Stapes surgery in patients with osteogenesis imperfecta. *Ann Otol Rhinol Laryngol* 1984;93:634-635.
78. Albahnasawy L, Kishore A, O'Reilly BE. Results of stapes surgery on patients with osteogenesis imperfecta. *Clin Otol* 2001;26:473-476.
79. Van der Rijt Al, Cremers CW. Stapes surgery in osteogenesis imperfecta: results of a new series. *Otol Neurotol* 2003;24:717-722.
80. Milroy CM, Micheals L. Temporal bone pathology of adult-type osteopetrosis. *Arch Otolaryngol* 1990;116:79-84.
81. Wahab Hamed AA, Linthicum FH Jr. Temporal bone osteopetrosis. *Otol Neurotol* 2004;25:635.
82. Hammersma H. Osteopetrosis (marble bone disease) of the temporal bone. *Laryngoscope* 1970;80:1518-1539.
83. Davies D. The temporal bone in Paget's disease. *J Laryngol Otol* 1970;84;553-560.
84. Khetarpal U, Schuknecht HE. In search of pathologic correlates of hearing loss and vertigo in Paget's disease: a clinical and histopathologic study of 26 temporal bones. *Ann Otol Rhinol Laryngol* 1990;99[Suppl]:1-1 6.
85. Monsell EM. The mechanism of hearing loss in Paget's disease of bone. *Laryngoscope* 2004;114:598-608.

86. Cohen A, Rosenwasser H. Fibrous dysplasia of the temporal bone. *Arch Otolaryngol* 1969;89:447-459.
87. Nager GT, Kennedy DW, Kopstein E. Fibrous dysplasia: a review of the disease and its manifestations in the temporal bone. *Ann Otol Rhinol Laryngol* 1982;[Suppl 92]:1-52.
88. Megerian CA, Sofferman RA, McKenna MJ, et al. Fibrous dysplasia of the temporal bone: ten new cases demonstrating the spectrum of otologic sequelae. *Am J Otol* 1995;16:408-419.
89. Morrissey DD, Talbot JM, Schleuning AJ. Fibrous dysplasia of the temporal bone: reversal of sensorineural hearing loss after decompression of the internal auditory canal. *Laryngoscope* 1997;107:1336-1340.
90. Christen HJ, Bartlau N, Hanefeld F, et al. Peripheral facial palsy in childhood-Lyme borreliosis to be suspected unless proven otherwise. *Acta Paediatr Scand* 1990;79:1219-1224.
91. Irving RM, Broadbent V, Jones NS. Langerhans' cell histiocytosis in childhood: management of head and neck manifestations. *Laryngoscope* 1994;104:64-70.

CAPÍTULO 66

Infecções do Labirinto

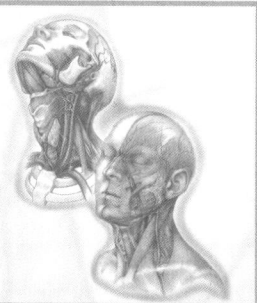

Arun K. Gadre ■ C. Y. Joseph Chang ■ Kamalakar C. Gadre

Uma discussão detalhada da anatomia da orelha interna é encontrada em outro local. Entretanto, algumas características conspícuas que são relevantes para o assunto são discutidas aqui. A orelha interna compreende o labirinto membranoso com sua endolinfa rica em potássio. O labirinto membranoso está suspenso dentro do labirinto ósseo e flutua na perilinfa rica em sódio. O labirinto ósseo e sua perilinfa protegem o delicado labirinto membranoso, de maneira muito semelhante a como o crânio e o líquido cerebrospinal (LCE) protegem o cérebro. Quando comparado com o olho, a orelha interna é protegida do ambiente e fisicamente não conectado com ele. Conseqüentemente, infecções da orelha interna são relativamente incomuns. Uma variedade de organismos (principalmente virais e bacterianos, e às vezes fúngicos) pode invadir o labirinto, resultando em labirintite. O termo labirintite portanto inclui cocleíte e vestibulite. Certos organismos podem ter propensão a causar lesão em uma ou outra divisão do labirinto, e os sintomas e sinais assim produzidos podem refletir esta propensão diferencial. Uma vez que a inflamação aguda se estabeleça, ocorrem os quatro sinais cardeais da inflamação aguda. Estes foram listados no primeiro século d.C. pelo autor romano Celso e incluem *calor* (calor), *rubor* (vermelhidão), *dolor* (dor) e *tumor* (intumescimento), e a estes Virchow acrescentou um quinto sinal clínico, a saber, *functio lesa* ou perda de função. Na orelha interna, embora não possamos perceber diretamente calor, eritema ou edema, certas modalidades de exames de imagem [p. ex., ressonância magnética (RM) com gadolínio] tornam aparentes estes efeitos. A orelha interna é desprovida de fibras para dor, por isso os pacientes não se queixam de dor quando têm uma labirintite isolada. Por outro lado, a perda de função, que freqüentemente é grave e marcada por surdez, zumbido e vertigem, é extremamente pronunciada.

Este capítulo é destinado a lidar principalmente com infecções que são específicas do labirinto. Embora possa haver alguma superposição, a labirintite que resulta de otite média ou doença sistêmica é discutida em outros capítulos. Desde a publicação da edição precedente deste livro, houve considerável aumento na nossa compreensão dos processos patológicos envolvidos na labirintite. Estes foram incluídos no presente capítulo.

FORMA E FUNÇÃO DO LABIRINTO

Anatomia

Infecções podem entrar no ambiente estéril do labirinto através de cinco caminhos potenciais. Estes incluem as duas janelas entre a orelha média e a interna, a saber, as janelas oval e redonda, o aqueduto coclear, o canal auditivo interno e a disseminação hematogênica pelo sistema circulatório. A primeira e talvez a mais comum via de disseminação de infecção é a partir da orelha média. Aqui o labirinto faz contato com o espaço da orelha média nas janelas oval e redonda. Destas, a janela redonda é considerada a via predominante para a disseminação de infecções a partir da orelha média para dentro da orelha interna. Embora infecções da orelha média sejam extremamente comuns, aquelas da orelha interna são relativamente infreqüentes. A membrana com três camadas da janela redonda também pode servir como barreira à disseminação de infecção a partir da orelha média.

A perilinfa comunica-se com o LCE através do aqueduto coclear e o canal auditivo interno. Conseqüentemente, agentes causadores de meningite podem se estender para a orelha interna por continuidade direta entre o LCE e a perilinfa. O aqueduto coclear tem forma de corneta. Ele começa como um orifício diminuto situado na parede medial do giro basal da rampa timpânica e corre em um plano paralelo e inferior ao canal auditivo interno. Termina em uma extremidade mais dilatada situada na área medial do forame jugular. Sua patência diminui com a idade devida à obliteração progressiva com o tempo. Oitenta e dois por cento dos indivíduos com menos de 16 anos têm aqueduto coclear patente, enquanto apenas 30% daqueles com mais de 60 anos têm aqueduto que é patente (1). O quadrante ântero-inferior do canal auditivo interno termina lateralmente na área cribrosa através da qual o nervo coclear entra na cóclea. Estes forames podem formar uma via potencial para a passagem de material particulado e bactérias do LCE para dentro da orelha interna. Os elementos neurais dentro do canal auditivo interno também podem formar um caminho para a disseminação de vírus neurotrópicos. Patógenos transportados pelo sangue podem ganhar acesso à orelha interna por meio dos vasos sanguíneos labirínticos, os quais são ramos da artéria cerebelar inferior anterior. Um rico plexo de capilares é observado na estria vascular, que pode abrigar estes patógenos hematogênicos. Trombose das artérias terminais por infecção também é deletéria para a integridade do órgão final. Organismos podem infectar o gânglio espiral depois de ganharem acesso à vasculatura da orelha interna (1).

Fisiologia

Indicamos ao leitor os capítulos sobre fisiologia coclear e vestibular para detalhes. Processos infecciosos que destroem o potencial endococlear, membrana tectória, células ciliadas, neurônios ou estruturas neurais causam disfunção auditiva. Em geral, disfunção do nervo auditivo é manifestada por uma perda de discriminação da fala fora de proporção ao grau de perda auditiva de tons puros e por anormalidades das respostas auditivas do tronco cerebral (BERA), tais como retardo de ondas, má morfologia de ondas ou má reprodutibilidade dos traçados. Assimetria interaural de descarga tônica das fibras vestibulares é percebida como movimento rotatório, e hiperatividade ou hipoatividade em um labirinto produz um desequilíbrio que é percebido como vertigem. Quando ocorre perda unilateral súbita de função vestibular, como na labirintite, há uma diminuição inicial na atividade espontânea dos núcleos vestibulares ipsolaterais. Isto é mediado por inibição cerebelar ou por inibição vestibular contralateral. Com a compensação, a atividade espontânea recupera-se e associa-se à recuperação funcional. Na fase aguda da lesão vestibular os sintomas vegetativos como náusea e vômito persistem por cerca de 3 dias. Pelo término da primeira semana a maioria dos pacientes é capaz de deambular e estão essencialmente recuperados por volta de 1 mês. A recuperação leva mais tempo em indivíduos mais velhos comparados com adultos jovens (1).

MENINGITE E LABIRINTITE

Existe uma relação estreita entre meningite e labirintite. Infecções da orelha média também podem resultar na passagem de organismos para dentro da orelha interna. Deve ser lembrado que nem todo caso de meningite resulta em labirintite. Entretanto, um alto índice de suspeição é importante para fazer o diagnóstico. A etiologia freqüentemente é bacteriana, mas etiologias virais e fúngicas também ocorrem. Uma diferença fundamental entre o resultado das infecções virais e bacterianas é a propensão das infecções bacterianas a resultar em labirintite ossificante. As infecções virais causam dano às células ciliadas mas tendem a poupar o endósteo. No caso de infecções bacterianas, por outro lado, o endósteo danificado reage com deposição de osteóide, que pode a seguir ossificar-se e produzir alterações de labirintite ossificante. Labirintite ossificante não é considerada como ocorrendo com qualquer grau de regularidade em face de labirintite viral (2). Conforme será visto mais tarde, isto tem importantes implicações clínicas no tratamento e na cronologia da reabilitação nos pacientes com labirintite (ver abaixo).

Meningite Bacteriana

A maioria das vítimas está no grupo etário pediátrico, embora pessoas de qualquer idade possam ser afetadas. Conforme mencionado previamente, os organismos podem ganhar acesso através da área crivosa ou o aqueduto coclear.

Etiologia

Em 1978, Nadol relatou que *Haemophilus influenzae*, *Neisseria meningitidis* e *Streptococcus pneumoniae* se responsabilizavam por 71% dos casos de meningite bacteriana não-fatal em pacientes com menos de 2,5 anos (3). A introdução da vacina de *Haemophilus influenzae* tipo B (Hib) em 1990 resultou em uma redução drástica dos casos de meningite e epiglotite por *H. influenzae*. Entre os anos de 1985 a 1995, o número anual médio de casos de meningite por *H. influenzae* em uma população pediátrica diminuiu 90,5% (4). Esta diminuição permitiu o aparecimento de *S. pneumoniae* como o organismo etiológico predominante. Outros organismos causadores incluíram β-estreptococos, *Escherichia coli*, *Citrobacter* species, *Enterococcus* species, *Mycobacterium tuberculosis*, *Salmonella* species, *Klebsiella pneumoniae*, *Pasteurella* species, *Staphylococcus aureus* e *Listeria monocytogenes* (4).

Meningite bacteriana é a causa mais comum de labirintite ossificante e perda auditiva neurossensorial (PANS) bilateral adquirida profunda na infância (3,5,6). A incidência de perda auditiva após meningite varia de 6% a 37%, e 5% têm surdez profunda (3,7–12). Embora a maioria das vítimas tenha limiares estáveis ao longo do tempo, cerca de 3% mostram perda auditiva melhorada, piorada ou flutuante ao longo do tempo (13). As evidências quanto ao local da lesão suporta uma doença coclear em vez de anormalidade retrococlear (3,13).

Embora *Streptococcus, H. influenzae* e *N. meningitidis* se responsabilizassem por aproximadamente 67% de todos os casos de meningite não-fatal na população pediátrica (4), estes mesmos três organismos foram relacionados com 83% dos casos de perda auditiva. Dos três organismos, a maior incidência de perda de audição é devida a *S. pneumoniae* (31%) e a mais baixa a *H. influenzae* (6%). A taxa de mortalidade da meningite por *S. pneumoniae* (19% em crianças e 20% a 30% em adultos) é também a mais alta dos três organismos (14,15).

Woolley *et al.* (4) avaliaram os fatores de risco de perda auditiva na meningite na infância usando regressão logística múltipla. Eles observaram baixos níveis de glicose no LCE, evidência tomográfica (TC) de pressão intracraniana aumentada, *S. pneumoniae* como o organismo causador, sexo masculino e (talvez) rigidez de nuca como sendo os únicos fatores significantemente preditivos de perda auditiva subseqüente. Também se considera que o início pronto da terapia apropriada é importante para o risco de perda auditiva, porque o dano auditivo/vestibular ocorre precocemente no curso da infecção (4). Também foi sugerido que a bacteremia inicial precipita a perda auditiva eventual antes que se desenvolvam quaisquer sintomas ou sinais (13).

Patologia

Quatro subtipos patológicos principais da labirintite são associados a meningite: labirintite tóxica aguda, labirintite supurativa aguda, labirintite crônica e esclerose labiríntica. A incidência de ossificação labiríntica parcial foi descrita em limites tão altos quanto 80% em pacientes com surdez profunda pós-meningite (12). Um infiltrado celular é visto ocorrendo dentro de horas a 3 dias após a infecção em animais de laboratório (16,17). Alterações de inflamação podem ser vistas no espaço labiríntico mesmo na ausência de bactérias (18). Consideráveis avanços foram feitos na compreensão da fisiopatologia molecular da meningite bacteriana, particularmente seu papel na indução de inflamação meníngea e complicações da meningite na orelha interna (19,20). Citocinas (p. ex., interleucina 1b e fator de necrose tumoral-α) são considerados importantes na inflamação meníngea. Outro estudo recente em modelos animais demonstrou que espécies de nitrogênio reativo (ENR) mediaram dano coclear e uma ruptura da barreira hematolabiríntica (BHL) durante labirintite pneumocócica meningogênica. Entretanto, tratamento adjunto com o varredor de peroxinitritos ácido úrico e manganês (III) mesotetrakis(4-ácido benzóico)-porfirina (MnTBAP) reduziu significativamente a degradação da BHL quando comparado com o uso de ceftriaxona somente (21). Este mesmo grupo também demonstrou a natureza otoprotetora da *N*-acetil-*L*-cisteína e Mn (III)tetrakis(4-ácido benzóico)-porfirina (MnTBAP) na perda auditiva associada a meningite no modelo animal (ratos) (22).

Três estádios característicos foram observados em casos de labirintite: inflamação aguda, fibrose e ossificação (23). Hidropisia endolinfática é associada a todos menos à esclerose labiríntica terminal. Com progressão e mineralização do osteóide, e remodelação, os espaços perilinfático e a seguir endolinfático ficam obliterados. Embora perda auditiva possa ocorrer logo depois do início da meningite, ossificação completa ocorre um ano depois da infecção (24). Em um estudo recente, Tinling *et al.* (25) demonstraram que a deposição de osteóide ocorria tão cedo quanto 3 dias após a infecção no modelo no gerbo. Esta observação tem implicações importantes para a execução de implante coclear precocemente se um paciente desenvolver perda auditiva bilateral profunda na esteira de um episódio de meningite bacteriana. Esta observação também tem implicações para pesquisa futura a respeito da cronologia da intervenção médica se for desejada prevenção de neo-ossificação.

Avaliação e Tratamento

A história e achados clínicos são freqüentemente dependentes do intervalo entre a ocorrência de meningite e a solicitação de parecer pelo médico do paciente ou o neurologista. Se ocorrer meningite na presença de infecção da orelha média, os achados de um tímpano inflamado, líquido na orelha média ou a presença de drenagem mucopurulenta ou um colesteatoma são freqüentemente evidentes. (Entretanto, quando o paciente é examinado meses ou anos depois da meningite, os achados na membrana timpânica podem ser notavelmente brandos.) Intervenção clínica com antibióticos deve então ser começada sem demora, e tratamento cirúrgico apropriado para a condição otológica deve ser realizado tão logo o paciente seja estável para submeter-se ao procedimento. Mesmo quando o paciente está muito enfermo, uma miringotomia e culturas podem ser realizadas à beira do leito. Antes de qualquer tipo de intervenção cirúrgica incluindo a execução de uma miringotomia, é importante (quando possível) obter um audiograma de tons puros e se possível testes vestibulares. Estes, juntamente com culturas do LCE, ajudam no uso de terapia antibiótica direcionada. Embora outras causas como história de hiperbilirrubinemia e *kernicterus*, antibióticos ototóxicos, hipoxia, hiperpirexia e infecção e causas hereditárias sejam consideradas, é importante educar o paciente ou o cuidador de que perda auditiva tende a ser o resultado do processo de doença. Embora antibióticos ototóxicos possam ser implicados na origem da perda auditiva, cabe ao otorrinolaringologista educar o paciente de que estes têm às vezes que ser usados para salvar a vida do paciente. Por outro lado, pacientes que estão restritos ao leito podem não se queixar de vertigem ou problemas de desequilíbrio causados por medicações ototóxicas até estarem suficientemente bem para andar. Monitoramento das concentrações de antibióticos em uma base de rotina pode ajudar a reduzir esta complicação.

O uso de métodos para testar a audição que não exijam participação do paciente, em particular emissões otoacústicas (EOAs) e BERA, tem encontrado cada vez maior aplicação no monitoramento de perda auditiva. Eles tem as vantagens de poder ser aplicado precocemente, e podem ter implicações preditivas também. Avaliação audiométrica deve ser avaliada tão logo seja exeqüível na fase aguda e pode ter algum valor preditivo. EOAs com timpanometria são recomendadas em crianças pequenas (4); BERA é efetuada se EOAs suspeitar de perda auditiva. Pacientes com BERA normais nos primeiros dias de hospitalização improvavelmente desenvolverão uma PANS (13); entretanto, deve ser lembrado que um BERA normal pode ser enganadora, porque ela reflete audição somente na faixa de 2.000–4.000 Hz (4). É importante obter audiometria comportamental tão logo seja possível (4).

Testes vestibulares freqüentemente são esquecidos, mas devem ser considerados, mesmo se desequilíbrio não for a queixa de apresentação. Em alguns casos, apesar de melhora na acuidade auditiva, uma ausência completa de resposta vestibular pode persistir (13).

Corticosteróides, especificamente dexametasona, foram avaliados quanto à sua capacidade de modular o desenvolvimento de inflamação meníngea. Dexametasona é eficaz para diminuir déficits neurológicos (inclusive PANS) na meningite por *H. influenzae* pediátrica (26,27); eficácia similar na meningite adulta precisa ainda ser demonstrada (27). No que concerne à meningite por *S. pneumoniae* pediátrica, suas complicações neurológicas podem não ser assim tratáveis. Em uma metanálise, terapia com dexametasona foi protetora apenas se administrada antes da, ou concomitantemente com, antibióticos parenterais (26). Por outro lado, em um estudo não-randomizado retrospectivo de 180 crianças com meningite pneumocócica, dexametasona "não foi associada ao efeito benéfico" (28). Hartnick *et al.* (29) reviram a relação entre administração de esteróides ao tempo do diagnóstico de meningite bacteriana e o desenvolvimento de labirintite ossificante. Dos 32 pacientes estudados, eles analisaram os dados em 10 crianças necessitando implante coclear que desenvolveram surdez profunda por meningite bacteriana. Todos os quatro pacientes que não receberam esteróides ao tempo da doença inicial desenvolveram labirintite ossificante, mas apenas um de seis pacientes que receberam esteróides durante sua enfermidade inicial desenvolveu a condição. Este paciente recebeu esteróides 3 dias depois da admissão. Portanto, a cronologia da administração de esteróide pode ser tão importante quanto a dose administrada. Embora a administração de esteróide possa não prevenir a surdez, parece provável que o seu pronto uso possa prevenir labirintite ossificante, tornando a cóclea mais propícia à inserção de um implante coclear. Esses achados, combinados com a predominância de *S. pneumoniae* na meningite pediátrica, enfatizam a importância de continuar a pesquisa sobre outros caminhos terapêuticos para evitar perda auditiva. Vários modelos animais de meningite pneumocócica experimental foram elaborados e demonstraram a importância da pneumolisina como causa de lesão coclear (30); prevenção/melhora da PANS pela administração combinada de dexametasona, cetorolaco e ampicilina (31); e diminuição da morte celular neuronal com tratamento com um inibidor de caspase de amplo espectro (N-benziloxicarbonil-Val-Ala-Asp-fluorometil-cetona ou Z-VAD-Fmk) (32).

Brookhauser *et al.* (13) sugeriram um protocolo para o acompanhamento da criança pós-meningítica (Fig. 66.1). Triagem por EOA pode ter um papel complementar à testagem por BERA. Richardson *et al.* (33) avaliaram a triagem com EOA em comparação com o padrão-ouro da testagem por BERA, em uma população de 124 crianças em recuperação de meningite. Observaram que a triagem com EOA tem uma sensibilidade de 1,00 (intervalo de confiança de 95%, 0,59 a 1,00), uma especificidade de 0,91 (0,85 a 0,97), um valor preditivo positivo de 0,44 (0,2 a 0,7), e um valor preditivo negativo de 1,00 (0,96 a 1,00).

A questão do papel do implante coclear permanece assunto de debate; é sugerida uma experiência de 1 ano com amplificação, porque audição aproveitável pode existir, mesmo que haja inicialmente PANS profunda sem melhora nos limiares sem auxílio ao longo do tempo (13). Recuperação espontânea de perda auditiva pós-meningítica profunda foi relatada na literatura, embora este seja um evento extremamente raro (34). Aso e Gibson (35) argumentam que a recuperação de perda auditiva profunda é extremamente improvável, e que estes pacientes devem receber um implante coclear tão logo seja possível. Eles recomendam aguardar 9 meses nos pacientes com audição residual. Mais recentemente, houve uma tendência entre os otologistas a favorecer o implante coclear precoce nestes pacientes, porque a cirurgia é tornada mais difícil e os resultados da audição são piores quando sobrevém a

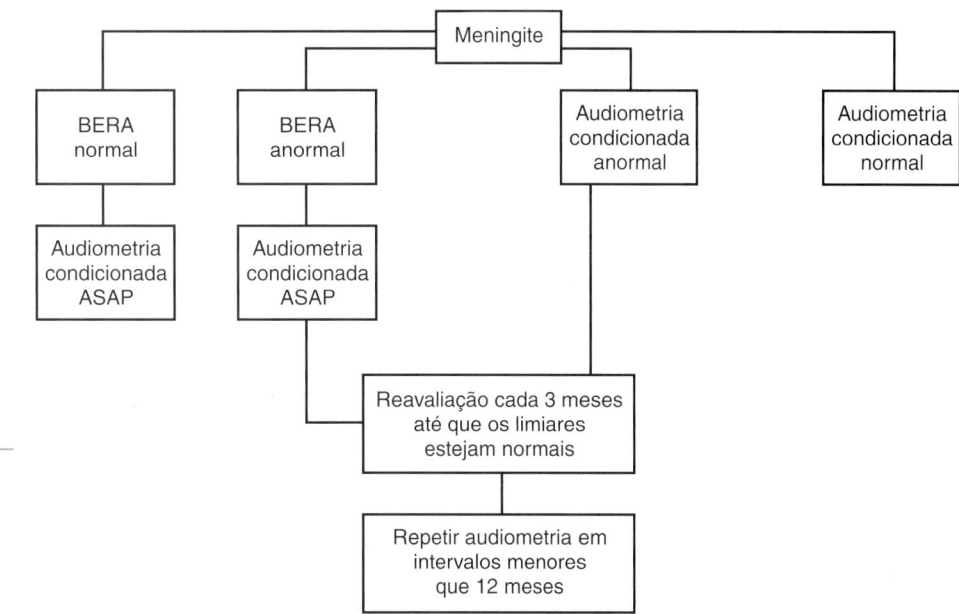

Figura 66.1
Protocolo de acompanhamento da criança pós-meningítica. Emissões otoacústicas podem ser usadas como teste de triagem antes do teste de respostas auditivas do tronco cerebral.

ossificação da cóclea (36). Em casos nos quais a perda auditiva é resultado de meningite piogênica, é importante efetuar tanto tomografia computadorizada de alta resolução do osso temporal quanto seqüências de eco gradiente em ressonância magnética para permitir a detecção precoce de líquido nas fases fibróticas da ossificação coclear (37). Adicionalmente, estudos de imagem também ajudam a excluir a presença de uma anormalidade congênita da orelha interna que freqüentemente é associada a uma incidência mais alta de meningite. No caso do adulto pós-meningítico, particularmente se visto vários anos depois do insulto, a seleção da modalidade apropriada de reabilitação auditiva é feita mais facilmente (Fig. 66.2).

Meningite Viral

Embora infecções virais do labirinto sejam reconhecidas como causas potenciais de perda auditiva ou desequilíbrio, tem sido difícil ligar a meningite viral a estas queixas. Nadol (3) observou que nenhum de 304 casos de meningite asséptica desenvolveu uma perda auditiva. Perda auditiva neste subgrupo de pacientes com

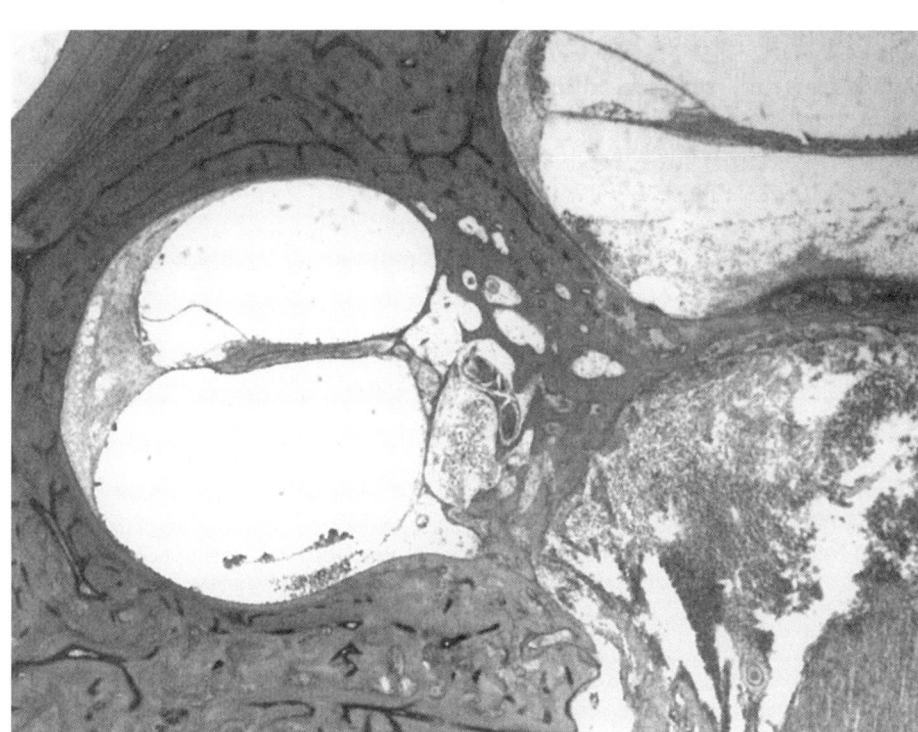

Figura 66.2
Um homem de 26 anos sofreu uma ferida a tiro na orelha. Aos 66 anos, ele desenvolveu otite média na orelha lesada e meningite que causou sua morte. Histopatologia do seu osso temporal oposto mostra a presença de meningite piogênica. (Fotografia cortesia de Fred H. Linthicum Jr., MD e Jose N. Fayad, MD do Eccles Temporal Bone Laboratory no House Ear Institute, Los Angeles.) (Ver também *Prancha em Cores*.)

meningite não é tão prevalente quanto naqueles com meningite bacteriana. O tratamento da perda auditiva envolve o tratamento da condição. Perda auditiva causada por meningite de varicela-zóster, que respondeu ao tratamento com aciclovir, foi descrita (38).

Meningite Fúngica

Organismos fúngicos, como *Cryptococcus neoformans*, *Aspergillus* species, *Candida albicans* e *Coccidioides immitis* foram agentes causadores em apenas 1,3% dos casos de meningite notificados no Massachusetts General Hospital entre 1962 e 1975 (3). Pode-se prever um número cada vez maior de pacientes com meningite fúngica com a atual epidemia de vírus de imunodeficiência humana (HIV). Pacientes de câncer e transplante imunocomprometidos também estão em risco de desenvolvimento de meningite fúngica.

Estudos histopatológicos suportam um comprometimento neural na meningite fúngica, demonstrando granulomas no canal auditivo interno e canal de Rosenthal (3). Embora existam limitados dados audiológicos, meningite fúngica parece associar-se a lesões retrococleares em vez às perdas auditivas cocleares vistas na meningite bacteriana (3). A perda auditiva subseqüente à meningite criptocócica poderia ser em grande parte reversível (39). Uma vez que há tão poucos dados sobre perda auditiva relacionada à meningite fúngica, parece razoável recomendar avaliação e tratamento semelhantes àqueles para a meningite bacteriana, até que a informação adicional seja disponível (Tabela 66.1).

Labirintite Viral

Muitos vírus produzem enfermidade sistêmica ou localizada. Portanto seria seguro supor que eles estão envolvidos na causação de labirintite. Entretanto, evidência da sua ocorrência por meio do preenchimento dos postulados de Koch permanece fugidia. Apenas dois vírus – o citomegalovírus (CMV) e o vírus da caxumba – foram na realidade isolados e cultivados a partir da orelha interna de humanos afetados (40,41).

Evidência circunstancial incrimina vírus como os prováveis culpados na disfunção cocleovestibular. Isto inclui a associação de disfunção cocleovestibular aguda com uma doença viral (p. ex., gripe, infecção respiratória superior), soroconversão viral com títulos de fase aguda mais altos que títulos de anticorpo convalescentes, e estudos histopatológicos da disfunção cocleovestibular aguda que mostram alterações que lembram doença viral conhecida. Estes não lograram mostrar evidência sugerindo infecção bacteriana, anormalidades vasculares ou ruptura da membrana labiríntica (42–45), que são também causas especulativas de disfunção da orelha interna.

Labirintite Viral Perinatal

Rubéola materna durante o primeiro trimestre da gravidez e infecção por CMV congênita são as infecções virais pré-natais mais amplamente reconhecidas, associadas a sinais e sintomas perinatais incluindo perda auditiva. A história do paciente é geralmente de pouco auxílio para fazer um diagnóstico de labirintite viral, e as manifestações da rubéola são freqüentemente esquecidas ou abandonadas por outra condição e portanto não documentadas. O exame deve explorar os estigmas de infecção viral. Ensaios devem ser realizados com o sedimento urinário e o isolamento viral, imunoglobulina M (IgM) antiviral do soro ou do cordão umbilical do lactente e isolamento viral de cultura da garganta ou do líquido amniótico. A avaliação da audição deve incluir um audiograma de tons puros (nos pacientes com idade suficiente para se submeter a teste comportamental), EOAs e BERA conforme apropriado, e possivelmente testagem vestibular. Com a adoção universal de um programa de triagem da audição, a presença destas perdas auditivas é mais freqüentemente captada e intervenção precoce é instituída. Conseqüentemente, o implante coclear, às vezes tão cedo quanto 6 meses de idade, está sendo ativamente investigada.

TABELA 66.1

PERDA AUDITIVA RELACIONADA COM MENINGITE BACTERIANA OU FÚNGICA

Circunstância	Estratégia
Diagnóstico	História, notando especialmente medicações ototóxicas, fatores de risco perinatais, fatores hereditários ou infecções otológicas; o exame deve excluir otite média serosa, otite média aguda, otite média crônica; audiograma, BERA e testagem vestibular conforme apropriado
Tratamento	Antimicrobianos conforme apropriado para o agente etiológico; esteróides para combater inflamação meníngea; implante coclear (?); reabilitação auditiva
Complicações	Perda auditiva neurossensorial e desequilíbrio
Emergência	Diagnóstico e instituição imediata de terapia para evitar perda auditiva neurossensorial

BERA, resposta auditiva do tronco cerebral.
Adaptado de Dodge PR, Davis H, Feigin RD et al. Prospective evaluation of hearing impairment as a sequela of acute bacterial meningitis. *N Engl J Med* 1984;311:869, com permissão.

Citomegalovírus

CMV congênito é a mais comum infecção intra-uterina e afeta entre 0,4% e 2,3% de lactentes nascidos vivos nos Estados Unidos (46–48). Apenas 10% a 15% dos infectados exibem evidência clínica de infecção congênita ao nascimento, mas este grupo tende mais a experimentar seqüelas, incluindo PANS, déficits cognitivos, motores e visuais, e convulsões. Aproximadamente metade das crianças com infecção por CMV sintomática desenvolve perda auditiva, e a maioria desenvolve deterioração pós-natal continuada do déficit (48,49). Infecção por CMV sintomática, também chamada doença de inclusão citomegálica, responsabiliza-se por apenas 1% a 2% de todas as infecções por CMV congênitas e é manifestada por anemia hemolítica, hepatosplenomegalia, icterícia e púrpura (40,41). Entre 30% e 65% dos lactentes que sobrevivem ao período neonatal desenvolvem uma PANS grave, relativamente simétrica, que é mais pronunciada nas altas freqüências (40,50). Em alguns casos, uma PANS inicialmente moderada pode progredir ao longo da primeira década de vida (40). O início da perda auditiva muitas vezes é retardado (até 6 anos de idade) e a evolução freqüentemente é progressiva e flutuante (51). Doença disseminada ao nascimento – conforme evidenciado por petéquias, hepatosplenomegalia, retardo do crescimento intra-uterino, trombocitopenia ou hepatite – é preditiva de perda auditiva. Em contraste, evidência clínica de comprometimento do sistema nervoso central (SNC) ao nascimento não é associada à probabilidade aumentada de desenvolvimento de perda auditiva (49). Um achado surpreendente neste estudo foi que embora as crianças com microcefalia desenvolvam perda auditiva, microcefalia não foi um preditor de perda auditiva. Há também uma associação entre a quantidade de excreção urinária de CMV ao nascimento e a porcentagem de pacientes que desenvolve perda auditiva, o que suporta a posição de que doença disseminada ao nascimento é mais importante no desenvolvimento de perda auditiva do que comprometimento neurológico isolado. Este achado ajuda no aconselhamento dos pais de crianças nascidas com CMV congênito. A carga viral na urina e no sangue no começo da lactância foi preditiva de perda auditiva, com um número substancial de crianças demonstrando progressão da perda auditiva durante a infância (52).

CMV, um membro do grupo dos herpesvírus, é um grande vírus que contém DNA. Seu nome deriva das alterações características em microscopia óptica que ele induz nas células infectadas, incluindo citomegalia (até 25 μm de diâmetro) e corpos de inclusão intranucleares (acidofílicos) e citoplasmáticos (basofílicos) (53). Quando latente dentro das células, ele pode escapar à visualização microscópica e permanecer detectável apenas por técnicas histoquímicas especiais (53). Células carregadas de inclusões são vistas na patologia, dentro do labirinto membranoso.

As alterações cocleares, mais graves no giro basal, incluem hidropisia ou colapso da membrana de Reissner e corpos de inclusão nas células da estria vascular e na superfície endolinfática da membrana de Reissner (40). A via de invasão labiríntica permanece controversa, embora haja alguma evidência suportando a idéia de uma disseminação virêmica aos vasos modiolares com subseqüente comprometimento das células do gânglio espiral (53,54). Embora CMV tenha sido demonstrado nas estruturas endoteliais do espaço endolinfático, foi detectado na perilinfa por reação de cadeia de polimerase em tempo real quantitativo (55). Os filhos de mães imunes têm tanta probabilidade de desenvolver infecção por CMV congênita quanto os filhos de mães não-imunes. Isto sugere que o vírus latente na mãe pode ser reativado e cruzar a placenta para infectar o feto (40). Há um alto risco de transmissão pós-natal de CMV humano para o lactente pelo leite da mama porque muitas mães soropositivas têm reativação do vírus durante a lactação e a eliminação do vírus no leite da mama. Estudos anteriores demonstraram que a taxa de transmissão pelo consumo do leite da mama CMV positivo é tão alta quanto 38% no lactente pré-termo (56,57). Entretanto, os resultados iniciais indicam que o leite de mama CMV-positivo não tem um efeito negativo sobre o desenvolvimento neural e a audição neste grupo de pacientes (58).

Infecção por CMV assintomática constitui a maior parte da doença neonatal, podendo-se esperar que 8% a 15% dos lactentes afetados tenham uma PANS branda a moderada, embora perdas profundas unilaterais e bilaterais tenham sido relatadas (40,50). O diagnóstico de infecção por CMV congênita é sugerido pela demonstração radiográfica de depósitos de cálcio intracerebrais em uma criança microcefálica (41). A história obtida da mãe, embora possa excluir a possibilidade de uma infecção por rubéola, geralmente não é útil no caso de infecção por CMV congênita porque a maioria das infecções maternas é assintomática (40). Uma vez que 97% dos casos em lactentes são assintomáticos, não há nenhum dos estigmas físicos da doença de inclusão citomegálica. Testagem laboratorial é útil para estabelecer o diagnóstico. Corpos em "olhos de coruja", representando células tubulares renais infectadas que têm as inclusões intranucleares viralmente induzidas, podem ser identificados ao exame microscópico do sedimento urinário fresco apenas durante a primeira semana de vida. Isolamento do CMV da urina fresca durante as primeiras 3 semanas de vida pode confirmar o diagnóstico nos casos sintomáticos e assintomáticos; saliva, sangue ou outro tecido pode ser usado, mas eles têm mais baixas concentrações virais. *O diagnóstico de infecção por CMV congênita é difícil de estabelecer depois do primeiro ano de vida porque lactentes normais podem ser infectados assintomaticamente, eliminar vírus na sua urina e desenvolver títulos de anticorpo.* Felizmente, é incomum uma infecção por CMV adquirida depois do nascimento causar PANS (40). Diagnóstico precoce é importante porque pode haver terapia eficaz. Em uma experiência de fase II, Whitey *et al.* (59) relataram melhora ou estabilização da audição em 16% de 30 bebês com infecção por CMV congênita assintomática com terapia por ganciclovir. Em um estudo de acompanhamento que marcou época, Kimberlin *et al.* (60) concluíram que a terapia com ganciclovir começada no período neonatal em lactentes infectados sintomaticamente por CMV evitou a deterioração da audição aos 6 meses e pode prevenir a deterioração da audição além de 1 ano. Quase dois terços dos pacientes sob ganciclovir desenvolvem neutropenia, e as contagens de leucócitos devem ser monitorizadas enquanto sob esta medicação (60).

O monitoramento da função auditiva é provavelmente mais bem feito de acordo com a programação para PANS pós-meningítica (Fig. 66.1), com recomendações semelhantes para amplificação. As recomendações podem necessitar ser modificadas de acordo com desvantagens mentais ou físicas concomitantes. Conforme relatado por Fowler *et al.* (50), só 5,2% de todos os lactentes com infecção por CMV congênita tinham perda auditiva ao nascimento. Eles observaram perda auditiva de início tardio em 3,2% adicionais das crianças com 1 ano de idade e adicionais 7% pelos 6 anos da idade.

Rubéola

A rubéola como causa de perda auditiva continua a ser um problema nos países em desenvolvimento, mas em uma era na qual as viagens internacionais são crescentemente freqüentes, ela deve ser considerada nos Estados Unidos também. De fato, a maioria da literatura recente sobre o assunto é a partir dos países em desenvolvimento. No passado não muito distante, grandes epidemias ocorreram nos Estados Unidos a intervalos de 6 a 8 anos. Este ciclo foi interrompido em 1969 pela introdução do programa de vacinação contra rubéola. Além disso, não houve epidemias relatadas nos Estados Unidos desde a pandemia de 1964 a 1965 (61). A rubéola é causada por um vírus que contém RNA, que produz uma doença semelhante ao sarampo (rubéola). Ela é menos grave que o sarampo e é às vezes chamada sarampo alemão. Consiste em erupção cutânea, adenopatia, febre e mal-estar. A presença de linfadenopatias pós-auricular e occipital com uma erupção maculo-papular, que tende a permanecer individualizada e raramente coalesce, deve provocar suspeita da doença. Se a infecção pela rubéola for adquirida *in utero*, ela produz múltiplas malformações, incluindo as do osso temporal. Os achados usuais ao exame histopatológico dos ossos temporais comprometidos, embora não específicos de rubéola, incluem degeneração cocleossacular e atrofia da estria (41). Não há estudos experimentais que lancem luz sobre a via de entrada no labirinto.

A epidemia mais recente de rubéola congênita ocorreu em 1965 e resultou em surdez em mais de 12.000 lactentes (40). A vacinação diminuiu dramaticamente a incidência de rubéola congênita, e a maioria dos trabalhos sobre o assunto é agora de populações que não têm acesso à vacina ou não são vacinadas. Como as infecções por CMV congênitas, as infecções pela rubéola congênita ocorrem em formas sintomática e assintomática. A forma sintomática (*i. e.*, a síndrome da rubéola) significa infecção no primeiro trimestre da gravidez e produz perda auditiva em cerca de 50% dos pacientes. Ela também resulta em malformações cardíacas congênitas, perda visual (p. ex., cataratas, glaucoma, retinite, microftalmia), osteíte, déficits motores, púrpura trombocitopênica, hepatosplenomegalia, icterícia, anemia, baixo peso ao nascimento, e lesão cerebral e retardo mental. É raro ver defeitos congênitos no filho se a mãe for infectada depois do quarto mês de gravidez. A forma assintomática origina-se da infecção durante o segundo ou terceiro trimestres da gravidez, é silenciosa ao nascimento, e associa-se a perda auditiva em 10% a 20% nos afetados (40). Diferentemente do CMV, o vírus da rubéola não parece ter a capacidade de se reativar a partir de uma fase latente e cruzar a placenta para infectar o feto de uma mãe imune. Embora a vacina de rubéola, se dada a mulheres grávidas não-imunes, seja capaz de atravessar a barreira placentária para infectar o feto, o risco de perda auditiva subseqüente é pequeno (40). Rubéola sintomática deve ser considerada ao avaliar um lactente que tem perda auditiva associada a anormalidades cardíacas ou cataratas. A mãe pode-se lembrar de uma infecção semelhante a rubéola, embora a história de enfermidade associada a erupção cutânea durante a gravidez não seja considerada confiável para o diagnóstico (40). Freqüentemente este não é o caso e a mãe pode não ter nenhuma lembrança da doença durante a gravidez.

O exame físico da criança é usualmente não revelador, exceto em casos sintomáticos nos quais o médico pode observar malformações associadas. Testagem laboratorial é útil no diagnóstico de infecções de rubéola congênita e inclui o isolamento do vírus da rubéola da urina do lactente durante as primeiras semanas de vida. O isolamento do vírus da rubéola de culturas da garganta, detecção de anticorpo IgM anti-rubéola no soro neonatal ou documentação de um título crescente de anticorpo anti-rubéola durante os primeiros meses após o nascimento podem consubstanciar independentemente o diagnóstico de rubéola congênita. O diagnóstico de rubéola congênita foi estabelecido *in utero* pelo isolamento do vírus da rubéola do líquido amniótico, o que também foi efetuado com a infecção por CMV congênita (40).

As crianças afetadas com perda auditiva por infecção intra-uterina geralmente têm PANS bilateral, embora possivelmente assimétrica. Ela mais freqüentemente é profunda (55% dos pacientes), com déficits graves (30%) ou brandos a moderados (15%) ocorrendo menos freqüentemente (40). Em alguns pacientes, a perda auditiva pode progredir (40). Geralmente, todas as freqüências são afetadas igualmente, com uma acentuação nas freqüências médias (500 a 2.000 Hz) existindo em alguns casos (40). A discriminação da fala pode ser má. Um local central de lesão foi proposto por hipótese como operando nas crianças com limiares normais para tons puros, mas mau desenvolvimento da fala (40).

Como nas infecções CMV, testagem vestibular pode documentar uma resposta vestibular hipoativa ou paresia de canal franca unilateral ou bilateral (40). O tratamento é semelhante ao descrito (Fig. 66.1) para PANS pós-meningítica.

Labirintite Viral Pós-Natal

Com base em estudos clínico-patológicos, Schuknecht (42) desenvolveu uma classificação da neurolabirintite descrevendo as doenças labirínticas consideradas relacionadas com vírus pelas razões citadas antes. Esta classificação delineia a labirintite viral aguda (labirintite coclear aguda, labirintite vestibular aguda e labirintite cocleovestibular), a neurite viral aguda (neurite coclear aguda, neurite vestibular aguda e neurite cocleovestibular aguda) e a hidropisia endolinfática retardada (ipsolateral, contralateral e bilateral) (42). Conforme observado anteriormente, a labirintite viral não é geralmente associada a labirintite ossificante.

Neurolabirintite

Labirintite viral aguda descreve o comprometimento dos órgãos finais auditivo ou vestibular e neurite aguda refere-se a uma interrupção da função nervosa periférica coclear ou vestibular. Com os métodos diagnósticos atuais, nem sempre é possível diferenciar labirintite de neurite, embora com relação à cóclea, a testagem de local de lesão, incluindo testagem de discriminação da fala, testagem de recrutamento, testes com EOAs e BERA possam sugerir uma resposta. Uma vez que a terapia nem sempre é alterada pela distinção, este detalhe patológico tem limitada relevância prática.

Labirintite e Neurite Coclear Aguda

Labirintite coclear aguda de etiologia viral afeta cerca de 10 de 100.000 pessoas anualmente nos Estados Unidos (43). Esta taxa provavelmente varia de ano para ano de acordo com a virulência dos vírus que estão afetando a população. Labirintite coclear aguda, também chamada perda auditiva neurossensorial súbita idiopática (PANSSI), foi definida como a perda de pelo menos 30 dB de audição no mínimo de três freqüências contíguas em menos de 3 dias em uma pessoa sadia sob os demais aspectos (43).

Muitos vírus foram implicados em PANSSI, particularmente os vírus *influenza* tipo B, caxumba, sarampo, CMV e varicela-zóster (43). Infecção primária e interação hospedeiro-vírus foram hipóteses propostas como mecanismos que levam à perda auditiva (43). A PANS sofrida inicialmente pode variar de leve a profunda. Embora seja comumente unilateral, pode ser bilateral ou seqüencial. Exame histopatológico mais comumente mostra uma perda de células ciliadas cocleares, mais grave no giro basal, com relativa preservação de outros elementos do ducto coclear e neurônios do gânglio espiral. Documentação de alterações compatíveis com neurite coclear aguda é rara, apenas um paciente tendo mostrado unicamente atrofia total dos neurônios cocleares na orelha afetada (42). Em um estudo recente do mesmo laboratório, perda de células ciliadas e células de suporte dentro do órgão de Corti, com ou sem atrofia da membrana tectória, estria vascular, limbo espiral e neurônios cocleares foi o achado mais comum (62). Etiologia vascular foi considerada a causa em apenas uma orelha. Os autores resumiram que rupturas da membrana, fístulas perilinfáticas ou oclusão vascular geralmente não foram a causa de PANSSI. Eles construíram uma hipótese intrigante de que vias de estresse celular envolvendo fator nuclear-[capa] B dentro da cóclea podem estar envolvidas (62). Exame de RM pode ser útil na identificação da neurite, similarmente à paralisia de Bell ou *herpes-zóster oticus*.

PANSSI é uma das poucas emergências verdadeiras em otologia porque o pronto início da terapia apropriada pode melhorar ou reverter totalmente a perda auditiva. O paciente geralmente se queixa do início súbito de perda auditiva, observada durante o dia ou como a primeira coisa ao levantar-se pela manhã, e sofre concomitante repleção aural ou zumbido. Dor não é associada a PANSSI. O otorrinolaringologista deve assegurar que não há história pregressa de trauma cirúrgico, craniano ou induzido por pressão. Cerca de 50%

destes pacientes se lembram de uma infecção viral recente (p. ex., infecção respiratória superior, ferida semelhante a herpes). O paciente pode também se queixar de desequilíbrio ou vertigem verdadeira. Um exame completo deve incluir avaliação neurológica para estabelecer que não há outras neuropatias cranianas e para detectar qualquer nistagmo. Exame otológico é obrigatório e revela canais auditivos externos e membranas timpânicas normais bilateralmente.

Testagem laboratorial é efetuada para excluir outras causas possíveis de PANSSI, mas uma avaliação audiométrica completa constitui o passo inicial (43). A configuração audiométrica tem valor prognóstico (63). Testagem vestibular por eletronistagmografia (ENG) também tem valor prognóstico; pacientes com ENG normal têm uma probabilidade estatisticamente maior de recuperação da audição que aqueles com ENG anormal (p. ex., preponderância direcional, paresia de canal ou resposta vestibular ausente) (63). Uma labirintite que é suficientemente grave para comprometer o sistema vestibular além da cóclea (*i. e.,* labirintite cocleovestibular aguda) espera-se que cause um déficit coclear mais grave. A possibilidade de um schwannoma vestibular deve ser excluída por exame de ressonância magnética (RM) contrastada com gadolínio. Em um estudo retrospectivo de 182 pacientes com PANSSI súbita ou progressiva de etiologia desconhecida, testes sorológicos para vírus herpes *simplex* e varicela-zóster (títulos de IgM e IgG), doença de Lyme, sífilis e HIV foram efetuados. A triagem para infecção foi positiva em apenas 1 de 182 pacientes (0,6%), e este paciente foi diagnosticado com sífilis latente (64). Com base neste estudo, os autores recomendaram que a triagem de infecção seja limitada aos pacientes com história ou sintomatologia suspeita, exceto pacientes com um diagnóstico de sífilis.

Se o paciente for visto dentro dos primeiros 10 dias depois do início da PANS, é começada terapia corticosteróide com altas doses, a não ser que haja contra-indicação médica, e ela é diminuída gradualmente ao longo dos 12 dias seguintes (63). Aspirina é proibida, e antiácidos ou inibidores da bomba de prótons são administrados concomitantemente. Em um estudo duplo cego, randomizado, prospectivo, controlado com placebo, a terapia corticosteróide aumentou a probabilidade de recuperação da audição na faixa de perda auditiva intermediária da PANSSI (63). A eficácia do valaciclovir (1 g 3 vezes ao dia) em conjunção com terapia corticosteróide com prednisona demonstrou que valaciclovir não tem nenhum efeito benéfico no tratamento da PANS súbita (65). Achados semelhantes foram descritos por outros usando aciclovir (66,67). O papel dos esteróides administrados intratimpanicamente também está sendo explorado. Em um pequeno número de pacientes, Chandrasekhar (68) demonstrou a segurança e eficácia da dexametasona intratimpânica no tratamento da PANSSI.

Terapia de inalação com carbogênio (*i. e.,* oxigênio 95% e dióxido de carbono 5%) constitui uma modalidade não provada de tratamento, do mesmo modo que a administração de dextran ou outros agentes vasodilatadores. Administração de dextran resultou na morte de pelo menos um paciente tratado de PANSSI, que não é uma doença ameaçadora à vida. O prognóstico quanto à recuperação da audição pode ser quantificado usando-se informação tal como a idade do paciente, configuração audiométrica e achados eletronistagmográficos (69). Pronto tratamento com esteróides (*i. e.,* dentro de 14 dias do início) foi considerado mais importante para a recuperação da audição (70). Pacientes que são vistos muito tempo depois do início da PANSSI ou nos quais a audição não se recupera devem receber apropriada avaliação e adaptação de aparelho de audição. Os pacientes devem também receber informação sobre a proteção da audição na orelha com melhor audição. Eles devem ser estimulados a procurar seus otologistas imediatamente, se qualquer deterioração da audição nesta orelha for percebida. Audiogramas anuais são aconselhados.

Labirintite ou Neurite Vestibular Aguda

A síndrome de vertigem prolongada aguda de origem periférica é comumente chamada neurite vestibular, embora termos como neuronite vestibular, labirintite, neurolabirintite e vertigem neurolabiríntica unilateral de etiologia desconhecida também tenham sido usados (71). Ela é às vezes denominada vertigem epidêmica e é uma afecção relativamente comum. O fato de a condição muitas vezes ter um pródromo, ocorrer em epidemias, poder afetar diversos membros de uma família e surgir freqüentemente na primavera e no começo do verão, suporta uma etiologia viral (71). O paciente pode lembrar uma doença recente semelhante à gripe, uma infecção respiratória superior ou o contato com outros sofrendo de vertigem (72).

Ela é definida como a perda súbita unilateral da função vestibular sem sintomas auditivos ou do SNC associados em um adulto sadio sob os demais aspectos (72). Há formas da doença de ataque único e ataques múltiplos (72). Em contraste com PANSSI, na qual o órgão final coclear é mais comumente comprometido que o nervo coclear, a atrofia isolada dos nervos vestibulares é a regra no exame histopatológico de casos de neurite vestibular e atrofia dos órgãos finais vestibulares (p. ex., um único caso na coleção de osso temporal da Massachusetts Eye and Ear Infirmary) (42,72). As alterações histopatológicas vistas em casos de neurite vestibular são consideradas mais compatíveis com uma causa viral porque elas se assemelham estreitamente às alterações vistas com infecção por herpes zóster do sistema vestibular (72).

Coates sugeriu critérios diagnósticos para neurite vestibular: distúrbio vestibular agudo unilateral periférico sem perda auditiva associada, ocorrência predominantemente na meia-idade, episódio único de vertigem grave e prolongada, resposta calórica diminuída na orelha comprometida e regressão completa dos sintomas dentro de 6 meses (72). Estes critérios foram julgados demasiado restritivos e uma forma crônica da doença é reconhecida como consistindo em episódios recorrentes de desequilíbrio freqüentemente associado a falta de firmeza persistente ou intermitente (72).

As entidades a serem consideradas no diagnóstico diferencial incluem doença de Ménière, schwannoma vestibular e infarto cerebelar em particular. Os ataques de doença de Ménière são geralmente mais curtos que os de neurite vestibular e comumente são associados a sintomas auditivos. Um infarto cerebelar pode-se apresentar com vertigem aguda e pressão intracraniana aumentada. Imagem de RM pode ser a única maneira de diferenciar uma neurite vestibular aguda de um schwannoma vestibular, embora os sinais retrococleares no teste audiométrico sejam esperados no caso de schwannoma.

A história típica consiste no início súbito de vertigem aguda, que é grave com labirintite vestibular aguda e de gravidade variável com neurite vestibular aguda. Não há sintomas associados do SNC ou auditivos. A vertigem pode ser suficientemente grave para precipitar náusea e vômito. A fase aguda da doença geralmente dura vários dias a algumas semanas à medida que os mecanismos de compensação vestibular se ajustam, e a recuperação completa é esperada dentro de 6 meses. A variedade com múltiplos ataques manifesta-se com episódios recorrentes de vertigem, embora os ataques sejam mais brandos e mais breves que os da forma com ataque único (72). Uma característica comum da neurite vestibular é o dano seletivo à parte superior do labirinto vestibular (canais semicirculares horizontal e superior e utrículo) com uma manutenção da parte inferior suprida pelo nervo vestibular inferior (73). Vertigem posicional, como a da vertigem posicional paroxística benigna, pode portanto aparecer na fase de recuperação mesmo apesar de os canais superior e horizontal não terem função (71). Na fase aguda, o exame físico revela, em geral, um paciente de meia-idade, visivelmente doente, com palidez, diaforese e pele fria e viscosa. Movimento tende a agravar a tontura e pode precipitar êmese. Exame completo geralmente revela apenas nistagmo espontâneo. O paciente pode ou não ser capaz de ficar em pé. Quando é possível, consegue fazê-lo sem suporte. Exame dos nervos cranianos não deve ser digno de nota e, exceto pela falta de firmeza esperada de um distúrbio labiríntico agudo, não deve haver anormalidades cerebelares.

Avaliação audiométrica é obtida para documentar a ausência de algum déficit auditivo ou um déficit auditivo assimétrico. Testagem eletronistagmográfica na fase aguda pode mostrar apenas nistagmo espontâneo, mas também pode documentar uma resposta vestibular diminuída unilateral ou resposta vestibular ausente. Imageamento apropriado é efetuado para excluir o diagnóstico de infarto cerebelar se houver sinais cerebelares ou um schwannoma vestibular. O diagnóstico de neurite vestibular é feito clinicamente e, com base no aparecimento do nistagmo, um teste positivo de impulso da cabeça e um exame neurológico negativo, pode-se ter confiança no diagnóstico de vestibulopatia periférica unilateral (74). Deve-se lembrar que o teste positivo de impulso da cabeça (evidenciado por uma sacada de alcance [catch up]) pode ocorrer com infarto do tronco cerebral comprometendo a zona de entrada do oitavo nervo craniano e não é patognomônico para lesões periféricas apenas; entretanto, esta patologia do tronco cerebral é mais freqüentemente associada a outros achados neurológicos, como hipoestesia facial e corporal contralateral, fraqueza facial, síndrome de Horner e ocasional disfunção da fala e da deglutição.

Tratamento consistindo em supressores vestibulares (Tabela 66.2), hidratação e antieméticos é suportivo somente, prevendo a recuperação gradual do paciente através de compensação. Depois dos primeiros dias do episódio agudo, a terapia supressora vestibular pode ser diminuída gradualmente para minimizar seu efeito potencial sobre os mecanismos compensadores (75). Alguns pacientes com a forma de múltiplos ataques da doença podem ter sintomas suficientes para justificar o seccionamento do nervo vestibular (Tabela 66.3). Uma vez que a fisiopatologia é incerta, não há tratamento estabelecido e freqüentemente é usada a terapia sintomática. As principais classes de drogas usadas são anti-histamínicos, agentes anticolinérgicos, agentes

TABELA 66.2
TERAPIA DA VERTIGEM

Tratamento	Posologia
Grave	
Dramamina (dimenidrinato)	50 mg IM a cada 6 h
Innovar (droperidol/fentanil citrato)	0,5-2,0 mL, uma dose, IV ou IM
Branda a moderada	
Valium (diazepam) e	2 mg VO 3 v/dia
Robinul (glicopirrolato)	2 mg VO 2 v/dia
Antivert (meclizina)	25-50 mg VO a cada 6 h
Dramamina (dimenidrinato)	50 mg VO a cada 4 h

IM, via intramuscular; IV, via intravenosa; v/dia, vezes ao dia.

TABELA 66.3
LABIRINTITE VIRAL PÓS-NATAL

Circunstância	Estratégia
Diagnóstico	História deve procurar especialmente doença viral; exame geralmente é útil, mas não especificamente; testes incluem os considerados para PANSSI
Tratamento	Corticosteróides, supressores vestibulares; carbogênio e tratamento precoce com aciclovir são experimentais; seção do nervo vestibular
Emergência	Perda auditiva súbita é uma emergência otológica verdadeira

PANSSI, perda auditiva neurossensorial súbita idiopática.

antidopaminérgicos e agentes aumentadores do ácido gama-aminobutírico (GABAérgicos) (74,75). Duas experiências clínicas randomizadas observaram que dimenidrinato (50 mg) foi mais eficaz que lorazepam (2 mg) e que dimenidrinato foi tão eficaz quanto droperidol em um contexto de sala de emergência (76,77). Durante a fase aguda é útil administrar estas drogas intramuscular ou intravenosamente. Todas as medicações são sedativas e não devem ser administradas quando for necessário um alto nível de alerta. Estas medicações devem ser suspensas quando a fase aguda tiver passado e um programa de reabilitação vestibular deve ser iniciado tão rapidamente quanto possível. Em um pequeno estudo controlado, corticosteróides foram mais eficazes que placebo para tratar os sintomas agudos da neurite vestibular (78).

INFECÇÕES PELA CAXUMBA, SARAMPO E VARICELA-ZÓSTER

É melhor preceder a discussão da terceira categoria de neurolabirintite, hidropisia endolinfática retardada, por uma revisão das manifestações no osso temporal das infecções pela caxumba, rubéola (sarampo) e varicela-zóster.

Caxumba

O vírus da caxumba é um paramixovírus que causa um complexo sintomático de parotidite, orquite, meningoencefalite e, em 0,05% dos casos, perda auditiva (40). A perda auditiva geralmente ocorre ao término da primeira semana da parotidite; ela é unilateral em 80% dos pacientes; e pode variar de uma PANS leve em altas freqüências (i. e., impacto mais grave no giro basal da cóclea) a uma PANS profunda (40,41). Comprometimento vestibular é incomum. O vírus da caxumba foi isolado da perilinfa de um paciente com PANS súbita associada a parotidite (40). A evidência suporta a hipótese de que uma infecção subclínica de caxumba pode causar PANSSI em uma pessoa sadia sob os demais aspectos (41,43,44).

Exame histopatológico dos ossos temporais disponíveis mostrou alterações, mais graves basalmente, das estruturas do ducto coclear, incluindo atrofia do órgão de Corti e da estria vascular com colapso da membrana de Reissner (41). Achados associados incluem deformação e separação da membrana tectória e perda moderada de células do gânglio espiral no giro basal; as estruturas vestibulares apresentam-se ilesas. Labirintite experimental de caxumba sugere que contaminação de perilinfa a partir do LCE leva ao comprometimento labiríntico. Em humanos, o desenvolvimento tardio de surdez é considerado compatível com o comprometimento labiríntico a partir do LCE, mas meningite de caxumba não foi correlacionada com o desenvolvimento de PANS (3,40).

Países nos quais a vacina de caxumba é administrada rotineiramente (como os Estados Unidos) alcançaram eliminação quase completa da surdez por caxumba (79). Essa cobertura não é global, de modo que a caxumba permanece uma possibilidade diagnóstica para o otorrinolaringologista baseado nos Estados Unidos, tal como é o caso de muitas outras doenças que foram essencialmente eliminadas nos Estados Unidos pela imunização.

Uma perda auditiva unilateral pode passar despercebida na infância até que a triagem na escola seja realizada, e o diagnóstico não é feito tão facilmente quando o paciente é visto na fase aguda da doença. O examinador pode necessitar realizar uma investigação completa quanto a outras causas potenciais de PANS unilateral (p. ex., trauma, tumor). O exame físico geralmente não é revelador, exceto o estigma da parotidite na fase aguda da enfermidade.

Na fase aguda, o vírus da caxumba pode ser isolado da garganta ou do LCE; o diagnóstico também pode ser confirmado pela documentação de uma alteração ao quádruplo nos títulos de anticorpo de caxumba entre os níveis agudos (i. e., no início e 1 mês depois da doença) e convalescentes (i. e., 3 meses depois do início) (40,43). Testagem audiométrica deve ser realizada para documentar o grau de perda auditiva sofrido; a perda auditiva é coclear em vez de retrococlear. Testagem eletronistagmográfica pode revelar hiporreatividade vestibular ou uma resposta vestibular ausente, mesmo em pacientes sem uma história de tontura (40).

Embora a PANSSI tenha sido relacionada ao vírus da caxumba e a terapia esteróide tenha se comprovado benéfica em um subconjunto de pacientes com PANSSI, não existem dados para suportar essa terapia para parotidite aguda e PANS. Estudos são necessários para avaliar terapia esteróide e antiviral (Tabela 66.4).

TABELA 66.4
LABIRINTITE DE CAXUMBA

Circunstância	Estratégia
Diagnóstico	História de doença viral é importante, do mesmo modo que aumento da parótida encontrado durante o exame; testagem deve incluir audiometria
Tratamento	Indeterminado para estádio agudo; amplificação apropriada para estádio tardio

Sarampo

O vírus do sarampo (rubéola) é um mixovírus de RNA, similar em estrutura ao vírus da caxumba, que dá origem à síndrome clínica do sarampo (*i. e., morbilli*) que consiste em erupção, conjuntivite, e lesões na mucosa bucal conhecidas como manchas de Koplik. PANS permanente, ocorrendo em menos de 0,1% destes pacientes, é comumente bilateral, embora possa ser assimétrica, pior nas altas freqüências, e branda a moderada (55% dos pacientes) ou profunda (45%) (40,41). Perda de função vestibular, manifestada por respostas calóricas reduzidas ou ausentes, ocorre em tantos quanto 72% dos pacientes (40). O desenvolvimento da vacina de sarampo diminuiu acentuadamente a incidência de perda auditiva adquirida relacionada com o sarampo, a qual na literatura de 1930 a 1950 era estimada como se responsabilizando por 4% a 10% dos casos de PANS adquirida na infância (40,41).

As alterações características induzidas pelo vírus do sarampo consistem em células gigantes multinucleadas conhecidas como células de Warthin-Finkeldey. Os achados no osso temporal associados a labirintite de sarampo incluem atrofia do órgão de Corti, que é pior na parte basal da cóclea ou culmina na sua ausência completa. Há alterações degenerativas associadas no gânglio espiral, estria vascular e membrana tectória e colapso da membrana de Reissner (41). Na *pars* superior, as cristas e máculas exibem atrofia dos seus elementos neurossensoriais (41).

Os modelos animais de labirintite de sarampo demonstram infecção viral do gânglio espiral, órgão de Corti e células ganglionares vestibulares, com as características células gigantes multinucleadas (40). São adquiridos dados anamnésticos muito semelhantes àqueles na avaliação quanto a PANS associada a caxumba. Na fase aguda, o exame físico demonstra a erupção exantematosa do sarampo, manchas de Koplik (*i. e.*, pequenos focos brancos representando lesões necróticas da mucosa bucal na região dos ductos de Stensen), e conjuntivite branda. Raramente, pode haver uma otite média aguda associada, mas ela não é uma causa de PANS profunda bilateralmente (41).

O diagnóstico do sarampo no estádio agudo pode ser determinado isolando-se o vírus do sarampo de culturas da garganta, documentando um aumento ao quádruplo nos títulos de anticorpo ao vírus do sarampo entre os soros agudos e convalescentes, ou coloração imunofluorescente do epitélio esfoliado da orofaringe ou conjuntiva, que pode demonstrar o antígeno do sarampo (40). Avaliação audiométrica usualmente revela uma PANS assimétrica que é mais grave nas freqüências mais altas (40). ENG, incluindo testagem calórica, pode documentar a presença e a gravidade da disfunção vestibular.

Não existe documentação clara de que terapia esteróide ou antiviral possa beneficiar doença aguda pela prevenção ou melhora da PANS. O tratamento em longo prazo consiste em avaliação e adaptação de auxílio à audição ou possivelmente implante coclear nos casos mais gravemente afetados (Tabela 66.5).

Varicela-Zóster

O vírus varicela-zóster é um membro do grupo dos herpesvírus, uma família de vírus de DNA que também inclui os vírus do herpes *simplex* tipos I e II, o CMV e o vírus de Epstein-Barr. Como característica do seu grupo, ele pode reativar a partir de um estado latente para causar sintomas (80). Infecção primária pelo vírus é manifestada clinicamente como catapora, com uma erupção pustulosa característica e, embora se possa desenvolver perda auditiva, ela geralmente é devida a uma otite média associada (40).

O *herpes-zóster oticus* (*i. e.*, síndrome de Ramsay Hunt) foi descrito por James Ramsay Hunt em 1907 e

TABELA 66.5
LABIRINTITE DE SARAMPO

Circunstância	Estratégia
Diagnóstico	História de doença viral é importante; exame deve procurar erupção exantematosa, manchas de Koplik, conjuntivite e otite média aguda; exames devem incluir cultura da garganta, comparação de títulos de anticorpo a sarampo agudos e convalescentes, imunofluorescência do epitélio, audiograma, resultados eletronistagmográficos
Tratamento	Indeterminado para o estado agudo; amplificação apropriada para estádio tardio

desenvolve-se quando o vírus latente é reativado, e consiste em paralisia do nervo facial de gravidade variável, PANS, e vertigem em associação a uma erupção vesicular dolorosa do canal auditivo externo e concha (41). Não está estabelecido que o vírus ativado se origine do gânglio geniculado como na hipótese comumente aceita; teorias alternativas propõem uma encefalomeningomielite inicial que secundariamente se dissemina do LCE para o labirinto (41).

Neurite inflamatória dos nervos facial, coclear e vestibular é o achado predominante no *herpes-zóster oticus* (40,41). Achados associados incluem atrofia de neurônios cocleares e dos elementos neurossensoriais do labirinto vestibular, colapso da membrana de Reissner e tecido fibroso e neo-ossificação no compartimento perilinfático do canal semicircular lateral (40,42). A família dos herpes vírus, incluindo o vírus varicela-zóster, foi implicada na do desenvolvimento de PANSSI sem erupção vesicular associada ou paralisia de nervo facial (80).

O paciente deve ter uma história pregressa de catapora, e deve haver uma erupção vesicular da orelha externa para diagnosticar *herpes-zóster oticus*, embora herpes-zóster possa ser reativado sem uma erupção (40). Os pacientes podem ser iatrogenicamente comprometidos ou podem ter uma infecção HIV destruindo a função imune. O exame deve documentar o grau de disfunção do nervo facial e qualquer erupção vesicular. Ocasionalmente, a erupção auricular externa pode se apresentar como uma otite externa grave, obscurecendo estruturas mais mediais. Vírus varicela-zóster pode ser isolado do líquido vesicular para estabelecer o diagnóstico; títulos de anticorpo agudo e convalescente, documentando uma alteração ao quádruplo, também podem estabelecer o diagnóstico.

Vários graus de PANS desenvolvem-se em cerca de 6,5% dos pacientes com síndrome de Ramsay Hunt. A perda auditiva é pior nas altas freqüências e pode ter características de uma lesão sensorial ou neural (40,41). BERA comumente documenta neurite coclear. Testagem eletronistagmográfica pode revelar uma resposta vestibular reduzida ou ausente na orelha comprometida. Recentemente, dois casos foram descritos nos quais os sintomas cocleovestibulares superaram os sintomas do nervo facial e presumivelmente representam reativação do vírus no gânglio espiral e/ou vestibular (81). No único estudo prospectivo de pacientes com síndrome de Ramsay Hunt, 14% desenvolveram vesículas depois do início da paralisia facial e alguns nunca desenvolveram vesículas absolutamente mas tiveram um aumento ao quádruplo nos anticorpos ao vírus varicela-zóster. Por essas razões, alguns pacientes que têm "paralisia de Bell" podem ter o chamado *zoster sine herpete* (82).

Corticosteróides e uma série de 7 a 10 dias de fanciclovir ou aciclovir foram usados no tratamento de infecções varicela-zóster. A história natural da doença é compatível com alguma recuperação da função auditiva e vestibular ao longo de várias semanas, mas PANS raramente se recupera completamente (40,41). Até que ponto a extensão da terapia clínica altera este prognóstico está indeterminado (Tabela 66.6).

HIDROPISIA ENDOLINFÁTICA RETARDADA

Schuknecht (42), na sua classificação da neurolabirintite, propôs que a hidropisia endolinfática ipsolateral, contralateral ou bilateral pode ser uma manifestação retardada de algumas infecções labirínticas virais. Devido à natureza subclínica da lesão viral do mecanismo reabsortivo do saco endolinfático, eventualmente uma PANS flutuante ou uma vertigem episódica se torna evidente.

A história tipicamente compreende uma perda no início da infância da função coclear ou vestibular em uma ou ambas as orelhas, relacionada temporalmente em muitos casos com caxumba, doença respiratória superior ou gripe (42). Muitos anos mais tarde, aparecem os sintomas de hidropisia endolinfática progressiva. Por exemplo, uma criança que sofre uma PANS unilateral profunda em associação com caxumba pode muitos anos mais tarde desenvolver uma perda auditiva flutuante na orelha contralateral aparentemente normal e seria diagnosticada como tendo hidropisia retardada contralateral.

O exame audiométrico documenta o grau e a flutuação na PANS. Provas eletrofisiológicas são compatíveis com uma lesão coclear. Achados eletrocleográficos não foram descritos. A testagem eletronistagmográfica demonstra um grau variável de perda de

TABELA 66.6
INFECÇÃO VARICELA-ZÓSTER

Circunstância	Estratégia
Diagnóstico	História de catapora no passado e imunocomprometimento; exames devem incluir isolamento de vírus das vesículas, títulos de anticorpo a varicela-zóster (agudos e convalescentes), audiograma; resposta auditiva do tronco cerebral, e testagem eletronistagmográfica e do nervo facial
Tratamento	Corticosteróides, aciclovir, amplificação

TABELA 66.7
HIDROPISIA ENDOLINFÁTICA RETARDADA

Circunstância	Estratégia
Diagnóstico	História de insulto cocleovestibular, perda auditiva flutuante ou vertigem episódica; resultados de exames são geralmente inespecíficos; testagem deve incluir um audiograma, resposta auditiva do tronco cerebral e eletronistagmograma, talvez eletrococleografia
Tratamento	O mesmo que para doença de Ménière

função vestibular unilateral ou bilateral. A terapia é a mesma para a doença de Ménière e ditada conforme os sintomas predominantes (Tabela 66.7).

LABIRINTITE PELO VÍRUS DE IMUNODEFICIÊNCIA HUMANA

Uma variedade de queixas auditivas e vestibulares foi descrita em pacientes com síndrome de imunodeficiência adquirida (AIDS). Em um estudo prospectivo de 50 pacientes infectados com HIV [categorias A a C dos Centros de Controle e Prevenção de Doenças], Chandrasekhar et al. (83) relataram que 32% se queixaram de tonturas, 29% de perda auditiva e 26% de zumbido, entre uma variedade de sintomas otológicos. Os mecanismos patogênicos subjacentes a estas queixas necessitam estudo adicional para a elucidação (84,85). A importância relativa da própria infecção pelo HIV em oposição às suas infecções oportunistas associadas e as medidas terapêuticas usadas para combater estas infecções, bem como a infecção pelo HIV, necessitam estudo adicional para a resolução (39,84). McNaghten et al. (86) reviram os dados no projeto Adult Spectrum of HIV Disease (ASD), que é uma iniciativa multicêntrica de vigilância de prontuários médicos em 11 cidades dos Estados Unidos. Eles relataram que a prevalência de perda auditiva nesta população foi de 0,8%. Este estudo mais provavelmente subestima a prevalência verdadeira, porque a audiometria não foi efetuada nestes pacientes. Este número portanto representa a prevalência mínima nesta coorte de pacientes.

Etiologia

Avaliação com microscopia óptica de ossos temporais de pacientes cuja morte se originou de AIDS e suas complicações mostrou variavelmente criptococose da orelha interna e do canal auditivo interno (em pacientes que têm meningite criptocócica concomitante), corpos de inclusão de CMV associados no canal auditivo interno e na orelha interna, e, em um paciente, um depósito de sarcoma de Kaposi. Em muitos casos, não há alterações histopatológicas (87,88). Estudos de microscopia eletrônica por Pappas et al. (89,90) documentaram partículas semelhantes ao HIV, com aparente brotamento, em uma variedade de células epiteliais e de tecido conjuntivo cocleares e do tecido conjuntivo. Correlatos clínicos destes achados histopatológicos não existem entretanto.

Embora CMV, adenovírus tipo 6 e vírus herpes *simplex* tipo I tenham sido variavelmente recuperados dos líquidos da orelha interna de pacientes com AIDS, nenhuma alteração inflamatória foi vista no exame histopatológico (88). A ausência de alterações inflamatórias levou Davis et al. (88) a lançar a hipótese de que as infecções virais foram apatogênicas ou de que foram eventos terminais e que a imunossupressão da AIDS impediu a edificação de alguma resposta imune.

Avaliação e Tratamento

Estudos audiométricos clínicos de pacientes com AIDS, incluindo audiometria de rotina, EOAs e teste com BERA (91), mostraram que PANS leves são comuns, mas perdas auditivas graves também podem ocorrer, especialmente nas freqüências baixas e altas. Um estudo de casos-controles de 99 pacientes HIV-infectados (92) observou que 29% dos pacientes demonstraram uma perda auditiva mensurável (por avaliação com audiômetro portátil); indivíduos com 35 anos de idade ou mais velhos também pareceram demonstrar uma associação entre perda auditiva e terapia anti-retroviral. Os padrões do BERA sugeriram ocasionalmente um local de lesão retrococlear, e as EOAs revelaram respostas diminuídas na maioria dos pacientes com AIDS (91). Conforme assinalado por Soucek e Michaels (91), AIDS, ototoxicidade das medicações usadas no tratamento da AIDS e suas complicações; ou infecção concomitante, especialmente por CMV, *Cryptococcus* e *Treponema pallidum* foram fatores potenciais na precipitação da disfunção auditiva. Por conseguinte, parece que até que se saiba mais sobre a AIDS e o labirinto, a avaliação desses pacientes quanto à disfunção auditiva ou vestibular deve considerar o espectro completo do diagnóstico diferencial. Um trabalho recente demonstrou que os indivíduos HIV-positivos podem beneficiar-se com implante coclear sem risco cirúrgico aumentado e, embora seu desempenho fosse variado, como um grupo os resultados de audição foram bons (93).

LABIRINTITE SIFILÍTICA

Incidência e Etiologia

Sífilis era uma doença comum antes do desenvolvimento da penicilina. A incidência no mundo desenvolvido varia de 0,4 por 100.000 no Canadá a 1,35 por 100.000 na Alemanha (94). De acordo com o CDC, em 1995 mais de 68.000 casos de sífilis foram detectados em adultos nos Estados Unidos; as taxas mais altas de sífilis foram relatadas nos oito estados do sul (95). Incidências mais altas são descritas nos países do leste europeu. O agente etiológico da sífilis é *T. pallidum*, e a doença tem uma ampla variedade de manifestações clínicas, ganhando o nome de grande simuladora. A sífilis pode ser classificada em formas congênita e adquirida. A sífilis adquirida é adicionalmente dividida em formas primária, secundária e terciária. PANS desenvolve-se nas formas congênita e adquirida com variável freqüência e com ou sem sintomas vestibulares (41). Sífilis congênita manifesta-se como formas tardia ou precoce (do lactente).

Sífilis congênita precoce é geralmente fatal e o comprometimento cocleovestibular é mínimo em comparação com as manifestações sistêmicas. Sífilis congênita tardia pode-se apresentar com uma PANS súbita na infância que é geralmente simétrica e profunda, e embora comumente haja sintomas vestibulares associados, a documentação pelos pais é freqüentemente imprecisa (96). Em 51% destes pacientes, PANS aparece súbita e assimetricamente entre as idades de 25 e 35 anos, mostra uma taxa variável de progressão e flutuação, e pode ser associada a vertigem e zumbido episódicos (96).

PANS pode se desenvolver nas formas primária (raramente), secundária, latente (precoce e tardia) e terciária de sífilis adquirida (41,96). Os sintomas cocleovestibulares originados na sífilis adquirida precocemente foram relacionados com uma meningite basilar que compromete o oitavo nervo craniano e manifesta-se sob a forma de uma perda auditiva bilateral de aparecimento súbito, rapidamente progressiva, com sintomas vestibulares de menor grau.

Pacientes que desenvolvem sintomas cocleovestibulares com sífilis adquirida tardia apresentam-se de uma maneira essencialmente idêntica àquela da sífilis congênita tardia. Aqui, no entanto, vertigem é freqüentemente a queixa de apresentação, e a perda auditiva inicial pode ser tão assimétrica a ponto de parecer unilateral (96). Não há padrão patognomônico dos sintomas da otite luética, e uma ampla variedade de manifestações é a regra (96). Otite luética deve ser considerada no diagnóstico diferencial de labirintite vestibular, neurite vestibular, PANSSI, doença de Ménière e PANS auto-imune.

Alterações histopatológicas do osso temporal são semelhantes nas formas congênita e adquirida de sífilis, particularmente se comparando as fases precoce e tardia de cada forma, e são caracterizadas por infiltrados leucocíticos mononucleares e endarterite obliterante (41). Fibrose inflamatória com infiltração de células redondas pode obliterar o saco e ducto endolinfáticos e causar o desenvolvimento de hidropisia (41,96). Gomas, necrose central e infiltrados linfocíticos são mais freqüentes na cápsula ótica vestibular e podem resultar em degeneração das estruturas sensitivas e neurais do labirinto e do oitavo nervo craniano (41,96). Comprometimento gomoso dos ossículos pode precipitar perda auditiva de condução.

Osteíte do osso temporal com infiltração de células redondas é típica das sífilis latente tardia, terciária e congênita tardia, e a meningite linfocítica aguda da sífilis secundária pode ser acompanhada por uma labirintite sifilítica aguda (41).

Avaliação e Tratamento

Qualquer PANS ou vertigem inexplicada deve ser avaliada quanto à possibilidade de uma infecção sifilítica. Em uma população de pacientes adultos com PANS inexplicada, 6,5% tinham testes positivos de absorção de anticorpo treponêmico fluorescente (FTA-ABS) em comparação com uma prevalência de 2% entre a população controle; 7% dos pacientes com sintomas de doença de Ménière tinham resultados positivos de FTA-ABS (97). Negativa pelo paciente de uma história pregressa ou tratamento de uma infecção sifilítica não é suficiente para excluir o diagnóstico (97). O exame físico geralmente não é digno de nota exceto pelos sinais de perda auditiva e desequilíbrio. É incomum ver as manifestações típicas da sífilis congênita grave e não tratada: bossas do crânio, tíbias em sabre, dentes de Hutchinson, molares de Moon, ceratite intersticial e coriza catarral (41).

O sinal de Hennebert (*i. e.*, teste de fístula positivo com membrana timpânica intacta) e o sinal de Tullio (*i. e.*, vertigem e nistagmo precipitados por exposição a ruído intenso como uma caixa de Barany) são associados a sífilis congênita. Estes fenômenos provavelmente refletem movimento de líquido na orelha interna em resposta a pressão ou som, permitido pela presença de uma fístula de canal semicircular ósseo (41). O sinal de Hennebert foi relacionado com hidropisia endolinfática em geral e com fixação fibrosa das membranas vestibulares à base do estribo; a resposta de Hennebert típica consiste em alguns batimentos de nistagmo durante o curso de um segundo ou mais (41). Otite sifilítica geralmente resulta em uma perda auditiva bilateral, que não é necessariamente simétrica, pode flutuar e pode progredir para uma perda auditiva profunda.

A maioria dos pacientes com otite sifilítica demonstra uma relação elevada anormal do potencial de somação:potencial de ação (SP/AP) na testagem eletrococleográfica (98). BERA pode demonstrar latências patológicas interpicos e redução da amplitude da onda V (97). Pode-se esperar que a prova eletronistagmográfica demonstre uma perturbação vestibular em 80% dos pacientes que é compatível com lesão vestibular periférica em vez de central (98). A anormalidade mais comum demonstrada na prova eletronistagmográfica é uma resposta vestibular diminuída (99). Os sifilíticos congênitos demonstram a maior gravidade das alterações eletronistagmográficas e a mais alta incidência de anormalidades bilaterais (99).

Testes sorológicos são usados para determinar a presença de anticorpos não-treponêmicos [i. e., fosfolipídico, Venereal Disease Research Laboratory (VDRL), cardiolipina ou "inespecífico"] e treponêmicos (100). O CDC aprovou quatro testes para anticorpos fosfolipídicos: o teste de reagina plasmática rápida (RPR), o teste em lâmina do VDRL, o teste de reagina sérica não tratada, e o teste sérico não aquecido de vermelho toluidina (100). Os testes RPR e VDRL são testes de floculação; sua sensibilidade máxima é para o estádio secundário da sífilis, e eles muitas vezes são falso-negativos nos estádios inicial e tardio da sífilis (85).

Testes de anticorpo treponêmico são mais úteis no diagnóstico da otite sifilítica (p. ex., o FTA-ABS). Resultados falso-positivos podem ocorrer em doenças do tecido conjuntivo, lepra, mononucleose infecciosa e gravidez. Testes de triagem auto-imune, como a velocidade de hemossedimentação, preparação de lúpus eritematoso, anticorpo antinuclear e eletroforese do soro são úteis para diferenciar os falso-positivos resultantes de doença do tecido conjuntivo e para avaliar a possibilidade de PANS auto-imune. Mais recentemente, Murphy et al. (101) demonstraram a utilidade do *Western blot* treponêmico como um teste de confirmação para sífilis em pacientes com doença reumática. De acordo com a Organização Mundial de Saúde (102), todos os pacientes que têm sífilis devem ser testados para HIV.

Nenhum esquema de tratamento foi avaliado quanto à eficácia na recuperação da função da audição ou do equilíbrio em um estudo duplo cego, prospectivo, randomizado. Estudos precedentes indicaram que 35% a 50% dos pacientes tratados melhoram, particularmente nos seus escores de discriminação da fala (85).

O tempo de duplicação do treponema na sífilis tardia é prolongado a 90 dias, um fato que sugere que as concentrações treponemicidas de antibiótico devem ser mantidas durante pelo menos 3 meses (85). A penicilina G tem a maior atividade antitreponêmica, e uma única injeção intramuscular de 2,4 milhões de unidades da sua preparação benzatina é suficiente para a terapia da disfunção cocleovestibular em associação com otite luética precoce (85).

Infelizmente, a penetração das meninges não inflamadas pela penicilina é má, e a endarterite obliterativa da otite luética pode impedir o acesso do antibiótico ao osso temporal. Para as formas tardias de otite luética, a terapia inicial do paciente ambulatorial consiste em uma série de 3 semanas com 1,8 milhões de unidades de penicilina G procaína diariamente, com 500 mg de probenecide a cada 6 horas, conforme recomendado para o tratamento da neurossífilis (85). A terapia pode ser estendida por 3 meses inteiros com 2,4 milhões de unidades de penicilina G benzatina dadas intramuscularmente em uma base semanal.

Doxiciclina, tetraciclina, eritromicina ou ceftriaxona pode substituir a penicilina, mas elas não têm a mesma atividade antitreponêmica (Tabela 66.8) (85,102). Terapia corticosteróide, especificamente prednisona, constitui o segundo ramo da terapia da otite luética, em virtude de seu efeito salutar no componente febril da reação de Jarisch-Herxheimer e os desejados efeitos antiinflamatórios sobre o saco endolinfáticos e os vasos do osso temporal (Tabela 66.9). A terapia com prednisona consiste em 1 mg/kg a cada dia em doses divididas, com uma dose recomendada máxima de 80 mg a cada dia durante 1 mês. Quando o paciente é avaliado, e se tiver ocorrido melhora, ela é diminuída gradativamente para um nível de manutenção; se nenhum benefício tiver sido derivado, ela é diminuída gradativamente e descontinuada. A terapia de manutenção em longo prazo compreende o dobro da dose diária dado em uma base de manhãs alternadas, preferivelmente antes das 8 horas. Aspirina é proibida por temor de sangramento gástrico, e é incentivado o uso de antiácido.

Em um relato recente de uma série de seis casos com otossífilis, melhora dos sintomas foi obtida em todos, menos um caso de sífilis congênita. Uma relação

TABELA 66.8

TERAPIA ALTERNATIVA DA SÍFILIS

Tratamento	Posologia
Sífilis primária/secundária	
Doxiciclina	100 mg VO 2 v/dia durante 14 dias
Eritromicina	500 mg VO 4 v/dia durante 14 dias
Ceftriaxona	250 mg IM durante 14 dias
Sífilis tardia	
Tetraciclina	500 mg VO 4 v/dia durante 30 dias
Eritromicina	500 mg VO 4 v/dia durante 30 dias
Doxiciclina	200 mg VO 4 v/dia durante 20 dias

v/dia, vezes ao dia; VO, via oral; IM, intramuscular.
Reimpresso de 1998 Guidelines for treatment of sexually transmitted diseases. *MMWR* 1997;47:1, com permissão.

TABELA 66.9
LABIRINTITE LUÉTICA

Circunstância	Estratégia
Diagnóstico	História de vertigem ou perda auditiva neurossensorial inexplicadas; o exame geralmente é inespecífico, mas o sinal de Hennebert ou o sinal de Tullio ocasionalmente é observado; a testagem inclui audiograma, resposta auditiva do tronco cerebral, sorologia e eletronistagmografia, talvez eletrococleografia
Tratamento	2,4 milhões de unidades de penicilina G benzatina IM para estádio precoce; 1,8 milhões de unidades de penicilina procaína IM diariamente durante 3 semanas com 500 mg de probenecide oralmente a cada 6 h, a seguir 2,4 milhões de unidades de penicilina G benzatina IM semanalmente até total de 3 meses para doença em estádio tardio; 80 mg de esteróides por via oral durante 1 mês e então diminuir gradativamente

IM, por via intramuscular.

de trabalho estreita entre o otorrinolaringologista e o dermatologista foi salientada para assegurar pronta identificação e tratamento destes pacientes (103). A opinião perita de um infectologista deve também ser procurada.

AGRADECIMENTO

Agradecemos as contribuições de A. Julianna Gulya, M.D. (a autora deste capítulo na terceira edição). Sua descrição exaustiva não poderia ser melhorada e foi deixada intacta. Partes do seu trabalho ainda são atuais e estas partes foram mantidas inalteradas pelos presentes autores.

PONTOS IMPORTANTES

- O aqueduto coclear, canal auditivo interno e vasos modiolares espirais são todos importantes vias de acesso ao labirinto para organismos patogênicos.
- Meningite bacteriana é uma causa importante de perda auditiva neurossensorial; instituição precoce de terapia antibiótica e corticosteróide apropriada pode minimizar o risco de perda auditiva.
- Meningite viral não foi implicada em perda auditiva neurossensorial.
- Meningite fúngica foi relacionada com uma perda auditiva retroclear, que pode ser reversível em certos casos de meningite criptocócica.
- Citomegalovírus é um patógeno importante como causa de infecções pré-natais associadas a manifestações perinatais, incluindo perda auditiva neurossensorial.
- Perda auditiva neurossensorial súbita idiopática provavelmente representa uma labirintite coclear viral aguda e pode ser reversível em certos casos por terapia corticosteróide.
- Labirintite aguda geralmente reflete perda aguda relacionada com vírus da função labiríntica associada a atrofia isolada dos nervos vestibulares.
- Hidropisia endolinfática retardada provavelmente representa a seqüela em longo prazo da neurolabirintite.
- Herpes-zóster oticus é uma doença que se origina da reativação de um herpesvírus latente e compromete predominantemente os troncos do sétimo e oitavo nervos cranianos.
- Otite luética é um elemento importante no diagnóstico diferencial de perda auditiva súbita, perda auditiva flutuante ou vertigem episódica.

REFERÊNCIAS

1. Gulya AI. Infections of the labyrinth. In: Bailey BJ, Calhoun KH, eds. Head and neck surgery-otolaryngology, 3rd ed. Lippincott Williams & Wilkins, 2001.
2. Linthicum FH Jr. Personal communication, May 2005.
3. Nadol JB Jr. Hearing loss as a sequela of meningitis. Laryngoscope 1978;88:739-755.
4. Woolley AL, Kirk KA, Neumann AM Jr, et al. Risk factors for hearing loss from meningitis in children: the Children's Hospital experience. Arch Otolaryngol Head Neck Surg 1999;125:509-514.
5. Vernon M. Meningitis and deafness: the problem, its physical, audiological, psychological, and educational manifestations in deaf children. Laryngoscope 1967;77:1856-1874.
6. Stutman HR, Marks MI. Bacterial meningitis in children: diagnosis and therapy. Clin Pediatr 1987;26:431-438.
7. Dodge PR, Davis H, Feigin RD, et al. Prospective evaluation of hearing impairment as a sequela of acute bacterial meningitis. N Engl J Med 1984;311:869-874.
8. Rosenhall U, Nylen O, Lindberg J, et al. Auditory function after haemophilus influenzae meningitis. Acta Otolaryngol (Stock) 1978;85:243-247.
9. Keane WM, Potsic WP, Rowe LD, et al. Meningitis and hearing loss in children. Arch Otolaryngol Head Neck Surg 1979;105:9-44.
10. Berlow SL, Caldarelli DD, Matz GJ, et al. Bacterial meningitis and sensorineural hearing loss: a prospective investigation. Laryngoscope 1980;90:1445-1452.
11. Finitzo-Hieber T, Simhadri R, Hieber JP. Abnormalities of the auditory brainstem response in post-meningitic infants and children. Int J Pediatr Otorhinolaryngol 1981;3:275-286.
12. Eisenberg LS, Luxford WM, Becher TS, et al. Electrical stimulation of the auditory system in children deafened by meningitis. Otolaryngol Head Neck Surg 1984;92:700-705.
13. Brookhouser PE, Auslander MC, Meskan ME. The pattern and stability of postmeningitic hearing loss in children. Laryngoscope 1988;98:940-948.
14. Wenger JD, Hightower AW, Facklam FF, et al. Bacterial meningitis in the United States 1986: a report of a multistate surveillance study. J Infect Dis 1986;162:1316-1323.
15. Schlech WF III, Ward JI, Band JD, et al. Bacterial meningitis in the United States, 1978-1981: the National

Bacterial Meningitis Surveillance Study. *JAMA* 1985;253:1749-1754.
16. Blank AL, Davis GL, Van de Water TR, et al. Acute Streptococcus pneumoniae meningogenic labyrinthitis. *Arch Otolaryngol Head Neck Surg* 1994;120:1342-1346.
17. Kesser BW, Hashisaki OT, Spindel JH, et al. Time course of hearing loss in an animal model of pneumococcal meningitis. *Otolaryngol Head Neck Surg* 1999;120:628-637.
18. Bhatt SM, Laurentano A, Cabellos C. Progression of hearing loss in experimental pneumococcal meningitis: correlation with cerebrospinal fluid cytochemistry. *J Infect Dis* 1993;167:675-683.
19. Odio CM, Faingezicht I, Paris M, et al. The beneficial effects of early dexamethasone administration in infants and children with bacterial meningitis. *N Engl J Med* 1991;324:1525-1531.
20. Tunkel AR, Wispelwey B, Scheld WM. Bacterial meningitis: recent advances in pathophysiology and treatment. *Ann Intern Med* 1990;112:610-623.
21. Kastenbauer S, Klein M, Koedel U, et al. Reactive nitrogen species contribute to blood-labyrinth barrier disruption in suppurative labyrinthitis complicating experimental pneumococcal meningitis in the rat. *Brain Res* 2001;904:208-217.
22. Klein M, Koedel U, Pfister HW, et al. Meningitis-associated hearing loss: protection by adjunctive antioxidant therapy. *Ann Neurol* 2003;54:451-458.
23. Brodie HA, Thompson TC, Vassilian L. Induction of labyrinthitis ossificans after pneumococcal meningitis: an animal model. *Otolaryngol Head Neck Surg* 1998;118:15-21.
24. Novak MA, Fifer RC, Barkmier JC. Labyrinthine ossification after meningitis: its implications for cochlear implantation. *Otolaryngol Head Neck Surg* 1990;103:351-356.
25. Tinling SP, Colton J, Brodie HA. Location and timing of initial osteoid deposition in postmeningitic labyrinthitis ossificans determined by multiple fluorescent labels. *Laryngoscope* 2004;114:675-680.
26. McIntyre PB, Berkey CS, King SM, et al. Dexamethasone as adjunctive therapy in bacterial meningitis. A meta-analysis of randomized clinical trials since 1988. *JAMA* 1997;278:925-931.
27. Moller K, Skinhoj P. Guidelines for managing acute bacterial meningitis: speed in diagnosis and treatment is essential. *BMJ* 2000;320:1290.
28. Arditi M, Mason EO Jr, Bradley JS, et al. Three-year multicenter surveillance of pneumococcal meningitis in children: clinical characteristics, and outcome related to penicillin susceptibility and dexamethasone use. *Pediatrics* 1998;102:1087-1097.
29. Hartnick CJ, Kim HY, Chute PM, et al. Preventing labyrinthitis ossificans: the role of steroids. *Arch Otolaryngol Head Neck Surg* 2001;127:180-183.
30. Winter AL, Comis SD, Osborne MP, et al. A role for pneumolysin but not neuramidase in the hearing loss and cochlear damage induced by experimental pneumococcal meningitis in guinea pigs. *Infect Immunol* 1997;65:4411-4418.
31. Rappaport JM, Bhatt SM, Burkard RE, et al. Prevention of hearing loss in experimental pneumococcal meningitis by administration of dexamethasone and ketorolac. *J Infect Dis* 1999;179:264-268.
32. Braun JS, Novak R, Herzog KH, et al. Neuroprotection by a caspase inhibitor in acute bacterial meningitis. *Nat Med* 1999;5:298-302.
33. Richardson MP, Williamson TJ, Reid A, et al. Otoacoustic emissions as a screening test for hearing impairment in children recovering from acute bacterial meningitis. *Pediatrics* 1998;102:1364-1368.
34. Marx RD, Baer ST. Spontaneous recovery of profound postmeningitic hearing loss. *Laryngol Otol* 2001;115:412-414.
35. Aso S, Gibson WPR. Surgical techniques for insertion of a multielectrode implant into a postmeningitic ossified cochlea. *Am J Otol* 1995;16:231-234.
36. Johnson MH, Hasenstab MS, Seicshnaydre MA, et al. CT of postmeningitic deafness: observations and predictive value for cochlear implants in children. *Am J Neuroradiol* 1995;16:103-109.
37. Muren C, Bredberg G. Postmeningitic labyrinthine ossification primarily affecting semicircular canals. *Eur Radiol* 1997;7:208-213.
38. Schwab J, Ryan M. Varicella zoster meningitis in a previously immunized child. *Pediatrics* 2004;114:273-274.
39. Mayer J-M, Chevalier X, Albert E, et al. Reversible hearing loss in a patient with cryptococcosis. *Arch Otolaryngol Head Neck Surg* 1990;116:962-964.
40. Davis LE, Johnsson L-G. Viral infections of the inner ear: clinical, virologic, and pathologic studies in humans and animals. *Am J Otolaryngol* 1983;4:347-362.
41. Schuknecht HF. *Pathology of the ear*, 2nd ed. Philadelphia: Lea & Febiger, 1993.
42. Schuknecht HF. Neurolabyrinthitis: viral infections of the peripheral auditory and vestibular systems. In: Nomura Y, ed. *Hearing loss and dizziness.* Tokyo: Igaku-Shoin, 1985:1-15.
43. Wilson WR, Veltri RW, Laird N, et al. Viral and epidemiologic studies of idiopathic sudden hearing loss. *Otolaryngol Head Neck Surg* 1983;91:653-658.
44. Veltri RW, Wilson WR, Sprinkle PM, et al. The implication of viruses in idiopathic sudden hearing loss: primary infection or reactivation of latent viruses? *Otolaryngol Head Neck Surg* 1981;89:137-141.
45. Vasama J-P, Linthicum FH Jr. Idiopathic sudden sensorineural hearing loss: temporal bone histopathologic study. *Ann Otol Rhinol Laryngol* 2000;109:527-532.
46. Stagno S. Cytomegalovirus. In Remington JS, Klein JO, eds. *Infectious diseases of the fetus and newborn infant,* 4th ed. Philadelphia: WB Saunders, 1995:312-353.
47. Britt WI, Alford CA. Cytomegalovirus. In: Fields BN, Knipe DM, Howley PM, eds. *Fields virology*, 3rd ed. New York: Raven Press, 1996:2493-2523.
48. Demmler GJ. Infectious Diseases Society of America and Centers for Disease Control. Summary of workshop on surveillance for congenital cytomegalovirus disease. *Rev Infect Dis* 1991;13:315-329.
49. Rivera LB, Boppana SB, Fowler KB, et al. Predictors of hearing loss in children with symptomatic congenital cytomegalovirus infection. *Pediatrics* 2002;110:762-767.
50. Fowler KB, Dahle AI, Boppana SB, et al. Newborn hearing screening: will children with hearing loss caused by congenital cytomegalovirus infection be missed? *J Pediatr* 1999;135:60-64.
51. Fowler KB, McCollister FP, Dahle AI, et al. Progressive and fluctuating sensorineural hearing loss in children

with asymptomatic congenital cytomegalovirus infection. *J Pediatr* 1997;130:624-630.
52. Boppana SB, Rivera LB, Fowler KB, et al. Viral load in infancy predicts outcome in children with congenital CMV infection. Presented at the 41st Interscience Conference on Antimicrobial Agents and Chemotherapy, December 16-19, 2001, Chicago.
53. Strauss M. A clinical pathologic study of hearing loss in congenital cytomegalovirus infection. *Laryngoscope* 1985;95:951-962.
54. Fukuda S, Keithley EM, Harris JP. Experimental cytomegalovirus infection: viremic spread to the inner ear. *Am J Otolaryngol* 1988;9:135-141.
55. Bauer PW, Parizi-Robinson M, Roland PS, et al. Cytomegalovirus in the perilymphatic fluid. *Laryngoscope* 2005;115:223-225.
56. Hamprecht K, Maschmann J, Vochem M, et al. Epidemiology of transmission of cytomegalovirus from mother to preterm infant by breastfeeding. *Lancet* 2001;357:513-518.
57. Vochem M, Hamprecht K, Jahn G, et al. Transmission of cytomegalovirus to preterm infants through breast milk. *Pediatr Infect Dis* 1998;17:53-58 .
58. Vollmer B, Seibold-Weiger K, Schnitz-Salue C, et al. Postnatally acquired cytomegalovirus infection via breast milk: effects on hearing and development in preterm infants. *Pediatr Infect Dis J* 2004;23:322-327.
59. Whitley RJ, Cloud G, Gruber W, et al. Ganciclovir treatment of symptomatic congenital cytomegalovirus infection: results of a phase II study. *J Infect Dis* 1997;175:1080-1086.
60. Kimberlin DW, Lin C-Y, Sanchez PJ, et al. Effect of ganciclovir therapy on hearing in symptomatic congenital cytomegalovirus disease involving the central nervous system: a randomized controlled trial. *J Pediatr* 2003;143:16-25.
61. Katz SL. Rubella (German measles) In: Joklik WK, Willett HP, Amos DB, et al., eds. *Zinsser microbiology*, 19th ed. East Norwalk, CT: Appleton & Lange, 1988:839-841.
62. Merchant SN, Adam IC, Nadol JB Jr. Pathology and pathophysiology of idiopathic sudden sensorineural hearing loss. *Otol Neurotol* 2005;26:151-160.
63. Wilson WR, Byl FM, Laird N. The efficacy of steroids in the treatment of idiopathic sudden hearing loss. *Arch Otolaryngol* 1980;106:772-776.
64. Gagnebin J, Maire R. Infection screening in sudden and progressive idiopathic sensorineural hearing loss: a retrospective study in 182 cases. *Otol Neurotol* 2002;23:160-162.
65. Tucci DL, Farmer JC Jr, Kitch RD, et al. Treatment of sudden sensorineural hearing loss with systemic steroids and valacyclovir. *Otol Neurotol* 2002;23:301-308.
66. Uri N, Doweck I, Cohen-Karem R, et al. Acyclovir in the treatment of idiopathic sudden sensorineural hearing loss. *Otolaryngol Head Neck Surg* 2003;128:544-549.
67. Westerlaker BO, Stokroos RJ, Dhooge IJM, et al. Treatment of idiopathic sudden sensorineural hearing loss with antiviral therapy: a prospective randomized double-blind clinical trial. *Ann Otol Rhinol Laryngol* 2003;112:993-1000.
68. Chandrasekhar SS. Intratympanic dexamethasone for sudden sensorineural hearing loss: clinical and laboratory evaluation. *Otol Neurotol* 2001;22:18-23.
69. Laird N, Wilson WR. Predicting recovery from idiopathic sudden hearing loss. *Am I Otolaryngol* 1983;4:161-164.
70. Slattery WH, Fisher LM, Iqbal Z, el al. Oral steroid regimen for idiopathic sudden sensorineural hearing loss. *Otolaryngol Head Neck Surg* 2005;132:5-10.
71. Baloh RW, Honrubia V. *Clinical neurophysiology of the vestibular system*, 3rd ed. New York: Oxford University Press, 2001.
72. Schuknecht HF, Kitamura K. Vestibular neuritis. *Ann Otol Rhinol Laryngol* 1981;90[Suppl 78]:1-19.
73. Fetter M, Dichgans J. Vestibular neuritis spares the inferior division of the vestibular nerve. *Brain* 1996;119:755-763.
74. Baloh RW. Vestibular neuritis. *N Engl J Med* 2003;348:1027-1032.
75. Peppard SB. Effect of drug therapy on compensation from vestibular injury. *Laryngoscope* 198;96:878-898.
76. Marill KA, Walsh MJ, Nelson BK. Intravenous lorazepam versus dimenhydrate for treatment of vertigo in the emergency department: a randomized clinical trial. *Ann Emerg Med* 2000;36:310-319.
77. Irving C, Richman P, Kaiafas C, et al. Intramuscular droperidol versus intramuscular dimenhydrate for the treatment of acute peripheral vertigo in the emergency department: a randomized clinical trial. *Acad Emerg Med* 2002;9:650-653.
78. Ariyasu L, Byl FM, Sprague MS, et al. The beneficial effect of methylprednisolone in acute vestibular vertigo. *Arch Otolaryngol Head Neck Surg* 1990;116:700-703.
79. Galazka AM, Robertson SE, Kraigher A. Mumps and mumps vaccine: a global review. *Bull WHO* 1999;77:3-14.
80. Wilson WR. The relationship of the herpesvirus family to sudden hearing loss: a prospective clinical study and literature review. *Laryngoscope* 1986;96:870-877.
81. Kuhweide R, Van de Steene V, Vlaminck S, et al. Ramsay Hunt syndrome: pathophysiology of cochleovestibular symptoms. *J Laryngol Otol* 2002;116:844-848.
82. Sweeney CJ, Gilden DH. Ramsay Hunt syndrome. *J Neurol Neurosurg Psychiatry* 2001;71:149-154.
83. Chandrasekhar SS, Connelly PE, Brahmbhatt SS, et al. Otologic and audiologic evaluation of human immunodeficiency virusinfected patients. *Am J Otolaryngol* 2000;21:1-9.
84. Real R, Thomas M, Gerwin JM. Sudden hearing loss and acquired immunodeficiency syndrome. *Otolaryngol Head Neck Surg* 1987;10:410-412.
85. Darmstadt GL, Harris JP. Luetic hearing loss: clinical presentation,diagnosis, and treatment. *Am J Otolaryngol* 1989;97:410-421.
86. McNaghten AD, Wan PCT, Dworkin MS. Prevalence of hearing loss in a cohort of HIV-infected patients. *Arch Otolaryngol Head Neck Surg* 2001;127:1516-1518.
87. Michaels L, Soucek S, Liang J. The ear in the acquired immunodeficiency syndrome: I. Temporal bone histopathologic study. *Am J Otol* 1994;15:515-522.
88. Davis LE, Rarey KE, McLaren LC. Clinical viral infections and temporal bone histologic studies of patients with AIDS. *Otolaryngol Head Neck Surg* 1995; 113:695-701.
89. Pappas DG Jr, Chandra Sekhar HK, Lim J, et al. Ultrastructural findings in the cochlea of AIDS cases. *Am J Otol* 1994;15:456-465.
90. Pappas DG Jr, Roland IT Jr, Lim J, et al. Ultrastructural findings in the vestibular end-organs of AIDS cases. *Am J Otol* 1995;16:140-145.

91. Soucek S, Michaels L. The ear in acquired immunodeficiency syndrome: II. Clinical and audiologic investigation. *Am J Otol* 1996;17:35-39.
92. Marra CM, Wechkin HA, Longstreth WT Jr, et al. Hearing loss and antiretroviral therapy in patients infected with HIV-1. *Arch Neurol* 1997;54:407-410.
93. Roland JT, Alexiades G, Jackman AH, et al. Cochlear implantation in human immunodeficiency virus-infected patients. *Otol Neurotol* 2003;24:892-895..
94. Marcus U. Gonorrhoe und Syphilis in Deutschland bis zum Jahr 2000. *Epidemiol Bull* 2001;Nr;38:287-291.
95. Syphilis Facts. Division of STD prevention, Centers for Disease Control and Prevention, Atlanta, GA. Available at http://www. cdc.gov/nchstp/dstd/Syphilis_Facts.htm.
96. Zoller M, Wilson WR, Nadol JB Jr, et al. Detection of syphilitic hearing loss. *Arch Otolaryngol* 1978;104:63-65.
97. Lowhagen G-B, Rosenhall U, Andersson M, et al. Central nervous system involvement in early syphilis. *Acta Derm Venereol (Stockh)* 1983;63:530-535.
98. Nagasaki T, Watanabe Y, Aso S, et al. Electrocochleography i syphilitic hearing loss. *Acta Otolaryngol (Stockh)* 1993;504[Suppl]:68-73.
99. Wilson WR, Zoller M. Electronystagmography in congenital ant acquired syphilitic otitis. *Ann Otol Rhinol Laryngol* 1981;90:21-24.
100. Wicher K, Horowitz HW, Wicher V. Laboratory methods of diagnosis of syphilis for the beginning of the third millennium. *Microbes Infect* 1999;1:1035-1049.
101. Murphy FT, George R, Kubota K, et al. The use of Western blotting as the confirmatory test for syphilis in patients with rheumatic disease. *J Rheumatol* 1999;26:2448-2453.
102. 1998 Guidelines for treatment of sexually transmitted diseases. *MMWR Morb Mortal Wkly Rep* 1997;47:1.
103. Klemm E, Wollina U. Otosyphilis: report on six cases. *J Eur Acad Dermatol Venereal* 2004;18:429-434.

CAPÍTULO 67

Perda Auditiva Induzida pelo Ruído

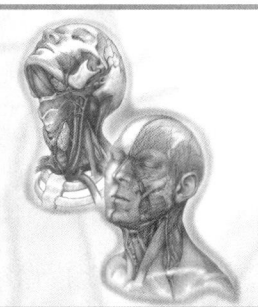

Robert A. Dobie

Ruído e envelhecimento são responsáveis pela maioria dos casos de perda auditiva permanente nos Estados Unidos. Embora não corrigível por tratamento clínico ou cirúrgico, a perda auditiva induzida pelo ruído (PAIR) é evitável.

Os otorrinolaringologistas vêem pacientes com PAIR em muitos contextos diferentes. Um trabalhador exposto ao ruído pode ser encaminhado para exame pré-admissional para emprego, para avaliação de desvios de limiares ou outras anormalidades detectadas por um programa de conservação da audição (PCA) no trabalho, ou para finalidades de indenização ao término da sua carreira. Do otorrinolaringologista espera-se que verifique a existência e a gravidade da perda auditiva, emita um diagnóstico diferencial, recomende tratamento e reabilitação, aconselhe o trabalhador, e relate à parte encaminhadora. Otorrinolaringologistas também podem ser chamados como consultores por empregadores projetando PCAs ou por advogados envolvidos em disputas médico-legais e de indenização.

Pacientes com PAIR também são vistos através dos caminhos normais de consulta própria ou encaminhamento médico. Estes pacientes freqüentemente têm exposições ocupacionais ou não ocupacionais que não são controladas, e o dever do otorrinolaringologista então é prover pelo menos os rudimentos de um PAC: audiometria periódica, protetores de audição e aconselhamento. Infelizmente, a maioria das pessoas com PAIR não procura otorrinolaringologistas; assim, devemos incentivar os médicos de atenção primária a usarem audiometria de triagem para os pacientes expostos a ruído (1).

O objetivo deste capítulo é apresentar ao otorrinolaringologista a maior parte da informação necessária para satisfazer a estas necessidades.

PATOGENIA

Desvios dos Limiares de Tons Puros

Desvios Temporários dos Limiares

Exposição a ruído intenso durante segundos a horas pode causar uma perda auditiva neurossensorial temporária que se recupera quase completamente dentro de 24 horas. A magnitude deste desvio limiar temporário (DLT) pode ser predita a partir dos parâmetros acústicos do ruído: sua intensidade, espectro (conteúdo de freqüências) e padrão temporal. Obviamente, os sons mais intensos levam a desvios maiores. Tons puros causam DLT que são máximos nas freqüências idênticas às dos sons da exposição e em freqüências ligeiramente mais altas. Conforme se poderia esperar, as freqüências que ouvimos melhor são também as freqüências mais suscetíveis a DLT. (Ver Capítulo 49 para uma discussão dos efeitos da mecânica da orelha média e da ressonância do canal auditivo sobre os limiares para diferentes freqüências.) Uma vez que os sons de alta freqüência (p. ex., um tom de 4 kHz) são comumente mais perigosos que os sons de baixa freqüência (p. ex., um tom de 500 Hz) da mesma intensidade, o risco não pode ser predito a partir de medições do nível de pressão sonora em decibéis (dB NPS) isoladamente. A fim de evitar a necessidade incômoda de avaliar o risco separadamente para cada uma de várias faixas de oitavas de ruído, há um consenso internacional de que as estimativas de risco para PAIR devem ser baseadas em medidas de decibéis na escala A (dBA), que dá maior peso a freqüências mais perigosas para a audição humana (1 a 5 kHz) e menor peso a freqüências mais altas e mais baixas.

O efeito do padrão temporal é mais complexo. Até certo ponto, exposições mais longas levam a maiores DLT, mas exposições interrompidas causam menos DLT que exposições contínuas com a mesma duração global. Presumivelmente, ocorre recuperação durante os intervalos de repouso.

Desvio Limiar Permanente

Depois de exposições repetidas a ruídos que inicialmente causam apenas DLT, um trabalhador pode experimentar alterações limiares que não se recuperam. Isto é chamado desvio limiar permanente induzido pelo ruído (DLPIR). Em estudos epidemiológicos, por exemplo, um pesquisador determina o DLPIR atribuível à exposição de 10 anos a 100 dBA medindo os níveis limiares de audição (NLAs) dos trabalhadores e a seguir subtraindo a quantidade de perda auditiva esperada com base no envelhecimento. A quantidade de DLPIR e as frequências envolvidas dependem principalmente dos parâmetros acústicos do ruído, conforme descrito previamente para o DLT. Como no caso do DLT, a intermitência tem um efeito protetor especialmente quanto à DLPIR em baixas frequências (2,3).

O consenso da maioria dos peritos é que a DLPIR não progride depois da cessação da exposição ofensora. Essa opinião de consenso foi questionada por uma revisão de audiogramas seriados do Framingham Heart Study, mostrando que homens de meia-idade que tinham incisuras em 4 kHz (presumivelmente devida à exposição ao ruído na maioria dos casos) experimentaram mais desvio limiar em 2 kHz nos anos subsequentes que os homens cujos audiogramas não tinham a incisura (4). Estes dados foram interpretados por alguns como sugerindo que o ruído danifica a cóclea de maneira que não se torna aparente até depois que o ruído foi interrompido. Infelizmente, não houve documentação de que os homens com incisuras audiométricas tinham na realidade sido expostos ao ruído (ou que aqueles sem incisura não o tinham sido). Além disso, muitos, se não a maioria destes homens, estavam abaixo da idade da aposentadoria nas épocas dos seus audiogramas iniciais, e não houve documentação de que as suas exposições ocupacionais e não ocupacionais (se alguma) ao ruído tinham cessado.

Embora o reflexo acústico tenha evoluído antes das armas de fogo e do ruído industrial, ele provavelmente é protetor contra DLPIR, pelo menos para frequências abaixo de 2 kHz, onde o reflexo acústico atenua eficazmente o som. Borg et al. (5) mostraram em animais de laboratório e em humanos com paralisia de Bell que o desvio limiar permanente (DLP) e o DLT aumentam dramaticamente para frequências mais baixas quando o reflexo está inativado. A inervação eferente das células ciliadas externas provavelmente exerce também um papel protetor; pelo menos em cobaios uma forte função eferente é correlacionada com resistência à PAIR (6).

Já mencionamos várias explicações para a familiar incisura em 4 kHz (que também pode ser em 3 ou 6 kHz): a maior sensibilidade da orelha humana a frequências entre 1 e 5 kHz, o efeito protetor do reflexo acústico abaixo de 2 kHz, e o fato de que a intermitência é mais protetora para baixas frequências. Recentemente, outra razão foi acrescentada: as células ciliadas externas na base da cóclea são especialmente suscetíveis ao estresse oxidativo (7). Entretanto, uma incisura não é prova de PAIR e pode ser vista após traumatismo craniano, após barotrauma ou mesmo na ausência de qualquer história explicativa.

Em experiências de DLT e DLP em animais, a quantidade de desvio limiar causada por uma determinada exposição pode muitas vezes ser reduzida adicionando-se exposição prévia a níveis mais baixos; isto é chamado "endurecimento" ou "condicionamento" da orelha (8). Claramente, a lesão da orelha interna e a perda auditiva não são relacionadas simplesmente à quantidade total de energia sonora que entra na orelha.

Um estudo de corte transversal que marcou época sobre a evolução da PAIR ao longo de uma carreira laboral foi descrito por Taylor et al. (9), em uma fábrica de tecelagem de juta na qual os níveis de ruído (acima de 100 dBA) tinham provavelmente sido constantes durante gerações. A Figura 67.1 mostra o padrão de perda auditiva encontrado nas tecelãs aposentadas em comparação com mulheres controles pareadas por idade que não tinham tido exposição perigosa ao ruído ocupacional ou não ocupacional. A área sombreada indica o DLPIR médio estimado; a maior alteração foi em 4 kHz. A Figura 67.2 mostra as curvas do

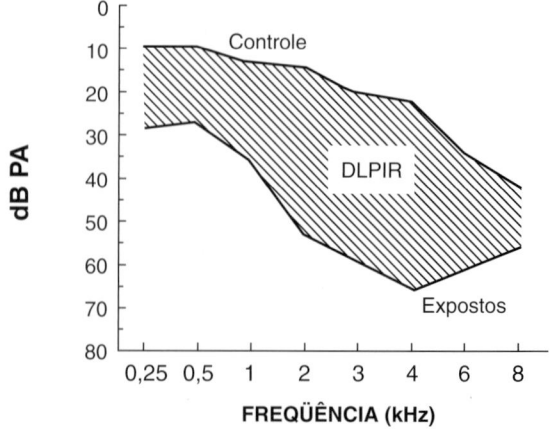

Figura 67.1

Audiogramas médios de tecelões de juta aposentados (expostos) e mulheres não expostas ao ruído de idades semelhantes (controle). O desvio limiar permanente induzido pelo ruído é estimado subtraindo-se os níveis limiares de audição (*NLAs*) esperados com o envelhecimento dos NLAs no grupo exposto.

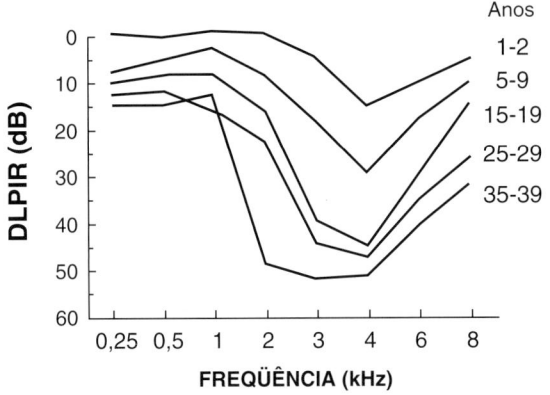

Figura 67.2
Desvio limiar permanente induzido pelo ruído médio em função da freqüência audiométrica para diferentes durações de exposição em moinhos de tecelagem de juta (> 100 dBA).

DLPIR médio para durações variadas de emprego em moinhos. Conforme muitos outros estudos mostraram, quando os trabalhadores são expostos a ruído industrial típico de largo espectro, as alterações mais iniciais são nas altas freqüências (3 a 6 kHz). Depois de cerca de 10 anos, a perda nas altas freqüências tende a entrar em platô, mas a perda continua a se ampliar gradualmente para as freqüências mais baixas.

Patologia

A PAIR compromete o órgão de Corti, especialmente as células ciliadas (Fig. 67.3). As células ciliadas externas são muito mais suscetíveis a lesão. Tem sido difícil encontrar correlatos anatômicos do DLT, mas parece que os estereocílios das células ciliadas externas se tornam menos rígidos e por essa razão respondem mal à estimulação. Estes estereocílios moles podem recuperar suas propriedades mecânicas e funcionar normalmente outra vez. Com intensidade e duração crescentes de exposição (suficientes para causar DLPIR) dano mais grave é observado com fusão de estereocílios adjacentes e perda de estereocílios. O local principal de lesão parece ser as radículas que conectam os estereocílios com o topo da célula ciliada (10). À medida que os estereocílios são perdidos, as próprias células ciliadas podem morrer. À medida que a gravidade da exposição aumenta, as células ciliadas internas e as células de suporte no órgão de Corti podem ser danificadas (Fig. 67.4) e, com a perda grave de células ciliadas, a degeneração neural secundária é refletida no nervo auditivo e nos núcleos auditivos do tronco cerebral.

Trauma Acústico

Uma única exposição a um som muito intenso de curta duração pode causar uma perda auditiva permanente não precedida por um DLT. Geralmente se admite que nestes casos o som danifica mecanicamente o órgão de

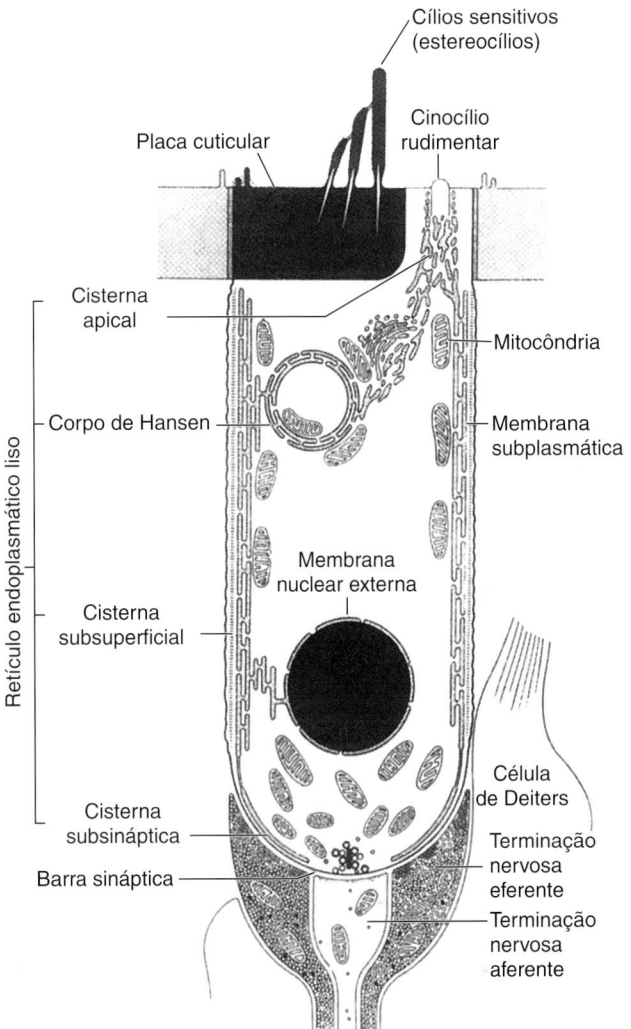

Figura 67.3
Corte diagramático de uma célula ciliada normal da cóclea. (Redesenhado de Lim DJ. Functional structure of the organ of Corti: a review. *Hearing Res* 1986;22:117, com permissão.)

Corti, lacerando membranas, rompendo células e permitindo que perilinfa e endolinfa se misturem. Isto é contrastado com a perda gradual de estereocílios e células ciliadas vista na PAIR, precedida por DLT, e usualmente atribuída a processos metabólicos. Trauma acústico pode produzir perdas que são mais graves que as vistas com PAIR, especialmente nas baixas freqüências. Em níveis extremos, como lesão de explosão ou onda de choque, mesmo lesão da membrana timpânica ou ossicular pode ocorrer, causando perda auditiva condutiva ou mista.

Um tipo importante de exposição que pode criar PAIR ou trauma acústico é ruído de impulso (11). Impulsos na faixa de 0,2 ms de duração têm energia máxima em 2 a 3 kHz, e por essa razão são extremamente perigosos para a audição humana, e são típicos de disparo de armas de fogo pequenas. Esses impul-

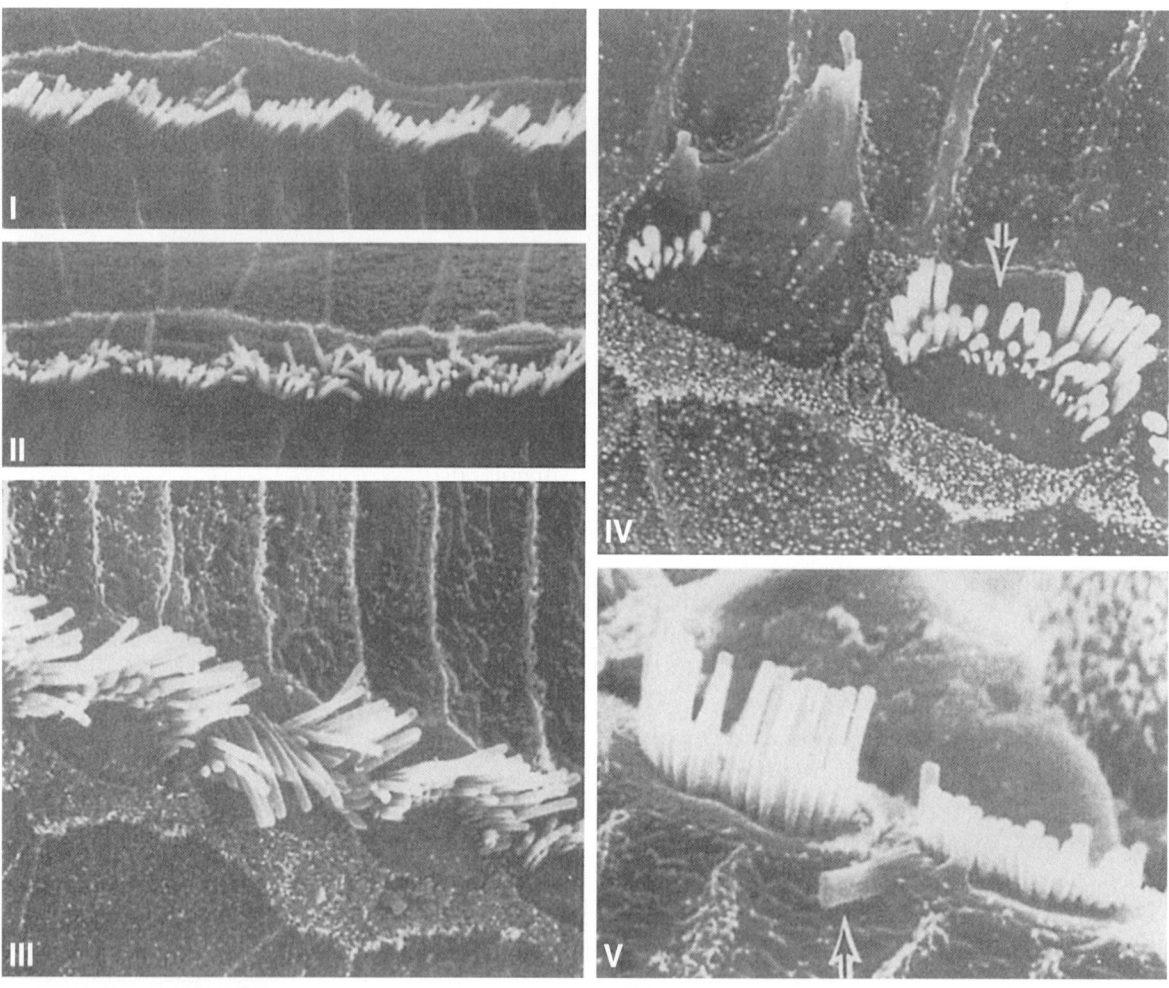

Figura 67.4
Micrografias eletrônicas de varredura de células ciliadas internas do gato que foram danificadas por ruído. (Redesenhado de Liberman MC, Mulroy M. Acute and chronic effects of acoustic trauma: cochlear pathology and auditory nerve physiology. In: Hamernik RP, Henderson D, Salvi R, eds. *New perspectives on noise-induced hearing loss*. New York: Raven, 1982:122, com permissão.)

sos, quando acima de um nível crítico de 140 dB (máximo), são considerados potencialmente perigosos para a audição humana (12).

Muitos ambientes industriais contêm grandes quantidades de ruído de impacto, geralmente causado pela colisão de objetos metálicos. Estes ruídos têm picos de intensidade que muitas vezes são também reverberantes. Ruídos de impacto intensos podem causar trauma acústico, mas tendem menos que os ruídos de impulso a atingir níveis críticos.

Os níveis nos quais ruído contínuo e tons (em contraste com impulsos e impactos) causam trauma acústico não estão bem definidos. Os telefones sem fio mais antigos tocavam a campainha através da peça de ouvido; se a pessoa que atendia ao fone deixasse de mudar manualmente do modo "campainha" para "falar", o fone tocaria diretamente para dentro da orelha com um tom de 750 a 800 Hz a cerca de 140 dB NPS. Dúzias de casos de perda permanente de audição ocorreram por exposições a toque único, cada um provavelmente de menos de 1 segundo de duração. No outro extremo, exposições isoladas de 4 horas abaixo de 110 dBA provavelmente impõem risco desprezível de trauma acústico (13).

Interações

Envelhecimento

A natureza da interação entre DLPIR e alteração da audição relacionadas com a idade tem sido assunto de considerável debate. Estudos epidemiológicos, como os ilustrados na Fig. 67.2, comumente pressupõem a aditividade; isto é, a perda auditiva líquida é a soma em decibéis dos desvios limiares pelo envelhecimento e pelo ruído. Quando esta questão foi atacada explicitamente, a maior parte da evidência favoreceu a aditividade simples. Por exemplo, Macrae (14) mostrou que veteranos de guerra com PAIR desenvolveram a quantidade prevista de perda auditiva adicional, baseando-se em estudos de perda auditiva relacionada à idade, ao longo dos anos seguintes. O American National Standards Institute (ANSI) suporta a teoria da aditividade, com um pequeno fator de correção a ser usado quando a perda auditiva total excede 40 dB de perda auditiva (15).

Vibração

Czanto e Ligia (16) estão entre os que mostraram que os trabalhadores que desenvolvem "dedos brancos induzidos pela vibração" também desenvolvem PAIR. Isto poderia significar que a vibração interage com o ruído para lesar a orelha, ou que as pessoas que são suscetíveis aos dedos brancos (uma afecção vascular periférica) também são suscetíveis à PAIR.

Drogas e Substâncias Químicas

Humes (17) reviu muitos estudos e concluiu que nenhum risco substancial de perda auditiva decorre de combinar uma exposição ao ruído e uma droga aminoglicosídea quando nenhuma das duas está presente em quantidade suficiente para causar perda auditiva por sua própria conta. Naturalmente, relutaríamos em combinar drogas ototóxicas (principalmente aminoglicosídeos e antineoplásicos baseados em platina) com exposições perigosas ao ruído, mas, com a provável exceção do berçário onde alguns níveis limítrofes de ruído foram registrados, este não é um problema na prática. A droga ototóxica mais tendente a ser combinada com exposição ao ruído industrial é a aspirina, mas esta causa uma perda auditiva reversível e não foi demonstrado que potencialize ou interaja com PAIR.

Monóxido de carbono (CO), xileno, estireno e tolueno foram descritos como causando perda auditiva neurossensorial em ratos. Trabalhadores expostos ao tolueno ou xileno em adição ao ruído desenvolveram mais perda auditiva que os expostos ao ruído isoladamente (18,19). As exposições nestes estudos, no entanto, ou não foram documentadas ou foram acima das exposições médias ponderadas pelo tempo permissíveis segundo a Administração de Segurança e Saúde Ocupacionais (OSHA); assim, não está claro se exposições dentro das normas da OSHA realmente causam perda auditiva, seja isoladamente seja interagindo com ruído ocupacional. Por outro lado, um estudo recente (20) mostrou que a exposição ao estireno abaixo dos valores atualmente recomendados, mais ruído, foi mais associado a perda auditiva que a exposição ao ruído isoladamente.

Suscetibilidade

As pessoas variam amplamente quanto ao grau de DLT ou DLP causado por exposições ao ruído. Os esforços para predizer, medir ou explicar estas diferenças em suscetibilidade foram geralmente infrutíferos em humanos. Os homens freqüentemente exibem mais perda auditiva em ocupações ruidosas que as mulheres, mas isto pode ser devido a diferentes exposições não ocupacionais (especialmente tiro) entre os sexos. Camundongos herdam a suscetibilidade à PAIR e perda auditiva relacionada à idade (21,22); testes genéticos ou testes de função eferente (6) podem algum dia permitir a predição da suscetibilidade humana à PAIR. Na maioria dos animais de laboratório, há um período crítico na lactância, próximo ao término da maturação e inervação finais das células ciliadas, nas quais a suscetibilidade à PAIR é maior que em outras épocas (23). Se isto acontece e quando isto acontece aos lactentes humanos, não está claro.

Fisiopatologia

Muitos investigadores se perguntaram se havia um componente vascular na PAIR, mas a evidência foi conflitante. O fluxo sanguíneo coclear mostrou aumentar ou diminuir com longas exposições ao ruído, e não está claro se a doença vascular aumenta a suscetibilidade à PAIR (23).

Testes comportamentais de audição em pacientes com PAIR podem demonstrar déficits no reconhecimento da fala, na resolução de freqüências e tempo, e em outros testes auditivos complexos. Emissões otoacústicas estão previsivelmente reduzidas ou ausentes na PAIR. Entretanto, nenhum destes testes mostrou déficits de desempenho específicos da PAIR, e nenhum se comprovou mais útil que os desvios dos limiares de tons puros para a detecção precoce de PAIR.

AVALIAÇÃO E DIAGNÓSTICO

Epidemiologia

Exposição perigosa ao ruído é comum na nossa sociedade. A Tabela 67.1 mostra a distribuição de exposições em 19 indústrias consideradas pela OSHA (em 1981) como contendo a maioria dos locais de trabalho ruidosos nos Estados Unidos (24). Pelo menos 5,1 milhões de trabalhadores americanos estavam expostos a níveis excedendo 85 dBA (as perdas de emprego maciças nas fábricas nas últimas 2 décadas quase certamente reduziram estes números). Exposição perigosa não-ocupacional provavelmente é mais prevalente; a National Rifle Association estima que 65 milhões de americanos possuem armas de fogo (www.nraila.org, 2004), e muitos deles participam em caça ou tiro ao alvo. Sig-

TABELA 67.1
EXPOSIÇÃO AO RUÍDO EM 19 INDÚSTRIAS NOS ESTADOS UNIDOS (1981)[a]

Nível (dBA)	Trabalhadores	Total (%)
< 80	6.987.000	46,88
80-85	2.793.000	18,74
85-90	2.244.500	15,06
90-95	1.636.500	10,98
95-100	815.200	5,47
> 100	427.700	2,87

[a]Maquinaria, equipamento de transporte, maquinaria elétrica, metais fabricados, alimentos, vestuário, metais primários, têxteis, impressão e publicação, utilidades, madeira e florestas, borracha e plásticos, pedra e vidro, química, papel, mobiliário e têxteis, petróleo e carvão, tabaco e couro.

nificativamente, armas de fogo e exposição ocupacional ao ruído muitas vezes caminham juntas. A prevalência de PAIR causando incapacidade em homens foi estimada em 1,7% (25).

Critérios de Risco de Lesão

A pesquisa em animais tem sido essencial para descrever a patogenia da PAIR e algumas das suas características; entretanto, o risco de perda de audição humana com várias exposições foi estimado apenas a partir de estudos epidemiológicos. Os resultados de muitos desses estudos que mediram a audição de trabalhadores expostos ao ruído foram geralmente consistentes; bons resumos e declarações de consenso profissionais podem ser encontradas em publicações pelo ANSI e a OSHA (15,24).

Níveis abaixo de 80 dBA impõem risco desprezível à audição humana no longo de uma vida de trabalho. Acima de 85 dBA, o risco cresce rapidamente para as freqüências altas e mais lentamente para as freqüências mais baixas. A Figura 67.5 mostra o crescimento do DLPIR em função da duração do emprego para duas freqüências (1 e 4 kHz) e dois níveis de exposição (85 e 100 dBA) de acordo com a OSHA (24). Desvios limiares médios estão apresentados; metade de todos os trabalhadores mostraria mais desvio e metade mostraria menos desvio que o indicado. Nenhuma curva está plotada para 1 kHz a 85 dBA porque menos de 1 dB de desvio é predito mesmo depois de 40 anos. Observe que a 4 kHz, o DLPIR cresce rapidamente ao longo dos primeiros 10 anos e a seguir alcança um platô. Para 1 kHz, o crescimento é um pouco mais gradual, porém mais de 50% da DLPIR é acumulada nos primeiros 10 anos.

Curvas semelhantes de DLPIR estão mostradas na Fig. 67.6, usando-se a média de tons puros (MTP) para 0,5, 1, 2 e 3 kHz [freqüência média de fala usada no método da American Medical Association (AMA) para estimar "prejuízo auditivo binaural"]. É interessante comparar estas curvas com curvas de desvio limiar permanente relacionado com a idade (DLPRA) em homens e mulheres (Fig. 67.7), novamente para as MTPs de 0,5, 1, 2 e 3 kHz (15). DLPRA é um processo acelerado (i. e., a velocidade de alteração da perda auditiva aumenta com o tempo), enquanto o DLPIR é um processo desacelerado (i. e., a velocidade de alteração diminui com o tempo). Este contraste pode ser útil para a determinação da contribuição relativa destas duas fontes de perda auditiva em casos individuais.

Dados como estes podem ser usados para estimar a perda auditiva média de uma população de trabalhadores com um determinado sexo, idade, duração e nível de exposição. A perda auditiva esperada média (0,5, 1, 2 e 3 kHz MTP) de homens de 65 anos com 40 anos de exposição a 90 dBA seria cerca de 20 dB (14 dB de envelhecimento mais 6 dB de DLPIR), usando os dados das Figs. 67.6 e 67.7. Uma perda maior que

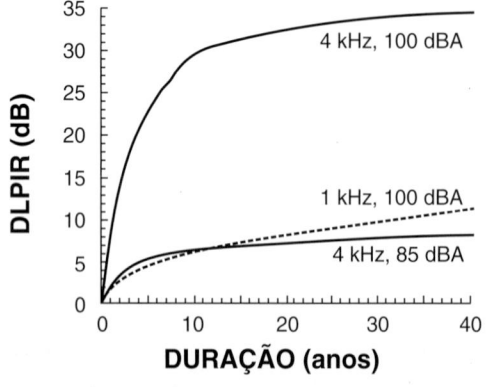

Figura 67.5
Desvio limiar permanente médio induzido pelo ruído em função da duração da exposição para 4 kHz (85 e 100 dBA) e 1 kHz (100 dBA).

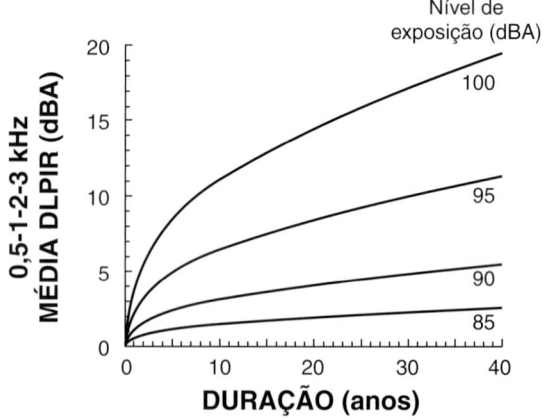

Figura 67.6
Desvio limiar permanente médio induzido pelo ruído para a média de tons puros (0,5, 1, 2 e 3 kHz) em função da duração da exposição, para diferentes níveis de exposição (85 a 100 dBA).

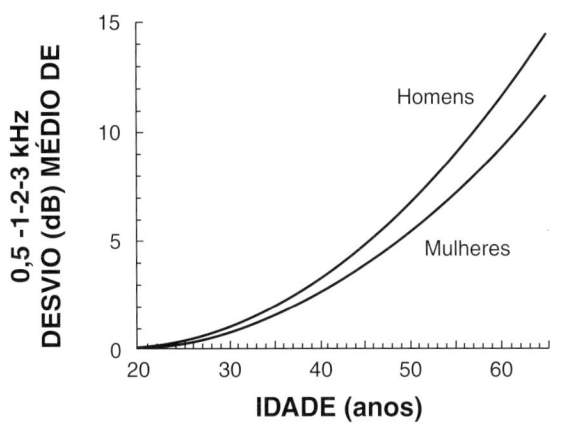

Figura 67.7
Alterações médias da audição média de tons puros (0,5, 1, 2 e 3 kHz) em função da idade em homens e mulheres altamente triados.

esta predição poderia ser devida à suscetibilidade acima da média a envelhecimento ou ruído ou ambos. Uma precaução: os dados sumariados na Fig. 67.7 representam indivíduos altamente triados, excluindo efeitos de doença otológica, anomalias audiométricas, exposição não ocupacional ao ruído, condição socioeconômica e assim por diante; dados mais apropriados (não-triados) estão disponíveis (15) e devem usualmente ser empregados para a análise médico-legal (26).

Exposições Não-Ocupacionais

A mais importante causa não-ocupacional de PAIR são as armas de fogo. Os níveis de impulso dos rifles e espingardas de cartucho de caça podem atingir 170 dB na orelha do atirador. A orelha esquerda de um atirador destro está em maior risco porque a orelha direita fica um pouco protegida pela sombra acústica da cabeça. Dados do estudo de ruído interindústrias mostraram que homens em ocupações não-ruidosas que relataram caça e tiro sofreram perda auditiva equivalente a 20 anos de exposição ocupacional a 89 dBA (27). Os *airbags* de automóveis também produzem níveis muito altos de ruído de impulso; eles salvam vidas mas podem causar trauma acústico (28).

As exposições a sopradores de folhas, motosserras e concertos de *rock* podem exceder 110 dB. Muito poucas pessoas passam tempo suficiente nestas exposições a ponto de causar DLPIR. A exceção, evidentemente, é a exposição ocupacional; assim, jardineiros profissionais, trabalhadores em florestas e músicos de *rock* correm risco considerável. Não obstante, é racional usar proteção auditiva mesmo para exposições ocasionais a esses níveis. Os aparelhos de som pessoais são capazes de produzir níveis perigosos de ruído, mas a maioria dos usuários escolhe níveis bem abaixo de 90 dBA. O risco mais importante dos aparelhos de som e rádios pessoais é o seu uso em um ambiente ruidoso de trabalho, onde eles podem somar-se às exposições que já são perigosas.

Diagnóstico da Perda Auditiva Induzida pelo Ruído

Para fazer um diagnóstico de PAIR, o otorrinolaringologista deve considerar a história, exame físico, achados audiométricos (idealmente ao longo de um período de muitos anos), e às vezes os resultados de outros exames. Uma história de exposição a ruído ocupacional ou não ocupacional de intensidade e duração perigosas deve ser pesquisada. Medidas da exposição ao ruído do local de trabalho, se disponíveis, são extremamente úteis. A história deve documentar cuidadosamente todo o emprego, inclusive o serviço militar, com sua freqüente exposição ao ruído. Outras etiologias de perda auditiva neurossensorial (hereditariedade, ototoxicidade, traumatismo craniano etc.) são principalmente excluídas pela história. O exame físico exclui doenças das orelhas externa e média e ocasionalmente pode detectar anormalidades de nervo craniano ou do equilíbrio que sugiram um tumor acústico.

O audiograma de tons puros nos casos iniciais geralmente mostra uma incisura em 3, 4 ou 6 kHz (não patognomônica de PAIR); esta incisura freqüentemente é perdida com o passar dos anos à medida que a perda se torna mais grave e as alterações da idade são acrescentadas à PAIR. Assimetrias das médias de tons puros maiores que cerca de 15 dB sugerem outra etiologia ou exposições assimétricas (29). Rifles e espingardas são a fonte mais comum de PAIR assimétrica. A maioria dos ambientes fabris fechados é altamente reverberante, de tal modo que uma orelha raramente recebe significativamente mais ruído que a outra. É importante documentar se protetores auriculares foram usados, que tipos são usados e quando o seu uso começou.

Uma série de audiogramas antes do emprego e a intervalos durante toda a carreira de um trabalhador é extremamente útil. Conforme sugerido anteriormente, a perda auditiva que se acelera na meia-idade sem qualquer aumento na exposição ao ruído provavelmente é devida principalmente à idade e não ao ruído.

Exames de laboratório e imageamento não têm valor para estabelecer o diagnóstico de PAIR, mas ocasionalmente estão indicados para excluir outras doenças, especialmente neuroma acústico, quando estão presentes assimetrias substanciais da audição ou outros achados incompatíveis com PAIR. O American College of Occupational and Environmental Medicine (30) atualizou recentemente sua declaração de orientação sobre o diagnóstico da PAIR (resumida na Tabela 67.2).

TABELA 67.2
PRINCIPAIS CARACTERÍSTICAS DA PERDA AUDITIVA INDUZIDA PELO RUÍDO OCUPACIONAL[a]

- Ela é sempre neurossensorial, afetando as células ciliadas na orelha interna
- Uma vez que a maioria das exposições ao ruído é simétrica, a perda auditiva é tipicamente bilateral
- Tipicamente, o primeiro sinal de perda auditiva devida à exposição a ruído é uma "incisura" do audiograma em 3.000, 4.000 ou 6.000 Hz, com recuperação em 8.000 Hz. Esta incisura contrasta com a perda relacionada com a idade, que também produz perda auditiva em altas freqüências, mas em um padrão inclinando-se para baixo sem recuperação em 8.000 Hz
- Exposição ao ruído isoladamente não produz uma perda maior que 75 decibéis (dB) em altas freqüências, e 40 dB em freqüências mais baixas. Entretanto, indivíduos com perda relacionadas com a idade superpostas podem ter níveis limiares de audição excedendo estes valores
- A velocidade de perda auditiva devida à exposição crônica ao ruído é máxima durante os primeiros 10-15 anos de exposição e diminui à medida que o limiar de audição aumenta. Isto contrasta com a perda auditiva relacionada com a idade, que acelera com o correr do tempo
- A maioria da evidência científica indica que orelhas previamente expostas ao ruído não são mais sensíveis à exposição futura ao ruído e que a perda auditiva devida ao ruído não progride (excedendo a que seria esperada da adição dos desvios limiares relacionados com a idade) uma vez a exposição ao ruído seja descontinuada
- Ao tomar uma história de exposição ao ruído, o clínico deve manter em mente que o risco de perda auditiva induzida pelo ruído é considerado como se elevando significativamente com exposições crônicas acima de 85 dBA durante uma média diária de 8 horas ponderada pelo tempo (MPT; *TWA*). Em geral, exposição contínua ao ruído ao longo dos anos é mais danosa que a exposição interrompida que permite que a orelha tenha um período de repouso

[a]Perda auditiva induzida pelo ruído ocupacional, em oposição a trauma acústico ocupacional, é a perda auditiva que se desenvolve lentamente durante um longo período (vários anos) como resultado da exposição a ruído intenso contínuo ou intermitente. Trauma acústico ocupacional é uma alteração súbita na audição como resultado de uma única exposição a uma onda súbita de som, como uma concussão explosiva. O diagnóstico de perda auditiva induzida pelo ruído é feito clinicamente por um profissional médico e deve incluir um estudo da história de exposição a ruído.

Indenização

Os otorrinolaringologistas são freqüentemente solicitados a avaliar trabalhadores para programas estaduais de indenização por doença do trabalho e para agências federais como a Veterans Administration e o Departamento do Trabalho. A indenização por PAIR varia amplamente, do mesmo modo que as fórmulas usadas para avaliar o prejuízo da audição (31).

Prejuízo da audição foi definido como um comprometimento "suficiente para afetar a eficiência do indivíduos nas atividades da vida diária", especificamente, interferência com a comunicação pela fala (32). Enquanto a maior parte da energia acústica na fala é concentrada abaixo de 1.000 Hz, a maior parte do conteúdo de informação é nas freqüências mais altas. O paciente típico com um grau incapacitante de PAIR ou perda auditiva relacionada à idade é capaz de ouvir a fala sem dificuldade por causa da energia de baixa freqüência nos sons das vogais, mas tem dificuldade para discriminar entre as consoantes porque elas são sons relativamente de alta freqüência, baixa intensidade. Por exemplo, *top* e *cop* podem soar parecidas. Estes problemas em última análise podem levar a afastamento social e isolamento, depressão e redução geral da qualidade de vida. Depressão também pode ser observada com zumbido, que comumente acompanha a PAIR.

Em 1979, a American Academy of Otolaryngology-Head and Neck Surgery (AAO-HNS) revisou o seu método recomendado para a avaliação de prejuízo auditivo, o qual foi subseqüentemente aceito pela AMA (a AMA agora usa o termo "prejuízo auditivo binaural" em vez de "prejuízo auditivo"). A maioria dos estados adotou este método explicitamente ou deixou a determinação do prejuízo ao julgamento profissional. O método da AAO-HNS/AMA de 1979 (33) é baseado em várias pressuposições:

1. Perda auditiva não começa a ser incapacitante até que a MTA em 0,5, 1, 2 e 3 kHz exceda 25 dB PA.
2. Prejuízo cresce à velocidade de 1,5% por decibel de perda auditiva além de 25 dB.
3. Uma vez que a surdez unilateral é apenas um prejuízo brando, as duas orelhas não devem ter peso igual. Especificamente, é usada uma ponderação de 5 para 1 favorecendo a orelha melhor.

O prejuízo monaural (PM) de cada orelha é calculado primeiro a partir da MTP nas quatro freqüências:

$$PM = 1,5 \, (MTP - 25)$$

O prejuízo auditivo binaural (PAB), variando de 0% a 100%, é a seguir calculado como uma média ponderada favorecendo a melhor orelha:

$$PAB = [5(PM_m) + (PM_p)]/6$$

onde PM_m e PM_p representam os escores de prejuízo monaural das orelhas melhor e pior.

Por exemplo, consideremos uma pessoa cujos limiares são os seguintes:

Freqüência	Orelha Direita	Orelha Esquerda
0,5 kHz	15 dB	20 dB
1 kHz	25 dB	40 dB
2 kHz	35 dB	60 dB
3 kHz	45 dB	80 dB

A MTP da orelha direita (melhor) é (15 + 25 + 35 + 45)/4 = 30 dB. O escore de PM da melhor orelha é (30 − 25) (1,5) = 7,5%.

A MTP da orelha esquerda (pior) é (20 + 40 + 60 + 80)/4 = 50 dB. O escore PM da pior orelha é (50 − 25) (1,5) = 37,5%.

$$O\ PAB\ é\ [5(7,5) + (37,5)]/6 = 12,5\%.$$

Mesmo quando nenhuma outra doença otológica específica está presente, NLAs elevados em trabalhadores expostos ao ruído podem usualmente ser considerados como contendo componentes induzidos pelo envelhecimento e pelo ruído. A correção pela idade dos audiogramas não é apropriada para finalidades de avaliação de indenização; é possível, no entanto, fazer estimativas razoáveis das contribuições relativas do ruído e do envelhecimento, ou de períodos separados de exposição ao ruído, em casos individuais (13,34).

O laudo do médico sobre um exame para indenização deve ser completo e conciso, e, mais importante, deve oferecer conclusões diagnósticas claras baseadas em evidências clínica e científica, com alguma explicação para essas conclusões. Se um diagnóstico particular for "mais provável do que não" (probabilidade > 50%), pode e deve ser declarado como um "razoável certeza médica"; este padrão, que é típico dos casos de indenizações civil e do trabalho, difere substancialmente do padrão "além de uma dúvida razoável" usado em julgamentos criminais. A AAO-HNS (34) publicou diretrizes para os laudos dos médicos nesses contextos.

TRATAMENTO

Conservação da Audição

Desde 1970, a lei federal exigiu que a maioria dos empregadores previna exposições excedendo 90 dBA para um dia de 8 horas. As exigências detalhadas para Programas de Conservação da Audição (PCAs), no entanto, não foram publicadas até muito mais tarde (35).

Muitas exposições a ruído não são de estado constante; o ruído pode flutuar em intensidade durante todo o dia. Outras exposições ocupacionais podem ser breves, como quando um trabalhador passa menos de 1 hora por dia em uma parte particularmente ruidosa da fábrica. Considerável controvérsia existe sobre como manejar essas variações de exposição, em grande parte porque há apenas escassos dados epidemiológicos relacionando DLPIR com exposições breves e variadas. Se exposições contendo igual energia sonora fossem igualmente perigosas, seria adotada uma regra de negociação na qual o tempo permissível de exposição seria dividido ao meio para cada aumento de 3 dB no nível de exposição (a energia sonora, i. e., energia por unidade de tempo, duplica-se para cada incremento de 3 dB). Entretanto, há freqüentemente um grau de intermitência nas exposições ocupacionais ao ruído, assim reduzindo o risco. Por esta razão, o consenso de peritos levou a OSHA a adotar uma regra de negociação de 5 dB: uma exposição de 4 horas a 95 dBA e de 2 horas a 100 dBA são consideradas tão perigosas quanto uma exposição de 8 horas a 90 dBA. Cada uma destas exposições seria considerada como 90 dBA "média ponderada pelo tempo" (MPT: nível de exposição que, se constante por 8 horas, deve impor o mesmo risco de perda auditiva que a exposição mais breve em questão). A negociação de tempo-intensidade termina em 115 dBA: acima deste nível, a OSHA permite apenas exposições de menos de 1 segundo. Esta relação entre nível e duração do som está mostrada na Tabela 67.3.

TABELA 67.3
EXPOSIÇÕES PERMISSÍVEIS AO RUÍDO

Duração por Dia (h)	Nível Sonoro (dBA)
8	90
6	92
4	95
3	97
2	100
1,5	102
1	105
0,5	110
≤ 0,25	115

A exposição permissível máxima (sem proteção auditiva) sob os regulamentos da OSHA é 90 dBA MPT, mas PCAs devem ser implementados para todos os trabalhadores cujas exposições excedam 85 dBA MPA. Exposição a ruído de impulso é limitada ao nível máximo de 140 dB.

Os componentes essenciais de um PCA são os seguintes:

- Medições da exposição a ruído.
- Controles de engenharia ou administrativos para reduzir a exposição.
- Audiometria periódica com acompanhamento e encaminhamento.
- Uso de equipamento de proteção individual auditiva (EPIA)
- Educação, motivação e aconselhamento.

Medições da exposição ao ruído podem ser realizadas com medidores de nível sonoro ou aparelhos chamados dosímetros de ruído, que são afixados à roupa do trabalhador e automaticamente computam sua exposição à MPT. Exposições que excedam limites permissíveis podem ser reduzidas pelo controle do ruído ou reduzindo-se o tempo que os empregados passam no ruído. Em situações nas quais nem controles de engenharia nem administrativos são capazes de reduzir as exposições abaixo de 85 dBA MPT, um programa de audiometria anual deve ser instituído. Embora audiometria no local de trabalho seja menos confiável que no teste realizado em consultório, alterações da MTP de 10 dB ou mais geralmente indicam alterações reais da audição (36). A OSHA define um desvio limiar padrão (DLP) como um aumento de 10 dB ou mais no limiar da média de 2, 3 e 4 kHz em qualquer uma das orelhas. Infelizmente, a OSHA não obriga a encaminhamento otológico, mesmo para perdas grandes ou assimétricas, embora distúrbios outros que não PAIR sejam freqüentemente encontradas nesses casos (37). Os trabalhadores que demonstram DLP ou que têm exposições acima de 90 MPT devem usar EPIAs (tampões auriculares, abafadores de concha).

Embora os "índices de redução de ruído" nos rótulos das embalagens dos EPIAs sejam tipicamente de 20 a 30 dB ou mesmo mais altos, estes números refletem a adaptação ideal em condições de laboratório. Os valores de atenuação no mundo real são muito mais baixos. Em média, os tampões pré-moldados oferecem cerca de 10 dB de atenuação dos níveis ponderados A, os tampões de espuma modelável cerca de 15 dB e os abafadores cerca de 20 dB. Se usados durante apenas 4 horas de uma exposição constante ao ruído de 8 horas, nenhum EPIA é capaz de fornecer mais que 5 dB de atenuação efetiva. Recentemente, houve grande interesse em aparelhos com supressão eletrônica de ruídos, os quais tentam fornecer uma onda sonora à orelha que é exatamente fora de fase com o ruído ambiente. Estes aparelhos são capazes de cancelar eficazmente apenas os ruídos de baixa freqüência (até 500 Hz), e assim podem ser bastante úteis em ambientes onde o ruído é predominantemente de baixa freqüência, como a aviação privada. Infelizmente, os componentes espectrais mais perigosos da maioria dos ruídos ocupacionais e recreacionais são bem acima de 500 Hz; assim, o cancelamento do ruído foi de muito pouco valor nos PCAs. Em contraste, outro tipo de EPIA eletrônico comprovou-se muito útil em situações em que o ruído perigoso é apenas intermitente (como tiro recreacional): estes EPIAs "dependentes do nível" possuem um microfone externo, um alto falante interno e circuito que permite que os sons abaixo de 85 kHz passem para a orelha enquanto os sons mais intensos são bloqueados.

As diferenças na proteção proporcionada pelos vários EPIAs, quando usados adequadamente, são pequenas em comparação com as variações na proteção que ocorrem com o uso inadequado ou negligente. Os fatores mais importantes ao escolher um EPIA são adaptação adequada e aceitação pelo trabalhador. Aconselhamento e motivação são importantes. Muitos trabalhadores receiam perder comunicações importantes ou sinais de aviso com EPIA no lugar. De fato, a detecção desses sinais geralmente não é prejudicada. A fala e outros sinais necessitam estar em um nível mais alto para serem ouvidos acima do ruído industrial e, de qualquer maneira, com o EPIA no lugar, o sinal e o ruído são igualmente reduzidos. Alguns trabalhadores com perda auditiva de alta freqüência têm desempenho pior que pessoas com audição normal na detecção e na discriminação de sinais em ruído com EPIA no lugar (38); este problema pode muitas vezes ser melhorado usando-se EPIAs com menos atenuação de altas freqüências, que geralmente podem fornecer proteção adequada sem tornar inaudíveis os sinais de alta freqüência.

Tratamento Clínico

Muitos médicos advogaram tratamento, usualmente baseado em vasodilatação e efeitos hemorreológicos, para trauma acústico agudo. Entretanto, recuperação considerável da audição faz parte da história natural desses eventos, e nenhum estudo bem controlado demonstrou ainda benefício de qualquer tratamento, exceto em animais (não em pacientes humanos) que receberam antioxidantes ou outras drogas antes ou durante a exposição a ruído excessivo. Esta continua a ser uma área de pesquisa ativa, e estudos futuros podem ainda mostrar que drogas, vitaminas e/ou suplementos nutricionais têm um papel no tratamento e na prevenção da PAIR (39,40). Por exemplo, os militares dos Estados Unidos estão atualmente investigando o uso de N-acetilcisteína, uma droga atualmente usada como antídoto para superdose de acetaminofeno, como droga protetora e de resgate para o trauma acústico.

Aconselhamento para prevenir perda auditiva adicional é crucial. Trabalhadores que não estão inscritos em PCAs ocupacionais necessitam ser agendados para audiometria de monitoramento periódico e devem ser aconselhados a respeito do uso apropriado dos EPIAs. Aparelhos de audição são úteis quando a perda auditiva se torna incapacitante, mas evidentemente eles não restauram a audição normal.

O aconselhamento dos trabalhadores com prejuízo auditivo ou seus empregadores a respeito da aptidão para emprego seguro e produtivo continuado é extremamente difícil. Os fatores a considerar incluem não somente o grau de perda auditiva mas também o ambiente acústico no trabalho, as demandas de comunicação da ocupação e os atributos não-auditivos do trabalhador, como idade, experiência, formação lingüística e condição cognitiva (41).

EFEITOS NÃO AUDITIVOS

Ruído intenso interfere gravemente com a comunicação pela fala aproximadamente aos mesmos níveis nos quais o risco para a audição começa. Esta informação pode ser útil no aconselhamento e ao avaliar pedidos de indenização. Se um trabalhador afirma que o local de trabalho é suficientemente ruidoso para que ele tenha que falar muito alto ou gritar para conversar a distâncias comuns de conversação, então, mesmo na ausência de medições de nível sonoro, pode-se concluir que os níveis provavelmente estão acima de 80 dBA.

Outros efeitos não-auditivos do ruído, incluindo aborrecimento, perturbação do sono e alterações fisiológicas (na pressão arterial, secreção de catecolaminas e assim por diante) são controversos. Certamente, aborrecimento e perturbação do sono podem ocorrer a níveis muito abaixo de qualquer risco de PAIR (42,43). Um ruído adverso, como uma torneira pingando ou uma festa no vizinho, mesmo se bastante fracos, pode ser aborrecido e estressante. Estes efeitos não são devidos às propriedades físicas do ruído (intensidade, espectro, tempo) mas a fatores cognitivos e psicológicos (44). É impossível predizer estes tipos de efeitos com um medidor de nível sonoro. Provavelmente é seguro dizer que a maioria dos peritos acredita que nenhum efeito adverso para a saúde em longo prazo foi demonstrado para exposições abaixo daquelas que poderiam causar PAIR.

AGRADECIMENTOS

Os Drs. Dixon Ward, William Melnick, Donald Henderson e Jack Mills leram as versões iniciais do original e fizeram sugestões úteis. Michael Wilson preparou as figuras; Julie Estrada e Mary Brown digitaram o original.

PONTOS IMPORTANTES

- Perda auditiva induzida pelo ruído, embora não tratável clínica ou cirurgicamente, constitui a principal causa evitável de perda auditiva nos Estados Unidos.
- DLPIR cresce rapidamente nas freqüências altas (3 a 6 Khz) e a seguir desacelera-se depois de cerca de 10 anos.
- Depois de cerca de 10 anos em níveis constantes de exposição, os desvios limiares a freqüências mais baixas (especialmente 2 kHz) começam a predominar.
- Dentro do órgão de Corti, as células ciliadas externas são mais suscetíveis à lesão induzida pelo ruído.
- Exposições no local de trabalho abaixo de 80 dBA impõem risco desprezível à audição humana; exposições a níveis acima de 85 dBA podem causar importante desvio limiar induzido pelo ruído.
- Em contraste com a perda induzida pelo ruído, a perda auditiva relacionada com idade constitui um processo acelerado (a velocidade de alteração aumenta com o tempo).
- A mais importante causa não-ocupacional de PAIR são as armas de fogo.
- As regulamentações federais proíbem exposições ocupacionais acima de 90 dBA MPT (equivalente a 8 horas) sem proteção auditiva, mas exigem PCAs para todos os trabalhadores cujas exposições excedam 85 dBA MPT.
- A necessidade de gritar para conversar no local de trabalho ou a queixa, por um trabalhador, de plenitude aural temporária, zumbido ou audição abafada depois do trabalho geralmente indicam a presença de níveis potencialmente perigosos de ruído.
- Diagnóstico de PAIR não deve ser feito com base no traçado audiométrico unicamente, mas deve incluir uma história cuidadosa de exposição ocupacional e não ocupacional ao ruído.

REFERÊNCIAS

1. Yueh B, Shapiro N, MacLean CH, et al. Screening and management of adult hearing loss in primary care. *JAMA* 2003;289:1976-1985.
2. Bohne BA, Zahn SL Bozzay DG. Damage to the cochlea following interrupted exposure to low-frequency noise. *Ann Otol Rhinol Laryngol* 1985;94:122-128.
3. Sataloff J, Sataloff RT, Menduke H, et al. Intermittent exposure to noise: effects on hearing. *Ann Otol Rhinol Laryngol* 1983;92:623-628.
4. Gates G, Schmid P, Kujawa S, et al. Longitudinal threshold changes in older men with audiometric notches. *Hearing Res* 2000;141:220-228.
5. Borg E, Nilsson R, Angstrom B. Effect of the acoustic reflex on inner ear damage induced by industrial noise. *Acta Otolaryngol* 1983;96:361-369.

6. Maison SF, Liberman MC. Predicting vulnerability to acoustic injury with a non-invasive assay of olivocochlear reflex strength. *J Neurosci* 2000;20:4701-4707.
7. Sha S, Taylor R, Forge A, et al. Differential vulnerability of basal and apical hair cells is based on intrinsic susceptibility to free radicals. *Hearing Res* 2001;155:1-8.
8. Niu X, Canlon B. Theories of sound conditioning. In Henderson D, ed. *Noise-induced hearing loss: basic mechanisms, prevention, and control.* London: NRN Publications, 2001.
9. Taylor W, Pearson J, Mair A. Study of noise and hearing in jute weaving. *J Acoust Soc Am* 1965;38:113-120.
10. Wang Y, Hirose K, Liberman M. Dynamics of noise-induced cellular injury and repair in the mouse cochlea. *J Assoc Res Otolaryngol* 2002;3:248-268.
11. Henderson D, Hamernik RP. Impulse noise: critical review. *J Acoust Soc Am* 1986;80:569-584.
12. McRobert H, Ward WD. Damage-risk criteria: the trading relation between intensity and the number of nonreverberant impulses. *J Acoust Soc Am* 1973;53:1297-1300.
13. Dobie RA. Medical-legal evaluation of hearing loss, 2nd ed. San Diego: Singular Publishing, 2001.
14. Macrae JH. Noise-induced hearing loss and presbyacusis. *Audiology* 1971;10:323-333.
15. American National Standards Institute. *Determination of occupational noise exposure and estimation of noise-induced hearing impairment.* ANSI-S3.44-1996. New York: Acoustical Society of America, 1996:27.
16. Czanto C, Ligia S. Correlation between vibration-induced white finger and hearing loss in miners. *J Occup Health* 1999;41:232-237.
17. Humes LE. Noise-induced hearing loss as influenced by other agents and by some physical characteristics of the individual. *J Acoust Soc Am* 1984;76:1318-1329.
18. Cary R, Clarke S, Delic J. Effects of combined exposure to noise and toxic substances–critical review of the literature. *Ann Occup Hyg* 1997;41:455-465.
19. Sliwinska-Kowalkska M, Zamyslowska-Szmytke E, Szymczak W, et al. Hearing loss among workers exposed to moderate concentrations of solvents. *Scand J Work Environ. Health* 2001;27:335-342.
20. Morata T, Johnson A, Nylen P, et al. Audiometric findings in workers exposed to low levels of styrene and noise. *J Occup Environ Med* 2002;44:806-814.
21. Holme R, Steel K. Progressive hearing loss and increased susceptibility to noise-induced hearing loss in mice carrying a cdh23 but not a myo7a mutation. *J Assoc Res Otolaryngol* 2004;5:66-79.
22. Davis R, Kozel P, Erway L. Genetic influences in individual susceptibility to noise: a review. *Noise Health* 2003;5:19-28.
23. Saunders JC, Dear SP, Schneider ME. The anatomical consequences of acoustic injury: a review and tutorial. *J Acoust Soc Am* 1985;78:833-860.
24. Occupational Safety and Health Administration, US Department of Labor. Occupational noise exposure: hearing conservation amendment. *Fed Register* 1981:4078.
25. Phaneuf R, Hétu R. An epidemiological perspective of the causes of hearing loss among industrial workers. *J Otolaryngol* 1990;19(1):31-40.
26. Lutman ME, Davis AC. Distributions of hearing threshold levels in populations exposed to noise. In: Axelsson A, Borchgrevink H, Hamernik RP, et al., eds. *Scientific basis of noise-induced hearing loss.* New York: Thieme Medical, 1996.
27. Johnson DL, Riffle C. Effects of gunfire on the hearing level of selected individuals from the Inter-Industry Noise Study. *J Acoust Soc Am* 1982;72:1311-1314.
28. Yaremchuk K, Dobie RA. Otologic injuries from airbag deployment. *Otolaryngol Head Neck Surg* 2001;125:130-134.
29. Alberti PW, Symons F, Hyde ML. Occupational hearing loss: the significance of asymmetrical hearing thresholds. *Acta Otolaryngol* 1979;87:255-263.
30. ACOEM Noise and Hearing Conservation Committee. ACOEM evidence-based statement: Noise-induced hearing loss. *J Occup Med* 2003;45:579-581.
31. Dobie RA, Megerson SC. Workers' compensation. In: Berger EH, ed. *The noise manual,* rev. 5th ed. Fairfax, VA: American Industrial Hygiene Association, 2003.
32. American Academy of Otolaryngology-Head and Neck Surgery Foundation. *Guide for conservation of hearing in noise.* Washington, DC: American Academy of Otolaryngology-Head Neck Surgery Foundation, 1988.
33. American Medical Association (AMA). *Guides to the evaluation of permanent impairment,* 5th ed. Chicago: AMA Press, 2001.
34. American Academy of Otolaryngology-Head and Neck Surgery. *Evaluation of people reporting occupational hearing loss.* Alexandria, VA: American Academy of Otolaryngology-Head and Neck Surgery, 1998.
35. Occupational Safety and Heath Administration, US Department of Labor. Occupational noise exposure: hearing conservation amendment; final rule (anonymous). *Fed Register* 1983;48:9738.
36. Dobie RA. Reliability and validity of industrial audiometry: implications for hearing conservation program design (1983 Triological Society Thesis). *Laryngoscope* 1983;93:906-927.
37. Dobie RA, Archer RJ. Results of otologic referrals in an industrial hearing conservation program. *Otolaryngol Head Neck Surg* 1981;89:294-301.
38. Abel SM, Kunov H, Pichora-Fuller MK, et al. Signal detection in industrial noise: effects of noise exposure history, hearing loss, and the use of ear protection. *Scand Audiol* 1985;14:161-173.
39. Kopke R, Coleman J, Liu J, et al. Enhancing intrinsic cochlear stress defenses to reduce noise-induced hearing loss. *Laryngoscope* 2002;112:1515-1532.
40. Le Prell CL, Dolan D, Schacht J, et al. Pathways for protection from noise-induced hearing loss. *Noise Health* 2003;5:1-17.
41. Dobie RA, VanHemel SB, eds. National Research Council. *Hearing loss: determining eligibility for social security benefits.* National Academy Press, Washington DC, 2004.
42. Raschke F. Arousals and aircraft noise: environmental disorders of sleep and health in terms of sleep medicine. *Noise Health* 2004;6:15-26.
43. Guski R. How to forecast community annoyance in planning noisy facilities. *Noise Health* 2004;6:59-64.
44. Ising H. Editorial. *Noise Health* 2004;6:1-2.

CAPÍTULO 68

Otoxicidade

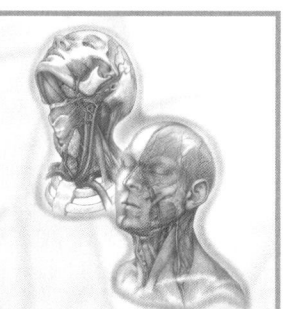

Rita M. Schuman ■ Gregory J. Matz

Lesão da orelha interna induzida por droga é uma observação comum na prática médica do presente. Em muitos países em desenvolvimento, onde drogas como os aminoglicosídeos são freqüentemente prescritos para tratar pneumonia, diarréia e tuberculose, a incidência de ototoxicidade é alta (1). É necessário que os médicos na clínica reconheçam que as drogas ototóxicas podem causar importante toxicidade auditiva e, em muitos casos, vestibular pouco reconhecida. É necessário, portanto, que os médicos sejam conhecedores das muitas categorias de drogas que produzem ototoxicidade.

Os primeiros exemplos de ototoxicidade são o arsênico, os salicilatos e a quinina. Os salicilatos, por exemplo, administrados em doses excedendo 2.700 mg por dia, antes comumente usados para tratar artrite, demonstraram causar uma perda auditiva neurossensorial bilateral plana transitória e zumbido. Nunca houve um caso de perda auditiva permanente em seguida ao uso de salicilato em posologia terapêutica; entretanto, a maioria dos pacientes experimenta reversão completa dentro de 2 a 3 dias. Mais tarde, nos anos 1960, a talidomida, uma droga bem conhecida usada naquela época e que agora se sabe que causa amelia e focomelia, também foi comprovada causadora de aplasia da orelha interna.

A introdução do primeiro aminoglicosídeo, a estreptomicina, em 1944 por Waxman, que recebeu o Prêmio Nobel pela sua descoberta, anunciou uma nova era de terapia antibiótica para tratamento da tuberculose. Infelizmente, Hinshaw e Feldman da Mayo Clinic descreveram um número importante de pacientes com toxicidade vestibular por esta droga (2). Alguns anos mais tarde, um análogo da estreptomicina, a diidroestreptomicina, foi usada na clínica com a esperança de reduzir a ototoxicidade da estreptomicina. A diidroestreptomicina, no entanto, também mostrou ter uma incidência inaceitavelmente alta de toxicidade coclear e foi subseqüentemente retirada do mercado.

Similarmente, outros aminoglicosídeos mais antigos, como a canamicina e a neomicina tiveram taxas inaceitavelmente altas de toxicidade coclear quando usados sistemicamente e por essa razão raramente são usados hoje em dia. Mais tarde, um aminoglicosídeo mais novo, a gentamicina, demonstrou ter uma incidência de cerca de 3% de lesão vestibular (3). Aminoglicosídeos subseqüentes como a netilmicina, tobramicina e amicacina foram desenvolvidos para reduzir esta incidência de toxicidade. De fato, a netilmicina comprovou-se o menos ototóxico de todos os aminoglicosídeos disponíveis (4).

Outras considerações devem incluir os agentes quimioterápicos de câncer, como a cisplatina, que revelou resultar em um nível moderado de ototoxicidade com resultante perda auditiva bilateral permanente. Os clínicos também se defrontam com uma incidência baixa esporádica de ototoxicidade com drogas como a vancomicina e os macrolídeos. A maioria dos estudos na literatura a respeito da ototoxicidade dos macrolídeos acharam-na reversível. O mecanismo pelo qual estas drogas são tóxicas é desconhecido. Finalmente, numerosos relatos de casos também indicaram que a hidrocodona em combinação com acetaminofeno pode causar uma perda auditiva neurossensorial rapidamente progressiva (5). O mecanismo de toxicidade por ora é desconhecido.

OTOTOXICIDADE DOS ANTIBIÓTICOS OTOTÓPICOS

É bem sabido que administrações sistêmicas de aminoglicosídeos podem causar toxicidade coclear e vestibular. Isto naturalmente leva à questão de se estas drogas, que são usadas extensamente para tratar infecções da orelha através da administração tópica na orelha média, podem causar ototoxicidade. Os dados em animais foram muito uniformes pelo fato de que quase todos os antibióticos aminoglicosídeos usados na orelha média como preparações óticas tópicas são ototóxicas (6). O uso de gotas ototópicas de aminoglicosídeos limitado ao canal auditivo externo, no entanto, apresenta pouco, se algum, risco de ototoxicidade.

A revisão atual da literatura revela documentação de um total de 54 casos de toxicidade vestibular pela gentamicina pelo uso ototópico na orelha média ou cavidade mastóidea aberta (7) (Tabela 68.1). Além disso, 24 destes pacientes desenvolveram uma toxicidade auditiva associada. Uma revisão da literatura no estudo acima citado também incluiu 11 pacientes que experimentaram toxicidade auditiva pelo uso tópico de gotas auriculares à base de neomicina-polimixina. Por essas razões foi recomendado que quando possível, preparações antibióticas tópicas livres de efeitos colaterais ototóxicos potenciais devem ser usadas, de preferência preparações ototópicas que tenham o potencial de lesão ototóxica se a orelha média ou a mastóide estiverem abertas (17). Gotas tópicas antibióticas contendo aminoglicosídeo não são aprovadas pela FDA para o uso na orelha média ou na cavidade mastóidea aberta. De fato, os rótulos atuais contêm advertências contra o uso destas drogas se a membrana timpânica não estiver intacta. Embora a evidência sugira que a lesão otológica a partir de preparações tópicas com potencial ototóxico é infreqüente, a evidência também indica que elas não oferecem nenhuma vantagem sobre agentes não ototóxicos (17). Se estes agentes ototóxicos forem considerados, preparações antibióticas potencialmente ototóxicas devem ser usadas apenas em orelhas agudamente infectadas e o uso deve ser descontinuado brevemente depois que a infecção tiver se resolvido. Finalmente, se o clínico tiver que usar antibióticos potencialmente ototóxicos na orelha média ou no espaço mastóideo, o paciente ou os pais devem ser avisados do risco de ototoxicidade (17).

OTOTOXICIDADE DE DROGAS SISTÊMICAS

A Tabela 68.2 mostra as principais classes de drogas que causam ototoxicidade – os antibióticos aminoglicosídeos, os macrolídeos, diuréticos de alça, cisplatina e os salicilatos. Estas drogas são listadas porque são vistas comumente na prática de parecer de otorrinolaringologia. Atualmente não há estudos de metanálise que avaliem a ototoxicidade destas drogas. Incluídas na bibliografia estão duas revisões que incluem avaliações ototóxicas da gentamicina e da cisplatina em uma grande coorte de pacientes. Omitidas por questão de brevidade na Tabela 68.2 estão as drogas ototóxicas de baixa incidência, como a cloroquina, que raramente é usada na clínica nos Estados Unidos.

Por várias razões, a incidência de ototoxicidade de aminoglicosídeo em recém-nascidos e crianças é mais baixa que em adultos (23). Em crianças, pode ser útil obter audiogramas pré-tratamento para excluir perda auditiva preexistente em pacientes que irão receber um tratamento com antibióticos glicosídeos. Nos Estados Unidos, essa droga usualmente é gentamicina.

GENÉTICA DA OTOTOXICIDADE

É bem sabido que os macrolídeos são algumas das mais comuns drogas ototóxicas que causam perda auditiva adquirida. Foi observado que muitos pacientes estavam desenvolvendo perda auditiva, apesar das baixas dosagens de aminoglicosídeos administradas. Também foi notado que certas famílias tinham um número excepcionalmente alto de membros com achados semelhantes de ototoxicidade de aminoglicosídeos. Com base nestas observações e na pesquisa continuada a respeito da fisiopatologia da perda auditiva, foi proposto que certos indivíduos podem ter uma predisposição ou susceptibilidade genética aos efeitos ototóxicos de certas drogas, e em particular os aminoglicosídeos (24).

Avanços recentes identificaram que certas mutações no DNA mitocondrial são encontradas associadas a vários distúrbios da audição, inclusive ototoxicidade. O DNA mitocondrial é uma molécula bifilamentar formando um círculo fechado. Replicação e transcrição ocorrem dentro das mitocôndrias, em última análise formando proteínas envolvidas com a síntese de ATP e o transporte de elétrons. Este tipo específico de DNA é transmitido exclusivamente pela linha materna, afetando igualmente as proles masculina e feminina.

No começo dos anos 1990 foi descoberto pela primeira vez que uma mutação na posição 1.555 nos nucleotídeos do RNA ribossômico 12S mitocondrial era responsável por toxicidade de aminoglicosídeo em diversas famílias chinesas (25). Ela também foi citada como uma causa de vários casos de surdez não-sindrômica em pacientes sem exposição prévia a aminoglicosídeo. Desde essa descoberta, pesquisa semelhante foi realizada em numerosas outras famílias, bem como em pacientes esporádicos com perda auditiva neurossensorial documentada subseqüente à administração

TABELA 68.1
OTOTOXICIDADE DE GOTAS AURICULARES OTOTÓPICAS

Droga	Nº de Casos	Descrição da Ototoxicidade
Gentamicina	54	Todos com perda vestibular e 24 com perda coclear associada (8-12)
Neomicina/polimixina	11	11 casos com perda auditiva e 2 casos com perda vestibular (13-16)

TABELA 68.2
DROGAS COM OTOTOXICIDADE

	Incidência de Ototoxicidade	Local de Lesão	
Os aminoglicosídeos			
Gentamicina	Incidência 2-3% (3)	Cúpula canal semicircular Cóclea	Lesão das células ciliadas externas Perda de células ciliadas cocleares Perda de células ciliadas tipo I da cúpula do sistema vestibular
Canamicina	Alta incidência de perda coclear	Cóclea	Perda de células ciliadas da cóclea
Neomicina	Alta incidência de perda coclear Uso limitado à aplicação tópica	Cóclea	Perda de células ciliadas da cóclea
Tobramicina	Incidência 3-4% de perda vestibular Incidência 6% de perda coclear (3)	Cóclea	Perda de células ciliadas da cóclea
Amicacina	Incidência 14% de perda coclear (3)		Perda de células ciliadas da cóclea
Os macrolídeos			
Eritromicina	Causa perda coclear transitória Perda permanente rara e relacionada com a dose		Não relatada histopatologia do osso temporal
Azitromicina	Raros casos de perda auditiva transitória		
Agentes antineoplásicos			
Cisplatina	Incidência 12-25% de perda coclear – dependente da dose (18)	Cóclea	Perda de células ciliadas da cóclea Degeneração da estria vascular Diminuição nas células ganglionares (22)
Diuréticos de alça			
Furosemida	Menos de 1% de perda transitória (19)	Cóclea	Estria vascular anormal
Ácido etacrínico	Rara incidência de ototoxicidade Perda coclear pode ocorrer se usada com um aminoglicosídeo (20)	Cóclea Canais semicirculares	Estria vascular anormal (20)
Salicilatos			
Aspirina	Apenas perda auditiva e zumbido transitórios em doses acima de 2.700 mg/dia		Não relatada patologia do osso temporal
Vancomicina	Pode se tornar ototóxica se usada com aminoglicosídeos Incidência de perda coclear rara (21)		

de aminoglicosídeos intravenosos. Estes estudos subseqüentes confirmaram que estes pacientes também tinham mutações nucleotídicas idênticas do seu DNA mitocondrial. Foi proposto que a mutação específica criaria outro local de ligação para os aminoglicosídeos, assim aumentando a sensibilidade do paciente à ototoxicidade (26). A maior parte deste trabalho foi realizado em uma base internacional, na qual infecções graves como tuberculose mais freqüentemente exigem o uso de aminoglicosídeos intravenosos.

Uma grande quantidade de pesquisas continuam neste campo. À medida que mais se conhece a respeito da genética da perda auditiva e das mutações específicas que predispõem os pacientes aos efeitos ototóxicos de algumas drogas, pode ser possível desenvolver testes moleculares para identificar estes pacientes antes do tratamento. Com essa informação, pode ser possível reduzir o número de pacientes que sofrem as toxicidades destes antibióticos.

QUIMIOPREVENÇÃO DA OTOTOXICIDADE

Em alguns casos, pode ser necessário usar drogas ototóxicas a fim de tratar eficazmente os pacientes. À luz deste fato, é necessário desenvolver mecanismos pelos quais seja possível proteger a orelha interna das toxicidades de ambos os antibióticos intravenosos ototóxicos e os agentes quimioterápicos como a cisplatina. Alguns dos agentes que foram propostos e estudados incluem quelantes de ferro (deferoxamina) (27,28), antioxidantes incluindo *L-N*-acetilcisteína (29), vitamina E, alfatocoferol (30–32), bem como os salicilatos (33,34).

Pesquisa recente demonstrou que a administração de aminoglicosídeos causa a formação de um complexo de ferro que está envolvido na geração de radicais livres, resultando na morte das células ciliadas e subseqüente perda auditiva (28). Com base nesta descoberta, foram feitas tentativas de usar deferoxamina, um quelante de ferro, para ajudar a atenuar estes efeitos tóxicos. Estudos em animais foram promissores, mas devem ser tomadas providências para não alterar as concentrações séricas das drogas, e uma melhor compreensão é necessária dos efeitos colaterais da administração de quelantes de ferro aos pacientes e do potencial de alterar as concentrações de ferro séricas (27).

A cisplatina, um agente quimioterápico comum usado em câncer de cabeça e pescoço, é bem conhecida por causar perda auditiva neurossensorial irreversível bilateral. A evidência sugere que a redução do glutation secundária à produção de radicais livres causa em última análise lesão das células ciliadas. Vários quimioprotetores demonstraram exercer propriedades antioxidantes que em última análise reduzem os efeitos tóxicos da cisplatina. Estudos recentes com vitamina E (31), L-N-acetilcisteína (29) e tiossulfato de sódio (35) confirmam esta teoria. A maioria das pesquisas, no entanto, até agora foram feitas com animais. Estudos humanos adicionais devem ser feitos para saber na verdade se estes avanços serão clinicamente significantes e se afinal reduzirão os efeitos ototóxicos.

SUMÁRIO

Um dos autores deste capítulo (GJM) escreveu anteriormente sobre o uso da audiometria de altas freqüências (8 a 12 Hz) como preditor da ototoxicidade induzida por droga (36). Embora a audiometria convencional possa ainda ter um papel no monitoramento de pacientes expostos a medicações ototóxicas, a testagem de altas freqüências freqüentemente é problemática. É um exame extremamente difícil de efetuar para todas as finalidades práticas e muitas vezes não é feito clinicamente por essa razão. Poucos centros executam audiogramas convencionais pré-tratamento de 0,25 Hz a 8 Hz quando as duas drogas ototóxicas mais comuns, gentamicina e cisplatina, são dadas. Os autores não têm conhecimento de qualquer estudo de resultado que demonstre que audiogramas pré-tratamento e pós-tratamento reduzam a incidência de toxicidade prevista. Alguns centros observaram, no entanto, que pode ser benéfico efetuar um audiograma pré-tratamento seguido por audiogramas seriados, além de monitorizar estreitamente as concentrações séricas de drogas das medicações ototóxicas que estejam sendo administradas. Testes para avaliação vestibular pré-tratamento e pós-tratamento em pacientes recebendo gentamicina também é difícil de realizar no contexto clínico. Isto é um fator importante porque a gentamicina é predominantemente uma droga tóxica vestibular. Alguns centros executam eletronistagmografia, teste rotacional e posturografia em plataforma para analisar possíveis sintomas vestibulares, e acharam que estes testes são úteis.

Agora é bem sabido que os antibióticos aminoglicosídeos atuam sinergicamente com algumas drogas, assim aumentando a incidência de ototoxicidade. Por exemplo, o uso de antibióticos aminoglicosídeos com diuréticos de alça pode produzir uma incidência inesperadamente alta de ototoxicidade. Isto foi extensamente documentado em relatos de casos humanos bem como em estudos em animais. O ácido etacrínico, um diurético de alça ototóxico, demonstrou aumentar a permeabilidade da estria vascular, facilitando a difusão do aminoglicosídeo para dentro da endolinfa. Finalmente, foi observado que diuréticos dados antes da administração de aminoglicosídeos são menos danosos do que se dados inversamente (37). Mais recentemente observada foi uma resposta semelhante a antibióticos aminoglicosídeos e o uso de metronidazol (38).

Não está claro neste momento se inibidores antivirais e de protease são responsáveis pelos relatos episódicos de perda auditiva neurossensorial em pacientes com vírus de imunodeficiência humana (39). Estudos prospectivos são necessários para confirmar se inibidor da transcriptase reversa análogo nucleosídico ou agentes antivirais causam perda auditiva nesta população de pacientes. O emprego de medidas de quimioprevenção conforme descrito em estudos em animais mostra-se promissor, mas até agora nenhuma experiência clínica prospectiva foi efetuada e os autores não têm conhecimento de quaisquer centros médicos com protocolos para lidar com este problema neste momento.

As duas drogas ototóxicas mais comuns dadas hoje na clínica são gentamicina e cisplatina. Os pacientes selecionados nestes grupos são diferentes. Gentamicina normalmente é monitorizada não por audiogramas, mas pelas máximas e mínimas concentrações séricas. Quando gentamicina tem que ser dada para terapia a longo prazo (i. e., osteomielite), consideração tem que ser dada ao teste genético para ver se um paciente irá ser mais suscetível à lesão ototóxica, assim dando ao clínico a oportunidade de obter consentimento informado do paciente. Similarmente, dosagem precisa durante quimioterapia reduziu a incidência de ototoxicidade. É necessária pesquisa adicional para determinar que algum dos agentes quimiopreventivos terá sucesso em mais experiências animais e afinal humanas para reduzir as desafortunadas toxicidades destas drogas necessárias.

PONTOS IMPORTANTES

- Administração tópica de drogas ototóxicas pode lesar a cóclea.
- Cisplatina é associada a 12% a 25% de incidência de perda auditiva que é relacionada com a dose.
- Predisposição à perda auditiva associada a aminoglicosídeo pode ser geneticamente predeterminada.
- Antibióticos aminoglicosídeos atuam sinergisticamente com diuréticos de alça para produzir incidência inesperadamente alta de ototoxicidade.

REFERÊNCIAS

1. *Chicago Tribune*, Nov. 24, 1988; sec 1:41.
2. Hinshaw HC, Feldman, WH. Streptomycin in the treatment of clinical tuberculosis–a preliminary report. *Proc Mayo Clin* 1945;20:313-315.
3. Kahlmeter O, Dahlager JI. Aminoglycoside toxicity:a review of clinical studies between 1975-1982. *J Antimicrob Chemother* 1984;13(Suppl A):9-22.
4. Kalkandelen S, Selimoglu E, Erdogas F, et al. Comparative cochlear toxicities of streptomycin, gentamicin, amikacin and netilmicin in guinea pigs. *J Intern Med Res* 2002;30:406-412.
5. Friedman RA, House JW. Profound hearing loss associated with hydrocodone/acetaminophen abuse. *Am J Otol* 2000;21:188-191.
6. Roland PS, Ryback L, Hannley M, et al. Animal ototoxicity of topical antibiotics and the relevance to clinical treatment of human subjects. *Otolaryngol Head Neck Surg* 2004;13:S57-S78.
7. Matz G, Ryback L, Roland PS, et al. Ototoxicity of ototopical antibiotic drops in humans. *Otolaryngol Head Neck Surg* 2004;13:3:S79-S82.
8. Longridge NS. Topical gentamicin vestibular toxicity. *J Otolaryngol* 1999;23:444-446.
9. Lancaster JL, Mortimore S, McCormack M. Systemic absorption of gentamicin in the management of active mucosa chronic otitis media. *Clin Otolaryngol* 1999;24:435-439.
10. Marais J, Rutka JA. Ototoxicity of topical ear drops. *Clin Otolaryngol* 1998;23:360-367.
11. Bath AP, Walsh RM, Bance ML, et al. Ototoxicity of topical gentamicin preparation. *Laryngoscope* 1999;109:1088-1093.
12. Kaplan DM, Hehar SS, Bance ML. Intention ablation of vestibular function using commercially available topical gentamicin–betamethasone eardrops in patients with Ménière's s disease: further evidence for topical eardrop ototoxicity. *Laryngoscope* 2002;112:689-695.
13. Dumas G, Bessard G, Gavend M, et al. Risk of deafness following ototopical administration of aminoglycoside antibiotic. *Therapie* 1980;35:357-363.
14. Linder TE, Zvickys S, Brandle P. Ototoxicity of ear drops: A clinical perspective. *Am J Otol* 1995;16:6537.
15. Lindo, Kristiansen B. Deafness after treatment with ear drops containing neomycin, gramicidin and dexamethasone. A case report. *ORL J Otorhinololaryngol Relat* 1986;48:52-54.
16. Rakover Y, Keywan K, Rosen G. Safety of topical ear drops containing antibiotics. *J Otolaryngol* 1997;26:194-196.
17. Roland PS, Stewart MG, Hannley M, et al. Consensus panel of role of potentially ototoxic antibiotics for topical middle ear use: introduction, methodology and recommendations. *Otolaryngol Head Neck Surg* 2004;13:S51-S56.
18. Simon THB, Dupuis W, Selle B, Berthold E. The incidence of hearing impairment after successful treatment of neuroblastoma. *Klin Padiatr* 2002;214:149-152.
19. Boston Collaborative Drug Surveillance Program. Drug-induced deafness. *JAMA* 1973;224:515.
20. Matz GJ. Ototoxic effects of ethacrynic acid in man and animals. *Laryngoscope* 1976;86:1065-1086.
21. Brummett RE, Fox KE, Jacobs F, et al. Augmented gentamicin ototoxicity induced by vancomycin in guinea pigs. *Arch Otolaryngol Head Neck Surg* 1990;116:61-64.
22. Hinojosa R, Riggs LC, Strauss M, et al. Temporal bone histopathology of cisplatin ototoxicity. *Am J Otol* 1995;16:731-740.
23. Siegel JD, McCraken GH. Aminoglycoside ototoxicity in children. In: *Aminoglycoside ototoxicity.* Boston: Little Brown, 1981:341-357.
24. Casano RA, Johnson DE, Byhovskya Y, et al. Inherited susceptibility to aminoglycoside ototoxicity: genetic heterogeneity and clinical implications. *Am J Otolaryngol* 1999;29:151-156.
25. Prezant TR, Agapian JV, Bohlman MC, et al. Mitochondrial ribosomal ARNA mutation associated with both antibiotic-induced and non-syndromic deafness. *Nat Genet* 1993;4:289-294.
26. Cuan MX, Fischel-Ghodsian N, Attardi G. A biochemical basis for the inherited susceptibility to aminoglycoside ototoxicitiy. *Hum Mol Gen* 2000;9:1787-1793.
27. Conlon BJ, Perry BP, Smith DW. Attenuation of neomycin ototoxicity by iron chelation. *Laryngoscope* 1998;108:284-287.
28. Song BB, Anderson DJ, Schacht J. Protection from gentamicin ototoxicity by iron chelators in guinea pig in vivo. *J Pharm Exp Ther* 1997;282:369-377.
29. Feghali JG, Liu W, Van De Water TR, et al. L-n-acetyl-cysteine protection against cisplatin-induced auditory neuronal and hair cell toxicity. *Laryngoscope* 2001;111:1147-1155.
30. Fetone AR, Sergi B, Scarano E, et al. Protective effects of alphatocopherol against gentamicin-induced oto-vestibulo toxicity: an experimental study. *Acta Otolaryngol* 2003;123:192-197.
31. Kalkanis JG, Whitworth C, Rybak L. Vitamin E reduces cisplatin ototoxicity. *Laryngoscope* 2004;114:538-542.
32. Rybak L, Whitworth C, Somani S. Application of antioxidants and other agents to prevent cisplatin ototoxicity. *Laryngoscope* 1999;109:1740-1744.
33. Sha SH, Schact J. Salicylate attenuates gentamicin-induced ototoxicity. *Lab Invest* 1999;79:807-813.
34. Li G, Sha S, Zotova E, et el. Salicylate protects hearing and kidney function from cisplatin toxicity without compromising its oncolytic action. *Nature* 2002;82:585-596.

35. Muldoon LL, Pagel MA, Kroll RA, et al. Delayed administration of sodium thiosulfate in animal models reduces platinum ototoxicity without reduction of antitumor activity. *Clin Cancer Res* 2000;6:309-315.
36. Mowry HJ, Roeder JW, Matz GJ, Lerner SA. Auditory and vestibular assessment of patients receiving aminoglycosides. In: *Aminoglycoside ototoxicity.* Boston: Little Brown, 1981:249-254.
37. Brummett RE. Drug induced ototoxicity. *Drugs* 1980;19:412.
38. Riggs LC, Shofner WP, Shah AR, et al. Ototoxicity resulting from combined administration of metronidazole and gentamicin. *Am J Otol* 1999;20:430-434.
39. Simdon J, Watters D, Bartlett S, Connick E. Ototoxicity associated with the use of nucleoside analog reverse transcriptase inhibitors: a report of 3 possible cases and review of the literature. *Clin Infect Dis* 2001;32:1623-1627.

CAPÍTULO 69

Tumores do Ângulo Cerebelopontino

Derald E. Brackmann ▪ James V. Crawford ▪ J. Douglas Green, Jr.

Os tumores do ângulo cerebelopontino (ACP) são um grupo variado de tumores encontrados com freqüência pelo otorrinolaringologista na clínica. Uma fração substancial do tempo de um otorrinolaringologista é despendida na avaliação diagnóstica de tumores do ACP, que representam 10% de todos os tumores intracranianos. Os tumores do ACP são fatais sem tratamento (1). Schwannomas vestibulares (neuromas acústicos) responsabilizam-se por 78% dos tumores do ACP, e a maioria destes se origina no ramo vestibular do oitavo nervo craniano (2). Uma variedade de outros tumores pode ocorrer nesta área, incluindo meningiomas, outros schwannomas de nervos cranianos, tumores dermóides, cistos aracnóideos, lipomas, tumores metastáticos e tumores vasculares.

Os tumores do ACP têm figurado proeminentemente no desenvolvimento da neurotologia diagnóstica e cirúrgica. Sir Charles Balance realizou pela primeira vez a remoção bem-sucedida de um schwannoma vestibular em Londres em 1894, e em 1907 relatou que o paciente ainda estava vivo, mas tinha paralisia facial direita e anestesia facial direita (3,4). Coube a Harvey Cushing descrever a síndrome do ângulo cerebelopontino na sua monografia de 1917 (5). Ele observou que a doença começava com perda auditiva ipsolateral e progredia para hipoestesia facial, hidrocefalia (cefaléia e vômito) e, afinal, se não tratada, insuficiência respiratória e morte secundária a compressão do tronco cerebral. Cushing (6) preconizou a remoção subtotal destes tumores, advogando craniectomia suboccipital bilateral para descompressão. Dandy, no entanto, temia a recorrência do tumor, e advogou a redução da massa seguida pela remoção da cápsula por dissecção cuidadosa separando-o do tronco cerebral usando uma via de acesso suboccipital (7).

Walter Dandy edificou sobre os sucessos iniciais de Cushing, baixando a taxa de mortalidade operatória para 10% ao mesmo tempo realizando remoção completa do tumor (7). A via de acesso translabiríntica foi refinada e recordada por William House no começo dos anos 1960, abrindo caminho para a era moderna da cirurgia do ACP. Usando o microscópio e uma broca dentária, o Dr. House enfatizou a identificação inicial e a preservação do nervo facial (8). Ele reduziu significativamente a mortalidade cirúrgica e também introduziu a via de acesso da fossa média do crânio para a cirurgia de schwannoma vestibular (9,10).

ANATOMIA

O ACP é um espaço potencial de forma irregular da fossa posterior do crânio (11,12) (Fig. 69.1). O espaço é limitado anteriormente pela superfície posterior do osso temporal e posteriormente pela superfície anterior do cerebelo. O limite medial é formado pela oliva inferior, e o limite superior pelo bordo inferior da ponte e pedúnculo cerebelar. A tonsila cerebelar forma o bordo inferior. O sétimo e o oitavo nervos cranianos correm superior e lateralmente na direção do canal auditivo interno dentro deste espaço, levando com eles uma fina folha de tecido aracnóideo. Superiormente, o quinto nervo é visível, com o nono, o décimo e o décimo-primeiro nervos localizados inferiormente. Outras estruturas importantes neste espaço são o flóculo, a abertura lateral do quarto ventrículo (forame de Luschka), e a artéria cerebelar inferior anterior. Uma alça da artéria cerebelar inferior anterior estende-se para dentro do canal auditivo interno em 40% dos espécimes. A artéria labiríntica é geralmente um ramo da artéria cerebelar inferior anterior. Esta artéria terminal supre a cóclea e o labirinto.

O sétimo e o oitavo nervos estão encerrados em tecido glial durante todo o seu trajeto intracraniano. Células de Schwann rodeiam estes nervos começando no canal auditivo interno, junto ao poro. A junção glia-schwann é também conhecida como zona de Obersteiner-Redlich. O gânglio vestibular (gânglio de Scarpa) está localizado perto da porção média do canal auditivo interno. A divi-

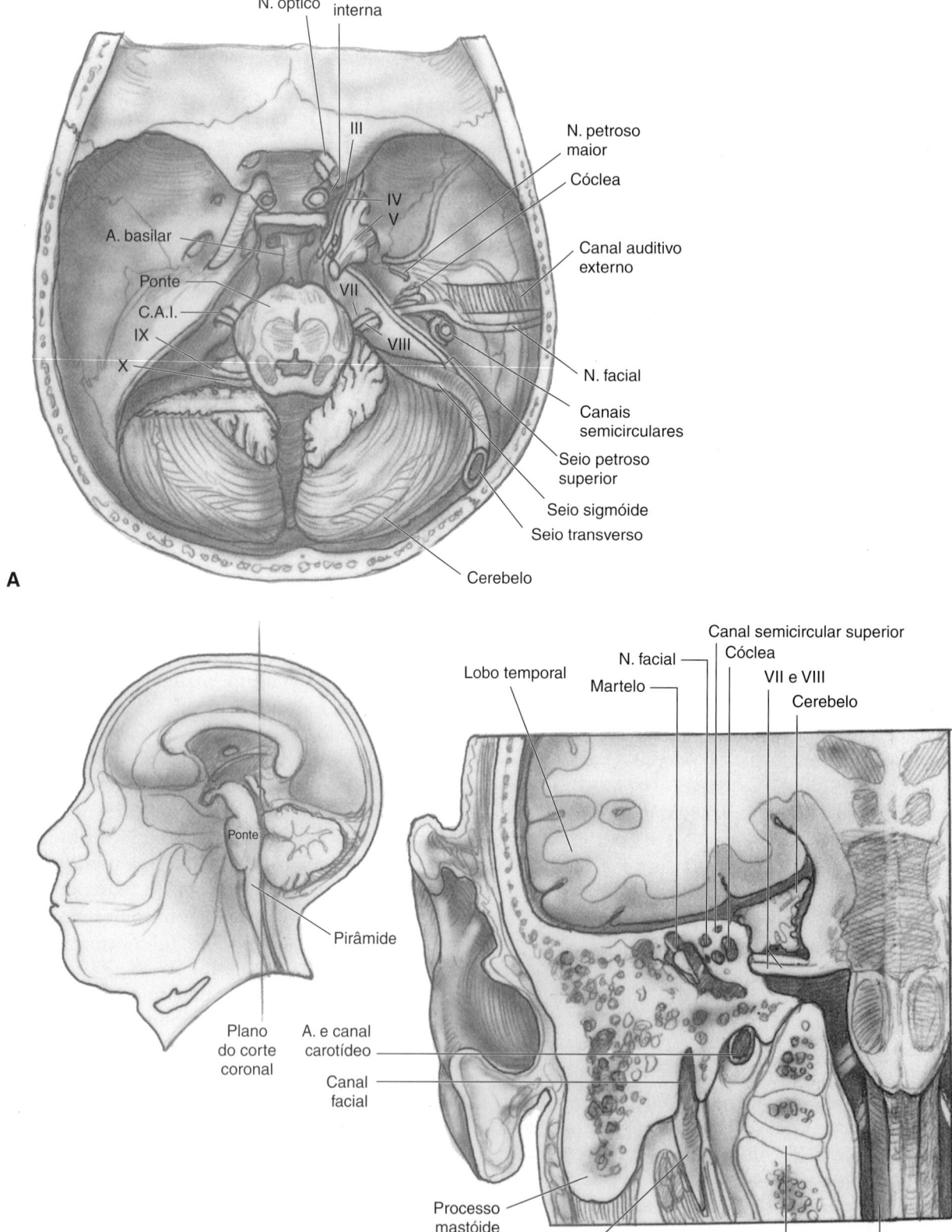

Figura 69.1
Vistas axial (**A**) e coronal (**B**) através do crânio no nível dos canais auditivos internos e ângulos cerebelopontinos. V, nervo trigêmeo; VII, nervo facial; VIII, nervo cocleovestibular; CAI, canal auditivo interno.

são do oitavo nervo nos seus segmentos vestibular e coclear é variável e pode ocorrer dentro do espaço subaracnóideo ou no segmento medial do canal auditivo interno. O segmento vestibular divide-se subseqüentemente nos nervos vestibulares superior e inferior, ocupando a metade posterior do canal auditivo interno. O nervo coclear assume uma posição ântero-inferior dentro do canal auditivo interno. O nervo facial corre dentro da porção ântero-superior do canal auditivo interno e é separado do nervo vestibular superior pela barra de Bill (crista vertical). Os nervos que ocupam a metade superior do canal auditivo interno (nervo facial e nervo vestibular superior) são separados daqueles que ocupam a metade inferior do canal auditivo interno (nervo coclear e nervo vestibular inferior) pela crista transversa.

SCHWANNOMAS VESTIBULARES

Epidemiologia

A incidência real de schwannomas vestibulares tem sido difícil de determinar acuradamente. Várias séries de autópsias mostraram que a taxa de ocorrência é 1,7% a 2,7% de schwannomas vestibulares não diagnosticados e clinicamente silenciosos (13,14). Uma revisão subseqüente de uma destas séries de autópsias observou que a incidência real foi de 0,8% em vez de os 2,5% previamente relatados (13,15). Entretanto, mesmo 0,8% provavelmente é uma superestimativa da incidência verdadeira de schwannoma vestibular oculto. À medida que as técnicas de imageamento foram aperfeiçoadas, tumores assintomáticos menores estão sendo encontrados em RM obtida por razões não otológicas. Como resultado, a incidência de neuromas acústicos aumentou levemente durante os últimos 15 anos. Um estudo recente encontrou uma incidência de 7 tumores acústicos por 10.000 RMs obtidas por razões não otológicas (16). Estudos epidemiológicos mostraram uma incidência anual de 0,7 a 1,2 schwannoma vestibular por 100.000 da população (17). Recentemente, uma revisão da incidência nacional de schwannomas vestibulares na Dinamarca mostrou que a incidência na verdade aumentou ao longo dos últimos anos e atualmente está em aproximadamente 1,3 schwannomas vestibulares por 100.000 da população (18).

Biologia do Tumor

Os schwannomas originam-se do segmento vestibular do oitavo nervo craniano, com uma freqüência igual observada entre os nervos vestibular superior e vestibular inferior (19). Um estudo recente do Japão sugeriu que cerca de 85% dos schwannomas vestibulares se originam do nervo vestibular inferior, mas essa não tem sido a nossa experiência (20). Eles se originam das células de Schwann, mais comumente dentro do canal auditivo interno (21). Uma concepção errada que já dura muito tempo é que os tumores se originam da zona de Obersteiner-Redlich (ou a junção glia-schwann). Na realidade, a maioria dos tumores origina-se lateral a esta zona na área do gânglio de Scarpa (22). O gânglio de Scarpa é a área com a maior densidade de células de Schwann. Embora os schwannomas sejam comumente chamados neuromas acústicos, esta é uma denominação errada. Eles não são neuromas e raramente originam-se da divisão auditiva, ou acústica, do oitavo nervo. O termo mais apropriado é schwannoma vestibular. Schwannomas podem ocorrer raramente na divisão coclear do oitavo nervo. Os schwannomas cocleares têm uma propensão à invasão para dentro da cóclea (23).

Imensos avanços foram feitos nos últimos anos na compreensão da genética molecular pertinente aos schwannomas vestibulares (21), os quais ocorrem como uma variedade esporádica (95%). Eles também podem ocorrer bilateralmente em casos de neurofibromatose tipo 2. Os schwannomas vestibulares nos pacientes com neurofibromatose tipo 2 (NF2) tendem a ocorrer em pacientes mais jovens e em associação com outros meningiomas intracranianos e tumores da medula espinhal. Dois subtipos da NF2 foram descritos: o subtipo de Wishart é mais grave e o subtipo de Gardner é menos grave (24).

Evidência crescente aponta para um defeito genético no ramo longo do cromossoma 22 (cromossoma 22q12) como a causa da ocorrência familial da neurofibromatose tipo 2 (21). Foi proposta a hipótese de que esta condição dominante autossômica ocorre porque um gene supressor tumoral está ausente nesta localização. Admite-se que este gene supressor tumoral possa ser importante na regulação da proliferação das células de Schwann. Admite-se que os pacientes com neurofibromatose tipo 2 nasçam sem um alelo do gene supressor tumoral; quando o outro alelo sofre mutação, um evento relativamente comum, ocorrem schwannomas vestibulares. Foi lançada a hipótese de que os schwannomas vestibulares esporádicos ocorrem como resultado de duas mutações separadas em ambos os alelos. Estudos mais recentes mostraram que quase todos os tumores do tipo esporádico têm inativação do gene NF2 (25). O gene NF2 é um gene supressor tumoral. Por essa razão, quando o produto do gene, merlina/schwannomina está inativo, ocorre crescimento tumoral. A merlina parece controlar contato célula-célula mediado pela caderina. Por essa razão, na sua ausência, as células perdem a capacidade de parada de crescimento contato-dependente (26). Exames de sangue são agora disponíveis para triar membros da família quanto ao risco de neurofibromatose tipo 2.

Fatores bioquímicos também podem desempenhar um papel importante no crescimento de schwannomas vestibulares. Recentemente foi demonstrado que os schwannomas vestibulares expressam neurregulina, que controla a sobrevivência e a proliferação das células de Schwann e seus receptores, *erbB2* e *erbB3* (27). Isto permitiria uma alça autócrina para estimulação do crescimento das células de Schwann. Fator de crescimento de fibroblastos (28), fator de crescimento transformador β1 (29), fator de crescimento derivado das plaquetas e fator de crescimento endotelial vascular (30,31) foram todos investigados e são considerados como contribuindo para a proliferação de schwannoma vestibular. Diversos investigadores observaram que o crescimento dos schwannomas vestibulares pode acelerar-se durante a gravidez (32). Embora receptores aos hormônios sexuais tenham sido identificados nos schwannomas vestibulares, estudos recentes mostraram que eles não parecem afetar significativamente a velocidade de crescimento tumoral, seja durante a gravidez seja em uma condição não-grávida (33).

Manifestações Clínicas

Sintomas

A história médica é um ponto importante porém freqüentemente desprezada do diagnóstico do schwannoma vestibular. O clínico astuto deve manter um alto grau de suspeição quanto a tumores em todos os pacientes com sintomas auditivos ou vestibulares unilaterais. A progressão dos sintomas nos schwannomas vestibulares é relacionada com tamanho e crescimento do tumor (34). Os tumores intracanaliculares manifestam perda auditiva, zumbido e disfunção vestibular (inclusive vertigem). Com o crescimento do tumor dentro do ACP, a perda auditiva piora e o desequilíbrio pode ser manifestado. À medida que o tronco cerebral é comprimido pelo crescimento adicional do tumor, o quinto nervo craniano pode ser comprometido (hipoestesia mediofacial). Com ainda mais compressão do tronco cerebral, ocorre hidrocefalia, resultando em cefaléia e perda visual. O clínico deve manter em mente que apresentações atípicas de schwannomas vestibulares não são infreqüentes, ocorrendo em 15% a 20% dos pacientes. Estas apresentações aumentaram à medida que se tornou disponível testagem diagnóstica mais sensível.

A monografia de Cushing em 1917 (5) sobre schwannomas vestibulares permanece pertinente hoje em dia. Cushing afirmou que "o diagnóstico clínico de um tumor acústico pode ser feito com razoável segurança somente quando as manifestações auditivas precedem definidamente as evidências de outras estruturas do ângulo cerebelopontino". Perda auditiva unilateral está presente em mais de 85% dos pacientes com um schwannoma vestibular (35). Perda da discriminação da fala fora de proporção à perda auditiva é extremamente comum. Os pacientes freqüentemente se queixam de distorção, que pode ser notada quando usam a orelha afetada no telefone.

Perda auditiva neurossensorial súbita ocorrerá em até 26% dos pacientes com um schwannoma vestibular (35,36). Um schwannoma vestibular será encontrado em 1% a 2,5% dos pacientes que se apresentam com uma perda auditiva neurossensorial (PANS) súbita (37). Quarenta e oito por cento dos pacientes com um schwannoma vestibular têm alguma recuperação da audição, de modo que é importante lembrar que a recuperação da audição depois de uma PANS súbita não elimina a possibilidade de um schwannoma vestibular. Quando a preservação da audição foi tentada em pacientes com uma perda súbita, não houve diferença na preservação da audição entre aqueles que tinham sofrido uma perda auditiva súbita e aqueles que não tinham. Portanto, é provável que a perda auditiva súbita resulte da compressão do nervo, em vez de oclusão vascular (37).

Zumbido é a segunda queixa mais comum de apresentação e muitas vezes precede a perda auditiva. Ele foi encontrado em 66% dos pacientes com um schwannoma vestibular. É descrito tipicamente como um som de campainha de timbre agudo localizado à orelha do tumor (38). Entretanto, o zumbido pode variar desde um som "sibilado" até outros timbres atípicos, e pode mesmo localizar-se à outra orelha. Alguns pacientes podem mesmo ter zumbido sem perda auditiva subjetiva. Por essas razões, zumbido unilateral deve alertar o clínico para o potencial de um schwannoma vestibular.

Sintomas vestibulares, embora freqüentemente presentes, são comumente descritos como apenas vaga tontura transitória que pode ser exacerbada por alterações de posição. Entre 36% e 50% dos pacientes descrevem sintomas de desequilíbrio como resultado do schwannoma vestibular (35,39). Menos freqüentemente, os pacientes têm episódios de vertigem girando verdadeiramente; isto foi constatado como sintoma de apresentação em 27% dos pacientes, mas surpreendentemente, acompanha principalmente os tumores menores (39). Pacientes com schwannomas vestibulares que se alastraram para dentro do labirinto podem ter sintomas idênticos aos da doença de Ménière, mais provavelmente por causa da ruptura da dinâmica dos líquidos da orelha interna.

Entorpecimento facial ocorre mais freqüentemente com tumores maiores (tumores com mais de 2 cm) e mais freqüentemente começa na divisão maxilar do nervo trigêmeo. Tipicamente, o reflexo corneano estará ausente antes do desenvolvimento da hipoestesia facial. Raramente, um paciente apresenta-se com entorpecimento facial (aproximadamente 4%), levando ao diagnóstico de um schwannoma vestibular (39). Fraqueza facial é rara com schwannomas vestibulares e deve alertar o clínico para a possibilidade de um outro tipo de tumor dentro do ACP.

Sintomas oculares, também raros, podem consistir em reflexo corneano diminuído, nistagmo, diplopia ou turvação visual. Nistagmo freqüentemente está presente e tende a bater para o lado normal. Turvação visual é rara, mas quando presente é geralmente secundária a papiledema. Papiledema, não tratado, pode levar à atrofia óptica, com perda da visão periférica, visão em túnel e eventual cegueira. Papiledema é secundário à pressão intracraniana aumentada, que é um achado incomum com o atual diagnóstico precoce dos schwannomas vestibulares. Diplopia é extremamente rara e é secundária ao comprometimento do sexto nervo. Sintomas de comprometimento dos nervos cranianos inferiores são raros, consistindo em disfagia, rouquidão e aspiração.

Sintomas de comprometimento cerebelar também podem ocorrer tardiamente no curso da doença. Eles incluem incoordenação, marcha de base larga e uma tendência a cair para o lado afetado. Hidrocefalia pode acompanhar um tumor grande e é associada a cefaléia grave e vômito.

Sinais

Qualquer paciente com sintomas auditivos ou vestibulares unilaterais deve ser submetido a um exame neurológico completo. Durante o exame otoscópico, a sensibilidade da porção posterior do canal auditivo ósseo pode ser determinada por palpação. O sinal de Hitselberger, sensibilidade diminuída no canal auditivo externo, ocorre nos tumores acústicos porque o ramo sensitivo do sétimo nervo é mais sensível à compressão que a porção motora do nervo. Por isso, apesar de fraqueza facial raramente ser vista, mesmo com grandes tumores, este sinal de sensibilidade diminuída pode estar presente até com um tumor relativamente pequeno.

Os olhos são examinados quanto a nistagmo em todas as posições do olhar. Movimentos extra-oculares também são avaliados. A sensibilidade facial é verificada quanto à dor (picada de alfinete) e tato (mecha de algodão). A sensibilidade corneana pode ser avaliada provocando-se um reflexo de piscar com um pêlo de cavalo ou um fiapo de algodão. A córnea é estimulada com o paciente olhando para cima e o examinador tomando cuidado para não deixar o paciente ver o estímulo chegando ou senti-lo ao longo da pálpebra inferior. O examinador pede ao paciente para cerrar os dentes, enquanto palpa, verifica a função dos músculos masseter e temporal. Exame oftalmoscópico é efetuado se outras anormalidades de nervos cranianos estiverem presentes ou se alterações visuais forem notadas.

O movimento facial é avaliado pedindo-se ao paciente para sorrir, franzir o nariz, fechar os olhos e elevar os supercílios. O reflexo faríngeo do paciente é verificado durante o exame da orofaringe. A língua é examinada quanto a atrofia ou desvio durante protrusão. O examinador pede ao paciente para encolher os ombros e virar a cabeça, enquanto aplica resistência, avalia a função dos músculos esternocleidomastóideo e trapézio. A função cerebelar é verificada enquanto o paciente executa os testes de calcanhar à canela e índex-nariz. O teste de Romberg e avaliação da marcha também são realizados. É importante verificar a marcha quando o paciente não suspeita que está sendo examinado. Testes para dismetria, movimentos motores finos e marcha com uma pessoa atrás da outra são realizados se indicado.

Testes Diagnósticos

Avaliação Audiométrica

A bateria de teste retrococlear em audiologia transformou-se significativamente durante os últimos 20 anos. A bateria de teste original continha testes como o índice de sensibilidade a curtos incrementos, o equilíbrio de intensidade binaural alternado, decaimento de tons limiares etc. Estes testes foram em grande parte substituídos por causa da sua sensibilidade e especificidade bastante precárias e o desenvolvimento de novos testes. A bateria de teste padrão agora inclui audiometria de tons puros básica, escores de discriminação da fala, limiares de reflexo acústico e decaimento do reflexo acústico e testagem de respostas auditivas do tronco cerebral (BERA).

No teste de condução aérea e óssea de tons puros, o paciente que tem um schwannoma vestibular tipicamente tem uma PANS. Embora qualquer configuração de perda auditiva possa ser observada, uma PANS de altas freqüências é o padrão mais comum (65%), e pode ser uma inclinação gradual ou uma configuração abrupta (40). É importante saber que 5% dos pacientes têm audição normal (41).

O resultado clássico no teste de discriminação da fala é um conjunto de escores fora de proporção aos limiares de tons puros. Por exemplo, um paciente com PANS branda e um schwannoma vestibular poderia compreender apenas 50% das palavras monossilábicas apresentadas a um nível de ausculta confortável. Uma pessoa que tenha uma perda auditiva coclear semelhante deve ter escore acima de 80%; entretanto, muitos pacientes com lesões retrocleares saem-se bem neste teste, de modo que bons escores não devem ser tomados como evidência contra a possibilidade de um schwannoma vestibular. A sensibilidade do teste pode ser melhorada se escores adicionais de discriminação da fala forem obtidos em níveis mais altos de apresentação. O achado esperado é que o desempenho diminui significativamente (20% a 30%) quando a intensidade do sinal de fala é elevada. Este fenômeno, chamado *rollover*, pode ocorrer com perdas cocleares mas é mais predominante com uma lesão retrocolear.

Limiares de reflexo acústico e decaimento de reflexo acústico são avaliados com o teste de impedância, ou admitância. Limiares reflexos são obtidos para tons puros de 500, 1.000, 2.000 e 4.000 Hz, e o decaimento do reflexo é testado a 500 e 1.000 Hz. Os limiares reflexos tipicamente estão elevados (normas são disponíveis para graus dados de perda auditiva coclear para comparação) ou ausentes no paciente com schwannoma vestibular. Se um reflexo estiver presente, o decaimento do reflexo pode ser medido apresentando-se o sinal 10 dB acima do limiar reflexo por 10 segundos. Se a contração do músculo estapédio não puder ser mantida pelo menos com metade da força durante os 10 segundos, o resultado do teste é um achado retroclear positivo. Limiares significativamente aumentados ou ausentes (em comparação com as normas cocleares) ou decaimento (ou ambos) têm uma sensibilidade de cerca de 85% para detectar problemas retrococleares (40).

Testes Eletrofisiológicos

O teste de respostas evocadas auditivas do tronco cerebral é o mais sensível e específico dos testes audiológicos para a detecção de um schwannoma vestibular. Eletrodos de superfície são aplicados em várias localizações na cabeça e na orelha, e são medidos os potenciais elétricos em resposta a cliques de banda larga de curta duração (tipicamente 100 ms). Entre 1.000 e 2.000 cliques são apresentados (freqüências típicas de apresentação são 7 a 20 por segundo), e um computador tira a média das respostas nos primeiros 10 ms após a apresentação do sinal. Depois da medialização, uma série de cinco traçados de ondas distintos tipicamente é identificada, cada traçado sucessivo sendo considerado como representando atividade neural em estruturas auditivas progressivamente mais superiores, começando no nervo auditivo e atingindo o colículo inferior no tronco cerebral. As latências de cada onda identificável são calculadas.

Uma variedade de anormalidades pode ser vista no BERA dos pacientes com um schwannoma vestibular. O achado mais comum é ter presentes todas as ondas, mas existir uma diferença interaural na latência da onda V, com uma demora na onda de mais de 0,2 ms na orelha comprometida com relação à resposta na orelha não-comprometida. Este padrão é encontrado em 40% a 60% dos pacientes com schwannoma vestibular. Em 20% a 30% dos pacientes, não há traçados identificáveis, um achado claramente anormal se o paciente não tiver perda auditiva importante nas freqüências mais altas (nível de audição menor que 60 dB). Outro achado potencial é que a onda I esteja presente (considerada como representando disparos iniciais do nervo auditivo), mas todas as ondas restantes, representando *output* de estruturas mais altas, estejam ausentes. Esse padrão ocorre em 10% a 20% dos pacientes que têm schwannoma vestibular (42). Uma vez que o BERA é normal em 10% a 15% dos pacientes, a sensibilidade do teste é 85% a 90% (43). As estimativas de sensibilidade mais antigas do BERA foram em torno de 95%, mas este número parece estar diminuindo porque a sensibilidade dos estudos de imagem foi melhorada e schwannomas menores estão sendo detectados. Em geral, quanto maior o schwannoma vestibular, mais provável é que o BERA seja anormal. O teste do BERA pode ser útil para predizer o tamanho do schwannoma, porque uma grande massa com compressão importante do tronco cerebral pode causar um intervalo III–IV alongado no lado contralateral (44). Mais recentemente, uma nova técnica de BERA chamada RATC empilhada parece mostrar sensibilidade e especificidade melhoradas (45–47). Com o exame radiográfico aperfeiçoado disponível atualmente, nós advogamos o BERA como um teste de triagem para os pacientes nos quais a possibilidade de um schwannoma vestibular é relativamente baixa.

Testes Vestibulares

A avaliação vestibular do paciente com uma suspeita de schwannoma vestibular sempre envolve eletronistagmografia (ENG) e em alguns casos pode também incluir posturografia dinâmica computadorizada e teste em cadeira rotatória. O ENG mostra alguma anormalidade em 70% a 90% dos pacientes que têm schwannoma vestibular (48), e o achado típico é déficit unilateral do lado comprometido na prova calórica. Uma vez que a prova calórica avalia a função apenas do canal semicircular horizontal (lateral) e, portanto, a função do nervo vestibular superior, tumores originando-se do nervo vestibular inferior podem ser perdidos. Além disso, até 50% dos tumores pequenos não produzem nenhuma anormalidade na ENG (49). Foi mostrado que 98% dos schwannomas vestibulares originados do nervo vestibular superior mostrarão uma resposta calórica reduzida, enquanto apenas 60% dos tumores do nervo inferior terão uma resposta diminuída (50). Como resultado destas limitações, ENG não é recomendada como teste de triagem para schwannoma vestibular.

Nistagmo espontâneo é observado freqüentemente nos pacientes com tumores maiores e é relativamente raro em tumores menores. Em pequenos tumores, o nistagmo tende a ter as características de uma disfunção labiríntica periférica (fatigando, horizontal), e nos tumores maiores, características centrais são mais comuns (vertical, não fatigando). Via de regra, o nistagmo tende a bater para longe da orelha com o schwannoma vestibular (51).

A posturografia dinâmica computadorizada demonstrou uma larga variedade de respostas em pacientes com schwannomas vestibulares. Embora o desempenho seja tipicamente um pouco abaixo do normal, qualquer padrão de resultados pode ser observado, de normal a quedas livres, em várias das condições sensoriais. Similarmente, os resultados da prova em cadeira giratória são variáveis, e os pacientes que têm tumores pequenos freqüentemente têm uma resposta normal (52).

Estudos de Imagem

Um schwannoma vestibular é identificado mais comumente por meio de um estudo por imagem. A sensibilidade dos estudos radiográficos para diagnosticar schwannomas vestibulares melhorou grandemente nos últimos anos. Antigamente, radiografias simples e politomografias dos canais auditivos internos eram os fundamentos do diagnóstico. Erosão óssea do canal auditivo interno era necessário para o diagnóstico do tumor com estes estudos. A adição do iofendilato (Pantopaque®) à mielografia da fossa posterior melhorou a precisão diagnóstica, mas o canal auditivo interno estava às vezes bloqueado por um cisto aracnóideo ou uma alça da artéria cerebelar inferior anterior, produzindo um resultado de imagem falso-positivo.

A introdução da tomografia computadorizada (TC) nos anos 1970 possibilitou o imageamento axial com visualização aperfeiçoada de osso e tecido mole. Com a adição de agentes de contraste iodado intravenoso, 90% dos schwannomas vestibulares são contrastados, melhorando ainda mais a precisão diagnóstica da TC. Tumores intracanaliculares e tumores que se estendem menos de 5 mm para dentro do ACP freqüentemente são despercebidos com TC contrastada. Um estudo mostrou que a TC é apenas 63% precisa para diagnosticar schwannomas vestibulares (53). A precisão da TC pode ser melhorada pela adição de cisternografia com contraste de gás. A injeção de 2 a 4 mL de oxigênio dentro do espaço subaracnóideo revela uma saliência convexa de uma massa no poro do canal auditivo interno. Cefaléias são freqüentemente assinaladas nos pacientes que fizeram TC com contraste gasoso.

Embora a TC seja excelente para demonstrar a anatomia óssea do osso temporal e do canal auditivo interno, a resolução do tecido mole é menos precisa, a não ser que seja usado contraste intratecal ou TC cisternografia com gás. O exame de ressonância magnética (RM) foi introduzido no começo dos anos 1980 e tornou-se o padrão-ouro para o diagnóstico de schwannoma vestibular. A RM usa a interação de campos magnéticos e núcleos atômicos para produzir imagens. O sétimo e o oitavo nervos cranianos, bem como cerebelo, tronco cerebral, vasculatura e outras estruturas são bem visualizados em RM (54).

A adição de gadolínio ao ácido dietilenotriamino pentacético (DTPA) melhorou ainda mais a acurácia diagnóstica da imagem de RM (Fig. 69.2). O gadolínio é captado preferencialmente para dentro do schwannoma vestibular, possibilitando a visualização mesmo de tumores muito pequenos. É importante que o gadolínio seja usado em todos os pacientes que estão sendo examinados quanto a um schwannoma vestibular porque ele aumenta significativamente a precisão diagnóstica. Em um estudo contrastado com o gadolínio, schwannoma vestibular se contrasta brilhantemente em T1 ou T2. Em imagens sem contraste, os schwannomas vestibulares permanecem isointensos ou ligeiramente hipointensos em T1 e são isointensos em T2. Nós recomendamos RM com contraste gadolínio nas pessoas em quem haja um grau moderado a alto de suspeita de schwannoma vestibular.

RM pode ser efetuada no ajuste para T1 (brilhante na densidade de gordura) ou no ajuste para T2 (bri-

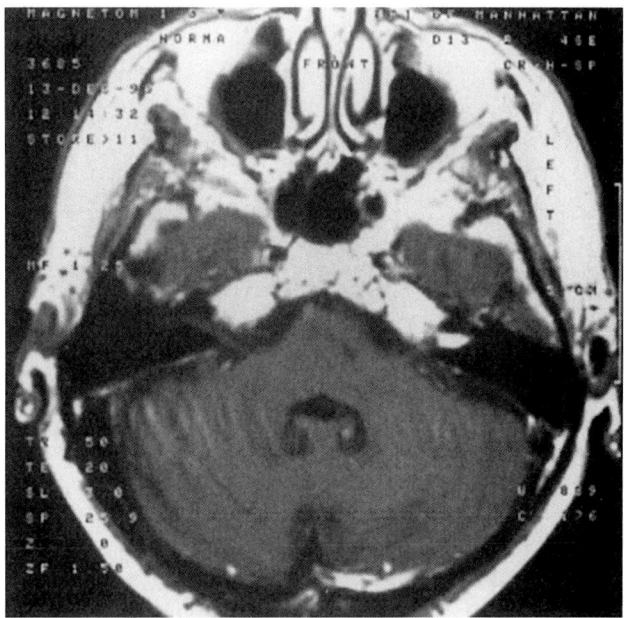

Figura 69.2

Imagem de ressonância magnética com gadolínio mostrando schwannoma vestibular intracanalicular.

lhante na densidade de líquido). Aperfeiçoamentos recentes no *software* de computador, combinados com o uso de bobinas de superfície, melhoraram significativamente a resolução do líquido cerebrospinal e líquidos da orelha interna no ajuste para T2. O sétimo e o oitavo nervos podem ser visualizados em relevo no canal auditivo interno por RM de *fast spin-echo* de T2. Esta técnica tem sido usada para triar quanto a schwannomas vestibulares (55) (Fig. 69.3). Como o teste pode ser efetuado sem contraste de gadolínio em um tempo de imageamento mais curto, os custos são reduzidos. Ele é usado em alguns centros para triagem quanto a patologia retrococlear em vez do BERA. Entretanto, anormalidades vistas em imagens de *fast spin-echo* freqüentemente exigem RM contrastada com gadolínio em cortes finos para confirmação.

Falso-negativos são raros com RM contrastada, a não ser que se usem cortes grossos (≥ 10 mm). Falso-positivos também são raros, e mais freqüentemente associados a neurite viral do sétimo ou oitavo nervo (56). Estes podem facilmente ser diferenciados de schwannomas vestibulares pelo diâmetro normal do complexo neural. Por outro lado, é importante incluir imagens sem contraste para diferenciar outras lesões que podem contrastar-se no ACP que não são schwannomas vestibulares (p. ex., região globular de medula óssea em um ápice petroso pouco pneumatizado).

A aparência de uma massa no ACP freqüentemente exige a diferenciação entre um schwannoma vestibular e um meningioma. Um schwannoma vestibular tende a ser centrado no canal auditivo interno e tem uma aparência globular, fazendo um ângulo agudo ser formado entre a face posterior do osso temporal e a superfície do tumor. O schwannoma vestibular geralmente se estende para o canal auditivo interno, dando uma aparência muitas vezes descrita como uma casquinha de sorvete. O canal auditivo interno freqüentemente é erodido pela expansão tumoral. O tumor pode ter áreas de degeneração cística, e ocasionalmente há evidência de hemorragia dentro do tumor (Tabela 69.1). Os meningiomas, por outro lado, tendem a ser sésseis e a se estender ao longo da crista petrosa com um ângulo obtuso osso/tumor. Eles também têm tipicamente uma "cauda dural" de contraste que se estende ao longo da periferia da lesão. É importante notar que caudas durais podem ocorrer com schwannomas vestibulares (57). Os meningiomas são tipicamente isointensos ou brandamente hipointensos em T1, mas variam de hipointensos a hiperintensos em T2. Os meningiomas "em placa" são muito achatados e têm uma propensão a infiltrar o osso temporal (58).

Tratamento

O tratamento dos schwannomas vestibulares foi a fonte de considerável controvérsia durante muitos anos. Com aperfeiçoamentos nos estudos por imagem, os pacientes estão se apresentando com perda auditiva como o seu único sintoma e, às vezes, eles são completamente assintomáticos. O desenvolvimento recente da cirurgia estereotática oferece outra opção de tratamento aos pacientes e abastece a controvérsia. Ao decidir como tratar um schwannoma vestibular, o cirurgião deve lembrar que o objetivo principal é preservar a

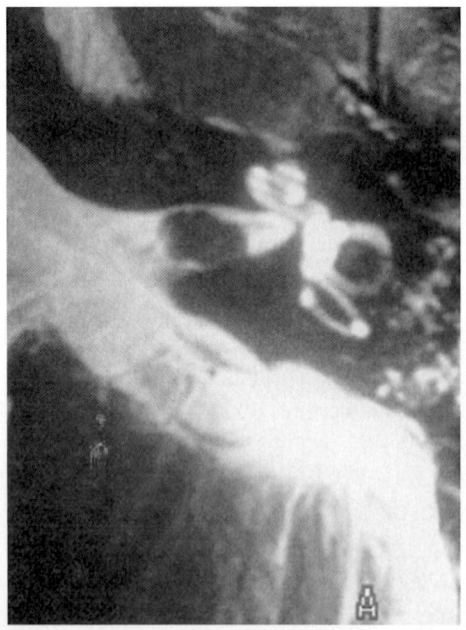

Figura 69.3
Imagem de ressonância magnética de *fast spin-echo* de T2 de um schwannoma vestibular intracanalicular. Observar que os nervos dentro do canal auditivo interno podem ser visualizados.

TABELA 69.1 DIAGNÓSTICO TUMORES DO ÂNGULO CEREBELOPONTINO
Sintomas e sinais
Perda auditiva unilateral
Zumbido unilateral
Repleção aural
Tontura
Hipoestesia facial
Reflexo corneano diminuído
Testagem audiométrica e vestibular
Audiometria de tons puros e discriminação da fala
Audiometria de impedância
Audiometria de respostas evocadas do tronco cerebral
Eletronistagmografia
Imageamento radiográfico
Imagem de ressonância magnética (RM): RM *fast spin-echo* de T2 com gadolínio
Tomografia computadorizada (TC) cisternografia com contraste gasoso
TC com contraste
Radiografias simples

vida, mantendo em mente a evolução natural de um schwannoma vestibular não tratado. O segundo objetivo é a preservação da função do nervo facial. O terceiro objetivo, quando existe audição útil pré-operatoriamente, é a preservação da audição dentro desse nível aproveitável. Um quarto objetivo, na nossa instituição, é a remoção completa do tumor (Tabela 69.2).

Observação

A velocidade de crescimento dos schwannomas vestibulares varia grandemente (59,60). Vários pacientes foram observados com sucesso durante até 10 anos sem alteração apreciável nos sintomas (61). Weit *et al.* (62) promoveram a conduta de "aguardar e tomografar" para tumores pequenos em pacientes idosos. Estudos que acompanharam esta conduta mostram variação importante (18,39,63). As velocidades de crescimento variam de 1 mm a 2 mm por ano, e um grande estudo indicou que 82% dos tumores acompanhados por 3,8 anos mostraram crescimento (63). Entre 14% e 24% dos pacientes observados eventualmente irão a tratamento (18).

Infelizmente, uma única RM não prediz o crescimento tumoral em longo prazo. Pacientes idosos ou aqueles com doenças clínicas sérias que têm um tumor pequeno de crescimento lento e estariam em alto risco com anestesia geral são candidatos apropriados para a observação. Imageamento de ressonância magnética é repetida após 6 meses e anualmente daí em diante. Perda auditiva de longa duração na orelha afetada pode refletir uma lenta velocidade de crescimento em pacientes idosos (64). A idade biológica não equivale necessariamente à idade cronológica. Muitos pacientes idosos com uma história de família de longevidade e que estão em boa saúde sob os demais aspectos podem ser mais adequados para remoção cirúrgica (65). A idade, unicamente, não deve determinar se um paciente é um candidato à ressecção cirúrgica. Schwannomas vestibulares em pacientes idosos podem ser removidos com taxas aceitavelmente baixas de morbidade e mortalidade. Retardar a cirurgia pode significar que um tumor maior é removido de um paciente mais velho que pode estar em pior saúde em uma fase mais tardia da vida. É crítico assumir uma conduta de longo prazo ao decidir quais pacientes são bons candidatos para a observação do tumor. Apesar de uma lenta velocidade de crescimento tumoral, um paciente mais jovem é mais bem servido fazendo-se a remoção de um schwannoma vestibular, porque a sobrevida esperada é longa. Pacientes idosos que têm schwannomas vestibulares grandes não devem ser considerados para a observação, dados os efeitos potencialmente devastadores da hidrocefalia nesta população.

Cirurgia.

Cirurgia é o principal tratamento para os pacientes com schwannomas vestibulares. Uma equipe consistindo em um neurocirurgião e um neurotologista que sejam familiarizados com cirurgia do osso temporal e fossa posterior é crítica para a remoção ótima destes tumores. Os schwannomas vestibulares são mais bem removidos em centros de tratamento terciário, onde anestesista, enfermagem e pessoal paramédico estão acostumados a trabalhar com estes pacientes. Estudos recentes mostraram que os centros de alta complexidade podem proporcionar hospitalização mais curta e freqüências mais altas de resultados de rotina que os centros de baixa complexidade (66,67). Uma variedade de vias de acesso cirúrgicas aos schwannomas vestibulares foi descrita, as quais podem ser divididas de modo amplo em três categorias. É crítico, para cada uma das vias de acesso, o uso de técnica microcirúrgica com microscópio operatório. Além disso, monitoramento intra-operatório do nervo facial deve constituir rotina durante cirurgia de schwannoma vestibular.

Cada uma das vias de acesso cirúrgicas para excisão de schwannoma vestibular possui vantagens e desvantagens. Estas vantagens devem ser combinadas com a experiência operatória da equipe cirúrgica, ao decidir que via de acesso é apropriada para um dado tumor.

Via de Acesso Translabiríntica

A via de acesso translabiríntica tem diversas vantagens que a tornam aplicável à maioria dos schwannomas vestibulares. Ela é o trajeto mais direto até o ACP e exige mínima tração cerebelar. Identificação do nervo facial é possível em todos os casos dentro do osso temporal em uma área não envolvida pelo tumor. Além disso, o fundo do canal auditivo interno é amplamente exposto de tal modo que o cirurgião pode assegurar remoção completa do tumor nesta área. Caso o nervo facial seja perdido durante a remoção do tumor, a via translabiríntica oferece a melhor oportunidade para a reparação imediata por interposição de enxerto de nervo ou através de anastomose direta término-terminal. Nós

TABELA 69.2 ℞ TRATAMENTO TUMORES DO ÂNGULO CEREBELOPONTINO

Observação
Cirurgia
    Via de acesso translabiríntica
    Via de acesso da fossa média
    Via de acesso retrossigmóidea-suboccipital
Irradiação gama estereotática

achamos que a recuperação dos pacientes da via de acesso translabiríntica é bastante rápida, com mínima dor e excelentes resultados do nervo facial.

A desvantagem óbvia é que qualquer audição residual é sacrificada na orelha submetida à cirurgia. A maioria dos pacientes que têm um schwannoma vestibular já perdeu grande parte da audição na orelha afetada. A via de acesso translabiríntica pode ser usada para tumores de todos os tamanhos. Aos pacientes que têm boa audição (média de tons puros menor que 30 dB e escores de discriminação da fala acima de 70%) e um tumor estendendo-se menos de 2 cm adentro do ACP, nós oferecemos a opção de um procedimento com preservação da audição. Outros cirurgiões que usam a via de acesso translabiríntica, no entanto, não acreditam que o pequeno número de pacientes que em última análise terão salva a sua audição valha o risco adicional envolvido nas outras vias de acesso (68).

Técnica

Uma incisão retro-auricular é feita 2 cm atrás do sulco retro-auricular (Fig. 69.4A). Procede-se à mastoidectomia completa, com identificação da dura da fossa média, do seio sigmóide, do canal semicircular lateral, da fossa da bigorna e do nervo facial (69). O seio sigmóide é esqueletizado com uma broca de diamante e cuidado é tomado para preservar uma ilha de osso sobre a cúpula do seio (também conhecida como "ilha de Bill") (Fig. 69.4B).

Uma labirintectomia é começada pela remoção de osso no ângulo sinudural ao longo do canal semicircular horizontal. Cada canal semicircular é a seguir aberto e seguido adentro do vestíbulo, tomando-se cuidado em identificar a ampola de cada canal semicircular e a artéria subarqueada (Fig. 69.4C). Estes marcos guiam o cirurgião para delinear o canal auditivo interno.

À medida que o osso é removido ao longo da dura da fossa posterior medial ao seio sigmóide, o ducto e o saco endolinfáticos são encontrados. A face inferior do canal auditivo interno é identificada primeiro, com o cirurgião sabendo da localização variável do bulbo jugular. Identificando a ampola do canal semicircular posterior, o cirurgião consegue evitar a lesão do bulbo jugular. O bulbo sempre estará localizado inferior à ampola do canal posterior. A dissecção prossegue inferiormente, usando uma broca de diamante, até que o bulbo jugular seja identificado. Esta é a extensão inferior da dissecção. Uma vez identificado o bulbo jugular, o osso é removido em torno da face inferior do canal auditivo interno até que o aqueduto coclear seja identificado. O aqueduto coclear é um marco importante para evitar lesão do nono, décimo e décimo-primeiro nervos cranianos, os quais serão anteriores e inferiores ao ducto coclear. À medida que o bordo inferior do canal interno é claramente identificado, a face posterior do canal é esqueletizada até que o bordo superior do canal interno seja identificado. O osso é a seguir cuidadosamente removido entre a dura da fossa média e o canal auditivo interno. Uma vez que a porção medial do canal esteja exposta por 270°, o pedaço restante de osso sobrejacente ao poro pode ser removido cuidadosamente. Lateralmente, a crista transversa deve ser identificada no fundo do canal auditivo interno. Superiormente, a barra de Bill (crista vertical) é identificada junto com a porção labiríntica do nervo facial. À conclusão da dissecção, o osso que cobre a dura da fossa craniana média e posterior é removido completamente, juntamente com o osso que cobre os dois terços posteriores inteiros do canal auditivo interno (Fig. 69.4D).

A dura da fossa posterior é aberta inferior e paralela ao seio petroso superior sobre a porção média do canal auditivo interno, em torno do poro acústico, e no canal auditivo interno (Fig. 69.5A). Usando a barra de Bill como guia, e com um gancho fino, o cirurgião separa o nervo vestibular superior do nervo facial (Fig. 69.5B). Se o tumor for menor que 2 cm, diminuir a massa é desnecessário antes que ele seja separado do nervo facial. Se o tumor for maior, sua face posterior é inspecionada para encontrar uma área avascular e para assegurar que o nervo facial está localizado anteriormente na sua posição costumeira.

A cápsula do tumor é incisada, e o tumor é "eviscerado" com o dissector de House-Urban ou aspiração ultra-sônica (Fig. 69.5C). O tumor restante e sua cápsula, a seguir, podem ser separados do nervo facial usando-se microinstrumentação. Monitoramento contínuo do nervo facial com *feedback* auditivo é de um valor imenso nesta parte da dissecção. Às vezes, o nervo facial não é encontrado na sua localização usual, em vez disso sendo superior ao tumor. Esta situação é mais comum em um tumor originado do nervo vestibular inferior. Freqüentemente, o nervo facial estará largamente espalhado sobre a superfície do tumor, especialmente no poro.

Depois da remoção do tumor, realiza-se hemostasia meticulosa. O tendão tensor do tímpano é cortado, e a abertura da tuba auditiva é ocluída com uma textura hemostática (Surgicel™ NuKnit). O espaço da orelha média é obliterado com músculo, e o defeito dural é aproximado com suturas de seda dural (Fig. 69.5D). O defeito dural restante e o defeito da mastóide são a seguir obliterados com tiras de gordura abdominal. Uma placa de malha de titânio é colocada sobre o defeito no osso temporal e fixada com 4 parafusos de titânio. A ferida é fechada em camadas sobre a malha. Um curativo de mastóide é aplicado.

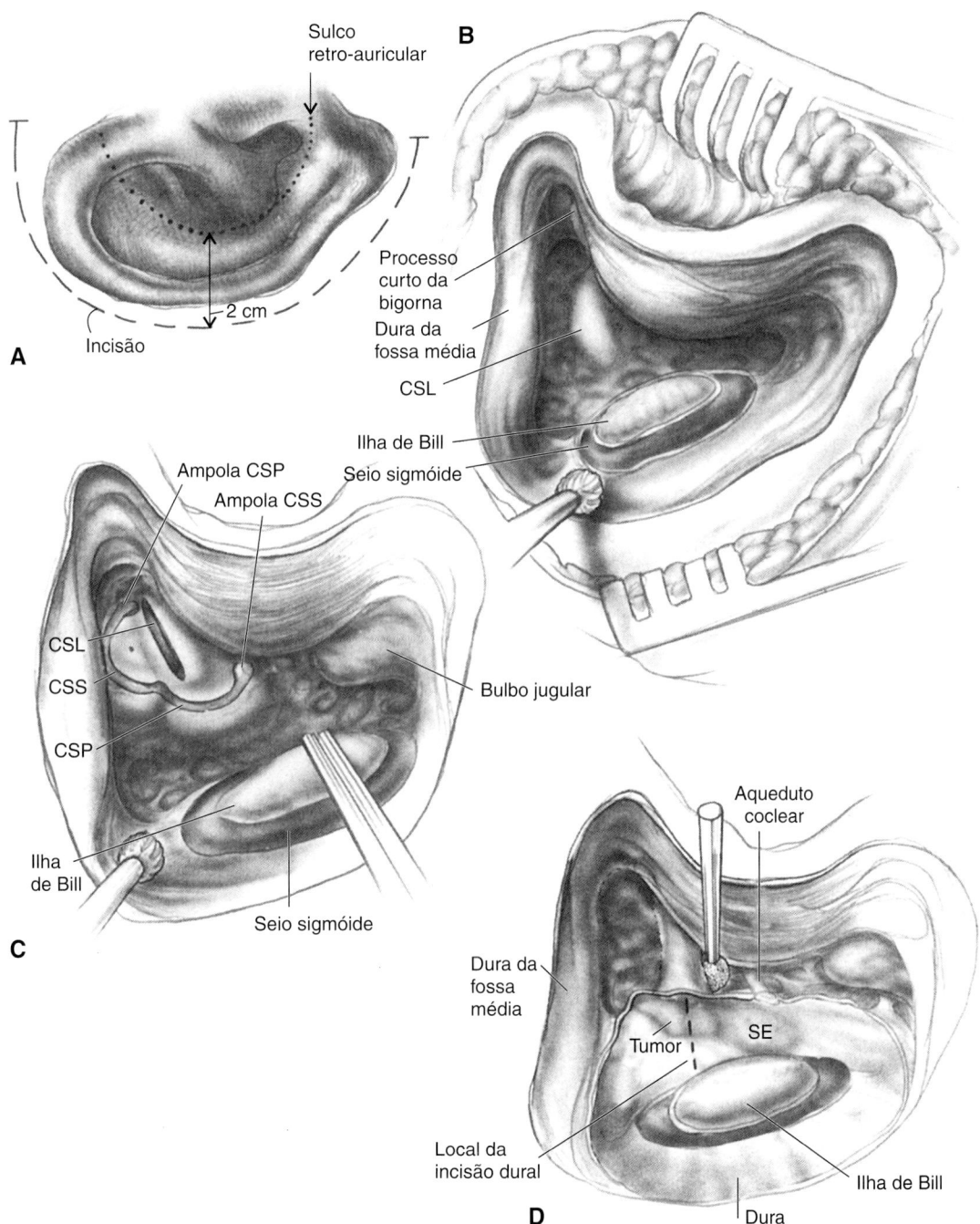

Figura 69.4

Exposição translabiríntica. **A:** Uma incisão é feita 2 cm atrás do sulco pós-auricular. **B:** Uma mastoidectomia simples completa é efetuada. O seio sigmóide é descomprimido com uma broca de diamante. Uma ilha de osso sobre a cúpula do seio (ilha de Bill) é preservada. **C:** Labirintectomia é começada. Osso no ângulo sinudural é removido ao longo do seio petroso superior. Os canais semicirculares são abertos para dentro do vestíbulo e a ampola de cada canal semicircular e a artéria subarqueada são identificados como marcos anatômicos para ajudar o cirurgião a delinear o canal auditivo interno. **D:** O canal auditivo interno é delineado inferiormente até que o aqueduto coclear seja identificado. SE, saco endolinfático; CSL, canal semicircular lateral; CSP, canal semicircular posterior; CSS, canal semicircular superior.

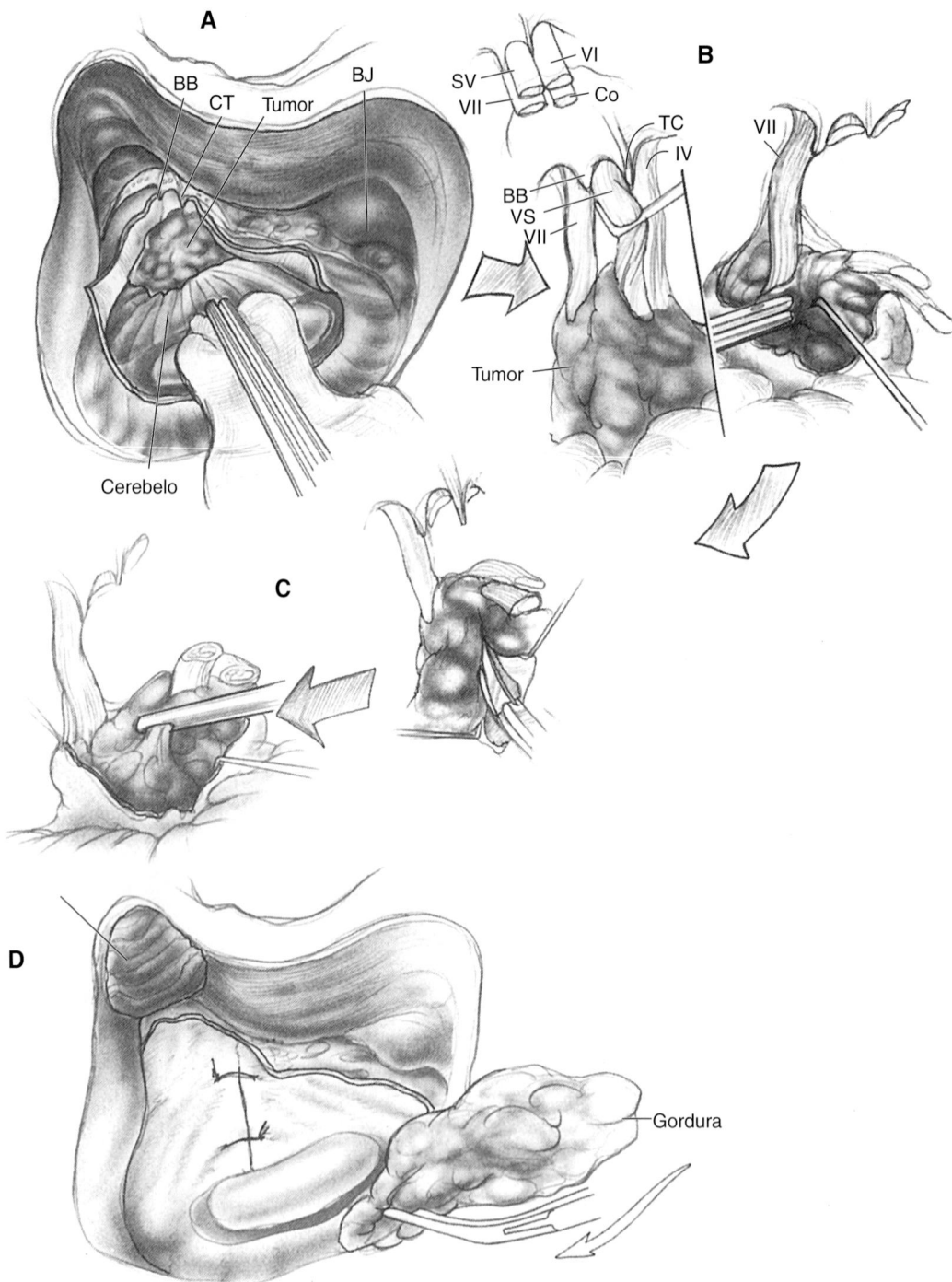

Figura 69.5
Remoção do tumor. **A:** A dura é aberta inferior e paralelamente ao seio petroso superior para dentro da fossa posterior. **B:** Com a barra de Bill como guia, o nervo vestibular superior é separado do nervo facial com um gancho delicado. **C:** A cápsula do tumor é incisada, e o tumor é "eviscerado" usando-se o dissector de Urban. **D:** A dura é fechada com suturas de seda, e o epitímpano é obliterado com músculo. O defeito mastóideo é enchido com tiras de gordura abdominal. BB, a barra de Bill; CT, crista transversa; BJ, bulbo jugular; VI, nervo vestibular inferior; VS, nervo vestibular superior; Co, nervo coclear; VII, nervo facial.

Resultados

As tentativas iniciais de remoção de schwannomas vestibulares eram geralmente fatais (taxas de mortalidade de 80%). À medida que o equipamento cirúrgico, técnica estéril e técnica cirúrgica se aprimoraram, o mesmo aconteceu com a mortalidade. Em 1917 Cushing relatou uma mortalidade de 20%, e ela tinha melhorado para 4% em 1931 (70). Antes dos esforços iniciais do Dr. William House com a via de acesso translabiríntica, a mortalidade no estado da Califórnia era aproximadamente 40%. Os relatos mais recentes dos resultados da cirurgia de schwannoma vestibular têm mostrado mortalidades de 0,2% a 0,1% (71–75). Como se previa, no entanto, a mortalidade associada a remoção de pequenos schwannomas vestibulares foi significativamente menor que aquela com a remoção de maiores schwannomas vestibulares.

A via de acesso translabiríntica foi criticada como inaplicável a grandes tumores. Esta crença origina-se mais provavelmente da falta de familiaridade com a via de acesso, porque a visão do ACP é bastante semelhante através da via de acesso retrossigmóidea ou translabiríntica. Nós constatamos que a remoção total do tumor é possível na imensa maioria dos pacientes submetidos à cirurgia por esta via de acesso, independentemente do tamanho tumoral (76). A porção inferior do ACP, particularmente em pacientes com um sigmóide posicionado anteriormente e um bulbo jugular alto, constitui a principal limitação da via de acesso translabiríntica. Uma revisão por Shelton (77) revelou que a taxa de recorrência em 857 pacientes submetidos à ressecção translabiríntica do tumor foi 0,3% em uma instituição onde a ressecção completa do tumor é o padrão. Outra revisão, por Thedinger *et al.* (78), observou uma taxa de recorrência de 0,5% em 999 pacientes que se submeteram à cirurgia principalmente através da via de acesso translabiríntica. É importante para a discussão da recorrência distinguir a quantidade de tumor residual deixada para trás. Às vezes, uma pequena quantidade de tumor pode ser aderente ao nervo facial, de modo que a remoção do tumor coloca em risco o nervo facial. Nestes casos, uma excisão "quase total" pode ser efetuada. Quase total significa que permanece um resto de menos de 25 mm^2 ou mais de 2 mm de espessura. Estes fragmentos são visíveis na RM de acompanhamento em apenas 50% dos casos e demonstraram ter um risco de 3% de recorrência (79,80). Outras escolas de pensamento favorecem uma conduta menos agressiva e muitas vezes executam uma ressecção "subtotal". Uma ressecção subtotal deixará um resto maior que 25 mm^2 ou maior que 2 mm de espessura. Estes restos são freqüentemente visíveis em RM de acompanhamento e têm uma taxa de recorrência muito mais alta – até 10 vezes mais alta na maioria dos relatórios (79–81). Raramente, a remoção completa do tumor não será possível por causa de alterações persistentes nos sinais vitais do paciente durante a ressecção do tumor. O reflexo de Cushing é uma bradicardia associada a hipertensão, que ocasionalmente ocorre durante a ressecção do tumor do tronco cerebral. Uma situação semelhante origina-se, ocasionalmente, quando o tumor é dissecado do nervo trigêmeo.

Paralisia do nervo facial é de longe a complicação mais debilitante da remoção de schwannoma vestibular. Preservação anatômica do nervo facial foi possível com a via de acesso translabiríntica em 99% dos pacientes, independentemente do tamanho do tumor (71). Preservação anatômica do nervo facial não garante necessariamente a função pós-operatória do nervo facial, porque o nervo pode ser desvascularizado ou traumatizado em tal extensão que a função não retornará. Em geral, a função pós-operatória imediata é o melhor preditor do resultado em longo prazo do nervo facial. Falcioni *et al.* (82) observaram que a maioria dos seus pacientes com paralisia facial imediata grau VI de House-Brackmann (HB) retornaram ao grau III HB cerca de 1 ano pós-cirurgia. Outras grandes séries recentes confirmaram que os resultados faciais se correlacionam com o tamanho do tumor no momento da cirurgia. Preservação do nervo facial (graus I a II HB) ocorreu em 97% a 100% dos tumores intracanaliculares, 92,5% a 95% dos tumores com menos de 2 cm, e 63% dos tumores maiores que 2 cm (71,73,74). Outro fenômeno, que ocorre em pacientes com nervo facial anatomicamente intacto e bons resultados pós-operatórios imediatos do nervo facial, é a paralisia retardada do nervo facial. Isto é definido como fraqueza facial desenvolvendo-se mais de 72 horas depois da cirurgia. A incidência relatada varia, mas parece ser em cerca de 5% (83). Uma revisão recente observou que 79% destes pacientes retornarão ao mesmo grau HB em que estavam no período pós-operatório imediato por volta de 1 ano após a cirurgia. Noventa e três por cento retornarão dentro de um grau HB do seu nível pós-operatório. Maior perda retardada, em geral, levou à pior recuperação em um ano.

Vazamento de líquido cerebrospinal é a complicação mais comum da cirurgia de schwannoma vestibular. A incidência de fístula liquórica pareceu estar em platô desde os 1970, apesar de variações na técnica destinadas a reduzir vazamento. Alguns autores (72) relatam taxas de vazamento muito mais baixas (< 3%). A maioria destes vazamentos ocorre através da incisão, e quando eles ocorrem, suturar por cima o ponto de vazamento e aplicação de um curativo compressivo freqüentemente os resolve. Rinorréia de líquido cerebrospinal é notada às vezes. Isto pode ser evocado pedindo-se ao paciente para baixar a cabeça entre os joelhos por 3 minutos e observando em busca do líquido. Atenção cuidadosa ao orifício da tuba auditiva, o fechamento dural, e à colocação em camadas de gordura abdominal dentro da ferida de uma maneira hermética ajudam significativamente a reduzir a possibilidade de rinorréia. Se vazamento de líquido cerebrospinal se apresentar como rinorréia, o tratamento inicial é a colocação de curativo compressivo mastóideo e um dreno lombar. O dreno é deixado no lugar por 3 a 4 dias. Se a fístula liquórica persistir apesar da drenagem lombar, o paciente é levado de volta à sala de operações para obliteração adicional da tuba auditiva e fechamento em saco cego do canal auditivo externo.

Meningite é uma complicação rara da cirurgia de schwannoma vestibular. Alterações do estado mental, meningismo ou cefaléias pós-operatórias piorando devem alertar o clínico para a possibilidade de meningite. Alterações nos sinais vitais e, em particular, ocorrência de febre podem elevar a suspeita. Administração de antibióticos dirigida por cultura depois de punção lombar é começada em uma fase precoce e é crítica para evitar seqüelas neurológicas. A incidência de meningite é mais alta nos tumores maiores. Não infreqüentemente, a meningite comprova-se asséptica. Meningite ocorre mais freqüentemente em pacientes com vazamentos de LCE. Complicações raras desta via de acesso incluem paralisia do sexto nervo, complicações vasculares, paralisia de nervos cranianos inferiores e ataxia cerebelar.

Anteriormente se pensava que a via de acesso translabiríntica impedia qualquer preservação de audição. Relatos recentes por McElveen et al. (84) sugerem que os canais semicirculares podem ser vedados com cera de osso quando saem do vestíbulo, com audição preservada em alguns pacientes. O relatório mais recente constatou que uma audição aproveitável foi preservada em 50% dos pacientes usando-se esta via de acesso.

Via de Acesso da Fossa Média

A via de acesso pela fossa média do crânio para remoção de schwannoma vestibular é única porque ela tem o potencial de preservação da audição enquanto permite a exposição da extremidade lateral do canal auditivo interno. Esta via de acesso é limitada a pacientes que têm tumores menores que 2 cm na maior dimensão, incluindo a porção intracanalicular. A dissecção é principalmente extradural, diminuindo a morbidade associada ao procedimento. O nervo facial é identificado na extremidade lateral do canal auditivo interno, de modo a que o cirurgião possa estabelecer um plano entre o tumor e o nervo facial. Audiometricamente, os candidatos a preservação da audição devem ter uma MTP de 4 freqüências menor ou igual a 30 dB e um escore de discriminação da fala maior ou igual a 70%, embora haja exceções a estas diretrizes (85). Modificações técnicas desenvolvidas por Brackmann et al. (86) para a via de acesso da fossa média descrita por William House em 1961 (87) melhoraram significativamente os resultados.

Uma via de acesso alargada à fossa média foi desenvolvida e permite tentativa de preservação da audição enquanto se removem tumores que se estendem adentro do ACP ou na direção do clivo. A preservação da audição nestes pacientes é excelente, com 76% retendo audição útil (88).

Diversas desvantagens tornam esta uma via de acesso desafiadora para a equipe cirúrgica. O cirurgião tem que trabalhar em torno do nervo facial durante a remoção porque o nervo facial está localizado na porção superior do canal auditivo interno. O procedimento cirúrgico é tecnicamente mais difícil que aquele na via de acesso translabiríntica, e marcos anatômicos às vezes estão ausentes no assoalho da fossa média craniana.

Técnica

O nervo facial e o BERA são monitorizados durante todo o procedimento. Com o cirurgião sentado à cabeceira do paciente e o paciente supino com a cabeça virada para longe da orelha afetada, uma incisão é feita na área pré-tragal. A incisão estende-se superiormente e a seguir curva-se posterior imediatamente acima da orelha e faz uma curva semicircular retornando na direção do supercílio. A incisão completada assemelha-se a um ponto de interrogação. A dissecção é levada até o músculo temporal e um retalho de pele é levantado superficial ao músculo temporal. O músculo temporal é a seguir incisado junto à sua inserção com a base do retalho ao longo do arco zigomático. O músculo temporal é elevado em um plano subperióstico e afastado anteriormente. Uma craniotomia temporal é então feita com uma broca de alta velocidade e irrigação-aspiração contínua depois de desenhar um retalho ósseo de 5 × 5 cm. A craniotomia é posicionada de tal modo que dois terços do retalho são anteriores ao canal auditivo externo (quanto mais anterior, melhor). A dura é então dissecada do assoalho da fossa média do crânio até a eminência arqueada, e o nervo petroso superficial maior e a crista petrosa "verdadeira" são identificados (Fig. 69.6A). A artéria meníngea média é identificada no forame espinhoso e serve como o limite anterior da dissecção. Posteriormente, a dura é elevada até a crista petrosa. Um afastador de House-Urban é inserido e a lâmina do afastador é colocada sobre a crista petrosa posterior. É importante que este afastador seja colocado em linha com o canal auditivo

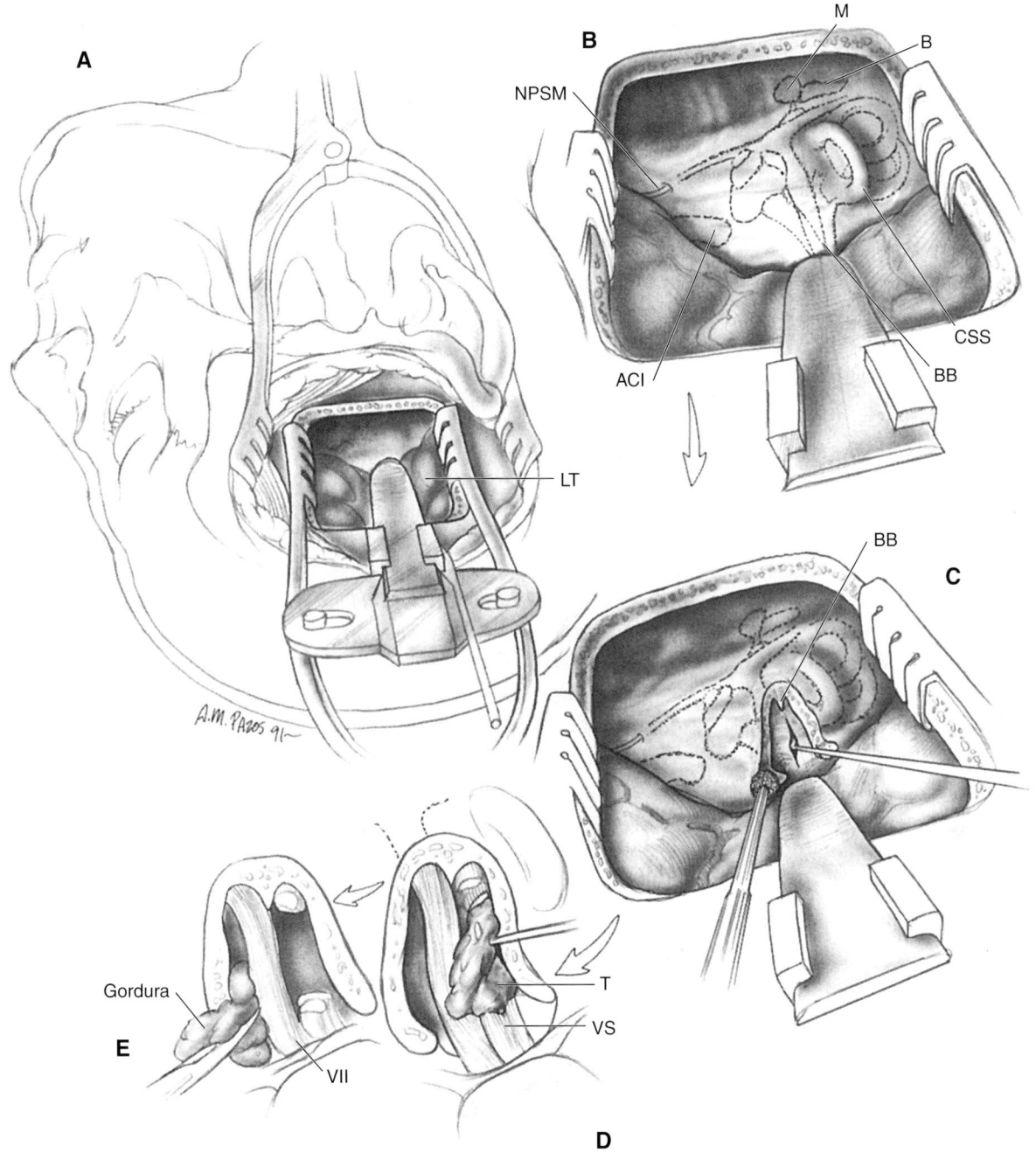

Figura 69.6

Via de acesso da fossa média. **A, B:** O afastador é posicionado de tal modo que as estruturas do osso temporal possam ser identificadas. Com o nervo petroso superficial maior e a eminência arqueada como guias, a remoção óssea é começada e o canal auditivo interno é identificado. **C:** A dura então pode ser incisada longe do nervo facial sob alta amplificação. **D:** Ganchos finos são usados para separar o nervo vestibular superior do nervo facial. **E:** O canal auditivo interno é enchido com gordura. LT, lobo temporal; NPSM, nervo petroso superficial maior; ACI, artéria carótida interna; BB, barra de Bill; VII, nervo facial; VS, nervo vestibular superior; T, tumor; M, martelo; B, bigorna; CSS, canal semicircular superior.

externo, bissecionando um ângulo formado pelo nervo petroso superficial maior e a eminência arqueada (Fig. 69.6B).

Desbaste com a broca é começado medialmente adjacente à lâmina do afastador e levado abaixo, até o canal auditivo interno ser identificado através do osso. Remoção de osso usando furadeira de alta velocidade, com brocas de diamante, e irrigação-aspiração contínua junto à crista petrosa até que o conteúdo do canal auditivo interno esteja exposto por 270°. O canal auditivo interno é então seguido lateralmente na direção do *fundus*; brocas progressivamente menores são usadas com um efeito de afilamento para expor o canal auditivo interno apenas 90° no *fundus*, assim evitando dano ao giro basal da cóclea ou à ampola do canal semicircular superior. Identificação da barra de Bill na entrada do nervo facial para dentro do canal de Falópio marca o limite lateral de dissecção. Uma revisão recente da anatomia da fossa média define as "zonas seguras" relativamente estreitas que existem em torno das estruturas da orelha interna (89). Sem dissecção completa na porção lateral do canal, há uma área abaixo da crista transversa que não é visível a partir da fossa média (90).

A porção labiríntica proximal do nervo facial é descomprimida cerca de 3 mm para admitir qualquer edema que possa ocorrer como resultado de trauma durante a dissecção. A dura a seguir pode ser incisada posteriormente, longe do nervo facial, sob alta amplificação (Fig. 69.6C). As fibras do nervo facial são dissecadas livres das porções aderentes do tumor. A alta amplificação possibilita dissecção mais precisa com ganchos e tesouras finos (Fig. 69.6D). Um tumor pequeno pode exigir diminuição desta porção neste momento, cuidado sendo tomado para preservar todas as estruturas vasculares e neurais. A dissecção tumoral a seguir prossegue de medial a lateral a uma distância do nervo coclear – uma chave para preservação da audição (86). O nervo de origem do tumor neste ponto é cortado, enquanto o nervo coclear e o outro nervo vestibular são preservados.

Depois que a remoção do tumor está realizada, uma mecha de Gelfoam embebida com papaverina é colocada sobre o nervo coclear no canal auditivo interno. O efeito vasodilatador aumenta o fluxo sanguíneo coclear. O defeito dural é tamponado com uma pequena quantidade de gordura abdominal (Fig. 69.6E), o retalho da craniotomia é recolocado e fixado com microplacas de titânio, e a ferida é fechada em camadas.

Resultados

Remoção completa do tumor, um dos principais objetivos da cirurgia, foi realizada em 98% dos pacientes submetidos à via de acesso da fossa média para remoção de um schwannoma vestibular em uma grande série (91). O outro objetivo principal desta via de acesso é a preservação da audição. Os resultados relatados variam de 20% a 71%. Uma revisão recente dos resultados da audição em longo prazo em um grande grupo de pacientes que se submeteram à craniotomia da fossa média para a remoção de schwannoma vestibular constatou que a audição permaneceu estável em 70% dos pacientes, e o declínio que foi notado pareceu ser simétrico com o lado não operado (92). Os resultados em longo prazo do nervo facial mostraram-se similares entre a via de acesso da fossa média e a via de acesso translabiríntica (74,57). Há uma incidência ligeiramente mais alta de fraqueza facial imediata temporária associada à via de acesso da fossa média, provavelmente por causa da necessidade de manipulação do nervo facial para facilitar a remoção do tumor. Fístula liquórica para a fossa média é descrita como ligeiramente mais baixa que a das vias de acesso retrossigmóidea ou translabiríntica (72,75). As outras complicações associadas a craniotomia da fossa média incluem meningite, hemorragia epidural ou intracraniana, convulsões e cefaléias. Estas todas são raras e não ocorrem em qualquer freqüência mais alta que na via de acesso translabiríntica.

Muitos estudos tentaram determinar pré-operatoriamente que características melhor prediriam preservação da audição em pacientes submetidos a cirurgia de schwannoma vestibular; entretanto, os resultados variaram de estudo para estudo. Uma revisão recente de pacientes com audição útil (média de tons puros menor que 50 dB e escores de discriminação da fala maiores que 50% – a regra de 50/50) e tumores com menos de 2 cm na maior dimensão observou que a audição aproveitável foi mantida em 58,8%, e a audição mensurável foi preservada em 75,9% (93). Nem todos os componentes do BERA foram benéficos para a predição de resultado. Especificamente, resultados significativamente melhores foram encontrados em pacientes com a mais baixa latência V intra-aural absoluta e com os mais baixos valores absolutos de onda V. Uma resposta hipoativa no ENG pré-operatório, indicando um tumor do nervo vestibular superior, também é considerado associado a um prognóstico favorável quanto à preservação da audição. Não houve correlação significante entre preservação da audição e resultados ENG, mas houve uma tendência a melhores resultados em pacientes com respostas calóricas hipoativas (93).

Via de Acesso Retrossigmóidea-Suboccipital

A via de acesso suboccipital tem sido a via de acesso neurocirúrgica tradicional ao ACP. Nós temos achado esta via de acesso útil em pacientes com boa audição pré-operatória cujo tumor é localizado medialmente dentro do canal auditivo interno e salienta-se 2 cm ou menos para o ACP. A vantagem desta via de acesso é o potencial de preservação da audição e a capacidade de remover tumores de todos os tamanhos com a mesma via de acesso. Há boa visualização do tronco cerebral e nervos cranianos inferiores através desta via de acesso.

Esta via de acesso tem, no entanto, várias desvantagens. O potencial de embolia de ar existe sempre que a cabeça do paciente está mais alta que o tórax. Alguns cirurgiões preferem usar a posição sentada para a via de acesso retrossigmóidea, colocando o paciente em risco desta complicação. A posição tradicional para a via de acesso suboccipital tem sido a posição de "banco de jardim", na qual o paciente está semipronо. Alguns cirurgiões, incluindo aqueles na nossa instituição, agora executam esta operação com o paciente na posição supina. Além disso, tumores que se alastram ao terço lateral do canal auditivo interno são difíceis de remover sem violar o labirinto vestibular ou o ducto endolinfático (94,95). Acredita-se que uma lesão não-reconhecida do ducto endolinfático possa explicar alguma deterioração da audição no longo prazo vista na remoção retrossigmóidea. Por outro lado, como é difícil visualizar a porção lateral do canal auditivo interno, não é incomum que um resto de tumor seja deixado na porção lateral do canal auditivo interno. Como resultado, há uma incidência mais alta de remoção incompleta e recorrência do tumor com a via de acesso retrossigmóidea. Outra desvantagem da via de acesso suboccipital é a necessidade de afastamento cerebelar. Compressão do flóculo cerebelar pode produzir anormalidades oculomotoras da perseguição, mirada optocinética e sacada (96). Estas anormalidades podem contribuir para o desequilíbrio observado após a cirurgia. A maior desvantagem da via de acesso retrossigmóidea é a alta incidência de cefaléias pós-operatórias. Até 54% dos pacientes relatarão cefaléias após a remoção retrossigmóidea de schwannoma vestibular, e aproximadamente 10% relatam cefaléias prolongadas e incapacitantes (97).

Técnica

Com o paciente na posição supina, a cabeça é raspada como seria para uma via de acesso translabiríntica, mas com 2 a 3 cm extras de cabelo removido posteriormente. A pele é preparada com povidona-iodo, e recebe campos de modo estéril. Monitoramento intra-operatório do nervo facial e BERA são continuados durante todo o procedimento. Uma incisão curva é feita cerca de 3 cm posterior ao sulco pós-auricular, com a porção inferior da incisão curvada ligeira e posteriormente. Uma mastoidectomia limitada é efetuada para descomprimir o seio sigmóide. Cauterização da veia emissária mastóidea comumente é necessária.

A perfuração da mastoidectomia é efetuada ao longo do seio sigmóide até ele se aproximar do bulbo jugular. O sigmóide também é seguido superiormente até o seio lateral ser identificado. Uma craniotomia de 4 cm é então feita sobre o suboccipício (Fig. 69.7A). A dura subjacente é separada do osso e o retalho ósseo é removido. A dura é incisada de um modo semilunar com a base do retalho dural posicionada medialmente. Suturas de tração são colocadas na dura, o seio sigmóide é refletido anteriormente, o cerebelo é delicadamente afastado posteriormente, e a dissecção é levada medialmente até a cisterna lateral (Fig. 69.7B). Líquido cerebrospinal sai quando esta região é penetrada, e o cerebelo cai posteriormente. A dura sobre o canal auditivo interno posterior é então incisada até o osso. Desbaste com broca de diamante é então começado no lábio posterior do canal auditivo interno, o qual é esqueletizado em 180° da sua circunferência (Fig. 69.7C). O saco e o ducto endolinfáticos são marcos anatômicos úteis nesta dissecção porque o ducto endolinfático encontra-se superficial ao canal semicircular posterior.

O tumor neste ponto deve ser diminuído freqüentemente com dissector de House-Urban ou aspirador ultra-sônico, sendo tomado inicialmente cuidado para assegurar que o nervo facial não esteja localizado na superfície posterior do tumor. A dissecção do tumor começa medialmente perto do tronco cerebral e estende-se lateralmente. Um plano deve ser desenvolvido entre o sétimo nervo e o tumor enquanto equipamento de monitoramento do nervo facial é usado para evitar a lesão do nervo. Todo o esforço deve ser direcionado para evitar uma tração de lateral a medial, porque o nervo coclear no modíolo está em grande risco com esta manobra.

As margens ósseas devem ser reparadas. A dura sobre o cerebelo é suturada com uma sutura contínua, e o retalho ósseo é recolocado na sua posição anatômica original e fixado com placas de titânio. O defeito mastóideo é obliterado com gordura, e a musculatura suboccipital é ressuturada na sua localização original. Tecidos moles são aproximados em camadas e é aplicado um curativo estéril.

Resultados

Resultados recentes de centros nos quais a remoção microcirúrgica de schwannomas vestibulares é efetuada regularmente mostram que a mortalidade é baixa (menos de 1%) com esta via de acesso (98). A remoção completa do tumor tem variado, com a maioria dos principais centros relatando ressecção completa em mais de 95% (99). Função normal ou quase normal do nervo facial também tem variado, dependendo do tamanho pré-operatório do tumor, variando de 58% a 93% em grandes séries (99). Os resultados de preservação da audição têm sido difíceis de interpretar, porque é difícil definir um grupo uniforme de pacientes nos quais a conservação da audição tenha sido tentada. A preservação da audição variou de 17% a 65% (100–102). Um relatório recente, após comparar os resultados relatados de diversas instituições, observou que a preservação da audição na mesma classe de audição na craniotomia da fossa média ocorreu em 33% a 57% (média 48%), em oposição a uma faixa de 0% a 68% (média 39%) da craniotomia retrossigmóidea. Ao comparar preservação de audição útil em pacientes com audição pré-operatória classe A, os resultados da fossa média variaram de 50% a 71% (média 69%) e os resultados re-

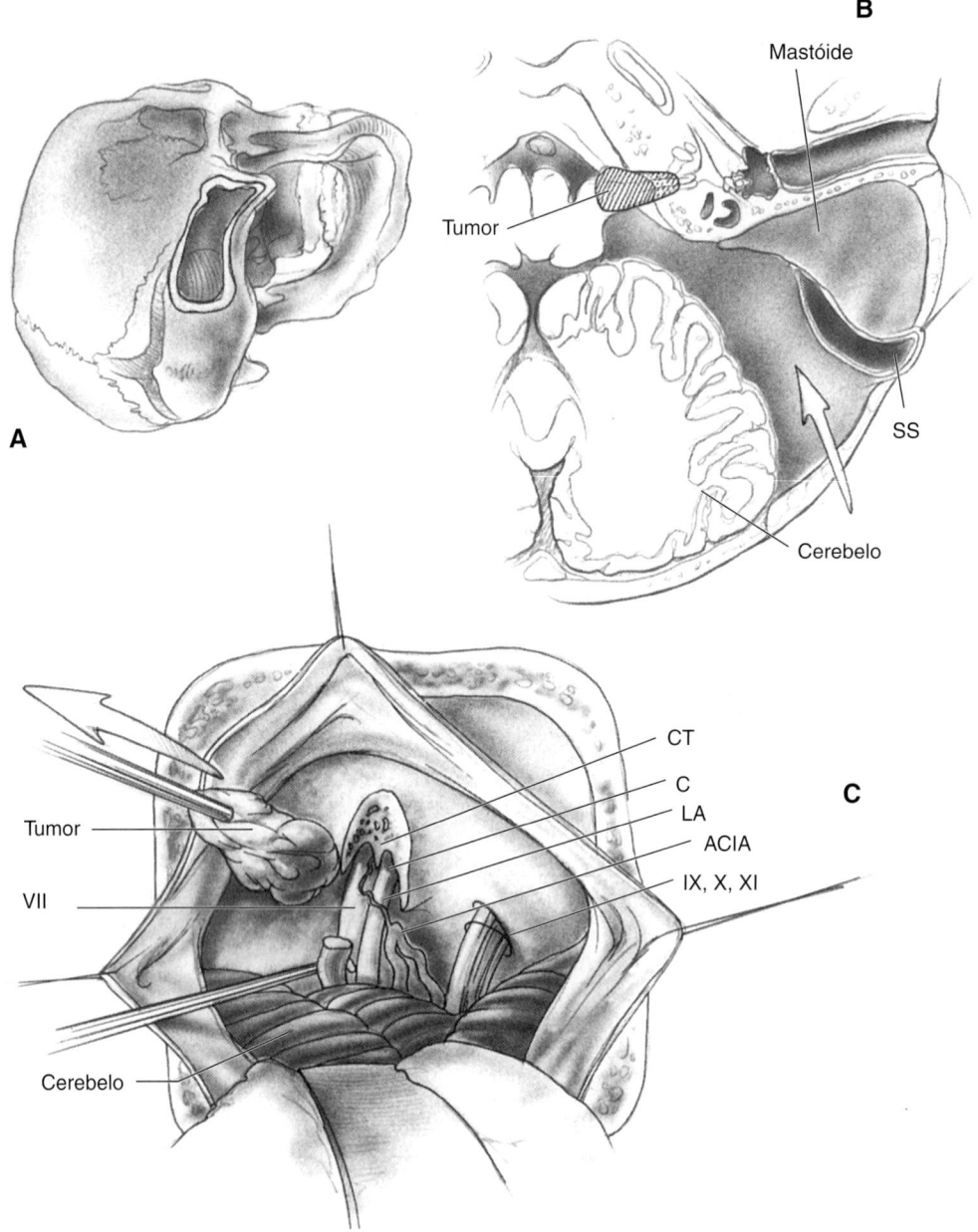

Figura 69.7
Via de acesso retrossigmóidea-suboccipital. **A:** Uma craniotomia de 3 cm é feita com a broca de cortar, o seio sigmóide servindo como limite anterior e o seio transverso como limite superior. Uma mastoidectomia com descompressão do seio sigmóide também foi realizada. **B, C:** O lábio posterior do canal auditivo externo foi desbastado e tirado para expor o tumor e o conteúdo do canal auditivo interno. SS, seio sigmóide; CT, crista transversa; C, nervo coclear; AL, artéria labiríntica; ACIA, artéria cerebelar inferior anterior; VII, nervo facial; IX, nervo glossofaríngeo; X, nervo vago; XI, nervo acessório espinhal.

trossigmóideos variaram de 17% a 88% (média 54%) (103). Vazamento de líquido cerebrospinal ocorre em cerca de 11% dos pacientes. Tamanho tumoral e via de acesso têm alguma pequena influência na incidência de vazamento. A craniotomia retrossigmóidea tem a mais alta taxa de vazamento, seguida pela craniotomia translabiríntica. A craniotomia da fossa média tem a mais baixa taxa de vazamento (74,104). Outras complicações, como meningite e hemorragia pós-operatória, ocorrem com freqüência semelhante, independentemente da via de acesso. Cefaléias pós-operatórias, no entanto, ocorrem com muito maior freqüência na via de acesso retrossigmóidea. As cefaléias foram consideradas inicialmente causadas pela aderência entre a musculatura nucal e a dura, mas a reparação do defeito ósseo por uma cranioplastia ou a recolocação do retalho ósseo não reduziu significativamente a incidência de cefaléia. Agora se pensa que a cefaléia possa ser causada pela poeira de osso da perfuração intradural do canal auditivo interno (97) (Tabelas 69.3 e 69.4).

Radiocirurgia Estereotática

"Radiocirurgia estereotática" não é verdadeiramente cirúrgica, mas é uma variedade de radioterapia. Leskell a introduziu pela primeira vez em 1969 (105). O apelido cirúrgico é derivado do fato de que apenas uma área selecionada de tecido é ligada, como em cirurgia. Isto é realizado aplicando-se múltiplos feixes ionizantes (raios gama por meio de uma fonte de cobalto 60 ou fótons por meio de um ciclotron) de radiação em um alvo intracraniano específico, administrados em uma única sessão de tratamento. Diversamente da cirurgia, no entanto, não há remoção ou destruição do tecido-alvo, de modo que é importante lembrar que o objetivo da radiocirurgia é parar o crescimento tumoral. Dentro da comunidade de radioterapia, há dois campos distintos: o grupo de radioterapia estereotática e o grupo de radioterapia fracionada. A radioterapia fracionada difere de duas maneiras: a fonte muitas vezes é um acelerador linear, e a dose total é fracionada – significando que é aplicada ao longo de várias sessões. Ambas dependem de modelagem em computador para determinar o centro de dose – ou isocentro – e a linha de isodose de 50%, que é a periferia onde a dose total aplicada é metade da dose total aplicada ao isocentro. A linha de isodose de 50% é atualmente estabelecida como sendo em torno de 13 a 14 Gy. A radiocirurgia afirma a vantagem de permitir mais isocentros do que são disponíveis com radioterapia fracionada, desse modo permitindo melhor conformação do alvo (106). O objetivo de ambas é limitada a dose e/ou lesão a estruturas circundantes, todavia maximizando a aplicação ao alvo pretendido. Globalmente, os resultados são muito semelhantes, independentemente do tipo de radiação usado (106). Os resultados iniciais usando uma dose de 18 Gy mostraram altos níveis de controle do tumor mas incidência igualmente alta de lesão dos nervos trigêmeo e facial, e apenas sucesso muito limitado (22%) de preservação da audição no longo prazo. Freqüentemente, os déficits desenvolveram-se de uma maneira retardada, ocorrendo vários meses a 2 anos depois do tratamento. Como resultado, os radioterapeutas baixaram a dose total aplicada para o seu nível atual.

Causa preocupação o fato de que doses de radiação seis vezes maiores que o máximo clínico deixaram de erradicar células de schwannoma *in vitro* (107). Lee *et al.* (108) mediram antígeno nuclear de células em proliferação (PCNA) em células tumorais de pacientes com tumores que estavam crescendo após radiocirurgia. Observaram que havia um potencial mais baixo de proliferação nos tumores que tinham recebido radiocirurgia. Propuseram a hipótese de que a radioterapia levou à apoptose nas células tumorais que tinham o mais alto potencial de proliferação, e de que as células que estavam se dividindo mais lentamente sobreviveram. Isto também pode explicar por que parece haver um período de vários anos entre o momento da irradiação e a continuação do crescimento. Também levanta importante preocupação de que os resultados em longo prazo com a dose mais baixa podem

TABELA 69.4 — COMPLICAÇÕES TUMORES DO ÂNGULO CEREBELOPONTINO

Perda auditiva neurossensorial
Paralisia de nervo facial
Fístula de líquido cerebrospinhal
Meningite
Hemorragia intracraniana
Embolia aérea
Ataxia cerebelar
Cefaléias

TABELA 69.3 — EMERGÊNCIAS APÓS REMOÇÃO DE TUMOR

Emergência	Tratamento
Hemorragia intracraniana	Remover o curativo e abrir a ferida, para permitir a descompressão rápida do tronco cerebral; levar para a sala de operações para controlar a hemorragia
Pneumocefalia	Se instável, craniotomia de emergência para remover o ar; caso contrário, descontinuar o dreno lombar e observar
Meningite	Punção lombar para cultura e sensibilidade; antibióticos apropriados intravenosamente; fechamento cirúrgico de qualquer vazamento de líquido cerebrospinal
Vazamento de líquido cerebrospinal	Curativo compressivo; se o vazamento persistir apesar de dreno lombar, fechamento cirúrgico

ser significativamente piores. Os estudos iniciais do Karolinska Institute em Estocolmo, Suécia, onde o gamabisturi foi desenvolvido, observaram que 15% dos tumores estavam maiores no acompanhamento de 1 ano (109). A audição foi mantida em 22% dos pacientes que tinham audição útil pré-tratamento, e algum grau de fraqueza facial, freqüentemente retardada, ocorreu em 17% dos pacientes (110). Disfunção do trigêmeo foi observada em 19%. Uma segunda grande série, da Universidade de Pittsburgh, mostrou apenas um aumento de 4% no tamanho tumoral após tratamento (111). Audição útil foi preservada em cerca de 33% dos pacientes que tinham audição antes do tratamento, 21% desenvolveram fraqueza do nervo facial e 27% desenvolveram perda nervosa trigeminal. Um estudo diferente da Mayo Clinica revelou que nenhum paciente teve progressão do tumor a um acompanhamento médio de 16 meses; entretanto, as incidências de fraqueza facial e neuropatia trigeminal foram 66,5% e 59%, respectivamente. A audição foi preservada em cerca de 50% dos pacientes (112). Estes resultados desanimadores levaram à redução na dose total e aperfeiçoamento na modelagem de computador. Estudos recentes mostraram resultados significativamente melhores no tratamento dos nervos cranianos. Entretanto, há debate sobre se é a conformação melhorada do tumor obtida ao usar múltiplos isocentros ou se é a dose diminuída que está fornecendo melhores resultados dos nervos cranianos. Foote *et al.* (105) observaram que independentemente do grau de conformação ou do número de isocentros houve menos neuropatias cranianas quando a dose máxima no tronco cerebral foi mais baixa. Eles também observaram que doses periféricas de menos de 15 Gy forneceram melhores resultados dos nervos cranianos. Um estudo recente de Boston (113) usando radiocirurgia com feixe de prótons observou que a incidência de fraqueza do nervo facial foi de 8,9%, a função trigeminal foi diminuída em 10,9%, e apenas 33% mantiveram a audição útil. Flickinger *et al.* (114) observaram que usando uma dose reduzida, conseguiram reduzir sua incidência de neuropatia facial para 1,1% e reduzir sua neuropatia trigeminal para 2,6%. A audição foi preservada em 74% dos pacientes. Todos os estudos de radiação citam taxas de controle do tumor na faixa de 96% a 98%. Mais uma vez, é demasiado cedo para dizer quais serão os resultados no longo prazo do controle do tumor, e a redução na dose é um fenômeno relativamente recente. Desequilíbrio prolongado é incomum em pacientes submetidos à microcirurgia, mas é visto em até 33% dos pacientes tratados com radiação (115). Uma explicação possível para isto é que a radiação leva à diminuição na função vestibular no lado tratado, enquanto a microcirurgia leva à perda completa de função devida ao seccionamento do nervo vestibular. A compensação central é mais completa quando o nervo é seccionado. Outra complicação que é mais comum após a radiação que após a microcirurgia é a hidrocefalia, exigindo *shunt* (105,113). Radioterapia também tem o risco exclusivo de induzir malignidade no campo irradiado. Bari *et al.* (116) reviram quatro casos de malignidade que se desenvolveu em schwannomas vestibulares irradiados. Sarcomas também foram encontrados no campo irradiado, e houve um risco de 1 por 2.000 de se desenvolver uma malignidade até 10 anos depois da irradiação (117).

Preocupações importantes foram levantadas acerca dos resultados da cirurgia em pacientes que receberam irradiação estereotática para schwannomas vestibulares. Está claro, a esta altura, que a remoção de tumor pós-irradiação é mais difícil e que há mais aderência e cicatriz entre o nervo facial e/ou o tronco cerebral nestes casos (118). Friedman *et al.* (R Friedman, D Brackmann e W Hitselberger, dados não publicados, junho de 2005) recentemente reviram os resultados de 44 pacientes que se apresentaram no House Ear Institute para tratamento após falha de radioterapia. Quarenta e dois por cento desses pacientes estavam 1,5 a 3 anos além da sua irradiação quando se apresentaram com crescimento tumoral, 26% estavam com mais de 4 anos pós-irradiação. Estas falhas da radiação foram pareadas aleatoriamente a pacientes que não tinham recebido radiação, para comparar os resultados. Como um todo, os pacientes que tinham recebido radiação tiveram pior função pré-operatória do nervo facial e piores limiares de audição. Pós-operatoriamente, os pacientes previamente irradiados tiveram piores resultados do nervo facial na primeira visita pós-operatória (46% grau VI no grupo irradiado; 22% grau VI no grupo controle). Os resultados piores também estavam presentes com 1 ano de acompanhamento, quando apenas 52% do grupo irradiado tinha boa função facial, enquanto 72% dos controles a possuía. Digno de nota, havia mais pacientes com NF2 no grupo de falha que no grupo controle.

A microcirurgia permanece o tratamento de escolha para schwannomas vestibulares. Irradiação estereotática tem um papel no tratamento de pacientes com tumores de menos de 2 cm que são idosos ou não são bons candidatos cirúrgicos. Ela deve ser usada com cautela em pacientes com NF2. Os efeitos da irradiação na NF2, na qual há uma mutação conhecida em um gene de controle de crescimento, são imprevisíveis. Crescimento rápido de tumores NF2 após irradiação foi descrito (119). Também se deve ter precaução em pacientes mais jovens por causa do risco de crescimento mesmo muitos anos depois da irradiação.

OUTROS TUMORES DO ÂNGULO CEREBELO PONTINO

Meningiomas

Os meningiomas são o segundo tumor mais comum que se originam dentro do ACP, responsabilizando-se por 3% dos tumores nesta região (120). O termo *meningioma* foi cunhado pelo Dr. Harvey Cushing (121), que em 1938 escreveu um erudito tratado descrevendo as classificações histológica e anatômica dos meningiomas (122). Os meningiomas tendem a se originar das células-tampa que se coletam em agregados em torno das extremidades dos vilos aracnóideos (123). Estas células-tampa são mais prevalentes nos seios venosos durais e nos pontos a partir dos quais os nervos cranianos saem dos seus respectivos foramens. Os meningiomas são de dois tipos, globulares (mais arredondados) e em placa (planos e sésseis). Os tumores não se metastatizam, mas tendem a recidivar em virtude da sua propensão à invasão óssea.

Os sintomas de um meningioma são atribuíveis ao local de origem. Tumores originando-se dentro do canal auditivo interno podem produzir sintomas idênticos aos de um schwannoma vestibular. Uma vez que a maioria dos tumores se origina da superfície posterior do osso petroso, eles muitas vezes não entram no canal auditivo interno e geralmente são maiores que um schwannoma vestibular, antes de causar perda auditiva ou sintomas vestibulares. Os tumores que se originam mais inferiormente – no seio sigmóide ou bulbo jugular – podem causar rouquidão, disfagia ou atrofia da língua. Sinais de um meningioma são comumente relacionados com o olho. Observa-se nistagmo espontâneo, freqüentemente junto com hipoestesia facial e ataxia da marcha (124).

Os pacientes que têm meningiomas geralmente têm melhor audição que os pacientes com schwannomas vestibulares de tamanho comparável. Os achados audiométricos, no entanto, podem ser indistinguíveis daqueles com um schwannoma vestibular. As médias de tons puros e escores de discriminação da fala são compatíveis com doença retrococlear. Além disso, BERA é normal em 25% dos pacientes com meningiomas (125).

Diferenças radiográficas específicas usualmente permitem ao clínico diferenciar um schwannoma vestibular de um meningioma. Em TCs, os meningiomas têm uma aparência mais densa e geralmente são homogêneos na captação de meio de contraste. Os schwannomas vestibulares geralmente são não homogêneos por causa de áreas de necrose central. Uma TC freqüentemente mostra evidência de hiperostose com um meningioma, e ocasionalmente uma calcificação é notada dentro do tumor. Os meningiomas geralmente se mostram como uma massa séssil com uma base larga que não é centrada no canal auditivo interno. Não há alargamento do canal auditivo interno em TC ou RM. A RM mostra uma cauda dural em 50% a 72% dos pacientes que têm um meningioma (Fig. 69.8). Os meningiomas freqüentemente têm uma aparência "desbotada" por causa da vascularidade, fornecendo uma imagem menos brilhante que a de um schwannoma vestibular.

Diversos subtipos histológicos de meningiomas foram sugeridos. Um sistema largamente usado caracteriza estes tumores como meningiomas meningoendoteliomatosos (55%), meningiomas fibrosos (15%), meningiomas transicionais (25%) e meningiomas angioblásticos (5%) (126). O meningioma transicional é uma combinação dos meningiomas meningoendoteliomatoso e fibroso. Corpos de psamoma são abundantes no meningioma transicional. Os meningiomas transicionais ou fibrosos tendem mais a exibir deposição de cálcio dentro do tumor (127). Os meningiomas angioblásticos são os tumores mais agressivos, com uma taxa aumentada de recorrência local. Eles também têm uma tendência a erodir e infiltrar osso.

Excisão cirúrgica é o tratamento de escolha em pacientes que têm meningioma. O procedimento cirúrgico deve ser adaptado à localização do tumor bem como ao nível pré-operatório de audição. Em pacientes que têm má audição e um meningioma do ACP, a via de acesso translabiríntica comprovou-se útil. Em pacientes que têm extensão medial do tumor no canal auditivo interno e sobre o clivo, a via de acesso transcoclear pode ser usada. Na via de acesso transcoclear, o

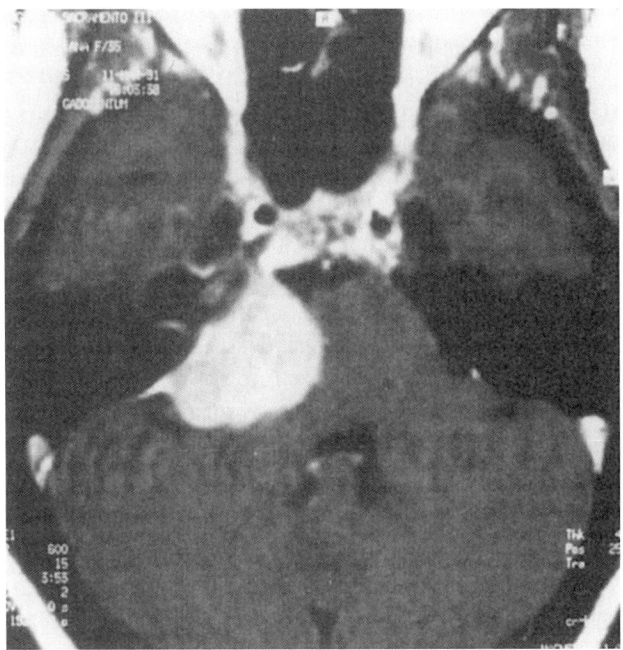

Figura 69.8
Imagem de ressonância magnética de um grande meningioma da face posterior do osso temporal. Observar a aparência de base larga deste tumor homogêneo e a característica cauda dural estendendo-se lateralmente. Este tumor foi removido por uma via de acesso da fossa média alargada.

nervo petroso superficial maior é secionado e o nervo facial é removido do canal de Falópio e transposto posteriormente (128). A cóclea pode então ser perfurada e tirada, permitindo exposição ampla anterior ao canal auditivo interno. Em alguns pacientes cujo tumor se estende para as fossas média e posterior do crânio, foi usada uma via de acesso petrosa combinada. Nesta via de acesso, uma craniotomia da fossa média é combinada com uma de várias exposições para dentro da fossa posterior para permitir a remoção do tumor em um só tempo. A exposição para dentro da fossa posterior pode ser adaptada ao nível de audição pré-operatória do paciente. O seio sigmóide, juntamente com o seio petroso superior e o tentório, podem ser secionados para a exposição adicional. Excelente exposição é obtida para dentro das fossas cranianas média e posterior através desta via de acesso. Em pacientes que têm boa audição pré-operatoriamente, a via de acesso retrossigmóidea comprovou-se útil e pode permitir a conservação da audição. Em pacientes que têm pequenos meningiomas intracanaliculares, a via de acesso da fossa média do crânio pode ser usada. Em pacientes que têm tumores maiores estendendo-se para a porção mais superior do ACP, pode comprovar-se útil a via de acesso da fossa média do crânio alargada. Esta via de acesso oferece a oportunidade de conservação da audição e a remoção completa do tumor.

A remoção destes tumores vasculares freqüentemente é associada com perda sanguínea importante. Cuidado deve ser tomado para não danificar os nervos cranianos ou as estruturas vasculares para o tronco cerebral ao tentar controlar o sangramento. Uma vez que estas lesões tendem a recidivar, é necessária a excisão completa, incluindo uma orla de dura normal. Alguns investigadores advogam a remoção do osso subjacente ao meningioma porque os meningiomas tendem a infiltrar o osso subjacente.

A morbidade associada a remoção de meningioma é maior que aquela com schwannomas vestibulares e deve ser considerada na decisão sobre o tratamento. Os meningiomas são um pouco sensíveis à radioterapia. Pacientes idosos ou pacientes que têm condições clínicas graves podem ser candidatos à observação. Tentativas recentes foram feitas para tratar meningiomas com radiocirurgia estereotática, mas resultados em longo prazo deste tratamento não estão disponíveis.

Schwannomas do Nervo Facial

Os schwannomas do nervo facial são histologicamente idênticos aos schwannomas vestibulares e podem ocorrer em qualquer lugar ao longo do trajeto do nervo facial. Entretanto, eles raramente são isolados no canal auditivo interno, e geralmente têm algum comprometimento do gânglio geniculado. Freqüentemente têm "lesões salteadas" e comprometem porções não adjacentes do nervo facial. Podem ser manifestados por perda auditiva unilateral, zumbido e sintomas vestibulares quando se originam dentro do canal auditivo interno. Quando o tumor é distal ao geniculado, ele pode encher a orelha média e apresentar-se com repleção aural e uma perda auditiva de condução. Raramente, espasmo hemifacial sugere um schwannoma facial. A função do nervo facial geralmente não é prejudicada até que o tumor seja muito grande. Os achados audiométricos são freqüentemente semelhantes àqueles de um schwannoma vestibular, tornando difícil a diferenciação. Testagem de impedância pode mostrar que o reflexo acústico ipsolateral está ausente por causa do comprometimento das fibras motoras do nervo facial. O reflexo contralateral pode estar ausente se o oitavo nervo for comprometido. A testagem de resposta auditiva do tronco cerebral usualmente fornece os mesmos resultados que um tumor acústico (129). Eletroneuronografia pode sugerir um neuroma facial, quando se encontra uma resposta reduzida; entretanto, temos visto pacientes com achados eletroneuronográficos normais que tinham schwannoma do nervo facial. Imagem de ressonância magnética é o método de escolha para diagnosticar um schwannoma do nervo facial. Em alguns casos, uma massa cerebelopontina estende-se para o canal auditivo interno através do canal de Falópio até o gânglio geniculado com uma massa na fossa média do crânio. Este aspecto é altamente sugestivo de um schwannoma do nervo facial.

O tratamento inicial de escolha é a observação, procurando crescimento tumoral ou perda de função facial. Uma vez que qualquer destes ocorra, ressecção cirúrgica com inserção de enxerto de cabo no nervo é o tratamento de escolha. Entretanto, o autor tem vários pacientes que foram tratados por descompressão do nervo facial quando a fraqueza facial começou a se desenvolver, e até agora foram acompanhados durante muitos anos sem qualquer diminuição adicional na função do facial. A via de acesso translabiríntica é usada mais comumente para remoção do tumor. Uma vez que a diferenciação de um schwannoma vestibular de um schwannoma facial pode ser impossível, nós sempre informamos aos pacientes na discussão pré-operatória que a ressecção do nervo facial e um enxerto de nervo podem comprovar-se necessários (130).

Epidermóides

Um epidermóide é uma lesão de crescimento lento que pode originar-se dentro do osso temporal ou no ACP. Espasmo hemifacial é uma característica de distinção inicial comum, e paralisia facial progressiva freqüentemente é observada. Perda auditiva, vertigem, ataxia e paralisia do quinto e sexto nervos cranianos também podem ser sintomas de apresentação. Admite-se que estas lesões se originem de restos epiteliais dentro do osso temporal. Fisiologicamente, eles são idênticos a colesteatomas da orelha média. Classicamente, têm sido associados a mau escore de discriminação da fala com relação aos tons puros, mais do que aquele com um schwannoma vestibular. Um sinal de T2 extremamente brilhante em RM é visto geralmente. Os epidermóides do ACP são em geral tratados cirurgicamente; entretanto, a operação é difícil em virtude da propensão de o tumor se infiltrar entre os nervos e os vasos sanguíneos cranianos. O epidermóide tende a aderir às estruturas no tronco cerebral, de modo que a remoção cirúrgica completa é difícil.

Schwannomas de Outros Nervos Cranianos

Qualquer um dos nervos cranianos da fossa posterior pode dar origem a schwannoma. Os sintomas de disfunção são relacionados com o nervo de origem e a localização. Um schwannoma do nervo trigêmeo produz caracteristicamente hipoestesia facial unilateral e o cavo de Meckel é aumentado em TCs. Quando o nono, décimo e décimo primeiro nervos cranianos são afetados por um schwannoma, muitas vezes é produzida uma síndrome do forame jugular, incluindo disfagia, rouquidão e fraqueza do ombro. Uma massa estendendo-se para baixo, para dentro do espaço parafaríngeo ou para dentro da fossa posterior, pode ser vista. Schwannomas do décimo segundo nervo geralmente causam hemiatrofia da língua e aumento do canal hipoglosso em TCs.

Tumores Vasculares

Vários tumores vasculares podem ocorrer no ACP (131). Um tumor de glomo jugular pode alastrar-se para a região cerebelopontina a partir do osso temporal. Outros tumores vasculares, como hemangiomas e hemangioblastomas, podem ocorrer primariamente dentro desta área. Os tumores de glomo jugular são paragangliomas não-cromafins que se originam de células quimiorreceptoras lado a lado dos nervos cranianos nono e décimo no bulbo jugular. Eles comumente são manifestados por zumbido pulsátil. Quando se alastraram à fossa posterior, uma síndrome do forame jugular com paralisia do nono, décimo e décimo primeiro nervos está usualmente presente. Estudos com TC mostram uma destruição irregular característica do forame jugular, e a RM mostra o padrão clássico de "sal e pimenta" associado aos tumores de glomo. O tratamento é a excisão cirúrgica através da via de acesso infratemporal (132).

Os hemangiomas são tumores hamartomatosos benignos que se originam de vasos sanguíneos. Eles freqüentemente se originam no gânglio geniculado e são anunciados por uma paralisia facial lentamente progressiva. Um aspecto em favo de mel do osso que circunda o gânglio geniculado é característico. Eles também podem originar-se no canal auditivo interno, produzindo sintomas típicos de um schwannoma vestibular. O tratamento é a excisão cirúrgica pela via de acesso da fossa média. Em virtude da sua associação íntima com o nervo facial (133), geralmente é necessário um enxerto no nervo facial.

Tumores Diversos do Ângulo Cerebelopontino

Cistos aracnóideos são sacos de parede fina contendo líquido cerebrospinal. Eles se desenvolvem de aderências dentro da aracnóide do canal auditivo interno. Granuloma de colesterol do ápice petroso pode alastrar-se para a fossa posterior quando se torna grande. Resulta da oclusão das células aéreas no ápice petroso, e hemorragia para dentro das células aéreas causa reação de corpo estranho e formação de granuloma. Estes tumores mostram imagens de T1 e T2 caracteristicamente brilhantes em RM. O tratamento destas lesões císticas é por drenagem através de uma via de acesso retrossigmóidea para um cisto aracnóideo e uma via de acesso infralabiríntica ou infracoclear para granuloma de colesterol do ápice petroso (134).

Vários tumores embrionários, incluindo tumores dermóides, teratomas e cordomas podem se desenvolver no ACP. Lipomas do ACP podem ocorrer como lesões hamartomatosas. Eles podem ser densamente aderentes ao tronco cerebral e mostram uma densidade de gordura em RM.

Tumores axiais primários do sistema nervoso central são raros. Eles geralmente se desenvolvem no tronco cerebral ou cerebelo e incluem hemangioblastomas, gliomas e meduloblastomas. O tratamento destes tumores inusuais é cirúrgico, com a via de acesso determinada pela localização do tumor e pela quantidade de audição residual.

Tumores malignos do ACP são bastante raros, mas condrossarcomas, papilomas malignos do plexo coróide e tumores metastáticos foram encontrados. Entre os pacientes com tumores metastáticos no osso temporal, câncer de mama é mais comum em mulheres, e câncer de próstata ou de pulmão é mais comum em homens. Paralisia facial com uma lesão em crescimento rápido é vista comumente. Punção lombar deve ser considerada para a citologia do líquido cerebrospinal nestes pacientes. O tratamento geralmente é não cirúrgico depois de uma biopsia aberta para estabelecer o diagnóstico.

PONTOS IMPORTANTES

- Schwannomas vestibulares são os tumores mais comuns que ocorrem no ACP e exigem uma importante quantidade de esforço diagnóstico pelo otorrinolaringologista na clínica.
- Schwannomas vestibulares na neurofibromatose tipo 2 são considerados causados pela ausência de um gene supressor tumoral no ramo longo do cromossoma 22.
- Sintomas otológicos ou vestibulares unilaterais inexplicados devem provocar uma avaliação para excluir uma condição patológica no ACP.
- Com as técnicas aperfeiçoadas de imageamento radiográfico, o tumor está sendo diagnosticado em uma maior porcentagem de pacientes sem sintomas, ou com sintomas atípicos.
- Imageamento por ressonância magnética com contraste de gadolínio permite a detecção de schwannomas vestibulares muito pequenos e agora é o procedimento definitivo para o diagnóstico de um schwannoma vestibular.
- Em geral, schwannomas vestibulares são mais bem tratados por excisão cirúrgica, com a via de acesso cirúrgica adaptada à audição pré-operatória, tamanho e localização do tumor, experiência da equipe cirúrgica, e desejos do paciente.
- Os schwannomas vestibulares variam grandemente na velocidade de crescimento, e a duração dos sintomas freqüentemente é correlacionada com a velocidade de crescimento do tumor.
- Os objetivos da ressecção do schwannoma vestibular são, em ordem de importância: preservar a vida, evitar seqüelas neurológicas sérias, excisar totalmente o tumor, preservar a função do nervo facial e preservar a audição.
- É possível ocluir os canais semicirculares na via de acesso translabiríntica e potencialmente salvar a audição.
- As vantagens da via de acesso translabiríntica para cirurgia de schwannoma vestibular são que o ACP é operado diretamente, o nervo facial pode ser identificado longe do tumor, o afastamento do cerebelo é mínimo, o *fundus* do canal auditivo interno é amplamente exposto e existe o potencial de reparação do nervo facial, se necessário.

REFERÊNCIAS

1. Cushing H. *Intracranial tumours: notes upon a series of two thousand verified cases with surgical-mortality percentages pertaining thereto.* Springfield, IL: Charles C Thomas Publisher, 1932.
2. Revilla AG. Differential diagnosis of tumors at the cerebellopontine recess. *Bull Johns Hopkins Hosp* 1948;83:187-212.
3. House WE A history of acoustic tumor surgery: 1800-1900, early history. In: House WE, Luetje CM, eds. *Acoustic tumors.* Vol. 1. Baltimore: University Park Press, 1979:3-8.
4. Rosenberg SI. Natural history of acoustic neuromas. *Laryngoscope* 2000;110:497-508.
5. Cushing H. *Tumors of the nervus acusticus and the syndrome of the cerebellopontine angle.* (Reprint of the 1917 edition.) New York: Hafner, 1963.
6. House WE A history of acoustic tumor surgery: 1900-1917, the Cushing era. In: House WE Luetje CM, eds. *Acoustic tumors.* Vol. 1. Baltimore: University Park Press, 1979:9-23.
7. Dandy WE. An operation for the total removal of cerebellopontine (acoustic) tumors. *Surg Gynecol Obstet* 1925;41:129-148.
8. House WE. Report of cases: monographtranstemporal bone microsurgical removal of acoustic neuromas. *Arch Otolaryngol* 1964;880:617-667.
9. Glasscock ME III, Steenerson RL. A history of acoustic tumor surgery: 1961-present. In: House WE, Luetje CM, eds. *Acoustic tumors.* Vol. 1. Baltimore: University Park Press, 1979:33-41.
10. House WE. Exposure of the internal auditory canal and its contents through the middle cranial fossa. *Laryngoscope* 1961;71:1363-1385.
11. Lang J. Clinical anatomy of the cerebellopontine angle and internal acoustic meatus. *Adv Otorhinolaryngol* 1984;34:8-24.
12. Hollinshead WH. Anatomy for surgeons. New York: Hoeber-Harper, 1954:67-87.
13. Hardy M, Crowe SJ. Early asymptomatic acoustic tumor: report of 6 cases. *Arch Surg* 1936;32:292-301.
14. Eckermeier LS, Sorenson GD, McGavran MH. Histopathology of 30 non-operated acoustic schwannomas. *Arch Otorhinolaryngol* 1979;222:1.
15. Leonard JR, Talbot ML. Asymptomatic acoustic neurilemoma. *Arch Otolaryngol* 1970;91:117-124.
16. Anderson TD, Loevner LA, Bigelow DC, et al. Prevalence of unsuspected acoustic neuroma found by magnetic resonance imaging. *Otolaryngol Head Neck Surg* 2000;122:643-646.
17. Tos M, Thomsen J, Charabi S. Incidence of acoustic neuromas. *Ear Nose Throat J* 1992;71:391-393.
18. Tos M, Stangerup S, Caye-Thomasen P, et al. What is the real incidence of vestibular schwannoma? *Arch Otolarygol Head Neck Surg* 2004;130:216-220.
19. Clemis JD, Ballad WJ, Baggot PL et al. Relative frequency of inferior vestibular schwannoma. *Arch Otolaryngol Head Neck Surg* 1986;112:190-194.
20. Komatsuzaki A, Tsunoda A. Nerve of origin of the acoustic neuroma. *J Laryngol Otol* 2001;115:376-379.
21. Lanser MJ, Sussman SA, Frazer K. Epidemiology, pathogenesis, and genetics of acoustic tumors. *Otolaryngol Clin North Am* 1992;25:499-520.
22. Xenellis JE, Linthicum FH. On the myth of the glial/schwann junction (Obersteiner-Redlich zone): origin of vestibular nerve schwannomas. *Otol Neurotol* 2003;24:1.
23. Neff BA, Willcox TO, Sataloff RT. Intralabyrinthine schwannomas. *Otol Neurotol* 2003;24:299-307.
24. Brackmann DE, Fayad IN, Slattery WH, et al. Early and proactive management of vestibular schwannomas in neurofibromatosis type 2. *Neurosurgery* 2001;49(2):274-283.
25. Evans DGR. Molecular biology of skullbase lesions. In: Baguley D, Ramsden R, Moffat D, eds. *Fourth International Conference on Vestibular Schwannoma and Other CPA Lesions. Immediate Proceedings LTD.* Suffolk, United Kingdom: Bungray, 2003:89.
26. Lallemand D, Curto M, Saotome I, et al. NF2 deficiency promotes tumorigenesis and metastasis by destabilizing adherens junctions. *Genes Dev* 2003;17:1090-1100.
27. Hansen MR, Linthicum FH. Expression of neuregulin and activation of erbB receptors in vestibular schwannomas: possible autocrine loop stimulation. *Otol Neurotol* 2004;25:155-159.
28. Murphy PR, Myal Y, Sato Y, et al. Elevated expression of basic fibroblast growth factor messenger ribonucleic

acid in acoustic neuromas. *Mol Endocrinol* 1989;3:225-231.
29. Diensthuber M, Brandis A, Lenarz T, et al. Co-expression of transforming growth factor-ß1 and glial cell line derived neurotrophic factor in vestibular schwannomas. *Otol Neurotol* 2004;25:359-365.
30. Cayé-Thomasen P, Baandrup L, Jacobsen GK, et al. Immunohistochemical demonstration of vascular endothelial growth factor in vestibular schwannomas correlates to tumor growth rate. *Laryngoscope* 2003;113:2129-2134.
31. Brieger J, Bedavanija A, Lehr H, et al. Expression of angiogenic growth factors in acoustic neuroma. *Acta Otolaryngol* 2003;123:1040-1045.
32. Hall JG. Possible maternal and hormonal factors in neurofibromatosis. *Adv Neurol* 1981;29:125-131.
33. Beatty CW, Scheithauer BW, Katzmann JA, et al. Acoustic schwannoma and pregnancy: a DNA flow cytometric, steroid hormone receptor, and proliferation marker study. *Laryngoscope* 1995;105:693-700.
34. Selesnick SH, Jackler RK. Clinical manifestations and audiologic diagnosis of acoustic neuromas. *Otolaryngol Clin North Am* 1992;25:521-551.
35. Selesnick SH, Jackler RK, Pitts LW. The changing clinical presentation of acoustic tumors in the MRI era. *Laryngoscope* 1993;103:431-436.
36. Higgs WA. Sudden deafness as the presenting symptom of acoustic neurinoma. *Arch Otolaryngol* 1973;98:73-76.
37. Friedman RA, Kesser BW, Slattery WH, et al. Hearing preservation in patients with vestibular schwannomas with sudden sensorineural hearing loss. *Otolaryngol Head Neck Surg* 2001;125:544-551.
38. Fahy C, Nikolopoulos TP, O'Donoghue GM. Acoustic neuroma surgery and tinnitus. *Eur Arch Otorhinolaryngol* 2002;259:299-301.
39. Hoistad DL, Melnik G, Mamioglu B, et al. Update on conservative management of acoustic neuroma. *Otol Neurotol* 2001;22:682-685.
40. Johnson EW. Results of auditory tests in acoustic tumor patients. In: House WE, Luetje CM, eds. *Acoustic tumors*. Vol. 1. Baltimore: University Park Press, 1979:209-224.
41. Beck HJ, Beatty CW, Harner SG, et al. Acoustic neuromas with normal pure tone hearing levels. *Otolaryngol Head Neck Surg* 1986;94:96-103.
42. Musiek FE, Josey AF, Glasscock ME III. Auditory brain-stem response in patients with acoustic neuromas: wave presence and absence. *Arch Otolaryngol Head Neck Surg* 1986;112:186-189.
43. Wilson DF, Hodgson RS, Gustafson ME, et al. The sensitivity of auditory brainstem response testing in small acoustic neuromas. *Laryngoscope* 1992;102:961-964.
44. Moffat DA, Baguley DM, Hardy DG, et al. Contralateral auditory brainstem response abnormalities in acoustic neuroma. *J Laryngol Otol* 1989;103:835-838.
45. Kevanishvili Z. The detection of small acoustic tumors: the stacked derived-band ABR procedure. *Am J Otol* 2000;21:148-151.
46. Don M, Masuda A, Nelson R, et al. Successful detection of small acoustic tumors using the stacked derived-band auditory brain stem response amplitude. *Am J Otol* 1997;18:608-621.
47. Philibert B, Durrant JD, Ferber-Viart C, et al. Stacked tone-burst-evoked auditory brainstem response (ABR): preliminary findings. *Int J Audiol* 2003;42:71-81.
48. Jenkins HA. Long-term adaptive changes of the vestibulo-ocular reflex in patients following acoustic neuroma surgery. *Laryngoscope* 1985;95:1224-1234.
49. Nedzelski JM, Schessel DA, Pfleiderer A, et al. Conservative management of acoustic neuromas. *Otolaryngol Clin North Am* 1992;25:691-705.
50. Linthicum FH. Electronystagmography findings in patients with acoustic tumors. *Semin Hear* 1983;4:47-53.
51. Smith IM, Turnbull LW, Sellar RJ, et al. A modified screening protocol for the diagnosis of acoustic neuromas. *Clin Otolaryngo* 1990;15:167-171.
52. Moretz WH Jr, Orchik DL, Shea JJ Jr, et al. Low-frequency harmonic acceleration in the evaluation of patients with intracanalicular and cerebellopontine angle tumors. *Otolaryngol Head Neck Surg* 1986;95:324-332.
53. Welling DB, Glasscock ME III, Woods CI, et al. Acoustic neuroma: a cost-effective approach. *Otolaryngol Head Neck Surg* 1990;103:364-370.
54. House JW, Waluch V, Jackler RK. Magnetic resonance imaging in acoustic neuroma diagnosis. *Ann Otol Rhinol Laryngol* 1986;95:16-20.
55. Shelton C, Harnsberger HR, Allen R, et al. Fast spin echo magnetic resonance imaging: clinical application in screening for acoustic neuroma. *Otolaryngol Head Neck Surg* 1996;114:71-76.
56. Lhuillier FM, Doyon DL, Halimi PM, et al. Magnetic resonance imaging of acoustic neuromas: pitfalls and differential diagnosis. *Neuroradiology* 1992;34:144-149.
57. Paz-Fumagalli R, Daniels DL, Millen SJ, et al. Dural "tail" associated with an acoustic schwannoma in MR imaging with gadopentetate dimeglumine. *AJNR Am J Neuroradiol* 1991;12:1206.
58. Russell DS, Rubenstein LJ. *Pathology of tumors of the nervous system*, 5th ed. Baltimore: Williams & Wilkins, 1989.
59. Deen HG, Ebersold ML, Harner SG, et al. Conservative management of acoustic neuroma–an outcome study. *Neurosurgery* 1996;39:260-264.
60. Strasnick B, Glasscock ME III, Haynes D, et al. The natural history of untreated acoustic neuromas. *Laryngoscope* 1994;104:1115-1119.
61. Nedzelski JM, Canter RJ, Kassel EE, et al. Is no treatment good treatment in the management of acoustic neuromas in the elderly? *Laryngoscope* 1986;96:825-829.
62. Weir RJ, Young NM, Monsell EM, et al. Age considerations in acoustic neuroma surgery: the horns of dilemma. *Am J Otol* 1989;10:177-180.
63. Charabi S, Mirko T, Thomsen J, et al. Vestibular schwannoma growthlong term results. *Acta Otolaryngol* 2000; Suppl 543:7-10.
64. Charabi S, Thomsen J, Mantoni M, et al. Acoustic neuroma (vestibular schwannoma): growth and surgical and nonsurgical consequences of the wait-and-see policy. *Otolaryngol Head Neck Surg* 1995;113:5-14.
65. Ramsay HA, Luxford WM. Treatment of acoustic tumors in elderly patients: is surgery warranted? *J Laryngol Otol* 1993;107: 295-297.
66. Slattery WH, Schwartz MS, Fisher LM, et al. Acoustic neuroma surgical cost and outcome by hospital volume

in California. *Otolaryngol Head Neck Surg* 2004;130:726-735.
67. Barker FG, Carter BS, Ojemann RC, *et al*. Surgical excision of acoustic neuroma: patient outcome and provider caseload. *Laryngoscope* 2003;113:1332-1343.
68. Tos M, Thomsen J, Harmsen A. Is preservation of hearing in acoustic neuroma worthwhile? *Acta Otolaryngol Suppl* 1988;452:57-68.
69. Day JD, Chen DA, Arriaga M. Translabyrinthine approach for acoustic neuroma. *Neurosurgery* 2004;54:391-396.
70. Gushing H. The acoustic tumors. In: *Intracranial tumors*. Springfield, IL: Charles C Thomas, 1932:85-92.
71. Kaylie DM, Gilbert E, Horgan MA, *et al*. Acoustic neuroma surgery outcomes. *Otol Neurotal* 2001;22:686-689.
72. Sanna M, Abdelkader T, Russo A, *et al*. Perioperative complications in acoustic neuroma (vestibular schwannoma) surgery. *Otol Neurotol* 2004;25:379-386.
73. Darrouzet V, Marvel J, Enée V, *et al*. Vestibular schwannoma surgery outcomes: our multidisciplinary experience in 400 cases over 17 years. *Laryngoscope* 2004;114:681-688.
74. Wiet RJ, Mamioglu B, Odom L, *et al*. Long-term results of the first 500 cases of acoustic neuroma surgery. *Otolarygol Head Neck Surg* 2001;124:645-651.
75. Slattery WH, Francis S, House CC. Perioperative morbidity of acoustic neuroma surgery. *Otol Neurotol* 2001;22:895-902.
76. Mamikoglu B, Wiet RJ, Esquivel CR. Translabyrinthine approach for the management of large and giant vestibular schwannomas. *Otol Neurotol* 2002;23:224-227.
77. Shelton C. Unilateral acoustic tumors: how often do they recur after translabyrinthine removal? *Laryngoscope* 1995;105:958-966.
78. Thedinger BA, Glasscock ME III, Cueva RA, *et al*. Postoperative radiographic evaluation after acoustic neuroma and glomus jugulare tumor removal. *Laryngoscope* 1992;102:261-266.
79. Pace-Balzan A, Ley RH, Ramsden RT, *et al*. Growth characteristics of acoustic neuromas with particular reference to the fate of capsule fragments remaining after tumor removal: implications for patient management. In: Tos M, Thomsen J, eds. *Proceedings of the first international conference on acoustic neuroma*. Amsterdam: Kugler. 1992:701-703.
80. Bloch D, Oghalai IS, Jackler RK, *et al*. The role of less than complete resection of acoustic neuroma. *Otolaryngol Head Neck Surg* 2004;130:104-112.
81. Kemink JL, Tucci SA, Graham MD. Near-total and subtotal resection of acoustic neuroma. In: Tos M, Thomsen J, eds. *Proceedings of the first international conference on acoustic neuroma*. Amsterdam: Kugler, 1992:697-700.
82. Falcioni M, Agarwal M, Taibah A, *et al*. Total facial paralysis after vestibular schwannoma surgery: probability of regaining normal function. *Ann Otol Rhinol Laryngol* 2004;113:706-710.
83. Grant GA, Rostomily RR, Kim K, *et al*. Delayed facial palsy after resection of vestibular schwannoma. *J Neurosurg* 2002;97:93-96.
84. Magliulo G, Parrotto D, Stasolla A, *et al*. Modified translabyrinthine approach and hearing preservation. *Laryngoscope* 2004;114:1133-1138.
85. Friedman RA, Kesser B, Brackmann DE, *et al*. Long-term hearing preservation after middle fossa removal of vestibular schwannoma. *Otolarygol Head Neck Surg* 2003;129:660-665.
86. Brackmann DE, House JR III, Hitselberger WE. Technical modifications to the middle fossa craniotomy approach in removal of acoustic neuromas. *Am J Otol* 1994;15:614-619.
87. House WF. Surgical exposure of the internal auditory canal and its contents through the middle cranial fossa. *Laryngoscope* 1961;771:163.
88. Shen T, Friedman RA, Brackmann DE, Slattery WH, Hitselberger WE, *et al*. The evolution of surgical approaches for posterior fossa meningiomas. *Otol Neurotol* 2004;25:394-397.
89. Sennaroglu L, Slattery WH. Petrous anatomy for middle fossa approach. *Laryngoscope* 2003;113:332-342.
90. Driscoll CL, Jackler RK, Pitts LH, *et al*. Is the entire fundus of the internal auditory canal visible during the middle fossa approach for acoustic neuroma? *Am J Otol* 2000;21:382-388.
91. Shelton C, Brackmann DE, House WE *et al*. Middle fossa acoustic tumor surgery: results in 106 cases. *Laryngoscope* 1989;99:405-408.
92. Friedman RA, Kesser B, Brackmann DE, *et al*. Long-term hearing preservation after middle fossa removal of vestibular schwannoma. *Otolaryngol Head Neck Surg* 2003;129:660-665.
93. Brackmann DE, Owens RM, Friedman RA, *et al*. Prognostic factors for hearing preservation in vestibular schwannoma surgery. *Am J Otol* 2000;21:417-424.
94. Blevins NH, Jackler RK. Exposure of the lateral extremity of the internal auditory canal through the retrosigmoid approach: a radioanatomic study. *Otolaryngol Head Neck Surg* 1994;111:81-90.
95. Sulman CG, Vecchiotti MA, Semaan MT, *et al*. Endolymphatic duct violation during retrosigmoid dissection of the internal auditory canal: a human temporal bone radiograph study. *Laryngoscope* 2004;114:1936-1940.
96. Kim HH, Johnston R, Wiet RI, *et al*. Long-term effects of cerebellar retraction in the microsurgical resection of vestibular schwannomas. *Laryngoscope* 2004;114:323-326.
97. Jackson CG, McGrew BM, Forest JA, *et al*. Comparison of postoperative headache after retrosigmoid approach: vestibular nerve section versus vestibular schwannoma resection. *Am J Otol* 2000;21:412-416.
98. Harner SG, Beatty CW, Ebersold MJ. Retrosigmoid removal of acoustic neuroma: experience 1978-1988. *Otolaryngol Head Neck Surg* 1990;103:40-45.
99. Ebersold MJ, Harner SG, Beatty CW, *et al*. Current results of the retrosigmoid approach to acoustic neurinoma. *J Neurosurg* 1992;76:901-909.
100. Kemink JL, La Rouere MJ, Kileny PR, *et al*. Hearing preservation following suboccipital removal of acoustic neuromas. *Laryngoscope* 1990;100:597-602.
101. Baldwin DL, King TT, Morrison AW. Hearing conservation in acoustic neuroma surgery via the posterior fossa. *J Laryngol Otol* 1990;104:463-467.
102. Fischer G, Fischer C, Remond J. Hearing preservation in acoustic neurinoma surgery. *J Neurosurg* 1992;76:910-917.
103. Mangham CA. Retrosigmoid versus middle fossa surgery for small vestibular schwannomas. *Laryngoscope* 2004;114:1455-1461.

104. Becker SS, Jacquer RK, Pitts LH. Cerebrospinal fluid leak after acoustic neuroma surgery: a comparison of the translabyrinthine, middle fossa, and retrosigmoid approaches. *Otol Neurotol* 2003;24:107-112.
105. Foote KD, Friedman WA, Buatti JM, et al. Analysis of risk factors associated with radiosurgery for vestibular schwannoma. *J Neurosurg* 2001;95:440-449.
106. Linskey ME. Stereotactic radiosurgery versus stereotactic radiotherapy for patients with vestibular schwannoma: a Leskell Gamma Knife Society 2000 debate. *J Neurosurg* 2000;93(Suppl 3):90-95.
107. Anniko M, Arndt J, Noren G. The human acoustic neurinoma in organ culture. IL Tissue changes after gamma irradiation. *Acta Otolaryngol (Stockh)* 1981;91:223-235.
108. Lee F, Linthicum F, Hung G. Proliferation potential in recurrent gamma knife radiosurgery versus microsurgery. *Laryngoscope* 2002;112:948-950.
109. Noren G, Greitz D, Hirsch A, et al. Gamma knife radiosurgery in acoustic neurinomas. In: Tos M, Thomsen J, eds. *Proceedings of the first international conference on acoustic neuroma*. Amsterdam: Kugler, 1992:289-292.
110. Hirsch A, Noren G, Anderson H. Audiologic findings after stereotactic radiosurgery in nine cases of acoustic neurinomas. *Acta Otalaryngol (Stockh)* 1979;88:155-160.
111. Lunsford LD, Linskey ME. Stereotactic radiosurgery in the treatment of patients with acoustic tumors. *Otolaryngol Clin North Am* 1992;25:471-491.
112. Foote RL, Coffey RJ, Swanson JW, et al. Stereotactic radiosurgery using the gamma knife for acoustic neuromas. *Int J Radiat Oncol Biol Phys* 1995;32:1153-1160.
113. Weber DC, Chan AW, Bussiere MR, et al. Proton beam radiosurgery for vestibular schwannoma: tumor control and cranial nerve toxicity. *Neurosurgery* 2003;53:577-588.
114. Flickinger JC, Kondziolka D, Niranjan A, et al. Results of acoustic neuroma radiosurgery: an analysis of 5 years experience using current methods. *J Neurosurgery* 2001;94:1-6.
115. Roland PS, Eston D. Stereotactic radiosurgery for acoustic tumors. *Otolaryngol Clin North Am* 2002;35:343-355.
116. Bari ME, Forster DM, Kemeny AA, et al. Malignancy in vestibular schwannoma. Report of a case with central neurofibromatosis, treated by both stereotactic radiosurgery and surgical excision, with a review of the literature. *Br J Neurosurg* 2002;16:284-289.
117. Thomsen J, Mirz F, Wetke R, et al. Intracranial sarcoma in a patient with neurofibromatosis type 2 treated with gamma knife radiosurgery for vestibular schwannoma. *Am J Otol* 2000;21:364-370.
118. Slattery WH III, Brackmann DE. Results of surgery following stereotactic irradiation for acoustic neuromas. *Am J Otol* 1995;16:315-319.
119. Ho SY, Kveton JE Rapid growth of acoustic neuromas after stereotactic radiotherapy in type 2 neurofibromatosis. *Ear Nose Throat J* 2002;81:831-833.
120. Brackmann DE, Gherini SG. Differential diagnosis of skull base neoplasms involving the posterior fossa. In: Cummings CW, ed. *Otolaryngology-head and neck surgery*. Vol. 4. St. Louis: CV Mosby, 1986:3421-3436.
121. Cushing H. The meningiomas (dural endotheliomas): their source and favoured seats of origin. *Brain* 1922;45:282-316.
122. Cushing H, Eisenhardt L. *Meningiomas, their classification, regional behavior, life history and surgical end results*. Springfield, IL: Charles C Thomas, 1938.
123. Guthrie BL, Ebersold MJ, Scheithauer BW. Neoplasms of the intracranial meninges. In: Youmans JR, ed. *Neurological surgery: a comprehensive reference guide to the diagnosis and management of neurosurgical problems*, 3rd ed. Vol. 5. Philadelphia: WB Saunders, 1990:3250-3315.
124. Granick MS, Martuza RL, Parker SW, et al. Cerebellopontine angle meningiomas: clinical manifestations and diagnosis. *Ann Otol Rhinol Laryngol* 1985;94:34-38.
125. Selters WA, Brackmann DE. Acoustic tumor detection with brain stem electric response audiometry. *Arch Otolaryngol* 1977;103:181-187.
126. Russell DS, Rubinstein LJ. *Pathology of tumours of the nervous system*, 4th ed. Baltimore: Williams & Wilkins, 1977.
127. Vassilouthis J, Ambrose J. Computerized tomography scanning appearances of intracranial meningiomas: an attempt to predict the histological features. *J Neurosurg* 1979;50:320-327.
128. House WE. Transcochlear approach to the petrous apex and clivus. *Trans Am Acad Ophthalmol Otolaryngol* 1977;84:927-931.
129. Brackmann DE, House JW, Selters W. Auditory brain stem responses in facial nerve neuroma diagnosis. In: Graham MD, House WE, eds. *Disorders of the facial nerve: anatomy, diagnosis, and management*. New York: Raven, 1981:87.
130. Barts DM, Brackmann DE, Hitselberger WE. Facial nerve anastomosis in the cerebellopontine angle: a review of 24 cases. *Am J Otol* 1984;5:269-272.
131. Brackmann DE, Bartels LJ. Rare tumors of the cerebellopontine angle. *Otolaryngol Head Neck Surg* 1980;88:555-559.
132. Fisch U. Infratemporal fossa approach to tumours of the temporal bone and base of the skull. *J Laryngol Otol* 1978;92:949-967.
133. Shelton C, Brackmann DE, Lo WW, et al. Intratemporal facial nerve hemangiomas. *Otolaryngol Head Neck Surg* 1991;104:116-121.
134. Giddings NA, Brackmann DE, Kwartler JA. Transcanal infracochlear approach to the petrous apex. *Otolaryngol Head Neck Surg* 1991;104:29-36.

CAPÍTULO 70

Perda Auditiva Sensorial Súbita

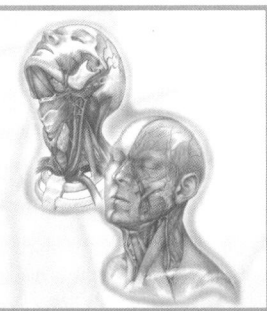

George T. Hashisaki

Perda auditiva súbita é muitas vezes uma experiência surpreendente e perturbadora para o paciente. Se a perda for grave, a ausência de audição pode ser particularmente importuna. Felizmente, a vasta maioria dos casos de perda auditiva súbita é unilateral e o prognóstico quanto a alguma recuperação da audição é bom. Para alguns desafortunados, a perda auditiva pode ser bilateral e totalmente devastadora.

Os dilemas no diagnóstico tornam a formulação de um plano racional de tratamento da perda auditiva súbita um processo de difícil compreensão. Os pacientes acometidos por perda auditiva súbita estão freqüentemente atemorizados e desesperados por uma cura. Há uma carga emocional transportada pelo médico para oferecer algum auxílio definitivo. Uma vez que a perda auditiva súbita é um sintoma comum a muitas doenças, esquadrinhar através da infinidade de possibilidades constitui uma tarefa frustrante.

DEFINIÇÃO

Perda auditiva súbita é um termo enganosamente simples, todavia o conceito desafia uma definição estrita. Vários investigadores propuseram definições baseadas na gravidade, evolução cronológica e espectro de freqüências da perda, bem como critérios audiométricos específicos. A definição mais comumente usada é uma perda de 30 decibéis (dB) em três freqüências contíguas ocorrendo dentro de 3 dias. Perdas abruptas e rapidamente progressivas foram abrangidas em uma única definição. Acordar com uma perda auditiva, perda auditiva notada ao longo de alguns dias, perda seletiva de baixas ou altas freqüências, e distorções na percepção da fala foram todas classificadas como perdas auditivas súbitas. Adotando uma visão ampla, consideremos qualquer perda observável e mensurável da função da audição – intensidade ou percepção da fala – ocorrendo durante uma questão de minutos a dias como uma perda auditiva súbita. Por outro lado, perda auditiva súbita abrange etiologias definidas bem como causas idiopáticas.

EPIDEMIOLOGIA

As estimativas da incidência anual de perda auditiva sensorial súbita variam de 5 a 20 casos por 100.000 pessoas (1). Provavelmente, há uma distribuição igual de casos entre mulheres e homens. Dados cumulativos de vários estudos mostram uma ligeira preponderância masculina de 53% (1.530/2.864) (1-7); entretanto, outro grande estudo de 1.220 pacientes observou uma leve preponderância feminina, sem especificação de números (8). O gênero não parece ser um fator de risco.

Diversos estudos não descreveram orelhas direitas *versus* orelhas esquerdas afetadas, a não ser para afirmar uma distribuição igual. Curiosamente, a partir de dados de estudos combinados, a perda auditiva afetou mais orelhas esquerdas (824/1.503 = 55%) (1-4,6,9). Uma distribuição igual entre orelhas seria de esperar. Perda auditiva súbita bilateral ocorre em cerca de 1% a 2% dos casos (2-4,6,8,9).

Perda auditiva súbita ocorre em todos os grupos etários, mas menos casos são descritos em crianças ou idosos (1,4,5). Adultos jovens e de meia-idade experimentam taxas de incidência semelhantes (1,4,5,8). A idade média à apresentação varia de 40 a 54 anos (2-5,7).

DIAGNÓSTICO DIFERENCIAL

Perda auditiva súbita pode ser subdividida em categorias de causas definidas e perda auditiva sensorial súbita idiopática (PASSI). Causas definidas de perda auditiva sensorial súbita são variadas e incomuns (Tabela 70.1). A maioria dos casos de perda auditiva sensorial súbita é idiopática.

Existem três teorias principais para explicar a perda auditiva sensorial súbita idiopática: infecção viral,

TABELA 70.1
DIAGNÓSTICO DIFERENCIAL NA PERDA AUDITIVA SÚBITA

Categoria	Etiologia
Infecção	Bacteriana
	Meningite
	Labirintite
	Sífilis
	Viral
	Caxumba
	Citomegalovírus
Inflamação	Auto-imune
	Síndrome de Cogan
	Lúpus eritematoso sistêmico
	Esclerose múltipla
Trauma	Fratura do osso temporal
	Trauma acústico
	Fístula perilinfática
Tumor	Tumor do ângulo cerebelopontino
	Metástase no osso temporal
	Meningite carcinomatosa
Toxinas	Aminoglicosídeos
	Aspirina
Vascular	Tromboembolismo
	Macroglobulinemia
	Anemia falciforme
	Cirurgia de revascularização miocárdica

comprometimento vascular e ruptura de membrana intracoclear. Há evidência adicional para suportar uma quarta explicação: doença imune da orelha interna. Com a perda auditiva súbita como um sintoma, um processo de doença poderia envolver qualquer uma destas possibilidades teóricas. Cada teoria pode explicar vários episódios de perda auditiva sensorial súbita.

INFECÇÃO VIRAL

Evidência considerável implica infecção viral como causa de PASSI. Em estudos de pacientes com PASSI, esta trilha de evidência pode ser rastreada a partir de relatos de uma alta prevalência de uma doença viral recente, através de evidência de soroconversão viral recente, até histopatologia do osso temporal. A mais fraca destas ligações é a história associada de uma doença viral recente. Estudos não-controlados relatam que 17% a 33% dos pacientes relatam uma enfermidade viral recente (2,8). Receando que estes números pareçam significativos, 25% dos pacientes sadios que visitaram uma clínica de otorrinolaringologia tinham experimentado uma potencial doença viral um mês antes da visita (10).

Wilson apresentou boa evidência de soroconversão viral comparando pacientes que sofreram PASSI com pacientes controles. As taxas de soroconversão para a família herpesvírus foram significantemente mais altas na população com perda auditiva súbita (11). Finalmente, estudos histopatológicos do osso temporal de pacientes que tinham sofrido PASSI encontraram lesão na cóclea compatível com lesões virais (12-15). Perda de células ciliadas e células de suporte, atrofia da membrana tectória, atrofia da estria vascular e perda neuronal foram observadas; estes padrões foram semelhantes aos achados em casos documentados de perda auditiva relacionada com caxumba, sarampo e rubéola materna. Infecção viral pode ser incriminada como uma causa de PASSI, mas isso ainda não pode ser provado.

COMPROMETIMENTO VASCULAR

A cóclea deriva seu suprimento sanguíneo da artéria labiríntica, sem vasculatura colateral. A função coclear é extremamente sensível a alterações no suprimento sanguíneo (16). Assim, o comprometimento vascular da cóclea causado por trombose, embolia, fluxo sanguíneo reduzido ou vasoespasmo parece uma etiologia provável de PASSI. A evolução temporal abrupta ou rápida na perda auditiva súbita se correlaciona bem com um evento vascular. Uma redução na oxigenação da cóclea é a conseqüência provável de alterações no fluxo sanguíneo coclear. Alterações na tensão de oxigênio da perilinfa foram medidas em resposta a alterações na pressão arterial sistêmica ou na pressão parcial de dióxido de carbono (PCO_2) intravascular (17).

Evidência histológica de lesão coclear subseqüente à oclusão dos vasos labirínticos foi documentada em estudos do osso temporal em animais e humanos (15,18). Hemorragia intracoclear foi notada como uma ocorrência inicial; subseqüentemente, evoluíram fibrose e ossificação da cóclea.

RUPTURA DE MEMBRANA INTRACOCLEAR

Membranas finas separam a orelha interna da orelha média, e dentro da cóclea, membranas delicadas separam os espaços perilinfático e endolinfático. A ruptura de um ou ambos os conjuntos de membranas teoricamente poderia produzir uma perda auditiva sensorial. Um vazamento de líquido da perilinfa para dentro da orelha média pela janela redonda ou janela oval foi postulado como produzindo perda auditiva ao criar um estado de hidropisia endolinfática relativa ou ao produzir descontinuidades na membrana intracoclear. A ruptura de membranas intracocleares permitiria mistura de perilinfa e endolinfa, alterando efetivamente o potencial endococlear. Simmons (19) favoreceu a teoria da ruptura de membrana intracoclear, do mesmo modo que Goodhill e Harris (20); evidência histológica foi documentada por Gussen (21).

DOENÇA IMUNE DA ORELHA INTERNA

Perda auditiva neurossensorial (PANS) induzida por um processo auto-imune ganhou maior aceitação desde que o conceito foi introduzido em 1979 por McCabe (22). Perda neurossensorial progressiva é vista com esta condição. Não está claro se a perda auditiva súbita ocorre com doença auto-imune da orelha interna, mas a atividade imunológica na cóclea é suportada por evidência cada vez maior. A associação de perda auditiva na síndrome de Cogan, no lúpus eritematoso sistêmico e em outras doenças reumáticas auto-imunes foi bem documentada.

AVALIAÇÃO

A avaliação do paciente deve ser procedida pronta e rapidamente. A apresentação precoce a um médico e a instituição precoce de tratamento melhora o prognóstico quanto à recuperação da audição (1,2,4,8). Uma procura diligente de uma causa tratável ou definida da perda auditiva súbita constitui um objetivo imediato. Informação sobre início, evolução cronológica, sintomas associados e atividades recentes pode dar indícios úteis. É necessário rever a história médica pregressa, especialmente fatores de risco de perda de audição. Todas as medicações, inclusive produtos comercializados livremente, devem ser pesquisadas. Um exame completo da cabeça e do pescoço, com especial atenção aos exames otológico e neurológico, constitui um requisito. Pneumatoscopia, em busca de um sinal de fístula, deve ser incluída.

Uma avaliação audiométrica completa, incluindo tons puros e logoaudiometria e imitanciometria (timpanometria e reflexo acústico), é obrigatória. Resposta auditiva do tronco cerebral (BERA) e testagem de emissões otoacústicas (EOA) podem fornecer informação adicional a respeito da integridade do sistema auditivo. A presença de emissões otoacústicas mensuráveis indica a preservação de alguma função das células ciliadas externas. A RATC reflete a função das vias neurais retrococleares. Os resultados de RATC e EOA também podem ajudar a diagnosticar uma perda auditiva funcional. Testes vestibulares são feitos quando indicados pela história e pelo exame físico.

Um conjunto exaustivo de testes laboratoriais seria irresistivelmente caro. Uma abordagem é fazer os testes laboratoriais cujos resultados podem influenciar os planos de tratamento (Tabela 70.2). Em algum ponto durante o processo de avaliação e tratamento, um estudo de imageamento do canal auditivo interno (CAI) e do ângulo cerebelopontino (ACP) é aconselhado. Aproximadamente 0,8% a 4% dos pacientes com PASSI foram diagnosticados com tumores de CAI ou ACP (1,2,8,23–26). Um exame de imagem de ressonância magnética (RM) com gadolínio ácido dietilenotriamino pentacético (DPTA) constitui o padrão-ouro para diagnosticar massas no ACP; alternativamente, uma RATC (se os níveis de audição permitirem) poderia ser usada como teste de triagem. Além disso, RM pode demonstrar evidência de desmielinização, hemorragia intracoclear ou anormalidades vasculares (24–27). Em pacientes mais jovens, nos quais há apenas uma pequena possibilidade de um schwannoma vestibular mas uma possibilidade maior de uma anormalidade anatômica, uma tomografia computadorizada (TC) do osso temporal sem contraste poderia ser obtida. Defeitos anatômicos como displasia coclear, malformação de Mondini ou um aqueduto vestibular aumentado poderiam responsabilizar-se por uma perda auditiva súbita (28).

TABELA 70.2
TESTES LABORATORIAIS NA PERDA AUDITIVA SÚBITA

Teste	Finalidade
Hemograma completo com diferencial	Policitemia, leucemia, trombocitose
Velocidade de hemossedimentação	Triagem de doença auto-imune ou inflamatória; seguir com teste de ANA ou Ab 68 kD
FTA-Abs ou MHA-TP	Teste de anticorpo para *Treponema pallidum* congênito ou adquirido
Estudos da coagulação	Coagulopatia (se indicados, pela história)
Testes da função tireóidea	Hipotireoidismo (se indicados, pela história)
Estudo de imageamento	Avaliação retrococlear, EM, hemorragia intracoclear

Ab 68 kD, anticorpo de 68 quilodáltons; ANA, anticorpo antinuclear; FTA-Abs, teste de absorção de anticorpo treponêmico fluorescente; MHA-TP, microemaglutinação-*Treponema pallidum*; EM, esclerose múltipla.

TRATAMENTO

Os esquemas de tratamento para PASSI são inúmeros, e esta diversidade reflete tanto as diferentes etiologias que podem causar a perda auditiva súbita quanto a incerteza no diagnóstico. As terapias podem ser agrupadas segundo o mecanismo de ação: (a) vasodilatadores, (b) agentes reológicos, (c) agentes antiinflamatórios, (d) agentes antivirais, (e) diuréticos, (f) derivados do ácido triiodobenzóico e (g) cirurgia.

Vasodilatadores

Teoricamente, os vasodilatadores melhoram o suprimento sanguíneo à cóclea, revertendo a hipoxia. Histamina, ácido nicotínico, papaverina, procaína, niacina e carbogênio foram usados em tentativas de melhorar o fluxo sanguíneo coclear. Inalação de carbogênio (5% dióxido de carbono e 95% oxigênio) demonstrou aumentar a tensão de oxigênio na perilinfa (17,29).

Agentes Reológicos

Alterar a viscosidade sanguínea para melhorar o fluxo sanguíneo e a distribuição de oxigênio foi a teoria por trás do uso de dextranas de baixo peso molecular, pentoxifilina e os anticoagulantes heparina e warfarina. As dextranas causam uma hemodiluição hipervolêmica e afetam o Fator VIII, ambos os efeitos influenciando o fluxo sanguíneo. A pentoxifilina permite maior deformabilidade das plaquetas, e os anticoagulantes interferem na cascata da coagulação.

Agentes Antiinflamatórios

Corticosteróides são os principais agentes antiinflamatórios usados para tratar PASSI. O mecanismo de ação dos corticosteróides na perda auditiva súbita é desconhecido, embora a redução da inflamação da cóclea e do nervo auditivo seja o caminho presumido.

Agentes Antivirais

Aciclovir e amantadina têm uso limitado no tratamento de PASSI, presumida uma etiologia viral. Fanciclovir e valaciclovir são agentes mais novos, similares em estrutura e atividade ao aciclovir. Ambas estas medicações têm um esquema de administração de três vezes ao dia, em comparação com o esquema de cinco vezes ao dia do aciclovir.

Diuréticos

Sob a suposição de que alguns episódios de PASSI são secundários a hidropisia endolinfática coclear, terapia diurética foi usada como tratamento. Tal como na doença de Ménière, o mecanismo de ação dos diuréticos na perda auditiva súbita não está compreendido.

Derivados do Ácido Triiodobenzóico

Admite-se que estes agentes afetem a estria vascular e ajudem a manter o potencial endolinfático (7). Diatrizoato meglumina, um agente de contraste angiográfico, é o derivado mais comumente usado do ácido triiodobenzóico.

Cirurgia

Reparação de fístulas perilinfáticas da janela oval e redonda foi usada em casos de PASSI associada ao teste de fístula positivo ou uma história de trauma ou barotrauma recente. Vazamentos da perilinfa poderiam produzir perda auditiva súbita de acordo com a teoria da ruptura de membrana intracoclear. Alternativamente, baixa pressão da perilinfa causada por uma fístula poderia produzir um estado de hidropisia endolinfática relativa.

RESULTADOS

As taxas de recuperação da perda auditiva sensorial súbita são geralmente boas. As taxas de recuperação espontânea publicadas variam de 47% a 63% combinando as categorias de recuperação completa e boa ou parcial (4,30,31). Mattox e Simmons definiram recuperação completa como uma média de tons puros (MTP) menor que 10 dB ou igualando a orelha não comprometida, e recuperação boa como uma MTP menor que 40 dB ou melhora de mais de 50 dB do audiograma inicial (4). A taxa de recuperação destes dois grupos foi 63%. Para Wilson et al. (30), a recuperação completa foi definida como recuperação para limiares de no máximo 10 dB comparados aos limiares prévios no SRT ou da MTP pré-perda auditiva. Recuperação parcial foi definida como recuperação para limiares dentro de 50% do SRT ou MTP pré-perda auditiva. A orelha não afetada foi usada para estabelecer níveis de audição preexistentes para a orelha comprometida. Cinqüenta e dois pacientes que tiveram acompanhamento sem tratamento tiveram uma taxa de recuperação espontânea de 58%. Quando combinados com o grupo placebo no seu estudo, a taxa de recuperação espontânea foi de 47%. Chen et al. (31) encontraram taxas semelhantes de recuperação espontânea nos seus pacientes não afetados, usando os critérios de Mattox e Simmons (4) ou os de Wilson et al. (30).

Uma revisão dos resultados dos vários esquemas terapêuticos dá resultados conflitantes. Com diferenças nos critérios de inclusão, critérios de exclusão, critérios de recuperação e duração do acompanhamento, comparações entre os estudos são difíceis. Muitos estudos não têm pacientes controles. Viés de seleção poderia influenciar resultados medidos; os centros de encaminhamento terciário poderiam acumular um perfil diferente de pacientes com relação a outras clínicas, com alguns pacientes tendo uma duração mais longa de sintomas ou perdas auditivas mais graves.

Vários estudos usando terapia vasodilatadora como um componente do tratamento não mostraram diferenças significantes de placebo (3,10); entretanto, Fetterman et al. (2) relataram seus melhores resultados de recuperação: 63% melhoraram para uma MTP maior que 10 dB ou discriminação da fala maior que 15% quando o tratamento incluiu vasodilatadores. Com base em dados controlados, poucos dados suportam terapia vasodilatadora.

Estudos incluindo dextranas de baixo peso molecular ou pentoxifilina não demonstraram taxas de recuperação melhores que placebo (6,9,32). Entretanto, Redleaf *et al.* (7) relataram 64% de pacientes melhorando. Eles usaram também terapia com diatrizoato, e não houve ramo com placebo no estudo.

Terapia corticosteróide demonstrou resultados amplamente variados. As taxas de recuperação publicadas variam de 41% a 61% (1–3,9,30,31). Wilson *et al.* (30) demonstraram uma melhora significante, encontrando 61% de melhora com esteróides orais em comparação com uma taxa de melhora de 32% com placebo. Eles estratificaram seus grupos de pacientes por padrões audiométricos e determinaram que as perdas auditivas entre 40 e 90 dB responderam melhor à terapia esteróide; 78% neste grupo de perda grave melhoraram. Chen *et al.* também observaram um benefício importante com esteróides orais em um estudo de 318 pacientes (31). Eles constataram a maior magnitude de melhora em pacientes com mais de 60 dB de perda auditiva MTP, citando um "efeito de chão" que limitou o grau de melhora nas perdas auditiva brandas. Em virtude do "efeito de chão", um benefício dos esteróides orais poderia estar presente naqueles com perda auditiva branda, mas o efeito não pôde ser provado.

Aplicação transtimpânica de esteróide tem benefícios teóricos de aplicar uma alta concentração na orelha interna e baixas concentrações sistêmicas. Diversos estudos analisaram a eficácia do tratamento esteróide transtimpânico, mas em virtude de diferenças na técnica de aplicação, corticosteróide, dose e esquema posológico, comparações diretas são difíceis (33–35). Usando uma injeção transtimpânica de dexametasona, Chandrasekhar observou que 8 de 11 orelhas tratadas tiveram alguma melhora de audição. A MTP melhorou 9 dB e o escore médio de discriminação da fala ou o reconhecimento de palavras melhorou de 61,5% para 77,3% (33). Kopke *et al.* colocaram um microcateter para dentro do nicho da janela redonda através de um retalho timpanomeatal e perfundiram o nicho com metilprednisolona. De 6 pacientes tratados dentro de 4 semanas do início da perda auditiva, todos experimentaram algum retorno da audição. A MTP melhorou 50,8 dB, e o escore médio de reconhecimento de palavras melhorou de 1,3% para 62,2% (34). Gianoli e Li aplicaram esteróides tópicos através de um tubo de ventilação na membrana timpânica. Melhora da audição foi vista em 44% (10 de 23 pacientes) (35). Aplicando dexametasona através de um pavio poroso colocado dentro de um tubo de ventilação, Light e Silverstein observaram uma melhora de 10 dB na MTP para 23% e uma melhora de 15% na discriminação da fala para 35% em um estudo de 48 pacientes. Nos pacientes que experimentaram uma melhora da audição, a MTP melhorou 43% e o escore médio de discriminação da fala (EDF)/escore de reconhecimento de palavras (ERP) melhorou 51% (36). Claramente, está justificado que seja feito um grande estudo prospectivo cego randomizado para analisar este tratamento.

Dada a implicação teórica de infecção viral como causa de PASSI, o uso de terapia antiviral para PASSI é uma extensão lógica. Uma experiência multicêntrica, randomizada, prospectiva, duplamente cega comparando prednisolona com prednisolona e aciclovir não mostrou um efeito benéfico significante do aciclovir (37). O tamanho do estudo não foi grande, tendo 22 pacientes em cada ramo de terapia. Em pacientes tratados com corticosteróides unicamente, 80% demonstraram pelo menos uma melhora de 10 dB na MTP. Tucci *et al.* (38) não encontraram um benefício importante da adição de valaciclovir à terapia com prednisona oral concomitante em uma maior experiência multicêntrica, randomizada, prospectiva. Dois estudos adicionais não observaram benefício da adição de terapia antimicrobiana antiviral (39,40).

Dois estudos que usaram diatrizoato foram revistos. Wilkins *et al.* (9) não acharam diferença significante na recuperação usando diatrizoato em um esquema multimedicamentoso, em comparação com as taxas de recuperação espontânea (4,30). Redleaf *et al.* (7), usando diatrizoato e dextrana, relataram um efeito benéfico: 64% dos pacientes tiveram melhora. Curiosamente, usando os critérios de recuperação da audição de Wilkins *et al.* (9), os dados do estudo de Redleaf recalculados indicaram apenas uma taxa de recuperação de 36% para uma classificação de completa ou boa.

A controvérsia continua a respeito dos resultados da reparação cirúrgica de fístulas perilinfáticas. Um padrão universal para a identificação positiva de uma fístula não foi alcançado. Sem padrões uniformes, os resultados da reparação cirúrgica são difíceis de comparar.

Fatores prognósticos afetando o resultado também foram postulados. Os sintomas associados de vertigem ou desequilíbrio parecem pressagiar uma taxa mais baixa de recuperação (1,8,9,30). Dois estudos, ademais, observaram vertigem grave associada com mais casos de perda auditiva em altas freqüências ou profunda (4,5). Esta associação poderia ser explicada anatomicamente pela estreita proximidade do giro basal da cóclea ao vestíbulo (5). A idade do paciente também pode influir na recuperação, embora dados menos consistentes sejam observados através dos estudos. Os pacientes mais jovens e os mais velhos podem ter taxas mais baixas de recuperação.

CONCLUSÕES

Perda auditiva sensorial grave permanece uma afecção desconcertante. Dada a freqüência de recuperação espontânea, o prognóstico quanto a alguma recuperação da audição é bom. É provável que viés de seleção afete a maioria dos estudos de PASSI; pacientes com perda auditiva súbita e recuperação espontânea dentro de alguns dias provavelmente não procurarão avaliação médica. A taxa verdadeira de recuperação espontânea não é conhecida.

O tratamento deve ser baseado em uma conduta racional. Caso nenhuma etiologia definida ou tratável seja encontrada, o esquema de tratamento é ditado pelos fatores mais prováveis envolvidos. Lembrando que as medicações usadas no tratamento da perda auditiva sensorial súbita têm efeitos colaterais potenciais e da máxima "Não fazer mal", o médico e o paciente devem concordar sobre o melhor caminho de ação.

PONTOS IMPORTANTES

- Perda auditiva sensorial súbita ocorre a uma incidência anual de 5 a 20 casos por 100.000 da população. Alguns casos se resolvem espontaneamente e atenção médica não é procurada; portanto, a taxa de incidência verdadeira pode ser mais alta.
- O prognóstico quanto a alguma recuperação da perda auditiva é bom. A taxa de recuperação espontânea pode ser tão alta quanto 63%.
- Há três teorias geralmente aceitas para a patogenia da perda auditiva súbita. Infecção viral, comprometimento vascular e interrupções de membrana intracoclear são considerados como explicando a maioria dos episódios de perda auditiva súbita. Uma quarta entidade, doença auto-imune da orelha interna, também pode somar-se ao número de casos.
- A avaliação dos pacientes com perda auditiva súbita deve incluir história e exame físico completos. Uma procura diligente de causas tratáveis da perda auditiva é muito importante. Exames laboratoriais podem ser úteis para esta finalidade.
- Uma vez que 0,8% a 4% dos pacientes que se apresentam com perda auditiva sensorial súbita podem ter uma massa no ACP, uma avaliação retrococlear usando RM com gadolínio ou RATC está justificada.
- Muitos esquemas de tratamento existem para PASSI, e a fundamentação por trás de qualquer terapia particular empregada deve ser compreendida.
- Não existe um tratamento único de escolha para PASSI. Muitas doenças produzem perda auditiva súbita, e o tratamento deve ser dirigido para as causas mais prováveis.

REFERÊNCIAS

1. Byl FM. Sudden hearing loss: eight years experience and suggested prognostic table. *Laryngoscope* 1984;94:647-661.
2. Fetterman BL, Saunders JE, Luxford WM. Prognosis and treatment of sudden sensorineural hearing loss. *Am J Otol* 1996;17:529-536.
3. Grandis JR, Hirsch BE, Wagener MM. Treatment of idiopathic sudden sensorineural hearing loss. *Am J Otol* 1993;14:183-188.
4. Mattox DE, Simmons FB. Natural history of sudden sensorineural hearing loss. *Ann Otol Rhinol Laryngol* 1977;86:463-480.
5. Nakashima T, Yanagita N. Outcome of sudden deafness with and without vertigo. *Laryngoscope* 1993;103:1145-1149.
6. Probst R, Tschopp K, Ludin E. A randomized, double-blind, placebo-controlled study of dextran/pentoxifylline medication in acute acoustic trauma and sudden hearing loss. *Acta Otolaryngol (Stockh)* 1992;112:435-443.
7. Redleaf M, Bauer CA, Gantz BL Diatrizoate and dextran treatment of sudden sensorineural hearing loss. *Am J Otol* 1995;16:295-303.
8. Shaia FT, Sheehy JL. Sudden sensori-neural hearing impairment: a report of 1,220 cases. *Laryngoscope* 1976;86:389-398.
9. Wilkins SA, Mattox DE, Lyles A. Evaluation of a "shotgun" regimen for sudden hearing loss. *Otolaryngol Head Neck Surg* 1987;97:474-480.
10. Mattox DE, Lyles A. Idiopathic sudden sensorineural hearing loss. *Am J Otol* 1989;10:242-247.
11. Wilson WR. The relationship of the herpesvirus family to sudden hearing loss: a prospective clinical study and literature review. *Laryngoscope* 1986;96:870-877.
12. Khetarpal U, Nadol JB, Glynn RJ. Idiopathic sudden sensorineural hearing loss and postnatal viral labyrinthitis: a statistical comparison of temporal bone findings. *Ann Otol Rhinol Laryngol* 1990;99:969-976.
13. Vasama JP, Linthicum FH Jr. Idiopathic sudden sensorineural hearing loss: temporal bone histopathologic study. *Ann Otol Rhinol Laryngol* 2000;109:527-532.
14. Schuknecht HF, Donovan ED. The pathology of idiopathic sudden sensorineural hearing loss. *Arch Otorhinolaryngol* 1986;243:1-15.
15. Yoon TH, Paparella MM, Schachern PA. Histopathology of sudden hearing loss. *Laryngoscope* 1990;100:707-715.
16. Perlman H, Kimura R, Fernandez C. Experiments on temporary obstruction of the internal auditory artery. *Laryngoscope* 1959;69:591-612.
17. Fisch U. Management of sudden deafness. *Otolaryngol Head Neck Surg* 1983;91:3-8.
18. Belal A. Pathology of vascular sensorineural hearing impairment. *Laryngoscope* 1980;90:1831-1839.
19. Simmons FB. Theory of membrane breaks and sudden hearing loss. *Arch Otolaryngol* 1968;88:67-74.
20. Goodhill V, Harris I. Sudden hearing loss syndromes. In: Goodhill V, ed. Ear diseases, dizziness, and deafness. Hagerstown MD: Harper & Row, 1979:664-681.
21. Gussen R. Sudden hearing loss associated with cochlear membrane rupture. *Arch Otolaryngol* 1981;107:598-600.
22. McCabe BE Autoimmune sensorineural hearing loss. *Ann Otol Rhinol Laryngol* 1979;88:585-589.
23. Aslan A, De Donato G, Balyan FR, et al. Clinical observations on coexistence of sudden hearing loss and vestibular schwannoma. *Otolaryngol Head Neck Surg* 1997;117:580-582.
24. Schick B, Brors D, Koch O, et al. Magnetic resonance imaging in patients with sudden hearing loss, tinnitus and vertigo. *Otol Neurotol* 2001;22:808-812.
25. Fitzgerald DC, Mark AS. Sudden hearing loss: frequency of abnormal findings on contrast-enhanced MR studies. *AJNR: Am J Neuroradiol* 1998;19:1433-1436.

26. Aarnisalo AA, Suoranta H, Ylikoski J. Magnetic resonance imaging findings in the auditory pathway of patients with sudden deafness. *Otol Neurotol* 2004;25:245-249.
27. Shinohara S, Yamamoto E, Saiwai S, et al. Clinical features of sudden hearing loss associated with a high signal in the labyrinth on unenhanced TI-weighted magnetic resonance imaging. *Eur Arch Otorhinolaryngol* 2000;257:480-484.
28. Jackler RK, De La Cruz A. The large vestibular aqueduct syndrome. *Laryngoscope* 1989;99:1238-1243.
29. Rahko T, Kotti V. Comparison of carbogen inhalation and intravenous heparin infusion therapies in idiopathic sudden sensorineural hearing loss. *Acta Otolaryrtgol (Stockh) Suppl* 1997;529:86-87.
30. Wilson WR, Byl FM, Laird N. The efficacy of steroids in the treatment of idiopathic sudden hearing loss. *Arch Otolaryngol* 1980;106:772-776.
31. Chen CY, Halpin C, Rauch SD. Oral steroid treatment of sudden sensorineural hearing loss: a ten-year retrospective analysis. *Otol Neurotol* 2003;24:728-733.
32. Samim E, Kilic R, Ozdek A, et al. Combined treatment of sudden sensorineural hearing loss with steroid, dextran and piracetam: experience with 68 cases. *Fur Arch Otorhinolaryngol* 2004;261:187-190.
33. Chandrasekhar SS. Intratympanic dexamethasone for sudden sensorineural hearing loss: clinical and laboratory evaluation. *Otol Neurotol* 2001;22:18-23.
34. Kopke RD, Hoffer ME, Wester D, et al. Targeted topical steroid therapy in sudden sensorineural hearing loss. *Otol Neurotol* 2001;22:475-479.
35. Gianoli GJ, Li JC. Transtympanic steroids for treatment of sudden hearing loss. *Otolaryngol Head Neck Surg* 2001;125:142-146.
36. Light JP, Silverstein H. Transtympanic perfusion: indications and limitations. *Curr Opin Otolaryngol Head Neck Surg* 2004;12:378-383.
37. Stokroos RJ, Albers FWJ, Tenvergert EM. Antiviral treatment of idiopathic sudden sensorineural hearing loss: a prospective, randomized, double-blind clinical trial. *Acta Otolaryngol (Stockh)* 1998;118:488-495.
38. Tucci DL, Farmer JC Jr., Kitch RD, et al. Treatment of sudden sensorineural hearing loss with systemic steroids and valacyclovir. *Otol Neurotol* 2002;23:301-308.
39. Westerlaken BO, Stokroos RJ, Dhooge IJ, et al. Treatment of idiopathic sudden sensorineural hearing loss with antiviral therapy: a prospective, randomized, double-blind clinical trial. *Ann Otol Rhinol Laryngol* 2003;112:993-1000.
40. Uri N, Doweck I, Cohen-Kerem R, et al. Acyclovir in the treatment of idiopathic sudden sensorineural hearing loss. *Otolaryngol Head Neck Surg* 2003;128:544-549.

CAPÍTULO 71

Zumbido

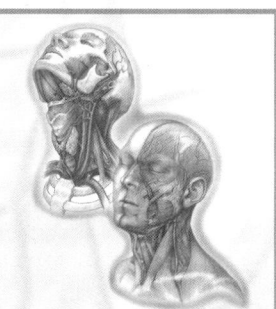

Alexander J. Schleuning, Jr.[†] ▪ "Baker" Y. Shi ▪ William H. Martin

Zumbido é a percepção de ruído na ausência de um estímulo acústico. Ele pode ocorrer como um tom puro ou como múltiplos tons e pode ser de som agudo, som grave, em campainha, cigarra, ribombo, estalido, sibilado, grosseiro, pulsátil ou constante. Uma vez que é um sintoma complexo e não uma doença, o tratamento bem-sucedido exige avaliação completa e aplicação apropriada de ferramentas e estratégias de tratamento.

Nos Estados Unidos, 40 a 60 milhões de pessoas experimentam zumbido, embora quase a população inteira tenha tido este sintomas alguma vez. Sintomas graves ou perturbadores apresentam-se em 10 a 12 milhões de pessoas. Zumbido é mais prevalente entre as idades de 40 e 70 anos e mais freqüente em homens que em mulheres, podendo ser definido como objetivo ou subjetivo. Ocasionalmente, ocorre em crianças.

ZUMBIDO OBJETIVO

Se uma pessoa tem zumbido objetivo, que é audível ao médico ou outra pessoa e tem um caráter pulsátil, certas condições são suspeitadas. O diagnóstico diferencial inclui anormalidades vasculares, anormalidades da tuba auditiva e problemas do músculo timpânico (Tabela 71.1).

Anormalidades Vasculares

Zumbido relacionado com anormalidades vasculares geralmente é um som suave, corrente, pulsátil, que é síncrono com o batimento cardíaco. O diagnóstico freqüentemente pode ser feito pela observação do paciente de uma freqüência que aumenta com exercício. Esta forma é experimentada por menos de 10% dos pacientes que têm zumbido. Um sopro audível é auscultado em apenas uma pequena proporção destes pacientes. As causas incluem *shunts* arteriovenosos, sopros arteriais e zunidos venosos.

[†]Falecido.

Shunts *Arteriovenosos*

Shunts arteriovenosos podem ser intracranianos ou pré-auriculares, congênitos ou adquiridos. Eles podem ou não ser associados à audição diminuída, dependendo da sua origem.

Malformações Arteriovenosas Congênitas

Interconexões entre a artéria occipital e o seio transverso, a carótida interna e os vasos vertebrais ou a artéria meníngea média e a artéria petrosa superficial foram descritas. O diagnóstico é por exclusão por imagem de ressonância magnética (RM) ou angiografia. Raramente o sintoma é suficientemente grave para merecer terapia, mas, se necessário, embolização seletiva ou ligadura constituem o tratamento aceito.

Shunts *Arteriovenosos Adquiridos*

O zumbido adquirido mais comum secundário a shuntagem arteriovenosa é causado por um tumor de glomo timpânico ou de glomo jugular. Este zumbido também é descrito como um som suave ou musical e freqüentemente é associado à audição diminuída. A lesão pode ser visível ao exame sob a forma de uma massa azul-avermelhada atrás da membrana timpânica. Se adjacente ao tímpano, a natureza pulsátil é detectada com pressão positiva. Tumores grandes podem afetar nervos adjacentes, incluindo o nono, o décimo e o décimo segundo nervos cranianos. O diagnóstico é feito pela tomografia computadorizada (TC) da orelha média, demonstrando erosão da espinha caroticojugular, ou pelo aparecimento da lesão jazendo dentro do espaço da orelha média.

Sopros Arteriais

Sopros arteriais são detectados em posições carotídeas aberrantes ou são transmitidas dos vasos carotídeos ou pré-vertebrais. Outros tipos de sopros arteriais são os que vêm de alças vasculares dentro do meato auditivo interno pressionando o oitavo nervo craniano. Nestes

> **TABELA 71.1**
> **ANORMALIDADES VASCULARES QUE CAUSAM ZUMBIDO OBJETIVO**
>
> **Shunts arteriovenosos**
>   Malformações arteriovenosas congênitas
>   Shunt arteriovenoso adquirido
>   Glomus jugulare
>   Glomus tympanicum
>
> **Sopros arteriais**
>   Artéria carótida em situação alta
>   Estenose carotídea
>   Alça vascular
>   Artéria estapedial persistente
>
> **Zunidos venosos**
>   Bulbo jugular deiscente
>   Hipertensão
>   Obstrução do seio transverso
>
> **Tuba auditiva patente**
>   Mioclonia palatal
>   Espasmo idiopático do músculo estapédio

casos, o diagnóstico geralmente é feito por TC com contraste de ar, RM, ou angiografia por ressonância magnética (angiorressonância, ARM). Recentemente, avanços na técnica da ARM evitaram a necessidade usual de angiografia. Em raros casos, angiografia ainda é necessária. A maior dificuldade ao tratar sopros arteriais é tomar a decisão se estudos avançados são necessários. Um sopro carotídeo com um zumbido pulsátil merece tratamento, incluindo endarterectomia. Outras lesões vasculares que causam sopros arteriais podem ser beneficiadas por ligadura arterial, embolização ou descompressão vascular.

Zunidos Venosos

Zunidos venosos podem ser auscultados em pacientes que têm hipertensão ou localização alta do bulbo jugular. O zumbido de um bulbo jugular deiscente freqüentemente dá um zunido venoso suave, de tonalidade baixa, que pode ser alterado pela posição da cabeça, atividade ou pressão sobre a veia jugular. A tumefação pode ser confundida com um glomo jugular no seu aparecimento transtimpânico. O diagnóstico é baseado na avaliação por TC. O zumbido comumente é unilateral. Um zunido venoso audível pode ser o resultado da oclusão parcial ou estreitamento do seio transverso. O local onde se dá a obstrução é perto ou na junção seio transverso/seio sigmóide e é geralmente o resultado do crescimento penetrante de granulação aracnóide, que cria turbulência e afeta o fluxo sanguíneo. ARM ou venografia por ressonância magnética (VRM) usualmente é capaz de definir a anormalidade. O tratamento é repleto de grande risco, no entanto, e não há tratamento específico definido.

Tuba Auditiva Patente

Pacientes que têm tuba auditiva patente freqüentemente se queixam de zumbido, comumente descrito como o bramido do oceano na orelha. O som geralmente é síncrono com a respiração nasal. Os sintomas normalmente estão ausentes ao acordar, ocorrendo rapidamente depois. Colocar a cabeça em uma posição inferior pode aliviar os sintomas e constitui um indício diagnóstico útil. Timpanografia pode ser útil para o diagnóstico fazendo-se o paciente respirar nitidamente ou rapidamente pelo nariz enquanto está sendo testado. Movimento adejante da membrana timpânica associado à respiração é diagnóstico. Os pacientes também podem queixar-se de alguma reverberação e ter percepção anormal da sua própria voz (i. e., autofonia). No passado, o tratamento incluiu cáusticos na nasofaringe, irritantes da mucosa, solução saturada de iodeto de potássio e injeções de Teflon ou Gelfoam em torno do toro tubário. Desenvolvimento deste sintoma freqüentemente é associado a importante perda de peso pósparto, a câncer ou a dieta. Ele ocorre freqüentemente em pacientes que receberam radioterapia afetando a nasofaringe.

Palatomioclonia

A forma mioclônica de zumbido é descrita como um som de estalido ouvido dentro da orelha. O som é rápido (40 a 200 batimentos por minuto) e ocorre intermitente. Ele é causado pelas membranas mucosas da tuba auditiva estalando juntas em resposta ao movimento da musculatura palatal. Sintomas adicionais incluem plenitude auricular e alguma distorção da audição. Os pacientes freqüentemente relatam história de espasmo muscular resultando em cefaléia pós-occipital e dor na articulação temporomandibular. Os sintomas aumentam durante períodos de estresse.

Em geral, o diagnóstico é feito pela observação ou ausculta do estalido usando-se um tubo de Toynbee. O timpanograma pode ser útil ao registrar movimento síncrono com as contrações. Estudos eletromiográficos da musculatura palatal podem ser necessários para confirmar o diagnóstico. O diagnóstico diferencial da mioclonia palatal inclui espasmo idiopático do músculo estapédio. Esclerose múltipla, doenças vasculares cerebrais e tumor devem ser excluídos porque podem causar sintomas semelhantes.

O tratamento apóia-se em medicação, incluindo relaxantes musculares (p. ex., clonazepam, diazepam). Injeção de toxina botulínica dentro do músculo reativo foi útil em casos graves. Apenas raramente é indicada cirurgia.

Espasmo Idiopático do Músculo Estapédio

Este ruído grosseiro como estrondos ou estalos do espasmo idiopático do músculo estapédio pode ser acentuado por som externo (p. ex., torneira de água, tons musicais, certas vozes). O diagnóstico pode ser feito ao exame quando o movimento da membrana timpânica for síncrono com o ruído. O diagnóstico comumente é baseado na história do paciente. O tratamento tem consistido na divisão do músculo estapédio e do músculo tensor do tímpano, o que abole os sintomas, mas este procedimento raramente é necessário. Ocasionalmente, relaxantes musculares (p. ex., diazepam) podem aliviar este sintoma. Os pacientes devem ser aconselhados a evitar estimulantes como nicotina, café e descongestionantes (1).

ZUMBIDO SUBJETIVO

Zumbido subjetivo é mais comum que zumbido objetivo. Quase todas as pessoas experimentam zumbido em alguma época. Dois estudos em grande escala de zumbido realizados no Reino Unido, um pelo National Study of Hearing e outro pelo United Kingdom Office of Population Census Surveys, demonstraram que 35% a 45% da população experimentaram zumbido de algum tipo e duração. Oito por cento da população tinha alguma dificuldade importante de sono secundária ao zumbido, e 0,5% considerava que sua vida era significativamente alterada pelos seus sintomas. Na nossa clínica de especialidade, 73% dos pacientes tinham dificuldade de dormir secundária a zumbido, e 22% relatavam que o zumbido interferia na sua apreciação global da vida. Embora zumbido subjetivo seja complicado por uma incapacidade de obter uma medida absolutamente objetiva, estimativas da sua gravidade podem ser feitas usando-se índices de gravidade. Os sintomas do zumbido podem ser comparados com cefaléia com múltiplas causas. Ele pode ser causado por condições anormais na cóclea, no nervo coclear, na via auditiva ascendente ou no córtex auditivo. Foi postulado que as células ciliadas cocleares lesadas pelo ruído ou trauma craniano podem descarregar-se repetitivamente, estimulando fibras nervosas a se descarregarem sincronizadamente de tal maneira que o sistema auditivo central não é capaz de a discriminar de som real. No sistema nervoso central ou nas vias auditivas, há a sugestão de que atividade espontânea dentro de fibras individuais do nervo auditivo também pode ser sincronizada em virtude de lesão ou anormalidade metabólica, resultando em zumbido. Também é possível que hiperatividade nos núcleos das vias auditivas ascendentes possa estimular o córtex auditivo de uma maneira semelhante. Uma teoria alternativa propõe que uma lesão da integridade coclear por qualquer causa reduz a influência supressora do sistema nervoso central, permitindo uma atividade neuronal aumentada no sistema auditivo.

Avaliação Médica

Ao obter histórias completas dos pacientes com zumbido, diversos fatores etiológicos são proeminentes. Estes são classificados como fatores otológicos, cardiovasculares, metabólicos, neurológicos, farmacológicos, dentários e psicológicos (Tabela 71.2). Na discussão a seguir, as incidências relatadas foram derivadas de um estudo de pacientes encaminhados a uma grande clínica de zumbido. Elas refletem apenas os pacientes que tinham sintomas mais sérios e perturbadores e não as queixas mais comuns ou brandas vistas na população geral.

Fatores Otológicos

O maior número de pacientes com zumbido parece ter uma história de exposição a ruído ou de presbiacusia. Em ambos os casos, há uma perda auditiva neurossensorial de altas freqüências. Setenta e cinco por cento dos pacientes têm uma perda auditiva de 30+ dB de 3 a 8 kHz. Esta perda auditiva é o fator isolado mais constante nos pacientes com zumbido. De modo geral, a altura do zumbido ocupa a região do maior déficit auditivo ou da perda mais abrupta.

TABELA 71.2
FATORES ETIOLÓGICOS NO ZUMBIDO SUBJETIVO

Fatores otológicos
  Presbiacusia
  Perda auditiva induzida pelo ruído

Doença de Ménière
  Otosclerose

Função metabólica
  Hipotireoidismo
  Hipertireoidismo
  Hiperlipidemia
  Deficiência de zinco
  Deficiência de vitamina

Anormalidades neurológicas
  Fratura de crânio ou traumatismo craniano fechado
  Lesão de chicotada
  Esclerose múltipla
  Efeitos meningíticos

Fatores farmacológicos
  Compostos de aspirina
  Drogas antiinflamatórias não esteróides
  Aminoglicosídeos
  Metais pesados

Fatores dentários
  Síndrome da articulação temporomandibular

Fatores psicológicos
  Depressão
  Ansiedade

Uma variedade de outras doenças otológicas parecem acentuar ou causar zumbido, especialmente doença de Ménière, na qual quase todos os pacientes se queixam do sintoma; entretanto, apenas 4% destes pacientes têm sintomas graves e intratáveis que não são resolvidos por qualquer forma de tratamento. Três por cento dos pacientes tinham zumbido grave secundário a otite prolongada, e 2% tinham labirintite recorrente. Embora a maioria dos pacientes com otosclerose tenha zumbido, apenas 4% disseram que ele era importante. Tontura comumente é associada com zumbido. Trinta e cinco por cento dos pacientes estavam tontos pelo menos parte do tempo, e uma porcentagem menor estava tonta o tempo todo. Esta taxa de tontura é mais alta que na população padrão dos respectivos grupos etários, e o sintoma deve ser considerado na análise.

Fatores Cardiovasculares

Problemas cardiovasculares freqüentemente são associados a zumbido. Trinta por cento dos pacientes com sintomas graves tinham uma ou mais queixas cardiovasculares. A alta incidência de doença cardiovascular é compatível com o grupo etário (acima da idade de 60 anos), mas ainda é provável que a hipertensão seja um fator importante no início ou na gravidade da doença do paciente. Vinte e dois por cento dos pacientes que tinham zumbido no nosso estudo tinham hipertensão importante, e mais de 1% relacionava incidentes cardiovasculares específicos ao início da sua queixa. Transtornos vasculares secundários devem ser excluídos na avaliação destes pacientes. Estas condições incluem anemia (i. e., zumbido secundário a débito cardíaco aumentado) e arteriosclerose extensa, na qual o zumbido tende a ser objetivo e pulsátil.

Função Metabólica

Disfunção tireóidea pode ser associada a zumbido. Hipertireoidismo, aumentando o débito cardíaco, pode causar um ruído pulsátil ou de corrente. Hipotireoidismo também causou esta queixa. Ela é grave em cerca de 4% desta população. Hiperlipidemia é descrita cada vez mais como um fator no zumbido, particularmente em associação com perda auditiva neurossensorial flutuante e tontura associada. Deficiência de vitamina A ou B foi descrita como causando zumbido.

Doença Neurológica

Nove por cento dos pacientes que tinham zumbido incapacitante relatam que ele era resultado de grande traumatismo cranioencefálico, freqüentemente em conjunção com outros fatores, como a perda auditiva. Trauma geralmente incluiu uma fratura de crânio ou traumatismo craniano fechado. Sete por cento dos pacientes tinham zumbido iniciado por lesão de chicotada ou trauma cervical, sugerindo o *input* proprioceptivo anormal a partir das fibras nervosas no pescoço e ombros, ou possivelmente lesões no tronco cerebral, são um fator. Zumbido após lesão de chicotada geralmente ocorre 7 a 10 dias depois do acidente, e o aparecimento de zumbido imediatamente após o traumatismo craniano sem anormalidades da orelha ou doença vestibular claramente definidas é incomum. Portanto, o médico deve ser cuidadoso ao atribuir uma relação causal a esta lesão.

Meningite passada pode ser a causa do zumbido. Esclerose múltipla também pode ter zumbido grave na sua constelação de sintomas.

Fatores Farmacológicos

Cinco por cento dos pacientes relacionam o início de zumbido importante à iniciação ou alterações na terapia farmacológica. Todas as classes de medicações são consideradas causas possíveis de zumbido, mas os principais grupos que são freqüentemente incriminados estão listados na Tabela 71.3. Estes incluem antiinflamatórios, antibióticos e antidepressivos.

Aspirina e compostos contendo aspirina foram identificados como as medicações provocadoras mais comuns. Apenas 600 a 1.000 mg por dia de aspirina podem criar sintomas. Medicações contendo aspirina, como Percodan, Darvon, Bufferin ou Ecotrin freqüentemente são despercebidas como possíveis causas de zumbido. O efeito destas drogas é semelhante à aspirina, embora não tão grave. Alguns antibióticos, principalmente os aminoglicosídeos, causam zumbido. Ele ocorre na maioria dos casos de antibióticos usados concomitantemente com diuréticos. Compostos contendo quinina e os análogos sintéticos podem elevar a gravidade do zumbido.

Mercúrio, arsênico, chumbo e outros metais pesados em altas doses podem causar sintomas. História completa e alteração das medicações são componentes essenciais ao tratamento dos pacientes com esta queixa.

Anormalidades Dentárias

Transtornos da articulação temporomandibular e anormalidades dentárias devem ser considerados ao tomar a história geral, no exame físico, e ao elaborar um caminho de tratamento para zumbido. Quarenta e cinco por cento dos pacientes com zumbido grave descrevem problemas ativos de articulação temporomandibular em alguma época. Uma porcentagem menor, mas significativa, de pacientes que têm zumbido grave o descrevem como concomitante com um aumento na

TABELA 71.3
MEDICAÇÕES QUE CAUSAM OU ACENTUAM ZUMBIDO
Aspirina e compostos que contêm aspirina 　Percodan 　Darvon 　Bufferin 　Ecotrin
Antibióticos aminoglicosídeos 　Gentamicina 　Canamicina 　Neomicina 　Estreptomicina 　Tobramicina
Amicacina
Drogas antiinflamatórias não esteróides 　Fenoprofeno 　Ibuprofeno 　Indometacina 　Cetoprofeno 　Naproxeno 　Fenilbutazona 　Sulindaco 　Tolmetina
Antidepressivos heterocíclicos 　Amitriptilina 　Amoxapina 　Desipramina 　Doxepina 　Imipramina 　Maprotilina 　Nortriptilina 　Protriptilina 　Trazodona 　Trimipramina

gravidade das suas queixas da articulação temporomandibular. Bruxismo, desalinhamento e dor articular são outras queixas comuns. O zumbido é geralmente de tom baixo, rude e associado a uma sensação de repleção na orelha.

Fatores Psicológicos

Fatores psicológicos desempenham um papel importante. Estresse muitas vezes aumenta a percepção da gravidade do zumbido, e depressão freqüentemente acentua a queixa. Em alguns casos, o próprio zumbido pode ser a causa do transtorno psicológico. Dezesseis por cento da população com zumbido admitiram ter depressão. Setenta por cento dos pacientes vistos na nossa clínica especializada admitiram sofrer depressão em alguma época durante sua vida. Alguns estudos concluíram que 20% a 50% dos pacientes eram clinicamente deprimidos, e cerca da metade dos pacientes deprimidos tinha uma longa história de depressão antes do início do zumbido. Existe indubitavelmente uma população importante na qual a depressão desempenha um papel importante e o tratamento deve ser apropriadamente dirigido a ela como parte do programa de tratamento do zumbido.

Exame e Testes

Depois de obter uma história completa do paciente com zumbido, é realizada uma avaliação médica completa. Todos os pacientes devem ter medidas de pressão arterial em ambos os braços e os estudos de rotina devem incluir avaliação audiométrica (p. ex., aérea, óssea, discriminação da fala). Os estudos de laboratório devem incluir hematócrito e teste de absorção de anticorpo treponêmico fluorescente. Se um paciente se apresentar com uma causa etiológica franca e simples (p. ex., perda auditiva bilateral de altas freqüências secundária a trauma acústico), o levantamento laboratorial está completo a esta altura. Com qualquer sugestão de anormalidades médicas ou metabólicas, no entanto, devem ser realizados bioquímica sanguínea, estudos da tireóide, perfil lipídico e outros testes apropriados. Com perda auditiva unilateral, podem ser necessários estudos audiológicos e radiológicos adicionais para excluir um tumor da fossa posterior. A maioria das neoplasias e das anomalias é mais bem vista com estudos de TC em algoritmo de osso. Em pacientes com zumbido não-pulsátil, RM é o estudo de escolha para excluir um schwannoma vestibular ou outra neoplasia na cisterna do ângulo cerebelopontino (2).

Zumbido unilateral também apresenta um problema diferente, e devem ser excluídas lesões da fossa posterior. O levantamento diagnóstico do zumbido unilateral é semelhante àquele da perda auditiva unilateral. Somente se houver uma causa inquestionável do sintoma unilateral é que um levantamento completo pode ser ignorado.

Tratamento

A Figura 71.1 resume os princípios do tratamento do zumbido. Qualquer transtorno otológico ou clínico reversível deve ser tratado. Se os sintomas forem brandos, devem ser observadas algumas diretrizes. O médico deve discutir com o paciente os fatores etiológicos e a situação da queixa. É importante não exacerbar a preocupação do paciente com sua queixa criando temor desnecessário quanto à causa do seu zumbido. A maioria dos casos de zumbido resolve-se espontaneamente, mas, se o zumbido persistir, há diversas opções de tratamento disponíveis (3). Em geral, 25% de todos os pacientes melhoram significativamente depois do seu início, 50% são melhorados em algum grau e os restantes 25% permanecem inalterados; uma parte muito pequena tem sintomas progressivos. O paciente deve evitar chocolate, café, chá, cola ou outras bebidas ou me-

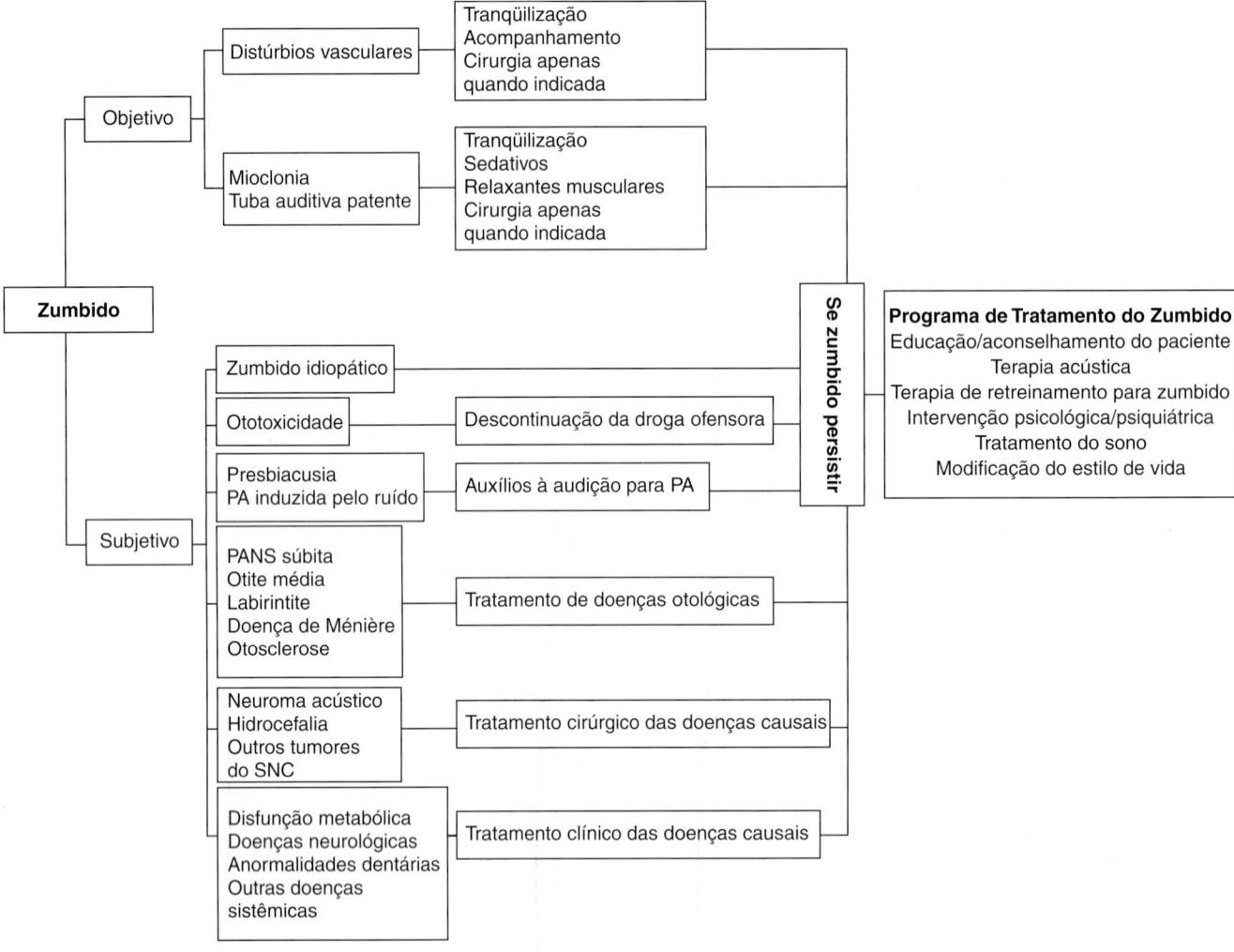

Figura 71.1
Tratamento do zumbido.

dicações contendo cafeína. Cinqüenta e quatro por cento dos pacientes com zumbido grave tomavam quantidades excessivas de bebidas cafeinadas diariamente. O paciente também deve parar de fumar.

As medicações devem ser reavaliadas, evitando-se especificamente compostos contendo aspirina, drogas antiinflamatórias não-esteróides ou outras medicações implicadas. O paciente deve evitar ruído perturbador, usar proteção contra ruído, e empregar técnicas de mascaramento domiciliar, o que inclui música à noite com nível de "ruído branco" que mascara o zumbido. Um mascarador à cabeceira também pode ser recomendado. Em pacientes que têm depressão ou ansiedade, teste e avaliação psicológica são aconselháveis, o que permite ao médico ter uma revisão da situação emocional do paciente antes de tratamento adicional ou adaptar as medicações aos resultados.

Estas ações geralmente se comprovam bem-sucedidas para tratar a maioria dos pacientes com zumbido; entretanto, se a causa não puder ser revertida e o tratamento geral for insuficiente, é necessária uma avaliação mais extensa. Avaliação em uma clínica de zumbido é útil.

Programa de Zumbido

Ao tentar tratar pacientes incapacitados pelos seus sintomas, a quantificação do zumbido é importante. Quatro aspectos do zumbido são medidos no programa padrão de zumbido: altura, intensidade, nível mínimo de mascaramento e inibição residual (4,5). Medidas psicocomportamentais adicionais, como o Inventário de Prejuízo por Zumbido (*Tinnitus Handicap Inventory, THI*), recentemente foram recomendadas pelos pesquisadores como ferramentas úteis para medir a gravidade do zumbido e o seu impacto sobre a vida do paciente (6).

Esquemas Específicos de Tratamento

Com base na avaliação do zumbido, uma seqüência de técnicas de tratamento pode ser delineada para o paciente com sintomas não resolvidos pelo tratamento mais simples. Estas técnicas incluem mascaramento, controle do estresse, medicações, estimulação elétrica e cirurgia.

Mascaramento

O mascaramento pode seguir vários caminhos, incluindo auxílios à audição, instrumentos de zumbido e mascaradores. Ele depende do princípio de que um ruído externo é capaz de cobrir o som gerado internamente pelo paciente. O nível mínimo de mascaramento fornece alguma indicação de se o mascaramento pode ser usado com sucesso para os pacientes. Se o nível mínimo de mascaramento for em nível de sensibilidade de 2 ou 3 dB, o mascaramento tem uma boa probabilidade de sucesso. Se o nível mínimo de mascaramento for em nível de 10 a 15 dB de sensibilidade, o sucesso do mascaramento é duvidoso (7).

Mascaramento é apenas um substituto para o zumbido e não uma cura. O paciente deve compreender o limite da sua utilidade antes de experimentar aparelhos de mascaramento. Apenas 20% dos pacientes com zumbido necessitam avaliação para mascaramento, e neste grupo de sofredores de zumbido grave, 60% podem se beneficiar com algum meio de mascaramento.

Aparelho de Audição

Um aparelho de audição é a forma mais simples de mascaramento direto nos pacientes com perda auditiva, e pode ser um aparelho de primeira experiência. O som aumentado do aparelho de audição mascara o som ofensor e diminui a perturbação do zumbido percebido pelo paciente. Embora aparelhos de audição sejam úteis para mascarar zumbido, apenas 25% dos pacientes são aliviados por este método isolado; 55% têm sintomas que podem ser mascarados com o uso do instrumento de zumbido se os sintomas forem incapacitantes.

Instrumento de Zumbido

O instrumento de zumbido é uma combinação de aparelho de audição e aparelho de mascaramento em uma caixa única. O mascarador é um aparelho capaz de produzir um som de 1.500 a 8.000 Hz, com um potencial de volume de 45 a 90 dB. Este aparelho de combinação, que tem aspecto semelhante a um aparelho de audição, mascara mais adequadamente o zumbido da maioria dos pacientes que recebem mascaramento como tratamento. O aparelho de audição e o mascarador têm controles diferentes de volume e podem ser ajustados para o conforto do paciente. Uma vantagem deste aparelho é a capacidade de modificar o *input* do aparelho de audição e o aparelho de mascaramento independentemente. À noite ou em situações silenciosas nas quais o zumbido é grave, o som mascarador pode ser aumentado sem alterar ou usar o aparelho de audição. Em pacientes nos quais o zumbido pode ser mascarado, 55% podem obter benefício importante em longo prazo com um instrumento de zumbido.

Mascarador

O mascarador geralmente é limitado a pacientes com audição normal ou quase normal. Poucos pacientes caem neste grupo, e apenas um terço acha útil o aparelho; entretanto, vale a pena experimentar um mascarador porque pouca coisa mais tem sucesso no tratamento desta população. O uso prolongado de instrumentos de zumbido ou mascaradores não demonstrou qualquer efeito a longo prazo sobre o limiar de audição ou discriminação, nem estes aparelhos afetaram adversamente o zumbido.

Habituação do Zumbido

A tolerância global ao zumbido geralmente aumenta com o tempo. Mascarabilidade inicial do zumbido constitui um preditor significante de sofrimento em acompanhamentos mais tarde (8).

Nos últimos anos, alguns investigadores dirigiram a atenção para a terapia de habituação ou retreinamento de zumbido. Nesta técnica, o paciente é estimulado com ruído de banda larga até 16 horas por dia. O nível de ruído ou mascaramento inicialmente apresentado é bastante baixo, sendo aumentado progressivamente até que seja audível pelo paciente mas não mascare o seu próprio zumbido. Ao longo de um período de 10 a 18 meses, o paciente pode-se tornar não-perceptivo ou não ser perturbado pelo zumbido (9,10). Os resultados iniciais são animadores e estudo adicional está sendo realizado (11).

Terapia Comportamental Cognitiva

Em muitos pacientes, estresse ou depressão é um fator importante na intensidade e na gravidade das suas queixas. Estudos da personalidade de pacientes com zumbido indicam uma alta incidência de padrões psicológicos anormais e padrões de neuroses e depressão (12). Os pacientes que caem nesta categoria beneficiam-se com tentativas de modificar o seu comportamento. Embora esta terapia geralmente não seja curativa, o sofrimento relacionado com zumbido demonstrou diminuir em muitos pacientes que recebem terapia comportamental cognitiva (8). Antidepressivos e medicações antiansiedade são freqüentemente dadas em associação com aconselhamento e terapia psicológica.

Biofeedback também é usado extensamente para o tratamento de redução do estresse. Seu benefício para pacientes com zumbido grave foi demonstrado, mas necessita cooperação estreita de paciente, médico, terapeuta e psicólogo (13).

Medicações

Drogas são capazes de aumentar ou diminuir o zumbido, mas como o mecanismo que causa o zumbido não está claramente compreendido, em geral não é possível selecionar uma droga racionalmente para controlá-lo. Poucas drogas foram testadas apropriadamente quanto aos seus efeitos sobre o zumbido. As únicas medicações que se comprovaram úteis foram drogas que afetam o estado emocional dos pacientes através da redução da ansiedade, padrão melhorado de sono e efeito antidepressivo (14). Alprazolam no seu uso como medicação antiansiedade forneceu alívio a cerca de 50% dos pacientes (15). Nortriptilina forneceu alívio a uma maioria de pacientes considerados sofrendo de depressão (16). Gabapentina (Neurontin) e melatonina são drogas que recentemente foram estudadas quanto aos seus efeitos sobre o zumbido. Estudos preliminares sugerem que elas podem trazer melhora dos sintomas em alguns pacientes, especialmente aqueles com altos escores de gravidade e dificuldades importantes de sono (17,18). Outras medicações que se comprovaram úteis foram aquelas que dão ao paciente sono ininterrupto. Deve ser assinalado que a Food and Drug Administration (FDA) não aprovou qualquer medicação especificamente com a finalidade de tratar zumbido.

Estimulação Eletromagnética

A estimulação elétrica como tratamento de zumbido permanece em investigação. Estimulação da cóclea por via transcutânea, no promontório e na janela redonda, oferece tratamento possível para o futuro (19). Os resultados iniciais da estimulação elétrica não foram animadores. Esperanças foram baseadas em relatos de que 50% a 90% dos pacientes de implante coclear afirmaram que o seu zumbido era melhor com o aparelho funcionando e que apenas 11% achavam-no pior com o uso do implante. Estimulação magnética transcraniana também demonstrou suprimir zumbido. Em um relato, isto foi seguido pelo implante de um eletrodo extradural na área auditiva principal sob a orientação de RMF para produzir supressão duradoura do zumbido (20). Nossa experiência com estimulação cerebral profunda sobre zumbido mostrou que quase a metade dos pacientes relatou alívio do zumbido quando o estimulador foi ligado (21,22). Em geral, estimulação eletromagnética para zumbido é experimental. Estudos adicionais são necessários para estabelecer sua eficácia e segurança.

Cirurgia

Cirurgia para condições otológicas associadas (p. ex., otosclerose, doença aural crônica) pode ser útil para aliviar zumbido. Além disso, relatos de supressão de zumbido com implante coclear foram animadores. Seccionamento do nervo auditivo não se comprovou constantemente útil, mesmo em pacientes que merecem esse tratamento. Descompressão microvascular foi descrita como útil em alguns pacientes cujos estudos angiográficos sugerem contato entre a artéria cerebelar inferior anterior (ACIA) e o nervo auditivo. Isto envolve separar a ACIA do oitavo nervo craniano no ângulo cerebelopontino (23). Apenas um número limitado de casos foi descrito. Globalmente, a cirurgia atualmente tem um papel muito limitado no tratamento de zumbido subjetivo.

Medicina Alternativa

Muitos suplementos herbáceos foram anunciados como eficazes para tratar zumbido. Poucas destas substâncias foram estudadas sistematicamente, exceto talvez Gynkgo biloba, que não se mostrou melhor que placebo em um estudo duplo-cego envolvendo mais de 1.000 pacientes (24). Erva-de-são-joão pode ajudar os pacientes de zumbido através do seu efeito antidepressivo, mas há sérias preocupações com as suas interações com diversas drogas convencionais (25).

O papel da acupuntura em pacientes de zumbido ainda é controverso. Embora estudos não cegos tenham sugerido resultados positivos, eles não foram reproduzidos em estudos cegos (26).

ZUMBIDO NA PESSOA COM AUDIÇÃO

Os pacientes que têm zumbido mas ouvem normalmente permanecem sendo um grupo difícil e desafiador para tratar. Muitas vezes estes pacientes sofrem também de hiperacusia. A causa é obscura e estes pacientes parecem mais afetados pela menor intensidade mensurável que se pode equiparar de zumbido. Eles têm grave intolerância associada ao som e são incapacitados por níveis de ruído normalmente toleráveis. Eles também ouvem sons que normalmente não são considerados perturbadores, como de lâmpadas fluorescentes ou refrigerador. Mascaramento neste grupo geralmente não é tolerado. Medicações encerram a maior esperança. Antidepressivos, particularmente nortriptilina, mas também Triavil (perfenazina e amitriptilina) e fluoxetina (Prozac), bem como outros antidepressivos, têm sido benéficos. Evitação de ruído, proteção contra ruído e evitação estrita de estimulantes são necessários. Avaliação e aconselhamento psicológicos são freqüentemente necessários.

Um outro grupo de pacientes que tem sido particularmente difícil de tratar inclui pacientes que têm perda total da audição ou grave perda unilateral profunda de audição. Estes são os menos afetados por qualquer dos tratamentos presentemente oferecidos.

CONCLUSÃO

Uma vez que muitos fatores etiológicos não foram claramente identificados, a pesquisa continuada encerra a pista para o tratamento deste grande grupo de pacientes. Técnicas aperfeiçoadas de registrar e testar objetivamente os pacientes necessitam ser elaboradas, e as inter-relações dos fatores médicos, psicológicos e otológicos precisam ser especificadas.

PONTOS IMPORTANTES

- Fatores otológicos são a causa subjacente mais comum de zumbido subjetivo; 75% dos pacientes têm uma perda auditiva de 30+ dB em altas freqüências.
- Nove por cento dos pacientes com zumbido sofreram traumatismo craniano importante.
- As causas farmacológicas mais freqüentes de zumbido são as drogas antiinflamatórias. Cerca de 10% dos pacientes com zumbido têm sintomas relacionados com medicações.
- Quarenta e cinco por cento dos pacientes com zumbido grave tiveram em algum momento sintomas ativos da articulação temporomandibular.
- Depressão é comum em pacientes com zumbido, mas nem sempre está claro se a depressão é primária ou secundária.
- Só 25% dos pacientes descrevem um aumento no zumbido com o tempo. A maioria expressa alguma melhora.
- Quantificações objetivas do zumbido são feitas por mascaramento de altura, pareamento de intensidade, determinação dos níveis mínimos de mascaramento e avaliação da inibição residual.
- Embora aparelhos de audição sejam úteis para mascarar zumbido, apenas 25% dos pacientes com zumbido importante são aliviados por este método isoladamente. Cinqüenta e cinco por cento têm sintomas que podem ser mascarados com o uso do instrumento de zumbido se os sintomas forem incapacitantes.
- Em pacientes com altos níveis de estresse, experiências com antidepressivos, amitriptilina ou combinações de perfenazina-amitriptilina são úteis.
- A droga antiansiedade alprazolam (Xanax) encerra alguma promessa para os pacientes com problemas de sono secundários a zumbido. Ela tende a diminuir a extensão do zumbido e é útil em pessoas de audição normal com esta queixa.

REFERÊNCIAS

1. Lusk R, Babin R. Tensor tympanic and masseter muscle synkinesis. *Otolaryngol Head Neck Surg* 1985;93:555-558.
2. Weissman JL, Hirsch BE. Imaging of tinnitus: a review. *Radiology* 2000;216:342-349.
3. Noell CA, Meyerhoff WL. Tinnitus. Diagnosis and treatment of this elusive symptom. *Geriatrics* 2003;58:28-34.
4. Goodwin PE, Johnson RM. The loudness of tinnitus. *Acta Otolaryngol* 1980;90:353-359.
5. Henry JA, Meikle MB. Psychoacoustic measures of tinnitus. *J Am Acad Audiol* 2000;11:138-155.
6. Berry JA, Gold SL, Frederick EA, et al. Patient-based outcomes in patients with primary tinnitus undergoing tinnitus retraining therapy. *Arch Otolaryngol Head Neck Sing* 2002;128:1153-1157.
7. Johnson R, Griest S, Pren L, et al. A tinnitus masking program: efficiency and safety. *Hearing J* 1989;42:18-25.
8. Andersson G, Vretblad P, Larsen HC, et al. Longitudinal follow-up of tinnitus complaints. *Arch Otolaryngol Head Neck Surg* 2001;127:175-179.
9. Jastreboff PL Instrumentation and tinnitus, a neurophysiologic approach. *Heavy Instrument* 1994;45:7-9.
10. Jastreboff PH, Jastreboff MM. Tinnitus retraining therapy (TRT) as a method for treatment of tinnitus and hyperacusis in patients. *J Am Acad Audiol* 2000;11:162-177.
11. McKenny CJ, Hazell JWP, Graham RL. An evaluation of the TRT method. In: Hazell J, ed. *Proceedings of the Sixth International Tinnitus Seminar*. Bungay, England: RefineCatch, 1999:99-105.
12. Folmer RL, Griest SE, Meikle MB, et al. Tinnitus severity, loudness and depression. *Otolaryngol Head Neck Surg* 1999;121:48-51.
13. House J, Miller L, House RR. Severe tinnitus: treatment with biofeedback training transactions. *Am Ophthalmol Otolaryngol* 1976;89:697-703.
14. Brummett R. Drugs for and against tinnitus. *Hearing J* 1989;42:34-37.
15. Johnson RM, Brummett R, Schleuning A. Use of alprazolam for relief of tinnitus. *Arch Otolaryngol Head Neck Surg* 1991;119:842-845.
16. Dobie RA, Sullivan MD, Katon WJ, et al. Antidepressant treatment of tinnitus patients. *Acta Otolaryngol (Stockh)* 1992;112:242-247.
17. Zapp IT. Gabapentin for the treatment of tinnitus: a case report. *Ear Nose Throat J* 2001;80:114-116.
18. Rosenberg SI, Silverstein H, Rowan PT, et al. Effect of melatonin on tinnitus. *Laryngoscope* 1998;108:305-310.
19. Hazell JW, Meerton LF, Ryan R. Electrical tinnitus suppression. *Hearing J* 1989;22:26-33.
20. De Ridder D, De Mulder G, Walsh V, et al. Magnetic and electrical stimulation of the auditory cortex for intractable tinnitus. Case report. *J Neurosurg* 2004;100:560-564.
21. Martin WH, Shi Y. Deep brain stimulation effects on hearing function and tinnitus In: Hazell J, ed. *Proceedings of the Sixth International Tinnitus Seminar*. London: The Tinnitus and Hyperacusis Centre, 1999:68-72.
22. Shi Y, Martin WH. Deep brain stimulation–a new treatment for tinnitus? In: Hazell J, ed. *Proceedings of*

the Sixth International Tinnitus Seminar. London: The Tinnitus and Hyperacusis Centre, 1999:578-580.
23. Okamura T, Kurokawa Y, Ikeda N, et al. Microvascular decompression for cochlear symptoms. *J Neurosurg* 2000;93:421-426.
24. Drew S. Davies E. Effectiveness of Ginkgo biloba in treating tinnitus: double blind, placebo controlled trial. *BMJ* 2001;322:73-75.
25. Ernst E. The risk-benefit profile of commonly used herbal therapies: ginkgo, St. John's wort, ginseng, Echinacea, saw palmetto, and kava. *Ann Intern Med* 2002;136:42-53.
26. Park J, White AR, Ernst E. Efficacy of acupuncture as a treatment for tinnitus: a systematic review. *Arch Otolaryngol Head Neck Surg* 2000;126:489-492.

CAPÍTULO 72

Doença Auto-Imune da Orelha Interna

Jeffrey P. Harris

Durante os últimos 20 anos, presenciamos o desenvolvimento de um campo inteiramente novo da otologia: a perda auditiva neurossensorial (PANS) imunomediada. Sua importância origina-se pelo fato de a orelha interna estar sujeita às influências da resposta imune, da inflamação e da auto-imunidade e, através dos efeitos destas condições na orelha interna, poder ocorrer perda auditiva. Mais importante, porém, é o reconhecimento de que, se detectada suficientemente cedo, a perda auditiva, antes considerada progressiva e irreversível, pode ser restaurada através do uso apropriado e judicioso de drogas imunossupressoras.

Este capítulo explora os fundamentos básicos das respostas imunes da orelha interna e sua relação com a doença clínica. Não há nenhuma dúvida de que a nossa compreensão destas respostas será aperfeiçoada e de que novos tratamentos mais eficazes e menos tóxicos serão desenvolvidos.

A RESPOSTA IMUNE DA ORELHA INTERNA

O sistema nervoso central (SNC) e, por extensão, a orelha interna originalmente foram considerados como locais imunoprivilegiados através das ações da barreira hematoencefálica e de barreira hematolabiríntica, respectivamente. Agora sabemos que a orelha interna, bem como o SNC, é capaz de edificar uma resposta imune (1,2).

A seqüência dos eventos que constituem esta resposta imune na orelha interna foi bem caracterizada recentemente. No estado de repouso normal, a orelha interna contém imunoglobulinas e o saco endolinfático contém células imunocompetentes. As imunoglobulinas cruzam a barreira hematolabiríntica e estão presentes na perilinfa em um nível de 1/1.000 da concentração encontrada no soro. Há uma concentração aumentada de imunoglobulina com relação aos níveis no SNC, possivelmente pelas propriedades reabsortivas da água do saco endolinfático. Níveis de imunoglobulina G (IgG) parecem predominar, com quantidades menores de IgM e IgA presentes. Este ambiente rico em imunoglobulina protege a orelha interna de patógenos pelos seus papéis na neutralização, na opsonização e na fixação de complemento. As duas últimas funções requerem as ações de células imunocompetentes em conjunção com a imunoglobulina. A cóclea normal não contém células discerníveis; por outro lado, foi demonstrado que o saco endolinfático contém uma coleção completa de células imunocompetentes: células T auxiliares e supressoras, macrófagos e células B apresentando IgM, IgG e IgA. Além disso, o saco endolinfático está em estreita aproximação a linfáticos que parecem drenar para a veia jugular e possivelmente para as cadeias de linfonodos retrofaríngeos, assim demonstrando todos os componentes e evidência para suportar o saco endolinfático como o local de origem de uma resposta imune local.

Presumivelmente, para que as respostas imunes locais sejam geradas na orelha interna, o antígeno deve ter acesso às células imunocompetentes no saco endolinfático. Nós e outros mostramos que o antígeno denominado peroxidase de raiz forte (HRP), difunde-se para o saco endolinfático após injeção na rampa timpânica. Através de estudos de difusão, suas vias podem ser rastreadas e sugerem movimento através da perilinfa e dos tecidos perissaculares, em oposição a movimento no espaço endolinfático. Ademais, a coloração concentrada do ligamento espiral com o produto da reação da HRP neste estudo também suporta a hipótese de a perilinfa ser reabsorvida da orelha interna pelo ligamento espiral e sua densa rede de pequenas vênulas (3). A importância do saco endolinfático na iniciação de uma resposta imune é suportada pela evidência de antígeno fagocitado nos macrófagos da luz do saco endolinfático dentro de horas da injeção; não apareceram células marcadas na cóclea durante o período de estudo. A cóclea, vestíbulo e saco endolinfático tiveram o HRP completamente eliminado nas 72 horas subseqüentes ao HRP (3). Isto também foi observado em um estudo no qual *keyhole limpet hemocyanin* (KLH); um potente estimulador da imunidade celular, foi usado para investigar o desenvolvimento de células imunocompetentes da orelha interna. Tanto macrófagos com antígeno fagocitado quanto células T auxiliares apareceram no saco endolinfático antes de aparecerem na cóclea. Portanto, o antígeno atinge rapidamente o saco endolinfático, e este parece ser o local inicial da resposta imune.

O teste com antígeno à orelha interna tem conseqüências previsíveis. Teste direto da perilinfa com KLH resulta em aumento do anticorpo anti-KLH na perilinfa, que chega ao máximo entre 4 e 7 semanas, e não é causado por permeabilidade vascular aumentada, contaminação do soro durante o processo de amostragem ou contribuições do líquido cerebrospinal (LCE) por meio do aqueduto coclear. Numerosas células plasmáticas são observadas na rampa timpânica e no saco endolinfático durante a resposta (Fig. 72.1). Um aspecto importante da cronologia e da magnitude desta resposta é o estado de imunização do animal. Quando um animal sistemicamente sensibilizado à KLH é submetido a um teste na orelha interna com KLH, a resposta humoral secundária é mais rápida, chegando ao máximo em 2 semanas, e maior, 10 vezes maior, que a resposta primária. Este achado sugere a saída de células plasmáticas KLH-específicas da circulação durante a resposta. Um aumento no anticorpo anti-KLH também foi visto após inoculação direta no saco endolinfático. Infiltrados celulares no saco e em torno dele foram julgados responsáveis pelo aumento no anticorpo na perilinfa da cóclea neste estudo, outra vez sugerindo a importância desta estrutura na modulação da resposta imune da orelha interna durante o teste (Fig. 72.2). Secreção de anticorpo antígeno-específico é um mecanismo de resposta imune usado pela orelha interna que ocorre relativamente tarde na resposta e é grandemente modificado pelo estado de imunização precedente. Imunização precedente, portanto, indubitavelmente tem um efeito sobre o resultado final de uma resposta imune da orelha interna.

Em uma série de experimentos, o papel central do saco endolinfático nas respostas imunes da orelha interna foi estabelecido. O teste da cóclea com KLH em animais sistemicamente imunizados após obliteração do saco endolinfático resultou em níveis acentuadamente reduzidos de anticorpo na perilinfa e de infiltrados celulares na cóclea, em comparação com controles. Além disso, este efeito não foi secundário a trauma cirúrgico. Ademais, teste com KLH direto do saco endolinfático resultou em níveis aumentados de anticorpo na perilinfa, e esta resposta foi abolida pela obstrução prévia do ducto endolinfático. Portanto, o saco endolinfático parece ser crucial no processamento de antígeno e parece ser o local do qual emana o anticorpo da perilinfa.

Modelos da resposta imune *in vivo* bem como *in vitro* estabeleceram o papel de numerosas substâncias elaboradas pelas células envolvidas na resposta imune como importantes mediadores do evento inflamatório. Uma multiplicidade de citocinas, a saber, interleucina, interferons e fatores de necrose tumoral, bem como fatores de crescimento, foi caracterizada. A interleucina-2 (IL-2) e o fator de crescimento transformador-β (TGF-β) foram estudados com relação à resposta inflamatória da orelha interna. A IL-2 é vista como um mediador inicial e é liberada pelas células T auxiliares sob estimulação de IL-1, uma linfocina liberada por macrófagos ativados. Acredita-se que a IL-2 apresente várias funções: ativação de células T auxiliares, T citotóxicas e T supressoras; ativação de células

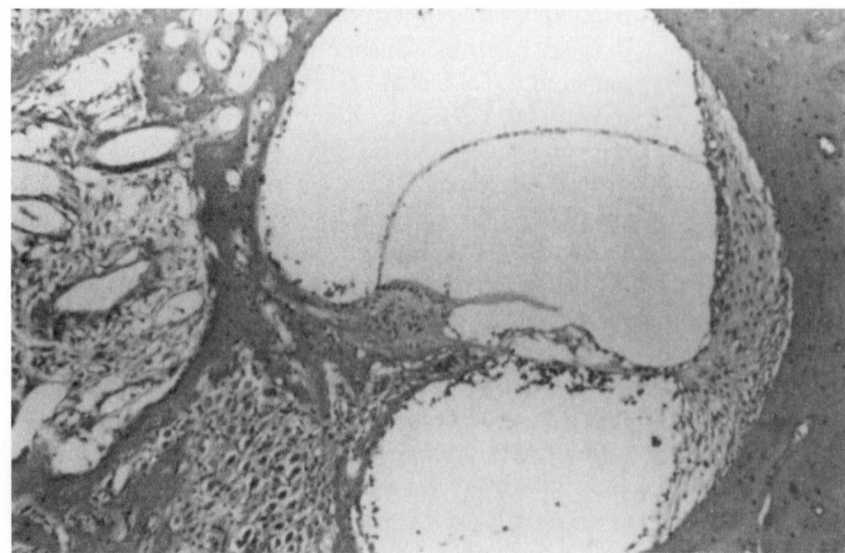

Figura 72.1

Resposta imune experimental da orelha interna a um desafio com antígeno (hemocianina de lapa "buraco de fechadura") do saco endolinfático em cobaias. Observar o desenvolvimento de hidropisia endolinfática.

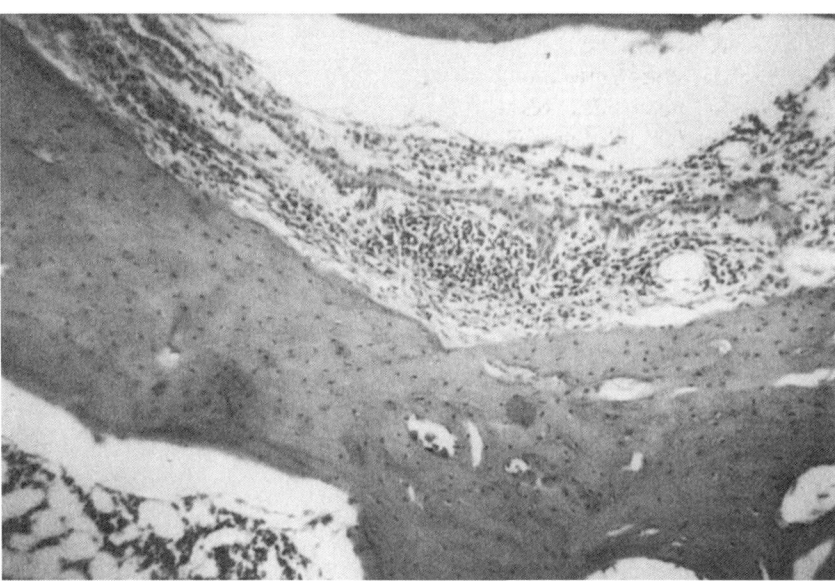

Figura 72.2
Resposta imune secundária da orelha média centrada em torno do saco endolinfático resultando em hidropisia. Observar infiltração de linfócitos, células plasmáticas e macrófagos no tecido conjuntivo perissacular.

B; intensificação da atividade assassina natural; quimioatração para células polimorfonucleares, monócitos e linfócitos; e imunorregulação para prevenção de doença auto-imune. IL-2 não está presente na perilinfa no estado de repouso, mas é um componente da resposta imune da orelha interna. Após o teste da rampa timpânica com KLH, IL-2 foi mensurável às 6 horas, chegou ao máximo com 18 horas, e declinou ao longo de 5 dias. A estrutura temporal desta resposta sugere que a linfocina é gerada pelas células T que residem no saco endolinfático e que desempenha um papel comparável na orelha interna, conforme observado em outros sítios inflamatórios. A saída precoce de leucócitos polimorfonucleares e menores quantidades de monócitos e linfócitos neste estudo podem ser secundárias às ações da IL-2, porque este é um dos seus papéis em outros lugares no corpo. TGF-β também foi identificado como um mediador na resposta imune da orelha interna. Em seguida ao teste da rampa timpânica com KLH, leucócitos dentro da rampa timpânica e da rampa vestibular foram marcados com sondas de RNA mensageiro para TGF-$β_1$. Este marcador foi detectado com 1 dia, chegou ao máximo aos 3 dias e tinha diminuído com 1 semana (4). Seu papel na inflamação parece ser uma combinação de moléculas pró-inflamatórias e de *feedback* negativo. TGF-β foi reconhecido como quimioatrativo para monócitos, células T e neutrófilos por aumentar os níveis de IL-1, IL-6 e fator de crescimento derivado das plaquetas. TGF-β também interfere com a resposta de IL-2, desativa macrófagos e inibe a produção de interferon-α e fator de necrose tumoral (TNF-α). Nosso laboratório recentemente demonstrou células marcadas com TNF-α e IL-1β liberadas dentro de 3 horas do teste com antígeno, e IL-6 expressada mais tarde. Esta reação na orelha interna é uma cadeia de respostas, com citocinas e fatores de crescimento desempenhando papéis importantes.

Apesar da importância do saco endolinfático em contribuir com células imunocompetentes e mediadores inflamatórios para a resposta imune da orelha interna, ela também recebe células imunes sistêmicas para proteção contra antígenos virais e bacterianos. Tanto desafio com KLH quanto inoculação viral na orelha interna causam infiltração celular maciça tanto na rampa timpânica quanto, em menor extensão, na rampa vestibular. A veia modiolar espiral (VME) parece desempenhar um papel-chave nesta infiltração celular (5) (Figs. 72.3 e 72.4). A saída de linfócitos da circulação para dentro dos linfonodos há muito é sabida ocorrer em vênulas pós-capilares especializadas, as quais têm morfologia e histoquímica exclusivas, ganhando para elas o nome vênulas endoteliais altas (VEAs). Um pouco surpreendentemente, a VME demonstrou sofrer uma transformação semelhante à VEA durante a resposta inflamatória. Esta transformação consiste em células endoteliais com grandes núcleos e citoplasma aumentado e está presente no segundo dia após a inoculação do vírus na orelha interna e contínua progressão até o sexto dia. Além disso, linfócitos podem ser vistos aderentes e dentro da parede vascular (6). Portanto, uma morfologia semelhante a VEA aparentemente pode ser adquirida durante uma condição inflamatória aguda na cóclea. Pelo menos uma molécula de adesão, a molécula de adesão intercelular-1 (ICAM-1), foi demonstrada na VME e nas vênulas coletoras na fase aguda da inflamação da orelha interna (7). A molécula de adesão intercelular-1 é expressada nas VEAs de humanos, camundongos e ratos e está en-

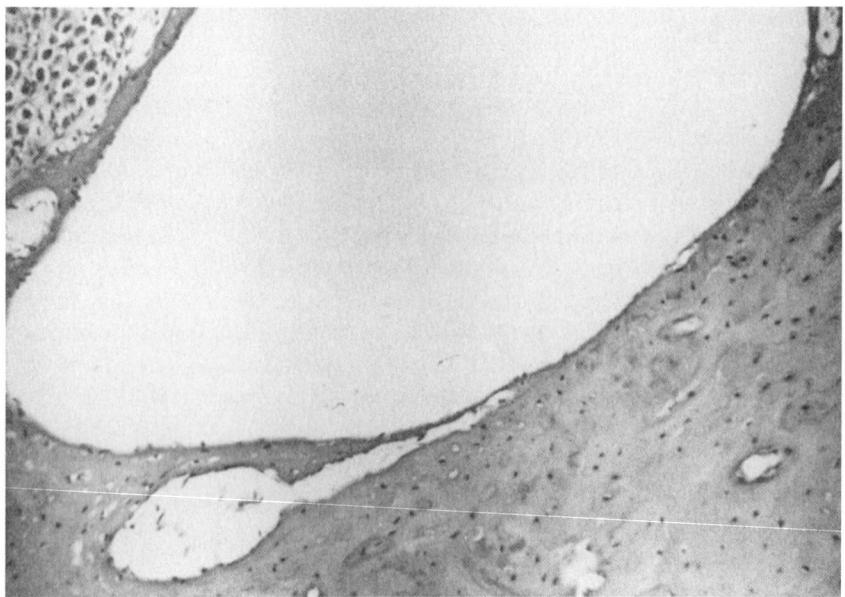

Figura 72.3
Veia modiolar espiral, com sua vênula coletora, ao longo da rampa timpânica em uma cobaia normal controle.

volvida nas interações entre leucócitos e células endoteliais e definitivamente no extravasamento de células. Em um estudo da inflamação da orelha interna induzida por KLH em ratos, a coloração para ICAM-1 foi encontrada dentro de 6 horas pós-teste no epitélio das VMEs e vênulas coletoras, atingindo um máximo pelo segundo dia e em seguida se apagando gradualmente. Em contraste, o extravasamento celular chegou ao máximo entre o terceiro e o sétimo dia na cóclea. ICAM-1 também foi encontrada às 12 e às 24 horas no epitélio do saco endolinfático e região perissacular, enquanto a infiltração celular se atrasou por 2 a 3 dias (7). Estas alterações semelhantes a VEA vistas na VME coincidem com a expressão de moléculas de adesão tais como ICAM-1 e o recrutamento de células imunocompetentes sistêmicas para dentro da rampa timpânica.

O tipo e a cronologia das células que entram na cóclea também foram caracterizados. Macrófagos e granulócitos são observados tão cedo quanto às 6 horas pós-teste na cóclea e no saco endolinfático e rapidamente aumentam a partir deste momento. Células T auxiliares aumentam gradualmente no saco endolinfático, chegando ao máximo em 2 a 3 semanas; sua presença na cóclea é notada no primeiro dia e continua a aumentar. Níveis aumentados de células T supressoras não são detectados na cóclea ou no saco endolinfático até 3 semanas pós-teste. Adicionalmente, células apresentando imunoglobulina são vistas precocemente na resposta. Células com IgG são vistas no saco endolinfático no primeiro dia, e IgM segue-se brevemente depois, com um aumento no segundo dia. Células com IgA não aparecem até 3 semanas pós-teste. Células inflamatórias no saco endolinfático e na cóclea continu-

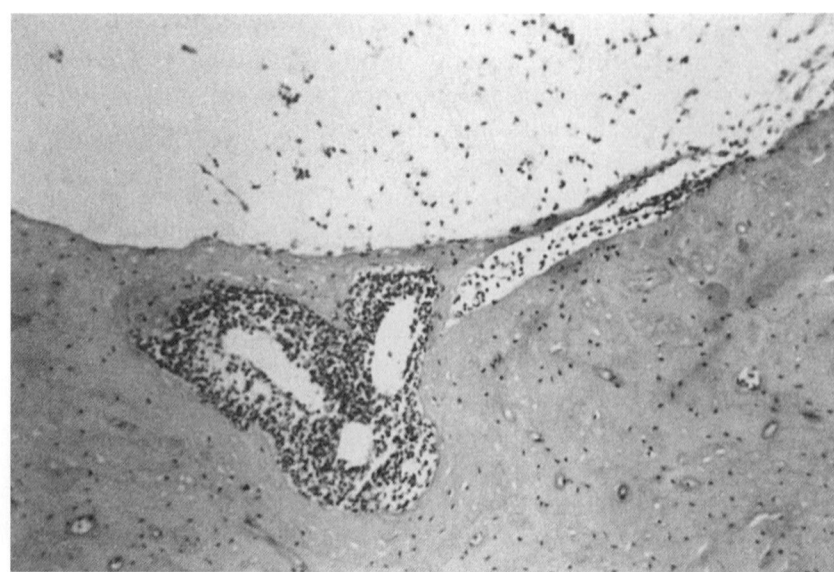

Figura 72.4
Veia modiolar espiral, com sua vênula coletora, em um animal experimentando resposta imune da orelha interna. Observar a infiltração perivascular e células correndo fluindo para a rampa timpânica a partir da circulação sistêmica.

am a proliferar *in situ* durante a resposta e a proliferação ativa é notada com 6 semanas completas depois do teste, sugerindo um mecanismo imunorregulador relativamente fraco da orelha interna apesar da infiltração supramencionada de células T supressoras. As quantidades reais de células derivadas da proliferação do saco endolinfático *versus* extravasamento são desconhecidas; entretanto, o padrão de aumento nos constituintes celulares é compatível com os papéis propostos de cada classe. A resposta precoce de polimorfonucleares resulta na remoção do antígeno, e a saída dos macrófagos permite processamento e apresentação do antígeno. As células T auxiliares também chegam cedo, presumivelmente para potencializar ou regular a resposta e acentuar o desenvolvimento das células B, que estão chegando, nas células plasmáticas secretoras de imunoglobulina. O aparecimento tardio de células T supressoras seria compatível com a função proposta como um regulador, para baixo, da função imunitária.

Concomitante com esta proliferação celular há um aumento constante na matriz extracelular. Sabe-se que tanto labirintites supurativas ou estéreis resultam na formação de uma matriz extracelular densa e eventual ossificação na cóclea (8,9). As células responsáveis por este resultado estão agora vindo à luz. O imunoensaio para Ki-67 revelou que pelo dia 1 pós-teste, fibroblastos e células endosteais revestindo a rampa timpânica estão proliferando. Os números destas células continuam a aumentar, e sinais da sua proliferação ainda estão presentes 6 semanas pós-teste. O tecido fibrótico torna-se visível pela primeira vez com 1 semana e a ossificação pode ser observada com 3 semanas (10). Ossificação das rampas cocleares, normalmente cheias de líquido, é um resultado comum da inflamação da orelha interna. Uma variedade de insultos pode resultar em labirintite ossificante, incluindo labirintite purulenta (8), labirintite estéril, otosclerose avançada, doença auto-imune da orelha interna, trauma do osso temporal, labirintectomia, meningite (11,12), oclusão vascular e implantação coclear. A orelha interna parece particularmente incapaz de remover esta matriz extracelular durante uma resposta imune, o que com o tempo resulta em osteogênese. As células endosteais que revestem a rampa timpânica agora parecem ser um componente-chave nesta cadeia de eventos. De acordo com Taguchi *et al.*, o papel da IL-6 na remodelação óssea e em doenças como a osteogênese é central (13), e de acordo com Guillen *et al.* (14), IL-6 muito provavelmente interage com a proteína relacionada com o hormônio paratireóideo.

Infelizmente, esta elaborada cadeia de eventos, que visa a proteger a orelha interna contra patógenos, muitas vezes pode levar à perda auditiva. Estudos iniciais sobre o efeito da labirintite induzida por vírus revelaram perda auditiva grave em animais não previamente expostos ao patógeno. Um total de 70% destes animais soronegativos tiveram elevações profundas dos limiares de microfonia coclear (MC) e potencial de ação composto (PAC) N1 do oitavo nervo. Pesquisa adicional revelou que a resposta imune pode ser parcialmente responsável pelo efeito negativo sobre a audição. Investigação da histopatologia da orelha interna após labirintite viral induzida resultou em achados constantes de degeneração no órgão de Corti, estria vascular e gânglio espiral com discreta hidropisia endolinfática (15). O que fala em favor do papel do sistema imune nesta lesão é o fato de que uma variedade de vírus pode infectar a orelha interna em diferentes locais e tipos celulares, todavia a degeneração destas mesmas estruturas parece ocorrer independentemente do local da infecção viral (15). Além disso, efeitos negativos sobre a histopatologia e a audição foram encontrados com labirintite viral induzida e estéril, e a quantidade de dano foi associada à magnitude da resposta imune. Sensibilização sistêmica com KLH antes do teste secundário da orelha interna resultou em uma resposta muito maior de anticorpos, maior evidência histopatológica e perda auditiva mais significativa conforme evidenciado por MC e PAC, em comparação com animais que receberam apenas teste primário da orelha interna. Assim, a resposta imune mais robusta parece resultar em mais lesão da orelha interna. De que modo a resposta imune danifica as estruturas precitadas, está atualmente sendo elucidado. A aparente falta de remoção da matriz extracelular e a ossificação subseqüente parecem ser devidas em parte à ativação das células endosteais (10). A degeneração do gânglio espiral parece ser independente desta ossificação, mas o mecanismo ainda não está compreendido (9). A degeneração da estria vascular nestes modelos constitui presumivelmente um evento secundário. Embora estas células nunca expressem antígenos virais no nosso modelo de labirintite por citomegalovírus, a lesão provavelmente é causada por edema resultante da saída de células nas vênulas "corrente abaixo", criando estase venosa e eventualmente estase capilar nos vasos da estria. O perigo de uma resposta inflamatória na orelha interna portanto parece análogo a infecções por patógenos em outros locais no corpo. Pneumonia resulta em cicatrização e fibrose secundárias à intervenção do sistema imune, células imunocompetentes destroem o osso sadio em torno de uma osteomielite e infiltrados inflamatórios causam pressão intracraniana aumentada na meningite. Infelizmente, a orelha interna parece particularmente sensível e incapaz de controlar os efeitos deletérios de uma resposta inflamatória.

PARADIGMAS EXPERIMENTAIS

A compreensão dos mecanismos da imunopatologia na orelha interna deve dirigir nossos esforços para a prevenção deste dano imunomediado. Conforme previamente mencionado, diversos estudos revelaram que é possível a interferência com a ordem previsível de eventos. Conforme também mencionado, a cóclea normal não contém células imunocompetentes observáveis, enquanto o saco endolinfático parece conter as células necessárias para iniciar uma resposta imune. Diversos estudos reforçam a importância do saco endolinfático nesta função. Inoculação direta de citomegalovírus de cobaio (CMVC) no saco endolinfático de animais com imunidade sistêmica ao CMVC resultou em acentuada infiltração de células inflamatórias na região do saco e hidropisia linfática discreta mas nenhuma perda auditiva ou produção de antígeno viral. Assim, o saco pode proteger as estruturas da orelha interna, mas o faz à custa de algum dano a si próprio. Evidência adicional dos efeitos deletérios da resposta imune na orelha interna vem de Darmstadt et al. Foi demonstrado que a imunossupressão com ciclofosfamida antes da inoculação de CMVC dentro da rampa timpânica na realidade reduziu a quantidade de perda auditiva conforme medido pelos limiares de PAC em comparação com controles. A quantidade de antígeno de CMVC detectada nas cócleas não se correlacionou com os limiares de PAC; entretanto, quanto maior a resposta inflamatória ao CMVC na cóclea, mais alto o limiar do PAC e assim maior a perda auditiva. A resposta inflamatória ao CMVC pode ser mais importante que os efeitos citopáticos diretos do vírus na produção de PANS na labirintite induzida por CMVC. Conforme notado previamente, a expressão de ICAM-1 na VME e seus ductos coletores aumenta durante a inflamação e indubitavelmente tem efeitos sobre o tráfego de células (7). Uma diminuição modesta neste tráfego foi realizada com o uso de anticorpos monoclonais contra ICAM-1 durante inflamação da orelha interna. Apesar desta diminuição nos infiltrados celulares, os animais tratados com anti-ICAM-1 não mostraram menor perda da audição em comparação com controles. Em virtude da modesta diminuição nos infiltrados celulares, linfocinas ou outras moléculas de adesão ainda por serem descritas na orelha interna devem desempenhar um papel importante. Assim, a partir destas experiências, nós conseguimos determinar que a inflamação da orelha interna pode ser manipulada pela interferência nos ramos aferente e eferente da resposta imune e, ao assim fazer, não apenas oferecer uma compreensão aumentada da patogenia de muitas doenças da orelha interna, mas também ajudar a abrir novos caminhos de tratamento. Um derivado importante da resposta imunológica contra antígenos e vírus pode ter alguma influência sobre o futuro da transferência de genes para a orelha interna. Foi mostrado que vetores virais usados para transferir DNA, como vetores empregando adenovírus, provocam uma resposta imune da orelha do hospedeiro que pode limitar sua utilidade para avançar este importante campo da genética molecular. O fato de que estes vetores provocam uma resposta imune dentro da orelha interna confirma ainda mais a importância funcional deste mecanismo de defesa do hospedeiro.

MODELOS ANIMAIS DE DOENÇA AUTO-IMUNE DA ORELHA INTERNA

Houve muitos estudos em animais de DAOI, em uma tentativa de encontrar um modelo animal ideal que demonstre a patogenia complexa desta doença.

Um tipo de modelo animal é baseado na imunização com colágeno tipo 2 natural. Yoo et al. (16) usaram ratas Lewis fêmeas, imunizando os animais com colágeno tipo 2 bovino e de pinto ou colágeno tipo 1 bovino. Em ratos imunizados com colágeno tipo 2, registros de RATC demonstraram amplitudes diminuídas e latências retardadas, mas as ratas imunizadas com colágeno tipo 1 não mostraram isto. Os investigadores a seguir imunizaram outros animais (p. ex., cobaios, ratos, chinchilas) com colágeno tipo 2 bovino e de galinha purificado e encontraram alterações otospongióticas em estruturas tais como o canal auditivo externo e o labirinto ósseo. Degeneração das células do gânglio espiral e alterações atróficas do nervo coclear, órgão de Corti e estria vascular foram encontradas na orelha interna. Todos os animais também desenvolveram hidropisia endolinfática, perda auditiva e disfunção vestibular. Harris et al. (17) usaram o mesmo protocolo com ratos Wistar-Furth divididos em grupos de curto prazo (1 a 3 meses) e longo prazo (9 a 11 meses), e observaram que todos os animais mostraram importantes títulos de anticorpo sérico e na perilinfa ao colágeno tipo 2. Mesmo apesar de quatro animais terem desenvolvido otite média espontânea, nenhum dos animais desenvolveu perda auditiva. Assim, estes achados não suportam o papel do colágeno tipo 2 como um antígeno putativo na doença da orelha interna.

Beickert (18) foi um dos primeiros a desenvolver um modelo animal da DAOI usando tecido homólogo da orelha interna em cobaios. Apesar de lesões da cóclea terem sido encontradas histologicamente, não houve evidência de respostas imunes celulares ou humorais. Em experimentos subseqüentes usando tecido coclear homólogo em adjuvante de Freund completo (AFC) em cobaios, Terayama e Sasaki (19) observaram alterações no reflexo de Preyer e histopatologia coclear, mas nenhum evento imunológico. Com base nestes estudos iniciais, Harris imunizou cobaios com homogeneizado de orelha interna homólogo e bovino, e demonstrou lesões cocleares em todos os animais e perda auditiva em 32% dos animais. Não houve correlação, entretanto, entre o grau de perda auditiva e os títulos de anticorpo sérico ou as alterações histológicas (20). Yamanobe e Harris (21) mais tarde mostraram a presença de infiltrado celular na orelha interna de cobaios após labirintite ter sido induzida pela injeção subcutânea de antígeno de orelha interna bovina em AFC. Perda auditiva desenvolveu-se no sétimo dia e continuou até regredir depois de 4 semanas. Em outro estudo, Gloddek et al. (22) imunizaram ratos Lewis cruzados com endogamia com tecido de orelha interna heteróloga, e as células T específicas da orelha interna resultantes foram mais tarde transferidas para ratos virgens, o que produziu labirintite. Apesar de estes experimentos suportarem o papel das células T na patogenia da DAOI, este estudo não incluiu testagem eletrofisiológica, e os antígenos específicos envolvidos na iniciação e na progressão da doença não foram caracterizados.

Outro modelo animal de DAOI usa raças de camundongos auto-imunes como MRL/lpr e C3H/lpr por causa da capacidade de os animais desenvolverem surdez espontânea (23,24,25), assim sugerindo o papel do sistema imunológico na patogenia da perda auditiva. O gene lpr é uma mutação autossômica recessiva que causa linfoproliferação e auto-imunidade nos camundongos. A hiperplasia linfóide é caracterizada por células T Thy-1+ e CD4+ que secretam fatores de crescimento para células B. MRL/lpr e C3H/lpr são modelos ideais para lúpus eritematoso sistêmico porque a doença renal de complexos imunes desenvolve-se a partir de anticorpos anti-DNA que aparecem cedo na vida e a partir de complexos imunes e crioglobulinas séricas elevadas (26,27). Trune (28) mostrou que estes animais possuem anticorpos circulantes contra vasos na estria vascular e as junções íntimas das células endoteliais que constituem a barreira hematolabiríntica da estria rompem-se e causam disfunção coclear (24). Trune et al. (29) mais tarde demonstrou que esta disfunção pode ser revertida com terapia glicocorticóide. Estes achados sugerem que o sistema imune tem um papel central na etiopatogenia da perda auditiva nestes camundongos. Ruckenstein (30,31) recentemente desafiou estes estudos questionando se a perda auditiva é causada por um evento imunológico, ou por anormalidades genéticas ou metabólicas.

Outra raça de camundongos auto-imunes, NZB/kl, demonstra perda auditiva espontânea a altas freqüências auditivas. Estudos com o camundongo NZB/kl mostraram deposição de IgG na parede capilar da estria vascular, e que este dano à estria vascular causou a perda auditiva (32,33). Embora esta perda auditiva seja parte de uma doença auto-imune sistêmica e não seja um modelo ideal de DAOI, ela ainda demonstra a importância do sistema imune na patologia da orelha média.

IMUNOPATOLOGIA AUTO-IMUNE

Além do dano sofrido durante uma resposta imune a patógenos invasores, a orelha interna também pode sofrer insultos a partir de fenômenos auto-imunes. Os três mecanismos primários de doença auto-imune são auto-anticorpos contra antígenos teciduais, deposição de complexos imunes antígeno-anticorpo nos tecidos e infiltração e destruição de tecido por células T citotóxicas específicas. Há evidência de que a orelha interna pode ser afetada em uma variedade de doenças auto-imunes não-órgão-específicas. Poliarterite nodosa foi associada, ainda que raramente, com lesão coclear. Embora PANS possa ser uma complicação rara da doença, perda auditiva pode ser o único sintoma de apresentação e a análise histopatológica revelou alterações isquêmicas como a etiologia provável. Similarmente, granulomatose de Wegener foi associada a patologia da orelha média e interna. A melhora de alguns pacientes que têm PANS com terapia com prednisona salienta a natureza auto-imune/inflamatória da doença. Manifestações otológicas também foram vistas com lúpus eritematoso, incluindo otite média crônica com vasculite necrosante e PANS ou desequilíbrio progressivos. Embora patologia otológica tenha sido descrita em pacientes com artrite reumatóide, nenhum estudo do osso temporal foi relatado e a relação da artrite reumatóide com a doença da orelha interna não foi confirmada. A síndrome de Cogan, caracterizada por ceratite intersticial e disfunção vestibuloauditiva, pode turvar a distinção entre doença auto-imune não órgão-específica e órgão-específica. Considera-se que a síndrome é uma resposta de hipersensibilidade a um ou mais agentes infecciosos associados a vasculite, todavia, a transformação dos linfócitos com a exposição dos linfócitos do paciente a antígeno corneano e antígeno da orelha interna foi relatada, sugerindo possível auto-imunidade específica. Esta evidência de auto-imunidade específica dirigida contra o olho e a orelha pode ser meramente um resultado secundário da vasculite inespecífica.

Há evidência de que a orelha interna pode ser um local de auto-imunidade órgão-específica. Lehnhardt em 1958 sugeriu que casos de surdez bilateral foram causados por anticorpos anticocleares e McCabe, em 1979, restabeleceu esta hipótese como uma linha de pesquisa. Anticorpo anticolágeno tipo 2 recebeu considerável atenção como um modelo animal de doença auto-imune da orelha interna (DAOI). Diversos investigadores encontraram dano extenso de estruturas da orelha interna e alguma perda auditiva em seguida à iniciação de auto-imunidade a colágeno tipo 2 (34); entretanto, outros não observaram dano. Iniciação de disfunção auto-imune da orelha interna foi realizada com exposição dos animais a tecido coclear heterólogo (35), com 32% dos animais mostrando perda auditiva importante em um estudo. Curiosamente, apesar da espécie de animal usada no estudo, a análise de soros dos animais com prejuízo auditivo por *Western blot* revelou um anticorpo contra um epítopo antigênico da orelha interna com um peso molecular de aproximadamente 68.000 dáltons (35,36). Ainda mais irresistível é o achado de que alguns pacientes (33%) com PANS progressiva mostram evidência deste mesmo anticorpo antiorelha interna de 68.000 dáltons no seu soro com *Western blot* (36) (Fig. 72.5). Esta observação foi confirmada por Moscicki em 1990 (37) em 11 pacientes que demonstraram este anticorpo em análise com *Western blot* e cuja audição melhorou com terapia imunossupressora. Em uma experiência clínica controlada mais recente, este grupo observou que 89% dos pacientes que tinham PANS bilateral ativa e progressiva tinham anticorpos a antígeno de orelha interna de 68 kD, enquanto pacientes que tinham doença inativa foram anticorposnegativos. Adicionalmente, dos pacientes anti-68 kD-positivos, 75% responderam a esteróides, em comparação com 18% que foram anticorpo-68 kD-negativos, sugerindo o valor do ensaio na resposta preditiva à terapia. Auto-anticorpos humorais também são implicados como uma causa de PANS auto-imune por estudos que mostraram marcação imunofluorescente após a incubação de soro de pacientes com suspeita de PANS auto-imune sobre cortes de ossos temporais humanos sadios não parentes. Infelizmente, a interpretação destes resultados permanece difícil porque ocorre degradação do antígeno com descalcificação prolongada e diferenças de antígeno leucocitário humano (HLA) entre os pacientes e os cadáveres podem-se responsabilizar pela marcação. Alternativamente, alguns investigadores propõem testes de imunidade mediada por células, particularmente o teste de transformação de linfócitos, como preditor de doença auto-imune da orelha interna. Pode ser que a combinação de ambos os testes possa identificar os casos mais difíceis de tratar e os pacientes cuja audição esteja mais ameaçada pela enfermidade. Recentemente, 82 pacientes foram avaliados na Universidade de Washington quanto a doença auto-imune da orelha interna, nos quais foram realizados sorologia para doença de Lyme, velocidade de hemossedimentação, proteína C-reativa, ensaio de ligação de C1q, anticorpo citoplasmático antineutrófilos, ensaio de microemaglutinação de *Treponema pallidum*, anticorpo anticardiolipina e *Western blot* para HSP-70. Estes pesquisadores relataram que o teste *Western blot* para HSP-70 foi o melhor teste para predizer responsividade a esteróide. Eles observaram que a sensibilidade foi baixa em 42% de todos os pacientes estudados mas a especificidade foi alta em 90%, levando a um valor preditivo positivo de 91% (38). Em outro relatório, Berrettini *et al.* (39) observaram em um grupo de 13 pacientes um resultado positivo para HSP-70 em 53,8%. Cada 1 dos 3 pacientes que responderam a esteróides teve um resultado positivo do *Western blot*. Em outro estudo, Kosaka e Yamanobe examinaram soros de 195 pacientes com PANS ou vertigem por *Western blot* com antígeno de orelha interna bovina. Pacientes com perda auditiva moderada a grave mostraram reações positivas contra antígeno de 33 e 35 kD (26%), antígeno de 42 kD (27%) e antígeno de 68 kD (71,5%). Mais recentemen-

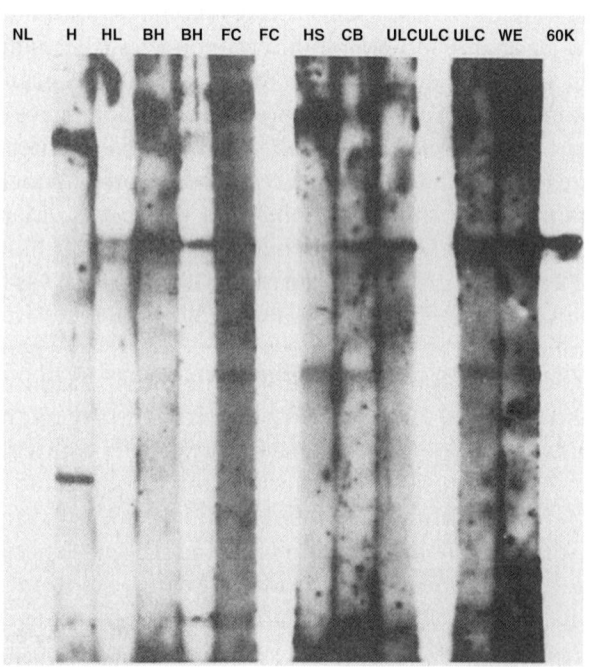

Figura 72.5

Radioimunoensaio *Western blot* de vários pacientes e animais suspeitos de doença auto-imune da orelha interna (*DAOI*). Observar marcação forte no peso molecular 68 kD. NL, soro de cobaia normal; H, cobaia imunizada com antígeno de orelha interna com audição mantida; HL, animal com perda auditiva; BH, paciente com DAOI; pista adjacente a BH, paciente após terapia imunossupressora; FC, paciente com DAOI; pista adjacente a FC, líquido cerebrospinal de paciente; HS, paciente com perda auditiva neurossensorial (PANS) ativa, progressiva; CB, WE, pacientes com síndrome de Cogan; ULC, pacientes com colite ulcerativa e sem perda auditiva; 68K, cobaia imunizada com antígeno de orelha interna de 68 kD. (Reimpresso de Soliman AM. Type II collagen-induced inner ear disease: critical evaluation of the guinea pig model. *Am J Otol* 1990;11:27, com permissão.)

te, imunizando camundongos por via intra-esplênica com tecido de orelha interna de cobaio, os investigadores conseguiram criar um anticorpo monoclonal dirigido para células de suporte da orelha interna em cobaios. Este anticorpo monoclonal, chamado *KHRI-3*, foi a seguir purificado e injetado para dentro da cóclea de cobaios, resultando em que a maioria dos cobaios injetados demonstraram graus substanciais de perda auditiva. Os alvos destes anticorpos monoclonais foram identificados entre as células de suporte dentro da orelha interna e contra um antígeno com peso molecular de aproximadamente 68.000 a 70.000 dáltons. Pesquisa adicional sugeriu que o alvo pode ser de fato um canal de transporte de colina, chamado proteína semelhante ao transportador de colina-2 (CTL-2) (40,41). Ademais, os soros colhidos de pacientes com provável DAOI e injetados em cobaios revelaram ligar-se às mesmas células de suporte da orelha interna que o anticorpo monoclonal KHRI-3 que acabamos de descrever. Os investigadores concluíram que "estes achados são altamente sugestivos de que aqueles anticorpos humanos são também patogênicos" (40). Esta evidência, bem como os modelos animais de DAOI desenvolvidos anteriormente, falam fortemente que pelo menos um subconjunto de pacientes com DAOI tem imunidade mediada por anticorpo como o mecanismo da sua lesão da orelha interna. O ensaio *Western blot*, portanto, ganhou aceitação como o mais específico dos testes desenvolvidos e é agora recomendado como o teste sorológico inicial para ajudar a identificar esta condição. Ele é disponível comercialmente através de Otoimmune Diagnostics, Inc. (Buffalo, New York; subsidiária de Immco Diagnostics, www.otoimmune.com) embora este ensaio utilize a forma indutível de HSP-70, que parece reagir cruzadamente com o antígeno de 68 kD. Até agora o ensaio de anticorpo monoclonal KHRI-3 não se tornou comercialmente disponível (2).

Houve algum trabalho recente que sugere que respostas de hipersensibilidade retardada também podem desempenhar um papel regulador na DAOI. Evidência de lesão mediada tipo IV dos tecidos da orelha interna pelas células T foi descrita em um modelo animal. As proteínas da orelha interna coclina e β-tectorina foram usadas para imunizar camundongos, com resultante perda de audição demonstradas depois de 5 semanas. Citometria de fluxo foi usada para verificar ativação de células CD4+. Estes investigadores partiram para isolar estas células CD4+ e injetá-las em camundongos virgens. Estes camundongos injetados desenvolveram importante perda auditiva 6 semanas depois de estas células T terem sido transferidas (42), sugerindo um papel etiológico delas na perda auditiva neurossensorial imunomediada. Por essas razões, apesar da dificuldade de provar a presença e o mecanismo da auto-imunidade órgão-específica na orelha interna, a profunda resposta de alguns pacientes com PANS rapidamente progressiva aos imunossupressores e a clara existência de patologia otológica em algumas doenças auto-imunes não-órgão-específicas suportam esta como uma entidade clínica.

TRATAMENTO

Dado o sério resultado nos pacientes com doença auto-imune da orelha interna (DAOI) que são deixados não tratados ou que têm uma demora importante no seu tratamento, uma vez definida a condição, tentativas de estabelecer o diagnóstico presuntivo são importantes. Prednisona em alta dose é o fundamento do tratamento para esta condição. Instituição precoce de 60 mg de prednisona diariamente durante cerca de um mês é agora largamente usada, porque a terapia de curta duração ou de longa duração com baixa dose foi ineficaz ou apresenta importante risco de recidiva. Prednisona a seguir é diminuída lentamente se uma resposta positiva à terapia for obtida. Se durante a diminuição, a audição subitamente cair, está obrigada a reinstituição da prednisona em altas doses. Um preditor sensível da recaída iminente pode ser o aparecimento de zumbido intenso em uma ou ambas as orelhas. Se os pacientes mostrarem responsividade a esteróide mas tentativas de sua diminuição gradativa resultarem em recaída, deve ser considerada a adição de uma droga citotóxica. Os mais amplamente usados destes agentes são MTX e ciclofosfamida (Cytoxan). MTX tem a vantagem de ser menos tóxico e ter menos riscos hematopoéticos em longo prazo, como o desenvolvimento de neoplasia. Em um estudo retrospectivo de 25 pacientes com DAOI que foram tratados com MTX, Sismanis *et al.* (43) relataram que 70% tiveram audição melhorada e 80% mostraram melhora dos seus sintomas vestibulares.

Em um estudo prospectivo de rótulo aberto de prednisona seguida por MTX em pacientes com DAOI, Matteson *et al.* (44) relataram que 11 de 17 (65%) dos pacientes melhoraram, 2 (12%) pioraram e 4 (23%) permaneceram na mesma em comparação com a audição pré-tratamento (44). Infelizmente, este efeito positivo não excluiu os possíveis benefícios que a terapia prévia com prednisona teve no resultado.

Recentemente, uma experiência clínica multiinstitucional foi completada comparando a eficácia de MTX e prednisona com prednisona isolada para o tratamento de DAOI. Depois de 1 mês de prednisona em alta dose, 67 dos 116 (58%) pacientes inscritos na experiência demonstraram melhora da audição (45). Estes pacientes foram então randomizados ou para MTX ou para placebo, juntamente com uma diminuição gradual de 18 semanas de prednisona. Foi observado que MTX não foi mais eficaz que placebo na manutenção da melhora da audição obtida com prednisona ($p = 0,30$).

Se MTX for usado, deve ser dado como uma dose oral de 7,5 a 20 mg semanalmente com ácido fólico (46,47). O paciente deve ser monitorizado estreitamente quanto à toxicidade, com hemograma completo, plaquetas, uréia, creatinina, testes de função hepática e exame de urina. Devemos lembrar que os efeitos poupadores de prednisona do MTX podem levar 1 a 2 meses para serem alcançados; portanto, prednisona deve ser mantida até que esses efeitos sejam obtidos. Também deve ser dito que se prednisona em altas doses não tiver sido eficaz para restaurar a audição, é improvável que MTX vá oferecer eficácia adicional. Por essa razão, nos pacientes com perda auditiva grave, *Western blot* 68 kD positivo, e falta de responsividade à terapia com prednisona ou MTX, consideração deve ser dada à ciclofosfamida. Com posologias orais de 1 a 2 mg/kg/dia tomadas a cada manhã com quantidades liberais de líquido, o risco de cistite hemorrágica ou efeitos da droga sobre a bexiga pode ser minimizado. Outra vez, monitoramento apropriado do hemograma é necessário. Cytoxan não deve ser administrado a crianças e o risco de esterilidade permanente deve ser descrito. Se, por outro lado, nenhuma resposta for obtida à prednisona, e o paciente for *Western blot* 68 kD negativo, pode ser em vão continuar drogas potencialmente tóxicas com pouca evidência em favor de DAOI como a etiologia. Uma vez que este campo continua a evoluir, não existem regras rígidas, e um acompanhamento pode estar justificado ao experimentar drogas citotóxicas em base empírica porque surdez progressiva incessante constitui um prejuízo sério para uma pessoa que previamente tinha audição normal. Luetje (48) recomenda plasmaférese para pacientes difíceis de tratar, e este pode ser um adjunto útil às drogas imunossupressoras precitadas.

Vários agentes mais novos visando a modular a resposta imune foram introduzidos para DAOI. Um exemplo é o etanercept, um agente bloqueador do TNF-α. Em um estudo retrospectivo de 12 pacientes com DAOI, Rahman *et al.* (49) utilizaram etanercept em todos os pacientes e observaram que eles não responderam ao tratamento convencional ou tiveram importantes efeitos colaterais do tratamento antes de serem inscritos na experiência. Onze dos 12 pacientes tiveram melhora ou estabilização da audição e zumbido. Além disso, 7 de 8 (88%) que também tinham vertigem, e 8 de 9 (89%) que tinham plenitude aural também tiveram melhora destes sintomas. Apesar deste relato favorável, os resultados iniciais de uma experiência placebo-controlada duplo-cega recentemente concluída com etanercept por Cohen *et al.* (50) não demonstraram proteção importante da audição.

SUMÁRIO

Revimos os eventos de uma resposta imune da orelha interna. A perilinfa contém anticorpo, presumivelmente derivado da circulação sistêmica e LCE, o qual permitiria neutralização e auxílio com opsonização e fixação de complemento. O saco endolinfático contém células imunocompetentes capazes de processar e apresentar antígeno viral ou bacteriano, potencializar a resposta imune, atacar os invasores diretamente ou atacar células infectadas, e desenvolver respostas de imunoglobulina *in situ*. A liberação inicial de mediadores como IL-2 provavelmente emana do saco endolinfático e resulta na potencialização e regulação da resposta e pode ajudar em alterações na VME, incluindo expressão de ICAM-1, o que ajuda no egresso de células imunes a partir da circulação sistêmica. Células polimorfonucleares chegam primeiro, seguidas por células T e células B, com secreção de anticorpo específico como um evento relativamente tardio. Concomitante com o aumento nos constituintes celulares é a formação de uma matriz extracelular densa. A orelha interna parece ter notável dificuldade para remover esta matriz, resultando em última análise em ossificação. A resposta imune infelizmente é deletéria para a orelha interna, resultando na degeneração do órgão de Corti, estria vascular e gânglio espiral. Perda auditiva é vista constantemente após labirintite estéril e viralmente induzida.

A orelha interna também parece ser um alvo para doença auto-imune. Embora a lesão da orelha interna tenha sido descrita como parte de doença auto-imune não órgão-específica, doença específica contra a orelha interna também é provável. Os paradigmas experimentais possibilitaram alterações de ambos os ramos aferente e eferente desta resposta, em última análise, com o objetivo de alterar o curso da resposta e o dano subseqüente nos pacientes.

Modalidades de tratamento podem ser bastante eficazes se esta condição for reconhecida cedo no seu curso. À medida que estudos adicionais destes pacientes sejam realizados, métodos diagnósticos mais específicos podem ser desenvolvidos, de modo a não ficarmos dependendo de tratamento empírico para o diagnóstico presuntivo desta doença, e devem emergir tratamentos ainda mais eficazes e menos tóxicos.

PONTOS IMPORTANTES

- Agora sabemos que a orelha interna bem como o SNC são capazes de edificar uma resposta imune.

- A compreensão dos mecanismos da imunopatologia na orelha interna deve dirigir nossos esforços para a prevenção da lesão imunomediada.

- Os três mecanismos principais de doença auto-imune são auto-anticorpo contra antígenos do tecido, deposição de complexos imunes antígeno-anticorpo no tecido e infiltração e destruição do tecido por células T citotóxicas específicas.

- Instituição precoce de 60 mg de prednisona diariamente durante cerca de 1 mês é agora amplamente usada, porque terapia em curto prazo ou com dose mais baixa em longo prazo ou tem sido ineficaz ou é repleta de risco de recidiva.

- Ao escrevermos, uma experiência clínica multiinstitucional foi iniciada para comparar a eficácia de MTX e prednisona *versus* prednisona sozinha para o tratamento da doença auto-imune da orelha interna.

- A orelha interna parece ser um alvo para doença auto-imune. Embora dano à orelha interna tenha sido descrito como parte de doença auto-imune não órgão-específica, doença específica contra a orelha interna também é provável.

- Um marcador laboratorial sensível desta doença (imunoensaio *Western blot* anti-68 kD) parece ter sido desenvolvido e deve ajudar na identificação dos pacientes tratáveis.

REFERÊNCIAS

1. Harris JP, Heydt BA, Keithley EM, et al. Immunopathology of the inner ear: an update. In: Berstein JM, Henderson D, eds. *Recent advances in immunological diseases of the ear.* New York: New York Academy of Science, 1997:166-178.
2. Harris JP, Moscicki R, Hughes GB. Immunologic disorders of the inner ear. In: Hughes GB, Pensak M, eds. Clinical otology. New York: Thieme, 1997:381-391.
3. Yeo SW, Gottschlich S, Harris JP, et al. Antigen diffusion from the perilymphatic space of the cochlea. *Laryngoscope* 1995;105:623.
4. Yeo SW, Ryan AE Transforming growth factor-ß mRNA expression in the rat cochlea during experimental immune labyrinthitis. In: Mogi G, Veldman J, Kawauchi H, eds. *Immunobiology in otorhinolaryngology–progress of a decade.* Amsterdam: Kugler, 1994:181-188.
5. Harris JP, Fukuda S, Keithley E. Spiral modiolar vein: its importance in inner ear inflammation. *Acta Otolaryngol* 1990;110:357.
6. Steams GS, Keithley E, Harris JP. Development of high endothelial venule-like characteristics in the spiral modiolar vein induced by viral labyrinthitis. *Laryngoscope* 1993;103:890.
7. Suzuki M, Harris JP. Expression of intercellular adhesion molecule-1 during inner ear inflammation. *Ann Otol Rhinol Laryngol* 1995;104:69-75.
8. Paparella MM, Sugiura S. The pathology of suppurative labyrinthitis. *Ann Otol* 1967;76:554.
9. Keithley E, Harris JP. Late sequelae of cochlear infection. Laryngoscope 1996;106:341.
10. Chen MC, Keithley E, Harris JP. Immunohistochemical identification of dividing cells in an inflammatory inner ear model using Ki-67 monoclonal antibody. Proceedings of the mid-winter meeting of the ARO, St. Petersburg, Florida, 1997:82.
11. Balkany T, Gantz BJ, Stenerson RL, et al. Systematic approach to electrode insertion in the ossified cochlea. *Otolaryngol Head Neck Surg* 1996;114:4.
12. Nadol JB. Histological considerations in implant patients. *Arch Otolaryngol* 1994;110:160.
13. Taguchi Y, Yamamoto M, Yamate T, et al. Interleukin-6-type cytokines stimulate mesenchymal progenitor differentiation toward the osteoblastic lineage. *Proc Assoc Am Physicians* 1998;110:559.
14. Guillen C, Martinez P, de Gortazar AR, et al. Both N- and C-terminal domains of parathyroid hormone-related protein increase interleukin-6 by nuclear factor-kappa B activation in osteoblastic cells. *J Biol Chem* 2002;277(31):28,109-28,117.
15. Keithley E, Woolf NK, Harris JP. Development of morphological and physiological changes in the cochlea induced by cytomegalovirus. *Laryngoscope* 1989;99:409.
16. Yoo TJ, Tomoda K, Stuart JM, et al, Type II collagen-induced autoimmune sensorineural hearing loss and vestibular dysfunction in rats. *Ann Otol Rhinol Laryngol* 1983;92(3 Pt 1):267-271.
17. JP Harris, Woolf NK, Ryan AE A reexamination of experimental type II collagen autoimmunity: Middle and inner ear morphology and function. *Ann Otol Rhinol Laryngol* 1986;95:176-180.
18. Beickert P. Aur frage der empfindungsschwerhörigkeit und autoallergie. *Z Laryngol Rhinol Otol* 1961;40:837.
19. Terayama Y, Sasaki Y. Studies on experimental allergic (isoimmune) labyrinthitis in guinea pig cochlea to detect autoantibodies in inner ear disorders. *Arch Otorhinolaryngol* 1963;58:49.
20. Harris JP. Experimental autoimmune sensorineural hearing loss. *Laryngoscope* 1987;97:63-76.
21. Yamanobe S, Harris JP. Spontaneous remission in experimental autoimmune labyrinthitis. *Ann Otol Rhinol Laryngol* 1992;101(12):1007-1014.
22. Gladden B, Gloddek J, Arnold W. Induction of an inner-ear-specific autoreactive T-cell line for the diagnostic evaluation of an autoimmune disease of the inner ear. *Ann NY Acad Sci* 1997;830:266-276.
23. Kusakari C, Hozawa K, Koike S, et al. MRL/MP-lpr/lpr mouse as a model of immune-induced sensorineural hearing loss. *Ann Otol Rhinol Laryngol Suppl* 1992;157:82-86.
24. Lin DW, Trune DR. Breakdown of stria vascularis blood-labyrinth barrier in C3H/lpr autoimmune disease mice. *Otolaryngol Head Neck Surg* 1997;117(5):530-534.
25. Ruckenstein MJ, Milburn M, Hu L. Strial dysfunction in the MRL Fas mouse. *Otolaryngol Head Neck Surg* 1999;121(4):452-456.
26. Theofilopoulos AN, Prud'Homme GJ, Dixon FJ. Autoimmune aspects of systemic lupus erythematosus. *Concepts Immunopathol* 1985;1:190-218.
27. Kyogoku M, Nose M, Sawai T, et al. Immunopathology of murine lupus-overview, SL/Ni and MRL/Mp-lpr/lpr-. *Prog Clin Biol Res* 1987;229:95-130.
28. Trune DR. Cochlear immunoglobulin in the C3H/lpr mouse model for autoimmune hearing loss. *Otolaryngol Head Neck Surg* 1997;117(5):504-508.
29. Trune DR, Wobig RJ, Kempton JB, et al. Steroid treatment improves cochlear function in the MRL.MpJ-Fas(lpr) autoimmune mouse. *Hear Res* 1999;137(1-2):160-166.

30. Ruckenstein MJ, Hu L. Antibody deposition in the stria vascularis of the MRL-Fas(lpr) mouse. *Hear Res* 1999;127(1-2):137-142.
31. Ruckenstein MJ, Keithley EM, Bennett T, et al. Ultrastructural pathology in the stria vascularis of the MRL-Fasl(lpr) mouse. *Hear Res* 1999;131(1-2):22-28.
32. Tago C, Yanagita N. Cochlear and renal pathology in the autoimmune strain mouse. *Ann Otol Rhinol Laryngol Suppl* 1992;157: 87-91.
33. Nariuchi H, Sone M, Tago C, et al. Mechanisms of hearing disturbance in an autoimmune model mouse NZB/kl. *Acta Otolaryngol Suppl* 1994;514:127-131.
34. Soliman AM. Type II collagen-induced inner ear disease: critical evaluation of the guinea pig model. *Am J Otol* 1990;11:27.
35. Orozco CR, Niparko JK, Richardson BC, et al. Experimental model of immune-mediated hearing loss using cross-species immunization. *Laryngoscope* 1990;100:941.
36. Harris JP, Sharp P. Inner ear autoantibodies in patients with rapidly progressive sensorineural hearing loss. *Laryngoscope* 1990;97:63.
37. Moscicki RA, San Martin JE, Quintero CH, et al. Serum antibody to inner ear proteins in patients with progressive hearing loss. *JAMA* 1994;272:611-616.
38. Hirose K, Wener MH, Duckert LG. Utility of laboratory testing in autoimmune inner ear disease. *Laryngoscope* 1999;109:1749-1754.
39. Berrettini S, Ravecca F, Bruschini L, et al. Progressive sensorineural hearing loss: immunologic etiology. *Acta Otorhinolaryngol Ital* 1999;18(4 Suppl 59):42-50.
40. Nair TS, Prieskorn DM, Miller IM, et al. In vivo binding and hearing loss after intracochlear infusion of KHRI-3 antibody. *Hear Res* 1997;107:93-101.
41. Nair TS, Kozma KE, Hoefling NL, et al. Identification and characterization of choline transporter-like protein 2, an inner ear glycoprotein of 68 and 72 kDa that is the target of antibody-induced hearing loss. *J Neurosci* 2004;24:1772-1779.
42. Solares CA, Edling AE, Johnson JM, et al. Murine autoimmune hearing loss mediated by CD4+ T cells specific for inner ear peptides. *J Clin Invest* 2004;113:1210-1217.
43. Sismanis A, Wise CM, Johnson GD. Methotrexate management of immune-mediated cochleovestibular disorders. *Otolaryngol Head Neck Surg* 1997;116(2):146-152.
44. Matteson EL, Fabry DA, Facer GW, et al. Open trial of methotrexate as treatment for autoimmune hearing loss. *Arthritis Rheum* 2001;45(2):146-150.
45. Harris JP, Weisman MH, Derebery IM, et al. Treatment of corticosteroid-responsive autoimmune inner ear disease with methotrexate. *JAMA* 2003;290:1875-1883.
46. Sismanis A, Wise CM, Johnson GD. Methotrexate management of immune-mediated cochleovestibular disorders. *Otolaryngol Head Neck Surg* 1997;116:146.
47. Sismanis A, Thompson T, Willis HE. Methotrexate therapy for autoimmune hearing loss: a preliminary report. *Laryngoscope* 1994;104(Part 1):932-934.
48. Luetje CM. Theoretical and practical implications for plasmapheresis in autoimmune inner ear disease. *Laryngoscope* 1989;99:1137-1146.
49. Rahman MU, Poe DS, Choi HK. Etanercept therapy for immune-mediated cochleovestibular disorders: preliminary results in a pilot study. *Otol Neurotol* 2001;22(5):619-624.
50. Cohen SB, Shoup A, Weisman M, et al. Etanercept treatment of autoimmune inner ear disease: results of a pilot placebo-controlled study. *Otol Neurotol* 2005;26(5):903-907.

CAPÍTULO 73

Envelhecimento e o Sistema Auditivo e Vestibular

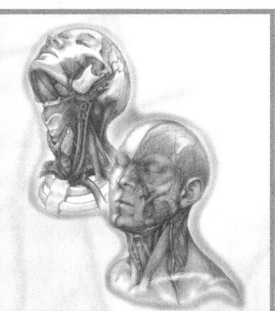

Peter S. Roland ▪ Ravi N. Samy

A população geriátrica é o segmento da população em mais rápido crescimento em todas as nações industrializadas, inclusive os Estados Unidos. À medida que a expectativa de vida aumenta e elevam-se os custos da assistência à saúde, a profissão médica será desafiada a ministrar tratamento de qualidade com eficácia de custo. O envelhecimento afeta todos os sistemas e órgãos do corpo; ele não poupa os sistemas auditivo ou vestibular, inclusive causa presbiacusia e presbistasia, respectivamente. Agravando estes problemas, os idosos sofrem concomitantes declínios relacionados com a idade nos sistemas imunológico, musculoesquelético, visual, proprioceptivo, cardiovascular e nervoso central. Como otorrinolaringologistas, nós exercemos um impacto na longevidade e na qualidade de vida dos nossos pacientes.

Entre 25% e 50% dos idosos sofrem perda auditiva suficiente para degradar a qualidade de vida. A perda da audição afeta negativamente a interação social, levando ao isolamento e ao afastamento progressivos. Embora a perda auditiva na população geriátrica seja muitas vezes devido à presbiacusia, outras causas devem sempre ser procuradas.

Dix afirma que tontura é a mais comum queixa de apresentação em pacientes de 75 anos ou mais; ela tipicamente afeta mais mulheres que homens. Perturbações do equilíbrio contribuem para declínios funcionais no idoso. A estabilidade postural envolve a integração complexa dos sinais visuais, proprioceptivos, somatossensitivos e vestibulares. Patologia em qualquer destes sistemas causa tontura. O resultado final disto pode ser a ocorrência de quedas. Quedas são a sexta principal causa de morte em pacientes acima de 75 anos de idade. Elas causam mais de 200.000 fraturas de quadril, vértebras, crânio e extremidades anualmente em americanos acima de 65 anos de idade. Tontura é diretamente associada a 7% das quedas.

Um grande número de transtornos causa tontura, às vezes tornando o diagnóstico laborioso e difícil. Entretanto, 90% das causas de tontura podem ser colocadas em 1 das 7 categorias (Tabela 73.1). Um estudo de tontura em idosos identificou uma causa cardiovascular em 28%, doença vestibular periférica em 18%, doença neurológica central em 14%, mais de um diagnóstico em 18%, e nenhuma causa identificável em 22%.

ALTERAÇÕES RELACIONADAS COM A IDADE NOS SISTEMAS AUDITIVO E VESTIBULAR

Alterações anatômicas que afetam a audição e o equilíbrio ocorrem em virtude do envelhecimento fisiológico. Um exemplo desses envolve a produção de cerume. O cerume consiste em epitélio descamado misturado com o sebo produzido pelas glândulas sebáceas e com as secreções aquosas de glândulas sudoríparas apócrinas modificadas. As glândulas sudoríparas apócrinas modificadas atrofiam-se com a idade. Sem o componente aquoso, o cerume torna-se mais seco, mais duro e menos tendente a se mobilizar para fora do canal auditivo externo (CAE) pelo mecanismo normal de transporte e limpeza do canal. Os pêlos do trago encontrados nos homens adultos tornam-se mais grosseiros, maiores e mais proeminentes com a idade. Sua presença pode impedir o deslocamento natural do cerume do CAE, contribuindo para a incidência aumentada de obstrução por rolha de cerume no homem idoso.

Alterações nas articulações diartrodiais dos ossículos são universais após a idade de 70 anos. Entretanto estas alterações não parecem produzir qualquer efeito sobre a audição. Schuknecht identificou quatro categorias de presbiacusia baseadas nas alterações clínicas e histopatológicas no interior da cóclea:

1. Sensoriais: atrofia epitelial com perda de células sensoriais e células de suporte do órgão de Corti. Redução progressiva das células ciliadas começa perto da idade de 40 anos.

TABELA 73.1
ETIOLOGIA DA "TONTURA"
Doenças vestibulares periféricas
Doenças cardiovasculares
Tontura multissensorial
Doença vascular do tronco cerebral
Doenças neurológicas
Doença psiquiátrica
Síndrome de hiperventilação

2. Neurais: uma redução no número de neurônios cocleares funcionantes. Dos 35.500 neurônios da cóclea ao nascimento, Schuknecht estimou que 2.100 neurônios são perdidos a cada década. Quando a redução alcançou 50% ou mais da população neuronal normal, desenvolve-se perda auditiva.

3. Estriais: atrofia da estria vascular. Uma perda de 30% ou mais do tecido estrial pode resultar em perda auditiva.

4. Condutivas: alterações da membrana basilar produzem enrijecimento. A natureza precisa destas alterações é aceita por hipótese com base em perda condutiva que de outro modo permanece inexplicada.

Embora esta classificação seja interessante, cada uma das quatro alterações podem ser encontradas em graus variados em qualquer paciente individual; conseqüentemente, os audiogramas dos indivíduos idosos raramente obedecem a estes padrões clássicos (Tabela 73.2).

Alterações anatômicas e fisiológicas do sistema vestibular relacionadas com a idade também foram descritas. Isto foi demonstrado por diferenças nas respostas calóricas, incluindo alterações de baixa freqüência, baixa amplitude e uma duração reduzida do nistagmo. Alterações degenerativas das otocônias e redução nas células ciliadas nos canais semicirculares (cristas ampulares) e órgãos otolíticos (sáculo e utrículo) tornam-se mais pronunciadas à medida que a idade aumenta. Degeneração relacionada com a idade dos elementos neurais nos gânglios de Scarpa e nervos vestibulares foi demonstrada. Estas células neurais especializadas não são capazes de replicação ou renovação. Briner *et al.* também afirmaram que o número de neurônios no sistema vestibular diminui com a idade. Números de células diminuídos nos lobos temporais e cerebelo associados ao envelhecimento, tempo aumentado necessário para processamento da informação no cérebro, e possivelmente transmissão aumentada nas vias auditivas centrais foram todos identificados.

DISFUNÇÃO AUDITIVA

Todos os casos usuais de perda auditiva podem afetar os idosos (Tabela 73.3). Estas doenças estão consideradas em outros locais neste livro. Com a exceção da perda condutiva associada ao envelhecimento conforme descrito por Schuknecht, a perda auditiva condutiva na população idosa terá o mesmo diagnóstico diferencial que em indivíduos mais jovens. Rolha de cerume é uma causa mais freqüente que em outras populações, conforme descrito anteriormente.

PRESBIACUSIA

A durabilidade do sistema auditivo é determinada pela resistência genética e pelo estresse ao qual o mesmo é submetido (Fig. 73.1). Perda auditiva geneticamente mediada pode ser difícil de distinguir de presbiacusia. A capacidade de diferenciar a perda auditiva causada por material genético defeituoso está aumentando à medida que os tipos e testes de anormalidades cromossômicas são identificados. Porém é difícil afirmar qual componente da perda auditiva é devido à determinação genética inerente e qual componente é uma conseqüência dos estresses impostos, tais como trauma acústico, infecções virais, doenças otológicas, doenças vasculares e medicações ototóxicas. Foram avaliadas múltiplas variáveis que contribuem para a perda auditiva associada ao envelhecimento (Tabela 73.4).

Um fenômeno bem documentado nos indivíduos idosos é a deterioração desproporcional da discriminação da fala para qualquer desvio do limiar tonal (Fig. 73.2). Os testes de processamento auditivo central incluem fala comprimida no tempo (freqüência de palavras por min) e superposição ou interrupção de

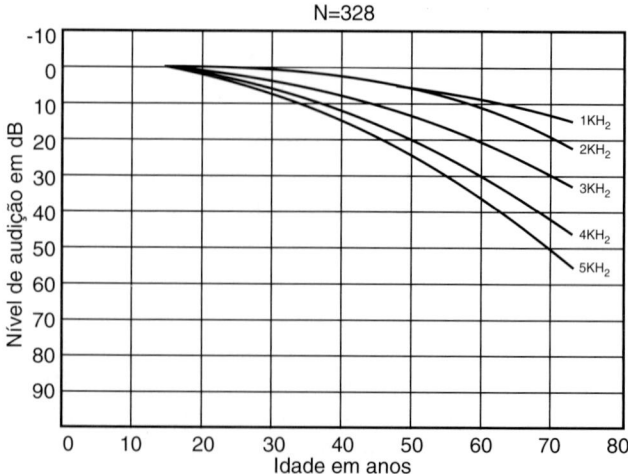

Figura 73.1

Níveis de audição em função da idade. O limiar de audição muda de 1 a 6 kHz. Os níveis de audição de tons puros (limiares) aumentam com a idade, especialmente nas freqüências mais altas.

TABELA 73.2
CAUSAS DE PERDA AUDITIVA NEUROSSENSORIAL BILATERALMENTE SIMÉTRICA[a]

Doença	Características	Diagnóstico	Tratamento
Doença de Ménière	Ataques episódicos de PANS flutuante, vertigem, zumbido, repleção ou pressão aural; bilateral em 20% a 30% dos casos	História de ataques típicos com intervalos livres de sintomas; perda auditiva envolve tons baixos inicialmente e mais tarde todas as freqüências; excluir neurossífilis	Clínico Diuréticos e dieta hipossódica Cirúrgico Descompressão ou *shunt* do saco endolinfático; secção do nervo vestibular
Perda auditiva luética (sífilis adquirida tardia)	Freqüentemente PANS bilateral sem padrão audiométrico característico; escore de discriminação da fala muitas vezes pior do que seria predito com base nos limiares tonais; muitas vezes associada a sintomas vestibulares; pode simular doença de Ménière	Teste FTA-ABS positivo, com ou sem história clínica de sífilis	Penicilina e esteróides orais
Doença de Paget	PANS e PAC lentamente progressivas; PANS pior em altas freqüências; PAC máxima de 20 a 30 dB em 500 Hz	Deformidades esqueléticas do crânio e ossos longos das extremidades, fosfatase alcalina sérica e hidroxiprolina urinária elevadas	Calcitonina
Hipotireoidismo	PANS lentamente progressiva afetando todas as freqüências diariamente	Estigmas clínicos usuais do hipotireoidismo; T_4 sérica diminuída	Reposição hormonal ou mistura sintética de T_4 e T_3
Drogas ototóxicas	Perda auditiva com ou sem disfunção vestibular subseqüente a tratamento com droga ototóxica conhecida	História	Nenhum
PANS progressiva hereditária	PANS progressiva começando em idade mais cedo que a prevista para presbiacusia; possível história familial positiva	História familial	Nenhum
Perda auditiva induzida pelo ruído	História de exposição prolongada a ruído contínuo intenso ou exposição breve a ruído de impulso intenso	História; audiograma característico com perda auditiva máxima em 4.000 Hz; pode não ser distinguível de presbiacusia	Nenhum; uso de protetores auriculares pode prevenir perda adicional por exposição ao ruído
Traumatismo craniano	Lesão cranioencefálica grave muitas vezes resultando em perda de consciência e fraturas de ossos temporais bilaterais	História	Nenhum
Otosclerose coclear e otosclerose clínica muito avançada	Otosclerose clínica muito avançada (fixação estapedial) e otosclerose coclear; PANS pode aparecer no audiograma como PANS grave a profunda; paciente terá boa modulação da fala (diferentemente da PANS profunda) e estará usando ou terá usado um aparelho de audição de condução óssea; possivelmente uma história de família de otosclerose	História é sugestiva mas exploração cirúrgica da base do estribo é diagnóstica e terapêutica; paciente pós-estapedectomia pode ser capaz de usar aparelho de audição no nível da orelha com bons resultados	Estapedectomia, fluoreto de sódio

PANS, perda auditiva neurossensorial; teste FTA-ABS, teste de anticorpo treponêmico fluorescente; PAC, perda auditiva condutiva; Hz, hertz (ciclos por segundo); dB, decibel (unidade arbitrária de intensidade de som).

[a]A perda auditiva por qualquer destas doenças pode ser melhorada com aparelhos de audição a não ser que ela seja de tal grau que aparelhos de audição serão inadequados ou insatisfatórios. Indivíduos com PANS profunda bilateral podem ser candidatos a implante coclear e devem ser avaliados por um otologista para determinar sua adequação para esse aparelho.

TABELA 73.3
FATORES QUE CONTRIBUEM PARA A PERDA AUDITIVA RELACIONADA COM A IDADE

Doença microvascular que resulta em perfusão diminuída e hipoxia das células ciliadas e neurônios labirínticos
Efeitos da dieta; em animais, formação de radicais livres aumenta a perda auditiva
Exposição a ruído
Efeitos de drogas
Fumar cigarros

TABELA 73.4
MANIFESTAÇÕES CLÍNICAS DE ALTERAÇÕES PATOLÓGICAS DENTRO DA CÓCLEA

Perda de células ciliadas cocleares progride para a perda auditiva em altas freqüências com discriminação da fala preservada nas fases iniciais
Perda neuronal: uma perda não abrupta, generalizada, de limiares de tons puros com discriminação da fala prejudicada fora de proporção ao desvio limiar
Atrofia da estria: perda auditiva plana com boa preservação da discriminação da fala
Mecânica (condutiva coclear): perda auditiva de altas freqüências inclinando-se gradualmente com discriminação da fala prejudicada proporcionalmente ao desvio limiar de tons puros

palavras. Estes testes sugerem que os pacientes mais velhos têm pior discriminação da fala que os pacientes mais jovens por causa de alterações no processamento auditivo central. As populações neuronais diminuídas também contribuem para este fenômeno. Os pacientes idosos demonstram latências prolongadas e amplitudes reduzidas na resposta auditiva do tronco cerebral.

REABILITAÇÃO AUDITIVA

A percepção do aumento na prevalência da presbiacusia é importante, uma vez que aqueles com perda auditiva tendem a ser mais afastados e isolados socialmente. Os pacientes tendem a se tornar frustrados, do mesmo modo que aqueles que procuram comunicar-se com eles. O principal tratamento para presbiacusia é amplificação. Implante coclear é uma opção para alguns, dependendo da gravidade da perda auditiva. Aparelhos assistivos à audição (como sistemas de FM, fones-falantes etc.) também podem ser de auxílio. O paciente deve ser ensinado a aumentar a relação sinal-ruído dos seus ambientes, reduzindo o ruído de fundo em um ambiente e fazendo a pessoa olhar diretamente para ele.

O uso efetivo de instrumentos de audição e implante coclear é dificultado no idoso pelos déficits comumente associados. Infelizmente, apenas cerca de 30% dos pacientes que podem beneficiar-se com aparelhos de audição os usam realmente. Visão diminuída, preocupações cosméticas (sentir-se "velho"), perda de destreza manual e mobilidade reduzida podem tornar fisicamente difícil remover e ajustar estes aparelhos. Os custos financeiros e a disposição para usar os aparelhos podem ser obstáculos. Deterioração cognitiva e perda de memória podem afetar seriamente a capacidade de a pessoa idosa extrair a utilidade máxima do aparelho de audição ou do implante coclear. Os avanços tecnológicos incluem aparelhos de audição semi-implantáveis, que podem evitar alguns dos problemas citados anteriormente.

DISFUNÇÃO VESTIBULAR

A chave da avaliação de qualquer paciente com tontura é uma descrição detalhada, nas palavras do próprio paciente, da sensação experimentada. O caráter subjetivo

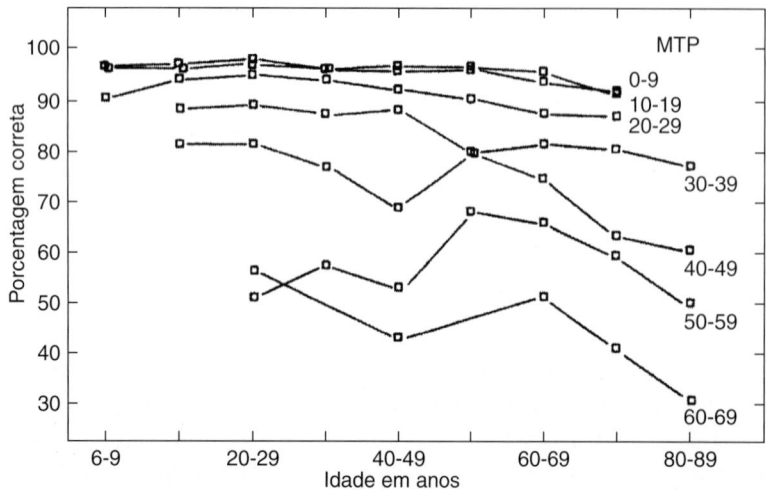

Figura 73.2
Antes da perda tonal, a porcentagem de respostas corretas na discriminação da fala diminui com o aumento da idade. MTP, média de tons puros.

TABELA 73.5
TIPOS DE TONTURA

Categoria	Sensibilidade	Diagnóstico
Vertigem	Ilusão de movimento, linear ou rotatório (paciente ou ambiente)	Distúrbio vestibular atribuível a doença periférica (VPPB, labirintite) ou central (tronco cerebral, cerebelar) Doença cardiovascular
Pré-síncope	Desmaio iminente	Isquemia cerebral difusa atribuível a resposta vasovagal, doença cardíaca ou distúrbios metabólicos
Desequilíbrio	Equilíbrio e mirada prejudicados	Controle motor prejudicado devido à doença neuromuscular, doença vestibular bilateral grave, acidente vascular cerebral, múltiplos déficits sensitivos ou medicações
Inespecífica	"Cabeça leve", "confusão", "cabeça turva"	Muitas vezes transtornos psicológicos (ansiedade, depressão, pânico), hiperventilação

da tontura pode ser classificado em 4 categorias amplas (Tabela 73.5):

1. Vertigem (ilusão de movimento).
2. Pré-síncope.
3. Desequilíbrio.
4. Inespecífica (muitas vezes, transtornos psicológicos).

A evolução temporal dos sintomas do paciente pode oferecer indícios importantes para o diagnóstico. No nível mais simples, pode-se distinguir entre sintomas episódicos ou contínuos. É útil obter a descrição do componente temporal dos ataques individuais bem como o curso inteiro do distúrbio:

1. Menos de 1 minuto: episódios de vertigem rotacional aguda durante menos de 1 minuto são mais comumente associados a distúrbios do sistema vestibular periférico, como vertigem posicional paroxística benigna (VPPB).
2. Menos de 1 hora: vertigem durante alguns minutos a 1 hora ou 2 pode ser secundária a doença de Ménière, hipoperfusão cerebral transitória, enxaqueca ou transtornos de fobia/ansiedade.
3. Várias horas a 24 horas: este tipo de tontura também sugere enxaqueca ou doença de Ménière. Labirintite viral ou vascular geralmente se apresentam com vertigem rotacional aguda de vários dias de duração, com melhora gradual.

HISTÓRIA E EXAME FÍSICO

Antes de fazer um diagnóstico em um paciente idoso, o otologista necessita obter história e exame físico completos. Presbistasia e presbiacusia são diagnósticos de exclusão; outras patologias devem ser excluídas. Os sintomas otológicos associados discutidos com o paciente incluem perda auditiva, zumbido, plenitude aural, otorreia e otalgia. Os pacientes também devem ser perguntados sobre uma história de exposição/trauma de ruído (p. ex., música alta, tiro etc.), cirurgia prévia otológica e/ou de cabeça e pescoço, e uma história na família de perda auditiva. Em virtude de uma alta incidência de doenças sistêmicas na população idosa, obtém-se uma história pregressa clínica e cirúrgica detalhada; deve-se investigar a presença de doenças neurológicas ou oftalmológicas, que podem criar sintomas como tontura. Por outro lado, procurar informação sobre doenças sistêmicas que interferem com o suprimento sanguíneo cerebral e que podem produzir vertigem devido a comprometimento focal do tronco cerebral ou isquemia cerebral difusa. Anormalidades cardíacas (p. ex., arritmia, regurgitação/estenose valvular) podem causar episódios pré-sincopais. Avaliar quanto a doenças sistêmicas tais como diabetes melito, hipotireoidismo, infecção pelo vírus de imunodeficiência humana (HIV) e doenças sexualmente transmitidas. O paciente deve ser aconselhado sobre o acompanhamento com seu médico primário quanto às condições acima e para atender às diretrizes dos Centros de Controle e Prevenção de Doenças (CDC) quanto a testes de triagem e imunizações. Se o paciente se apresentar com queixas de tontura, deve ser perguntado sobre uma história prévia de quedas e se está dirigindo ou não.

Uma história completa de medicações de receituário, sem receita e alternativas é avaliada. Uma história social é crítica e deve incluir uma avaliação do consumo de álcool, cafeína, sal, fumo e drogas ilícitas. Drogas cardiovasculares como diuréticos, betabloqueadores e vasodilatadores podem produzir pré-síncope e sintomatologia ortostática. Drogas ototóxicas (p. ex., aminoglicosídeos como gentamicina) tipicamente causam desequilíbrio e oscilopsia. Álcool pode causar hipotensão postural resultando em pré-síncope. Medicações psiquiátricas, relaxantes musculares e anticonvulsivos também foram associadas a desequilíbrio (Tabela

TABELA 73.6
MEDICAÇÕES QUE PODEM PRODUZIR OU EXACERBAR PERTURBAÇÃO DO EQUILÍBRIO

Classe de Drogas	Tipo de Tontura	Mecanismo
Álcool	Mirada não firme, vertigem posicional	Disfunção cerebelar e vestibular
Sedativos, ansiolíticos	Tontura inespecífica	Depressão do sistema nervoso central
Anti-hipertensivos	Pré-síncope	Hipotensão ortostática
Antiepilépticos	Desequilíbrio	Disfunção cerebelar
Aminoglicosídeos	Desequilíbrio, oscilopsia	Lesão de células ciliadas labirínticas

73.6). Acredita-se que quanto mais medicações um paciente geriátrico estiver tomando, maior é a probabilidade de existir tontura.

Um exame neurológico completo deve ser realizado e feita uma avaliação que é dirigida especificamente para o sistema otológico. Exame otomicroscópico é feito para excluir doença da orelha média, colesteatoma ou tumores do osso temporal. Um exame de cabeça e pescoço é feito para excluir uma anormalidade otorrinolaringológica concomitante. Um exame sistêmico dirigido (cardiovascular) também pode ser efetuado. Teste de Dix-Hallpike com lentes de Frenzel deve ser realizado. Drachman advoga o uso da Bateria de Simulação de Tontura na avaliação da tontura em consultório (Tabela 73.7). O paciente é solicitado a identificar qual dentre oito manobras diferentes reproduz mais estreitamente o seu sintoma. Esta bateria de testes inclui uma avaliação de hiperventilação, hipotensão ortostática, vestibulopatia periférica, estimulação do seio carotídeo e transtornos de múltiplos sentidos. O paciente idoso com queixas de vertigem pode sofrer de todos os distúrbios que caracterizam o paciente mais jovem (p. ex., VPPB, labirintite aguda e doença de Ménière), porém mais freqüentemente tem tipicamente um aspecto multifatorial dos seus sintomas.

TABELA 73.7
BATERIA DE SIMULAÇÃO DE TONTURA

Cardiovascular
Teste de pressão arterial ortostática
Manobra de Valsalva potencializada (produz pré-síncope)
Estimulação do seio carotídeo

Vestibular
Manobra de Dix-Hallpike (só produz vertigem em pacientes com vertigem posicional)
Rotação de Barany (estimula canais semicirculares horizontais, produzindo vertigem em qualquer pessoa que retém alguma função vestibular)

Multissensitiva
Andar e virar
Virar a cabeça sentado

Psiquiátrica
Hiperventilação (30 segundos)

Insuficiência vascular cerebral causada por isquemia do labirinto ou de núcleos vestibulares centrais pode resultar em episódios de vertigem aguda associada a déficits neurológicos como disfagia, hemiparesia, disartria, cefaléia ou visão turva. O diagnóstico é baseado na clínica e inclui a presença de déficits neurológicos focais. Ela pode-se originar como conseqüência de fluxo reduzido causado por doença arteriosclerótica no sistema vertebrobasilar, ou pode surgir como conseqüência de compressão das artérias vertebrais por osteoartrite cervical. Vertigem posicional é comum no idoso.

Um acidente vascular do tronco cerebral pode apresentar-se como vertigem paroxística com náusea e vômito incessantes, mas um breve exame neurológico tipicamente descobrirá outros déficits neurológicos. Ainda assim, pacientes são ocasionalmente liberados do departamento de emergência com um diagnóstico inexato porque o paciente pode só ter percepção do fato que mesmo pequenos movimentos breves da cabeça precipitam esmagadora vertigem, náusea e vômito. Ele pode não estar ciente dos outros déficits neurológicos produzidos pelo infarto.

Hipotensão ortostática ocorre apenas quando o paciente assume a posição em pé a partir das posições supina ou sentada. Por critérios estritos, hipotensão ortostática exige uma diminuição de 20 mmHg na pressão sistólica ou uma redução de 10 mmHg na pressão diastólica 2 minutos depois de ficar de pé. A sensibilidade e a especificidade deste teste foram debatidas. Muitos pacientes têm desequilíbrio subjetivo, vertigem e pré-síncope sem jamais satisfazerem os critérios estritos da definição. Um cardiologista pode realizar teste de mesa inclinável se o diagnóstico ainda for suspeitado. Hipotensão postural origina-se do acúmulo de sangue nas extremidades inferiores por causa do tônus diminuído. O uso crônico de agentes anti-hipertensivos, repouso prolongado no leito e disfunção autonômica podem produzir hipotensão ortostática. Ataques vasovagais (desmaios) podem ser induzidos quando emoções fortes ativam os centros vasodepressores bulbares do tronco cerebral. Hiperatividade vagal causa um débito cardíaco diminuído, levando a uma diminuição no fluxo sanguíneo cerebral. Débito cardíaco diminuído em virtude de arritmia, insuficiência cardíaca congestiva, infarto do miocárdio e doença valvular (como estenose aórtica) podem levar ao tipo pré-sincopal de tontura.

A perda vestibular simétrica bilateral resulta em falta de firmeza persistente. Este tipo de desequilíbrio é tipicamente pior na escuridão, quando não há indicações visuais disponíveis para compensar a perda. Vestibulopatia bilateral pode-se originar da exposição a droga ototóxica, mas também ocorre como doença degenerativa idiopática. Perda proprioceptiva e somatossensitiva pode produzir desequilíbrio que é pior na escuridão. Ela é freqüentemente secundária a neuropatia periférica (comum em pacientes com diabetes melito ou insuficiência renal). Osteoartrite da coluna cervical pode causar desequilíbrio devido à estenose vertebral e compressão da medula espinhal. Esses pacientes freqüentemente demonstram disfunção intestinal e vesical. Doença degenerativa da coluna cervical também pode produzir um senso de desequilíbrio em virtude do *feedback* proprioceptivo alterado a partir dos receptores a estiramento musculares e receptores do sentido de posição no músculo e articulações da coluna cervical.

Lesões dos lobos frontais ou gânglios da base causam desequilíbrio freqüentemente associado a fraqueza, rigidez ou tremor. Lesões cerebelares causam desequilíbrio grave com ou sem indicações visuais e muitas vezes associadas a nistagmo visível, uma marcha de base larga e ataxia do tronco. Doença de Parkinson, comum em idosos, produz anormalidades características da postura e da marcha, resultando em uma marcha festinante. Estes pacientes geralmente ficam em pé em uma posição de flexão com a coluna torácica curvada para a frente e a cabeça curvada para baixo. Na locomoção para a frente, o paciente dá passos curtos arrastados que se tornam sucessivamente mais rápidos, e o paciente pode cair se não tiver auxílio. Esta perturbação da postura e do controle motor freqüentemente resulta em desequilíbrio. A instabilidade postural tipicamente não responde à levodopa.

Os prejuízos multissensitivos são devidos à função fisiológica comprometida em diversos sistemas simultaneamente, e são mais comuns no idoso que no jovem. Perturbações modestas em cada um destes sintomas podem ter sinergia para produzir instabilidade postural e desequilíbrio fora de proporção aos déficits individuais. Os pacientes com comprometimentos multissensitivos tipicamente se apresentam com um desequilíbrio ao levantar-se ou à marcha. Pode estar justificado tratamento multidisciplinar envolvendo o especialista geriátrico, cardiologista, neurologista, fisioterapeuta vestibular e oftalmologista.

Hiperventilação é freqüentemente uma conseqüência de ansiedade ou transtornos fóbicos. Isquemia cerebral difusa resulta da constrição da vascularização cerebral causada pelo conteúdo de dióxido de carbono diminuído no sangue. Ansiedade e transtorno de pânico, reações de ajustamento e distúrbios depressivos são os diagnósticos mais comuns. Esses pacientes freqüentemente descrevem uma sensação crônica de "falta de firmeza". Dois mecanismos foram propostos por Sloane: (a) Pacientes com distúrbios psicológicos primários subjacentes podem ser mais suscetíveis ao comprometimento por doenças afetando sistemas neurossensitivos, e (b) sintomas de tontura, por si próprios, prejudicam a função e podem causar problemas psicológicos secundários. O tratamento consiste em tratar o distúrbio subjacente quando presente.

AVALIAÇÃO DIAGNÓSTICA

Nos casos francos (p. ex., VPPB de canal posterior), o diagnóstico é facilmente determinado por história e exame físico cuidadosos e detalhados. Um audiograma é uma ferramenta de triagem relativamente barata mas útil. Em pacientes com sintomas vagos, histórias complicadas e co-morbidades importantes, é necessária avaliação detalhada. Isto pode incluir eletronistagmografia (ENG) ou videonistagmografia (VNG), cadeira rotatória, respostas auditivas do tronco cerebral (BERA), eletrococleografia (ECochG) e posturografia. Estudos radiológicos (TC e/ou RM) podem ser pedidos quando julgado necessário. Estes diferentes exames encontram-se discutidos em detalhe em outros locais neste livro.

TRATAMENTO

Uma sensação de desequilíbrio e o medo de cair levam a um nível aumentado de inatividade e isolamento social, piorando a qualidade de vida em um grupo de pessoas que podem já ter perdido cônjuges, amigos e outro apoio social em virtude da sua idade. Quando possível, o tratamento é dirigido para a causa subjacente da tontura, conforme descrito com essas condições. Às vezes, no entanto, a única opção disponível é terapia inespecífica dirigida para o controle de sintomas. Em geral, a terapia clínica para os pacientes com perda aguda de função vestibular visa o controle dos sintomas agudos vestibulares e autonômicos. Cinco classes principais de drogas são usadas: anti-histamínicos (p. ex., meclizina), fenotiazinas (p. ex., prometazina), anticolinérgicos (p. ex., escopolamina), antagonistas da 5HT3 (p. ex., ondansetron) e benzodiazepinas (p. ex., diazepam). Todas as drogas devem ser administradas parcimoniosamente e durante curtos períodos (1 a 2 semanas), porque podem causar uma redução na compensação do sistema nervoso central (SNC). A meclizina é tipicamente administrada em doses de 12,5 a 25 mg por via oral três vezes ao dia conforme necessário para vertigem periférica aguda de longa duração. Benzodiazepinas (usualmente diazepam 2,5 a 7,5 mg por dia em doses divididas) suprimem o *output* vestibular dos núcleos vestibulares.

Benzodiazepinas são os mais eficazes supressores vestibulares. Os antagonistas da 5HT3 podem ser úteis se náusea e/ou vômito forem sintomas proeminentes. Entretanto, não há evidência de receptores a 5HT3 dentro do sistema vestibular. Fenotiazinas podem ser administradas por via retal se náusea e/ou vômito não permitirem ingestão oral de medicações. Toda medicação deve ser usada cautelosamente no idoso, para evitar efeitos colaterais no SNC. Muitas destas classes de drogas compartilham o mesmo perfil de efeitos colaterais. Anti-histamínicos, fenotiazinas e anticolinérgicos tendem a produzir sedação, disforia e desorientação. Se for usada terapia de combinação, toma-se cuidado para evitar sinergia de efeitos colaterais. Muitos pacientes geriátricos já estão tomando drogas com efeitos colaterais anticolinérgicos e sedativos. A interação dos supressores vestibulares com estas medicações é cuidadosamente considerada.

A reabilitação vestibular tem sido uma terapia eficaz por mais de 50 anos. Além disso, ela pode ser usada em conjunção com outros tipos de fisioterapia e exercício. Muitos dos problemas associados ao envelhecimento podem ser devidos principalmente à inatividade. Admite-se que uma parte do próprio processo de envelhecimento possa ser retardada pelo exercício e pela atividade física. A reabilitação vestibular envolve exercícios de habituação específica destinados a aumentar os mecanismos adaptativos normais no SNC. Os benefícios da reabilitação vestibular não são afetados pela idade de um paciente. O objetivo nestes pacientes é a prevenção de queda. Uma a cada três pessoas idosas cai a cada ano; pacientes em hospitais ou asilos caem duas vezes mais freqüentemente. Sintomas vestibulares precedem as quedas em mais de 50% destes pacientes. As estratégias de tratamento variam dependendo do problema principal do paciente, mas visam a estabilizar a mirada e a postura, melhorar a adaptação do SNC, condicionar e fornecer suporte emocional e psicológico. Os componentes principais da reabilitação vestibular incluem estabilização da mirada, retreinamento do equilíbrio e dessensibilização. Cada aspecto é lidado separadamente usando-se diferentes exercícios.

Os exercícios de estabilização da mirada promovem adaptação vestibular através de exercícios que estimulam o reflexo vestibuloocular (RVO). O retreinamento do equilíbrio começa com atividades que diminuem progressivamente a base de apoio do paciente e progridem para exercícios de mirada efetuados sobre superfícies variadas (p. ex., escadas, espuma, trave de equilíbrio). O sistema do equilíbrio é desafiado fazendo-se os pacientes tentarem andar através de saguões cheios de gente. Exercícios de fortalecimento são prescritos para melhorar a força e a flexibilidade musculares. Aproveitando a flutuação na água, exercícios em piscina proporciona-se um ambiente seguro no qual os idosos podem exercitar-se. Movimentos repetitivos de cabeça e braços destinados a promover vertigem e falta de firmeza em um ambiente seguro e previsível intensificam os mecanismos adaptativos do SNC. Estes exercícios são repetidos até serem bem tolerados. Durante um tratamento de 6 a 8 semanas, o número de repetições é lentamente aumentado. A reabilitação vestibular é realizada por um fisioterapeuta especializado no tratamento de distúrbios vestibulares em idosos. Estas estratégias de reabilitação são eficazes na vertigem posicional e para compensar perda súbita da função vestibular (após a recuperação de um ataque agudo e depois que os sintomas vegetativos desapareceram). Estes exercícios também proporcionam melhora em pacientes com múltiplos déficits sensitivos.

TERAPIA ABLATIVA

Os pacientes que continuam a sofrer tontura incapacitante, que limita o estilo de vida apesar de terapia clínica máxima, podem ser candidatos à terapia ablativa química ou cirúrgica, como labirintectomia ou secção do nervo vestibular. Esta terapia necessita ser cautelosa, particularmente no idoso. A recuperação da perda unilateral da função vestibular é considerada mais lenta e incompleta na população geriátrica.

SUMÁRIO

Mais de 12,5 milhões de pessoas acima da idade de 65 nos Estados Unidos são considerados significativamente afetadas por tontura ou distúrbios do equilíbrio. Tontura é a queixa de apresentação mais comum em pacientes acima de 75 anos de idade. A maioria da população geriátrica com tontura tem causas multifatoriais; é importante ser familiarizado com o diagnóstico diferencial, a avaliação e o tratamento potencialmente multidisciplinar destas afecções. É inapropriado atribuir sintomas como tontura ao processo de envelhecimento unicamente; uma avaliação completa deve ser realizada. O otologista deve estar preparado para fazer encaminhamentos a um neurologista, audiologista, cardiologista, oftalmologista ou psiquiatra e trabalhar em conjunto com o médico de atenção primária para fornecer uma avaliação completa e assistência abrangente.

PONTOS IMPORTANTES

- O envelhecimento produz alterações no sistema auditivo e vestibular que resultam em perda de função.
- Alterações na fisiologia do CAE conduzem a uma incidência dramaticamente aumentada de obstrução por rolha de cerume no idoso.
- Presbiacusia é multifatorial.
- Presbiacusia é um diagnóstico de exclusão; outras causas devem ser procuradas.
- Os indivíduos idosos com presbiacusia podem ter degradação da discriminação da fala fora de proporção à perda de tons puros.
- Amplificação e implante coclear podem melhorar significativamente a qualidade de vida dos pacientes idosos.
- Tontura é a queixa de apresentação mais comum em pacientes acima de 75 anos de idade.
- Uma causa específica de tontura e vertigem pode ser encontrada em 85% dos pacientes idosos.
- O diagnóstico diferencial da perturbação do equilíbrio no idoso pode ser rapidamente estreitado determinando-se se eles se queixam de sintomas de vertigem verdadeira, pré-síncope, desequilíbrio crônico ou de queixas inespecíficas.

LEITURAS SUGERIDAS

Briner W, Linthicum FH, Gadre AK. Three dimensional structure of the human vestibular complex. *J Vestib Res* 1991;1:339-345.

Dix MR. Rehabilitation of vertigo. In: Dix MR, Hood JD, eds. *Vertigo*. New York: Wiley, 1984:467-479.

Eaton DA, Roland PS. Dizziness in the older adult. Parts 1 and 2. Geriatrics 2003 Apr:58(4).

Kennedy R and Clemis DJ. The geriatric auditory and vestibular systems. *Otolaryngol Clin North Am* 1990;23(6):1075-1080.

Lalwani AK. Vertigo, disequilibrium, and imbalance with aging. In: Jackler RK, Brackmann DE, eds. *Neurotology*, 2nd ed. Philadelphia: Mosby, 2005:533-539.

LeBlanc KE, Bond TK. Exercise and aging. *Resid Staff Physician*. August 2004;50(8):34-39.

Moncada LV. Diagnosis and treatment of falls in the elderly. *Resid Staff Physician*. August 2004;50(8):28-33.

Roland PS, Eaton D, Meyerhoff WL. Aging in the auditory and vestibular system. *Otolaryngol Head Neck Surg* 2001;153:1941.

Rubenstein LZ, Josephson KR. The epidemiology of falls and syncope. *Clin Geriatr Med* 2002;18:141-158.

Schuknecht HF. *Pathology of the ear*, 2nd ed. Philadelphia: Lea & Febiger, 1993.

Sloane P, Hartman M, Mitchell M. Psychological factors associated with chronic dizziness in patients aged 60 and older. *J Am Geriatr Soc* 1994;42:847-852.

Sloane PD. Evaluation and management of dizziness in the older patient. *Clin Geriatr Med* 1996;12:785-801.

Whitney SL, Wrisley DM, Marchetti GF, et. al. The effect of age on vestibular rehabilitation outcomes. *Laryngoscope* 2002;112(10):1785-1790.

CAPÍTULO 74

Implantes Cocleares e Outras Próteses Auditivas Implantáveis

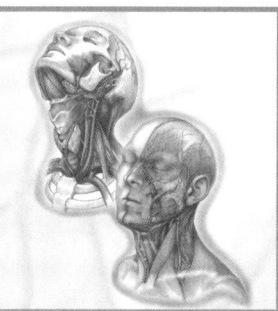

Richard T. Miyamoto ▪ Karen Iler Kirk

A sensação eletricamente gerada da audição foi extensamente estudada desde que Djourno e Eyries (1) descreveram pela primeira vez a excitação direta do nervo auditivo em 1957. Aparelhos cada vez mais sofisticados conquistaram um papel permanente para os implantes cocleares no tratamento de crianças e adultos selecionados com perda auditiva grave a profunda. Os implantes cocleares procuram substituir um sistema transdutor não funcional das células ciliadas da orelha interna convertendo energia sonora mecânica em sinais elétricos que podem ser aplicados ao nervo coclear em pacientes profundamente surdos. Os componentes essenciais de um sistema de implante coclear são os seguintes:

- Um microfone, que capta a informação acústica e a converte em sinais elétricos.
- Um processador da fala portado externamente, que processa o sinal de acordo com uma estratégia predefinida.
- Uma montagem de eletrodos cirurgicamente implantados, que fica situada na cóclea perto do nervo auditivo.

O sinal processado é amplificado e comprimido para se combinar com a estreita faixa dinâmica elétrica da orelha. A faixa típica de resposta de uma orelha surda à estimulação elétrica é da ordem de apenas 10 a 20 dB, ainda menos nas altas freqüências. A transmissão do sinal elétrico através da pele a partir da unidade externa para a montagem de eletrodo implantada é realizada mais comumente pelo uso de indução eletromagnética ou transmissão de radiofreqüência. Os elementos neurais residuais críticos estimulados parecem ser células ou axônios do gânglio espiral. Células ciliadas danificadas, ou faltando, da cóclea são contornadas (2).

SISTEMAS DE IMPLANTE COCLEAR

Sistemas de implante coclear multicanais com multieletrodos são projetados para aproveitar a organização tonotópica da cóclea. O sinal de fala que chega é filtrado para um certo número de bandas de freqüência, cada uma correspondendo a um dado eletrodo na montagem. Assim, os sistemas de implante coclear de múltiplos canais usam codificação de lugar para transferir informação espectral no sinal da fala bem como codificar as indicações de duração e intensidade da fala. Diversos sistemas de implante coclear comercialmente disponíveis receberam aprovação da U.S. Food and Drug Administration (FDA) para uso em adultos e crianças.

Sistema de Implante Coclear Nucleus 24

Dois dos implantes aprovados pela FDA, o sistema de implante coclear Nucleus de 22 canais (3) e o Nucleus 24, são fabricados pela Cochlear Corporation. O implante coclear Nucleus de 22 canais foi o primeiro implante coclear multicanal a receber a aprovação da FDA para o uso em adultos e crianças e foi empregado em mais pacientes que qualquer outro sistema de implante coclear em todo o mundo.

As primeiras estratégias de processamento da fala (F0F2 e F0F1F2) usadas com o implante coclear Nucleus de 22 canais usavam esquemas de extração de características que transmitiam informação sobre características-chaves da fala tais como a amplitude e a freqüência dos formantes das vogais e a freqüência fundamental dos sons vocalizados. A terceira geração de estratégia de processamento da fala usada no aparelho Nucleus 22 foi a estratégia Multipeak (MPEAK). MPEAK codificava informação adicional de alta freqüência estimulando dois de três eletrodos fixados mais basais; o objetivo era fornecer informação adicional que fornecesse escores melhorados de reconhecimento de consoantes. A estratégia mais recente de processamento da fala oferecida no sistema de implante coclear Nucleus de 22 canais é a estratégia Spectral Peak (SPEAK), descrita abaixo.

O sistema de implante coclear Nucleus de 24 canais recebeu aprovação da FDA para o uso em adultos e crianças em 1998. A montagem de eletrodos do Nucleus 24 contém 22 eletrodos intracocleares e dois eletrodos terra extracocleares que permitem até 20 canais de informação. Ele oferece três estratégias de processamento da fala. As duas primeiras, SPEAK (4) e Advanced Combination Encoder Strategy (ACE) (5), representam dinamicamente as características dominantes de freqüência e intensidade (picos espectrais) do sinal da fala estimulando seqüencialmente múltiplos eletrodos com pulsos digitais de alta freqüência. Elas diferem no número de picos espectrais identificadas por ciclo (6 a 10 da SPEAK vs. 8 a 12 da ACE) e na freqüência de estimulação (ACE usa uma freqüência de estimulação mais rápida do que SPEAK). A terceira estratégia, Continuous Interleaved Sampling (CIS) (6,7), filtra o som que chega para dentro de um pequeno número de bandas de freqüência fixa (entre 8 e 12) e modula uma série de pulsos intercalados por banda de freqüência com a amplitude de envoltório de cada saída de filtro. Assim, finos detalhes temporais na fala são preservados na estratégia CIS. Todas as três estratégias de programação são oferecidas em um processador da fala usado no corpo e um atrás da orelha.

Sistema de Implante Coclear Clarion

O terceiro aparelho comercialmente disponível é o sistema de implante coclear multicanal Clarion (8–10). As gerações iniciais deste sistema de implante coclear receberam aprovação da FDA para o uso em adultos e em crianças em 1996 e 1997, respectivamente. A mais nova versão do sistema Clarion de implante coclear é a Hi Resolution (HiRes) Bionic Ear. A arquitetura do sistema é construída em torno de 16 circuitos de saída independentemente controláveis que impulsionam 16 contatos com eletrodos intracocleares de focalização. O HiRes divide o espectro acústico em 16 canais de informação de freqüência, e o espectro é processado através de todos os canais a freqüências de estimulação acima de 80.000 pulsos por segundo. O sistema de implante coclear Clarion é capaz de estimular os eletrodos não simultaneamente (usando CIS) ou simultaneamente ou em uma variedade de combinações (11). Assim, o audiologista programador pode controlar o padrão de estimulação na cóclea para permitir até 31 canais "virtuais" (11). Processadores da fala portados no corpo ou atrás da orelha são disponíveis para os usuários do sistema Clarion de implante coclear.

Sistema de Implante Coclear Med-El

O sistema de implante coclear Med-El Combi 40+ recebeu a aprovação da FDA para o uso em adultos e crianças em 2001. O sistema Combi 40+ usa uma montagem de eletrodos contendo 12 pares de eletrodos que podem ser inseridos fundo nas regiões apicais da cóclea (11,12). São disponíveis duas estratégias de processamento da fala seqüenciais, não-simultâneas. A CIS+ é semelhante à CIS conforme implementada no aparelho Nucleus (11). O aparelho Med-El também oferece uma estratégia n-of-m similar à ACE que permite que o audiologista programador especifique o número de picos espectrais (n) e o número de filtros de passagem de banda (m). São disponíveis processadores da palavra portados no corpo e atrás da orelha.

Novos Desenvolvimentos em Projeto de Implante Coclear

Tanto a Cochlear Corporation Ltd. quanto a Advanced Bionics Corporation, Inc., fabricantes dos implantes cocleares Nucleus e Clarion, respectivamente, introduziram novos desenhos na montagem de eletrodos internos usada com seus processadores da fala. A montagem de eletrodos Nucleus Contour e a montagem de eletrodos Clarion HiFocus são ambas destinadas a se aproximar mais estreitamente da parede modiolar da cóclea. Uma vez que se admite que as células do gânglio espiral são os locais estimulados pelos implantes cocleares, este posicionamento pode melhorar a especificidade espacial da estimulação e reduzir a corrente necessária para ativar os eletrodos (13). (Entretanto, em virtude de uma suspeitada relação com meningite, o posicionador Clarion foi retirado do mercado.)

SELEÇÃO DOS PACIENTES

Adultos

O implante coclear era limitado inicialmente a adultos que ensurdeceram pós-lingüisticamente, e que não recebiam nenhum benefício dos aparelhos de audição e não tinham nenhuma possibilidade de piorar a audição residual. Esta população, particularmente aqueles com um início recente de surdez, foi a beneficiária mais prontamente identificável dos implantes cocleares. Um período de experiência auditiva adequado para desenvolver a percepção da fala normal, a produção da fala e as habilidades de linguagem antes do início da surdez constitui um pré-requisito valioso. A experiência ganha com esta população inicial de implante coclear serviu para estabelecer os limites esperados de desempenho (14).

A Tabela 74.1 apresenta os critérios atuais de elegibilidade para implante coclear em adultos. Os critérios de elegibilidade em adultos são baseados principalmente na capacidade de reconhecimento da fala com o uso do aparelho. Não é usado limite superior de idade no processo de seleção contanto que a saúde do

TABELA 74.1
CRITÉRIOS DE ELEGIBILIDADE DE ADULTOS PARA IMPLANTE COCLEAR
≥ 18 anos de idade Perda auditiva grave a profunda bilateralmente Benefício mínimo com aparelhos de audição convencionais (tipicamente definido como escores de reconhecimento de sentenças < 40%-50% com o uso do aparelho) Ausência de contra-indicações médicas

paciente permita um procedimento cirúrgico eletivo. Implante coclear é apropriado se outros critérios de seleção forem satisfatórios e a saúde geral do paciente permitir um procedimento cirúrgico eletivo sob anestesia. Em uma análise de receptores de implante coclear Nucleus de 22 canais acima da idade de 65 anos, Horn e McMahon (15) mostraram que os pacientes idosos em uso de implante coclear obtiveram benefícios que foram semelhantes aos obtidos pelos pacientes adultos mais jovens com o mesmo aparelho.

Conforme indicado na Tabela 74.1, os critérios de elegibilidade de adultos agora incluem àqueles com perda auditiva grave a profunda que tem algum benefício dos aparelhos de audição convencionais. O implante em uma orelha com qualquer audição residual protetizável acarreta o risco de que a orelha implantada possa torna-se pior que a orelha com aparelho de audição. Investigações atuais estão testando as hipóteses de uma orelha com alguma audição residual ter uma melhor população neuronal, aumentando a probabilidade de desempenho superior com um implante coclear, especialmente com estimulação multicanal mais complexa.

Deve-se observar que adultos com perda auditiva pré-lingual não são geralmente considerados bons candidatos para implante coclear (16). Entretanto, os adultos com surdez pré-lingual que seguiram uma abordagem educacional aural/oral podem receber benefício importante.

Crianças

Implante coclear na população pediátrica é um processo complexo que superpõe tecnologia avançada aos programas existentes de reabilitação e educacionais para crianças surdas. Em contraste com os adultos, tanto as crianças com surdez pré-lingual quanto pós-lingual são candidatas a implante coclear. Como resultado de diversas experiências clínicas rigorosas que avaliaram segurança e eficácia, emergiu uma tendência à implante coclear mais precoce e à implante em crianças com mais audição residual. As diretrizes atuais da FDA permitem cirurgia em crianças tão novas quanto 12 meses de idade. Os critérios de elegibilidade diferem de acordo com a idade do paciente que está sendo considerado. Os critérios de elegibilidade pediátrica estão apresentados na Tabela 74.2

Um fator demográfico importante que afeta o desenvolvimento da fala e da linguagem em crianças com perda auditiva é a idade com a qual a intervenção apropriada é realizada (17,18). Experiência auditiva precoce é crítica para o desenvolvimento de conexões neurais nas vias auditivas periféricas e centrais. Estudos em animais indicam que a privação auditiva precoce causa uma falta de maturação ou degeneração do córtex auditivo (19,20). A restauração da audição através de implante coclear é capaz de mitigar os efeitos da privação auditiva em animais, mas somente se ela ocorrer durante os períodos sensíveis iniciais no desenvolvimento (20,21). Dados de humanos também sugerem a existência de um período crítico para a estimulação elétrica do córtex auditivo em crianças com surdez profunda. Por exemplo, a latência da onda P1 do potencial evocado cortical é apropriada à idade em crianças implantadas pelos 3,5 anos (22), mas significativamente retardada em crianças implantadas em idades mais tardias (22,23). Sharma *et al.* (22) sugerem que o sistema auditivo central das crianças surdas jovens é maximamente plástico durante esta janela de tempo inicial.

Os pré-requisitos para a implantação precoce incluem a identificação precoce da perda auditiva e a determinação do benefício de aparelho de audição em crianças muito pequenas (24). Com o advento da triagem auditiva universal dos recém-nascidos, a idade média à identificação caiu de 18 a 24 meses para 2 meses de idade (25,26). Isto obrigou a uma reavaliação do limite inferior de idade apropriado para a implantação coclear, e mais crianças do que em qualquer época an-

TABELA 74.2
CRITÉRIOS DE ELEGIBILIDADE PEDIÁTRICA PARA IMPLANTE COCLEAR

Crianças com Idade 12 a 24 Meses	Crianças com Idade 25 Meses a 17 Anos 11 Meses
Perda auditiva profunda bilateral Ausência de desenvolvimento de habilidades auditivas e mínimo benefício com aparelho de audição (documentado por questionários aos pais) Ausência de contra-indicação médica Inscrição em uma terapia de programa educacional enfatizando desenvolvimento auditivo	Perda auditiva grave a profunda bilateral Ausência de desenvolvimento de habilidades auditivas e mínimo benefício com aparelho de audição (escores de reconhecimento de palavras < 30% corretos) Ausência de contra-indicação médica Inscrição em uma terapia de programa educacional enfatizando desenvolvimento auditivo

terior estão agora sendo consideradas para o implante coclear por volta da época do seu primeiro aniversário. Em uma tentativa de melhorar os efeitos deletérios da privação auditiva precoce, várias crianças receberam implante entre as idades de 6 e 12 meses. De fato, aproximadamente 140 crianças nos Estados Unidos receberam um implante coclear antes do seu primeiro aniversário (27).

Uma vez que o desenvolvimento da percepção da fala, da produção da fala e da competência em linguagem normalmente começa em uma idade muito inicial, a implantação em crianças muito pequenas com surdez congenitamente ou neonatalmente pode ter vantagens substanciais. Implantação precoce pode ser particularmente importante quando a etiologia da surdez é meningite, porque pode ocorrer ossificação intracoclear progressiva e impedir a inserção padrão de eletrodos. Há uma janela de tempo relativamente curta durante a qual este processo em avanço pode ser contornado.

Implante em crianças muito pequenas permanece controverso porque a avaliação audiológica, a intervenção cirúrgica e o tratamento pós-implante nesta população podem ser desafiadores. Surdez profunda deve ser confirmada e demonstrada a incapacidade de se beneficiar com aparelhos de audição convencionais. Isto pode ser difícil de determinar em crianças jovens com habilidades de linguagem limitadas. Em crianças muito pequenas, questionários para os pais comumente são usados para avaliar o benefício da amplificação.

Uma vez que o implante coclear envolve um procedimento cirúrgico eletivo executado com anestesia geral, é imperativo que um anestesiologista pediátrico experiente seja integrante da equipe cirúrgica. Pode haver um risco anestésico ligeiramente maior em crianças com menos de 1 ano de idade (28). Consideração especial deve ser dada às pequenas dimensões do osso temporal e a problemas potenciais do crescimento pós-operatório do osso temporal. Além disso, a alta incidência de otite média em crianças abaixo da idade de 2 anos poderia comprometer a biossegurança dos implantes cocleares. Não obstante, a extensão da elegibilidade para implante ao grupo etário de 6 a 12 meses é exequível em termos anatômicos. A cóclea tem tamanho adulto ao nascimento e, por volta de 1 ano de idade, o recesso facial e o antro mastóideo, que proporcionam acesso à orelha média para a colocação de eletrodo, estão adequadamente desenvolvidos (29).

CLASSIFICAÇÃO DOS RECEPTORES DE IMPLANTE COCLEAR

Os receptores de implante coclear podem ser aproximadamente divididos em três categorias principais, que afetam significativamente os resultados quando esta tecnologia é aplicada.

Adultos e Crianças com Surdez Pós-Lingual

Os pacientes que ficam surdos na idade de 5 anos ou mais tarde são geralmente classificados como *pós-linguais*. Ainda que estes pacientes tenham desenvolvido muitos aspectos da linguagem falada antes do início da sua surdez, eles freqüentemente demonstram deterioração rápida na inteligibilidade da sua fala uma vez que eles perdem acesso à estimulação e *feedback* auditivos. Implante logo depois do início da surdez pode potencialmente melhorar esta deterioração rápida na produção da fala e nas capacidades de percepção. Um início pós-lingual de surdez constitui uma ocorrência infrequente na população pediátrica. Se esta fosse a única categoria para a qual os implantes cocleares exercem um impacto positivo nas crianças surdas, haveria aplicabilidade limitada para esta tecnologia em crianças.

Crianças com Surdez Congênita ou Adquirida Precoce

Surdez *congênita* ou *adquirida precoce* constitui o tipo mais freqüentemente encontrado de perda auditiva neurossensorial profunda em crianças. A aquisição de habilidades de comunicação oral pode ser um processo difícil para estas crianças. Entretanto, com cirurgia para implante precoce e reabilitação apropriada, muitas crianças nesta categoria estão desenvolvendo linguagem falada. Embora exista considerável variabilidade nos resultados, os mais bem-sucedidos receptores pediátricos de implante coclear demonstram habilidades de fala e linguagem apropriadas à idade.

Adolescentes e Adultos com Surdez Congênita ou Precoce

Quando implante coclear é considerado na adolescência ou na idade adulta jovem para um paciente que teve pouca ou nenhuma experiência com som por causa de surdez de início congênito ou precoce, é preciso exercer cautela, porque este grupo não tem demonstrado altos níveis de sucesso com a estimulação elétrica do sistema auditivo.

AVALIAÇÃO AUDIOLÓGICA

A avaliação audiológica é o meio principal para determinar a adequação da implantação coclear. Avaliações audiológicas devem ser realizadas em uma condição não ajudada e com amplificação convencional apropriadamente adaptada. Assim, todos os candidatos potenciais devem ter completado um período de experiência com um aparelho de audição adequadamente adaptado, preferivelmente acoplado com treinamento em um programa de reabilitação aural apropriado. A avaliação audiológica inclui medição de limiares de tons puros juntamente com testagem de reconhecimento de palavras e frases. Os escores de reconhecimento da fala ajudada constituem o principal determinante audiológico da elegibilidade para implante coclear. Em crianças muito pequenas ou naquelas com habilidades limitadas de linguagem, são usados questionários para os pais, a fim de determinar o benefício do aparelho de audição.

AVALIAÇÃO MÉDICA

A avaliação médica inclui a história otológica e o exame físico. A avaliação radiológica da cóclea é realizada para determinar se a cóclea está presente e patente, e para identificar deformidades congênitas da cóclea. Tomografia computadorizada (TC) de alta resolução com cortes finos da cóclea permanece a técnica de escolha (30). Normalmente, a TC é capaz de demonstrar a formação óssea intracoclear causada por labirintite ossificante; entretanto, quando a obliteração por tecido mole ocorre após labirintite esclerosante, a TC pode não evidenciar a obstrução. Nestes casos, a ressonância magnética (RM) ponderada para T2 constitui um procedimento adjuntivo eficaz para fornecer a informação adicional a respeito do desimpedimento coclear. O sinal endolinfa/perilinfa pode ser perdido na labirintite esclerosante. Ossificação intracoclear não constitui uma contra-indicação à implantação coclear, mas pode limitar o tipo e a profundidade de inserção da montagem do eletrodo que pode ser introduzido na cóclea. Malformações congênitas da cóclea, similarmente, não são contra-indicações ao implante coclear. Displasia coclear foi descrita ocorrendo em aproximadamente 20% das crianças com perda auditiva neurossensorial congênita (31). Diversos relatos de implantes bem-sucedidas em crianças com malformações da orelha interna foram publicados (32–40). Uma área cribriforme fina entre o modíolo e um canal auditivo interno alargado é observada muitas vezes (41) e acredita-se que o caminho de saída do líquido cerebrospinal (LCE) seja quando ela ocorre durante a cirurgia ou pós-operatoriamente. Um jorro de LCE foi descrito em vários casos. Displasia do osso temporal também pode ser associada com um nervo facial anômalo, o que pode aumentar o risco cirúrgico.

A etiologia precisa da surdez nem sempre pode ser determinada, mas é identificada sempre que possível; entretanto, elementos neurais auditivos estimuláveis estão quase sempre presentes independentemente da causa da surdez (42). Duas exceções são a *deformidade de Michel*, na qual há uma agenesia congênita da cóclea, e a *síndrome do canal auditivo interno pequeno*, na qual o nervo coclear pode ser congenitamente ausente.

Avaliação otoscópica de rotina da membrana timpânica é efetuada. Uma condição otologicamente estável deve estar presente antes de se considerar o implante. A orelha proposta para o implante coclear deve estar livre de infecção, e a membrana timpânica deve estar intacta. Se estas condições não forem satisfeitas, é necessário o tratamento clínico ou cirúrgico antes do implante. O tratamento de efusões da orelha média em crianças que estão em consideração para implante coclear ou que já têm um implante coclear merece consideração especial. Tratamento antibiótico convencional usualmente alcança este objetivo mas, quando não o faz, pode ser necessária miringotomia e inserção de tubo de timpanostomia. Remoção do tubo várias semanas antes da implantação coclear geralmente resulta em uma membrana timpânica curada, intacta. Quando uma efusão ocorre em uma orelha com um implante coclear, nenhum tratamento é necessário contanto que a efusão permaneça não-infectada. Otite média crônica, com ou sem colesteatoma, precisa ser resolvida antes da cirurgia; isto é realizado com tratamentos otológicos convencionais. Cirurgia otológica precedente que tenha resultado em uma cavidade mastóidea não contra-indica a implantação coclear, mas esta situação pode exigir obliteração mastóidea com fechamento do canal auditivo externo ou reconstrução do canal auditivo ósseo posterior.

AVALIAÇÃO PSICOLÓGICA

Testes psicológicos são efetuados para finalidades de exclusão a fim de identificar pacientes que têm disfunção cerebral orgânica, retardo mental, psicose não detectada ou expectativas não-realísticas. Informação valiosa relacionada com a dinâmica da família e outros fatores no ambiente do paciente que possam afetar a aceitação e o desempenho do implante são avaliados.

IMPLANTAÇÃO CIRÚRGICA

Implante coclear em crianças e adultos exige atenção meticulosa aos tecidos delicados e pequenas dimensões. As incisões na pele são destinadas a fornecer acesso ao processo mastóide e cobertura da porção externa do pacote do implante ao mesmo tempo preservando o suprimento sanguíneo da pele pós-auricular. A incisão usada no Indiana University Medical Center eliminou a necessidade de desenvolver um grande retalho pós-auricular (Fig. 74.1). A extensão inferior da incisão é feita bem posterior à ponta da mastóide para preservar os ramos da artéria pós-auricular. Daqui, a incisão é dirigida póstero-superiormente. Em crianças, a incisão incorpora o músculo temporal para dar espessura adicional. Uma bolsa subperióstica é criada para posicionar a bobina de indução do implante (Fig. 74.2). Uma

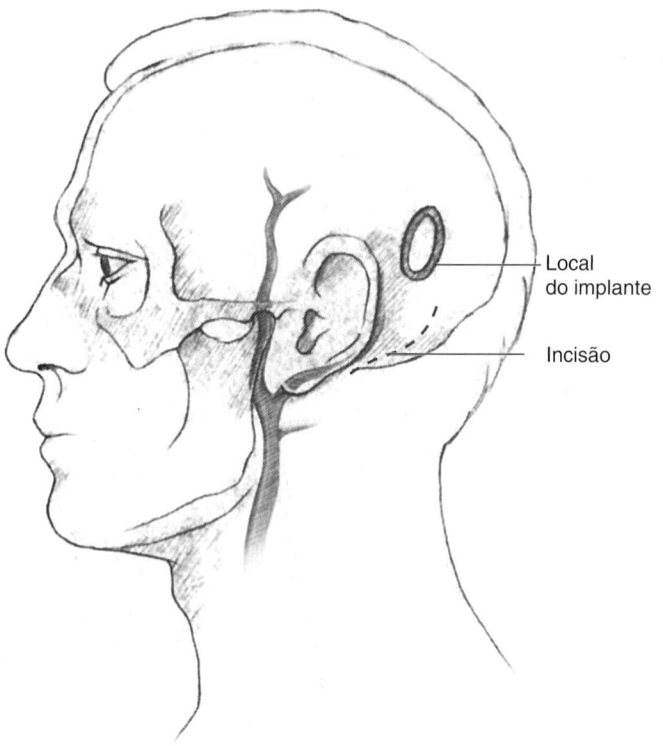

Figura 74.1
Incisão e local do implante coclear.

escavação no osso adaptada ao aparelho que está sendo implantado é criada, e a bobina de indução é fixada ao córtex com uma sutura de fixação ou retalhos periósticos.

Em seguida ao desenvolvimento da incisão cutânea, é efetuada uma mastoidectomia. O canal semicircular horizontal é identificado na profundidade do antro mastóideo, e o processo curto da bigorna é identificado na fossa da bigorna. O recesso facial é aberto usando-se a fossa da bigorna como marco anatômico inicial. O recesso facial é uma área triangular limitada por (a) fossa da bigorna superiormente, (b) nervo corda do tímpano lateral e posteriormente, e (c) nervo facial medial e posteriormente. O nervo facial usualmente pode ser visualizado através do osso sem o expor. O nicho da janela redonda é visualizado através do recesso facial cerca de 2 mm inferior ao estribo (Figs. 74.3 e 74.4). Ocasionalmente, o nicho da janela redonda é posicionado posteriormente e não é bem visualizado através do recesso facial ou é obscurecido por ossificação. Particularmente nestas situações, é importante não ser erradamente dirigido pelas células aéreas hipotimpânicas. Entrada na rampa timpânica é mais bem realizada através de uma cocleostomia criada anterior e inferior ao anel da membrana da janela redonda (Figs. 74.5 e 74.6). Uma pequena fenestra ligeiramente maior que o eletrodo a ser implantado (usualmente 0,5 mm) é desenvolvida. Uma pequena broca de diamante é usada para "desenhar o azul" do endósteo da rampa timpânica, e a membrana endosteal é removida usando pontas pequenas. Esta via de acesso contorna a área do gancho da rampa timpânica, permitindo a inserção direta do feixe do eletrodo ativo. Depois da inserção do feixe do eletrodo ativo, a área da cocleostomia é vedada com pedaços pequenos de fáscia.

Considerações Cirúrgicas Especiais

Em casos de displasia coclear, Gusher de LCE pode ser encontrado. O autor sênior prefere entrar na cóclea através de uma fenestra pequena e tamponar apertadamente o eletrodo na cocleostomia com fáscia. O fluxo do LCE tem sido controlado com sucesso desta maneira. Em pacientes que têm malformação grave do labirinto, o nervo facial pode seguir um trajeto aberrante. Nestes casos, o acesso mais direto a uma deformidade de cavidade comum pode ser uma via de acesso de labirintotomia transmastóidea. A cápsula ótica é aberta

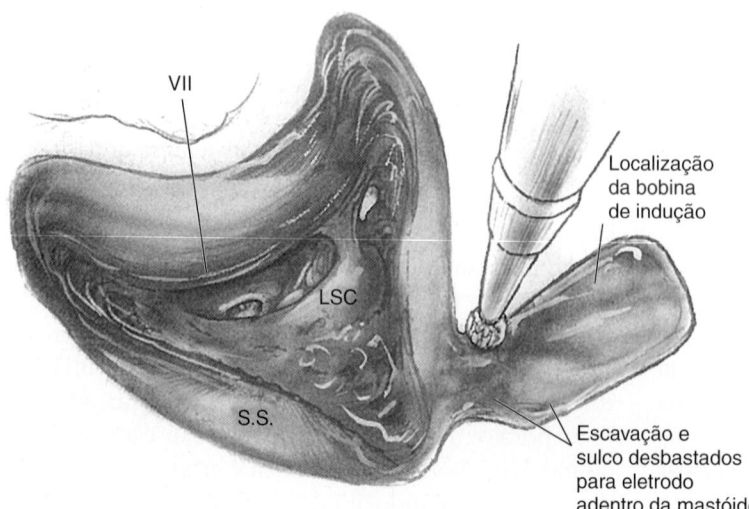

Figura 74.2
Localização da bobina de indução. Escavação e sulco desbastados para implantação do eletrodo na mastóide.

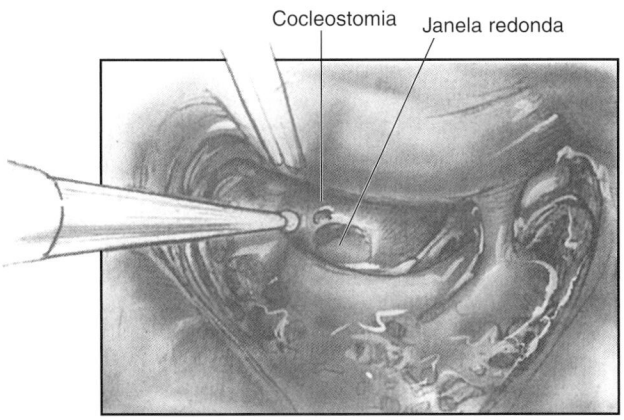

Figura 74.3
O recesso facial é limitado pela fossa da bigorna superiormente, o nervo corda do tímpano lateral e anteriormente, e o nervo facial medial e posteriormente. Uma cocleostomia é criada anterior e inferior à janela redonda.

póstero-superiormente ao segundo joelho do nervo facial, e a cavidade comum é penetrada diretamente. Vários pacientes foram tratados desta maneira sem efeitos colaterais vestibulares (43).

Em casos de ossificação coclear, nossa preferência anterior era perfurar e abrir o giro basal e criar um túnel de aproximadamente 6 mm de comprimento e inserir parcialmente um eletrodo Nucleus. Isto permite a implantação de 10 a 12 eletrodos ativos, o que tem produzido resultados satisfatórios. Mais recentemente, usamos as montagens divididas de eletrodos (aparelho Med-El; Nucleus, feito pela Cochlear Corporation). Um eletrodo é inserido como descrito acima e a outra montagem é colocada através de uma segunda cocleostomia criada imediatamente anterior à janela oval. Gantz et al. (44) descreveram um procedimento exten-

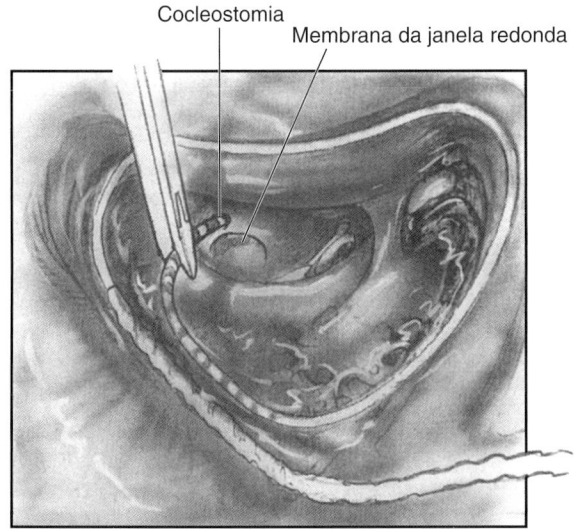

Figura 74.4
Eletrodo introduzido na extremidade basal da cóclea.

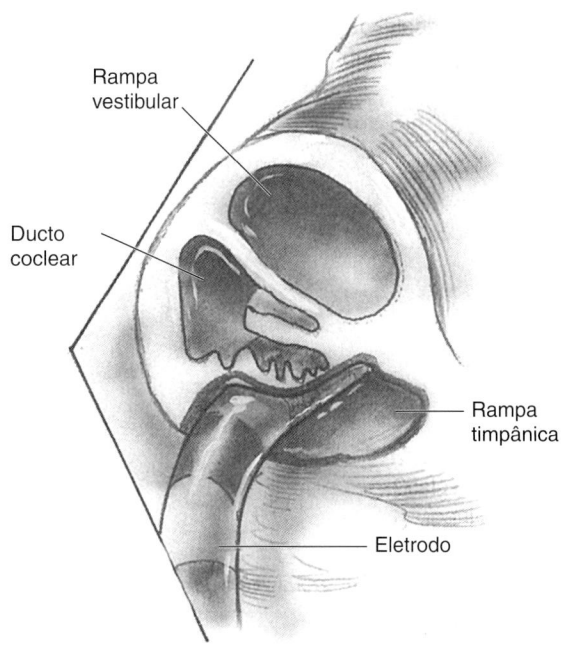

Figura 74.5
Eletrodo na rampa timpânica (corte transversal do giro basal na cóclea).

so de desbastar com a broca para ganhar acesso ao giro basal superior. Steenerson et al. (45) descreveram a inserção do eletrodo ativo para dentro da rampa vestibular em casos de ossificação coclear. Embora este procedimento tenha mérito, a rampa vestibular freqüentemente está ossificada quando a rampa timpânica está completamente obliterada.

Complicações

Complicações têm sido infreqüentes com cirurgia de implante coclear e podem ser em grande parte evitadas pelo cuidadoso planejamento pré-operatório e técnica cirúrgica meticulosa. Entre os problemas mais comumente encontrados estão os associados à incisão e ao retalho pós-auricular e à lesão do nervo facial (46,47). Usando a incisão que descrevemos, tivemos apenas uma necrose de retalho na nossa população de implante coclear pediátrica. (Isto ocorreu vários anos pós-operatoriamente após trauma craniano.) Tivemos uma paresia facial retardada transitória e um *gusher* de LCE em uma criança com deformidade de Mondini (48). Vários pacientes adicionais com a síndrome do aqueduto vestibular alargado também tiveram *gusher* (49).

Uma vez que as crianças são mais suscetíveis a otite média que adultos, justificável preocupação foi externada de que uma infecção da orelha média possa fazer um aparelho implantado tornar-se um corpo estranho infectado, exigindo sua remoção. Duas crianças na nossa série sofreram uma mastoidite retardada (vários anos depois da cirurgia de implante) resultando

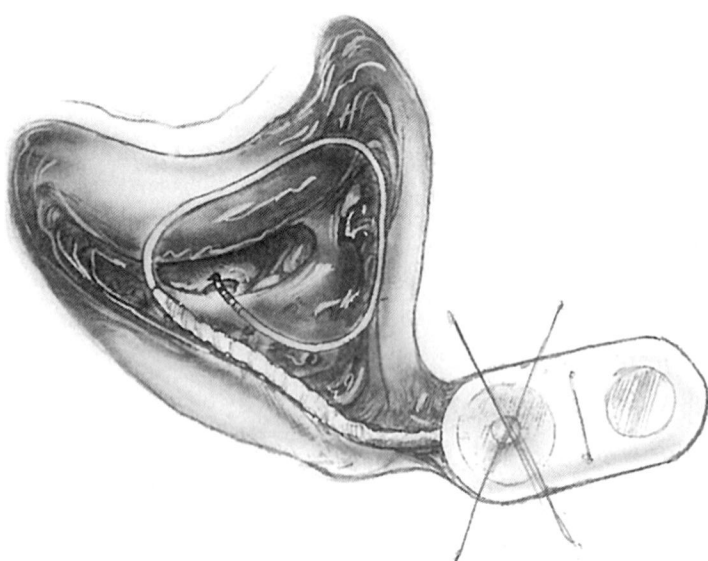

Figura 74.6
Receptor-estimulador com alça redundante de eletrodo na mastóide.

em um abscesso pós-auricular. Estes casos foram tratados por incisão e drenagem e antibióticos intravenosos sem a necessidade de remover o implante. Ainda maior preocupação é que a infecção possa estender-se ao longo do eletrodo para a orelha interna, resultando em uma séria complicação otogênica, como meningite ou degeneração adicional do sistema auditivo central. Até agora, embora a incidência de otite média em crianças que receberam implantes cocleares corra paralela à vista na população pediátrica geral, nenhuma complicação séria relacionada com otite média ocorreu em nossos pacientes.

Meningite em Receptores de Implante Coclear

Durante o começo da experiência com implantes cocleares, meningite pós-implante foi extremamente rara. Entretanto, na primavera de 2002, um aumento súbito no número de casos de meningite pós-implante foi relatado na Europa e na América do Norte. Fatores de risco identificados relacionados com a incidência aumentada de meningite incluem baixa idade, displasia coclear, anormalidade do osso temporal e uso de um sistema de eletrodos com duas partes. Estas observações levaram à retirada voluntária do mercado dos aparelhos de implante Clarion, que incorporavam um posicionador (uma cunha inserida junto ao eletrodo implantado para facilitar a transmissão do sinal elétrico ao empurrar o eletrodo contra a parede medial da cóclea). A importância de tamponar cuidadosamente o local da cocleostomia com uma vedação de tecido mole para impedir bactérias de entrarem na orelha interna e espaços intracranianos foi reenfatizada (50,51). A FDA ressaltou a importância da vacinação contra meningite como uma medida preventiva em todas as crianças com implantes cocleares. Estas crianças devem ser monitorizadas e tratadas prontamente de qualquer infecção bacteriana depois de receberem o implante (52).

RESULTADOS CLÍNICOS

Os implantes cocleares são uma opção terapêutica estabelecida para adultos e crianças surdas. Entretanto permanece uma ampla variedade de desempenho com os sistemas atuais de implante. Alguns receptores de implante coclear podem se comunicar sem o benefício da leitura labial e são capazes de falar ao telefone sem um código telefônico, enquanto outros usam seus implantes principalmente para restabelecer contato com o ambiente e aumentar suas capacidades de leitura labial. Esta variação nos níveis de desempenho é considerada relacionada com fatores biológicos e cognitivos. Seria de esperar que má sobrevida do nervo auditivo e do sistema auditivo central atrófico se correlacionem com mau desempenho, enquanto um sistema nervoso auditivo mais intacto deve permitir melhores resultados, dada uma prótese coclear bem projetada e adaptada (53)

Resultados em Adultos

A maioria dos receptores de implante coclear adultos não ficou profundamente surda até depois que tivesse adquirido habilidades de fala e linguagem. Assim, embora sua capacidade de compreender a fala através da escuta, isoladamente, esteja gravemente prejudicada, eles têm pouco ou nenhum comprometimento nas suas habilidades de produção de fala (11). Os adultos com surdez pós-lingual têm que aprender a usar o sinal auditivo fornecido por um implante coclear para acessar as representações mentais da fala estabelecidas com estímulo auditivo normal. As primeiras gerações de sistemas de implante coclear forneciam compreensão limitada só auditiva da fala (54,55). Entretanto, os avanços tecnológicos no projeto de implante coclear forneceram níveis sempre crescentes de reconhecimento da palavra falada nesta população durante os últimos 20 anos (56–60).

As gerações atuais de sistemas de implante coclear produzem resultados semelhantes apesar das diferenças no desenho dos eletrodos e nas estratégias de processamento da fala entre os aparelhos (11). Em média, os usuários de todos os três aparelhos obtêm pelo menos alguma compreensão da fala de conjunto aberto (61). Escores de reconhecimento somente de palavras de aproximadamente 35% a 45% corretos e escores de reconhecimento de sentenças de aproximadamente 65% a 80% corretos foram descritos para os usuários do sistema de implante coclear Nucleus com a estratégia SPEAK de processamento (58,62), para os usuários do aparelho Clarion com a estratégia de processamento CIS ou a estratégia Simultaneous Analog Stimulation (59), e para os usuários do aparelho Med-El com a estratégia de processamento CIS (63). Em comparação com os resultados obtidos com as gerações precedentes de implantes cocleares, os adultos que usam os aparelhos atuais alcançam mais altas habilidades de reconhecimento de palavras e adquirem essas habilidades a uma velocidade mais rápida. Muitos adultos agora demonstram compreensão substancial da fala tão cedo quanto aos 3 meses após implantação coclear (64). Entretanto, resta uma grande parcela de variabilidade no desempenho. Alguns adultos são incapazes de compreender qualquer fala através de escuta apenas, enquanto outros são capazes de se comunicar ao telefone. Conforme salientam Wilson et al. (65), vários fatores dentro dos pacientes também contribuem para o uso bem-sucedido de implante coclear. Dois desses fatores são a idade à implantação e a duração da surdez (64,66–70). Especificamente, pacientes que recebem implante em uma idade jovem e têm um período mais curto de privação auditiva tendem mais a alcançar bons resultados. Os achados a respeito de outros fatores prognósticos foram menos conclusivos. Por exemplo, Gantz et al. (55) observaram que medidas da capacidade cognitiva não são associadas ao desempenho dos pacientes, enquanto Cohen et al. (67) relataram que as medidas de QI foram significantemente associadas a boas habilidades de percepção da fala. Outros fatores que foram constatados significantemente correlacionados com os resultados em adultos são a capacidade de leitura labial (67,68) e o grau de audição residual (44,68,71).

Resultados Pediátricos

Os adultos e as crianças com surdez pós-lingual usam a informação transmitida por um implante coclear para acessar representações previamente armazenadas de linguagem falada. Entretanto, a maioria das crianças que recebem implantes cocleares tem perda auditiva congênita ou pré-lingüisticamente adquirida. Estas crianças têm que usar o som provido por um implante coclear para adquirir percepção da fala, produção de fala e habilidades de linguagem falada. Além disso, como as crianças pequenas têm limitadas habilidades lingüísticas e abrangência da atenção, a avaliação do desempenho nesta população pode ser bastante desafiadora. Para avaliar efetivamente os benefícios de comunicação do uso de implante coclear em crianças, deve ser empregada uma bateria de testes que são desenvolvimental e lingüisticamente apropriados. (Ver Geers et al. [72,73] para uma revisão destas questões.)

Durante a última década, avanços no projeto e implementação de sistemas de implante coclear e mudanças nos critérios de elegibilidade levaram a grandes aperfeiçoamentos nos benefícios de linguagem falada obtidos pelas crianças após implantação coclear. Hoje, as expectativas de desenvolvimento da fala e linguagem nas crianças que recebem um implante coclear são mais altas que em qualquer época anterior (74).

Reconhecimento da Palavra Falada

A maioria das crianças que usam as gerações atuais de tecnologia de implante coclear é capaz de compreender pelo menos alguma fala através de escuta, unicamente, em testes de reconhecimento de palavras isoladas ou sentenças (75–82), e muitas demonstram compreensão substancial da fala (82,83). Por exemplo, Geers relatou escores médios de reconhecimento de palavras, auditivo unicamente, 50% corretos em um grupo de 181 crianças implantadas pelos 5 anos e testadas aos 8 a 9 anos de idade. Quando os estímulos foram apresentados usando-se informações auditiva e visual, os escores de reconhecimento de palavras aumentaram para 80% de palavras corretas. Tyler et al. (77) examinaram o desempenho em reconhecimento de sentenças em um grupo de crianças com surdez congênita ou adquirida precocemente; seu desempenho foi comparado com o de um grupo de adultos com surdez pós-lingual. Eles observaram que 60% dos adultos e 70% das crianças foram capazes de identificar corretamente pelo menos metade das sentenças apresentadas. Tyler et al. concluíram que as crianças com início precoce de surdez foram capazes de desenvolver habilidades de processamento da linguagem falada que são semelhantes às de adultos que tiveram o benefício de adquirir linguagem usando estímulo auditivo normal. Entretanto, em contraste com os adultos com surdez pós-lingual, as crianças continuam a desenvolver capacidades de percepção de palavras e de reconhecimento da palavra falada durante um prazo de tempo relativamente longo (84).

Vários fatores demográficos demonstraram influenciar os resultados de desempenho em crianças com implantes cocleares. Há muita evidência de que a implantação mais cedo produz desempenho superior do implante coclear em crianças (83-88). Embora o período crítico para a implantação em crianças congênita ou pré-lingual não tenha sido determinado (89), evidência preliminar sugere que o implante antes da idade de 2 ou 3 anos pode produzir resultados melhorados (83,90-92). Finalmente, as variáveis do modo de comunicação e/ou audição residual sem ajuda também influenciam o desempenho em percepção da fala (93-96). Compreensão superior da fala muitas vezes é demonstrada pelas crianças que usam comunicação oral (82,83,97) e aquelas que têm mais audição residual antes da implantação (98-100). Isto levou a alguma controvérsia a respeito de implantar a orelha com melhor ou pior audição (94,101).

Resultados de Produção de Fala e Linguagem

Melhoras na percepção da fala são o benefício mais direto do implante coclear. Entretanto, para que as crianças com implante coclear tenham sucesso no mundo da audição, elas precisam também adquirir fala inteligível e o seu sistema lingüístico circundante. As capacidades de produção de fala e linguagem das crianças com implante coclear melhoram significativamente com o tempo (89,102-106) e, em média, excedem àquelas dos seus pares pareados por idade e audição com aparelhos de audição (104,105,107). Inteligibilidade da fala e aquisição de linguagem falada são significantemente correlacionadas com o desenvolvimento de habilidades auditivas (103,108). Embora exista muita variabilidade, após a implantação os melhores usuários de implante coclear pediátrico demonstram fala altamente inteligível (109) e desenvolvem capacidades de linguagem a uma velocidade semelhante aos seus pares com audição normal (106). Estes executores superiores geralmente são implantados em uma idade jovem (83,110) e/ou são educados em programas que enfatizam o desenvolvimento oral-aural (103,111,112).

CONCLUSÕES

A tecnologia dos implantes cocleares e os critérios de elegibilidade evoluíram grandemente ao longo dos últimos 20 anos. Hoje, pacientes com surdez grave a profunda e aqueles tão jovens quanto 12 meses de idade podem receber um implante. Com a implantação mais precoce e sistemas aperfeiçoados de implante coclear, vêm aumentos contínuos nos benefícios da implantação coclear. Embora exista larga variabilidade, a maioria dos adultos com surdez pós-lingual com implantes cocleares obtém reconhecimento só auditivo de palavras e comunicam-se muito eficazmente quando indicações auditivas são combinadas com leitura labial. Os melhores receptores adultos são capazes de conversar fluentemente sem indicações de leitura labial. Em crianças, os implantes cocleares mostraram promover o desenvolvimento de habilidades de fala e escuta e o desenvolvimento de um sistema de linguagem falada além daquele que anteriormente podia ser obtido com aparelhos de audição. As crianças que são implantadas em uma idade jovem e usam comunicação oral têm o melhor prognóstico de desenvolvimento de fala inteligível e capacidades de linguagem apropriadas à idade.

OUTROS APARELHOS DE AUDIÇÃO IMPLANTÁVEIS

Um volume substancial de pesquisa tem sido realizado para desenvolver aparelhos de audição implantáveis (AAIs) que se acoplam à cadeia ossicular na orelha média, eliminando o requisito de acoplamento acústico por meio do canal auditivo. Isto fornece aos AAIs diversas vantagens potenciais sobre os aparelhos de audição convencionais: (1) eliminação de *feedback* acústico; (2) uma resposta de freqüências mais ampla; (3) eliminação de um molde do canal auditivo externo firmemente ajustado; e (4) percepção melhorada do sinal auditivo.

Os aparelhos implantáveis de audição vibram a cadeia ossicular por meios eletromagnéticos ou piezoelétricos. Um ímã implantado acoplado à cadeia ossicular é impulsionado por um campo eletromagnético gerado por uma bobina de indução. Diversos desenhos inovadores estão atualmente em vários estádios de desenvolvimento (113-117). Ao escrevermos este relato, só dois aparelhos, o Vibrant Soundbridge e o Direct System, completaram as investigações da FDA e estão disponíveis para a distribuição comercial.

Vibrant Soundbridge

O Vibrant Soundbridge (antes Symphonix Devices, agora Med-El) consiste em dois componentes: (1) um receptor interno cirurgicamente implantado que inclui o transdutor de massa flutuante, que é afixado ao processo longo da bigorna; e (2) o processador externo, que capta som do ambiente e transmite o sinal ao receptor implantado. O implante é posicionado através de uma via de acesso da mastóide e do recesso facial (Fig. 74.7).

O Vibrant Soundbridge é apropriado para uma faixa limitada de perda auditiva neurossensorial moderada. A discriminação da fala deve ser pelo menos 50%. O Soundbridge não é apropriado para perda au-

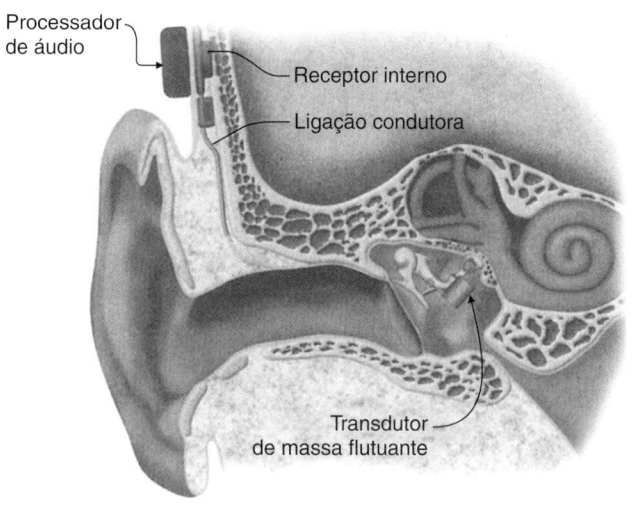

Figura 74.7
Vibrant Soundbridge com transdutor de massa flutuante afixado ao processo longo da bigorna.

ditiva condutiva ou perda auditiva retrococlear. Uma orelha média estável deve estar presente e a membrana timpânica deve estar intacta. Durante o estudo de fase III do Vibrant Soundbridge, um ganho funcional médio de 10 a 15 dB pelo espectro de freqüências foi relatado. Escores de reconhecimento de palavras ajudados com Soundbridge e aparelhos de audição convencionais foram comparáveis (118). A carga na bigorna do transdutor de massa flutuante não teve um efeito clinicamente significativo sobre a audição (Fig. 74.8) (119).

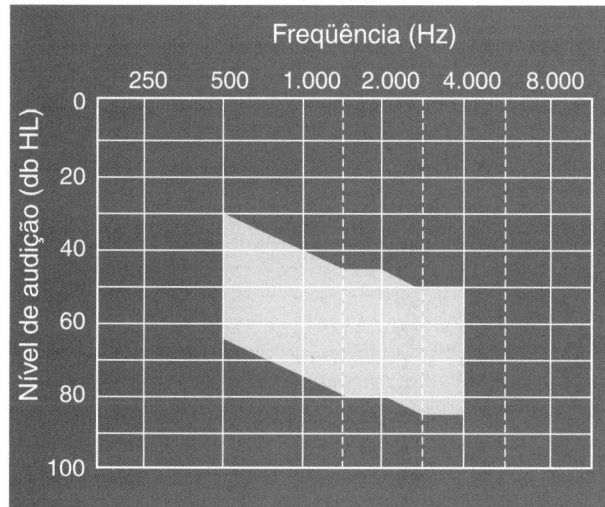

Figura 74.8
Faixa de perda neurossensorial moderada apropriada para o Vibrant Soundbridge.

Sistema Direct

O Direct System (SOUNDTEC, Inc., Oklahoma City) consiste em um ímã de neodímio-ferro-boro (Nd-Fe-Bo) que é implantado na articulação incudoestapedial por meio de um procedimento transcanal (120). Um processador externo produz um campo eletromagnético que coloca em movimento o ímã implantado. O Direct System produziu uma melhora no ganho funcional médio de 10 a 15 dB em todas as freqüências testadas mais baixas que 6 Hz. Não houve alteração significante na audição residual média (121).

AGRADECIMENTOS

Este trabalho foi apoiado em parte pelas doações dos NIH NIDCD RO1 DC00064, RO1 DC00423, e pela Psi Iota Xi.

PONTOS IMPORTANTES

- Implantes cocleares multicanais podem fornecer informação saliente a respeito de todas as três dimensões do som: intensidade, cronologia e freqüência.
- Adultos com surdez pós-lingual, particularmente aqueles com um início recente de surdez, são os beneficiários mais previsíveis dos implantes cocleares.
- Adultos com surdez pré-lingual não têm bom desempenho com implantes cocleares. Entretanto, adultos com surdez pré-lingual selecionados que seguiram um programa oral beneficiaram-se.
- Cóclea ossificada ou congenitamente deformada (i. e., deformidade de Mondini) não contra-indica implante coclear.
- Uma experiência detalhada de aparelho de audição com treinamento é necessária para comparar o desempenho com aparelho de audição com aquele esperado com um implante coclear.
- A via de acesso cirúrgica padrão é através da mastóide e do recesso facial, dando acesso à janela redonda.
- Em crianças, o contexto educacional deve fornecer um ambiente auditivo, mas o modo de comunicação pode ser comunicação total, auditivo/aural ou fala com indicações.
- Estudos longitudinais detalhados estão agora demonstrando claramente melhora na percepção da fala, produção da fala e desenvolvimento da linguagem em crianças surdas pré-linguais.

REFERÊNCIAS

1. Djourno A, Eyries C. Prothese auditive par excitation electrique a distance du nerf sensoriel a l'aide d'un bobinage inclus a demeure. *Presse Med* 1957;35:14.
2. Gates GA, Miyamoto RT. Cochlear implants. *N Engl J Med* 2003;349:421-423.
3. Clark GM, Tong YC, Dowell RC, et al. A multiple-channel cochlear implant: an evaluation using nonsense syllables. *Ann Otol Rhinol Laryngol* 1981;90:227-230.

4. Skinner MW, Clark GM, Whitford LA, et al. Evaluation of a new spectral peak (SPEAK) strategy for the Nucleus 22 channel cochlear implant system. *Am J Otol* 1994;15:15-27.
5. Staller S, Arcaroli J, Parkinson A, et al. Pediatric outcomes with the Nucleus 24 Contour: North American clinical trials. *Ann Otol Rhinol Laryngol* 2002;111:56-6l.
6. Wilson BS, Lawson DT, Finley CC, et al. Coding strategies for multichannel cochlear prostheses. *Am J Otol* 1991;12:56-61.
7. Wilson BS. Strategies for representing speech information with cochlear implants. In: Niparko JK, Kirk KI, Robbins AM, et al, eds. *Cochlear implants: principles and practices.* Philadelphia: Lippincott Williams & Wilkins, 2000:129-170.
8. Schindler RA, Kessler DK. The UCSF/Storz cochlear implant: patient performance. *Am J Otol* 1987;8:247-255.
9. Schindler RA, Kessler DK. Clarion cochlear implant: phase I investigational results. *Am J Otol* 1993;14:263-272.
10. Kessler DK, Schindler RA. Progress with a multistrategy cochlear system: the Clarion. In: Hochmair-Desoyer IJ, Hochmair ES, eds. *Advances in cochlear implants.* Wein: Manz; 1994:354-362.
11. American Speech-Language-Hearing Association. Technical report: cochlear implants, *ASHA* 2003;(Suppl124):1-35.
12. Gstoettner WK, Baumgartner WD, Franz P, et al. Cochlear implant deep insertion surgery. *Laryngoscope* 1997;107:544-546.
13. Wilson BS. Cochlear implant technology. In: Niparko JK, Kirk KI, Robbins AM, et al, eds. *Cochlear implants: principles and practices.* Philadelphia: Lippincott Williams & Wilkins, 2000:109-127.
14. Berliner KI. Selection of cochlear implant patients. In: Schindler RA, Merzenich MM, eds. *Cochlear implants.* New York: Raven Press, 1985:395.
15. Horn KL, McMahon NB. Functional use of the Nucleus 22-channel cochlear implant in the elderly. *Laryngoscope* 1991;101:284.
16. Waltzman SB, Cohen NL. Implantation of patients with prelingual long-term deafness. *Ann Otol Rhinol Laryngol* 1999;108:84-87.
17. Yoshinaga-Itano C. Efficacy of early identification and intervention. *Semin Hear* 1998;16:115-120.
18. Yoshinaga-Itano C, Sedey A, Coulter DK, et al. Language of early-and later-identified children with hearing loss. *Pediatrics* 1998;102:1161-1171.
19. Kral A, Hartmann R, Tillien J, et al. Congenital auditory deprivation reduces synaptic activity within the auditory cortex in a layer-specific manner. *Cereb Cortex* 2000;10:714-726.
20. Kral A, Hartmann R, Tillien J, et al. Delayed maturation and sensitive periods in the auditory cortex. *Audiol Neurootol* 2001;6:346-362.
21. Kral A, Hartmann J, Tillien J, et al. Hearing after congenital deafness: Central auditory plasticity and sensory deprivation. *Cereb Cortex* 2002;12:797-807.
22. Sharma A, Dorman ME Spahr AJ. A sensitive period for the development of the central auditory system in children with cochlear implants: implications for age of implantation. *Ear Hear* 2002;23:532-539.
23. Ponton C, Don M, Eggermont J, et al. Maturation of human cortical auditory function: differences between normal-hearing children and children with cochlear implants. *Ear Hear* 1996;17:430-437.
24. Rizer F, Burkey J. Cochlear implantation in the very young child. *Otolaryngol Clin North Am* 1999;36:1117-1125.
25. Yoshinaga-Itano C. Benefits of early intervention for children with hearing loss. *Otolaryngol Clin North Am* 1999;32:1089-1102.
26. Yoshinaga-Itano C, Coulter DK, Thompson V. The Colorado Newborn Hearing Screening Project: effects on speech and language development for children with hearing loss. *J Perinatol* 2000;20:5132-S137.
27. Luxford W. Cochlear implantation in infants younger than 12 months of age. In: *VIII International Symposium on Cochlear Implants*, Indianapolis. Philadelphia, Elsevier, 2004.
28. Young NM. Infant cochlear implantation and anesthetic risk. *Ann Otol Rhinol Laryngol* 2002;111:49-51.
29. Lenarz T. Cochlear implantations in children under the age of two years. In: Honjo L Takahashi H, eds. Cochlear implant and related sciences update. *Advances in Otorhinolaryngology,* Vol. 52. Basel: Karger, 1997:204-210.
30. Yune HY, Miyamoto RT. Medical imaging in cochlear implant candidates. *Am J Otol* 1991;12:11-17.
31. Jensen J. Tomography of the inner ear in deaf children. Radiological demonstration of two cases with the Mondini malformation. *J Laryngol Otol* 1967;81:27-35.
32. Mangabeira-Albernaz PL. The Mondini dysplasia: from early diagnosis to cochlear implant. *Acta Oto-Laryngologica* 1983;95:627-631.
33. Miyamoto RT, McConkey AL, Myres WA, et al. Cochlear implantation in the Mondini inner ear malformation. *Am J Otol* 1986;7:258-261.
34. Jackler RK, Luxford WM, House WE. Sound detection with the cochlear implant in five ears of four children with congenital malformations of the cochlea. *Laryngoscope* 1987;97:15-17.
35. Silverstein H, Smouha E, Morgan N. Multichannel cochlear implantation in a patient with bilateral Mondini deformities. *Am J Otol* 1988;9:451-455.
36. Tucci DL, Telian SA. Cochlear implantation in patients with cochlear malformations. *Arch Otolaryngol Head Neck Surg* 1995;121:833-838.
37. Buchman CA, Copeland BJ, Yu KK, et al. Cochlear implantation in children with congenital inner ear malformations. *Laryngoscope* 2004;114:309-316.
38. Beltrame MA, Bonfioloi MA, Frau GN. Cochlear implant in inner ear malformation. *Adv Otorhinolaryngol* 2000;57:113-119.
39. McElveen JT, Carrasco VN, Miyamoto RT, et al. Cochlear implantation in common cavity malformation using a transmastoid labyrinthotomy approach. *Laryngoscope* 1997;107:1032-1036.
40. Woolley AD, Jenison V, Stroer BS, et al. Cochlear implantation in children with inner ear malformations. *Ann Otol Rhinol Laryngol* 1998;107:492-500.
41. Schuknecht HE. Mondini dysplasia: a clinical and pathological study. *Ann Otol Rhinol Laryngol* 1980;89:1-23.
42. Hinojosa R, Marion M. Histopathology of profound sensorineural deafness. *Ann N Y Acad Sci* 1983;405:459-484.
43. McElveen IT Jr., Carrasco VN, Miyamoto RT, et al. Cochlear implantation in common cavity malformations

using a transmastoid labyrinthotomy approach. *Laryngoscope* 1997;107:1032-1036.
44. Gantz BJ, McCabe BF, Tyler RS. Use of multichannel cochlear implants in obstructed and obliterated cochleas. *Otolaryngol Head Neck Surg* 1988;98:72-81.
45. Steenerson RL, Gary LB, Wynens MS. Scala vestibuli cochlear implantations for labyrinthine ossification. *Am J Otol* 1990;11:360-363.
46. Hoffman RA, Cohen NL. Complications of cochlear implant surgery. *Ann Otol Rhinol Laryngol* 1995;104:420-422.
47. Am Mylanus E, Van Den Broek P. Clinical results in paediatric cochlear implantation. *Cochlear Implants International* 2003;4:137-147.
48. Miyamoto RT, Young M, Myres WA, et al. Complications of pediatric cochlear implantation. *Eur Arch Otolaryngol* 1996;253:1-4.
49. Miyamoto RT, Bichey BG, Wynne MK, et al. Cochlear implantation with large vestibular aqueduct syndrome. *Laryngoscope* 2002:1178-1182.
50. Cohen NL, Roland IT Jr, Marrinan M. Meningitis in cochlear implant recipients: the North American experience. *Otol Neurotol* 2004;25:275-281.
51. O'Donoghue G, Balkany T, Cohen N, et al. Meningitis and cochlear implantation. *Otol Neurotol* 2002;23:823-824.
52. Reefhuis J, Honein MA, Whitney C, et al. Risk of bacterial meningitis in children with cochlear implants. *N Engl J Med* 2003;349:435-445.
53. Kessler DK, Loeb GE, Barker MI. Distribution of speech recognition results with the Clarion cochlear prosthesis. *Ann Otol Rhinol Laryngol* 1995;104:283-285.
54. Dowell RC, Mecklenburg DJ, Clark GM. Speech recognition for 40 patients receiving multichannel cochlear implants. *Arch Otolaryngol* 1986;112:1054-1059.
55. Gantz B, Tyler RS, Abbas PI, et al. Evaluation of five different cochlear implant designs: audiologic assessment and predictors of performance. *Laryngoscope* 1988;98:1100-1106.
56. Helms W, Westhofen M, Doring W, et al. Comparison of the TEMPO+ ear-level speech processor and the cis pro+ body-worn processor in adult Med-El cochlear implant users. *ORL J Otorhinolaryngol Relat Spec* 2001;63:31-40.
57. Holden LK, Skinner MW, Holden TA. Speech recognition with the MPEAK and SPEAK speech-coding strategies of the nucleus cochlear implant. *Otolaryngol Head Neck Surg* 1997;116:163-167.
58. Staller SL Menapace C, Domico E, et al. Speech perception abilities of adult and pediatric Nucleus implant recipients using Spectral Peak (SPEAK) coding strategy. *Otolaryngol Head Neck Surg* 1997;117:236-242.
59. Osberger ML Fisher L. New directions in speech processing: patient performance with simultaneous analog stimulation. *Ann Otol Rhinol Laryngol* 2001;109:70-73.
60. Parkinson Al, Tyler RS, Woodworth GG, et al. A within-subject comparison of adult patients using the Nucleus FOF1F2 and FOF1F2B3B4B5 speech processing strategies. *J Speech Lang Hear Res* 1996;39:261-277.
61. Balkany T, Hodges A, Luntz M. Update on cochlear implantation. *Otolaryngol Clin North Am* 1996;29:227-289.
62. Hodges AV, Villasuso E, Balkany T, et al. Hearing results with deep insertion of cochlear implant electrodes. *Am J Otol* 1999;20:53-55.
63. Helms J, Muller J, Schon F, et al. Evaluation of performance with the Combi 40 cochlear implant in adults: a multicentric clinical study. *ORL J Otorhinolaryngol Relat Spec* 1997;59:23-35.
64. Geier LL, Fisher LM, Barker EJ, et al. The effect of long-term deafness on speech recognition in postlingually deafened adult Clarion cochlear implant users. *Ann Otol Rhinol Laryngol* 1999;108:80-83.
65. Wilson BS, Lawson DS, Finley CC, et al. Importance of patient and processor variables in determining outcomes with cochlear implants. *J Speech Hear Res* 1993;36:373-379.
66. Blarney PJ, Pyman BC, Clark GM, et al. Factors predicting postoperative sentence scores in postlingually deaf adult cochlear implant patients. *Ann Otol Rhinol Laryngol* 1992;101:342-348.
67. Cohen NL, Waltzman SB, Fisher SG, et al. A prospective, randomized study of cochlear implants. *N Engl J Med* 1993;328:233-237.
68. Gantz B, Woodworth G, Knutson JE et al. Multivariate predictors of audiological success with multichannel cochlear implants. *Ann Otol Rhinol Laryngol* 1993;102:909-916.
69. Battmer RD, Gupta SP, Allum-Mecklenburg DJ, et al. Factors influencing cochlear implant perceptual performance in 132 adults. *Ann Otol Rhinol Laryngol* 1995;166:185-187.
70. Shipp D, Nedzelski J, Chen J, et al. Prognostic indicators of speech recognition performance in postlinguistically deafened adult cochlear implant users. In: Honjo I, Takahashi H, eds. *Advances in otorhinolaryngology: cochlear implant and related sciences update.* Basel: Karger, 1997:74-77.
71. Rubinstein IT, Miller CA. How do cochlear prostheses work? *Curr Opin Neurobiol* 1999;9:399-404.
72. Kirk KI, Diefendorf AO, Pisoni DB, et al. Assessing speech perception in children. In: Mendel L, Danhauer J, eds. *Audiological evaluation and management and speech perception training.* San Diego: Singular Publishing Group, 1997:101-132.
73. Kirk KI. Challenges in the clinical investigation of cochlear implant outcomes. In: Niparko JK, Kirk KI, Mellon NK, et al, eds. *Cochlear implants: principles and practices.* Philadelphia: Lippincott Williams & Wilkins, 2000:225-259.
74. Moog IS. Changing expectations for children with cochlear implants. *Ann Otol Rhinol Laryngol* 2002;111:138-142.
75. Cohen MH, Waltzman SB, Roland IT Jr, et al. Early results using the Nucleus C124M in children. *Am J Otol* 1999;20:198-204.
76. Osberger MJ, Zimmerman-Phillips S, Barker M, et al. Clinical trials of the Clarion cochlear implant in children. *Ann Otol Rhinol Laryngol* 1999;108:88-92.
77. Tyler RS, Rubenstein IT, Teagle H, et al. Prelingually deafened children can perform as well as postlingually deaf adults using cochlear implants. *Cochlear Implants International* 2000;1:39-44.
78. Young NM, Carrasco VN, Grohne KM, et al. Speech perception of young children using Nucleus 22-channel or Clarion cochlear implants. *Ann Otol Rhinol Laryngol* 1999;108:99-103.

79. Eisenberg LS, Kirk HI, Martinez AS, et al. Communication abilities of children with aided residual hearing: Comparison with cochlear implant users. *Arch Otolaryngol Head Neck Surg* 2004;130:563-569.
80. Kirk KI, Hay-McCutcheon M, Sehgal ST, et al. Speech perception in children with cochlear implants: effects of lexical difficulty, talker variability and word length. *Ann Otol Rhinol Laryngol* 2000;109:79-81.
81. Geers A, Brenner C. Speech perception results: audition and lipreading enhancement. *Volta Review* 1994;96:97-108.
82. Geers AE, Brenner C, Davidson L. Factors associated with development of speech perception skills in children implanted by age five. *Ear Hear* 2003;24:24S-35S.
83. Kirk KI, Miyamoto RT, Ying EA, et al. Cochlear implantation in young children: effects of age at implantation and communication mode. *Volta Review* 2002;102 (monograph):127-144.
84. Fryauf-Bertschy H, Tyler RS, Kelsay, et al. Cochlear implant use by prelingually deafened children: the influences of age at implant and length of device use. *J Speech Lang Hear Res* 1997;40:183-199.
85. Miyamoto RT, Kirk KI, Robbins AM, et al. Speech perception and speech intelligibility in children with multichannel cochlear implants. In: Honjo I, Takahashi H, eds. *Advances in otorhinolaryngology: cochlear implant and related sciences update.* Basel: Karger, 1997:198-203.
86. Nikolopoulos TP, O'Donoghue GM, Archbold SM. Age at implantation: its importance in pediatric cochlear implantation. *Laryngoscope* 1999;109:595-599.
87. Lenarz T, Illg A, Lesinki-Schiedat A, et al. Cochlear implantation in children under the age of two: the MHH experience with the Clarion cochlear implant. *Ann Otol Rhinol Laryngol* 1999;108:44-49.
88. Illg A, Lesinki-Schiedat A, von der Haar-Heise S, et al. Speech perception results for children implanted with the Clarion cochlear implant at the Medical University of Hannover. *Ann Otol Rhinol Laryngol* 1999;108:93-98.
89. Brackett D, Zara CV. Communication outcomes related to early implantation. *Am J Otol* 1998;19:453-459.
90. Waltzman S, Cohen N, Shapiro W. Effects of cochlear implantation on the young deaf child. In: Uziel A, Mondain M, eds. *Advances in otorhinolaryngology.* Basel: Karger, 1995:125-128.
91. Waltzman S, Cohen NL, Gomolin R, et al. Perception and production results in children implanted between two and five years of age. In: Honjo I, Takahashi H, eds. *Advances in otorhinolaryngology: cochlear implant and related sciences update.* Basel: Karger, 1997:177-180.
92. Waltzman SB, Cohen NL. Cochlear implantation in children younger than 2 years old. *Am J Otol* 1998;19:158-162.
93. Cowan RS, DelDot J, Barker EJ, et al. Speech perception results for children with implants with different levels of preoperative residual hearing. *Am J Otol* 1997;18:125-126.
94. Zwolan TA, Zimmerman-Phillips S, Ashbaugh CJ, et al. Cochlear implantation of children with minimal open-set speech recognition skills. *Ear Hear* 1997;18:240-251.
95. Osberger MJ, Fisher LM. Preoperative predictors of postoperative implant performance in children. *Ann Otol Rhino Laryngol* 2000;(Suppl 185).
96. Hodges AV, Ash MD, Balkany TJ, et al. Speech perception results in children with cochlear implants: contributing factors. *Otolaryngol Head Neck Surg* 1999;121:31-34.
97. Kirk KI, Pisoni DB, Miyamoto RT. Lexical discrimination by children with cochlear implants: effects of age at implantation and communication mode. In: Waltzman SB, Cohen NL, eds. *Cochlear implants.* New York: Thieme; 2000:252-254.
98. Gantz B, Rubenstein J, Tyler R, et al. Long-term results of cochlear implants in children with residual hearing. *Ann Otol Rhinol Laryngol* 2000;109:33-36.
99. Holt RF, Kirk KI, Eisenberg LS, et al. Spoken word recognition development in children with residual hearing using cochlear implants and hearing aids in opposite ears. *Ear Hear* 2005,(4 Suppl):82S-91S.
100. Osberger MJ, Fisher LM. Preoperative predictors of postoperative implant performance in children. *Ann Otol Rhinol Laryngol* 2000;185:44-46.
101. Reubenstein JT, Miller CA. How do cochlear prostheses work? *Curr Opin Neurobiol* 1999;9:399-404.
102. Allen MC, Nikolopoulos TP, O'Donoghue GM. Speech intelligibility in children after cochlear implantation. *Am J Otol* 1998;19:742-746.
103. Moog JS, Geers A. Speech and language acquisition in young children after cochlear implantation. *Otolaryngol Clin North Am* 1999;32:1127-1141.
104. Svirsky MA. Speech intelligibility of pediatric cochlear implant users and hearing aid users. In: Waltzman SB, Cohen NL, eds. *Cochlear implants.* New York: Thieme, 2000:312-314.
105. Svirsky MA, Robbins AM, Kirk KI, et al. Language development in profoundly deaf children with cochlear implants. *Psych Sci* 2000;11:153-158.
106. Svirsky MA, Chute PM, Green J, et al. Language development in children who are prelingually deaf who have used SPEAK or CIS stimulation strategies since initial stimulation. *Volta Review* 2002;102(4):199-213.
107. Tomblin B, Spencer LJ, Flock S, et al. A comparison of language achievement in children with cochlear implants and children using hearing aids. *J Speech Lang Hear Res* 1999;42:497-511.
108. Pisoni DB, Svirsky MA, Kirk KI, et al. Looking at the "stars": a first report on the intercorrelations among measures of speech perception, intelligibility and language development in pediatric cochlear implant users. *Research on spoken language processing progress report,* no 21. Speech Research Laboratory. Bloomington, IN: Indiana University, 1996-1997.
109. Tobey EA, Geers AE, Brenner C, et al. Factors associated with the development of speech production skills in children implanted by age five. *Ear Hear* 2003;24:36S-45S.
110. Connor CM, Hieber S, Arts HA, et al. Speech, vocabulary, and the education of children using cochlear implants: oral or total communication? *J Speech Lang Hear Res* 2000;43:1185-1204.
111. Chin SB, Kaiser CL. Measurement of articulation in pediatric users of cochlear implants. *Volta Review* 2002;102(4):145-156..
112. Geers A, Nicholas J, Sedey A. Language skills of children with early cochlear implantation. *Ear Hear* 2003;24:46S-58S.
113. Maniglia AJ. Implantable hearing devices: state of the art. *Otolaryngol Clin North Am* 1989;22:175-200.

114. Fredrickson JM, Coticchia JM, Khosla S. Ongoing investigations into an implantable electromagnetic hearing aid for moderate to severe sensorineural hearing loss. *Otolaryngol Clin North Am* 1995;28:107-120.
115. Yanagihara N, Gyo K, Hinoshira Y. Partially implantable hearing aid using piezoelectric ceramic ossicular vibrator: results of the implant operation and assessment of the hearing afforded by the device. *Otolaryngol Clin North Am* 1995;28:85-97.
116. Kartush JM, Tos M. Electromagnetic ossicular augmentation device. *Otolaryngol Clin North Am* 1995;28:155-172.
117. Hough JVD, Bryce GE, Baker RS, et al. Implantable hearing devices for mild to moderately severe hearing loss. In: Bailey BJ, ed. *Head and neck surgery: otolaryngology.* Philadelphia: JB Lippincott, 1998:2225-2232.
118. Luetje C, Brackmann DE, Balkany TJ. Phase III clinical trial results with the Vibrant Soundbridge implantable middle ear hearing device: a prospective controlled multicenter study. *Otolaryngol Head Neck Surg* 2002;126:97.
119. Snik FM, Cremers WR. The effect of the "floating mass transducer" in the middle ear on hearing sensitivity. *Am J Otol* 2000;21:42.
120. Hough JVD, Dyer RK Jr, Matthews P. Early clinical results: SOUNDTEC implantable hearing device phase II study. *Laryngoscope* 2001;111:1.
121. Roland PS, Shoup AG, Shea MC, et al. Verification of improved patient outcomes with a partially implantable hearing aid: the SOUNDTEC Direct hearing system. *Laryngoscope* 2001;111:1682-1686.

CAPÍTULO 75
Aparelhos de Amplificação Sonora e Outros Tipos de Suporte Auditivo

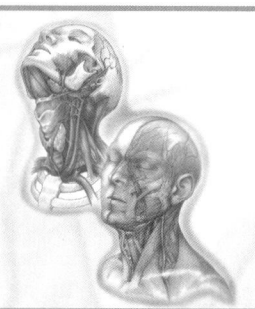

Todd A. Ricketts ▪ Albert R. DeChicchis ▪ Fred H. Bess

Perda auditiva neurossensorial é uma incapacidade que afeta estimados 28 milhões, ou aproximadamente 1 em cada 10 americanos (1). Uma vez que exposição a ruído e envelhecimento são as principais causas de perda auditiva neurossensorial em adultos, acoplados com as previsões continuadas de cada vez maior expectativa de vida, admite-se que se pode esperar que a prevalência da perda auditiva aumente. Adultos acima da idade de 65 anos já constituem aproximadamente 65% da população total de indivíduos com perda auditiva. As pessoas com perda auditiva neurossensorial sofrem não somente de uma falta de sensibilidade ao som, mas também se queixam comumente de problemas de compreensão da fala, particularmente se a fala for apresentada contra o ruído de fundo.

As conseqüências negativas da perda auditiva envolvem não apenas uma redução (prejuízo) na sensibilidade auditiva, mas também as limitações de atividade e restrição na participação conforme definido pela Classificação Internacional de Funcionamento, Deficiência e Saúde da Organização Mundial de Saúde (2). É claro que as reduções na atividade e na participação podem impactar negativamente a qualidade de vida do indivíduo. Diversos estudos (três são citados aqui) documentaram a relação entre perda auditiva de início adulto e problemas psicossociais tais como isolamento social, depressão, ansiedade, solidão, e auto-estima e aptidões diminuídas (3–5). Até mesmo adultos mais jovens com perda auditiva leve relatam uma variedade de problemas psicossociais que afetam a vida coditiana (6). Além disso, a família, amigos etc. podem experimentar frustração, impaciência, ira, piedade e/ou culpa ao interagirem com uma pessoa que está tendo perda auditiva. Má saúde geral e mobilidade reduzida foram associadas a importante perda auditiva neurossensorial (7).

Embora a perda auditiva neurossensorial certamente represente dificuldades e desafios para os pacientes adultos, o impacto na criança pequena pode ser devastador. A presença de perda auditiva importante antes do desenvolvimento da fala e da linguagem coloca as crianças com deficiência de audição em risco particular, e os retardos no desenvolvimento da fala e linguagem e as dificuldades subseqüentes no aprendizado nunca serão exageradamente descritas. Os problemas que as crianças com deficiência de audição podem enfrentar no desenvolvimento de habilidades de fala e linguagem são apenas exacerbadas pela identificação tardia e maior gravidade da perda auditiva (8).

É facilmente evidente que os serviços de habilitação e reabilitação têm o potencial de considerável impacto positivo na qualidade de vida dos indivíduos com comprometimento auditivo. O processo da reabilitação audiológica, cuja pedra angular é o uso de amplificação, visa a otimizar as atividades auditivas do indivíduo e minimizar quaisquer restrições à participação (9). O uso de aparelhos de audição demonstrou-se um meio efetivo de melhorar a compreensão da fala acima da escuta não ajudada, e que propicia melhoras importantes na qualidade de vida (5). Para muitos indivíduos o processo de reabilitação pode incluir aparelhos de amplificação sonora, implantes cocleares ou auxílios tácteis e/ou visuais. Estes aparelhos podem ser usados em lugar de, ou em adição a, aparelhos de audição. Em qualquer caso, a indicação de aparelho deve ser conjunta com aconselhamento, treinamento de comunicação e, em alguns casos, modificações ambientais na estrutura de uma abordagem de reabilitação audiológica total (9).

Este capítulo revê o estado atual dos aparelhos de audição e outros sistemas de amplificação sonora individual usados por aqueles que são deficientes auditivos. A discussão focaliza-se na função, no uso e nos tipos de aparelhos de audição; nas propriedades eletroacústicas dos aparelhos de audição; no processo de seleção e avaliação; e na orientação para aparelhos de audição e outros aparelhos de suporte.

FUNÇÃO DO APARELHO DE AUDIÇÃO

A finalidade de qualquer aparelho de amplificação é aumentar a magnitude de um sinal acústico no seu *output* (saída) em comparação com o mesmo sinal no *input* (entrada) no instrumento. As propriedades básicas de um aparelho de audição correspondem àquelas de um amplificador simples. Um aparelho de audição é também chamado *aparelho eletroacústico* porque toma um sinal acústico, como a fala, e o converte em elétrico antes do estádio de amplificação. Através da amplificação, os aparelhos de audição aumentam a audibilidade dos sons, inclusive a fala, para os ouvintes com déficits auditivos.

A Figura 75.1 mostra um diagrama simplificado de um aparelho de audição analógico básico. O microfone recebe o sinal de entrada, que faz vibrar o seu diafragma. O movimento vibratório altera as propriedades resistivas do microfone, gerando desse modo um sinal elétrico. O sinal elétrico é a seguir enviado ao amplificador, onde ele é aumentado. No estádio final, o sinal amplificado é dirigido para um alto-falante diminuto, chamado receptor, onde o sinal elétrico é convertido de volta em um sinal acústico e então fornecido à orelha. Assim, na sua forma mais básica, um aparelho de audição é composto de um microfone, um amplificador e um receptor. Os sons no ambiente são assim convertidos em eventos elétricos, aumentados em amplitude, transduzidos de volta para a informação acústica e fornecidos à orelha para o processamento auditivo.

Embora todos os aparelhos de audição forneçam amplificação do som, a maneira pela qual eles processam ou controlam os sinais que chegam difere. No mercado americano, os aparelhos de audição geralmente incluem-se em uma de três categorias gerais: (1) aparelhos analógicos não-programáveis, (2) sistemas analógicos digitalmente programáveis, e (3) aparelhos de processamento digital do sinal (PDS). Por muitos anos, aparelhos de audição analógicos foram os únicos instrumentos disponíveis. Estes sistemas analógicos fornecem uma análise constante do sinal que chega e, desse modo, modificam constantemente o estímulo de entrada. Em meados dos 1980, aperfeiçoamentos na tecnologia dos aparelhos de audição conduziram ao desenvolvimentos dos aparelhos de audição analógicos digitalmente programáveis. Os sistemas analógicos digitalmente programáveis usam processamento analógico, mas, em contraste com os aparelhos analógicos mais tradicionais, estes instrumentos programam as características de resposta do aparelho de audição para memória digital, e controlam digitalmente o circuito analógico. Em muitos casos, os sistemas programáveis oferecem ao indivíduo com déficit auditivo uma variedade de memórias de usuário, e diferentes canais de processamento de sinal, a partir dos quais várias respostas diferentes do aparelho de audição podem ser selecionadas dependendo das demandas de escuta. Além de terem mais acesso a diferentes estratégias de processamento, os instrumentos programáveis permitem mais precisão nos ajustes eletroacústicos, e flexibilidade em ajustar o ganho e a saída conforme ocorram alterações na sensibilidade da audição.

Os avanços mais recentes na tecnologia de processamento de aparelhos de audição centralizaram-se no PDS. Os dois primeiros aparelhos de audição digitais modernos chegaram em 1993. Desde então, os fabricantes rapidamente abraçaram esta nova tecnologia e a parcela do mercado de aparelhos de audição digitais cresceu para mais de 50% de todos os aparelhos de audição vendidos nos Estados Unidos. Prevê-se que todos os aparelhos de audição serão digitais no futuro próximo. Os aparelhos de audição digitais usam muitos dos mesmos microfones e receptores usados pelos instrumentos análogos, mas diferem porque eles representam o som como uma seqüência de números (chamada conversão de análogo em digital ou "digitalização") para processamento do sinal. O som pode então ser manipulado por PDS, o que simplesmente se refere à aplicação de algoritmos matemáticos a esta seqüência de números. Todos os aparelhos de audição digitais a seguir convertem a nova seqüência de volta em som (chamada conversão de digital em análogo). Nos aparelhos de audição digitais mais básicos o PDS ("matemática") é relativamente simples, aumentando o nível de som em algumas freqüências mais que em

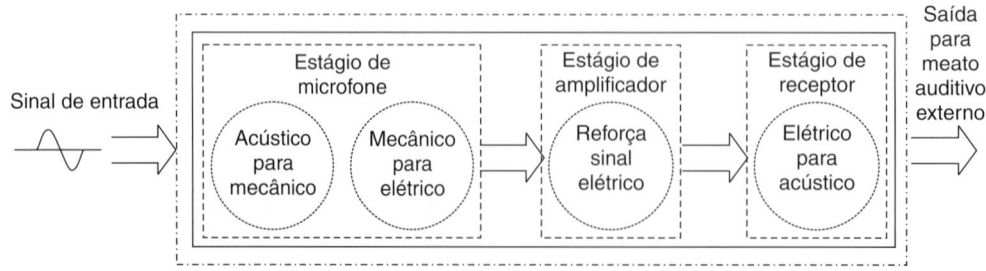

Figura 75.1

Componentes básicos de um sistema de aparelho de audição.

outras e evitando que sons fiquem demasiado intensos. Isto é, o resultado da sua operação é semelhante aos aparelhos de audição analógicos tradicionais (embora com controle muito mais fino). A principal vantagem nestes aparelhos de audição digitais básicos é que eles podem ser adaptados mais facilmente e acuradamente a uma perda auditiva individual, e podem ser fabricados menores e mais baratos que instrumentos analógicos comparáveis. É importante notar que a maioria dos ouvintes notará pouca, se alguma, diferença entre estes aparelhos de audição digitais simples e os melhores aparelhos de audição não digitais (analógicos). Os atuais aparelhos de audição digitais, no entanto, de fato têm vantagens importantes. Estas vantagens são relacionadas ao processamento complexo do sinal que não é possível nos aparelhos de audição analógicos tradicionais (10–12), que será discutido mais tarde neste capítulo.

Independentemente de se é implementado o processamento analógico ou digital do sinal, a amplificação (ganho) nos aparelhos de audição pode ser aplicada aos sinais acústicos que chegam de uma maneira linear ou não linear (compressiva ou expansiva). Nos sistemas lineares de amplificação é mantida uma relação direta entre a entrada e a saída de sinal; assim, à medida que a entrada de sinal aumenta, a saída amplificada aumenta uma quantidade igual, e a função entrada/saída reflete uma inclinação de 1,0 na maior parte da faixa de operação. Em contraste, os aparelhos de audição não-lineares produzem uma função entrada/saída que tem uma inclinação diferente de 1,0. Isto é, os aparelhos de audição não-lineares variam o ganho através de compressão da amplitude (diminuindo o ganho com níveis crescentes de intensidade de entrada) e/ou expansão da amplitude (diminuindo o ganho com níveis decrescentes de intensidade de entrada), de tal modo que o nível de som na saída do aparelho de audição permanece ao mesmo tempo audível e confortável, em uma ampla faixa de níveis de intensidade de entrada. A expansão é um esquema de processamento relativamente novo para aparelhos de audição e só é disponível em aparelhos de audição digitais. Este processamento é usado principalmente para reduzir o nível de intensidade de saída de ruído de microfone de baixa intensidade e sons ambientais importunos. Uma discussão completa da compressão dos aparelhos de audição está além dos objetivos deste capítulo; para uma revisão abrangente, indicamos ao leitor o trabalho de Souza (13). Resumidamente, compressão é mais útil para os indivíduos que têm uma faixa dinâmica reduzida de audição em comparação com aqueles com audição normal [*i. e.,* uma faixa pequena entre o seu limiar de audição e o seu limiar de desconforto (LD)]. Alguma redução na faixa dinâmica de audição está presente em quase todos os indivíduos com perda auditiva neurossensorial (14). A compressão pode tomar muitas formas, mas geralmente é classificada pelo seu limiar de ativação *(kneepoint)* e o efeito desejado. Deve-se salientar que todos os aparelhos de audição com compressão funcionam como aparelhos lineares para níveis de intensidade de som abaixo do seu limiar de compressão (LC) especificado. Os aparelhos de audição de compressão com altos limiares de ativação (muitas vezes chamados limitadores da compressão) são usados para limitar o nível máximo de saída de um aparelho de audição, conquanto fornecendo amplificação linear para a maioria dos níveis de entrada de fala. Em contraste, os aparelhos de audição com um baixo LC (incluindo larga faixa de compressão dinâmica, LFCD/*WDRC*, e controle automático de volume, CAV/*AVC*) fornecem amplificação não linear para a maioria dos, ou às vezes todos os, níveis de intensidade de fala.

Os aparelhos de audição digitais e analógicos também são capazes de aproveitar a tecnologia avançada de microfone para melhorar a compreensão da fala no ruído. Indivíduos com déficit auditivo continuam a ter dificuldade particular em ruído de fundo, especialmente se o "ruído" for a fala de outros falantes. Os dados sugerem que 25% dos indivíduos, que possuem aparelhos de audição, mas não os usam, citam o mau desempenho em ruído de fundo como a razão para a rejeição do aparelho de audição (15). A relação sinal-ruído (RSR) é o principal fator que afeta a compreensão da fala no ruído. A RSR quantifica o grau ao qual o sinal que interessa é audível acima do ruído interferente em qualquer momento dado. Para melhorar a inteligibilidade da fala para um indivíduo no ruído, a RSR tem que ser melhorada. Os dados sugerem que os indivíduos com déficit auditivo necessitam RSRs significativamente mais positivas para desempenho equivalente em reconhecimento da fala quando comparados com ouvintes com audição normal. Um grande número de aparelhos de audição usa microfones onidirecionais. Em geral, os aparelhos de audição onidirecionais não melhoram a RSR em comparação com a orelha não ajudada e, em alguns casos, a RSR é tornada pior pela amplificação (16). Em contraste, os aparelhos de audição com microfone direcional incorporam múltiplos microfones (ou portas microfônicas) para permitir RSR melhorada baseada na localização espacial do sinal que interessa (hemisfério da frente) com relação a sinais indesejados (comumente no hemisfério de trás). A quantidade de atenuação fornecida por um par típico de aparelhos de audição direcionais usados por um ouvinte médio está mostrada na Figura 75.2. Isto pode ser contrastado com um aparelho de audição onidirecional que revela sensibilidade semelhante ao som que chega de todos os ângulos. O aper-

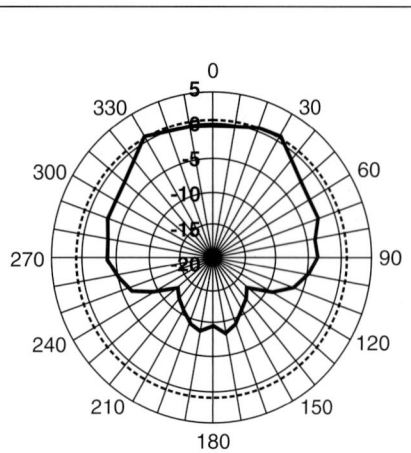

Figura 75.2
Atenuação relativa em função do ângulo provido a um usuário de aparelho de audição típico adaptado bilateralmente com aparelhos de audição modelo atrás da orelha onidirecionais e direcionais.

feiçoamento resultante na RSR com relação às adaptações de aparelho auditivo onidirecional pode levar à inteligibilidade melhorada da fala em ambientes ruidosos. Até agora, microfones direcionais permanecem um dos únicos métodos constantemente eficazes para melhorar a RSR através de uma ampla variedade de ambientes ruidosos para o usuário de aparelho de audição.

Os aparelhos de audição direcionais operam tirando vantagem de diferenças de tempo entre os sons que chegam nas portas microfônicas da frente e de trás. Uma vez que estas diferenças cronológicas são cruciais para a operação adequada de um microfone direcional, a vantagem de RSR direcional só estará presente quando houver a separação espacial entre o sinal de interesse e o ruído competidor. Qualquer fator que diminua a quantidade de separação espacial reduzirá o efeito direcional. Conseqüentemente, a eficácia destes instrumentos é reduzida com níveis aumentados de energia sonora refletida (em oposição a direta), como é o caso em ambientes reverberantes e ambientes nos quais o sinal de interesse está localizado a grande distância (p. ex., quando sentado perto do fundo de um auditório) (17,18). Embora uma variedade de fatores afete o desempenho dos aparelhos de audição direcionais (16,19,20), estes instrumentos foram demonstrados eficazes para melhorar a inteligibilidade no ruído através de uma diversidade de ambientes de audição simulados e do mundo real (16–18,21). A melhora da RSR proporcionada pela geração atual de aparelhos de audição direcionais varia de aproximadamente 3 a 5 dB em média em ambientes do mundo real, e pode se aproximar de 7 a 8 dB em algumas situações de escuta (16). O uso constante de aparelhos de audição direcionais não é recomendado, no entanto; geralmente são recomendados aparelhos de audição capazes tanto de processamento direcional quanto de onidirecional (21). A tecnologia direcional automática pode ser útil para pacientes que não são capazes de tomar decisões de mudança apropriadas, embora não haja ainda dados disponíveis para suportar a eficácia desta tecnologia. Devido em parte aos relatos publicados de inteligibilidade melhorada da fala no ruído e à tecnologia aperfeiçoada que permitiu o uso de microfones direcionais em modelo de aparelhos de audição cada vez menores, o uso de microfones direcionais nos aparelhos de audição tem-se expandido significativamente nos últimos anos.

O uso de arranjos de microfones para entrada em aparelhos de audição e outros aparelhos como implantes cocleares também aumentou. Os arranjos de microfones, às vezes chamados formadores de raios, usam múltiplos microfones para desempenho melhorado no ruído acima dos microfones direcionais-padrão. Os arranjos de microfones, embora mostrando significativamente mais benefício de RSR que os microfones direcionais tradicionais, são geralmente advogados para indivíduos com perda auditiva grave a profunda, devido a algumas desvantagens. A principal desvantagem da maioria dos arranjos de microfones sobre os microfones direcionais tradicionais relaciona-se com a cosmética. O uso de múltiplos microfones, cada um separado no espaço, resulta em aparelhos que geralmente têm mais de 7,5 a 10 cm de comprimento. Estas restrições de tamanho geralmente não permitem que os arranjos de microfones sejam usados em aparelhos no nível das orelhas. Em vez disso, o arranjo é usualmente fixado a óculos ou usado em torno do pescoço. Atualmente há pelo menos uma exceção a esta regra geral. Especificamente, um fabricante introduziu um arranjo de três microfones em um aparelho de audição retroauricular (AO), que demonstrou aumentar o desempenho de reconhecimento da fala no ruído para ouvintes com deficiência auditiva (22).

Características Baseadas em Processamento Digital do Sinal

Como resultado da introdução do PDS nos aparelhos de audição, há atualmente extenso crescimento no número de novos esquemas de processamento do som visando a melhora do reconhecimento da fala, a qualidade do som e o conforto nestes aparelhos. Por exemplo, o PDS permitiu a aplicação de métodos cada vez mais complexos de controle de ganho específico em intensidade. Isto inclui o primeiro uso da expansão de amplitude nos aparelhos de audição, e esquemas de amplificação de compressão de amplitude freqüência-específicos. Estas técnicas geralmente aumentam a facilidade com a qual a audibilidade do paciente para fala pode ser maximizada. Diversos outros esquemas de processamento de sinal também foram implementados nos aparelhos de audição digitais, incluindo redução digital de ruído e controle por *feedback* digital.

Os esquemas de redução digital de ruído (RDR) geralmente diminuem o ganho nas faixas de freqüência nas quais a fala não é detectada. A detecção da fala é geralmente baseada na presença de modulações ou co-modulações de amplitude (11). Muitas implementações de RDR podem melhorar a qualidade e/ou o conforto sonoros (23,24). Uma implementação da RDR mostrou reconhecimento melhorado da fala em ruído em estado constante no laboratório, enquanto outra configuração mostrou desempenho diminuído debaixo das mesmas condições de laboratório (25). É importante assinalar que embora o processamento de RDR seja recomendado para aumento da qualidade do som e conforto da escuta, a maioria das implementações não influenciará no reconhecimento da fala (11). Ademais, nenhum dos sistemas de RDR até agora demonstrou influenciar positivamente no reconhecimento da fala na situação mais comum na qual o ruído de fundo é modulado em amplitude (varia em amplitude). Finalmente, nem todas as implementações de RDR são equivalentes, e dados específicos de implementações individuais devem ser avaliados antes da seleção.

Os sistemas Digital Feedback Suppression (DFS) são capazes de ganho aumentado sob restrições constantes de acoplamento (*i. e.*, a mesma cápsula e tamanho de respiro do aparelho de audição). Alguns processamentos DFS são capazes de beneficiar substancialmente os usuários que experimentam *feedback* ocasional, como o associado ao movimento do queixo e/ou por estar perto de objetos. Algumas versões desta tecnologia também podem ser usadas para permitir um canal maior de ar para dentro da orelha (respiro) para melhorar a qualidade de som da audição da voz do próprio usuário (26). Isto é, são capazes de reduzir o efeito de "som como se a minha cabeça estivesse em um cano" comumente chamado "efeito de oclusão". Os sistemas DFS operam usando uma variedade de técnicas incluindo filtragem de incisura (*notch filtering*), cancelamento e mudança de fase. Foi expressada preocupação relacionada com uma redução na audibilidade, com algumas implementações. Ainda não se pode fazer uma recomendação geral quanto ao processamento DFS; entretanto, são recomendados sistemas específicos que forneçam pelo menos desempenho equivalente de reconhecimento da fala na presença de oclusão e/ou *feedback* reduzidos.

ESTILOS E TIPOS DE APARELHOS DE AUDIÇÃO

Embora os aparelhos de audição possam ter componentes internos semelhantes, eles são disponíveis em muitas formas e tamanhos (Fig. 75.3). As vantagens e desvantagens de cada um destes estilos estão listadas na Tabela 75.1. No último meio século, os aperfeiçoamentos na tecnologia permitiram aos fabricantes reduzir o tamanho dos aparelhos de audição e ainda manter a saída de potência e a resposta de freqüências necessárias para amplificar as deficiências mais graves de audição. Como tal, estes avanços técnicos tornaram os aparelhos de audição previamente usados no corpo, nos quais os componentes do aparelho de audição eram encerrados em uma caixa que era afixada à roupa, e os aparelhos de audição em óculos, os quais incluíam o aparelho de audição na têmpora dos óculos, virtualmente obsoletos.

Em meados dos anos 1970, a maioria das pessoas usava modelos retroauriculares (RA). O instrumento RA oferecia diversas vantagens com relação à sua contraparte usada no corpo. Além da atração cosmética do seu tamanho relativamente pequeno, os modelos RA eliminaram o efeito defletor do som criado quando o aparelho de audição era usado no tronco, que aumentava a amplificação na região de freqüências abaixo de 800 Hz e causava uma diminuição na amplificação para as freqüências de 1.000 a 2.500 Hz. O instrumento RA também eliminava o ruído produzido pelas roupas atritando contra o microfone e os problemas associados com os fios do aparelho usado no corpo.

À medida que continuaram os avanços nos circuitos eletrônicos, os fabricantes conseguiram reduzir ainda mais o tamanho do aparelho de audição e começaram a desenvolver aparelhos sob medida. Os instrumentos sob medida incluem os aparelhos de audição dentro da orelha (DO), dentro do canal (DC) e com-

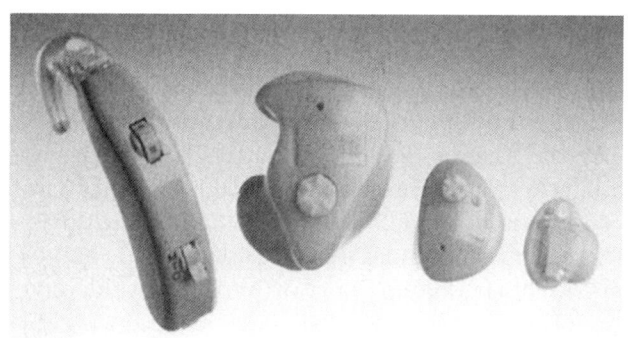

Figura 75.3

Os aparelhos de audição são classificados em quatro tipos básicos: (1) atrás da orelha (*AO*), (2) dentro da orelha (*DO*), dentro do canal (*DC*) e (4) completamente dentro do canal. (Foto cortesia de Siemens Hearing Instruments, Inc.)

TABELA 75.1
VANTAGENS E DESVANTAGENS DOS APARELHOS DE AUDIÇÃO CONFORME O TIPO

Tipo de Aparelho de Audição	Vantagens	Desvantagens
Retroauricular	Faixa de potência suficiente para alcançar a perda auditiva grave e profunda. Permite espaço suficiente para acomodar controles de ganho, saída e resposta de freqüências nos instrumentos analógicos, para ajuste pelo dispensador. Permite a colocação de microfone direcional	Em casos de perda auditiva grave ou profunda, o molde auricular tem que se ajustar firmemente no canal para eliminar problemas de *feedback*. Pode ser ligeiramente mais difícil de colocar na orelha em casos de problema de destreza manual. Nas pessoas com orelha pequena, particularmente crianças pequenas e lactentes, pode ser necessário considerar acessórios para manter no lugar. Entretanto, instrumentos sob medida são inapropriados para crianças pequenas e lactentes, devido a mudanças freqüentes no tamanho e geometria da orelha
Dentro da orelha (conchas)	Cosmeticamente atraente. A colocação do microfone aproveita os efeitos do pavilhão e da concha da orelha aumentando a amplificação nas altas freqüências. Colocação do microfone melhora a localização da fonte quando a cabeça é movida. Pode ser mais fácil de inserir, porque só um componente está envolvido. Permite a colocação de microfone direcional	Em virtude da proximidade estreita do microfone e o receptor, a quantidade de ganho real na orelha pode ser limitada por causa de problemas de *feedback*, especialmente em casos de perda auditiva grave a profunda em altas freqüências
Dentro do canal (intracanal)	Mais atraente cosmeticamente, porque se adapta quase inteiramente dentro do canal auditivo. Colocação do microfone aproveita efeitos do pavilhão e da concha da orelha, reforçando o ganho nas altas freqüências. Colocação do microfone melhora a localização da fonte sonora quando a cabeça é movida	Quantidade de ganho é suficiente para não mais que perda auditiva moderada. Devido ao pequeno tamanho e à pequena bateria, pode ser difícil de manusear por pessoas com problemas de destreza manual. O pequeno tamanho do instrumento limita o número de controles de saída/resposta nos instrumentos análogos. Opções de respiro limitadas. A colocação profunda impede uso de microfone direcional
Completamente dentro do canal	O mais atraente cosmeticamente, porque o aparelho de audição no canal não é visível quando colocado na orelha. Sua inserção profunda potencialmente aproveita completamente os efeitos do pavilhão e concha da orelha, reforça ganho real na orelha (especialmente nas altas freqüências) e reduz o efeito de oclusão	Quantidade de ganho é suficiente para não mais que perda auditiva moderada. Devido à bateria pequena, pode ser difícil de manusear por indivíduos com problemas de destreza manual. O pequeno tamanho do instrumento limita o número de controles de saída/resposta nos instrumentos análogos. Colocação profunda impede uso de microfone direcional. Opções de respiro muito limitadas. Ajuste firme profundo exige precisão, e não é possível em todos os pacientes devido à geometria da orelha

pletamente dentro do canal (CDC). Estes instrumentos diferem dos outros estilos porque são usualmente encerrados em uma cápsula ou caixa feita sob medida. Durante os anos 1980 a porcentagem de pessoas que adquiriram aparelhos de audição DO, DC e CDC cresceu rapidamente de 34% em 1980 para aproximadamente 80% das vendas totais de aparelhos de audição em 1990. Desde essa época, as vendas dos diferentes estilos de aparelhos de audição permaneceram relativamente estáveis neste nível. A principal razão para o aumento na popularidade dos instrumentos sob medida durante esse espaço de tempo, bem como sua popularidade atual, foi estética. O modelo DO ligeiramente maior se adapta inteiramente na orelha externa, enchendo a concha. O modelo DO menor encaixa-se quase exclusivamente no canal auditivo e geralmente não se estende além do trago. Esta colocação dá ao usuário os benefícios adicionais da acústica normal provida pelo pavilhão da orelha, e aumenta o ganho nas altas freqüências porque o microfone está localizado na entrada para o canal auditivo. A acústica do pavilhão também é importante para fornecer indícios para a localização do som e algum efeito direcional natural (maior sensibilidade aos sons originados na frente em vez de atrás do ouvinte). O aparelho de audição CDC encaixa-se mais profundamente dentro do canal do que qualquer um dos instrumentos antes mencionados. Esta colocação em um recesso tem o potencial de maximizar os efeitos do pavilhão e da concha, o que pode resultar em ainda maior ganho de altas freqüências e oclusão reduzida em comparação com outros estilos de aparelho de audição (27). A fim de obter máximos benefícios acústicos dos instrumentos CDC, certos critérios de adaptação devem ser satisfeitos, incluindo a distância da extremidade lateral do aparelho de audição à abertura meatal, e a distância da extremidade medial do aparelho de audição à membrana timpânica (27). Estas restrições tornam a adaptação verdadeira do CDC na ausência de desconforto inatingível para muitos usuários de aparelho de audição. Conseqüentemente, é comum adaptar o estilo CDC como se fosse um modelo DC, eliminando algumas das vantagens atribuídas ao estilo CDC.

Outro tipo de instrumento, chamado de direcionamento contralateral do sinal (DCS), é destinado a pacientes sem audição utilizável em uma orelha e audição normal ou uma perda auditiva mínima na outra. No sistema DCS, um microfone é localizado no lado prejudicado e transmitido à orelha boa por meio de um molde de orelha aberto ou um tubo de polietileno. O microfone e o receptor podem ser acoplados por um fio que corre atrás do pescoço (ou através dos óculos), ou o sinal pode ser transmitido sem fio por radiofreqüência. Portanto, o usuário pode usar a orelha boa para ouvir sinais do lado prejudicado. O estilo RA se responsabiliza pela maioria dos aparelhos DCS atualmente disponíveis. Dos poucos aparelhos de audição em óculos ainda fornecidos, a maioria implementa amplificação DCS.

As condições de escuta modificam-se através do dia, e o aparelho DCS é benéfico para as pessoas que nem sempre podem controlar a direção do som que alcança suas orelhas. Estes aparelhos têm mais sucesso em alguns casos que em outros. Por exemplo, pessoas com o mínimo prejuízo auditivo na melhor orelha tendem mais a adquirir este instrumento do que aquelas com audição normal. Nestes casos nos quais a amplificação é fornecida à melhor orelha em adição ao direcionamento contralateral do sinal, os instrumentos são freqüentemente chamados BiDCS. As adaptações de aparelho de audição DCS muitas vezes não têm sucesso a menos que o usuário seja bastante motivado a ouvir sons chegando de ambos os lados igualmente. A inconveniência de usar dois aparelhos, má qualidade sonora e inestética são freqüentemente citadas como razões para rejeição da amplificação DCS. Os usuários bem-sucedidos freqüentemente relatam uma necessidade crítica de comunicação em um ambiente no qual eles estão rodeados de falantes importantes. Para aliviar alguns destes problemas, um adaptação DCS transcraniana às vezes é tentada. A intervenção DCS transcraniana usualmente implementa um único instrumento sob medida de encaixe profundo (usualmente um estilo CDC ou RA), que é adaptado na orelha sem audição. O encaixe fundo pode permitir acoplamento mecânico entre a cápsula do aparelho de audição e a porção óssea do canal auditivo. O acoplamento mecânico, quando combinado com altos níveis de saída do aparelho de audição, permite transmissão de som para a cóclea contralateral através de condução óssea e condução aérea (viajando em torno da cabeça). Muitos usuários não são candidatos a DCS transcraniano porque acham que o encaixe resultante é desconfortável ou mesmo doloroso, portanto é necessário fazer triagem apropriada.

Em alguns indivíduos, o uso de aparelhos convencionais de amplificação (*i. e.*, RA, DO, DC) é impedido por condições médicas. Por exemplo, um aparelho de audição ou molde da orelha colocado na orelha pode exacerbar um problema existente da orelha ou resultar na recorrência de uma condição patológica. Nessas circunstâncias, os usuários devem considerar um aparelho alternativo como um aparelho de condução óssea. Com aparelhos de condução óssea, um receptor de condução óssea é colocado sobre a mastóide e mantido em posição por uma faixa na cabeça. Um fio pequeno conecta o oscilador ósseo a um aparelho de audição RA. Com um aparelho de condução óssea, a cóclea é estimulada da mesma maneira que durante avaliações de limiares de condução óssea. Infelizmente, mais energia é necessária para estimular a orelha por condução óssea; conseqüentemente, este aparelho só pode ser usado com perdas auditivas neurossensoriais mais brandas. Aparelhos de audição de condução óssea são mais apropriados para ouvintes com perda auditiva que é inteira ou predominantemente de natureza condutiva.

Um pouco mais recentemente, foram introduzidos os aparelhos de audição ancorados no osso (como o Baha [*bone-anchored hearing aid*]) para ouvintes com perda auditiva principalmente condutiva e ouvintes com condições médicas impedindo o uso da amplificação convencional (28). O Enific Medical Systems Baha recebeu aprovação da U.S. Food and Drug Administration (FDA) para implantação em adultos de 18 anos ou mais em janeiro de 1997; ao escrevermos, permanece sendo o único aparelho de audição ancorado no osso aprovado pela FDA. Neste aparelho percutâneo, o transdutor do aparelho de audição é acoplado a um parafuso de titânio localizado na região mastóidea superior do osso temporal por meio de um parafuso de encontro *(abutment)* de titânio que se salienta através da pele. Tanto um estilo "tudo em um" no nível da orelha quanto um usado no corpo são atualmente comercializados. Os dados sugerem que o Baha é capaz de levar a uma importante diminuição no déficit, bem como a uma percepção aumentada de bem-estar geral e qualidade de vida específica na doença, quando comparado com o pré-tratamento, através de uma variedade de etiologias de perda auditiva condutiva (29-31). Mais recentemente, adaptações de Baha foram advogadas para a reabilitação de perda auditiva unilateral em lugar da tradicional amplificação DCS. Algum apoio existe para esta intervenção, e os dados sugerem que o Baha pode melhorar o reconhecimento de palavras em alguns ouvintes com perda auditiva unilateral e revelar algumas vantagens em termos de benefício melhorado do aparelho de audição quando comparado com adaptações de DCS tradicionais (32).

Nos últimos anos, uma segunda classe de aparelhos de audição cirurgicamente implantáveis chamados implantes de orelha média (IOM) foi desenvolvida. IOMs são advogados para indivíduos com perda auditiva neurossensorial pura e alguns tipos de perda auditiva mista. Os IOMs atuais usam princípios piezoelétricos, eletromagnéticos ou eletromecânicos para impulsionar um transdutor de saída montado na cadeia ossicular. Devido ao pequeno tamanho do cristal piezoelétrico, alguns destes aparelhos são inteiramente implantados na geração atual de aparelhos eletromagnéticos e eletromecânicos. O uso de IOMs para ouvintes com perda auditiva neurossensorial, em lugar da amplificação convencional, origina-se de afirmações de fidelidade melhorada, bem como relatos da eliminação de *feedback* e efeito de oclusão nos ouvintes que recebem adaptação destes aparelhos (28). Dados os avanços na fidelidade de som e oclusão reduzida nos aparelhos de condução aérea digitais, uma das razões mais fortes para adaptar estes instrumentos parece ser a estética melhorada (28). O futuro dos IOMs neste ponto é incerto, uma vez que pelo menos 2 dos 5 fabricantes originais pararam de aprofundar esta tecnologia.

CARACTERÍSTICAS ELETROACÚSTICAS DOS APARELHOS DE AUDIÇÃO

A finalidade fundamental de um aparelho de audição é fornecer suficiente informação acústica para permitir à pessoa com perda auditiva maximizar suas habilidades de comunicação. Vários parâmetros eletroacústicos são usados para descrever o desempenho dos aparelhos de audição. O American National Standards Institute (ANSI) desenvolveu padrões para que diferentes aparelhos de audição possam ser comparados através das clínicas. O padrão ANSI requer que estas propriedades eletroacústicas sejam medidas em uma câmara anecóica ou uma caixa de teste especialmente projetada contendo material absorvente suficiente para reduzir ruídos de fundo. As medições eletroacústicas são realizadas dirigindo-se a saída de um aparelho de audição para dentro de acoplador de 2 cm³ (uma cavidade de parede dura com um volume de 2 cm³). O padrão mais recente, ANSI S3.22-1996, acrescentou métodos para medir o ganho em instrumentos de compressão, testes para sensibilidade de bobina de indução, testes de ruído equivalente de entrada, e algumas alterações em terminologia. As três características mais importantes associadas ao padrão ANSI continuam a ser ganho, nível de pressão sonora de saída com uma entrada de 90 dB (NPSS90; *OSPL90*) e resposta de freqüências.

O *ganho* de um aparelho de audição reflete a diferença na saída do instrumento com relação à sua entrada (Fig. 75.4). Esta medida é obtida apresentando-se sinais de entrada freqüência-específicos de nível de pressão sonora fixa (usualmente 50 ou 60 dB) ao microfone, então medindo o NPS de saída resultante. Por exemplo, suponhamos que um tom de 2.000 Hz é apresentado a um nível de entrada de 60 dB NPS e a saída medida é 110 dB NPS. O ganho do aparelho nesta freqüência é 50 dB. Por definição, o ganho variará em função do nível de intensidade de entrada nos instrumentos de audição não lineares (aqueles que usam compressão e/ou expansão). Como resultado, o ganho é medido usando-se vários diferentes níveis de entrada durante a avaliação destes aparelhos.

O ganho pode ser representado de diferentes maneiras. *Ganho ligado completo (full-on gain)* reflete a quantidade de amplificação obtida quando o controle de volume é ajustado na sua posição máxima. O ANSI recomenda que o ganho do aparelho de audição seja medido através das freqüências de 1.000, 1.600 e 2.500 Hz e refere-se a esta medida como a média de al-

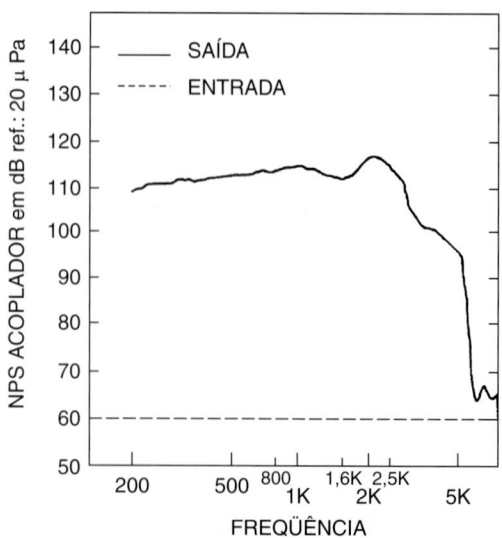

Figura 75.4

Ilustração do ganho do aparelho de audição. A curva de saída representa a resposta de freqüências de um aparelho de audição para uma entrada de 60 dB.

tas freqüências ou ganho ligado completo de altas freqüências. *Ganho em teste de referência* descreve a quantidade de amplificação obtida quando o controle de volume é ajustado de tal modo que o ganho médio a 1.000, 1.600 e 2.500 Hz seja 17 dB abaixo do NPSS90/OSPL90 ou ligado completo se o aparelho tiver ganho brando. Outra medida de ganho é chamada *ganho de uso* ou *ganho conforme usado*. Neste caso, o ganho é medido com o controle de volume ajustado na sua posição de uso normal. Esta saída dá uma indicação mais realística da quantidade de ganho que o aparelho fornece ao paciente.

O NPSS90/OSPL90 do aparelho de audição fornece a maior quantidade de amplificação provida pelo instrumento. À medida que o nível de entrada para um aparelho de audição aumenta, o nível de saída também aumenta até certo ponto, acima do qual aumentos adicionais na entrada não afetam a alteração da saída. Quando isto ocorre, diz-se que o aparelho foi levado à saturação. O NPSS90/OSPL90 de um aparelho de audição (Fig. 75.5) é obtido aplicando-se um sinal de entrada de 90 dB do alto-falante na câmara de teste na entrada de microfone do aparelho de audição e medindo a saída global do instrumento através das freqüências de teste.

A *resposta de freqüências* de um aparelho de audição descreve o ganho de um aparelho de audição através de uma faixa de freqüências. A faixa de freqüências na qual um aparelho de audição oferece amplificação é limitada. A resposta de freqüência do aparelho é determinada medindo-se o seu ganho em teste de referência. Dessa média, 20 dB são subtraídos e uma linha é traçada paralela às abscissas até ela intersecionar a extremidade de baixa freqüência da curva e a extremidade de alta freqüência. Estes dois pontos de corte então representam a resposta de freqüências do aparelho.

Limitação da Saída

A saída do aparelho de audição não se torna problemática até ela exceder o limiar de desconforto (LD) do indivíduo (também chamado nível de desconforto de intensidade, NDI). Os LDs representam o nível de som máximo que o paciente ouvirá voluntariamente durante qualquer duração de tempo. Aqueles com perda auditiva neurossensorial freqüentemente têm dificuldade para tolerar som forte. A faixa entre o som que é apenas detectável e aquele que produz desconforto (chamada faixa dinâmica de audição) muitas vezes é muito menor no ouvinte deficiente auditivo que na pessoa com audição normal. Como resultado, consideração deve ser dada à saída global do aparelho de audição, porque é muito importante fornecer amplificação menor que o LD do paciente.

Os dados de modo geral suportam a medição do LD dos ouvintes individuais e o ajuste da saída máxima do aparelho de audição (NPSS90/OSPL90) de tal modo que ela não exceda o LD, a fim de reduzir ao mínimo as possibilidades de desconforto auditivo no mundo real (33). Os aparelhos de audição empregam vários métodos para limitar a saída no nível, ou abaixo, do LD do paciente individual. Os sistemas de amplificação linear limitam a saída do aparelho de audição através de um processo chamado aparação dos picos (AP). Os aparelhos de audição com AP fornecem saída linear até que o aparelho de audição seja incapaz de reproduzir a entrada de sinal, momento no qual os picos do sinal são aparados. A principal desvantagem desta abordagem à limitação da saída é que ela introduz distorção harmônica e intermodulação. Em contraste, os métodos de compressão são preferidos para a limitação da saída porque podem ser usados para fornecer a limitação da saída ao mesmo tempo reduzindo a distorção, em comparação com os métodos de AP.

ELEGIBILIDADE PARA O APARELHO DE AUDIÇÃO

Diversos fatores devem ser incluídos ao selecionar candidatos para a amplificação (Tabela 75.2). Historicamente, as decisões a respeito da necessidade de amplificação foram governadas pelo déficit auditivo experimentado pelo ouvinte, conforme determinado por uma avaliação audiológica cuidadosa. Mesmo quando está presente uma perda auditiva leve, um certo grau de dificuldade auditiva é encontrado, especialmente sob condições difíceis de audição como ruído de fundo. A necessidade de amplificação aumenta, no entanto, à medida que aumenta o grau de perda auditiva. Os

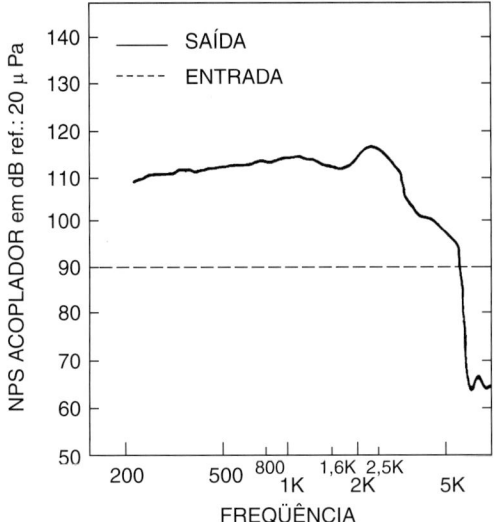

Figura 75.5

NPS de saída com um NPS de entrada de 90 dB (NPSS90/*OSPL90*).

> **TABELA 75.2**
> **CONSIDERAÇÕES AO SELECIONAR CANDIDATOS A APARELHOS DE AUDIÇÃO**
>
> - O primeiro passo em qualquer processo de seleção de aparelhos de audição é determinar o grau e tipo de perda auditiva e determinar a necessidade de intervenção médica
> - Segundo, de que modo a perda auditiva exerce impacto nas atividades diárias do indivíduo?
> - Com perda auditiva de 25-35 dB PA, aparelho pode ser necessário apenas em tempo parcial (p. ex., reuniões ou conferências para adultos e ambientes educacionais para crianças), ou em tempo integral
> - Para aqueles com perda auditiva moderada (41-55 dB PA) a comunicação é mais difícil, particularmente a distâncias de mais de 1,20 m, e amplificação deve ser considerada para muitos ambientes sociais e de trabalho
> - Indivíduos com perda auditiva maior que 55-70 dB PA acham muito difícil a comunicação com outros sem o uso de amplificação
> - Para perdas auditivas maiores que 70 dB PA, aparelhos de audição são indispensáveis
> - Qual é a capacidade de reconhecimento de palavras do paciente?
> - Há dificuldades com a tolerância à intensidade?
> - Aceitação da perda auditiva. Negação do problema de audição reduz a motivação para usar o instrumento e diminui o benefício derivado reconhecido
> - Motivação do paciente. Quando um indivíduo não está motivado para o uso de um aparelho de audição, as probabilidades de obter uma adaptação bem-sucedida de aparelho de audição são diminuídas Aconselhamento pode melhorar a atitude do paciente
> - Expectativas do paciente. Se as expectativas forem altas demais o paciente deve ser aconselhado apropriadamente de modo a que o resultado final não reduza o entusiasmo para usar o instrumento

dB PA, decibéis de perda auditiva.

pacientes que revelam maiores melhoras no reconhecimento de palavras pela amplificação são aqueles que demonstram uma perda auditiva moderada a moderadamente grave. Isto acontece porque eles precisam usar amplificação quase todo o tempo, e sua capacidade de compreender a fala de conversação, embora reduzida, é freqüentemente boa o bastante para que as indicações acústicas adicionais fornecidas pelo aparelho de audição melhorem apreciavelmente a compreensão da fala. Por outro lado, aqueles com uma perda auditiva leve provavelmente revelarão o maior benefício sob condições adversas de escuta (p. ex., no ruído, quando indicações visuais estão obscurecidas). No outro extremo deste espectro estão aqueles com uma perda auditiva grave a profunda. Sua necessidade de amplificação é a maior de todas, mas em virtude das más habilidades de reconhecimento de palavras, eles derivam a menor melhora no reconhecimento da fala a partir da amplificação.

Não obstante, todos estes pacientes podem ser considerados bons candidatos a um aparelho de audição. Apesar da relação entre as melhoras de reconhecimento da fala resultantes da amplificação e o grau de perda auditiva, numerosas investigações revelaram que a satisfação de um indivíduo com o aparelho de audição, o benefício percebido e o desempenho com o aparelho de audição, bem como a redução do prejuízo com o aparelho auditivo *não* são significativamente correlacionados com o grau de perda auditiva. Freqüentemente, o desempenho de uma pessoa no trabalho é significativamente afetado mesmo por um prejuízo brando da audição. Problemas importantes também podem originar-se no desenvolvimento de uma criança quando está presente uma perda auditiva mínima ou unilateral (34). Aqueles com perda auditiva mais grave podem achar que o aparelho de audição é benéfico de um ponto de vista de segurança, ainda que recebam apenas mínima ajuda na comunicação pela fala. Em suma, os dados audiométricos isoladamente não devem ser o único fator determinante para decidir a elegibilidade de um paciente para o aparelho de audição. Em vez disso, a avaliação da elegibilidade para o aparelho de audição e a seleção das características do aparelho de audição devem ser baseadas em uma avaliação completa da comunicação e da necessidades de audição do ouvinte.

Dois outros fatores a considerar são a motivação do paciente para usar o aparelho de audição, e sua aceitação da perda auditiva. Freqüentemente, um paciente procura uma avaliação da audição por insistência do cônjuge ou outro membro da família. Estes pacientes nem sempre acreditam que têm um problema de audição; consequentemente, sua motivação para procurar a amplificação pode ser baixa. Às vezes, aconselhamento apropriado pode melhorar a motivação, mas se não puder, as probabilidades de obter uma adaptação com sucesso são reduzidas. Outros com prejuízo auditivo simplesmente negam a existência do problema. A razão para esta negação não está clara, mas poderia ser o estigma de muito tempo associado a aparelhos de audição. Para alguns, usar um aparelho de audição é um sinal de envelhecimento ou uma admissão de uma incapacidade.

O objetivo dominante da adaptação de aparelhos de audição é prover amplificação do som em uma tentativa de melhorar a qualidade de vida dos indivíduos com prejuízo auditivo. A extensão em que isto seja realizado dependerá da interação complexa entre o benefício fornecido pelo aparelho de audição e a personalidade, motivação e expectativas do paciente individual (35). Conseqüentemente, o sucesso da adaptação de qualquer aparelho de audição deve ser julgado não apenas pelas melhoras produzidas no reconhecimento da fala, mas também por medidas das percepções do paciente individual, quanto ao benefício do aparelho de audição, desempenho, sua satisfação e/ou "redução do prejuízo".

AMPLIFICAÇÃO MONAURAL OU BILATERAL

Uma vez tenha sido determinado que um indivíduo é candidato a um aparelho de audição, o médico deve decidir se recomendará 1 ou 2 aparelhos de audição. Historicamente, houve alguma controvérsia concernente aos benefícios da amplificação bilateral sobre a monaural, mas a visão atual é adaptar bilateralmente a não ser que contra-indicado. Subjetivamente, aqueles que usam 2 aparelhos de audição freqüentemente indicam que acham a fala mais fácil de compreender, especialmente em condições ruidosas de escuta. Essas impressões não são surpreendentes quando consideramos as implicações positivas da audição binaural, incluindo a localização do som bem como "liberação de mascaramento" (36). Liberação de mascaramento (supressão binaural) designa a inteligibilidade melhorara da fala no ruído quando ouvindo binauralmente, devido às diferenças de fase do sinal e ruído que ocorrem entre as 2 orelhas. Outra vantagem de um segundo aparelho de audição é a localização melhorada do som porque o microfone está colocado perto de cada orelha. A amplificação bilateral também elimina os efeitos da sombra da cabeça, o que reduz as indicações de alta freqüência necessárias para ouvir muitas consoantes. Ademais, o uso de um segundo aparelho de audição resulta em um aumento na intensidade do som devido à somação binaural. Em geral, os dados apóiam o uso de amplificação bilateral nos ouvintes com perda auditiva razoavelmente simétrica. Entretanto, simetria auricular não pode ser usada como um fator único decisivo, porque amplificação bilateral pode ser benéfica em alguns casos mesmo quando há uma assimetria grave dos limiares. Em vez disso, determinações da adaptação bilateral *versus* monaural devem ser feitas individualmente.

SELEÇÃO DOS APARELHOS DE AUDIÇÃO

Os métodos para selecionar e avaliar amplificação sofreram considerável transformação ao longo dos anos. Em vez de simplesmente determinar o ganho apropriado com aparelho de audição, as características dos aparelhos de audição tais como microfones direcionais, RDR, SDF e assim por diante também devem ser consideradas. Atualmente, o mais defensável procedimento de seleção de aparelho de audição é baseado em uma avaliação completa das necessidades de comunicação do paciente. Esta avaliação deve ser seguida pela seleção apropriada do ganho e do processamento da saída do aparelho de audição, bem como outras características, que mais bem se ajustem às necessidades de comunicação do paciente individual. As populações-alvos para algumas características dos aparelhos de audição foram discutidas acima; entretanto, uma discussão completa da avaliação das necessidades de comunicação e da seleção de características está muito além dos objetivos deste capítulo. Em suma, a avaliação das necessidades de comunicação para a finalidade de seleção de aparelho de audição pode incluir, mas não se limita a avaliação dos limiares de audição e limiar de desconforto; função da orelha média; forma, geometria e movimento do canal auditivo; reconhecimento da fala no silêncio; limiar de reconhecimento da fala no ruído; expectativas do aparelho de audição; incapacidade percebida de audição; e ambientes de escuta específicos nos quais o paciente sente dificuldade.

Juntamente com a seleção do estilo e características ótimos do aparelho de audição, o clínico deve selecionar o ganho e o processamento da saída apropriados. Admite-se que objetivos e fundamentações específicos sejam subjacentes a todas as adaptações de aparelho de audição. A seleção do ganho e a saída do aparelho de audição geralmente é baseada em fundamentos lógicos validados de adaptação de aparelho de audição. Diversos métodos de prescrição foram propostos e estão sendo usados em muitas clínicas de audiologia em todos os Estados Unidos e no estrangeiro. Com o uso aumentado do ganho não linear (compressão e expansão) nos aparelhos de audição, foram desenvolvidos procedimentos para adequar uma faixa de níveis de fala amplificados dentro da faixa dinâmica residual de audição (37,38). Em geral, estes procedimentos são baseados nas suas contrapartes que foram desenvolvidas para adaptar amplificação linear. Em oposição aos procedimentos tradicionais de adaptação que fornecem apenas um único ganho-alvo, estes métodos não-lineares fornecem múltiplos alvos de ganho ou saída de freqüência ou intensidade específicos para diferentes níveis de entrada de fala (p. ex., intensidades de fala suave, média e forte). Os procedimentos de adaptação não lineares individuais são baseados em objetivos que variam desde "restauração da impressão normal de intensidade" a "tornar a fala igualmente forte e confortável através das bandas de freqüência, ao mesmo tempo tentando maximizar a inteligibilidade". Além destes métodos de adaptação, diversos fabricantes de aparelhos de audição desenvolveram prescrições de adaptação específicas para os seus próprios produtos. Usualmente de natureza registrada, estes métodos freqüentemente são baseados em filosofias semelhantes às dos métodos existentes. Em alguns casos, os métodos específicos do produto do fabricante são simplesmente modificações de esquemas existentes de adaptação. O uso de métodos de prescrição baseados no fabricante em lugar de procedimentos mais gerais de prescrição não parece estar justificado exceto em casos com dados de validação para suportá-los.

VERIFICAÇÃO

A fim de adaptar apropriadamente o aparelho de audição, verificação do ganho apropriado, saída e outras características devem ser completadas primeiro. O procedimento de adaptação e verificação é visto como um processo em vez de um evento, que culmina na adaptação ótima para o paciente individual. Os procedimentos de verificação também servem como marcos de referência com os quais os aparelhos de audição futuros podem ser comparados. Os procedimentos de verificação são baseados em fundamentos validados de adaptação de aparelhos de audição conforme descrito acima. Espera-se que os procedimentos de adaptação e verificação de aparelhos de audição produzam uma adaptação confortável de um aparelho de audição, incluindo todas as características desejadas.

O método preferido de verificação de ganho e saída inclui a medição das características de saída do aparelho de audição a partir de dentro do canal auditivo usando microfones exploradores mínimos para obter uma representação da "orelha real" em comparação com o ganho em 2 cm^3. Uma das respostas da orelha real obtida é chamada *ganho de inserção na orelha real* ou GIOR (*REIG*) (Fig. 75.6). GIOR representa as diferenças de NPS no tímpano que ocorrem com um aparelho de audição funcionando e o molde da orelha no lugar (*curva de cima*) em comparação com as desenvolvidas em um canal auditivo não ajudado (*curva inferior*). Medições como estas não apenas refletem o NPS de saída e resposta de freqüências do aparelho de audição, como também levam em conta os efeitos combinados da difração pela cabeça e a ressonância do pavilhão da orelha e da concha, e o canal auditivo.

Medições de microfone tubo-sonda empregando um protocolo de ganho de inserção não são o procedi-

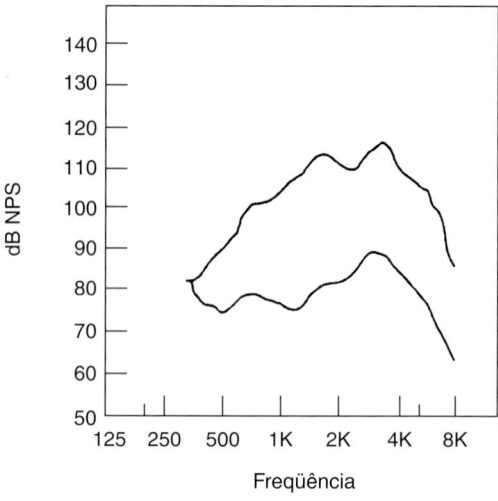

Figura 75.6

Ganho de inserção (obtido com microfone explorador) com aparelho de audição e molde da orelha (curva de cima) e sem aparelho de audição (curva de baixo).

mento preferido para verificar características eletroacústicas de instrumentos de audição em crianças. Em vez disso, é advogada a verificação usando uma medida de microfone tubo-sonda da saída do aparelho de audição. Como no método GIOR, uma medição com microfone explorador é feita com o aparelho de audição na orelha da criança enquanto som é apresentado através de um alto-falante a vários níveis de intensidade (*i. e.*, suave, moderado, forte). A resultante resposta ajudada da orelha real (RAOR/*REAR*) pode ser comparada com limiares e LDs (medidos ou estimativa apropriada à idade) convertidos para NPS, fornecendo uma medida direta da audibilidade. O método RAOR também pode ser usado em lugar do método GIOR com pacientes adultos. Medidas com microfone-sonda do desempenho de aparelho auditivo em orelha real usualmente não são possíveis em crianças pequenas. Com crianças mais novas o desempenho do aparelho de audição na orelha pode ser avaliado aplicando-se valores de diferença de acoplador em orelha real (DAOR/*RECD*) medidos ou médios apropriados à idade. Além dos métodos de microfone explorador, medições de limiar de campo sonoro ajudado podem ser úteis para a avaliação da audibilidade de sons suaves. Métodos de campo sonoro geralmente não são recomendados para a verificação de características eletroacústicas de instrumentos de audição por várias razões, incluindo (1) natureza relativamente demorada, (2) má resolução de freqüência, (3) má confiabilidade teste-reteste, e (4) o fato de que informações enganadoras podem ser obtidas em casos de perda auditiva grave a profunda e perda mínima ou branda. Além disso, medidas de campo sonoro fornecem resultados enganadores em aparelhos que implementam processamento não-linear de sinal, redução digital de sinal ou redução automática de *feedback*.

Cuidado especial deve ser tomado ao selecionar sinais de teste apropriados para medidas com microfone-sonda para assegurar a verificação eletroacústica precisa. O sinal de teste deve representar adequadamente a freqüência, a intensidade e os aspectos temporais da fala. Investigações ilustraram que vários processamentos avançados de sinal interagem com o sinal de teste. A representação mais precisa da resposta do aparelho de audição será através do uso de um sinal semelhante à fala ou desligando o processamento do sinal durante a testagem que tenta reduzir a saída de sinais de teste não-fala (38,39).

VALIDAÇÃO E ORIENTAÇÃO

Uma vez que o aparelho de audição tenha sido adaptado, o paciente deve ser acompanhado estreitamente para assegurar que ele ou ela esteja derivando benefícios máximos do instrumento. A finalidade da orientação é explicar ao paciente como operar o aparelho de audição, mantê-lo em boas condições de funcionamento e usá-lo com sucesso. Aconselhar o paciente a respeito do uso do aparelho de audição e do ajustamento ao som recém-restaurado é crucial para a aceitação do aparelho. Geralmente um período de avaliação de 1 mês acompanha a aquisição do aparelho. Durante este tempo, visitas periódicas ao audiologista dão ao paciente uma oportunidade de expressar satisfação ou insatisfação com o aparelho, de modo a poderem ser feitos ajustes. Freqüentemente, o paciente tem uma expectativa demasiado alta do que o aparelho é capaz de fazer. Aconselhamento cuidadoso e instrução adicional a respeito de diferentes estratégias de escuta podem comprovar-se úteis. Durante as sessões de adaptação e acompanhamento, também deve ser completada testagem de validação. Essa testagem permite ao clínico avaliar formalmente o benefício do aparelho de audição, seu uso, satisfação, redução da incapacidade e assim por diante. Os resultados desta testagem devem também ser usados para otimizar ajustes do aparelho de audição e aconselhamento.

APARELHOS ASSISTIVOS DE AUDIÇÃO

Um capítulo sobre aparelhos de audição não estaria completo sem uma discussão dos aparelhos assistivos de audição (AAAs). Uso de aparelho de audição em tempo integral nem sempre é benéfico ou mesmo necessário para muitos indivíduos com déficits auditivos, especialmente aqueles com deficiências muito brandas. Os ouvintes com perda auditiva defrontam-se continuamente com diferentes situações de escuta mas tipicamente têm 3 tipos de necessidades de comunicação: comunicação interpessoal e apreciação dos meios de comunicação; telecomunicações; e sinais como despertadores, alarmes de incêndio e telefones. O aparelho de audição pessoal às vezes não preenche todas estas necessidades adequadamente; conseqüentemente, AAAs foram desenvolvidos para melhorar a escuta. Um fator que diferencia muitos AAAs de aparelhos de audição é que eles foram desenvolvidos para uma situação de escuta específica. Isto inclui AAAs projetados como aparelhos de aviso e despertadores (p. ex., alarmes amplificados e lampejantes), amplificadores de televisão e rádio (dotados de fiação, infravermelho, FM), e telefones amplificados, para citar apenas alguns (40).

Como assinalamos anteriormente, os ouvintes com déficits auditivos freqüentemente têm importante dificuldade para compreender a fala em ambientes com ruído. Em muitos casos o impacto negativo da má RSR pode reduzir ou mesmo eliminar o benefício do aparelho de audição, mesmo no caso de aparelhos de audição usando microfones direcionais. Alguns AAAs foram projetados especificamente para ajudar a escuta em situações ruidosas. Em alguns casos estes aparelhos demonstraram melhorar a RSR no nível da orelha tanto quanto 15 a 20 dB em ruído moderado e reverberação. Há diversos sistemas de AAA destinados a ajudar o usuário em uma variedade de condições adversas de escuta. A seção a seguir revê brevemente alguns dos sistemas mais comuns.

Sistema de FM sem Fio

O sistema FM oferece vantagens distintas com relação ao aparelho de audição pessoal e cria uma melhor condição de escuta para o usuário. Sua principal vantagem é que proporciona uma RSR aceitável para compreensão da fala. Estes aparelhos demonstraram melhorar a percepção da fala no ruído, habilidade de ler/soletrar, comportamento, função psicossocial, comportamentos em tarefas e progresso psico-educacional em crianças (41). Estes aparelhos também demonstraram melhorar eficazmente a inteligibilidade da fala em ambientes ruidosos em adultos, embora sejam mais comumente usados com crianças no sistema educacional. Tradicionalmente, o falante usa um transmissor/microfone em torno do pescoço, e um sinal de freqüência modulada é transmitido para uma unidade receptora de FM usada pelo ouvinte. Receptores externos acoplados a moldes de orelha pessoais ou receptores tipo Walkman são freqüentemente usados com estas unidades. O receptor também pode oferecer microfones ambientais que permitem comunicação de pessoa a pessoa, automonitoramento e percepção auditiva geral do ambiente. Os microfones ambientais também permitem que a unidade seja usada como um aparelho de audição pessoal quando o sinal de FM não é disponível. O receptor inclui ajustes internos de freqüência e controles de potência, assim o tornando adaptável a uma variedade mais ampla de necessidades individuais.

Diversas técnicas foram desenvolvidas para combinar o aparelho de audição pessoal a um sistema de FM. Este conceito evoluiu de um esforço para manter os parâmetros de resposta eletroacústica do aparelho pessoal enquanto ao mesmo tempo oferece as vantagens de uma RSR melhorada. As duas maneiras mais comuns de acoplar o sistema de FM ao aparelho de audição pessoal são usar acoplamento elétrico (freqüentemente na forma de um estojo de encaixe) ou usar um arranjo de alça de indução. No acoplamento elétrico, a voltagem de saída do receptor de FM é fornecida diretamente ao aparelho de audição pessoal. Com esse arranjo, diversos modos operacionais possíveis são usualmente disponíveis: FM apenas, aparelho de audição pessoal apenas, ou uma combinação das duas entradas. No acoplamento indutivo, uma alça de indução usada no pescoço é combinada ao receptor de FM. O sinal de FM, às vezes misturado com um sinal ambiental dentro do receptor de FM (modo FM e microfone ambiental combinados), é convertido em um campo eletromagnético por meio de uma alça de fio em torno da cabeça do ouvinte. O aparelho de audição pessoal é usado em uma posição de telebobina, desse modo acoplando indutivamente o aparelho de audição à combinação do receptor de FM/minialça. Quando o aparelho de audição é mudado para a posição da telebobina, a entrada para o ouvinte é limitada a sinais auditivos transduzidos pelo transmissor de FM. Como alternativa à alça de indução usada no pescoço, um sistema de alça pode ser instalado para a sala de aula inteira. Sistemas de alça na sala estão sendo usados mais comumente, particularmente em salas de aula para crianças surdas e com dificuldade de audição (41).

Sistemas de Campo Sonoro

Os sistemas de campo sonoro são projetados para fornecer o sinal de fala através de um alto-falante colocado estrategicamente em ambientes de sala de aula. Estes sistemas são vantajosos porque pode fornecer RSR melhorada na sala de aula, o que é benéfico para as crianças com perda auditiva mínima bem como para aquelas cuja perda auditiva não foi identificada. Colocação cuidadosa dos alto-falantes do sistema de campo sonoro é crucial a fim de otimizar o benefício. A instrução dos professores da sala de aula sobre a importância da localização do alto-falante também pode ser benéfica. Para o leitor interessado, Crandell e Smaldino oferecem uma revisão deste sistema e outros AAAs de sala de aula (41).

Sistemas Infravermelhos

Nos sistemas infravermelhos, os sinais são transmitidos por luz infravermelha. Estes sistemas tornaram-se muito comuns em instalações públicas (p. ex., auditórios, tribunais) e também são usados com televisões em todo o país. Com este aparelho, o falante usa um microfone/transmissor de FM, e um receptor de FM é fixado ao transmissor infravermelho. A fala do falante é convertida de um sinal acústico para um sinal elétrico e a seguir modulado para uma onda portadora de radiofreqüência pelo microfone/transmissor de FM. Este sinal é recebido por um transmissor infravermelho que o modula para freqüências de luz infravermelha emitida de radiadores. Diversos radiadores emissores de luz são geralmente colocados em toda a sala para a distribuição uniforme. A luz infravermelha modulada é então captada por um receptor e desmodulada antes de entrar no aparelho de audição. O microfone pode ser ligado a fio ao transmissor infravermelho, eliminando a necessidade da transmissão inicial de FM a partir do falante.

Outros Aparelhos Assistivos de Audição

Outros aparelhos que podem ser úteis a um ouvinte com prejuízo auditivo estão listados na Tabela 75.3. Duas das finalidades mais comuns dos AAAs são usar o telefone e ouvir TV ou rádio. Para muitas pessoas com deficiência auditiva, o telefone é difícil de usar sem assistência de amplificação especial como uma telebobina ou um amplificador telefônico. Infelizmente, muitos dos aparelhos de audição pessoais vendidos hoje não são equipados com uma telebobina. Diversos monofones de telefones desenvolvidos podem facilmente ser conectados ao telefone e amplificam o sinal auditivo em 15 a 30 dB.

Há vários sistemas disponíveis para ajudar o deficiente auditivo a escutar TV ou rádio. Alguns destes sistemas incluem uma entrada auditiva direta (um pequeno microfone perto da TV ou do falante do rádio é ligado ao aparelho de audição pessoal) e sistemas sem fio como infravermelho e FM.

Finalmente, é importante considerar os aparelhos de alerta que podem ser de auxílio para muitas pessoas moderada a gravemente prejudicadas que desejam permanecer independentes. Numerosos aparelhos foram desenvolvidos para alertar a pessoa deficiente auditiva para sinais como a campainha do telefone, choro de criança, campainha da porta e alarmes de fumaça. Estes aparelhos de alerta monitoram sons com um microfone e uma conexão de fio ou um captador indutivo. Os estímulos de alerta mais comuns incluem os visuais (luzes brilhantes ou estroboscópicas) ou os tácteis (vibração ou corrente de ar).

TABELA 75.3
SUMÁRIO DOS APARELHOS ACESSÓRIOS DE AMPLIFICAÇÃO

Entrada	Aparelho	Descrição	Vantagens	Desvantagens
Telefone	Amplificador telefônico interno	Controle de volume instalado pela companhia telefônica no receptor telefônico	Controle de volume facilmente ajustado; boa faixa de ganho; sinal claro	Uso do telefone restrito ao telefone modificado; taxa mensal; não disponível em todos os estilos de telefone
	Amplificador telefônico externo	Telebobina do aparelho de audição	Um aparelho de audição pessoal pode ser usado se equipado com circuito; controle ajustável de volume (também pode ser usado com sistemas de alça de indução)	Força nem sempre confiável; não opera em todos os estilos de telefone
		Aparelho pequeno se fixa na peça aural do telefone (usado sem bobina de indução do aparelho de audição)	Portátil; controle ajustável de volume; barato; despesa uma só vez	Operado a bateria; problemas de alinhamento
		Amplificador encaixa na peça aural (opera em conjunção com bobina de indução do aparelho de audição)	Portátil; controle ajustável de ganho; fornece potência extra quando usado com telebobina do aparelho de audição; versátil (alguns modelos também podem ser usados como amplificador de televisão e rádio)	Operado a bateria; problemas de alinhamento; relativamente caro
		Alto-falante	Opção para pessoas com dificuldade de operar chave em T ou segurar o receptor para ajudar durante qualquer duração de tempo (fornece ganho extra sem problemas de *feedback* quando usado em adição ao aparelho de audição pessoal)	Limita o uso de telefone ao telefone modificado
Televisão	Amplificador sem uma conexão direta com a fonte	Kit de alça de indução para TV/rádio: Kit inclui materiais para montar um sistema de alça de indução em casa ou no escritório (componentes também podem ser comprados separadamente de lojas locais de TV/rádio)	Mobilidade pelo aposento; relação sinal-ruído melhorada	Dificuldade e despesa para montar; precisa ter ajuda com chave em T; incapacidade de ouvir som ambiental
		Rádio com faixa de TV	Boa qualidade; pode ser usado como rádio	Regularmente caro
Rádio	Mesmas opções que TV			
Gravador de fita	Mesmas opções que TV e rádio			
Aparelhos de sinalização	Amplificador do sinal de telefone	Ventosa se fixa à superfície do telefone ou campainha da porta, produz um tom intenso	Permite ao indivíduo ouvir sinal do telefone a alguma distância	Operado a bateria
	Campainha da porta de alta intensidade	Grande campainha de porta que fornece intensidade muito maior que campainhas ou sinetas-padrão	Alerta a pessoa afastada a alguma distância	Instalação

PONTOS IMPORTANTES

- Perda auditiva é comum. Prejuízo auditivo afeta o estado funcional de saúde e o bem-estar psicossocial. A principal medida reabilitadora para o deficiente auditivo é um aparelho de audição pessoal ou um aparelho assistivo da audição.
- Um aparelho de audição básico consiste em um microfone, um amplificador e um receptor.
- Os aparelhos de audição podem ser classificados nos seguintes estilos: usados no corpo; atrás da orelha, óculos, dentro da orelha, dentro do canal e completamente dentro do canal.
- Os aparelhos de audição mais populares vendidos hoje são modelos dentro da orelha, dentro do canal e completamente dentro do canal.
- O uso de aparelhos de audição digitalmente programáveis e PDS empregando algoritmos sofisticados está crescendo, já abrangendo mais da metade do total fornecido de aparelhos de audição.
- O uso de microfones direcionais nos aparelhos de audição está experimentando um ressurgimento como um dos únicos métodos para melhorar significativamente a RSR nos aparelhos de audição.
- As três medidas eletroacústicas mais comuns usadas para indicar o desempenho de um aparelho de audição são o ganho, a resposta de freqüências e o nível de pressão sonora de saturação.
- Perda auditiva não é o único critério usado para a seleção de um aparelho de audição. Outros fatores importantes incluem o contexto de trabalho ou a profissão do paciente, a motivação e a aceitação da perda auditiva. Uma avaliação abrangente das necessidades de comunicação do paciente é necessária para a seleção da amplificação ótima.
- Amplificação bilateral é geralmente recomendada, de preferência a amplificação monaural.
- Procedimentos apropriados de verificação e validação do aparelho de audição são necessários para quantificar a adequação e o sucesso da intervenção de amplificação.
- Orientação quanto ao aparelho é um componente importante da adaptação do aparelho de audição. O paciente deve aprender a usar o aparelho apropriadamente para obter benefício máximo. Freqüentemente os usuários ou suas outras pessoas significantes têm uma expectativa demasiado elevada; aconselhamento cuidadoso torna-se necessário.
- Aparelhos assistivos de audição são valiosos. Itens como sistemas de FM, sistemas infravermelhos, sistemas de rádio e televisão, e aparelhos de alerta melhoram a qualidade de vida para muitos ouvintes com deficiência auditiva.

REFERÊNCIAS

1. Lucas JW, Schiller JS, Benson V. Summary health statistics for U.S. adults: National Health Interview Survey, 2001. *Vital Health Star 10* 2004;(218):1-134.
2. World Health Organization. *International classification of functioning, disability and health (ICF).* Geneva: World Health Organization; 2001.
3. Campbell VA, Crews JE, Moriarty DG, et al. Surveillance for sensory impairment, activity limitation, and health-related quality of life among older adults–United States, 1993-1997. *MMWR CDC Surveill Summ* 1999;17;48(8):131-156.
4. Kramer SE, Kapteyn TS, Kuik DJ, et al. The association of hearing impairment and chronic diseases with psychosocial health status in older age. *J Aging Health* 2002;14(1):122-137.
5. Jackson PL. A psychosocial and economic profile of the hearing impaired and deaf. In: Hull RH, ed. *Aural rehabilitation: serving children and adults,* 3rd ed. San Diego: Singular; 1997.
6. Newman CW, Jacobson GP, Hug GA, et al. Perceived hearing handicap of patients with unilateral or mild hearing loss. *Ann Otol Rhinol Laryngol* 1997;106(3):210-214.
7. Mulrow CD, Aguilar C, Endicott JE, et al. Quality of life changes and hearing impairment: results of a randomized trial. *Ann Intern Med* 1990;113:188.
8. Tye-Murray N. Speech, language, and literacy development. In: Danhauer JL, ed. *Foundations of aural rehabilitation.* San Diego: Singular; 1998.
9. Kiessling J, Pichora-Fuller M, Gatehouse S, et al. Candidature for and delivery of audiological services: special needs of older people. *Int J Audiol* 2003;42(Suppl 2):2S92-101.
10. Ricketts TA. Digital hearing aids: current "state-of-the-art." *ASHA Leader* 2001;6(14):8,11.
11. Chung K. Challenges and recent developments in hearing aids. Part I. Speech understanding in noise, microphone technologies and noise reduction algorithms. *Trends Amplif* 2004;8(3):83-124.
12. Chung K. Challenges and recent developments in hearing aids. Part II. Feedback and occlusion effect reduction strategies, laser shell manufacturing processes, and other signal processing technologies. *Trends Amplif* 2004;8(4):125-164.
13. Souza PE. Effects of compression on speech acoustics, intelligibility, and sound quality. *Trends Amplif* 2002;6(4):131-165.
14. Plomp R. Noise, amplification, and compression: considerations of three main issues in hearing aid design. *Ear Hear* 1994;15(1):2-12.
15. Kochkin S, MarkeTrak V. "Why my hearing aids are in the drawer": The consumers' perspective. *Hear J* 2000;53(2):34-42.
16. Ricketts TA, Dittberner AB. Directional amplification for improved signal-to-noise ratio: strategies, measurement, and limitations. In: M. Valente, ed. *Strategies for selecting and verifying hearing aid fittings,* 2nd ed. New York: Thieme Medical Publishers; 2002:274-346.
17. Ricketts TA. Impact of noise source configuration on directional hearing aid benefit and performance. *Ear Hear* 2000;21(3):194-205.
18. Ricketts TA, Hornsby BWY. Distance and reverberation effects on directional benefit. *Ear Hear* 2003;24(6):472-484.
19. Ricketts TA, Lindley G, Henry P. Impact of compression and hearing aid style on directional hearing aid benefit and performance. *Ear Hear* 2001;22(4):348-361.
20. Ricketts TA, Henry P. Gain equalization in directional hearing aids. *Am J Audiol* 2002;11(1):29-41.
21. Ricketts TA, Henry P, Gnewikow D. Full time directional versus user selectable microphone modes in hearing aids. *Ear Hear* 2003;24(5):424-439.
22. Bentler RA, Palmer C, Dittberner AB. Hearing-in-noise: comparison of listeners with normal and (aided) impaired hearing. *J Am Acad Audiol* 2004;15(3):216-225.

23. Ricketts TA, Hornsby BWY. Sound quality measures for speech in noise through a commercial hearing aid implementing digital noise reduction. *J Am Acad Audiol* 2005;16(5):270-277.
24. Boymans M, Dreschler WA. Field trials using a digital hearing aid with active noise reduction and dual-microphone directionality. *Audiology* 2000;39(5):260-268.
25. Galster J, Ricketts T. The effects of digital noise reduction time constants on speech recognition in noise. Paper presented at: International Hearing Aid Research Conference, August 26-29, 2004, Lake Tahoe, CA.
26. Kuk FK. Perceptual consequences of vents in hearing aids. *Br J Audiol* 1991;25:163-169.
27. Chasin M. The acoustic advantages of CIC hearing aids. *Hear J* 1994;47:13-17.
28. Chasin M, Westerkull P, Kroll K, et al. Bone anchored and middle ear implant hearing aids. *Trends Amplif* 2002;6(2):31-84.
29. Dutt SN, McDermott AL, Jelbert A, et al. The Glasgow benefit inventory in the evaluation of patient satisfaction with the boneanchored hearing aid: quality of life issues. *J Laryngol Otol Suppl* 2002;28:7-14.
30. Hol MK, Spath MA, Krabbe PF, et al. The bone-anchored hearing aid: quality-of-life assessment. *Arch Otolaryngol Head Neck Surg* 2004;130(4):394-399.
31. McLarnon CM, Davison T, Johnson IJ. Bone-anchored hearing aid: comparison of benefit by patient subgroups. *Laryngoscope* 2004;114(5):942-944.
32. Hol MK, Bosman AI, Snik AF, et al. Bone-anchored hearing aid in unilateral inner ear deafness: a study of 20 patients. *Audiol Neurootol* 2004;13;9(5):274-281.
33. Munro KJ, Patel RK. Are clinical measurements of uncomfortable loudness levels a valid indicator of real-world auditory discomfort? *Br J Audiol* 1998;32(5):287-293.
34. Tharpe AM, Bess FH. Minimal, progressive, and fluctuating hearing losses in children. Characteristics, identification, and management. *Pediatr Clin North Am* 1999;46(1):65-78.
35. Wong LL, Hickson L, McPherson B. Hearing aid satisfaction: what does research from the past 20 years say? *Trends Amplif* 2003;7(4):117-161.
36. Holmes AE. Bilateral amplification for the elderly: are two aids better than one? *Int J Audiol* 2003;42(Suppl 2):2S63-7.
37. Dillon H. NAL-NL1: a new prescriptive fitting procedure for nonlinear hearing aids. *Hear J* 1999;52(4):10-17.
38. Cornelisse L, Seewald R, Jamieson D. Wide-dynamic-range compression hearing aids: the DSL [i/o] approach. *Hearing J* 1994;47(10):23-29.
39. Scollie SD, Seewald RC. Evaluation of electroacoustic test signals I: comparison with amplified speech. *Ear Hear* 2002;23(5):477-487.
40. Lesner SA. Candidacy and management of assistive listening devices: special needs of the elderly. *Int J Audiol* 2003;42(Suppl 2):2S68-76.
41. Crandell C, Smaldino J. Classroom acoustics and amplification. In: Valente M, Roeser R, Hosford-Dunn H, eds. *Audiology*. Volume IL Treatment. New York: Thieme Medical Publishers; 2000.

CAPÍTULO 76

Transtornos Vestibulares Periféricos

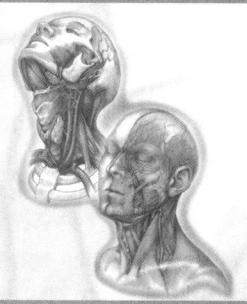

Carol A. Bauer • Horst R. Konrad

Tontura é um sintoma extremamente comum que afeta mais de 90 milhões de pessoas a cada ano nos Estados Unidos (1). Em 1991, aproximadamente 5,5 milhões de consultas ambulatoriais envolveram avaliação de vertigem e desequilíbrio (2). Tontura grave pode ser incapacitante, resultando em produtividade diminuída e qualidade prejudicada de vida. A proporção de pacientes com tontura resultante de um transtorno vestibular periférico não é bem conhecida. Transtornos periféricos tendem mais a ocorrer em pessoas com menos de 50 anos. Distúrbios na função central do equilíbrio são mais comuns nos grupos etários mais velhos. Particularmente no paciente idoso com tontura, pode ocorrer uma combinação de disfunção periférica e central (3). O sintoma de tontura aumenta em freqüência com a idade (4). Em pessoas acima de 75 anos, transtornos do equilíbrio são a razão mais comum para consultar médicos de atenção primária (5).

Os transtornos vestibulares periféricos podem resultar em sintomas de tontura, vertigem e desequilíbrio de várias maneiras. Os sinais e sintomas de apresentação são ditados pelas características anatômicas e fisiológicas dos receptores labirínticos e das vias vestibulares centrais. Sob condições normais existe atividade aferente tônica a partir de cada nervo vestibular para o núcleo vestibular correspondente no tronco cerebral. Estímulos como virar a cabeça ou alterações na posição da cabeça com relação à gravidade resultam, respectivamente, em movimento da endolinfa dentro dos canais semicirculares ou um desvio das otocônias dentro do utrículo e sáculo. Estes eventos são detectados pelo epitélio sensitivo vestibular e são refletidos em aumento ou diminuição na atividade neural tônica dentro de cada nervo vestibular (6). A resposta reflexa fisiológica a uma mudança na orientação da cabeça é mover os olhos em uma direção igual e oposta, assim mantendo a estabilidade e o foco visuais durante o movimento da cabeça. Esta resposta é o reflexo vestibuloocular (RVO). As estruturas sensitivas dentro dos labirintos vestibulares esquerdo e direito operam conjugadamente. Quando o movimento da cabeça ou uma mudança na posição da cabeça causa uma alteração na atividade aferente vestibular, a atividade aferente a partir de um nervo vestibular aumenta e a atividade a partir do nervo vestibular oposto diminui.

Os sinais e sintomas dos transtornos vestibulares periféricos podem resultar de uma alteração na sensibilidade dos receptores vestibulares à gravidade (aceleração linear) e movimento da cabeça (aceleração angular), uma assimetria anormal na atividade vestibular central, ou uma alteração no ganho do RVO (relação entre a amplitude do movimento ocular e a do movimento da cabeça). Os sinais e sintomas também dependem da cronologia e gravidade da lesão da periferia vestibular. As lesões vestibulares podem ser súbitas, progressivas, flutuantes, unilaterais ou bilaterais em sua natureza. A velocidade de progressão da lesão, o grau ou extensão da lesão, e a evolução cronológica da compensação central determinarão os sinais e sintomas de apresentação. Compensação central é o processo normal de recuperação que ocorre logo depois de uma lesão do sistema vestibular periférico. A gravidade dos sinais e sintomas associados a lesão vestibular periférica é reduzida ao mínimo através do processo de compensação central. Este processo exige um cerebelo intacto e funcional integrado com as vias vestibulares centrais. O processo é estimulado e facilitado pelo movimento ativo da cabeça sob condições visuais.

SINAIS E SINTOMAS

Transtornos Unilaterais de Início Súbito

As causas de disfunção vestibular unilateral de início súbito incluem etiologias infecciosas (neuronite viral; labirintite bacteriana; síndrome de Ramsay Hunt), traumáticas (fratura do osso temporal), iatrogênicas (labirintectomia, seção do nervo vestibular) e idiopáticas (doença de Ménière). Além disso, dano ao labirinto pode ocorrer pela exposição a agentes ototóxicos (gentamicina), lesão vascular e fístulas labirínticas (7).

Uma lesão que compromete o labirinto reduz a atividade aferente a partir do lado afetado para o núcleo vestibular ipsolateral. Há uma redução conseqüente da atividade dentro das vias reflexas entre o tronco cerebral vestibular e os sistemas oculomotor, cerebelar e posturais espinhais. Na fase aguda, esta assimetria é interpretada centralmente como movimento (vertigem); a redução na atividade tônica para os núcleos oculomotores causa nistagmo; e a atividade vestibuloespinal e cerebelar alterada é percebida como uma sensação de estar caindo. Se o labirinto direito for afetado, os movimentos oculares lentos são para a direita (nistagmo de fase rápida para a esquerda). Há também evidência de atividade vestibuloespinal alterada (índex-nariz, sinal de Romberg, rotação no teste de dar passos de Fukuda). A gravidade dos sintomas depende da extensão da lesão labiríntica e do grau de compensação central que tiver ocorrido. Quando há uma perda grave de função, as alterações na atividade do núcleo vestibular afetam outros núcleos do tronco cerebral, e náusea, vômito, sudorese e bradicardia podem ocorrer.

Imediatamente depois da lesão, nistagmo está presente em todas as posições do olhar. Ele é suprimido pela fixação visual, aumenta quando a mirada é dirigida para longe da lesão, e diminui quando a mirada é na direção da lesão. O nistagmo desaparece gradualmente mas pode estar presente na ausência de fixação visual durante um período de tempo mais longo. Os sintomas vegetativos de náusea e vômito diminuem com o tempo. A velocidade de recuperação de uma lesão periférica é diretamente relacionada com o nível de atividade e é diminuída com a idade avançada. Medicações supressoras vestibulares também diminuem a velocidade e a extensão da recuperação de uma lesão periférica.

Lesões Vestibulares Bilaterais

As lesões vestibulares bilaterais resultam em uma diminuição simétrica na atividade tônica de cada labirinto para o tronco cerebral. Os sintomas principais são causados pela redução na sensibilidade vestibular ao movimento da cabeça e à posição gravitacional, resultando em imprecisão do RVO. Os sistemas de perseguição suave e optocinético não são afetados por doença labiríntica e são capazes de manter o foco visual durante um movimento de baixa velocidade da cabeça. Um RVO precisamente sintonizado é necessário para manter a acuidade visual durante um movimento rápido da cabeça. Sem um RVO intacto, movimentos rápidos da cabeça causam um deslize do campo visual sobre a retina e a acuidade visual degrada-se. Quando a função vestibular é normal, o ganho do RVO é próximo de um. Quando a estimulação vestibular bilateral é inadequada para manter ganho preciso do RVO, os pacientes relatam perturbação visual e tontura. Visão turva e desequilíbrio são proeminentes com o movimento rápido da cabeça ou quando a estimulação visual é limitada.

Mecanismos cerebelares de compensação são necessários para ajustar o ganho do RVO em resposta à sensibilidade alterada do labirinto. Os sintomas de uma perda bilateral parcial usualmente regridem em alguns dias. Compensação cerebelar não consegue acomodar a perda total ou quase total da função vestibular bilateral e os pacientes têm perturbações visuais graves com o movimento da cabeça (oscilopsia). As causas de transtornos bilaterais de início agudo incluem ototoxicidade, labirintite meningítica e trauma bilateral dos ossos temporais.

Lesões Unilaterais de Início Gradual

As causas de transtornos unilaterais de início gradual incluem neoplasia do oitavo nervo e doença degenerativa e auto-imune. Lesões de início gradual podem não produzir sintomas graves, porque o RVO é continuamente monitorizado e ajustado para manter movimentos oculares compensatórios precisos em resposta ao movimento da cabeça. As respostas assimétricas são ajustadas no tronco cerebral por mecanismos que não estão completamente conhecidos, mas exigem fibras comissurais entre os núcleos vestibulares (8). O ganho do RVO é ajustado pelo cerebelo lateral (nódulo e flóculo) (9). Se a lesão progredir de modo suficientemente lento, como no caso de um neuroma acústico, os sintomas vestibulares podem ser tão brandos a ponto de serem imperceptíveis. Não é incomum sintomas vestibulares de neuroma acústico ocorrerem somente depois que a lesão está suficientemente grande para causar compressão do tronco cerebral ou comprometer o suprimento sanguíneo ao labirinto periférico e causar uma diminuição súbita na função vestibular unilateral. A prova calórica, no entanto, é capaz de mostrar uma resposta diminuída no lado da lesão quando o tumor afeta o nervo vestibular superior.

Lesões Bilaterais de Início Gradual

As lesões bilaterais de início gradual causam poucos sintomas, em virtude da existência de mecanismos compensatórios cerebelares dentro do nódulo e do flóculo. Sintomas ocorrem quando há uma perda total ou quase total da sensibilidade vestibular. Sintomas de perturbação visual, tontura e oscilopsia são proeminentes. Exemplos de transtornos bilaterais de início gradual são envelhecimento, ototoxicidade, doença auto-imune, sífilis e doenças degenerativas.

Sintomas Flutuantes ou Recorrentes

Transtornos intermitentes unilaterais como hidropsia, vertigem posicional paroxística benigna e deiscência do canal semicircular superior (10) apresentam-se como episódios intermitentes de disfunção vestibular. Quando a sensibilidade do sistema vestibular se altera episodicamente, como na doença de Ménière ou na hidropisia endolinfática, o sistema nervoso central não tem tempo de compensar cada episódio de lesão vestibular periférica. Cada ataque é uma perda súbita de função vestibular, e os sintomas duram algumas horas ou dias. Episódios recorrentes de lesão do labirinto, como na doença de Ménière, eventualmente causam perda de sensibilidade vestibular no lado afetado e cessação dos sintomas vestibulares. Outras causas de lesão ou estimulação vestibular recorrente podem se resolver espontaneamente ou persistir até que sejam apropriadamente tratadas. Fístula perilinfática, vertigem posicional paroxística benigna e deiscência do canal semicircular superior são exemplos de doença vestibular unilateral recorrente que causa sintomas vestibulares intermitentes. Doenças auto-imunes podem afetar uma ou ambas as orelhas e podem ser gradualmente progressivas ou podem causar sintomas flutuantes. Sífilis terciária ou congênita causa dano vestibular através de infiltração linfocítica, vasculite e hidropsia, geralmente com sintomas vestibulares flutuantes e eventualmente com perda bilateral da função vestibular.

DIAGNÓSTICO

Diagnóstico preciso é crítico no tratamento de pacientes com transtornos vestibulares periféricos. A história e o exame físico são as mais importantes ferramentas disponíveis aos clínicos astutos na avaliação do paciente com vertigem (Fig. 76.1). A avaliação clínica deve determinar o início e a evolução cronológica dos eventos (aguda, progressiva, duração, freqüência), uma descrição dos sintomas (rotação, tontura, desequilíbrio, visão turva), quaisquer sintomas associados (perda auditiva, plenitude aural, otorréia, otalgia, paralisia facial, cefaléia, fotofobia, náusea, vômito), fatores que precipitam e aliviam, e fatores de risco relevantes (traumatismo craniano, doença vascular cerebral, doença auto-imune). A situação de outros sistemas sensoriais críticos para o equilíbrio (visão, propriocepção), a integridade

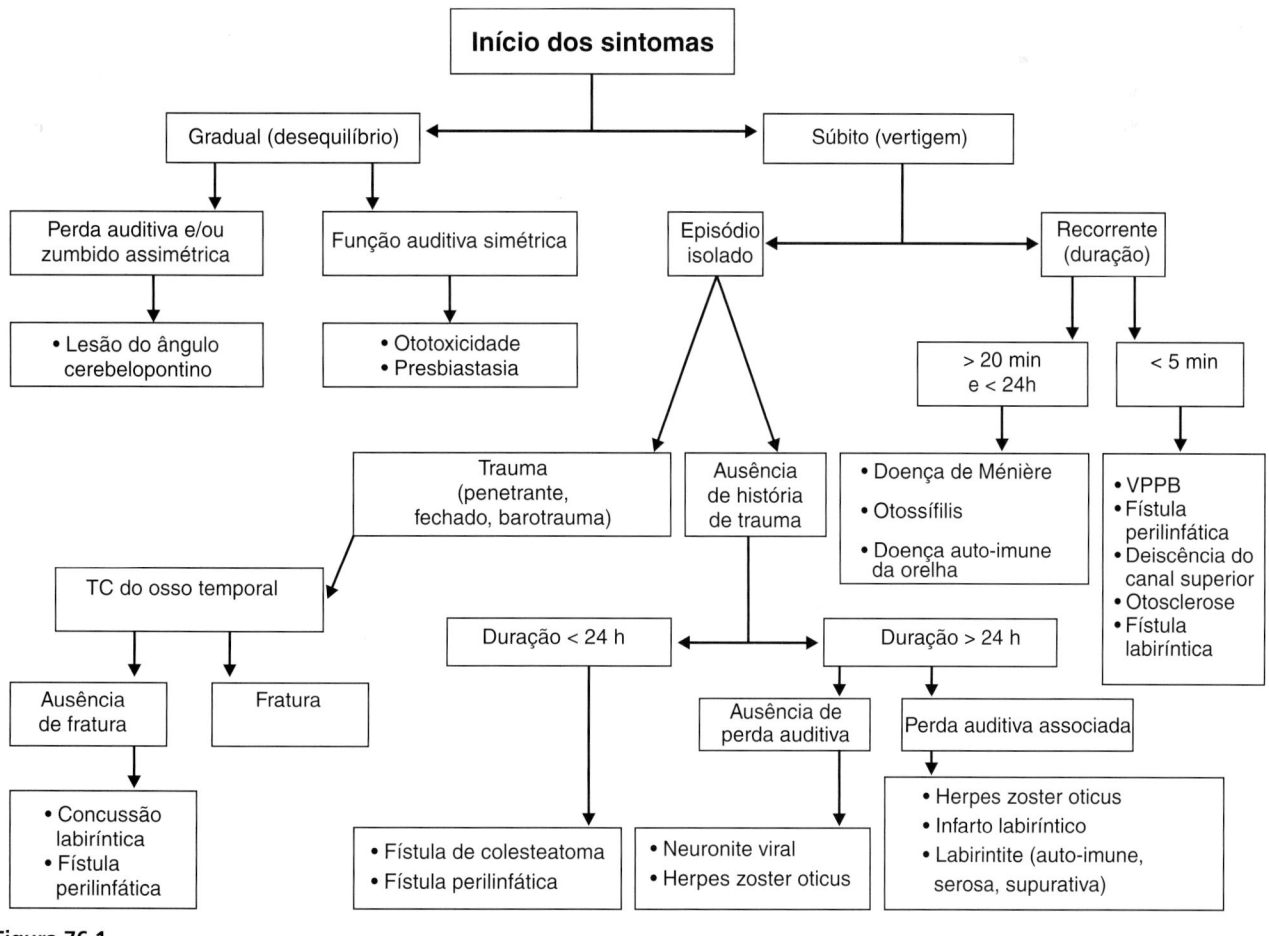

Figura 76.1

Sintomas dos transtornos vestibulares periféricos.

do sistema nervoso central e a integridade dos mecanismos compensadores também devem ser avaliadas. A compensação será significativamente afetada pelo uso de certas medicações de receituário e não de receituário, sendo necessária uma revisão completa.

O exame físico inclui exame completo de cabeça e pescoço, avaliação dos nervos cranianos, avaliação oculomotora com e sem lentes de Frenzel, e observação de marcha e postura. O exame otológico inclui otoscopia pneumática e audiometria. Nistagmo espontâneo é cuidadosamente descrito em termos de tipo, grau e efeito da fixação visual.

A presença de nistagmo posicional e vertigem associada é avaliada com manobras de Dix-Hallpike. Otoscopia pneumática com pressão positiva e negativa e lentes de Frenzel são usadas para avaliar sinal de Hennebert (vertigem e movimentos oculares anormais com uma membrana timpânica intacta). Exame quanto a sinal de Tullio com lentes de Frenzel é realizado se for suspeitada deiscência do canal superior (10). A evidência clínica de perda vestibular unilateral inclui nistagmo espontâneo e sacadas de refixação durante o teste de empurrão na cabeça (11). Durante o teste de empurrão na cabeça, o examinador empurra energicamente a cabeça do paciente para um lado enquanto o paciente é orientado a manter a fixação visual na face do examinador. Se houver fraqueza vestibular unilateral e RVO inadequado em uma direção, o paciente executa uma sacada de refixação depois do empurrão na cabeça para manter a fixação visual no alvo. Evidência clínica de perda vestibular bilateral pode ser detectada com o teste de acuidade visual dinâmica (12). Este teste também é útil na avaliação da recuperação da função após terapia (13). O paciente é solicitado a ler a linha mais inferior em uma carta de Snellen com a cabeça estacionária e em seguida durante uma oscilação da cabeça de 2 Hz. Os pacientes com perda vestibular bilateral têm turvação visual durante a oscilação da cabeça e perdem 3 ou mais linhas de acuidade na carta de Snellen.

Os pacientes com uma história de comprometimento visual são submetidos a avaliação dos olhos, visão e campos visuais. Uma vez que o sistema está diretamente envolvido no equilíbrio, visão prejudicada pode contribuir para os sintomas do equilíbrio e retardar a recuperação depois da perda da função vestibular. Outras manobras especiais efetuadas durante o exame são o teste de nistagmo pós-sacudir a cabeça, vertigem e nistagmo induzidos por hiperventilação, e rotação cabeça-sobre-o-corpo para avaliar vertigem cervical (14).

Os testes de função vestibular avaliam o labirinto, sistemas de controle vestibuloocular, controle postural e marcha. A eletronistagmografia (ENG) é uma bateria de testes de função vestibular que inclui avaliação de nistagmo espontâneo e semi espontâneo com e sem fixação visual, teste posicional, resposta calórica dos canais semicirculares laterais e prova em cadeira rotatória. Os estudos do movimento ocular incluem rastreio e os reflexos optocinético, sacádico e vestibuloocular. Uma variedade de testes é disponível para a avaliação do sistema vestibuloespinal e do controle postural. Estes testes avaliam interação vestibular visual, estabilidade da marcha e reflexos posturais sob diferentes condições sensoriais. Uma adição recente à bateria de testes vestibulares é a medição do potencial evocado miogênico vestibular (PMEV). O PMEV avalia a função de estruturas não avaliadas pela bateria padrão de testes vestibulares, o sáculo e o nervo vestibular inferior. Este teste é análogo ao teste de resposta auditiva do tronco cerebral (BERA) na avaliação de um arco reflexo neural. Um sinal acústico é usado para estimular o sáculo; o arco reflexo abrange o nervo vestibular inferior, núcleos vestibulares e trato vestibuloespinal com saída detectada como uma alteração no potencial do músculo esternocleidomastóideo (15). Aplicações potenciais do PMEV incluem a avaliação de deiscência do canal superior, schwannoma vestibular e detecção precoce de doença de Ménière (16).

Se os achados à avaliação clínica e eletronistagmografia sugerirem doenças da orelha média, mastóide ou canal auditivo interno, então exame de imagem por tomografia computadorizada ou ressonância magnética estão indicados para estabelecer a localização da lesão. Tomografia computadorizada é indicada se for suspeitado colesteatoma ou outras doenças que destroem osso. Ressonância magnética com contraste de gadolínio está indicada para a avaliação de causas retrococleares de vertigem. Avaliações focalizadas limitadas ao osso temporal são custo-efetivas para avaliar o labirinto e o ângulo cerebelopontino, mas podem não perceber os sinais de aterosclerose de pequenos vasos, transtornos desmielinizantes ou neoplasmas do cérebro ou cerebelo.

Uma avaliação completa aborda o diagnóstico etiológico e o local da lesão. Além disso, a integridade do sistema nervoso central é avaliada, e averiguado o nível de incapacidade. Uma avaliação social é efetuada para avaliar os ambientes do trabalho e de casa e os recursos da família e da comunidade. Muitas outras afecções freqüentemente coexistem com transtornos vestibulares, incluindo enxaqueca, acrofobia (medo de altura), agorafobia (medo de multidões) e sensibilidade aumentada ao movimento. O nível de motivação do paciente e qualquer litígio associado relacionado com a lesão vestibular também são avaliados. Estes fatores podem exigir tratamento independente ou afetar o tratamento bem-sucedido dos sintomas vestibulares.

TRATAMENTO

O objetivo de tratamento dos distúrbios vestibulares periféricos são diminuir a gravidade dos sintomas e restaurar a função (Fig. 76.2). As opções de tratamento incluem medicação supressora vestibular, cirurgia ablativa, labirintectomia química e reabilitação. A terapia de algumas afecções é dirigida para a própria lesão; isto é particularmente importante no tratamento de otite média crônica, colesteatoma ou labirintite bacteriana. Intervenção operatória de emergência e antibioticoterapia são consideradas quando infecção crônica causa vertigem. A seleção do tratamento é ditada pelo diagnóstico específico, pela freqüência e duração dos sintomas, e pelas características e necessidades do paciente.

Os objetivos iniciais do tratamento dos transtornos que causam perda súbita de função vestibular unilateral são aliviar os sintomas agudos vestibulares e autonômicos. Isto é realizado com medicações intravenosas, orais ou transdérmicas. Diazepam 5 a 10 mg por via intravenosa lentamente ao longo de vários minutos

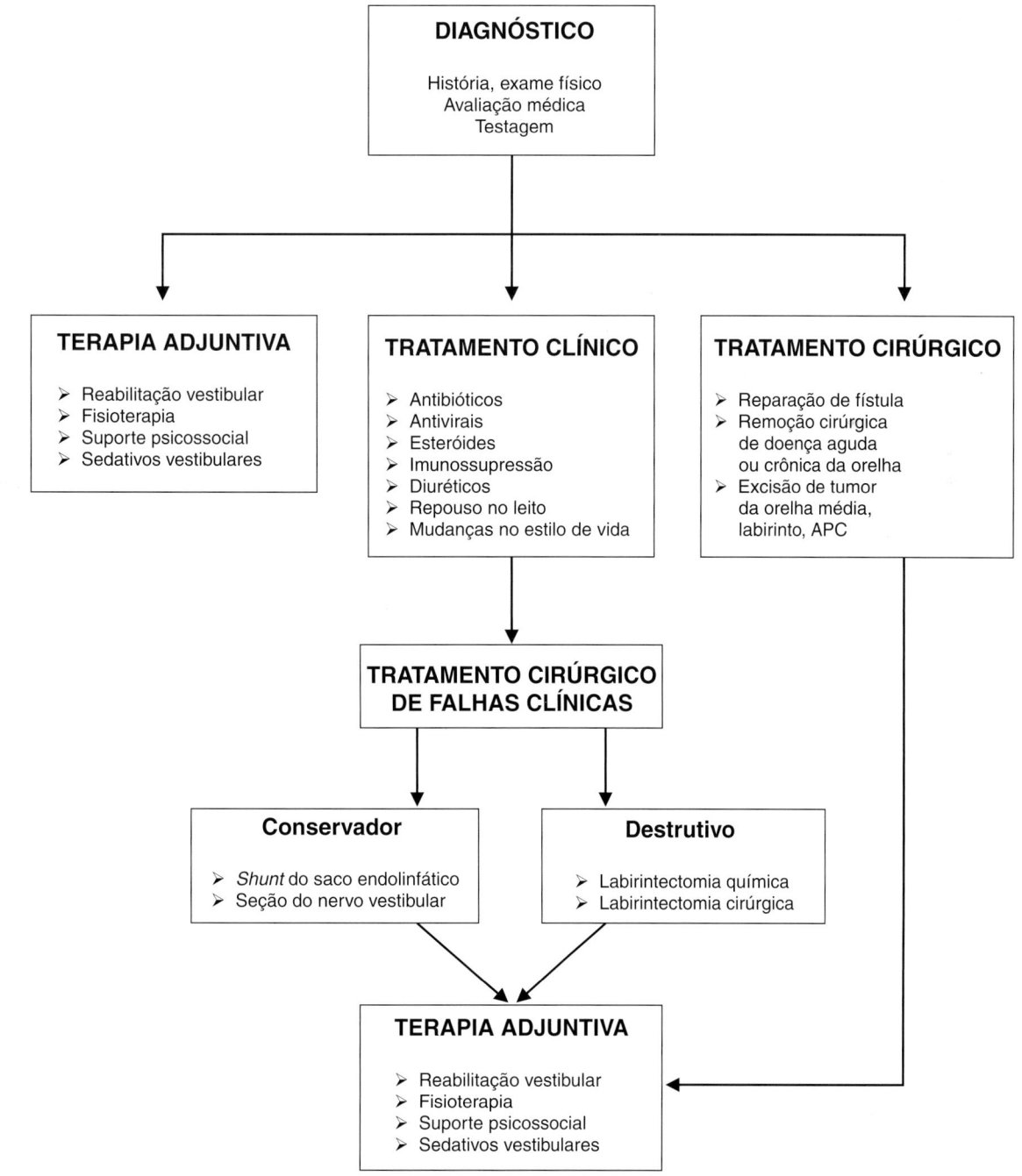

Figura 76.2
Tratamento dos distúrbios vestibulares periféricos.

reduzirá a vertigem, náusea e vômito da perda unilateral grave da função vestibular. Esta droga é mais bem usada para tratar neuronite vestibular, perda pós-traumática da função vestibular, labirintite ou vertigem episódica grave (17). Sedativos vestibulares são contra-indicados durante a avaliação ativa do paciente quanto a doença do sistema nervoso central ou traumatismo craniano.

Depois que os sintomas graves da lesão vestibular aguda se resolveram, devem ser iniciados os exercícios de movimento para reabilitar o restante da função (18,19). Os objetivos da reabilitação vestibular são promover a compensação da lesão vestibular periférica alterando o ganho do RVO (adaptação) e desenvolver as estratégias de substituição para manter o equilíbrio. Há um período crítico de 72 horas ou menos depois do qual a reabilitação é menos eficaz e a recuperação completa é menos provável. A reabilitação vestibular eficaz exige iniciação precoce de movimento ativo da cabeça com estimulação visual. Tanto reflexos visuais quanto do pescoço podem ser usados para compensar a perda de função vestibular. Medicações supressoras vestibulares orais, como meclizina ou escopolamina transdérmica, são úteis durante ataques agudos, mas as doses são reduzidas e descontinuadas tão logo seja possível a fim de minimizar a supressão da compensação.

Doença vestibular que é progressiva ou flutuante representa o problema de tratamento mais comum. Distúrbios labirínticos degenerativos são mais bem tratados com o uso mínimo de medicação supressora vestibular durante os períodos de alteração rápida na função. O mesmo é verdadeiro a respeito da vertigem episódica por hidropisia vestibular (doença de Ménière). Tão logo termine a vertigem grave, supressores vestibulares são suspensos e são instituídos exercícios de reabilitação.

A vertigem episódica da hidropisia vestibular pode ser tratada de muitas maneiras. A maioria dos pacientes com doença de Ménière responde a uma diminuição na ingestão de sal na dieta e administração de diuréticos. A fundamentação para este tratamento é reduzir a pressão endolinfática. Alguns casos de síndrome de Ménière são imunomediados e tratados com sucesso com imunoterapia e eliminação dietética de alérgenos alimentares (20). Se a hidropisia não puder ser controlada ou for doença terminal, então controle sintomático pode ser obtido com a aplicação de gentamicina intratimpânica (21).

Pacientes que não respondem ao tratamento e continuam a ter vertigem incapacitante podem necessitar tratamento cirúrgico definitivo. As opções incluem operações para realização de *shunt*, neurectomia vestibular e procedimentos ablativos. Ablação da função labiríntica tem um alto índice de sucesso em aliviar sintomas de vertigem episódica. Procedimentos ablativos devem ser usados com cautela em pacientes idosos com má compensação central e em pacientes em risco de perda bilateral da função vestibular.

Administração sistêmica de estreptomicina para realizar uma labirintectomia química foi usada para tratar pacientes com doença de Ménière bilateral, doença na única orelha com audição, ou maus candidatos cirúrgicos. A estreptomicina é dada por via intramuscular 2 vezes ao dia enquanto a função vestibular é monitorizada com testes calóricos. Quando as respostas calóricas diminuem, o tratamento é suspenso. As respostas calóricas são usadas para medir a parte de baixa freqüência da faixa dinâmica do sistema vestibular. A estreptomicina parece fazer ablação desta área primeiro, enquanto poupa a sensibilidade de mais alta freqüência, que é mais importante para o movimento fisiológico da cabeça. A titulação da estreptomicina com relação à resposta calórica pode aliviar a vertigem episódica sem produzir oscilopsia.

A técnica da labirintectomia cirúrgica pode ser realizada por várias vias. O procedimento é usado para tratar pacientes que têm vertigem episódica incapacitante mas nenhuma audição útil na orelha afetada. O resultado é uma perda de função vestibular e destruição de qualquer audição residual. A labirintectomia pode ser realizada através do canal auditivo. Se as janelas oval ou redonda não estiverem claramente à vista quando o anel e a membrana timpânica são rebatidos anteriormente, uma pequena quantidade de osso do canal auditivo posterior superior é removida com curetas ou microbroca. Depois da identificação positiva do nervo facial na orelha média, o estribo é removido e o osso entre a janela oval e a redonda é removido com uma microbroca. Porções do labirinto membranoso podem ser removidas com uma ponteira gancho ou aparelho de aspiração. Um pedaço de esponja Gelfoam impregnado com estreptomicina pode ser colocado no espaço resultante. Fáscia ou tecido muscular pode ser usado para tamponamento.

Remoção do labirinto vestibular também pode ser realizada pela via de acesso transmastóidea. Depois de mastoidectomia simples completa, o nervo facial é identificado e o canal horizontal removido. Os canais superior e posterior são abertos, e o vestíbulo com utrículo e sáculo é exposto e removido. A eficácia comparada para aliviar sintomas entre a labirintectomia ablativa e a seção do nervo vestibular ainda é debatida (22,23).

Cirurgia para síndrome de deiscência do canal superior foi advogada como tratamento para sintomas incapacitantes associados à doença. O canal semicircular deiscente é exposto usando-se uma via de acesso pela fossa média do crânio, e é ocluído com pó de osso ou re-epitelizado usando-se fáscia e osso. Há alguma controvérsia a respeito da prevalência da deiscência sintomática do canal, e as indicações da cirurgia para esta afecção ainda não estão bem estabelecidas (24).

Vertigem posicional paroxística benigna (VPPB) é uma das mais comuns causas de apresentação de vertigem episódica com todos os grupos etários. Uma cúpula normal do canal semicircular flutua de modo neutro com relação à endolinfa. A cúpula torna-se sensível à gravidade e produz todos os sinais e sintomas de deflexão cupular quando detritos otoconiais aderem à crista (cupulolitíase) ou tornam-se livremente flutuantes dentro de um canal semicircular (canalolitíase). Evidência clínica e histológica indica que tanto a cupulolitíase quanto a canalolitíase podem causar vertigem posicional. O canal posterior é mais comumente afetado por canalolitíase, embora comprometimento de canais alternativos possa ocorrer (25). Embora a VPPB aumente em incidência com a idade, o diagnóstico freqüentemente não é reconhecido no idoso (3). A VPPB pode-se apresentar como uma disfunção vestibular isolada, ou em associação com outras vestibulopatias (26) ou vasculite isquêmica (27). Manobras de reposicionamento das partículas são altamente bem-sucedidas no tratamento deste transtorno benigno porém potencialmente incapacitante (28,29). Cirurgia foi advogada para vertigem posicional incapacitante. Em casos que não respondem às manobras de reposicionamento das partículas, a oclusão da luz do canal semicircular posterior com pó de osso ou seção do nervo ampular do canal posterior geralmente é eficaz (30).

Reabilitação Vestibular

Durante muitos anos, os clínicos expressaram insatisfação com a medicação supressora, cirurgia descompressiva e cirurgia ablativa para o tratamento da vertigem causada por distúrbios periféricos. As medicações supressoras podem reduzir a compensação para lesão vestibular e têm importantes efeitos colaterais, incluindo sonolência, olhos secos e boca seca. Os resultados da cirurgia descompressiva não são universalmente favoráveis, e a cirurgia ablativa pode causar perda de audição ou exigir operações intracranianas com o risco associado de vazamento de líquido cerebrospinal, meningite e lesão do nervo facial.

A reabilitação vestibular tem sido usada na Inglaterra desde os 1930 e na Europa continental, nos Estados Unidos e outros países desde os 1940. Ela tem sido mais eficaz para a reabilitação de pacientes com perda súbita de função vestibular ou vertigem posicional (31). A terapia vestibular pode melhorar sintomas de vertigem de causa desconhecida e também melhorar o condicionamento geral do equilíbrio no idoso (32). Reabilitação vestibular freqüentemente é adjuntiva a outra terapia (depois do uso de medicação supressiva na fase aguda pós-lesão) ou após cirurgia ablativa. Nestas situações, os exercícios devem incluir movimentos da cabeça em conjunção com fixação visual ativa e devem ser começados logo depois da lesão. Movimentos da cabeça que produzem os maiores sintomas de desequilíbrio freqüentemente são os mais eficazes no processo de reabilitação (33).

É importante examinar o paciente cuidadosamente antes de recomendar exercícios vestibulares, para assegurar que a doença não é ameaçadora à vida ou facilmente tratável por outro meio. Em muitos casos, no entanto, exercícios são a melhor maneira de tratar a condição, particularmente quando o paciente tem perda súbita de função vestibular, degeneração da função vestibular (unilateral ou bilateral) ou vertigem posicional. Há crescente evidência de que programas de tratamento em casa podem ser eficazes para facilitar a habituação vestibular (33,34). Sintomas refratários podem-se beneficiar com exercícios de reabilitação vestibular realizados sob a supervisão de um fisioterapeuta.

A reabilitação vestibular abrange uma variedade de técnicas destinadas a melhorar os sintomas de hipofunção vestibular, diminuir a incapacidade e melhorar a função. Os programas de reabilitação vestibular são iniciados depois de uma avaliação completa dos déficits do paciente, sua condição física geral e limitações funcionais. Déficits em múltiplas modalidades de sensibilidade podem impedir a melhora, e os planos de tratamento devem ser elaborados para acomodar distúrbios visuais e proprioceptivos que complicam a disfunção vestibular. A avaliação deve determinar o grau de estabilidade estática e dinâmica bem como anormalidades da marcha.

Os programas de reabilitação vestibular confiam em vários mecanismos para promover a recuperação de função. A adaptação vestibular é responsável pelas alterações em longo prazo que ocorrem nos arcos reflexos vestibulares em resposta a alterações no estímulo vestibular. Ganho alterado nos reflexos vestibulooculares e vestibuloespinais ocorre após lesão vestibular periférica, e a recuperação do ganho funcional nestes sistemas é promovida pelo movimento ativo da cabeça e do corpo combinado com a estimulação visual. Vários programas de reabilitação de exercício graduado são disponíveis para o tratamento de pacientes com disfunção vestibular. Os programas incorporam movimentos estruturados de cabeça e pescoço combinados com tarefas de rastreamento visual e equilíbrio, que são contextuais com o ambiente. Os exercícios são realizados diariamente e podem ser iniciados durante uma avaliação de paciente interno ou ambulatorial.

PONTOS IMPORTANTES

- Transtornos vestibulares periféricos causam sinais e sintomas ao produzirem a estimulação assimétrica para o cérebro, alterarem a sensibilidade dos receptores e alterarem um receptor rotacional para o receptor de gravidade.

- Os sintomas dependem da velocidade de progressão do transtorno e de se o distúrbio é constante ou flutuante e unilateral ou bilateral.

- Tontura é um sintoma extremamente comum. Causas periféricas são mais comuns no começo da vida, causas centrais ou combinadas periféricas e centrais mais tarde na vida.

- Lesões unilaterais produzem nistagmo espontâneo com fase lenta dirigida para o lado da lesão.

- A velocidade de recuperação de uma lesão periférica é melhorada com o movimento da cabeça com função visual.

- Os pacientes que têm ausência de resposta à estimulação calórica podem ter função vestibular residual, particularmente para altas freqüências.

- Com perda bilateral da função vestibular, os pacientes freqüentemente relatam perturbações visuais durante o movimento da cabeça, em vez de vertigem.

- Uma razão pela qual os sintomas são tão perturbadores nos distúrbios que causam disfunção vestibular episódica é que os mecanismos compensatórios não têm tempo de ocorrer.

- Entre os métodos diagnósticos, a história e o exame físico são os mais importantes na avaliação dos pacientes com vertigem.

- Vertigem durante otite ou mastoidite bacteriana é um sintoma sério que sugere a necessidade de tratamento de emergência.

- O tratamento da vertigem de origem periférica pode necessitar o uso de medicações supressoras vestibulares durante a fase aguda, terapia cirúrgica ablativa para vertigem flutuante grave e terapia de reabilitação para vertigem persistente ou provocada pelo movimento.

REFERÊNCIAS

1. Task Force on the National Strategic Research Plan. *Balance and the vestibular system.* Bethesda, MD: National Institutes of Health; 1989.
2. *Vital and Health Statistics, The National Ambulatory Medical Care Survey, 1991 Summary,* National Health Survey, Series 13, No. 116, DHHS Publication No. (PHS) 94-1777, May 1994:21. See Table R.
3. Oghalai JS, Manolidis S, Barth JL, et al. Unrecognized benign paroxysmal positional vertigo in elderly patients. *Otolaryngol Head Neck Surg* 2000;122(5):630-634.
4. Baloh RW. Vertigo in older people. *Curr Treat Options Neurol* 2000;2(1):81-89.
5. Sloane PD, Coeytaux RR, Beck RS, et al. Dizziness: state of the science. *Ann Intern Med* 2001 May 1;134(9 Pt 2):823-832.
6. Fernandez C, Goldberg JM. Physiology of peripheral neurons innervating semicircular canals of the squirrel monkey, II: response to sinusoidal stimulation and dynamics of peripheral vestibular system. *J Neurophysiol* 1971;34:661-675.
7. Minor LB. Labyrinthine fistulae: pathobiology and management. *Curr Opin Otolaryngol Head Neck Surg* 2003;11(5):340-346.
8. Precht W. Characteristics of vestibular neurons after acute and chronic labyrinthine destruction. In: Kornhuber HH, ed. *Vestibular system: handbook of sensory physiology.* Vol VI. Berlin: Springer; 1974:451.
9. Jeannerod M, Courjon JH, Flandrin JM, et al. Supravestibular control of vestibular compensation after hemilabyrinthectomy in the cat. In: Flohr H, Precht W, eds. *Lesion-induced neuronal plasticity in sensorimotor Systems.* Berlin: Springer; 1981:208.
10. Minor LB. Superior canal dehiscence syndrome. *Am J Otol* 2000;21:9-19.
11. Halmagyi GM, Curthoys IS, Cremer PD, et al. The human horizontal vestibulo-ocular reflex in response to high-acceleration stimulation before and after unilateral vestibular neurectomy. *Exp Brain Res* 1990;81:479-490.
12. Baloh RW, Honrubia V. *Clinical neurophysiology of the vestibular system.* Philadelphia: FA Davis; 1990.
13. Herdman SJ, Schubert MC, Das VE, et al. Recovery of dynamic visual acuity in unilateral vestibular hypofunction. *Arch Otolaryngol Head Neck Surg* 2003;129(8):819-824.
14. Wrisley DM, Sparto PI, Whitney SL, et al. Cervicogenic dizziness: a review of diagnosis and treatment. *J Orthop Sports Phys Ther* 2000;30(12):755-766.
15. Robertson DD, Ireland DJ. Vestibular evoked myogenic potentials. *J Otolaryngol* 1995;243:3-8.
16. Shojaku H, Takemori S, Kobahashi K, et al. Clinical usefulness of glycerol vestibular-evoked myogenic potentials: preliminary report. *Acta Otolaryngol Suppl* 2001;545:65-68.
17. Hain TC, Uddin M. Pharmacological treatment of vertigo. *CNS Drugs* 2003;17(2):85-100.
18. Norre MD. Vestibular habituation training: exercise treatment for vertigo based upon the habituation effect. *Otolaryngol Head Neck Surg* 1989;101:14.
19. Cohen HS, Kimball KT. Decreased ataxia and improved balance after vestibular rehabilitation. *Otolaryngol Head Neck Surg* 2004;130(4):418-425.
20. Derebery MI. Allergic management of Ménière's disease: an outcome study. *Otolaryngol Head Neck Surg* 2000;122:174-182.
21. Diamond C, O'Connell DA, Hornig JD, et al. Systematic review of intratympanic gentamicin in Ménièré's disease. *J Otolaryngol* 2003;32(6):351-361.
22. Badke MB, Pyle GM, Shea T, et al. Outcomes in vestibular ablative prodecures. *Otol Neurotol* 2002;23(4):504-509.
23. Eisenman DJ, Speers R, Telian SA. Labyrinthectomy versus vestibular neurectomy. long-term physiologic and clinical outcomes. *Otol Neurotol* 2001;22(4):539-548.
24. Williamson RA, Vrabec IT, Coker NJ, et al. Coronal computed tomography prevalence of superior semicircular canal dehiscence. *Otolaryngol Head Neck Surg* 2003;129(5):48l-489.
25. Honrubia V, Baloh RW, Harris M, et al. Paroxysmal positional vertigo syndrome. *Am J Otol* 199;20:465-470.
26. Karlburg M, Hall K, Quicken N, et al. What inner ear diseases cause benign paroxysmal positional vertigo? *Acta Otolaryngol* 2000;120(3):380-385.
27. Amor-Dorado JC, Llorca J, Costa-Ribas C, et al. Giant cell arteritis: a new association with benign paroxysmal positional vertigo. *Laryngoscope* 2004;114:1420-1425.
28. Woodworth BA, Gillespie MB, Lambert PR. The canalith repositioning procedure for benign positional vertigo: a meta-analysis. *Laryngoscope* 2004;114(7):1143-1146.

29. Herdman SJ. Treatment of benign paroxysmal positional vertigo. *Phys Ther* 1990;70:381-388.
30. Agrawal SK, Parnes LS. Human experience with canal plugging. *Ann N Y Acad Sci* 2001;942:300-305.
31. Gauchard GC, Gangloff P, Jeandel C, et al. Physical activity improves gaze and posture control in the elderly. *Neurosci Res* 2003;45(4):409-417.
32. Whitney SL, Rossi MM. Efficacy of vestibular rehabilitation. *Otolaryngol Clin North Am* 2000;33(3):659-672.
33. Yardley L, Donovan-Hall M, Smith HE, et al. Effectiveness of primary care-based vestibular rehabilitation for chronic dizziness. *Ann Intern Med* 2004;141(8):598-605.
34. Cohen HS, Kimball KT. Increased independence and decreased vertigo after vestibular rehabilitation. *Otolaryngol Head Neck Surg* 2003;128:60-70.

CAPÍTULO 77

Vestibulopatia Central

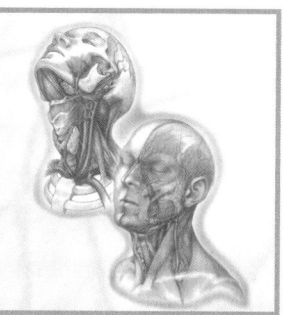

C. Y. Joseph Chang ▪ Arun K. Gadre

O termo "transtorno vestibular central" inclui as patologias que ocorrem centralmente ao labirinto e ao nervo vestibular. Essencialmente, um transtorno vestibular central significa a presença de um processamento anormal dos estímulos sensitivos vestibulares periféricos pelo sistema nervoso central (SNC). Existem diversas condições do SNC conhecidas por causarem sintomas vestibulares específicos. Estas incluem enxaqueca, insuficiência vertebrobasilar, esclerose múltipla e tumores do ângulo cerebelopontino. Há outras condições que se admite produzirem sintomas vestibulares, mas o complexo sintomático exato associado a estas afecções permanece controverso. Estas incluem compressão por alça vascular, malformações de Chiari e muitas outras.

Nossa capacidade de compreender e tratar pacientes com anormalidades vestibulares tem sido dificultada pelas seguintes razões. Primeira, o termo *vestibulopatia* pode ter diferentes significados para diferentes indivíduos. Por exemplo, alguns podem considerar que as vestibulopatias incluam apenas as condições relacionadas com labirinto, nervo vestibular ou núcleos vestibulares, enquanto outros podem considerar uma interpretação mais ampla, incluindo todos os pacientes com sintomas de vertigem, tontura e desequilíbrio. Segunda, embora muitos transtornos vestibulares sejam bem definidos, em muitos outros, a fisiopatologia, o complexo sintomático e a história natural não estão bem definidos. Além disso, há um número substancial de pacientes que exibem sintomas vestibulares, mas para os quais um diagnóstico definitivo não é claro. Terceira, há alguns testes definitivos que incluem ou excluem vários transtornos vestibulares, forçando-nos a confiar principalmente na história do paciente e nos achados físicos, unicamente, para determinar um diagnóstico. Estes fatores confundem nossos esforços para obter uma compreensão abrangente dos distúrbios vestibulares e para proporcionar tratamento significativo aos nossos pacientes. Eles também confundem nossos esforços para compreender os resultados dos estudos clínicos, especialmente aqueles concernentes a uma entidade patológica na qual critérios diagnósticos não estão bem estabelecidos. A síndrome de compressão por alça vascular é um exemplo.

As estimativas da incidência de etiologias centrais na população de pacientes com a queixa de tontura são de 10% a 20%. A incidência de vestibulopatia central no total de pacientes que se apresentaram a uma clínica especializada de tontura foi 13% (1). Estes valores podem ser subestimativas ou superestimativas pela seguinte razão. A diferenciação entre transtornos centrais e periféricos é tipicamente feita com base em sintomas, achados físicos e testagem vestibular do paciente. A não ser que os achados sejam bastante característicos, não há testes confirmatórios definitivos que possam fazer a distinção final entre um transtorno central e um periférico. Por exemplo, não há teste específico que confirme a presença de neuronite vestibular, labirintite e muitas outras síndromes, mas o diagnóstico é relativamente claro em muitos casos baseando-se em apresentação clínica e achados físicos. Anormalidades encontradas em eletrococleografia foram associadas a hidropisia endolinfática, mas sensibilidade e especificidade são desconhecidas. Há um número importante de pacientes com achados vestibulares não compatíveis com um transtorno periférico que provavelmente é sub-relatado. Apesar dos muitos fatores desconhecidos nos transtornos vestibulares centrais, este capítulo procurará oferecer um caminho racional para análise e tratamento destes transtornos.

FISIOPATOLOGIA

Uma discussão detalhada da fisiologia e da fisiopatologia do sistema vestibular está além dos objetivos deste capítulo (ver Capítulo 50). Indicamos, ao leitor, Baloh e Honrubia (2) e Brandt (3) para uma revisão mais abrangente. Em resumo, o sistema vestibular destina-se a manter o corpo do indivíduo adequadamente referenciado no espaço e relacionado com a gravidade. Para esta finalidade, há vários sistemas de sensibilidade, incluindo labirinto, órgãos proprioceptivos e sistema visual, que fornecem informação ao processador central, o qual inclui não somente os núcleos vestibulares e o cerebelo, mas também numerosas vias neurais dentro do tronco cerebral. As funções exatas de muitas destas vias provavelmente ainda estão por ser descobertas, embora a natureza de alguma informação rudimentar do processamento tenha sido estudada (4). O dano a qualquer uma destas unidades processadoras centrais pode causar disfunção vestibular com resultantes sintomas associados. Os tipos conhecidos de anormalidades vestibulares centrais estão sumariados na Tabela 77.1.

Notadamente, apesar de dano permanente a algumas partes do processador central, o sistema vestibular é capaz de recuperar grande parte da sua eficácia global. Este fenômeno é chamado compensação central e o seu mecanismo exato é desconhecido. A compensação central parece ser acelerada pela estimulação repetida do sistema vestibular. Compensação central é também o mecanismo pelo qual os indivíduos com lesões vestibulares periféricas estáticas como perda de função labiríntica unilateral recuperam sua função do equilíbrio e tornam-se assintomáticos. Compensação central não é eficaz na recuperação de disfunção vestibular periférica flutuante tal como a doença de Ménière.

DIAGNÓSTICO

Em geral, a história é de importância crítica, porque os achados físicos e a testagem vestibular na maioria dos casos pode fornecer somente informação suportiva (5). Especificamente, a não ser que o exame ou testes revelem um achado específico como o nistagmo geo-

TABELA 77.1
PRINCIPAIS TIPOS DE ANORMALIDADES VESTIBULARES CENTRAIS[a]

Anormalidade	Causa proposta	Manifestação ou achado clínico
Córtex vestibular		
Tálamo	Convulsões parciais simples	Epilepsia vestibular
	Infarto talâmico paramediano	Reação de inclinação ocular (RIO)
	Hemorragia	Astasia talâmica
	Lesões talâmicas póstero-laterais	
Vestibulocerebelar		
Flóculo	Desinibição do RVO vertical em grau de inclinação	Nistagmo batendo para baixo, vertigem
Nódulo		Nistagmo batendo para baixo posicional
Núcleos vestibulares	Interação inapropriada canal-otólitos (?)	Vertigem ou nistagmo posicional central
Alça vestibulocerebelar (?)	Interação inapropriada canal-otólitos (?)	
Tronco cerebral		
Mesodiencefálica	Desequilíbrio do tônus do RVO vertical ao rolar	Reação de inclinação ocular
	Desequilíbrio do tônus do RVO em grau de inclinação	Nistagmo batendo para cima e vertigem
Pontobulbar	Ativação axonal efáptica alastrando-se transversalmente	Disartria/ataxia paroxística na esclerose múltipla
	Placa em raiz do nervo vestibular na EM ou infarto lacunar	Pseudo-"neurite vestibular"
	Lesão da via graviceptiva com desequilíbrio do tônus do RVO ao rolar	Reação de inclinação ocular
	Desequilíbrio do tônus do RVO em grau de inclinação	Nistagmo batendo para baixo/vertigem
Bulbar	Desequilíbrio do tônus do RVO em grau de inclinação	Nistagmo batendo para cima/vertigem
	Lesão de núcleos vestibulares (?)	Vertigem paroxística evocada por mirada ou posição da cabeça laterais
Tronco cerebral e cerebelo	Infarto da ACIA ou ACIP com isquemia do labirinto superior, nervo vestibular, núcleos vestibulares	Pseudo-"neurite vestibular"
	Desvio da vertical subjetiva induzida por lesão isquêmica	Lateropulsão na síndrome de Wallenberg
	Hereditária, metabólica (?)	Vertigem periódica familiar
	Viral	Encefalite com vertigem predominante
	Viral	Vertigem epidêmica

[a]RVO, reflexo vestibuloocular; ACIA, artéria cerebelar inferior anterior; ACIP, artéria cerebelar inferior posterior.
Adaptado de Black FO, Peszneker SC, Grimm RJ. Central vestibular disorders. In: *Head and Neck Surgery–Otolaryngology*, 2nd ed. Bailey BJ, ed. Philadelphia: Lippincott-Raven Publishers, 1998, com permissão.

trópico da vertigem posicional paroxística benigna, os resultados usualmente não são patognomônicos de qualquer transtorno vestibular isolado.

Ao entrevistar um paciente com tontura, o médico deve ser conhecedor das várias etiologias periféricas de disfunção vestibular. Um diagnóstico de transtorno vestibular central deve ser suspeitado se a história do paciente não for compatível com qualquer distúrbio periférico (6). Em geral, o paciente com vestibulopatia central terá desequilíbrio em vez de vertigem, uma duração mais longa dos sintomas com início gradual e mínimos sintomas vegetativos como náusea e vômito, mas há muitas exceções. A presença de sintomas neurológicos, como aura visual, perturbações sensitivas e motoras e cefaléias, aumenta as probabilidades de um distúrbio central estar presente. Haverá no entanto um número substancial de pacientes com um distúrbio vestibular central, os quais exibem inicialmente poucos sintomas que possam identificá-lo como um transtorno central.

O exame físico deve novamente se focalizar na presença de achados vestibulares que não são coerentes com um transtorno puramente periférico. A presença de nistagmo que não é característico de uma anormalidade labiríntica unilateral (nistagmo horizontal unidirecional) ou patologia de canal semicircular (nistagmo rotatório geotrópico ou ageotrópico) deve ser procurada. Existem achados físicos específicos que são característicos de distúrbios centrais, incluindo nistagmo que muda de direção, não suprimido pela fixação visual, batendo para baixo, batendo para cima, ou desconjugado, e anormalidades no rastreio pendular, movimentos sacádicos, nistagmo optocinético. A Tabela 77.2 resume as características de nistagmo usualmente associado a distúrbios centrais. Deve-se manter em mente que afecções centrais podem causar nistagmo que tipicamente ocorre com transtornos periféricos (7,8). O paciente com vestibulopatia central pode em alguns casos não exibir nistagmo.

O equilíbrio do paciente deve ser avaliado. Os testes de avaliação do equilíbrio incluem a marcha; marcha sobre uma linha colocando o calcanhar à frente do hálux; Romberg; e Romberg modificado com os pés um à frente do outro; de pé sobre espuma com olhos abertos, com olhos fechados e com uma cúpula sobre a face do paciente (o chamado teste da espuma e cúpula). O princípio deste teste é desafiar o sistema do equilíbrio diminuindo os estímulos *(inputs)* a partir da propriocepção e da visão. Deve ser mantido em mente que anormalidades do equilíbrio podem ocorrer com patologias vestibulares tanto periféricas quanto centrais. Sinais de disfunção cerebelar como dismetria no teste index-nariz, no teste de calcanhar na canela e disdiadococinesia são bastante característicos de um problema central. Similarmente, a presença de disfunção de nervos cranianos (excluindo o nervo vestibulococlear ou nervo facial periférico), perturbações sensitivas e da força motora, anormalidades da coordenação e alterações do estado mental são características de uma lesão central. Teste da função vestibular como eletronistagmografia (ENG) pode ser útil se detectar nistagmo característico de uma vestibulopatia central, ou se o rastreio pendular, movimentos sacádicos ou nistagmo optocinético forem anormais (9). A ausência destes achados não exclui a presença de uma doença vestibular central.

Estudos de imageamento como tomografia computadorizada (TC) do cérebro com contraste ou ressonância magnética (RM) devem ser realizados se uma vestibulopatia central for suspeitada. A RM em grande parte suplantou a TC nos últimos anos. RM é capaz de detectar tumores intracranianos, hemorragia, anomalias da junção craniovertebral como as malformações de Chiari, placas de doenças desmielinizantes e outros achados (10–12). A ausência de anormalidades no imageamento não exclui a presença de um transtorno vestibular central. Outros estudos por imagem como angiografia ressonância magnética (ARM, angiorressonância) (13) e angiografia devem ser pedidos se uma etiologia vascular for suspeitada.

TRANSTORNOS VESTIBULARES CENTRAIS

Uma discussão detalhada da pletora de transtornos vestibulares centrais está além dos objetivos deste capítulo. Muitas destas síndromes estão sumariadas na Tabela 77.3 e os tratamento estão sumariados na Tabela 77.4. Esta seção descreverá as etiologias centrais mais comuns de tontura, enxaqueca, vasculares, malformação cerebelar/de Chiari e esclerose múltipla (1,14).

Enxaqueca

A enxaqueca é considerada uma síndrome vascular causada pela constrição e pela dilatação seriadas de vasos sanguíneos intracranianos (15). A incidência estimada de cefaléias causadas por enxaqueca é variável. Os relatórios variaram de 6% dos homens e 15% a 18%

TABELA 77.2
CARACTERÍSTICAS DO NISTAGMO USUALMENTE ASSOCIADO A ETIOLOGIAS CENTRAIS

Direção	Vertical, horizontal ou torcional
Mudando de direção	Sim
Náusea associada	Mínima
Supressão pela fixação visual	Mínima
Latência	Nenhuma
Fadiga	Nenhuma

TABELA 77.3 — DIAGNÓSTICO
TRANSTORNOS VESTIBULARES CENTRAIS

Manifestações/Diagnóstico	Auxílios Diagnósticos
Degenerativas	
Doença degenerativa relacionada com a idade	Desequilíbrio progressivo Hesitação na marcha Dificuldade para se mover na escuridão ou sobre superfícies irregulares Presbiacusia "Dependência visual ou somatossensitiva" padrão TOS na PDC
Infecciosas	
Meningite otítica, encefalite, abscesso epidural etc.	História de doença crônica da orelha com uma orelha que subitamente pára de supurar Mastoidite aguda recente Sinais meníngeos do SNC Letargia Febre Leucocitose com desvio para a esquerda Punção lombar anormal
Vertigem epidêmica	Abscesso na RM/TC
Sífilis (lues) congênita	Infecção viral antecedente FTA-ABS positivo (VDRL não tão confiável) Respostas calóricas e reflexo oculovestibular reduzidos Perda auditiva neurossensorial bilateral Estigmas da lues: dentes de Hutchinson, bossas frontais, nariz em sela etc. Pode parecer doença de Ménière inicialmente na doença
Circulatórias	
Insuficiência vertebrobasilar	Tontura, diplopia, disfasia, ataques de queda Pode incluir também perda visual, alucinações, ataxia, cefaléia, fraqueza, entorpecimento perioral Exame neurológico normal entre os ataques Angiograma cerebral pode ser anormal
Síndrome de Wallenberg (infarto bulbar lateral)	Vertigem de início agudo, N&V, dor facial ipsolateral, disfagia, diplopia, disfonia Síndrome de Horner ipsolateral Entorpecimento ou paresia facial, palatal e faríngea Nistagmo espontâneo Reação de inclinação ocular anormal Lateropulsão
Hemorragia cerebelar	Angiograma cerebral anormal TC/RM pode mostrar infarto em forma de cunha Vertigem de início abrupto com N&V Ataxia grave, incapacidade de ficar de pé Cefaléia e rigidez nucal grave Paresia da mirada Nistagmo espontâneo ou evocado pela mirada TC/RM anormal: hemorragia, hidrocefalia, compressão do tronco cerebral Deterioração rápida se não tratada
Auto-imunes	
Síndrome de Cogan	Ceratite intersticial não-sifilítica Surdez unilateral ou bilateral flutuante, progressiva Nistagmo espontâneo Vertigem episódica Ataxia
Síndrome cerebelar aguda	Disartria
Estruturais	
Malformação de Arnold-Chiari	Falta de firmeza e deterioração da marcha progressivas Oscilopsia Nistagmo batendo para baixo Paralisias de nervos cranianos inferiores Sintomas pioram com Valsalva TC/RM pode mostrar hidrocefalia e/ou hérnia tonsilar Paralisia abdutora bilateral se grave

TABELA 77.3 — DIAGNÓSTICO
TRANSTORNOS VESTIBULARES CENTRAIS (Cont.)

Manifestações/Diagnóstico	Auxílios Diagnósticos
Hidrocefalia	Função mental alterada, letargia, retardo
	Ataxia e desequilíbrio
	Sinais clínicos de pressão intracraniana aumentada
	TC/RM mostra ventrículos dilatados
Sistêmicas	
Esclerose múltipla	Vertigem, nistagmo
	Ataxia, sentido de posição e vibratório prejudicado
	Neurite óptica
	RATC e reflexos musculares da orelha média anormais
	Testes de função auditiva central anormais
	Placas desmielinizadas ("pontos brilhantes") na RM
	Globulina anormalmente elevada no LCE
Doença de Parkinson	Tétrade de sintomas: prejuízo do controle postural, reflexos posturais anormais, rigidez muscular atípica, inflexibilidade muscular
	Tremor de intenção
	Comprometimento mecânico da fala
Carcinomatosas	
Primária	Vertigem, perda auditiva, dor local, paresia/paralisia facial
	Tumor visível: tumor na orelha média ou canal externo, abaulamento mastóideo etc.
	Otorréia resistente a tratamento
Secundária	Vertigem, desequilíbrio, ataxia
	Paresia/paralisia facial
	Perda auditiva ou surdez
	Função vestibular reduzida
	Câncer primário em outro local no corpo
Hereditárias	
Síndrome de Waardenburg	Perda auditiva neurossensorial moderada a profunda bilateral
	Hidropisia endolinfática secundária com vertigem, zumbido, repleção aural etc.
	Estigmas físicos: distância intercantal alargada, topete branco, heterocromia da íris, ponte nasal achatada etc.
	Outros afetados na mesma família (herança dominante)
Doença de Huntington	Perturbações motoras: coréia, bradicinesia, ataxia
	Posturografia dinâmica anormal
Vertigem periódica familial	Ataxia episódica, vertigem
	História familial
	Responde à acetazolamida
Outras	
Exposição a toxina	Varia de acordo com a toxina: pode incluir vertigem, náusea e vômito, perda auditiva, zumbido, ataxia
Doença do movimento	N&V, palidez, diaforese à exposição a movimento
	Pode ter sintomas quando exposto a movimento na periferia visual
Epilepsia vestibular	EEG anormal

TOS, tentativa de organização sensorial; PDC, posturografia dinâmica computadorizada; RM, ressonância magnética; TC, tomografia computadorizada; FTA-ABS, absorção de anticorpo treponêmico fluorescente; VDRL, Venereal Disease Research Laboratory; RVO, reflexo vestibuloocular; N&V, náusea e vômito; RIO, reação de inclinação ocular; LCE, líquido cerebrospinal; RATC, resposta auditiva do tronco cerebral; EEG, eletroencefalograma.
Adaptado de Black FO, Pesznecker SC, Grimm RJ. Central vestibular disorders. In: *Head and neck surgery–otolaryngology,* 2nd ed. Bailey BJ, ed. Philadelphia: Lippincott-Raven Publishers, 1998, com permissão.

das mulheres em um estudo (16), a 15% a 20% em homens, 23% a 29% em mulheres, e 5% em crianças (17). Há uma nítida preponderância feminina na maioria dos estudos. As cefaléias enxaquecosas são subclassificadas em enxaqueca com e sem aura. As características clínicas da aura associada a enxaqueca estão mostradas na Tabela 77.5. Os sintomas visuais são o componente mais comum da aura, seguidos por parestesias, que são caracterizadas por entorpecimento, formigamento ou ambos afetando as extremidades superiores ou inferio-

TABELA 77.4 — TRATAMENTO — TRANSTORNOS VESTIBULARES CENTRAIS

Manifestações/diagnóstico	Tratamento/alternativas
Degenerativas	
Doença degenerativa relacionada com a idade	Fisioterapia especializada Instrução em medidas de segurança Modificações ambientais
Infecciosas	
Meningite otítica, encefalite, abscesso epidural etc.	Cultura e sensibilidade Antibióticos apropriados Descompressão cirúrgica de emergência do abscesso (evitar descompressão aguda se PIC for alta)
Vertigem epidêmica	Tratamento de suporte (resolve-se espontaneamente)
Sífilis (lues) congênita	Penicilina em altas doses: 20 milhões de unidades IV/dia durante 10-14 dias Esteróides: prednisolona 80-100 mg durante 10-14 dias, a seguir diminuir gradativamente (pode necessitar manutenção em dias alternados para prevenir progressão de perda auditiva) Esteróides de manutenção conforme necessário
Circulatórias	
Insuficiência vertebrobasilar	Drogas antiplaquetas profiláticas (AAS 300-600 mg/dia ou 2 v/dia) Casos graves: anticoagulação sistêmica com heparina, seguida por terapia de manutenção com varfarina e monitoramento do tempo de coagulação
Síndrome de Wallenberg (infarto bulbar lateral)	Tratamento sintomático Drogas antiplaquetas (p. ex., aspirina)
Hemorragia cerebelar	Descompressão cirúrgica imediata Tratamento de suporte
Auto-imunes	
Síndrome de Cogan	Esteróides em altas doses: prednisona 100 mg/dia × 10-14 dias, a seguir diminuída gradativamente e seguida por dose de manutenção (pode necessitar imunossupressão adicional)
Síndrome cerebelar aguda	Reabilitação de perda auditiva/surdez
Estruturais	
Malformação de Arnold-Chiari	Craniotomia suboccipital e descompressão
Hidrocefalia	Curto prazo: desidratação com soluto, aspiração do LCE em excesso (punção lombar) Longo prazo: *shunt* cirúrgica do LCE
Sistêmicas	
Esclerose múltipla	ACTH, interferon e outras medicações Tratamento sintomático
Doença de Parkinson	Levodopa Fisioterapia e modificações do ambiente Cirurgia estereotática: palidotomia
Carcinomatosas	
Primária	Excisão local Quimioterapia, radioterapia etc. Tratamento sintomático
Secundária (metastática)	Excisão local Quimioterapia, radioterapia etc. Tratamento sintomático
Hereditárias	
Síndrome de Waardenburg	Tratamento sintomático da hidropisia secundária Reabilitação para perda auditiva/surdez Aconselhamento genético
Doença de Huntington	Aconselhamento genético
Vertigem periódica familial	Acetazolamida
Outras	
Exposição a toxina	Remoção da toxina Quelação (em alguns casos)
Doença do movimento	Tratamento sintomático Profilaxia antes da exposição: adesivos de escopolamina, Dramamine etc. Exposição repetida gradual
Epilepsia vestibular	Drogas anticonvulsivas Tratamento sintomático Controlar transtorno periférico flutuante se presente

PIC, pressão intracraniana; IV, intravenosa; AAS, aspirina; v/dia, vezes ao dia; LCE, líquido cerebrospinal; ACTH, hormônio adrenocorticotrópico.

Adaptado de Black FO, Pesznecker SC, Grimm RJ. Central vestibular disorders. In: *Head and neck surgery–otolaryngology*, 2nd ed. Bailey BJ, ed. Philadelphia: Lippincott-Raven Publishers, 1998, com permissão.

TABELA 77.5
CARACTERÍSTICAS DO COMPONENTE AURA DA ENXAQUECA (ORDEM DECRESCENTE DE FREQÜÊNCIA)
1. Escotomas, ou pontos cegos
2. Teicopsia, ou espectros de fortificação, um padrão em ziguezague no campo visual assemelhando-se a uma fortaleza
3. Lampejamento (fotopsia) de luzes coloridas
4. Parestesia

res, face e ocasionalmente o tronco. Sintomas menos freqüentes da aura incluem alucinações olfatórias e auditivas, fraqueza, dificuldades de fala e tonteira.

Os sintomas vestibulares associados a enxaqueca incluem intolerância ao movimento, vertigem episódica e desequilíbrio (15,18–22). Estes sintomas ocorrem tipicamente antes da cefaléia da enxaqueca, durante a fase da aura. Em alguns casos, os sintomas vestibulares não são associados em tempo às cefaléias. Em outros casos, o paciente pode não ter mais cefaléia, ou pode ter apenas uma história familiar de enxaquecas. Por essas razões, vestibulopatia relacionada com enxaqueca deve ser suspeitada nos pacientes com uma história pessoal ou familial de enxaqueca, mesmo se o paciente não sofrer cefaléias presentemente.

Vertigem episódica ocorre em cerca de 30% a 40% dos pacientes com cefaléias enxaquecosas, mas apenas 10% dos pacientes que têm enxaqueca vestibular também têm cefaléias no momento do seu ataque de vertigem. A vertigem pode durar de alguns minutos a várias horas. Desequilíbrio é a queixa vestibular mais comum (75%). Ele freqüentemente é exacerbado por movimento de cabeça ou corpo e pode durar de vários minutos a vários dias. Em alguns casos, a sensação está presente constantemente (18). Curiosamente, um estudo comparando a incidência de vertigem *vs.* desequilíbrio episódicos em pacientes com cefaléias de tensão *vs.* cefaléias enxaquecosas não mostrou diferença na incidência de desequilíbrio (28% na enxaqueca, 22% na tensão). Houve uma incidência significativamente mais alta de vertigem episódica no grupo enxaqueca (27% na enxaqueca, 8% na tensão) (19). Está claro que continua a haver alguma controvérsia a respeito da natureza exata dos sintomas vestibulares associados a enxaqueca, sendo importante ter uma avaliação sistemática destes pacientes (23).

Vestibulopatia relacionada com enxaqueca não é associada a quaisquer achados específicos no ENG ou testagem rotacional. Achados ENG anormais podem incluir fraqueza calórica unilateral ou bilateral, nistagmo posicional, nistagmo que muda de direção e preponderância direcional. A anormalidade mais comum na prova rotacional é a preponderância direcional. A maioria dos pacientes não tem anormalidade no ENG ou na prova rotacional (15,18,19). Curiosamente, a prevalência de anormalidades ENG é semelhante entre pacientes com enxaqueca com e sem sintomas vestibulares (24). A fisiopatologia vestibular provavelmente está presente em um número importante de pacientes com enxaqueca, mas os sintomas vestibulares ocorrem intermitentemente ou não ocorrem absolutamente em todos os pacientes de enxaqueca com anormalidades do sistema vestibular.

Perda auditiva flutuante do tipo Ménière foi descrita ocorrendo em um pequeno número de pacientes com enxaqueca. Esta associação é um pouco confundida pela possível relação fisiopatológica entre enxaqueca e doença de Ménière (25). A natureza exata desta relação não está clara, mas há alguns dados sugerindo que a incidência de enxaqueca é relativamente alta em pacientes com doença de Ménière (26). Embora perda auditiva e zumbidos sejam descritos ocorrendo em pacientes com enxaqueca, a queixa auditiva mais comum é fonofobia, ou aversão a ruído intenso (18,20,21).

Há diversas variedades de vestibulopatia relacionada com enxaqueca que merecem menção. A primeira é a enxaqueca basilar, que foi inicialmente descrita por Bickerstaff (27). Ela consiste em cefaléia precedida por uma aura com sintomas atribuíveis a disfunção na distribuição da artéria basilar. Estes sintomas de aura incluem escotomas cintilantes, cegueira transitória, vertigem, parestesias, fala arrastada, ataxia, diplopia, perda de consciência, fraqueza motora e perda auditiva (28). A outra variedade é a vertigem paroxística benigna da infância, que foi originalmente descrita por Basser (29). Ele apresentou diversas crianças com ataques que consistiam em pânico, choro, cambaleio, diaforese e vômito. Algumas destas crianças relataram uma sensação compatível com vertigem. Estes ataques duravam vários segundos a alguns minutos e resolviam-se completamente. Estes sintomas podem recorrer ao longo do tempo mas usualmente se resolvem completamente pelos 7 ou 8 anos de idade. Com base em estudos longitudinais mostrando que um número substancial destas crianças desenvolve cefaléias enxaquecosas, o nistagmo posicional benigno da infância provavelmente representa manifestações iniciais de enxaqueca (30).

As opções de tratamento para vestibulopatia relacionada com enxaqueca incluem tratamento clínico e fisioterapia vestibular. (Para uma revisão mais detalhada do assunto do tratamento clínico dos transtornos vestibulares, favor consultar o Capítulo 78.) É importante determinar se há gatilhos alimentares contendo tiramina, álcool ou cafeína, associados a vertigem e/ou cefaléias e, caso afirmativo, eliminá-los. Hipoglicemia também é conhecida por desencadear enxaqueca e deve ser evitada. O tratamento dos ataques de vertigem aguda deve incluir agentes para tratar náusea, como prometazina, lorazepam e meclizina. Outros tratamentos clínicos incluem drogas profiláticas contra o início das cefaléias enxaquecosas. Estas medicações também parecem ter alguma atividade na prevenção do início de sintomas vestibulares (18). Essas medicações incluem betabloqueadores, bloqueadores dos canais de cálcio, anticonvulsivos e antidepressivos tricíclicos. Drogas como amitriptilina e imipramina são eficazes, mas em virtude dos seus efeitos colaterais colinérgicos estas foram em grande parte suplantadas por aminas secundárias como desipramina e nortriptilina (31). Quando betabloqueadores como propranolol são usados, eles são administrados em altas doses e podem causar impotência em homens, broncospasmo e insuficiência cardíaca. Verapamil e flunarizina, que são bloqueadores dos canais de cálcio, também têm um papel no tratamento da condição. Na Europa, o bloqueador dos canais de cálcio cinarizina foi usado por vários anos para vestibulopatia de enxaqueca e doença de Ménière. Ela tem um bom perfil de segurança e sua ação cardíaca é 1/70 da do verapamil, porém atualmente não é disponível nos Estados Unidos. O emprego de benzodiazepinas de ação longa como clonazepam para uso profilático para melhorar a função do equilíbrio foi sugerido com base em relatos de casos de eficácia.

As medicações usadas para controlar cefaléias uma vez elas ocorrem, como agentes antiinflamatórios não esteróides, não são considerados úteis no tratamento de sintomas vestibulares (20). Um estudo recente, no entanto, mostrou uma correlação entre a eficácia de uma medicação para controlar cefaléias e aliviar ataques de vertigem; o sumatriptan, uma medicação abortiva de cefaléia, foi extremamente eficaz (32). Outra vez, permanece a controvérsia a respeito do tratamento deste distúrbio.

Muitos dos pacientes com vestibulopatia de enxaqueca queixam-se de desequilíbrio crônico. Medicações que suprimem a função vestibular não são indicadas para esta condição. Embora haja poucos dados sobre o uso da terapia de reabilitação vestibular (14), esta forma de intervenção faz o maior sentido para tratar o desequilíbrio associado ao movimento da vestibulopatia relacionada com a enxaqueca (18). De fato, um estudo recente por Wrisley *et al.* (33) mostrou que a fisioterapia vestibular ao longo de vários meses melhora os sintomas vestibulares dos pacientes com enxaqueca.

Insuficiência Vertebrobasilar

Doença isquêmica da circulação posterior pode causar variados graus de disfunção, desde ataques isquêmicos transitórios (AIT) a infartos. Muitos, mas não todos, pacientes têm fatores de risco de acidente vascular cerebral (AVC), como hipertensão, cardiopatia, diabetes e doença de artéria carótida. Os sintomas do sistema nervoso central associados a infartos da artéria cerebelar inferior posterior (ACIP) conhecidos como síndrome de Wallenberg ou síndrome bulbar lateral, e da artéria cerebelar inferior anterior (ACIA) são facilmente reconhecidos. Eles são de início súbito e refletem as regiões do tronco cerebral afetadas por ataques isquêmicos transitórios ou infarto. Também se admite que AITs causem sintomas centrais inquestionáveis, mas isto se tornou mais controverso recentemente, conforme descrito mais tarde nesta seção.

Patologia vertebrobasilar causando infartos na distribuição da ACIP causam uma constelação de sintomas reconhecidos como síndrome de Wallenberg. Os sintomas típicos incluem vertigem aguda, lateropulsão ipsolateral, dor facial ipsolateral, diplopia, disfagia, disartria e rouquidão. Os achados físicos incluem síndrome de Horner; perda ipsolateral da sensibilidade à dor e à temperatura na face; perda contralateral da sensibilidade à dor e temperatura no tronco e extremidades; paralisia ipsolateral de palato, faringe e laringe; paralisia do abducente ipsolateral; paralisia facial ipsolateral; dismetria, disritmia e disdiadococinesia ipsolaterais; e nistagmo espontâneo (34). Infartos no território da ACIA causam achados semelhantes sem a síndrome de Horner e paralisia abdutora mas com sintomas adicionais de perda auditiva e zumbido (35). Os territórios da ACIA e da ACIP variam significativamente entre os indivíduos, de modo que os achados clínicos muitas vezes serão combinações destes déficits, independentemente de qual vaso esteja comprometido.

O diagnóstico de infarto da circulação posterior é confirmado com RM e, se necessário, com angiografia. As opções de tratamento no contexto agudo são limitadas a fornecer tratamento de suporte e sintomático e dar medicações antiplaquetas. O uso de agentes anticoagulantes e trombolíticos permanece controverso (36). Supressores vestibulares podem ser administrados para controlar a vertigem no contexto agudo, mas devem ser diminuídos gradativamente tão logo seja possível para evitar retardar a velocidade da compensação central. Embora haja poucos dados sobre o papel da fisioterapia vestibular para o tratamento desta condição, foi observado que alguns pacientes têm melhora na sua função do equilíbrio depois desse tratamento (14,37,38).

A síndrome de insuficiência vertebrobasilar transitória é essencialmente um AIT da circulação posterior. Os pacientes podem ter fatores de risco de AVC como hipertensão, cardiopatia, diabetes e doença de artéria coronária. Admite-se que a insuficiência vertebrobasilar se apresenta na maioria dos casos com achados clínicos tipicamente centrais que estão listados na

TABELA 77.6
SINTOMAS ASSOCIADOS A INSUFICIÊNCIA VERTEBROBASILAR TRANSITÓRIA
Alterações visuais, como diplopia, alucinações, defeitos de campos visuais Fraqueza das extremidades Parestesias Cefaléia Confusão Perda de consciência Ataques de queda

Tabela 77.6. A apresentação clássica é vertigem aguda de início abrupto, durando vários minutos e usualmente associada a náusea e vômito. Em alguns casos, o paciente pode não ter vertigem, mas em vez disso uma sensação crônica de tontura e desequilíbrio que tem sido persistente por vários meses (39). A apresentação clínica foi descrita como muito variável. Em alguns casos, os episódios de vertigem ocorrem sem sintomas neurológicos associados (40). Em muitos destes pacientes, no entanto, os sintomas neurológicos associados ocorrem mais tarde, junto com vertigem ou como eventos isolados. Os pacientes com desequilíbrio crônico sem vertigem usualmente experimentam os sintomas neurológicos de uma maneira episódica. Pode haver perda auditiva que é episódica ou permanente.

A não ser a presença de uma disfunção vestibular, principalmente na forma de uma disfunção do equilíbrio, não há achados físicos específicos que sejam diagnósticos de isquemia transitória da circulação vertebrobasilar. ENG pode mostrar uma paresia unilateral e vários padrões de nistagmo, mas um ENG "normal" não exclui esta condição. Posturografia pode novamente mostrar um déficit no equilíbrio, mas ele não é específico. RM e ARM podem ser consideradas para detectar a evidência de alterações isquêmicas crônicas no parênquima do tronco cerebral ou anormalidades do desimpedimento vascular, mas novamente estas poderiam ser negativas (39). Estudos com Doppler transcraniano efetuados em pacientes suspeitos de terem insuficiência vertebrobasilar como causa de tontura mostraram anormalidades na perfusão cerebral, mas, novamente, ela não é diagnóstica desta condição (41).

O tratamento para insuficiência vertebrobasilar consiste em aliviar a patologia subjacente. As possíveis etiologias desta condição incluem doença vascular aterosclerótica, hipercoagulabilidade e hiperviscosidade. O mais comum esquema de tratamento usado é com agentes antiplaquetas como aspirina, dipiridamol e pentoxifilina (39). Há muito poucos dados a respeito da eficácia destes agentes para controlar sintomas vestibulares. Anticoagulação geralmente não é considerada a não ser que o paciente seja suspeitado de estar sofrendo um derrame em evolução. Os fatores de risco subjacentes como diabetes, hipertensão, hipercolesterolemia e hiperlipidemia são tratados. O desequilíbrio crônico normalmente melhora com a fisioterapia vestibular.

O tratamento aceito do acidente vascular cerebral agudo é administração de emergência de ativador do plasminogênio tecidual (APt) dentro de três horas do início do derrame (42). Esta modalidade de tratamento resulta em importante redução na morbidade relacionada com a doença. Tratamento trombolítico agudo é contra-indicado em pacientes com AVC hemorrágico e outros riscos de sangramento. Houve uma taxa de 6,4% de hemorragia intracraniana associada a administração intravenosa de APt (42).

A isquemia da circulação posterior difere bastante consideravelmente da isquemia da circulação anterior no que concerne à janela de tempo para terapia, e morbidade e mortalidade. O prognóstico da oclusão aguda da artéria basilar é geralmente mau, com as taxas de mortalidade sendo tão altas quanto 80% a 90% (43). Embora a condição alerta e a preservação da função motora sejam indicadores positivos quanto ao resultado, os indicadores negativos incluem coma, tetraplegia, necessidade de suporte no ventilador e hipertensão grave. O prognóstico é pior com uma localização mais proximal da oclusão. Além disso, a presença de circulação colateral mínima a ausente tal como um vaso comunicante posterior ausente anuncia um prognóstico pior. Recanalização do vaso foi associada a uma diminuição importante na mortalidade (46% no grupo recanalizado, em oposição a 92% no grupo não-recanalizado) em uma grande série de 51 pacientes (44). Oclusão da artéria basilar distal tende mais a ser embólica e responder à terapia, enquanto oclusão basilar média e oclusão proximal são associadas ao mecanismo trombótico do acidente vascular, e muitas vezes permanece estenosado depois que a recanalização tem sucesso.

Diversamente do estriado e do córtex cerebral, o tronco cerebral é relativamente resistente à isquemia. Por essa razão, a recanalização ocorrendo até 24 horas depois do início do derrame pode reverter os efeitos clínicos em alguns casos. Por esta razão, foi proposto um argumento em favor do tratamento mais agressivo da trombose da circulação posterior com tratamentos trombolíticos a serem administrados até 24 horas depois de um acidente vascular da circulação posterior (45).

Infartos cerebelares são incomuns. Eles ocorrem como resultado de doença vascular nas distribuições da ACIP e da artéria cerebelar superior (ACS) que perfundem várias áreas do cerebelo. Os sintomas vestibulares agudos consistem principalmente em vertigem e falta de firmeza. Sinais e sintomas associados podem ocorrer e consistem em cefaléia, ataxia, dismetria, disartria e lateropulsão (46,47). Quando está presente nistagmo, ele é geralmente em uma direção horizontal, embora nistagmo vertical ocorra em uma minoria de casos (47). Uma vez que a vertigem pode ser exacerbada por alterações posicionais, esta condição pode às vezes ser erradamente tomada por uma vestibulopatia periférica. É importante não errar o diagnóstico de infartos cerebelares, porque o curso natural da doença pode incluir desenvolvimento de edema cerebelar e importante efeito de massa na fossa posterior. Os pacientes com esta condição podem morrer se a descompressão cirúrgica não for realizada prontamente. Os pacientes com infarto no território da ACIP estão sob o mais alto risco de desenvolvimento desta complicação séria (47).

Transtornos da Junção Craniovertebral

A malformação de Chiari consiste em um desvio inferior anormal do cerebelo e do tronco cerebral através do forame magno. A condição é classificada de acordo com o grau de herniação de estruturas cerebelares e do tronco cerebral (Tabela 77.7). Admite-se que os vários sintomas associados se originem como resultado da compressão do tronco cerebral, medula espinhal e cerebelo, e estiramento dos nervos cranianos inferiores. Uma hidrocefalia não comunicante também pode ocorrer. A condição pode causar interrupção funcional dos tratos motores e sensitivos, núcleos de nervos cranianos, cerebelo e nervos cranianos inferiores.

A malformação tipo II, conhecida como malformação de Arnold-Chiari, é a mais comum e geralmente se apresenta durante o começo da infância. Ela freqüentemente é associada a mielomeningocele, espinha bífida e hidrocefalia. Achados típicos incluem uma perda sensitiva dissociada, consistindo em perda da sensibilidade a dor e da temperatura com redução relativa do sentido de vibração e propriocepção; disfunção de nervos cranianos inferiores como paralisia de cordas vocais bilateral; fraqueza; e ataxia. A malformação tipo III pode causar sintomas semelhantes, porém mais avançados.

A malformação de Chiari tipo I tem sido motivo de considerável controvérsia. Os sintomas de apresentação característicos foram descritos em várias grandes séries (48,49) e incluem cefaléia ou dor na cabeça e no pescoço (60% a 69%), incluindo cefaléia nucal e dor facial, fraqueza das extremidades (42% a 56%), queixas sensitivas (52% a 60%) e falta de firmeza (40%). Menos dados são disponíveis sobre especificidades de comprometimento auditivo e vestibular em pacientes com a malformação de Chiaria tipo I. Há numerosos relatos de casos descrevendo esses pacientes com perda auditiva unilateral ou bilateral, zumbido, vertigem e desequilíbrio (50–53). Rydell e Pulec (54) relataram uma série de 130 pacientes com malformação de Chiari tipo I e relataram queixas cocleovestibulares em 22%. Em ENG, foram observados fraqueza calórica e nistagmo espontâneo, mas estes achados não estão presentes em todos os pacientes. Alguns pacientes exibem nistagmo batendo para baixo, característico de lesões do verme cerebelar (53,55,56).

Atualmente, a modalidade diagnóstica de escolha é a RM. A Incidência sagital é a mais útil; primeiro, para determinar se há alguma herniação de estruturas da fossa posterior através do forame magno e, segundo, a gravidade da herniação. A presença de hidrocefalia, cistos de fossa posterior e mielocele também pode ser determinada. A sensibilidade da RM tornou-se um pouco problemática, uma vez que pacientes completamente assintomáticos podem demonstrar ter hérnia branda das tonsilas cerebelares. Uma dificuldade no diagnóstico ocorre em pacientes que se queixam principalmente de tontura, quer ela consista em vertigem episódica ou desequilíbrio crônico, sem achados associados cerebelares, do tronco cerebral ou de nervos cranianos, mas com evidência em RM de uma malformação de Chiari tipo I. A não ser que achados físicos ou ENG específicos compatíveis com uma anormalidade da junção craniovertebral sejam detectados, é difícil estabelecer o achado radiológico anormal como sendo a etiologia dos sintomas do paciente, porque os achados de RM poderiam simplesmente ser incidentais.

O estabelecimento de um diagnóstico correto nestes casos é crítico, porque a principal opção de tratamento consiste em um grande procedimento cirúrgico: descompressão do forame magno com ou sem laminectomia cervical. Derivação ventriculoperitoneal também pode ser necessária se a hidrocefalia permanecer não-resolvida. A eficácia do tratamento no que concerne a controlar os sintomas gerais da malformação de Chiari I, como dor e sintomas sensitivomotores, foi descrita em grandes séries. Aproximadamente a metade dos pacientes que se submetem ao tratamento cirúrgico melhoram no acompanhamento em longo prazo (48,49,57,58). Os resultados do tratamento ci-

TABELA 77.7
CLASSIFICAÇÃO DAS MALFORMAÇÕES DE CHIARI

Tipo I	Protrusão das tonsilas cerebelares
Tipo II	Protrusão do verme cerebelar, ponte inferior, e bulbo (malformação de Arnold-Chiari)
Tipo III	Hérnia do cerebelo, formando uma meningocele cervical alta
Tipo IV	Hipoplasia cerebelar, geralmente não classificada como uma malformação de Chiari atualmente (variedade da síndrome de Dandy-Walker)

rúrgico para controlar os sintomas vestibulares são menos claros. Há relatos de casos que mostram melhora importante nesses pacientes (53), mas alguns relatam ausência de melhora dos sintomas vestibulares apesar da redução das cefaléias occipitais (52).

OUTRAS ANOMALIAS DA JUNÇÃO CRANIOVERTEBRAL

Há várias anormalidades da junção craniovertebral que podem causar sintomas semelhantes às malformações de Chiari. Estas incluem impressão basilar, assimilação do atlas e luxação atlantoaxial. Estas condições causam principalmente compressão da medula espinal e não sintomas vestibulares, mas serão discutidas resumidamente.

Impressão basilar designa uma condição na qual o osso occipital em torno do forame magno se deforma para causar um desvio posterior e superior do processo odontóide. A condição é associada a doença de Paget, artrite reumatóide, osteomalacia, osteogênese imperfeita e raquitismo. A assimilação do atlas refere-se a uma união óssea entre o atlas e a base do crânio. Esta condição é associada ao desvio posterior do odontóide. A causa mais comum é a síndrome de Klippel-Feil. Luxação atlantoaxial refere-se à instabilidade da articulação atlantoaxial, geralmente como resultado de uma anormalidade dos ligamentos transversos que normalmente estabilizam esta região. Quando a cabeça do paciente é flexionada ou estendida, o odontóide pode comprimir a medula espinal. Há múltiplas etiologias desta condição, incluindo síndrome de Down, síndrome de Hurler, síndrome de Morquio e nanismo acondroplásico. As etiologias adquiridas incluem artrite reumatóide, abscesso retrofaríngeo, tuberculose e osteomielite. Os tratamentos para estas condições consistem na estabilização cirúrgica bem como descompressão do processo odontóide conforme necessário (59).

Esclerose Múltipla

A esclerose múltipla é uma doença desmielinizante multifocal que afeta o sistema nervoso central. Ela tipicamente se apresenta da terceira à quarta década de vida e há uma preponderância feminina. Admite-se que seja o resultado de uma perturbação imunológica que causa desmielinização periódica em várias áreas do sistema nervoso central, mais comumente comprometendo a substância branca supratentorial na região periventricular. Desenvolvem-se placas, ou áreas de desmielinização, interrompendo a condução de sinais e levando a sintomas agudos. Uma certa quantidade de remielinização ocorre durante o processo de cura, permitindo que muitos dos sintomas agudos da doença se resolvam. Entretanto as placas geralmente recidivam, e freqüentemente em áreas diferentes. Uma vez que a desmielinização pode ocorrer em qualquer lugar dentro do sistema nervoso central, a esclerose múltipla pode causar uma miríade de sintomas. A evolução clínica consiste em múltiplas exacerbações seguidas por remissões.

Visão turva causada por neurite óptica é um sintoma inicial comum de esclerose múltipla. Outros sintomas incluem diplopia, fraqueza, perturbação sensitiva, incoordenação e ataxia. A chave do diagnóstico é o comprometimento clínico de múltiplos locais dentro do sistema nervoso central bem como evolução clínica de exacerbações e remissões com o passar do tempo. A presença de oftalmoplegia internuclear é um sinal forte de apoio, uma vez que poucas outras condições resultam nesta anormalidade. Estudos de imagem como RM podem mostrar placas dentro da substância branca durante os períodos sintomáticos, mas ela pode mostrar-se normal durante as remissões. Análise do líquido cerebrospinal pode mostrar elevação das concentrações de imunoglobulina G (60). Perda auditiva foi descrita por pacientes com esclerose múltipla (61), mas não está claro se isto é um resultado comum do processo de doença.

Os sintomas vestibulares são bastante variáveis e variam de vertigem episódica a uma sensação de tontura e desequilíbrio. Embora a tontura não seja uma queixa inicial comum dos pacientes com esclerose múltipla, até 50% dos pacientes eventualmente desenvolvem algum tipo de sintomas vestibulares (59). Os achados físicos são inespecíficos e podem incluir anormalidades no equilíbrio, na função cerebelar e presença de nistagmo espontâneo ou posicional. Os pacientes que estão nas fases iniciais da doença freqüentemente mostram anormalidades sutis, e pode não haver muitos sinais objetivos. Em uma série de dez desses pacientes, a maioria demonstrou anormalidades em ENG, mas não houve padrão específico. Quatro pacientes mostraram nistagmo posicional não mudando de direção, um mostrou uma preponderância direcional, três mostraram o rastreio pendular anormal, e um mostrou uma fraqueza unilateral. Na posturografia em plataforma, 8 dos 10 pacientes mostraram anormalidades (60).

As opções de tratamento para os pacientes com esclerose múltipla têm sido limitadas. Os tratamentos-padrão para exacerbações de esclerose múltipla incluem esteróides em altas doses, metotrexato, azatioprina, ciclofosfamida. Drogas em estudo para tratamento incluem estatinas, micofenolato mofetil, vários anticorpos monoclonais (p. ex., alentuzumab, daclizumab, natalizumab e rituximab), antibióticos e antivirais, e o hormônio gravídico estriol (62). O tratamento dos sintomas vestibulares é principalmente de suporte, incluindo supressão vestibular para vertigem aguda e terapia vestibular para disfunção do equilíbrio. Se estas intervenções levam a qualquer benefício no longo prazo não está claro.

Tumores

O mais comum neoplasma intracraniano que pode causar sintomas vestibulares é o schwannoma vestibular (Fig. 77.1) (63,64). Embora sejam menos comuns, meningiomas do ângulo cerebelopontino também podem levar a sintomas vestibulares (65). Queixas vestibulares como vertigem episódica, vertigem posicional e desequilíbrio normalmente ocorrem quando o tumor é pequeno. O efeito do tumor sobre o sistema vestibular é considerado relacionado com a compressão direta do nervo vestibular ou interrupção do suprimento sanguíneo vestibular. À medida que o tumor cresce, a função vestibular no lado ipsolateral diminui e os sintomas vestibulares tornam-se menos comuns à medida que ocorre a compensação central da perda estática de uma função labiríntica. Quando o tumor aumenta a ponto de causar compressão importante do tronco cerebral e do cerebelo, podem ocorrer dismetria, ataxia do tronco e desequilíbrio (63). Nistagmo de Bruns, que consiste em uma combinação de um nistagmo lateral horizontal fino com a mirada contralateral e um nistagmo lateral horizontal grosseiro com a mirada ipsolateral, pode ocorrer em alguns casos de tumores muito grandes. O nistagmo fino é considerado relacionado com as disfunções do nervo vestibular e da orelha interna, enquanto o nistagmo grosseiro é considerado relacionado com disfunção cerebelar.

O tratamento do tumor por excisão cirúrgica resulta freqüentemente em uma vestibulopatia atribuível a desaferentação periférica aguda, que, em geral, melhora espontaneamente ou com a ajuda de fisioterapia vestibular (66). Há muito pouca informação a respeito da eficácia da ressecção do tumor em aliviar os sintomas pré-operatórios de vertigem, mas admite-se que a desaferentação vestibular completa que comumente ocorre durante a ressecção tumoral é útil no longo prazo. A informação a respeito do controle do desequilíbrio pré-operatório também é bastante limitada, mas há indicações de que o problema persiste mesmo após a ressecção do tumor. Dois estudos separados mostraram uma correlação importante entre a presença de desequilíbrio pré-operatoriamente e pós-operatoriamente (67,68). Isto pode significar que, nestes pacientes, a vestibulopatia presente antes do tratamento cirúrgico pode ainda estar presente após a cirurgia. O efeito da radioterapia estereotática sobre a vestibulopatia em virtude de schwannomas vestibulares é em grande parte desconhecido (69).

Transtornos Vestibulares Centrais Diversos

Várias outras condições merecem breve discussão. Estas incluem vestibulopatias causadas por síndromes de compressão por alça vascular e distúrbios convulsivos.

O papel da compressão por alça vascular do oitavo nervo craniano continua a ser controverso. Compressão vascular foi estabelecida como uma causa legítima em outros nervos cranianos, como os nervos trigêmeo, facial e glossofaríngeo. Por exemplo, descompressão cirúrgica de alça vascular sobre o nervo trigêmeo é considerada uma opção eficaz de tratamento para neuralgia trigeminal (70). Compressão vascular do oitavo nervo como causa de tonturas, perda auditiva e zumbido tem permanecido em dúvida por várias razões. Primeira, alças vasculares estão presentes em proximidade ou em contato com o oitavo nervo craniano em muitos pacientes que não têm queixas cocleovestibulares e são de fato consideradas achados anatômicos normais (71). Segunda, os estudos diagnósticos para demonstrar a presença de uma compressão por alça vascular patológica permaneceram não provados. Estes incluem TC com contraste de ar (72), audiometria do tronco cerebral (BERA) (73) e audiometria. Terceira, a sintomatologia relacionada com este transtorno é bastante variável e inclui vertigem e/ou desequilíbrio e intolerância ao movimento, ocorrendo constantemente ou em ataques (73). Intolerância a movimento parece ser o sintoma mais proeminente (72,73). Os resultados cirúrgicos da principal modalidade de tratamento, craniotomia para descompressão vascular, são difíceis de avaliar porque geralmente não está claro se a população de pacientes estudada tem a anormalidade em questão. Apesar do ceticismo a respeito da compressão vascular como uma etiologia de sintomas cocleovestibulares, há uma quantidade limitada de evidência histopatológica a sugerir que esta síndrome existe (74,75). Uma vez que a principal op-

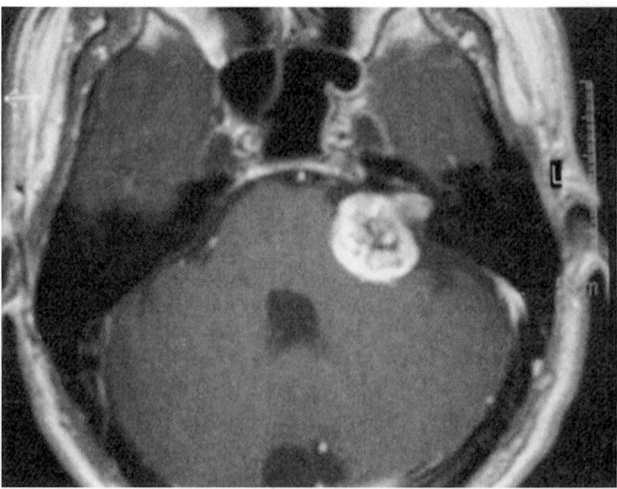

Figura 77.1

RM com gadolínio mostrando schwannoma vestibular esquerdo de tamanho moderado.

ção de tratamento para esta síndrome é um procedimento intracraniano, é crítico assegurar que um teste diagnóstico confirmatório seja disponível antes de submeter os pacientes ao tratamento. Até que um teste diagnóstico amplamente aceito para a presença de compressão vascular do oitavo nervo craniano se torne disponível, a cirurgia de descompressão para tontura provavelmente permanecerá controversa.

Distúrbio convulsivo tem sido considerado uma causa rara de tontura e vertigem (76). Há um tipo de síndrome sincopal experimentado por até 70% dos pacientes com epilepsia, mas apenas uma pequena porcentagem de pacientes epiléticos é considerada como desenvolvendo vertigem como resultado do seu distúrbio convulsivo (77). Os sintomas vestibulares quando ocorrem consistem principalmente em breves episódios de desequilíbrio e/ou vertigem. Em um estudo, 23% destes pacientes tinham sofrido convulsões generalizadas na época da apresentação. Em alguns pacientes, ocorreram outros sintomas compatíveis com distúrbio convulsivo, como "ausências", despersonalização e outros, comumente em tempo diferente dos episódios de tontura (76). Tratamento com medicações anticonvulsivas muitas vezes aliviará ou mesmo eliminará os sintomas vestibulares. Muito pouca informação existe a respeito da história natural ou dos resultados de tratamento no longo prazo de sintomas vestibulares relacionados com o transtorno convulsivo.

PONTOS IMPORTANTES

- Transtornos vestibulares centrais representam um grupo heterogêneo e grande de distúrbios que afetam o sistema nervoso central.
- Vários distúrbios centrais são reconhecidos como causas de sintomas vestibulares. Os mais comuns incluem enxaqueca, insuficiência vertebrobasilar, esclerose múltipla, neoplasmas intracranianos etc.
- Alguns distúrbios centrais são considerados causadores de sintomas vestibulares mas permanecem controvertidos por várias razões, incluindo desacordo sobre sintomas de apresentação, achados físicos e provas diagnósticas, e há mesmo dúvida sobre se a síndrome particular existe. Estes distúrbios incluem compressão vascular do nervo cocleovestibular e malformação de Chiari.
- Os sintomas de apresentação dos transtornos vestibulares centrais, mesmo de síndromes bem estabelecidas, podem ser bastante variáveis e podem incluir vertigem, desequilíbrio, ou sensação de tontura, ocorrendo episódica ou constantemente. Certos sintomas, como lateropulsão, são mais específicos de distúrbios centrais, mas não estão presentes na maioria dos casos.
- Há achados físicos específicos que são característicos de distúrbios centrais, incluindo nistagmo que muda de direção, não suprimido pela fixação visual, batendo para baixo, batendo para cima, ou desconjugado, anormalidades do rastreio pendular, sacadas e nistagmo optocinético, e presença de dismetria. Estes achados não estão presentes em todos os pacientes com distúrbio vestibular central.
- A presença de outros sintomas e achados compatíveis com uma anormalidade do sistema nervoso central pode ser útil para interpretar um diagnóstico. Exemplos disto incluem a síndrome de Wallenberg, enxaqueca, infartos cerebelares e esclerose múltipla. Pacientes apresentando-se inicialmente no curso da doença podem, no entanto, ter apenas sutis achados centrais associados.
- As opções de tratamento incluem intervenções para reverter o processo de doença subjacente. De outro modo, os tratamentos incluem supressores vestibulares para sintomas de vertigem e fisioterapia vestibular para desequilíbrio.
- Vestibulopatia de origem central pode ser a manifestação de um transtorno intracraniano subjacente que pode exigir tratamento urgente. Por exemplo, neoplasma intracraniano pode necessitar ressecção ou irradiação, e isquemia e infarto vertebrobasilar ou cerebelar podem exigir tratamento suportivo urgente com ou sem descompressão cirúrgica de emergência.

REFERÊNCIAS

1. Bath AP, Walsh RM, Ranalli P, et al. Experience from a multidisciplinary "dizzy" clinic. *Am J Otol* 2000; 21:92-97.
2. Baloh RW, Honrubia V. *Clinical neurophysiology of the vestibular system*. 2nd ed. Philadelphia: FA Davis, 1990:1-301.
3. Brandt TH. *Vertigo: its multisensory syndromes*. London: Springer-Verlag, 1991:1-24, 87-134, 173-185.
4. Goldberg JM, Minor LB, Fernandez C. The functional organization of the vestibular labyrinth and of some of its central pathways. In: Hwang JC, Daunton NG, Wilson VJ, eds. *Basic and applied aspects of vestibular function*. Hong Kong: Hong Kong University Press, 1988:3-12.
5. Solomon D. Distinguishing and treating causes of central vertigo. *Otolaryngol Clin North Am* 2000;33:579-602.
6. Baloh RW. Vertigo. *Lancet* 1998;352:1841-1846.
7. Sakata E, Ohtsu K, Itoh Y. Positional nystagmus of benign paroxysmal type (BPPN) due to cerebellar vermis lesions. Pseudo-BPPN. *Acta Otolaryngol Suppl* 1991;481:254-257.
8. Buttner U, Helmchen C, Brandt T. Diagnostic criteria for central versus peripheral positioning nystagmus and vertigo: a review. *Acta Otolaryngol* 1999;119:1-5.
9. Kumar A, Valvassori G. An algorithm for neurotologic disorders. *Neural Clin* 1984;2:779-796.
10. Inui H, Kitaoku Y, Yoneyama K, et al. MR-angiographic findings of patients with central vestibular disorders. *Acta Otolaryngol Suppl* 1998;533:51-56.
11. Miura M, Naito Y, Naito E, et al. Usefulness of magnetic resonance imaging in diagnosing vertebro-basilar insufficiency. *Acta Otolaryngol Suppl* 1997;528:91-93.
12. Casselman JW, Kuhweide R, Dehaene I, et al. Magnetic resonance examination of the inner ear and cerebellopontine angle in patients with vertigo and/or abnormal findings at vestibular testing. *Acta Otolaryngol Suppl* 1994;513:15-27.
13. Welsh LW, Welsh JJ, Jaffe SC, et al. Evaluation of the vestibular system by magnetic resonance angiography. *Laryngoscope* 1996;106:1138-1143.
14. Furman JM, Whitney SL. Central causes of dizziness. *Phys Ther* 2000;80:179-187.
15. Cutter FM, Baloh RW. Migraine-associated dizziness. *Headache* 1992;32:300-304.

16. Lipton RB, Stewart WE Prevalence and impact of migraine. *Neurol Clin* 1997;15:1-13.
17. Waters WE, O'Connor PI. Prevalence of migraine. *J Neurol Neurosurg Psychiatry* 1975;38:613-616.
18. Cass SP, Furman JM, Ankerstjeme K, et al. Migraine-related vestibulopathy. *Ann Otol Rhinol Laryngol* 1997;106:182-189.
19. Kayan A, Hood JD. Neuro-otological manifestations of migraine. *Brain* 1984;107(Pt 4):1123-1142.
20. Baloh RW. Neurotology of migraine. *Headache* 1997;37(10):615-621.
21. Parker W. Migraine and the vestibular system in adults. *Am J Otol* 1991;12:25-34.
22. Harker LA, Rassekh C. Migraine equivalent as a cause of episodic vertigo. *Laryngoscope* 1988;98:160-164.
23. Furman JM, Marcus DA, Balaban CD. Migrainous vertigo: development of a pathogenetic model and structured diagnostic interview. *Curr Opin Neurol* 2003;1-13.
24. Bir LS, Ardic FN, Kara CO, et al. Migraine patients with or without vertigo: comparison of clinical and electronystagmographic findings. *J Otolaryngol* 2003;32:234-238.
25. Neuhauser H, Lempert T. Vertigo and dizziness related to migraine: a diagnostic challenge. *Cephalalgia* 2004;24:83-91.
26. Radtke A, Lempert T, Gresty MA, et al. Migraine and Ménière's disease: is there a link? *Neurology* 2002;59:1700-1704.
27. Bickerstaff ER. Basilar artery migraine. *Lancet* 1961;1:15-17.
28. Harker LA, Rassekh CH. Episodic vertigo in basilar artery migraine. *Otolaryngol Head Neck Surg* 1987;96:239-250.
29. Basset LS. Benign paroxysmal vertigo of childhood. *Brain* 1964;87:141-152.
30. Lanzi G, Balottin U, Fazzi E, et al. Benign paroxysmal vertigo of childhood: a long-term follow-up. *Cephalalgia* 1994;14:458-460.
31. Hain TC, Uddin M. Pharmacological treatment of vertigo. *CNS Drugs* 2003;17:85-100.
32. Bikhazi P, Jackson C, Ruckenstein MJ. Efficacy of antimigrainous therapy in the treatment of migraine-associated dizziness. *Am J Otol* 1997;18:350-354.
33. Wrisley DM, Whitney SL, Furman JM. Vestibular rehabilitation outcomes in patients with a history of migraine. *Otol Neurotol* 2002;23:483-487.
34. Sacco RL, Freddo L, Bello JA, et al. Wallenberg's lateral medullary syndrome. Clinical-magnetic resonance imaging correlations. *Arch Neurol* 1993;50:609-614.
35. Amarenco P, Rosengart A, DeWitt LD, et al. Anterior inferior cerebellar artery territory infarcts. Mechanisms and clinical features. *Arch Neurol* 1993;50:154-161.
36. Becker KJ. Vertebrobasilar ischemia. *New Horiz* 1997;5:305-315.
37. Telian SA, Shepard NT, Smith-Wheelock M, et al. Habituation therapy for chronic vestibular dysfunction: Preliminary results. *Otolaryngol Head Neck Surg* 1990;103:89-95.
38. Cowand JL, Wrisley DM, Walker M, et al. Efficacy of vestibular rehabilitation. *Otolaryngol Head Neck Surg* 1998;118:49-54.
39. Keim RJ. William E. House Lecture. Neurotologic manifestations of microvascular hypoperfusion. *Am J Otol* 1995;16:34-38.
40. Baloh RW. Vertebrobasilar insufficiency and stroke. *Otolaryngol Head Neck Surg* 1995;112:114-117.
41. Rubin AM, Gerard G, Bork C, et al. Central dizziness associated with cerebral blood flow disorders. *Am J Otol* 1994;15:625-633.
42. The National Institute of Neurological Disorders and Stroke rt-PA Stroke Study Group. Tissue plasminogen activator for acute ischemic stroke. *N Engl J Med* 1995;333:1581-1587.
43. Ferbert A, Bruckmann H, Drummen R. Clinical features of proven basilar artery occlusion. *Stroke* 1990;21:1135-1142.
44. Brandt T, Pessin MS, Kwan ES, et al. Survival with basilar artery occlusion. *Cerebrovascular Disease* 1995;5:182-187.
45. Cross DT III, Moran CJ, Akins PT, et al. Collateral circulation and outcome after basilar artery thrombolysis. *AJNR Am J Neuroradiol* 1998;19(Sep. 8):1557-1563.
46. Amarenco P, Kase CS, Rosengart A, et al. Very small (border zone) cerebellar infarcts. Distribution, causes, mechanisms and clinical features. *Brain* 1993;116(Pt 1):161-186.
47. Kase CS, Norrving B, Levine SR, et al. Cerebellar infarction. Clinical and anatomic observations in 66 cases. *Stroke* 1993;24:76-83.
48. Eisenstat DD, Bernstein M, Fleming JF, et al. Chiari malformation in adults: a review of 40 cases. *Can J Neurol Sci* 1986;13:221-228.
49. Paul KS, Lye RH, Strang FA, et al. Arnold-Chiari malformation. Review of 71 cases. *J Neurosurg* 1983;58:183-187.
50. Ahmmed AU, Mackenzie I, Das VK, et al. Audio-vestibular manifestations of Chiari malformation and outcome of surgical decompression: a case report. *J Laryngol Otol* 1996;110:1060-1064.
51. Cammalleri R, D'Amelio M, Gangitano M, et al. Monosymptomatic presentation of type I Arnold-Chiari malformation: report of two cases. *Ital J Neurol Sci* 1994;15:57-60.
52. Albers FW, Ingels KJ. Otoneurological manifestations in Chiari-I malformation. *J Laryngol Otol* 1993;107:441-443.
53. Chair GE, Barber HO. Arnold-Chiari malformation–some otoneurological features. *J Otolaryngol* 1979;8:65-70.
54. Rydell RE, Pulec IL. Arnold-Chiari malformation. Neuro-otologic symptoms. *Arch Otolaryngol* 1971;94:8-12.
55. Longridge NS, Mallinson AI. Arnold-Chiari malformation and the otolaryngologist: place of magnetic resonance imaging and electronystagmography. *Laryngoscope* 1985;95:335-339.
56. Pedersen RA, Troost BT, Abel LA, et al. Intermittent downbeat nystagmus and oscillopsia reversed by suboccipital craniectomy. *Neurology* 1980;30:1239-1242.
57. Levy WJ, Mason L, Hahn JE. Chiari malformation presenting in adults: a surgical experience in 127 cases. *Neurosurgery* 1983;12:377-390.
58. Dyste GN, Menezes AH, VanGilder JC. Symptomatic Chiari malformations. An analysis of presentation, management, and longterm outcome. *J Neurosurg* 1989;71:159-168.
59. Baloh RW, Harker LA. Central vestibular system disorders. In: Cummings CW, ed. Otolaryngology-head

and neck surgery, 2nd ed. St. Louis, MO: Mosby, 1993:3177-3198.
60. Williams NP, Roland PS, Yellin W. Vestibular evaluation in patients with early multiple sclerosis. *Am J Otol* 1997;18:93-100.
61. Daugherty WT, Lederman RJ, Nodar RH, et al. Hearing loss in multiple sclerosis. *Arch Neurol* 1983;40:33-35.
62. Rizvi SA, Bashir K. Other therapy options and future strategies for treating patients with multiple sclerosis. *Neurology* 2004;63(12 Suppl 6):S47-S54.
63. Matthies C, Samii M. Management of 1000 vestibular schwannomas (acoustic neuromas): clinical presentation. *Neurosurgery* 1997;40:1-9.
64. Mathew GD, Facer GW, Suh KW, et al. Symptoms, findings, and methods of diagnosis in patients with acoustic neuroma. *Laryngoscope* 1978;88:1893-1903.
65. Granick MS, Martuza RE, Parker SW, et al. Cerebellopontine angle meningiomas: clinical manifestations and diagnosis. *Ann Otol Rhinol Laryngol* 1985;94(1 Pt 1):34-38.
66. Herdman SJ, Clendaniel RA, Mattox DE, et al. Vestibular adaptation exercises and recovery: acute stage after acoustic neuroma resection. *Otolaryngol Head Neck Surg* 1995;113:77-87.
67. El-Kashlan HK, Shepard NT, Arts HA, et al. Disability from vestibular symptoms after acoustic neuroma resection. *Am J Otol* 1998;19:104-111.
68. Driscoll CL, Lynn SG, Harrier SG, et al. Preoperative identification of patients at risk of developing persistent dysequilibrium after acoustic neuroma removal. *Am J Otol* 1998;19:491-495.
69. Chang CYJ, Kamerer DB. Stereotactic radiosurgery for acoustic neuromas. In: House WF, Luetje C, Doyle KJ, eds. *Acoustic tumors: diagnosis and management*, 2nd ed. San Diego: Singular Publishing Group, 1997;309-346.
70. Lovely TJ, Jannetta PJ. Microvascular decompression for trigeminal neuralgia. Surgical technique and long-term results. *Neurosurg Clin N Am* 1997;8(1):11-29.
71. Mazzoni A, Hansen CC. Surgical anatomy of the arteries of the internal auditory canal. *Arch Otolaryngol* 1970;91:128-135.
72. McCabe BF, Gantz BJ. Vascular loop as a cause of incapacitating dizziness. *Am J Otol* 1989;10:117-120.
73. Moller MB, Moller AR, Jannetta PI, et al. Diagnosis and surgical treatment of disabling positional vertigo. *J Neurosurg* 1986;64:21-28.
74. Herzog JA, Bailey S, Meyer J. Vascular loops of the internal auditory canal: a diagnostic dilemma. *Am J Otol* 1997;18:26-31.
75. Pulec JL, Patterson MJ. Vestibular nerve pathology in cases of intractable vertigo: an electronmicroscopic study. *Am J Otol* 1997;18:475-483.
76. Kogeorgos J, Scott DF, Swash M. Epileptic dizziness. *Br Med J* (Clin Res Ed) 1981;282:687-689.
77. Hughes JR, Drachman DA. Dizziness, epilepsy and the EEG. *Dis Nerv Syst* 1977;38:431-435.

CAPÍTULO 78

Tratamento Clínico dos Transtornos Vestibulares e Reabilitação Vestibular

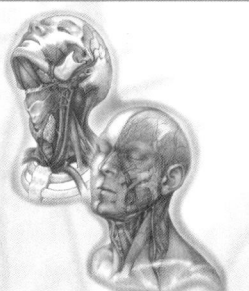

P. Ashley Wackym ■ Tammy S. Schumacher-Monfre

Durante as últimas três décadas, o diagnóstico e o tratamento dos transtornos vestibulares centrais e periféricos evoluiu dramaticamente. Conseqüentemente, é raro que um paciente necessite intervenção cirúrgica (1); entretanto, uma compreensão clara da fisiopatologia e bases científicas do tratamento clínico ajudará a assegurar o tratamento apropriado destes pacientes. O neurologista comumente encontra três transtornos vestibulares periféricos: vertigem posicional paroxística benigna (VPPB), doença de Ménière e neuronite (neurite) vestibular, e um transtorno central: enxaqueca vestibular. Portanto, o tratamento clínico destes transtornos será enfatizado. Transtornos adicionais são suscetíveis a tratamento clínico, e muitos serão abordados.

A farmacoterapia da vertigem pode ser dividida em duas categorias gerais: específica e sintomática. As terapias específicas incluem antibióticos para labirintite bacteriana ou sifilítica, anticoagulantes para insuficiência vertebrobasilar, e diuréticos para doença de Ménière. Sempre que possível, o tratamento deve ser dirigido para o transtorno subjacente. Na maioria dos casos, no entanto, o tratamento sintomático é combinado com a terapia específica (p. ex., neuronite vestibular viral) ou é a única terapia disponível.

As causas e os mecanismos comuns de tontura estão delineadas na Tabela 78.1. As Tabelas 78.2 e 78.3 distinguem as causas periféricas comuns de vertigem das etiologias centrais comuns. Diagnóstico, fisiopatologia e tratamento da maioria destas afecções estão apresentados em vários capítulos nesta seção do livro; portanto, o foco deste capítulo será no tratamento clínico e nos fundamentos científicos para cada estratégia.

Presume-se que as causas periféricas de disfunção vestibular (Tabela 78.2) são restritas, anatomicamente, às estruturas associadas a labirinto membranoso, ramos periféricos do nervo vestibular, gânglio de Scarpa e raiz do nervo vestibular. As causas centrais de disfunção vestibular, no entanto, comprometem circuitos vestibulares centrais que medeiam influências vestibulares sobre a postura (por meio das vias vestibuloespinal e vestibulocólica [vestibulocervical]), e funções autonômicas. Diversamente do sistema vestibular periférico, que pode ser visto estritamente como sensores de aceleração linear e angular da cabeça, no entanto, as vias vestibulares centrais são circuitos neurais multimodais que integram uma variedade de sinais sensitivos e motores relacionados com equilíbrio, postura e movimentos oculares. Os núcleos vestibulares são o alvo central principal do nervo vestibular.

Outros locais que recebem aferentes primários a partir do nervo vestibular incluem vários outros núcleos do tronco cerebral [núcleo abducente, *nucleus prepositus hypoglossi*, núcleos cocleares (provavelmente do sáculo), núcleo cuneiforme externo e formação reticular]. Uma vez que o nervo vestibular termina apenas no tronco cerebral ipsolateral, a integração da informação a partir de pares co-planares de órgãos terminais vestibulares periféricos (p. ex., cristas dos canais laterais esquerdo e direito, cristas dos canais superior esquerdo e posterior direito, e cristas dos canais posterior esquerdo e superior direito) é mediada por conexões comissurais. Além destes estímulos (*inputs*) vestibulares, os núcleos vestibulares recebem sinais proprioceptivos, visuais (fluxo óptico) e pré-motores/motores a partir de diferentes níveis do neuroeixo (inclusive córtex cerebral) que são relacionados com controle postural e ocular. Uma conseqüência dos *inputs* polimodais para estes circuitos pode ser a capacidade de usar outra informação sensitiva para compensar lesão vestibular periférica.

Grupos celulares (ou circuitos) específicos dentro dos núcleos vestibulares então contribuem diretamente para as vias vestibuloespinal, vestibulocólica e vestibuloautonômica. A atividade de cada um destes circuitos funcionais dentro dos núcleos vestibulares é modulada por circuitos cerebelares específicos no lobo flo-

TABELA 78.1
CAUSAS E MECANISMOS COMUNS DE TONTURA

Sintoma	Causas	Mecanismos
Vertigem	Vertigem posicional benigna, labirintite, neuronite vestibular, doença de Ménière, enxaqueca vestibular, otossífilis, síndrome de deiscência do canal semicircular superior, insuficiência vertebrobasilar, esclerose múltipla, infarto do tronco cerebral ou cerebelar	Desequilíbrio de sinais vestibulares tônicos
Tontura pré-sincopal	Hiperventilação associada a transtornos de pânico ou ansiedade crônica, hipotensão postural, insuficiência cardíaca congestiva, doença vascular cerebral difusa	Isquemia difusa do cérebro
Desequilíbrio	Drogas ototóxicas, neuropatia periférica, presbistasia, doença auto-imune da orelha interna, perda genética de células ciliadas vestibulares, atrofia cerebelar, infarto cerebelar, tumores da fossa posterior, meningites	Perda vestibular simétrica, perda proprioceptiva, dano cerebelar
Distorção visual	Receita nova de óculos; cirurgia de catarata com implante de lente; drogas ototóxicas; disfunção de músculos extra-oculares; esclerose múltipla; disfunção do III, IV ou VI nervos cranianos; doença da córnea	Descombinação da estimulação visual e vestibular
Tontura multissensorial	Tontura psicofisiológica, diabetes melito, vasculite sistêmica, reação adversa a droga, envelhecimento	Disfunção integrativa envolvendo sistemas visual, proprioceptivo e/ou vestibular

culonodular, o verme do lobo posterior e o lobo anterior. Evidência clínica e anatômica clássica indica que cada uma destas regiões cerebelares contribui para diferentes funções motoras vestibulares. Por exemplo, disfunção do lobo floculonodular tem um impacto principal nos movimentos oculares, enquanto degeneração do lobo anterior (p. ex., degeneração cerebelar alcoólica) tem impacto predominantemente sobre o controle postural. Regiões cerebelares relacionadas com controle autonômico também foram identificadas [para revisão ver Balaban (2)]. Todavia, cada uma destas regiões cerebelares maiores é subdividida em unidades de circuitos menores (zonas) que parecem influenciar diretamente vias específicas de saída (*output*) do núcleo vestibular. Por exemplo, há uma pequena região (zona) no flóculo cerebelar que contribui para o controle dos movimentos oculares no plano do canal semicircular horizontal por conexões com os núcleos vestibulares.

As conexões cerebelares diretas aos núcleos vestibulares parecem ser importantes para coordenação e contínua recalibração das respostas motoras à estimulação vestibular. *Input* de fibras ascendentes desde a oliva inferior parece desempenhar um papel crítico nestas funções. Admite-se que as fibras ascendentes forneçam um "sinal de erro sensitivomotor" às células

TABELA 78.2
CAUSAS PERIFÉRICAS COMUNS DE VERTIGEM

Vertigem posicional benigna
Doença de Ménière
Neuronite (neurite) vestibular
Pós-traumática
    Hidropisia endolinfática
    Concussão labiríntica
Toxicidade induzida por droga
    Minociclina
    Fenitoína
    Quinidina
    Gentamicina
    Estreptomicina
Outras
    Labirintite bacteriana
    Labirintite viral
    Tumores
    Otosclerose
    Vasculites

TABELA 78.3
CAUSAS CENTRAIS COMUNS DE VERTIGEM

Lesões do tronco cerebral
    Malformação arteriovenosa (MAV)
    Tumor
    Trauma
Doença desmielinizante
    Esclerose múltipla
Infarto ou isquemia
    Enxaqueca vestibular
    Tronco cerebral
    Cerebelo
    Insuficiência vertebrobasilar
Doenças hereditárias
    Doença espinocerebelar
Lesão da fossa posterior
    Neuroma acústico
    Meningioma
    Cisto aracnóideo
    Tumor metastático
    Outro tumor do ângulo cerebelopontino
    Malformação de Arnold-Chiari

de Purkinje cerebelares, o qual pode alterar a responsividade das células de Purkinje a *inputs* de fibras paralelas por meio de um mecanismo chamado "depressão demorada", para obter uma correção rápida de função.

Uma característica importante do conjunto dos circuitos vestibulares centrais é sua capacidade de compensar lesão periférica. Embora o fenômeno seja bem conhecido, os mecanismos da compensação estão pouco conhecidos. A evidência presente sugere que a compensação comportamental envolve plasticidade sináptica em ambos o tronco cerebral e o cerebelo. Dois fatores na compensação parecem ser de particular relevância clinicamente. Primeiro, a estabilidade da disfunção vestibular tem um impacto óbvio na eficácia da compensação. Disfunção estável, previsível (p. ex., seção de nervo vestibular) prove uma linha de referência básica da disfunção como alvo para compensação. Em contraposição, é de esperar que a compensação de hipo ou hiperatividade flutuante (p. ex., doença de Ménière) seja ineficaz porque a função de referência é imprevisível ou instável. Segundo, o estado funcional do sistema nervoso central, atribuível a alterações relacionadas com a idade ou orgânicas, constitui uma consideração importante. Por exemplo, os indivíduos com dano cerebelar preexistente podem mostrar capacidade compensatória diminuída (1,3,4).

DISFUNÇÃO AUTONÔMICA, ANSIEDADE E ATAQUES DE PÂNICO: O CONJUNTO DOS CIRCUITOS VESTIBULARES

Todo clínico que trata pacientes com transtornos vestibulares, bem como astronautas experimentando as alterações rápidas de *input* vestibular encontradas durante as várias fases do vôo espacial, conhecem bem a acentuada disfunção autonômica que é associada a estas alterações da estimulação vestibular (2,5). Estes sinais e sintomas de náusea, vômito e palidez, bem como alterações na respiração e circulação, são clinicamente aparentes; entretanto, a base fundamental para estas respostas apenas recentemente foi elucidada por meio de estudos anatômicos que identificaram uma rede de projeções vestibulautonômicas no tronco cerebral de coelhos, ratos e gatos (2).

O achado de que projeções nucleares vestibulares e viscerais secundárias convergem no núcleo parabraquial (e outras regiões do tronco cerebral) proporciona percepções importantes dos potenciais substratos neurais para fenômenos como as respostas respiratória, cardiovascular e gastrointestinal (emética) à estimulação vestibular, doença do movimento e respostas autonômicas a ambientes gravitacionais alterados. Em particular, estes achados fornecem uma base neurológica potencial para a estreita relação entre disfunção vestibular e transtornos de ansiedade com agorafobia (2).

Ansiedade, ataques de pânico e agorafobia também são comumente associados a disfunção vestibular (2,6,7). Em 1945, Sir Terrence Cawthorne descreveu o terror que os pacientes com lesão vestibular aguda podem experimentar. Outros clínicos identificaram situações específicas envolvendo mudanças na orientação espacial que provocam sintomas de ansiedade e pânico. Em 1947, Levy e O'Leary cunharam o termo *neurose da rua* para descrever a ansiedade que alguns pacientes desenvolvem depois de um ataque vestibular agudo. Em 1975, McCabe observou a "síndrome do supermercado" em pacientes com doença de Ménière e caracterizou estes pacientes como sofrendo uma intolerância a olhar para trás e para a frente ao longo dos corredores e para cima e para baixo nas gôndolas. Os pacientes com déficits vestibulares que são dependentes visual ou proprioceptivamente podem ter sintomas de desequilíbrio, desconforto, ansiedade ou evitação fóbica quando em situações com indicações visuais ou proprioceptivas inadequadas para o equilíbrio. Furman e Jacob chamaram esta especificidade situacional de *desconforto de espaço e movimento*. Estas manifestações desagradáveis de desconforto também podem ser consideradas "sinais e sintomas referidos" das vias vestibulares a locais viscerais, e podem servir como estímulos provocadores ou reforçadores para evitação condicionada de situações potencialmente perigosas (2,6,7). A categoria diagnóstica "Fobia de Espaço e Movimento" desenvolve-se quando a angústia situacional prejudica significativamente as atividades normais de um paciente, particularmente ao evitar comportamentos que reduzem o desconforto vestibular (6,7). O modelo de ligação neurológica foi proposto para explicar a associação de distúrbios vestibulares e disfunção autonômica, ansiedade, ataques de pânico e agorafobia (2). A ligação ser mediada por (a) vias vestibulares ascendentes envolvendo o núcleo parabraquial, tonsila e córtex infralímbico; (b) vias noradrenérgicas; e (c) vias serotoninérgicas. As consequências desta ligação neurológica íntima entre função vestibular, regulação autonômica e estado afetivo são de grande importância prática para o clínico. Em particular, é importante considerar um plano de tratamento multifatorial para lidar com os mecanismos patogênicos, obter alívio sintomático da vertigem e náusea, facilitar compensação vestibular, e atacar a ansiedade e depressão emergentes dos pacientes individuais. A farmacoterapia sintomática da disfunção vestibular é discutida mais tarde neste capítulo; entretanto, baixas doses de diazepam (2 mg por via oral 3 vezes ao dia conforme necessário), ou lorazepam (0,5 mg por via oral 3 vezes ao dia conforme necessário) são úteis para tratar os sintomas associados de disfunção autonômica, ansiedade, ataques de pânico e agorafobia. Para sintomas que ocorram mais constantemente, clonazepam (0,25 mg 2 vezes ao dia a 3 vezes ao dia) deve ser considerado. Técnicas adjuntivas, particularmente métodos de redução do estresse, como *biofeedback*, hipnose e ioga podem similarmente comprovar-se úteis para reduzir estes sintomas.

FARMACOTERAPIA ESPECÍFICA

Formas específicas de farmacoterapia são dirigidas para reverter os mecanismos fisiopatológicos provados ou presumidos responsáveis pelos transtornos associados a disfunção vestibular. Exemplos desses esquemas de intervenção estão delineados na Tabela 78.4.

Doença de Ménière

A terapia clínica da doença de Ménière inclui modificação da dieta, fisioterapia, apoio psicológico e intervenção farmacológica. Terapia diurética e restrição de sal têm de há muito sido consideradas o sustentáculo da intervenção clínica para hidropisia endolinfática, baseando-se na suposição de que estas drogas podem afetar o balanço hídrico dentro da orelha interna e levar a uma depleção da endolinfa (1,4). Diuréticos tiazídicos têm sido uma forma popular dessa farmacoterapia específica para doença de Ménière. Estes agentes aumentam a excreção de sódio, cloreto e água ao interferirem com a absorção de íons sódio através do epitélio do segmento cortical diluidor do néfron. Outros efeitos eletrolíticos incluem a excreção aumentada de potássio, magnésio, fosfato, brometo e iodeto. Terapia

TABELA 78.4 — TRATAMENTO
FARMACOTERAPIA ESPECÍFICA DOS TRANSTORNOS VESTIBULARES

Transtornos vestibulares periféricos
  Doença de Ménière
    Dieta hipossódica (1 a 1,5 g Na⁺/dia)
    Diuréticos
      Triantereno e hidroclorotiazida (Dyazide)
      Acetazolamida (Diamox)
      Hidroclorotiazida
    Vasodilatadores
      Dinitrato de isossorbida
      Niacina
      Papaverina
      Nilidrina
      Histamina
      Betaistina
      Cinarizina
    Aminoglicosídeos
      Gentamicina (transtimpânica)
      Estreptomicina (IM ou perfusão seletiva)
    Esteróides
      Dexametasona (transtimpânica)
    Otossífilis
      Penicilina (IV, IM), amoxicilina (VO)
      Doxiciclina, tetraciclina, eritromicina (em alergia à penicilina)
      Esteróides
    Neurolabirintite viral (inclusive neuronite vestibular)
      Agentes antivirais
        Aciclovir (Zovirax)
        Fanciclovir (Famvir)
        Valaciclovir (Valtrex)
      Esteróides

Transtornos vestibulares centrais
  Insuficiência vertebrobasilar
    Terapia antiplaquetas
      Aspirina
      Ticlopidina
      Pentoxifilina
    Anticoagulação (reserva para AVC iminente)
      Heparina
      Varfarina
    Síndromes pós-infarto
      Diidroergocristina, diidroergocriptina
      Flunarizina
      Gangliosídeos
      Removedores de radicais livres
      21-aminosteróides
      Anfetamina
  Enxaqueca vestibular
    Terapia abortiva da enxaqueca (não usada em enxaqueca da artéria basilar)
      Tartarato de ergotamina
      Sumatriptan
    Profilaxia da enxaqueca
      Nortriptilina ou imipramina
      Verapamil
      Cinarizina
      Propranolol (agente de primeira linha em crianças)
      Neurontin
      Flunarizina
      Metisergida
  Tontura psicofisiológica (associada com ataques de pânico)
    Antidepressivos
      Imipramina
      Desipramina
      Nortriptilina
    Tranqüilizantes
      Alprazolam
      Diazepam
      Lorazepam
    Inibidores da monoaminoxidase
      Fenelzina
  Síndrome de ataxia familial
    Acetazolamida (Diamox)

em longo prazo produz excreção diminuída de cálcio e hipocalciúria.

Terapia prolongada com diurético tiazídico pode ser associada a alcalose metabólica com hipopotassemia e hipocloremia. Um diurético poupador de potássio como triantereno ou espironolactona é muitas vezes usado em conjunção com tiazidas para contrabalançar a perda de potássio (p. ex., triantereno e hidroclorotiazida). Tiazidas podem induzir hiperglicemia e exacerbar diabetes melito. Outras potenciais reações adversas incluem hiperuricemia e hipotensão ortostática. Estes agentes podem exacerbar insuficiência renal ou hepática preexistente.

Inibidores da anidrase carbônica (p. ex., acetazolamida) diminuem a troca de sódio-hidrogênio no túbulo renal. Estes agentes são usados para diminuir a pressão intra-ocular em pacientes com glaucoma ao reduzirem a formação de humor aquoso, e a analogia traçada entre estado de doença e a doença de Ménière levou à experiência destes agentes para tratamento da hidropisia endolinfática. Além disso, eles são capazes de diminuir a produção de LCE até 50%. Estes agentes diuréticos aumentam a excreção de bicarbonato, sódio e potássio. A redução do bicarbonato plasmático pode produzir acidose metabólica branda com terapia crônica. Raramente, hiperglicemia é exacerbada em pacientes com diabetes melito. Possíveis efeitos adversos incluem nefrocalcinose, hiperidrose, parestesia distal e perturbação gastrointestinal. Parestesias labiais e distais podem se resolver com o uso continuado ou com a diminuição da posologia; entretanto, estes sintomas, se tolerados pelo paciente, não representam uma contra-indicação à continuação do uso. Precaução particular deve ser tomada ao prescrever acetazolamida para pacientes com uma história pregressa de nefrolitíase, especialmente se os cálculos renais tiverem sido de oxalato. Se uma experiência com terapia por acetazolamida em um paciente desses for necessária, uma coleta de urina de 24 horas deve ser seguida pela análise de cálcio, oxalato e citrato. Se o paciente demonstrar hipocitrúria, que pode ser uma conseqüência de acidose metabólica induzida pela acetazolamida, a administração de acetazolamida deve ser terminada, uma vez que a hipocitrúria pode induzir nefrolitíase de oxalato de cálcio.

Vasodilatadores foram usados para tratamento da doença de Ménière, com base na hipótese de que a patogenia da hidropisia endolinfática resulta de isquemia da estria vascular. Esses agentes incluem niacina, papaverina, nilidrina, dinitrato de isossorbida, histamina intravenosa e o agonista oral da histamina betaistina. Estes agentes têm efeito direto sobre o músculo liso vascular, produzindo vasodilatação. A betaistina demonstrou exercer um efeito direto sobre o músculo liso vascular, produzindo vasodilatação. Dinitrato de isossorbida afeta principalmente o sistema venoso, enquanto a histamina causa vasodilatação de pequenos vasos sanguíneos e capilares. Betaistina também demonstrou exercer um efeito inibidor direto sobre os neurônios polissinápticos dentro dos núcleos vestibulares, independente de alterações produzidas no fluxo sanguíneo cerebral; entretanto, deve ser notado que a FDA retirou a aprovação da betaistina (Serc) por causa de dados inconclusivos sobre a eficácia. As mais comuns reações adversas a estes agentes incluem ruborização, cefaléia e hipotensão.

A literatura contém muitos relatos de casos e estudos não controlados relatando aparentes efeitos benéficos de farmacoterapia específica em pacientes sofrendo de doença de Ménière. Ruckenstein *et al.* (8) reviram criticamente esta literatura em 1991 e concluíram que supressores vestibulares inespecíficos são as únicas medicações que demonstraram aliviar vertigem associada com doença de Ménière. Três pequenos estudos duplo-cegos mostraram efeitos benéficos a curto prazo da betaistina, mas isto pode ser secundário a uma supressão inespecífica do SNC em vez de um efeito direto sobre o fluxo sanguíneo coclear, conforme previamente descrito. Assim, nenhum estudo demonstrou efeitos benéficos definitivos da terapia vasodilatadora para reverter hidropisia endolinfática.

Labirintectomia Química

A obediência ao tratamento clínico (restrição de sódio diária a 1.500 mg/dia mais Dyazide uma vez ao dia a duas vezes ao dia) resulta em controle aceitável dos sinais e sintomas na maioria dos pacientes; entretanto, aproximadamente 10% dos pacientes atingem um ponto no qual os sintomas são tão graves que uma operação ou tratamento com aminoglicosídeo deve ser considerado (1). De agora em diante, neste capítulo, consideraremos os tratamentos vestibulotóxicos com aminoglicosídeo a serem incluídos no termo *labirintectomia química*. Ao considerarmos cirurgia vestibular ou labirintectomia química, freqüentemente é útil fazer o paciente com doença de Ménière consultar uma nutricionista a fim de otimizar o tratamento clínico antes de tomar este caminho. Do ponto de vista da gravidade dos sintomas, o grupo mais apropriado para tratamento por labirintectomia cirúrgica ou química inclui pacientes que não podem trabalhar, dirigir, fazer planos de viagem seguros, ou cuidar de uma família. Os candidatos também podem incluir aqueles que estão conseguindo desempenhar estas atividades somente com grande esforço porque são altamente motivados para o fazer (níveis funcionais AAO-HNS 4, 5 e 6) (9). Um procedimento no saco endolinfático pode ser considerado em alguns casos no nível funcional AAO-HNS 3, no qual não há incapacidade ou ameaça imediata de incapacidade, mas há interrupção de atividades diárias por causa dos ataques de vertigem.

O objetivo global de qualquer tratamento de doenças vestibulares é ajudar a tornar os pacientes tão funcionais e confortáveis quanto possível. Os objetivos operacionais são controlar vertigem episódica e evitar ou minimizar desequilíbrio e perda auditiva associados com o tratamento. O objetivo técnico principal da labirintectomia química é a ablação vestibular unilateral completa (1). O problema difícil mais comum a tratar depois de qualquer cirurgia destrutiva vestibular (neurectomia vestibular, labirintectomia ou tratamento com aminoglicosídeo) é o desequilíbrio persistente, perturbador, e esta complicação ocorre em 20% dos casos (1). Quase todos os pacientes experimentarão vertigem e desequilíbrio imediatamente após labirintectomia cirúrgica ou neurectomia vestibular. Com tratamentos por aminoglicosídeo, o desequilíbrio começa quando o efeito da labirintectomia química ocorre. Este efeito tipicamente ocorre pelo menos quatro dias depois do começo do tratamento.

Os pacientes relatam sintomas de perda vestibular periférica unilateral aguda, incluindo uma sensação aguda de vertigem rotacional, desequilíbrio, uma tendência a cair para o lado afetado, e intolerância a movimento rápido da cabeça. Eles geralmente experimentam disfunção autonômica (p. ex., náusea e diaforese), bem como ansiedade e mal-estar geral. Estes sintomas melhoram espontaneamente de tal modo que a maioria dos pacientes é capaz de retornar às atividade completas pelas 6 a 8 semanas depois da labirintectomia (1).

Os pacientes tratados com aminoglicosídeos intramusculares ou aqueles com um déficit vestibular contralateral pré-tratamento podem experimentar também oscilopsia. Este sintoma é um meneio do campo visual com a deambulação. Os pacientes relatarão que têm dificuldade para ler rótulos quando se deslocam pelo corredor de um mercado. Oscilopsia é uma manifestação de redução do reflexo vestibuloocular causada por uma perda de sensibilidade vestibular. A oscilopsia normalmente melhora com o tempo, possivelmente em virtude da compensação do sistema nervoso central ou da tolerância pelo paciente.

Em quase todos os casos, o desequilíbrio pós-operatório resolve-se gradualmente após a deambulação do paciente e o tratamento adicional não é necessário. Se o desequilíbrio persistir ou ocorrer mais tarde após labirintectomia química, exercícios vestibulares ou reabilitação vestibular formal são geralmente úteis para melhorar a função do equilíbrio e o conforto do movimento.

O interesse pelo aminoglicosídeo intratimpânico (AGIT) como alternativa a cirurgia do saco endolinfático e neurectomia vestibular aumentou nos últimos anos. Uma vantagem-chave é que o AGIT pode ser um procedimento de consultório não-cirúrgico. Não obstante, o AGIT é, no presente, um tratamento impreciso, difícil de controlar e, em pelo menos uma forma atual de aplicação da droga, parece ser associado a uma taxa de 10% de surdez na orelha tratada [revisto em Wu e Minor (10) e Cohen-Kerem et al. (3)]. Não obstante, a vertigem pode ser aliviada em 90% dos casos. Outros protocolos podem ser associados a um índice mais baixo de surdez. AGIT tem um lugar no tratamento da doença de Ménière, mas o protocolo ótimo de tratamento e os limites do seu papel exato permanecem por ser definidos. Desde 1998, quando a segunda edição deste livro foi publicada, a maioria dos otologistas diminuiu grandemente a freqüência com que executam AGIT por causa do risco de perda auditiva. Entretanto, um estudo longitudinal recente da administração de AGIT em 31 pacientes com doença de Ménière relatou uma taxa acentuadamente diminuída de perda auditiva profunda (10). Neste estudo, Wu e Minor relataram perda auditiva profunda em apenas um paciente (3%). Além disso, audição melhorada foi vista em 5 (16%), inalterada em 21 (65%) e pior em 5 (16%). A vertigem foi controlada em 90% dos pacientes. O seu protocolo envolve uma única administração de AGIT (gentamicina 26,7 mg/mL, 0,4 mL injetada tipicamente), 30 minutos de contato da solução com a janela redonda, e remoção subseqüente da gentamicina residual por meio de aspiração. O protocolo de Minor agora envolve uma única injeção de AGIT, e tratamentos adicionais são apenas administrados se episódios de vertigem tiverem persistido na época do exame de acompanhamento 3 semanas depois da injeção.

Aminoglicosídeos parecem não ser concentrados nos líquidos cocleares, mas a meia-vida de eliminação aumenta com a administração crônica, sugerindo seqüestração da droga pelas células ciliadas. Amicacina, diidroestreptomicina e canamicina são principalmente cocleotóxicas, enquanto gentamicina e estreptomicina são principalmente vestibulotóxicas. A altas doses, estreptomicina também é cocleotóxica. Por exemplo, estreptomicina, 25 mg/kg/dia, administrada sistematicamente a gatos resultou na perda das células ciliadas vestibulares unicamente, mas com 100 mg/kg/dia, foram perdidas tanto as células ciliadas vestibulares quanto as cocleares. Mecanismos bioprotetores para evitar ototoxicidade foram revistos recentemente por Rybak e Kelley (11).

As células ciliadas das cristas, máculas e cóclea degeneram a graus diferentes em seguida à administração de aminoglicosídeos. Os neurônios vestibulares primários, os núcleos cocleares e os núcleos vestibulares não são afetados diretamente, mesmo com altas doses. O giro basal da cóclea é a região mais suscetível à perda permanente de células ciliadas, resultando em uma perda inicial de audição de altas freqüências. Embora os mecanismos desta toxicidade diferencial sejam incompletamente compreendidos, diversos fatores foram identificados, incluindo a via de administração, variáveis posológicas e o aminoglicosídeo específico usado.

Dano às células escuras vestibulares, as quais se admite desempenharem um papel na produção de endolinfa, foi descrito em seguida à administração de doses de aminoglicosídeo abaixo do limiar para lesão das células ciliadas. Uma hipótese atraente é que a função prejudicada das células escuras seria benéfica na doença de Ménière porque a produção diminuída de endolinfa afetaria a homeostasia dos líquidos da orelha interna.

Preparação da Solução de Gentamicina

A solução de gentamicina pode ser usada sob a forma da solução estoque de 40 mg/mL com um pH de cerca de 5,4, ou pode ser tamponada a um pH de 6,4 para reduzir o desconforto associado a injeção intratimpânica. Um método de preparar a solução tamponada é o seguinte (1): 1,5 mL de solução de gentamicina (40 mg/mL) é injetado em um frasco estéril de 5 mL. Uma solução de bicarbonato de sódio 0,6 M é preparada combinando-se 2 mL de bicarbonato de sódio 8,4% e 1,36 mL de água estéril em um frasco estéril de 5 mL. Adicionar 0,5 mL da solução de bicarbonato 0,6 M ao frasco estéril contendo 1,5 mL de gentamicina para formar 2 mL de uma solução de gentamicina (30 mg/mL, pH 6,4) pronta para a injeção.

Técnica de Injeção

O paciente deve estar confortavelmente posicionado na posição otológica padrão para o exame sob o microscópio operatório, supino com a cabeça virada afastando-se da orelha a ser tratada. Nesta posição, a tuba auditiva ficará mais superior, para evitar a drenagem gravitacional da solução de gentamicina para fora da orelha média. Esta posição é mantida durante 30 minutos em seguida à injeção, e o paciente é instruído para não deglutir ou limpar a orelha média durante este período; fornecer uma cuba para expectoração delicada durante este período ajuda a alcançar este objetivo. Aplicação tópica de fenol em um pequeno local de injeção na superfície da membrana timpânica provê anestesia, e a gentamicina é injetada na orelha média usando-se uma seringa de tuberculina e uma agulha espinal calibre 27 ou 25. Tipicamente, cerca de 0,5 mL de solução enche a orelha média. A gentamicina residual é aspirada da orelha média depois de 30 minutos de contato com a janela redonda.

Protocolos de Administração

Numerosos protocolos de administração foram descritos e uma metanálise recente foi publicada (3). Nedzelski *et al.* administraram aos pacientes gentamicina intratimpanicamente 3 vezes ao dia por um tubo de timpanostomia e um pequeno tubo flexível durante 4 dias. O protocolo introduzido por Beck e Schmidt advoga um esquema de 1 vez ao dia até que seja observado o sinal mais inicial de ototoxicidade. Com este esquema, 1 a 12 doses são dadas, com uma média de 4 a 6 doses. Vários outros pesquisadores usam um esquema posológico que titula a administração de AGIT usando a resposta do paciente medida pela resposta calórica, função audiométrica e sintomas do paciente. O fundamento é reduzir o risco de perda auditiva, mantendo o controle da vertigem, dando menos medicação por dose e estendendo o tempo de tratamento, com aplicações repetidas conforme o necessário. Uma segunda injeção intratimpânica de aproximadamente 0,5 mL de gentamicina, 30 mg/mL, pH 6,4, é dada 3 semanas depois da primeira se vertigem não for controlada ou recidivar. Com base na taxa muito mais baixa de perda auditiva profunda vista com o protocolo desenvolvido por Minor (3% em comparação com 10%), no entanto, é de se prever que injeções repetidas programadas se tornarão menos comuns.

Vestibulectomia química seletiva também tinha sido utilizada como uma alternativa à seção de nervo vestibular para casos refratários de doença de Ménière unilateral. Historicamente, uma seringa de tuberculina era usada para introduzir 2,5 µg a 25 µg de estreptomicina em solução (25 µg/mL) através de uma fenestração no canal semicircular horizontal. Uma experiência multiinstitucional desta técnica relatou perda auditiva em 68% de 47 pacientes submetidos a labirintotomia com infusão de estreptomicina (12).

Estreptomicina parenteral tem sido usada com sucesso para tratar casos de doença de Ménière bilateral refratária. A terapia é titulada para preservar alguma função vestibular. Este método ajudou a evitar desequilíbrio e oscilopsia pós-tratamento associados a ablação vestibular bilateral completa. A dose total de estreptomicina varia de 5 g a 70 g em pacientes submetidos à terapia de titulação, com uma dose média de aproximadamente 25 g administrada para alcançar o ponto final desejado. Langman *et al.* (13) melhoraram ou aliviaram completamente a vertigem episódica em 16 de 19 pacientes (84%) submetidos à terapia de titulação para a doença de Ménière bilateral. Desequilíbrio grave persistente pós-tratamento ocorreu em 3 pacientes (16%), enquanto alterações na audição foram independentes do efeito da estreptomicina.

Dexametasona Intratimpânica

Uma técnica de tratamento que está surgindo para doença de Ménière recalcitrante é a injeção intratimpânica de dexametasona, e Doyle *et al.* recentemente reviram este tópico (14). Os aspectos técnicos são idênticos ao descrito na seção sobre AGIT discutida anteriormente. O autor sênior injeta dexametasona (24 mg/mL) e deixa o paciente permanecer supino com a orelha afetada mais superior durante 20 a 30 minutos. O procedimento é realizado 3 vezes, com intervalos de 1 semana. Outros autores usaram aplicações de dose única por meio de uma timpanotomia exploradora seguida pela aplicação, no nicho da janela redonda, de dexametasona 8 mg, em hialuronano ou uma esponja de gelatina absorvível. Um estudo retrospectivo da última conduta em 21 orelhas de 19 pacientes foi descrito por Arriaga e Goldman (15). Eles observaram que uma única aplicação de solução de dexametasona/hialuronano não produziu melhora dramática da audição em curto prazo nos pacientes com hidropsia endolinfática; entretanto, houve melhoras relatadas – tanto quanto um ganho de 38 dB na ATP e ganho de 38% no escore de discriminação da fala. O ganho deste único paciente foi moderado por 3 orelhas que sofreram deterioração depois do tratamento. O desempenho conservador da dexametasona intratimpânica é apropriado; entretanto, restam pacientes com falha da terapia clínica que podem beneficiar-se com esta técnica antes de se empreender uma opção cirúrgica mais agressiva. Permanecem por ser completados ensaios clínicos controlados em longo prazo; estes determinarão a eficácia desta modalidade de tratamento.

Otossífilis

Um diagnóstico presuntivo de otossífilis é feito no paciente com disfunção cocleovestibular inexplicada e absorção de anticorpo treponêmico fluorescente (FTA-ABS) positiva. Penicilina e esteróides têm sido as modalidades principais de tratamento, embora estudos precedentes tenham mostrado benefício da terapia com penicilina intramuscular (16), outros estudos demonstraram que a via intramuscular de terapia parenteral falha em alcançar concentrações treponemicidas no líquido cerebrospinal (LCE). Para a terapia intramuscular, o tratamento com 2,4 milhões de unidades de penicilina benzatina semanalmente durante 3 semanas sucessivas constitui a terapia mínima. Outros autores advogam estender a terapia por tanto quanto 1 ano. Novos esquemas de tratamento de pacientes externos que incluem probenecide prometem alcançar níveis medicamentosos antitreponêmicos no LCE. Probenecide aumenta a meia-vida e facilita a penetração no LCE de antibióticos derivados de penicilina. Estes esquemas incluem 1,8 milhões de unidades de penicilina G procaína intramuscular diariamente ou 1 g de amoxicilina oral 6 vezes ao dia, em combinação com probenecide 500 mg 4 vezes ao dia.

Nos pacientes recebendo terapia intravenosa, 10 milhões de unidades de penicilina G por dia são administrados em doses divididas durante 10 dias, seguidos por 2,4 milhões de unidades de penicilina benzatina intramuscular por semana durante 2 semanas adicionais. Nos pacientes com neurossífilis, documentada por um teste em lâmina do Venereal Disease Research Laboratory (VDRL) do LCE, 24 milhões de unidades de penicilina G por dia são administrados intravenosamente durante 14 dias, seguindo-se uma série de 2 semanas de penicilina benzatina e uma série de 8 semanas de amoxicilina oral em altas doses. Pacientes com alergia documentada à penicilina recebem 500 mg de tetraciclina ou eritromicina 4 vezes ao dia durante 30 dias. Alternativamente, doxiciclina (200 mg/dia durante 15 a 20 dias) pode melhorar a obediência do paciente, uma vez que ela é dada 2 vezes ao dia e pode ser tomada com alimento.

Muitos estudos demonstram eficácia aumentada quando a penicilina é combinada com esteroidoterapia. Embora as recomendações posológicas variem, prednisona 40 a 60 mg/dia durante 2 semanas é aceita como terapia mínima. A terapia é continuada por 4 semanas nos pacientes que respondem e é subseqüentemente diminuída gradativamente de acordo com a sintomatologia do paciente. Os pacientes que recebem terapia prolongada devem ser postos com um esquema de dias alternados para minimizar a supressão supra-renal. As contra-indicações absolutas e relativas à esteroidoterapia incluem hipersensibilidade aos corticosteróides, osteoporose grave, diabetes melito de difícil controle, doença ulcerosa péptica, diverticulite, hipotireoidismo, cirrose, doenças tromboembólicas e doença psiquiátrica. Uma vez que a terapia glicocorticóide pode reativar a tuberculose, quimioprofilaxia deve ser usada para pacientes com uma história de tuberculose ativa.

Setenta e cinco por cento dos pacientes submetidos a antibioticoterapia para sífilis secundária experimentarão uma reação febril aguda conhecida como reação de Jarisch-Herxheimer. A reação tipicamente começa dentro de 4 horas após o tratamento ser começado e é manifestada por febre e sintomas semelhantes a gripe. Esta reação provavelmente é relacionada com a liberação de endotoxina de espiroquetas mortos ou uma reação alérgica a produtos de degradação do treponema. Os sintomas tipicamente regridem dentro de

24 horas após a instituição da terapia e raramente exigem interrupção da terapia. Os pacientes devem, no entanto, ser informados desta síndrome, uma vez que alguns experimentarão uma exacerbação transitória dos sintomas cocleovestibulares. Administração de prednisona durante 24 horas antes de iniciar a terapia antibiótica reduz o componente febril desta reação.

Foi descrito que a terapia com penicilina e esteróide melhorou a vertigem em 58% a 86% dos pacientes com sintomas secundários a otossífilis. Isto se compara favoravelmente com pacientes com perda auditiva, dos quais apenas 31% melhoram com o tratamento. Os pacientes com zumbido ou vertigem incapacitante devem fazer essa terapia independentemente da duração dos sintomas, porque há uma probabilidade razoavelmente alta de melhora. Os pacientes com perda auditiva isolada de longa duração sem flutuação, no entanto, tendem menos a responder à terapia (16).

Enxaqueca

Desde a época em que foi escrito este capítulo para a primeira edição, muito foi aprendido acerca da enxaqueca vestibular (17-19). Do mesmo modo, houve um reconhecimento muito maior da freqüência de ocorrência deste transtorno em adultos e crianças. É um transtorno notavelmente comum e sem dúvida representa muitos dos pacientes com "doença de Ménière atípica" descritos no passado. A enxaqueca tem há muito tempo sido considerada um distúrbio vascular, com vasodilatação responsável pela cefaléia e vasoconstrição responsável pelos sintomas neurológicos. A enxaqueca de artéria basilar produz sintomas relacionados com as áreas do sistema nervoso central supridas pela circulação posterior. Entretanto, as vias serotoninérgicas e vestibulares centrais podem também estar envolvidas na vertigem associada a enxaqueca e auras vertiginosas (2). Aproximadamente 30% a 40% dos pacientes com enxaqueca clássica experimentam vertigem verdadeira. Outros pacientes podem-se apresentar com vertigem sem cefaléia concomitante; isto é chamado de equivalente enxaquecoso. De fato, apenas 10% dos pacientes com enxaqueca vestibular também têm cefaléias. Esta doença também ocorre em crianças; entretanto, infelizmente, o nome errado "vertigem posicional benigna da infância" foi atribuído à condição pela comunidade de neurologia.

Terapia profilática é indicada para os pacientes cuja vida está sofrendo impacto da vertigem recorrente associada a enxaqueca vestibular, uma vez que todos os esquemas bem-sucedidos têm potencialmente efeitos colaterais perturbadores (17). A indicação mais comum para a profilaxia é a enxaqueca freqüente, com os sintomas ocorrendo mais freqüentemente que 2 episódios por mês por 3 meses sucessivos. Curiosamente, os adultos com enxaqueca vestibular respondem mais freqüentemente a antidepressivos tricíclicos ou bloqueadores dos canais de cálcio que a betabloqueadores. Em contraposição, as crianças com enxaqueca vestibular respondem extremamente bem aos betabloqueadores. Terapia empírica com o agente mais comumente usado pode necessitar ser seguida por uma mudança na classe de medicação até que os sintomas sejam controlados. Uma vez que os sintomas sejam controlados com terapia profilática por 6 meses, os pacientes são desmamados da sua medicação. Se isto for tolerado, então o retratamento é necessário apenas se os sintomas recidivarem. Às vezes é necessário retomar o tratamento com o agente profilático por outros 3 a 6 meses antes de tentar desmamar a medicação. Raramente, é necessária terapia continuada e esta decisão é guiada pelas características clínicas do paciente. Muito freqüentemente, as crianças com enxaqueca vestibular deixam de ter este distúrbio quando chegam à puberdade. Aconselhamento dietético é importante, uma vez que alimentos contendo tiramina e cafeína, tais como queijo azul, vinho tinto, suco de uvas, chocolate e tomate podem servir como gatilhos para os ataques de enxaqueca. Similarmente, consumo excessivo de bebidas cafeinadas, fadiga, estresse e perder refeições podem induzir ataques de enxaqueca vestibular em alguns pacientes.

Antidepressivos tricíclicos podem ser adjuntos úteis para a profilaxia de enxaqueca associada a ataques de pânico. Durante anos, os antidepressivos aminas terciárias, como amitriptilina e imipramina, têm sido usados. Embora eficazes, essas medicações têm efeitos colaterais anticolinérgicos adversos, como constipação, taquicardia, visão turva, prejuízo cognitivo e hipotensão ortostática (17). Estes efeitos colaterais podem ser deletérios, especialmente na população idosa. À medida que os indivíduos envelhecem, há funções fisiológicas diminuídas que influenciam a farmacoterapia. As alterações específicas envolvem volume de água, débito cardíaco, fluxo sanguíneo circulatório, atividade de barorreceptores, ácido gástrico, pH gástrico, absorção intestinal, fluxo sanguíneo e função hepática, funções enzimáticas hepáticas, eficiência renal, fluxo sanguíneo e função geral renal, e acuidade visual. Novas formas de tricíclicos chamados aminas secundárias (como desipramina ou nortriptilina) têm efeitos colaterais diminuídos e são eficazes no tratamento de enxaquecas. Por esta razão, as aminas secundárias são os tricíclicos de escolha. Deve ser assinalado, no entanto, que se os pacientes tiverem doença de refluxo importante ou problemas de ganho de peso, tricíclicos devem ser usados com cautela.

Betabloqueadores, antagonistas do cálcio, anticonvulsivos e antidepressivos tricíclicos são atualmente os agentes mais amplamente usados para a profilaxia de enxaqueca (17). Propranolol é normalmente usado em uma faixa de alta posologia (80 a 240 mg/dia) e pode produzir importantes efeitos colaterais, incluindo fadiga, broncospasmo, insuficiência cardíaca congestiva e impotência masculina. Antagonistas do cálcio como flunarizina (dose de 10 mg à noite) ou verapamil (240 a 320 mg/dia) têm sido benéficos. Efeitos colaterais, no entanto, incluem sedação, ganho de peso, depressão e distúrbios extrapiramidais. Ao escolher um bloqueador dos canais de cálcio para tratar enxaqueca vestibular em adultos, os autores geralmente começam o tratamento com Verelan PM 100 mg a cada noite. Esta medicação é uma formulação de liberação prolongada, e a dose é aumentada depois de 3 a 4 semanas se os sintomas não tiverem ficado sob controle. Um bloqueador dos canais de cálcio amplamente usado na Europa e na Ásia para o tratamento da enxaqueca vestibular, e outros transtornos vestibulares, é a cinarizina (Stugeron); entretanto, presentemente não é disponível nos Estados Unidos. Apesar das questões legais e de segurança associadas a esta prática, a revisão dos recursos *online* sugere que esta medicação pode ser adquirida e enviada aos Estados Unidos. Além das propriedades bloqueadoras dos canais de cálcio, ela também tem uma função anti-histamínica, desse modo atuando como um supressor vestibular inespecífico, minimizando a disfunção autonômica associada com a função vestibular. Estudos recentes também identificam o ácido valpróico (Depakene) e o divalproex sódico (Depakote) como medicações para o tratamento profilático da enxaqueca. A dose inicial recomendada é 250 mg 2 vezes ao dia, apesar de alguns pacientes poderem necessitar titular até 1.000 mg/dia. Favor observar que anticonvulsivos são contra-indicados em indivíduos com prejuízo da função hepática.

Embora freqüentemente usado na enxaqueca vestibular, o tartarato de ergotamina tem sido a droga de escolha para abortar sintomas de enxaqueca por muitos anos. É um agente vasoconstritor que estimula os alfaadrenoceptores e atua como um antagonista da serotonina. Também inibe a livre captação de monoaminas e sensibiliza o músculo liso vascular à estimulação simpática. Este agente é contra-indicado em pacientes com sepse ou infecção local, doença hepática e doença vascular. Deve ser usado com cautela em pacientes com hipertensão ou doença ulcerosa péptica. A posologia usual é 2 mg por via oral ou em supositório retal, seguindo-se doses adicionais de 1 mg a cada meia hora por 2 ou 3 doses adicionais, se necessário. Uso freqüente de ergotamina pode levar a cefaléias de rebote.

Embora sumatriptan (Imitrex) não deva ser usado para tratar enxaqueca vestibular, ele é um vasoconstritor comum administrado parenteralmente que constitui uma forma eficaz de tratamento abortivo para enxaqueca de artéria não-basilar. É um agonista seletivo da 5-hidroxitriptamina, um neurotransmissor encontrado na artéria basilar e na vasculatura da dura-máter. É administrado por injeção subcutânea de 6 mg e alivia a cefaléia associada a enxaqueca dentro de uma hora em 70% dos indivíduos. Este agente deve ser usado com precaução em pacientes com hipertensão, no entanto, e é contra-indicado em pacientes com cardiopatia isquêmica, porque pode induzir a vasoespasmo coronariano. Atualmente, sumatriptan não é recomendado para os pacientes com enxaqueca basilar.

Insuficiência Vertebrobasilar

Aproximadamente um terço dos ataques isquêmicos transitórios (AITs) afeta os territórios do sistema vertebrobasilar. Estes pacientes muitas vezes manifestam sintomas de curta duração como vertigem, diplopia, disartria, fraqueza bilateral dos membros, ataxia da marcha, perturbação sensitiva variável e muitas vezes bilateral, e perda de memória (20). Mais freqüentemente, a história do paciente revela que estes sinais e sintomas são exacerbados quando alterações abruptas são feitas na posição do corpo, especificamente de uma posição supina para em pé. Isto pode similarmente ocorrer ao passar de uma posição sentada para em pé. Este fenômeno é causado pela acumulação venosa nas extremidades inferiores e hipoperfusão transitória do tronco cerebral causada pela vasculatura vertebrobasilar comprometida. Angiografia por ressonância magnética (ARM, angiorressonância) substituiu a angiografia tradicional no diagnóstico da insuficiência vertebrobasilar, e tipicamente se observa uma vasculatura tortuosa e estreitada. Terapia antiplaquetas foi demonstrada como tratamento eficaz para reduzir a incidência de acidente vascular cerebral após AIT. Este efeito foi mais claramente estabelecido com aspirina, que pode reduzir à metade o risco de AVC após AIT (21–23).

Ticlopidina (Ticlid) é outro inibidor da agregação das plaquetas que demonstrou efeitos favoráveis sobre o risco de AVC após AIT, particularmente em casos de insuficiência vertebrobasilar. Este agente pode ser mais eficaz que aspirina, reduzindo o risco de AVC em 48% em comparação com aspirina durante o primeiro ano após AIT. Entretanto, este agente associa-se com um risco de neutropenia que pode ameaçar a vida, e por essa razão deve ser reservado para pacientes que não são tolerantes à terapia com aspirina. Todos os pacientes sob terapia com ticlopidina devem fazer um hemograma completo e leucograma diferencial pelo menos a cada 2 semanas durante os primeiros 3 meses de terapia. A neutropenia reverte dentro de 1 a 3 semanas depois da descontinuação do tratamento.

A eficácia de outros compostos permanece não-provada. Dipiridamol (Persantine) e sulfimpirazona (Anturane) não conferem benefício adicional à terapia com aspirina e não são mais recomendados. Pentoxifilina (Trental) é um derivado das xantinas que diminui a viscosidade sanguínea e melhora a microcirculação. Este agente demonstrou melhorar os níveis de oxigênio teciduais em pacientes com doença vascular periférica, e pode ser útil em casos de insuficiência vertebrobasilar.

Anticoagulação completa é tipicamente reservada para pacientes com AVC iminente ou em evolução. Ocasionalmente, anticoagulantes são usados para estenose apertada de artérias intracranianas, particularmente se AITs persistirem apesar da terapia antiplaquetas. A terapia é começada com infusão intravenosa contínua de heparina para manter um tempo de tromboplastina parcial que é 1,5 a 2,5 vezes o normal. Subseqüentemente, warfarina é acrescentada, e a heparina é descontinuada quando o tempo de protrombina for elevado a 1,5 a 2,5 vezes o normal.

Mais de 150 drogas foram descritas como benéficas para a recuperação de pacientes que sofreram um AVC, mas nenhuma se comprovou eficaz por um estudo clínico cuidadoso. Glicocorticóides foram usados extensamente para limitar o edema cerebral, que pode tornar o cérebro viável sensível a mais dano isquêmico. Entretanto, estudos clínicos indicam que esteróides são ineficazes após infarto isquêmico. Outras intervenções comumente empregadas, incluindo diuréticos osmóticos e de alça e hiperventilação, não foram submetidos a experiência clínica adequada para confirmar a eficácia.

Diversos compostos estão atualmente sendo investigados e podem-se comprovar benéficos para a recuperação após AVC agudo. Esses agentes incluem gangliosídeos, removedores de radicais livres, 21-aminosteróides e anfetamina. Estudos preliminares mostram que a diidroergocristina, um alcalóide do *ergot* com potente atividade dopaminérgica, pode reduzir alterações metabólicas induzidas por hipoxia. O antagonista dos canais de cálcio flunarizina demonstrou proteger o cérebro contra dano neuronal em diversos modelos de isquemia cerebral. A utilidade final destes agentes em pacientes com AVC aguarda investigação clínica adicional.

Síndrome de Ataxia Familial

A síndrome de ataxia familial é uma doença rara com herança autossômica dominante que é manifestada por episódios recorrentes de vertigem e ataxia em vários membros de uma família. Outros sintomas proeminentes podem incluir diplopia, disartria, zumbido e parestesia, mas os sintomas variam consideravelmente entre as famílias. A síndrome de ataxia familial é uma das causas mais tratáveis de vertigem episódica crônica. Acetazolamida, um diurético inibidor da anidrase carbônica, previne eficazmente a vertigem e a ataxia episódicas. O mecanismo desta ação permanece não esclarecido. Acetazolamida sistêmica produz acidose no sistema nervoso central ao reduzir lactato e piruvato séricos, mas as concentrações séricas de lactato e piruvato são normais nos pacientes com esta síndrome. O anti-histamínico dimenidrinato, a benzodiazepina alprazolam e o antagonista do cálcio flunarizina foram demonstrados eficazes para o tratamento sintomático da vertigem associada à síndrome de ataxia familial (24). Recentemente, mutações no gene de canal de cálcio *CACNA1A* foram demonstradas em pacientes que sofriam de ataxia episódica tipo 2 (25). Este tipo de síndrome de ataxia familial é caracterizado por vertigem e ataxia episódicas.

Tontura Psicofisiológica

Tontura é associada a uma ampla variedade de enfermidades psiquiátricas. Pacientes com transtornos de ansiedade manifestados por ataques de pânico são particularmente suscetíveis a experimentar desequilíbrio, freqüentemente descrito como uma sensação de falta de equilíbrio ou mesmo uma sensação de rotação dentro da cabeça. No presente, o termo "tontura psiquiátrica" deve ser restringido a tontura (a) que é um componente de uma síndrome psiquiátrica reconhecida e (b) que não pode ser explicada por evidência clínica de disfunção vestibular (6,7). Os distúrbios psiquiátricos associados a queixas freqüentes de tontura incluem psicose, abasia, depressão, histeria, distúrbio de pânico com agorafobia, acrofobia, vertigem postural fóbica, tontura secundária a hiperventilação durante o pânico, e o transtorno de personalidade obsessiva. Pacientes com esquizofrenia são mais suscetíveis a doença do movimento e mostram uma incidência aumentada de anormalidades na testagem vestibular. Administração de certos compostos, incluindo lactato, cafeína, isoproterenol, ioimbina e antagonistas das benzodiazepinas demonstraram provocar ataques de pânico em indivíduos suscetíveis. Esta evidência sugere que pode haver uma base orgânica para o desequilíbrio associado a tontura psicofisiológica que se prestaria à farmacoterapia específica.

O tratamento da tontura psicofisiológica confia na tranqüilização do paciente, psicoterapia e farmacoterapia. Três classes de compostos foram demonstradas eficazes para reduzir a freqüência dos ataques de pânico. Estes agentes incluem as benzodiazepinas, antidepressivos tricíclicos e inibidores da monoaminooxidase. Embora clinicamente todos sejam eficazes, os efeitos colaterais devem ser levados em consideração.

As benzodiazepinas podem ter sintomas de rebote subseqüentes à cessação da medicação. Além disso, transtornos de ansiedade são altamente co-mórbidos com transtornos depressivos e de fato podem ser exacerbados por benzodiazepinas. Tendências ao vício também devem ser levadas em consideração. Antidepressivos tricíclicos conforme mencionado anteriormente têm altos efeitos colaterais colinérgicos. A segurança torna-se uma questão em populações de pacientes com doença de artéria coronária ou disritmias cardíacas. Inibidores da monoaminoxidase têm múltiplas interações com alimentos e drogas. De fato, eles são contra-indicados em populações com insuficiência cardíaca, feocromocitoma, hipertensão, doença hepática, doença cardiovascular, transtornos convulsivos, diabetes e tendência suicida. Não obstante, quando usadas apropriadamente, estas drogas podem ser altamente eficazes.

Em virtude dos numerosos efeitos colaterais dos compostos previamente citados, uma quarta classe de drogas apresenta-se constantemente em investigações. Estas incluem os inibidores seletivos da recaptação de serotonina como Prozac, Zoloft, Paxil, Luvox e Celexa. Efeitos colaterais como agitação, cefaléia, desarranjo gastrointestinal, insônia e disfunção sexual podem ocorrer. A análise formal está aguardando solução neste momento, embora os dados preliminares pareçam promissores. Deve ser notado, no entanto, que a cessação abrupta resulta na síndrome de descontinuação de inibidor seletivo da recaptação de serotonina, a qual é associada a importantes sintomas vestibulares (26).

Perspectivas Futuras

A farmacoterapia da vertigem causada por outras causas comuns de disfunção vestibular atualmente depende da supressão inespecífica dos sintomas. Este é freqüentemente o caso porque a fisiopatologia subjacente de muitas síndromes vestibulares permanece pouco compreendida. As técnicas atuais de biologia molecular prometem expandir nossa compreensão da fisiologia e da fisiopatologia do sistema vestibular humano. Este conhecimento pode levar ao desenvolvimento de formas futuras de farmacoterapia específica. Por exemplo, técnicas de biologia celular e molecular como a imunoistoquímica, histoquímica de hibridação *in situ* e imunomicroscopia eletrônica foram usadas para identificar neurotransmissores e receptores envolvidos na modulação das vias aferentes primárias no neuroepitélio vestibular (5). Estes tipos de estudos poderiam levar ao desenvolvimento de farmacoterapia visando especificamente ao órgão terminal vestibular.

A neuronite (neurite) vestibular é uma forma idiopática de paresia vestibular unilateral aguda que é a terceira causa mais comum de vertigem. O tratamento atual confia em tratamento inespecífico empregando sedativos vestibulares, fisioterapia e exercícios vestibulares (27). A ocorrência epidêmica desta condição, freqüentemente em seguida a infecções do trato respiratório superior, sugere que infecção viral do nervo vestibular pode explicar a fisiopatologia subjacente da neuronite vestibular. Histopatologicamente, alterações degenerativas no nervo vestibular, gânglio de Scarpa, neuroepitélio vestibular e densidade sináptica diminuída dentro dos núcleos vestibulares ipsolaterais são achados constantes (28,29). Dados epidemiológicos e sorológicos sugerem uma etiologia viral. Considera-se que o vírus latente (p. ex., vírus herpes *simplex*) permanece adormecido dentro dos neurônios aferentes primários vestibulares (gânglio de Scarpa). A identificação de DNA genômico viral no osso temporal de pacientes com neuronite vestibular pode levar ao desenvolvimento de novas formas dessa terapia antiviral específica. Alguns estudos pequenos parecem demonstrar o benefício do aciclovir (Zovirax) intravenoso em altas doses, que atua como um substrato para timidina cinase vírus-específica durante a síntese de DNA, em pacientes com síndrome de Ramsay Hunt. Além disso, as chamadas "prodrogas", como o valaciclovir (Valtrex) e o fanciclovir (Famvir) são disponíveis e têm a vantagem de alcançar níveis teciduais terapêuticos através da via oral. Alguns dos herpesvírus (p. ex., vírus varicela-zóster) exigem uma via intravenosa para o aciclovir atingir as concentrações necessárias para tratar estas infecções. Do mesmo modo, o emprego de esteróides orais seria apropriado em combinação com uma medicação antiviral.

Terapia de transferência de genes está presentemente sendo desenvolvida para o tratamento de transtornos periféricos da audição e do equilíbrio. Uma estratégia, chamada terapia genética *in vivo*, emprega vetores virais defeituosos para introduzir um gene funcional para substituir um gene danificado dentro da orelha interna. Diversos grupos desenvolveram com sucesso e introduziram vetores virais não replicantes, e outros veículos, nas células do gânglio *in vitro* ou diretamente dentro da cóclea *in vivo* (30). Estes métodos acrescentarão uma arma importante ao nosso arsenal cirúrgico depois que mais mecanismos de disfunção vestibular e auditiva forem caracterizados em nível molecular.

FARMACOTERAPIA SINTOMÁTICA

Há várias medicações antivertiginosas comumente usadas que visam ao alívio sintomático. A eficácia de cada droga foi determinada empiricamente; entretanto, é difícil predizer que droga ou combinação de drogas será mais eficaz, uma vez que um paciente pode responder a uma droga mas não a outras na mesma classe. As drogas antivertigem são tipicamente classificadas pela sua estrutura química (p. ex., o diazepam é uma benzodiazepina), propriedades comportamentais (p. ex., o diazepam tem propriedades sedativas e ansiolíticas), ou mecanismos de ação (p. ex., as benzodiazepinas aumentam a inibição por meio dos canais de cloreto ativados por receptor $GABA_A$). Como um grupo, as medicações atuais antivertigem têm múltiplos mecanismos de ação, que incluem ações potencialmente eficazes variando desde o antagonismo à transmissão colinérgica muscarínica, histaminérgica e monoaminérgica até inibição da calmodulina e bloqueamento de canais de cálcio ativados por voltagem. Também é importante observar que os efeitos diretos destas drogas também podem afetar concentrações centrais de neurotransmissores, que têm o potencial de afetar as vias vestibulares. Por exemplo, a prometazina reduz o giro de dopamina e aumenta o giro de noradrenalina, dimenidrinato reduz o giro de dopamina, e meclizina tem pouco efeito sobre o metabolismo de monoaminas. Ademais, embora a flunarizina fosse caracterizada inicialmente como um bloqueador inespecífico dos canais de Ca^{2+} e Na^+, outros estudos indicam que doses agudas aumentam (31) e tratamento crônico diminui a dopamina e metabólitos estriatais extracelulares (31) e que a administração de flunarizina inibe a captação de dopamina.

Embora haja ampla evidência de que mecanismos monoaminérgicos, histaminérgicos, colinérgicos muscarínicos e GABAérgicos estão presentes dentro dos núcleos vestibulares [Smith e Darlington (32)], há evidência inadequada para implicar quaisquer locais específicos centrais ou periféricos com a eficácia destas medicações. Quatro classes gerais de drogas são úteis para o tratamento de vertigem e dos sintomas autonômicos associados de náusea e vômito. As classes incluem agentes anticolinérgicos, agentes monoaminérgicos, agentes anti-histamínicos e agentes antidopaminérgicos. Agentes diversos que também são eficazes incluem a benzodiazepina diazepam (Valium), os antagonistas do cálcio flunarizina e cinarizina, e o agente histamínico betaistina. Evidência recente também favoreceu o uso de inibidores seletivos da recaptação de serotonina (ISRS) e do clonazepam, que também são particularmente úteis para minimizar os sintomas associados de ansiedade e pânico. O caverdilol, um beta-bloqueador que encontrou aplicações clínicas para o tratamento da hipertensão, também tem sido investigado como agente para o alívio sintomático da vertigem.

Mecanismo de Ação

Numerosos estudos em animais documentaram que as drogas com atividade anticolinérgica e monoaminérgica diminuem a excitabilidade dos neurônios no núcleo vestibular. As drogas anticolinérgicas suprimem a freqüência de descarga espontânea e a resposta à estimulação do nervo vestibular. Acetilcolina, metacolina e carbamilcolina aplicadas iontoforeticamente excitam neurônios nos núcleos vestibulares medial e lateral, e esta excitação é bloqueada com atropina. Estas observações sugerem uma inervação colinérgica nos neurônios vestibulares secundários. Além disso, neurônios colinérgicos na formação reticular vizinha projetam-se aos núcleos vestibulares. Entretanto, como os mecanismos colinérgicos muscarínicos são amplamente distribuídos no cérebro, também são prováveis as ações em outros níveis das vias vestibulares centrais.

Drogas com importante atividade anti-histamínica têm sido usadas por muito tempo para tratar vertigem e prevenir doença do movimento, todavia pouco se sabe sobre seu mecanismo de ação. Evidência mais recente indica adicionalmente que as medicações antivertigem anti-histaminérgicas-padrão têm importante atividade colinérgica antimuscarínica além do antagonismo aos receptores H1 à histamina. Uma vez que a histamina excita neurônios nos núcleos vestibulares (33), espera-se que a combinação de ações anti-histaminérgicas e antimuscarínicas destas drogas deprimirá a atividade nos núcleos vestibulares. Apreciável inervação histaminérgica também está presente em regiões autonômicas do tronco cerebral e no núcleo parabraquial, de modo que a eficácia contra doença do movimento destas drogas pode refletir ações em múltiplos níveis nas vias vestibuloautonômicas.

Antagonismo aos receptores D2 à dopamina, receptores 5-HT2 à serotonina e aos adrenorreceptores α1 são características comuns das drogas antivertigem com ações antieméticas importantes. Estas drogas incluem as fenotiazinas proclorperazina (Compazine) e clorpromazina (Thorazine) e as butirofenonas haloperidol (Haldol) e droperidol (Inapsine). Presume-se que as ações antieméticas sejam devidas a efeitos em locais outros que não os núcleos vestibulares. Entretanto há várias ações diretas potenciais sobre as vias vestibulares. Uma vez que estas drogas têm atividade anti-histamínica (H1), prevê-se que elas compartilhem ações com as drogas antivertigem "anti-histaminérgicas". A clorpromazina também tem atividade antimuscarínica e demonstrou deprimir a responsividade dos neurônios dos núcleos vestibulares. As possíveis ações destas drogas sobre a transmissão noradrenérgica e serotonérgica nos núcleos vestibulares são mais complexas. Por exemplo, foi descrito que a norepinefrina aumenta e diminui a atividade de fundo dos neurônios dos núcleos vestibulares, presumivelmente por meio de adrenoceptores α_1 e α_2. Como a serotonina também tem efeitos excitatórios, inibitórios e bifásicos sobre diferentes neurônios dos núcleos vestibulares, os mecanismos precisos de ação são desconhecidos. O aparecimento de um distúrbio do equilíbrio após descontinuação abrupta de inibidores seletivos da recaptação de serotonina (síndrome de descontinuação de ISRS) (26), no entanto, indica que mecanismos serotoninérgicos são talvez um componente crítico da neuroquímica vestibular central. Clinicamente, é importante notar que os efeitos colaterais extrapiramidais destas medicações resultam da sua afinidade pelos receptores à dopamina.

Diversos tranqüilizantes são eficazes para suprimir a vertigem. O diazepam (Valium) diminui a atividade em repouso dos neurônios dos núcleos vestibulares, possivelmente diminuindo outro sistema facilitador reticular. Ele também afeta a transmissão inibitória vestibular e cerebelovestibular cruzadas, e diminui a produção de LCE centralmente.

Estratégia no Tratamento da Vertigem

A escolha de droga ou combinação de drogas é baseada nos efeitos conhecidos de cada droga sobre a gravidade e a evolução temporal dos sintomas. Vertigem grave prolongada é um sintoma extremamente angustiante. O paciente prefere permanecer parado com olhos fechados em um aposento escuro silencioso. Neste contexto, sedação é desejável, e as medicações tranqüilizantes listadas na Tabela 78.4 são extremamente eficazes. Entretanto, cada uma destas drogas tem importantes efeitos colaterais, e por essa razão deve ser usada com cautela. Diazepam parenteral, por exemplo, pode causar depressão respiratória e hipotensão e deve ser usada apenas em um hospital, onde esteja disponível o equipamento de reanimação de emergência. Se náusea e vômito forem graves, o antiemético proclorperazina pode ser combinado com a medicação antivertiginosa.

O paciente com vertigem recorrente crônica comumente tenta desempenhar uma atividade normal e, por essa razão, a sedação é indesejável. Medicações anti-histamínicas, monoaminérgicas e anticolinérgicas são úteis. Dos anti-histamínicos, a prometazina (Phenergan) tem o maior efeito sedativo e portanto é útil apenas quando é desejada a sedação moderada. Uma combinação de prometazina e o simpaticomimético efedrina (25 mg de cada) produz menos sedação que a prometazina isolada e é mais eficaz para aliviar sintomas autonômicos associados. Meclizina (Antivert), ciclizina (Marezine), dimenidrinato (Dramamine) e escopolamina podem ser eficazes para tratar episódios brandos de vertigem.

A compensação central da disfunção vestibular periférica parece envolver alterações nas contribuições do labirinto intacto, utilização de indicações sensoriais gravitoinerciais alternativas (visão, propriocepção, somatossensibilidade e cardiovascular) e adoção de estratégias diferentes para executar movimentos. Uma vez que este processo é uma forma de aprendizado motor, é essencial que os pacientes retornem à atividade normal para recalibrar as vias vestibulares centrais. Vistas desta perspectiva, as propriedades sedativas e antivertigem combinadas das medicações para o alívio sintomático exigem uma negociação terapêutica do alívio agudo à custa de atenuar a compensação. Por outro lado, simpaticomiméticos e terapia de reabilitação vestibular podem ser acrescentados para facilitar o processo compensatório.

O tratamento sintomático da vertigem posicional é difícil porque, embora a vertigem seja grave, é de curta duração. Para suprimir completamente estes breves episódios, sedação pesada durante todo o dia seria necessária, o que geralmente é aceitável para o paciente. A variedade mais comum, vertigem posicional paroxística benigna, tem uma duração curta (normalmente 30 segundos ou menos); entretanto, alguns pacientes vão-se queixar de disfunção vestibular durando intervalos de tempo muito mais longos. Esta resposta inicial do paciente pode ser extremamente enganadora, a não ser que o otorrinolaringologista tente agressivamente separar o episódio da vertigem verdadeira da disfunção autonômica que se segue. A gravidade da disfunção autonômica varia em uma base individual e pode ser grave com desequilíbrio incapacitante e falta de firmeza combinados com náusea e diaforese. Outros pacientes experimentarão vertigem verdadeira branda com movimento no plano do canal semicircular comprometido. Muito freqüentemente o paciente identificará este plano de rotação que provoca a vertigem e evitará constantemente este movimento. Remissão espontânea ocorre em mais de 90% dos pacientes dentro de 6 meses, embora uma pequena porcentagem tenha recorrência. Uma explicação simples da natureza do distúrbio e seu prognóstico favorável ajuda a aliviar a ansiedade do paciente. Medicações com efeitos sedativos brandos (p. ex., diazepam, meclizina ou ciclizina) são úteis quando os episódios recidivam freqüentemente, e para diminuir a disfunção autonômica que comumente golpeia a qualidade de vida do paciente. Manobras de reposicionamento de partículas e terapia de reabilitação vestibular são extremamente eficazes no tratamento da vertigem posicional benigna (34). Em casos raros de vertigem posicional benigna intratável, transeção do nervo ampular posterior ou tamponamento do canal semicircular posterior resultou na remissão pronta dos sintomas (1).

Profilaxia da Doença do Movimento

Em geral, todas as medicações antivertiginosas que visam ao alívio sintomático são eficazes para tratar e prevenir a doença do movimento. Os principais sintomas da doença do movimento são mal-estar e náusea em vez de vertigem, que podem ser considerados como sintomas referidos viscerais de origem somática. Tolerância desenvolve-se depois de 2 ou 3 dias de estimulação constante, e o uso profilático de drogas várias horas antes de viajar é mais eficaz que o tratamento dos sintomas.

Escopolamina oral ou parenteral foi uma das primeiras drogas usadas para tratar a doença do movimento e foi a primeira droga comprovada eficaz na sua prevenção. Nos anos 1940, experiências controladas com drogas foram realizadas em recrutas militares durante treinamento anfíbio, treinamento de aviação e testes de balanço. Uma dose de 0,6 a 0,8 mg de escopolamina protegeu 50% dos indivíduos suscetíveis durante pelo menos 8 horas. Entretanto, efeitos adversos (principalmente sonolência, secura da boca e visão turva) limitaram o uso de escopolamina oral ou parenteral para a doença do movimento (35).

Com a introdução e o subseqüente uso geral de anti-histamínicos, particularmente dimenidrinato, a escopolamina foi abandonada durante muitos anos. O interesse pela escopolamina foi reativado na forma da escopolamina transdérmica (Transderm scop). Com este sistema de aplicação, a escopolamina é liberada gradualmente através de uma membrana de polietileno microporoso contida em um emplastro que é colocado na pele atrás da orelha. Uma dose pequena (0,05 mg) é liberada lentamente e absorvida ao longo de um período de 3 dias. As experiências clínicas iniciais indicam que a escopolamina transdérmica é eficaz para a prevenção de doença do movimento com mínimos efeitos colaterais, o principal efeito colateral sendo secura da boca (35). O emprego da escopolamina transdérmica por mais de 3 dias consecutivos pode resultar em sintomas de abstinência que simulam doença do movimento, incluindo tontura, náusea, vômito e cefaléia com a descontinuação da terapia. Para ser eficaz, o adesivo deve estar no lugar várias horas antes da exposição ao movimento.

Experiências clínicas de drogas contra a doença do movimento sob condições controladas em laboratório mostraram que combinações de drogas freqüentemente são mais eficazes que qualquer droga isolada (35). Combinações particularmente eficazes incluíram escopolamina (0,6 mg), prometazina (25 mg) e dextro-anfetamina (10 mg), e prometazina (25 mg) e efedrina (25 mg). Tal como no tratamento da vertigem, é difícil predizer que droga, ou drogas, será mais eficaz na prevenção de doença do movimento em um indivíduo.

Em experiências laboratoriais controladas, as respostas de voluntários normais à mesma droga ou combinação de drogas freqüentemente variam grandemente, mesmo quando são usados estímulos de movimento idênticos.

PONTOS IMPORTANTES

- É raro que um paciente necessite intervenção cirúrgica para o tratamento de transtornos vestibulares periféricos e centrais. Portanto, uma compreensão clara da fisiopatologia e base científica do tratamento clínico ajudará a assegurar o tratamento apropriado.
- Acentuada disfunção auto-imune é associada a alterações da estimulação vestibular. Sinais e sintomas clínicos incluem náusea, vômito, palidez e alterações na respiração e circulação.
- Ansiedade, ataques de pânico e agorafobia são comumente associados à disfunção vestibular. Lesões vestibulares agudas, bem como situações específicas envolvendo mudanças na orientação espacial, podem provocar sintomas de ansiedade e pânico.
- A terapia clínica da doença de Ménière inclui modificação da dieta, fisioterapia, suporte psicológico e intervenção farmacológica.
- Aproximadamente 5% dos pacientes com doença de Ménière desenvolverão sintomas suficientemente severos para que o tratamento operatório ou com aminoglicosídeo deva ser considerado. O problema difícil mais comum a tratar depois de qualquer cirurgia destrutiva vestibular (neurectomia vestibular, labirintectomia ou tratamento com aminoglicosídeo) é desequilíbrio perturbador persistente.
- Um diagnóstico presuntivo de otossífilis é feito no paciente com disfunção cocleovestibular inexplicada e positividade da absorção de anticorpo treponêmico fluorescente. Penicilina e esteróides têm sido as modalidades principais de tratamento.
- Enxaqueca tem de há muito sido considerada uma doença vascular, com vasodilatação responsável pela cefaléia e vasoconstrição responsável pelos sintomas neurológicos. Aproximadamente 30% a 40% dos pacientes com enxaqueca clássica experimentam vertigem verdadeira; outros pacientes podem se apresentar com vertigem sem cefaléia concomitante, chamada equivalente enxaquecoso.
- Aproximadamente um terço dos ataques isquêmicos transitórios (AITs) afetam os territórios do sistema vertebrobasilar. Os pacientes com AIT freqüentemente manifestam sintomas de curta duração como vertigem, diplopia, disartria, fraqueza de membros bilateral, ataxia da marcha, perturbação sensitiva variável e freqüentemente bilateral, e perda de memória. Terapia antiplaquetas (aspirina, em particular) demonstrou reduzir eficazmente a incidência de AVC depois de AIT.
- A síndrome de ataxia familial é um transtorno raro com herança dominante autossômica que é manifestada por episódios recorrentes de vertigem e ataxia em vários membros de uma família. Outros sintomas proeminentes podem incluir diplopia, disartria, zumbido e parestesia, mas os sintomas podem variar consideravelmente entre as famílias. Das causas de vertigem episódica crônica, a síndrome de ataxia familial é uma das mais tratáveis: acetazolamida, um diurético inibidor da anidrase carbônica, previne eficazmente a vertigem e a ataxia episódica.

Continua

- Tontura associa-se com uma ampla variedade de doenças psiquiátricas. Os pacientes com transtorno de ansiedade manifestado por ataques de pânico são particularmente suscetíveis a sofrer desequilíbrio. Outros distúrbios associados a queixas freqüentes de tontura incluem psicose, depressão, histeria, agorafobia, acrofobia, vertigem postural fóbica e transtorno de personalidade obsessiva. O tratamento da tontura psicofisiológica depende de tranqüilização do paciente, psicoterapia e farmacoterapia.

- Vertigem postural benigna (VPB) é o mais comum transtorno vestibular periférico e é muito eficazmente tratada com reabilitação vestibular. Foram feitos progressos no tratamento clínico da vertigem posicional benigna que resultaram em diminuir imensamente o número de pacientes com VPB intratável. A mais comumente utilizada conduta de tratamento único para VPB é o procedimento de reposicionamento das partículas de canálitos.

REFERÊNCIAS

1. Wackym PA. Therapy-surgical alternatives. In: Goebel, JA ed. *Practical management of the dizzy patient.* Philadelphia: Lippincott Williams & Wilkins, 2000:317-326.
2. Balaban CD. Projections from the parabrachial nucleus to the vestibular nuclei: potential substrates for autonomic and limbic influences on vestibular responses. *Brain Res* 2004;996(1):126-137.
3. Cohen-Kerem R, Kisilevsky V, Einarson TR, et al. Intratympanic gentamicin for Ménière's disease: a meta-analysis. *Laryngoscope* 2004;114(12):2085-2091.
4. Minor LB, Schessel DA, Carey JP. Ménière's disease. *Curr Opin Neurol* 2004;17(1):9-16.
5. Wackym PA, Balaban CD. Molecules, motion, and man. *Otolaryngol Head Neck Surg* 1998;118(3 Pt 2):S16-S24.
6. Furman JM, Balaban CD, Jacob RG. Interface between vestibular dysfunction and anxiety: more than just psychogenicity. *Otol Neurotol* 2001;22(3):426-427.
7. Furman IM, Jacob RG. A clinical taxonomy of dizziness and anxiety in the otoneurological setting. *J Anxiety Disord* 2001;15(1-2):9-26.
8. Ruckenstein MJ, Rutka JA, Hawke M. The treatment of Ménière's disease: Torok revisited. *Laryngoscope* 1991;101:211-218.
9. Committee on Hearing and Equilibrium. Committee on Hearing and Equilibrium guidelines for the diagnosis and evaluation of therapy in Ménière's disease. *Otolaryngol Head Neck Surg* 1995;113:176-178.
10. Wu IC, Minor LB. Long-term hearing outcome in patients receiving intratympanic gentamicin for Ménière's disease. *Laryngoscope* 2003;113(5):815-820.
11. Rybak LP, Kelly T. Ototoxicity: bioprotective mechanisms. *Curr Opin Otolaryngol Head Neck Surg* 2003;11(5):328-333.
12. Monsell EM, Shelton C, Anthony PF, et al. Labyrinthotomy with streptomycin infusion–early results of a multicenter study. *Am J Otol* 1992;13:416-422.
13. Langman AW, Kemink JI,, Graham MD. Titration streptomycin therapy for bilateral Ménière's disease: follow-up report. *Ann Otol Rhinol Laryngol* 1990;99:923-926.
14. Doyle Kl, Bauch C, Battista R, et al. Intratympanic steroid treatment: a review. *Otol Neurotol* 2004;25(6):1034-1039.
15. Arriaga MA, Goldman S. Hearing results of intratympanic steroid treatment of endolymphatic hydrops. *Laryngoscope* 1998;108:1682-1685.
16. Smith ME, Canalis RE. Otologic manifestations of AIDS: the otosyphilis connection. *Laryngoscope* 1989;99:365-372.
17. Hain TC, Uddin M. Pharmacological treatment of vertigo. *CNS Drugs* 2003;17(2):85-100.
18. Marcus DA, Kapelewski C, Ruby TE, et al. Diagnosis of migrainous vertigo: validity of a structured interview. *Med Sci Monit* 2004;10(5):CR197-201.
19. Neuhauser H, Lempert T. Vertigo and dizziness related to migraine: a diagnostic challenge. *Cephalalgia* 2004;24(2):83-91.
20. Oas JG, Baloh RW. Vertigo and the anterior inferior cerebellar artery syndrome. *Neurology* 1992;42:2274-2279.
21. Albers GW. A review of published TIA treatment recommendations. *Neurology* 2004;62(8 Suppl 6):S20-21.
22. Elkind MS. Secondary stroke prevention: review of clinical trials. *Clin Cardiol* 2004;27(5 Suppl 2):II25-35.
23. Hankey GJ. Ongoing and planned trials of antiplatelet therapy in the acute and long-term management of patients with ischaemic brain syndromes: setting a new standard of care. *Cerebrovasc Dis* 2004;17(Suppl 3):11-16.
24. Sasaki O, Jen JC, Baloh RW, et al. Neurotological findings in a family with episodic ataxia. *J Neurol* 2003;250(3):373-375.
25. Baloh RW. Episodic vertigo: central nervous system causes. *Curr Opin Neurol* 2002;15(1):17-21.
26. Tamam L, Ozpoyraz N. Selective serotonin reuptake inhibitor discontinuation syndrome: a review. *Adv Ther* 2002;19(1):17-26.
27. Baloh RW. Clinical practice. Vestibular neuritis. *N Engl J Med* 2003;348(11):1027-1032.
28. Baloh RW, Lopez I, Ishiyama A, et al. Vestibular neuritis: clinical-pathologic correlation. *Otolaryngol Head Neck Surg* 1996;114: 586-592.
29. Nadol JB Jr. Vestibular neuritis. *Otolaryngol Head Neck Surg* 1995;112:162-172.
30. Patel NP, Mhatre AN, Lalwani AK. Biological therapy for the inner ear. *Expert Opin Biol Ther* 2004;4(11):1811-1819.
31. Reiriz J, Ambrosio S, Cobos A, et al. Dopaminergic function in rat brain after oral administration of calcium-channel blockers or haloperidol: a microdialysis study. *J Neural Transm Gen Sect* 1994;95:195-207.
32. Smith PF, Darlington CL. Pharmacology of the vestibular system. *Baillières Clin Neurol* 1994;3:467-484.
33. Wang JJ, Dutia MB. Effects of histamine and betahistine on rat medial vestibular nucleus neurones: possible mechanisms of action of anti-histiminergic drugs in vertigo and motion sickness. *Exp Brain Res* 1995;105:18-24.
34. Furman JM, Hain TC. "Do try this at home": self-treatment of BPPV. *Neurology* 2004;63(1):8-9.
35. Spinks AB, Wasiak J, Villanueva EV, et al. Scopolamine for preventing and treating motion sickness. *Cochrane Database Syst Rev* 2004;3:CD002851.

CAPÍTULO 79

Tratamento Cirúrgico dos Transtornos Vestibulares

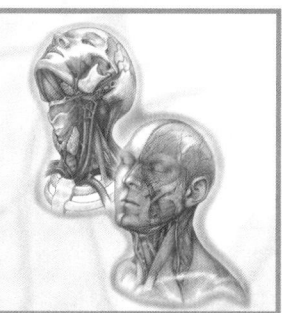

Jeffrey T. Vrabec

O Capítulo 78 considerou o tratamento inicial dos pacientes com vertigem causada por transtornos labirínticos periféricos. O tratamento clínico tem sucesso em controlar os sintomas na maioria dos pacientes com transtornos vestibulares. Se no entanto o tratamento clínico falhar, opções cirúrgicas são introduzidas para os pacientes que se sentem prejudicados ou gravemente incapacitados por episódios recorrentes de vertigem.

Vestibulopatia periférica unilateral ativa é a principal afecção que pode ser tratada cirurgicamente. Quando um distúrbio labiríntico periférico está quiescente, porém não compensado, dá-se consideração à observação adicional ou a um programa de reabilitação vestibular. Disfunção bilateral é um problema clínico desafiador. Nestes casos, a preservação da audição é suprema e o papel da cirurgia é limitado em favor de intervenção farmacológica mais conservadora. Tontura não-vestibular não responde favoravelmente a procedimentos destinados a reduzir ou eliminar a função do órgão final. Disfunção central grave é uma contra-indicação a operações labirínticas destrutivas. Outras situações nas quais a compensação pode estar prejudicada, como má visão, constituem contra-indicações relativas à cirurgia.

O transtorno vestibular que mais comumente necessita cirurgia é a doença de Ménière (1-3). A característica anatômica mais comumente associada à doença de Ménière é hidropisia endolinfática. Por essa razão, vários dos procedimentos cirúrgicos aqui discutidos são planejados para uso somente na presença de hidropisia. Procedimentos de desaferentação como secção do nervo vestibular (SNV) e labirintectomia são usados para tratamento cirúrgico tanto de doença de Ménière quanto de disfunção vestibular não-Ménière. Os resultados são mais favoráveis na doença de Ménière (1-3), talvez em virtude da maior capacidade de localizar o local da lesão e o lado afetado nos pacientes com doença de Ménière. A ênfase aqui é na seleção apropriada dos pacientes e na estratégia para intervenção.

AVALIAÇÃO PRÉ-OPERATÓRIA

Possivelmente a tarefa mais difícil para os cirurgiões seja a seleção apropriada dos pacientes. Os principais objetivos pré-operatórios são a definição da doença subjacente, localização do lado da lesão, quantificação dos episódios de vertigem e avaliação subjetiva e objetiva da audição. A percepção da extensão da incapacidade com relação ao emprego, ou das perspectivas do paciente com relação ao emprego, é crucial. O paciente necessita compreender por completo o curso pós-operatório esperado e as prováveis seqüelas da cirurgia, como desequilíbrio residual.

A história freqüentemente proporciona a informação mais importante para o diagnóstico quando um paciente tem vertigem. O início dos sintomas, a duração dos episódios, os sintomas associados, a cronologia dos ataques recorrentes, os fatores exacerbadores e a relação temporal a um evento traumático são rememorados com cada paciente. Se for relatado desequilíbrio constante, considera-se fortemente uma causa outra que não vestibulopatia periférica. As causas comuns de disfunção vestibular periférica unilateral estão delineadas na Tabela 79.1. Embora a doença de Ménière seja o diagnóstico mais comum, é importante excluir outras causas. Hidropisia endolinfática pode ocorrer em conjunção com outros transtornos da orelha interna, como otossífilis. Estes distúrbios têm uma apresentação clínica semelhante à da doença de Ménière.

A história e o exame físico freqüentemente ajudam a identificar o lado afetado quando um transtorno é unilateral. A presença de zumbido, pressão aural, perda auditiva ou nistagmo característicos de um distúrbio periférico indica qual orelha está afetada. Os indicadores mais confiáveis do lado comprometido são

TABELA 79.1 — DIAGNÓSTICO
DIAGNÓSTICO DIFERENCIAL DE VESTIBULOPATIA PERIFÉRICA

Doença de Ménière
Trauma
Condição iatrogênica
Hidropisia vestibular retardada
Neuronite vestibular crônica
Labirintite
    Colesteatoma
    Otite média crônica
    Infecção viral
    Otossífilis
Insulto vascular
Doença auto-imune da orelha interna
Vertigem posicional paroxística benigna

TABELA 79.2
ESTADIAMENTO DA AUDIÇÃO NA DOENÇA DE MÉNIÈRE

Estádio	Média de Tons Puros de Quatro Tons[a]
1	< 26
2	26-40
3	41-70
4	> 70

[a]Calculada como a média dos limiares em 0,5, 1, 2 e 3 kHz a partir do pior audiograma do paciente nos 6 meses precedentes ao tratamento. Estas diretrizes foram destinadas apenas a casos certos e definidos de doença de Ménière.

perda auditiva neurossensorial associada e uma diminuição unilateral na resposta vestibular durante prova calórica (4). Teste em cadeira rotatória e posturografia são menos úteis para localizar o lado de uma lesão.

Quantificação da gravidade dos sintomas é necessária para comparar modalidades de tratamento. Diretrizes para relatar resultados da terapia da doença de Ménière foram estabelecidas pelo Comitê de Audição e Equilíbrio da Academia Americana de Otorrinolaringologia–Cirurgia de Cabeça e Pescoço (5). Quatro categorias são usadas para definir a precisão do diagnóstico de doença de Ménière. Doença de Ménière definida exige dois ou mais episódios de vertigem rotacional espontânea que dura 20 minutos ou mais, perda auditiva documentada audiometricamente em pelo menos uma ocasião, zumbido ou repleção aural na orelha afetada e exclusão de outras causas. Diagnóstico de certeza de doença de Ménière acrescenta confirmação histopatológica aos critérios definidos. Doença de Ménière provável é usada quando apenas um episódio definido de vertigem ocorreu, apesar do preenchimento de todos os demais critérios da categoria definida. Doença de Ménière possível aplica-se a variantes cocleares ou vestibulares de doença de Ménière quando outras causas foram excluídas. Os critérios para estadiamento da audição, estado funcional e controle da vertigem estão delineados nas Tabelas 79.2 a 79.4. Estas diretrizes visam ao uso em casos definidos e certos. Os casos prováveis, possíveis e não-Ménière podem ser relatados com as mesmas diretrizes gerais mas são especificados como tais e não misturados com os dados sobre casos definidos e certos.

O estado da audição do paciente afeta a escolha do procedimento e define a preservação da audição como um segundo objetivo. Quando a audição é útil, procedimentos que destroem o labirinto são evitados. Vários fatores são apreciados para determinar o que constitui audição útil. A probabilidade de doença contralateral é considerada. Por exemplo, aproximadamente um terço dos pacientes com doença de Ménière eventualmente tem comprometimento da orelha contralateral. Com estudo de acompanhamento prolongado, este número se aproxima de 50% (6). Friberg *et al.* (6) documentaram uma média de tons puros na orelha afetada de 50 dB a 60 dB após mais de 9 anos de acompanhamento e um escore médio de discriminação da fala de aproximadamente 50%.

Em pacientes com perda auditiva flutuante, são considerados os melhores resultados de audiometria

TABELA 79.3
ESCALA FUNCIONAL PARA DOENÇA DE MÉNIÈRE

Nível	Avaliação do Paciente do Estado Funcional da Função Global
1	Ausência de efeito sobre as atividades
2	Tenho que parar o que estou fazendo durante um ataque, mas posso retomar às atividades quando ele já passou. Continuo a trabalhar, dirigir e me dedicar à maioria das atividades que escolho sem restrição. Não fiz alterações nas minhas atividades para acomodar a tontura
3	Tenho que parar o que estou fazendo durante um ataque, mas posso retomar às atividades quando ele já passou. Continuo a trabalhar, dirigir e me dedicar à maioria das atividades que escolho, mas tive que fazer alterações nas minhas atividades para levar em conta a tontura
4	Sou capaz de trabalhar, dirigir, viajar, cuidar da minha família ou me dedicar à maioria das atividades essenciais, mas tenho que fazer muito esforço para isso. Constantemente faço ajustes nas minhas atividades e economizo minha energia. Estou conseguindo com dificuldade
5	Sou incapaz de trabalhar, dirigir ou cuidar da minha família. Sou incapaz de fazer a maioria das coisas ativas que costumava desempenhar. Mesmo atividades essenciais têm que ser limitadas. Estou incapacitado
6	Estive incapacitado por 1 ano ou mais, ou recebo auxílio-doença por causa de tontura ou problemas de equilíbrio

TABELA 79.4	
DIRETRIZES PARA RELATAR CONTROLE DE VERTIGEM	
Classe	Escore Numérico[a]
A	0 controle completo de ataques definidos
B	1-40
C	41-80
D	81-120
E	> 120
F	Tratamento secundário iniciado por causa de vertigem

[a]Escore calculado dividindo-se o número de ataques definidos ocorrendo de 18 a 24 meses depois do tratamento pelo número de ataques nos 6 meses imediatamente precedentes ao tratamento e multiplicando por 100.

pré-operatória. Limiares melhores que 70 dB e escores de discriminação da fala melhores que 20% justificam a consideração de cirurgia com preservação da audição. A decisão final sobre a utilidade da audição cabe ao paciente. Procedimentos cirúrgicos na única orelha com audição no paciente são evitados.

Como prelúdio final à cirurgia de vertigem planejada, imagem de ressonância magnética (RM) do cérebro com atenção à fossa posterior é efetuada para excluir um tumor do ângulo cerebelopontino ou lesão do tronco cerebral. Em muitos casos, este estudo tem sido realizado durante uma avaliação prévia. Revisão de imagens mais antigas, no entanto, pode revelar detalhe insuficiente sobre o canal auditivo interno, ou que não foi administrado material de contraste. Se persistir uma dúvida a respeito da adequação de um estudo precedente, exame de ressonância magnética é repetido, e as imagens são revistas por um neurorradiologista experiente.

CIRURGIA PARA VERTIGEM POSICIONAL PAROXÍSTICA BENIGNA

Uma crença geralmente aceita é que vertigem posicional paroxística benigna (VPPB) é causada pela acumulação de detritos dentro do canal semicircular posterior (CSCP). A origem dos detritos é provavelmente otocônias de uma mácula utricular em degeneração. As otocônias têm uma densidade aproximadamente 2,5 vezes maior que a da endolinfa; assim, partículas em suspensão tendem a se precipitar no CSCP, a parte mais inferior da orelha interna. O debate continua sobre se o sedimento permanece flutuando livremente ou adere a porções do labirinto membranoso. Labirintite viral, traumatismo craniano e envelhecimento predispõem, todos, um paciente ao desenvolvimento de VPPB (7).

Epley (8) e Semont *et al.* (9) elaboraram técnicas para remoção deste sedimento por meio de exercícios não-invasivos que os autores chamam *procedimento de reposicionamento dos canalitos* e *manobra liberatória*, respectivamente. Cada técnica é baseada na suposição de que os detritos podem ser movidos para uma região assintomática da orelha interna. Muitos estudos confirmaram a utilidade destas condutas. Melhora dos sintomas é obtida por aproximadamente 90% dos pacientes. Diversas séries incluíram pacientes com sintomas prolongados ou recorrentes.

Falha de uma ou ambas estas manobras após tentativas repetidas é um pré-requisito para o tratamento cirúrgico de pacientes com VPPB.

Os procedimentos cirúrgicos destinados especificamente a tratar sintomas incapacitantes de VPPB incluem neurectomia singular e oclusão do CSCP. Estes procedimentos são projetados para eliminar respostas do CSCP por meio de desaferentação (neurectomia singular) ou por meio da prevenção de movimento líquido através do canal posterior (oclusão). Os pacientes considerados candidatos à cirurgia tipicamente tiveram incessantes ou numerosas recorrências de VPPB emanando da mesma orelha.

A neurectomia singular foi descrita inicialmente por Gacek, e ele relata a mais extensa experiência cirúrgica com esta operação (10). O nervo singular sai da face lateral do canal auditivo interno no canal singular e corre inferior e posteriormente para a ampola do CSCP. O segmento intermediário do nervo é ínfero-posterior ao nicho da janela redonda. Nesta localização, é possível seccionar o nervo sem danificar o resto da orelha interna.

Diversos estudos anatômicos foram realizados sobre a relação entre o nervo singular e o nicho da janela redonda. O nervo pode ser lateral, medial ou diretamente inferior à membrana da janela redonda. A localização mais comum é lateral à membrana em 50% das orelhas. O nervo é medial à membrana da janela redonda em 14% a 27% dos casos (11,12). Neste caso, uma tentativa de transeção acarreta risco de lesão do vestíbulo e giro basal da cóclea. Os resultados dos estudos anatômicos sugerem uma alta prevalência de nervos singulares inacessíveis cirurgicamente, mas os relatos cirúrgicos raramente documentam dificuldade para localizar ou seccionar o nervo.

A operação tipicamente é realizada através de uma via de acesso transcanal. A remoção do ânulo timpânico inferior otimizará a visualização do nicho da janela redonda. A proeminência do nicho da janela redonda deve ser tirada para se ver o nervo durante a transeção. A resolução do nistagmo induzido posicionalmente é evidente durante um exame realizado imediatamente após a operação. Entretanto, a maioria dos pacientes tem nistagmo espontâneo, geralmente batendo para baixo, que persiste por alguns dias.

As taxas publicadas de sucesso da neurectomia singular na eliminação da VPPB são próximas de 90% (10,13). Os sintomas persistem quando o nervo não pode ser identificado inequivocamente. Complicações são poucas mas incluem vertigem recorrente e perda auditiva neurossensorial. Vertigem pode recorrer muitos anos depois da operação, e a adequação da neurotomia é questionada. Perda auditiva neurossensorial grave ocorre em menos de 5% dos pacientes, como conseqüência de trauma direto à orelha interna ou labirintite pós-operatória. Perdas neurossensoriais menores ocorrem em adicionais 20% dos pacientes. Este procedimento é extraordinariamente difícil. Aconselha-se a prática considerável em um laboratório de osso temporal aos cirurgiões que queiram efetuar este procedimento.

A dificuldade para executar neurectomia singular estimulou o desenvolvimento da oclusão do CSCP como procedimento alternativo. Descrito pela primeira vez por Parnes e McClure (14), o procedimento é baseado na teoria de que a eliminação do fluxo de endolinfa no canal evita a estimulação da cúpula com movimento da cabeça. Observações de modelos animais mostraram que a oclusão do CSCP não tem nenhum efeito sobre a sensibilidade dos outros órgãos finais vestibulares.

Uma via de acesso transmastóidea ao CSCP é usada, isto sendo muito mais familiar à maioria dos cirurgiões otológicos que a dissecção do nervo singular. O CSCP é identificado e esqueletizado. O canal é aberto com um gancho de base de estribo, e a perilinfa é tirada por meio de capilarização com um pavio. A luz é ocluída com tecido autógeno (fáscia ou cola hiológica) ou cera de osso. Métodos alternativos como divisão a *laser* do labirinto membranoso foram descritos; entretanto, a adequação da oclusão com esta técnica é questionada. Falha em ocluir permanentemente o canal tem resultado em recorrência dos sintomas.

A evolução pós-operatória pode ser marcada por desequilíbrio que persiste durante dias a semanas. A maioria dos pacientes tem perda auditiva neurossensorial transitória, que geralmente se resolve dentro de 6 a 8 semanas da operação. Perda neurossensorial ocorre em tanto quanto 20% dos pacientes, provavelmente secundária a labirintite. Ela varia de perda branda nas freqüências altas a anacusia. Séries com acompanhamento pós-operatório em longo prazo observam resolução completa dos sintomas em quase todos os casos e raros episódios de vertigem recorrente (15,16). Sintomas recorrentes após neurectomia singular ou oclusão do CSCP seriam suscetíveis à secção formal do nervo vestibular. São necessários dados adicionais para determinar qual procedimento acarreta o menor risco global para a audição.

OPERAÇÕES NO SACO ENDOLINFÁTICO (*SHUNT* EXTERNO)

Operações no saco endolinfático são efetuadas principalmente para tratar vertigem causada por doença de Ménière. Originalmente promovida por Georges Portmann, admitiu-se que a abertura do saco aliviaria a alta pressão endolinfática. Mais tarde, Hallpike e Cairns, e Yamakawa independentemente, identificaram dilatação do espaço endolinfático em cadáveres de pacientes com doença de Ménière. Este achado histopatológico pareceu trazer apoio à teoria de Portmann de hipertensão endolinfática. Estudos de ossos temporais de pacientes com doença de Ménière mostraram ruptura da membrana intralabiríntica e fibrose ou obstrução dos ductos endolinfático, sacular e utricular. Estes achados levaram Schuknecht (17) a questionar a eficácia da cirurgia do saco.

Numerosas teorias foram propostas para explicar a causa da hidropisia endolinfática. Estas incluem infecção, disfunção auto-imune, insuficiência vascular, e produção ou reabsorção alterada de endolinfa. Também abundam teorias acerca do mecanismo de ação dos procedimentos no saco. Alguns peritos acreditam que eles promovem fluxo longitudinal de endolinfa. Outros acreditam que a hipertensão endolinfática é aliviada. Outros sugerem que ocorrem alterações na função do saco depois da cirurgia, como reabsorção aumentada de endolinfa, secreção alterada de proteínas, ou atividade aumentada dos macrófagos. O mecanismo terapêutico desconhecido abastece a controvérsia sobre o seu papel no tratamento da vertigem.

Diversas variações da técnica de Portmann foram descritas. Estas incluem derivação endolinfático-subaracnóidea, descompressão do saco, excisão do saco, e uso de *stents* e válvulas unidirecionais endolinfático-mastóideos. As várias técnicas têm todas os seus proponentes, mas raramente ela foram estudadas de uma maneira randomizada. Percepção dos efeitos da modificação da técnica é fornecida pela análise retrospectiva de uma série individual. Brackmann e Nissen (18) compararam a derivação do saco endolinfático à mastóide com a derivação ao espaço subaracnóideo e não encontraram diferença no resultado. Huang e Lin (19) encontraram pouca diferença entre descompressão isolada, sacotomia e sacotomia com colocação de um implante. Glasscock *et al.* (20) não conseguiram reproduzir o sucesso de outros com implantes no saco e abandonaram completamente a cirurgia do saco. McKee *et al.* (21) resumiram os dados de vários relatórios e observaram que a taxa média de sucesso é próxima de 75% independentemente da técnica.

Nenhum estudo controlado documentou a eficácia da cirurgia do saco, em parte por causa da dificuldade para prover um tratamento controle apropriado. Avaliações da eficácia são baseadas em controles não cirúrgicos e procedimentos cirúrgicos alternativos. Bretlau et al. (22) realizaram uma comparação cega entre descompressão do saco endolinfático e mastoidectomia isolada. Os autores reviram seus resultados a intervalos durante até 9 anos e não encontraram diferença no controle da vertigem entre os dois grupos. Welling e Nagaraja (23) reviram os métodos estatísticos deste estudo e recalcularam os resultados após 1 ano. Eles observaram que ambos os grupos de tratamento e controle tiveram acentuada redução na vertigem 1 ano depois da cirurgia, embora a melhora fosse maior no grupo que recebeu derivação ativa. Thomsen et al. (24), colegas de Bretlau et al. (22) compararam mais tarde a colocação de *shunt* endolinfático com a miringotomia e a colocação de tubo. Este estudo controlado não constatou diferença entre os dois procedimentos em controle da vertigem 1 ano após a cirurgia. Silverstein et al. (25) reviram retrospectivamente os registros de pacientes com doença de Ménière que foram considerados candidatos cirúrgicos em virtude de vertigem incapacitante. A cada um foi oferecida cirurgia do saco endolinfático ou secção do nervo vestibular. Os que recusaram intervenção cirúrgica ficaram em observação. Entre os pacientes controles, 57% não tiveram vertigem após 2 anos de avaliação de acompanhamento e 71% não tiveram vertigem até o último contato de acompanhamento; o período de acompanhamento foi em média 8,3 anos. Entre os pacientes submetidos à cirurgia do saco, 40% tiveram controle completo após 2 anos e 70% tiveram controle completo até o último contato de acompanhamento; o período médio de acompanhamento foi 8,7 anos. Entre pacientes que fizeram neurectomia vestibular, 93% tinham controle completo 2 anos depois da cirurgia. Embora os resultados de nenhum destes estudos sejam conclusivos, parece que o benefício da cirurgia do saco é de duração limitada e que procedimentos menos invasivos podem prover benefício semelhante.

A operação é feita por meio de incisão retroauricular e mastoidectomia completa. Para facilitar a exposição do saco, as células aéreas retrofaciais devem ser amplamente abertas até o bulbo jugular ântero-inferiormente, nervo facial lateralmente e CSCP superiormente. Todo osso é removido da dura da fossa posterior anterior ao seio sigmóide. Isto freqüentemente permite identificação precisa do ducto endolinfático quando ele corre medialmente para o CSCP. A dura parece espessada na região do saco, porque estas duas estruturas se superpõem. Uma vez identificado, o saco é aberto, recebe o *stent*, ou é excisado de acordo com a preferência do cirurgião.

A cirurgia do saco endolinfático pode ser realizada como procedimento em paciente externo, não impede intervenção operatória adicional e acarreta pequeno risco de perda auditiva iatrogênica. A eliminação completa da vertigem pode ser obtida por até 50% dos pacientes e a melhora ocorre em 25% adicionais. As complicações incluem perda auditiva neurossensorial total em menos de 1% dos pacientes. Perdas brandas a moderadas ocorrem em até 20% dos pacientes, tipicamente nas freqüências mais altas. Esta complicação é considerada causada pela manipulação agressiva do ducto endolinfático. Complicações raras incluem perda auditiva de condução causada pela penetração de pó de osso dentro da orelha média, lesão do nervo facial, vazamento de líquido cerebrospinal (LCE), ou sangramento de lesão do seio sigmóide ou do bulbo jugular.

SECÇÃO DO NERVO VESTIBULAR (SNV)

O seccionamento do oitavo nervo craniano para vertigem foi descrito inicialmente na virada dos séculos XIX/XX. A perda auditiva que resultava da secção completa do oitavo nervo e a freqüente disfunção do nervo facial limitaram a popularidade deste procedimento. O uso da SNV seletiva diminuiu a incidência de muitas destas complicações. Dandy relatou mais 400 operações efetuadas através de craniotomia da fossa posterior do crânio; a vertigem foi controlada para mais de 90% dos pacientes. Paralisia do nervo facial ocorreu em 7,5% dos pacientes, e a SNV permaneceu menos popular que a labirintectomia para controle de vertigem intratável.

Interesse renovado pela neurectomia vestibular foi incitado pela introdução da via de acesso da fossa média por House em 1961. Glasscock, Fisch e Garcia-Ibanez todos confirmaram a utilidade desta via de acesso para SNV seletiva (3,21). O nervo vestibular também pode ser acessado posteriormente através de craniotomia labiríntica ou retrossigmóidea. Os advogados destas vias de acesso citam menor necessidade de afastamento do cérebro e facilidade técnica (2). As modernas técnicas microcirúrgicas reduziram a incidência das complicações que ocorriam anteriormente no século XIX e promoveram maior uso da neurectomia vestibular seletiva. A escolha da via de acesso é determinada pela preferência do cirurgião. Familiaridade com os marcos anatômicos relevantes é de capital importância.

O manejo perioperatório é semelhante para todos os procedimentos de neurectomia. O uso perioperatório de rotina de antibióticos e monitoramento intra-operatório da função do nervo facial e coclear são fortemente sugeridos. A observação pós-operatória inicial é realizada em um contexto de terapia intensiva para monitorar alterações nas condições neurológicas. Atenção é dada à prevenção de hipertensão pós-operatória. O paciente pode ser transferido para uma unidade de enfermagem convencional no primeiro ou no segundo dia. O paciente é observado quanto a fístula liquórica e meningite. Deambulação precoce com auxílio é encorajado. O paciente tem alta quando é capaz de andar sem auxílio.

SNV pela fossa média é procedida através de uma craniotomia temporal de 4 cm por 4 cm centrada ligeira e anteriormente ao canal auditivo externo. A dura da fossa média é elevada de posterior a anterior ao longo do bordo medial da crista petrosa. Elevação do lobo temporal é mantida com um afastador de fossa média de House. Os métodos para identificar o canal auditivo interno consistem no uso do nervo petroso superficial maior, cabeça do martelo e canal semicircular superior como marcos anatômicos iniciais. Osso sobre a área superior do canal auditivo interno é removido para permitir aproximadamente 180° de exposição. A dura é incisada posteriormente para reduzir o risco de lesão do nervo facial. Os nervos vestibulares superior e inferior são seccionados lateralmente no canal auditivo interno. Cuidado é tomado para incluir o nervo singular. Os nervos facial e coclear são anteriores. Uma vez completa a neurectomia, um pedaço de músculo ou gordura é usado para tamponar a abertura dural. O lobo temporal é deixado retornar à sua posição normal. Sutura ancorada dos bordos da craniotomia à dura limita a possibilidade de hematoma epidural.

As operações retrossigmóideas e retrolabirínticas começam com uma incisão pós-auricular colocada mais longe posteriormente que na cirurgia de mastóide de rotina. A craniotomia retrossigmóidea é colocada imediatamente posterior ao seio sigmóide e inferior ao seio transverso. Craniotomia retrolabiríntica necessita mastoidectomia completa e remoção de osso posterior ao CSCP até um ponto 1 a 2 cm posterior ao seio sigmóide. Depois de incisões durais e liberação de LCE, o cerebelo pode ser delicadamente desviado posteriormente, freqüentemente sem afastador. O seio sigmóide pode ser afastado (anteriormente nas vias de acesso retrossigmóideas, posteriormente nas vias de acesso retrolabirínticas) para melhorar a exposição do poro acústico. Nesta localização, a porção vestibular do oitavo nervo craniano é superior à porção coclear. Um plano de clivagem é visível em aproximadamente 75% dos pacientes; a existência deste plano permite a separação das 2 partes. Impossibilidade de definir o plano de clivagem pode exigir remoção de osso do lábio medial do poro para expor os nervos mais longe lateralmente. Um enxerto de gordura abdominal é usado para obliterar o processo mastóide e evitar fístula liquórica na área retrolabiríntica. A dura é fechada mais facilmente na via de acesso retrossigmóidea, e um enxerto de gordura é desnecessário. Fechamento cutâneo em camadas é seguido pela colocação de um curativo compressivo. Refinamentos técnicos recentes das vias de acesso da fossa posterior incluem limitação do tamanho da craniotomia e uso de endoscópios para melhorar a visualização dos nervos na área medial do canal auditivo interno (26).

A taxa de sucesso relatada da neurectomia vestibular varia com a via de acesso. Em uma série na qual foi usada uma via de acesso da fossa média, a eliminação completa da vertigem foi obtida por mais de 90% dos pacientes (1-3). Com vias de acesso posteriores, a eliminação completa da vertigem foi obtida por mais de 80% dos pacientes. Se pacientes com uma melhora substancial da vertigem forem incluídos, a taxa de sucesso de todas as vias de acesso é mais de 95%. A diferença em resultado provavelmente é explicada pela maior probabilidade de neurectomia incompleta quando se usam vias de acesso posteriores.

As complicações mais comumente associadas a SNV incluem desequilíbrio, cefaléia, perda auditiva e fístula liquórica. Desequilíbrio ocorre em até um terço dos pacientes. Na maioria dos casos, este sintoma não limita a atividade, embora um pequeno número de pacientes o ache debilitante. Admite-se que compensação central incompleta ou prejudicada cause desequilíbrio persistente. Perda auditiva como conseqüência direta da cirurgia é incomum. A magnitude da perda varia desde a elevação de limiares de altas freqüências isolados até anacusia. Complicações menos freqüentes, ocorrendo em menos de 5% dos casos, são infecção da ferida, paralisia facial e zumbido. Complicações raras exclusivas dos procedimentos intracranianos incluem meningite, hemorragia intracraniana e acidente vascular cerebral. Medidas preventivas, como administração perioperatória de antibióticos, controle diligente de hipertensão e reconhecimento oportuno de estado mental alterado limitam a incidência e a morbidade destas complicações raras.

A incidência de complicações específicas varia de acordo com a via de acesso escolhida. Com a via de acesso da fossa média, há maior risco de lesão do nervo facial, que comumente causa paralisia transitória do nervo facial. Lesão da artéria labiríntica pode-se responsabilizar pela maior incidência de perda auditiva total. Perturbação da memória foi descrita como resultado do afastamento do lobo temporal. As vias de acesso retrolabirínticas são associadas à incidência maior de fístula liquórica (2,27). Perda auditiva condutiva pode ocorrer se pó de osso entrar na orelha média ou se a gordura abdominal usada para tamponar o processo mastóide se herniar para dentro do epitímpano. Cefaléia é mais comum com a via de acesso retrossigmóidea. A causa da cefaléia não está clara. A incidência de cefaléia é muito maior se a parte medial do canal auditivo interno tiver sido tirada com broca, permitindo possível acumulação de pó de osso dentro da fossa posterior (28).

LABIRINTECTOMIA

A destruição do labirinto é a opção cirúrgica final para o tratamento de vertigem. Milligan e Lake apresentaram independentemente as primeiras descrições de labirintectomia em 1904. Ambos os cirurgiões usaram uma via de acesso transmastóidea (21). Lempert foi o primeiro a descrever uma via de acesso endaural para labirintectomia que envolvia a abertura do vestíbulo através da janela oval. Schuknecht e Cawthorne subseqüentemente apresentaram métodos de labirintectomia transcanal. A via de acesso translabiríntica mais tarde foi introduzida para a cirurgia de tumor do acústico. A labirintectomia transmastóidea tornou-se um passo preliminar importante na dissecção mais avançada do osso temporal e reconquistou popularidade para o controle cirúrgico da vertigem.

Labirintectomia transcanal pode ser realizada com anestesia local ou geral. A cirurgia começa com o desenvolvimento de um retalho timpanomeatal. A articulação incudoestapedial é desarticulada, e a bigorna é removida. O tendão estapédio é dividido e o estribo é removido. O vestíbulo é drenado de perilinfa, o que pode induzir vertigem. A janela oval é aumentada com uma broca ou uma cureta para melhorar a visibilidade e prover espaço para introduzir instrumentos adicionais. O sáculo pode ser removido facilmente sob visão direta. O utrículo é superior na janela oval, medial ao nervo facial. Ele é avulsionado com um movimento de varredura com um gancho de ângulo reto de 3 mm. O gancho é usado para sondar as extremidades ampulares dos canais. É difícil extrair as ampolas dos canais. É difícil extrair as ampolas dos canais, mas dano severo pode ser causado pela manipulação com o gancho. Esponja de espuma de gelatina embebida em uma medicação ototóxica pode ser atulhada para dentro do vestíbulo.

O objetivo cirúrgico da labirintectomia transmastóidea é excisar completamente todos os 5 órgãos terminais. O primeiro passo é mastoidectomia completa através de uma via de acesso pós-auricular. É importante visualizar o nervo facial no segmento timpânico e no segundo joelho para evitar lesão. Os canais semicirculares são definidos por meio da exenteração das células aéreas perilabirínticas. O canal lateral é penetrado na sua face superior para minimizar o risco de lesão do nervo facial. O canal superior é penetrado na sua face posterior. As ampolas destes 2 canais são adjacentes e estão localizadas superiormente ao vestíbulo. Depois que estas 2 estruturas são avulsionadas, o vestíbulo é aumentado medial e posteriormente para fornecer acesso para remoção do utrículo e sáculo (Figura 79.1). A parede lateral do vestíbulo deve ser respeitada para evitar lesão do nervo facial. A vestibulotomia é levada ainda mais longe posteriormente, medialmente ao segundo joelho, para identificar a extremidade ampular do canal posterior. Esta estrutura é re-

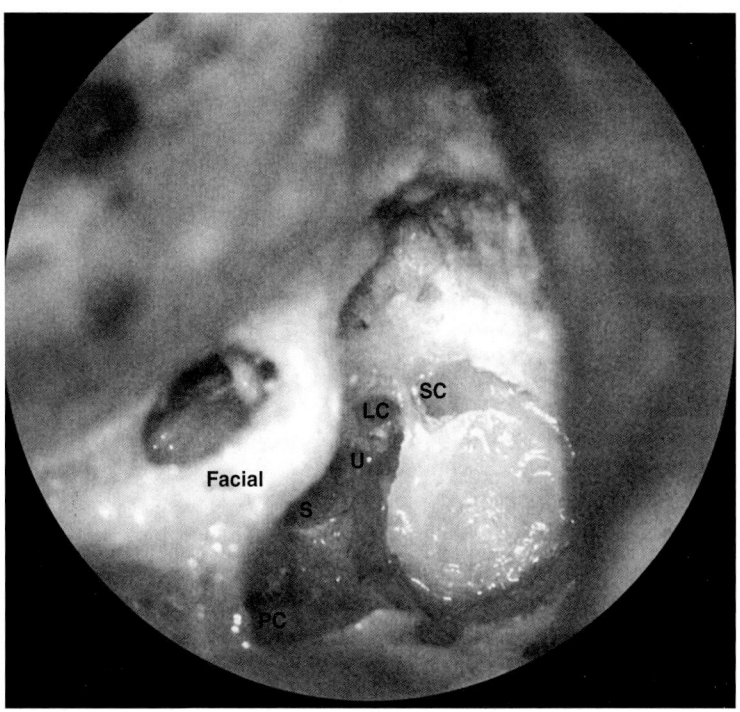

Figura 79.1
Identificação dos órgãos vestibulares na labirintectomia transmastóidea. Facial, nervo facial; LC, ampola do canal lateral; PC, ampola do canal posterior; SC, ampola do canal superior; S, sáculo; U, utrículo.

movida. A ferida é fechada em camadas e um curativo de mastóide é colocado.

A evolução pós-operatória após labirintectomia é independente da via de acesso operatória. Nistagmo horizontal vigoroso está presente pós-operatoriamente e é acompanhado por vertigem, que pode ser grave. Antieméticos e analgésicos são prescritos conforme necessário. É prevista uma hospitalização curta. A alta depende da retomada de ingestão oral adequada e de andar sem auxílio.

Excelentes resultados têm sido obtidos com labirintectomia transmastóidea e transcanal. Na maioria das séries, há eliminação completa da vertigem em mais de 85% dos pacientes, e melhora substancial em adicionais 10% (29,30). Técnica apropriada é crucial para a obtenção de resultados ótimos. O cirurgião escolhe um método que seja familiar e eficiente e que limite o risco de complicações.

Dano mais completo ao labirinto pode produzir resultados superiores. Existem casos descritos de episódios persistentes de vertigem quando permanecem órgãos terminais residuais, e houve relatos de formação de neuroma traumático (17). A necessidade percebida de labirintectomia mais completa aumentou o interesse pela via de acesso transmastóidea. Alguns peritos advogam a seção translabiríntica do nervo vestibular (SNV-TL) como o procedimento mais definitivo. Eles argumentam que a ressecção do gânglio de Scarpa limita ainda mais a tendência à regeneração das terminações nervosas vestibulares seccionadas. É escassa a evidência clínica para suportar uma destruição labiríntica mais agressiva. Langman e Lindeman (31) compararam retrospectivamente os resultados da labirintectomia e da SNV-TL. Na sua série, não houve diferença entre os 2 grupos no controle da vertigem.

Perda total da audição é uma conseqüência esperada da labirintectomia, o que limita sua aplicação àqueles com perda auditiva pré-operatória grave a profunda. Há menos complicações perioperatórias com labirintectomia que com SNV, embora a incidência de desequilíbrio pós-operatório seja semelhante (32). Desequilíbrio brando a moderado ocorre em 30% dos pacientes. Outras complicações, como infecção da ferida, hemorragia e lesão do nervo facial são raras. Se estiver sendo considerada SNV-TL, deverão ser compreendidos os riscos adicionais de fístula liquórica e meningite associados com este procedimento.

SÍNDROME DE DEISCÊNCIA DO CANAL SUPERIOR

Minor (33) descreveu um distúrbio vestibular novo causado por um defeito no labirinto ósseo – a *síndrome de deiscência do canal superior*. O sintoma mais comum nestes pacientes é desequilíbrio ou vertigem em resposta a sons intensos (fenômeno de Tullio). Sintomas também são induzidos por mudanças na pressão da orelha média ou na intracraniana. Espirrar, tossir, manobra de Valsalva, levantar peso e auto-insuflação estão entre as atividades que podem produzir sintomas. A existência de desequilíbrio crônico e os achados de exame físico sempre sugerem nistagmo torcional induzido por som ou pressão. A fase rápida do nistagmo é dirigida para a orelha afetada em resposta a som ou pressão positiva. A audiometria freqüentemente mostra uma perda condutiva branda na orelha afetada. Achados de tomografia computadorizada confirmam a presença de deiscência.

Carey *et al.* (34) estudaram a incidência de deiscência do canal superior em uma série de ossos temporais humanos. Deiscência completa foi encontrada em 0,5% das peças. Outros 1,4% mostraram uma cobertura óssea de menos de 0,1 mm de espessura. Comprometimento bilateral foi comum. O local da deiscência é na área medial do canal superior. O canal entra em contato com o seio petroso superior ou, menos comumente, com a dura da fossa média. O exame dos ossos temporais de lactentes mostrou que o desenvolvimento da cobertura óssea do canal superior progride do nascimento aos 3 anos de idade. Desenvolvimento ósseo pós-natal alterado produz esta anomalia. Cautela deve ser exercida ao interpretar TCs do osso temporal. Um canal superior parecendo deiscente pode ser visto em aproximadamente 9% das TCs do osso temporal, porque a espessura do osso está além dos limites de resolução (35). Por essa razão, os achados clínicos são a chave para o diagnóstico preciso.

Os pacientes são aconselhados a evitar os estímulos ofensores. Minor (33) constatou que esta sugestão foi eficaz para controlar os sintomas em 10 de 17 pacientes. Sintomas debilitantes são tratados cirurgicamente. Minor (33) descreveu a ressuperficialização e a oclusão do canal como opções cirúrgicas. O procedimento é realizado através de uma craniotomia da fossa média. Elevação da dura sobre a eminência arqueada é efetuada cuidadosamente para evitar dano ao labirinto membranoso. O defeito do canal é reparado com fáscia e pó de osso ou osso cortical esculpido. Uma alternativa é ocluir a luz com pasta de osso ou outro material equivalente. O tratamento cirúrgico desta afecção está em desenvolvimento. Reconhecimento mais amplo desta síndrome e maior experiência cirúrgica permitirão a determinação da operação mais eficaz.

FÍSTULA PERILINFÁTICA

Poucos tópicos na otologia são tão controversos quanto fístula de perilinfa. Grande parte da controvérsia é atribuível à compreensão incompleta do mecanismo fisiopatológico deste distúrbio. *Fístula perilinfática* é definida como comunicação anormal entre a orelha interna e a orelha média que permite o fluxo de perilinfa. Um mecanismo bem aceito para a produção de fístula é o trauma do osso temporal. Subluxação ou fratura da base do estribo e ruptura da membrana da janela redonda podem ocorrer em lesões sérias. Um postulado menos aceito é que as fístulas são causadas por pequenas alterações na pressão da orelha média ou na pressão intracraniana, como tosse ou espirro.

O único meio de diagnóstico da fístula perilinfática é a exploração cirúrgica da orelha média com visualização de um vazamento de líquido na janela oval ou na redonda. Este é um processo altamente subjetivo. Considere-se líquido se acumulando na janela oval que cubra a base do estribo até uma profundidade de 1 mm em 5 segundos. Isto se traduz por uma taxa de fluxo de aproximadamente 1 μL/s. Localização precisa da origem do líquido obviamente é difícil. Fatores que complicam o diagnóstico incluem injeção local passando para a orelha média, pequeno sangramento, e líquido seroso que se acumula por causa da lise de pequenas aderências no nicho da janela oval. Deve-se ser cético quando um cirurgião afirma inequivocamente, após inspeção visual unicamente, que o líquido que se acumula na janela oval à taxa de 1 μL ou menos por segundo está se originando da orelha interna.

Ilustração adicional da dificuldade de diagnóstico é vista nas taxas de exploração de fístula, taxas de achados anormais à exploração, incidência de bilateralidade e taxas de recorrência entre os estudos publicados (36). Mesmo quando os critérios de diagnóstico são padronizados, a taxa de exploração e a porcentagem de resultados anormais na exploração variam grandemente entre os cirurgiões (37). Trabalho para desenvolver um método preciso para confirmar que o líquido observado é perilinfa continua. A identificação de uma proteína marcadora que ocorre unicamente na perilinfa está proposta como o método ideal de confirmação objetiva. $β_2$-Transferrina foi inicialmente proclamada um marcador confiável da presença de perilinfa. Estudo subseqüente com perilinfa extraída por meio de labirintotomia mostrou que o ensaio não tinha sensibilidade adequada (38).

Sem evidência objetiva para confirmar uma fístula, é impossível determinar o valor preditivo dos sintomas iniciais ou testes audiométricos, vestibulares ou radiográficos usados para diagnóstico. A sensibilidade e especificidade dos testes diagnósticos individuais variam consideravelmente entre os estudos (39). O cirurgião raramente é cegado para a história e dados de testes pré-operatórios e tem uma opinião predeterminada acerca da probabilidade de encontrar uma fístula. Assim um cirurgião que usualmente encontra uma fístula relata baterias de teste altamente sensíveis, enquanto um cirurgião que raramente vê uma fístula conclui o oposto. Cirurgiões que acreditam que fístulas são comuns encontram mais fístulas durante exploração cirúrgica (40).

Os sintomas comumente relatados de uma fístula perilinfática incluem pressão aural, desequilíbrio exacerbado por esforço, e perda auditiva condutiva ou neurossensorial. Os sintomas podem ser flutuantes ou progressivos. Uma história de trauma fechado, penetrante ou barométrico é esperada. O sinal de Hennebert é freqüentemente evocado ao exame físico. Estapedectomia foi associada a formação de fístula nos anos 1960. Estas fístulas eram causadas por uma combinação do desenho da prótese e remoção total da base do estribo. As técnicas contemporâneas de estapedotomia de pequena fenestra geralmente não causam fístulas (39). A probabilidade de formação de fístula "espontânea" em uma orelha normalmente desenvolvida sem trauma ou cirurgia precedentes é extremamente baixa.

O tratamento inicial da fístula suspeitada é repouso no leito. Alguns defeitos se vedarão espontaneamente. A evolução temporal da observação é arbitrária mas tipicamente é de várias semanas (40). Cirurgia é considerada se os sintomas forem progressivos e a tontura for debilitante. Se for necessária exploração cirúrgica, considera-se uma via de acesso endoscópica transtimpânica com apenas anestesia tópica (41). Isto evita os efeitos confundidores da anestesia de infiltração local e o trauma cirúrgico induzido pelo levantamento de um retalho timpanomeatal. As janelas oval e redonda são escrutinadas quanto à presença de líquido. No raro caso em que o líquido é identificado, um remendo sanguíneo é colocado. Remendar indiscriminadamente as janelas oval e redonda é desaconselhado. Uma razão é que se doença de Ménière for diagnosticada mais tarde, a instilação transtimpânica de gentamicina estará prejudicada.

Não há uma escala uniforme para relatar resultados de reparação de fístula, tornando difíceis comparações dos estudos. Vistos coletivamente, sintomas vestibulares são mais tendentes a melhorar que perda auditiva (40). A história natural de uma fístula não tratada não pode ser determinada, já que não há relatos de fístulas cirurgicamente confirmadas que não foram reparadas. Entretanto, a reabilitação vestibular em pacientes com sintomas de fístula produz resultados comparáveis à reparação cirúrgica (37). Complicações da cirurgia são raras, mas incluem perfuração da membrana timpânica, disgeusia e perda auditiva de condução ou neurossensorial.

PROCEDIMENTOS COM UTILIDADE LIMITADA

Ao longo dos anos, muitos procedimentos foram descritos para o tratamento de vertigem causada por doença de Ménière (21). O objetivo cirúrgico proposto incluiu o estabelecimento de um *shunt* interno perilinfa-endolinfa (operação de Fick, tacha de Cody, cocleossaculotomia, *shunt* ótico-periótico, criocirurgia), destruição seletiva do labirinto (ultra-som, criocirurgia) ou eliminação da pressão negativa na orelha média (colocação de tubo de timpanostomia). Os resultados descritos destes procedimentos para controlar a vertigem freqüentemente são notáveis. O escrutínio mais estreito das operações mitigou o entusiasmo inicial. Procedimentos de derivação interna foram em grande parte abandonados por causa dos maus resultados em longo prazo e do risco inaceitável para a audição (42,43). O exame de ossos temporais de animais submetidos a tratamento com ultra-som não mostrou efeito sobre as estruturas labirínticas (17). Colocação de tubo de timpanostomia esteve em voga nos anos 1960 como tratamento para doença de Ménière; entretanto, o controle da vertigem foi constatado inconfiável. Relatos esporádicos de eficácia continuam a aparecer. O mecanismo de ação da colocação de tubo de timpanostomia é desconhecido.

PARADIGMA CIRÚRGICO

A seleção de um procedimento cirúrgico depende de diagnóstico pré-operatório correto. Formas não-cirúrgicas de tratamento são esgotadas e contra-indicações à cirurgia são excluídas. Procedimentos específicos para VPPB, seja neurectomia singular ou oclusão do CSCP, podem ser considerados como primeira opção para esta entidade. Falha destes procedimentos pode ser seguida por SNV formal. Para os pacientes sem doença de Ménière, neurectomia vestibular ou labirintectomia é recomendada, dependendo do estado da audição do paciente. Para muitos destes pacientes, o comprometimento futuro da orelha contralateral pode não ser um problema, possivelmente preconceituando o cirurgião no sentido de recomendar labirintectomia quando a audição é marginal.

Definir um paradigma para o tratamento de pacientes com doença de Ménière não é tão claro. Apenas um cenário se presta a uma decisão simples; a audição do paciente não é flutuante e é pior que uma limiar de recepção de fala de 70 dB e um escore de reconhecimento de palavras de 20%. Neste caso, labirintectomia é aconselhada. Para todos os outros, devem ser considerados procedimentos com conservação da audição. Alguns peritos advogam cirurgia do saco endolinfático como procedimento de primeira linha toda vez que o tratamento clínico falhar. Se isto não controlar os sintomas, cirurgia de revisão com *shunt* ou SNV pode ser oferecida. Outros cirurgiões restringem a intervenção cirúrgica à SNV, escolhendo em vez daquilo efetuar um procedimento mais definitivo na primeira operação. Administração transtimpânica de gentamicina está se tornando mais popular para o tratamento de doença de Ménière. Uma vez que é um procedimento ambulatorial, constitui uma opção atraente para pacientes que estão considerando cirurgia. O uso crescente desta técnica tem reduzido o número de todos os outros procedimentos cirúrgicos realizados para a doença de Ménière.

Novas técnicas cirúrgicas para o tratamento da vertigem continuam a ser desenvolvidas. O sucesso será determinado com o estudo do acompanhamento no longo prazo e com a descrição precisa dos resultados. O mecanismo fisiopatológico de muitos transtornos vestibulares é incerto. Maior percepção dos mecanismos de doença possibilitará que sejam inventados procedimentos mais eficazes e possivelmente menos destrutivos.

PONTOS IMPORTANTES

- Tratamento cirúrgico da vertigem é considerado para os pacientes com sintomas incapacitantes quando tratamento conservador falhou.
- As contra-indicações à cirurgia incluem disfunção vestibular central, suspeita de compensação central prejudicada após a cirurgia, disfunção vestibular bilateral, e única orelha com audição.
- A escolha do procedimento cirúrgico depende da vestibulopatia subjacente, acuidade auditiva, doença concomitante e tolerância do paciente a complicações.
- A eliminação de episódios de vertigem com cirurgia é mais bem-sucedida em pacientes com doença de Ménière que naqueles com outras formas de vestibulopatia periférica.
- Os procedimentos cirúrgicos apropriados para o tratamento de VPPB incluem neurectomia singular e oclusão do CSCP.
- A descrição dos resultados da cirurgia da doença de Ménière obedece às diretrizes estabelecidas pelo Committee on Hearing and Equilibrium of the American Academy of Otolaryngology–Head and Neck Surgery.

REFERÊNCIAS

1. Nguyen CD, Brackmann DE, Crane RT, et al. Retrolabyrinthine vestibular nerve section: evaluation of technical modification in 143 cases. *Am J Otol* 1992;13:328-332.
2. Glasscock ME III, Thedinger BA, Cueva RA, et al. An analysis of the retrolabyrinthine vs. retrosigmoid vestibular nerve section. *Otolaryngal Head Neck Surg* 1991;104:88-95.
3. Silverstein H, Wanamaker H, Flanzer J, et at. Vestibular neurectomy in the United States-1990. *Am J Otol* 1992;13:23-30.

4. Shone G, Kemink JL, Telian SA. Prognostic significance of hearing loss as a lateralizing indicator in the surgical treatment of vertigo. *J Laryngol Otol* 1991;105:618-620.
5. Committee on Hearing and Equilibrium guidelines for the diagnosis and evaluation of therapy in Ménière's disease. *Otolaryngol Head Neck Surg* 1995;113:181-185.
6. Friberg U, Stahle J, Svedberg A. The natural course of Ménière's disease. *Acta Otolaryngol Suppl (Stockh)* 1984;406:72-77.
7. Baloh RW, Honrubia V, Jacobson K. Benign positional vertigo: clinical and oculographic features in 240 cases. *Neurology* 1987;37:371-378.
8. Epley JM. The canalith repositioning procedure: for treatment of benign paroxysmal positional vertigo, *Otolaryngol Head Neck Surg* 1992;107:399-404.
9. Semont A, Freyss G, Vitte E. Curing the BPPV with a liberatory maneuver. *Adv Otorhinolaryngol* 1988;42:294-300.
10. Gacek RR, Gacek MR. Results of singular neurectomy in the posterior ampullary recess. *ORL J Otorhinolaryngol Relat Spec* 2002;64:397-402.
11. Ohmichi T, Rutka J, Hawke M. Histopathologic consequences of surgical approaches to the singular nerve. *Laryngoscope* 1989;99:963-970.
12. Mills RP, Padgham ND, Vaughan-Jones RH. Surgical anatomy of the singular nerve. *Clin Otolaryngol* 1991;16:305-308.
13. Silverstein H, White DW. Wide surgical exposure for singular neurectomy in the treatment of benign positional vertigo. *Laryngoscope* 1990;100:701-706.
14. Parries LS, McClure JA. Posterior semicircular canal occlusion in the normal hearing ear. *Otolaryngol Head Neck Surg* 1991;104:52-57.
15. Agrawal SK, Parties LS. Human experience with canal plugging. *Ann N Y Acad Sci* 2001;942:300-305.
16. Walsh RM, Bath AP, Cullen JR, et al. Long-term results of posterior semicircular canal occlusion for intractable benign paroxysmal positional vertigo. *Clin Otolaryngol* 1999;24:316-323.
17. Schuknecht HE *Pathology of the ear,* 2nd ed. Philadelphia: Lea & Febiger, 1993:575-582.
18. Brackmann DE, Nissen RL. Ménière's disease: results of treatment with the endolymphatic subarachnoid shunt compared with the endolymphatic mastoid shunt. *Am J Otol* 1987;8:275-282.
19. Huang TS, Lin CC. Endolymphatic sac surgery for Ménière's disease: a composite study of 339 cases. *Laryngoscope* 1985;95:1082-1086.
20. Glasscock ME III, Jackson CG, Poe DS, et al. What I think of sac surgery in 1989. *Am J Otol* 1989;10:230-233.
21. McKee GJ, Kerr AG, Toner JG, et al. Surgical control of vertigo in Ménière's disease. *Clin Otolaryngol* 1991;16:216-227.
22. Bretlau P, Thomsen J, Tos M, et al. Placebo effect in surgery for Ménière's disease: nine year follow-up. *Am J Otol* 1989;4:259-261.
23. Welling DB, Nagaraja HN. Endolymphatic mastoid shunt: a reevaluation of efficacy. *Otolaryngol Head Neck Surg* 2000;122:340-345.
24. Thomsen J, Bonding P, Becker B, et al. The non-specific effect of endolymphatic sac surgery in treatment of Ménière's disease: a prospective, randomized controlled study comparing "classic" endolymphatic sac surgery with the insertion of a ventilating tube in the tympanic membrane. *Acta Otolaryngol (Stockh)* 1998;118:769-773.
25. Silverstein H, Smouha E, Jones R. Natural history vs. surgery for Ménière's disease. *Otolaryngol Head Neck Surg* 1989;100:6-16.
26. King WA, Wackym PA, Sen C, et al. Adjunctive use of endoscopy during posterior fossa surgery to treat cranial neuropathies. *Neurosurgery* 2001;49:108-115.
27. McKenna MJ, Nadol JB Jr, Ojemann RG, et al. Vestibular neurectomy: retrosigmoid-intracanalicular versus retrolabyrinthine approach. *Am J Otol* 1996;17:253-258.
28. Jackson CG, McGrew BM, Forest JA, et al. Comparison of postoperative headache after retrosigmoid approach: vestibular nerve section versus vestibular schwannoma resection. *Am J Otol* 2000;21:412-416.
29. Kemink JL, Telian SA, Graham MD, et al. Transmastoid labyrinthectomy: reliable surgical management of vertigo. *Otolaryngol Head Neck Surg* 1989;101:5-10.
30. Gacek RR, Gacek MR. Comparison of labyrinthectomy and vestibular neurectomy in the control of vertigo. *Laryngoscope* 1996;106:225-230.
31. Langman AW, Lindeman RC. Surgery for vertigo in the nonserviceable hearing ear: transmastoid labyrinthectomy or translabyrinthine vestibular nerve section. *Laryngoscope* 1993;103:1321-1325.
32. Eisenman DJ, Speers R, Telian SA. Labyrinthectomy versus vestibular neurectomy: long-term physiologic and clinical outcomes. *Otol Neurotol* 2001;22:539-548.
33. Minor LB. Superior canal dehiscence syndrome. *Am J Otol* 2000;21:9-19.
34. Carey JP, Minor LB, Nager GT. Dehiscence or thinning of bone overlying the superior semicircular canal in a temporal bone survey. *Arch Otolaryngol Head Neck Surg* 2000;126:137-147.
35. Williamson RA, Vrabec JT, Coker NJ, et al. Coronal computed tomography prevalence of superior semicircular canal dehiscence. *Otolaryngol Head Neck Surg* 2003;129:481-489.
36. Bailey BJ, Vrabec Tf. Victor Goodhill, MD, and perilymph fistula: reflecting on the man and the controversy. *Laryngoscope* 1997;107:580-584.
37. Shepard NT, Telian SA, Niparko JK, et al. Platform pressure test in identification of perilymphatic fistula. *Am J Otol* 1992;13:49-54.
38. Buchman CA, Luxford WM, Hirsch BE, et al. Beta-2 transferrin assay in the identification of perilymph. *Am J Otol* 1999;20:174-178.
39. Friedland DR, Wackym PA. A critical appraisal of spontaneous perilymphatic fistulas of the inner ear. *Am J Otol* 1999;20:261-276.
40. House JW, Morris MS, Kramer SJ, et al. Perilymphatic fistula: Surgical experience in the United States. *Otolaryngol Head Neck Surg* 1991;105:51-59.
41. Poe DS, Bottrill ID. Comparison of endoscopic and surgical explorations for perilymphatic fistulas. *Am J Otol* 1994;15:735-738.
42. Giddings NA, Shelton C, O'Leary MJ, et al. Cochleosacculotomy revisited: long-term results poorer than expected. *Arch Otolaryngol Head Neck Surg* 1991;117:1150-1152.
43. Jennings RP, Reams CL, Jacobson J, et al. Results of surgical treatment for Ménière's disease. *Otolaryngol Head Neck Surg* 1989;100:195-199.

PARTE V

MISCELÂNEA

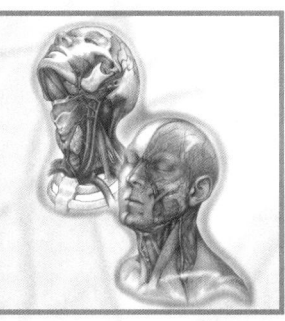

Byron J. Bailey • Shawn D. Newlands

CAPÍTULO 80

Rodadas de Ética Médica

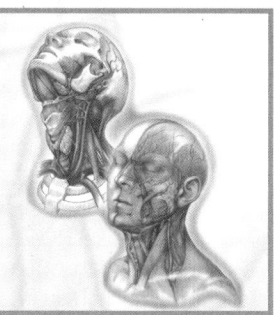

Sharen J. Knudsen ▪ Byron J. Bailey

A relação médico-paciente é reconhecida como fundamentalmente importante para o bem-estar do paciente. A sociedade espera que esta relação tenha uma qualidade fiduciária caracterizada por confiança, beneficência, confidencialidade e defesa do paciente (advocacia). Em troca de manter o médico em um alto padrão, a sociedade recompensa os médicos financeiramente e com alto *status* social. Quando a relação médico-paciente é rompida, segue-se uma intensa violação pública.

Este capítulo examina os desafios que a relação médico-paciente enfrenta hoje em dia. Embora muitos médicos fiquem confusos pelas transformações nesta relação, outros acolhem com alegria as oportunidades de forjar relações significativas com os pacientes. Nós dispomos de uma variedade de modalidades diagnóstica e terapêuticas tecnicamente sofisticadas para oferecer aos pacientes, mas agora temos que decidir quando o uso das técnicas caras e freqüentemente invasivas é benéfico.

NOVOS DESAFIOS EM ÉTICA MÉDICA

O processo formal de treinamento médico enfatiza o domínio de procedimentos técnicos e acumulação de um banco de dados. O treinamento em ética recebe menos atenção e o estudante tende a encarar o treinamento ético como periférico. Na prática, no entanto, as questões éticas e legais podem ser centrais para a administração dos cuidados ao paciente, porque os pacientes e a sociedade esperam que os médicos exerçam sua profissão com proficiência técnica e ao mesmo tempo identifiquem e respondam a importantes questões éticas (1).

A necessidade de tomar decisões de vida e morte muitas vezes chega inesperadamente. Quando os problemas não foram cogitados antecipadamente, a capacidade de fazer escolhas razoáveis é diminuída. Alternativamente, o médico preparado é consciente das questões-chave atuais, como estas:

- Os médicos devem sempre prolongar a vida?
- Cortar custos significa cortar os cantos?
- Quem controla o tratamento dos pacientes?
- Quanto deve ser contado aos pacientes?
- Quando os médicos devem quebrar a confidencialidade?
- "Legal" é equivalente a "ético"?

Respostas a estas perguntas não são encontradas com facilidade nem são universais. Todavia para ser um advogado ético do paciente, o médico deve ficar a par dos problemas atuais e devem participar do diálogo incessante. Indícios da sociedade, diretrizes institucionais e o aparecimento dos comitês de ética dos hospitais podem facilitar a carga de tomar decisões pesadas.

Histórias de casos proporcionam um excelente substrato de ensino para o estudo dos assuntos éticos e médico-legais. Os casos a seguir ilustram vários dilemas éticos e são destinados a provocar ainda mais dúvidas e pensamento; elas não provêem uma análise completa. Todas as histórias são fictícias, mas são tiradas diretamente das nossas próprias experiências clínicas.

Princípios de Ética Médica

As seguintes estipulações são do Código de Ética Médica da American Medical Association (1).

1. O médico deve se dedicar a prover serviço médico competente com compaixão e respeito pela dignidade humana.
2. O médico deve lidar honestamente com os pacientes e colegas e esforçar-se por expor os médicos deficientes em caráter ou competência, ou que praticam fraude ou trapaça.

3. O médico respeitará a lei e reconhecerá uma responsabilidade de procurar mudanças nos requisitos que são contrários aos melhores interesses do paciente.
4. O médico respeitará os direitos dos pacientes, dos colegas e dos outros profissionais de saúde, e salvaguardará a confiança do paciente dentro das restrições da lei.
5. O médico continuará a estudar, aplicar e avançar o conhecimento científico; tornar disponível informação relevante para o paciente, colegas e o público; obter parecer; e usar o talento de outros profissionais de saúde quando indicado.
6. O médico será, ao proporcionar cuidado apropriado ao paciente, exceto em emergências, livre para escolher a quem servirá, com quem se associará, e o ambiente no qual aplicará serviços médicos.
7. O médico reconhecerá uma responsabilidade de participar em atividades que contribuam para uma comunidade aperfeiçoada.

HISTÓRIA DE CASO 1: LIDANDO COM ERROS MÉDICOS

Você operou inadvertidamente a orelha esquerda quando o consentimento tinha sido dado para estapedectomia na orelha direita. Ambas as orelhas apresentam a mesma perda condutiva, mas o déficit é pior à direita. Durante a cirurgia, você encontra uma bigorna congenitamente malformada que tem uma conexão fibrosa tênue com o capítulo do estribo; você seleciona repará-la com uma prótese de cadeia ossicular. A operação é boa e você espera um excelente resultado. Qual é a melhor maneira de dizer ao paciente que você operou a orelha errada?

A falha dos médicos é uma realidade. Uma busca rápida do banco de dados de processos mostra que pelo menos 30 casos ocorreram envolvendo procedimentos operatórios na orelha errada; de fato, um dos primeiros casos de litígio envolveu uma operação na orelha errada. Em um levantamento de 400 médicos a respeito das suas atitudes com erros médicos, 43% dos respondedores disseram que eles sempre contam aos pacientes os erros; 48% disseram que às vezes contam (2). Uma precaução forte veio dos respondedores: "Não pense que erros não podem acontecer na sua clínica; eles acontecerão."

Neste caso particular, o cirurgião pode oferecer operar a outra orelha e não cobrar honorários. O médico foi negligente, mas com um bom resultado; estabelecer que o paciente foi de fato prejudicado seria difícil. O paciente pode ficar tão satisfeito com uma boa audição que o perdão pelo erro seja oferecido gratuitamente. Como se sentiria o mesmo paciente se o cirurgião tentasse encobrir o erro ou se recusasse a admitir o erro de início?

O Institute of Medicine (IOM) publicou um relatório sério sobre o assunto dos erros médicos nos Estados Unidos (3). O IOM estima que aproximadamente 100.000 mortes desnecessárias ocorrem neste país a cada ano por causa de erros cometidos por profissionais de saúde. Isto estimulou uma intensa atualização dos sistemas para notificação de erros e reengenharia dos contextos de assistência médica a fim de reduzir o número desses eventos adversos (4). Cada um de nós deve arcar com a responsabilidade de tornar nossos consultórios, clínicas e hospitais mais seguros para os nossos pacientes.

Os médicos que não admitem seus erros, que usam linguagem evasiva (com palavras como inadvertido ou infortúnio), ou que restringem informação seletivamente, perderão a confiança dos seus pacientes. O risco é que os pacientes descubram os erros por si próprios e processem. A defesa terá dificuldade para exonerar um médico uma vez que um elemento de fraude tenha sido introduzido.

HISTÓRIA DE CASO 2: FIM DA VIDA/RESTRIÇÃO DE MEDIDAS SALVADORAS DA VIDA

Em um homem alcoólico de 46 anos com rouquidão descobre-se haver um grande tumor hipofaríngeo quase obstrutivo. Ele necessita traqueotomia de emergência, para a qual ele voluntariamente consente. No pós-operatório, ele escreve esta nota: "Eu estou em condição de sanidade e chegou o meu tempo de ir embora... deixem-me ir. Qualquer um que tentar me manter vivo com uma máquina eu perseguirei no inferno." Comunicações adicionais indicam que ele não quer ser mantido vivo por meios artificiais ou sofrer reanimação cardiopulmonar. Ele ainda não aceitou tratamento para o câncer. Este homem não tem parentes vivos ou um representante; ele é um adulto medicamente indigente e é um pária social.

Depois da traqueotomia, o paciente desenvolve *delirium tremens* e está próximo da morte. Ele não tem mais oportunidade de assinar uma instrução sobre morte natural, uma vez que sua condição em deterioração o tornou incompetente para tomar decisões. Sem tratamento, seu câncer certamente o matará; com tratamento, a possibilidade de sobrevida é menor que 20%. O tratamento acarreta uma alta probabilidade de complicações, convalescença hospitalar prolongada e dependência social permanente.

Você ressuscita o homem? Existe algo como um "código" lento? O paciente não teve uma oportunidade de explorar opções de tratamento para sua doença estádio IV. Ele não tem membros da família para confirmar seus desejos ou falar em seu nome. Você deve prosseguir com tratamento? O homem é indigente e o custo do seu tratamento é suportado pela sociedade. Ele tem direito a uma permanência prolongada em um contexto de terapia intensiva?

Muitas questões originam-se neste caso. Uma questão é a ordem "não reanimar", que o paciente expressou claramente, mas não formalizou por uma Diretiva do Paciente aos Médicos ou por uma "vontade viva". Alguns estados criaram o Poder Duradouro de Representação para Assistência à Saúde, tornando possível que outra pessoa atue como um representante legalmente autorizado para tomar decisões sobre tratamento de saúde em nome do paciente. O principal valor destes documentos é que eles transportam autoridade legal nítida para um representante advogar as preferências do paciente. Na ausência dessa autoridade, o tribunal deve indicar um curador. Os comitês de ética dos hospitais podem ser úteis para determinar um curso sensato de ação em conjunção com o curador. Muitas das questões sérias que necessitam respostas rápidas em tratamento de câncer podem ser antecipadas e resolvidas com previsão.

Finalmente, a condição socioeconômica do paciente é relevante. A pretensão do paciente para assistência à saúde é grande, mas não ilimitada. Uma sociedade coletiva, desejosa de uma distribuição eqüitativa dos recursos para saúde, proporciona um fator extrínseco na determinação do tratamento do paciente individual. O tratamento médico tradicional ignora essas pressões e focaliza-se apenas nas necessidades do paciente, independentemente do *status* socioeconômico. Frank e Davidson (5) escrevem, "Alguns argumentariam que quaisquer restrições socioeconômicas devem derivar de decisões institucionais ou governamentais e devem ser constantes para todas as pessoas." Outros argumentam que grande cautela deve ser exercida quando considerações da sociedade influenciam decisões ao nível do indivíduo. Há consenso de que o médico deve servir ao interesse do paciente e que limitações devem ser colocadas pelas ações coletivas da sociedade através do instrumento do governo. Os médicos devem-se lembrar dos trágicos precedentes históricos nos quais as linhas foram borradas entre a noção de que algumas vidas não valem a pena serem vividas e a decisão de que algumas vidas devem ser terminadas (6).

Tratamento no fim da vida. Apresenta alguns dos mais freqüentes e mais desafiadores dilemas. Um estudo das questões-chaves encontradas focalizou os tópicos que são mais importantes para os nossos pacientes (7). A qualidade do fim da vida deve lidar adequadamente com os seguintes cinco domínios:

1. Tratamento adequado da dor e outros sintomas.
2. Evitar o prolongamento inapropriado da morte.
3. Obter um sentimento de controle para os pacientes nos seus últimos dias.
4. Aliviar os entes queridos do encargo de tomar decisões.
5. Fortalecer a relação dos pacientes com suas famílias.

Os complexos dilemas médicos de hoje envolvem uma mistura de confusão e incerteza baseada em diretrizes conflitantes tiradas de tradições médicas, ética, direito, religião, economia e filosofia. Opiniões discrepantes abundam, dependendo das perspectivas e fundamentos dos diferentes observadores. A maioria das decisões médicas resulta em algum dispêndio de recursos. Estes recursos são finitos; eles também são inadequados para satisfazer as necessidades de todos os que sofrem. Como a sociedade e seus agentes específicos (médicos) estabelecem prioridades para alocação de recursos médicos constituirá um tópico importante durante a próxima década. Os especialistas em ética serão guias importantes nestes campos minados.

HISTÓRIA DE CASO 3: DEPOIMENTO DE TESTEMUNHA PERITA

Você está sendo defendido em um caso de imperícia que você acredita ter pouco mérito. Sua revolta é compreensível quando você descobre que o perito do reclamante será um médico que ganhou a reputação não invejável de ser um perito itinerante. Como você pode proteger-se contra essa tática de tribunal?

Quando os médicos pensam em um perito, vem à mente a imagem de um líder da pesquisa no campo que é respeitado pelo conhecimento especial de um problema e que apresenta uma opinião sobre diagnóstico e estratégia de tratamento particulares. Poderíamos imaginar testemunho que é muito parecido com as discussões de casos no *New England Journal of Medicine*. As opiniões do perito devem ser baseadas em uma interpretação objetiva dos dados disponíveis e devem representar a melhor interpretação por essa pessoa.

O processo contencioso da jurisprudência, no entanto, gera um quadro diferente do perito médico. Os tribunais têm ampla latitude para determinar quem se qualifica como perito médico, porque as legislaturas não definem qualificações precisas. Prevê-se que o perito sustente a posição do reclamante ou o reclamado. A maioria dos tribunais obedece à Regra 702 das Regras Federais de Evidência para orientação sobre admissibilidade de testemunha perita. A Regra 702 diz que testemunha perita é admissível se "ajudar o julgador do fato a compreender a evidência ou determinar um fato em questão." Isto é uma interpretação mais liberal daquilo que constitui testemunha perita do que a regra de Frye precedente, que estipulava que o perito deve identificar o campo envolvido no caso e demonstrar que a teoria proposta é geralmente aceita pelos membros naquele campo.

Os corretores de testemunho perito fornecem, por uma remuneração, médicos disponíveis para serviço de testemunha perita. Esta prática é inteiramente legal, porém mesmo a American Bar Association (Ordem dos Advogados) lançou uma opinião de que estas atividades de corretagem suscitam "substanciais problemas éticos". Não é ético um perito receber uma remuneração por ocasião.

Quanto ao problema do perito itinerante, a tática mais eficaz é desacreditar o "perito" durante os procedimentos legais. Isto pode ser feito através da inquirição cuidadosa pelo advogado de defesa: O perito tratou pessoalmente esta condição particular recentemente? O perito efetuou pessoalmente o procedimento operatório? Quais foram os resultados? Que dados suportam um caminho de ação diferente do que foi tomado pelo cliente da defesa, e estes são relatos de episódios ou baseados em fatos? Testemunho passado dado pela testemunha itinerante pode ser exposto durante um julgamento. Repositórios de testemunhos foram compilados por várias sociedades profissionais. Testemunho precedente pelo perito sobre um assunto semelhante pode restringir a opinião do perito ou abrir a possibilidade de perjúrio se o testemunho presente esposar opiniões diametralmente opostas às dadas sob juramento em um caso diferente porém semelhante.

A epidemia de processos médicos influenciou profundamente a prática contemporânea da nossa especialidade. A Tabela 80.1 mostra os tipos de alegações e sua freqüência em uma especialidade cirúrgica, baseando-se em um estudo pelo American College of Surgeons. Medicina defensiva aumenta o custo anual do tratamento médico; como os grandes prêmios anuais de seguro de responsabilidade profissional, estes custos são em última análise pagos pelos pacientes. Infelizmente, nenhuma das despesas aumenta a qualidade da assistência recebida por aqueles que estão sofrendo. Os médicos tendem a recuar de qualquer envolvimento com o sistema legal, mas dois fatores devem ser mantidos em mente: se não houvesse tribunais para acertar os ressentimentos, a única alternativa seria vingança violenta.

A verdade simples é que o nosso sistema legal não pode funcionar adequadamente sem o nosso envolvimento como peritos nos padrões da prática médica. Quando nós nos envolvemos, nossa tarefa é apoiar boas práticas médicas e nos opormos às más práticas médicas. Ao mesmo tempo, estamos demonstrando a um público cético que estamos colocando os melhores interesses dos nossos pacientes acima de todas as outras considerações (8).

O sistema americano de justiça por controvérsia garante que os reclamantes e reclamados serão representados no tribunal por advogados que são leais ao partido que os contrata e paga. Aí reside o problema quando os peritos pagos se juntam à disputa legal, e isto forma a base para uma necessidade de desenvolver diretrizes que produzirão testemunho que resulte em uma conclusão justa do julgamento (9).

O testemunho de testemunha perita tem proteção legal desde que ele seja defensável com base em publicações que o suportem, seja coerente com o testemunho precedente do perito, e não seja falso, enganoso ou induza a erro. A maioria dos juízes exigirá que as testemunhas peritas satisfaçam diversos padrões do bom-senso:

1. Eles tenham experiência atual e substancial na área do seu depoimento.
2. Eles testemunhem honestamente a respeito dos fatos científicos e médicos.
3. Eles sejam familiarizados com os padrões prevalentes da prática (10).

> **HISTÓRIA DE CASO 4: CONFIDENCIALIDADE DO PACIENTE**
>
> Você tem um paciente profissional autônomo que é soropositivo para o vírus de imunodeficiência humana (HIV) e necessita cirurgia. Ele tem saúde exceto infecções sinusais recorrentes causadas por um desvio do septo e polipose nasal. Seu internista acredita que isto pode ser uma fonte de infecção potencialmente letal. Uma vez que sua condição foi diagnosticada 2 anos atrás, ele tem tido cuidado de ocultar isto do seu segurador. O paciente lhe pede encarecidamente para não contar ao pessoal do hospital, por medo de que o seu segurador elimine sua cobertura se a sua condição HIV-positiva for descoberta. Você realiza a cirurgia sinusal? Você diz ao pessoal restante do hospital? Você documenta no prontuário sua condição HIV-soropositiva?

TABELA 80.1

ALEGAÇÕES EM PROCESSOS DE RESPONSABILIDADE PROFISSIONAL

Tipo	Número (%)
Procedimento realizado inadequadamente ou não realizado	127 (65,1)
Erro de diagnóstico ou deixar de diagnosticar	37 (19,0)
Deixar de instruir ou comunicar informação	12 (6,2)
Erro de medicação	10 (5,1)
Realizado quando não indicado ou contra-indicado	8 (4,1)
Paciente errado ou parte errada do corpo	1 (0,5)
Total[a]	195

[a]Dez casos não tinham uma alegação que pudesse ser codificada.
Reimpresso de Nora PF, Karnell LH. Liability pilot survey examines claims, expert witnesses. *Am Coll Surg Bull* 1990;75:17, com permissão.

Alguns argumentariam que os médicos devem tratar todos os pacientes como se eles fossem soropositivos. A maioria dos cirurgiões usa precauções universais em todos os pacientes. Todavia os cirurgiões sofrem picadas de agulha apesar das melhores precauções. Algumas luvas mostram ter pequenos furos mesmo antes do uso. Além disso, é impossível assegurar que os profissionais de saúde, do cirurgião ao servente, não serão expostos ao vírus da AIDS como resultado da cirurgia. A maioria concorda que cirurgia eletiva não deve ser feita em um paciente HIV-positivo. Se a operação não for eletiva, o cirurgião é obrigado a operar este homem? A American Medical Association (AMA) diz que a condição HIV de um paciente, por si própria, não oferece base ética para se recusar tratamento. Os cirurgiões argumentam, no entanto, que aqueles que estão impulsionando em favor de intervenções invasivas não são os profissionais que assumem o risco. O risco para os profissionais de saúde deve ser ponderado com relação ao benefício para o paciente de AIDS; cirurgia está indicada apenas quando há indicações claras de que a intervenção cirúrgica superará os riscos.

O médico deve informar outro pessoal hospitalar do estado HIV do paciente por causa do imperativo de proteger aqueles que possam ser expostos. Um método seria dar a entender mas nunca documentar o diagnóstico e exigir precauções para sangue e líquidos do corpo. Outro seria documentar o diagnóstico, mas instruir o paciente a não liberar registros médicos confidenciais. Acima de tudo, os profissionais de saúde devem ser cônscios de que a saúde pública é servida se os pacientes com doenças contagiosas consultarem os médicos e obtiverem tratamento. Confidencialidade encoraja o paciente reticente a procurar atenção médica.

> **HISTÓRIA DE CASO 5: SOLICITAÇÕES INAPROPRIADAS DO PACIENTE**
>
> Uma paciente pede a você para mentir, distorcendo fatos concernentes ao grau de doença sinusal e obstrução nasal, de tal modo que a sua septorrinoplastia seja coberta pelo seguro. Sem dúvida, o procedimento é apenas estético. Ela revela que outro cirurgião atenderá à sua solicitação. Como você deve responder?

Este é um caso simples de fraude. Neste caso, o cirurgião tem várias opções:

- Atender ao pedido da paciente.
- Reavaliar a paciente especificamente quanto a disfunção nasal secundária à deformidade e apresentar isto como justificativa para cirurgia.
- Declinar da solicitação completamente e oferecer-se para elaborar um plano de pagamento que agrade à paciente.
- Encaminhar a paciente ao outro cirurgião.

Selecionar a melhor opção exige avaliar os riscos e benefícios associados a cada uma. Simples concordância com a solicitação de mentir acarreta os riscos de ser apanhado, de desenvolver uma relação paciente-médico baseada em trapaça e de ser exposto à comunidade médica local como alguém que é inclinado a afastar-se da verdade. Embora os riscos com esta opção possam revelar ter sido exagerados, as conseqüências de um mau resultado podem ser muito graves.

Às vezes um paciente pede que os registros sejam modificados para estabelecer uma elegibilidade para reembolso. Alguns pacientes fazem isto ingenuamente, na crença de "uma mentirinha" não traz mal a ninguém. Outros pacientes comentam que pagaram altos prêmios de seguro durante anos e nunca pediram nada, expressando uma forma de racionalização baseada financeiramente que eles acham lógica. Alguns racionalizam que outros pacientes fazem isto – e até mesmo podem citar exemplos.

A maioria dos pacientes respondem razoavelmente a uma explicação simpática do por que é contra a ética e ilegal falsear registros médicos para obter reembolso sob qualquer circunstância. Pacientes que deixam o seu consultório em busca de um cirurgião não-ético estão exercendo a forma mais tola de mau julgamento; esses pacientes não representarão uma perda importante para a clínica que você está construindo.

> **HISTÓRIA DE CASO 6: PRESENTES CORPORATIVOS**
>
> Um representante de vendas de uma grande companhia farmacêutica convidou você e seus dois sócios para uma expedição de pesca de cortesia no Caribe. Embora você fosse gostar muito de ir, está preocupado com a ética deste tipo de promoção de produto. Seus sócios expressam aborrecimento, contrapondo que esta cortesia não influenciará de nenhum modo o seu julgamento médico. Além disso, argumentam, milhões de dólares são gastos desta maneira, e por que você recusaria quando outro médico seguramente aceitará o convite? Suas preocupações são válidas?

Absolutamente! Um recente documento de posição pelo American College of Physicians (11) afirma a seguinte orientação: "Presentes, hospitalidade ou subsídios oferecidos aos médicos pela indústria farmacêutica não devem ser aceitos se a aceitação puder influenciar ou parecer a outros influenciar a objetividade do julgamento clínico." Como critério útil para determinar atividades e relações aceitáveis, os médicos devem se perguntar se gostariam que estes arranjos fossem conhecidos de modo geral.

Nos padrões corporativos contemporâneos de prática médica, os médicos podem ser convidados a participar em arranjos que parecem colocar ganho financeiro pessoal à frente dos melhores interesses dos pacientes a quem servimos. Uma publicação recente preparada pelo Comitê de Ética da American Academy of Otolaryngology–Head and Neck Surgery oferece percepções úteis para lidar com estas questões complexas (12).

Estudos recentes mostraram que muitos médicos têm uma visão bastante permissiva concernente à aceitação de presentes de companhias farmacêuticas (13,14). Os médicos mais jovens e a equipe hospitalar tendem mais a acreditar que estas atividades promocionais não influenciarão suas decisões de tratamento de pacientes que os médicos mais antigos e o público. Há um consenso entre as sociedades profissionais, especialistas em ética e muitos líderes na medicina de que estes são desafios éticos sérios, especialmente no que diz respeito a visar aos receituários de altos volumes e médicos mais atarefados, e o excessivo valor monetário de alguns dos presentes, viagens e dinheiro que eles recebem das companhias farmacêuticas (15).

HISTÓRIA DE CASO 7: LIMITES SEXUAIS

Como adultos capazes de consentir, você e a administradora do escritório da sua grande clínica de grupo se envolveram romanticamente. Depois de um caso breve, as coisas esfriam entre vocês, e o *affair* termina amigavelmente. Qual é, se houver, o seu risco de reclamação por abuso sexual?

A resposta a esta pergunta é mais complexa do que as partes envolvidas provavelmente imaginam. Uma queixa de assédio sexual é preocupante para todo empregador. A Equal Employment Opportunity Commission define assédio sexual como qualquer "conduta verbal ou física de uma natureza sexual [que] tenha a finalidade ou o efeito de interferir irrazoavelmente com o desempenho no trabalho de um indivíduo ou criar um ambiente de trabalho intimidador hostil ou ofensivo." As leis federais aplicam-se a firmas com 15 ou mais empregados, mas diversos estados têm leis que cobrem operações menores. Um comportamento que meramente tencionava ser amistoso pode ser ilegal sob as largas interpretações que a lei atual possibilita.

Uma decisão que marcou época na Suprema Corte em 1986 ilustra bem este ponto (16). No caso de Vinson *v.* Meritor Savings Bank, um processo foi proposto contra o banco por uma mulher que tinha uma relação sexual com o seu supervisor. Durante os 4 anos em que ela trabalhou no banco, nunca se queixou de assédio. Foi promovida constantemente e deixou a posição com seu próprio consentimento. A reclamação não reivindicou perda monetária; em vez disso, ela argumentou com sucesso que devia receber indenização monetária por dano emocional. A decisão da Suprema Corte reconheceu assédio sexual como uma forma de discriminação sexual. O ambiente "hostil" criado pelas ações do supervisor foi declarado ilegal, apesar do fato de que a mulher não perdera seu emprego ou sofrera perda monetária.

Danos não monetários substanciais podem resultar de queixas de assédio sexual, também. Reclamações contra um empregador por assédio sexual são assunto de registro público e podem vir à tona no jornal local. A sociedade médica local ou municipal ou o conselho do hospital podem exigir uma audiência formal, e poderia resultar perda de privilégios (de usar o hospital). Seguradores podem recusar cobertura das despesas de defesa legal, acordo ou pagamento de indenização, porque assédio sexual é considerado um ato especificamente excluído pela maioria das apólices.

Um problema correlato diz respeito aos limites sexuais entre os médicos e suas pacientes. A proibição, nas normas, de contato sexual entre médicos e pacientes é fundamentada em argumentos éticos de que estas relações violam os princípios do respeito pela autonomia das pacientes e da beneficência. É proposto que, além disso, há um argumento baseado na virtude – a saber, que os médicos devem honrar as virtudes profissionais do auto-apagamento e auto-sacrifício, e vê-las como barreiras que impedem contato sexual com pacientes (17).

Freqüentemente, a defesa para estas relações é a declaração de que elas são consensuais. Este argumento tende a falhar nos tribunais e nas decisões das juntas de licenciamento estaduais em virtude do "desequilíbrio de forças" na relação médico–paciente. A maioria das pacientes têm algum grau de vulnerabilidade, e os médicos jamais devem explorar esse aspecto daqueles que vêm procurar ajuda. A prática médica é um alto privilégio, não um direito (18).

A maioria de nós jurou servir aos doentes e abster-se de dano e corrupção, inclusive a sedução de pacientes. A boa notícia é que um relatório recente do Oregon Board of Medical Examiners indica que um programa de educação do público e dos médicos sobre este assunto levou a uma redução no número de queixas de má conduta sexual naquele estado (19).

HISTÓRIA DE CASO 8: O MÉDICO PREJUDICADO

Você vive em uma comunidade pequena onde as ações dos médicos locais são altamente visíveis. Um dos seus colegas cirúrgicos ficou embriagado em eventos sociais em mais de uma ocasião. Sua suspeita de que este problema com álcool é mais do que beber socialmente é confirmada quando você o ajuda durante um procedimento de emergência. O médico cheira a álcool, comete erros técnicos sem razão de ser e demonstra julgamento prejudicado. O pessoal auxiliar, preocupado com este comportamento, pede a você para "fazer alguma coisa".

Que responsabilidade tem você, o médico assistente, de relatar este comportamento? A quem deve esse relato ser dado? Você deve informar o paciente? Qual é sua responsabilidade como litisconsorte se ele for processado por um mau resultado?

A questão do abuso de substância não é nova, mas é particularmente dolorosa quando um colega médico está envolvido. O dever de relatar esse comportamento a um órgão apropriado e instar com o colega prejudicado para procurar tratamento está claramente declarado pelo Council on Ethical and Judicial Affairs da AMA. O que não está dito é a dificuldade para confrontar o colega prejudicado, coletar evidência digna de crédito, e determinar o órgão apropriado para rever essa evidência. As questões de confidencialidade e tratamento são colaterais à questão central do abuso de substância, mas são da máxima importância para resolver o problema. O órgão apropriado é usualmente o State Board of Medical Examiners ou sociedades médicas estadual ou municipal, não o paciente ou a família do paciente. Medidas são tomadas para impedir a descoberta do médico informante e a confidencialidade é preservada até que as ações finais do Board sejam desempenhadas.

Uma vez que a cirurgia era de emergência e não eletiva, há boa razão para acreditar que um júri consideraria você sem culpa pelas ações do médico prejudicado, contanto que você pudesse demonstrar que de fato relatou aos órgãos apropriados o perigo trazido por este médico ao público. Se você não cobrou pelos serviços, poderia ser protegido pela lei do bom samaritano. Ademais, o seu advogado poderia afirmar que o resultado poderia ter sido muito pior se você não tivesse estado presente para auxiliar.

Neste caso, as ações do cirurgião prejudicado também colocam em risco de processo o hospital. A equipe médica é responsável pela concessão dos privilégios, e os membros apropriados do hospital devem ser informados. É provável que uma investigação completa produza um volume de achados que são confirmados por declarações juramentadas daqueles que testemunharam comportamento questionável. A variedade de sanções inclui uma longa lista de opções, desde revogação da licença média, suspensão ou restrição até punições menos graves, como repreensão, limitação de privilégios clínicos ou a exigência de supervisão para prática médica.

Relatar um médico prejudicado pode ser difícil quando o comportamento questionável é notado por um competidor. Você deve prever a necessidade de documentação se as acusações forem sérias, especialmente se um paciente sofreu uma lesão nas mãos do médico. Que cada um de nós tem a responsabilidade de lidar com médicos prejudicados constitui um fato inescapável da vida. Nós a devemos aos nossos pacientes, nossos colegas e à profissão, apresentar os fatos relevantes e trabalhar para iniciar um programa de reabilitação para o médico envolvido (20).

O médico prejudicado tem também certos direitos. O direito de presunção de inocência até provada sua culpa e o direito ao devido processo e imparcialidade devem ser embutidos na investigação. No caso de drogas e álcool, a reabilitação é a pedra central da recuperação desde o período de comprometimento.

CONCLUSÃO

Neste capítulo, apresentamos uma vista sumária dos conceitos éticos e legais encontrados mais freqüentemente na prática clínica. As interfaces entre a medicina, a ética e a lei estão se transformando constantemente, mas a sua importância aumenta a cada ano (21).

REFERÊNCIAS

1. Code of Medical Ethics: Current opinions with annotations. 1996 American Medical Association. http://www.ama-assn.org/ethic/ceja/pome.htm.
2. Gray J. Should you tell the patient when you mess up? *Med Econ* 1990;23:135.
3. Kohn IT, Corrigan IM, Donaldson MS, eds. *To Err Is Human. Building a safer health system.* Washington, DC: National Academy Press, 1999.
4. Singer PA. Medical ethics–clinical review: recent advances. *Br Med J* 2000;321(7256):282-285.
5. Frank H, Davidson T. Ethical dilemmas in head and neck cancer. *Head Neck* 1989;1:22.
6. Boyd K. What can medical ethics learn from history? *J Med Ethics* 1995;21:197.
7. Singer PA, Martin DK, Kelner M. Quality end-of-life care: patients' perspectives. *JAMA* 1999;281(2):163-168.
8. Casler J. Medical legal ethics. *Otolaryngol Head Neck Surg* 1996;115:250.
9. Runkle D. Biomedical scientists and physicians as experts in federal courts. *Acad Med* 2001;76(8):762-763.
10. Rohrich RJ. The expert witness in plastic surgery: criteria and obligations. *Plast Reconstr Surg* 2003;111(6):2051-2052.
11. Position paper, American College of Physicians. Physicians and the pharmaceutical industry. *Ann Intern Med* 1990;112:625.
12. Ethics Committee of the American Academy of Otolaryngology-Head and Neck Surgery. Commercial relationships (Chapter 8). *AAO-HNS Foundation Ethics Committee report to the membership of the American Academy of Otolaryngology-Head and Neck Surgery* (available upon request to the AAO-HNS, One Prince Street, Alexandria, VA). 1996;115:220.
13. Gibbons RV, Landry FJ, Blouch DL, et al. A comparison of physicians' and patients' attitudes toward pharmaceutical industry gifts. *J Gen Intern Med.* 1998;13:151-154.
14. Steinman MA, Shlipak MG, McPhee SJ. Of principles and pens: attitudes and practices of medicine house staff toward pharmaceutical industry promotions. *Am J Med* 2001;110:551-557.

15. Brett AS, Burr W, Moloo J. Are gifts from pharmaceutical companies ethically problematic?: a survey of physicians. *Arch Intern Med* 2003;163(18):2213-2218.
16. Gorn S. Little things that can get you sued for sexual harassment. *Med Econ* 1990;20(August):131.
17. McCullough LB, Chervenak FA, Coverdale JH. Education: ethically justified guidelines for defining sexual boundaries between obstetricians-gynecologists and their patients. *Am J Obstet Gynecol* 1996;175(2):496-500.
18. Legal brief-Patient protection laws and the issue of consensual sexual relationships with physicians. CMAJ 2004;170(1):34-35.
19. Enbom JA, Parshley P, Kollath J. A follow-up evaluation of sexual misconduct complaints: The Oregon Board of Medical Examiners, 1998 through 2002. *Am J Obstet Gynecol* 2004;190(6):1642-1653.
20. Ethics Committee of the American Academy of Otolaryngology-Head and Neck Surgery. The impaired physician (Chapter 7). *AAO-HNS Foundation Ethics Committee report to the membership of the American Academy of Otolaryngology-Head and Neck Surgery* (available upon request to the AAO-HNS, One Prince Street, Alexandria, VA). 1996;115:213.
21. Bailey BJ, ed. *Head & neck Surgery-otolaryngology*, 3rd ed. Philadelphia: Lippincott Williams & Wilkins, 2001.

CAPÍTULO 81

Epônimos em Otorrinolaringologia

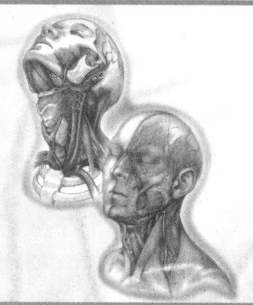

Kim R. Jones ▪ Harold C. Pillsbury III

Os epônimos são valiosos na linguagem médica por sua capacidade em descrever sucintamente combinações complexas de sintomas e achados de exame físico. Eles freqüentemente servem como ferramentas úteis na comunicação escrita e oral entre os médicos. Os epônimos são importantes também para nos lembrar importantes pioneiros da medicina, sobre cujos ombros, figuradamente, somos capazes de nos mover para níveis mais altos da prática clínica. Oferecemos esta coleção de epônimos como uma oportunidade de refrescar conhecimento passado e expandir nosso repertório de terminologia.

Abrikossof, tumor de Uma neoplasia benigna que pode ocorrer em uma variedade de locais viscerais, mucosos e cutâneos mas é visto mais freqüentemente na língua. Geralmente se apresenta como um pequeno nódulo firme, circunscrito. Excisão é o tratamento de escolha. Também é conhecido como *tumor de células granulosas*.

Ackerman, tumor de Outro nome para *carcinoma verrucoso*.

Albright, síndrome de Caracterizada por displasia fibrosa poliostótica. Pontos maculares melanóticos esparsos e, em mulheres, puberdade precoce são típicos. As lesões ósseas podem ocasionalmente ocorrer em ossos isolados; por essa razão, esta síndrome deve constar no diagnóstico diferencial de qualquer paciente que se apresente com uma lesão óssea na face ou no maxilar.

Alexander, síndrome de O tipo menos grave de displasia da orelha interna. O ducto coclear e a espira basilar da cóclea são geralmente as únicas estruturas afetadas, resultando em uma perda auditiva de altas freqüências, em vez de total.

Alport, síndrome de Uma síndrome dominante autossômica que consiste em glomerulonefrite progressiva (normalmente começando no meio da adolescência) e perda auditiva neurossensorial progressiva. O déficit auditivo é simétrico, pior nas altas freqüências, e devido principalmente a uma perda de células ciliadas.

Apert, síndrome de Uma rara doença craniofacial ocasionalmente vista pelo otorrinolaringologista por causa da maxila hipoplásica ou fenda palatina associadas (25%). Foi relatado que alguns destes pacientes têm uma perda auditiva de condução secundária à fixação da platina do estribo.

Arnold, nervo de O ramo auricular do vago. Ele se origina do gânglio jugular, passa através do osso temporal pelo canalículo mastóideo e sai do crânio através da fissura timpanomastóidea. Supre a pele do meato acústico externo posterior e a orelha externa posterior.

Ascher, síndrome de Uma rara doença possivelmente dominante autossômica. As manifestações são uma perda de elasticidade na pele das pálpebras (blefarocalasia), bócio, e edema e espessamento da mucosa gengivobucal, o que dá a aparência de lábios duplos.

Avellis, síndrome de Uma dentre numerosas síndromes causadas por trombose da artéria vertebral. O *nucleus ambiguus* e o trato espinotalâmico são afetados, muitas vezes com comprometimento do núcleo bulbar do nervo acessório. Isto resulta em paralisia ipsolateral do palato mole, faringe e laringe, com perda da sensibilidade à dor e temperatura no tronco contralateral e extremidades. Ver também *síndrome de Babinski-Nageotte* e *síndrome de Cestan-Chenais*.

Babinski-Nageotte, síndrome de Considerada causada por infartos múltiplos na distribuição da artéria vertebral. Quase qualquer nervo craniano pode ser afetado; os déficits motores mais comuns são paralisia da faringe, laringe, palato mole e às vezes língua ipsolaterais. Possíveis déficits sensitivos incluem perda do paladar e perda da sensibilidade à dor e à temperatura pela face. Síndrome de Horner também pode estar presente.

Baelz, síndrome de Caracterizada pelo início, na infância ou na adolescência, de espessamento do lábio inferior e hiperplasia das pequenas glândulas salivares nesta região. Pápulas às vezes se formam nas aberturas dos ductos e saliva pode ser facilmente espremida. Algumas formas podem predispor a um risco aumentado de câncer de células escamosas.

Bárány, síndrome de Uma combinação de cefaléia unilateral no dorso da cabeça, surdez ipsolateral periódica (alternando-se com períodos de audição não afetada), vertigem e zumbido. Também é conhecida como *vertigem posicional benigna de Bárány*.

Barre-Lieou, síndrome de Consistindo em dor aguçada começando no pescoço e radiando-se para o occipício e então para a frente. É mais comum em pacientes entre 40 e 60 anos de idade. A dor é geralmente em um lado e agravada por certos movimentos da cabeça. Perturbações sensitivas, incluindo vertigem, zumbido e visão turva podem acompanhar a dor. A causa não é conhecida. Também é conhecida como *enxaqueca cervical*.

Barrett, esofagite de Substituição do epitélio escamoso do esôfago distal por epitélio colunar, semelhante ao que reveste o estômago. A causa mais comum é o refluxo gastroesofágico crônico, e 2% a 5% dos casos podem progredir para adenocarcinoma.

Bartholin, doença de O ducto principal da glândula sublingual. Ele é formado pela confluência de vários dos pequenos ductos sublinguais anteriores (ductos de Rivinus) e esvazia-se no ducto submandibular. É variavelmente presente nos humanos.

Battle, sinal de Equimose sobre o processo mastóide. É indicador de uma fratura do osso temporal ou da fossa posterior.

Behçet, síndrome de Classicamente, um complexo de sintomas consistindo em úlceras orais, úlceras genitais e irite. As lesões orais podem ser extensas e ser a manifestação inicial da doença. É vista mais freqüentemente em adultos jovens no Japão e nos países mediterrâneos. A causa é desconhecida; foram propostas etiologias virais e de complexos imunes.

Besnier-Boeck-Schaumann, síndrome de Epônimo para sarcóide sistêmico.

Bezold, abscesso de Um abscesso subperióstico do osso temporal, encontrado mais comumente na região imediatamente anterior à extremidade mastóidea. A causa é geralmente uma mastoidite com extravasamento através da tábua óssea interna para a fossa digástrica.

Boerhaave, síndrome de Ruptura espontânea do esôfago, geralmente devida a vômito grave.

Bogorad, síndrome de Lacrimejamento profuso durante a alimentação. É comumente o resultado da regeneração defeituosa dos nervos autonômicos depois de trauma facial, com fibras parassimpáticas originalmente destinado às glândulas salivares, indo em vez disso para a glândula lacrimal. Também é conhecida como *síndrome de lágrimas de crocodilo*.

Bonnet, síndrome de Uma combinação de *tic douloureux* e síndrome de Horner.

Bourneville-Pringle, síndrome de Epônimo para esclerose tuberosa, uma doença neurocutânea caracterizada por epilepsia, retardo mental e adenoma *sebaceum* da face e da mucosa oral.

Bowen, doença de Uma variedade de câncer de células escamosas caracterizada por uma displasia da epiderme em espessura total. Por definição é não-invasiva, mas pode progredir para carcinoma invasivo. Aparece como uma placa vermelha, escamosa nas áreas expostas ao sol e pode ser confundida com psoríase.

Brissaud-Marie, síndrome de Paralisia ou espasmo unilateral da língua e lábios de uma natureza histérica.

Brown, sinal de Descoramento de uma massa vermelha ou azul na membrana timpânica quando a pressão de ar é aplicada por pneumootoscopia. É indicador de um tumor de *glomus tympanicum*.

Brown, síndrome de retração vertical de Uma pseudoparesia congênita ou adquirida do músculo oblíquo inferior, na qual o olho não pode ser elevado além do meio da mirada. A forma congênita é considerada devido a um tendão oblíquo superior congenitamente encurtado, enquanto a síndrome adquirida pode ser devida a trauma recente (p. ex., fratura orbitária com apreensão muscular) ou trauma prévio com formação de aderências.

Broyle, ligamento de Ligamento da comissura anterior da laringe.

Brunner, abscesso de Abscesso do assoalho posterior da boca.

Burckhardt, dermatite de Uma erupção da orelha externa. Consiste em pápulas e vesículas vermelhas que aparecem depois da exposição à luz solar. A erupção em geral regride espontaneamente.

Burton, linha de Um sinal de intoxicação pelo chumbo. É uma linha escura com alguns milímetros de largura que acompanha as margens da gengiva. É causada pela deposição de sulfito de chumbo insolúvel nas células endoteliais capilares e histiócitos. Linha de Burton não é observada em pacientes desdentados.

Cannon, nevo de Uma doença dominante autossômica caracterizada por extensas lesões brancas da mucosa oral. A mucosa parece espessada, com pregueado profundo e esponjosa. As lesões são assintomáticas e podem ser encontradas desde o período de recém-nascido até a adolescência. Os nevos geralmente são assintomáticos e não necessitam tratamento.

Carhart, incisura de Uma perda aparente da sensibilidade à condução óssea vista entre 2.000 e 4.000 Hz em pacientes com otosclerose. É considerada devida ao fato de que quando o osso mastóide é vibrado, a cadeia ossicular vibra ligeiramente fora de fase, causando um movimento relativo da platina do estribo na cóclea. Na otosclerose, isto não ocorre por causa da fixação da platina. Não se sabe por que o efeito é observado mais fortemente entre 2.000 e 4.000 Hz.

Cestan-Chenais, síndrome de Paralisia do palato mole, faringe e laringe causada pela oclusão da artéria vertebral. O ponto de bloqueamento é abaixo da origem da artéria cerebelar póstero-inferior. Assinergia cerebelar e síndrome de Horner ipsolaterais estão também presentes. Ocorrem hemiplegia contralateral e sensibilidade diminuída à propriocepção e tátil.

Chédiak-Higashim, síndrome de Uma síndrome recessiva autossômica de defeitos dos granulócitos, albinismo parcial, fotofobia e anormalidades na função das plaquetas e na coagulação. Os pacientes podem apresentar-se ao otorrinolaringologista por causa de doença periodontal e úlceras orais recorrentes.

Chvostek, sinal de Uma contração facial obtida percutindo-se a distribuição do nervo facial. É indicadora de hipocalcemia.

Cogan, síndrome de Tipicamente um início súbito de ceratite intersticial e sintomas vestibuloauditivos, geralmente em pessoas jovens mas às vezes no idoso. Os pacientes relatam turvação da visão, dor orbitária, vertigem e zumbido. Os sintomas podem progredir rapidamente para cegueira e surdez, seguidos pela resolução e mais tarde recaída. O tratamento atualmente consiste em esteróides.

Collet-Sicard, síndrome de Paralisia unilateral dos nervos cranianos IX, X, XI e XII. A causa mais comum é um tumor extradural na fossa posterior, mas houve relatos da síndrome ocorrendo por compressão na base do crânio por tumores do lobo profundo da parótida. Paralisia de cordas vocais pode ser o sintoma de apresentação.

Costen, síndrome de Um complexo de sintomas constituído por dor na região da articulação temporomandibular (ATM), na região da cabeça e língua, ipsolaterais à ATM, concomitante a zumbido e vertigem. Admite-se que seja devido à doença da ATM, mas o mecanismo não foi elucidado.

Cowden, síndrome de Uma doença incomum cuja manifestação principal otorrinolaringológica é um aumento verrucoso da gengiva e às vezes da mucosa oral. Pacientes com esta doença também podem ter bócio ou adenomas tireóideos, pólipos gastrointestinais e doença cística mamária. Há risco aumentado de malignidades em todas estas áreas.

Crouzon, doença de Caracterizada por hipertelorismo, uma mandíbula hipoplástica, e fissuras palpebrais inclinadas para baixo. É uma doença craniofacial também conhecida como *disostose craniofacial*. É causada pelo fechamento prematuro dos ossos cranianos. O tratamento é cirúrgico.

Curtius, síndrome de Hipertrofia de um lado inteiro do corpo ou uma parte apenas. Quando ocorre na face, é conhecida como *hipertrofia hemifacial congênita*.

Dandy, síndrome de Osciloplasia causada por perda bilateral da função vestibular, comumente como resultado de labirintectomia bilateral.

Darier, doença de (*keratosis follicularis*) Múltiplas pápulas eritematosas encrostadas distribuídas na face e no corpo. Podem ser particularmente perturbadoras no meato acústico externo. Pápulas brancas esfarrapadas também podem estar presentes na cavidade oral.

Dejean, síndrome de Caracterizada por exoftalmia, diplopia, dor maxilar superior e parestesia ao longo do trajeto do nervo trigêmeo. É classicamente causada por um tumor nasal que atravessa a fossa pterigopalatina e invade o assoalho da órbita.

DiGeorge, síndrome de Desenvolvimento defeituoso da terceira e quarta bolsas faríngeas, manifestado mais freqüentemente sob a forma de agenesia parcial ou total do timo e paratireóides. Desenvolvimento anormal do coração, arco aórtico, mandíbula, orelha externa e filtro também pode estar presente. O sinal mais comum de apresentação é hipocalcemia no período neonatal.

Eagle, síndrome de Alongamento do processo estilóide ou ossificação do ligamento estilo-hióideo, causando desconforto inespecífico da garganta, sensação de corpo estranho, disfagia ou dor facial. O único tratamento eficaz é o encurtamento cirúrgico do processo estilóide.

Ebner, glândulas gustatórias de Pequenas glândulas salivares na parte posterior da língua perto das papilas circunvaladas.

Epstein, pérolas de Múltiplos pequenos nódulos brancos no palato e mucosa oral de recém-nascidos. Histologicamente, são compostos de camadas concêntricas de ceratina. Nenhum tratamento é necessário, porque desaparecem espontaneamente dentro de alguns meses.

Escherich, sinal de Ação de protrusão dos lábios causada pela percussão da superfície interna dos lábios ou a língua. É visto no hipoparatireoidismo.

Fordyce, doença de Uma anomalia do desenvolvimento caracterizada por glândulas sebáceas ectópicas aumentadas (manchas de Fordyce) na mucosa oral. Estas glândulas aparecem como numerosos pequenos grânulos branco-amarelados.

Foville, síndrome de Paralisia ipsolateral dos nervos cranianos VI e VII e hemiplegia contralateral. A síndrome é geralmente causada por um infarto próximo aos núcleos dos nervos afetados no tronco cerebral e danifica as vias motoras quando elas passam através desta área antes de decussarem.

Frey, síndrome de Também conhecida como *síndrome auriculotemporal*. Na pessoa normal, as glândulas sudoríparas são inervadas por fibras nervosas simpáticas. Durante uma parotidectomia, estas fibras são seccionadas quando o retalho de pele anterior é levantado. As fibras parassimpáticas do nervo auriculotemporal também perdem seu local de inervação quando a parótida é removida e, assim, admite-se que estas fibras crescem para dentro das bainhas axonais secionadas dos nervos simpáticos para prover uma inervação aberrante das glândulas sudoríparas. Assim, quando ocorre um estímulo para o fluxo salivar, ocorre a sudorese na área do retalho de pele anterior.

Garcin, síndrome de Consiste em déficits motores e sensitivos envolvendo os nervos cranianos III a XI. Síndrome de Garcin pode ser causada por fratura da base do crânio com hemorragia, meningite basal, trombose do seio cavernoso ou tumores do espaço parafaríngeo. Também é conhecida como *hemipolineuropatia*.

Gardner, síndrome de Caracterizada primeiramente por múltiplos osteomas que se desenvolvem no crânio e nos ossos faciais, incluindo a mandíbula. É uma doença dominante autossômica; outros sintomas incluem múltiplos cistos epidermóides da pele e polipose do cólon e do reto. Há uma tendência destes pólipos a se tornarem malignos.

Goldenhar, síndrome de Caracterizada pelo subdesenvolvimento que pode comprometer mandíbula, orelha externa, órbita e músculos faciais. Além disso, outra manifestação pode ser hemivértebra da coluna vertebral. Provavelmente é uma variedade de microssomia hemifacial, uma das síndromes congênitas mais comuns do primeiro e do segundo arcos.

Gradenigo, síndrome de Otite supurativa seguida por dor na distribuição do ramo oftálmico do nervo trigêmeo e paralisia do nervo abducente. Originalmente causada por um abscesso extradural comprometendo o osso petroso, esta síndrome agora é mais comumente causada por um tumor no ápice petroso, como um colesteatoma, meningioma ou outro tumor. Também é conhecida como *síndrome do ápice petroso*.

Griesinger, sinal de Dor, rubor e edema da extremidade da mastóide, indicadoras de tromboflebite do seio sigmóide com comprometimento das veias emissárias mastóideas.

Grisel, doença de Luxação atlantoaxial secundária a infecção. Os sintomas são grave dor no pescoço e rigidez; doença de Grisel foi descrita seguindo-se a uma tonsilectomia ou infecção nasofaríngea grave.

Hallermann-Streiff, síndrome de Importante por causa da sua associada mandíbula hipoplásica. Outras características são braquicefalia, um característico nariz semelhante a um bico (nariz de papagaio), e hipotricose.

Hennebert, sinal de Na presença de uma membrana timpânica normal, alterações na pressão pneumática produzem nistagmo (Teste de Fístula Positivo). O nistagmo é mais acentuado com aplicação de pressão negativa. Este sinal está presente com sífilis congênita e acredita-se que seja devido a uma placa pedal excessivamente móvel ou que seja causada pelo movimento do sáculo mediado por fibrose entre a placa pedal e o sáculo.

Hollander, síndrome de Uma síndrome rara na qual a surdez congênita (presumivelmente devida a anormalidades cocleares) está ligada ao aparecimento de um bócio na terceira década de vida. Testes funcionais tireóideos são normais, mas biopsia de tecido tireóideo mostra um defeito parcial na biossíntese da tireoxina.

Horner, síndrome de Caracterizada por ptose, miose e anidrose devidos à perda dos nervos simpáticos cervicais.

Horton, neuralgia de Um transtorno do sistema nervoso autônomo também conhecido como *cefaléia em salvas*. Os pacientes têm cefaléias unilaterais centradas atrás ou junto do olho, juntamente com congestão nasal ipsolateral, sufusão do olho e lacrimejamento aumentada. Os ataques podem ocorrer diariamente durante várias semanas, a seguir desaparecer durante meses ou anos até que outra série (salva) comece.

Hutchinson, dentes de Caracterizados por dentes pequenos e largamente espaçados (especialmente os incisivos superiores) com incisuras nas suas superfícies cortantes. Apenas dentes permanentes, em vez dos decíduos, são afetados. É um sinal característico de sífilis congênita.

Jacobson, nervo de O ramo timpânico do IX nervo craniano. Ele supre fibras sensitivas à mucosa da orelha média; correm com ele fibras parassimpáticas pré-ganglionares que deixam a orelha média sob a forma do nervo petroso superficial menor para afinal inervar a parótida. Estas fibras são cortadas em uma tentativa de aliviar a sudorese gustatória na síndrome de Frey.

Jacod, síndrome de Consiste em oftalmoplegia progressiva, normalmente começando com paralisia do nervo oculomotor. Isto é acompanhado ou seguido por hipoestesia na distribuição do ramo oftálmico do nervo trigêmeo, exoftalmia e finalmente comprometimento do próprio nervo. É causada por um tumor da fossa média do crânio que comprime os nervos próximos do ápice da órbita. Também é chamada *síndrome do ápice da órbita.*

Kallmann, síndrome de Consiste em hipogonadismo secundário à falta de gonadotropinas e anosmia devido à agenesia dos bulbos olfatórios. É dominante com penetrância variável. A proporção de homens para mulheres é 3:1.

Kiesselbach, plexo ou área de Uma área no septo anterior na qual os capilares se fundem. Ela é muitas vezes o local de epistaxe anterior. Também foi chamada *área de Little.*

Koplik, manchas de Manchas redondas claras na mucosa oral e conjuntiva que são vistas nas fases iniciais do sarampo.

Körner, septo de Um vestígio da linha de sutura petroescamosa, que pode persistir sob a forma de uma placa de osso separando o grupo superficial (escamoso) de células aéreas da mastóide das células mais profundas (petrosas).

Krause, linfonodos de Linfonodos na região do forame jugular.

Kussmaul, doença de Obstrução do ducto salivar causada por tampões fibromucinosos. Ocorre em pacientes desidratados.

Langer, linhas de Linhas de tensão na pele.

Lermoyez, síndrome de Caracterizada por crises de zumbido e surdez seguidos por um surto de vertigem que surpreendentemente alivia os sintomas vestibulacústicos. É similar à doença de Ménière. Os sintomas na síndrome Lermoyez tendem a ocorrer em pacientes mais jovens do que na de Ménière, e diferentemente desta última, gradualmente se resolvem com o tempo sem nenhuma perda auditiva permanente.

Lillie-Crowe, teste de Usado para diagnosticar oclusão do seio lateral unilateral. Compressão digital da veia jugular interna oposta faz as veias retinianas se dilatarem, porque os principais tratos de saída em ambos os lados estão agora bloqueados.

Little, área de Ver *plexo de Kiesselbach.*

Louis-Bar, síndrome de Caracterizada por ataxia no início da infância e também possivelmente telangiectasias de órbita, face ou pescoço. É mais conhecida como *ataxia-telangiectasia.* Os pacientes afetados têm também uma falta de imunoglobulina A e freqüentemente têm infecções pulmonares e sinusais recorrentes.

Ludwig, angina de Uma infecção que se alastra rapidamente dos espaços submandibular, sublingual e submentual. Produz edema e elevação da língua e uma enduração carnosa do assoalho da boca. É uma infecção difusa, com pouca ou nenhuma formação de abscesso. Seu principal perigo é a obstrução da via aérea, e os pacientes podem necessitar uma traqueostomia até que o edema regrida. A causa da angina de Ludwig é geralmente uma infecção odontogênica, com estreptococos e anaeróbios orais sendo os patógenos mais comuns. O tratamento é com antibióticos e drenagem de qualquer área dc flutuação.

Luschka, bolsa de A bolsa faríngea. Ver *cisto de Tornwaldt.*

Maffucci, síndrome de Caracterizada por hemangiomas cavernosos de cabeça e pescoço. Os pacientes afetados também têm encondromas múltiplos, com encurtamento dos ossos comprometidos. 20% a 40% dos pacientes têm degeneração maligna de um ou mais encondromas para condrossarcoma.

Marcus Gunn, fenômeno de Comumente uma condição congênita, que consiste em ptose unilateral da pálpebra com abertura do olho durante o movimento da mandíbula. A causa é desconhecida.

Marcus Gunn, síndrome de (síndrome de piscadela mandibular) Comumente uma condição adquirida após regeneração anormal do nervo facial. Há movimento associado entre o orbicular do olho e os músculos em torno da boca, muitas vezes resultando em elevação da pálpebra superior quando a boca é aberta e ptose quando a boca é fechada.

Marjolin, úlcera de Um carcinoma de células escamosas que se origina no local de uma antiga cicatriz de queimadura, freqüentemente 20 a 40 anos depois da queimadura inicial. Muitas vezes é localmente agressivo e metastatiza-se precocemente.

Meckel, cartilagem de A cartilagem embrionária da qual são derivados a mandíbula, a bigorna e o martelo.

Meckel, cavo de Um divertículo da dura-máter e da aracnóide do encéfalo que se situa na superfície ântero-lateral da crista petrosa na fossa média do crânio e contém o gânglio trigeminal.

Meckel, gânglio de Gânglio esfenopalatino.

Melkersson-Rosenthal, síndrome de Caracterizada por manifestações na infância ou começo da adolescência como ataques recorrentes de paralisia facial unilateral ou bilateral com edema concomitante dos lábios e da língua. Os pacientes afetados também têm uma língua fissurada que se torna mais proeminente com a idade. É uma doença dominante autossômica com penetrância variável. A causa é desconhecida.

Michel, aplasia de Ausência total de desenvolvimento da orelha interna. Estruturas da orelha média podem ou não estar presentes. A orelha externa e o meato geralmente são normais em aparência.

Mikulicz, doença de Aumento bilateral recorrente das glândulas lacrimais e salivares, freqüentemente como manifestação de alguma outra doença sistêmica, como linfocitose ou tuberculose. A patologia mostra um infiltrado linfocítico difuso.

Millard-Gubler, síndrome de Paralisia ipsolateral dos nervos abducente e facial com hemiplegia contralateral das extremidades. É causada por uma lesão na parte ventral da ponte (infarto ou tumor) que danifica as raízes dos nervos cranianos e o trato piramidal adjacente.

Möbius, síndrome de Paralisia facial congênita (geralmente bilateral) com paralisia do nervo abducente e às vezes outros nervos oculomotores. Na histopatologia, os poucos casos estudados geralmente mostraram hipoplasia dos núcleos comprometidos no tronco cerebral.

Mondini, displasia de Malformação da cóclea média e apical, vestíbulo e sistema endolinfático. As crianças com este defeito apresentam-se com importante perda auditiva neurossensorial e uma predisposição a fístulas perilinfáticas e meningite.

Morgagni, seio de Um defeito entre o bordo superior do músculo constritor superior e a fáscia bucofaríngea através do qual passa a tuba auditiva.

Morgagni, ventrículo de A invaginação da mucosa entre as falsas cordas e as cordas verdadeiras na laringe. Ele se estende lateralmente sob a forma do seio laríngeo. Também separa a membrana quadrangular superiormente do *conus elasticus* inferiormente.

Nager, síndrome de Caracterizada por fácies similar à vista com síndrome de Treacher Collins. Os pacientes afetados também se apresentam com defeitos pré-axiais dos membros superiores, microtia, atresia dos meatos acústicos externos e malformação dos ossículos. Podem ocorrer perdas auditivas de condução e mistas. O padrão de herança não foi determinado, porque a maioria dos casos é esporádica. Também conhecida como *disostose acrofacial*.

Neurofibromatose (doença de von Recklinghausen) Tem interesse principalmente para o otorrinolaringologista por causa da neurofibromatose tipo II (neuroma acústico familiar).

Nódulos de Bohn Ver *pérolas de Epstein*.

Nothnagel, síndrome de Uma combinação de paralisia do terceiro nervo ipsolateral e ataxia cerebelar contralateral. É causada por tumores do mesencéfalo comprometendo a área em torno do núcleo vermelho, através da qual passam as fibras do terceiro nervo. A causa mais comum é um tumor do corpo pineal.

Oliver, sinal de Uma sensação de tração sentida na laringe e na traquéia devida a um aneurisma do arco aórtico. É mais evidente quando a cabeça é estendida.

Ondine, maldição de Insuficiência do impulso respiratório, especialmente durante o sono. A maioria dos casos apresenta-se dentro de algumas horas do nascimento e outras anormalidades neurológicas estão presentes em aproximadamente 50% dos casos. O tratamento é traqueostomia com ventilação mecânica à noite, embora marca-passo frênico bilateral tenha sido usado com sucesso em alguns pacientes.

Ortner, síndrome de Uma causa rara de rouquidão em lactentes com cardiopatia congênita. A compressão do nervo laríngeo recorrente esquerdo entre a aorta e uma artéria pulmonar dilatada resulta em paralisia da corda vocal esquerda.

Osler-Weber-Rendu, doença de (telangiectasia hemorrágica hereditária) Caracterizada por hemangiomas puntiformes geralmente desenvolvendo-se em torno da puberdade e comumente vista na mucosa oral e nasal e língua. Outros locais comuns incluem o trato gastrointestinal, bexiga e fígado. É uma doença dominante autossômica bem conhecida dos otorrinolaringologistas.

Pancoast, síndrome de Dor no ombro irradiando-se pela distribuição do nervo ulnar do braço, causada pela extensão local de um tumor no ápice do pulmão que eventualmente invade o plexo braquial. Síndrome de Horner, indicando comprometimento da cadeia simpática, também pode estar presente.

Parinaud, síndrome de Paralisia bilateral dos terceiros e quartos nervos, levando à mirada diminuída para cima e ptose. É causada pela compressão dos núcleos dos nervos terceiros e quartos no *tectum* e pode ser devida a um astrocitoma, um meningioma ou um tumor do corpo pineal.

Passavant, crista de Uma prega mucosa horizontal através da faringe posterior que é o ponto de contato pelo palato mole quando a nasofaringe é fechada durante o ato da deglutição. Se esta é uma prega ativa ou passiva, ainda não está resolvido.

Paterson-Brown-Kelly, síndrome de Ver *síndrome de Plummer-Vinson*.

Pendred, síndrome de Uma síndrome recessiva autossômica que consiste em uma perda auditiva neurossensorial congênita bilateral e o aparecimento de um bócio anos mais tarde no meio da infância. Os níveis de T4 geralmente são baixos a ausentes, e um teste de perclorato é diagnóstico. A perda auditiva é irreversível.

Peutz-Jeghers, síndrome de Uma doença dominante autossômica cujos dois principais componentes são pólipos benignos do trato intestinal e máculas melanóticas mucocutâneas. Estas últimas trazem estes pacientes à atenção do otorrinolaringologista e podem aparecer a qualquer tempo desde a lactância até a idade adulta. As máculas são mais comuns em torno dos orifícios faciais (periorais, perinasais, periorbitárias) e na mucosa bucal. Esta síndrome não deve ser confundida com a síndrome de Gardner, na qual os pólipos intestinais tendem a se tornar malignos.

Pierre Robin, síndrome de Consiste em glossoptose, micrognatia e fenda palatina. Não há predileção por sexo. Admite-se que a causa seja parada do desenvolvimento intra-uterino; a síndrome pode ocorrer como uma tríade isolada ou como parte de uma constelação maior de defeitos. Os lactentes afetados apresentam-se muitas vezes com sufocação e aspiração, presumivelmente devido à mandíbula hipoplástica e glossoptose. Uma traqueotostomia pode ajudar e, se a criança viver além da lactância, o crescimento mandibular acelera de modo que um perfil relativamente normal e função oral estão presentes por volta dos 5 anos de idade.

Plummer-Vinson, síndrome de Caracterizada por pele pálida, disfagia, atrofia das papilas linguais e às vezes leucoplasia oral e queilite angular, encontrada quase exclusivamente em mulheres de meia-idade. Esta condição é devido primordialmente a anemia ferropriva, com deficiência de vitaminas e proteína aparentemente também desempenhando um papel. A disfagia é atribuída à formação de uma membrana esofágica, embora seja desconhecido como ou por que a membrana é formada. Também pode haver um risco aumentado de câncer pós-cricóide nestes pacientes. O tratamento é suplementação com ferro. Também é conhecida como *disfagia sideroblástica*.

Prussak, espaço de O recesso timpânico superior, limitado pela *pars flacida* lateralmente, o colo do martelo medialmente, o ligamento malear lateral superiormente e o processo lateral do martelo inferiormente. Como ele tem apenas pequenas aberturas anterior e posteriormente, pode ser um local comum de infecções da orelha média.

Raeder, síndrome de Caracterizada por dor orbitária unilateral severa acompanhada por miose e ptose, mas não por anidrose. Paralisia de um ou mais nervos oculares pode ser vista. Também é conhecida como *síndrome de Horner incompleta*.

Ramsay Hunt, síndrome de Descrita classicamente como otalgia e paralisia facial unilateral acompanhada por erupção vesicular na orelha externa. É causada por infecção herpética dos nervos cranianos. Os pacientes também podem ter uma perda auditiva neurossensorial, vertigem e zumbido. Houve alguns relatos de melhora nos sintomas após tratamento com aciclovir oral.

Rathke, bolsa de Um divertículo da mucosa que se desenvolve para o lobo anterior da hipófise e região intermédia. O trajeto que este divertículo toma durante o desenvolvimento pode persistir sob a forma de canal craniofaríngeo.

Riedel, estruma de (tireoidite de Riedel) Uma forma extremamente rara de tireoidite crônica na qual uma reação fibrótica de etiologia desconhecida substitui a maior parte do tecido tireóideo e freqüentemente se estende para fora da cápsula tireóidea para comprimir estruturas adjacentes. Os pacientes são em geral mulheres de meia-idade e podem apresentar-se com uma massa indolor no pescoço, disfagia ou rouquidão.

Rivinus, ductos de Uma dúzia ou mais de pequenos ductos salivares que passam diretamente do bordo superior da glândula sublingual para esvaziar-se na cavidade oral. Ver também *ducto de Bartholin*.

Rouvière, linfonodo de Linfonodo retrofaríngeo lateral. É um alvo comum de metástases no carcinoma nasofaríngeo.

Santorini, cartilagem de A pequena cartilagem corniculada da laringe, situada em cima da cartilagem aritenóidea.

Santorini, fissuras de Fissuras no meato acústico externo ósseo anterior levando à região parotídea.

Scarpa, forame de O forame incisivo no palato duro através do qual passa o nervo nasopalatino.

Scarpa, gânglio de O gânglio que contém os corpos celulares das células bipolares que constituem o nervo vestibular. Ele está localizado na extremidade lateral do meato acústico interno.

Scheibe, displasia de O tipo mais comum de displasia coclear. O labirinto ósseo é completamente formado, do mesmo modo que o utrículo e os canais semicirculares. A parte inferior (sáculo e ducto coclear) são indiferenciados e a cóclea membranosa é malformada. Pode estar presente alguma audição de baixas freqüências.

Sjögren, síndrome de (síndrome seca) Definida pela presença de dois ou mais dos seguintes sintomas: olhos secos *(keratoconjunctivitis sicca)*, boca seca (xerostomia), aumento indolor das glândulas parótidas e poliartrite. Vista mais freqüentemente em mulheres de meia-idade, sua etiologia é desconhecida, embora uma causa auto-imune seja suspeitada.

Sluder, cefaléia de Uma cefaléia unilateral considerada devida à pressão sobre a concha média por um esporão nasal. Seu diagnóstico é confirmado se a injeção de anestésico local no ponto de contato aliviar a cefaléia.

Sluder, neuralgia de Similar à neuralgia de Horton (cefaléia em salvas) e também conhecida como *neuralgia esfenopalatina*. Às vezes é tratada por neurectomia do vidiano.

Sturge-Weber, síndrome de Caracterizada por uma mancha em "vinho do Porto" unilateral em algum lugar dentro da distribuição do nervo trigêmeo. Aparentemente é um defeito do componente mesodérmico dos vasos sanguíneos e é adicionalmente caracterizada por angioma de leptomeninges, órbita, boca e mucosa nasal. Calcificações intracerebrais vistas em radiografias simples são diagnósticas. Os sintomas incluem convulsões, hemiparesia e glaucoma. Não há tratamento conhecido.

Tapia, síndrome de Caracterizada por atrofia da língua, músculos esternocleidomastoídeo e trapézio, bem como uma corda vocal paralisada. Foi descrita pela primeira vez em dois toureiros que foram chifrados no pescoço. Os sintomas são causados por uma lesão no pescoço (normalmente traumática) comprometendo os nervos cranianos X, XI e XII abaixo do nível do gânglio inferior do nervo X. A síndrome também pode ser causada por um tumor no lobo profundo da parótida.

Tolosa-Hunt, síndrome de Dor retroorbitária unilateral e oftalmoplegia, que pode firmemente ser progressiva ou recorrente. É considerada devido à inflamação do seio cavernoso uma dentre as várias causas.

Tornwaldt, cisto de Um cisto que se origina da bolsa faríngea (bolsa de Luschka). Sua localização é na linha mediana da nasofaringe posterior, rodeado por tecido adenóide. Pode ser infectado e apresentar-se como uma massa nasofaríngea.

Treacher Collins, síndrome de Caracterizada em crianças por uma mandíbula gravemente hipoplásica. Os lactentes às vezes necessitam de traqueostomia por causa da falta de suporte anterior da língua. Outras características da síndrome são fissura palpebrais antimongolóides, defeitos da orelha externa, meato acústico e ossículos, e ocasionalmente fenda palatina. Também é conhecida como *disostose mandibulofacial*.

Trotter, síndrome de (síndrome do seio de Morgagni) Pode ser vista com tumores da nasofaringe que bloqueiam a tuba auditiva e produzem uma perda condutiva secundária a líquido na orelha média. Outros sintomas podem ser dor na distribuição do ramo oftálmico do nervo trigêmeo, mobilidade diminuída do palato mole e possivelmente trismo.

Trousseau, sinal de Tetania causada por um torniquete colocado em torno do braço de um paciente com hipocalcemia.

Tullio, fenômeno de Dito presente quando um ruído forte precipita uma vertigem. Pode estar presente com sífilis congênita ou uma fístula perilinfática. A membrana timpânica e a cadeia ossicular devem estar intactas com uma placa pedal móvel.

Turner, síndrome de (síndrome de disgenesia gonadal) O fenótipo é sempre feminino e o cariótipo é geralmente XO. Sinais e sintomas incluem retardo do crescimento, membranas cervicais, amenorréia primária, ausência de características sexuais secundárias, anormalidades cardíacas e problemas oculares. O tratamento é com reposição estrogênica.

Usher, síndrome de Caracterizada por uma multidão de déficits sensitivos progressivos, incluindo retinite pigmentar e anosmia. O mecanismo postulado é degeneração das vias centrais e tecido neuroectodérmico no órgão sensitivo final. A síndrome de Usher é uma das causas mais comuns de surdez neurossensorial congênita.

Vail, síndrome de Dor noturna unilateral no nariz, na face e no olho, juntamente com rinorréia e sintomas de sinusite. É postulado que seja devido à irritação do nervo vidiano secundária a sinusite esfenoidal. Também conhecida como *neuralgia vidiana*.

Vernet, síndrome de Outra síndrome do forame jugular com comprometimento dos nervos cranianos IX, X e XI. Pode ser devida a trauma, aneurisma, tumor ou outras condições.

Vidiano, nervo Também chamado *nervo do canal pterigóideo*. É formado pela união dos nervos petrosos maior e profundo. Às vezes ele é secionado em uma tentativa de controlar a rinite vasomotora grave.

Villaret, síndrome de Similar à síndrome de Vernet, com a adição dos déficits associados à síndrome de Horner, indicando comprometimento da cadeia simpática cervical. Esta síndrome sugere uma lesão distal ao forame jugular, normalmente na área retroestilóidea.

Waardenburg, síndrome de Uma causa bem conhecida de perda auditiva neurossensorial, que pode estar presente ao nascimento ou desenvolver-se mais tardiamente. A perda é causada devido à atrofia da *stria vascularis* e órgão de Corti e varia de total a moderada, com preservação das altas freqüências. Outras manifestações da síndrome incluem hipertelorismo e albinismo parcial, este último freqüentemente expressado sob a forma de um topete branco característico.

Wallenberg, síndrome de Caracterizada por vertigem, nistagmo, náusea e vômito, síndrome de Horner, disfagia, disfonia, queda para o lado da lesão e perda do sentido da dor e temperatura na face ipsolateral e no lado contralateral abaixo do pescoço. É causada pela trombose da artéria cerebelar póstero-inferior, levando à isquemia do tronco cerebral ipsolateral. A síndrome de Wallenberg é também conhecida como *síndrome bulbar lateral*.

Weber, síndrome de Sintomas clássicos de lesão do nervo oculomotor na sua saída do mesencéfalo, combinados com dano ao trato piramidal adjacente antes da sua decussação. Além disso há paralisia ipsolateral do nervo craniano III e paralisia contralateral de extremidades, face e língua.

Wildervack, síndrome de (cervicooculoacústica) Uma síndrome congênita vista principalmente em mulheres, apresentando-se ao nascimento com uma perda auditiva mista, um pescoço curto, com membranas, com vértebras cervicais fundidas, e paralisia bilateral dos nervos abducentes. É semelhante à síndrome de Klippel-Feil.

Winkler, doença de (*chondrodermatitis nodularis helicis*) Uma doença de hélice da orelha, vista principalmente em homens acima de 40 anos de idade. Apresenta-se sob a forma de um ou mais nódulos dolorosos. Na histopatologia, a pele e o pericôndrio estão comprometidos. O tratamento é a excisão cirúrgica, com recorrências comuns.

Wrisberg, cartilagem de Uma pequena cartilagem cuneiforme da laringe localizada na prega ariepiglótica.

Wrisberg, nervo de A raiz não motora do nervo facial, que consiste em fibras sensitivas e parassimpáticas. Ele pode viajar separadamente da parte motora até profundamente no meato acústico interno. Também chamado *nervo intermédio*.

CAPÍTULO 82

Visão da Medicina Alternativa

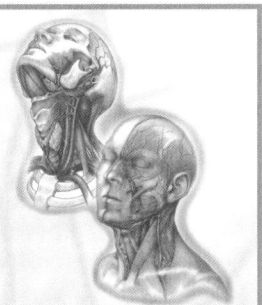

Benjamin F. Asher

O enorme interesse pelas terapias não tradicionais ou não-convencionais entre os americanos foi revelado por Eisenberg *et al.* no seu estudo que se tornou um marco (1). A pesquisa com 1.539 adultos descobriu que um de cada três entrevistados utilizava uma terapia não-convencional. Além disso, 75% destes indivíduos não tinham informado a seu médico pessoal sobre sua prática. Foi estimado a partir do levantamento que 13,7 bilhões de dólares são despendidos anualmente nestes tratamentos. Em um estudo subseqüente, Eisenberg *et al.* descobriram que o uso de terapias alternativas tinha aumentado de 33,8% em 1990 para 42,1% em 1997 (2). Os gastos estimados aumentaram 45,2% entre 1990 e 1997, com um gasto total agora estimado em 21,2 bilhões de dólares (2). Em outro inquérito, Astin observou que os pacientes escolhiam medicina alternativa não por causa de uma insatisfação com a medicina convencional, mas porque estas alternativas eram mais congruentes com a sua orientação filosófica com relação à saúde e à vida (3). Este maremoto de interesse pela medicina alternativa na população geral está permeando o meio médico, resultando em cursos nas escolas médicas, na criação de centros de pesquisa e numerosas publicações de centros de pesquisa e revisões na literatura médica (4).

As terapias alternativas são disponíveis através de vários prestadores licenciados e não-licenciados, incluindo naturopatas, quiropráticos, acupunturistas e médicos que praticam medicina chinesa tradicional, homeopatas, osteopatas, massoterapeutas, clínicos de mente/corpo (p. ex., hipnoterapeuta, regressionistas, terapeutas de imagem guiada) e médicos alopatas holísticos. A onda de interesse nesta área pode ser acompanhada na imprensa leiga, onde artigos sobre o assunto aparecem quase diariamente; nas livrarias, onde literalmente centenas de novos títulos estão aparecendo; e na Internet, onde há uma multiplicidade de *web sites* devotados a este assunto. A maioria das escolas médicas introduziu cursos de medicina alternativa. Diversos periódicos submetidos à revisão pelos colegas de especialidade são agora dedicados à medicina alternativa e complementar. Alguns estados agora exigem que as companhias de seguros cubram as terapias alternativas. E os National Institutes of Health (NIH) criaram um Centro Nacional para Medicina Complementar e Alternativa a fim de promover pesquisa no campo.

À medida que o uso das terapias alternativas se tornou mais aceito na corrente principal da medicina convencional, há agora uma necessidade de redefinir o que é considerado "alternativo". As tentativas de o redefinir levaram aos termos *complementar*, *holística*, *não tradicional* e *integradora*. Cada termo tem um significado diferente, mas nenhum é completamente satisfatório. *Alternativa* significa que a terapia é utilizada como um substituto para práticas convencionais. Entretanto, este freqüentemente não é o caso, e assim surgiu o conceito de medicina complementar. *Complementar* quer dizer que a terapia trabalha em conjunção com uma abordagem convencional, mas que a abordagem complementar não se sustenta isoladamente. *Não tradicional* como palavra é de uma natureza relativista. As condutas consideradas não tradicionais na cultura ocidental, como acupuntura e medicina chinesa tradicional, são vistas como convencionais em grande parte do mundo. O termo *holístico* refere-se a um estilo de prática médica que considera a totalidade do paciente: uma perspectiva completa física, mental, emocional e espiritual. A abordagem holística está bem ilustrada em muitos programas atuais de tratamento de câncer nos quais o paciente pode participar em grupos de terapia pela fala, ou têm massagem ou oração adicionada ao seu tratamento físico. Entretanto, holismo não se refere à teoria de fisiopatologia subjacente. Os médicos alopatas podem ser bastante holísticos e um profissional alternativo pode não ser holístico absolutamente. O termo mais recente que emergiu – *medicina integrativa* – tenta fundir todos os conceitos acima. Conforme assinalado por Snyderman e Weil: "Ele atrai para a restauração do foco da medicina na saúde e na cura e enfatiza a centralidade da relação médico–paciente" (5). Ele pressupõe que os clínicos têm uma compreensão básica de todas as várias terapias convencionais e não-convencionais disponíveis e em que situações eles podem-se intensificar. O termo dá a entender que todas as opções serão consideradas, de uma perspectiva holística, ao elaborar um curso individual de tratamento. As terapias podem ou não se complementar umas às outras. Uma abordagem não convencional específica ou uma abordagem convencional específica pode ser a melhor e a única terapia necessária. O termo *medicina integrativa* pode tornar-se o termo preferido porque é o mais abrangente. Entretanto, para as finalidades deste capítulo, a fim de evitar qualquer confusão, será usado o termo *terapias alternativas.*

A finalidade deste capítulo é dar ao otorrinolaringologista–cirurgião de cabeça e pescoço uma vista sumária dos modelos médicos alternativos mais prevalentes e apresentar alguns dos tratamentos alternativos para problemas otorrinolaringológicos comuns. Deve ser notado que a evidência científica que suporta estas modalidades de tratamento está evoluindo. Algumas demonstraram-se eficazes, outras merecem pesquisa adicional e há aquelas que são claramente perigosas. Este capítulo descreve as filosofias subjacentes de vários sistemas alternativos/complementares em medicina. Quando disponível, a pesquisa será apresentada. Ao discutir estas terapias, elas não estão de maneira nenhuma sendo advogadas. É evidente, no entanto, que as pessoas utilizarão terapias alternativas independentemente da sua validade científica. Uma vez que tantos pacientes estão procurando este tipo de cuidado e tão poucos estão informando seus médicos, cabe ao médico tornar-se informado sobre o assunto da medicina alternativa. Possuir uma compreensão básica das práticas médicas alternativas mais comumente utilizadas melhorará a comunicação médico–paciente e permitirá servir melhor aos pacientes.

MEDICINA NATUROPÁTICA

A medicina naturopática encontra suas raízes em antigas práticas médicas, mas como forma de medicina foi trazida para os Estados Unidos em fins do século XIX por Benedict Lust, que se desenvolvera na prática da hidroterapia. Ele fundou o primeiro colégio de naturopatia na Cidade de Nova York. Os naturopatas hoje em dia são um grupo bastante eclético de profissionais. O âmbito da sua prática inclui homeopatia, manipulação, aiurveda, medicina nutricional, obstetrícia naturopática, medicina botânica e pequena cirurgia. A educação naturopática consiste em quatro anos em uma das três escolas de naturopatia nos Estados Unidos. Os graduados recebem um grau de Doutor em Naturopatia (ND). Naturopatas são formalmente licenciados em pelo menos 11 estados, porém muitos naturopatas clinicam em estados sem licenciamento formal. Fundamental para a prática da naturopatia é o conceito de *vitalismo*. A filosofia do vitalismo é baseada no conceito de que a vida é muito bem organizada para ser explicada simplesmente como uma montagem complexa de reações físicas e químicas. O todo é maior que a soma das partes e o corpo tem a capacidade de se curar a si próprio. Em uma conferência em fins dos 1980, 6 princípios unificadores da naturopatia foram estabelecidos, como se segue:

1. *Vis Medicatrix Naturae* (o poder curativo da natureza).
2. Tratar a pessoa toda.
3. *Primum Non Nocere* (primeiro que tudo, não fazer mal).
4. *Tolle Causam* (identificar e tratar a causa).
5. Prevenção é a melhor cura.
6. *Docere* (o médico como mestre).

Uma vez que a prática da medicina naturopática permanece eclética, os tratamentos naturopáticos caem em várias categorias: nutrição, dieta e componentes botânicos. Alguns naturopatas também utilizam remédios homeopáticos para estas afecções, mas a homeopatia será tratada com um assunto separado.

Com base em um estudo por Nsouli *et al.*, a alergia alimentar mediada por IgE assumiu um papel importante no tratamento naturopático da otite média aguda e crônica (6). Embora este estudo tenha muitas fraquezas de projeto, ele é freqüentemente citado na literatura naturopática. Neste estudo, 104 pacientes não-selecionados não randomizados com otite média aguda recorrente e otite média crônica serosa foram avaliados com *prick test*, teste de radioalergossorvente (RAST) e teste alimentar; 78% destes pacientes tinham alergias alimentares específicas. Com uma dieta de eliminação de 16 semanas, 86% das efusões da orelha média melhoraram. A seguir, 70 destes pacientes receberam um teste alimentar não-duplo-cego, e 94% das efusões recidivaram.

Pizzorno e Murray no seu *Textbook of Natural Medicine* sugerem o seguinte tratamento para otite média aguda: betacaroteno, vitamina C, picolinato de zinco, bioflavonóides, óleo de onagra e extrato de timo (7). Também recomendam os seguintes botânicos: *Echinacea angustifolia, Hydrastis canadensis* (hidraste) e *Glycyrrhiza glabra* (alcaçuz). *Echinacea angustifolia,* hidraste e extrato de timo são todos compostos que se admite estimularem o sistema imune e melhorarem a função imune (8). Flor de verbasco (*mullein*) e alho em gotas auriculares feitas com uma base de azeite são freqüentemente prescritos como analgésico e medicação antiinflamatória.

A sinusite é compreendida por muitos naturopatas como uma condição causada pela excessiva produção de muco. De acordo com os princípios naturopáticos, muco é considerado superproduzido quando intestinos, rins e pele não estão eliminando apropriadamente o material de excreção. O tratamento ataca a produção excessiva de muco com dieta, botânicos e terapia por inalação. Os tipos de tratamento dietético incluem a eliminação de "alimento mucogênico" tais como trigo e laticínios, bem como a adição de alimentos que são "limpadores" como bebidas de limão quente, alho, cebola e raiz-forte. Uma prescrição botânica poderia incluir *Hydrastis canadensis* (hidraste). Outras ervas potenciais para sinusite incluem *Solidago virgaurea*, *Sambucus nigra*, *Echinacea* e *Baptisia tinctoria*. Suplementos nutricionais para sinusite aguda incluem vitamina C, bioflavonóides, vitamina A, betacaroteno, pastilhas de zinco e extrato de timo. Tratamento com inalação de vapor também pode ser prescrito. Isto pode incluir compostos como benjoim, eucalipto, hortelã, alfazema e óleo de pinheiro. Irrigação nasal com soro fisiológico também pode ser utilizada. Freqüentemente prescrito para irrigação nasal é o método do pote de Neti. Este é um pequeno pote de porcelana com um bico fino. Diversos outros aparelhos plásticos para irrigação nasal agora estão no mercado.

Manteiga de Shea passada no lábio superior é freqüentemente usada como descongestionante nasal. Esta manteiga é feita da semente da árvore da manteiga de Shea, *Butyrospermum parkii*, da África. Um estudo observou que é eficaz como descongestionante nasal (9).

Tratamento naturopático para tonsilite também tenta melhorar a função imune. Hidraste e equinácea são novamente dados para suporte imune. Alho é dado pela suas alegadas propriedades antimicrobianas.

Vitamina C, bioflavonóides, vitamina A, betacaroteno, pastilhas de zinco e extrato de timo podem ser dados como suplementos nutricionais.

Gingko biloba foi estudada para zumbido com relatos conflitantes. Um estudo francês inicial foi promissor, mas experiências de acompanhamento não conseguiram repetir os resultados. O mecanismo de ação do Gingko não está completamente conhecido, mas os principais efeitos parecem ser relacionados com suas propriedades como antioxidante e vasodilatador, e sua capacidade de diminuir a viscosidade sanguínea (10–12).

Equinácea é talvez uma das ervas mais populares usadas para a prevenção de infecções respiratórias superiores e foi uma das mais extensamente estudadas (13). Três espécies diferentes de Echinacea são comumente usadas; cada uma é quimicamente diferente (*Echinacea purpurea*, *E. pallida* e *E. angustifolia*). Múltiplos estudos mostraram resultados conflitantes a respeito da eficácia de Echinacea na prevenção e no tratamento de infecções respiratórias superiores. Diversas metanálises e revisões críticas sugeriram que Echinacea pode ser eficaz para tratar infecções do trato respiratório superior (13). A German Commission E Monographs publicou avaliações positivas da erva *E. purpurea* e da raiz de *E. pallida*. Houve dados insuficientes sobre outras preparações. Um ensaio randomizado controlado com placebo duplamente cego olhando a eficácia de *E. angustifolia* vs. *E. purpurea* vs. placebo para a prevenção de infecções do trato respiratório superior não mostrou diferença estatisticamente significante entre placebo e erva (14). Um estudo duplamente cego bem projetado mostrou que Echinacea foi ineficaz para reduzir a duração dos sintomas de infecção respiratória superior em crianças (13). Outro ensaio bem planejado controlado por placebo de um suplemento comercial israelense (Chizukit) contendo Echinacea, própolis e vitamina C observou um efeito preventivo estatisticamente significante para reduzir os números de infecções respiratórias superiores em crianças (15).

Vários suplementos nutricionais demonstraram afetar a cura das feridas. Vitamina E diminui a adesividade das plaquetas e no laboratório mostrou diminuir a cura das feridas. A vitamina A tem um efeito positivo sobre a cura das feridas e reverte a depressão imune associada com traumatismo, infecção e cirurgia. A bromelaína (bromelina), derivada do tronco do abacaxi, possui atividade antiinflamatória documentada e pode ser útil na reabsorção de hematomas (16).

ACUPUNTURA E MEDICINA CHINESA TRADICIONAL

A medicina chinesa tradicional tem milhares de anos de idade e é enraizada na filosofia taoísta. Fundamentais para a medicina chinesa são os conceitos do Yin e Yang e Qi (pronunciado *chi*). *Yin* representa água, silêncio, substância e noite, enquanto *Yang* representa fogo, ruído, função e dia. Os dois são opostos polares e há um equilíbrio entre estas duas forças no corpo. *Qi* pode ser traduzido de muitas maneiras diferentes, mas é fundamentalmente a energia vital em todo o corpo e o universo. A medicina chinesa salienta a interação entre o Qi do indivíduo e o do ambiente natural. É importante reconhecer que a medicina chinesa considera o indivíduo como uma parte do universo inteiro e que esta relação influencia a saúde do indivíduo. A linguagem da medicina chinesa reflete esta filosofia. Assim os cinco elementos (madeira, fogo, terra, metal e água), bem como os outros fatores ambientais (p. ex., vento, calor, umidade), são todos fatores integrantes considerados na saúde e na doença. Quando há um desequilíbrio de Yin e Yang, o corpo pode ser invadido e doenças podem-se originar. Qi flui através de canais específicos do corpo chamados *meridianos*. Alterar o fluxo do Qi pode restabelecer o equilíbrio no corpo e a saúde pode ser devolvida.

O acupunturista avalia a saúde do indivíduo através da história médica e do exame do pulso e da língua. A medicina chinesa tradicional identifica 28 qualidades diferentes de pulso como semelhante a um arame, picado, escorregadio ou flutuando na profundidade. A língua é examinada quanto à cor, forma e revestimento. Com base nesta informação, o estado de equilíbrio do corpo é compreendido e um plano terapêutico é criado. Agulhas podem ser colocadas nos pontos apropriados de acupuntura para restabelecer o equilíbrio. Muitos profissionais também usam ervas chinesas tradicionais; moxabustão (um tratamento de calor muito intenso focalizado em pontos específicos); e tratamentos com massagem, incluindo ventosas, que utilizam um aparelho especial.

Os clínicos de acupuntura na medicina chinesa recebem treinamento de várias maneiras. Os médicos com um grau de MD ou DO (doutor em medicina ou doutor em osteopatia) podem tornar-se acupunturistas certificados através de um programa na Universidade da Califórnia em Los Angeles. Os não-médicos podem receber treinamento em uma das muitas escolas de acupuntura e medicina chinesa tradicional em todos os Estados Unidos. Alguns estados exigem certificação, e outros absolutamente não regulam a prática da acupuntura.

É um problema para a junção da medicina ocidental convencional com a medicina chinesa tradicional o conceito completamente diferente das origens da doença. Como exemplo, explicamos adiante o conceito chinês tradicional da fisiopatologia da otite média.

Otite Média

A otite média é classificada como serosa aguda, supurativa aguda e supurativa crônica. "Otite média serosa aguda resulta do vento patogênico externo, seja na forma de uma infecção que se espalha até a orelha, ou vento frio soprando na orelha; um fator patogênico úmido devido ao tempo úmido ou nadar demasiado; ou calor que afeta os canais da vesícula biliar". O princípio do tratamento é expelir o vento e soltar para o exterior, remover o calor e resolver a toxicidade (17).

"Otite média supurativa aguda é causada pela invasão de toxina de vento-calor patogênica externa, muitas vezes originando-se no trato respiratório, que sobe até a orelha". O princípio de tratamento é remover o calor e baixar a umidade, resolver a toxicidade, diminuir o inchaço e aliviar a dor (18).

Otite média supurativa crônica é o resultado de otite média aguda não curada ou parcialmente curada ou por causa de grave enfraquecimento do corpo por excesso de trabalho ou doença prolongada. O princípio de tratamento é mover o Qi na orelha e dispersar o bloqueio, revigorar o sangue, expelir o fator patogênico (18).

Os tratamentos específicos para otite média podem incluir acupuntura, administrar ervas que aumentam o fogo digestivo, reduzir a ingestão de alimentos que formam flegma (*i. e.*, laticínio e açúcar), e efetuar massagem em torno das orelhas para melhorar a drenagem (*tui na*).

O Painel de Desenvolvimento de Consenso sobre Acupuntura dos Institutos Nacionais de Saúde dos Estados Unidos identificou várias áreas com evidência convincente para apoiar terapia com acupuntura, incluindo controle da dor pós-operatória, náusea e vômito induzidos por quimioterapia, e dor de dente pós-operatória (19).

Diversas experiências utilizando acupuntura para zumbido foram realizadas, com resultados conflitantes. Mas talvez o melhor estudo controlado com placebo mostrou ausência de efeito sobre zumbido induzido por ruído (20).

Em uma série de casos não publicados pelo autor deste capítulo, cinco pacientes com sinusite crônica grave e polipose nasal documentada em tomografia computadorizada (TC) não obtiveram melhora quando tratados com medicina chinesa tradicional e acompanhados com TCs pós-tratamento.

Tai Chi *(tai chi chuan)*, uma forma de exercício chinesa, foi constatado útil para melhorar os pacientes com distúrbio brando do equilíbrio (21).

HOMEOPATIA

A homeopatia foi desenvolvida em fins dos 1700 por Samuel Hahnemann, médico alemão, que estava frustrado com os fracassos das práticas médicas então atuais. A homeopatia é baseada em dois princípios fundamentais, a lei dos semelhantes e a lei dos infinitesimais. A *lei dos semelhantes* afirma que o semelhante cura o semelhante *(similia similibus curantur)*. Uma substância que causa sintomas em uma pessoa sadia ajudará a curar esses mesmos sintomas em uma pessoa doente. Hahnemann desenvolveu esta teoria enquanto fazia experiências com quinino. Ele observou que quando tomava quinino em altas doses, produzia sintomas bastante semelhantes aos da malária. Lançou a hipótese de que administrando um remédio que imitava os sintomas do paciente, a capacidade do corpo de combater o mesmo sintoma seria intensificada. A *lei dos infinitesimais* afirma que a diluição de um remédio aumenta sua potência. Os remédios homeopáticos sofrem diluição seriada e são vigorosamente agitados e sacudidos entre cada diluição. Os remédios podem ser diluídos a qualquer ponto desde uma razão de 1 para 10 a 1 para 1 bilhão, com a mais alta diluição não contendo moléculas reais do remédio sendo a mais potente (22).

Há duas abordagens básicas na homeopatia clássica, a abordagem complexa ou clínica e a abordagem isopática. Na abordagem clínica, os remédios homeopáticos são aplicados a classificações de doenças alopáticas convencionais. A abordagem isopática incorpora causas de doença e processos biológicos no método homeopático. Na abordagem isopática, os remédios homeopáticos são preparados de tecidos ou secreções doentes e dados ao paciente. Um exemplo seria um remédio que é preparado de pele infectada e a seguir é dado a um paciente com uma infecção semelhante da pele. A homeopatia é usada para tratar condições agudas e crônicas. Para uma condição aguda, como uma dor de garganta, a história e sintomas revistos podem ser inteiramente centrados no problema. Para uma condição crônica, como sinusite crônica, no entanto, o homeopata cataloga uma história extremamente detalhada que inclui não apenas sintomas localizados mas também informação geral tal como tolerância à temperatura, qualidade do sono, apetite, desejo sexual e revisão global dos sistemas, níveis de energia, limitações emocionais, a qualidade das relações interpessoais e assim por diante. O profissional homeopático a seguir combina os sintomas do paciente com um remédio específico. Os remédios são classificados na *Materia Medica* homeopática por uma descrição detalhada dos sintomas que eles provocam em altas dosagens. A U.S. Food and Drug Administration regulamenta os remédios homeopáticos. Os profissionais homeopáticos são usualmente doutores em medicina, doutores em osteopatia, médicos naturopatas ou quiropráticos. Em alguns estados os homeopatas são médicos homeopáticos certificados sem grau doutoral. A clínica homeopática é regulamentada em muitos estados. Em alguns estados, no entanto, não há regulamentações a respeito da prática da homeopatia. A homeopatia é muito mais aceita na Europa. De acordo com um levantamento realizado pelo Centro Nacional de Homeopatia, 40% dos médicos holandeses, 39% dos franceses, 20% dos alemães e até 37% dos britânicos usam homeopatia.

Pesquisa recente mostrou associações de tratamento positivas no tratamento homeopático da rinite alérgica sazonal (23) e gripe (24). Um estudo recente controlado com placebo sobre tratamento homeopático de otite média aguda recorrente revelou uma duração reduzida dos sintomas com tratamento homeopático, mas os resultados não foram estatisticamente significantes (25).

Outro estudo randomizado duplamente cego controlado mostrou que um remédio homeopático (Vertigoheel) foi tão eficaz quanto cloridrato de beta-histina no tratamento de pacientes com vertigem de várias origens (26).

MEDICINA OSTEOPÁTICA

A medicina osteopática não é mais considerada "alternativa", uma vez que a maioria dos médicos osteopatas agora praticam medicina alopática. A principal diferença entre o treinamento alopático e o osteopático é que os estudantes osteopatas recebem treinamento adicional em medicina manipulativa. Esta é a razão pela qual osteopatas e quiropráticos freqüentemente foram considerados semelhantes. Apenas uma pequena porcentagem dos médicos osteopáticos limita sua prática à medicina de manipulação e muitos não praticam nenhuma manipulação absolutamente.

A osteopatia foi fundada por Andrew Taylor Still em 1872 como uma alternativa para as práticas alopáticas grosseiras de meados a fins dos 1800. O Dr. Still era um médico alopático que ficou descontente com a medicina convencional depois da morte da sua mulher e filhos por "meningite espinal". Ele abandonou a prática da medicina depois da Guerra Civil, passou tempo observando a relação entre a estrutura e a função no corpo. Das suas observações ele desenvolveu a medicina osteopática. Acreditou que a ação dos músculos, ligamentos, mecânica das articulações, superfícies articulares e movimento articular todos influenciavam os sistemas cardiovascular e nervoso. Postulou uma teoria geral de que as lesões, ou perturbações de regiões específicas, da coluna espinal resultavam em doença (disfunção somática) nos órgãos que são alimentados pelos impulsos nervosos provenientes daquelas áreas (27).

Em essência, o conceito original da osteopatia sustentava que

(a) Em qualquer corpo humano existe uma tendência constante para a saúde. Se esta capacidade for reconhecida, e se o tratamento levar em conta sua importância, então a prevenção e normalização dos processos de doença são aumentadas; (b) a estrutura do corpo é reciprocamente relacionada com sua função. Com isto queremos dizer que qualquer alteração em estrutura alterará algum aspecto da função e em contraposição qualquer alteração na função resultará em alterações estruturais; (c) a saúde é a principal área a ser estudada ao tentar compreender a doença; (d) o sistema musculoesquelético, que incorpora os ossos, ligamentos, músculos, fáscia etc. forma uma estrutura que, quando desordenada, pode afetar a função de outras partes e sistemas do corpo. Isto poderia ser o resultado da irritação ou resposta anormal do suprimento nervoso e/ou sanguíneo a estes outros órgãos ou partes. (5) O corpo está sujeito a distúrbio mecânico e portanto é capaz de correção mecânica (27)

A prática manipuladora osteopática é muito variada. Há muitas técnicas que procuram restaurar movimento fisiológico normal a áreas nas quais o movimento está restringido ou disfuncional. Algumas destas técnicas incluem técnicas manipulativas de alta velocidade, técnicas de energia muscular, massagem, e osteopatia craniana. Um produto da osteopatia craniana que é praticada por não-médicos é a Upledger Craniosacral Therapy, que se tornou muito popular com muitos massoterapeutas e fisioterapeutas. De todas as terapias manipuladoras osteopáticas, a osteopatia craniana é talvez a mais controversa e por essa razão a mais *alternativa*. William Garner Sutherland, um estudante do Dr. Still, desenvolveu a manipulação craniana. Sutherland observou o bisel interno da sutura entre a escama do osso temporal e a asa maior do esfenóide e o bisel externo da sutura entre o osso temporal e o bordo inferior do osso parietal. Postulou ele que este tipo de articulação era desenhado para movimento. Postulou ainda mais que havia cinco tipos de movimento intrínseco associados com o crânio, sistema nervoso central e sacro: (a) a mobilidade articular do mecanismo ósseo craniano, (b) a mobilidade articular do sacro entre os íleos, (c) a mobilidade inerente do sistema nervoso central, (d) as flutuações do líquido cerebrospinal, e (e) o movimento inerente das membranas durais. Chamou a isto *o mecanismo respiratório principal*. Acreditava que restrições na mobilidade deste mecanismo resultariam em vários processos de doença. Sutherland experimentou em si mesmo, utilizando aparelhos mecânicos para produzir e corrigir distorções no seu crânio. A seguir aplicou estes princípios aos seus pacientes. Os movimentos inerentes dos ossos cranianos e o mecanismo respiratório principal já foram bem documentados em fontes osteopáticas (28).

Os profissionais da osteopatia craniana postulam que restrições do mecanismo respiratório primário podem resultar em condições tais como otite média e sinusite. A otite média é considerada o resultado da restrição do movimento fisiológico normal dos ossos temporais, impedindo desse modo a função da tuba auditiva. Sinusite é considerada resultante em parte da restrição do movimento dos ossos da face média, desse modo impedindo a drenagem dos seios. A terapia é dirigida para o restabelecimento do movimento fisiológico normal nestas áreas através de técnicas manipulativas delicadas (28). Um estudo recente avaliando a eficácia do tratamento manipulador osteopático (TMO) para otite média aguda recorrente sugeriu um benefício potencial do TMO na prevenção da otite média aguda recorrente e na redução potencial da necessidade de tubos de ventilação e redução da antibioticoterapia (29).

MEDICINA AIURVÉDICA

A medicina aiurvédica foi desenvolvida na antiga Índia. A palavra é derivada de duas raízes sânscritas, *ayur* (vida) e *veda* (conhecimento). Os médicos aiurvédicos foram os primeiros a realizar cirurgia plástica e reconstrutora. O retalho de testa foi descrito inicialmente no *Sushruta Samhita,* o tratado de cirurgia aiurvédica, 800 a.C.

Os médicos aiurvédicos *(vaidyas)* consideram as doenças um desequilíbrio na constituição de um indivíduo *(prakriti).* O temperamento psicossomático da pessoa, a constituição do indivíduo, é determinada por uma combinação particular de três qualidades *(doshás): vata, pitta* e *kapha.* Há sete combinações ao todo.

Os médicos aiurvédicos acreditam que na saúde as doshas estão todas equilibradas. Resulta doença quando há um desequilíbrio. O diagnóstico aiurvédico procura descobrir os tipos de desequilíbrios presentes e a terapia é dirigida para reequilibrar as doshas. A terapia aiurvédica inclui limpeza, paliação, rejuvenescimento e higiene mental. Algumas técnicas incluem dieta, ervas, purgativo, clisteres, massagem e meditação (30).

Os médicos aiurvédicos na Índia recebem treinamento médico formal em uma escola médica aiurvédica. Os clínicos de medicina aiurvédica nos Estados Unidos, que não foram treinados na Índia, são treinados em um dentre alguns institutos de medicina aiurvédica nos Estados Unidos. Treinamento aiurvédico também é disponível nas escolas naturopáticas. Não há licenciamento ou certificação específica para os profissionais aiurvédicos.

Embora não haja estudos validando a eficácia dos tratamento aiurvédicos para otite média e sinusite, os seguintes são esquemas de tratamento que freqüentemente são prescritos.

Otite média é muitas vezes vista como um desequilíbrio (aumento) de pitta-kapha. O tratamento procura reduzir kapha. Óleo de alho no meato da orelha pode ser utilizado. A erva *Berberis aritata* tomada internamente e como óleo no meato da orelha também pode ser dada. Massagem do pescoço para melhorar a drenagem linfática também é prescrita.

Sinusite é também um desequilíbrio de pitta-kapha. Para sinusite aguda o tratamento inclui lavagem nasal com um pote de formato especial. As ervas *Berberis aritata* e Neem podem ser tomadas internamente ou incluídas na lavagem. Compressas quentes e gargarejos de pimenta também podem ser usados. A avaliação de sinusite crônica é muito mais complexa. Fatores como má digestão e má função hepática são levados em conta. O tratamento suporta o sistema imune com a erva Amla, e melhora a digestão e reduz Kapha com gengibre e uma preparação herbácea aiurvédica chamada Triphal. Também podem ser usados enemas de ervas.

MEDICINA QUIROPRÁTICA

A medicina quiroprática foi desenvolvida por Daniel David Palmer em 1895. Palmer postulava que a vitalidade de um indivíduo é sustentada pelo funcionamento normal do sistema nervoso central. A função do sistema nervoso central é prejudicada por subluxações (desalinhamentos) da coluna espinal. Ele chegou a esta conclusão depois que realinhou uma giba no dorso do pescoço do seu zelador surdo e restaurou sua audição (31). A American Chiropractic Association descreve a quiroprática como "a ciência e arte que utiliza as forças recuperadoras inerentes do corpo e a relação entre as estruturas musculoesqueléticas do corpo, particularmente a coluna espinal e o sistema nervoso, na restauração e na manutenção da saúde" (32).

Os quiropráticos ajustam manualmente as vértebras para restabelecer o movimento na coluna vertebral. Eles acreditam que isto restabelece o funcionamento normal do sistema nervoso, que serve como base para a saúde e o bem-estar do indivíduo. Entre os profissionais da quiroprática, há algumas diferenças filosóficas, que são refletidas nas principais sociedades quiropráticas. A American Chiropractic Association é a maior sociedade e reflete a visão da maioria dos quiropráticos. Esta filosofia da quiroprática sustenta que os quiropráticos podem escolher não apenas praticar manipulação espinal, mas também podem incorporar tratamento tais como aconselhamento sobre nutrição, estilo de vida, mecânica corporal, controle do estresse, acupressão, manipulação dos tecidos moles e homeopatia. A filosofia conservadora de Palmer é propagada pela Federation of Straight Chiropractic Organizations. Os membros desta organização limitam sua prática a ajustamentos da coluna vertebral. Eles acreditam na "inteligência inata da coluna espinal" e acreditam firmemente que ajustamentos quiropráticos não devem ser misturados com outros tipos de terapia (32).

A educação quiroprática exige quatro anos de estudo. Pelo menos dois anos de colégio com pré-requisitos específicos de ciência básica são exigidos antes da admissão. Os estudantes quiropráticos, como estudantes de medicina, recebem treinamento em ciências básicas como anatomia, neurociência, bioquímica, microbiologia e patologia, mas recebem pouco treinamento em farmacologia, medicina geral e cirurgia. O principal foco do seu treinamento clínico é na técnica e filosofia quiropráticas, diagnóstico quiroprático, diagnóstico neuromusculoesquelético e radiologia. Todos os estudantes de quiroprática têm que satisfazer ao requisito de pelo menos 900 horas clínicas em uma clínica operada pela faculdade.

Aprovação no exame do National Board of Chiropractors é exigida para licenciamento na maioria dos estados.

Os quiropráticos são licenciados em todos os estados para ajustar a coluna e estruturas correlatas. Entretanto, há diferenças entre os estados quanto aos tipos de tratamento auxiliar que os quiropráticos têm permissão de efetuar. Como exemplo, alguns estados apenas permitem ajustamentos espinais e não permitem a prescrição de suplementos nutricionais ou pedido de exames de sangue, enquanto outros estados permitem que os quiropráticos administrem drogas comerciais que não exigem receituário, peçam exames diagnósticos e efetuem massagem.

A maior parte da pesquisa em quiroprática focalizou o tratamento de problemas musculoesqueléticos. Manipulação quiroprática foi constatada eficaz para dor cervical, dor nas costas e cefaléias (33). Não houve estudos importantes até agora avaliando quiroprática para otite média.

TRABALHO CORPORAL

Trabalho corporal (*body work*) é um termo para descrever uma variedade de modalidades terapêuticas que incorporam a cura usando a aplicação das mãos (como massagem e/ou percepção corporal). Embora não haja pesquisa relacionando trabalho corporal com as condições discutidas neste capítulo, trabalho corporal é talvez a terapia auxiliar mais popular. Portanto, está sendo discutido auxiliar o otorrinolaringologista com uma familiaridade com os termos mais comumente usados, para que a comunicação com os pacientes possa ser facilitada.

A maioria dos terapeutas de aplicação das mãos é licenciada como profissionais massagistas. Embora as exigências de licenciamento da maioria dos estados incluam entre 500 e 1.500 horas de treinamento, alguns estados permitem que virtualmente qualquer pessoa se diga massagista. A educação como terapeuta de massagem usualmente inclui cursos de anatomia e fisiologia, mas o curso de um a dois anos de estudo não tem pré-requisitos educacionais. A American Massage Therapy Association (AMTA) tem um programa nacional voluntário de certificação que exige aprovação em exames escrito, oral e prático. Os membros também têm exigências de educação continuada. Embora estes profissionais não se considerem qualificados para diagnosticar doenças ou planejar um tratamento clínico, muitos acreditam que suas técnicas podem intensificar ou ajudar o processo de cura.

As técnicas de massagem variam desde o amassamento vigoroso dos músculos e tecido profundo até uma deposição muito delicada das mãos na qual os clínicos afirmam que delicada energia flui das suas mãos para o paciente. Estilos específicos incluem massagem sueca, Rolfing, Hellerwork, shiatsu, acupressão, Lomi Lomi, Reiki, reflexologia, polaridade e terapia de pontos-gatilhos.

Muitas técnicas de massagem, como Trager work e Aston Patterning, incorporam percepção corporal. Estas técnicas tentam retreinar a maneira pela qual um indivíduo se move e mantém seu corpo no espaço. Algumas abordagens focalizam a percepção corporal e o movimento isoladamente sem técnicas de aplicação das mãos. Muitas destas abordagens de movimento, como o método Feldenkrais, a Técnica de Alexander, Pilates, e Gyrotonics, têm suas raízes na dança. Uma vez que os profissionais de percepção corporal e reeducação do movimento não praticam terapia de aplicação das mãos, nenhum licenciamento é necessário. Entretanto, estes instrutores freqüentemente são certificados pela organização através da qual eles ensinam.

PSICONEUROIMUNOLOGIA

O campo da medicina da mente-corpo ou *psiconeuroimunologia* investiga a inter-relação entre a mente e o corpo e a doença. A pesquisa neste campo está crescendo, especialmente nas áreas de redução do estresse e oncologia. Redução do estresse através de várias técnicas demonstrou ser eficaz para numerosos problemas incluindo a asma, distúrbios de ansiedade, hipertensão, doença cardíaca e depressão (34).

CONCLUSÃO

Este capítulo apresentou as terapias alternativas mais comuns que os pacientes que chegam a uma clínica otorrinolaringológica podem estar utilizando. Também discute a fundamentação para os otorrinolaringologistas se tornarem familiarizados com estas terapias. Embora uma discussão detalhada de cada uma destas modalidades terapêuticas não tenha sido possível, esta vista sumária dos tratamentos alternativos deve dar ao otorrinolaringologista na clínica alguma percepção do mundo da medicina alternativa. Ao estarmos informados sobre as terapias que muitos dos nossos pacientes recebem, a comunicação com os pacientes deve ser aperfeiçoada. Esta comunicação é a base de uma relação sólida médico-paciente.

> **PONTOS IMPORTANTES**
>
> - Terapias alternativas são usadas por mais de 40% dos americanos.
> - Mais de 75% daqueles que usam terapias alternativas *não* informam seu médico.
> - Os médicos devem possuir uma compreensão básica das terapias alternativas disponíveis e compreender como elas podem interagir com a terapia convencional.

REFERÊNCIAS

1. Eisenberg DM, Kessler RC, Foster C, et al. Unconventional medicine in the United States. *N Engl J Med* 1993;328:246-252.
2. Eisenberg DM, Davis RB, Ettner SL, et al. Trends in alternative medicine use in the United States, 1990-1997: results of a follow-up national survey. *JAMA* 1998;282:1569-1575.
3. Astin JA. Why patients use alternative medicine? *JAMA* 1998;279:1548-1553.
4. Asher BE, Seidman M, Snyderman C. Complementary and alternative medicine in otolaryngology. *Laryngoscope* 2001;111:1383-1389.
5. Snyderman R, Weil A. Integrative medicine: bringing medicine back to its roots. *Arch Intern Med* 2002;162:395-397.
6. Nsouli TM, Nsouli SM, Linde RE, et al. Role of food allergies in otitis media. *Ann Allergy* 1994;73:215-218.
7. Pizzorno J, Murray M, eds. *Textbook of natural medicine.* Seattle: John Bastyr College Publications; 1989:292-295.
8. Pizzorno J, et al, eds. *Encyclopedia of natural medicine.* Rocklin, CA: Prima; 1990:507-509.
9. Tella A. Preliminary studies on nasal decongestant activity from the seed of the shea butter tree, Butyrospermum parkii. *Br J Clin Pharmacol* 1979;7:495-497.
10. Meyer B. A multicenter randomized, double-blind drug versus placebo study of ginkgo biloba extract in the treatment of tinnitus. *Presse Med* 1986;15:1562-1564.
11. Holgers KM, Axelsson A, Pringle I. Ginkgo biloba extract for the treatment of tinnitus. *Audiology* 1994;33:85-92.
12. Wedel HV, Calero L, Walger M, et al. Soft laser/ginkgo therapy in chronic tinnitus. In: Rudert H, Werner JA, eds. *Lasers in otolaryngology, and in head and neck surgery. Advances in Otorhinolaryngology.* Vol 49. Basel: Karger; 1995:105-108.
13. Taylor J, Weber W, Standish L, et al. Efficacy and safety of Echinacea in treating upper respiratory tract infections in children. *JAMA* 2003;290:2824-2830.
14. Melchart D, Walther E, Linde K, et al. Echinacea root extracts for the prevention of upper respiratory tract infections. *JAMA* 1998;7:541-545.
15. Cohen H, Versano I, Kahan E, et al. Effectiveness of an herbal preparation containing Echinacea, propolis, and vitamin C in preventing respiratory tract infections in children. *Arch Pediatr Adolesc Med* 2004;158:217-221.

16. Petry JJ. Surgically significant nutritional supplements. *Plast Reconstr Surg* 1996;97:233-240.
17. Scott J. *Acupuncture in the treatment of children.* London: Portland Press; 1980:201-209.
18. Scott J. *Natural medicine for children.* New York: Aron Books, 1990:120.
19. NIH Consensus Panel on Acupuncture. *JAMA* 1998;280:1518-1524.
20. Axelsson A, Andersson S, Cu LD. Acupuncture in the management of tinnitus: a placebo controlled study. *Audiology* 1994;33:351-360.
21. Hain TC, Fuller L, Weil L, *et al.* The effect of Tai Chi on balance. *Arch Otolaryngol Head Neck Surg* 1999;125:1191-1195.
22. Jonas W, Jacobs J. *Healing with homeopathy.* New York: Warner Books; 1996:1-120.
23. Reilly DT, Taylor MA, McSharry C, *et al.* Is homeopathy a placebo response? Controlled trial of homeopathic potency, with pollen in hayfever model. *Lancet* 1986;2(8512):881-886.
24. Ferly JP, Zmirou D, D'adhemar D, *et al.* A controlled evaluation of a homeopathic preparation in the treatment of influenza-like symptoms. *Br J Clin Pharmacol* 1989;27:329-335.
25. Jacobs J, Springer D, Crothers D. Homeopathic treatment of acute otitis media in children: a preliminary randomized placebo-controlled trial. *Pediatr Infect Dis* 12001;20(2):177-183.
26. Weiser M, Strosser W, Klein P. Homeopathic vs. Conventional treatment of vertigo: a randomized double-blind controlled clinical study. *Arch Otolaryngol Head Neck Surg* 1998;124:879-885.
27. Chaitow L. *Osteopathy: a complete health care system.* London:Thorsons Publishers Ltd; 1982:1-17.
28. Magoun H. *Osteopathy in the cranial field,* 3rd ed. Kirksville, MO:Journal Printing Co; 1976.
29. Mills M, Henley C, Barnes L, *et al.* The use of osteopathic manipulative treatment as adjuvant therapy in children with recurrent acute otitis media. *Arch Pediatr Adolesc Med* 2003;157:861-866.
30. Lad V. An introduction to ayurveda. *Ayurveda Today.* Spring 1994.
31. Marti J. *The alternative health medicine encyclopedia.* Detroit: Visible Ink Press; 1995.
32. Altman N. *Everybody's guide to chiropractic health care.* Los Angeles: JP Tarcher; 1990:1-111.
33. Kaptchuk T, Eisenberg DM. Chiropractic: origins, controversies,and contributions. *Arch Intern Med* 1998;158:2215-2224.
34. Kabat-Zinn J. *Full catastrophe living: using the wisdom of your body and mind to face stress, pain, and illness.* New York: Delta; 1990.

CAPÍTULO 83

O Negócio da Medicina e Planejando o Seu Futuro

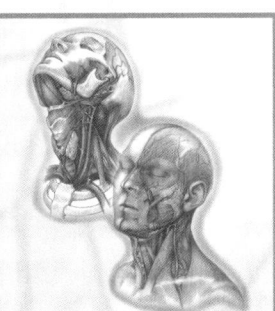

Lee D. Eisenberg

À medida que você progride através da sua residência, sua preocupação principal é aprender sobre o campo da otorrinolaringologia–cirurgia de cabeça e pescoço. Durante a residência, no entanto, os interesses pessoais tornam-se mais importantes e o planejamento financeiro e as necessidades de seguros constituem uma constante. Decidir a respeito de partir para um mestrado, procurar emprego, e começar a clinicar tornam-se preocupações importantes durante o terceiro e o quarto anos de residência, mas devem ser considerados o tempo todo. Por volta do quarto ano de residência, você começa a pensar sobre o seu futuro na clínica. Entre as questões que o confrontam, há decisões sobre onde você quer viver e o tipo de clínica (sozinho, grupo pequeno ou grande, única especialidade, duas especialidades, acadêmica) que lhe interessa. Considerações de família podem constituir o fator mais importante para decidir onde você finalmente se estabelecerá. Incomum como possa ser este capítulo em um tratado de otorrinolaringologia, a esperança é que ele ajude você a começar a pensar, de uma maneira racional, sobre o seu futuro.

Que tipo de auxílio de planejamento você necessita? Há três indivíduos que têm importância: planejador financeiro, contador e advogado. Sua situação pessoal determinará quando cada um destes indivíduos deve ser consultado no seu planejamento.

PLANEJAMENTO FINANCEIRO E SEGUROS

Nunca é cedo demais para poupar para o futuro. Suas necessidades mudarão com o tempo, mas sua segurança financeira futura não virá por acaso. A maioria das pessoas necessita economizar para três objetivos financeiros principais: comprar uma casa, financiar a educação dos filhos (www.savingforcollege.com) e planejar a aposentadoria. Os tipos de investimentos que você faz são uma decisão individual e muitas fontes de conselho existem à disposição. Corretoras e outras firmas de planejamento financeiro podem oferecer orientação e ajudar no planejamento, para curto e longo prazos.

As perguntas que você necessita fazer a si mesmo incluem o seguinte:

1. Quanto é que eu estou poupando agora?
2. Se eu continuar a poupar como fiz no passado, quanto dinheiro terei em 10 anos?
3. Estou satisfeito com meu plano de economia atual?
4. Economizarei sistematicamente para atingir meus objetivos financeiros?

Há duas maneiras de poupar: gastar primeiro e poupar, ou poupar primeiro e gastar o que sobrar. Das duas, a última é a melhor escolha. Poupar deve estar no topo das prioridades de uma pessoa, mas fazê-lo exige disciplina e planejamento.

A Tabela 83.1 enfatiza a vantagem de poupar em uma idade precoce, mostrando os investimentos mensais necessários em diferentes idades para acumular $1.000.000 pela idade de 65 anos, supondo-se uma taxa composta de 8% de juros. Os benefícios de começar cedo a poupar são evidentes.

Contratar um profissional para ajudar você nestas questões renderá dividendos no longo prazo. Deve-se começar procurando alguém que tenha designação de Certified Financial Planner (1). Além disso, a família, amigos, um contador ou um advogado podem ser capazes de recomendar um planejador financeiro. Uma

TABELA 83.1
POUPANÇA

Idade quando os Investimentos Começam	Investimentos Mensais Necessários para Alcançar o Objetivo na Idade de 65 Anos
25	$285
35	$667
45	$1.686
55	$5.430

vez você tenha desenvolvido um nível de conforto com o planejador financeiro, você pode desenvolver uma relação por toda a vida, mesmo se viver em uma parte diferente do país.

Filosofia de Investimento

Cercar-se com um planejador, contador e advogado competentes tão logo quanto possível indubitavelmente colocarão você no caminho para a independência financeira.

Trate seus investimentos como um negócio. Todo negócio tem um plano, o qual deve estar descrito no papel, e ter uma estratégia específica. Rebalancear as contas de investimentos anualmente também é uma prática sensata. O seguinte é um exemplo de uma filosofia sensata de investimento.

1. Procurar orientação perita para criar um plano global.
2. Usar o seu plano para ajudar a desenvolver uma estratégia de investimento global a longo prazo.
3. Criar um plano compatível com a sua tolerância ao risco, horizonte de tempo e objetivos.
4. Determinar uma estratégia de diversificação com esta análise de alocação de ativos para satisfazer suas várias necessidades de investimento.
5. Usar investimentos de qualidade profissionalmente selecionados destinados a combinar-se com a sua estratégia de alocação de ativos.
6. Usar rebalanceamento anual para remover emoção da tomada de decisões.
7. Controlar o impacto de impostos e inflação.
8. Avaliar o seu plano com relação aos seus objetivos a longo prazo e seus níveis de desempenho.
9. Resistir à tentação de mudar seu plano durante movimentos do mercado para cima ou para baixo.
10. Começar cedo, investir regularmente, e a um custo médio em dólares.

As muitas opções diferentes para investir incluem ações, títulos, propriedades e fundos mútuos. Fundos mútuos muitas vezes oferecem uma maneira segura, confiável de investir para o seu futuro.

Um *fundo mútuo* é uma companhia de investimentos diversificados que investe em nome de indivíduos e instituições que compartilham objetivos financeiros comuns. Gerentes profissionais usam este fundo de dinheiro para comprar uma ampla variedade de ações, títulos e/ou instrumentos do mercado financeiro baseando-se nos objetivos do fundo. Os fundos mútuos oferecem os seguintes benefícios:

- Administração profissional em tempo integral.
- Ampla variedade de objetivos de investimento.
- Opções de investimento/retiradas automáticas.
- Modos convenientes de investir e liquidar.
- Larga diversificação de ativos.
- Informação anual de impostos.

A maioria dos médicos não é de investidores peritos e procurar conselho profissional é o melhor modo de assegurar que a sua poupança crescerá com o tempo.

Planejamento de Seguros

Como no caso do planejamento financeiro, muitos recursos são disponíveis para ajudar na determinação das suas necessidades de seguros. Estes podem incluir corretores de seguros, agências seguradoras e firmas de planejamento financeiro.

Embora haja muitas necessidades de seguros, as duas que freqüentemente exigem mais atenção inicialmente são *seguro de renda por incapacidade* e *seguro de vida*.

Seguro de Renda por Incapacidade

Você muitas vezes tem seguro de vida, saúde, automóvel e casa, mas você necessita segurar o seu salário também. A maioria das apólices por incapacidade não começa a pagar benefícios até pelo menos 30 dias desde a data em que o segurador diz que você se tornou incapaz para trabalhar. Isto significa que você tem que ser capaz de sustentar-se até então; portanto, economias desempenham um papel importante. Se você tiver uma apólice de incapacidade que tem um período de aguardo de 90 dias, que freqüentemente é muito mais barata, suas economias terão que ser tanto maiores para cobrir suas despesas até a apólice entrar em efeito.

Há dois tipos básicos de cobertura por incapacidade: qualquer ocupação e ocupação conhecida. A primeira significa que você está incapacitado apenas se você não puder trabalhar em qualquer lugar. A última lhe dá benefícios se você não for capaz de trabalhar na sua especialidade médica. Cobertura de ocupação conhecida é significativamente mais cara e, para os médicos, muito difícil de obter. Se alguém puder encontrar uma apólice dessas, no entanto, ela pode valer o custo da "paz de espírito".

A linha básica para os médicos é obter cobertura por incapacidade precoce e adquirir tanto quanto for possível. Os prêmios dependem da quantidade de cobertura e do período de aguardo antes que o seguro comece a ter efeito, como mencionamos acima. Muitos seguradores de renda por incapacidade estão limitando a quantidade dos benefícios para os médicos. Compreenda o que você tem disponível para você através do seu empregador e a seguir suplemente isto com um plano individual.

Finalmente, considere o impacto que os impostos podem ter sobre o seu seguro de incapacidade. Compreenda quanto benefício você estará recebendo a cada mês, depois de pagos os impostos, no caso de você ficar incapaz de trabalhar por um tempo prolongado.

Seguro de Vida

Como na incapacidade, há dois tipos básicos de seguro de vida: a termo e permanente (ou por toda a vida). Que forma é mais adequada às suas necessidades, é uma decisão individual. Corretores e agências podem oferecer conselho, mas você deve lembrar que eles poderiam ter preconceito nas suas opiniões e sugestões. Eles ganham comissões das apólices que vendem e que podem influenciar suas recomendações. Como na medicina, uma segunda opinião pode ser apropriada.

Seguro a termo é exatamente isso: você paga um prêmio específico por uma certa quantidade de cobertura durante um tempo especificado, que pode ser até 10, 15, 20 ou em alguns casos 30 anos. Depois desse período de tempo, a apólice pode ou não ser renovada a uma taxa mais alta. É uma proteção "temporária". Compare seguro a termo com o aluguel de um apartamento: o custo fora do bolso é geralmente mais baixo do que comprar uma casa e ter uma hipoteca; entretanto, você não construiu liquidez e o aluguel pode muito bem subir com o tempo.

De algumas maneiras, *seguro de vida inteira* é um tipo de poupança, porque o segurado obtém algum benefício do investimento que pode aumentar o valor da apólice com o tempo (valor à vista). Seguro permanente é tipicamente usado para necessidades de planejamento de propriedade a longo prazo porque fornece proteção que nunca expira. Além disso, pode-se tomar dinheiro emprestado em cima do valor à vista da apólice.

Suas circunstâncias individuais determinarão o tipo e a quantidade de seguro de vida que você necessita. Fatores a considerar incluem quanto débito você acumulou (casa, empréstimos), custo futuro da educação dos filhos e suporte do cônjuge e talvez dos pais.

As três perguntas mais importantes a fazer com relação ao planejamento de seguro de vida são como se segue:

1. Quanto? Pegue a quantidade certa. Lembre-se, nenhum beneficiário jamais disse "havia seguro demais" ao receber um cheque. Seguro não é para as pessoas que morrem; é para as pessoas que você deixa. Considere as necessidades de cobrir uma hipoteca, custo futuro da educação universitária e reposição de renda.
2. Que tipo? Pegue o tipo certo – a termo ou permanente ou alguma combinação dos dois.
3. Que companhia? Comece com seguradoras classificadas como AAA – existem várias boas.

MESTRADO, DOUTORADO, BOLSA DE ESTUDOS

Você necessita um mestrado? Antes de tomar esta decisão, considere qual é a sua intenção de clinicar no futuro. Se você planeja entrar no ambiente acadêmico, um mestrado é quase essencial. Oportunidades acadêmicas em tempo integral são diretamente disponíveis a partir da residência, mas não são comuns. Oportunidades acadêmicas dependerão das necessidades da instituição e de onde você fez seu treinamento.

No contexto de clínica particular, seu desejo de se especializar em uma área específica da otorrinolaringologia pode influenciar sua decisão. Também dependerá das forças e fraquezas no seu treinamento. A maioria dos otorrinolaringologistas refinará sua clínica com o tempo e tornar-se-á mais proficiente em áreas específicas (p. ex., cirurgia sinusal) e decidirá não fazer outros procedimentos (p. ex., câncer de cabeça e pescoço). Completar uma especialização não limita necessariamente sua prática, mas pode influenciar sua decisão sobre as áreas da clínica (p. ex., neurootologia, pediatria). Em muitas circunstâncias, a decisão de fazer treinamento em *fellowship* é baseada no desejo de desenvolver força em uma disciplina específica que eventualmente se tornará a maior parte da sua clínica (p. ex., plástica facial).

Onde fazer seu *fellowship*, muitas vezes dependerá de exatamente quais as necessidades que você sente e para o que está disponível. O serviço que você faz, em tempo integral e clínico, provavelmente será a sua melhor fonte de informação. Como com todo treinamento, haverá diferentes áreas de força e fraqueza dentro de uma especialização. Uma área pode encaixar-se melhor com os seus interesses e pode ser o fator decisivo. Como nas candidaturas a residências, pode haver um processo de combinação. Se você estiver considerando treinamento adicional, o começo do seu quarto ano de residência em otorrinolaringologia é o tempo de começar o processo.

ESTILO DE VIDA

Onde você vive, o tipo de clínica escolhido e considerações de família são os fatores mais importantes para assegurar o seu contentamento no futuro. Seus rendimentos não compensarão insatisfação ou infelicidade.

Há basicamente três tipos de comunidades entre as quais escolher: rurais, suburbanas e urbanas. Que comunidade se enquadra melhor com a sua vida depende muitas vezes dos seus interesses, necessidades de família, tipo de clínica e disponibilidade de trabalho. A última categoria pode ser o fator dominante, especialmente no ambiente acadêmico.

Se você preferir viver em cidade pequena com menos congestionamento e mais recreação em espaços abertos, então viver em uma grande área metropolitana pode não ser apropriado. Sua esposa pode receber a oferta de uma promoção, que exige uma mudança para novo local; este pode ser o fator decisivo. O desejo de ficar perto da família também precisa ser levado em consideração. Finalmente, onde existirem as oportunidades de clínica também influenciará a decisão. Lembre-se de que o primeiro lugar onde você viver não necessita ser o último. Uma mudança no ambiente ou no estilo da clínica pode ser importante para a felicidade de todos.

TIPO DE CLÍNICA E DISPONIBILIDADE

O tipo de contexto de clínica do qual se tem que escolher é bastante variável: solitário, grupo, especialidade única ou multiespecialidades, organização de manutenção da saúde (HMO) modelo *staff* ou acadêmico. A maioria dos otorrinolaringologistas ainda clinica em um contexto de um a três médicos. Está-se tornando muito mais difícil ficar na clínica isolada e isto é especialmente verdadeiro nas maiores áreas metropolitanas. As clínicas de grupo variam amplamente. Podem ser de uma só ou múltiplas especialidades e podem consistir em dois médicos a mais de 100 médicos. Cada situação é única e proporciona diferentes benefícios. Na clínica solo, você é o seu próprio patrão, mas juntamente com isso vem a responsabilidade de gerenciar um negócio. No contexto de grupo, pode haver uma perda de alguma autonomia, mas menos responsabilidade administrativa e melhor segurança financeira. No modelo de HMO com *staff*, todos os médicos são empregados da organização. Kaiser Permanente é o exemplo clássico. À medida que você progride através da residência, aproveite a oportunidade de observar e fazer perguntas sobre os diferentes tipos de prática. A comunidade onde você escolher viver terá muitas vezes um efeito sobre a sua decisão.

Depois destas considerações, encontrar a oportunidade "certa" disponível é o passo seguinte. Há uma necessidade na comunidade? Há vários recursos com esta informação. Um dos melhores é a American Academy of Otolaryngology–Head and Neck Surgery (AAOHNS), seja no *The Bulletin* seja no *Web site*. No congresso anual, há listas de posições localizadas no estande da AAOHNS. Os periódicos de otorrinolaringologia freqüentemente têm anúncios de emprego, também. Firmas de recrutamento são abundantes e enviarão informação regularmente, mesmo depois que você tiver entrado na clínica. Contatos locais na comunidade, onde você treinou ou de onde você veio, podem ser de grande ajuda. Se você estiver interessado em uma comunidade específica, pode perguntar a outros médicos se há uma necessidade. Falar com pediatras, internistas e clínicos de família pode-lhe dar a melhor perspectiva.

Se entrar no ambiente acadêmico, geralmente depois de um *fellowship*, suas opções podem ficar limitadas pela disponibilidade. Sua faculdade, no seu lugar de residência ou de *fellowship*, pode ser o melhor recurso, mas a AAOHNS e os vários periódicos também têm esta informação.

Você deve começar a procurar uma clínica ao término do quarto ano de residência ou, se fizer um *fellowship*, antes de acabar o quinto ano. Isto lhe dará a oportunidade de avaliação e entrevista a um ritmo mais relaxado.

Entrevistar a clínica é um passo importante. Obviamente, os médicos vão querer conhecer você, mas você tem a responsabilidade de conhecer a clínica.

Quer você entreviste pessoalmente ou pelo telefone (se a clínica for distante), você deve obter a mesma informação básica: uma descrição global da clínica, como áreas de concentração, quantos consultórios, serviços auxiliares, afiliações hospitalares, chamados, se há um centro de cirurgia ambulatorial, idades dos outros médicos na clínica e salário e benefícios. Se alguém recentemente deixou a clínica, pergunte por que e, se possível, fale com o indivíduo. Esta discussão preliminar muitas vezes determinará se você ou a clínica deseja empreender um acordo. Uma das melhores oportunidades para contatos iniciais é no congresso anual da AAOHNS e deve ser limitada a duas ou três entrevistas em qualquer dado dia.

Quando você visitar a clínica pela primeira vez, esse custo pode freqüentemente ser suportado por você. Se convidado de volta para discussões mais sérias, a clínica deve ajudar a adiar alguns desses custos. Na segunda visita, sua mulher também deve vir. Nesta visita você pode querer olhar lugares para morar, escolas, oportunidades de emprego para a esposa e que atividade a comunidade tem a oferecer. Fazer contato com um corretor de imóveis antecipadamente freqüentemente será de grande utilidade nestas áreas. Conforme discutido previamente, a felicidade da sua família é imperativa e essas outras considerações são também importantes. Jantar com outro(s) médico(s) e sua(s) esposa(s) será benéfico. Eles não serão seus melhores amigos, mas você deve se sentir à vontade. Você deve perguntar na comunidade, especialmente no hospital – a equipe de enfermagem muitas vezes é uma boa fonte –, sobre a reputação do indivíduo ou grupo. Lembre-se, este é potencialmente um compromisso para a vida toda e você quer e necessita toda a informação disponível para tomar uma decisão inteligente.

Eu sempre apresento uma precaução sobre uma clínica: se uma esposa de um dos outros médicos for uma empregada, especialmente a gerente do escritório ou encarregada das contas e cobranças, eu consideraria seriamente olhar outro lugar. Tão esforçados quanto tentem, é impossível para eles serem neutros. Além disso, o gerente do escritório muitas vezes atua como um amortecedor entre a equipe e o médico(s). Você é um empregado e como tal quererá ter alguém para falar. Se o administrador do escritório for uma esposa, você e a equipe ficarão hesitando em fazê-lo. No lado financeiro, a ênfase nas cobranças pode ser influenciada na direção do médico cuja esposa tem este cargo. Isto não quer dizer que este arranjo não pode funcionar, mas a experiência é que freqüentemente conduz a dificuldades dentro de uma clínica e pode eventualmente levar à sua dissolução.

QUESTÕES DE CONTRATO

Não se pode exagerar a importância de procurar conselho legal antes de fechar contrato com um médico, um grupo médico ou um hospital em perspectiva. Qualquer despesa que lhe custe seria de longe excedida pelos problemas a longo prazo que poderiam originar-se sem este aconselhamento. O seu conselheiro legal deve ter experiência na área de contratos médicos, e freqüentemente será um advogado em uma grande firma que tem um componente de escritório legal para profissionais de saúde. Achar o advogado certo é crítico e muitas vezes uma recomendação "de viva voz" pode ser valiosa. Falar com um médico assistente local pode ser um ótimo meio para começar, especialmente se ele ou ela teve uma boa experiência com um advogado.

Uma vez que você faça contato com o advogado, é razoável você perguntar como será a forma de pagamento. O advogado deve conseguir aconselhá-lo sobre o custo aproximado do projeto. Este custo poderia variar, dependendo da complexidade da tarefa envolvida. Você deve compreender exatamente quanto lhe será cobrado antes de fechar o negócio com o advogado.

Muito provavelmente você receberá um contrato para assinar, do grupo ou do hospital. Obviamente, antes mesmo de considerar assinar o documento, você deve fazer sua revisão pelo advogado contratado. Há uma multidão de questões que o contrato abordará, algumas das quais são infinitamente mais importantes que outras. Algumas das questões importantes estão delineadas na Tabela 83.2.

Como você pode ver, o número de questões envolvidas no contrato pode ser avassalador. Entretanto, é crítico que você compreenda que algumas questões são muito mais importantes que outras. Freqüentemente um médico jovem fica preocupado com uma

---

TABELA 83.2

QUESTÕES CONTRATUAIS

Termos do negócio
1. Remuneração
2. Bônus
3. Planos de aposentadoria
4. Segurança: imperícia; vida; incapacidade; e saúde
5. Outros benefícios complementares: jóia; exame do Board, livros e revistas, congressos, automóvel e telefone
6. Indenização

Termo do contrato
1. Duração
2. Razões para terminação antes da expiração do contrato
3. O que acontece quando da expiração?

Pactos restritivos
1. Obrigatoriedade
2. Duração de tempo: limitações geográficas
3. Coordenação com providências para terminação

Aquisição final de interesse na clínica
1. Dólares pré-impostos *vs.* pós-impostos
2. Avaliação da clínica
3. Aquisição de ações *vs.* elevação salarial
4. Contas recebíveis
5. Acordo dos acionistas

---

questão relativamente insignificante em um contrato. Como exemplo, se a prática em que você está considerando ser empregado pagará o seu *pager* pode parecer importante, mas no esquema maior das coisas é virtualmente irrelevante. Olhando estes pontos menores do negócio financeiro, a realidade é que o seu nível de conforto com o grupo e com os médicos mais antigos será mais importante que a palavra escrita de um contrato. O contrato, no entanto, controlará questões maiores que se tornariam motivo de litígio no caso de um desacordo. Estas são as questões delineadas acima, que devem ser resolvidas no contrato.

A primeira área geral, lidando com os termos do negócio do contrato, tende a necessitar menos ajuda de um advogado que os outros. Basicamente, antes mesmo de fazer contato com o advogado, você deve compreender que os níveis aceitos de remuneração será na área do país na qual você estará praticando. Falar com outros médicos e consultores e ler várias revistas deve ser de grande auxílio a este respeito. Você deve ter uma compreensão da sua remuneração básica, bem como se estará recebendo um bônus. Se um bônus estiver sendo dado, você deve compreender a metodologia que controlará o cálculo do bônus. Você deve ter uma compreensão clara dos benefícios complementares aos quais tem direito. Igualmente importante, você deve compreender se o grupo está pedindo-lhe para *indenizá-lo* se eles forem processados por alguma ação que você efetuou. Por exemplo, se você cometer imperícia e houver um julgamento contra você que exceda a quantia da sua cobertura de imperícia, o contrato pode pedir que você indenize, ou reembolse, o grupo por qualquer lesão econômica que lhes possa acarretar. Este é um remédio dramático que o grupo pode estar pedindo, e se você concordar com ele deve compreender completamente que tipo de responsabilidade está sendo chamado a assumir.

A duração do contrato e o que ocorreria ao cabo deste termo é uma combinação crítica que precisa ser revista conjuntamente. Muito freqüentemente o contrato parecerá durar um número específico de anos, mas na realidade, poderia ser terminado muito antes por uma multidão de razões. Por exemplo, uma cláusula no contrato pode dizer que ele é para durar 3 anos. Outra cláusula, no entanto, pode discutir razões para encerramento, que poderiam ditar que o contrato termina antes do termo inicial de anos que está listado. As razões para término antecipado podem variar daquelas que são geralmente definidas como "justa causa" daquelas que existem por razões que não têm nada que ver com causa. Não é incomum um empregador querer incluir uma cláusula que permita ao empregador ser capaz de demitir um empregado novo que simplesmente não se adapta na clínica. Em outras palavras, o doutor pode ser um médico capacitado, mas pode chocar-se com os pacientes e a equipe de uma maneira que é muito nociva à clínica. Por causa disto, muitas vezes há uma cláusula no contrato que permite este tipo de término "sem causa" e você deve ter cuidado com isto. Terminar um contrato "por justa causa", por outro lado, muitas vezes é determinado por um padrão mais objetivo, como uma perda de licença médica e portanto é uma preocupação menor.

Você em seguida deve rever cuidadosamente que obrigações assumirá uma vez que o contrato termine. Muito freqüentemente, estes contratos contêm um "pacto restritivo" que impede você de clinicar na área geográfica da clínica existente durante um certo período. A obrigatoriedade destes pactos restritivos varia de estado para estado e deve ser revista pelo seu advogado. O ponto importante, no entanto, é que você poderia enfrentar uma situação incrivelmente difícil se as cláusulas de término e o pacto forem onerosos. Por exemplo, se o contrato era para durar 5 anos, mas poderia ser terminado "sem justa causa" por virtualmente qualquer razão durante este período, você está potencialmente confrontado com uma situação perigosa se houver também um pacto restritivo. Isto poderia efetivamente significar que 1 dia antes da expiração do termo de anos, ele poderia ser terminado por virtualmente nenhuma razão, e então ainda ficar sujeito a um pacto restritivo que o impede de clinicar na área geográfica onde residiu durante os últimos 5 anos. Parece injusto que um pacto deva ser invocado contra você nesse ponto se for terminado por nenhuma razão substantiva. Alternativamente, poderia não ser injusto o grupo poder demitir você "sem justa causa" na parte inicial do contrato, para protegê-lo contra uma situação na qual um empregado simplesmente não se encaixa dentro do esquema geral da clínica. O ponto crítico é que você deve compreender como estas cláusulas interagem uma com outra.

A principal área final do contrato preocupa-se com o que ocorrerá se as coisas realmente funcionarem e você se tornar um sócio ou acionista do grupo. Mais freqüentemente do que não, sem acordo de emprego inicial não lidará com a sua aquisição final para a clínica. Estas cláusulas são muito mais complicadas que as cláusulas contratuais de emprego normais, e poderiam aumentar seus honorários legais significativamente. Muito freqüentemente, o grupo médico não desejará incluir estas cláusulas no contrato inicial porque elas podem nunca realmente chegar a passar. Você deve, no entanto, ter uma compreensão geral do que ocorrerá a respeito das suas perspectivas últimas de sociedade, e como pagará este interesse.

Uma questão importante que você pode querer explorar é se pode comprar este interesse com dólares "pré-impostos" em vez de "pós-impostos". Por exemplo, se o preço de aquisição é $250.000, e você for solicitado a pagar esta quantia para se tornar um sócio, efetivamente terá que ganhar uma quantidade significativamente maior do que isto para ter os "dólares líquidos" necessários envolvidos depois de levar em conta os impostos. Assim, poderia ter na realidade que ganhar o dobro daquela quantia, pagar os impostos sobre ela e então ter fundos disponíveis para fazer a compra.

Alternativamente, se concordar simplesmente em receber menor remuneração, conseguirá ser capaz de comprar para entrar na clínica sem ter que pagar impostos sobre a remuneração que está adiantando. Isto poderia resultar em importante poupança econômica para você. Entretanto, esse arranjo deve ser desenhado cuidadosamente porque estas são implicações de impostos para você e a clínica e o Imposto de Renda é cuidadoso ao rever esses arranjos. Por esta razão, consultar um advogado é crítico do ponto de vista legal e econômico.

Como pode ver, o número de questões envolvidas no contrato pode ser desanimador. Existem, no entanto, as realidades práticas de juntar-se a uma clínica que simplesmente parece "certa" para você. Este fator não deve passar despercebido, porque freqüentemente a sua razão inicial pode determinar sua felicidade final com o grupo. Suas impressões iniciais, combinadas com as questões expostas previamente e o conselho do seu advogado, ajudarão você a decidir o que é importante ao decidir assinar algum contrato apresentado.

Como regra geral, fazer contrato com um grupo é uma situação muito mais flexível que entrar em um contrato com uma universidade ou um hospital. Os últimos tipos de contratos podem envolver questões como horas de consultório, suporte a pesquisa, responsabilidades de ensino e outras responsabilidades departamentais que não existem no contrato de negócio mais normal. Entretanto, como regra geral, as questões maiores descritas anteriormente podem ser menos negociáveis do que seriam quando contratando com um grupo médico mais tradicional, orientado para negócio.

COMEÇANDO SUA CLÍNICA

Antes de começar em uma nova clínica, quer sozinho quer juntando-se a um grupo existente, há coisas que precisam ser feitas antecipadamente: licença estadual, que pode levar 6 meses; credenciamentos hospitalares, que podem preceder a licença; inscrição na lista telefônica, para a qual você precisará verificar a data de fechamento para o ano seguinte (usualmente abril ou maio); e a condição de membro da HMO, que não é uma tarefa fácil e pode exigir a licença (1–5).

Se você estiver entrando em clínica solo, suas necessidades serão maiores. No mínimo, necessitará financiamento, espaço de consultório, empregados, contabilidade e cobrança, receituário, telefones, mobiliário, equipamento médico e seguro de imperícia. Seu primeiro empregado é extremamente importante e, se possível, deve ser alguém com experiência. A sociedade médica local pode ser de auxílio valioso. Além disso, a AAOHNS, a American Medical Association e o American College of Surgeons têm, todos, material sobre o estabelecimento de uma clínica (5).

Uma vez que você comece, é sensato encontrar um contador experiente em clínicas médicas. Quando estiver se juntando a uma clínica, considere contratar um contador pessoal, a fim de evitar possíveis conflitos.

AVANÇANDO SUA CLÍNICA

Agora que você "chegou", necessita de encontros e saudações. Enviar comunicações, publicar anúncios nos jornais e usar propagandas é apenas o começo.

Almoce no hospital(is), caminhe pelo departamento de emergência, sente-se na sala dos médicos e apresente-se à equipe de enfermagem e os intensivistas. Visite os consultórios dos médicos encaminhadores potenciais. Pode nem sempre encontrar o médico, mas pelo menos apresente-se ao administrador do consultório e à equipe, que freqüentemente fazem sugestões aos pacientes a respeito dos especialistas. Traga algumas gulodices e lembre-se de deixar cartões de visita.

Faça-se disponível para falar em reuniões, inclusive visitas gerais, escolas, grupos de cidadãos idosos, e outras organizações. Junte-se à sociedade médica local e faça-os saber que está à disposição como palestrante.

Finalmente, seja consciente de três atributos que podem ser valiosos para melhorar sua clínica: afabilidade, comunicação e disponibilidade.

Afabilidade

Seja agradável. Parece banal, mas ser agradável vai longe.

Chegue cedo. No consultório, isto permitirá que reveja mensagens, responda a alguns telefonemas, discuta com sua equipe a programação do dia e permitirá ver os pacientes na hora. Se ficar mais de 20 minutos atrasado em qualquer momento, apresente desculpas ao paciente. Isto admite o fato de que o deixou esperando e muitas vezes desarma sua ira. Na circunstância em que a demora é mais longa, faça a equipe do escritório rearranjar a agenda desse dia. Ofereça aos pacientes já no consultório a oportunidade de remarcar ou retornar mais tarde nesse dia. Os pacientes marcados para mais tarde devem receber telefonemas para fazer alterações. Se for chegar tarde ao consultório, o mesmo cenário é verdadeiro. Os pacientes apreciam esta solicitude.

Na sala de operações, *sempre* esteja lá pelo menos 15 minutos antes da marcação. Isto fará a equipe saber que você está à disposição. Mais importante, permite que discuta suas necessidades para o procedimento antes de começar. Isto é especialmente verdadeiro quando você é novo ou realiza um procedimento infrequente naquele hospital. Quando não for o primeiro caso na sala designada, cabe a você ligar antes de sair do consultório para saber a condição do seu caso. Isto vai permiti-lo planejar melhor o dia e novamente demonstrar à equipe do centro cirúrgico que o tempo é importante para você.

Comunicação

Enviar cartas aos médicos encaminhadores constitui um excelente método de ensino. As cartas devem ser concisas. Alguns médicos preferem enviar um envelope com uma cópia das notas digitadas do consultório. De qualquer dos modos, isto mantém o médico encaminhador informado do que você encontrou e os exames e tratamento planejados.

Ocasionalmente um telefonema ao médico encaminhador, ou pelo menos ao consultório, é melhor (além de uma carta). Essas circunstâncias pode incluir uma solicitação do mesmo dia pelo médico encaminhador para que um paciente seja visto, ou se essa ligação facilitará o tratamento dele. Seja judicioso, uma vez que telefonemas podem causar interrupções.

Disponibilidade

Horas de consultório no fim do dia e aos sábados são muito apreciados pelos pacientes. Isto é especialmente verdadeiro com pais sozinhos ou se ambos os pais trabalham. Sextas-feiras à tarde também são benéficas. É possível que você possa ser o único especialista disponível nesse horário. Além disso, atender ao seu telefonema tanto quanto possível pode ser muito útil. Seus pacientes e médicos encaminhadores apreciarão conseguir contato com você se aparecer a necessidade.

Quanto mais acessível você for, melhor para construir sua clínica.

Neste capítulo, cobrimos bastante material. Fazemos votos de que isto sirva como um estímulo para começar a pensar sobre o seu futuro e o planejamento que é exigido para tornar a sua vida e a da sua família mais satisfatórias.

> **PONTOS IMPORTANTES**
> - Família em primeiro lugar.
> - Economizar cedo é importante para o seu futuro.
> - Um advogado com experiência em contratos médicos é uma necessidade.
> - Onde você começará a clinicar não depende de onde você treinou.
> - Afabilidade e disponibilidade constroem a clínica.
> - Nunca é cedo demais para começar a poupar.
> - Considerações de família são importantes para decidir onde clinicar.
> - Se você não estiver feliz em uma situação na clínica, não hesite em mudar.

AGRADECIMENTO

O autor deseja agradecer o auxílio de Jon P. Betlow, CFP, CLU, ChFC, Bleakley, Dwyer & Schwartz, LLC, na seção de Planejamento Financeiro e Seguros, e Marc Berman, Cole, Schotz, Meisel, Forman & Leonard, PA na seção sobre Questões de Contratos.

RECURSOS NA WEB

savingforcollege, LLC. www.savingforcollege.com
Certified Financial Planners Board of Standards, Inc. www.cfp.net/search.

REFERÊNCIAS

1. Coker R, Daigrepont J. *Starting a medical practice*, 2nd ed. Chicago: AMA Press; 2002.
2. Campen R. *Going into medical practice*. Maiden, MA: Blackwell Science; 2001.
3. Lichstein D. Preparing for medical practice. Miami: Medmaster; 1998.
4. Sotile WM, Sotile MO. *The medical marriage: sustaining healthy relationships for physicians and their families*, 2nd ed. Chicago: AMA Press; 2001.
5. *Transition to practice*. Alexandria, VA: American Academy of Otolaryngology-Head and Neck Surgery; 2002.

CAPÍTULO 84

Profissionalismo

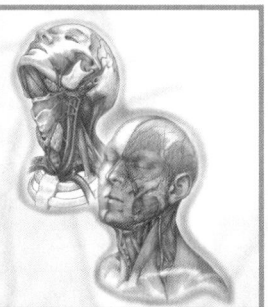

Byron J. Bailey

Conhecimento, perícia médica e profissionalismo são fundamentos os quais devem ser duradouros para uma prática médica bem-sucedida. Esta excessiva simplificação do complexo assunto do profissionalismo médico apresenta um tópico de discussões acesas, editoriais apaixonados e este capítulo.

Durante as últimas quatro décadas, o conhecimento médico cresceu a uma velocidade sem precedentes, enquanto o profissionalismo médico declinou a uma velocidade igualmente sem precedentes. Embora alguns questionem esta afirmativa e insistam que a profissão médica jamais foi tão bem-sucedida em avançar sua base científica e mais eficaz para curar doença, permitam-me oferecer alguma fundamentação para a preocupação extrema com a "desprofissionalização" da medicina.

Primeiro, há sábias razões pelas quais muitas sociedades médicas, organizações profissionais e hospitais atribuíram uma alta prioridade aos programas de "profissionalismo" para os seus membros e a sua força de trabalho.

Segundo, nos últimos anos os currículos das escolas de medicina e treinamentos de residência introduziram o requisito de módulos educacionais de profissionalismo.

Terceiro, não é coincidência que o número de artigos de periódicos listados no MEDLINE sob o título "profissionalismo médico" seja zero na década de 1966 a 1976 (os primeiros 10 anos do MEDLINE) enquanto há 98 artigos sobre o mesmo tópico na década de 1994 a 2004.

Quarto, a maior junta de certificação de especialidade médica, o American Board of Internal Medicine, lançou um programa intensivo chamado "Project Professionalism". Eles resumiram seu nível crescente de preocupação assim: transformações recentes no sistema de assistência à saúde resultaram em "ondas de estresse" que podem ter um impacto negativo sobre o comportamento profissional dos médicos. Esta preocupação aumenta à medida que o pagamento dos médicos se transforma, e a assistência médica é provida em um ambiente competitivo de tratamento gerenciado e assistência pré-paga, o que ameaça reduzir o *status* dos pacientes a *commodities* em vez de pessoas em sofrimento.

Alguma coisa importante está acontecendo aqui, em uma época na qual a nossa tecnologia está avançando e nossa base de informação está explodindo, quando as pesquisas de opinião pública mostram que o nível de confiança dos pacientes nos médicos está caindo.

É evidente que desde a mudança do sistema de pagamento de honorários por serviços médicos para o do tratamento gerenciado, a própria natureza da relação médico-paciente transformou-se e muitos pacientes começaram a duvidar do altruísmo dos médicos em geral. Isto quer dizer que eles não acreditam mais que os médicos estão colocando os interesses dos pacientes acima dos próprios interesses.

Portanto, talvez estejamos nos defrontando com mais do que um problema de profissionalismo. Talvez estejamos tendo uma crise do profissionalismo.

DEFINIÇÃO DO PROFISSIONALISMO E SUA IMPORTÂNCIA

O profissionalismo médico começa com um conjunto de *crenças* – suas crenças – sobre os seus pacientes, você mesmo e a sociedade na qual você vive.

Você traz estas crenças a todo encontro com um paciente e eles constituem a base para as suas atitudes para com situações clínicas específicas que surgem na área de pacientes externos e na sala de operações. Suas atitudes são então manifestadas no passo final no processo – os seus comportamentos, que em última análise são profissionais ou não-profissionais.

Definir profissionalismo é difícil. Muitos diriam simplesmente: "Sou capaz de reconhecê-lo quando o vejo." Razoavelmente então, podemos sugerir que os comportamentos opostos, os quais foram chamados "falta de profissionalismo", embora difíceis de definir, também podem ser reconhecidos quando os vemos em outros e, ocasionalmente, em nós mesmos.

Médicos, e especialmente cirurgiões, tendem a ser perfeccionistas, mas nós usualmente nos ressentimos de críticas, especialmente em qualquer contestação ao nosso nível de profissionalismo. O fato é de que todo aquele que está lendo este capítulo é um indivíduo altamente educado e altamente motivado com uma auto-imagem positiva. Nós nos vemos dando aos pacientes nosso melhor esforço toda vez que estamos com eles e achamos difícil compreender como os pacientes poderiam nos ver e nossos colegas como não-profissionais.

É necessário dar um passo para trás e analisar algumas questões específicas em torno do profissionalismo médico objetivamente. Somos guiados nesta análise revendo os pontos-chaves no Projeto Profissionalismo Médico da Junta Americana de Medicina Interna (ABIM) (1).

"PROJETO PROFISSIONALISMO"

O ABIM afirma que o profissionalismo médico tem quatro alicerces definidores.

1. *Responsabilidade do médico:* colocar as necessidades do paciente em primeiro lugar, compromisso com o estudo, ajudar os colegas e responder às necessidades da sociedade.
2. *Qualidades de humanismo:* lidar com as necessidades dos pacientes com integridade, respeito, compaixão, responsabilidade, cortesia e sensibilidade.
3. *Prejuízo médico:* reconhecer desempenho abaixo do padrão em você mesmo ou um colega e intervir em casos de abuso de álcool ou substância, depressão, demência ou outros distúrbios.
4. *Ética profissional:* ter um compromisso com a ética profissional que é expressada na forma de colegialidade e comportamento moral e ético em todas as áreas do nosso trabalho – no ensino, na pesquisa e no tratamento dos pacientes.

Podemos resumir estes fundamentos e definir profissionalismo simplesmente declarando que os médicos devem sempre servir aos interesses dos pacientes acima dos seus próprios interesses. Isto é *altruísmo* e é o coração do profissionalismo médico.

Outros conceitos que completam nossa definição de profissionalismo médico e são centrais ao tema deste capítulo são os seguintes:

1. *Excelência:* exceder as expectativas do paciente e dedicar-se ao objetivo de aprender durante toda a vida.
2. *Dever:* compromisso de servir, mesmo quando for inconveniente, perigoso ou impopular.
3. *Honra e integridade:* manifestando-se como sendo imparcial e verdadeiro, manter sua palavra e reconhecer e evitar conflitos de interesse.
4. *Respeito:* pelos pacientes e suas famílias, colegas e enfermeiras, outros profissionais de saúde e pessoal em treinamento.

Vamos ilustrar estas questões com um cenário prático que todos nós encontramos na carreira como médico e ver a questão do profissionalismo médico.

Seria Profissional?

Estes são os tipos de cenários com que lidamos todo dia. Estamos continuamente balanceando as demandas da medicina, as demandas da família e os elementos importantes das nossas vidas afastados da medicina.

> Encontra-se no meio da tarde em seu dia de consultório e você está 30 minutos atrasado na sua lista de marcações. Você está sentindo a pressão. Sua enfermeira lhe passa duas mensagens telefônicas.
>
> 1. A mulher de um pediatra local está sofrendo seu segundo episódio de zumbido, audição diminuída e náusea grave este mês. O primeiro episódio durou 6 horas e eles não quiseram incomodar você com ele, mas este está mais grave e ele e sua esposa estão muito transtornados e esperam que você a veja esta tarde.
>
> 2. Sua mulher telefonou para lembrar que a cerimônia de premiação da sua filha de 12 anos pelo seu ensaio que ganhou o prêmio é às 18 horas na escola. Você com dificuldade seria capaz de comparecer à cerimônia se estivesse em casa. Agora você estará meia hora atrasado (ou mais) se você não acrescentar a mulher do pediatra à sua agenda de atendimentos; provavelmente você perderá por completo o evento da sua filha se acrescentar esta paciente.
>
> O que você faz?

As respostas não são simples, nem são fáceis. Evidentemente, há estratégias e planos de contingência que devemos empregar para nos ajudar quando estas circunstâncias surgirem. Por exemplo, muitos médicos deixam dois ou três horários abertos no fim da sua agenda da tarde para que encaminhamentos urgentes possam ser vistos sem reter a equipe no escritório além do horário normal de trabalho.

Outra estratégia é ter um arranjo com associados da clínica de que você ficará à disposição deles para tirá-los deste tipo de situação e depender da ajuda recíproca quando você ficar assoberbado de trabalho.

QUESTÕES DE PROFISSIONALISMO NAS NOSSAS ORGANIZAÇÕES

A medicina é um empreendimento moral e ético e quando nos ligamos para formar sociedades profissionais, estas organizações devem ser morais e éticas também: isto quer dizer que elas devem servir aos melhores interesses da sociedade enquanto servem aos seus membros médicos. Como um reflexo de cada um de nós individualmente, nossas organizações médicas devem ser mantidas em altos padrões no seu trabalho.

A maioria das organizações profissionais na nossa especialidade é relativamente jovem. Apenas algumas têm mais de um século e a maioria foi formada para prover benefícios educacionais aos seus membros. Outras foram formadas como organizações elitistas cuja condição limitada de membros serviu para reconhecer um pequeno grupo de médicos que fizeram contribuições importantes para uma subespecialidade particular. À medida que novas subespecialidades se originaram dentro da otorrinolaringologia, os médicos que trabalham nesses campos se reuniram, não apenas para finalidades educacionais, mas adicionalmente para promover o avanço dos seus interesses econômicos. Questões relacionadas com reembolso, procedimentos de codificação e cobrança, questões políticas e batalhas por terreno com outras especialidades tornaram-se itens importantes de agenda para todas as nossas sociedades profissionais. A natureza das nossas organizações sofreu alterações importantes durante a segunda metade do século XX, quando servir às necessidades de negócios dos membros recebeu uma prioridade muito alta.

Por exemplo, uma organização, o American Council of Otolaryngology, foi fundado em 1960 com a finalidade expressa de fazer avançar os interesses políticos e econômicos dos seus membros. A organização subseqüentemente fundiu-se com a American Academy of Otolaryngology–Head and Neck Surgery (AAOHNS) em 1981 e a AAOHNS, Inc., agora promove os interesses socioeconômicos dos seus membros enquanto a AAOHNS Foundation se dedica à sua educação.

Embora seja razoável as sociedades profissionais servirem a todas as necessidades daqueles que se reúnem e pagam cotas, há tensões éticas e compromissos envolvidos nas atividades de algumas organizações. Atividades intensas de educação do público e esforços de *lobby* legislativo são muito caras e, embora possam beneficiar os membros financeiramente, não há renda gerada para a organização podendo surgir encargos financeiros importantes.

Para ser eficaz no domínio da competição socioeconômica e política, geralmente é necessário contratar equipe e consultores adicionais e mesmo lobistas em alguns casos. Formar coalizões com outras sociedades para aumentar o seu impacto pode levar as organizações a relações caras e ocasionalmente comprometedoras. Sucesso freqüentemente gera mais sucesso no domínio socioeconômico; por exemplo, o quadro de associados da AAOHNS agora compreende a maioria dos especialistas na clínica nos Estados Unidos porque a Academy tem muito sucesso em satisfazer todas as necessidades dos seus membros.

À medida que o quadro de associados cresce nas nossas várias organizações profissionais, o mesmo acontece com o volume das suas solicitações de ajuda e os esforços da sociedade da especialidade para satisfazer essas demandas. E o mesmo acontece com o tamanho da equipe e o orçamento anual. O âmbito das atividades varia desde a publicação de manuais que ajudam a estabelecer uma clínica, fazer *lobby* por reembolso do Medicare, alívio dos crescentes prêmios de seguro de responsabilidade médica e retardamento da intrusão na prática médica pelos não-médicos. A lista das atividades é quase interminável, deixando uma organização procurando outras fontes de renda que não as taxas dos membros. Conseqüentemente, as organizações médicas encontraram dispostos patrocinadores corporativos ansiosos por suportar custos de congressos, bolsas de viagem, funções de reuniões de alto perfil e dispendiosas, e suplementos de periódicos sobre temas que tratam da área dos seus produtos comerciais.

Mas isto não deixa algumas das nossas sociedades profissionais na posição de andar sobre o fio de uma navalha? Uma vez que estas relações corporativas tenham sido forjadas, até onde deve uma organização médica viajar por uma ladeira escorregadia, e qual é a dificuldade para saber quando a relação foi longe demais?

Devemos admitir que nossos patrocinadores simplesmente têm bom coração e gostam de mostrar sua boa vontade através dessas doações? Pode ser que eles apenas queiram ajudar-nos nos nossos projetos valiosos e obter um pouco de reconhecimento do nome quando eles fornecem esses fundos.

Por outro lado (como gostam de dizer os advogados), talvez os estudos que documentam o sucesso desses patrocínios e presentes no programa de *marketing* dos produtos específicos sejam válidos. Se a caridade corporativa for mais um investimento ou despesa de *marketing*, muitos exigiram precaução e alguns advogaram a eliminação destes patrocínios altamente visíveis por causa do mal que eles fazem à nossa imagem profissional com o público (2).

Com o tempo, nós compreendemos mais claramente até onde devemos ir com a comercialização das nossas organizações profissionais, mas por ora seria sensato (no mínimo) reconhecer os riscos envolvidos.

Nossas sociedades de especialidades são demasiado importantes para as deixarmos serem diminuídas por um foco excessivo na renda de iniciativas corporativas que estão acima da linha da ética.

Uma questão correlata merece também nossa atenção: até onde deve ir uma organização ao advogar vigorosa e publicamente em nome dos seus membros, especialmente se os interesses dos médicos forem vistos como servindo a eles mesmos? Qual é a importância, para a sociedade, que as rendas dos médicos sejam mantidas aos níveis atuais ou deixadas crescer anualmente?

Como exemplo, os esforços da American Medical Association (AMA) durante os anos 60 para descarrilhar a criação do programa Medicare foram muito visíveis e extremamente fortes. Quando aqueles esforços falharam, a estatura profissional da AMA foi diminuída aos olhos do público e hoje a maioria dos não-médicos a vêem como um sindicato dos médicos.

Pellegrino e Relman (5) exigiram adesão a diretrizes que eles acham que manteriam as organizações médicas no alto terreno moral em que os membros gostam de se situar. Estas diretrizes das sociedades incluiriam o seguinte:

1. Associações médicas devem ser vistas como trabalhando no interesse público.
2. Evitar a transição de sociedade profissional para sindicato trabalhista.
3. Evitar conflitos de interesses (p. ex., presentes de companhias que vendem produtos médicos) e empreendimentos de negócios lucrativos.
4. Periódicos de sociedades devem ser mantidos independentes de influência de anunciante editorial ou problemático para permanecerem dignos de crédito.
5. Congressos médicos devem focalizar as necessidades educacionais dos membros e não se tornarem bazares médicos.

Nossas sociedades devem compreender como é importante que elas sejam percebidas como atuando no interesse público. É essencial para sua sobrevida que tanto as organizações quanto os membros individuais sejam vistos como honrando o contrato social básico (i. e., primeiro que tudo, o paciente) a fim de que eles mantenham seu lugar privilegiado na sociedade.

Um exemplo em termos práticos seriam nossas organizações fazerem *lobby* por maior acesso à assistência médica e à contenção do custo. Conforme Richmond e Eisenberg (4) salientam: "A falha da profissão médica organizada em lidar com os crescentes gastos com saúde também é importante. Sem normas proativas para definir 'quanto é suficiente' e para lidar com as preocupações dos servidores públicos, empregadores e o público, era inevitável que apareceriam empreendedores e, especialmente através do tratamento gerenciado, tornassem-se dominantes em determinar como a medicina é praticada e as orientações sobre saúde formuladas."

Cruess *et al.* (5) observam que não existem respostas fáceis à necessidade de haver uma nova ênfase ao profissionalismo nas nossas associações profissionais. Claramente, todos os médicos devem assumir maior responsabilidade por estas sociedades e devem insistir para que elas sirvam aos melhores interesses do público bem como dos seus membros.

PROFISSIONALISMO NA SUA CLÍNICA E NO SEU HOSPITAL

Não é preciso ser um mago com bola de cristal para ver as armadilhas no futuro, se continuarmos parados observando a ascensão do atendimento gerenciado e o mercado da medicina mudando o nosso conceito do que somos e do que fazemos.

Todos nós devemos manter em mente que além de negócio na medicina, há alguma coisa mais valiosa: as crenças, atitudes e comportamentos de um profissional. Devemos focar nossas clínicas e hospitais nas características-chaves da medicina como uma profissão, não como um negócio. As seguintes são as características de uma profissão:

1. Conhecimento especializado,
2. Auto-regulamentação
3. Colocar as necessidades dos nossos pacientes em primeiro lugar (6).

O impacto das forças do mercado sobre as clínicas de médicos e hospitais tem sido tão formidável que agora está solapando o profissionalismo dos primeiros anos. A pressão para controlar custos crescentes incentivou a restrição de assistência. Os médicos ficam entre a opção de "fazer a coisa certa" pelos seus pacientes ou fazer um "negócio interessante". Ludmerer (6) chama, este dilema do médico, de tornar-se "um agente duplo", alegadamente servindo ao paciente, mas de fato, às vezes optando por limitar o tratamento do paciente, para benefício financeiro daqueles que estão procurando um retorno saudável sobre o seu investimento.

Portanto este é o momento para uma renovação da ênfase do "profissionalismo" nos nossos hospitais e centros de saúde acadêmicos, particularmente os últimos, porque a geração seguinte de médicos está em treinamento nestes centros e está observando o confronto com estas questões.

Um grande hospital é "uma comunidade de profissionais de saúde dedicados à educação, pesquisa e tratamento de pacientes" na qual "profissionalismo é o padrão de conduta" sob as condições certas (7). É um lugar onde os pacientes põem suas vidas em nossas mãos, acreditando que nós iremos estabelecer e manter padrões de competência e integridade; esta é a base da confiança em nós e da fé em colocarmos os seus interesses acima dos nossos próprios, e esse é o fundamento do nosso contrato com a sociedade.

Portanto quais são as diretrizes, o que deveríamos estar medindo e como estamos fazendo?

Nosso hospital desenvolveu um Centro de Profissionalismo (7) que fornece algumas diretrizes claras em termos de responsabilidades profissionais que são esperadas de nós. Estas incluem o seguinte contrato de 10 pontos para as profissões:

1. Compromisso com a competência profissional: aprender durante toda a vida e manter o necessário conhecimento e habilidades para desempenho de alta qualidade.
2. Compromisso com a honestidade: revelação completa, consentimento informado e pronta notificação e análise dos erros.
3. Compromisso com a confidencialidade: proteger informação pessoal e sensível.
4. Compromisso com relações apropriadas: proteção dos indivíduos vulneráveis e dependentes nos contextos clínicos e de pesquisa.
5. Compromisso com a melhora da qualidade: esforços para melhorar continuamente em todas as esferas da atividade profissional.
6. Compromisso com a melhora do acesso: trabalhar para reduzir as barreiras que impedem muitos de receberem assistência necessária.
7. Compromisso com a justa alocação de recursos: administração custo-efetiva dos recursos que são inadequados para satisfazer toda necessidade.
8. Compromisso com conhecimento científico: promover a descoberta, a disseminação e o uso apropriado do novo conhecimento.
9. Compromisso com a prevenção de conflitos de interesse: identificar, revelar e lidar rapidamente com conflitos de interesse.
10. Compromisso com as responsabilidades profissionais: respeito, trabalho de equipe e auto-regulação para manter altos padrões de profissionalismo.

Evidentemente, não é simples pôr em prática estes compromissos. Por exemplo, há um conflito tremendamente importante entre colocar os melhores interesses do paciente primeiro e o ponto número 7, o compromisso com a justa alocação dos recursos. Brennan salienta que um arranjo nesta área é inevitável (8). Mas quando o compromisso se torna o mesmo que deixar de ser profissional?

E colocar o melhor interesse dos pacientes à frente do melhor interesse de alguém "não reflete acuradamente um nível básico da natureza humana: a saber,

atuar no melhor interesse próprio", conforme assinalado por Wartman (9), que sugere que nos comprometamos e procuremos encontrar uma congruência de interesses que seja mais praticável. Mas não é esse o problema básico: demasiado freqüentemente, não há nenhuma congruência de interesses.

Ou pode ser que Arnett (10) esteja certo, quando salienta que na Carta de Profissionalismo da ABIM, dois dos três princípios estão em conflito um com outro (direitos individuais e justiça social) e duas das 10 responsabilidades colocam os interesses de outros acima daqueles do paciente (defesa do público e justa distribuição de recursos finitos). Ele então expressa preocupações de que a agenda daqueles que desenvolveram a carta foram além do que é necessário (um simples retorno a um código de ética centrado no paciente), e insiste em que ele vai longe demais.

Ao mesmo tempo, Haskell (11) acha que ele não vai suficientemente longe, porque não trata especificamente da integridade do negócio porque ele envolve documentação de registros médicos, codificação e cobrança. Argumenta que estas áreas são centrais para um novo campo que chama de "ética da assistência à saúde". Assim somos deixados com o dilema de realizar uma prática médica bem-sucedida em cima de um campo de jogo difícil e em mutação. Talvez nenhuma geração de médicos tenha enfrentado uma tarefa tão assustadora quanto esta geração de curadores.

PROFISSIONALISMO E CIRURGIÕES

Chegamos a um tópico-chave neste ponto, porque como cirurgiões, engajamo-nos em uma relação médico–paciente de grande intensidade. A sociedade concede-nos enormes privilégios que acarretam uma pesada responsabilidade e coloca demandas especiais sobre nós, para colocarmos os melhores interesses dos nossos pacientes à frente do nosso próprio bem-estar. De fato, reconhecemos que os pacientes têm por nós, constitui um dos fatores mais importantes a determinar o resultado dos nossos procedimentos.

O American College of Surgeons (ACS) tem sido um líder no movimento para focalizar nossa atenção novamente nas origens profissionais da prática cirúrgica. A Força-Tarefa do ACS sobre Profissionalismo Médico delineou um código formal do cirurgião de Conduta Profissional (12) que reafirma nossa responsabilidade pessoal de:

1. Defender (advogar) as necessidades dos nossos pacientes.
2. Revelar todas as opções terapêuticas.
3. Revelar e resolver qualquer conflito de interesse.
4. Respeitar a vulnerabilidade do paciente.
5. Revelar qualquer evento adverso ou erro.

6. Respeitar as necessidades culturais e espirituais dos pacientes.
7. Cuidar dos pacientes terminais.
8. Suportar as necessidades das famílias dos pacientes.
9. Respeitar os outros profissionais de saúde.

O Relatório da ACS Task Force enfatiza que em adição às nossas relações médico–paciente, também temos um contrato social – um contrato que nos torna responsáveis diante das nossas comunidades e da sociedade em geral.

A este respeito, como cirurgiões devemos aceitar a responsabilidade de:

1. Prover o tratamento cirúrgico da mais alta qualidade.
2. Valorizar honestidade, confidencialidade e altruísmo.
3. Perseguir aprendizado durante toda a vida.
4. Manter nossa competência.
5. Estabelecer, manter e obrigar padrões de prática.
6. Melhorar a assistência através da avaliação de resultados.
7. Proporcionar educação ao público.
8. Trabalhar para melhorar a saúde do público.
9. Apoiar a justa distribuição dos recursos para assistência à saúde.
10. Fornecer tratamento a todos, sem prestar atenção a sexo, raça, incapacidade, religião, condição social ou capacidade de pagar.
11. Participar em programas educacionais lidando com profissionalismo.

A confiança dos nossos pacientes e os privilégios de nosso contrato com a sociedade são edificados sobre o alicerce do profissionalismo. Devemos incorporar os elementos acima descritos para dentro de nós mesmos e para dentro dos nossos comportamentos como cirurgiões.

Conforme Walter Lawrence, Jr., MD da Universidade da Virgínia concluiu recentemente em um artigo que oferece um excelente mapa do caminho institucional para lidar com estas questões (13): "Nossa experiência convenceu o comitê de que o problema inteiro do comportamento profissional merece nosso escrutínio estreito. Uma vez que tantas forças oponentes participam no nosso ambiente de assistência à saúde e educação em saúde, os cirurgiões precisam continuar a guardar vigilantemente os valores que nos conduziram à nossa escolha de carreira".

Alguns autores expressaram razões para otimismo nos esforços para renovar um foco forte no profissionalismo (5). Eles vêem sinais positivos de melhora e consideram que estes são baseados em três razões fundamentais:

1. Fé no processo democrático e no lugar importante mantido pela medicina organizada neste processo.
2. Os médicos não controlam mais o sistema de assistência à saúde; conseqüentemente, nossos comportamentos e comentários são vistos como sendo mais objetivos.
3. A sociedade tem uma grande necessidade dos nossos serviços e depende de nós para manejar seus problemas básicos de saúde; além disso, queremos ser tidos em alta conta pelos nossos pacientes. Por essas razões, somos altamente motivados a elevar a percepção da sociedade sobre o profissionalismo médico.

Nesta época crucial na profissão da medicina, quando a relação tradicional médico–paciente foi vitimada pelas forças do mercado e as camadas da burocracia, compete a cada um de nós, como cirurgiões, arcar com a nossa responsabilidade pessoal e nos apoiar firmemente aos princípios do profissionalismo nas nossas vidas diárias como cirurgiões.

REFERÊNCIAS

1. Brennan T, Blank L, Cohen J, et al. Members of the Medical Professionalism Project: ABIM Foundation. Medical professionalism in the new millennium: a physician charter [Perspective]. *Ann Intern Med* 2002;136(3):243-246.
2. Rothman DJ. Medical professionalism: focusing on the real issues [Sounding Board]. *N Engl J Med* 2000;342(17):1283-1286.
3. Pellegrino ED, Relman AS. Professional medical association: ethical and practical guidelines [Commentary]. *JAMA* 1999;282(10):984-986.
4. Richmond JB, Eisenberg L. Medical professionalism in society [correspondence]. *N Engl J Med* 2000;342(17):1288-1290.
5. Cruess RL, Cruess SR, Johnston SE. Renewing professionalism: an opportunity for medicine. *Acad Med* 1999;74(8):878-884.
6. Ludmerer KM. Instilling professionalism in medical education [editorial]. *JAMA* 1999;282(9):881-882.
7. The University of Texas Medical Branch (UTMB) Professionalism Charter. 2003. Available at: http://www.utmb.edu/professionalism/activities/charter. Accessed January, 2006.
8. Brennan TA. Charter on medical professionalism: putting the charter into practice [Letters: Comments and Responses]. *Ann Intern Med* 2003;138(10):851.
9. Wartman SA. Charter on medical professionalism: putting the charter into practice. [Letters: Comments and Responses]. *Ann Intern Med* 2003;138(10):854-855.
10. Arnett JC. Charter on medical professionalism: putting the charter into practice [Letters: Comments and Responses]. *Ann Intern Med* 2003;138(10):853.
11. Haskell CM. Charter on medical professionalism: putting the charter into practice [Letters: Comments and Responses]. *Ann Intern Med* 2003;138(10):852.
12. ACS Task Force on Professionalism. *Code of professional conduct.* Chicago, IL: American College of Surgeons; 2004.
13. Lawrence W. Is our level of professionalism where it should be? *Bull Am Coll Surg* June 2004;21-25.

CAPÍTULO 85

Habilidades de Comunicação Médica – Uma Competência Essencial

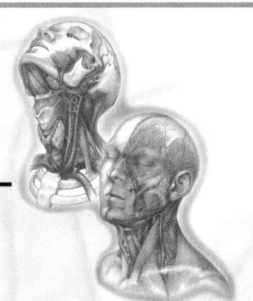

Byron J. Bailey

Nós vivemos em uma época que tem sido chamada "a era da comunicação". Comunicamos informação mais depressa, de modo mais completo, e mais amplamente do que jamais antes na história da civilização.

Os médicos e outros profissionais de saúde começaram a focalizar sua atenção na natureza crítica das habilidades de comunicação em todos os aspectos do seu trabalho. Este capítulo discutirá as habilidades de comunicação médica que são importantes para uma carreira médica bem-sucedida. Enfatizaremos (a) comunicação verbal no contexto clínico, (b) apresentação de uma palestra médica em uma audiência; e (c) escrita médica. Nossa finalidade é engajar você, o leitor, no nosso esforço para lhe trazer o melhor conhecimento atual neste campo e motivá-lo a melhorar sua comunicação verbal e sua escrita médica.

Recentemente, o Accreditation Council for Graduate Medical Education (ACGME), a organização que credencia treinamento em residência nos Estados Unidos, designou a habilidade de comunicação como uma das seis competências essenciais que devem ser demonstradas por todos os residentes treinados neste país.

POR QUE A COMUNICAÇÃO MÉDICO-PACIENTE É TÃO IMPORTANTE?

Pense retrospectivamente durante um minuto sobre suas próprias experiências de vida como paciente ou membro da família de um paciente com um problema médico sério. O que você consegue lembrar da sua interação pessoal com o médico acerca da qualidade da comunicação que esteve envolvida? Ela foi clara? Foi simpática? Foi-lhe dito tanto quanto você queria saber? Você se lembra de o médico ter sido um bom ouvinte? Talvez até se lembre de uma comunicação mais antiga com o seu médico que foi um fator na sua decisão de se tornar um médico.

Agora pense sobre um dos seus professores ou um colega que é um comunicador médico proeminente. O que lhe deu a impressão de eles se comunicarem bem? Você acha que eles nasceram com aquela habilidade ou a aprenderam? Habilidades verbais proeminentes dão-lhe a impressão de que a pessoa é também um médico eminente e competente?

Questões interessantes surgem em torno do tópico das habilidades de comunicação. Todavia, para muitos a questão é: "Por que despender um bocado de tempo e energia trabalhando para melhorar minhas habilidades de comunicação – o que eu tenho a ver com isso?

Essa é uma boa pergunta. Eis aqui o que eu encontrei na literatura científica recente: as cinco boas razões pelas quais a comunicação médico-paciente é importante:

1. *Satisfação do paciente:* estudos recentes mostraram que as habilidades de comunicação são o fator isolado mais importante na satisfação dos pacientes com o seu tratamento e que a satisfação dos pacientes com o tratamento constitui o determinante primordial nas decisões dos pacientes sobre qual médico eles escolherão. Esta é uma questão-chave na edificação de uma clínica bem-sucedida. Lembre-se de que foi relatado que um paciente satisfeito dirá, em média, a três outros pacientes como ficou satisfeito. Por outro lado, os pacientes que ficaram insatisfeitos com o seu encontro falarão, em média, a 19 outras pessoas sobre sua experiência desagradável.

2. Boas habilidades de comunicação são um fator para *melhores resultados globais* na assistência aos pacientes, enquanto habilidades precárias de comunicação têm uma influência negativa. Por exemplo, o estudo por Cegala (1) documenta o papel da comunicação melhorada com os pacientes levando a

uma maior adesão às recomendações do médico e aos planos terapêuticos.

3. Boas habilidades de comunicação aumentam a eficiência na clínica. Podemos enfrentar as exigências de uma clínica atarefada comunicando-nos clara e eficazmente, mesmo se tivermos menos tempo disponível para gastar com cada paciente. Em várias ocasiões, meus pacientes me disseram que estavam extremamente satisfeitos com o cuidado que tinham recebido de um certo famoso cirurgião cardíaco na nossa região que é conhecido por passar menos de um minuto com cada um dos seus pacientes quando faz suas visitas pós-operatórias. Descreveram como ele gastou tempo para explicar como a cirurgia tinha decorrido e como os deixou com a sensação de que eram os pacientes mais importantes de todos os que estava tratando. Este é um exemplo claro do domínio da arte da comunicação médico-paciente.

4. *Administração do risco:* boas habilidades de comunicação correlacionam-se com uma probabilidade diminuída de reclamações judiciais por imperícia. Recentemente, eu ouvi de uma mulher bem educada, profissional no nosso grupo de bridge descrever seu encontro com um médico em outro estado que a vira enquanto ela estava de férias. O médico diagnosticou a dor e o edema na sua panturrilha direita como infecção e a tratou com antibióticos. Vários dias mais tarde, quando ela não estava melhor, retornou à clínica e foi vista por um segundo médico, que diagnosticou tromboflebite e a internou para tratamento. Ela melhorou lentamente e depois de uma semana teve alta do hospital. Vários dias mais tarde, o primeiro médico (que errara o diagnóstico correto) telefonou para perguntar como estava passando e para expressar sua sincera simpatia por tudo que ela havia atravessado. A paciente ficou extremamente impressionada pelo telefonema e o tempo que o médico despendeu comunicando-se com ela. Expressou aos restantes de nós o quanto desejava que houvesse mais médicos atenciosos como ele.

5. *Sobrevivência profissional:* em algumas regiões geográficas, as organizações de tratamento gerenciado fazem, periodicamente, pesquisas entre os pacientes nos seus planos, coletam dados sobre satisfação dos pacientes com médicos individuais e colocam estes dados à disposição de outros pacientes e seus empregadores. Similarmente, escores de satisfação dos pacientes são incluídos como dados-chaves nas decisões das organizações de tratamento gerenciado a respeito de quais médicos incluir ou excluir das listas de especialistas.

HABILIDADES DE COMUNICAÇÃO PODEM SER ENSINADAS?

Comunicar-se bem é uma habilidade e um comportamento que pode ser ensinado e aprendido, do mesmo modo que qualquer outra habilidade. Há um interesse crescente nesta área, conforme refletido no currículo de muitas escolas médicas.

Antigamente se achava que obter a história da doença de um paciente era um exercício bastante simples. Os estudantes recebiam um formulário para seguir e instruções básicas por palestras a respeito dos fatos a serem obtidos. Entretanto, evidência foi reunida documentando que muitos estudantes tinham dificuldade com esta abordagem quando se moviam do foco centrado no paciente, que eles tinham aprendido nos anos pré-clínicos, para o foco centrado na doença (biomédico) que é praticado nos anos clínicos da escola de medicina e na residência (2). Em muitas escolas médicas hoje, os docentes estão melhorando a preparação dos estudantes para encontros clínicos por meio de programas que enfatizam a identificação pelo estudante de problemas na comunicação médico-paciente e trabalhando com os residentes e docentes para desenvolver soluções apropriadas. Esta conduta é mais bem-sucedida que as palestras, porque utiliza as teorias atuais do aprendizado do adulto com eficácia aumentada no contexto onde o "aprendiz" é mais autônomo e automotivado, em vez de responder a um conjunto de instruções dadas por um professor.

Exatamente como ensinar os estudantes e residentes os pontos mais refinados da comunicação, atraiu um bocado de atenção recentemente, porque as "melhores práticas" neste campo ainda estão sendo debatidas. Dois terços das faculdades de medicina atualmente ensinam habilidades de comunicação, mas o sucesso destes esforços permanece incerto, especialmente quando os estudantes médicos se movem para a residência e a prática clínica (3). Abordagens sofisticadas foram elaboradas para definir competências específicas de comunicação e planejar programas eficazes para mover os estudantes para essas competências. Um exemplo colaborativo excelente disto é o trabalho feito pela New York University School of Medicine, Case Western Reserve University School of Medicine, e a University of Massachusetts Medical School. O corpo docente destas três escolas desenvolveu o Macy Model de tarefas e habilidades que elas propõem como as melhores práticas para a relação de comunicação médico-paciente. Os detalhes do Macy Model estão mostrados na Figura 85.1.

Usando uma avaliação controlada, baseada no desempenho, do Macy Model em três escolas de medicina, os líderes desta iniciativa concluíram que é possível

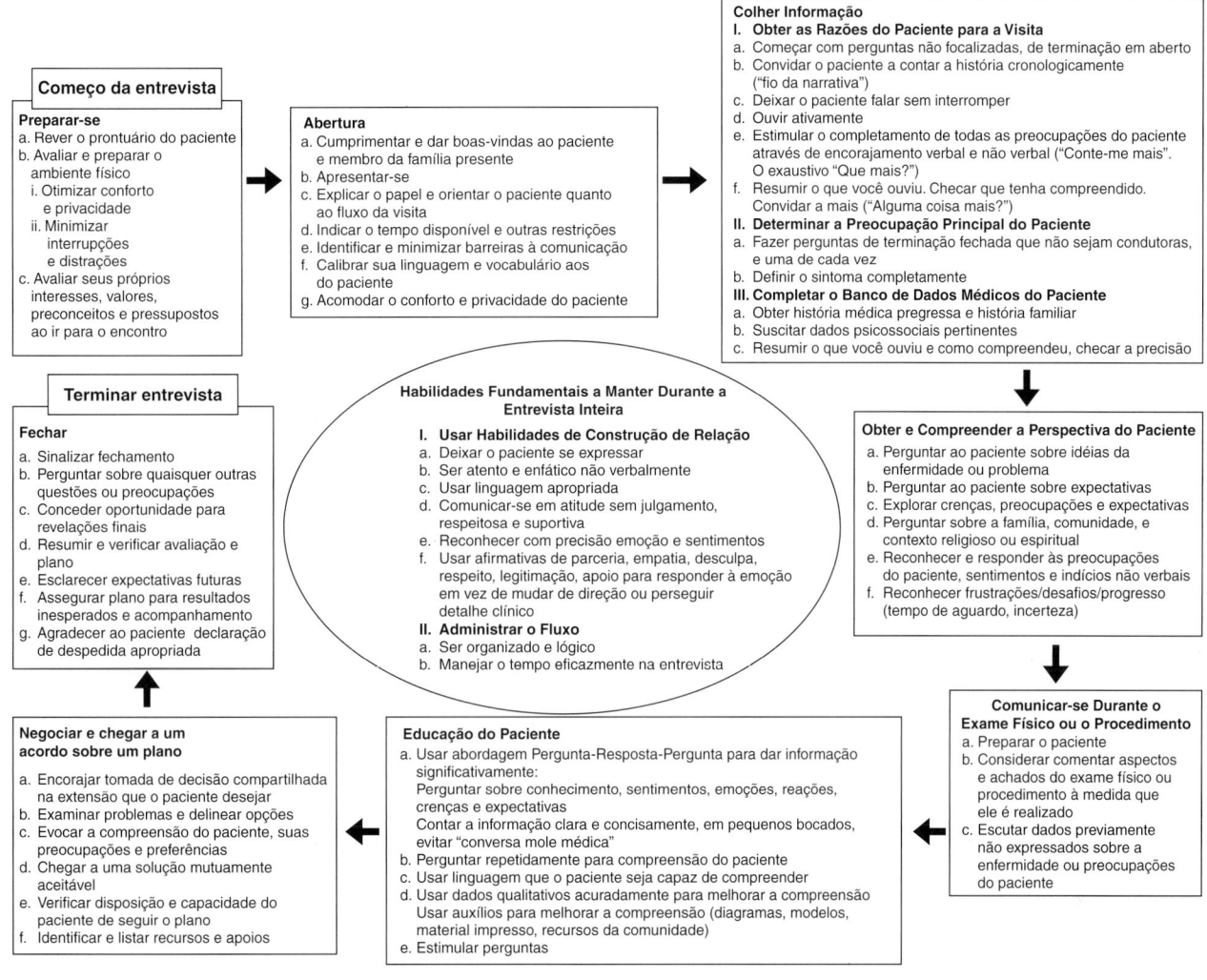

Figura 85.1
O Macy Model de tarefas e habilidades que define as melhores práticas para o encontro médico–paciente. (De Kalet A, Pugnaire MP, Cole-Kelly K et al. Teaching communication in clinical clerkships: models from the Macy Initiative in health communications. *Acad Med* 2004;79:511-520.)

ensinar habilidades de comunicação eficazmente. Os dados colhidos também sugerem que o modelo poderia ser adaptado para fortalecer também as habilidades de comunicação dos residentes.

Documentar comunicação competente dos residentes em vários contextos não é mais uma questão de escolha. O Accreditation Council for Graduate Medical Education (ACGME) estipula e obriga o cumprimento dos padrões de educação médica graduada nos Estados Unidos. O ACGME desenvolveu uma lista de seis competências que têm que ser atacadas e documentadas por cada residente em toda as especialidades. A fim de que um programa de treinamento seja acreditado, deve haver documentação de que os residentes recebem ensino de habilidades de comunicação e de que eles demonstraram "habilidades interpessoais e de comunicação que resultaram em troca eficaz de informação e junção com os pacientes, suas famílias e outros profissionais de saúde" (4).

O ACGME permite flexibilidade nos métodos de instrução e nas ferramentas usadas para avaliar a competência dos residentes em habilidades interpessoais e de comunicação. A organização incentiva ferramentas inovadoras de avaliação e mantém exemplos desses instrumentos na sua *web page* em www.acgme.org/outcome. As metodologias empregadas incluem o 360-Degree Evaluation Instrument, o Chart Stimulated Recall Oral Examination, o Global Rating of Live or Recorded *Performance*, e o Objective, Structured Clinical Examination (OSCE).

Entre as ferramentas mais promissoras disponíveis para avaliar a eficiência da comunicação está o 360-Degree Evaluation Instrument. É uma avaliação de graduação global que é composta por várias categorias de pessoas que tiveram a oportunidade de observar e interagir com um residente em vários contextos e avaliar o desempenho de habilidades específicas em uma variedade de situações. Os responsáveis por esta ferramenta podem incluir docentes, colegas residentes, pacientes e famílias de pacientes. O formulário inclui perguntas e respostas destinadas a avaliar como o residente se desempenha em áreas-chaves, incluindo:

1. Criar e sustentar uma relação terapêutica e ética com pacientes.
2. Habilidades de escutar eficazmente.
3. Evocar e separar informação.
4. Comunicação não-verbal eficaz.
5. Habilidades de escrever.
6. Trabalhar eficazmente com outros.

A importância de fortes habilidades eficazes de comunicação não pode ser exagerada. Comunicação é a única habilidade que fornece um meio para o médico mostrar que possui e usa eficazmente todas as outras competências-chaves tais como conhecimento médico, tratamento criterioso do paciente, prática baseada nos sistemas e profissionalismo (5).

SITUAÇÕES ESPECIAIS DE COMUNICAÇÃO MÉDICA

Imagine por um momento que você acabou de examinar um profissional jovem e muito bem-sucedido na sua comunidade que vem a você por causa da sua rouquidão aumentando progressivamente. Ele tem 35 anos de idade, é casado, tem 3 filhos, e fuma dois maços de cigarros por dia. À laringoscopia fibroscópica, você vê uma lesão exofítica comprometendo a prega vocal verdadeira esquerda pois não há movimento da prega vocal nesse lado.

Ainda que você não tenha um diagnóstico por biopsia de tecido, você está bastante seguro pela aparência da lesão de que você está lidando com câncer, e não é um carcinoma incipiente de prega vocal. *Treine a conversa* que você começaria nesse ponto enquanto remove o laringoscópio, volta-se para o paciente e comece a explicar a situação.

Dar a notícia a um paciente sobre o diagnóstico de câncer, ou mesmo "possível câncer", é uma comunicação muito tensa e emocional. Transmite uma mensagem de potencial doença prolongada, perda da capacidade de ganhar a vida, possível dor, provável incapacidade, e ameaça da morte. Aqui vão algumas normas para manter em mente enquanto você interage com este paciente ou qualquer outro paciente confrontando um diagnóstico médico sério:

1. Antes da conversa, assegurar-se de que o paciente traga um membro da família ao encontro. Este tipo de discussão deve sempre ser face a face e nunca ao telefone ou em um momento no qual você não esteja preparado para lidar com todas as demandas dessa situação.
2. Conceder tempo suficiente para que todas as perguntas do pacientes sejam respondidas. Estas discussões devem ser feitas antes de uma interrupção para o almoço ou ao fim do dia se você estiver no seu consultório. Elas podem demorar muito mais do que você planejava.
3. Sempre apresentar a mesma informação e dar os mesmos pensamentos a respeito do prognóstico ao paciente e à família do paciente.
4. Apresentar a verdade inteira, mas tudo de modo bem otimista.
5. Receio que eu tenha algumas notícias ruins para você" é uma maneira razoável de começar a discussão. Lembrar-se de que as pessoas variarão amplamente na sua resposta a um diagnóstico de câncer ou outra enfermidade importante. Enquanto você está falando sobre uma questão médica, eles estão pensando sobre (a) sua perda de controle sobre seu corpo e o fato de que este os traiu, (b) sua perda de identidade como pessoa sadia, e (c) sua perda de relacionamentos e papéis na sua vida até este ponto.
6. Ouvir cuidadosamente a resposta que os pacientes têm às notícias que você lhes está dando, e procurar entender exatamente o que as suas palavras significaram para eles.
7. Ouvir cuidadosamente seus comentários sobre suas crenças religiosas, uma vez que estas freqüentemente influenciarão discussões futuras.
8. Demonstrar empatia.
9. Não tirar a esperança do paciente.
10. Entender que o paciente pode não compreender grande parte do que você lhe disse, e pode não ouvir nada da conversa que se segue à palavra "câncer". Esta é uma palavra extremamente carregada, que tem a capacidade de emperrar todas as comunicações durante algum período de tempo depois que ela entra na conversa.

APRENDER A OUVIR – É IMPORTANTE!

Alguns doutores parecem acreditar que a arte da comunicação médica consiste em autotreinamento e prática para aprender a falar clara e profissionalmente de modo a que não possam ser mal compreendidos pelos seus pacientes. Embora seja um bom começo, é apenas metade da tarefa. É igualmente importante aprender a *escutar.*

Eis aqui um ponto-chave sobre deixar o paciente contar a você a história da sua doença de modo a você poder diagnosticar seu problema com precisão. Estudos mostraram que, em média, os médicos *interrompem* os pacientes que estão descrevendo sua queixa muito inicialmente na primeira entrevista. Nós todos somos pressionados pelo tempo, mas devemos deixar os pacientes dizerem o que é importante para eles, antes de começarmos a fazer perguntas.

Alguns outros pontos-chaves sobre escutar são os seguintes:

1. Todo paciente vem a você com uma agenda. Às vezes a agenda é curta e simples; às vezes é longa e enrolada. Para chegar ao coração dos problemas do paciente e estabelecer uma relação harmônica que é necessário para tratamento bem-sucedido, nós muitas vezes temos que gastar uma quantidade considerável de tempo perseguindo os itens da agenda dele. Escutar o que eles estão dizendo e escutar o que eles *não* estão dizendo, enquanto você toma uma história cuidadosa.
2. Lembrar que os pacientes raramente retornam aos médicos que não gastam tempo de ouvir o que eles têm para dizer.
3. Lembrar que você na realidade não sabe se o paciente está escutando o que você tem a dizer, a não ser que você escute as perguntas que ele está fazendo e os comentários que está externando.
4. Entrevistas em videoteipe mostram que os médicos interrompem seus pacientes e reorientam a comunicação para áreas que eles acham mais relevantes depois de uma média de 19 segundos de diálogo com o paciente. Os pacientes freqüentemente têm mais de um item na agenda, e é melhor deixá-los expressar sua agenda inteira antes de você desviar o fluxo de informação para outra direção.

SUPERANDO AS BARREIRAS À COMUNICAÇÃO ÓTIMA NA SUA CLÍNICA

Existem muitas barreiras importantes ao que nós poderíamos definir como comunicação médica ideal. Algumas destas barreiras existem dentro dos pacientes e suas famílias e as mais importantes são as seguintes:

1. Pacientes e suas famílias freqüentemente tendem a desviar a conversa para longe de tópicos difíceis ou emocionalmente carregados
2. Timidez, confusão e medo da morte ou da incapacidade
3. Às vezes os pacientes e suas famílias são simplesmente incapazes de aceitar más notícias.
4. Pacientes e suas famílias têm uma tendência a superestimar a probabilidade de cura em situações difíceis. Programas de televisão focalizando doutores-heróis tendem a enfatizar os resultados mais felizes.
5. Informação obtida da Internet e dos meios de comunicação podem freqüentemente confundir os pacientes e fazê-los ter dificuldade para ouvir sua mensagem.

Outras barreiras à comunicação médica ótima podem residir dentro de alguns de nós médicos por várias razões, como as seguintes:

1. Os médicos freqüentemente temem causar dor com as más notícias que têm a transmitir.
2. Alguns médicos não possuem boas habilidades de comunicação.
3. Alguns doutores vêem a morte como uma inimiga a ser derrotada. Quando a morte ou a incapacidade não podem ser evitadas, eles tomam isso pessoalmente e sentem como se tivessem falhado como médicos.
4. Alguns médicos tendem a prever uma resposta desagradável dos pacientes ou sua família, e a fim de evitar isto eles apresentam um quadro enganador da condição do paciente e prognóstico de recuperação completa.
5. Alguns médicos temem as conseqüências médicas legais das fortes reações negativas que os pacientes podem ter às más notícias. Ter que transmitir a probabilidade de um resultado negativo os faz sentirem-se impotentes e vulneráveis e resulta em comunicação que fica abaixo de franca.

ENTÃO VOCÊ VAI APRESENTAR UMA PALESTRA MÉDICA

A maioria dos médicos gosta de falar e tem muito boas habilidades de conversação. A maioria de nós se sai bastante bem discutindo um assunto de tratamento de paciente em um pequeno grupo de profissionais de saúde no hospital. Mas tudo muda quando nós pensamos em nos pronunciar diante de um grupo de 50 ou várias centenas de pessoas e apresentar uma palestra científica formal.

De fato, as pesquisas mostraram que o temor de fazer uma apresentação para uma grande audiência classifica-se mais alto na escala de ansiedade do que qualquer outro medo comum. Nós receamos ficar demasiado nervosos para falar bem, ou que cometeremos um erro e pareceremos ridículos.

Quer você esteja preparando uma apresentação de Sessão Principal, dando uma palestra para a equipe médica do hospital, ou apresentando um discurso na nossa Academy of Otolaryngology–Head and Neck Surgery, há algumas regras simples a serem seguidas que resultarão em uma experiência positiva para o orador e a audiência.

Primeiro, as GRANDES REGRAS:

1. Conheça sua audiência e saiba o que eles querem e necessitam.
2. Conheça o seu assunto.
3. Organize os seus pensamentos.
4. Fale clara e concisamente.
5. Use linguagem que seja natural e eficaz para conectar-se com a sua audiência.

Eu tenho constatado que é útil começar preparando um esboço do tópico que irei apresentar. Isto ajuda a definir um segmento limitado ou focalizado de um tópico maior, de modo que a audiência possa focalizar-se em uma quantidade manejável de informação.

O passo seguinte é pesquisar o assunto de modo muito completo. Isto suplementa o seu conhecimento e experiência com a mais atual informação científica importante na literatura.

Então, geralmente é necessário eliminar a informação que não é essencial ou é menos importante, de modo que a sua apresentação se enquadre no tempo alocado. A esta altura, é uma boa idéia identificar os seis a dez pontos que você quer enfatizar para sua apresentação. Estes tornam-se a mensagem principal, em torno da qual serão citados outros tópicos, porém nunca mudando o foco de atenção.

Aprendizado adulto é baseado em fornecer informação que o ouvinte percebe como tendo valor prático, usando repetição para dirigir-se aos pontos-chaves e apresentando-os de uma maneira clara, interessante e organizada. Bom material visual, inflexão vocal, entusiasmo, gestos, contato visual e ênfase no valor para a vida real da informação acrescentam valor à sua apresentação (6).

Steve Sabol, o criador do muito bem-sucedido National Football League Film Program, dizia: "Conte-me um fato e eu aprenderei, conte-me uma verdade e eu acreditarei, mas conte-me uma história e ela viverá no meu coração para sempre." Os palestrantes mais eficazes são aqueles que podem contar a história da sua mensagem e sua capacidade de o fazer, passa o seu conhecimento para nós. Nós lembramos o que eles dizem porque manejam a história até um tamanho desejável, disseram a respeito do que iriam falar, e a seguir contaram sua história e então o seu significado.

Invariavelmente, os mestres-professores conhecem o assunto, são entusiásticos sobre o tópico e passaram o seu conhecimento e entusiasmo para nós.

AGORA, VOCÊ VAI SER UM AUTOR

Quer você esteja na clínica particular quer em um contexto acadêmico, deverá aperfeiçoar suas habilidades de escrever. Isto é porque o campo da publicação médica oferece uma oportunidade enorme para compartilhar seu conhecimento e experiência únicos com os seus colegas. Os periódicos mais apreciados, com rigorosa revisão por colegas especialistas dos originais, são a fonte da melhor informação recente para tratar pacientes. Na academia a qualidade e número de publicações em bons periódicos são elementos-chaves para estabelecer sua reputação e avançar sua carreira. "Publique ou morra" é uma frase tão verdadeira hoje quanto há um século.

Os médicos na clínica privada ganham satisfação com publicações, que acrescenta brilho aos desafios e recompensas do tratamento dos pacientes. Como regra geral, há uma correlação estreita entre aqueles que dão palestras e escrevem bem, e a prática clínica bem-sucedida.

Com base na experiência ganha em 12 anos como editor dos *AMA Archives of Otolaryngology–Head and Neck Surgery* e 10 anos como editor de *The Laryngoscope*, posso afirmar com confiança que a publicação médica é um campo dinâmico de grande importância para aqueles que escrevem e aqueles que lêem a importante nova informação científica nas nossas revistas. Quero lhe oferecer alguma percepção das "melhores práticas" e ciladas ao preparar um original bem-sucedido. Primeiro você deve compreender três fatos importantes sobre o mundo da publicação médica.

- Número um: revistas médicas são publicadas como um risco comercial em quase todos os casos. Para terem sucesso, os periódicos devem obter renda gerando um produto que tem valor para os leitores a fim de conseguir assinantes. Nenhuma revista é suficientemente grande para publicar todos os bons originais que recebe, porque o custo do papel, impressão, correio e equipe têm que ser controlados. Assim, os autores competem baseados na qualidade e importância dos originais, pelo privilégio de serem publicados.
- Número dois: há padrões rigorosos, estabelecidos pela revista, a respeito da qualidade literária, validade do conteúdo e relevância científica. Os autores devem considerar cada uma destas áreas criteriosamente para que o seu trabalho seja aceito por um periódico principal.
- Número três: a competição é rigorosa. Como os editores recebem mais originais bons do que podem publicar, eles confiam em revisões pelos pares, por peritos no campo, para ajudá-los a selecionar trabalho que tenha valor para os leitores. Ao preparar o

seu original considere cada palavra na frase *"importante, nova, informação científica"* cuidadosamente, e se o seu relatório qualificar-se em todas as quatro contas, ele quase certamente será publicado.

Por outro lado, obedecer ao conselho acima evitará o constrangimento de uma revisão semelhante à recebida recentemente por um autor, a qual dizia: "Seu original proporciona informação nova e importante. Infelizmente, a parte que é nova não é importante e a parte que é importante não é nova."

A qualidade da revista vem diretamente do sistema de revisão por pares *(peer review)*. Os autores devem levar a sério os comentários dos revisores, uma vez que eles são a chave para melhorar seu manuscrito e movê-lo para publicação. Reveja a forma final do seu trabalho muito cuidadosamente você mesmo, e a seguir obtenha que seja revisto por um colega crítico antes de o enviar a um editor.

Passos Importantes ao Preparar um Original ("Manuscrito")

Toda publicação médica começa com um estudo de algum tipo. Assim, a Regra 1 é projetar adequadamente um estudo que testará uma hipótese ou responderá a uma pergunta importante. Você tem que dedicar tempo e esforço para planejar o estudo de tal maneira que quando começar a analisar os dados e tirar conclusões, elas resistam aos desafios do processo de revisão. Consulte um bioestatístico *antes* de começar, para ter certeza de que você está estudando um fenômeno com um resultado quantificável (p. ex., decibel de melhora da audição; porcentagem de pacientes de câncer sobrevivendo). Determine o tamanho do resultado da sua intervenção, e a partir disto, derive o número de indivíduos que deve estudar para gerar dados que sejam estatisticamente significantes. Inclua um grupo controle apropriado para lidar com o efeito de placebo e o acaso, e selecione cuidadosamente os testes estatísticos apropriados para analisar os seus dados. Não cometa o sério erro de aguardar até o estudo estar em progresso para fazer a consulta a um bioestatístico.

A Tabela 85.1 será útil quando você organizar o conteúdo do seu manuscrito.

Quem É um Autor (Quem Não É)

Você pensaria que após vários milhares de anos de escrita, todos poderiam concordar sobre o uso do termo "autor". Infelizmente, esse não parece ser o caso (7).

Para ser incluído na lista de autores, um indivíduo deve participar suficientemente na preparação do original para merecer reconhecimento e assumir responsabilidade por defender o seu conteúdo. Todos os autores devem ter sido importantes no conceito e projeto do estudo e na análise e interpretação dos dados. Os autores devem ter se envolvidos em escrever, revisar e dar forma final ao trabalho.

Exemplos de papéis que não se qualificam como autores são chefes de departamentos e supervisores de laboratórios que não satisfaçam os critérios acima. Aqueles que apenas forneceram recursos, colegas que proporcionaram aconselhamento, ou indivíduos pacientes podem merecer agradecimento, mas não satisfazem os padrões de autoria.

Passe uma Mensagem Clara

Transmitir informação biomédica complexa é uma tarefa desafiadora. Quão freqüentemente você leu um artigo de periódico e achou que o autor deixou perguntas importantes sem resposta?

Como autor, deve atacar as seguintes oito áreas-chaves com clareza a fim de satisfazer os padrões para publicações:

1. Qual é a *finalidade* do seu relatório?
2. Que *desenho de pesquisa* foi usado?

TABELA 85.1
MELHORES PRÁTICAS E ARMADILHAS NA ESCRITA MÉDICA

Melhores Práticas	Armadilhas
1. Explicar claramente as bases, importância, metodologia e conclusões do seu trabalho	1. Supor que os leitores têm o mesmo nível de conhecimento e interesse pelo tópico que você tem
2. Escrever o trabalho inteiro você mesmo em quase todos os casos	2. Permitir que colegas ou patrocinadores de corporações escrevam seções importantes
3. Ser objetivo na análise dos seus dados e na escrita do seu manuscrito	3. Ser levado longe com a importância do seu trabalho e exagerar o seu valor ou relatar com parcialidade suas conclusões
4. Publicar a mesma mensagem só uma vez, mesmo que você tenha acrescentado mais pacientes	4. Duplicar publicações com a mesma mensagem, especialmente com falta de citação do seu trabalho prévio
5. Publicar o estudo inteiro em um artigo, de tal modo que os leitores obtenham a história inteira de uma só vez	5. Fragmentar o mesmo estudo em múltiplos artigos (fatiar salame) para obter mais para o seu CV
6. Regras de autoria devem ser obedecidas cuidadosamente a fim de evitar abuso do termo "autor"	6. Acrescentar indivíduos com participação insuficiente no estudo ou na escrita do artigo à lista de autores

3. Em que *contexto* o estudo foi realizado?
4. Quais foram os *sujeitos*? Como foram escolhidos? Exclusões?
5. Exatamente qual foi a *intervenção*?
6. Como os resultados e *variáveis* foram medidos?
7. Que *observações* foram feitas?
8. Que *conclusões* os dados sustentam?

Os leitores conseguem rastrear o seu trabalho e mesmo repeti-lo, se você tiver respondido todas as oito perguntas no seu manuscrito.

Evite uso excessivo de palavras, não vagueie sem rumo sobre detalhes banais, não especule sobre conclusões não suportadas pelos seus achados, e não deixe preconceito (viés) penetrar no seu estudo ou seu escrito.

Seu Sumário (*Abstract*) É muito Importante

Gaste tempo para escrever um excelente sumário. Ele pode ser a seção mais importante do seu original, porque pode puxar um leitor atarefado para dentro do conteúdo inteiro do seu artigo quando ele for publicado. A maioria dos leitores não despende o tempo de ler cada artigo em uma revista, de modo que o sumário deve conter informação-chave que tenda a captar a atenção dos leitores.

Lembre-se, também, de que o *abstract* pode ser *tudo* que aparece nas muitas versões eletrônicas da sua publicação (p. ex., MEDLINE). Quando clínicos e pesquisadores realizam uma busca na literatura, eles freqüentemente esquadrinham um grande número de sumários, dos quais selecionam um número menor de artigos completos para rever. Quanto melhor o seu sumário, mais provável de ficar entre os que são *selecionados*.

A maioria dos periódicos hoje exige um *abstract* estruturado com seções específicas, tais como:

1. Objetivos/Hipótese
2. Desenho do Estudo
3. Métodos
4. Resultados
5. Conclusões

A Discussão Conta a Sua História

Depois do Sumário, a Discussão do seu trabalho é o mais provável elemento a ser lido pelos médicos atarefados. É o lugar onde você relata os seus achados e coloca em perspectiva a informação.

Quando começar a escrever a Discussão do seu manuscrito, é uma boa idéia ler muito cuidadosamente o que escreveu até esse ponto. Seu objetivo é responder às perguntas básicas que atacou no seu estudo. Não se deixe impedir em uma extensa revisão da literatura ou alongada explicação de dados que apareceram antes no manuscrito.

Esta é a sua oportunidade de resumir os achados-chaves do seu estudo no contexto da sua introdução e dentro do arcabouço da sua metodologia. A Discussão é onde você expõe seus mais fortes argumentos em favor da validade do seu trabalho e onde enfatiza por que os seus resultados são novos, diferentes, e importantes para o leitor. É aceitável especular e oferecer opiniões sobre a relevância e aplicação dos seus achados, mas você deve possuir dados adequados para suportar suas conclusões.

Evitar as seguintes armadilhas na Discussão:

1. Não deixe o seu entusiasmo distorcer a sua objetividade científica.
2. Não deixe sua retórica ir além dos seus dados. A "venda" excessiva das suas idéias pode enfraquecer o seu esforço global.
3. Relatar as limitações e fraquezas no seu estudo juntamente com as forças.
4. Não deixar passar despercebido qualquer conflito potencial não revelado de interesse que você ou um dos seus co-autores possa ter.

É útil ter uma lista de verificação mental clara e concisa quando você começa a organizar o primeiro rascunho do seu manuscrito. A Tabela 85.2 pode ser um guia útil.

Lucente (8) sumariou o tópico da comunicação médica com clareza e elegância quando escreveu:

Nossas comunicações ao mesmo tempo refletem o funcionamento das nossas mentes e influenciam nosso desempenho. Nossa capacidade de definir, explorar e resolver problemas clinicamente relevantes desenvolve-se à medida que as nossas habilidades de comunicação melhoram, particularmente à medida que nós desenvolvemos a capacidade de organizar os pensamentos precisamente e apresentá-los claramente. O médico que é treinado para organizar material para comunicação subseqüente funcionará mais eficientemente do que um cuja organização seja uma reflexão posterior. O médico que é capaz de usar a linguagem com precisão e economicamente muitas vezes funcionará mais eficazmente.

TABELA 85.2
ELEMENTOS DE UM TRABALHO ORIGINAL MÉDICO

Sumário (Abstract):	• *Estruturado:* Objetivos/Hipótese, Desenho do Estudo, Métodos, Resultados, Conclusões • Deve sustentar-se sozinho, conter sua mensagem-chave, e atrair leitores
Introdução/Objetivos:	• Descrever o problema, questão ou hipótese que você está atacando • Montar o cenário, provocar interesse • Convencer o leitor de que a questão está sem resposta e é importante
Métodos:	• Dizer ao leitor exatamente o que você fez • Claro, detalhado e compreensível • Leitor poderia repetir o seu trabalho
Resultados:	• Dizer o que você encontrou; usar tabelas • Nenhuma interpretação • Nenhuma discussão
Discussão:	• Ordenada, sistemática e judiciosa consideração de cada achado • Presente no contexto da Introdução • Discutir na estrutura dos métodos • Argumentar pela validade e importância • Esclarecer o que é novo e relevante
Conclusão:	• Enfatizar alguns pontos que você quer que o leitor lembre • Nenhuma informação nova aqui • Não é um sumário • Tenha certeza de que você apresentou dados que suportam suas conclusões

REFERÊNCIAS

1. Cegala DJ, Marinelli T, Post D. The effects of patient communication skills training on compliance. *Arch Fam Med* 2000;9(1):57-64.
2. Benbassat J, Baumal R. Teaching doctor-patient interviewing skills using an integrated learner and teacher-centered approach. *Am J Med Sci* 2003;322(6):349-357.
3. Kalet A, Pugnaire MP, Cole-Kelly K, *et al.* Teaching communication in clinical clerkships: models from the Macy Initiative in health communications. *Acad Med* 2004;79(6):511-520.
4. Program Requirements for Residency Education in Otolaryngology. Available online at; www.acgme.org. Accessed January 2006.
5. Raksha J, Ling FW, Jaeger J. Assessment of a 360-degree instrument to evaluate residents competency in interpersonal and communication skills. *Acad Med* 2004;79(5):458-463.
6. The Health Care Communication Group. Writing *speaking and communication skills for health professionals.* New Haven, CT: Yale: University Press; 2001.
7. Bailey BJ. What is an author? *Laryngoscope* 2000;110:1787-1788.
8. Lucente FE. *Preparing, presenting and evaluating medical communications. Continuing education program monograph series.* RochesterMN: American Academy of Otolaryngology–Head and NecSurgery Foundation; 1982.

Índice Remissivo

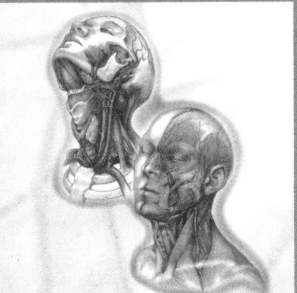

Os números em *itálico* referem-se a Figuras ou Tabelas.

A

AAAs (Aparelho Assistivos de Audição), 1211
AAIs (Aparelhos de Audição Implantáveis)
　sistema *direct*, 1193
　vibrant soundbridge, 1192
Ablação
　do seio frontal, 594
Abrasão
　corneana, *146*
Abrikossof
　tumor de, 1281
Abscesso(s)
　cerebral, 131
　epidural, 730
　intracerebral, 731
　orbitário, 725
　septal, 541
　　técnica, 541
　subdural, 730
　subperióstico, 725
　tratamento, 71
　　estratégias de, 71
Aceleração
　harmônica, 802
　　sinusoidal, 802
Acido
　triiodobenzóico, 1146
　　derivados do, 1146
Ackerman
　tumor de, 1281
ACORT (Audiometria Operante de Reforço Tangível), 823
ACP (Ângulo Cerebelopontino)
　doença, 872
　　leptomeníngea, 872
　lesões do, 868
　　congênitas, 870
　　neoplasmas, 869
　neoplasmas do, 910
　　lipoma, 914
　　meningioma, 912
　　schwannoma, 910
　tumor do, 841, 1115-1138
　　anatomia, 1115
　　complicações, *1133*
　　diagnóstico, *1122*
　　diversos, 1137
　　emergências, *1133*
　　　após remoção dos, *1133*

　　remoção de, 841
　　schwannomas vestibulares, 1117
　　tratamento, *1123*
　　vasculares, 1137
Acromegalia
　na SAOS, 462
ACS (Artéria Cerebelar Superior)
　infarto da, 127
ACTH (Hormônio Adrenocorticotrópico), 170
Actinomicose, 204, 434, 604
Acuidade
　sensorial
　　nível de, *ver* NAS
　visual, 135, 805, 948
　　dinâmica, 805
　　redução da, 948
Acústico
　neuroma do, 129
Adenoma
　da hipófise, 130
　da orelha média, *858*
　pleomórfico, 337, 341
　　nas glândulas, 337
　　　salivares, 337
　　variações malignas do, 341
Adesivo(s)
　teciduais, 227
　　na manipulação, 227
　　da cura das feridas, 227
ADH (Hormônio Antidiurético), 170
Adjuvante(s)
　cirúrgicos, 89
　　cirurgia endoscópica, 89
　　do pescoço, 89
　　endoscopia, 89
　　em otologia, 89
Adrenocorticotrópico
　hormônio, *ver* ACTH
Adulto(s)
　avaliação audiológica em, 822
　　diagnóstica, 822
　　indicações para, 822
AEP (Artéria Esfenopalatina)
　ligadura da, 741
　　endoscópica, 741

AFF (Aspiração com Agulha Fina)
　em massas, 361
　　das grandes glândulas, 361
　　salivares, 361
Agente(s)
　anestésicos, 153, *154*, 156, *157*, 158, *159*
　　intravenosos, 158, *159*
　　locais, 153, *154*
　　por inalação, 156, *157*
　antimicrobianos, 63
　　aminoglicosídeos, 69
　　antibióticos β-lactâmicos, 65
　　cefalosporinas, 64
　　cetolídeos, 65
　　clindamicina, 65
　　cloranfenicol, 66
　　estreptogriminas, 69
　　fluoroquinolonas, 66
　　macrolídeos, 65
　　metronidazol, 68
　　oxazolidinonas, 69
　　penicilinas, 63
　　rifampicina, 69
　　sulfas, 69
　　tetraciclinas, 66
　　vancomicina, 66
　auxiliares, 160
　　agonistas, 160
　　　dos narcóticos, 160
　　antagonistas, 160, 161
　　　bloqueadores
　　　　neuromusculares, 161
　　　dos narcóticos, 160
　　bloqueadores, 161
　　　neuromusculares, 161
　　sedativos, 160
　　　intravenosos, 160
　antiinflamatórios, 1146
　antivirais, 1146
　reológicos, 1148
Agonista(s)
　dos narcóticos, 160
AICA (Artéria Cerebelar Anterior Inferior)
　infarto da, 126
AIDS (síndrome da Imunodeficiência Adquirida)
　estomatite e, 405
　manifestações da, 287-299
　　classificação da, 290

　　epidemiologia, 287
　　evolução clínica da, 290
　　　cavidade oral, 295
　　　dermatológicas, 291
　　　faringe, 295
　　　laringe, 295
　　　manifestações clínicas, 291
　　　nariz, 294
　　　otológicas, 293
　　　pescoço, 296
　　　prevenção, 297
　　　riscos ocupacionais, 297
　　　seios paranasais, 294
　　fundamentos históricos, 287
　　HIV, 288, 289
　　　alvos terapêuticos no, 289
　　　classificação do, 290
　　　evolução clínica do, 290
　　　virologia do, 288
Albright
　síndrome de, 1281
Alergia, 497-745
　na otorrinolaringologia, 61
　　molecular, 61
　anatomia, 519-530
　　nasossinusal, 519-530
　avaliação, 519-530
　　nasossinusal, 519-530
　cirurgia sinusal, 583-594, 707-722
　　complicações da, 707-722
　　vias de acesso em, 583-594
　　　externas, 583-594
　componente da, 558
　　neural, 558
　CSE, 687-704
　desenvolvimento de, 554
　　resposta, 555, 557
　　　inicial, 555
　　　tardia, 557
　diagnóstico, 565
　disfunção, 499-516
　　olfatória, 499-516
　doenças, 597-611
　　auto-imunes, 597-611
　　　do nariz, 597-611
　　　dos seios, 597-611
　　granulomatosas, 597-611
　　　do nariz, 597-611
　　　dos seios, 597-611

epistaxe, 735-744
função, 499-516, 519-530
  nasossinusal, 519-530
  olfatória, 499-516
imageamento sinusal, 655-673
imunologia, 551-566
PN, 613-624
rinite, 569-581
  alérgica, 569-581
  não-alérgica, 569-581
rinossinusite, 613-624, 627-638, 641-653, 723-734
  complicações da, 723-734
  fúngica, 641-653
  hipertrófica, 613-624
    crônica, 613-624
  não-polipóide, 627-638
    classificação, 627-638
    diagnóstico, 627-638
    tratamento, 627-638
terapia, 565
tratamento cirúrgico, 533-548
  de atresia das coanas, 533-548
  de colapso da válvula nasal, 533-548
  de deformidade septal, 533-548
  de hipertrofia das conchas, 533-548
tratamento endoscópico, 675-685
  dos neoplasmas, 675-685
    de nariz, 675-685
    de seios paranasais, 675-685
Alexander
  síndrome de, 1281
Alport
  síndrome de, 1281
Ambliopia
  detecção, 147
  tratamento, 148
Amiloidose, 210, *212*
Aminoglicosídeo(s), 69
AMM (Avanço Maxilomandibular)
  osteotomia e, 473
Análise
  molecular, *54*
    direta, *54*
      métodos usados em, *54*
Anatomia
  cirúrgica, 3-17
    de cabeça, 3-17
      a face, 9
      estruturas orais, 9
      fossas cranianas, 3
      nariz, 7
      o crânio, 3
      olho, 4
      órbita, 4
      orelha, 7
      pálpebra, 4
      seios paranasais, 7
    de pescoço, 3-17
      faringe, 11
      laringe, 11
      porção do, 15
        inferior, 15
        lateral, 15

suprimento, 16
  arterial, 16
  venoso, 16
triângulos cervicais, 15
vasos linfáticos, 16
vísceras, 17
Anestesia
  emergências, *164*
  e monitoramento, 839
    do nervo facial, 839
  geral, 156
    agentes anestésicos, 156
      intravenosos, 158
      por inalação, 156
  local, 153
    agentes anestésicos, 153
    bloqueios nervosos, 155
  monitoramento da, 163
    aparelho de anestesia, 163
    de oxigenação, 164
    de ventilação, 164
Anestesiologia, 153-167
  agentes auxiliares, 160
    agonistas, 160
      dos narcóticos, 160
    antagonistas, 160, 161
      bloqueadores neuromusculares, 161
      dos narcóticos, 160
    bloqueadores, 161
      neuromusculares, 161
    sedativos, 160
      intravenosos, 160
  anestesia, 153, 156, 163
    emergências, *164*
    geral, 156
      agentes anestésicos, 156
        intravenosos, 158
        por inalação, 156
    local, 153
      agentes anestésicos, 153
      bloqueios nervosos, 155
    monitoramento da, 163
      aparelho de anestesia, 163
      de oxigenação, 164
      de ventilação, 164
  considerações anestésicas, 166
  para procedimentos endoscópicos, 166
  via aérea, 165
    manejo da, 165
    avaliação, 165
    controle, 166
Angina
  de Ludwig, 425, 1285
Angiogênese, 108
Angiografia
  das glândulas, 329
    salivares, 329
Angiomatose
  bacilar, 200
Ângulo
  cerebelopontino, *ver ACP*
Anomalia(s)
  cromossômicas, 50
Anormalidade(s)
  do crescimento facial, 721
  do desenvolvimento sinusal, 721
  congênitas, 147
    em oftalmologia, 147

das pálpebras, 141
endócrinas, 238
  diabetes melito, 238
  distúrbios, 239
    da tireóide, 239
    das paratireóides, 239
  glicocorticóides, 241
    supra-renais, 241
  hipófise, 241
hematológicas, 234
  das plaquetas, 235
  diagnóstico, 238
  distúrbios da hemostasia, 236
  dos eritrócitos, 235
  EP, 238
  hemocomponentes, 234
  medidas preventivas, 237
  sangramento, 237
    intra-operatório, 237
    pós-operatório, 237
  transfusão, 234
  tratamento, 238
visuais, 138
  visão diminuída, 138, 139
    fisiologicamente, 138
    patologicamente, 139
Anosmia
  causas de, 504
    comuns, 504
Ansiedade, 1245
Antagonista(s)
  bloqueadores, 161
    neuromusculares, 161
  dos narcóticos, 160
Antibiótico(s)
  β-lactâmicos, 65
  ototópicos, 1109
    ototoxicidade dos, 1109
  tratamento com, 945
    complicações do, 945
Anticorpo(s)
  monoclonais, *60*
Antidepressivo(s)
  na cessação, 304
  do fumo, 304
Antidiurético
  hormônio, *ver ADH*
Antrostomia
  meatal, 710
    inferior, 710
      complicações da, 710
    media, 710
AOC (Audiometria de Observação Comportamental), 823
Aparelho(s)
  assistivos, 260
  de anestesia, 163
  lacrimal, *5*
    e sistema de drenagem, *5*
  de amplificação sonora, 1199-1214
    AAAs, 1211
    acessórios, *1213*
    bilateral, 1209
    características dos, 1206
      eletroacústicas, 1206
    elegibilidade do, 1207
    estilos de, 1203
    função do, 1200
    monoaural, 1209

    orientação, 1211
    seleção dos, 1209
    tipos de, 1203
      desvantagens, *1204*
      vantagens, *1204*
    validação, 1211
    verificação, 1210
  de audição, 115
    assistivos, *ver AAAs*
    implantáveis, *ver AAIs*
Apert
  síndrome de, 1281
Ápice
  petroso, 855, 991-1010
    cirurgia do, 991-1010
      complicações, 1007
        retardadas, 1010
      endoscopia, 1002
      história, 991
      petrosectomias, 1004
      shunt endolinfático, 1002
      técnica cirúrgica, 991
    doenças do, 855
      infecciosas, 855
      inflamatórias, 855
  orbitário, 132
    síndrome do, 132
Aplasia
  de Michel, *859*, 1286
Apnéia
  obstrutiva do sono
    síndrome de, *ver SAOS*
Aqueduto
  vestibular, *860,861*
    com displasia modiolar, *860*
AR (Artrite Reumatóide), 187
  diagnóstico, *188*
  manifestações, 188, 1066
    na cabeça, 188
    no pescoço, 188
  tratamento, 188
  manifestações otológicas do
Área
  de Kiesselbach, 1285
  de Little, 1285
Arnold
  nervo de, 1281
Arranhão
  de animal, 348
  doença de, 348
Arranjo(s)
  de genes, 109
Artéria
  cerebelar, 126
    anterior inferior, *ver AICA*
    inferior posterior, 126
      infarto da, 126
    superior, *ver ACS*
  esfenopalatina, *ver AEP*
  espinhal, 126
    anterior, 126
      infarto da, 126
  etmoidal, 741
    anterior, 741
      ligadura da, 741
  maxilar, 743
    embolização da, 743
      para epistaxe posterior, 743
    ligadura da, 743
      transantral, 743

vertebral, 127
  infarto da, 127
Arteriosclerose
  e olho, 149, *150*
    emergências em, *150*
Arterite
  de células gigantes, 194, *195*, 280
    cefaléia por, 280
Articulação
  temporomandibular, *ver ATM*
Artrite
  reumatóide, *ver AR*
ARV (Audiometria de Reforço Visual), 823
Ascher
  síndrome de, 1281
Asma, 616
Aspergilose, 608
Aspiração
  com agulha fina, *ver AAF*
Ataque(s)
  de pânico, 1245
Ataxia
  do idoso, 261
  familial, 1253
    síndrome de, 1253
Atenuação
  interaural, 823
ATM (Articulação Temporomandibular)
  cirurgia da, 439-451
    pós-operatório, 448
      tratamento, 448
    técnicas, 444
  disfunção da, 439-451
    diagnóstico por imagem, 443
  doenças da, 440
  fisiologia, 439
Atresia
  aural congênita, 917-931
    achados cirúrgicos, 927
      nervo facial, 928
      ossículos, 927
    avaliação do paciente, 919
    classificação, 918
      grande malformação, 918
      pequena malformação, 919
    complicações, 929
      estenose do canal, 929
      implante auditivo, 930
        ancorado no osso, 930
      infecção crônica, 930
      lesão, 929
        do nervo facial, 929
        labiríntica, 929
      perda auditiva de condução, 930
    embriologia, 917
    mastóide, 917
    meato acústico externo, 917
    nervo facial, 918
    orelha média, 917
    exame físico, 919
      avaliação audiométrica, 919
      TC, 920
    resultados da audição, 928
    sistema de graduação para, *923*
      de Jahrsdoerfer, *923*
      técnica cirúrgica, 923

da orelha média, 924
  enxerto, 926
    de membrana timpânica, 926
    de pele, 926
  exposição da cadeia ossicular, 924
  incisão, 923
  meatoplastia, 926
  perfuração do canal, 923
  tratamento pós-operatório, 927
  tratamento, 920
    cirúrgico, 920
    clínico, 920
auricular, 843
  congênita, 843
bilateral, 920
  tratamento, 920
    cirúrgico, 920
    clínico, 920
das coanas, 525, 533-548
  tratamento cirúrgico de, 533-548
    diagnóstico diferencial, 534
    exame físico, 534
    história, 534
    investigações, 535
do CAE, *852*
reparação de, *843*
  lesão iatrogênica na, *843*
  ocasiões prováveis para, *843*
unilateral, 920
  tratamento, 920
    cirúrgico, 920
    clínico, 920
Audição
  anatomia da, 763-784
    cóclea, 767
    orelha, 763
      externa, 763
      média, 764
  auxílios à, 260
  fisiologia da, 763-784
    do oitavo nervo, 773
    propriedades da orelha, 776
    não lineares, 776
    SNC, 778
      auditivo, 778
  geriátrica, 260
  nível de
    decibéis de, *ver dBNA*
  resultados da, 928
Audiologista, 823
Audiometria
  condicionada operante de reforço tangível, *ver ACORT*
  de observação comportamental, *ver AOC*
  de reforço visual, *ver ARV*
  total, 809
  vocal, 813
Auto-rotação
  vestibular, 803
  teste de, 803
Avaliação
  audiométrica, 919
Avanço
  maxilomandibular, *ver AMM*

Avellis
  síndrome de, 1281

B

Babinski-Nageotte
  síndrome de, 128, 1281
Bacteriologia
  abordagem da, 941
  sistemática, 941
Baelz
  síndrome de, 1282
Balanço
  de intensidade binaural alternado, *ver BIBA*
Bárány
  síndrome de, 1282
Barre-Lieou
  síndrome de, 1282
Barrett
  esofagite de, 1282
Bartholin
  doença de, 1282
Basófilo(s), 560
Battle
  sinal de, 1282
Behçet
  doença de, 195
  síndrome de, 1282
Békésy
  intensidade confortável de, *ver ICB*
Bell
  paralisia de, *867*, 1049
BERA (*Brainstem Evoked Response Audiometry*/Resposta Auditiva do Tronco Cerebral), 815, 823, 828
Besnier-Boeck-Schaumann
  síndrome de, 1282
Bezold
  abscesso de, 1282
BFS (Bola Fúngica Sinusal)
  apresentação clínica, 647
  patologia, 648
  radiologia, 648
  tratamento, 648
BIBA (Balanço de Intensidade Binaural Alternado), 823
Biopsia(s)
  de linfonodo sentinela, 111
  no câncer, 111
    de cabeça, 111
    de pescoço, 111
  orientação para, 75
  por imagem, 75
  olfatórias, 514
Blastomicose, 206, 606
Blefarite, 141
Bloqueador(es)
  neuromusculares, 161
    agentes, 161
    antagonistas, 161
    drogas, *162*
Bloqueio(s)
  nervosos, 155
Boca
  transtorno de, 282
    cefaléia por, 282
Boerhaave
  síndrome de, 1282

Bogorad
  síndrome de, 1282
Bohn
  nódulos de, 1286
Bola
  fúngica sinusal, *ver BFS*
Bolsa
  de Luschka, 1285
  de Rathke, 1287
Bondy
  mastectomia radical de, 1001
    modificada, 1001
Bonnet
  síndrome de, 1282
Bourneville-Pringle
  síndrome de, 1282
Bowen
  doença de, 1282
Brissaud-Marie
  síndrome de, 1282
Broncoscopia
  virtual, 88
Brown
  sinal de, 1282
  síndrome de, 1282
Brucelose, 201
Brunner
  absccsso dc, 1282
Bulbo
  olfatório, 502
Bupropiona, 304
Burckhardt
  de dermatite, 1282
Burton
  linha de, 1282

C

CA (Condução Aérea), 823
Cabeça
  anatomia cirúrgica de. 3-17
    a face, 9
      glândula parótida, 9
      músculos faciais, 9
      nervo facial, 9
      ossos faciais, 9
      estruturas orais, 9
        glândula submandibular, 10
        língua, 10
        mandíbula, 10
        maxila, 9
        osso hióide, 10
        palato, 10
    fossas cranianas, 3
    nariz, 7
      cavidade nasal, 7
      externo, 7
    o crânio, 3
      calvária, 3
      couro cabeludo, 3
    olho, 4, 6
    órbita, 4, 6
    orelha, 7
    pálpebra, 4
      sistema lacrimal, 5
      suprimento sanguíneo, 4
      tarso, 4
    seios paranasais, 7
      esfenoidal, 8
      etmoidais, 7
      maxilar, 8

câncer de, 111
  biopsia no, 111
    de linfonodo sentinela, 111
  células escamosas de, *110*
    carcinomas malignos de, *110*
      produtos genéticos seletivos, *110*
  dor na, 269
    anatomia da, 269
    patologia da, 269
    manifestações na, 185
      da AR, 188
      da dermatomiosite, 191
      da doença, 191, 192
        mista do tecido conjuntivo, 192
        muscular inflamatória, 191
      da esclerodermia, 190
      da esclerose, 190
        sistêmica, 190
      da policondrite, 192
        recidivante, 192
      da polimiosite, 191
      da SS, 189
      do LES, 185
    radiologia de, 95
      por região, 95
        osso temporal, 95
        seios paranasais, 98
    trauma de, 279
      cefaléia por, 279
Cadeia
  ossicular, 924, 1013-1022
    exposição da, 924
    reconstrução da, 1013-1022
      avaliação pré-operatória, 1013
      conduta intra-operatória, 1014
      considerações técnicas, 1014
      perfuração central, 1015
      tratamento pós-operatório, 1014
Cadeira
  rotatória, 802
CAE (Canal Auditivo Externo), 851
  anomalias congênitas do, 851
  atresia do, *852*
  estenose do, 972
  neoplasmas, 852
    benignos, 852
      colesteatoma, 852
      exostoses, 852
      keratosis obturans, 852
      osteomas, 852
    malignos, 853
      doenças, 854
        infecciosas, 854
        inflamatórias, 854
CAI (Canal Auditivo Interno)
  doenças, 872
    leptomeníngea, 872
  lesões do, 868
    congênitas, 870
    neoplasmas, 869
  lipoma do, *872*
Cálcio
  homeostasia do, *174*
  metabolismo do, 174

Caldwell-Luc
  procedimento de, 712
    complicações no, 712
Calórico(s)
  testes, 800
    bitérmicos, 800
Calvária, 3
Câmera
  digital, 83
    aplicações de, 83
Campo(s)
  visuais, 948
    redução dos, 948
Canal(ais)
  auditivo
    externo, *ver CAE*
    interno, *ver CAI*
  da orelha, 851
    externa, 851
      anomalias congênitas do, 851
  estenose do, 929
  perfuração do, 923
  semicirculares, *ver CSC*
  superior, 1266
    deiscência do, 1266
    síndrome de, 1266
Câncer
  de cabeça, 111
    biopsia no, 111
    do linfonodo sentinela, 111
  de pescoço, 111
    biopsia no, 111
    do linfonodo sentinela, 111
  efeito do, 381
    no paladar, 381
  metastático, 149
  olho e, 149
  terapias para, 381
    efeito das, 381
    no paladar, 381
Candida
  infecções por, 416
  faringite por, 416
Candidíase
  apresentação clínica, 401
  etiologia, 401
  histopatologia, 403
  tratamento, 403
Cannon
  nevo de, 1282
Capsaicina
  no tratamento, 381
    da dor oral, 381
Cápsula
  ótica, 757
    desenvolvimento da, 757
Carbunculose
  otite externa e, 887
Carcinoma(s)
  cístico, 341
    adenóide, 341
  cutâneo, 899
  de células escamosas, 265, 341, 854
    metástase, 341
  malignos, 110
    produtos genéticos seletivos em, *110*
  de células escamosas, *110*

de cabeça, *110*
de pescoço, *110*
metastático, *149*
  lesão orbitária por, *149*
mucoepidermóide, 338
Carhart
  incisura de, 1283
Carótida
  ruptura de, 947
Cartilagem
  de Meckel, 1285
  de Santorini, 1287
  de Wreisberg, 1289
  duplo bloco de, *ver DBC*
CAT (Cefaléia Autonômica Trigeminal)
  com CS, 276
Cavidade
  da orelha, 752
    média, 752
      desenvolvimento defeituoso do, 753
  intracraniana, *4*
  nasal, *7*
  oral, 295
    manifestações na, 295
      da AIDS, 295
Cavo
  de Meckel, 1285
Caxumba, 345
  infecções pela, 1086
  labirintite de, *1087*
  manifestações otológicas da, 1060
Cefaléia, 269-284, 947
  autonômica trigeminal, *ver CAT*
  diagnóstico da, 271
    causa séria da, *271*
    características clínicas de, *271*
    pacientes com, *271*
    história em, *271*
  de Sluder, 1288
  e hematomas, 279
  em salvas, *ver CS*
  em trovoada, 280
  epidemiologia, 269
  exames da, 271
  pós-operatória, 279
  primárias, 271
    diária crônica, 274
    enxaqueca, 271
      com aura, 272
      sem aura, 272
    sinusal, 273
    tratamento da, 273, 275
    hemicrania paroxística, 277
    neuralgiforme unilateral de curta duração, 277
    ataque de curta duração, 277
    com congestão conjuntival, 277
    com lacrimejamento, 277
    outras, 278
    sinusal, 273
    tensional, 276
  secundárias, 279
    por baixa pressão, 281
      do líquido cerebrospinal, 281

por distúrbio, 280
  intracranianos
    não-vasculares, 281
    vascular, 280
      cervical, 280
      craniano, 280
  por transtorno, 282
    de boca, 282
    de crânio, 282
    de dentes, 282
    de nariz, 282
    de olhos, 282
    de orelhas, 282
    de outras estruturas, 282
      cranianas, 282
      faciais, 282
    de pescoço, 282
    de seios, 282
  por trauma, 279
    de cabeça, 279
    de pescoço, 279
Cefalometria(s), 460
Cefalosporina(s), 64
Cegueira, 714
Célula(s)
  ciliadas, *770, 789, 794*
    internas, *770*
      estrutura das, *770*
      inervação das, *770*
      polarização das, *794*
      sensibilidade da, *789*
      direcional, *789*
  de Langerhans
    histiocitose de, *ver HCL*
  do sistema imune, 559
    basófilos, 560
    dendríticas, 562
    eosinófilos, 559
    imunoglobulinas, 563
    linfócitos, 560
      B, 562
      T, 560
    monócitos, 560
    neutrófilos, 559
  escamosas, *110*, 265, 341
    carcinoma de, 265, 341
      metástase, 341
      de cabeça, *110*
      carcinomas malignos de, *110*
      produtos genéticos seletivos em, *110*
Celulite
  orbitária, 132, 725
  pré-septal, 723
Ceratite, 142
Cessação
  do fumo, 304
    atividades de, 308
    após diagnóstico de câncer, 308
    farmacoterapia na, 304
      antidepressivos, 304
      bupropiona, 304
      clonidina, 308
      mecamilamina, 308
      TRN, 304
    programas de, 308
    recursos de, 309
Cestan-Chenais
  síndrome de, 1283

Cetolídeo(s), 65
Chédiak-Higashim
  síndrome de, 1283
Choque
  tóxico, 721
Churg-Strauss
  síndrome de, ver SCS
Chvostek
  sinal de, 1283
Cicatriz(es)
  hipertróficas, 230
    na cura das feridas, 230
Cicatrização
  de feridas, 215-231
    dinâmica da, 215-231
      circunstâncias especiais, 228
      citocinas na, 222, *223*
      cura da, 220
      EGF, 223
      fatores que impedem a, 225
      FGF, 224
      futuro da, 231
      GH, 224
      manipulação da, 226
      metabolismo do colágeno, 220
      PDGF, 224
      processo normal de cura, 215
      TGF, 222
Ciência
  básica, 1-311
    AIDS, 287-299
      manifestações da, 287-299
    anatomia cirúrgica, 3-17
      de cabeça, 3-17
      de pescoço, 3-17
    anestesiologia, 153-167
    cefaléia, 269-284
    cicatrização de feridas, 215-231
      dinâmica da, 215-231
    compreensão dos dados, 19-35
    cuidados perioperatórios, 233-254
    doenças, 185-213
      degenerativas, 185-213
      do tecido conjuntivo, 185-213
      idiopáticas, 185-213
    dor facial, 268-284
    endocrinologia, 169-183
    evidência, 37-45
      medicina baseada em, 37-45
    imagem, 93-106
      diagnóstico por, 93-106
    infecções, 63-72
    interpretação da leitura, 19-35
    introdução à genética, 47-58
      otorrinolaringológica, 47-58
    microbiologia, 63-72
    neurologia, 115-133
    oftalmologia, 135-151
    otorrinolaringologia, 59-61, 73-90, 257-267
      geriátrica, 257-267

      molecular, 59-61
      tecnologia de imagem em, 73-90
    parar de fumar, 301-310
      guia de como fazer, 301-310
      recursos para os clínicos, 301-310
    patologia diagnóstica, 107-112
      tendências em, 107-112
    resultados, 37-45
    terapia antibiótica, 63-72
Circuito(s)
  vestibulares, 1245
  conjunto dos, 1245
Cirurgia
  cobertura na, *239*
    com insulina, *239*
  complicações da, 945
    embolia gasosa, 945
    êmbolos pulmonares, 945
    hérnia cerebral, 945
    perda sanguínea, 945
      excessiva, 945
  da ATM, 439-451
    pós-operatório, 448
      tratamento, 448
    técnicas, 444
  da mastóide, 842, 991-1010
    complicações, 1007
      disgeusia, 1009
      embolia de ar, 1009
      encefalocele, 1009
      infecção, 1008
      lesão, 1007, 1008
        de nervo facial, 1007
        vestibular, 1008
      perda auditiva, 1008
      retardadas, 1010
      sangramento, 1009
      vazamento de LCE, 1009
    endoscopia, 1002
    história, 991
    meatoplastia, 1001
    obliteração da, 1001
    revisão de, 842
    shunt endolinfático, 1002
    técnica cirúrgica, 991
      mastoidectomia, 991
  da parótida, 361
    AAF, 361
    em massas das, 361
    avaliação pré-operatória, 361
    dissecção do nervo, 362
    malignidades cutâneas, 365
    nervo facial, 363
      monitoramento intra-operatório, 363
    tumores mistos, 363
      benignos, 363
  de implante, 435
    complicações de, 435
  de orelha, 842, 924
    crônica, 842
    média, 924
  de OS, *1031*
    complicações, *1031*
  de schwannomas, 1123, 1128, 1130
    via de acesso, 1123, 1128, 1130
      da fossa média, 1128

      retrossigmóidea--suboccipital, 1130
      translabiríntica, 1123
  do seio frontal, 713
    endoscópica, 713
      complicações da, 713
  endoscópica, 89
    do pescoço, 89
  no paciente, 253
    alcoólico, 253
    dependente químico, 253
  plástica, 266
    facial, 266
      no idoso, 266
  sinusal, 583-594, 707-722
    complicações da, 707-722
      anatomia relevante, 707
      anormalidade, 721
        do crescimento facial, 721
        do desenvolvimento sinusal, 721
      antrostomia meatal inferior, 710
      choque tóxico, 721
      de procedimentos específicos, 709
      enfisema subcutâneo, 718
      fístula liquórica, 718
      hemorragia, 719
      hipoestesia, 720
      lesão, 720
        cerebral, 720
        de grandes vasos, 720
      mioesferulose, 721
      orbitárias, 713
      parestesia, 720
      perda olfatória, 720
      sinéquias, 719
    endoscópica, ver CSE
    vias de acesso externas em, 583-594
      seio, 583, 585, 588, 592
        esfenoidal, 588
        etmoidais, 585
        frontal, 592
        maxilar, 583
Cisto(s)
  das glândulas, 335
    salivares, 335
  de colesterol, 857
  de retenção, 662
  de Tornwaldt, 1288
  epidermóide, 896
  parotídeos, 359
Citocina(s)
  na cura da ferida, 222, *223*
    EGF, 223
    FGF, 224
    GH, 224
    PDGF, 224
    TGF, 222
  terapia com, 227
    na manipulação, 227
    da cura das feridas, 227
Citomegalovírus, ver CMV
Clindamicina, 65
Clonidina
  na cessação, 308
    do fumo, 308
Cloranfenicol, 66
CMV (Citomegalovírus), 1081
  faringite por, 415

CO (Condução Óssea), 823
Coagulação
  fase de, 217
  na cura da ferida, 217
Coana(s)
  atresia das, 525, 533-548
    tratamento cirúrgico de, 533-548
      diagnóstico diferencial, 534
      exame físico, 534
      história, 534
      investigações, 535
Cocaína
  granuloma induzido pela, 602
    mediano, 602
Coccidioidomicose, 206, 607
Cóclea, 767
  desenvolvimento da, *759*
    defeituoso, *759*
    estádios do, *759*
Cogan
  síndrome de, 196, 1283
Colágeno
  cinco tipos de, *220*
    principais, *220*
  metabolismo do, 220
    e cura da ferida, 220
  lise de, 22
  síntese do, 220
Colapso
  da válvula, 524, 533-548
  nasal, 524, 533-548
    tratamento cirúrgico de, 533-548
Colesteatoma, 852, *858*, 896, 923, 972, 977-988
  adquirido, 857, 978
  anatomia cirúrgica, 980
  avaliação, 983
    pré-operatória, 983
  com erosão, 1017
    da parede lateral, 1017
    do ático, 1017
  complicações, 986
    fístula labiríntica, 986
    hérnia cerebral, 988
    infecções, 987
    paralisia facial, 987
    perda auditiva, 986
  condutas no, *986*
    cirúrgicas, *986*
  congênito, 858, 977
  de retração, 1017
    do *sinus tympani*, 1017
  do ático, *979*, *980*
    evolução do, *979*
    infectado, *980*
  emergências, 986
  epitimpânico, *981*
    posterior, *981*
  mesotimpânico, *982*
    anterior, *983*
    posterior, *982*
  objetivos cirúrgicos no, *984*
  patogenia dos, *978*
  prevenção, 981
  técnica operatória no, *985*
    determinantes da, *985*
  tratamento, 985
    cirúrgico, 985

Colesterol
    cisto de, 857
    granuloma de, 857, 909
Collet-Sicard
    síndrome de, 128, 1283
Coma, 947
    mixedematoso, 181
Complicações
    da otite média, 933-948
        bacteriologia, *936*
        doença sutil, *937*
        intracranianas, 933-948
            avaliação, 933
            diagnóstico, 933
            emergências, 947
            oportunidades futuras, 948
            padrões de doença, 935
            tratamento, 941, 945
        intratemporais, 933-948
            avaliação, 933
            diagnóstico, 933
            emergências, 947
            oportunidades futuras, 948
            padrões de doença, 935
            tratamento, 941, 945
        sinais precoces de, *935*
Compreensão
    dos dados, 19-35
        cinco perguntas para, 20
        sinais em artigos de revistas, *20*
            de decadência, *20*
            de excelência, *20*
Comprometimento
    visual, *136*
        com incapacidade visual, *136*
        correlação do, *136*
Comunicação
    médica, 1315-1323
        habilidades de, 1315-1323
Concha(s)
    bolhosa, 525
    hipertrofia da, 525
    inferior, 523
    hipertrofia das, 533-548
        tratamento cirúrgico de, 533-548
            anestesia, 543
            diagnóstico diferencial, 534
            exame físico, 534
            história, 534
            investigações, 535
        redução da, 543
            com radiofreqüência, 544
                resultados, 544
            submucosa, 543
                com microdebridador, 543
                    resultados, 544
                técnica clássica, 543
Condrite
    otite externa e, 887

Condução
    aérea, *ver* CA
    óssea, *ver* CO
Configuração, 823
Conjuntiva
    lesões de, 145
        superficiais, 145
Conjuntivite, 141
Consolidação
    óssea, 229
        na cura das feridas, 229
Controle
    do desenvolvimento, 759
        da orelha, 759
Convulsão, 947
Coqueluche
    faringite por, 411
Cordoma(s), 130, 907
Coristoma, 909
Córnea
    lesões de, 145
        superficiais, 145
Corpo
    estranho, 602
        reações de, 602
            granuloma mediano, 602
            induzido pela cocaína, 602
Córtex
    olfatório, 502
Corti
    órgão de, *768, 769, 771*
Costen
    síndrome de, 1283
Couro
    cabeludo, 3, 4
Cowden
    síndrome de, 1283
Crânio, *4*
    anatomia do, 3
        calvária, 3
        couro cabeludo, 3
    base do, 679, 842, 891-915
        lateral, 891-915
            neoplasmas da, 891-915
        procedimentos na, 842
        vias de acesso endoscópicas à, 677
            parasselares, 678
            selares, 678
            transcribriforme, 677
            transpterigóidea, 682
    lesões do, 208
        ósseas, 208
            displasia fibrosa, 208
            doença de Paget, 208
            fibroma ossificante, 208
    transtorno de, 282
        cefaléia por, 282
Crescimento
    facial, 721
        anormalidade do, 721
    fatores de
        derivado das plaquetas, *ver* PDGF
        epidérmico, *ver* EGF
        fibroblásticos, *ver* FGF
        transformadores, *ver* TGF
    hormônio do, *ver* GH

Criança(s)
    avaliação audiológica em, 822
        diagnóstica, 822
        indicações para, 822
Criptococose, 207
Crise
    hipercalcêmica, 180
    tireotóxica, *240*
        controle clínico da, *240*
Crista
    de Passavant, 1286
Cromossoma(s), 47
Crouzon
    doença de, 1283
Crupe
    tratamento, 71
        estratégias de, 71
Cruzamento, 823
CS (Cefaléia em Salvas)
    CATs com, 276
    diagnóstico, *277*
        critérios para, *277*
        da ICHD, *277*
    tratamento, *278*
        medicações para, *278*
CSC (Canal Semicircular)
    biofísica dos, 790
    lateral, *861*
        anomalia do, *861*
    microanatomia dos, 790
    superior, *862*
        deiscência do, *862*
CSE (Cirurgia Sinusal Endoscópica), 687-704
    com microdebridador, 713
        complicações na, 713
    considerações para, 663
        assistida por computador, 665
    funcional, *ver* CSEF
    guiada por imagem, *ver* CSGI
    navegação cirúrgica, 703
        intra-operatória, 703
    orientação para, 77
        por imagem, 77
    princípios gerais, 687
    seio frontal, 703
        procedimento no, 703
        alargados, 703
    simulador de, *82*
CSEF (Cirurgia Sinusal Endoscópica Funcional)
    história da, 687
    primária, 690
        anestesia, 693
        avaliação, 691, 682
            do paciente, 691
            pré-operatória, 692
            pela TC, 692
        indicações, 690
        instrumentação, 691
        resultados, 699
        técnica, 695
        tratamento pós-operatório, 698
    revisão de, 701
Cuidado(s)
    perioperatórios, 233-254
        anormalidades, 234, 238
            endócrinas, 238
            hematológicas, 234

        avaliação pré-operatória, 233
        considerações gerais, 250
            cirurgia no paciente, 253
                alcoólico, 253
                dependente químico, 253
            dor pós-operatória, 252
            febre pós-operatória, 250
            hipertermia maligna, 251
        desnutrição pré-operatória, 233
        doenças, 237, 242, 245, 247
            cardiovasculares, 242
            gastrointestinais, 247
            pulmonares, 245
            renal, 248
            tromboembólicas, 237
        problemas, 249
            neuropsiquiátricos, 249
Cura
    das feridas, 215, 220
        circunstâncias especiais, 228
            cicatrizes hipertróficas, 230
            consolidação óssea, 229
            cura, 229, 230
                da ferida mucosa, 229
                dos enxertos de pele, 230
            quelóides, 230
            regeneração nervosa, 228
        citocinas na, 222, *223*
            EGF, 223
            FGF, 224
            GH, 224
            PDGF, 224
            TGF, 222
        fatores que impedem a, 225
            esteróides, 226
            idade, 226
            nutrição, 226
            radiação, 225
        manipulação da, 226
            adesivos teciduais, 227
            cura da ferida fetal, 227
            terapia com citocinas, 227
        metabolismo do colágeno e, 220
            lise de colágeno, 222
            síntese do colágeno, 220
        processo normal de, 215
            fase, 217
                de coagulação, 217
                de fibroplasia, 217
                de remodelamento, 218
                inflamatória, 217
Curtius
    síndrome de, 1283

D

Dado(s)
    compreensão dos, 19-35
        sinais em artigos de revistas, *20*
            de decadência, *20*
            de excelência, *20*
Dandy
    síndrome de, 1283
Darier
    doença de, 1283

DBC (Duplo Bloco de
    Cartilagem), 1020
DBNA (Decibéis de Nível de
    Audição)
  normais, *ver dBnNA*
DBNPS (Decibéis de Nível de
    Pressão Sonora), 823
DBNS (Decibéis de Nível de
    Sensação), 823
DCV (Doença Cardiovascular)
  disritmias, 244
  hipertensão, 243
    controle farmacológica da, *243*
  hipotensão pós-operatória, 243
    controle farmacológico da,
      244
  na SAOS, 462
  de Bezold, 1282
  de Brunner, 1282
  de pescoço, *110*
    carcinomas malignos de,
      110
    produtos genéticos
      seletivos em, *110*
Decibel(éis)
  de nível
    de audição, *ver dBNA*
    de pressão sonora, *ver dBNPS*
    de sensação, *ver dBNS*
Deficiência
  auditiva, 812, *813*
    avaliação de, 812
      diretrizes para, 812
    monoaural, *813*
      porcentagem de, *813*
Déficit(s)
  neurológicos, 947
    focais, 947
Deformidade
  septal, 533-548
    tratamento cirúrgico de,
      533-548
Dejean
  síndrome de, 1283
Dente(s)
  de Hutchinson, 1284
  transtorno de, 282
    cefaléia por, 282
Dermatite
  de Burckhardt, 1282
  eczematóide, 887, *888*
    infecciosa, 887, *888*
    otite externa e, 887
Dermatomiosite
  manifestações, 191
    na cabeça, 191
    no pescoço, 191
  tratamento, 191
Dermatoses
  otite externa e, 889
Dermóide, 909
Descompressão
  do nervo óptico, 683
Desempenho
  intensidade de, *ver ID*
Desenvolvimento
  auricular, 749
    anomalias do, 751
  da cápsula ótica, 757
  da cóclea, *759*
    defeituoso, *759*
    estádios do, *759*

da orelha, 749-761
  controle do, 759
  do nervo facial, 754
  externa, 751
  interna, 754, *756*, 758
    defeituoso, 758
  média, 751, *752*
    cavidade da, *752*
  visão geral da, *750*
do labirinto, 756, *757*
  membranoso, 756, *757*
    da inervação, 756
  ósseo, 756
sinusal, 721
  anormalidade do, 721
Desnutrição
  pré-operatória, 233
Dexametasona
  intratimpânica, 1250
Diabete(s)
  e olho, 149
  melito, 238
Diarréia, 248
Dicótica, 823
DiGeorg
  síndrome de e, 1283
DII (Doença Intestinal
    Inflamatória), 610
Dilema
  de mascaramento, 823
Diplopia, 141, 717
Discinesia
  ciliar, 616
    síndrome de, 616
Disco
  óptico, *140*
    edema do, *140*
Discrasia
  sanguínea, 149
  e olho, 149
Disfunção
  auditiva, 1174
  autonômica, 1245
  da ATM, 439-451
    diagnóstico por imagem, 443
    doenças da, 440
    fisiologia, 439
  da hipófise, 172
  da supra-renal, 176
    hiperadrenalismo, 176
    hiperaldosteromia, 177
    hipercórtico-supra-renalismo,
      176
    insuficiência
      córtico-supra-renal, 177
  do SNC auditivo, 821
    fatores de risco, 821
  olfatória, 499-516
    avaliação clínica, 508
    biopsias olfatórias, 514
    causas descritas de, *505-506*
    exemplos de, *505-506*
    doenças olfatórias, 503
    manejo do paciente, 514
    neuroimageamento, 513
    simulação, 513
      detecção de, 513
    tratamento, 514
    questões de, 514
  vestibular, 1176

Disgenesia
  gonadal, 1288
    síndrome de, 1288
Disgeusia, 1009
  resultante do estímulo, 378
  genuíno, 378
Disosmias(s)
  causas comuns de, 507
Displasia
  de Mondini, 1286
  de Scheibe, 1287
  fibrosa, 208, *209*, *210*, 865,
    1068
    comparada, *210*
    com doença de Paget, *210*
  modiolar, *860*
    aqueduto com, *860*
    vestibular, *860*
Disritmia(s), 244
Distonia, 124
Distorção(ões)
  olfatória, 507
    causas comuns de, 507
Distúrbio(s)
  comuns, 806
    função do equilíbrio em, *801*
      achados da, *801*
  da hemostasia, 236
  da tireóide, 239
  da voz, 262
    no idoso, 262
  das paratireóides, 239
  do paladar, 382
  do processamento auditivo, 821
    avaliação dos, 821
  intracranianos, 281
    não-vasculares, 281
      cefaléia por, 281
  olfatórios, 514
  temporomandibulares, *ver
    DTM*
  vascular, 280
    cervical, 280
      cefaléia por, 280
    craniano, 280
      cefaléia por, 280
Diuréticos, 1146
DNA, 47
DNM (Diferença de Nível de
    Mascaramento), 824
Doença(s)
  alterações com, 382
    do paladar, 382
  amiloidose, 210
  auto-imunes, 597-611, 1066,
    1067, 1161-1171
    da orelha interna, 1066,
      1067, 1161-1171
      imunopatologia
        auto-imune, 1167
      manifestações otológicas
        do, 1066
      modelos animais de, 1166
      paradigmas experimentais,
        1166
      resposta imune, 1161
      tratamento, 1169
    do nariz, 597-611
      GW, 600
      policondrite recidivante,
        601

SCS, 601
SS, 602
dos seios, 597-611
  GW, 600
  policondrite recidivante,
    601
  SCS, 601
  SS, 602
cardiovasculares, *ver DCV*
com associação, 150
  otorrinolaringológica, 150
da arranhadura do gato, 200
da ATM, 440
da orelha externa, 889
  no paciente com HIV, 889
das glândulas salivares, 332,
  345-355, 357-367
  controvérsias em, 357-367
    cirurgia da parótida, 361
    cistos parotídeos, 359
    exames de imagem, 366
    sialolitíase, 360
    sudorese gustatória, 357
    xerostomia, 359
  inflamatórias, 332
    SS, 332
    cistos, 335
    condições inflamatórias
      crônicas, 333
    lesões dos espaços, 335
      mastigatório, 335
      parafaríngeo, 335
    sialolitíase, 334
  não-neoplásicas, 345-355
    complicações, 354
    diagnóstico, *354*
    granulomatosas, 347
    inflamatórias crônicas, 346
    lesões, 345, 351, 352
      císticas, 351
      de radiação, 352
      inflamatórias agudas,
        345
    outras, 353
    sialadenose, 353
    SS, 348
    tratamento, *354*
    trauma, 352
de arranhão, 348
de animal, 348
de Bartholin, 1282
de Behçet, 195
de Bowen, 1282
de Crouzon, 1283
de Darier, 1283
de Fordyce, 1284
de Graves, *148*
  exoftalmia na, *148*
  retração palpebral na, *148*
de Grisel, 1284
de Kussmaul, 1285
de Lyme, 1061
  manifestações otológicas do,
    1061
de Ménière, 1246, *126*
  dexametasona
    intratimpânica, 1250
  escala funcional para, *1260*
  estadiamento na, *1260*
    da audição, *1260*
  labirintectomia química, 1247
  solução de gentamicina, 1249

protocolos de
administração, 1249
técnica de injeção, 1249
de Mikulicz, 1286
de Osler-Weber-Rendu, 1286
de Paget, 208, *210*, 1068
displasia fibrosa, *210*
comparação entre, *210*
manifestações otológicas do, 1068
de von Recklinghausen, 1286
de Winkler, 1289
degenerativas, 185-213
desmielinizantes, 115
esclerose múltipla, 115
do movimento, 124, 1257
distonia, 124
mioclônus palatal, 125
profilaxia da, 1257
tremor, 125
do refluxo, 463
e SAOS, 463
do tecido conjuntivo, 185-213
AR, 187
dermatomiosite, 191
esclerodermia, 190
esclerose sistêmica, 190
LES, 185
mista, 192
manifestações, 192
na cabeça, 192
no pescoço, 192
policondrite, 191
recidivante, 191
polimiosite, 191
relação nas, *186*
dos auto-anticorpos, *186*
SS, 188
vasculites, 192
arterite de células gigantes, 194
de hipersensibilidade, 193
de Kawasaki, 196
GW, 193
poliarterite nodosa, 193
polimialgia reumática, 194
SCS, 193
síndrome, 193, 196
de Cogan, 196
dos seios paranasais, 95
sinais radiológicos nas, 95
endócrinas, *181*
diagnósticos, *181*
emergências, *182*
tratamento, *182*
gastrointestinais, 247
diarréia, 248
íleo adinâmico, 247
úlceras de estresse, 247
genéticas, 51, 53, 54
humanas, 53
diagnóstico molecular das, 53
mapeamento das, 51
pacientes com, 55
tratamento de, 55
granulomatosas, 196, 416, 597-611
do nariz, 597-611
DDMI, 600
sarcoidose, 597
síndrome de granuloma mediano, 600

dos seios, 597-611
DDMI, 600
sarcoidose, 597
síndrome de granuloma mediano, 600
faringite por, 416
gota, 200
neoplásicas, 197
HCL, 197
granuloma, 198
de reparação, 198
piogênico, 198
histiocitoma fibroso, 198
histiocitose X, 197
sialometaplasia necrosante, 198
sarcoidose, 199
herdadas, *52*
por expansão repetida, *52*
de trinucleotídeos, *52*
idiopáticas, 185-213
imune, 1145
da orelha interna, 1145
infecciosas, 200, 854, 855
bacterianas, 200
da mastóide, 855
da orelha média, 855
do ápice petroso, 855
do CAE, 854
fúngicas, 206
parasitárias, 207
inflamatória, 659, 854, 855
da mastóide, 855
da orelha média, 855
do ápice petroso, 855
do CAE, 854
intestinal, *ver DII*
no imageamento sinusal, 659
leptomeníngea, 872
do ACP, 872
do CAI, 872
metastática, 914
da base lateral, 914
do crânio, 914
do osso temporal, 914
muscular inflamatória, 191
manifestações, 191
na cabeça, 191
no pescoço, 191
tratamento, 191
neoplásica, 666
tumores, 667, 669, 670
de origem óssea, 670, 672
malignos, 672
dos tecidos moles, 667, 669
benignos, 667
malignos, 669
neuromusculares, 117
ELA, 123
miastenia grave, 117
paralisia pseudobulbar, 123
poliomielite, 123
síndrome de Guillain-Barré, 124
siringobulbia, 123
tétano, 124
olfatórias, 503
anosmia, 504
causas comuns de, 504
comprometimentos condutivos, 504

versus neurossensoriais, 504
disosmias, 507
distorções olfatórias, 507
causas comuns de, 507
dos seios, 506
nasais, 506
paranasais, 506
função do olfato exaltada, 508
causas comuns de, 508
hiperosmia, 508
hiposmia, 504
causas comuns de, 504
infecções respiratórias, 504
superiores, 504
lesão iatrogênica, 507
neurodegenerativas, 506
terminologia, 503
traumatismo, 504
cranioencefálico, 504
otorrinolaringológicas, 56
genética de, 56
malformações congênitas, 56
surdez hereditária, 56
pulmonares, 245
tratamento, 245, 246
da insuficiência pulmonar pós-operatória, 246
geral, 245
renal, 248, 249, 611
crônica, 611
insuficiência renal, 248, 249
aguda, 249
crônica, 248
respiratória exacerbada pela aspirina, *ver DREA*
sistêmicas, 148, 1059-1070
manifestações otológicas de, 1059-1070
idiopáticas, 1069
imunológicas, 1064
infecciosas, 1059
metabólicas, 1067
ósseas, 1067
síndrome VKH, 1066
o olho nas, 148
arteriosclerose, 149, *150*
câncer metastático, 149
colagenovascular, 149
diabetes, 149
discrasia sanguínea, 149
efeitos colaterais de medicação, 149
hipertensão, 149, *150*
infecção sistêmica, 149
neurológica, 148
oftalmopatia tireóidea, 148
tromboembólicas, 237
diagnóstico, 238
EP, 238
medidas preventivas, 237
tratamento, 238
vascular cerebral, 125
embolia, 125
hemorragia, 125
subaracnóidea, 125
infarto, 126, 127

paralisia do vago-acessório--hipoglosso, 128
de Jackson, 128
síndromes, 127, 128
de Babinski-Nageotte, 128
de Cestan-Chenais, 128
de Collet-Sicard, 128
de Garel-Gignoux, 128
de Vernet, 128
de Villaret, 128
do mesencéfalo, 127
do vago-acessório, 128
trombose, 125, 128
da artéria auditiva interna, 128
vasculares, 867
do osso temporal, 867
Dor
facial, 130, 268-284
atípica, 284
epidemiologia, 269
na cabeça, 269
na face, 269
neuralgias cranianas e, 283
NT, 283
glossofaríngea, 283
herpética, 284
menos comuns, 283
pós-herpética, 284
por transtorno, 282
de boca, 282
de crânio, 282
de dentes, 282
de nariz, 282
de olhos, 282
de orelhas, 282
de outras estruturas, 282
cranianas, 282
faciais, 282
de pescoço, 282
de seios, 282
pós-operatória, 252
tratamento da, *252*
farmacológico, *252*
DREA (Doença Respiratória Exacerbada pela Aspirina), 616
apresentação clínica, 617
diagnóstico, 617
fisiopatologia, 617
hiper-reatividade, 617
à aspirina, 617
mecanismo da, 617
Drenagem
da glândula parótida, 318
linfática, 318
venosa, 318
tratamento com, 945
complicações do, 945
Droga(s)
bloqueadoras, *162*
neuromusculares, *162*
com ototoxicidade, *1111*
sistêmicas, 1110
ototoxicidade das, 1110
DTM (Distúrbio Temporomandibular)
cefaléia por, 282
dor facial por, 282

Ducto(s)
　coclear, 767
　de Rivinus, 1287
　lacrimonasal, 717
　　lesão do, 717

E

Eagle
　síndrome de, 1283
Ebner
　glândulas de, 1283
　gustatórias, 1283
EBV (Vírus de Epstein-Barr)
　faringite por, 414
ECochG (Eletrococleografia), 818, 824, 829
Edema
　do disco óptico, *140*
EGF (Fator de Crescimento Epidérmico)
　na cura da ferida, 223
ELA (Esclerose Lateral Amiotrófica), 123
Embolia, 125
　de ar, 1009
　gasosa, 945
　　tratamento da, 945
　pulmonar, *ver EP*
Êmbolo(s)
　pulmonares, 945
　　tratamento dos, 945
Emergência(s)
　em anestesia, *164*
　em OEN, 886
　em otite média, *882*, 947
　　doença como, 947
　　　cefaléia, 947
　　　coma, 947
　　　convulsão, 947
　　　déficits neurológicos focais, 947
　　　letargia, 947
　　　meningismo, 947
　　　nistagmo com infecção, 947
　　　no tratamento, 947
　　　paralisia facial com infecção, 947
　　　redução, 948
　　　　da acuidade visual, 948
　　　　dos campos visuais, 948
　　　ruptura da carótida, 947
　　　vertigem, 947
　endócrinas, 180, *182*
　　coma mixedematoso, 181
　　crise hipercalcêmica, 180
　　diabéticas, 182
　　hipocalcemia, 180
　　tempestade tireóidea, 180
　nos olhos, *150*
　　em arteriosclerose, *150*
　　em hipertensão, *150*
EMG (Eletromiografia)
　evocada, 837
Emissão(ões)
　otoacústicas, *ver EOA*
Empiema
　subdural, 131
Encefalocele, 1009
Endocrinologia, 169-183
　doenças endócrinas, *181*, *182*

　　diagnósticos, *181*
　　emergências, *182*
　　tratamento, *182*
　emergências, 180
　　endócrinas, 180
　　　coma mixedematoso, 181
　　　crise hipercalcêmica, 180
　　　diabéticas, 182
　　　hipocalcemia, 180
　　　tempestade tireóidea, 180
　glândulas, 173, 176
　　paratireóides, 173
　　　metabolismo do cálcio, 174
　　supra-renal, 176
　hipófise, 169
　　anatomia, 169
　　disfunção, 172
　　embriologia, 169
　　fisiologia, 170
　　　ADH, 170
　　　ACTH, 170
　　　FSH, 172
　　　GH, 171
　　　LH, 172
　　　ocitocina, 170
　　　prolactina, 172
　　　TSH, 171
　pâncreas, 177
　　disfunção, 178
　　fisiologia, 177
　　síndromes, 179
　　　de NEM, 179
　tireóide, 175
　　fisiologia, 175
　　tumores, 178
　　　metabolicamente ativos, 178
Endoscopia
　avanços na, 87
　　adjuvantes cirúrgicos, 89
　　broncoscopia virtual, 88
　　virtual, 87
　　　diagnóstica, 87
　de estadiamento, 80
　　orientação por imagem e, 80
　em otologia, 89
　na cirurgia, 1002
　　da mastóide, 1002
　　do ápice petroso, 1002
Enfisema
　subcutâneo, 718
ENG (Eletronistagmografia), 824
　interpretação da, *800*
　teste por, 801
　　de fístula, 801
　testes de, *798*
　　bateria de, *798*
　　calóricos, 800
　　　bitérmicos, 800
　　de posicionamento, 799
　　posicionais, 799
ENoG (Eletroneurografia), 824
Envelhecimento
　alterações no, 266
　da pele, 266
　biologia do, 257
　e sistema, 1173-1181
　　auditivo, 1173-1181
　　　alterações por idade, 1173
　　　avaliação diagnóstica, 1179
　　　disfunção auditiva, 1174
　　　exame físico, 1177

　　　história, 1177
　　　presbiacusia, 1174
　　　reabilitação auditiva, 1176
　　　terapia ablativa, 1180
　　　tratamento, 1179
　　vestibular, 1173-1181
　　　alterações por idade, 1173
　　　avaliação diagnóstica, 1179
　　　disfunção vestibular, 1176
　　　exame físico, 1177
　　　história, 1177
　　　presbiacusia, 1174
　　　reabilitação auditiva, 1176
　　　terapia ablativa, 1180
　　　tratamento, 1179
　influências do, 503
　　na olfação, 503
Enxaqueca, 271, 1229, 1251
　aguda, *274*
　　terapia da, *274*
　aura da, *1233*
　　componente da, *1233*
　　características do, *1233*
　cefaléia e, 274
　　diária crônica, 274
　com aura, 272
　diagnóstico da, *272*
　　critérios da ICHD para, *272*
　sem aura, 272
　sinusal, 273
　terapias preventivas, *275*
　tratamento da, 273, *275*
　　agudo, 273
　　preventivo, 273
Enxerto(s)
　de membrana timpânica, 926, *927*
　de pele, 230, 926, *927*
　　colocação do, *927*
　　cura dos, 230
　lateral, 1016
　　técnica de, 1016
　medial, 1015
　　técnica de, 1015
EOA (Emissões Otoacústicas), 820, 824
　aplicações clínicas das, *821*
　produto de distorção, *ver EOAPD*
EOAPD (Emissões Otoacústicas Produto de Distorção), 824
EOAPDgrama, 824
Eosinófilo(s), 559
EP (Embolia Pulmonar), 238
Epidermóide(s), *871*, 1136
　congênito, 858
Epidermólise
　bolhosa, 418
Epiglotite
　tratamento, 70
　　estratégias de, 70
Episclerite, 141
Epistaxe, 735-744
　anatomia vascular, 735
　　do nariz, 735
　etiologia, 737
　tratamento, 738
　　da THH, 743
　　embolização da artéria maxilar, 743

　　para epistaxe posterior, 743
　　grande hemorragia, 740
　　hemorragia exsanguinante, 739
　　ligadura, 741
　　　da artéria etmoidal anterior, 741
　　　endoscópica da AEP, 741
　　　transantral da artéria maxilar, 743
　　pequena hemorragia, 739
Epitélio
　olfatório, 500
　sensorial, *788*
　　vestibular, *788*
　　　inervação do, *788*
Epônimo(s)
　em otorrinolaringologia, 1281-1289
Epstein
　pérolas de, 1283
Equilíbrio
　do idoso, 261
　falta de, 261
　função do, 797-807
　　achados da, *806*
　　　em distúrbios comuns, *806*
　　testes da, 797-807
　　　ENG, 797
　　　aceleração harmônica, 802
　　　　sinusoidal, 802
　　　acuidade visual dinâmica, 805
　　　auto-rotação vestibular, 803
　　　cadeira rotatória, 802
　　　PMEV, 805
　　　posturografia dinâmica, 803
　　　testagem pediátrica, 805
　perturbação do, *1178*
Eritema
　multiforme, 398
　　características clínicas, 398
　　etiologia, 398
　　maior, 398
　　menor, 398
　　síndrome, 398
　　　de Stevens-Johnson, 398
Eritrócito(s)
　anormalidades dos, 235
Erro
　de refração, 138
　escamosas, *854*
　　carcinoma de, *854*
　específicas, 891
　　neoplasmas com origem em, 891
　　　cisto epidermóide, 896
　　　colesteatoma, 896
　　　hemangioma, 897
　　　hemangiopericitoma, 897
　　　leucemia, 898
　　　linfoma, 898
　　　paraganglioma, 891
　　　plasmacitoma, 898

gigantes, 194, *195*, 280, 609
   arterite de, 194, *195*, 280
     cefaléia por, 280
     granuloma reparador de, 609
Escherich
   sinal de, 1284
Esclerite, 141
Esclerodermia
   fácies típica da, *190*
   manifestações, 190
     na cabeça, 190
     no pescoço, 190
   tratamento, 191
Esclerose
   lateral amiotrófica, *ver ELA*
   múltipla, 115, 1237
   sistêmica, 190
     manifestações, 190
       na cabeça, 190
       no pescoço, 190
     tratamento, 191
Esfenoidectomia
   complicações na, 712
Esofagite
   de Barrett, 1282
Esotropia, 147
Espaço(s), 1287
   de Prussak, 1287
   fasciais, 423
     infecções regionais dos, 423
       bucal, 424
       canino, 424
       mastigatório, 426
       orofaciais, 423
       parafaríngeo, 417
       retrofaríngeo, 428
       sublingual, 424
       submandibular, 425
       submentual, 425
   parafaríngeo, 329
     anatomia normal, 329
   profundos, 477-495
     do pescoço, 477-495
       infecções dos, 477-495
         anatomia dos, 480
         bacteriologia, 484
         complicações, 487
         diagnóstico, 485
         etiologia, 477
         infecções, 490
         organização das fáscias, 477
         tratamento, 486
Espessamento
   mucoso, 660
     significado clínico do, 660
Estadiamento
   endoscopia de, 80
     orientação por imagem e, 80
Estado
   constante
     resposta auditiva em, *ver RAEC*
Estapedectomia, 842
   indicadores clínicos para, *1038*
Estenose
   do CAE, 972
   do canal, 929
Esteróide(s)
   e cura da ferida, 226

Estomatite, 385-406
   aftosa, 403
     recorrente, 403
       características clínicas, 403
       diagnóstico diferencial, 404
       etiologia, 403
       histopatologia, 404
       tratamento, 404
   AIDS, 405
   candidíase, 401
   diagnóstico, *391-392*
   eritema multiforme, 398
   herpes, 385
   lichen planus, 399
   lúpus eritematoso, 389
   mucosite, 404
   necrólise epidérmica, 399
     tóxica, 399
   penfigóides, 390
   tratamento, *393-394*
   varicela zoster, 287
Estrabismo, 147
   estratégias de, 71
Estreptogrmina(s), 69
Estribo
   prótese de, 863
Estruma
   de Riedel, 1287
Estrutura(s)
   orais, 9
     anatomia das, 9
       glândula submandibular, 10
       língua, 10
       mandíbula, 10
       maxila, 9
       osso hióide, 10
       palato, 10
Estudo(s)
   por imagem, 849-872
     do osso temporal, 849-872
       anomalias vasculares, 867
       ápice petroso, 855
       CAE, 851
       doenças vasculares, 867
       lesões, 868
         do ACP, 868
         do CAI, 868
       mastóide, 855
       nervo facial, 865
       orelha, 855, 859
         interna, 859
         média, 855
       RM, 849
       TC, 849
       trauma do, 864
Ética
   médica, 1273-1279
     rodadas de, 1273-1279
Etmoidectomia
   complicações na, 711
   externa, 711
   intranasal, 711
   transantral, 711
Evidência
   global, 44
   graus de, *44*
   medicina baseada em, *ver MBE*
Exame
   do olho, 135
     acuidade visual, 135
     inspeção externa, 136

     motilidade, 137
     oftalmoscopia, 138
     PIO, 138
     pupilar, 136
Exoftalmia
   na doença, *148*
   de Graves, *148*
Exostose(s), 852, 902
Exotropia, 147
   extradural, 939, 943
   abordagem do, 939

F

Face
   dor na, 269
     anatomia da, 269
     patologia da, 269
   glândula parótida, 9
   músculos faciais, 9
   nervo facial, 9
   ossos faciais, 9
Fala
   limiar de percepção da, *ver LPF*
   nível de recepção da, *ver NRF*
Faringe, 13
   anatomia da, 11
     hipofaringe, 13
     nasofaringe, 11
     orofaringe, 12
   manifestações na, 295
     da AIDS, 295
Faringite, 407-420
   anatomia, 407
   causas de, 409
     infecciosas, 409
       bacterianas, 409
       fúngicas, 415
     outras, 417
       de irradiação, 417
       de refluxo, 417
       doenças tegumentares, 417
       FPAFA, 419
       idiopática, 419
       por doenças granulomatosas, 416
   tratamento, 70
     estratégias de, 70
Farmacoterapia
   específica, 1248
     doença de Ménière, 1246
       dexametasona intratimpânica, 1250
       enxaqueca, 1251
       insuficiência vertebrobasilar, 1252
       labirintectomia química, 1247
       otossífilis, 1250
       perspectivas futuras, 1254
       protocolos de administração, 1249
       síndrome de ataxia familiar, 1253
       solução de gentamicina, 1249
       técnica de injeção, 1249
       tontura psicofisiológica, 1253
       dos transtornos vestibulares, *1246*

       sintomática, 1254
       doença do movimento, 1257
         profilaxia da, 1257
         estratégia de tratamento, 1256
         da vertigem, 1256
         mecanismo de ação, 1255
FB (Foneticamente Balanceado), 824
FC (Fibrose Cística), 615
Febre
   causas de, *251*
     pós-operatórias, *251*
   pós-operatória, 250
Fenômeno
   de Marcus Gunn, 1285
   de Tullio, 1288
Ferida(s)
   cura das, 215, 220
     circunstâncias especiais, 228
       cicatrizes hipertróficas, 230
       consolidação óssea, 229
       cura, 229, 230
       da ferida mucosa, 229
         cura, 229, 230
       dos enxertos de pele, 230
       quelóides, 230
       regeneração nervosa, 228
     citocinas na, 222, *223*
       EGF, 223
       FGF, 224
       GH, 224
       PDGF, 224
       TGF, 222
     fatores que impedem a, 225
       esteróides, 226
       idade, 226
       nutrição, 226
       radiação, 225
     futuro da, 231
     manipulação da, 226
       adesivos teciduais, 227
       cura da ferida fetal, 227
       terapia com citocinas, 227
       metabolismo do colágeno e, 220
       lise de colágeno, 222
       síntese do colágeno, 220
     processo normal de, 215
       fase, 217
         de coagulação, 217
         de fibroplasia, 217
         de remodelamento, 218
         inflamatória, 217
   dinâmica da cicatrização de, 215-231
   tratamento, 71
     estratégias de, 71
FGF (Fator de Crescimento Fibroblástico), 224
Fibroma
   ossificante, 208
Fibroplasia
   fase de, 217
     na cura da ferida, 217
Fibrose
   cística, *ver FC*
Fissura(s)
   de Santorini, 1287
   orbitária, 132
     superior, 123
       síndrome da, 132

Fístula(s)
    de LCE, 969
        fechamento das, 969
    labiríntica, 986
        no colesteatoma, 988
    liquóricas, 718, 966
    oroantral, 433
    perilinfática, 1266
    teste de, 801
        por ENG, 801
Fluoroquinolona(s), 66
Fluxo
    salivar, 322
    taxas de, 322
Foliculoestimulante
    hormônio, *ver FSH*
Forame
    de Scarpa, 1287
Fordyce
    doença de, 1284
Fossa(s)
    cranianas, 3
        anatomia das, 3
    média, 842
        procedimentos na, 842
    posterior, 842
        procedimentos na, 842
Foster-Kennedy
    síndrome de, 129
Fotografia
    benefícios da, *85*
    e imageamento digital, *85*
Foville
    síndrome de, 1284
FPAFA (Estomatite Aftosa, Faringite e Adenite Cervical)
    faringite idiopática, 419
Fratura(s)
    faciais, 267
Frey
    síndrome de, 1284
Frontoetmoidectomia
    externa, 593
FSH (Hormônio Foliculoestimulante), 172
Fumar
    parar de, 301-310
        guia de como fazer, 301-310
            fundamentos, 301
            satisfação do paciente, 307
            recursos para os clínicos, 301-310
            breve intervenção, 302
            eficácia da intervenção, 307
            farmacoterapia, 304
            programas de cessação, 309
Fumo
    cessação do, 304
        farmacoterapia na, 304
            TRN, 304
            antidepressivos, 304
            bupropiona, 304
            clonidina, 308
            mecamilamina, 308
Função
    auditiva, 809-825
        central, 809-825
            avaliação da, 809-825

distúrbios do processamento auditivo, 821
EOA, 820
indicações para, 822
respostas evocadas auditivas, 815
teste audiológico básico, 809
periférica, 809-825
avaliação da, 809-825
distúrbios do processamento auditivo, 821
EOA, 820
indicações para, 822
respostas evocadas auditivas, 815
teste audiológico básico, 809
do equilíbrio, 797-807
achados da, *806*
em distúrbios comuns, *806*
testes da, 797-807
ENG, 797
aceleração harmônica, 802
sinusoidal, 802
acuidade visual dinâmica, 805
auto-rotação vestibular, 803
cadeira rotatória, 802
PMEV, 805
posturografia dinâmica, 803
testagem pediátrica, 805
nasossinusal, 519-530
embriologia, 519
fisiologia, 526
proteção, 527
respiração, 526
olfatória, 499-516
capacidade de olfação, 503
influência do envelhecimento na, 503
sistemas, 499, 500
quimiossensoriais intranasais, 499
sistema olfatório principal, 500
anatomia do, 500
fisiologia do, 500
vestibular, 785-796
biofísica, 790
dos canais semicirculares, 790
dos órgãos otolíticos, 790
mecanotransdução, 787
física básica da, 787
questões vestibulares, 795
atuais, 795
Furunculose
otite externa e, 887

G

Gânglio
    de Meckel, 1285
    de Scarpa, 1285

Garcin
    síndrome de, 1284
Gardner
    síndrome de, 1284
Garel-Gignoux
    síndrome de, 128
Gene(s)
    arranjos de, 109
Genética
    otorrinolaringológica, 47-58
        introdução à, 47-58
            DNA, 47
            anomalias cromossômicas, 50
            cromossomas, 47
            doenças genéticas humanas, 53
                diagnóstico molecular das, 53
            genética de doenças otorrinolaringológicas, 56
            mapeamento das doenças genéticas, 51
            padrões, 48, 52
                de transmissão genética, 48
                não tradicionais de herança, 52
            terapia genética, 54
            tratamento de pacientes, 55
                com doenças genéticas, 55
Gengivite
    descamativa, 388
        por doenças, *388*
GH (Hormônio do Crescimento), 171
    na cura da ferida, 224
Glândula(s)
    gustatórias, 1283
        de Ebner, 1283
    paratireóides, *17*, 104, 173
        cálcio, 174
            metabolismo do, 174
        radiologia das, 104
    parótida, 9, *10*, 329
        anatomia normal, 329
    salivares, 102, 315-323, 325-343, 345-355, 357-367
        anatomia das, 315-323
            drenagem, 318
                linfática, 318
                venosa, 318
            nervo, 316, 317
                auricular magno, 317
                auriculotemporal, 317
                facial, 316
            parótida, 315
            pequenas, 319
            sublingual, 319
            submandibular, 318
            suprimento arterial, 318
            testes radiológicos, 323
        aspectos radiológicos das, 325-343
            anatomia normal, 329
            doenças inflamatórias, 332
            neoplasmas das, 336

técnicas de imageamento, 325
diagnóstico, 325
doenças das, 345-355, 357-367
controvérsias em, 357-367
não-neoplásicas, 345-355
fisiologia das, 315-323
inervação autonômica, 321
produção de saliva, 320
taxas de fluxo salivar, 322
testes radiológicos, 323
radiologia das, 102
sublinguais, 331
anatomia normal, 331
submandibular, 10, 331
anatomia normal, 331
supra-renal, 176
anatomia, 176
disfunção, 176
hiperadrenalismo, 176
hiperaldosteronia, 177
hipercórtico-supra-renalismo, 176
insuficiência córtico-supra-renal, 177
fisiologia, 176
tireóide, *17*
Glicocorticóide(s)
supra-renais, 241
Glioma, 129
Glomo
jugular, *869*
timpânico, 858, *859*
Goldenhar
síndrome de, 1284
Gonorréia
faringite por, 412
Gota(s)
auriculares, *1110*
ototópicas, *1110*
ototoxicidade de, *1110*
Gota, 200
manifestações otológicas da, 1067
Gradenigo
síndrome de, 1284
Granuloma
de colesterol, 857, 909
de reparação, 198
mediano, 602
induzido pela cocaína, 602
piogênico, 198
reparador, 609
de células gigantes, 609
Granulomatose
de Wegener, *ver GW*
Graves
doença de, *148*
exoftalmia na, *148*
retração palpebral na, *148*
Griesinger
sinal de, 1284
Grisel
doença de, 1284
GSGI (Cirurgia Sinusal Endoscópica Guiada por Imagem)
complicações na, 713
Guillain-Barré
síndrome de, 124

Gustação
  no idoso, 262
GW (Granulomatose de Wegener), 193, *194*, 600
  manifestações otológicas da, 1064

H

Hallermann-Streiff
  síndrome de, 1284
Hanseníase, 203, 603
  manifestações da, *204*, 1062
    comuns, *204*
  otológica da, 1062
HCL (Histiocitose de Células de Langerhans), 197, 906, 1069
Hemangioma, 338, 897
  capilar, *198*, 610
  lobular, *198*, 610
Hemangiopericitoma, 897
Hematoma(s)
  cefaléia e, 279
  orbitário, 713
  septal, 541
    técnica, 541
Hemicrania
  paroxística, 277
Hemocomponente(s), 234
Hemorragia, 719
  intralabiríntica, *863*
  na orelha, 861
    interna, 861
  subaracnóidea, 125
    aguda, *ver* HSA
  tratamento da, 738
    exsanguinante, 739
    grande, 740
    pequena, 738
Hemostasia
  distúrbios da, 236
Hennebert
  sinal de, 1284
Herança
  dominante, 49
    autossômica, 49
  ligada ao sexo, 49
  multifatorial, 50
  padrões de, 52
    não tradicionais, 52
  recessiva, 48
    autossômica, 48
Hérnia
  cerebral, 945, 988
    no colesteatoma, 988
    tratamento da, 945
Herpes *simplex*
  manifestações otológicas do, 1059
  otite externa e, 888
Herpes
  características clínicas, 385
  diagnóstico diferencial, 386
  etiologia, 385
  histopatologia, 386
  tratamento, 386
Herpesvírus
  simples, *ver* HSV
Herpes-zoster
  oticus, 1051
  otite externa e, 888
Heterotropia, *137*

Hidrocefalia
  otítica, 940, 944
    abordagem da, 940
    sistemática, 940
    tratamento, 944
Hidropisia
  endolinfática, 1088, *1089*
    retardada, 1088, *1089*
Hiperadrenalismo, 176
Hiperaldosteronemia, 177
Hipercórtico-Supra-Renalismo, 176
Hiperosmia
  causas comuns de, 508
Hipersensibilidade
  vasculites de, 193
Hipertensão, 243
  controle farmacológico da, *243*
    perioperatório, *243*
  e olho, 149, *150*
    emergências em, *150*
  intracraniana, 281
    cefaléia por, 281
Hipertermia
  maligna, 251
    tratamento da, 252
Hipertrofia
  das conchas, 525, 533-548
    tratamento cirúrgico de, 533-548
      diagnóstico diferencial, 534
      exame físico, 534
      história, 534
      investigações, 535
Hipocalcemia, 180
Hipoestesia, 720
Hipofaringe, 13
Hipófise, 241
  adenoma da, 130
  anatomia, 169
  anterior, 170
    secreção da, *170*
      produtos primários de, *170*
    tipos celulares da, *170*
  disfunção, 172
  embriologia, 169
  fisiologia, 170
    ACTH, 170
    ADH, 170
    FSH, 172
    GH, 171
    LH, 172
    ocitocina, 170
    prolactina, 172
    TSH, 171
Hiposmia
  causas de, 504
    comuns, 504
Hipotensão
  pós-operatória, 243
    controle farmacológico da, 244
Hipotireoidismo
  na SAOS, 462
Histiocitoma
  fibroso, 198
Histiocitose
  de células de Langerhans, *ver* HCL
  X, 197

Histoplasmose, 206
HIV 1 (Vírus da Imunodeficiência Humana tipo 1)
  faringite por, 415
HIV (Vírus da Imunodeficiência Humana)
  alvos terapêuticos no, 289
  classificação do, 290
  evolução clínica do, 290
    cavidade oral, 295
    dermatológicas, 291
    faringe, 295
    laringe, 295
    manifestações clínicas, 290
    nariz, 294
    otológicas, 293
    pescoço, 296
    prevenção, 297
    riscos ocupacionais, 297
    seios paranasais, 294
  labirintite pelo, 1089
    avaliação, 1089
    etiologia, 1089
    tratamento, 1089
  manifestações otológicas do, 1062
  paciente com, 889
    doença no, 889
    da orelha externa, 889
  1, *ver* HIV 1
  virologia do, 288
Hollander
  síndrome de, 1284
Homeostasia
  do cálcio, *174*
Hormônio
  adrenocorticotrópico, *ver* ACTH
  antidiurético, *ver* ADH
  do crescimento, *ver* GH
  foliculoestimulante, *ver* FSH
  luteinizante, *ver* LH
  tireóideo-estimulador, *ver* TSH
Horner
  síndrome de, 1284
Horton
  neuralgia de, 1284
HSA (Hemorragia Subaracnóidea Aguda)
  e cefaléia em trovoada, 280
HSV (Herpesvírus Simples)
  faringite por, 413
Hutchinson (s)
  dentea de, 1284

I

ICB (Intensidade Confortável de Békésy), 824
ICHD (*International Classification of Headache Disorders*)
  critérios da, 277
  para CS, 277
ID (Intensidade de Desempenho), 824
Idade
  e cura da ferida, 226
  efeito da, 381
    no paladar, 381
Identificação
  de sentenças sintéticas, *ver* ISS

Idoso
  ataxia do, 261
  cirurgia no, 266
    plástica, 266
    facial, 266
  distúrbios no, 262
    da voz, 262
  equilíbrio do, 261
    falta de, 261
  gustação no, 262
  olfação no, 262
IFS (Infestação Fúngica Saprofítica), 647
IICI (Índice de Intensidade a Curtos Incrementos), 824
Íleo
  adinâmico, 247
Imageamento
  diagnóstico, 325
    técnicas de, 325
      angiografia, 329
      medicina nuclear, 328
      radiografia simples, 325
      RM, 327
      sialografia, 325
      TC, 326
      US, 328
  digital, 85
    fotografia e, 85
      benefícios, 85
  sinusal, 655-673
    CSE, 663
      considerações para, 663
    patologia, 659
      cistos de retenção, 662
      doença, 659, 660, 666
        granulomatosa, 660
        inflamatória, 659
        neoplásica, 666
      mucocele, 662
      obstrução, 659
      polipose, 659, 662
      seio, 663
        atelectásico, 663
        silencioso, 663
      sinusite fúngica, 660
    radiografia padrão, 655
    RM, 657
    TC, 655
Imagem(ns)
  de medicina nuclear, 328
    das glândulas, 328
      salivares, 328
  diagnóstico por, 93-106
    conferências radiológicas, *94*
      por problemas clínicos, *94*
    modalidades radiológicas, *94*
      convencional, *94*
      de alta tecnologia, *94*
    radiologia, 93
      de cabeça, 95
      de pescoço, 95
      princípios de, 93
  em oftalmologia, 150
    exames de, 150
  em otorrinolaringologia, 73-90
    tecnologia em, 73-90
      aplicações de câmera digital, 83
      avanços da endoscopia, 87
      adjuvantes cirúrgicos, 89

ÍNDICE REMISSIVO | 1337

broncoscopia virtual, 88
virtual diagnóstica, 87
orientação por, 74
e endoscopia de
  estadiamento, 80
para biopsia, 75
para CSE, 77
simulação, 81
  anatômica, 81
  cirúrgica, 81
Imitância
  aural, 814
  medição da, 814
Impedância
  aural, 814
  medição da, 814
Implante(s)
  auditivo, 930
    ancorado no osso, 930
  cirurgia de, 435
    complicações de, 435
  cocleares, 1183-1193
    avaliação, 1186, 1187
      audiológica, 1186
      médica, 1187
      psicológica, 1187
    implantação cirúrgica, 1187
      complicações, 1189
      considerações especiais, 1188
      meningite em receptores, 1190
    receptores de, 1186
      classificação dos, 1186
    resultados clínicos, 1190
      em adultos, 1190
      pediátricos, 1191
    seleção dos pacientes, 1184
      adultos, 1184
      crianças, 1185
    sistemas de, 1183
      Clarion, 1184
      Med-El, 1184
      novos desenvolvimentos em, 1184
      Nucleus 24, 1183
  otológicos, 863
    coclear, 863
    prótese de estribo, 863
Imunidade
  adaptativa, 552
    sistema imune adaptativo, 554
  inata, 552
    sistema imune inato, 552
Imunoglobulina(s), 563
Imunologia, 551-566
  geriátrica, 264
  imunidade, 552
    adaptativa, 552
      sistema imune adaptativo, 554
    inata, 552
      sistema imune inato, 552
  resposta imune, 551
  sistema imune, 559
    células do, 559
      basófilos, 560
      dendríticas, 562
      eosinófilos, 559
      imunoglobulinas, 563
      linfócitos, 560

monócitos, 560
neutrófilos, 559
Imunopatologia
  auto-imune, 1167
Incapacidade
  visual, *136*
    comprometimento visual com, *136*
    correlação do, *136*
Inervação
  autonômica, 321
    da glândula salivar, 321
    SNP, 321
    SNS, 322
Infarto
  da artéria, 126, 127
    basilar, 126
    cerebelar, 126
      inferior posterior, 126
    da ACS, 127
    da AICA, 126
    espinhal, 126
      anterior, 126
    vertebral, 127
  de ramo, 127
    pontino, 127
    lateral, 127
    superior, 127
Infecção(ões), 63-72
  agentes antimicrobianos, 63
    aminoglicosídeos, 69
    antibióticos β-lactâmicos, 65
    cefalosporinas, 64
    cetolídeos, 65
    clindamicina, 65
    cloranfenicol, 66
    estreptograminas, 69
    fluoroquinolonas, 66
    macrolídeos, 65
    metronidazol, 68
    oxazolidinonas, 69
    penicilinas, 63
    rifampicina, 69
    sulfas, 69
    tetraciclinas, 66
    vancomicina, 66
  bacterianas, 200, 409, 603
    angiomatose, 200
      bacilar, 200
    brucelose, 201
    doença, 200
      da arranhadura do gato, 200
    faringite por, 409-413
    hanseníase, 203, *204*, 603
      manifestações co, 604
    micobactérias, 203, 603
      não-tuberculosas, 203
    nocardiose, 204
    rinoscleroma, 201, 603
    sífilis, 205, 605
    tuberculose, 201, *202*
    tularemia, 206
  complicações das, 131
    da orelha, 131
      abscesso cerebral, 131
      empiema subdural, 131
      meningite, 131
      abscesso cerebral, 131
      celulite orbitária, 132
      empiema subdural, 131
      meningite, 131

osteomielite, 131
síndrome, 132
  da fissura orbitária superior, 132
  do ápice orbitário, 132
  trombose do seio cavernoso, 132
crônica, 930
da orelha externa, 975-889
  anatomia, 875
  fisiologia, 875
  no paciente com HIV, 889
  OEN, 882
  otite externa, 877, 886
    condições relacionadas com, 886
do labirinto, 1075-1092
  CMV, 1081
  forma do, 1075
    anatomia, 1075
    fisiologia, 1076
  função do, 1075
    fisiologia, 1076
  hidropisia endolinfática, 1088, *1089*
    retardada, 1088, *1089*
  labirintite, 1076, 1083, 1084, 1089
    e neurite coclear aguda, 1083
  luética, 1092
  ou neurite vestibular aguda, 1084
  pelo HIV, 1089
  sifilítica, 1090
  viral, 1080, 1083
  meningite, 1076
    bacteriana, 1076
    fúngica, 1080
    viral, 1079
  neurolabirintite, 1083
  pela caxumba, 1086
  pela varicela-zóster, 1086, 1087
  pelo sarampo, 1086, 1087
  rubéola, 1082
do sistema nervoso, 282
  cefaléia por, 282
estratégias de tratamento, 69
  abscessos, 71
  crupe, 71
  epiglotite, 70
  faringite, 70
  feridas, 71
  laringite, 70
  mastoidite, 71
  OMA, 71
    com tubo de ventilação, 71
  OMSC, 71
  otite média, 70
  sinusite, 70
  tonsilite, 70
fúngicas, 206, 415, 606
  aspergilose, 608
  blastomicose, 206, 606
  coccidioidomicose, 206, 607
  criptocose, 207
  faringite por, 415-416
    micoses profundas, 416
    por *Candida*, 416

histoplasmose, 206
mucormicose, 607
rinosporidose, 207, 607
na cirurgia, 1008
  da mastóide, 1008
  do ápice petroso, 1008
no colesteatoma, 987
odontogênicas, 421-437
  cirurgia de implante, 45
  complicações de, 435
  classificação, 421
    actinomicose, 434
    linfadenopatia, 435
    localizadas, 422
    necrosante, 429
    osteomielite, 433
    regionais, 423
    septicemia, 434
  dentárias, 436
    tratamento das, 436
  diagnóstico por imagem, 436
  microbiologia, 421
parasitárias, 207, 608
  leishmaniose, 207, 608
  miíase, 207, 609
  toxoplasmose, 207
profilaxia cirúrgica, 71
respiratórias, 504
  superiores, 504
sinusais, 647
  fúngicas, 647
    não-invasivas, 647
sistêmica, 149
  e olho, 149
viral, 413, 1144
  e perda auditiva, 1144
    sensorial súbita, 1144
  faringite por, 413
    HSV, 413
    CMV, 415
    EBV, 414
    HIV 1, 415
    sarampo, 414
Infestação
  fúngica saprofítica, *ver IFS*
Inflamação
  da orelha, 861
    interna, 861
  do nervo, 866
  facial, 866
Inibidor(es)
  de proteínas, *60*
  teciduais de metaloproteinases, *ver TIMPs*
Inspeção
  externa, 136
  do olho, 136
Insuficiência
  córtico-supra-renal, 177
  pulmonar, 246
    pós-operatória, 246
  renal, 248, 249
    aguda, 249
    crônica, 248
  vertebrobasilar, 1234, *1235*, 1252
    transitória, *1235*
    sintomas associados à, *1235*
Insulina
  cobertura com, *239*
  na cirurgia, *239*

Intensidade
 a curtos incrementos
  índice de, *ver IICI*
 confortável de Békésy, *ver ICB*
 de desempenho, *ver ID*
 nível desconfortável de, *ver NDI*
Interpretação
 da leitura, 19-35
  sinais em artigos de revistas, 20
   de decadência, *20*
   de excelência, *20*
Iridociclite, 142
Irite, 142
Irradiação
 faringite de, 417
ISS (Identificação de Sentenças Sintéticas), 824

J

Jackson
 paralisia de, 128
  do vago-acessório-hipoglosso, 128
Jacobson
 nervo de, 1285
Jacod
 síndrome de, 1285
Jahrsdoerfer
 sistema de graduação de, *923*
  para atresia aural, *923*
   congênita, *923*
Jugular(es)
 tumores, 129
  glômicos, 129
Junção
 craniovertebral, 1236, 1237
  outras anomalias da, 1237
   esclerose múltipla, 1237
   tumores, 1238
  transtornos da, 1236

K

Kallmann
 síndrome de, 1285
Kartagener
 síndrome de, 56
Kawasaki
 doença de, 196
Keratosis
 obturans, 852, *853*
Kiesselbach
 área de, 1285
 plexo de, 1285
Koplik
 manchas de, 1285
Körner
 septo de, 1285
Krause
 linfonodos de, 1285
Kussmaul
 doença de, 1285

L

Labirintectomia, 1265
 química, 1247
  na doença de Ménière, 1247
Labirintite, *862*
 abordagem da, 938
  sistemática, 938
 de caxumba, *1087*
 de sarampo, *1087*
 e neurite coclear, 1083
  aguda, 1083
 luética, 1092
 ou neurite vestibular, 1084
  aguda, 1084
 pelo HIV, 1089
  avaliação, 1089
  etiologia, 1089
  tratamento, 1089
 sifilítica, 1090
  avaliação, 1090
  etiologia, 1090
  incidência, 1090
  tratamento, 1090
 tratamento, 941
 viral, 1080, 1083, *1086*
  perinatal, 1080
   CMV, 1081
   rubéola, 1082
  pós-natal, 1083, *1086*
Labirinto
 infecções do, 1075-1092
  CMV, 1081
  forma do, 1075
   anatomia, 1075
   fisiologia, 1076
  função do, 1075
   fisiologia, 1076
  hidropisia endolinfática, 1088, *1089*
   retardada, 1088, *1089*
  labirintite, 1076, 1083, 1084, 1089
   e neurite coclear aguda, 1083
   luética, 1092
   ou neurite vestibular aguda, 1084
   pelo HIV, 1089
   sifilítica, 1090
   viral, 1080, 1083
  meningite, 1076
   bacteriana, 1076
   fúngica, 1080
   viral, 1079
  neurolabirintite, 1083
  pela caxumba, 1086
  pela varicela-zóster, 1086, 1087
  pelo sarampo, 1086, 1087
  rubéola, 1082
 membranoso, 754
  desenvolvimento do, 756, *757*
  da inervação, 756
 ósseo, 756
  desenvolvimento do, 756
Laceração
 palpebral, 145
Langer
 linha de, 1285
Langerhans
 células de
  histiocitose de, *vre HCL*
Laringe, 11, 14
 manifestações na, 295
  da AIDS, 295
 radiologia da, 101

Laringite
 tratamento, 70
  estratégias de, 70
LAUP (Uvulopalatoplastia Assistida por *Laser*)
 e SAOS, 366
LCE (Líquido Cerebrospinal)
 baixa pressão do, 281
  cefaléia por, 281
 fístulas de, 969
  fechamento das, 969
  vazamento de, 1009
LED (Lúpus Eritematoso Discóide Crônico), 1065
 manifestações otológicas do, 1065
Leishmaniose, 207, 608
Lermoyez
 síndrome de, 1285
LES (Lúpus Eritematoso Sistêmico)
 diagnóstico, *187*
 manifestações, 185
  na cabeça, 185
  no pescoço, 185
 tratamento, 187
Lesão(ões)
 cerebral, 720
 das glândulas salivares, 345, 351, 352
  císticas, 351
  de radiação, 352
  inflamatórias agudas, 345
   caxumba, 345
   outras doenças virais, 345
   sialadenite supurativa aguda, 345
 de estruturas periféricas, 380
  paladar fantasma por, 380
 de grandes vasos, 720
 do ACP, 868
  congênitas, 870
  neoplasmas, 869
 do CAI, 868
  congênitas, 870
  neoplasmas, 869
 do ducto, 717
  lacrimonasal, 717
 do nervo facial, 836, 929, 959, 1007
  tipos de, *836*
  tratamento da, 959
 do paladar, 382
  efeitos adicionais da, 382
 dos espaços, 335
  mastigatório, 335
  parafaríngeo, 335
 iatrogênica, 507, *843*
  disfunção olfatória por, 507
  na reparação de atresia, *843*
  ocasiões prováveis para, *843*
 labiríntica, 929
 nervosa, 1046
  fisiopatologia da, 1046
  testes eletrofisiológicos, 1046, *1047*
 orbitária, *149*
  por carcinoma, *149*
   metastático, *149*
 ósseas, 208
  do crânio, 208

 displasia fibrosa, 208
 doença de Paget, 208
 fibroma ossificante, 208
superficiais, 145
 de conjuntiva, 145
 de córnea, 145
 traumáticas, *1053*
  com paralisia completa, *1053*
   do nervo facial, *1053*
 vasculares, 972
 vestibular, 1008, 1218
  bilaterais, 1218
   de início gradual, 1218
  unilaterais, 1218
   de início gradual, 1218
Letargia, 947
Leucemia, 898
LH (Hormônio Luteinizante), 172
Lichen
 planus, 399
  características clínicas, 399
  diagnóstico diferencial, 401
  etiologia, 399
  histopatologia, 400
  tratamento, 401
Ligamento
 de Broyle, 1282
Lillie-Crowe
 teste de, 1285
Limiar
 de percepção da fala, *ver LPF*
Linfadenopatia, 435
Linfangioma, 338
Linfócito(s)
 B, 562
 T, 560
Linfoma, 898
 nas glândulas, 341
  salivares, 341
Linfonodo(s)
 de Krause, 1285
 de Rouvière, 1287
Língua, 10
 paladar, 372
  botões do, 372
  estímulos do, 372
  locais receptores do, 372
  qualidade do, 373
   codificação da, 373
  papilas gustatórias, 373
Linha
 de Burton, 1282
 de Langer, 1285
Lipoma, 338
 do CAI, *872*
 do meato acústico, 914
Lipossarcoma, 338
Líquido
 cerebrospinal, *ver LCE*
Lise
 do colágeno, 222
Little
 área de, 1285
Lothrop
 procedimento de, 594
Louis-Bar
 síndrome de, 1285
LPF (Limiar de Percepção da Fala), 824
Ludwig
 angina de, 425, 1285

Lúpus
 eritematoso, 389
  características clínicas, 389
  diagnóstico diferencial, 390
  discóide crônico, *ver* LED
  etiologia, 389
  histopatologia, 389
  sistêmico, *ver* LES
  tratamento, 390
Luschka
 bolsa de, 1285
Luteinizante
 hormônio, *ver* LH
Lyme
 doença de, 1061
  manifestações otológicas da, 1061
Lynch
 procedimento de, 594

M

Macrolídeo(s), 65
Maffucci
 síndrome de, 1285
Maldição
 de Ondine, 1286
Malformação(ões)
 congênitas, 56
  síndrome de Kartagener, 56
Malignidade(s)
 cutâneas, 365
Mancha(s)
 de Koplik, 1285
Mandíbula, 10, *11*
Manejo
 da via aérea, 165, 266
  em anestesiologia, 165
   avaliação da, 165
   controle da, 166
   geriátrica, 266
Marcus Gunn
 fenômeno de, 1285
 síndrome de, 1285
Margem
 cirúrgica, 109
  avaliação da, 109
Marjolin
 úlcera de, 1285
Mascarador, 825
Mascaramento, 824
 diferença de nível de, *ver* DNM
 dilema de, 823
Mastóide
 cirurgia da, 842, 991-1010
  complicações, 1007
   disgeusia, 1009
   embolia de ar, 1009
   encefalocele, 1009
   infecção, 1008
   lesão, 1007, 1008
    de nervo facial, 1007
    vestibular, 1008
   perda auditiva, 1008
   retardadas, 1010
   sangramento, 1009
   vazamento de LCE, 1009
  endoscopia, 1002
  história, 991
  meatoplastia, 1001
  obliteração da, 1001
  revisão de, 842

shunt endolinfático, 1002
 técnica cirúrgica, 991
  mastoidectomia, 991
 doenças da, 855
  infecciosas, 855
  inflamatórias, 855
 embriologia, 917
 neoplasia da, 904
  cordoma, 906
  coristoma, 909
  dermóide, 909
  granuloma de colesterol, 909
  histiocitose, 906
   de células de Langerhans, 906
  sarcoma, 906
  teratoma, 909
  tumores adenomatosos, 904
Mastoidectomia
 completa, 995, 997
  com via de acesso, 997
  do recesso facial, 997
 de canal intacto, 999
  versus de parede removida, 999
 incisões, 991
 indicações clínicas para, *992*
 marcos anatômicos, 993
  de superfície, 993
 radical, 999-1001
  modificada, 1000, 1001
  de Bondy, 1001
 simples, 995
 técnicas para, *999*
  abertas, *999*
  versus fechadas, *999*
 tipos de, 994
Mastoidite, 855
 abordagem da, 937
  sistemática, 937
 coalescente, 855
 complicada, 856
 crônica, 944
  meningite por, 944
  tratamento, 944
 subaguda, 944
  meningite por, 944
  tratamento, 944
 tratamento, 71, 941
  estratégias de, 71
Matriz(es)
 extracelular, *220*
  componentes da, *220*
 metaloproteinases, *ver* MMPs
Maxila, 9, *11*
Maxilar
 seio, 8
MBE (Medicina Baseada em Evidência), 37-45
 evidência, 43, *44*
  disponível, 43
   procurar a melhor, 43
  global, *44*
   graus de, *44*
  qualidade de, 43
   avaliar criticamente a, 43
  melhor evidência, 44
   integrar a, 44
    com circunstâncias dos pacientes, 44
    com experiência clínica, 44

pergunta clínica, 42
 respondível, 42
 recomendação, 44
  criar uma, 44
 resultados, 44
  compreender os, 44
MDON (Monitoramento Direto do Oitavo Nervo), 831
Meato
 acústico, 751, *752*, 899, 910, 917
  externo, 751. 899, 917
   desenvolvimento defeituoso do, 753
   embriologia, 917
   neoplasmas do, 899, 903
  interno, 910
   neoplasmas do, 910
Meatoplastia, 926, 1001, 1002
Mecamilamina
 na cessação, 308
  do fumo, 308
Mecanotransdução
 física básica da, 787
Meckel
 cartilagem de, 1285
 cavo de, 1285
 gânglio de, 1285
Média
 de tons puros, *ver* MTP
Mediastinite
 necrosante, 430
 descendente, 430
Medicação
 efeitos de, 149
  colaterais, 149
   oculares, 149
  no paladar, 381
Medição
 da imitância, 814
  aural, 814
 da impedância, 814
  aural, 814
 do reflexo, 815
  estapédico, 815
  acústico, 815
Medicina
 alternativa, 1291-1298
  visão da, 1291-1298
   acupuntura, 1293
   aiurvédica, 1296
   chinesa tradicional, 1293
   homeopatia, 1294
   naturopática, 1292
   osteopática, 1295
   psiconeuroimunologia, 1298
   quiroprática, 1297
   trabalho corporal, 1297
 baseada em evidência, *ver* MBE
 legal, 1-311
  AIDS, 287-299
   manifestações da, 287-299
  anatomia cirúrgica, 3-17
   de cabeça. 3-17
   de pescoço, 3-17
  anestesiologia, 153-167
  cefaléia, 269-284
  cicatrização de feridas, 215-231
   dinâmica da, 215-231

compreensão dos dados, 19-35
cuidados perioperatórios, 233-254
doenças, 185-213
 degenerativas, 185-213
 do tecido conjuntivo, 185-213
 idiopáticas, 185-213
dor facial, 268-284
endocrinologia, 169-183
evidência, 37-45
 medicina baseada em, 37-45
imagem, 93-106
 diagnóstico por, 93-106
infecções, 63-72
interpretação da leitura, 19-35
introdução à genética, 47-58
 otorrinolaringológica, 47-58
microbiologia, 63-72
neurologia, 115-133
oftalmologia, 135-151
otorrinolaringologia, 59-61, 73-90, 257-267
 geriátrica, 257-267
 molecular, 59-61
 tecnologia de imagem em, 73-90
parar de fumar, 301-310
 guia de como fazer, 301-310
 recursos para os clínicos, 301-310
patologia diagnóstica, 107-112
 tendências em, 107-112
resultados, 37-45
terapia antibiótica, 63-72
negócio da, 1301-1308
 planejando seu futuro, 1301-1308
  avançando sua clínica, 1307
  bolsa de estudo, 1303
  começando sua clínica, 1307
  disponibilidade, 1304
  doutorado, 1303
  estilo de vida, 1303
  financeiro, 1301
  mestrado, 1303
  questões de contrato, 1305
  seguros, 1301
  tipo de clínica, 1304
Melanoma, 900
Melkersson-Rosethal
 síndrome de, 1286
Membrana
 intracoclear, 1144
  ruptura de, 1144
 timpânica, 752, *764*, *765*, 926, *927*, 1013-1022
  enxerto de, 926, *927*
  reconstrução da, 1013-1022
   avaliação pré-operatória, 1013
   conduta intra-operatória, 1014

considerações técnicas, 1014
    perfuração central, 1015
    tratamento pós-operatório, 1014

Ménière
  doença de, 1246, *1260*
    dexametasona intratimpânica, 1250
    escala funcional para, *1260*
    estadiamento na, *1260*
      da audição, *1260*
    labirintectomia química, 1247
    solução de gentamicina, 1249
      protocolos de administração, 1249
      técnica de injeção, 1249

Meningioma, 129, *871*, 912, 1135
Meningismo, 947
Meningite, 131, 730
  abordagem da, 940
    sistemática, 940
  bacteriana, 1076
    avaliação, 1077
    etiologia, 1076
    patologia, 1077
    perda auditiva e, *1080*
    tratamento, 1077
  em receptores, 1190
    de implante coclear, 1190
  fúngica, 1080
    perda auditiva e, *1080*
  por mastoidite, 944
    crônica, 944
      tratamento, 944
    subaguda, 944
      tratamento, 944
  por otite média, 944
    aguda, 944
      tratamento, 944
  viral, 1079

Mesencéfalo
  síndromes do, 127
Metabolismo
  do cálcio, 174
Metaloproteinase(s)
  inibidores teciduais de, *ver* TIMPs
  matrizes, *ver* MMPs
Metronidazol, 68
Miastenia
  grave, 117
Michel
  aplasia de, *859*, 1286
  malformação de, *860*
Micobactéria(s), 603
  não-tuberculosas, 203
Micose(s)
  profundas, 416
    faringite por, 416
Microbiologia, 63-72
  agentes antimicrobianos, 63
    aminoglicosídeos, 69
    antibióticos β-lactâmicos, 65
    cefalosporinas, 64
    cetolídeos, 65
    clindamicina, 65
    cloranfenicol, 66
    estreptograminas, 69
    fluoroquinolonas, 66
    macrolídeos, 65
    metronidazol, 68
    oxazolidinonas, 69
    penicilinas, 63
    rifampicina, 69
    sulfas, 69
    tetraciclinas, 66
    vancomicina, 66
  estratégias de tratamento, 69
    abscessos, 71
    crupe, 71
    epiglotite, 70
    faringite, 70
    feridas, 71
    laringite, 70
    mastoidite, 71
    OMA, 71
      com tubo de ventilação, 71
    OMSC, 71
    otite média, 70
    sinusite, 70
    tonsilite, 70
  profilaxia cirúrgica, 71

Miíase, 207, 609
Mikulicz
  doença de, 1286
Millard-Gubler
  síndrome de, 1286
Mioclônus
  palatal, 125
Mioesferulose, 721
MIONF (Monitoramento Intra-Operatório do Nervo Facial)
  aplicações, 841
    atresia auricular, 843
      congênita, 843
    cirurgia, 842
      de orelha crônica, 842
    estapedotomia, 842
    neuroma acústico, 841
      remoção de, 841
    otologia pediátrica, 842
    procedimentos, 842
      na base do crânio, 842
      na fossa, 842
        média, 842
        posterior, 842
    revisão, 842
      de cirurgia da mastóide, 842
    tumor, 841
      do ACP, 841
  benefícios, 841
  direto, 839
    anestesia e, 839
  história, 837
  indicações do, 840
    potenciais, *840*
  lesão do, 836
  objetivos do, *838*
  sistemas de, 837
    EMG, 837
    evocada, 837

Miotomia
  e suspensão hióidea, 473
Miscelânea, 1271-1323
  comunicação médica, 1315-1323
    habilidades de, 1315-1323
    competência essencial, 1315-1323
  epônimos, 1281-1289
    em otorrinolaringologia, 1281-1289
  ética médica, 1273-1279
    rodadas de, 1273-1279
  medicina, 1291-1298, 1301-1308
    alternativa, 1291-1298
    negócio da, 1301-1308
      planejando seu futuro, 1301-1308
  profissionalismo, 1309-1314

MMPs (Matrizes Metaloproteinases), 110, *111*
Möbius
  síndrome de, 1286
Mondini
  displasia de, 1286
Monitoramento
  da anestesia, 163
    aparelho de anestesia, 163
    de oxigenação, 164
    de ventilação, 164
  direto do oitavo nervo, *ver* MDON
  neurofisiológico, 827-843
    intra-operatório, 827-843
      do nervo facial, 836
      do sistema auditivo, 827
  portáteis, *ver* MP

Monócito(s), 560
Morgagni
  seio de, 1286
  ventrículo de, 1286
Motilidade
  do olho, 13
MP (Monitoramento Portátil)
  aparellhos de, 461
MTP (Média de Tons Puros), 824
Mucina
  alérgica, 650
    características histológicas da, 650
Mucocele
  no imageamento sinusal, 662
Mucopolissacaridose(s)
  manifestações otológicas do, 1067
Mucormicose, 607
Mucosa
  ferida, 229
    cura da, 229
Mucosite
  etiologia, 404
Músculo(s)
  do olho, *6*
  do pescoço, *15*
  estapédio, 1153
    espasmo idiopático do, 1153
  faciais, 9
  supra-hióideos, *12*

N

Nager
  síndrome de, 1286
Narcótico(s)
  agonistas dos, 160
  antagonistas dos, 160

Nariz
  anatomia do, 735
    vascular, 735
  cavidade nasal, 7
  deflexão caudal, 535
    do septo, 535
  externo, 7, 534
    configuração do, 7
  externo, 7, 534
    anatômica, 7
  externo, 7, 534
    cartilaginosa, 7
    contorno, 534
  manifestações no, 294
    da AIDS, 294
  neoplasmas de, 675-685
    tratamento endoscópico dos, 675-685
      avaliação pré-operatória, 675
      considerações especiais, 683
      vias de acesso, 677
        à base do crânio, 679
        para tumores nasossinusais benignos, 677
  ptose da ponta, 535
  transtorno de, 282
    cefaléia por, 282

NAS (Nível de Acuidade Sensorial), 824
Nasofaringe, 11
Nasossinusal(is)
  anatomia, 519-530
    concha inferior, 523
    embriologia, 519
    parede nasal, 520
    lateral, 520
    seios, 520, 521
      esfenoidal, 521
      etmoidais, 520
      frontal, 521
      maxilar, 521
    septo nasal, 523
    válvula nasal, 423
    embriologia, 519
    obstrução nasal, 524
      causas anatômicas de, 524
  função, 519-530
    embriologia, 519
    fisiologia, 526
      proteção, 527
      respiração, 526

Navegação
  cirúrgica, 703
  intra-operatória, 703
NDI (Nível Desconfortável de Intensidade), 824
Necrólise
  epidérmica, 399
    tóxica, 399
      diagnóstico diferencial, 399
      histopatologia, 399
      tratamento, 399
Necrose
  fibrinóide, *186*
NEM (Neoplasia Endócrina Múltipla)
  síndrome de, 179

Neoplasia(s)
  benignas, 265
  endócrina múltipla, ver NEM
  não-escamosas, 265
Neoplasma(s)
  da base lateral, 891-915
    do crânio, 891-915
      com origem em células
        específicas, 891
      da mastóide, 904
      do ACP, 910
      do meato acústico, 899,
        910
        externo, 899
        interno, 910
      do osso temporal, 904
      doença metastática, 914
    da orelha, 861, 891-915
      carcinoma cutâneo, 899
      com origem em células
        específicas, 891
      cisto epidermóide, 896
      colesteatoma, 896
      hemangioma, 897
      hemangiopericitoma, 897
      leucemia, 898
      linfoma, 898
      paraganglioma, 891
      plasmacitoma, 898
      diversos, 903
      exostoses, 902
      interna, 861
        schwannoma
          intralabiríntico, 861
        TSEL, 862
      média, 904
        cordoma, 907
        coristoma, 909
        dermóide, 909
        granuloma de colesterol,
          909
        histiocitose de células de
          Langerhans, 906
        sarcoma, 907
        teratoma, 909
        tumores adenomatosos,
          904
      melanoma, 900
      osteomas, 902
      tumores glandulares, 901
    das glândulas, 336
      salivares, 336
        benignos, 337
        malignos, 338
    de nariz, 675-685
      tratamento endoscópico dos,
        675-685
        avaliação pré-operatória,
          675
        considerações especiais,
          683
        vias de acesso, 677
          à base do crânio, 679
          para tumores
            nasossinusais
              benignos, 677
    de seios paranasais, 675-685
      tratamento endoscópico dos,
        675-685
        avaliação pré-operatória,
          675

considerações especiais,
  683
nos tumores, 676
  benignos, 676
  malignos, 676
do ACP, 869
do CAE, 852
  benignos, 852
    colesteatoma, 852
    exostoses, 852
    keratosis obturans, 852
    osteomas, 852
  malignos, 853
    doenças, 854
      infecciosas, 854
      inflamatórias, 854
do CAI, 869
no nervo facial, 865
vasculares, 868
do osso temporal, 868
Nervo(s)
  auricular, 317
    magno, 317
  auriculotemporal, 317
  cranianos, *120-122*, 1137
    funções, *120-122*
    schwannomas de, 1137
    vias, *120-122*
  de Arnold, 1281
  de Jacobson, 1285
  de Wrisberg, 1289
  do paladar, 374
    interações entre os, 374
  facial, 9, *10*, 316, 362, 363, 754,
    755, 836, 865, 918, 928, 959,
    964, 1007, 1041-1057, 1136
    achados cirúrgicos, 928
    anatomia do, 1041
      anomalias do, 1043
      organização topográfica
        do, 1043
      suprimento arterial do,
        1044
    desenvolvimento do, 754
      defeituoso, 754
    dissecção do, 362
    embriologia, 918
    fisiologia do, 1041
    inflamação, 866
    lesões do, *836*, 959, 1007
      tipos de, *836*
      tratamento da, 959
    monitoramento
      intra-operatório do, *ver*
        MIONF
    neoplasmas, 865
    paralisia aguda do,
      1041-1057
      avaliação, 1044
      cuidado ocular, 1056
      fisiopatologia da lesão
        nervosa, 1046
      herpes-zoster oticus, 1051
      otite média, 1052
      trauma, 1052
      tumores, 1055
        da base do crânio, 1055
        do nervo facial, 1055
    paralisia idiopática do, *867*
    resultados do, *962*
      após paralisia completa, *962*
    schwannomas do, 1136

tratamento do, 964
sumário do algoritmo de,
  964
oitavo, 773
  fisiologia do, 773
  monitoramento direto do,
    ver MDON
óptico, 683
  descompressão do, 683
periféricos, 264, 373
  monitoramento do, 363
  intra-operatório, 363
vestibular
  secção do, *ver* SNV
Vidiano, 1288
Neuralgia(s)
  cranianas e, 283
    glossofaríngea, 283
    herpética, 284
    menos comuns, 283
    NT, 283
    pós-herpética, 284
  de Horton, 1284
  de Sluder, 1288
  trigeminal, *ver* NT
Neurite
  coclear, 1083
    aguda, 1083
      labirintite e, 1083
  vestibular, 1084
    aguda, 1084
      labirintite ou, 1084
Neuroepitélio, 788
Neurofibromatose, 1286
Neuroimageamento, 513
Neurolabirintite, 1083
Neurologia, 115-133
  complicações das infecções,
    131
    da orelha, 131
      abscesso cerebral, 131
      empiema subdural, 131
      meningite, 131
    dos seios, 131
      abscesso cerebral, 131
      celulite orbitária, 132
      empiema subdural, 131
      meningite, 131
      osteomielite, 131
      síndrome, 132
        da fissura orbitária
          superior, 132
        do ápice orbitário, 132
        trombose do seio
          cavernoso, 132
  doenças, 115, 117
    desmielinizantes, 115
      esclerose múltipla, 115
    do movimento, 124
      distonia, 124
      mioclônus palatal, 125
      tremor, 125
    neuromusculares, 117
      miastenia grave, 117
      ELA, 123
      siringobulbia, 123
      poliomielite, 123
      paralisia pseudobulbar,
        123
      síndrome de
        Guillain-Barré, 124
      tétano, 124

vascular cerebral, 125
  embolia, 125
  hemorragia, 125
    subaracnóidea, 125
  infarto, 126, 127
  paralisia do vago-acessório-
    -hipoglosso, 128
    de Jackson, 128
  síndromes, 127, 128
    de Babinski-Nageotte,
      128
    de Cestan-Chenais, 128
    de Collet-Sicard, 128
    de Garel-Gignoux, 128
    de Vernet, 128
    de Villaret, 128
    do mesencéfalo, 127
    do vago-acessório, 128
  trombose, 125, 128
    da artéria auditiva
      interna, 128
dor facial, 130
nervos cranianos, *120-122*
  funções, *120-122*
  vias, *120-122*
síndromes faciais, 131
  outras, 131
tumores, 128
  do sistema nervoso, 128
    adenoma da hipófise, 130
    cordomas, 130
    epidermóides, 129
    glioma, 129
    glômicos jugulares, 129
    meningioma, 129
    metastáticos, 129
    neuroma do acústico, 129
    schwannoma vestibular,
      129
    síndrome de
      Foster-Kennedy, 129
Neuroma
  do acústico, 129, 841
  remoção de, 841
Neurônio(s)
  aferentes, 793
  vestibulares, 793
Neutrófilo(s), 559
Nevo
  de Cannon, 1282
  de Carhart, 1283
  incisura, 1283
Nicotina
  terapia de reposição de, *ver*
    TRN
Nistagmo
  características do, *1229*
    associado a etiologias
      centrais, *1229*
  com infecção, 947
  da orelha, 947
  espontâneo, 799
  semi-espontâneo, 799
  testes, 799
    de posicionamento, 799
    posicionais, 799
Nível
  mais confortável, *ver* NMC
NMC (Nível mais Confortável),
  824

Nocardiose, 204
Nódulo(s)
  de Bohn, 1286
Nothnagel
  síndrome de, 1286
NRF (Nível de Recepção da Fala), 824
NT (Neuralgia Trigeminal), 283
Núcleo
  coclear, *782*
Nutrição
  e cura da ferida, 226

O

Obesidade
  e SAOS. 462
Obliteração
  da mastóide, 1001
Obstrução
  nasal, 524, *533*
    causas anatômicas de, 524
      atresia das coanas, 525
      colapso da válvula nasal, 524
      concha bolhosa, 525
      desvio de septo, 524
      hipertrofia de concha, 525
      PN, 526
    no imageamento sinusal, 659
Ocronose
  manifestações otológicas do, 1067
OEN (Otite Externa Necrosante), 882
  achados, 883
    clínicos, 883
    radiográficos, 883
  complicações, *886*
  diagnóstico, 883
  emergências, *886*
  tratamento, 885, *886*
    cirúrgico, 885
    clínico, 885
Oftalmologia, 135-151
  anormalidades visuais, 138
    visão diminuída, 138
      fisiologicamente, 138
      patologicamente, 139
  associação
    otorrinolaringológica, 150
    doenças com, 150
      outras, 150
  doenças sistêmicas, 148
    o olho nas, 148
      arteriosclerose, 149, *150*
      câncer metastático, 149
      colagenovascular, 149
      diabetes, 149
      discrasia sanguínea, 149
      efeitos colaterais de medicação, 149
      hipertensão, 149, *150*
      infecção sistêmica, 149
      neurológica, 148
      oftalmopatia tireóidea, 148
  exame do olho, 135
    acuidade visual, 135
    exame pupilar, 136
    inspeção externa, 136
    motilidade, 137
    oftalmoscopia, 138
    PIO, 138
  imagem em, 150
    exames de, 150
  olho vermelho, 141
    anormalidades, 141
      das pálpebras, 141
      blefarite, 141
      causas diversas, 142
      ceratite, 142
      conjuntivite, 141
      episclerite, 141
      esclerite, 141
      iridociclite, 142
      irite, 142
      tratamento, 143
        diretrizes para, 143
  pediátrica, 25
    ambliopia, 147
      detecção, 147
      tratamento, 148
    anormalidades congênitas, 147
    esotropia, 147
    estrabismo, 147
    exotropia, 147
    pseudo-estrabismo, 147
  trauma ocular, 143
    exame, 143
    fechado, 146
    história, 143
    laceração palpebral, 145
    lesões superficiais, 145
      de conjuntiva, 145
      de córnea, 145
    orbitário, 144
    queimaduras, 146
    traumatismos penetrantes, 146
Oftalmopatia
  tireóidea, 148
Oftalmoscopia, 138
OI (Osteogênese Imperfeita, 1067
Olfação
  capacidade de, 503
    influências sobre, 503
      do envelhecimento, 503
  na otorrinolaringologia, 61
    molecular, 61
  no idoso, 262
Olho(s), 4, 6
  exame do, 135
    acuidade visual, 135
    exame pupilar, 136
    inspeção externa, 136
    motilidade, 137
    oftalmoscopia, 138
    PIO, 138
  músculos do, 6
  nas doenças sistêmicas, 148
    arteriosclerose, 149, *150*
    câncer metastático, 149
    colagenovascular, 149
    diabetes, 149
    discrasia sanguínea, 149
    efeitos colaterais de medicação, 149
    hipertensão, 149, *150*
    infecção sistêmica, 149
    neurológica, 148
    oftalmopatia tireóidea, 148
  proptose do, *137, 143*
  quemose do, *143*
  transtorno de, 282
    cefaléia por, 282
  vermelhão do, *143*
  vermelho, 141
    anormalidades, 141
      das pálpebras, 141
      blefarite, 141
      causas diversas, 142
      ceratite, 142
      conjuntivite, 141
      episclerite, 141
      esclerite, 141
      iridociclite, 142
      irite, 142
      sinais do, *144*
      sintomas do, *143*
      tratamento, 143
        diretrizes para, 143
Oliver
  sinal de, 1286
OMA (Otite Média Aguda)
  com tubo de ventilação, 71
    tratamento, 71
      estratégias de, 71
  meningite por, 944
OMSC (Otite Média Supurativa Crônica)
  tratamento, 71
    estratégias de, 71
Oncocitoma, 338
Oncologia
  na otorrinolaringologia, 59
    molecular, 59
Ondine
  maldição de, 1286
Órbita, 4, 6
  óssea, *6*
Orelha(s)
  anatomia da, 7
  atrésicas, *755*
  crônica, 842
    cirurgia de, 842
  desenvolvimento da, 749-761
    controle do, 759
    do nervo facial, 754
    externa, 751
    interna, 754, *756, 758*
      defeituoso, 758
    média, 751
    visão geral da, *750*
  externa, 763, *764, 766*, 851, 875-889
    canal da, 851
      anomalias congênitas da, 851
    infecções da, 975-989
      anatomia, 875
      fisiologia, 875
      no paciente com HIV, 889
      OEN, 882
      otite externa, 877, 886
        condições relacionadas com, 886
    infecções da, 131
      complicações das, 131
        abscesso cerebral, 131
        empiema subdural, 131
        meningite, 131
  interna, *758*, 859, 1067, 1161-1171
    anomalias congênitas da, 859
    doença da, 1067, 1145, 1161-1171
      auto-imune, 1067, 1161-1171
        imunopatologia auto-imune, 1167
        modelos animais de, 1166
        paradigmas experimentais, 1166
        resposta imune, 1161
        tratamento, 1169
      imune, 1145
    hemorragia, 861
    implantes otológicos, 863
      coclear, 863
      prótese de estribo, 863
    inflamação, 861
    malformações congênitas da, *758*
      classificação das, *758*
    neoplasmas, 861
      schwannoma intralabiríntico, 861
      TSEL, 862
    osteodistrofias, 862
  média, 764, *765, 766*, 855, 858, 917, 924, 951-973
    adenoma da, *858*
    cirurgia da, 924
    doenças da, 855
      infecciosas, 855
      inflamatórias, 855
    embriologia, 917
    traumatismos da, 951-973
      avaliação, 955
        clínica, 955
        radiográfica, 957
      classificação, 952
      epidemiologia, 951
      fisiopatologia, 952
      tratamento, 958
    tumores da, 858
      glomo timpânico, 858
      paraganglioma, 858
  neoplasma da, 891-915
    carcinoma cutâneo, 899
    com origem em células específicas, 891
    cisto epidermóide, 896
    colesteatoma, 896
    hemangioma, 897
    hemangiopericitoma, 897
    leucemia, 898
    linfoma, 898
    paraganglioma, 891
    plasmacitoma, 898
  diversos, 903
  exostoses, 902
  média, 904
    cordoma, 907
    coristoma, 909
    dermóide, 909
    granuloma de colesterol, 909
    histiocitose de células de Langerhans, 906
    sarcoma, 907
    teratoma, 909
    tumores adenomatosos, 904

melanoma, 900
osteomas, 902
tumores glandulares, 901
propriedades da, 776
não-lineares, 776
transtorno de, 282
cefaléia por, 282
Órgão(s)
de Corti, *768, 769, 771*
otolíticos, *790, 791*
biofísica dos, 790
microanatomia dos, 790
simplificado, *791*
Orientação
por imagem, 74
em otorrinolaringologia, 74
e endoscopia de estadiamento, 80
para biopsia, 75
para CSE, 77
Orofaringe, 12
Ortner
síndrome de, 1286
OS (Otosclerose), 865, 1025-1039
amplificação, 1030
armadilhas, 1037
avaliação audiológica, 1028
cirurgia de, *1031*
complicações, *1031*
complicações, 1037
contra-indicações, 1031
diagnóstico, 1028, *1030*
diferencial, 1028
embriologia, 1025
epidemiologia, 1027
estapedectomia, *1038*
indicadores clínicos para, *1038*
exame físico, 1027
fisiopatologia, 1026
histologia, 1025
história, 1027
pacientes, 1031, 1032
aconselhamento do, 1032
seleção de, 1032
técnica operatória, 1032
tratamento, 1029, 1030
cirúrgico, 1030
clínico, 1030
Osler-Weber-Rendu
doença de, 1286
Ossículo(s), 752
achados cirúrgicos, 927
origem dos, *753*
Osso
faciais, 9
hióide, 10
implante ancorado no, 930
auditivo, 930
temporal, *94, 95,* 849-872, 904, 914, 951-973
doença do, 914
metastática, 914
estudo por imagem do, 849-872
anomalias vasculares, 867
ápice petroso, 855
CAE, 851
doenças vasculares, 867
lesões, 868

do ACP, 868
do CAI, 868
mastóide, 855
nervo facial, 865
orelha, 855, 859
interna, 859
média, 855
RM, 849
TC, 849
trauma do, 864
fraturas do, *866,* 953
complicações comuns de, 953
neoplasma de, 904
cordoma, 906
coristoma, 909
dermóide, 909
granuloma de colesterol, 909
histiocitose, 906
de células de Langerhans, 906
sarcoma, 906
teratoma, 909
tumores adenomatosos, 904
projeções do, *94*
radiologia do, 95
traumatismos do, 951-973
avaliação, 955
clínica, 955
radiográfica, 957
classificação, 952
epidemiologia, 951
fisiopatologia, 952
tratamento, 958
Osteodistrofia(s), 962
Osteogênese
imperfeita, *ver OI*
Osteoma(s), 852, *853,* 902
Osteomielite, 131, 433
Osteopetrose, 1068
Osteotomia
e AMM, 473
mandibular, 472
com avanço genioglosso, 472
Otite
bolhosa, 886
externa, *854,* 877
aguda, 7880
história natural, 880
bacteriologia, 878
complicações, *882*
condições relacionadas com, 886
carbunculose, 887
condrite, 887
dermatite eczematóide infecciosa, 887
dermatoses, 889
furunculose, 887
herpes *simplex,* 888
herpes-zoster, 888
otomicose, 888
pericondrite, 887
policondrite recidivante, 887
crônica hipertrófica, 882
tratamento cirúrgico da, 882
diagnóstico diferencial, 879
emergências, 882

estadiamento, 878
exame físico, 878
fase, *879, 880,* 881
crônica, 881
grave, *880,* 881
inflamatória, *879*
moderada, 881
história, 878
maligna, *854,* 882
necrosante, *ver OEN*
recalcitrante, 882
tratamento, 880, *883*
clínico, 880
granulosa, 886
média, 70, 855, 933-948, 1052
aguda, *ver OMA*
complicações da, 933-948
intracranianas, 933-948
avaliação, 933
diagnóstico, 933
emergências, 947
oportunidades futuras, 948
padrões de doença, 935
tratamento, 941, 945, *946*
intratemporais, 933-948
avaliação, 933
diagnóstico, 933
emergências, 947
oportunidades futuras, 948
padrões de doença, 935
tratamento, 941, 945, *946*
supurativa crônica, *ver OMSC*
tratamento, 70
estratégias de, 70
por radiação, 886
Otologia, 747-1269
aparelhos, 1199-1214
de amplificação sonora, 1199-1214
atresia aural, 917-931
congênita, 917-931
audição, 763-784
anatomia da, 763-784
fisiologia da, 763-784
cirurgia, 991-1010
da mastóide, 991-1010
do ápice petroso, 991-1010
colesteatoma, 977-988
crânio, 891-915
base lateral do, 891-915
neoplasia da, 891-915
doenças sistêmicas, 1059-1070
manifestações otológicas de, 1059-1070
endoscopia em, 89
envelhecimento, 1173-1181
e sistema, 1173-1181
auditivo, 1173-1181
vestibular, 1173-1181
equilíbrio, 797-807
função do, 797-807
testes da, 797-807
estudos por imagem, 849-872
do osso temporal, 849-872
função auditiva, 809-825
central, 809-825
periférica, 809-825
avaliação da, 809-825

implantes, 1183-1193
cocleares, 1183-1193
infecções, 1075-1092
do labirinto, 1075-1092
monitoramento, 827-843
neurofisiológico, 827-843
intra-operatório, 827-843
orelha, 749-761, 875-889, 891-915, 1161-1171
desenvolvimento da, 749-761
externa, 875-889
infecções da, 975-889
interna, 1161-1171
doença auto-imune da, 1161-1171
neoplasma da, 891-915
otite, 933-948
complicações da, 933-948
intracranianas, 933-948
intratemporais, 933-948
otosclerose, 1025-1039
ototoxicidade, 1109-1113
PAIR, 1097-1107
paralisia, 1041-1057
aguda, 1041-1057
do nervo facial, 1041-1057
pediátrica, 842
perda auditiva, 1143-1148
sensorial, 1143-1148
súbita, 1143-1148
próteses, 1183-1193
auditivas, 1183-1193
implantáveis, 1183-1193
reabilitação, 1243-1258
vestibular, 1243-1258
reconstrução, 1013-1022
da cadeia ossicular, 1013-1022
da membrana timpânica, 1013-1022
suporte auditivo, 1199-1214
tipos de, 1199-1214
transtornos vestibulares, 1217-1224, 1243-1258, 1259-1268
periféricos, 1217-1224
tratamento dos, 1243-1258, 1259-1268
cirúrgico, 1259-1268
clínico, 1243-1258
traumatismos, 951-973
da orelha média, 951-973
do osso temporal, 951-973
tumores, 115-1138
do ACP, 1115-1138
vestibulares, 785-796
anatomia, 785-796
função, 785-796
vestibulopatia, 1227-1239
central, 1227-1239
zumbido, 1151-1159
Otomicose
otite externa e, 888
Otorrinolaringologia
geral, 313-496
ATM, 439-451
disfunção da, 439-451
cirurgia da, 439-451
estomatite, 385-406
faringite, 407-420
glândulas salivares, 315-323, 325-343, 345-355, 357-367

anatomia das, 315-323
aspectos radiológicos das, 325-343
doenças, 345-355, 357-367
controvérsias em, 357-367
não-neoplásicas das, 345-355
fisiologia das, 315-323
infecções dos espaços
profundos, 477-495
do pescoço, 477-495
infecções, 421-437
odontogênicas, 421-437
paladar, 371-383
ronco, 453-474
SAOS, 453-474
geriátrica, 257-267
aparelhos assistivos, 250
ataxia do idoso, 261
audição, 260
auxílios à audição, 260
carcinoma, 265
de células escamosas, 265
cirurgia plástica, 266
facial, 266
demografia, 258
distúrbios da voz, 26
envelhecimento, 257, *263*, 266
alterações da pele no, 266
biologia do, 257
efeitos na voz, 263
epidemiologia, 258
falta de equilíbrio, 261
fraturas faciais, 267
gustação, 262
imunologia, 264
neoplasias, 265
benignas, 265
não-escamosas, 265
nervos periféricos, 264
olfação, 262
presbiacusia, 260
presbifagia, 263
sintomas nasais, 263
sinusite, 263
via aérea, 266
manejo da, 266
zumbido, 261
molecular, 59-61
alergia, 61
anticorpos monoclonais, *60*
inibidores de proteínas, *60*
olfação, 61
oncologia, 59
paratireóides, 60
tireóide, 60
pesquisa de resultados em, 41
resultados de, 41
tecnologia de imagem em, 73-90
avanços da endoscopia, 87
adjuvantes cirúrgicos, 89
broncoscopia virtual, 88
virtual diagnóstica, 87
câmera digital, 83
aplicações de, 83
orientação por, 74
e endoscopia de estadiamento, 80
para biopsia, 75

para CSE, 77
simulação, 81
anatômica, 81
cirúrgica, 81
Otosclerose, *ver* OS
Otossífilis, 1250
Ototoxicidade, 1109-1113
das drogas, 1110
sistêmicas, 1110
de gotas auriculares, *1110*
ototópica, *1110*
dos antibióticos, 1109
ototópicos, 1109
drogas com, *1111*
genética da, 1110
quimioprevenção da, 1111
Oxazolidinona(s), 69
Oxigenação
monitores de, 164
na anestesia, 164

P

Padrão(ões)
sensoriais, *804*
anormais, *804*
classificação dos, *804*
Paget
doença de, 208-*210*, 1068
displasia fibrosa, *210*
comparação entre, *210*
manifestações otológicas do, 1068
PAIR (Perda Auditiva Induzida pelo Ruído), 1097
avaliação, 1101
exposições, 1103
não-ocupacionais, 1103
indenização, 1104
epidemiologia, 1101
risco de lesão, 1102
critérios de, 1102
diagnóstico, 1101, 1103
efeitos, 1107
não-auditivos, 1107
patogenia, 1097
desvios dos limiares, 1097
de tons puros, 1097
interações, 1100
drogas, 1101
envelhecimento, 1100
fisiopatologia, 1101
substâncias químicas, 1101
suscetibilidade, 1101
vibração, 1101
patologia, 1099
trauma acústico, 1099
tratamento, 1105
clínico, 1106
conservação da audição, 1105
Paladar, 371-383
aleração do, 379
produzida em locais vulneráveis, 379
no sistema gustatório, 379
capsaicina, 381
no tratamento da dor, 381
oral, 381
distúrbios do, 382
enfrentando, 382
e olfato, 371

distinção entre, 371
misturas, 371
qualidades, 371
sabor, 372
fantasmas, 380
por lesão, 380
de estruturas periféricas, 380
lesão do, 382
efeitos adicionais da, 382
perda do, 379
produzida em locais vulneráveis, 379
no sistema gustatório, 379
problemas de, 515
sentido do, 376, 381
avaliação do, 376
disgeusia, 378
fantasmas, 378
intensificação do, 376
limiares, 377
perda do, 376
outros efeitos sobre o, 381
alterações com doenças, 382
câncer, 381
idade, 381
medicações, 381
terapia para câncer, 381
sistema do, 372
anatomia do, 372
conexões centrais, 374
interações dentro do sistema nervoso, 374
língua, 372
nervos periféricos, 373
variação do, 376
genética, 376
Palato, 10, *12*
mole, 467
implantes no, 467
de pilares, 467
Palatomioclonia, 1152
Palavra(s)
escalonadas
teste de, *ver* PEE
Pálpebra(s)
anormalidades das, 141
e anexos, *5*
externos, *5*
sistema, 5
lacrimal, 5
suprimento, 4
sanguíneo, 4
tarso, 4
Pancoast
síndrome de, 1286
Pâncreas
disfunção, 178
fisiologia, 177
PANS (Perda Auditiva Neurossensorial)
bilateralmente simétrica, *1175*
causas de, *1175*
Papila(s)
gustatórias, 373
Paraganglioma, 858, 891
Paralisia
aguda, 1041-1057
no nervo facial, 1041-1057
anatomia do, 1041
avaliação, 1044

cuidado ocular, 1056
fisiologia do, 1041
fisiopatologia da lesão nervosa, 1046
herpes-zoster oticus, 1051
otite média, 1052
trauma, 1052
tumores, 1055
da base do crânio, 1055
do nervo facial, 1055
de Bell, 867, 1049
do vago-acessório-hipoglosso, 128
de Jackson, 128
facial, 939, 941, 947, *962*, *965*, 987, 1052, 1056
abordagem da, 939
sistemática, 939
com infecção da orelha, 947
completa, 962
no colesteatoma, 987
no recém-nascido, 1056
tratamento, 941
traumática, *965*
tratamento da, *965*
idiopática, *867*
do nervo facial, *867*
pseudobulbar, 123
Paratireóide(s)
distúrbios das, 239
glândulas, *17*, 104, 173
cálcio, 174
metabolismo do, 174
radiologia das, 104
na otorrinolaringologia, 60
molecular, 60
Parede
lateral, 1017
do ático, 1017
colesteatoma com erosão da, 1017
nasal, *8*
lateral, *8*
Parestesia, 720
Parinaud
síndrome de, 1286
Passavant
crista de, 1286
Paterson-Brown-Kelly
síndrome de, 1287
Patologia
diagnóstica, 107-112
tendências em, 107-112
angiogênese, 108
arranjos de genes, 109
avaliação da margem cirúrgica, 109
biopsia de linfonodo sentinela, 111
no câncer de cabeça, 111
no câncer de pescoço, 111
MMPs, 110
padrões das proteínas, 109
tecnologia de microarranjos, 107
telômeros, 108
PDGF (Fator de Crescimento Derivado das Plaquetas)
na cura da ferida, 224

PDgrama, 824
PEE (Teste de Palavras Escalonadas), 824
Pele
   alterações da, 266
      no envelhecimento, 266
   enxertos de, 230, 926
      colocação do, *927*
      cura dos, 230
Pemphigus
   faringite por, 417
   vulgaris, 396
      características clínicas, 396
      etiologia, 396
      histopatologia, 397
      tratamento, 397
Pendred
   síndrome de, 1287
Penfigóide(s)
   bolhoso, 395, 418
      características clínicas, 396
      diagnóstico diferencial, 396
      etiologia, 395
      faringite por, 418
      histopatologia, 396
      tratamento, 396
   cicatricial, 390, 418
      características clínicas, 394
      diagnóstico diferencial, 395
      etiologia, 390
      faringite por, 418
      histopatologia, 395
      tratamento, 395
   pemphigus vulgaris, 396
      características clínicas, 396
      etiologia, 396
      histopatologia, 397
      tratamento, 397
Penicililina(s), 63
Percepção
   da fala
      limiar de, *ver LPF*
Perda
   auditiva, 930, 971, 986, 1008, 1143-1148
      de condução, 930
      induzida pelo ruído, *ver PAIR*
      neurossensorial, *ver PANS*
      no colesteatoma, 986
      sensorial súbita, 1143-1148
         avaliação, 1145
         comprometimento vascular, 1144
         diagnóstico diferencial, 1143, *1144*
         doença imune da orelha interna, 1145
         epidemiologia, 1143
         infecção viral, 1144
         resultados, 1146
         ruptura de membrana intracoclear, 1144
         tratamento, 1145
   da visão, 139, 140
      gradual, 139
      súbita, 139
      transitória, 140
   olfatória, 720
   sanguínea, 945
      excessiva, 945
      tratamento da, 945

Perfuração
   central, 1015
      na reconstrução, 1015
         da cadeia ossicular, 1016
         da membrana timpânica, 1015
Pericondrite
   otite externa e, 887
Pérola(s)
   de Epstein, 1283
Pertussis
   faringite por, 411
Pescoço
   anatomia cirúrgica de, 3-17
      faringe, 11
         hipofaringe, 13
         nasofaringe, 11
         orofaringe, 12
      laringe, 11, 14
      porção do, 15
         inferior, 15
         lateral, 15
      suprimento, 16
         arterial, 16
         venoso, 16
      triângulos cervicais, 15
      vasos linfáticos, 16
      vísceras, 17
   câncer de, 111
      biopsia no, 111
         de linfonodo sentinela, 111
      células escamosas de, *110*
      carcinomas malignos de, *110*
         produtos genéticos seletivos, *110*
   cirurgia do, 89
      endoscópica, 89
   espaços profundos do, 477-495
      infecções dos, 477-495
         anatomia dos, 480
         bacteriologia, 484
         complicações, 487
         diagnóstico, 485
         etiologia, 477
         infecções, 490
         organização das fáscias, 477
         tratamento, 486
   manifestações no, 185, 296
      da AIDS, 296
      da AR, 188
      da dermatomiosite, 191
      da doença, 191, 192
         mista do tecido conjuntivo, 192
         muscular inflamatória, 191
      da esclerodermia, 190
      da esclerose, 190
         sistêmica, 190
      da policondrite, 192
         recidivante, 192
      da polimiosite, 191
      da SS, 189
      do LES, 185
   músculos do, *15*
   radiologia de, 95
      por região, 95
         glândulas, 102, 104
            paratireóides, 104
            salivares, 102

         laringe, 101
         tecidos moles, 99
         tireóide, 103
   raiz do, *15*
   transtorno de, 282
      cefaléia por, 282
   trauma de, 279
      cefaléia por, 279
   triângulos do, *15*
Pesquisa(s)
   de resultados, 37, 38, 41
      em otorrinolaringologia, 41
      outros tipos de, 41
      realização da, 38
         etapas na, 38
      tipos de, *37*
Petrosectomia(s), 1004
Petrosite, 856
   abordagem da, 938
      sistemática, 938
   tratamento, 941
Peutz-Jeghers
   síndrome de, 1287
Pierrre Robin
   síndrome de, 1287
PIO (Pressão Intra-Ocular)
   medida da, 138
Plaqueta(s)
   anormalidades das, 235
   fator de crescimento derivado das, *ver PDGF*
Plasmacitoma, 898
Plexo
   de Kiesselbach, 1285
Plummer-Vinson
   síndrome de, 1287
PMEV (Potenciais Miogênicos Evocados Vestibulares), 805
PN (Polipose Nasal), 526
Poliarterite
   nodosa, 193, 1065
Policondrite
   recidivante, 191, 887, 1065
      manifestações, 192, 1065
         na cabeça, 192
         no pescoço, 192
         otológica do, 1065
      otite externa e, 887
      tratamento, 192
Polimialgia
   reumática, 194
Polimiosite
   manifestações, 191
      na cabeça, 191
      no pescoço, 191
   tratamento, 191
Poliomielite, 123
Pólipo
   antrocoanal, 616
Polipose
   nasal, 613-624
      apresentação, 614
      associações, 615
      fisiopatologia, 615
      histologia, 615
      incidência, 613
      tratamento, 619, 621
         cirúrgico, 621
         clínico, 619

      variações, 615
      no imageamento sinusal, 659, 662
Polissonografia, 461
Posturografia
   dinâmica, 803
   plataforma de, *804*
Potencial(is)
   miogênicos evocados vestibulares, *ver PMEV*
Presbiacusia, 260, 1174
Presbifagia, 263
Presbiopia, 139
Problema(s)
   neuropsiquiátricos, 249
      convulsões, 249
      pós-operatórias, 249
Procedimento(s)
   de Caldwell-Luc, 712
   de Lothrop, 594
   de Lynch, 594
   endoscópicos, 166
      considerações para, 166
         anestésicas, 166
      na base, 842
         do crânio, 842
      na fossa, 842
         média, 842
         posterior, 842
Processamento
   auditivo, 821, 822
      distúrbios do, 821
         avaliação dos, 821
      transtornos do, 822
      testes para avaliação de, 822
Profissionalismo, 1309-1314
   definição do, 1309
      importância, 1309
   e cirurgiões, 1313
   na sua clínica, 1312
   no seu hospital, 1312
   projeto profissionalismo, 1310
   questões de, 1311
      nas nossas organizações, 1311
Projeção(ões)
   do osso temporal, *94*
   dos seios, *95*
      maxilofaciais, *95*
      paranasais, *95*
Proptose
   do olho, *137, 143*
Proteína(s)
   inibidores de, *60*
   padrões da, 109
Prótese(s)
   auditivas, 1183
      implantáveis, 1183-1193
         AAIs, 1192
            sistema *direct*, 1193
            vibrant soundbridge, 1192
         avaliação, 1186, 1187
            audiológica, 1186
            médica, 1187
            psicológica, 1187
         seleção dos pacientes, 1184
   de estribo, 863, *866*
   de substituição ossicular total, *ver TORP*

Prussak
　espaço de, 1287
Pseudo-estrabismo, 147
Pseudotumor
　cerebral, 281

Q

Queimadura(s)
　nos olhos, 146
Quelóide(s)
　na cura das feridas, 230
Quemose
　do olho, *143*
Questão(ões)
　vestibulares, 795
　atuais, 795
Quimioprevenção
　da ototoxicidade, 1111

R

RA (Rinite Alérgica), 569-581
　anatomia nasal, 570
　apresentação clínica, 574
　diagnóstico, 574
　　endoscopia nasal, 575
　　exame físico, 575
　　história, 574
　　teste alérgico, 575
　　　na pele, 576
　　　citologia nasal, 576
　　　in vitro, 576
　　　provocação nasal, 576
　epidemiologia, 569
　fisiologia nasal, 570
　fisiopatologia da, 571
　tratamento, 576
　　cirurgia, 580
　　diretrizes no, 580
　　educação, 576
　　evitação dos alérgenos, 576
　　farmacoterapia, 577
　　　anti-histamínicos, 577
　　　anti-IgE, 579
　　　corticosteróides, 578
　　　descongestionantes, 578
　　　estabilizadores dos
　　　　mastócitos, 578
　　　modificadores dos
　　　　leucotrienos, 579
　　　spray anticolinérgicos
　　　　tópicos, 579
　　imunoterapia, 579
Radiação
　e cura da ferida, 225
　otite externa por, 886
Radiocirurgia
　estereotática, 1133
Radiografia
　padrão, 655
　no imageamento sinusal, 655
　simples, 325
　　das glândulas, 325
　　　salivares, 325
Radiologia
　convencional, 94
　de alta tecnologia, 94
　de cabeça, 95
　　por região, 95
　　　osso temporal, 95
　　　seios paranasais, 98

de pescoço, 95
　por região, 95
　　glândulas, 102, 104
　　　paratireóides, 104
　　　salivares, 102
　　laringe, 101
　　tecidos moles, 99
　　tireóide, 103
　princípios de, 93
RAEC (Resposta Auditiva em
　Estado Constante), 825
Raiz
　do pescoço, *15*
Ramo
　pontino, 127
　　lateral, 127
　　　infarto de, 127
　　superior, 127
　　　infarto de, 127
Ramsay Hunt
　síndrome de, 1287
Rastreio
　ocular, 801
Rathke
　bolsa de, 1287
Reabilitação
　auditiva, 1176
　vestibular, 1223, 1243-1258
　　ansiedade, 1245
　　ataques de pânico, 1245
　　disfunção autonômica,
　　　12456
　　farmacoterapia, 1246, 1254
　　　específica, 1246
　　　sintomática, 1254
Reader
　síndrome de, 1287
Recém-nascido
　paralisia facial no, 1056
Recepção
　da fala
　　nível de, *ver NRF*
Receptor(es)
　de implante coclear, 1186, 1190
　　classificação dos, 1186
　　meningite em, 1190
Reconstrução
　da cadeia ossicular, 1013-1022
　　avaliação pré-operatória, 1013
　　conduta intra-operatória, 1014
　　considerações técnicas, 1014
　　　DBC, 1020
　　　TORP, 1021
　　tratamento, 1014
　　pós-operatório, 1014
　da membrana timpânica,
　　1013-1022
　　avaliação pré-operatória, 1013
　　conduta intra-operatória,
　　　1014
　　considerações técnicas, 1014
　　　colesteatoma, 1017
　　　　com erosão da parede
　　　　　lateral do ático, 1017
　　　　de retração do *sinus
　　　　　tympani*, 1017
　　　perfuração central, 1015
　　　técnica de enxerto, 1015,
　　　　1016
　　　lateral, 1016
　　　medial, 1015

tratamento, 1014
　pós-operatório, 1014
Redução
　da acuidade visual, 948
　dos campos visuais, 948
Reflexo
　estapédico, 815
　acústico, 815
　　medição do, 815
Refluxo
　faringite de, 419
Regeneração
　nervosa, 228
　na cura das feridas, 228
Remoção
　de neuroma, 841
　　acústico, 841
　de tumor, 841
　do ACP, 841
Remodelamento
　fase de, 218
　na cura da ferida, 218
Renal
　doença, 248
　　insuficiência renal, 248, 249
　　　aguda, 249
　　　crônica, 248
Reparação
　endoscópica, 683
　de rinoliquorréia, 683
　granuloma de, 198
Reposição
　com hidrocortisona IV, *241*
　para supressão supra-renal,
　　241
Resposta(s)
　a alergia, 555, 557
　inicial, 555
　tardia, 557
　auditiva
　　do tronco cerebral, *ver BERA*
　　em estado constante, *ver
　　　RAEC*
　evocadas, 815, 819
　　auditivas, 815, 819
　　BERA, 815
　　corticais, 819
　　ECochG, 818
　imune, 551, 1161
　da orelha interna, 1161
Resultado(s), 37-45
　definição de, 37
　estudos, 37
　pesquisas de, *37*, 38
　em otorrinolaringologia, 41
　resultados de, 41
　etapas na realização da, 38
　doença de interesse, 38
　identificar co-morbidades,
　　39
　índice de gravidade
　　clínica, 38
　resultados a serem
　　medidos, 39
　sistema de estadiamento,
　　38
　tipos de, *37*, 41
　outros, 41

Retalho
　osteoplástico, 593, 710
　　cirurgia de seio frontal com,
　　　710
　　complicações na, 710
　　sinusotomia frontal com, 593
　　sinusotomia frontal sem, 593
Retração
　de vertical, 1282
　　síndrome de, 1282
　palpebral, *148*
　　na doença, *148*
　　de Graves, *148*
Riedel
　estruma de, 1287
　tireoidite de, 1287
Rifampicina, 69
Rinite
　alérgica, *ver RA*
　hormonal, 572
　idiopática, 573
　irritativo-tóxica, 572
　não-alérgica, 569-581
　　anatomia nasal, 570
　　apresentação clínica, 574
　　com eosinofilia, 573
　　diagnóstico, 574
　　　endoscopia nasal, 575
　　　exame físico, 575
　　　história, 574
　　epidemiologia, 569
　　　custo, 570
　　　definição, 569
　　　prevalência, 569
　　fisiologia nasal, 570
　　fisiopatologia da, 572
　　tratamento, 576
　　　cirurgia, 580
　　　diretrizes no, 580
　　　educação, 576
　　　farmacoterapia, 577
　　　imunoterapia, 579
　ocupacional, 572
　por drogas, 573
　　medicações associadas, *573*
　vasomotora, 573
Rinoliquorréia
　reparação de, 683
　endoscópica, 683
Rinologia, 497-745
　anatomia, 519-530
　　nasossinusal, 519-530
　avaliação, 519-530
　　nasossinusal, 519-530
　cirurgia sinusal, 583-594
　　vias de acesso em, 583-594
　　externas, 583-594
　cirurgia sinusal, 707-722
　　complicações da, 707-722
　CSE, 687-704
　disfunção, 499-516
　　olfatória, 499-516
　doenças, 597-611
　　auto-imunes, 597-611
　　granulomatosas, 597-611
　epistaxe, 735-744
　função, 499-516, 519-530
　　nasossinusal, 519-530
　　olfatória, 499-516
　imageamento sinusal, 655-673
　imunologia, 551-566
　PN, 613-624

rinite, 569-581
  alérgica, 569-581
  não-alérgica, 569-581
rinossinusite, 613-624, 627-638, 641-653, 723-734
  complicações da, 723-734
  fúngica, 641-653
  hipertrófica crônica, 613-624
  não-polipóide, 627-638
    classificação, 627-638
    diagnóstico, 627-638
    tratamento, 627-638
  tratamento, 533-548, 675-685
    cirúrgico, 533-548
    de atresia das coanas, 533-548
    de colapso da válvula nasal, 533-548
    de deformidade septal, 533-548
    de hipertrofia das conchas, 533-548
    endoscópico, 675-685
    dos neoplasmas, 675-685
      de nariz, 675-685
      de seios paranasais, 675-685
Rinoscleroma, 201, 603
Rinoscopia, 535
Rinosporidose, 207, 607
Rinossinusite
  complicações da, 723-734
    avaliação, 726
    classificação, 723
      abscesso, 725
        orbitário, 725
        subperióstico, 725
      celulite, 723, 725
        orbitária, 725
        pré-septal, 723
      trombose do seio cavernoso, 725
    considerações anatômicas, 723
    intracranianas, 729
      classificação, 729
      considerações anatômicas, 729
      microbiologia, 732
      tratamento, 732
    orbitárias, 727
      microbiologia das, 727
    ósseas, 733
      microbiologia, 733
      tratamento, 733
    radiografia, 727
    tratamento, 727
  fúngica, 641-653
    classificação da, 641
      BFS, 647
      eosinofílica, 651
      IFS, 647
      infecções sinusais não-invasivas, 647
      RSFA, 648
      SFI, 642
      SFIC, 646
      SFIFA, 642
      SFIG, 647
    micologia básica, 641
  hipertrófica crônica, ver RSC
  não-polipóide, 627-638

classificação, 627-638
fisiopatologia, 627
diagnóstico, 627-638
  correlações diagnósticas, 635
tratamento, 627-638
  resultados, 638
  rinossinusite aguda, 636
  RSC, 637
Rivinus
  ductos de, 1287
RM (Ressonância Magnética)
  das glândulas, 327
    salivares, 327
  no imageamento sinusal, 657
  técnica do exame de, 849
    no estudo por imagem, 849
    do osso temporal, 849
Rollover, 825
Ronco, 453-474
  distúrbios do sono, 455
    obstrutivos, 455
  epidemiologia, 453
  fisiologia do sono, 454
    distúrbios respiratórios, 455
    normal, 45
  tratamento, 463
    cirúrgico, 465
      LAUP, 466
      ablação de tecido do palato, 466
      cirurgia nasal, 468
      implante de pilares no palato, 467
      roncoplastia, 467
    indicações, 463
    não-cirúrgico, 464
      comportamental, 464
      CPAP, 464
  via aérea, 457
    superior, 457
    fisiologia da, 457
Roncoplatia, 467
Rouvière
  linfonodos de, 1287
RSC (Rinossinusite Hipertrófica Crônica), 613-624
  apresentação, 614
  associações, 615
    com mucina eosinofílica, 618
  fisiopatologia, 615
  histologia, 615
  incidência, 613
  tratamento, 619, 621
    cirúrgico, 621
    clínico, 619
  variação, 615
    eosinofílica, 616, 618, 619
      fúngica não-alérgica, 618
      por superantígeno, 619
    não-eosinofílica, 615
RSFA (Rinossinusite Fúngica Alérgica), 648
  características histológicas, 650
  critérios diagnósticos, 651
  cultura dos fungos, 650
  exame físico, 649
  história, 649
  radiologia, 649
  testagem imunológica, 650
  tratamento, 651

Rubéola, 1082
Ruptura
  de carótida, 947
  de membrana, 1144
    intracoclear, 1144

S

S/R (Sinal-Ruído), 825
Saco
  endolinfático, 1262
    operações no, 1262
    tumor do, ver TSEL
Saliva
  produção de, 320
    processo secretório, 321
    unidade secretória, 320
Sangramento, 1009
  intra-operatório, 237
  pós-operatório, 237
Santorini
  cartilagem de, 1287
  fissuras de, 1287
SAOS (Síndrome de Apnéia Obstrutiva do Sono), 453-474
  distúrbios do, 455
    obstrutivos, 455
  epidemiologia, 453
  fisiologia do sono, 454
    distúrbios respiratórios, 455
    normal, 45
  paciente com suspeita de, 457
    avaliação clínica do, 457
      aparelhos de MP, 461
      cefalometrias, 460
      estudos diagnósticos, 460
      exame físico, 458
      história, 457
      polissonografia, 461
      radiográfica, 460
      TLMS, 462
  pacientes com, 462
    avaliação pré-operatória dos, 462
      DCV, 462
      acromegalia, 462
      doença do refluxo, 463
      hipotireoidismo, 462
      obesidade, 462
  tratamento da, 468
    cirúrgico, 468
Sarampo
  faringite por, 414
  infecções pelo, 1086, 1087
  labirintite de, *1087*
  manifestações otológicas do, 1060
Sarcoidose, 199, 348
Sarcoma, 907
Scarpa
  forame de, 1287
  gânglio de, 1285
Scheibe
  displasia de, 1287
Schwannoma, 910
  de outros nervos cranianos, 1137
  do nervo facial, 1136
  epidermóides, 1136
  intralabiríntico, 861, *863*
  meningioma, 1136
  vestibular, ver SV

SCS (Síndrome de Churg-Strauss), 193, 601
Secção
  do nervo vestibular, ver SNV
Sedativo(s)
  intravenosos, 160
  agentes, 160
Seio(s)
  atelectásico, 663
    no imageamento sinusal, 663
  cavernoso, 431, 725
    trombose do, 431, 725
  de Morgagni, 1286
  dural, 856
    trombose de, 856
  esfenoidal, 421, 586
    vias de acesso externas ao, 586
      anatomia, 586
      complicações, 591
      modificação de retalho columelar, 591
      transeptais, 590, 591
      de rinoplastia externa, 591
      sublabial, 590
      transnasal, 591
  etmoidais, 520, 585
    vias de acesso externas ao, 585
      anatomia cirúrgica, 586
      complicações, 587
      indicações, 586
      técnica operatória, 586
      tratamento pós-operatório, 587
  frontal, 521, 592, 703, 710
    cirurgia do, 710
      com retalho osteoplástico, 710
    procedimentos no, 703
      alargados, 703
    vias de acesso externas ao, 592
      complicações, 594
      indicações, 592
      técnicas cirúrgicas, 592
      tratamento pós-operatório, 594
  infecções dos, 131
    complicações das, 131
      abscesso cerebral, 131
      celulite orbitária, 132
      empiema subdural, 131
      meningite, 131
      osteomielite, 131
      da fissura orbitária superior, 132
      do ápice orbitário, 132
      síndrome, 132
      trombose do seio cavernoso, 132
  maxilar, 521, 583
    vias de acesso externas ao, 583
      anatomia cirúrgica, 584
      complicações, 585
      indicações, 583
      técnica operatória, 584
      tratamento pós-operatório, 585

maxilofaciais, *95*
  projeções dos, *95*
nasais, 506
  doença dos, 506
paranasais, 7, *8*, *95*, 98, 294, 506, 675-685
  anatomia dos, 7
    esfenoidal, 8
    etmoidais, 7
    maxilar, 8
  doenças dos, *95*, 506
    sinais radiológicos nas, *95*
    manifestações no, 294
      da AIDS, 294
  neoplasias de, 675-685
    tratamento endoscópico dos, 675-685
  projeções dos, *95*
  radiologia dos, 98
sigmóide, 939, 943
  tromboflebite do, 939, 943
    abordagem sistemática da, 939
    tratamento, 943
silencioso, 663
  no imageamento sinusal, 663
transtorno de, 282
  cefaléia por, 282
Sentença(s)
  sintéticas
    identificação de, *ver ISS*
Septicemia, 434
Septo
  deflexão do, 535
    caudal, 535
  de Körner, 1285
  desvio do, 524
  nasal, *8*, 523, 536
    desvio do, 536
      incisão, 537
      indicações clínicas, 536
      procedimento operatório, 536
  perfuração do, 540
Septoplastia
  complicações, 539
  endoscópica, 538
  indicações clínicas da, *537*
  resultados, 539
  revisional da, 538
Sexo
  herança ligada ao, 49
SFI (Sinusite Fúngica Invasiva)
  crônica, *ver SFIC*
  descrição geral da, 642
  fulminante aguda, *ver SFIFA*
  granulomatosa, *ver SFIG*
SFIC (Sinusite Fúngica Invasiva Crônica)
  apresentação clínica, 646
  diagnóstico, 646
  patologia, 646
  prognóstico, 646
  radiologia, 646
  tratamento, 646
SFIFA (Sinusite Fúngica Invasiva Fulminante Aguda)
  apresentação clínica, 642
  diagnóstico, 642
  patogenia da, 644
  prognóstico, 645
  radiologia, 643
  tratamento da, 644

SFIG (Sinusite Fúngica Invasiva Granulomatosa), 647
Shunt
  arteriovenosos, 1151
    adquiridos, 1151
  endolinfático, 1002
  externo, 1262
Sialadenite
  supurativa, 345
  aguda, 345
Sialadenose, 353
Sialografia
  das glândulas, 325
    salivares, 325
Sialolitíase, 334, 360
Sialometaplasia
  necrosante, 198
Sífilis, 205, 605
  faringite por, 412
  manifestações otológicas da, 1061
  terapia alternativa da, *1091*
Simulação, 825
  anatômica, 81
  cirúrgica, 80
Sinal
  de Battle, 1282
  de Brown, 1282
  de Chvostek, 1283
  de Escherich, 1284
  de Griesinger, 1284
  de Hennebert, 1284
  de Oliver, 1286
  de Trousseau, 1288
Sinal/Ruído, *ver S/R*
Síndrome
  da fissura orbitária, 132
    superior, 132
  da imunodeficiência adquirida, *ver AIDS*
  de Albright, 1281
  de Alexander, 1281
  de Alport, 1281
  de Apert, 1281
  de Ascher, 1281
  de ataxia familial, 1253
  de Avellis, 1281
  de Babinski-Nageotte, 128, 1281
  de Baelz, 1282
  de Bárány, 1282
  de Barre-Lieou, 1282
  de Behçet, 1282
  de Besnier-Boeck-Schaumann, 1282
  de Boerhaave, 1282
  de Bogorad, 1282
  de Bonnet, 1282
  de Bourneville-Pringle, 1282
  de Brissaud-Marie, 1282
  de Brown, 1282
  de Cestan-Chenais, 128, 1283
  de Chédiak-Higashim, 1283
  de Churg-Strauss, *ver SCS*
  de Cogan, 196, 1283
  de Collet-Sicard, 128, 1283
  de Costen, 1283
  de Cowden, 1283
  de Curtius, 1283
  de Dandy, 1283
  de deiscência, 1266
    do canal superior, 1266

  de Dejean, 1283
  de DiGeorge, 1283
  de discinesia ciliar, 616
  de disgenesia, 1288
    gonadal, 1288
  de Eagle, 1283
  de Foster-Kennedy, 129
  de Foville, 1284
  de Frey, 1284
  de Garcin, 1284
  de Gardnar, 1284
  de Garel-Gignoux, 128
  de Goldenhar, 1284
  de Gradenigo, 1284
  de Guillain-Barré, 124
  de Hallermann-Streiff, 1284
  de Hollander, 1284
  de Horner, 1284
  de Jacod, 1285
  de Kallmann, 1285
  de Kartagener, 56
  de Lermoyez, 1285
  de Louis-Bar, 1285
  de Maffucci, 1285
  de Marcus Gunn, 1285
  de Melkersson-Rosethal, 1286
  de Millard-Gubler, 1286
  de Möbius, 1286
  de Nager, 1286
  de NEM, 179
  de Nothnagel, 1286
  de Ortner, 1286
  de Pancoast, 1286
  de Parinaud, 1286
  de Paterson-Brown-Kelly, 1287
  de Pendred, 1287
  de Peutz-Jeghers, 1287
  de Pierre Robin, 1287
  de piscadela mandibular, 1285
  de Plummer-Vinson, 1287
  de Ramsay Hunt, 1287
  de Reader, 1287
  de retração vertical, 1282
  de Sjögren, *ver SS*
  de Stevens-Johnson, 398, 417
    faringite por, 417
  de Sturge-Weber, 1288
  de Tapia, 1288
  de Tolosa-HUnt, 1288
  de Treacher Collins, 1288
  de Trotter, 1288
  de Turner, 1288
  de Usher, 1288
  de Vail, 1288
  de Vernet, 128, 1288
  de Villaret, 128, 1288
  de VKH, 1066
    doença auto-imune, 1066
    da orelha interna, 1066
  de Waardenburg, 1289
  de Wallenberg, 1289
  de Weber, 1289
  de Wildervack, 1289
  do ápice orbitário, 132
  do mesencéfalo, 127
  do seio de Morgagni, 1288
  do vago-acessório, 128
  faciais, 131
    outras, 131
  seca, 1288
  velocardiofacial, *ver SVCF*

Sinéquia(s), 719
Síntese
  do colágeno, 220
Sinus
  tympani, 1017
    retração do, 1017
      colesteatoma de, 1017
Sinusite
  aguda, 659
  crônica, 660
  fúngica, 660
    invasiva, *ver SFI*
  geriátrica, 263
    sintomas comuns de, *263*
  tratamento, 70
    estratégias de, 70
Sinusotomia
  frontal, 593
    com retalho osteoplástico, 593
    sem retalho osteoplástico, 593
Siringobulbia, 123
Sistema(s)
  auditivo, 827, 1173-1181
    envelhecimento e, 1173-1181
      alterações por idade, 1173
      avaliação diagnóstica, 1179
      disfunção auditiva, 1174
      exame físico, 1177
      história, 1177
      presbiacusia, 1174
      reabilitação auditiva, 1176
      terapia ablativa, 1180
      tratamento, 1179
    monitoramento do, 827
      aplicações, 832
      benefícios, 832
      condutas combinadas, 835
      técnicas de, 828
  de drenagem, *5*
    aparelho lacrimal e, *5*
  de implante, 1183
    coclear, 1183
      Clarion, 1184
      Med-El, 1184
      Nucleus 24, 1183
  de monitoramento, 837
    do nervo facial, 837
  gustatório, 379
    locais vulneráveis no, 379
      alteração do paladar em, 379
      perda do paladar em, 379
  imune, 552, 554, 559
    adaptativo, 554
    células do, 559
      basófilos, 560
      dendríticas, 562
      eosinófilos, 559
      imunoglobulinas, 563
      linfócitos, 560
      monócitos, 560
      neutrófilos, 559
    inato, 552
  lacrimal, 5
  nervoso, 128, 282, 374
    central, *ver SNC*
    infecção do, 282
      cefaléia por, 282
    interações dentro do, 374

parassimpático, *ver SNP*
simpático, 322
tumores do, 128
   adenoma da hipófise, 130
   cordomas, 130
   epidermóides, 129
   glioma, 129
   glômicos jugulares, 129
   meningioma, 129
   metastáticos, 129
   neuroma do acústico, 129
   schwannoma vestibular, 129
   síndrome de Foster-Kennedy, 129
olfatório, 500
  principal, 500
    anatomia do, 500
    fisiologia do, 500
optocinético, 801
quimiossensoriais, 499
  intranasais, 499
sacádico, 801
vestibular, 785, 1173-1181
  anatomia do, 785
    alterações por idade, 1173
    avaliação diagnóstica, 1179
    disfunção vestibular, 1176
    exame físico, 1177
    história, 1177
    macroscópica, 785
    presbiacusia, 1174
    reabilitação auditiva, 1176
    terapia ablativa, 1180
    tratamento, 1179
  sistemática, 939
Sjögren
  síndrome de, *ver SS*
Sluder
  cefaléia de, 1288
  neuralgia de, 1288
SNC (Sistema Nervoso Central)
  auditivo, 778, 821
    disfunção do, 821
    fatores de risco de, 821
SNP (Sistema Nervoso Parassimpático), 321
SNV (Secção do Nervo Vestibular), 1263
Solução
  de gentamicina, 1249
    protocolos de administração, 1249
    técnica de injeção, 1249
Sono
  apnéia obstrutiva do, 453-474
    síndrome de, *ver SAOS*
    teste de latência do, 462
    múltipla, 462
Sopro(s)
  arteriais, 1151
SS (Síndrome de Sjögren), 332, 348, 602, 1288
  diagnóstico, *189*
  manifestações, 189
    na cabeça, 189
    no pescoço, 189
  tratamento, 189
Status
  epilepticus, 250
    tratamento do, *250*

farmacológico, *250*
Stevens-Johnson
  síndrome de, 398, 417
Sturge-Weber
  síndrome de, 1288
Sudorese
  gustatória, 357
    diagnóstico, 357
    prevenção, 358
    tratamento, 358
Sulfa(s), 69
Suporte
  auditivo, 1199-1214
    outros tipos de, 1199-1214
      AAAs, 1211
      bilateral, 1209
      características dos, 1206
        eletroacústicas, 1206
      elegibilidade do, 1207
      estilos de, 1203
      função do, 1200
      monoaural, 1209
      orientação, 1211
      seleção dos, 1209
      tipos de, 1203
      validação, 1211
      verificação, 1210
Supressão
  supra-renal, *241*
    reposição para, *241*
      com hidrocortisona IV, *241*
Suprimento
  arterial, 318
    da glândula parótida, 318
  do pescoço, 16
    arterial, 16
    venoso, 16, *17*
  sanguíneo, 4
    das pálpebras, 4
Surdez
  hereditária, 56
  não sindrômica, 57
SV (Schwannoma Vestibular), 129, *870*
  biologia do tumor, 1117
  cirurgia, 1123, 1128, 1130
    via de acesso, 1123, 1128, 1130
      da fossa média, 1128
      retrossigmóidea-suboccipital, 1130
      translabiríntica, 1123
  epidemiologia, 1117
  estudos de imagem, 1121
  manifestações clínicas, 1118
    sintomas, 1118
    sinais, 1119
  observação, 1123
  radiocirurgia, 1133
    estereotática, 1133
  resultados, 1127, 1130, 1131
  testes, 1119, 1120
    diagnósticos, 1119
      avaliação audiométrica, 1119
      eletrofisiológicos, 1120
      vestibulares, 1120
  tratamento, 1122
SVCF (Síndrome Velocardiofacial), 51

T

Tapia
  síndrome de, 1288
Tarso, 4
TC (Tomografia Computadorizada)
  da atresia aural, 920
    congênita, 920
  das glândulas, 326
    salivares, 326
  no imageamento sinusal, 655
  técnica da, 849
    no estudo por imagem, 849
    do osso temporal, 849
Tecido(s)
  conjuntivo, 185-213
    doenças do, 185-213
      AR, 187
      arterite de células gigantes, 194
      de Behçet, 195
      de hipersensibilidade, 193
      dermatomiosite, 191
      esclerodermia, 190
      esclerose sistêmica, 190
      GW, 193
      LES, 185
      poliarterite nodosa, 193
      policondrite recidivante, 191
      polimialgia reumática, 194
      polimiosite, 191
      SCS, 193
        de Cogan, 196
        de Kawasaki, 196
        síndrome, 193, 196
      SS, 188
      vasculites, 192
  de granulação, 939, 943
    abordagem da, 939
      sistemática, 939
    extradural, 943
    tratamento, 943
  moles, 99, 667, 669
    do pescoço, 99
      radiologia dos, 99
    tumores dos, 667, 669
      benignos, 667
      malignos, 669
Tecnologia
  de microarranjos, 107
Telangiectasia
  hemorrágica hereditária, *ver THH*
Telômero(s), 108
Tempestade
  tireóidea, 180
Terapia
  antibiótica, 63-72
    agentes antimicrobianos, 63
      aminoglicosídeos, 69
      antibióticos β-lactâmicos, 65
      cefalosporinas, 64
      cetolídeos, 65
      clindamicina, 65
      cloranfenicol, 66
      estreptograminas, 69
      fluoroquinolonas, 66
      macrolídeos, 65

      metronidazol, 68
      oxazolidinonas, 69
      penicilinas, 63
      rifampicina, 69
      sulfas, 69
      tetraciclinas, 66
      vancomicina, 66
    estratégias de tratamento, 69
      abscessos, 71
      crupe, 71
      epiglotite, 70
      faringite, 70
      feridas, 71
      laringite, 70
      mastoidite, 71
      OMA, 71
        com tubo de ventilação, 71
      OMSC, 71
      otite média, 70
      sinusite, 70
      tonsilite, 70
    profilaxia cirúrgica, 71
  de reposição de nicotina, *ver TRN*
  genética, 54
Teratoma, 909
Teste(s)
  audiológico básico, 809
    bateria de, 809
      audiometria, 809, 813
        tonal, 809
        vocal, 813
      da imitância aural, 814
      do reflexo estapédico acústico, 815
      na deficiência auditiva, 812
      timpanometria, 814
  da função do equilíbrio, 797-807
    aceleração harmônica, 802
      sinusoidal, 802
    acuidade visual dinâmica, 805
    auto-rotação vestibular, 803
    cadeira rotatória, 802
    ENG, 797
    nistagmo, 799
      espontâneo, 799
      semi-espontâneo, 799
    PMEV, 805
    posturografia dinâmica, 803
    testagem pediátrica, 805
  de decaimento, 825
  de tom, 825
  de ENG, *798*
    bateria de, *798*
    calóricos, 800
    bitérmicos, 800
    de posicionamento, 799
  de fístula, 801
    por ENG, 801
  de Lillie-Crowe, 1285
  de palavras escalonadas, *ver PEE*
  do equilíbrio, *797*
  para avaliação, 822
    de transtornos, 822
      do processamento auditivo, 822

Tétano, 124
Tetraciclina(s), 66
TGF (Fator de Crescimento Transformador)
  na cura da ferida, 222
THH (Telangiectasia Hemorrágica Hereditária)
  tratamento da, 743, 1286
Timpanometria, 814
TIMPs (Inibidores Teciduais de Metaloproteinases), 110, *111*
Tireóide, *17*
  distúrbios da, 239
  fisiologia, 175
  na otorrinolaringologia, 60
    molecular, 60
  radiologia da, 103
Tireoidite
  de Riedel, 1287
Tolosa-HUnt
  síndrome de, 1288
Tom(ns)
  decaimento de, 825
    teste de, 825
  puros
    média de, *ver MTP*
Tonsilite
  tratamento, 70
  estratégias de, 70
Tontura
  causas de, *1244*
  etiologia da, *1174*
  mecanismos de, *1244*
    comuns, *1244*
  psicofisiológica, 1253
  simulação de, *1178*
    bateria de, *1178*
  tipos de, *1177*
Tornwaldt
  cisto de, 1288
TORP (Prótese de Substituição Ossicular Total), 1021
Toxoplasmose, 207
Transfusão, 234
Transmissão
  genética, 48
    padrões de, 48
      herança, 48, 49, 50
        dominante autossômica, 49
        ligada ao sexo, 49
        multifatorial, 50
        recessiva autossômica, 48
Transtorno(s)
  cefaléia por, 282
  de boca, 282
  de crânio, 282
  de dentes, 282
  de nariz, 282
  de olhos, 282
  de orelhas, 282
  de outras estruturas, 282
    faciais, 282
  de pescoço, 282
  de seios, 282
  do processamento auditivo, 822
    avaliação de, 822
    testes para, 822
  vestibulares, 1217-1224, 1229, 1243-1258, 1259-1268
    centrais, 1229, *1230-1232*

da junção craniovertebral, 1236
enxaqueca, 1229
insuficiência
  vertebrobasilar, 1234
periféricos, 1217-1224
  diagnóstico, 1219
  sinais, 1217
  sintomas, 1217
  tratamento, 1221
tratamento dos, 1243-1258, 1259-1268
  cirúrgico, 1259-1268
    avaliação
      pré-operatória, 1259
    fístula perilinfática, 1266
    labirintectomia, 1265
    no saco endolinfático, 1262
    paradigma cirúrgico, 1268
    procedimento com utilidade limitada, 1268
    shunt externo, 1262
    síndrome de deiscência do canal superior, 1266
    SNV, 1263
    VPPB, 1261
  clínico, 1243-1258
unilaterais, 1217
  de inicio súbito, 1217
Traqueotomia
  na SAOS, 473
Trauma
  cefaléia por, 279
  de cabeça, 279
  de pescoço, 279
  das glândulas, 352
    salivares, 352
  do osso, 864
    temporal, 864
  ocular, 143
    exame, 143
    fechado, 146
    história, 143
    laceração palpebral, 145
    lesões superficiais, 145
      de conjuntiva, 145
      de córnea, 145
    orbitário, 144
    queimaduras, 146
    traumatismos penetrantes, 146
Traumatismo(s)
  cranioencefálico, 504
  da orelha média, 951-973
    avaliação, 955
      clínica, 955
      radiográfica, 957
    classificação, 952
    epidemiologia, 951
    fisiopatologia, 952
    tratamento, 958
      colesteatoma, 972
      esteatoma do CAE, 972
      fístulas liquóricas, 966
      lesão, 959, 972
        do nervo facial, 959
        vasculares, 972

perda auditiva, 971
do osso temporal, 951-973
  avaliação, 955
    clínica, 955
    radiográfica, 957
  classificação, 952
  epidemiologia, 951
  fisiopatologia, 952
  tratamento, 958
    lesão, 959, 972
      do nervo facial, 959
      vasculares, 972
    fístulas liquóricas, 966
    perda auditiva, 971
    colesteatoma, 972
    esteatoma do CAE, 972
penetrantes, 136
no olho, 146
Treacher Collins
  síndrome de, 1288
Tremor, 125
Trepanação
  do seio frontal, 592
Triângulo(s)
  cervicais, 15
  do pescoço, *15*
  submandibular, *13*
Trinucleotídeo(s)
  expansão repetida de, *52*
  doenças herdadas por, *52*
TRN (Terapia de Reposição de Nicotina), 304
Tromboflebite
  do seio sigmóide, 939
    abordagem da, 939
    sistemática, 939
    tratamento, 943
Trombose, 125
  de seio dural, 856
  do seio, 132, 431, 725, 732
    cavernoso, 132, 431, 725
    venoso, 732
Tronco
  cerebral, 794
  vestibular, 794
Trotter
  síndrome de, 1288
Trousseau
  sinal de, 1288
TSEL (Tumor do Saco Endolinfático), 862, *864*
TSH (Hormônio Tireóideo-Estimulador), 171
Tuba
  auditiva, 1152
  patente, 1152
Tuberculose, 201, *202*
  primária, 347
    das glândulas, 347
    salivares, 347
  manifestações otológicas do, 1062
Tularemia, 206
Tullio
  fenômeno de, 1288
Tumor(es)
  adenomatosos, 904
  ativos, 178
    metabolicamente, 178
  da base do crânio, 1055
  da junção, 1238
    craniovertebral, 1238

da orelha média, 858
  glomo timpânico, 858
  paraganglioma, 858
de Abrikossof, 1281
de Ackerman, 1281
de origem óssea, 670, 672
  malignos, 672
de Warthin, 338
do ACP, 841, 1115-1138
  anatomia, 1115
  complicações, *1133*
  diagnóstico, *1122*
  diversos, 1137
  emergências, *1133*
    após remoção dos, *1133*
  remoção de, 841
  schwannomas vestibulares, 1117
  tratamento, *1123*
  vasculares, 1137
do nervo facial, 1055
do saco endolinfático, *ver TSEL*
do sistema nervoso, 128
  adenoma da hipófise, 130
  cordomas, 130
  epidermóides, 129
  glioma, 129
  glômicos jugulares, 129
  meningioma, 129
  metastáticos, 129
  neuroma do acústico, 129
  schwannoma vestibular, 129
  síndrome de Foster-Kennedy, 129
dos seios paranasais, 676
  benignos, 676
    endoscopia nos, 676
  malignos, 676
    endoscopia nos, 676
dos tecidos moles, 667, 669
  benignos, 667
  malignos, 669
  glandulares, 901
  mistos, 363
    benignos, 363
    extensão da ressecção, 363
    que se metastatizam, 363
    tratamento das recorrências, 364
  nasossinusais, 677
    benignos, 677
    vias de acesso endoscópicas para, 677
Turner
  síndrome de, 1288
Úlcera(s)
  de estresse, 246
  de Marjolin, 1285

U

Unidade
  apopilossebácea, *877*
    normal, *877*
    vista microscópica da, *877*
US (Ultra-Sonografia)
  das glândulas, 328
    salivares, 328
Usher
  síndrome de, 1288
Uvulopalatoplastia
  assistida por *laser, ver LAUP*

V

Vago-acessório
  síndrome do, 128
Vago-acessório-hipoglosso
  paralisia do, 128
    de Jackson, 128
Vail
  síndrome de, 1288
Válvula
  nasal, 523, 524, 533-548
    colapso da, 524, 533-548
      tratamento cirúrgico de, 533-548
    exame da, 534
    obstrução da, 545
      complicações, 546
      resultados, 546
      técnica cirúrgica, 545
Vancomicina, 66
Variante(s)
  vasculares, 867
    normais, 867
      do osso temporal, 867
Varicela
  zoster, 387
    características clínicas, 387
    etiologia, 387
    tratamento, 387
Varicela-zoster
  infecção, *1088*
    manifestações otológicas do, 1059
Vasculite(s)
  arterite de células gigantes, 194
  de hipersensibilidade, 193
  GW, 193
  poliarterite nodosa, 193
  polimialgia reumática, 194
  SCS, 193
  síndrome, 193, 196
    de Cogan, 196
    de Kawasaki, 196
Vaso(s)
  linfáticos, 16
    do pescoço, 16
Vasodilatador(es)
  na perda auditiva, 1145
    sensorial súbita, 1145
Ventilação
  monitores de, 164
    na anestesia, 164
Ventrículo
  de Morgagni, 1286
Vermelhidão
  do olho, *143*
Vernet
  síndrome de, 128
Vertigem
  causas comuns de, *1244*
    centrais, *1244*
    periféricas, *1244*

com infecção, 947
  da orelha, 947
controle de, *1261*
  diretrizes para, *1261*
posicional paroxística benigna, *ver VPPB*
terapia da, *1085*
tratamento da, 1256
  estratégia no, 1256
Vestibular(es)
  anatomia, 785-796
    macroscópica, 785
    microanatomia, 790
      dos canais semicirculares, 790
      dos órgãos otolíticos, 790
    neuroepitélio, 788
    neurônios aferentes, 793
    tronco cerebral, 794
  auto-rotação, 803
    teste de, 803
  função, 785-796
    biofísica, 790
      dos canais semicirculares, 790
      dos órgãos otolíticos, 790
    mecanotransdução, 787
      física básica da, 787
    questões vestibulares, 795
      atuais, 795
    potenciais miogênicos evocados, *ver PMEV*
  sistema, 785
    anatomia do, 785
      macroscópica, 785
Vestibulopatia
  central, 1227-1239
    diagnóstico, 1228
    fisiopatologia, 1227
    transtornos vestibulares, 1229
      centrais, 1229, *1230-1232*
      da junção craniovertebral, 1236
  periférica, *1260*
    diagnóstico diferencial de, *1260*
Via(s)
  aérea, 165, 266, 456, 457
    fisiologia da obstrução da, 457
    manejo da, 165, 266
      avaliação da, 165
      controle da, 166
      geriátrica, 266
    superior, 456, 457
      síndrome de resistência da, 456
  de acesso externo, 583-594
    em cirurgia sinusal, 583-594
      seio, 583, 585, 588, 592

esfenoidal, 588
etmoidais, 585
frontal, 592
maxilar, 583
Vidiano
  nervo, 1288
Villaret
  síndrome de, 128, 1288
Vírus
  de Epstein-Barr, *ver EBV*
Visão
  diminuída, 138, 139
    fisiologicamente, 138
      erro de refração, 138
      presbiopia, 139
    patologicamente, 139
      diplopia, 141
      perda da visão, 139
        gradual, 139
        súbita, 139
        transitória, 140
Víscera(s)
  do pescoço, 17
VKH (Vogt-Koyanagi-Harada)
  síndrome de, 1065
    doença auto-imune, 1066
    da orelha interna, 1066
Von Recklinghausen
  doença de, 1286
Voz
  distúrbios da, 262
    no idoso, 262
    efeitos na, *263*
      do envelhecimento, *263*
    uso compensador da, *263*
    mal sucedido, *263*
VPPB (Vertigem Posicional Paroxística Benigna)
  cirurgia para, 1261

W

Waardenburg
  síndrome de, 1289
Wallenberg
  síndrome de, 1289
Warthin
  tumor de, 338
Weber
  síndrome de, 1289
Wegener
  granulomatose de, *ver GW*
Wildervack
  síndrome de, 1289
Winkler
  doença de, 1289
Wreisberg
  cartilagem de, 1289
Wrisberg
  nervo de, 1289

X

Xerostomia, 359

Z

Zumbido, 1151-1159
  na geriatria, 261
  na pessoa com audição, 1158
  objetivo, 1151
    anormalidades vasculares, 1151, *1152*
    espasmo idiopático, 1153
      do músculo estapédio, 1153
    malformações
      arteriovenosas, 1151
      congênitas, 1151
    palatomioclonia, 1152
    shunts, 1151
      arteriovenosos, 1151
    sopros arteriais, 1151
    tuba auditiva, 1152
      patente, 1152
    zunidos venosos, 1152
  subjetivo, 1153
    anormalidades, 1154
      dentárias, 1154
    avaliação médica, 1153
    cirurgia, 1158
    doença neurológica, 1154
    estimulação eletromagnética, 1158
    exames, 1155
    fatores, 1153
      cardiovasculares, 1154
      etiológicos no, *1153*
      farmacológicos, 1154
      otológicos, 1153
      psicológicos, 1155
    função metabólica, 1154
    habituação do, 1157
    instrumentos de, 1157
    mascarador, 1157
    medicações, 1158
    medicina alternativa, 1158
    programa de, 1156
    terapia comportamental, 1157
      cognitiva, 1157
    testes, 1155
    tratamento, 1155
      esquemas específicos de, 1156
        aparelho de audição, 115
        mascaramento, 1157
Zunido(s)
  venosos, 152